罗塞和阿克曼

外科病理学

ROSAI AND ACKERMAN'S SURGICAL PATHOLOGY

U0276016

罗塞和阿克曼

外科病理学

ROSAI AND ACKERMAN'S SURGICAL PATHOLOGY

第11版　上卷

原　著　John R. Goldblum

　　　　Laura W. Lamps

　　　　Jesse K. McKenney

　　　　Jeffrey L. Myers

主　译　回允中

副主译　李　挺　柳剑英　沈丹华

　　　　石雪迎　薛卫成

北京大学医学出版社

Peking University Medical Press

LUOSAI HE AKEMAN WAIKE BINGLIXUE（ DI 11 BAN ）

图书在版编目（CIP）数据

　　罗塞和阿克曼外科病理学：第 11 版：上下卷 /（美）约翰·
R. 戈德布卢姆（John R. Goldblum）等原著；回允中主
译. – 北京：北京大学医学出版社，2021.3
　　书名原文：Rosai and Ackerman's Surgical
Pathology, Eleventh Edition
　　ISBN 978-7-5659-2336-4

　　Ⅰ.①罗⋯　Ⅱ.①约⋯　②回⋯　Ⅲ.①外科学—病
理学　Ⅳ.①R602

　　中国版本图书馆CIP数据核字（2020）第 240467 号

北京市版权局著作权合同登记号：图字：01-2020-7267

Elsevier (Singapore) Pte Ltd.
3 Killiney Road, #08-01 Winsland House I, Singapore 239519
Tel: (65) 6349-0200; Fax: (65) 6733-1817

罗塞和阿克曼外科病理学（第 11 版）（上卷）

主　　译：回允中
出版发行：北京大学医学出版社
地　　址：（100083）北京市海淀区学院路 38 号　北京大学医学部院内
电　　话：发行部 010-82802230；图书邮购 010-82802495
网　　址：http://www.pumpress.com.cn
E – mail：booksale@bjmu.edu.cn
印　　刷：北京金康利印刷有限公司
经　　销：新华书店
责任编辑：马联华　　责任校对：靳新强　　责任印制：李　啸
开　　本：889 mm×1194 mm　1/16　印张：149.75　字数：5600 千字
版　　次：2021 年 3 月第 1 版　2021 年 3 月第 1 次印刷
书　　号：ISBN 978-7-5659-2336-4
定　　价：1800.00 元（上下卷）

版权所有，违者必究
（凡属质量问题请与本社发行部联系退换）

目录

v

著者献词

献给我的挚爱：我的妻子 Asmita；我的孩子们，Andrew、Ryan、Janavi 和 Raedan；我已故的父母 Bette 和 Raymond；以及家族中我永远珍爱的亲人们。

JRG

献给 Paul Ward，对你我充满了爱和感激，是你的毫不动摇的支持，使我完成了我所钟爱的写作。

LWL

感谢你们在这条道路上对我的指引：James W. Grau、Shobha Sharma、Mahul B. Amin、Sharon W. Weiss、Michael R. Hendrickson 和 Richard L. Kempson。

JKM

献给我的妻子 Eileen McMyler，即使是熬夜，即使没有周末，总有你的不断的支持和鼓励。

JLM

DANIEL A. ARBER, MD
Professor and Chair
Department of Pathology
University of Chicago
Chicago, Illinois

STEVEN D. BILLINGS, MD
Co-Director, Dermatopathology Section
Department of Pathology
Cleveland Clinic
Cleveland, Ohio

LAURA C. COLLINS, MD
Associate Professor
Department of Pathology
Harvard Medical School
Boston, Massachusetts

CHARLES G. EBERHART, MD, PhD
Professor
Departments of Pathology, Ophthalmology, and Oncology
Johns Hopkins University School of Medicine
Baltimore, Maryland

BLAKE GILKS, MD
Professor
Department of Pathology and Laboratory Medicine
Vancouver General Hospital and University of British Columbia
Vancouver, British Columbia, Canada

THOMAS J. GIORDANO, MD, PhD
Henry Clay Bryant Professor of Pathology
Department of Pathology
Michigan Medicine
University of Michigan
Ann Arbor, Michigan

JOHN R. GOLDBLUM, MD
Chairman, Department of Anatomic Pathology
Cleveland Clinic
Professor of Pathology
Cleveland Clinic Lerner College of Medicine
Cleveland, Ohio

NEERAJA KAMBHAM, MD
Professor
Department of Pathology
Stanford University
Stanford, California

B.K. KLEINSCHMIDT-DEMASTERS, MD
Professor
Departments of Neurology, Neurosurgery, and Pathology
University of Colorado School of Medicine
Anschutz Medical Campus
Aurora, Colorado

LAURA W. LAMPS, MD
Professor and Vice-Chair for Academic Affairs
University of Arkansas for Medical Sciences
Little Rock, Arkansas

JONATHAN B. MCHUGH, MD
Associate Professor
Department of Pathology
University of Michigan
Ann Arbor, Michigan

JESSE K. MCKENNEY, MD
Vice-Chair for Faculty Development
Department of Pathology
Cleveland Clinic
Cleveland, Ohio

DYLAN V. MILLER, MD
Professor
Department of Pathology
University of Utah
Intermountain Medical Center
Salt Lake City, Utah

JEFFREY L. MYERS, MD
A. James French Professor of Pathology
Director, Divisions of Anatomic Pathology and MLabs
University of Michigan School of Medicine
Ann Arbor, Michigan

ARIE PERRY, MD
Professor
Departments of Pathology and Neurological Surgery
Chief, Neuropathology Division
University of California-San Francisco
San Francisco, California

JOHN D. REITH, MD
Professor
Departments of Pathology, Immunology, and Laboratory Medicine
and Orthopaedics and Rehabilitation
University of Florida
Gainesville, Florida

MARC K. ROSENBLUM, MD
Founder's Chair and Chief
Neuropathology and Autopsy Service
Memorial Sloan Kettering Cancer Center
Professor
Department of Pathology and Laboratory Medicine
Weill Medical College of Cornell University
New York, New York

GIOVANNI TALLINI, MD
Professor of Pathology
Department of Medicine (DIMES)
University of Bologna School of Medicine
Bologna, Italy

主　　译　回允中

副 主 译　李　挺　柳剑英　沈丹华　石雪迎　薛卫成

译（校）者（按单位并按姓名汉语拼音排序）

北京大学医学部病理学系 / 北京大学第三医院病理科
　　　　陈泓钵　郭丽梅　贺慧颖　侯清怡　李　欢　李　惠　李珂璇　李　想　柳剑英
　　　　陆　敏　石雪迎　苏　静　汪毅仁　王林茹　吴西抗　谢志刚　闫奥辉　姚　瑶
　　　　叶菊香　伊　喆　张　坤　张庄宜　赵晓萱　朱　翔

北京大学人民医院病理科
　　　　陈定宝　戴　林　回允中　刘芳芳　刘丽丽　卢珊珊　马英腾　钱利华　沈丹华
　　　　孙昆昆　杨　菲　张晓波　张银丽　张原媛

北京大学第一医院病理科
　　　　董　颖　邸吉廷　黄思夏　李　挺　梁　丽　刘菊梅　吕聪慧　农　琳　王　微
　　　　张　爽　郑贤静　郑雅琳

北京大学肿瘤医院病理科
　　　　赖玉梅　龙孟平　时云飞　吴江华　吴　艳　薛卫成　姚　倩　张　丽

北京五洲妇儿医院
　　　　李　虹　李蔚范　赵　彦

北京医院病理科
　　　　方　芳　张　伟

北京大学国际医院病理科
　　　　张　彤

北京大学第三医院皮肤科
　　　　李薇薇

北京大学首钢医院病理科
　　　　王　跃

《罗塞和阿克曼外科病理学》是一部享誉世界的外科病理学教科书，是国际上著名的经典医学图书之一。在走过的60多年历程中，本书一直被誉为病理医师的"圣经"。本书第1版于1953年出版，其创始人是最具实践导向的病理学大师劳伦·阿克曼博士。世界级的病理学大师胡安·罗塞博士从第6版起接手，继续编著本书直到第10版，并且这五版几乎都是由他一人所编著。罗塞博士的博大精深令业界叹为观止。2018年新出版的本书第11版改由4位主编和14位著者共同编著，他们都是著名的病理医师。新的第11版进行了全面修订，除了尽最大可能保留了罗塞博士的编著风格及其独到的见解外，还增加了大量新的文献内容和新的可以用于外科病理学实践的免疫组织化学和分子病理学内容。新一版《罗塞和阿克曼外科病理学》依然是当今世界当之无愧的最具权威性的外科病理学参考书。

本书各版一贯秉承务实风格，有自己独到的见解。比如，当年对于怎么诊断慢性阑尾炎，本书就提到过，慢性阑尾炎并不是一种病理学公认的疾病，它往往是临床医师的诊断。从那时起我知道了，慢性阑尾炎并无明确的病理学诊断标准。再比如，在生殖医学和"试管婴儿"蓬勃发展的今天，临床上有对慢性子宫内膜炎做出病理诊断的需求。众所周知，诊断慢性子宫内膜炎最重要的条件是在子宫内膜间质中见到浆细胞，这是20世纪初提出的诊断标准，现在还在沿用，一般在子宫内膜间质中见到浆细胞即可诊断慢性子宫内膜炎。然而，本书第11版提请读者注意，在无子宫内膜炎病例的子宫内膜间质中也可见到散在

的浆细胞，而且免疫染色检查发现有少数浆细胞时也不应过诊断为子宫内膜炎。因此，诊断慢性子宫内膜炎的分寸难以把握；而要确定慢性子宫内膜炎的病理学诊断标准仍有大量的工作要做，这个目标不是一朝一夕能达成的。

不阅片肯定成不了病理医师，不读书也注定成不了好的病理医师，每一位成功的病理医师必定有陪伴他（她）职业生涯的案头好书。我的体会是，病理医师必须读书，而且要天天读书，有问题要从书中寻求答案，不能忙忙碌碌、只埋头于阅片。

我们均受益于《罗塞和阿克曼外科病理学》。我最初接触本书可以追溯到40年前，那时我刚到北京大学人民医院（原北京医学院附属人民医院）病理科工作，跟随我的老师郭钤新教授学习病理诊断。那时病理学参考书寥寥无几，幸好当时科里有一部影印版的《阿克曼外科病理学》，按年代算应该是本书第6版以前的版本。郭钤新教授的英文非常好，在他的指导下，我借助字典开始慢慢阅读这部巨著，从那时起，我的职业生涯便与这部被誉为"圣经"的巨著结下了不解之缘。非常荣幸的是，罗塞博士曾在第8版至第10版引用过我早年撰写的1例个案报告（Hui Y-Z, Guo Q-X. Adenomyoma of the stomach presenting as an antral polyp. Histopathology, 1990, 16: 99-101.）。

1994年，我从美国进修回国之前就萌生了将《罗塞和阿克曼外科病理学》一书引进国内的想法。回国后正值国内出版社引进国外经典名著的热潮，因缘际会，我有幸参加了多部病理学名著的翻译工作，其中包括我受邀先后承担了这部巨著第8版（辽宁教育出

版社）、第 9 版和第 11 版中文版的主译任务。能为本书中文版的出版做出贡献，我感到非常欣慰。20 多年来，我们病理医师已经逐渐武装起来，攻克了一个又一个病理诊断难题。我认为，对于提高国内病理学同仁的诊断水平，本书所起的作用是有目共睹的，怎么评价都不为过。罗塞博士生前（他在长期患病后于 2020 年 7 月辞世，享年 80 岁）对本书中文版赞赏有加，曾寄语中国病理医师，他看到了中国病理学事业的飞速发展，并预言 21 世纪给外科病理学带来变化的将是中国人，中国病理医师将成为外科病理学的领跑者。在此，希望各位同仁共同努力，实现这一愿景。

本书中文版自第 9 版起均由北京大学医学出版社出版。病理学是北京大学医学出版社的重点学科之一，北京大学医学出版社对于本书中文版的出版给予了高度重视，各方面都精益求精。为了确保"原汁原味"，本书第 11 版中文版采取了原版和中文版"同页对照"的排版方式，以便保留和最大限度地发挥原版索引的功能。第 11 版中文版还添加了术语中英文对照索引，以方便读者阅读。

《罗塞和阿克曼外科病理学》第 11 版中文版能够出版，首先要感谢北京大学医学出版社领导的鼎力支持，还要感谢北京大学医学部所属单位病理学同仁及一些有关单位参译病理医师的通力合作，大家在繁忙的"医教研"工作中挤出时间、按时保质交上了译文。但由于我们水平有限，错误和疏漏之处在所难免，敬请读者不吝批评指正。

回允中

2020 年 12 月 05 日

阿克曼博士（Dr. Ackerman）和罗塞博士（Dr. Rosai）是这部传世之作的创造者，他们共同造就了这部外科病理学教科书的辉煌，而使这样一部经典教科书继续发扬光大是一项非常艰巨的任务。随着编写这样一部综合性如此之高的教科书所需的知识深度和广度的逐年增加，已经没有哪一位病理医师能够单独应对现代外科病理学的复杂性了。有鉴于此，为了继承和发扬这部教科书的优良传统，我们组成了本书第11版的著者团队。我们四位受邀主编这部巨著的新版，真是诚惶诚恐；加入本书著者团队的著者们也都是怀着同样的心情。从一开始我们就非常清楚，我们的目标是尽最大可能地保持罗塞博士的风格，我们希望读者会注意到这一版与前面版本风格上的连续性。在此我们不禁感叹，世界上还有什么人能够比肩罗塞博士独一无二的全才，他是这个世界上唯一能够一人编著了本书多版次的病理学大师！

上一版《罗塞和阿克曼外科病理学》是2011年出版的。在之后的七年中，外科病理学又有了长足的进步，包括对新的疾病的识别，对已有疾病的重新评估，以及不断增加的越来越复杂的辅助技术，包括日常外科病理实践中常常作为诊断工具的免疫组织化学技术和分子检查技术。我们认识到，我们必须得到外科病理学不同领域众多专家的帮助。在此，我们真诚地感谢为这个项目付出辛勤和才智的著者们。我们希望我们能够如罗塞博士在第10版前言中所述，"我在不断尝试，以尽最大可能地保持这部巨著的务实色彩，这是由本书无与伦比的创始人劳伦·阿克曼博士赋予本书的。"

在《罗塞和阿克曼外科病理学》第11版出版之际，我们要感谢我们各自所在医院的同事们为我们编著这部教科书提供的支持。我们还要感谢 Dr. Rahul Jawale、Dr. Lani Clinton、Dr. Youran Zou、Dr. Ryan Berry、Dr. Sara Hawes、Dr. Hannah Goyne、Dr. Ankur Sangoi、Dr. Christopher Przybycin 和 Dr. Amy McKenney，他们在本书修订和校阅方面给予了极大帮助。我们还要感谢 Ms. Kathleen Ranney 和 Ms. Beth Minors 在技术和行政方面的帮助，没有她们就不可能有本书新版的出版发行。最后，我们要感谢 Ms. Asmita Shirali 在组织编辑团队方面做出的贡献。

最重要的是，我们要感谢胡安·罗塞博士给了我们续写这部巨著的机会。不言而喻，罗塞博士永远是外科病理学领域的一个传奇，以第11版《罗塞和阿克曼外科病理学》的方式继承他的传统是我们至高无上的荣誉。

John R. Goldblum, MD
Laura W. Lamps, MD
Jesse K. McKenney, MD
Jeffrey L. Myers, MD

对于外科病理学——活体病理学——这个大的学科领域而言，本书只是一本入门书。从任何角度来说，本书都不企图替代普通的病理学教科书。本书是作为这些教科书的补充而撰写的，读者应该是在学习过普通教科书之后或已有一定学科基础的前提下阅读本书。本书并不是包罗万象的，因为本书是将重点放在常见疾病上而不是放在罕见疾病上，而且在很大程度上，本书是基于作者的个人经验撰写的。本书既是为医学生撰写的，也是为日常工作离不开外科病理学的医师撰写的。后者不仅包括外科医师和病理医师，还包括在其他一些领域工作、其决策受到病理报告影响的医师，例如放射科医师和内科医师。本书自始至终强调大体病理学的重要性，运用了将大体所见与临床观察联系起来的做法。本书对大多数病理图片的选择原则是：它们要代表各种外科疾病的典型表现。但作者也忍不住选取了一些自己遇到的很有意思的罕见疾病的图片。本书每章末尾均附有参考文献，不仅列出了相对近期且易得到的文献，还列出了那些可以引导读者详细了解有关题目的文献。

Dr. Zola K. Cooper（病理学和外科病理学助教）撰写了皮肤病理学篇中的一章；Dr. David E. Smith（病理学和外科病理学助教）撰写了中枢神经系统一章。鉴于他们的学科背景以及目前负责的领域，他们完全有资格承担这一部分任务。在此特别致以最诚挚的感谢。

巴恩斯（Barnes）医院的许多外科同仁在有意无意间也为本书的撰写提供了诸多帮助。在这里，我要特别感谢 Dr. Charles L. Eckert（外科学副教授），他允许我经常不断地向他请教问题，并毫无保留地给我介绍了经验。还要感谢接替我做 Ellis Fischel 州立肿瘤医院病理医师的 Dr. Richard Johnson，他允许我使用那里的所有材料。退伍军人医院的病理医师 Dr. Franz Leidler 一直以来也都给予了我鼎力支持。

我还要感谢 Dr. H.R. McCarroll（骨外科助教），他给本书的骨和关节一章提出了建设性的意见；还要感谢 Dr. California Waldron，他帮助我完成了与口腔相关的几节。在给予我特别帮助的其他朋友和同事中，我要特别提到以下诸位，他们是 Dr. Carl E. Lischer、Dr. Eugene M. Bricker、Dr. Heinz Haffner、Dr. Thomas H. Burford、Dr. Carl A. Moyer、Dr. Evarts A. Graham、Dr. Robert Elman、Dr. Edward H. Reinhard、Dr. J. Albert Key、Dr. Glover H. Copher、Dr. Margaret G. Smith 和 Dr. Robert A. Moore。我们医院制图室的 Mr. Cramer K. Lewis 对我提出的要求总是非常耐心，他的努力和技艺是无与伦比的。我们医院图书馆的 Miss Marion Murphy 和她的助手也不知疲倦地奉献了她们的时间。

随着麻醉学、抗生素以及术前、术后护理领域的进步，对于不同的器官，现代外科学已经可以进行根治性全部或部分切除手术了。当今，人们对外科医师的要求是要有丰富的基础科学背景知识，无论是化学、生理学，还是病理学。现代外科医师不但要问自己："我能做好这个手术吗？"而且还要问自己："这个患者手术之后应如何处置？"希望本书也能以某种形式在养成这种态度方面有所贡献。

Lauren V. Ackerman, MD
美国密苏里州圣路易斯，1953 年

引言：劳伦·阿克曼博士和胡安·罗塞博士的传奇

Jesse K. McKenney 著　回允中译

卓越是一种通过训练和习惯养成获得的品质。人们并不是因为拥有美德或优点才采取正确的行为，而是因为采取了正确的行为才拥有了美德或优点。因此，是这种不断重复的行为造就了人们的品质。因此，卓越不是一种行为，而是一种习惯。

——亚里士多德

本书自 1953 年第 1 版出版以来，每一版都获得了成功，她的持续成功见证了劳伦·阿克曼博士（Dr. Lauren V. Ackerman）和胡安·罗塞博士（Dr. Juan Rosai）的卓越的职业生涯和他们对卓越的不懈追求。我们觉得以他们的个人介绍作为本书第 11 版的开始是很合适的，这样年轻一代就会明白他们对外科病理学领域的影响是多么巨大！

劳伦·阿克曼，医学博士

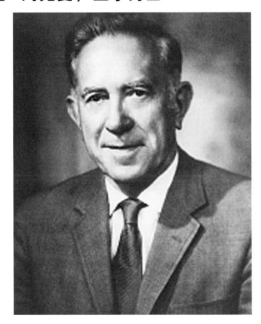

1905 年，劳伦·阿克曼出生于纽约的奥本（Auburn）。1927 年，在完成了汉密尔顿学院的学业并做了一年的工程师之后，劳伦·阿克曼进入了罗切斯特大学医学院学习，于 1932 年获得了医学博士学位。在他的医学院导师乔治·惠普尔博士（Dr. George Whipple）的推荐下，劳伦·阿克曼前往西海岸，在旧金山加利福尼亚大学完成了他的内科医师培训（这个决定对他的外科病理学方法产生了重大影响）。在成为一名主攻肺部疾病和尸检相关的医学助教后，阿克曼博士选择了今后从事病理学研究工作。从 1936 年到 1939 年，他在马萨诸塞州伦瑟姆（Wrentham）的庞德维尔（Pondville）医院做病理住院医师。在那里，他师从传奇人物希尔兹·沃伦博士（Dr. Shields Warren），从此决定终身从事肿瘤病理学研究工作。

1940 年，阿克曼博士成为密苏里州哥伦比亚埃利斯·费歇尔州立癌症医院（Ellis Fischel State Cancer Hospital）的实验室主任。凭借他的内科临床背景、他在肿瘤组织学方面不断增长的经验以及对卓越的不懈追求，他协助建立了一家典型的癌症医院。在此期间，他与 Juan del Regato 博士合作撰写了开创性的肿瘤学教科书《癌症：诊断与治疗》（Cancer: Diagnosis and Treatment），这是一部影响了一代肿瘤医师的权威性参考书，出版过多种版本。也是在哥伦比亚期间，他描述了疣状癌，其依据是：该肿瘤的出乎意料的局部临床侵袭性似乎与其温和的组织学特征不协调。

1948 年，阿克曼博士出任位于圣路易斯的华盛顿大学巴恩斯（Barnes）医院的首席病理医师，在那里他度过了接下来的 25 年。在他职业生涯的这个阶段，阿克曼博士对其他病理医师的影响是巨大的。他在外科病理学将重点放在组织学变化对预后和治疗的临床意义的发展过程中扮演了重要角色。胡安·罗塞博士曾回忆过他第一次参加阿克曼博士主持的病例会诊的情景；开始他都怀疑自己是不是进错了房间，因为会议讨论的都是临床病史和影像学检查相关的内容。1953 年，阿克曼博士根据他的外科病理学实践经验和研究成果撰写并出版了一本教科书——《阿克曼外科病理学》——这就是我们这本书的第一个版本，由此阿克曼博士的病理学实践和研究方法迅速传遍了全世界，这对病理学学科的发展和持久影响力产生了深远影响。1973 年，阿克曼博士转入纽约州立大学石溪分校（Stony Brook）病理学系，在那里的 20 多年间，他继续从事病理学实践直到辞世，享年 88 岁。

在 50 多年的职业生涯中，由于专业贡献，阿克曼博士获得了许多奖项，其中包括美国镭学会 Janeway 奖章（1970 年）、纪念斯隆·凯特琳（Memorial Sloan Kettering）癌症中心弗雷德·W·斯图尔特（Fred W. Stewart）奖（1986 年）和美国病理医师和细菌学家学会的金手杖（1987 年）。1990 年，为了表达对阿克曼博士的敬意，华盛顿大学决定建立新的外科病理学实验室，并向他颁发了杰出服务奖。1992 年，阿克曼博士获得了巴黎大奖（Prix de Paris），为的是表彰他在维勒瑞夫（Villejuif）古斯塔夫-鲁西（Gustave-Roussy）研究所所做的工作。

谈到阿克曼博士，不向他的机智表示敬意就是一种疏忽，虽然"据称"这种机智有时稍显无理甚或有点伤人。在一次特殊晚宴上，阿克曼博士负责点酒——他很热衷于此，在他接连点的两种酒都被饭店告知已售罄时，他向饭店索要一份"有存货的酒单，而不是饭店自己随意提供（而实际上却没有）的酒单"。还有一次，在目睹一位实习生点了一杯"苏格兰威士忌加可乐"后，他出言讽刺其乱搭一气。总之，从他处事之严谨、言语之犀利就可以想象他是怎样对待一个未经妥善处理的标本了。

在阿克曼博士取得的诸多成就中，令人印象最深刻的可能还是他所创立的培养外科病理医师的传统的持久影响力。在阿克曼博士去世时，里昂·索科洛夫博士（Dr. Leon Sokoloff）——纽约州立大学石溪分校病理学系和骨外科名誉教授说道："没有人能在改变解剖病理学的作用方面超过他，他是真正将重点放在外科病理学上的一个人。"很多外科病理学学术领袖都出自华盛顿大学就是他的外科病理医师培训方式卓有成效的证明。阿克曼博士所强调的促进患者的医疗服务是外科病理学发展驱动力这一理念至今仍在发扬光大。可以说，当今的外科病理医师仍然都是阿克曼博士外科病理医师培训传统的传承者。

胡安·罗塞，医学博士

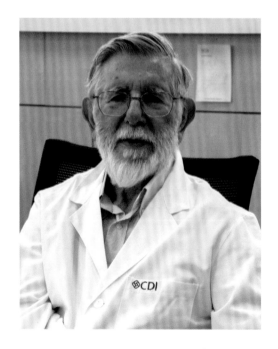

1940 年，乔瓦尼·胡安·罗塞（Giovanni "Juan" Rosai）出生于意大利波普皮（Poppi）[托斯卡纳（Tuscany）的一个小镇]。他 8 岁时随父母移居阿根廷。胡安·罗塞大学考入布宜诺斯艾利斯大学医学院学习，在那里他遇到了他的第一位病理学导师爱德华多·拉斯卡诺博士（Dr. Eduardo Lascano）并对病理学产生了兴趣。胡安·罗塞获得博士学位时，正值马德普拉塔地区医院（the Hospital Regional Mar del Plata）开办了阿根廷的第一个正式的住院医师培训项目，因此罗塞博士来到这所医院并成为这所医院唯一的病理住院医师。在这所医院，罗塞博士在拉斯卡诺博士（也转到了新医院）的指导下负责每一例手术病例的病理检查和尸检。然而，迫于当时复杂的政治形势，这所教学医院叫停了这个项目。正是这个时候，罗塞博士遇到了劳伦·阿克曼博士——在一个于布宜诺斯艾利斯召开的医学会议上。那次会面使罗塞博士获得了在美国密苏里州圣路易斯的华盛顿大学的住院医师培训机会。在那里，罗塞博士完成了他的病理住院医师培训，然后留在那里工作一直到 1974 年。罗塞博士后来陆续担任了美国几所大学（医院）病理系（科）主任，首先是明尼苏达大学解剖病理系主任（1974—1985 年），然后是耶鲁大学医学院解剖病理系主任（1985—1991 年），再然后是纪念斯隆·凯特琳癌症中心病理科主任（1991—1999 年）。在美国工作了 35 年之后，罗塞博士搬回了他的故乡意大利并出任了米兰癌症研究所病理系主任。

在罗塞博士的整个职业生涯中，他在病理学领域做出了许多杰出贡献。他对许多独特疾病做出了开创性描述，包括 Rosai-Dorfman 病（窦组织细胞增生伴巨大淋巴结病）、纤维组织增生性小圆细胞肿瘤、脾硬化性血管瘤样结节性转化以及伴有胸腺样分化的甲状腺梭形上皮性肿瘤。他发表了 400 多篇学术论文，出版了 52 种专著、图书章节和专题论文。他是美军病理研究所《病理学丛书》第 3 版的主编，是《国际外科病理学杂志》（The International Journal of Surgical Pathology）的开创主编。他个人撰写了美军病理研究所《病理学丛书》第 3 版中的两个分册，即《胸腺肿瘤分册》（Tumors of the Thymus）和《甲状腺肿瘤分册》（Tumors of the thyroid Gland）。他还编写了有关美国外科病理学发展史的《外科医师指南》（Guiding the Surgeon's hand）。他新近的一个有关病理学教育的贡献是创建了《胡安·罗塞外科病理学研讨会集锦》（The Joun Rosai Colletion of Surgical Pathology Seminars），这是一个开放的网络教育资源，囊括了近 1 500 次研讨会和超过 18 000 例病例的原始切片的数字图像和带注解的讨论内容。当然，罗塞博士最著名的贡献之一是：他是五个版次（第 6 版至第 10 版）《罗塞和阿克曼外科病理学》（Rosai and Ackerman's Surgical Pathology）的著者。1981 年，他从阿克曼博士手中接手了本书。作为本书的唯一一位著者（有个别章节有参著者），完成编著本书这个任务或许是现代外科病理学教育史上的一个不朽成就，是一个壮举，因为我们非常确信，再也没有人能重复这个壮举了。对于本书第 11 版，我们的目标是尽最大可能保持她的权威性和影响力，同时我们也承认我们当中没有任何一个人能够单独完成这个艰巨任务。

罗塞博士在他的职业生涯中获得了许多专业奖项和荣誉，其中包括博洛尼亚（Bologna）大学（意大利）、圣地亚哥德孔波斯特拉（Santiago de Compostela）大学（西班牙）、科尔多瓦（Cordoba）国立大学（阿根廷）和约阿尼纳（Ioannina）大学（希腊）的荣誉博士学位。他是美国病理学委事会（the American Board of Pathology）终身理事，为创建解剖病理学考试项目工作了多年。他毕生为美国和加拿大病理学学会（the United States and Canadian Academy of Pathology, USCAP）和国际病理学学会（the International Academy of Pathology, IAP）服务，获得了 Maude Abbot 讲坛奖（the Maude Abbot Lectureship）（USCAP，1995 年）、杰出病理医师奖（USCAP，2010 年）和金勋章奖（the Golden Medal Award）（IAP，2011 年）。罗塞博士获得的其他荣誉包括英国皇家病理医师学院（the Royal College of Pathologists）的荣誉成员（英格兰，2001 年）和纪念斯隆·凯特琳癌症中心的弗雷德·霍道夫·斯图尔特奖（the Fred Waldorf Stewart Award）（纽约，2006 年）。

透过人物故事往往能得知一个人的水平。多年来，许多接受过罗塞博士培训的病理医师都会以几乎相似的细节来描述他们亲历的一次非同寻常的会诊。在一个平常的日子，每当要对一个少见病例进行会诊，罗塞博士都会让人从墙柜中取出一个特定的切片盒，同时让人取来一个包括文章和注释的特定文件夹。当然，切片盒内切片（可以来自身体的任何部位）显示的病变与正在讨论的会诊病例相同，而文件夹中的相关文章和个人意见也与会诊病例相同。对于那些热爱外科病理学的人来说，没有比这更神奇、更有启发性的会诊了。

众所周知，罗塞博士举办过数百场专业讲座。他的讲座常常包含最新的肿瘤分类方法，为了说明某种疾病从先前的分类到现今的分类的演变，他会带领听众进行一场思辨的病理学讨论。他也常常会讲述一些他通过日常实践提炼出来的关键诊断特征和缺陷。虽然对他的这些讲座的授课方式很难进行书面描述，但他的魅力加上他那令人难以置信的知识深度和广度确实给他的听众带来了一种鲜活的沉浸式体验，这在外科病理学讲座中是很少能被复制的。他在任何地方举办的讲座都能引起人们的热烈反响。

如今，罗塞博士回到了意大利米兰，在意大利诊断中心（the Centro Diagnostico Italiano）的国际肿瘤病理会诊中心（the International Center of Oncology Pathology Consultations）工作，仍然活跃在诊断外科病理学会诊的实践中。他还是犹他州盐湖城奥雅纳实验室（ARUP laboratories）的外科病理学会诊顾问。他的学术活动也在继续进行着，2016 年一年他就撰写了 4 篇新论文，内容涵盖甲状腺和神经内分泌肿瘤。罗塞博士是 20 世纪最杰出的外科病理医师之一：他拥有令人难以置信的（和无与伦比的）广度和深度的专业知识，他在这个领域取得了丰硕成果，以及他具有使我们都成为更好的病理医师的非凡能力。

参考文献

Ackerman LV. Verrucous carcinoma of the oral cavity. *Surgery*. 1948; 23(4): 670-678.

Armstrong S. *Conversations with Pathologists. An Interview with Juan Rosai*. http://www.pathsoc.org/conversations/index. php?view=article&catid=66%3Ajuan-rosai&id=86%3Ajuan-rosai-full-transcript&option=com_content&Itemid=123.

Chan JK, Rosai J. Tumors of the neck showing thymic or related branchial pouch differentiation: a unifying concept. *Hum Pathol*. 1991; 22(4): 349-367.

Gerald WL, Miller HK, Battifora H, et al. Intraabdominal desmoplastic small round-cell tumor. Report of 19 cases of a distinctive type of high-grade polyphenotypic malignancy affecting young individuals. *Am J Surg Pathol*. 1991; 15(6): 499-513.

Kempson RL. A tribute to Lauren V. Ackerman. *Cancer*. 1993; 72(11): 3137-3138.

Martel M, Cheul W, Lombardi L, et al. Sclerosing angiomatoid nodular transformation: a report of 25 cases of a distinctive benign splenic lesion. *Am J Surg Pathol*. 2004; 28(10): 1268-1279.

Personal communications: Drs. Richard Kempson, Ronald Dorfman, Robert Rouse, and Stacey Mills.

Rosai J, ed. *Guiding the Surgeon's Hand. The History of American Surgical Pathology*. Washington, DC: American Registry of Pathology; 1997.

Rosai J. Obituary. Lauren V. Ackerman. *Am J Surg Pathol*. 1994; 18(2): 211-213.

Rosai J. Sinus histiocytosis with massive lymphadenopathy. A newly recognized benign clinicopathological entity. *Arch Pathol*. 1969; 87(1): 63-70.

Saxon W. *Obituary. Lauren Ackerman, 88, Professor and an Author of Medical Texts*. New York Times. July 30, 1993.

Wick MR, ed. A Festschrift for Dr. Juan Rosai. *Sem Diag Pathol*. 2016; 33(5): 243-356.

皮肤病理学

章目录

皮肤病理学引言

本章讨论的皮肤病是从大量累及皮肤的疾病中选出的一部分，主要为外科病理工作中常见的非肿瘤性疾病。本章不包括大多很少取活检、组织学上没有特异性或罕见的疾病，这些疾病的特征在皮肤病理学专著或皮肤病学文献中均有描述[1-12]。

对于评估与皮肤疾病相关的反应性病变而言，人们越来越感到，与其他大多数器官相比，单纯依靠组织病理学有很大的局限性。必须指出的是，有意义的临床诊断只有结合大体和显微镜下观察才能做出[13]。

皮肤活检组织常常很小且只有很局限的大体改变。理想的方式是，患者的皮损由病理医师检查，但每一份活检材料都配有准确的临床描述和鉴别诊断。随着数码摄影带来的便利，带有临床图像的活检材料对于结果的

解释非常有用。所有活检材料都应从典型病变处取材，但不宜从破裂的水疱、继发性感染或严重搔抓部位以及早期或消退性病变处取材，因为这样做等于是在浪费时间和金钱。如果皮损处于不同形态和阶段表现，建议进行多处活检取材。如果评估病变需要进行定量分析而不是定性分析（例如角化过度、棘层肥厚、真皮厚度增加），最好是在环钻活检时带取一部分周边正常皮肤组织以作对照。10% 的中性福尔马林是一种较好的固定液，应用广泛。Bouin 和 Zenker 固定液也可以用，但这两者并无特别优势。将切除或环钻所得标本放在硬纸片上浸泡固定可以防止标本卷曲。当标本直径在 3 mm 以下时，最好进行整块包埋，然后进行多层面切片，以免在修块过程中造成组织损失，以保证有足够的材料用于分析。以上一些技术上的小窍门可以防止报告延迟和不必要的事故与差错。

正常解剖结构

皮肤是一个复杂的器官，具有多种功能，主要有三种解剖学成分：表皮和皮肤附属器、黑色素细胞系统、真皮和皮下组织[14-17]。

表皮是复层鳞状上皮，可分化形成外保护层——角质层。表皮由角质形成细胞组成，并排列成四层：基底层、鳞状细胞层（棘层，malpighian 层）、颗粒层和角质层。基底细胞是有丝分裂活跃细胞，可生成所有其他角质形成细胞；它们含低分子量角蛋白，由一层连续的基底膜与真皮间隔，基底细胞通过半桥粒与基底膜相连。基底膜是一种复杂的抗原结构，在许多皮肤病中有重要作用[18]。真皮表皮交界呈波浪状，是由表皮的脊（表皮突）和真皮乳头咬合形成的。从整体看，表皮的底部表现为由凸起和凹陷连接形成的网状模式。不同部位的表皮突的形状和大小不同。随着年龄增长，表皮突逐渐变小，真皮表皮连接变得平坦。

鳞状细胞层由数层细胞构成，这些细胞在向表层推进过程中体积逐渐增大并变得较为扁平且嗜酸性增强，这些变化与其胞质内微丝（即角蛋白前体）的堆积和核糖体减少有关。鳞状细胞层的一些细胞的胞质透明且空泡化（有时导致核凹陷），不要误认为是黑色素细胞或 Paget 细胞。黑色素细胞和 Paget 细胞与空泡化的角质形成细胞不同，其胞质贴附在细胞核上。当鳞状细胞由于固定脱水或细胞间水肿而分离时，显微镜下可见细胞之间有纤细的毛刺状细胞间桥，其中央有点状结构（Bizzozero 结节），代表桥粒。表皮细胞不是合胞体，不存在真正的细胞间桥接。这些黏附结构的破坏会使细胞失去凝聚力，这一过程被称为棘细胞松解，主要见于寻常型天疱疮和有关疾病。颗粒层由 1~3 层扁平细胞组成，后者含有角质透明颗粒。这些粗糙致密的嗜碱性颗粒富含组氨酸，代表中间丝相关蛋白的前体，负责角蛋白丝的聚集。角质层包含多层多角形细胞，这些细胞失去了细胞核，排列成网篮状（肢端除外，此处角质层厚且排列致密）。掌跖部位的皮肤还有额外的特征性的透明层，位于颗粒层和角质层之间，表现为均质的嗜酸性条带。

基底层角质形成细胞的主要蛋白质是角蛋白（keratin，CK）5 和 14，两者构成 10 nm 的细胞骨架细丝，形成广泛的网络结构。随着角质形成细胞分化，这对角蛋白表达水平下调，并开始表达其他角蛋白，其特性取决于部位。在表皮，终末分化的角质形成细胞表达角蛋白 1 和 10。

角化周期通常需要 30~45 天。许多皮肤病可导致这一过程的方式和速度改变。角化异常可以表现为角化过度，其角质层增厚，常伴有更加显著的颗粒层；也可以表现为角化不全，其角质层细胞保留细胞核，颗粒层减少或缺失。

对表皮形态学改变的描述可以使用如下术语。表皮可以随着年龄或疾病而萎缩或变薄。表皮可以变厚，当表皮增殖时，表皮突可伸入真皮深处，这种疾病被称为**棘皮病（acanthosis）**。表皮向外过度生长伴有真皮乳头的伸长被称为**乳头状瘤病（papillomatosis）**。基

底细胞空泡化、分离和失序的变性病变被称为液化变性（liquefactive degeneration）或水肿变性（hydropic degeneration）。这些变化可以以各种组合形式出现在皮肤病中，应用这种描述性术语有助于交流。

除了角质形成细胞，正常表皮还含有黑色素细胞、朗格汉斯细胞（Langerhans cell）和梅克尔细胞（Merkel cell）。黑色素细胞在皮肤肿瘤一章中有更详细的描述。朗格汉斯细胞是骨髓来源的树突状细胞，其功能是传递抗原给免疫活性 T 细胞，它们散布于鳞状细胞层的上部，在常规染色切片中很难识别。在超微结构上，朗格汉斯细胞具有一种独特的细胞器——Birbeck 颗粒，这是一种具有拉链样纹理且常具有球状末端的棒状结构。免疫组织化学染色，它们表达 CD1a、langherin 和 S-100 蛋白，并具有免疫球蛋白 G（IgG）分子的 Fc 段和补体 C3 的受体位点[15]。

梅克尔细胞也极难在苏木精 - 伊红（HE）染色切片甚至特殊染色下识别，它们集中在无毛部位的皮肤中，例如，指 / 趾、嘴唇、毛囊外毛根鞘和触觉毛盘。超微结构上，梅克尔细胞的胞质内有致密核心颗粒（神经分泌型）——它们通常排列在细胞膜下或位于无髓神经轴索内。梅克尔细胞的从胞质伸出的棘状突起将其锚定在邻近的角质形成细胞上。免疫组织化学染色，梅克尔细胞对神经元特异性烯醇化酶（neuron-specific enolase，NSE）、神经微丝、角蛋白（包括 CK20）、嗜铬素和突触素染色呈阳性[15,19-20]。

皮肤附属器以毛囊、皮脂腺、外泌汗腺（小汗腺）和顶泌汗腺（大汗腺）为代表。毛囊、皮脂腺、立毛肌和（在某些区域）大汗腺构成一个功能复合体，即**毛单位（pilar unit）**。

毛囊负责毛发的形成，这是一个周期性过程，分为三个阶段：生长期（anagen）、退行期（catagen）和休止期（telogen）。毛囊的有丝分裂活性细胞是排列于真皮乳头的毛母质（生发）细胞，这些细胞产生毛干和内毛根鞘（inner root sheath）。内毛根鞘的外层包被一层大而透明（富含糖原）的细胞，称为外毛根鞘（outer root sheath）。在峡部水平，外毛根鞘细胞突然角化，这种角化没有颗粒层过渡，被称为外毛根鞘型角化（trichilemmal keratinization），引申而言，这一层则称为外毛根鞘（trichilemmal sheath）。相比之下，毛囊漏斗部的角化与邻近表皮的角化相似。毛囊蠕形螨（Demodex）、表皮葡萄球菌（Staphylococcus epidermidis）丛和马拉色菌属（Malassezia）的酵母菌——以前称为糠秕孢子菌（Pityrosporum）在毛囊漏斗内并不少见。

皮脂腺呈分叶状结构，其外层为生发细胞，它们分化时向内移动并在胞质内积聚脂质滴，从而形成典型的多泡状外观，位于中央的胞核有多个切迹。皮脂腺的分泌导管开口于毛囊漏斗部。

汗腺（sweat gland）有三种类型：外泌汗腺（eccrine gland）（负责调节体温，因此是唯一"真正"的汗腺）、顶泌汗腺（apocrine gland）和混合腺（mixed gland）（顶外泌汗腺）。外泌汗腺是管状结构，具有分泌和排泄部分。

其分泌部位于真皮深层，或有时位于皮下，由分泌细胞（进一步分为亮细胞和暗细胞）和肌上皮细胞组成。其排泄部由真皮（直的）和表皮内（螺旋的）两部分组成，后者也称为末端汗管（acrosyringium）。

尽管顶泌汗腺集中在腋窝、腹股沟和会阴，但在面部和其他部位也有少量分布。与外泌汗腺一样，顶泌汗腺也有分泌部和排泄部。其分泌部具有高度特征性外观，细胞有丰富嗜酸性胞质，可能含有脂类、铁和脂褐素。

免疫组织化学染色上，外泌汗腺和顶泌汗腺的各种上皮成分都表达癌胚抗原（carcinoembryonic antigen, CEA）、上皮膜抗原（epithelial membrane antigen, EMA）、角蛋白、S-100 蛋白、碳酸酐酶、铁蛋白、分泌性免疫球蛋白和妊娠特异性 β-I- 糖蛋白（pregnancy-specific β-I-glycoprotein, SPI）。此外，顶泌汗腺还表达 GCDFP-15[21]。肌上皮细胞表达肌动蛋白、钙调理蛋白、钙介质素、S-100 蛋白和 Sox10[21-28]。

表皮附属器很少是病变的原发部位。但如果出现如下改变则具有诊断意义：头皮部位的 Jadassohn 皮脂腺痣内出现的顶泌汗腺异位；银沉着症和血色素沉着症中外泌汗腺基底膜出现色素沉着；硬皮病中，附属器萎缩；各种形式痱子中，汗腺导管阻塞并导致分泌物潴留；以及在黏液性水肿患者，外泌汗腺细胞内出现黏蛋白颗粒聚集物的沉积。

真皮是一个结缔组织结构，由浸泡在基质中的胶原和弹性纤维组成，其内有附属器、血管和神经。真皮分为两层：外层和网状层。外层包括位于表皮下的浅表层，即真皮乳头，以及位于附属器周围的围附属器真皮[15]。

真皮外层（adventitial dermis）主要由纤细的胶原纤维网组成（主要是 I 型以及散在的 III 型或"网织"纤维），而真皮网状层（reticular dermis）则由粗束状的 I 型胶原构成，其中混有较粗的弹力纤维。

真皮的厚度在不同部位差异很大；背部的真皮很厚，其活检标本有时会被误认为是异常的。

皮下组织（皮下）由成熟的脂肪组织的小叶组成，小叶被纤细的结缔组织束——即小叶间隔所分隔。真皮血管分为深丛（位于网状真皮）和浅丛（位于真皮乳头），两者之间有交通支。毛细血管袢从浅表血管丛延伸入真皮乳头。肢端的皮肤含有专门的动静脉吻合支，即 Sucquet-Hoyer 管，管周包绕一排改良的平滑肌——即球细胞（glomus cell）。球细胞呈圆形，有透明胞质，边界清晰。皮肤的淋巴系统也分为深丛和浅丛。

皮肤有特化性神经末梢器官：Wagner-Meissner 小体（有触觉功能；主要位于掌跖部位的真皮乳头）和 Pacinian 小体（对压力敏感；主要位于负重部位的真皮深部和皮下）。随着年龄的增长，在光暴露部位的胶原和弹力纤维会发生结构和染色的变化——称为**日光（光化）性弹力纤维变性**［**solar (actinic) elastosis**］。这些变化并非

由某些疾病导致的，必须与病理性结缔组织改变区分开，例如真皮黏液沉积。

真皮是炎症反应的部位。在正常皮肤中，真皮内有少量成纤维细胞、巨噬细胞、肥大细胞、淋巴细胞和真皮树突状细胞，后者代表位于真皮乳头层和网状真皮上部的单核树突状细胞群，被认为是抗原提呈细胞，表达凝血因子 XIII a（也被称为纤维蛋白稳定因子），在多种炎症和肿瘤性疾病中数量增加[29]。

血管周围、附属器周围间隙以及真皮乳头层是炎症细胞聚集的常见部位。有一些皮肤病具有独特的炎症反应方式，例如扁平苔藓和慢性盘状红斑狼疮。有些疾病的反应细胞类型比较特殊，例如色素性荨麻疹。在 HE 染色切片中可见的神经变化很少，一旦出现，则要注意（见麻风部分）。

炎症性皮肤病

如前所述，关于炎症性皮肤病全面且详尽的讨论超出了本书的范畴，读者应寻求专门的皮肤病理学教材以全面了解皮肤炎症性疾病。然而，外科病理医师仍有相当高的频率面对炎症性皮肤病标本，因此，有必要熟悉这些疾病。根据炎症病变模式来了解炎症性皮肤病是一种合理的方法，这样可以做出更精细的诊断。炎症性皮肤病有：①存在显著表皮改变的皮肤病；②不伴有显著表皮改变的真皮炎症性皮肤病；③硬化性疾病；④脂膜炎；⑤免疫性大疱/水疱大疱性疾病。这些将依次讨论。本章末尾还将分别介绍具有特定病因（例如感染）的疾病和其他一些疾病。

伴有表皮改变的炎症性皮肤病

这一组主要有三种类型：海绵水肿型、银屑病样型和界面皮炎型。海绵水肿性皮炎的特征是水肿液体在表皮内积聚，导致表皮角质形成细胞被流体静力拉开。银屑病样型的特征是表皮棘层肥厚（增生），无明显的海绵水肿。这两种类型之间常有重叠。界面型的特征是真皮内浸润呈苔藓样或围血管，这是由于真皮-表皮连接处的表皮损伤导致表皮基底层细胞空泡化和角化不良所致。我们将有选择性地讨论这一组中的一些疾病。

海绵水肿性皮炎

海绵水肿性皮炎（spongiotic dermatitis）是一种反应模式，临床主要见于湿疹皮炎类疾病，包括变应性接触性皮炎、钱币状皮炎、特应性皮炎、汗疱性湿疹、淤滞性皮炎和湿疹性药疹。这些皮肤病的共同特征是表皮内水肿（海绵水肿）。这些疾病的组织病理学改变相似，大多数情况下，这些疾病主要靠临床表现而非组织学特征区分。话虽如此，这组临床疾病经常被取活检且具有共同的组织学特征[29]。

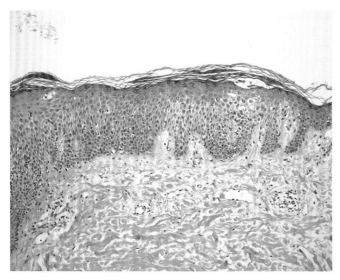

图 2.1　**急性海绵水肿性皮炎**。可见角质层大致正常、表皮水肿（海绵状水肿）和浅层血管周围炎症浸润

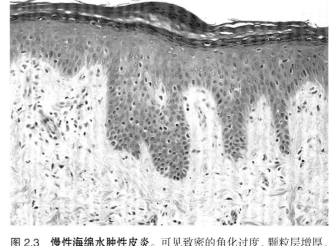

图 2.3　**慢性海绵水肿性皮炎**。可见致密的角化过度、颗粒层增厚、轻微的海绵状水肿和稀疏的血管周围炎症

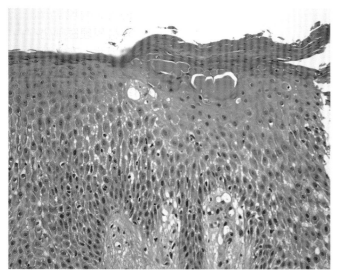

图 2.2　**亚急性海绵水肿性皮炎**。可见表皮棘层肥厚、海绵状水肿伴上方角化不全

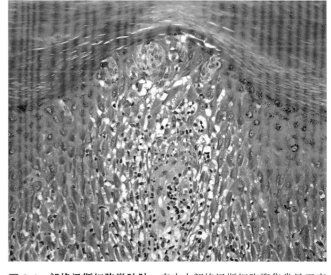

图 2.4　**朗格汉斯细胞微脓肿**。表皮内朗格汉斯细胞聚集常见于变应性接触性皮炎

在某种程度上，它们组织学特征取决于活检取自病程的哪个时期。组织学特征可分为三个阶段，但我们应该认识到这些阶段是存在于一个连续谱系中的。在急性海绵水肿性皮炎，表皮有水肿液体的蓄积，有时有海绵状微水疱形成。其角质层通常保持正常的网篮状结构，或有灶性角化不全，无棘层肥厚或有很轻微的棘层肥厚。其真皮浅表有不同程度的血管周围淋巴细胞浸润，常混有嗜酸性粒细胞（图 2.1）。在亚急性型，有角化不全表现，常伴有颗粒层变薄、表皮棘层肥厚、不同程度的海绵水肿和类似的真皮浅层血管周围炎症浸润（图 2.2）。在慢性期，常出现致密的角化过度、颗粒层增厚、棘层肥厚、极轻微的海绵水肿和真皮浅层轻度炎症浸润（图 2.3）。组织学上，亚急性和慢性期可能与银屑病样皮炎类疾病有重叠。除了海绵水肿，还可有不同程度的角化不全、角化过度和

不规则棘层肥厚。

变应性接触性皮炎

　　变应性接触性皮炎（allergic contact dermatitis）是常见病，有时会被活检。常见过敏原一般包括洗涤剂、镍和植物，例如常春藤毒素，但还有大量潜伏的过敏原。显微镜下，变应性接触性皮炎的病变模式属于海绵水肿性皮炎，与其他海绵水肿性皮炎无法区分。有些病例表皮内有朗格汉斯细胞微脓肿（图 2.4），这是诊断过敏性接触性皮炎的一个线索，但不完全是特异的。

钱币状皮炎

　　钱币状皮炎（nummular dermatitis）表现为圆形至卵圆形斑块，常见于四肢。临床上，钱币状皮炎可能会与银屑病混淆。显微镜下，大多数钱币状皮炎病例显示

亚急性海绵水肿性皮炎的特征。能帮助将钱币状皮炎与银屑病区分的线索包括角化不全鳞屑中的浆液、表皮海绵水肿和可能存在的真皮内嗜酸性粒细胞浸润。

特应性皮炎

特应性皮炎（atopic dermatitis）是慢性湿疹性皮炎，伴有过敏性鼻炎和哮喘，其发病具有家族性。特应性皮炎不常被活检，其典型表现是亚急性至慢性海绵水肿性皮炎。

汗疱性湿疹

汗疱性湿疹（dyshidrotic eczema）又称为汗疱疹，这是一种主要发生于手和足的复发性皮炎，其中很多实际上是过敏性接触性皮炎。临床上，汗疱性湿疹常具有小水疱状的外观。显微镜下，汗疱性湿疹与典型的海绵水肿性皮炎相似。海绵水肿性微水疱较常见。一定要除外皮肤癣菌感染，尤其是足部的皮损。

湿疹性药疹

一小部分药疹可表现是湿疹性质的。组织学上，它们与其他类型的海绵水肿性皮炎不能区分。从诊断上来说，皮疹的出现必须与药物密切相关。

小结

一般来说，病理医师只能对海绵水肿性皮炎做出描述性诊断，因为它们的组织学特征本身并不特异。而重要的是除外其他更特异的诊断，例如银屑病和皮肤癣菌感染，这两种疾病可能具有重叠的特征，将在后面讨论。如果了解临床信息，则可在注解中给出更加具体的诊断。

淤滞性皮炎

淤滞性皮炎（stasis dermatitis）是一种更为特异的皮炎，可以是海绵水肿性或银屑病样。淤滞性皮炎发生于老年人和（或）肥胖患者的下肢。通常为双侧的，但有时表现为孤立性皮损，临床上可能类似于肿瘤[30]。显微镜下，淤滞性皮炎可见伴有不同程度的棘层肥厚和海绵水肿。其主要特征是真皮乳头出现较厚壁血管的小叶状增生（图 2.5）。通常可见红细胞外溢和噬含铁血黄素细胞。在病程长的病例，可能出现显著的真皮纤维化伴成纤维细胞增生，这被称为肢端血管皮炎（acroangiodermatitis），后者可能类似于卡波西肉瘤[30]。要注意，其他类型的湿疹性皮炎可叠加于患者的淤滞性改变，例如接触性皮炎。

银屑病样皮炎

这组疾病以银屑病和慢性单纯性苔藓 / 结节性痒疹最为常见。显著的表皮增生是这组疾病的特征，也就是说，这组疾病与亚急性至慢性海绵水肿性皮炎有较多重叠之处，因为后者也伴有表皮增生。因此，将亚

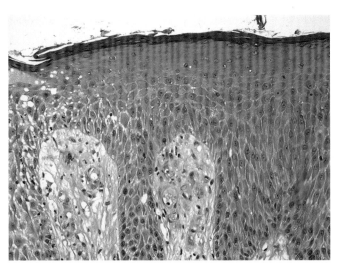

图 2.5　淤滞性皮炎。真皮浅层相对厚壁血管呈小叶状增生，伴有出血和上方表皮海绵状水肿

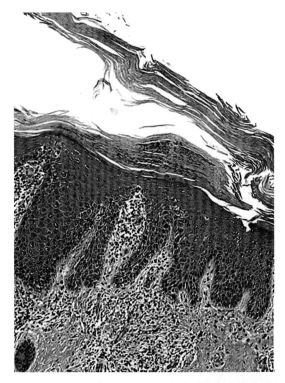

图 2.6　银屑病的典型表现。注意真皮乳头充血和 Munro 微脓肿

急性至慢性海绵水肿性皮炎直接归为海绵水肿型就显得有些武断。

银屑病

银屑病（psoriasis）是一种常见皮肤病，在人群中的发病率为 0.5% ~ 1.5%[31]。最常见类型为寻常型银屑病（psoriasis vulgaris），表现为红色斑块，为慢性、双侧对称性、非瘙痒性的皮损，表面附有细小银白色鳞屑[32-34]。在典型者，皮损累及伸侧表面，诸如肘、膝、后背和头皮。皮损可泛发。其形态特征是一致的表皮棘层肥厚，伴有显著的角化不全和真皮乳头层上方表皮变薄，后者

称为"乳头层上变薄"（图 2.6）。在角化不全灶内和有时在表皮内，可见中性粒细胞聚集。真皮乳头层毛细血管迂曲、扩张，有淋巴细胞、组织细胞和中性粒细胞等多种炎症细胞浸润[35]。银屑病可由肿瘤坏死因子 -α 抑制剂诱发，通常见于炎症性肠病治疗后[35]。我们的经验是，这种药物诱发性银屑病常有嗜酸性粒细胞，而普通银屑病中嗜酸性粒细胞一般缺如。银屑病的过度增殖似乎是由细胞因子（例如肿瘤坏死因子 -α、干扰素 -γ 和各种白介素）、趋化因子和趋化因子受体（例如 CCL2、CCL3、CCL4、CXCL1 和 CXCL8）过度表达所致，提示为 Th1 异常[36-37]。

其他类型的银屑病虽然缺乏典型一致的表皮增生，但也放在此处讨论。**脓疱型银屑病（pustular psoriasis）**是一种变异型，其角层下脓肿尤为显著[31-32,36,38]，而表皮增生不明显。**点滴型银屑病（guttate psoriasis）**是银屑病的一种特殊类型，其特征是迅速出现小的丘疹和斑块，典型者发生在链球菌性咽炎后，其病变缺乏表皮增生且颗粒层常存在，特征是被覆表皮出现不连续性角化不全灶，并且伴有中性粒细胞聚集（图 2.7）[38]。

银屑病主要应与钱币状海绵水肿性皮炎鉴别。与海绵水肿性皮炎相比，银屑病的表皮增厚更加一致，角化不全更加"干燥"，因为其缺乏海绵水肿性皮炎表面痂屑中的浆液。银屑病通常无嗜酸性粒细胞（之前提到的例外），而嗜酸性粒细胞在海绵水肿性皮炎中常见。皮肤癣菌感染可能与银屑病具有相似的改变。两者都可于角化不全中出现中性粒细胞聚集，但皮肤癣菌感染常缺乏一致性的棘层肥厚，并且可能有嗜酸性粒细胞浸润。过碘酸 - 希夫（acid-Schiff，PAS）和环六亚甲基四胺银（Gomori methenamine silver, GMS）染色可帮助鉴别。**毛发红糠疹（pityriasis rubra pilaris）**是一种少见病，与银屑病极为

相似，具有相似的棘层肥厚和角化不全，但其角质层中无中性粒细胞聚集。最后，经过治疗的银屑病可能缺乏一些典型的组织学特征，但其真皮乳头内扩张迂曲的血管可作为一个线索。同所有炎症性皮肤病一样，结合临床是诊断的关键。

慢性单纯性苔藓和结节性痒疹

慢性单纯性苔藓（lichen simplex chronicus）和**结节性痒疹（prurigo nodularis）**有时临床上被称为神经性皮炎，是一系列皮肤病的终末阶段，是持续性搔抓所致而非炎症的结果；常见于能导致瘙痒的内科疾病（例如肾衰竭）和一部分精神疾病患者[39]；可表现为斑块（慢性单纯性苔藓）或结节（结节性痒疹）。它们的临床部位是一个诊断线索，因为皮损仅仅见于容易触及的部位；常见于四肢、腹部、生殖器和头皮，但也可出现于身体任何容易被触及的部位。肛周和生殖器部位的慢性单纯性苔藓常因临床诊断为硬化性苔藓而进行活检。这类疾病也被视为慢性湿疹化过程中的并发症，例如持续性接触性皮炎（见上文）。

显微镜下，慢性单纯性苔藓和结节性痒疹表现为显著的表皮棘层肥厚、角化过度和颗粒层增厚，真皮乳头胶原垂直性纤维化（图 2.8）[40]。个别病例可出现假上皮瘤样增生或灶性角化不全。一般来说，除非它们叠加在一个潜在的慢性湿疹病程中，否则几乎没有炎症。

界面皮炎

界面皮炎（interface dermatitis）的特征为基底层空泡变和角化不良。角化不良性角质形成细胞的出现很重要，因为一些海绵水肿性皮炎可具有类似于基底细胞空泡变的基底部海绵样变。一般将界面皮炎分为两种类型：苔藓样型和血管周围型，它们可以有重叠特征。

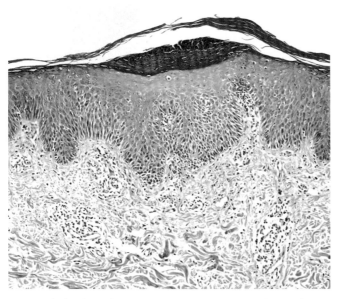

图 2.7　**点滴型银屑病**。注意不连续、堆状角化不全伴上方中性粒细胞聚集

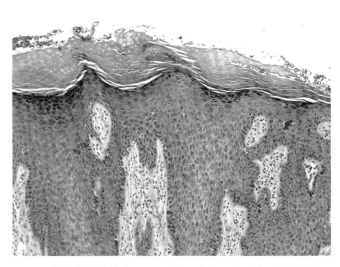

图 2.8　**慢性单纯性苔藓**。可见致密的角化过度，其下方表皮棘层肥厚伴颗粒层增厚。真皮浅层可见增厚的胶原束垂直于皮面

血管周围型界面皮炎

多形红斑、Stevens-Johnson 综合征和中毒性表皮坏死松解症

这组疾病形成一个谱系，其组织学形态相似，需要根据临床表现做出具体诊断[41-42]。**多形红斑（erythema multiforme）**是一种发作性皮疹，具有自限性，通常累及年轻成人的肢端和口腔黏膜表面，与单纯疱疹病毒和支原体（*Mycoplasma*）感染有关，也与多种药物相关[41-42]。

Stevens-Johnson 综合征（Stevens-Johnson syndrome）和**中毒性表皮坏死松解症（toxic epidermal necrolysis）**可累及黏膜和表皮。从定义上来说，Stevens-Johnson 综合征的受累体表面积 ≤ 10%，中毒性表皮坏死松解症的受累体表面积 ≥ 30%，介于两者之间者为中间型。Stevens-Johnson 综合征和中毒性表皮坏死松解症几乎总是由药物不良反应触发。它们被认为是真正意义的急诊，死亡率为 10% ~ 40%。识别 Stevens-Johnson 综合征和中毒性表皮坏死松解症很重要，因为患者可能需要在专门的烧伤科进行治疗。

显微镜下，它们具有相似的特征，表现为以表皮基底层空泡变为特征的界面改变，表皮各层常出现角质形成细胞坏死，同时伴有淋巴细胞外渗进入表皮（图2.9）[43]。有些情况下，表皮可完全坏死。通常具有相对稀疏到轻度浅表血管周围淋巴细胞浸润，可有少量嗜酸性粒细胞[44]。炎症浸润程度轻微，与表皮损害的严重程度不成正比，这是其与其他界面性皮肤病鉴别的线索。没有反应性表皮改变，例如棘层肥厚、角化不全和角化过度。由于显著界面改变导致的真皮表皮分离，一些病例可形成大疱[45]。

移植物抗宿主病

移植物抗宿主病（graft-versus-host disease）是骨髓移植后致死的重要原因。显微镜下，急性型的特征为基底层空泡变、海绵状水肿和单个细胞坏死，伴有真皮浅层单一核细胞浸润（图2.10）[46-47]。有时表皮改变不伴有炎症性浸润[47]。炎症程度似乎是最重要的预后决定因素[48]。这个因素通过 Lerner 评级系统进行的定量分析显示具有高度的观察者间一致性[49]，但其在预测皮疹发展为临床上更显著的疾病的可能性方面的作用有限[50]。在这个分级体系中，1 级急性移植物抗宿主病的特征为：基底层空泡变伴有浅层血管周围淋巴细胞浸润，不伴有角化不良细胞或卫星细胞坏死；2 级急性移植物抗宿主病的特征为：具有 1 级的特征，还伴有角化不良细胞和卫星细胞坏死；3 级特为伴有真皮和表皮之间裂隙形成。4 级特征是出现表皮全层缺失。总之，大多数移植物抗宿主病为 2 级。

慢性移植物抗宿主病分为苔藓样型和硬皮病样型[51-52]。在苔藓样型慢性移植物抗宿主病中，表皮颗粒层增厚而类似于扁平苔藓，但炎症浸润不如扁平苔藓致密。在硬皮病样型，关键是要与真皮胶原有明显硬化的硬皮病／硬斑病鉴别。

红斑狼疮

皮肤**红斑狼疮（lupus erythematosus）**可分为慢性／盘状、急性／系统性和亚急性型[53-55]。**慢性盘状红斑狼疮（chronic discoid lupus erythematosus）**较常见，好发于女性，表现为面部、颈部和头皮部位边界清楚的、红色角化性至萎缩性斑片和斑块，偶尔可发生于四肢和躯干（图2.11）。**系统性红斑狼疮（systemic lupus erythematosus）**是一种由同源性或异源性 DNA 抗体引起的免疫介导性疾病，其症状多变，特征为乏力、发热、关节炎和各种皮损，双颊部的"蝶形"红斑最常见，可出现肾受累、淋巴

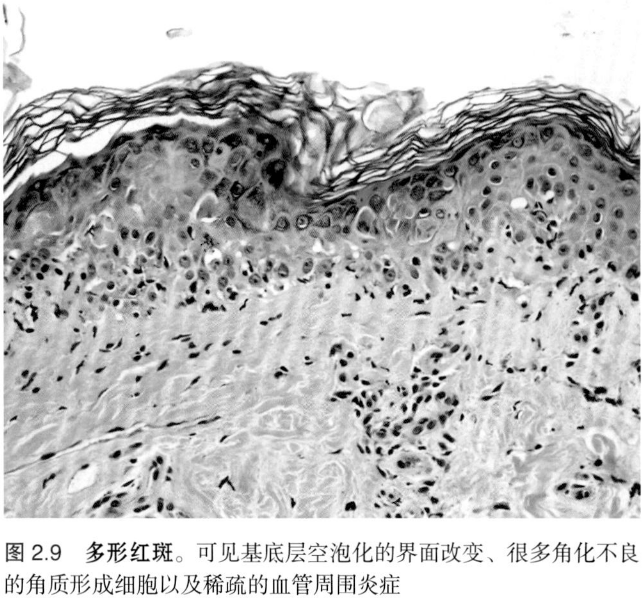

图 2.9　**多形红斑**。可见基底层空泡化的界面改变、很多角化不良的角质形成细胞以及稀疏的血管周围炎症

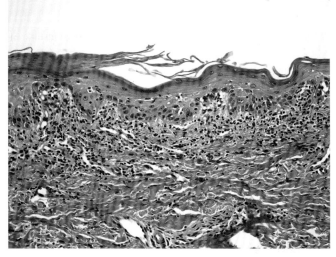

图 2.10　急性移植物抗宿主反应的显微镜下改变

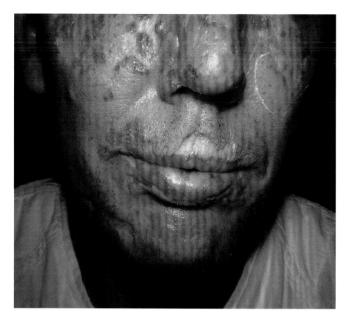

图 2.11 慢性盘状红斑狼疮的广泛的面部皮损

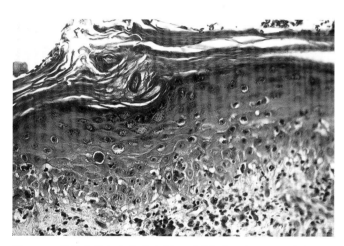

图 2.12 慢性盘状红斑狼疮皮损，可见角化过度和界面改变，后者表现为沿基底层的水肿变性

结肿大和全浆膜炎，日光可加重疾病。**亚急性红斑狼疮**（**subacute lupus erythematosus**）常表现为四肢和躯干的光暴露部位的斑块，通常呈环状，一般不累及面部。组织学上，各亚型之间可重叠，它们都有基底层空泡化和界面改变、散在角化不良细胞、浅层或浅层和深层血管周围淋巴细胞浸润和真皮内黏蛋白增多。在盘状红斑狼疮中，常出现毛囊角质栓、表皮萎缩、基底膜带增厚和附属器周围炎症（图 2.12）[55-58]。无嗜酸性粒细胞，如果出现嗜酸性粒细胞则不支持诊断[59]。**肿胀性红斑狼疮**（**tumid lupus erythematosus**）是慢性红斑狼疮的一种类型，无界面改变，可出现和 Jessner 皮肤淋巴细胞浸润（Jessner lymphocytic infiltration of the skin）一样的过程[58]。出现成簇的 CD123 阳性浆细胞样树突状细胞支持红斑狼疮的诊断[60]。

取自系统性或慢性盘状红斑狼疮患者皮损的标本，

大概有 90% 直接免疫荧光检查能显示免疫球蛋白（通常为 IgG 和 IgM）和所谓的膜攻击复合物（C5b、C6、C7、C8 和 C9）沉积[61-62]。沉积物由融合的团块组成，沿真皮与表皮交界处形成不规则的条带，即狼疮带试验（lupus band test），这对该病并非完全特异[63]。在系统性红斑狼疮患者中，临床上非皮损区域约有一半会显示免疫球蛋白，但无膜攻击复合物的沉积[61,64]。直接免疫荧光检查可能对一些病例有帮助，但不是确定诊断所必需。确切的诊断需要组织学检查并结合临床病史。

皮肌炎

皮肌炎（**dermatomyositis**）是一种累及骨骼肌和皮肤的炎症性疾病，临床上其特征为近端、对称性肌无力和皮肤损害。不伴肌肉受累的皮肤型被称为无肌病性皮肌炎。显微镜下，其皮肤改变可以为非特异性慢性炎症，或具有与系统性红斑狼疮非常相似的特征，但炎症通常较轻[65-66]。免疫荧光检查显示，与红斑狼疮相比，皮肌炎的特征是"狼疮带试验"阴性和 C5b-q 的沉积（补体的膜攻击复合物）[64]。受累肌肉活检显示显著的肌炎、肌纤维坏死和断裂以及吞噬现象和肌膜下细胞核增生。晚期出现纤维化、脂肪浸润和肌束萎缩[67-68]。

关于腺癌与皮肌炎的发病率和两者伴发病例已有很多报道[69-71]。Williams 多年前对文献进行了回顾，发现 15% 的皮肌炎患者有胃、乳腺、卵巢、肺部或结肠肿瘤。切除肿瘤后，皮肌炎可得到缓解[71]。因此，值得花时间仔细检查成人皮肌炎患者是否伴有潜在的癌症。但大多数患者不伴有肿瘤。

苔藓样型界面皮炎
扁平苔藓

扁平苔藓（**lichen planus**）是一种病因不明的、瘙痒性、亚急性至慢性、紫色、丘疹鳞屑性疾病（图 2.13）[72-74]。扁平苔藓通常累及手臂和腿部屈侧，也可见于很多其他部位。皮损可局限于口腔黏膜，可在皮肤改变之前出现或伴随出现[75]。组织学上，充分发展时期的皮损非常有特征（图 2.14），表现为表皮角化过度，颗粒层显著，增生的上皮形成不规则锯齿状的钉突样。真皮内有致密带状（苔藓样）淋巴细胞浸润，其中可伴有少量嗜酸性粒细胞和组织细胞。角化不良的角质形成细胞——也称为 Civatte 小体——常见于基底层，有时也可出现在真皮浅层和棘层。有时，因表皮下裂隙形成而出现大疱。**口腔扁平苔藓**（**oral lichen planus**）可出现角化不全、细微的透明角质颗粒，无显著的角化过度和颗粒层增厚。组织学上，口腔扁平苔藓具有角化不良细胞、没有非典型性——能帮助将其与非典型性增生（见第 4 章）区分开。扁平苔藓的临床病理类型包括大疱性、类天疱疮性、肥厚性、萎缩性和毛囊性（毛发扁平苔藓）[76-79]。

类似于扁平苔藓的形态学模式被称为苔藓样皮炎、苔藓样组织反应或界面皮炎，可见于多种疾病，包括苔

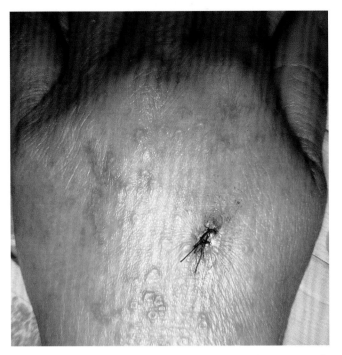

图 2.13 扁平苔藓累及手背的临床表现。其中一处病灶已进行活检

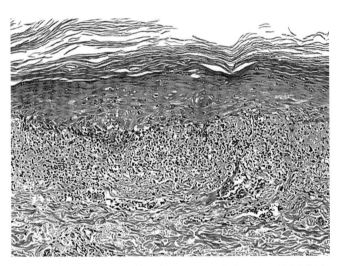

图 2.14 扁平苔藓的显微镜下表现。可见正角化过度、颗粒层增厚、基底细胞空泡变和带状炎细胞浸润伴噬黑色素细胞

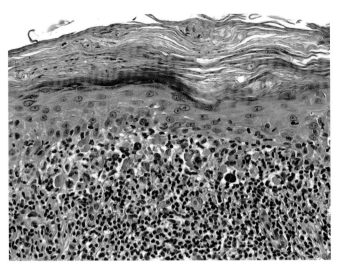

图 2.15 苔藓样组织反应。苔藓样药物反应与扁平苔藓相似，但通常出现角化不全，该特征在扁平苔藓中常缺如（Courtesy of Dr Fabio Facchetti, Brescia, Italy.）

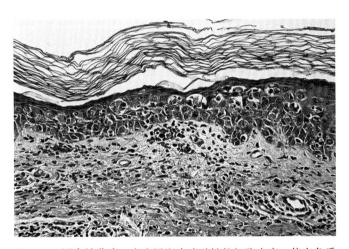

图 2.16 固定性药疹。炎症浸润中嗜酸性粒细胞丰富，伴有角质形成细胞坏死

藓样药疹（见下文）、苔藓样光化性角化病、良性苔藓样角化病、孤立性扁平苔藓、红斑狼疮、急性移植物抗宿主反应和一些其他疾病[80-87]。苔藓样反应是诊断消退阶段黑色素瘤（很容易引起误诊）的重要线索，也可见于皮肤纤维瘤上方的表皮[88-89]。

苔藓样药疹

苔藓样药疹（lichenoid drug eruption）表现为泛发性丘疹。许多药物可诱发苔藓样药疹，包括普通制剂，例如噻嗪类利尿剂。皮疹可于摄入药物后很快或几周后发生。

显微镜下，苔藓样药疹与扁平苔藓非常相似，有苔藓样淋巴细胞浸润并伴有显著的表皮损伤，可见表皮颗粒层增厚。角化不全和显著的嗜酸性粒细胞可帮助其与扁平苔藓鉴别（图 2.15）[80,87]。

固定性药疹

固定性药疹（fixed drug eruption）是一种少见的局限性药物不良反应，再次接触药物后皮损会在同一部位复发[90-93]。显微镜下表现为界面皮炎，苔藓样血管周围浸润和基底细胞空泡变，并见角化不良的角质形成细胞（图 2.16）。上方角质层通常为正常网篮状，但可出现角化不全。浸润细胞包括淋巴细胞、组织细胞和嗜酸性粒细胞，常可见噬黑色素细胞。

苔藓样糠疹

苔藓样糠疹（pityriasis lichenoides）有两种临床类型：**急性痘疮样苔藓样糠疹（pityriasis lichenoides acuta et varioliformis acuta, PLEVA）**（也称为 Mucha-Habermann 病）和**慢性苔藓样糠疹（pityriasis lichenoides chronica, PLC）**[94-97]。其病因不清，可能是对某些感染源或药物的超敏反应[98-100]。其可伴有自身免疫性疾病。

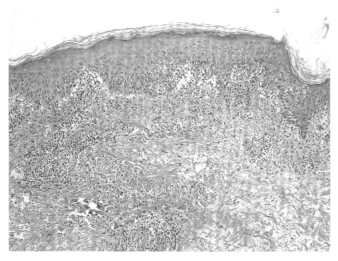

图 2.17　急性痘疮样苔藓样糠疹。可见空泡化界面改变以及浅层和深层淋巴细胞浸润伴真皮乳头出血

PLEVA 可表现为很多的小丘疹，它们可出现破溃并能愈合，之后留有天花样（痘疮样）瘢痕。皮疹主要位于四肢，也可累及躯干和臀部。PLC 皮疹的特征为棕红色的丘疹，通常不形成瘢痕。有些患者可出现 PLEVA 和 PLC 两者重叠的表现。

组织学上，苔藓样糠疹兼有苔藓样型界面皮炎和血管周围型界面皮炎的重叠特征[101-102]，其特征在某种程度上取决于疾病进展演化过程中活检的时期。在 PLEVA，充分发展时期的非溃疡性皮损的组织学表现为：表浅血管周围炎或苔藓样浸润，真皮内楔形分布的血管周围浸润可达深部；其界面改变有基底细胞空泡变、角化不良和真皮乳头出血（图 2.17）。其出血很可能是因为淋巴细胞性血管炎，有时能见到血管的改变。此外，其表皮还可见海绵状水肿和角化不全，显著的淋巴细胞外渗，并常见红细胞外漏。尽管有些作者倾向于将本病归类为淋巴细胞性血管炎，但考虑到其组织学上更为一致的界面改变，还是慎重地将其放入界面皮炎这一家族中。在时间较长的皮损，表皮可全部形成溃疡，从病理学角度讲，溃疡性皮损组织学上并不特异。早期病变的界面和表皮改变很轻微。PLC 与 PLEVA 相似，但 PLC 的组织学特征较不明显[102]，很少有界面损伤，炎症更轻，无出血或少有出血。同一患者可以出现从 PLEVA 至 PLC 范围内的不同组织学表现的皮损。

苔藓样糠疹的鉴别诊断包括上面已列出的其他界面型皮炎。PLEVA 具有独特的临床表现，这有助于诊断。PLEVA 通常具有红细胞外漏，这点不是上述其他界面皮炎的特征。出现海绵状水肿能帮助其与慢性界面皮炎鉴别，例如红斑狼疮。扁平苔藓和苔藓样药疹呈苔藓样炎症模式，但炎症不会累及深部血管周围。移植物抗宿主病的炎症要轻得多。同所有炎症性疾病一样，了解临床表现非常有帮助。

然而，有一种疾病的临床表现与 PLEVA 的临床表现十分相似，即**淋巴瘤样丘疹病（lymphomatoid papulosis, LYP）**[103-106]。实际上 LYP 被认为是一种惰性 T 细胞淋巴

瘤，具有 A 至 E 多种组织学类型[107-111]。A、B 和 C 型为经典型。A 型 LYP 中可以出现大量与 PLEVA 重叠的组织学特征，但其还有许多大的 CD30⁺ 的非典型性淋巴细胞混合于炎症细胞中，这种非典型性淋巴细胞在 PLEVA 中是不存在的。B 型 LYP 的显微镜下特征与蕈样真菌病相似。C 型 LYP 组织学上与皮肤间变性大细胞淋巴瘤相似，具有成片的、CD30⁺、非典型性大淋巴细胞。将 B 型和 C 型 LYP 与它们的类似病变区分开的根本方法是要获悉这种坏死性丘疹在临床上有无消长变化史。

伴有真皮改变而表皮大致正常的炎症性皮肤病

这一部分包括多种疾病，出于必要性我们主要关注浅表的、更常见的皮肤病。这里讨论的类型将包括血管周围型、结节和弥漫型、栅栏状肉芽肿性和硬化性皮肤病。

血管周围型皮肤病

血管周围型皮肤病（perivascular dermatoses）这种类型的炎症浸润主要分布于血管周围。其中有些特征与结节和弥漫型有重叠，这进一步说明了炎症性疾病及其表现形式处于同一生物学谱系，只是出于必要性我们将其分为不同的疾病。

真皮超敏反应

真皮超敏反应（dermal hypersensitivity reaction）有点像废纸篓，包括很多疾病，最常见的有麻疹样药疹、荨麻疹和节肢动物叮咬反应。尽管临床上不同，但这些疾病在组织学上无差别。麻疹样药疹的表现为在出现趋于广泛的、红色斑丘疹的同时有一种新的药物摄入史，但其表现有时在服用药物数周后才出现，这使临床和病理之间的关联复杂化。荨麻疹的经典表现为一过性风团，24 小时内能消退，偶尔可能持续的时间更长。节肢动物叮咬反应可表现为孤立性损害或多发性丘疹。

麻疹样药疹（morbilliform drug eruption）是最常见的药物不良反应[112]，其特征为轻度真皮浅层或浅层和深层血管周围淋巴细胞和少量嗜酸性粒细胞的混合性炎症浸润（图 2.18）。有些病例可能出现轻度基底细胞空泡变，因此，会与界面型重叠。**荨麻疹（urticaria）**大多数为血管周围轻度淋巴细胞和嗜酸性粒细胞浸润，有时出现中性粒细胞[113-114]。荨麻疹中可以见到血管腔内中性粒细胞边集。在慢性病例中，可以出现轻微的血管破坏，导致荨麻疹样血管炎[113,115]。**节肢动物叮咬反应（arthropod bite reaction）**具有相似的炎症类型，主要为嗜酸性粒细胞的致密炎症性浸润（图 2.19）。在潜在的恶性血液肿瘤的基础上，例如慢性淋巴细胞白血病，节肢动物叮咬反应会十分显著[116]。

血管炎

皮肤**血管炎（vasculitis）**在皮肤疾病中是一大类型，其基本病变为真皮和（或）皮下血管壁的炎症性改变[117-120]。

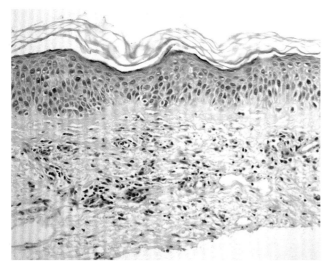

图 2.18　麻疹样药疹。可见表皮相对正常，真皮血管周围有轻度淋巴细胞和嗜酸性粒细胞浸润

其中大多数的发病机制可能与免疫复合物介导的免疫反应有关[121-122]。这类疾病可局限于皮肤，也可累及内脏器官；如果局限于皮肤，可泛发或局限于某一部位[123]。累及的血管可以是真皮乳头的毛细血管、微动脉、真皮深部和皮下组织的小静脉或深部中等大小的血管。红细胞外漏常见。

　　这类疾病的炎症浸润主要为中性粒细胞（通常伴有白细胞碎裂）、淋巴细胞、嗜酸性粒细胞或肉芽肿[124-125]。血管壁的坏死（常为纤维素样）可有可无。常有被覆表皮和汗腺的继发性改变[126]。直接免疫荧光检查通常显示血管壁上及其周围有免疫球蛋白、补体和纤维素颗粒状沉积。但是除了过敏性紫癜，直接免疫荧光检查对诊断的作用有限[127-128]。

　　已对皮肤血管炎根据上述特征进行了形态学分类，且这些分类与临床表现有较好的相关性[125,129-131]。

　　白细胞碎裂性血管炎（leukocytoclastic vasculitis）（中性粒细胞性、变应性）血管炎是小血管的中性粒细胞性血管炎，伴有纤维素样坏死和白细胞碎裂（图 2.20）[125]。它们通常表现为可以触及的紫癜性皮损，最常见于下肢。系统性受累经常见于过敏性紫癜（IgA 血管炎），尤其是肾[128,132]。**过敏性紫癜（Henoch-Schönlein purpura）**与传统的白细胞碎裂性血管炎相似，但在直接免疫荧光下有显著的血管周围 IgA 和不同程度的补体 C3 的沉积。白细胞碎裂性血管炎还有一些其他亚型，例如与慢性特发性荨麻疹、低补体血症和特发性混合性冷球蛋白血症相关的血管炎[133-134]。当血管炎深达真皮网状层或皮下脂肪，就更提示存在系统性疾病[135]，但系统性和单纯皮肤血管炎的形态学特征一般相仿[136-138]。

　　血管炎的病因包括感染、异物蛋白质、化学物质、药物和多种疾病。一些急性白血病患者可以发生皮肤血管炎，提示血管损伤可能是由白血病细胞介导的[139]。

　　累及较大血管的血管炎常伴坏死性改变，可见于Churg-Strauss 变应性肉芽肿病、结节性多动脉炎（系统

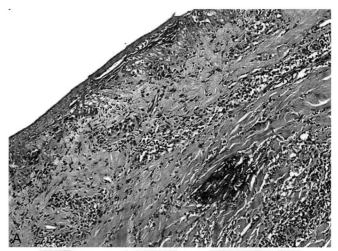

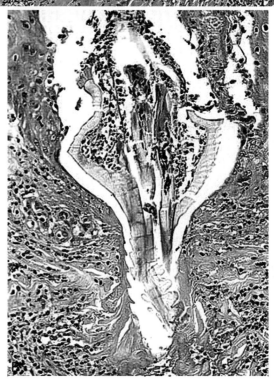

图 2.19　节肢动物叮咬。**A**，可见以坏死为中心的真皮内致密炎症。**B**，节肢动物切片（Courtesy of Dr. Raffaele Gianotti, Milan, Italy.）

性或局限于皮肤）、巨细胞性动脉炎和肉芽肿性多血管炎（以前称 Wegener 肉芽肿病）[140-143]。淋巴瘤样肉芽肿病属于一种 B 细胞淋巴瘤，可有明显的血管浸润，但无坏死改变[144-145]。血管破坏还可见于 E 型淋巴瘤样丘疹病（LYP）[110]。

　　伴有血管损伤但不符合白细胞碎裂性血管炎类型的其他疾病包括：色素性紫癜性皮肤病、冻疮、恶性萎缩性丘疹病和节段性玻璃样血管炎（Milian 白色萎缩）。

色素性紫癜性皮肤病

　　色素性紫癜性皮肤病（pigmented purpuric dermatosis）有多种临床类型，最常见的是 Schamberg 病。Schamberg 病主要发生于男性，其特征为无症状性双侧紫癜和瘀点，主要累及下肢。临床上，Schamberg 病可能会

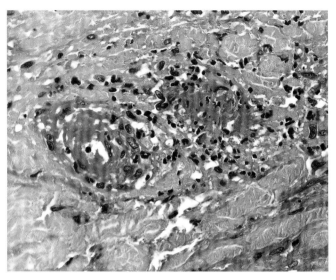

图 2.20　白细胞碎裂性血管炎中的急性坏死性改变

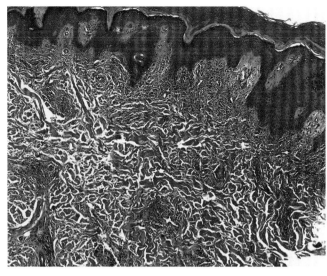

图 2.22　冻疮的特征为浅层和深层血管周围淋巴细胞性血管炎

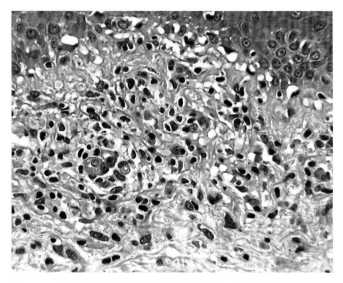

图 2.21　色素性紫癜性皮肤病中的慢性非坏死性血管炎

与白细胞碎裂性血管炎混淆，但其缺乏白细胞碎裂性血管炎皮损的硬实性。显微镜下，Schamberg 病表现为浅表血管周围淋巴细胞浸润，伴有红细胞漏出，有时可见噬含铁血黄素细胞（图 2.21）[146-147]。血管可出现内皮肿胀，虽然无血管的纤维素样坏死，但有人认为这是淋巴细胞性血管炎的一种类型。

冻疮

冻疮（perniosis） 通常发生在寒冷潮湿的天气，多表现为手指或脚趾上疼痛性红色结节。冻疮是一种淋巴细胞性血管炎。显微镜下，可见浅表和深层血管周围和小汗腺周围淋巴细胞浸润（图 2.22）。血管常出现纤维素样改变，

并被描述为绒毛样外观。真皮乳头通常明显水肿[148-149]。

恶性萎缩性丘疹病（Degos 病）

恶性萎缩性丘疹病（malignant atrophic papulosis）（又称为 Degos 病）常见于年男性，特征是丘疹和斑片，伴有中间凹陷的白色区域，白色区域周围有红斑边缘。恶性萎缩性丘疹病病变与红斑狼疮有关，可能代表一种反应模式，而不是一个独立的疾病。显微镜下，其主要变化是皮肤的缺血性楔形梗死，由深部小动脉内膜增生引起，伴有或不伴有淋巴细胞浸润[150-152]。

白色萎缩

白色萎缩（atrophie blanche）（又称为节段性玻璃样血管炎）病变中，真皮毛细血管出现局灶性内皮增生，PAS 染色阳性的嗜酸性玻璃样物质使血管壁显著增厚，最终管腔会被纤维蛋白血栓阻塞（图 2.23）[153-154]。这种情况与多种高凝状态有关，因此，有大量血栓形成的血管提示病理医师必须提出恰当的建议以排除上述可能性。

钙化防御

钙化防御（calciphylaxis） 通常出现在慢性肾衰竭患者，表现为双侧大腿的疼痛性溃疡，乳房、臀部和阴茎受累也有报道。这种情况属于急诊，死亡率超过 50%[155-157]。组织学上，大部分病变位于皮下，因此，诊断性活检必须达到足够深度。钙化防御的特征是：钙质在小到中等大小的微动脉沉积，伴有血栓形成和广泛的皮下脂肪坏死（图 2.24）。钙质沉积在常规 HE 切片中通常就很明显，von Kossa 染色在某些情况下可能会有帮助。患处真皮也可见血管内的血栓形成。

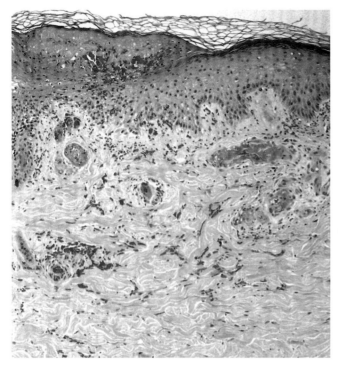

图 2.23　白色萎缩的特征为血管内纤维蛋白血栓而无真正的血管炎

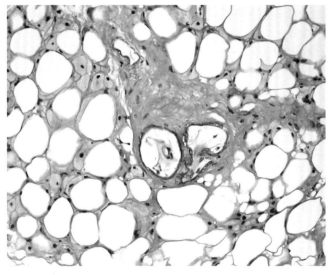

图 2.24　**钙化防御**。可见皮下组织内累及血管的钙沉积，伴有脂肪坏死

肥大细胞增生症

　　皮肤**肥大细胞增生症（mastocytosis）**可表现为色素性荨麻疹、（孤立性）肥大细胞瘤（mastocytoma）、弥漫性和红皮病性皮肤肥大细胞增生症（diffuse and erythrodermic cutaneous mastocytosis）以及持久性发疹性斑状毛细血管扩张症（telangiectasia macularis eruptiva perstans）[158-161]。在皮肤肥大细胞增生症中，色素性荨麻疹约占 80%，常于儿童期发病，表现为多发的、棕色斑疹 [158,162]。偶尔首发于成人 [162]。棕色斑疹可能分布广泛，少数病例也可单发 [160,163]。当抚触皮损时，皮肤会因组胺的释放而出现风团。

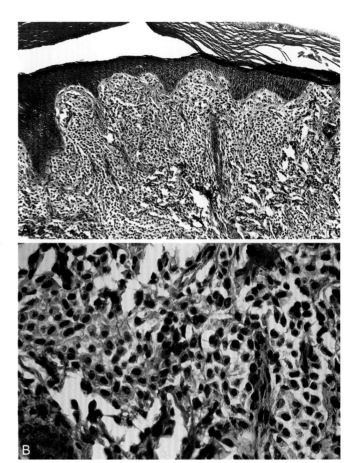

图 2.25　**色素性荨麻疹**。**A**，可见真皮内弥漫性肥大细胞浸润并混有嗜酸性粒细胞。**B**，浸润细胞的高倍镜观（Courtesy of Dr. Raffaele Gianotti, Milan, Italy.）

　　在皮肤肥大细胞增生症中，系统性肥大细胞增生症约占 20%，可累及脾、肝、骨髓和淋巴结，伴有或不伴有皮肤病变 [164-165]。大多数表现是惰性的，但伴有恶性临床经过的侵袭性类型也确实存在，例如肥大细胞白血病。一般来说，从形态学的角度无法区分伴有系统受累的色素性荨麻疹和仅限于皮肤病的类型 [166]，但在伴有系统性疾病的患者中，肥大细胞对 CD2 或 CD25 的表达更为常见 [167]。CD30 的异常表达也与更为侵袭性的疾病相关 [168]。

　　在皮肤活检中，肥大细胞增生症很容易被漏诊，除非病理医师对肥大细胞在 HE 染色切片中的细胞学特征已经铭记在心（图 2.25）[169]。一些细胞具有大而浅染的胞核、明显的胞质边界和细颗粒状胞质，另一些则被拉长而近似于成纤维细胞或上皮细胞。肥大细胞可以进行甲苯胺蓝、Giemsa 或 Leder 细胞化学染色来突出显示，也可以用类胰蛋白酶（tryptase）、钙网膜蛋白（calretinin）和 CD117（c-kit）的免疫组织化学染色来显现（图 2.26）[170-173]。肥大细胞常与嗜酸性粒细胞混合，这个特征可导致其与朗格汉斯细胞组织细胞增生症混淆，但后者常累及表皮，且对 S-100 蛋白、langerin 和 CD1a 呈阳性。已报道相当比例的肥大细胞增生症病例有 *KIT* 基因突变 [174-175]。因此，具有系统受累的患者可能对甲磺酸伊马替尼治疗有反应 [176-177]。

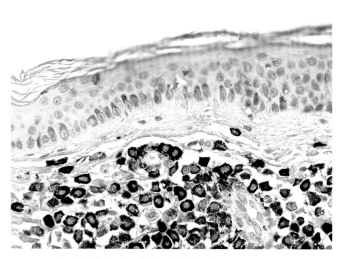

图 2.26 色素性荨麻疹。类胰蛋白酶免疫组织化学染色显示的肥大细胞

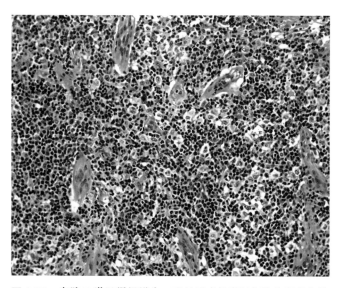

图 2.28 皮肤 B 淋巴组织增生。可见反应性淋巴细胞和组织细胞致密浸润，有数量不等的嗜酸性粒细胞和浆细胞

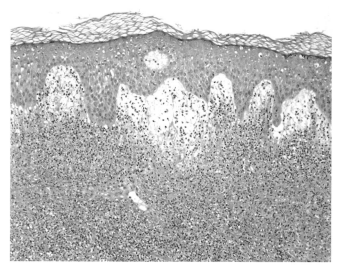

图 2.27 Sweet 综合征。可见真皮内有弥漫性中性粒细胞浸润伴白细胞破碎，但无血管炎

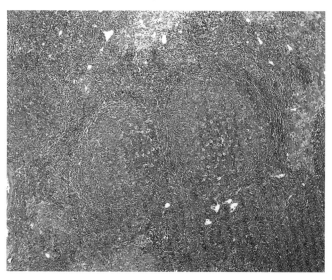

图 2.29 皮肤 B 淋巴组织增生。在反应性生发中心可见吞噬核碎片的巨噬细胞

结节和弥漫型皮肤病

在结节和弥漫型皮肤病（nodular and diffuse dermatoses）这种反应模式中，病变的真皮中炎症浸润不局限于血管周围。一些选择的疾病组织学上可能与血管周围炎症型皮肤病有重叠。

急性发热性中性粒细胞皮肤病（Sweet 综合征）

急性发热性中性粒细胞皮肤病（acute febrile neutrophilic dermatosis）又称为 Sweet 综合征，特征为急性发热、白细胞增多、关节痛以及常累及四肢和面部的红色斑块。该病最常见于中年女性，但任何年龄均可发生[178]。该病可能伴发潜在的炎症性肠病、结缔组织病、感染或见于少数病例的恶性肿瘤，后者通常是血液系统恶性肿瘤，但也可以是实体肿瘤[178-179]。显微镜下，可见致密的中性粒细胞浸润，呈结节或片状分布（图 2.27）。

常见白细胞破碎，但血管损伤不是其特征，这点可将其与前面描述过的白细胞碎裂性血管炎区分开[180-181]。该病可有显著的真皮水肿，有时形成大疱[182]。

皮肤 B 淋巴组织增生

皮肤 B 淋巴组织增生（B-cutaneous lymphoid hyperplasia），也称为皮肤淋巴细胞瘤（lymphocytoma cutis）或假性淋巴瘤（pseudolymphoma），主要见于成人头颈部，表现为孤立的、红色至紫色的斑块或结节[183]。尽管大多数病例是特发性的，但也报道过一些触发因素，例如，节肢动物叮咬、螺旋体感染、药物和珠宝等都可能与之有关[184-185]。

组织学检查，可见结节至片状淋巴组织增生，可相似于 B 细胞淋巴瘤（图 2.28）。可出现具有反应性生发中心的淋巴滤泡，含有中心母细胞、中心细胞和吞噬核碎片的巨噬细胞（图 2.29）[186-188]。周围被增生的反应性小

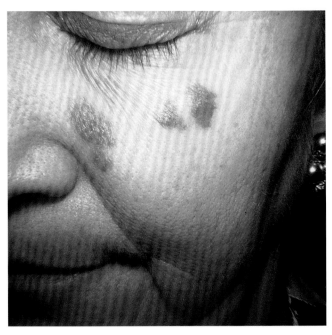

图 2.30　**面部肉芽肿的临床表现。**可见皮损表现为增厚的紫色斑片

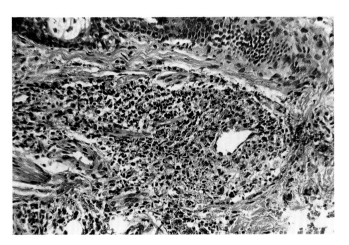

图 2.31　面部肉芽肿的血管改变

T 细胞包围。淋巴滤泡中的 B 细胞可通过 CD20、BCL-6 和 CD10 染色来显示；而滤泡间区细胞大部分不表达这些标志物。CD21 染色可将生发中心的完整的树突状细胞网显示出来。

皮肤 B 淋巴组织增生的主要鉴别诊断包括边缘区淋巴瘤和皮肤滤泡中心性淋巴瘤，将会在皮肤肿瘤章节中进行更详细的讨论。简言之，在皮肤边缘区淋巴瘤，可见片状单核细胞样 B 细胞，并伴有数量不等的单核细胞样浆细胞在滤泡间区增生。单核细胞样 B 细胞可破坏反应性滤泡，导致滤泡树突状细胞网扩张。肿瘤性 B 细胞可能异常表达 CD43。在原发皮肤滤泡中心性淋巴瘤中，生发中心的形态更为单一，很少或无吞噬核碎片的巨噬细胞。

面部肉芽肿

面部肉芽肿（granuloma faciale）通常表现为成人面部的增厚的、发紫的褐色斑片，临床上可能需要与色素痣伴感染、肿瘤或结节病鉴别（图 2.30）[189]。因此，面部肉芽肿常被切除或活检，熟悉其组织学表现对鉴别诊断很有帮助。面部肉芽肿的表皮通常无变化，其与真皮炎症区之间有一条狭窄的无细胞带间隔。面部肉芽肿的炎症反应呈结节状至片状，由淋巴细胞、组织细胞和中性粒细胞组成，并常含有大量嗜酸性粒细胞。炎症浸润通常很明显，可与具有结节状或弥漫性炎症特征的其他疾病重叠，例如，急性发热性中性粒细胞皮肤病和节肢动物叮咬反应。面部肉芽肿被认为是一种慢性血管炎，在早期皮损中可能存在白细胞碎裂性血管炎的证据（图 2.31）[190]。有人认为，发生于喉部和鼻道其他黏膜部位的嗜酸性血管中心性纤维化是皮肤面部肉芽肿的同类疾病。事实上，两者组织学上非常相似且可共存[191]。

持久性隆起性红斑（erythema elevatum diutinum）与面部肉芽肿有一些相似的形态学特征，且在发病机制上可能与后者有关[192-193]。它通常是在系统性疾病患者中出现，表现为双侧对称性斑块、丘疹或结节，多位于关节伸侧。显微镜下，它最初表现为白细胞碎裂性血管炎，然后消退，出现席纹状或同心性纤维化[194]。与面部肉芽肿相比，它很少有或无嗜酸性粒细胞。有时这种疾病具有结节样特征，类似于肿瘤[195]。

结节病

结节病（sarcoidosis）可表现为急性自限性疾病、慢性皮肤疾病或累及淋巴结和内脏的系统性疾病。皮肤结节病的临床表现多种多样，在"医学中伟大的模仿者"中占有一席之地[196-197]。结节病的皮损可单发或多发，可从斑疹到大的斑块和结节[196-199]。

显微镜下，真皮内可见巢状和簇状非干酪样坏死性上皮样肉芽肿浸润，几乎无炎症细胞（图 2.32）。朗汉斯（Langhans）巨细胞尤其少见。常被提起的见于巨细胞内的星状体和钙化的 Schaumann 小体并不常见且无特异性。

结节病是一种排除性诊断，因为具有相同组织学表现的肉芽肿也可出现在各种感染性皮肤疾病中，包括：结核、非典型性分枝杆菌病和梅毒；作为对锆、铍或文身的反应；以及恶性淋巴瘤的继发改变。因此，对于可能患有结节病的患者，至少在首次活检时就应该进行病原体特殊染色。

栅栏状肉芽肿型疾病

栅栏状肉芽肿性疾病（palisading granulomatous disease）这类疾病的特征是组织细胞围绕变性的胶原浸润。环状肉芽肿和类脂质渐进性坏死是这类疾病的典型例子。

环状肉芽肿

环状肉芽肿（granuloma annulare）最常见于手背和手臂伸侧，表现为环状或成群的、簇集的粉色结节，其中央有轻度凹陷（图 2.33）。偶尔环状肉芽肿也会泛发[200]。

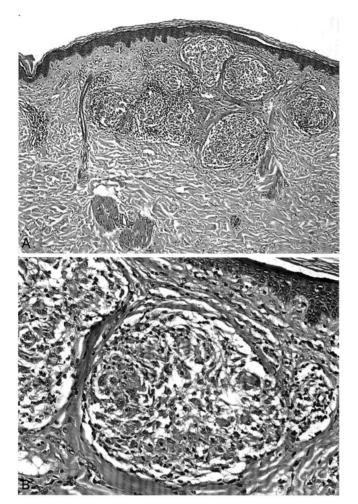

图 2.32　**A 和 B**，低倍镜和高倍镜视野下的皮肤结节病

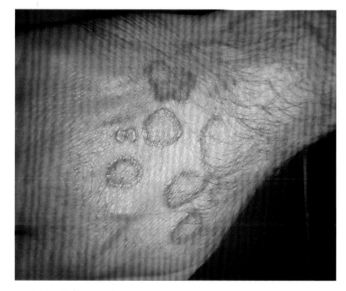

图 2.33　环状肉芽肿的手背的多发皮损的临床表现

个别情况下，环状肉芽肿可伴发系统性疾病[201-202]。组织学上，环状肉芽肿的皮损的关键成分是所谓的渐进坏死性或栅栏状肉芽肿[203]。病变位于真皮中部，边界清楚，其中央为崩解的细胞外胶原样物质，混杂着黏液和细胞

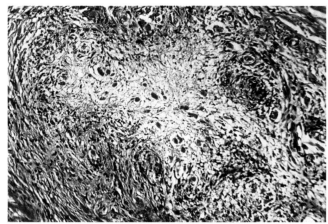

图 2.34　环状肉芽肿的典型病变，可见围绕"渐进性坏死胶原"中心的栅栏状组织细胞

碎片，周边围绕袖口样、放射状排列的成纤维细胞、淋巴细胞和组织细胞（图 2.34）。偶尔可见异物巨细胞和局灶性血管炎。在很多皮损中，栅栏状肉芽肿发展得不充分，更容易表现为间质型模式[204]。此时可能需要多做切片以获得特定的诊断。

免疫组织化学检查，环状肉芽肿的"组织细胞"对波形蛋白和溶菌酶染色呈阳性，而对其他组织细胞标志物呈阴性，例如 HAM-56 或 KP-1（CD68）[205]。超微结构研究显示，其主要成分是变性的弹力（不是胶原）纤维[206]。大而深的孤立性渐进坏死性胶原肉芽肿有时可见于儿童的四肢或枕部[204]，有时也可见于成人[207-208]，被称为深在型、皮下、巨大环状肉芽肿或假类风湿结节[209-210]。

有一种组织学上与环状肉芽肿相似的疾病可发生于严重的日光损伤性皮肤，曾被命名为 O'Brien 光化性肉芽肿（O'Brien actinic granuloma）、Miescher 肉芽肿（Miescher granuloma）和环状弹力纤维溶解性巨细胞肉芽肿（annular elastolytic giant cell granuloma）[211-212]。组织学上，该病几乎与巨大型环状肉芽肿相同，只是发生于日光损伤性皮肤，有人认为两者代表同一种疾病。通过光学和电子显微镜已观察到其巨细胞中存在弹力纤维，这是其最重要的鉴别特征[213-215]。

类风湿性关节炎和风湿热的皮下结节同环状肉芽肿一样，都有渐进性坏死性胶原肉芽肿，但结合临床和组织学特征通常很容易区分它们[209,216]。类风湿结节通常更为深在，栅栏状肉芽肿的中央是纤维蛋白而非真皮黏液。

类脂质渐进性坏死

类脂质渐进性坏死（necrobiosis lipoidica）通常表现为累及双侧小腿的萎缩性、黄色、凹陷性斑块（图 2.35）[217-218]。其与糖尿病和甲状腺功能减退症有关，但与潜在的内分泌紊乱的关系比原先想象到要少[219]。尽管大多数病例累及小腿，但其他部位也可受累[219-221]。显微镜下，可见类脂质渐进性坏死病变界限不清，真皮胶

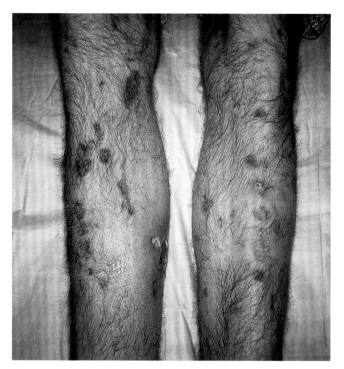

图 2.35　类脂质渐进性坏死的临床表现

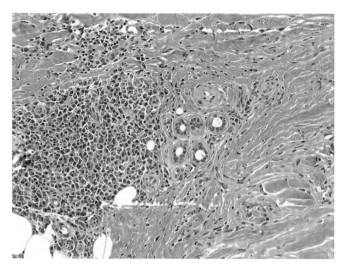

图 2.37　类脂质渐进性坏死。常有淋巴浆细胞聚集

硬化性疾病

这组疾病的特征为真皮硬化，炎症通常相对较轻，包括硬皮病 / 硬斑病、嗜酸性筋膜炎和硬化性苔藓。

硬皮病 / 硬斑病

硬皮病（scleroderma） 分为两种类型：局限性硬皮病（localized scleroderma）或 **硬斑病（morphea）** 和系统性硬皮病（systemic scleroderma），皮肤病变主要累及面部、躯干上部、手和手臂（肢端硬化症），其内脏病变可累及食管、心脏和肺 [224-226]。硬皮病患者多为成人，但也可发生于儿童 [227-228]。硬斑病是儿童硬皮病中最常见类型 [229]。有时系统性硬皮病仅见于内脏而皮肤不受累。少数硬斑病患者有泛发性病变或系统性疾病。

组织学上，硬皮病的主要改变是胶原数量增多，而在形态学、超微结构和生物化学上变化不显著 [230-231]。其 I 型和 III 型胶原的比例和分布与正常真皮也很相似 [232]，组织学上表现为胶原纤维胀大，伴有网状真皮层胶原束的间隙缩小（图 2.38）。硬化可向深部扩展，包绕小汗腺分泌导管，与此同时表皮随之萎缩。真皮可有淋巴浆细胞的不同程度的轻度浸润。在充分发展时期的皮损，炎症浸润可无或见于硬化病变的深部边缘。在早期皮损，胶原改变轻微，浅层或深部血管周围有淋巴浆细胞浸润，提示纤维化可能是一种继发现象 [233-234]。注意不要将正常后背部位相对粗大的胶原束误认为是硬皮病，后背胶原束的纤维之间尚存间隙。硬皮病和以雷诺现象为首发或伴发症状的肢端硬化症患者可见营养不良性钙化。

硬皮病与硬化性苔藓（见下文详细讨论）通常可以区分，前者累及真皮深部，但在有些病例中，两者的特征同时存在，可能代表疾病属于同一谱系 [235]。硬皮病还要与嗜酸性筋膜炎（见下文）鉴别。

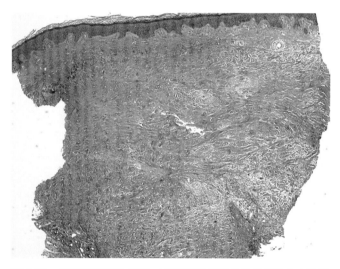

图 2.36　类脂质渐进性坏死。可见层状排列的炎症细胞和变性胶原

原崩解，周围有淋巴组织细胞浸润并常呈层状排列（图 2.36）[220-221]，类似于夹层蛋糕或培根的外观。通常可见伴有浆细胞的淋巴组织聚集表现（图 2.37）。血管壁常显著增厚。深部可以有间隔性脂膜炎的特征。环状肉芽肿往往表现为较为局限的栅栏状肉芽肿，通常无浆细胞。此外，与环状肉芽肿不同，类脂质渐进性坏死对黏液染色和溶菌酶免疫组织化学染色均呈阴性，虽然这些染色不是区别这些疾病所必需的 [222]。其鉴别诊断包括渐进性坏死性黄色肉芽肿，后者是一种与副球蛋白血症有关的疾病，发生于头、颈和躯干 [223]。

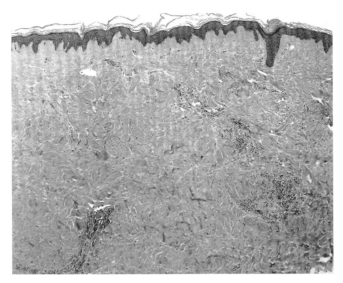

图 2.38　**硬皮病**。可见真皮网状层胶原束增粗，间隙变小

嗜酸性筋膜炎

嗜酸性筋膜炎（eosinophilic fasciitis）（又称为 Shulman 病）的特征性临床表现为肢体肿胀、触痛和僵硬，多见于前臂下段，有时伴发腕管综合征和外周血嗜酸性粒细胞增多[235-239]。硬皮病和嗜酸性筋膜炎组织学上最重要的鉴别点是：后者深筋膜有明显的炎症和增厚（伴有或不伴有嗜酸性粒细胞）；而在硬皮病，深筋膜变化很小或正常。

硬化性苔藓

硬化性苔藓（lichen sclerosus），又称为**萎缩性硬化性苔藓**（lichen sclerosus et atrophicus），好发于肛门生殖器、躯干上部、颈部和腕部屈侧皮肤。当疾病位于女阴和龟头时，又分别称为女阴干枯（kraurosis）和干燥性闭塞性龟头炎（balanitis xerotica obliterans）。硬化性苔藓多见于女性，尤其是绝经期和围绝经期，也可见于儿童和年轻成人[240]。皮损表现为白色的丘疹和斑块，表面发皱，患者发生高分化或单纯性鳞状上皮内损害的风险增加，受累部位也可发生鳞状细胞癌，但风险相对较低（＜10%）。硬化性苔藓病因不明，但与自身免疫功能紊乱和 HLA DQ7 明显相关[241]。显微镜下，硬化性苔藓的特征与活检时期有关，早期损害可表现为界面皮炎，类似于扁平苔藓[242]；充分发展的皮损的特征为水肿、真皮乳头的均一化以及上方表皮萎缩（图 2.39）。在真皮病变的前缘常可见程度不等的血管周围或苔藓样淋巴细胞浸润，可见程度不一的非坏死性血管炎[243]。如前所述，硬化性苔藓应与硬皮病／硬斑病区分开，尽管两者可以共存以至于有时鉴别不开[234-244]。

脂膜炎

脂膜炎（panniculitis）主要分为间隔性和小叶性两

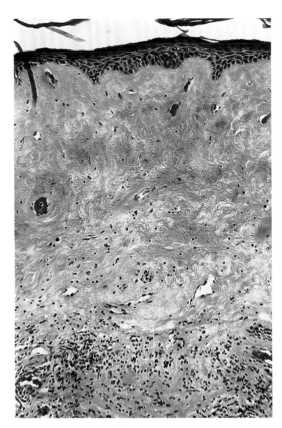

图 2.39　**硬化性苔藓**

种类型，尽管两者之间有相当大的组织学重叠。在低倍镜下观察很重要，可以评估皮下炎症／变化的主要类型。结节性红斑是典型的间隔性脂膜炎，而结节性血管炎是典型的小叶性脂膜炎。

结节性红斑

结节性红斑（erythema nodosum）是原发性脂膜炎中最常见的类型，占脂膜炎病例的 70%～80%。结节性红斑的皮损表现为小腿伸侧的疼痛性、红色、皮下结节[245]。结节性红斑的皮损通常会在几天或几周内消退，留下轻微凹陷的色素区域。皮损不会破溃，与硬红斑（erythema induratum）不同。似乎可以肯定的是，结节性红斑的发病是免疫介导的，但确切机制尚不清楚[246]。在一项英国结节性红斑病例研究中，45% 的病例前期有链球菌感染，6% 有结核，36% 有结节病，13% 有其他各种病变[247]。还有其他几种病原体也与结节性红斑有关[248]。有些病例伴有慢性溃疡性结肠炎，而有些则伴有白塞综合征[249-253]。在美国的流行地区，球孢子菌病是一种常见的前驱表现。

组织学上，真皮与皮下组织交界处有炎症反应。炎症浸润沿着脂肪间纤维性间隔和真皮血管周围延伸（图 2.40），常溢出至邻近的小叶，但主要集中于小叶边缘。炎细胞成分主要与病变阶段有关，可以以中性粒细胞、

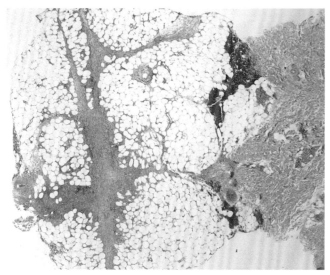

图 2.40　**结节性红斑**。可见炎症主要累及皮下脂肪小叶间隔

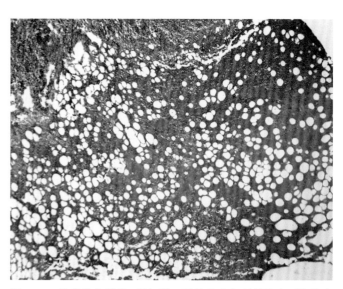

图 2.42　**结节性血管炎 / 硬红斑**。可见炎症主要累及皮下脂肪小叶

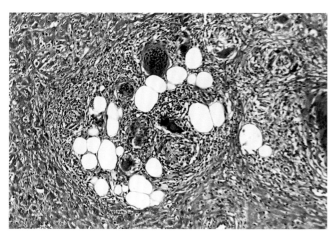

图 2.41　**结节性红斑**中，可见脂膜炎伴有散在的多核巨细胞

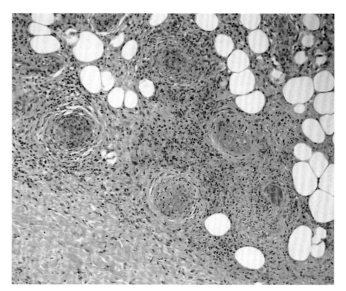

图 2.43　**结节性血管炎中的血管炎**

淋巴细胞或组织细胞为主，伴有单个散在的巨细胞或非干酪性肉芽肿（图 2.41）[245,254-256]。在早期，结节性红斑的典型病变为簇状小组织细胞，围绕中央裂隙呈放射状排列（Miescher 放射状肉芽肿）[255]。

结节性血管炎 / 硬红斑

　　结节性血管炎 / 硬红斑（**nodular vasculitis/erythema induratum**）这两个术语意义相同。它们常见于中青年女性的小腿胫侧皮肤[257]，表现为疼痛性紫色结节，可发生溃疡。有些病例是潜在的结核病的表现（Bazin 病），是对结核菌素超敏反应的一种形式[258]。抗酸杆菌在特殊染色中不可见，但部分作者已通过聚合酶链反应（PCR）在这些皮损中发现了分枝杆菌 DNA，而另一些作者无此发现[259]。在美国，大多数硬红斑是特发性的，与潜在的结核病无关。结节性血管炎 / 硬红斑的发病机制及其与结核病的关系仍有争议。

　　尽管小叶间隔可能受累，结节性血管炎 / 硬红斑主要为小叶性脂膜炎（图 2.42）。炎症浸润由不同程度的淋巴细胞、组织细胞和中性粒细胞组成，可能有肉芽肿。在大多数病例中，脂肪间隔或小叶中可伴有中等大小的血管的白细胞碎裂性血管炎（图 2.43）[257]。结节性血管炎 / 硬红斑的鉴别诊断包括结节性红斑和感染。结节性红斑与之临床表现明显不同，无血管炎，主要为间隔性脂膜炎。感染性疾病通常缺乏血管炎，如果怀疑感染，应进行感染相关染色。

脂肪皮肤硬化症

　　脂肪皮肤硬化症（**lipodermatosclerosis**），或称为硬化性脂膜炎（**sclerosing panniculitis**），是慢性静脉功能不全导致的一种脂膜炎，发生于老年或病态肥胖患者小腿部皮肤，表现为木样硬结[260-261]。显微镜下，与其他脂膜炎不同，脂肪皮肤硬化症相对缺乏炎症，脂肪小叶可发生透明变性、微囊泡形成和膜样囊性脂肪坏死，好比玻璃窗上的霜状物（图 2.44）。脂肪皮肤硬化症的小叶间隔正常，其上方真皮通常有淤滞性改变。放疗引起的血管损害也可导致脂肪皮肤硬化症[261]。

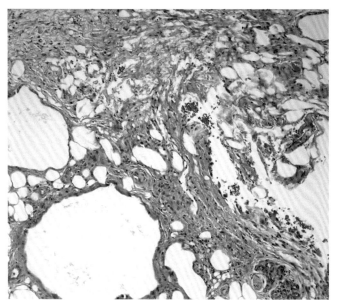

图 2.44　脂肪皮肤硬化症中的膜性囊状脂肪坏死

水疱大疱性疾病

　　显微镜下评估，**水疱大疱性疾病**（**vesiculobullous disease**）的关键形态学特征是分离的层面和细胞病变类型，尤其是有无棘层松解，以 Lever 的经典描述最为权威[262]（表 2.1），现在又补充了免疫荧光类型（表 2.2）。根据水疱和大疱（大水疱）的位置它们被分为表皮下疱和表皮内疱，后者可位于基底层上或角层下。在判断疱的位置时应注意，原发的表皮下疱可能由于疱基底部表皮的横跨再生而转变为表皮内疱，这一过程可以非常快。事实上，如果大的表皮内疱不伴有棘细胞松解，则应疑为修复后的表皮下疱。在病变早期活检（发病时间不超过 24 小时）可以减少这种情况。对活检进行补充性直接免疫荧光检查应在病灶周围进行，并用 Michel 溶液固定而非福尔马林固定。对众多大疱性疾病进行详尽的讨论超出了本章范畴，但本章将重点选择几种疾病进行讨论。

表皮下大疱病

　　表皮下大疱病（**subepidermal bullous disease**）包括多种疾病，例如，大疱性类天疱疮（bullous pemphigoid）、瘢痕性类天疱疮（cicatricial pemphigoid）、

表2.1　根据疱的位置和形成机制对皮肤大疱性疾病进行的分类	
表皮内	表皮下
角层下/颗粒层	**基底角质形成细胞坏死或损伤**
白痱	单纯型大疱性表皮松解症
葡萄球菌烫伤样皮肤综合征	热损伤（一些）
落叶型天疱疮	多形红斑
大疱性脓疱病	妊娠疱疹
IgA 天疱疮	
角层下脓疱病	**表皮基底膜带破坏或断裂**
新生儿毒性红斑	
新生儿暂时性脓疱性黑变病	透明板
婴儿肢端脓疱病	大疱性类天疱疮
	瘢痕性类天疱疮
棘层	妊娠疱疹
	疱疹样皮炎
海绵水肿性皮炎	线状 IgA 皮病
摩擦性大疱（可延伸至真皮）	获得性大疱性表皮松解症
红痱	迟发性皮肤卟啉病
色素失禁症	致死性大疱性表皮松解症（交界型）
IgA 天疱疮	吸吮水疱
表皮松解性角化过度	热损伤（一些）
Hailey-Hailey 病	致密板
	瘢痕性类天疱疮
基底层上	线状 IgA 皮病
	营养不良型大疱性表皮松解症
寻常型天疱疮及其亚型	获得性大疱性表皮松解症
副肿瘤性天疱疮	大疱性系统性红斑狼疮
毛囊角化病	真皮
	青霉胺导致的水疱（医源性）

Ig，免疫球蛋白

表2.2　各种类型的大疱性皮肤病的常见免疫荧光表现*

皮肤病	主要免疫反应物	部位	模式
天疱疮			
除下列类型以外的其他类型	IgG	ISR	花边状
IgA型	IgA	ISR	花边状
副肿瘤型	IgG	ISR	花边状
	C3，IgG	EBMZ	线状
	C3，IgG	EBMZ	颗粒状
大疱性类天疱疮	C3，IgG	EBMZ	线状
瘢痕性类天疱疮	C3，IgG	EBMZ	线状
妊娠疱疹	C3	EBMZ	线状
获得性大疱性表皮松解症	C3，IgG	EBMZ	线状
大疱性系统性红斑狼疮	C3，IgG	EBMZ	线状
	C3，IgG	EBMZ	颗粒状
疱疹样皮炎	IgA	EBMZ	颗粒状
线状IgA皮病	IgA	EBMZ	线状
多形红斑	C3，IgM	EBMZ	颗粒状
	C3，IgM	血管	颗粒状

*应当指出的是，除这里所列之外，还有其他类型的免疫球蛋白参与，但较少见且强度较弱
EBMZ：表皮基底膜带；Ig：免疫球蛋白；ISR：鳞状细胞之间

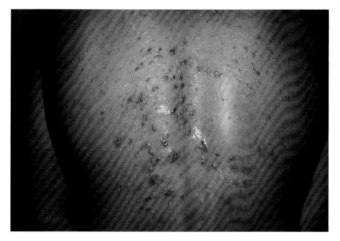

图 2.45　**疱疹样皮炎的临床病变**。注意水疱小且对称性分布

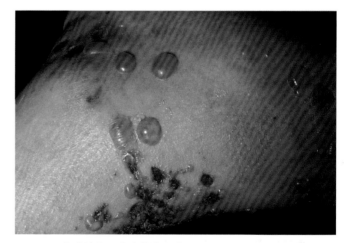

图 2.46　**大疱性类天疱疮的临床表现**。可见大疱，部分破裂

大疱性表皮松解症（epidermolysis bullosa）、疱疹样皮炎（epidermolysis bullosa）和迟发性皮肤卟啉病（porphyria cutanea tarda）（图 2.45 和 2.46）[263]。它们也可继发性见于任何伴有基底层液化变性的皮肤病，例如，红斑狼疮、多形红斑、硬皮病和扁平苔藓（见上文）[264]。

显微镜下，各种表皮下疱并不总能区分开；然而，通过仔细分析常规染色切片所示各种特征，可以与临床诊断达到很高的符合率（见表 2.1 和 2.2）[265]。

大疱性类天疱疮

表皮下大疱病包括多种临床类型，最常见的是泛发性皮肤类天疱疮（generalized cutaneous pemphigoid），表现为老年患者皮肤上的紧张性水疱[265-266]。少数情况下，可有黏膜累及[267]。**大疱性类天疱疮（bullous pemphigoid）**的一致性的组织学特征是位于基底膜上的表皮下水疱，其腔内含有多量炎细胞，包括常见的嗜酸性粒细胞（图 2.47）。经 Michel 溶液固定的标本的直接免

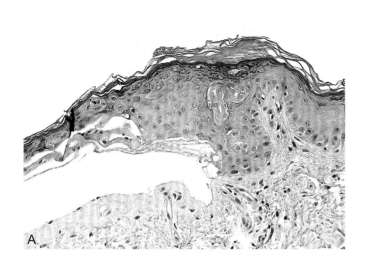

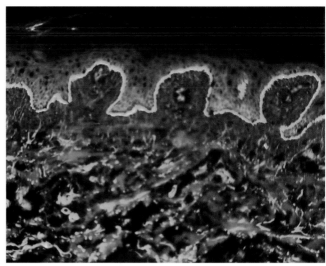

图 2.48　大疱性类天疱疮中的补体 C3 线状沉积

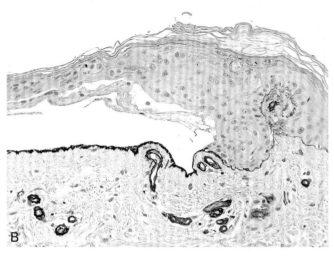

图 2.47　**A**，大疱性类天疱疮。可见表皮和真皮之间完全分离，真皮乳头伸入大疱中。炎性浸润非常少。**B**，Ⅳ型胶原免疫染色显示基底膜位于疱底（Courtesy Dr. Fabio Facchetti, Brescia, Italy.）

疫荧光会显示补体 C3 和通常为 IgG 的沿基底膜带的线状沉积（图 2.48 ）。

瘢痕性类天疱疮（黏膜类天疱疮）

　　瘢痕性类天疱疮（ cicatricial pemphigoid ）[黏膜类天疱疮（ mucous membrane pemphigoid ）] 这种少见型类的天疱疮累及眼睛和口腔黏膜，常伴有瘢痕形成，尤其是眼部病变[266-267]。女性患者生殖器黏膜受累相对常见。组织学上，它们可能很难与泛发性皮肤类天疱疮鉴别，但其炎症常相对较轻。在陈旧或复发性皮损，常可见下方有瘢痕。其直接免疫荧光特征与大疱性类天疱疮相似，但少数病例可见 IgA 沉积。

获得性大疱性表皮松解症

　　获得性大疱性表皮松解（ epidermolysis bullosa acquisita ） 包括多种不同亚型，此处只讨论经典型[268-272]。患者表现为易受外伤部位的显著的皮肤脆性增加，例如

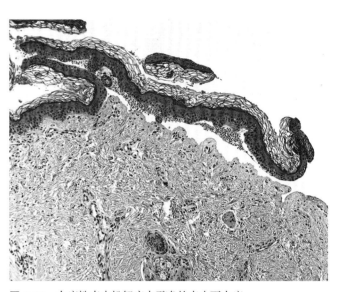

图 2.49　大疱性表皮松解症中干净的表皮下大疱

手部，容易发生水疱和糜烂，粟丘疹常见。

　　显微镜下，乏细胞的表皮下水疱是其特征，但偶尔水疱腔内会出现一些炎细胞（图 2.49 ）。直接免疫荧光下会出现与类天疱疮相似的 IgG 和补体 C3 线性沉积。盐裂皮肤直接免疫荧光，显示大疱性表皮松解症中免疫沉积物位于疱底，而类天疱疮中免疫沉积物位于疱顶[272]。

疱疹样皮炎

　　疱疹样皮炎（ dermatitis herpetiformis ） 通常见于年轻成人，表现为瘙痒剧烈的、丘疹水疱性皮疹，常见于伸侧皮肤。临床上，疱疹样皮炎与乳糜泻密切相关。组织学上，诊断疱疹样皮炎最有用的标准是：出现真皮乳头微脓肿并形成多房性表皮下疱（图 2.50 ）[273]。直接免疫荧光显示，IgA 呈颗粒状沿基底膜带沉积，在真皮乳

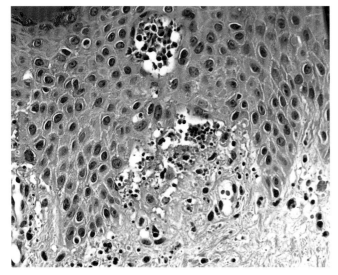

图 2.50 　疱疹样皮炎早期损害的典型表现

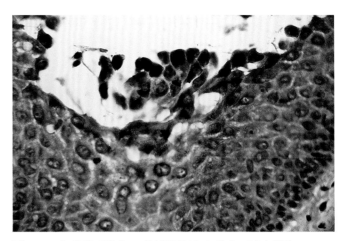

图 2.52 　**红斑型天疱疮**。可见棘层松解细胞位于浅表部位

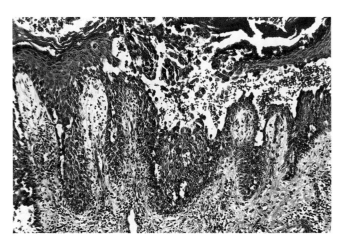

图 2.51 　**寻常型天疱疮**。可见大疱位于基底层上

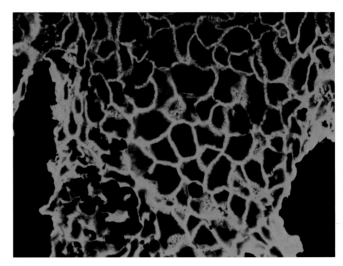

图 2.53 　免疫荧光显示抗寻常型天疱疮抗体

头处沉积更为致密。线状 IgA 疾病（linear IgA disease）临床和组织学上与疱疹样皮炎都不能区分[274]。与疱疹样皮炎相似，其特征为表皮下水疱，真表皮交界处有中性粒细胞，不同之处在于其真表皮交界处 IgA 沉积呈线状。线状 IgA 大疱性皮病常由药物不良反应诱发[274]。

表皮内大疱病

表皮内大疱性皮肤病（intraepidermal bullous dermatoses）的特征为棘层松解和表皮内水疱，包括多种疾病，例如，天疱疮家族（寻常型天疱疮、增生型天疱疮、落叶型天疱疮和红斑型天疱疮）、毛囊角化病（Darier病）、Hailey-Hailey 病和 Grover 病。

天疱疮

天疱疮家族由多种相关疾病组成。在**寻常型天疱疮（pemphigus vulgaris）**和**增生型天疱疮（pemphigus vegetans）**中，棘层松解的形式是基底层上裂隙（图 2.51）；而在**落叶型天疱疮（pemphigus foliaceus）**和**红斑型天疱疮（pemphigus erythematosus）**，裂隙位于颗粒

层内或下方（图 2.52）[262,275-277]。用天疱疮患者的血清进行间接免疫荧光染色可显示，抗上皮的自身抗体存在于大多数病例中，但早期试验可为阴性（图 2.53）[278-279]。此外，直接免疫荧光检查，在 90% 以上的病例可检测到上皮细胞之间有 IgG 和补体 C3 的沉积[280]。这些针对桥粒芯蛋白的自身抗体在天疱疮的发病机制中起着重要作用[281-286]。一些天疱疮病例与内脏器官恶性肿瘤（副肿瘤性天疱疮）有关[286-288]。除了天疱疮和胸腺瘤之间众所周知的关联外，有统计学显示天疱疮患者内脏恶性肿瘤发病率也有增加。

棘层松解还可见于其他几种皮肤病中，例如，家族性良性天疱疮（familial benign pemphigus）或 Hailey-Hailey 病（常位于腹股沟，临床上与念珠菌病和湿疣相似）[289]、病毒性水疱、D 青霉胺导致的天疱疮样皮损[290]、光化性角化病和在此基础上发展而来的鳞状细胞癌（腺样或假腺样型）、毛囊角化病、疣状角化不良瘤（warty dyskeratoma）和暂时性棘层松解性皮病（transient acantholytic dermatosis）（Grover 病）。后者的特征是主要位于躯干部位的暂时水肿性、表皮剥脱性丘疹和水疱，

被认为是热和出汗联合作用的结果[291-293]。Chalet 等人认为，最重要的诊断线索是棘层松解和海绵水肿的相伴出现[293]。此外，局限性棘层松解性角化不良改变（有时仅限于单个表皮突）完全没有临床意义，可见于多种局限性病变，例如，皮肤纤维瘤、基底细胞癌、黑色素细胞痣和恶性黑色素瘤[294-295]。

在角层下脓疱性皮肤病中，水疱就在角质层下，很像感染性脓疱病（impetigo contagiosa）[296-297]。另一种角层下水疱性皮损是血疱，红细胞被困于指或趾部位厚的角质层下，临床上可被误认为是交界痣；这被称为黑踵，通常见于运动员[298]。

感染性疾病

病毒性疾病

组织学上最常见的皮肤病毒性病变是疣和湿疣。传染性软疣和疱疹病毒感染也常被活检。

疣

疣（wart）是由人乳头瘤病毒（human papilloma virus, HPV）——即乳头多瘤空泡病毒——中的某一型引起的皮肤（有时为黏膜）病变[299-301]。疣有多种变异型，主要取决于 HPV 的类型和病变区域的解剖学特征[302-304]。寻常疣（verruca vulgaris）（一般与 HPV-2 相关）常发生于手部，为隆起、硬而粗糙的肤色损害；顶部可被剥离掉，露出粉红色颗粒状表面。跖疣（verruca plantaris）发生于足跖，被胼胝覆盖，常为疼痛性的。扁平疣（verruca plana）（常与 HPV-10 有关），正如其名称所示，皮损扁平，常分批或成簇分布于面部和手部。扁平状疣弥漫分布于全身是疣状表皮发育不良（epidermodysplasia verruciformis）的特征，该病为遗传性的[305-306]。尖锐湿疣（condyloma acuminatum）或称为"性病疣"（常由 HPV-6 和 HPV-11 引起）发生于肛门和外阴周围、龟头，有时位于其他部位黏膜，例如口腔。由 HPV-16 和 HPV-18 引起的生殖器疣有发生非典型性增生和鳞状细胞癌的风险。

这些皮损的组织学特征是：局灶性表皮增生，表现为角化过度和角化不全、不同程度的棘层肥厚和乳头状瘤样增生（扁平疣除外）（图 2.54）。可以见到外毛根鞘型角化[307]。棘层上部细胞明显空泡变性是早期损害的特征；一些异常细胞具有大的嗜酸性胞质聚集物。增厚的角质层下部可见已发生核固缩的比较小的空泡细胞。尖锐湿疣中，棘层肥厚可以非常显著，切面可显示众多孤立的鳞状细胞巢，周围围绕着炎症性真皮，注意不要把这种病变过度诊断为鳞状细胞癌。陈旧性疣可能没有这些特征性的显微镜下改变，而仅仅表现为乳头状瘤或角化病。扁平疣消退时，表皮和真皮内还会出现显著的炎症性单一核细胞浸润，同时伴有表皮退化变性[308-309]。核内病毒包涵体呈嗜碱性，Feulgen 染色呈阳性，且抵抗 DNA 酶，可应用免疫组织化学和原位杂交技术进行检测[310]。嗜酸性的胞质团块并非由病毒物质构成，而是由

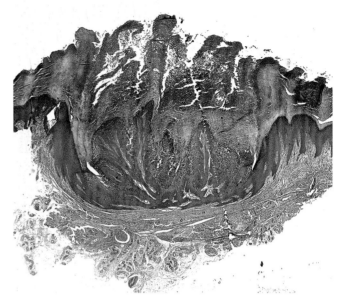

图 2.54　**寻常疣**。可见病灶呈杯状且高度角化

张力丝聚集所致。

有时，可以见到多种良性或恶性皮肤肿瘤、肿瘤样疾病［例如脂溢性角化病、原位鳞状细胞癌（Bowen 病）和浸润性鳞状细胞癌］与 HPV 导致的损害叠加，提示两者之间可能存在因果关系[311-313]。我们的经验是，此种情况更多见于老年人和免疫抑制患者（例如实体器官移植患者）。疣状表皮发育不良是另一个例子[314-315]。病毒感染会导致角质形成细胞内角蛋白的表达发生变化；当肿瘤发生时，还会进一步发生其他改变[315-316]。

传染性软疣

传染性软疣（molluscum contagiosum）是软疣痘病毒（Molluscipoxvirus）感染引起的皮肤病，软疣痘病毒只特异感染人，在世界范围内分布，通过皮肤直接接触传播[317-318]。传染性软疣常发生于年轻人，甚至可能是先天性的[319-320]。临床上，传染性软疣的特征是形成小而硬的结节，常多发，充分发展时期的皮损的中央有核心，其中可排出白色角化物（图 2.55）。显微镜下，其表现具有特征性，上皮增生形成境界清楚的分叶状结节并陷入真皮；随着细胞在结节内分化，其胞质内逐渐出现嗜酸性的细颗粒状包涵体并取代细胞核的位置，使细胞体积增大（见图 2.55）。软疣小体由病毒颗粒形成，其大小和形态与痘病毒相似[321]。周围真皮的炎症致密，有时形成脓肿[322]，有时有多形性 T 细胞浸润而与淋巴瘤/白血病相似[323-324]。偶尔可见骨化生[325]。

疱疹病毒

带状疱疹（herpes zoster）是一种疼痛性疾病，由导致水痘的同种病毒所致。其临床表现不一，可以是相对良性的、躯干部位的瘙痒性皮损，常单侧且分布于单个

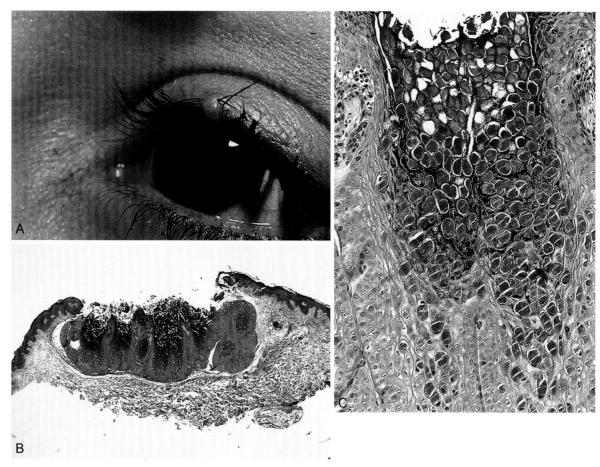

图 2.55　**传染性软疣**。**A**，位于眼睑的皮损的临床表现。**B**，低倍镜下可见杯状损害。**C**，高倍镜下可见数目众多的软疣小体（**A** courtesy Dr. Carlos Ramos, Belleville, Illinois. ）

皮区，严重者也可累及三叉神经第一支，伴有疱疹性角膜炎和角膜溃疡[326-327]。带状疱疹后神经痛是令人不愉快的后遗症。白血病和恶性淋巴瘤患者尤其容易发生带状疱疹感染[328]。

口腔和生殖器疱疹通常分别由单纯疱疹病毒 1（herpes simplex virus 1, HSV1 ）和 HSV2 引起，但这两种病毒都可以出现在这些部位。感染 HSV1 和 HSV2 可导致复发性、疼痛性水疱疹。

水痘 - 带状疱疹的病理组织学特征与单纯疱疹病变基本相同，但已有发现认为，带状疱疹病灶比单纯疱疹炎症浸润更明显[329]。两者都表现为表皮内水疱伴有棘层松解和多核角质形成细胞，具有特征性核内蓝灰色病毒包涵体，核染色质边缘化（图 2.56 ）。在某些情况下，真皮内淋巴细胞浸润可能很重并有非典型性，可能相似于恶性淋巴瘤[330]。

细菌性疾病

毛囊炎

毛囊炎（folliculitis ）是以毛囊为中心、累及毛囊开口和毛囊周围皮肤的炎症性过程[331]。有相当一部分病例是药物引起的[332]。显微镜下其可分为：

1. 感染性

浅表型（一般为化脓性）：由真菌、细菌、螺旋体或病毒引起

深在型（一般为肉芽肿性）：由真菌或细菌引起

2. 非感染性

浅表型（一般为化脓性）：寻常痤疮、酒渣鼻、毛囊黏蛋白病、类固醇所致等

深在型（一般为肉芽肿性）：寻常痤疮（聚合性和瘢痕疙瘩性），穿通性等

海绵型：Fox-Fordyce 病、特应性皮炎、妊娠期瘙痒性毛囊炎

3. 毛囊周围炎

淋巴细胞为主：毛发扁平苔藓、毛发红糠疹、酒渣鼻等

肉芽肿为主：口周皮炎、酒渣鼻等

与正常毛囊相比，蠕形螨（*Demodex mites* ）更常见于炎症性毛囊，但其致病作用尚不清楚[333]。嗜酸性毛囊炎（eosinophilic folliculitis ）可见于成人和婴儿，通常

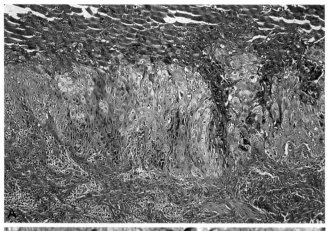

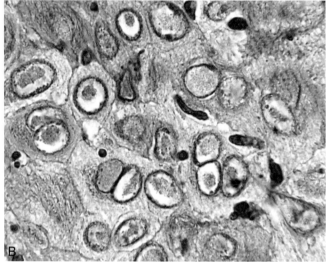

图 2.56 **A**，单纯疱疹病毒感染中倍镜下图片。**B**，单纯疱疹病毒感染高倍镜下可见核内大包涵体表现

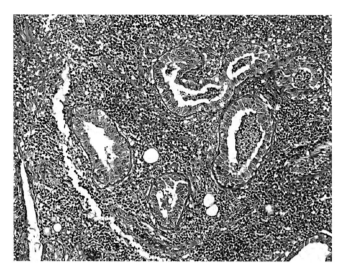

图 2.57 **化脓性汗腺炎**。顶泌汗腺周围及其扩张的腔内可见显著的中性粒细胞浸润（Courtesy of Dr Raffaele Gianotti, Milano, Italy.）

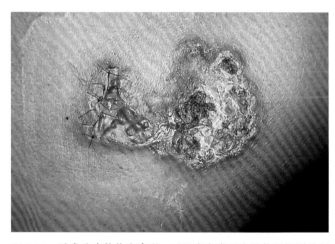

图 2.58 **寻常狼疮的临床表现**。可见病变表现为形状不规则的红色斑片，其边缘隆起

是一种人免疫缺陷病毒（HIV）相关的皮肤病[334-335]。假性淋巴瘤样毛囊炎（pseudolymphomatous folliculitis）一般指发生于面部的皮肤损害，其组织学特征为以毛囊为中心的致密混合性成熟淋巴细胞浸润，伴有毛囊上皮浸润[336]。有人认为，一些诊断为孤立性皮肤硬化性纤维瘤的病例可能是毛囊炎的晚期表现[337]。

化脓性汗腺炎

化脓性汗腺炎（hidradenitis suppurativa）是由细菌感染引起的顶泌汗腺及其周围的炎症，常见于腋下，偶尔累及会阴或女阴部位（图 2.57）[338]。厌氧菌是最重要的病原体。化脓性汗腺炎常由脓肿、窦道和肛周瘘管形成，而后形成瘢痕[339]。化脓性汗腺炎的病程趋于慢性，反复发作者可能需要手术切除受累皮肤[340]。顶泌汗腺所在毛囊开口被角质物阻塞，进而引起感染。目前，化脓性汗腺炎被认为是一种毛囊阻塞性疾病（反转型痤疮）而非一种原发性炎症 / 感染性汗腺疾病[341-342]。

结核病和非典型分枝杆菌病

尽管**皮肤结核**（cutaneous tuberculosis）的发病率在上升，但在美国并不常见[343]。本病临床和形态学上有多

种类型，因感染侵入方式以及是原发性或是继发性感染而不同[343-344]。

寻常狼疮（lupus vulgaris）是一种再活化性结核病。其常累及面部，皮损为红色斑片，内有小且硬的结节（图 2.58）[345]。当用玻片按压（玻片压诊法）时，这些结节呈浅棕色。显微镜下，真皮内可见非坏死性（结节病样）和少见的坏死性肉芽肿（图 2.59）。抗酸染色难以见到抗酸杆菌，后者可应用抗酸杆菌培养或 PCR 方法检测[346]。可形成皮肤溃疡，迁延不愈者可在皮损上直接发生鳞状细胞癌。

丘疹坏死性结核疹（papulonecrotic tuberculid）是与结核病相关的一种皮肤病变，但通常找不到病原体。丘疹坏死性结核疹既可见于成人也可见于儿童。显微镜下，其特征为真皮坏死、不典型的肉芽肿形成、血管炎和水肿[347-348]。少数情况下，血管炎表现为结节性肉芽肿性静脉炎[349]。

非典型分枝杆菌病也可以累及皮肤，导致各种各样的损害，包括溃疡、脓肿、肉芽肿、弥漫性组织细胞反应、脂膜炎以及类风湿样结节[350-353]。堪萨斯分枝杆菌

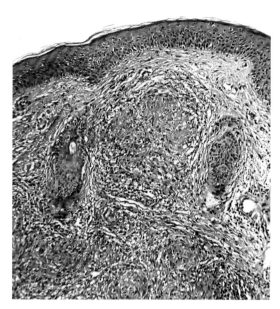

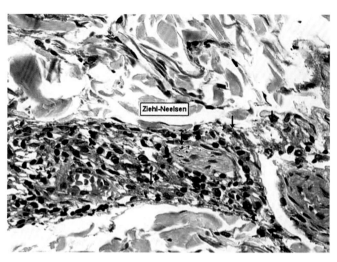

图 2.61　抗酸染色显示神经周围炎症浸润中有麻风杆菌（箭头所示）（ Courtesy of Dr Raffaele Gianotti, Milan, Italy. ）

图 2.59　**皮肤结核（寻常狼疮）**。真皮内见结构清楚的伴有中央坏死的肉芽肿

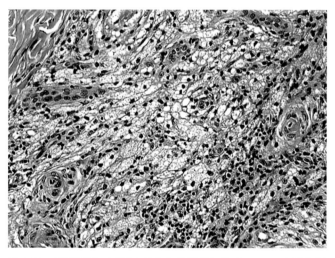

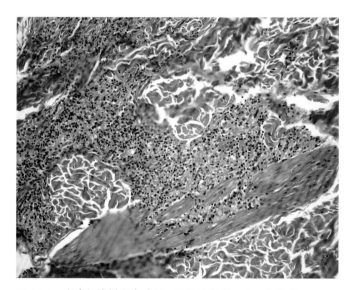

图 2.62　**炎症细胞浸润立毛肌**。这是诊断麻风的一个线索

图 2.60　**瘤型麻风**。可见大量泡沫状巨噬细胞（Virchow 细胞）浸润真皮

（ *Mycobacterium kansasii* ）、海分枝杆菌（ *M. marinum* ）和溃疡分枝杆菌（ *M. ulcerans* ）是最常见的几种致病菌 [350-353]。常规细菌培养呈阴性时，应考虑是否有非典型分枝杆菌感染可能。

麻风

　　在美国大部分地区，**麻风（ leprosy ）**或称为汉森病，很少见。随着亚洲和其他麻风流行地区移民的涌入，麻风病例数有所增加。因此，病理医师在对真皮肉芽肿性病变和组织细胞性肿瘤进行鉴别诊断时要考虑到麻风的可能。在瘤型麻风（ lepromatous leprosy ）和界线类麻风（ dimorphic leprosy ）病变中，有很多充满抗酸杆菌的麻风细胞或 Virchow 细胞（图 2.60 和 2.61 ），但在结核样型

麻风（ tuberculoid leprosy ）和未定类麻风（ indeterminate leprosy ）中，抗酸杆菌非常少 [354]。同结核病一样，现在已有基于 PCR 的麻风诊断方法 [355]。如果在皮肤组织的神经或神经周围看到有肉芽肿或淋巴细胞浸润，或立毛肌有浸润破坏时，应考虑麻风病的可能（图 2.62 ）[354-356]。组织细胞样麻风（一个不好的命名）被大多数人认为是瘤型麻风的一种变异型，对氨苯砜治疗抵抗 [357]，临床上表现为突然出现的圆顶状结节，可能类似于角化棘皮瘤或皮肤转移灶 [358]。显微镜下，可见真皮内片状圆形至梭形组织细胞，类似于良性纤维组织细胞瘤结构。

梅毒

　　二期**梅毒（ syphilis ）**的皮肤损害为斑丘疹，临床上易与药疹、扁平苔藓、银屑病和其他皮肤病混淆（图 2.63 ）。二期梅毒也可表现为虫蚀状脱发 [359]。显微镜下，

其改变可能无特异性，特别是斑疹性病变。后期丘疹性病变比较有特征，表现为致密的血管周围或弥漫苔藓样浸润，浸润以浆细胞为主或全部为浆细胞（图2.64）[360]。可能可以见到非干酪性肉芽肿。血管典型病变是内皮细胞明显肿胀并常伴有增生。显微镜下，梅毒病变在HIV感染者和免疫功能正常者之间无明显差异[361]。

尽管应用Steiner银染法可找到螺旋体，但免疫组织化学染色方法更好，敏感性更高（图2.65）[362]。有意思的是，在一期梅毒，螺旋体同时具有亲上皮性和亲血管性；而在二期梅毒，螺旋体几乎局限于表皮中下层，分布于细胞之间[363]。现在可应用PCR方法在活检组织和体液中检测梅毒螺旋体[364]。

莱姆病

莱姆病（Lyme disease）是由伯氏疏螺旋体感染引起的一种多系统疾病，大多数是通过蜱叮咬传播的[365-366]。

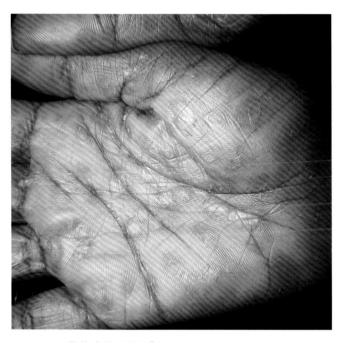

图2.63 二期梅毒的手掌损害

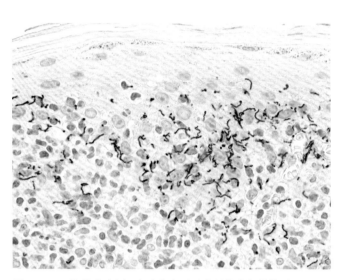

图2.65 二期梅毒病例，免疫染色可见大量梅毒螺旋体（Courtesy of Dr. Fabio Facchetti, Brescia, Italy.）

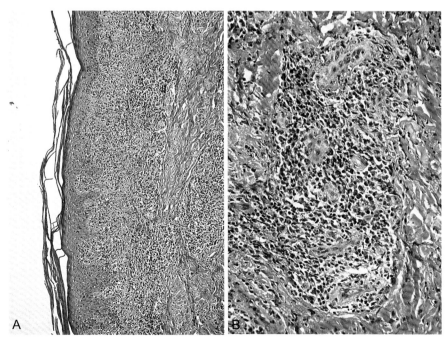

图2.64 二期梅毒。**A**，低倍镜下，可见致密的炎症浸润主要累及真皮上部。**B**，高倍镜下，显示显著增生的血管，周围伴淋巴浆细胞浸润

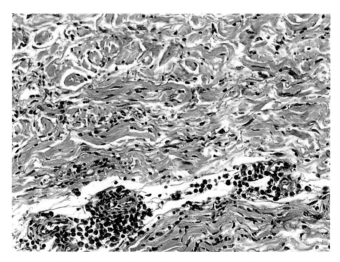

图 2.66 **莱姆病**。可见真皮血管周围淋巴细胞和浆细胞浸润

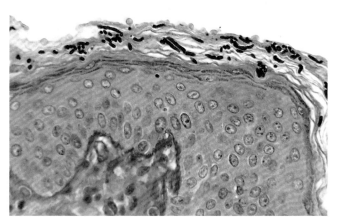

图 2.67 **毛癣菌所致皮肤癣菌病**，过碘酸 - 希夫染色

莱姆病的皮损表现为慢性游走性红斑（erythema chronicum migrans）（目前认为这是具有诊断意义的病变）、慢性萎缩性肢端皮炎（acrodermatitis chronica atrophicans）和皮肤淋巴组织增生（cutaneous lymphoid hyperplasia）（"伯氏淋巴细胞瘤"）[367-371]。在莱姆病早期阶段，主要的显微镜下改变是浅表和深层性血管周围炎细胞浸润，以淋巴细胞为主，也可有浆细胞和（或）嗜酸性粒细胞（图 2.66）。螺旋体可用 Warthin-Starry 银染色显示 [372]。应用 PCR 法检测关节液中也可检出病原体 [373]。除皮肤外，莱姆病也可累及心脏、关节和神经系统等其他脏器。

有人提出，有些硬斑病、硬化萎缩性苔藓、皮肤松弛症以及 Pasini 和 Pierini 进行性特发性皮肤萎缩病例可能也是由伯氏疏螺旋体感染引起的，但尚存争议 [374-375]。

真菌性疾病
癣（皮肤癣菌病）

在**皮肤癣菌病（dermatophytosis）**中，在角质层、毛干内或其周围可见真菌孢子和菌丝（图 2.67）[376]。表皮可有轻微的改变，例如，局灶性细胞间水肿和真皮内轻重不等的炎症反应。通过 PAS 或 GMS 染色容易找到真菌。有时因癣的临床表现不典型而被活检，如果不仔

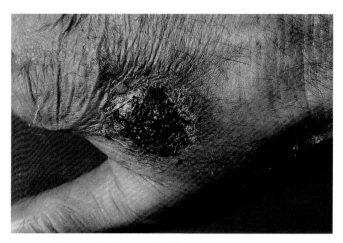

图 2.68 **北美芽生菌病的临床表现**

细寻找，很容易将真菌漏掉。头皮和胡须的癣常可继发细菌性毛囊炎和毛囊周围炎，这些皮损分别被称为脓癣（kerion celsi）和寻常须疮（sycosis barbae），偶尔可被误诊为肿瘤继发感染。组织学上，可见蜂窝织炎、脓肿、假上皮瘤样增生，并且在毛囊及其周围组织中可检测到少量真菌。有一种与之相关的疾病称为 Majocchi 肉芽肿（Majocchi granuloma），即结节性肉芽肿性毛囊周围炎（nodular granulomatous perifolliculitis），是由皮肤癣菌引起的累及真皮和皮下组织的炎症；病原菌多为红色毛癣菌（Trichophyton rubrum）[377]。

应记住，皮肤癣菌感染可发生在皮肤炎症（脓皮病、疥疮）或肿瘤性皮损的基础上 [378]。我们曾经遇到过数例一开始漏诊的蕈样真菌病，是由于发现了角质层内的真菌而疏忽了真皮内非典型性淋巴细胞浸润。

北美芽生菌病

孤立性皮肤芽生菌病并不多见。其皮肤病变一般继发于肺，而后者可以为亚临床感染 [379]。总体而言，大约 20% 的芽生菌病患者有皮肤病变 [380]。其病原体为皮炎芽生菌（Blastomyces dermatitidis），这是一种球形的、双波状、直径为 12 μm ± 4 μm 的酵母型真菌。皮炎芽生菌为出芽生殖，这一特征使其在切片上可以辨认出来。皮肤芽生菌病的皮损为缓慢扩大的疣状斑块，其中有多个小脓肿（图 2.68）[380]。显微镜下，其特征是有显著的假上皮瘤样增生以及混合性肉芽肿性和急性多形核白细胞浸润（图 2.69）[380]。这种伴随出现的假上皮瘤样增生可能会误诊为鳞状细胞癌。皮炎芽生菌多位于巨细胞内，涂片和培养有助于辅助诊断（图 2.70）。

着色芽生菌病

着色芽生菌病（chromoblastomycosis）是一种进展缓慢的皮肤疾病，大体上表现为疣状或结节状，临床上常常被误诊为癌而切除 [381-383]。着色芽生菌病是一种职业相关性疾病，主要见于热带和温带地区人群 [383]。极少发生血行扩散 [384]。着色芽生菌的孢子呈棕色，故而得名，

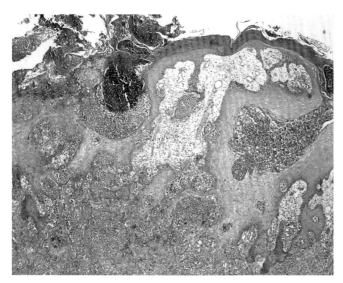

图 2.69 芽生菌病。可见假上皮瘤样增生和致密的中性粒细胞浸润

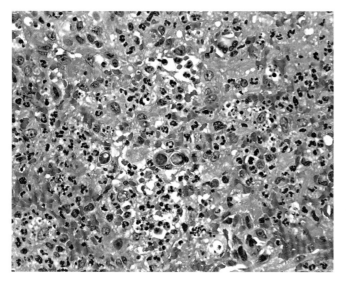

图 2.70 芽生菌病。具有厚且折光性细胞壁的芽殖酵母菌

其组织反应类似于其他芽生菌病（图 2.71）。这类真菌主要包括瓶霉属（*Phialophora*）、产色芽生菌属（*Fonsecaea*）和分枝孢子菌属（*Cladosporium*），都是通过形成横隔而裂殖。它们与皮炎芽生菌的不同之处在于颜色、有横隔以及无出芽等。有时具有类似表现的真菌可见于皮下脓肿内 [385]。

其他疾病
异物反应
二氧化硅、滑石粉、外源性脂质、锆、铍和铝在真皮内可导致肉芽肿反应 [386-389]。在常规或偏振光显微镜下，可以看到组织内残存的滑石粉、二氧化硅和脂质颗粒。铍从前是荧光灯中磷的成分之一，可以引起明显的坏死性和肉芽肿反应。用于疫苗接种和过敏原脱敏治疗的铝，可以在注射部位诱发多种皮肤反应，包括脂肪坏死、脂膜炎、明显的淋巴滤泡形成和毛囊周围淋巴细胞

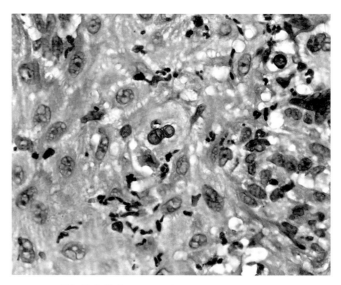

图 2.71 着色芽生菌病。可见着色、有分隔的病原体

浸润。找到胞质中有紫色颗粒的组织细胞是诊断的线索之一 [390]。

坏疽性脓皮病
大约半数的**坏疽性脓皮病**（**pyoderma gangrenosum**）伴有系统性疾病（例如炎症性肠病）[391-392]。坏疽性脓皮病开始时表现为急性坏死性脓疱或疖，并可发展成大而深的坏死性溃疡，溃疡边缘呈紫色并有红晕围绕 [392]。坏疽性脓皮病皮损好发于四肢，大部分病变深在，少数病变浅表或呈疣状 [393]。显微镜下，早期病变为出血性坏死伴脓肿形成，晚期有大量淋巴细胞和浆细胞浸润。病灶边缘表皮可显著增生。坏疽性脓皮病的发病机制可能是免疫介导的。组织学上，坏疽性脓皮病的病变是非特异的，诊断需要结合临床。

穿通性弹力纤维病
穿通性（匍行性）弹力纤维病［**elastosis perforans (serpiginosa)**］好发于青少年男性，多位于颈后部 [394]。显微镜下，表现为穿透表皮的异常粗大的、团块状或条带状弹力纤维增生，常伴有局灶性表皮增生 [395-396]。由于真皮乳头层弹力组织的变化，很容易漏诊，通常只有进行弹力纤维染色才能辨认。

穿通性弹力纤维病应与其他穿通性皮肤病鉴别，例如反应性穿通性胶原病（reactive perforating collagenosis）、穿通性毛囊炎（perforating folliculitis）和 Kyrle 病（Kyrle disease）[397-400]，有关后两种疾病的性质和相互关系还有争议，其中很大一部分病例见于慢性肾衰竭（血液透析）和糖尿病患者 [401-402]。

弹力纤维假黄瘤
弹力纤维假黄瘤（**pseudoxanthoma elasticum**）是一种遗传性疾病的皮肤表现，此遗传性疾病还包括眼和血管的病变，系 *ABCC/MRP6* 基因（编码 ATP 结合蛋白）突变

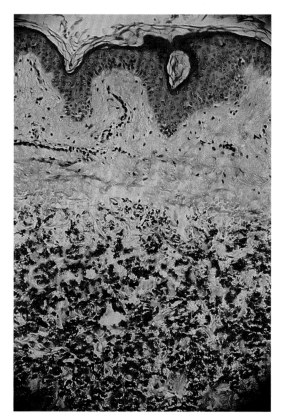

图 2.72　弹力纤维假黄瘤

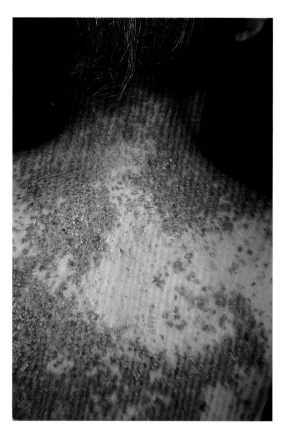

图 2.73　**毛囊角化病的临床表现**。皮损主要累及后背，表现为网状角化性损害

引起弹力纤维变性所致[403-405]。视网膜可出现血管样条纹，动脉退行性变可导致血管闭塞或破裂[406]。因病变处皮肤呈黄色条纹和斑块状，故被称为假黄瘤，尤其好发于皱褶部位，例如颈部、腋窝和腹股沟区。其组织学表现为真皮中下部结缔组织嗜碱性变，呈团块状或条带状，用醛品红和 Verhoeff 弹力纤维染色可以清楚显示（图 2.72）。弹力组织的嗜碱性变是由于纤维营养不良性钙化所致。

皮肤黏蛋白病

　　胫前黏液水肿（pretibial myxedema）发生于正患或曾经患过毒性甲状腺肿的患者，病变位于小腿，有时呈大结节状[407]。病变极其严重时称为象皮病样（elephantiasic）[408]。病因系垂体促甲状腺素（TSH）分泌过多导致真皮和眼眶组织内黏多糖集聚。组织学上，真皮胶原被弱嗜碱性的聚集物分离，这种物质 Mayer 黏液卡红染色、Hale 胶体铁染色和 PAS 染色（耐淀粉酶）呈阳性。

　　其他伴有真皮内大量酸性黏多糖沉积的疾病有：甲状腺功能低下所致的泛发性黏液水肿、丘疹性黏蛋白病（黏液水肿性苔藓）、黏液囊肿、皮肤局灶性黏蛋白病和毛囊黏蛋白病[409-418]。毛囊黏蛋白病是毛囊上皮的一种反应性改变，最常见于黏蛋白性脱发，但也可见于多种其他疾病，包括蕈样真菌病[419]。形态学上，特发性和蕈样真菌病相关的黏蛋白病的显微镜下表现相似。随访病例研究发现，特发性黏蛋白病很少或几乎都没有演变为蕈样真菌病，但有些病例存在克隆性 T 细胞增生[419]。

皮肤黏液瘤（cutaneous myxoma）（浅表血管黏液瘤）是 Carney 综合征的一个重要表现，后者还包括心脏黏液瘤、斑点状色素沉着和内分泌功能亢进[420]。

黑棘皮病

　　黑棘皮病（acanthosis nigricans）临床上表现为棕色、天鹅绒样斑块，常见于腋窝、颈后和其他皮肤皱褶部位。黑棘皮病主要有两种类型，一种伴有内脏器官恶性肿瘤（尤其是胃肠道肿瘤），另一种伴发于多种不同性质的疾病，这些疾病的共同点是组织显示胰岛素抵抗[421-424]，包括糖尿病、肥胖和库欣综合征。显微镜下，两种类型的黑棘皮病改变相似，特征为乳头状瘤病和角化过度（而不是像其名所示呈棘层肥厚和色素沉着）。在与恶性肿瘤相关的病例，黑棘皮病可能是由肿瘤细胞产生表皮生长因子所致[425-426]。

毛囊角化病（Darier 病）

　　虽然**毛囊角化病（keratosis follicularis）[Darier 病（Darier disease）]**可出现大疱，但其并不是一种自身免疫性炎症性大疱病。毛囊角化病是一种罕见的遗传性皮肤病，由 *ATP2A2* 基因的胚系突变导致[427-428]，表现为身体脂溢部位的、对称性分布的红棕色角化性丘疹（图 2.73）。有呈单侧或局限性分布的病例报道[429]。显微镜下，毛囊角化病的皮损特征是形成基底层上裂隙，裂隙内可见棘层松解细胞，被称为谷粒（图 2.74）[430]。病变基底部的

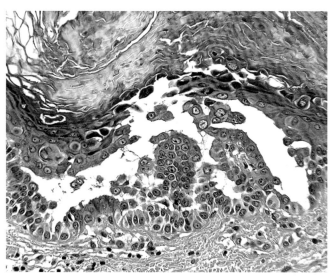

图 2.74　毛囊角化病

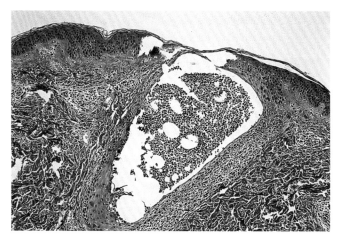

图 2.75　人类免疫缺陷病毒感染患者的嗜酸性毛囊炎

真皮乳头被覆一层基底细胞，形成小绒毛状结构。另外，表皮内可见大的、单个角化不良细胞，称为圆体（corps ronds）。如果病变排布紧密，则皮肤呈疣状外观。毛囊角化病最多见于背部，也可见于口腔黏膜和无毛区皮肤，这表明这种疾病并不像其同义词毛囊角化病所表达的字面意思那样局限于毛囊。疣状角化不良瘤（Warty dyskeratoma）是一种孤立性毛囊病变，其组织学表现与毛囊角化病相似，但两者无关联。

HIV 感染患者的皮肤病

　　HIV 感染患者可以发生多种皮肤病，从不明显的斑疹到卡波西肉瘤都可见到，后者在我们对于 20 世纪 80 年代中期对这种免疫缺陷综合征的认知上有很大帮助[431-434]。

　　HIV 感染患者的非肿瘤性皮肤表现包括：

1. 斑丘疹性皮疹。急性 HIV 感染时，1/4 的患者的躯干部会出现红色斑丘疹，可以扩展到四肢。显微镜下，可见真皮上部血管周围有非特异性淋巴细胞和组织细胞浸润，有时可伴有小灶状丘疱疹，其内有角质形成细胞坏死和少量中性粒细胞浸润[435-436]。

2. 丘疹性痒疹。这种病变发生于 HIV 感染急性期后，病变反复发作，可见于身体各处。显微镜下，可见真皮浅中层血管周围淋巴细胞浸润，常伴有嗜酸性粒细胞、棘层肥厚和角化不全等特征[437]。

3. 血管炎。曾经报道过少数病例有白细胞碎裂性血管炎，其中有些可能是 HIV 直接感染的结果[438]，有些

可能是巨细胞病毒（CMV）感染所致[439]。

4. 毛囊炎和汗管炎。临床观察表明，有些 AIDS 发病前常以毛囊炎为前驱症状[440]。显微镜下，一般表现为毛囊周围混合性慢性炎症细胞浸润，有时伴有毛囊破裂。在有些病例，炎症灶内有显著的嗜酸性粒细胞（HIV 相关性嗜酸性毛囊炎）（图 2.75）[441]。也可发生疱疹性汗管炎（例如发生于汗腺末端导管的炎症），有时伴有汗管鳞状上皮化生[442]。

5. 脂溢性皮炎。这是 HIV 感染的常见并发症。与免疫功能正常者不同，其以躯干和四肢多见，临床表现更严重[443-444]。显微镜下，其改变与皮损病期有关，病变特征同普通型。

6. 银屑病。

7. 药疹。

8. 寄生虫性（疥疮）、真菌性（隐球菌病、组织胞浆菌病、皮肤癣菌病）和细菌性（分枝杆菌病、梅毒、杆菌性血管瘤病）感染。

9. 病毒感染（已提到的除外）。大约 20% 的 HIV 感染者有单纯疱疹，常表现为肛周或口周疼痛性溃疡（见图 2.56）[445]。水痘 - 带状疱疹病毒感染可严重而广泛，有时可累及多个皮区[446-447]。在皮肤黏膜交界处的溃疡性病变中可能可以检出 CMV。还可见一些其他类型的病毒感染，例如麻疹[448]、传染性软疣、口腔毛状白斑和 HPV 感染（例如肛门疣和 Bowen 样丘疹病）[449]。

10. 丘疹性中性黄瘤。这种 HIV 相关性病变的特征为：泡沫状巨噬细胞聚集、细胞外核尘和胶原纤维玻璃样坏死[450]。

参考文献

1. Ackerman AB. *Histologic Diagnosis of Inflammatory Skin Disease*. 2nd ed. Baltimore: Williams & Williams; 1997.

2. Ackerman AB. *Differential Diagnosis in Dermatopathology II*. 2nd ed. New York, NY: Ardor Scribendi; 2001.

3. Demis D, ed. *Clinical Dermatology*. Hagerstown, MD: Harper & Row; 1972.

4. Elder DE, Elenitasas R, Johnson BL, et al. *Lever's Histopathology of the Skin*. 9th ed. Philadelphia, PA: Lippincott Williams & Wilkins; 2005.

5. Farmer ER, Hood AF, eds. *Pathology of the Skin*. 2nd ed. New York, NY: McGraw-Hill; 2000.

6. Fitzpatrick TB, Freedberg I, eds. *Fitzpatrick's Dermatology in General Medicine*. 6th ed. New York, NY: McGraw-Hill; 2003.

7. Johnson BLJ, Honig PJ, Jaworsky C. *Pediatric Dermatopathology*. Boston: Butterworth-Heinemann; 1994.

8. Kempf W, Hantschke M, Kutzner H, Burgdoff WHC. *Dermatopathology*. Berlin: Springer; 2008.

9. McKee P. *Essential Skin Pathology*. London: Mosby; 1999.

10. Mehregan AH. *Pinkus' Guide to Dermatohistopathology*. 6th ed. Norwalk, CT: Appleton & Lange; 1995.

11. Rook A, Wilkinson DS, Ebling FJG, Champion RH. *Rook/Wilkinson/Ebling Textbook of Dermatology*. 6th ed. Oxford: Blackwell Science; 1998.

12. Weedon D. *Weedon's Skin Pathology*. 3rd ed. Edinburgh: Churchill Livingstone; 2010.

13. Rajaratnam R, Smith AG, Biswas A, Stephens M. The value of skin biopsy in inflammatory dermatoses. *Am J Dermatopathol*. 2009; 31: 350-353.

14. Horstman E. Die Haut. In: Möllendorff WV, ed. *Handbuch der Microskopichen Anatomie des Menschen*. Vol 3. *Part 3*. Berlin: Springer; 1957: 1-488.

15. Li M, Urmacher CD. Normal skin. In: Mills SE, ed. *Histology for Pathologists*. 3rd ed. Philadelphia, PA: Lippincott Williams & Wilkins; 2007.

16. Montagna W, Parakkal PF. *The Structure and Function of the Skin*. 3rd ed. New York, NY: Academic Press; 1974.

17. Montagna W, Kligman AM, Carlisle KS. *Atlas of Normal Human Skin*. New York, NY: Springer; 1992.

18. Fine JD. Structure and antigenicity of the skin basement membrane zone. *J Cutan Pathol*. 1991; 18: 401-409.

19. Gould VE, Moll R, Moll I, et al. Neuroendocrine(Merkel) cells of the skin: hyperplasias, dysplasias, and neoplasms. *Lab Invest*. 1985; 52: 334-353.

20. Moll R, Moll I, Franke WW. Identification of Merkel cells in human skin by specific cytokeratin antibodies: changes of cell density and distribution in fetal and adult plantar epidermis. *Differentiation*. 1984; 28: 136-154.

21. Pagani A, Eusebi V, Bussolati G. Detection of PIP-GCDFP-15 gene expression in apocrine epithelium of the breast and salivary glands. *Appl Immunohistochem*. 1994; 2: 29-35.

22. Foschini MP, Scarpellini F, Gown AM, Eusebi V. Differential expression of myoepithelial markers in salivary, sweat and mammary glands. *Int J Surg Pathol*. 2000; 8: 29-37.

23. Maiorana A, Nigrisoli E, Papotti M. Immunohistochemical markers of sweat gland tumors. *J Cutan Pathol*. 1986; 13: 187-196.

24. Noda Y, Oosumi H, Morishima T, et al. Immunohistochemical study of carbonic anhydrase in mixed tumours and adenomas of sweat and sebaceous glands. *J Cutan Pathol*. 1987; 14: 285-290.

25. Penneys NS, Zlatkiss I. Immunohistochemical demonstration of ferritin in sweat gland and sweat gland neoplasms. *J Cutan Pathol*. 1990; 17: 32-36.

26. Tamaki K, Furue M, Matsukawa A, et al. Presence and distribution of carcinoembryonic antigen and lectin-binding sites in benign apocrine sweat gland tumours. *Br J Dermatol*. 1985; 113: 565-571.

27. Tsubura A, Senzaki H, Sasaki M, et al. Immunohistochemical demonstration of breast-derived and/or carcinoma-associated glycoproteins in normal skin appendages and their tumors. *J Cutan Pathol*. 1992; 19: 73-79.

28. Miettinen M, McCue PA, Sarlomo-Rikala M, et al. Sox10—a marker for not only schwannian and melanocytic neoplasms but also myoepithelial cell tumors of soft tissue: a systematic analysis of 5134 tumors. *Am J Surg Pathol*. 2015; 39: 826-835.

29. Houck G, Saeed S, Stevens GL, Morgan MB. Eczema and the spongiotic dermatoses: a histologic and pathogenic update. *Semin Cutan Med Surg*. 2004; 23: 39-45.

30. Weaver J, Billings SD. Initial presentation of stasis dermatitis mimicking solitary lesions: a previously unrecognized clinical scenario. *J Am Acad Dermatol*. 2009; 61: 1028-1032.

31. Schon MP, Boehncke WH. Psoriasis. *N Engl J Med*. 2005; 352: 1899-1912.

32. Fox BJ, Odom RB. Papulosquamous diseases: a review. *J Am Acad Dermatol*. 1985; 12: 597-624.

33 Helwig EB. Pathology of psoriasis. *Ann N Y Acad Sci*. 1958; 73(5): 924-935.

34. Boehncke WH, Wortmann S, Kaufmann R, et al. A subset of macrophages located along the basement membrane('lining cells') is a characteristic histopathologic feature of psoriasis. *Am J Dermatopathol*. 1995; 17: 139-144.

35. Guerra I, Algaba A, Pérez-Calle JL, et al. Induction of psoriasis with anti-TNF agents in patients with inflammatory bowel disease: a report of 21 cases. *J Crohns Colitis*. 2012; 6: 518-523.

36. Nestle FO, Kaplan DH, Barker J. Psoriasis. *N Engl J Med*. 2009; 361: 496-509.

37. Lowes MA, Bowcock AM, Krueger JG. Pathogenesis and therapy of psoriasis. *Nature*. 2007; 445: 866-873.

38. Kim BY, Choi JW, Kim BR, Youn SW. Histopathological findings are associated with the clinical types of psoriasis but not with the corresponding lesional psoriasis severity index. *Ann Dermatol*. 2015; 27: 26-31.

39. Lotti T, Buggiani G, Prignano F. Prurigo nodularis and lichen simplex chronicus. *Dermatol Ther*. 2008; 21: 42-46.

40. Leighton PC, Langley FA. A clinico-pathological study of vulval dermatoses. *J Clin Pathol*. 1975; 28: 394-402.

41. Bastuji-Garin S, Rzany B, Stern RS, et al. Clinical classification of cases of toxic epidermal necrolysis, Stevens-Johnson syndrome, and erythema multiforme. *Arch Dermatol*. 1993; 129: 92-96.

42. Forman R, Koren G, Shear NH. Erythema multiforme, Stevens-Johnson syndrome and toxic epidermal necrolysis in children: a review of 10 years' experience. *Drug Saf*. 2002; 25: 965-972.

43. Bedi TR, Pinkus H. Histopathological spectrum of erythema multiforme. *Br J Dermatol*. 1976; 95: 243-250.

44. Patterson JW, Parsons JM, Blaylock WK, Mills AS. Eosinophils in skin lesions of erythema multiforme. *Arch Pathol Lab Med*. 1989; 113: 36-39.

45. Imamura S, Horio T, Yanase K, et al. Erythema multiforme: pathomechanism of papular erythema and target lesion. *J Dermatol*. 1992; 19: 524-533.

46. Snover DC. Biopsy interpretation in bone marrow transplantation. *Pathol Annu*. 1989; 24(Pt 2): 63-101.

47. Elliott CJ, Sloane JP, Sanderson KV, et al. The histological diagnosis of cutaneous graft versus host disease: relationship of skin changes to marrow purging and other clinical variables. *Histopathology*. 1987; 11: 145-155.

48. Hymes SR, Farmer ER, Lewis PG, et al. Cutaneous graft-versus-host reaction: prognostic features seen by light microscopy. *J Am Acad Dermatol*. 1985; 12: 468-474.

49. Massi D, Franchi A, Pimpinelli N, et al. A reappraisal of the histopathologic criteria for the diagnosis of cutaneous allogeneic acute graft-vs-host disease. *Am J Clin Pathol*. 1999; 112: 791-800.

50. Kohler S, Hendrickson MR, Chao NJ, Smoller BR. Value of skin biopsies in assessing prognosis and progression of acute graft-versus-host disease. *Am J Surg Pathol*. 1997; 21: 988-996.

51. Hausermann P, Walter RB, Halter J, et al. Cutaneous graft-versus-host disease: a guide for the dermatologist. *Dermatology*. 2008; 216: 287-304.

52. Spielvogel RL, Goltz RW, Kersey JH. Scleroderma-like changes in chronic graft vs host disease. *Arch Dermatol*. 1977; 113: 1424-1428.

53. Callen JP. Systemic lupus erythematosus in patients with chronic cutaneous(discoid) lupus erythematosus. Clinical and laboratory findings in seventeen patients. *J Am Acad Dermatol*. 1985; 12(2 Pt 1): 278-288.

54. Walling HW, Sontheimer RD. Cutaneous lupus erythematosus: issues in diagnosis and treatment. *Am J Clin Dermatol*. 2009; 10: 365-381.

55. Bangert JL, Freeman RG, Sontheimer RD, Gilliam JN. Subacute cutaneous lupus erythematosus and discoid lupus erythematosus. Comparative histopathologic findings. *Arch Dermatol*. 1984; 120: 332-337.

56. Hood AF. Pathology of cutaneous lupus erythematosus. *Adv Dermatol*. 1987; 2: 153-170.

57. Jerdan MS, Hood AF, Moore GW, Callen JP. Histopathologic comparison of the subsets of lupus erythematosus. *Arch Dermatol*. 1990; 126: 52-55.

58. Crowson AN, Magro C. The cutaneous pathology of lupus erythematosus: a review. *J Cutan Pathol*. 2001; 28: 1-23.

59. Sharon VR, Konia TH, Barr KL, Fung MA. Assessment of the 'no eosinophils' rule: are eosinophils truly absent in pityriasis lichenoides, connective tissue disease, and graft-vs.-host disease? *J Cutan Pathol*. 2012; 39: 413-418.

60. McNiff JM, Kaplan DH. Plasmacytoid dendritic cells are present in cutaneous dermatomyositis lesions in a pattern distinct from lupus erythematosus. *J Cutan Pathol*. 2008; 35: 452-456.

61. Biesecker G, Lavin L, Ziskind M, Koffler D. Cutaneous localization of the membrane attack complex in discoid and systemic lupus erythematosus. *N Engl J Med*. 1982; 306: 264-270.

62. Williams RE, Mackie RM, O'Keefe R, Thomson W. The contribution of direct immunofluorescence to the diagnosis of lupus erythematosus. *J Cutan Pathol*. 1989; 16: 122-125.

63. Wojnarowska F, Bhogal B, Black MM. The significance of an IgM band at the dermo-epidermal junction. *J Cutan Pathol*. 1986; 13: 359-362.

64. Magro CM, Crowson AN. The immunofluorescent profile of dermatomyositis: a comparative study with lupus erythematosus. *J Cutan Pathol*. 1997; 24: 543-552.

65. Golitz LE. Collagen diseases. *J Cutan Pathol*. 1985; 12: 358-365.

66. Janis JF, Winkelmann RK. Histopathology of the skin in dermatomyositis. A histopathologic study of 55 cases. *Arch Dermatol*. 1968; 97: 640-650.

67. Dalakas MC. Muscle biopsy findings in inflammatory myopathies. *Rheum Dis Clin North Am*. 2002; 28: 779-798, vi.

68. Mastaglia FL, Garlepp MJ, Phillips BA, Zilko PJ. Inflammatory myopathies: clinical, diagnostic and therapeutic aspects. *Muscle Nerve*. 2003; 27: 407-425.

69. Franks AG Jr. Skin manifestations of internal disease. *Med Clin North Am*. 2009; 93: 1265-1282.

70. Sigurgeirsson B, Lindelof B, Edhag O, Allander E. Risk of cancer in patients with dermatomyositis or polymyositis. A population-based study. *N Engl J Med*. 1992; 326: 363-367.

71. Williams RC Jr. Dermatomyositis and malignancy: a review of the literature. *Ann Intern Med*. 1959; 50: 1174-1181.

72. Boyd AS, Neldner KH. Lichen planus. *J Am Acad Dermatol*. 1991; 25: 593-619.

73. Lehman JS, Tollefson MM, Gibson LE. Lichen planus. *Int J Dermatol*. 2009; 48: 682-694.

74. Scully C, el-Kom M. Lichen planus: review and update on pathogenesis. *J Oral Pathol*. 1985; 14: 431-458.

75. Bagan-Sebastian JV, Milian-Masanet MA, Penarrocha-Diago M, Jimenez Y. A clinical study of 205 patients with oral lichen planus. *J Oral Maxillofac Surg*. 1992; 50: 116-118.

76. Assouly P, Reygagne P. Lichen planopilaris: update on diagnosis and treatment. *Semin Cutan Med Surg*. 2009; 28: 3-10.

77. Mehregan DA, Van Hale HM, Muller SA. Lichen planopilaris: clinical and pathologic study of forty-five patients. *J Am Acad Dermatol*. 1992; 27(6 Pt 1): 935-942.

78. Ragaz A, Ackerman AB. Evolution, maturation, and regression of lesions of lichen planus. New observations and correlations of clinical and histologic findings. *Am J Dermatopathol*. 1981; 3: 5-25.

79. Willsteed E, Bhogal BS, Das AK, et al. Lichen planus pemphigoides. A clinicopathologic study of nine cases. *Histopathology*. 1991; 19: 147-154.

80. Patterson JW. The spectrum of lichenoid dermatitis. *J Cutan Pathol*. 1991; 18: 67-74.

81. Sontheimer RD. Lichenoid tissue reaction/interface dermatitis: clinical and histological perspectives. *J Invest Dermatol*. 2009; 129: 1088-1099.

82. Frigy AF, Cooper PH. Benign lichenoid keratosis. *Am J Clin Pathol*. 1985; 83: 439-443.

83. Lumpkin LR, Helwig EB. Solitary lichen planus. *Arch Dermatol*. 1966; 93: 54-55.

84. Prieto VG, Casal M, McNutt NS. Lichen planus-like keratosis. A clinical and histological reexamination. *Am J Surg Pathol*. 1993; 17: 259-263.

85. Pinkus H. Lichenoid tissue reactions. A speculative review of the clinical spectrum of epidermal basal cell damage with special reference to erythema dyschromicum perstans. *Arch Dermatol*. 1973; 107: 840-846.

86. Sale GE, Lerner KG, Barker EA, et al. The skin biopsy in the diagnosis of acute graft-versushost disease in man. *Am J Pathol*. 1977; 89: 621-636.

87. Weedon D. The lichenoid tissue reaction. *J Cutan Pathol*. 1985; 12: 279-281.

88. Dalton SR, Baptista MA, Libow LF, Elston DM. Lichenoid tissue reaction in malignant melanoma: a potential diagnostic pitfall. *Am J Clin Pathol*. 2002; 117: 766-770.

89. Sanchez Yus E, Soria L, de Eusebio E, Requena L. Lichenoid, erosive and ulcerated dermatofibromas. Three additional clinico-pathologic variants. *J Cutan Pathol*. 2000; 27: 112-117.

90. Flowers H, Brodell R, Brents M, Wyatt JP. Fixed drug eruptions: presentation, diagnosis, and management. *South Med J*. 2014; 107: 724-727.

91. Korkij W, Soltani K. Fixed drug eruption. A brief review. *Arch Dermatol*. 1984; 120: 520-524.

92. Hindsén M, Christensen OB, Gruic V, Löfberg H. Fixed drug eruption: an immunohistochemical investigation of the acute and healing phase. *Br J Dermatol*. 1987; 116: 351-360.

93. Van Voorhees A, Stenn KS. Histological phases of Bactrim-induced fixed drugeruption. The report of one case. *Am J Dermatopathol*. 1987; 9: 528-532.

94. Gray AM. Pityriasis lichenoides et varioliformis acuta. *Proc R Soc Med*. 1927; 20: 341-344.

95. Davis H. Pityriasis lichenoides chronica. *Proc R Soc Med*. 1920; 13(Dermatol Sect): 119.

96. Roenigk HH Jr. Pityriasis lichenoides et varioliformis acuta(Mucha-Habermann). *Arch Dermatol*. 1971; 104: 102-103.

97. Geller L, Antonov NK, Lauren CT, et al. Pityriasis lichenoides in childhood: review of clinical presentation and treatment options. *Pediatr Dermatol*. 2015; 32: 579-592.

98. Castro BA, Pereira JM, Meyer RL, et al. Pityriasis lichenoides et varioliformis acuta after influenza vaccine. *An Bras Dermatol*. 2015; 90(3 suppl 1): 181-184.

99. Terraneo L, Lava SA, Camozzi P, et al. Unusual eruptions associated with mycoplasma pneumoniae respiratory infections: review of the literature. *Dermatology*. 2015; 231: 152-157.

100. Echeverri AF, Vidal A, Cañas CA, et al. Etanercept-induced pityriasis lichenoides chronica in a patient with rheumatoid arthritis. *Case Rep Dermatol Med*. 2015; 2015: 168063.

101. Hood AF, Mark EJ. Histopathologic diagnosis of pityriasis lichenoides et varioliformis acuta and its clinical correlation. *Arch Dermatol*. 1982; 118: 478-482.

102. Benmamán O, Sánchez JL. Comparative clinicopathological study on pityriasis lichenoides chronica and small plaque parapsoriasis. *Am J Dermatopathol*. 1988; 10: 189-196.

103. Black MM. Lymphomatoid papulosis and pityriasis lichenoides: are they related? *Br J Dermatol*. 1982; 106: 717-721.

104. Willemze R, Scheffer E. Clinical and histologic differentiation between lymphomatoid papulosis and pityriasis lichenoides. *J Am Acad Dermatol*. 1985; 13: 418-428.

105. Varga FJ, Vonderheid EC, Olbricht SM, Kadin ME. Immunohistochemical distinction of lymphomatoid papulosis and pityriasis lichenoides et varioliformis acuta. *Am J Pathol*. 1990; 136: 979-987.

106. Kempf W, Kazakov DV, Palmedo G, et al. Pityriasis lichenoides et varioliformis acuta with numerous CD30(+) cells: a variant mimicking lymphomatoid papulosis and other cutaneous lymphomas. A clinicopathologic, immunohistochemical, and molecular biological study of 13 cases. *Am J Surg Pathol*. 2012; 36: 1021-1029.

107. Kempf W. CD30 + lymphoproliferative disorders: histopathology, differential diagnosis, new variants, and simulators. *J Cutan Pathol*. 2006; 33(suppl 1): 58-70.

108. Guitart J, Querfeld C. Cutaneous CD30 lymphoproliferative disorders and similar conditions: a clinical and pathologic prospective on a complex issue. *Semin Diagn Pathol*. 2009; 26: 131-140.

109. Bertolotti A, Pham-Ledard AL, Vergier B, et al. Lymphomatoid papulosis type D: an aggressive histology for an indolent disease. *Br J Dermatol*. 2013; 169: 1157-1159.

110. Kempf W, Kazakov DV, Schärer L, et al. Angioinvasive lymphomatoid papulosis: a new variant simulating aggressive lymphomas. *Am J Surg Pathol*. 2013; 37: 1-13.

111. Martires KJ, Ra S, Abdulla F, Cassarino DS. Characterization of primary cutaneous CD8 + /CD30 + lymphoproliferative disorders. *Am J Dermatopathol*. 2015; 37: 822-833.

112. Swanbeck G, Dahlberg E. Cutaneous drug reactions. An attempt to quantitative estimation. *Arch Dermatol Res*. 1992; 284: 215-218.

113. Jones RR, Bhogal B, Dash A, Schifferli J. Urticaria and vasculitis: a continuum of histological and immunopathological changes. *Br J Dermatol*. 1983; 108: 695-703.

114. Winkelmann RK, Wilson-Jones E, Smith NP, et al. Neutrophilic urticaria. *Acta Derm Venereol*. 1988; 68: 129-133.

115. Jones RR, Eady RA. Endothelial cell pathology as a marker for urticarial vasculitis: a light microscopic study. *Br J Dermatol*. 1984; 110: 139-149.

116. Davis MD, Perniciaro C, Dahl PR, et al. Exaggerated arthropod-bite lesions in patients with chronic lymphocytic leukemia: a clinical, histopathologic, and immunopathologic study of eight patients. *J Am Acad Dermatol*. 1998; 39: 27-35.

117. Ackerman AB, Jones RE Jr. Making chronic nonspecific dermatitis specific. How to make precise diagnoses of superficial perivascular dermatitides devoid of epidermal involvement. *Am J Dermatopathol*. 1985; 7: 307-323.

118. Carlson JA. The histological assessment of cutaneous vasculitis. *Histopathology*. 2010; 56: 3-23.

119. Crowson AN, Mihm MC Jr, Magro CM. Cutaneous vasculitis: a review. *J Cutan Pathol*. 2003; 30(3): 161-173.

120. Lie JT. Systemic and isolated vasculitis. A rational approach to classification and pathologic diagnosis. *Pathol Annu*. 1989; 24(Pt 1): 25-114.

121. Mackel SE, Jordon RE. Leukocytoclastic vasculitis. A cutaneous expression of immune complex disease. *Arch Dermatol*. 1982; 118(5): 296-301.

122. Ryan TJ. Cutaneous vasculitis. *J Cutan Pathol*. 1985; 12(3-4): 381-387.

123. Fiorentino DF. Cutaneous vasculitis. *J Am Acad Dermatol*. 2003; 48(3): 311-340.

124. Carlson JA, Chen KR. Cutaneous vasculitis update: neutrophilic muscular vessel and eosinophilic, granulomatous, and lymphocytic vasculitis syndromes. *Am J Dermatopathol*. 2007; 29(1): 32-43.

125. Carlson JA, Chen KR. Cutaneous vasculitis update: small vessel neutrophilic vasculitis syndromes. *Am J Dermatopathol*. 2006; 28(6): 486-506.

126. Akosa AB, Lampert IA. The sweat gland in cutaneous vasculitis. *Histopathology*. 1991; 18(6): 553-558.

127. Boom BW, Mommaas AM, Vermeer BJ. Presence and interpretation of vascular immune deposits in human skin: the value of direct immunofluorescence. *J Dermatol Sci*. 1992; 3(1): 26-34.

128. Alalwani M, Billings SD, Gota CE. Clinical significance of immunoglobulin deposition in leukocytoclastic vasculitis: a 5-year retrospective study of 88 patients at Cleveland Clinic. *Am J Dermatopathol*. 2014; 36(9): 723-729.

129. Copeman PWM, Ryan TJ. The problems of classification of cutaneous angiitis with reference to histopathology and pathogenesis. *Br J Dermatol*. 1970; 82: 2-14.

130. Gibson LE. Cutaneous vasculitis update. *Dermatol Clin*. 2001; 19(4): 603-615, vii.

131. Gilliam JN, Smiley JD. Cutaneous necrotizing vasculitis and related disorders. *Ann Allergy*. 1976; 37(5): 328-339.

132. Jennette JC, Falk RJ. Small-vessel vasculitis. *N Engl J Med*. 1997; 337(21): 1512-1523.

133. Mehregan DR, Hall MJ, Gibson LE. Urticarial vasculitis: a histopathologic and clinical review of 72 cases. *J Am Acad Dermatol*. 1992; 26(3 Pt 2): 441-448.

134. Peteiro C, Toribio J. Incidence of leukocytoclastic vasculitis in chronic idiopathic urticaria. Study of 100 cases. *Am J Dermatopathol*. 1989; 11(6): 528-533.

135. Sanchez NP, Van Hale HM, Su WP. Clinical

and histopathologic spectrum of necrotizing vasculitis. Report of findings in 101 cases. *Arch Dermatol*. 1985; 121(2): 220-224.

136. Churg J, Churg A. Idiopathic and secondary vasculitis: a review. *Mod Pathol*. 1989; 2(2): 144-160.

137. Cribier B, Couilliet D, Meyer P, Grosshans E. The severity of histopathological changes of leukocytoclastic vasculitis is not predictive of extracutaneous involvement. *Am J Dermatopathol*. 1999; 21(6): 532-536.

138. Hodge SJ, Callen JP, Ekenstam E. Cutaneous leukocytoclastic vasculitis: correlation of histopathological changes with clinical severity and course. *J Cutan Pathol*. 1987; 14(5): 279-284.

139. Jones D, Dorfman DM, Barnhill RL, Granter SR. Leukemic vasculitis: a feature of leukemia cutis in some patients. *Am J Clin Pathol*. 1997; 107(6): 637-642.

140. Chumbley LC, Harrison EG Jr, DeRemee RA. Allergic granulomatosis and angiitis (Churg-Strauss syndrome). Report and analysis of 30 cases. *Mayo Clin Proc*. 1977; 52(8): 477-484.

141. Diri E, Buscemi DM, Nugent KM. Churg-Strauss syndrome: diagnostic difficulties and pathogenesis. *Am J Med Sci*. 2003; 325(2): 101-105.

142. Finan MC, Winkelmann RK. The cutaneous extravascular necrotizing granuloma (Churg-Strauss granuloma) and systemic disease: a review of 27 cases. *Medicine (Baltimore)*. 1983; 62(3): 142-158.

143. Barksdale SK, Hallahan CW, Kerr GS, et al. Cutaneous pathology in Wegener's granulomatosis. A clinicopathologic study of 75 biopsies in 46 patients. *Am J Surg Pathol*. 1995; 19(2): 161-172.

144. James WD, Odom RB, Katzenstein AL. Cutaneous manifestations of lymphomatoid granulomatosis. Report of 44 cases and a review of the literature. *Arch Dermatol*. 1981; 117(4): 196-202.

145. Kessler S, Lund HZ, Leonard DD. Cutaneous lesions of lymphomatoid granulomatosis. Comparison with lymphomatoid papulosis. *Am J Dermatopathol*. 1981; 3(2): 115-127.

146. Schamberg JF. A peculiar progressive pigmentary disease of the skin. *Br J Dermatol*. 1901; 13: 1-5.

147. Randall SJ, Kierland RR, Montgomery H. Pigmented purpuric eruptions. *AMA Arch Derm Syphilol*. 1951; 64: 177-191.

148. Wall LM, Smith NP. Perniosis: a histopathological review. *Clin Exp Dermatol*. 1981; 6(3): 263-271.

149. Goette DK. Chilblains (perniosis). *J Am Acad Dermatol*. 1990; 23(2 Pt1): 257-262.

150. Black MM, Jones EW. Malignant atrophic papulosis (Degos' syndrome). *Br J Dermatol*. 1971; 85(3): 290-292.

151. Magrinat G, Kerwin KS, Gabriel DA. The clinical manifestations of Degos' syndrome. *Arch Pathol Lab Med*. 1989; 113(4): 354-362.

152. Molenaar WM, Rosman JB, Donker AJ, Houthoff HJ. The pathology and pathogenesis of malignant atrophic papulosis (Degos' disease). A case study with reference to other vascular disorders. *Pathol Res Pract*. 1987; 182(1): 98-106.

153. Gray HR, Graham JH, Johnson W, Burgoon CF Jr. Atrophie blanche: periodic painful ulcers of lower extremities. A clinical and histopathological entity. *Arch Dermatol*. 1966; 93(2): 187-193.

154. Maessen-Visch MB, Koedam MI, Hamulyak K, Neumann HA. Atrophie blanche. *Int J Dermatol*. 1999; 38(3): 161-172.

155. Oh DH, Eulau D, Tokugawa DA, et al. Five cases of calciphylaxis and a review of the literature. *J Am Acad Dermatol*. 1999; 40(6 Pt 1): 979-987.

156. Karpman E, Das S, Kurzrock EA. Penile calciphylaxis: analysis of risk factors and mortality. *J Urol*. 2003; 169(6): 2206-2209.

157. Daudén E, Oñate MJ. Calciphylaxis. *Dermatol Clin*. 2008; 26(4): 557-568, ix.

158. Briley LD, Phillips CM. Cutaneous mastocytosis: a review focusing on the pediatric population. *Clin Pediatr*. 2008; 47(8): 757-761.

159. Escribano L, Akin C, Castells M, et al. Mastocytosis: current concepts in diagnosis and treatment. *Ann Hematol*. 2002; 81(12): 677-690.

160. Johnson WC, Helwig EB. Solitary mastocytosis (urticaria pigmentosa). *Arch Dermatol*. 1961; 84: 806-815.

161. Soter NA. The skin in mastocytosis. *J Invest Dermatol*. 1991; 96(suppl 3): 32S-38S, discussion 8S-9S, 60S-65S.

162. Caplan RM. The natural course of urticaria pigmentosa. Analysis and follow-up of 112 cases. *Arch Dermatol*. 1963; 87: 146-157.

163. Wolff K, Komar M, Petzelbauer P. Clinical and histopathological aspects of cutaneous mastocytosis. *Leuk Res*. 2001; 25(7): 519-528.

164. Brunning RD, McKenna RW, Rosai J, et al. Systemic mastocytosis. Extracutaneous manifestations. *Am J Surg Pathol*. 1983; 7(5): 425-438.

165. Lennert K, Parwaresch MR. Mast cells and mast cell neoplasia: a review. *Histopathology*. 1979; 3(5): 349-365.

166. Travis WD, Li CY, Su WP. Adult-onset urticaria pigmentosa and systemic mast cell disease. *Am J Clin Pathol*. 1985; 84(6): 710-714.

167. Sotlar K, Horny HP, Simonitsch I, et al. CD25 indicates the neoplastic phenotype of mast cells: a novel immunohistochemical marker for the diagnosis of systemic mastocytosis (SM) in routinely processed bone marrow biopsy specimens. *Am J Surg Pathol*. 2004; 28(10): 1319-1325.

168. Valent P, Sotlar K, Horny HP. Aberrant expression of CD30 in aggressive systemic mastocytosis and mast cell leukemia: a differential diagnosis to consider in aggressive hematopoietic CD30-positive neoplasms. *Leuk Lymphoma*. 2011; 52(5): 740-744.

169. Mihm MC, Clark WH, Reed RJ, Caruso MG. Mast cell infiltrates of the skin and the mastocytosis syndrome. *Hum Pathol*. 1973; 4(2): 231-239.

170. Arber DA, Tamayo R, Weiss LM. Paraffinsection detection of the c-kit gene product (CD117) in human tissues: value in the diagnosis of mast cell disorders. *Hum Pathol*. 1998; 29(5): 498-504.

171. Horny HP, Sillaber C, Menke D, et al. Diagnostic value of immunostaining for tryptase in patients with mastocytosis. *Am J Surg Pathol*. 1998; 22(9): 1132-1140.

172. Li CY. Diagnosis of mastocytosis: value of cytochemistry and immunohistochemistry. *Leuk Res*. 2001; 25(7): 537-541.

173. Mangini J, Silverman JF, Dabbs DJ, et al. Diagnostic value of calretinin in mast cell lesions of the skin. *Int J Surg Pathol*. 2000; 8(2): 119-122.

174. Feger F, Ribadeau Dumas A, Leriche L, et al. Kit and c-kit mutations in mastocytosis: a short overview with special reference to novel molecular and diagnostic concepts. *Int Arch Allergy Immunol*. 2002; 127(2): 110-114.

175. Garcia-Montero AC, Jara-Acevedo M, Teodosio C, et al. KIT mutation in mast cells and other bone marrow hematopoietic cell lineages in systemic mast cell disorders: a prospective study of the Spanish Network on Mastocytosis (REMA) in a series of 113 patients. *Blood*. 2006; 108(7): 2366-2372.

176. Morren MA, Hoppé A, Renard M, et al. Imatinib mesylate in the treatment of diffuse cutaneous mastocytosis. *J Pediatr*. 2013; 162(1): 205-207.

177. Gotlib J. Tyrosine kinase inhibitors and therapeutic antibodies in advanced eosinophilic disorders and systemic mastocytosis. *Curr Hematol Malig Rep*. 2015; 10(4): 351-361.

178. Callen JP. Neutrophilic dermatoses. *Dermatol Clin*. 2002; 20(3): 409-419.

179. Cohen PR, Holder WR, Tucker SB, et al. Sweet syndrome in patients with solid tumors. *Cancer*. 1993; 72(9): 2723-2731.

180. Jordaan HF. Acute febrile neutrophilic dermatosis. A histopathological study of 37 patients and a review of the literature. *Am J Dermatopathol*. 1989; 11(2): 99-111.

181. Ratzinger G, Burgdorf W, Zelger BG, Zelger B. Acute febrile neutrophilic dermatosis: a histopathologic study of 31 cases with review of literature. *Am J Dermatopathol*. 2007; 29(2): 125-133.

182. Voelter-Mahlknecht S, Bauer J, Metzler G, et al. Bullous variant of Sweet's syndrome. *Int J Dermatol*. 2005; 44(11): 946-947.

183. Cerio R, MacDonald DM. Benign cutaneous lymphoid infiltrates. *J Cutan Pathol*. 1985; 12(5): 442-452.

184. Caro WA, Helwig HB. Cutaneous lymphoid hyperplasia. *Cancer*. 1969; 24(3): 487-502.

185. Boudova L, Kazakov DV, Sima R, et al. Cutaneous lymphoid hyperplasia and other lymphoid infiltrates of the breast nipple: a retrospective clinicopathologic study of fifty-six patients. *Am J Dermatopathol*. 2005; 27(5): 375-386.

186. Mach KW, Wilgram GF. Characteristic histopathology of cutaneous lymphoplasia (lymphocytoma). *Arch Dermatol*. 1966; 94(1): 26-32.

187. Wirt DP, Grogan TM, Jolley CS, et al. The immunoarchitecture of cutaneous pseudolymphoma. *Hum Pathol*. 1985; 16(5): 492-510.

188. Arai E, Shimizu M, Hirose T. A review of 55 cases of cutaneous lymphoid hyperplasia: reassessment of the histopathologic findings leading to reclassification of 4 lesions as cutaneous marginal zone lymphoma and 19 as pseudolymphomatous folliculitis. *Hum Pathol*. 2005; 36(5): 505-511.

189. Pedace FJ, Perry HO. Granuloma faciale. A clinical and histopathologic review. *Arch Dermatol*. 1966; 94(4): 387-395.

190. Johnson WC, Higdon RS, Helwig EB. Granuloma faciale. *AMA Arch Derm*. 1959; 79: 42-52.

191. Holme SA, Laidler P, Holt PJ. Concurrent granuloma faciale and eosinophilic angiocentric fibrosis. *Br J Dermatol*. 2005; 153(4): 851-853.

192. Wahl CE, Bouldin MB, Gibson LE. Erythema elevatum diutinum: clinical, histopathologic, and immunohistochemical characteristics of six patients. *Am J Dermatopathol*. 2005; 27(5): 397-400.

193. Yiannias JA, el-Azhary RA, Gibson LE. Erythema elevatum diutinum: a clinical and histopathologic study of 13 patients. *J Am Acad Dermatol*. 1992; 26(1): 38-44.

194. Sangueza OP, Pilcher B, Martin Sangueza J. Erythema elevatum diutinum: a clinicopathological study of eight cases. *Am J Dermatopathol*. 1997; 19(3): 214-222.

195. Shanks JH, Banerjee SS, Bishop PW, et al. Nodular erythema elevatum diutinum mimicking cutaneous neoplasms. *Histopathology*. 1997; 31(1): 91-96.

196. Lodha S, Sanchez M, Prystowsky S. Sarcoidosis of the skin: a review for the pulmonologist. *Chest*. 2009; 136(2): 583-596.

197. Tchernev G. Cutaneous sarcoidosis: the "great

imitator": etiopathogenesis, morphology, differential diagnosis, and clinical management. *Am J Clin Dermatol*. 2006; 7(6): 375-382.

198. Mayock RL, Bertrand P, Morrison CE, Scott JH. Manifestations of sarcoidosis. Analysis of 145 patients, with a review of nine series selected from the literature. *Am J Med*. 1963; 35: 67-89.

199. Cronin E. Skin changes in sarcoidosis. *Postgrad Med J*. 1970; 46(538): 507-509.

200. Friedman-Birnbaum R, Weltfriend S, Munichor M, Lichtig C. A comparative histopathologic study of generalized and localized granuloma annulare. *Am J Dermatopathol*. 1989; 11(2): 144-148.

201. Magro CM, Crowson AN, Regauer S. Granuloma annulare and necrobiosis lipoidica tissue reactions as a manifestation of systemic disease. *Hum Pathol*. 1996; 27(1): 50-56.

202. Wells RS, Smith MA. The natural history of granuloma annulare. *Br J Dermatol*. 1963; 75: 199-205.

203. Johnson WC. Necrobiotic granulomas. *J Cutan Pathol*. 1984; 12: 289-299.

204. Tanyildizi T, Akarsu S, Ilknur T, et al. Disseminated eruptive interstitial granuloma annulare mimicking lichen nitidus. *Eur J Dermatol*. 2011; 21(4): 644-645.

205. Mullans E, Helm KF. Granuloma annulare: an immunohistochemical study. *J Cutan Pathol*. 1994; 21(2): 135-139.

206. Hanna WM, Moreno-Merlo F, Andrighetti L. Granuloma annulare: an elastic tissue disease? Case report and literature review. *Ultrastruct Pathol*. 1999; 23(1): 33-38.

207. Mesara BW, Brody GL, Oberman HA. "Pseudorheumatoid" subcutaneous nodules. *Am J Clin Pathol*. 1966; 45(6): 684-691.

208. Barzilai A, Huszar M, Shpiro D, et al. Pseudo-rheumatoid nodules in adults: a juxta-articular form of nodular granuloma annulare. *Am J Dermatopathol*. 2005; 27(1): 1-5.

209. Patterson JW. Rheumatoid nodule and subcutaneous granuloma annulare. A comparative histologic study. *Am J Dermatopathol*. 1988; 10(1): 1-8.

210. Requena L, Fernandez-Figueras MT. Subcutaneous granuloma annulare. *Semin Cutan Med Surg*. 2007; 26(2): 96-99.

211. Lindlbauerm SR, Gschnait F. Annular elastolytic giant cell granuloma. *J Cutan Pathol*. 1990; 10: 321-326.

212. Schwarz T, Lindlbauer R, Gschnait F. Annular elastolytic giant cell granuloma. *J Cutan Pathol*. 1983; 10(5): 321-326.

213. Al-Hoqail IA, Al-Ghamdi AM, Martinka M, Crawford RI. Actinic granuloma is a unique and distinct entity: a comparative study with granuloma annulare. *Am J Dermatopathol*. 2002; 24(3): 209-212.

214. Limas C. The spectrum of primary cutaneous elastolytic granulomas and their distinction from granuloma annulare: a clinicopathological analysis. *Histopathology*. 2004; 44(3): 277-282.

215. Yanagihara M, Kato F, Mori S. Extra- and intra-cellular digestion of elastic fibers by macrophages in annular elastolytic giant cell granuloma. An ultrastructural study. *J Cutan Pathol*. 1987; 14(5): 303-308.

216. Wood MG, Beerman H. Necrobiosis lipoidica, granuloma annulare, and rheumatoid nodule. *J Invest Dermatol*. 1960; 34: 139-147.

217. Ferringer T, Miller F 3rd. Cutaneous manifestations of diabetes mellitus. *Dermatol Clin*. 2002; 20(3): 483-492.

218. Sibbald RG, Landolt SJ, Toth D. Skin and diabetes. *Endocrinol Metab Clin North Am*. 1996; 25(2): 463-472.

219. Reid SD, Ladizinski B, Lee K, et al. Update on necrobiosis lipoidica: a review of etiology, diagnosis, and treatment options. *J Am Acad Dermatol*. 2013; 69(5): 783-791.

220. Muller SA, Winkelmann RK. Necrobiosis lipoidica diabeticorum histopathologic study of 98 cases. *Arch Dermatol*. 1966; 94(1): 1-10.

221. Peyri J, Moreno A, Marcoval J. Necrobiosis lipoidica. *Semin Cutan Med Surg*. 2007; 26(2): 87-89.

222. Padilla RS, Mukai K, Dahl MV, et al. Differential staining pattern of lysozyme in palisading granulomas: an immunoperoxidase study. *J Am Acad Dermatol*. 1983; 8(5): 634-638.

223. Wood AJ, Wagner MV, Abbott JJ, Gibson LE. Necrobiotic xanthogranuloma: a review of 17 cases with emphasis on clinical and pathologic correlation. *Arch Dermatol*. 2009; 145(3): 279-284.

224. Asboe-Hansen G. Scleroderma. *J Am Acad Dermatol*. 1987; 17: 102-108.

225. Winkelmann RK. Classification and pathogenesis of scleroderma. *Mayo Clinic Proc*. 1971; 46(2): 83-91.

226. Young EM Jr, Barr RJ. Sclerosing dermatoses. *J Cutan Pathol*. 1985; 12(5): 426-441.

227. Krafchik BR. Localized cutaneous scleroderma. *Semin Dermatol*. 1992; 11(1): 65-72.

228. Singsen BH. Scleroderma in childhood. *Pediatr Clin North Am*. 1986; 33(5): 1119-1139.

229. Zulian F. New developments in localized scleroderma. *Curr Opin Rheumatol*. 2008; 20(5): 601-607.

230. Fisher ER, Rodnan GP. Pathologic observations concerning the cutaneous lesion of progressive systemic sclerosis: an electron microscopic histochemical and immunohistochemical study. *Arthritis Rheum*. 1960; 3: 536-545.

231. Fleischmajer R. The collagen in scleroderma. *Arch Dermatol*. 1964; 89: 437-441.

232. Lovell CR, Nicholls AC, Duance VC, Bailey AJ. Characterization of dermal collagen in systemic sclerosis. *Br J Dermatol*. 1979; 100(4): 359-369.

233. Doyle JA, Connolly SM, Winkelmann RK. Cutaneous and subcutaneous inflammatory sclerosis syndromes. *Arch Dermatol*. 1982; 118(11): 886-890.

234. Fleischmajer R, Perlish JS, Duncan M. Scleroderma. A model for fibrosis. *Arch Dermatol*. 1983; 119(12): 957-962.

235. Shono S, Imura M, Ota M, et al. Lichen sclerosus et atrophicus, morphea, and coexistence of both diseases. Histological studies using lectins. *Arch Dermatol*. 1991; 127(9): 1352-1356.

236. Barnes L, Rodnan GP, Medsger TA, Short D. Eosinophilic fasciitis. A pathologic study of twenty cases. *Am J Pathol*. 1979; 96(2): 493-518.

237. Jones HR Jr, Beetham WP Jr, Silverman ML, Margles SW. Eosinophilic fasciitis and the carpal tunnel syndrome. *J Neurol Neurosurg Psychiatry*. 1986; 49(3): 324-327.

238. Moutsopoulos HM, Webber BL, Pavlidis NA, et al. Diffuse fasciitis with eosinophilia. A clinicopathologic study. *Am J Med*. 1980; 68(5): 701-709.

239. Michet CJ Jr, Doyle JA, Ginsburg WW. Eosinophilic fasciitis: report of 15 cases. *Mayo Clinic Proc*. 1981; 56(1): 27-34.

240. Helm KF, Gibson LE, Muller SA. Lichen sclerosus et atrophicus in children and young adults. *Pediatr Dermatol*. 1992; 9: 311.

241. Tasker GL, Wojnarowska F. Lichen sclerosus. *Clin Exp Dermatol*. 2003; 28(2): 128-133.

242. Fung MA, LeBoit PE. Light microscopic criteria for the diagnosis of early vulvar lichen sclerosus: a comparison with lichen planus. *Am J Surg Pathol*. 1998; 22(4): 473-478.

243. Regauer S, Liegl B, Reich O, Beham-Schmid C. Vasculitis in lichen sclerosus: an under recognized feature? *Histopathology*. 2004; 45(3): 237-244.

244. Patterson JAK, Ackerman AB. Lichen sclerosus et atrophicus is not related to morphea. A clinical and histologic study of 24 patients in whom both conditions were reputed to be present simultaneously. *Am J Dermatopathol*. 1984; 6: 323-335.

245. Requena L, Yus ES. Erythema nodosum. *Dermatol Clin*. 2008; 26(4): 425-438, v.

246. White WL, Wieselthier JS, Hitchcock MG. Panniculitis: recent developments and observations. *Semin Cutan Med Surg*. 1996; 15(4): 278-299.

247. Vesey CMR, Wilkinson DS. Erythema nodosum. A study of 70 cases. *Br J Dermatol*. 1959; 71: 139-155.

248. Patterson JW, Brown PC, Broecker AH. Infection-induced panniculitis. *J Cutan Pathol*. 1989; 16(4): 183-193.

249. Boh EE, al-Smadi RM. Cutaneous manifestations of gastrointestinal diseases. *Dermatol Clin*. 2002; 20(3): 533-546.

250. Chun SI, Su WP, Lee S, Rogers RS 3rd. Erythema nodosum-like lesions in Behcet's syndrome: a histopathologic study of 30 cases. *J Cutan Pathol*. 1989; 16(5): 259-265.

251. Crawford GH, Kim S, James WD. Skin signs of systemic disease: an update. *Adv Dermatol*. 2002; 18: 1-27.

252. Mir-Madjlessi SH, Taylor JS, Farmer RG. Clinical course and evolution of erythema nodosum and pyoderma gangrenosum in chronic ulcerative colitis: a study of 42 patients. *Am J Gastroenterol*. 1985; 80(8): 615-620.

253. Forstrom L, Winkelmann RK. Acute panniculitis: a clinical and histopathologic study of 34 cases. *Arch Dermatol*. 1977; 113(7): 909-917.

254. Winkelmann RK, Forstrom L. New observations in the histopathology of erythema nodosum. *J Invest Dermatol*. 1975; 65(5): 441-446.

255. Sanchez Yus E, Sanz Vico MD, de Diego V. Miescher's radial granuloma. A characteristic marker of erythema nodosum. *Am J Dermatopathol*. 1989; 11(5): 434-442.

256. Requena L, Yus ES. Panniculitis. Part I. Mostly septal panniculitis. *J Am Acad Dermatol*. 2001; 45(2): 163-183, quiz 84-6.264.

257. Requena L, Sanchez Yus E. Panniculitis. Part II. Mostly lobular panniculitis. *J Am Acad Dermatol*. 2001; 45(3): 325-361, quiz 62-64.

258. Cho KH, Lee DY, Kim CW. Erythema induratum of Bazin. *Int J Dermatol*. 1996; 35(11): 802-808.

259. Schneider JW, Jordaan HF, Geiger DH, et al. Erythema induratum of Bazin. A clinicopathological study of 20 cases and detection of Mycobacterium tuberculosis DNA in skin lesions by polymerase chain reaction. *Am J Dermatopathol*. 1995; 17(4): 350-356.

260. Demitsu T, Okada O, Yoneda K, Manabe M. Lipodermatosclerosis—report of three cases and review of the literature. *Dermatology*. 1999; 199(3): 271-273.

261. Sroa N, Bartholomew DA, Magro CM. Lipodermatosclerosis as a form of vascular compromise-associated radiation recall dermatitis: case report and a review of literature. *J Cutan Pathol*. 2006; 33(suppl 2): 55-59.

262. Lever WF. *Pemphigus and Pemphigoid*. Springfield, IL: Charles C Thomas; 1965.

263. Farmer ER. Subepidermal bullous diseases. *J Cutan Pathol*. 1985; 12(3-4): 316-321.

264. Rencic A, Goyal S, Mofid M, et al. Bullous lesions in scleroderma. *Int J Dermatol*. 2002;

41(6): 335-339.

265. Saxe N, Kahn LB. Subepidermal bullous disease. A correlated clinico-pathologic study of 51 cases. *J Cutan Pathol*. 1976; 3(2): 88-94.

266. Person JR, Rogers RS 3rd. Bullous and cicatricial pemphigoid. Clinical, histopathologic, and immunopathologic correlations. *Mayo Clin Proc*. 1977; 52(1): 54-66.

267. Chan LS. Ocular and oral mucous membrane pemphigoid(cicatricial pemphigoid). *Clin Dermatol*. 2012; 30(1): 34-37.

268. Dunnill MG, Leigh IM. The molecular basis of inherited skin disorders. *Prog Pathol*. 2001; 5: 103-119.

269. Eady RA. Epidermolysis bullosa: Scientific advances and therapeutic challenges. *J Dermatol*. 2001; 28(11): 638-640.

270. Pai S, Marinkovich MP. Epidermolysis bullosa: new and emerging trends. *Am J Clin Dermatol*. 2002; 3(6): 371-380.

271. Mallipeddi R. Epidermolysis bullosa and cancer. *Clin Exp Dermatol*. 2002; 27(8): 616-623.

272. Valeski JE, Kumar V, Beutner EH, et al. Differentiation of bullous pemphigoid from epidermolysis bullosa acquisita on frozen skin biopsies. *Int J Dermatol*. 1992; 31(1): 37-41.

273. Imber MJ, Kibbi AG, Mihm MC Jr. Dermatitis herpetiformis: histopathologic findings. *Clin Dermatol*. 1991; 9(3): 289-293.

274. Lings K, Bygum A. Linear IgA bullous dermatosis: a retrospective study of 23 patients in Denmark. *Acta Derm Venereol*. 2015; 95(4): 466-471.

275. Perry HO, Brunsting LA. Pemphigus foliaceus. Further observations. *Arch Dermatol*. 1965; 91: 10-23.

276. Amerian ML, Ahmed AR. Pemphigus erythematosus. Senear-Usher syndrome. *Int J Dermatol*. 1985; 24(1): 16-25.

277. Jordon RE. "An unusual type of pemphigus combining features of lupus erythematosus" by Senear and Usher, June 1926.Commentary: Pemphigus erythematosus, a unique member of the pemphigus group. *Arch Dermatol*. 1982; 118(10): 723-742.

278. Devries DT, Warren SJ. Recent advances in intraepidermal blistering diseases. *Adv Dermatol*. 2002; 18: 203-245.

279. Tuffanelli DL. "Clinical significance of autoantibodies in pemphigus" by Chorzelski, Von Weiss and Lever, May 1966. Commentary: clinical importance of autoantibodies in pemphigus. *Arch Dermatol*. 1982; 118(10): 837-845.

280. Thivolet J, Faure M. Immunohistochemistry in cutaneous pathology. *J Cutan Pathol*. 1983; 10(1): 1-32.

281. Chidgey M. Desmosomes and disease: an update. *Histol Histopathol*. 2002; 17(4): 1179-1192.

282. Hertl M, Veldman C. Pemphigus—paradigm of autoantibody-mediated autoimmunity. *Skin Pharmacol Appl Skin Physiol*. 2001; 14(6): 408-418.

283. Korman NJ, Eyre RW, Klaus-Kovtun V, Stanley JR. Demonstration of an adhering-junction molecule(plakoglobin) in the autoantigens of pemphigus foliaceus and pemphigus vulgaris. *N Engl J Med*. 1989; 321(10): 631-635.

284. James KA, Culton DA, Diaz LA. Diagnosis and clinical features of pemphigus foliaceus. *Dermatol Clin*. 2011; 29(3): 405-412, viii.

285. Venugopal SS, Murrell DF. Diagnosis and clinical features of pemphigus vulgaris. *Immunol Allergy Clin North Am*. 2012; 32(2): 233-243, v-vi.

286. Anhalt GJ, Kim SC, Stanley JR, et al. Paraneoplastic pemphigus. An autoimmune mucocutaneous disease associated with neoplasia. *N Engl J Med*. 1990; 323(25): 1729-1735.

287. Mehregan DR, Oursler JR, Leiferman KM, et al. Paraneoplastic pemphigus: a subset of patients with pemphigus and neoplasia. *J Cutan Pathol*. 1993; 20(3): 203-210.

288. Younus J, Ahmed AR. The relationship of pemphigus to neoplasia. *J Am Acad Dermatol*. 1990; 23(Pt 1): 498-502.

289. Langenberg A, Berger TG, Cardelli M, et al. Genital benign chronic pemphigus (Hailey-Hailey disease) presenting as condylomas. *J Am Acad Dermatol* 1992; 26(6): 951-955.

290. Santa Cruz DJ, Prioleau PG, Marcus MD, Uitto J. Pemphigus-like lesions induced by D-penicillamine. Analysis of clinical, histopathological, and immunofluorescence features in 34 cases. *Am J Dermatopathol*. 1981; 3(1): 85-92.

291. Hu CH, Michel B, Farber EM. Transient acantholytic dermatosis(Grover's disease). A skin disorder related to heat and sweating. *Arch Dermatol*. 1985; 121(11): 1439-1441.

292. Parsons JM. Transient acantholytic dermatosis (Grover's disease): a global perspective. *J Am Acad Dermatol*. 1996; 35(5 Pt 1): 653-666, quiz 67-70.

293. Chalet M, Grover R, Ackerman AB. Transient acantholytic dermatosis. A re-evaluation. *Arch Dermatol*. 1977; 113: 431-435.

294. Ackerman AB. Focal acantholytic dyskeratosis. *Arch Dermatol*. 1972; 106(5): 702-706.

295. Waldo ED, Ackerman AB. Epidermolytic hyperkeratosis and focal acantholytic dyskeratosis: a unified concept. *Pathol Annu*. 1978; 13(Pt 1): 149-175.

296. Sneddon IB, Wilkinson DS. Subcorneal pustular dermatosis. *Br J Dermatol*. 1956; 68(12): 385-394.

297. Hirschmann JV. Impetigo: etiology and therapy. *Curr Clin Top Infect Dis*. 2002; 22: 42-51.

298. Bender TW 3rd. Cutaneous manifestations of disease in athletes. *Skinmed*. 2003; 2(1): 34-40.

299. Brentjens MH, Yeung-Yue KA, Lee PC, Tyring SK. Human papilloma virus: a review. *Dermatol Clin*. 2002; 20: 315-351.

300. Nebesio CL, Mirowski GW, Chuang TY. Human papillomavirus: clinical significance and malignant potential. *Int J Dermatol*. 2001; 40(6): 373-379.

301. Dvoretzky I, Lowy DR. Infections by human papillomavirus(warts). *Am J Dermatopathol*. 1982; 4(1): 85-89.

302. Egawa K, Inaba Y, Yoshimura K, Ono T. Varied clinical morphology of HPV-1-induced warts, depending on anatomical factors. *Br J Dermatol*. 1993; 128(3): 271-276.

303. Gross G, Pfister H, Hagedorn M, Gissmann L. Correlation between human papillomavirus (HPV) type and histology of warts. *J Invest Dermatol*. 1982; 78(2): 160-164.

304. Nuovo GJ, Lastarria DA, Smith S, et al. Human papillomavirus segregation patterns in genital and nongenital warts in prepubertal children and adults. *Am J Clin Pathol*. 1991; 95(4): 467-474.

305. Kawashima M. Epidermodysplasia verruciformis. *J Dermatol*. 1992; 19(11): 707-709.

306. Obalek S, Favre M, Szymanczyk J, et al. Human papillomavirus(HPV) types specific of epidermodysplasia verruciformis detected in warts induced by HPV3 or HPV3-related types in immunosuppressed patients. *J Invest Dermatol*. 1992; 98(6): 936-941.

307. Kimura S, Komatsu T, Ohyama K. Common and plantar warts with trichilemmal keratinization-like keratinizing process: a possible existence of pseudo-trichilemmal keratinization. *J Cutan Pathol*. 1982; 9(6): 391-395.

308. Aiba S, Rokugo M, Tagami H. Immunohistologic analysis of the phenomenon of spontaneous regression of numerous flat warts. *Cancer*. 1986; 58(6): 1246-1251.

309. Iwatsuki K, Tagami H, Takigawa M, Yamada M. Plane warts under spontaneous regression. Immunopathologic study on cellular constituents leading to the inflammatory reaction. *Arch Dermatol*. 1986; 122(6): 655-659.

310. Mullink H, Jiwa NM, Walboomers JM, et al. Demonstration of changes in cytokeratin expression in condylomata accuminata in relation to the presence of human papilloma virus as shown by a combination of immunohistochemistry and in situ hybridization. *Am J Dermatopathol*. 1991; 13(6): 530-537.

311. Inaba Y, Egawa K, Yoshimura K, Ono T. Demonstration of human papillomavirus type 1 DNA in a wart with bowenoid histologic changes. *Am J Dermatopathol*. 1993; 15(2): 172-175.

312. Phillips ME, Ackerman AB. "Benign" and "malignant" neoplasms associated with verrucae vulgares. *Am J Dermatopathol*. 1982; 4(1): 61-84.

313. Dhillon I, Zouzias D, Geronemus R. Invasive squamous cell carcinoma in a patient with epidermodysplasia verruciformis. *J Dermatol Surg Oncol*. 1991; 17(3): 300-302.

314. Jacyk WK, Dreyer L, de Villiers EM. Seborrheic keratoses of black patients with epidermodysplasia verruciformis contain human papillomavirus DNA. *Am J Dermatopathol*. 1993; 15(1): 1-6.

315. Majewski S, Jablonska S. Do epidermodysplasia verruciformis human papillomaviruses contribute to malignant and benign epidermal proliferations? *Arch Dermatol*. 2002; 138(5): 649-654.

316. Proby CM, Churchill L, Purkis PE, et al. Keratin 17 expression as a marker for epithelial transformation in viral warts. *Am J Pathol*. 1993; 143(6): 1667-1678.

317. Coloe J, Burkhart CN, Morrell DS. Molluscum contagiosum: what's new and true? *Pediatr Ann*. 2009; 38(6): 321-325.

318. Smith KJ, Skelton H. Molluscum contagiosum: recent advances in pathogenic mechanisms, and new therapies. *Am J Clin Dermatol*. 2002; 3(8): 535-545.

319. Brown J, Janniger CK, Schwartz RA, Silverberg NB. Childhood molluscum contagiosum. *Int J Dermatol*. 2006; 45(2): 93-99.

320. Connell CO, Oranje A, Van Gysel D, Silverberg NB. Congenital molluscum contagiosum: report of four cases and review of the literature. *Pediatr Dermatol*. 2008; 25(5): 553-556.

321. Sutton JS, Burnett JW. Ultrastructural changes in dermal and eipidermal cells of skin infected with Molluscum contagiosum virus. *J Ultrastruct Res*. 1969; 26(3): 177-196.

322. Cribier B, Scrivener Y, Grosshans E. Molluscum contagiosum: histologic patterns and associated lesions. A study of 578 cases. *Am J Dermatopathol*. 2001; 23(2): 99-103.

323. Ackerman AB, Tanski EV. Pseudoleukemia cutis: report of a case in association with molluscum contagiosum. *Cancer*. 1977; 40(2): 813-817.

324. Guitart J, Hurt MA. Pleomorphic T-cell infiltrate associated with molluscum contagiosum. *Am J Dermatopathol*. 1999; 21(2): 178-180.

325. Naert F, Lachapelle JM. Multiple lesions of molluscum contagiosum with metaplastic ossification. *Am J Dermatopathol*. 1989; 11(3): 238-241.

326. Gnann JW Jr, Whitley RJ. Clinical practice. Herpes zoster. *N Engl J Med*. 2002; 347(5): 340-346.

327. Molin L. Aspects of the natural history of her-

pes zoster. A follow-up investigation of out-patient material. *Acta Derm Venereol*. 1969; 49(6): 569-583.

328. Merselis JG Jr, Kaye D, Hook EW. Disseminated herpes zoster. A report of 17 cases. *Arch Int Med*. 1964; 113: 679-686.

329. McSorley J, Shapiro L, Brownstein MH, Hsu KC. Herpes simplex and varicella-zoster: comparative histopathology of 77 cases. *Int J Dermatol*. 1974; 13(2): 69-75.

330. Leinweber B, Kerl H, Cerroni L. Histopathologic features of cutaneous herpes virus infections(herpes simplex, herpes varicella/zoster): a broad spectrum of presentations with common pseudolymphomatous aspects. *Am J Surg Pathol*. 2006; 30(1): 50-58.

331. Herman LE, Harawi SJ, Ghossein RA, Kurban AK. Folliculitis. A clinicopathologic review. *Pathol Annu*. 1991; 26(Pt 2): 201-246.

332. Ramdial PK, Naidoo DK. Drug-induced cutaneous pathology. *J Clin Pathol*. 2009; 62(6): 493-504.

333. Vollmer RT. Demodex-associated folliculitis. *Am J Dermatopathol*. 1997; 18: 589-591. 334. McCalmont TH, Althemus D, Maurer T, Berger TG. Eosinophilic folliculitis: the histologic spectrum. *Am J Dermatopathol*. 1996; 17: 439-446.

335. Ramdial PK, Morar N, Dlova NC, Aboobaker J. HIV-associated eosinophilic folliculitis in an infant. *Am J Dermatopathol*. 1999; 21(3): 241-246.

336. Arai E, Okubo H, Tsuchida T, et al. Pseudolymphomatous folliculitis: a clinicopathologic study of 15 cases of cutaneous pseudolymphoma with follicular invasion. *Am J Surg Pathol*. 1999; 23(11): 1313-1319.

337. Chang SN, Chun SI, Moon TK, Park WH. Solitary sclerotic fibroma of the skin: degenerated sclerotic change of inflammatory conditions, especially folliculitis. *Am J Dermatopathol*. 2000; 22(1): 22-25.

338. Heller DS, Haefner HK, Hameed M, Lieberman RW. Vulvar hidradenitis suppurativa. Immunohistochemical evaluation of apocrine and eccrine involvement. *J Reprod Med*. 2002; 47(9): 695-700.

339. Jemec GB. Hidradenitis suppurativa. *J Cutan Med Surg*. 2003; 7(1): 47-56.

340. Mitchell KM, Beck DE. Hidradenitis suppurativa. *Surg Clin North Am*. 2002; 82(6): 1187-1197.

341. Alikhan A, Lynch PJ, Eisen DB. Hidradenitis suppurativa: a comprehensive review. *J Am Acad Dermatol*. 2009; 60(4): 539-561 [quiz 62-63].

342. Buimer MG, Wobbes T, Klinkenbijl JH. Hidradenitis suppurativa. *Br J Surg*. 2009; 96(4): 350-360.

343. Barbagallo J, Tager P, Ingleton R, et al. Cutaneous tuberculosis: diagnosis and treatment. *Am J Clin Dermatol*. 2002; 3(5): 319-328.

344. Bravo FG, Gotuzzo E. Cutaneous tuberculosis. *Clin Dermatol*. 2007; 25(2): 173-180.

345. Marcoval J, Servitje O, Moreno A, et al. Lupus vulgaris. Clinical, histopathologic, and bacteriologic study of 10 cases. *J Am Acad Dermatol*. 1992; 26(3 Pt 2): 404-407.

346. Victor T, Jordaan HF, Van Niekerk DJ, et al. Papulonecrotic tuberculid. Identification of *Mycobacterium tuberculosis* DNA by polymerase chain reaction. *Am J Dermatopathol*. 1992; 14(6): 491-495.

347. Jordaan HF, Schneider JW, Schaaf HS, et al. Papulonecrotic tuberculid in children. A report of eight patients. *Am J Dermatopathol*. 1996; 18(2): 172-185.

348. Jordaan HF, Van Niekerk DJ, Louw M. Papu-lonecrotic tuberculid. A clinical, histopatho-logical, and immunohistochemical study of 15 patients. *Am J Dermatopathol*. 1994; 16(5): 474-485.

349. Hara K, Tsuzuki T, Takagi N, Shimokata K. Nodular granulomatous phlebitis of the skin: a fourth type of tuberculid. *Histopathology*. 1997; 30(2): 129-134.

350. Beyt BE Jr, Ortbals DW, Santa Cruz DJ, et al. Cutaneous mycobacteriosis: analysis of 34 cases with a new classification of the disease. *Medicine(Baltimore)*. 1981; 60(2): 95-109.

351. Santa Cruz DJ, Strayer DS. The histologic spectrum of the cutaneous mycobacterioses. *Hum Pathol*. 1982; 13(5): 485-495.

352. Saxe N. Mycobacterial skin infections. *J Cutan Pathol*. 1985; 12(3-4): 300-312.

353. Elston D. Nontuberculous mycobacterial skin infections: recognition and management. *Am J Clin Dermatol*. 2009; 10(5): 281-285.

354. Bhatia AS, Katoch K, Narayanan RB, et al. Clinical and histopathological correlation in the classification of leprosy. *Int J Lepr Other Mycobact Dis*. 1993; 61(3): 433-438.

355. Torres P, Camarena JJ, Gomez JR, et al. Comparison of PCR mediated amplification of DNA and the classical methods for detection of *Mycobacterium leprae* in different types of clinical samples in leprosy patients and contacts. *Lepr Rev*. 2003; 74(1): 18-30.

356. Porichha D, Misra AK, Dhariwal AC, et al. Ambiguities in leprosy histopathology. *Int J Lepr Other Mycobact Dis*. 1993; 61(3): 428-432.

357. Kaur I, Dogra S, De D, Saikia UN. Histoid leprosy: a retrospective study of 40 cases from India. *Br J Dermatol*. 2009; 160(2): 305-310.

358. Sehgal VN, Srivastava G, Singh N. Histoid leprosy: histopathological connotations' relevance in contemporary context. *Am J Dermatopathol*. 2009; 31(3): 268-271.

359. Jordaan HF, Louw M. The moth-eaten alopecia of secondary syphilis. A histopathological study of 12 patients. *Am J Dermatopathol*. 1995; 17(2): 158-162.

360. Alessi E, Innocenti M, Ragusa G. Secondary syphilis. Clinical morphology and histopathology. *Am J Dermatopathol*. 1983; 5(1): 11-17.

361. McBroom RL, Styles AR, Chiu MJ, et al. Secondary syphilis in persons infected with and not infected with HIV-1: a comparative immunohistologic study. *Am J Dermatopathol*. 1999; 21: 432-441.

362. Hoang MP, High WA, Molberg KH. Secondary syphilis: a histologic and immunohistochemical evaluation. *J Cutan Pathol*. 2004; 31(9): 595-599.

363. Martin-Ezquerra G, Fernandez-Casado A, Barco D, et al. *Treponema pallidum* distribution patterns in mucocutaneous lesions of primary and secondary syphilis: an immunohistochemical and ultrastructural study. *Human Pathol*. 2009; 40(5): 624-630.

364. Liu H, Rodes B, Chen CY, Steiner B. New tests for syphilis: rational design of a PCR method for detection of *Treponema pallidum* in clinical specimens using unique regions of the DNA polymerase I gene. *J Clin Microbiol*. 2001; 39(5): 1941-1946.

365. Baumgarten JM, Montiel NJ, Sinha AA. Lyme disease—part 1: epidemiology and etiology. *Cutis*. 2002; 69: 349-352.

366. Mullegger RR, Glatz M. Skin manifestations of lyme borreliosis: diagnosis and management. *Am J Clin Dermatol*. 2008; 9(6): 355-368.

367. Edlow JA. Erythema migrans. *Med Clin North Am*. 2002; 86(2): 239-260.

368. Abele DC, Anders KH. The many faces and phases of borreliosis. I. Lyme disease. *J Am Acad Dermatol*. 1990; 23(2 Pt 1): 167-186.

369. Abele DC, Anders KH. The many faces and phases of borreliosis II. *J Am Acad Dermatol*. 1990; 23(3 Pt 1): 401-410.

370. Asbrink E. Cutaneous manifestations of Lyme borreliosis. Clinical definitions and differential diagnoses. *Scand J Infect Dis Suppl*. 1991; 77: 44-50.

371. Montiel NJ, Baumgarten JM, Sinha AA. Lyme disease—part II: clinical features and treatment. *Cutis*. 2002; 69(6): 443-448.

372. Berger BW, Clemmensen OJ, Ackerman AB. Lyme disease is a spirochetosis. A review of the disease and evidence for its cause. *Am J Dermatopathol*. 1983; 5(2): 111-124.

373. Nocton JJ, Dressler F, Rutledge BJ, et al. Detection of Borrelia burgdorferi DNA by polymerase chain reaction in synovial fluid from patients with Lyme arthritis. *N Engl J Med*. 1994; 330(4): 229-234.

374. Aberer E, Stanek G. Histological evidence for spirochetal origin of morphea and lichen sclerosus et atrophicans. *Am J Dermatopathol*. 1987; 9(5): 374-379.

375. Malane MS, Grant-Kels JM, Feder HM Jr, Luger SW. Diagnosis of Lyme disease based on dermatologic manifestations. *Ann Int Med*. 1991; 114(6): 490-498.

376. Graham JH, Johnson WC, Burgoon CF Jr, Helwig EB. Tinea capitis. A histopathological and histochemical study. *Arch Dermatol*. 1964; 89: 528-544.

377. Smith KJ, Neafie RC, Skelton HG 3rd, et al. Majocchi's granuloma. *J Cutan Pathol*. 1991; 18(1): 28-35.

378. Andrews RM, McCarthy J, Carapetis JR, Currie BJ. Skin disorders, including pyoderma, scabies, and tinea infections. *Pediatr Clin North Am*. 2009; 56(6): 1421-1440.

379. Lemos LB, Baliga M, Guo M. Blastomycosis: the great pretender can also be an opportunist. Initial clinical diagnosis and underlying diseases in 123 patients. *Ann Diagn Pathol*. 2002; 6(3): 194-203.

380. Lemos LB, Guo M, Baliga M. Blastomycosis: organ involvement and etiologic diagnosis. A review of 123 patients from Mississippi. *Ann Diagn Pathol*. 2000; 4(6): 391-406.

381. Bonifaz A, Carrasco-Gerard E, Saul A. Chromoblastomycosis: clinical and mycologic experience of 51 cases. *Mycoses*. 2001; 44(1-2): 1-7.

382. Minotto R, Bernardi CD, Mallmann LF, et al. Chromoblastomycosis: a review of 100 cases in the state of Rio Grande do Sul, Brazil. *J Am Acad Dermatol*. 2001; 44(4): 585-592.

383. Queiroz-Telles F, Esterre P, Perez-Blanco M, et al. Chromoblastomycosis: an overview of clinical manifestations, diagnosis and treatment. *Med Mycol*. 2009; 47(1): 3-15.

384. Azulay RD, Serruya J. Hematogenous dissemination in chromoblastomycosis. Report of a generalized case. *Arch Dermatol*. 1967; 95(1): 57-60.

385. Kempson RL, Sternberg WH. Chronic subcutaneous abscesses caused by pigmented fungi, a lesion distinguishable from cutaneous chromoblastomycosis. *Am J Clin Pathol*. 1963; 39: 598-606.

386. Epstein E. Silica granuloma of the skin. *Arch Dermatol*. 1955; 71: 24-35.

387. Newcomer VD, Graham JH, Schaffert RR, Kaplan L. Sclerosing lipogranuloma resulting from exogenous lipids. *AMA Arch Dermatol*. 1956; 73(4): 361-372.

388. Shelley WB, Hurley HJ. The pathogenesis of silica granulomas in man: a non-allergic collidial phenomenon. *J Invest Dermatol*. 1960;

34: 107-123.

389. Helwig EB. Chemical(beryllium) granulomas of skin. *Mil Surg*. 1951; 109(4): 540-558.

390. Chong H, Brady K, Metze D, Calonje E. Persistent nodules at injection sites (aluminium granuloma)—clinicopathological study of 14 cases with a diverse range of histological reaction patterns. *Histopathology*. 2006; 48(2): 182-188.

391. Ruocco E, Sangiuliano S, Gravina AG, et al. Pyoderma gangrenosum: an updated review. *J Eur Acad Dermatol Venereol*. 2009; 23(9): 1008-1017.

392. Powell FC, Schroeter AL, Su WP, Perry HO. Pyoderma gangrenosum: a review of 86 patients. *Q J Med*. 1985; 55(217): 173-186.

393. Wilson-Jones E, Winkelmann RK. Superficial granulomatous pyoderma: a localized vegetative form of pyoderma gangrenosum. *J Am Acad Dermatol*. 1988; 18(3): 511-521.

394. Mehta RK, Burrows NP, Payne CM, et al. Elastosis perforans serpiginosa and associated disorders. *Clin Exp Dermatol*. 2001; 26(6): 521-524.

395. Golitz L. Follicular and perforating disorders. *J Cutan Pathol*. 1985; 12(3-4): 282-288.

396. Reed RJ, Clark WH, Mihm MC. The cutaneous elastoses. *Hum Pathol*. 1973; 4(2): 187-199.

397. Millard PR, Young E, Harrison DE, Wojnarowska F. Reactive perforating collagenosis: light, ultrastructural and immunohistological studies. *Histopathology*. 1986; 10(10): 1047-1056.

398. Patterson JW. The perforating disorders. *J Am Acad Dermatol*. 1984; 10(4): 561-581.

399. Poliak SC, Lebwohl MG, Parris A, Prioleau PG. Reactive perforating collagenosis associated with diabetes mellitus. *N Engl J Med*. 1982; 306(2): 81-84.

400. Sehgal VN, Jain S, Thappa DM, et al. Perforating dermatoses: a review and report of four cases. *J Dermatol*. 1993; 20(6): 329-340.

401. White CR Jr, Heskel NS, Pokorny DJ. Perforating folliculitis of hemodialysis. *Am J Dermatopathol*. 1982; 4(2): 109-116.

402. Hood AF, Hardegen GL, Zarate AR, et al. Kyrle's disease in patients with chronic renal failure. *Arch Dermatol*. 1982; 118(2): 85-88.

403. Finger RP, Charbel Issa P, Ladewig MS, et al. Pseudoxanthoma elasticum: genetics, clinical manifestations and therapeutic approaches. *Surv Ophthalmol*. 2009; 54(2): 272-285.

404. Hu X, Plomp A, Wijnholds J, et al. ABCC6/MRP6 mutations: further insight into the molecular pathology of pseudoxanthoma elasticum. *Eur J Hum Genet*. 2003; 11(3): 215-224.

405. Ohtani T, Furukawa F. Pseudoxanthoma elasticum. *J Dermatol*. 2002; 29(10): 615-620.

406. Li Q, Jiang Q, Pfendner E, et al. Pseudoxanthoma elasticum: clinical phenotypes, molecular genetics and putative pathomechanisms. *Exp Dermatol*. 2009; 18(1): 1-11.

407. Niepomniszcze H, Amad RH. Skin disorders and thyroid diseases. *J Endocrinol Invest*. 2001; 24(8): 628-638.

408. Rapoport B, Alsabeh R, Aftergood D, McLachlan SM. Elephantiasic pretibial myxedema: insight into and a hypothesis regarding the pathogenesis of the extrathyroidal manifestations of Graves' disease. *Thyroid*. 2000; 10(8): 685-692.

409. Farmer ER, Hambrick GW Jr, Shulman LE. Papular mucinosis. A clinicopathologic study of four patients. *Arch Dermatol*. 1982; 118(1): 9-13.

410. Hempstead RW, Ackerman AB. Follicular mucinosis. A reaction pattern in follicular epithelium. *Am J Dermatopathol*. 1985; 7(3): 245-257.

411. Hierholzer K, Finke R. Myxedema. *Kidney Int Suppl*. 1997; 59: S82-S89.

412. Jackson EM, English JC 3rd. Diffuse cutaneous mucinoses. *Dermatol Clin*. 2002; 20(3): 493-501.

413. Johnson WC, Graham JH, Helwig EB. Cutaneous myxoid cyst. A clinicopathological and histochemical study. *JAMA*. 1965; 191: 15-20.

414. Johnson WC, Helwig EB. Cutaneous focal mucinosis. A clinicopathological and histochemical study. *Arch Dermatol*. 1966; 93(1): 13-20.

415. Mehregan DA, Gibson LE, Muller SA. Follicular mucinosis: histopathologic review of 33 cases. *Mayo Clinic Proc*. 1991; 66(4): 387-390.

416. Reed RJ, Clark WH, Mihm MC. The cutaneous mucinoses. *Hum Pathol*. 1973; 4(2): 201-205.

417. Rongioletti F, Rebora A. Updated classification of papular mucinosis, lichen myxedematosus, and scleromyxedema. *J Am Acad Dermatol*. 2001; 44(2): 273-281.

418. Brown HA, Gibson LE, Pujol RM, et al. Primary follicular mucinosis: long-term follow-up of patients younger than 40 years with and without clonal T-cell receptor gene rearrangement. *J Am Acad Dermatol*. 2002; 47(6): 856-862.

419. Cerroni L, Fink-Puches R, Back B, Kerl H. Follicular mucinosis: a critical reappraisal of clinicopathologic features and association with mycosis fungoides and Sezary syndrome. *Arch Dermatol*. 2002; 138(2): 182-189.

420. Carney JA, Headington JT, Su WP. Cutaneous myxomas. A major component of the complex of myxomas, spotty pigmentation, and endocrine overactivity. *Arch Dermatol*. 1986; 122(7): 790-798.

421. Brown J, Winkelmann RK. Acanthosis nigricans: a study of 90 cases. *Medicine (Baltimore)*. 1968; 47(1): 33-51.

422. Stuart CA, Driscoll MS, Lundquist KF, et al. Acanthosis nigricans. *J Basic Clin Physiol Pharmacol*. 1998; 9(2-4): 407-418.

423. Reference deleted in proofs.

424. Taylor SI, Arioglu E. Syndromes associated with insulin resistance and acanthosis nigricans. *J Basic Clin Physiol Pharmacol*. 1998; 9(2-4): 419-439.

425. Ellis DL, Kafka SP, Chow JC, et al. Melanoma, growth factors, acanthosis nigricans, the sign of Leser-Trelat, and multiple acrochordons. A possible role for alpha-transforming growth factor in cutaneous paraneoplastic syndromes. *N Engl J Med*. 1987; 317(25): 1582-1587.

426. Torley D, Bellus GA, Munro CS. Genes, growth factors and acanthosis nigricans. *Br J Dermatol*. 2002; 147(6): 1096-1101.

427. Ahn W, Lee MG, Kim KH, Muallem S. Multiple effects of SERCA2b mutations associated with Darier's disease. *J Biol Chem*. 2003; 278(23): 20795-20801.

428. Sakuntabhai A, Burge S, Monk S, Hovnanian A. Spectrum of novel ATP2A2 mutations in patients with Darier's disease. *Hum Mol Genet*. 1999; 8(9): 1611-1619.

429. O' Malley MP, Haake A, Goldsmith L, Berg D. Localized Darier disease. Implications for genetic studies. *Arch Dermatol*. 1997; 133(9): 1134-1138.

430. Gottlieb SK, Lutzner MA. Darier's disease. An electron microscopic study. *Arch Dermatol*. 1973; 107(2): 225-230.

431. Gottlieb GJ, Ragaz A, Vogel JV, et al. A preliminary communication on extensively disseminated Kaposi's sarcoma in young homosexual men. *Am J Dermatopathol*. 1981; 3(2): 111-114.

432. Francis N. Non-neoplastic, cutaneous and mucocutaneous manifestations of HIV infection. *Histopathology*. 1993; 23(4): 297-305.

433. Grayson W. The HIV-positive skin biopsy. *J Clin Pathol*. 2008; 61(7): 802-817.

434. Harawi SJ, Ghossein RA, Kurban RS, Kurban AK. Cutaneous diseases associated with HIV infection. *Pathol Ann*. 1991; 26(Pt 1): 265-309.

435. Balslev E, Thomsen HK, Weismann K. Histopathology of acute human immunodeficiency virus exanthema. *J Clin Pathol*. 1990; 43(3): 201-202.

436. Brehmer-Andersson E, Torssander J. The exanthema of acute(primary) HIV infection. Identification of a characteristic histopathological picture? *Acta Derm Venereol*. 1990; 70(1): 85-87.

437. Hevia O, Jimenez-Acosta F, Ceballos PI, et al. Pruritic papular eruption of the acquired immunodeficiency syndrome: a clinicopathologic study. *J Am Acad Dermatol*. 1991; 24(2 Pt 1): 231-235.

438. Farthing CF, Staughton RC, Rowland Payne CM. Skin disease in homosexual patients with acquired immune deficiency syndrome(AIDS) and lesser forms of human T cell leukaemia virus(HTLV III) disease. *Clin Exp Dermatol*. 1985; 10(1): 3-12.

439. Penneys NS, Hicks B. Unusual cutaneous lesions associated with acquired immunodeficiency syndrome. *J Am Acad Dermatol*. 1985; 13(5 Pt 1): 845-852.

440. Muhlemann MF, Anderson MG, Paradinas FJ, et al. Early warning skin signs in AIDS and persistent generalized lymphadenopathy. *Br J Dermatol*. 1986; 114(4): 419-424.

441. Rosenthal D, LeBoit PE, Klumpp L, Berger TG. Human immunodeficiency virus-associated eosinophilic folliculitis. A unique dermatosis associated with advanced human immunodeficiency virus infection. *Arch Dermatol*. 1991; 127(2): 206-209.

442. Munoz E, Valks R, Fernandez-Herrera J, Fraga J. Herpetic syringitis associated with eccrine squamous syringometaplasia in HIV-positive patients. *J Cutan Pathol*. 1997; 24(7): 425-428.

443. Mathes BM, Douglass MC. Seborrheic dermatitis in patients with acquired immunodeficiency syndrome. *J Am Acad Dermatol*. 1985; 13(6): 947-951.

444. Soeprono FF, Schinella RA, Cockerell CJ, Comite SL. Seborrheic-like dermatitis of acquired immunodeficiency syndrome. A clinicopathologic study. *J Am Acad Dermatol*. 1986; 14(2 Pt 1): 242-248.

445. Siegal FP, Lopez C, Hammer GS, et al. Severe acquired immunodeficiency in male homosexuals, manifested by chronic perianal ulcerative herpes simplex lesions. *N Engl J Med*. 1981; 305(24): 1439-1444.

446. Hoppenjans WB, Bibler MR, Orme RL, Solinger AM. Prolonged cutaneous herpes zoster in acquired immunodeficiency syndrome. *Arch Dermatol*. 1990; 126(8): 1048-1050.

447. Jacobson MA, Berger TG, Fikrig S, et al. Acyclovir-resistant varicella zoster virus infection after chronic oral acyclovir therapy in patients with the acquired immunodeficiency syndrome(AIDS). *Ann Int Med*. 1990; 112(3): 187-191.

448. McNutt NS, Kindel S, Lugo J. Cutaneous manifestations of measles in AIDS. *J Cutan Pathol*. 1992; 19(4): 315-324.

449. Rolighed J, Sorensen IM, Jacobsen NO, Lindeberg H. The presence of HPV types 6/11, 13, 16 and 33 in bowenoid papulosis in an HIV-positive male, demonstrated by DNA in situ hybridization. *APMIS*. 1991; 99(7): 583-585.

450. Smith KJ, Yeager J, Skelton HG. Histologically distinctive papular neutrophilic xanthomas in HIV-1 + patients. *Am J Surg Pathol*. 1997; 21(5): 545-549.

皮肤肿瘤和肿瘤样疾病

Steven D. Billings 著　苏　静 译　柳剑英 校

皮肤并非像一般人认为的那么简单，它是一个组织构成相当复杂的器官。皮肤发生的结节性病变（错构瘤样、反应性和肿瘤性）比其他任何器官发生的都要多。例如，仅小汗腺就有 10 种或更多、具有不同组织学特征的腺瘤。由于皮肤病变多样，加上一百多年来各种文献中积累了大量的描述性资料（涉及临床、组织学、组织化学、免疫组织化学和超微结构），其命名混乱。作为一本外科病理学广泛涵盖各专业的教科书，由于篇幅局限，本章在段落划分、趣味性和精确性等方面不可能做到尽善尽美。本章将详细讨论较常见的病变，对少见的病变则提供相关的参考文献。

大多数真皮发生的间叶性肿瘤放在软组织一章中讨论，本章只介绍好发或仅发生于皮肤的间叶性肿瘤。

表皮

脂溢性角化病

脂溢性角化病（seborrheic keratosis）是常见的、良性、色素沉着性、以基底鳞状细胞增生为主的病变，主要发生于成人的躯干部，可以单发，也可以多发。如果脂溢性角化病突然出现，或其病变数量迅速增加和体积迅速增大并伴有内脏恶性肿瘤，则称为 Leser-Trélat 征（Leser-Trélat sign）[1]。

大体上，脂溢性角化病的病变常突出于皮肤表面，质软、颜色深浅不一，呈棕色到黑色。临床上，有显著色素沉着的单发性脂溢性角化病易与恶性黑色素瘤混淆。

显微镜下，脂溢性角化病中可见表皮基底细胞的数量显著增多，这可能是基底细胞成熟缺陷所致。棘皮病型最常见，表现为肥厚性基底层细胞增生伴散在的假性角质囊肿（图 3.1）。有些基底细胞内含有黑色素，它们是由相邻的黑色素细胞转运而来的。脂溢性角化病的其他组织学变异型包括：角化过度型、腺样型、棘细胞松解型[2]和促纤维组织增生型。后者可以与浸润性鳞状细胞癌相似[3]。银屑病样角化病（psoriasiform keratosis）是近年报道的一种病变，兼有脂溢性角化病和银屑病两者的特征，但其病变性质尚待确定[4-5]。

免疫组织化学显示，脂溢性角化病的鳞状细胞表达不同程度的低分子量角蛋白；但通常不表达高分子量角蛋白[6-7]。

在激惹型脂溢性角化病（irritated seborrheic keratosis），可见明显的鳞状上皮化生，它们常形成所谓的鳞状上皮旋涡（squamous eddies），据推测这种表现起源于毛囊开口部，不要将其过诊断为基底鳞状细胞癌[8]。激惹型脂溢性角化病似乎与HPV感染无关[9]。不过，HPV可见于疣状表皮结构不良患者的脂溢性角化病样病变中[10-11]，也可见于伴有 Bowen 样改变的脂溢性角化病中[12-13]，后者可能是湿疣而非真正的脂溢性角化病[14]。

多种恶性皮肤肿瘤（特别是基底细胞癌）的周边或附近可见脂溢性角化病[15]。脂溢性角化病的遗传学稳定，但常有 *FGFR3-RAS-* 促分裂原活化蛋白激酶（mitogen-activated protein kinase, MAPK）通路的多个癌基因突变，一般没有抑癌基因改变[16]。

良性苔藓样角化病

良性苔藓样角化病（lichenoid keratosis）（又称为苔藓样角化病、扁平苔藓样角化病）为孤立性病变，最常发生于中老年人的躯干和四肢。良性苔藓样角化病临床上常与基底细胞癌混淆。显微镜下，良性苔藓样角化病的表现与扁平苔藓相似，可见表皮棘层肥厚伴角化过度和颗粒层增厚，致密的苔藓样淋巴细胞浸润伴界面改变，类似于扁平苔藓[17]。

软垂疣

软垂疣（acrochordon）是一种常见的、无关紧要的、纤维上皮增生病变的理想名称，又被称为纤维上皮性乳头状瘤、纤维上皮性息肉、软纤维瘤和皮赘。正如上述各种名称所示，软垂疣是一种息肉样病变，由多少不一的间质增生构成，其被覆表皮呈乳头状瘤样增生。诊断线索之一是其下方真皮缺乏附属器结构。

这种外生性、纤维上皮性病变有一种独特的变异型，被称为获得性（指/趾）纤维角皮瘤［acquired (digital) fibrokeratoma］。其特征是胶原性突起表面被覆角化过度的表皮，通常发生于指（趾）关节周围，有时也发生于其他部位[18]。

光化性角化病

在日光暴露部位的表皮，主要由于近紫外光线照射，可逐步发生萎缩、增生，最终可能发生异型增生，即光化性角化病（actinic keratosis）[19]。"老年性"角化病常被用作同义语，但并不恰当。光化性角化病在肾移植受者中发生率较高，尤其好发于唇部[20]。组织学上，正如 Pinkus 在其经典文章中描述的[21]，病变累及毛囊间区表皮，很少累及毛囊和汗腺导管表皮内段。在光化性角化病，表皮角质层常被角化不全性鳞屑取代，鳞屑的过度产生和堆积可以形成皮角。除了毛孔及其周围区域，表皮颗粒层通常缺如。生发层成熟失序，可见单个异型性角化不良细胞（图 3.2）。光化性角化病的变异型包括：类似早期基底细胞癌的基底样增生，类似扁平苔藓的真皮表皮界面改变（良性苔藓样角化病），因基底层上棘细

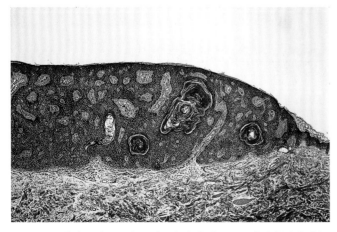

图 3.1　一位资深病理医师的脂溢性角化病，可见伴有轻度色素沉着，可见假性角质囊肿

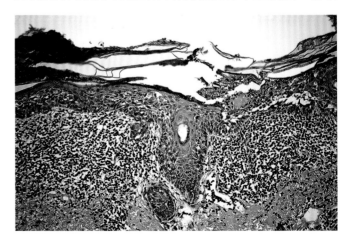

图 3.2　**光化性角化病**。注意角化过度、生发层中度异型性和真皮层炎症浸润

胞松解产生疱而类似于寻常型天疱疮，显著异型的鳞状细胞贯穿生发层（Bowen 样光化性角化病），以及出现大而透明的非典型性细胞（Paget 样光化性角化病）[22]。基底层黑色素细胞也可参与增生并出现非典型性，导致光化性角化病和光化性黑变病共存，这种现象并不少见，临床上表现为重度色素沉着性病变[23]。

在光化性角化病，真皮乳头常有慢性炎症和弹力纤维的显著嗜碱性变（日光性弹力纤维增生症）。在旺炽性光化性角化病中，非典型性上皮增生形成伸入真皮的不规则棘细胞皮突，还可以沿外毛根鞘向深部拓展。这种病例必然要与表浅浸润性鳞状细胞癌鉴别。

p53 蛋白堆积可能是基因突变的结果，几乎 3/4 的光化性角化病病例中存在 p53 蛋白过表达，并且与病变非典型性程度相关[24]。遗传学上，50% 的病例有 *TP53* 基因突变，低于皮肤鳞状细胞癌[25]。*TP53* 突变主要是胞嘧啶突变为胸腺嘧啶（C → T），与紫外线辐射损伤有关[25]。此外，染色体多位点杂合性缺失常见[26-27]。光化性角化病发展为鳞状细胞癌可能是由 INK4A（p16）基因失活介导的[28]。

对光化性角化病可以采用多种方法治疗，包括冷冻、表浅刮除、抗肿瘤药物化疗以及手术切除。只有对旺炽型和浸润型以及那些对 5- 氟尿嘧啶无反应的病例，才需要手术这样的根治方法[29]。

皮角

皮角（cutaneous horn）是传统的描述性用语，是指主要由角化物质构成的突出于皮面的病变，其外形似角[30]。皮角的病变可以巨大，极似动物犄角[31]。临床上，皮角可以由各种各样的疾病导致；因此，皮角不应被用作病理诊断术语。大多数皮角是由光化性角化病所致，有些则为疣、脂溢性角化病、翻转性毛囊角化病或鳞状细胞癌[32]。其角化方式通常是表皮型的，偶尔其也有外毛根鞘特征（即含有深红色颗粒）。如果有后者表现，则称为外毛根鞘角化病、疣状外毛根鞘瘤或外毛根鞘皮角[33-34]。

Bowen 病

Bowen 病（Bowen disease）是皮肤鳞状细胞原位癌的一种形式，其临床表现为惰性、鳞屑性红色斑块，主要发生于非慢性日光暴露部位的皮肤（图 3.3）。组织学上，Bowen 病病变表现为不同程度的非典型性上皮改变，例如，细胞质空泡变性，核深染，多核鳞状细胞，单个细胞角化不良，以及核分裂象增多，包括病理性核分裂象（图 3.4）。其表皮的成熟方式有显著改变（Mib-1 染色可以清楚显现[35]），但几乎总能看到表层细胞有些变扁或形成角质。Bowen 病病变可以累及小汗腺[36]。到充分发展阶段，Bowen 病可以被视为一种皮肤原位癌或一种鳞状表皮内肿瘤。这种概念的支持表现是：Bowen 病存在突变型 p53 蛋白[37-38]，以及流式细胞学研究显示其为明显的非整倍体[39]。应该强调的是，Bowen 病的诊

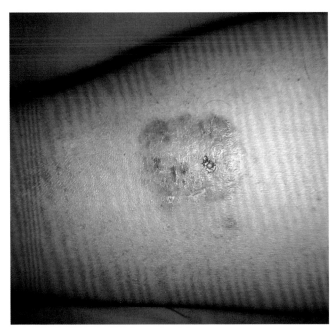

图 3.3　Bowen 病的临床表现。可见轻微隆起性红斑，形状不规则，这样的临床表现符合 Bowen 的最初描述

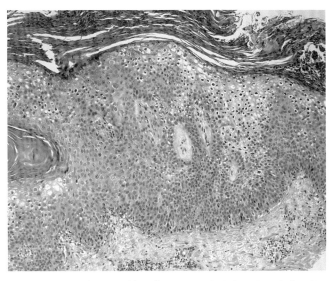

图 3.4　Bowen 病的显微镜下表现。可见表皮全层出现非典型性。本例还有灶状透明细胞变

断是临床病理的综合判断[40]。如果病变的显微镜下改变像 Bowen 病，但位于日光暴露部位，并且具有光化性角化病的临床表现，就不能诊断为 Bowen 病，而应诊断为 **Bowen 样光化性角化病（bowenoid actinic keratosis）**。两者的重要区别在于：光化性角化病在表皮深层有非典型性鳞状细胞，包括基底层；而 Bowen 病则在表皮全层有非典型性鳞状细胞，但基底细胞仍保持完好并呈栅栏状排列。这些不同点在免疫组织化学层面也能显现[41]。

偶尔，Bowen 病的病变呈乳头状外观[42]；也可表现为疣状角化过度；还可以有大而透明的非典型性细胞而似 Paget 病（Paget 样 Bowen 病）[43]；更为罕见的是，后两种病变共存。

一些研究表明，Bowen 病患者的内脏癌症的发生率明显增高[44-45]，但另有研究并未显示这种关联。由于砷可以引起增生性和结构不良性表皮改变，甚或导致浸润性鳞状细胞癌，在 Bowen 病中也曾经寻找该元素，但迄今为止仍无定论[46]。

鳞状细胞癌

一般特征

绝大多数的皮肤鳞状细胞（表皮样）癌都是由光化作用导致的[47-49]，紫外线引起的 *TP53* 基因突变是已提出的发病机制之一（图 3.5）[50]。**鳞状细胞癌（squamous cell carcinoma）**的发病率与皮肤暴露于日光的程度和黑色素的缺乏直接相关。居住在德克萨斯州的、金发碧眼的白人的皮肤癌的发病率比居住在明尼苏达州的人的要高。在黑人中，皮肤鳞状细胞癌非常少见。真正的浸润性鳞状细胞癌在城市居民中少见，而在乡村居民中比较

常见[51]。几乎所有的这种光化导致的肿瘤原先就有或同时存在光化性角化病[52]。

皮肤的鳞状细胞癌也可作为下列疾病的并发症发生：

1. 着色性干皮病：这是一种遗传性疾病，其特征是紫外光照射后的 DNA 的修复能力下降[53-54]。着色性干皮病患者还可以发生基底细胞癌和恶性黑色素瘤。
2. 疣状表皮发育不良：这是一种泛发性病毒性皮肤病[55-56]。
3. 各种类型的皮肤瘢痕：包括烧伤（Marjolin 溃疡）、X 线、大疱性表皮松解症、慢性骨髓炎窦道、脂质渐进性坏死、聚合性痤疮和化脓性汗腺炎[57-64]。
4. 化学性损伤：例如，砷、煤焦油、烟尘和多种油类及其提取物[46]。
5. 免疫功能低下：器官移植受者的癌常伴有严重的光化性角化病，少数伴有泛发性疣[65-66]。已在这些病变中检测出 HPV[67-68]。其临床经过显示有很强的侵袭性[69]。HIV 感染人群发生鳞状细胞癌和基底细胞癌的风险均增高[70]。这些肿瘤倾向于体积较大，分化较低，并且浸润较深[71]。
6. PUVA 治疗的银屑病患者：发病风险与剂量相关[72-73]。
7. 鱼鳞病[74]、表皮痣[75]、汗孔角化症[76]和先天性淋巴水肿[77-78]：这些疾病各有少量病例报道。

Smoller 等[79]的研究显示，"活化的"角化细胞表型——以 ψ-3、外皮蛋白（involucrin）、角质纤丝聚集蛋白（filaggrin）和角蛋白组成的特殊染色模式为特征——是鳞状细胞癌易患状态的共同决定因素。

组织学特征

80% 以上的鳞状细胞癌属于高分化癌，可产生大量角蛋白（图 3.6）。其中部分表现为角化珠，尤其是在分化较好的肿瘤。这些角化珠内的透明角质颗粒一般只有少量或没有。在大多数病例中很容易看到所谓的细

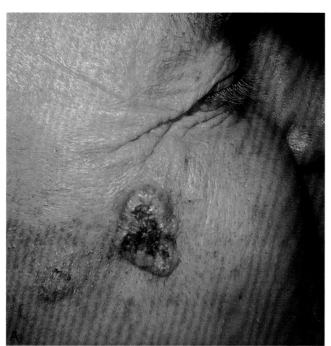

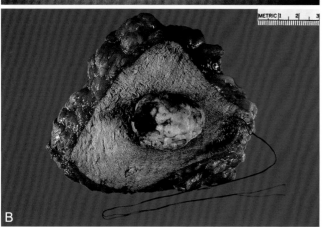

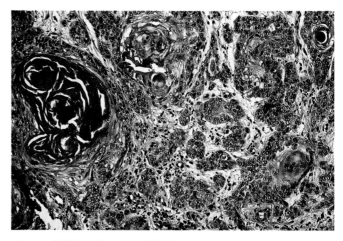

图 3.5 **鳞状细胞癌**。**A**，可见此面部肿瘤表现为中心凹陷，周边环形隆起。**B**，可见此小腿肿瘤呈隆起性表现

图 3.6 深部浸润性、高分化鳞状细胞癌

胞间桥。鳞状细胞癌的生长方式可以为息肉状甚或乳头状[80]，也可以表现深部穿凿特征。有时这些肿瘤呈杯状，似角化棘皮瘤。

真皮浸润是诊断鳞状细胞癌的必要条件，但在早期阶段这可能是非常主观的评估。有些人对这种病变的解释可能是旺炽性光化性角化病，而其他人则认为这是表浅浸润性鳞状细胞癌[81-82]。这反映了一个事实，即光化性角化病和鳞状细胞癌同属一类鳞状细胞肿瘤的变化谱系。幸运的是，这个议题没有多大的实际意义，因为这些交界性病变的治疗和预后在本质上没有区别。

鳞状细胞癌可以伴有非肿瘤性、树突状黑色素细胞成分，一些黑色素颗粒可以被输入肿瘤细胞的细胞质中（色素性鳞状细胞癌）。这种现象也见于基底细胞癌，且在后者更常见[83]。

偶尔，鳞状细胞癌有普遍透明的细胞表现，以至需要与多种附属器肿瘤鉴别[84-85]；当然，这种变化也可能是鳞状细胞癌向外毛根鞘分化的顿挫表现[86]。更为少见的是，鳞状细胞癌可以伴有印戒细胞成分[87]。

免疫组织化学和分子遗传学特征

皮肤的鳞状细胞癌表达高分子量角蛋白、外皮蛋白（一种角质层交叉耦合胞膜蛋白的前体）、上皮细胞膜抗原（EMA），并经常表达癌胚抗原（CEA）和p63[88-91]。低分化的鳞状细胞癌也可表达波形蛋白[92]。与基底细胞癌不同，鳞状细胞癌一般对BerEP4和CD10呈阴性[93-95]。有些瘤巢周围可见基底膜成分环绕，包括层粘连蛋白和Ⅳ型胶原[96]。

近半数病例中有p53蛋白潴留[97]。

90%以上的皮肤鳞状细胞癌有*TP53*基因突变，常见的突变为C→T或CC→TT转化，这是紫外线辐射诱发性突变的标志[98]。在前驱病变光化性角化病以及鳞状细胞癌周边貌似正常的表皮细胞中，经常出现*TP53*基因突变，提示这种遗传学改变是癌变的早期事件[98]。由于*INK4A*基因突变或启动子高甲基化导致的RB/P16信号通路失活似乎也发挥作用[99-100]。近期的研究提示，NF-κB通路的激活对皮肤鳞状细胞癌的恶性表型也有作用[101-103]。*HRAS*和*KRAS*的激活突变分别见于46%和4%～12%的病例[104-105]。据报道，95%的病例伴有E钙黏合素基因*CDH1*的启动子的高甲基化[100]。

其他组织学类型

梭形鳞状细胞癌（spindle squamous cell carcinoma）（又称为化生性肉瘤样鳞状细胞癌）通常发生于日光暴露部位，常见于口唇（图3.7）。其鉴别诊断包括恶性黑色素瘤和非典型性纤维黄色瘤。梭形鳞状细胞癌的肿瘤细胞与表皮基底层相连、有明确的鳞状分化灶以及有高分子量角蛋白的免疫反应性是其最重要的鉴别特征[106-108]。梭形鳞状细胞癌同时表达波形蛋白[109]。如果上皮和肉瘤样成分截然分开，可称为**癌肉瘤（carcinosarcoma）**[110]。

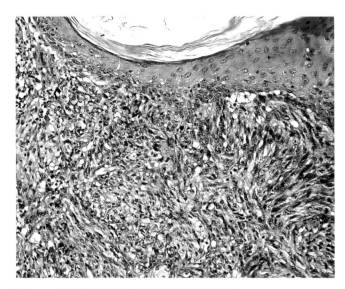

图3.7 伴有梭形细胞化生特征的鳞状细胞癌

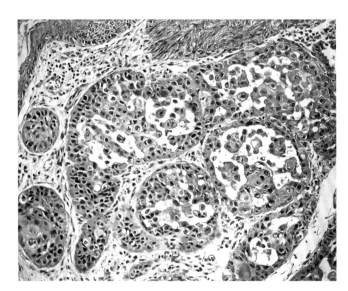

图3.8 腺样（棘细胞松解性）鳞状细胞癌，产生假腺样表现

当皮肤梭形细胞癌和间叶性肿瘤很难区分时，可以采用**皮肤的肉瘤样肿瘤（sarcoma-like tumor of the skin）**这个折中的名称[111]。

腺样（假腺性；棘细胞松解性）鳞状细胞癌［adenoid (pseudoglandular; acantholytic) squamous cell carcinoma］是棘细胞松解的结果，即桥粒缺陷导致的细胞失黏附（图3.8）。有时其形态类似于血管肉瘤（假血管肉瘤样癌）[112-113]。几乎所有病例都发生于日光暴露部位，而且其中许多病例伴有棘细胞松解型光化性角化病。免疫组织化学上，其对细胞黏附分子syndecan-1表达减少[114]。其鉴别诊断包括原发性和转移性腺癌、皮肤真性腺鳞癌（一种少见的侵袭性肿瘤，呈鳞状上皮分化并产生黏液[115-116]）和黏液表皮样癌（一种更少见的肿瘤，可能来源于汗腺）[117]。

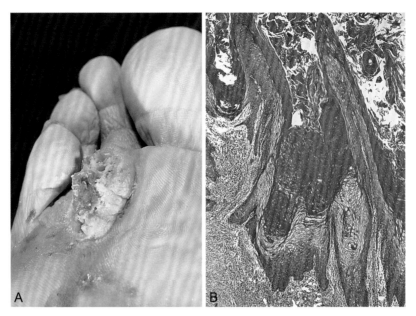

图 3.9 **皮肤疣状癌**。**A**，可见足底病变的典型表现。**B**，可见乳头状瘤样生长伴角化过度，向下方真皮内推挤性浸润（Courtesy of Dr Daniel Santa Cruz, St. Louis.）

疣状癌（verrucous carcinoma）是一种分化极好的鳞状细胞癌，在皮肤也称为**穿掘性上皮瘤**（epithelioma cuniculatum）[118-119]。其大体表现为溃疡性、蕈样或息肉样肿块，并可形成开口于皮肤表面的窦道。大多数病例发生于足底（图 3.9）。其特征是局部浸润，经常扩展至骨，但区域淋巴结转移非常罕见[120-121]。皮肤疣状癌被视为更常发生于口腔和其他黏膜部位的疣状癌的对应肿瘤，并且与它们相似，HPV 也可以呈阳性[122]。

治疗

对于大多数皮肤鳞状细胞癌，首选的治疗方法是完全切除[123-124]。通过仔细的病理学检查，包括用墨汁标记手术切缘，判断手术切缘是否切净。根据肿瘤的大小、部位和患者的一般状况，可选择如下治疗方法：局部切除术、电灼、冷冻和放疗[47]。

预后

鳞状细胞癌的总体预后很好，尤其是光化诱发性肿瘤[125]。表浅浸润性癌（＜1.5 cm）极少转移[126]。即使肿瘤＞2 cm 并伴有明确的真皮网状层浸润，其区域淋巴结转移率也低于 5%。最有预后提示意义的指标是：肿瘤分期、真皮浸润深度和肿瘤的垂直厚度[127-128]。在一项研究中，所有复发性肿瘤的厚度均＞4 mm，并已浸润真皮一半深度或更深；所有被证实为致命的肿瘤的最大厚度至少是 1 cm，而且大多累及皮下脂肪或更深处[127]。在另一项研究中，典型的转移性鳞状细胞癌为：原发灶的宽度至少为 1.5 cm，垂直厚度至少为 2 mm，低分化，促纤维组织增生，以及伴有混合性炎症细胞浸润[129]。鳞状细

胞癌的边缘可有光化性角化病，但与肿瘤的厚度和浸润深度相比，这对于判断预后意义不大[130]。

假上皮瘤样增生

在创伤部位、慢性刺激处以及慢性溃疡处，修复性增生的表皮可以形成酷似浸润的舌状上皮，这种异常的表皮增生被称为**假上皮瘤样增生**（pseudoepitheliomatous hyperplasia）或假癌样增生，这种表现也可以由以下情况引发：真菌感染（尤其是北美芽生菌病）、溴疹、疣状脓皮病、结核、梅毒、颗粒细胞瘤和黑色素细胞病变（特别是 Spitz 痣，也可以是恶性黑色素瘤[131-132]）。在上皮增生的同时常伴有真皮成纤维细胞增生和血管增生，并常有显著的急性或亚急性炎症细胞浸润。其特征是条带状增生的上皮突细长而互相交织以及重度炎症细胞浸润（图 3.10）[133]。

假上皮瘤样增生和鳞状细胞癌之间的鉴别有时很困难，上皮条索的宽度（增生时窄，而癌时宽）和鳞状细胞的非典型性程度（在癌中更明显）是主要鉴别点。应该牢记的是，如果表皮内存在明显的炎症细胞浸润，哪怕再重，也不能除外鳞状细胞癌的诊断。我们见过几例具有癌的明显组织结构和细胞学特征的病例，由于这些病例均伴有显著的淋巴细胞、中性粒细胞、嗜酸性粒细胞或肉芽肿样炎症浸润，一再被低诊断为假上皮瘤样增生。

基底细胞癌
一般特征

基底细胞癌（basal cell carcinoma）的命名源于其肿瘤细胞形态上与表皮正常基底细胞相似，以及传统上认

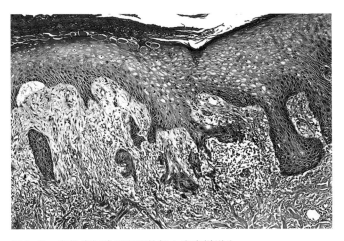

图 3.10　良性痣切除后出现的假上皮瘤样增生

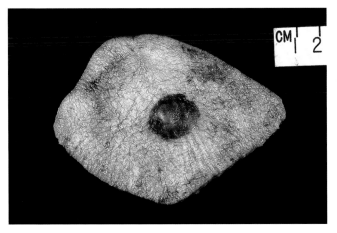

图 3.11　前额的基底细胞癌的大体表现。可见病变呈结节状，伴有色素沉着

为其起源于基底细胞。我们认为，所有基底细胞癌均有向附属器分化（特别是向毛皮脂腺结构分化）的趋势，但大多数基底细胞癌仍处于较原始的阶段，以至于它们的分化方向难以辨认[134]。近年来，已有一些作者提出基底细胞癌是一种原始附属器癌的观点[135-136]。免疫组织化学层面上，基底细胞癌与明确向毛囊分化的肿瘤具有相似的标志物[137-141]，两者均表达 CD10[142]，此结果支持上述观点。一些最初怀疑该观点的作者现在也宣称，基底细胞癌是一种毛母细胞癌[143]。

　　基底细胞癌是最常见的皮肤癌类型；主要发生于日光暴露皮肤[144]，与毛皮脂腺单位的数量直接相关——这一特征支持前面提到的有关本病起源的观点[145-146]。白肤碧眼且从事户外职业者的发病率较高[147-148]。同时或先后出现多发性肿瘤常见[149]。偶尔，儿童和年轻成人可受累[150-151]。

　　基底细胞癌也可发生于非日光暴露部位皮肤[152]、Jadassohn 皮脂腺痣、伴有慢性静脉淤滞和其他疾病的下肢[153-155]、严重的动静脉畸形[156]、继发性砷摄取过量、X 线暴露、皮肤损伤、水痘瘢痕、文身、毛发移植瘢痕和免疫抑制等。

　　基底细胞癌的临床表现也像其组织学类型一样多种多样，可呈结节型、溃疡型、表浅型、红斑型、硬化型（硬斑病样）和瘢痕型（图 3.11）[144,157]。

　　基底细胞痣综合征（basal cell nevus syndrome）[又称为 **Gorlin 综合征（Gorlin syndrome）**]的特征是：多发性基底细胞癌、掌凹、硬脑膜钙化、颌骨角质囊肿、骨骼异常以及偶见的中枢神经系统、肠系膜和内分泌器官异常（图 3.12）[158-159]。显微镜下，该综合征伴发的基底细胞癌显示有比散发性基底细胞癌更为广谱的亚型[160-161]。当基底细胞癌见于有多发性肿瘤——很多为表浅多中心型，偶尔伴有骨样化生——的年轻人时，应考虑此综合征的可能。基底细胞痣综合征由位于 9q22.3-q31 染色体上的 *PTCH1* 基因的胚系失活突变所致[160]。相当一部分散发性基底细胞癌也存在 *PTCH1* 突变[144]。

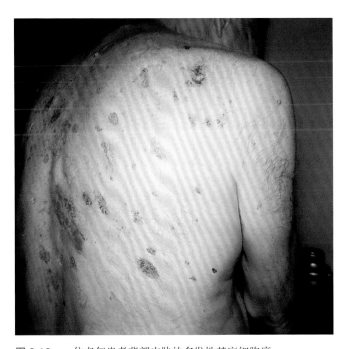

图 3.12　一位老年患者背部皮肤的多发性基底细胞癌

组织学特征

　　如前所述，基底细胞癌起源于表皮和毛皮脂腺单位的基底部细胞，并向附属器（原始毛上皮）不完全分化[162]。在几乎所有病例，肿瘤均与表皮相连。组织学上可以表现为实性、囊性、腺样、角化性、色素性、浸润性和硬化性（硬斑病样）等多种结构（图 3.13）[144,163-164]。角化型可能代表毛囊漏斗部的分化表型，虽无临床意义，但应与所谓的"基底鳞状细胞癌"鉴别。

　　基底细胞癌的肿瘤细胞巢有显著的栅栏状结构，其周围有疏松的间质，后者含有肌成纤维细胞，常显示黏液样改变[144,165]。上皮细胞巢和间质之间常可见裂隙样收缩腔，其中有些是人工现象，有些则是间质黏液积聚的结果[166]。基底细胞癌的肿瘤细胞巢之间可有吞噬

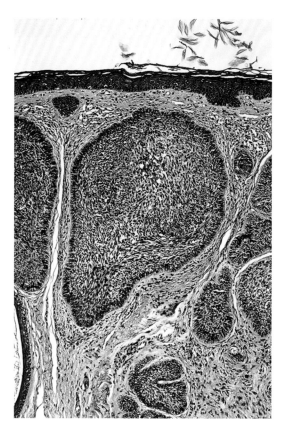

图 3.13　皮肤基底细胞癌，可见典型结节状外观和周围栅栏状排列

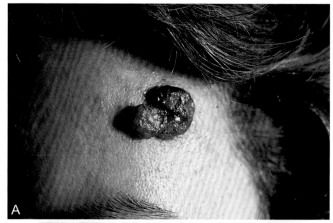

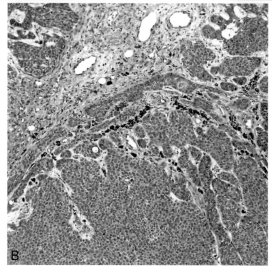

图 3.14　**A** 和 **B**，色素性基底细胞癌的临床和显微镜下表现。可见黑色素主要位于肿瘤小叶外间质的巨噬细胞内

黑色素的真皮巨噬细胞聚集，导致临床上和组织学上的"色素型"表现（图 3.14）。还可见朗格汉斯细胞[167]。细胞外淀粉样物质沉着不少见，有时伴有免疫球蛋白沉积[168-169]。在少数病例中可见伴有嗜酸性玻璃样细胞质的卵圆形或梭形肿瘤细胞[170]，有人认为这是肌上皮分化的表现（详见下文"其他组织学类型"项下）[171]。可以出现分裂活性（有时伴有非典型性核分裂象）、有显著异型性的奇异（怪异）肿瘤细胞和瘤巨细胞，但尚无证据证明这些组织学表现与预后有关[144,172-174]。在其他一些病例中，反应性间质细胞具有非典型性，这同样与预后无关[175]。间质还可以发生骨化生，有时很明显[176]；有些病例中可见特殊的晶体样胶原结构[177]。

　　偶尔，毛母质（影细胞）、汗腺或皮脂腺分化或基底膜显著增厚可见于典型的基底细胞癌中，更加支持其与附属器的关系密切[178-182]。神经周围或神经内肿瘤细胞浸润很少见于基底细胞癌，但在其浸润性或硬斑病型变异型中较易见到[183]。有时，基底细胞癌附近有良性黑色素细胞痣，提示这两种病变可合并发生[184]。

　　基底细胞癌的鉴别诊断包括：发生于真皮纤维瘤被覆表皮的器官样基底细胞增生[185]，以及伴发于光化性角化病和 Bowen 病的更具非典型性的基底细胞增生灶（参见各相关章节）。

组织化学和免疫组织化学特征

　　免疫组织化学上，基底细胞癌的肿瘤细胞表达角蛋白（特别是低分子量角蛋白）[186-187]，但对 EMA、CEA 和外皮蛋白通常呈阴性[88,90]。其他常为阳性的分子标志物包括 CD10（见上文）、Ber-EP4 和雄激素受体[188]。基底细胞癌的肿瘤细胞巢周围的基底膜表达层粘连蛋白、Ⅳ型和Ⅴ型胶原以及大疱性类天疱疮抗原[189-190]。由于表达紊乱[191-192]，这些标志物的染色模式趋于减弱和不连续，这一特征在侵袭性肿瘤中更为突出[193]。

　　几年前就曾有人提出，基底细胞癌可以有神经内分泌分化，可对 CD56、嗜铬素和突触素染色呈阳性[194]。虽然有关基底细胞癌的嗜银染色结果似乎支持这一观点，但其对一些神经内分泌标志物呈阳性并不常见，例如嗜铬素和 NSE[195-196]。非常重要的是，基底细胞癌对 CK20 呈阴性，这有助于基底细胞癌与 Merkel 细胞癌的鉴别，也有助于基底细胞癌与毛上皮瘤的鉴别，后者肿瘤岛中保留有散在的 Merkel 细胞[197]。大多数基底细胞癌表达 BerEP4，而大多数鳞状细胞癌不表达 BerEP4[93-94,198]。基底细胞癌常表达 BCL2，据说这对其与光化性角化病和鳞状细胞癌的鉴别也有价值[199-200]。

分子遗传学特征

80% 以上的基底细胞癌过表达 p53 蛋白[201]，该特征在侵袭性强的组织学类型中更为明显（见下文）。一些基底细胞癌常有克隆性染色体改变，大多数表现为染色体数目的变化，例如 +18、+9、+20、+7 和 +5[202]。Hedgehog 通路异常是基底细胞癌的关键发病机制[203]。缺乏 Hedgehog 配体时，PTCH1 蛋白可以正常抑制 *SMOH* 基因编码的跨膜蛋白，从而抑制 Hedgehog 下游靶基因表达的级联反应。基底细胞癌常表现为 *PTCH1* 基因的体细胞失活突变（67%），基底细胞痣综合征中常见 *PTCH1* 基因的等位缺失（53%）[204-207]。有 10% 的病例表现为 *SMOH* 基因的激活突变[206,208]。上述基因异常都可以导致 Hedgehog 通路激活。近来的研究已经成功使用 GDC-0449———一种针对 SMOH 产物的小分子抑制剂——来治疗进展性基底细胞癌[209]。Vismodegib 和 Sonidegib 都是 Hedgehog 通路抑制剂，具有抗基底细胞癌的活性，对于难以切除的巨大基底细胞癌和少见的转移性基底细胞癌具有显著的抗肿瘤效应[210]。30% ~ 40% 的基底细胞癌病例有 *TP53* 突变[205-206]。6 号染色体三体可能与基底细胞癌的转移潜能有关[211]。

其他组织学类型

表浅型基底细胞癌（superficial basal cell carcinoma） 发生于有稀少纤细毛发且表皮较薄的皮肤，例如躯干皮肤。它在相对平坦的表皮下方主要呈侧向生长，有较高的复发率[144,212-213]。

基底鳞状细胞（化生型）癌［basosquamous (metatypical) carcinoma］ 既有一般基底细胞癌的结构，又含有非典型性鳞状细胞。这种变异型的侵袭性比普通的基底细胞癌的侵袭性更强，大多数转移性基底细胞癌属于此型，因此必须与角化型基底细胞癌鉴别开[214-215]。

颗粒细胞基底细胞癌（granular basal cell carcinoma）的肿瘤细胞具有颗粒状胞质，类似于真皮或其他部位的颗粒细胞肿瘤[216-217]。该型无特殊临床意义。

透明细胞基底细胞癌（clear cell basal cell carcinoma） 包含有明显的空泡胞质的肿瘤细胞[218-220]；在有些病例中，肿瘤细胞甚至形成印戒样结构[221]，提示可能为肌上皮分化[222]。

毛囊漏斗部基底细胞癌（infundibulocystic basal cell carcinoma） 是一种比普通型基底细胞癌具有更明确毛囊分化的变异型，在分化谱上可以视为介于普通型基底细胞癌和毛上皮瘤之间的肿瘤[223]。

Pinkus 纤维上皮瘤（fibroepithelioma of Pinkus）（纤维上皮瘤，Pinkus 瘤）常常发生于背部，传统上被视为基底细胞癌的息肉样变异型（图 3.15），可能是由于基底细胞癌向汗腺导管蔓延而形成纤维腺瘤样结构[224]。另外一些作者认为，这一类型属于毛母细胞瘤的网状亚型[225]。我们认为，这一类型为基底细胞癌和毛皮脂腺单位之间

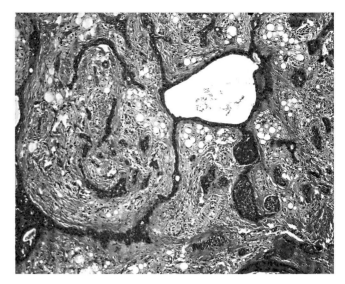

图 3.15 Pinkus 纤维上皮瘤的高度器官样结构

的关系提供了附加证据。

肉瘤样基底细胞癌（sarcomatoid basal cell carcinoma） 是一种相对新的变异型，其特征为普通的基底细胞癌伴有异源性骨形成（原作者称之为"骨肉瘤样分化"）[226]。其侵袭性似乎并不是特别强。

扩散和转移

基底细胞癌通常生长缓慢，表现为惰性生长方式。但是，如果不进行治疗，基底细胞癌可侵及皮下脂肪、骨骼肌和骨（"侵蚀溃疡型"）。面部的基底细胞癌可以侵犯颅骨、鼻孔和眼眶，或经耳道侵犯颞骨，进而到达中枢神经系统，导致致死性脑膜炎。显微镜下，局部侵袭性较强的基底细胞癌往往表现为周围栅栏状结构消失和致密的纤维性间质而非疏松黏液样间质[227]。统计数据表明，与其他类型相比，其 syndecan-1[228] 和 BCL-2[229] 表达下降，p53[230] 表达增加，AgNOR 计数[231] 较高且非整倍体[232] 的发生率较高。

位于鼻唇沟、内眦和耳郭后区的基底细胞癌肿瘤局部复发更为常见[163]，可能与这些部位的肿瘤常呈高度不规则方式浸润以及手术切缘与肿瘤距离较近有关[233-234]。一般而言，复发肿瘤的组织学形态与原发性肿瘤的基本相似[235]。基底细胞癌远处转移极为罕见，至今只有 100 多例病例报道[236-238]，其中包括与基底细胞痣综合征相关的病例[239]。60% ~ 75% 的转移性基底细胞癌累及区域淋巴结，其他受累器官有肺、骨和肝等。转移性基底细胞癌中以基底鳞状细胞癌较为多见，常沿神经蔓延，并常位于非日光暴露部位皮肤[152]。

治疗

大多数基底细胞癌通过手术切除、刮除术、干燥疗法或放疗可以治愈[123,148,240-241]。即便是手术切缘有浸润（约占 5%），也只有 1/3 的病例在 2 ~ 5 年以后有局部复发现象[242]。因此，并不一定需要立刻进行边缘再切除术。实际上，判断基底细胞癌肿瘤局部复发的较好指标是评估其生长方式（是广泛分布还是紧密聚集成巢），而非手

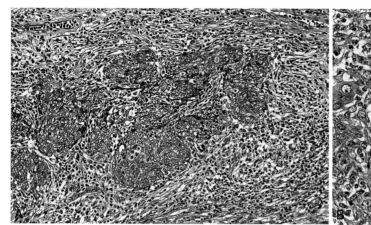
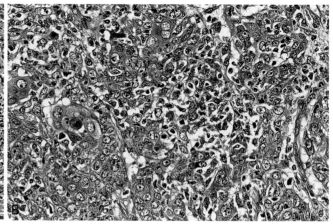

图 3.16　**A** 和 **B**，淋巴上皮瘤样癌的低倍镜和高倍镜表现

术切缘是否有肿瘤存在 [243]。

对复发性基底细胞癌可采用放疗或再次手术切除 [244]。在一些研究机构，对复发性基底细胞癌（也逐渐应用到其他一些复发或不复发的肿瘤）采用 Mohs 显微外科手术 [245-247]。手术中，Mohs 医师会在冰冻切片上观察整个手术切缘，在术中判断切缘是否已完全干净。在美国，这项技术在一些亚型的基底细胞癌和容貌敏感部位的基底细胞癌的治疗中受到欢迎 [241]。也有文献持不同观点，认为虽然 Mohs 手术可降低局部复发率，但对于一个相对惰性的肿瘤，采用 Mohs 手术会产生的高昂费用，也必须进行权衡。

皮肤附属器

绝大多数皮肤附属器肿瘤只沿一种附属器方向分化并由此形成多种类型的肿瘤，它们在组织结构、细胞化学和免疫组织化学上与相应的皮肤附属器甚至其中的某一部分相对应 [248-253]。然而，由于所有的皮肤附属器起源相同，毫不奇怪，它们发生的肿瘤有很多共同点；不仅如此，它们与表皮发生的肿瘤也有共同之处。因此，在同一个体的不同肿瘤内，常常可以见到 2~3 种附属器分化，有时它们甚至发生于同一个肿瘤内，无论良性的还是恶性的 [254-257]。其中，恶性肿瘤可表述为伴有多种分化的皮肤附属器癌 [258]。

皮肤淋巴上皮瘤样癌可能也是一种比较原始的附属器肿瘤。正如其名称所显示的，其组织学表现与发生于上呼吸道的淋巴上皮瘤样癌相似，但还有一些提示其向早期汗腺和（或）毛囊分化的其他特征（图 3.16）[259-260]。发生于皮肤的淋巴上皮瘤样癌似乎与 EB 病毒（EBV）无关 [261]。

小汗腺

小汗腺汗孔瘤

小汗腺（eccrine sweet gland）汗孔瘤（eccrine poroma）主要发生于手掌和足底，也有发生于其他很多部位的报道。小汗腺汗孔瘤常表现为沟壑和丘陵

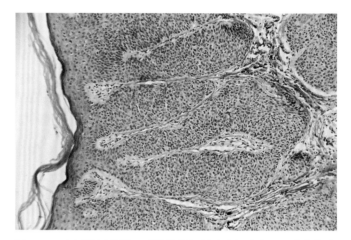

图 3.17　小汗腺汗孔瘤。可见其特征是肿瘤细胞小，呈索条状或巢状生长，巢索与表皮相连

貌。其组织学特征是非色素性、小鳞状细胞增生，与相邻表皮界限清楚（图 3.17）。其肿瘤细胞和索中有导管和境界清楚的鳞状上皮岛形成 [262]。小汗腺汗孔瘤可以局限于表皮内或真皮内［又称为**真皮导管瘤**（**dermal duct tumor**）］，但表皮和真皮同时受累更为常见 [263]。局限于表皮内的小汗腺汗孔瘤过去称为**单纯性汗腺棘皮瘤**（**hydroacanthoma simplex**）[264]。曾经报道过重度色素沉着型和透明细胞型小汗腺汗孔瘤病例 [265]。超微结构、酶、组织化学和免疫组织化学研究表明，小汗腺汗孔瘤的大多数细胞具有与小汗腺末端汗管相似的特征 [266-267]。然而，有些病例却向大汗腺分化 [268]。小汗腺汗孔瘤对 EMA 总是呈阳性，这有助于其导管腔的识别 [269]。小汗腺汗孔瘤肿瘤下方的真皮常有明显的反应性血管增生和某种程度的炎症。小汗腺汗孔瘤主要应与基底细胞癌和脂溢性角化病鉴别。

小汗腺汗孔瘤还应与**末端汗管腺瘤病**（**acrosyringeal adenomatosis**）（小汗腺汗管纤维腺瘤）鉴别。后者是一种独特的病变，由丘疹性病变逐渐对称性播散至全身大部分区域，显微镜下可见与末端汗管关联的细胞在表皮和真皮内广泛增生 [270-271]。

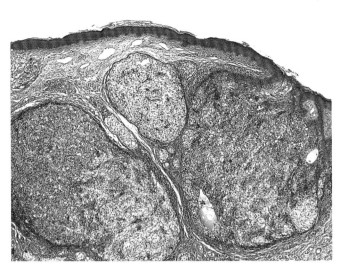

图 3.18 汗腺瘤。可见此肿瘤病变呈分叶状并有显著的透明细胞成分

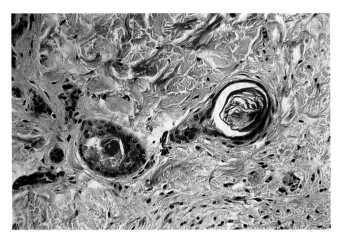

图 3.19 汗管瘤。伴有小"尾巴"的小腺体是其特征

小汗腺汗孔瘤为良性肿瘤，与其对应的恶性肿瘤称为小汗腺汗孔癌[272]。

汗腺瘤

汗腺瘤（hidradenoma）又称为小汗腺螺端瘤（eccrine acrospiroma），起源于分泌导管远端[273]。汗腺瘤位于真皮上部，呈结节状，有时有灶状囊性区（图3.18）。有些增生的细胞在细胞学上与小汗腺汗孔瘤相似；其他则有丰富而透明的胞质［所以又称为**透明细胞汗腺瘤（clear cell hidradenoma）**］；还有一些呈显著的鳞状化生[274]。免疫组织化学上，它们对角蛋白、EMA、CEA、S-100蛋白和波形蛋白呈阳性，但诊断一般不需要做免疫组织化学检查[275]。Johnson和Helwig[276]认为，小汗腺汗孔瘤是汗腺瘤（小汗腺螺端瘤）的一个亚型，但现在多数观点认为它们分属于不同的类型。汗腺瘤需与血管球瘤鉴别，因为两者都具有圆形的透明细胞和显著的血管增生，通过免疫组织化学方法很容易进行鉴别[275]。

汗管瘤

汗管瘤（syringoma）一般为多发性、黄色、丘疹结节，主要见于女性颈部和面部（尤其是下眼睑）。还有一些特殊类型，例如外阴汗管瘤、肢端汗管瘤（局限于手指近节和中节背侧）和发疹性汗管瘤（见下文）。显微镜下，汗管瘤主要由簇状小导管构成，有时呈逗点状，导管衬覆双层上皮细胞（图3.19）。曾经报道过一种透明细胞亚型，是由细胞内糖原积聚所致[277]。

超微结构[278]和组织化学[279]结果提示，汗管瘤是小汗腺性的而非大汗腺性的。其特征性的细胞角蛋白表达模式提示，汗管瘤向真皮顶部和表皮下部汗腺导管（汗腺导管嵴）分化[280]。

发疹性汗管瘤（eruptive syringoma）表现为多发性、棕黄色丘疹，见于年轻人的颈部、躯干上部、腋窝、肩

部、手臂屈侧、腹部和会阴部[281]；其病变性质可能是反应性的而非肿瘤性的[282]。

混合瘤（软骨样汗管瘤）和肌上皮瘤

混合瘤（mixed tumor）为良性、结节状、非溃疡性肿瘤，主要发生于面部、头部和颈部，也可见于四肢和躯干[283]。其组织学、免疫组织化学和超微结构表现相当于涎腺起源的混合瘤[284-286]，包括出现胞质丰富而呈玻璃样的细胞[287-288]。有时，在腺腔内外可见伴有放射状细丝结构的嗜酸性小球，状似乳腺的胶原小体[289-290]。免疫组织化学上，其腺体内层细胞表达角蛋白、CEA和EMA；外层细胞显示不同程度的肌上皮标志物阳性，例如波形蛋白、S-100蛋白、肌动蛋白、钙调理蛋白（calponin）、p63以及神经胶质原纤维酸性蛋白（glial fibrillary acidic protein, GFAP）[291-294]。虽然这种肿瘤大多被认为是小汗腺型的，但有确切证据表明其可呈大汗腺分化并常混有毛囊和皮脂腺成分[295-296]。尽管软骨成分有时有非典型性，但绝大多数肿瘤是良性的。

如果这些肿瘤只含有类似肌上皮的成分而缺乏上皮成分，则称为**肌上皮瘤（myoepithelioma）**[297]（图3.20）。其中有些生物学行为呈恶性，而且恶性病变的比例明显高于涎腺的同名肿瘤[293]。

深部软组织同样可以发生与皮肤软骨样汗管瘤和肌上皮瘤表现相似的肿瘤[298]。

圆柱瘤

经典的皮肤**圆柱瘤（cylindroma）**被描述为发生于头皮的多中心性大肿瘤（头巾瘤）（图3.21）。事实上，这种生长缓慢的腺瘤大多为孤立性小肿瘤，约10%发生在头颈以外部位[299]。偶尔，在大唾液腺中可见具有类似组织学形态的肿瘤[300]。显微镜下，在圆柱瘤肿瘤小叶周围和内部均有大量基底膜样物质沉积，这是圆柱瘤区别于其他肿瘤的最重要特征（图3.22）。超微结构和免疫组织化学提示，圆柱瘤向小汗腺真皮内螺旋导管分化[301-303]，有

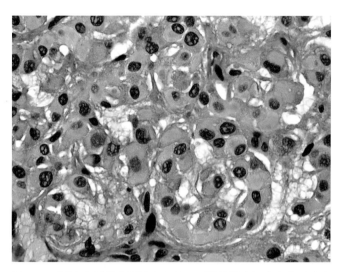

图 3.20　汗腺来源的皮肤肌上皮瘤。可见其肿瘤细胞有典型玻璃样胞质（Courtesy of Dr Fabio Facchetti, Brescia, Italy.）

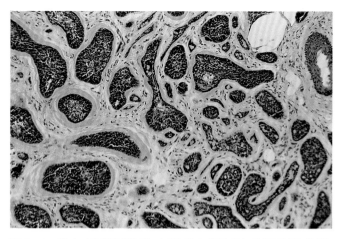

图 3.22　真皮小汗腺圆柱瘤。可见致密的肿瘤细胞团巢周围围绕着很厚的基底膜

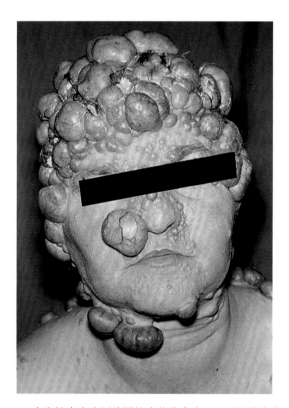

图 3.21　多发性真皮小汗腺圆柱瘤的临床表现，可见肿瘤广泛累及患者的头皮和头颈部其他区域，有时称其为头巾瘤

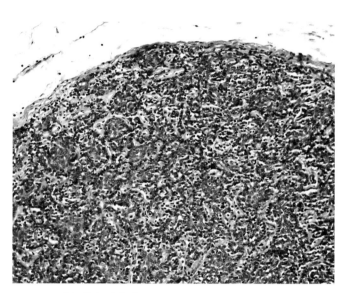

图 3.23　小汗腺螺旋腺瘤。可见肿瘤细胞极为丰富，并有淋巴细胞浸润

肌上皮存在 [304-306]，与小汗腺螺旋腺瘤非常相似 [307]。有时圆柱瘤和小汗腺螺旋腺瘤的特征共同存在于同一病变（螺旋腺圆柱瘤）中 [308-309]。已有几例小汗腺圆柱瘤恶变的报道。

多发性圆柱瘤与 16 号染色体上的 CYLD 基因突变有关，该肿瘤抑制基因的两个拷贝必须全部失活才能导致肿瘤发生 [310]。

螺旋腺瘤

螺旋腺瘤（spiradenoma）是境界清楚的、分叶状

汗腺肿瘤，几乎可见于身体任何部位，可有剧痛。螺旋腺瘤起源于小汗腺导管下半部，显微镜下其细胞非常丰富 [311-312]（图 3.23）。由于其肿瘤细胞质很少，细胞又非常丰富，螺旋腺瘤易被误诊为恶性肿瘤 [313]。我们曾见过将其误认为滑膜肉瘤和转移癌的例子。由于螺旋腺瘤内血管丰富，临床上和显微镜下还可能会与血管肿瘤混淆 [314]（图 3.24）。超微结构和免疫组织化学研究显示，螺旋腺瘤内腺上皮（分泌性）和肌上皮细胞混合存在 [315-317]。

有些螺旋腺瘤的肿瘤细胞之间有大量的淋巴细胞（主要是 T 细胞）浸润，似胸腺瘤，并且其血管周隙内也有淋巴细胞，加剧了两者的相似程度 [317]。

皮肤淋巴腺瘤（cutaneous lymphadenoma）（不应与皮肤淋巴上皮瘤样癌混淆，见上文）似乎与小汗腺螺旋腺瘤密切相关。其含有多个由基底细胞样细胞构成的圆形分叶状结构，其中有些小叶周边细胞呈栅栏状排列伴灶状角化，有时伴有导管形成。小叶内有密集的小淋巴细

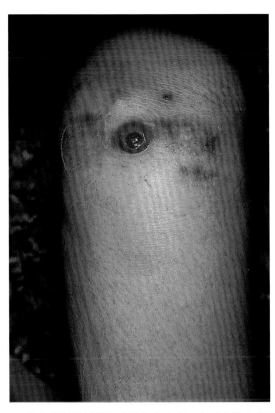

图 3.24　膝部小汗腺螺旋腺瘤的临床表现，由于血管丰富而呈血管瘤样外观

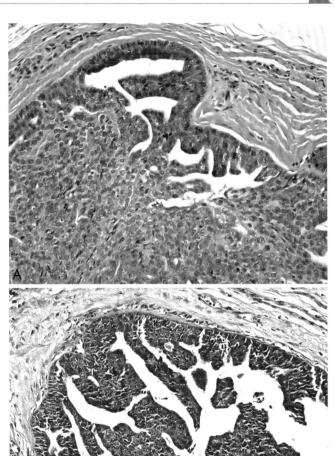

图 3.25　侵袭性指（趾）乳头状腺癌。**A**，可见原发性肿瘤内腺体背靠背区域和乳头状区域。**B**，淋巴结内转移瘤

胞浸润[318-319]。其免疫组织化学谱提示，皮肤淋巴腺瘤在组织起源上与毛母细胞瘤有相关性[320]。

少数情况下，小汗腺螺旋腺瘤局灶伴有非典型性腺瘤成分，其意义尚不明确[321]。有些病例可以转化为高度恶性肿瘤[322]。

乳头状汗管囊腺瘤

乳头状汗管囊腺瘤（syringocystadenoma papilliferum）是一种疣状、湿润肿瘤，好发于头皮、颈部和面部，也可见于其他部位的皮肤。从儿童期到老年期均可发生，常有缓慢生长史，或为"胎记"近期发生了变化。显微镜下，乳头状汗管囊腺瘤可见与皮肤表面相连的腺样乳头状增生。常伴有致密浆细胞浸润，主要为IgG 和 IgA 类浆细胞[323-324]。Helwig 和 Hackney[325] 的经典论文报道，1/3 的乳头状汗管囊腺瘤病例伴发于皮脂腺痣，1/10 的病例伴发于基底细胞癌。

据报道，乳头状汗管囊腺瘤有对应的恶性病变 [乳头状汗管囊腺瘤（syringocystadenocarcinoma papilliferum ）][326]，还有包含显著纤维成分的变异型，被称为小汗腺汗管纤维腺瘤（eccrine syringofibroadenoma ），且有时发生于围口部皮肤[327-328]。

乳头状小汗腺腺瘤

乳头状小汗腺腺瘤（papillary eccrine adenoma）是一种独特的汗腺肿瘤，好发于黑人的四肢末端[329]。显微镜下，其表现为与小汗腺导管相似的小管状结构，可见很

多小管扩张伴管腔内乳头状瘤样增生。乳头状小汗腺腺瘤可以局部复发，但尚无转移的报道。免疫组织化学和超微结构提示，其肿瘤细胞向汗腺分泌上皮分化[330-333]。乳头状小汗腺腺瘤的主要鉴别诊断是低级别小汗腺癌[334-335]。

指（趾）乳头状腺癌

另一种明显好发于指（趾）部的汗腺肿瘤被称为指（趾）乳头状腺癌（digital papillary adenocarcinoma）[336-337]。先前曾依据组织学特征将其划分为腺瘤和腺癌，但现在认为这些组织学特征对其生物学行为无预后意义，因为所有指（趾）乳头状腺癌都是癌，都具有转移潜能[337]。显微镜下，可见管状腺泡状和导管结构与腔内含有乳头状突起的囊状结构穿插分布（图 3.25）。指（趾）乳头状腺癌有些类似于乳腺癌。常见局部复发，并且有转移至区域淋巴结和肺的风险[337]。

透明细胞棘皮瘤和其他"棘皮瘤"

Degos 透明细胞棘皮瘤（acanthoma）[328] 是一种形态独特的上皮内肿瘤，由富于糖原的透明鳞

状细胞构成，伴有真皮炎症，可伴有少量黑色素细胞[338-339]。Degos 透明细胞棘皮瘤几乎总是发生于女性的小腿部，偶尔多发。有人认为它起源于表皮内小汗腺导管。Degos 透明细胞棘皮瘤的相似细胞学表现（"苍白细胞棘皮病"）可局灶见于脂溢性角化病和其他一些皮肤病变中，是表皮的一种反应性改变[340]。实际上，透明细胞棘皮瘤本身可能是这种反应性改变的过度表现，而不是真性肿瘤。

应该明确的是，棘皮瘤（acanthoma）是"表皮鳞状细胞良性肿瘤"的一个统称[333]，其包括一大组互相之间可能并无联系的病变，例如，脂溢性角化病、疣状棘皮瘤、表皮松解性角化过度、疣状角化不良瘤、棘细胞松解性棘皮瘤、表皮松解性棘皮瘤和大细胞棘皮瘤[333,335,341-345]。所以如果不加限定，棘皮瘤这个名称几乎没有意义。

表皮内上皮瘤

传统上称为 **Borst-Jadassohn 表皮内上皮瘤**（intraepithelial epithelioma of Borst-Jadassohn）的病变可能包括一组不同类型的疾病，其中最常见的两种类型是激惹型脂溢性角化病和小汗腺汗孔瘤（以及相关的表皮内汗腺肿瘤）[346-347]。

汗腺癌

来源于小汗腺的腺癌只占汗腺肿瘤的一小部分（图 3.26 和 3.27）[348-350]。它们大多数发生于成年人，也有发生于儿童的报道[351]。它们在显微镜下很难诊断。它们的导管结构分化明显时与转移癌相似，尤其是来源于乳腺的转移癌[352-353]，免疫组织化学显示两者都表达 GCDFP-15 和雌激素受体[354]，但汗腺癌（sweat gland carcinoma）通常为 HER2/neu 阴性[355]。一些汗腺癌中有大而透明的细胞，很像转移性肾细胞癌[356]；而伴有明显基底细胞分化的汗腺癌容易与基底细胞癌混淆[357]。

有些汗腺癌保留了一些与对应汗腺瘤相似的形态特征，这些特征在前面已经述及[358-360]。

汗孔癌（porocarcinoma）[又称为**恶性小汗腺汗孔瘤**（malignant eccrine poroma）]是汗腺癌这组中最常见的一个成员[361-362]。与良性汗孔瘤相似，汗孔癌大多数发生于下肢。其中有些病变带蒂。显微镜下，其结构与汗孔瘤相似，但有明显的异型性和高分裂活性。亲表皮性是汗孔癌的常见特征，导致其形态学上与乳腺外 Paget 病有类似的表现[363-364]。汗孔癌可有灶状鳞状上皮分化和透明细胞特征[365-366]。汗孔癌也可因色素沉着而被误诊为恶性黑色素瘤[367]。其最常见的转移部位是区域淋巴结，常发生于多次局部复发之后[368]。

汗腺癌的其他独特的变异型有：恶性软骨样汗管瘤（恶性混合瘤[369]）和与之密切相关的肌上皮癌（图 3.28）[297]、恶性真皮圆柱瘤[370-371]、恶性汗管瘤（汗管样小汗腺癌[372-374]）、汗腺癌（恶性螺端瘤）[360,375]、侵袭性指（趾）乳头状腺癌（见图 3.25B）以及大汗腺癌[376-377]。

除了这些起源不明的恶性肿瘤，小汗腺螺端瘤、螺旋腺瘤、汗管瘤和圆柱瘤都可以发生恶变。临床恶变指征为：既往长期存在的皮肤结节近期体积增大[378-382]。它们通常恶变为高级别癌，包括肉瘤样癌和癌肉瘤[383]。

汗腺癌还有其他几种特殊亚型。一种是**原发性黏液癌**（primary mucinous carcinoma），常见于老年人的头皮和头颈部，尤其是眼睑[384-386]。显微镜下，原发性黏液癌似乳腺黏液癌，其肿瘤细胞呈簇状漂浮于黏液湖中。有时，由于伴有浸润性导管结构而与乳腺癌愈加相似[386]。黏液癌可以独立存在，也可以混合存在[383-384]。黏液癌似乎与**产生黏液的内分泌性汗腺癌**（endocrine mucin-producing sweat gland carcinoma）有关联，两者在临床特征、形态学和免疫组织化学上有共同之处[387]。免疫组织化学谱提示，黏液癌向小汗腺分泌管分化[371,388]，但有些病例显示大汗腺型特征[389-390]。黏液癌也可含有肌上皮成分，这一特征在与转移癌鉴别时很有用[391]。

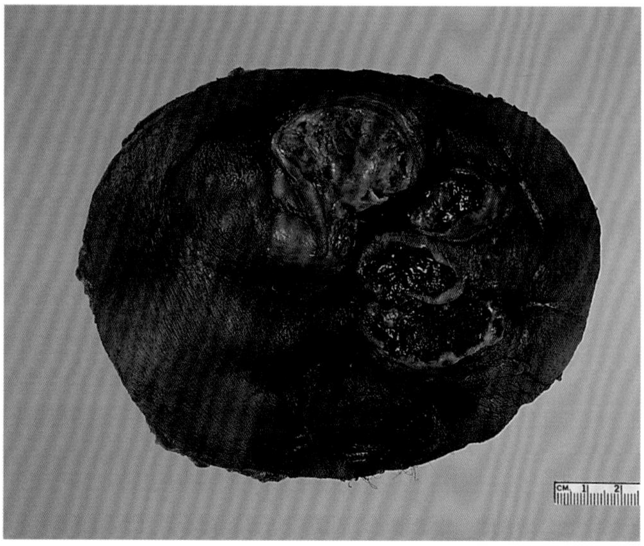

图 3.26 腋窝汗腺癌切除标本的大体观。可见肿瘤呈多结节状，伴有多个溃疡

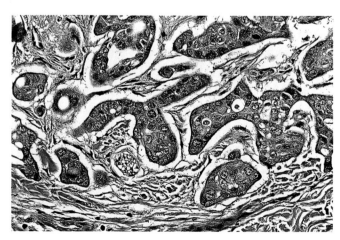

图 3.27 汗腺癌的典型分枝状结构

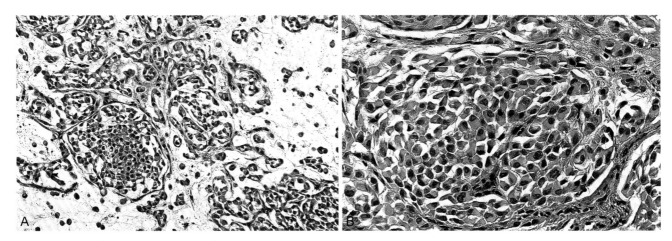

图 3.28　**A** 和 **B**，位于足趾的肌上皮型汗腺癌

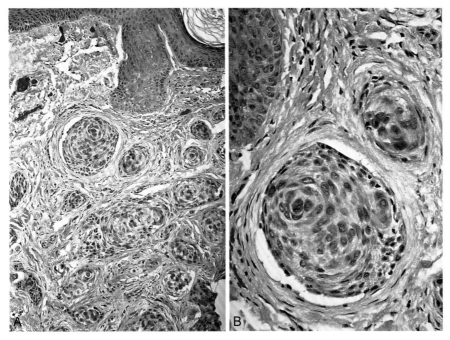

图 3.29　**A** 和 **B**，微囊性附属器癌，由旋涡状排列的鳞状上皮巢构成。此肿瘤发生于一位 28 岁女性患者的上唇皮肤

黏液癌还应与更少见的原发性皮肤腺样囊性癌和黏液表皮样癌鉴别，后两种肿瘤在形态学上和免疫组织化学上类似于涎腺的同名肿瘤[392-396]。更重要的是，黏液癌应与黏液性汗管化生鉴别，后者是一种非肿瘤性反应性改变，可伴有显著上皮增生[397]。

汗腺癌还有一个变异型——**微囊性附属器癌**（**microcystic adnexal carcinoma**），又称为**硬化性汗腺导管癌**（**sclerosing sweat duct carcinoma**），表现为缓慢生长的硬结或斑块，好发于面部[398-400]，特别是上唇。显微镜和免疫组织化学检查显示，微囊性附属器癌与良性汗管瘤和促纤维组织增生性毛上皮瘤有一些共同点，在表浅活检中几乎无法区分[401]。其肿瘤细胞为大小一致的鳞状细胞，排列成索条状或巢状，有角质囊肿形成，可见灶状导管分化（图 3.29 和 3.30）。偶尔，微囊性附属器癌有皮脂腺分化[402]。其间质是致密的胶原性的。微囊性附属器癌

对 CK15 常呈阳性，这个特征有助于其与基底细胞癌和鳞状细胞癌的鉴别[403]。微囊性附属器癌的侵袭性强，有时可蔓延至皮下脂肪、神经周间隙和（或）下颌骨[398-401,404]。微囊性附属器癌复发常见，而转移极为罕见[405]。

与对应的良性肿瘤相似，几乎所有汗腺癌的 CK、CEA 和 EMA 免疫组织化学染色都呈阳性[406-407]。

乳腺外 Paget 病

乳腺外 Paget 病（**extramammary Paget disease**）是由于表皮内出现具有腺体分化特征的癌细胞所致。它们几乎总是同时伴有小汗腺和（或）毛囊受累，少数病例有真皮浸润，其发生率依部位不同而不同（外阴非常罕见，肛周区则较常见）[408]。乳腺外 Paget 病病变局限于表皮内的原因可能是：其肿瘤细胞起源于汗腺的表皮内部分或起源于具有腺体分化潜能的原始基底细胞[409-410]。

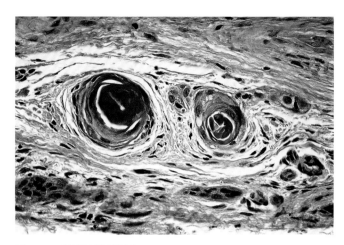

图 3.30　微囊性附属器癌

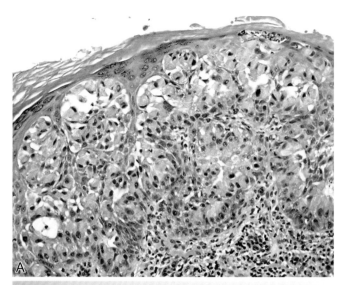

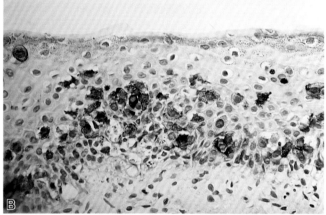

图 3.31　**乳腺外皮肤 Paget 病**。**A**，可见肿瘤细胞分布于表皮内，胞核小而深染，胞质相对丰富，一般不累及基底层。**B**，乳腺外 Paget 病病变 EMA 染色呈阳性

　　乳腺外 Paget 病最常见于大阴唇、阴囊和会阴部，伴有周围组织累及。大体上，其表现为圆形、环状、红斑样和湿疹样斑块。显微镜下，可见大而浅染的空泡状肿瘤细胞密集分布于基底层之上（图 3.31）。它们可以单个存在，也可以排列成行，或形成小巢和腺样结构。Paget 细胞和周围正常鳞状细胞之间常有裂隙。电镜观察显示，Paget 细胞并非来自鳞状细胞或黑色素细胞，而是呈腺样分化[411]。与乳腺 Paget 病不同，乳腺外 Paget 病肿瘤细胞黏液染色常呈阳性[412-413]。免疫组织化学染色显示，其对 EMA、CEA、CK7 和 CK19（被认为是毛囊干细胞的标志物）[414] 呈阳性，并且对单层上皮的标志物低分子量角蛋白呈阳性[309,415-418]（图 3.31）。

　　所有 Paget 病都有一个共同特征，即起源于上皮细胞的肿瘤具有朝向该区域腺体结构分化的能力，例如，乳腺部位的乳腺腺体、外阴的大汗腺、肛周区的肛周腺和（或）直肠腺，这或许解释了为什么不同部位的 Paget 病的免疫组织化学谱有异质性，因为它们是与起源部位相对应的正常腺体或腺癌保持一致。因此，外阴 Paget 病的肿瘤细胞对 GCDFP-15 和激素受体（奇怪的是，是雄激素受体而非雌激素受体和孕激素受体）呈阳性[416,419-421]，并且凝集素结合位点类型与大汗腺相似[422-423]；而肛周 Paget 病中 CK20 阳性患者通常为直肠腺癌继发累及皮肤所致[421,424]。

　　治疗选择手术完整切除，但即使这样很难达到目的，因为病变界限难以用肉眼判断。

　　乳腺外 Paget 病的鉴别诊断包括：Paget 样 Bowen 病、Paget 样光化性角化病、良性和恶性黑色素细胞病变、原发于乳腺或其他部位的亲表皮性转移癌[425-426] 和所谓的"透明细胞丘疹病"[427]。大多数报道的"透明细胞丘疹病"见于 4 岁以下儿童，病变为小的多发性白色斑丘疹，显微镜下表现为苍白细胞，其免疫组织化学特征与 Paget 细胞的相似（图 3.32）[428]。这些细胞可能与所谓的乳头部"Toker"细胞相关。

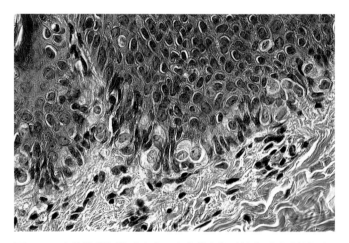

图 3.32　**皮肤透明细胞丘疹病**。表皮基底部可见大而透明的细胞，单个排列或呈小簇状排列（Slide contributed by Dr TT Kuo, Taipei, Taiwan. ）

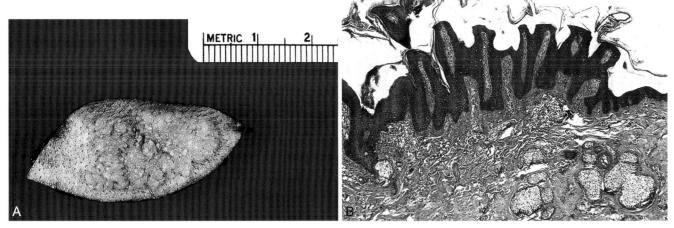

图 3.33 **Jadassohn 皮脂腺痣**。**A**，大体表现。**B**，显微镜下表现，可见表皮乳头状瘤样增生，皮脂腺数量增多

大汗腺

前面提到的一些汗腺肿瘤可有**大汗腺（apocline gland）**分化[429]，尤其是乳头状汗管囊腺瘤、圆柱瘤和混合瘤。事实上，已经提出，混合瘤存在小汗腺型和大汗腺型。而且在汗腺肿瘤，大汗腺标志物 GCDFP-15 染色常呈阳性[429]。但单纯由大汗腺构成的肿瘤极为罕见。

大汗腺囊腺瘤在另一节讨论。

管状大汗腺腺瘤（tubular apocrine adenoma）表现为分布于真皮和皮下组织的大汗腺型小管排列形成小叶结构[430]，与乳头状汗管囊腺瘤非常相似[431]。

乳头状汗腺瘤（papillary hidradenoma）和**耵聍腺腺瘤（ceruminous adenoma）**传统上被认为是大汗腺肿瘤。

皮脂腺

皮脂腺增生

最常见的结节状皮脂腺病变是由增生所致。它主要发生于老年人的鼻部和面颊，所以也被称为老年性皮脂腺增生，但最好称为**皮脂腺增生（sebaceous hyperplasia）**[432]。其病变由结构大致正常但体积增大的皮脂腺构成。

Jadassohn 皮脂腺痣和表皮痣

Jadassohn 皮脂腺痣（nevus sebaceus of Jadassohn）是上皮痣的一种独特临床病理类型[433]，由体积较大的皮脂腺呈错构瘤样群集形成，伴有异位性大汗腺、发育不良性毛囊、棘皮病和乳头状瘤病（图 3.33）。Jadassohn 皮脂腺痣病变位于头面部，常出现于婴儿期，逐渐增大[434]。Jadassohn 皮脂腺痣可继发基底细胞癌和多种附属器肿瘤（尤其是毛母细胞瘤），极少数可继发鳞状细胞癌[435-436]。

不含附属器成分的上皮痣一般称为**表皮痣（epidermal nevi）**。显微镜下，表皮痣表现为角化过度、乳头状瘤病和棘皮病，病变与周围皮肤界限清楚。表皮痣有多种临床病理变异型，其中之一的特征为线状分布[**线状表皮痣（linear epidermal nevus）**][437]。表皮痣在组织学上与脂溢性角化病相似，与脂溢性角化病鉴别的唯一依据或许是其病变出现于儿童时期。

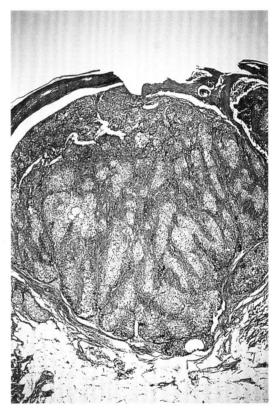

图 3.34 **皮脂腺腺瘤**。可见肿瘤呈明显的分叶状结构，明区和暗区对应于分化良好的皮脂腺细胞和生发层细胞

皮脂腺腺瘤

皮脂腺腺瘤（sebaceous adenoma）呈结节状分叶状增生，小叶周边为生发细胞，向中心呈不同程度的皮脂腺分化[438]（图 3.34）。皮脂腺腺瘤的肿瘤细胞虽然分化良好，但缺乏皮脂腺增生中的明显的器官样结构。应该意识到，发生于结节性硬化综合征患者面部的所谓"皮脂腺腺瘤"其实不是皮脂腺肿瘤，而是一种伴有轻度皮脂腺增生的纤维血管增生性病变["**血管纤维瘤（angiofibroma）**"]。**皮脂腺上皮瘤（sebaceoma）**代表皮脂腺腺瘤的一种形态学变异型，其基底样生发层细胞的增生显著超过成熟的皮脂腺细胞，但缺乏皮脂腺癌的浸

润性生长方式[439-440]。有些皮脂腺上皮瘤的生长方式类似于类癌[441]。亲脂蛋白免疫反应有助于证明其细胞质内脂质囊泡的存在，从而证明其有皮脂腺分化[442]。

皮脂腺癌

真正的**皮脂腺癌（sebaceous carcinoma）**罕见[438]。发生于眼睑、泪阜和眼眶的皮脂腺癌比发生于皮肤其他部位的侵袭性更强[443-444]，但有时后者的临床经过同样不好[445]。有些皮脂腺癌病例的病变发生于放疗区[446]，还有些病例的病变由 Jadassohn 皮脂腺痣恶变而来[447]。显微镜下，皮脂腺癌除了有皮脂腺分化的表现以外，还有异型性显著、分裂活性高以及浸润等特征（图 3.35）。"浸润"这个标准尤其应该重视，因为伴有显著细胞异型性但境界清楚或有包膜的皮脂腺肿瘤的预后通常较好[448]。免疫组织化学染色，皮脂腺癌对 CK、EMA、Leu-M1（CD15）、雄激素受体和亲脂蛋白呈阳性，而对 CEA 和 S-100 蛋白呈阴性[442,449-450]。皮脂腺癌中Thomsen-Friedenreich（T）抗原的表达水平高于皮脂腺瘤，但两者都可以表达雄激素受体[450]。虽然皮脂腺腺瘤和皮脂腺癌在免疫组织化学谱上还存在其他的量差，但这些都不足以用作重要的辅助诊断依据，鉴别诊断仍然需要依靠组织学特征进行[451]。

皮脂腺癌应与伴有皮脂腺分化的基底细胞癌[452]和伴有细胞水肿的鳞状细胞癌[453]鉴别。坏死和缺乏淋巴细胞反应提示肿瘤侵袭性更强[454]。

皮脂腺腺瘤和皮脂腺癌可以是 **Muir-Torre 综合征（Muir-Torre syndrome）**的表现之一，后者为遗传性非息肉病性结直肠癌综合征的一种临床亚型，由错配修复基因胚系突变所致，以 *MSH2* 为最为常见[455-458]。该综合征表现为多发性皮肤肿瘤，具有不同程度的皮脂腺和毛囊分化，伴有多发性内脏恶性肿瘤[458-460]。无论是良性的还是恶性的，只要皮肤肿瘤呈囊性或角化棘皮瘤样生长方式，都是此综合征的诊断线索[461-462]。由于皮脂腺肿瘤与 Muir-Torre 综合征有很强的相关性，有人建议，无论患者的年龄和其他临床特征如何，对所有皮脂腺肿瘤都应进行免疫组织化学检查，以明确是否有错配修复蛋白表达缺失[458,463]。

毛囊

毛囊可发生多种真性肿瘤、错构瘤和囊肿。Headington[464]对此进行过全面综述，列举出了 26 种肿瘤，其后又进行了补充[465-470]。当然有人可能会质疑，不厌其烦地做这种对临床无关紧要的分类有何用处，为何不采用一个笼统的名称，例如**良性毛源性肿瘤（benign trichogenic tumor）**[471]。本节只讨论一些比较常见和公认的毛囊肿瘤。

翻转性毛囊角化病

翻转性毛囊角化病（inverted follicular keratosis）大多发生于老年人的面部，尤其是眼睑。其临床表现为丘疹或结节，大多数为单发的，一般隆起于皮肤表面。显微镜下，翻转性毛囊角化病病变与内生性的脂溢性角化病非常相似，其最突出的特征是形成鳞状上皮旋涡[472]（图 3.36）。其病变常常既有乳头状增生，又有内翻性棘皮病样增生。与角化棘皮瘤不同，翻转性毛囊角化病病变的边界清楚，一般缺乏炎症反应[473]。

翻转性毛囊角化病的组织学起源和病因尚有争议。有人把它看做是一种独特的发生于毛囊漏斗部的角化性病变（故而命名）[474]，也有人认为它不过是脂溢性角化病或寻常疣的激惹型[475]。

毛上皮瘤

毛上皮瘤（trichoepithelioma）是一种病程很长的毛囊肿瘤[476]，相当一部分发生于儿童[477]。其病变常为多发性的，不形成溃疡，体积可以很大[478]。有些毛上皮瘤为家族性发病[479]。组织学上，毛上皮瘤由发育受挫的毛囊及其周围的间质成分构成（图 3.37）。毛上皮瘤主要应与基底细胞癌鉴别，两者的组织起源关系密切。最有意义的鉴别点是：毛上皮瘤的基底样细胞呈棕榈叶样

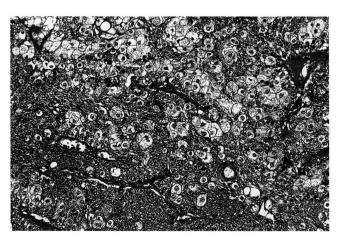

图 3.35　**皮脂腺癌**。可见肿瘤内非典型性基底样细胞数量增加，部分细胞显示皮脂腺分化

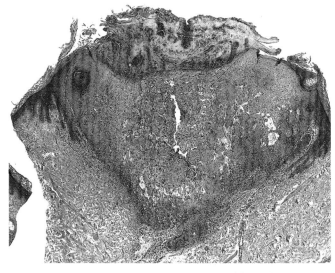

图 3.36　**翻转性毛囊角化病**。可见大量鳞状上皮旋涡

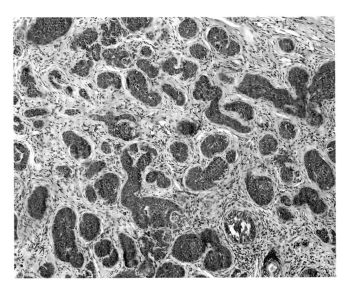

图 3.37　毛上皮瘤的器官样结构，伴有基底样细胞岛周围包绕成纤维细胞间质。局部形成乳头状间叶小体

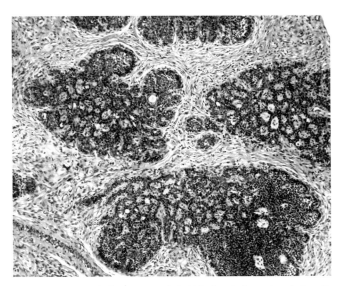

图 3.39　**毛母细胞瘤**。可见此肿瘤形态学上相似于毛上皮瘤，是由成纤维细胞间质包绕的基底样上皮岛构成的

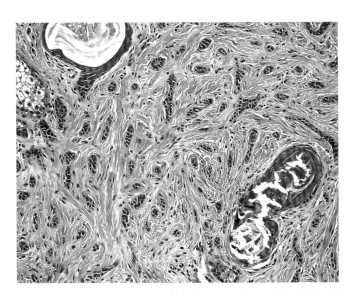

图 3.38　**促纤维组织增生性毛上皮瘤**。不要将这种良性肿瘤与基底细胞癌混淆

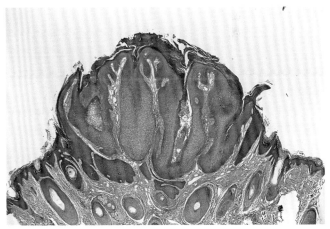

图 3.40　**外毛根鞘瘤**。可见肿瘤呈内生性分叶状生长，具有富于糖原的透明细胞（Courtesy of Dr D Santa Cruz, St Louis.）

排列，由两层或两层以上的基底样细胞形成上皮索条和乳头状间叶小体，后者与诱导毛囊形成的毛乳头间质相似[480]。毛上皮瘤的一个变异型，即所谓的**促纤维组织增生性毛上皮瘤（desmoplastic trichoepithelioma）**，伴有广泛的纤维组织增生，后者包绕并挤压上皮岛而使其扭曲变形[481]（图 3.38）。与普通型毛上皮瘤不同的是，这种变异型通常为孤立性病变，主要应与硬斑病样基底细胞癌鉴别[482]。CK20 免疫组织化学可能对鉴别诊断有帮助，大多数毛上皮瘤中仍然保留散在的 CK20 阳性的 Merkel 细胞，而基底细胞癌中 Merkel 细胞一般缺失[197]。Bcl-2 也是有用的标志物，在毛上皮瘤中，仅周边肿瘤细胞 Bcl-2 呈阳性，而基底细胞癌对 Bcl-2 呈弥漫阳性[140]。间质溶素 -3（一种基质金属蛋白酶）的免疫染色据称也有助于鉴别，硬化性毛上皮瘤一般呈阴性，而大多数基底细胞癌呈阳性[483]。

毛母细胞瘤

　　毛母细胞瘤（trichoblastoma）是一种与毛上皮瘤有关联的良性毛囊肿瘤，由基底样上皮细胞团巢和明显的毛源性间质组成（图 3.39）。如前所述，我们认为，这种肿瘤与基底细胞癌和毛上皮瘤的关系非常密切，事实上，有时其中存在典型的基底细胞癌灶[484]。毛母细胞瘤通常伴有显著的 Merkel 细胞成分。曾报道过毛母细胞瘤透明细胞变异型[485]。同许多其他毛囊肿瘤一样，毛母细胞瘤也能恶变为高级别癌、肉瘤样癌（癌肉瘤）甚或真正的肉瘤[470,486-487]。

外毛根鞘瘤

　　外毛根鞘瘤（trichilemmoma）为良性肿瘤，呈实性，由富于糖原的透明细胞构成分叶状或盘状结构，上皮团的周边细胞呈栅栏状排列，有时中央发生角化（图 3.40）。多发性外毛根鞘瘤可以伴发肢端角化病、皮肤硬化性纤维瘤、口腔黏膜乳头状瘤，偶尔，伴发乳腺、甲状腺和

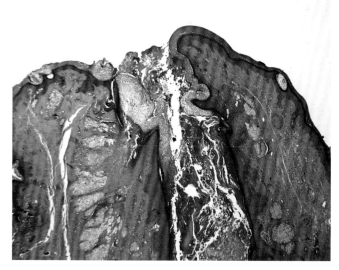

图 3.41 毛囊瘤的显著器官样结构

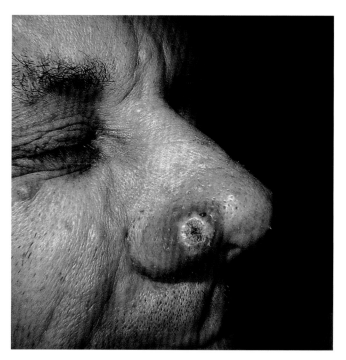

图 3.42 角化棘皮瘤的临床表现

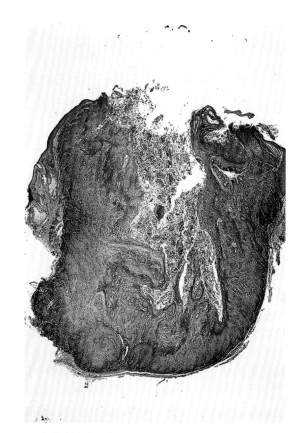

图 3.43 角化棘皮瘤的低倍镜下表现

胃肠道肿瘤——这些是 Cowden 病或多发性错构瘤综合征的表现[488-489]。

曾经报道过与浸润性癌很相似的外毛根鞘瘤的促纤维组织增生性变异型[490]。其病变仍然具有外毛根鞘瘤的一般特征，即其肿瘤细胞胞质透明，且周边细胞呈栅栏状排列。

外毛根鞘癌［trichilemmal (tricholemmal) carcinoma］具有外根鞘型角化特征，同时有非典型性表现，例如，分裂活性高、真皮网状层浸润和溃疡形成[491-492]。外毛根鞘癌的临床经过是非常惰性的，转移发生率极低[493-494]。

毛囊瘤

毛囊瘤（trichofolliculoma）是孤立性、结节状、具有明显器官样结构的错构瘤性病变，重演了正常毛囊结构形成的生长初期、中期和终末期。毛囊瘤应与毛上皮瘤和基底细胞癌鉴别[495]。毛囊瘤的形态特征是：中央为扩张的毛囊，周边有上皮增生并形成不同发育阶段的毛（图 3.41）。毛囊瘤常伴有 Merkel 细胞[496]，这个特征也可见于其他毛囊肿瘤，例如毛上皮瘤和毛母细胞瘤[197,497]。

多发性毛囊瘤的发生与毛盘瘤（另一种良性毛囊肿瘤）和皮赘（纤维上皮性息肉）伴发则构成了一种遗传综合征[498]。

角化棘皮瘤

角化棘皮瘤（keratoacanthoma）通常表现为半球形病变，病变中央呈火山口样，充满角质（图 3.42）。男性发病率比女性发病率高 3～4 倍。与一般的皮肤鳞状细胞癌相比，角化棘皮瘤发病年龄稍轻，两者的发病部位相似，但不完全相同[499]。角化棘皮瘤的最重要的显微镜下特征是低倍镜下病变的剖面结构：悬垂状边缘，充满角质的火山口，以及半球形外观，周围正常表皮呈扶壁状支撑（图 3.43）。细胞学特征对于其与普通鳞状细胞癌的鉴别意义不大[500]。在角化棘皮瘤中，大多数上皮分化良好，胞质丰富而呈毛玻璃样，但胞核的异型性和分裂活性可以很显著。角化棘皮瘤肿瘤边缘通常呈推挤性生长，并因密集的炎症细胞浸润带而凸显，其中嗜酸性粒细胞可能显著。然而，有些病例可出现深部骨骼肌侵犯、神经周围浸润甚或血管浸润[501-503]。值得注意的是，嗜酸性粒细胞浸润也可见于鳞状细胞癌，而且更为常见[504]。位于角化棘皮瘤内的汗腺导管常有旺炽增生，可能为反应性改变。

曾经试图采用多种方法将角化棘皮瘤与普通鳞状细胞癌区分开，包括免疫组织化学染色检测角质纤丝聚集蛋白（filaggrin，一种富含组氨酸的蛋白质，正常存在于表皮颗粒层和角质层）[505]、TGF-α（转化生长因子α）[506]、血管细胞黏附分子（vascular cell adhesion molecule，VCAM）和细胞之间黏附分子（intercellular adhesion molecule，ICAM）[507]染色，MIB-1表达[508]，增生细胞核抗原（proliferating cell nuclear antigen，PCNA）分布[509]，DNA含量[510-511]，p53表达[510,512-513]，P2X7表达（凋亡启动标志物）[514]，微卫星不稳定性，以及杂合性缺失[515]，但究竟是否存在能将两者截然分开的指标还值得怀疑（或许两者之间根本就不存在明确界限）。角化棘皮瘤和鳞状细胞癌之间的分子改变不同，但是，迄今为止的研究都没找到一种能将两者区分开的简单方法[516]。

一般认为，角化棘皮瘤是毛囊漏斗部上皮发生的增生而非表皮发生的增生。最典型的角化棘皮瘤发生于原先正常的皮肤，快速生长4~6周，然后在接下来的4~6周自发消退，留下轻度凹陷的环状瘢痕[517]。然而，有很多特殊情况，有些病变生长缓慢，有些病变不会自发消退，有些病变发生在既往创伤部位[518]，还有些病变（称为日光性角化棘皮瘤）发生于日光暴露部位皮肤且伴有典型的光化性角化病改变[519]。据报道，一些角化棘皮瘤伴发于炎症性皮肤病、先天性皮肤病变、遗传病以及瘢痕。有些患者表现为多发性皮疹（Gryzbowski型），有些患者则表现为多发性溃疡性肿瘤且分布不典型（Ferguson-Smith型）[520]。有些角化棘皮瘤有染色体异常[521]，提示其实际上可能是高分化鳞状细胞癌的一个亚型，或者是被误诊的鳞状细胞癌。这可以解释如下情况：有时临床上和病理组织学上都很典型的角化棘皮瘤可以长得很大和（或）转移至区域淋巴结，尤其当患者有免疫缺陷时[522-523]。但是，如果简单地把角化棘皮瘤理解为鳞状细胞癌，则忽略了其临床行为上和分子改变上与普通鳞状细胞癌的不同。极少数情况下，角化棘皮瘤应被视为鳞状细胞癌的一个独特（顿挫）亚型。同样，如果坚持认为角化棘皮瘤总是良性的鳞状上皮增生[524]，则会忽略其临床、生物学和行为等方面所具有的肿瘤性病变的另一面[525-528]。

最后，还有一种情况需要提及，即所谓的**甲下角化棘皮瘤（subungual keratoacanthoma）**，它们被认为可能起源于甲母质，表现为指（趾）尖端快速生长的肿物，常伴有远端指（趾）骨的杯状溶骨缺损[529-530]。

角化囊肿

角化囊肿（keratinous cyst）多年来一直被误认为是皮脂腺囊肿，是由于对囊内容物肉眼判断不准确而导致的用词错误，而且这一错误名称被不加批判地反复使用

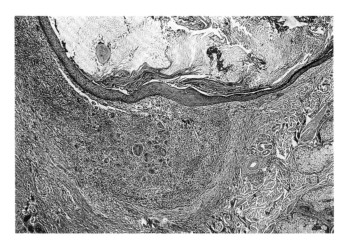

图3.44 伴有继发性炎症的表皮型角化囊肿

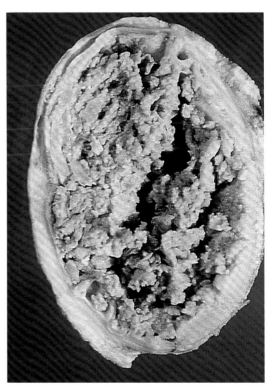

图3.45 外毛根鞘型角化囊肿的大体表现，可见囊腔内充满由毛角质构成的凝聚物

着[531-532]。

角化囊肿有两种类型，有时混合存在。比较常见（90%）的是表皮型或表皮样型，其囊壁衬覆角化性上皮，有明显的颗粒层，并含有层状角质，不伴有钙化（图3.44）。虽然其中一些囊肿（特别是位于手指者[533]）是由创伤造成的表皮包含物——因此被称为表皮包涵囊肿，但大多数病变可能是由毛囊漏斗部囊性扩张发展而来的。少数囊肿的囊壁呈脂溢性角化病样改变[534]。

另一种角化囊肿为毛源型或外毛根鞘型[535-536]（图3.45）。其好发于头皮，显微镜下特征是呈外毛根鞘型角化，表现为无颗粒层性骤然角化，角化和非角化细胞的交界面不平整（图3.46）。其囊内角质不分层，有细胞核

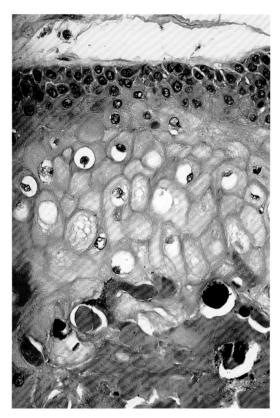

图 3.46　毛源型角化囊肿，显示外毛根鞘型角化

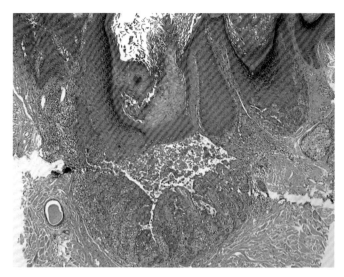

图 3.47　疣状角化不良瘤。可见鳞状细胞倒转性增生伴棘细胞显著松解

残留，常伴有灶状钙化。超微结构和免疫组织化学研究也支持其外毛根鞘分化特征[537]。

已在掌跖部和其他部位的角化囊肿中发现有 HPV 感染（一般为 57 型和 60 型），提示其发病可能与病毒有关[538]。

其他皮肤囊肿

还有一些其他类型的皮肤囊肿。有时不同类型的囊肿合并发生[539-541]。其中有些并非起源于毛囊，在此一并列举以便比较。

1. **皮样囊肿（dermoid cyst）**。皮样囊肿在显微镜下很多方面与表皮型角化囊肿相似，区别在于：前者的囊壁内有皮肤附属器且开口于囊内[542]。大多皮样囊肿见于儿童眉毛附近、面部胚胎闭合线上。

2. **脂囊瘤（steatocystoma）**。脂囊瘤囊壁衬覆一薄层与皮脂腺导管部相似的复层鳞状上皮，可有皮脂腺小叶和小毛囊形成，并且其囊壁衬覆物形成圆齿状突起。脂囊瘤病变可以单发[543]，在面部也可以多发[544]，更常见的方式是呈播散性分布的**多发性脂囊瘤（steatocystoma multiplex）**[545]。

3. **汗囊瘤（hydrocystoma）**（孤立性或多发性，常位于面部）和大汗腺囊腺瘤（cystadenoma）。两者均衬覆汗腺导管样上皮，常呈大汗腺特征[546-547]。

4. **皮肤纤毛囊肿（囊腺瘤）[cutaneous ciliated cyst (cystadenoma)]**。皮肤纤毛囊肿（囊腺瘤）一般发生于刚过青春期的年轻女性，四肢多见。有人认为其来源于 müller 管[548-550]，但也有个别发生于男性的病例报道[551]。

5. **毳毛囊肿（vellus hair cyst）**。为多发性、爆发性小囊肿，见于年轻人的胸壁和四肢。其囊壁衬覆扁平毛鞘上皮，囊内含有大量毳毛和软角质[552]。

6. **色素性毛囊肿（pigmented follicular cyst）**。色素性毛囊肿以色素沉着为特征，呈表皮型角化而囊内含有层状角质，有大量色素沉着性毛干以及一些生长中的毛囊[553]。

7. 所谓的**"支气管源性囊肿（bronchogenic cyst）"**。支气管源性囊肿一般在出生时即有或在出生后不久发现，位于胸骨上切迹[554]。囊壁衬覆假复层纤毛柱状上皮。尽管其名字为支气管源性囊肿，但可能来源于鳃裂而非支气管[555]。因此，更恰当的名字应该是鳃裂源性囊肿。

疣状角化不良瘤

疣状角化不良瘤（warty dyskeratoma）为小的、丘疹结节性病变，常发生于日光暴露部位皮肤。显微镜下，疣状角化不良瘤表现为独特的毛囊棘细胞松解和角化不良（图 3.47）。虽然其组织学表现与毛囊角化病相似，但其并不代表毛囊角化病（非毛囊性病变）的孤立型病变。相反，其可能是一种原发性毛囊增生性病变，可被视为发生在毛囊的光化性角化病[孤立性毛囊角化病（isolated follicular keratosis）]，或者更有可能是一种类型独特的毛囊肿瘤[毛囊角化不良瘤（follicular dyskeratoma）][556]。

增生性毛肿瘤（增生性外毛根鞘囊肿）

毛肿瘤（pilar tumor）是对应于毛（外毛根鞘）囊肿的肿瘤，因此，其同样好发于女性的头皮和下颈部[557]。在普通毛囊肿和发展充分的毛肿瘤之间，存在各种各样的过渡类型。有些毛肿瘤表现为毛囊肿壁上的一个附壁结节，而有些毛肿瘤与毛囊肿则共同存在于一位患者身上[558]。毛肿瘤被覆表皮通常不受累，但有些病变开口于表皮。增生性毛肿瘤的体积可以巨大（图 3.48）[559]。不应将这些病变误诊为来源于皮脂腺囊肿的鳞状细胞癌。

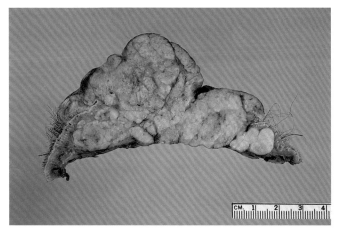

图 3.48　增生性毛肿瘤的切面观，呈多结节状，兼有外生性和内生性生长

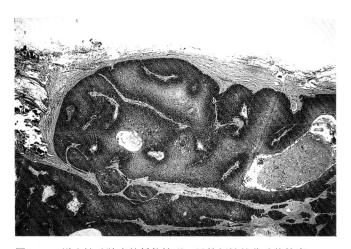

图 3.49　增生性毛肿瘤的低倍镜观，呈特征性的分叶状轮廓

显微镜下，毛肿瘤大部分呈实性，边缘一般呈推进式。其特征是交错分布的鳞状上皮呈外毛根鞘型角化（图 3.49）。核异型性可以很显著，上皮与间质界面可以有些不规则。有时可见局灶性间质浸润[560]。毛肿瘤为肿瘤性病变而非增生性病变，一些病例具有非整倍体 DNA 的表现支持这种观点[561]。其生物学行为通常是良性的，已有局部复发的病例报道，但转移极为罕见[562-563]。少数有完好记录的转移病例在显微镜下有明显的恶性特征[564-566]。其恶性成分可以表现为局限性外毛根鞘癌，或极少数情况下为梭形细胞（肉瘤样）癌[559,567-568]。

毛母质瘤

毛母质瘤（pilomatrixoma, pilomatricoma） 既往称为 **Malherbe 钙化上皮瘤（calcified epithelioma of Malherbe）**，是起源于毛母质的结节状良性肿瘤（图 3.50）。毛母质瘤主要见于儿童和年轻成人，大多位于头、颈和上肢[569]。显微镜下，毛母质瘤的小的、基底样细胞构成实性团巢，易被误诊为基底细胞癌[570]，尤其是细胞学检查时[571-572]。其诊断要点是：这些基底样细胞发生骤然角化，形成"鬼影"和"影子"细胞（图 3.51）。毛

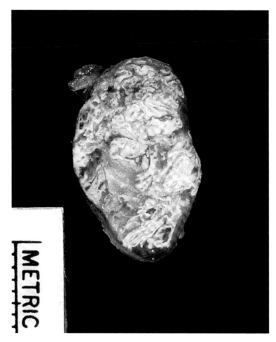

图 3.50　毛母质瘤的大体表现

母质瘤可见色素沉着，是由于黑色素细胞植入所致[573]。常见异物反应、钙化和骨化等继发改变，可有髓外造血[574]。毛母质瘤病灶内容物可穿透表皮排出或导致穿孔[575]。其组织化学、免疫组织化学和超微结构特征符合毛母质起源[576-579]。大多数毛母质瘤病例有 β 连环蛋白基因 *CTNNB*1 的激活突变[580]。值得注意的是，有时其他病变可伴有局灶毛母质分化特征[581]。

伴有非典型性组织学特征和有局部浸润和局部复发倾向的毛母质瘤被命名为 **侵袭性毛母质瘤（aggressive pilomatrixoma）**[575,582]。恶性毛母质瘤［**毛母质癌（pilomatrix carcinoma）**］具有细胞非典型性、边缘浸润、向鳞状细胞过渡、透明细胞、坏死和核分裂象[583]。细胞非典型性和浸润是其关键特征，因为分裂活性在典型的毛母质瘤中也可以很显著。有时出现肉瘤样分化[584]。毛母质癌局部复发常见，也可发生远隔转移[580,585-588]。

甲

由于甲床上皮与毛囊的外毛根鞘相似[589]，故而其发生的肿瘤应与外毛根鞘瘤或外毛根鞘癌相似。毫无疑问，目前报道的这类肿瘤的名称不外乎 **甲母质瘤（onychomatricoma）** 和 **甲鞘皮癌（onycholemmal carcinoma）**[590-592]。在回顾性研究中，既往报道的一些发生于甲床的鳞状细胞癌、疣状癌和角化棘皮瘤可能都属于这类肿瘤。

黑色素细胞

黑色素细胞（melanocyte） 来源于神经嵴，分布于表皮基底层、毛囊、大多数被覆鳞状上皮的黏膜以及软脑膜等部位。黑色素细胞的功能是以酪氨酸为底物，生成

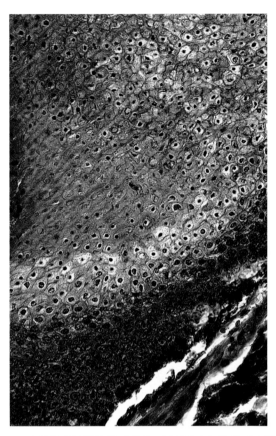

图 3.51 **毛母质瘤的显微镜下表现**。可见基底细胞呈毛皮质样角化，不形成颗粒层，而形成 "鬼影" 细胞

不溶性的黑色素，通过细胞分泌过程传递给邻近上皮细胞。黑色素细胞起源于神经外胚层，系多年前由 Masson 等提出[593]，已被多种技术方法证实，其中 LeDouarian 的鸡 - 鹌鹑嵌合模型最完美而令人信服[594]，至少对黑色素细胞的来源具有说服力。

黑色素细胞与表皮基底层鳞状细胞的比例为 1 : 4 ～ 1 : 10，取决于身体的部位。肤色的种族差异由鳞状细胞的黑色素含量决定，而非由黑色素细胞的数量决定。一个黑色素细胞及其周边接受其黑色素的鳞状细胞所构成的功能单位被称为表皮 - 黑色素单位。

正常黑色素细胞仅有少量色素，在常规染色切片中为浅染细胞（故以前称为 "Masson 透明细胞"），但表皮内也存在鳞状细胞性质的透明细胞[595]。黑色素细胞具有细长的胞质突起（树突），向鳞状细胞之间伸展；当黑色素细胞的色素产生增多或转运机制发生障碍时，胞质内黑色素含量增加而使树突显示更加清楚。

黑色素细胞一般对黑色素（例如 Fontana-Masson 银染）、酪氨酸酶、DOPA 反应、S-100 蛋白、NSE、Mart-1/MelanA（A103）、小眼畸形转录因子（MiTF）、Sox10（一种神经嵴转录因子，在施万细胞和黑色素细胞的分化、成熟和维持中起关键作用）、PAX3（一种转录因子，在胚胎形成期对黑色素细胞的发育起重要作用）和波形蛋白染色呈阳性，但反应强度差异显著，可能与黑色素细胞的功能状态有关[596-601]。黑色素细胞对 NF 和 GFAP 染色呈

阴性[602]。黑色素细胞 HMB-45 染色在正常静止状态常呈阴性，而在激活状态呈阳性，例如某些痣和恶性黑色素瘤[603-604]。角蛋白通常是正常黑色素细胞的又一个阴性标志物，但有时在黑色素细胞肿瘤异常表达。其他黑色素细胞标志物将在恶性黑色素瘤部分讨论。

电镜下，黑色素细胞的标志是黑色素合成细胞器，即**黑色素小体（melanosome）**。黑色素小体来源于 Golgi 体，一开始表现为非特异性**前黑色素小体（premelanosome）**，发育充分时形成特征性的、由电子致密物构成的条纹状结构，最后形成成熟的黑色素颗粒。

黑色素细胞这个术语应用于可以形成黑色素的成熟细胞，对应的未成熟细胞应称为**成黑色素细胞（melanoblast）**。真皮内吞噬黑色素的巨噬细胞称为**噬黑色素细胞（melanophage）**。**痣细胞（nevus cell）**传统上用于良性普通型痣；有些人认为这个术语专指黑色素细胞，因此建议彻底废除痣细胞这个名称[605]。我们认为，这种观点对于痣细胞的来源和本质来说恐怕过于简单。

痣

痣（nevus）（来源于拉丁语 naevus 一词，意思是胎记）这个词用于指发生在皮肤的、有边界的、先天性生长物，但习惯上将其作为**色素痣（mole）**（来源于拉丁语 moles，意思是不好看的肿块）的同义词，用于指黑色素细胞系统的局限性良性病变。黑色素细胞性（我们更愿意采用）、痣细胞性和色素性这些形容词专指这类痣性病变。

黑色素细胞痣（melanocytic nevi）一般为后天性病变，其临床表现常在 1 岁以后才明显，其中大多发生于 2 ～ 6 岁，几乎所有的黑色素细胞痣在 20 岁以前出现。大多数黑色素细胞痣按照预期的方式发展，只有少数会出现戏剧性变化，例如自发消退、活化或恶变[606]。痣的增殖活性与患者的年龄大致相关[607]。白种人一般都有数量不等的痣，平均每人 20 ～ 30 个[608]。与恶性黑色素瘤的分布不同，痣较常见于头、颈和躯干部位的皮肤，而恶性黑色素瘤多见于下肢。痣的大小、形状和色素量差异很大，毛发可多可少。痣有多种分类，最好的分类方法是根据黑色素细胞的位置来分，因为它们的位置与恶变的可能性大小有明确的关联，或许也与它们组织起源有相关性。

黑色素细胞痣可能是一种介于畸形（错构瘤）和肿瘤之间的病变[609]。然而，研究发现，这类病变具有单克隆性和杂合性缺失，支持其肿瘤性质[610-611]。黑色素细胞痣常有 BRAF 基因的激活突变，以 T1799A（V600E）突变最为常见[612-614]。NRAS 突变不常见。尚未发现 CDKN2A 突变[613]。

Masson 提出，普通混合性色素痣可能有双重来源。它们部分来自表皮内的成黑色素细胞，其中一些下移（滴落）进入真皮；部分来自真皮内施万细胞相关细胞[615-616]。很多超微结构、组织化学、免疫组织化学和实验研究都支持这种观点，例如，混合痣的上半部分具有

黑色素细胞特征，而深部痣细胞则有强烈提示其朝向特化性外周神经结构分化的特征[617-619]。

绝大多数的痣位于皮肤，也可见于任何被覆鳞状上皮的黏膜（见各有关章节）。良性痣细胞簇可见于真皮、皮下组织和淋巴结被膜，尤以腋窝淋巴结多见[620-621]。这些痣细胞团巢一般不会穿透被膜进入淋巴结实质，注意不要与转移性恶性黑色素瘤混淆；当它们出现在因皮肤黑色素瘤而切除的腋窝肿大淋巴结标本中时或出现在前哨淋巴结活检组织中时，尤其容易误诊。

交界痣、皮内痣和混合痣

普通痣（ordinary nevi）是根据痣细胞与表皮和真皮的位置关系进行分类。**交界痣（junctional nevus）**是指增生的黑色素细胞局限于表皮基底部（"交界"区）。手掌和足底的痣常常为交界痣[622]，其表皮内黑色素细胞大多数分布于皮沟[623]。大体上，交界痣扁平或稍隆起，无毛发，呈浅黄褐色。显微镜下，交界痣的特征为：黑色素细胞巢（痣细胞团）出现于真皮表皮界面的表皮侧（图3.52）。交界痣可以继发恶性黑色素瘤。

单纯性雀斑（lentigo simplex）通常被视为普通痣发育过程中的第一个阶段（"萌芽痣"），是交界痣的前体。单纯性雀斑表现为表皮基底层黑色素细胞增生，与交界痣不同的是，其黑色素细胞单个排列，不形成巢。多发性雀斑可见于 Peutz-Jeghers 综合征、中线面部雀斑病、Moynahan 综合征、LEOPARD 综合征、Carney 综合征和着色性干皮病[624]。基底细胞色素过度沉着在显微镜下很像雀斑，常见于真皮纤维瘤上方的表皮（见真皮纤维瘤）。个别情况下，真皮纤维瘤上方可伴发色素痣或黑色素瘤[625]。

皮内痣（intradermal nevus）是指所有黑色素细胞位于真皮的痣。皮内痣是常见的成人型色素痣，可表现为乳头状瘤样，带蒂或扁平，常有毛发。显微镜下，可见小巢状或束状黑色素细胞位于真皮上部，并有在毛皮脂腺周围聚集的倾向[626]。其色素含量和细胞的丰富程度变化很大；病变下部细胞较稀疏，色素较少，由束状排列的梭形细胞构成，后者的胞质呈细丝状[616]，有时形成触觉小体（Wagner-Meissner）样结构。虽然这些区域在免疫组织化学上与神经纤维瘤不同[627]，但我们还是赞成把它解释为痣的神经分化成分，而有些人认为这些明显的器官样结构只不过是萎缩的结果[628]。有时病变深部形成席纹状结构，这至少在形态学水平上提示皮内痣与真皮席纹状神经纤维瘤有关联[629-630]。皮内痣中可见散在分布的多核痣细胞，尤其是在病变上部，其中很多细胞呈独特的桑葚样外观。电镜和免疫组织化学检查显示，真皮痣细胞的周围包绕着基底膜成分[631-632]。尽管有少量令人信服的关于皮内痣恶变的报道[633]，但恶性黑色素瘤很少起源于真正的皮内痣。

混合痣（compound nevus）兼有交界痣和皮内痣的特征，即表皮内和真皮内都有痣细胞。伴有交界成分的痣的比例随着年龄的增长而下降[634]。与其他类型的色素痣一样，混合痣的黑色素含量差异很大，有时非常丰富（富色素性痣）[635]；通常是黑色素分布于病变表浅部，尤其是表皮内部分。与其他色素痣相似，混合痣的病变基底部可有淋巴单核细胞浸润[636]；炎症细胞常呈簇状分布，带状浸润更常见于黑色素瘤。

显微镜下，不同部位的色素痣呈现有趣的变化。手掌和足底的痣常终身保持交界性。位于头皮的痣常有显著的神经分化成分。与其他部位的痣相比，外阴皮肤的痣（外阴或生殖器痣）的体积较大，形状较不规则，痣细胞团形状不一，更易伴有雀斑样黑色素细胞增生；由于有以上这些特征，它们容易被误诊为恶性黑色素瘤[637-638]。痣经常出现非典型性的其他部位还有乳腺、褶皱皮肤和肢端区，特别是踝关节[639-641]。

典型的混合痣和皮内痣还可以出现多种其他方面的形态学变异，包括间质明显硬化（促纤维组织增生性或硬化性痣）[642]、结节性黏液变[643]、淀粉样变、弹力纤维增生和骨化生、毛囊炎和脓肿形成、伴有角化囊肿[644]和砂粒体、细胞质空泡变（有时形成脂肪母细胞样细胞）、嗜酸细胞变[645]以及被覆表皮和周围表皮呈湿疹样或局灶性棘细胞松解性角化病样改变[646-647]。

蓝痣和相关病变

普通型蓝痣（ordinary blue nevus）一般体积较小，多位于头、颈部或上肢[648]。显微镜下，其特征是位于真皮深部的、边界不清的、细长和（或）树突状真皮黑色素细胞增生，有时累及皮下。常有丰富的黑色素（图3.53），也有少色素型。普通型蓝痣的病变与表皮之间有一条未受累的真皮带。一般没有交界活性。有时，由于蓝痣中的黑色素被误认为含铁血黄素而使其被误诊为良性纤维组织细胞瘤。普通型蓝痣对黑色素、S-100蛋白以及其他

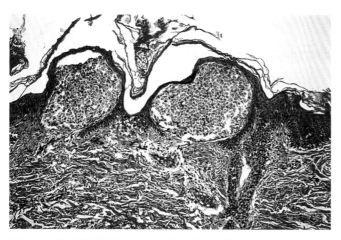

图3.52　典型的交界痣。可见两大团痣细胞使表皮基底层膨胀

黑色素细胞标志物（包括 HMB-45）染色均呈阳性[649]。

蓝痣可发生于巩膜、硬腭[650]、乳腺、阴道、子宫颈[651]、前列腺[652]、精索和淋巴结[653]。与普通型黑色素细胞痣不同，蓝痣不伴有 BRAF 和 NRAS 基因突变，但编码异源三聚体 G 蛋白 α 亚基的 GNAQ 基因出现高频率的体细胞性突变（83%），该基因在葡萄膜黑色素瘤中也常有改变。位于 RAS 样结构域的 209 密码子突变会导致该基因组成性激活[630]。

蓝痣的鉴别诊断包括皮肤纤维瘤（如果黑色素被误认为含铁血黄素），更重要的鉴别诊断是来自皮肤或眼的转移性黑色素瘤，它们可以与蓝痣非常相似[654-655]。

细胞性蓝痣（cellular blue nevus）是蓝痣的一种特殊类型，由于其体积大、颜色深，临床上常被疑为恶性[656-657]。

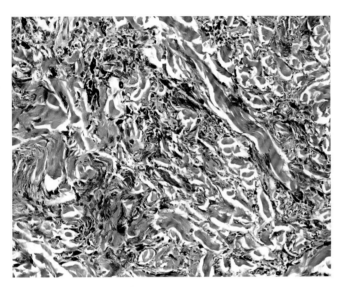

图 3.53 普通型蓝痣。可见细胞呈梭形，富含色素

细胞性蓝痣多见于臀部和骶尾部，较少见的部位包括头皮、面部和手足背[657]。显微镜下，细胞性蓝痣的细胞极为丰富，边缘呈推挤样，状似哑铃；病变常累及皮下，易见黑色素。细胞性蓝痣显微镜下与黑色素瘤的区别在于：前者无交界活性、表皮浸润、周边炎症反应和坏死，边缘呈推挤式，有双相性、束状和神经样结构，核仁不明显，以及异型性和核分裂象相对缺乏[657]（图 3.54）。

细胞性蓝痣有时出现如下形态变异型，包括：痣细胞巢之间有显著的富细胞性间质（硬化性细胞性蓝痣）[658]、局灶细胞气球样变[659]、缺乏黑色素（无色素性细胞性蓝痣）[660]以及间质的变性改变，包括出现假血管瘤样灶（古老蓝痣）[661]。

免疫组织化学上，细胞性蓝痣对 S-100 蛋白、Melan-A 和 HMB-45 呈阳性反应。有些先天性细胞性蓝痣可以对 CD34 呈阳性[662]。比较基因组杂交分析显示，与其他黑色素细胞痣相似，细胞性蓝痣中不出现染色体畸变[663]。

细胞性蓝痣几乎总是表现为良性行为，但少数病例可有局部复发或区域淋巴结转移[657]。然而，在切除原发病变和受累淋巴结后，这些患者可以治愈，也就是说，细胞性蓝痣不会再有进展。

细胞性蓝痣应与继发于细胞性蓝痣的恶性黑色素瘤鉴别，也应与一类具有显著蓝痣样形态学特征但表现为恶性生物学行为的肿瘤鉴别[664-666]。后者又称为**蓝黑色素瘤（blue melanoma）**（蓝痣样黑色素瘤），大多见于头皮和足（尤其是足跟）。具有细胞性蓝痣样结构特征的病变如果出现以下组织学表现，应该考虑恶性的可能：明显的核异型性、核分裂象多、非典型性核分裂象、坏死（有时边缘呈栅栏状）以及上皮样肿瘤细胞[665,667]。有人发现，恶性蓝痣

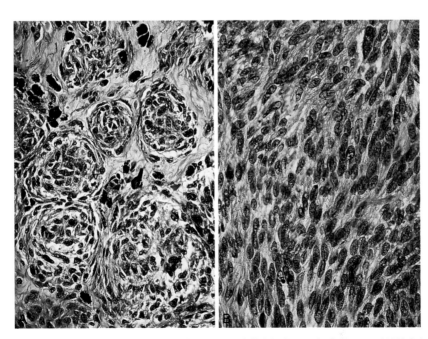

图 3.54 大的细胞性蓝痣。A，可见明显巢状结构，大部分黑色素位于痣细胞巢之间的巨噬细胞内。**B**，可见肿瘤细胞丰富，呈卵圆形或梭形，核仁不明显，没有分裂活性

的 AgNOR 计数和增殖活性（用 PCNA 检测）高于细胞性蓝痣[668]。FISH 检测显示，蓝痣样黑色素瘤的分子异常与普通黑色素瘤相似[669]。起源于蓝痣的黑色素瘤 FISH 检测也显示其恶性成分的染色体异常与普通黑色素瘤相似[670]。

如果细胞性蓝痣具有结构和（或）细胞学非典型性但又不足以诊断为上述两种恶性类型时，可以冠以非典型性[671]。但这个名称受到了一些权威人士的猛烈抨击[672]。一项研究包括 9 例这种病例，他们均未出现复发和转移，提示对这些形态上的交界性病变采取保守的诊断和治疗措施较为合理，尤其是考虑到"非典型性细胞性蓝痣"诊断的一致性依然很低这一现实[673]。

免疫组织化学上，普通型和细胞性蓝痣通常为 S-100 蛋白、HMB-45 等黑色素细胞标志物呈阳性[649,674]，但也有例外[675]。

无论是普通型蓝痣，还是细胞性蓝痣，都可以出现一些变异，例如形成大斑块（直径可达 17cm）[676]、外观呈靶样[677]或者伴有另外的普通色素痣成分（交界痣、混合痣或皮内痣）。后者是最常见的联合痣类型[678-679]。

上皮样蓝痣（epithelioid blue nevus）是一种多中心性蓝痣，家族性发病，属于 Carney 综合征的表现之一。Carney 综合征的其他表现有心脏黏液瘤、砂粒体性黑色素性神经鞘瘤和其他异常。显微镜下，可见浓重色素，为界限不清的真皮内病变，由两种类型的黑色素细胞构成：一种为球形，含有致密的色素颗粒；另一种为多角形或梭形，含少量色素颗粒[680]。上皮样蓝痣也可以不伴发 Carney 综合征[681-682]，其能否作为蓝痣的一种独特亚型尚有疑问[683]。近来发现，上皮样蓝痣与所谓的**动物型黑色素瘤**（animal-type melanoma）在形态学上很难鉴别，有人建议将这种所谓的独特类型的低级别恶性肿瘤命名为**色素性上皮样黑色素细胞瘤**（pigmented epithelioid melanocytoma）[684]。

副神经节瘤样真皮黑色素细胞肿瘤（paraganglioma-like dermal melanocytic tumor）可能是细胞性/上皮样蓝痣基础上的又一种变异型。其通常见于成年女性的四肢，表现为真皮内结节，由形成团巢的肿瘤细胞构成；后者呈卵圆形，胞质透明至嗜双色性，有轻度异型性和低增殖活性，在 HE 切片上明显缺乏黑色素，但免疫组织化学上对常用的黑色素细胞标志物均有表达。迄今仅有的几例报道显示该肿瘤呈良性过程[685]。

其他具有深在性树突状黑色素细胞的良性皮肤病变包括蒙古斑（边界不清的皮肤蓝色变，可达数厘米，常位于腰骶部）、太田痣（位于眼上颌部）、伊藤痣（位于肩部）和太阳痣（一种位于中国人双侧颧部的色斑）[686-687]。

Spitz 痣和相关黑色素细胞肿瘤

Spitz 痣（Spitz nevus）[梭形和（或）上皮样细胞痣]的特征是发生于青春期前，也可见于成年期[688-690]。大体上，Spitz 痣的最典型的表现是位于面部皮肤的隆起性、粉红色或红色结节，临床上似血管瘤。Spitz 痣可以多发、

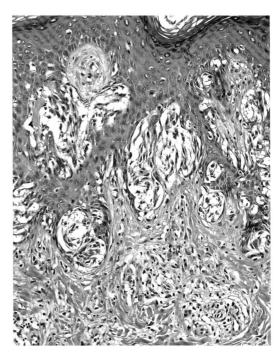

图 3.55 **梭形细胞型 Spitz 痣**。本例主要分布于交界处

成簇（群集）或播散性分布[691]，后者可能被误认为是恶性黑色素瘤的卫星灶。

显微镜下，大多数 Spitz 痣为混合痣，表皮内成分显著；5%～10% 为交界痣，20% 以上为皮内痣[692-693]。Spitz 痣由梭形细胞、上皮样细胞或两者混合构成。

Spitz 痣梭形细胞型的特征是：细胞呈雪茄样，胞核大而核仁明显（图 3.55）。Spitz 痣上皮样细胞型的特征是：具有与梭形细胞型相似的胞核，但胞质丰富而呈多角形，细胞边界清楚（图 3.56）。上皮样细胞型有一个特殊亚型，其多核巨细胞样黑色素细胞有多达 10～20 个细胞核。约 50% 的病例可见核分裂象[694-695]，但非典型性核分裂象罕见。色素沉着通常稀少，不过也存在显著色素沉着亚型（常为新发病变，发生于年轻人的四肢近端），被称为色素性梭形细胞痣[**Reed 痣**（Reed nevus）]，也有人认为后者是一种与 Spitz 痣不同的疾病（图 3.57）[696-699]。

有时，Spitz 痣主要位于真皮，伴有间质广泛纤维化，后者包绕于单个细胞周围，形态上类似于浸润（促纤维组织增生性 Spitz 痣）[700]，这种现象在成年人更为常见，会增加诊断上的困难。偶尔，Spitz 痣还会出现其他一些表现，例如，主要在表皮内生长（Paget 样 Spitz 痣）[701]、淋巴管浸润[702]、旺炽性假上皮瘤样增生（图 3.58）[132]、"小管状"生长方式[703]、丛状生长方式（丛状 Spitz 痣）[704-705]、晕痣样反应[706]，以及显著的血管增生（血管瘤样 Spitz 痣）[707]。以下特征倾向于诊断 Spitz 痣而非恶性黑色素瘤：形状对称，侧向边界清楚，深部成熟化，梭形细胞排列方向与皮面垂直，出现蝌蚪样和多核巨细胞，没有单个黑色素细胞向表皮上方播散（见于早期），有毛细血管扩张、水肿和纤维化，沿真皮表皮交界出现可能由基底膜物质构成的嗜酸性玻璃样小体（Kamino 小体），不形成

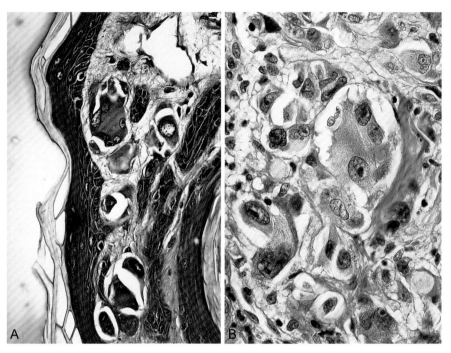

图 3.56 **A** 和 **B**，上皮样型 Spitz 痣。其肿瘤细胞的特征是体积大，呈多角形，偶尔有多核，胞质呈强嗜酸性

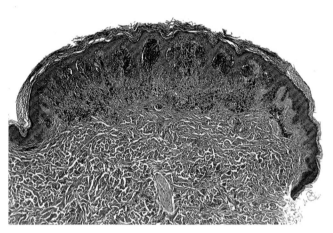

图 3.57 **Reed 痣**。可见肿瘤有重度色素沉着，不同于普通型 Spitz 痣

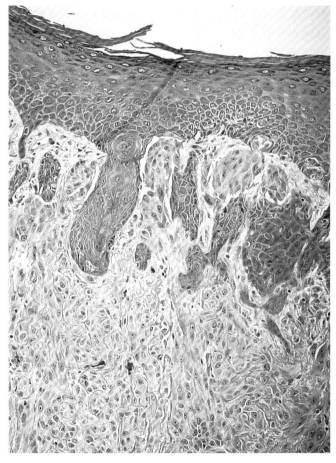

图 3.58 梭形细胞型 Spitz 痣，主要位于真皮，伴有假上皮瘤样增生

溃疡[708-712]。此外，良性上皮样细胞痣的细胞质呈均质嗜酸性毛玻璃样，而黑色素瘤细胞的形状和染色较不规则。还有一个支持诊断黑色素瘤的特征是：所谓的表皮消耗，表现为表皮变薄，即与肿瘤性黑色素细胞直接接触的基底和副基底层变薄以及表皮突消失[713]。不幸的是，免疫组织化学检查对于鉴别诊断的帮助作用非常有限[714]。据称，免疫染色 S100A6 蛋白表达对于鉴别诊断很有帮助，但尚未被广泛采用[715]。据报道，p16 免疫染色在促纤维组织增生性 Spitz 痣中常为阳性，而在硬化性黑色素瘤不常为阳性（18.2%），但两者有重叠[716]。不幸的是，其他免疫组织化学标志物的情形也相似，最多对诊断有支持作用，对于鉴别并不可靠。

比较基因组杂交研究显示，大多数 Spitz 痣不伴有染色体异常，只有 25% 的病例伴有染色体 11p 获得[717]。染色体 11p 异常的病例中 HRAS 基因（位于 11p）突变比较常见[718]。与恶性黑色素瘤不同，Spitz 痣一般没有 BRAF 和 NRAS 基因突变[719]。近期，在 Spitz 痣、非典型性 Spitz 痣和 Spitz 样黑色素瘤中发现了涉及 ROS1、NTRK1、ALK、BRAF 和 RET 等基因的激酶融合，提示这些基因重排可能与其特殊的组织学形态有关[699,720-721]。

Spitz 痣的生物学行为几乎均为良性，但切除不彻底可以局部复发。与原发病变相比，复发病变可以有显著的结构不规则性[722]。此外，已报道过几例伴有区域淋巴结转移的 Spitz 痣病例[712,723]，这些"恶性 Spitz 痣"的体积大，较深在，有推挤样真皮和皮下浸润。Smith 等[125] 报道的病例都未发生远隔脏器转移。但我们见过 1 例曾患急性白血病的年轻女孩，其病变位于面颊部，临床上和组织学上都是典型的 Spitz 痣，局部切除后复发，而后转移至区域淋巴结，最终发生广泛转移后死亡[724]。

是否存在恶性 spitz 痣的争论主要是在语义方面。毫无疑问，上述病例表明，一些具有 Spitz 肿瘤的形态特征的皮肤黑色素细胞肿瘤具有恶性行为，到底应将其称为恶性 Spitz 肿瘤、Spitz 型恶性黑色素瘤还是 Spitz 样黑色素瘤并不重要，但如果只将其称为恶性黑色素瘤而不加任何修饰词，则不能充分表达这种罕见而又重要的临床病理类型的全部信息[725]。在这方面，可以仿效对细胞性蓝痣所采取的方法（见上文），即如果 Spitz 痣的显微镜下表现令人担心，但又不足以直接诊断为恶性时，可以称之为**非典型性 Spitz 肿瘤（atypical Spitz tumor）**或恶性潜能未定的黑色素细胞肿瘤（melanocytic tumors with uncertain malignant potential, MELTUMP）[726-728]。在实际工作中，需要注意的一个事实是，这类交界性肿瘤中有相当一部分有前哨淋巴结受累（尤其是 Spitz 类病变；33% ~ 50% 的病例）[729-731]。Smith 等报道的患者中没有人发生远处转移[724]；因此，淋巴结转移可能并不真正代表恶性。然而，伴有 Sptiz 特征的侵袭性肿瘤可以致死。近期的研究发现，一些非典型性 Spitz 肿瘤有 9p21 位点的纯合性缺失，生物学行为上是侵袭性的，应该考虑诊断为 Spitz 样黑色素瘤[732]。

最近报道的一些非典型性 Spitz 肿瘤有 BAP1 缺失。这导致了由大的上皮样黑色素细胞和有更传统形态表现的黑色素痣细胞混合组成的真皮内肿瘤。它们常伴有炎症细胞浸润。它们的表现似乎呈良性，但具有 BAP1 胚系突变的患者具有发生黑色素瘤的倾向[733]。这更加说明，所谓的 Sptiz 样肿瘤这类病变在生物学本质上和分子改变上具有多样性。

先天性痣

先天性痣（congenital nevus）与更常见的后天性痣不同，通常体积较大（图 3.59），易累及真皮网状层和皮下组织，有单个细胞穿插于真皮胶原束之间，常累及皮肤附属器、立毛肌、神经和血管[734-736]。但也有很多例外，

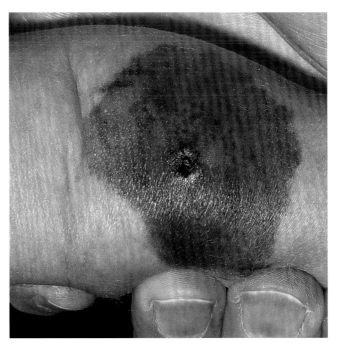

图 3.59 先天性痣，其中央色素加深区在显微镜下表现为表皮内黑色素细胞 Paget 样增生

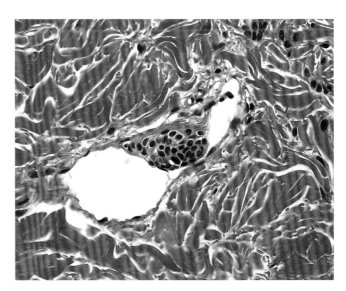

图 3.60 先天性痣累及血管。这不是恶性指征

故单纯根据显微镜下特征不可能将两者绝对区分开[734]。先天性痣常有神经分化，例如，形成 Wagner-Meissner 样小体。当先天性痣（也包括一些后天性痣）的神经分化极为突出时称其为**神经痣（neuronevus）**。当看到这些形态时，你会对有些作者否认在痣性病变的形成中有特化性外周神经参与感到不解。圆形痣细胞排列于血管壁上和血管周围，很像血管球瘤[737]（图 3.60）。在一些先天性痣，可以出现结节状或色素过度沉着区，这可能引起临床上和组织学上的很大关注。这些增生性结节可以伴有表皮内黑色素细胞 Paget 样增生，与表浅扩散型黑色素瘤的表现相似[738]，但它们一般可以自行消退而无需处置[739]。有些先天性痣在临床表现上与黑色素瘤相似，尤其是位于肢端者[740] 或生长较快者[741]。

与大多数黑色素细胞痣相似，但不同于 Spitz 痣和蓝痣，先天性痣常有 *BARF* 突变[614]。一般没有染色体畸变。

巨型先天性痣（giant congenital nevus） 是先天性痣的一个变异型，其特征就是大，表面积可达 144 cm² 或以上。其定义为发生于成人的、直径在 20 cm 或以上的痣或占体表面积的 20% 或以上的痣[742]。巨型先天性痣有沿皮节分布的倾向，常呈"泳裤"或"衣服"状。巨型先天性痣又被称为巨大色素痣和巨大毛痣。它们可累及整个肢体、整个头部或躯干大部，甚至延伸至胎盘[743]。它们常伴有小的"卫星"痣和黏膜痣[744]。巨型先天性痣的病变位于头皮时可导致皮肤明显增厚而呈脑回状，被称为脑回状先天性痣，这是所谓的"回状头皮"的常见组织学表现[745]。显微镜下，其表现与更常见的（非巨型）先天性痣相仿，偶尔伴有大的色素性上皮样细胞成分，类似于上皮样蓝痣[746]。

巨型先天性痣有时伴发脑膜或大脑黑变病（所谓的神经皮肤黑变病或黑色素细胞增生症）[747-748]，或可与大量卫星痣一起构成黑色素细胞晶状体瘤病。罕见情况下，黑变病可通过脑室 - 腹腔分流通道发生腹膜表面播散[749]。神经皮肤黑变病可导致皮肤或中枢神经系统恶性黑色素瘤，并与多种类型的恶性神经外胚叶肿瘤有关，包括恶性外周神经鞘瘤、所谓的皮肤恶性黑色素性神经嵴肿瘤、横纹肌肉瘤、脂肪肉瘤以及圆形或梭形细胞未分化肿瘤[750-753]。比较罕见的是，这些恶性肿瘤可发生于先天性痣以外的区域[754-755]。目前对较小的先天性痣是否容易恶变尚无定论[756-757]。

活跃痣、异型性痣和非典型性痣

活跃痣（active nevus）（"热痣"）是一种特殊类型的良性黑色素细胞痣，具有明显的交界成分和基底层单个黑色素细胞增生，细胞常常很丰富，真皮内有炎症细胞浸润。据报道，所谓痣的激活其原因有：阳光[758]或紫外线照射[759]、妊娠[760-761]、使用避孕药后、皮肤其他部位有黑色素瘤[762]以及复发痣[763]，但有些病例并无明显原因。近来，HIV 感染被认为是又一个激活黑色素细胞的因素[764]。比较罕见的是，成年人可以无原因出现大量"发疹性"痣，其在显微镜下呈激活表现[765]。

异型性痣（dysplastic nevus） 的概念还有很大争议[766]。这种病变似乎应该具有或至少表现出活跃痣的一些形态学特征。异型性痣的一种比较明确的类型（作为一种遗传综合征）见于黑色素瘤易感家族（异型性痣综合征）[767-768]。这种痣在临床上有非典型性，体积相对较大（＞5 mm），外形不规则，色彩斑驳；出现于青少年期，成年期继续生长[769-770]（图 3.61）。显微镜下，大多数异型性痣为混合痣，黑色素细胞在真皮表皮交界处呈明显的雀斑样增生，伴有或不伴有痣细胞团形成。痣细胞团的大小形状不一，可以横跨相邻表皮突，是由其本身形状和朝向不规则所致。如果有皮内痣成分，则交界成分超出皮内痣侧缘。其真皮表现为嗜酸性层状纤维增生、局灶性血管周围淋巴细胞浸润以及血管扩张[771-772]。这些特征可以统称为结构异型性（architectural atypia），通常伴随轻到中度的细胞学非典型性，后者表现为核染色质增多、核仁明显和尘样黑色素沉着[773]。黑色素细胞可以为梭形或上皮样，前者多与皮肤表面平行排列[774]（图 3.62）。

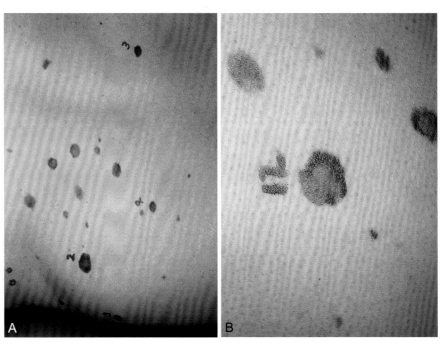

图 3.61 A 和 B，异型性痣的临床表现，患者有异型性痣综合征。这些痣体积大，外形不规则，色彩斑驳（Courtesy of Dr D Santa Cruz, St Louis.）

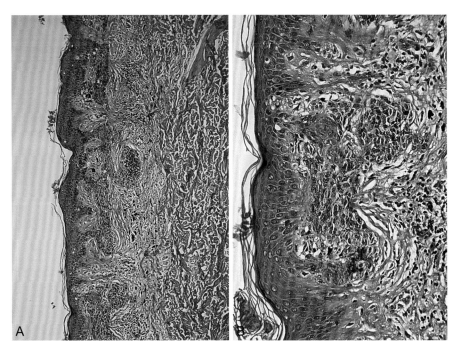

图 3.62　**A** 和 **B**，所谓的异型性痣，表现为真皮纤维化、炎症以及真皮表皮交界处黑色素细胞增生，伴有表皮突桥接

　　有人建议根据非典型性程度对异型性痣进行分级，但目前尚无统一的标准[775-777]。还有人认为，痣的异型性程度与进展为恶性黑色素瘤的风险相关[778]。值得注意的是，临床上的异型性痣中只有少数完全符合异型性痣的组织学诊断标准[779-780]。

　　电镜下，异型性痣的黑色素小体有多种改变[781]。DNA 倍体分析显示，几乎所有的异型性痣都是二倍体[755]，与以前的说法正好相反。

　　虽然识别出黑色素瘤易感家族综合征的重要性毋庸置疑，但将异型性痣的概念推广至孤立性色素性病变还存在问题，包括其形态学标准、分子指标和生物学意义[782-785]。根据现有的证据，我们认为，伴有"异型性"特征的孤立性黑色素细胞痣应被视为临床良性的。也就是说，对于伴有中度到重度异型性的痣，许多临床医师赞成进行保守性再切除，然后至少需要持续性临床随访。

　　事实上，伴有表皮内非典型性成分的黑色素细胞痣（常为混合痣）并不少见，遇到这样的病例时可采用如下较为普遍的处理方法。如果异型性程度已经提示为真正的恶性肿瘤，则诊断为起源于混合痣的原位恶性黑色素瘤。更常见的情况是，其非典型性程度不足以达到诊断黑色素瘤的标准（完全同意这种决定具有主观性），可以使用描述性词语。当病理医师认为诊断不确定时，可以描述性地诊断为"非典型性交界性或混合性黑色素细胞增生"，或者"痣伴有细胞学非典型性"，并建议将病变进行保守性彻底切除。而且实践表明，所有病例在手术充分切除后均可治愈。

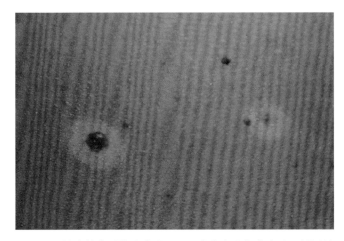

图 3.63　**晕痣的典型临床表现**。可见病变中央色素浓重，周围是一圈椭圆形的色素脱失带。色素痣可以与本图一样位于中央，也可以偏位（Courtesy of Dr AW Kopf, New York.）

其他痣

　　晕痣（halo nevus）［又称为**获得性远心性白斑（leukoderma acquisitum centrifugum）**］是用于描述黑色素细胞痣伴有环周皮肤脱色素的临床术语[786]（图 3.63）。它们最常见于年轻患者的躯干部，可以多发[787]。显微镜下，晕痣的特征是伴有明显的淋巴细胞和组织细胞浸润，可能是宿主免疫反应所致（图 3.64 和 3.65）。晕痣病变易与黑色素瘤、淋巴瘤和皮炎混淆。电镜下，在淋巴组织细胞反应成分中可以辨认出不同退变阶段的黑色素细胞[787]。值得注意的是，恶性黑色素瘤周围也可以出现脱色素晕[788]，但其形态常不规则，色素斑常为偏心性。

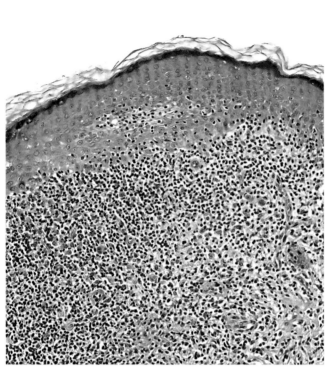

图 3.64　**晕痣**。低倍镜显示的真皮内炎症结节

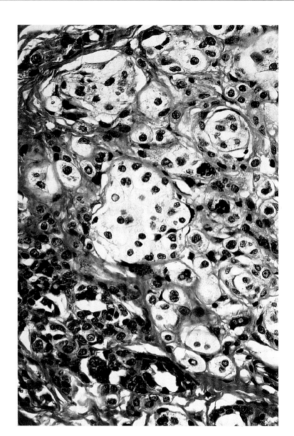

图 3.66　**气球样细胞痣**。可见肿瘤细胞排列成巢，胞质丰富而浅染

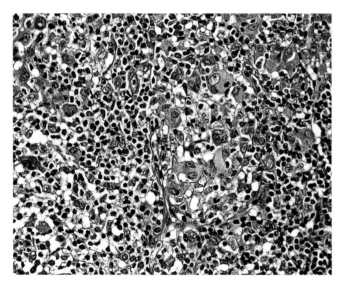

图 3.65　**晕痣**。高倍镜显示在密集浸润的炎症细胞之间有残存的黑色素细胞

　　气球样细胞痣（balloon cell nevus）是另一种特殊类型的色素痣，其特征是黑色素细胞大而浅染，细胞质呈泡沫状，可能是黑色素合成过程中的生化改变所致[789]（图3.66）。气球样细胞也可见于蓝痣和恶性黑色素瘤中[790]。

　　帽章痣（cockarde nevus）的临床特征为同心圆状色素沉着。病变中央为粉色或深色丘疹，周围环绕一圈色素带，两者之间为无色素区[791]。显微镜下，其中央病变为交界痣或混合痣，无炎症改变；周边环状色素带表现为真皮表皮交界处有大量的黑色素细胞巢；间隔区无特殊。

　　深部穿通性痣（deep penetrating nevus）是混合痣的一个变异型，形态上与蓝痣相似，真皮成分向深部扩展至网状层，有时甚至达到皮下脂肪层[792]。交界成分常不明显，而真皮成分则细胞丰富，形成巢状或束状结构，富于色素，细胞有轻度非典型性。没有核分裂象，炎症反应不明显或无。深部穿通性痣有时与其他类型的色素痣混合存在，构成联合痣[793]。

治疗

　　白种成年人平均每人有 20～30 个痣，所以很显然，除美容需要外，痣是否切除还应有一些特殊的指征。交界痣本身并不是切除指征，大多数手掌和足底的痣为交界痣，但它们太常见，而且恶变的可能性很小，无需进行常规预防性切除[794-795]。明确的切除指征包括成年人出现的色素性病变，痣受到慢性机械性刺激，或者以前存在的痣出现以下变化：色素加深或范围扩大，痣内出现平坦脱色素区，痣周围出现红色炎症区，生长迅速，形成溃疡，瘙痒，有浆液渗出，或轻微损伤即可引起出血[796]。

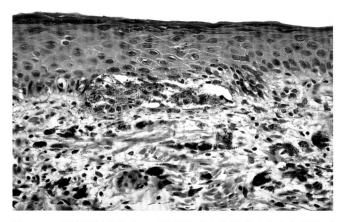

图3.67 削除后复发的痣。可见黑色素细胞沿真皮表皮交界处不规则增生，伴有真皮纤维化和簇状含黑色素的巨噬细胞。不能将这种病变过诊断为恶性黑色素瘤

痣切除最好使用冷刀而不采用烧灼法，以防止组织变形和热损伤引起的特殊染色反应。痣切除不完全可导致局部复发[797-799]。复发病变常有交界活性。即使原发病变没有交界活性，复发时也会出现[800]；再加上复发痣细胞核增大，核仁明显，容易被误诊为恶性黑色素瘤伴消退[763,801]（图3.67）。顺便加一句，在二次切除的皮肤标本中可以见到的另一种假恶性特征是：鳞状上皮在神经周围生长，似神经周围浸润[802]。

由于巨型先天性痣的恶变概率较高，建议早期进行手术切除。病变范围过大时应进行分次切除。

黑色素瘤

一般特征

绝大多数**黑色素瘤**（melanoma）与日光照射有关，紫外线照射被认为是其致病因素[803-804]。大多数黑色素瘤见于头颈部和下肢，后者在女性更为常见[805-806]。甲下区（"黑变性瘭疽"）[807-809]以及手掌足底是少见而著名的发病部位。白种人容易发生黑色素瘤，尤其是那些皮肤白皙、红头发、光照后易晒伤和（或）长雀斑的白种人[810]。黑种人很少发生黑色素瘤，且其黑色素瘤多位于手掌、足底、甲床和黏膜。

几乎所有黑色素瘤均出现于青春期后，也可发生于儿童[811-816]。发生于儿童的黑色素瘤与发生于成人的黑色素瘤具有相同的显微镜下表现，因此，大多数黑色素瘤病变在形态学上能与Spitz痣区分开[817-818]。

如果出现大量的黑色素细胞痣，即使不是异型性痣，也是发生黑色素瘤的危险信号[819-821]。遗传性疾病**着色性干皮病**（xeroderma pigmentosum）容易发生黑色素瘤。曾经报道过伴发于Ⅰ型神经纤维瘤病（Recklinghausen病）[822]和实体器官移植者的黑色素瘤病例，后者的致死率较高[823-824]。

恶性黑色素瘤可有多个原发灶[825-826]。在一项对712例黑色素瘤患者进行的病例研究中，38例（5.3%）有1个以上原发瘤，24例有2个，11例有3个，2例有4个，1例有8个[827]。预后则更多取决于最大病变的类型和分期，而非原发灶的数量。多发性原发性黑色素瘤应与黑色素瘤患者发生的色素痣激活现象（有争议）鉴别[762]。

遗传性恶性黑色素瘤的存在早已为人们所知[828]。黑色素瘤易感家族成员常有大量非典型性黑色素细胞病变（"异型性痣"），这可以作为高危人群的皮肤标志[829]。一部分遗传性黑色素瘤是由染色体9p21上*CDKN2A*基因（编码两种抑癌基因产物p16INK4a和p14ARF）的胚系突变或较少见的*CDK4*基因激活突变引起[830-835]。肿瘤抑制基因*BAP1*的胚系突变与皮肤和葡萄膜黑色素以及恶性间皮瘤风险升高有关[836-838]。

黑色素瘤可以由色素痣发展而来，这个事实已毋庸置疑，但其恶变率确切数字还不清楚。显然只有极少数后天性痣会发生恶变。先天性痣和异型性痣的恶变率较高，但确切数字还不知道。据说，5%到近乎一半的黑色素瘤在某些区域存在异型性痣残迹，如此悬殊的比例无疑反映了黑色素瘤侧向播散与既往存在癌前病变的鉴别的困难性[839]。

临床表现和主要临床病理类型

为了临床和显微镜下描述方便，对黑色素瘤进行分型非常必要。最常用的分型方法是把黑色素瘤分为四种类型[840-844]，但必须承认，这四种类型的黑色素瘤之间的临床病理表现和预后差异并无原先声称的那样明显[845-846]。这四种类型分别是恶性雀斑样黑色素瘤、表浅扩散型黑色素瘤、结节型黑色素瘤和肢端雀斑样黑色素瘤。根据病变部位和大体表现，可以比较准确地对上述各种类型进行鉴别诊断[847]。

恶性雀斑（lentigo maligna）（又称为Hutchinson雀斑）通常发生于老年白种人的日光暴露部位，以面颊部最为常见[848-849]。其病变扁平，生长缓慢，从棕色到黑色[850]。显微镜下，其表现为基底层非典型性黑色素细胞增生，单个或成巢分布（图3.68），常见细胞质收缩，细胞多形性明显[850]。其肿瘤细胞向表皮上部的迁移不如其他类型明显。其表皮突尖部基底层非典型性黑色素细胞增生可以类似于浸润，尤其是当切面与表皮突垂直时。评估这种病变要非常谨慎，一如光化性角化病。当病变局限于表皮时，诊断为恶性雀斑，属于原位黑色素瘤。当出现真皮内浸润时，则诊断为**恶性雀斑样黑色素瘤**（lentigo maligna melanoma）。雀斑样黑色素瘤这个名称的提出似乎是作为恶性雀斑的一个别名，但其使用不广[851-852]。

还有一种继发于恶性雀斑的浸润性黑色素瘤，称为**促纤维组织增生性黑色素瘤**（desmoplastic melanoma）（见下文）[853]。这种肿瘤易于局部复发和远处转移[854]。促纤维组织增生性黑色素瘤也可并发于其他色素性病变[855]。

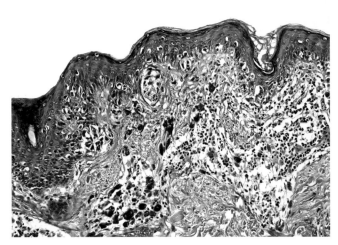

图3.68　**所谓的恶性雀斑**。可见基底层内有单个或巢状分布的异型性黑色素细胞

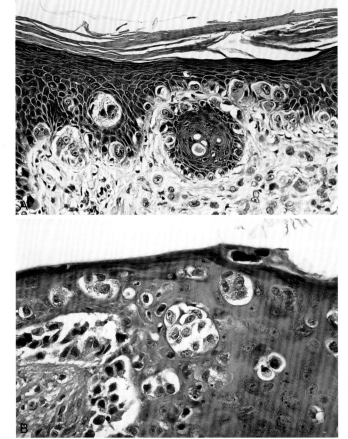

图3.70　**A**，表浅扩散型黑色素瘤中Paget样播散的黑色素细胞。**B**，可见恶性黑色素瘤穿表皮迁移。还可见单个肿瘤性黑色素细胞坏死，有些黑色素已经到达角质层（所谓的色素性角化不全）

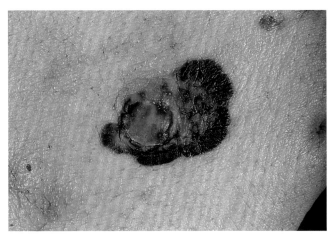

图3.69　表浅扩散型黑色素瘤的临床表现。浅色结节区为浸润真皮深部的无色素性恶性黑色素瘤

表浅扩散型黑色素瘤（superficial spreading melanoma）是最常见的一种黑色素瘤类型，曾经被称为恶性前黑变病或Paget样黑色素瘤。它们可发生于体表任何部位，外观多样，颜色有褐色、棕色、黑色、蓝色、粉色和白色。早期表浅扩散型黑色素瘤的最常见的特征是：在蓝色背景上掺杂褐色、棕色或深棕色[847]，表面略微隆起，边界很难扪及（图3.69）。白色区域为自发消退区，与肿瘤大小有关，与浸润深度和预后无关[856]。粉蓝区也是肿瘤消退区，伴有真皮纤维化和含黑色素的巨噬细胞堆积。病变边缘不规则，常呈锯齿状或有切迹。发生深部浸润者表面常形成隆起性结节。显微镜下，表浅扩散型黑色素瘤的非浸润区由一致的非典型性黑色素细胞构成，呈巢状和Paget样表现（图3.70）。

结节型黑色素瘤（nodular melanoma）可以表现为被覆正常表皮的光滑结节，蓝黑色隆起性斑块，或常伴溃疡的息肉样肿物[857]。临床上和组织学上不见肿瘤侧缘平坦区。这种类型的黑色素瘤可累及体表各部位，一般病程较短，发病年龄比前两种类型早。

肢端雀斑样黑色素瘤（acral lentiginous melanoma）有表皮内雀斑样成分，在很多方面与恶性雀斑相似[844,846,858]。与后者不同的是，其表皮内黑色素细胞呈树突状，形态怪异，受累表皮显著增生而不萎缩，真皮乳头增宽并有炎症。具有这些特征的肿瘤可见于手掌、足底、甲下、口腔和鼻腔皮肤黏膜交界处以及肛门[859]。这种类型的黑色素瘤在黑人和亚洲人中更常见[860-861]。

临床上，恶性黑色素瘤要与很多种疾病鉴别，尤其是那些含有黑色素或含铁血黄素者，例如，各种良性色素痣、良性纤维组织细胞瘤、伴有炎症或血栓的血管瘤、色素性脂溢性角化病和色素性基底细胞癌[862]。相反，无色素性或被覆很厚角质层的恶性黑色素瘤可能与化脓性肉芽肿或疖肿相似。

组织学特征和其他黑色素瘤类型

典型的恶性黑色素瘤在显微镜下容易识别，因为它有以下特征：交界活性；明显的黑色素；周围组织浸润；

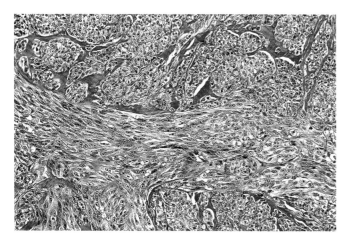

图 3.71 跟腱区恶性黑色素瘤，有显著的梭形细胞，这是该部位黑色素瘤的常见现象

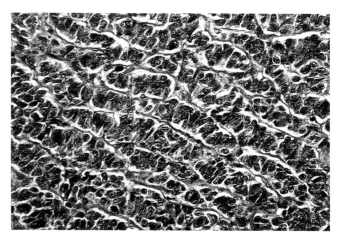

图 3.73 黑色素瘤中的明显梁状结构

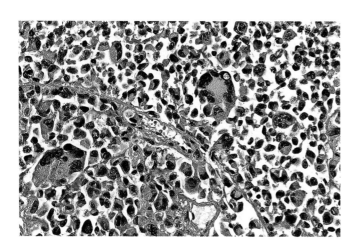

图 3.72 包含高度间变的肿瘤细胞的黑色素瘤

明显的细胞异型性；核沟、核折叠和假包涵体；大的嗜酸性核仁；丰富的核分裂象，有些为非典型性核分裂象[863]。然而，事情并非总是如此。事实上，恶性黑色素瘤以显微镜下表现千变万化而著称[864-866]。其肿瘤细胞可以为上皮样、梭形或奇异形（"怪异细胞"）[867]，大小可以从小的淋巴细胞样[868]到梭形或大的多核巨细胞样（图3.71 和 3.72），细胞质可以呈嗜酸性、嗜碱性、泡沫状、印戒样[869-870]、横纹肌样[871-873]、嗜酸细胞样[874]或完全透明（气球样细胞黑色素瘤）[875]。其黑色素可以丰富、稀少或缺如（无黑色素性黑色素瘤）。

有时黑色素生成量过多，以至于掩盖了细胞结构；这样的病例被不雅地称为动物型黑色素瘤，因为它们类似于马和其他哺乳动物的黑色素细胞肿瘤[876]。这类肿瘤的生物学行为属低度恶性的，有局部复发和淋巴结转移的潜能，远处转移极为罕见[877]。已有改进的呼声，鉴于动物型黑色素瘤与上皮样蓝痣同属一组疾病，建议将其改名为色素性上皮样黑色素细胞瘤[687]。

黑色素瘤的生长方式可以呈假腺样、假乳头状、周皮瘤样、血管周细胞瘤样、Spitz 痣样（Spitz 痣样黑色素瘤）、菊形团样、小梁状（图 3.73）、疣状（痣样或假痣样黑色素瘤）（图 3.74）、类癌样或毛囊性（即集中分布于毛囊及其周围真皮）[866,878-884]。黑色素瘤可以伴有明

显的成纤维细胞反应、黏液样变[885-886]（图 3.75）、破骨细胞样巨细胞[887-889]、Touton 样巨细胞[890]、被覆表皮的假上皮瘤样增生[131]；可以伴有不同方向的分化，包括骨软骨样、横纹肌母细胞样和神经内分泌分化等[891-894]；偶尔可见向施万细胞、触觉小体、节细胞和其他神经结构分化现象[895-897]。转移至淋巴结或其他部位的黑色素瘤有时与恶性外周神经鞘瘤在形态学上难以区分[898]。恶性外周神经鞘瘤极少转移至淋巴结，了解这一点对鉴别非常有用。

促纤维组织增生性黑色素瘤（desmoplastic melanoma）前已述及，是梭形细胞黑色素瘤的一种独特亚型[899]，以头颈部最为常见[900]。这是黑色素瘤的一种重要亚型，在实际工作中容易被误诊，有时可造成严重后果。其病变上方表皮真皮交界处常可见黑色素细胞增生或恶性雀斑成分，但并非必须存在。真皮内肿瘤由短束状排列的梭形细胞构成，后者被大量促纤维增生性间质包绕。其肿瘤细胞可以非常稀少，且异型性不显著。其肿瘤细胞 S-100 蛋白染色呈阳性，但对 HMB-45、Melan-A 和其他较为特异的黑色素瘤标志物染色一般呈阴性，有时还对间叶性标志物呈阳性，例如肌动蛋白，这进一步增加了诊断难度[901-902]。

促纤维组织增生性黑色素瘤可以"单独"存在，也可以是其他典型的黑色素瘤的一部分[903]。当细胞丰富而胶原性间质成分较少时，应诊断为"梭形细胞黑色素瘤"而非促纤维组织增生性黑色素瘤。其鉴别诊断包括肥大性瘢痕（可含有 S-100 阳性细胞）[904]、非典型性纤维黄色瘤、梭形细胞鳞状细胞癌和外周神经鞘膜肿瘤。HE 染色切片中对诊断有提示作用的线索有：灶性束状结构、深部浸润、神经浸润、肿瘤周围淋巴细胞聚集（有时非常显著而似皮肤淋巴组织增生/假性淋巴瘤）以及被覆表皮呈恶性雀斑特征[905]（图 3.76）。但上述很多特征在具体病例中经常缺如。**亲神经性黑色素瘤（neurotropic melanoma）**是促纤维组织增生性/梭形细胞黑色素瘤的一种变异型，以外周神经鞘的方式生长，可能是由于肿瘤浸润外周神经，也可能是由于肿瘤向外周神经结构分化[906-909]。有意思的是经常可以发现，梭形细胞黑色素瘤

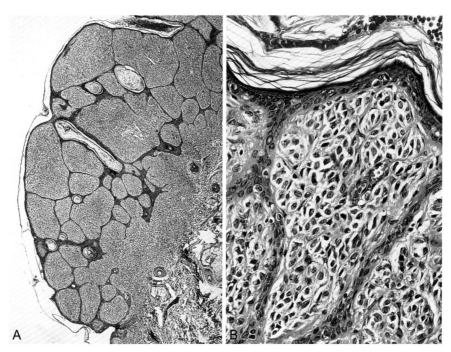

图 3.74　呈痣样生长的恶性黑色素瘤。**A**，低倍镜显示的肿瘤的息肉样外观，提示可能为良性皮内色素痣。**B**，高倍镜下，可见肿瘤细胞只有轻度异型性。此肿瘤局部复发并最终转移至区域淋巴结（Slide contributed by Dr Paul Duray, Bethesda, MD.）

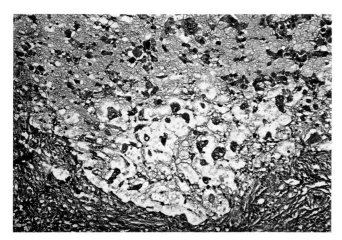

图 3.75　恶性黑色素瘤的黏液变。这种继发性改变多见于转移灶，也可见于原发灶

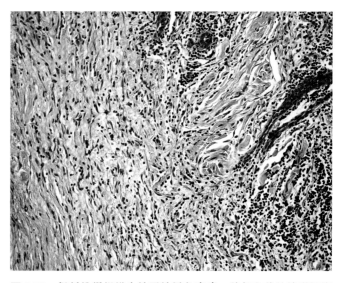

图 3.76　促纤维组织增生性恶性黑色素瘤。貌似良善的梭形细胞具有欺骗性，淋巴细胞聚集是一个显著特征

表达 p75 亲神经素受体和神经生长因子受体（NGFR，一种施万细胞分化标志），这些现象进一步支持其向神经方向分化[910-911]。

交界性黑色素瘤（borderline melanoma）或微小偏差型黑色素瘤（minimal deviation melanoma） 是文献中提出的又一种黑色素瘤亚型，对其概念尚有争议。其病变包括前面提及的疣状和 Spitz 痣样黑色素瘤以及晕痣样黑色素瘤[912-914]。正是由于其形态学类型的多样性，恶性黑色素瘤可以与癌、各种肉瘤、恶性淋巴瘤和其他多种肿瘤相似。

因为几乎所有的原发性黑色素瘤在初始阶段都有表皮内成分（"交界活性"），所以对完全位于真皮内的黑色素瘤均应怀疑是转移所致。但确实有很多原发于真皮的

黑色素瘤存在，可能的解释是：这些黑色素瘤的表皮内成分已经完全消退，或者肿瘤起源于皮内痣。当遇到一个完全位于真皮内的原发性黑色素瘤时，还需要与皮肤透明细胞肉瘤鉴别[915]。

在实际工作中，黑色素瘤的诊断中有两大难题。第一个诊断难题是如何确认一个明显恶性但常规染色切片上黑色素形成不明显的肿瘤是否是黑色素瘤。HE 切片上提示黑色素瘤的特征有：细胞有丰富的嗜酸性细颗粒状胞质，核内假包涵体，上皮样和梭形细胞混合生长方式，以及肿瘤细胞呈束状排列和假腺样排列。对于诊断困难的病例（见下文），特殊染色、免疫组织化学染色和电镜

检查很有帮助。第二个诊断难题是如何确定有明显黑色素细胞特征的皮肤病变是良性的还是恶性的。最易诊断为恶性黑色素瘤的良性病变有 Spitz 痣（尤其是促纤维组织增生性单纯上皮样痣）、晕痣、活化或异型性痣、外阴（生殖器型）痣以及因切除不彻底而复发的痣。相反，比较容易低诊断为良性病变的黑色素瘤类型有 Clark 层级为Ⅰ或Ⅱ级的表浅扩散型黑色素瘤，尤其是发生于足底和甲下者[916-918]。我们发现，对于识别早期黑色素瘤，下列标准最有用[919-920]，但不幸的是其中没有哪条具有特征性。只有把这些特征综合起来才能对黑色素瘤做出正确诊断。

1. 表皮内黑色素细胞成分边界不清（缺乏聚合性）。黑色素瘤肿瘤细胞巢的边界不如良性病变的边界清晰，肿瘤细胞巢内细胞彼此分离。另一个具有相似诊断意义的关联现象是：表皮下方形成裂隙，即表皮与其下方增生的黑色素细胞之间至少有 0.3 mm 长的间隙[921]。

2. 单个黑色素细胞侧向播散。良性病变通常边界清楚，而大多数恶性病变中可见非典型性黑色素细胞从病变中央向周围扩散。

3. 黑色素细胞以单个或成巢的方式播散至整个表皮生发层和附属器上皮。这种穿表皮迁移的现象导致病变形成 Paget 样外观，所以有时采用"Paget 样黑色素瘤"的名称。黑色素沉着可以达到角质层，称之为色素性角化不全。这种现象在良性色素痣中少见，但有时在一些亚型的良性雀斑和"活化"良性病变中可以见到。

4. 黑色素细胞巢的大小和形状不一，互相融合。

5. 不对称性。这包括下述多个方面，例如，表皮内侧向播散、真皮内肿瘤轮廓、肿瘤巢的结构特征、细胞类型、黑色素的分布和形态以及炎症和纤维化程度。

6. 真皮内黑色素细胞无成熟现象。在良性色素痣中，黑色素细胞巢和单个黑色素细胞在真皮内随着深度增加而体积变小，而黑色素瘤一般没有这种表现。

7. 黑色素细胞异型性，表现为细胞核和核仁突出，核质比高。

8. 分裂活性。大多数良性色素痣核分裂象很少，但一些梭形和上皮样细胞痣核分裂象可以较多。出现非典型性核分裂象和真皮内核分裂象（尤其是深部）强烈提示病变为恶性，后者适用于 Spitz 痣以外的黑色素细胞病变。有些良性和恶性黑色素细胞病变伴有显著的表皮增生，此时应注意区分核分裂象来自表皮细胞还是来自黑色素细胞。

9. 黑色素细胞的胞质丰富而透明、染色质细而分散（"尘样"）属于变性表现，是一种非常有用的征象。

10. 单个黑色素细胞坏死。这种现象应与 Spitz 痣中常见的嗜酸性玻璃样小体（Kamino 小体）鉴别。

11. 真皮内慢性炎症细胞浸润，主要是淋巴细胞。这在早期病变尤为显著，常呈带状分布，而在激惹性痣中常呈灶状分布。

迄今为止，尚未发现良性和恶性黑色素细胞病变在电镜、免疫组织化学和分子遗传学上有绝对可靠的鉴别

指标[922]。电镜下，恶性黑色素瘤比良性病变中更易见到异常的黑色素小体，但两者有很大程度的重叠[923]。

组织化学和免疫组织化学特征

应再次说明的是，本节列出的所有标志物对于正常黑色素细胞或肿瘤性黑色素细胞与其他类型的细胞的鉴别诊断均有一定用处（或大或小），但其中没有一个对黑色素细胞肿瘤的良性和恶性区分有很大作用。

黑色素染色以银染色为基础，取决于黑色素颗粒的分解特性。亲银染色（其中 Fontana-Masson 染色最为常用）在以下两种情况特别有用：检测 HE 切片中不明显的、细小散在的颗粒，或证实常规切片中见到的棕色颗粒是黑色素而不是含铁血黄素（常与铁染色结合使用）。

免疫组织化学上，典型的黑色素瘤对波形蛋白、S-100 蛋白、HMB-45、Melan-A、酪氨酸酶、小眼畸形转录因子和 SOX10 染色呈阳性[599,924-926]。S-100 蛋白阳性反应虽然没有特异性，但实用性强，因为需要鉴别的很多肿瘤 S-100 蛋白都呈阴性反应[927-928]（图 3.77）。黑色素瘤中 S-100 蛋白阳性反应位于细胞核和细胞质，阳性率超过 90%[929]。值得注意的是，由于表型去分化，黑色素瘤（尤其是转移灶）可以失去 S-100 蛋白（以及下述的大多数免疫标志物）免疫反应性[930-932]。

HMB-45 的特异性比 S-100 蛋白的特异性强得多[603]（图 3.78），这对于黑色素瘤与 S-100 蛋白也为阳性的非黑色素细胞肿瘤（例如乳腺癌）的鉴别尤其有用[933]。S-100 蛋白阴性的黑色素瘤 HMB-45 染色可以为阳性，但总体而言 HMB-45 的敏感性比 S-100 蛋白的敏感性低。HMB-45 可识别一种与酪氨酸酶系统有关的前黑色素小体糖蛋白（gp100），这可以解释未分化的无色素性肿瘤为何呈阴性[934-937]。

Melan-A（Mart-1；A103）是一种黑色素细胞分化抗原，最初被认为是细胞毒性 T 细胞的一个作用靶点，可用单克隆抗体 A103 进行识别。大约 80% 的黑色素瘤对Melan-A 为阳性，因此已被广泛使用。但是，肾上腺皮

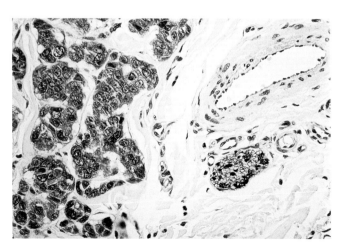

图 3.77　皮肤恶性黑色素瘤，S-100 蛋白免疫组织化学染色显示胞核和胞质均为强阳性

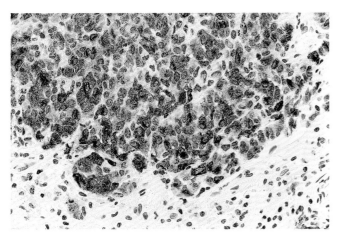

图 3.78 黑色素瘤 HMB-45 免疫反应呈阳性

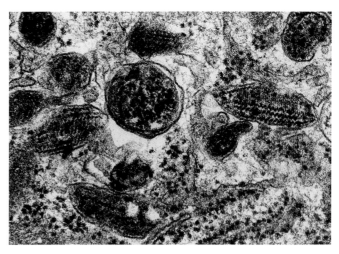

图 3.79 皮肤恶性黑色素瘤转移至肺，电镜下可见 2 期和 3 期黑色素小体，它们有典型的格子样结构（×81 000）

质、卵巢和睾丸中产生类固醇的细胞及其来源的肿瘤对 Melan-A 也为阳性[597]。

酪氨酸酶是酪氨酸形成黑色素过程中的一种关键酶，可用常规的酶组织化学方法进行检测（必须冰冻组织），现在也可用免疫组织化学或 RT-PCR 方法对石蜡包埋的组织进行检测[596,938-939]。免疫组织化学方法检测的阳性率为 80%～90%。

小眼畸形转录因子（MiTF）是黑色素细胞发育和存活所必需的一种核蛋白，其功能是作为细胞外信号的主要调节因子。几乎所有的普通型黑色素瘤对 MiTF 呈阳性[598]。但是——正如大多数其他标志物——其不能着染大多数梭形细胞/促纤维组织增生性黑色素瘤[940]，这一点不同于早期的说法；而且，其对多种非黑色素细胞性梭形细胞肿瘤也可以为阳性，包括皮肤纤维瘤和平滑肌肿瘤[940]。

SOX10 是一种核转录因子，广泛表达于黑色素细胞肿瘤和神经鞘肿瘤。SOX10 在几乎所有的黑色素细胞肿瘤中均为阳性，包括促纤维组织增生性黑色素瘤，但在肌上皮细胞也为阳性[601,926]。

SM5-1 和 PNL2 是两种相对新的抗体，据说在敏感性方面有明显的优势，这一点需要进一步证明[941-942]。

MAGE-1（黑色素瘤抗原编码基因）也是一种敏感的黑色素瘤标志物，但其在诊断上的作用似乎非常有限[943-944]。NKI/C3 也曾经被倡导用于黑色素瘤的鉴别诊断，但其与其他很多肿瘤有相当多的交叉反应[945-946]。

黑色素瘤细胞 NSE 染色也可呈阳性，这与这些细胞的神经外胚层本质相符合，但这几乎没有实用价值。WT1 在大多数痣中呈阴性，而在大多数恶性黑色素瘤（包括促纤维组织增生亚型）中呈阳性。但是，由于 WT1 在大多数 Spitz 痣和 1/3 的异型性痣也为阳性，其潜在使用价值大打折扣[947]。

有一点应引起重视，与以前的说法不同，免疫组织化学上，有相当数量的黑色素瘤对低分子量角蛋白（例如 CAM5.2 抗体）呈阳性[948-949]；有些病例对 CEA、EMA、α1-抗胰蛋白酶和 CD68（KP-1）也呈阳性[948-952]。

超微结构特征

对于黑色素瘤的确诊，既往在电镜下辨认黑色素小体和特异性稍差的前黑色素小体有很大帮助[953-955]（图 3.79），现在仍偶尔为之。但是，随着免疫组织化学检测的进展[956]，其诊断价值就下降了。免疫组织化学检测这种技术曾戏剧性地为我们揭开一个病例的真相，这个病例的腋窝淋巴结检查在 HE 切片上强烈提示为黑色素瘤，但其 S-100 蛋白和 HMB-45 染色均为阴性，而低分子量角蛋白为阳性。电镜下，其肿瘤细胞有发育良好的黑色素小体，缺乏上皮特征。后来在其附近的皮肤上发现了消退的原发瘤。

分子遗传学特征

细胞遗传学和比较基因组杂交研究显示，恶性黑色素瘤伴有多条染色体异常，而除部分 Spitz 痣有染色体 11p 获得性异常外，其他黑色素细胞痣不伴有染色体异常[957]。恶性黑色素瘤常见的染色体异常包括：6q、8p、9p 和 10q 的缺失，以及 1q、6p、7、8q、11q、17q 和 20q 的获得[957]。有意思的是，染色体畸变的方式似乎因解剖部位和受日光照射程度的不同而很不同。例如，肢端黑色素瘤中累及 5p、11q、12q 和 15 的染色体异常尤其多见，而恶性雀斑样黑色素瘤或发生于重度日光损伤部位皮肤黑色素瘤则更多表现为 17p 和 13q 的缺失[957]。

在黑色素瘤的受累基因中，MAPK 信号通路和 PTEN/AKT 通路一般发生体细胞性激活改变（图 3.80）[958-959]。在 MAPK 通路中，发生改变的基因有 KIT（0%～40% 有突变或扩增）、NRAS（20% 有突变）、BRAF（60% 有突变，突变率与 Spitz 痣以外的黑色素细胞痣相似）以及 MiTF（20% 有扩增）[958-961]。需要注意的是，在发生于肢端和慢性日光损伤部位皮肤的黑色素瘤中，BRAF 和 NRAS 突变不常见，而 KIT 异常相对常见[962-963]。相反，KIT 改变在不伴有慢性日光损伤的皮肤黑色素瘤中非常罕见[963]。在 PTEN/AKT 通路中，50% 的病例表现为因 PTEN 缺失、高甲基化或突变而失活，60% 的病例表现为 AKT 扩增或活化[959]。这些信息为阻断这些通路的靶向治疗提供了理论框架（图 3.80）[959,964]。

CDKN2A 基因在一些遗传性黑色素瘤的发生中起作用。在一小部分散发性黑色素瘤病例以及几乎所有的黑色

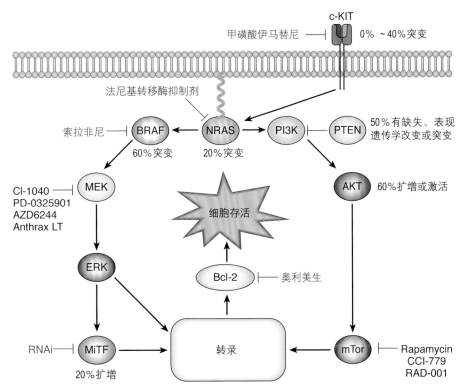

图 3.80 黑色素瘤靶向治疗。黑色素瘤的遗传学研究进展促进了靶向治疗药物的开发，这些靶向药物是针对黑色素瘤中常见的、与肿瘤增生和化疗抵抗有关的分子异常（Adapted from Singh M, Lin J, Hocker TL, Tsao H. Genetics of melanoma tumorigenesis. *Br J Dermatol*. 2008, 158: 15-21.）

素瘤细胞系中，该基因表现为失活突变或等位缺失[965-968]。端粒反转录酶（telomerase reverse transcriptase, TERT）启动子突变常见于伴有 *CDKN2A* 和 *BRAF* 改变的黑色素瘤以及间断或慢性日光照射部位的黑色素瘤[969]。*TERT* 启动子和 *BRAF* 的突变并存时，生物学行为更具侵袭性[970]。

FISH 技术有助于鉴别黑色素瘤和痣，可通过检测黑色素瘤相关的染色体畸变来支持黑色素瘤的诊断[971-974]，包括 6p 获得、6q 缺失和 11q 获得。FISH 检测增加 9p21 位点和 8q24 位点能提高其鉴别价值[974]。然而，并非所有的黑色素瘤都存在 FISH 技术可检测的染色体异常，并且其在模棱两可的病变中并不能达到同样的敏感性和特异性[975]。基因标签检测（genetic signature assay）似乎能在诊断明确的病变中达到与 FISH 检测相似的敏感性和特异性，但其应用价值仍需在日常工作中进一步验证[976]。

活检和冰冻切片

对可疑的色素性皮肤病变进行初始评估时，只要条件允许，最好做带有狭窄切缘的深达皮下脂肪的椭圆形切除的活检[977]。然而，这种做法并不常见。幸运的是，尚无证据显示，对一个恶性黑色素瘤做切取活检能增加其播散的可能性[978-979]。当病变广泛（例如巨型先天性痣或恶性雀斑）或位于某些特殊部位（例如甲下区）时，可行环钻活检或切取活检。如果病变被证明是恶性的，则需要再次切除。经验丰富的专家在冰冻切片上能可靠地

诊断恶性黑色素瘤[980-982]，但很难认同在实际工作中常规使用这种方法，手术切缘评估除外[983]。话虽如此，还是更希望在石蜡切片上评估切缘。

消退

部分消退是黑色素瘤的常见表现。完全消退比较少见，但曾经报道过多例发生淋巴结和远处转移后原发瘤完全消退的病例[984-986]。这种现象可以解释为何根据肿瘤厚度估计的预后和实际预后之间有明显差异[987-988]，也可以解释为何在 5%～15% 的转移性黑色素瘤患者永远也找不到原发瘤的事实[989-990]。

临床上，肿瘤周围突然出现不规则的晕常预示黑色素瘤的自发消退。显微镜下，消退的早期特征是：淋巴细胞密集浸润，与自发消退的痣的表现相似。这种变化可以是局灶性的，也可以是肿瘤全部的。消退的后期表现为：血管瘢痕组织增生，伴有多少不等的含黑色素巨噬细胞浸润（图 3.81）。这一过程可产生多种不同的临床类型。有人指出，只有伴表皮内成分的黑色素瘤才有可能自发消退[991]。

非典型性原位黑色素细胞病变

病理学上，有关黑色素细胞系统最有争议的问题之一是：如何评估和命名局限于表皮内的非典型性黑色素细胞病变。这种情况可发生于黑色素瘤的周

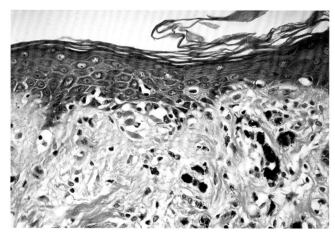

图 3.81　**黑色素瘤的消退区**。可见真皮广泛纤维化、表皮萎缩、真皮大量噬黑色素细胞和真皮表皮交界处角化不良细胞。其他区域有肿瘤残存

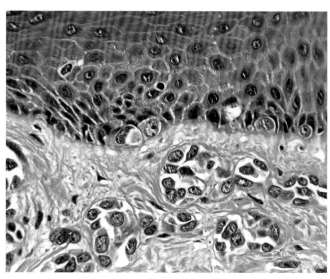

图 3.82　伴继发性表皮浸润的转移性恶性黑色素瘤

边 [992-993]，混合痣的表皮内成分中，或者作为一种独立的病变存在。曾经使用过很多名称，例如，非典型性（表皮内、恶性前）黑色素细胞增生、雀斑样异型性痣、黑色素细胞异型性增生、黑色素细胞表皮内肿瘤（melanocytic intraepidermal neoplasia, MIN）、恶性前黑变病以及原位黑色素瘤 [992-997]，取决于病变部位、形态学特征以及——最重要的——观察者的倾向。这种情况下，最重要的是在病理报告中使用合适的文字，以确保患者得到合适的治疗；当对其生物学行为不放心时，确保病变能被完整地切除。如前所述，当病变不足以诊断原位黑色素瘤时，应该使用描述性诊断，诸如"表皮内非典型性黑色素细胞增生"或"表皮内黑色素细胞肿瘤"，并建议进行保守但彻底的二次切除 [998]。

扩散和转移

恶性黑色素瘤可以沿真皮表皮交界处和真皮上部生长和扩散，后期浸润真皮深部，最终侵犯皮下和更深部组织。浸润状况可以用半定量的方法评估，例如 Clark 层级和 Breslow 厚度（见下文）。黑色素瘤在真皮和皮下组织中浸润越深，转移风险越高。黑色素瘤区域淋巴结转移很常见，即使临床表现阴性的淋巴结也是如此（见下文）。

黑色素瘤远处转移多见于肝、肺、胃肠道、骨和中枢神经系统，也可见于其他任何部位，包括其他肿瘤内 [999-1000]。尸检发现，半数患者有心脏转移 [1001]。人们已经注意到，转移灶有特定的分布方式，可能与受累器官的胚胎起源有关 [1002]。皮肤转移也较常见，多位于肿瘤附近（"卫星结节"），提示其是由淋巴道转移而非血行转移所致。位于原发瘤和区域淋巴结之间的皮肤和皮下组织转移称为"中途转移"。卫星结节和中途转移通常提示系统性扩散 [1003]。转移性皮肤黑色素瘤和原发性皮肤黑色素瘤有时很难鉴别，因为转移灶也可以继发出现表皮内

成分（"亲表皮性"转移）[1004]（图 3.82）。两者的鉴别要点是：伴有继发性表皮内播散的转移瘤其真皮病变比表皮病变要宽得多；而原发瘤通常与之相反 [1005]。但有些亲表皮性转移性恶性黑色素瘤主要位于表皮内，似原位恶性黑色素瘤 [1006]。表型谱比较研究显示，原发性黑色素瘤与其转移灶近乎一致，但由于肿瘤的演进，后者会丢失一些标志 [1007]。

恶性黑色素瘤的生物学行为很难预测。报道的转移性黑色素瘤从开始治疗到死亡间隔 15 年甚至更长的时间 [1008]。相反，有些单个肢体有广泛分布的卫星结节的患者可以存活很多年，而没有肿瘤超出肢体播散的迹象。免疫因素可能对肿瘤的各种行为变化起作用。尽管对黑色素瘤肿瘤细胞和免疫系统之间的相互作用还不完全清楚，其 PD-L1 的表达似乎对黑色素瘤下调免疫监视的能力起重要作用，并且有促进远处转移发生的作用 [1009-1010]。当前利用免疫检查点抑制剂的治疗策略在黑色素瘤的治疗中表现出了很好的前景 [1011-1014]。

前哨淋巴结

黑色素瘤前哨淋巴结活检已经成为常规 [1015-1016]。这种方法是基于对其转移机制的认识，即黑色素瘤向淋巴结的转移扩散是一个有序的过程。如果前哨淋巴结（定义为原发性肿瘤淋巴引流直接通路上的第一个淋巴结）呈阴性，则该区域其他淋巴结为阴性的可能性也非常大，这在前哨淋巴结的肿瘤负荷很大和（或）原发性肿瘤的 Breslow 厚度很厚 [1017-1018] 时尤为有用。据此，如果前哨淋巴结呈阳性，则需要进行淋巴结清扫术。尽管反对意见也很强烈 [1019]，该领域的大多数人坚持认为，前哨淋巴结活检是一种准确的分期手段和强有力的预后指标 [1020-1022]。

前哨淋巴结活检推荐用于厚度为 1 mm 及以上的所有黑色素瘤，以及真皮有核分裂象或伴有溃疡的薄黑色

素瘤[1023]。淋巴结用染料或同位素识别[1024]，然后送到病理科。最可取的方法是送检全部淋巴结，石蜡包埋，连续切片，而不做冰冻切片。对于冰冻切片在前哨淋巴结检查中的使用仍存在争议[1025]。在我们的工作中，我们不做冰冻切片检查前哨淋巴结是否有黑色素瘤转移。

对前哨淋巴结进行病理评估的最佳方法尚有争议。好的方法应该是能确保检出率高且不会导致其他组织学检查项目完全不能进行的方法。一般推荐使用下述方法：检查一定数量的 HE 连续切片，再加一项或多项免疫染色[1026-1028]。根据 Memorial Sloan-Kettering 癌症中心对 105例前哨淋巴结进行的详细的病理研究，我们认为，每个淋巴结以 250 μm 的间隔检查三个层面，每个层面包括一套 3 张切片，用于进行 HE、S-100 蛋白和 HMB-45 染色，就能检出绝大多数淋巴结转移灶[1029]。悉尼黑色素瘤研究所（Sidney Melanoma Unit）是将每个淋巴结一分为二，然后各切 4 张连续切片，第一张和第四张做 HE 染色，第二张 S-100 蛋白染色，第三张 HMB-45 染色[1030]。我们认为，至少应检查三个层面的 HE 切片（每个层面间隔约 10 张切片的距离），加一项免疫染色，HMB-45 是我们和其他大多数人的首选（图 3.83）[1031]。增加 SOX-10 免疫染色对于前哨淋巴结的评估也非常有用。这里可能需要补充一点，没有证据显示黑色素瘤容易转移至淋巴结的某个特定区域[1032]。

分子技术可以检测孤立性肿瘤细胞（例如利用 RT-PCR 方法检测酪氨酸酶），其能否作为形态学和免疫组化学方法的有用补充尚需时日确认[1033-1034]。目前这些方法尚未用作标准流程，还需要进一步的研究。

淋巴结转移性黑色素瘤的鉴别诊断包括良性痣细胞（淋巴结痣）和组织细胞[1035]。良性痣细胞包涵物一般局限于淋巴结被膜内（也可位于实质内）[1036]，其典型病变为半月形，细胞核无异型性，S-100 蛋白和 Melan-A 染色呈阳性，但 HMB-45、IMP3 和 MIB-1（Ki-67）染色呈弱阳性或完全阴性[1037-1038]。转移性黑色素瘤与组织细胞和其他免疫辅助细胞的鉴别可能会遇到一些问题，因为后者 S-100 蛋白染色可呈阳性，偶尔 HMB-45 染色也呈

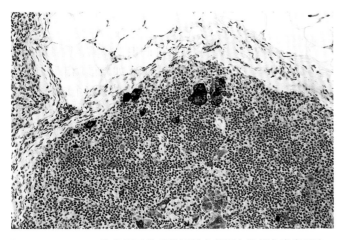

图 3.83 HMB-45 染色显示前哨淋巴结中的孤立性黑色素瘤细胞

阳性。事实上，黑色素瘤也可以表达一些组织细胞相关的标志物[1039-1040]。但是，组织细胞没有细胞核异型性，并且 CD68/PG-M1 染色呈阳性（黑色素细胞通常呈阴性）[1040]。这种情况下 SOX10 免疫染色会有帮助，黑色素细胞呈阳性而组织细胞呈阴性[1041]。

治疗

对于大多数恶性黑色素瘤的治疗，选择广泛切除原发病灶[1042]。尽管过去有些外科医师推荐边缘切除 5 cm，但实际上对一般大小的肿瘤将其边缘扩展 3 cm 甚至 1 cm 可能已经足够[1042-1046]。Balch 等[1047]建议，对薄的黑色素瘤（厚度＜0.76 mm）边缘切除 2 cm，对厚的黑色素瘤边缘切除 3~5 cm。但这种提议也受到质疑。事实上，不管肿瘤范围多广，黑色素瘤的存活率与切缘的宽度无关[1048-1051]。同一组作者认为，即使是中等厚度的黑色素瘤（1~4 mm），外科切缘 2 cm 也已足够[1052]。在一项随机临床研究中，Thomas 等发现[1053]，对于厚的（＞2 mm）黑色素瘤，边缘扩大切除 1 cm 的局部复发风险明显高于边缘扩大切除 3 cm 者，但两者的总体生存率相同。

如果临床上认为已有区域淋巴结受累，则必须进行淋巴结清扫术。对于临床阴性的淋巴结，是否常规进行淋巴结清扫术一直都是非常有争议的。有些作者赞成进行清扫术，理由是几乎 1/4 的临床上阴性淋巴结有显微镜下黑色素瘤转移[1054]。但多数资料显示，这样处理并未提高患者的生存率[1055-1057]。一项对 I 期四肢黑色素瘤患者进行的前瞻性随机研究表明，临床上发现转移才进行区域淋巴结清扫术的病例和那些与原发瘤同时行淋巴结切除的病例之间生存率没有差异[1058-1060]。如前所述，随着前哨淋巴结活检作为预后判断和治疗指导的推行，黑色素瘤治疗领域发生了革命性的改变。

外用咪喹莫特似乎已经成为治疗恶性雀斑的可行方案，尤其是对那些切缘持续阳性或临床上无法实施手术的患者[1061]。对于播散性疾病，白介素、生物化学治疗和干扰素有很好的效果，但只在少数患者中进行了治疗[1062-1063]。最近，针对黑色素瘤特异性突变的靶向治疗取得显著效果，例如，针对 *BRAF* 基因 V600E 突变的威罗非尼，以及针对 *KIT* 激活突变的甲磺酸伊马替尼[1014,1064-1065]。如前所述，针对 CTLA-4 和 PD-1/PD-L1 的免疫检查点抑制剂在辅助治疗中也表现出了显著效果[1010-1014]。

预后

虽然几乎每例黑色素瘤病例在其可以治愈的阶段就能诊断出来，但其死亡率仍然高得让人难以接受。1977年发表的一项研究显示，近 3 000 名挪威黑色素瘤患者的 5 年总体相对生存率约为 60%[1066]。研究发现，有很多临床和病理因素可以影响预后[1067-1068]。在向读者推介这个庞大的清单之前，我们必须首先介绍一项针对 17 600 例黑色素瘤患者进行的研究，研究显示，在肿瘤（T）分期指标中，最强有力的生存预测因素是肿瘤厚度（Breslow

厚度）和溃疡[1069]。这项大型研究有力证明了 Clark 医师及其同事和 Breslow 医师的工作意义重大[1070-1072]。

Clark 及其同事注意到，黑色素瘤侵犯皮肤的解剖学层次和预后之间呈负相关关系。浸润层级（Clark 层级）定义如下：Ⅰ级，累及表皮（原位黑色素瘤）；Ⅱ级，累及真皮乳头层；Ⅲ级，充满真皮乳头层；Ⅳ级，累及真皮网状层；Ⅴ级，累及皮下脂肪[1073]。肿瘤浸润层级与淋巴结转移发生率直接相关，因此，也与预后相关[1074]。在一项研究中，Ⅲ、Ⅳ和Ⅴ级黑色素瘤的区域淋巴结转移率分别为 32%、67% 和 66%[1075-1076]；对Ⅰ级和Ⅱ级黑色素瘤患者没有进行淋巴结清扫术，但他们都没有转移的临床证据。在 Wanebo 等进行的病例研究中，Ⅱ、Ⅲ、Ⅳ和Ⅴ级黑色素瘤患者的术后 5 年无病生存率分别为 100%、88%、66% 和 15%[1077-1078]。

浸润的解剖学层级概念被 Breslow 医师以量化的方式进行了改进[1071-1072]。使用目镜测微尺对肿瘤进行测量，使测量尺与肿瘤附近的正常皮肤表面垂直，测量从被覆表皮颗粒层顶端或从浸润最深点上方的溃疡底部到肿瘤浸润最深处之间的距离。在原始版本中，该系统根据肿瘤厚度 < 0.76 mm、0.76 ~ 1.5 mm 以及 > 1.5 mm 将黑色素瘤分为低危、中危和高危组[1073]。低危组和高危组的 5 年无病生存率分别为 98% 和 44% ~ 63%，中危组介于两者之间[1073,1077-1079]。一项病例研究显示，初始治疗为局部广泛切除的黑色素瘤患者随后 3 年区域转移精确发生率如下：厚度 < 0.76 mm 者为 0%，0.76 ~ 1.5 mm 者为 25%，1.5 ~ 3.99 mm 者为 51%，> 4 mm 者为 62%[1079]。

应注意的是，最近发表的文章（包括新的黑色素瘤分期系统）实际上是根据 1 mm 增量进行分组的，而非根据 Breslow 及其同事最初推荐的尺度[1073]。由于测量厚度具有更好的可重复性，其已经在很大程度上取代了 Clark 层级的使用，但 Clark 医师及其同事的创举对于我们理解黑色素瘤的分期仍然具有重要的意义[1070]。

作为厚度的补充，溃疡的有无（无论多小）也成为黑色素瘤最重要的预后指标之一，这反映在 AJCC 分期系统中[1073]。对于厚度、类型和分期都匹配的肿瘤，溃疡仍然具有预后价值[1080-081]。

多数作者认为，真皮分裂活性具有独立的预后价值[1082]。事实上，一项针对 3 661 例黑色素瘤的单中心研究显示，肿瘤分裂活性比溃疡更具预后意义[1083]。对于薄黑色素瘤（厚度 ≤ 1.0 mm），即使只有一个真皮内核分裂象也需考虑进行前哨淋巴结活检[1023]。在目前的分期系统中，真皮内核分裂象升级仅限于对薄黑色素瘤（T1 期肿瘤），对厚黑色素瘤没有采纳[1073]。需要注意的是，附属器上皮内的黑色素细胞核分裂象不能算作真皮核分裂象。还应指出的是，病理医师应按照常规流程计数核分裂象，而不是为了尽可能多地寻找核分裂象，多次深切或追加特殊染色，因为其所提供的预后价值是基于常规流程的。

与预后相关的其他指标如下所述：

1. 性别。在一项大样本病例研究中[1067]，5 年生存率在男性患者为 50.5%，在女性患者为 70.5%。女性患者生存率高取决于多种因素，例如病变部位和浸润深度[1084]。但即使这些因素都进行了校正，女性患者的预后似乎仍然要好一些。

2. 年龄。据说，男性患者年龄越小则预后越好，女性患者则不然[1085]。一项研究显示，老年患者预后较差，但其中至少部分原因是这个年龄组中厚黑色素瘤的比例高[1086]。

3. 妊娠效应。这仍是一个有争议的话题。个别病例报道强烈提示，妊娠会使黑色素瘤恶化，但几项大样本研究均显示，妊娠与否对黑色素瘤的预后的影响没有统计学差异[1087-1088]。困难或许在于：这种所谓的影响实际上可能取决于黑色素瘤的分期。Shiu 等[1089-1090] 发现，妊娠与否对Ⅰ期患者的生存率的影响没有统计学差异，但在Ⅱ期患者之间有统计学差异：妊娠患者的生存率（29%）明显低于非妊娠期患者（51%）和无妊娠史患者（55%）。顺便加一句，免疫组织化学上，黑色素瘤细胞不含激素受体，妊娠期患者的肿瘤也一样[1087]。

4. 解剖位置。Rogers 等[1091] 认为，高度危险的部位有头皮、下颌区、躯干中线、大腿内上侧、手、足、腘窝和生殖器。这种差异可能与发生在这些部位的黑色素瘤较厚有关。甲下黑色素瘤以预后差著称，很大程度上可能是由于其发现较晚所致。

5. 临床病理类型。早期文献把黑色素瘤分为三种主要类型，其中恶性雀斑样黑色素瘤预后较好，结节型黑色素瘤预后较差，表浅扩散型黑色素瘤预后介于两者之间[1070,1092]。近来的研究表明，如果浸润深度相同，这些差异大多就不存在了。肢端雀斑样黑色素瘤的生物学行为尤其差，原因同样可能与其容易浸润深部和形成溃疡有关，Coleman 等报道病例的平均 3 年生存率仅为 11%[1093]。

6. 细胞学特征。不管黑色素瘤细胞是梭形、上皮样、还是其他形状，似乎都与预后无直接相关性[1094-1095]。

7. 细胞增殖活性。经细胞增殖标志物例如 MIB-1（Ki-67）和 PCNA（后者目前很少用）染色发现，细胞增殖活性与肿瘤厚度有相关性，但其有无独立预后价值尚有争议[1096-1099]。我们不推荐常规进行增殖相关标志物染色用于评估黑色素瘤。

8. 真皮炎症浸润。已经发现，黑色素瘤周围有密集淋巴细胞浸润者预后较好，尤其是淋巴细胞和肿瘤性黑色素细胞互相掺杂者（"肿瘤浸润淋巴细胞"）的预后更好[1100-1101]。淋巴细胞反应强度的级别名称有点古怪，分别为活跃、不活跃和缺乏，这种分级对于垂直生长期黑色素瘤有明确的预后价值[1102]。相反，如果出现大量浆细胞浸润，则淋巴结转移的可能性会增加[1103]。尽管经肿瘤厚度校正后，该因素的重要性大大降低，肿瘤浸润淋巴细胞仍然被认为是一种独立预后因素[1104]。

9. 消退。对肿瘤消退的意义还有争议。有人认为，恶性黑色素瘤中出现局部消退区会影响残留肿瘤层级和厚度的重要性（图3.81）。这就可以解释为什么局部消退的、相对表浅的黑色素瘤的淋巴结转移率比预期的要高[998]。但其他研究并未证实这种说法[1105-1107]。这些研究结果的相互矛盾或许反映了我们对黑色素瘤和免疫系统之间的复杂相互作用还知之甚少。

10. 亲血管性。亲血管性（不是传统意义上的血管侵犯，而是指黑色素瘤细胞沿着血管外膜生长）是局部复发和中途转移的预测因素[1108]。

11. 显微镜下卫星灶。显微镜下卫星灶是指与肿瘤主体分开的、直径在 50 μm 以上的肿瘤细胞巢。它的出现与区域淋巴结转移有很高的相关性，因此也与预后有关[1109]。

12. 前哨淋巴结转移。其预后价值已经得到充分证明，因此被广泛使用。前哨淋巴结阳性病例的预后与肿瘤负荷以及淋巴结被膜外受累相关[1110-1111]。有人提出，孤立性 HMB-45 或 Melan-A 阳性细胞并不影响预后[1112]，但这种观点未得到广泛认可。目前仍然认为淋巴结内出现任何数量的肿瘤细胞都具有重要的预后意义[1073]。

其他色素性皮肤病变

还有几种既非黑色素细胞痣又非恶性黑色素瘤的良性或恶性（比较少见）皮肤病变。

色素过度沉着（hyperpigmentation） 无论是局限性的还是泛发性的，都是由各种对黑色素细胞的刺激导致，例如日光、热、药物、激素（例如妊娠期）、饮食营养不足（例如恶性营养不良）、代谢性疾病（例如戈谢病）、瘢痕以及各种皮肤病（一般指炎症后色素过度沉着）[1113]。它们唯一的显微镜下表现（很少见，因为这类病变不常活检）是：基底层黑色素细胞色素沉着增多，伴有周边鳞状细胞色素输送增加，以及真皮出现噬黑色素细胞。

雀斑（ephelis） 发生于易感人群的日光暴露部位。显微镜下，其基底层黑色素细胞和基底层鳞状细胞色素沉着轻度增多，表皮结构正常。

日光性雀斑（solar lentigo） 表现为表皮突延长，基底层和基底层上方色素沉着增多。本病与角化病有关，而与单纯性雀斑无关，其病变可以呈网状[1114]（图3.84）。

咖啡牛奶斑（café au lait spot） 见于 Recklinghausen 病和其他遗传病，还可见于 10% 的普通人。显微镜下，其表现为表皮基底层色素过度沉着。电镜下可见巨型黑色素小体。

Becker 痣（Becker nevus） 的典型病变位于肩、胸或下背部，表现为表皮色素沉着增多，轻度棘皮病，有时伴多毛症（hyperthrichosis）。有些 Becker 痣显示真皮内平滑肌束的数量增加[1115]。

色素沉着也可见于多种非黑色素细胞性皮肤肿瘤，由黑色素细胞活性增强或表皮细胞色素潴留所致。最突出的例子是**黑棘皮瘤（melanoacanthoma）**，其中树突状黑色素细胞和鳞状细胞共同参与形成这种良性病变，有些人将其视为一种独立的疾病，其他人（包括我们）则将其视为脂溢性角化病的一个变异型[1116]。

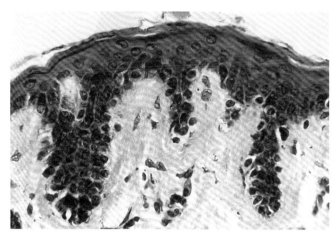

图 3.84　日光性雀斑的显微镜下表现。 可见表皮突延长伴基底层色素增多

基底黑色素细胞肿瘤（basomelanocytic tumor） 是一种罕见病，由两种肿瘤细胞组成，一种成分为黑色素细胞，另一种成分为基底细胞癌样细胞[1117-1118]。其肿瘤内的基底细胞成分常为高级别。在一例报道的病例中，该肿瘤像恶性黑色素瘤一样发生了转移[1119]。**恶性鳞状黑色素细胞肿瘤（malignant squamomelanocytic tumor）** 是另一种由两种细胞成分构成的罕见肿瘤，一种细胞具有黑色素细胞性质（与上述恶性基底黑色素细胞肿瘤相似），另一种细胞由鳞状细胞癌样角化细胞构成[1120-1121]。

其他可有大量色素沉着的病变还有：普通型脂溢性角化病、软垂疣、黑色丘疹性皮病、光化性角化病、Bowen 病和 Bowen 样丘疹病、基底细胞癌以及一些附属器肿瘤（尤其是毛上皮瘤、毛母质瘤和小汗腺汗孔瘤）等。在色素性基底细胞癌中，既有树突状黑色素细胞参与，又有肿瘤性上皮细胞色素潴留。

神经内分泌细胞

Merkel 细胞癌

Merkel 细胞癌（Merkel cell carcinoma） 是一种独特的皮肤恶性肿瘤，最初被报道为梁状癌[1122-1123]，现在更喜欢称之为 Merkel 细胞癌[1124-1125]。Merkel 细胞癌主要见于成年人和老年人，儿童少见[1126]；好发于面部和四肢[1127-1128]（图3.85和3.86）。其临床表现为结节，有时形成溃疡，伴有红色或紫色晕。显微镜下，Merkel 细胞癌主要位于真皮，有时位于皮下组织，一般不累及被覆表皮[1129]。由于其真皮内浸润的圆形肿瘤细胞形态单一且可以在皮下脂肪内弥漫浸润，有时 Merkel 细胞癌容易被误诊为恶性淋巴瘤[1130-1131]（图3.87）。Merkel 细胞癌的生长方式可以呈小梁状，但这很少为其主要特征（所以称之为梁状癌并不恰当）[1132]。如果 HE 切片制备良好，那么根据其细胞学特征即可做出 Merkel 细胞癌的诊断（图3.88）。其肿瘤细胞胞质很少，呈窄带样；细胞核呈圆形、空泡状，伴典型的细颗粒状（"尘样"）染色质和多个核仁。核分裂象和碎片状核（可能由凋亡所致）很多。Merkel 细胞癌可以出现坏死，有时伴有 Azzopardi 现象（即血管壁

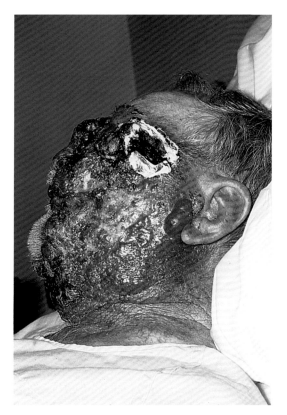

图 3.85　**Merkel 细胞癌**。这位患者很不幸，其肿瘤几乎累及整个面部，伴有广泛溃疡，起初诊断为恶性淋巴瘤，对化疗无反应

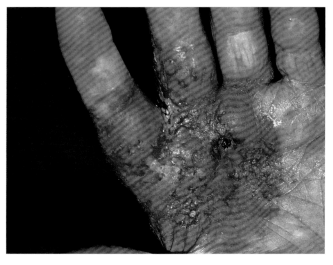

图 3.86　**发生于手的 Merkel 细胞癌**。这例病变特殊，伴有被覆表皮 Bowen 病

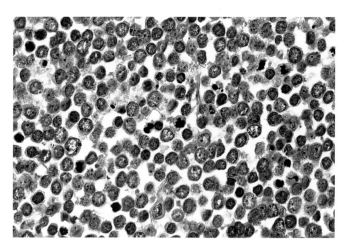

图 3.87　Merkel 细胞癌的中倍显微镜下图像

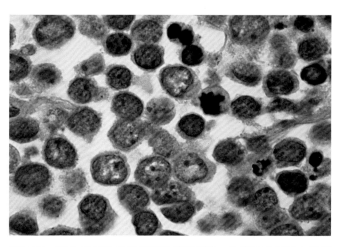

图 3.88　图 3.87 患者的高倍显微镜下图像，注意染色质呈尘样细颗粒状，核仁很小

和纤维间隔内有嗜碱性物质沉积）[1133]。其间质常有血管增生，内皮细胞肥胖，该特征也可见于其他多种有原始神经表型的恶性肿瘤 [1133-1134]。

Merkel 细胞癌可以伴有原位或浸润性鳞状细胞癌、小汗腺型导管样结构或基底细胞癌样区域，提示其来源于外胚层的多能干细胞 [1076,1135-1138]。在个别病例其表皮内有局灶或广泛的 Paget 样播散 [1139]（图 3.89）。极个别 Merkel 细胞癌病例的肿瘤全部位于表皮内，可以为单一成分，也可以伴有鳞状细胞原位癌 [1140-1141]。

偶尔，原发性或复发性 Merkel 细胞癌局部出现类似于平滑肌肉瘤、横纹肌肉瘤或非典型性纤维黄色瘤的区域，这些可能是肿瘤去分化/多向分化所致 [1142-1144]。其鉴别诊断包括交互现象（reciprocal phenomenon），例如，横纹肌肉瘤伴神经内分泌标志的异常表达 [1145]。

电镜下，Merkel 细胞癌肿瘤细胞内可见致密核心神经内分泌颗粒（有时紧贴细胞膜排列）和紧密堆积的核周中间丝 [1130,1146-1147]（图 3.90）。少数病例可见与正常 Merkel 细胞相似的、富于微丝的棘突（细胞质棘突）[1148-1150]。

免疫组织化学上，Merkel 细胞癌低分子量角蛋白、NF 和 NSE 常呈阳性 [1151-1154]（图 3.91）。其特别之处是，呈阳性反应的角蛋白主要是 CK20 [1154-1155]，而且常呈显著的核周点状分布，这种特征仅偶尔见于内脏的小细胞癌（我们曾经在唾液腺、胰腺和甲状腺发生的个别神经内分泌肿瘤中见过）[1156]。Merkel 细胞癌对 CK20 和 NF 总是呈阳性，而对 TTF-1 呈阴性（总会有例外）[1157-1158]，这是其与转移性肺小细胞神经内分泌癌鉴别的要点 [1090,1159-1161]。但也有特殊情况，有些 Merkel 细胞癌病例为 CK7 呈阳

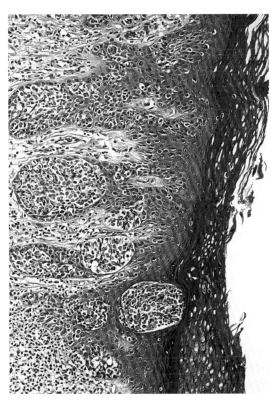

图 3.89　Merkel 细胞癌有显著的亲表皮性（Slide contributed by Dr Philip LeBoit, San Francisco.）

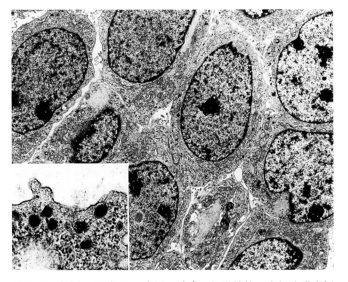

图 3.90　与图 3.87 和 3.88 为同一肿瘤。超微结构，在细胞膜内侧的边缘胞质中可见神经内分泌颗粒（×4 400；插图 ×41 100）

性，CK20 却呈阴性[1162]。

除了上述标志物，有些 Merkel 细胞癌对嗜铬素、突触素、血管活性肠肽、胰多肽、降钙素、P 物质、生长抑素、促肾上腺皮质激素（ACTH）、其他肽类激素、PAX-5（一种 B 细胞相关转录因子，因此可能与淋巴瘤混淆）[1163]、TdT（使用时同样需要注意[1164-1165]）、glypican-3[1166] 以及 CD117[1167-1169] 等呈阳性反应。

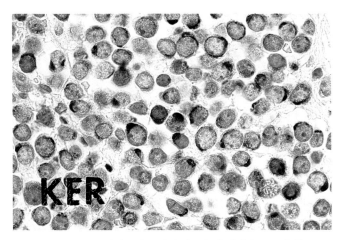

图 3.91　Merkel 细胞癌，角蛋白免疫组织化学染色呈逗点样

近来最令人关注的进展是，已经证实，有一种新的多瘤病毒克隆性整合到绝大部分 Merkel 细胞癌的基因组中，导致病毒大 T 抗原基因的截断突变[1170]。这可以通过 PCR 或免疫组织化学方法显示[1171-1172]。在美国，75%～80% 的 Merkel 细胞癌病例中可发现这种病毒，但在澳大利亚这个比例要低得多，紫外线照射是其更重要的致病因素[1173]。

Merkel 细胞癌是一种侵袭性肿瘤，区域淋巴结转移常见，也可发生远处转移，尤其是转移到肺、肝和骨[1174-1175]，少见转移部位有睾丸[1176]。有时淋巴结（多见于腹股沟）内出现形态学和遗传学上典型的 Merkel 细胞癌，而皮肤并无原发癌[1177]；对于这种现象最可能的解释是：皮肤原发癌已自发消退（与黑色素瘤消退现象相似）[1178-1180]。

早先对于治疗 Merkel 细胞癌，推荐的方法是原发瘤广泛切除加区域淋巴结清扫术[1181-1182]。现在的指南推荐进行前哨淋巴结活检，只有当前哨淋巴结呈阳性或有明显转移表现时才进行淋巴结清扫术[1183]。放疗也有效，可以作为辅助治疗方法[1183-1186]。对于转移性肿瘤，可采用化疗[1183,1186-1188]。局部复发提示预后不良[1189]。

其他神经内分泌肿瘤

有时，在皮肤中可以见到与在肺中见到的相似的小细胞神经内分泌癌和大细胞神经内分泌癌[1190]。它们可能是 Merkel 细胞癌的形态学变异型，但一定要除外内脏肿瘤转移的可能性[1191]。与典型的 Merkel 细胞癌相似，这些皮肤神经内分泌癌可以向骨骼肌或其他间叶方向出现多向分化[1192]。

大多数文献报道的皮肤外周神经母细胞瘤也属于 Merkel 细胞癌。有些则与 Merkel 细胞癌完全不同，且毫无疑问属于神经源性[1193]。还有一些属于尤因肉瘤或尤因肉瘤样家族[1194]。原发于皮肤的岛状和梁状型类癌也有报道[1195-1197]。这些肿瘤应与内脏器官（尤其是肺）的类癌的皮肤转移鉴别开。

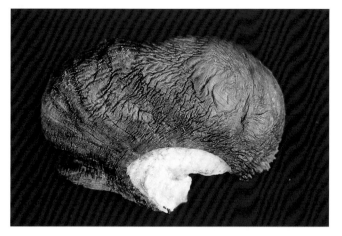

图 3.92　耳部瘢痕疙瘩的大体表现，病变呈息肉样

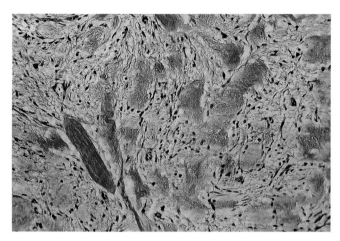

图 3.93　瘢痕疙瘩的显微镜下表现，具有特征性的粗大的玻璃样胶原带

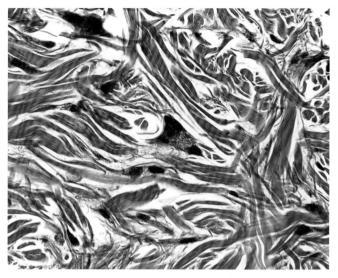

图 3.94　多形性纤维瘤。可见核深染的大三角形细胞被包围于致密纤维组织中

真皮

成纤维细胞肿瘤和肿瘤样疾病

瘢痕疙瘩（ keloid ） 是真皮对损伤（临床上可以不明显）的异常反应方式，可导致非同寻常的肥大性瘢痕，最常见于非裔美国人（图 3.92）。耳垂是最常见的发病部位之一。其特征是形成粗大的嗜酸性胶原带，胶原带之间有平行排列的成纤维细胞和肌成纤维细胞[1198-1200]（图 3.93）。借此瘢痕疙瘩可以与肥大性瘢痕（可先于前者发生）鉴别开。两者的免疫组织化学表型也有差异[1201]。两者的区分有助于评估复发的可能性，瘢痕疙瘩的复发率比肥大性瘢痕要高得多。另一种需要与瘢痕疙瘩鉴别的病变是所谓的瘢痕疙瘩样真皮纤维瘤，后者表现为典型的真皮纤维瘤，其表浅部分有类似瘢痕疙瘩的区域[1202]。有时痤疮的并发症可以表现为瘢痕疙瘩样（"瘢痕疙瘩样痤疮"）[1203]。瘢痕疙瘩内注射激素是常用的治疗方式，可以导致黏液池形成[1204]。

软垂疣（ acrochordon ）（软纤维瘤，纤维上皮性息肉，皮赘）是一种非肿瘤性息肉样病变，由疏松结缔组织构成的轴心表面被覆正常到轻度增生（有时角化过度）的表皮形成。其下方真皮附属器结构缺失是诊断线索之一。

多形性纤维瘤（ pleomorphic fibroma ） 有较致密的胶原性背景，其中散在分布着怪异细胞，核染色质深，

细胞质呈星芒状，通常不伴有分裂活性（图 3.94）[1205]。多形性纤维瘤是更常见于鳞状上皮被覆黏膜（例如鼻腔、口腔和泌尿生殖道）的息肉样病变所对应的皮肤病变（见各有关章节）[1206]。多形性纤维瘤可能与巨细胞胶原瘤[1207]关系密切，但后者不同于真皮纤维瘤伴怪异细胞[1208]（免疫组织化学层面也如此）。报道过的多形性纤维瘤变异型还有皮肤良性假肉瘤样息肉样病变[1209]。

面部纤维性丘疹（ fibrous papule of the face ） 表现为孤立性、质硬的半球形病变，临床上常被误诊为基底细胞癌。面部纤维性丘疹最常见于鼻部（所以又称"鼻部纤维性丘疹"）[1210]。显微镜下，可见血管增多并伴有管腔扩张，血管之间为成纤维细胞性间质，间质内有星芒状细胞；有时有多核细胞，似多形性纤维瘤[1211]。可见很多毛囊被胶原纤维呈同心圆状包绕。面部纤维性丘疹常表达 NKI/C3[1212]。面部纤维性丘疹从解剖学角度最好称为血管纤维瘤，应与纤维化（退变性）黑色素细胞痣鉴别，两者的鉴别不是很容易，但实际工作中并不重要[1213]。

硬化性纤维瘤（ sclerotic fibroma ）（席纹状胶原瘤）的特征是：在细胞极为稀少的病灶内有大量胶原纤维沉积，形成所谓的木纹结构，病变境界清楚[1214]。其胶原主要是 I 型胶原[1215]，CD34 呈阳性[1216]。这可能包括一组异质性病变，其中有些病例实际上是毛囊炎的末期改变[1217]。累及面部、头皮和甲下的多发性纤维瘤可见于结节性硬化症，还伴有面部血管纤维瘤和腰骶部"鲨皮斑"。多发性硬化性纤维瘤也是 Cowden 病的标志[489]。

胶原性纤维瘤（ collagenous fibroma ）（促纤维组织增生性纤维瘤）与硬化性纤维瘤的名称类似，易引起误解，但两者是不同类型的病变。典型的胶原性纤维瘤位于皮下，有时累及筋膜。其显微镜下特征为：在胶原性或黏液胶原性基质中有良善的星形和梭形成纤维细胞[1218-1220]。

真皮肌纤维瘤（ dermatomyofibroma ）[皮肤肌纤维瘤（ cutaneous myofibroma ）]是一种皮肤斑块样良性成纤维细胞和肌成纤维细胞（后者已被电镜证实）增生，位于真皮深部和皮下[1221]。最常发生于年轻妇女的肩部及其

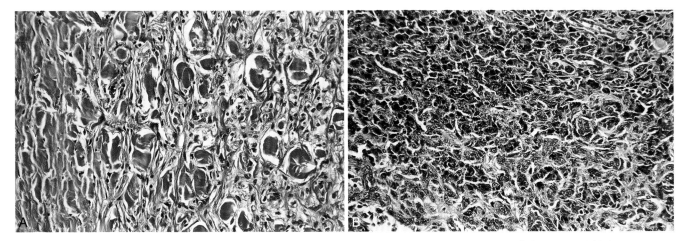

图 3.95　**皮肤良性纤维组织细胞瘤**。**A** 图中的肿瘤以纤维成分为主，而 **B** 图中的肿瘤主要由吞噬含铁血黄素的巨噬细胞构成

周围 [1222-1224]。伴出血时，可类似卡波西肉瘤的斑块期改变 [1225]。它们一般表现为 SMA 和 CD34 局灶阳性。生物学行为呈良性 [1226]。真皮肌纤维瘤可能与新近报道的成纤维细胞结缔组织痣有关，两者在组织学和免疫表型上有很多重叠 [1227]。

孤立性纤维性肿瘤（solitary fibrous tumor）和**结节性筋膜炎（nodular fasciitis）**有发生在皮肤的报道，其显微镜下表现与更常见的深部组织的同名病变相似 [1228-1229]。但是，有些报道的皮肤孤立性纤维性肿瘤实际上可能是有极少成熟脂肪组织的梭形细胞脂肪瘤 [1230]。

纤维组织细胞肿瘤和肿瘤样疾病

良性纤维组织细胞瘤

良性纤维组织细胞瘤（fibrous histiocytoma）［又称为**皮肤纤维瘤（dermal fibroma）**、组织细胞瘤和硬化性血管瘤］是指一组质硬、结节状、无包膜、常伴色素沉着的病变，主要发生于四肢 [1231-1232]。临床上，良性纤维组织细胞瘤病变可以单发或多发，呈扁平、息肉状或凹陷状。大多数病变直径小于 1 cm，少数体积可以很大。色素沉着较多时临床上易与色素痣、恶性黑色素瘤、卡波西肉瘤以及其他血管肿瘤混淆。良性纤维组织细胞瘤切面常为实性，边界清楚但无包膜，颜色从白色到黄色至深棕色不等，取决于纤维、脂肪和含铁血黄素的相对含量。显微镜下，良性纤维组织细胞瘤为富细胞性成纤维细胞增生，伴有多少不等的胶原纤维沉积，混杂数量不等的巨噬细胞，其中大多数巨噬细胞内含有脂质（因此呈泡沫样）或含铁血黄素。有些组织细胞为多核且呈 Touton 巨细胞特征。极少数可呈破骨细胞样，伴有或不伴有骨形成 [1233-1234]。分裂活性和 MIB-1 标记的增殖指数通常很低 [1235]。

良性纤维组织细胞瘤病变通常位于真皮上部，可累及真皮深部，少数可达皮下 [1236-1238]。其纤维组织细胞增生发生于小血管网的背景上，后者可以非常突出（图 3.95）。正是由于这种血管成分的存在，过去良性纤维组

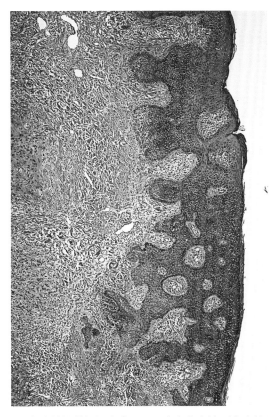

图 3.96　**良性纤维组织细胞瘤**。可见病变伴有被覆表皮的基底细胞增生，这种改变不是基底细胞癌

织细胞瘤曾被视为硬化性血管瘤，有时还被误诊为卡波西肉瘤，特别是当它发生于 HIV 感染者时。良性纤维组织细胞瘤病灶内可有灶状席纹样结构，但很少像在隆突性皮肤纤维肉瘤那么典型。

良性纤维组织细胞瘤被覆表皮经常有棘皮病，但也可以正常或萎缩。有时表皮基底层增生形成生毛上皮样结构（毛囊诱导），偶尔发生真正的基底细胞癌 [1239-1240]（图 3.96）。据说，表皮生长因子受体在这种有趣的现象中起一定作用 [1241]。更罕见的是，良性纤维组织细胞瘤伴有皮脂腺增生 [1242] 或鳞状细胞原位癌 [1243]。

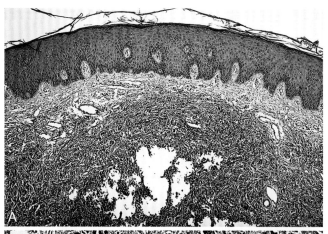

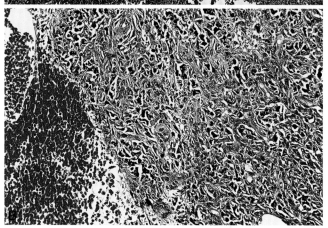

图 3.97 **动脉瘤样良性纤维组织细胞瘤**。**A**，低倍镜下表现，病变中央空白区原本充满血液。**B**，高倍镜观，可见新鲜和陈旧性出血

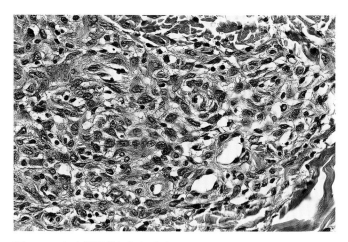

图 3.98 上皮样纤维组织细胞瘤

皮肤纤维瘤有多种形态学变异型，包括与外周神经肿瘤相似的显著栅栏状结构[1244]、瘢痕疙瘩样改变[1202]、黏液样变[1245]、颗粒细胞[1246-1248]、显著脂化的细胞[1249]、透明细胞[1250-1251]、气球样细胞[1252]、印戒细胞[1253]、弥漫性嗜酸性粒细胞浸润[1254]以及苔藓样、糜烂和溃疡等[1255]。有时两种或两种以上变异型共存[1256]。还可出现显著的局灶细胞非典型性（出现"怪异细胞"）[1257-1259]、细胞极为丰富（有时伴坏死）[1260]以及充满血液的大囊腔，后者被称为出血性、动脉瘤样（图 3.97）或血管瘤样，应与**血管瘤样纤维组织细胞瘤（angiomatoid fibrous histiocytoma）**鉴别开，后者的发病年龄较轻，位置较深（见软组织肿瘤一章）[1261-1262]。由于良性纤维组织细胞瘤与血管瘤样纤维组织细胞瘤（一种完全不同的肿瘤）在名称上太相似，当描述伴有出血的良性纤维组织细胞瘤时，"血管瘤样"这个修饰词强烈不推荐使用。上皮样纤维组织细胞瘤（上皮样细胞组织细胞瘤）是另一种变异型，其特征是其肿瘤主要成分为大而有棱角的上皮样细胞[1263-1266]（图 3.98），因与血管肿瘤和黑色素细胞肿瘤相似而闻名[1266]，存在 *ALK* 基因重排，免疫组织化学染色可辅助诊断[1267]。

免疫组织化学上，真皮纤维瘤对 X Ⅲa 因子（一种存在于于所谓真皮树突状细胞内的酶原）[1268-1269]和 HMGA1/HMGA2（高迁移组蛋白家族成员[1270]）呈阳性。与隆突性皮肤纤维肉瘤不同，其对 CD34 呈阴性[1268,1270-1271]。皮

肤纤维瘤经常表达的另一组标志物是平滑肌/肌成纤维细胞分化标志物，例如肌动蛋白、结蛋白和肌球蛋白；这种现象尚未广为人知，因而易被误诊为平滑肌瘤，甚至平滑肌肉瘤[1272-1273]。事实上，真皮纤维瘤的诊断很少需要进行免疫组织化学染色，除非是取材表浅的局部活检。

一个长期存在争议的问题是：真皮纤维瘤究竟是肿瘤性病变还是反应性病变。它们有些病变具有侵袭性，甚至发生转移（见下文），并且在分子水平有证实它们为克隆性病变的证据[1274-1276]，这些都有力地证明了有关真皮纤维瘤为反应性病变的观点是错误的。

真皮纤维瘤的生物学行为一般非常惰性，即使边缘切除不充分，局部复发也非常罕见。极少数病例有局部侵袭性，甚至发生远处转移[1277-1281]。这种情况大多见于面部病变，以及那些深部蔓延至皮下组织的病变和（或）束状梭形细胞分裂活跃的病变，但上述情况极为罕见；其组织学特征不能预测其生物学行为是否是侵袭性的。与普通真皮纤维瘤相比，有转移潜能的真皮纤维瘤似乎具有更多的染色体异常，但是，这些与组织学特征都没有相关性，在日常工作中并不实用[1282-1283]。

非典型性纤维黄色瘤

非典型性纤维黄色瘤（atypical fibroxanthoma）为结节状、时有溃疡的肿瘤，通常发生于老年人日光暴露部位的皮肤，临床上经常与皮肤癌混淆[1284-1286]（图 3.99）。组织学上，非典型性纤维黄色瘤常呈息肉状并有溃疡，尤其是位于典型部位的肿瘤（图 3.100）。可见形状怪异的肿瘤细胞散在分布于梭形细胞间质内，伴有数量不等的炎症细胞浸润（图 3.101）。核分裂象丰富，有些具有非典型性。但有些病例以梭形细胞为主，多形性不明显[1287]。被覆表皮可正常、萎缩、增生或形成溃疡，但肯定与肿瘤不连续。非典型性纤维黄色瘤的形态学变异型包括伴有色素沉着[1288]、破骨细胞样巨细胞[1289-1290]、透明细胞[1291-1292]（应与其他皮肤透明细胞间叶性肿瘤区别）[1293]和颗粒细胞的肿瘤[1294-1295]。

免疫组织化学上，非典型性纤维黄色瘤病变内各种成分可对波形蛋白、肌动蛋白、钙调蛋白、h 钙介质素、CD68（用单克隆抗体 KP-1 检测）、α1- 抗胰蛋白酶、α1-

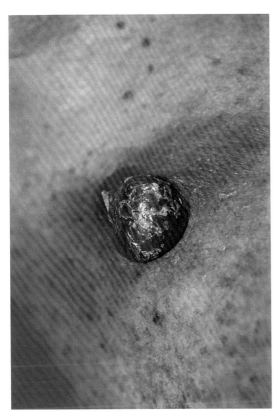

图 3.99　非典型性纤维黄色瘤的临床表现，其特征为红色、溃疡性、隆起性病变

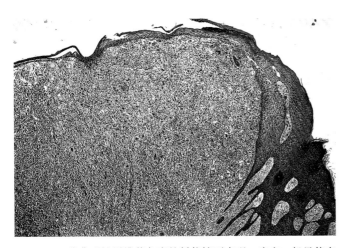

图 3.100　非典型性纤维黄色瘤的低倍镜下表现，病变一般呈伴有溃疡的息肉状

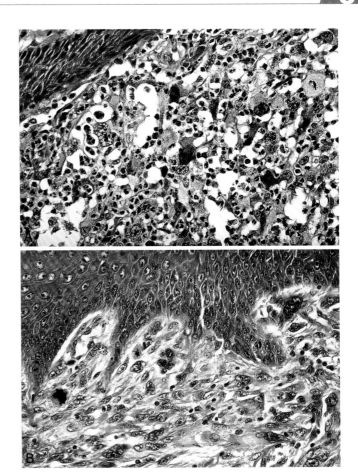

图 3.101　**A** 和 **B**，非典型性纤维黄色瘤的高倍镜下表现，可见真皮内有高度异型性细胞，周围有炎症细胞浸润

抗糜蛋白酶、组织蛋白酶 B、XⅢ a 因子（局灶）、S-100 蛋白（局灶）、CD10、CD117 和 CD99 呈阳性；对 CK、EMA 和结蛋白呈阴性[1296-1301]。从实用的角度出发，不表达任何角蛋白以及 S-100 蛋白不呈弥漫阳性模式比任何阳性标志物都重要。偶尔有所谓的角蛋白阳性的非典型性纤维黄色瘤的文献报道，我们认为这更可能是肉瘤样鳞状细胞癌[1302]。

非典型性纤维黄色瘤的显微镜下的怪异表现提示它们是一种高度恶性肿瘤，但实际上它们是一种较为惰性的病变，一般局部切除即可治愈[1303]；但有些病例可局部复发，

少数发生转移[1304-1305]。提示非典型性纤维黄色瘤行为不良、可能发生转移的征象有：血管浸润、侵入深部组织、肿瘤坏死、局部复发以及有免疫抑制史[1304]。但有个别病例虽无上述特征，也表现出侵袭行为[1305]。最好将具有以上组织学特征的肿瘤归为**多形性真皮肉瘤**（pleomorphic dermal sarcoma），虽然其与非典型性纤维黄色瘤形态学特征相似，但呈浸润性生长，并且转移风险高[1306]。

隆突性皮肤纤维肉瘤

隆突性皮肤纤维肉瘤（dermatofibrosarcoma protuberans, DFSP）为生长缓慢的结节状、息肉状肿瘤，其病变几乎都位于真皮，常由真皮侵犯皮下组织（图 3.102）。有时其病变完全位于皮下，极少或无真皮累及[1307]。大多数 DFSP 病例是成年人，也可见于婴儿和儿童[1308]。整体而言，DFSP 比良性纤维组织细胞瘤大得多，但不能仅凭大小就做出或排除 DFSP 的诊断。显微镜下，DFSP 的梭形细胞呈旋涡状排列，形成席纹样或车轮状结构，这是本病的特征，但这并不是特异性的（图 3.103）。其他具有诊断意义的特征是：细胞非常丰富，形态单一，广泛浸润皮下组织（图 3.104），缺乏泡沫细胞、含铁血黄素细胞和多核巨细胞，缺乏真皮纤维瘤的特征性的胶原纤维包绕。DFSP 的黏液样区域可以是局灶性的，有时可以为其显著特征[1309-1311]。DFSP 可见黏液样、胖梭形

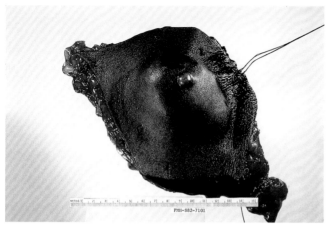

图 3.102 隆突性皮肤纤维肉瘤的大体表现，显示典型的高于皮面的隆起

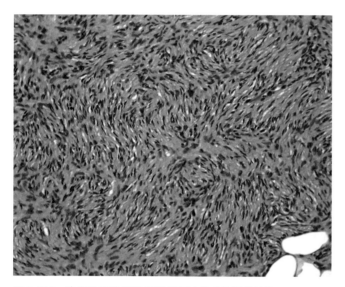

图 3.103 隆突性皮肤纤维肉瘤的席纹状或轮辐状结构

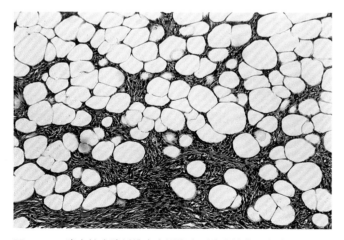

图 3.104 隆突性皮肤纤维肉瘤浸润皮下脂肪的典型方式

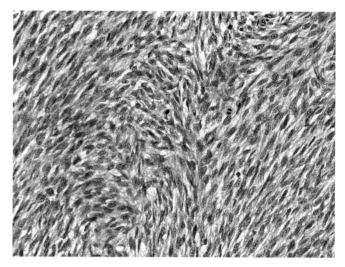

图 3.105 隆突性皮肤纤维肉瘤中的纤维肉瘤区域，席纹状生长方式不再明显（Courtesy of Dr Fabio Facchetti, Brescia, Italy.）

反应[1316-1317]，对 S-100 蛋白、HMB-45、CK 和 X Ⅲa 因子（树突状细胞常阳性）呈阴性[1268,1298,1318]。

细胞遗传学上，DFSP 表现为 22 号染色体衍生的超数目环状染色体，或者该染色体以 t(17;22)(q22;q13) 的方式出现线性易位，两者均导致 COL1A1 和 PDGFB 基因融合[1319-1320]。这种分子改变同样见于 DFSP 的其他形态学变异型，包括其中存在的高级别区域[1321-1322]。采用 RT-PCR 和 FISH 技术检测融合基因有助于在疑难病例中诊断 DFSP[1322]。

DFSP 的自然病程的特征是：小范围切除后极易局部复发[1323-1324]，很少有区域淋巴结和（或）内脏转移的报道[1325-1326]。因此，一般将 DFSP 归为中度恶性肿瘤[1327]。

DFSP 与婴儿巨细胞性成纤维细胞瘤（giant cell fibroblastoma of infancy）关系密切，代表一个谱系的两端。依据是：两者可以同时或先后以杂合性或联合性肿瘤的方式出现，并且具有共同的分子改变[1328-1331]。

DFSP 可以"转化"为纤维肉瘤，但转化区不再表现为席纹样生长，而具有典型的青鱼骨样结构（图 3.105）。这种形态学变化是否提示临床侵袭性更强尚有争议[1332-1334]，但近来的大多数证据提示确实如此[1335]。DFSP 有时可向更加多形的未分化多形性肉瘤（就是过去所说的恶性纤维组织细胞瘤）演进[1336-1337]。

色素性 DFSP（pigmented DFSP）也称为 Bednar 瘤或色素性席纹状神经纤维瘤。它除了具有普通 DFSP 的所有表现外，还有多少不等（常为小片状）的树突状细胞，其内含有大量黑色素（图 3.106）[1338]。虽然这种现象明显提示其神经鞘 / 黑色素细胞起源的可能性，但其肿瘤细胞对 S-100 蛋白和其他黑色素细胞相关标志物都呈阴性，因此不能将其等同于普通型黑色素瘤、促纤维组织增生性恶性黑色素瘤或软组织透明细胞肉瘤。与 DFSP 相似，Bednar 瘤偶尔可以出现纤维肉瘤变和远处转移[1339]。

细胞构成的束状结构[1312]。发生萎缩的退变区可能导致漏诊[1313-1314]。DFSP 可以出现灶状颗粒细胞变[1315]。

免疫组织化学上，DFSP 的肿瘤细胞对波形蛋白、肌动蛋白（局灶且不恒定）和 CD34（很强且稳定）呈阳性

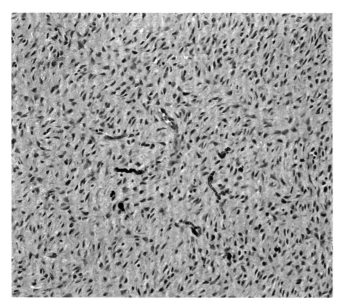

图 3.106 色素性隆突性皮肤纤维肉瘤（Bednar 瘤）

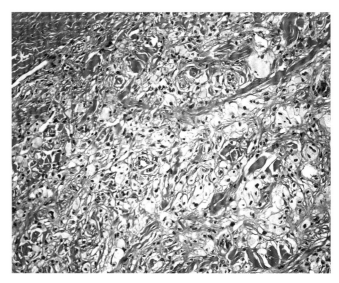

图 3.107 皮肤黄色瘤，可见真皮内泡沫状巨噬细胞聚集，界限不清

未分化多形性肉瘤（恶性纤维组织细胞瘤）和多形性真皮肉瘤

未分化多形性肉瘤（undifferentiated pleomorphic sarcoma）是一种在形态学上类似于传统上称为多形性席纹状恶性纤维组织细胞瘤的肿瘤，有时表现为浅表肿瘤。这个名称或许应该限定于那些起源于头颈部以外并向深部浸润达皮下、筋膜或肌肉的肿瘤[1306,1340]。有些报道的未分化多形性肉瘤病例发生于慢性溃疡或瘢痕的基础上[1341]。有些未分化多形性肉瘤呈黏液样变异型（黏液纤维肉瘤）的特征[1342-1343]。未分化多形性肉瘤不应与非典型性纤维组织细胞瘤/伴有怪异细胞的真皮纤维瘤混淆，后者具有显著的细胞学非典型性，但总体特征仍然符合真皮纤维瘤[1257-1258,1344]。有关未分化多形性肉瘤更详细的讨论参见软组织肿瘤章节。发生于老年人头颈部日光损伤性皮肤的多形性肉瘤建议使用**多形性真皮肉瘤（pleomorphic dermal sarcoma）**这个名称[1306]。如前所述，未分化多形性肉瘤与非典型性纤维黄色瘤的不同之处在于其具有浸润性生长、坏死和神经周围浸润。在这些特征中，浸润性生长最为重要。多形性真皮肉瘤局部复发的发生率相对较高，转移率大约为 10%，其最常见的转移部位是头颈部皮肤。诊断需要排除肉瘤样鳞状细胞癌和梭形细胞黑色素瘤的可能性，恰当的免疫组织化学检查包括角蛋白染色加 S-100 蛋白或 SOX10 染色[1306]。

黄色瘤

黄色瘤（xanthoma）是非肿瘤性结节，由富于脂质的组织细胞在真皮、皮下或深部肌腱、滑膜和骨等处堆积形成（图 3.107）。黄色瘤通常位于关节旁，数量很少，但也可是播散性的[1345]。黄色瘤常伴发于高脂血症。黄色瘤可以为原发性（家族性）的，或者继发于糖尿病、甲状腺功能减退症、多发性骨髓瘤、恶性淋巴瘤、白血病和阻塞性肝病。位于眼睑的扁平黄色瘤称为**黄斑瘤**（xanthelasma），其显微镜下特征与黄色瘤相似，但只有少数患者伴高脂血症。丘疹性黄色瘤一般见于男性躯干或四肢[1346]。发疹性黄色瘤的特征是肢体伸侧面突然发作的、成批出现的黄色丘疹，周围有红晕，显微镜下易与环状肉芽肿混淆[1347]。疣状黄色瘤的特征是被覆表皮呈乳头状、疣状改变[1348-1349]。

黄色肉芽肿

黄色肉芽肿（xanthogranuloma）最常发生于皮肤，也可见于皮下组织、骨骼肌[1350-1351]、眼球、外周神经[1352]、睾丸[1353]、乳腺[1354]和其他部位[1350-1351,1355-1356]。黄色肉芽肿常见于婴儿[**幼年性黄色肉芽肿（juvenile xanthogranuloma）**]，也可见于成人，但他们的显微镜下表现稍有不同[1357]。黄色肉芽肿好发于身体上半部。约 20% 的黄色肉芽肿病例的病变是多发性的[1358]；在成年患者中，单发性病变更常见。由虹膜和睫状体受累导致的青光眼和弱视有时是黄色肉芽肿的首发症状。有人报道，本病与 I 型神经纤维瘤病、癫痫、尼曼 - 皮克病、色素性荨麻疹和巨细胞病毒（CMV）感染有关[1357]。

显微镜下，黄色肉芽肿的病变特征是组织细胞增生，后期伴有泡沫细胞和 Touton 巨细胞（图 3.108 和 3.109）。淋巴细胞、嗜酸性粒细胞、增生的血管和成纤维细胞也可出现。电镜下，组织细胞内没有 Birbeck 小体；有些细胞质内有数量不等的脂质空泡[1358]。免疫组织化学上，大多数黄色肉芽肿病例对 CD68、α1- 抗糜蛋白酶、溶菌酶和其他组织细胞标志物呈阳性，而对 S-100 蛋白总是呈阴性[1359-1360]。所以这些增生细胞被认为属于所谓的"辅助免疫系统"（非朗格汉斯）细胞，可能是普通巨噬细胞或浆细胞样单核细胞[1361-1363]。如果黄色肉芽肿内泡沫状巨噬细胞和巨细胞稀少，则与恶性黑色素瘤非常相似，但黄色肉芽肿对黑色素细胞特异性标志物（例如 Melan-A）呈阴性[1364]。黄色肉芽肿有一个变异型，主要由梭形细胞构成，可以是孤立性或泛发性的[1365]。

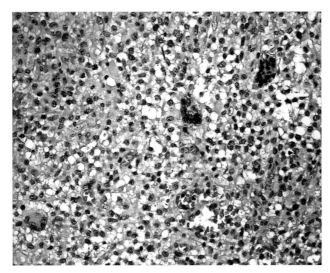

图 3.108 **幼年性黄色肉芽肿。**可见在大量单核组织细胞之间有散在的多核组织细胞

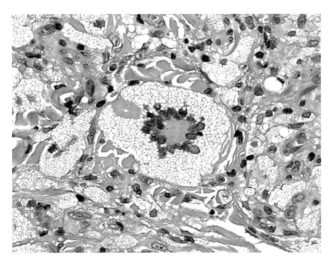

图 3.109 在 1 例幼年性黄色肉芽肿病例,可见其中一个醒目的 Touton 巨细胞(Courtesy of Dr Fabio Facchetti, Brescia, Italy.)

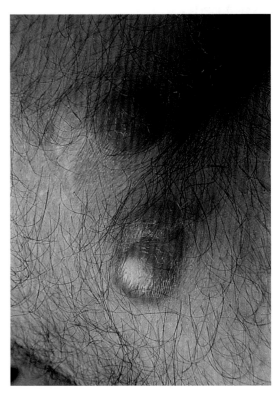

图 3.110 **皮肤的 Rosai-Dorfman 病的临床表现。**在本例,可见病变表现为多发性隆起性红斑结节

其他组织细胞增生

皮肤还有其他多种类型的组织细胞浸润性病变,其中很多发生于儿童[1358,1366-1367]。**巨细胞性网状组织细胞瘤(giant cell reticulohistiocytoma)**表现为孤立性或多中心性病变,后者有时伴关节受累("脂性皮肤关节炎")[1368-1369]。显微镜下,巨细胞性网状组织细胞瘤表现为单核或多核组织细胞浸润,细胞质呈特征性的毛玻璃样,并混杂其他炎症细胞[1370]。免疫组织化学上,增生的主要细胞对组织细胞标志物呈阳性,其次为真皮树突状细胞[1371-1372]。有些作者认为,网状组织细胞瘤和多中心性网状组织细胞增生症是两种不同的疾病[1373]。

朗格汉斯细胞组织细胞增生症(Langerhans cell histiocytosis)表现为散在的普通型组织细胞与嗜酸性粒细胞以及 S-100 蛋白阳性和 CD1a 阳性的朗格汉斯细胞混合增生,后者决定了本病的性质,详见其他章节。表皮浸润是本病的一个诊断要点。

Rosai-Dorfman 病(Rosai-Dorfman disease)(窦组织细胞增生伴巨大淋巴结病)可以累及皮肤[1374](图 3.110 和 3.111)。一些病例由于颈部有明显的淋巴结肿大,诊断并不困难;但在大多数病例,皮肤病变为主要表现,甚至是本病的唯一表现[1375-1378]。

平滑肌肿瘤

皮肤**平滑肌瘤(leiomyoma)**可分为三种不同类型:位于乳头或阴囊的生殖器平滑肌瘤;来源于立毛肌的痣样或错构瘤性多发性表浅结节(毛平滑肌瘤)[1379];以及孤立性血管平滑肌瘤(血管平滑肌瘤),后者一般位于皮下而非真皮[1380](见软组织章节)。

皮肤平滑肌瘤可有剧痛。显微镜下,皮肤平滑肌瘤显示平滑肌呈束状交错排列,无异型性、分裂活性或坏死。偶尔,血管平滑肌瘤[1381]或毛平滑肌瘤[1382]出现散在的奇异型核深染细胞。与发生在身体其他部位的类似病变一样,其生物学行为是良性的,被称为多形性、合胞体性或非典型性平滑肌瘤。**家族性皮肤平滑肌瘤病(familial cutaneous leiomyomatosis)**是一种遗传性疾病,有时伴有形态学上独特的肾细胞癌,与延胡索酸水合酶突变有关[1383-1384]。

平滑肌肉瘤(leiomyosarcoma)体积较大,细胞较丰富,有细胞学非典型性,分裂活跃,可见坏死灶[1385-1387]。有些病例血管成分很突出,提示它们可能是一种与血管平滑肌瘤相对应的恶性肿瘤[1388]。其他病例有透明细胞("平滑肌母细胞瘤样")特征[1389-1390],还有一些有促纤维增生性特征[1391]。皮肤平滑肌肉瘤可以复发,但转移

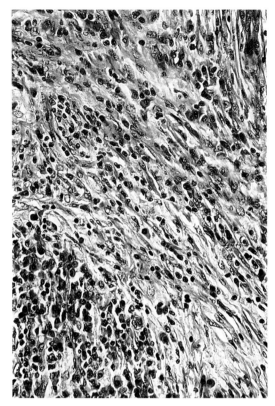

图 3.111　皮肤 Rosai-Dorfman 病的显微镜下表现。可见淋巴细胞、浆细胞和组织细胞等多种炎症细胞浸润。与其他结外病变相似，病变有中度纤维化

罕见，这一点与发生于皮下者完全不同[1386,1392-1393]。有些人认为应将其命名为"非典型性真皮平滑肌肿瘤"，以反映其惰性本质[1394]。但也有人提出质疑，认为这将带来更多的混乱，并最终使这种命名失去意义[1395]。许多发生于 HIV 感染者的平滑肌肿瘤与 EBV 病毒有关，其生物学表现与其他皮肤平滑肌瘤似有不同[1396]，在免疫活性个体没有发现类似情况[1397]。

骨骼肌肿瘤

横纹肌瘤样间叶性错构瘤（rhabdomyomatous mesenchymal hamartoma）（横纹肌错构瘤）是一种发生于婴儿的良性病变，常位于颏部中央和鼻翼附近，有时伴有其他先天畸形。显微镜下，其病变中央可见束状或单个横纹肌纤维以及其他间叶成分[1398-1399]。有时可表现为多发性皮肤结节，病变性质可能是迷芽瘤或错构瘤[1400-1401]。

成人横纹肌瘤（adult rhabdomyoma）可发生于唇和眼睑[1402]。

皮肤原发性皮肤横纹肌肉瘤（primary cutaneous rhabdomyosarcoma）罕见。发生于年轻患者的皮肤原发性横纹肌肉瘤常为胚胎型或腺泡型，发生于年龄较大的皮肤原发性横纹肌肉瘤通常为多形性横纹肌肉瘤[1403]。皮肤的横纹肌肉瘤与发生于深部软组织的对应肿瘤相似，都是侵袭性肿瘤[1403]。横纹肌肉瘤可以起源于先天性黑色素细胞痣的恶变成分[1404]。

周围神经鞘膜肿瘤

在各种周围神经鞘膜肿瘤中，容易累及皮肤（真皮）

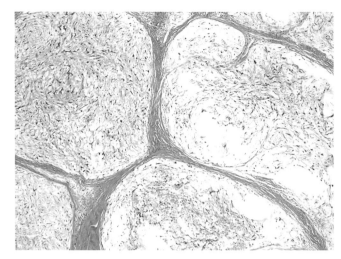

图 3.112　皮肤神经鞘黏液瘤。此种肿瘤的特征性表现是：在被纤维间隔分开的黏液样结节内可见温和的梭形细胞排列

而非皮下或更深组织的有：神经纤维瘤、颗粒细胞瘤（并非都是神经源性）[1405-1406]、真皮神经鞘黏液瘤（黏液样神经鞘膜瘤）和栅栏状包裹性神经瘤（孤立性局限性神经瘤）[1407]。神经纤维瘤和颗粒细胞瘤于软组织肿瘤章节中进行讨论，但这里要指出的是，被皮肤神经纤维瘤包围的汗腺和毛囊皮脂腺结构可以增生，这种现象可能会引起混淆[1408]；再次切除的标本中可以出现神经周围修复性增生，似神经周围瘤浸润[1409-1410]。

真皮神经鞘黏液瘤（dermal nerve sheath myxoma）（又称为黏液样神经鞘膜瘤）的特征性为：在有纤维分隔的黏液样间质中，梭形至略微上皮样的细胞形成明显的集团[1411-1413]（图 3.112）。它们属于良性肿瘤，但切除不彻底时易发生局部复发。真皮神经鞘黏液瘤对 S-100 蛋白呈阳性，不同于与之无甚关联的富于细胞的神经鞘膜瘤（见下文）。

所谓的**富于细胞的神经鞘膜瘤（cellular neurothekeoma）**因与真皮神经鞘黏液瘤在组织学上有相似之处，原先曾被认为是与后者相关的一个类型。富于细胞的神经鞘膜瘤由上皮样细胞形成团巢，位于略呈玻璃样的间质内（图 3.113）。可有部分黏液样间质。富于细胞的神经鞘膜瘤原先被认为与真皮神经鞘黏液瘤有关联是因为它们都呈现集状排列方式，但富于细胞的神经鞘膜瘤缺乏真性神经鞘分化的确凿依据。越来越多的观点认为，富于细胞的神经鞘膜瘤最好被视为成纤维细胞/纤维组织细胞肿瘤[1414-1416]。富于细胞的神经鞘膜瘤对 S-100 蛋白、Melan-A 和 HMB-45 呈阴性；但对 S-100A6、蛋白质基因产物（protein gene product, PGP）9.5、小眼畸形转录因子、NKI/C3、NSE 和 CD10 呈阳性；对 SMA 呈阳性的程度不一[1414-1420]。尽管 NKI/C3 和 CD10 并非十分特异，但两者的组合仍然是最有用的阳性标志物[1420]。富于细胞的神经鞘膜瘤容易与恶性黑色素瘤和其他黑色素细胞肿瘤混淆[1343,1421]，尤其是具有非典型性时[1420,1422]。我们见过几个病例，表现为典型的富于细胞的神经鞘膜瘤区和非常类似丛状纤维组织细胞瘤的区域混合存在，提示这两种病变有相关性，但这种相关性尚有待证实[1423]。富于细胞

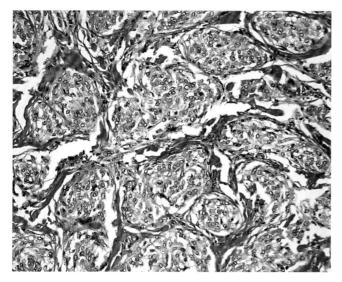

图 3.113　富于细胞的神经鞘膜瘤。可见其肿瘤细胞排列形成致密团巢

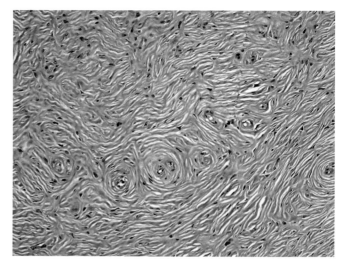

图 3.115　皮肤神经束膜瘤。可见其细长形肿瘤细胞，呈旋涡状排列，这是这种良性外周神经鞘膜肿瘤的典型特征（Courtesy of Dr Fabio Facchetti, Brescia, Italy.）

鞘瘤鉴别。

上皮鞘神经瘤（epithelial sheath neuroma）是一种非常特殊的皮肤病变，其特征是增生的神经纤维包被鳞状上皮[1429-1430]。上皮鞘神经瘤可能为神经鞘发生的非同寻常的反应性鳞状化生。

神经束膜瘤（perineurioma）可以发生于皮肤和软组织，表现多样：上皮样（常常被误诊为上皮样组织细胞瘤）、硬化性（类似于纤维瘤，常位于肢端）、网状和丛状（图 3.115）[1431-1434]。EMA 免疫染色可以提供重要的诊断线索。

恶性外周神经鞘膜瘤（malignant peripheral nerve sheath tumor, MPNST）虽然绝大部分位于深部软组织中，但也有发生于皮肤的报道，可伴有或不伴有 I 型神经纤维瘤病（Recklinghausen's disease）[1356,1435-1436]。在 MPNST 中，常可见到先前的神经纤维瘤成分残留。

血管肿瘤和肿瘤样疾病

起源于皮肤血管和淋巴管的肿瘤和扩张症类型很多[1437-1438]，并且还有一些新类型的报道[1439]。大多数病种在软组织章节讨论，这里只讨论与皮肤有关的病变特征。

血管瘤

比较独特的皮肤良性**血管瘤（hemangioma）**[1440]有：毛细血管瘤、婴儿血管瘤（良性婴儿血管内皮瘤）（图 3.116）、海绵状血管瘤、各种类型的血管角皮瘤[1441]、疣状血管瘤[1442]、肢端动静脉瘤/动静脉血管瘤（图 3.117）[1443-1444]、微静脉血管瘤[1445-1447]（图 3.118）、肾小球样血管瘤［图 3.119，一种独特的富含玻璃样小球的血管增生，见于 POEMS 综合征（多发性神经病变，器官肿大，内分泌病，单克隆性浆细胞增生，皮肤病变）相关的 Castleman 病］[1448-1451]、乳头状血管瘤（也含有玻璃样小球）[1452-1453]、鞋钉样血管瘤（靶心样含铁血黄素血管瘤）[1454-1455]（图 3.120）、获得性弹力纤维增生性血管瘤[1456]、合胞体性血管

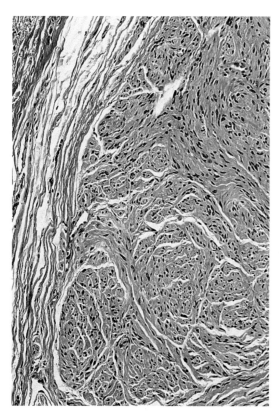

图 3.114　栅栏状包裹性神经瘤。可见束状结构很明显，不应将本病与皮肤平滑肌瘤混淆

的神经鞘膜瘤的生物学行为通常是良性的，但有极少数局部复发的病例报道，无转移扩散的病例报道[1415-1416]。

栅栏状包裹性神经瘤（palisaded encapsulated neuroma）又称为孤立性局限性神经瘤，表现为小的孤立性丘疹，常位于面部[1424]。显微镜下，栅栏状包裹性神经瘤由梭形细胞构成，细胞核呈不同程度的栅栏状排列，并可见特征性的肿瘤内裂隙（图 3.114）[1425]。有时细胞呈上皮样而非梭形[1426]。这种病变常被误诊为神经鞘瘤或平滑肌瘤。免疫组织化学上，栅栏状包裹性神经瘤的梭形细胞 S-100 蛋白染色呈强阳性，符合病变性质为神经鞘的推测[1427-1428]。特殊染色可显示轴索，借此可与神经

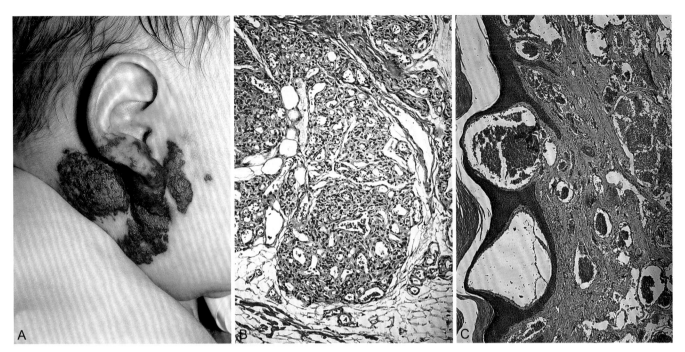

图 3.116　**A**，婴儿血管瘤（良性血管内皮瘤）的临床表现。**B**，良性血管内皮瘤。注意显著的富细胞性和分叶状结构。**C**，皮肤海绵状血管瘤。可见血管显著扩张并使表面萎缩上皮隆起（**A** courtesy of Dr RA Cooke, Brisbane, Australia; From Cooke RA, Stewart B. *Colour atlas of anatomical pathology*. Edinburgh: Churchill Livingstone; 2004.）

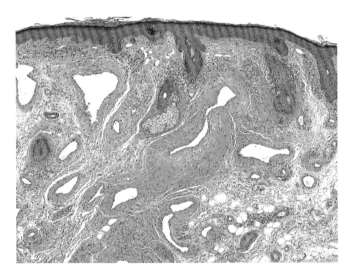

图 3.117　**动静脉血管瘤**。可见具有动脉、静脉以及杂合性特征的大血管占据真皮（Courtesy of Dr Fabio Facchetti, Brescia, Italy.）

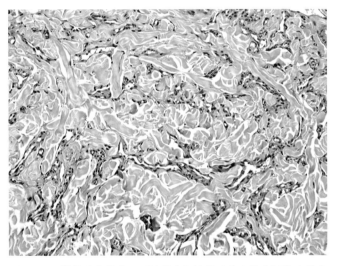

图 3.118　**微静脉血管瘤**。可见具有肌性管壁的血管广泛散在分布于真皮胶原纤维之间（Courtesy of Dr Fabio Facchetti, Brescia, Italy.）

瘤 [1457]、皮肤上皮样血管瘤样结节 [1458]、血管球瘤和肌周细胞瘤 [1459]（见软组织肿瘤章节）。

　　蜘蛛样血管瘤、静脉湖、毛细血管性动脉瘤、匐行性血管瘤以及遗传性出血性毛细血管扩张症都不是真性肿瘤，而是错构瘤性或后天性毛细血管扩张性病变 [1356]。上一段落列举的有些病变可能也属于这一类。

淋巴管瘤

　　皮肤**淋巴管瘤**（**lymphangioma**）通常见于婴儿，绝大多数发生于 5 岁以下 [1459]；好发于颈、腋、乳腺、胸、臀和大腿。皮肤淋巴管瘤病变分为表浅型（局限性淋巴

管瘤）、深在型（海绵状淋巴管瘤）和囊性型（囊状水瘤）等多种（图 3.121）。大约 25% 的病例有复发 [1460]，它们显然是由于深部皮下存在大的肌鞘淋巴池并为表浅脉管提供营养所致 [1461]。

　　良性淋巴管内皮瘤（**benign lymphangioendothelioma**）这一名称建议用于最初被称为获得性进行性淋巴管瘤的一种良性淋巴管肿瘤 [1462-1463]。其病变呈青肿貌，由于管腔相互吻合而似血管肉瘤，但其内皮细胞根本没有异型性 [1464]。在做出这一诊断之前，应仔细除外淋巴管瘤样型卡波西肉瘤 [1465-1466]。

　　这里还要提到一种奇怪的疾病——皮肤淋巴管内组

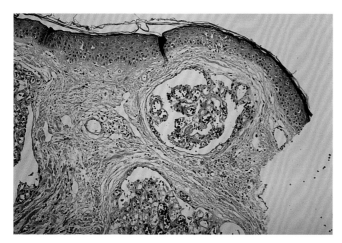

图 3.119 POEMS 综合征患者的肾小球样血管瘤。显微镜下，单个病灶表现似肾小球

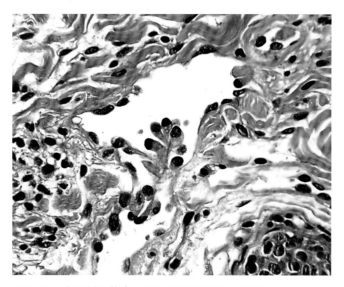

图 3.120 鞋钉样血管瘤。可见内皮细胞突向血管腔

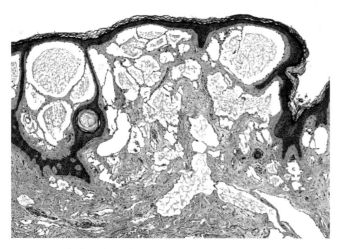

图 3.121 表浅型皮肤淋巴管瘤。可见囊性扩张的管腔衬覆扁平内皮细胞，腔内几乎没有红细胞（Courtesy of Dr Fabio Facchetti, Brescia, Italy.）

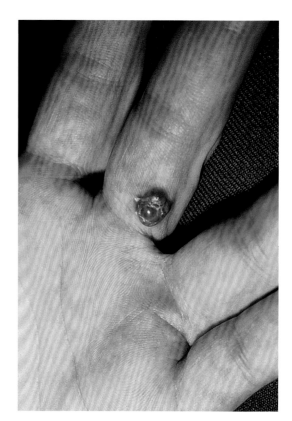

图 3.122 化脓性肉芽肿的典型临床表现

阳性的组织细胞；通常见于类风湿性关节炎患者[1467-1468]。

化脓性肉芽肿

化脓性肉芽肿（pyogenic granuloma）（又称为脓性肉芽肿和分叶状毛细血管瘤）临床上表现为快速生长的红色息肉状肿块，周围表皮增厚，呈领圈样包绕，最常见于手指和口唇（图 3.122）。有其时似乎与角化囊肿相连[1469]。显微镜下，化脓性肉芽肿病变表现为血管增生、水肿和炎症；顶部表皮变薄，有时形成溃疡；侧缘表皮棘层增生和角化过度（图 3.123）。化脓性肉芽肿的独特之处是形成所谓的血管（毛细血管）小叶。小叶中央为分枝状血管；周边为富细胞性增生，包括新生的内皮和外皮细胞[1470-1471]（图 3.124）。细胞可以很丰富，核分裂象可以很多（尤其是唇部病变），但这并不提示侵袭行为[1472-1473]。化脓性肉芽肿病变有自限性，自发消退是定则。手术切除可治愈，但一些位于躯干部的化脓性肉芽肿病变可以呈卫星状复发[1474]。分叶状毛细血管瘤可呈播散性生长[1475]，可发生于葡萄酒色痣内部[1476]，可位于真皮深部或皮下组织[1477]，还可表现为血管内增生[1478]。化脓性肉芽肿深部病变与表浅病变不同，通常没有水肿和炎症。

获得性丛状血管瘤

获得性丛状血管瘤（acquired tufted angioma）（又称为血管母细胞瘤）通常表现为位于儿童和青少年肩部和上背部的多发性红色斑块。显微镜下，其特征是血管形成多个小叶结构，与化脓性肉芽肿相比，其细胞更丰富，

织细胞增生症，事实上该疾病不属于淋巴管肿瘤。正如其名称所示，其病变特征是扩张的淋巴管内有大量 CD68

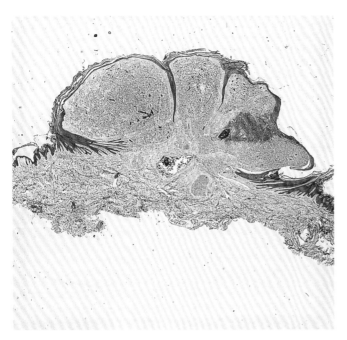

图 3.123　化脓性肉芽肿的低倍镜下表现

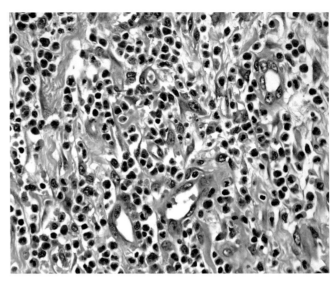

图 3.125　上皮样血管瘤是良性皮肤血管肿瘤，主要由上皮样内皮细胞被覆的血管构成，通常伴有嗜酸性粒细胞和淋巴细胞浸润

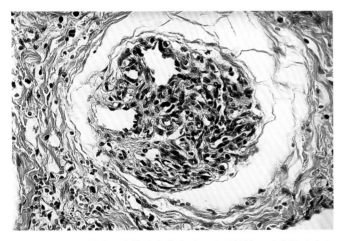

图 3.124　所谓的毛细血管或血管小叶。这种结构几乎总提示为良性病变

更常见在小叶周围形成一个半月形血管腔，而非位于小叶中央的扩张性管腔[1479-1480]。获得性丛状血管瘤与卡波西样血管内皮瘤在组织学和免疫组织化学上有很多相似之处，可能是属于同一谱系的肿瘤[1481]。

Masson 血管瘤

Masson 血管瘤（Masson hemangioma）又称血管内疣状血管内皮瘤、Masson 假性血管肉瘤或血管内乳头状内皮增生，很可能是由血栓的旺盛机化和再通所致[1482]。Masson 血管瘤可发生于既往正常的血管受到创伤后，也可发生在化脓性肉芽肿或海绵状血管瘤的基础上[1483-1485]。显微镜下，Masson 血管瘤病变完全位于扩张的血管腔内，内皮细胞呈乳头状增生（细胞肥胖但无异型性）；乳头轴心呈强嗜酸性，至少部分是由于纤维素沉积所致。免疫组织化学检查，其主要成分为活化的内皮细胞[1486]。

上皮样血管瘤

上皮样血管瘤（epithelioid hemangioma）（又称为组织细胞样血管瘤或血管淋巴组织增生伴嗜酸性粒细胞浸润）的临床表现似炎症样结节，好发于头颈部（尤其是耳周）[1487-1488]。尽管早先认为它与木村病（Kimura 病）（又称为淋巴结嗜酸性肉芽肿）等同，但现在认为两者明显不同[1410,1489-1490]。显微镜下，上皮样血管瘤有增生的血管构成的中央区，其周围有大量炎症细胞浸润，其中可见丰富的嗜酸性粒细胞和具有生发中心的淋巴滤泡。作为上皮样血管瘤的一个变异型，增生细胞有时形成实性小叶结构，称为皮肤上皮样血管瘤结节[1458]。上皮样血管瘤的诊断要点是：有特殊的上皮样或组织细胞样内皮细胞（图 3.125）。有时浸润的炎症细胞很少或没有[1491]。发生于皮肤的上皮样血管瘤的生物学行为常呈惰性，它们究竟是反应性的还是肿瘤性的病变尚有争议[1492]。它们属于具有上皮样（组织细胞样）内皮细胞的、血管增生性病变谱系中良性的一类，属于该谱系的其他肿瘤还有上皮样血管内皮瘤和上皮样血管肉瘤[1493]。根据肿瘤部位（大多数上皮样血管瘤位于皮肤，而大多数上皮样血管内皮瘤和血管肉瘤不发生在皮肤）、细胞丰富程度、异型性和一些结构特征[1494]，可以将绝大多数病例确切归类。也有另外的说法，上皮样血管内皮瘤[1495-1496]和上皮样血管肉瘤[1497]可以发生于皮肤，而上皮样血管瘤也可见于深部组织，例如骨[1498]。

卡波西肉瘤

经典的**卡波西肉瘤（Kaposi sarcoma）**在美国不常见，在地中海盆地的某些地区相对常见，在赤道非洲更为常见，在其所有恶性肿瘤中的占比为 10%[1499-1501]。自20 世纪 80 年代，美国卡波西肉瘤的发病率上升了数百倍，

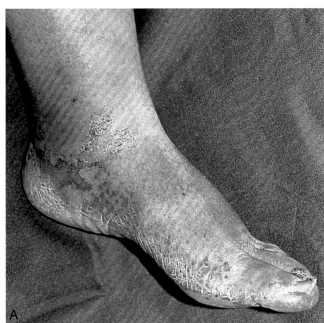

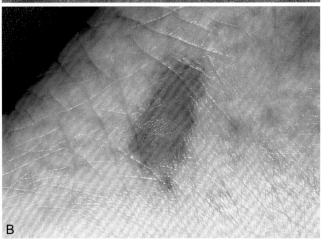

图 3.126　卡波西肉瘤的临床表现。**A**，可见位于足部和踝部皮肤的弥漫性紫色病变。这是经典型卡波西肉瘤的最常见的部位。**B**，一位 HIV 感染者的早期卡波西肉瘤病变

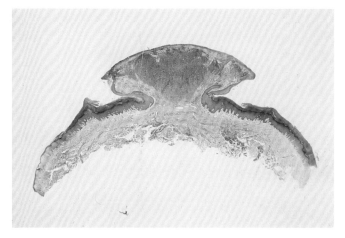

图 3.127　低倍镜下，卡波西肉瘤呈明显的息肉样外观，似化脓性肉芽肿

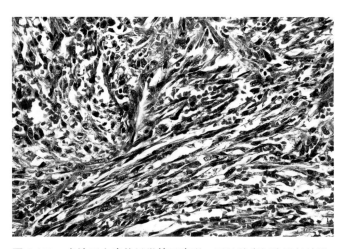

图 3.128　卡波西肉瘤的显微镜下表现。可见肿瘤细胞呈长梭形，异型性不明显；细胞之间形成裂隙，裂隙内有红细胞

主要见于 AIDS 人群，其次见于接受器官移植者等免疫抑制个体 [1500-1504]。也有其与系统性 Castleman 病和血管免疫母细胞淋巴结病（两种免疫系统疾病）相关的报道 [1505-1506]。在 AIDS 患者中，卡波西肉瘤主要见于同性恋人群，也可见于吸毒的异性恋者 [1507]。

　　经典的卡波西肉瘤表现为始于足部和小腿的、皮肤多发性蓝色斑块或结节 [1500-1501]（图 3.126）。然后这些结节向肢体上部发展，偶尔带蒂，似化脓性肉芽肿（图 3.127）。通过血管造影术可以发现临床上不明显的皮下结节。放疗、化疗以及界限清楚的病变的手术切除都可以暂时控制病情。卡波西肉瘤的病程一般迁延，但时间长短不一。一些卡波西肉瘤老年患者往往死于并发症。有报道显示，卡波西肉瘤患者的恶性肿瘤发病率升高，尤其是淋巴组织肿瘤 [1508]。病程冗长的卡波西肉瘤患者可有广泛的内脏受累 [1509]，最易累及淋巴结和胃肠道 [1510]。

内脏病变也可先于皮肤病变发生或单独发生 [1511]。提示经典型卡波西肉瘤预后差的因素有免疫抑制和年龄大于50 岁 [1512-1513]。

　　报道的卡波西肉瘤的其他临床类型还有非洲型 [1514]。在 AIDS 患者，卡波西肉瘤的分布较无规律，临床表现更多样，进展更快 [1515-1516]，常有淋巴结、肺和（或）胃肠道受累 [1517]。

　　显微镜下，最典型的卡波西肉瘤特征是：梭形细胞形成裂隙，其中含有红细胞（图 3.128）。只有中等分裂活性，常无细胞多形性。病变中掺杂着淋巴细胞、含铁血黄素细胞、巨噬细胞和其他炎症细胞。增生的细胞胞质内常可见大小不一的 PAS 阳性的玻璃样小体，后者有时也可见于细胞外，这可能是红细胞被吞噬降解的产物，这对诊断有帮助，但无特异性 [1518-1519]。

　　在病变早期，增生的梭形细胞局限于真皮乳头层和血管丛，肿瘤性血管分割包绕真皮结构，如汗腺分泌管和血管 [1520]（图 3.129）。这种现象被称为"海角征

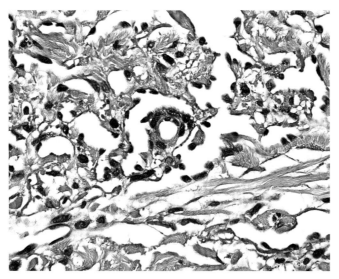

图 3.129 卡波西肉瘤的早期改变。可见真皮内血管增生。这些改变常分布于皮肤附属器周围

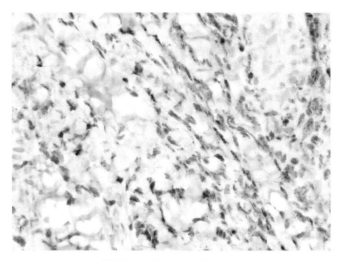

图 3.130 HHV8 潜伏核抗原免疫组织化学染色呈阳性

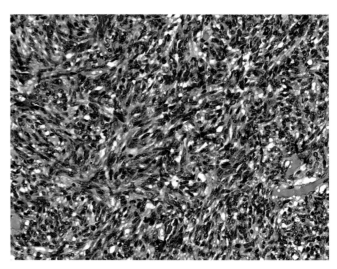

图 3.131 发生于婴儿的卡波西样血管内皮瘤。可见肿瘤由形态单一、束状排列的梭形细胞细胞组成，无玻璃样小体，HHV8 染色呈阴性（Courtesy of Dr Fabio Facchetti, Brescia, Italy.）

（promontory sign）"。这种改变可以很不明显，仅有少数几个不规则扩张的血管腔和聚集的肥胖（上皮样）细胞[1521]。对这个阶段的病变如果不进行人类疱疹病毒 8（HHV-8）免疫组织化学染色（见下文），其显微镜下表现可能无法诊断。

组织化学、免疫组织化学和超微结构研究显示，卡波西肉瘤起源于内皮细胞[1522]，可能是淋巴管源性的[1523-1524]。事实上，至少有些卡波西肉瘤病例对Ⅷ因子相关抗原、CD31、CD34、血管紧张素转换酶、血栓调节素、白细胞黏附分子-1以及其他内皮标志物呈阳性[1525-1528]。卡波西肉瘤对平足蛋白（podoplanin）（D2-40，淋巴管内皮标记）始终呈阳性，更加支持其病变本质是淋巴管源性的[1524,1529]。

近年来，这方面最重要的进展是发现，几乎 100% 的卡波西肉瘤中存 HHV-8，无论病变是 HIV 相关性的、经典型的、地方性的还是医源性的[1530]。HHV-8——又称为卡波西肉瘤相关性疱疹病毒（Kaposi sarcoma-associated herpes virus, KSHV）——是一种与 EB 病毒（EBV）密切相关的 γ 疱疹病毒[1531]。目前认为，HHV-8 是卡波西肉瘤发病的必要条件而非充分条件，免疫抑制可能对其发病起主要作用。另外，HHV-8 也与多中心性 Castleman 病和原发性渗出性淋巴瘤的发病有关[1532-1534]。在卡波西肉瘤中，HHV8 潜伏核抗原免疫组织化学染色恒定呈阳性，是确诊的重要工具（图 3.130）[1535-1537]。

卡波西肉瘤的发病机制尚有争议，尤其是究竟应将其视为多中心增生性病变还是应将其视为肿瘤[1538]。流式细胞术检测发现，几乎所有病变都是二倍体[1539]，似乎支持其为增生性病变，可能是由原癌基因和生长因子刺激局部血管增生所致[1540-1542]。卡波西肉瘤病变的克隆性以及其时而呈现的显著侵袭行为又支持其病变性质是肿瘤性的[1543-1544]。令人瞩目的是，有报道显示，移植后卡波西肉瘤来自于供体祖细胞种植[1545]。更近的研究表明，发生于同一患者的卡波西肉瘤实际上是多克隆性增生，这再次支持其为反应性或感染性而非肿瘤性的说法[1546]。

关于鉴别诊断，在显微镜下易与卡波西肉瘤混淆的良性病变包括：动静脉畸形、肢端血管皮炎、化脓性肉芽肿和其他分叶状血管增生性病变（例如丛状血管瘤）、伴石棉样纤维的淋巴结内出血性梭形细胞瘤（几乎总位于腹股沟淋巴结）、杆菌性血管瘤病、色素性紫癜性皮病、卡波西样血管内皮瘤（图 3.131）以及伴有明显血管或出血的良性纤维组织细胞瘤[1474,1547-1551]。

杆菌性血管瘤病和秘鲁疣

杆菌性血管瘤病（bacillary angiomatosis）是由罗克利马体菌（Rochalimaea）属的立克次体样微生物——现称为汉氏巴尔通体（Bartonella henselae）——感染所致[1552-1553]。临床上，杆菌性血管瘤病的皮损表现为红色丘疹或结节。显微镜下，其特征是肥胖（上皮样或组织细胞样）的内皮细胞形成毛细血管小叶结构[1554]（图 3.132A）。因此，杆菌性血管瘤病既有化脓性肉芽肿的结构特征，又有上皮样血管瘤的细胞特征。其诊断线索是出现成簇的中性粒细胞（许多为细胞碎片）和紫色的细胞外颗粒状物质（图 3.132B）。银染色以及免疫组织化学和

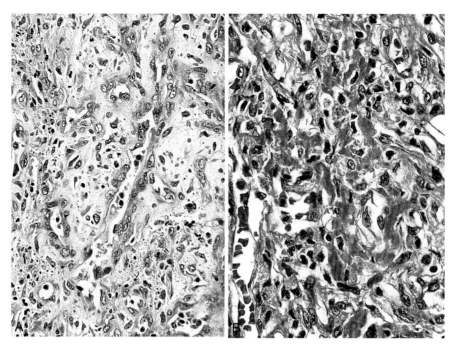

图 3.132　杆菌性血管瘤病。A，注意增生血管的内皮细胞呈上皮样，有中性粒细胞浸润，并有明显的核碎裂。**B**，间质中可见嗜双色性颗粒状物，为大量微生物聚集体

电镜检查显示，后者由大量病原体堆积而成[1555-1557]。

杆菌性血管瘤病也可累及软组织（有时不伴皮肤病变）[1558]、淋巴结[1559]和内脏器官[1560-1561]。还可伴发于卡波西肉瘤[1562]。

杆菌性血管瘤病需与**秘鲁疣（verruga peruana）**鉴别，后者是另一种由微生物感染引起的血管增生性病变，其病原体为杆菌状巴尔通体（*B. bacilliformis*）[1563]，是秘鲁的地方病，其最重要的诊断线索是发现 Rocha-Lima 包涵体。

血管肉瘤

皮肤**血管肉瘤（angiosarcoma）**主要发生于老年人的头颈部日光照射部位皮肤[1564-1566]，也可发生于长期淋巴水肿或放疗部位[1567-1569]。其典型表现为界限不清的、蓝紫色、扁平皮损，其上可形成隆起性结节[1570]。有时其因被覆表皮增生而形成疣状外观[1571]。显微镜下，皮肤血管肉瘤可见三种不同生长方式，单独或混合出现，分别为：未分化区，类似癌或恶性黑色素瘤；衬覆异型性内皮细胞的随机吻合的血管，包绕皮肤附属器，割裂真皮胶原纤维；以及卡波西肉瘤样区[1565,1572]（图 3.133）。电镜和免疫组织化学显示，皮肤血管肉瘤的肿瘤细胞具有内皮细胞特征；但在分化差的肿瘤，这个特征可丢失[1570,1573-1574]。

皮肤血管肉瘤的肿瘤细胞有时呈上皮样形态（上皮样血管肉瘤）[1497,1575-1576]，应与上皮样血管内皮细胞瘤鉴别，更重要的是与上皮样血管瘤鉴别[1494]。与卡波西肉瘤不同，流式细胞术检测显示，血管肉瘤常为非整倍体[1576]。血管肉瘤是一种生长缓慢但侵袭性很强的肿瘤，

手术治疗或放疗后几乎总是复发，可广泛累及头皮和面部，最终转移至区域淋巴结、肺和其他器官[1555,1571]。老年、解剖部位、坏死和上皮样特征与其死亡率增高相关[1577]。诊断为血管肉瘤的病变，只要发生于年轻患者或病变不在头颈部皮肤，就应怀疑是否为其他更常见的良性病变[1578]。几种我们熟知的、与血管肉瘤可有类似表现的肿瘤是鳞状细胞癌[113]、上皮样肉瘤[1579]和假血管瘤样非典型性纤维黄色瘤[1580]。

有一种独特的、越来越常见的血管肉瘤发生于放疗部位，常为乳腺癌治疗的并发症之一[1581-1582]，可被视为乳腺切除术后血管肉瘤的类似病变（Stewart-Treves 综合征，见第 36 章），它与后者的不同之处在于其潜伏期短且无淋巴水肿。其形态学特征与特发性血管肉瘤的相似，其最主要的鉴别诊断是非典型性血管病变，后者可以与其伴随发生，也可以先于其发生，因此有时被视为前驱病变[1583]。两者之间有明显的重叠而鉴别困难，主要的鉴别依据是：真正的血管肉瘤异型性更明显[1584]。放疗后血管肉瘤的毛细血管（血管）小叶结构尤其具有欺骗性[1585]。在其他疾病中，我们会把小叶结构的出现视为良性指征，但当小叶结构出现在放疗后非典型性血管病变中时，即使尚不充分，也高度提示发生血管肉瘤的可能性[1586]。最近，有文献表明 *MYC* 基因的扩增和高表达是放疗后血管肉瘤的稳定特征，但不会出现于非典型性血管病变中[1587]。需要强调的是，普通的血管肉瘤一般也没有这个特征。

网状血管内皮瘤（retiform hemangioendothelioma）

是一种独特的中间恶性血管肿瘤，与高分化血管肉瘤相似。一般发生在年轻人的肢体末端，有时伴有被覆上皮

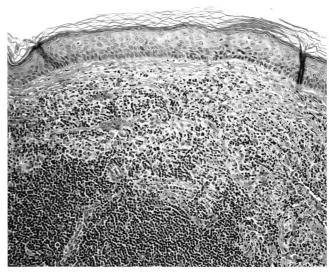

图 3.134　**皮肤淋巴组织增生**。注意血管大量增生并衬覆肥胖的内皮细胞

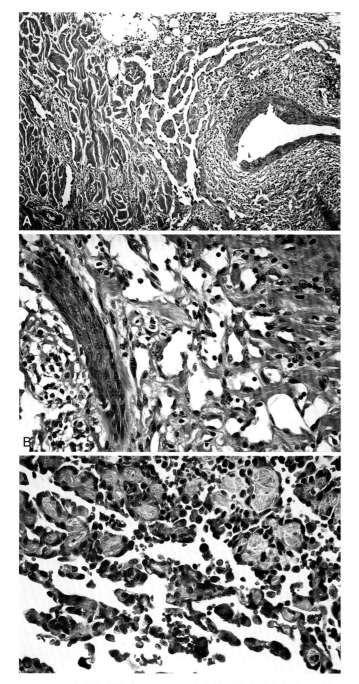

图 3.133　**皮肤血管肉瘤**。**A**，可见肿瘤性血管分割真皮胶原纤维。**B**，可见血管随意吻合，衬覆异型性内皮细胞。**C**，可见乳头状突起

角化过度[1588]。显微镜下，网状血管内皮瘤可见真皮和皮下组织内形成复杂的血管网，衬覆内皮细胞的胞核呈圆形（似淋巴细胞），胞质少。内皮细胞突入肿瘤性血管腔内，呈图钉样。在血管肉瘤中有时可见类似区域，但异型性和多形性更显著。免疫组织化学上，网状血管内皮瘤对 CD31、CD34 和Ⅷ因子相关抗原呈阳性，但对淋巴管标志物 D2-40 和 VEGFR-3 通常呈阴性[1589]。

淋巴组织肿瘤和肿瘤样疾病
皮肤淋巴组织增生
皮肤淋巴组织增生（cutaneous lymphoid hyperplasia）

（又称为淋巴增生、淋巴腺瘤、皮肤良性淋巴细胞瘤、皮肤良性淋巴结病和 Spiegler-Fendt 类肉瘤）已经在皮肤炎症章节中简单讨论过。在此再次提及是因为其常出现在皮肤淋巴瘤的鉴别诊断中。皮肤淋巴组织增生病变主要发生于女性面部，为孤立性、青黑色结节或斑块[1590]。它们可能是对创伤、虫咬和其他不明原因刺激产生的反应[1591]。显微镜下，其表现为真皮层以淋巴细胞和组织细胞为主的浸润（图 3.134）[1592]。皮肤淋巴组织增生的典型病变为真皮上部重于下部，但并不绝对。其形态学和免疫结构特征与淋巴结反应性增生相似[1593]。以毛囊为中心的淋巴组织浸润称为**假性淋巴瘤样毛囊炎（pseudolymphomatous folliculitis）**[1594]，可以伴有毛囊和其他附属器的增生。虽然后一种现象提示为良性病变，但也可见于皮肤淋巴瘤[1595]。

显微镜下，皮肤淋巴组织增生表现不一。大多数病例表现为上重下轻的楔形浸润，在炎症和表皮之间有一条空白带[1596-1597]。有些病例有明显的淋巴滤泡形成，伴有或不伴有生发中心，由 CD20 阳性的 B 细胞构成，周边围绕着 CD3 阳性的反应性 T 细胞。生发中心常具有极向，并且含有吞噬核碎片的巨噬细胞，这些特征有助于皮肤淋巴组织增生与皮肤滤泡中心细胞淋巴瘤的鉴别（见下文）（图 3.135）[1513,1598]。

皮肤淋巴组织增生的主要鉴别诊断包括原发性皮肤边缘区淋巴瘤和原发性皮肤滤泡中心性淋巴瘤，下文将详细介绍。传统上，支持为淋巴组织增生而非淋巴瘤的组织学特征有：细胞类型多样，其中有浆细胞和嗜酸性粒细胞；淋巴滤泡形成，伴有或不伴有生发中心；生发中心具有极向（当出现生发中心时）；有吞噬核碎片的组织细胞；血管增生；浸润细胞主要分布于血管周围或附属器周围；以及表皮有明显增生[1513,1596-1599]。免疫组织化

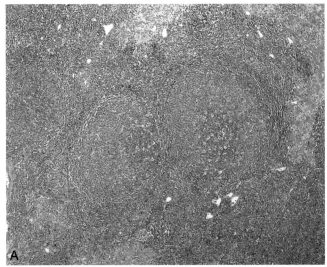

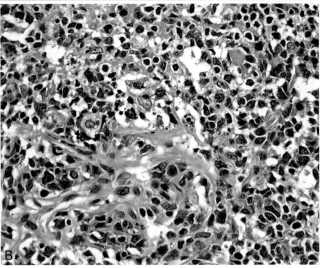

图 3.135　**A**，在这例皮肤淋巴组织增生病例中可见明显的反应性生发中心，极向良好，并围绕着反应性增生的 T 细胞。**B**，反应性生发中心内可见吞噬核碎片的巨噬细胞

学对于鉴别诊断同样有价值。免疫组织化学染色显示，皮肤淋巴组织增生的生发中心对 BCL-6 和 CD10 染色呈阳性，而对 BCL-2 染色呈阴性。CD20 阳性的 B 细胞不会异常表达 CD43。CD21 免疫染色可以显示反应性生发中心内完整的树突细胞网[1513,1598-1600]。浸润的浆细胞缺乏免疫组织化学轻链限制性[1598]。反应性淋巴组织增生的生发中心 Ki-67 标记指数很高。在部分病例，可能需要进行克隆性分析，皮肤反应性淋巴组织增生一般呈多克隆表现。分子遗传学检测对于皮肤淋巴组织增生与恶性淋巴瘤的鉴别也会有用[1598,1601]。

　　临床上，大多数皮肤淋巴组织增生病变呈良性经过，给予抗生素或 X 线治疗后可以消退，也可以自发消退。但文献中有些病例可进展为恶性淋巴瘤[1602-1603]。

　　组织学上与恶性淋巴瘤相似而临床过程良性的其他淋巴细胞浸润性病变有：传染性软疣[1604]、梅毒[1605]、结节性疥疮[1606]和日光性类网状细胞增生症[1607]。那些组织学表现与蕈样真菌病相似的病变通常归属于皮肤假性 T 细胞淋巴瘤[1608-1609]。

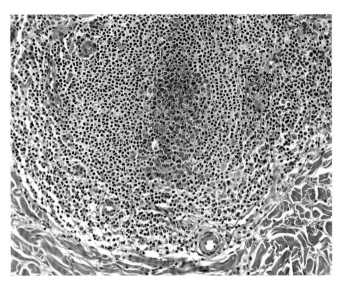

图 3.136　**皮肤边缘区 B 细胞淋巴瘤**。可见单核细胞样肿瘤细胞增生并植入生发中心

原发性皮肤边缘区淋巴瘤

　　原发性皮肤边缘区淋巴瘤（**primary cutaneous marginal zone lymphoma**）通常发生于年轻男性的四肢和躯干[1513]。显微镜下，原发性皮肤边缘区淋巴瘤呈结节状至弥漫性生长方式，不累及表皮。增生的细胞主要是边缘区细胞（中心细胞样细胞）、单核细胞样 B 细胞和浆细胞。反应性生发中心可以出现，其内常有肿瘤性单核细胞样 B 细胞植入[1513,1600]（图 3.136）。在原发性皮肤边缘区淋巴瘤的淋巴浆细胞变异型，主要成分是淋巴浆细胞样细胞和浆细胞，单核细胞样 B 细胞较少；在浆细胞变异型，主要成分为浆细胞。

　　原发性皮肤边缘区淋巴瘤的肿瘤细胞表达 CD20 和 CD79a，CD79a 染色能显示更多的肿瘤细胞，因为浆细胞也被包括在内[1513]。原发性皮肤边缘区淋巴瘤 BCL-6 和 CD10 染色呈阴性，这有助于其与原发性皮肤滤泡中心性淋巴瘤鉴别。CD21 染色可以显示因肿瘤细胞植入而导致的反应性生发中心内滤泡树突细胞网破坏[1513,1610]。免疫组织化学染色，显示其浆细胞有轻链限制性（κ：λ ＞ 3：1 或者 λ：κ ＞ 1：1）。分子检测显示原发性皮肤边缘区淋巴瘤是单克隆性的[1513,1598,1600,1603]。

　　原发性皮肤边缘区淋巴瘤的主要鉴别诊断包括：皮肤淋巴组织增生和原发性皮肤滤泡中心性淋巴瘤。原发性皮肤边缘区淋巴瘤植入生发中心的细胞体积较大而染色浅淡。在生发中心之外看到成片的 CD20 和 CD79a 阳性的淋巴细胞则支持原发性皮肤边缘区淋巴瘤的诊断，浆细胞成分的轻链限制性也支持其诊断。原发性皮肤边缘区淋巴瘤和原发性皮肤滤泡中心性淋巴瘤的鉴别很具挑战性，后者的生发中心为肿瘤性质的，一般缺乏吞噬核碎片的组织细胞。在原发性皮肤滤泡中心性淋巴瘤，滤泡间区 B 细胞为 BCL-6 阳性。慢性淋巴细胞白血病/小淋巴细胞性淋巴瘤累及皮肤也需要考虑，其肿瘤性 B 细胞表达 CD5，不同于原发性皮肤边缘区淋巴瘤。原发性皮肤边缘区淋巴瘤与结外边缘区 B 细胞淋巴瘤累及皮肤的鉴别在组织学上几乎是不可能的，肿瘤细胞表达 CD43 更支持继发性皮肤受累。

原发性皮肤边缘区淋巴瘤的预后极好，5 年生存率在 90% 以上。大多数患者局部切除或放疗即可治愈[1598]。

原发性皮肤滤泡中心性淋巴瘤

大多数**原发性皮肤滤泡中心性淋巴瘤（primary cutaneous follicle center lymphoma）**患者表现为位于头颈（最常见部位）或躯干部的红斑样或紫蓝色结节（图 3.137）。女性更容易发生。显微镜下，原发性皮肤滤泡中心性淋巴瘤可表现为滤泡性、弥漫性或混合性生长方式[1513,1611-1612]（图 3.138）。在滤泡型病变，肿瘤性滤泡由中心细胞、中心母细胞和免疫母细胞混合组成，缺乏极向，无吞噬核碎片的巨噬细胞，滤泡周围套细胞减少甚至消失。在弥漫型病变，肿瘤细胞在真皮内呈片状分布。有些病例兼具滤泡和片状分布方式。

免疫组织化学上，原发性皮肤滤泡中心性淋巴瘤的肿瘤细胞对 CD20、CD79a 和 BCL-6 呈阳性，有些病例对 BCL-2 和 CD10 也呈阳性。MUM-1 染色呈阴性。与淋巴结的滤泡性淋巴瘤不同，在原发性皮肤滤泡中心性淋巴瘤中很少见到 t(14;18) 异位。分子检测其一般为克隆性

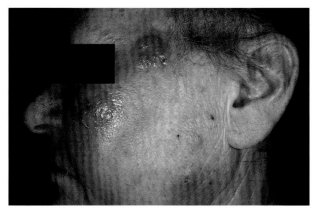

图 3.137　皮肤恶性淋巴瘤。病变位于面部，呈显著的红斑结节

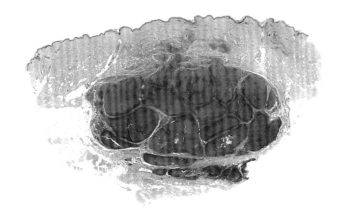

图 3.138　皮肤滤泡性淋巴瘤的整体观，显示位置深在，呈结节状，真皮乳头层和表皮无受累

B 细胞增生[1598,1610-1612]。

滤泡型和混合型原发性皮肤滤泡中心性淋巴瘤的鉴别诊断包括皮肤淋巴组织增生和皮肤边缘区淋巴瘤[1513,1610-1612]。皮肤淋巴组织增生的细胞更加多样，可混有嗜酸性粒细胞和浆细胞。皮肤淋巴组织增生的生发中心存在极向，有吞噬核碎片的巨噬细胞。皮肤边缘区淋巴瘤内的生发中心本质上属于反应性改变，与皮肤淋巴组织增生相似。皮肤边缘区淋巴瘤的肿瘤细胞对 BCL-6 呈阴性。弥漫型肿瘤的鉴别诊断应考虑一种少见的侵袭性皮肤 B 细胞淋巴瘤，称为**弥漫大 B 细胞淋巴瘤，腿型（diffuse large B-cell lymphoma, leg type）**。这种淋巴瘤通常见于老年人的小腿，表现为体积较大的中心母细胞和免疫母细胞成片增生。腿型弥漫大 B 细胞淋巴瘤的肿瘤细胞为 MUM-1 阳性，而原发性皮肤滤泡中心性淋巴瘤为 MUM-1 阴性或局灶阳性。对 BCL-6 和 CD10 呈阳性更支持原发性皮肤滤泡中心性淋巴瘤的诊断。谨慎起见，还应排除系统性滤泡性淋巴瘤累及皮肤，这需要结合临床检查[1513,1610-1612]。

与原发性皮肤边缘区淋巴瘤相似，原发性皮肤滤泡性淋巴瘤的预后极好，5 年生存率在 90% 以上。手术切除或放疗都是有效的治疗手段[1513]。

蕈样真菌病和相关的外周 T 细胞淋巴瘤

蕈样真菌病（mycosis fungoide）是外周 T 细胞淋巴瘤的一个独特临床病理类型，也是最常见的皮肤淋巴瘤类型[1542,1613-1617]（图 3.139）。绝大多数病例发生于成人和老年人，也可见于青少年和年轻人[1617-1618]。传统上，蕈样真菌病分为三期：蕈样前期、蕈样期和肿瘤期。在蕈样前期，皮肤呈红斑样、鳞屑性、瘙痒性改变。临床表现多样，有孤立型、毛囊型、肉芽肿型、脓疱型、大疱型、角化过度型、疣状型和色素减少型[1615-1616,1619-1626]。

在蕈样前期，蕈样真菌病病变的组织学表现可能是无法诊断的，呈非特异性银屑病样皮炎[1627]。在蕈样期，病变表现为浸润性斑块，活检显示真皮内多形性炎症细胞浸润，其中含有少量异型性明显的淋巴样细胞[1628]。这些细胞可以侵入表皮形成 Pautrier 微脓肿，或者更常见的是单个细胞沿表皮基底层呈线状排列[1629]（图 3.140 和 3.141）。后一种现象如果不伴有海绵状皮炎，则强烈提示蕈样真菌病。浸润的淋巴细胞可以主要分布于毛囊周围，并可伴发毛囊黏液沉积[1630-1633]。在罕见病例，淋巴细胞浸润汗腺[1634]。在肿瘤期，异型性淋巴样细胞在真皮内广泛密集浸润。蕈样真菌病的典型肿瘤细胞为小或中等大小的淋巴细胞，胞核呈脑回状。脑回状核这个术语是指核膜厚且形态高度不规则的细胞核，有些类似大脑的沟回（图 3.142）[1635]。这个特征只有在制作良好的薄切片上才能显现。这些脑回状细胞是 T 细胞，通常为辅助性 T 细胞表型（CD4⁺），有时也为抑制性 / 细胞毒性（CD8⁺）T 细胞或异常表型[1636-1637]。有意思的是，表皮和真皮内淋巴细胞抗原表达有一些差异[1638-1640]。在病变进展期，肿瘤细胞可表达 CD15[1641]。

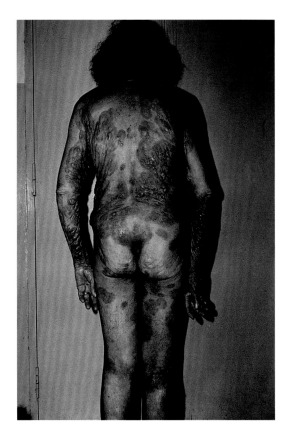

图 3.139　蕈样真菌病的临床表现为遍布全身的浸润性斑块

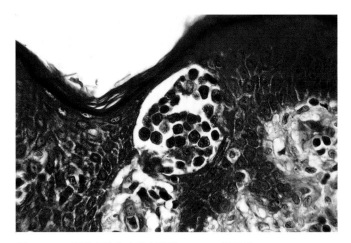

图 3.141　蕈样真菌病中的所谓的 Pautrier 微脓肿

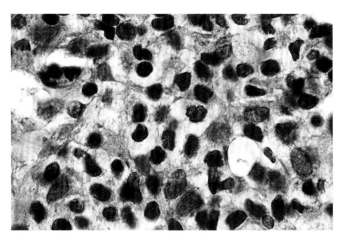

图 3.142　蕈样真菌病高倍镜观，可见肿瘤细胞核显著不规则

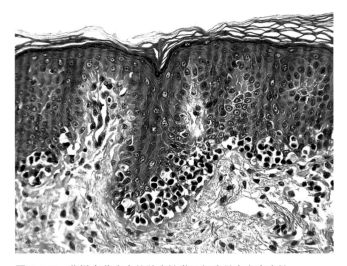

图 3.140　蕈样真菌病中的肿瘤性淋巴细胞具有亲表皮性

虽然诊断蕈样真菌病必须有脑回状细胞，但后者并非本病所特有。在其他类型淋巴瘤和一些急性或慢性海绵状皮炎中也可见散在的脑回状细胞[1642-1645]。反之，应注意，蕈样真菌病的肿瘤性 T 细胞可以伴有反应性 B 细胞成分（有浆细胞和淋巴滤泡形成）[1639]。

对 T 细胞群进行的免疫细胞化学研究提示，肿瘤性 T 细胞可以丢失 T 细胞分化抗原 CD2、CD3、CD5 和 CD7，而反应性 T 细胞则不会[1646-1648]。对早期病变的皮肤活检标本进行分子检测（例如 T 细胞受体基因分析）确认 T 细胞的克隆性，对于辅助诊断更有帮助[1649-1651]。必须指出，其他一些疾病，例如苔藓样糠疹，也会出现异常的克隆性 T 细胞[1652-1653]。因此，克隆性本身并不具有诊断性。如果要做出蕈样真菌病的诊断，组织学特征需要结合临床情况，对临床信息必须给予足够的重视，尤其是在早期病变[1654]。

蕈样真菌病的病程一般迁延多年。提示预后不良的临床征象是：出现泛发性斑块或肿瘤、弥漫性红斑和淋巴结病[1655-1656]。其临床经过与组织学表现有相关性[1657]，主要是根据肿瘤性 T 细胞的数量和细胞学特征，但不能仅凭单次活检的显微镜下表现来判断预后[1658]。另外，朗格汉斯细胞和真皮树突状细胞可能与蕈样真菌病的发病有关[1638-1659]。

1/2 ~ 2/3 的皮肤蕈样真菌病患者有淋巴结和内脏受累。显微镜下，大多数内脏病变也呈蕈样真菌病样改变，浸润细胞有多形性，最重要的是肿瘤细胞胞核呈脑回状[1660-1661]。蕈样真菌病的内脏浸润可见于淋巴结、肺、脾、肝、肾、骨髓、中枢神经系统等几乎所有器官[1661-1663]。

脓毒症是一种常见的终末期并发症。当蕈样真菌病局限于皮肤时，其治疗方法为全身皮肤电子束照射、局部化疗和 PUVA[1664]。最近，靶向治疗也被运用于蕈样真菌病的治疗[1665]。

Sézary 综合征（Sézary syndrome）是蕈样真菌病的一个变异型，其临床特征为浸润性红皮病伴瘙痒、淋巴结病和外周血中出现大的或小的脑回状细胞（分别称为 Sézary 细胞和 Lutzner 细胞）[1666-1668]。脑回状细胞的胞质内可见 PAS 阳性颗粒。蕈样真菌病和 Sézary 综合征之间的界限从某种意义上讲是人为划分的，因为在大约 20% 的蕈样真菌病患者发现其血循环中有表型相同的脑回状细胞。但是，两者在组织学上略有差异，例如，Sézary 综合征的表皮内脑回状细胞数量较少，沿基底层排列的淋巴细胞数量也较少，这可能会使诊断更加困难[1669]。

Woringer-Kolopp 病（Woringer-Kolopp disease）（又称为 Paget 样网状细胞增生症）是另一种皮肤 T 细胞增生性疾病。其形态学特征是表皮内有单形性脑回状细胞浸润，与一般的蕈样真菌病和 Sézary 综合征的表皮病变无法区分[1670-1671]。其临床表现为孤立性红斑鳞屑性斑片，一般位于四肢，进展极为缓慢。

蕈样真菌病的淋巴结

在蕈样真菌病患者中，淋巴结病很常见。其病理改变可以是皮肤病性淋巴结炎、蕈样真菌病累及淋巴结或两者兼有[1672-1673]。有时很难判断究竟属于哪种改变。淋巴结结构是否存在以及 T 细胞依赖性副皮质区内异型淋巴细胞的数量是两个最重要的诊断指标[1674-1675]。免疫表型和 T 细胞受体基因克隆性重排分析是更敏感和可靠的鉴别方法，参见第 37 章[1676-1677]。

淋巴瘤样丘疹病和间变性大细胞淋巴瘤

淋巴瘤样丘疹病（lymphomatoid papulosis, LYP）是最初使用的名称，是指一种自愈性、复发性丘疹样皮疹，伴有通常惰性的临床经过，组织学特征为真皮多形性炎症细胞浸润，通常位于真皮浅层（图 3.143 和 3.144）。LYP 的组织学类型多样，从 A 型到 E 型[1678-1682]。A、B 和 C 型为经典型。A 型 LYP 与急性痘疮样苔藓样糠疹（pityriasis lichenoides et varioliformis acuta, PLEVA，之前在炎症性皮肤病章节讨论过）在组织学上有很多重叠，表现为表浅和深部血管周围混合性炎症细胞浸润，其中有许多大而非典型性 CD30+ 淋巴细胞，混合有数量不一的淋巴细胞、嗜酸性粒细胞和（或）中性粒细胞（图 3.145）。B 型 LYP 在显微镜下与蕈样真菌病相似。C 型 LYP 组织学上与皮肤间变性大细胞淋巴瘤相似，表现为大而非典型性 CD30+ 淋巴细胞成片增生。D 型和 E 型最近才被报道。D 型 LYP 具有淋巴瘤样丘疹病的典型临床表现，但其组织学和免疫表型与皮肤侵袭性亲表皮性 CD8+ 细胞毒性 T 细胞淋巴瘤非常相似[1683]，两者鉴别的唯一可靠方法是临床表现。E 型 LYP 伴有血管周围 CD30+ 并常为 CD8+ 的非典型性淋巴细胞浸润，伴有血管壁破坏。这种罕见类型的 LYP 的临床表现

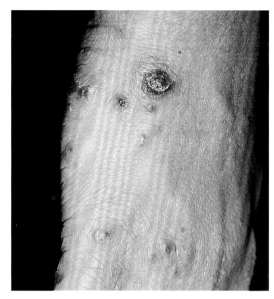

图 3.143　淋巴瘤样丘疹病的临床表现。可见多发性皮损，大的皮损有溃疡形成

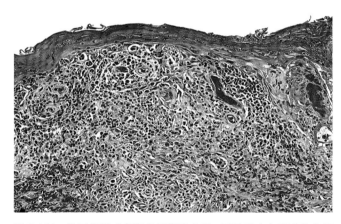

图 3.144　淋巴瘤样丘疹病的低倍镜表现。可见真皮中重度炎症细胞浸润，表皮变薄

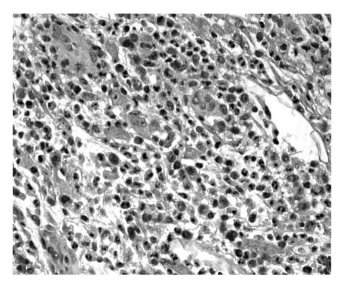

图 3.145　**A 型淋巴瘤样丘疹病**。高倍镜下，可见大的非典型性淋巴样细胞与嗜酸性粒细胞混杂

为溃疡和大的焦痂样病变，最终可自发消退[1683]。

对淋巴瘤样丘疹病的病变性质尚有争议。最初认为它是一种特殊类型的皮炎或急性痘疮样苔藓样糠疹（Mucha-Habermann 病）的一个变异型。事实上，淋巴瘤样丘疹病病变存在克隆性增生的 T 细胞[1684-1685]，并且10%～20% 的病例伴发或演变为恶性淋巴瘤[1686]，这些现象都支持目前将 LYP 归类为一种与间变性大细胞淋巴瘤密切相关的 CD30⁺ 淋巴组织增生性疾病[1687-1688]。

淋巴瘤样丘疹病的组织学鉴别诊断多样。如前所述，A 型 LYP 可与急性豆疮样苔藓样糠疹或虫咬反应混淆，但后两者一般没有显著数量的 CD30⁺ 非典型性淋巴细胞[1689]。B 型 LYP 组织学上与蕈样真菌病相似。C 型 LYP 与间变性大细胞淋巴瘤（见下文）无法鉴别。D 型 LYP 与皮肤侵袭性亲表皮性 CD8⁺ 细胞毒性 T 细胞淋巴瘤难以鉴别。诊断 E 型 LYP 时，需考虑到其他类型的血管浸润性 T 细胞淋巴瘤。这表明，对于淋巴瘤样丘疹病的确切诊断，将组织学所见与临床表现密切结合起来是至关重要的[1690]。

皮肤间变性大细胞淋巴瘤（anaplastic large cell lymphoma）的临床表现为孤立性或多发性、常伴溃疡的皮损，主要见于老年男性[1679]。有些病例发生于移植后[1691]。显微镜下，皮肤间变性大细胞淋巴瘤可见真皮和皮下弥漫性多形性细胞浸润，其中含有与淋巴瘤样丘疹病相似的大的间变性肿瘤细胞[1679,1688,1692]。假上皮瘤样增生是一个常伴特征[1693]。皮肤间变性大细胞淋巴瘤的形态学变异型包括黏液样、肉瘤样和富于中性粒细胞型[1694-1696]。

大的淋巴样细胞显示 CD30 强阳性，表现为广泛膜染色，或为核旁 Golgi 器区点状阳性。其通常为 T 细胞分化表型，也可为无标记细胞[1695,1697]。从定义上讲，LYP 肿瘤细胞并非 B 细胞表型，但应要注意，一些皮肤大 B 细胞淋巴瘤 CD30 染色也可以呈阳性[1698]。

间变性大细胞淋巴瘤有三种临床病理类型：原发性皮肤型、原发性系统性 ALK 阳性型和原发性系统性 ALK 阴性型[1688,1695,1699]。原发性皮肤型的预后好，很少继发系统性扩散。与系统性 ALK 阳性间变性大细胞淋巴瘤不同，原发性皮肤间变性大细胞淋巴瘤不表现 t(2;5) 染色体易位——可形成嵌合性 NPM-ALK 转录本[1688,1700-1702]，却有26%～57% 的病例出现 *DUSP22-IRF4* 易位[1703-1707]。这种基因异位在淋巴瘤样丘疹病中罕见[1706-1707]。

应当指出，皮肤病变中存在 CD30 阳性的非典型性淋巴细胞对于淋巴瘤样丘疹病 / 间变性大细胞淋巴瘤的诊断并无特征性，因为这也可见于多种非肿瘤性皮肤炎性浸润[1708]。

其他恶性淋巴瘤

其他可发生于皮肤的 T 细胞淋巴瘤包括：成人 T 细胞白血病 - 淋巴瘤，**皮下脂膜炎样 T 细胞淋巴瘤（subcutaneous panniculitis-like T-cell lymphoma）**，结外自然杀伤（NK）/T 细胞淋巴瘤（鼻型），皮肤 γ/δ⁺T 细胞淋巴瘤，原发性皮肤 CD4⁺ 小至中等大小多形性 T 细胞淋巴瘤，原发性皮肤侵袭性亲表皮 CD8⁺T 细胞淋巴瘤，以及原发性皮肤外周 T 细胞淋巴瘤（非特指）[1688]。

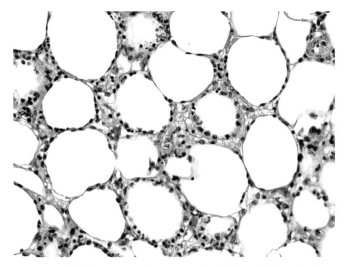

图 3.146　脂膜炎样 T 细胞淋巴瘤。注意非典型性淋巴样细胞环状包围脂肪细胞（Courtesy of Dr Fabio Facchetti, Brescia, Italy.）

皮下脂膜炎样 T 细胞淋巴瘤的特征是原发病变累及皮下组织[1688,1709]（图 3.146）。其主要的细胞表型是 CD3⁺/CD4⁻/CD8⁺/β-F1⁺（TCR α/β 亚型）/CD56⁻[1688,1710-1712]。肿瘤性淋巴细胞环状包绕脂肪细胞是重要的形态学特征，虽然不完全特异，但可以是诊断线索[1713]。皮下脂膜炎样 T 细胞淋巴瘤与皮肤 γ/δ T 细胞淋巴瘤在组织学上有很大重叠，但是，后者为 γ/δ 型 TCR，并且为 CD3⁺/CD4⁻/CD8⁻/CD56⁺[1688]。两者的鉴别非常重要，因为皮下脂膜炎样 T 细胞淋巴瘤的行为是惰性的，患者 5 年生存率很高，而 γ/δ⁺T 细胞淋巴瘤的侵袭性很强。

原发性皮肤 CD4⁺ 小至中等大小多形性 T 细胞淋巴增生性疾病通常表现为孤立性结节，可见真皮内小至中等大小的非典型性淋巴细胞浸润，增生的细胞为滤泡辅助 T 细胞。除了 CD4⁺，还表达 CXCL-13 和 PD-1[1688]。其为惰性肿瘤，故有人质疑其是否为真性皮肤淋巴瘤[1714]。由于其生物学行为是惰性的，现将其重新归入淋巴组织增生性疾病而非真性皮肤淋巴瘤[1715]。

皮肤淋巴母细胞性淋巴瘤非常少见，但它是儿童皮肤淋巴瘤的最主要类型[1716-1718]。

母细胞性浆细胞样树突细胞肿瘤（即母细胞性自然杀伤细胞淋巴瘤）是一种 CD4⁺/CD56⁺/CD123⁺ 的系统性恶性肿瘤，经常有皮肤受累，具有高度侵袭性的临床行为[1719-1723]。

皮肤 Hodgkin 淋巴瘤极为罕见，大多表现为丘疹或结节，位于受累淋巴结远处皮肤，提示病变已发展到Ⅳ期，可能由淋巴道逆行扩散所致[1724]。曾经报道过少数几例确凿的原发于皮肤的 Hodgkin 淋巴瘤病例[1725-1726]，其中一些为 HIV 感染者[1726]，但过去报道的病例其实很多是淋巴瘤样丘疹病或皮肤间变性大细胞淋巴瘤。

皮肤真性组织细胞和朗格汉斯细胞肉瘤确实存在[1727-1729]，但大多数过去报道的恶性组织细胞增生症现在可能应重新归类为间变性大细胞淋巴瘤。

血管内（亲血管性）淋巴瘤是当前命名，早先曾被称为恶性（系统性、增生性、肿瘤性）血管内皮瘤病。其特征是血管腔内（有时在管壁上）堆满大的、圆形的恶性细胞[1730]（图 3.147）。临床上其主要表现为皮肤和神经系

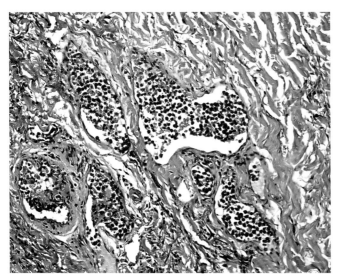

图 3.147　亲血管性恶性淋巴瘤。可见真皮血管内挤满恶性淋巴样细胞

统症状，也可始发于子宫颈、前列腺、鼻腔、骨、横纹肌或其他部位[1731-1732]。虽然血管内（亲血管性）淋巴瘤最初被认为是一种系统性血管内皮细胞恶性肿瘤，但免疫细胞化学研究显示其为亲血管性恶性淋巴瘤，一般为 B 细胞淋巴瘤，有时为 T/NK 细胞性淋巴瘤，后者常常与 EBV 感染有关[1733-1736]。"亲血管性淋巴瘤"不等同"血管中心性淋巴瘤"，后者为 T/NK 细胞淋巴瘤，与前者的病变分布和组织学表现都不相同（见第 7 章）。

白血病

　　大约 10% 的单核细胞白血病、8% 的慢性淋巴细胞白血病和 5% 的慢性粒细胞白血病患者可有皮肤受累，表现为多发性丘疹或结节（"皮肤白血病"）[1737-1739]。大多数患者诊断时血象即有异常，有时以皮肤病变为首发症状，而外周血正常（"非白血病"型）[1738-1739]。皮肤粒细胞白血病通常为患者治疗后复发表现或晚期病变广泛扩散所致[1740]。少数情况下，**白血病（leukemia）**可首先表现为皮肤多发性肿瘤而被误诊为大细胞淋巴瘤[1741]。慢性淋巴细胞白血病的真皮浸润可位于血管和附属器周围，呈结节状 / 弥漫性或带状浸润[1742]。免疫组织化学在白血病诊断上起重要作用[1743-1744]，包括用于急性淋巴母细胞白血病诊断的 TdT 和淋巴 B 细胞标志物，以及用于急性髓性白血病诊断的髓过氧化物酶[1743-1744]和溶菌酶，后者似乎对急性髓性白血病最敏感。

　　要牢牢记住的是，在白血病患者出现的皮肤病变中，大多数在组织学上表现为非特异性炎症反应，而非肿瘤细胞浸润所致[1745]。对于其中的白血病性血管炎，尚不清楚病变内浸润血管壁的细胞是反应性的还是肿瘤性的[1746]。

其他原发性肿瘤和肿瘤样疾病

　　子宫内膜异位症（endometriosis）可见于无手术史的生育期妇女的脐部和腹股沟。当发生于其他部位的皮肤时，几乎总是与手术瘢痕有关[1747]。显微镜下，可见病变同时存在子宫内膜腺体和间质，不要与汗腺肿瘤甚至转移性腺癌混淆。间质显著出血或黏液样蜕膜变会造成辨认困难而过诊断为恶性肿瘤[1748-1749]。

　　脑膜瘤可以表现为皮肤结节，位于头皮或沿脊椎线分布，伴有或不伴皮肤缺陷（见第 46 章）。伴异位脑膜上皮成分的头皮错构瘤（又称脑膜膨出残留）与皮肤脑膜瘤的发病有关，通常见于婴儿期；表现为头皮结节，特征为真皮和皮下多角形或梭形脑膜皮细胞增生，有时排列成旋涡状，有时穿插于胶原纤维之间，给人以血管肉瘤的印象（图 3.148）。可见砂粒体和软骨。有时病变中央可见一道长裂隙，与推测的畸形发病机制相符。异位脑膜皮细胞对波形蛋白和 EMA 呈阳性，对 p63、CD31 和Ⅷ因子相关抗原呈阴性[1750-1752]。

　　鼻胶质瘤（nasal glioma）是一种胶质异位，见于新生儿鼻根部，有时就在皮肤下方（见第 4 章）[1753]。

　　节细胞神经瘤（ganglioneuroma）偶尔表现为原发性皮肤肿瘤[1754]。

　　皮肤骨瘤（osteoma cutis）可能不是肿瘤，而是反应性病变。它们可以是多种病变的骨化生结果，例如毛母质瘤和黑色素细胞痣；也可以是由炎症性病变导致，常与粉刺有关[1755-1756]。

　　化生性滑膜囊肿（metaplastic synovial cyst）（又称为皮肤滑膜化生）是一种特殊的手术后真皮囊肿，伴有穿透表皮的瘘管。显微镜下，可见囊壁衬覆组织似增生的滑膜[1756-1759]。比较少见的皮肤腱鞘囊肿可能具有相似的发病机制[1760]。

　　炎性假瘤（inflammatory pseudotumor）表现为真皮深部小结节。显微镜下，可见病变中心由纤维（有时玻璃样变）和血管构成，伴有多种炎症细胞浸润，富于浆细胞，周边包绕淋巴滤泡。低倍镜下，病变整体看似淋巴结[1761]。炎性假瘤病变可能为真性炎症，与所谓的炎症性肌成纤维细胞肿瘤无关。

　　PEComa——一种特殊的、与血管平滑肌脂肪瘤有关的黑色素细胞和平滑肌分化肿瘤——很少见于表浅部位（皮肤或皮下）[1762-1764]。与在其他部位相似，PEComa 可以主要由透明细胞构成。PEComa 应与转移性肾细胞癌、真正的黑色素细胞病变以及其他透明细胞间叶性肿瘤鉴别[1293]。

　　多种类型的软组织型肿瘤可以表现为皮肤（真皮）肿瘤。除已经提到的肿瘤之外，还有梭形细胞脂肪瘤[1765]、多形性脂肪肉瘤[1766]、巨细胞瘤[1767]、尤因肉瘤 / PNET[1768]、滑膜肉瘤[1769]以及透明细胞肉瘤[915]。

转移性肿瘤

　　男性皮肤**转移性肿瘤（metastatic tumor）**最常来自肺（25%）、大肠、皮肤（黑色素瘤）、肾、上呼吸道和上消化道。女性皮肤转移瘤多来自乳腺（69%），其次为肺、皮肤（黑色素瘤）、肾和卵巢[1770-1772]。不常见的部位

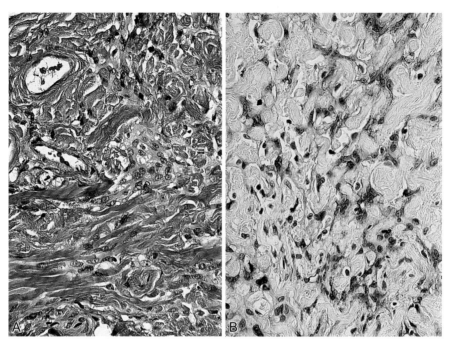

图 3.148　头皮错构瘤伴异位脑膜皮成分。**A**，真皮深层可见脑膜皮细胞，有些排列成簇状，有些单个分布于胶原纤维之间。**B**，EMA 免疫组织化学染色呈阳性

包括肾上腺、肝、胰腺、子宫和甲状腺[1773-1776]。大多数皮肤转移瘤病例为多发性非溃疡性质硬结节[1776]。如果是孤立性结节，则易被误诊为原发性皮肤肿瘤（图 3.149）。这在肾细胞癌转移瘤尤其如此，常被误认为汗腺肿瘤，出现扩张的窦样血管、腺腔内有外漏的红细胞以及核异型性可提示做出正确诊断[1777-1778]。免疫染色标志物 PAX8 有助于转移性肾癌的诊断[1779-1780]。有时来自胃或其他部位的转移性印戒细胞癌可诱发活跃的成纤维细胞反应并形成编织状结构，酷似隆突性皮肤纤维肉瘤。HIK1083 抗体（检测胃 -O- 连接聚糖）可用于皮肤转移性胃癌（阳性）与原发性汗腺癌（阴性）的鉴别诊断[1781]。此外，平足蛋白（podoplanin）（D2-40）、p63 和 p40 也被推荐用于汗腺癌（阳性）与其他部位转移癌（阴性）的鉴别[1782-1784]。

　　转移瘤可能主要位于淋巴管内。这在转移性乳腺癌尤其如此，可引起受累皮肤广泛红斑性改变（所谓的炎性癌）（图 3.150）。有时，转移性真皮结节可侵犯被覆表皮而似原发性肿瘤（"亲表皮癌"）[1785-1786]。还有一个陷阱是：由肺小细胞癌、胰腺神经内分泌肿瘤或小肠类癌转移至皮肤的孤立性结节被误诊为 Merkel 细胞癌或其他类型的原发性皮肤神经内分泌癌，但是，Merkel 细胞癌 CK20 染色呈阳性[1787]。

　　皮肤转移癌最常见于胸腹部，其次为头颈部，四肢少见。位于头皮的转移癌可以导致斑秃（"肿瘤性斑秃"）。有意思的现象是，皮肤转移癌易发生于靠近原发瘤的部位，例如，肺癌转移至胸壁，胃肠道肿瘤转移至腹壁，肾癌转移至下背部[1771]。

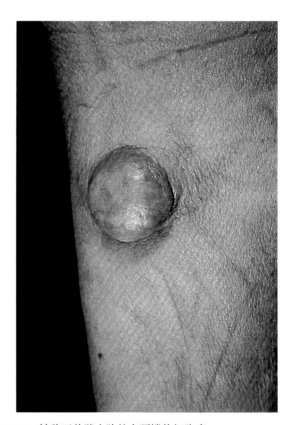

图 3.149　转移至前臂皮肤的宫颈鳞状细胞癌

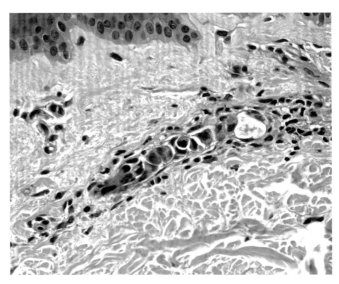

图 3.150　**转移至皮肤的乳腺腺癌**。可见肿瘤细胞位于真皮淋巴管内

参考文献

1. Holdiness MR. The sign of Leser-Trelat. *Int J Dermatol*. 1986; 25(9): 564-572.
2. Chen M, Shinmori H, Takemiya M, Miki Y. Acantholytic variant of seborrheic keratosis. *J Cutan Pathol*. 1990; 17(1): 27-31.
3. King R, Page RN, Googe PB. Desmoplastic seborrheic keratosis. *Am J Dermatopathol*. 2003; 25(3): 210-214.
4. Mutasim DF. Psoriasiform keratosis: a lesion mimicking psoriasis. *Am J Dermatopathol*. 2007; 29(5): 482-484.
5. Walsh SN, Hurt MA, Santa Cruz DJ. Psoriasiform keratosis. *Am J Dermatopathol*. 2007; 29(2): 137-140.
6. Nindl M, Nakagawa H, Furue M, Ishibashi Y. Simple epithelial cytokeratin-expression in seborrheic keratosis. *J Cutan Pathol*. 1992; 19(5): 415-422.
7. Shimizu N, Ito M, Tazawa T, Sato Y. Immunohistochemical study on keratin expression in certain cutaneous epithelial neoplasms. Basal cell carcinoma, pilomatricoma, and seborrheic keratosis. *Am J Dermatopathol*. 1989; 11(6): 534-540.
8. Choi HJ, Yun SK, Kim HU, Ihm CW. Squamous eddies in irritated seborrheic keratosis. *Am J Dermatopathol*. 2007; 29(1): 28-31.
9. Zhu WY, Leonardi C, Kinsey W, Penneys NS. Irritated seborrheic keratoses and benign verrucous acanthomas do not contain papillomavirus DNA. *J Cutan Pathol*. 1991; 18(6): 449-452.
10. Jacyk WK, Dreyer L, de Villiers EM. Seborrheic keratoses of black patients with epidermodysplasia verruciformis contain human papillomavirus DNA. *Am J Dermatopathol*. 1993; 15(1): 1-6.
11. Roncalli de Oliveira W, Neto CF, Rady PL, Tyring SK. Seborrheic Keratosis-like lesions in patients with epidermodysplasia verruciformis. *J Dermatol*. 2003; 30(1): 48-53.
12. Rahbari H. Bowenoid transformation of seborrhoeic verrucae(keratoses). *Br J Dermatol*. 1979; 101(4): 459-463.

13. Zhao YK, Lin YX, Luo RY, et al. Human papillomavirus(HPV) infection in seborrheic keratosis. *Am J Dermatopathol*. 1989; 11(3): 209-212.
14. Li J, Ackerman AB. Seborrheic keratoses" that contain human papillomavirus are condylomata acuminata. *Am J Dermatopathol*. 1994; 16(4): 398-405, discussion 6-8.
15. Cascajo CD, Reichel M, Sanchez JL. Malignant neoplasms associated with seborrheic keratoses. An analysis of 54 cases. *Am J Dermatopathol*. 1996; 18(3): 278-282.
16. Hafner C, Toll A, Fernández-Casado A, et al. Multiple oncogenic mutations and clonal relationship in spatially distinct benign human epidermal tumors. *Proc Natl Acad Sci USA*. 2010; 107: 20780-20785.
17. Morgan MB, Stevens GL. Switlyk S. Benign lichenoid keratosis: a clinical and pathologic reappraisal of 1040 cases. *Am J Dermatopathol*. 2005; 27(5): 387-392.
18. Cooper PH, Mackel SE. Acquired fibrokeratoma of the heel. *Arch Dermatol*. 1985; 121(3): 386-388.
19. Fu W, Cockerell CJ. The actinic(solar) keratosis: a 21st-century perspective. *Arch Dermatol*. 2003; 139(1): 66-70.
20. King GN, Healy CM, Glover MT, et al. Increased prevalence of dysplastic and malignant lip lesions in renal-transplant recipients. *N Engl J Med*. 1995; 332(16): 1052-1057.
21. Pinkus H. Keratosis senilis; a biologic concept of its pathogenesis and diagnosis based on the study of normal epidermis and 1730 seborrheic and senile keratoses. *Am J Clin Pathol*. 1958; 29(3): 193-207.
22. Mai KT, Alhalouly T, Landry D, et al. Pagetoid variant of actinic keratosis with or without squamous cell carcinoma of sun-exposed skin: a lesion simulating extramammary Paget's disease. *Histopathology*. 2002; 41(4): 331-336.
23. James MP, Wells GC, Whimster IW. Spreading pigmented actinic keratoses. *Br J Dermatol*.

1978; 98(4): 373-379.
24. Sim CS, Slater S, McKee PH. Mutant p53 expression in solar keratosis: an immunohistochemical study. *J Cutan Pathol*. 1992; 19(4): 302-308.
25. Nelson MA, Einspahr JG, Alberts DS, et al. Analysis of the p53 gene in human precancerous actinic keratosis lesions and squamous cell cancers. *Cancer Lett*. 1994; 85(1): 23-29.
26. Kushida Y, Miki H, Ohmori M. Loss of heterozygosity in actinic keratosis, squamous cell carcinoma and sun-exposed normal-appearing skin in Japanese: difference between Japanese and Caucasians. *Cancer Lett*. 1999; 140(1-2): 169-175.
27. Rehman I, Takata M, Wu YY, Rees JL. Genetic change in actinic keratoses. *Oncogene*. 1996; 12(12): 2483-2490.
28. Mortier L, Marchetti P, Delaporte E, et al. Progression of actinic keratosis to squamous cell carcinoma of the skin correlates with deletion of the 9p21 region encoding the p16(INK4a) tumor suppressor. *Cancer Lett*. 2002; 176(2): 205-214.
29. Dinehart SM. The treatment of actinic keratoses. *J Am Acad Dermatol*. 2000; 42(1 Pt 2): 25-28.
30. Bondeson J. Everard Home, John Hunter, and cutaneous horns: a historical review. *Am J Dermatopathol*. 2001; 23(4): 362-369.
31. Michal M, Bisceglia M, Di Mattia A, et al. Gigantic cutaneous horns of the scalp: lesions with a gross similarity to the horns of animals: a report of four cases. *Am J Surg Pathol*. 2002; 26(6): 789-794.
32. Yu RC, Pryce DW, Macfarlane AW, Stewart TW. A histopathological study of 643 cutaneous horns. *Br J Dermatol*. 1991; 124(5): 449-452.
33. DiMaio DJ, Cohen PR. Trichilemmal horn: case presentation and literature review. *J Am Acad Dermatol*. 1998; 39(2 Pt 2): 368-371.
34. Kimura S. Trichilemmal keratosis(horn): a light and electron microscopic study. *J Cutan Pathol*.

1983; 10(1): 59-67.

35. Oh CW, Penneys N. P27 and mib1 expression in actinic keratosis, Bowen disease, and squamous cell carcinoma. *Am J Dermatopathol*. 2004; 26(1): 22-26.

36. Argenyi ZB, Hughes AM, Balogh K, Vo TL. Cancerization of eccrine sweat ducts in Bowen's disease as studied by light microscopy, DNA spectrophotometry and immunohistochemistry. *Am J Dermatopathol*. 1990; 12(5): 433-440.

37. Kuo TT, Hu S, Lo SK, Chan HL. p53 expression and proliferative activity in Bowen's disease with or without chronic arsenic exposure. *Hum Pathol*. 1997; 28(7): 786-790.

38. Sim CS, Slater SD, McKee PH. Mutant p53 protein is expressed in Bowen's disease. *Am J Dermatopathol*. 1992; 14(3): 195-199.

39. Newton JA, Camplejohn RS, McGibbon DH. Aneuploidy in Bowen's disease. *Br J Dermatol*. 1986; 114(6): 691-694.

40. Kossard S, Rosen R. Cutaneous Bowen's disease. An analysis of 1001 cases according to age, sex, and site. *J Am Acad Dermatol*. 1992; 27(3): 406-410.

41. Saglam O, Salama M, Meier F, et al. Immunohistochemical staining of palisading basal cells in Bowen's disease and basal involvement in actinic keratosis: contrasting staining patterns suggest different cells of origin. *Am J Dermatopathol*. 2008; 30(2): 123-126.

42. Sun JD, Barr RJ. Papillated Bowen disease, a distinct variant. *Am J Dermatopathol*. 2006; 28(5): 395-398.

43. Williamson JD, Colome MI, Sahin A, et al. Pagetoid Bowen disease: a report of 2 cases that express cytokeratin 7. *Arch Pathol Lab Med*. 2000; 124(3): 427-430.

44. Callen JP, Headington J. Bowen's and non-Bowen's squamous intraepidermal neoplasia of the skin. Relationship to internal malignancy. *Arch Dermatol*. 1980; 116(4): 422-426.

45. Graham JH, Helwig EB. Bowen's disease and its relationship to systemic cancer. *AMA Arch Dermatol*. 1959; 80(2): 133-159.

46. Centeno JA, Mullick FG, Martinez L, et al. Pathology related to chronic arsenic exposure. *Environ Health Perspect*. 2002; 110(suppl 5): 883-886.

47. Alam M, Ratner D. Cutaneous squamous-cell carcinoma. *N Engl J Med*. 2001; 344(13): 975-983.

48. Marks R. An overview of skin cancers. Incidence and causation. *Cancer*. 1995; 75(2 suppl): 607-612.

49. Preston DS, Stern RS. Nonmelanoma cancers of the skin. *N Engl J Med*. 1992; 327(23): 1649-1662.

50. Brash DE, Rudolph JA, Simon JA, et al. A role for sunlight in skin cancer: UV-induced p53 mutations in squamous cell carcinoma. *Proc Natl Acad Sci USA*. 1991; 88(22): 10124-10128.

51. Urbach F, ed. *Geographic Pathology of Skin Cancer. The Biologic Effects of Ultraviolet Radiation(With Emphasis on the Skin)*. New York, NY: Pergamon Press; 1969.

52. Sober AJ, Burstein JM. Precursors to skin cancer. *Cancer*. 1995; 75(2 suppl): 645-650.

53. Cleaver JE, Crowley E. UV damage, DNA repair and skin carcinogenesis. *Front Biosci*. 2002; 7: d1024-d1043.

54. Tsao H. Genetics of nonmelanoma skin cancer. *Arch Dermatol*. 2001; 137(11): 1486-1492.

55. Dubina M, Goldenberg G. Viral-associated nonmelanoma skin cancers: a review. *Am J Dermatopathol*. 2009; 31(6): 561-573.

56. Majewski S, Jablonska S. Do epidermodysplasia verruciformis human papillomaviruses contribute to malignant and benign epidermal proliferations? *Arch Dermatol*. 2002; 138(5): 649-654.

57. Alexander SJ. Squamous cell carcinoma in chronic hydradenitis suppurativa: a case report. *Cancer*. 1979; 43(2): 745-748.

58. Barr LH, Menard JW. Marjolin's ulcer. The LSU experience. *Cancer*. 1983; 52(1): 173-175.

59. Johnson LL, Kempson RL. Epidermoid carcinoma in chronic osteomyelitis: diagnostic problems and management. *J Bone Joint Surg Am*. 1965; 47: 133-145.

60. Kim JM, Su WP, Kurtin PJ, Ziesmer S. Marjolin's ulcer: immunohistochemical study of 17 cases and comparison with common squamous cell carcinoma and basal cell carcinoma. *J Cutan Pathol*. 1992; 19(4): 278-285.

61. McGrath JA, Schofield OM, Mayou BJ, et al. Epidermolysis bullosa complicated by squamous cell carcinoma: report of 10 cases. *J Cutan Pathol*. 1992; 19(2): 116-123.

62. Mallipeddi R. Epidermolysis bullosa and cancer. *Clin Exp Dermatol*. 2002; 27(8): 616-623.

63. Schwartz RA, Birnkrant AP, Rubenstein DJ, et al. Squamous cell carcinoma in dominant type epidermolysis bullosa dystrophica. *Cancer*. 1981; 47(3): 615-620.

64. Ueda A, Suda K, Matsumoto T, et al. A clinicopathological and immunohistochemical comparison of squamous cell carcinoma arising in scars versus nonscar SCC in Japanese patients. *Am J Dermatopathol*. 2006; 28(6): 472-477.

65. Mullen DL, Silverberg SG, Penn I, Hammond WS. Squamous cell carcinoma of the skin and lip in renal homograft recipients. *Cancer*. 1976; 37(2): 729-734.

66. Rubel JR, Milford EL, Abdi R. Cutaneous neoplasms in renal transplant recipients. *Eur J Dermatol*. 2002; 12(6): 532-535.

67. Euvrard S, Kanitakis J, Claudy A. Skin cancers after organ transplantation. *N Engl J Med*. 2003; 348(17): 1681-1691.

68. Soler C, Chardonnet Y, Allibert P, et al. Detection of mucosal human papillomavirus types 6/11 in cutaneous lesions from transplant recipients. *J Invest Dermatol*. 1993; 101(3): 286-291.

69. Martinez JC, Otley CC, Stasko T, et al. Defining the clinical course of metastatic skin cancer in organ transplant recipients: a multicenter collaborative study. *Arch Dermatol*. 2003; 139(3): 301-306.

70. Wang CY, Brodland DG, Su WP. Skin cancers associated with acquired immunodeficiency syndrome. *Mayo Clin Proc*. 1995; 70(8): 766-772.

71. Valentino C, Krouse R, Bradely-Dunlop D, et al. Immunopathological features of cutaneous squamous cell carcinomas in immunocompromised patients. *Lab Invest*. 2009; 89: 111A.

72. Gasparro FP. The role of PUVA in the treatment of psoriasis. Photobiology issues related to skin cancer incidence. *Am J Clin Dermatol*. 2000; 1(6): 337-348.

73. Stern RS, Laird N, Melski J, et al. Cutaneous squamous-cell carcinoma in patients treated with PUVA. *N Engl J Med*. 1984; 310(18): 1156-1161.

74. Madariaga J, Fromowitz F, Phillips M, Hoover HC Jr. Squamous cell carcinoma in congenital ichthyosis with deafness and keratitis. A case report and review of the literature. *Cancer*. 1986; 57(10): 2026-2029.

75. Levin A, Amazon K, Rywlin AM. A squamous cell carcinoma that developed in an epidermal nevus. Report of a case and a review of the literature. *Am J Dermatopathol*. 1984; 6(1): 51-55.

76. Otsuka F, Umebayashi Y, Watanabe S, et al. Porokeratosis large skin lesions are susceptible to skin cancer development: histological and cytological explanation for the susceptibility. *J Cancer Res Clin Oncol*. 1993; 119(7): 395-400.

77. Epstein JI, Mendelsohn G. Squamous carcinoma of the foot arising in association with long-standing verrucous hyperplasia in a patient with congenital lymphedema. *Cancer*. 1984; 54(5): 943-947.

78. Furukawa H, Yamamoto Y, Minakawa H, Sugihara T. Squamous cell carcinoma in chronic lymphedema: case report and review of the literature. *Dermatol Surg*. 2002; 28(10): 951-953.

79. Smoller BR, Krueger J, McNutt NS, Hsu A. "Activated" keratinocyte phenotype is unifying feature in conditions which predispose to squamous cell carcinoma of the skin. *Mod Pathol*. 1990; 3(2): 171-175.

80. Landman G, Taylor RM, Friedman KJ. Cutaneous papillary squamous cell carcinoma. A report of two cases. *J Cutan Pathol*. 1990; 17(2): 105-110.

81. Jones RE Jr. What is the boundary that separates a thick solar keratosis and a thin squamous-cell carcinoma? *Am J Dermatopathol*. 1984; 6(3): 301-306.

82. Kessler GM, Ackerman AB. Nomenclature for very superficial squamous cell carcinoma of the skin and of the cervix: a critique in historical perspective. *Am J Dermatopathol*. 2006; 28(6): 537-545.

83. Satter EK. Pigmented squamous cell carcinoma. *Am J Dermatopathol*. 2007; 29(5): 486-489.

84. Forman SB, Ferringer TC. Clear-cell basal cell carcinoma: differentiation from other clear-cell tumors. *Am J Dermatopathol*. 2007; 29(2): 208-209.

85. Requena L, Sanchez M, Requena I, et al. Clear cell squamous cell carcinoma. A histologic, immunohistologic, and ultrastructural study. *J Dermatol Surg Oncol*. 1991; 17(8): 656-660.

86. Dalton SR, LeBoit PE. Squamous cell carcinoma with clear cells: how often is there evidence of tricholemmal differentiation? *Am J Dermatopathol*. 2008; 30(4): 333-339.

87. Cramer SF, Heggeness LM. Signet-ring squamous cell carcinoma. *Am J Clin Pathol*. 1989; 91(4): 488-491.

88. Heyderman E, Graham RM, Chapman DV, et al. Epithelial markers in primary skin cancer: an immunoperoxidase study of the distribution of epithelial membrane antigen (EMA) and carcinoembryonic antigen(CEA) in 65 primary skin carcinomas. *Histopathology*. 1984; 8(3): 423-434.

89. Perkins W, Campbell I, Leigh IM, MacKie RM. Keratin expression in normal skin and epidermal neoplasms demonstrated by a panel of monoclonal antibodies. *J Cutan Pathol*. 1992; 19(6): 476-482.

90. Said JW, Sassoon AF, Shintaku IP, Banks-Schlegel S. Involucrin in squamous and basal cell carcinomas of the skin: an immunohistochemical study. *J Invest Dermatol*. 1984; 82(5): 449-452.

91. Gleason BC, Calder KB, Cibull TL, et al. Utility of p63 in the differential diagnosis of atypical fibroxanthoma and spindle cell squamous cell carcinoma. *J Cutan Pathol*. 2009; 36: 543-547.

92. Iyer PV, Leong AS. Poorly differentiated squamous cell carcinomas of the skin can express vimentin. *J Cutan Pathol*. 1992; 19(1): 34-39.

93. Beer TW, Shepherd P, Theaker JM. Ber EP4 and epithelial membrane antigen aid distinction of basal cell, squamous cell and basosquamous

carcinomas of the skin. *Histopathology*. 2000; 37(3): 218-223.

94. Swanson PE, Fitzpatrick MM, Ritter JH, et al. Immunohistologic differential diagnosis of basal cell carcinoma, squamous cell carcinoma, and trichoepithelioma in small cutaneous biopsy specimens. *J Cutan Pathol*. 1998; 25(3): 153-159.

95. Wagoner J, Keehn C, Morgan MB. CD-10 immunostaining differentiates superficial basal cell carcinoma from cutaneous squamous cell carcinoma. *Am J Dermatopathol*. 2007; 29(6): 555-558.

96. Gusterson BA, Clinton S, Gough G. Studies of early invasive and intraepithelial squamous cell carcinomas using an antibody to type IV collagen. *Histopathology*. 1986; 10(2): 161-169.

97. Helander SD, Peters MS, Pittelkow MR. Expression of p53 protein in benign and malignant epidermal pathologic conditions. *J Am Acad Dermatol*. 1993; 29(5 Pt 1): 741-748.

98. Leffell DJ. The Scientific basis of skin cancer. *J Am Acad Dermatol*. 2000; 42(1 Pt 2): 18-22.

99. Kubo Y, Murao K, Matsumoto K, Arase S. Molecular carcinogenesis of squamous cell carcinomas of the skin. *J Med Invest*. 2002; 49(3-4): 111-117.

100. Murao K, Kubo Y, Ohtani N, et al. Epigenetic abnormalities in cutaneous squamous cell carcinomas: frequent inactivation of the RB1/ p16 and p53 pathways. *Br J Dermatol*. 2006; 155(5): 999-1005.

101. Chen Z, Lee TL, Yang XP, et al. cDNA microarray and bioinformatic analysis of nuclear factor-kappaB related genes in squamous cell carcinoma. *Methods Mol Biol*. 2007; 383: 81-99.

102. Kobielak A, Fuchs E. Links between alpha-catenin, NF-kappaB, and squamous cell carcinoma in skin. *Proc Natl Acad Sci USA*. 2006; 103(7): 2322-2327.

103. Loercher A, Lee TL, Ricker JL, et al. Nuclear factor-kappaB is an important modulator of the altered gene expression profile and malignant phenotype in squamous cell carcinoma. *Cancer Res*. 2004; 64(18): 6511-6523.

104. Pierceall WE, Goldberg LH, Tainsky MA, et al. Ras gene mutation and amplification in human nonmelanoma skin cancers. *Mol Carcinog*. 1991; 4(3): 196-202.

105. Spencer JM, Kahn SM, Jiang W, et al. Activated RAS genes occur in human actinic keratoses, premalignant precursors to squamous cell carcinomas. *Arch Dermatol*. 1995; 131(7): 796-800.

106. Eusebi V, Ceccarelli C, Piscioli F, et al. Spindle cell tumours of the skin of debatable origin. An immunocytochemical study. *J Pathol*. 1984; 144(3): 189-199.

107. Folpe AL, Cooper K. Best practices in diagnostic immunohistochemistry: pleomorphic cutaneous spindle cell tumors. *Arch Pathol Lab Med*. 2007; 131(10): 1517-1524.

108. Kuwano H, Hashimoto H, Enjoji M. Atypical fibroxanthoma distinguishable from spindle cell carcinoma in sarcoma-like skin lesions. A clinicopathologic and immunohistochemical study of 21 cases. *Cancer*. 1985; 55(1): 172-180.

109. Smith KJ, Skelton HG III, Morgan AM, et al. Spindle cell neoplasms coexpressing cytokeratin and vimentin(metaplastic squamous cell carcinoma). *J Cutan Pathol*. 1992; 19(4): 286-293.

110. Izaki S, Hirai A, Yoshizawa Y, et al. Carcinosarcoma of the skin: immunohistochemical and electron microscopic observations. *J Cutan Pathol*. 1993; 20(3): 272-278.

111. Evans HL, Smith JL. Spindle cell squamous carcinomas and sarcoma-like tumors of the skin: a comparative study of 38 cases. *Cancer*. 1980; 45(10): 2687-2697.

112. Banerjee SS, Eyden BP, Wells S, et al. Pseudo-angiosarcomatous carcinoma: a clinicopathological study of seven cases. *Histopathology*. 1992; 21(1): 13-23.

113. Nappi O, Wick MR, Pettinato G, et al. Pseudovascular adenoid squamous cell carcinoma of the skin. A neoplasm that may be mistaken for angiosarcoma. *Am J Surg Pathol*. 1992; 16(5): 429-438.

114. Bayer-Garner IB, Smoller BR. The expression of syndecan-1 is preferentially reduced compared with that of E-cadherin in acantholytic squamous cell carcinoma. *J Cutan Pathol*. 2001; 28(2): 83-89.

115. Banks ER, Cooper PH. Adenosquamous carcinoma of the skin: a report of 10 cases. *J Cutan Pathol*. 1991; 18(4): 227-234.

116. Weidner N, Foucar E. Adenosquamous carcinoma of the skin. An aggressive mucin- and gland-forming squamous carcinoma. *Arch Dermatol*. 1985; 121(6): 775-779.

117. Landman G, Farmer ER. Primary cutaneous mucoepidermoid carcinoma: report of a case. *J Cutan Pathol*. 1991; 18(1): 56-59.

118. Brownstein MH, Shapiro L. Verrucous carcinoma of skin: epithelioma cuniculatum plantare. *Cancer*. 1976; 38(4): 1710-1716.

119. Reingold IM, Smith BR, Graham JH. Epithelioma cuniculatum pedis, a variant of squamous cell carcinoma. *Am J Clin Pathol*. 1978; 69(5): 561-565.

120. Kao GF, Graham JH, Helwig EB. Carcinoma cuniculatum(verrucous carcinoma of the skin): a clinicopathologic study of 46 cases with ultrastructural observations. *Cancer*. 1982; 49(11): 2395-2403.

121. McKee PH, Wilkinson JD, Black MM, Whimster IW. Carcinoma(epithelioma) cuniculatum: a clinico-pathological study of nineteen cases and review of the literature. *Histopathology*. 1981; 5(4): 425-436.

122. Garven TC, Thelmo WL, Victor J, Pertschuk L. Verrucous carcinoma of the leg positive for human papillomavirus DNA 11 and 18: a case report. *Hum Pathol*. 1991; 22(11): 1170-1173.

123. Fleming ID, Amonette R, Monaghan T, Fleming MD. Principles of management of basal and squamous cell carcinoma of the skin. *Cancer*. 1995; 75(2 suppl): 699-704.

124. Sober AJ. Diagnosis and management of skin cancer. *Cancer*. 1983; 51(12 suppl): 2448-2452.

125. Smoller BR. Squamous cell carcinoma: from precursor lesions to high-risk variants. *Mod Pathol*. 2006; 19(suppl 2): S88-S92.

126. Lund HZ. How often does squamous cell carcinoma of the skin metastasize? *Arch Dermatol*. 1965; 92(6): 635-637.

127. Friedman HI, Cooper PH, Wanebo HJ. Prognostic and therapeutic use of microstaging of cutaneous squamous cell carcinoma of the trunk and extremities. *Cancer*. 1985; 56(5): 1099-1105.

128. Immerman SC, Scanlon EF, Christ M, Knox KL. Recurrent squamous cell carcinoma of the skin. *Cancer*. 1983; 51(8): 1537-1540.

129. Quaedvlieg PJ, Creytens DH, Epping GG, et al. Histopathological characteristics of metastasizing squamous cell carcinoma of the skin and lips. *Histopathology*. 2006; 49(3): 256-264.

130. Dinehart SM, Nelson-Adesokan P, Cockerell C, et al. Metastatic cutaneous squamous cell carcinoma derived from actinic keratosis. *Cancer*. 1997; 79(5): 920-923.

131. Kamino H, Tam ST, Alvarez L. Malignant melanoma with pseudocarcinomatous hyperplasia—an entity that can simulate squamous cell carcinoma. A light-microscopic and immunohistochemical study of four cases. *Am J Dermatopathol*. 1990; 12(5): 446-451.

132. Scott G, Chen KT, Rosai J. Pseudoepitheliomatous hyperplasia in Spitz nevi. A possible source of confusion with squamous cell carcinoma. *Arch Pathol Lab Med*. 1989; 113(1): 61-63.

133. Civatte J. Pseudo-carcinomatous hyperplasia. *J Cutan Pathol*. 1985; 12(3-4): 214-223.

134. Rosai J. Basal cell carcinoma with follicular differentiation [Letters to the Editor I and II]. *Am J Dermatopathol*. 1988; 10(5): 458-459. [1989;11:479-480].

135. Foot NC. Adnexal carcinoma of the skin. *Am J Pathol*. 1947; 23(1): 1-27.

136. Masson P. *Human Tumors: Histology, Diagnosis, and Technique*. 2nd ed. Detroit, MI: Wayne State University Press; 1970.

137. Jih DM, Lyle S, Elenitsas R, et al. Cytokeratin 15 expression in trichoepitheliomas and a subset of basal cell carcinomas suggests they originate from hair follicle stem cells. *J Cutan Pathol*. 1999; 26(3): 113-118.

138. Kore-eda S, Horiguchi Y, Ueda M, et al. Basal cell carcinoma cells resemble follicular matrix cells rather than follicular bulge cells: immunohistochemical and ultrastructural comparative studies. *Am J Dermatopathol*. 1998; 20(4): 362-369.

139. Kurzen H, Esposito L, Langbein L, Hartschuh W. Cytokeratins as markers of follicular differentiation: an immunohistochemical study of trichoblastoma and basal cell carcinoma. *Am J Dermatopathol*. 2001; 23(6): 501-509.

140. Poniecka AW, Alexis JB. An immunohistochemical study of basal cell carcinoma and trichoepithelioma. *Am J Dermatopathol*. 1999; 21(4): 332-336.

141. Schirren CG, Rutten A, Kaudewitz P, et al. Trichoblastoma and basal cell carcinoma are neoplasms with follicular differentiation sharing the same profile of cytokeratin intermediate filaments. *Am J Dermatopathol*. 1997; 19(4): 341-350.

142. Yada K, Kashima K, Daa T, et al. Expression of CD10 in basal cell carcinoma. *Am J Dermatopathol*. 2004; 26(6): 463-471.

143. Misago N, Ackerman AB. Trichoblastic (basal-cell) carcinoma with tricholemmal(at the bulb) differentiation. *Dermatopathol Pract Concept*. 1999; 5: 200-204.

144. Crowson AN. Basal cell carcinoma: biology, morphology and clinical implications. *Mod Pathol*. 2006; 19(suppl 2): S127-S147.

145. Graham PG, McGavran MH. Basal-cell carcinomas and sebaceous glands. *Cancer*. 1964; 17(6): 803-806.

146. Miller SJ. Biology of basal cell carcinoma (Parts I, II). *J Am Acad Dermatol*. 1991; 24(1): 1-13, 161-75.

147. Gellin GA, Kopf AW, Garfinkel L. Basal cell epithelioma. A controlled study of associated factors. *Arch Dermatol*. 1965; 91: 38-45.

148. Rubin AI, Chen EH, Ratner D. Basal-cell carcinoma. *N Engl J Med*. 2005; 353(21): 2262-2269.

149. Robinson JK. Risk of developing another basal cell carcinoma. A 5-year prospective study. *Cancer*. 1987; 60(1): 118-120.

150. Milstone EB, Helwig EB. Basal cell carcinoma in children. *Arch Dermatol*. 1973; 108(4): 523-527.

151. Rahbari H, Mehregan AH. Basal cell epithelioma(carcinoma) in children and teenagers. *Cancer*. 1982; 49(2): 350-353.

152. Mehregan AH. Aggressive basal cell epithelioma on sunlight-protected skin. Report of eight cases, one with pulmonary and bone metasta-

ses. *Am J Dermatopathol*. 1983; 5(3): 221-229.

153. Black MM, Walkden VM. Basal cell carcinomatous changes on the lower leg: a possible association with chronic venous stasis. *Histopathology*. 1983; 7(2): 219-227.

154. Nogita T, Kamikawa T, Kawashima M. Significance of pre-existent conditions in basal cell carcinoma on the lower extremities. *Int J Dermatol*. 1993; 32(5): 350-353.

155. Ryan JF. Basal cell carcinoma and chronic venous stasis. *Histopathology*. 1989; 14(6): 657-659.

156. Feinmesser M, Taube E, Badani E, Kristt D. Basal cell carcinomas arising over arterio-venous malformations: some speculations on the theme. *Am J Dermatopathol*. 1997; 19(6): 575-579.

157. Lewis JE. Keloidal basal cell carcinoma. *Am J Dermatopathol*. 2007; 29(5): 485.

158. Gorlin RJ, Vickers RA, Kellen E, Williamson JJ. Multiple basal-cell Nevi syndrome. An analysis of a syndrome consisting of multiple nevoid basal-cell carcinoma, jaw cysts, skeletal anomalies, medulloblastoma, and hyporesponsiveness to parathormone. *Cancer*. 1965; 18: 89-104.

159. Howell JB, Anderson DE. Commentary: the nevoid basal cell carcinoma syndrome. *Arch Dermatol*. 1982; 118(10): 824-826.

160. Lindeberg H, Jepsen FL. The nevoid basal cell carcinoma syndrome. Histopathology of the basal cell tumors. *J Cutan Pathol*. 1983; 10(1): 68-72.

161. Mason JK, Helwig EB, Graham JH. Pathology of the nevoid basal cell carcinoma syndrome. *Arch Pathol*. 1965; 79: 401-408.

162. Kint A. Histogenetic study of the basal cell epithelioma. *Curr Probl Dermatol*. 1970; 3: 82-123.

163. McGibbon DH. Malignant epidermal tumours. *J Cutan Pathol*. 1985; 12(3-4): 224-238.

164. Maloney ME, Jones DB, Sexton FM. Pigmented basal cell carcinoma: investigation of 70 cases. *J Am Acad Dermatol*. 1992; 27(1): 74-78.

165. Nagao S, Nemoto H, Suzuki M, et al. Myofibroblasts in basal cell epithelioma: with special reference to the phagocytic function of Myofibroblasts. *J Cutan Pathol*. 1986; 13(4): 261-267.

166. McArdle JP, Roff BT, Muller HK. Characterization of retraction spaces in basal cell carcinoma using an antibody to type IV collagen. *Histopathology*. 1984; 8(3): 447-455.

167. Florell SR, Zone JJ, Gerwels JW. Basal cell carcinomas are populated by melanocytes and Langerhans [correction of Langerhan's] cells. *Am J Dermatopathol*. 2001; 23(1): 24-28.

168. Looi LM. Localized amyloidosis in basal cell carcinoma. A pathologic study. *Cancer*. 1983; 52(10): 1833-1836.

169. Satti MB, Azzopardi JG. Amyloid deposits in basal cell carcinoma of the skin. A pathologic study of 199 cases. *J Am Acad Dermatol*. 1990; 22(6 Pt 1): 1082-1087.

170. Sahin AA, Ro JY, Grignon DJ, Ordonez NG. Basal cell carcinoma with hyaline inclusions. *Arch Pathol Lab Med*. 1989; 113(9): 1015-1018.

171. Suster S, Ramon y, Cajal S. Myoepithelial differentiation in basal cell carcinoma. *Am J Dermatopathol*. 1991; 13(4): 350-357.

172. Cutlan RT, Maluf HM. Immunohistochemical characterization of pleomorphic giant cells in basal cell carcinoma. *J Cutan Pathol*. 1999; 26(7): 353-356.

173. Elston DM, Bergfeld WF, Petroff N. Basal cell carcinoma with monster cells. *J Cutan Pathol*. 1993; 20(1): 70-73.

174. Pritchard BN, Youngberg GA. Atypical mitotic

175. figures in basal cell carcinoma. A review of 208 cases. *Am J Dermatopathol*. 1993; 15(6): 549-552.

175. Meehan SA, Egbert BM, Rouse RV. Basal cell carcinoma with tumor epithelial and stromal giant cells: a variant of pleomorphic basal cell carcinoma. *Am J Dermatopathol*. 1999; 21(5): 473-478.

176. Shoji T, Burlage AM, Bhawan J. Basal cell carcinoma with massive ossification. *Am J Dermatopathol*. 1999; 21(1): 34-36.

177. Zamecnik M, Skalova A, Michal M. Basal cell carcinoma with collagenous crystalloids. *Arch Pathol Lab Med*. 1996; 120(6): 581-582.

178. Ambrojo P, Aguilar A, Simón P, et al. Basal cell carcinoma with matrical differentiation. *Am J Dermatopathol*. 1992; 14(4): 293-297.

179. Del Sordo R, Cavaliere A, Sidoni A. Basal cell carcinoma with matrical differentiation: expression of beta-catenin [corrected] and osteopontin. *Am J Dermatopathol*. 2007; 29(5): 470-474.

180. El-Shabrawi L, LeBoit PE. Basal cell carcinoma with thickened basement membrane: a variant that resembles some benign adnexal neoplasms. *Am J Dermatopathol*. 1997; 19(6): 568-574.

181. Heenan PJ, Bogle MS. Eccrine differentiation in basal cell carcinoma. *J Invest Dermatol*. 1993; 100(3): 295s-299s.

182. Misago N, Suse T, Uemura T, Narisawa Y. Basal cell carcinoma with sebaceous differentiation. *Am J Dermatopathol*. 2004; 26(4): 298-303.

183. Mark GJ. Basal cell carcinoma with intraneural invasion. *Cancer*. 1977; 40(5): 2181-2187.

184. Boyd AS, Rapini RP. Cutaneous collision tumors. An analysis of 69 cases and review of the literature. *Am J Dermatopathol*. 1994; 16(3): 253-257.

185. Cheng L, Amini SB, Tarif Zaim M. Follicular basal cell hyperplasia overlying dermatofibroma. *Am J Surg Pathol*. 1997; 21(6): 711-718.

186. Thomas P, Said JW, Nash G, Banks-Schlegel S. Profiles of keratin proteins in basal and squamous cell carcinomas of the skin. An immunohistochemical study. *Lab Invest*. 1984; 50(1): 36-41.

187. Viac J, Reano A, Thivolet J. Cytokeratins in human basal and squamous cell carcinomas: biochemical, immunohistological findings and comparisons with normal epithelia. *J Cutan Pathol*. 1982; 9(6): 377-390.

188. Izikson L, Bhan A, Zembowicz A. Androgen receptor expression helps to differentiate basal cell carcinoma from benign trichoblastic tumors. *Am J Dermatopathol*. 2005; 27(2): 91-95.

189. Rasmussen HB, Teisner B, Andersen JA, et al. Immunohistochemical studies on the localization of fetal antigen 2(FA2), laminin, and collagen type 4 in basal cell carcinoma. *J Cutan Pathol*. 1991; 18(3): 215-219.

190. Van Cauwenberge D, Pierard GE, Foidart JM, Lapiere CM. Immunohistochemical localization of laminin, type IV and type V collagen in basal cell carcinoma. *Br J Dermatol*. 1983; 108(2): 163-170.

191. Kirihara Y, Haratake J, Horie A. Clinicopathological and immunohistochemical study of basal cell carcinoma with reference to the features of basement membrane. *J Dermatol*. 1992; 19(3): 161-169.

192. Stanley JR, Beckwith JB, Fuller RP, Katz SI. A specific antigenic defect of the basement membrane is found in basal cell carcinoma but not in other epidermal tumors. *Cancer*. 1982; 50(8): 1486-1490.

193. De Rosa G, Barra E, Guarino M, et al. Fibronectin, laminin, type IV collagen distribution, and myofibroblastic stromal reaction in aggressive

and nonaggressive basal cell carcinoma. *Am J Dermatopathol*. 1994; 16(3): 258-267.

194. Eusebi V, Mambelli V, Tison V, et al. Endocrine differentiation in basal cell carcinoma. *Tumori*. 1979; 65(2): 191-199.

195. George E, Swanson PE, Wick MR. Neuroendocrine differentiation in basal cell carcinoma. An immunohistochemical study. *Am J Dermatopathol*. 1989; 11(2): 131-135.

196. Terada T. Expression of NCAM(CD56), chromogranin A, synaptophysin, c-KIT (CD117) and PDGFRA in normal non-neoplastic skin and basal cell carcinoma: an immunohistochemical study of 66 consecutive cases. *Med Oncol*. 2013; 30: 1-5.

197. Katona TM, Perkins SM, Billings SD. Does the panel of cytokeratin 20 and androgen receptor antibodies differentiate desmoplastic trichoepithelioma from morpheaform/infiltrative basal cell carcinoma? *J Cutan Pathol*. 2008; 35: 174-179.

198. Tellechea O, Reis JP, Domingues JC, Baptista AP. Monoclonal antibody Ber EP4 distinguishes basal-cell carcinoma from squamous-cell carcinoma of the skin. *Am J Dermatopathol*. 1993; 15(5): 452-455.

199. Mills AE. Solar keratosis can be distinguished from superficial basal cell carcinoma by expression of bcl-2. *Am J Dermatopathol*. 1997; 19(5): 443-445.

200. Gaballah MA, Ahmed RA. Diagnostic value of CD10 and Bcl2 expression in distinguishing cutaneous basal cell carcinoma from squamous cell carcinoma and seborrheic keratosis. *Pathol Res Pract*. 2015; 211(12): 931-938.

201. Shea CR, McNutt NS, Volkenandt M, et al. Overexpression of p53 protein in basal cell carcinomas of human skin. *Am J Pathol*. 1992; 141(1): 25-29.

202. Jin Y, Mertens F, Persson B, et al. Nonrandom numerical chromosome abnormalities in basal cell carcinomas. *Cancer Genet Cytogenet*. 1998; 103(1): 35-42.

203. Lupi O. Correlations between the Sonic Hedgehog pathway and basal cell carcinoma. *Int J Dermatol*. 2007; 46(11): 1113-1117.

204. Gailani MR, Stahle-Backdahl M, Leffell DJ, et al. The role of the human homologue of Drosophila patched in sporadic basal cell carcinomas. *Nat Genet*. 1996; 14(1): 78-81.

205. Kim MY, Park HJ, Baek SC, et al. Mutations of the p53 and PTCH gene in basal cell carcinomas: UV mutation signature and strand bias. *J Dermatol Sci*. 2002; 29(1): 1-9.

206. Reifenberger J, Wolter M, Knobbe CB, et al. Somatic mutations in the PTCH, SMOH, SUFUH and TP53 genes in sporadic basal cell carcinomas. *Br J Dermatol*. 2005; 152(1): 43-51.

207. Shen T, Park WS, Boni R, et al. Detection of loss of heterozygosity on chromosome 9q22.3 in microdissected sporadic basal cell carcinoma. *Hum Pathol*. 1999; 30(3): 284-287.

208. Xie J, Murone M, Luoh SM, et al. Activating smoothened mutations in sporadic basal-cell carcinoma. *Nature*. 1998; 391(6662): 90-92.

209. Von Hoff DD, LoRusso PM, Rudin CM, et al. Inhibition of the hedgehog pathway in advanced basal-cell carcinoma. *N Engl J Med*. 2009; 361(12): 1164-1172.

210. Wahid M, Jawed A, Mandal RK, et al. Vismodegib,itraconazole and sonidegib as hedgehog pathway inhibitors and their relative competencies in the treatment of basal cell carcinomas. *Crit Rev Oncol Hematol*. 2016; 98: 235-241.

211. Nangia R, Sait SN, Block AW, Zhang PJ. Trisomy 6 in basal cell carcinomas correlates with metastatic potential: a dual color fluorescence

in situ hybridization study on paraffin sections. *Cancer*. 2001; 91(10): 1927-1932.

212. Imayama S, Yashima Y, Higuchi R, Urabe H. A new concept of basal cell epitheliomas based on the three-dimensional growth pattern of the superficial multicentric type. *Am J Pathol*. 1987; 128(3): 497-504.

213. Rippey JJ. Why classify basal cell carcinomas? *Histopathology*. 1998; 32(5): 393-398.

214. Farmer ER, Helwig EB. Metastatic basal cell carcinoma: a clinicopathologic study of seventeen cases. *Cancer*. 1980; 46(4): 748-757.

215. de Faria JL, Navarrete MA. The histopathology of the skin basal cell carcinoma with areas of intermediate differentiation. A metatypical carcinoma? *Pathol Res Pract*. 1991; 187(8): 978-985.

216. Barr RJ, Graham JH. Granular cell basal cell carcinoma. A distinct histopathologic entity. *Arch Dermatol*. 1979; 115(9): 1064-1067.

217. Garcia Prats MD, Lopez Carreira M, Martinez-Gonzalez MA, et al. Granular cell basal cell carcinoma. Light microscopy, immunohistochemical and ultrastructural study. *Virchows Arch A Pathol Anat Histopathol*. 1993; 422(2): 173-177.

218. Barnadas MA, Freeman RG. Clear cell basal cell epithelioma: light and electron microscopic study of an unusual variant. *J Cutan Pathol*. 1988; 15(1): 1-7.

219. Barr RJ, Alpern KS, Santa Cruz DJ, Fretzin DF. Clear cell basal cell carcinoma: an unusual degenerative variant. *J Cutan Pathol*. 1993; 20(4): 308-316.

220. Starink TM, Blomjous CE, Stoof TJ, Van Der Linden JC. Clear cell basal cell carcinoma. *Histopathology*. 1990; 17(5): 401-405.

221. White GM, Barr RJ, Liao S-Y. Signet ring cell basal cell carcinoma. *Am J Dermatopathol*. 1991; 13(3): 288-292.

222. Kim YC, Vandersteen DP, Chung YJ, Myong NH. Signet ring cell basal cell carcinoma: a basal cell carcinoma with myoepithelial differentiation. *Am J Dermatopathol*. 2001; 23(6): 525-529.

223. Walsh N, Ackerman AB. Infundibulocystic basal cell carcinoma: a newly described variant. *Mod Pathol*. 1990; 3(5): 599-608.

224. Stern JB, Haupt HM, Smith RR. Fibroepithelioma of Pinkus. Eccrine duct spread of basal cell carcinoma. *Am J Dermatopathol*. 1994; 16(6): 585-587.

225. Bowen AR, LeBoit PE. Fibroepithelioma of pinkus is a fenestrated trichoblastoma. *Am J Dermatopathol*. 2005; 27(2): 149-154.

226. Mc Menamin ME, Goh SG, Poblet E, et al. Sarcomatoid basal cell carcinoma—predilection for osteosarcomatous differentiation: a series of 11 cases. *Am J Surg Pathol*. 2006; 30(10): 1299-1308.

227. Jacobs GH, Rippey JJ, Altini M. Prediction of aggressive behavior in basal cell carcinoma. *Cancer*. 1982; 49(3): 533-537.

228. Bayer-Garner IB, Dilday B, Sanderson RD, Smoller BR. Syndecan-1 expression is decreased with increasing aggressiveness of basal cell carcinoma. *Am J Dermatopathol*. 2000; 22(2): 119-122.

229. Ramdial PK, Madaree A, Reddy R, Chetty R. bcl-2 protein expression in aggressive and non-aggressive basal cell carcinomas. *J Cutan Pathol*. 2000; 27(6): 283-291.

230. Auepemkiate S, Boonyaphiphat P, Thongsuksai P. p53 expression related to the aggressive infiltrative histopathological feature of basal cell carcinoma. *Histopathology*. 2002; 40(6): 568-573.

231. De Rosa G, Staibano S, Barra E, et al. Nucleolar organizer regions in aggressive and nonaggressive basal cell carcinoma of the skin. *Cancer*. 1992; 69(1): 123-126.

232. Herzberg AJ, Garcia JA, Kerns BJ, et al. DNA ploidy of basal cell carcinoma determined by image cytometry of fresh smears. *J Cutan Pathol*. 1993; 20(3): 216-222.

233. Breuninger H, Dietz K. Prediction of subclinical tumor infiltration in basal cell carcinoma. *J Dermatol Surg Oncol*. 1991; 17(7): 574-578.

234. Dixon AY, Lee SH, McGregor DH. Histologic features predictive of basal cell carcinoma recurrence: results of a multivariate analysis. *J Cutan Pathol*. 1993; 20(2): 137-142.

235. Dixon AY, Lee SH, McGregor DH. Histologic evolution of basal cell carcinoma recurrence. *Am J Dermatopathol*. 1991; 13(3): 241-247.

236. Andrews RJ, Sercarz JA, Fu YS, Calcaterra TC. Metastatic basal cell carcinoma from head and neck primary lesions. *Int J Surg Pathol*. 1998; 6(1): 17-22.

237. Ionescu DN, Arida M, Jukic DM. Metastatic basal cell carcinoma: four case reports, review of literature, and immunohistochemical evaluation. *Arch Pathol Lab Med*. 2006; 130(1): 45-51.

238. Snow SN, Sahl W, Lo JS, et al. Metastatic basal cell carcinoma. Report of five cases. *Cancer*. 1994; 73(2): 328-335.

239. Berardi RS, Korba J, Melton J, Chen H. Pulmonary metastasis in nevoid basal cell carcinoma syndrome. *Int Surg*. 1991; 76(1): 64-66.

240. Wilder RB, Kittelson JM, Shimm DS. Basal cell carcinoma treated with radiation therapy. *Cancer*. 1991; 68(10): 2134-2137.

241. Ad Hoc Task Force, Connolly SM, Baker DR, et al. AAD/ACMS/ASDSA/ASMS 2012 appropriate use criteria for Mohs micrographic surgery: a report of the American Academy of Dermatology, American College of Mohs Surgery, American Society for Dermatologic Surgery Association, and the American Society for Mohs Surgery. *J Am Acad Dermatol*. 2012; 67: 531-550.

242. Gooding CA, White G, Yatsuhashi M. Significance of marginal extension in excised basalcell carcinoma. *N Engl J Med*. 1965; 273(17): 923-924.

243. Seidman JD, Berman JJ, Moore GW. Basal cell carcinoma: importance of histologic discontinuities in the evaluation of resection margins. *Mod Pathol*. 1991; 4(3): 325-330.

244. Wilder RB, Shimm DS, Kittelson JM, et al. Recurrent basal cell carcinoma treated with radiation therapy. *Arch Dermatol*. 1991; 127(11): 1668-1672.

245. Headington JT. A dermatopathologist looks at Mohs micrographic surgery [editorial]. *Arch Dermatol*. 1990; 126(7): 950-951.

246. Mikhail G, ed. *Mohs Micrographic Surgery*. Philadelphia, PA: WB Saunders; 1991.

247. Miller PK, Roenigk RK, Brodland DG, Randle HW. Cutaneous micrographic surgery: Mohs procedure. *Mayo Clin Proc*. 1992; 67(10): 971-980.

248. Abenoza PAAB. *Neoplasms With Eccrine Differentiation*. Philadelphia, PA: Lea & Febiger; 1990.

249. Crowson AN, Magro CM, Mihm MC. Malignant adnexal neoplasms. *Mod Pathol*. 2006; 19(suppl): S93-S126.

250. Massa MC, Medenica M. Cutaneous adnexal tumors and cysts: a review. Part I. Tumors with hair follicular and sebaceous glandular differentiation and cysts related to different parts of the hair follicle. *Pathol Ann*. 1985; 20(Pt 2): 189-233.

251. Massa MC, Medenica M. Cutaneous adnexal tumors and cysts: a review. Part II.Tumors with apocrine and eccrine glandular differentiation and miscellaneous cutaneous cysts. *Pathol Ann*. 1987; 22(Pt 1): 225-276.

252. Smith KJ, Skelton HG, Holland TT. Recent advances and controversies concerning adnexal neoplasms. *Dermatol Clin*. 1992; 10(1): 117-160.

253. Wick MRSPE. *Cutaneous Adnexal Tumors: A Guide to Pathologic Diagnosis*. Chicago, IL: ASCP Press; 1991.

254. Buchi ER, Peng Y, Eng AM, Tso MO. Eccrine acrospiroma of the eyelid with oncocytic, apocrine and sebaceous differentiation. Further evidence for pluripotentiality of the adnexal epithelia. *Eur J Ophthalmol*. 1991; 1(4): 187-193.

255. Kazakov DV, Calonje E, Rutten A, et al. Cutaneous sebaceous neoplasms with a focal glandular pattern(seboapocrine lesions): a clinicopathological study of three cases. *Am J Dermatopathol*. 2007; 29(4): 359-364.

256. Sanchez Yus E, Requena L, Simon P, Sanchez M. Complex adnexal tumor of the primary epithelial germ with distinct patterns of superficial epithelioma with sebaceous differentiation, immature trichoepithelioma, and apocrine adenocarcinoma. *Am J Dermatopathol*. 1992; 14(3): 245-252.

257. Wong TY, Suster S, Cheek RF, Mihm MC Jr. Benign cutaneous adnexal tumors with combined folliculosebaceous, apocrine, and eccrine differentiation. Clinicopathologic and immunohistochemical study of eight cases. *Am J Dermatopathol*. 1996; 18(2): 124-136.

258. Nakhleh RE, Swanson PE, Wick MR. Cutaneous adnexal carcinomas with divergent differentiation. *Am J Dermatopathol*. 1990; 12(4): 325-334.

259. Carr KA, Bulengo-Ransby SM, Weiss LM, Nickoloff BJ. Lymphoepitheliomalike carcinoma of the skin. A case report with immunophenotypic analysis and in situ hybridization for Epstein-Barr viral genome. *Am J Surg Pathol*. 1992; 16(9): 909-913.

260. Wick MR, Swanson PE, LeBoit PE, et al. Lymphoepithelioma-like carcinoma of the skin with adnexal differentiation. *J Cutan Pathol*. 1991; 18(2): 93-102.

261. Shek TWH, Leung EYF, Luk ISC, et al. Lymphoepithelioma-like carcinoma of the skin. *Am J Dermatopathol*. 1996; 18(6): 637-644.

262. Kohda M, Manabe T, Ueki H. Squamous islands in eccrine neoplasms. *Am J Dermatopathol*. 1990; 12(4): 344-349.

263. Kakinuma H, Miyamoto R, Iwasawa U, et al. Three subtypes of poroid neoplasia in a single lesion: eccrine poroma, hidroacanthoma simplex, and dermal duct tumor. Histologic, histochemical, and ultrastructural findings. *Am J Dermatopathol*. 1994; 16(1): 66-72.

264. Rahbari H. Hidroacanthoma simplex—a review of 15 cases. *Br J Dermatol*. 1983; 109(2): 219-225.

265. Rutten A, Hantschke M, Angulo J, Requena L. Clear-cell dermal duct tumour: another distinctive, previously underrecognized cutaneous adnexal neoplasm. *Histopathology*. 2007; 51(6): 805-813.

266. Hashimoto K, Lever WF. Eccrine poroma; histochemical and electron microscopic studies. *J Invest Dermatol*. 1964; 43: 237-247.

267. Watanabe S, Mogi S, Ichikawa E, et al. Immunohistochemical analysis of keratin distribution in eccrine poroma. *Am J Pathol*. 1993; 142(1): 231-239.

268. Harvell JD, Kerschmann RL, LeBoit PE. Eccrine or apocrine poroma? Six poromas with

divergent adnexal differentiation. *Am J Dermatopathol*. 1996; 18(1): 1-9.

269. Takanashi M, Urabe A, Nakayama J, Hori Y. Distribution of epithelial membrane antigen in eccrine poroma. *Dermatologica*. 1991; 183(3): 187-190.

270. Hara K, Mizuno E, Nitta Y, Ikeya T. Acrosyringeal adenomatosis(eccrine syringofibroadenoma of Mascaro). A case report and review of the literature. *Am J Dermatopathol*. 1992; 14(4): 328-339.

271. Lui H, Stewart WD, English JC, Wood WS. Eccrine syringofibroadenomatosis: a clinical and histologic study and review of the literature. *J Am Acad Dermatol*. 1992; 26(5 Pt 2): 805-813.

272. Robson A, Greene J, Ansari N, et al. Eccrine porocarcinoma(malignant eccrine poroma): a clinicopathologic study of 69 cases. *Am J Surg Pathol*. 2001; 25(6): 710-720.

273. Winkelmann RK, Wolff K. Solid-cystic hidradenoma of the skin. Clinical and histopathologic study. *Arch Dermatol*. 1968; 97(6): 651-661.

274. Stanley RJ, Sanchez NP, Massa MC, et al. Epidermoid hidradenoma. A clinicopathologic study. *J Cutan Pathol*. 1982; 9(5): 293-302.

275. Haupt HM, Stern JB, Berlin SJ. Immunohistochemistry in the differential diagnosis of nodular hidradenoma and glomus tumor. *Am J Dermatopathol*. 1992; 14(4): 310-314.

276. Johnson BL, Helwig EB. Eccrine acrospiroma: a clinicopathologic study. *Cancer*. 1969; 23(3): 641-657.

277. Feibelman CE, Maize JC. Clear-cell syringoma. A study by conventional and electron microscopy. *Am J Dermatopathol*. 1984; 6(2): 139-150.

278. Hashimoto K, Nelson RG, Lever WF. Calcifying epithelioma of Malherbe. Histochemical and electron microscopic studies. *J Invest Dermatol*. 1966; 46(4): 391-408.

279. Winkelmann RK, Gottlieb BF. Syringoma: an enzymatic study. *Cancer*. 1963; 16: 665-669.

280. Eckert F, Nilles M, Schmid U, Altmannsberger M. Distribution of cytokeratin polypeptides in syringomas. An immunohistochemical study on Paraffin-embedded material. *Am J Dermatopathol*. 1992; 14(2): 115-121.

281. Soler-Carrillo J, Estrach T, Mascaro JM. Eruptive syringoma: 27 new cases and review of the literature. *J Eur Acad Dermatol Venereol*. 2001; 15(3): 242-246.

282. Guitart J, Rosenbaum MM, Requena L. Eruptive syringoma': a misnomer for a reactive eccrine gland ductal proliferation? *J Cutan Pathol*. 2003; 30(3): 202-205.

283. Kunikane H, Ishikura H, Yamaguchi J, et al. Chondroid syringoma(mixed tumor of the skin). A clinicopathological study of 13 cases. *Acta Pathol Jpn*. 1987; 37(4): 615-625.

284. Hirsch P, Helwig EB. Chondroid syringoma: mixed tumor of skin, salivary gland type. *Arch Dermatol*. 1961; 84(5): 835-847.

285. Jaworski RC. The ultrastructure of chondroid syringoma(mixed tumor of skin). *Ultrastruct Pathol*. 1984; 6(2-3): 153-159.

286. Yoneda K, Kitajima Y, Furuta H, et al. The distribution of keratin type intermediate-sized filaments in so-called mixed tumour of the skin. *Br J Dermatol*. 1983; 109(4): 393-400.

287. Argenyi ZB, Goeken JA, Balogh K. Hyaline cells in chondroid syringomas. A light-microscopic, immunohistochemical, and ultrastructural study. *Am J Dermatopathol*. 1989; 11(5): 403-412.

288. Ferreiro JA, Nascimento AG. Hyaline-cell rich chondroid syringoma. A tumor mimicking malignancy. *Am J Surg Pathol*. 1995; 19(8): 912-917.

289. Argenyi ZB, Balogh K. Collagenous spherulo-

sis in chondroid syringomas. *Am J Dermatopathol*. 1991; 13(2): 115-121.

290. Banerjee SS, Harris M, Eyden BP, et al. Chondroid syringoma with hyaline cell change. *Histopathology*. 1993; 22(3): 235-245.

291. Hafezi-Bakhtiari S, Al-Habeeb A, Ghazarian D. Benign mixed tumor of the skin, hypercellular variant: a case report. *J Cutan Pathol*. 2010; 37(9): e46-e49.

292. Hassab-el-Naby HM, Tam S, White WL, Ackerman AB. Mixed tumors of the skin. A histological and immunohistochemical study. *Am J Dermatopathol*. 1989; 11(5): 413-428.

293. Nakayama H, Miyazaki E, Hiroi M, et al. So-called neoplastic myoepithelial cells in chondroid syringomas/mixed tumors of the skin: their subtypes and immunohistochemical analysis. *Pathol Int*. 1998; 48(4): 245-253.

294. Wiley EL, Milchgrub S, Freeman RG, Kim ES. Sweat gland adenomas: immunohistochemical study with emphasis on myoepithelial differentiation. *J Cutan Pathol*. 1993; 20(4): 337-343.

295. Requena L, Sanchez Yus E, Santa Cruz DJ. Apocrine type of cutaneous mixed tumor with follicular and sebaceous differentiation. *Am J Dermatopathol*. 1992; 14(3): 186-194.

296. Salama ME, Azam M, Ma CK, et al. Chondroid syringoma. Cytokeratin 20 immunolocalization of Merkel cells and reappraisal of apocrine folliculo-sebaceous differentiation. *Arch Pathol Lab Med*. 2004; 128(9): 986-990.

297. Hornick JL, Fletcher CD. Cutaneous myoepithelioma: a clinicopathologic and immunohistochemical study of 14 cases. *Hum Pathol*. 2004; 35(1): 14-24.

298. Kilpatrick SE, Hitchcock MG, Kraus MD, et al. Mixed tumors and myoepitheliomas of soft tissue: a clinicopathologic study of 19 cases with a unifying concept. *Am J Surg Pathol*. 1997; 21(1): 13-22.

299. Crain RC, Helwig EB. Dermal cylindroma (dermal eccrine cylindroma). *Am J Clin Pathol*. 1961; 35: 504-515.

300. Reingold IM, Keasbey LE, Graham JH. Multicentric dermal-type cylindromas of the parotid glands in a patient with florid turban tumor. *Cancer*. 1977; 40(4): 1702-1710.

301. Cotton DW, Braye SG. Dermal cylindromas originate from the eccrine sweat gland. *Br J Dermatol*. 1984; 111(1): 53-61.

302. Kallioinen M. Immunoelectron microscope demonstration of the basement membrane components laminin and type IV collagen in the dermal cylindroma. *J Pathol*. 1985; 147(2): 97-102.

303. Penneys NS, Kaiser M. Cylindroma expresses immunohistochemical markers linking it to eccrine coil. *J Cutan Pathol*. 1993; 20(1): 40-43.

304. Eckert F, Betke M, Schmoeckel C, et al. Myoepithelial differentiation in benign sweat gland tumors. Demonstrated by a monoclonal antibody to alpha-smooth muscle actin. *J Cutan Pathol*. 1992; 19(4): 294-301.

305. Tellechea O, Reis JP, Ilheu O, Baptista AP. Dermal cylindroma. An immunohistochemical study of thirteen cases. *Am J Dermatopathol*. 1995; 17(3): 260-265.

306. Wollina U, Rulke D, Schaarschmidt H. Dermal cylindroma. Expression of intermediate filaments, epithelial and neuroectodermal antigens. *Histol Histopathol*. 1992; 7(4): 575-582.

307. Meybehm M, Fischer HP. Spiradenoma and dermal cylindroma: comparative immunohistochemical analysis and histogenetic considerations. *Am J Dermatopathol*. 1997; 19(2): 154-161.

308. Goette DK, McConnell MA, Fowler VR. Cylindroma and eccrine spiradenoma coexistent in

the same lesion. *Arch Dermatol*. 1982; 118(4): 273-274.

309. Michal M, Lamovec J, Mukensnabl P, Pizinger K. Spiradenocylindromas of the skin: tumors with morphological features of spiradenoma and cylindroma in the same lesion: report of 12 cases. *Pathol Int*. 1999; 49(5): 419-425.

310. Bignell GR, Warren W, Seal S, et al. Identification of the familial cylindromatosis tumour-suppressor gene. *Nat Genet*. 2000; 25(2): 160-165.

311. Hashimoto K, Gross BG, Nelson RG, Lever WF. Eccrine spiradenoma. Histochemical and electron microscopic studies. *J Invest Dermatol*. 1966; 46(4): 347-365.

312. Mambo NC. Eccrine spiradenoma: clinical and pathologic study of 49 tumors. *J Cutan Pathol*. 1983; 10(5): 312-320.

313. Kersting DW, Helwig EB. Eccrine spiradenoma. *JAMA Arch Dermatol*. 1956; 73(3): 199-227.

314. Cotton DW, Slater DN, Rooney N, et al. Giant vascular eccrine spiradenomas: a report of two cases with histology, immunohistology and electron microscopy. *Histopathology*. 1986; 10(10): 1093-1099.

315. al-Nafussi A, Blessing K, Rahilly M. Non-epithelial cellular components in eccrine spiradenoma: a histological and immunohistochemical study of 20 cases. *Histopathology*. 1991; 18(2): 155-160.

316. Jitsukawa K, Sueki H, Sato S, Anzai T. Eccrine spiradenoma. An electron microscopic study. *Am J Dermatopathol*. 1987; 9(2): 99-108.

317. van den Oord JJ, De Wolf-Peeters C. Perivascular spaces in eccrine spiradenoma. A clue to its histological diagnosis. *Am J Dermatopathol*. 1995; 17(3): 266-270.

318. Requena L, Sanchez Yus E. Cutaneous lymphadenoma with ductal differentiation. *J Cutan Pathol*. 1992; 19(5): 429-433.

319. Santa Cruz DJ, Barr RJ, Headington JT. Cutaneous lymphadenoma. *Am J Surg Pathol*. 1991; 15(2): 101-110.

320. McNiff JM, Eisen RN, Glusac EJ. Immunohistochemical comparison of cutaneous lymphadenoma, trichoblastoma, and basal cell carcinoma: support for classification of lymphadenoma as a variant of trichoblastoma. *J Cutan Pathol*. 1999; 26(3): 119-124.

321. Kazakov DV, Magro G, Kutzner H, et al. Spiradenoma and spiradenocylindroma with an adenomatous or atypical adenomatous component: a clinicopathological study of 6 cases. *Am J Dermatopathol*. 2008; 30(5): 436-441.

322. Kazakov DV, Zelger B, Rutten A, et al. Morphologic diversity of malignant neoplasms arising in preexisting spiradenoma, cylindroma, and spiradenocylindroma based on the study of 24 cases, sporadic or occurring in the setting of Brooke-Spiegler syndrome. *Am J Surg Pathol*. 2009; 33(5): 705-719.

323. Mambo NC. Immunohistochemical study of the immunoglobulin classes of the plasma cells in papillary syringadenoma. *Virchows Arch A Pathol Anat Histol*. 1982; 397(1): 1-6.

324. Vanatta PR, Bangert JL, Freeman RG. Syringocystadenoma papilliferum. A plasmacytropic tumor. *Am J Surg Pathol*. 1985; 9(9): 678-683.

325. Helwig EB, Hackney CC. Syringadenoma papilliferum: lesions with and without naevus sebaceous and basal cell carcinoma. *AMA Arch Dermatol*. 1955; 71(3): 361-372.

326. Bondi R, Urso C. Syringocystadenocarcinoma papilliferum. *Histopathology*. 1996; 28(5): 475-477.

327. Clarke LE, Ioffreda M, Abt AB. Eccrine syringofibroadenoma arising in peristomal skin:

a report of two cases. *Int J Surg Pathol*. 2003; 11(1): 61-63.

328. Brownstein MH, Fernando S, Shapiro L. Clear cell acanthoma: clinicopathologic analysis of 37 new cases. *Am J Clin Pathol*. 1973; 59(3): 306-311.

329. Rulon DB, Helwig EB. Papillary eccrine adenoma. *Arch Dermatol*. 1977; 113(5): 596-598.

330. Guccion JG, Patterson RH, Nayar R, Saini NB. Papillary eccrine adenoma: an ultrastructural and immunohistochemical study. *Ultrastruct Pathol*. 1998; 22(3): 263-269.

331. Ichikawa E, Okabe S, Umebayashi Y, et al. Papillary eccrine adenoma: immunohistochemical studies of keratin expression. *J Cutan Pathol*. 1997; 24(9): 564-570.

332. Mizuoka H, Senzaki H, Shikata N, et al. Papillary eccrine adenoma: immunohistochemical study and literature review. *J Cutan Pathol*. 1998; 25(1): 59-64.

333. Brownstein MH. The benign acanthomas. *J Cutan Pathol*. 1985; 12(3-4): 172-188.

334. Nova M, Kress Y, Jennings T, et al. Papillary eccrine adenoma and low-grade eccrine carcinoma. A comparative histologic, ultrastructural, and immunohistochemical study. *Surg Pathol*. 1990; 3: 179-188.

335. Giannotti M, Alves A, Silva M, Giannotti Filho O. Epidermolytic acanthoma. A study of 45 cases. *Mod Pathol*. 2003; 16: 91a.

336. Kao GF, Helwig EB, Graham JH. Aggressive digital papillary adenoma and adenocarcinoma. A clinicopathological study of 57 patients, with histochemical, immunopathological, and ultrastructural observations. *J Cutan Pathol*. 1987; 14(3): 129-146.

337. Duke WH, Sherrod TT, Lupton GP. Aggressive digital papillary adenocarcinoma (aggressive digital papillary adenoma and adenocarcinoma revisited). *Am J Surg Pathol*. 2000; 24(6): 775-784.

338. Fanti PA, Passarini B, Varotti C. Melanocytes in clear cell acanthoma. *Am J Dermatopathol*. 1990; 12(4): 373-376.

339. Langer K, Wuketich S, Konrad K. Pigmented clear cell acanthoma. *Am J Dermatopathol*. 1994; 16(2): 134-139.

340. Fukushiro S, Takei Y, Ackerman AB. Pale-cell acanthosis. A distinctive histologic pattern of epidermal epithelium. *Am J Dermatopathol*. 1985; 7(6): 515-527.

341. Megahed M, Scharffetter-Kochanek K. Acantholytic acanthoma. *Am J Dermatopathol*. 1993; 15(3): 283-285.

342. Cohen PR, Ulmer R, Theriault A, et al. Epidermolytic acanthomas: clinical characteristics and immunohistochemical features. *Am J Dermatopathol*. 1997; 19(3): 232-241.

343. Argenyi ZB, Huston BM, Argenyi EE, et al. Large-cell acanthoma of the skin. A study by image analysis cytometry and immunohistochemistry. *Am J Dermatopathol*. 1994; 16(2): 140-144.

344. Mehregan DR, Hamzavi F, Brown K. Large cell acanthoma. *Int J Dermatol*. 2003; 42(1): 36-39.

345. Roewert HJ, Ackerman AB. Large-cell acanthoma is a solar lentigo. *Am J Dermatopathol*. 1992; 14(2): 122-132.

346. Mehregan AH, Pinkus H. Intraepidermal epithelioma: a critical study. *Cancer*. 1964; 17: 609-636.

347. Steffen C, Ackerman AB. Intraepidermal epithelioma of Borst-Jadassohn. *Am J Dermatopathol*. 1985; 7(1): 5-24.

348. Cooper P. Carcinomas of sweat glands. *Pathol Ann*. 1987; 22(Pt 1): 83-124.

349. Cruz DJ. Sweat gland carcinomas: a comprehensive review. *Semin Diagn Pathol*. 1987; 4(1): 38-74.

350. Urso C, Bondi R, Paglierani M, et al. Carcinomas of sweat glands: report of 60 cases. *Arch Pathol Lab Med*. 2001; 125(4): 498-505.

351. Chow CW, Campbell PE, Burry AF. Sweat gland carcinomas in children. *Cancer*. 1984; 53(5): 1222-1227.

352. Urso C, Paglierani M, Bondi R. Histologic spectrum of carcinomas with eccrine ductal differentiation(sweat-gland ductal carcinomas). *Am J Dermatopathol*. 1993; 15(5): 435-440.

353. Wick MR, Goellner JR, Wolfe JT III, Su WP. Adnexal carcinomas of the skin. I. Eccrine carcinomas. *Cancer*. 1985; 56(5): 1147-1162.

354. Swanson PE, Mazoujian G, Mills SE, et al. Immunoreactivity for estrogen receptor protein in sweat gland tumors. *Am J Surg Pathol*. 1991; 15(9): 835-841.

355. Hiatt KM, Pillow JL, Smoller BR. Her-2 expression in cutaneous eccrine and apocrine neoplasms. *Mod Pathol*. 2004; 17(1): 28-32.

356. Cooper PH, Robinson CR, Greer KE. Low-grade clear cell eccrine carcinoma. *Arch Dermatol*. 1984; 120(8): 1076-1078.

357. Mendoza S, Helwig EB. Mucinous (adenocystic) carcinoma of the skin. *Arch Dermatol*. 1971; 103(1): 68-78.

358. Berg J, McDivitt R. Pathology of sweat gland carcinoma. *Pathol Ann*. 1968; 3: 123-144.

359. Dissanayake RV, Salm R. Sweat-gland carcinomas: prognosis related to histological type. *Histopathology*. 1980; 4(4): 445-466.

360. Liegl B, Leibl S, Okcu M, et al. Malignant transformation within benign adnexal skin tumours. *Histopathology*. 2004; 45(2): 162-170.

361. Mehregan AH, Hashimoto K, Rahbari H. Eccrine adenocarcinoma. A clinicopathologic study of 35 cases. *Arch Dermatol*. 1983; 119(2): 104-114.

362. Shaw M, McKee PH, Lowe D, Black MM. Malignant eccrine poroma: a study of twenty-seven cases. *Br J Dermatol*. 1982; 107(6): 675-680.

363. Landa NG, Winkelmann RK. Epidermotropic eccrine porocarcinoma. *J Am Acad Dermatol*. 1991; 24(1): 27-31.

364. Misago N, Toda S, Hikichi Y, et al. A unique case of extramammary Paget's disease. Derivation from eccrine porocarcinoma? *Am J Dermatopathol*. 1992; 14(6): 553-559.

365. Pena J, Suster S. Squamous differentiation in malignant eccrine poroma. *Am J Dermatopathol*. 1993; 15(5): 492-496.

366. Wong TY, Suster S, Nogita T, et al. Clear cell eccrine carcinomas of the skin. A clinicopathologic study of nine patients. *Cancer*. 1994; 73(6): 1631-1643.

367. Hara K, Kamiya S. Pigmented eccrine porocarcinoma: a mimic of malignant melanoma. *Histopathology*. 1995; 27(1): 86-88.

368. Kolde G, Macher E, Grundmann E. Metastasizing eccrine porocarcinoma. Report of two cases with fatal outcome. *Pathol Res Pract*. 1991; 187(4): 477-481.

369. Ishimura E, Iwamoto H, Kobashi Y, et al. Malignant chondroid syringoma. Report of a case with widespread metastasis and review of pertinent literature. *Cancer*. 1983; 52(10): 1966-1973.

370. Lo JS, Peschen M, Snow SN, et al. Malignant cylindroma of the scalp. *J Dermatol Surg Oncol*. 1991; 17(11): 897-901.

371. Rockerbie N, Solomon AR, Woo TY, et al. Malignant dermal cylindroma in a patient with multiple dermal cylindromas, trichoepitheliomas, and bilateral dermal analogue tumors of the parotid gland. *Am J Dermatopathol*. 1989; 11(4): 353-359.

372. Alessi E, Caputo R. Syringomatous carcinoma of the scalp presenting as a slowly enlarging patch of alopecia. *Am J Dermatopathol*. 1993; 15(5): 503-505.

373. McKee PH, Fletcher CD, Rasbridge SA. The enigmatic eccrine epithelioma (eccrine syringomatous carcinoma). *Am J Dermatopathol*. 1990; 12(6): 552-561.

374. Ohnishi T, Kaneko S, Egi M, et al. Syringoid eccrine carcinoma: report of a case with immunohistochemical analysis of cytokeratin expression. *Am J Dermatopathol*. 2002; 24(5): 409-413.

375. Headington JT, Niederhuber JE, Beals TF. Malignant clear cell acrospiroma. *Cancer*. 1978; 41(2): 641-647.

376. Nishikawa Y, Tokusashi Y, Saito Y, et al. A case of apocrine adenocarcinoma associated with hamartomatous apocrine gland hyperplasia of both axillae. *Am J Surg Pathol*. 1994; 18(8): 832-836.

377. Paties C, Taccagni GL, Papotti M, et al. Apocrine carcinoma of the skin. A clinicopathologic, immunocytochemical, and ultrastructural study. *Cancer*. 1993; 71(2): 375-381.

378. Argenyi ZB, Nguyen AV, Balogh K, et al. Malignant eccrine spiradenoma. A clinicopathologic study. *Am J Dermatopathol*. 1992; 14(5): 381-390.

379. Cooper PH, Frierson HF, Morrison AG. Malignant transformation of eccrine spiradenoma. *Arch Dermatol*. 1985; 121(11): 1445-1448.

380. Gerretsen AL, van der Putte SC, Deenstra W, van Vloten WA. Cutaneous cylindroma with malignant transformation. *Cancer*. 1993; 72(5): 1618-1623.

381. Lin PY, Fatteh SM, Lloyd KM. Malignant transformation in a solitary dermal cylindroma. *Arch Pathol Lab Med*. 1987; 111(8): 765-767.

382. Wick MR, Swanson PE, Kaye VN, Pittelkow MR. Sweat gland carcinoma ex eccrine spiradenoma. *Am J Dermatopathol*. 1987; 9(2): 90-98.

383. McKee PH, Fletcher CD, Stavrinos P, Pambakian H. Carcinosarcoma arising in eccrine spiradenoma. A clinicopathologic and immunohistochemical study of two cases. *Am J Dermatopathol*. 1990; 12(4): 335-343.

384. Kazakov DV, Suster S, LeBoit PE, et al. Mucinous carcinoma of the skin, primary, and secondary: a clinicopathologic study of 63 cases with emphasis on the morphologic spectrum of primary cutaneous forms: homologies with mucinous lesions in the breast. *Am J Surg Pathol*. 2005; 29(6): 764-782.

385. Santa-Cruz DJ, Meyers JH, Gnepp DR, Perez BM. Primary mucinous carcinoma of the skin. *Br J Dermatol*. 1978; 98(6): 645-654.

386. Yamamoto O, Nakayama K, Asahi M. Sweat gland carcinoma with mucinous and infiltrating duct-like patterns. *J Cutan Pathol*. 1992; 19(4): 334-339.

387. Zembowicz A, Garcia CF, Tannous ZS, et al. Endocrine mucin-producing sweat gland carcinoma: twelve new cases suggest that it is a precursor of some invasive mucinous carcinomas. *Am J Surg Pathol*. 2005; 29(10): 1330-1339.

388. Eckert F, Schmid U, Hardmeier T, Altmannsberger M. Cytokeratin expression in mucinous sweat gland carcinomas: an immunohistochemical analysis of four cases. *Histopathology*. 1992; 21(2): 161-165.

389. Wako M, Nishimaki K, Kawamura N, et al. Mucinous carcinoma of the skin with apocrine-type differentiation: immunohistochemical studies. *Am J Dermatopathol*. 2003; 25(1): 66-70.

390. Helm KF, Goellner JR, Peters MS. Immunohistochemical stains in extramammary Paget's disease. *Am J Dermatopathol*. 1992; 14(5):

402-407.

391. Qureshi HS, Salama ME, Chitale D, et al. Primary cutaneous mucinous carcinoma: presence of myoepithelial cells as a clue to the cutaneous origin. *Am J Dermatopathol*. 2004; 26(5): 353-358.

392. Cooper PH, Adelson GL, Holthaus WH. Primary cutaneous adenoid cystic carcinoma. *Arch Dermatol*. 1984; 120(6): 774-777.

393. Fukai K, Ishii M, Kobayashi H, et al. Primary cutaneous adenoid cystic carcinoma: ultrastructural study and immunolocalization of types I, III, IV, V collagens and laminin. *J Cutan Pathol*. 1990; 17(6): 374-380.

394. Kuramoto Y, Tagami H. Primary adenoid cystic carcinoma masquerading as syringoma of the scalp. *Am J Dermatopathol*. 1990; 12(2): 169-174.

395. Riedlinger WF, Hurley MY, Dehner LP, Lind AC. Mucoepidermoid carcinoma of the skin: a distinct entity from adenosquamous carcinoma: a case study with a review of the literature. *Am J Surg Pathol*. 2005; 29(1): 131-135.

396. Wick MR, Swanson PE. Primary adenoid cystic carcinoma of the skin. A clinical, histological, and immunocytochemical comparison with adenoid cystic carcinoma of salivary glands and adenoid basal cell carcinoma. *Am J Dermatopathol*. 1986; 8(1): 2-13.

397. Madison JF, Cooper PH, Burgdorf WH. Mucinous syringometaplasia with prominent epithelial hyperplasia and deep dermal involvement. *J Cutan Pathol*. 1990; 17(4): 220-224.

398. Cooper PH, Mills SE, Leonard DD, et al. Sclerosing sweat duct(syringomatous) carcinoma. *Am J Surg Pathol*. 1985; 9(6): 422-433.

399. Goldstein DJ, Barr RJ, Santa Cruz DJ. Microcystic adnexal carcinoma: a distinct clinicopathologic entity. *Cancer*. 1982; 50(3): 566-572.

400. Ohtsuka H, Nagamatsu S. Microcystic adnexal carcinoma: review of 51 Japanese patients. *Dermatology*. 2002; 204(3): 190-193.

401. Kato H, Mizuno N, Nakagawa K, et al. Microcystic adnexal carcinoma: a light microscopic, immunohistochemical and ultrastructural study. *J Cutan Pathol*. 1990; 17(2): 87-95.

402. Pujol RM, LeBoit PE, Su WP. Microcystic adnexal carcinoma with extensive sebaceous differentiation. *Am J Dermatopathol*. 1997; 19(4): 358-362.

403. Hoang MP, Dresser KA, Kapur P, et al. Microcystic adnexal carcinoma: an immunohistochemical reappraisal. *Mod Pathol*. 2008; 21(2): 178-185.

404. Nagatsuka H, Rivera RS, Gunduz M, et al. Microcystic adnexal carcinoma with mandibular bone marrow involvement: a case report with immunohistochemistry. *Am J Dermatopathol*. 2006; 28(6): 518-522.

405. Chiller K, Passaro D, Scheuller M, et al. Microcystic adnexal carcinoma: forty-eight cases, their treatment, and their outcome. *Arch Dermatol*. 2000; 136(11): 1355-1359.

406. Penneys NS, Nadji M, Ziegels J, et al. Carcinoembryonic antigen in sweat-gland carcinomas. *Cancer*. 1982; 50(8): 1608-1611.

407. Swanson PE, Cherwitz DL, Neumann MP, Wick MR. Eccrine sweat gland carcinoma: an histologic and immunohistochemical study of 32 cases. *J Cutan Pathol*. 1987; 14(2): 65-86.

408. Jones RE Jr, Austin C, Ackerman AB. Extramammary Paget's disease. A critical reexamination. *Am J Dermatopathol*. 1979; 1(2): 101-132.

409. Guarner J, Cohen C, DeRose PB. Histogenesis of extramammary and mammary Paget cells. An immunohistochemical study. *Am J Dermatopathol*. 1989; 11(4): 313-318.

410. Helwig EB, Graham JH. Anogenital (extramammary) Paget's disease. A clinicopathological study. *Cancer*. 1963; 16: 387-403.

411. Koss LG, Brockunier A Jr. Ultrastructural aspects of Paget's disease of the vulva. *Arch Pathol*. 1969; 87(6): 592-600.

412. Battles OE, Page DL, Johnson JE. Cytokeratins, CEA, and mucin histochemistry in the diagnosis and characterization of extramammary Paget's disease. *Am J Clin Pathol*. 1997; 108(1): 6-12.

413. Inokuchi K, Sasai Y. Histochemical analysis of sialomucin in Paget cells of mammary and extramammary Paget's disease. *Acta Histochem*. 1992; 92(2): 216-223.

414. Regauer S. Extramammary Paget's disease—a proliferation of adnexal origin? *Histopathology*. 2006; 48(6): 723-729.

415. Guldhammer B, Norgaard T. The differential diagnosis of intraepidermal malignant lesions using immunohistochemistry. *Am J Dermatopathol*. 1986; 8(4): 295-301.

416. Kariniemi AL, Ramaekers F, Lehto VP, Virtanen I. Paget cells express cytokeratins typical of glandular epithelia. *Br J Dermatol*. 1985; 112(2): 179-183.

417. Nagle RB, Lucas DO, McDaniel KM, Clark VA. Schmalzel GM. Paget's cells. New evidence linking mammary and extramammary Paget cells to a common cell phenotype. *Am J Clin Pathol*. 1985; 83(4): 431-438.

418. Shah KD, Tabibzadeh SS, Gerber MA. Immunohistochemical distinction of Paget's disease from Bowen's disease and superficial spreading melanoma with the use of monoclonal cytokeratin antibodies. *Am J Clin Pathol*. 1987; 88(6): 689-695.

419. Diaz de Leon E, Carcangiu ML, Prieto VG, et al. Extramammary Paget disease is characterized by the consistent lack of estrogen and progesterone receptors but frequently expresses androgen receptor. *Am J Clin Pathol*. 2000; 113(4): 572-575.

420. Fujimoto A, Takata M, Hatta N, Takehara K. Expression of structurally unaltered androgen receptor in extramammary Paget's disease. *Lab Invest*. 2000; 80(9): 1465-1471.

421. Nowak MA, Guerriere-Kovach P, Pathan A, et al. Perianal Paget's disease: distinguishing primary and secondary lesions using immunohistochemical studies including gross cystic disease fluid protein-15 and cytokeratin 20 expression. *Arch Pathol Lab Med*. 1998; 122(12): 1077-1081.

422. Ordonez NG, Awalt H, Mackay B. Mammary and extramammary Paget's disease. An immunocytochemical and ultrastructural study. *Cancer*. 1987; 59(6): 1173-1183.

423. Vanstapel MJ, Gatter KC, De Wolf-Peeters C, et al. Immunohistochemical study of mammary and extra-mammary Paget's disease. *Histopathology*. 1984; 8(6): 1013-1023.

424. Ramalingam P, Hart WR, Goldblum JR. Cytokeratin subset immunostaining in rectal adenocarcinoma and normal anal glands. *Arch Pathol Lab Med*. 2001; 125(8): 1074-1077.

425. Kohler S, Rouse RV, Smoller BR. The differential diagnosis of pagetoid cells in the epidermis. *Mod Pathol*. 1998; 11(1): 79-92.

426. Requena L, Sanchez Yus E, Nunez C, et al. Epidermotropically metastatic breast carcinomas. Rare histopathologic variants mimicking melanoma and Paget's disease. *Am J Dermatopathol*. 1996; 18(4): 385-395.

427. Kuo TT, Chan HL, Hsueh S. Clear cell papulosis of the skin. A new entity with histogenetic implications for cutaneous Paget's disease. *Am J Surg Pathol*. 1987; 11(11): 827-834.

428. Mohanty SK, Arora R, Kakkar N, Kumar B. Clear cell papulosis of the skin. *Ann Diagn Pathol*. 2002; 6(6): 385-388.

429. Mazoujian G, Margolis R. Immunohistochemistry of gross cystic disease fluid protein(GCDFP-15) in 65 benign sweat gland tumors of the skin. *Am J Dermatopathol*. 1988; 10(1): 28-35.

430. Umbert P, Winkelmann RK. Tubular apocrine adenoma. *J Cutan Pathol*. 1976; 3(2): 75-87.

431. Ishiko A, Shimizu H, Inamoto N, Nakmura K. Is tubular apocrine adenoma a distinct clinical entity? *Am J Dermatopathol*. 1993; 15(5): 482-487.

432. Mehregan AH. Sebaceous tumors of the skin. *J Cutan Pathol*. 1985; 12(3-4): 196-199.

433. Mehregan AH, Pinkus H. Life history of organoid nevi. Special reference to nevus sebaceus of Jadassohn. *Arch Dermatol*. 1965; 91: 574-588.

434. Alessi E, Sala F. Nevus sebaceus. A clinicopathologic study of its evolution. *Am J Dermatopathol*. 1986; 8(1): 27-31.

435. Jaqueti G, Requena L, Sanchez Yus E. Trichoblastoma is the most common neoplasm developed in nevus sebaceus of Jadassohn: a clinicopathologic study of a series of 155 cases. *Am J Dermatopathol*. 2000; 22(2): 108-118.

436. Jones EW, Heyl T. Naevus sebaceus. A report of 140 cases with special regard to the development of secondary malignant tumours. *Br J Dermatol*. 1970; 82(2): 99-117.

437. Su WP. Histopathologic varieties of epidermal nevus. A study of 160 cases. *Am J Dermatopathol*. 1982; 4(2): 161-170.

438. Rulon DB, Helwig EB. Cutaneous sebaceous neoplasms. *Cancer*. 1974; 33(1): 82-102.

439. Misago N, Mihara I, Ansai S, Narisawa Y. Sebaceoma and related neoplasms with sebaceous differentiation: a clinicopathologic study of 30 cases. *Am J Dermatopathol*. 2002; 24(4): 294-304.

440. Troy JL, Ackerman AB. Sebaceoma. A distinctive benign neoplasm of adnexal epithelium differentiating toward sebaceous cells. *Am J Dermatopathol*. 1984; 6(1): 7-13.

441. Kazakov DV, Kutzner H, Rutten A, et al. Carcinoid-like pattern in sebaceous neoplasms: another distinctive, previously unrecognized pattern in extraocular sebaceous carcinoma and sebaceoma. *Am J Dermatopathol*. 2005; 27(3): 195-203.

442. Muthusamy K, Halbert G, Roberts F. Immunohistochemical staining for adipophilin, perilipin and TIP47. *J Clin Pathol*. 2006; 59(11): 1166-1170.

443. Bailet JW, Zimmerman MC, Arnstein DP, et al. Sebaceous carcinoma of the head and neck. Case report and literature review. *Arch Otolaryngol Head Neck Surg*. 1992; 118(11): 1245-1249.

444. Wick MR, Goellner JR, Wolfe JT III, Su WP. Adnexal carcinomas of the skin. II. Extraocular sebaceous carcinomas. *Cancer*. 1985; 56(5): 1163-1172.

445. Moreno C, Jacyk WK, Judd MJ, Requena L. Highly aggressive extraocular sebaceous carcinoma. *Am J Dermatopathol*. 2001; 23(5): 450-455.

446. Hood IC, Qizilbash AH, Salama SS, et al. Sebaceous carcinoma of the face following irradiation. *Am J Dermatopathol*. 1986; 8(6): 505-508.

447. Kazakov DV, Calonje E, Zelger B, et al. Sebaceous carcinoma arising in nevus sebaceus of Jadassohn: a clinicopathological study of five cases. *Am J Dermatopathol*. 2007; 29(3): 242-248.

448. Kazakov DV, Kutzner H, Spagnolo DV, et al.

Discordant architectural and cytological features in cutaneous sebaceous neoplasms—a classification dilemma: report of 5 cases. *Am J Dermatopathol.* 2009; 31(1): 31-36.

449. Ansai S, Hashimoto H, Aoki T, et al. A histochemical and immunohistochemical study of extra-ocular sebaceous carcinoma. *Histopathology.* 1993; 22(2): 127-133.

450. Bayer-Garner IB, Givens V, Smoller B. Immunohistochemical staining for androgen receptors: a sensitive marker of sebaceous differentiation. *Am J Dermatopathol.* 1999; 21(5): 426-431.

451. Cabral ES, Auerbach A, Killian JK, et al. Distinction of benign sebaceous proliferations from sebaceous carcinomas by immunohistochemistry. *Am J Dermatopathol.* 2006; 28(6): 465-471.

452. Friedman KJ, Boudreau S, Farmer ER. Superficial epithelioma with sebaceous differentiation. *J Cutan Pathol.* 1987; 14(4): 193-197.

453. Kuo T. Clear cell carcinoma of the skin. A variant of the squamous cell carcinoma that simulates sebaceous carcinoma. *Am J Surg Pathol.* 1980; 4(6): 573-583.

454. Hasebe T, Mukai K, Yamaguchi N, et al. Prognostic value of immunohistochemical staining for proliferating cell nuclear antigen, p53, and c-erbB-2 in sebaceous gland carcinoma and sweat gland carcinoma: comparison with histopathological parameter. *Mod Pathol.* 1994; 7(1): 37-43.

455. Graham R, McKee P, McGibbon D, Heyderman E. Torre-Muir syndrome. An association with isolated sebaceous carcinoma. *Cancer.* 1985; 55(12): 2868-2873.

456. Misago N, Narisawa Y. Sebaceous neoplasms in Muir-Torre syndrome. *Am J Dermatopathol.* 2000; 22(2): 155-161.

457. Paraf F, Sasseville D, Watters AK, et al. Clinicopathological relevance of the association between gastrointestinal and sebaceous neoplasms: the Muir-Torre syndrome. *Hum Pathol.* 1995; 26(4): 422-427.

458. Shalin SC, Lyle S, Calonje E, Lazar AJ. Sebaceous neoplasia and the Muir-Torre syndrome: important connections with clinical implications. *Histopathology.* 2010; 56(1): 133-147.

459. Burgdorf WH, Pitha J, Fahmy A. Muir-Torre syndrome. Histologic spectrum of sebaceous proliferations. *Am J Dermatopathol.* 1986; 8(3): 202-208.

460. Finan MC, Connolly SM. Sebaceous gland tumors and systemic disease: a clinicopathologic analysis. *Medicine (Baltimore).* 1984; 63(4): 232-242.

461. Rutten A, Burgdorf W, Hugel H, et al. Cystic sebaceous tumors as marker lesions for the Muir-Torre syndrome: a histopathologic and molecular genetic study. *Am J Dermatopathol.* 1999; 21(5): 405-413.

462. Singh RS, Grayson W, Redston M, et al. Site and tumor type predicts DNA mismatch repair status in cutaneous sebaceous neoplasia. *Am J Surg Pathol.* 2008; 32(6): 936-942.

463. Orta L, Klimstra DS, Qin J, et al. Towards identification of hereditary DNA mismatch repair deficiency: sebaceous neoplasm warrants routine immunohistochemical screening regardless of patient's age or other clinical characteristics. *Am J Surg Pathol.* 2009; 33(6): 934-944.

464. Headington JT. Tumors of the hair follicle. A review. *Am J Pathol.* 1976; 85(2): 479-514.

465. Barr RJ, Goodman MM. Neurofollicular hamartoma: a light microscopic and immunohistochemical study. *J Cutan Pathol.* 1989; 16(6): 336-341.

466. Mehregan AH. Hair follicle tumors of the skin. *J Cutan Pathol.* 1985; 12(3-4): 189-195.

467. Mehregan AH, Brownstein MH. Pilar sheath acanthoma. *Arch Dermatol.* 1978; 114(10): 1495-1497.

468. Rosen LB. A review and proposed new classification of benign acquired neoplasms with hair follicle differentiation. *Am J Dermatopathol.* 1990; 12(5): 496-516.

469. Sau P, Lupton GP, Graham JH. Trichogerminoma. Report of 14 cases. *J Cutan Pathol.* 1992; 19(5): 357-365.

470. Kazakov DV, Vittay G, Michal M, Calonje E. High-grade trichoblastic carcinosarcoma. *Am J Dermatopathol.* 2008; 30(1): 62-64.

471. Wong TY, Reed JA, Suster S, et al. Benign trichogenic tumours: a report of two cases supporting a Simplified nomenclature. *Histopathology.* 1993; 22(6): 575-580.

472. Sim-Davis D, Marks R, Wilson-Jones E. The inverted follicular keratosis. A surprising variant of seborrheic wart. *Acta Derm Venereol.* 1976; 56(5): 337-344.

473. Azzopardi JG, Laurini R. Inverted follicular keratosis. *J Clin Pathol.* 1975; 28(6): 465-471.

474. Mehregan AH. Inverted follicular keratosis. *Arch Dermatol.* 1964; 89: 229-235.

475. Spielvogel RL, Austin C, Ackerman AB. Inverted follicular keratosis is not a specific keratosis but a verruca vulgaris(or seborrheic keratosis) with squamous eddies. *Am J Dermatopathol.* 1983; 5(5): 427-442.

476. Gray HR, Helwig EB. Epithelioma adenoides cysticum and solitary trichoepithelioma. *Arch Dermatol.* 1963; 87: 102-114.

477. Marrogi AJ, Wick MR, Dehner LP. Benign cutaneous adnexal tumors in childhood and young adults, excluding pilomatrixoma: review of 28 cases and literature. *J Cutan Pathol.* 1991; 18(1): 20-27.

478. Lorenzo MJ, Yebra-Pimentel MT, Peteiro C, Toribio J. Cystic giant solitary trichoepithelioma. *Am J Dermatopathol.* 1992; 14(2): 155-160.

479. Clarke J, Ioffreda M, Helm KF. Multiple familial trichoepitheliomas: a folliculosebaceous-apocrine genodermatosis. *Am J Dermatopathol.* 2002; 24(5): 402-405.

480. Bettencourt MS, Prieto VG, Shea CR. Trichoepithelioma: a 19-year clinicopathologic re-evaluation. *J Cutan Pathol.* 1999; 26(8): 398-404.

481. Brownstein MH, Shapiro L. Desmoplastic trichoepithelioma. *Cancer.* 1977; 40(6): 2979-2986.

482. Takei Y, Fukushiro S, Ackerman AB. Criteria for histologic differentiation of desmoplastic trichoepithelioma(sclerosing epithelial hamartoma) from morphea-like basal-cell carcinoma. *Am J Dermatopathol.* 1985; 7(3): 207-221.

483. Thewes M, Worret WI, Engst R, Ring J. Stromelysin-3: a potent marker for histopathologic differentiation between desmoplastic trichoepithelioma and morphealike basal cell carcinoma. *Am J Dermatopathol.* 1998; 20(2): 140-142.

484. Misago N, Satoh T, Miura Y, et al. Merkel cell-poor trichoblastoma with basal cell carcinoma-like foci. *Am J Dermatopathol.* 2007; 29(3): 249-255.

485. Kazakov DV, Mentzel T, Erlandson RA, et al. Clear cell trichoblastoma: a clinicopathological and ultrastructural study of two cases. *Am J Dermatopathol.* 2006; 28(3): 197-201.

486. Rosso R, Lucioni M, Savio T, Borroni G. Trichoblastic sarcoma: a high-grade stromal tumor arising in trichoblastoma. *Am J Dermatopathol.* 2007; 29(1): 79-83.

487. Schulz T, Proske S, Hartschuh W, et al. High-grade trichoblastic carcinoma arising in trichoblastoma: a rare adnexal neoplasm often show-ing metastatic spread. *Am J Dermatopathol.* 2005; 27(1): 9-16.

488. Carlson GJ, Nivatvongs S, Snover DC. Colorectal polyps in Cowden's disease (multiple hamartoma syndrome). *Am J Surg Pathol.* 1984; 8(10): 763-770.

489. Requena L, Gutierrez J, Sanchez Yus E. Multiple sclerotic fibromas of the skin. A cutaneous marker of Cowden's disease. *J Cutan Pathol.* 1992; 19(4): 346-351.

490. Hunt SJ, Kilzer B, Santa Cruz DJ. Desmoplastic trichilemmoma: histologic variant resembling invasive carcinoma. *J Cutan Pathol.* 1990; 17(1): 45-52.

491. Reis JP, Tellechea O, Cunha MF, Baptista AP. Trichilemmal carcinoma: review of 8 cases. *J Cutan Pathol.* 1993; 20(1): 44-49.

492. Swanson PE, Marrogi AJ, Williams DJ, et al. Tricholemmal carcinoma: clinicopathologic study of 10 cases. *J Cutan Pathol.* 1992; 19(2): 100-109.

493. Boscaino A, Terracciano LM, Donofrio V, et al. Tricholemmal carcinoma: a study of seven cases. *J Cutan Pathol.* 1992; 19(2): 94-99.

494. Wong TY, Suster S. Tricholemmal carcinoma. A clinicopathologic study of 13 cases. *Am J Dermatopathol.* 1994; 16(5): 463-473.

495. Gray HR, Helwig EB. Trichofolliculoma. *Arch Dermatol.* 1962; 86(5): 619-625.

496. Hartschuh W, Schulz T. Immunohistochemical investigation of the different developmental stages of trichofolliculoma with special reference to the Merkel cell. *Am J Dermatopathol.* 1999; 21(1): 8-15.

497. Collina G, Eusebi V, Capella C, Rosai J. Merkel cell differentiation in trichoblastoma. *Virchows Arch.* 1998; 433(4): 291-296.

498. Fujita WH, Barr RJ, Headley JL. Multiple fibrofolliculomas with trichodiscomas and acrochordons. *Arch Dermatol.* 1981; 117(1): 32-35.

499. Rook A, Champion RH. Keratoacanthoma. *Natl Cancer Inst Monogr.* 1963; 10: 257-274.

500. Fisher ER, McCoy MM 2nd, Wechsler HL. Analysis of histopathologic and electron microscopic determinants of keratoacnthoma and squamous cell carcinoma. *Cancer.* 1972; 29(5): 1387-1397.

501. Calonje E, Jones EW. Intravascular spread of keratoacanthoma. An alarming but benign phenomenon. *Am J Dermatopathol.* 1992; 14(5): 414-417.

502. Janecka IP, Wolff M, Crikelair GF, Cosman B. Aggressive histological features of keratoacanthoma. *J Cutan Pathol.* 1977; 4(6): 342-348.

503. Lapins NA, Helwig EB. Perineural invasion by keratoacanthoma. *Arch Dermatol.* 1980; 116(7): 791-793.

504. Lowe D, Fletcher CD, Shaw MP, McKee PH. Eosinophil infiltration in keratoacanthoma and squamous cell carcinoma of the skin. *Histopathology.* 1984; 8(4): 619-625.

505. Klein-Szanto AJ, Barr RJ, Reiners JJ Jr, Mamrack MD. Filaggrin distribution in keratoacanthomas and squamous cell carcinoma. *Arch Pathol Lab Med.* 1984; 108(11): 888-890.

506. Ho T, Horn T, Finzi E. Transforming growth factor alpha expression helps to distinguish keratoacanthomas from squamous cell carcinomas. *Arch Dermatol.* 1991; 127(8): 1167-1171.

507. Melendez ND, Smoller BR, Morgan M. VCAM(CD-106) and ICAM(CD-54) adhesion molecules distinguish keratoacanthomas from cutaneous squamous cell carcinomas. *Mod Pathol.* 2003; 16(1): 8-13.

508. Biesterfeld S, Josef J. Differential diagnosis of keratoacanthoma and squamous cell carcinoma of the epidermis by MIB-1 immunohistometry. *Anticancer Res.* 2002; 22(5): 3019-3023.

509. Phillips P, Helm KF. Proliferating cell nuclear antigen distribution in keratoacanthoma and squamous cell carcinoma. *J Cutan Pathol*. 1993; 20(5): 424-428.

510. Pilch H, Weiss J, Heubner C, Heine M. Differential diagnosis of keratoacanthomas and squamous cell carcinomas: diagnostic value of DNA image cytometry and p53 expression. *J Cutan Pathol*. 1994; 21(6): 507-513.

511. Randall MB, Geisinger KR, Kute TE, et al. DNA content and proliferative index in cutaneous squamous cell carcinoma and keratoacanthoma. *Am J Clin Pathol*. 1990; 93(2): 259-262.

512. Cain CT, Niemann TH, Argenyi ZB. Keratoacanthoma versus squamous cell carcinoma. An immunohistochemical reappraisal of p53 protein and proliferating cell nuclear antigen expression in keratoacanthoma-like tumors. *Am J Dermatopathol*. 1995; 17(4): 324-331.

513. Lee YS, Teh M. p53 expression in pseudoepitheliomatous hyperplasia, keratoacanthoma, and squamous cell carcinoma of skin. *Cancer*. 1994; 73(9): 2317-2323.

514. Slater M, Barden JA. Differentiating keratoacanthoma from squamous cell carcinoma by the use of apoptotic and cell adhesion markers. *Histopathology*. 2005; 47(2): 170-178.

515. Peris K, Magrini F, Keller G, et al. Analysis of microsatellite instability and loss of heterozygosity in keratoacanthoma. *Arch Dermatol Res*. 1997; 289(4): 185-188.

516. Ra SH, Su A, Li X, et al. Keratoacanthoma and squamous cell carcinoma are distinct from a molecular perspective. *Mod Pathol*. 2015; 28(6): 799-806.

517. Blessing K, al Nafussi A, Gordon PM. The regressing keratoacanthoma. *Histopathology*. 1994; 24(4): 381-384.

518. Pattee SF, Silvis NG. Keratoacanthoma developing in sites of previous trauma: a report of two cases and review of the literature. *J Am Acad Dermatol*. 2003; 48(2 suppl): S35-S38.

519. Reed RJ. Actinic keratoacanthoma. *Arch Dermatol*. 1972; 106(6): 858-864.

520. Kingman J, Callen JP. Keratoacanthoma. A clinical study. *Arch Dermatol*. 1984; 120(6): 736-740.

521. Clausen OP, Beigi M, Bolund L, et al. Keratoacanthomas frequently show chromosomal aberrations as assessed by comparative genomic hybridization. *J Invest Dermatol*. 2002; 119(6): 1367-1372.

522. Hodak E, Jones RE, Ackerman AB. Solitary keratoacanthoma is a squamous-cell carcinoma: three examples with metastases. *Am J Dermatopathol*. 1993; 15(4): 332-342, discussion 43-52.

523. Piscioli F, Boi S, Zumiani G, Cristofolini M. A gigantic, metastasizing keratoacanthoma. Report of a case and discussion on classification. *Am J Dermatopathol*. 1984; 6(2): 123-129.

524. Mandrell JC, Santa Cruz D. Keratoacanthoma: hyperplasia, benign neoplasm, or a type of squamous cell carcinoma? *Semin Diagn Pathol*. 2009; 26(3): 150-163.

525. Beham A, Regauer S, Soyer HP, Beham-Schmid C. Keratoacanthoma: a clinically distinct variant of well differentiated squamous cell carcinoma. *Adv Anat Pathol*. 1998; 5(5): 269-280.

526. LeBoit PE. Can we understand keratoacanthoma? *Am J Dermatopathol*. 2002; 24(2): 166-168.

527. Sanchez Yus E, Simon P, Requena L, et al. Solitary keratoacanthoma: a self-healing proliferation that frequently becomes malignant. *Am J Dermatopathol*. 2000; 22(4): 305-310.

528. Sleater JP, Beers BB, Stephens CA, Hendricks JB. Keratoacanthoma: a deficient squamous cell carcinoma? Study of bcl-2 expression. *J Cutan Pathol*. 1994; 21(6): 514-519.

529. Allen CA, Stephens M, Steel WM. Subungual keratoacanthoma. *Histopathology*. 1994; 25(2): 181-183.

530. Cramer SF. Subungual keratoacanthoma. A benign bone-eroding neoplasm of the distal phalanx. *Am J Clin Pathol*. 1981; 75(3): 425-429.

531. Kligman AM. The myth of the sebaceous cyst. *Arch Dermatol*. 1964; 89: 253-256.

532. Pinkus H. "Sebaceous cysts" are trichilemmal cysts. *Arch Dermatol*. 1969; 99(5): 544-555.

533. Lucas GL. Epidermoid inclusion cysts of the hand. *J South Orthop Assoc*. 1999; 8(3): 188-192.

534. Rahbari H. Epidermoid cysts with seborrheic verruca-like cyst walls. *Arch Dermatol*. 1982; 118(5): 326-328.

535. Leppard BJ, Sanderson KV. The natural history of trichilemmal cysts. *Br J Dermatol*. 1976; 94(4): 379-390.

536. McGavran MH, Binnington B. Keratinous cysts of the skin. Identification and differentiation of pilar cysts from epidermal cysts. *Arch Dermatol*. 1966; 94(4): 499-508.

537. Cotton DW, Kirkham N, Young BJ. Immunoperoxidase anti-keratin staining of epidermal and pilar cysts. *Br J Dermatol*. 1984; 111(1): 63-68.

538. Lee S, Lee W, Chung S, et al. Detection of human papillomavirus 60 in epidermal cysts of nonpalmoplantar location. *Am J Dermatopathol*. 2003; 25(3): 243-247.

539. Ahn SK, Chung J, Lee WS, et al. Hybrid cysts showing alternate combination of eruptive vellus hair cyst, steatocystoma multiplex, and epidermoid cyst, and an association among the three conditions. *Am J Dermatopathol*. 1996; 18(6): 645-649.

540. Andersen WK, Rao BK, Bhawan J. The hybrid epidermoid and apocrine cyst. A combination of apocrine hidrocystoma and epidermal inclusion cyst. *Am J Dermatopathol*. 1996; 18(4): 364-366.

541. Kurban RS, Bhawan J. Cutaneous cysts lined by nonsquamous epithelium. *Am J Dermatopathol*. 1991; 13(5): 509-517.

542. Yamaki T, Higuchi R, Sasaki K, Nozaki M. Multiple dermoid cysts on the forehead. Case report. *Scand J Plast Reconstr Surg Hand Surg*. 1996; 30(4): 321-324.

543. Brownstein MH. Steatocystoma simplex. A solitary steatocystoma. *Arch Dermatol*. 1982; 118(6): 409-411.

544. Requena L, Martin L, Renedo G, et al. A facial variant of steatocystoma multiplex. *Cutis*. 1993; 51(6): 449-452.

545. Cho S, Chang SE, Choi JH, et al. Clinical and histologic features of 64 cases of steatocystoma multiplex. *J Dermatol*. 2002; 29(3): 152-156.

546. de Viragh PA, Szeimies RM, Eckert F. Apocrine cystadenoma, apocrine hidrocystoma, and eccrine hidrocystoma: three distinct tumors defined by expression of keratins and human milk fat globulin 1. *J Cutan Pathol*. 1997; 24(4): 249-255.

547. Mehregan AH. Apocrine cystadenoma: a clinicopathologic study with special reference to the pigmented variety. *Arch Dermatol*. 1964; 90(3): 274-279.

548. al-Nafussi AI, Carder P. Cutaneous ciliated cyst: a case report and immunohistochemical comparison with fallopian tube. *Histopathology*. 1990; 16(6): 595-598.

549. Farmer ER, Helwig EB. Cutaneous ciliated cysts. *Arch Dermatol*. 1978; 114(1): 70-73.

550. Fontaine DG, Lau H, Murray SK, et al. Cutaneous ciliated cyst of the abdominal wall: a case report with a review of the literature and discussion of pathogenesis. *Am J Dermatopathol*. 2002; 24(1): 63-66.

551. Trotter SE, Rassl DM, Saad M, et al. Cutaneous ciliated cyst occurring in a male. *Histopathology*. 1994; 25(5): 492-493.

552. Esterly NB, Fretzin DF, Pinkus H. Eruptive vellus hair cysts. *Arch Dermatol*. 1977; 113(4): 500-503.

553. Mehregan AH, Medenica M. Pigmented follicular cysts. *J Cutan Pathol*. 1982; 9(6): 423-427.

554. Fraga S, Helwig EB, Rosen SH. Bronchogenic cysts in the skin and subcutaneous tissue. *Am J Clin Pathol*. 1971; 56(2): 230-238.

555. Shareef DS, Salm R. Ectopic vestigial lesions of the neck and shoulders. *J Clin Pathol*. 1981; 34(10): 1155-1162.

556. Kaddu S, Dong H, Mayer G, et al. Warty dyskeratoma—"follicular dyskeratoma": analysis of clinicopathologic features of a distinctive follicular adnexal neoplasm. *J Am Acad Dermatol*. 2002; 47(3): 423-428.

557. Mann B, Salm R, Azzopardi JG. Pilar tumour: a distinctive type of trichilemmoma. *Diagn Histopathol*. 1982; 5(3): 157-167.

558. Hendricks DL, Liang MD, Borochovitz D, Miller T. A case of multiple pilar tumors and pilar cysts involving the scalp and back. *Plast Reconstruct Surg*. 1991; 87(4): 763-767.

559. Mori O, Hachisuka H, Sasai Y. Proliferating trichilemmal cyst with spindle cell carcinoma. *Am J Dermatopathol*. 1990; 12(5): 479-484.

560. Lopez-Rios F, Rodriguez-Peralto JL, Aguilar A, et al. Proliferating trichilemmal cyst with focal invasion: report of a case and a review of the literature. *Am J Dermatopathol*. 2000; 22(2): 183-187.

561. Sleater J, Beers B, Stefan M, et al. Proliferating trichilemmal cyst. Report of four cases, two with nondiploid DNA content and increased proliferation index. *Am J Dermatopathol*. 1993; 15(5): 423-428.

562. Jones E. Proliferating epidermoid cysts. *Arch Dermatol*. 1966; 94(1): 11-19.

563. Reed RJ, Lamar LM. Invasive hair matrix tumors of the scalp. Invasive pilomatrixoma. *Arch Dermatol*. 1966; 94(3): 310-316.

564. Amaral AL, Nascimento AG, Goellner JR. Proliferating pilar(trichilemmal) cyst. Report of two cases, one with carcinomatous transformation and one with distant metastases. *Arch Pathol Lab Med*. 1984; 108(10): 808-810.

565. Rutty GN, Richman PI, Laing JH. Malignant change in trichilemmal cysts: a study of cell proliferation and DNA content. *Histopathology*. 1992; 21(5): 465-468.

566. Ye J, Nappi O, Swanson PE, et al. Proliferating pilar tumors: a clinicopathologic study of 76 cases with a proposal for definition of benign and malignant variants. *Am J Clin Pathol*. 2004; 122(4): 566-574.

567. Haas N, Audring H, Sterry W. Carcinoma arising in a proliferating trichilemmal cyst expresses fetal and trichilemmal hair phenotype. *Am J Dermatopathol*. 2002; 24(4): 340-344.

568. Takata M, Rehman I, Rees JL. A trichilemmal carcinoma arising from a proliferating trichilemmal cyst: the loss of the wild-type p53 is a critical event in malignant transformation. *Hum Pathol*. 1998; 29(2): 193-195.

569. Forbis R Jr, Helwig EB. Pilomatrixoma (calcifying epithelioma). *Arch Dermatol*. 1961; 83: 606-618.

570. Kaddu S, Soyer HP, Wolf IH, Kerl H. Proliferating pilomatricoma. A histopathologic simulator of matrical carcinoma. *J Cutan Pathol*. 1997;

24(4): 228-234.

571. Solanki P, Ramzy I, Durr N, Henkes D. Pilomatrixoma. Cytologic features with differential diagnostic considerations. *Arch Pathol Lab Med*. 1987; 111(3): 294-297.

572. Wang J, Cobb CJ, Martin SE, et al. Pilomatrixoma: clinicopathologic study of 51 cases with emphasis on cytologic features. *Diagn Cytopathol*. 2002; 27(3): 167-172.

573. Aly Z, Pozo L, Diaz-Cano SJ. Colonization of epithelial pilar neoplasms by melanocytes. *Histopathology*. 2006; 48(2): 213-217.

574. Kaddu S, Beham-Schmid C, Soyer HP, et al. Extramedullary hematopoiesis in pilomatricomas. *Am J Dermatopathol*. 1995; 17(2): 126-130.

575. Marrogi AJ, Wick MR, Dehner LP. Pilomatrical neoplasms in children and young adults. *Am J Dermatopathol*. 1992; 14(2): 87-94.

576. Kaddu S, Soyer HP, Hodl S, Kerl H. Morphological stages of pilomatricoma. *Am J Dermatopathol*. 1996; 18(4): 333-338.

577. Kusama K, Katayama Y, Oba K, et al. Expression of hard alpha-keratins in pilomatrixoma, craniopharyngioma, and calcifying odontogenic cyst. *Am J Clin Pathol*. 2005; 123(3): 376-381.

578. McGavran MH. Ultrastructure of pilomatrixoma (calcifying epithelioma). *Cancer*. 1965; 18(11): 1445-1456.

579. Tateyama H, Eimoto T, Tada T, Niwa T. Malignant pilomatricoma. An immunohistochemical study with antihair keratin antibody. *Cancer*. 1992; 69(1): 127-132.

580. Chan EF, Gat U, McNiff JM, Fuchs E. A common human skin tumour is caused by activating mutations in beta-catenin. *Nat Genet*. 1999; 21(4): 410-413.

581. LeBoit PE, Parslow TG, Choy SH. Hair matrix differentiation. Occurrence in lesions other than pilomatrixoma. *Am J Dermatopathol*. 1987; 9(5): 399-405.

582. Wickremaratchi T, Collins CMP. Pilomatrixoma or calcifying epithelioma of Malherbe invading bone. *Histopathology*. 1992; 21(1): 79-81.

583. Hardisson D, Linares MD, Cuevas-Santos J, Contreras F. Pilomatrix carcinoma: a clinicopathologic study of six cases and review of the literature. *Am J Dermatopathol*. 2001; 23(5): 394-401.

584. Hanly MG, Allsbrook WC, Pantazis CG, et al. Pilomatrical carcinosarcoma of the cheek with subsequent pulmonary metastases. A case report. *Am J Dermatopathol*. 1994; 16(2): 196-200.

585. De Galvez-Aranda MV, Herrera-Ceballos E, Sanchez-Sanchez P, et al. Pilomatrix carcinoma with lymph node and pulmonary metastasis: report of a case arising on the knee. *Am J Dermatopathol*. 2002; 24(2): 139-143.

586. O'Donovan DG, Freemont AJ, Adams JE, Markham DE. Malignant pilomatrixoma with bone metastasis. *Histopathology*. 1993; 23(4): 385-386.

587. Sau P, Lupton GP, Graham JH. Pilomatrix carcinoma. *Cancer*. 1993; 71(8): 2491-2498.

588. Wood MG, Parhizgar B, Beerman H. Malignant pilomatricoma. *Arch Dermatol*. 1984; 120(6): 770-773.

589. Conejo-Mir J, Nail RL. Mills SE, eds *Histology for Pathologists*. 3rd ed. Philadelphia, PA: Lippincott Williams & Wilkins; 2007.

590. Alessi E, Coggi A, Gianotti R, et al. Onycholemmal carcinoma. *Am J Dermatopathol*. 2004; 26(5): 397-402.

591. Inaoki M, Makino E, Adachi M, Fujimoto W. Onycholemmal carcinoma. *J Cutan Pathol*. 2006; 33(8): 577-580.

592. Perrin C, Baran R, Balaguer T, et al. Onychomatricoma: new clinical and histological features. A review of 19 tumors. *Am J Dermatopathol*. 2010; 32(1): 1-8.

593. Masson P. Pigment cells in man. In: Miner RW, ed. *The Biology of Melanomas(Special Publication)*. Vol. 4. New York, NY: The New York Academy of Sciences; 1948: 15-51.

594. Le Douarin N. Cell migration in early vertebrate development studied in inter-specific chimaeras. In: *Embryogenesis in Mammals Ciba Foundation Symposium*. Amsterdam: Elsevier Excerpta Medica–North Holland; 1976: 71-101.

595. Clark WH Jr, Watson MC, Watson BE. Two kinds of "clear" cells in the human epidermis; with a report of a modified DOPA reaction for electron microscopy. *Am J Pathol*. 1961; 39: 333-344.

596. Boyle JL, Haupt HM, Stern JB, Multhaupt HA. Tyrosinase expression in malignant melanoma, desmoplastic melanoma, and peripheral nerve tumors. *Arch Pathol Lab Med*. 2002; 126(7): 816-822.

597. Jungbluth AA, Busam KJ, Gerald WL, et al. A103: An anti-melan-a monoclonal antibody for the detection of malignant melanoma in paraffin-embedded tissues. *Am J Surg Pathol*. 1998; 22(5): 595-602.

598. King R, Weilbaecher KN, McGill G, et al. Microphthalmia transcription factor. A sensitive and specific melanocyte marker for MelanomaDiagnosis. *Am J Pathol*. 1999; 155(3): 731-738.

599. Mangini J, Li N, Bhawan J. Immunohistochemical markers of melanocytic lesions: a review of their diagnostic usefulness. *Am J Dermatopathol*. 2002; 24(3): 270-281.

600. Nonaka D, Chiriboga L, Rubin BP. Sox10: a pan-schwannian and melanocytic marker. *Am J Surg Pathol*. 2008; 32(9): 1291-1298.

601. Plummer RS, Shea CR, Nelson M, et al. PAX3 expression in primary melanomas and nevi. *Mod Pathol*. 2008; 21(5): 525-530.

602. Miettinen M, Lehto VP, Virtanen I. Presence of fibroblast-type intermediate filaments (vimentin) and absence of neurofilaments in pigmented nevi and malignant melanomas. *J Cutan Pathol*. 1983; 10(3): 188-192.

603. Bacchi CE, Bonetti F, Pea M, et al. HMB-45: a review. *Appl Immunohistochem*. 1996; 4: 73-85.

604. Smoller BR, McNutt NS, Hsu A. HMB-45 recognizes stimulated melanocytes. *J Cutan Pathol*. 1989; 16(2): 49-53.

605. Magana-Garcia M, Ackerman AB. What are nevus cells? *Am J Dermatopathol*. 1990; 12(1): 93-102.

606. Cochran AJ, Bailly C, Paul E, Dolbeau D. Nevi, other than dysplastic and Spitz nevi. *Semin Diagn Pathol*. 1993; 10(1): 3-17.

607. Lu D, Hoch B, Dehner LP, Lind AC. Proliferative activity in melanocytic nevi from patients grouped by age. *Mod Pathol*. 2003; 16: 94a.

608. MacKie RM, English J, Aitchison TC, et al. The number and distribution of benign pigmented moles(melanocytic naevi) in a healthy British population. *Br J Dermatol*. 1985; 113(2): 167-174.

609. Krengel S. Nevogenesis—new thoughts regarding a classical problem. *Am J Dermatopathol*. 2005; 27(5): 456-465.

610. Hui P, Perkins A, Glusac E. Assessment of clonality in melanocytic nevi. *J Cutan Pathol*. 2001; 28(3): 140-144.

611. Maitra A, Gazdar AF, Moore TO, Moore AY. Loss of heterozygosity analysis of cutaneous melanoma and benign melanocytic nevi: laser capture microdissection demonstrates clonal genetic changes in acquired nevocellular nevi. *Hum Pathol*. 2002; 33(2): 191-197.

612. Bloethner S, Snellman E, Bermejo JL, et al. Differential gene expression in melanocytic nevi with the V600E BRAF mutation. *Genes Chromosome Cancer*. 2007; 46(11): 1019-1027.

613. Kumar R, Angelini S, Snellman E, Hemminki K. BRAF mutations are common somatic events in melanocytic nevi. *J Invest Dermatol*. 2004; 122(2): 342-348.

614. Pollock PM, Harper UL, Hansen KS, et al. High frequency of BRAF mutations in nevi. *Nat Genet*. 2003; 33(1): 19-20.

615. Masson P. Les naevi pigmentaires, tumeurs nerveuses. *Ann Anat Pathol(Paris)*. 1926; 3: 417-453, 657-696.

616. Masson P. My conception of cellular nevi. *Cancer*. 1951; 4(1): 9-38.

617. Argenyi ZB, Rodgers J, Wick M. Expression of nerve growth factor and epidermal growth factor receptors in neural nevi with nevic corpuscles. *Am J Dermatopathol*. 1996; 18(5): 460-464.

618. Kroumpouzos G, Cohen LM. Intradermal melanocytic nevus with prominent schwannian differentiation. *Am J Dermatopathol*. 2002; 24(1): 39-42.

619. Misago N. The relationship between melanocytes and peripheral nerve sheath cells(Part I): melanocytic nevus(excluding so-called "blue nevus") with peripheral nerve sheath differentiation. *Am J Dermatopathol*. 2000; 22(3): 217-229.

620. Johnson WT, Helwig EB. Benign nevus cells in the capsule of lymph nodes. *Cancer*. 1969; 23(3): 747-753.

621. Ridolfi RL, Rosen PP, Thaler H. Nevus cell aggregates associated with lymph nodes: estimated frequency and clinical significance. *Cancer*. 1977; 39(1): 164-171.

622. Fallowfield ME, Collina G, Cook MG. Melanocytic lesions of the palm and sole. *Histopathology*. 1994; 24(5): 463-467.

623. Signoretti S, Annessi G, Puddu P, Faraggiana T. Melanocytic nevi of palms and soles: a histological study according to the plane of section. *Am J Surg Pathol*. 1999; 23(3): 283-287.

624. Mooi WJ, Krausz T. *Biopsy Pathology of Melanocytic Disorders*. *Biopsy Pathology Series*. London: Chapman & Hall; 1992.

625. King R, Googe PB, Page RN, Mihm MC Jr. Melanocytic lesions associated with dermatofibromas: a spectrum of lesions ranging from junctional nevus to malignant melanoma in situ. *Mod Pathol*. 2005; 18(8): 1043-1047.

626. Sowa J, Kobayashi H, Ishii M, Kimura T. Histopathologic findings in Unna's nevus suggest it is a tardive congenital nevus. *Am J Dermatopathol*. 2008; 30(6): 561-566.

627. Gray MH, Smoller BR, McNutt NS, Hsu A. Neurofibromas and neurotized melanocytic nevi are immunohistochemically distinct neoplasms. *Am J Dermatopathol*. 1990; 12(3): 234-241.

628. Van Paesschen MA, Goovaerts G, Buyssens N. A study of the so-called neurotization of nevi. *Am J Dermatopathol*. 1990; 12(3): 242-248.

629. Bednar B. Storiform neurofibroma in the core of naevocellular naevi. *J Pathol*. 1970; 101(2): 199-201.

630. Van Raamsdonk CD, Bezrookove V, Green G, et al. Frequent somatic mutations of GNAQ in uveal melanoma and blue naevi. *Nature*. 2009; 457(7229): 599-602.

631. Schaumburg-Lever G, Lever I, Fehrenbacher B, et al. Melanocytes in nevi and melanomas synthesize basement membrane and basement membrane-like material. An immunohistochemical and electron microscopic study

including immunoelectron microscopy. *J Cutan Pathol*. 2000; 27(2): 67-75.

632. Yaar M, Woodley DT, Gilchrest BA. Human nevocellular nevus cells are surrounded by basement membrane components. Immunohistologic studies of human nevus cells and melanocytes in vivo and in vitro. *Lab Invest*. 1988; 58(2): 157-162.

633. Tajima Y, Nakajima T, Sugano I, et al. Malignant melanoma within an intradermal nevus. *Am J Dermatopathol*. 1994; 16(3): 301-306.

634. Stegmaier OC Jr, Montgomery H. Histopathologic studies of pigmented nevi in children. *J Invest Dermatol*. 1953; 20(1): 51-64.

635. Cohen LM, Bennion SD, Johnson TW, Golitz LE. Hypermelanotic nevus: clinical, histopathologic, and ultrastructural features in 316 cases. *Am J Dermatopathol*. 1997; 19(1): 23-30.

636. Benz G, Holzel D, Schmoeckel C. Inflammatory cellular infiltrates in melanocytic nevi. *Am J Dermatopathol*. 1991; 13(6): 538-542.

637. Clark WH Jr, Hood AF, Tucker MA, Jampel RM. Atypical melanocytic nevi of the genital type with a discussion of reciprocal parenchymal-stromal interactions in the biology of neoplasia. *Hum Pathol*. 1998; 29(1 suppl 1): S1-S24.

638. Gleason BC, Hirsch MS, Nucci MR, et al. Atypical genital nevi. A clinicopathologic analysis of 56 cases. *Am J Surg Pathol*. 2008; 32(1): 51-57.

639. Elder DE. Precursors to melanoma and their mimics: nevi of special sites. *Mod Pathol*. 2006; 19(suppl 2): S4-S20.

640. Khalifeh I, Taraif S, Reed JA, et al. A subgroup of melanocytic nevi on the distal lower extremity(ankle) shares features of acral nevi, dysplastic nevi, and melanoma in situ: a potential misdiagnosis of melanoma in situ. *Am J Surg Pathol*. 2007; 31(7): 1130-1136.

641. McKee PH. Clues to the diagnosis of atypical melanocytic lesions. *Histopathology*. 2010; 56(1): 100-111.

642. Harris GR, Shea CR, Horenstein MG, et al. Desmoplastic(sclerotic) nevus: an underrecognized entity that resembles dermatofibroma and desmoplastic melanoma. *Am J Surg Pathol*. 1999; 23(7): 786-794.

643. Mehregan DR, Mehregan DA, Mehregan AH. Nodular myxoid change in melanocytic nevi. A report of two cases. *Am J Dermatopathol*. 1996; 18(4): 400-402.

644. Cohen PR, Rapini RP. Nevus with cyst. A report of 93 cases. *Am J Dermatopathol*. 1993; 15(3): 229-234.

645. Jih DM, Morgan MB, Bass J, et al. Oncocytic metaplasia occurring in a spectrum of melanocytic nevi. *Am J Dermatopathol*. 2002; 24(6): 468-472.

646. Conlin PA, Rapini RP. Epidermolytic hyperkeratosis associated with melanocytic nevi: a report of 53 cases. *Am J Dermatopathol*. 2002; 24(1): 23-25.

647. Weedon D. Unusual features of nevocellular nevi. *J Cutan Pathol*. 1982; 9(5): 284-292.

648. Gonzalez-Campora R, Galera-Davidson H, Vazquez-Ramirez FJ, Diaz-Cano S. Blue nevus: classical types and new related entities. A differential diagnostic review. *Pathol Res Pract*. 1994; 190(6): 627-635.

649. Sun J, Morton TH Jr, Gown AM. Antibody HMB-45 identifies the cells of blue nevi. An immunohistochemical study on paraffin sections. *Am J Surg Pathol*. 1990; 14(8): 748-751.

650. Harper JC, Waldron CA. Blue nevus of palate: report of a case. *Oral Surg Oral Med Oral Pathol*. 1965; 20: 145-149.

651. Goldman RL, Friedman NB. Blue nevus of the uterine cervix. *Cancer*. 1967; 20(2): 210-214.

652. Jao W, Fretzin DF, Christ ML, Prinz LM. Blue nevus of the prostate gland. *Arch Pathol*. 1971; 91(2): 187-191.

653. Epstein JI, Erlandson RA, Rosen PP. Nodal blue nevi. A study of three cases. *Am J Surg Pathol*. 1984; 8(12): 907-915.

654. Busam KJ. Metastatic melanoma to the skin simulating blue nevus. *Am J Surg Pathol*. 1999; 23(3): 276-282.

655. Wieselthier JS, White WL. Cutaneous metastasis of ocular malignant melanoma. An unusual presentation simulating blue nevi. *Am J Dermatopathol*. 1996; 18(3): 289-295.

656. Masson P. Blue neuro-nevi. *Arch de Vecchi Anat Patol*. 1950; 14(1): 1-28.

657. Rodriguez HA, Ackerman LV. Cellular blue nevus: clinicopathologic study of forty-five cases. *Cancer*. 1968; 21(3): 393-405.

658. Michal M, Kerekes Z, Kinkor Z, et al. Desmoplastic cellular blue nevi. *Am J Dermatopathol*. 1995; 17(3): 230-235.

659. Perez MT, Suster S. Balloon cell change in cellular blue nevus. *Am J Dermatopathol*. 1999; 21(2): 181-184.

660. Zembowicz A, Granter SR, McKee PH, Mihm MC. Amelanotic cellular blue nevus: a hypopigmented variant of the cellular blue nevus: clinicopathologic analysis of 20 cases. *Am J Surg Pathol*. 2002; 26(11): 1493-1500.

661. Cerroni L, Borroni RG, Massone C, Kerl H. Ancient" blue nevi(cellular blue nevi with degenerative stromal changes). *Am J Dermatopathol*. 2008; 30(1): 1-5.

662. Smith K, Germain M, Williams J, Skelton H. CD34-positive cellular blue nevi. *J Cutan Pathol*. 2001; 28(3): 145-150.

663. Maize JC Jr, McCalmont TH, Carlson JA, et al. Genomic analysis of blue nevi and related dermal melanocytic proliferations. *Am J Surg Pathol*. 2005; 29(9): 1214-1220.

664. Connelly J, Smith JL Jr. Malignant blue nevus. *Cancer*. 1991; 67(10): 2653-2657.

665. Granter SR, McKee PH, Calonje E, et al. Melanoma associated with blue nevus and melanoma mimicking cellular blue nevus: a clinicopathologic study of 10 cases on the spectrum of so-called 'malignant blue nevus'. *Am J Surg Pathol*. 2001; 25(3): 316-323.

666. Temple-Camp CR, Saxe N, King H. Benign and malignant cellular blue nevus. A clinicopathological study of 30 cases. *Am J Dermatopathol*. 1988; 10(4): 289-296.

667. Kao GF, Graham JH, Helwig EB. Cutaneous malignant blue melanoma [abstract]. *Lab Invest*. 1981; 44: 33.

668. Pich A, Chiusa L, Margaria E, Aloi F. Proliferative activity in the malignant cellular blue nevus. *Hum Pathol*. 1993; 24(12): 1323-1329.

669. Pouryazdanparast P, Newman M, Mafee M, et al. Distinguishing epithelioid blue nevus from blue nevus-like cutaneous melanoma metastasis using fluorescence in situ hybridization. *Am J Surg Pathol*. 2009; 33(9): 1396-1400.

670. Gerami P, Pouryazdanparast P, Vemula S, Bastian BC. Molecular analysis of a case of nevus of Ota showing progressive evolution to melanoma with intermediate stages resembling cellular blue nevus. *Am J Dermatopathol*. 2010; 32(3): 301-305.

671. Tran TA, Carlson JA, Basaca PC, Mihm MC. Cellular blue nevus with atypia(atypical cellular blue nevus): a clinicopathologic study of nine cases. *J Cutan Pathol*. 1998; 25(5): 252-258.

672. Mones JM, Ackerman AB. "Atypical" blue nevus, "malignant" blue nevus, and "metastasizing" blue nevus: a critique in historical perspective of three concepts flawed fatally. *Am J Dermatopathol*. 2004; 26(5): 407-430.

673. Barnhill RL, Argenyi Z, Berwick M, et al. Atypical cellular blue nevi(cellular blue nevi with atypical features): lack of consensus for diagnosis and distinction from cellular blue nevi and malignant melanoma ("malignant blue nevus"). *Am J Surg Pathol*. 2008; 32(1): 36-44.

674. Wood WS, Tron VA. Analysis of HMB-45 immunoreactivity in common and cellular blue nevi. *J Cutan Pathol*. 1991; 18(4): 261-263.

675. Dei Tos AP, Khurana JS, Kurtin PJ, Nascimento AG. Absence of S-100 protein immunoreactivity in cellular blue nevus: a potential diagnostic pitfall. *Appl Immunohistochem Mol Morphol*. 1999; 7(4): 255.

676. Tsoitis G, Kanitakis C, Kapetis E. Naevus bleu multinodulaire en plaque, superficiel et neuroide. *Ann Dermatol Venereol*. 1983; 110: 231-235.

677. Bondi EE, Elder D, Guerry D 4th, Clark WH Jr. Target blue nevus. *Arch Dermatol*. 1983; 119(11): 919-920.

678. Leopold JG, Richards DB. The interrelationship of blue and common naevi. *J Pathol Bacteriol*. 1968; 95(1): 37-46.

679. Pulitzer DR, Martin PC, Cohen AP, Reed RJ. Histologic classification of the combined nevus. Analysis of the variable expression of melanocytic nevi. *Am J Surg Pathol*. 1991; 15(12): 1111-1122.

680. Carney JA, Ferreiro JA. The epithelioid blue nevus. A multicentric familial tumor with important associations, including cardiac myxoma and psammomatous melanotic schwannoma. *Am J Surg Pathol*. 1996; 20(3): 259-272.

681. Moreno C, Requena L, Kutzner H, et al. Epithelioid blue nevus: a rare variant of blue nevus not always associated with the Carney complex. *J Cutan Pathol*. 2000; 27(5): 218-223.

682. O'Grady TC, Barr RJ, Billman G, Cunningham BB. Epithelioid blue nevus occurring in children with no evidence of Carney complex. *Am J Dermatopathol*. 1999; 21(5): 483-486.

683. Groben PA, Harvell JD, White WL. Epithelioid blue nevus: neoplasm Sui generis or variation on a theme? *Am J Dermatopathol*. 2000; 22(6): 473-488.

684. Zembowicz A, Carney JA, Mihm MC. Pigmented epithelioid melanocytoma: a low-grade melanocytic tumor with metastatic potential indistinguishable from animal-type melanoma and epithelioid blue nevus. *Am J Surg Pathol*. 2004; 28(1): 31-40.

685. Deyrup AT, Althof P, Zhou M, et al. Paraganglioma-like dermal melanocytic tumor: a unique entity distinct from cellular blue nevus, clear cell sarcoma, and cutaneous melanoma. *Am J Surg Pathol*. 2004; 28(12): 1579-1586.

686. Hirayama T, Suzuki T. A new classification of Ota's nevus based on histopathological features. *Dermatologica*. 1991; 183(3): 169-172.

687. Zembowicz A, Mihm MC. Dermal dendritic melanocytic proliferations: an update. *Histopathology*. 2004; 45(5): 433-451.

688. Cesinaro AM, Foroni M, Sighinolfi P, et al. Spitz nevus is relatively frequent in adults: a clinico-pathologic study of 247 cases related to patient's age. *Am J Dermatopathol*. 2005; 27(6): 469-475.

689. Echevarria R, Ackerman LV. Spindle and epithelioid cell nevi in the adult. Clinicopathologic report of 26 cases. *Cancer*. 1967; 20(2): 175-189.

690. Kernen JA, Ackerman LV. Spindle cell nevi and epithelioid cell nevi(so-called juvenile melanomas) in children and adults: a clinicopathological study of 27 cases. *Cancer*. 1960; 13: 612-

625.

691. Hamm H, Happle R, Brocker EB. Multiple aginate Spitz naevi: review of the literature and report of a case with distinctive immunohistological features. *Br J Dermatol*. 1987; 117(4): 511-522.

692. Mooi WJ. Spitz nevus and its histologic simulators. *Adv Anat Pathol*. 2002; 9(4): 209-221.

693. Paniago-Pereira C, Maize JC, Ackerman AB. Nevus of large spindle and/or epithelioid cells(Spitz's nevus). *Arch Dermatol*. 1978; 114(12): 1811-1823.

694. Tu P, Miyauchi S, Miki Y. Proliferative activities in Spitz nevus compared with melanocytic nevus and malignant melanoma using expression of PCNA/cyclin and mitotic rate. *Am J Dermatopathol*. 1993; 15(4): 311-314.

695. Weedon D, Little JH. Spindle and epithelioid cell nevi in children and adults. A review of 211 cases of the Spitz nevus. *Cancer*. 1977; 40(1): 217-225.

696. Barnhill RL, Barnhill MA, Berwick M, Mihm MC Jr. The histologic spectrum of pigmented spindle cell nevus: a review of 120 cases with emphasis on atypical variants. *Hum Pathol*. 1991; 22(1): 52-58.

697. Sagebiel RW, Chinn EK, Egbert BM. Pigmented spindle cell nevus. Clinical and histologic review of 90 cases. *Am J Surg Pathol*. 1984; 8(9): 645-653.

698. Smith NP. The pigmented spindle cell tumor of Reed: an underdiagnosed lesion. *Semin Diagn Pathol*. 1987; 4(1): 75-87.

699. Busam KJ, Kutzner H, Cerroni L, Wiesner T. Clinical and pathologic findings of Spitz nevi and atypical Spitz tumors with ALK fusions. *Am J Surg Pathol*. 2014; 38(7): 925-933.

700. Barr RJ, Morales RV, Graham JH. Desmoplastic nevus: a distinct histologic variant of mixed spindle cell and epithelioid cell nevus. *Cancer*. 1980; 46(3): 557-564.

701. Busam KJ, Barnhill RL. Pagetoid Spitz nevus. Intraepidermal Spitz tumor with prominent pagetoid spread. *Am J Surg Pathol*. 1995; 19(9): 1061-1067.

702. Howat AJ, Variend S. Lymphatic invasion in Spitz nevi. *Am J Surg Pathol*. 1985; 9(2): 125-128.

703. Burg G, Kempf W, Hochli M, et al. Tubular' epithelioid cell nevus: a new variant of Spitz's nevus. *J Cutan Pathol*. 1998; 25(9): 475-478.

704. Clarke B, Essa A, Chetty R. Plexiform spitz nevus. *Int J Surg Pathol*. 2002; 10(1): 69-73.

705. Spatz A, Peterse S, Fletcher CD, Barnhill RL. Plexiform spitz nevus: an intradermal spitz nevus with plexiform growth pattern. *Am J Dermatopathol*. 1999; 21(6): 542-546.

706. Harvell JD, Meehan SA, LeBoit PE. Spitz's nevi with halo reaction: a histopathologic study of 17 cases. *J Cutan Pathol*. 1997; 24(10): 611-619.

707. Diaz-Cascajo C, Borghi S, Weyers W. Angiomatoid Spitz nevus: a distinct variant of desmoplastic Spitz nevus with prominent vasculature. *Am J Dermatopathol*. 2000; 22(2): 135-139.

708. Binder SW, Asnong C, Paul E, Cochran AJ. The histology and differential diagnosis of Spitz nevus. *Semin Diagn Pathol*. 1993; 10(1): 36-46.

709. Peters MS, Goellner JR. Spitz naevi and malignant melanomas of childhood and adolescence. *Histopathology*. 1986; 10(12): 1289-1302.

710. Skelton HG, Miller ML, Lupton GP, Smith KJ. Eosinophilic globules in spindle cell and epithelioid cell nevi: composition and possible origin. *Am J Dermatopathol*. 1998; 20(6): 547-550.

711. Walsh N, Crotty K, Palmer A, McCarthy S. Spitz nevus versus spitzoid malignant melanoma: an evaluation of the current distinguishing histopathologic criteria. *Hum Pathol*. 1998; 29(10): 1105-1112.

712. Weedon D. Borderline melanocytic tumors. *J Cutan Pathol*. 1985; 12(3-4): 266-270.

713. Hantschke M, Bastian BC, LeBoit PE. Consumption of the epidermis: a diagnostic criterion for the differential diagnosis of melanoma and Spitz nevus. *Am J Surg Pathol*. 2004; 28(12): 1621-1625.

714. Kanter-Lewensohn L, Hedblad MA, Wejde J, Larsson O. Immunohistochemical markers for distinguishing Spitz nevi from malignant melanomas. *Mod Pathol*. 1997; 10(9): 917-920.

715. Ribe A, McNutt NS. S100A6 protein expression is different in Spitz nevi and melanomas. *Mod Pathol*. 2003; 16(5): 505-511.

716. Hilliard NJ, Krahl D, Sellheyer K. p16 expression differentiates between desmoplastic Spitz nevus and desmoplastic melanoma. *J Cutan Pathol*. 2009; 36(7): 753-759.

717. Bastian BC, Wesselmann U, Pinkel D, Leboit PE. Molecular cytogenetic analysis of Spitz nevi shows clear differences to melanoma. *J Invest Dermatol*. 1999; 113(6): 1065-1069.

718. Bastian BC, LeBoit PE, Pinkel D. Mutations and copy number increase of HRAS in Spitz nevi with distinctive histopathological features. *Am J Pathol*. 2000; 157(3): 967-972.

719. Gill M, Cohen J, Renwick N, et al. Genetic similarities between Spitz nevus and Spitzoid melanoma in children. *Cancer*. 2004; 101(11): 2636-2640.

720. Wiesner T, He J, Yelensky R, et al. Kinase fusions are frequent in Spitz tumours and spitzoid melanomas. *Nat Commun*. 2014; 5: 3116.

721. Yeh I, de la Fouchardiere A, Pissaloux D, et al. Clinical, histopathologic, and genomic features of Spitz tumors with ALK fusions. *Am J Surg Pathol*. 2015; 39(5): 581-591.

722. Harvell JD, Bastian BC, LeBoit PE. Persistent (recurrent) Spitz nevi: a histopathologic, immunohistochemical, and molecular pathologic study of 22 cases. *Am J Surg Pathol*. 2002; 26(5): 654-661.

723. Goldes J, Holmes S, Satz M, et al. Melanoma masquerading as Spitz nevus following acute lymphoblastic leukemia. *Pediatr Dermatol*. 1984; 1(4): 295-298.

724. Smith KJ, Barrett TL, Skelton HG 3rd, et al. Spindle cell and epithelioid cell nevi with atypia and metastasis (malignant Spitz nevus). *Am J Surg Pathol*. 1989; 13(11): 931-939.

725. Lee DA, Cohen JA, Twaddell WS, et al. Are all melanomas the same? Spitzoid melanoma is a distinct subtype of melanoma. *Cancer*. 2006; 106(4): 907-913.

726. Barnhill RL, Argenyi ZB, From L, et al. Atypical Spitz nevi/tumors: lack of consensus for diagnosis, discrimination from melanoma, and prediction of outcome. *Hum Pathol*. 1999; 30(5): 513-520.

727. Barnhill RL. The spitzoid lesion: the importance of atypical variants and risk assessment. *Am J Dermatopathol*. 2006; 28(1): 75-83.

728. Cerroni L, Barnhill R, Elder D, et al. Melanocytic tumors of uncertain malignant potential: results of a tutorial held at the XXIX Symposium of the International Society of Dermatopathology in Graz, October 2008. *Am J Surg Pathol*. 2010; 34(3): 314-326.

729. Lohmann CM, Coit DG, Brady MS, et al. Sentinel lymph node biopsy in patients with diagnostically controversial spitzoid melanocytic tumors. *Am J Surg Pathol*. 2002; 26(1): 47-55.

730. Su LD, Fullen DR, Sondak VK, et al. Sentinel lymph node biopsy for patients with problematic spitzoid melanocytic lesions: a report on 18 patients. *Cancer*. 2003; 97(2): 499-507.

731. Urso C, Borgognoni L, Saieva C, et al. Sentinel lymph node biopsy in patients with "atypical Spitz tumors." A report on 12 cases. *Hum Pathol*. 2006; 37(7): 816-823.

732. Gerami P, Scolyer RA, Xu X, et al. Risk assessment for atypical spitzoid melanocytic neoplasms using FISH to identify chromosomal copy number aberrations. *Am J Surg Pathol*. 2013; 37(5): 676-684.

733. Wiesner T, Murali R, Fried I, et al. A distinct subset of atypical Spitz tumors is characterized by BRAF mutation and loss of BAP1 expression. *Am J Surg Pathol*. 2012; 36(6): 818-830.

734. Rhodes AR, Silverman RA, Harrist TJ, Melski JW. A histologic comparison of congenital and acquired nevomelanocytic nevi. *Arch Dermatol*. 1985; 121(10): 1266-1273.

735. Silvers DN, Helwig EB. Melanocytic nevi in neonates. *J Am Acad Dermatol*. 1981; 4(2): 166-175.

736. Walsh MY, MacKie RM. Histological features of value in differentiating small congenital melanocytic naevi from acquired naevi. *Histopathology*. 1988; 12(2): 145-154.

737. Kaye VM, Dehner LP. Cutaneous glomus tumor. A comparative immunohistochemical study with pseudoangiomatous intradermal melanocytic nevi. *Am J Dermatopathol*. 1991; 13(1): 2-6.

738. Mancianti ML, Clark WH, Hayes FA, Herlyn M. Malignant melanoma simulants arising in congenital melanocytic nevi do not show experimental evidence for a malignant phenotype. *Am J Pathol*. 1990; 136(4): 817-829.

739. Herron MD, Vanderhooft SL, Smock K, et al. Proliferative nodules in congenital melanocytic nevi: a clinicopathologic and immunohistochemical analysis. *Am J Surg Pathol*. 2004; 28(8): 1017-1025.

740. Botet MV, Caro FR, Sanchez JL. Congenital acral melanocytic nevi clinically stimulating acral lentiginous melanoma. *J Am Acad Dermatol*. 1981; 5(4): 406-410.

741. Angelucci D, Natali PG, Amerio PL, et al. Rapid perinatal growth mimicking malignant transformation in a giant congenital melanocytic nevus. *Hum Pathol*. 1991; 22(3): 297-301.

742. Chung C, Forte AJ, Narayan D, Persing J. Giant nevi: a review. *J Craniofac Surg*. 2006; 17(6): 1210-1215.

743. Demian SD, Donnelly WH, Frias JL, Monif GR. Placental lesions in congenital giant pigmented nevi. *Am J Clin Pathol*. 1974; 61(3): 438-442.

744. Ruiz-Maldonado R, Tamayo L, Laterza AM, Duran C. Giant pigmented nevi: clinical, histopathologic, and therapeutic considerations. *J Pediatr*. 1992; 120(6): 906-911.

745. Jeanfils S, Tennstedt D, Lachapelle JM. Cerebriform intradermal nevus. A clinical pattern resembling cutis verticis gyrata. *Dermatology*. 1993; 186(4): 294-297.

746. Martinez-Barba E, Polo-Garcia LA, Ferri-Niguez B, et al. Congenital giant melanocytic nevus with pigmented epithelioid cells: a variant of epithelioid blue nevus. *Am J Dermatopathol*. 2002; 24(1): 30-35.

747. Kadonaga JN, Frieden IJ. Neurocutaneous melanosis: definition and review of the literature. *J Am Acad Dermatol*. 1991; 24(5 Pt 1): 747-755.

748. Slaughter JC, Hardman JM, Kempe LG, Earle KM. Neurocutaneous melanosis and leptomeningeal melanomatosis in children. *Arch Pathol*. 1969; 88(3): 298-304.

749. Cajaiba MM, Benjamin D, Halaban R, Reyes-Mugica M. Metastatic peritoneal neurocutaneous melanocytosis. *Am J Surg Pathol*. 2008; 32(1): 156-161.

750. Hendrickson MR, Ross JC. Neoplasms arising in congenital giant nevi: morphologic study of seven cases and a review of the literature. *Am J Surg Pathol*. 1981; 5(2): 109-135.

751. Pearson JP, Weiss SW, Headington JT. Cutaneous malignant melanotic neurocristic tumors arising in neurocristic hamartomas. A melanocytic tumor morphologically and biologically distinct from common melanoma. *Am J Surg Pathol*. 1996; 20(6): 665-677.

752. Reed WB, Becker SW Sr, Becker SW Jr, Nickel WR. Giant pigmented nevi, melanoma, and leptomeningeal melanocytosis: a clinical and histopathological study. *Arch Dermatol*. 1965; 91: 100-119.

753. Schmitt FC, Bittencourt A, Mendonca N, Dorea M. Rhabdomyosarcoma in a congenital pigmented nevus. *Pediatr Pathol*. 1992; 12(1): 93-98.

754. Roth MJ, Medeiros LJ, Kapur S, et al. Malignant schwannoma with melanocytic and neuroepithelial differentiation in an infant with congenital giant melanocytic nevus: a complex neurocristopathy. *Hum Pathol*. 1993; 24(12): 1371-1375.

755. Sanguexa OP, Hyder DM, Bakke AC, White CR Jr. DNA determination in dysplastic nevi. A comparative study between flow cytometry and image analysis. *Am J Dermatopathol*. 1993; 15(2): 99-105.

756. Alper JC. Congenital nevi. The controversy rages on. *Arch Dermatol*. 1985; 121(6): 734-735.

757. Mark GJ, Mihm MC, Liteplo MG, et al. Congenital melanocytic nevi of the small and garment type. Clinical, histologic, and ultrastructural studies. *Human Pathol*. 1973; 4(3): 395-418.

758. Holman CD, Heenan PJ, Caruso V, et al. Seasonal variation in the junctional component of pigmented naevi. *Int J Cancer*. 1983; 31(2): 213-215.

759. Tronnier M, Wolff HH. UV-irradiated melanocytic nevi simulating melanoma in situ. *Am J Dermatopathol*. 1995; 17(1): 1-6.

760. Chan MP, Chan MM, Tahan SR. Superficial micronodules of pregnancy(SMOPs) and MIB-1(Ki67) proliferation index in benign nevi excised during pregnancy. *Lab Invest*. 2009; 89: 101A.

761. Foucar E, Bentley TJ, Laube DW, Rosai J. A histopathologic evaluation of nevocellular nevi in pregnancy. *Arch Dermatol*. 1985; 121(3): 350-354.

762. Tucker SB, Horstmann JP, Hertel B, et al. Activation of nevi in patients with malignant melanoma. *Cancer*. 1980; 46(4): 822-827.

763. Kornberg R, Ackerman AB. Pseudomelanoma: recurrent melanocytic nevus following partial surgical removal. *Arch Dermatol*. 1975; 111(12): 1588-1590.

764. Smith KJ, Skelton HG, Heimer W, et al. Melanocytic activation in HIV-1 disease: HMB-45 staining in common acquired nevi. Military Medical Consortium for the Advancement of Retroviral Research. *J Am Acad Dermatol*. 1993; 29(4): 539-544.

765. Eady RA, Gilkes JJ, Jones EW. Eruptive naevi: report of two cases, with enzyme histochemical, light and electron microscopical findings. *Br J Dermatol*. 1977; 97(3): 267-278.

766. Cockerell CJ. A rational approach to the understanding and management of the dysplastic nevus syndrome concept. *Pathol Ann*. 1993; 28(Pt 1): 121-144.

767. Greene MH, Clark WH Jr, Tucker MA, et al. Acquired precursors of cutaneous malignant melanoma. The familial dysplastic nevus syndrome. *N Engl J Med*. 1985; 312(2): 91-97.

768. Lynch HT, Fusaro RM, Pester J, Lynch JF. Familial atypical multiple mole melanoma (FAMMM) syndrome: genetic heterogeneity and malignant melanoma. *Br J Cancer*. 1980; 42(1): 58-70.

769. McBride A, Rivers JK, Kopf AW, et al. Clinical features of dysplastic nevi. *Dermatol Clin*. 1991; 9(4): 717-722.

770. Tucker MA, Fraser MC, Goldstein AM, et al. A natural history of melanomas and dysplastic nevi: an atlas of lesions in melanoma-prone families. *Cancer*. 2002; 94(12): 3192-3209.

771. Brodell RT, Santa Cruz DJ. Borderline and atypical melanocytic lesions. *Semin Diagn Pathol*. 1985; 2(1): 63-86.

772. Elder DE, Clark WH Jr, Elenitsas R, et al. The early and intermediate precursor lesions of tumor progression in the melanocytic system: common acquired nevi and atypical (dysplastic) nevi. *Semin Diagn Pathol*. 1993; 10(1): 18-35.

773. Elder DE. Dysplastic naevi: an update. *Histopathology*. 2010; 56(1): 112-120.

774. Barnhill RL, Roush GC, Duray PH. Correlation of histologic architectural and cytoplasmic features with nuclear atypia in atypical(dysplastic) nevomelanocytic nevi. *Hum Pathol*. 1990; 21(1): 51-58.

775. Hastrup N, Clemmensen OJ, Spaun E, Sondergaard K. Dysplastic naevus: histological criteria and their inter-observer reproducibility. *Histopathology*. 1994; 24(6): 503-509.

776. Rivers JK, Cockerell CJ, McBride A, Kopf AW. Quantification of histologic features of dysplastic nevi. *Am J Dermatopathol*. 1990; 12(1): 42-50.

777. Smoller BR, Egbert BM. Dysplastic nevi can be diagnosed and graded reproducibly: a longitudinal study. *J Am Acad Dermatol*. 1992; 27(3): 399-402.

778. Arumi-Uria M, McNutt NS, Finnerty B. Grading of atypia in nevi: correlation with melanoma risk. *Mod Pathol*. 2003; 16(8): 764-771.

779. Black WC, Hunt WC. Histologic correlations with the clinical diagnosis of dysplastic nevus. *Am J Surg Pathol*. 1990; 14(1): 44-52.

780. Peter RU, Worret WI, Nickolay-Kiesthardt J. Prevalence of dysplastic nevi in healthy young men. *Int J Dermatol*. 1992; 31(5): 327-330.

781. Rhodes AR, Seki Y, Fitzpatrick TB, Stern RS. Melanosomal alterations in dysplastic melanocytic nevi. A quantitative, ultrastructural investigation. *Cancer*. 1988; 61(2): 358-369.

782. Ackerman AB, Mihara I. Dysplasia, dysplastic melanocytes, dysplastic nevi, the dysplastic nevus syndrome, and the relation between dysplastic nevi and malignant melanomas. *Hum Pathol*. 1985; 16(1): 87-91.

783. Hussein MR, Wood GS. Molecular aspects of melanocytic dysplastic nevi. *J Mol Diagn*. 2002; 4(2): 71-80.

784. Roth ME, Grant-Kels JM, Ackerman AB, et al. The histopathology of dysplastic nevi. Continued controversy. *Am J Dermatopathol*. 1991; 13(1): 38-51.

785. Urso C. Atypical histologic features in melanocytic nevi. *Am J Dermatopathol*. 2000; 22(5): 391-396.

786. Wayte DM, Helwig EB. Halo nevi. *Cancer*. 1968; 22(1): 69-90.

787. Hashimoto K. Ultrastructural studies of halo nevus. *Cancer*. 1974; 34(5): 1653-1666.

788. Mooney MA, Barr RJ, Buxton MG. Halo nevus or halo phenomenon? A study of 142 cases. *J Cutan Pathol*. 1995; 22(4): 342-348.

789. Schrader WA, Helwig EB. Balloon cell nevi. *Cancer*. 1967; 20(9): 1502-1514.

790. Gardner WA Jr, Vazquez MD. Balloon cell melanoma. *Arch Pathol*. 1970; 89(5): 470-472.

791. Guzzo C, Johnson B, Honig P. Cockarde nevus: a case report and review of the literature. *Pediatr Dermatol*. 1988; 5(4): 250-253.

792. Seab JA Jr, Graham JH, Helwig EB. Deep penetrating nevus. *Am J Surg Pathol*. 1989; 13(1): 39-44.

793. Cooper PH. Deep penetrating(plexiform spindle cell) nevus. A frequent participant in combined nevus. *J Cutan Pathol*. 1992; 19(3): 172-180.

794. Mundth ED, Guralnick EA, Raker JW. Malignant melanoma: a clinical study of 427 cases. *Ann Surg*. 1965; 162: 15-28.

795. Wilson FC Jr, Anderson PC. A dissenting view on the prophylactic removal of plantar and palmar nevi. *Cancer*. 1961; 14: 102-104.

796. Davis NC, Herron J, McLeod GR. The macroscopic appearance of malignant melanoma of the skin. *Med J Aust*. 1966; 2(19): 883-886.

797. Arrese Estrada J, Pierard-Franchimont C, Pierard GE. Histogenesis of recurrent nevus. *Am J Dermatopathol*. 1990; 12(4): 370-372.

798. Park HK, Leonard DD, Arrington JH 3rd, Lund HZ. Recurrent melanocytic nevi: clinical and histologic review of 175 cases. *J Am Acad Dermatol*. 1987; 17(2 Pt 1): 285-292.

799. Sexton M, Sexton CW. Recurrent pigmented melanocytic nevus. A benign lesion, not to be mistaken for malignant melanoma. *Arch Pathol Lab Med*. 1991; 115(2): 122-126.

800. Cox AJ, Walton RG. The induction of junctional changes in pigmented nevi. *Arch Pathol*. 1965; 79: 428-434.

801. King R, Hayzen BA, Page RN, et al. Recurrent nevus phenomenon: a clinicopathologic study of 357 cases and histologic comparison with melanoma with regression. *Mod Pathol*. 2009; 22(5): 611-617.

802. Beer TW. Reexcision perineural invasion: a mimic of malignancy. *Am J Dermatopathol*. 2006; 28(5): 423-425.

803. Gilchrest BA, Eller MS, Geller AC, Yaar M. The pathogenesis of melanoma induced by ultraviolet radiation. *N Engl J Med*. 1999; 340(17): 1341-1348.

804. Miller AJ, Mihm MC Jr. Melanoma. *N Engl J Med*. 2006; 355(1): 51-65.

805. Gussack GS, Reintgen D, Cox E, et al. Cutaneous melanoma of the head and neck. A review of 399 cases. *Arch Otolaryngol*. 1983; 109(12): 803-808.

806. Urist MM, Balch CM, Soong SJ, et al. Head and neck melanoma in 534 clinical Stage I patients. A prognostic factors analysis and results of surgical treatment. *Ann Surg*. 1984; 200(6): 769-775.

807. Blessing K, Kernohan NM, Park KG. Subungual malignant melanoma: clinicopathological features of 100 cases. *Histopathology*. 1991; 19(5): 425-429.

808. Patterson RH, Helwig EB. Subungual malignant melanoma: a clinical-pathologic study. *Cancer*. 1980; 46(9): 2074-2087.

809. Takematsu H, Obata M, Tomita Y, et al. Subungual melanoma. A clinicopathologic study of 16 Japanese cases. *Cancer*. 1985; 55(11): 2725-2731.

810. Beral V, Evans S, Shaw H, Milton G. Cutaneous factors related to the risk of malignant melanoma. *Br J Dermatol*. 1983; 109(2): 165-172.

811. Bader JL, Li FP, Olmstead PM, et al. Childhood malignant melanoma. Incidence and etiology. *Am J Pediatr Hematol Oncol*. 1985; 7(4): 341-345.

812. Ceballos PI, Ruiz-Maldonado R, Mihm MC Jr. Melanoma in children. *N Engl J Med*. 1995; 332(10): 656-662.

813. Crotty KA, McCarthy SW, Palmer AA, et al.

Malignant melanoma in childhood: a clinico-pathologic study of 13 cases and comparison with Spitz nevi. *World J Surg.* 1992; 16(2): 179-185.

814. McCarthy SW, Crotty KA, Palmer AA, et al. Cutaneous malignant melanoma in teenagers. *Histopathology.* 1994; 24(5): 453-461.

815. Mones JM, Ackerman AB. Melanomas in pre-pubescent children: review comprehensively, critique historically, criteria diagnostically, and course biologically. *Am J Dermatopathol.* 2003; 25(3): 223-238.

816. Tate PS, Ronan SG, Feucht KA, et al. Melanoma in childhood and adolescence: clinical and pathological features of 48 cases. *J Pediatr Surg.* 1993; 28(2): 217-222.

817. Barnhill RL. Childhood melanoma. *Semin Diagn Pathol.* 1998; 15(3): 189-194.

818. Helwig EB *Malignant Melanoma in Children. Neoplasms of the Skin and Malignant Melanoma Proceedings of the 20th Annual Clinical Conferences on Cancer, Houston, Texas, 1975.* Chicago, IL: Year Book Medical Publishers; 1976:11-26.

819. Grob JJ, Gouvernet J, Aymar D, et al. Count of benign melanocytic nevi as a major indicator of risk for nonfamilial nodular and superficial spreading melanoma. *Cancer.* 1990; 66(2): 387-395.

820. Holly EA, Kelly JW, Shpall SN, Chiu SH. Number of melanocytic nevi as a major risk factor for malignant melanoma. *J Am Acad Dermatol.* 1987; 17(3): 459-468.

821. Swerdlow AJ, English J, MacKie RM, et al. Benign melanocytic naevi as a risk factor for malignant melanoma. *Br Med J.* 1986; 292(6535): 1555-1559.

822. Stokkel MP, Kroon BB, van der Sande JJ, Neering H. Malignant cutaneous melanoma associated with neurofibromatosis in two sisters from a family with familial atypical multiple mole melanoma syndrome. Case reports and review of the literature. *Cancer.* 1993; 72(8): 2370-2375.

823. Hollenbeak CS, Todd MM, Billingsley EM, et al. Increased incidence of melanoma in renal transplantation recipients. *Cancer.* 2005; 104(9): 1962-1967.

824. Whiteman DC, Olsen CM. Melanoma incidence and lethality is increased following solid organ transplantation. *J Invest Dermatol.* 2015; 135(11): 2560-2562.

825. Blackwood MA, Holmes R, Synnestvedt M, et al. Multiple primary melanoma revisited. *Cancer.* 2002; 94(8): 2248-2255.

826. Kang S, Barnhill RL, Mihm MC, Sober AJ. Multiple primary cutaneous melanomas. *Cancer.* 1992; 70(7): 1911-1916.

827. Moseley HS, Giuliano AE, Storm FK 3rd, et al. Multiple primary melanoma. *Cancer.* 1979; 43(3): 939-944.

828. Anderson DE, Smith JL Jr, McBride CM. Hereditary aspects of malignant melanoma. *JAMA.* 1967; 200(9): 741-746.

829. Carey WP Jr, Thompson CJ, Synnestvedt M, et al. Dysplastic nevi as a melanoma risk factor in patients with familial melanoma. *Cancer.* 1994; 74(12): 3118-3125.

830. Goldstein AM, Chidambaram A, Halpern A, et al. Rarity of CDK4 germline mutations in familial melanoma. *Melanoma Res.* 2002; 12(1): 51-55.

831. Goldstein AM. Familial melanoma, pancreatic cancer and germline CDKN2A mutations. *Hum Mutat.* 2004; 23(6): 630.

832. Holland EA, Schmid H, Kefford RF, Mann GJ. CDKN2A(P16(INK4a)) and CDK4 mutation analysis in 131 Australian melanoma probands:

effect of family history and multiple primary melanomas. *Genes Chromosomes Cancer.* 1999; 25(4): 339-348.

833. Laud K, Marian C, Avril MF, et al. Comprehensive analysis of CDKN2A (p16INK4A/p14ARF) and CDKN2B genes in 53 melanoma index cases considered to be at heightened risk of melanoma. *J Med Genet.* 2006; 43(1): 39-47.

834. Meyle KD, Guldberg P. Genetic risk factors for melanoma. *Hum Genet.* 2009; 126(4): 499-510.

835. Soufir N, Avril MF, Chompret A, et al. Prevalence of p16 and CDK4 germline mutations in 48 melanoma-prone families in France. The French Familial Melanoma Study Group. *Hum Mol Genet.* 1998; 7(2): 209-216.

836. Wiesner T, Obenauf AC, Murali R, et al. Germline mutations in BAP1 predispose to melanocytic tumors. *Nat Genet.* 2011; 43(10): 1018-1021.

837. Carbone M, Ferris LK, Baumann F, et al. BAP1 cancer syndrome: malignant mesothelioma, uveal and cutaneous melanoma, and MBAITs. *J Transl Med.* 2012; 10: 179.

838. Gerami P, Yélamos O, Lee CY, et al. Multiple cutaneous melanomas and clinically atypical moles in a patient with a novel germline BAP1 mutation. *JAMA Dermatol.* 2015; 151(11): 1235-1239.

839. Hastrup N, Osterlind A, Drzewiecki KT, Hou-Jensen K. The presence of dysplastic nevus remnants in malignant melanomas. A population-based study of 551 malignant melanomas. *Am J Dermatopathol.* 1991; 13(4): 378-385.

840. Clark WH Jr, Elder DE, Van Horn M. The biologic forms of malignant melanoma. *Hum Pathol.* 1986; 17(5): 443-450.

841. Mihm MC Jr, Clark WH Jr, From L. The clinical diagnosis, classification and histogenetic concepts of the early stages of cutaneous malignant melanomas. *N Engl J Med.* 1971; 284(19): 1078-1082.

842. McGovern VJ. *Malignant Melanoma: Clinical and Histological Diagnosis.* New York, NY: Wiley; 1976.

843. McGovern VJ, Cochran AJ, Van der Esch EP, et al. The classification of malignant melanoma, its histological reporting and registration: a revision of the 1972 Sydney classification. *Pathology.* 1986; 18(1): 12-21.

844. Arrington JH III, Reed RJ, Ichinose H, Krementz ET. Plantar lentiginous melanoma: a distinctive variant of human cutaneous malignant melanoma. *Am J Surg Pathol.* 1977; 1(2): 131-143.

845. Ackerman AB, David KM. A unifying concept of malignant melanoma: biologic aspects. *Hum Pathol.* 1986; 17(5): 438-440.

846. Sondergaard K. Histological type and biological behavior of primary cutaneous malignant melanoma. 1. An analysis of 1916 cases. *Virchows Arch A Pathol Anat Histopathol.* 1983; 401(3): 315-331.

847. Mihm MC Jr, Fitzpatrick TB. Early detection of malignant melanoma. *Cancer.* 1976; 37(1 suppl): 597-603.

848. McGovern VJ. The nature of melanoma. A critical review. *J Cutan Pathol.* 1982; 9(2): 61-81.

849. Wayte DM, Helwig EB. Melanotic freckle of Hutchinson. *Cancer.* 1968; 21(5): 893-911.

850. Clark WH Jr, Mihm MC Jr. Lentigo maligna and lentigo-maligna melanoma. *Am J Pathol.* 1969; 55(1): 39-67.

851. Ferrara G, Zalaudek I, Argenziano G. Lentiginous melanoma: a distinctive clinicopathological entity. *Histopathology.* 2008; 52(4): 523-525.

852. King R, Page RN, Googe PB, Mihm MC Jr. Lentiginous melanoma: a histologic pattern of melanoma to be distinguished from lentiginous nevus. *Mod Pathol.* 2005; 18(10): 1397-1401.

853. Conley J, Lattes R, Orr W. Desmoplastic malignant melanoma(a rare variant of spindle cell melanoma). *Cancer.* 1971; 28(4): 914-936.

854. Labrecque PG, Hu CH, Winkelmann RK. On the nature of desmoplastic melanoma. *Cancer.* 1976; 38(3): 1205-1213.

855. Bruijn JA, Mihm MC Jr, Barnhill RL. Desmoplastic melanoma. *Histopathology.* 1992; 20(3): 197-205.

856. McLean DI, Lew RA, Sober AJ, et al. On the prognostic importance of white depressed areas in the primary lesion of superficial spreading melanoma. *Cancer.* 1979; 43(1): 157-161.

857. Manci EA, Balch CM, Murad TM, Soong SJ. Polypoid melanoma, a virulent variant of the nodular growth pattern. *Am J Clin Pathol.* 1981; 75(6): 810-815.

858. Krementz ET, Feed RJ, Coleman WP III, et al. Acral lentiginous melanoma. A clinicopathologic entity. *Ann Surg.* 1982; 195(5): 632-645.

859. Paladugu RR, Winberg CD, Yonemoto RH. Acral lentiginous melanoma. A clinicopathologic study of 36 patients. *Cancer.* 1983; 52(1): 161-168.

860. Kwon IH, Lee JH, Cho KH. Acral lentiginous melanoma in situ: a study of nine cases. *Am J Dermatopathol.* 2004; 26(4): 285-289.

861. Mishima Y, Nakanishi T. Acral lentiginous melanoma and its precursor—heterogeneity of palmo-plantar melanomas. *Pathology.* 1985; 17(2): 258-265.

862. Levene A. An experience of malignant melanoma. *Pathology.* 1985; 17(2): 266-270.

863. Barnhill RL, Mihm MC Jr. The histopathology of cutaneous malignant melanoma. *Semin Diagn Pathol.* 1993; 10(1): 47-75.

864. Banerjee SS, Harris M. Morphological and immunophenotypic variations in malignant melanoma. *Histopathology.* 2000; 36(5): 387-402.

865. Levene A. On the histological diagnosis and prognosis of malignant melanoma. *J Clin Pathol.* 1980; 33(2): 101-124.

866. Magro CM, Crowson AN, Mihm MC. Unusual variants of malignant melanoma. *Mod Pathol.* 2006; 19(suppl 2): S41-S70.

867. Boyd AS, Wu H, Shyr Y. Monster cells in malignant melanoma. *Am J Dermatopathol.* 2005; 27(3): 208-210.

868. Hanson IM, Banerjee SS, Menasce LP, Prescott RJ. A study of eleven cutaneous malignant melanomas in adults with small-cell morphology: emphasis on diagnostic difficulties and unusual features. *Histopathology.* 2002; 40(2): 187-195.

869. al-Talib RK, Theaker JM. Signet-ring cell melanoma: light microscopic, immunohistochemical and ultrastructural features. *Histopathology.* 1991; 18(6): 572-575.

870. Sheibani K, Battifora H. Signet-ring cell melanoma. A rare morphologic variant of malignant melanoma. *Am J Surg Pathol.* 1988; 12(1): 28-34.

871. Abbott JJ, Amirkhan RH, Hoang MP. Malignant melanoma with a rhabdoid phenotype: histologic, immunohistochemical, and ultrastructural study of a case and review of the literature. *Arch Pathol Lab Med.* 2004; 128(6): 686-688.

872. Borek BT, McKee PH, Freeman JA, et al. Primary malignant melanoma with rhabdoid features: a histologic and immunocytochemical study of three cases. *Am J Dermatopathol.* 1998; 20(2): 123-127.

873. Chang ES, Wick MR, Swanson PE, Dehner LP. Metastatic malignant melanoma with "rhab-

doid" features. *Am J Clin Pathol*. 1994; 102(4): 426-431.

874. Jih DM, Morgan MB, Bass J, et al. Oncocytic metaplasia occurring in melanoma. *Semin Cutan Med Surg*. 2004; 23(1): 73-79.

875. Kao GF, Helwig EB, Graham JH. Balloon cell malignant melanoma of the skin. A clinicopathologic study of 34 cases with histochemical, immunohistochemical, and ultrastructural observations. *Cancer*. 1992; 69(12): 2942-2952.

876. Crowson AN, Magro CM, Mihm MC Jr. Malignant melanoma with prominent pigment synthesis. "animal type" melanoma—a clinical and histological study of six cases with a consideration of other melanocytic neoplasms with prominent pigment synthesis. *Hum Pathol*. 1999; 30(5): 543-550.

877. Antony FC, Sanclemente G, Shaikh H, et al. Pigment synthesizing melanoma (so-called animal type melanoma): a clinicopathological study of 14 cases of a poorly known distinctive variant of melanoma. *Histopathology*. 2006; 48(6): 754-762.

878. Mirzabeigi M, Guitart J, Gerami P. Primary cutaneous malignant melanoma with pseudorosettes features. An unusual morphological manifestation. *Am J Dermatopathol*. 2009; 31(4): 403-405.

879. Hantschke M, Mentzel T, Kutzner H. Follicular malignant melanoma: a variant of melanoma to be distinguished from lentigo maligna melanoma. *Am J Dermatopathol*. 2004; 26(5): 359-363.

880. Kacerovska D, Michal M, Sosna B, et al. Carcinoid-like pattern in melanoma: report of 4 cases. *Am J Dermatopathol*. 2009; 31(6): 542-550.

881. Kuehnl-Petzoldt C, Berger H, Wiebelt H. Verrucous-keratotic variations of malignant melanoma: a clinicopathological study. *Am J Dermatopathol*. 1982; 4(5): 403-410.

882. Nakhleh RE, Wick MR, Rocamora A, et al. Morphologic diversity in malignant melanomas. *Am J Clin Pathol*. 1990; 93(6): 731-740.

883. Wong TY, Suster S, Duncan LM, Mihm MC Jr. Nevoid melanoma: a clinicopathological study of seven cases of malignant melanoma mimicking spindle and epithelioid cell nevus and verrucous dermal nevus. *Hum Pathol*. 1995; 26(2): 171-179.

884. Zembowicz A, McCusker M, Chiarelli C, et al. Morphological analysis of nevoid melanoma: a study of 20 cases with a review of the literature. *Am J Dermatopathol*. 2001; 23(3): 167-175.

885. Hitchcock MG, McCalmont TH, White WL. Cutaneous melanoma with myxoid features: twelve cases with differential diagnosis. *Am J Surg Pathol*. 1999; 23(12): 1506-1513.

886. Urso C, Giannotti B, Bondi R. Myxoid melanoma of the skin. *Arch Pathol Lab Med*. 1990; 114(5): 527-528.

887. Al-Brahim N, Salama S. Malignant melanoma with osteoclast-like giant cells: an unusual host response: immunohistochemical and ultrastructural study of three cases and literature review. *Am J Dermatopathol*. 2005; 27(2): 126-129.

888. Daroca PJ, Reed RJ, Martin PC. Metastatic amelanotic melanoma simulating giant-cell tumor of bone. *Hum Pathol*. 1990; 21(9): 978-980.

889. Denton KJ, Stretch J, Athanasou N. Osteoclast-like giant cells in malignant melanoma. *Histopathology*. 1992; 20(2): 179-181.

890. Lee JS, Kossard S. Atypical fibroxanthoma-like melanoma with Touton-like giant cells. *Am J Dermatopathol*. 2007; 29(5): 480-481.

891. Banerjee SS, Eyden B. Divergent differentiation in malignant melanomas: a review. *Histopathology*. 2008; 52(2): 119-129.

892. Gharpuray-Pandit D, Coyne J, Eyden B, Banerjee SS. Rhabdomyoblastic differentiation in malignant melanoma in adults: report of 2 cases. *Int J Surg Pathol*. 2007; 15(1): 20-25.

893. Lucas DR, Tazelaar HD, Unni KK, et al. Osteogenic melanoma. A rare variant of malignant melanoma. *Am J Surg Pathol*. 1993; 17(4): 400-409.

894. Nakagawa H, Imakado S, Nogita T, Ishibashi Y. Osteosarcomatous changes in malignant melanoma. Immunohistochemical and ultrastructural studies of a case. *Am J Dermatopathol*. 1990; 12(2): 162-168.

895. DiMaio SM, Mackay B, Smith JL Jr, Dickersin GR. Neurosarcomatous transformation in malignant melanoma: an ultrastructural study. *Cancer*. 1982; 50(11): 2345-2354.

896. Grayson W, Mare LR. Ganglioneuroblastic differentiation in a primary cutaneous malignant melanoma. *Am J Dermatopathol*. 2003; 25(1): 40-44.

897. Reed RJ, Leonard DD. Neurotropic melanoma. A variant of desmoplastic melanoma. *Am J Surg Pathol*. 1979; 3(4): 301-311.

898. King R, Busam K, Rosai J. Metastatic malignant melanoma resembling malignant peripheral nerve sheath tumor: report of 16 cases. *Am J Surg Pathol*. 1999; 23(12): 1499-1505.

899. Reiman HM, Goellner JR, Woods JE, Mixter RC. Desmoplastic melanoma of the head and neck. *Cancer*. 1987; 60(9): 2269-2274.

900. Kay PA, Pinheiro AD, Lohse CM, et al. Desmoplastic melanoma of the head and neck: histopathologic and immunohistochemical study of 28 cases. *Int J Surg Pathol*. 2004; 12(1): 17-24.

901. Kucher C, Zhang PJ, Pasha T, et al. Expression of Melan-A and Ki-67 in desmoplastic melanoma and desmoplastic nevi. *Am J Dermatopathol*. 2004; 26(6): 452-457.

902. Riccioni L, Di Tommaso L, Collina G. Actin-rich desmoplastic malignant melanoma: report of three cases. *Am J Dermatopathol*. 1999; 21(6): 537-541.

903. Busam KJ, Mujumdar U, Hummer AJ, et al. Cutaneous desmoplastic melanoma: reappraisal of morphologic heterogeneity and prognostic factors. *Am J Surg Pathol*. 2004; 28(11): 1518-1525.

904. Robson A, Allen P, Hollowood K. S100 expression in cutaneous scars: a potential diagnostic pitfall in the diagnosis of desmoplastic melanoma. *Histopathology*. 2001; 38(2): 135-140.

905. Kaneishi NK, Cockerell CJ. Histologic differentiation of desmoplastic melanoma from cicatrices. *Am J Dermatopathol*. 1998; 20(2): 128-134.

906. Carlson JA, Dickersin GR, Sober AJ, Barnhill RL. Desmoplastic neurotropic melanoma. A clinicopathologic analysis of 28 cases. *Cancer*. 1995; 75(2): 478-494.

907. Quinn MJ, Crotty KA, Thompson JF, et al. Desmoplastic and desmoplastic neurotropic melanoma: experience with 280 patients. *Cancer*. 1998; 83(6): 1128-1135.

908. Su LD, Fullen DR, Lowe L, et al. Desmoplastic and neurotropic melanoma. *Cancer*. 2004; 100(3): 598-604.

909. Warner TF, Lloyd RV, Hafez GR, Angevine JM. Immunocytochemistry of neurotropic melanoma. *Cancer*. 1984; 53(2): 254-257.

910. Iwamoto S, Burrows RC, Agoff SN, et al. The p75 neurotrophin receptor, relative to other Schwann cell and melanoma markers, is abundantly expressed in spindled melanomas. *Am J Dermatopathol*. 2001; 23(4): 288-294.

911. Radfar A, Stefanato CM, Ghosn S, Bhawan J. NGFR-positive desmoplastic melanomas with focal or absent S-100 staining: further evidence supporting the use of both NGFR and S-100 as a primary immunohistochemical panel for the diagnosis of desmoplastic melanomas. *Am J Dermatopathol*. 2006; 28(2): 162-167.

912. Blessing K, Evans AT, al-Nafussi A. Verrucous naevoid and keratotic malignant melanoma: a clinico-pathological study of 20 cases. *Histopathology*. 1993; 23(5): 453-458.

913. Phillips ME, Margolis RJ, Merot Y, et al. The spectrum of minimal deviation melanoma: a clinicopathologic study of 21 cases. *Hum Pathol*. 1986; 17(8): 796-806.

914. Reed RJ, Webb SV, Clark WH Jr. Minimal deviation melanoma(halo nevus variant). *Am J Surg Pathol*. 1990; 14(1): 53-68.

915. Hantschke M, Mentzel T, Rutten A, et al. Cutaneous clear cell sarcoma: a clinicopathologic, immunohistochemical, and molecular analysis of 12 cases emphasizing its distinction from dermal melanoma. *Am J Surg Pathol*. 2010; 34(2): 216-222.

916. Amin B, Nehal KS, Jungbluth AA, et al. Histologic distinction between subungual lentigo and melanoma. *Am J Surg Pathol*. 2008; 32(6): 835-843.

917. Massi G, Vellone VG, Pagliarello C, Fabrizi G. Plantar melanoma that mimics melanocytic nevi: a report of 4 cases with lymph node metastases and with review of positive and negative controls. *Am J Dermatopathol*. 2009; 31(2): 117-131.

918. Tan KB, Moncrieff M, Thompson JF, et al. Subungual melanoma: a study of 124 cases highlighting features of early lesions, potential pitfalls in diagnosis, and guidelines for histologic reporting. *Am J Surg Pathol*. 2007; 31(12): 1902-1912.

919. Price NM, Rywlin AM, Ackerman AB. Histologic criteria for the diagnosis of superficial spreading malignant melanoma: formulated on the basis of proven metastatic lesions. *Cancer*. 1976; 38(6): 2434-2441.

920. Smoller BR. Histologic criteria for diagnosing primary cutaneous malignant melanoma. *Mod Pathol*. 2006; 19(suppl 2): S34-S40.

921. Braun-Falco M, Friedrichson E, Ring J. Subepidermal cleft formation as a diagnostic marker for cutaneous malignant melanoma. *Hum Pathol*. 2005; 36(4): 412-415.

922. Mintzis MM, Silvers DN. Ultrastructural study of superficial spreading melanoma and benign simulants. *Cancer*. 1978; 42(2): 502-511.

923. Hunter JA, Zaynoun S, Paterson WD, et al. Cellular fine structure in the invasive nodules of different histogenetic types of malignant melanoma. *Br J Dermatol*. 1978; 98(3): 255-272.

924. de Wit NJ, van Muijen GN, Ruiter DJ. Immunohistochemistry in melanocytic proliferative lesions. *Histopathology*. 2004; 44(6): 517-541.

925. Yaziji H, Gown AM. Immunohistochemical markers of melanocytic tumors. *Int J Surg Pathol*. 2003; 11(1): 11-15.

926. Tacha D, Qi W, Ra S, et al. A newly developed mouse monoclonal SOX10 antibody is a highly sensitive and specific marker for malignant melanoma, including spindle cell and desmoplastic melanomas. *Arch Pathol Lab Med*. 2015; 139(4): 530-536.

927. Nakajima T, Watanabe S, Sato Y, et al. Immunohistochemical demonstration of S100 protein in malignant melanoma and pigmented nevus, and its diagnostic application. *Cancer*. 1982; 50(5): 912-918.

928. Springall D, Gu J, Cocchia D, et al. The value of S-100 immunostaining as a diagnostic tool in human malignant melanomas. *Vichows Arch*

A Pathol Anat Histopathol. 1983; 400(3): 331-343.

929. Argenyi ZB, Cain C, Bromley C, et al. S-100 protein-negative malignant melanoma: fact or fiction? A light-microscopic and immunohistochemical study. *Am J Dermatopathol*. 1994; 16(3): 233-240.

930. Aisner DL, Maker A, Rosenberg SA, Berman DM. Loss of S100 antigenicity in metastatic melanoma. *Hum Pathol*. 2005; 36(9): 1016-1019.

931. Plaza JA, Suster D, Perez-Montiel D. Expression of immunohistochemical markers in primary and metastatic malignant melanoma: a comparative study in 70 patients using a tissue microarray technique. *Appl Immunohistochem Mol Morphol*. 2007; 15(4): 421-425.

932. Zubovits J, Buzney E, Yu L, Duncan LM. HMB-45, S-100, NK1/C3, and MART-1 in metastatic melanoma. *Hum Pathol*. 2004; 35(2): 217-223.

933. Colombari R, Bonetti F, Zamboni G, et al. Distribution of melanoma specific antibody(HMB-45) in benign and malignant melanocytic tumours. An immunohistochemical study on paraffin sections. *Virchows Arch A Pathol Anat Histopathol*. 1988; 413(1): 17-24.

934. Kapur RP, Bigler SA, Skelly M, Gown AM. Anti-melanoma monoclonal antibody HMB45 identifies an oncofetal glycoconjugate associated with immature melanosomes. *J Histochem Cytochem*. 1992; 40(2): 207-212.

935. Schaumburg-Lever G, Metzler G, Kaiserling E. Ultrastructural localization of HMB-45 binding sites. *J Cutan Pathol*. 1991; 18(6): 432-435.

936. Wagner SN, Wagner C, Hofler H, et al. Expression cloning of the cDNA encoding a melanoma-associated Ag recognized by mAb HMB-45. Identification as melanocyte-specific Pmel 17 cDNA. *Lab Invest*. 1995; 73(2): 229-235.

937. Adema GJ, de Boer AJ, van't Hullenaar R, et al. Melanocyte lineage-specific antigens recognized by monoclonal antibodies NKI-beteb, HMB-50, and HMB-45 are encoded by a single cDNA. *Am J Pathol*. 1993; 143(6): 1579-1585.

938. Guo J, Cheng L, Wen DR, et al. Detection of tyrosinase mRNA in formalin-fixed, paraffin-embedded archival sections of melanoma, using the reverse transcriptase in situ polymerase chain reaction. *Diagn Mol Pathol*. 1998; 7(1): 10-15.

939. Hofbauer GF, Kamarashev J, Geertsen R, et al. Tyrosinase immunoreactivity in formalin-fixed, Paraffin-embedded primary and metastatic melanoma: frequency and distribution. *J Cutan Pathol*. 1998; 25(4): 204-209.

940. Granter SR, Weilbaecher KN, Quigley C, et al. Microphthalmia transcription factor: not a sensitive or specific marker for the diagnosis of desmoplastic melanoma and spindle cell(non-desmoplastic) melanoma. *Am J Dermatopathol*. 2001; 23(3): 185-189.

941. Busam KJ, Kucukgol D, Sato E, et al. Immunohistochemical analysis of novel monoclonal antibody PNL2 and comparison with other melanocyte differentiation markers. *Am J Surg Pathol*. 2005; 29(3): 400-406.

942. Reinke S, Königer P, Herberth G, et al. Differential expression of MART-1, tyrosinase, and SM5-1 in primary and metastatic melanoma. *Am J Dermatopathol*. 2005; 27(5): 401-406.

943. Gajjar NA, Cochran AJ, Binder SW. Is MAGE-1 expression in metastatic malignant melanomas really helpful? *Am J Surg Pathol*. 2004; 28(7): 883-888.

944. Kazakov DV, Kutzner H, Rutten A, et al. The anti-MAGE antibody B57 as a diagnostic marker in melanocytic lesions. *Am J Dermatopathol*. 2004; 26(2): 102-107.

945. Nakanishi T, Hashimoto K. The differential reactivity of benign and malignant nevomelanocytic lesions with mouse monoclonal antibody TNKH1. *Cancer*. 1987; 59(7): 1340-1344.

946. Vennegoor C, Hageman P, Van Nouhuijs H, et al. A monoclonal antibody specific for cells of the melanocyte lineage. *Am J Pathol*. 1988; 130(1): 179-192.

947. Wilsher M, Cheerala B. WT1 as a complementary marker of malignant melanoma: an immunohistochemical study of whole sections. *Histopathology*. 2007; 51(5): 605-610.

948. Miettinen M, Franssila K. Immunohistochemical spectrum of malignant melanoma. The common presence of keratins. *Lab Invest*. 1989; 61(6): 623-628.

949. Zarbo RJ, Gown AM, Nagle RB, et al. Anomalous cytokeratin expression in malignant melanoma: one-and two-dimensional western blot analysis and immunohistochemical survey of 100 melanomas. *Mod Pathol*. 1990; 3(4): 494-501.

950. Selby WL, Nance KV, Park HK. CEA immunoreactivity in metastatic malignant melanoma. *Mod Pathol*. 1992; 5(4): 415-419.

951. Leader M, Patel J, Collins M, Henry K. Anti-alpha 1-antichymotrypsin staining of 194 sarcomas, 38 carcinomas, and 17 malignant melanomas. Its lack of specificity as a tumour marker. *Am J Pathol*. 1987; 11(2): 133-139.

952. Facchetti F, Bertalot G, Grigolato PG. KP1 (CD 68) staining of malignant melanomas. *Histopathology*. 1991; 19(2): 141-145.

953. Bhuta S. Electron microscopy in the evaluation of melanocytic tumors. *Semin Diagn Pathol*. 1993; 10(1): 92-101.

954. Erlandson RA. Ultrastructural diagnosis of amelanotic malignant melanoma: aberrant melanosomes, myelin figures or lysosomes? *Ultrastruct Pathol*. 1987; 11(2-3): 191-208.

955. Mazur MT, Katzenstein AL. Metastatic melanoma: the spectrum of ultrastructural morphology. *Ultrastruct Pathol*. 1980; 1(3): 337-356.

956. Herrera GA, Turbat-Herrera EA. Current role of electron microscopy in the diagnosis of pigmented tumors. *Semin Diagn Pathol*. 2003; 20(1): 60-71.

957. Bastian BC, Olshen AB, LeBoit PE, Pinkel D. Classifying melanocytic tumors based on DNA copy number changes. *Am J Pathol*. 2003; 163(5): 1765-1770.

958. Dahl C, Guldberg P. The genome and epigenome of malignant melanoma. *APMIS*. 2007; 115(10): 1161-1176.

959. Singh M, Lin J, Hocker TL, Tsao H. Genetics of melanoma tumorigenesis. *Br J Dermatol*. 2008; 158(1): 15-21.

960. Blokx WA, van Dijk MC, Ruiter DJ. Molecular cytogenetics of cutaneous melanocytic lesions—diagnostic, prognostic and therapeutic aspects. *Histopathology*. 2010; 56(1): 121-132.

961. van Dijk MC, Bernsen MR, Ruiter DJ. Analysis of mutations in B-RAF, N-RAS, and H-RAS genes in the differential diagnosis of Spitz nevus and spitzoid melanoma. *Am J Surg Pathol*. 2005; 29(9): 1145-1151.

962. Beadling C, Jacobson-Dunlop E, Hodi FS, et al. KIT gene mutations and copy number in melanoma subtypes. *Clin Cancer Res*. 2008; 14(21): 6821-6828.

963. Curtin JA, Busam K, Pinkel D, Bastian BC. Somatic activation of KIT in distinct subtypes of melanoma. *J Clin Oncol*. 2006; 24(26): 4340-4346.

964. Sullivan RJ. The role of mitogen-activated protein targeting in melanoma beyond BRAFV600. *Curr Opin Oncol*. 2016; 28(2): 185-191.

965. Cachia AR, Indsto JO, McLaren KM, et al. CDKN2A mutation and deletion status in thin and thick primary melanoma. *Clin Cancer Res*. 2000; 6(9): 3511-3515.

966. Flores JF, Walker GJ, Glendening JM, et al. Loss of the p16INK4a and p15INK4b genes, as well as neighboring 9p21 markers, in sporadic melanoma. *Cancer Res*. 1996; 56(21): 5023-5032.

967. Gonzalgo ML, Bender CM, You EH, et al. Low frequency of p16/CDKN2A methylation in sporadic melanoma: comparative approaches for methylation analysis of primary tumors. *Cancer Res*. 1997; 57(23): 5336-5347.

968. Kumar R, Smeds J, Lundh Rozell B, Hemminki K. Loss of heterozygosity at chromosome 9p21(INK4-p14ARF locus): homozygous deletions and mutations in the p16 and p14ARF genes in sporadic primary melanomas. *Melanoma Res*. 1999; 9(2): 138-147.

969. Heidenreich B, Nagore E, Rachakonda PS, et al. Telomerase reverse transcriptase promoter mutations in primary cutaneous melanoma. *Nat Commun*. 2014; 5: 3401.

970. Macerola E, Loggini B, Giannini R, et al. Coexistence of TERT promoter and BRAF mutations in cutaneous melanoma is associated with more clinicopathological features of aggressiveness. *Virchows Arch*. 2015; 467(2): 177-184.

971. Dalton SR, Gerami P, Kolaitis NA, et al. Use of fluorescence in situ hybridization (FISH) to distinguish intranodal nevus from metastatic melanoma. *Am J Surg Pathol*. 2010; 34(2): 231-237.

972. Gerami P, Jewell SS, Morrison LE, et al. Fluorescence in situ hybridization(FISH) as an ancillary diagnostic tool in the diagnosis of melanoma. *Am J Surg Pathol*. 2009; 33(8): 1146-1156.

973. Gerami P, Wass A, Mafee M, et al. Fluorescence in situ hybridization for distinguishing nevoid melanomas from mitotically active nevi. *Am J Surg Pathol*. 2009; 33(12): 1783-1788.

974. Gerami P, Li G, Pouryazdanparast P, et al. A highly specific and discriminatory FISH assay for distinguishing between benign and malignant melanocytic neoplasms. *Am J Surg Pathol*. 2012; 36(6): 808-817.

975. Gaiser T, Kutzner H, Palmedo G, et al. Classifying ambiguous melanocytic lesions with FISH and correlation with clinical long-term follow up. *Mod Pathol*. 2010; 23(3): 413-419.

976. Clarke LE, Warf BM, Flake DD 2nd, et al. Clinical validation of a gene expression signature that differentiates benign nevi from malignant melanoma. *J Cutan Pathol*. 2015; 42(4): 244-252.

977. Swanson NA, Lee KK, Gorman A, Lee HN. Biopsy techniques. Diagnosis of melanoma. *Dermatol Clin*. 2002; 20(4): 677-680.

978. Epstein E, Bragg K, Linden G. Biopsy and prognosis of malignant melanoma. *JAMA*. 1969; 208(8): 1369-1371.

979. Lees VC, Briggs JC. Effect of initial biopsy procedure on prognosis in Stage 1 invasive cutaneous malignant melanoma: review of 1086 patients. *Br J Surg*. 1991; 78(9): 1108-1110.

980. Braun-Falco O, Korting HC, Konz B. Histological and cytological criteria in the diagnosis of malignant melanomas by cryostat sections. *Virchows Arch A Pathol Anat Histol*. 1981; 393(1): 115-121.

981. Little JH, Davis NC. Frozen section diagnosis of suspected malignant melanoma of the skin. *Cancer*. 1974; 34(4): 1163-1172.

982. Shafir R, Hiss J, Tsur H, Bubis JJ. Pitfalls in frozen section diagnosis of malignant melanoma. *Cancer*. 1983; 51(6): 1168-1170.

983. Zitelli JA, Moy RL, Abell E. The reliability

of frozen sections in the evaluation of surgical margins for melanoma. *J Am Acad Dermatol*. 1991; 24(1): 102-106.

984. Avril MF, Charpentier P, Margulis A, Guillaume JC. Regression of primary melanoma with metastases. *Cancer*. 1992; 69(6): 1377-1381.

985. Emanuel PO, Mannion M, Phelps RG. Complete regression of primary malignant melanoma. *Am J Dermatopathol*. 2008; 30(2): 178-181.

986. Smith JL Jr, Stehlin JS Jr. Spontaneous regression of primary malignant melanomas with regional metastases. *Cancer*. 1965; 18(11): 1399-1415.

987. Blessing K, McLaren KM, McLean A, Davidson P. Thin malignant melanomas (<1.5 mm) with metastasis. A histological study and survival analysis. *Histopathology*. 1990; 17: 397-400.

988. Gromet MA, Epstein WL, Blois MS. The regressing thin malignant melanoma: a distinctive lesion with metastatic potential. *Cancer*. 1978; 42(5): 2282-2292.

989. Anbari KK, Schuchter LM, Bucky LP, et al. Melanoma of unknown primary site: presentation, treatment, and prognosis—a single institution study. University of Pennsylvania Pigmented Lesion Study Group. *Cancer*. 1997; 79(9): 1816-1821.

990. Chang P, Knapper WH. Metastatic melanoma of unknown primary. *Cancer*. 1982; 49(6): 1106-1111.

991. McGovern VJ. Spontaneous regression of melanoma. *Pathology*. 1975; 7(2): 91-99.

992. Cook MG, Robertson I. Melanocytic dysplasia and melanoma. *Histopathology*. 1985; 9(6): 647-658.

993. McGovern VJ, Shaw HM, Milton GW. Histogenesis of malignant melanoma with an adjacent component of the superficial spreading type. *Pathology*. 1985; 17(2): 251-254.

994. Ackerman AB. Malignant melanoma in situ: the flat, curable stage of malignant melanoma. *Pathology*. 1985; 17(2): 298-300.

995. Everett MA. Early melanoma. Histologic terms. *J Cutan Pathol*. 1991; 18: 477-479.

996. Dubow BE, Ackerman AB. Ideas in pathology. Malignant melanoma in situ: the evolution of a concept. *Mod Pathol*. 1990; 3(6): 734-744.

997. Kossard S, Commens C, Symons M, Doyle J. Lentiginous dysplastic naevi in the elderly: a potential precursor for malignant melanoma. *Australas J Dermatol*. 1991; 32(1): 27-37.

998. Rywlin AM. Intraepithelial melanocytic neoplasia (IMN) versus intraepithelial atypical melanocytic proliferation(IAMP). *Am J Dermatopathol*. 1988; 10(1): 92-93.

999. Adair C, Ro JY, Sahin AA, et al. Malignant melanoma metastatic to gastrointestinal tract: a clinicopathologic study. *Int J Surg Pathol*. 1994; 2(1): 3-9.

1000. Di Tommaso L, Rahal D, Bresciani G, Roncalli M. Cutaneous melanoma metastatic to uterine adenomyoma: report of a case. *Int J Surg Pathol*. 2005; 13(2): 223-225.

1001. Gibbs P, Cebon JS, Calafiore P, Robinson WA. Cardiac metastases from malignant melanoma. *Cancer*. 1999; 85(1): 78-84.

1002. de la Monte SM, Moore GW, Hutchins GM. Patterned distribution of metastases from malignant melanoma in humans. *Cancer Res*. 1983; 43(7): 3427-3433.

1003. Roses DF, Harris MN, Rigel D, et al. Local and in-transit metastases following definitive excision for primary cutaneous malignant melanoma. *Ann Surg*. 1983; 198(1): 65-69.

1004. Plaza JA, Torres-Cabala C, Evans H, et al. Cutaneous metastases of malignant melanoma: a clinicopathologic study of 192 cases with emphasis on the morphologic spectrum. *Am J Dermatopathol*. 2010; 32(2): 129-136.

1005. Kornberg R, Harris M, Ackerman AB. Epidermotropically metastatic malignant melanoma. Differentiating malignant melanoma metastatic to the epidermis from malignant melanoma primary in the epidermis. *Arch Dermatol*. 1978; 114(1): 67-69.

1006. Abernethy JL, Soyer HP, Kerl H, et al. Epidermotropic metastatic malignant melanoma simulating melanoma in situ. A report of 10 examples from two patients. *Am J Surg Pathol*. 1994; 18(11): 1140-1149.

1007. Meije CB, Swart GW, Lepoole C, et al. Antigenic profiles of individual-matched pairs of primary and melanoma metastases. *Hum Pathol*. 2009; 40(10): 1399-1407.

1008. Steiner A, Wolf C, Pehamberger H, Wolff K. Late metastases of cutaneous malignant melanoma. *Br J Dermatol*. 1986; 114(6): 737-740.

1009. Massi D, Brusa D, Merelli B, et al. PD-L1 marks a subset of melanomas with a shorter overall survival and distinct genetic and morphological characteristics. *Ann Oncol*. 2014; 25(12): 2433-2442.

1010. Oba J, Nakahara T, Abe T, et al. Expression of programmed death receptor ligand 1 in melanoma may indicate tumor progression and poor patient survival. *J Am Acad Dermatol*. 2014; 70(5): 954-956.

1011. Robert C, Long GV, Brady B, et al. Nivolumab in previously untreated melanoma without BRAF mutation. *N Engl J Med*. 2015; 372(4): 320-330.

1012. Larkin J, Chiarion-Sileni V, Gonzalez R, et al. Combined nivolumab and ipilimumab or monotherapy in untreated melanoma. *N Engl J Med*. 2015; 373(1): 23-34.

1013. Márquez-Rodas I, Cerezuela P, Soria A, et al. Immune checkpoint inhibitors: therapeutic advances in melanoma. *Ann Transl Med*. 2015; 3(18): 267.

1014. Singh BP, Salama AK. Updates in therapy for advanced melanoma. *Cancers(Basel)*. 2016; 8(1): E17.

1015. Gennari R, Bartolomei M, Testori A, et al. Sentinel node localization in primary melanoma: preoperative dynamic lymphoscintigraphy, intraoperative gamma probe, and vital dye guidance. *Surgery*. 2000; 127(1): 19-25.

1016. Morton DL. Lymphatic mapping and sentinel lymphadenectomy for melanoma: past, present, and future. *Ann Surg Oncol*. 2001; 8(9 suppl): 22s-28s.

1017. Cochran AJ, Wen DR, Huang RR, et al. Prediction of metastatic melanoma in nonsentinel nodes and clinical outcome based on the primary melanoma and the sentinel node. *Mod Pathol*. 2004; 17(7): 747-755.

1018. Scolyer RA, Li LX, McCarthy SW, et al. Micromorphometric features of positive sentinel lymph nodes predict involvement of nonsentinel nodes in patients with melanoma. *Am J Dermatopathol*. 2004; 122(4): 532-539.

1019. Medalie NS, Ackerman AB. Sentinel lymph node biopsy has no benefit for patients with primary cutaneous melanoma metastatic to a lymph node: an assertion based on comprehensive, critical analysis: part I. *Am J Dermatopathol*. 2003; 25(5): 399-417.

1020. Balch CM, Morton DL, Gershenwald JE, et al. Sentinel node biopsy and standard of care for melanoma. *J Am Acad Dermatol*. 2009; 60(5): 872-875.

1021. Gershenwald JE, Thompson W, Mansfield PF, et al. Multi-institutional melanoma lymphatic mapping experience: the prognostic value of sentinel lymph node status in 612 stage I or II melanoma patients. *J Clin Oncol*. 1999; 17(3): 976-983.

1022. Kanzler MH. Sentinel node biopsy and standard of care for melanoma: a re-evaluation of the evidence. *J Am Acad Dermatol*. 2010; 62(5): 880-884.

1023. Piris A, Mihm MC Jr, Duncan LM. AJCC melanoma staging update: impact on dermatopathology practice and patient management. *J Cutan Pathol*. 2011; 38(5): 394-400.

1024. Czerniecki BJ, Bedrosian I, Faries M, Alavi A. Revolutionary impact of lymphoscintigraphy and intraoperative sentinel node mapping in the clinical practice of oncology. *Semin Nucl Med*. 2001; 31(2): 158-164.

1025. Prieto VG. Use of frozen sections in the examination of sentinel lymph nodes in patients with melanoma. *Semin Diagn Pathol*. 2008; 25(2): 112-115.

1026. Hauschild A, Christophers E. Sentinel node biopsy in melanoma. *Virchows Arch*. 2001; 438(2): 99-106.

1027. Lawrence WD. Association of Directors of Anatomic and Surgical Pathology. ADASP recommendations for processing and reporting of lymph node specimens submitted for evaluation of metastatic disease. *Virchows Arch*. 2001; 439(5): 601-603.

1028. Prieto VG, Clark SH. Processing of sentinel lymph nodes for detection of metastatic melanoma. *Ann Diagn Pathol*. 2002; 6(4): 257-264.

1029. Spanknebel K, Coit DG, Bieligk SC, et al. Characterization of micrometastatic disease in melanoma sentinel lymph nodes by enhanced pathology: recommendations for standardizing pathologic analysis. *Am J Surg Pathol*. 2005; 29(3): 305-317.

1030. Scolyer RA, Murali R, McCarthy SW, Thompson JF. Pathologic examination of sentinel lymph nodes from melanoma patients. *Semin Diagn Pathol*. 2008; 25(2): 100-111.

1031. Baisden BL, Askin FB, Lange JR, Westra WH. HMB-45 immunohistochemical staining of sentinel lymph nodes: a specific method for enhancing detection of micrometastases in patients with melanoma. *Am J Surg Pathol*. 2000; 24(8): 1140-1146.

1032. Riber-Hansen R, Nyengaard JR, Hamilton-Dutoit SJ, Steiniche T. The nodal location of metastases in melanoma sentinel lymph nodes. *Am J Surg Pathol*. 2009; 33(10): 1522-1528.

1033. Bostick PJ, Morton DL, Turner RR, et al. Prognostic significance of occult metastases detected by sentinel lymphadenectomy and reverse transcriptase-polymerase chain reaction in early-stage melanoma patients. *J Clin Oncol*. 1999; 17(10): 3238-3244.

1034. Gutzmer R, Kaspari M, Brodersen JP, et al. Specificity of tyrosinase and HMB45 PCR in the detection of melanoma metastases in sentinel lymph node biopsies. *Histopathology*. 2002; 41(6): 510-518.

1035. Brennick JB, Yan S. False-positive cells in sentinel lymph nodes. *Semin Diagn Pathol*. 2008; 25(2): 116-119.

1036. Biddle DA, Evans HL, Kemp BL, et al. Intraparenchymal nevus cell aggregates in lymph nodes: a possible diagnostic pitfall with malignant melanoma and carcinoma. *Am J Surg Pathol*. 2003; 27(5): 673-681.

1037. Lohmann CM, Iversen K, Jungbluth AA, et al. Expression of melanocyte differentiation antigens and ki-67 in nodal nevi and comparison of ki-67 expression with metastatic melanoma. *Am J Surg Pathol*. 2002; 26(10): 1351-1357.

1038. Mentrikoski MJ, Ma L, Pryor JG, et al. Diagnostic utility of IMP3 in segregating metastatic melanoma from benign nevi in lymph nodes. *Mod Pathol*. 2009; 22(12): 1582-1587.

1039. Pernick NL, DaSilva M, Gangi MD, et al. "Histiocytic markers" in melanoma. *Mod Pathol*. 1999; 12(11): 1072-1077.

1040. Groisman GM, Amar M, Schafer I. The histiocytic marker PG-M1 is helpful in differentiating histiocytes and histiocytic tumors from melanomas. *Appl Immunohistochem Mol Morphol*. 2002; 10(3): 205-209.

1041. Willis BC, Johnson G, Wang J, Cohen C. SOX10: a useful marker for identifying metastatic melanoma in sentinel lymph nodes. *Appl Immunohistochem Mol Morphol*. 2015; 23(2): 109-112.

1042. Tsao H, Atkins MB, Sober AJ. Management of cutaneous melanoma. *N Engl J Med*. 2004; 351(10): 998-1012.

1043. Aitken DR, Clausen K, Klein JP, James AG. The extent of primary melanoma excision. A re-evaluation—how wide is wide? *Ann Surg*. 1983; 198(5): 634-641.

1044. Kelly JW, Sagebiel RW, Calderon W, et al. The frequency of local recurrence and microsatellites as a guide to reexcision margins for cutaneous malignant melanoma. *Ann Surg*. 1984; 200(6): 759-763.

1045. Khayat D, Rixe O, Martin G, et al. Surgical margins in cutaneous melanoma (2 cm versus 5 cm for lesions measuring less than 2.1-mm thick). *Cancer*. 2003; 97(8): 1941-1946.

1046. Landthaler M, Braun-Falco O, Leitl A, et al. Excisional biopsy as the first therapeutic procedure versus primary wide excision of malignant melanoma. *Cancer*. 1989; 64(8): 1612-1616.

1047. Balch CM, Murad TM, Soong SJ, et al. Tumor thickness as a guide to surgical management of clinical stage I melanoma patients. *Cancer*. 1979; 43(3): 883-888.

1048. Ackerman AB, Scheiner AM. How wide and deep is wide and deep enough? A critique of surgical practice in excisions of primary cutaneous malignant melanoma. *Hum Pathol*. 1983; 14(9): 743-744.

1049. Cosimi AB, Sober AJ, Mihm MC, Fitzpatrick TB. Conservative surgical management of superficially invasive cutaneous melanoma. *Cancer*. 1984; 53(6): 1256-1259.

1050. Heenan PJ, English DR, Holman CD, Armstrong BK. The effects of surgical treatment on survival and local recurrence of cutaneous malignant melanoma. *Cancer*. 1992; 69(2): 421-426.

1051. Urist MM, Balch CM, Soong S, et al. The influence of surgical margins and prognostic factors predicting the risk of local recurrence in 3445 patients with primary cutaneous melanoma. *Cancer*. 1985; 55(6): 1398-1402.

1052. Balch CM, Urist MM, Karakousis CP, et al. Efficacy of 2-cm surgical margins for intermediate-thickness melanomas(1 to 4 mm). Results of a multi-institutional randomized surgical trial. *Ann Surg*. 1993; 218(3): 262-267, discussion 7-9.

1053. Thomas JM, Newton-Bishop J, A'Hern R, et al. Excision margins in high-risk malignant melanoma. *N Engl J Med*. 2004; 350(8): 757-766.

1054. Cochran AJ, Wen DR, Morton DL. Occult tumor cells in the lymph nodes of patients with pathological stage I malignant melanoma. An immunohistological study. *Am J Surg Pathol*. 1988; 12(8): 612-618.

1055. Elder DE, Guerry D 4th, VanHorn M, et al. The role of lymph node dissection for clinical stage I malignant melanoma of intermediate thickness (1.51-3.99 mm). *Cancer*. 1985; 56(2): 413-418.

1056. Sim FH, Taylor WF, Ivins JC, et al. A prospective randomized study of the efficacy of routine elective lymphadenectomy in management of malignant melanoma. Preliminary results. *Cancer*. 1978; 41(3); 948-956.

1057. Sim FH, Taylor WF, Pritchard DJ, Soule EH. Lymphadenectomy in the management of stage I malignant melanoma: a prospective randomized study. *Mayo Clin Proc*. 1986; 61(9): 697-705.

1058. Veronesi U, Adamus J, Aubert C, et al. A randomized trial of adjuvant chemotherapy and immunotherapy in cutaneous melanoma. *N Engl J Med*. 1982; 307(15): 913-916.

1059. Veronesi U, Adamus J, Bandiera DC, et al. Stage I melanoma of the limbs. Immediate versus delayed node dissection. *Tumori*. 1980; 66(3): 373-396.

1060. Veronesi U, Adamus J, Bandiera DC, et al. Delayed regional lymph node dissection in stage I melanoma of the skin of the lower extremities. *Cancer*. 1982; 49(11): 2420-2430.

1061. Swetter SM, Chen FW, Kim DD, Egbert BM. Imiquimod 5% cream as primary or adjuvant therapy for melanoma in situ, lentigo maligna type. *J Am Acad Dermatol*. 2015; 72(6): 1047-1053.

1062. Garbe C, Eigentler TK. Diagnosis and treatment of cutaneous melanoma: state of the art 2006. *Melanoma Res*. 2007; 17(2): 117-127.

1063. Nashan D, Muller ML, Grabbe S, et al. Systemic therapy of disseminated malignant melanoma: an evidence-based overview of the state-of-the-art in daily routine. *J Eur Acad Dermatol Venereol*. 2007; 21(10): 1305-1318.

1064. Olszanski AJ. Current and future roles of targeted therapy and immunotherapy in advanced melanoma. *J Manag Care Spec Pharm*. 2014; 20(4): 346-356.

1065. Zhu Z, Liu W, Gotlieb V. The rapidly evolving therapies for advanced melanoma—towards immunotherapy, molecular targeted therapy, and beyond. *Crit Rev Oncol Hematol*. 2015; 99: 91-99.

1066. Magnus K. Prognosis in malignant melanoma of the skin. Significance of stage of disease, anatomical site, sex, age and period of diagnosis. *Cancer*. 1977; 40(1): 389-397.

1067. Garbe C, Buttner P, Bertz J, et al. Primary cutaneous melanoma. Identification of prognostic groups and estimation of individual prognosis for 5093 patients. *Cancer*. 1995; 75(10): 2484-2491.

1068. Wick MR. Prognostic factors for cutaneous melanoma. *Am J Clin Pathol*. 1998; 110(6): 713-718.

1069. Balch CM, Soong SJ, Gershenwald JE, et al. Prognostic factors analysis of 17,600 melanoma patients: validation of the American Joint Committee on Cancer melanoma staging system. *J Clin Oncol*. 2001; 19(16): 3622-3634.

1070. Clark WH Jr, From L, Bernardino EA, Mihm MC. The histogenesis and biologic behavior of primary human malignant melanomas of the skin. *Cancer Res*. 1969; 29(3): 705-727.

1071. Breslow A. Tumor thickness, level of invasion and node dissection in stage I cutaneous melanoma. *Ann Surg*. 1975; 182(5): 572-575.

1072. Breslow A. Thickness, cross-sectional areas and depth of invasion in the prognosis of cutaneous melanoma. *Ann Surg*. 1970; 172(5): 902-908.

1073. *AJCC Cancer Staging Handbook*. 7th ed. New York, NY: Springer; 2010: 387-415.

1074. Buttner P, Garbe C, Bertz J, et al. Primary cutaneous melanoma. Optimized cutoff points of tumor thickness and importance of Clark's level for prognostic classification. *Cancer*. 1995; 75(10): 2499-2506.

1075. Holmes EC, Clark W, Morton DL, et al. Regional lymph node metastases and the level of invasion of primary melanoma. *Cancer*. 1976; 37(1): 199-201.

1076. Saeb-Lima M, Montante-Montes de Oca D, Albores-Saavedra J. Merkel cell carcinoma with eccrine differentiation: a clinicopathologic study of 7 cases. *Ann Diagn Pathol*. 2008; 12(6): 410-414.

1077. Wanebo HJ, Fortner JG, Woodruff J, et al. Selection of the optimum surgical treatment of stage I melanoma by depth of microinvasion: use of the combined microstage technique(Clark-Breslow). *Ann Surg*. 1975; 182(3): 302-315.

1078. Wanebo HJ, Woodruff J, Fortner JG. Malignant melanoma of the extremities: a clinicopathologic study using levels of invasion(microstage). *Cancer*. 1975; 35(3): 666-676.

1079. Balch CM, Murad TM, Soong SJ, et al. A multifactorial analysis of melanoma: prognostic histopathological features comparing Clark's and Breslow's staging methods. *Ann Surg*. 1978; 188(6): 732-742.

1080. McGovern VJ, Shaw HM, Milton GW, McCarthy WH. Ulceration and prognosis in cutaneous malignant melanoma. *Histopathology*. 1982; 6(4): 399-407.

1081. Shaw HM, Balch CM, Soong SJ, et al. Prognostic histopathological factors in malignant melanoma. *Pathology*. 1985; 17(2): 271-274.

1082. Van Der Esch EP, Cascinelli N, Preda F, et al. Stage I melanoma of the skin: evaluation of prognosis according to histologic characteristics. *Cancer*. 1981; 48(7): 1668-1673.

1083. Azzola MF, Shaw HM, Thompson JF, et al. Tumor mitotic rate is a more powerful prognostic indicator than ulceration in patients with primary cutaneous melanoma: an analysis of 3661 patients from a single center. *Cancer*. 2003; 97(6): 1488-1498.

1084. O'Doherty CJ, Prescott RJ, White H, et al. Sex differences in presentation of cutaneous malignant melanoma and in survival from stage I disease. *Cancer*. 1986; 58(3): 788-792.

1085. Thorn M, Ponten F, Bergstrom R, et al. Clinical and histopathologic predictors of survival in patients with malignant melanoma: a population-based study in Sweden. *J Natl Cancer Inst*. 1994; 86(10): 761-769.

1086. Cohen HJ, Cox E, Manton K, Woodbury M. Malignant melanoma in the elderly. *J Clin Oncol*. 1987; 5(1): 100-106.

1087. Duncan LM, Travers RL, Koerner FC, et al. Estrogen and progesterone receptor analysis in pregnancy-associated melanoma: absence of immunohistochemically detectable hormone receptors. *Hum Pathol*. 1994; 25(1): 36-41.

1088. White LP, Linden G, Breslow L, Harzfeld L. Studies on melanoma. The effect of pregnancy on survival in human melanoma. *JAMA*. 1961; 177: 235-238.

1089. Shiu MH, Schottenfeld D, Maclean B, Fortner JG. Adverse effect of pregnancy on melanoma: a reappraisal. *Cancer*. 1976; 37(1): 181-187.

1090. Byrd-Gloster AL, Khoor A, Glass LF, et al. Differential expression of thyroid transcription factor 1 in small cell lung carcinoma and Merkel cell tumor. *Hum Pathol*. 2000; 31(1): 58-62.

1091. Rogers GS, Kopf AW, Rigel DS, et al. Effect of anatomical location on prognosis in patients with clinical stage I melanoma. *Arch Dermatol*. 1983; 119(8): 644-649.

1092. Clark WH Jr, Goldman LI, Mastrangelo MJ. *Human Malignant Melanoma*. New York, NY: Grune & Stratton; 1979.

1093. Coleman WP III, Loria PR, Reed RJ, Krementz ET. Acral lentiginous melanoma. *Arch Dermatol*. 1980; 116(7): 773-776.

1094. Cochran AJ. Histology and prognosis in malignant melanoma. *J Pathol*. 1969; 97(3): 459-

468.

1095. McGovern VJ, Shaw HM, Milton GW, Farago GA. Prognostic significance of the histological features of malignant melanoma. *Histopathology*. 1979; 3(5): 385-393.

1096. Frahm SO, Schubert C, Parwaresch R, Rudolph P. High proliferative activity may predict early metastasis of thin melanomas. *Hum Pathol*. 2001; 32(12): 1376-1381.

1097. Hazan C, Melzer K, Panageas KS, et al. Evaluation of the proliferation marker MIB-1 in the prognosis of cutaneous malignant melanoma. *Cancer*. 2002; 95(3): 634-640.

1098. Rieger E, Hofmann-Wellnhof R, Soyer HP, et al. Comparison of proliferative activity as assessed by proliferating cell nuclear antigen (PCNA) and Ki-67 monoclonal antibodies in melanocytic skin lesions. *J Cutan Pathol*. 1993; 20(3): 229-236.

1099. Soyer HP. Ki 67 immunostaining in melanocytic skin tumors. Correlation with histologic parameters. *J Cutan Pathol*. 1991; 18(4): 264-272.

1100. Rao UN, Lee SJ, Luo W, et al. Presence of tumor-infiltrating lymphocytes and a dominant nodule within primary melanoma are prognostic factors for relapse-free survival of patients with thick(t4) primary melanoma: pathologic analysis of the e1690 and e1694 intergroup trials. *Am J Clin Pathol*. 2010; 133(4): 646-653.

1101. Sondergaard K, Schou G. Therapeutic and clinico-pathological factors in the survival of 1,469 patients with primary cutaneous malignant melanoma in clinical stage I. A multivariate regression analysis. *Virchows Arch A Pathol Anat Histopathol*. 1985; 408(2-3): 249-258.

1102. Clemente CG, Mihm MC Jr, Bufalino R, et al. Prognostic value of tumor infiltrating lymphocytes in the vertical growth phase of primary cutaneous melanoma. *Cancer*. 1996; 77(7): 1303-1310.

1103. Mascaro JM, Molgo M, Castel T, Castro J. Plasma cells within the infiltrate of primary cutaneous malignant melanoma of the skin. A confirmation of its histoprognostic value. *Am J Dermatopathol*. 1987; 9(6): 497-499.

1104. Tuthill RJ, Unger JM, Liu PY, et al. Southwest Oncology Group. Risk assessment in localized primary cutaneous melanoma: a Southwest Oncology Group study evaluating nine factors and a test of the Clark logistic regression prediction model. *Am J Clin Pathol*. 2002; 118(4): 504-511.

1105. Cooper PH, Wanebo HJ, Hagar RW. Regression in thin malignant melanoma. Microscopic diagnosis and prognostic importance. *Arch Dermatol*. 1985; 121(9): 1127-1131.

1106. Kelly JW, Sagebiel RW, Blois MS. Regression in malignant melanoma. A histologic feature without independent prognostic significance. *Cancer*. 1985; 56(9): 2287-2291.

1107. McGovern VJ, Shaw HM, Milton GW. Prognosis in patients with thin malignant melanoma: influence of regression. *Histopathology*. 1983; 7(5): 673-680.

1108. Van Es SL, Colman M, Thompson JF, et al. Angiotropism is an independent predictor of local recurrence and in-transit metastasis in primary cutaneous melanoma. *Am J Surg Pathol*. 2008; 32(9): 1396-1403.

1109. Harrist TJ, Rigel DS, Day CL Jr, et al. "Microscopic satellites" are more highly associated with regional lymph node metastases than is primary melanoma thickness. *Cancer*. 1984; 53(10): 2183-2187.

1110. Lauer S, Yaar R, Page A, et al. Percentage of sentinel lymph node involvement by metastatic melanoma as measured by ACIS cytometric

image analysis is associated with survival. *Lab Invest*. 2009; 89: 104A.

1111. Satzger I, Volker B, Al Ghazal M, et al. Prognostic significance of histopathological parameters in sentinel nodes of melanoma patients. *Histopathology*. 2007; 50(6): 764-772.

1112. Satzger I, Volker B, Meier A, et al. Prognostic significance of isolated HMB45 or Melan A positive cells in melanoma sentinel lymph nodes. *Am J Surg Pathol*. 2007; 31(8): 1175-1180.

1113. Duve S, Schmoeckel C, Burgdorf WH. Melanocytic hyperplasia in scars. A histopathological investigation of 722 cases. *Am J Dermatopathol*. 1996; 18(3): 236-240.

1114. Bolognia JL. Reticulated black solar lentigo('ink spot' lentigo). *Arch Dermatol*. 1992; 128(7): 934-940.

1115. Happle R. The group of epidermal nevus syndromes Part I. Well defined phenotypes. *J Am Acad Dermatol*. 2010; 63(1): 1-22, quiz 23-24.

1116. Mishima Y, Pinkus H. Benign mixed tumor of melanocytes and malpighian cells. Melanoacanthoma: its relationship to Bloch's benign non-nevoid melanoepithelioma. *Arch Dermatol*. 1960; 81: 539-550.

1117. Rodriguez J, Nonaka D, Kuhn E, et al. Combined high-grade basal cell carcinoma and malignant melanoma of the skin ("malignant basomelanocytic tumor"): report of two cases and review of the literature. *Am J Dermatopathol*. 2005; 27(4): 314-318.

1118. Satter EK, Metcalf J, Lountzis N, Elston DM. Tumors composed of malignant epithelial and melanocytic populations: a case series and review of the literature. *J Cutan Pathol*. 2009; 36(2): 211-219.

1119. Erickson LA, Myers JL, Mihm MC, et al. Malignant basomelanocytic tumor manifesting as metastatic melanoma. *Am J Surg Pathol*. 2004; 28(10): 1393-1396.

1120. Miteva M, Herschthal D, Ricotti C, et al. A rare case of a cutaneous squamomelanocytic tumor: revisiting the histogenesis of combined neoplasms. *Am J Dermatopathol*. 2009; 31(6): 599-603.

1121. Pouryazdanparast P, Yu L, Johnson T, Fullen D. An unusual squamo-melanocytic tumor of uncertain biologic behavior: a variant of melanoma? *Am J Dermatopathol*. 2009; 31(5): 457-461.

1122. Tang CK, Toker C. Trabecular carcinoma of the skin: an ultrastructural study. *Cancer*. 1978; 42(5): 2311-2321.

1123. Toker C. Trabecular carcinoma of the skin. *Arch Dermatol*. 1972; 105(1): 107-110.

1124. Pulitzer MP, Amin BD, Busam KJ. Merkel cell carcinoma: review. *Adv Anat Pathol*. 2009; 16(3): 135-144.

1125. Silva EG, Mackay B, Goepfert H, et al. Endocrine carcinoma of the skin(Merkel cell carcinoma). *Pathol Ann*. 1984; 19(Pt 2): 1-30.

1126. Schmid C, Beham A, Feichtinger J, et al. Recurrent and subsequently metastasizing Merkel cell carcinoma in a 7-year-old girl. *Histopathology*. 1992; 20(5): 437-439.

1127. Ratner D, Nelson BR, Brown MD, Johnson TM. Merkel cell carcinoma. *J Am Acad Dermatol*. 1993; 29(2 Pt 1): 143-156.

1128. Sibley RK, Dahl D. Primary neuroendocrine (Merkel cell?) carcinoma of the skin. II. An immunocytochemical study of 21 cases. *Am J Surg Pathol*. 1985; 9(2): 109-116.

1129. Bayrou O, Avril MF, Charpentier P, et al. Primary neuroendocrine carcinoma of the skin. Clinicopathologic study of 18 cases. *J Am Acad Dermatol*. 1991; 24(2 Pt 1): 198-207.

1130. Sidhu GS, Feiner H, Flotte TJ, et al. Merkel cell

neoplasms. Histology, electron microscopy, biology, and histogenesis. *Am J Dermatopathol*. 1980; 2(2): 101-119.

1131. Wick MR, Kaye VN, Sibley RK, et al. Primary neuroendocrine carcinoma and small-cell malignant lymphoma of the skin. A discriminant immunohistochemical comparison. *J Cutan Pathol*. 1986; 13(5): 347-358.

1132. Walsh NM. Primary neuroendocrine(Merkel cell) carcinoma of the skin: morphologic diversity and implications thereof. *Hum Pathol*. 2001; 32(7): 680-689.

1133. Vazmitel M, Michal M, Shelekhova KV, et al. Vascular changes in merkel cell carcinoma based on a histopathological study of 92 cases. *Am J Dermatopathol*. 2008; 30(2): 106-111.

1134. Gaudin PB, Rosai J. Florid vascular proliferation associated with neural and neuroendocrine neoplasms. A diagnostic clue and potential pitfall. *Am J Surg Pathol*. 1995; 19(6): 642-652.

1135. Cerroni L, Kerl H. Primary cutaneous neuroendocrine(Merkel cell) carcinoma in association with squamous- and basal-cell carcinoma. *Am J Dermatopathol*. 1997; 19(6): 610-613.

1136. Gomez LG, DiMaio S, Silva EG, Mackay B. Association between neuroendocrine (Merkel cell) carcinoma and squamous carcinoma of the skin. *Am J Surg Pathol*. 1983; 7(2): 171-177.

1137. Gould E, Albores-Saavedra J, Dubner B, et al. Eccrine and squamous differentiation in Merkel cell carcinoma. An immunohistochemical study. *Am J Surg Pathol*. 1988; 12(10): 768-772.

1138. Heenan PJ, Cole JM, Spagnolo DV. Primary cutaneous neuroendocrine carcinoma(Merkel cell tumor). An adnexal epithelial neoplasm. *Am J Dermatopathol*. 1990; 12(1): 7-16.

1139. Hashimoto K, Lee MW, D'Annunzio DR, et al. Pagetoid Merkel cell carcinoma: epidermal origin of the tumor. *J Cutan Pathol*. 1998; 25(10): 572-579.

1140. Al-Ahmadie HA, Mutasim DF, Mutema GK. A case of intraepidermal Merkel cell carcinoma within squamous cell carcinoma in-situ: Merkel cell carcinoma in-situ? *Am J Dermatopathol*. 2004; 26(3): 230-233.

1141. Brown HA, Sawyer DM, Woo T. Intraepidermal Merkel cell carcinoma with no dermal involvement. *Am J Dermatopathol*. 2000; 22(1): 65-69.

1142. Boutilier R, Desormeau L, Cragg F, et al. Merkel cell carcinoma: squamous and atypical fibroxanthoma-like differentiation in successive local tumor recurrences. *Am J Dermatopathol*. 2001; 23(1): 46-49.

1143. Cooper L, Debono R, Alsanjari N, Al-Nafussi A. Merkel cell tumour with leiomyosarcomatous differentiation. *Histopathology*. 2000; 36(6): 540-543.

1144. Fernandez-Figueras MT, Puig L, Gilaberte M, et al. Merkel cell(primary neuroendocrine) carcinoma of the skin with nodal metastasis showing rhabdomyosarcomatous differentiation. *J Cutan Pathol*. 2002; 29(10): 619-622.

1145. Bahrami A, Gown AM, Baird GS, et al. Aberrant expression of epithelial and neuroendocrine markers in alveolar rhabdomyosarcoma: a potentially serious diagnostic pitfall. *Mod Pathol*. 2008; 21(7): 795-806.

1146. Frigerio B, Capella C, Eusebi V, et al. Merkel cell carcinoma of the skin: the structure and origin of normal Merkel cells. *Histopathology*. 1983; 7(2): 229-249.

1147. Silva E, Mackay B. Neuroendocrine (Merkel cell) carcinomas of the skin: an ultrastructural study of nine cases. *Ultrastruct Pathol*. 1981; 2(1): 1-9.

1148. Sibley RK, Rosai J, Foucar E, et al.

Neuroendocrine(Merkel cell) carcinoma of the skin. A histologic and ultrastructural study of two cases. *Am J Surg Pathol.* 1980; 4(3): 211-221.

1149. Sidhu GS, Chandra P, Cassai ND. Merkel cells, normal and neoplastic: an update. *Ultrastruct Pathol.* 2005; 29(3-4): 287-294.

1150. Warner TF, Uno H, Hafez GR, et al. Merkel cells and Merkel cell tumors. Ultrastructure, immunocytochemistry and review of the literature. *Cancer.* 1983; 52(2): 238-245.

1151. Hofler H, Kerl H, Lackinger E, et al. The intermediate filament cytoskeleton of cutaneous neuroendocrine carcinoma (Merkel cell tumour). Immunohistochemical and biochemical analyses. *Virchows Arch A Pathol Anat Histopathol.* 1985; 406(3): 339-350.

1152. Leff EL, Brooks JS, Trojanowski JQ. Expression of neurofilament and neuron-specific enolase in small cell tumors of skin using immunohistochemistry. *Cancer.* 1985; 56(3): 625-631.

1153. Wick MR, Scheithauer BW, Kovacs K. Neuron-specific enolase in neuroendocrine tumors of the thymus, bronchus, and skin. *Am J Clin Pathol.* 1983; 79(6): 703-707.

1154. Chan JK, Suster S, Wenig BM, et al. Cytokeratin 20 immunoreactivity distinguishes Merkel cell(primary cutaneous neuroendocrine) carcinomas and salivary gland small cell carcinomas from small cell carcinomas of various sites. *Am J Surg Pathol.* 1997; 21(2): 226-234.

1155. Scott MP, Helm KF. Cytokeratin 20: a marker for diagnosing Merkel cell carcinoma. *Am J Dermatopathol.* 1999; 21(1): 16-20.

1156. Bobos M, Hytiroglou P, Kostopoulos I, et al. Immunohistochemical distinction between merkel cell carcinoma and small cell carcinoma of the lung. *Am J Dermatopathol.* 2006; 28(2): 99-104.

1157. Ralston J, Chiriboga L, Nonaka D. MASH1: a useful marker in differentiating pulmonary small cell carcinoma from Merkel cell carcinoma. *Mod Pathol.* 2008; 21(11): 1357-1362.

1158. Sierakowski A, Al-Janabi K, Dam H, Sood M. Metastatic Merkel cell carcinoma with positive expression of thyroid transcription factor-1—a case report. *Am J Dermatopathol.* 2009; 31(4): 384-386.

1159. Cheuk W, Kwan MY, Suster S, Chan JK. Immunostaining for thyroid transcription factor 1 and cytokeratin 20 aids the distinction of small cell carcinoma from Merkel cell carcinoma, but not pulmonary from extrapulmonary small cell carcinomas. *Arch Pathol Lab Med.* 2001; 125(2): 228-231.

1160. Schmidt U, Muller U, Metz KA, Leder LD. Cytokeratin and neurofilament protein staining in Merkel cell carcinoma of the small cell type and small cell carcinoma of the lung. *Am J Dermatopathol.* 1998; 20(4): 346-351.

1161. Shah IA, Netto D, Schlageter MO, et al. Neurofilament immunoreactivity in Merkel-cell tumors: a differentiating feature from small-cell carcinoma. *Mod Pathol.* 1993; 6(1): 3-9.

1162. Calder KB, Coplowitz S, Schlauder S, Morgan MB. A case series and immunophenotypic analysis of CK20−/CK7+primary neuroendocrine carcinoma of the skin. *J Cutan Pathol.* 2007; 34(12): 918-923.

1163. Dong HY, Liu W, Cohen P, et al. B-cell specific activation protein encoded by the PAX-5 gene is commonly expressed in merkel cell carcinoma and small cell carcinomas. *Am J Surg Pathol.* 2005; 29(5): 687-692.

1164. Buresh CJ, Oliai BR, Miller RT. Reactivity with TdT in Merkel cell carcinoma: a potential diagnostic pitfall. *Am J Clin Pathol.* 2008; 129(6): 894-898.

1165. Sur M, AlArdati H, Ross C, Alowami S. TdT expression in Merkel cell carcinoma: potential diagnostic pitfall with blastic hematological malignancies and expanded immunohistochemical analysis. *Mod Pathol.* 2007; 20(11): 1113-1120.

1166. He H, Fang W, Liu X, et al. Frequent expression of glypican-3 in Merkel cell carcinoma: an immunohistochemical study of 55 cases. *Appl Immunohistochem Mol Morphol.* 2009; 17(1): 40-46.

1167. Feinmesser M, Halpern M, Kaganovsky E, et al. c-kit expression in primary and metastatic merkel cell carcinoma. *Am J Dermatopathol.* 2004; 26(6): 458-462.

1168. Silva EG, Ordonez NG, Lechago J. Immunohistochemical studies in endocrine carcinoma of the skin. *Am J Clin Pathol.* 1984; 81(5): 558-562.

1169. Su LD, Fullen DR, Lowe L, et al. CD117 (KIT receptor) expression in Merkel cell carcinoma. *Am J Dermatopathol.* 2002; 24(4): 289-293.

1170. Feng H, Shuda M, Chang Y, Moore PS. Clonal integration of a polyomavirus in human Merkel cell carcinoma. *Science.* 2008; 319(5866): 1096-1100.

1171. Busam KJ, Jungbluth AA, Rekthman N, et al. Merkel cell polyomavirus expression in Merkel cell carcinomas and its absence in combined tumors and pulmonary neuroendocrine carcinomas. *Am J Surg Pathol.* 2009; 33(9): 1378-1385.

1172. Ly TY, Walsh NM, Pasternak S. The spectrum of Merkel cell polyomavirus expression in Merkel cell carcinoma, in a variety of cutaneous neoplasms, and in neuroendocrine carcinomas from different anatomical sites. *Hum Pathol.* 2012; 43(4): 557-566.

1173. Wong SQ, Waldeck K, Vergara IA, et al. UV-associated mutations underlie the etiology of MCV-negative Merkel cell carcinomas. *Cancer Res.* 2015; 75(24): 5228-5234.

1174. Goepfert H, Remmler D, Silva E, Wheeler B. Merkel cell carcinoma(endocrine carcinoma of the skin) of the head and neck. *Arch Otolaryngol.* 1984; 110(11): 707-712.

1175. Wick MR, Goellner JR, Scheithauer BW, et al. Primary neuroendocrine carcinomas of the skin(Merkel cell tumors). A clinical, histologic, and ultrastructural study of thirteen cases. *Am J Clin Pathol.* 1983; 79(1): 6-13.

1176. Ro JY, Ayala AG, Tetu B, et al. Merkel cell carcinoma metastatic to the testis. *Am J Clin Pathol.* 1990; 94(4): 384-389.

1177. Eusebi V, Capella C, Cossu A, Rosai J. Neuroendocrine carcinoma within lymph nodes in the absence of a primary tumor, with special reference to Merkel cell carcinoma. *Am J Surg Pathol.* 1992; 16(7): 658-666.

1178. Kayashima K, Ono T, Johno M, et al. Spontaneous regression in Merkel cell (neuroendocrine) carcinoma of the skin. *Arch Dermatol.* 1991; 127(4): 550-553.

1179. Takenaka H, Kishimoto S, Shibagaki R, et al. Merkel cell carcinoma with partial spontaneous regression: an immunohistochemical, ultrastructural, and TUNEL labeling study. *Am J Dermatopathol.* 1997; 19(6): 614-618.

1180. Wooff JC, Trites JR, Walsh NM, Bullock MJ. Complete spontaneous regression of metastatic merkel cell carcinoma: a case report and review of the literature. *Am J Dermatopathol.* 2010; 32(6): 614-617.

1181. Gollard R, Weber R, Kosty MP, et al. Merkel cell carcinoma: review of 22 cases with surgical, pathologic, and therapeutic considerations. *Cancer.* 2000; 88(8): 1842-1851.

1182. Raaf JH, Urmacher C, Knapper WK, et al. Trabecular(Merkel cell) carcinoma of the skin. Treatment of primary, recurrent, and metastatic disease. *Cancer.* 1986; 57(1): 178-182.

1183. Lebbe C, Becker JC, Grob JJ, et al. Diagnosis and treatment of Merkel Cell Carcinoma. European consensus-based interdisciplinary guideline. *Eur J Cancer.* 2015; 51(16): 2396-2403.

1184. Marks ME, Kim RY, Salter MM. Radiotherapy as an adjunct in the management of Merkel cell carcinoma. *Cancer.* 1990; 65(1): 60-64.

1185. McAfee WJ, Morris CG, Mendenhall CM, et al. Merkel cell carcinoma: treatment and outcomes. *Cancer.* 2005; 104(8): 1761-1764.

1186. Fenig E, Brenner B, Katz A, et al. The role of radiation therapy and chemotherapy in the treatment of Merkel cell carcinoma. *Cancer.* 1997; 80(5): 881-885.

1187. Sharma D, Flora G, Grunberg SM. Chemotherapy of metastatic Merkel cell carcinoma: case report and review of the literature. *Am J Clin Oncol.* 1991; 14(2): 166-169.

1188. Tai PT, Yu E, Winquist E, et al. Chemotherapy in neuroendocrine/Merkel cell carcinoma of the skin: case series and review of 204 cases. *J Clin Oncol.* 2000; 18(12): 2493-2499.

1189. Llombart B, Monteagudo C, Lopez-Guerrero JA, et al. Clinicopathological and immunohistochemical analysis of 20 cases of Merkel cell carcinoma in search of prognostic markers. *Histopathology.* 2005; 46(6): 622-634.

1190. Kasami M, Muramatsu M, Kawahata K, et al. Large-cell neuroendocrine carcinoma of the skin, with lymphoid stroma. *Am J Dermatopathol.* 2007; 29(6): 578-580.

1191. Gould VE, Moll R, Moll I, et al. Neuroendocrine (Merkel) cells of the skin: hyperplasias, dysplasias, and neoplasms. *Lab Invest.* 1985; 52(4): 334-353.

1192. Eusebi V, Damiani S, Pasquinelli G, et al. Small cell neuroendocrine carcinoma with skeletal muscle differentiation: report of three cases. *Am J Surg Pathol.* 2000; 24(2): 223-230.

1193. Van Nguyen A, Argenyi ZB. Cutaneous neuroblastoma. Peripheral neuroblastoma. *Am J Dermatopathol.* 1993; 15(1): 7-14.

1194. Hasegawa SL, Davison JM, Rutten A, et al. Primary cutaneous Ewing's sarcoma: immunophenotypic and molecular cytogenetic evaluation of five cases. *Am J Surg Pathol.* 1998; 22(3): 310-318.

1195. Collina G, Quarto F, Eusebi V. Trabecular carcinoid of the skin with cellular stroma. *Am J Dermatopathol.* 1988; 10(5): 430-435.

1196. Courville P, Joly P, Thomine E, et al. Primary cutaneous carcinoid tumour. *Histopathology.* 2000; 36(6): 566-567.

1197. Smith PA, Chappell RH. Another possible primary carcinoid tumour of skin? *Virchows Arch A Pathol Anat Histopathol.* 1985; 408(1): 99-103.

1198. Blackburn WR, Cosman B. Histologic basis of keloid and hypertrophic scar differentiation. Clinicopathologic correlation. *Arch Pathol.* 1966; 82(1): 65-71.

1199. Ehrlich HP, Desmouliere A, Diegelmann RF, et al. Morphological and immunochemical differences between keloid and hypertrophic scar. *Am J Pathol.* 1994; 145(1): 105-113.

1200. Lee JY, Yang CC, Chao SC, Wong TW. Histopathological differential diagnosis of keloid and hypertrophic scar. *Am J Dermatopathol.* 2004; 26(5): 379-384.

1201. Santucci M, Borgognoni L, Reali UM, Gabbiani G. Keloids and hypertrophic scars of Caucasians show distinctive morphologic and immunophenotypic profiles. *Virchows Arch.* 2001; 438(5): 457-463.

1202. Kuo TT, Hu S, Chan HL. Keloidal dermatofibroma: report of 10 cases of a new variant. *Am J Surg Pathol*. 1998; 22(5): 564-568.

1203. Herzberg AJ, Dinehart SM, Kerns BJ, Pollack SV. Acne keloidalis. Transverse microscopy, immunohistochemistry, and electron microscopy. *Am J Dermatopathol*. 1990; 12(2): 109-121.

1204. Santa Cruz DJ, Ulbright TM. Mucin-like changes in keloids. *Am J Clin Pathol*. 1981; 75(1): 18-22.

1205. Chen TM, Purohit SK, Wang AR. Pleomorphic sclerotic fibroma: a case report and literature review. *Am J Dermatopathol*. 2002; 24(1): 54-58.

1206. Kamino H, Lee JY, Berke A. Pleomorphic fibroma of the skin: a benign neoplasm with cytologic atypia. A clinicopathologic study of eight cases. *Am J Surg Pathol*. 1989; 13(2): 107-113.

1207. Rudolph P, Schubert C, Harms D, Parwaresch R. Giant cell collagenoma: a benign dermal tumor with distinctive multinucleate cells. *Am J Surg Pathol*. 1998; 22(5): 557-563.

1208. Rudolph P, Schubert C, Zelger BG, et al. Differential expression of CD34 and Ki-M1p in pleomorphic fibroma and dermatofibroma with monster cells. *Am J Dermatopathol*. 1999; 21(5): 414-419.

1209. Cathro HP, Patterson JW, Wick MR. Cutaneous pseudosarcomatous polyp: a recently described lesion. *Ann Diagn Pathol*. 2008; 12(6): 440-444.

1210. Graham JH, Sanders JB, Johnson WC, Helwig EB. Fibrous papule of the nose: a clinicopathological study. *J Invest Dermatol*. 1965; 45(3): 194-203.

1211. Meigel WN, Ackerman AB. Fibrous papule of the face. *Am J Dermatopathol*. 1979; 1(4): 329-340.

1212. Lee AN, Stein SL, Cohen LM. Clear cell fibrous papule with NKI/C3 expression: clinical and histologic features in six cases. *Am J Dermatopathol*. 2005; 27(4): 296-300.

1213. Cerio R, Rao BK, Spaull J, Jones EW. An immunohistochemical study of fibrous papule of the nose: 25 cases. *J Cutan Pathol*. 1989; 16(4): 194-198.

1214. Metcalf JS, Maize JC, LeBoit PE. Circumscribed storiform collagenoma (sclerosing fibroma). *Am J Dermatopathol*. 1991; 13(2): 122-129.

1215. Shitabata PK, Crouch EC, Fitzgibbon JF, et al. Cutaneous sclerotic fibroma. Immunohistochemical evidence of a fibroblastic neoplasm with ongoing type I collagen synthesis. *Am J Dermatopathol*. 1995; 17(4): 339-343.

1216. Hanft VN, Shea CR, McNutt NS, et al. Expression of CD34 in sclerotic ("plywood") fibromas. *Am J Dermatopathol*. 2000; 22(1): 17-21.

1217. Chang SN, Chun SI, Moon TK, Park WH. Solitary sclerotic fibroma of the skin: degenerated sclerotic change of inflammatory conditions, especially folliculitis. *Am J Dermatopathol*. 2000; 22(1): 22-25.

1218. Fukunaga M, Ushigome S. Collagenous fibroma (desmoplastic fibroblastoma): a distinctive fibroblastic soft tissue tumor. *Adv Anat Pathol*. 1999; 6(5): 275-280.

1219. Hasegawa T, Shimoda T, Hirohashi S, et al. Collagenous fibroma(desmoplastic fibroblastoma): report of four cases and review of the literature. *Arch Pathol Lab Med*. 1998; 122(5): 455-460.

1220. Miettinen M, Fetsch JF. Collagenous fibroma (desmoplastic fibroblastoma): a clinicopathologic analysis of 63 cases of a distinctive soft tissue lesion with stellate-shaped fibroblasts. *Hum Pathol*. 1998; 29(7): 676-682.

1221. Ng WK, Cheung MF, Ma L. Dermatomyofi-

broma: further support of its myofibroblastic nature by electronmicroscopy. *Histopathology*. 1996; 29(2): 181-183.

1222. Guitart J, Ritter JH, Wick MR. Solitary cutaneous myofibromas in adults: report of six cases and discussion of differential diagnosis. *J Cutan Pathol*. 1996; 23(5): 437-444.

1223. Kamino H, Reddy VB, Gero M, Greco MA. Dermatomyofibroma. A benign cutaneous, plaque-like proliferation of fibroblasts and myofibroblasts in young adults. *J Cutan Pathol*. 1992; 19(2): 85-93.

1224. Smith KJ, Skelton HG, Barrett TL, et al. Cutaneous myofibroma. *Mod Pathol*. 1989; 2(6): 603-609.

1225. Mentzel T, Kutzner H. Haemorrhagic dermatomyofibroma (plaque-like dermal fibromatosis): clinicopathological and immunohistochemical analysis of three cases resembling plaque-stage Kaposi's sarcoma. *Histopathology*. 2003; 42(6): 594-598.

1226. Mentzel T, Kutzner H. Dermatomyofibroma: clinicopathologic and immunohistochemical analysis of 56 cases and reappraisal of a rare and distinct cutaneous neoplasm. *Am J Dermatopathol*. 2009; 31(1): 44-49.

1227. de Feraudy S, Fletcher CD. Fibroblastic connective tissue nevus: a rare cutaneous lesion analyzed in a series of 25 cases. *Am J Surg Pathol*. 2012; 36(10): 1509-1515.

1228. Cowper SE, Kilpatrick T, Proper S, Morgan MB. Solitary fibrous tumor of the skin. *Am J Dermatopathol*. 1999; 21(3): 213-219.

1229. Soldano AC, Meehan SA. Cutaneous solitary fibrous tumor: a report of 2 cases and review of the literature. *Am J Dermatopathol*. 2008; 30(1): 54-58.

1230. Sigel JE, Goldblum JR. Solitary fibrous tumor of the skin. *Am J Dermatopathol*. 2001; 23(3): 275-278.

1231. Calonje E, Fletcher CD. Cutaneous fibrohistiocytic tumors. An update. *Adv Anat Pathol*. 1994; 1: 2-15.

1232. Zelger B, Zelger BG, Burgdorf WH. Dermatofibroma—a critical evaluation. *Int J Surg Pathol*. 2004; 12(4): 333-344.

1233. Kuo TT, Chan HL. Ossifying dermatofibroma with osteoclast-like giant cells. *Am J Dermatopathol*. 1994; 16(2): 193-195.

1234. Kutchemeshgi M, Barr RJ, Henderson CD. Dermatofibroma with osteoclast-like giant cells. *Am J Dermatopathol*. 1992; 14(5): 397-401.

1235. Hanly AJ, Jorda M, Elgart GW, et al. High proliferative activity excludes dermatofibroma: report of the utility of MIB-1 in the differential diagnosis of selected fibrohistiocytic tumors. *Arch Pathol Lab Med*. 2006; 130(6): 831-834.

1236. Kamino H, Jacobson M. Dermatofibroma extending into the subcutaneous tissue. Differential diagnosis from dermatofibrosarcoma protuberans. *Am J Surg Pathol*. 1990; 14(12): 1156-1164.

1237. Luzar B, Calonje E. Cutaneous fibrohistiocytic tumours—an update. *Histopathology*. 2010; 56(1): 148-165.

1238. Zelger B, Sidoroff A, Stanzl U, et al. Deep penetrating dermatofibroma versus dermatofibrosarcoma protuberans. A clinicopathologic comparison. *Am J Surg Pathol*. 1994; 18(7): 677-686.

1239. Dalziel K, Marks R. Hair follicle-like change over histiocytomas. *Am J Dermatopathol*. 1986; 8(6): 462-466.

1240. Goette DK, Helwig EB. Basal cell carcinomas and basal cell carcinoma-like changes overlying dermatofibromas. *Arch Dermatol*. 1975; 111(5): 589-592.

1241. Morgan MB, Howard HG, Everett MA. Epithe-

lial induction in dermatofibroma: a role for the epidermal growth factor (EGF) receptor. *Am J Dermatopathol*. 1997; 19(1): 35-40.

1242. Davis TT, Calilao G, Fretzin D. Sebaceous hyperplasia overlying a dermatofibroma. *Am J Dermatopathol*. 2006; 28(2): 155-157.

1243. Herman KL, Kantor GR, Katz SM. Squamous cell carcinoma in situ overlying dermatofibroma. *J Cutan Pathol*. 1990; 17(6): 385-387.

1244. Schwob VS, Santa Cruz DJ. Palisading cutaneous fibrous histiocytoma. *J Cutan Pathol*. 1986; 13(6): 403-407.

1245. Zelger BG, Calonje E, Zelger B. Myxoid dermatofibroma. *Histopathology*. 1999; 34(4): 357-364.

1246. Lee J. Epithelioid cell histiocytoma with granular cells(another nonneural granular cell neoplasm). *Am J Dermatopathol*. 2007; 29(5): 475-476.

1247. Soyer HP, Metze D, Kerl H. Granular cell dermatofibroma. *Am J Dermatopathol*. 1997; 19(2): 168-173.

1248. Zelger BG, Steiner H, Kutzner H, et al. Granular cell dermatofibroma. *Histopathology*. 1997; 31(3): 258-262.

1249. Iwata J, Fletcher CD. Lipidized fibrous histiocytoma: clinicopathologic analysis of 22 cases. *Am J Dermatopathol*. 2000; 22(2): 126-134.

1250. Paties C, Vassallo G, Taccagni GL. Clear cell dermatofibroma. *Am J Surg Pathol*. 1997; 21(2): 250-252.

1251. Wambacher-Gasser B, Zelger B, Zelger BG, Steiner H. Clear cell dermatofibroma. *Histopathology*. 1997; 30(1): 64-69.

1252. Tran TA, Hayner-Buchan A, Jones DM, et al. Cutaneous balloon cell dermatofibroma (fibrous histiocytoma). *Am J Dermatopathol*. 2007; 29(2): 197-200.

1253. Garrido-Ruiz MC, Carrillo R, Enguita AB, Peralto JL. Signet-ring cell dermatofibroma. *Am J Dermatopathol*. 2009; 31(1): 84-87.

1254. Aiba S, Terui T, Tagami H. Dermatofibroma with diffuse eosinophilic infiltrate. *Am J Dermatopathol*. 2000; 22(3): 281-284.

1255. Sanchez Yus E, Soria L, de Eusebio E, Requena L. Lichenoid, erosive and ulcerated dermatofibromas. Three additional clinico-pathologic variants. *J Cutan Pathol*. 2000; 27(3): 112-117.

1256. Zelger BG, Sidoroff A, Zelger B. Combined dermatofibroma: co-existence of two or more variant patterns in a single lesion. *Histopathology*. 1999; 36(6): 529-539.

1257. Leyva WH, Santa Cruz DJ. Atypical cutaneous fibrous histiocytoma. *Am J Dermatopathol*. 1986; 8(6): 467-471.

1258. Tamada S, Ackerman AB. Dermatofibroma with monster cells. *Am J Dermatopathol*. 1987; 9(5): 380-387.

1259. Wilk M, Zelger BG, Nilles M, Zelger B. The value of immunohistochemistry in atypical cutaneous fibrous histiocytoma. *Am J Dermatopathol*. 2004; 26(5): 367-371.

1260. Calonje E, Mentzel T, Fletcher CD. Cellular benign fibrous histiocytoma. Clinicopathologic analysis of 74 cases of a distinctive variant of cutaneous fibrous histiocytoma with frequent recurrence. *Am J Surg Pathol*. 1994; 18(7): 668-676.

1261. Calonje E, Fletcher CD. Aneurysmal benign fibrous histiocytoma. Clinicopathological analysis of 40 cases of a tumour frequently misdiagnosed as a vascular neoplasm. *Histopathology*. 1995; 26: 323-332.

1262. Santa Cruz DJ, Kyriakos M. Aneurysmal ("angiomatoid") fibrous histiocytoma of the skin. *Cancer*. 1981; 47(8): 2053-2061.

1263. Glusac EJ, Barr RJ, Everett MA, et al. Epithelioid cell histiocytoma. A report of 10 cases including a new cellular variant. *Am J Surg Pathol*. 1994; 18(6): 583-590.

1264. Singh Gomez C, Calonje E, Fletcher CD. Epithelioid benign fibrous histiocytoma of skin: clinico-pathological analysis of 20 cases of a poorly known variant. *Histopathology*. 1994; 24(2): 123-129.

1265. Jones EW, Cerio R, Smith NP. Epithelioid cell histiocytoma: a new entity. *Br J Dermatol*. 1989; 120(2): 185-195.

1266. Glusac EJ, McNiff JM. Epithelioid cell histiocytoma: a simulant of vascular and melanocytic neoplasms. *Am J Dermatopathol*. 1999; 21(1): 1-7.

1267. Doyle LA, Mariño-Enriquez A, Fletcher CD, Hornick JL. ALK rearrangement and overexpression in epithelioid fibrous histiocytoma. *Mod Pathol*. 2015; 28(7): 904-912.

1268. Abenoza P, Lillemoe T. CD34 and factor XIIIa in the differential diagnosis of dermatofibroma and dermatofibrosarcoma protuberans. *Am J Dermatopathol*. 1993; 15(5): 429-434.

1269. Prieto VG, Reed JA, Shea CR. Immunohistochemistry of dermatofibromas and benign fibrous histiocytomas. *J Cutan Pathol*. 1995; 22(4): 336-341.

1270. Li N, McNiff J, Hui P, et al. Differential expression of HMGA1 and HMGA2 in dermatofibroma and dermatofibrosarcoma protuberans: potential diagnostic applications, and comparison with histologic findings, CD34, and factor XIIIa immunoreactivity. *Am J Dermatopathol*. 2004; 26(4): 267-272.

1271. Kutzner H. Expression of the human progenitor cell antigen CD34(HCPA-1) distinguishes dermatofibrosarcoma protuberans from fibrous histiocytoma in formalin-fixed, Paraffin-embedded tissue. *J Am Acad Dermatol*. 1993; 28: 613-617.

1272. Bruecks AK, Trotter MJ. Expression of desmin and smooth muscle myosin heavy chain in dermatofibromas. *Arch Pathol Lab Med*. 2002; 126(10): 1179-1183.

1273. Zelger BW, Zelger BG, Rappersberger K. Prominent myofibroblastic differentiation. A pitfall in the diagnosis of dermatofibroma. *Am J Dermatopathol*. 1997; 19(2): 138-146.

1274. Calonje E. Is cutaneous benign fibrous histiocytoma (dermatofibroma) a reactive inflammatory process or a neoplasm? *Histopathology*. 2000; 37(3): 278-280.

1275. Chen TC, Kuo T, Chan HL. Dermatofibroma is a clonal proliferative disease. *J Cutan Pathol*. 2000; 27(1): 36-39.

1276. Vanni R, Fletcher CD, Sciot R, et al. Cytogenetic evidence of clonality in cutaneous benign fibrous histiocytomas: a report of the CHAMP study group. *Histopathology*. 2000; 37(3): 212-217.

1277. Bisceglia M, Attino V, Bacchi CE. Metastasizing "benign" fibrous histiocytoma of the skin: a report of two additional cases and review of the literature. *Adv Anat Pathol*. 2006; 13(2): 89-96.

1278. Guillou L, Gebhard S, Salmeron M, Coindre JM. Metastasizing fibrous histiocytoma of the skin: a clinicopathologic and immunohistochemical analysis of three cases. *Mod Pathol*. 2000; 13(6): 654-660.

1279. Kaddu S, McMenamin ME, Fletcher CD. Atypical fibrous histiocytoma of the skin: clinicopathologic analysis of 59 cases with evidence of infrequent metastasis. *Am J Surg Pathol*. 2002; 26(1): 35-46.

1280. Mentzel T, Kutzner H, Rutten A, Hugel H. Benign fibrous histiocytoma (dermatofibroma) of the face: clinicopathologic and immunohistochemical study of 34 cases associated with

1281. Gleason BC, Fletcher CD. Deep "benign" fibrous histiocytoma: clinicopathologic analysis of 69 cases of a rare tumor indicating occasional metastatic potential. *Am J Surg Pathol*. 2008; 32(3): 354-362.

1282. Mentzel T, Wiesner T, Cerroni L, et al. Malignant dermatofibroma: clinicopathological, immunohistochemical, and molecular analysis of seven cases. *Mod Pathol*. 2013; 26(2): 256-267.

1283. Charli-Joseph Y, Saggini A, Doyle LA, et al. DNA copy number changes in tumors within the spectrum of cellular, atypical, and metastasizing fibrous histiocytoma. *J Am Acad Dermatol*. 2014; 71(2): 256-263.

1284. Kempson RL, McGavran MH. Atypical fibroxanthomas of the skin. *Cancer*. 1964; 17: 1463-1471.

1285. Hudson AW, Winkelmann RK. Atypical fibroxanthoma of the skin: a reappraisal of 19 cases in which the original diagnosis was spindle-cell squamous carcinoma. *Cancer*. 1972; 29(2): 413-422.

1286. Fretzin DF, Helwig EB. Atypical fibroxanthoma of the skin. A clinicopathologic study of 140 cases. *Cancer*. 1973; 31(6): 1541-1552.

1287. Calonje E, Wadden C, Wilson-Jones E, Fletcher CD. Spindle-cell non-pleomorphic atypical fibroxanthoma: analysis of a series and delineation of a distinctive variant. *Histopathology*. 1993; 22(3): 247-254.

1288. Diaz-Cascajo C, Weyers W, Borghi S. Pigmented atypical fibroxanthoma: a tumor that may be easily mistaken for malignant melanoma. *Am J Dermatopathol*. 2003; 25(1): 1-5.

1289. Khan ZM, Cockerell CJ. Atypical fibroxanthoma with osteoclast-like multinucleated giant cells. *Am J Dermatopathol*. 1997; 19(2): 174-179.

1290. Tomaszewski MM, Lupton GP. Atypical fibroxanthoma. An unusual variant with osteoclast-like giant cells. *Am J Surg Pathol*. 1997; 21(2): 213-218.

1291. Crowson AN, Carlson-Sweet K, Macinnis C, et al. Clear cell atypical fibroxanthoma:a clinicopathologic study. *J Cutan Pathol*. 2002; 29(6): 374-381.

1292. Requena L, Sangueza OP, Sanchez Yus E, Furio V. Clear-cell atypical fibroxanthoma: an uncommon histopathologic variant of atypical fibroxanthoma. *J Cutan Pathol*. 1997; 24(3): 176-182.

1293. Lazar AJ, Fletcher CD. Distinctive dermal clear cell mesenchymal neoplasm: clinicopathologic analysis of five cases. *Am J Dermatopathol*. 2004; 26(4): 273-279.

1294. Orosz Z, Kelemen J, Szentirmay Z. Granular cell variant of atypical fibroxanthoma. *Pathol Oncol Res*. 1996; 2(4): 244-247.

1295. Rios-Martin JJ, Delgado MD, Moreno-Ramirez D, et al. Granular cell atypical fibroxanthoma: report of two cases. *Am J Dermatopathol*. 2007; 29(1): 84-87.

1296. de Feraudy S, Mar N, McCalmont TH. Evaluation of CD10 and procollagen 1 expression in atypical fibroxanthoma and dermatofibroma. *Am J Surg Pathol*. 2008; 32(8): 1111-1122.

1297. Longacre TA, Smoller BR, Rouse RV. Atypical fibroxanthoma. Multiple immunohistologic profiles. *Am J Surg Pathol*. 1993; 17(12): 1199-1209.

1298. Ma CK, Zarbo RJ, Gown AM. Immunohistochemical characterization of atypical fibroxanthoma and dermatofibrosarcoma protuberans. *Am J Clin Pathol*. 1992; 97(4): 478-483.

1299. Mathew RA, Schlauder SM, Calder KB, Morgan MB. CD117 immunoreactivity in atypical fibroxanthoma. *Am J Dermatopathol*. 2008; 30(1): 34-36.

1300. Sakamoto A, Oda Y, Yamamoto H, et al. Calponin and h-caldesmon expression in atypical fibroxanthoma and superficial leiomyosarcoma. *Virchows Arch*. 2002; 440(4): 404-409.

1301. Silvis NG, Swanson PE, Manivel JC, et al. Spindle-cell and pleomorphic neoplasms of the skin. A clinicopathologic and immunohistochemical study of 30 cases, with emphasis on "atypical fibroxanthomas. *Am J Dermatopathol*. 1988; 10(1): 9-19.

1302. Bansal C, Sinkre P, Stewart D, Cockerell CJ. Two cases of cytokeratin positivity in atypical fibroxanthoma. *J Clin Pathol*. 2007; 60(6): 716-717.

1303. Dahl I. Atypical fibroxanthoma of the skin. A clinico-pathological study of 57 cases. *Acta Pathol Microbiol Scand [A]*. 1976; 84(2): 183-197.

1304. Helwig EB, May D. Atypical fibroxanthoma of the skin with metastasis. *Cancer*. 1986; 57(2): 368-376.

1305. Wang WL, Torres-Cabala C, Curry JL, et al. Metastatic atypical fibroxanthoma: a series of 11 cases including with minimal and no subcutaneous involvement. *Am J Dermatopathol*. 2015; 37(6): 455-461.

1306. Miller K, Goodlad JR, Brenn T. Pleomorphic dermal sarcoma: adverse histologic features predict aggressive behavior and allow distinction from atypical fibroxanthoma. *Am J Surg Pathol*. 2012; 36(9): 1317-1326.

1307. Bague S, Folpe AL. Dermatofibrosarcoma protuberans presenting as a subcutaneous mass: a clinicopathological study of 15 cases with exclusive or near-exclusive subcutaneous involvement. *Am J Dermatopathol*. 2008; 30(4): 327-332.

1308. McKee PH, Fletcher CD. Dermatofibrosarcoma protuberans presenting in infancy and childhood. *J Cutan Pathol*. 1991; 18(4): 241-246.

1309. Frierson HF, Cooper PH. Myxoid variant of dermatofibrosarcoma protuberans. *Am J Surg Pathol*. 1983; 7(5): 445-450.

1310. Sigel JE, Bergfeld WF, Goldblum JR. A morphologic study of dermatofibrosarcoma protuberans: expansion of a histologic profile. *J Cutan Pathol*. 2000; 27(4): 159-163.

1311. Mentzel T, Schärer L, Kazakov DV, Michal M. Myxoid dermatofibrosarcoma protuberans: clinicopathologic, immunohistochemical, and molecular analysis of eight cases. *Am J Dermatopathol*. 2007; 29(5): 443-448.

1312. Calonje E, Fletcher CD. Myoid differentiation in dermatofibrosarcoma protuberans and its fibrosarcomatous variant: clinicopathologic analysis of 5 cases. *J Cutan Pathol*. 1996; 23(1): 30-36.

1313. Davis DA, Sanchez RL. Atrophic and plaque-like dermatofibrosarcoma protuberans. *Am J Dermatopathol*. 1998; 20(5): 498-501.

1314. Zelger BW, Ofner D, Zelger BG. Atrophic variants of dermatofibroma and dermatofibrosarcoma protuberans. *Histopathology*. 1995; 26(6): 519-527.

1315. Banerjee SS, Harris M, Eyden BP, Hamid BN. Granular cell variant of dermatofibrosarcoma protuberans. *Histopathology*. 1990; 17(4): 375-378.

1316. Dominguez-Malagon HR, Ordonez NG, Mackay B. Dermatofibrosarcoma protuberans: ultrastructural and immunocytochemical observations. *Ultrastruct Pathol*. 1995; 19(4): 281-289.

1317. Goldblum JR, Tuthill RJ. CD34 and factor-XIIIa immunoreactivity in dermatofibrosarcoma protuberans and dermatofibroma. *Am J Dermatopathol*. 1997; 19(2): 147-153.

1318. Dominguez-Malagon H, Valdez-Carrillo Mdel C, Cano-Valdez AM. Dermatofibroma and dermatofibrosarcoma protuberans: a comparative ultrastructural study. *Ultrastruct Pathol*. 2006; 30(4): 283-291.

1319. Sandberg AA, Bridge JA. Updates on the cytogenetics and molecular genetics of bone and soft tissue tumors. Dermatofibrosarcoma protuberans and giant cell fibroblastoma. *Cancer Genet Cytogenet*. 2003; 140(1): 1-12.

1320. Sirvent N, Maire G, Pedeutour F. Genetics of dermatofibrosarcoma protuberans family of tumors: from ring chromosomes to tyrosine kinase inhibitor treatment. *Genes Chromosomes Cancer*. 2003; 37(1): 1-19.

1321. Maire G, Pedeutour F, Coindre JM. COL1A1-PDGFB gene fusion demonstrates a common histogenetic origin for dermatofibrosarcoma protuberans and its granular cell variant. *Am J Surg Pathol*. 2002; 26(7): 932-937.

1322. Patel KU, Szabo SS, Hernandez VS, et al. Dermatofibrosarcoma protuberans COL1A1-PDGFB fusion is identified in virtually all dermatofibrosarcoma protuberans cases when investigated by newly developed multiplex reverse transcription polymerase chain reaction and fluorescence in situ hybridization assays. *Hum Pathol*. 2008; 39(2): 184-193.

1323. Bowne WB, Antonescu CR, Leung DH, et al. Dermatofibrosarcoma protuberans: A clinicopathologic analysis of patients treated and followed at a single institution. *Cancer*. 2000; 88(12): 2711-2720.

1324. Taylor HB, Helwig EB. Dermatofibrosarcoma protuberans. A study of 115 cases. *Cancer*. 1962; 15: 717-725.

1325. Adams JT, Saltzstein SL. Metastasizing dermatofibrosarcoma protuberans: report of two cases. *Am Surg*. 1963; 29: 878-886.

1326. Rutkowski P, Van Glabbeke M, Rankin CJ, et al. Imatinib mesylate in advanced dermatofibrosarcoma protuberans: pooled analysis of two phase II clinical trials. *J Clin Oncol*. 2010; 28(10): 1772-1779.

1327. Billings SD, Folpe AL. Cutaneous and subcutaneous fibrohistiocytic tumors of intermediate malignancy: an update. *Am J Dermatopathol*. 2004; 26(2): 141-155.

1328. Alguacil-Garcia A. Giant cell fibroblastoma recurring as dermatofibrosarcoma protuberans. *Am J Surg Pathol*. 1991; 15(8): 798-801.

1329. Beham A, Fletcher CD. Dermatofibrosarcoma protuberans with areas resembling giant cell fibroblastoma: report of two cases. *Histopathology*. 1990; 17(2): 165-167.

1330. Shmookler BM, Enzinger FM, Weiss SW. Giant cell fibroblastoma. A juvenile form of dermatofibrosarcoma protuberans. *Cancer*. 1989; 64(10): 2154-2161.

1331. Rubin BP, Fletcher JA, Fletcher CD. The histologic, genetic, and biological relationships between dermatofibrosarcoma protuberans and giant cell fibroblastoma: an unexpected story. *Adv Anat Pathol*. 1997; 4: 336-341.

1332. Connelly JH, Evans HL. Dermatofibrosarcoma protuberans. A clinicopathologic review with emphasis on fibrosarcomatous areas. *Am J Surg Pathol*. 1992; 16(10): 921-925.

1333. Goldblum JR, Reith JD, Weiss SW. Sarcomas arising in dermatofibrosarcoma protuberans: a reappraisal of biologic behavior in eighteen cases treated by wide local excision with extended clinical follow up. *Am J Surg Pathol*. 2000; 24(8): 1125-1130.

1334. Mentzel T, Beham A, Katenkamp D, et al. Fibrosarcomatous("high-grade") dermatofibro-

sarcoma protuberans: clinicopathologic and immunohistochemical study of a series of 41 cases with emphasis on prognostic significance. *Am J Surg Pathol*. 1998; 22(5): 576-587.

1335. Abbott JJ, Oliveira AM, Nascimento AG. The prognostic significance of fibrosarcomatous transformation in dermatofibrosarcoma protuberans. *Am J Surg Pathol*. 2006; 30(4): 436-443.

1336. O' Dowd J, Laidler P. Progression of dermatofibrosarcoma protuberans to malignant fibrous histiocytoma: report of a case with implications for tumor histogenesis. *Hum Pathol*. 1988; 19(3): 368-370.

1337. Eisen RN, Tallini G. Metastatic dermatofibrosarcoma protuberans with fibrosarcomatous change in the absence of local recurrence. A case report of simultaneous occurrence with a malignant giant cell tumor of soft parts. *Cancer*. 1993; 72(2): 462-468.

1338. Ding JA, Hashimoto H, Sugimoto T, et al. Bednar tumor(pigmented dermatofibrosarcoma protuberans). An analysis of six cases. *Acta Pathol Jpn*. 1990; 40(10): 744-754.

1339. Onoda N, Tsutsumi Y, Kakudo K, et al. Pigmented dermatofibrosarcoma protuberans(Bednar tumor). An autopsy case with systemic metastasis. *Acta Pathol Jpn*. 1990; 40(12): 935-940.

1340. Wick MR, Fitzgibbon J, Swanson PE. Cutaneous sarcomas and sarcomatoid neoplasms of the skin. *Semin Diagn Pathol*. 1993; 10(2): 148-158.

1341. Routh A, Hickman BT, Johnson WW. Malignant fibrous histiocytoma arising from chronic ulcer. *Arch Dermatol*. 1985; 121(4): 529-531.

1342. Mansoor A, White CR Jr. Myxofibrosarcoma presenting in the skin: clinicopathological features and differential diagnosis with cutaneous myxoid neoplasms. *Am J Dermatopathol*. 2003; 25(4): 281-286.

1343. Husain S, Silvers DN, Halperin AJ, McNutt NS. Histologic spectrum of neurothekeoma and the value of immunoperoxidase staining for S-100 protein in distinguishing it from melanoma. *Am J Dermatopathol*. 1994; 16(5): 496-503.

1344. Marrogi AJ, Dehner LP, Coffin CM, Wick MR. Atypical fibrous histiocytoma of the skin and subcutis in childhood and adolescence. *J Cutan Pathol*. 1992; 19(4): 268-277.

1345. Altman J, Winkelman RI. Xanthoma disseminatum. *Arch Dermatol Res*. 1962; 86: 582-596.

1346. Breier F, Zelger B, Reiter H, et al. Papular xanthoma: a clinicopathological study of 10 cases. *J Cutan Pathol*. 2002; 29(4): 200-206.

1347. Cooper PH. Eruptive xanthoma: a microscopic simulant of granuloma annulare. *J Cutan Pathol*. 1986; 13(3): 207-215.

1348. Duray PH, Johnston YE. Verruciform xanthoma of the nose in an elderly male. *Am J Dermatopathol*. 1986; 8(3): 237-240.

1349. Mohsin SK, Lee MW, Amin MB, et al. Cutaneous verruciform xanthoma: a report of five cases investigating the etiology and nature of xanthomatous cells. *Am J Surg Pathol*. 1998; 22(4): 479-487.

1350. Dehner LP. Juvenile xanthogranulomas in the first two decades of life: a clinicopathologic study of 174 cases with cutaneous and extracutaneous manifestations. *Am J Surg Pathol*. 2003; 27(5): 579-593.

1351. Janney CG, Hurt MA, Santa Cruz DJ. Deep juvenile xanthogranuloma. Subcutaneous and intramuscular forms. *Am J Surg Pathol*. 1991; 15(2): 150-159.

1352. George DH, Scheithauer BW, Hilton DL, et al. Juvenile xanthogranuloma of peripheral nerve: a report of two cases. *Am J Surg Pathol*. 2001; 25(4): 521-526.

1353. Senger C, Gonzalez-Crussi F. Testicular juvenile xanthogranuloma: a case report. *J Urol Pathol*. 1999; 10: 159-168.

1354. Shin SJ, Scamman W, Gopalan A, Rosen PP. Mammary presentation of adult-type "juvenile" xanthogranuloma. *Am J Surg Pathol*. 2005; 29(6): 827-831.

1355. Sonoda T, Hashimoto H, Enjoji M. Juvenile xanthogranuloma. Clinicopathologic analysis and immunohistochemical study of 57 patients. *Cancer*. 1985; 56(9): 2280-2286.

1356. Sangueza OP, Requena L. Neoplasms with neural differentiation: a review. Part II: Malignant neoplasms. *Am J Dermatopathol*. 1998; 20(1). 89-102.

1357. Zelger B, Cerio R, Orchard G, Wilson-Jones E. Juvenile and adult xanthogranuloma. A histological and immunohistochemical comparison. *Am J Surg Pathol*. 1994; 18(2): 126-135.

1358. Tahan SR, Pastel-Levy C, Bhan AK, Mihm MC Jr. Juvenile xanthogranuloma. Clinical and pathologic characterization. *Arch Pathol Lab Med*. 1989; 113(9): 1057-1061.

1359. Sangueza OP, Salmon JK, White CR Jr, Beckstead JH. Juvenile xanthogranuloma: a clinical, histopathologic and immunohistochemical study. *J Cutan Pathol*. 1995; 22(4): 327-335.

1360. Marrogi AJ, Dehner LP, Coffin CM, Wick MR. Benign cutaneous histiocytic tumors in childhood and adolescence, excluding Langerhans' cell proliferations. A clinicopathologic and immunohistochemical analysis. *Am J Dermatopathol*. 1992; 14(1): 8-18.

1361. Janssen D, Harms D. Juvenile xanthogranuloma in childhood and adolescence: a clinicopathologic study of 129 patients from the Kiel pediatric tumor registry. *Am J Surg Pathol*. 2005; 29(1): 21-28.

1362. Kraus MD, Haley JC, Ruiz R, et al. "Juvenile" xanthogranuloma: an immunophenotypic study with a reappraisal of histogenesis. *Am J Dermatopathol*. 2001; 23(2): 104-111.

1363. Nascimento AG. A clinicopathologic and immunohistochemical comparative study of cutaneous and intramuscular forms of juvenile xanthogranuloma. *Am J Surg Pathol*. 1997; 21(6): 645-652.

1364. Busam KJ, Rosai J, Iversen K, Jungbluth AA. Xanthogranulomas with inconspicuous foam cells and giant cells mimicking malignant melanoma: a clinical, histologic, and immunohistochemical study of three cases. *Am J Surg Pathol*. 2000; 24(6): 864-869.

1365. Zelger BW, Staudacher C, Orchard G, et al. Solitary and generalized variants of spindle cell xanthogranuloma(progressive nodular histiocytosis). *Histopathology*. 1995; 27(1): 11-19.

1366. Alexis JB, Poppiti RJ, Turbat-Herrera E, Smith MD. Congenital self-healing reticulohistiocytosis. Report of a case with 7-year follow-up and a review of the literature. *Am J Dermatopathol*. 1991; 13(2): 189-194.

1367. Caputo R, Alessi E, Berti E. Cutaneous histiocytoses in children. Histopathologic, ultrastructural, and immunohistochemical findings. *Prog Surg Pathol*. 1989; 10: 111-126.

1368. Barrow MV, Holubar K. Multicentric reticulohistiocytosis. A review of 33 patients. *Medicine (Baltimore)*. 1969; 48(4): 287-305.

1369. Luz FB, Gaspar TAP, Kalil-Gaspar N, Ramos-e-Silva M. Multicentric reticulohistiocytosis. *J Eur Acad Dermatol Venereol*. 2001; 15(6): 524-531.

1370. Purvis WE 3rd, Helwig EB. Reticulohistiocytic granuloma(reticulohistiocytoma) of the skin. *Am J Clin Pathol*. 1954; 24(9): 1005-1015.

1371. Salisbury JR, Hall PA, Williams HC, et al. Multicentric reticulohistiocytosis. Detailed immunophenotyping confirms macrophage origin. *Am J Surg Pathol*. 1990; 14(7): 687-693.

1372. Perrin C, Lacour JP, Michiels JF, et al. Multicentric reticulohistiocytosis. Immunohistological and ultrastructural study: a pathology of dendritic cell lineage. *Am J Dermatopathol*. 1992; 14(5): 418-425.

1373. Zelger B, Cerio R, Soyer HP, et al. Reticulohistiocytoma and multicentric reticulohistiocytosis. Histopathologic and immunophenotypic distinct entities. *Am J Dermatopathol*. 1994; 16(5): 577-584.

1374. Thawerani H, Sanchez RL, Rosai J, Dorfman RF. The cutaneous manifestations of sinus histiocytosis with massive lymphadenopathy. *Arch Dermatol*. 1978; 114(2): 191-197.

1375. Brenn T, Calonje E, Granter SR, et al. Cutaneous rosai-dorfman disease is a distinct clinical entity. *Am J Dermatopathol*. 2002; 24(5): 385-391.

1376. Chu P, LeBoit PE. Histologic features of cutaneous sinus histiocytosis(Rosai-Dorfman disease): study of cases both with and without systemic involvement. *J Cutan Pathol*. 1992; 19(3): 201-206.

1377. Kong YY, Kong JC, Shi DR, et al. Cutaneous rosai-dorfman disease: a clinical and histopathologic study of 25 cases in China. *Am J Surg Pathol*. 2007; 31(3): 341-350.

1378. Lu CI, Kuo TT, Wong WR, Hong HS. Clinical and histopathologic spectrum of cutaneous Rosai-Dorfman disease in Taiwan. *J Am Acad Dermatol*. 2004; 51(6): 931-939.

1379. Raj S, Calonje E, Kraus M, et al. Cutaneous pilar leiomyoma: clinicopathologic analysis of 53 lesions in 45 patients. *Am J Dermatopathol*. 1997; 19(1): 2-9.

1380. Hachisuga T, Hashimoto H, Enjoji M. Angioleiomyoma. A clinicopathologic reappraisal of 562 cases. *Cancer*. 1984; 54(1): 126-130.

1381. Kawagishi N, Kashiwagi T, Ibe M, et al. Pleomorphic angioleiomyoma. *Am J Dermatopathol*. 2000; 22(3): 268-271.

1382. Mahalingam M, Goldberg LJ. Atypical pilar leiomyoma: cutaneous counterpart of uterine symplastic leiomyoma? *Am J Dermatopathol*. 2001; 23(4): 299-303.

1383. Kiuru M, Launonen V, Hietala M, et al. Familial cutaneous leiomyomatosis is a two-hit condition associated with renal cell cancer of characteristic histopathology. *Am J Pathol*. 2001; 159(3): 825-829.

1384. Martínek P, Grossmann P, Hes O, et al. Genetic testing of leiomyoma tissue in women younger than 30 years old might provide an effective screening approach for the hereditary leiomyomatosis and renal cell cancer syndrome(HLRCC). *Virchows Arch*. 2015; 467(2): 185-191.

1385. Dahl I, Angervall L. Cutaneous and subcutaneous leiomyosarcoma. A clinicopathologic study of 47 patients. *Pathol Eur*. 1974; 9(4): 307-315.

1386. Fields JP, Helwig EB. Leiomyosarcoma of the skin and subcutaneous tissue. *Cancer*. 1981; 47(1): 156-169.

1387. Kaddu S, Beham A, Cerroni L, et al. Cutaneous leiomyosarcoma. *Am J Surg Pathol*. 1997; 21(9): 979-987.

1388. Varela-Duran J, Oliva H, Rosai J. Vascular leiomyosarcoma: the malignant counterpart of vascular leiomyoma. *Cancer*. 1979; 44(5): 1684-1691.

1389. Massi D, Biancalani M, Franchi A, Santucci M. Clear-cell smooth muscle tumor of the skin. *Mod Pathol*. 1998; 11(10): 1021-1025.

1390. Suster S. Epithelioid leiomyosarcoma of the skin and subcutaneous tissue. Clinicopatholog-

ic, immunohistochemical, and ultrastructural study of five cases. *Am J Surg Pathol*. 1994; 18(3): 232-240.

1391. Diaz-Cascajo C, Borghi S, Weyers W. Desmoplastic leiomyosarcoma of the skin. *Am J Dermatopathol*. 2000; 22(3): 251-255.

1392. Bellezza G, Sidoni A, Cavaliere A, et al. Primary cutaneous leiomyosarcoma: a clinicopathological and immunohistochemical study of 7 cases. *Int J Surg Pathol*. 2004; 12(1): 39-44.

1393. Massi D, Franchi A, Alos L, et al. Primary cutaneous leiomyosarcoma: clinicopathological analysis of 36 cases. *Histopathology*. 2010; 56(2): 251-262.

1394. Kraft S, Fletcher CD. Atypical intradermal smooth muscle neoplasms: clinicopathologic analysis of 84 cases and a reappraisal of cutaneous "leiomyosarcoma". *Am J Surg Pathol*. 2011; 35(4): 599-607.

1395. McCalmont TH. What's in a name? *J Cutan Pathol*. 2013; 40(7): 621-622.

1396. Orlow SJ, Kamino H, Lawrence RL. Multiple subcutaneous leiomyosarcomas in an adolescent with AIDS. *Am J Pediatr Hematol Oncol*. 1992; 14(3): 265-268.

1397. Fernanadez MP. No evidence of Epstein–Barr virus association with angioleiomyomas, pilar leiomyomas or cutaneous leiomyosarcomas in immunocompetent individuals. *Lab Invest*. 2009; 89: 103A.

1398. Farris PE, Manning S, Vuitch F. Rhabdomyomatous mesenchymal hamartoma. *Am J Dermatopathol*. 1994; 16(1): 73-75.

1399. Sanchez RL, Raimer SS. Clinical and histologic features of striated muscle hamartoma: possible relationship to Delleman's syndrome. *J Cutan Pathol*. 1994; 21(1): 40-46.

1400. O' Connell JX, Rosenberg AE. Multiple cutaneous neuromuscular choristomas. Report of a case and a review of the literature. *Am J Surg Pathol*. 1990; 14(1): 93-96.

1401. Sahn EE, Garen PD, Pai GS, et al. Multiple rhabdomyomatous mesenchymal hamartomas of skin. *Am J Dermatopathol*. 1990; 12(5): 485-491.

1402. Verdolini R, Goteri G, Brancorsini D, et al. Adult rhabdomyoma: report of two cases of rhabdomyoma of the lip and of the eyelid. *Am J Dermatopathol*. 2000; 22(3): 264-267.

1403. Marburger TB, Gardner JM, Prieto VG, Billings SD. Primary cutaneous rhabdomyosarcoma: a clinicopathologic review of 11 cases. *J Cutan Pathol*. 2012; 39(11): 987-995.

1404. Hoang MP, Sinkre P, Albores-Saavedra J. Rhabdomyosarcoma arising in a congenital melanocytic nevus. *Am J Dermatopathol*. 2002; 24(1): 26-29.

1405. Chaudhry IH, Calonje E. Dermal non-neural granular cell tumour(so-called primitive polypoid granular cell tumour): a distinctive entity further delineated in a clinicopathological study of 11 cases. *Histopathology*. 2005; 47(2): 179-185.

1406. Lazar AJ, Fletcher CD. Primitive nonneural granular cell tumors of skin: clinicopathologic analysis of 13 cases. *Am J Surg Pathol*. 2005; 29(7): 927-934.

1407. Requena L, Sangueza OP. Benign neoplasms with neural differentiation: a review. *Am J Dermatopathol*. 1995; 17(1): 75-96.

1408. del Rio E, Sanchez Yus E, Simon P, Vazquez Veiga HA. Stimulation of folliculo-sebaceous proliferations by neurofibromas: a report of two cases. *J Cutan Pathol*. 1998; 25(4): 228-232.

1409. Beer TW. Reparative perineural hyperplasia: a series of 10 cases. *Am J Dermatopathol*. 2009; 31(1): 50-52.

1410. Urabe A, Tsuneyoshi M, Enjoji M. Epithelioid

hemangioma versus Kimura's disease. A comparative clinicopathologic study. *Am J Surg Pathol*. 1987; 11(10): 758-766.

1411. Gallager RL, Helwig EB. Neurothekeoma—a benign cutaneous tumor of neural origin. *Am J Clin Pathol*. 1980; 74(6): 759-764.

1412. Holden CA, Wilson-Jones E, MacDonald DM. Cutaneous lobular neuromyxoma. *Br J Dermatol*. 1982; 106(2): 211-215.

1413. Fletcher CD, Chan JK, McKee PH. Dermal nerve sheath myxoma: a study of three cases. *Histopathology*. 1986; 10(2): 135-145.

1414. Argenyi ZB, LeBoit PE, Santa Cruz D, et al. Nerve sheath myxoma(neurothekeoma) of the skin: light microscopic and immunohistochemical reappraisal of the cellular variant. *J Cutan Pathol*. 1993; 20(4): 294-303.

1415. Fetsch JF, Laskin WB, Hallman JR, et al. Neurothekeoma: an analysis of 178 tumors with detailed immunohistochemical data and long-term patient follow-up information. *Am J Surg Pathol*. 2007; 31(7): 1103-1114.

1416. Hornick JL, Fletcher CD. Cellular neurothekeoma: detailed characterization in a series of 133 cases. *Am J Surg Pathol*. 2007; 31(3): 329-340.

1417. Page RN, King R, Mihm MC Jr, Googe PB. Microphthalmia transcription factor and NKI/ C3 expression in cellular neurothekeoma. *Mod Pathol*. 2004; 17(2): 230-234.

1418. Plaza JA, Torres-Cabala C, Evans H, et al. Immunohistochemical expression of S100A6 in cellular neurothekeoma: clinicopathologic and immunohistochemical analysis of 31 cases. *Am J Dermatopathol*. 2009; 31(5): 419-422.

1419. Wang AR, May D, Bourne P, Scott G. PGP9.5: a marker for cellular neurothekeoma. *Am J Surg Pathol*. 1999; 23(11): 1401-1407.

1420. Stratton J, Billings SD. Cellular neurothekeoma: analysis of 37 cases emphasizing atypical histologic features. *Mod Pathol*. 2014; 27(5): 701-710.

1421. Barnhill RL, Mihm MC Jr. Cellular neurothekeoma. A distinctive variant of neurothekeoma mimicking nevomelanocytic tumors. *Am J Surg Pathol*. 1990; 14(2): 113-120.

1422. Busam KJ, Mentzel T, Colpaert C, et al. Atypical or worrisome features in cellular neurothekeoma: a study of 10 cases. *Am J Surg Pathol*. 1998; 22(9): 1067-1072.

1423. Jaffer S, Ambrosini-Spaltro A, Mancini AM, et al. Neurothekeoma and plexiform fibrohistiocytic tumor: mere histologic resemblance or histogenetic relationship? *Am J Surg Pathol*. 2009; 33(6): 905-913.

1424. Megahed M. Palisaded encapsulated neuroma(solitary circumscribed neuroma). A clinicopathologic and immunohistochemical study. *Am J Dermatopathol*. 1994; 16(2): 120-125.

1425. Reed RJ, Fine RM, Meltzer HD. Palisaded, encapsulated neuromas of the skin. *Arch Dermatol*. 1972; 106(6): 865-870.

1426. Tsang WY, Chan JK. Epithelioid variant of solitary circumscribed neuroma of the skin. *Histopathology*. 1992; 20(5): 439-441.

1427. Argenyi ZB. Immunohistochemical characterization of palisaded, encapsulated neuroma. *J Cutan Pathol*. 1990; 17(6): 329-335.

1428. Fletcher CD. Solitary circumscribed neuroma of the skin(so-called palisaded, encapsulated neuroma). A clinicopathologic and immunohistochemical study. *Am J Surg Pathol*. 1989; 13(7): 574-580.

1429. Requena L, Grosshans E, Kutzner H, et al. Epithelial sheath neuroma: a new entity. *Am J Surg Pathol*. 2000; 24(2): 190-196.

1430. Lin TY, Zhang AY, Bayer-Garner IB, et al. Epithelial sheath neuroma: a case report and discussion of the literature. *Am J Dermatopathol*. 2006; 28(3): 216-219.

1431. Mentzel T, Kutzner H. Reticular and plexiform perineurioma:clinicopathological and immuno-histochemical analysis of two cases and review of perineurial neoplasms of skin and soft tissues. *Virchows Arch*. 2005; 447(4): 677-682.

1432. Pina-Oviedo S, Ortiz-Hidalgo C. The normal and neoplastic perineurium: a review. *Adv Anat Pathol*. 2008; 15(3): 147-164.

1433. Fetsch JF, Miettinen M. Sclerosing perineurioma: a clinicopathologic study of 19 cases of a distinctive soft tissue lesion with a predilection for the fingers and palms of young adults. *Am J Surg Pathol*. 1997; 21(12): 1433-1442.

1434. Robson AM, Calonje E. Cutaneous perineurioma: a poorly recognized tumour often misdiagnosed as epithelioid histiocytoma. *Histopathology*. 2000; 37(4): 332-339.

1435. Allison KH, Patel RM, Goldblum JR, Rubin BP. Superficial malignant peripheral nerve sheath tumor: a rare and challenging diagnosis. *Am J Clin Pathol*. 2005; 124(5): 685-692.

1436. Thomas C, Somani N, Owen LG, et al. Cutaneous malignant peripheral nerve sheath tumors. *J Cutan Pathol*. 2009; 36(8): 896-900.

1437. Johnson WC. Pathology of cutaneous vascular tumors. *Int J Dermatol*. 1976; 15(4): 239-270.

1438. Ryan TJ, Cherry GW. *Vascular Birthmarks. Pathogenesis and Management*. New York, NY: Oxford University Press; 1987.

1439. Tsang WY, Chan JK, Fletcher CD. Recently characterized vascular tumours of skin and soft tissues. *Histopathology*. 1991; 19(6): 489-501.

1440. Goh SG, Calonje E. Cutaneous vascular tumours: an update. *Histopathology*. 2008; 52(6): 661-673.

1441. Imperial R, Helwig EB. Angiokeratoma. A clinicopathological study. *Arch Dermatol*. 1967; 95(2): 166-175.

1442. Imperial R, Helwig EB. Verrucous hemangioma. A clinicopathologic study of 21 cases. *Arch Dermatol*. 1967; 96(3): 247-253.

1443. Connelly MG, Winkelmann RK. Acral arteriovenous tumor. A clinicopathologic review. *Am J Surg Pathol*. 1985; 9(1): 15-21.

1444. Koutlas IG, Jessurun J. Arteriovenous hemangioma: a clinicopathological and immunohistochemical study. *J Cutan Pathol*. 1994; 21(4): 343-349.

1445. Aloi F, Tomasini C, Pippione M. Microvenular hemangioma. *Am J Dermatopathol*. 1993; 15(6): 534-538.

1446. Hunt SJ, Santa Cruz DJ, Barr RJ. Microvenular hemangioma. *J Cutan Pathol*. 1991; 18(4): 235-240.

1447. Napekoski KM, Fernandez AP, Billings SD. Microvenular hemangioma: a clinicopathologic review of 13 cases. *J Cutan Pathol*. 2014; 41(11): 816-822.

1448. Chan JK, Fletcher CD, Hicklin GA, Rosai J. Glomeruloid hemangioma. A distinctive cutaneous lesion of multicentric Castleman's disease associated with POEMS syndrome. *Am J Surg Pathol*. 1990; 14(11): 1036-1046.

1449. Kishimoto S, Takenaka H, Shibagaki R, et al. Glomeruloid hemangioma in POEMS syndrome shows two different immunophenotypic endothelial cells. *J Cutan Pathol*. 2000; 27(2): 87-92.

1450. Lee H, Meier FA, Ma CK, et al. Eosinophilic globules in 3 cases of glomeruloid hemangioma of the head and neck: a characteristic offering more evidence for thanatosomes with or without POEMS. *Am J Dermatopathol*. 2008; 30(6): 539-544.

1451. Yuri T, Yamazaki F, Takasu K, et al. Glomeruloid hemangioma. *Pathol Int*. 2008; 58(6): 390-

395.

1452. Suurmeijer AJ, Fletcher CD. Papillary haemangioma. A distinctive cutaneous haemangioma of the head and neck area containing eosinophilic hyaline globules. *Histopathology*. 2007; 51(5): 638-648.

1453. Suurmeijer AJ. Papillary hemangiomas and glomeruloid hemangiomas are distinct clinicopathological entities. *Int J Surg Pathol*. 2010; 18(1): 48-54.

1454. Guillou L, Calonje E, Speight P, et al. Hobnail hemangioma: a pseudomalignant vascular lesion with a reappraisal of targetoid hemosiderotic hemangioma. *Am J Surg Pathol*. 1999; 23(1): 97-105.

1455. Mentzel T, Partanen TA, Kutzner H. Hobnail hemangioma("targetoid hemosiderotic hemangioma"): clinicopathologic and immunohistochemical analysis of 62 cases. *J Cutan Pathol*. 1999; 26(6): 279-286.

1456. Requena L, Kutzner H, Mentzel T. Acquired elastotic hemangioma: a clinicopathologic variant of hemangioma. *J Am Acad Dermatol*. 2002; 47(3): 371-376.

1457. Goh SG, Dayrit JF, Calonje E. Symplastic hemangioma: report of two cases. *J Cutan Pathol*. 2006; 33(11): 735-740.

1458. Brenn T, Fletcher CD. Cutaneous epithelioid angiomatous nodule: a distinct lesion in the morphologic spectrum of epithelioid vascular tumors. *Am J Dermatopathol*. 2004; 26(1): 14-21.

1459. Mentzel T, Dei Tos AP, Sapi Z, Kutzner H. Myopericytoma of skin and soft tissues: clinicopathologic and immunohistochemical study of 54 cases. *Am J Surg Pathol*. 2006; 30(1): 104-113.

1460. Peachey RD, Lim CC, Whimster IW. Lymphangioma of skin. A review of 65 cases. *Br J Dermatol*. 1970; 83(5): 519-527.

1461. Flanagan BP, Helwig EB. Cutaneous lymphangioma. *Arch Dermatol*. 1977; 113(1): 24-30.

1462. Whimster IW. The pathology of lymphangioma circumscriptum. *Br J Dermatol*. 1976; 94(5): 473-486.

1463. Guillou L, Fletcher CDM. Benign lymphangioendothelioma (acquired progressive lymphangioma): a lesion not to be confused with well-differentiated angiosarcoma and patch stage Kaposi's sarcoma: clinicopathologic analysis of a series. *Am J Surg Pathol*. 2000; 24: 1047-1057.

1464. Watanabe M, Kishiyama K, Ohkawara A. Acquired progressive lymphangioma. *J Am Acad Dermatol*. 1983; 8(5): 663-667.

1465. Cossu S, Satta R, Cottoni F, Massarelli G. Lymphangioma-like variant of Kaposi's sarcoma: clinicopathologic study of seven cases with review of the literature. *Am J Dermatopathol*. 1997; 19(1): 16-22.

1466. Gange RW, Jones EW. Lymphangioma-like Kaposi's sarcoma. A report of three cases. *Br J Dermatol*. 1979; 100(3): 327-334.

1467. Requena L, El-Shabrawi-Caelen L, Walsh SN, et al. Intralymphatic histiocytosis. A clinicopathologic study of 16 cases. *Am J Dermatopathol*. 2009; 31(2): 140-151.

1468. Takiwaki H, Adachi A, Kohno H, Ogawa Y. Intravascular or intralymphatic histiocytosis associated with rheumatoid arthritis: a report of 4 cases. *J Am Acad Dermatol*. 2004; 50(4): 585-590.

1469. Hunt SJ. Two pyogenic granulomas arising in an epidermoid cyst. *Am J Dermatopathol*. 1989; 11(4): 360-363.

1470. Mills SE, Cooper PH, Fechner RE. Lobular capillary hemangioma: the underlying lesion of

pyogenic granuloma. A study of 73 cases from the oral and nasal mucous membranes. *Am J Surg Pathol*. 1980; 4(5): 470-479.

1471. Nichols GE, Gaffey MJ, Mills SE, Weiss LM. Lobular capillary hemangioma. An immunohistochemical study including steroid hormone receptor status. *Am J Clin Pathol*. 1992; 97(6): 770-775.

1472. Kapadia SB, Heffner DK. Pitfalls in the histopathologic diagnosis of pyogenic granuloma. *Eur Arch Otorhinolaryngol*. 1992; 249(4): 195-200.

1473. Renshaw AA, Rosai J. Benign atypical vascular lesions of the lip. A study of 12 cases. *Am J Surg Pathol*. 1993; 17(6): 557-565.

1474. Warner J, Jones EW. Pyogenic granuloma recurring with multiple satellites. A report of 11 cases. *Br J Dermatol*. 1968; 80(4): 218-227.

1475. Nappi O, Wick MR. Disseminated lobular capillary hemangioma(pyogenic granuloma). A clinicopathologic study of two cases. *Am J Dermatopathol*. 1986; 8(5): 379-385.

1476. Swerlick RA, Cooper PH. Pyogenic granuloma(lobular capillary hemangioma) within port-wine stains. *J Am Acad Dermatol*. 1983; 8(5): 627-630.

1477. Cooper PH, Mills SE. Subcutaneous granuloma pyogenicum. Lobular capillary hemangioma. *Arch Dermatol*. 1982; 118(1): 30-33.

1478. Cooper PH, McAllister HA, Helwig EB. Intravenous pyogenic granuloma. A study of 18 cases. *Am J Surg Pathol*. 1979; 3(3): 221-228.

1479. Padilla RS, Orkin M, Rosai J. Acquired "tufted" angioma(progressive capillary hemangioma). A distinctive clinicopathologic entity related to lobular capillary hemangioma. *Am J Dermatopathol*. 1987; 9(4): 292-300.

1480. Jones EW, Orkin M. Tufted angioma (angioblastoma). A benign progressive angioma, not to be confused with Kaposi's sarcoma or lowgrade angiosarcoma. *J Am Acad Dermatol*. 1989; 20(2 Pt 1): 214-225.

1481. Le Huu AR, Jokinen CH, Rubin BP, et al. Expression of prox1, lymphatic endothelial nuclear transcription factor, in Kaposiform hemangioendothelioma and tufted angioma. *Am J Surg Pathol*. 2010; 34(11): 1563-1573.

1482. Barr RJ, Graham JH, Sherwin LA. Intravascular papillary endothelial hyperplasia. A benign lesion mimicking angiosarcoma. *Arch Dermatol*. 1978; 114(5): 723-726.

1483. Clearkin KP, Enzinger FM. Intravascular papillary endothelial hyperplasia. *Arch Pathol Lab Med*. 1976; 100(8): 441-444.

1484. Hashimoto H, Daimaru Y, Enjoji M. Intravascular papillary endothelial hyperplasia. A clinicopathologic study of 91 cases. *Am J Dermatopathol*. 1983; 5(6): 539-546.

1485. Kuo T, Sayers CP, Rosai J. Masson's "vegetant intravascular hemangioendothelioma:" a lesion often mistaken for angiosarcoma: study of seventeen cases located in the skin and soft tissues. *Cancer*. 1976; 38(3): 1227-1236.

1486. Albrecht S, Kahn HJ. Immunohistochemistry of intravascular papillary endothelial hyperplasia. *J Cutan Pathol*. 1990; 17(1): 16-21.

1487. Castro C, Winkelmann RK. Angiolymphoid hyperplasia with eosinophilia in the skin. *Cancer*. 1974; 34(5): 1696-1705.

1488. Olsen TG, Helwig EB. Angiolymphoid hyperplasia with eosinophilia. A clinicopathologic study of 116 patients. *J Am Acad Dermatol*. 1985; 12(5 Pt 1): 781-796.

1489. Chan JK, Hui PK, Ng CS, et al. Epithelioid haemangioma(angiolymphoid hyperplasia with eosinophilia) and Kimura's disease in Chinese. *Histopathology*. 1989; 15(6): 557-574.

1490. Chen H, Thompson LD, Aguilera NS, Abbondanzo SL. Kimura disease: a clinicopathologic study of 21 cases. *Am J Surg Pathol*. 2004; 28(4): 505-513.

1491. Burrall BA, Barr RJ, King DF. Cutaneous histiocytoid hemangioma. *Arch Dermatol*. 1982; 118(3): 166-170.

1492. Fetsch JF, Weiss SW. Observations concerning the pathogenesis of epithelioid hemangioma (angiolymphoid hyperplasia). *Mod Pathol*. 1991; 4(4): 449-455.

1493. Ko JS, Billings SD. Diagnostically challenging epithelioid vascular tumors. *Surg Pathol Clin*. 2015; 8(3): 331-351.

1494. Mentzel T, Beham A, Calonje E, et al. Epithelioid hemangioendothelioma of skin and soft tissues: clinicopathologic and immunohistochemical study of 30 cases. *Am J Surg Pathol*. 1997; 21(4): 363-374.

1495. Quante M, Patel NK, Hill S, et al. Epithelioid hemangioendothelioma presenting in the skin: a clinicopathologic study of eight cases. *Am J Dermatopathol*. 1998; 20(6): 541-546.

1496. Resnik KS, Kantor GR, Spielvogel RL, Ryan E. Cutaneous epithelioid hemangioendothelioma without systemic involvement. *Am J Dermatopathol*. 1993; 15(3): 272-276.

1497. Marrogi AJ, Hunt SJ, Cruz DJ. Cutaneous epithelioid angiosarcoma. *Am J Dermatopathol*. 1990; 12(4): 350-356.

1498. O' Connell JX, Kattapuram SV, Mankin HJ, et al. Epithelioid hemangioma of bone. A tumor often mistaken for low-grade angiosarcoma or malignant hemangioendothelioma. *Am J Surg Pathol*. 1993; 17(6): 610-617.

1499. Ackerman LV, Murray JF. Symposium on Kaposi's sarcoma. *Acta Un Int Cancer*. 1962; 18: 312-511.

1500. Hiatt KM, Nelson AM, Lichy JH, Fanburg-Smith JC. Classic Kaposi Sarcoma in the United States over the last two decades: a clinicopathologic and molecular study of 438 non-HIV-related Kaposi Sarcoma patients with comparison to HIV-related Kaposi Sarcoma. *Mod Pathol*. 2008; 21(5): 572-582.

1501. Iscovich J, Boffetta P, Franceschi S, et al. Classic kaposi sarcoma: epidemiology and risk factors. *Cancer*. 2000; 88(3): 500-517.

1502. Akhtar M, Bunuan H, Ali MA, Godwin JT. Kaposi's sarcoma in renal transplant recipients. Ultrastructural and immunoperoxidase study of four cases. *Cancer*. 1984; 53(2): 258-266.

1503. Antman K, Chang Y. Kaposi's sarcoma. *N Engl J Med*. 2000; 342(14): 1027-1038.

1504. Stribling J, Weitzner S, Smith GV. Kaposi's sarcoma in renal allograft recipients. *Cancer*. 1978; 42(2): 442-446.

1505. Frizzera G, Banks PM, Massarelli G, Rosai J. A systemic lymphoproliferative disorder with morphologic features of Castleman's disease. Pathological findings in 15 patients. *Am J Surg Pathol*. 1983; 7(3): 211-231.

1506. Varsano S, Manor Y, Steiner Z, et al. Kaposi's sarcoma and angioimmunoblastic lymphadenopathy. *Cancer*. 1984; 54(8): 1582-1585.

1507. Garrett TJ, Lange M, Ashford A, Thomas L. Kaposi's sarcoma in heterosexual intravenous drug users. *Cancer*. 1985; 55(5): 1146-1148.

1508. Safai B, Mike V, Giraldo G, et al. Association of Kaposi's sarcoma with second primary malignancies: possible etiopathogenic implications. *Cancer*. 1980; 45(6): 1472-1479.

1509. Ioachim HL, Adsay V, Giancotti FR, et al. Kaposi's sarcoma of internal organs. A multiparameter study of 86 cases. *Cancer*. 1995; 75(6): 1376-1385.

1510. Parfitt JR, Rodriguez-Justo M, Feakins R, Novelli MR. Gastrointestinal Kaposi's sarcoma: CD117 expression and the potential for misdi-

1511. Sunter JP. Visceral Kaposi's sarcoma. Occurrence in a patient suffering from celiac disease. *Arch Pathol Lab Med*. 1978; 102(10): 543-545.

1512. Brenner B, Weissmann-Brenner A, Rakowsky E, et al. Classical Kaposi sarcoma: prognostic factor analysis of 248 patients. *Cancer*. 2002; 95(9): 1982-1987.

1513. Baldassano MF, Bailey EM, Ferry JA, et al. Cutaneous lymphoid hyperplasia and cutaneous marginal zone lymphoma: comparison of morphologic and immunophenotypic features. *Am J Surg Pathol*. 1999; 23(1): 88-96.

1514. Taylor JF, Templeton AC, Vogel CL, Ziegler JL. Kyalwazi SK. Kaposi's sarcoma in Uganda: a clinico-pathological study. *Int J Cancer*. 1971; 8(1): 122-135.

1515. Krigel RL, Friedman-Kien AE. Epidemic Kaposi's sarcoma. *Semin Oncol*. 1990; 17(3): 350-360.

1516. Ziegler JL, Templeton AC, Vogel CL. Kaposi's sarcoma: a comparison of classical, endemic, and epidemic forms. *Semin Oncol*. 1984; 11(1): 47-52.

1517. Lee WA, Hutchins GM. Cluster analysis of the metastatic patterns of human immunodeficiency virus-associated Kaposi's sarcoma. *Hum Pathol*. 1992; 23(3): 306-311.

1518. Fukunaga M, Silverberg SG. Hyaline globules in Kaposi's sarcoma: a light microscopic and immunohistochemical study. *Mod Pathol*. 1991; 4(2): 187-190.

1519. Kao GF, Johnson FB, Sulica VI. The nature of hyaline(eosinophilic) globules and vascular slits of Kaposi's sarcoma. *Am J Dermatopathol*. 1990; 12(3): 256-267.

1520. Ruszczak Z, Mayer-Da Silva A, Orfanos CE. Kaposi's sarcoma in AIDS. Multicentric angioneoplasia in early skin lesions. *Am J Dermatopathol*. 1987; 9(5): 388-398.

1521. Niedt GW, Myskowski PL, Urmacher C, et al. Histology of early lesions of AIDS-associated Kaposi's sarcoma. *Mod Pathol*. 1990; 3(1): 64-70.

1522. Way DL, Witte MH, Fiala M, et al. Endothelial transdifferentiated phenotype and cell-cycle kinetics of AIDS-associated Kaposi sarcoma cells. *Lymphology*. 1993; 26(2): 79-89.

1523. Folpe AL, Veikkola T, Valtola R, Weiss SW. Vascular endothelial growth factor receptor-3 (VEGFR-3): a marker of vascular tumors with presumed lymphatic differentiation, including Kaposi's sarcoma, kaposiform and Dabska-type hemangioendotheliomas, and a subset of angiosarcomas. *Mod Pathol*. 2000; 13(2): 180-185.

1524. Weninger W, Partanen TA, Breiteneder-Geleff S, et al. Expression of vascular endothelial growth factor receptor-3 and podoplanin suggests a lymphatic endothelial cell origin of Kaposi's sarcoma tumor cells. *Lab Invest*. 1999; 79(2): 243-251.

1525. Guarda LG, Silva EG, Ordonez NG, Smith JL Jr. Factor VIII in Kaposi's sarcoma. *Am J Clin Pathol*. 1981; 76(2): 197-200.

1526. Hoerl HD, Goldblum JR. Immunoreactivity pattern of CD31 and CD68 in 28 cases of Kaposi's sarcoma: evidence supporting endothelial differentiation in the spindle cell component. *Appl Immunohistochem*. 1997; 5: 173-178.

1527. Scully PA, Steinman HK, Kennedy C, et al. AIDS-related Kaposi's sarcoma displays differential expression of endothelial surface antigens. *Am J Pathol*. 1988; 130(2): 244-251.

1528. Zhang YM, Bachmann S, Hemmer C, et al. Vascular origin of Kaposi's sarcoma. Expression of leukocyte adhesion molecule-1, thrombo-

modulin, and tissue factor. *Am J Pathol*. 1994; 144(1): 51-59.

1529. Kahn HJ, Bailey D, Marks A. Monoclonal antibody D2-40, a new marker of lymphatic endothelium, reacts with Kaposi's sarcoma and a subset of angiosarcomas. *Mod Pathol*. 2002; 15(4): 434-440.

1530. Ablashi DV, Chatlynne LG, Whitman JE Jr, Cesarman E. Spectrum of Kaposi's sarcoma-associated herpesvirus, or human herpesvirus 8, diseases. *Clin Microbiol Rev*. 2002; 15(3): 439-464.

1531. Martinelli PT, Tyring SK. Human herpesvirus 8. *Dermatol Clin*. 2002; 20(2): 307-314, vii-viii.

1532. Geraminejad P, Memar O, Aronson I, et al. Kaposi's sarcoma and other manifestations of human herpesvirus 8. *J Am Acad Dermatol*. 2002; 47(5): 641-655, quiz 56-58.

1533. Parravicini C, Chandran B, Corbellino M, et al. Differential viral protein expression in Kaposi's sarcoma-associated herpesvirus-infected diseases: Kaposi's sarcoma, primary effusion lymphoma, and multicentric Castleman's disease. *Am J Pathol*. 2000; 156(3): 743-749.

1534. Sarid R, Klepfish A, Schattner A. Virology, pathogenetic mechanisms, and associated diseases of Kaposi sarcoma-associated herpesvirus(human herpesvirus 8). *Mayo Clin Proc*. 2002; 77: 941-949.

1535. Cheuk W, Wong KO, Wong CS, et al. Immunostaining for human herpesvirus 8 latent nuclear antigen-1 helps distinguish Kaposi sarcoma from its mimickers. *Am J Clin Pathol*. 2004; 121(3): 335-342.

1536. Patel RM, Goldblum JR, Hsi ED. Immunohistochemical detection of human herpes virus-8 latent nuclear antigen-1 is useful in the diagnosis of Kaposi sarcoma. *Mod Pathol*. 2004; 17(4): 456-460.

1537. Robin YM, Guillou L, Michels JJ, Coindre JM. Human herpesvirus 8 immunostaining: a sensitive and specific method for diagnosing Kaposi sarcoma in paraffin-embedded sections. *Am J Clin Pathol*. 2004; 121(3): 330-334.

1538. Auerbach HE, Brooks JJ. Kaposi's sarcoma. Neoplasia or hyperplasia? *Surg Pathol*. 1989; 2: 19-28.

1539. Fukunaga M, Silverberg SG. Kaposi's sarcoma in patients with acquired immune deficiency syndrome. A flow cytometric DNA analysis of 26 lesions in 21 patients. *Cancer*. 1990; 66(4): 758-764.

1540. Huang YQ, Li JJ, Moscatelli D, et al. Expression of int-2 oncogene in Kaposi's sarcoma lesions. *J Clin Invest*. 1993; 91(3): 1191-1197.

1541. Sinkovics JG. Kaposi's sarcoma: its 'oncogenes' and growth factors. *Crit Rev Oncol Hematol*. 1991; 11(2): 87-107.

1542. Kerl H, Cerroni L, Burg G. The morphologic spectrum of T-cell lymphomas of the skin: a proposal for a new classification. *Semin Diagn Pathol*. 1991; 8(1): 55-61.

1543. Rabkin CS, Janz S, Lash A, et al. Monoclonal origin of multicentric Kaposi's sarcoma lesions. *N Engl J Med*. 1997; 336(14): 988-993.

1544. Reitz MS Jr, Nerurkar LS, Gallo RC. Perspective on Kaposi's sarcoma: facts, concepts, and conjectures. *J Natl Cancer Inst*. 1999; 91(17): 1453-1458.

1545. Barozzi P, Luppi M, Facchetti F, et al. Posttransplant Kaposi sarcoma originates from the seeding of donor-derived progenitors. *Nat Med*. 2003; 9(5): 554-561.

1546. Duprez R, Lacoste V, Brière J, et al. Evidence for a multiclonal origin of multicentric advanced lesions of Kaposi sarcoma. *J Natl Cancer Inst*. 2007; 99(14): 1086-1094.

1547. Blumenfeld W, Egbert BM, Sagebiel RW. Differential diagnosis of Kaposi's sarcoma. *Arch Pathol Lab Med*. 1985; 109(2): 123-127.

1548. Chor PJ, Santa Cruz DJ. Kaposi's sarcoma. A clinicopathologic review and differential diagnosis. *J Cutan Pathol*. 1992; 19(1): 6-20.

1549. Marshall ME, Hatfield ST, Hatfield DR. Arteriovenous malformation simulating Kaposi's sarcoma(pseudo-Kaposi's sarcoma). *Arch Dermatol*. 1985; 121(1): 99-101.

1550. Strutton G, Weedon D. Acro-angiodermatitis. A simulant of Kaposi's sarcoma. *Am J Dermatopathol*. 1987, 9(2): 85-89.

1551. Suster S, Rosai J. Intranodal hemorrhagic spindle-cell tumor with "amianthoid" fibers. Report of six cases of a distinctive mesenchymal neoplasm of the inguinal region that simulates Kaposi's sarcoma. *Am J Surg Pathol*. 1989; 13(5): 347-357.

1552. Koehler JE, Quinn FD, Berger TG, et al. Isolation of Rochalimaea species from cutaneous and osseous lesions of bacillary angiomatosis. *N Engl J Med*. 1992; 327(23): 1625-1631.

1553. Tsang WY, Chan JK. Bacillary angiomatosis. A "new" disease with a broadening clinicopathologic spectrum. *Histol Histopathol*. 1992; 7(1): 143-152.

1554. LeBoit PE, Berger TG, Egbert BM, et al. Bacillary angiomatosis. The histopathology and differential diagnosis of a pseudoneoplastic infection in patients with human immunodeficiency virus disease. *Am J Surg Pathol*. 1989; 13(11): 909-920.

1555. Kostianovsky M, Lamy Y, Greco MA. Immunohistochemical and electron microscopic profiles of cutaneous Kaposi's sarcoma and bacillary angiomatosis. *Ultrastruct Pathol*. 1992; 16(6): 629-640.

1556. Reed JA, Brigati DJ, Flynn SD, et al. Immunocytochemical identification of Rochalimaea henselae in bacillary (epithelioid) angiomatosis, parenchymal bacillary peliosis, and persistent fever with bacteremia. *Am J Surg Pathol*. 1992; 16(7): 650-657.

1557. Relman DA, Loutit JS, Schmidt TM, et al. The agent of bacillary angiomatosis. An approach to the identification of uncultured pathogens. *N Engl J Med*. 1990; 323(23): 1573-1580.

1558. Schinella RA, Greco MA. Bacillary angiomatosis presenting as a soft-tissue tumor without skin involvement. *Hum Pathol*. 1990; 21(5): 567-569.

1559. Chan JK, Lewin KJ, Lombard CM, et al. Histopathology of bacillary angiomatosis of lymph node. *Am J Surg Pathol*. 1991; 15(5): 430-437.

1560. Finet JF, Abdalsamad I, Bakdach H, et al. Intrathoracic localization of bacillary angiomatosis. *Histopathology*. 1996; 28(2): 183-185.

1561. Steeper TA, Rosenstein H, Weiser J, et al. Bacillary epithelioid angiomatosis involving the liver, spleen, and skin in an AIDS patient with concurrent Kaposi's sarcoma. *Am J Clin Pathol*. 1992; 97(5): 713-718.

1562. Arias-Stella J, Lieberman PH, Garcia-Caceres U, et al. Verruga peruana mimicking malignant neoplasms. *Am J Dermatopathol*. 1987; 9(4): 279-291.

1563. Cooper PH. Angiosarcomas of the skin. *Semin Diagn Pathol*. 1987; 4(1): 2-17.

1564. Maddox JC, Evans HL. Angiosarcoma of skin and soft tissue: a study of forty-four cases. *Cancer*. 1981; 48(8): 1907-1921.

1565. Rosai J, Sumner HW, Kostianovsky M, Perez-Mesa C. Angiosarcoma of the skin. A clinicopathologic and fine structural study. *Hum Pathol*. 1976; 7(1): 83-109.

1566. Chen KT, Gilbert EF. Angiosarcoma complicating generalized lymphangiectasia. *Arch Pathol Lab Med*. 1979; 103(2): 86-88.

1567. Moskaluk CA, Merino MJ, Danforth DN, Medeiros LJ. Low-grade angiosarcoma of the skin of the breast: a complication of lumpectomy and radiation therapy for breast carcinoma. *Hum Pathol*. 1992; 23(6): 710-714.

1568. Otis CN, Peschel R, McKhann C, et al. The rapid onset of cutaneous angiosarcoma after radiotherapy for breast carcinoma. *Cancer*. 1986; 57(11): 2130-2134.

1569. Holden CA, Spaull J, Das AK, et al. The histogenesis of angiosarcoma of the face and scalp: an immunohistochemical and ultrastructural study. *Histopathology*. 1987; 11(1): 37-51.

1570. Diaz-Cascajo C, Weyers W, Borghi S, Reichel M. Verrucous angiosarcoma of the skin: a distinct variant of cutaneous angiosarcoma. *Histopathology*. 1998; 32(6): 556-561.

1571. Jones EW. Dowling oration 1976. Malignant vascular tumours. *Clin Exp Dermatol*. 1976; 1(4): 287-312.

1572. Leader M, Collins M, Patel J, Henry K. Staining for factor VIII related antigen and Ulex europaeus agglutinin I(UEA-I) in 230 tumours. An assessment of their specificity for angiosarcoma and Kaposi's sarcoma. *Histopathology*. 1986; 10(11): 1153-1162.

1573. Orchard GE, Zelger B, Jones EW, Jones RR. An immunocytochemical assessment of 19 cases of cutaneous angiosarcoma. *Histopathology*. 1996; 28(3): 235-240.

1574. Bacchi CE, Silva TR, Zambrano E, et al. Epithelioid angiosarcoma of the skin: a study of 18 cases with emphasis on its clinicopathologic spectrum and unusual morphologic features. *Am J Surg Pathol*. 2010; 34(9): 1334-1343.

1575. Prescott RJ, Banerjee SS, Eyden BP, Haboubi NY. Cutaneous epithelioid angiosarcoma: a clinicopathological study of four cases. *Histopathology*. 1994; 25(5): 421-429.

1576. Dictor M, Ferno M, Baldetorp B. Flow cytometric DNA content in Kaposi's sarcoma by histologic stage. Comparison with angiosarcoma. *Anal Quant Cytol Histol*. 1991; 13(3): 201-208.

1577. Deyrup AT, McKenney JK, Tighiouart M, et al. Sporadic cutaneous angiosarcomas: a proposal for risk stratification based on 69 cases. *Am J Surg Pathol*. 2008; 32(1): 72-77.

1578. Connors RC, Ackerman AB. Histologic pseudomalignancies of the skin. *Arch Dermatol*. 1976; 112(12): 1767-1780.

1579. von Hochstetter AR, Meyer VE, Grant JW, et al. Epithelioid sarcoma mimicking angiosarcoma: the value of immunohistochemistry in the differential diagnosis. *Virchows Arch A Pathol Anat Histopathol*. 1991; 418(3): 271-278.

1580. Thum C, Husain EA, Mulholland K, et al. Atypical fibroxanthoma with pseudoangiomatous features: a histological and immunohistochemical mimic of cutaneous angiosarcoma. *Ann Diagn Pathol*. 2013; 17(6): 502-507.

1581. Billings SD, McKenney JK, Folpe AL, et al. Cutaneous angiosarcoma following breast-conserving surgery and radiation: an analysis of 27 cases. *Am J Surg Pathol*. 2004; 28(6): 781-788.

1582. Brenn T, Fletcher CD. Postradiation vascular proliferations: an increasing problem. *Histopathology*. 2006; 48(1): 106-114.

1583. Brenn T, Fletcher CD. Radiation-associated cutaneous atypical vascular lesions and angiosarcoma: clinicopathologic analysis of 42 cases. *Am J Surg Pathol*. 2005; 29(8): 983-996.

1584. Weaver J, Billings SD. Postradiation cutaneous vascular tumors of the breast: a review. *Semin Diagn Pathol*. 2009; 26(3): 141-149.

1585. Di Tommaso L, Rosai J. The capillary lobule: a deceptively benign feature of post-radiation angiosarcoma of the skin: report of three cases. *Am J Dermatopathol*. 2005; 27(4): 301-305.

1586. Mentzel T, Schildhaus HU, Palmedo G, et al. Postradiation cutaneous angiosarcoma after treatment of breast carcinoma is characterized by MYC Amplification in contrast to atypical vascular lesions after radiotherapy and control cases: clinicopathological, immunohistochemical and molecular analysis of 66 cases. *Mod Pathol*. 2012; 25(1): 75-85.

1587. Fernandez AP, Sun Y, Tubbs RR, et al. FISH for MYC Amplification and anti-MYC immunohistochemistry: useful diagnostic tools in the assessment of secondary angiosarcoma and atypical vascular proliferations. *J Cutan Pathol*. 2012; 39(2): 234-242.

1588. Calonje E, Fletcher CD, Wilson-Jones E, Rosai J. Retiform hemangioendothelioma. A distinctive form of low-grade angiosarcoma delineated in a series of 15 cases. *Am J Surg Pathol*. 1994; 18(2): 115-125.

1589. Parsons A, Sheehan DJ, Sangueza OP. Retiform hemangioendotheliomas usually do not express D2-40 and VEGFR-3. *Am J Dermatopathol*. 2008; 30(1): 31-33.

1590. Cerio R, MacDonald DM. Benign cutaneous lymphoid infiltrates. *J Cutan Pathol*. 1985; 12(5): 442-452.

1591. Caro WA, Helwig HB. Cutaneous lymphoid hyperplasia. *Cancer*. 1969; 24(3): 487-502.

1592. Mach KW, Wilgram GF. Characteristic histopathology of cutaneous lymphoplasia (lymphocytoma). *Arch Dermatol*. 1966; 94(1): 26-32.

1593. Wirt DP, Grogan TM, Jolley CS, et al. The immunoarchitecture of cutaneous pseudolymphoma. *Hum Pathol*. 1985; 16(5): 492-510.

1594. Arai E, Shimizu M, Hirose T. A review of 55 cases of cutaneous lymphoid hyperplasia: reassessment of the histopathological findings leading to reclassification of 4 lesions as cutaneous marginal zone lymphoma and 19 as pseudolymphomatous folliculitis. *Hum Pathol*. 2005; 36(5): 505-511.

1595. Kazakov DV, Belousova IE, Kacerovska D, et al. Hyperplasia of hair follicles and other adnexal structures in cutaneous lymphoproliferative disorders: a study of 53 cases, including so-called pseudolymphomatous folliculitis and overt lymphomas. *Am J Surg Pathol*. 2008; 32(10): 1468-1478.

1596. Rijlaarsdam JU, Meijer CJ, Willemze R. Differentiation between lymphadenosis benigna cutis and primary cutaneous follicular center cell lymphomas. A comparative clinicopathologic study of 57 patients. *Cancer*. 1990; 65(10): 2301-2306.

1597. Sarantopoulos GP, Palla B, Said J, et al. Mimics of cutaneous lymphoma: report of the 2011 Society for Hematopathology/European Association for Haematopathology workshop. *Am J Clin Pathol*. 2014; 139(4): 536-551.

1598. Sundram U. Primary cutaneous B-cell lymphomas. *Surg Pathol Clin*. 2014; 7(2): 253-283.

1599. Eckert F, Schmid U, Kaudewitz P, et al. Follicular lymphoid hyperplasia of the skin with high content of Ki-1 positive lymphocytes. *Am J Dermatopathol*. 1989; 11(4): 345-352.

1600. Li C, Inagaki H, Kuo TT, et al. Primary cutaneous marginal zone B-cell lymphoma: a molecular and clinicopathologic study of 24 asian cases. *Am J Surg Pathol*. 2003; 27(8): 1061-1069.

1601. Schmid U, Eckert F, Griesser H, et al. Cutaneous follicular lymphoid hyperplasia with monotypic plasma cells. A clinicopathologic study of 18 patients. *Am J Surg Pathol*. 1995; 19(1): 12-20.

1602. Nihal M, Mikkola D, Horvath N, et al. Cutaneous lymphoid hyperplasia: a lymphoproliferative continuum with lymphomatous potential. *Hum Pathol*. 2003; 34(6): 617-622.

1603. Wood GS, Ngan BY, Tung R, et al. Clonal rearrangements of immunoglobulin genes and progression to B cell lymphoma in cutaneous lymphoid hyperplasia. *Am J Pathol*. 1989; 135(1): 13-19.

1604. Ackerman AB, Tanski EV. Pseudoleukemia cutis: report of a case in association with molluscum contagiosum. *Cancer*. 1977; 40(2): 813-817.

1605. Cochran RE, Thomson J, Fleming KA, Strong AM. Histology simulating reticulosis in secondary syphilis. *Br J Dermatol*. 1976; 95(3): 251-254.

1606. Thomson J, Cochrane T, Cochran R, McQueen A. Histology simulating reticulosis in persistent nodular scabies. *Br J Dermatol*. 1974; 90(4): 421-429.

1607. Ive FA, Magnus IA, Warin RP, Jones EW. "Actinic reticuloid"; a chronic dermatosis associated with severe photosensitivity and the histological resemblance to lymphoma. *Br J Dermatol*. 1969; 81(7): 469-485.

1608. Rijlaarsdam JU, Scheffer E, Meijer CJ, Willemze R. Cutaneous pseudo-T-cell lymphomas. A clinicopathologic study of 20 patients. *Cancer*. 1992; 69(3): 717-724.

1609. Smolle J, Torne R, Soyer HP, Kerl H. Immunohistochemical classification of cutaneous pseudolymphomas: delineation of distinct patterns. *J Cutan Pathol*. 1990; 17(3): 149-159.

1610. Leinweber B, Colli C, Chott A, et al. Differential diagnosis of cutaneous infiltrates of B lymphocytes with follicular growth pattern. *Am J Dermatopathol*. 2004; 26(1): 4-13.

1611. Suárez A, Pulitzer M, Horwitz S, et al. Primary cutaneous B-cell lymphomas, part 1; clinical features, diagnosis, and classification. *J Am Acad Dermatol*. 2013; 69(3): 329.e1-329.e13, quiz 341-342.

1612. Suárez A, Pulitzer M, Horwitz S, et al. Primary cutaneous B-cell lymphomas, part 2; therapy; biologic, molecular and genetic advances. *J Am Acad Dermatol*. 2013; 69(3): 343.e1-343.e11, quiz 355-356.

1613. Girardi M, Heald PW, Wilson LD. The pathogenesis of mycosis fungoides. *N Engl J Med*. 2004; 350(19): 1978-1988.

1614. Willemze R, Beljaards RC, Meijer CJ. Classification of primary cutaneous T-cell lymphomas. *Histopathology*. 1994; 24(5): 405-415.

1615. Agar NS, Wedgeworth E, Crichton S, et al. Survival outcomes and prognostic factors in mycosis fungoides/Sezary syndrome: validation of the revised International Society for Cutaneous Lymphomas/European Organisation for Research and Treatment of Cancer staging proposal. *J Clin Oncol*. 2010; 28(31): 4730-4739.

1616. Olsen E, Vonderheid E, Pimpinelli N, et al. Revisions to the staging and classification of mycosis fungoides and Sezary syndrome: a proposal of the International Society for Cutaneous Lymphomas(ISCL) and the cutaneous lymphoma task force of the European Organization of Research and Treatment of Cancer(EORTC). *Blood*. 2007; 110(6): 1713-1722.

1617. Burns MK, Ellis CN, Cooper KD. Mycosis fungoides—type cutaneous T-cell lymphoma arising before 30 years of age. Immunophenotypic, immunogenotypic and clinicopathologic analysis of nine cases. *J Am Acad Dermatol*. 1992; 27(6 Pt 1): 974-978.

1618. Gordon BG, Weisenburger DD, Warkentin PI, et al. Peripheral T-cell lymphoma in childhood and adolescence. A clinicopathologic study of 22 patients. *Cancer*. 1993; 71(1): 257-263.

1619. Argenyi ZB, Goeken JA, Piette WW, Madison KC. Granulomatous mycosis fungoides. Clinicopathologic study of two cases. *Am J Dermatopathol*. 1992; 14(3): 200-210.

1620. Breathnach SM, McKee PH, Smith NP. Hypopigmented mycosis fungoides: report of five cases with ultrastructural observations. *Br J Dermatol*. 1982; 106(6): 643-649.

1621. Cerroni L, Fink-Puches R, El-Shabrawi- Caelen L, et al. Solitary skin lesions with histopathologic features of early mycosis fungoides. *Am J Dermatopathol*. 1999; 21(6): 518-524.

1622. El-Shabrawi-Caelen L, Cerroni L, Medeiros LJ, McCalmont TH. Hypopigmented mycosis fungoides: frequent expression of a CD8 + T-cell phenotype. *Am J Surg Pathol*. 2002; 26(4): 450-457.

1623. Kartsonis J, Brettschneider F, Weissmann A, Rosen L. Mycosis fungoides bullosa. *Am J Dermatopathol*. 1990; 12(1): 76-80.

1624. Lacour JP, Castanet J, Perrin C, Ortonne JP. Follicular mycosis fungoides. A clinical and histologic variant of cutaneous T-cell lymphoma: report of two cases. *J Am Acad Dermatol*. 1993; 29(2 Pt 2): 330-334.

1625. LeBoit PE. Variants of mycosis fungoides and related cutaneous T-cell lymphomas. *Semin Diagn Pathol*. 1991; 8(2): 73-81.

1626. LeBoit PE, Zackheim HS, White CR Jr. Granulomatous variants of cutaneous T-cell lymphoma. The histopathology of granulomatous mycosis fungoides and granulomatous slack skin. *Am J Surg Pathol*. 1988; 12(2): 83-95.

1627. Glusac EJ. Criterion by criterion, mycosis fungoides. *Am J Dermatopathol*. 2003; 25(3): 264-269.

1628. Shum DT, Roberts JT, Smout MS, et al. The value of nuclear contour index in the diagnosis of mycosis fungoides. An assessment of current ultrastructural morphometric diagnostic criteria. *Cancer*. 1986; 57(2): 298-304.

1629. Sanchez JL, Ackerman AB. The patch stage of mycosis fungoides. Criteria for histologic diagnosis. *Am J Dermatopathol*. 1979; 1(1): 5-26.

1630. Boer A, Guo Y, Ackerman AB. Alopecia mucinosa is mycosis fungoides. *Am J Dermatopathol*. 2004; 26(1): 33-52.

1631. Mehregan DA, Gibson LE, Muller SA. Follicular mucinosis: histopathologic review of 33 cases. *Mayo Clin Proc*. 1991; 66(4): 387-390.

1632. van Doorn R, Scheffer E, Willemze R. Follicular mycosis fungoides, a distinct disease entity with or without associated follicular mucinosis: a clinicopathologic and follow-up study of 51 patients. *Arch Dermatol*. 2002; 138(2): 191-198.

1633. Gerami P, Rosen S, Kuzel T, et al. Folliculotropic mycosis fungoides; an aggressive variant of cutaneous T-cell lymphoma. *Arch Dermatol*. 2008; 144(6): 738-746.

1634. Hitchcock MG, Burchette JL Jr, Olsen EA, et al. Eccrine gland infiltration by mycosis fungoides. *Am J Dermatopathol*. 1996; 18(5): 447-453.

1635. Barcos M. Mycosis fungoides. Diagnosis and pathogenesis. *Am J Clin Pathol*. 1993; 99(4): 452-458.

1636. Ralfkiaer E, Wantzin GL, Mason DY, et al. Phenotypic characterization of lymphocyte subsets in mycosis fungoides. Comparison with large plaque parapsoriasis and benign chronic dermatoses. *Am J Clin Pathol*. 1985; 84(5): 610-619.

1637. Wood GS, Edinger A, Hoppe RT, Warnke RA. Mycosis fungoides skin lesions contain CD8+ tumor-infiltrating lymphocytes expressing an activated, MHC-restricted cytotoxic T-lymphocyte phenotype. *J Cutan Pathol*. 1994; 21(2): 151-156.

1638. Cooper KD. Skin-infiltrating lymphocytes in normal and disordered skin: activation signals and functional roles in psoriasis and mycosis fungoides-type cutaneous T cell lymphoma. *J Dermatol*. 1992; 19(11): 731-737.

1639. Michie SA, Abel EA, Hoppe RT, et al. Discordant expression of antigens between intraepidermal and intradermal T cells in mycosis fungoides. *Am J Pathol*. 1990; 137(6): 1447-1451.

1640. Nickoloff BJ, Griffiths CE. Intraepidermal but not dermal T lymphocytes are positive for a cell-cycle-associated antigen(Ki-67) in mycosis fungoides. *Am J Pathol*. 1990; 136(2): 261-266.

1641. Wieczorek R, Suhrland M, Ramsay D, et al. Leu-M1 antigen expression in advanced (tumor) stage mycosis fungoides. *Am J Clin Pathol*. 1986; 86(1): 25-32.

1642. Fisher ER, Horvat BL, Wechsler HL. Ultrastructural features of mycosis fungoides. *Am J Clin Pathol*. 1972; 58(2): 99-110.

1643. Flaxman BA, Zelazny G, Van Scott EJ. Nonspecificity of characteristic cells in mycosis fungoides. *Arch Dermatol*. 1971; 104(2): 141-147.

1644. Santucci M, Biggeri A, Feller AC, et al. Efficacy of histologic criteria for diagnosing early mycosis fungoides: an EORTC cutaneous lymphoma study group investigation. European Organization for Research and Treatment of Cancer. *Am J Surg Pathol*. 2000; 24(1): 40-50.

1645. Yeh YA, Hudson AR, Prieto VG, et al. Reassessment of lymphocytic atypia in the diagnosis of mycosis fungoides. *Mod Pathol*. 2001; 14(4): 285-288.

1646. Chu A, Patterson J, Berger C, et al. In situ study of T-cell subpopulations in cutaneous T-cell lymphoma. Diagnostic criteria. *Cancer*. 1984; 54(11): 2414-2422.

1647. Nasu K, Said J, Vonderheid E, et al. Immunopathology of cutaneous T-cell lymphomas. *Am J Pathol*. 1985; 119(3): 436-447.

1648. van der Putte SC, Toonstra J, van Wichen DF, et al. Aberrant immunophenotypes in mycosis fungoides. *Arch Dermatol*. 1988; 124(3): 373-380.

1649. Weinberg JM, Rook AH, Lessin SR. Molecular diagnosis of lymphocytic infiltrates of the skin. *Arch Dermatol*. 1993; 129(11): 1491-1500.

1650. Whittaker SJ, Smith NP, Jones RR, Luzzatto L. Analysis of beta, gamma, and delta T-cell receptor genes in mycosis fungoides and Sezary syndrome. *Cancer*. 1991; 68(7): 1572-1582.

1651. Zelickson BD, Peters MS, Muller SA, et al. T-cell receptor gene rearrangement analysis: cutaneous T cell lymphoma, peripheral T cell lymphoma, and premalignant and benign cutaneous lymphoproliferative disorders. *J Am Acad Dermatol*. 1991; 25(5 Pt 1): 787-796.

1652. Chen M, Deng A, Crowson AN, et al. Assessment of T-cell clonality via T-cell receptor-gamma rearrangements in cutaneous T-cell-dominant infiltrates using polymerase chain reaction and single-stranded DNA conformational polymorphism assay. *Appl Immunohistochem Mol Morphol*. 2004; 12(4): 373-379.

1653. Magro C, Crowson AN, Kovatich A, Burns F. Pityriasis lichenoides: a clonal T-cell lymphoproliferative disorder. *Hum Pathol*. 2002; 33(8): 788-795.

1654. Pimpinelli N, Olsen EA, Santucci M, et al. Defining early mycosis fungoides. *J Am Acad Dermatol*. 2005; 53(6): 1053-1063.

1655. Fuks ZY, Bagshaw MA, Farber EM. Prognostic signs and the management of the mycosis fungoides. *Cancer*. 1973; 32(6): 1385-1395.

1656. Green SB, Byar DP, Lamberg SI. Prognostic variables in mycosis fungoides. *Cancer*. 1981; 47(11): 2671-2677.

1657. Vonderheid EC, Tam DW, Johnson WC, et al. Prognostic significance of cytomorphology in the cutaneous T-cell lymphomas. *Cancer.* 1981; 47(1): 119-125.

1658. Smoller BR, Detwiler SP, Kohler S, et al. Role of histology in providing prognostic information in mycosis fungoides. *J Cutan Pathol.* 1998; 25(6): 311-315.

1659. Fivenson DP, Douglass MC, Nickoloff BJ. Cutaneous expression of Thy-1 in mycosis fungoides. *Am J Pathol.* 1992; 141(6): 1373-1380.

1660. Long JC, Mihm MC. Mycosis fungoides with extracutaneous dissemination: a distinct clinicopathologic entity. *Cancer.* 1974; 34(5): 1745-1755.

1661. Rappaport H, Thomas LB. Mycosis fungoides: the pathology of extracutaneous involvement. *Cancer.* 1974; 34(4): 1198-1229.

1662. Bodensteiner DC, Skikne B. Central nervous system involvement in mycosis fungoides: diagnosis, treatment and literature review. *Cancer.* 1982; 50(6): 1181-1184.

1663. Huberman MS, Bunn PA Jr, Matthews MJ, et al. Hepatic involvement in the cutaneous T-cell lymphomas: results of percutaneous biopsy and peritoneoscopy. *Cancer.* 1980; 45(7): 1683-1688.

1664. Kuzel TM, Roenigk HH Jr, Rosen ST. Mycosis fungoides and the Sezary syndrome: a review of pathogenesis, diagnosis, and therapy. *J Clin Oncol.* 1991; 9(7): 1298-1313.

1665. Kaplan JB, Guitart J, Giles FJ. Targeted therapies for cutaneous T-cell lymphomas. *Expert Rev Hematol.* 2014; 7(4): 481-493.

1666. Buechner SA, Winkelmann RK. Sezary syndrome. A clinicopathologic study of 39 cases. *Arch Dermatol.* 1983; 119(12): 979-986.

1667. Kim YH, Hoppe RT. Mycosis fungoides and the Sezary syndrome. *Semin Oncol.* 1999; 26(3): 276-289.

1668. Trotter MJ, Whittaker SJ, Orchard GE, Smith NP. Cutaneous histopathology of Sezary syndrome: a study of 41 cases with a proven circulating T-cell clone. *J Cutan Pathol.* 1997; 24(5): 286-291.

1669. Kohler S, Kim YH, Smoller BR. Histologic criteria for the diagnosis of erythrodermic mycosis fungoides and Sezary syndrome: a critical reappraisal. *J Cutan Pathol.* 1997; 24(5): 292-297.

1670. Degreef H, Holvoet C, Van Vloten WA, et al. Woringer-Kolopp disease. An epidermotropic variant of mycosis fungoides. *Cancer.* 1976; 5: 2154-2165.

1671. Lever WF. Localized mycosis fungoides with prominent epidermotropism: Woringer-Kolopp disease. *Arch Dermatol.* 1977; 113(9): 1254-1256.

1672. Colby TV, Burke JS, Hoppe RT. Lymph node biopsy in mycosis fungoides. *Cancer.* 1981; 47(2): 351-359.

1673. Scheffer E, Meijer CJ, Van Vloten WA. Dermatopathic lymphadenopathy and lymph node involvement in mycosis fungoides. *Cancer.* 1980; 45(1): 137-148.

1674. Sausville EA, Worsham GF, Matthews MJ, et al. Histologic assessment of lymph nodes in mycosis fungoides/Sezary syndrome (cutaneous T-cell lymphoma): clinical correlations and prognostic import of a new classification system. *Hum Pathol.* 1985; 16(11): 1098-1109.

1675. Schechter GP, Bunn PA, Fischmann AB, et al. Blood and lymph node T lymphocytes in cutaneous T cell lymphoma: evaluation by light microscopy. *Cancer Treat Rep.* 1979; 63(4): 571-574.

1676. Weiss LM, Hu E, Wood GS, et al. Clonal rearrangements of T-cell receptor genes in mycosis fungoides and dermatopathic lymphadenopathy. *N Engl J Med.* 1985; 313(9): 539-544.

1677. Weiss LM, Wood GS, Warnke RA. Immunophenotypic differences between dermatopathic lymphadenopathy and lymph node involvement in mycosis fungoides. *Am J Pathol.* 1985; 120(2): 179-185.

1678. Kempf W. CD30 + lymphoproliferative disorders: histopathology, differential diagnosis, new variants, and simulators. *J Cutan Pathol.* 2006; 33(suppl 1): 58-70.

1679. Guitart J, Querfeld C. Cutaneous CD30 lymphoproliferative disorders and similar conditions: a clinical and pathologic prospective on a complex issue. *Semin Diagn Pathol.* 2009; 26(3): 131-140.

1680. Bertolotti A, Pham-Ledard AL, Vergier B, et al. Lymphomatoid papulosis type D: an aggressive histology for an indolent disease. *Br J Dermatol.* 2013; 169(5): 1157-1159.

1681. Kempf W, Kazakov DV, Schärer L, et al. Angioinvasive lymphomatoid papulosis: a new variant simulating aggressive lymphomas. *Am J Surg Pathol.* 2013; 37(1): 1-13.

1682. Martires KJ, Ra S, Abdulla F, Cassarino DS. Characterization of primary cutaneous CD8+/CD30+lymphoproliferative disorders. *Am J Dermatopathol.* 2015; 37(11): 822-833.

1683. Saggini A, Gulia A, Argenyi Z, et al. A variant of lymphomatoid papulosis simulating primary cutaneous aggressive epidermotropic CD8 + cytotoxic T-cell lymphoma. Description of 9 cases. *Am J Surg Pathol.* 2010; 34(8): 1168-1175.

1684. Kadin ME, Vonderheid EC, Sako D, et al. Clonal composition of T cells in lymphomatoid papulosis. *Am J Pathol.* 1987; 126(1): 13-17.

1685. Weiss LM, Wood GS, Trela M, et al. Clonal T-cell populations in lymphomatoid papulosis. Evidence of a lymphoproliferative origin for a clinically benign disease. *N Engl J Med.* 1986; 315(8): 475-479.

1686. Wantzin GL, Thomsen K, Brandrup F, Larsen JK. Lymphomatoid papulosis. Development into cutaneous T-cell lymphoma. *Arch Dermatol.* 1985; 121(6): 792-794.

1687. Drews R, Samel A, Kadin ME. Lymphomatoid papulosis and anaplastic large cell lymphomas of the skin. *Semin Cutan Med Surg.* 2000; 19(2): 109-117.

1688. Kempf W, Sander CA. Classification of cutaneous lymphomas—an update. *Histopathology.* 2010; 56(1): 57-70.

1689. Smoller BR, Longacre TA, Warnke RA. Ki-1-(CD30) expression in differentiation of lymphomatoid papulosis from arthropod bite reactions. *Mod Pathol.* 1992; 5(5): 492-496.

1690. Cockerell CJ, Stetler LD. Accuracy in diagnosis of lymphomatoid papulosis. *Am J Dermatopathol.* 1991; 13(1): 20-25.

1691. Coyne JD, Banerjee SS, Bromley M, et al. Posttransplant T-cell lymphoproliferative disorder/T-cell lymphoma: a report of three cases of T-anaplastic large-cell lymphoma with cutaneous presentation and a review of the literature. *Histopathology.* 2004; 44(4): 387-393.

1692. Kaudewitz P, Stein H, Dallenbach F, et al. Primary and secondary cutaneous Ki-1 + (CD30 +) anaplastic large cell lymphomas. Morphologic, immunohistologic, and clinical-characteristics. *Am J Pathol.* 1989; 135(2): 359-367.

1693. Zayour M, Gilmore E, Heald P, et al. A distinct entity in the spectrum of the CD30 + cutaneous lymphoproliferative diseases: oligolesional nodules with pseudoepitheliomatous hyperplasia followed by spontaneous resolution. *Am J Dermatopathol.* 2009; 31(1): 37-43.

1694. Chan JK, Buchanan R, Fletcher CD. Sarcomatoid variant of anaplastic large-cell Ki-1 lymphoma. *Am J Surg Pathol.* 1990; 14(10): 983-988.

1695. Kinney MC, Kadin ME. The pathologic and clinical spectrum of anaplastic large cell lymphoma and correlation with ALK gene dysregulation. *Am J Clin Pathol.* 1999; 111(1 suppl 1): S56-S67.

1696. Mann KP, Hall B, Kamino H, et al. Neutrophil-rich, Ki-1-positive anaplastic large-cell malignant lymphoma. *Am J Surg Pathol.* 1995; 19(4): 407-416.

1697. Stein H, Foss HD, Durkop H, et al. CD30(+) anaplastic large cell lymphoma: a review of its histopathologic, genetic, and clinical features. *Blood.* 2000; 96(12): 3681-3695.

1698. Magro CM, Nash JW, Werling RW, et al. Primary cutaneous CD30 + large cell B-cell lymphoma: a series of 10 cases. *Appl Immunohistochem Mol Morphol.* 2006; 14(1): 7-11.

1699. Macgrogan G, Vergier B, Dubus P, et al. CD30-positive cutaneous large cell lymphomas. A comparative study of clinicopathologic and molecular features of 16 cases. *Am J Clin Pathol.* 1996; 105(4): 440-450.

1700. Beylot-Barry M, Lamant L, Vergier B, et al. Detection of t(2;5)(p23;q35) translocation by reverse transcriptase polymerase chain reaction and in situ hybridization in CD30-positive primary cutaneous lymphoma and lymphomatoid papulosis. *Am J Pathol.* 1996; 149(2): 483-492.

1701. Herbst H, Sander C, Tronnier M, et al. Absence of anaplastic lymphoma kinase (ALK) and Epstein-Barr virus gene products in primary cutaneous anaplastic large cell lymphoma and lymphomatoid papulosis. *Br J Dermatol.* 1997; 137(5): 680-686.

1702. Kadin ME, Morris SW. The t(2;5) in human lymphomas. *Leuk Lymphoma.* 1998; 29(3-4): 249-256.

1703. Feldman AL, Law M, Remstein ED, et al. Recurrent translocations involving the IRF4 oncogene locus in peripheral T-cell lymphomas. *Leukemia.* 2009; 23(3): 574-580.

1704. Pham-Ledard A, Prochazkova-Carlotti M, Laharanne E, et al. IRF4 gene rearrangements define a subgroup of CD30-positive cutaneous T-cell lymphoma: a study of 54 cases. *J Invest Dermatol.* 2010; 130(3): 816-825.

1705. Wada DA, Law ME, Hsi ED, et al. Specificity of IRF4 translocations for primary cutaneous anaplastic large cell lymphoma: a multicenter study of 204 skin biopsies. *Mod Pathol.* 2011; 24(4): 596-605.

1706. Onaindia A, Montes-Moreno S, Rodríguez-Pinilla SM, et al. Primary cutaneous anaplastic large cell lymphomas with 6p25.3 rearrangement exhibit particular histological features. *Histopathology.* 2015; 66(6): 846-855.

1707. Karai LJ, Kadin ME, Hsi ED, et al. Chromosomal rearrangements of 6p25.3 define a new subtype of lymphomatoid papulosis. *Am J Surg Pathol.* 2013; 37(8): 1173-1181.

1708. Cepeda LT, Pieretti M, Chapman SF, Horenstein MG. CD30-positive atypical lymphoid cells in common non-neoplastic cutaneous infiltrates rich in neutrophils and eosinophils. *Am J Surg Pathol.* 2003; 27(7): 912-918.

1709. Aronson IK, West DP, Variakojis D, et al. Panniculitis associated with cutaneous T-cell lymphoma and cytophagocytic histiocytosis. *Br J Dermatol.* 1985; 112(1): 87-96.

1710. Kong YY, Dai B, Kong JC, et al. Subcutaneous panniculitis-like T-cell lymphoma: a clinicopathologic, immunophenotypic, and molecular study of 22 Asian cases according to WHO-EORTC classification. *Am J Surg Pathol.* 2008; 32(10): 1495-1502.

1711. Takeshita M, Imayama S, Oshiro Y, et al. Clinicopathologic analysis of 22 cases of subcutaneous panniculitis-like CD56 − or CD56 + lymphoma and review of 44 other reported cases. *Am J Clin Pathol*. 2004; 121(3): 408-416.

1712. Willemze R, Jansen PM, Cerroni L, et al. Subcutaneous panniculitis-like T-cell lymphoma: definition, classification, and prognostic factors: an EORTC Cutaneous Lymphoma Group Study of 83 cases. *Blood*. 2008; 111(2): 838-845.

1713. Lozzi GP, Massone C, Citarella L, et al. Rimming of adipocytes by neoplastic lymphocytes: a histopathologic feature not restricted to subcutaneous T-cell lymphoma. *Am J Dermatopathol*. 2006; 28(1): 9-12.

1714. James E, Sokhn JG, Gibson JF, et al. CD4 + primary cutaneous small/medium-sized pleomorphic T-cell lymphoma: a retrospective case series and review of literature. *Leuk Lymphoma*. 2015; 56(4): 951-957.

1715. Swerdlow SH, Campo E, Pileri SA, et al. The 2016 revision of the World Health Organization classification of lymphoid neoplasms. *Blood*. 2016; 127(20): 2375-2390.

1716. Grumayer ER, Ladenstein RL, Slavc I, et al. B-cell differentiation pattern of cutaneous lymphomas in infancy and childhood. *Cancer*. 1988; 61(2): 303-308.

1717. Sander CA, Medeiros LJ, Abruzzo LV, et al. Lymphoblastic lymphoma presenting in cutaneous sites. A clinicopathologic analysis of six cases. *J Am Acad Dermatol*. 1991; 25(6 Pt 1): 1023-1031.

1718. Zaatari GS, Chan WC, Kim TH, et al. Malignant lymphoma of the skin in children. *Cancer*. 1987; 59(5): 1040-1045.

1719. Cota C, Vale E, Viana I, et al. Cutaneous manifestations of blastic plasmacytoid dendritic cell neoplasm-morphologic and phenotypic variability in a series of 33 patients. *Am J Surg Pathol*. 2010; 34(1): 75-87.

1720. DiGiuseppe JA, Louie DC, Williams JE, et al. Blastic natural killer cell leukemia/lymphoma: a clinicopathologic study. *Am J Surg Pathol*. 1997; 21(10): 1223-1230.

1721. Khoury JD, Medeiros LJ, Manning JT, et al. CD56(+) TdT(+) blastic natural killer cell tumor of the skin: a primitive systemic malignancy related to myelomonocytic leukemia. *Cancer*. 2002; 94(9): 2401-2408.

1722. Massone C, Chott A, Metze D, et al. Subcutaneous, blastic natural killer(NK), NK/T-cell, and other cytotoxic lymphomas of the skin: a morphologic, immunophenotypic, and molecular study of 50 patients. *Am J Surg Pathol*. 2004; 28(6): 719-735.

1723. Kim JH, Park HY, Lee JH, et al. Blastic plasmacytoid dendritic cell neoplasm: analysis of clinicopathological feature and treatment outcome of seven cases. *Ann Dermatol*. 2015; 27(6): 727-737.

1724. White RM, Patterson JW. Cutaneous involvement in Hodgkin's disease. *Cancer*. 1985; 55(5): 1136-1145.

1725. Sioutos N, Kerl H, Murphy SB, Kadin ME. Primary cutaneous Hodgkin's disease. Unique clinical, morphologic, and immunophenotypic findings. *Am J Dermatopathol*. 1994; 16(1): 2-8.

1726. Shaw MT, Jacobs SR. Cutaneous Hodgkin's disease in a patient with human immunodeficiency virus infection. *Cancer*. 1989; 64(12): 2585-2587.

1727. Soria C, Orradre JL, Garcia-Almagro D, et al. True histiocytic lymphoma (monocytic sarcoma). *Am J Dermatopathol*. 1992; 14(6): 511-517.

1728. Deng A, Lee W, Pfau R, et al. Primary cutaneous Langerhans cell sarcoma without Birbeck granules: indeterminate cell sarcoma? *J Cutan Pathol*. 2008; 35(9): 849-854.

1729. Sagransky MJ, Deng AC, Magro CM. Primary cutaneous langerhans cell sarcoma: a report of four cases and review of the literature. *Am J Dermatopathol*. 2013; 35(2): 196-204.

1730. Scott PW, Silvers DN, Helwig EB. Proliferating angioendotheliomatosis. *Arch Pathol*. 1975; 99(6): 323-326.

1731. Stroup RM, Sheibani K, Moncada A, et al. Angiotropic(intravascular) large cell lymphoma. A clinicopathologic study of seven cases with unique clinical presentations. *Cancer*. 1990; 66(8): 1781-1788.

1732. Wick MR, Mills SE. Intravascular lymphomatosis: clinicopathologic features and differential diagnosis. *Semin Diagn Pathol*. 1991; 8(2): 91-101.

1733. Cerroni L, Massone C, Kutzner H, et al. Intravascular large T-cell or NK-cell lymphoma: a rare variant of intravascular large cell lymphoma with frequent cytotoxic phenotype and association with Epstein-Barr virus infection. *Am J Surg Pathol*. 2008; 32(6): 891-898.

1734. Kuo TT, Chen MJ, Kuo MC. Cutaneous intravascular NK-cell lymphoma: report of a rare variant associated with Epstein-Barr virus. *Am J Surg Pathol*. 2006; 30(9): 1197-1201.

1735. Molina A, Lombard C, Donlon T, et al. Immunohistochemical and cytogenetic studies indicate that malignant angioendotheliomatosis is a primary intravascular(angiotropic) lymphoma. *Cancer*. 1990; 66(3): 474-479.

1736. Sheibani K, Battifora H, Winberg CD, et al. Further evidence that "malignant angioendotheliomatosis" is an angiotropic large-cell lymphoma. *N Engl J Med*. 1986; 314(15): 943-948.

1737. Greenwood R, Barker DJ, Tring FC, et al. Clinical and immunohistological characterization of cutaneous lesions in chronic lymphocytic leukaemia. *Br J Dermatol*. 1985; 113(4): 447-453.

1738. Sepp N, Radaszkiewicz T, Meijer CJ, et al. Specific skin manifestations in acute leukemia with monocytic differentiation. A morphologic and immunohistochemical study of 11 cases. *Cancer*. 1993; 71(1): 124-132.

1739. Cho-Vega JH, Medeiros LJ, Prieto VG, Vega F. Leukemia cutis. *Am J Clin Pathol*. 2008; 129(1): 130-142.

1740. Kaiserling E, Horny HP, Geerts ML, Schmid U. Skin involvement in myelogenous leukemia: morphologic and immunophenotypic heterogeneity of skin infiltrates. *Mod Pathol*. 1994; 7(7): 771-779.

1741. Long JC, Mihm MC. Multiple granulocytic tumors of the skin: report of six cases of myelogenous leukemia with initial manifestations in the skin. *Cancer*. 1977; 39(5): 2004-2016.

1742. Cerroni L, Zenahlik P, Hofler G, et al. Specific cutaneous infiltrates of B-cell chronic lymphocytic leukemia: a clinicopathologic and prognostic study of 42 patients. *Am J Surg Pathol*. 1996; 20(8): 1000-1010.

1743. Ratnam KV, Su WP, Ziesmer SC, Li CY. Value of immunohistochemistry in the diagnosis of leukemia cutis: study of 54 cases using paraffin-section markers. *J Cutan Pathol*. 1992; 19(3): 193-200.

1744. Cibull TL, Thomas AB, O'Malley DP, Billings SD. Myeloid leukemia cutis: a histologic and immunohistochemical review. *J Cutan Pathol*. 2008; 35(2): 180-185.

1745. Desch JK, Smoller BR. The spectrum of cutaneous disease in leukemias. *J Cutan Pathol*. 1993; 20(5): 407-410.

1746. Jones D, Dorfman DM, Barnhill RL, Granter SR. Leukemic vasculitis: a feature of leukemia cutis in some patients. *Am J Clin Pathol*. 1997; 107(6): 637-642.

1747. Steck WD, Helwig EB. Cutaneous endometriosis. *JAMA*. 1965; 191: 167-170.

1748. Nogales FF, Martin F, Linares J, et al. Myxoid change in decidualized scar endometriosis mimicking malignancy. *J Cutan Pathol*. 1993; 20(1): 87-91.

1749. Pellegrini AE. Cutaneous decidualized endometriosis. A pseudomalignancy. *Am J Dermatopathol*. 1982; 4(2): 171-174.

1750. Suster S, Rosai J. Hamartoma of the scalp with ectopic meningothelial elements. A distinctive benign soft tissue lesion that may simulate angiosarcoma. *Am J Surg Pathol*. 1990; 14(1): 1-11.

1751. Miedema JR, Zedek D. Cutaneous meningioma. *Arch Pathol Lab Med*. 2012; 136(2): 208-211.

1752. Fox MD, Billings SD, Gleason BC, et al. Cutaneous meningioma: a potential diagnostic pitfall in p63 positive cutaneous neoplasms. *J Cutan Pathol*. 2013; 40(10): 891-895.

1753. Argenyi ZB. Cutaneous neural heterotopias and related tumors relevant for the dermatopathologist. *Semin Diagn Pathol*. 1996; 13(1): 60-71.

1754. Wallace CA, Hallman JR, Sangueza OP. Primary cutaneous ganglioneuroma: a report of two cases and literature review. *Am J Dermatopathol*. 2003; 25(3): 239-242.

1755. Conlin PA, Jimenez-Quintero LP, Rapini RP. Osteomas of the skin revisited: a clinicopathologic review of 74 cases. *Am J Dermatopathol*. 2002; 24(6): 479-483.

1756. Myllylä RM, Haapasaari KM, Palatsi R, et al. Multiple miliary osteoma cutis is a distinct disease entity: four case reports and review of the literature. *Br J Dermatol*. 2011; 164(3): 544-552.

1757. Beham A, Fletcher CD, Feichtinger J, et al. Synovial metaplasia of the skin. *Virchows Arch A Pathol Anat Histopathol*. 1993; 423(4): 315-318.

1758. Bhawan J, Dayal Y, Gonzalez-Serva A, Eisen R. Cutaneous metaplastic synovial cyst. *J Cutan Pathol*. 1990; 17(1): 22-26.

1759. Gonzalez JG, Ghiselli RW, Santa Cruz DJ. Synovial metaplasia of the skin. *Am J Surg Pathol*. 1987; 11(5): 343-350.

1760. Radice F, Gianotti R. Cutaneous ganglion cell tumor of the skin. Case report and review of the literature. *Am J Dermatopathol*. 1993; 15(5): 488-491.

1761. Hurt MA, Santa Cruz DJ. Cutaneous inflammatory pseudotumor. Lesions resembling "inflammatory pseudotumors" or "plasma cell granulomas" of extracutaneous sites. *Am J Surg Pathol*. 1990; 14(8): 764-773.

1762. Mentzel T, Reisshauer S, Rutten A, et al. Cutaneous clear cell myomelanocytic tumour: a new member of the growing family of perivascular epithelioid cell tumours(PEComas). Clinicopathological and immunohistochemical analysis of seven cases. *Histopathology*. 2005; 46(5): 498-504.

1763. Walsh SN, Sangueza OP. PEComas: a review with emphasis on cutaneous lesions. *Semin Diagn Pathol*. 2009; 26(3): 123-130.

1764. Liegl B, Hornick JL, Fletcher CD. Primary cutaneous PEComa: distinctive clear cell lesions of skin. *Am J Surg Pathol*. 2008; 32(4): 608-614.

1765. French CA, Mentzel T, Kutzner H, Fletcher CD. Intradermal spindle cell/pleomorphic lipoma: a distinct subset. *Am J Dermatopathol*. 2000; 22(6): 496-502.

1766. Gardner JM, Dandekar M, Thomas D, et al. Cutaneous and subcutaneous pleomorphic liposarcoma: a clinicopathologic study of 29 cases with evaluation of MDM2 gene Amplification in 26. *Am J Surg Pathol*. 2012; 36(7): 1047-1051.

1767. Hoang MP, Rogers BB, Albores-Saavedra J. Giant cell tumor of the skin: a morphologic and immunohistochemical study of five cases. *Ann Diagn Pathol*. 2002; 6(5): 288-293.

1768. Terrier-Lacombe MJ, Guillou L, Chibon F, et al. Superficial primitive Ewing's sarcoma: a clinicopathologic and molecular cytogenetic analysis of 14 cases. *Mod Pathol*. 2009; 22(1): 87-94.

1769. Pollock AM, Sweency EC. Primary cutaneous synovial sarcoma: a case report. *Am J Dermatopathol*. 1998; 20: 509-512.

1770. Brownstein MH, Helwig EB. Metastatic tumors of the skin. *Cancer*. 1972; 29(5): 1298-1307.

1771. Brownstein MH, Helwig EB. Patterns of cutaneous metastasis. *Arch Dermatol*. 1972; 105(6): 862-868.

1772. Sittart JA, Senise M. Cutaneous metastasis from internal carcinomas: a review of 45 years. *An Bras Dermatol*. 2013; 88(4): 541-544.

1773. Kim ES, Lee DP, Lee MW, et al. Cutaneous metastasis of uterine papillary serous carcinoma. *Am J Dermatopathol*. 2005; 27(5): 436-438.

1774. Quinn TR, Duncan LM, Zembowicz A, Faquin WC. Cutaneous metastases of follicular thyroid carcinoma: a report of four cases and a review of the literature. *Am J Dermatopathol*. 2005; 27(4): 306-312.

1775. Royer MC, Rush WL, Lupton GP. Hepatocellular carcinoma presenting as a precocious cutaneous metastasis. *Am J Dermatopathol*. 2008; 30(1): 77-80.

1776. McKee PH. Cutaneous metastases. *J Cutan Pathol*. 1985; 12(3-4): 239-250.

1777. Connor DH, Taylor HB, Helwig EB. Cutaneous metastasis of renal cell carcinoma. *Arch Pathol*. 1963; 76: 339-346.

1778. Menter A, Boyd AS, McCaffree DM. Recurrent renal cell carcinoma presenting as skin nodules: two case reports and review of the literature. *Cutis*. 1989; 44(4): 305-308.

1779. Li H, Hes O, MacLennan GT, et al. Immunohistochemical distinction of metastases of renal cell carcinoma to the adrenal from primary adrenal nodules, including oncocytic tumor. *Virchows Arch*. 2015; 466(5): 581-588.

1780. Fujiwara M, Taube J, Sharma M, et al. PAX8 discriminates ovarian metastases from adnexal tumors and other cutaneous metastases. *J Cutan Pathol*. 2010; 37(9): 938-943.

1781. Iijima M, Nakayama J, Nishizawa T, et al. Usefulness of monoclonal antibody HIK1083 specific for gastric O-glycan in differentiating cutaneous metastasis of gastric cancer from primary sweat gland carcinoma. *Am J Dermatopathol*. 2007; 29(5): 452-456.

1782. Liang H, Wu H, Giorgadze TA, et al. Podoplanin is a highly sensitive and specific marker to distinguish primary skin adnexal carcinomas from adenocarcinomas metastatic to skin. *Am J Surg Pathol*. 2007; 31(2): 304-310.

1783. Plaza JA, Ortega PF, Stockman DL, Suster S. Value of p63 and podoplanin(D2-40) immunoreactivity in the distinction between primary cutaneous tumors and adenocarcinomas metastatic to the skin: a clinicopathologic and immunohistochemical study of 79 cases. *J Cutan Pathol*. 2010; 37(4): 403-410.

1784. Lee JJ, Mochel MC, Piris A, et al. p40 exhibits better specificity than p63 in distinguishing primary skin adnexal carcinomas from cutaneous metastases. *Hum Pathol*. 2014; 45(5): 1078-1083.

1785. Aguilar A, Schoendorff C, Lopez Redondo MJ, et al. Epidermotropic metastases from internal carcinomas. *Am J Dermatopathol*. 1991; 13(5): 452-458.

1786. Youngberg GA, Berro J, Young M, Leicht SS. Metastatic epidermotropic squamous carcinoma histologically simulating primary carcinoma. *Am J Dermatopathol*. 1989; 11(5): 457-465.

1787. Rodriguez G, Villamizar R. Carcinoid tumor with skin metastasis. *Am J Dermatopathol*. 1992; 14(3): 263-269.

第2篇

头颈部病理学

上呼吸消化道

Jonathan B. McHugh 著　王　跃　吴西抗 译　贺慧颖 校

章目录

口腔和口咽

正常解剖结构

　　口腔和口咽位于消化道的上部，同时口咽部也是构成上呼吸道的一部分。

　　口咽和下咽部可罹患两个相邻消化道器官（即口腔和食管）的多种疾病，而上呼吸道其他两个结构（即鼻腔和鼻旁窦）可发生鼻咽疾病。

　　为了描述发生在这个区域的病变（尤其是鳞状细胞癌）的解剖分区特征，将口咽部分为以下几个区域：①唇，只包括唇红部的表面，由上下唇组成，两者在口角处相接；②口底，介于下牙龈和舌之间的U形区域；③舌，指位于轮廓乳头之前的部分；④颊黏膜，覆盖于颊部和唇部的内表面；⑤牙龈（牙槽嵴），覆盖于上下颌骨并介于龈颊沟与可动黏膜缘之间的黏膜；⑥磨牙后三角，位于下颌第三磨牙之后、覆盖下颌升支的小三角区域；⑦硬腭，位于上颌牙槽嵴之间并覆盖上颌骨腭突的半圆形黏膜区域；⑧舌根部，前接舌的轮廓乳头，侧方与舌扁桃沟相邻，后至会厌；⑨扁桃体区，包括扁桃体前柱和后柱以及扁桃体窝；⑩软腭；⑪咽壁[1-2]。

　　这个区域被覆的表面上皮均为复层鳞状上皮，比皮肤表皮厚。虽然缺乏毛囊和汗腺，但有皮脂腺、黑色素细胞和Merkel细胞的散在分布[3]。承受较多咀嚼压力的上皮区域（牙龈、硬腭和舌背）发生角化，而其他区域则为非角化上皮。黏膜固有层由疏松结缔组织构成，含有黏液性和浆液性小涎腺。口腔的不同部位存在着细微但特征性的差异。

　　口腔和口咽可发生多种先天性和获得性疾病并累及多种组织和系统。本章仅对较常见、外科病理工作者感兴趣的疾病进行讨论，而对这些疾病的深入探讨以及其他罕见病种请读者参阅相关专著[3-6]。

先天性异常

皮样囊肿（dermoid cyst）见于口底中线部，虽然出生时病变已经存在，但往往在后来继发感染时才被发现[7]。这类囊肿内衬鳞状上皮并包含皮肤附属器[8]。**胃或肠上皮异位**（heterotopic gastric or intestinal epithelium）可发生在舌和口底部，这些结构有时可导致囊肿形成[9]。微小**牙源性囊肿**（cyst of odontogenic origin）常发生在新生儿和稍大婴儿的牙槽和腭部黏膜中，这类病变不需要活检。发生于腭部或咽旁间隙的**异位神经组织**（heterotopic nerve tissue）的结节，即文献报道的**神经胶质迷芽瘤**（glial choristoma）[10-11]，主要是由神经胶质成分和室管膜内衬的裂隙构成；在少数情况下，这些结构可以发生肿瘤[12]。**白色海绵状痣**（white sponge nevus）是一种常染色体显性遗传疾病，表现为口腔黏膜的较大的白色斑块（图 4.1）。黏膜生发层表达的角蛋白 4 或 13 基因的突变，是造成临床和组织学异常的原因。显微镜下，表现为生发层显著的细胞内糖原沉积伴角化不全（图 4.2）[13]。**Fordyce 病**（Fordyce granule）是指正常的皮脂腺结构出现于口腔内，非常常见。这些腺体有时发生增生而表现为孤立性结

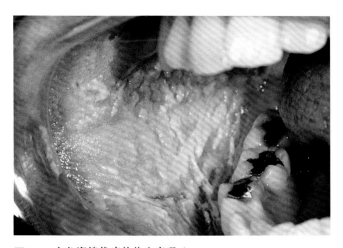

图 4.1　**白色海绵状痣的临床表现**（Courtesy of Dr. James Sciubba, Long Island Jewish Medical Center, Long Island, New York.）

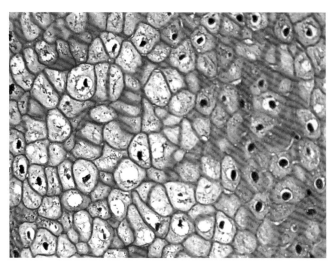

图 4.2　**白色海绵状痣。**由于细胞内水肿，胞质有明显的苍白表现

节[14]。**舌部甲状腺**（lingual thyroid）在第 8 章讨论。

值得注意的还有，口腔内感觉神经末梢出现的上皮巢（epithelial nest）[15-16]，这些结构虽然不属于先天性异常，但如果病理医师不了解这种现象，则很容易将其与鳞状细胞癌的神经周浸润混淆，这也是认识这些结构的重要意义所在。这些上皮巢属于正常的神经上皮结构，具有所谓的受体功能，是解剖学家熟知的 Chievitz 器官，也称为腮旁 Chievitz 器官或口旁器官（图 4.3）[17]。它们位于翼突下颌缝附近的翼内肌深部，分布于颊神经的小分支周围。这些结构还可发生结节状增生[18]。

炎症性疾病

口腔非特异性**慢性炎症性病变**（chronic inflammatory lesion）通常是由于义齿不适、齿缘缺损、牙尖尖锐以及口腔卫生不良所致。这些刺激因素去除后，病变一般可以消退。显微镜下，慢性炎症性病变表现为上皮增生（包括假上皮瘤样增生）、纤维组织增生以及不同程度的炎症细胞浸润。在一篇经典文献中，Bhaskar 等人[19]报道的 341 例这类病变均与义齿的使用有关，它们被称为炎症性乳头状增生；82.7% 的病变位于腭部。局部上皮过度增生常见，伴有或不伴有溃疡形成，有时还可形成较大的假瘤，主要由纤维组织和以浆细胞为主的慢性炎症细胞构成。以纤维组织增生为主的病变有时还被不准确地描述为激惹性纤维瘤。如果纤维组织内有散在分布的星状和多核巨细胞，可称为巨细胞纤维瘤[20-21]。

地图舌（geographic tongue）（也称为良性游走性舌炎或游走性舌炎）是一种相对常见（1%～2% 的人可发病）但病因不明的疾病，通常无症状。地图舌多发于成年人，也可见于儿童，常并发沟纹舌。临床上，地图舌表现为舌背部的平坦红斑，为丝状乳头丧失所致（图 4.4）。显微镜下，其组织学表现与银屑病相似，上皮呈棘皮病样增生，上皮内有中性粒细胞浸润并于近上皮表层处形成微脓肿，黏膜固有层可伴有轻度炎症[22]。

结核（tuberculosis）在口腔发生很罕见，通常表现为舌部的痛性溃疡。它也可发生于颊黏膜。口腔结核病变几乎均与晚期肺部结核伴随出现，显微镜下可见典型的结核结节[23]。

梅毒（syphilis）可在舌或腭部形成树胶肿，呈无痛性硬结。显微镜下，肉芽肿病变中含有巨细胞、大量浆细胞浸润且有显著的血管变化。

组织胞浆菌病（histoplasmosis）可发生于口腔的任何部位，临床检查时非常类似于鳞状细胞癌。可见质硬的溃疡、结节或疣状包块。显微镜下，病变一般呈肉芽肿改变，但有时仅表现为非特异性炎症反应。应用特殊染色（Gomori 六胺银或 PAS-Gridley）鉴定真菌的存在对于本病的确诊是必要的[24]。

克罗恩病（Crohn disease）可累及口腔和咽，有时是作为本病的早期表现[25-26]。约 6% 的克罗恩病患者在本病的某个阶段可出现口腔病变，最常见的部位为唇、

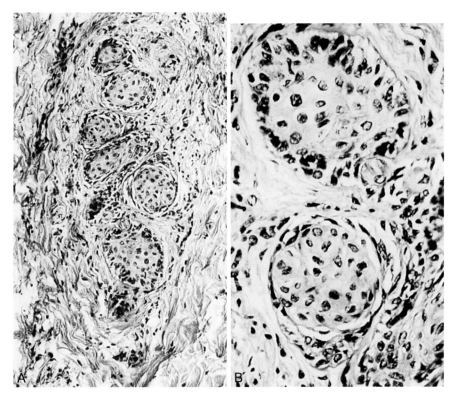

图 4.3 口旁 Chievitz 器官的低倍镜下（**A**）和高倍镜下（**B**）表现（From Tschen JA, Fechner RE. The juxtaoral organ of Chievitz. *Am J Surg Patho*l. 1979; 3: 147–150.）

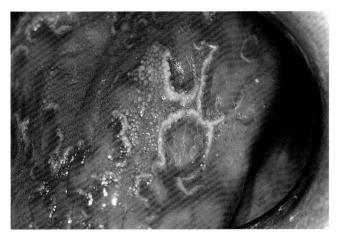

图 4.4 **地图舌的临床表现**（Courtesy of Dr. James Sciubba, Long Island Jewish Medical Center, Long Island, New York.）

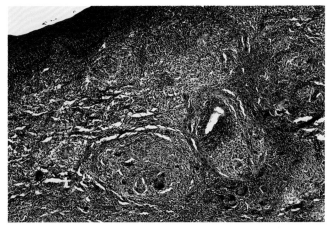

图 4.5 **一位 Melkersson-Rosenthal 综合征患者的唇活检**。正常的上皮下方可见大量非坏死性肉芽肿

牙龈、前庭沟和颊黏膜[26]。克罗恩病病变可表现为水肿、溃疡或伴有黏膜增生的息肉状丘疹。显微镜下，可见水肿、淋巴管扩张、慢性炎症和散在分布的巨细胞，少数情况下还可见非干酪性肉芽肿[27]。

结节病（sarcoidosis） 可累及口腔黏膜、牙龈、舌、硬腭和大涎腺。下唇随机活检可协助本病的诊断；在一项包含 75 例结节病患者的病例研究中，有 58% 的患者的下唇活检发现了非干酪性肉芽肿[28]。

Melkersson-Rosenthal 综合征（Melkersson-Rosenthal syndrome） 由口面部肿胀、周围面神经麻痹和沟纹舌三种病征组成。肉芽肿性唇炎可能是本综合征的

一种不全表现亚型，其病因和发病机制不明[29]。显微镜下，可见肉芽肿性炎症，主要累及唇部的间质（图 4.5）。其鉴别诊断包括结节病和克罗恩病。

肉芽肿性扁桃体炎（granulomatous tonsillitis） 偶尔见于因慢性复发性扁桃体肿大而切除的标本中。多数病例无特殊病原体存在，其病程一般为良性的[30]。

Waldeyer 环淋巴组织增生（Waldeyer ring lymphoid hyperplasia） 是 HIV 感染的一种常见的系统性并发症。典型病例可伴有扁桃体隐窝表面上皮附近多核巨细胞散在分布[31]。这些细胞含大量 HIV，表达组织细胞标志物，可能来源于辅助免疫系统[32]。

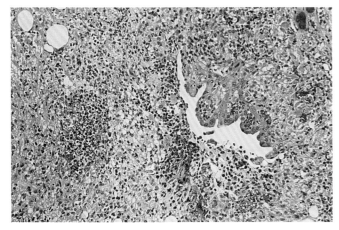

图 4.6 **舌嗜酸性溃疡**。以嗜酸性粒细胞为主的混合性炎症细胞浸润

肉芽肿性多血管炎（granulomatosis with polyangiitis） [Wegener 肉芽肿（Wegener granuloma）] 在口腔可表现为红色或紫色的牙龈增生，约 5% 的患者以口腔病变为首发症状 [33]。显微镜下，病变可见上皮样组织细胞、巨细胞和嗜酸性粒细胞，有假上皮瘤样增生。在少数情况下还可见血管炎 [34]。

Behçet 病（Behçet disease） 主要累及皮肤、口腔黏膜和眼。显微镜下，其特征为白细胞破碎性血管炎 [35]。巨细胞病毒感染可表现为口腔的溃疡性病变 [36]。

舌嗜酸性溃疡（tongue ulceration with eosinophilia）（也称为嗜酸细胞性溃疡、溃疡性嗜酸性肉芽肿、伴有间质嗜酸细胞增多性创伤性溃疡性肉芽肿、Riga-Fede 病）临床上可能类似于癌 [37]。显微镜下，可见多形性炎症细胞浸润，嗜酸性粒细胞丰富，炎症可波及黏膜下层、肌层和小涎腺 [38]（图 4.6）。本病的起始原因可能是外伤（例如舌部肌肉的挤压伤），故也被称为创伤性（溃疡性）肉芽肿 [39]。一些病例可出现 T 细胞受体重排和（或）CD30 免疫染色呈阳性，但其临床表现是良性的 [40]。

慢性移植物抗宿主病（chronic graft-versus-host disease, GVHD） 常累及口腔，表现为涎腺干燥以及颊黏膜和舌的苔藓样病变 [41]。组织学上，黏膜病变表现为细胞内水肿伴有基底细胞变性、散在的角化不良细胞以及苔藓样慢性炎症细胞浸润。

脉冲肉芽肿（pulse granuloma） 是一种少见疾病，有多种表现，在第 5 章讨论。

其他非肿瘤性病变

白色水肿（leukoedema） 为一种颊黏膜的弥漫性不透明的病变，可延伸至唇部。显微镜下，其特征为生发层细胞呈空泡变或细胞内水肿，其性质可能是退变 [42]。

牙龈**弥漫性纤维增生（diffuse fibrous hyperplasia）** 以前通常被描述为由于苯妥英（苯妥英钠）治疗所致。但现在大部分病例被视为遗传性、特发性或与其他药物如环孢素 A 的使用相关 [43-44]。极度的牙龈增厚甚至需要手术予以切除。

口腔黏膜下纤维化（oral submucosal fibrosis） 主要

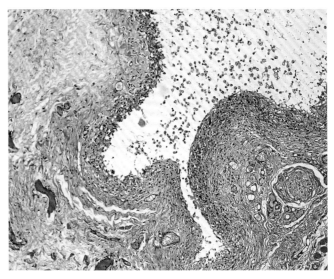

图 4.7 **外渗性黏液囊肿**。囊壁内衬为组织细胞而非上皮细胞

见于印度和巴基斯坦人。显微镜下，这种反应性疾病的特征为上皮下纤维化、慢性炎症伴玻璃样变和血管丧失 [45]。其被覆上皮萎缩或增生，常伴有过度角化。本病的发病机制不明。一般认为患者更易发生鳞状细胞癌 [46]。

黏液囊肿（mucous cyst） 发生于口腔时可代表两种不同的病理过程。较常见的一种为外渗性黏液囊肿，是由于小涎腺损伤和黏液外渗导致的一种间质反应性病变 [47]；年轻人多见，下唇为好发部位；其显微镜下特征为肉芽组织围绕一个或多个含黏液的腔隙 [48]（图 4.7）。有时这种外渗性黏液囊肿非常表浅，临床上类似于疱性疾病 [49]。

第二种被称为潴留性黏液囊肿，多见于老年人，好发于口腔其他部位，例如口底和颊部内侧。显微镜下，其充满黏液的囊腔有完整的衬里上皮，上皮细胞可呈柱状、立方状或扁平状 [50]。

外渗性或潴留性黏液囊肿的一种解剖变异型为舌下的蓝色、圆顶状囊肿，俗称蛤蟆肿。当囊肿延伸至舌骨以上的颈部时，则称为陷入型蛤蟆肿 [51-52]。

口腔局灶性黏蛋白沉积症（oral focal mucinosis） 是常见的皮肤局灶性黏蛋白沉积症在口腔的同类病变 [53]，可发生于除唇部以外的任何部位。与外渗性黏液囊肿不同，其病变内无肉芽组织囊壁和炎症细胞浸润。

坏死性涎腺化生（necrotizing sialometaplasia） 是一种累及小涎腺或在少数情况下累及大涎腺的反应性疾病，认识本病的意义在于：其组织学表现可与鳞状细胞癌或黏液表皮样癌混淆 [54-55]。本病通常表现为硬腭的溃疡性病变；显微镜下，可见血管增生，显著的炎症细胞浸润，涎腺可发生部分坏死，伴有邻近导管和腺泡的再生和鳞状化生。发生于鼻腔、牙龈、唇、咽下部和上颌窦的病例也均有报道。坏死性涎腺化生的形态学改变与相应区域放疗之后的组织变化有某些相似之处。其发病机制可能与局部缺血有关，有些病例被视为血管炎和其他原发血管性疾病的并发症。这类病变在低倍镜下表现出的小

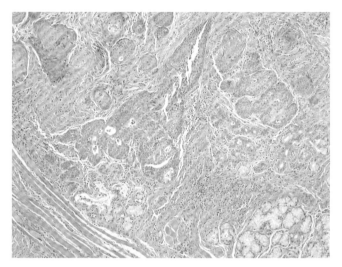

图 4.8 坏死性涎腺化生。残留的小叶状轮廓是重要的诊断提示

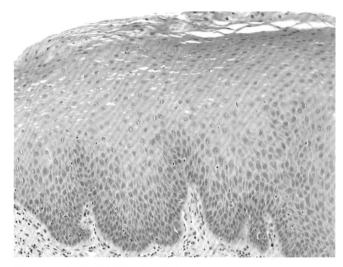

图 4.10 **不伴有异型增生的角化症**

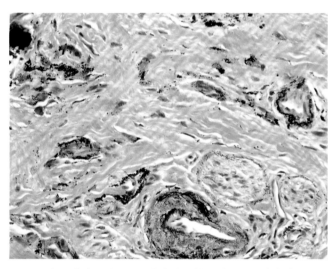

图 4.9 **银汞合金文身**。可见色素在血管和神经周围并附着于纤维结缔组织

叶状轮廓是与鳞状细胞癌鉴别的重要指征[56]（图 4.8）。存在钙调理蛋白阳性的肌上皮细胞支持本病的诊断[57-58]。

舌的**淀粉样变（amyloidosis）**可单独发生（局限性淀粉样变），也可以作为系统性淀粉样变的一种表现[59]。仅有少数病例表现为广泛性沉积，从而导致弥漫性巨舌或局限性肿瘤[60-61]。对患有舌淀粉样变的患者应进行全身系统性检查，系统性疾病患者中有 15% 会有潜在的多发性骨髓瘤。

银汞合金文身（amalgam tattoo）是由银汞合金沉积在牙龈、颊黏膜和（或）牙槽嵴的上皮下结缔组织中导致，表现为直径为 1～20 mm 的蓝黑色斑点[62]。通常对其进行活检以除外黑色素细胞病变。显微镜下，可见细小的金棕色或黑色颗粒沉积在纤维结缔组织以及血管和神经周围（图 4.9）。异物巨细胞中可见较大的颗粒。

口腔还可罹患多种皮肤疾病，包括扁平苔藓（但要注意苔藓样异型增生，见下节）[63-64]、红斑狼疮[64]和寻

常性天疱疮。

表面上皮的肿瘤和肿瘤样疾病

上皮内鳞状细胞增生性病变

应当指出，被归入上皮内鳞状细胞增生性病变这个总称术语之下的病变"是一组在医学文献中一直处于讨论最为广泛、不断重新分类和命名的病变"[65]。多年来，它们被采用过各种不同的临床和病理名称，它们之间虽然存在着一定的联系（正如以下讨论的），但它们之间彼此的划分不甚明确，这可能是引起混乱的部分原因所在。在临床名称中，**白斑（leukoplakia）**仍然是应用的最为广泛的一个名称[65-66]，其定义为"直径不小于 5 mm 的白色斑块，不能被擦去，也无法被诊断为其他任何疾病"。这一定义不包含组织学表现。口腔白斑等同于其他部位（如咽部）的角化症这个术语，有时还被细分为（基于临床表现）均质型、非均质型（颗粒状、结节状、红白斑）、红斑（病变为红色而不是白色）和增生性疣状白斑[65,67]。如上述定义，白斑最常见的部位是龈颊沟和舌。

在组织病理学层面，诸如角化症、鳞状上皮增生和疣状增生这类名称一直被交替使用着，其选择是基于病变结构上的轻微差异，但主要还是基于个人喜好。如果存在上皮异型增生，则要将其加入诊断中，并将其分为轻度、中度和重度三级；重度与鳞状细胞原位癌（carcinoma in situ, CIS）难以鉴别，故将重度与后者归为一类，正如发生于其他部位的病变的分类一样（图 4.10 至 4.13）[68-69]。重度异型增生 /CIS 的显微镜下标准与发生于其他黏膜的病变一样：上皮全层非典型性和排列紊乱，表层无展平或水平延长，以及常规染色切片上基底膜尚完整。

非典型性增生改变虽然主要发生于表面上皮，但也可累及小涎腺导管。当上皮异型增生伴有过度角化、颗粒层明显、基底层不规则、钉突呈锯齿状以及淋巴细胞

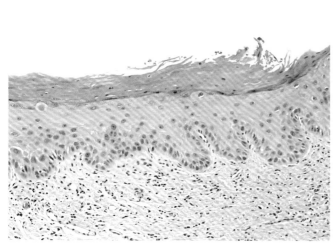

图 4.11　轻度异型增生

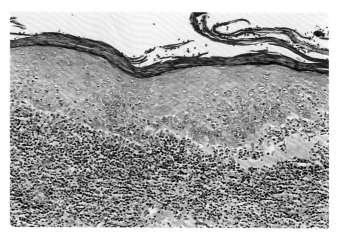

图 4.14　**苔藓样异型增生**。鳞状上皮下方有淋巴细胞浸润带，上皮的下 1/3 也有淋巴细胞浸润。这种病变常被低诊断

表4.1　角化症的分类

总称	形态	异型增生
角化症	乳头状	无
	苔藓样	轻度
	疣状	中度
	增生性疣状	重度

例如：
- 角化症，无异型增生
- 角化症，苔藓样，伴有轻度异型增生
- 角化症，伴有重度异型增生/原位癌

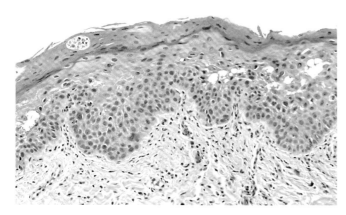

图 4.12　**中度异型增生**

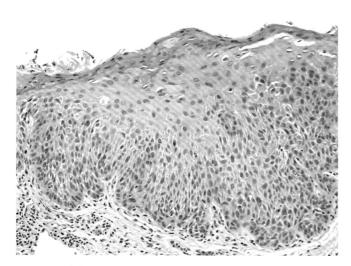

图 4.13　**重度异型增生**

呈带状浸润等表现时，又将其称为苔藓样异型增生（图 4.14）[70]。由于异型程度通常轻微，这类病变常被误诊为扁平苔藓，此误诊可能会导致严重后果 [71-72]。

有学者提出将这组病变称为"口腔上皮内肿瘤（oral intraepithelial neoplasia, OIN），Ⅰ级（轻度异型增生）、Ⅱ级（中度异型增生）或Ⅲ级（重度异型增生 /CIS）"。在这种命名被广泛应用（近期似乎没有这种征象）之前，我们还是倾向于将**角化症（ keratosis ）**作为其总称，并根据表 4.1 中的特征对其进行描述。更为重要的是指出，异型增生是否存在以及程度如何。需要明确的一点是，无论采用哪一种命名方法，上皮异型增生的诊断是主观性的，不同观察者之间存在着显著差异。

在免疫组织化学层面，对不伴有和伴有异型增生的角化症的鉴别是可以定量的：在前者，CK19、p53 和增殖相关抗原（诸如 Ki-67 ）的表达均限于基底层；而在后者，这些标志物的表达还可见于基底层上细胞。p16 [INK4A]——一种肿瘤抑制基因的蛋白质产物 [73]——具有相似的表达模式。在这些标志物中，Ki-67（MIB-1 ）的表达最为稳定，因此其在异型增生的鉴别和分级方面最为有用 [74]。DNA 倍体分析显示，约 1/3 的"白斑"病变

为多倍体或非整倍体，但这个参数与异型增生分级之间的相关性较低[75-76]。p53 蛋白的过表达仅见于少数上皮异型增生病变，这与癌变晚期才出现 p53 的过表达是一致的[77]。总之，没有哪一种或一组免疫组织化学标志物足以诊断异型增生或进行分级，但是，它们可以结合组织学形态辅助诊断。

在临床病理相关性方面，红斑较均质型白斑更容易表现为重度异型增生，红白斑介于两者之间[78]。在 Mashberg 等[79] 报道的 158 例早期无症状鳞状细胞癌患者中，在 143 例（90.5%）发现有红天鹅绒状（红斑样）区，仅有 10 例（9.8%）包含白色区域；纯白斑样病变仅见于 4 例，浸润癌和 CIS 区域之间并无明显的颜色差异。出现硬结则基本上确定存在间质浸润。

白斑的发生部位也与其显微镜下发现异型增生的概率有关，位于口底的病变发生异型增生的可能性大大增加[80]。

对于这组病变，最为重要的问题是，它们发展为鳞状或疣状浸润癌的可能性大小。显然，基于显微镜下异型增生程度的预测要比基于临床特征的预测更为准确。如果将所有符合白斑临床定义的病例都包括在内，则其后来的癌变率是很低的。Pindborg 等人[81] 随访了 248 例口腔白斑患者（大多数属颗粒型白斑）1~10 年，发现仅有 4.4% 的患者发生了鳞状细胞癌。在 Einhorn 和 Weri[82] 报道的平均随访时间为 11.7 年的 782 例白斑患者中，10 年后浸润性癌的发生率为 2.4%，20 年后为 4%。大多数其他研究报道的白斑癌变率也是 1%~6%[83]。

从组织学角度来看，似乎上皮非典型性的程度越高，癌变的潜能越大。但应指出的是，一些口腔鳞状细胞癌并没有邻近黏膜上皮的异型增生或先前发生异型增生的证据[68]。同时可能由于取材不当，某些具有重度异型增生/CIS 表现的病变只不过是浸润癌的周缘表现而已。

一些特殊技术有希望可以更为准确地和可重复地预测这些病变发生癌变的可能性[84]。

光化性唇炎（actinic cheilitis）发生于唇红部，其形态、发病机制和临床行为均与皮肤的光化性角化症相似，因此，不应将其与以上讨论的口腔内的白斑 - 异型增生性病变相提并论。有报道，在肾移植患者和其他免疫抑制个体中，唇部异型增生和恶性肿瘤的发生率有所增高[85]。

口腔/口咽病变和人乳头状瘤病毒

口腔可以发生多种人乳头状瘤病毒（human papilloma virus, HPV）相关性疾病，有些病变在组织学和临床行为上与那些发生于生殖道的相关性疾病类似[86]，包括局灶性上皮增生（Heck 病）[87]、寻常疣[88]、尖锐湿疣[89] 和相对常见的鳞状上皮乳头状瘤[90]（图 4.15）。

局灶性上皮增生（又称为 Heck 病）临床上表现为颊黏膜的界限清楚的、白色无蒂性隆起。显微镜下，其最显著的特征是生发层存在气球样细胞。气球样细胞常表

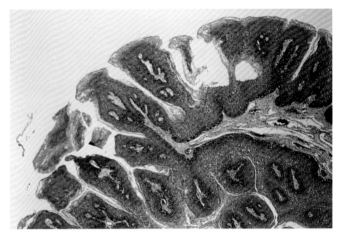

图 4.15　口腔鳞状上皮乳头状瘤

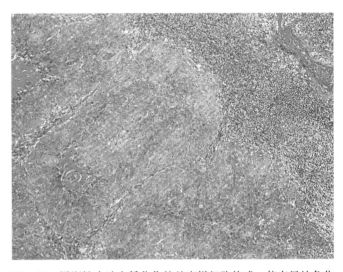

图 4.16　浸润性小叶由低分化的基底样细胞构成，伴有局灶角化（所谓的非角化型鳞状细胞癌），是典型的 HPV 相关性口咽鳞状细胞癌

现出类似于有丝分裂象（有丝分裂体）的不规则核变性，这对诊断具有提示性意义。Heck 病多见于美洲原住民和爱斯基摩人[87]。

疣、湿疣和乳头状瘤常表现为挖空细胞形成，作为细胞病变的一种征象。

HPV 被认为在疣状癌[91] 和鳞状细胞癌的发病中具有病因作用，包括鳞状细胞癌的一些前驱病变（高级别异型增生/CIS）和多种变异型，但也有不一致的报道[92]。与口腔良性病变相关的 HPV 亚型有 HPV 2、4、6、11、13 和 32，而与恶性病变相关的亚型有 HPV 16、18 和 33[86,93-94]。在癌中，HPV 检出率最高的是口咽（腭和舌侧扁桃体）的低分化非角化型癌，见于性行为活跃的年轻个体（图 4.16）[95-97]。顺便提一下，后者中很多肿瘤表达 p16 蛋白——这是高危 HPV 感染的一种生物学标志物（图 4.17）[98]。HPV 阳性口咽癌更可能呈现出"基底细胞样"

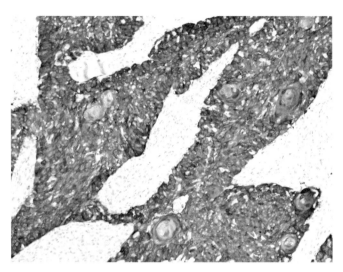

图4.17　p16免疫组织化学染色在整个肿瘤中呈强阳性，包括胞核和胞质。这种染色模式结合形态支持其为高危HPV相关性癌

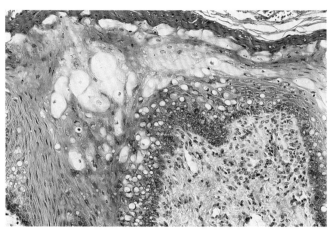

图4.18　**毛状白斑**。可见上皮上半部鳞状细胞呈显著的气球样变，伴有下方间质内轻度炎症

形态，并具有囊性淋巴结转移[99]。识别这些癌非常重要，因为与头颈部的普通型鳞状细胞癌相比，HPV阳性口咽癌对放化疗反应更好，生存率明显更好。

并非所有口腔的鳞状上皮乳头状瘤均为病毒所诱发，一些可能是机械刺激的结果，其他（虽然也许与病毒相关）一般由遗传因素决定，诸如作为Cowden综合征的一部分[100-101]。

毛状白斑（hairy leukoplakia）最初被认为与HPV相关，但现在认为它是由EBV溶解性感染所致[102-103]。毛状白斑常发生于HIV感染者，并且特征性地沿着舌侧缘分布[104]。显微镜下，可见角化不全、棘层肥厚和角质细胞的核内包涵体，这种细胞的胞质可呈气球样或毛玻璃样改变（图4.18）[105-106]。病变合并念珠菌感染的发生率较高。

鳞状细胞癌
一般特征
实际上，口腔黏膜癌是**鳞状细胞（表皮样）癌**

［**squamous cell (epidermoid) carcinoma**］的同义词。已知的易患因素可因肿瘤部位不同而不同。绝大多数口腔癌与吸烟密切相关，并且酒精具有协同作用。唇癌与日光照射和面部皮肤白皙有密切关系，其次与吸烟和机械刺激也有关系[107]。由于免疫抑制作用，器官移植患者和HIV阳性患者发生鳞状细胞癌的风险也有所增高[108-109]，这种风险在年轻患者更为明显[109]。有意思的是，发生口腔癌的HIV阳性患者很少出现HPV感染[108]。

一般认为，口咽癌主要与烟草和饮酒有关，不过与诸如梅毒、口腔脓毒症、铁缺乏症、口腔念珠菌病和Fanconi贫血[110-114]等其他因素也有关。目前认为，大多数口咽鳞状细胞癌与高危HPV感染有关。虽然女性和年轻患者的相对发生率也在增高，但绝大多数病例为50岁以上的男性[92,115-118]。

部位
在一项由M.D. Anderson肿瘤中心进行的大型病例研究中[119]，口腔鳞状细胞癌的发生部位分布如下：唇部45%，舌16%，口底12%，颊黏膜10%，下颌牙龈12%，上颌牙龈和硬腭5%。在唇部肿瘤中，90%以上累及下唇。在一项对固有口腔的早期无症状鳞状细胞癌进行的谨慎研究中，Mashberg和Meyers[120]发现，绝大多数病变发生于口内的三个部位：即口底（特别是位于Wharton导管开口处的乳头区）、软腭-扁桃前柱-后磨牙复合区和可动舌部边缘的腹侧面（图4.19）。这些"高危区"的黏膜结构相似，均覆盖着较薄的非角化性鳞状上皮，上皮钉突变短或不明显，黏膜固有层狭窄。口腔多发性肿瘤较常见，其中舌是最常受累的部位之一[121]。口腔癌患者发生第二个原发性口腔肿瘤的可能性要高出100倍[122]。这种情况发生的概率在口腔癌伴发口腔其他区域的异型增生时会更高，这也是被称为癌变场（field cancerization）的重要生物学现象的形态学指征[123]。

对这些多发性肿瘤进行的核型和*TP53*突变类型的分析表明，一些病例是克隆相关的（提示代表单一病变的转移灶），而另一些病例（可能是大多数）是真正的多发性原发性肿瘤[124-125]。

组织学特征
口腔内鳞状细胞癌可呈不同程度的分化。鳞状分化的组织学证据通常表现为细胞间桥和（或）角化珠。发生于舌部或扁桃体区域的癌分化极低并呈实性，没有明显角化的证据，因而诊断上易与大细胞淋巴瘤混淆。常出现神经周围浸润和血管浸润。浸润癌的相邻上皮常表现为不同程度的异型增生，一直到CIS[126]。显微镜下，口腔癌的特征存在一些变异。少数鳞状细胞癌可表现为广泛的成熟嗜酸性粒细胞浸润，这一特征可能导致诊断上的困难，但这一特征也被认为与较好的预后有关[127-128]。

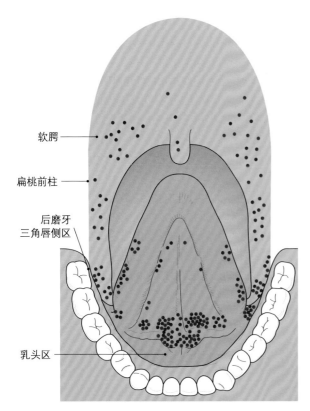

软腭

扁桃前柱

后磨牙
三角唇侧区

乳头区

图 4.19　200 多例无症状早期鳞状细胞癌的原发部位的散点图。注意，病变在 Wharton 导管开口处的乳头区、舌侧缘腹侧面、后磨牙三角唇侧区、前柱和软腭等部位较集中（Adapted from Mashberg A, Meyers H. Anatomic site and size of 222 early asymptomatic oral squamous cell carcinomas. A continuing prospective study of oral cancer. II. *Cancer*. 1976;37: 2149–2157.）

组织化学和免疫组织化学特征

免疫组织化学上，这些肿瘤角蛋白染色均呈阳性。在 Suo 等人[129] 进行的研究中，所有肿瘤 CK8 和 CK19 染色均呈阳性，大多数病变还可以表达 CK5/6 和 CK13（后者仅见于转移灶），但 CK20 在所有这些肿瘤中均无表达。

与扁桃体肿瘤相关的颈部淋巴结囊性转移灶的特殊表现参见"扩散和转移"一节。

分子遗传学特征

在口腔鳞状细胞癌中，最常检测到的异常癌基因包括：p16（约见于 80% 的病例）、p53（50%，吸烟者更常见）、周期蛋白 D1（30%）、p63（30%）、磷酸酶和张力蛋白同系物（phosphatase and tensin homolog, PTEN）（10%）、Rb（< 10%）和表皮生长因子受体（epidermal growth factor receptor, EGFR）（< 10%）[115,130-131]。发生显著改变的通路包括：p53（突变、HPV 16 E6 蛋白抑制或通路上的其他基因异常造成失活），EGFR（基因扩增、转录激活或配体结合区突变引起的频繁过表达），信号转导和转录激活蛋白 3（signal transducer and activator of transcription 3, STAT3），以及血管内皮生长因子受体（vascular endothelial growth factor receptor, VEGFR）[132]。

目前正在进行针对特定通路的靶向药物的临床试验，例如 EGFR 抑制剂以及 VEGF 或 VEGFR 抑制剂[132]。

通过对这些通路改变的分析，有学者提出了有关肿瘤进展的分子模型，虽然这些在理论上具有吸引力，但也只能作为一种假说[133-134]。

基因表达谱研究已经证实，口腔鳞状细胞癌的转录特征可以预测总生存率、无复发生存率和淋巴结转移的可能性[135-137]。

活检、细胞学和冰冻切片

牙科医师有发现口腔早期病变的最佳机会，尤其是对舌后外区等隐蔽部位。因此，对患者的口腔进行细致的检查并将有可疑病变的患者转诊以进行适当的评估和可能需要的活检是牙科医师的责任[121]。对于取材良好的标本，诊断一般比较容易，但当浸润性鳞状细胞癌放疗之后再对其异常黏膜进行活检时，对其显微镜下表现的解释往往存在困难。在这种情况下，如果没有明确的间质浸润，应避免做出癌的诊断。因为从细胞学角度来区分残余的 CIS 和放疗所致的上皮非典型性改变极为困难。一般来讲，最好在治疗结束之后等待至少 4 ~ 8 周再做新的活检。

针吸细胞学对于确诊颈部淋巴结转移非常方便和有效。如前所述，p16 免疫组织化学染色呈阳性支持口咽鳞状细胞癌转移。

冰冻切片对于口咽鳞状细胞癌的主要作用是评估手术切缘[138]。切缘呈阳性或肿瘤邻近切缘与局部复发和死亡率密切相关[139]。

扩散和转移

口咽癌的直接扩散方式取决于原发部位的解剖特征[2]。唇癌可侵犯邻近的皮肤、口轮匝肌，进展期还可累及颊黏膜、邻近下颌骨和颏神经。口底癌早期可经黏膜下侵入舌下腺和中线肌肉，并可进一步扩散至牙龈和下颌骨[140]。舌癌多发生于舌的侧面和腹面，其局限性生长可维持较长一段时间，但最终将浸润口底和舌根，导致舌固定。颊黏膜癌可累及深部肌肉，甚至侵犯皮肤。牙龈癌可迅速累及骨膜、邻近的颊黏膜和口底。癌如果发生在硬腭部，则可侵犯下方的骨组织，但累及上颌窦者较为罕见。磨牙后三角区的癌可扩散至邻近颊黏膜、扁桃体前柱、上颌骨、翼下颌间隙、翼内肌（导致牙关紧闭）和颊肌。

下颌骨侵犯多发生于体部，并由此向升支扩散。直接侵犯下颌升支也时有发生，特别是在放疗后的患者[141]。转移最初是通过淋巴道进行的，受累淋巴结的分布取决于原发性癌的部位[142]。癌在口腔内的位置越靠前，颈部淋巴结转移的位置越靠下。舌根和口咽部癌多转移至上颈部淋巴结（颈内静脉二腹肌淋巴结，水平 Ⅱ）。这些转移是囊性的，而且经常在原发性癌被发现之前被发现。

发生于颈后三角区（水平Ⅴ）的转移极少，仅见于6%的口咽部肿瘤和1%的口腔肿瘤[143]。与颈部淋巴结转移相关的原发性肿瘤的特征包括：部位（舌后部和口咽部肿瘤的发生率较高，舌前部肿瘤的发生率居中，而唇、口底、颊黏膜、硬腭和牙龈部肿瘤的发生率较低）、组织学分化程度低和浸润深度[144-145]。唇癌发生转移的范围广、位置深在、分化差，并可伴有炎症和促纤维间质反应[146]。

有时，鳞状细胞癌的颈部淋巴结转移灶可发生囊性变，如果肿瘤的分化程度较高，有可能被误诊为鳃裂囊肿恶性变（"鳃裂癌"）[96]。较为隐匿的原发性病变常位于舌扁桃体或腭扁桃体，有可能经过十年或更长时间才被发现[147]。鳞状细胞癌的颈部淋巴结转移病灶还可表现为一种少见的组织学形态，即广泛的异物巨细胞反应围绕大块角化物，而看不到存活的癌细胞。这种表现在放疗后的病例尤其常见[148]。

治疗

口咽部癌的两种主要治疗方式是手术和放疗，可单独使用或联合使用[149]。对于大多数早期病变，放疗和手术的疗效很相近，因而治疗选择常取决于诸如功能和外观恢复、患者的全身状况以及医师的偏好等因素[150-151]。晚期肿瘤通常联合使用放疗和化疗[115]。对于可切除的病变，大多数口咽之外部位的肿瘤采取手术切除加辅助放疗，加或不加化疗。对于不能切除的病变，可使用放疗或化疗来减轻患者的痛苦。

对于未查出原发灶的颈部淋巴结转移癌，其治疗方法的选择主要取决于受累淋巴结的部位[152]。

预后

以下是口腔癌最为重要的预后决定因素。

1. 部位。下唇癌的总体5年生存率约为90%；舌前部癌为60%；发生于舌后部、口底、扁桃体、牙龈和硬腭部的癌为40%；软腭癌为20%～30%[144,153]。但肿瘤的分期会在很大程度上影响这些数值的准确性。与常见的头颈部鳞状细胞癌相比，HPV相关性口咽部鳞状细胞癌的预后更好。

2. 分期。分期同样是预后最重要的因素。对3 000多例这个部位的"黏膜癌"的无复发5年生存率的统计表明：Ⅰ期为91.0%；Ⅱ期为77.2%；Ⅲ期为61.2%；ⅣA期为32.4%；ⅣB期为25.3%；ⅣC期为3.6%[154]。

3. 分级。这个指标被证实具有独立的预后意义[155]。有研究证实，对肿瘤深部浸润前缘的组织学分级比对整个肿瘤的分级更具有预后意义[156]。

4. 浸润深度。至少在一些部位，浸润深度很重要[144,157]。这个特征已被纳入分期系统，并且通常决定是否进行淋巴结清扫，特别是在口腔癌。

5. 肿瘤大小。肿瘤的大小一般与临床结局无密切关系，

当然极小的肿瘤例外[158]。

6. 嗜酸性粒细胞浸润。肿瘤中存在致密的嗜酸性粒细胞浸润被认为是预后良好的指征[159]。

7. 淋巴结受累。淋巴结转移的存在显然是预后的重要指征，也是分期的一个重要因素。被膜外累及（即转移病灶突破了淋巴结被膜）是生存率进一步降低的指征[156]。

8. 高危HPV。HPV 16和HPV 18阳性的口腔和其他头颈部的鳞状细胞癌被认为是预后良好的指征[160]。最近完成的一项研究已证实，HPV感染是口咽癌患者重要且独立的预后因素[161]。但对于吸烟的患者，其预后的益处减弱。

9. *P21*基因。这个基因（其产物是*TP53*的下游调节蛋白）的过表达可能是舌鳞状细胞癌预后较差的独立指标[162]。

10. p16。Kato等人[163]发现，p16过表达是口咽癌预后良好的因素。这可能与p16是高危HPV的生物学标志物有关，高危HPV感染是已知的预后良好的指标。

疣状癌

疣状癌（verrucous carcinoma）（又称为Ackerman肿瘤）是高分化鳞状细胞癌的一种变异型，其具有足够的临床、病理学和生物学行为方面的独特性而被确立为一种特殊的肿瘤类型[164-165]。口腔是其经典的发生部位，但疣状癌还可见于咽部、鼻腔、食管、阴茎、肛门直肠部、外阴、阴道、子宫颈和皮肤（特别是足底部）。在口腔内，疣状癌最常见的部位是颊黏膜和下颌牙龈[166]。大多数患者为老年男性，其发生与烟草的使用有密切关系，特别是咀嚼烟和鼻烟[167]。大体上，疣状癌表现为大而软的蕈状或乳头状生长，易感染，且缓慢侵犯周围组织（图4.20）。疣状癌的生长可穿过颊部软组织，侵犯下颌骨或上颌骨，浸润神经周围间隙。区域淋巴结转移极为少见，目前尚无远隔转移的报道。

由于分化好，疣状癌的组织学诊断可能存在困难。取

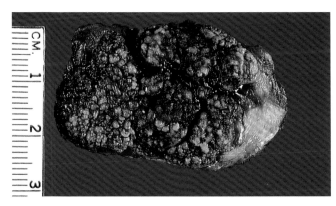

图 4.20　**广泛累及舌部的疣状癌的大体表现**

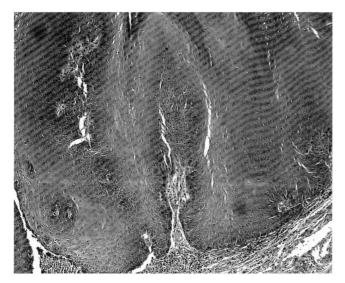

图 4.21　**舌部疣状癌**。可见分化极好的鳞状上皮钉突向深部间质推进

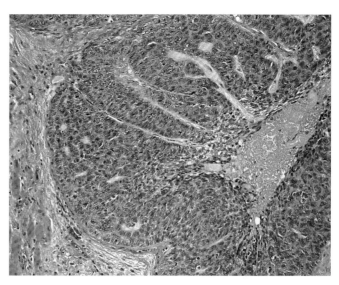

图 4.22　**基底细胞样鳞状细胞癌**。注意小叶状轮廓、假腺样腔隙和基底膜物质沉积

材表浅的标本活检可能仅仅表现为过度角化、棘层肥厚和看似良性的乳头状瘤病改变。取材充分的标本活检可见上皮钉突肥大、圆钝，大量向深部组织推进（图 4.21）。其他特征包括角化不全栓（内陷）和浸润前沿的淋巴浆细胞浸润带。与鳞状细胞癌鉴别的最重要的特征是：疣状癌整个肿瘤均呈良好的细胞学分化。最初描述疣状癌的 Lauren Ackerman 博士曾指出："如果一个病变细胞学上与癌相似，那么它不是疣状癌"。值得注意的是，在大约 1/5 的被诊断为疣状癌的病例中，在看起来像疣状癌的病变中存在细胞学上可识别的鳞状细胞癌灶。因此，充分取材十分重要[168]，因为这种杂合（疣状-鳞状）肿瘤的复发率比单纯的疣状癌的复发率高[168]。

手术切除是首选的治疗方法，如果手术切除不充分，肿瘤可复发[164]。一般不采用放疗方法，因为放射线可能会改变肿瘤的性质，使其转变为恶性度更高、转移迅速、分化较差的鳞状细胞癌[169]。在有些报道中，这种转化发生于 30% 的病例，平均间隔时间为放疗后 6 个月。

大多数曾被描述为口腔鲜红乳头状瘤病的病例很可能是疣状癌的早期和未浸润阶段。同样，其他类似疾病，诸如疣状增生、增生性疣状白斑[170]、疣状角化症和疣状白斑，均可被归类为疣状癌的前驱病变。它们与疣状癌的区别在于它们的疣状增生均限于鳞状上皮的表面。

其他组织学类型

除了普通型鳞状细胞癌或疣状癌之外，发生于表面上皮的癌还包括：

1. **腺样（假腺性）鳞状细胞癌**[adenoid (pseudoglandular) squamous cell carcinoma]。这种肿瘤可因棘细胞松解而表现为假腺样或腺泡样结构。大多数病变发生于唇部，与更为多见的发生于皮肤的腺样鳞状细胞癌相似，其发生可能与光化性照射有关。然而，少数病变

也可发生于牙龈或舌，而其发病机制无法用光化性照射来解释[171]。

2. **腺鳞癌（ adenosquamous carcinoma ）**。这种罕见的肿瘤与上述类型不同，其呈鳞状上皮分化的区域可与呈真性腺性分化的区域混杂存在[172]。其中一些肿瘤可能来源于小涎腺，但与黏液表皮样癌却明显不同[173]。

3. **基底细胞样鳞状细胞癌（ basaloid squamous cell carcinoma ）**。这是一类侵袭性的鳞状细胞癌变异型，多见于上呼吸道和上消化道（例如口腔、口咽、食管和喉），也可发生于其他部位，例如肺部[174]。在基底样癌中，明显鳞状上皮分化的区域与由未分化的基底样细胞构成的实性细胞岛并存，后者的周边细胞呈栅栏状排列并有增厚的基底膜（图 4.22）[175]。小的囊性腔隙内可含有黏液样或玻璃样物质，与腺样囊性癌相似。超微结构和免疫组织化学证实，这种肿瘤内存在大量的基板物质，这是这种肿瘤的重要特征之一。免疫组织化学上，这种肿瘤表达高分子量 CK（34βE12）和 p63，这也是这种肿瘤的普遍特征[176]。有时这种肿瘤还含梭形细胞成分[177]。其鉴别诊断包括小涎腺肿瘤（特别是腺样囊性癌）[178]和外周型成釉细胞瘤。

腺样囊性癌的胞核显示较低级别，还可表现灶性腺样分化，而基底细胞样鳞状细胞癌可呈鳞状分化。腺样囊性癌和基底细胞样鳞状细胞癌均表达 34βE12 和 p63[154]。

在绝大多数口咽部基底细胞样鳞状细胞癌病例中可检出 HPV 16，而在其他部位基底细胞样鳞状细胞癌中只有少数病例可检出 HPV 16。未检测出 HPV 16 的肿瘤其总体生存率下降[160]。

4. **乳头状鳞状细胞癌（ papillary squamous cell carcinoma ）**。这种变异型在口腔不常见。其最常见于老年患者的口咽部，与 HPV 感染密切相关[179]。口腔和口咽部的乳

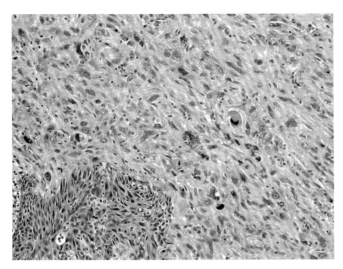

图 4.23　**梭形细胞（肉瘤样）癌**。左下角的肿瘤岛是清晰的鳞状细胞癌，而其周围成分具有多形性肉瘤样表现

头状鳞状细胞癌具有良好的预后。

5. **梭形细胞（肉瘤样）癌**［**spindle cell (sarcomatoid) carcinoma**］可发生于唇、舌或口腔其他部位，呈溃疡性、浸润性包块或呈息肉样生长。这种肿瘤由肉瘤样区域和明确的鳞状细胞癌区域混杂组成，有时，其可与口腔其他部位的鳞状细胞癌伴随，或作为原发性典型鳞状细胞癌的复发病变（图 4.23）[180]。其他则可伴有鳞状上皮 CIS 和重度异型增生。这些特征以及电镜、免疫组织化学和分子生物学证据均显示：这些肉瘤样成分是由上皮源性肿瘤成分化生而来的[181]。免疫组织化学染色有助于区分肉瘤样癌和肉瘤，在前者，CK5/6、上皮膜抗原（EMA）、膜上皮钙黏合素和核 p63 呈阳性表达[182]。但令人失望的是，即便是广谱的一组上皮免疫组织化学标志物在相当比例的病例中也是阴性的。

　　肉瘤样成分的形态可与软组织的未分化多形性肉瘤或纤维肉瘤相似，也可表现为特异性间叶组织分化的证据，特别是向肌组织的分化[183]。淋巴结和远隔部位转移病灶可呈单一的癌表现，或与原发性肿瘤相似，包含混合性肿瘤成分，或在极少数情况下，全部由肉瘤样成分构成。其预后与肿瘤分期和浸润深度密切相关，但与分期和浸润深度相当的普通鳞状细胞癌相比，其预后并无显著差异[184]。

6. **小细胞癌（small cell carcinoma）**。其组织学表现与肺小细胞癌相似[185]。其可由单一的小细胞成分构成，也可与鳞状上皮成分混杂并存。其生物学行为是高度侵袭性的[186]。

7. **淋巴上皮瘤样癌（lymphoepithelioma-like carcinoma）**。其有时可发生于口腔或口咽部，显微镜下与发生于鼻咽和扁桃体的淋巴上皮瘤相似[187-188]。

8. **NUT（中线）癌**［**NUT (midline) carcinoma**］。这种新近识别的肿瘤类型是通过其分子遗传学改变界定的，但其诊断基于其临床病理特征能够考虑到[189]。临床上，

其累及中线结构，尤其是在头颈部的中线结构。最初报道的绝大部分患者为儿童和年轻人，后来发现其可发生于所有年龄段。显微镜下，其最典型的形态特征是：未分化癌中可见角化岛，这两种成分之间界限分明，免疫组织化学更加印证了这一点（未分化区域 CK8/18 染色呈阳性，而角化区域 CK5/6 或 p63 染色呈阳性）。在被识别之前，这种肿瘤通常被当做鼻腔鼻窦未分化癌、小细胞癌或基底细胞样鳞状细胞癌[189]。

　　在分子水平上，NUT 癌是由位于 15q14 的 *NUT* 基因重排引起的[190]。通过免疫组织化学方法确认未分化细胞中 NUT 的核表达（应用 C52 单克隆抗体）或者通过荧光原位杂交或 RT-PCR 方法检测 *BRD4-NUT* 染色体易位或变异型（例如 *BRD3-NUT*）都可做出确诊[190-191]。NUT 癌临床上进展非常侵袭，但对尤因肉瘤 /PNET 使用的化疗方案反应良好[192]。

小涎腺的肿瘤和其他病变

　　小涎腺几乎分布于口腔内的所有区域，可参与许多累及大涎腺的疾病，这一特征在疾病诊断中可予以利用。因此，下唇活检可用于显示囊性纤维化[193]和干燥综合征（Sjögren 综合征）[194]患者的小涎腺受累情况，还可用于晚期慢性移植物抗宿主病（GVHD）的诊断[195]。

　　腺瘤样增生（adenomatoid hyperplasia）是一个用于小涎腺局部增生性改变的术语，临床上其呈结节状，一般见于硬腭，也可发生于磨牙后区[196]。

　　口内小涎腺可发生多种良性和恶性肿瘤。硬腭为最常见部位，但同样的肿瘤也可见于软腭、颊部、扁桃体、口底、舌、唇（一般是上唇）、牙龈和颌骨。值得注意的是，发生于腮腺深叶的肿瘤可能表现为口内的原发性包块。除了少数例外情况，小涎腺的肿瘤的形态与发生于大涎腺的同名肿瘤类似[197-198]，但在相对发病率和在某种程度上自然病史等方面存在差异[199]。

　　多形性腺瘤（pleomorphic adenoma）（良性混合瘤）在所有腮腺肿瘤中的占比为 75% 以上，在腭部涎腺肿瘤中仅占一半，但它在其他方面与大涎腺多形性腺瘤相似[200-202]。它们有时会因在肌上皮成分为主的区域出现细胞丰富和核非典型性（见下文"肌上皮瘤"）或被覆黏膜假上皮瘤样增生而被过诊断为恶性肿瘤[203]。

　　腺样囊性癌（adenoid cystic carcinoma）、**黏液表皮样癌（mucoepidermoid carcinoma）**和**多形性低级别腺癌（polymorphous low-grade adenocarcinoma）**（见下文）在口腔内恶性涎腺肿瘤中占绝大多数，而在腮腺，各种类型的肿瘤分布则是比较平均的。小涎腺发生的**腺泡细胞癌（acinic cell carcinoma）**和**上皮 - 肌上皮癌（epithelial-myoepithelial carcinoma）**（需与单纯的肌上皮瘤鉴别，见下文）也有过报道[204-205]。腭部腺样囊性癌的预后比发生于腮腺或颌下腺的腺样囊性癌的预后要好[201]，但这可能与腭部肿瘤中包含了一些本应诊断为多形性低级别腺癌的病例有关。大涎腺腺样囊性癌的各

组织学类型在预后方面的差异似乎也适用于腭部这个部位[206]。约80%的唇部涎腺型肿瘤是良性的，腺样囊性癌和黏液表皮样癌是唇部最常见的恶性肿瘤[207]。

有些类型的涎腺肿瘤主要或几乎只发生于口腔的小涎腺，它们包括：

1. 小管腺瘤（canalicular adenoma）。这种肿瘤的特征为小管样生长（图4.24），多发生于上唇、颊黏膜和上腭（通常位于硬区和软区的交界处），有时会与腺样囊性癌混淆[202,208-209]。与腺样囊性癌相比，小管腺瘤S-100染色呈弥漫阳性，p63染色仅呈局灶和弱阳性。

2. 肌上皮瘤（myoepithelioma）。这种病变是由透明或浆细胞样细胞构成，多发生于硬腭（图4.25）。其鉴别诊断包括浆细胞瘤、嗜酸细胞瘤甚至横纹肌肿瘤等。尽管其细胞丰富，但有时可见浓染的非典型性细胞核，并且脉管内可见肿瘤细胞；然而，其生物学行为

一般是良性的[210-211]。

3. 乳头状涎腺瘤（sialadenoma papilliferum）。这是一种口腔乳头状肿瘤，通常位于硬腭或颊黏膜。显微镜下，其特征为具有双相性成分。外生性肿物由分化良好的鳞状上皮覆盖下方的腺性成分组成，后者由内衬立方或柱状上皮的裂隙状囊腔构成，有些腺体可含有嗜酸细胞，也可呈鳞状化生[212]。间质常富于浆细胞。光镜和电镜下，其形态特征与腮腺Warthin瘤和皮肤乳头状汗管囊腺瘤均有相似之处。

4. 内翻性导管乳头状瘤（inverted ductal papilloma）。这种肿瘤的生长方式与发生于鼻腔的内翻性乳头状瘤的生长方式相似，临床上常表现为成人口腔黏膜下的小包块。显微镜下，这种肿瘤主要表现为分化良好的鳞状上皮构成的内陷结构，常伴有微囊形成，有时可见黏液细胞和柱状细胞衬覆。其生物学行为呈良性[213]。

5. 透明细胞癌（clear cell carcinoma）。这是一种低级别肿瘤，主要发生于成人口腔内的小涎腺[214]。硬腭最常受累，但口腔其他部位也可受累，例如牙槽嵴、舌、扁桃体、口底和颊黏膜。显微镜下，这种肿瘤是由具有丰富胞质糖原的大的多角形细胞排列成片状、结节状，胞核缺乏异型性或分裂活性（图4.26）。其间质可以玻璃样变和细胞稀少，或者为富于梭形肌成纤维细胞性间质。其细胞角蛋白和p63染色呈阳性，S-100蛋白染色结果不定。这种肿瘤可以出现复发和局部淋巴结转移，但很少发生远处转移或导致死亡。最近发现这种肿瘤具有一致的*EWSR1-ATF1*基因融合[215]。

6. 多形性低级别腺癌（polymorphous low-grade adenocarcinoma）[216-217]。这是最近才倾向于用于一类低级别恶性肿瘤的名称，它以往曾被称为低级别恶性乳头状腺癌[218-219]、终末导管癌[220]和小叶癌[221]。多形性低级别腺癌多发生于成年女性[216]。腭部为其最

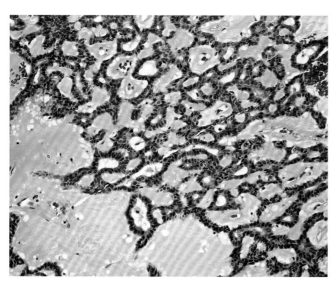

图4.24 **小管腺瘤**。这种良性涎腺肿瘤好发于唇部

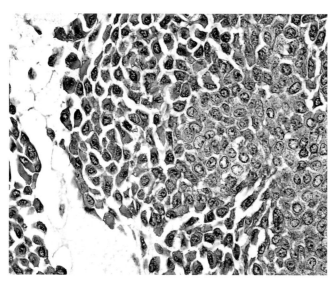

图4.25 仅由所谓的"透明"或"浆细胞样"细胞组成的肌上皮瘤

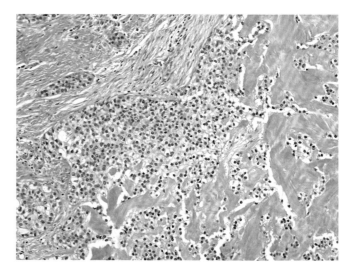

图4.26 **小涎腺透明细胞癌**。这种肿瘤通常出现在口腔内的小涎腺中，由大的透明细胞形成不规则的岛状结构，伴有玻璃样到梭形间质

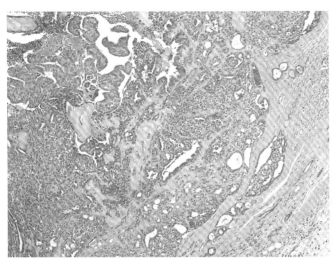

图 4.27 多形性低级别腺癌。在低倍镜下，可见多种组织学结构，包括实性、管状和乳头状

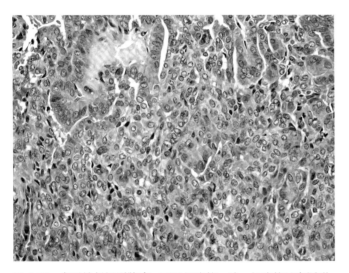

图 4.28 多形性低级别腺癌。可见细胞较一致，细胞核呈卵圆形，染色质淡染，有点类似于甲状腺乳头状癌的细胞核

好发部位，是腭部第二常见的恶性肿瘤，仅次于腺样囊性癌[222]。显微镜下，其肿瘤细胞类型一致，但结构组成形式多样，这也是其名称混乱的主要原因[223]。其中可见管状、筛状、乳头状、实性细胞巢和束状结构——它们可混合存在且相互移行（图 4.27 和 4.28）。典型的细胞核呈卵圆形，染色质淡染，偶尔会出现核沟，类似于甲状腺乳头状癌。其周边呈浸润性生长，有时肿瘤细胞呈印第安列兵样排列，与乳腺浸润性小叶癌有一定的相似之处。神经周围浸润也很常见，呈靶环样形态。核分裂活性不明显。免疫组织化学检查，其 S-100 蛋白染色呈弥漫阳性，提示其可能有闰管分

化[224]。其对 p63 通常呈阳性，但可以是局灶分布且强度不等。在多形性低级别腺癌中，C-kit 经常呈阳性，这限制了 C-kit 在鉴别诊断中的作用。其鉴别诊断包括良性混合瘤、小管腺瘤、基底细胞腺瘤（两者均缺乏浸润性生长特征）以及腺样囊性癌[220]。后者没有多形性低级别腺癌中的肥胖和柱状细胞，也缺乏乳头状和束状生长方式。此外，腺样囊性癌的肌上皮 / 基底细胞不弥漫表达 S-100 蛋白，但对 p63 呈弥漫强阳性。多形性低级别腺癌的生物学行为属于低度恶性。在一项包含 69 例患者的病例研究中，复发见于 12% 的患者，10% 发生区域淋巴结转移，但无远隔转移，仅 1 例患者死于这种肿瘤[224]。在另一项包含 164 例患者的病例研究中，97.6% 的患者生存或死于其他疾病[216]。以乳头状成分为主的这种肿瘤发生淋巴结转移的可能性增高[217]。少数情况下，多形性低级别腺癌可以转化为高级别腺癌[225-226]。最近的研究发现，绝大多数多形性低级别腺癌有 *PRKD1* 失活突变[227]。

最近报道的小涎腺筛状腺癌（舌筛状腺癌）尽管其组织发生不明，由于需要与几种涎腺肿瘤鉴别，也在此叙述。显微镜下，其与甲状腺乳头状癌的实性型和滤泡型相似（以至于提出其来源于甲状舌管始基的可能性），但其甲状腺球蛋白染色呈阴性[228]。有人认为，这是多形性低级别腺癌的一个变异型，因为它们之间在组织学和免疫表型方面有明显的重叠。这一点最近得到了分子证据的支持，即它们均存在 *PRKD1* 基因和相关的 *PRKD2* 和 *PRKD3* 基因的易位[227]。与多形性低级别腺癌不同的是，小涎腺筛状腺癌最常出现在舌根，并且常出现颈部淋巴结转移；然而，尽管出现转移，但其预后较好。

小涎腺肿瘤的治疗以手术切除为主。有学者强调，首次切除应当尽可能精确充分，复发肿瘤很难治愈[229]。术后放疗一般用于高级别恶性肿瘤，包括腺样囊性癌[229]。

牙源性上皮肿瘤

外周型成釉细胞瘤（ peripheral ameloblastoma ）是指不累及骨组织但表现成釉细胞分化特征的口腔肿瘤（图 4.29 ）。事实上，其在形态学上与颌骨成釉细胞瘤无法区别（见第 5 章）[230]。大多数病例发生于牙龈，过去曾有病例被误诊为基底细胞癌。促结缔组织增生型病例也有过描述[231]。理论上，它们可能来源于牙龈组织内的牙板残余（ Serres 残余）或来源于表面上皮，后者仍保留了向牙源性结构分化的潜能。它们的预后比颌骨的病变要好，局部切除可以治愈[230]。

黑色素细胞肿瘤

雀斑（ ephelis ）和**色斑（ lentigo ）**（ 或称为黑斑 ）一般表现为口腔的孤立性病变，通常见于下唇[232]。女性多见。

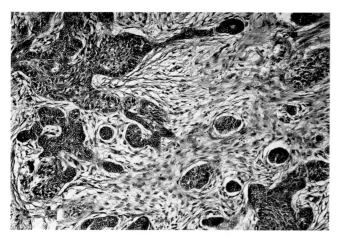

图 4.29　**外周型成釉细胞瘤**。这种肿瘤与牙龈黏膜上皮相连，未累及颌骨，否则就等同于骨内的成釉细胞瘤

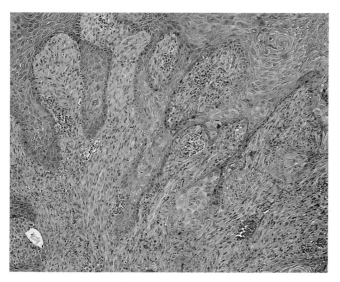

图 4.30　舌 Spitz 痣，伴有表面鳞状上皮的假上皮瘤样增生

显微镜下，其特征为基底细胞色素过度沉积；着色斑还可伴有上皮钉突的延长。当黑色素细胞增生至基底层以上并与角质细胞混合时，被称为黑色棘皮瘤[233]。唇的多发性色斑是 Peutz-Jeghers 综合征和 Carney 症候群的组成成分之一。口腔发生的色素性斑片（常位于硬腭或牙龈）被称为黑变病。

黑色素细胞痣（melanocytic nevi）可累及唇部，少数也可发生于口腔内[234-236]。在一项研究中，3 例为交界痣，30 例为混合痣，32 例为黏膜内痣（相当于皮肤的皮内痣），6 例为蓝痣[237]。

Spitz 痣可累及舌部并伴有被覆鳞状上皮的假上皮瘤样增生，形成类似于恶性黑色素瘤和鳞状细胞癌的假象（图 4.30）[238]。

口腔**恶性黑色素瘤（malignant melanoma）**在日本人和非裔黑人尤其多见。腭部和牙龈为好发部位[239]。色素性和无色素性黑色素瘤均有发生[240]。其中有些肿瘤内可见促纤维组织增生性间质，发生于下唇的肿瘤尤其如此。在这种情况下，由于细胞数量较少或有时非典型性不明

显，它们经常被低诊断。对于黏膜固有层内梭形细胞增生、呈束状排列并伴有病变周围明显的灶性淋巴细胞浸润的病变，均应怀疑恶性黑色素瘤[241]。S-100 蛋白染色呈阳性支持恶性黑色素瘤的诊断，虽然此时 Melan-A 和 HMB-45 染色常呈阴性[242]。在普通型的黑色素瘤，这三种标志物通常均呈阳性。

在大约 30% 的浸润性黑色素瘤病例中，邻近的口腔黏膜可发生"黑变病"；这种上皮内病变大多具有一定程度的非典型性。口腔黑色素瘤常发生淋巴结和远隔转移，预后极差[243]。用于判断皮肤黑色素瘤预后的组织学指标并不适用于口腔恶性黑色素瘤[244]。

淋巴组织肿瘤和肿瘤样疾病

伴有或不伴有组织细胞、由分化良好的小淋巴细胞构成的良性口腔内结节并不少见。它们可以表现为肿大的颊部淋巴结或肥大的颊部扁桃体，也可以与一些囊腺性结构相关（"淋巴上皮囊肿"）[245]。在这些良性淋巴样增生性疾病中，最引人注目的是发生于腭扁桃体的所谓的淋巴样息肉或假性淋巴瘤，但最好不用后一个名称[246]。

恶性淋巴瘤（malignant lymphoma）最常见发生于 Waldeyer 环，特别是腭扁桃体和舌扁桃体，但也可发生于牙龈、颊黏膜、腭部或唇部。大多数患者的年龄为51～70 岁，但年轻人甚至儿童也可发生[247]。恶性淋巴瘤的典型临床表现为质软、硕大的包块，由正常或溃疡性黏膜覆盖。显微镜下，大多数恶性淋巴瘤病例为 B 细胞性和滤泡中心细胞起源，肿瘤体积较大，呈弥漫性生长方式[248-252]。大约 40% 的病例还存在口腔以外的病变，特别是颈部淋巴结和胃肠道的病变[253]。胃肠道的大部分病例为边缘区淋巴瘤[249,254]。T 细胞淋巴瘤[255]（包括蕈样真菌病[256]）和间变性大细胞淋巴瘤也可发生在这个部位。

与身体其他部位发生的淋巴瘤相似，其临床分期和组织学分型是判断其预后的两个重要指标[248]。

浆细胞瘤（plasmacytoma）可发生在口腔的软组织，不过不像在上呼吸道那么常见[257]。其与更为常见的反应性的浆细胞性肉芽肿[258]的鉴别十分重要，包括所谓的黏膜浆细胞病[259]或浆细胞黏膜炎[260]。这些病变主要由成熟的浆细胞组成，但也混杂有其他炎症细胞，并伴有纤维化。由于浆细胞瘤表达 κ 或 λ 单克隆细胞群，因此，免疫球蛋白轻链的免疫组织化学染色有助于鉴别诊断。

原发于口腔的**霍奇金病（Hodgkin disease）**极为罕见，但文献中也确有少数报道[261]。它们绝大多数位于 Waldeyer 环，常表现为富于淋巴细胞的经典亚型[262]。

大约 4% 的急性粒细胞性或单核细胞白血**病（leukemia）**可表现牙龈受累，可伴有或不伴有皮肤病变[263]。在少数情况下，口腔病变为髓外粒细胞肉瘤的最早表现[264]。

朗格汉斯细胞组织细胞增生症（Langerhans cell histiocytosis）可表现为口腔的孤立性病变，也可作为多系统疾病的一种表现[265]。病变最多见于牙龈，也可发生

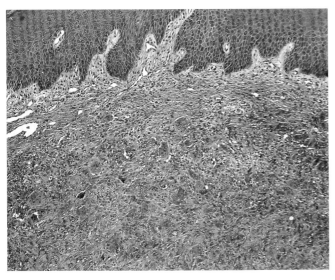

图 4.31　外周性巨细胞肉芽肿，位于轻度增生的鳞状上皮下方

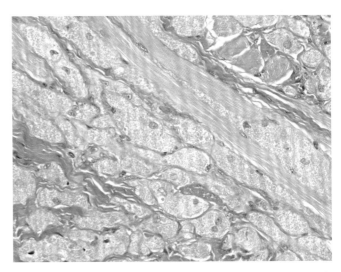

图 4.32　**颗粒细胞瘤**。可见病变沿着肌纤维呈浸润性生长。细胞体积大，呈多角形；胞质丰富，含嗜酸性颗粒

在硬腭[266]。

滤泡树突状细胞肿瘤（follicular dendritic cell tumor）（又称为树突状网状细胞肿瘤）和**组织细胞肉瘤（histiocytic sarcoma）**可见于腭部和扁桃体[267]。这些在第 37 章进行详细讨论。

其他肿瘤和肿瘤样疾病

伴发一些先天畸形的舌**错构瘤（hamartoma）**在前面已经提过。它们的病变主要位于黏膜下，根据它们的主要成分可将它们分为：神经血管型、平滑肌为主型、脂肪为主型和平滑肌脂肪型[268]。

外周性巨细胞肉芽肿（peripheral giant cell granuloma）[巨细胞性牙龈瘤（giant cell epulis）]可发生于任何年龄组，女性更为多见[269]。上颌骨和下颌骨的受累概率相等。临床上，外周性巨细胞肉芽肿表现为牙龈的质软或实性包块，可导致牙齿移位，也可侵蚀其下方的骨组织。显微镜下，可见大量的破骨细胞样巨细胞，血管丰富的细胞性间质，以及少量的新生类骨质和新骨形成（图 4.31）。这种常见病变属于良性病变，其性质可能为反应性的。

外周骨化性纤维瘤（peripheral ossifying fibroma）是一种反应性病变，由温和的成纤维细胞增生和胶原性间质组成。间质可能含有营养不良性钙化和反应性骨，后者通常位于深部。外周骨化性纤维瘤多发生于年轻人，但患者年龄范围很广[270]。外周骨化性纤维瘤发生在牙龈，特别是门牙附近，表现为无蒂的黏膜被覆的结节，常伴有溃疡。虽然是良性病变，约 20% 的患者可见复发，需要切除到骨膜以防止复发。

颗粒细胞瘤（granular cell tumor）可累及口腔的任何部位，以舌部累及最为多见（首先由 Abrikosoff 报道）（图 4.32）。其病变表面的上皮常常显示显著的假上皮瘤样增生[271]。极为罕见的恶性颗粒细胞瘤也有报道[272]。显微镜下，一种偶尔发生于新生儿牙龈的先天性牙龈瘤与

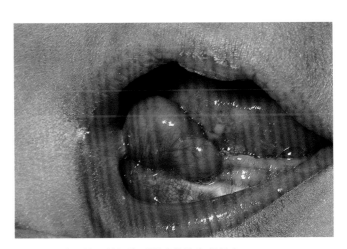

图 4.33　**先天性颗粒细胞牙龈瘤的临床表现**（Courtesy of Dr. R.A. Cooke, Brisbane, Australia; From Cooke RA, Stewart B. *Colour Atlas of Anatomical Pathology*. Edinburgh: Churchill Livingstone; 2004.）

颗粒细胞瘤极为相似（图 4.33），先天性牙龈瘤几乎只发生于女婴，即使切除不完全也为良性经过[273]。组织学上，其由片状的大多角形细胞组成，具有丰富的颗粒状嗜酸性胞质。与颗粒细胞瘤不同，先天性牙龈瘤具有明显的血管性间质，并且不引起假上皮瘤样增生。超微结构观察提示其为间叶组织来源（成纤维细胞、周皮细胞或平滑肌细胞）而非牙源性来源[274-275]。其 S-100 蛋白、NGFR/p75 和 PGP95 染色呈阴性，与发生于成人的病变截然不同[276]。

疣状黄瘤（verruciform xanthoma）一般见于中年人，为口腔内隆起的颗粒状或疣状病变，多发生于牙龈或牙槽嵴[277-278]。可见黏膜固有层内有泡沫状巨噬细胞聚集，表面被覆呈疣状和棘皮瘤状的上皮（图 4.34）。疣状黄瘤可能是一种反应性改变而不是真性肿瘤。

先天性皮样囊肿（congenital dermoid）[毛状息肉（hairy polyp）]是一种罕见的口咽或鼻咽部的先天畸形。显微镜下，其呈息肉状，由表皮、毛囊、皮脂腺和小汗腺构成；在息肉的中心还可存在脂肪、平滑肌、横纹肌和软骨[279]。先天性皮样囊肿切除可治愈。

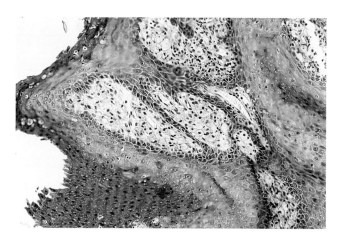

图 4.34　**疣状黄瘤**。在角化过度上皮下方的间质内可见成簇的泡沫状巨噬细胞

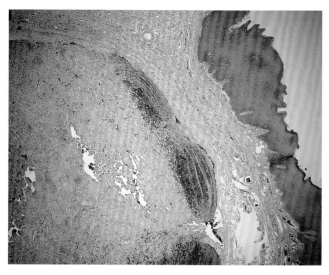

图 4.36　**血管内乳头状内皮细胞增生**。在结节的表浅部可见原始血栓的残留

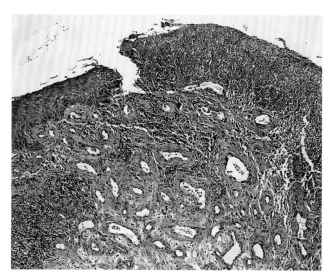

图 4.35　**化脓性肉芽肿**。可见大量新生血管被炎症和水肿样间质分隔，表面部分黏膜形成溃疡

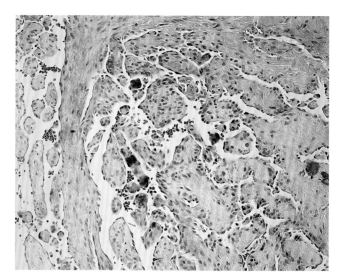

图 4.37　**血管内乳头状内皮细胞增生**。血管腔内可见衬覆内皮细胞的乳头状突起

　　绝大多数口腔**血管增生**（**vascular proliferation**）属于良性病变。其最常见的两种类型并非肿瘤，但它们与恶性病变的相似之处应引起重视[280]。一种是**化脓性肉芽肿**（**pyogenic granuloma**）[**分叶状毛细血管瘤**（**lobular capillary hemangioma**）]，为隆起性、暗红色病变，伴有或不伴有溃疡形成（图 4.35）[281]。显微镜下，可见增生性内皮细胞和周细胞团块被含有炎症细胞的水肿样间质分隔，形成一种血管增生的小叶状结构。在典型的病变中，覆盖于表面的上皮呈衣领状、在病变的基底部几乎相互接触。病变可自行消退，或愈合形成残余的纤维包块或纤维上皮乳头状瘤[282]。在妊娠期发生的类似病变被称为妊娠性肉芽肿或妊娠瘤[283]。

　　第二种常见的口腔内良性非肿瘤性血管病变是**血管内乳头状内皮细胞增生**（**intravascular papillary endothelial hyperplasia**）[**Masson 血 管 瘤**（**Masson hemangioma**）]，可为原发，也可叠合发生于原先的血管瘤上（图 4.36 和 4.37）[284]。上述两种病变均好发于唇部，其临床病理特征有时存在重叠[280]。

　　良性脉管肿瘤的主要代表为血管瘤和淋巴管瘤[285]。它们绝大多数发生于舌，可形成质软的囊性包块，病变大时可影响说话和咀嚼功能。显微镜下，大多数病变含有显著扩张（"空洞性"）的血管或淋巴管。治疗一般选择手术切除。扁桃体淋巴管瘤性息肉可表现为单侧扁桃体包块，由扩张的淋巴管构成，表面覆盖增生的鳞状上皮，形成典型的息肉外观[286]。其他可能发生于口腔内的良性或交界性脉管肿瘤包括：血管球瘤[287]、上皮样血管瘤（又称为嗜酸性粒细胞增多性血管淋巴组织增生）（图 4.38）[288-289] 和上皮样血管内皮瘤[290]。

　　口腔**卡波西肉瘤**（**Kaposi sarcoma**）的发生率在不断增加，这与 HIV 感染相关。有时其口腔病变为全身疾病的最早表现。腭部是最常受累的部位。临床上，其病变可表现为界限清楚的小斑状病变或大的浸润性结节[291]。其组织学和免疫组织化学特征与发生于皮肤的对应肿瘤基本相似（图 4.39）[292]。口腔血管肉瘤极为罕

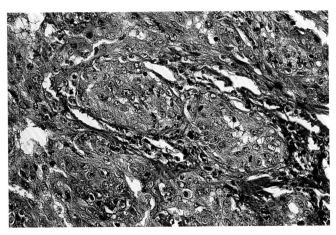

图 4.38 **口腔软组织上皮样血管瘤。**有时易被过诊断为恶性血管肿瘤或与癌混淆

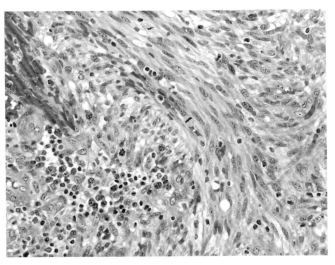

图 4.39 **口腔卡波西肉瘤。**非典型性梭形细胞构成含有红细胞的裂隙

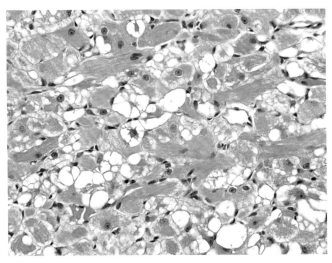

图 4.40 **成人口腔横纹肌瘤。**可见大的嗜酸性细胞含有胞质空泡，其中一些类似于"蜘蛛细胞"。在许多病例可见横纹

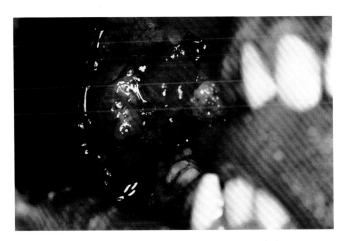

图 4.41 发生于婴儿口腔的胚胎型横纹肌肉瘤的临床表现

见[293-295]。在诊断口腔血管肉瘤之前（尤其是唇或舌部的病变），应充分考虑上述良性血管病变的可能性，因为它们更为多见[280]。

孤立性纤维性肿瘤（solitary fibrous tumor）可发生于口腔，表现为界限清楚的黏膜下包块。报道的病例的生物学行为属于良性[296]。

横纹肌瘤（rhabdomyoma）特别好发于口腔和颈部。口底为最常受累部位[297-298]，舌部也可受累[299]。成人型、胎儿型和中间型（"幼年型"）横纹肌瘤均有报道[300]。成人型一般为局限性病变，但也可多发[301]。病变可局部复发，并具有细胞遗传学异常，这些特征更符合真性肿瘤而不是错构瘤[302]。组织学上，横纹肌瘤由呈片状分布的非常大的嗜酸性细胞组成，核质比低。可见细胞质空泡化导致的特征性的"蜘蛛"细胞形态，可见横纹（图4.40）。胎儿型横纹肌瘤与胚胎型横纹肌肉瘤相似，但典型者病变局限，缺乏细胞异型性和核分裂活性。

发生于儿童舌部和口腔其他部位的**胚胎型横纹肌肉瘤（embryonal rhabdomyosarcoma）**在文献中也有报道（图4.41和4.42）。

口腔和咽部**周围神经肿瘤和肿瘤样疾病（peripheral nerve tumor and tumorlike condition）**包括神经鞘瘤（常见于舌）[303-304]、神经纤维瘤[305]、创伤性神经瘤（有时含有成熟的神经节细胞）[306]和多发性黏膜神经瘤。后者是多发性内分泌腺瘤病Ⅱb型的一种表现。这些病变与丛状神经纤维瘤相似，可见于唇、舌、结膜、鼻腔和喉[307]。病变由正常神经的各种成分构成，包括增厚的EMA阳性的神经周围层[308]。口腔恶性外周神经鞘膜瘤（有些是色素性的）在文献中也有报道[309]。

其他发生于口腔的**良性软组织肿瘤（benign soft tissue tumor）**还有脂肪瘤（包括黏液样脂肪瘤、梭形细胞脂肪瘤、涎腺脂肪瘤[310]以及伴有骨和软骨样化生的脂肪瘤亚型）[311-314]、软骨瘤[315]、血管脂肪瘤[316]和PEComa[317]。

一种独特的具有黏液软骨样特征的口内肿瘤被命名为**外胚层间叶性软骨黏液样肿瘤（ectomesenchymal chondromyxoid tumor）**，它们大多数发生于舌前部（图4.43）[318]。显微镜下，可见卵圆形和梭形细胞在软骨黏液样背景中呈分叶状增生。免疫组织化学染色，可见肿

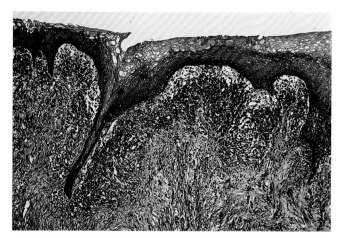

图 4.42　口腔胚胎型横纹肌肉瘤的低倍镜下表现。可见明显的生发层

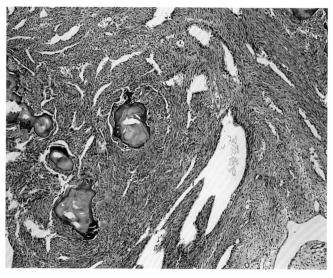

图 4.44　咽部滑膜肉瘤。可见血管外皮瘤样区域和钙化 / 骨化灶

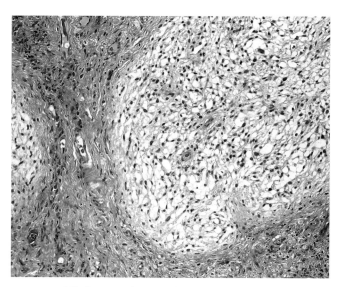

图 4.43　舌的外胚层间叶性软骨黏液样肿瘤（Slide courtesy of Dr. D. Heffner, Washington, DC.）

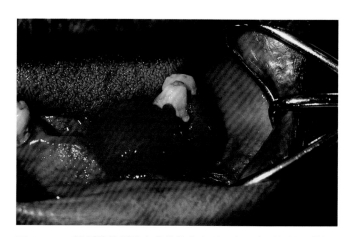

图 4.45　口腔原发性纤维肉瘤的临床表现，表现为牙龈的无蒂性、息肉样包块

瘤细胞神经胶质原纤维酸性蛋白质（GFAP）和 CK 呈阳性，SMA 和 S-100 蛋白的阳性率较低（不表达 EMA 和结蛋白）。这类肿瘤为良性肿瘤，切除后不易复发。

滑膜肉瘤（synovial sarcoma）可原发于年轻人的咽、扁桃体、颊、舌或腭部[319-320]；其主要的鉴别诊断包括涎腺肿瘤，特别是多形性腺瘤、上皮 - 肌上皮瘤、癌在多形性腺瘤中（图 4.44）。

其他已有报道的口腔肉瘤还包括：腺泡状软组织肉瘤[294]、骨外骨肉瘤[321]、纤维肉瘤（图 4.45）和脂肪肉瘤 / 非典型性脂肪瘤样肿瘤（还包括后者的去分化型）[322-323]。

转移性肿瘤（metastatic tumor）有时可表现为口腔内的原发性肿块，牙龈是经典受累部位，可伴有或不伴有骨组织受累。肺是最常见的原发部位[324-325]。临床和组织学上，转移性肾细胞癌可酷似化脓性肉芽肿。原发性肿瘤的其他部位还包括：乳腺、肾、皮肤（黑色素瘤和鳞状细胞癌）、前列腺、子宫内膜、大肠和胸膜（间皮瘤）[326-329]。

呼吸道

正常解剖结构

鼻腔、鼻旁窦和鼻咽三部分共同形成了一个功能单位，这可通过其病理过程的共性体现出来，特别是前两部分的关系更为密切，它们被统称为鼻窦部。

这些结构的被覆上皮有两种类型，即复层鳞状上皮和呼吸性假复层柱状上皮。两者之间在一些区域分界清楚，而在另一些区域则存在移行或过渡带，后者在显微镜下与膀胱和相关结构的尿路上皮相似，但超微结构上它们并不相同[1]。

免疫组织化学检查显示这两种上皮表达各自独特的角蛋白谱[330]。

各部分黏膜下可见多量浆黏液腺（唾液腺型）；在鼻咽部咽鼓管开口处，这些腺体尤其丰富。在老年人，这些腺体常伴有局灶性嗜酸细胞化生。在发生**黑色素性嗜酸细胞化生（melanocytic oncocytic metaplasia）**时，咽鼓管周围可见色素沉着斑，这些发生了嗜酸细胞化生的浆黏液性腺体同时伴有黑色素沉着[331]。

鼻腔顶部含有嗅黏膜。在正常胚胎期，这些嗅黏膜可一直延续至鼻中隔中部和上鼻甲；而在成年期，这些区域的大部分嗅黏膜被呼吸性上皮所取代[332]。嗅黏膜由三种细胞组成：嗅神经细胞（双极神经元，轴突经过筛板到达嗅球）、支持细胞（有微绒毛的圆柱状细胞）和基底细胞（基底部小锥体形细胞，被认为是干细胞）。黏膜下排列着 Bowman 嗅腺[333]。

分布于整个鼻咽部的器官样淋巴组织构成了咽淋巴环（Waldeyer 环）的一部分。除了咽扁桃体（通常指腺样体）之外，咽鼓管开口处的 Gerlach 扁桃体也含有丰富的淋巴细胞。相反，鼻旁窦区的淋巴细胞则较少。

炎性（包括"过敏性"）息肉

鼻息肉并非真性肿瘤，其形成与炎症、过敏或黏液过稠症有关。临床上，鼻息肉表现为柔软的息肉状肿块，从两侧黏膜伸向中鼻道的前部[334]。鼻息肉常为双侧发生，时间久了息肉可占据整个鼻腔，并向上延伸至颅腔[335]。鼻旁窦也可发生形态学上类似的息肉，称为**鼻后孔息肉（choanal polyp）**，根据其发生的特定部位又可分为上颌窦息肉（最常见）、蝶窦息肉和筛窦息肉[336]。显微镜下，这些息肉是由疏松的黏液样或玻璃样变的间质围绕着黏液腺构成，表面覆盖着呼吸性上皮，常常伴有局灶的鳞状上皮化生，以及淋巴细胞、浆细胞、肥大细胞、中性粒细胞和嗜酸性粒细胞浸润[337]。淋巴细胞以 CD8 阳性细胞（抑制 / 杀伤 T 细胞）为主，而 CD4 阳性（辅助 / 诱导）T 细胞较少[338]。嗜酸性粒细胞对 E62（一种活化标志物）免疫反应呈阳性，提示其在息肉发生过程中起作用[339]。嗜酸性粒细胞的出现并不局限于据推测发病机制为过敏的息肉中，尽管在后者它们数目众多（图4.46）[340]。此外，还常可见基底膜显著增厚。

偶尔，其间质细胞体积增大而具有多形性，伴有核奇异深染，可能类似于横纹肌肉瘤或其他恶性肿瘤（图4.47）[341]。这些细胞实际上是反应性细胞，与有时发生在口腔、阴道和其他黏膜覆盖部位的息肉相似。鼻后孔息肉常含有明显扩张的血管成分（被称为"血管瘤性或血管扩张性息肉"），有时伴有血栓形成和梗死[342]。

6% ~ 10% 的黏液过稠症（囊性纤维化）患者发生鼻腔和鼻旁窦息肉。因此，倘若儿童发生鼻息肉，应仔细检查患者是否有这种遗传性疾病。显微镜下，这种息肉与普通型鼻息肉不同，可见充满浓缩黏液的高度扩张的囊性腺体和肥大细胞脱颗粒现象，其黏液以酸性黏液为主，无明显的嗜酸性粒细胞浸润，无黏膜下玻璃样变[343-344]。鼻息肉也可作为黏多糖沉着症（Hurler-Scheie 综合征）的并发症发生[345]。

鼻息肉外科切除后局部复发常见，可能与引起鼻息肉的发病因素持续存在有关。

其他炎症性病变

慢性鼻窦炎（chronic sinusitis） 传统上分为化脓性和非化脓性两类。上颌窦最常受累。本病可由多种不同的病原微生物引起。其显微镜下主要特征是炎症细胞浸润、水肿、腺体增生、基底膜增厚和鳞状上皮化生[346]。可见嗜酸性粒细胞浸润，偶尔数量还相当多[347]。其下骨组织可增厚和重建，伴有成骨细胞在骨小梁边缘密集排列和骨髓腔纤维化。

上颌窦的**黏液囊肿（mucocele）** 是慢性鼻窦炎的一种并发症，病变表现为炎性渗出物和增生腺体分泌的黏液积聚，后者可使鼻窦黏膜抬起以及骨膜与其下骨组织分开。黏液囊肿有时也被称为假囊肿[348]。黏液囊肿腔可逐渐扩大并造成其下邻近的骨组织破坏，以至于可能会被误诊为恶性肿瘤。

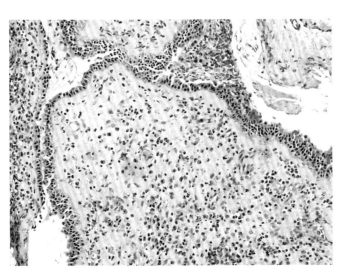
图 4.46　过敏性鼻息肉，显示有大量嗜酸性粒细胞浸润，与慢性炎症有关

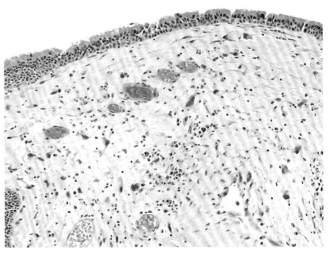
图 4.47　鼻息肉中的奇异性间质细胞，位于水肿和炎症背景中

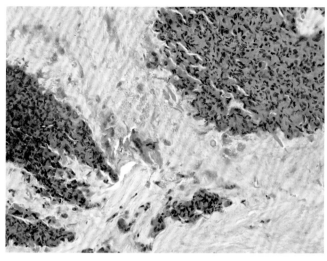

图 4.48　过敏性黏蛋白与嗜酸性粒细胞和脱落的上皮细胞聚集。在无细胞黏蛋白中，可见大量 Charcot-Leyden 晶体

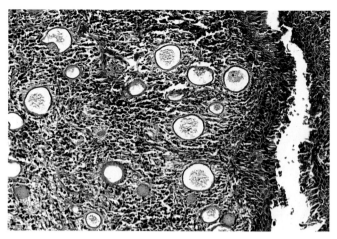

图 4.49　**鼻孢子菌病**。可见大的球形囊周围有密集的炎症反应

上呼吸道的**真菌感染（mycotic infection）**主要见于鼻旁窦[349]。毛霉病是最常见的一种，但其他真菌诸如曲霉（Aspergillus）也可见。上呼吸道的真菌感染常发生于糖尿病控制不良的患者，特别是伴有酮症酸中毒的患者；也可见于免疫功能低下的人群。上呼吸道真菌感染可以引起非侵袭性真菌瘤 / 真菌球的形成，也可以迅速蔓延至眼眶和脑（"侵袭性真菌性鼻窦炎"）[350-351]。在毛霉病，病原体特征性地侵犯血管并引起血栓形成、出血和梗死。

过敏性真菌性鼻窦炎（allergic fungal sinusitis）是由曲霉、弯孢（霉）属（Curvularia）或其他真菌引起的鼻窦感染，可导致所谓的过敏黏液形成（图 4.48），后者由包含脱落的上皮细胞、嗜酸性粒细胞、Charcot-Leyden 结晶和真菌菌丝的黏液池构成[352-354]。本病与鼻旁窦黏液囊肿并不相同，后者的黏液聚积是由阻塞引起的[355]。

鼻孢子菌病（rhinosporidiosis）是一种印度流行的地方性炎症性疾病。世界其他地方也有报道[356]。其特征是鼻腔内息肉状病变，少数情况下可累及其他部位的黏膜。通过找到多量直径达 200 μm 的球囊时即可诊断本病（图 4.49）。这些球囊是孢子囊，其壁厚，含有大量孢子。鼻孢子菌病的病原体的特性仍不十分清楚[357]。分子学研究显示，本病的病原体西伯鼻孢子菌在进化树中可与一种被称为 DRIP 进化枝［皮肤孢虫（Dermocystidium）、花环寄生虫（rosette agent）、鱼孢真菌和虫孢子（Psorospermium）］的新型鱼类寄生虫归为一类，后者（在种属进化上）接近动物 - 真菌分支[358]。

结核（tuberculosis）可累及鼻腔、鼻咽或鼻旁窦。多数病例伴有颈部淋巴结肿大。许多病例是由上呼吸道孤立性感染所致，而不是由肺结核播散所致[359]。

结节病（sarcoidosis）可以首先表现为鼻部症状，并可导致鼻中隔穿孔[360]。

鼻硬结病（rhinoscleroma）［硬结（scleroma）］为克雷伯菌属引起的鼻、咽和喉的炎症性疾病。显微镜下，可见浸润细胞主要为泡沫状巨噬细胞（Mikulicz 细胞）和

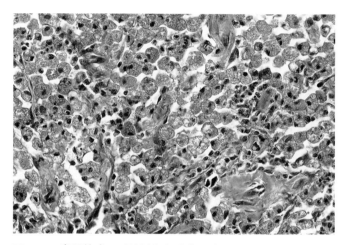

图 4.50　**鼻硬结病**。可见浸润细胞主要为组织细胞，一些组织细胞呈泡沫状。其主要的鉴别诊断是累及鼻的 Rosai-Dorfman 病

浆细胞（图 4.50）。可见血管炎、溃疡形成和假上皮瘤样增生[361]。病原体可用 PAS、Hotchkiss-McManus 染色或免疫组织化学方法证实[362]。

Rosai-Dorfman 病（Rosai-Dorfman disease）［**窦组织细胞增生伴巨大淋巴结病（sinus histiocytosis with massive lymphadenopathy）**］可累及头颈部各器官，包括鼻腔（形成息肉状病变）、鼻旁窦和鼻咽。可伴有或不伴有颈部淋巴结同时受累[363-364]。

肉芽肿性多血管炎（granulomatosis with polyangiitis）［**Wegener 肉芽肿（Wegener granulomatosis）**］在典型病例是一种快速进展性疾病，鼻部病变伴有肺和肾累及。显微镜下，其表现为白细胞破碎性血管炎和地图状坏死，其周围为栅栏状排列的组织细胞、淋巴细胞稀少的肉芽肿样反应和上皮溃疡形成[365]。

在一项病例研究中[366]，只有 16% 的活检标本中同时出现血管炎、坏死和肉芽肿性炎症；21% 同时出现血管炎和肉芽肿样炎症；23% 同时出现血管炎和坏死。在另一项病例研究中[367]，鼻黏膜活检在 53% 的患者中具有诊断意义，最大径超过 5 mm 的活检比小的活检组织更易做出诊断。弹力纤维染色有助于辨别受损严重的血

管残迹。Wegener 肉芽肿应与结核、其他特异性感染和恶性淋巴瘤鉴别，特别是 NK/T 细胞淋巴瘤。其鉴别诊断还应包括所谓的嗜酸细胞性血管中心性纤维化（见下文）、可卡因诱发的病变[368] 以及其他免疫介导的疾病，例如红斑狼疮。

应牢记的是，无论是在上呼吸道还是在肺，Wegener 肉芽肿中都不应富含淋巴细胞。因此，如果鼻窦活检显示有大量密集的淋巴细胞，本病的可能性极小，有可能是真正的恶性淋巴瘤[369]。

嗜酸细胞性血管中心性纤维化（eosinophilic angiocentric fibrosis）是一种原因不明的炎症性疾病，其特征是血管壁"洋葱皮"样纤维化和富于嗜酸性粒细胞的混合性炎症细胞浸润[370]，没有肉芽肿、坏死或血管炎。它被认为相当于发生在黏膜的面部肉芽肿，可以累及上呼吸道的任何部位[371]。

肌小球体病（myospherulosis）是一种鼻和鼻旁窦的医源性肉芽肿病变。它是由于应用凡士林软膏和纱布包扎止血引起的脂质肉芽肿。显微镜下，其与发生于东非地区的皮下组织的同类病变相同[372]。其显微镜下的特征性表现是形成大的组织间隙，后者含有囊样结构，囊内为与真菌相似的棕色小球状物（图 4.51）。后来证明这些令人迷惑的小球就是应用凡士林后凝固和变形的红细胞[373]。

肿瘤

鼻窦（施奈德）乳头状瘤

鼻窦乳头状瘤（sinonasal papilloma）为呼吸道黏膜［施奈德膜（the schneiderian membrane）］的良性肿瘤，最常见的症状为鼻膨大、鼻塞和（或）鼻出血。大多数鼻窦乳头状瘤病例见于成年男性，但也可见于儿童[374]。少数病例的病变可突入颅腔[375]。鼻窦乳头状瘤可用许多形容词进一步修饰，诸如内翻性、柱状细胞型、移行细胞型、鳞状细胞型和施奈德上皮型。有三种不同的临床病理亚型：外生性（覃伞状）、内翻性和嗜酸性。而发生在鼻前

庭复层鳞状上皮的疣状角化性鳞状细胞乳头状瘤与发生于其他部位皮肤的同类肿瘤相同，不包括在此型乳头状瘤内。与炎症性息肉不同，大多数鼻窦乳头状瘤病例为单侧发生[376]。显微镜下，鼻窦乳头状瘤由增生的柱状和（或）鳞状细胞构成，并混有黏液分泌细胞和数量不等的微囊（图 4.52）[377]。典型的微囊内充满中性粒细胞（中性粒细胞微脓肿），而中性粒细胞迁移至上皮内是其独特的组织学特征（图 4.53）。内翻性乳头状瘤长入鼻窦浆黏液腺，形成内翻性生长方式。有些鼻窦乳头状瘤部分或全部由细胞质宽广的、颗粒状嗜酸性细胞构成，具有嗜酸细胞特征（嗜酸性乳头状瘤）（图 4.54）[378]。其基底层偶尔可见核分裂象。非典型性为轻度到中度，呈有序的、逐渐成熟的层状排列。由柱状细胞和鳞状细胞组成的双重特征也表现在免疫组织化学上，即有对应于这两种细胞类型的角蛋白表达[379]。内翻性和嗜酸性乳头状瘤几乎只发生在单侧鼻侧壁。

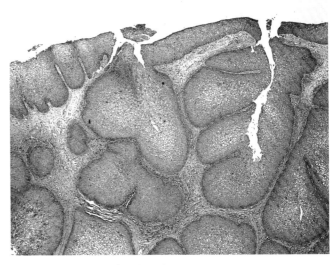

图 4.52　**鼻窦乳头状瘤，内翻性**

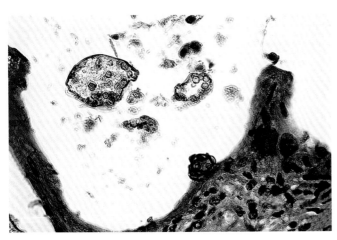

图 4.51　鼻旁窦的肌小球体病，发生在纤维瘤病的手术部位。可见含有多量球状物的"囊袋"漂浮在组织腔隙中，周围有纤维组织包绕

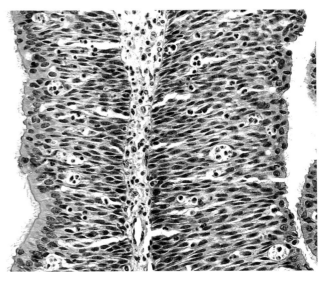

图 4.53　**鼻窦乳头状瘤中柱状细胞的复层排列**。注意中性粒细胞迁移和中性粒细胞微脓肿

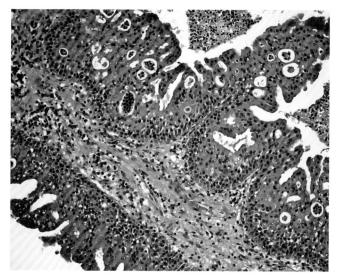

图 4.54　**鼻窦乳头状瘤衬覆嗜酸性上皮。**注意中性粒细胞迁移和中性粒细胞微脓肿

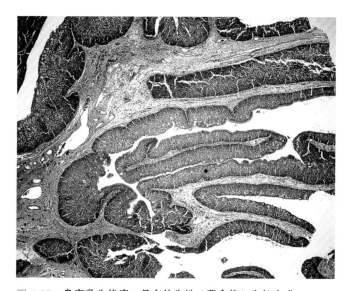

图 4.55　**鼻窦乳头状瘤，具有外生性（蕈伞状）生长方式**

发生在鼻中隔的乳头状瘤通常是外生性的，呈蕈伞状，衬覆与内翻性乳头状瘤相同的上皮，但形成伴有纤细结缔组织轴心的外生性乳头（图 4.55）。它们缺乏见于内翻性和嗜酸性乳头状瘤的中性粒细胞微脓肿和中性粒细胞的上皮内迁移。

鼻窦乳头状瘤有复发潜能，内翻性和嗜酸性乳头状瘤复发更为常见[377]。它们与癌的关系复杂并常被误解，表现在以下三个方面：

1. 乳头状瘤切除后数月或数年间可出现明确的癌，无论乳头状瘤有无复发[380]。这种现象在全部乳头状瘤中占 3%，其生存率为 25%。

2. 在首次切除的典型乳头状瘤中出现灶状浸润癌[381]。

3. 鼻窦乳头状瘤的生长方式与乳头状瘤的生长方式相似，但其细微的细胞学特征提示其是恶性的（见下文）。与乳头状瘤切除后发生的癌一样预后较差，即生存率为 25% 左右。

虽然检测的阳性率差别较大，但近年来应用原位杂交技术和 PCR 技术的许多研究证明，鼻窦乳头状瘤存在 HPV 感染[382-384]。最常检测到的亚型为 HPV 6/11 型[385]。几项研究显示，蕈样型乳头状瘤的 HPV 阳性率显著高于内翻性乳头状瘤的 HPV 阳性率，病毒感染常显示组织学上挖空细胞形成[382,386]。与早期的研究结果相反[387]，目前认为，EBV 不存在于鼻窦乳头状瘤。最近的一项研究显示，88% 的内翻性乳头状瘤和 77% 的起源于内翻性乳头状瘤的鳞状细胞癌有 *EGFR* 突变，而外生性和嗜酸性乳头状瘤中未发现此突变，这表明 *EGFR* 突变在内翻性乳头状瘤形成中具有重要作用[388]。

鼻窦乳头状瘤的治疗是手术切除。CT 结果已越来越多地应用于治疗计划的制订。标准治疗是一侧鼻切除或鼻侧壁整块切除，同时切除同侧鼻旁窦的全部黏膜[389]。内镜鼻窦手术正在取代开放式手术作为内翻性和嗜酸性乳头状瘤的主要方法[390]，外生性乳头状瘤可以采取保守切除。

鼻窦癌
一般特征

鼻窦癌（sinonasal carcinoma）是一种少见的肿瘤，在美国占癌症死亡人数的比例不足 1%[391]。筛窦肿瘤明显以左侧发病为主，提示有外源性致癌因素在起作用[392]。镍加工是鼻窦癌的一种高危职业工种[391]。欧洲、澳大利亚和北美洲的研究显示，另一种高危工种是木材加工，从事这个工种的工人所患肿瘤主要为腺癌[393-396]。与鼻窦乳头状瘤不同，仅有少数鼻窦癌患者有 HPV 感染的证据，最常见的 HPV 阳性肿瘤是柱状细胞癌（见下文）[397]。不论组织学上属于哪种亚型，鼻窦癌都缺乏 EB 病毒感染的证据[398]。

部位和蔓延

鼻内癌较常见于鼻前庭和侧壁，鼻中隔很少见[399-401]。在一项鼻旁窦肿瘤病例研究中，76% 的鼻窦癌发生在筛窦，16% 在侧壁，2% 在额窦[402]。鼻窦癌常常晚期才能做出诊断，其时已有广泛的骨质破坏。鼻内肿瘤可延伸到鼻窦内壁、筛窦、眼眶、前部颅骨和上唇。上颌窦下部结构的肿瘤向下可侵犯牙槽突和颊龈沟，向前可侵犯颧弓下颊部软组织，向中线可侵犯鼻腔和硬腭。上颌窦上部结构的肿瘤向上和向中线可侵犯眼眶、筛窦和筛板，向后可延及翼状间隙、蝶窦和颅底，向前可侵犯颧弓，向后外可延及颞下窝[2]。

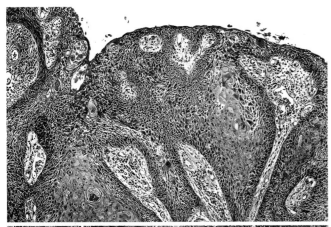

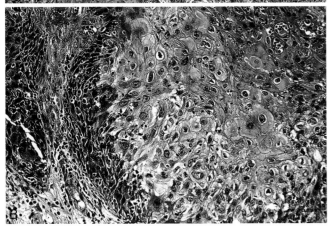

图 4.56　鼻窦角化型鳞状细胞癌的低倍镜下（**A**）和高倍镜下（**B**）表现

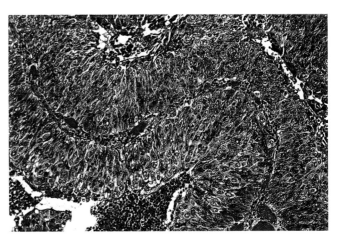

图 4.57　鼻窦"移行细胞型"非角化型鳞状细胞癌

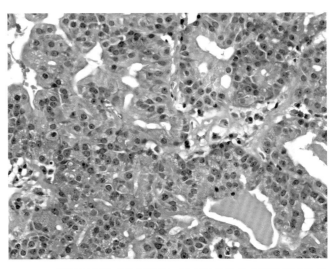

图 4.58　低级别非肠型鼻窦腺癌，具有复杂的分支管状和乳头状生长方式以及分化良好的细胞形态

组织学特征

普通型鳞状细胞癌（conventional squamous cell carcinoma）（此名称之前常冠以"角化性"）是鼻窦癌最常见的组织学类型，这与 1938 年 Ringent 进行的研究一致[403]。大多数病例为高级别病变，伴有不同程度的角化（图 4.56）[404]。

非角化型鳞状细胞癌（nonkeratinizing squamous cell carcinoma）[移行（transitional）；柱状（cylindrical）；**施耐德癌（schneiderian carcinoma）**]与普通型鳞状细胞癌关系密切。其肿瘤细胞胞质稀少而呈基底细胞样外观，通常伴有偶尔可见的角化珠。局灶可见细胞内黏液形成。它们常呈波浪状或缎带样生长方式。显微镜下，大多数病例易于诊断，因为他们有明显的细胞异型性和间质浸润。也有一些肿瘤不易诊断，因为其间质浸润不甚明显而形成与乳头状瘤相似的生长方式。其诊断主要依据细胞学异常做出，包括极向紊乱、核分裂象增多和明显的核异型性（图 4.57）[377, 405]。但良性病变有时也可以出现核分裂象和一定程度的细胞核深染，例如内翻性乳头状瘤。

角化型和非角化型鳞状细胞癌的鉴别诊断还包括化疗后可能出现的奇异形非典型性上皮改变[406]。

疣状癌（verrucous carcinoma）、**基底细胞样鳞状细胞癌（basaloid squamous cell carcinoma）**和**肉瘤样癌（sarcomatoid carcinoma）**[**梭形细胞癌（spindle cell carcinoma）**、**癌肉瘤（carcinosarcoma）**]这三种类型的恶性肿瘤在鼻窦部偶尔可见。它们在各方面均与更常见于上消化道和喉部的对应肿瘤相似。

鼻窦道的腺癌（adenocarcinoma）可以是唾液腺型或非唾液腺型，后者分为肠型和非肠型。除了特殊的唾液腺型外，腺癌常发生于中鼻甲或筛窦，并可由此蔓延至眼眶，向上侵犯颅前窝。大多数腺癌起源于黏膜衬覆上皮，也可来自其下方黏液/浆液性腺体[407-408]。显微镜下，非肠型腺癌显示分化和结构多样，大多数为分化较好的浆黏液性细胞，形成管状乳头状结构（图 4.58 和 4.59）[408-409]。这些低级别腺癌与良性病变的鉴别要点在于其缺乏肌上皮层，具有浸润性生长和复杂的生长方式。高级别非肠型腺癌常显示实性生长方式，伴有核显著异型性、坏死和高分裂活性。

肠型鼻窦腺癌的形态与结直肠癌或腺瘤的形态非常相似，包括出现杯状细胞[410-413]。有些鼻窦腺癌的形态与小肠黏膜的形态相似，有吸收细胞、杯状细胞、潘氏细胞和神经内分泌细胞[414]。在少见的肠型腺癌病例，

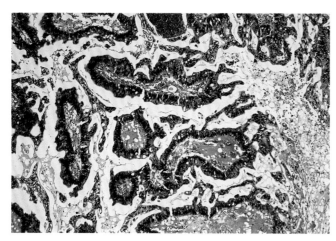

图 4.59　**鼻腔的非肠型腺癌**。肿瘤是高分化的，具有明显的乳头状结构

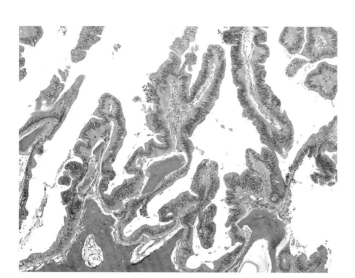

图 4.60　**高分化肠型鼻窦腺癌**。可见病变类似于结肠的绒毛状腺瘤。注意图片下方的骨质浸润

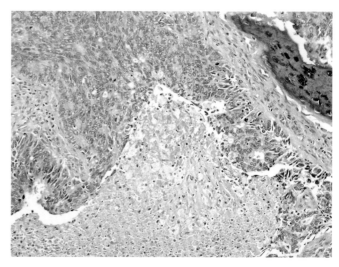

图 4.61　中分化肠型鼻窦腺癌，类似于普通型结直肠腺癌，伴有"污秽状"坏死

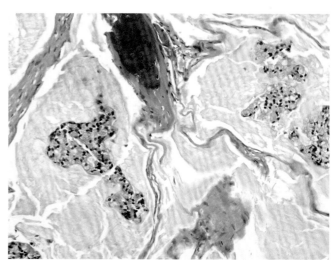

图 4.62　黏液性肠型鼻窦腺癌，通常由黏液池组成，肿瘤细胞位于黏液内或沿黏液池分布

神经内分泌成分是以非典型类癌的形式出现，结果形成复合性肿瘤。组织学形态类似于结肠腺瘤的肿瘤为高分化肿瘤（图 4.60），而类似于典型结直肠腺癌的肿瘤为中分化肿瘤（图 4.61），显示为实性生长方式的肿瘤为低分化肿瘤。如果类似于结直肠黏液腺癌或含有印戒细胞，则这些肿瘤被称为黏液腺癌（图 4.62）。这些腺癌虽然在形态学上和免疫表型上与肠型腺癌相似（也可表达 CK20、CDX2、绒毛蛋白和 MUC2）[415-417]，但在分子水平上并无 *KRAS* 和 *TP53* 异常[418]。鼻窦腺癌有局部侵袭性，易局部复发[419]。其淋巴结转移罕见。低级别（高分化）肿瘤的临床经过通常呈惰性，而高级别肿瘤的预后很差。

小细胞神经内分泌癌（small cell neuroendocrine carcinoma） 在形态学、免疫组织化学和超微结构上都与肺小细胞癌相似[420]。其主要应与未分化癌（间变性癌）（见下文）和嗅母细胞瘤鉴别。

鼻腔或鼻旁窦的**鼻窦未分化（间变性）癌**［sinonasal undifferentiated (anaplastic) carcinoma, SNUC］的肿瘤细胞呈巢状、梁状和片状分布，细胞中等大小，核分裂活性高；可见广泛坏死并有明显的血管浸润[421]。未分化癌没有神经内分泌、鳞状分化或腺样分化的证据[399,422]。SNUC 表达低分子量角蛋白（CK7、CK8 和 CK19），但不表达高分子量角蛋白（CK14 和 CK5/6）和神经内分泌标志物。SNUC 在成人表现为局部晚期鼻腔或颅骨肿瘤，中位生存期小于 2 年。一定比例的先前诊断为鼻窦未分化癌的病例实际上是 NUT 中线癌；后者的确诊需要借助 NUT 特异性抗体免疫组织化学染色或分子学技术的支持[191]。

治疗和预后

对大多数鼻窦癌推荐的治疗方法为手术和放疗相结合，可加或不加化疗[423]。其 5 年生存率为 60% 左右[4]。

复发几乎均发生于首次治疗后的 2 年内。最重要的预后指标是肿瘤的分期。一项大样本回顾性多因素分析显示，侵犯翼突上颌窝和硬膜是独立的预后因素[424]。

组织学上，腺癌的预后比鳞状细胞癌的预后稍好[424]。如前所述，腺癌的预后与分化程度有关[425]。异型性较小的管状乳头状肿瘤呈惰性临床经过[411]。高级别腺癌、未分化（间变性）癌和 NUT 中线癌的预后极差[426]。

鼻咽癌

一般特征

鼻咽鳞状细胞癌在东南亚是人口死亡的首要原因，在北非次之[427-428]。其年龄发病率曲线呈双峰型，一个高峰出现在 15 ~ 25 岁，另一个高峰出现在 60 ~ 69 岁[429]。在美国和东南亚均有显示家族聚集性的病例报道[430]。越来越多的证据强烈表明，这种肿瘤是由遗传易感性、环境因素和 EBV 共同作用的结果[431-433]。据推测，鼻咽癌的启动阶段需要 EBV 的表达，但在诱发癌前病变和维持肿瘤细胞表型方面则需要关键的细胞基因[434]。值得注意的是，鼻咽癌与 EBV 的相关性在流行地区（如东南亚）比在世界上其他地区更明显。

在肿瘤内，EBV DNA 的末端重复序列是同源性的且是单克隆性的[435]。在所有鼻咽癌肿瘤细胞内，EBV 特异性 mRNA 和基因产物的检测结果均为阳性[436]。

通过原位杂交技术和免疫组织化学技术可以证实鼻咽癌肿瘤组织中含有 EBV，前者方法更加可靠[437-438]（图 4.63）。应用 PCR 技术在转移性颈淋巴结细针穿刺获得的标本中也检测到了 EBV[439]。在鼻咽癌的所有组织学类型中均已检出 EBV，包括具有腺性分化的病例，尽管检出率不同（见下文）。在美国，对 IgG 抗体（针对早期 EBV 抗原）和 IgA 抗体（针对 EBV 特异性衣壳抗原）的

一致检测已用于支持鼻咽癌的推定诊断[440]。然而，前者有 30% 的假阳性结果，后者有 9% ~ 18% 的假阳性结果，这表明鼻咽癌的诊断不能仅仅依靠血清学检查。这些检查在鼻咽癌高发地区也被用于风险预测。在台湾进行的一项此类研究中，近 1 000 名男子入选，研究人员检测了他们血液样本中针对 EBV 特异性衣壳抗原的 IgA 抗体以及针对 EBV 特异性 DNA 酶的中和抗体。研究发现，与没有任何标记的受试者相比，有一个标记的受试者发生癌症的风险为 4.0，有两个标记的受试者发生癌症的风险为 32.8[441]。目前血浆 EBV DNA 检测正逐渐取代血清学检测，被用于鼻咽癌的诊断、预后、治疗后残余肿瘤的评估和肿瘤复发的监测[442]。

大体特征

大体上，鼻咽癌可能难以发现。对于任何可疑的病例，均应进行鼻咽黏膜随机（"盲"）活检，特别是 Rosenmüller 窝的黏膜[443]。

组织学特征

在显微镜下，区分角化性和非角化性鼻咽癌非常重要[444]。前者被称为**角化型鳞状细胞癌（keratinizing squamous cell carcinoma）**，与 EBV 的相关性不像其他癌那么高，且发生在年龄较大的人群中[445]（图 4.64）。后者占绝大多数，被称为**非角化性癌（nonkeratinizing carcinoma）**，并可细分为分化型和未分化型[446]。分化型具有分层或铺路石样排列和清晰的细胞边界，组织学上与鼻窦非角化性鳞状细胞癌相同（图 4.65）。未分化型表现为合胞体外观和模糊的细胞边界（图 4.66）。这些肿瘤中有很大比例（尤其是在未分化亚型中）伴有明显的富于淋巴细胞的炎性浸润，因此，这些肿瘤传统上又被称为

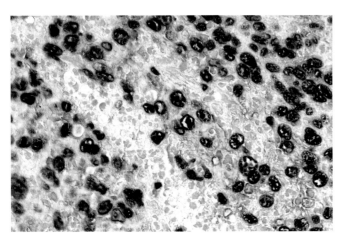

图 4.63　EBER 原位杂交检测显示阳性的鼻咽未分化癌

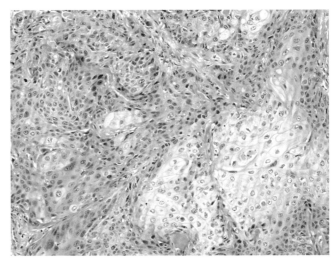

图 4.64　鼻咽癌，角化型鳞状细胞癌

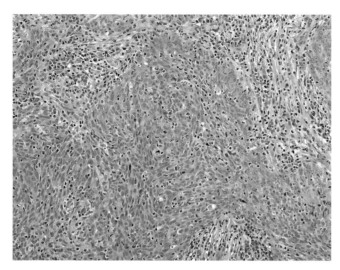

图 4.65　分化型非角化型鼻咽癌

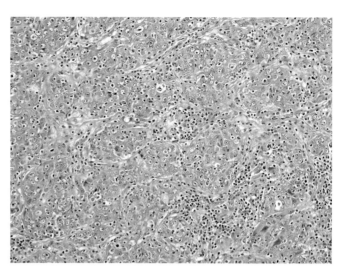

图 4.67　未分化型鼻咽癌：肿瘤细胞排列成致密巢状（所谓的 Regaud 型生长方式）

图 4.66　未分化非角化型鼻咽癌，伴有坏死区

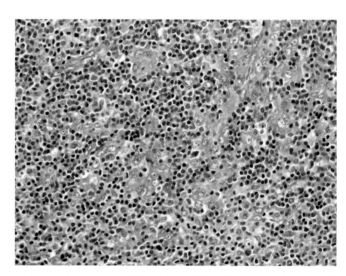

图 4.68　未分化型鼻咽癌，由单个癌细胞组成，生长在鼻咽扁桃体的淋巴组织间质中（所谓的 Schmincke 型生长方式）。鼻咽癌的这种生长方式呈淋巴瘤样表现

淋巴上皮瘤（lymphoepithelioma）。这个术语是个误称，因为其淋巴细胞群并不是肿瘤性的。事实上，它还可能伴有其他炎症细胞，例如浆细胞、嗜酸性粒细胞，偶尔还伴有上皮样组织细胞和多核巨细胞；然而，考虑到淋巴上皮瘤的特征性表现，虽然"淋巴上皮瘤"一词可能并不准确，但仍应保留。在未分化型鼻咽癌中可以见到两种生长方式，它们有时合并出现。第一种称为 Regaud 型，由边界清楚的上皮细胞巢组成，周围有纤维组织和淋巴细胞（图 4.67）。第二种称为 Schmincke 型，其肿瘤性的上皮细胞呈弥漫性生长，与炎症细胞紧密混合。后者容易与大细胞恶性淋巴瘤混淆（图 4.68）。大多数情况下，仔细观察肿瘤细胞的胞核可以确定诊断。未分化型鼻咽癌的肿瘤细胞的胞核呈特征性的空泡状，且较大；具有

外形光滑、单一的嗜酸性大核仁。而恶性淋巴瘤的肿瘤细胞的胞核的形状往往不规则，染色质较粗，核仁较小，呈嗜碱性或双嗜性。有时，其肿瘤细胞呈椭圆形或梭形，这可能会引起混淆（图 4.69）。淀粉样小球沉积在鼻咽癌中并不少见 [447]。

仅在少部分病例中可见到 CIS 的成分。但即使罕见也有记录良好的文献显示，鼻咽癌可表现为完全原位的鼻咽上皮内病变 [448]。

鼻咽癌的罕见组织学类型包括基底细胞样鳞状细胞癌 [449] 和乳头状腺癌 [450]。腺癌可以是涎腺型（最常见），也可以起源于表面上皮 [451]。后者呈乳头状，可分泌黏液，免疫组织化学上表达角蛋白和癌胚抗原（CEA），预后良好 [450]。偶尔有鼻咽腺癌病例的形态与甲状腺乳头

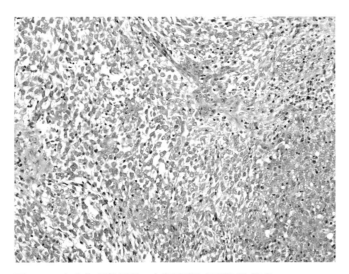

图 4.69　未分化型鼻咽癌，由卵圆形和梭形细胞组成

状癌的形态极为相似，甚至表达 TTF-1（但其甲状腺球蛋白呈阴性）[452]。

免疫组织化学特征

免疫组织化学上，鼻咽癌（包括淋巴上皮瘤类型）表达角蛋白（总是）、EMA（通常）和 CEA（偶尔）[453-454]。因此，角蛋白是诊断鼻咽癌的最可靠的标志物。约 10% 的病例表达 CD30，这可能是误诊的原因之一 [455]。鼻咽癌中也可能存在 S-100 蛋白阳性的树突细胞群。

电镜特征

在超微结构上，鼻咽癌肿瘤细胞中存在张力原纤维和复杂的桥粒 [456]。电镜特征提示鼻咽癌起源于假复层和复层上皮的基底层细胞 [457]。

分子遗传学特征

鼻咽癌的病因复杂，包括遗传易感性、EBV 感染和化学致癌物暴露。鼻咽癌的发生发展需要多种体细胞遗传学和表观遗传学的改变 [458]。*EBV-LMP1* 似乎是鼻咽癌的主要致癌基因，为细胞永生所必需，并且存在于 80%～90% 的肿瘤中 [459]。在癌细胞中，诸如 Akt 通路、丝裂原活化蛋白激酶、Wnt 通路等细胞增殖通路均上调。细胞黏附性下降是由钙黏合素和 β 连环蛋白的功能异常引起。细胞周期的异常是由 P16、周期蛋白 D1、周期蛋白 E 等因子的失调引起，抗凋亡机制也被上调 [460]。

95%～100% 的鼻咽癌中存在 3p 染色体等位基因缺失（尤其是 3p21.3 区域），说明该区域含有在肿瘤发生过程中起重要作用的抑癌基因。有几个基因参与其中，包括 *RASSF1A*、*LTF*、*BLU* 和 *LARS2* [460]。等位基因丢失的另一个常见位点是 9p21，涉及 *P16*、*P15* 和 *P14/ARF* 基因 [458]。E 钙黏合素下调很常见，是由于 E 钙黏合素基因的启动子甲基化异常所导致 [459]。虽然 *P53* 常过表达，但 *TP53* 基因通常不发生突变。

一些致癌基因存在不同程度的过表达，有时由基因

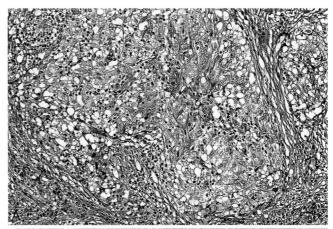

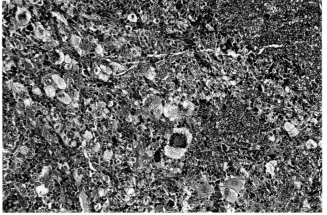

图 4.70　**A** 和 **B**，鼻咽未分化型癌转移至颈部淋巴结。可见形成肉芽肿结构（**A**）和黄色肉芽肿样反应（**B**）

扩增引起，例如 *A20/TNFAIP3*（6q23）、*BCL2*（18q21）、*CCND1*（11q13）、*EGFR*（7p12）、*EVI1*（3q26）、*HER2*（17q12）、*HRAS*（11p15）、*NRAS*（1p13）、*ID1*（20q11）、*INT2/FGF3*（11q13）、*NMYC*（8q24）和 *PIK3CA*（3q26）[458]。

分期和分级

鼻咽癌的分期系统已有数种方案。相比之下，Ho 提出的分期系统是预测预后的最佳方法 [461]。

扩散和转移

起源于 Rosenmüller 窝的鼻咽癌常向鼻咽旁间隙蔓延，并可沿三叉神经周围间隙生长 [462]。

鼻咽癌具有显著的向区域淋巴结转移的倾向；事实上，单侧颈淋巴结肿大是其最常见的发病形式。鼻咽癌的一个独有特征是其易于转移到颈后三角（颈 V 水平），许多患者存在双侧颈 V 水平转移。显微镜下，这些淋巴结转移可能与大细胞淋巴瘤非常相似。其诊断线索包括局灶性（主要为窦性）受累的性质和具有单个突出核仁的大的泡状核。在一些情况下，转移瘤伴有明显的嗜酸性粒细胞浸润，这可能会被误诊为霍奇金淋巴瘤 [463]。而在有些病例中，淋巴结转移伴有肉芽肿样反应和不同程度的坏死（图 4.70）[464]。在其他一些病例，癌具有明显的

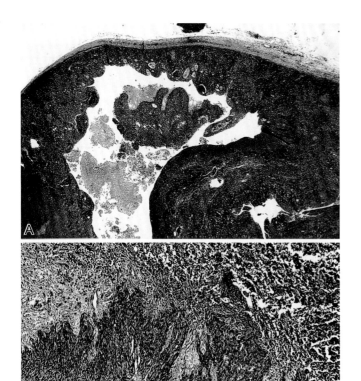

图 4.71　**A 和 B**，鼻咽未分化型癌转移至颈部淋巴结形成囊肿结构，与鳃裂囊肿的生长方式相似

囊性变，类似于良性鳃裂囊肿（图 4.71）。

转移也可发生在远处部位，例如在骨骼系统[465]。

治疗和预后

鼻咽癌的治疗一般选择放疗，部分学者建议放疗联合化疗[466]。在香港的一项超过 5 000 例病例的病例研究中，83% 的患者在放疗后得到完全缓解；总的实际的 10 年生存率为 43%，对应的无瘤生存率为 34%[467]。患者的年龄（年轻个体更好）、临床分期[468-469]和区域转移的位置（相对于对侧转移而言同侧转移的生存率更好，局限于上颈部而非下颈部的区域转移的生存率更好）对生存率有显著影响。颅神经、眼眶和颅内受累者预后尤其不佳[468]。

在组织学水平，角化型鳞状细胞癌的生存率比其他类型的癌的生存率要低[470-471]。对于后一类肿瘤，具有以下一种或多种特征的肿瘤预后较差：

1. 显著的异型性和（或）多形性[472]
2. 高细胞增殖率（计数核分裂象或检测增殖相关免疫标志物）[473]
3. 缺乏淋巴细胞浸润[472]；
4. 高密度的 S-100 蛋白阳性的树突状细胞[472]
5. 较高的微血管计数[474]
6. HER2/neu 过表达[474]

涎腺肿瘤

起源于小唾液腺的肿瘤可发生在鼻腔和鼻窦，但发生在鼻咽者少见。它们的相对发病率与该区域浆黏液腺（唾液腺类型）的密度和分布相一致，因此，它们更倾向发生于鼻腔（鼻中隔和鼻甲）或开口部[475]。大多数鼻旁窦肿瘤位于上颌窦。在 Rafla 报道的 37 例患者中[476]，21 例位于上颌窦，9 例位于筛窦，5 例位于鼻窝，2 例位于蝶窦。大多数鼻旁窦肿瘤是恶性的；**腺样囊性癌（adenoid cystic carcinoma）**是最常见的类型[476]。与更常见于大唾液腺中的相应肿瘤一样，腺样囊性癌可能会发生去分化[477]。

在鼻腔良性肿瘤中，**多形性腺瘤（pleomorphic adenoma）**（良性混合瘤）所占比例较高。它们大部分起源于覆盖在骨性或软骨性鼻中隔表面的黏膜[478]。它们的组织学形态与大唾液腺中的相应肿瘤的组织学形态相似，但在小唾液腺部位它们缺乏包膜[479]。多形性腺瘤充分切除后复发罕见，罕见情况下可能发生恶性转化（癌在多形性腺瘤中）。

其他类型的唾液腺肿瘤发生在鼻窦区也有报道，包括**黏液表皮样癌（mucoepidermoid carcinoma）**、**腺泡细胞癌（acinic cell carcinoma）**、**上皮 - 肌上皮癌（epithelial-myoepithelial carcinoma）**和**肌上皮瘤（myoepithelioma）**[475]。它们大多数是低级别病变，但局部复发常见，因为在这个位置很难获得肿瘤阴性的切缘[475]。与在口腔不同的是，多形性低级别腺癌在鼻窦区非常少见。

涎腺原基瘤（salivary gland anlage tumor）是鼻咽的一种特殊的息肉样病变，在出生时或出生后不久即可出现，可伴有呼吸窘迫。显微镜下，其特征为病变周围的鳞状细胞巢和导管样结构双相模式，在病变中央融合成实性结节（图 4.72）。这是一种良性的、可能是错构瘤性的病变，但由于位置其可能危及生命[481]。

神经源性和相关性肿瘤以及肿瘤样疾病

脑膨出（encephalocele）和**神经胶质异位（glial heterotopia）**（通常称为鼻胶质瘤）是相关的畸形性肿瘤样病变，通常发生在新生儿和较大的婴儿[482]。它们可以以鼻基底的皮下肿块或鼻内息肉的形式出现。显微镜下，它们由成熟的胶质组织构成，偶尔可见与神经元相似的多核胶质细胞（图 4.73）。免疫组织化学上，它们对 S-100 蛋白和 GFAP 均呈阳性。在一些病例中可见真正的神经元成分。相关的骨缺损通常为脑膨出，但骨缺损在神经胶质异位中不常见，这一特征需要在切除时进行评估或术前进行影像学评估。

颅内**脑膜瘤（meningioma）**可继发侵犯蝶窦或额窦。它们也可以表现为鼻内或鼻旁窦原发性肿块[483]。它们的主要的诊断特征为旋涡状生长方式、砂粒体以及对 EMA、孕激素受体和波形蛋白的组合测定呈阳性。

星形细胞瘤（astrocytoma）和其他神经胶质肿瘤也可从它们的颅内原发部位扩展到鼻腔的顶部[484]。

嗅神经母细胞瘤（olfactory neuroblastoma）（感觉神经母细胞瘤）是一种特殊类型的恶性神经外胚层肿瘤，起

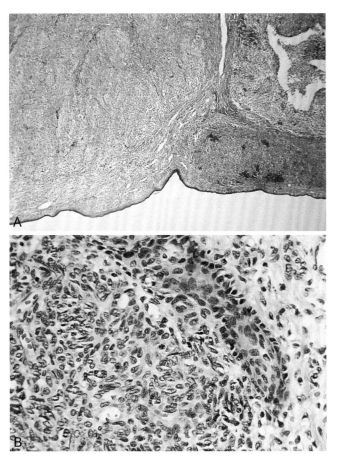

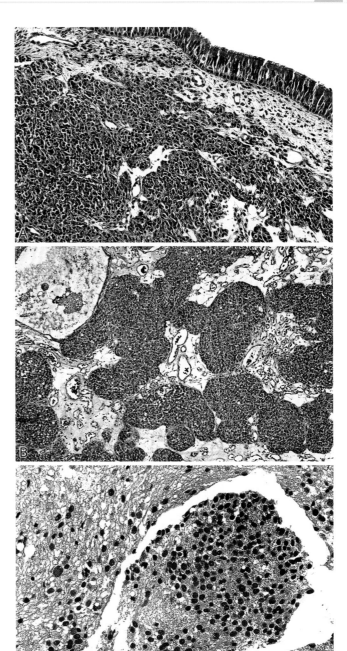

图 4.72 **唾液腺原基瘤**。**A**，这个实性、多结节状生长伴有灶性囊肿是这种息肉状肿物的特征性表现。**B**，可见由间质细胞构成的实性结节内穿插着小导管样结构。实性结节周围也可见实性上皮或导管样结构，通常位于实性结节之间的疏松纤维间质中

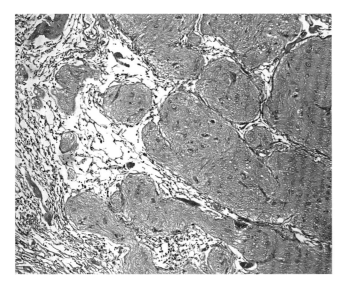

图 4.73 **鼻腔中的神经胶质异位**

图 4.74 **A** 至 **C**，嗅神经母细胞瘤。**A** 图和 **B** 图均显示肿瘤呈分叶状生长。**C** 图显示的是典型的神经纤维性背景

源于嗅黏膜的神经上皮细胞[485]。嗅神经母细胞瘤患者年龄分布广泛（3～79 岁），中位年龄约为 50 岁[486]。大体上，嗅神经母细胞瘤为红灰色、高度血管化的息肉样肿块，质地较软，位于鼻窦顶部。罕见情况下，其也可发生在鼻咽、上颌窦和筛窦[487]。组织学上，嗅神经母细胞瘤具有多种生长方式，常混合出现（图 4.74）[488]。其最容易识别和最常见的形态为富于细胞的肿瘤呈分叶状排列，由一致的胞质稀少的小细胞组成，胞核呈圆形，核膜不清楚。具有类似于其他神经源性肿瘤（诸如节细胞神

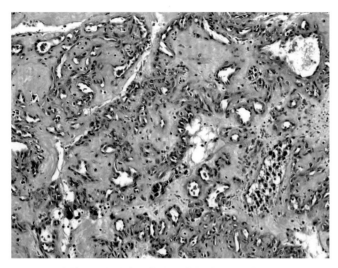

图 4.75 嗅神经母细胞瘤,伴有显著的分叶状血管增生。这种血管增生是神经上皮和神经内分泌肿瘤的一个特征,可能被误诊为血管肿瘤。注意残存的嗅神经母细胞瘤小病灶

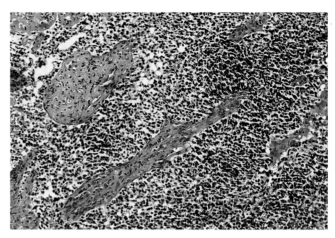

图 4.76 一些高级别嗅神经母细胞瘤类似于鼻腔小细胞癌。可见肿瘤细胞极其丰富,形态单一,无明显的神经分化的证据

经母细胞瘤)中也可见到的显著的嗜酸性纤维性或网状背景(见图 4.74C)。Homer Wright 型菊形团(假菊形团)可见于 30% 的嗅神经母细胞瘤中(在细胞学制片中也可辨认)[489]。只有在少数病例中可见分化成熟的神经元细胞[490]。真性神经性菊形团(Flexner-Wintersteiner)也仅见于大约 5% 的病例中。纤维血管间质可以很丰富,并将肿瘤细胞分隔成明显的叶状结构。血管增生可以很明显,以至于掩盖了其肿瘤的本质(图 4.75)[491]。有时可在肿瘤细胞胞质中发现黑色素[492]。具有这种形态的肿瘤的鉴别诊断包括恶性淋巴瘤、浆细胞瘤、胚胎性横纹肌肉瘤和尤因肉瘤 /PNET 肿瘤家族(见下文)。

在其他病例中,嗅神经母细胞瘤肿瘤细胞体积较大,胞质更丰富,纤维性间质更少,呈实性巢状生长,因此,具有上皮样外观。这种类型常与 SNUC、鼻咽癌和小细胞神经内分泌癌混淆。已有人提出,这两种生长方式可能对应着两种不同的肿瘤类型,前者与神经母细胞瘤相似(虽然不完全相同),后者与小细胞神经内分泌癌相似(图4.76)(见 297 页)[493]。事实上,在一些嗅神经母细胞瘤中可以见到腺癌或鳞状细胞癌成分(所谓的去分化嗅神经母细胞瘤)似乎支持这一论点。其他作者也描述了类似的形态学二分法,但鉴于许多共同的超微结构和免疫组织化学特征[494],这些作者更倾向于认为存在分化谱而不是两种独立的肿瘤。尽管有这些考虑,在大多数情况下,区分嗅神经母细胞瘤和小细胞神经内分泌癌是可能的,并且具有重要的治疗意义[495]。细胞角蛋白的强表达是区分这两种肿瘤的一个有用标志物,因为嗅神经母细胞瘤恒定呈阴性或呈弱阳和局灶性染色。

另一个有争议的问题是嗅神经母细胞瘤和尤因肉瘤 /PNET 肿瘤之间的关系。尽管与早期看法相反,但现已经证明,嗅神经母细胞瘤缺乏 EWS-FLI1 基因融合,而 EWS-FLI1 基因融合是后者的特征,因此,应该将其与前者区别开来[496]。

历史上,通过甲醛蒸汽或水合乙醛酸处理后通过荧光技术已证实嗅神经母细胞瘤存在儿茶酚胺[497],而通过生物化学和免疫细胞化学方法也证实嗅神经母细胞瘤中存在多巴胺 β 羟化酶和 ACTH[498]。此外,继发于嗅神经母细胞瘤的库欣综合征病例也有报道[499]。通过免疫组织化学方法还证实嗅神经母细胞瘤含有其他物质,包括突触素、嗜铬素、CD56、神经元特异性烯醇化酶、神经纤维蛋白和 Hu(图 4.77)[494,500-502]。如前所述,其对细胞角蛋白呈阳性不常见,即使存在,通常是弱阳性和局灶呈阳性。此外,已发现其个别细胞对 S-100 蛋白呈阳性,通常是围绕在肿瘤细胞巢(支持细胞)周围的细胞,并且已在散布的星形细胞样细胞中检测到 GFAP[501]。

电镜显示其稳定存在神经丝、神经小管和致密核心神经分泌颗粒,这对于困难的病例的诊断可能有帮助[503]。

嗅神经母细胞瘤显示有复杂的核型改变[504]。一项基于序列的比较基因组杂交研究表明,其基因拷贝的获得比丢失更为常见,其中变化最多的是在 7q、9p、20p/q 和 Xp/q 处的获得,以及在 2q、6q、22q 和 Xp/q 处的丢失[505]。

嗅神经母细胞瘤的生物学行为主要表现为鼻窦、鼻咽部、上颚、眼眶、颅底和大脑的局部侵犯[506]。约 1/5 的病例可发生远处转移,最常见的部位是颈部淋巴结和肺部。其 5 年生存率为 50%～66%[507-508]。晚期复发很常见。这种肿瘤已被证实对放疗敏感,手术和放疗结合提供了最好的治愈机会[507,509-510]。从外科学的角度来看,对其在内镜下切除的效果与进行开放性手术切除的效果相当[511]。Hyams 提出了一个四层分级系统,但其观察者之间重复性差,与预后相关性差。根据上述特征,大多数嗅神经母细胞瘤可归入低级别和高级别肿瘤。全身扩散在高级别(小细胞神经内分泌癌样)肿瘤中比在低级别(神经母细胞瘤型)肿瘤中更常见[495]。

罕见情况下,**类癌(carcinoid tumor)**可以鼻内或鼻旁窦肿瘤的形式出现。这些分化良好的神经内分泌肿瘤和嗅神经母细胞瘤之间有明显的免疫表型重叠,但与嗅神经母细胞瘤不同,其对细胞角蛋白的表达恒定。

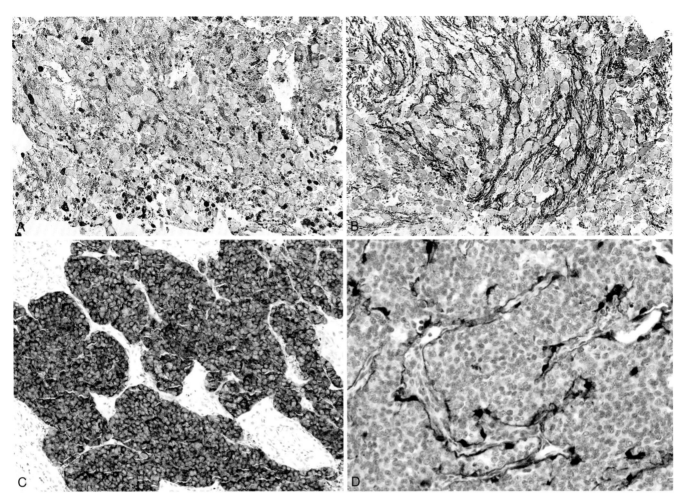

图 4.77　**嗅神经母细胞瘤**。**A**，嗜铬素染色；**B**，神经纤维染色；**C**，Syn 染色；**D**，S-100 蛋白染色

垂体腺瘤（pituitary adenoma）可表现为鼻咽、蝶窦或鼻腔的原发性病变，可能起源于异位的垂体前叶样细胞。这些肿瘤通常为嫌色型，应与从蝶鞍向蝶窦骨下蔓延的垂体腺瘤区分开[512]。当遇到缎带样或花环状生长方式和明显的纤细的血管化间质时[513]，应怀疑该诊断。这些肿瘤会表达细胞角蛋白、神经内分泌标志物，通常还表达一种或多种垂体激素。无功能性细胞（垂体激素呈阴性）的情况是常见的。

鼻内和鼻咽的**副神经节瘤（paraganglioma）**均已有报道[514]。这些肿瘤在形态学上和免疫表型上与其他部位相应的肿瘤相同，缺少嗅神经母细胞瘤的特征性纤维性间质。

鼻窦区的**周围神经肿瘤（peripheral nerve tumor）**极为罕见[515]。它们可能起源于三叉神经的眼支和上颌支以及自主神经系统的分支。最常见的类型是神经鞘瘤，与发生在软组织的神经鞘瘤不同，它们由于富于细胞且往往没有包膜，易造成诊断困难[516]。神经纤维瘤（包括丛状亚型）和恶性外周神经鞘瘤也有报道[517]。后者中有些具有局灶性骨骼肌分化（"Triton 肿瘤"）[517]。一些周围神经肿瘤与神经纤维瘤病 1（von Recklinghausen 病）有关。

黑色素细胞肿瘤

原发性鼻窦恶性黑色素瘤通常呈实性息肉样生长[518]。它们最常见的位置是鼻腔，其次是窦口、筛窦和额窦[518]。它们起源于呼吸道黏膜上皮和间质中的黑色素细胞[519]。显微镜下，大多数鼻窦黑色素瘤很容易识别，但也有一些可能被漏诊，因为它们可能缺乏色素沉着，出现多形性特征、假乳头状结构或突出的梭形细胞外观（图 4.78）[518,520]。偶尔有病例显示明显的黏液样特征[521]，还有一些病例伴有化生性骨形成[522]。应检查上皮基底层是否存在痣细胞团样生长或"交界"活性，以支持对原发性鼻窦黑色素瘤的诊断。然而，这一特征往往由于存在表面黏膜溃疡而变得模糊。免疫组织化学上，这些肿瘤表达波形蛋白、S-100 蛋白、Melan-A（Mart-1）和 HMB-45，也就是说，它们具有与皮肤黑色素瘤相似的特征。原发性鼻窦恶性黑色素瘤的预后极差，大多数患者在 5 年内死于转移性肿瘤[518,523]。

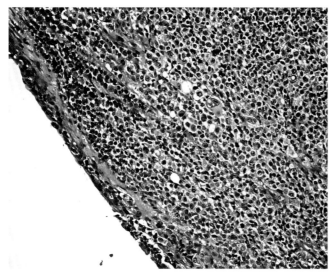

图 4.78 **鼻腔恶性黑色素瘤**。可见肿瘤呈弥漫性生长方式，缺乏黑色素，常常导致误诊

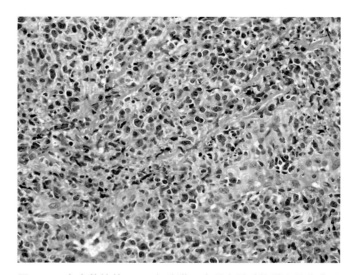

图 4.80 大多数结外 NK/T 细胞淋巴瘤是由异质性增生的非典型性淋巴细胞构成的

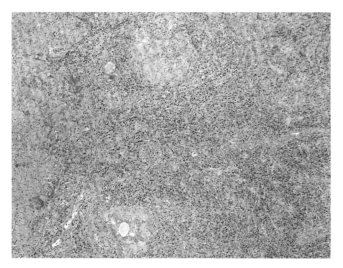

图 4.79 结外 NK/T 细胞淋巴瘤，表现为坏死（左）和血管受累（中上），伴有局灶性假上皮瘤样增生（左下）

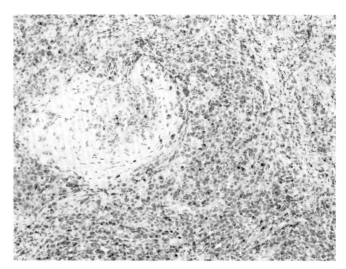

图 4.81 NK 细胞的免疫组织化学标志物检查有助于确诊，例如 TIA-1

淋巴组织肿瘤和肿瘤样疾病

　　恶性淋巴瘤（malignant lymphoma）最初可表现为鼻腔或鼻咽肿块[524-525]。几乎所有病例均为非霍奇金淋巴瘤[526-527]，绝大多数可归为三种类型之一：① NK/T 细胞型；② B 细胞型；③外周 T 细胞型[528]。它们相应的发病率有明显的地理差异：B 细胞淋巴瘤在美国和西欧国家的病例研究中最常见，而 NK/T 细胞淋巴瘤在远东和拉丁美洲国家的病例研究中最常见[528-531]。

　　结外 NK/T 细胞淋巴瘤（extranodal NK/T-cell lymphoma）是一种与 EBV 高度相关的独特的临床病理类型[442]。形态学上，其特征是有广泛的细胞谱系，从小型或中型到大型转化细胞（图 4.79 和 4.80）[532]。坏死几乎总是存在。肿瘤细胞血管侵犯是一种很常见且具有重要诊断价值的特征，有时伴有亲上皮性，令人想起蕈样真菌病。经常可见伴有反应性组织细胞，其中可见红细胞吞噬现象。由于血管侵犯的特征性模式，这种类型的淋巴瘤有时被称为**血管中心性淋巴瘤（angiocentric lymphoma）**。然而，血管中心性生长并不总是存在，且其也可见于其他类型的淋巴瘤。NK/T 细胞淋巴瘤的免疫表型特征为：细胞质 CD3（石蜡切片检测）、CD2 和 CD56 呈阳性，而表面 CD3 常呈阴性（流式细胞术或冰冻切片检测）[533]。在大多数情况下可检测到细胞毒性标志物，例如 TIA-1（图 4.81）和粒酶 B[534]。出现在其他结外部位（例如皮肤、皮下组织、胃肠道和睾丸）或淋巴结本身的具有类似表型的肿瘤被称为鼻型 NK/T 细胞淋巴瘤。虽然 CD56 呈阳性是一个关键的诊断特征，但应记住，这也可见于其他类型的淋巴瘤和各种非淋巴组织肿瘤，包括尤因肉瘤 /PNET[535]。据推测，这种肿瘤的坏死特征是由穿孔蛋白和 Fas-Fas 配体（CD95/CD95L）介导的[536]。也常有 P53 过表达[537]。

　　在结外 NK/T 细胞淋巴瘤中，T 细胞受体基因通常不发生重排，但在小部分具有细胞毒性 T 细胞表型而非真正 NK 细胞表型的病例中，T 细胞受体基因会发生重

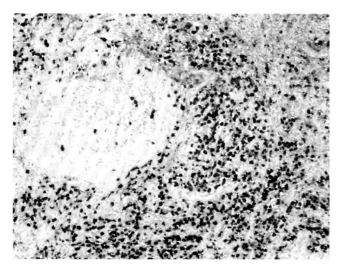

图 4.82　非典型淋巴细胞 EBER 染色呈阳性，证实存在 EBV。注意左侧血管中的 EBER 阳性细胞

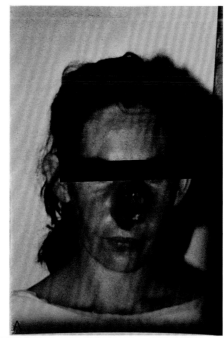

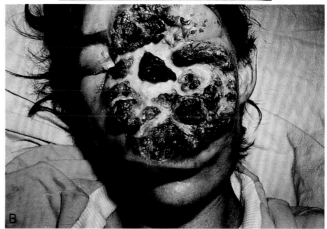

图 4.83　**A**，一位临床诊断为致死性中线肉芽肿的年轻女性。**B**，同一患者几年以后，当时无系统性疾病证据，此照片拍摄几周后患者不幸死亡

排[538]。结外 NK/T 细胞淋巴瘤与 EBV 的关联具有一致性，这实际上是一个明确的特征[539]。证实 EBV 最可靠的方法是进行 EBV 早期 RNA（EBER）的原位杂交检测，其细胞簇和细胞片可显示核标记（图 4.82）。这有助于鉴别诊断，包括与反应性淋巴细胞浸润（EBER 呈阴性）和表达 CD56 的其他类型淋巴瘤（通常为 EBER 呈阴性）的鉴别诊断[540]。

结外 NK/T 细胞淋巴瘤的最常见的基因变化是 -6q21（*PRDM1* 是最有可能的靶基因）、-17p11-p13、+1q31-qter 和 +20pter-qter[541-542]。尚未发现重复性染色体易位。

现在已经很清楚，所谓的**致死性中线肉芽肿（lethal midline granuloma）**（一种以缓慢渐进的鼻部和鼻旁窦溃疡和破坏以及软组织、骨和软骨局部侵蚀为特征的临床综合征）（图 4.83）中有相当比例是由于 NK/T 细胞淋巴瘤引起的[543]。在过去，这些病例被诊断为多形性网织组织增生症[543]、恶性组织细胞增生症[544] 和中线恶性网织组织增生症。另一些具有致命中线肉芽肿临床特征的病例其实是具有明显进展性的伴有多发性血管炎的肉芽肿病。还有一些是可卡因滥用的结果，在显微镜下表现为非特异性炎症和坏死，但无血管炎[545-546]，这种可能性的一个线索是其存在伴有巨细胞反应的极化性异物。

尽管有些学者把鼻部 NK/T 细胞淋巴瘤和肺的淋巴瘤样肉芽肿联系起来（因为它们都具有血管中心性特征、与 EBV 相关以及具有其他相同的形态学特征），并将它们一同归入血管中心性免疫增生性病变，但鉴于当前认为淋巴瘤样肉芽肿是一种伴有明显 T 细胞反应的 EBV 相关性 B 细胞淋巴瘤，这种命名不再适合。

鼻窦区 B 细胞淋巴瘤（B-cell lymphoma） 通常表现为大细胞淋巴瘤，呈弥漫性生长，细胞形态相对单一。B 细胞淋巴瘤在鼻旁窦中比在鼻腔中更为常见（这是与 NK/T 细胞淋巴瘤鉴别的一个要点）。B 细胞淋巴瘤是美国和西欧国家最常见的鼻窦淋巴瘤类型[547]。**伯基特淋巴瘤（Burkitt lymphoma）**是美国儿童中主要的鼻窦淋巴瘤类型[548]。

外周 T 细胞淋巴瘤（peripheral T-cell lymphoma） 在鼻窦区并不常见，不表达 CD56，通常缺乏 NK/T 细胞淋巴瘤的坏死性和血管中心性特征[549]。与 NK/T 细胞淋巴瘤相比，外周 T 细胞淋巴瘤通常与 EBV 感染无关，并具有 T 细胞受体基因的重排[549]。

鼻窦部淋巴瘤的生物学行为还难以评估，因为其中的主要亚型（NK/T 细胞）只是在近年才被人们所识别。一些文献报道并不包括完整的免疫表型评估，许多 NK/T 细胞淋巴瘤病例多年未被识别。在远东（NK/T 细胞淋巴瘤高发区），70%～80% 的处于ⅠE 期或ⅡE 期的鼻窦淋巴瘤患者的完全缓解率为 75%，2 年总生存率为 50%[528]。美国的一项病例（以 B 细胞淋巴瘤高发）研究报道的总生存率为 52%[550]。

发生于鼻腔或鼻咽部的**浆细胞瘤（plasmacytoma）**（髓外浆细胞瘤）主要表现为柔软的出血性肿块[551]。显微镜下，其表现为浆细胞的单一浸润，形态从成熟到不成熟和间变性不等[257]。其肿瘤细胞间有时可见淀粉样蛋白沉积。10%～20% 的具有明显孤立性上气道浆细胞瘤的患者之后会发展为播散性骨髓瘤。这一过程需要 10 年或更长时间才能显现。放疗可实现疾病的局部控制[552]。

亲血管性（血管内）淋巴瘤［angiotropic (intravascular) lymphoma］不易与血管中心性（NK/T 细胞）淋巴瘤混淆（见第 37 章）。在这种肿瘤，其肿瘤性淋巴细胞主要位于血管腔内而不是浸润血管壁，肿瘤细胞通常为 B 系。这种不常见的淋巴瘤最初可表现为鼻内病变[553]。

霍奇金淋巴瘤（Hodgkin lymphoma）作为原发性疾病在鼻内极罕见，但有个别病例报道[554]。

髓系（粒细胞）肉瘤［myeloid (granulocytic) sarcoma］可见局限于鼻窦区，在常规染色切片中与恶性淋巴瘤相似[555]。

假性淋巴瘤（pseudolymphoma）（反应性淋巴组织增生）可表现为鼻内息肉样肿块[556]。

血管纤维瘤（鼻咽血管纤维瘤）

血管纤维瘤（angiofibroma）［**鼻咽血管纤维瘤（nasopharyngeal angiofibroma）**］几乎只发生在 10～25 岁的男性[557]；然而，发生在老年患者中的病例也有报道。发生在家族性腺瘤性息肉病（familial adenomatous polyposis, FAP）患者的病例也有报道，但是在这种肿瘤中没有发现 *APC* 基因的改变[558]。血管纤维瘤好发于年轻男性强烈地表明，这种肿瘤具有雄激素依赖性，而这一理论已得到了证实，在 75% 的病例中发现了间质和内皮细胞具有雄激素受体核阳性，孕激素受体和雌激素受体则很少呈阳性[559]。鼻咽血管纤维瘤也被发现表达碱性成纤维细胞生长因子（basic fibroblast growth factor, bFGF）[560] 和 β 连环蛋白细胞核强表达[561]。与后一特征一致的是，散发性（与 FAP 无关的）血管纤维瘤常具有 *CTTNB* 基因的激活突变[562]。

鼻咽血管纤维瘤起源于鼻顶后外侧壁的一种独特的勃起样纤维血管间质，此处是腭骨的蝶窦突和蝶窦骨翼状突以及犁骨横翼的汇合处。正因为如此，这种肿瘤现在被简单地称为血管纤维瘤而不是鼻咽血管纤维瘤。大体上，它表现为一个息肉样肿块，操作和活检时易发生严重出血（图 4.84）。它可以长到完全堵塞所累及的鼻孔。它可突出于软腭的游离缘以下，延伸到鼻窦，并可长到鼻外孔，向后可进入鼻咽，甚至可突入眼眶和颅腔[556]。选择性颈动脉造影常被用来确定它的大体范围，但这种方法已被 CT 扫描和 MRI 等非侵入性技术所取代。

显微镜下，鼻咽血管纤维瘤由复杂的血管和纤维间质组成（图 4.85）。纤维间质可表现为疏松的、水肿的、有星状成纤维细胞和大量肥大细胞的组织，到致密的、无细胞的、高度胶原化的组织。后者尤其引人注目，且

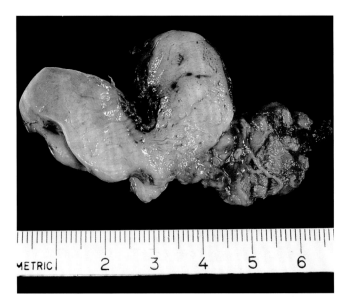

图 4.84　**鼻咽血管纤维瘤。**可见切面呈特征性的海绵状结构，界限清楚

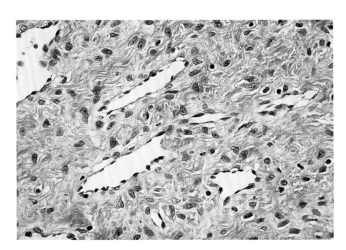

图 4.85　**鼻咽血管纤维瘤。**其特征是有致密的纤维间质和大量的薄壁血管

具有诊断意义。不同病例的肿瘤细胞密度不同，但在同一个肿瘤中，细胞密度往往是相同的。血管为毛细血管大小到静脉大小不等；较大的血管位于病变的底部，而较小的伴有肥胖内皮细胞的毛细血管样血管在肿瘤的"生长边缘"尤为常见[563]。大血管可能有不规则的或不完整的平滑肌层，但缺乏弹力纤维。许多病例都有"血管外皮细胞瘤样"的血管形式。由于血管纤维瘤和分叶状毛细血管瘤的自然病史不同，因此将它们区分开非常重要。一般来说，血管瘤伴有较少的纤维组织，表现出一定程度的分叶状，其血管不具有鼻咽血管纤维瘤的特征性"勃起组织"外观。肿瘤的位置在这方面也非常重要，发生在上述部位以外的血管纤维瘤，特别是那些局限于鼻腔的病变，诊断为血管纤维瘤都值得怀疑。孤立性纤维性肿瘤可与血管纤维瘤混淆，但孤立性纤维性肿瘤更富于细胞，且伴有显著不等的细胞密度和致密胶原束。

毫无疑问，一些大的血管纤维瘤在青春期后会消退，尤其是在不完全手术切除或放疗后。然而，自发性完全

消退非常罕见[564]；因此，对于有症状的患者，应给予治疗。对于选择手术治疗还是放疗仍有争议，但大多数作者倾向于手术切除早期病变[565-566]。对大多数病例进行术前栓塞是为了控制术中和围术期出血[567]。对于进展期和侵袭性肿瘤，放疗甚至化疗可能是必要的[568]。大多数治疗后复发的病例发生在第一年内[569]。精细地切除血管纤维瘤对于防止复发是非常必要的，尤其对于浸润到翼管和蝶骨底的那部分肿瘤[570]。多学科联合的方法对于获得治愈可能是必要的[571]。放疗后发生肉瘤样转化的病例也有几例个案报道[572]。

其他肿瘤和肿瘤样疾病

皮样囊肿（dermoid cyst） 是位于中线背侧的发育异常，组织学上由良性的外胚层和中胚层成分组成。大多数皮样囊肿位于眶上嵴和鼻的皮下组织，较少见于眉间和鼻柱。皮样囊肿位于鼻旁窦罕见。皮样囊肿可能与骨缺损和窦道有关[573]。皮样囊肿可以向颅内延伸并导致中枢神经系统感染[574]。

发生在婴儿和儿童的鼻窦和鼻咽部的**真性畸胎瘤（true teratoma）** 已有报道，它们绝大多数组织学成熟且临床呈良性经过[575]。

鼻软骨间叶性错构瘤（nasal chondromesenchymal hamartoma） 是一种良性的且可能是非肿瘤性疾病，表现为鼻内或鼻旁窦息肉样肿块，主要见于婴儿，偶尔也见于较大的儿童和成人[576-577]。组织学上，鼻软骨间叶性错构瘤由成熟软骨、黏液样基质、动脉瘤样骨囊肿样结构组成，被认为是胸壁间叶性错构瘤的上呼吸道同源物。

呼吸上皮性腺瘤样错构瘤（respiratory epithelial adenomatoid hamartoma, REAH） 是一个累赘的名称，被认为是衬覆起源于黏膜表面的纤毛上皮的腺体分化良好的增生性病变；其腺体通常有增厚的基底膜（图4.86）。REAH 最常见的发生部位是鼻中隔，尤其是在后部[578]。虽然最初被描述为错构瘤，但现在一些人认为 REAH 是

一个肿瘤，可能与低级别（非肠型）鼻窦腺癌有关[579]。

血管肿瘤（vascular tumor） 相对常见，包括各种类型。必须注意，不要把鼻腔的正常的高度血管化的结缔组织过诊断为血管肿瘤。**分叶状毛细血管瘤（lobular capillary hemangioma）** 是一种鼻腔常见的肿瘤，其体积可以较大（图4.87）。这种肿瘤常被误诊为鼻咽血管纤维瘤，更糟的是，被误诊为血管肉瘤，因为后者可能具有丰富的细胞和高的有丝分裂活性。对病变内分叶状生长方式的识别（不同于高度吻合的血管腔）是一个关键的诊断特征。免疫组织化学检查证实病变具有 CD31 阳性的内皮细胞和肌动蛋白阳性的外皮/平滑肌细胞（以后者为主），支持分叶状毛细血管瘤的诊断[580]。

球血管周细胞瘤（glomangiopericytoma）（鼻型血管周细胞瘤，血管周细胞瘤样肿瘤） 是一种临床和组织学上具有特性的血管性间叶肿瘤。它们可能发生在鼻窦或鼻腔，并以后者为主[581-582]。其临床诊断多为过敏性息肉。显微镜下，球血管周细胞瘤病变表现为血管性和富于细胞性，但几乎没有异型性、坏死或核分裂象（图4.88）。球血管周细胞瘤细胞呈椭圆形或纺锤形，胞核单一，胞质稀少而呈淡嗜酸性。它们排列在鹿角型血管周围，并伴有斑片状炎症浸润和红细胞外漏。增生的梭形细胞呈短束状排列，也可见席纹状、旋涡状排列。在小血管周围有无细胞性玻璃样变区域是其一个明显的特征（图4.89）。其缺乏细胞异型性、有丝分裂活性和坏死。免疫组织化学上，球血管周细胞瘤对波形蛋白、平滑肌肌动蛋白和肌特异性肌动蛋白呈强阳性表达[582]；对 S-100 蛋白和结蛋白呈阴性，对 CD34 通常呈阴性。在罕见病例中，CD34 染色可呈局灶阳性。在超微结构上，球血管周细胞瘤的最一致的特征为：基底膜样物质包裹单个细胞、逐渐变细的细胞质突起和有序的丝状束[582]。我们认为，球血管周细胞瘤与 Stact 最初提出的血管周细胞瘤的概念更接近，而不是大多数人接受的是由与血管球细胞更接近的血管肌样细胞组成的同名肿瘤[583]。血管周细胞瘤是

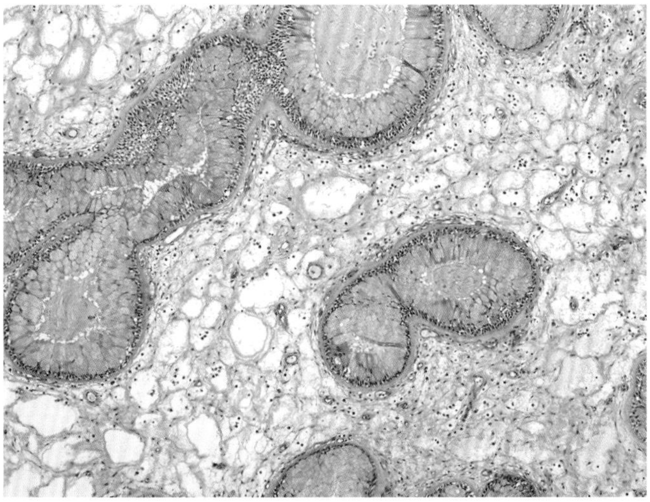

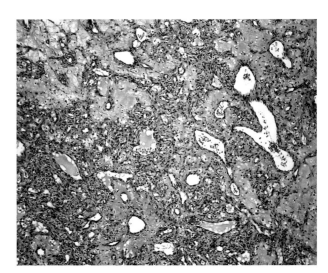

图4.86　**呼吸上皮性腺瘤样错构瘤。** 虽然类似于内翻性乳头状瘤，但其上皮内衬正常的呼吸道表面黏膜，伴基底膜增厚

图4.87　**鼻腔分叶状毛细血管瘤。** 可见众多分枝状血管。这种病变不应与鼻咽血管纤维瘤混淆

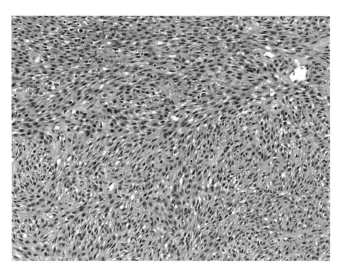

图 4.88 **鼻腔球血管周细胞瘤（血管周细胞瘤样肿瘤）**。可见椭圆形为主的肿瘤细胞呈小束状排列于血管周围

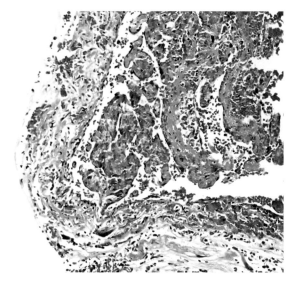

图 4.90 **所谓的 Masson 血管瘤（乳头状血管内皮增生）**。可见血管腔内乳头状分支有纤维性轴心并被覆内皮细胞

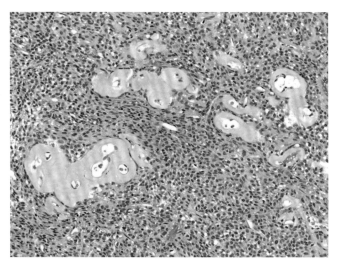

图 4.89 血管周围玻璃样变性在球血管周细胞瘤中常见

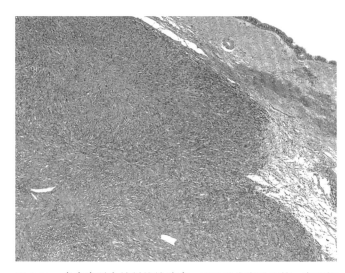

图 4.91 **鼻旁窦孤立性纤维性肿瘤**。可见肿瘤富含血管，富于细胞区和细胞稀疏区交错排列

一种低级别病变，往往具有良好的长期预后。球血管周细胞瘤可发生局部复发，但不会发生转移[581-582]。

这个部位的其他血管肿瘤包括血管瘤、淋巴管瘤、普通型球瘤、Masson 血管瘤（图 4.90）（毛细血管内皮增生）、血管平滑肌瘤（血管性平滑肌瘤）、卡波西肉瘤和非常罕见的血管肉瘤[584]。在做出鼻腔血管肉瘤的诊断之前，应考虑其他可能性，例如，极其旺炽型分叶状毛细血管瘤、可卡因滥用者的反应性血管变化[585]以及有时在鼻息肉中可见的明显的血管扩张性变化[342]。

孤立性纤维性肿瘤（solitary fibrous tumor）（以前称为血管外皮细胞瘤）在上呼吸道并不常见，在上呼吸道肿瘤中的占比不到 0.1%。大多数孤立性纤维性肿瘤发生在成年人，所有部位均可发生，以鼻腔和鼻旁窦最为常见。孤立性纤维性肿瘤在形态学、遗传学和免疫组织化学上与非鼻窦的孤立性纤维性肿瘤相同（图 4.91 和 4.92）[586]。大多数病例表现为良性肿瘤，但可以复发，特别是在病

变未被充分切除的情况下。罕见的病例可能具有高级别恶性肿瘤的组织学和临床特征。

伴有神经源性和肌源性特征的低级别鼻窦肉瘤（low-grade sinonasal sarcoma with neural and myogenic features）（双相性鼻窦肉瘤）是最近报道的发生在鼻窦区域的梭形细胞肉瘤，其免疫表型已被证实具有神经源性和肌源性分化[587]。大多数患者是成年人，好发于女性。形态学上，它们呈浸润性生长，高度富于细胞，由一致的梭形细胞组成，呈鲱鱼骨样束状排列。它们通常与良性的呼吸上皮增生和囊性变有关，囊性变在本质上可能是增生性的。它们一致表达 S-100 蛋白和肌动蛋白，通常呈斑片状分布。偶尔有病例对细胞角蛋白和结蛋白染色呈灶状阳性。原作者报道，他们的 2 例患者有染色体易位 t(2;4)，导致 *PAX3-MAML3* 融合[588]。将近一半的患者会复发，但无人发生转移或死于本病。

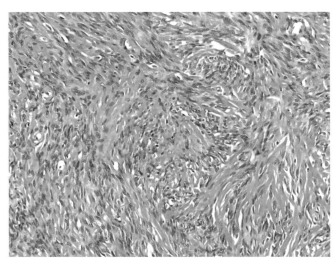

图 4.92　**鼻腔孤立性纤维性肿瘤**。其典型表现为温和的梭形细胞伴排列成短束状的绳索样胶原

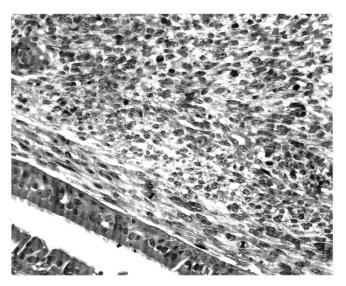

图 4.93　**鼻咽胚胎型横纹肌肉瘤**。可见细胞非常丰富，核分裂活跃

成釉细胞瘤（ameloblastoma）的显微镜下形态与颌部常见的相应肿瘤的显微镜下形态难以区分，可作为鼻窦道的原发性肿瘤，主要位于上颌窦。成釉细胞瘤通常与表面上皮细胞具有连续性，这一事实表明，这些肿瘤大多数是原发于这个区域，而不是颌骨肿瘤的延伸[589]。因此，这些肿瘤类似于口腔外周型成釉细胞瘤（见第5章）。其鉴别诊断包括延伸到鼻窦的颅咽管瘤，后者的本质可在 MRI 或 CT 扫描上非常明显[589]。

蝶窦区**脊索瘤（chordoma）**是可继发侵犯鼻咽的原发性颅骨 / 颅内肿瘤的另一个例子[590]。

胚胎型横纹肌肉瘤（rhabdomyosarcoma）是儿童鼻咽最常见的三种恶性肿瘤之一，另外两种是淋巴上皮瘤和恶性淋巴瘤（图 4.93）[591]。胚胎型横纹肌肉瘤和腺泡型横纹肌肉瘤均可发生在成年人的鼻道[592]。腺泡型（包括实性型）是最常见的[593]；它常因糖原积累而发生透明细胞变而类似于其他肿瘤。胚胎型横纹肌肉瘤最常出现在筛窦，其次是上颌窦和鼻咽。它们在遗传学和免疫表型上与发生在其他部位的腺泡型横纹肌肉瘤相同，且预后较差。

畸胎瘤样癌肉瘤（teratocarcinosarcoma）［**畸胎样癌肉瘤（teratoid carcinosarcoma）**］是鼻道的一种独特肿瘤，同时具有癌肉瘤和畸胎瘤的特征，畸胎瘤包括原始的神经上皮成分，形成良好的菊形团结构和胎儿型鳞状上皮分化（图 4.94）[594]。畸胎瘤样癌肉瘤的组织发生尚不清楚，但基于细胞遗传学、超微结构和免疫组织化学观察，它们代表了具有多种分化的神经外胚层肿瘤[595-596]。大多数患者为成年人，预后较差，60% 的患者的生存期不超过 3 年[597]。

除了先前描述的肿瘤，在这个区域的**软组织肿瘤（soft tissue tumor）**还包括以下类型：骨和纤维骨性病变[598]、软骨肿瘤[599]、平滑肌肿瘤[600-601]、成纤维细胞和肌成纤维细胞肿瘤（纤维瘤病、"纤维瘤"和纤维肉瘤）[602]、黏液瘤[603]、脂肪组织肿瘤[604]、纤维组织细胞瘤[605]、滑膜肉瘤[320]、骨外尤因肉瘤 /PNET（图 4.95）[606]、尿磷酸盐中胚叶肿瘤[607] 和促结缔组织增生性小圆细胞肿瘤[608]。

滤泡树突状细胞肿瘤 / 肉瘤（follicular dendritic cell tumor/sarcoma）是起源于树突状 / 网状细胞家族的滤泡亚群的恶性肿瘤。其特征与常见于淋巴结的相应肿瘤相同。在鼻咽，其可能会被误诊为淋巴上皮瘤样癌。其胞核核仁并不如后者的大，嗜酸性也不如后者明显，并且其免疫组织化学表达 CD21 和（或）CD35，而不是角蛋白[609]。有些病例具有玻璃样血管型 Castleman 病的背景[610]。

这个部位的转移性肿瘤虽罕见，但确有报道。最常见的转移性肿瘤为肾细胞癌、恶性黑色素瘤和乳腺癌[611]。

喉

正常解剖结构

喉是由各种间质和上皮组织组成的复杂器官。声门上部分起源于第三和第四鳃囊，声门和声门下部分起源于第六鳃囊。喉的主要软骨（环状软骨、甲状软骨和杓状软骨）为透明软骨，会厌软骨为伴有许多开口的弹性软骨。甲状软骨和环状软骨的钙化会随着年龄增长而增加；甲状软骨还会发生骨化。

喉通常分为三个主要腔室：

1. 声门上部：为会厌顶部到真声带的部分，包括杓会厌软骨皱襞、假声带和喉室［包括喉小囊（laryngeal saccule）］

2. 声门部：从真声带的顶端延伸到尾端 1 cm，由真声带和连接它们的前联合组成

3. 声门下部：为真声带的下缘（鳞状上皮终止处）和首块气管软骨之间的区域

如表 4.2 所示，正常喉部的上皮为复层鳞状上皮到纤毛呼吸上皮不等，取决于位置。

这两种上皮类型之间的界限可以是截然的，也可以是由一个移行带分隔。呼吸型上皮内常可见斑块状鳞状上皮；这在吸烟者中尤为明显。树突状黑色素细胞可见

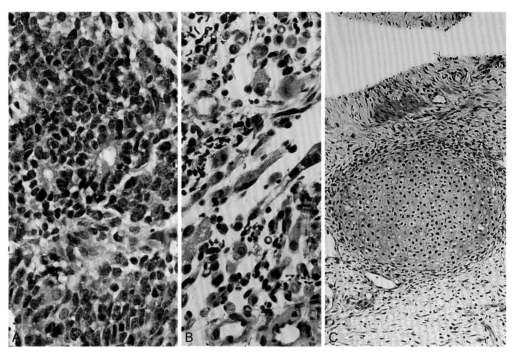

图 4.94 **鼻窦部畸胎样癌肉瘤**。该组照片显示了三种不同成分。**A**，伴有神经型菊形团的腺癌。**B**，肌源性肉瘤成分。**C**，软骨灶（Courtesy of Dr. Dennis K. Heffner, Washington, DC.）

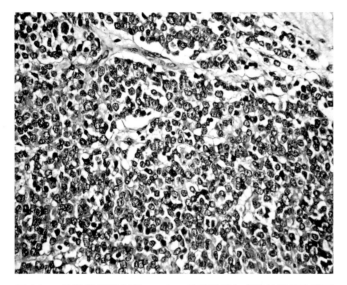

图 4.95 **鼻窦部尤因肉瘤 /PNET**。这种肿瘤与嗅神经母细胞瘤不同

表4.2　喉上皮分类	
会厌	
舌（前）表面	复层鳞状上皮
喉（后）表面	混合性复层鳞状上皮和呼吸上皮
喉	
声门上部	呼吸型上皮
声门	复层鳞状上皮
声门内部	呼吸型上皮

于基底层，特别是在黑人。

　　喉的大部分区域可见浆黏液性腺体，它们在老年人中常见嗜酸性变[612]。

　　Reinke 间隙（Reinke space） 是用于形容真声带固有膜的术语，此间隙的一侧为鳞状上皮的基底部，另一侧为声韧带，其中含有少量毛细血管，但无淋巴管。

　　喉活检标本中含有正常或化生的软骨，可能会与软骨肿瘤混淆。一种情况是杓状软骨的声带支在真声带后部的活检标本中表现为境界非常清楚的、均匀一致的成熟弹性软骨；另一种情况是真声带的软骨化生，常常是真声带中后部一个无症状所见，其特征是边界模糊，软骨周围可见黏液样结缔组织包绕[613]。

　　喉有两对副神经节，有时可异位或在异常位置[614]。

　　显微镜下，在喉和气管的纤维包膜内，就在环甲膜的外面发现微小的甲状腺组织岛并不罕见[615]。

囊肿和喉囊肿

　　DeSanto 等根据喉部囊肿的形成机制将喉部囊肿分为囊状型（24%）和管状型（75%）两种最常见的类型[616]。**囊状囊肿（saccular cyst）** 是由喉小囊的囊性扩张引起的。它们通常大而深，常位于喉室内。囊状囊肿与喉囊肿的不同之处在于：囊状囊肿内含有黏液，而喉囊肿内含有空气，因为它们与喉内腔仍然相连。**管状囊肿（ductal cyst）**是黏液腺扩张的结果，它们小而表浅，通常位于真声带或会厌。这两种类型囊肿均可衬覆鳞状上皮或呼吸型上皮或两者混合。囊状囊肿可能是新生儿气道阻塞的一种原因[617]。

第三种类型的喉部囊肿，可能是管状囊肿的一个亚型，被称为**嗜酸细胞囊肿（oncocytic cyst）**（又称为嗜酸细胞乳头状"囊腺瘤"），因为它部分或全部由嗜酸细胞衬覆[618]。其中乳头状内折通常可见，但这种囊肿被认为是一种化生性和增生性改变而不是真正的肿瘤。偶尔，其病变可累及整个喉[619]。嗜酸细胞囊肿有复发倾向。

第四种类型的喉部囊肿是**扁桃体囊肿（tonsillar cyst）**[620]。其具有鳞状上皮衬覆的隐窝结构和富于滤泡的淋巴组织。

喉囊肿（laryngocele）这一术语是指喉室顶端的含气的囊性扩张，它们通过一个窄蒂与喉室相通[621]。内突性喉囊肿可引起声音嘶哑、呼吸困难和反射性咳嗽，而外突性喉囊肿则表现为颈侧软组织肿块。它们也可以是两者均有的复合型。喉囊肿可继发感染并积聚脓性物质［**喉脓性囊肿（laryngopyocele）**］。

炎症

慢性（非特异性）喉炎［chronic (nonspecific) laryngitis］可由感染、发声过度、化学或物理因素暴露或者烟草和酒精刺激引起。显微镜下，慢性（非特异性）喉炎可见黏膜下淋巴细胞浸润，常伴有不等量的浆细胞和组织细胞浸润，并伴有被覆上皮的增生。

急性会厌炎（acute epiglottitis）（急性声门上炎）是一种相对罕见但可能致命的疾病，因为严重水肿可导致呼吸道阻塞。急性会厌炎通常发生于儿童，但也可发生在成年人[622]。急性会厌炎是一种细菌性感染。B型流感嗜血杆菌是最常见的病原体。大体上，急性会厌炎表现为红肿；显微镜下，可见大量的急性炎性浸润，伴有水肿，可累及邻近软组织。

喉结核（tuberculosis）最先表现为杓状软骨间隙后部水肿，随后水肿蔓延至会厌、杓会厌皱襞和声带[623-624]。喉镜检查时可与喉癌相似。胸部影像学检查可见活动性进展性结核，虽不像过去那么常见[625]。喉活检可见典型的肉芽肿，伴有或不伴有干酪样坏死，但肉芽肿可形成不充分。确诊必须进行抗酸杆菌染色或DNA测序。

组织胞浆菌病（histoplasmosis）和**芽生菌病（blastomycosis）**是美国最常见的两种真菌性喉炎[626]。在组织胞浆菌病中，早期病变常常发生在声带和会厌[24]。如果肉芽肿性病变只累及喉前部，特别是会厌，或者伴有口腔病变，则更有可能是组织胞浆菌病，而不是结核病。曲霉菌病和隐球菌病也可能累及这个器官[627-628]。喉部放线菌病极为罕见，目前只报道了少量病例[629]。其中一些真菌感染（特别是组织胞浆菌病和酵母菌病，但也包括曲霉病）可导致被覆上皮的明显假上皮瘤样增生，在显微镜下可与癌混淆。

喉麻风（leprosy）在全球流行地区并不罕见[630]。

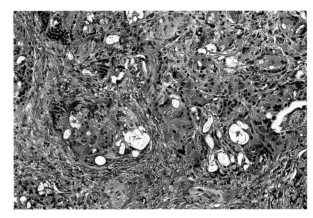

图4.96 **所谓的喉"铁氟龙瘤"**。在铁氟龙碎片周围可见异物巨细胞反应。对此可以用偏振光显微镜进行观察

喉部**克罗恩病（Crohn disease）**可伴有溃疡和肉芽肿性病变，尤其是会厌炎[631]。

结节病（sarcoidosis）可累及喉部，据报道可表现为会厌肿大[632]。

气管内插管引起的**喉肉芽肿（laryngeal granuloma）**可发生在杓状软骨发声突两侧，并可能会被误认为是肿瘤。将铁氟龙注射到瘫痪的声带中，作为治疗复发性神经麻痹病例的一种增强手段，可导致旺炽的**异物肉芽肿（foreign body granuloma）**（"铁氟龙瘤"）的形成（图4.96）[633]。喉**软斑病（malakoplakia）**和**木村病（Kimura disease）**的病例已有报道[634-635]。**放射性改变（radiation change）**可能表现为伴有类似恶性肿瘤的奇异性间充质细胞的肉芽组织型反应[636]。环杓关节的**关节炎（arthritis）**通常与类风湿性关节炎有关[637]。寻常性**天疱疮（pemphigus）**偶尔累及声门上部[638]。**痛风（gout）**可能导致痛风石在真声带沉积[639]。**Rosai-Dorfman病（Rosai-Dorfman disease）**［**窦组织细胞增生伴巨大淋巴结病（sinus histiocytosis with massive lymphadenopaphy）**］可累及声门下部和气管[362]。

声带结节和接触性溃疡

声带（喉）结节［vocal cord (laryngeal) nodule］是一种对造成声音嘶哑的损伤的特殊的非炎症性反应，常见于过度发声的人群。声带（喉）结节主要发生在声带的前三分之一，也被称为歌唱家结节、淀粉样瘤、声带息肉和静脉曲张。显微镜下，声带（喉）结节的表现随着发展阶段不同而变化，正如Ash和Schwartz在关于声带（喉）结节的经典文章中所详细记录的那样（图4.97）[640]。早期，可见水肿和幼稚的成纤维细胞增生（黏液样期）；后期，扩张的血管和玻璃样变基质出现（纤维化期）；血管成分明显的病例可能会被误认为血管瘤（血管期）；玻璃样期，既往被称为"淀粉样肿瘤"，这是一种误称，因为这种物质是纤维蛋白而不是淀粉样蛋白。混合类型也可发生。

接触性肉芽肿（contact granuloma）（接触性溃疡、肉芽肿性溃疡、插管性肉芽肿、后联合溃疡）是一种有时被错误地等同于声带（喉）结节的病变，但其具有不同的临床表现、显微镜下形态和生物学行为。大多数接触

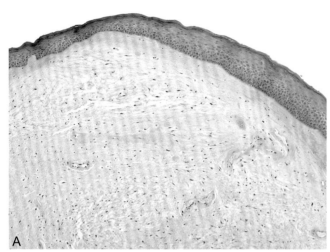

A

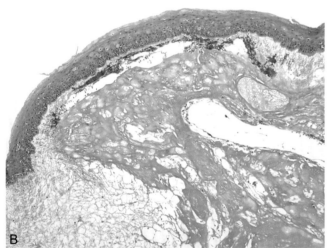

B

图 4.97　**喉结节**。**A**，可见病变呈纤维黏液样特征。**B**，可见病变呈纤维素样特征

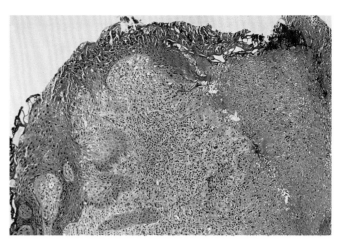

图 4.98　**喉的接触性溃疡**。可见有重度间质炎症造成的息肉样肿块，部分被覆上皮形成溃疡

面部肉芽肿的黏膜亚型，通常发生在鼻腔[369]；部分报道的病例累及声门下部气管和喉[645]。其鉴别诊断包括伴有多发性血管炎的肉芽肿病、Churg-Strauss 综合征和特殊性感染。

局灶性黏蛋白沉积症（focal mucinosis）发生在喉和上呼吸消化道的其他部位偶尔有报道[646]。

坏死性涎腺化生（necrotizing sialometaplasia）可发生在喉部，与常见于口腔者相似[647]。

肿瘤和肿瘤样疾病

乳头状瘤和乳头状瘤病

幼年性喉乳头状瘤（juvenile laryngeal papilloma）在儿童或青少年中表现为真声带多发性乳头状瘤，它们可以从真声带蔓延到假声带、会厌和声门下部，在极少数情况下，甚至蔓延到气管和支气管。当广泛时，乳头状瘤病可引起严重的呼吸困难甚至死亡（图 4.99 ）。

已通过超微结构检查[648]、HPV 抗原免疫组织化学检查[649] 和原位杂交技术[650-651] 证实了喉乳头状瘤病是由病毒引起的。病毒 DNA 也被发现存在于活动期患者和缓解期患者的非受累部位。HPV 11 和 HPV 6 是与喉部乳头状瘤特异性相关的 HPV 类型[652]。

显微镜下，幼年性喉乳头状瘤的表现为分化良好的鳞状细胞呈乳头状或棘突状生长，保持有序的成熟模式（图 4.100 ）[653]。有丝分裂活性常见，并有一定程度的挖空细胞和胞核轻度非典型性（图 4.101 ）。当累及呼吸道黏膜时，鳞状上皮中恒定的成熟模式就不那么明显了。这可导致过诊断为 CIS。上皮下常见轻度慢性炎症和充血[654]。

幼年性喉乳头状瘤倾向于过很长一段时间后复发。已有的数据表明，复发在复层鳞状上皮和呼吸型上皮的交界部位更为常见[654]。治疗包括激素、HPV 疫苗、烧灼、冷冻手术、CO₂ 激光、干扰素和光动力疗法[655-656]，但效果参差不齐。在受累非常广泛的情况下，可能需要进行喉切除术。

罕见情况下，鳞状细胞乳头状瘤可恶变为鳞状细胞

性肉芽肿病例是由严重的喉部创伤、胃食管反流疾病和插管引起的。它几乎总是出现在后联合，即在杓状软骨突的区域，而该部位上皮下间质很少。显微镜下，接触性肉芽肿表现为旺炽的肉芽组织，常常与化脓性肉芽肿混淆，但缺乏后者所特有的分叶状结构[641]。接触性肉芽肿的上皮可以发生溃疡或增生性改变，有时达到假上皮瘤样的程度（图 4.98 ）[642]。接触性肉芽肿局部切除后病灶可顽固性复发，但最终会消退。强烈建议进行保守治疗，因为与手术切除相关的创伤可导致进一步复发。

其他非肿瘤性病变

淀粉样变（amyloidosis）可累及气管支气管树，作为一种局部现象[643]，通常无症状，但可能导致声音嘶哑和出血；假声带是最常见的好发部位，但喉的其他部位都可被累及，通常呈多灶性。大多数病例中可以检测到单克隆轻链沉积。该疾病可局部复发，发展为全身性或多中心性，但 Thompson 等[644] 研究的患者中一个也没有发生骨髓瘤或淋巴瘤。

嗜酸性血管中心性纤维化（eosinophilic angiocentric fibrosis）是一种特殊的上呼吸道炎症性病变，被认为是

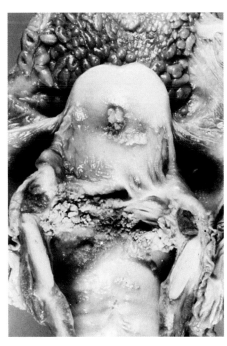

图 4.99　**一位 18 岁男孩的广泛性乳头状瘤病**。患者因此做了几乎 50 次切除手术，其病变开始于 7 岁，最终因窒息死亡

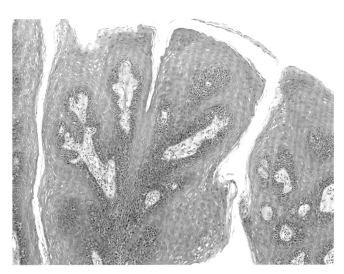

图 4.100　喉鳞状上皮乳头状瘤，伴有典型的分枝状乳头状外观

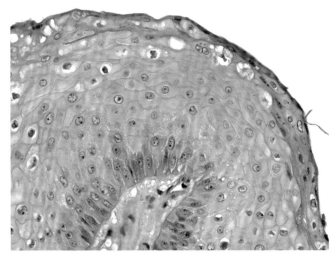

图 4.101　鳞状上皮乳头状瘤，显示有序的成熟极向，挖空细胞可见于接近表面处

癌。实际上，所有报道的发生恶变的病例均有过既往放疗史，但也有少数发生恶变的病例没有放疗史 [657]。恶变通常发生在喉部，但在有气管支气管树广泛性乳头状瘤病的病例中，恶变也可发生在气管或支气管中 [658]。有意思的是，在所有报道的儿童呼吸道乳头状瘤病并发肺鳞状细胞癌的病例中发现，HPV 11 型与恶性肿瘤有关 [659]。

成人喉乳头状瘤（adult laryngeal papilloma）以男性患者为主，多为单发性的，表现出较显著的炎症反应，不易蔓延，且复发较幼年型少。与幼年型相似，其涉及的病毒类型通常是 HPV 6 和 HPV 11 型 [662]。

寻常疣（verruca vulgaris）是另一种 HPV 相关的病变，可发生在喉部，并可能与鳞状细胞癌或疣状癌混淆 [663]。

鳞状上皮内病变

喉部**角化病（keratosis）**最常累及真声带和杓间区。角化病也被称为单纯性增生、上皮性增生、鳞状增生和白斑，即使白斑这个术语不像在口腔那样经常被临床医师使用。角化病患者可能会抱怨声音嘶哑；喉镜检查，可表现为受累区域白色增厚。红斑的出现应提醒临床医师可能存在更严重的病变（异型增生 /CIS，见下文）。表现为波浪状疣状结构的角化病被称为**疣状角化病（verrucous keratosis）**或**乳头状角化病（papillary keratosis）**。显微镜下，良性角化病变的特征为：上皮角化过度（通常有颗粒层）和棘层增生，无异型性。

像在其他部位一样，如果角化病出现了不同程度的细胞异型性、失去正常成熟和失去层次，则可统称在下列一般术语之下：**鳞状上皮内病变（squamous intraepithelial lesion, SIL）**、**鳞状上皮内肿瘤（squamous intraepithelial neoplasia, SIN）**和**喉上皮内肿瘤（laryngeal intraepithelial neoplasia, LIN）**，这些包括传统分类中的异型增生和 CIS。这些变化是基于核异常的程度（包括极性的变化）[664] 和上皮层次紊乱的水平而分级的。世界卫生组织（WHO）肿瘤分类描述并说明了它们的分级系统（称为"异型增生系统"）的标准，如下所述 [665]（图 4.102 至 4.105）：

1. **轻度异型增生。**核异常很轻微，在上皮厚度的下 1/3 较明显。这些改变在上层很轻微，此处细胞具有成熟分化且层次有序。在副基底层可见少量核分裂象。角化和慢性炎症常见。
2. **中度异型增生。**与轻度异型增生相比，核异型更为明显，核仁往往较为突出。这些变化在上皮下 2/3 处最为明显。中度核异型可能持续到表面，但在上层细胞成熟和层次是明显的。有丝分裂可见于副基底层和中间层。病变可能伴有角化病。

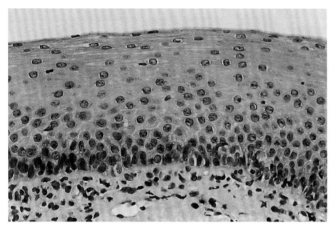

图 4.102　**喉轻度异型增生。**有轻度核异型性，表层仍然成熟且层次分明（From Shanmugaratnam K, Sobin H. *Histological Typing of Tumours of the Upper Respiratory Tract and Ear*. 2nd ed. New York, NY: Springer; 1991.）

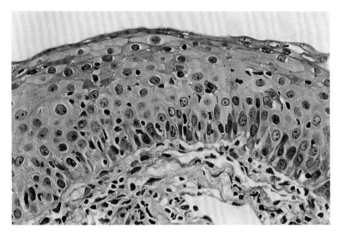

图 4.103　**喉中度异型增生。**有中度核异型性，核仁明显，但表层仍有层次（From Shanmugaratnam K, Sobin H. *Histological Typing of Tumours of the Upper Respiratory Tract and Ear*. 2nd ed. New York, NY: Springer; 1991.）

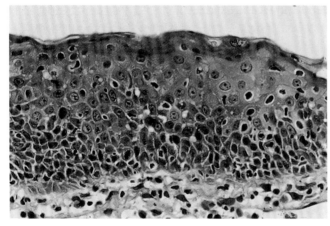

图 4.104　**喉重度异型增生。**有重度核异型性，核分裂象增多，最表层尚可见成熟和层次（From Shanmugaratnam K, Sobin H. *Histological Typing of Tumours of the Upper Respiratory Tract and Ear*. 2nd ed. New York, NY: Springer; 1991.）

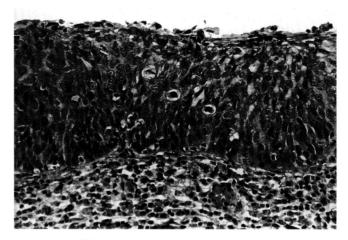

图 4.105　**喉鳞状细胞原位癌（CIS）**

3. **重度异型增生。**上皮细胞显示显著的核异型和成熟的丧失，累及超过 2/3 的上皮厚度，最表层有一定的细胞层次。核多形性很常见，有些细胞可能有奇异的细胞核。在一些区域，核仁非常明显；但在另一些区域，所有的细胞核深染。有丝分裂存在于上皮表层，可见非典型性核分裂象。最浅层细胞存在成熟和分层，使其病变有别于 CIS。病变常伴有角化病。

4. **CIS。**一种鳞状上皮全层表现癌细胞学特征但缺乏间质浸润的病变。

　　应该指出的是，在这里复述的 WHO 分类系统对重度异型增生和 CIS 进行了区分（稍后讨论），而在大多数其他部位，这两种情况目前被归为一类，因为很难一致地对它们进行区分，而且它们似乎有着相似的自然病史。

　　大多数喉部 CIS 是由角化细胞（棘细胞型或高分化型）组成，少数由基底样细胞组成，类似于宫颈 CIS（基底型）。没有证据表明这两种亚型的临床意义不同。

　　乳头状 CIS 是 CIS 的一个亚型，其特征是具有乳头状结构，伴有被覆鳞状上皮的纤维血管间质，细胞学特征类似于普通型的细胞学特征[665]。回到普通型，需要再次指出的是，它与重度异型增生的界限非常模糊，以至于这两种诊断从临床角度上看应被视为本质等同。还应记住，重度异型增生/CIS 病变可能只是浸润性癌的周围部分。事实上，大约 75% 的喉部浸润性鳞状细胞癌伴有相关的原位成分[666]。

　　另一种分级系统——称为 Ljubljana 分类系统——将病变分为如下类型[667-668]：

1. 鳞状细胞增生
2. 基底 - 副基底细胞增生
3. 非典型性增生
4. CIS

　　前两种类型被认为是良性的，第三种类型被认为是潜在恶性的，第四种类型被认为是真正的恶性的。作者强调，表面角质层的存在对于 CIS 和较轻病变的鉴别诊断并无重要意义，这是与 WHO 分类方法的一个重要区别。Ljubljana 分类不太容易被归入 WHO 分类中，也没有令人信服的证据表明这种分类方法能弥补使用 WHO 方法时观察者之间一致性的不满意度[669] 或能提供更准确的预后信息。

第三种分类建议是采用一个二元系统，将病变划分如下类型[662]：

1. 增生 / 角化病，SIN I（低级别）
2. SIN II（高级别）

异型增生 /CIS 的分级与非整倍体的发生率[68]、EGFR 的免疫组织化学反应性[663]、细胞增殖（Ki-67 免疫染色检测）[670] 和 P53 产物的表达之间存在相关性[670]。显然，对于这组患者最重要的问题是评估发展为浸润性鳞状细胞癌的风险。总的来说，风险是相当小的，但这可能是因为有很大一部分患者是低级别病变。McGavran 等人进行的一项经典研究[671] 对 84 例伴有不同程度异型增生的喉角化病患者进行了随访，随访时间为 5 ~ 15 年，结果只有 3 例发展为癌，其中只有 1 例因此死亡。在 Hellquist 等人进行的病例研究中[672]，7% 的有轻度异型增生的患者进展为更严重的异型增生或癌，24% 的有中度异型增生的患者进展为 CIS 或浸润性癌，25% 的有重度异型增生的患者进展为浸润性癌。Gillis 等人[673] 和 Kambic 等人[674] 进行的研究也得到了类似的结果。在 Stenersen 等人进行的病例研究中[664]，46% 的未经治疗的 CIS 患者在 4 年内发展为浸润性癌。这种疾病的发展可能非常缓慢；有明确的 CIS 的患者在 5 年或更长的时间内无浸润性成分是很正常的[675]。迄今为止，应用于这些病变的任何一种特殊技术都没有被证明优于简单的形态学评估，尽管这种评估可能是主观的、令人不满意的。

这些疾病的治疗需要根据患者的年龄、依从性、病变程度以及（最后但并非不重要的）显微镜下异型增生 /CIS 存在情况和程度进行个体化定制。对于没有异型增生或有轻度异型增生的角化病病例，可以仅进行观察[676]。对于有更严重变化的病例，可以进行声带剥脱、内镜激光切除、广泛手术或放疗[677]。

浸润性癌
一般特征

喉癌在男性所有癌症中的占比为 2.2%，在女性所有癌症中的占比为 0.4%。大多数喉癌患者都在 50 岁或以上，发生在年轻得多的患者的病例也有报道[678]。大部分喉癌患者为男性；然而，女性的发病率正在上升。吸烟是主要的危险因素，大量饮酒也会增加喉癌的发生风险[679-680]。在一些研究中，高达 25% 的喉部鳞状细胞癌含有 HPV，最常见的是 HPV 16 型，其次是 HPV 18 型[681]。高危型 HPV 似乎在一部分喉癌发生中具有生物学相关性，表现为癌细胞基因组中的病毒整合和 P16 蛋白表达的增加。HPV 相关的癌症往往发生在不吸烟的年轻患者身上[682]。总的来说，在整个喉癌发生过程中，HPV 似乎起着次要作用。

有意思的是，喉部不同位置的肿瘤的发生率因患者的居住地而异[2]。声音嘶哑是声门肿瘤常见的早期症状，但其他部位的肿瘤则没有这种症状。

喉癌患者发生第二种上呼吸消化道或肺部肿瘤的风险增加[122]。

喉癌的"T"分类是基于临床、内镜和放射学参数综合判断的。

类型、扩散和治疗

根据喉癌的起源部位和对不同喉腔所产生的解剖学屏障的认识，可以准确地预测喉癌的扩散[2]。因此，传统上根据喉癌的位置将其分为四种主要类型（图 4.106 至 4.109）。这种分类方法在很大程度上是基于喉镜检查评估，但基于 CT 和 MRI 的评估具有更高的准确性。MRI 对于肿瘤软骨浸润的评估比 CT 敏感，但其特异性较差；其易于过诊断，而 CT 易于低诊断[683]。喉癌的四

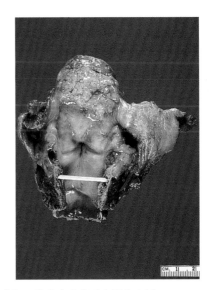

图 4.106　声门上的喉癌取代了大部分会厌

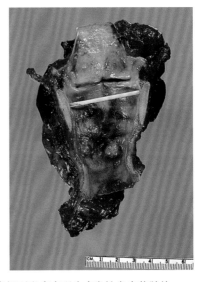

图 4.107　声门下喉癌表现为多发性息肉状肿块

种类型如下所述：

1. **声门型**（占 60%~65%）。这类肿瘤起源于真正的声带，声门的前三分之一是最常见的位置。由于周围的软骨壁和 Reink 腔内缺乏淋巴管，它们往往会长期局限于局部。随着时间的推移，它们可能会跨过前联合扩散到对侧声带，向后可累及杓状软骨，向上可累及声门上部，向下可扩散到声门下部，向前可进入甲状软骨并随后长入前颈部的软组织。在一项病例研究中，41 例 T1 期病变中均未发现同侧淋巴结转移，T2 期病变中仅有 7.3% 同侧淋巴结转移[684]；因此，不建议进行预防性淋巴结清扫。

对早期病例可采取放疗，效果良好[685]。如果放疗失败，手术仍可挽救大多数患者[686]。对于真声带的小的浅表浸润性鳞状细胞癌，可单独通过内镜切除（声带切除术）而达到治愈，其效果与在 CIS 阶段通过内镜切除可取得的效果基本相同[687]。对于 T2 期声门癌，可以通过半喉切除术治疗[688]。

2. **声门上型**（占 30%~35%）。这类肿瘤可发生于假声带、喉腔（包括起源于喉囊肿的肿瘤）、杓会厌皱襞和（或）会厌的喉面或舌面[689]。1/3 的声门上型的癌起源于会厌。这些肿瘤具有向会厌前间隙扩散的显著倾向，但口咽受到厚的舌骨会厌韧带的保护[690]。只有 1% 的声门上型癌会向下侵犯声门。软骨浸润也很少见，而且主要见于软骨发生骨化生的病例[691]。淋巴结转移的发生率平均为 40%。20%~35% 的淋巴结临床阴性的患者在显微镜下可见隐匿性转移[2]。声门

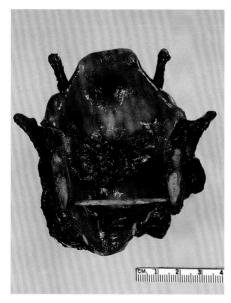

图 4.108 跨声门喉癌的大体表现

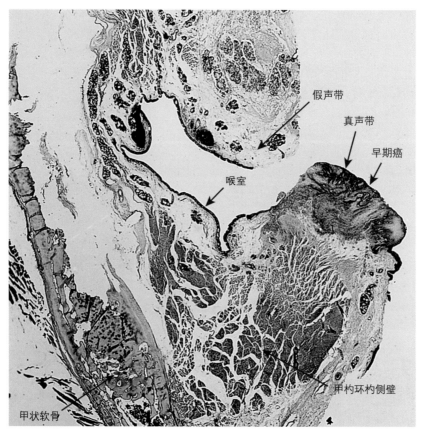

图 4.109 喉矢状切面显示的真声带的表浅癌（声门癌）。病变通过切除或放疗均可治愈

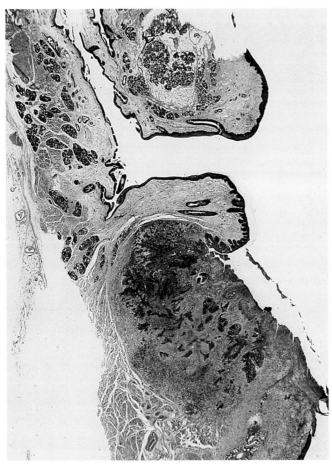

图 4.110　一位 **42 岁男性的真声门下鳞状细胞癌**。进行半喉切除治疗，所有切缘均未见肿瘤。此为 600 例连续喉切除术病例中的第 3 例声门下癌

上型肿瘤可通过放疗或喉切除术治疗[685]。

3. **跨声门型**（少于 5%）。这个术语适用于跨过喉室的癌[684]。此类肿瘤淋巴结累及的发生率最高（为 52%）。在 McGavran 等检查的 16 例跨声门型癌病例中[692]，5 例（31%）有临床未发现的淋巴结转移。这个数字表明，除了全喉切除外，对这个部位的肿瘤应进行选择性淋巴结清扫[693]。

4. **声门下型**（少于 5%）。这类肿瘤包括发生于真声带伴有扩散超过声门下 1 cm 的癌（图 4.110）以及完全局限于声门下区域的肿瘤。后者罕见[694]。侧向累及环状软骨很常见。肿瘤可破坏薄弱的环甲膜，继而浸润喉前壁和甲状腺同样常见[695]。由于经常扩展至气管，应尽可能切除声门以远的结构。颈部淋巴结转移占 15%～20%，气管旁淋巴结转移约占 50%。因此，根治性淋巴结清扫和清除气管旁淋巴结是有必要的[76]。

位于梨状窦或环状后区的肿瘤被认为起源于喉咽。

不论原发性肿瘤的位置如何，喉癌转移最常见的部位是区域淋巴结，其次是肺。甲状腺和颈静脉受累通常是直接蔓延的结果；后者仅出现在淋巴结广泛受累的情况下，表明系统性扩散的可能性很高[696]。

病理学特征

大体上，喉癌通常被描述为一个粉红色到灰色的突起性肿块，常伴有溃疡。声带病变往往有角化现象。

显微镜下，90% 以上的喉癌为鳞状细胞癌。根据分化程度、细胞多形性和有丝分裂活性，它们可分为高分化、中分化和低分化。大多数声门型癌为中 - 高分化癌，而位于喉部其他区域（尤其是声门下）的癌大部分为低 - 中分化癌。一般来说，肿瘤越小，分化越好。那些间质浸润仅限于基底膜下最浅层的肿瘤（据一些作者描述，距基底膜水平 0.5 mm 以内）被定义为浅表浸润性、少许浸润性、微浸润性或"早期"癌。最后一个术语应该避免使用，因为它不仅可能在时间上是不准确的，而且它在被临床医师使用时还会具有不同的含义；具体地说，是指声带的活动没有受到损害。累及前联合的肿瘤是危险的，因为其明显的组织学侵犯在临床上可能并不明显。

偶尔，这类肿瘤广泛累及喉的表面，但仍呈浅表浸润的特征[697]。

乳头状鳞状细胞癌（ **papillary squamous cell carcinoma** ）是鳞状细胞癌的一种变异型，具有外生性生长方式和 CIS 的特征，并伴有局灶浸润。这些病灶可能并不明显，需要广泛取材来证实。乳头状鳞状细胞癌与疣状癌的区别在于其所具有的细胞异型性。与普通型鳞状细胞癌相比，它与 HPV 的相关性更强，而且预后相对较好（与鼻窦区相应的肿瘤相比）[698]。

放疗后仍旧存在的鳞状细胞癌的诊断常常很困难。如果异型增生或非典型性细胞存在，但仅局限于黏膜，则最好选择保守的治疗方法，因为肿瘤复发和放疗后非典型性很难区分[68]。

分子遗传特征

喉鳞状细胞癌的遗传学变化与头颈部其他部位的鳞状细胞癌的遗传学变化大致相同。从正常细胞演进为浸润性癌需要多种基因的改变[699]。3p（含有 *FHIT* ）、9p21（含有 *CDKN2A* ）和 17p13（含有 *TP53* ）等位基因的缺失被认为是肿瘤发生的早期事件，因为它们在 60%～80% 的肿瘤前病变和浸润性癌中被发现[699-700]。其他常见的基因变化包括 3p、5p、8q、11q13（含 *CCND1* 等）和 18p 的获得或扩增，以及 5q、8p、11q23-24、13q 和 18q 的缺失。部分病例高表达转化生长因子 α（ transforming growth factor alpha，TGF-α，EGFR 的一个配体），伴有 EGFR 通路的活化，预后很差[701]。

HPV 相关性亚群在遗传学上似乎是不同的。免疫组织化学上，对 p16 强表达，一般不存在 *TP53* 基因突变，3p、9p、17p 等位基因的缺失较为少见[699]。

其他组织学类型

疣状癌（ **verrucous carcinoma** ）（ Ackerman 肿瘤）是一种罕见的鳞状细胞癌，具有明显的息肉样生长方式和高

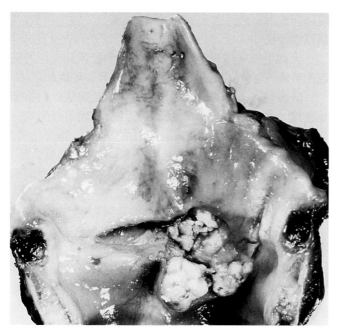

图 4.111　喉疣状癌，可见右侧声带破坏并延伸到声门下（From Kraus FT, Perez-Mesa C. Verrucous carcinoma. Clinical and pathologic study of 105 cases involving oral cavity, larynx, and genitalia. *Cancer*. 1966; 19: 26–28.）

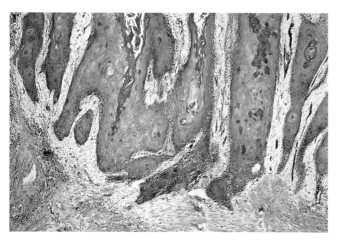

图 4.112　**疣状癌**。可见分化好的鳞状上皮的舌状突起浸润下方间质

度分化的组织学表现（图 4.111 和 4.112）[702]。与在口腔和其他部位的相应的癌一样，它可能表现为广泛的局部侵犯，但实际上从不发生转移[169]。在一些研究中，在疣状癌和邻近正常组织中已证实 HPV 序列的存在，但在其他研究中并没有证实[703]。疣状癌与疣状角化病（疣状增生）应区别开来。两者的鉴别诊断是基于有无浸润，因此，不能在小的活检上做出判断[649]。有时，疣状癌可与普通型鳞状细胞癌共存（杂合型癌）[704]。疣状癌的主要治疗方法是外科手术。放疗后，肿瘤可能发生间变性转化[705]。杂合型癌应当按普通型鳞状细胞癌治疗方法治疗。

小细胞（神经内分泌）癌［**small cell (neuroendocrine) carcinoma**］是一种不常见的喉癌类型（不足所有病例的 0.5%），最常发生在 51 ~ 70 岁的重度吸烟的男性患者[706]。虽然喉的所有部位都有可能发生，但大多数（＞90%）

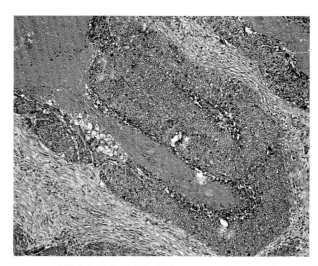

图 4.113　**喉基底细胞样鳞状细胞癌**。可见肿瘤细胞呈嗜碱性，伴有中央粉刺样坏死，为高级别癌

发生在声门上部。显微镜下，其表现与肺的对应的肿瘤相似。与后者一样，在超微结构检查中，小细胞（神经内分泌）癌通常含有少量致密核心分泌颗粒，并且在免疫组织化学上不同程度表达神经 / 神经内分泌标志物（有时非常微弱）[707]。与其他部位的小细胞癌一样，其病变可单独存在，也可合并其他类型的肿瘤[708]。颈部、淋巴结和远处转移非常常见，预后较差[708]。小细胞（神经内分泌）癌应与非典型类癌 / 大细胞神经内分泌癌鉴别。

基底细胞样鳞状细胞癌（basaloid squamous cell carcinoma）是一种高度恶性的喉部肿瘤，其特征是一些区域表现为典型的原位癌和（或）浸润性鳞状细胞癌，伴有小而拥挤的细胞巢（图 4.113）。这些细胞的胞核深染，胞质稀少，有小囊腔形成，坏死和玻璃样变突出，周围呈栅栏状排列[175]。整体形态表明，基底细胞样鳞状细胞癌具有向附属器（腺样）结构分化的趋势。基底细胞样鳞状细胞癌也可以发生在舌、咽部和食管，不应将其与真正的腺样囊性癌混淆，后者有不同的临床经过[178]。大多数基底细胞样鳞状细胞癌患者都是重度吸烟者，他们多表现为进展期疾病，有时伴有该区域的其他原发性肿瘤[709]。声门上部最先受累。其生物学行为是高度恶性的[174]。

喉部**淋巴上皮瘤样癌（lymphoepithelioma-like carcinoma**）（又称为淋巴上皮癌）常伴有颈部淋巴结转移（有时最先出现）。常见 *TP53* 改变，但尚未发现与 EBV 相关。临床呈进展性经过[710]。

腺鳞癌（adenosquamous carcinoma）由普通型鳞状细胞癌和腺癌组成。鳞状成分通常具有浸润性，也可以表现为原位。腺癌成分通常位于肿瘤的底部。腺鳞癌与普通型鳞状细胞癌具有相同的人口统计学特征，但其侵袭性更强。

肉瘤样癌（sarcomatoid carcinoma）（又称为梭形细胞癌、伴有肉瘤样间质的癌、癌肉瘤、假肉瘤）是一种好发于上呼吸消化道的特殊肿瘤[711]。这种类型的肿瘤位于喉部，与在其他部位一样，通常具有息肉样外观[712]

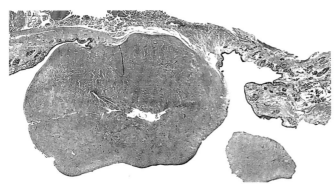

图 4.114 喉肉瘤样鳞状细胞癌的全标本包埋切片观，显示典型的息肉样外观

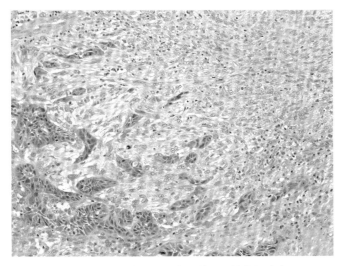

图 4.115 喉肉瘤样癌，伴有左下角的普通型鳞状细胞癌

（图 4.114），并可与喉息肉相似。大多数肉瘤样癌位于声门上区。显微镜下，它们含有鳞状细胞癌的成分（通常不明显且常表现为原位）和多形性肉瘤样或纤维肉瘤样成分，后者构成病变的主体。肉瘤样成分可能很温和，以至于与肉芽组织很像，或具有一种奇异的形态，让人联想起所谓的恶性纤维组织细胞瘤、软组织恶性巨细胞瘤或骨肉瘤（图 4.115）。

淋巴结转移可能仅由癌性成分构成，也可能与原发性肿瘤相同而具有两种成分，或者在罕见的情况下仅由肉瘤样成分组成。自从 Lane 在其经典论文中首次报道肉瘤样癌以来，关于肉瘤样间质成分是间质来源的还是伪装的上皮性癌一直存在争议[713]。目前的证据强烈支持后一种解释。上皮细胞分化的免疫组织化学标志物，例如角蛋白和 p63，在大多数情况下至少在一些梭形细胞中可以检测到，即使那些形态相对单一的病例中[714]。然而，相当多的病例的上皮标志物检测完全呈阴性。因此，对于累及黏膜表面的肉瘤样恶性肿瘤，需要持有较高的怀疑态度。普通型鳞状细胞癌成分的存在或表面的 CIS/ 异型增生应提示肉瘤样癌的可能。这两种肿瘤成分具有相同的 TP53 突变，并具有相似的多种染色体标

志物，这进一步证明了它们在肿瘤发生过程中的共同途径[181,715]。

肉瘤样癌治疗应选择手术切除[712]。息肉样肿瘤的预后优于具有相似显微镜下特征的深部浸润性肿瘤[184]。按照分期来看，肉瘤样癌似乎与普通型鳞状细胞癌无明显差异[714]。

预后

影响喉鳞状细胞癌预后的因素如下所述：

1. 临床分期和部位。这两个因素是相互关联的，因此通常一起评估[716]。考虑到不同病例研究报道间的一般差异，不同类型的患者的 5 年生存率大致如下：

声门型：80%
  I 期：90%；II 期：85%；III 期：60%；IV 期：小于 5%
声门上型：65%（位于杓会厌皱襞的患者预后最差）[717]
  I 期：85%；II 期：75%；III 期：45%；IV：小于 5%
跨声门型：50%
声门下型：40%

在 T1 声门肿瘤中，由于其自然病史与 CIS 基本相同（在一定程度上采取类似于宫颈微浸润性和原位鳞状细胞癌的手术），需要将微浸润型与其他类型的肿瘤区分开。

2. 组织学分级。虽然该参数与肿瘤的临床分期有关，但它已被证明是一个独立的预后指标[718]。

3. 肿瘤范围。在接受放疗的 T1 期声门型癌中，肿瘤较大与局部复发风险增加有关[719]。

4. 淋巴结。淋巴结转移患者的预后与受累淋巴结数目、大小、有无淋巴结外累及有关[720]。

5. 宿主反应。已有研究表明，肿瘤间质中 S-100 蛋白呈阳性的朗格汉斯细胞密集分布是一种良好的预后指标[721]。

6. 角蛋白表达。根据免疫组织化学评估，肿瘤角蛋白表达的类型似乎与预后无关[722]。

7. P53 过表达。有学者提出该参数是一个独立的预后因子[723]，但尚未得到其他学者的证实[724]。

8. 存活素（survivin）表达。该标志物的高水平表达被认为与 p53 积聚和生存率较差有关[725]。

涎腺型肿瘤

腺样囊性癌（adenoid cystic carcinoma）是最常见的涎腺型肿瘤[726]。几乎所有腺样囊性癌发生于真声带以外的区域，这与该区域的正常唾液腺的分布一致。它们生长缓慢，但最终证明在大多数情况下是致命的[727]。腺样囊性癌应与生长较快的基底细胞样鳞状细胞癌鉴别开。

本类型中的其他肿瘤还包括黏液表皮样癌[728]、腺泡细胞癌[729]、良性混合瘤（多形性腺瘤）[730]和肌上皮肿瘤[731-732]。

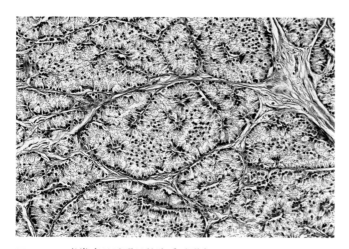

图 4.116　喉类癌显示明显的胞质透明变

神经内分泌肿瘤

除了已经提到的小细胞神经内分泌癌以外，喉部还可发生其他几种神经内分泌肿瘤[733-734]。

典型的**类癌（carcinoid tumor）**在这个位置非常罕见，其在形态学、免疫组织化学和超微结构水平上，与更常见于支气管的对应肿瘤在各个方面均相似[735]。部分类癌病例主要由嗜酸细胞（嗜酸细胞类癌）组成[736]，部分病例的形态与甲状腺髓样癌的形态无明显差别[737]（但对 TTF-1 呈阴性）[738]，还有一些由透明细胞组成（图 4.116）。大多数类癌位于声门上区，尤其是杓状软骨和杓会厌皱襞[739]。喉类癌的预后一般良好。

喉是非典型性类癌（中分化神经内分泌癌）和大细胞神经内分泌癌常见的发生部位[734,740]。两者的共同特征是细胞多形性、核分裂活性和坏死（图 4.117）。在相关的文献中，对两者并未进行认真的区分，仅仅采取了与肺类似肿瘤相同的分类标准。它们通常显示嗜银性、嗜铬素和突触素免疫反应以及电镜下出现致密核心神经内分泌颗粒[741-742]。它们对细胞角蛋白也呈阳性，高达 80% 的病例表达降钙素，但与甲状腺髓样癌相反，它们对 TTF-1 通常呈阴性。大多数喉类癌患者为有严重吸烟史的老年男性。几乎所有的喉类癌都位于声门上区，尤其是杓状软骨[743]。它们具有侵袭性的临床经过，经常转移到淋巴结和远处的部位。死亡率约为 50%。

喉副神经节瘤（paraganglioma）通常位于声门上区，常从声门上区蔓延至同侧杓会厌皱襞[744]。然而，喉副神经节瘤也可以表现为声门下肿瘤[745]。在报道的病例中，约有 1/5 存在转移，但这些研究可能包括可归类为非典型性类癌的病变。大多数喉副神经节瘤是无功能的[746]。在一些病例中，除了常见的神经内分泌标志物外，还可检测到降钙素和血管活性肠肽（vasoactive intestinal peptide，VIP）[747]。与类癌和其他类型的神经内分泌癌相比，喉副神经节瘤对角蛋白呈阴性。S-100 蛋白和 GFAP 呈阳性的支持细胞可见于细胞巢的周围，是喉副神经节瘤的重要的诊断标志[748]。

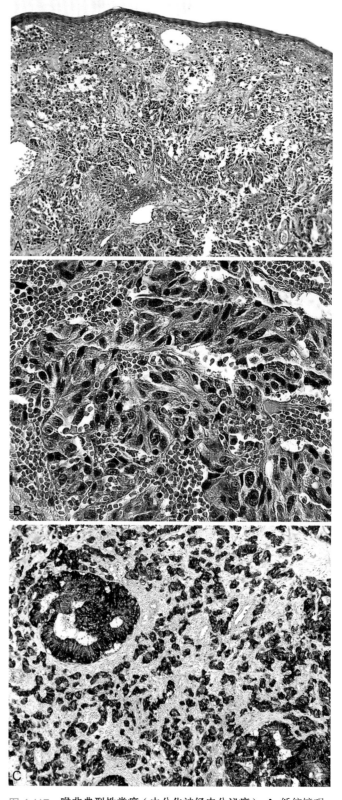

图 4.117　**喉非典型性类癌（中分化神经内分泌癌）。A**，低倍镜观；**B**，高倍镜观；**C**，嗜铬粒蛋白（CgA）染色

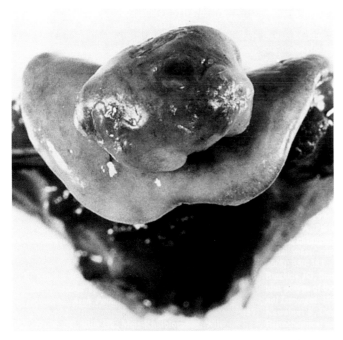

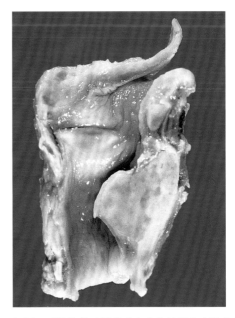

图 4.119　起源于环状软骨后部的喉高分化软骨肉瘤的大体表现

图 4.118　**会厌部高分化血管肉瘤**。可见肿瘤呈明显的息肉样外观，局部发生了溃疡（Courtesy of Dr. J. Costa, Lausanne, Switzerland.）

其他肿瘤和肿瘤样疾病

发生在婴儿的喉的**血管瘤（hemangioma）**可特征性表现为声门下区的一个无蒂的、界限不清的肿块，紧邻真声带。其发生的上呼吸道阻塞的症状可能很严重。有一半的患者伴有皮肤血管瘤，这是一个重要的诊断标志。活检可导致大出血。治疗方法包括内镜下 CO_2 激光切除、全身性应用类固醇、干扰素、短期插管病变内注射皮质类固醇[749]。成人喉部血管瘤很少见[750]。

血管肉瘤（angiosarcoma）可见于会厌（图 4.118）或喉部其他部位，表现为息肉样肿块。一些病例报道与该区域做过放疗有关[751]。

颗粒细胞瘤（granular cell tumor）可累及喉的真声带或其他部位[752]。也有一些发生在儿童的病例报道。大多数颗粒细胞瘤位于喉后方。它们体积小，呈黄色，覆盖有上皮。临床诊断多为喉乳头状瘤或结节。其显微镜下表现是很典型的，但也有可能被误认为是浸润性鳞状细胞癌，因为这种病变通常伴有假上皮瘤样增生[753]。

发生在新生儿的喉部的**肌纤维瘤病（myofibromatosis）**可导致严重的喉部梗阻[753]。

炎性肌成纤维细胞瘤（inflammatory myofibroblastic tumor）（炎性假瘤）可累及喉部，并可能与临床上较具侵袭性的病变混淆，尤其是梭形细胞（肉瘤样）癌[754]。

横纹肌瘤（rhabdomyoma）好发于头颈部，包括喉部。其肿瘤细胞除了具有特征性的"纺锤体样"细胞和独特的晶体样胞质内颗粒外，还常可见横纹。成人型比胎儿型更常见[56]。

横纹肌肉瘤（rhabdomyosarcoma）也可发生于喉部；它主要见于婴儿和儿童，而且几乎总是胚胎型的，包括葡萄状横纹肌肉瘤[756]。喉是多形性横纹肌肉瘤的常

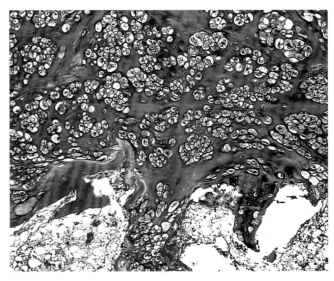

图 4.120　**喉软骨肉瘤的低倍镜下表现**。可见大部分肿瘤分化良好

见部位。喉多形性横纹肌肉瘤是一种侵袭性横纹肌肉瘤，仅见于成人。

平滑肌瘤（leiomyoma）和**平滑肌肉瘤（leiomyosarcoma）**极为罕见；前者中一些为上皮样或非典型性（奇异）类型[757-758]。

软骨肿瘤（cartilaginous tumor）是喉部最常见的间叶性肿瘤[759-760]。它们通常起源于环状软骨并出现在声门下区的后方（图 4.119 和 4.120）。喉软骨肉瘤远多于喉部软骨瘤。通过采用与骨肿瘤相同的显微镜下诊断标准，Goethals 等[761]将 22 例患者中的 4 例归入**软骨瘤（chondroma）**，其余均归入**软骨肉瘤（chondrosarcoma）**；所有患者均未发生转移，仅有 6 例有局部复发。虽然后来有肺转移的病例报道，这些发现表明，发生在这个位置的软骨肿瘤的手术应尽可能保守，

因为几乎所有病例的分化都很好[762]。罕见情况下，软骨肉瘤可能为透明细胞型或存在去分化灶[763-764]。虽然罕见，出现在喉部的软骨瘤确有报道。与软骨肉瘤相反，这是一些小（＜1～2 cm）的肿瘤，没有任何软骨细胞的异型性。喉部软骨性肿瘤应与非肿瘤性**软骨化生性结节**（chondrometaplasic nodule）鉴别[762]。

骨肉瘤（osteosarcoma）也可发生；应将其与伴有骨化生的软骨肉瘤和肉瘤样癌（癌肉瘤）鉴别开[765]。

Nonaka等报道了发生在喉的梭形细胞型**脂肪瘤**（lipoma）[766]，**冬眠瘤**（hibernoma）也有发生在会厌前区的报道[767]。

高分化脂肪肉瘤（well-differentiated liposarcoma）（非典型性脂肪瘤样肿瘤）可表现为带蒂的喉部肿块，几乎总是位于声门上部[768]。与在其他部位一样，它也会发生去分化[769]。

喉部**未分化多形性肉瘤**（undifferentiated pleomorphic sarcoma）（恶性纤维组织细胞瘤）也已有报道[770]，但人们想知道它们中有多少实际上代表着肉瘤样癌，因为其中上皮成分（可能非常不明显）要么被忽视，要么被肿瘤溃疡破坏。

已有零星的**巨细胞瘤**（giant cell tumor）[771-772]、**动脉瘤样骨囊肿**（aneurysmal bone cyst）[773]、**成骨细胞瘤**[774]、**息肉样黄色瘤**（polypoid xanthoma）[775]、**孤立性纤维性肿瘤**（solitary fibrous tumor）[776]和**滑膜肉瘤**（synovial sarcoma）[777]的病例报道。

恶性黑色素瘤（malignant melanoma）可原发于喉部[778]，但在做出这个诊断之前，始终应排除转移的可能性。

淋巴组织肿瘤和肿瘤样疾病（lymphoid tumor and tumorlike condition）也可发生于喉部，尽管很少见[779]。报道的病例包括非霍奇金淋巴瘤（包括可能属于NK/T细胞的"致死性中线肉芽肿"型）和浆细胞瘤。虽然后一种肿瘤的病变最初可能是局限性的，但很可能发生扩散[780]。浆细胞瘤应与慢性炎症和所谓的黏膜浆细胞增多症区分开，后者是一种原因不明的反应性疾病。急性白血病最初可表现为喉梗阻[781]。

喉部的转移性肿瘤可来自不同的部位：皮肤（黑色素瘤）、肾、乳房和肺是最常见的原发部位[782]。

气管
非肿瘤性病变

软骨软化症（chondromalacia）的特征为气管软骨坏死和软化。由于坏死的软骨板塌陷，可能导致纤维性狭窄和气管变形。这可能是由长期插管导致的缺血性损伤和机械效应、先前的感染、肿瘤、创伤、血管炎以及复发性软骨膜炎引起的。无法确定诱因的病例被称为特发性气管狭窄[783]。

骨化性气管支气管病（tracheopathia osteochondroplastica）表现为由成熟骨和软骨组成的多发性黏膜下结节[784]。其病因尚不清楚。

支气管**淀粉样变**（amyloidosis）以形成单发或多发

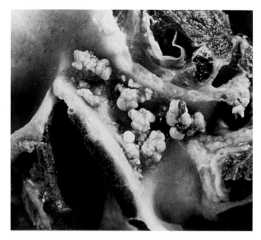

图 4.121　气管和支气管的广泛乳头状瘤病

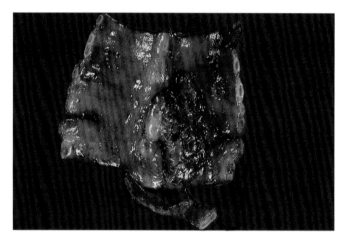

图 4.122　气管鳞状细胞癌呈息肉状肿块生长。治疗采取节段性切除

结节为特征，通常无症状。

在长时间经喉插管后，气管可发生**坏死性涎腺化生**（necrotizing sialometaplasia），与上颚常见的相应病变类似[785]。

类风湿结节（rheumatoid nodule）偶尔可见于类风湿性关节炎患者的气管内[786]。

肿瘤

气管**乳头状瘤**（papilloma）和**乳头状瘤病**（papillomatosis）在形态学上与喉部的相应病变相似（图4.121）。合并喉部病变的病例通常从婴儿期开始发病，恶性转化的发生率非常低。那些局限于气管和支气管的病变通常开始于成年期并有更高的恶性转化率。

鳞状细胞癌（squamous cell carcinoma）是气管最常见的原发性恶性肿瘤（图4.122）[787]，大多数发生在成年男性（平均年龄为65岁），最先累及气管的下三分之一。其临床病程进展快，预后差。主要的治疗方法是外科手术，通常包括切除累及的节段并进行断端吻合[788]。晚期病例采取放疗。肿瘤侵犯甲状腺和脉管浸润是两个重要的不良预后因素[789]。

腺样囊性癌（adenoid cystic carcinoma）是第二常见的原发性气管恶性肿瘤。其形态与大唾液腺的同名肿瘤相似（图4.123）。大多数病例病变位于气管上三分之一

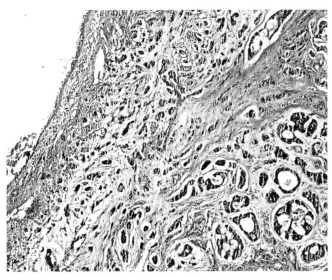

图 4.123　**气管的腺样囊性癌**。在正常的上皮下生长，有典型的筛状结构

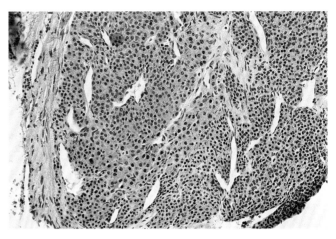

图 4.124　**气管血管球瘤**。其组织学特征与发生于皮肤者相同

处，两性发生率相同，与鳞状细胞癌相比，其患者较年轻（平均年龄为 45～50 岁）[790]。其临床病程进展缓慢，但远期预后差。

小细胞（神经内分泌）癌 [**small cell (neuroendocrine) carcinoma**] 具有与支气管同名肿瘤相似的形态和生物学行为，并且在鉴别诊断中应始终考虑由其蔓延的可能性。

腺癌（adenocarcinoma）（产黏液性）和淋巴上皮瘤样癌发生于气管下三分之一处[790]。

类癌（carcinoid tumor）可发生在气管内，可通过节段切除并一期重建而治愈[791]。

良性混合瘤（benign mixed tumor）（多形性腺瘤）和其他唾液腺型肿瘤也可发生，但不像腺样囊性癌那么常见[792]。

气管的其他原发性肿瘤均属异常罕见，包括血管球瘤（图 4.124）[793]（包括其嗜酸细胞亚型）[794]、孤立性纤维性肿瘤（血管外皮细胞瘤）[795]、幼年性血管瘤[796]、颗粒细胞瘤[797]、"纤维黏液瘤"、神经鞘瘤[798]、副神经节瘤[799]、良性透明细胞瘤（"糖瘤"）[800]、纤维肉瘤[788]、良性和恶性纤维组织细胞瘤[801]、浆细胞瘤以及恶性淋巴瘤[802]。霍奇金淋巴瘤最初可表现为气管肿块，是邻近淋巴结侵犯的结果。

气管继发性肿瘤比原发性肿瘤更常见。它们大多数起源于支气管、食管或喉部，并直接累及气管。转移到气管并不常见，大多数原发于乳房、皮肤、肾和结直肠。

参考文献

1. Balogh K, Pantanowitz L. Mouth, nose and paranasal sinuses. In: Mills SE, ed. *Histology for Pathologists*. 3rd ed. Philadelphia, PA: Lippincott Williams & Wilkins; 2007: 403-430.
2. Barnes L, Johnson JT. Pathologic and clinical considerations in the evaluation of major head and neck specimens resected for cancer. Part I. *Pathol Annu*. 1986; 21(Pt 1): 173-250.
3. Righi A, Betts CM, Marchetti C, et al. Merkel cells in the oral mucosa. *Int J Surg Pathol*. 2006; 14(3): 206-211.
4. Neville B, Damm D, Allen CM, Bouquot J, eds. *Oral and Maxillofacial Pathology*. Philadelphia, PA: WB Saunders; 1995.
5. Regezi JA, Sciubba JJ, Jordan RCK. *Oral Pathology: Clinical Pathologic Correlations*. 5th ed. St Louis, MO: Saunders; 2008.
6. Soames JV, Southam JC. *Oral Pathology*. 3rd ed. Oxford: Oxford University Press; 1998.
7. Gibson WS Jr, Fenton NA. Congenital sublingual dermoid cyst. *Arch Otolaryngol*. 1982; 108(11): 745-748.
8. Meyer I. Dermoid cysts(dermoids) of the floor of the mouth. *Oral Surg Oral Med Oral Pathol*. 1955; 8(11): 1149-1164.
9. Gorlin RJ, Jirasek JE. Oral cysts containing gastric or intestinal mucosa. An unusual embryological accident or heterotopia. *Arch Oto-*

laryngol. 1970; 91(6): 594-597.
10. al-Nafussi A, Hancock K, Sommerlad B, Carder PJ. Heterotopic brain presenting as a cystic mass of the palate. *Histopathology*. 1990; 17(1): 81-84.
11. Sun LS, Sun ZP, Ma XC, Li TJ. Glial choristoma in the oral and maxillofacial region: a clinicopathologic study of 6 cases. *Arch Pathol Lab Med*. 2008; 132(6): 984-988.
12. Bossen EH, Hudson WR. Oligodendroglioma arising in heterotopic brain tissue of the soft palate and nasopharynx. *Am J Surg Pathol*. 1987; 11(7): 571-574.
13. Simpson HE. White sponge nevus: report of three cases. *J Oral Surg*. 1966; 24(5): 463-466.
14. Daley T. Pathology of intraoral sebaceous glands. *J Oral Pathol Med*. 1993; 22(6): 241-245.
15. Dunlap CL, Barker BF. Diagnostic problems in oral pathology. *Semin Diagn Pathol*. 1985; 2(1): 16-30.
16. Lutman GB. Epithelial nests in intraoral sensory nerve endings simulating perineural invasion in patients with oral carcinoma. *Am J Clin Pathol*. 1974; 61(2): 275-284.
17. Tschen JA, Fechner RE. The juxtaoral organ of Chievitz. *Am J Surg Pathol*. 1979; 3(2): 147-150.

18. Leibl W, Pfluger H, Kerjaschki D. A case of nodular hyperplasia of the juxtaoral organ in man. *Virchows Arch A Pathol Anat Histol*. 1976; 371(4): 389-391.
19. Bhaskar SN, Beasley JD, Cutright DE. Inflammatory papillary hyperplasia of the oral mucosa: report of 341 cases. *J Am Dent Assoc*. 1970; 81(4): 949-952.
20. Houston GD. The giant cell fibroma. A review of 464 cases. *Oral Surg Oral Med Oral Pathol*. 1982; 53(6): 582-587.
21. Regezi JA, Courtney RM, Kerr DA. Fibrous lesions of the skin and mucous membranes which contain stellate and multinucleated cells. *Oral Surg Oral Med Oral Pathol*. 1975; 39(4): 605-614.
22. Weathers DR, Baker G, Archard HO, Burkes EJ Jr. Psoriasiform lesions of the oral mucosa (with emphasis on "ectopic geographic tongue"). *Oral Surg Oral Med Oral Pathol*. 1974; 37(6): 872-888.
23. Eveson JW. Granulomatous disorders of the oral mucosa. *Semin Diagn Pathol*. 1996; 13(2): 118-127.
24. Bennett DE. Histoplasmosis of the oral cavity and larynx. A clinicopathologic study. *Arch Intern Med*. 1967; 120(4): 417-427.
25. Halme L, Meurman JH, Laine P, et al. Oral find-

ings in patients with active or inactive Crohn's disease. *Oral Surg Oral Med Oral Pathol*. 1993; 76(2): 175-181.

26. Plauth M, Jenss H, Meyle J. Oral manifestations of Crohn's disease. An analysis of 79 cases. *J Clin Gastroenterol*. 1991; 13(1): 29-37.

27. Schnitt SJ, Antonioli DA, Jaffe B, Peppercorn MA. Granulomatous inflammation of minor salivary gland ducts: a new oral manifestation of Crohn's disease. *Hum Pathol*. 1987; 18(4): 405-407.

28. Nessan VJ, Jacoway JR. Biopsy of minor salivary glands in the diagnosis of sarcoidosis. *N Engl J Med*. 1979; 301(17): 922-924.

29. Worsaae N, Christensen KC, Schiodt M, Reibel J. Melkersson-Rosenthal syndrome and cheilitis granulomatosa. A clinicopathological study of thirty-three patients with special reference to their oral lesions. *Oral Surg Oral Med Oral Pathol*. 1982; 54(4): 404-413.

30. Taxy JB. Granulomatous tonsillitis. An unusual host response with benign clinical evolution. *Int J Surg Pathol*. 1995; 3: 23-28.

31. Kapadia SB, Wiley CA, Soontornniyomkij V, et al. HIV-associated Waldeyer's ring lymphoid hyperplasias: characterization of multinucleated giant cells and the role of Epstein-Barr virus. *Hum Pathol*. 1999; 30(11): 1383-1388.

32. Dargent JL, Lespagnard L, Kornreich A, et al. HIV-associated multinucleated giant cells in lymphoid tissue of the Waldeyer's ring: a detailed study. *Mod Pathol*. 2000; 13(12): 1293-1299.

33. Patten SF, Tomecki KJ. Wegener's granulomatosis: cutaneous and oral mucosal disease. *J Am Acad Dermatol*. 1993; 28(5 Pt 1): 710-718.

34. Handlers JP, Waterman J, Abrams AM, Melrose RJ. Oral features of Wegener's granulomatosis. *Arch Otolaryngol*. 1985; 111(4): 267-270.

35. Helm TN, Camisa C, Allen C, Lowder C. Clinical features of Behcet's disease. Report of four cases. *Oral Surg Oral Med Oral Pathol*. 1991; 72(1): 30-34.

36. Jones AC, Freedman PD, Phelan JA, et al. Cytomegalovirus infections of the oral cavity. A report of six cases and review of the literature. *Oral Surg Oral Med Oral Pathol*. 1993; 75(1): 76-85.

37. Hirshberg A, Amariglio N, Akrish S, et al. Traumatic ulcerative granuloma with stromal eosinophilia: a reactive lesion of the oral mucosa. *Am J Clin Pathol*. 2006; 126(4): 522-529.

38. el-Mofty SK, Swanson PE, Wick MR, Miller AS. Eosinophilic ulcer of the oral mucosa. Report of 38 new cases with immunohistochemical observations. *Oral Surg Oral Med Oral Pathol*. 1993; 75(6): 716-722.

39. Elzay RP. Traumatic ulcerative granuloma with stromal eosinophilia(Riga-Fede's disease and traumatic eosinophilic granuloma). *Oral Surg Oral Med Oral Pathol*. 1983; 55(5): 497-506.

40. Salisbury CL, Budnick SD, Li S. T-cell receptor gene rearrangement and CD30 immunoreactivity in traumatic ulcerative granuloma with stromal eosinophilia of the oral cavity. *Am J Clin Pathol*. 2009; 132(5): 722-727.

41. Soares AB, Faria PR, Magna LA, et al. Chronic GVHD in minor salivary glands and oral mucosa: histopathological and immunohistochemical evaluation of 25 patients. *J Oral Pathol Med*. 2005; 34(6): 368-373.

42. van Wyk CW, Ambrosio SC. Leukoedema: ultrastructural and histochemical observations. *J Oral Pathol*. 1983; 12(5): 319-329.

43. Takagi M, Yamamoto H, Mega H, et al. Heterogeneity in the gingival fibromatoses. *Cancer*. 1991; 68(10): 2202-2212.

44. Wysocki GP, Gretzinger HA, Laupacis A, et al.

Fibrous hyperplasia of the gingiva: a side effect of cyclosporin A therapy. *Oral Surg Oral Med Oral Pathol*. 1983; 55(3): 274-278.

45. Isaac U, Issac JS, Ahmed Khoso N. Histopathologic features of oral submucous fibrosis: a study of 35 biopsy specimens. *Oral Surg Oral Med Oral Pathol Oral Radiol Endod*. 2008; 106(4): 556-560.

46. Pillai R, Balaram P, Reddiar KS. Pathogenesis of oral submucous fibrosis. Relationship to risk factors associated with oral cancer. *Cancer*. 1992; 69(8): 2011-2020.

47. Praetorius F, Hammarstrom L. A new concept of the pathogenesis of oral mucous cysts based on a study of 200 cases. *J Dent Assoc S Afr*. 1992; 47(5): 226-231.

48. Lattanand A, Johnson WC, Graham JH. Mucous cyst(mucocele). A clinicopathologic and histochemical study. *Arch Dermatol*. 1970; 101(6): 673-678.

49. Jensen JL. Superficial mucoceles of the oral mucosa. *Am J Dermatopathol*. 1990; 12(1): 88-92.

50. Harrison JD. Salivary mucoceles. *Oral Surg Oral Med Oral Pathol*. 1975; 39(2): 268-278.

51. Langlois NE, Kolhe P. Plunging ranula: a case report and a literature review. *Hum Pathol*. 1992; 23(11): 1306-1308.

52. McClatchey KD, Appelblatt NH, Zarbo RJ, Merrel DM. Plunging ranula. *Oral Surg Oral Med Oral Pathol*. 1984; 57(4): 408-412.

53. Tomich CE. Oral focal mucinosis. A clinicopathologic and histochemical study of eight cases. *Oral Surg Oral Med Oral Pathol*. 1974; 38(5): 714-724.

54. Abrams AM, Melrose RJ, Howell FV. Necrotizing sialometaplasia. A disease simulating malignancy. *Cancer*. 1973; 32(1): 130-135.

55. Dunlap CL, Barker BF. Necrotizing sialometaplasia. Report of five additional cases. *Oral Surg Oral Med Oral Pathol*. 1974; 37(5): 722-727.

56. Fechner RE. Necrotizing sialometaplasia: a source of confusion with carcinoma of the palate. *Am J Clin Pathol*. 1977; 67(4): 315-317.

57. Carlson DL. Necrotizing sialometaplasia: a practical approach to the diagnosis. *Arch Pathol Lab Med*. 2009; 133(5): 692-698.

58. Rizkalla H, Toner M. Necrotizing sialometaplasia versus invasive carcinoma of the head and neck: the use of myoepithelial markers and keratin subtypes as an adjunct to diagnosis. *Histopathology*. 2007; 51(2): 184-189.

59. Madani M, Harwick RD, Chen SY, Miller AS. Amyloidosis of the oral cavity: report of five cases. *Compendium*. 1991; 12(5): 336, 338-342.

60. van der Wal N, Henzen-Logmans S, van der Kwast WA, van der Waal I. Amyloidosis of the tongue: a clinical and postmortem study. *J Oral Pathol*. 1984; 13(6): 632-639.

61. Yamaguchi A, Nasu M, Esaki Y, et al. Amyloid deposits in the aged tongue: a postmortem study of 107 individuals over 60 years of age. *J Oral Pathol*. 1982; 11(3): 237-244.

62. Amano H, Tamura A, Yasuda M, et al. Amalgam tattoo of the oral mucosa mimics malignant melanoma. *J Dermatol*. 2011; 38(1): 101-103.

63. Bouquot JE, Gorlin RJ. Leukoplakia, lichen planus, and other oral keratoses in 23,616 white Americans over the age of 35 years. *Oral Surg Oral Med Oral Pathol*. 1986; 61(4): 373-381.

64. Konttinen YT, Malmstrom M, Reitamo S, et al. Oral lesions in lichen planus and systemic lupus erythematosus. A histochemical and immunohistochemical study. *Acta Pathol Microbiol Immunol Scand [A]*. 1982; 90(4): 295-299.

65. Suarez P, Batsakis JG, el-Naggar AK. Leukoplakia: still a gallimaufry or is progress being made?—a review. *Adv Anat Pathol*. 1998; 5(3): 137-155.

66. Fischman SL, Ulmansky M, Sela J, et al. Correlative clinico-pathological evaluation of oral premalignancy. *J Oral Pathol*. 1982; 11(4): 283-289.

67. Batsakis JG, Suarez P, el-Naggar AK. Proliferative verrucous leukoplakia and its related lesions. *Oral Oncol*. 1999; 35(4): 354-359.

68. Crissman JD, Gnepp DR, Goodman ML, et al. Preinvasive lesions of the upper aerodigestive tract: histologic definitions and clinical implications(a symposium). *Pathol Annu*. 1987; 22(Pt 1): 311-352.

69. Katz HC, Shear M, Altini M. A critical evaluation of epithelial dysplasia in oral mucosal lesions using the Smith-Pindborg method of standardization. *J Oral Pathol*. 1985; 14(6): 476-482.

70. Eisenberg E, Krutchkoff DJ. Lichenoid lesions of oral mucosa. Diagnostic criteria and their importance in the alleged relationship to oral cancer. *Oral Surg Oral Med Oral Pathol*. 1992; 73(6): 699-704.

71. Al-Hashimi I, Schifter M, Lockhart PB, et al. Oral lichen planus and oral lichenoid lesions: diagnostic and therapeutic considerations. *Oral Surg Oral Med Oral Pathol Oral Radiol Endod*. 2007; 103(suppl): S25.e1-S25.e12.

72. Krutchkoff DJ, Eisenberg E. Lichenoid dysplasia: a distinct histopathologic entity. *Oral Surg Oral Med Oral Pathol*. 1985; 60(3): 308-315.

73. Gologan O, Barnes EL, Hunt JL. Potential diagnostic use of p16INK4A, a new marker that correlates with dysplasia in oral squamoproliferative lesions. *Am J Surg Pathol*. 2005; 29(6): 792-796.

74. Coltrera MD, Zarbo RJ, Sakr WA, Gown AM. Markers for dysplasia of the upper aerodigestive tract. Suprabasal expression of PCNA, p53, and CK19 in alcohol-fixed, embedded tissue. *Am J Pathol*. 1992; 141(4): 817-825.

75. Saito T, Notani K, Miura H, et al. DNA analysis of oral leukoplakia by flow cytometry. *Int J Oral Maxillofac Surg*. 1991; 20(5): 259-263.

76. Sudbo J, Kildal W, Risberg B, et al. DNA content as a prognostic marker in patients with oral leukoplakia. *N Engl J Med*. 2001; 344(17): 1270-1278.

77. Nishioka H, Hiasa Y, Hayashi I, et al. Immunohistochemical detection of p53 oncoprotein in human oral squamous cell carcinomas and leukoplakias: comparison with proliferating cell nuclear antigen staining and correlation with clinicopathological findings. *Oncology*. 1993; 50(6): 426-429.

78. Amagasa T, Yokoo E, Sato K, et al. A study of the clinical characteristics and treatment of oral carcinoma in situ. *Oral Surg Oral Med Oral Pathol*. 1985; 60(1): 50-55.

79. Mashberg A, Morrissey JB, Garfinkel L. A study of the appearance of early asymptomatic oral squamous cell carcinoma. *Cancer*. 1973; 32(6): 1436-1445.

80. Waldron CA, Shafer WG. Leukoplakia revisited. A clinicopathologic study 3256 oral leukoplakias. *Cancer*. 1975; 36(4): 1386-1392.

81. Pindborg JJ, Jolst O, Renstrup G, Roed-Petersen B. Studies in oral leukoplakia: a preliminary report on the period pervalence of malignant transformation in leukoplakia based on a follow-up study of 248 patients. *J Am Dent Assoc*. 1968; 76(4): 767-771.

82. Einhorn J, Wersall J. Incidence of oral carcinoma in patients with leukoplakia of the oral mucosa. *Cancer*. 1967; 20(12): 2189-2193.

83. Silverman S, Bhargava K, Smith LW, Malaow-alla AM. Malignant transformation and natural history of oral leukoplakia in 57,518 industrial workers of Gujarat, India. *Cancer*. 1976; 38(4): 1790-1795.

84. Scully C, Burkhardt A. Tissue markers of potentially malignant human oral epithelial lesions. *J Oral Pathol Med*. 1993; 22(6): 246-256.

85. King GN, Healy CM, Glover MT, et al. Increased prevalence of dysplastic and malignant lip lesions in renal-transplant recipients. *N Engl J Med*. 1995; 332(16): 1052-1057.

86. Garlick JA, Taichman LB. Human papillomavirus infection of the oral mucosa. *Am J Dermatopathol*. 1991; 13(4): 386-395.

87. Pilgard G. Focal epithelial hyperplasia. Report of nine cases from Sweden and review of the literature. *Oral Surg Oral Med Oral Pathol*. 1984; 57(5): 540-543.

88. Eversole LR, Laipis PJ, Green TL. Human papillomavirus type 2 DNA in oral and labial verruca vulgaris. *J Cutan Pathol*. 1987; 14(6): 319-325.

89. Swan RH, McDaniel RK, Dreiman BB, Rome WC. Condyloma acuminatum involving the oral mucosa. *Oral Surg Oral Med Oral Pathol*. 1981; 51(5): 503-508.

90. Abbey LM, Page DG, Sawyer DR. The clinical and histopathologic features of a series of 464 oral squamous cell papillomas. *Oral Surg Oral Med Oral Pathol*. 1980; 49(5): 419-428.

91. Eisenberg E, Rosenberg B, Krutchkoff DJ. Verrucous carcinoma: a possible viral pathogenesis. *Oral Surg Oral Med Oral Pathol*. 1985; 59(1): 52-57.

92. Mork J, Lie AK, Glattre E, et al. Human papillomavirus infection as a risk factor for squamous-cell carcinoma of the head and neck. *N Engl J Med*. 2001; 344(15): 1125-1131.

93. Bouda M, Gorgoulis VG, Kastrinakis NG, et al. "High risk" HPV types are frequently detected in potentially malignant and malignant oral lesions, but not in normal oral mucosa. *Mod Pathol*. 2000; 13(6): 644-653.

94. Chen PC, Pan CC, Kuo C, Lin CP. Risk of oral nonmalignant lesions associated with human papillomavirus infection, betel quid chewing, and cigarette smoking in Taiwan: an integrated molecular and epidemiologic study. *Arch Pathol Lab Med*. 2006; 130(1): 57-61.

95. El-Mofty SK, Lu DW. Prevalence of human papillomavirus type 16 DNA in squamous cell carcinoma of the palatine tonsil, and not the oral cavity, in young patients: a distinct clinicopathologic and molecular disease entity. *Am J Surg Pathol*. 2003; 27(11): 1463-1470.

96. McHugh JB. Association of cystic neck metastases and human papillomavirus-positive oropharyngeal squamous cell carcinoma. *Arch Pathol Lab Med*. 2009; 133(11): 1798-1803.

97. Wilczynski SP, Lin BT, Xie Y, Paz IB. Detection of human papillomavirus DNA and oncoprotein overexpression are associated with distinct morphological patterns of tonsillar squamous cell carcinoma. *Am J Pathol*. 1998; 152(1): 145-156.

98. Klussmann JP, Gultekin E, Weissenborn SJ, et al. Expression of p16 protein identifies a distinct entity of tonsillar carcinomas associated with human papillomavirus. *Am J Pathol*. 2003; 162(3): 747-753.

99. Gillison ML, Koch WM, Capone RB, et al. Evidence for a causal association between human papillomavirus and a subset of head and neck cancers. *J Natl Cancer Inst*. 2000; 92(9): 709-720.

100. Swart JG, Lekkas C, Allard RH. Oral manifestations in Cowden's syndrome. Report of four

101. cases. *Oral Surg Oral Med Oral Pathol*. 1985; 59(3): 264-268.

101. Welch TB, Barker BF, Williams C. Peroxidase-antiperoxidase evaluation of human oral squamous cell papillomas. *Oral Surg Oral Med Oral Pathol*. 1986; 61(6): 603-606.

102. Adler-Storthz K, Ficarra G, Woods KV, et al. Prevalence of Epstein-Barr virus and human papillomavirus in oral mucosa of HIV-infected patients. *J Oral Pathol Med*. 1992; 21(4): 164-170.

103. Becker J, Leser U, Marschall M, et al. Expression of proteins encoded by Epstein-Barr virus trans-activator genes depends on the differentiation of epithelial cells in oral hairy leukoplakia. *Proc Natl Acad Sci USA*. 1991; 88(19): 8332-8336.

104. Eversole LR, Jacobsen P, Stone CE, Freckleton V. Oral condyloma planus(hairy leukoplakia) among homosexual men: a clinicopathologic study of thirty-six cases. *Oral Surg Oral Med Oral Pathol*. 1986; 61(3): 249-255.

105. Fernandez JF, Benito MA, Lizaldez EB, Montanes MA. Oral hairy leukoplakia: a histopathologic study of 32 cases. *Am J Dermatopathol*. 1990; 12(6): 571-578.

106. Southam JC, Felix DH, Wray D, Cubie HA. Hairy leukoplakia—a histological study. *Histopathology*. 1991; 19(1): 63-67.

107. Chen J, Katz RV, Krutchkoff DJ, Eisenberg E. Lip cancer. Incidence trends in Connecticut, 1935–1985. *Cancer*. 1992; 70(8): 2025-2030.

108. Alos L, Moyano S, Diaz A, et al. Squamous cell carcinoma of the head and neck in HIV-positive patients. A neoplasm infrequently associated with human papillomavirus infection. *Lab Invest*. 2009; 89: 244A.

109. Curtis RE, Rowlings PA, Deeg HJ, et al. Solid cancers after bone marrow transplantation. *N Engl J Med*. 1997; 336(13): 897-904.

110. Binnie WH, Rankin KV. Epidemiological and diagnostic aspects of oral squamous cell carcinoma. *J Oral Pathol*. 1984; 13(4): 333-341.

111. Binnie WH, Rankin KV, Mackenzie IC. Etiology of oral squamous cell carcinoma. *J Oral Pathol*. 1983; 12(1): 11-29.

112. Chen JK, Katz RV, Krutchkoff DJ. Intraoral squamous cell carcinoma. Epidemiologic patterns in Connecticut from 1935 to 1985. *Cancer*. 1990; 66(6): 1288-1296.

113. Neville BW, Day TA. Oral cancer and precancerous lesions. *CA Cancer J Clin*. 2002; 52(4): 195-215.

114. Rich AM, Radden BG. Squamous cell carcinoma of the oral mucosa: a review of 244 cases in Australia. *J Oral Pathol*. 1984; 13(5): 459-471.

115. Forastiere A, Koch W, Trotti A, Sidransky D. Head and neck cancer. *N Engl J Med*. 2001; 345(26): 1890-1900.

116. Ildstad ST, Tollerud DJ, Bigelow ME, Remensnyder JP. Squamous cell carcinoma of the head and neck at the Massachusetts General Hospital: a comparison of biologic characteristics in men and women. *Surgery*. 1986; 99(1): 7-14.

117. Muir C, Weiland L. Upper aerodigestive tract cancers. *Cancer*. 1995; 75(1 suppl): 147-153.

118. Newman AN, Rice DH, Ossoff RH, Sisson GA. Carcinoma of the tongue in persons younger than 30 years of age. *Arch Otolaryngol*. 1983; 109(5): 302-304.

119. MacComb WS, Fletcher GH, Healey JE. Intra-oral cavity. In: MacComb WS, Fletcher GH, eds. *Cancer of the Head and Neck*. Baltimore, MD: Williams & Wilkins; 1967: 89-151.

120. Mashberg A, Meyers H. Anatomical site and size of 222 early asymptomatic oral squamous cell carcinomas: a continuing prospective study of oral cancer. II. *Cancer*. 1976; 37(5): 2149-

2157.

121. Jovanovic A, Schulten EA, Kostense PJ, et al. Squamous cell carcinoma of the lip and oral cavity in The Netherlands; an epidemiological study of 740 patients. *J Craniomaxillofac Surg*. 1993; 21(4): 149-152.

122. Boysen M, Loven JO. Second malignant neoplasms in patients with head and neck squamous cell carcinomas. *Acta Oncol*. 1993; 32(3): 283-288.

123. van Rees BP, Cleton-Jansen AM, Cense HA, et al. Molecular evidence of field cancerization in a patient with 7 tumors of the aerodigestive tract. *Hum Pathol*. 2000; 31(2): 269-271.

124. Braakhuis BJ, Tabor MP, Leemans CR, et al. Second primary tumors and field cancerization in oral and oropharyngeal cancer: molecular techniques provide new insights and definitions. *Head Neck*. 2002; 24(2): 198-206.

125. Tabor MP, Brakenhoff RH, Ruijter-Schippers HJ, et al. Multiple head and neck tumors frequently originate from a single preneoplastic lesion. *Am J Pathol*. 2002; 161(3): 1051-1060.

126. Wright A, Shear M. Epithelial dysplasia immediately adjacent to oral squamous cell carcinomas. *J Oral Pathol*. 1985; 14(7): 559-564.

127. Falconieri G, Luna MA, Pizzolitto S, et al. Eosinophil-rich squamous carcinoma of the oral cavity: a study of 13 cases and delineation of a possible new microscopic entity. *Ann Diagn Pathol*. 2008; 12(5): 322-327.

128. Lowe D, Fletcher CD. Eosinophilia in squamous cell carcinoma of the oral cavity, external genitalia and anus—clinical correlations. *Histopathology*. 1984; 8(4): 627-632.

129. Suo Z, Holm R, Nesland JM. Squamous cell carcinomas. An immunohistochemical study of cytokeratins and involucrin in primary and metastatic tumours. *Histopathology*. 1993; 23(1): 45-54.

130. El-Naggar AK, Lai S, Clayman GL, et al. Expression of p16, Rb, and cyclin D1 gene products in oral and laryngeal squamous carcinoma: biological and clinical implications. *Hum Pathol*. 1999; 30(9): 1013-1018.

131. Warnakulasuriya KA, Johnson NW. Expression of p53 mutant nuclear phosphoprotein in oral carcinoma and potentially malignant oral lesions. *J Oral Pathol Med*. 1992; 21(9): 404-408.

132. Klein JD, Grandis JR. The molecular pathogenesis of head and neck cancer. *Cancer Biol Ther*. 2010; 9(1): 1-7.

133. Califano J, van der Riet P, Westra W, et al. Genetic progression model for head and neck cancer: implications for field cancerization. *Cancer Res*. 1996; 56(11): 2488-2492.

134. Califano J, Westra WH, Meininger G, et al. Genetic progression and clonal relationship of recurrent premalignant head and neck lesions. *Clin Cancer Res*. 2000; 6(2): 347-352.

135. Belbin TJ, Singh B, Barber I, et al. Molecular classification of head and neck squamous cell carcinoma using cDNA microarrays. *Cancer Res*. 2002; 62(4): 1184-1190.

136. O' Donnell RK, Kupferman M, Wei SJ, et al. Gene expression signature predicts lymphatic metastasis in squamous cell carcinoma of the oral cavity. *Oncogene*. 2005; 24(7): 1244-1251.

137. Roepman P, Wessels LF, Kettelarij N, et al. An expression profile for diagnosis of lymph node metastases from primary head and neck squamous cell carcinomas. *Nat Genet*. 2005; 37(2): 182-186.

138. Olson SM, Lewis JS, Hussaini M. Frozen section analysis of head and neck tumor resection margins: methods, trends, and error rates at a

large academic institution. *Lab Invest*. 2009; 89: 250A.

139. Looser KG, Shah JP, Strong EW. The significance of "positive" margins in surgically resected epidermoid carcinomas. *Head Neck Surg*. 1978; 1(2): 107-111.

140. O'Brien CJ, Carter RL, Soo KC, et al. Invasion of the mandible by squamous carcinomas of the oral cavity and oropharynx. *Head Neck Surg*. 1986; 8(4): 247-256.

141. McGregor AD, MacDonald DG. Patterns of spread of squamous cell carcinoma to the ramus of the mandible. *Head Neck*. 1993; 15(5): 440-444.

142. Shah JP, Candela FC, Poddar AK. The patterns of cervical lymph node metastases from squamous carcinoma of the oral cavity. *Cancer*. 1990; 66(1): 109-113.

143. Davidson BJ, Kulkarny V, Delacure MD, Shah JP. Posterior triangle metastases of squamous cell carcinoma of the upper aerodigestive tract. *Am J Surg*. 1993; 166(4): 395-398.

144. Frierson HF Jr, Cooper PH. Prognostic factors in squamous cell carcinoma of the lower lip. *Hum Pathol*. 1986; 17(4): 346-354.

145. Umeda M, Yokoo S, Take Y, et al. Lymph node metastasis in squamous cell carcinoma of the oral cavity: correlation between histologic features and the prevalence of metastasis. *Head Neck*. 1992; 14(4): 263-272.

146. Quaedvlieg PJ, Creytens DH, Epping GG, et al. Histopathological characteristics of metastasizing squamous cell carcinoma of the skin and lips. *Histopathology*. 2006; 49(3): 256-264.

147. Thompson LD, Heffner DK. The clinical importance of cystic squamous cell carcinomas in the neck: a study of 136 cases. *Cancer*. 1998; 82(5): 944-956.

148. Safall H, Azar HA. Keratin granulomas in irradiated squamous cell carcinoma of various sites. *Cancer Res*. 1966; 26(3): 500-508.

149. Parsons JT, Mendenhall WM, Stringer SP, et al. Squamous cell carcinoma of the oropharynx: surgery, radiation therapy, or both. *Cancer*. 2002; 94(11): 2967-2980.

150. Korb LJ, Spaulding CA, Constable WC. The role of definitive radiation therapy in squamous cell carcinoma of the oral tongue. *Cancer*. 1991; 67(11): 2733-2737.

151. Vokes EE, Weichselbaum RR, Lippman SM, Hong WK. Head and neck cancer. *N Engl J Med*. 1993; 328(3): 184-194.

152. de Braud F, al-Sarraf M. Diagnosis and management of squamous cell carcinoma of unknown primary tumor site of the neck. *Semin Oncol*. 1993; 20(3): 273-278.

153. Bryne M, Thrane PS, Dabelsteen E. Loss of expression of blood group antigen H is associated with cellular invasion and spread of oral squamous cell carcinoma. *Cancer*. 1991; 67(3): 613-618.

154. Iro H, Waldfahrer F. Evaluation of the newly updated TNM classification of head and neck carcinoma with data from 3247 patients. *Cancer*. 1998; 83(10): 2201-2207.

155. Bryne M, Nielsen K, Koppang HS, Dabelsteen E. Reproducibility of two malignancy grading systems with reportedly prognostic value for oral cancer patients. *J Oral Pathol Med*. 1991; 20(8): 369-372.

156. Odell EW, Jani P, Sherriff M, et al. The prognostic value of individual histologic grading parameters in small lingual squamous cell carcinomas. The importance of the pattern of invasion. *Cancer*. 1994; 74(3): 789-794.

157. Stein AL, Tahan SR. Histologic correlates of metastasis in primary invasive squamous cell carcinoma of the lip. *J Cutan Pathol*. 1994;

21(1): 16-21.

158. Moore C, Flynn MB, Greenberg RA. Evaluation of size in prognosis of oral cancer. *Cancer*. 1986; 58(1): 158-162.

159. Dorta RG, Landman G, Kowalski LP, et al. Tumour-associated tissue eosinophilia as a prognostic factor in oral squamous cell carcinomas. *Histopathology*. 2002; 41(2): 152-157.

160. Begum S, Westra WH. Basaloid squamous cell carcinoma of the head and neck is a mixed variant that can be further resolved by HPV status. *Am J Surg Pathol*. 2008; 32(7): 1044-1050.

161. Ang KK, Harris J, Wheeler R, et al. Human papillomavirus and survival of patients with oropharyngeal cancer. *N Engl J Med*. 2010; 363(1): 24-35.

162. Yuen PW, Chow V, Choy J, et al. The clinicopathologic significance of p53 and p21 expression in the surgical management of lingual squamous cell carcinoma. *Am J Clin Pathol*. 2001; 116(2): 240-245.

163. Kato H, Shi W, Hui A, et al. P16 over-expression is a favorable prognostic factor in squamous cell carcinoma of the oropharynx. *Lab Invest*. 2009; 89(249A).

164. Ackerman LV. Verrucous carcinoma of the oral cavity. *Surgery*. 1948; 23(4): 670-678.

165. Koch BB, Trask DK, Hoffman HT, et al. National survey of head and neck verrucous carcinoma: patterns of presentation, care, and outcome. *Cancer*. 2001; 92(1): 110-120.

166. McCoy JM, Waldron CA. Verrucous carcinoma of the oral cavity. A review of forty-nine cases. *Oral Surg Oral Med Oral Pathol*. 1981; 52(6): 623-629.

167. Sundstrom B, Mornstad H, Axell T. Oral carcinomas associated with snuff dipping. Some clinical and histological characteristics of 23 tumours in Swedish males. *J Oral Pathol*. 1982; 11(3): 245-251.

168. Medina JE, Dichtel W, Luna MA. Verrucous-squamous carcinomas of the oral cavity. A clinicopathologic study of 104 cases. *Arch Otolaryngol*. 1984; 110(7): 437-440.

169. Kraus FT, Perezmesa C. Verrucous carcinoma. Clinical and pathologic study of 105 cases involving oral cavity, larynx and genitalia. *Cancer*. 1966; 19(1): 26-38.

170. Hansen LS, Olson JA, Silverman S Jr. Proliferative verrucous leukoplakia. A long-term study of thirty patients. *Oral Surg Oral Med Oral Pathol*. 1985; 60(3): 285-298.

171. Takagi M, Sakota Y, Takayama S, Ishikawa G. Adenoid squamous cell carcinoma of the oral mucosa: report of two autopsy cases. *Cancer*. 1977; 40(5): 2250-2255.

172. Martinez-Madrigal F, Baden E, Casiraghi O, Micheau C. Oral and pharyngeal adenosquamous carcinoma. A report of four cases with immunohistochemical studies. *Eur Arch Otorhinolaryngol*. 1991; 248(5): 255-258.

173. Seethala RR, Zhang X, Turner S, et al. Adenosquamous carcinomas of the head and neck: an analysis of MDM2, p53 expression and MAML2 rearrangements. *Lab Invest*. 2009; 89: 251A.

174. Banks ER, Frierson HF Jr, Mills SE, et al. Basaloid squamous cell carcinoma of the head and neck. A clinicopathologic and immunohistochemical study of 40 cases. *Am J Surg Pathol*. 1992; 16(10): 939-946.

175. Wain SL, Kier R, Vollmer RT, Bossen EH. Basaloid-squamous carcinoma of the tongue, hypopharynx, and larynx: report of 10 cases. *Hum Pathol*. 1986; 17(11): 1158-1166.

176. Serrano MF, El-Mofty SK, Gnepp DR, Lewis JS Jr. Utility of high molecular weight cytokeratins, but not p63, in the differential diagnosis

of neuroendocrine and basaloid carcinomas of the head and neck. *Hum Pathol*. 2008; 39(4): 591-598.

177. Muller S, Barnes L. Basaloid squamous cell carcinoma of the head and neck with a spindle cell component. An unusual histologic variant. *Arch Pathol Lab Med*. 1995; 119(2): 181-182.

178. Tsang WY, Chan JK, Lee KC, et al. Basaloidsquamous carcinoma of the upper aerodigestive tract and so-called adenoid cystic carcinoma of the oesophagus: the same tumour type? *Histopathology*. 1991; 19(1): 35-46.

179. Jo VY, Mills SE, Stoler MH, Stelow EB. Papillary squamous cell carcinoma of the head and neck: frequent association with human papillomavirus infection and invasive carcinoma. *Am J Surg Pathol*. 2009; 33(11): 1720-1724.

180. Batsakis JG, Suarez P. Sarcomatoid carcinomas of the upper aerodigestive tracts. *Adv Anat Pathol*. 2000; 7(5): 282-293.

181. Choi HR, Sturgis EM, Rosenthal DI, et al. Sarcomatoid carcinoma of the head and neck: molecular evidence for evolution and progression from conventional squamous cell carcinomas. *Am J Surg Pathol*. 2003; 27(9): 1216-1220.

182. Cates JM, Dupont WD, Barnes JW, et al. Markers of epithelial-mesenchymal transition and epithelial differentiation in sarcomatoid carcinoma: utility in the differential diagnosis with sarcoma. *Appl Immunohistochem Mol Morphol*. 2008; 16(3): 251-262.

183. Nakhleh R, Zarbo R, Ewing S, et al. Myogenic differentiation in spindle cell(sarcomatoid) carcinomas of the upper aerodigestive tract. *Appl Immunohistochem*. 1993; 1: 58-68.

184. Weidner N. Sarcomatoid carcinoma of the upper aerodigestive tract. *Semin Diagn Pathol*. 1987; 4(2): 157-168.

185. Baugh RF, Wolf GT, McClatchey KD. Small cell carcinoma of the head and neck. *Head Neck Surg*. 1986; 8(5): 343-354.

186. Hull MT, Eble JN, Warfel KA. Extrapulmonary oat-cell carcinoma of the tongue: an electron-microscopic study. *J Oral Pathol*. 1984; 13(5): 489-496.

187. Evans AT, Guthrie W. Lymphoepithelioma-like carcinoma of the uvula and soft palate: a rare lesion in an unusual site. *Histopathology*. 1991; 19(2): 184-186.

188. Singhi AD, Stelow EB, Mills SE, Westra WH. Lymphoepithelial-like carcinoma of the oropharynx: a morphologic variant of HPV-related head and neck carcinoma. *Am J Surg Pathol*. 2010; 34(6): 800-805.

189. Stelow EB, Bellizzi AM, Taneja K, et al. NUT rearrangement in undifferentiated carcinomas of the upper aerodigestive tract. *Am J Surg Pathol*. 2008; 32(6): 828-834.

190. Stelow EB, French CA. Carcinomas of the upper aerodigestive tract with rearrangement of the nuclear protein of the testis(NUT) gene (NUT midline carcinomas). *Adv Anat Pathol*. 2009; 16(2): 92-96.

191. Haack H, Johnson LA, Fry CJ, et al. Diagnosis of NUT midline carcinoma using a NUT-specific monoclonal antibody. *Am J Surg Pathol*. 2009; 33(7): 984-991.

192. Mertens F, Wiebe T, Adlercreutz C, et al. Successful treatment of a child with t(15;19)-positive tumor. *Pediatr Blood Cancer*. 2007; 49(7): 1015-1017.

193. Warwick WJ, Bernard B, Meskin LH. The involvement of the labial mucous salivary gland in patients with cystic fibrosis. *Pediatrics*. 1964; 34: 621-628.

194. Chisholm DM, Mason DK. Labial salivary gland biopsy in Sjogren's disease. *J Clin Pathol*. 1968; 21(5): 656-660.

195. Sale GE, Shulman HM, Schubert MM, et al. Oral and ophthalmic pathology of graft versus host disease in man: predictive value of the lip biopsy. *Hum Pathol*. 1981; 12(11): 1022-1030.

196. Arafat A, Brannon RB, Ellis GL. Adenomatoid hyperplasia of mucous salivary glands. *Oral Surg Oral Med Oral Pathol*. 1981; 52(1): 51-55.

197. Isacsson G, Shear M. Intraoral salivary gland tumors: a retrospective study of 201 cases. *J Oral Pathol*. 1983; 12(1): 57-62.

198. Regezi JA, Lloyd RV, Zarbo RJ, McClatchey KD. Minor salivary gland tumors. A histologic and immunohistochemical study. *Cancer*. 1985; 55(1): 108-115.

199. Chaudhry AP, Vickers RA, Gorlin RJ. Intraoral minor salivary gland tumors. An analysis of 1,414 cases. *Oral Surg Oral Med Oral Pathol*. 1961; 14: 1194-1226.

200. Coates HL, Devine KD, DeSanto LW, Weiland LH. Glandular tumors of the palate. *Surg Gynecol Obstet*. 1975; 140(4): 589-593.

201. Eneroth CM. Incidence and prognosis of salivary-gland tumours at different sites. A study of parotid, submandibular and palatal tumours in 2632 patients. *Acta Otolaryngol Suppl*. 1969; 263: 174-178.

202. Eveson JW, Cawson RA. Tumours of the minor (oropharyngeal) salivary glands: a demographic study of 336 cases. *J Oral Pathol*. 1985; 14(6): 500-509.

203. Takeda Y, Sasou S, Obata K. Pleomorphic adenoma of the minor salivary gland with pseudoepitheliomatous hyperplasia of the overlying oral mucosa: report of two cases. *Pathol Int*. 1998; 48(5): 389-395.

204. Anavi Y, Calderon S, Gal G, Sandbank J. Intraoral acinic cell carcinoma. *Ann Dent*. 1993; 52(1): 26-29.

205. Seethala RR, Barnes EL, Hunt JL. Epithelial-myoepithelial carcinoma: a review of the clinicopathologic spectrum and immunophenotypic characteristics in 61 tumors of the salivary glands and upper aerodigestive tract. *Am J Surg Pathol*. 2007; 31(1): 44-57.

206. Chomette G, Auriol M, Tranbaloc P, Vaillant JM. Adenoid cystic carcinoma of minor salivary glands. Analysis of 86 cases. Clinico-pathological, histoenzymological and ultrastructural studies. *Virchows Arch A Pathol Anat Histol*. 1982; 395(3): 289-301.

207. Owens OT, Calcaterra TC. Salivary gland tumors of the lip. *Arch Otolaryngol*. 1982; 108(1): 45-47.

208. Batsakis JG. Oral monomorphic adenomas. *Ann Otol Rhinol Laryngol*. 1991; 100(4 Pt 1): 348-350.

209. Suarez P, Hammond HL, Luna MA, Stimson PG. Palatal canalicular adenoma: report of 12 cases and review of the literature. *Ann Diagn Pathol*. 1998; 2(4): 224-228.

210. Coleman H, Altini M. Intravascular tumour in intra-oral pleomorphic adenomas: a diagnostic and therapeutic dilemma. *Histopathology*. 1999; 35(5): 439-444.

211. Lomax-Smith JD, Azzopardi JG. The hyaline cell: a distinctive feature of "mixed" salivary tumours. *Histopathology*. 1978; 2(2): 77-92.

212. Freedman PD, Lumerman H. Sialadenoma papilliferum. *Oral Surg Oral Med Oral Pathol*. 1978; 45(1): 88-94.

213. White DK, Miller AS, McDaniel RK, Rothman BN. Inverted ductal papilloma: a distinctive lesion of minor salivary gland. *Cancer*. 1982; 49(3): 519-524.

214. Weinreb I. Hyalinizing clear cell carcinoma of salivary gland: a review and update. *Head Neck Pathol*. 2013; 7(1S): 20-29.

215. Antonescu CR, Katabi N, Zhang L, et al. EWSR1-ATF1 fusion is a novel and consistent finding in hyalinizing clear-cell carcinoma of salivary gland. *Genes Chromosomes Cancer*. 2011; 50(7): 559-570.

216. Castle JT, Thompson LD, Frommelt RA, et al. Polymorphous low grade adenocarcinoma: a clinicopathologic study of 164 cases. *Cancer*. 1999; 86(2): 207-219.

217. Evans HL, Luna MA. Polymorphous low-grade adenocarcinoma: a study of 40 cases with long-term follow up and an evaluation of the importance of papillary areas. *Am J Surg Pathol*. 2000; 24(10): 1319-1328.

218. Allen MS Jr, Fitz-Hugh GS, Marsh WL Jr. Low-grade papillary adenocarcinoma of the palate. *Cancer*. 1974; 33(1): 153-158.

219. Mills SE, Garland TA, Allen MS Jr. Low-grade papillary adenocarcinoma of palatal salivary gland origin. *Am J Surg Pathol*. 1984; 8(5): 367-374.

220. Frierson HF Jr, Mills SE, Garland TA. Terminal duct carcinoma of minor salivary glands. A nonpapillary subtype of polymorphous low-grade adenocarcinoma. *Am J Clin Pathol*. 1985; 84(1): 8-14.

221. Aberle AM, Abrams AM, Bowe R, et al. Lobular(polymorphous low-grade) carcinoma of minor salivary glands. A clinicopathologic study of twenty cases. *Oral Surg Oral Med Oral Pathol*. 1985; 60(4): 387-395.

222. Evans HL, Batsakis JG. Polymorphous low-grade adenocarcinoma of minor salivary glands. A study of 14 cases of a distinctive neoplasm. *Cancer*. 1984; 53(4): 935-942.

223. Perez-Ordonez B, Linkov I, Huvos AG. Polymorphous low-grade adenocarcinoma of minor salivary glands: a study of 17 cases with emphasis on cell differentiation. *Histopathology*. 1998; 32(6): 521-529.

224. Luna MA, Batsakis JG, Ordonez NG, et al. Salivary gland adenocarcinomas: a clinicopathologic analysis of three distinctive types. *Semin Diagn Pathol*. 1987; 4(2): 117-135.

225. Pelkey TJ, Mills SE. Histologic transformation of polymorphous low-grade adenocarcinoma of salivary gland. *Am J Clin Pathol*. 1999; 111(6): 785-791.

226. Simpson RH, Pereira EM, Ribeiro AC, et al. Polymorphous low-grade adenocarcinoma of the salivary glands with transformation to high-grade carcinoma. *Histopathology*. 2002; 41(3): 250-259.

227. Weinreb I, Piscuoglio S, Martelotto LG, et al. Hotspot activating PRKD1 somatic mutations in polymorphous low-grade adenocarcinomas of the salivary glands. *Nat Genet*. 2014; 46(11): 1166-1169.

228. Michal M, Skalova A, Simpson RH, et al. Cribriform adenocarcinoma of the tongue: a hitherto unrecognized type of adenocarcinoma characteristically occurring in the tongue. *Histopathology*. 1999; 35(6): 495-501.

229. Gates GA. Current concepts in otolaryngology: malignant neoplasms of the minor salivary glands. *N Engl J Med*. 1982; 306(12): 718-722.

230. Gardner DG. Peripheral ameloblastoma: a study of 21 cases, including 5 reported as basal cell carcinoma of the gingiva. *Cancer*. 1977; 39(4): 1625-1633.

231. Smullin SE, Faquin W, Susarla SM, Kaban LB. Peripheral desmoplastic ameloblastoma: report of a case and literature review. *Oral Surg Oral Med Oral Pathol Oral Radiol Endod*. 2008; 105(1): 37-40.

232. Kaugars GE, Heise AP, Riley WT, et al. Oral melanotic macules. A review of 353 cases. *Oral Surg Oral Med Oral Pathol*. 1993; 76(1): 59-61.

233. Fornatora ML, Reich RF, Haber S, et al. Oral melanoacanthoma: a report of 10 cases, review of the literature, and immunohistochemical analysis for HMB-45 reactivity. *Am J Dermatopathol*. 2003; 25(1): 12-15.

234. Buchner A, Hansen LS. Pigmented nevi of the oral mucosa: a clinicopathologic study of 32 new cases and review of 75 cases from the literature. Part I. A clinicopathologic study of 32 new cases. *Oral Surg Oral Med Oral Pathol*. 1979; 48(2): 131-142.

235. Buchner A, Hansen LS. Pigmented nevi of the oral mucosa: a clinicopathologic study of 32 new cases and review of 75 cases from the literature. Part II. Analysis of 107 cases. *Oral Surg Oral Med Oral Pathol*. 1980; 49(1): 55-62.

236. Devildos LR, Langlois CC. Intramucosal cellular nevi. *Oral Surg Oral Med Oral Pathol*. 1981; 52(2): 162-166.

237. Trodahl JN, Sprague WG. Benign and malignant melanocytic lesions of the oral mucosa. An analysis of 135 cases. *Cancer*. 1970; 25(4): 812-823.

238. Dorji T, Cavazza A, Nappi O, Rosai J. Spitz nevus of the tongue with pseudoepitheliomatous hyperplasia: report of three cases of a pseudo-malignant condition. *Am J Surg Pathol*. 2002; 26(6): 774-777.

239. Lourenco SV, A MS, Sotto MN, et al. Primary oral mucosal melanoma: a series of 35 new cases from South America. *Am J Dermatopathol*. 2009; 31(4): 323-330.

240. Batsakis JG, Suarez P. Mucosal melanomas: a review. *Adv Anat Pathol*. 2000; 7(3): 167-180.

241. Kilpatrick SE, White WL, Browne JD. Desmoplastic malignant melanoma of the oral mucosa. An underrecognized diagnostic pitfall. *Cancer*. 1996; 78(3): 383-389.

242. Prasad ML, Jungbluth AA, Iversen K, et al. Expression of melanocytic differentiation markers in malignant melanomas of the oral and sinonasal mucosa. *Am J Surg Pathol*. 2001; 25(6): 782-787.

243. Eisen D, Voorhees JJ. Oral melanoma and other pigmented lesions of the oral cavity. *J Am Acad Dermatol*. 1991; 24(4): 527-537.

244. Prasad ML, Patel S, Hoshaw-Woodard S, et al. Prognostic factors for malignant melanoma of the squamous mucosa of the head and neck. *Am J Surg Pathol*. 2002; 26(7): 883-892.

245. Bernier JL, Bhaskar SN. Lymphoepithelial lesions of salivary glands; histogenesis and classification based on 186 cases. *Cancer*. 1958; 11(6): 1156-1179.

246. Barreto I, Juliano P, Chagas C, Altemani A. Lymphoid polyps of the palatine tonsil. *Int J Surg Pathol*. 2007; 15(2): 155-159.

247. Zambrano E, Mejia-Mejia O, Bifulco C, et al. Extranodal marginal zone B-cell lymphoma/maltoma of the lip in a child: case report and review of cutaneous lymphoid proliferations in childhood. *Int J Surg Pathol*. 2006; 14(2): 163-169.

248. Barton JH, Osborne BM, Butler JJ, et al. Non-Hodgkin's lymphoma of the tonsil. A clinicopathologic study of 65 cases. *Cancer*. 1984; 53(1): 86-95.

249. Chan JK, Ng CS, Lo ST. Immunohistological characterization of malignant lymphomas of the Waldeyer's ring other than the nasopharynx. *Histopathology*. 1987; 11(9): 885-899.

250. Handlers JP, Howell RE, Abrams AM, Melrose RJ. Extranodal oral lymphoma. Part I. A morphologic and immunoperoxidase study of 34 cases. *Oral Surg Oral Med Oral Pathol*. 1986; 61(4): 362-367.

251. Kemp S, Gallagher G, Kabani S, et al. Oral non-

Hodgkin's lymphoma: review of the literature and World Health Organization classification with reference to 40 cases. *Oral Surg Oral Med Oral Pathol Oral Radiol Endod*. 2008; 105(2): 194-201.

252. Solomides CC, Miller AS, Christman RA, et al. Lymphomas of the oral cavity: histology, immunologic type, and incidence of Epstein-Barr virus infection. *Hum Pathol*. 2002; 33(2): 153-157.

253. Saul SH, Kapadia SB. Primary lymphoma of Waldeyer's ring. Clinicopathologic study of 68 cases. *Cancer*. 1985; 56(1): 157-166.

254. Paulsen J, Lennert K. Low-grade B-cell lymphoma of mucosa-associated lymphoid tissue type in Waldeyer's ring. *Histopathology*. 1994; 24(1): 1 11.

255. Sirois DA, Miller AS, Harwick RD, Vonderheid EC. Oral manifestations of cutaneous T-cell lymphoma. A report of eight cases. *Oral Surg Oral Med Oral Pathol*. 1993; 75(6): 700-705.

256. Brousset P, Pages M, Chittal SM, Gorguet B. Tumour phase of mycosis fungoides in the tongue. *Histopathology*. 1992; 20(1): 87-89.

257. Batsakis JG, Medeiros JL, Luna MA, El-Naggar AK. Plasma cell dyscrasias and the head and neck. *Ann Diagn Pathol*. 2002; 6(2): 129-140.

258. Ballesteros E, Osborne BM, Matsushima AY. Plasma cell granuloma of the oral cavity: a report of two cases and review of the literature. *Mod Pathol*. 1998; 11(1): 60-64.

259. Ferreiro JA, Egorshin EV, Olsen KD, et al. Mucous membrane plasmacytosis of the upper aerodigestive tract. A clinicopathologic study. *Am J Surg Pathol*. 1994; 18(10): 1048-1053.

260. Solomon LW, Wein RO, Rosenwald I, Laver N. Plasma cell mucositis of the oral cavity: report of a case and review of the literature. *Oral Surg Oral Med Oral Pathol Oral Radiol Endod*. 2008; 106(6): 853-860.

261. Sidhu JS, Rigotti R, Schotanus P. Primary adenoidal Hodgkin's disease: report of a case with an unusual morphology and review of the literature. *Int J Surg Pathol*. 2000; 8(3): 241-246.

262. Quinones-Avila Mdel P, Gonzalez-Longoria AA, Admirand JH, Medeiros LJ. Hodgkin lymphoma involving Waldeyer ring: a clinicopathologic study of 22 cases. *Am J Clin Pathol*. 2005; 123(5): 651-656.

263. Dreizen S, McCredie KB, Keating MJ, Luna MA. Malignant gingival and skin "infiltrates" in adult leukemia. *Oral Surg Oral Med Oral Pathol*. 1983; 55(6): 572-579.

264. Castella A, Davey FR, Elbadawi A, Gordon GB. Granulocytic sarcoma of the hard palate: report of the first case. *Hum Pathol*. 1984; 15(12): 1190-1192.

265. Hartman KS. Histiocytosis X: a review of 114 cases with oral involvement. *Oral Surg Oral Med Oral Pathol*. 1980; 49(1): 38-54.

266. Gorsky M, Silverman S Jr, Lozada F, Kushner J. Histiocytosis X: occurrence and oral involvement in six adolescent and adult patients. *Oral Surg Oral Med Oral Pathol*. 1983; 55(1): 24-28.

267. Chan JK, Tsang WY, Ng CS, et al. Follicular dendritic cell tumors of the oral cavity. *Am J Surg Pathol*. 1994; 18(2): 148-157.

268. Kreiger PA, Ernst LM, Elden LM, et al. Hamartomatous tongue lesions in children. *Am J Surg Pathol*. 2007; 31(8): 1186-1190.

269. Giansanti JS, Waldron CA. Peripheral giant cell granuloma: review of 720 cases. *J Oral Surg*. 1969; 27(10): 787-791.

270. ZE C, RB B. Peripheral ossifying fibroma—a clinical evaluation of 134 pediatric cases. *Pediatr Dent*. 2001; 23(3): 245-248.

271. Slootweg P, de Wilde P, Vooijs P, Ramaekers F. Oral granular cell lesions. An immunohistochemical study with emphasis on intermediate-sized filaments proteins. *Virchows Arch A Pathol Anat Histopathol*. 1983; 402(1): 35-45.

272. Wetzel W, Leipzig B, Grunow W, et al. Malignant granular cell tumor of the tongue. *Arch Otolaryngol*. 1982; 108(9): 603-605.

273. Lack EE, Worsham GF, Callihan MD, et al. Gingival granula cell tumors of the newborn (congenital "epulis"): a clinical and pathologic study of 21 patients. *Am J Surg Pathol*. 1981; 5(1): 37-46.

274. Kameyama Y, Mizohata M, Takehana S, et al. Ultrastructure of the congenital epulis. *Virchows Arch A Pathol Anat Histopathol*. 1983; 401(3): 251-260.

275. Lack EE, Perez-Atayde AR, McGill TJ, Vawter GF. Gingival granular cell tumor of the newborn(congenital "epulis"): ultrastructural observations relating to histogenesis. *Hum Pathol*. 1982; 13(7): 686-689.

276. Tucker MC, Rusnock EJ, Azumi N, et al. Gingival granular cell tumors of the newborn. An ultrastructural and immunohistochemical study. *Arch Pathol Lab Med*. 1990; 114(8): 895-898.

277. Mostafa KA, Takata T, Ogawa I, et al. Verruciform xanthoma of the oral mucosa: a clinicopathological study with immunohistochemical findings relating to pathogenesis. *Virchows Arch A Pathol Anat Histopathol*. 1993; 423(4): 243-248.

278. Nowparast B, Howell FV, Rick GM. Verruciform xanthoma. A clinicopathologic review and report of fifty-four cases. *Oral Surg Oral Med Oral Pathol*. 1981; 51(6): 619-625.

279. Sexton M. Hairy polyp of the oropharynx. A case report with speculation on nosology. *Am J Dermatopathol*. 1990; 12(3): 294-298.

280. Renshaw AA, Rosai J. Benign atypical vascular lesions of the lip. A study of 12 cases. *Am J Surg Pathol*. 1993; 17(6): 557-565.

281. Toida M, Hasegawa T, Watanabe F, et al. Lobular capillary hemangioma of the oral mucosa: clinicopathological study of 43 cases with a special reference to immunohistochemical characterization of the vascular elements. *Pathol Int*. 2003; 53(1): 1-7.

282. Kerr DA. Granuloma pyogenicum. *Oral Surg Oral Med Oral Pathol*. 1951; 4(2): 158-176.

283. MacVicar J, Dunn MF. Pregnancy tumour of the gums. A report of two cases. *J Obstet Gynaecol Br Commonw*. 1969; 76(3): 260-263.

284. Bodner L, Dayan D. Intravascular papillary endothelial hyperplasia of the mandibular mucosa. *Int J Oral Maxillofac Surg*. 1991; 20(5): 273-274.

285. Batsakis JG, Rice DH. The pathology of head and neck tumors: vasoformative tumors, part 9A. *Head Neck Surg*. 1981; 3(3): 231-239.

286. Kardon DE, Wenig BM, Heffner DK, Thompson LD. Tonsillar lymphangiomatous polyps: a clinicopathologic series of 26 cases. *Mod Pathol*. 2000; 13(10): 1128-1133.

287. Saku T, Okabe H, Matsutani K, Sasaki M. Glomus tumor of the cheek: an immunohistochemical demonstration of actin and myosin. *Oral Surg Oral Med Oral Pathol*. 1985; 60(1): 65-71.

288. Peters E, Altini M, Kola AH. Oral angiolymphoid hyperplasia with eosinophilia. *Oral Surg Oral Med Oral Pathol*. 1986; 61(1): 73-79.

289. Razquin S, Mayayo E, Citores MA, Alvira R. Angiolymphoid hyperplasia with eosinophilia of the tongue: report of a case and review of the literature. *Hum Pathol*. 1991; 22(8): 837-839.

290. Flaitz CM, McDaniel RK, Mackay B, et al. Primary intraoral epithelioid hemangioendothelioma presenting in childhood: review of the literature and case report. *Ultrastruct Pathol*. 1995; 19(4): 275-279.

291. Regezi JA, MacPhail LA, Daniels TE, et al. Oral Kaposi's sarcoma: a 10-year retrospective histopathologic study. *J Oral Pathol Med*. 1993; 22(7): 292-297.

292. Regezi JA, MacPhail LA, Daniels TE, et al. Human immunodeficiency virus-associated oral Kaposi's sarcoma. A heterogeneous cell population dominated by spindle-shaped endothelial cells. *Am J Pathol*. 1993; 143(1): 240-249.

293. Batsakis JG, Rice DH. The pathology of head and neck tumors: vasoformative tumors, part 9B. *Head Neck Surg*. 1981; 3(4): 326-339.

294. Fanburg-Smith JC, Furlong MA, Childers EL. Oral and salivary gland angiosarcoma: a clinicopathologic study of 29 cases. *Mod Pathol*. 2003; 16(3): 263-271.

295. Oliver AJ, Gibbons SD, Radden BG, et al. Primary angiosarcoma of the oral cavity. *Br J Oral Maxillofac Surg*. 1991; 29(1): 38-41.

296. Alawi F, Stratton D, Freedman PD. Solitary fibrous tumor of the oral soft tissues: a clinicopathologic and immunohistochemical study of 16 cases. *Am J Surg Pathol*. 2001; 25(7): 900-910.

297. Corio RL, Lewis DM. Intraoral rhabdomyomas. *Oral Surg Oral Med Oral Pathol*. 1979; 48(6): 525-531.

298. Gardner DG, Corio RL. Fetal rhabdomyoma of the tongue, with a discussion of the two histologic variants of this tumor. *Oral Surg Oral Med Oral Pathol*. 1983; 56(3): 293-300.

299. Sanguez O, Sangueza P, Jordan J, White CR Jr. Rhabdomyoma of the tongue. *Am J Dermatopathol*. 1990; 12(5): 492-495.

300. Crotty PL, Nakhleh RE, Dehner LP. Juvenile rhabdomyoma. An intermediate form of skeletal muscle tumor in children. *Arch Pathol Lab Med*. 1993; 117(1): 43-47.

301. Gardner DG, Corio RL. Multifocal adult rhabdomyoma. *Oral Surg Oral Med Oral Pathol*. 1983; 56(1): 76-78.

302. Gibas Z, Miettinen M. Recurrent parapharyngeal rhabdomyoma. Evidence of neoplastic nature of the tumor from cytogenetic study. *Am J Surg Pathol*. 1992; 16(7): 721-728.

303. Lopez JI, Ballestin C. Intraoral schwannoma. A clinicopathologic and immunohistochemical study of nine cases. *Arch Anat Cytol Pathol*. 1993; 41(1): 18-23.

304. Williams HK, Cannell H, Silvester K, Williams DM. Neurilemmoma of the head and neck. *Br J Oral Maxillofac Surg*. 1993; 31(1): 32-35.

305. Oberman HA, Sullenger G. Neurogenous tumors of the head and neck. *Cancer*. 1967; 20(11): 1992-2001.

306. Daneshvar A. Pharyngeal traumatic neuromas and traumatic neuromas with mature ganglion cells(pseudoganglioneuromas). *Am J Surg Pathol*. 1990; 14(6): 565-570.

307. Gorlin RJ, Sedano HO, Vickers RA, Cervenka J. Multiple mucosal neuromas, pheochromocytoma and medullary carcinoma of the thyroid—a syndrome. *Cancer*. 1968; 22(2): 293-299. p a s s im.

308. Cangiarella J, Jagirdar J, Adelman H, et al. Mucosal neuromas and plexiform neurofibromas: an immunocytochemical study. *Pediatr Pathol*. 1993; 13(3): 281-288.

309. Janzer RC, Makek M. Intraoral malignant melanotic schwannoma. Ultrastructural evidence for melanogenesis by Schwann's cells. *Arch Pathol Lab Med*. 1983; 107(6): 298-301.

310. Okada H, Yokoyama M, Hara M, et al. Sialolipoma of the palate: a rare case and review of the literature. *Oral Surg Oral Med Oral Pathol*

Oral Radiol Endod. 2009; 108(4): 571-576.

311. Allard RH, Blok P, van der Kwast WA, van der Waal I. Oral lipomas with osseous and chondrous metaplasia; report of two cases. *J Oral Pathol.* 1982; 11(1): 18-25.

312. Billings SD, Henley JD, Summerlin DJ, et al. Spindle cell lipoma of the oral cavity. *Am J Dermatopathol.* 2006; 28(1): 28-31.

313. Chen SY, Fantasia JE, Miller AS. Myxoid lipoma of oral soft tissue. A clinical and ultrastructural study. *Oral Surg Oral Med Oral Pathol.* 1984; 57(3): 300-307.

314. Said-Al-Naief N, Zahurullah FR, Sciubba JJ. Oral spindle cell lipoma. *Ann Diagn Pathol.* 2001; 5(4): 207-215.

315. Munro JM, Singh MP. Chondroma of the tongue. Report of a case and a consideration of the histogenesis of such lesions. *Arch Pathol Lab Med.* 1990; 114(5): 541-542.

316. Flaggert JJ 3rd, Heldt LV, Keaton WM. Angiolipoma of the palate. Report of a case. *Oral Surg Oral Med Oral Pathol.* 1986; 61(4): 333-336.

317. Koutlas IG, Pambuccian SE, Jessurun J, et al. Perivascular epithelioid cell tumor of the oral mucosa. *Arch Pathol Lab Med.* 2005; 129(5): 690-693.

318. Smith BC, Ellis GL, Meis-Kindblom JM, Williams SB. Ectomesenchymal chondromyxoid tumor of the anterior tongue. Nineteen cases of a new clinicopathologic entity. *Am J Surg Pathol.* 1995; 19(5): 519-530.

319. Massarelli G, Tanda F, Salis B. Synovial sarcoma of the soft palate: report of a case. *Hum Pathol.* 1978; 9(3): 341-345.

320. Shmookler BM, Enzinger FM, Brannon RB. Orofacial synovial sarcoma: a clinicopathologic study of 11 new cases and review of the literature. *Cancer.* 1982; 50(2): 269-276.

321. Reyes JM, Vangore SK, Putong PB, et al. Osteogenic sarcoma of the tongue. *Oral Surg Oral Med Oral Pathol.* 1981; 51(4): 421-425.

322. Fanburg-Smith JC, Furlong MA, Childers EL. Liposarcoma of the oral and salivary gland region: a clinicopathologic study of 18 cases with emphasis on specific sites, morphologic subtypes, and clinical outcome. *Mod Pathol.* 2002; 15(10): 1020-1031.

323. Nascimento AF, McMenamin ME, Fletcher CD. Liposarcomas/atypical lipomatous tumors of the oral cavity: a clinicopathologic study of 23 cases. *Ann Diagn Pathol.* 2002; 6(2): 83-93.

324. Kaugars GE, Svirsky JA. Lung malignancies metastatic to the oral cavity. *Oral Surg Oral Med Oral Pathol.* 1981; 51(2): 179-186.

325. Kim RY, Perry SR, Levy DS. Metastatic carcinoma to the tongue: a report of two cases and a review of the literature. *Cancer.* 1979; 43(1): 386-389.

326. Baden E, Duvillard P, Micheau C. Metastatic papillary endometrial carcinoma of the tongue. Case report and review of the literature. *Arch Pathol Lab Med.* 1992; 116(9): 965-968.

327. Rusthoven JJ, Fine S, Thomas G. Adenocarcinoma of the rectum metastatic to the oral cavity. Two cases and a review of the literature. *Cancer.* 1984; 54(6): 1110-1112.

328. Zanconati F, DelConte A, Bonifacio-Gori D, Falconieri G. Metastatic pleural mesothelioma presenting with solitary involvement of the tongue: report of a new case and review of the literature. *Int J Surg Pathol.* 2003; 11(1): 51-55.

329. Zohar Y, Ben-Tovim R, Gal R, Laurian N. Metastatic carcinoma of oral soft tissue. *Head Neck Surg.* 1985; 7(6): 484-486.

330. Stosiek P, Kasper M, Moll R. Changes in cytokeratin expression accompany squamous metaplasia of the human respiratory epithelium. *Virchows Arch A Pathol Anat Histopathol.* 1992; 421(2): 133-141.

331. Sakaki M, Shek TW, Hirokawa M, et al. Melanotic oncocytic metaplasia of the nasopharynx: a report of seven cases and review of the literature. *Virchows Arch.* 2004; 444(4): 345-349.

332. Nakashima T, Kimmelman CP, Snow JB Jr. Structure of human fetal and adult olfactory neuroepithelium. *Arch Otolaryngol.* 1984; 110(10): 641-646.

333. Martinez J, Duma RJ, Nelson EC, Moretta FL. Experimental naegleria meningoencephalitis in mice. Penetration of the olfactory mucosal epithelium by Naegleria and pathologic changes produced: a light and electron microscope study. *Lab Invest.* 1973; 29(2): 121-133.

334. Larsen PL, Tos M. Origin of nasal polyps. *Laryngoscope.* 1991; 101(3): 305-312.

335. Yazbak PA, Phillips JM, Ball PA, Rhodes CH. Benign nasal polyposis presenting as an intracranial mass: case report. *Surg Neurol.* 1991; 36(5): 380-383.

336. Batsakis JG, Sneige N. Choanal and angiomatous polyps of the sinonasal tract. *Ann Otol Rhinol Laryngol.* 1992; 101(7): 623-625.

337. Kawabori S, Denburg JA, Schwartz LB, et al. Histochemical and immunohistochemical characteristics of mast cells in nasal polyps. *Am J Respir Cell Mol Biol.* 1992; 6(1): 37-43.

338. Stoop AE, van der Heijden HA, Biewenga J, van der Baan S. Lymphocytes and nonlymphoid cells in human nasal polyps. *J Allergy Clin Immunol.* 1991; 87(2): 470-475.

339. Stoop AE, van der Heijden HA, Biewenga J, van der Baan S. Eosinophils in nasal polyps and nasal mucosa: an immunohistochemical study. *J Allergy Clin Immunol.* 1993; 91(2): 616-622.

340. Davidsson A, Hellquist HB. The so-called 'allergic' nasal polyp. *ORL J Otorhinolaryngol Relat Spec.* 1993; 55(1): 30-35.

341. Kindblom LG, Angervall L. Nasal polyps with atypical stroma cells: a pseudosarcomatous lesion. A light and electron-microscopic and immunohistochemical investigation with implications on the type and nature of the mesenchymal cells. *Acta Pathol Microbiol Immunol Scand [A].* 1984; 92(1): 65-72.

342. Yfantis HG, Drachenberg CB, Gray W, Papadimitriou JC. Angiectatic nasal polyps that clinically simulate a malignant process: report of 2 cases and review of the literature. *Arch Pathol Lab Med.* 2000; 124(3): 406-410.

343. Henderson WR Jr, Chi EY. Degranulation of cystic fibrosis nasal polyp mast cells. *J Pathol.* 1992; 166(4): 395-404.

344. Oppenheimer EH, Rosenstein BJ. Differential pathology of nasal polyps in cystic fibrosis and atopy. *Lab Invest.* 1979; 40(4): 445-449.

345. MacArthur CJ, Gliklich R, McGill TJ, Perez-Atayde A. Sinus complications in mucopolysaccharidosis IH/S(Hurler-Scheie syndrome). *Int J Pediatr Otorhinolaryngol.* 1993; 26(1): 79-87.

346. Stierna P, Carlsöö B. Histopathological observations in chronic maxillary sinusitis. *Acta Otolaryngol.* 1990; 110(5-6): 450-458.

347. Hamilos DL, Leung DY, Wood R, et al. Chronic hyperplastic sinusitis: association of tissue eosinophilia with mRNA expression of granulocyte-macrophage colony-stimulating factor and interleukin-3. *J Allergy Clin Immunol.* 1993; 92(1 Pt 1): 39-48.

348. Gardner DG. Pseudocysts and retention cysts of the maxillary sinus. *Oral Surg Oral Med Oral Pathol.* 1984; 58(5): 561-567.

349. deShazo RD, Chapin K, Swain RE. Fungal sinusitis. *N Engl J Med.* 1997; 337(4): 254-259.

350. Granville L, Chirala M, Cernoch P, et al. Fungal sinusitis: histologic spectrum and correlation with culture. *Hum Pathol.* 2004; 35(4): 474-481.

351. Taxy JB. Paranasal fungal sinusitis: contributions of histopathology to diagnosis: a report of 60 cases and literature review. *Am J Surg Pathol.* 2006; 30(6): 713-720.

352. Das A, Bal A, Chakrabarti A, et al. Spectrum of fungal rhinosinusitis: histopathologist's perspective. *Histopathology.* 2009; 54(7): 854-859.

353. Katzenstein AL, Sale SR, Greenberger PA. Pathologic findings in allergic aspergillus sinusitis. A newly recognized form of sinusitis. *Am J Surg Pathol.* 1983; 7(5): 439-443.

354. Torres C, Ro JY, el-Naggar AK, et al. Allergic fungal sinusitis: a clinicopathologic study of 16 cases. *Hum Pathol.* 1996; 27(8): 793-799.

355. Heffner DK. Allergic fungal sinusitis is a histopathologic diagnosis; paranasal mucocele is not. *Ann Diagn Pathol.* 2004; 8(5): 316-323.

356. van der Coer JM, Marres HA, Wielinga EW, Wong-Alcala LS. Rhinosporidiosis in Europe. *J Laryngol Otol.* 1992; 106(5): 440-443.

357. Ahluwalia KB. New interpretations in rhinosporidiosis, enigmatic disease of the last nine decades. *J Submicrosc Cytol Pathol.* 1992; 24(1): 109-114.

358. Herr RA, Ajello L, Taylor JW, et al. Phylogenetic analysis of Rhinosporidium seeberi's 18S small-subunit ribosomal DNA groups this pathogen among members of the protoctistan Mesomycetozoa clade. *J Clin Microbiol.* 1999; 37(9): 2750-2754.

359. Waldron J, Van Hasselt CA, Skinner DW, Arnold M. Tuberculosis of the nasopharynx: clinicopathological features. *Clin Otolaryngol Allied Sci.* 1992; 17(1): 57-59.

360. Patey O, Bonnieux P, Roucayrol AM, Lafaix C. Sarcoidosis of the nose: report of a case with nasal perforation. *Sarcoidosis.* 1990; 7(2): 123-124.

361. Batsakis JG, el-Naggar AK. Rhinoscleroma and rhinosporidiosis. *Ann Otol Rhinol Laryngol.* 1992; 101(10): 879-882.

362. Meyer PR, Shum TK, Becker TS, Taylor CR. Scleroma(Rhinoscleroma). A histologic immunohistochemical study with bacteriologic correlates. *Arch Pathol Lab Med.* 1983; 107(7): 377-383.

363. Foucar E, Rosai J, Dorfman RF. Sinus histiocytosis with massive lymphadenopathy. *Arch Otolaryngol.* 1978; 104(12): 687-693.

364. Wenig BM, Abbondanzo SL, Childers EL, et al. Extranodal sinus histiocytosis with massive lymphadenopathy(Rosai-Dorfman disease) of the head and neck. *Hum Pathol.* 1993; 24(5): 483-492.

365. Matsubara O, Yoshimura N, Doi Y, et al. Nasal biopsy in the early diagnosis of Wegener's (pathergic) granulomatosis. Significance of palisading granuloma and leukocytoclastic vasculitis. *Virchows Arch.* 1996; 428(1): 13-19.

366. Devaney KO, Travis WD, Hoffman G, et al. Interpretation of head and neck biopsies in Wegener's granulomatosis. A pathologic study of 126 biopsies in 70 patients. *Am J Surg Pathol.* 1990; 14(6): 555-564.

367. Del Buono EA, Flint A. Diagnostic usefulness of nasal biopsy in Wegener's granulomatosis. *Hum Pathol.* 1991; 22(2): 107-110.

368. Trimarchi M, Gregorini G, Facchetti F, et al. Cocaine-induced midline destructive lesions: clinical, radiographic, histopathologic, and serologic features and their differentiation from Wegener granulomatosis. *Medicine (Baltimore).* 2001; 80(6): 391-404.

369. Noorduyn LA, Torenbeek R, van der Valk P, et

al. Sinonasal non-Hodgkin's lymphomas and Wegener's granulomatosis: a clinicopathological study. *Virchows Arch A Pathol Anat Histopathol*. 1991; 418(3): 235-240.

370. Nigar E, Dhillon R, Carr E, Matin RN. Eosinophilic angiocentric fibrosis and extrafacial granuloma faciale. *Histopathology*. 2007; 51(5): 729-731.

371. Thompson LD, Heffner DK. Sinonasal tract eosinophilic angiocentric fibrosis. A report of three cases. *Am J Clin Pathol*. 2001; 115(2): 243-248.

372. McClatchie S, Warambo MW, Bremner AD. Myospherulosis: a previously unreported disease? *Am J Clin Pathol*. 1969; 51(6): 699-704.

373. Travis WD, Li CY, Weiland LH. Immunostaining for hcmoglobin in two cases of myospherulosis. *Arch Pathol Lab Med*. 1986; 110(8): 763-765.

374. D'Angelo AJ Jr, Marlowe A, Marlowe FI, McFarland M. Inverted papilloma of the nose and paranasal sinuses in children. *Ear Nose Throat J*. 1992; 71(6): 264-266.

375. Peterson IM, Heim C. Inverted squamous papilloma with neuro-ophthalmic features. *J Clin Neuroophthalmol*. 1991; 11(1): 35-38.

376. Hyams VJ. Papillomas of the nasal cavity and paranasal sinuses. A clinicopathological study of 315 cases. *Ann Otol Rhinol Laryngol*. 1971; 80(2): 192-206.

377. Michaels L. Benign mucosal tumors of the nose and paranasal sinuses. *Semin Diagn Pathol*. 1996; 13(2): 113-117.

378. Barnes L, Bedetti C. Oncocytic Schneiderian papilloma: a reappraisal of cylindrical cell papilloma of the sinonasal tract. *Hum Pathol*. 1984; 15(4): 344-351.

379. Schwerer MJ, Kraft K, Baczako K, Maier H. Coexpression of cytokeratins typical for columnar and squamous differentiation in sinonasal inverted papillomas. *Am J Clin Pathol*. 2001; 115(5): 747-754.

380. Nielsen PL, Buchwald C, Nielsen LH, Tos M. Inverted papilloma of the nasal cavity: pathological aspects in a follow-up study. *Laryngoscope*. 1991; 101(10): 1094-1101.

381. Benninger MS, Roberts JK, Sebek BA, et al. Inverted papillomas and associated squamous cell carcinomas. *Otolaryngol Head Neck Surg*. 1990; 103(3): 457-461.

382. Gaffey MJ, Frierson HF, Weiss LM, et al. Human papillomavirus and Epstein-Barr virus in sinonasal Schneiderian papillomas. An in situ hybridization and polymerase chain reaction study. *Am J Clin Pathol*. 1996; 106(4): 475-482.

383. McLachlin CM, Kandel RA, Colgan TJ, et al. Prevalence of human papillomavirus in sinonasal papillomas: a study using polymerase chain reaction and in situ hybridization. *Mod Pathol*. 1992; 5(4): 406-409.

384. Sarkar FH, Visscher DW, Kintanar EB, et al. Sinonasal Schneiderian papillomas: human papillomavirus typing by polymerase chain reaction. *Mod Pathol*. 1992; 5(3): 329-332.

385. Fu YS, Hoover L, Franklin M, et al. Human papillomavirus identified by nucleic acid hybridization in concomitant nasal and genital papillomas. *Laryngoscope*. 1992; 102(9): 1014-1019.

386. Judd R, Zaki SR, Coffield LM, Evatt BL. Sinonasal papillomas and human papillomavirus: human papillomavirus 11 detected in fungiform Schneiderian papillomas by in situ hybridization and the polymerase chain reaction. *Hum Pathol*. 1991; 22(6): 550-556.

387. Macdonald MR, Le KT, Freeman J, et al. A majority of inverted sinonasal papillomas carries Epstein-Barr virus genomes. *Cancer*. 1995; 75(9): 2307-2312.

388. Udager AM, Rolland DC, McHugh JB, et al. High-frequency targetable EGFR mutations in sinonasal squamous cell carcinomas arising from inverted sinonasal papilloma. *Cancer Res*. 2015; 75(13): 2600-2606.

389. Myers EN, Fernau JL, Johnson JT, et al. Management of inverted papilloma. *Laryngoscope*. 1990; 100(5): 481-490.

390. Carta F, Verillaud B, Herman P. Role of endoscopic approach in the management of inverted papilloma. *Curr Opin Otolaryngol Head Neck Surg*. 2011; 19(1): 21-24.

391. Roush GC. Epidemiology of cancer of the nose and paranasal sinuses: current concepts. *Head Neck Surg*. 1979; 2(1): 3-11.

392. Robin PE, Shortridge RT. Lateralisation of tumours of the nasal cavity and paranasal sinuses and its relationship to aetiology. *Lancet*. 1979; 1(8118): 695-696.

393. Ironside P, Matthews J. Adenocarcinoma of the nose and paranasal sinuses in woodworkers in the state of Victoria, Australia. *Cancer*. 1975; 36(3): 1115-1124.

394. Kleinsasser O, Schroeder HG. What's new in tumours of the nasal cavity? Adenocarcinomas arising after exposure to wood dust. *Pathol Res Pract*. 1989; 184(5): 554-558.

395. Moran CA, Wenig BM, Mullick FG. Primary adenocarcinoma of the nasal cavity and paranasal sinuses. *Ear Nose Throat J*. 1991; 70(12): 821-828.

396. Nunez F, Suarez C, Alvarez I, et al. Sino-nasal adenocarcinoma: epidemiological and clinicopathological study of 34 cases. *J Otolaryngol*. 1993; 22(2): 86-90.

397. El-Mofty SK, Lu DW. Prevalence of high-risk human papillomavirus DNA in nonkeratinizing (cylindrical cell) carcinoma of the sinonasal tract: a distinct clinicopathologic and molecular disease entity. *Am J Surg Pathol*. 2005; 29(10): 1367-1372.

398. Cerilli LA, Holst VA, Brandwein MS, et al. Sinonasal undifferentiated carcinoma: immunohistochemical profile and lack of EBV association. *Am J Surg Pathol*. 2001; 25(2): 156-163.

399. Fradis M, Podoshin L, Gertner R, Sabo E. Squamous cell carcinoma of the nasal septum mucosa. *Ear Nose Throat J*. 1993; 72(3): 217-221.

400. Patel P, Tiwari R, Karim AB, et al. Squamous cell carcinoma of the nasal vestibule. *J Laryngol Otol*. 1992; 106(4): 332-336.

401. Taxy JB. Squamous carcinoma of the nasal vestibule: an analysis of five cases and literature review. *Am J Clin Pathol*. 1997; 107(6): 698-703.

402. Cheng VS, Wang CC. Carcinomas of the paranasal sinuses: a study of sixty-six cases. *Cancer*. 1977; 40(6): 3038-3041.

403. Ringertz N. Pathology of malignant tumors arising in the nasal and paranasal cavities and maxilla. *Acta Otolaryngol*. 1938; 27(suppl): 1-405.

404. Batsakis JG, Rice DH, Solomon AR. The pathology of head and neck tumors: squamous and mucous-gland carcinomas of the nasal cavity, paranasal sinuses, and larynx, part 6. *Head Neck Surg*. 1980; 2(6): 497-508.

405. Osborn DA. Nature and behavior of transitional tumors in the upper respiratory tract. *Cancer*. 1970; 25(1): 50-60.

406. Westra WH, Holmes GF, Eisele DW. Bizarre epithelial atypia of the sinonasal tract after chemotherapy. *Am J Surg Pathol*. 2001; 25(5): 652-656.

407. Gnepp DR, Heffner DK. Mucosal origin of sinonasal tract adenomatous neoplasms. *Mod Pathol*. 1989; 2(4): 365-371.

408. Neto AG, Pineda-Daboin K, Luna MA. Sinonasal tract seromucous adenocarcinomas: a report of 12 cases. *Ann Diagn Pathol*. 2003; 7(3): 154-159.

409. Heffner DK, Hyams VJ, Hauck KW, Lingeman C. Low-grade adenocarcinoma of the nasal cavity and paranasal sinuses. *Cancer*. 1982; 50(2): 312-322.

410. Barnes L. Intestinal-type adenocarcinoma of the nasal cavity and paranasal sinuses. *Am J Surg Pathol*. 1986; 10(3): 192-202.

411. Franquemont DW, Fechner RE, Mills SE. Histologic classification of sinonasal intestinal-type adenocarcinoma. *Am J Surg Pathol*. 1991; 15(4): 368-375.

412. McKinney CD, Mills SE, Franquemont DW. Sinonasal intestinal-type adenocarcinoma: immunohistochemical profile and comparison with colonic adenocarcinoma. *Mod Pathol*. 1995; 8(4): 421-426.

413. Sanchez-Casis G, Devine KD, Weiland LH. Nasal adenocarcinomas that closely simulate colonic carcinomas. *Cancer*. 1971; 28(3): 714-720.

414. Batsakis JG, Mackay B, Ordonez NG. Enteric-type adenocarcinoma of the nasal cavity. An electron microscopic and immunocytochemical study. *Cancer*. 1984; 54(5): 855-860.

415. Cathro HP, Mills SE. Immunophenotypic differences between intestinal-type and low-grade papillary sinonasal adenocarcinoma: an immunohistochemical study of 22 cases utilizing CDX2 and MUC2. *Am J Surg Pathol*. 2004; 28(8): 1026-1032.

416. Choi HR, Sturgis EM, Rashid A, et al. Sinonasal adenocarcinoma: evidence for histogenetic divergence of the enteric and nonenteric phenotypes. *Hum Pathol*. 2003; 34(11): 1101-1107.

417. Ortiz-Rey JA, Alvarez C, San Miguel P, et al. Expression of CDX2, cytokeratins 7 and 20 in sinonasal intestinal-type adenocarcinoma. *Appl Immunohistochem Mol Morphol*. 2005; 13(2): 142-146.

418. Yom SS, Rashid A, Rosenthal DI, et al. Genetic analysis of sinonasal adenocarcinoma phenotypes: distinct alterations of histogenetic significance. *Mod Pathol*. 2005; 18(3): 315-319.

419. Mills SE, Fechner RE, Cantrell RW. Aggressive sinonasal lesion resembling normal intestinal mucosa. *Am J Surg Pathol*. 1982; 6(8): 803-809.

420. Perez-Ordonez B, Caruana SM, Huvos AG, Shah JP. Small cell neuroendocrine carcinoma of the nasal cavity and paranasal sinuses. *Hum Pathol*. 1998; 29(8): 826-832.

421. Houston GD, Gillies E. Sinonasal undifferentiated carcinoma: a distinctive clinicopathologic entity. *Adv Anat Pathol*. 1999; 6(6): 317-323.

422. Frierson HF Jr, Mills SE, Fechner RE. Sinonasal undifferentiated carcinoma. An aggressive neoplasm derived from schneiderian epithelium and distinct from olfactory neuroblastoma. *Am J Surg Pathol*. 1986; 10(11): 771-779.

423. Giri SP, Reddy EK, Gemer LS, et al. Management of advanced squamous cell carcinomas of the maxillary sinus. *Cancer*. 1992; 69(3): 657-661.

424. Dulguerov P, Jacobsen MS, Allal AS, et al. Nasal and paranasal sinus carcinoma: are we making progress? A series of 220 patients and a systematic review. *Cancer*. 2001; 92(12): 3012-3029.

425. Franchi A, Gallo O, Santucci M. Clinical relevance of the histological classification of sinonasal intestinal-type adenocarcinomas. *Hum*

Pathol. 1999; 30(10): 1140-1145.

426. Mills SE, Fechner RE. "Undifferentiated" neoplasms of the sinonasal region: differential diagnosis based on clinical, light microscopic, immunohistochemical, and ultrastructural features. *Semin Diagn Pathol*. 1989; 6(4): 316-328.

427. Fandi A, Altun M, Azli N, et al. Nasopharyngeal cancer: epidemiology, staging, and treatment. *Semin Oncol*. 1994; 21(3): 382-397.

428. Wenig BM. Nasopharyngeal carcinoma. *Ann Diagn Pathol*. 1999; 3(6): 374-385.

429. Easton JM, Levine PH, Hyams VJ. Nasopharyngeal carcinoma in the United States. A pathologic study of 177 US and 30 foreign cases. *Arch Otolaryngol*. 1980; 106(2): 88-91.

430. Coffin CM, Rich SS, Dehner LP. Familial aggregation of nasopharyngeal carcinoma and other malignancies. A clinicopathologic description. *Cancer*. 1991; 68(6): 1323-1328.

431. Gaffey MJ, Weiss LM. Association of Epstein-Barr virus with human neoplasia. *Pathol Annu*. 1992; 27(Pt 1): 55-74.

432. Liebowitz D. Nasopharyngeal carcinoma: the Epstein-Barr virus association. *Semin Oncol*. 1994; 21(3): 376-381.

433. Lopategui JR, Gaffey MJ, Frierson HF Jr, et al. Detection of Epstein-Barr viral RNA in sinonasal undifferentiated carcinoma from Western and Asian patients. *Am J Surg Pathol*. 1994; 18(4): 391-398.

434. Sun Y, Hegamyer G, Cheng YJ, et al. An infrequent point mutation of the p53 gene in human nasopharyngeal carcinoma. *Proc Natl Acad Sci USA*. 1992; 89(14): 6516-6520.

435. Pathmanathan R, Prasad U, Sadler R, et al. Clonal proliferations of cells infected with Epstein-Barr virus in preinvasive lesions related to nasopharyngeal carcinoma. *N Engl J Med*. 1995; 333(11): 693-698.

436. Deyrup AT. Epstein-Barr virus-associated epithelial and mesenchymal neoplasms. *Hum Pathol*. 2008; 39(4): 473-483.

437. Stewart JP, Arrand JR. Expression of the Epstein-Barr virus latent membrane protein in nasopharyngeal carcinoma biopsy specimens. *Hum Pathol*. 1993; 24(3): 239-242.

438. Tsai ST, Jin YT, Mann RB, Ambinder RF. Epstein-Barr virus detection in nasopharyngeal tissues of patients with suspected nasopharyngeal carcinoma. *Cancer*. 1998; 82(8): 1449-1453.

439. Feinmesser R, Miyazaki I, Cheung R, et al. Diagnosis of nasopharyngeal carcinoma by DNA amplification of tissue obtained by fine-needle aspiration. *N Engl J Med*. 1992; 326(1): 17-21.

440. Pearson GR, Weiland LH, Neel HB 3rd, et al. Application of Epstein-Barr virus(EBV) serology to the diagnosis of North American nasopharyngeal carcinoma. *Cancer*. 1983; 51(2): 260-268.

441. Chien YC, Chen JY, Liu MY, et al. Serologic markers of Epstein-Barr virus infection and nasopharyngeal carcinoma in Taiwanese men. *N Engl J Med*. 2001; 345(26): 1877-1882.

442. Chan JK, Yip TT, Tsang WY, et al. Detection of Epstein-Barr viral RNA in malignant lymphomas of the upper aerodigestive tract. *Am J Surg Pathol*. 1994; 18(9): 938-946.

443. Wei WI, Sham JS, Zong YS, et al. The efficacy of fiberoptic endoscopic examination and biopsy in the detection of early nasopharyngeal carcinoma. *Cancer*. 1991; 67(12): 3127-3130.

444. Nicholls JM. Nasopharyngeal carcinoma: classification and histologic appearances. *Adv Anat Pathol*. 1997; 4: 71-84.

445. Tsai ST, Jin YT, Su IJ. Expression of EBER1 in primary and metastatic nasopharyngeal carcinoma tissues using in situ hybridization. A correlation with WHO histologic subtypes. *Cancer*. 1996; 77(2): 231-236.

446. Micheau C. What's new in histological classification and recognition of naso-pharyngeal carcinoma(N.P.C.). *Pathol Res Pract*. 1986; 181(2): 249-253.

447. Prathap K, Looi LM, Prasad U. Localized amyloidosis in nasopharyngeal carcinoma. *Histopathology*. 1984; 8(1): 27-34.

448. Cheung FM, Pang SW, Yau TK, et al. Nasopharyngeal intraepithelial lesion: latent Epstein-Barr virus infection with malignant potential. *Histopathology*. 2004; 45(2): 171-179.

449. Zaatari GS, Santoianni RA. Adenoid squamous cell carcinoma of the nasopharynx and neck region. *Arch Pathol Lab Med*. 1986; 110(6): 542-546.

450. Wenig BM, Hyams VJ, Heffner DK. Nasopharyngeal papillary adenocarcinoma. A clinicopathologic study of a low-grade carcinoma. *Am J Surg Pathol*. 1988; 12(12): 946-953.

451. Pineda-Daboin K, Neto A, Ochoa-Perez V, Luna MA. Nasopharyngeal adenocarcinomas: a clinicopathologic study of 44 cases including immunohistochemical features of 18 papillary phenotypes. *Ann Diagn Pathol*. 2006; 10(4): 215-221.

452. Carrizo F, Luna MA. Thyroid transcription factor-1 expression in thyroid-like nasopharyngeal papillary adenocarcinoma: report of 2 cases. *Ann Diagn Pathol*. 2005; 9(4): 189-192.

453. Gusterson BA, Mitchell DP, Warburton MJ, Carter RL. Epithelial markers in the diagnosis of nasopharyngeal carcinoma: an immunocytochemical study. *J Clin Pathol*. 1983; 36(6): 628-631.

454. Oppedal BR, Bohler PJ, Marton PF, Brandtzaeg P. Carcinoma of the nasopharynx. Histopathological examination with supplementary immunohistochemistry. *Histopathology*. 1987; 11(11): 1161-1169.

455. Kneile JR, Tan G, Suster S, Wakely PE Jr. Expression of CD30(Ber-H2) in nasopharyngeal carcinoma, undifferentiated type and lymphoepithelioma-like carcinoma. A comparison study with anaplastic large cell lymphoma. *Histopathology*. 2006; 48(7): 855-861.

456. Taxy JB, Hidvegi DF, Battifora H. Nasopharyngeal carcinoma: antikeratin immunohistochemistry and electron microscopy. *Am J Clin Pathol*. 1985; 83(3): 320-325.

457. Lin HS, Lin CS, Yeh S, Tu SM. Fine structure of nasopharyngeal carcinoma with special reference to the anaplastic type. *Cancer*. 1969; 23(2): 390-405.

458. Tao Q, Chan AT. Nasopharyngeal carcinoma: molecular pathogenesis and therapeutic developments. *Expert Rev Mol Med*. 2007; 9(12): 1-24.

459. Chou J, Lin YC, Kim J, et al. Nasopharyngeal carcinoma—review of the molecular mechanisms of tumorigenesis. *Head Neck*. 2008; 30(7): 946-963.

460. Zhou W, Feng X, Li H, et al. Inactivation of LARS2, located at the commonly deleted region 3p21.3, by both epigenetic and genetic mechanisms in nasopharyngeal carcinoma. *Acta Biochim Biophys Sin(Shanghai)*. 2009; 41(1): 54-62.

461. Teo PM, Leung SF, Yu P, et al. A comparison of Ho's, International Union Against Cancer, and American Joint Committee stage classifications for nasopharyngeal carcinoma. *Cancer*. 1991; 67(2): 434-439.

462. Su CY, Lui CC. Perineural invasion of the trigeminal nerve in patients with nasopharyngeal carcinoma. Imaging and clinical correlations. *Cancer*. 1996; 78(10): 2063-2069.

463. Zarate-Osorno A, Jaffe ES, Medeiros LJ. Metastatic nasopharyngeal carcinoma initially presenting as cervical lymphadenopathy. A report of two cases that resembled Hodgkin's disease. *Arch Pathol Lab Med*. 1992; 116(8): 862-865.

464. Rennke H, Lennert K. [Caseous necrosis and epithelioid cell reaction in lymph node metastases of lymphoepithelial carcinoma (Schmincke-Tumor)]. *Virchows Arch A Pathol Pathol Anat*. 1973; 358(3): 241-247.

465. Zen HG, Jame JM, Chang AY, et al. Nasopharyngeal carcinoma with bone marrow metastasis. *Am J Clin Oncol*. 1991; 14(1): 66-70.

466. Tsujii H, Kamada T, Tsuji H, et al. Improved results in the treatment of nasopharyngeal carcinoma using combined radiotherapy and chemotherapy. *Cancer*. 1989; 63(9): 1668-1672.

467. Lee AW, Poon YF, Foo W, et al. Retrospective analysis of 5037 patients with nasopharyngeal carcinoma treated during 1976–1985: overall survival and patterns of failure. *Int J Radiat Oncol Biol Phys*. 1992; 23(2): 261-270.

468. Heng DM, Wee J, Fong KW, et al. Prognostic factors in 677 patients in Singapore with nondisseminated nasopharyngeal carcinoma. *Cancer*. 1999; 86(10): 1912-1920.

469. Sham JS, Choy D. Prognostic factors of nasopharyngeal carcinoma: a review of 759 patients. *Br J Radiol*. 1990; 63(745): 51-58.

470. Hsu HC, Chen CL, Hsu MM, et al. Pathology of nasopharyngeal carcinoma. Proposal of a new histologic classification correlated with prognosis. *Cancer*. 1987; 59(5): 945-951.

471. Shanmugaratnam K, Chan SH, de-The G, et al. Histopathology of nasopharyngeal carcinoma: correlations with epidemiology, survival rates and other biological characteristics. *Cancer*. 1979; 44(3): 1029-1044.

472. Giannini A, Bianchi S, Messerini L, et al. Prognostic significance of accessory cells and lymphocytes in nasopharyngeal carcinoma. *Pathol Res Pract*. 1991; 187(4): 496-502.

473. Faccioli S, Cavicchi O, Caliceti U, et al. Cell proliferation as an independent predictor of survival for patients with advanced nasopharyngeal carcinoma. *Mod Pathol*. 1997; 10(9): 884-894.

474. Roychowdhury DF, Tseng A Jr, Fu KK, et al. New prognostic factors in nasopharyngeal carcinoma. Tumor angiogenesis and C-erbB2 expression. *Cancer*. 1996; 77(8): 1419-1426.

475. Manning JT, Batsakis JG. Salivary-type neoplasms of the sinonasal tract. *Ann Otol Rhinol Laryngol*. 1991; 100(8): 691-694.

476. Rafla S. Mucous gland tumors of paranasal sinuses. *Cancer*. 1969; 24(4): 683-691.

477. Goepfert H, Luna MA, Lindberg RD, White AK. Malignant salivary gland tumors of the paranasal sinuses and nasal cavity. *Arch Otolaryngol*. 1983; 109(10): 662-668.

478. Sato K, Ueda Y, Sakurai A, et al. Adenoid cystic carcinoma of the maxillary sinus with gradual histologic transformation to high-grade adenocarcinoma: a comparative report with dedifferentiated carcinoma. *Virchows Arch*. 2006; 448(2): 204-208.

479. Compagno J, Wong RT. Intranasal mixed tumors (pleomorphic adenomas): a clinicopathologic study of 40 cases. *Am J Clin Pathol*. 1977; 68(2): 213-218.

480. Reference deleted in proofs.

481. Dehner LP, Valbuena L, Perez-Atayde A, et al. Salivary gland anlage tumor("congenital pleomorphic adenoma"). A clinicopathologic, immunohistochemical and ultrastructural study of nine cases. *Am J Surg Pathol*. 1994; 18(1): 25-36.

482. Fletcher CD, Carpenter G, McKee PH. Nasal

glioma. A rarity. *Am J Dermatopathol*. 1986; 8(4): 341-346.

483. Perzin KH, Pushparaj N. Nonepithelial tumors of the nasal cavity, paranasal sinuses, and nasopharynx. A clinicopathologic study. XIII: Meningiomas. *Cancer*. 1984; 54(9): 1860-1869.

484. Chan JK, Lau WH. Nasal astrocytoma or nasal glial heterotopia? *Arch Pathol Lab Med*. 1989; 113(8): 943-945.

485. Devaney K, Wenig BM, Abbondanzo SL. Olfactory neuroblastoma and other round cell lesions of the sinonasal region. *Mod Pathol*. 1996; 9(6): 658-663.

486. Mills SE, Frierson HF Jr. Olfactory neuroblastoma. A clinicopathologic study of 21 cases. *Am J Surg Pathol*. 1985, 9(5). 317-327.

487. Oberman HA, Rice DH. Olfactory neuroblastomas: a clinicopathologic study. *Cancer*. 1976; 38(6): 2494-2502.

488. Ordonez NG, Mackay B. Neuroendocrine tumors of the nasal cavity. *Pathol Annu*. 1993; 28(Pt 2): 77-111.

489. Bellizzi AM, Bourne TD, Mills SE, Stelow EB. The cytologic features of sinonasal undifferentiated carcinoma and olfactory neuroblastoma. *Am J Clin Pathol*. 2008; 129(3): 367-376.

490. Chan JK, Lau WH, Yuen RW. Ganglioneuroblastic transformation of olfactory neuroblastoma. *Histopathology*. 1989; 14(4): 425-428.

491. Gaudin PB, Rosai J. Florid vascular proliferation associated with neural and neuroendocrine neoplasms. A diagnostic clue and potential pitfall. *Am J Surg Pathol*. 1995; 19(6): 642-652.

492. Curtis JL, Rubinstein LJ. Pigmented olfactory neuroblastoma: a new example of melanotic neuroepithelial neoplasm. *Cancer*. 1982; 49(10): 2136-2143.

493. Silva EG, Butler JJ, Mackay B, Goepfert H. Neuroblastomas and neuroendocrine carcinomas of the nasal cavity: a proposed new classification. *Cancer*. 1982; 50(11): 2388-2405.

494. Taxy JB, Bharani NK, Mills SE, et al. The spectrum of olfactory neural tumors. A light-microscopic immunohistochemical and ultrastructural analysis. *Am J Surg Pathol*. 1986; 10(10): 687-695.

495. Rosenthal DI, Barker JL Jr, El-Naggar AK, et al. Sinonasal malignancies with neuroendocrine differentiation: patterns of failure according to histologic phenotype. *Cancer*. 2004; 101(11): 2567-2573.

496. Argani P, Perez-Ordonez B, Xiao H, et al. Olfactory neuroblastoma is not related to the Ewing family of tumors: absence of EWS/FLI1 gene fusion and MIC2 expression. *Am J Surg Pathol*. 1998; 22(4): 391-398.

497. Hirano T, Aida T, Moriyama M, et al. Primary neuroblastoma of the nasal cavity and review of literature. *Acta Pathol Jpn*. 1985; 35(1): 183-191.

498. Micheau C. A new histochemical approach to olfactory esthesioneuroma. A nasal tumor of neural crest origin. *Cancer*. 1977; 40(1): 314-318.

499. Arnesen MA, Scheithauer BW, Freeman S. Cushing's syndrome secondary to olfactory neuroblastoma. *Ultrastruct Pathol*. 1994; 18(1-2): 61-68.

500. Axe S, Kuhajda FP. Esthesioneuroblastoma. Intermediate filaments, neuroendocrine, and tissue-specific antigens. *Am J Clin Pathol*. 1987; 88(2): 139-145.

501. Choi HS, Anderson PJ. Immunohistochemical diagnosis of olfactory neuroblastoma. *J Neuropathol Exp Neurol*. 1985; 44(1): 18-31.

502. Trojanowski JQ, Lee V, Pillsbury N, Lee S. Neuronal origin of human esthesioneuroblastoma demonstrated with anti-neurofilament monoclonal antibodies. *N Engl J Med*. 1982; 307(3): 159-161.

503. Lloreta-Trull J, Mackay B, Troncoso P, et al. Neuroendocrine tumors of the nasal cavity: an ultrastructural and morphometric study of 24 cases. *Ultrastruct Pathol*. 1992; 16(1-2): 165-175.

504. Holland H, Koschny R, Krupp W, et al. Comprehensive cytogenetic characterization of an esthesioneuroblastoma. *Cancer Genet Cytogenet*. 2007; 173(2): 89-96.

505. Guled M, Myllykangas S, Frierson HF Jr, et al. Array comparative genomic hybridization analysis of olfactory neuroblastoma. *Mod Pathol*. 2008; 21(6): 770-778.

506. Meneses MS, Thurel C, Mikol J, et al. Esthesioneuroblastoma with intracranial extension. *Neurosurgery*. 1990; 27(5): 813-819, discussion 9-20.

507. Chao KS, Kaplan C, Simpson JR, et al. Esthesioneuroblastoma: the impact of treatment modality. *Head Neck*. 2001; 23(9): 749-757.

508. Olsen KD, DeSanto LW. Olfactory neuroblastoma. Biologic and clinical behavior. *Arch Otolaryngol*. 1983; 109(12): 797-802.

509. Kadish S, Goodman M, Wang CC. Olfactory neuroblastoma. A clinical analysis of 17 cases. *Cancer*. 1976; 37(3): 1571-1576.

510. Ozsahin M, Gruber G, Olszyk O, et al. Outcome and prognostic factors in olfactory neuroblastoma: a rare cancer network study. *Int J Radiat Oncol Biol Phys*. 2010; 78(4): 992-997.

511. Devaiah AK, Andreoli MT. Treatment of esthesioneuroblastoma: a 16-year meta-analysis of 361 patients. *Laryngoscope*. 2009; 119(7): 1412-1416.

512. Iwai Y, Hakuba A, Khosla VK, et al. Giant basal prolactinoma extending into the nasal cavity. *Surg Neurol*. 1992; 37(4): 280-283.

513. Luk IS, Chan JK, Chow SM, Leung S. Pituitary adenoma presenting as sinonasal tumor: pitfalls in diagnosis. *Hum Pathol*. 1996; 27(6): 605-609.

514. Schuller DE, Lucas JG. Nasopharyngeal paraganglioma. Report of a case and review of literature. *Arch Otolaryngol*. 1982; 108(10): 667-670.

515. Perzin KH, Panyu H, Wechter S. Nonepithelial tumors of the nasal cavity, paranasal sinuses and nasopharynx. A clinicopathologic study. XII: Schwann cell tumors(neurilemoma, neurofibroma, malignant schwannoma). *Cancer*. 1982; 50(10): 2193-2202.

516. Buob D, Wacrenier A, Chevalier D, et al. Schwannoma of the sinonasal tract: a clinicopathologic and immunohistochemical study of 5 cases. *Arch Pathol Lab Med*. 2003; 127(9): 1196-1199.

517. Heffner DK, Gnepp DR. Sinonasal fibrosarcomas, malignant schwannomas, and "Triton" tumors. A clinicopathologic study of 67 cases. *Cancer*. 1992; 70(5): 1089-1101.

518. Holdcraft J, Gallagher JC. Malignant melanomas of the nasal and paranasal sinus mucosa. *Ann Otol Rhinol Laryngol*. 1969; 78(1): 5-20.

519. Uehara T, Matsubara O, Kasuga T. Melanocytes in the nasal cavity and paranasal sinus. Incidence and distribution in Japan. *Acta Pathol Jpn*. 1987; 37(7): 1105-1114.

520. Prasad ML, Busam KJ, Patel SG, et al. Clinicopathologic differences in malignant melanoma arising in oral squamous and sinonasal respiratory mucosa of the upper aerodigestive tract. *Arch Pathol Lab Med*. 2003; 127(8): 997-1002.

521. Chetty R, Slavin JL, Pitson GA, Dowling JP. Melanoma botryoides: a distinctive myxoid pattern of sino-nasal malignant melanoma. *Histopathology*. 1994; 24(4): 377-379.

522. Friedmann I. Osteoid and bone formation in a nasal mucosal melanoma and its metastasis. *Histopathology*. 1998; 33(1): 88.

523. Thompson LD, Wieneke JA, Miettinen M. Sinonasal tract and nasopharyngeal melanomas: a clinicopathologic study of 115 cases with a proposed staging system. *Am J Surg Pathol*. 2003; 27(5): 594-611.

524. Robbins KT, Fuller LM, Vlasak M, et al. Primary lymphomas of the nasal cavity and paranasal sinuses. *Cancer*. 1985; 56(4): 814-819.

525. Vega F, Lin P, Medeiros LJ. Extranodal lymphomas of the head and neck. *Ann Diagn Pathol*. 2005; 9(6): 340-350.

526. Abbondanzo SL, Wenig BM. Non-Hodgkin's lymphoma of the sinonasal tract. A clinicopathologic and immunophenotypic study of 120 cases. *Cancer*. 1995; 75(6): 1281-1291.

527. Ferry JA, Sklar J, Zukerberg LR, Harris NL. Nasal lymphoma. A clinicopathologic study with immunophenotypic and genotypic analysis. *Am J Surg Pathol*. 1991; 15(3): 268-279.

528. Cheung MM, Chan JK, Lau WH, et al. Primary non-Hodgkin's lymphoma of the nose and nasopharynx: clinical features, tumor immunophenotype, and treatment outcome in 113 patients. *J Clin Oncol*. 1998; 16(1): 70-77.

529. Aozasa K, Zaki MA. Epidemiology and pathogenesis of nasal NK/T-cell lymphoma: a mini-review. *ScientificWorldJournal*. 2011; 11: 422-428.

530. Cuadra-Garcia I, Proulx GM, Wu CL, et al. Sinonasal lymphoma: a clinicopathologic analysis of 58 cases from the Massachusetts General Hospital. *Am J Surg Pathol*. 1999; 23(11): 1356-1369.

531. Gaal K, Sun NC, Hernandez AM, Arber DA. Sinonasal NK/T-cell lymphomas in the United States. *Am J Surg Pathol*. 2000; 24(11): 1511-1517.

532. Kuo TT, Shih LY, Tsang NM. Nasal NK/T cell lymphoma in Taiwan: a clinicopathologic study of 22 cases, with analysis of histologic subtypes, Epstein-Barr virus LMP-1 gene association, and treatment modalities. *Int J Surg Pathol*. 2004; 12(4): 375-387.

533. Chan WC, Hans CP. Genetic and molecular genetic studies in the diagnosis of T and NK cell neoplasia. *Hum Pathol*. 2003; 34(4): 314-321.

534. Schwartz EJ, Molina-Kirsch H, Zhao S, et al. Immunohistochemical characterization of nasal-type extranodal NK/T-cell lymphoma using a tissue microarray: an analysis of 84 cases. *Am J Clin Pathol*. 2008; 130(3): 343-351.

535. Ko YH, Cho EY, Kim JE, et al. NK and NK-like T-cell lymphoma in extranasal sites: a comparative clinicopathological study according to site and EBV status. *Histopathology*. 2004; 44(5): 480-489.

536. Ng CS, Lo ST, Chan JK. Peripheral T and putative natural killer cell lymphomas commonly coexpress CD95 and CD95 ligand. *Hum Pathol*. 1999; 30(1): 48-53.

537. Takahara M, Kishibe K, Bandoh N, et al. P53, N- and K-Ras, and beta-catenin gene mutations and prognostic factors in nasal NK/T-cell lymphoma from Hokkaido, Japan. *Hum Pathol*. 2004; 35(1): 86-95.

538. Chiang AK, Chan AC, Srivastava G, Ho FC. Nasal T/natural killer(NK)-cell lymphomas are derived from Epstein-Barr virus-infected cytotoxic lymphocytes of both NK- and T-cell lineage. *Int J Cancer*. 1997; 73(3): 332-338.

539. Ott G, Kalla J, Ott MM, Muller-Hermelink HK. The Epstein-Barr virus in malignant non-Hodgkin's lymphoma of the upper aerodigestive tract. *Diagn Mol Pathol*. 1997; 6(3): 134-139.

540. Chan AT, Lo YM, Zee B, et al. Plasma Epstein-Barr virus DNA and residual disease after radiotherapy for undifferentiated nasopharyngeal carcinoma. *J Natl Cancer Inst*. 2002; 94(21): 1614-1619.

541. Iqbal J, Kucuk C, Deleeuw RJ, et al. Genomic analyses reveal global functional alterations that promote tumor growth and novel tumor suppressor genes in natural killer-cell malignancies. *Leukemia*. 2009; 23(6): 1139-1151.

542. Nakashima Y, Tagawa H, Suzuki R, et al. Genome-wide array-based comparative genomic hybridization of natural killer cell lymphoma/leukemia: different genomic alteration patterns of aggressive NK-cell leukemia and extranodal Nk/T-cell lymphoma, nasal type. *Genes Chromosomes Cancer*. 2005; 44(3): 247-255.

543. Ho FC, Choy D, Loke SL, et al. Polymorphic reticulosis and conventional lymphomas of the nose and upper aerodigestive tract: a clinicopathologic study of 70 cases, and immunophenotypic studies of 16 cases. *Hum Pathol*. 1990; 21(10): 1041-1050.

544. Aozasa K. Biopsy findings in malignant histiocytosis as lethal midline granuloma. *J Clin Pathol*. 1982; 35(6): 599-605.

545. Daggett RB, Haghighi P, Terkeltaub RA. Nasal cocaine abuse causing an aggressive midline intranasal and pharyngeal destructive process mimicking midline reticulosis and limited Wegener's granulomatosis. *J Rheumatol*. 1990; 17(6): 838-840.

546. Sercarz JA, Strasnick B, Newman A, Dodd LG. Midline nasal destruction in cocaine abusers. *Otolaryngol Head Neck Surg*. 1991; 105(5): 694-701.

547. Ye YL, Zhou MH, Lu XY, et al. Nasopharyngeal and nasal malignant lymphoma: a clinicopathological study of 54 cases. *Histopathology*. 1992; 20(6): 511-516.

548. Wollner N, Mandell L, Filippa D, et al. Primary nasal-paranasal oropharyngeal lymphoma in the pediatric age group. *Cancer*. 1990; 65(6): 1438-1444.

549. Jaffe ES, Chan JK, Su IJ, et al. Report of the workshop on nasal and related extranodal angiocentric T/natural killer cell lymphomas. Definitions, differential diagnosis, and epidemiology. *Am J Surg Pathol*. 1996; 20(1): 103-111.

550. Liu Q, Ohshima K, Sumie A, et al. Nasal CD56 positive small round cell tumors. Differential diagnosis of hematological, neurogenic, and myogenic neoplasms. *Virchows Arch*. 2001; 438(3): 271-279.

551. Alexiou C, Kau RJ, Dietzfelbinger H, et al. Extramedullary plasmacytoma: tumor occurrence and therapeutic concepts. *Cancer*. 1999; 85(11): 2305-2314.

552. Kapadia SB, Desai U, Cheng VS. Extramedullary plasmacytoma of the head and neck. A clinicopathologic study of 20 cases. *Medicine (Baltimore)*. 1982; 61(5): 317-329.

553. Stroup RM, Sheibani K, Moncada A, et al. Angiotropic(intravascular) large cell lymphoma. A clinicopathologic study of seven cases with unique clinical presentations. *Cancer*. 1990; 66(8): 1781-1788.

554. MacNaughton DM, Tewfik TL, Bernstein ML. Hodgkin's disease in the nasopharynx. *J Otolaryngol*. 1990; 19(4): 282-284.

555. Fellbaum C, Hansmann ML. Immunohistochemical differential diagnosis of granulocytic sarcomas and malignant lymphomas on formalin-fixed material. *Virchows Arch A Pathol Anat Histopathol*. 1990; 416(4): 351-355.

556. Rimarenko S, Schwartz IS. Polypoid nasal pseudolymphoma. *Am J Clin Pathol*. 1985; 83(4): 507-509.

557. Hicks JL, Nelson JF. Juvenile nasopharyngeal angiofibroma. *Oral Surg Oral Med Oral Pathol*. 1973; 35(6): 807-817.

558. Guertl B, Beham A, Zechner R, et al. Nasopharyngeal angiofibroma: an APC-geneassociated tumor? *Hum Pathol*. 2000; 31(11): 1411-1413.

559. Hwang HC, Mills SE, Patterson K, Gown AM. Expression of androgen receptors in nasopharyngeal angiofibroma: an immunohistochemical study of 24 cases. *Mod Pathol*. 1998; 11(11): 1122-1126.

560. Schiff M, Gonzalez AM, Ong M, Baird A. Juvenile nasopharyngeal angiofibroma contain an angiogenic growth factor: basic FGF. *Laryngoscope*. 1992; 102(8): 940-945.

561. Zhang PJ, Weber R, Liang HH, et al. Growth factors and receptors in juvenile nasopharyngeal angiofibroma and nasal polyps: an immunohistochemical study. *Arch Pathol Lab Med*. 2003; 127(11): 1480-1484.

562. Abraham SC, Montgomery EA, Giardiello FM, Wu TT. Frequent beta-catenin mutations in juvenile nasopharyngeal angiofibromas. *Am J Pathol*. 2001; 158(3): 1073-1078.

563. Beham A, Beham-Schmid C, Regauer S, et al. Nasopharyngeal angiofibroma: true neoplasm or vascular malformation? *Adv Anat Pathol*. 2000; 7(1): 36-46.

564. Dohar JE, Duvall AJ 3rd. Spontaneous regression of juvenile nasopharyngeal angiofibroma. *Ann Otol Rhinol Laryngol*. 1992; 101(6): 469-471.

565. Deschler DG, Kaplan MJ, Boles R. Treatment of large juvenile nasopharyngeal angiofibroma. *Otolaryngol Head Neck Surg*. 1992; 106(3): 278-284.

566. Kasper ME, Parsons JT, Mancuso AA, et al. Radiation therapy for juvenile angiofibroma: evaluation by CT and MRI, analysis of tumor regression, and selection of patients. *Int J Radiat Oncol Biol Phys*. 1993; 25(4): 689-694.

567. Gullane PJ, Davidson J, O' Dwyer T, Forte V. Juvenile angiofibroma: a review of the literature and a case series report. *Laryngoscope*. 1992; 102(8): 928-933.

568. Fields JN, Halverson KJ, Devineni VR, et al. Juvenile nasopharyngeal angiofibroma: Efficacy of radiation therapy. *Radiology*. 1990; 176(1): 263-265.

569. McCombe A, Lund VJ, Howard DJ. Recurrence in juvenile angiofibroma. *Rhinology*. 1990; 28(2): 97-102.

570. Howard DJ, Lloyd G, Lund V. Recurrence and its avoidance in juvenile angiofibroma. *Laryngoscope*. 2001; 111(9): 1509-1511.

571. Roche PH, Paris J, Regis J, et al. Management of invasive juvenile nasopharyngeal angiofibromas: the role of a multimodality approach. *Neurosurgery*. 2007; 61(4): 768-777, discussion 77.

572. Spagnolo DV, Papadimitriou JM, Archer M. Postirradiation malignant fibrous histiocytoma arising in juvenile nasopharyngeal angiofibroma and producing alpha-1- antitrypsin. *Histopathology*. 1984; 8(2): 339-352.

573. Heffner DK. Problems in pediatric otorhinolaryngic pathology, III. Teratoid and neural tumors of the nose, sinonasal tract, and nasopharynx. *Int J Pediatr Otorhinolaryngol*. 1983; 6(1): 1-21.

574. Brydon HL. Intracranial dermoid cysts with nasal dermal sinuses. *Acta Neurochir(Wien)*. 1992; 118(3-4): 185-188.

575. Tharrington CL, Bossen EH. Nasopharyngeal teratomas. *Arch Pathol Lab Med*. 1992; 116(2): 165-167.

576. McDermott MB, Ponder TB, Dehner LP. Nasal chondromesenchymal hamartoma: an upper respiratory tract analogue of the chest wall mesenchymal hamartoma. *Am J Surg Pathol*. 1998; 22(4): 425-433.

577. Ozolek JA, Carrau R, Barnes EL, Hunt JL. Nasal chondromesenchymal hamartoma in older children and adults: series and immunohistochemical analysis. *Arch Pathol Lab Med*. 2005; 129(11): 1444-1450.

578. Wenig BM, Heffner DK. Respiratory epithelial adenomatoid hamartomas of the sinonasal tract and nasopharynx: a clinicopathologic study of 31 cases. *Ann Otol Rhinol Laryngol*. 1995; 104(8): 639-645.

579. Jo VY, Mills SE, Cathro HP, et al. Low-grade sinonasal adenocarcinomas: the association with and distinction from respiratory epithelial adenomatoid hamartomas and other glandular lesions. *Am J Surg Pathol*. 2009; 33(3): 401-408.

580. Nichols GE, Gaffey MJ, Mills SE, Weiss LM. Lobular capillary hemangioma. An immunohistochemical study including steroid hormone receptor status. *Am J Clin Pathol*. 1992; 97(6): 770-775.

581. Compagno J, Hyams VJ. Hemangiopericytoma-like intranasal tumors. A clinicopathologic study of 23 cases. *Am J Clin Pathol*. 1976; 66(4): 672-683.

582. Eichhorn JH, Dickersin GR, Bhan AK, Goodman ML. Sinonasal hemangiopericytoma. A reassessment with electron microscopy, immunohistochemistry, and long-term follow-up. *Am J Surg Pathol*. 1990; 14(9): 856-866.

583. Thompson LD, Miettinen M, Wenig BM. Sinonasal-type hemangiopericytoma: a clinicopathologic and immunophenotypic analysis of 104 cases showing perivascular myoid differentiation. *Am J Surg Pathol*. 2003; 27(6): 737-749.

584. Holsinger FC, Hafemeister AC, Hicks MJ, et al. Differential diagnosis of pediatric tumors of the nasal cavity and paranasal sinuses: a 45-year multi-institutional review. *Ear Nose Throat J*. 2010; 89(11): 534-540.

585. Alameda F, Fontane J, Corominas JM, et al. Reactive vascular lesion of nasal septum simulating angiosarcoma in a cocaine abuser. *Hum Pathol*. 2000; 31(2): 239-241.

586. Witkin GB, Rosai J. Solitary fibrous tumor of the upper respiratory tract. A report of six cases. *Am J Surg Pathol*. 1991; 15(9): 842-848.

587. Lewis J, Oliveira A, Nascimento A, et al. Low-grade sinonasal sarcoma with neural and myogenic features: a clinicopathologic analysis of 28 cases. *Am J Surg Pathol*. 2012; 36(4): 517-525.

588. Wang X, Bledsoe KL, Graham RP, et al. Recurrent PAX3-MAML3 fusion in biphenotypic sinonasal sarcoma. *Nat Genet*. 2014; 46(7): 666-668.

589. Schafer DR, Thompson LD, Smith BC, Wenig BM. Primary ameloblastoma of the sinonasal tract: a clinicopathologic study of 24 cases. *Cancer*. 1998; 82(4): 667-674.

590. Batsakis JG, Solomon AR, Rice DH. The pathology of head and neck tumors: neoplasms of cartilage, bone, and the notochord, part 7. *Head Neck Surg*. 1980; 3(1): 43-57.

591. Kapadia SB, Popek EJ, Barnes L. Pediatric otorhinolaryngic pathology: diagnosis of selected lesions. *Pathol Annu*. 1994; 29(Pt 1): 159-209.

592. Nakhleh RE, Swanson PE, Dehner LP. Juvenile (embryonal and alveolar) rhabdomyosarcoma of the head and neck in adults. A clinical, pathologic, and immunohistochemical study of 12 cases. *Cancer*. 1991; 67(4): 1019-1024.

593. Ahmed AA, Tsokos M. Sinonasal rhabdomyosarcoma in children and young adults. *Int J*

Surg Pathol. 2007; 15(2): 160-165.

594. Pai SA, Naresh KN, Masih K, et al. Teratocarcinosarcoma of the paranasal sinuses: a clinicopathologic and immunohistochemical study. *Hum Pathol.* 1998; 29(7): 718-722.

595. Salem F, Rosenblum MK, Jhanwar SC, et al. Teratocarcinosarcoma of the nasal cavity and paranasal sinuses: report of 3 cases with assessment for chromosome 12p status. *Hum Pathol.* 2008; 39(4): 605-609.

596. Shimazaki H, Aida S, Tamai S, et al. Sinonasal teratocarcinosarcoma: ultrastructural and immunohistochemical evidence of neuroectodermal origin. *Ultrastruct Pathol.* 2000; 24(2): 115-122.

597. Heffner DK, Hyams VJ. Teratocarcinosarcoma (malignant teratoma?) of the nasal cavity and paranasal sinuses A clinicopathologic study of 20 cases. *Cancer.* 1984; 53(10): 2140-2154.

598. Fu Y-S, Perzin KH. Nonepithelial tumors of the nasal cavity, paranasal sinuses and nasopharynx. A clinicopathologic study. II. Osseous and fibroosseous lesions, including osteoma, fibrous dysplasia, ossifying fibroma, osteoblastoma, giant cell tumor, and osteosarcoma. *Cancer.* 1974; 33: 1289-1305.

599. Fu YS, Perzin KH. Non-epithelial tumors of the nasal cavity, paranasal sinuses, and nasopharynx: a clinicopathologic study. 3. Cartilaginous tumors(chondroma, chondrosarcoma). *Cancer.* 1974; 34(2): 453-463.

600. Fu YS, Perzin KH. Nonepithelial tumors of the nasal cavity, paranasal sinuses, and nasopharynx: a clinicopathologic study. IV. Smooth muscle tumors(leiomyoma, leiomyosarcoma). *Cancer.* 1975; 35(5): 1300-1308.

601. Huang HY, Antonescu CR. Sinonasal smooth muscle cell tumors: a clinicopathologic and immunohistochemical analysis of 12 cases with emphasis on the low-grade end of the spectrum. *Arch Pathol Lab Med.* 2003; 127(3): 297-304.

602. Fu YS, Perzin KH. Nonepithelial tumors of the nasal cavity, paranasal sinuses, and nasopharynx. A clinicopathologic study. VI. Fibrous tissue tumors(fibroma, fibromatosis, fibrosarcoma). *Cancer.* 1976; 37(6): 2912-2928.

603. Fu YS, Perzin KH. Non-epithelial tumors of the nasal cavity, paranasal sinuses and nasopharynx: a clinico-pathologic study. VII. Myxomas. *Cancer.* 1977; 39(1): 195-203.

604. Fu YS, Perzin KH. Non-epithelial tumors of the nasal cavity, paranasal sinuses and nasopharynx: a clinicopathologyic study. VIII. Adipose tissue tumors(lipoma and liposarcoma). *Cancer.* 1977; 40(3): 1314-1317.

605. Rice DH, Batsakis JG, Headington JT, Boles R. Fibrous histiocytomas of the nose and paranasal sinuses. *Arch Otolaryngol.* 1974; 100(5): 398-401.

606. Cordes B, Williams MD, Tirado Y, et al. Molecular and phenotypic analysis of poorly differentiated sinonasal neoplasms: an integrated approach for early diagnosis and classification. *Hum Pathol.* 2009; 40(3): 283-292.

607. Shelekhova KV, Kazakov DV, Michal M. Sinonasal phosphaturic mesenchymal tumor (mixed connective tissue variant): report of 2 cases. *Am J Surg Pathol.* 2010; 34(4): 596-597.

608. Finke NM, Lae ME, Lloyd RV, et al. Sinonasal desmoplastic small round cell tumor: a case report. *Am J Surg Pathol.* 2002; 26(6): 799-803.

609. Beham-Schmid C, Beham A, Jakse R, et al. Extranodal follicular dendritic cell tumour of the nasopharynx. *Virchows Arch.* 1998; 432(3): 293-298.

610. Chan AC, Chan KW, Chan JK, et al. Development of follicular dendritic cell sarcoma in hyaline-vascular Castleman's disease of the

nasopharynx: tracing its evolution by sequential biopsies. *Histopathology.* 2001; 38(6): 510-518.

611. Wanamaker JR, Kraus DH, Eliachar I, Lavertu P. Manifestations of metastatic breast carcinoma to the head and neck. *Head Neck.* 1993; 15(3): 257-262.

612. Ritter JH, Nappi O. Oxyphilic proliferations of the respiratory tract and paranasal sinuses. *Semin Diagn Pathol.* 1999; 16(2): 105-116.

613. Hill MJ, Taylor CL, Scott GB. Chondromatous metaplasia in the human larynx. *Histopathology.* 1980; 4(2): 205-214.

614. Lawson W, Zak FG. The glomus bodies ("paraganglia") of the human larynx. *Laryngoscope.* 1974; 84(1): 98-111.

615. Richardson GM, Assor D. Thyroid tissue within the larynx. Case report. *Laryngoscope.* 1971; 81(1): 120-125.

616. DeSanto LW, Devine KD, Weiland LH. Cysts of the larynx—classification. *Laryngoscope.* 1970; 80(1): 145-176.

617. Weber PC, Kenna MA, Casselbrant ML. Laryngeal cysts: a cause of neonatal airway obstruction. *Otolaryngol Head Neck Surg.* 1993; 109(1): 129-134.

618. Oliveira CA, Roth JA, Adams GL. Oncocytic lesions of the larynx. *Laryngoscope.* 1977; 87(10 Pt 1): 1718-1725.

619. Martin-Hirsch DP, Lannigan FJ, Irani B, Batman P. Oncocytic papillary cystadenomatosis of the larynx. *J Laryngol Otol.* 1992; 106(7): 656-658.

620. Newman BH, Taxy JB, Laker HI. Laryngeal cysts in adults: a clinicopathologic study of 20 cases. *Am J Clin Pathol.* 1984; 81(6): 715-720.

621. Giovanniello J, Grieco RV, Bartone NF. Laryngocele. *Am J Roentgenol Radium Ther Nucl Med.* 1970; 108(4): 825-829.

622. Hawkins DB, Miller AH, Sachs GB, Benz RT. Acute epiglottitis in adults. *Laryngoscope.* 1973; 83(8): 1211-1220.

623. Bailey CM, Windle-Taylor PC. Tuberculous laryngitis: a series of 37 patients. *Laryngoscope.* 1981; 91(1): 93-100.

624. Richter B, Fradis M, Kohler G, Ridder GJ. Epiglottic tuberculosis: differential diagnosis and treatment. Case report and review of the literature. *Ann Otol Rhinol Laryngol.* 2001; 110(2): 197-201.

625. Hunter AM, Millar JW, Wightman AJ, Horne NW. The changing pattern of laryngeal tuberculosis. *J Laryngol Otol.* 1981; 95(4): 393-398.

626. Reder PA, Neel HB 3rd. Blastomycosis in otolaryngology: review of a large series. *Laryngoscope.* 1993; 103(1 Pt 1): 53-58.

627. Browning DG, Schwartz DA, Jurado RL. Cryptococcosis of the larynx in a patient with AIDS: an unusual cause of fungal laryngitis. *South Med J.* 1992; 85(7): 762-764.

628. Kheir SM, Flint A, Moss JA. Primary aspergillosis of the larynx simulating carcinoma. *Hum Pathol.* 1983; 14(2): 184-186.

629. Nelson EG, Tybor AG. Actinomycosis of the larynx. *Ear Nose Throat J.* 1992; 71(8): 356-358.

630. Soni NK. Leprosy of the larynx. *J Laryngol Otol.* 1992; 106(6): 518-520.

631. Ulnick KM, Perkins J. Extraintestinal Crohn's disease: case report and review of the literature. *Ear Nose Throat J.* 2001; 80(2): 97-100.

632. McHugh K, deSilva M, Kilham HA. Epiglottic enlargement secondary to laryngeal sarcoidosis. *Pediatr Radiol.* 1993; 23(1): 71.

633. Wenig BM, Heffner DK, Oertel YC, Johnson FB. Teflonomas of the larynx and neck. *Hum Pathol.* 1990; 21(6): 617-623.

634. Cho MS, Kim ES, Kim HJ, Yang WI. Kimura's

disease of the epiglottis. *Histopathology.* 1997; 30(6): 592-594.

635. Gabrielides CG, Karkavelas G, Triarides C, Kouloulas A. Malakoplakia of the larynx. *Pathol Res Pract.* 1981; 172(1-2): 53-57.

636. Weidner N, Askin FB, Berthrong M, et al. Bizarre(pseudomalignant) granulation-tissue reactions following ionizing-radiation exposure. A microscopic, immunohistochemical, and flow-cytometric study. *Cancer.* 1987; 59(8): 1509-1514.

637. Geterud A, Bake B, Berthelsen B, et al. Laryngeal involvement in rheumatoid arthritis. *Acta Otolaryngol.* 1991; 111(5): 990-998.

638. Saunders MS, Gentile RD, Lobritz RW. Primary laryngeal and nasal septal lesions in pemphigus vulgaris. *J Am Osteopath Assoc.* 1992; 92(7): 933-937.

639. Guttenplan MD, Hendrix RA, Townsend MJ, Balsara G. Laryngeal manifestations of gout. *Ann Otol Rhinol Laryngol.* 1991; 100(11): 899-902.

640. Ash JE, Schwartz L. The laryngeal(vocal cord) nodule. *Trans Am Acad Ophthalmol Otolaryngol.* 1944; 48: 323-332.

641. Fechner RE, Cooper PH, Mills SE. Pyogenic granuloma of the larynx and trachea. A causal and pathologic misnomer for granulation tissue. *Arch Otolaryngol.* 1981; 107(1): 30-32.

642. Wenig BM, Heffner DK. Contact ulcers of the larynx. A reacquaintance with the pathology of an often underdiagnosed entity. *Arch Pathol Lab Med.* 1990; 114(8): 825-828.

643. Hui AN, Koss MN, Hochholzer L, Wehunt WD. Amyloidosis presenting in the lower respiratory tract. Clinicopathologic, radiologic, immunohistochemical, and histochemical studies on 48 cases. *Arch Pathol Lab Med.* 1986; 110(3): 212-218.

644. Thompson LD, Derringer GA, Wenig BM. Amyloidosis of the larynx: a clinicopathologic study of 11 cases. *Mod Pathol.* 2000; 13(5): 528-535.

645. Fageeh NA, Mai KT, Odell PF. Eosinophilic angiocentric fibrosis of the subglottic region of the larynx and upper trachea. *J Otolaryngol.* 1996; 25(4): 276-278.

646. Gnepp DR, Vogler C, Sotelo-Avila C, Kielmovitch IH. Focal mucinosis of the upper aerodigestive tract in children. *Hum Pathol.* 1990; 21(8): 856-858.

647. Wenig BM. Necrotizing sialometaplasia of the larynx. A report of two cases and a review of the literature. *Am J Clin Pathol.* 1995; 103(5): 609-613.

648. Incze JS, Lui PS, Strong MS, et al. The morphology of human papillomas of the upper respiratory tract. *Cancer.* 1977; 39(4): 1634-1646.

649. Costa J, Howley PM, Bowling MC, et al. Presence of human papilloma viral antigens in juvenile multiple laryngeal papilloma. *Am J Clin Pathol.* 1981; 75(2): 194-197.

650. Rimell F, Maisel R, Dayton V. In situ hybridization and laryngeal papillomas. *Ann Otol Rhinol Laryngol.* 1992; 101(2 Pt 1): 119-126.

651. Steinberg BM, Topp WC, Schneider PS, Abramson AL. Laryngeal papillomavirus infection during clinical remission. *N Engl J Med.* 1983; 308(21): 1261-1264.

652. Byrne JC, Tsao MS, Fraser RS, Howley PM. Human papillomavirus-11 DNA in a patient with chronic laryngotracheobronchial papillomatosis and metastatic squamous-cell carcinoma of the lung. *N Engl J Med.* 1987; 317(14): 873-878.

653. Nikolaidis ET, Trost DC, Buchholz CL, Wilkinson EJ. The relationship of histologic and clini-

cal factors in laryngeal papillomatosis. *Arch Pathol Lab Med.* 1985; 109(1): 24-29.

654. Kashima H, Mounts P, Leventhal B, Hruban RH. Sites of predilection in recurrent respiratory papillomatosis. *Ann Otol Rhinol Laryngol.* 1993; 102(8 Pt 1): 580-583.

655. Derkay CS, Darrow DH. Recurrent respiratory papillomatosis of the larynx: current diagnosis and treatment. *Otolaryngol Clin North Am.* 2000; 33(5): 1127-1142.

656. Forster G, Boltze C, Seidel J, et al. [Juvenile laryngeal papillomatosis—immunisation with the polyvalent vaccine gardasil]. *Laryngorhinootologie.* 2008; 87(11): 796-799.

657. Rehberg E, Kleinsasser O. Malignant transformation in non-irradiated juvenile laryngeal papillomatosis. *Eur Arch Otorhinolaryngol.* 1999; 256(9): 450-454.

658. Guillou L, Sahli R, Chaubert P, et al. Squamous cell carcinoma of the lung in a nonsmoking, nonirradiated patient with juvenile laryngotracheal papillomatosis. Evidence of human papillomavirus-11 DNA in both carcinoma and papillomas. *Am J Surg Pathol.* 1991; 15(9): 891-898.

659. Cook JR, Hill DA, Humphrey PA, et al. Squamous cell carcinoma arising in recurrent respiratory papillomatosis with pulmonary involvement: emerging common pattern of clinical features and human papillomavirus serotype association. *Mod Pathol.* 2000; 13(8): 914-918.

660. Reference deleted in proofs.

661. Reference deleted in proofs.

662. Sakr WA, Gale N, Gnepp DR. Squamous intraepithelial neoplasia of the upper aerodigestive tract. In: Gnepp DR, ed. *Diagnostic Surgical Pathology of the Head and Neck.* 2nd ed. Philadelphia, PA: WB Saunders; 2009.

663. Miyaguchi M, Olofsson J, Hellquist HB. Immunohistochemical study of epidermal growth factor receptor in severe dysplasia and carcinoma in situ of the vocal cords. *Acta Otolaryngol.* 1991; 111(1): 149-152.

664. Stenersen TC, Boysen M, Juhng SW, Reith A. Quantitative histopathological evaluation of vocal cord dysplasia with particular emphasis on nuclear orientation. *Pathol Res Pract.* 1992; 188(4-5): 524-530.

665. Gale N, Pilch BZ, Sidransky D, et al. Epithelial precursor lesions. In: Barnes L, Eveson JW, Reichart P, Sidransky D, eds. *World Health Organization Classification of Tumours Pathology and Genetics of Head and Neck Tumours.* Lyon: IARC Press; 2005: 140-143.

666. Bauer WC, McGavran MH. Carcinoma in situ and evaluation of epithelial changes in laryngopharyngeal biopsies. *JAMA.* 1972; 221(1): 72-75.

667. Gale N, Kambic V, Michaels L, et al. The Ljubljana classification: a practical strategy for the diagnosis of laryngeal precancerous lesions. *Adv Anat Pathol.* 2000; 7(4): 240-251.

668. Gale N, Michaels L, Luzar B, et al. Current review on squamous intraepithelial lesions of the larynx. *Histopathology.* 2009; 54(6): 639-656.

669. McLaren KM, Burnett RA, Goodlad JR, et al. Consistency of histopathological reporting of laryngeal dysplasia. The Scottish Pathology Consistency Group. *Histopathology.* 2000; 37(5): 460-463.

670. Gallo O, Franchi A, Chiarelli I, et al. Potential biomarkers in predicting progression of epithelial hyperplastic lesions of the larynx. *Acta Otolaryngol Suppl.* 1997; 527: 30-38.

671. McGavran MH, Bauer WC, Ogura JH. Isolated laryngeal keratosis. Its relation to carcinoma of the larynx based on a clinicopathologic study of

87 consecutive cases with long-term follow-up. *Laryngoscope.* 1960; 70: 932-951.

672. Hellquist H, Lundgren J, Olofsson J. Hyperplasia, keratosis, dysplasia and carcinoma in situ of the vocal cords—a follow-up study. *Clin Otolaryngol Allied Sci.* 1982; 7(1): 11-27.

673. Gillis TM, Incze J, Strong MS, et al. Natural history and management of keratosis, atypia, carcinoma-in situ, and microinvasive cancer of the larynx. *Am J Surg.* 1983; 146(4): 512-516.

674. Kambic V, Gale N, Ferluga D. Laryngeal hyperplastic lesions, follow-up study and application of lectins and anticytokeratins for their evaluation. *Pathol Res Pract.* 1992; 188(8): 1067-1077.

675. Helliwell TR. 'Risky' epithelium in the larynx—a practical diagnosis? *Histopathology.* 1999; 34(3): 262-265.

676. Hintz BL, Kagan AR, Nussbaum H, et al. A 'watchful waiting' policy for in situ carcinoma of the vocal cords. *Arch Otolaryngol.* 1981; 107(12): 746-751.

677. Le QT, Takamiya R, Shu HK, et al. Treatment results of carcinoma in situ of the glottis: an analysis of 82 cases. *Arch Otolaryngol Head Neck Surg.* 2000; 126(11): 1305-1312.

678. Lee SS, Ro JY, Luna MA, Batsakis JG. Squamous cell carcinoma of the larynx in young adults. *Semin Diagn Pathol.* 1987; 4(2): 150-152.

679. Muscat JE, Wynder EL. Tobacco, alcohol, asbestos, and occupational risk factors for laryngeal cancer. *Cancer.* 1992; 69(9): 2244-2251.

680. Rafferty MA, Fenton JE, Jones AS. The history, aetiology and epidemiology of laryngeal carcinoma. *Clin Otolaryngol Allied Sci.* 2001; 26(6): 442-446.

681. Gorgoulis VG, Zacharatos P, Kotsinas A, et al. Human papilloma virus(HPV) is possibly involved in laryngeal but not in lung carcinogenesis. *Hum Pathol.* 1999; 30(3): 274-283.

682. Baumann JL, Cohen S, Evjen AN, et al. Human papillomavirus in early laryngeal carcinoma. *Laryngoscope.* 2009; 119(8): 1531-1537.

683. Zbaren P, Becker M, Lang H. Pretherapeutic staging of laryngeal carcinoma. Clinical findings, computed tomography, and magnetic resonance imaging compared with histopathology. *Cancer.* 1996; 77(7): 1263-1273.

684. Ogura JH, Biller HF, eds. *Neck Dissection for Carcinoma of the Larynx and Hypopharynx. Proceedings of the Sixth National Cancer Conference.* Philadelphia, PA: JB Lippincott; 1970.

685. DeSanto LW. The options in early laryngeal carcinoma. *N Engl J Med.* 1982; 306(15): 910-912.

686. Fisher AJ, Caldarelli DD, Chacko DC, Holinger LD. Glottic cancer. Surgical salvage for radiation failure. *Arch Otolaryngol Head Neck Surg.* 1986; 112(5): 519-521.

687. Olsen KD, Thomas JV, DeSanto LW, Suman VJ. Indications and results of cordectomy for early glottic carcinoma. *Otolaryngol Head Neck Surg.* 1993; 108(3): 277-282.

688. Ogura JH, Sessions DG, Spector GJ. Analysis of surgical therapy for epidermoid carcinoma of the laryngeal glottis. *Laryngoscope.* 1975; 85(9): 1522-1530.

689. Johns ME, Farrior E, Boyd JC, Cantrell RW. Staging of supraglottic cancer. *Arch Otolaryngol.* 1982; 108(11): 700-702.

690. Micheau C, Luboinski B, Sancho H, Cachin Y. Modes of invasion of cancer of the larynx. A statistical, histological, and radioclinical analysis of 120 cases. *Cancer.* 1976; 38(1): 346-360.

691. Dyess CL, Carter D, Kirchner JA, Baron RE. A morphometric comparison of the changes in the laryngeal skeleton associated with invasion by

tumor and by external-beam radiation. *Cancer.* 1987; 59(6): 1117-1122.

692. McGavran MH, Bauer WC, Ogura JH. The incidence of cervical lymph node metastases from epidermoid carcinoma of the larynx and their relationship to certain characteristics of the primary tumor. A study based on the clinical and pathological findings for 96 patients treated by primary en bloc laryngectomy and radical neck dissection. *Cancer.* 1961; 14: 55-65.

693. Robbins KT, Michaels L. Feasibility of subtotal laryngectomy based on whole-organ examination. *Arch Otolaryngol.* 1985; 111(6): 356-360.

694. Sessions DG, Ogura JH, Fried MP. Carcinoma of the subglottic area. *Laryngoscope.* 1975; 85(9): 1417-1423.

695. Lam KH. Extralaryngeal spread of cancer of the larynx: a study with whole-organ sections. *Head Neck Surg.* 1983; 5(5): 410-424.

696. Djalilian M, Weiland LH, Devine KD, Beahrs OH. Significance of jugular vein invasion by metastatic carcinoma in radical neck dissection. *Am J Surg.* 1973; 126(4): 566-569.

697. Carbone A, Volpe R, Barzan L. Superficial extending carcinoma(SEC) of the larynx and hypopharynx. *Pathol Res Pract.* 1992; 188(6): 729-735.

698. Suarez PA, Adler-Storthz K, Luna MA, et al. Papillary squamous cell carcinomas of the upper aerodigestive tract: a clinicopathologic and molecular study. *Head Neck.* 2000; 22(4): 360-368.

699. Makitie AA, Monni O. Molecular profiling of laryngeal cancer. *Expert Rev Anticancer Ther.* 2009; 9(9): 1251-1260.

700. Loyo M, Pai SI. The molecular genetics of laryngeal cancer. *Otolaryngol Clin North Am.* 2008; 41(4): 657-672, v.

701. Chung CH, Parker JS, Karaca G, et al. Molecular classification of head and neck squamous cell carcinomas using patterns of gene expression. *Cancer Cell.* 2004; 5(5): 489-500.

702. Ferlito A, Recher G. Ackerman's tumor (verrucous carcinoma) of the larynx: a clinicopathologic study of 77 cases. *Cancer.* 1980; 46(7): 1617-1630.

703. Lopez-Amado M, Garcia-Caballero T, Lozano-Ramirez A, Labella-Caballero T. Human papillomavirus and p53 oncoprotein in verrucous carcinoma of the larynx. *J Laryngol Otol.* 1996; 110(8): 742-747.

704. Orvidas LJ, Olsen KD, Lewis JE, Suman VJ. Verrucous carcinoma of the larynx: a review of 53 patients. *Head Neck.* 1998; 20(3): 197-203.

705. Hagen P, Lyons GD, Haindel C. Verrucous carcinoma of the larynx: role of human papillomavirus, radiation, and surgery. *Laryngoscope.* 1993; 103(3): 253-257.

706. Gnepp DR. Small cell neuroendocrine carcinoma of the larynx. A critical review of the literature. *ORL J Otorhinolaryngol Relat Spec.* 1991; 53(4): 210-219.

707. Benisch BM, Tawfik B, Breitenbach EE. Primary oat cell carcinoma of the larynx: an ultrastructural study. *Cancer.* 1975; 36(1): 145-148.

708. Mills SE, Cooper PH, Garland TA, Johns ME. Small cell undifferentiated carcinoma of the larynx. Report of two patients and review of 13 additional cases. *Cancer.* 1983; 51(1): 116-120.

709. Seidman JD, Berman JJ, Yost BA, Iseri OA. Basaloid squamous carcinoma of the hypopharynx and larynx associated with second primary tumors. *Cancer.* 1991; 68(7): 1545-1549.

710. MacMillan C, Kapadia SB, Finkelstein SD, et al. Lymphoepithelial carcinoma of the larynx and hypopharynx: study of eight cases with relationship to Epstein-Barr virus and p53 gene alterations, and review of the literature. *Hum*

Pathol. 1996; 27(11): 1172-1179.

711. Appelman HD, Oberman HA. Squamous cell carcinoma of the larynx with sarcoma-like stroma. A clinicopathologic assessment of spindle cell carcinoma and "pseudosarcoma". *Am J Clin Pathol*. 1965; 44: 135-145.

712. Randall G, Alonso WA, Ogura JH. Spindle cell carcinoma(pseudosarcoma) of the larynx. *Arch Otolaryngol*. 1975; 101(1): 63-66.

713. Lane N. Pseudosarcoma(polypoid sarcoma-like masses) associated with squamous-cell carcinoma of the mouth, fauces, and larynx; report of ten cases. *Cancer*. 1957; 10(1): 19-41.

714. Lewis JE, Olsen KD, Sebo TJ. Spindle cell carcinoma of the larynx: review of 26 cases including DNA content and immunohistochemistry. *Hum Pathol*. 1997; 28(6): 664-673.

715. Ansari-Lari MA, Hoque MO, Califano J, Westra WH. Immunohistochemical p53 expression patterns in sarcomatoid carcinomas of the upper respiratory tract. *Am J Surg Pathol*. 2002; 26(8): 1024-1031.

716. Manni JJ, Mulder JJ, Schaafsma HE, van Haelst UJ. Inflammatory pseudotumor of the subglottis. *Eur Arch Otorhinolaryngol*. 1992; 249(1): 16-19.

717. Silvestri F, Bussani R, Stanta G, et al. Supraglottic versus glottic laryngeal cancer: epidemiological and pathological aspects. *ORL J Otorhinolaryngol Relat Spec*. 1992; 54(1): 43-48.

718. Wiernik G, Millard PR, Haybittle JL. The predictive value of histological classification into degrees of differentiation of squamous cell carcinoma of the larynx and hypopharynx compared with the survival of patients. *Histopathology*. 1991; 19(5): 411-417.

719. Small W Jr, Mittal BB, Brand WN, et al. Results of radiation therapy in early glottic carcinoma: multivariate analysis of prognostic and radiation therapy variables. *Radiology*. 1992; 183(3): 789-794.

720. Barona de Guzman R, Martorell MA, Basterra J, et al. Prognostic value of histopathological parameters in 51 supraglottic squamous cell carcinomas. *Laryngoscope*. 1993; 103(5): 538-540.

721. Nakashima T, Yano G, Hayashi I, Katsuta Y. Epithelial membrane antigen and S-100 protein-labeled cells in primary and metastatic laryngeal carcinomas. *Head Neck*. 1992; 14(6): 445-451.

722. Mallofre C, Cardesa A, Campo E, et al. Expression of cytokeratins in squamous cell carcinomas of the larynx: immunohistochemical analysis and correlation with prognostic factors. *Pathol Res Pract*. 1993; 189(3): 275-282.

723. Narayana A, Vaughan AT, Gunaratne S, et al. Is p53 an independent prognostic factor in patients with laryngeal carcinoma? *Cancer*. 1998; 82(2): 286-291.

724. Friedman M, Lim JW, Manders E, et al. Prognostic significance of Bcl-2 and p53 expression in advanced laryngeal squamous cell carcinoma. *Head Neck*. 2001; 23(4): 280-285.

725. Pizem J, Cor A, Gale N. Survivin expression is a negative prognostic marker in laryngeal squamous cell carcinoma and is associated with p53 accumulation. *Histopathology*. 2004; 45(2): 180-186.

726. Spiro RH, Hajdu SI, Lewis JS, Strong EW. Mucus gland tumors of the larynx and laryngopharynx. *Ann Otol Rhinol Laryngol*. 1976; 85(4 Pt 1): 498-503.

727. Olofsson J, van Nostrand AW. Adenoid cystic carcinoma of the larynx: a report of four cases and a review of the literature. *Cancer*. 1977; 40(3): 1307-1313.

728. Tomita T, Lotuaco L, Talbott L, Watanabe I.

729. Mucoepidermoid carcinoma of the subglottis. An ultrastructural study. *Arch Pathol Lab Med*. 1977; 101(3): 145-148.

729. Squires JE, Mills SE, Cooper PH, et al. Acinic cell carcinoma: its occurrence in the laryngotracheal junction after thyroid radiation. *Arch Pathol Lab Med*. 1981; 105(5): 266-268.

730. MacMillan RH 3rd, Fechner RE. Pleomorphic adenoma of the larynx. *Arch Pathol Lab Med*. 1986; 110(3): 245-247.

731. Ibrahim R, Bird DJ, Sieler MW. Malignant myoepithelioma of the larynx with massive metastatic spread to the liver: an ultrastructural and immunocytochemical study. *Ultrastruct Pathol*. 1991; 15(1): 69-76.

732. Martinez-Madrigal F, Santiago Payan H, Meneses A, et al. Plasmacytoid myoepithelioma of the laryngeal region: a case report. *Hum Pathol*. 1995; 26(7): 802-804.

733. Batsakis JG, el-Naggar AK, Luna MA. Neuroendocrine tumors of larynx. *Ann Otol Rhinol Laryngol*. 1992; 101(8): 710-714.

734. Ferlito A, Devaney KO, Rinaldo A. Neuroendocrine neoplasms of the larynx: advances in identification, understanding, and management. *Oral Oncol*. 2006; 42(8): 770-788.

735. Tamai S, Iri H, Maruyama T, et al. Laryngeal carcinoid tumor: light and electron microscopic studies. *Cancer*. 1981; 48(10): 2256-2259.

736. Stanley RJ, DeSanto LW, Weiland LH. Oncocytic and oncocytoid carcinoid tumors (well-differentiated neuroendocrine carcinomas) of the larynx. *Arch Otolaryngol Head Neck Surg*. 1986; 112(5): 529-535.

737. el-Naggar AK, Batsakis JG, Vassilopoulou-Sellin R, et al. Medullary (thyroid) carcinoma-like carcinoids of the larynx. *J Laryngol Otol*. 1991; 105(8): 683-686.

738. Hirsch MS, Faquin WC, Krane JF. Thyroid transcription factor-1, but not p53, is helpful in distinguishing moderately differentiated neuroendocrine carcinoma of the larynx from medullary carcinoma of the thyroid. *Mod Pathol*. 2004; 17: 631-636.

739. el-Naggar AK, Batsakis JG. Carcinoid tumor of the larynx. A critical review of the literature. *ORL J Otorhinolaryngol Relat Spec*. 1991; 53(4): 188-193.

740. Mills SE. Neuroectodermal neoplasms of the head and neck with emphasis on neuroendocrine carcinomas. *Mod Pathol*. 2002; 15(3): 264-278.

741. McCluggage WG, Cameron CH, Arthur K, Toner PG. Atypical carcinoid tumor of the larynx: an immunohistochemical, ultrastructural, and flow cytometric analysis. *Ultrastruct Pathol*. 1997; 21(5): 431-438.

742. Woodruff JM, Senie RT. Atypical carcinoid tumor of the larynx. A critical review of the literature. *ORL J Otorhinolaryngol Relat Spec*. 1991; 53(4): 194-209.

743. Laccourreye O, Brasnu D, Carnot F, et al. Carcinoid (neuroendocrine) tumor of the arytenoid. *Arch Otolaryngol Head Neck Surg*. 1991; 117(12): 1395-1399.

744. Gallivan MV, Chun B, Rowden G, Lack EE. Laryngeal paraganglioma. Case report with ultrastructural analysis and literature review. *Am J Surg Pathol*. 1979; 3(1): 85-92.

745. Peterson KL, Fu YS, Calcaterra T. Subglottic paraganglioma. *Head Neck*. 1997; 19(1): 54-56.

746. Barnes L. Paraganglioma of the larynx. A critical review of the literature. *ORL J Otorhinolaryngol Relat Spec*. 1991; 53(4): 220-234.

747. Sneige N, Mackay B, Ordonez NG, Batsakis JG. Laryngeal paraganglioma. Report of two tumors with immunohistochemical and ultra-

structural analysis. *Arch Otolaryngol*. 1983; 109(2): 113-117.

748. Wasserman PG, Savargaonkar P. Paragangliomas: classification, pathology, and differential diagnosis. *Otolaryngol Clin North Am*. 2001; 34(5): 845-862, v-vi.

749. Hughes CA, Rezaee A, Ludemann JP, Holinger LD. Management of congenital subglottic hemangioma. *J Otolaryngol*. 1999; 28(4): 223-228.

750. Lomeo P, McDonald J, Finneman J. Adult laryngeal hemangioma: report of four cases. *Ear Nose Throat J*. 2000; 79(8): 594, 7-8.

751. Loos BM, Wieneke JA, Thompson LD. Laryngeal angiosarcoma: a clinicopathologic study of five cases with a review of the literature. *Laryngoscope*. 2001; 111(7): 1197-1202.

752. Compagno J, Hyams VJ, Ste-Marie P. Benign granular cell tumors of the larynx: a review of 36 cases with clinicopathologic data. *Ann Otol Rhinol Laryngol*. 1975; 84(3 Pt 1): 308-314.

753. Rosenberg HS, Vogler C, Close LG, Warshaw HE. Laryngeal fibromatosis in the neonate. *Arch Otolaryngol*. 1981; 107(8): 513-517.

754. Idrees MT, Huan Y, Woo P, Wang BY. Inflammatory myofibroblastic tumor of larynx: a benign lesion with variable morphological spectrum. *Ann Diagn Pathol*. 2007; 11(6): 433-439.

755. Reference deleted in proofs.

756. Libera DD, Falconieri G, Zanella M. Embryonal "Botryoid" rhabdomyosarcoma of the larynx: a clinicopathologic and immunohistochemical study of two cases. *Ann Diagn Pathol*. 1999; 3(6): 341-349.

757. Hellquist HB, Hellquist HH, Vejlens L, Lindholm CE. Epithelioid leiomyoma of the larynx. *Histopathology*. 1994; 24: 155-160.

758. Matsumoto T, Nishiya M, Ichikawa G, Fujii H. Leiomyoma with atypical cells(atypical leiomyoma) in the larynx. *Histopathology*. 1999; 34(6): 532-536.

759. Nicolai P, Ferlito A, Sasaki CT, Kirchner JA. Laryngeal chondrosarcoma: incidence, pathology, biological behavior, and treatment. *Ann Otol Rhinol Laryngol*. 1990; 99(7 Pt 1): 515-523.

760. Thompson LD, Gannon FH. Chondrosarcoma of the larynx: a clinicopathologic study of 111 cases with a review of the literature. *Am J Surg Pathol*. 2002; 26(7): 836-851.

761. Goethals PL, Dahlin DC, Devine KD. Cartilaginous tumors of the larynx. *Surg Gynecol Obstet*. 1963; 117: 77-82.

762. Casiraghi O, Martinez-Madrigal F, Pineda-Daboin K, et al. Chondroid tumors of the larynx: a clinicopathologic study of 19 cases, including two dedifferentiated chondrosarcomas. *Ann Diagn Pathol*. 2004; 8(4): 189-197.

763. Brandwein M, Moore S, Som P, Biller H. Laryngeal chondrosarcomas: a clinicopathologic study of 11 cases, including two "dedifferentiated" chondrosarcomas. *Laryngoscope*. 1992; 102(8): 858-867.

764. Kleist B, Poetsch M, Lang C, et al. Clear cell chondrosarcoma of the larynx: a case report of a rare histologic variant in an uncommon localization. *Am J Surg Pathol*. 2002; 26(3): 386-392.

765. Madrigal FM, Godoy LM, Daboin KP, et al. Laryngeal osteosarcoma: a clinicopathologic analysis of four cases and comparison with a carcinosarcoma. *Ann Diagn Pathol*. 2002; 6(1): 1-9.

766. Nonaka S, Enomoto K, Kawabori S, et al. Spindle cell lipoma within the larynx: a case report with correlated light and electron microscopy. *ORL J Otorhinolaryngol Relat Spec*. 1993; 55(3): 147-149.

767. Sellari Franceschini S, Segnini G, Berrettini S,

et al. Hibernoma of the larynx. Review of the literature and a new case. *Acta Otorhinolaryngol Belg*. 1993; 47(1): 51-53.

768. Wenig BM, Weiss SW, Gnepp DR. Laryngeal and hypopharyngeal liposarcoma. A clinicopathologic study of 10 cases with a comparison to soft-tissue counterparts. *Am J Surg Pathol*. 1990; 14(2): 134-141.

769. Gonzalez-Lois C, Ibarrola C, Ballestin C, Martanez-Tello FJ. Dedifferentiated liposarcoma of the pyriform sinus: report of a case and review of the literature. *Int J Surg Pathol*. 2002; 10(1): 75-79.

770. Ferlito A. Histiocytic tumors of the larynx: a clinicopathological study with review of the literature. *Cancer*. 1978; 42(2): 611-622.

771. Murrell GL, Lantz HJ. Giant cell tumor of the larynx. *Ear Nose Throat J*. 1993; 72(5): 360-361.

772. Wieneke JA, Gannon FH, Heffner DK, Thompson LD. Giant cell tumor of the larynx: a clinicopathologic series of eight cases and a review of the literature. *Mod Pathol*. 2001; 14(12): 1209-1215.

773. Della Libera D, Redlich G, Bittesini L, Falconieri G. Aneurysmal bone cyst of the larynx presenting with hypoglottic obstruction. *Arch Pathol Lab Med*. 2001; 125(5): 673-676.

774. Ledeboer QC, Kerrebijn JD, Govaere F, den Bakker MA. Osteoblastoma of the larynx: a case report. *Int J Surg Pathol*. 2005; 13(4): 365-367.

775. Matsumoto T, Nobukawa B, Kobayashi K, et al. Solitary polypoid xanthoma in the larynx. *Histopathology*. 1999; 34(5): 475-477.

776. Safneck JR, Alguacil-Garcia A, Dort JC, Phillips SM. Solitary fibrous tumour: report of two new locations in the upper respiratory tract. *J Laryngol Otol*. 1993; 107(3): 252-256.

777. Ferlito A, Caruso G. Endolaryngeal synovial sarcoma. An update on diagnosis and treatment. *ORL J Otorhinolaryngol Relat Spec*. 1991; 53(2): 116-119.

778. Wenig BM. Laryngeal mucosal malignant melanoma. A clinicopathologic, immunohistochemical, and ultrastructural study of four patients and a review of the literature. *Cancer*. 1995; 75(7): 1568-1577.

779. Horny HP, Kaiserling E. Involvement of the larynx by hemopoietic neoplasms. An investigation of autopsy cases and review of the literature. *Pathol Res Pract*. 1995; 191(2): 130-138.

780. Weissman JL, Myers JN, Kapadia SB. Extramedullary plasmacytoma of the larynx. *Am J Otolaryngol*. 1993; 14(2): 128-131.

781. Ti M, Villafuerte R, Chase PH, Dosik H. Acute leukemia presenting as laryngeal obstruction. *Cancer*. 1974; 34(2): 427-430.

782. Batsakis JG, Luna MA, Byers RM. Metastases to the larynx. *Head Neck Surg*. 1985; 7(6): 458-460.

783. Mark EJ, Meng F, Kradin RL, et al. Idiopathic tracheal stenosis: a clinicopathologic study of 63 cases and comparison of the pathology with chondromalacia. *Am J Surg Pathol*. 2008; 32(8): 1138-1143.

784. Ashley DJ. Bony metaplasia in trachea and bronchi. *J Pathol*. 1970; 102(3): 186-188.

785. Romagosa V, Bella MR, Truchero C, Moya J. Necrotizing sialometaplasia (adenometaplasia) of the trachea. *Histopathology*. 1992; 21(3): 280-282.

786. Ip MS, Wong MP, Wong KL. Rheumatoid nodules in the trachea. *Chest*. 1993; 103(1): 301-303.

787. Allen MS. Malignant tracheal tumors. *Mayo Clin Proc*. 1993; 68(7): 680-684.

788. Olmedo G, Rosenberg M, Fonseca R. Primary tumors of the trachea. Clinicopathologic features and surgical results. *Chest*. 1982; 81(6): 701-706.

789. Honings J, Gaissert HA, Ruangchira-Urai R, et al. Pathologic characteristics of resected squamous cell carcinoma of the trachea: prognostic factors based on an analysis of 59 cases. *Virchows Arch*. 2009; 455(5): 423-429.

790. Hajdu SI, Huvos AG, Goodner JT, et al. Carcinoma of the trachea. Clinicopathologic study of 41 cases. *Cancer*. 1970; 25(6): 1448-1456.

791. Briselli M, Mark GJ, Grillo HC. Tracheal carcinoids. *Cancer*. 1978; 42(6): 2870-2879.

792. Ma CK, Fine G, Lewis J, Lee MW. Benign mixed tumor of the trachea. *Cancer*. 1979; 44(6): 2260-2266.

793. Garcia-Prats MD, Sotelo-Rodriguez MT, Ballestin C, et al. Glomus tumour of the trachea: report of a case with microscopic, ultrastructural and immunohistochemical examination and review of the literature. *Histopathology*. 1991; 19(5): 459-464.

794. Shin DH, Park SS, Lee JH, et al. Oncocytic glomus tumor of the trachea. *Chest*. 1990; 98(4): 1021-1023.

795. Ballard RW, Yarington CT Jr. Hemangiopericytoma of the tracheal wall. *Arch Otolaryngol*. 1981; 107(9): 558-560.

796. Messineo A, Wesson DE, Filler RM, Smith CR. Juvenile hemangiomas involving the thoracic trachea in children: report of two cases. *J Pediatr Surg*. 1992; 27(10): 1291-1293.

797. Burton DM, Heffner DK, Patow CA. Granular cell tumors of the trachea. *Laryngoscope*. 1992; 102(7): 807-813.

798. Pang LC. Primary neurilemoma of the trachea. *South Med J*. 1989; 82(6): 785-787.

799. Liew SH, Leong AS, Tang HM. Tracheal paraganglioma: a case report with review of the literature. *Cancer*. 1981; 47(6): 1387-1393.

800. Kung M, Landa JF, Lubin J. Benign clear cell tumor("sugar tumor") of the trachea. *Cancer*. 1984; 54(3): 517-519.

801. Sandstrom RE, Proppe KH, Trelstad RL. Fibrous histiocytoma of the trachea. *Am J Clin Pathol*. 1978; 70(3): 429-433.

802. Fidias P, Wright C, Harris NL, et al. Primary tracheal non-Hodgkin's lymphoma. A case report and review of the literature. *Cancer*. 1996; 77(11): 2332-2338.

下颌骨和上颌骨

Jonathan B. McHugh 著　　回允中 译

章目录

正常解剖结构

从许多方面来看，在显微镜下对下颌骨和上颌骨的特征与任何其他骨的特征进行区别并没有什么特别意义。下颌骨和上颌骨的特殊之处在于它们非常接近口腔黏膜表面，并且它们包围着牙源性器官，后者是一种高度特异性的结构，能够发生各种各样的畸形、炎症性和肿瘤性疾病。

牙源性隔室是独特的，从某种意义上来说，它含有从胚胎发生早期到大约 25 岁的原始胚胎结构。这些结构来源于外胚层和中胚层；中胚层成分还有其特殊之处，在于它来自于神经嵴［所谓的**外胚层间充质**（ectomesenchyme）］[1]。

如在牙胚中所见，牙源性发育是两种不同类型的组织相互作用的现象的一个显著例子。第一种成分是由外胚层演化而来的原始口腔 [**牙板**（dental lamina）] 陷入组成的，牙板随后变成钟形并沿着其内侧（聚合）形成一层立方到柱状细胞，即**成釉细胞**（ameloblast），造釉细胞分泌釉基质。在这个阶段，牙板也称为**釉质器**（enamel organ）。

第二种成分是中胚层来源的，围绕先前描述的钟形结构，是由**牙乳头**（dental papilla）形成的，最初具有疏松的黏液样间质，接着其外面组织成熟（即与成釉细胞层连续），结果出现**成牙本质细胞**（odontoblast）（即形成牙基质的细胞）。

邻近成熟成釉细胞（形成釉质）上皮的**牙乳头**（dental papilla）细胞成分增加接着导致发育中牙周围形成**牙囊**（dental sac）或**滤泡**（follicle），然后又负责形成致密的纤维鞘，包围牙龈，称为**牙周膜**（periodontium）。另外，这个牙囊的内层细胞变成**成釉细胞**（ameloblast），并沉积粘结在新形成的牙本质上，而位于这个结构周围的细胞被认为将变成**成骨细胞**（osteoblast），继而形成牙槽骨。

牙的主要细胞外成分是牙本质、牙釉质和牙骨质。**牙本质**（dentin）容易辨认，因为它有无数含有成骨细胞胞质突起的、呈放射纹状表现的**牙本质小管**（dentinal tubule）。当这些牙小管缺乏时，非典型性矿化差的牙本质（牙本质样）和骨样组织可能难以区分。**牙釉质**（enamel）由细棒状棱镜组成，在横切面上被同心线［**钙化线**（lines of Retzius）］分开。**牙骨质**（cementum）的物理化学特征非常类似于骨，被认为是一种特殊类型的骨。它可能富于细胞或无细胞，显微镜下可以辨认，主要是因为它呈强嗜碱性。当整个非典型性不明显时，它可能与普通骨不能区分。必须认识到，牙骨质样物质在上颌骨或下颌骨以外的骨骼系统也可能会遇到，其中牙源性组织的参与似乎是不可能的。

在牙周韧带内出现圆形的强嗜碱性**牙骨质小体**（cementicle）是正常的。

牙髓（dental pulp）有一个黏液样表现，细胞稀少，类似于黏液瘤的表现，有时可能与后者混淆。牙髓不同于黏液瘤，因为牙髓的大体表现很致密，而显微镜下其周围可见一层成牙本质细胞。有时在成牙本质细胞层附近可见薄层嗜酸性牙质。

牙源性上皮巢（伴有或不伴有间充质成分）正常可见于颌骨和牙龈，并具有发展成囊肿或肿瘤的潜能。那些位于牙槽黏膜和来自牙板解体的上皮巢被称为 Serres 上皮巢残留（rest of Serres），而埋在牙周膜内的上皮巢被称为 **Malassez 上皮残余**（rest of Malassez）。

在这个部位，囊肿和肿瘤的另一个来源与这个部位各种胚胎融合过程中外胚层内衬细胞的破坏有关，即通过形成陷入的内衬上皮巢发生囊肿和肿瘤。

上颌骨和下颌骨的外科病理学包含一系列疾病，因为系统性疾病和独特的疾病均可发生在这个部位。这里的讨论集中在颌骨常常遇到的和手术相关的疾病，其他少见的疾病可以参见专业教科书 [2-7]。

炎症性疾病

颌骨的大多数炎症性疾病是牙齿起源的。未经治疗的龋齿最后可导致牙髓或牙的软组织部分——没有足够的反应和治愈能力——的炎症。这将导致松质骨和牙根尖周围结缔组织的炎症，随之是一个可预测的、不同的临床和病理经过。

根尖周围肉芽肿（periapical granuloma）表现为一个无活力牙的根尖的溶骨性病变，通常可在牙科 X 线照片中发现。大体上，根尖周围肉芽肿病变的直径很少超过 1.5 cm。显微镜下，根尖周围肉芽肿是由圆形集聚的急性和慢性炎症细胞组成，富于组织细胞，周围是致密的纤维组织。根尖周围肉芽肿中心可发生变性，导致腔隙形成，并由埋在牙周膜内的残留的上皮巢（Malassez 上皮残余）的刺激形成根端（radicular）或根尖周围（periapical）囊肿 [8]。

豆类植物引起的肉芽肿（pulse granuloma）可见于慢性骨膜炎的区域。这些环样结构可包围蔬菜颗粒、巨细胞、其他炎症细胞和成束的胶原纤维（图 5.1）。这种无关紧要的显微镜下所见被称为各种不同的名称，包

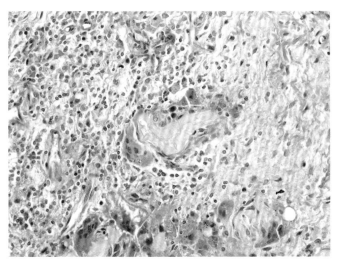

图 5.1　豆类植物引起的肉芽肿。可见异物巨细胞包围残留的植物物质（豆类植物可食用种子），伴有纤维化和慢性炎症

括**玻璃样变环样结构**（hyaline-ring-like structure）、**扁豆肉芽肿**（lentil granuloma）、**口腔蔬菜肉芽肿**（oral vegetable granuloma）和**巨细胞玻璃样变血管病**（giant cell hyaline angiopathy），有关其本质已提出了许多理论，这从其可以接受的命名即可以推断出来 [9-10]。两个主要的假设是：其是对处于不同消化阶段（"pulse"是豆类植物可食用的种子）的豆科副粘连细胞的反应，以及由局部血管炎引起的血管壁变性改变。前一种解释似乎更合理。类似表现的结构在许多其他部位已有描述，包括胆囊、直肠、输卵管、皮肤和前列腺 [11]。

细菌性颌骨**骨髓炎**（osteomyelitis）通常是牙或牙周感染的另外一种后遗症或延伸 [12]，有急性、亚急性和慢性骨髓炎。一些慢性骨髓炎为硬化性（Garré）骨髓炎 [13]。血行性骨髓炎比较罕见。晚期通常出现诸如疼痛、发热和软组织红肿等症状。覆盖黏膜萎缩是晚期所见，暴露的骨为暗黑色的失活骨。骨髓炎的放射学特征是：轻微，不规则，界限不清，主要为射线可透性病变。手术探查时比 X 线片更易见到**死骨片**（sequestrum）。显微镜下，急性和亚急性骨髓炎的主要所见是：急性化脓性炎症，以及大部分上颌或下颌骨内可见死骨再吸收扇贝状边缘。微生物培养最常见的是金黄色葡萄球菌（staphyloccous aureus）。证实厌氧菌也非常重要 [14]。结核、毛霉病、曲菌病和念珠菌病也是引起颌骨骨髓炎的原因 [15]。

慢性骨髓炎组织学上一般表现为良性纤维 - 骨性病变，伴有片块状慢性炎症。诊断常常依靠结合临床、放射学和组织学所见做出。另外一种类型的颌骨骨髓炎与所谓的 SAPHO 综合征（滑膜炎、痤疮、脓疱病、骨质增生和骨炎）有关 [16]。这种类型的骨髓炎是非化脓性的，抗生素治疗通常无效 [16]。

颌骨**骨坏死**（osteonecrosis）可以见于放疗后（放射性骨坏死）[17] 或接受双膦酸盐治疗的患者（化学性骨坏死、双膦酸盐相关性骨坏死）[18]。下颌受累比上颌受累更常见，病变表现为疼痛性黏膜溃疡伴有其下死骨暴露。脆弱的骨可能发生病理学骨折。组织学上，它们类似于坏死骨，周围围绕着急性和慢性炎症细胞，伴有口腔微生物群定植。

单纯性骨囊肿

颌骨**单纯性骨囊肿**（simple bone cyst）通常发生在年轻患者，表现为轮廓清楚的、单房性、射线可透性肿块（图 5.2）。颌骨单纯性骨囊肿通常位于下颌骨的体部和联合区，可以很大 [19]。在老年患者，它们也可能累及上颌 [20]。颌骨单纯性骨囊肿还被称为**外伤性、孤立性或出血性囊肿**（traumatic, solitary, or hemorrhagic cyst），但仅有半数的病例有外伤史，而且囊肿的内容物很少是出血性的。实际上，在典型的颌骨单纯性骨囊肿病例，手术时囊腔内几乎见不到血液；这种特征与孤立性（单房性）骨囊肿相同。其中单纯性骨囊肿可能是颌骨的对应病变。形态学上，颌骨单纯性骨囊肿的囊腔完全在骨内，没有内衬上皮。手术时从其周围取样显示有不明显的纤细的纤维血管内衬。可能出现少数破骨细胞样巨细胞和充满含铁血黄素的巨噬细胞。治疗选择手术探查，进行充分的刮除，一般可以治愈。

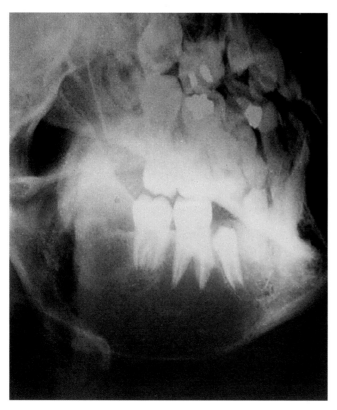

图 5.2 一位 **11 岁女孩的下颌骨单纯性骨囊肿**。注意残留的骨壳

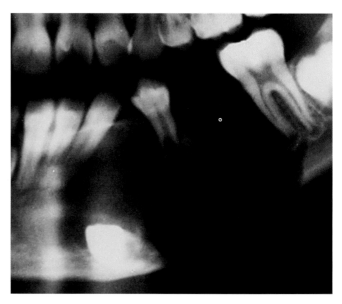

图 5.3 一位 10 岁女孩的**复发性中心性巨细胞肉芽肿**的放射学表现。可见颌骨下缘已被侵蚀，受累的牙齿移位

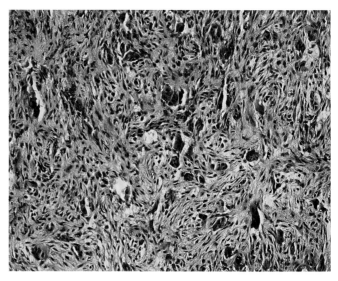

图 5.4 **中心性巨细胞肉芽肿**。可见破骨细胞样巨细胞散在分布于成纤维细胞基质中

颌骨单纯性骨囊肿的鉴别诊断包括动脉瘤样骨囊肿（特别是当后者伴有良性纤维 - 骨病变时）和所谓的**隐藏性骨腔（latent bone cavity）**——一种无症状开放性腔，位于接近下颌角的下颌管的下方或后方，常常含有涎腺组织[21]。

中心性巨细胞病变和其他含有巨细胞的病变

有大量破骨细胞样多核巨细胞特征的颌骨病变包括如下几种主要疾病：**中心性巨细胞病变（central giant cell lesion）**（肉芽肿）、巨颌症、巨细胞瘤（破骨细胞瘤）、纤维 - 骨病变、甲状旁腺功能亢进症的骨病变（棕色瘤）、遗传性甲状旁腺功能亢进症 - 颌骨肿瘤综合征和动脉瘤样骨囊肿。迄今为止，最常见的是**中心性巨细胞肉芽肿（central giant cell granuloma）**。其发病机制尚不清楚。因为其外伤史常常无从查起，有人提出其是缓慢、轻微反复出血机化的结果，因此，Jaffe 在他的有关这个问题的经典论文中应用替代的术语**修复性巨细胞肉芽肿（reparative giant cell granuloma）**[22]。鉴于一些病例的确会复发，将其解释为良性肿瘤性似乎更为合适。

中心性巨细胞肉芽肿累及儿童和年轻人，以女性为主，下颌的发生率几乎是上颌的 2 倍，特别是在前部[22-23]。它形成骨的溶骨性病变。显微镜下，显示有大量的多核巨细胞、含铁血黄素和富于细胞的血管间质，并常常有新骨形成（图 5.3 和 5.4）。破骨细胞样巨细胞呈片块状分布，通常伴有出血区。在伴有中心性牙源性纤维瘤的病

例报道[24]。

这些巨细胞病变通过手术切除或充分刮除的方式治疗[25-26]。大约 1/4 的病例发生复发，其治疗类似，但前提是在诊断确定之后。

巨颌症（cherubism）（又称为遗传性和颌骨内纤维性肿胀）在显微镜下与中心性巨细胞肉芽肿不能区分[27]。然而，伴有常染色体显性遗传的年轻患者表现为双侧下颌和上颌受累，有时有较纤细的纤维血管间质，伴有骨的形成不一致，以及不同的行为和对治疗的反应，能够将两者明确区分开。巨颌症的基因改变是在染色体 4p16.3[28]，并确定其编码 c-Abl 结合蛋白质 GH3BP2[29]。

甲状旁腺功能亢进症[30]、动脉瘤样骨囊肿和其他含有类似于巨细胞肉芽肿区域（特别是在周围）疾病也可能

框5.1　颌骨常见的良性纤维-骨性病变

纤维结构发育不良
　　单骨性
　　多骨性
　　综合征性（McCune-Albright）
骨化性纤维瘤
　　普通性
　　砂粒体性（幼年性）
　　小梁性（幼年性）
成牙骨质细胞瘤
骨性结构不良
　　根尖周围性
　　局灶性
　　显著性骨性结构不良

构成误诊的组织学基础。所幸的是，这些疾病非常少见，而且通常伴有其他临床或实验室信息，可以辅助诊断[31]。如果曾经有，发生在颌骨的巨细胞瘤也非常少见。

良性纤维 - 骨性病变

　　几种类型的肿瘤和肿瘤样疾病由良性纤维 - 骨组织组成。它们的组织学特征非常类似，而临床行为可能差异很大[32]。它们的准确诊断依靠结合显微镜下所见和体检、家族史和牙病史以及放射学和手术表现以及骨骼测量和实验室检查；此外，可能需要根据疾病经过和治疗反应修订诊断。病理医师单单依靠组织学诊断这些疾病是不大可能成功指导对这些患者的治疗的。常见的颌骨良性纤维 - 骨性病变见框 5.1。

纤维结构发育不良和相关性病变

　　颌骨**纤维结构发育不良**（fibrous dysplasia）可能是多骨性类型或单骨性类型，它们的显微镜下表现基本相同。多骨性纤维结构发育不良可能伴有色素性皮肤病变，表现为女性性早熟的内分泌功能异常和其他异常（McCune-Albright 综合征）。单骨性纤维结构发育不良和 Albright 综合征均与 *GANS1* 基因体细胞突变有关[33-34]。局限于颌骨的纤维结构发育不良有时称为颅面性（craniofacial form）纤维结构发育不良。大约 10% 的单骨性纤维结构发育不良患者有颅面骨累及。相反，绝大多数多骨性纤维结构发育不良有颅面骨累及。已有同胞兄妹都有先天性或遗传性纤维结构发育不良的报道[35]，不应与巨颌症混淆。

　　临床上，颌骨纤维结构发育不良可见上颌或下颌的无痛性明显肿大，其特征为单侧性。通常累及年轻人，大多数病例研究的患者诊断时的平均年龄为 25～35 岁。随着骨骼的成熟，颌骨纤维结构发育不良会变得稳定，其放射学表现不同，从囊性或射线可透性到硬化或射线不可透性不一，边缘往往不清。

　　纤维结构发育不良的最公认的组织学表现通常是在

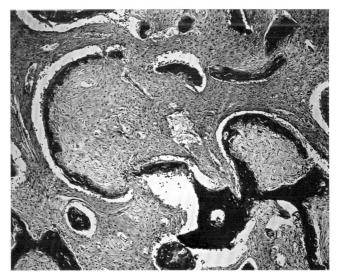

图 5.5　**纤维结构发育不良**。可见弯曲的骨小梁被致密的纤维间质围绕。破骨细胞缺乏

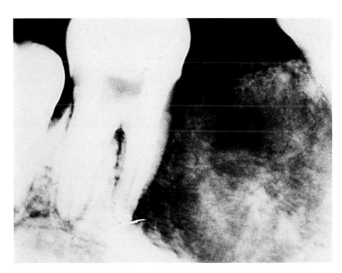

图 5.6　一位 **17 岁女孩的骨化性纤维瘤**。注意，病变界限清楚（Courtesy of Dr. C.A. Waldron, Atlanta.）

增生的良性成纤维细胞间质中出现弯曲的编织骨小梁或不成熟骨（图 5.5）。这些骨小梁周围通常缺乏成骨细胞，但局灶出现（特别是在病变周围）不能排除纤维结构发育不良的诊断。围绕纤维结构发育不良有两个主要的形态学变异型，即在板层骨周围有明显的成骨细胞沉积或围绕类似于牙骨质的砂粒体样肿块。这两种变异型可见于颅面骨的病变，但累及长骨的病变通常见不到。

　　骨化性纤维瘤（ossifying fibroma）（又称为牙骨质形成纤维瘤、牙骨质 - 骨化性纤维瘤）是一种良性肿瘤，发生在支撑牙齿部位的颌骨[36-39]。它们最常发生在成人的下颌，女性患者多见。它们表现为膨胀性溶骨性或混合性溶骨性 - 硬化性骨病变，或为影像学检查时的偶然发现，它们的边界清楚，与纤维结构发育不良相反（图 5.6和 5.7）。组织学上，它们是由胶原梭形细胞间质组成，伴有不同量的和不同类型的矿化组织（图 5.8）。其中可

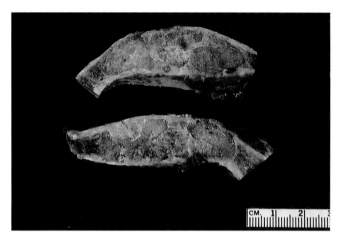

图5.7 **骨化性纤维瘤的大体表现**。可见病变质硬，带白色，界限清楚

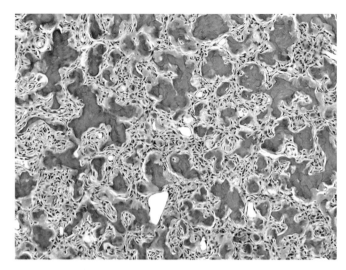

图5.9 **砂粒体性骨化性纤维瘤**。可见细胞比较丰富，具有砂粒体样小骨和骨小梁

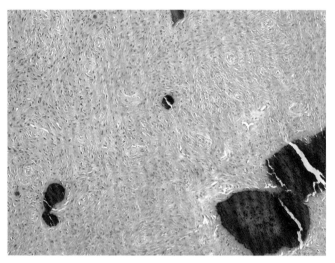

图5.8 与纤维结构发育不良相比，普通性骨化性纤维瘤均质性较差，含有不规则的球样骨，伴有良性的丰富的梭形细胞间质

能包括致密骨小球、编织骨或板层骨骨小梁以及牙骨质样钙化。与纤维结构发育不良不同，在一个既定的病变，它们组织学上不太均匀一致，而且存在明显的组织学重叠，诊断需要结合影像学和临床所见。

骨化性纤维瘤有两种变异型已经描述，它们通常出现在儿童，伴有颅面骨迅速生长的骨肿瘤。因此，它们被称为"侵袭性"或"幼年性"骨化性纤维瘤。它们是砂粒体样和小梁状变异型，但它们可能与普通的骨化性纤维瘤无关。**砂粒体样骨化性纤维瘤（psammomatoid ossifying fibroma）**通常发生在较大的儿童，好发于眶周骨和鼻旁窦，但也可能发生在下颌骨[40]。放射学检查，它们病变界限清楚，一般为溶骨性表型。组织学检查，可见丰富的良性梭形细胞间质，伴有许多圆形嗜碱性小骨，类似于砂粒体（图5.9）。治疗方式是单纯切除，但是病变可能复发。**小梁状骨化性纤维瘤（trabecular ossifying fibroma）**发生在较小的儿童，表现为迅速生长

的肿瘤，最常累及上颌骨，其次为下颌骨[41]。显微镜下，它们是由富于梭形细胞的间质组成，伴有成熟的编织骨和板层骨构成的成束骨样组织，呈分带型表现。可见间质出血和散在破骨细胞集聚。动脉瘤样骨囊肿改变和囊性退变不常见。治疗方式为单纯切除，但常常复发。

所有这些病变似乎都是牙周韧带来源的。总的来说，这些病变显示明显好发于女性和下颌的磨牙-前磨牙部。一些作者强调了区分纤维结构发育不良和骨化性纤维瘤的重要性，因为后者的病变界限较清楚，较容易通过手术剜出或刮除[38,42-43]。为了治疗和预后的目的，考虑这些是有道理的，可以依靠免疫组织化学和分子遗传学资料加以区分。已发现，纤维结构发育不良（不管是颌骨还是颌骨外的）有较强的骨钙蛋白（osteocalcin）表达，并一贯具有*GNAS1*基因突变，而骨化性纤维瘤则没有[44]。

骨纤维结构发育不良（牙骨质瘤）和相关性病变

颌骨还有其他纤维性和骨化性、钙化性或牙骨质化疾病，可能与纤维-骨性病变有关，因为它们在组织学上相似，虽然其中一些可能是牙源性的。

骨结构不良（osseous dysplasia）（根尖周围性、局灶性和显著性）是一种相对常见的疾病，放射学检查可见于0.3%的成人。颌骨骨结构不良通常是多发性的，无症状，局限于牙尖周围的小区域，通常无需治疗。颌骨骨结构不良被认为是来源于牙周韧带，为非肿瘤性病变[45]。已有常染色体显性遗传骨结构不良的报道[46]。

颌骨骨结构不良通常累及黑人成年女性的下颌切牙，但在其三种变异型中存在一些差异。偶尔，单个牙齿受累而可能成为手术标本。根尖周围性骨结构不良发生在中年黑人妇女，累及单个牙的根尖，通常为下颌切牙。局灶性骨结构不良类似于根尖周围型，但有下颌后部的多个牙齿受累。显著性骨结构不良类似于局灶型，除了其表现为多个颌骨象限受累以及病变较常出现症状之外。

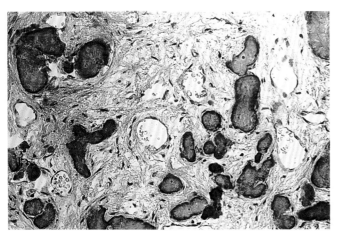

图 5.10 根尖周围牙骨质结构不良（From Pindberg JJ, Kramer IRH, Torloni H. *Histological Typing of Odontogenic Tumors. Jaw Cysts, and Allied Lesions*. Geneva: World Health Organization, 1971.）

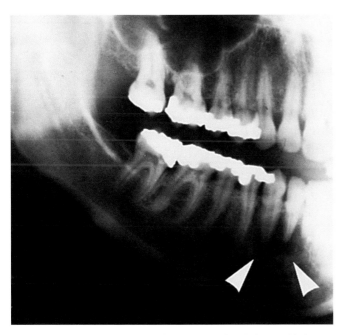

图 5.11 下颌骨良性成骨细胞瘤或成牙骨质细胞瘤的 X 线片，不伴有钙化。伴有根尖周围部位的永久的前磨牙（箭头所示）

显微镜下，所有这三种变异型的病变相同；它们最典型的特征是出现弯曲的骨小梁（"生姜根"形态）或位于富于血管间质中的不规则牙骨质块（图 5.10）。颌骨骨结构不良的主要鉴别诊断是骨化性纤维瘤，后者病变界限清楚，显示细而孤立的骨小梁，周围有突出的成骨细胞；然而，两者在组织学上存在显著的重叠 [2,47]。

良性成骨细胞瘤（ benign osteoblastoma ）可以发生在颌骨，有时与牙根表面关系密切 [48]。如果是后一种情况，有时应用替代性术语（**良性**）**成牙骨质细胞瘤** [**(benign) cementoblastoma**] 和**真正的牙骨质瘤（ true cementoma ）**（图 5.11 和 5.12）[49]。

良性成骨细胞瘤的临床经过通常是良性的，病变常常表现为重度钙化结节，因而是稳定的。然而，一些病变为局灶侵袭性的，应进行手术切除治疗。

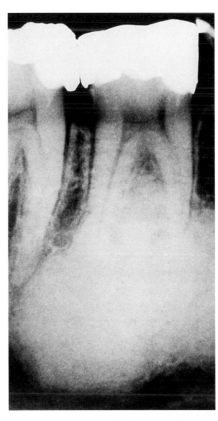

图 5.12 图 5.12 成牙骨质细胞瘤的典型的放射学表现。可见一个致密的同质性肿块与牙根连续（Courtesy of Dr. C. A. Woldron, Atlanta.）

显微镜下，良性成骨细胞瘤的特征为增生的纤维血管结缔组织内出现不规则的骨样和骨形成（或牙骨质）[37]。肥胖的良性表现的成骨细胞围绕新形成的骨小梁（图 5.13）。呈现成骨细胞突出的上皮样结构的成骨细胞瘤被称为**侵袭性成骨细胞瘤（ aggressive osteoblastoma ）**，有人认为其是低级别（非转移性）恶性肿瘤，因为其复发率增加。

在增生性纤维结缔组织中以骨或牙骨质形成为特征的其他颌骨病变包括孤立性大的或"巨大的"**牙骨质瘤（ cementoma ）**[50] 和**骨瘤（ osteoma ）**（特别是见于 Gardner 综合征患者的骨瘤）[51]。处于硬化期和愈合期的颌骨炎症性病变以及 Paget 病也包括在鉴别诊断中 [52]。

上皮性囊肿

上颌或下颌内衬上皮的囊肿是临床医师和病理医师较常遇到的颌骨疾病 [19]。大多数病例单单根据组织学表现不能明确诊断，需要结合放射学、手术和显微镜下所见才能做出特异性诊断。

颌骨**上皮性囊肿（ epithelial cyst ）**有两种主要类型：牙源性囊肿和面裂（非牙源性）囊肿。**牙源性囊肿（ odontogenic cyst ）**来自牙源性上皮，位于颌骨内（或在少数情况下位于邻近的软组织内）。**面裂（非牙源性）囊肿** [**fissural (nonodontogenic) cyst**] 被认为来自缺乏胚胎性和成牙的牙源性上皮区域的软组织或骨组织的上皮包涵体。它们沿着胚胎性面裂线发生，因此，通常发生在

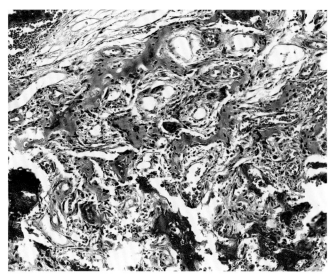

图 5.13　成牙骨质细胞瘤。可见许多新形成的骨样骨小梁，衬覆成骨细胞并被高度富于血管的基质分开

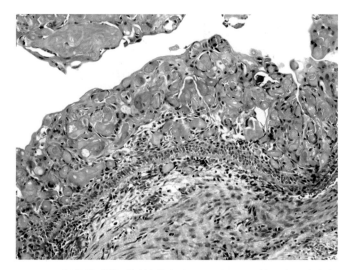

图 5.14　钙化性囊性牙源性肿瘤（CCOT）。可见其上皮细胞类似于囊性成釉细胞瘤，但出现了鬼影角化细胞，其中一些有钙化，因此容易将 CCOT 与缺乏鬼影角化细胞的成釉细胞瘤区分开

框5.2　上颌或下颌的上皮性囊肿

牙源性囊肿

含牙囊肿

萌芽囊肿

牙龈囊肿

根侧牙周和葡萄状牙源性囊肿

钙化性囊性牙源性肿瘤

根尖或根尖周围囊肿（包括牙残余囊肿）

牙源性角化囊性瘤

　　孤立性或始基性

　　多发性（痣样基底细胞癌综合征）

正角化性牙源性囊肿

腺体牙源性囊肿

面裂和其他非牙源性囊肿

鼻唇（Klestadt或鼻牙槽）囊肿

鼻腭导管（正中前腭）囊肿

腭囊肿

颌骨外。这两种主要囊肿的几个亚型见框 5.2。

　　含牙囊肿（dentigerous cyst）围绕或伴有未萌出牙，通常见于年轻人。它们在进行全牙 X 线片检查的所有个体中被发现的占比几乎为 1%，常常是偶然发现[53]。它们起源于牙釉质发育后复位的减少的牙釉质上皮，并至少最初是与牙冠相关的。它们在牙冠和减少的牙釉质上皮之间积聚的液体内发生，牙釉质上皮刚好位于牙滤泡结缔组织的下方。其症状是肿胀，疼痛少见，但晚期或伴有感染和炎症时可有疼痛。

　　显微镜下，没有并发症的含牙囊肿具有薄的纤维性囊壁（牙滤泡结缔组织），衬覆复层鳞状上皮[53]。继发性改变常常表现为慢性炎症、溃疡、修复性增生、化生（鳞状和黏液性）、钙化以及成簇的含有含铁血黄素和脂褐素的组织细胞[54]。它们还可能发生异型增生和癌，但非常

少见[55]。虽然少见，它们更有可能引起囊性成釉细胞瘤。

　　含牙囊肿的治疗方式是手术切除。复发非常少见。复发时，应该考虑是切除不完全或有角化性牙源性肿瘤和早期或囊性成釉细胞瘤的可能性。

　　萌芽囊肿（eruption cyst）是含牙囊肿的一个亚型，可以是单侧性或双侧性，单发性或多发性。萌芽囊肿表现为萌出始基，或在少数情况下恒牙上方牙龈肿胀。手术探查受累牙可显示亚急性炎症和出血性囊壁——通常内衬薄层非角化性复层鳞状上皮。

　　新生婴儿**牙龈囊肿（gingival cyst）**[Bohn 结节（Bohn nodule）]表现为小的囊性或结节性结构；它们最常见于新生儿，通常几周后逐渐消失。显微镜下，牙龈肿囊内衬复层鳞状上皮，有时有角化不全[56]。牙龈囊肿偶尔也见于成人。

　　根侧牙周囊肿（lateral periodontal cyst）和**葡萄状牙源性囊肿（botryoid odontogenic cyst）**可能是牙板的囊性残留。它们的解剖学部位非常独特，通常附着于成人牙龈或牙根表面[57]。它们最常发生于下颌前磨牙区，通常为单房性囊肿，但也可能为多房性囊肿。后者被称为葡萄状牙源性囊肿。显微镜下，囊肿内衬一层非常薄的鳞状上皮或内衬两层厚的上皮[58]。可见含有糖原的上皮簇呈小结节状集聚，特别是在葡萄状牙源性囊肿。

　　钙化性囊性牙源性肿瘤（calcifying cystic odontogenic tumor）[角化性和钙化性牙源性囊肿（Corlin 囊肿）]的特征是：囊肿内衬成釉细胞上皮，伴有突出的基底栅栏状排列和大量的角化"鬼影"细胞（图 5.14）。这种鬼影细胞有不同程度的营养不良性钙化，一些可能表现为透明细胞改变，而另外一些细胞可能含有黑色素[59]。上皮可能诱导下方间质形成牙本质样基质。一些病例显示与成釉细胞瘤和颅咽管瘤非常相似，可通过出现特征性的鬼影细胞和牙本质组织与它们鉴别开[60-61]。有人提出，呈实性增生的病变是钙化性囊性牙源性肿瘤

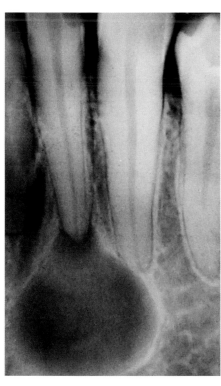

图 5.15　根尖周围 / 根尖周囊肿显示与死髓牙牙根管连续

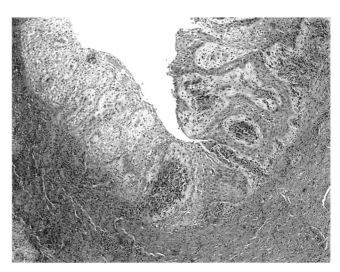

图 5.16　根尖周围 / 根尖周囊肿。可见囊肿内衬鳞状上皮，伴有明显的炎症和上皮增生，后者表现为表皮突延长

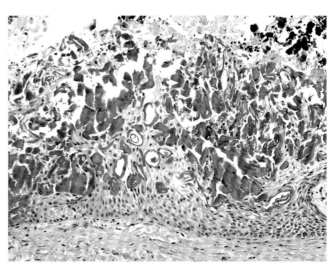

图 5.17　根尖周围 / 根尖周囊肿，伴有许多上皮内嗜酸性 Rushton 小体

对应的肿瘤性病变，并提出应用**牙质生成性鬼影细胞肿瘤（dentinogenic ghost cell tumor）**这一术语[62-63]。的确，这个类型的所有病变均为显示不同程度（有时非常广泛）囊性改变的肿瘤，共同出现 β 连环蛋白基因突变这种分子改变可能支持这种观点[64]。β 连环蛋白的异常和集聚是特征性的所见——归因于编码基因 *CTNNB1* 中的体细胞突变[64]。治疗方式为剜除术，复发风险非常低。

根端或根尖周囊肿（radicular or periapical cyst）是一种牙炎症性疾病的后遗症，是最常遇到的颌骨囊肿[8]。根端或根尖周囊肿可发生于所有年龄组，但诊断时患者较常在 21 ~ 40 岁。这些拔牙后在上颌或下颌内可见到的囊肿称为**残余囊肿（residual cyst）**。放射学检查，根尖周囊肿表现为死髓牙根尖界限清楚的射线可透性囊肿（图5.15 和 5.16）。显微镜下，可见囊肿内衬复层鳞状上皮，后者的厚度不同，取决于炎症的程度。常见溃疡，以至于上皮可能难于辨认。当出现上皮时，可能显示化生、钙化和玻璃样变（Rushton）小体（图 5.17）。囊壁的炎症浸润可以为急性、慢性或混合性。常见胆固醇结晶、泡沫样巨噬细胞、多核巨细胞和浆细胞集聚。根端或根尖周囊肿通常容易从周围骨刮离，复发罕见。手术时，可见囊肿附着于拔出牙的根尖。

牙源性角化囊性瘤（keratocystic odontogenic tumor）（牙源性角化囊肿）大约占颌骨囊肿的 10%，通常可以根据其组织学特征做出诊断[65-66]。虽然可以发生在颌骨的任何位置，但大多数见于下颌的后部。它们被分为孤立性（solitary）或始基性（primordial）（90%）和多

发性（multiple）（10%）。后者是痣样基底细胞癌综合征（Corlin 综合征）的一种成分，Corlin 综合征还包括皮肤痣样基底细胞癌、掌 / 跖小凹、大脑镰钙化、皮肤表皮样囊肿和许多类型的骨骼异常[67-68]。这种综合征是由常染色体显性基因引起的，具有高的外显率和不同的表达度[69-70]。其基本的分子缺陷是位于 9q22.3-q31 的一种肿瘤抑制基因人果蝇（*Drosophila*）同源基因补丁（*PTCH1*）的种系突变[71]。

角化囊肿最常发生在下颌第三磨牙处（图 5.18 和 5.19）。患者的平均年龄为 40 岁。大多数角化囊肿为多房性囊肿，比牙源性囊肿更常伴有肿胀和疼痛。

大体上，角化囊肿囊腔含有由角质碎屑组成的干酪样物质。当干酪样物质被冲掉时，显示有一个白色、轻微皱缩的表面。显微镜下，角化囊肿囊腔内衬上皮均匀一致，为 5 ~ 7 个细胞厚度，为角化不全的鳞状上皮，伴

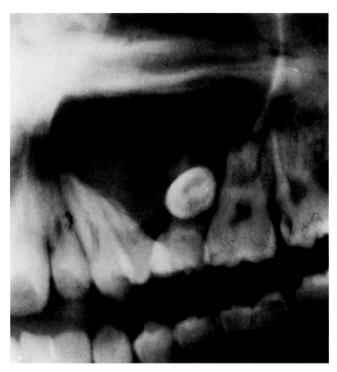

图 5.18 一位 15 岁患者伴有 2 周面部肿胀史，X 线片显示上颌部牙源性角化囊肿

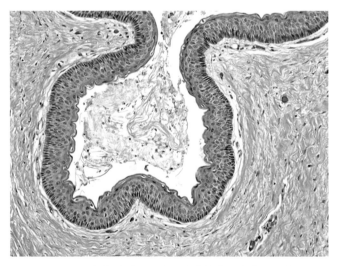

图 5.19 牙源性角化囊肿。注意破浪状角化不全表面和突出的基底细胞层

有基底细胞层的显著栅栏状排列，表面角化不全呈波浪瓦楞状或轻度疣状。继发性炎症可能会使这些特征性的组织学所见不清楚。在结缔组织间质中可见小的"子"囊和基底细胞样牙源性残余。由于后者[**正角化性牙源性囊肿（orthokeratinized odontogenic cyst）**]侵袭性较弱，这些病变应该与显示正角化内衬的囊性病变区分开[72-73]。大多数牙源性角化囊肿具有染色体异常，支持它们是肿瘤性质的，导致它们的命名"牙源性角化囊肿"被改变[74-75]。在牙的发育中，Sonic Hedgehog（SHH）信号通路起着重

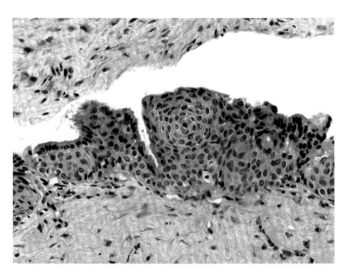

图 5.20 腺体牙源性囊肿，可为单房性或多房性。它们内衬鳞状上皮细胞，偶尔伴有增厚的斑块。其他特征包括嗜酸性表面细胞、黏液细胞和上皮内腺腔

要的作用。PTCH1 与光滑末端（Smoothened, SMO）的细胞结合形成 SHH 配子受体复合体。PTCH1 的突变失活和等位缺失可导致 SHH 信号通路异常活跃，是散发性和痣样基底细胞癌综合征相关性角化囊肿的主要基因事件[76-77]。

牙源性角化囊肿的复发率高，在不同的病例研究中为 23% ~ 60%[78]。这要不同程度地归咎于刮除技术上的困难，因为囊肿的多房性、组织易碎囊壁存在上皮残留以及囊壁内衬上皮出芽。

腺体牙源性囊肿（glandular odontogenic cyst）（又称为涎腺牙源性囊肿）最常见于成人，好发于颌骨前部，特别是下颌。它们可为单房性或多房性，并且其复发风险类似于牙源性角化囊肿的复发风险。显微镜下，腺体牙源性囊肿内衬复层鳞状上皮，伴有嗜酸性立方表面细胞（图 5.20）。它们含黏液细胞和导管样结构，因此，有可能与黏液表皮样癌混淆[79]。可见含有糖原的上皮簇呈小的结节状集聚，类似于根侧牙周 / 葡萄状牙源性囊肿。

鼻唇囊肿（nasolabial cyst）[又称为 **Klestadt 囊肿（Klestadt cyst）**或**鼻牙槽囊肿（nasoalveolar cyst）**]主要发生在女性，常常为双侧性的。最初鼻唇囊肿被认为是来自球状外鼻和上颌突胚胎交界处的上皮巢，现在则支持其由鼻泪管尾端发育而来[80]。鼻牙槽囊肿接近鼻孔基底，在上颌牙突外侧。最终鼻唇沟消失，轻轻压迫鼻黏膜。显微镜下，鼻唇囊肿内衬上皮可能为复层鳞状或呼吸道上皮。

鼻腭导管（切牙管）囊肿[nasopalatine duct (incisive canal) cyst]可能位于骨内或在腭乳头的软组织内。它是由连接口腔和鼻腔的切牙管胚胎残余形成的囊肿[81]，是最常见类型的面裂或非牙源性囊肿。显微镜下，鼻腭导管（切牙管）囊肿内衬呼吸或复层鳞状上皮（有时为色素性的）或两种类型的上皮[82]。邻近囊肿上皮的间质中常常出现鼻腭神经血管束以及小涎腺、脂肪和软骨组织。

良性肿瘤
牙源性腺瘤样瘤（腺性成釉细胞瘤）
牙源性钙化上皮性肿瘤（Pindborg瘤）
牙源性鳞状细胞瘤
成釉细胞纤维瘤和纤维-牙瘤
牙瘤
　复合性
　混合性
牙源性黏液瘤、纤维瘤和黏液纤维瘤
成釉细胞瘤
恶性肿瘤
成釉细胞癌
牙源性透明细胞癌
牙源性鬼影细胞癌
　成釉细胞纤维肉瘤

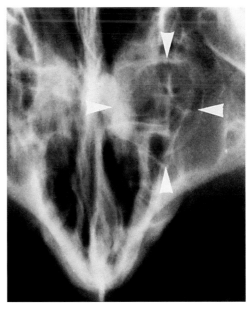

图 5.21　一位缺牙患者的上颌牙源性腺瘤样瘤。放射学检查，提示含牙囊肿（箭头所示）

　　新生婴儿的**腭囊肿**（ **palatal cyst** ）（又称为 Epstein 小珠）位于硬腭和软腭交界处，显微镜下类似于牙龈囊肿[56]。

牙源性肿瘤

　　牙源性肿瘤（ **odontogenic tumor** ）是向牙结构分化的颌骨肿瘤。尽管罕见，但有多种类型，伴有许多过渡形式。这样就有了许多分类尝试，从 1867 年 Broca 提出的组织学分类开始，1946 年 Thoma 和 Goldman[83] 根据组织遗传学将其分类为上皮性、中胚层和混合性，到 1958 年 Pindberg 和 Clausen[84] 强调的诱导现象（作为分化机制）超过组织发生。随后的作者又对这些分类稍微进行了重新安排并加上了新的，其中大多数包括在了目前的 WHO 分类中[2]。

　　下面的分组（框 5.3）为普通外科病理医师显示了简单的牙源性肿瘤的分类。这个分类强调了多种类型的牙源型肿瘤的临床行为是良性的。

　　应该注意的是，大多数中心性牙源性肿瘤的周围性（骨外性）对应肿瘤已有描述，它们位于下颌或上颌牙龈，或者起源于表面黏膜，或者起源于黏膜下牙板巢，或在鼻窦内[85]。

良性牙源性肿瘤

牙源性腺瘤样瘤（腺性成釉细胞瘤）

　　牙源性腺瘤样瘤（ **adenomatoid odontogenic tumor** ）［又称为腺性成釉细胞瘤（ **adenoameloblastoma** ）］是一种良性病变，可能来源于牙板复合体或其残余的牙源性上皮[86-87]。牙源性腺瘤样瘤较常见于女性，最常发生在 11 ~ 20 岁，并且最常位于上颌前部[86]。它常常伴有未萌出尖齿（"滤泡"型）（图 5.21），但它也可以是在滤泡外并显示囊性放射学改变[88]。这种肿瘤存在各种外周性病变[87]。牙源性腺瘤样瘤呈膨胀性生长，但不浸润，保守手术治疗之后并不复发[89]。

　　大体上，牙源性腺瘤样瘤呈圆形，主要为实性的，

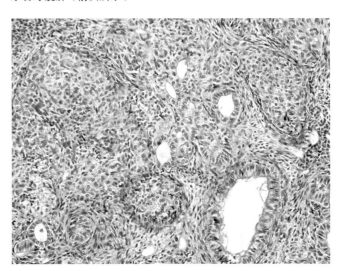

图 5.22　牙源性腺瘤样瘤。出现腺样结构，伴有较丰富的实性细胞区。左侧出现嗜酸性肿瘤小滴

伴有囊性区。一些肿瘤囊性非常明显，以至酷似牙源性囊肿。低倍显微镜下，牙源性腺瘤样瘤为多结节性肿瘤，由立方到柱状细胞组成，形成小巢，偶尔可见导管样结构。导管样结构或充满嗜酸性物质或是空的，外层细胞可能保留极性（图 5.22）。一些牙源性腺瘤样瘤可能有所谓的脑回状结构，类似于导管样结构，除了衬覆排列成脑回状的非常高的柱状细胞之外。整个上皮内衬中可能有散在的同质性玻璃样变性带和钙沉积[2,90-91]。

　　在实性上皮结节之间，上皮细胞常常呈囊性结构，间质很少。典型病变被厚的纤维包膜围绕。

牙源性钙化上皮性肿瘤

　　牙源性钙化上皮性肿瘤（ **calcifying epithelial odontogenic tumor** ）［又称为 **Pindborg 瘤**（ **Pindborg tumor** ）］较常发生在 31 ~ 50 岁[92]，没有性别差异。报

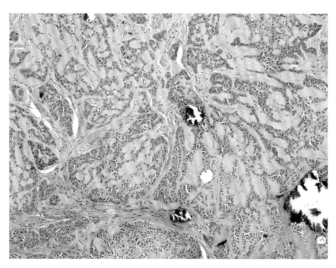

图 5.23　牙源性钙化上皮性肿瘤。可见嗜酸性上皮细胞巢位于淀粉样物质间质中，伴有营养不良性钙化

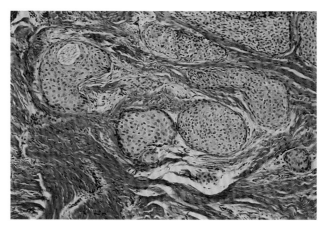

图 5.24　牙源性鳞状细胞瘤。可见界限清楚的单一形态的透明细胞巢被丰富的胶原性间质分开

道的病例大多数发生在下颌磨牙前 - 磨牙区，伴有埋伏牙 [93]，少数病例为周围性的，位于牙龈 [94]。

　　大体上，牙源性钙化上皮性肿瘤通常为实性的，但囊性的也有描述 [95]。显微镜下，牙源性钙化上皮性肿瘤是由密集排列的多角形上皮细胞组成，伴有不同量的间质（图 5.23）。上皮细胞胞核常常为多形性的，胞质丰富呈嗜酸性。一些肿瘤含有突出的透明细胞。虽然胞核有多形性，但一般缺乏核分裂活性。细胞变性可导致许多球形间隙，充满同质性嗜酸性物质，有时钙化。已经证实这是一种淀粉样或具有类似物理化学性质的物质 [96-97]。一些肿瘤的细胞非常丰富，伴有少量淀粉样物质，而另外一些肿瘤的细胞稀少，富于淀粉样物质。尽管名称如此，但一些肿瘤实际上是非钙化性的。已发现其肿瘤细胞胞质内碱性磷酸酶和三磷腺苷酶活性高，这两种酶的组织化学谱类似于正常牙胚的中间层细胞 [98]。混合性钙化上皮性牙源性肿瘤和牙源性腺瘤样瘤已有描述 [99]。

　　牙源性钙化上皮性肿瘤可以是侵袭性的，也可以局部复发，但总的来说它是一种比成釉细胞瘤侵袭性低的肿瘤 [2]。对于小的肿瘤，可以剜出，但对于较大的病变，需要切除，切缘应呈阴性。牙源性钙化上皮性肿瘤有少数转移到局部淋巴结和肺的病例报道 [100]。

牙源性鳞状细胞瘤

　　牙源性鳞状细胞瘤（ squamous odontogenic tumor ） 是一种非常罕见的良性肿瘤，患者年龄分布广泛，好发于上颌前部和下颌后部。前一部位的肿瘤容易复发，常常是由切除不完全造成的 [101-103]。放射学检查，牙源性鳞状细胞瘤表现为牙根之间非常局限的射线可透性半圆形病变，被硬化性边缘围绕。显微镜下，牙源性鳞状细胞瘤是由高分化鳞状上皮巢和岛组成，缺乏非典型性或核分裂活性，位于低到中度细胞构成的胶原性间质内（图 5.24）[102]。这种肿瘤的骨外亚型已有描述 [101]。

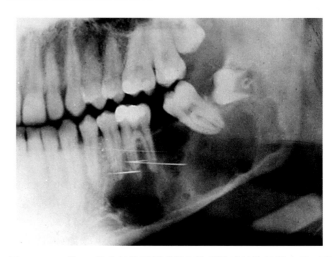

图 5.25　一位 17 岁少年的下颌成釉细胞纤维瘤的放射学表现。可见病变缺损是多房性的，但不规则

成釉细胞纤维瘤

　　成釉细胞纤维瘤（ ameloblastic fibroma ） 在放射学上常常类似于一个囊肿（图 5.25）。与成釉细胞瘤（最常与之误诊）不同，成釉细胞纤维瘤通常发生在年轻人，很少发生在 21 岁以上的患者。它通常是实性的，虽然囊性亚型已有描述 [104]。

　　显微镜下，成釉细胞纤维瘤是由成釉细胞性上皮细胞条索和细胞芽组成，它们包埋在细胞丰富的黏液样结缔组织间质中（图 5.26）。出现这种间叶成分是与成釉细胞瘤鉴别的主要特征。可能出现诸如牙本质等硬牙结构（成釉细胞瘤性纤维牙本质瘤），但这没有生物学差异 [105]。构成上皮条索的大部分细胞是立方形的，有两层细胞厚度。仅在少数情况下出现星网状细胞，但常常也可见到较大的星网状细胞集聚。颗粒细胞亚型（ granular cell variety ）成釉细胞纤维瘤也有描述 [106]。成釉细胞性纤维牙瘤（ ameloblastic fibro-odontoma ）由成釉细胞纤维瘤伴有类似于小的牙瘤区域组成。

　　成釉细胞纤维瘤和成釉细胞性纤维牙瘤的临床行为均为良性。因此，不同于成釉细胞瘤，单纯性刮除治疗通常已经足够 [107]。

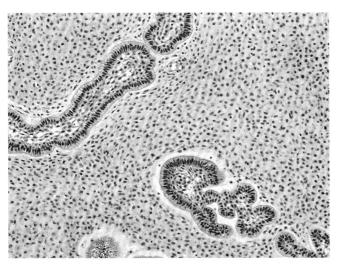

图 5.26　成釉细胞纤维瘤。可见肿瘤性纤维间质包围细的成釉细胞上皮条索

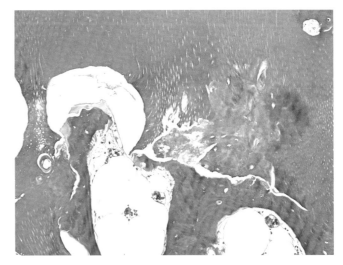

图 5.28　复合性牙瘤，含有紊乱增生的牙釉质、牙本质和牙骨质（骨）

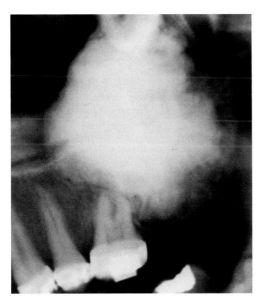

图 5.27　一位 16 岁女孩的上颌后部的良性复合性牙瘤的放射学表现。注意磨牙上方和缺少一颗磨牙

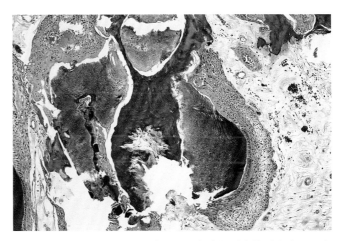

图 5.29　混合性牙瘤，可见其排列比复合性牙瘤排列有序，具有畸形牙的表现

2 000（！）个小牙的病例报道。混合性牙瘤的行为完全是良性的。它们较常见于颌骨前部，上颌比下颌常见。

牙瘤

牙瘤（odontoma）被定义为形成牙的钙化部分的牙源性肿瘤，是最常见的牙源性肿瘤。它们发生在上颌或下颌承载牙齿的部位。牙瘤已识别的亚型主要有两种。

复合性牙瘤（complex odontoma）是一种结构紊乱的病变，伴有各种钙化性结构，但不足以协调牙釉质、牙骨质和牙本质的形成以达到可见到真正的牙（图 5.27）。复合性牙瘤较常见于女性患者下颌磨牙区（图 5.28）。虽然这种肿瘤偶尔可达到相当大，但完全是良性的，通常为常规放射学检查的偶然发现。

混合性牙瘤（compound odontoma）的分化程度比复合性牙瘤的分化程度高，因此，其单个病变通常是由小的称为小牙（denticle）的畸形牙组成的（图 5.29）。大多数混合性牙瘤病变仅仅只有少数几个小牙结构，但也有多达

牙成釉细胞瘤

牙成釉细胞瘤（odontoameloblastoma）[又称为成釉细胞牙瘤（ameloblastic odontoma）、成牙质细胞瘤（odontoblastoma）]是一种实性或囊性病变，通常有突出的上皮成分，除了诸如牙釉质和牙本质等牙硬组织和软组织外，还有类似于成釉细胞瘤的上皮成分（图 5.30）[2,108]。牙成釉细胞瘤出现牙硬组织使其不同于成釉细胞瘤，有人认为牙成釉细胞瘤是牙瘤的一个亚型，但其好像是一种独特的疾病[109]。牙成釉细胞瘤通常是良性的，但偶尔具有侵袭性行为，保守手术切除之后可局部复发[2]。因此，其通常的治疗方式类似于成釉细胞瘤。

牙源性黏液瘤、黏液纤维瘤和纤维瘤

颌骨牙源性黏液瘤（odontogenic myxoma）一般被认为是牙胚来源的，特别是牙乳头，因此，通常用牙源性（odontogenic）来修饰它[110]。颌骨黏液瘤可能伴有

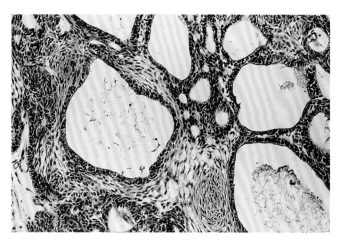

图 5.30 牙源性成釉细胞瘤（From Pindberg JJ, Krammer IRH, Torloni H. *Histological typing of Odontogenic Tumors, Jaw Cysts, and Allied Lesions*. Geneva: World Health Organization; 1971.）

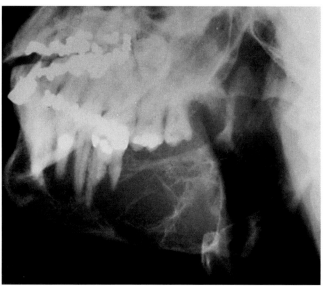

图 5.31 一位成人男性的下颌的大的复发性牙源性黏液瘤的放射学表现

畸形牙或牙缺失。大约 60% 的颌骨黏液瘤病例发生在 11 ~ 30 岁，下颌和上颌发生率相等。放射学检查，颌骨黏液瘤常常表现为溶骨性病变，而且病变可能很大，导致明显的面部畸形。保守切除后复发并不少见，或许是因为它的边界不清所致（图 5.31）[111]。因此，肿瘤切除的边缘应为阴性。小的病变可以进行比较保守的切除。

显微镜下，颌骨黏液瘤由疏松的星形细胞组成，伴有长且有分支的嗜酸性胞质突起，间质细胞稀少，呈黏液样（图 5.32）。偶尔可见成束的牙源性上皮——被认为是 Malassez 上皮残余。这种浸润性肿瘤常围绕骨小梁骨针。免疫组织化学染色，黏液瘤细胞波形蛋白呈阳性，SMA 常常呈阳性，但 S-100 蛋白呈阴性。与肌肉内黏液瘤不同，没有发现 *GANS1* 基因激活突变[112]。

显微镜下，牙源性黏液瘤可能非常类似于未萌出牙的正常牙乳头。虽然组织学可能类似，但临床和放射学表现容易区分这两种病变。

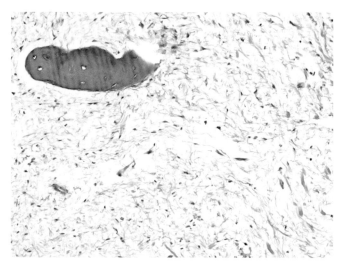

图 5.32 **牙源性黏液瘤**。可见病变黏液非常丰富，细胞稀少，没有非典型性。原本的骨小梁陷入，说明病变呈浸润性生长

牙源性纤维瘤（odontogenic fibroma）在显微镜下不同于牙源性黏液瘤，因为它们存在纤维组织并较常有牙源性上皮残余[113]。牙源性纤维瘤最常发生于下颌，女性患者更多见[114]。黏液瘤性成分和纤维成分相等的肿瘤可以命名为**黏液纤维瘤**（myxofibroma）[115]。具有牙源性纤维瘤和中心性巨细胞肉芽肿共同特征的病例也有报道[116]。显微镜下，牙源性纤维瘤可能类似于未萌出牙冠周围的正常牙滤泡[113,117]。与黏液瘤不同，它们不容易复发，可用比较保守的方式治疗。

发生在牙龈的这些病变的对应的周围性病变也有报道[118]。

交界性牙源性肿瘤

成釉细胞瘤

一般和临床特征

成釉细胞瘤（ameloblastoma）是最常见的牙源性上皮肿瘤[119]，但它仍然比较罕见，在发生于颌骨的肿瘤和囊肿中的占比大约为 1%。成釉细胞瘤可能来自含牙囊肿的上皮内衬、牙板和造釉器的残余或口腔黏膜的基底层，有时是多中心性的[120]。

成釉细胞瘤最常发生在 21 ~ 50 岁，但也可发生在儿童[121]，没有性别和种族差异。80% 以上的病例发生在下颌，其中 70% 发生在磨牙 - 分支区。成釉细胞瘤常见的放射学表现是溶骨性膨胀性病变。其临床持续时间可以从几周到 50 年（图 5.33）。成釉细胞瘤诊断可以通过细针吸取活检做出。成釉细胞瘤的一些病变发生在上颌窦，与上颌骨无关。

形态学特征

传统上，成釉细胞瘤被分为实性和多囊性两种类型，但这种区分是人为的，因为几乎所有的成釉细胞瘤均有某种程度的囊性改变（图 5.34）。因此，现在将两种类型的成釉细胞瘤统称为实性 / 多囊性成釉细胞瘤。显微镜

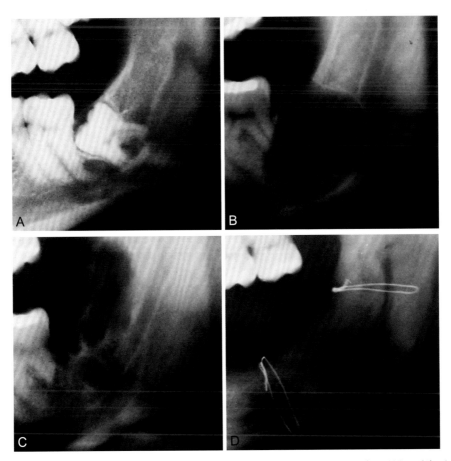

图 5.33　显示一位 19 岁女性患者的阻生第三磨牙成釉细胞瘤病史的四种放射学表现。**A**（1971 年 4 月），牙齿下方空间微小的非典型性射线可透性区。牙被拔除。未能获得手术标本。**B**（1974 年 9 月），牙的常规 X 线照片，显示残留的或复发的囊性病变。进行了手术刮除，证实为"早期"成釉细胞瘤。未进行进一步治疗。**C**（1978 年 2 月），多房性射线可透性区是其较典型的特征。肿瘤被切除。**D**（1978 年 12 月），没有肿瘤残留的证据（Courtesy of Dr. William Randall and Dr. Clark Bostad, Minneapolis.）

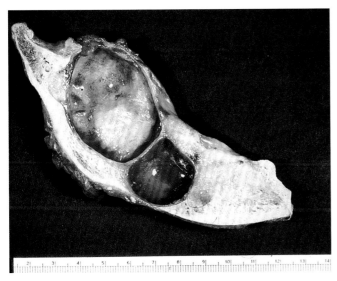

图 5.34　成釉细胞瘤的大体表现，显示下颌后方和下颌支的膨胀性实性和囊性肿块

下，成釉细胞瘤有许多种亚型和形态：滤泡性、丛状（图 5.35）、棘皮症性（图 5.36）、基底细胞样、颗粒细胞性（图 5.37）和纤维组织增生性[122-126]。同一肿瘤内可有两种或两种以上形态共存，没有证据提示一种亚型的侵袭性比另外一种亚型的侵袭性强。

　　成釉细胞瘤的两种主要形态是滤泡性和丛状结构。在滤泡型，其形态类似于牙器上皮。外层细胞类似于发育中的牙滤泡（即成釉细胞层）的内层牙上皮。细胞呈高柱状，胞核有极性，远离基底膜。在丛状型，可见不规则的肿块和犬牙交错的上皮细胞条索，而其他方面类似于滤泡型[2,127]。上皮岛的中心部分是由疏松的细胞网组成，类似于星形网状细胞。星形网状细胞鳞状化生会使人联想起棘皮瘤型，是一种常见的组织学表现。上皮岛对纤维结缔组织间质没有什么诱发性影响。成釉细胞瘤不形成牙釉质和牙本质。纤维组织增生性变异型少见，其特征为有致密的硬化性间质，伴有受压的成釉细胞瘤岛，且其周围的栅栏状柱状细胞的极性倾向于丧失，而星网状细胞似乎更集中和丰富。

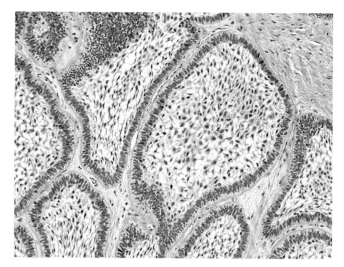

图 5.35　成釉细胞瘤，显示典型的"滤泡"表现，伴有中心星网状细胞和外周呈栅栏状排列的柱状细胞，伴有所谓的反向极化

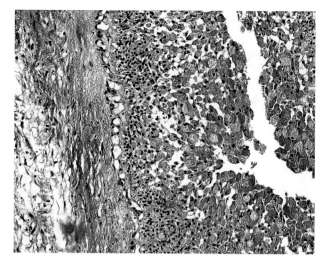

图 5.37　**颗粒细胞成釉细胞瘤**。可见星网状细胞区域的大多数肿瘤细胞具有丰富的深染颗粒状胞质

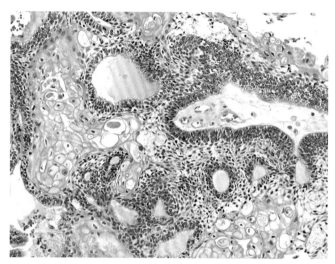

图 5.36　**棘皮症性成釉细胞瘤**。可见成釉细胞上皮包围着大的充满角质的腔隙

免疫组织化学和分子遗传学特征

免疫组织化学检查，成釉细胞瘤肿瘤细胞角蛋白染色呈强阳性，周围被一层连续的层粘连蛋白（laminin）包围，这种形态类似于发育中的牙[128]。表达的角蛋白主要为 CK5 和 CK14，而 CK8、CK18 和 CK19 表达是星网状细胞区域的特征[129]。值得注意的是，绝大多数实性和多囊性成釉细胞瘤（以及单囊性肿瘤，见下文）钙网膜蛋白（calretinin）染色呈阳性[130]。这种染色几乎总是局限于星网状样上皮，这可能有助于确定成釉细胞瘤的诊断，特别是与角化囊肿的鉴别诊断，角化囊肿钙网膜蛋白染色总是呈阴性[131]。

颗粒细胞成釉细胞瘤（granular cell ameloblastoma） 角蛋白染色呈阳性，而 S-100 蛋白染色呈阴性，符合成釉细胞瘤的本质，而不同于普通的颗粒细胞瘤；然而，如同普通的颗粒细胞瘤，颗粒细胞成釉细胞瘤 CD68 染色也呈阳性，说明这里的颗粒细胞改变也是由于溶菌酶过载所致[132]。

成釉细胞瘤常常显示 β 连环蛋白异常核内集聚[64,133-134]。为了解释这种现象，已经探查了涉及 Wnt 信号通路的

基因突变。成釉细胞瘤中，β 连环蛋白基因 CTNNB1 突变罕见，APC 基因突变见于 0% ~ 50% 的病例，而缺乏 AXIN1 和 AXIN2 突变[64,133-135]。基因表达谱研究显示，其癌基因 FOS 和肿瘤坏死因子（TNF）受体 1（TNFRSF1A）过表达，并且还有各种因子的基因低表达，诸如 SHH、TNF 受体相关因子 3（TRAF3）和转化生长因子（TGF）-β₁（TGFB1）[136]。近期一项有 80 例成釉细胞瘤病例的大型病例研究发现，62% 的病例有 BRAF V600E 体细胞激活突变[137]，在这些有突变的病例中进行 BRAF VE1 免疫染色检查，显示敏感性和特异性均为 100%。有 BRAF 突变的肿瘤具有较低的复发风险。FGFR2 相互排斥的体细胞激活突变也可见到，还有罕见的 SMO、CTNNB1、PIK3CA 和 SMARCB1 突变。

扩散和转移

成釉细胞瘤具有侵袭性潜能，容易复发。因此，对成釉细胞瘤应予以完全手术切除治疗，以确保切缘呈阴性。

另外，在罕见的情况下，成釉细胞瘤可以发生远隔转移，特别是转移到肺，也可以转移到中枢神经系统[138-139]。因为有保留着典型的成釉细胞瘤形态学但发生转移的肿瘤，WHO 已接受了**恶性成釉细胞瘤（malignant ameloblastoma）** 这一术语（与成釉细胞癌截然不同，见下一节）。在这些有远隔转移的成釉细胞瘤病例中，大多数先前都经历过几次局部复发[140]。

鉴别诊断

在这个领域内，一个特别令人困惑的问题是牙源性囊肿局灶反应性增生和所谓的**单囊性成釉细胞瘤（unicystic ameloblastoma）** 的鉴别诊断。后者或者为含牙囊肿的成釉细胞瘤性转化，或者为以囊性为主的成釉细胞瘤。在成釉细胞瘤上皮局限于囊肿内衬的单囊性成釉细胞瘤（所谓的腔和腔内型），单纯性剜出是有效的治疗。如果成釉细胞瘤上皮延伸到单囊性成釉细胞瘤下方的间质（所谓的附壁型），则应像普通的实性/多囊性成釉细胞瘤一样治疗，因为有复发风险。

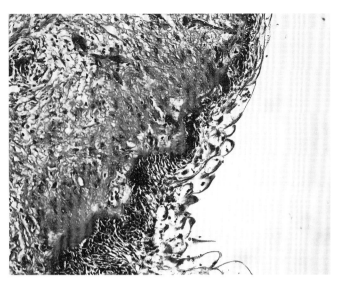

图 5.38 符合最低诊断标准的单囊性成釉细胞瘤，应与根端囊肿的反应性上皮改变鉴别

在这些情况下，诊断成釉细胞瘤的最低标准是发现：栅栏状排列的基底细胞层伴有星网状样上皮（图5.38）[141-142]。钙网膜蛋白免疫反应可能有助于支持这一诊断[143]。剜出病变通常可以治愈，但可也能发生局部复发，特别是如果在囊壁内有成釉细胞岛[144]。

恶性牙源性肿瘤

成釉细胞癌

成釉细胞癌（ameloblastic carcinoma）被定义为具有成釉细胞瘤所有的显微镜下特征且表现出恶性形态学特征的一种肿瘤，恶性形态学特征包括缺乏分化、细胞丰富、有明显的核的非典型性、核分裂象众多、血管浸润和神经浸润等（图5.39）[145]。已报道的颌骨**骨内鳞状细胞癌**（**intraosseous squamous cell carcinoma**）病例中至少有一些是伴有明显鳞状改变的成釉细胞癌[146-148]；另外一些似乎是来源于角化囊肿和其他类型的牙源性囊肿[149]。*P16*的超甲基化可能介导了成釉细胞瘤的恶性转化[150]。成釉细胞癌是侵袭性肿瘤，大约1/3的病例有远隔转移并死亡。

牙源性癌

牙源性癌（odontogenic carcinoma）是一种用于认为是牙源性来源的原发性骨内癌的通用术语，它们或者是原位癌，或者是通过牙源性囊肿恶性转化的[151]。这一术语一般局限用于那些具有成釉细胞瘤样形态的癌（见前一节），通常附有限定词。

透明细胞牙源性癌（**clear cell odontogenic carcinoma**）是一种颌骨罕见的上皮性病变，据推测为牙源性来源，可能类似于涎腺型透明细胞癌或转移性透明细胞癌。其透明细胞排列成巢，被成熟的胶原间质包围，没有黏液，含有糖原（图5.40）[152]。这些肿瘤在形态学上和免疫表型上非常类似于小涎腺来源的透明细胞癌。大多数透明细胞牙源性癌有 *EWSR1-ATF1* 融合——这在小涎腺的牙源性透明细

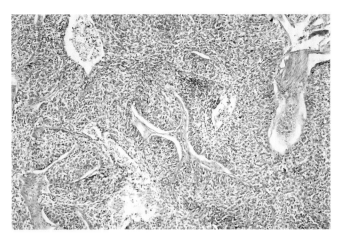

图 5.39 **成釉细胞癌**。可见肿瘤细胞的地图样结构和总的嗜碱性染色，这赋予了这种病变一种独特的基底细胞样改变。其他部位有较典型的成釉细胞瘤表现

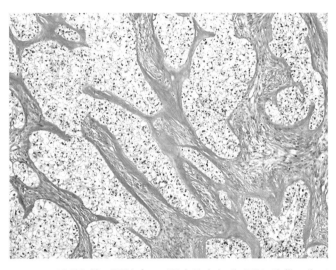

图 5.40 **透明细胞牙源性癌**。可见大的多角形透明细胞巢，位于玻璃样变到富于细胞的梭形细胞间质中

胞癌已被确定，支持两者之间有联系[153]。虽然最初被认为是良性的，但现在考虑透明细胞牙源性癌是恶性的，因为偶尔有发生局部淋巴结转移的病例[154-155]。

硬化性牙源性癌（**sclerosing odontogenic carcinoma**）的特征是出现小的多角形上皮细胞小巢和细的条索——这些细胞有时是透明的且形态相对单一，常常显示有骨骼肌和神经浸润——包埋在丰富的硬化玻璃样变间质中[156]。

牙源性鬼影细胞癌（**ghost cell odontogenic carcinoma**）是牙源性鬼影细胞肿瘤的恶性亚型，是一种罕见的肿瘤，其行为难以预测，但总的来说，5年生存率为73%[157]。

成釉细胞纤维肉瘤

成釉细胞纤维肉瘤（**ameloblastic fibrosarcoma**）[又称为牙源性肉瘤（odontogenic sarcoma）、牙源性纤维肉瘤（odontogenic fibrosarcoma）]的组织病理学特征类似于成釉细胞纤维瘤，但不同之处在于其细胞学非典型性和间叶成分的细胞构成增加，伴有上皮成分减少或缺乏以及侵袭性临床行为（图5.41）[158-159]。有时，这些特征出

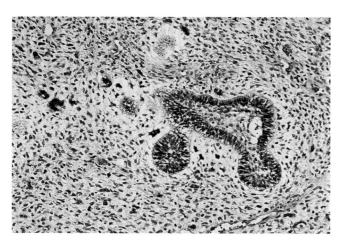

图 5.41　**成釉细胞纤维肉瘤**。可见高分化成釉细胞上皮岛被显示明显多形性和核分裂活性的肿瘤性间质分开

现在原来诊断为成釉细胞纤维瘤的复发性肿瘤中。

　　成釉细胞纤维肉瘤的常见症状是疼痛，不同于大多数其他牙源性肿瘤。成釉细胞纤维肉瘤广泛局部复发和扩散后可能导致死亡。这种肿瘤发生的远隔转移非常罕见。

　　具有成釉细胞癌和成釉细胞纤维肉瘤两种特征的 [**成釉细胞癌肉瘤（ameloblastic carcinosarcoma）**] 病例已有描述。有时发生在成釉细胞纤维瘤中[160]。

其他肿瘤和肿瘤样疾病

　　上颌和下颌可以发生 **Paget 病（Paget disease）** 并作为全身性疾病的一个主要临床表现或单骨性疾病的唯一部位。本病可以合并骨肉瘤或巨细胞瘤表现。实际上，当在颌骨发现这两种肿瘤的任何一种时，总是应该想到 Paget 病的可能性。值得注意的是，不要将牙周韧带内的正常牙骨质小体与 Paget 病混淆。

　　骨的**朗格汉斯细胞组织细胞增生症（Langerhans cell histiocytosis）**（又称为嗜酸性肉芽肿、组织细胞增生症 X）明显好发于颌骨，较常见于下颌，在此它可能导致一个锯齿状破坏带（见第 37 章）[161]。

　　动脉瘤样骨囊肿（aneurysmal bone cyst）可能导致下颌的肿块性膨胀。放射学检查，显示伴有液平面的多房性溶骨性病变（图 5.42）。动脉瘤样骨囊肿是含有多数巨细胞成分的病变，因此，显微镜下其可能会与中心性巨细胞肉芽肿混淆[162]。

　　颌骨的其他良性肿瘤包括海绵状或 Masson 型血管瘤[163]、良性外周神经肿瘤[164]、非骨化性纤维瘤（不要与骨化性纤维瘤混淆）[165]、纤维组织增生性纤维瘤（好发于下颌，组织学上类似于硬纤维瘤病）[166]、软骨黏液样纤维瘤[167]、软骨母细胞瘤[168] 以及已经提到的成骨细胞瘤、骨软骨瘤（常常位于下颌喙突）[169] 和骨瘤。最后一种病变几乎完全发生在颌骨，出现在 80% 以上的 Gardner 综合征病例中[170]。

　　颌骨**涎腺肿瘤（salivary gland tumor）**可能主要表现为骨内肿块，通常在下颌。黏液表皮样癌是最常见的类型[171]；其他类型包括腺样囊性癌、腺泡细胞癌和玻璃样变透明细胞癌[172]。

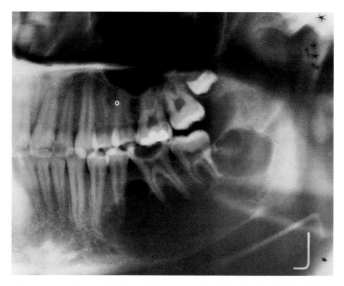

图 5.42　一位 19 岁男性的下颌的动脉瘤样骨囊肿的放射学囊样表现

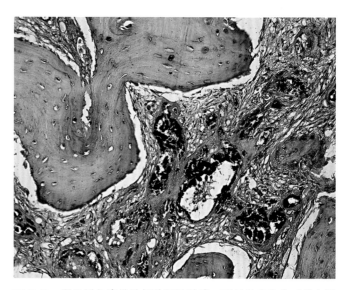

图 5.43　**婴儿黑色素性神经外胚叶肿瘤**。可见肿瘤岛位于骨小梁之间，含有丰富的黑色素

　　颌骨**脑膜瘤（meningioma）**可见于下颌，据推测是来源于异位的蛛网膜细胞巢或相关的神经束膜细胞[173]。组织学上，大多数为脑膜上皮性、成纤维细胞性或过渡型。

　　颌骨**婴儿黑色素性神经外胚叶肿瘤（melanotic neuroectodermal tumor of infancy）**[又称为黑色素突变瘤（melanotic progonoma）、视网膜原基瘤（retinal anlage tumor）]是一种罕见的神经外胚层演化而来的肿瘤，从前被认为是来源于牙源性上皮（图 5.43 和 5.44）[174-175]。上颌是最常发生的部位；然而，它也可以发生在下颌、颅骨、长骨、附睾、纵隔和四肢软组织。婴儿黑色素性神经外胚叶肿瘤是由排列成巢的小圆形神经母细胞性细胞和周围的含有黑色素的上皮细胞两种细胞群组成的，它们被致密的纤维性间质分开。小的神经母细胞性细胞 NSE 和 CD57 染色呈阳性，常常伴有突触素和 GFAP 表达。上皮细胞细胞角蛋白、HMB-45 和波形蛋白呈阳性。超微结构检查，两种细胞均显示有神经元分化和香草基杏仁酸产物，证明这种肿瘤具有神经本质[176]。其行为一

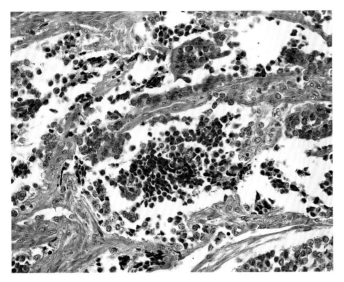

图 5.44　**婴儿黑色素性神经外胚叶肿瘤**。可见典型的神经母细胞样细胞被大的含有黑色素的上皮细胞包围

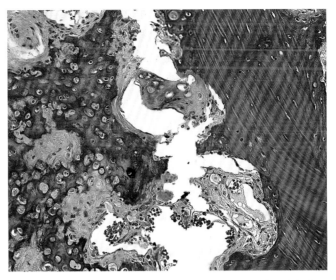

图 5.46　**颌骨骨肉瘤**。可见肿瘤性骨（左）明显不同于残留的正常骨（右）

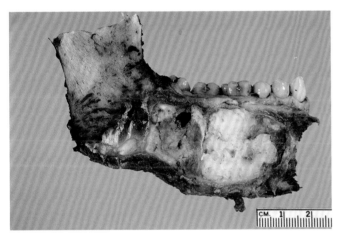

图 5.45　下颌破坏性骨肉瘤的大体表现

般是良性的，但一些病例伴有局部侵袭性行为，远隔转移也有几例报道[177]。

颌骨**肌纤维瘤（myofibroma）**是另外一种增生性病变，可能累及婴儿或儿童的下颌[178]。显微镜下，下颌肌纤维瘤的表现类似于见于软组织的肌纤维瘤。它们可以是孤立性骨肿瘤，也可以是伴有其他部位受累的多中心性肌纤维瘤病。

颌骨**骨肉瘤（osteosarcoma）**是最常见的颌骨原发恶性肿瘤。下颌比上颌略微常见（图 5.45）[179]。上颌骨骨肉瘤大多数发生在牙槽嵴[180]。大多数颌骨骨肉瘤病例为原位发生，但也有一些是放疗、Paget 病或纤维结构发育不良的并发症[181]。大多数颌骨骨肉瘤是普通的骨髓内型，但骨膜外病例也有报道[182]。显微镜下，大多数颌骨骨肉瘤具有普通的表现，也有许多显示有突出的成软骨细胞成分（图 5.46）。另外一些有毛细血管扩张性改变，可能会与动脉瘤样骨囊肿混淆[183]。颌骨骨肉瘤的预后比长骨骨肉瘤的预后好。位于下颌联合的骨肉瘤的预后最好，累及上颌窦的骨肉瘤的预后最差[184]。颌骨骨肉瘤的治疗是应用类似用于肢体骨骨肉瘤的方法进行综合治疗。

颌骨**软骨肉瘤（chondrosarcoma）**主要发生在上颌[185]，可以为中心性或外周性；显微镜下，可能显示普通性、间叶性或去分化特征[186]。

颌骨**尤因肉瘤（Ewing sarcoma）/原始神经外胚叶肿瘤（primitive neuroectodermal tumor, PNET）**可以表现为颌骨的原发性肿瘤；报道的大多数病例位于上颌[187]。

口腔的**卡波西肉瘤（Kaposi sarcoma）**可能侵蚀其下的颌骨；个别病例表现为原发性骨内病变[188]。

报道的其他颌骨肉瘤病例有平滑肌肉瘤（leiomyosarcoma）[189]、横纹肌肉瘤（rhabdomyosarcoma）[190]、肌成纤维细胞肉瘤（myofibroblastic sarcoma）[191-192]、恶性外周神经鞘肿瘤（malignant peripheral nerve sheath tumor）[193]（包括其黑色素亚型[194]）、血管肉瘤（angiosarcoma）（包括上皮样亚型[195]）和多形性未分化肉瘤（pleomorphic undifferentiated sarcoma）（恶性纤维组织细胞瘤）[196]。最后一种是侵袭性非常高的肿瘤，类似于发生在深部软组织的恶性纤维组织细胞瘤。

累及颌骨的**恶性淋巴瘤（malignant lymphoma）**几乎总是非霍奇金型淋巴瘤[197]。在成人，大多数病例是弥漫性大 B 细胞淋巴瘤；而在儿童，主要为 Burkitt 淋巴瘤[198]。众所周知，伯基特淋巴瘤主要累及颌骨[198]。

颌骨原发性**霍奇金淋巴瘤（Hodgkin lymphoma）**罕见，仅有几个病例报道[199]。

急性白血病（acute leukemia）可以累及儿童的颌骨和口腔，有时表现为急性白血病的最初征象[200]。

浆细胞肿瘤（plasma cell neoplasm）可以发生在颌骨，或者作为全身性疾病（多发性骨髓瘤）的一部分，或者作为疾病的唯一表现（浆细胞瘤）[201]。

口腔鳞状细胞癌直接侵犯下颌并不少见。来自远处的原发性肿瘤可以沿着含有下齿槽神经、动脉和静脉的下颌管延伸[202]。

成人颌骨**转移性肿瘤**最常来自乳腺、肺、肠、前列腺、肾、甲状腺或睾丸[203-204]。在儿童，颌骨转移性肿瘤最常来自肾上腺神经母细胞瘤、胚胎性横纹肌肉瘤和 Wilms 瘤[205-206]。

下颌骨的骨体牙承力区和磨牙区是转移性肿瘤的最常见的部位，可能是因为这些部位有大量的血液供应所致。在大约半数的病例，口腔转移是全身性疾病的第一个征象。常见的症状是肿胀、疼痛和麻木[205,207-208]。

颞下颌关节疾病

下颌骨髁状突**发育不全（hypoplasia）**可为单侧性或双侧性。其特征为面部不对称和功能异常。下颌骨髁状突发育不全常常表现为发育不足或延迟，可能伴有耳或颞骨的异常以及大口畸形。下颌骨髁状突发育不全也可以是后天性疾病的结果，特别是下颌骨骨折或生长期的其他外伤。

下颌骨髁状突**增生（hyperplasia）**通常表现为孤立的所见，表现为成人单侧面部肿胀，但也可能伴有偏侧肥大。大体上，可见髁状突大于正常。显微镜下，下颌骨髁状突增生可见一层厚而不规则的透明或纤维透明软骨，覆盖髁状突的关节面。这种疾病可能与**滑膜软骨瘤病（synovial chondromatosis）**或**骨软骨瘤病（osteochondromatosis）**有关[209-210]。当软骨结节的细胞构成明显时，存在过诊断为软骨肉瘤的可能性。

颌骨**痛风石性假性痛风（tophaceous pseudogout）**〔又称为肿瘤性二氢焦磷酸钙结晶沉积病（tumoral calcium pyrophosphate dihydrate crystal deposition disease, CPDCDD）〕是由二氢焦磷酸钙沉积引起的[211]。显微镜下，出现软骨黏液样组织，伴有非典型性软骨细胞，可能导致误诊为软骨肉瘤。偏振光显微镜检查发现双折光结晶伴有肉芽肿反应是诊断线索（图5.47）[212]。双折光结晶的化学本质可以通过结晶照相术证实，但从诊断的角度来看，一般无需进行这种检查[213]。

外伤性、炎性和退行性疾病（traumatic, inflammatory, and degenerative condition）都可以导致所谓的**颞下颌关节疼痛-功能障碍综合征（temporomandibular joint pain-dysfunction syndrome）**。这种综合征的特征包括：颌骨活动受限，伴有不适和疼

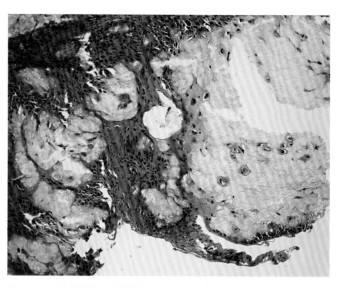

图 5.47 颌骨痛风石性假性痛风。可见软组织中分叶状的尿酸沉积，具有轻度非典型性软骨的表现，被异物巨细胞包绕

痛，咀嚼肌压痛，有时咀嚼时关节出现弹响。在这种情况下，关节成分（关节囊、下颌髁状突的关节部分和颞下颌关节半月板）的大体和显微镜下解剖学关系发生了明显的改变。改变不明显的颞下颌关节成分可以予以手术切除以进行病理学检查，例如半月板和髁状突。虽然有时可能证实这个关节的特殊炎症或退行性病变，例如类风湿性关节炎、骨关节炎（骨关节病）或骨软骨瘤病，但大多数病例的病理学特征是非特异性的[214]。

腱鞘巨细胞瘤（tenosynovial giant cell tumor）（色素绒毛结节性滑膜炎）可以发生在颞下颌关节部位。不熟悉这一病变，加之病变高度富于细胞，可能导致过诊断为恶性病变[215]。

在颞下颌关节报道的其他疾病包括骨瘤和成骨细胞瘤、腱鞘囊肿和滑膜囊肿、动脉瘤样骨囊肿、表皮包涵囊肿、血管瘤、非骨化性纤维瘤、朗格汉斯细胞组织细胞增生症和浆细胞骨髓瘤[215]。

参考文献

1. Slootweg PJ. Lesions of the jaws. Histopathology. 2009; 54(4): 401-418.
2. Barnes L, Eveson JW, Reichart P, Sidransky D. World Health Organization Classi cation of Tumors: Pathology and Genetics of Head and Neck Tumors. Lyon: IARC Press; 2005.
3. Cawson RA. Oral Diseases: Clinical and Pathologic Correlations. 3rd ed. Edinburgh: Mosby; 2001.
4. Cawson RA. Lucas's Pathology of Tumors of the Oral Tissues. 5th ed. London: Churchill Livingstone; 1998.
5. Neville BW, Damm DD, Allen CM, Bouquot J. Oral & Maxillofacial Pathology. 2nd ed. Philadelphia: W.B. Saunders; 2002.
6. Regezi JA, Sciubba JJ, Jordan RCK. Oral Pathology: Clinical Pathologic Correlations. 5th

ed. Philadelphia: WB Saunders; 2008.
7. Sciubba JJ, Fantasia JE, Khan LB. Tumors and Cysts of the Jaws. Atlas of Tumor Pathology. Series 3, Fascicle 29. Washington, DC: Armed Forces Institute of Pathology; 2001.
8. Mortensen H, Winther JE, Birn H. Periapical granulomas and cysts. An investigation of 1,600 cases. Scand J Dent Res. 1970; 78(3): 241-250.
9. Barker BF, Dunlap CL. Hyaline rings of the oral cavity: the so-called "pulse" granuloma rede ned. Semin Diagn Pathol. 1987; 4(3): 237-242.
10. McMillan MD, Kardos TB, Edwards JL, et al. Giant cell hyalin angiopathy or pulse granuloma. Oral Surg Oral Med Oral Pathol. 1981; 52(2): 178-186.
11. Karamurzin YS, Narula S, Khanifar E, et al. Pulse granulomas in highly unusual sites. His-

topathology. 2009; 54(2): 268-269.
12. Lieblich SE, Piecuch JF. Infections of the jaws, including infected fractures, osteomyelitis, and osteoradionecrosis. Atlas Oral Maxillofac Surg Clin North Am. 2000; 8(1): 121-132.
13. Ellis DJ, Winslow JR, Indovina AA. Garre's osteomyelitis of the mandible. Report of a case. Oral Surg Oral Med Oral Pathol. 1977; 44(2): 183-189.
14. Kannangara DW, Thadepalli H, McQuirter JL. Bacteriology and treatment of dental infections. Oral Surg Oral Med Oral Pathol. 1980; 50(2): 103-109.
15. Gorlin RJ, Goldman HM, eds. Thoma's Oral Pathology. 6th ed. St Louis: Mosby; 1970.
16. Suei Y, Taguchi A, Tanimoto K. Diagnosis and classi cation of mandibular osteomyelitis. Oral

Surg Oral Med Oral Pathol Oral Radiol Endod. 2005; 100 (2): 207-214.

17. Nabil S, Samman N. Risk factors for osteoradionecrosis after head and neck radiation: a systematic review. Oral Surg Oral Med Oral Pathol Oral Radiol. 2012; 113 (1): 54-69.

18. Kumar V, Sinha RK. Bisphosphonate related osteonecrosis of the jaw: an update. J Maxillofac Oral Surg. 2014; 13(4): 386-393.

19. Regezi JA, Courtney RM, Batsakis JG. The pathology of head and neck tumors: cysts of the jaws, part 12. Head Neck Surg. 1981; 4(1): 48-57.

20. Saito Y, Hoshina Y, Nagamine T, et al. Simple bone cyst. A clinical and histopathologic study of fi fteen cases. Oral Surg Oral Med Oral Pathol. 1992; 74(4): 487-491.

21. Howe GL. 'Haemorrhagic cysts' of the mandible. I. Br J Oral Surg. 1965; 3(1): 55-76.

22. Jaffe HL. Giant-cell reparative granuloma, traumatic bone cyst, and fibrous (fibro-oseous) dysplasia of the jawbones. Oral Surg Oral Med Oral Pathol. 1953; 6(1): 159-175.

23. Waldron CA, Shafer WG. The central giant cell reparative granuloma of the jaws. An analysis of 38 cases. Am J Clin Pathol. 1966; 45(4): 437-447.

24. Mosqueda Taylor A, Bermudez Flores V, Diaz Franco MA. Combined central odontogenic fi broma and giant cell granuloma-like lesion of the mandible: report of a case and review of the literature. J Oral Maxillofac Surg. 1999; 57(10): 1258-1262.

25. de Lange J, van den Akker HP, van den Berg H. Central giant cell granuloma of the jaw: a review of the literature with emphasis on therapy options. Oral Surg Oral Med Oral Pathol Oral Radiol Endod. 2007; 104(5): 603-615.

26. De Lange J, Van den Akker HP. Clinical and radiological features of central giant-cell lesions of the jaw. Oral Surg Oral Med Oral Pathol Oral Radiol Endod. 2005; 99(4): 464-470.

27. Yamaguchi T, Dorfman HD, Eisig S. Cherubism: clinicopathologic features. Skeletal Radiol. 1999; 28(6): 350-353.

28. Mangion J, Rahman N, Edkins S, et al. The gene for cherubism maps to chromosome 4p16.3. Am J Hum Genet. 1999; 65(1): 151-157.

29. Ueki Y, Tiziani V, Santanna C, et al. Mutations in the gene encoding c-Abl-binding protein SH3BP2 cause cherubism. Nat Genet. 2001; 28(2): 125-126.

30. Masson EA, MacFarlane IA, Bodmer CW, Vaughan ED. Parathyroid carcinoma presenting with a brown tumour of the mandible in a young man. Br J Oral Maxillofac Surg. 1993; 31(2): 117-119.

31. Dorfman HD, Czerniak B. Bone Tumors. St. Louis: Mosby; 1998.

32. Waldron CA, Giansanti JS. Benign fibro-osseous lesions of the jaws: a clinical-radiologic-histologic review of sixty-five cases. II. Benign fibro-osseous lesions of periodontal ligament origin. Oral Surg Oral Med Oral Pathol. 1973; 35(3): 340-350.

33. Cohen MM Jr, Howell RE. Etiology of fibrous dysplasia and McCune-Albright syndrome. Int J Oral Maxillofac Surg. 1999; 28(5): 366-371.

34. Lania A, Mantovani G, Spada A. G protein mutations in endocrine diseases. Eur J Endocrinol. 2001; 145(5): 543-559.

35. Pierce AM, Wilson DF, Goss AN. Inherited craniofacial fibrous dysplasia. Oral Surg Oral Med Oral Pathol. 1985; 60(4): 403-409.

36. Eversole LR, Sabes WR, Rovin S. Fibrous dysplasia: a nosologic problem in the diagnosis of fibro-osseous lesions of the jaws. J Oral Pathol. 1972; 1(5): 189-220.

37. El-Mofty SK. Cemento-ossifying fibroma and benign cementoblastoma. Semin Diagn Pathol. 1999; 16(4): 302-307.

38. Eversole LR, Leider AS, Nelson K. Ossifying fibroma: a clinicopathologic study of sixty-four cases. Oral Surg Oral Med Oral Pathol. 1985; 60(5): 505-511.

39. Hamner JE 3rd, Scofi eld HH, Cornyn J. Benign fi bro-osseous jaw lesions of periodontal membrane origin. An analysis of 249 cases. Cancer. 1968; 22(4): 861-878.

40. Granados R, Carrillo R, Najera L, et al. Psammomatoid ossifying fibromas: immunohistochemical analysis and differential diagnosis with psammomatous meningiomas of craniofacial bones. Oral Surg Oral Med Oral Pathol Oral Radiol Endod. 2006; 101(5): 614-619.

41. Williams HK, Mangham C, Speight PM. Juvenile ossifying fibroma. An analysis of eight cases and a comparison with other fibro-osseous lesions. J Oral Pathol Med. 2000; 29(1): 13-18.

42. Brannon RB, Fowler CB. Benign fibro-osseous lesions: a review of current concepts. Adv Anat Pathol. 2001; 8(3): 126-143.

43. Voytek TM, Ro JY, Edeiken J, Ayala AG. Fibrous dysplasia and cemento-ossifying fibroma. A histologic spectrum. Am J Surg Pathol. 1995; 19(7): 775-781.

44. Toyosawa S, Yuki M, Kishino M, et al. Ossifying fibroma vs fibrous dysplasia of the jaw: molecular and immunological characterization. Mod Pathol. 2007; 20(3): 389-396.

45. Summerlin DJ, Tomich CE. Focal cemento-osseous dysplasia: a clinicopathologic study of 221 cases. Oral Surg Oral Med Oral Pathol. 1994; 78(5): 611-620.

46. Sedano HO, Kuba R, Gorlin RJ. Autosomal dominant cemental dysplasia. Oral Surg Oral Med Oral Pathol. 1982; 54(6): 642-646.

47. Su L, Weathers DR, Waldron CA. Distinguishing features of focal cemento-osseous dysplasias and cemento-ossifying fibromas: I. A pathologic spectrum of 316 cases. Oral Surg Oral Med Oral Pathol Oral Radiol Endod. 1997; 84(3): 301-309.

48. Jones AC, Prihoda TJ, Kacher JE, et al. Osteoblastoma of the maxilla and mandible: a report of 24 cases, review of the literature, and discussion of its relationship to osteoid osteoma of the jaws. Oral Surg Oral Med Oral Pathol Oral Radiol Endod. 2006; 102(5): 639-650.

49. Slootweg PJ. Cementoblastoma and osteoblastoma: a comparison of histologic features. J Oral Pathol Med. 1992; 21(9): 385-389.

50. Abdelsayed RA, Eversole LR, Singh BS, Scarbrough FE. Gigantiform cementoma: clinicopathologic presentation of 3 cases. Oral Surg Oral Med Oral Pathol Oral Radiol Endod. 2001; 91(4): 438-444.

51. Kaplan I, Nicolaou Z, Hatuel D, Calderon S. Solitary central osteoma of the jaws: a diagnostic dilemma. Oral Surg Oral Med Oral Pathol Oral Radiol Endod. 2008; 106(3): e22-e29.

52. Jacobsson S, Heyden G. Chronic sclerosing osteomyelitis of the mandible. Histologic and histochemical findings. Oral Surg Oral Med Oral Pathol. 1977; 43(3): 357-364.

53. Cabrini RL, Barros RE, Albano H. Cysts of the jaws: a statistical analysis. J Oral Surg. 1970; 28(7): 485-489.

54. Wright JM Jr. Squamous odontogenic tumor-like proliferations in odontogenic cysts. Oral Surg Oral Med Oral Pathol. 1979; 47(4): 354-358.

55. Eversole LR, Sabes WR, Rovin S. Aggressive growth and neoplastic potential of odontogenic cysts: with special reference to central epidermoid and mucoepidermoid carcinomas. Cancer.

1975; 35(1): 270-282.

56. Fromm A. Epstein' s pearls, Bohn' s nodules and inclusion-cysts of the oral cavity. J Dent Child. 1967; 34(4): 275-287.

57. Kerezoudis NP, Donta-Bakoyianni C, Siskos G. The lateral periodontal cyst: aetiology, clinical signifi cance and diagnosis. Endod Dent Traumatol. 2000; 16(4): 144-150.

58. Formoso Senande MF, Figueiredo R, Berini Aytes L, Gay Escoda C. Lateral periodontal cysts: a retrospective study of 11 cases. Med Oral Patol Oral Cir Bucal. 2008; 13(5): E313-E317.

59. Soames JV. A pigmented calcifying odontogenic cyst. Oral Surg Oral Med Oral Pathol. 1982; 53(4): 395-400.

60. Gorlin RJ, Pindborg JJ, Odont, et al. The calcifying odontogenic cyst: a possible analogue of the cutaneous calcifying epithelioma of Malherbe. An analysis of fifteen cases. Oral Surg Oral Med Oral Pathol. 1962; 15: 1235-1243.

61. Li TJ, Yu SF. Clinicopathologic spectrum of the so-called calcifying odontogenic cysts: a study of 21 intraosseous cases with reconsideration of the terminology and classification. Am J Surg Pathol. 2003; 27(3): 372-384.

62. Ellis GL. Odontogenic ghost cell tumor. Semin Diagn Pathol. 1999; 16(4): 288-292.

63. Yoshida M, Kumamoto H, Ooya K, Mayanagi H. Histopathological and immunohistochemical analysis of calcifying odontogenic cysts. J Oral Pathol Med. 2001; 30(10): 582-588.

64. Sekine S, Sato S, Takata T, et al. Beta-catenin mutations are frequent in calcifying odontogenic cysts, but rare in ameloblastomas. Am J Pathol. 2003; 163(5): 1707-1712.

65. Brannon RB. The odontogenic keratocyst. A clinicopathologic study of 312 cases. Part I. Clinical features. Oral Surg Oral Med Oral Pathol. 1976; 42(1): 54-72.

66. Hodgkinson DJ, Woods JE, Dahlin DC, Tolman DE. Keratocysts of the jaw. Clinicopathologic study of 79 patients. Cancer. 1978; 41(3): 803-813.

67. Gorlin RJ, Vickers RA, Kellen E, Williamson JJ. Multiple basal-cell nevi syndrome. An analysis of a syndrome consisting of multiple nevoid basal-cell carcinoma, jaw cysts, skeletal anomalies, medulloblastoma, and hyporesponsiveness to parathormone. Cancer. 1965; 18: 89-104.

68. Rayner CR, Towers JF, Wilson JS. What is Gorlin' s syndrome? The diagnosis and management of the basal cell naevus syndrome, based on a study of thirty-seven patients. Br J Plast Surg. 1977; 30(1): 62-67.

69. Donatsky O, Hjorting-Hansen E, Philipsen HP, Fejerskov O. Clinical, radiologic, and histopathologic aspects of 13 cases of nevoid basal cell carcinoma syndrome. Int J Oral Surg. 1976; 5(1): 19-28.

70. Gorlin RJ, Pindborg JJ, Cohen MM Jr. Syndromes of the Head and Neck. 2nd ed. New York: McGraw-Hill; 1976.

71. Zedan W, Robinson PA, High AS. A novel polymorphism in the PTC gene allows easy identifi cation of allelic loss in basal cell nevus syndrome lesions. Diagn Mol Pathol. 2001; 10(1): 41-45.

72. Dong Q, Pan S, Sun LS, Li TJ. Orthokeratinized odontogenic cyst: a clinicopathologic study of 61 cases. Arch Pathol Lab Med. 2010; 134(2): 271-275.

73. Li TJ, Kitano M, Chen XM, et al. Orthokeratinized odontogenic cyst: a clinicopathological and immunocytochemical study of 15 cases. Histopathology. 1998; 32(3): 242-251.

74. Henley J, Summerlin DJ, Tomich C, et al. Molecular evidence supporting the neoplastic na-

ture of odontogenic keratocyst: a laser capture microdissection study of 15 cases. Histopathology. 2005; 47(6): 582-586.

75. Madras J, Lapointe H. Keratocystic odontogenic tumour: reclassification of the odontogenic keratocyst from cyst to tumour. J Can Dent Assoc. 2008; 74(2): 165-165h.

76. Gomes CC, Diniz MG, Gomez RS. Review of the molecular pathogenesis of the odontogenic keratocyst. Oral Oncol. 2009; 45(12): 1011-1014.

77. Barreto DC, Gomez RS, Bale AE, et al. PTCH gene mutations in odontogenic keratocysts. J Dent Res. 2000; 79(6): 1418-1422.

78. Chirapathomsakul D, Sastravaha P, Jansisyanont P. A review of odontogenic keratocysts and the behavior of recurrences. Oral Surg Oral Med Oral Pathol Oral Radiol Endod. 2006; 101(1): 5-9, discussion 10.

79. Koppang HS, Johannessen S, Haugen LK, et al. Glandular odontogenic cyst (sialo-odontogenic cyst): report of two cases and literature review of 45 previously reported cases. J Oral Pathol Med. 1998; 27(9): 455-462.

80. Karmody CS, Gallagher JC. Nasoalveolar cysts. Ann Otol Rhinol Laryngol. 1972; 81(2): 278-283.

81. Abrams AM, Howell FV, Bullock WK. Nasopalatine cysts. Oral Surg Oral Med Oral Pathol. 1963; 16: 306-332.

82. Buchner A, Mlinek A. Palatal opening of the nasopalatine duct: a developmental anomaly. Report of a case. Oral Surg Oral Med Oral Pathol. 1972; 34(3): 440-444.

83. Thoma KH, Goldman HM. Odontogenic tumors: a classification based on observations of the epithelial, mesenchymal, and mixed varieties. Am J Pathol. 1946; 22(3): 433-471.

84. Pindborg JJ, Clausen FP. Classification of odontogenic tumors. Suggestion. Acta Odontol Scand. 1958; 16: 293-301.

85. Schafer DR, Thompson LD, Smith BC, Wenig BM. Primary ameloblastoma of the sinonasal tract: a clinicopathologic study of 24 cases. Cancer. 1998; 82(4): 667-674.

86. Courtney RM, Kerr DA. The odontogenic adenomatoid tumor. A comprehensive study of twenty new cases. Oral Surg Oral Med Oral Pathol. 1975; 39(3): 424-435.

87. Philipsen HP, Samman N, Ormiston IW, et al. Variants of the adenomatoid odontogenic tumor with a note on tumor origin. J Oral Pathol Med. 1992; 21(8): 348-352.

88. Swasdison S, Dhanuthai K, Jainkittivong A, Philipsen HP. Adenomatoid odontogenic tumors: an analysis of 67 cases in a Thai population. Oral Surg Oral Med Oral Pathol Oral Radiol Endod. 2008; 105(2): 210-215.

89. Philipsen HP, Reichart PA, Zhang KH, et al. Adenomatoid odontogenic tumor: biologic profi le based on 499 cases. J Oral Pathol Med. 1991; 20(4): 149-158.

90. Abrams AM, Melrose RJ, Howell FV. Adenoameloblastoma. A clinical pathologic study of ten new cases. Cancer. 1968; 22(1): 175-185.

91. el-Labban NG. The nature of the eosinophilic and laminated masses in the adenomatoid odontogenic tumor: a histochemical and ultrastructural study. J Oral Pathol Med. 1992; 21(2): 75-81.

92. Ai-Ru L, Zhen L, Jian S. Calcifying epithelial odontogenic tumors: a clinicopathologic study of nine cases. J Oral Pathol. 1982; 11(5): 399-406.

93. Pindborg JJ. The calcifying epithelial odontogenic tumor. Review of the literature and report of an extra-osseous case. Acta Odontol Scand. 1966; 24: 419-430.

94. Takeda Y, Suzuki A, Sekiyama S. Peripheral calcifying epithelial odontogenic tumor. Oral Surg Oral Med Oral Pathol. 1983; 56(1): 71-75.

95. Gopalakrishnan R, Simonton S, Rohrer MD, Koutlas IG. Cystic variant of calcifying epithelial odontogenic tumor. Oral Surg Oral Med Oral Pathol Oral Radiol Endod. 2006; 102(6): 773-777.

96. El-Labban NG, Lee KW, Kramer IR, Harris M. The nature of the amyloid-like material in a calcifying epithelial odontogenic tumour: an ultrastructural study. J Oral Pathol. 1983; 12(5): 366-374.

97. Franklin CD, Martin MV, Clark A, et al. An investigation into the origin and nature of 'amyloid' in a calcifying epithelial odontogenic tumour. J Oral Pathol. 1981; 10(6): 417-429.

98. Chomette G, Auriol M, Guilbert F. Histoenzymological and ultrastructural study of a bifocal calcifying epithelial odontogenic tumor. Characteristics of epithelial cells and histogenesis of amyloid-like material. Virchows Arch [A]. 1984; 403: 67-76.

99. Damm DD, White DK, Drummond JF, et al. Combined epithelial odontogenic tumor: adenomatoid odontogenic tumor and calcifying epithelial odontogenic tumor. Oral Surg Oral Med Oral Pathol. 1983; 55(5): 487-496.

100. Kawano K, Ono K, Yada N, et al. Malignant calcifying epithelial odontogenic tumor of the mandible: report of a case with pulmonary metastasis showing remarkable response to platinum derivatives. Oral Surg Oral Med Oral Pathol Oral Radiol Endod. 2007; 104(1): 76-81.

101. Baden E, Doyle J, Mesa M, et al. Squamous odontogenic tumor. Report of three cases including the fi rst extraosseous case. Oral Surg Oral Med Oral Pathol. 1993; 75(6): 733-738.

102. Goldblatt LI, Brannon RB, Ellis GL. Squamous odontogenic tumor. Report of five cases and review of the literature. Oral Surg Oral Med Oral Pathol. 1982; 54(2): 187-196.

103. Pullon PA, Shafer WG, Elzay RP, et al. Squamous odontogenic tumor. Report of six cases of a previously undescribed lesion. Oral Surg Oral Med Oral Pathol. 1975; 40(5): 616-630.

104. Meyers AD, Poulson T, Pettigrew J, Clark M. Cystic ameloblastic fi broma. Ear Nose Throat J. 1991; 70(10): 729-732.

105. van Wyk CW, van der Vyver PC. Ameloblastic fibroma with dentinoid formation/immature dentinoma. A microscopic and ultrastructural study of the epithelial-connective tissue interface. J Oral Pathol. 1983; 12(1): 37-46.

106. Couch RD, Morris EE, Vellios F. Granular cell ameloblastic fibroma. Report of 2 cases in adults, with observations of its similarity to congenital epulis. Am J Clin Pathol. 1962; 37: 398-404.

107. Trodahl JN. Ameloblastic fibroma. A survey of cases from the Armed Forces Institute of Pathology. Oral Surg Oral Med Oral Pathol. 1972; 33(4): 547-558.

108. Dunlap CL, Fritzlen TJ. Cystic odontoma with concomitant adenoameloblastoma (adeno-ameloblastic odontoma). Oral Surg Oral Med Oral Pathol. 1972; 34(3): 450-456.

109. Slootweg PJ. An analysis of the interrelationship of the mixed odontogenic tumors: ameloblastic fibroma, ameloblastic fibro-odontoma, and the odontomas. Oral Surg Oral Med Oral Pathol. 1981; 51(3): 266-276.

110. Barker BF. Odontogenic myxoma. Semin Diagn Pathol. 1999; 16(4): 297-301.

111. Li TJ, Sun LS, Luo HY. Odontogenic myxoma:

a clinicopathologic study of 25 cases. Arch Pathol Lab Med. 2006; 130(12): 1799-1806.

112. Boson WL, Gomez RS, Araujo L, et al. Odontogenic myxomas are not associated with activating mutations of the Gs alpha gene. Anticancer Res. 1998; 18(6a): 4415-4417.

113. Dunlap CL. Odontogenic fibroma. Semin Diagn Pathol. 1999; 16(4): 293-296.

114. Handlers JP, Abrams AM, Melrose RJ, Danforth R. Central odontogenic fi broma: clinicopathologic features of 19 cases and review of the literature. J Oral Maxillofac Surg. 1991; 49(1): 46-54.

115. Zimmerman DC, Dahlin DC. Myxomatous tumors of the jaws. Oral Surg Oral Med Oral Pathol. 1958; 11(10): 1069-1080.

116. Odell EW, Lombardi T, Barrett AW, et al. Hybrid central giant cell granuloma and central odontogenic fibroma-like lesions of the jaws. Histopathology. 1997; 30(2): 165-171.

117. Fellegara G, Mody K, Kuhn E, Rosai J. Normal dental papilla simulating odontogenic myxoma. Int J Surg Pathol. 2007; 15(3): 282-285.

118. Gardner DG. The peripheral odontogenic fibroma: an attempt at clarifi cation. Oral Surg Oral Med Oral Pathol. 1982; 54(1): 40-48.

119. Larsson A, Almeren H. Ameloblastoma of the jaws. An analysis of a consecutive series of all cases reported to the Swedish Cancer Registry during 1958–1971. Acta Pathol Microbiol Scand A Pathol. 1978; 86a(5): 337-349.

120. Gardner DG. Peripheral ameloblastoma: a study of 21 cases, including 5 reported as basal cell carcinoma of the gingiva. Cancer. 1977; 39(4): 1625-1633.

121. Daramola JO, Ajagbe HA, Oluwasanmi JO. Ameloblastoma of the jaws in Nigerian children. A review of sixteen cases. Oral Surg Oral Med Oral Pathol. 1975; 40(4): 458-463.

122. Altini M, Slabbert HD, Johnston T. Papilliferous keratoameloblastoma. J Oral Pathol Med. 1991; 20(1): 46-48.

123. Higuchi Y, Nakamura N, Ohishi M, Tashiro H. Unusual ameloblastoma with extensive stromal desmoplasia. J Craniomaxillofac Surg. 1991; 19(7): 323-327.

124. Nasu M, Takagi M, Yamamoto H. Ultrastructural and histochemical studies of granular-cell ameloblastoma. J Oral Pathol. 1984; 13(4): 448-456.

125. Slabbert H, Altini M, Crooks J, Uys P. Ameloblastoma with dentinoid induction: dentinoameloblastoma. J Oral Pathol Med. 1992; 21(1): 46-48.

126. Whitt JC, Dunlap CL, Sheets JL, Thompson ML. Keratoameloblastoma: a tumor sui generis or a chimera? Oral Surg Oral Med Oral Pathol Oral Radiol Endod. 2007; 104(3): 368-376.

127. Gorlin RJ. Odontogenic tumors. In: Gorlin RJ, Goldman HM, eds. Thoma ' s Oral Pathology. 6th ed. St Louis: Mosby; 1970.

128. Thesleff I, Ekblom P. Distribution of keratin and laminin in ameloblastoma. Comparison with developing tooth and epidermoid carcinoma. J Oral Pathol. 1984; 13(1): 85-96.

129. Vigneswaran N, Whitaker SB, Budnick SD, Waldron CA. Expression patterns of epithelial differentiation antigens and lectin-binding sites in ameloblastomas: a comparison with basal cell carcinomas. Hum Pathol. 1993; 24(1): 49-57.

130. Alaeddini M, Etemad-Moghadam S, Baghaii F. Comparative expression of calretinin in selected odontogenic tumours: a possible relationship to histogenesis. Histopathology. 2008; 52(3): 299-304.

131. DeVilliers P, Liu H, Suggs C, et al. Calretinin expression in the differential diagnosis of hu-

man ameloblastoma and keratocystic odontogenic tumor. Am J Surg Pathol. 2008; 32(2): 256-260.

132. Dina R, Marchetti C, Vallania G, et al. Granular cell ameloblastoma. An immunocytochemical study. Pathol Res Pract. 1996; 192(6): 541-546.

133. Siriwardena BS, Kudo Y, Ogawa I, et al. Aberrant beta-catenin expression and adenomatous polyposis coli gene mutation in ameloblastoma and odontogenic carcinoma. Oral Oncol. 2009; 45(2): 103-108.

134. Tanahashi J, Daa T, Yada N, et al. Mutational analysis of Wnt signaling molecules in ameloblastoma with aberrant nuclear expression of beta-catenin. J Oral Pathol Med. 2008; 37(9): 565-570.

135. Kawabata T, Takahashi K, Sugai M, et al. Polymorphisms in PTCH1 affect the risk of ameloblastoma. J Dent Res. 2005; 84(9): 812-816.

136. Heikinheimo K, Jee KJ, Niini T, et al. Gene expression profiling of ameloblastoma and human tooth germ by means of a cDNA microarray. J Dent Res. 2002; 81(8): 525-530.

137. Brown NA, Rolland D, McHugh JB, et al. Activating FGFR2-RAS-BRAFT mutations in ameloblastoma. Clin Cancer Res. 2014; 20(21): 5517-5526.

138. Ikemura K, Tashiro H, Fujino H, et al. Ameloblastoma of the mandible with metastasis to the lungs and lymph nodes. Cancer. 1972; 29(4): 930-940.

139. Phillips SD, Corio RL, Brem H, Mattox D. Ameloblastoma of the mandible with intracranial metastasis. A case study. Arch Otolaryngol Head Neck Surg. 1992; 118(8): 861-863.

140. Kunze E, Donath K, Luhr HG, et al. Biology of metastasizing ameloblastoma. Pathol Res Pract. 1985; 180(5): 526-535.

141. Gardner DG, Corio RL. The relationship of plexiform unicystic ameloblastoma to conventional ameloblastoma. Oral Surg Oral Med Oral Pathol. 1983; 56(1): 54-60.

142. Leider AS, Eversole LR, Barkin ME. Cystic ameloblastoma. A clinicopathologic analysis. Oral Surg Oral Med Oral Pathol. 1985; 60(6): 624-630.

143. Coleman H, Altini M, Ali H, et al. Use of calretinin in the differential diagnosis of unicystic ameloblastomas. Histopathology. 2001; 38(4): 312-317.

144. Li TJ, Wu YT, Yu SF, Yu GY. Unicystic ameloblastoma: a clinicopathologic study of 33 Chinese patients. Am J Surg Pathol. 2000; 24(10): 1385-1392.

145. Hall JM, Weathers DR, Unni KK. Ameloblastic carcinoma: an analysis of 14 cases. Oral Surg Oral Med Oral Pathol Oral Radiol Endod. 2007; 103(6): 799-807.

146. Bruce RA, Jackson IT. Ameloblastic carcinoma. Report of an aggressive case and review of the literature. J Craniomaxillofac Surg. 1991; 19(6): 267-271.

147. Huang JW, Luo HY, Li Q, Li TJ. Primary intraosseous squamous cell carcinoma of the jaws. Clinicopathologic presentation and prognostic factors. Arch Pathol Lab Med. 2009; 133(11): 1834-1840.

148. Nagai N, Takeshita N, Nagatsuka H, et al. Ameloblastic carcinoma: case report and review. J Oral Pathol Med. 1991; 20(9): 460-463.

149. Muller S, Waldron CA. Primary intraosseous squamous carcinoma. Report of two cases. Int J Oral Maxillofac Surg. 1991; 20(6): 362-365.

150. Abiko Y, Nagayasu H, Takeshima M, et al. Ameloblastic carcinoma ex ameloblastoma: report of a case-possible involvement of CpG island hypermethylation of the p16 gene in malignant transformation. Oral Surg Oral Med Oral

Pathol Oral Radiol Endod. 2007; 103(1): 72-76.

151. Chaisuparat R, Coletti D, Kolokythas A, et al. Primary intraosseous odontogenic carcinoma arising in an odontogenic cyst or de novo: a clinicopathologic study of six new cases. Oral Surg Oral Med Oral Pathol Oral Radiol Endod. 2006; 101(2): 194-200.

152. Xavier FC, Rodini CO, Ramalho LM, et al. Clear cell odontogenic carcinoma: case report with immunohistochemical findings adding support to the challenging diagnosis. Oral Surg Oral Med Oral Pathol Oral Radiol Endod. 2008; 106(3): 403-410.

153. Bilodeau EA, Weinreb I, Antonescu CR, et al. Clear cell odontogenic carcinomas show EWSR1 rearrangements: a novel finding and a biologic link to salivary clear cell carcinomas. Am J Surg Pathol. 2013; 37: 1001-1005.

154. Li TJ, Yu SF, Gao Y, Wang EB. Clear cell odontogenic carcinoma: a clinicopathologic and immunocytochemical study of 5 cases. Arch Pathol Lab Med. 2001; 125(12): 1566-1571.

155. Maiorano E, Altini M, Viale G, et al. Clear cell odontogenic carcinoma. Report of two cases and review of the literature. Am J Clin Pathol. 2001; 116(1): 107-114.

156. Koutlas IG, Allen CM, Warnock GR, Manivel JC. Sclerosing odontogenic carcinoma: a previously unreported variant of a locally aggressive odontogenic neoplasm without apparent metastatic potential. Am J Surg Pathol. 2008; 32(11): 1613-1619.

157. Lu Y, Mock D, Takata T, Jordan RC. Odontogenic ghost cell carcinoma: report of four new cases and review of the literature. J Oral Pathol Med. 1999; 28(7): 323-329.

158. Chomette G, Auriol M, Guilbert F, Delcourt A. Ameloblastic fibrosarcoma of the jaws: report of three cases. Clinico-pathologic, histoenzymological and ultrastructural study. Pathol Res Pract. 1983; 178(1): 40-47.

159. Sozeri B, Ataman M, Ruacan S, Gedikoglu G. Ameloblastic fibrosarcoma. Int J Pediatr Otorhinolaryngol. 1993; 25(1-3): 255-259.

160. DeLair D, Bejarano PA, Peleg M, El-Mofty SK. Ameloblastic carcinosarcoma of the mandible arising in ameloblastic fibroma: a case report and review of the literature. Oral Surg Oral Med Oral Pathol Oral Radiol Endod. 2007; 103(4): 516-520.

161. Domboski ML. Eosinophilic granuloma of bone manifesting mandibular involvement. Oral Surg Oral Med Oral Pathol. 1980; 50(2): 116-123.

162. Matt BH. Aneurysmal bone cyst of the maxilla: case report and review of the literature. Int J Pediatr Otorhinolaryngol. 1993; 25(1-3): 217-226.

163. Komori A, Koike M, Kinjo T, et al. Central intravascular papillary endothelial hyperplasia of the mandible. Virchows Arch A Pathol Anat Histopathol. 1984; 403(4): 453-459.

164. Ellis GL, Abrams AM, Melrose RJ. Intraosseous benign neural sheath neoplasms of the jaws. Report of seven new cases and review of the literature. Oral Surg Oral Med Oral Pathol. 1977; 44(5): 731-743.

165. Elzay RP, Mills S, Kay S. Fibrous defect (nonossifying fi broma) of the mandible. Oral Surg Oral Med Oral Pathol. 1984; 58(4): 402-407.

166. Inwards CY, Unni KK, Beabout JW, Sim FH. Desmoplastic fibroma of bone. Cancer. 1991; 68(9): 1978-1983.

167. Lingen MW, Solt DB, Polverini PJ. Unusual presentation of a chondromyxoid fi broma of the mandible. Report of a case and review of the literature. Oral Surg Oral Med Oral Pathol. 1993; 75(5): 615-621.

168. Spahr J, Elzay RP, Kay S, Frable WJ. Chondroblastoma of the temporomandibular joint arising

from articular cartilage: a previously unreported presentation of an uncommon neoplasm. Oral Surg Oral Med Oral Pathol. 1982; 54(4): 430-435.

169. Kerscher A, Piette E, Tideman H, Wu PC. Osteochondroma of the coronoid process of the mandible. Report of a case and review of the literature. Oral Surg Oral Med Oral Pathol. 1993; 75(5): 559-564.

170. Ida M, Nakamura T, Utsunomiya J. Osteomatous changes and tooth abnormalities found in the jaw of patients with adenomatosis coli. Oral Surg Oral Med Oral Pathol. 1981; 52(1): 2-11.

171. Brookstone MS, Huvos AG. Central salivary gland tumors of the maxilla and mandible: a clinicopathologic study of 11 cases with an analysis of the literature. J Oral Maxillofac Surg. 1992; 50(3): 229-236.

172. Martinez-Madrigal F, Pineda-Daboin K, Casiraghi O, Luna MA. Salivary gland tumors of the mandible. Ann Diagn Pathol. 2000; 4(6): 347-353.

173. Landini G, Kitano M. Meningioma of the mandible. Cancer. 1992; 69(12): 2917-2920.

174. Kapadia SB, Frisman DM, Hitchcock CL, et al. Melanotic neuroectodermal tumor of infancy. Clinicopathological, immunohistochemical, and flow cytometric study. Am J Surg Pathol. 1993; 17(6): 566-573.

175. Kruse-Losler B, Gaertner C, Burger H, et al. Melanotic neuroectodermal tumor of infancy: systematic review of the literature and presentation of a case. Oral Surg Oral Med Oral Pathol Oral Radiol Endod. 2006; 102(2): 204-216.

176. Borello ED, Gorlin RJ. Melanotic neuroectodermal tumor of infancy: a neoplasm of neural crese origin. Report of a case associated with high urinary excretion of vanilmandelic acid. Cancer. 1966; 19(2): 196-206.

177. Navas Palacios JJ. Malignant melanotic neuroectodermal tumor: light and electron microscopic study. Cancer. 1980; 46(3): 529-536.

178. Vigneswaran N, Boyd DL, Waldron CA. Solitary infantile myofibromatosis of the mandible. Report of three cases. Oral Surg Oral Med Oral Pathol. 1992; 73(1): 84-88.

179. Mark RJ, Sercarz JA, Tran L, et al. Osteogenic sarcoma of the head and neck. The UCLA experience. Arch Otolaryngol Head Neck Surg. 1991; 117(7): 761-766.

180. Bertoni F, Dallera P, Bacchini P, et al. The Istituto Rizzoli-Beretta experience with osteosarcoma of the jaw. Cancer. 1991; 68(7): 1555-1563.

181. Present D, Bertoni F, Enneking WF. Osteosarcoma of the mandible arising in fibrous dysplasia. A case report. Clin Orthop Relat Res. 1986; 204: 238-244.

182. Roca AN, Smith JL Jr, Jing BS. Osteosarcoma and parosteal osteogenic sarcoma of the maxilla and mandible: study of 20 cases. Am J Clin Pathol. 1970; 54(4): 625-636.

183. Chan CW, Kung TM, Ma L. Telangiectatic osteosarcoma of the mandible. Cancer. 1986; 58(9): 2110-2115.

184. Garrington GE, Scofi eld HH, Cornyn J, Hooker SP. Osteosarcoma of the jaws. Analysis of 56 cases. Cancer. 1967; 20(3): 377-391.

185. Hackney FL, Aragon SB, Aufdemorte TB, et al. Chondrosarcoma of the jaws: clinical fi ndings, histopathology, and treatment. Oral Surg Oral Med Oral Pathol. 1991; 71(2): 139-143.

186. Takahashi K, Sato K, Kanazawa H, et al. Mesenchymal chondrosarcoma of the jaw: report of a case and review of 41 cases in the literature. Head Neck. 1993; 15(5): 459-464.

187. Arafat A, Ellis GL, Adrian JC. Ewing's sarcoma of the jaws. Oral Surg Oral Med Oral Pathol. 1983; 55(6): 589-596.

188. Langford A, Pohle HD, Reichart P. Primary intraosseous AIDS-associated Kaposi's sarcoma. Report of two cases with initial jaw involvement. Int J Oral Maxillofac Surg. 1991; 20(6): 366-368.

189. Kratochvil FJ 3rd, MacGregor SD, Budnick SD, et al. Leiomyosarcoma of the maxilla. Report of a case and review of the literature. Oral Surg Oral Med Oral Pathol. 1982; 54(6): 647-655.

190. Loducca SV, Mantesso A, de Oliveira EM, de Araujo VC. Intraosseous rhabdomyosarcoma of the mandible: a case report. Int J Surg Pathol. 2003; 11(1): 57-60.

191. Bisceglia M, Tricarico N, Minenna P, et al. Myofibrosarcoma of the upper jawbones: a clinicopathologic and ultrastructural study of two cases. Ultrastruct Pathol. 2001; 25(5): 385-397.

192. Montgomery E, Goldblum JR, Fisher C. Myofibrosarcoma: a clinicopathologic study. Am J Surg Pathol. 2001; 25(2): 219-228.

193. Kameyama Y, Maeda H, Nakane S, et al. Malignant schwannoma of the maxilla in a patient without neurofibromatosis. Histopathology. 1987; 11(11): 1205-1208.

194. Gratz KW, Makek M, Sailer HF. Malignant melanotic schwannoma of the oral cavity. Int J Oral Maxillofac Surg. 1991; 20(4): 236-238.

195. Freedman PD, Kerpel SM. Epithelioid angiosarcoma of the maxilla. A case report and review of the literature. Oral Surg Oral Med Oral Pathol. 1992; 74(3): 319-325.

196. Abdul-Karim FW, Ayala AG, Chawla SP, et al. Malignant fibrous histiocytoma of jaws. A clinicopathologic study of 11 cases. Cancer. 1985; 56(7): 1590-1596.

197. Pileri SA, Montanari M, Falini B, et al. Malignant lymphoma involving the mandible. Clinical, morphologic, and immunohistochemical study of 17 cases. Am J Surg Pathol. 1990; 14(7): 652-659.

198. Eisenbud L, Sciubba J, Mir R, Sachs SA. Oral presentations in non-Hodgkin's lymphoma: a review of thirty-one cases. Part II. Fourteen cases arising in bone. Oral Surg Oral Med Oral Pathol. 1984; 57(3): 272-280.

199. Cohen MA, Bender S, Struthers PJ. Hodgkin's disease of the jaws. Review of the literature and report of a case. Oral Surg Oral Med Oral Pathol. 1984; 57(4): 413-417.

200. Stafford R, Sonis S, Lockhart P, Sonis A. Oral pathoses as diagnostic indicators in leukemia. Oral Surg Oral Med Oral Pathol. 1980; 50(2): 134-139.

201. Kanazawa H, Shoji A, Yokoe H, et al. Solitary plasmacytoma of the mandible. Case report and review of the literature. J Craniomaxillofac Surg. 1993; 21(5): 202-206.

202. Lukinmaa PL, Hietanen J, Soderholm AL, Lindqvist C. The histologic pattern of bone invasion by squamous cell carcinoma of the mandibular region. Br J Oral Maxillofac Surg. 1992; 30(1): 2-7.

203. al-Ani S. Metastatic tumors to the mouth: report of two cases. J Oral Surg. 1973; 31(2): 120-122.

204. Meyer I, Shklar G. Malignant tumors metastatic to mouth and jaws. Oral Surg Oral Med Oral Pathol. 1965; 20: 350-362.

205. Clausen F, Poulsen H. Metastatic carcinoma of the jaws. Acta Pathol Microbiol Scand. 1963; 57: 361-374.

206. Dehner LP. Tumors of the mandible and maxilla in children. II. A study of 14 primary and secondary malignant tumors. Cancer. 1973; 32(1): 112-120.

207. Ellis GL, Jensen JL, Reingold IM, Barr RJ. Malignant neoplasms metastatic to gingivae. Oral Surg Oral Med Oral Pathol. 1977; 44(2): 238-245.

208. McDaniel RK, Luna MA, Stimson PG. Metastatic tumors in the jaws. Oral Surg Oral Med Oral Pathol. 1971; 31(3): 380-386.

209. Blankestijn J, Panders AK, Vermey A, Scherpbier AJ. Synovial chondromatosis of the temporo-mandibular joint. Report of three cases and a review of the literature. Cancer. 1985; 55(2): 479-485.

210. Sanders B, McKelvy B. Osteochondromatous exostosis of the condyle. J Am Dent Assoc. 1977; 95(6): 1151-1153.

211. Yamakawa K, Iwasaki H, Ohjimi Y, et al. Tumoral calcium pyrophosphate dihydrate crystal deposition disease. A clinicopathologic analysis of five cases. Pathol Res Pract. 2001; 197(7): 499-506.

212. Ishida T, Dorfman HD, Bullough PG. Tophaceous pseudogout (tumoral calcium pyrophosphate dihydrate crystal deposition disease). Hum Pathol. 1995; 26(6): 587-593.

213. Mikami T, Takeda Y, Ohira A, et al. Tumoral calcium pyrophosphate dihydrate crystal deposition disease of the temporomandibular joint: identification on crystallography. Pathol Int. 2008; 58(11): 723-729.

214. Shapiro BL. Disorders of the temporomandibular joint. In: Gorlin RJ, Goldman HM, eds. Thoma's Oral Pathology. 6th ed. St Louis: Mosby; 1970.

215. Warner BF, Luna MA, Robert Newland T. Temporomandibular joint neoplasms and pseudotumors. Adv Anat Pathol. 2000; 7(6): 365-381.

大涎腺和小涎腺

6

Jonathan B. McHugh 著　回允中 译

章目录

正常解剖结构

大涎腺是成对的腮腺、颌下腺和舌下腺。腮腺重 14~28 g，颌下腺重 7~8 g，舌下腺重 3 g。腮腺的主导管（Stensen 导管）注入口腔第二上颌磨牙冠的对面。颌下腺的主导管（Wharton 导管）和舌下腺的主导管（Bartholin 导管）开口于口底，舌系带的每一侧。几个小的舌下腺导管（Rivinus 导管）引流到沿着舌下皱襞两侧的口腔主导管或排入口腔。

腮腺是由宽的浅表叶和较小的深部叶组成的，其间有面神经穿过，将其分为两叶。面神经存在解剖学和分布差异 [1]。

小涎腺组织存在于头颈部的许多其他部位，它可能引起炎症性病变，良性肿瘤和恶性肿瘤。小涎腺见于唇（上唇比下唇常见）、牙龈、口底、颊、硬腭和软腭、舌、扁桃区、口咽部以及上呼吸道。

显微镜下，涎腺是由导管和腺泡部分组成的外分泌腺组成的，腺泡或为浆液性的或为黏液性的 [2]。腮腺完全为浆液性的；颌下腺为混合性的，以浆液腺为主；舌下腺也为混合性的，以黏液腺为主。小涎腺可能为纯粹的黏液腺（舌的前部，腭）、纯粹的浆液腺（舌的后部）或混合性的（唇，颊，鼻窦，鼻咽）。闰管和腺泡出现在系统（导管腺泡单位）末端部分。在正常情况下，腮腺导管系统罕见皮脂腺，后者在颌下腺也不常见。闰管的储备细胞是腺泡组织和末端导管系统重建的来源，被认为是（与肌上皮细胞一起）大多数涎腺肿瘤的祖细胞 [3]。然而，有人指出，整个导管系统的基底细胞和腺腔细胞甚至腺泡细胞也能合成 DNA 和进行核分裂，因此，它们全都具有发生肿瘤的潜能 [4]。

免疫组织化学检查，腺腔细胞低分子量角蛋白（包括 CK7）、CD117、癌胚抗原（carcinoembryonic antigen，CEA）和上皮膜抗原（epithelial membrane antigen，EMA）染色呈阳性。闰管腺腔细胞溶菌酶染色也呈阳性，但 S-100 蛋白呈阴性 [5]。浆液性腺泡细胞低分子量角蛋白和 DOG-1 呈阳性 [6]。肌上皮细胞免疫组织化学谱可能显示一些细微的差异，取决于它的部位，但这是一种不一致的所见：在腮腺，肌上皮细胞主要表达钙调理蛋白（calponin）和 h 钙介质素（h-caldesmon）；在颌下腺，肌上皮细胞还表达 SMA；而在小涎腺，肌上皮细胞另外还表达平滑肌肌球蛋白重链。肌上皮细胞 p63、p40、CD10 和 maspin 染色也呈阳性，如同基底细胞一样 [7]。

腮腺淋巴组织是位于腮腺附近或腮腺内的小结节，周围的结缔组织内还有散在的淋巴细胞围绕腺泡和导管。后者是黏膜相关性淋巴组织（mucosa-associated lymphoid tissue，MALT）的一部分 [8]。腮腺周围淋巴结常常含有良性涎腺包涵体。颌下腺和舌下腺内没有淋巴结。

异位

涎腺组织**异位**（heterotopia）分为淋巴结内和淋巴结外两种类型 [2]。淋巴结内涎腺异位比较常见。位于婴儿腮腺内或其附近的几乎所有淋巴结都含有涎腺组织。这种所见在成人并不那么普遍，但仍比较常见。涎腺组织通常位于淋巴结的髓质部分，主要由闰管和小叶内导管组成；它也可能含有腺泡（主要是浆液性）和不成熟的小导管 [9]。

淋巴结外涎腺异位分为高和低两种形式，取决于它在头颈部的位置。位置高的异位包括下颌、耳、腭、扁桃体、下颌舌骨肌、垂体和小脑脑桥角；可能全都是涎腺组织胚胎迁移异常的结果。位置低的异位与鳃囊有关，见于下颈部和甲状腺的囊肿和窦 [10-11]。最常见的位置是沿着右侧胸锁乳突肌内缘接近胸锁接点的位置分布。在这个部位，进食时，异位的腺体可能分泌唾液到皮肤。

异位的涎腺组织容易发生如同正位涎腺的同样的病理学改变，包括囊肿形成、嗜酸细胞化生、导管增生和肿瘤 [9]。在后者中以 Warthin 瘤最为常见，但也有其他几种类型的良性和恶性肿瘤的描述 [12]。

涎腺结石

涎腺结石（sialolithiasis）可在颌下腺、舌下腺和腮腺的主导管内形成，有时呈多中心性和双侧性 [13]。颌下腺结石比腮腺结石常见，据推测是因为前者唾液中有较饱和的钙盐，而且导管较长，在进入口底末端时有一个急剧向上的成角改变（图 6.1） [14]。在少数情况下，结石也可累及小涎腺 [15]。一些结石有异物和细菌菌落。另外一些结石则没有菌落，呈分层结构，由碳酸磷灰石结晶组成 [16]。结石的形成可阻滞分泌物并引起远端涎腺组织

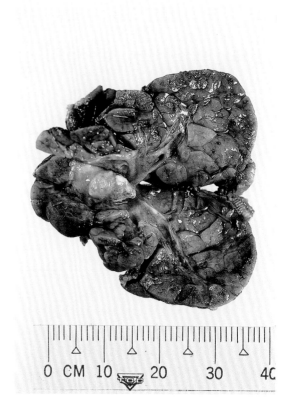

图 6.1 **涎腺结石，伴有继发性慢性涎腺炎**。可见一个大的结石阻塞了涎腺主导管

肿胀。如果导管梗阻持续，则涎腺会发炎，当腺泡组织破坏时涎腺会萎缩。随着颌下腺和舌下腺导管的梗阻，口底可能出现明显的硬结，触诊时可能误诊为肿瘤。导管开口可变红和发生肿胀。放射学检查，可以发现一个射线不透性肿块，涎腺造影术，可见示导管部分或完全梗阻。结石也可以通过超声检查证实 [17]。显微镜下检查，可见结石累及的腺体导管扩张，伴有腔内中性粒细胞集聚；有时可见上皮鳞状化生，伴有中度到明显的慢性炎症，以及腺泡组织的不同程度的破坏（图 6.2）。在免疫组织化学和超微结构水平，还可见分泌细胞和肌上皮细胞的明显的退行性改变 [18]。

有症状的涎腺结石的治疗包括手术切除或分解结石。后者可以通过诸如体外冲击波碎石等技术予以实现 [19]。在大多数病例，腺体可以保留，但偶尔需要进行手术切除 [20]。

涎腺炎

急性涎腺炎（acute sialadenitis）可以发生在一个涎腺（通常为腮腺或颌下腺），也可以为全身性感染的表现。病毒性涎腺炎（在手术标本或活检中罕见）可能由副黏液病毒（腮腺炎病毒）、巨细胞病毒、EB 病毒、柯萨奇病毒以及流感病毒 A 和副流感病毒引起 [21]。**急性化脓性涎腺炎**（acute suppurative sialadenitis）一般是由金黄色葡萄球菌、链球菌属和革兰氏染色阴性细菌引起的。好发因素是脱水、营养不良、免疫抑制和涎腺结石。一旦形

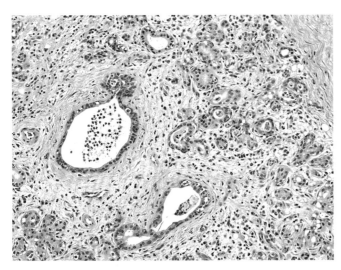

图 6.2　**颌下腺结石相关性梗阻性涎腺炎。** 可见涎腺实质萎缩，伴有混合性急性和慢性炎症，包括腺腔内中性粒细胞

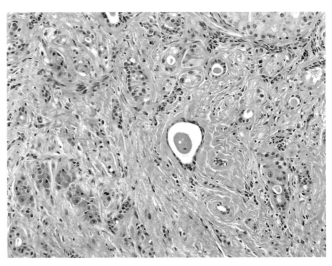

图 6.4　**硬化性多囊性腺病。** 可见在胶原性间质中出现小管和上皮巢，细胞具有顶浆分泌特征。注意，左下可见嗜酸性胞质颗粒

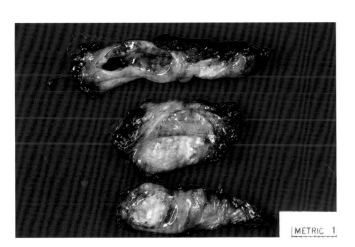

图 6.3　化脓性涎腺炎的大体表现

成脓肿，可能需要进行手术切开引流（图 6.3）[21]。

慢性涎腺炎（chronic sialadenitis） 表现为大涎腺轻度淋巴细胞浸润，常常没有临床症状，相对常见。一些病例具有局部阻塞性质，伴有不同程度的实质萎缩、纤维化和小结石[22]；另外一些则较常见于女性，与年龄有关，与类风湿性关节炎和干燥综合征（Sjögren 综合征）具有高的统计学相关性，可能是免疫介导的[23-24]。在临床表现明显的病例，涎腺结石是最常见的原因。

Kuttner 瘤（Kuttner tumor） 是慢性硬化性颌下腺炎[25-26]。Kuttner 瘤通常为单侧性的，特征为导管周围浆细胞和淋巴细胞浸润，最后导致导管被厚的纤维组织包围。其颌下腺的分叶状结构保留，常见闭塞性静脉炎。浸润上皮成分的淋巴细胞主要是 B 细胞。其浆细胞含有丰富的免疫球蛋白 G4（IgG4），提示 Kuttner 瘤是广谱的 IgG4 相关性疾病的一部分[27-28]。淋巴细胞浸润非常明显的病例可能酷似边缘带 B 细胞淋巴瘤[29]。一些病例可能需要进行手术切除[30]。

硬化性多囊性腺病（sclerosing polycystic adenosis）

的特征是出现散在的肿块（通常在腮腺），由纤维玻璃样变间质包围扩张和增生的导管和腺泡结构组成（图 6.4）。存在顶浆分泌腺样化生和经腺腔桥接，伴有筛状生长方式[31-32]。这种表现类似于乳腺硬化性腺病和纤维囊性病。一些上皮细胞含有大的淡嗜酸性胞质颗粒。硬化性多囊性腺病具有良性行为特征[33]。最初认为其是一种反应性炎症性病变，现在大多数作者认为其是一种低级别肿瘤[34]，应用 HUMARA 技术进行的研究发现，硬化性多囊性腺病具有克隆性本质[35]。

肉芽肿性涎腺炎（granulomatous sialadenitis） 少见，其原因可能是结核、真菌感染、结节病或由结石或恶性肿瘤引起的导管梗阻。在后一种情况下，由导管破裂引起的肉芽肿可能含有小的黏液池[36]。已有**黄色肉芽肿性涎腺炎（xanthogranulomatous sialadenitis）** 的描述[37]。

木村病［Kimura 病（Kimura disease）］又称为淋巴结嗜酸性肉芽肿，可能累及涎腺（特别是腮腺），是由邻近的淋巴结播散而来[38]。

良性淋巴上皮囊肿和 HIV 相关性病变

良性淋巴上皮囊肿（benign lymphoepithelial cyst） 是涎腺或上颈部淋巴结的病变，特征为单房性或多房性囊肿形成，内衬腺上皮或鳞状上皮，周围有明显的淋巴组织增生，伴有突出的生发中心[39]。淋巴组织成分的量不同[40]，囊肿内衬常常被淋巴细胞浸润[41]。这可能是一种获得性病变，由淋巴组织增生诱导鳃囊衍化或类似上皮（例如淋巴结内涎腺包涵体）增生引起，可能是通过上皮细胞和少数淋巴细胞之间特异性的相互作用形成的[42]。在头颈部，这种现象的其他病例是鳃裂囊肿，鳃裂囊肿样结构有时见于 Hashimoto 甲状腺炎和多房性胸腺囊肿。

这里值得提及的另外一种涎腺病变是**人免疫缺陷病毒相关性淋巴上皮囊肿（HIV-associated lymphoepithelial cyst）**（图 6.5）[43-44]。这种病变的形态学改变包括：类似

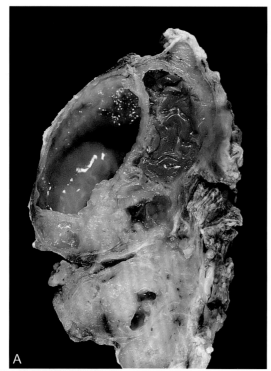

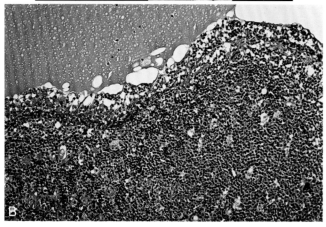

图 6.5 **A**，腮腺淋巴上皮囊肿，发生于 HIV 感染患者。实性棕色区相当于淋巴组织浸润区域。**B**，HIV 感染患者的淋巴上皮囊肿。注意淋巴细胞浸润上皮

于前面描述的类似于 Mikulicz 病的多房性淋巴上皮囊肿，实性淋巴上皮病变（所谓的表肌上皮岛）（见下一节），以及两者的联合存在[44-45]。这些病变可以是单侧性的，但常常是双侧性的。这些病变联合存在越突出，其病因因素越可能是 HIV 感染。三维重建显示，这种囊肿来源于小叶内导管系统而不是腮腺内淋巴结[46]。

HIV 引起的涎腺疾病的淋巴滤泡显示突出的滤泡树突状细胞网和许多滤泡内 CD8$^+$ 的淋巴细胞。滤泡树突状细胞显示 HIV-1 主要核心蛋白和 HIV-1 RNA 强烈表达[47]，说明其中的病毒有活跃的复制。

为了鉴别诊断，这里需要提到涎腺的另外两种多囊性疾病。第一种是多囊性（遗传异常性）疾病［polycystic (dysgenetic) disease］，是迄今报道的只发生于女性的一种

发育性疾病，其特征是双侧腮腺肿大[48-49]。其病变特征是小的上皮囊肿取代了大部分腮腺实质，整个病变有散在小灶状残留的腺泡。第二种是已经提到的硬化性多囊性腺病（sclerosing polycystic adenosis）。还必须记住，一些涎腺肿瘤可能发生明显的囊性改变，黏液表皮样癌、腺泡细胞癌、基底细胞癌、皮脂腺淋巴腺瘤以及少数良性混合瘤尤其是这样。

淋巴上皮性涎腺炎（Mikulicz 病）和干燥综合征（Sjögren 综合征）

淋巴上皮性涎腺炎（lymphoepithelial sialadenitis, LESA）（又称为 Mikulicz 病、良性淋巴上皮病变）最常表现为缓慢发生的、最终涎腺和（或）泪腺的显著肿大。这种肿大通常是双侧性和对称性的，但也可能是单侧性和局灶性的，至少在临床水平是这样。如果发生感染，这种肿大变只有当感染消退后才会减轻。

大体上，淋巴上皮性涎腺炎腺体肿大，带白色，有时混合有囊肿（图 6.6A）。显微镜下，淋巴上皮性涎腺炎的两种主要改变是明显的淋巴细胞浸润和所谓的**表肌上皮岛**（epimyoepithelial island）[50]。这种联合的所见已被用于提出本病的同义词，伴有一个容易记住的缩写词，那就是**肌上皮涎腺炎**（myoepithelial sialadenitis, MESA），近期又被修订为 LESA[51]。其淋巴组织含有许多完整的生发中心，是由 B 细胞和 T 细胞混合组成的，伴有散在的组织细胞和树突状细胞。所谓的表肌上皮岛表现为实性上皮巢，被淋巴细胞包围和浸润，主要是单核细胞样 B 细胞（见图 6.6B）。细胞之间有玻璃样变物质沉积，超微结构显示为基底膜物质，包括Ⅳ型胶原[52]。表肌上皮细胞岛内细胞的本质是导管细胞、基底细胞还是肌上皮细胞仍有争议[53-54]。现在有证据提示其缺乏肌上皮细胞成分，如果果真如此，那么就认为"表肌上皮岛"这一术语并不准确，而"淋巴上皮病变"比较合适[55]。

LESA 可能局限于涎腺，但常常是**干燥综合征**［Sjögren 综合征（Sjögren syndrome）］的全身性症候综合征的一种表现，干燥综合征的其他表现包括角膜结膜炎、口腔干燥、类风湿性关节炎和高 γ 球蛋白血症[56]。在 LESA 中，淋巴细胞浸润类似于见于大涎腺的淋巴细胞浸润，也可见于泪腺和口腔小涎腺。从唇腺活检常常用于 LESA 的诊断的意义上讲，这具有诊断价值[57]。然而，应该注意的是，这些部位的所谓的表肌上皮岛通常稀少或缺乏。有时，淋巴细胞浸润延伸到其他器官系统，例如淋巴结、肺、肾、骨髓、骨骼肌、皮肤或肝[58]。

LESA 的病因仍不清楚，无论伴有或不伴有干燥综合征。LESA 在 HIV 感染患者的发生率明显增加。实际上，干燥综合征和上一节描述是 HIV 相关性改变之间有非常相似形态（发病机制可能密切相关）。有意思的是，慢性淋巴细胞性涎腺炎在形态学上非常类似于发生在丙种肝炎病毒（HCV）相关性肝慢性疾病的 Mikulicz 病[59]。

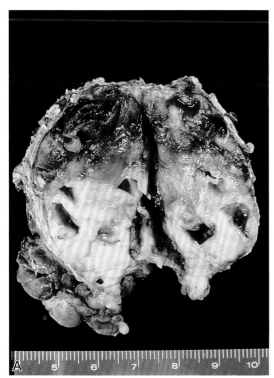

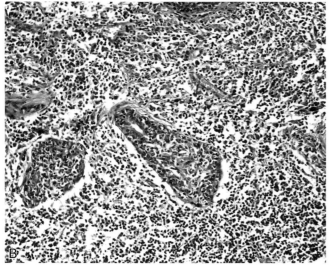

图 6.6　**A**，腮腺淋巴上皮涎腺炎（LESA）的大体表现。可见淋巴细胞浸润的实性区与扩张的导管腔形成的小囊肿两种表现。**B**，LESA 病患者的导管上皮明显增生

普遍的观点认为，LESA 是一种系统性自身免疫性疾病。其典型病例的淋巴细胞是多型化的，符合反应性病变。然而，这些细胞可能有小的克隆性膨胀，应用DNA 印迹法可以检测出 [56,60-62]。在一些病例，它们演变为全面的淋巴瘤，或在涎腺或在涎腺外 [62-63]。其中一些是大 B 细胞淋巴瘤（常常伴有免疫母细胞表现），而另外一些是伴有或不伴有浆细胞样特征的小淋巴细胞性淋巴瘤（见下文），以及罕见霍奇金淋巴瘤和外周 T 细胞淋巴瘤 [64-66]。当发生一种类型的淋巴瘤时，诊断通常并不困难。令人烦恼的问题是如何解释常见的由形态学本质（"看似良性"）的淋巴细胞群组成的 LESA 病例，特别是

应用分子技术发现单型性成分时。它是一种反应性的病变吗？可能是自身免疫性疾病，伴有演变为恶性淋巴瘤的倾向或已经是恶性淋巴瘤了 [67-69]？一些作者同意后一种观点，他们根据分子学所见把 LESA 归入不断扩大的MALT 淋巴瘤范畴。但在我们看来，将临床和形态学征象均未显示恶性阶段的病变称为恶性在概念上和医学上似乎都是含糊的 [51]。以目前的知识水平，对于那些显示明显一些形态学证据的病例，不用淋巴瘤的诊断可能更为明智。在这一方面。最重要的特征是单核细胞样 B 细胞的数量和分布。淋巴上皮病变外出现这些细胞时支持淋巴瘤，特别是当广泛吻合成条时；同样，出现伴有或不伴有 Dutcher 小体（含有免疫球蛋白胞质的一种核内内陷）的浆细胞也是这样 [70-71]。事实上，发生在 LESA 的MALT 淋巴瘤的最早的形态学特征可能是"表肌上皮"岛周围出现淡染片块状单核细胞样 B 细胞"晕"。

辐射效应

领下腺常常包括在口腔肿瘤的辐射野内，作为放疗的结果可变得肿胀和变硬。这些改变临床上可能被误诊为领下腺淋巴结转移癌，有时会导致不必要的根治性手术。这些改变见于从前接受放疗的患者的颈淋巴结切除标本并不奇怪。显微镜下检查，可见腺泡成分萎缩，伴有间质纤维化和慢性炎症细胞浸润；导管内衬上皮可能显示突出的鳞状化生和退行型非典型性。

其他非肿瘤性病变

本质为反应性的**淋巴组织病变（lymphoid disorder）**可能累及腮腺内淋巴结，临床上可能与原发性涎腺肿瘤混淆。这些病变包括非特异性滤泡增生，诸如由猫爪病引起的未愈的脓肿和肉芽肿性炎症。

淀粉样变（amyloidosis）可能作为全身性疾病的一部分累及涎腺，或者表现为局灶性假瘤性肿块（"淀粉样瘤"），并可能导致干燥综合征 [72]。

结节性筋膜炎（nodular fasciitis）可能表现为原发性腮腺内或腮腺周围病变；其显微镜下表现与较常见于软组织的结节性筋膜炎相同 [73]。

炎性假瘤（inflammatory pseudotumor）主要是由肌成纤维细胞样细胞组成的，背景为水肿性和炎性 [74]。如同在其他发生这种疾病的部位一样，它是否可能为肿瘤性病变尚有疑问，因此，其有了替代的命名，即**炎性肌成纤维细胞瘤（inflammatory myofibroblastic tumor）**。

Rosai-Dorfman 病（Rosai-Dorfman Disease）（又称为窦组织细胞增生伴巨大淋巴结病）可能累及大涎腺，伴有或不伴有淋巴结肿大 [75]。

大涎腺闰管增生（intercalated duct hyperplasia）可能与各种类型的涎腺肿瘤（特别是上皮-肌上皮癌）共存，并伴有慢性涎腺炎 [5]。大涎腺闰管增生是由闰管上皮组成的，因此，其不同于主要见于口内涎腺的腺瘤样腺泡增生 [76]。有人提出，大涎腺闰管增生可能是一些涎腺肿

瘤的前体病变（见下一节）。

上皮性肿瘤

分类

涎腺肿瘤的分类是最困难和令人失望的工作。这个工作甚至比相关的乳腺和汗腺肿瘤的分类工作更加复杂。一个主要的障碍是大多数涎腺肿瘤起源于或向同一细胞系分化：上皮［导管和（或）腺泡］和近管腔的［肌上皮和（或）基底细胞］。这导致了在所有水平上均有相当大的重叠，更加复杂的是，这些细胞各自可能发生不同的化生性改变（例如嗜酸细胞性、透明细胞、皮脂腺、鳞状、软骨样）。此外，还有一些少见的例外病变。WHO分类系统强调了良性和恶性肿瘤（即腺瘤和癌）之间的鉴别[77-79]。本章应用了一些不同的方法。只要可能，就会将这些肿瘤根据它们的主要分化系进行分组；随后在每一组内讨论它们是良性的还是恶性的。

伴有间质化生的肿瘤

多形性腺瘤（良性混合瘤）

多形性腺瘤（pleomorphic adenoma）［良性混合瘤（benign mixed tumor）］是 31～40 岁女性最常见的涎腺肿瘤，但它们也可以见于两性儿童和老年人[80]。多形性腺瘤腮腺常见，大约是颌下腺多形性腺瘤的 10 倍，舌下腺多形性腺瘤非常罕见。在腮腺，大多数多形性腺瘤发生在浅叶，或在尾部（50%）或在前部（25%）。其余 25% 发生在深叶，常常表现为咽旁肿块[81]。多形性腺瘤还可发生于不同部位的小涎腺（例如腭）。

大体上，肿瘤形成一个有弹性的灰白色质硬的肿块，表面呈圆顶状，可以长得很大，但通常在 2～5 cm 之间（图 6.7）。多形性腺瘤的质地取决于其上皮细胞和间质及其类型的相对含量，以及后者的类型。虽然大多数多形性腺瘤非常局限，但常常可见突向邻近正常组织的小的延伸（所谓的伪足）其软骨岛有光泽并呈半透明的表现而可以辨认。在罕见的病例可见成熟骨灶。

显微镜下，典型的多形性腺瘤具有双相性表现，由上皮和间质的紧密混合而成（图 6.8 和 6.9）。大多数上皮成分具有腺上皮性质，但常见灶状鳞状上皮化生，有时腔内伴有角化上皮栓。肿瘤性腺体内衬由两层细胞组成，位于基底的细胞显示肌上皮和基底细胞的形态学特征[82]。它们可以是立方形的、嗜酸细胞性、透明的、梭形的或"玻璃样"细胞（见图 6.8）[83]。后一种细胞也被称为浆细胞样肌上皮细胞，常常见于多形性腺瘤。间质可能有非特异性黏液样表现，有时含有丰富的弹力组织[84]或广泛的脂肪组织[85]；然而，通常可见界限分明的软骨分化区。有令人信服的形态学、超微结构、免疫组织化学和分子学证据提示这些间叶性成分与上皮细胞具有共同的来源[86-88]，并且它们是

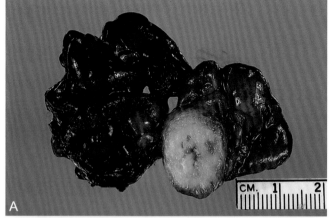
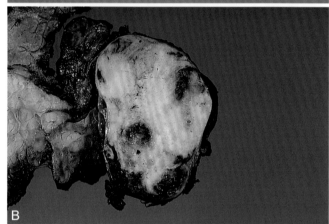
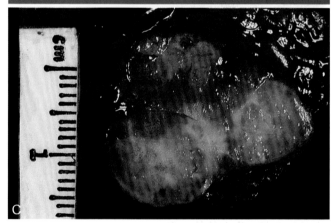

图 6.7　A 至 C，三个腮腺良性混合瘤的大体表现。注意轮廓清楚的特征和以实性为主的切面。**A** 和 **B** 图显示的肿瘤具有有光泽的切面，代表软骨分化，而 **C** 图显示的肿瘤具有黏液样或胶样表现

改良的肌上皮细胞[89]。超微结构检查，可见从上皮细胞到肌上皮细胞的胞质特征存在连续性[90-92]。

见于多形性腺瘤的其他间质改变包括骨化生和纤维化区域。多形性腺瘤可见皮肤附件分化，特别是发生在腭和唇的多形性腺瘤[93]。这是最常见的表现，表现为毛发分化、漏斗结构和毛玻璃颗粒。其他有时可见于多形性腺瘤的物质包括：在黏液样区域富于酪氨酸的结晶[94-95]，胶原小体[96]，草酸钙结晶，导管内不知

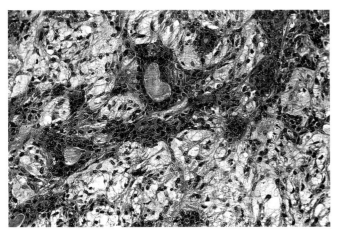

图 6.8　**良性混合瘤的显微镜下表现**。上皮和肌上皮细胞可能容易区分

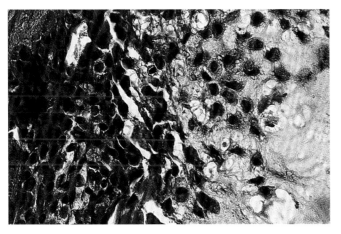

图 6.9　**良性混合瘤**。肌上皮细胞发生了软骨化生，好像是"融入"它们产生的软骨黏液样间质中

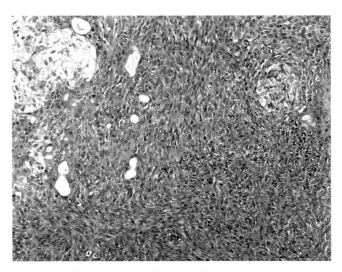

图 6.10　**良性混合瘤**，伴有明显的高度富于细胞的表现

有人提出，这是与其他具有类似结构和化学成分的中间丝发生交叉反应的结果[109]。不管发生这种情况的原因是什么，它们似乎与良性多形性腺瘤发生软骨分化有关，因此，可以将它们用于与腺样囊性癌和基底细胞癌的鉴别诊断，后两种肿瘤不发生软骨分化[110]。

细胞遗传学研究显示，多形性腺瘤有独特的涉及 8q12 或 12q13-15 的染色体易位[111-112]。位于 8q12 的 *PLAG1* 基因可能与 *CTNNB1*（β连环蛋白）、*LIFR*（白血病抑制因子受体）或 *SII*（转录延伸因子 SII）融合，或由于染色体内 8q 重排而过表达[25,113-115]。位于 12q13-15 的 *HMGA2* 基因可能与 *FHIT*（fragile histidine triad，脆性组氨酸三联体）或 *NFIB*（nuclear protein involved in transcription regulation，参与转录调控的核蛋白）融合[116-117]。*p53* 过表达或 *TP53* 基因突变在多形性腺瘤罕见，不同于恶性多形性腺瘤[118]。

多形性腺瘤的复发率几乎完全取决于最初切除的是否充分，正如几项经典的研究证实的[119]。如果单纯剜除肿瘤，则复发率非常高（图 6.11）。这是因为肿瘤主体周围可能存在通过细丝状肿瘤组织附着的小的不明显的结节（伪足）[120]。淋巴结的形状和表现可能会被手术医师和病理医师误认为淋巴结转移。如果单纯剜除肿瘤，则残留的小结节可能引起复发[121]。复发大多数出现在手术后最初 18 个月内，但另外一些复发发生在术后很长时间后（50 年或更长时间）。因此，必须长期随访。有人提出，对于手术时肿瘤破裂或发现有残留肿瘤的患者，应立即进行放疗，以降低复发的可能性[122]。复发性肿瘤的显微镜下所见通常非常类似于原发性肿瘤（图 6.12）。对复发性肿瘤进行的手术常常失败。大约 1/4 的病例反复复发，其病变常常为多灶性表现[123]。多形性腺瘤的适当治疗是进行连同周围正常涎腺组织的边缘的完全的手术切除。对于主要位于腮腺浅叶的多形性腺瘤，标准的手术是浅表腮腺切除术，保留面神经。这种手术术后的复发

化学成分的双折射结晶[97]，以及黑色素[98]。

一些良性多形性腺瘤的细胞非常丰富，肿瘤细胞或为圆形或为梭形（图 6.10）。另外一些良性多形性腺瘤的细胞可能显示细胞非典型性，表现为具有散在的大而深染的细胞核（为多倍体）[99]。随访研究发现，这些肿瘤的行为与普通的多形性腺瘤没有不同。核分裂象罕见和缺乏坏死有助于与真正的恶性肿瘤进行鉴别诊断。多形性腺瘤可见浅表病灶，有些类似于腺样囊性癌。出现这些病灶不影响预后，应予以忽略。

免疫组织化学检查，良性多形性腺瘤的导管上皮成分角蛋白、EMA 和 CEA 染色呈阳性。导管结构的管腔细胞最常表达的角蛋白是 CK7、CK8/CK18 和 CK19（伴有或不伴有 CK14），管腔外的细胞表达 CK14[100]。肌上皮成分对低分子量角蛋白[（CK7、CK8/18 和 CK14）、肌动蛋白、肌球蛋白（myosin）、其他平滑肌特异性蛋白、p63、p40 以及有时 S-100 蛋白]有免疫反应[101-106]。S-100 蛋白在软骨区和在上皮导管细胞亚群也有强表达。一些良性多形性腺瘤对两种神经胶质标志物——GFAP 和星形细胞蛋白（astroprotein）——呈阳性，这较难解释[107-108]；

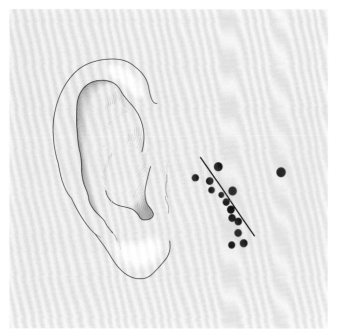

图 6.11   第一次手术时明显被剜除的腮腺良性混合性瘤，再次切除后经仔细的组织学研究证实的复发肿瘤结节的分布（如圆点所示）。手术瘢痕为 3.5 cm（Courtesy of Dr. F. Leidler, Houston）

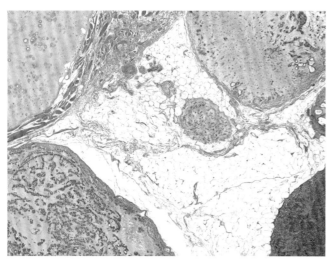

图 6.12   复发性良性混合瘤，典型的表现为有多发性小结节，分布在残留的腺组织以及周围软组织内

发生率几乎为零。得到适当治疗的多形性腺瘤的长期预后良好。

在罕见的情况下，有普通形态学表现的多形性腺瘤可能转移到淋巴结、肺、骨或其他器官，其转移病变的表现如同原来的肿瘤一样呈良性表现（"良性"转移性多形性腺瘤）[124-125]。一些多形性腺瘤发生在免疫受损的患者，它们具有迅速侵袭性的临床经过[126]。这些转移发生之前通常有一次或一次以上的局部复发[127]。奇怪的是，这些转移大多数表现为单侧肾肿块[128]。

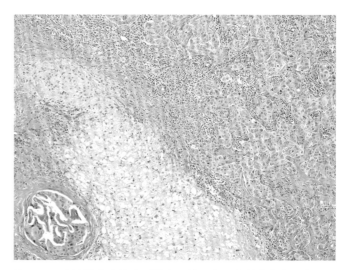

图 6.13   良性混合瘤伴有恶性变区域，表现为低分化癌（右上和左下）。同这个肿瘤一样，这种癌的最常见的组织学表现是涎腺导管癌

恶性混合瘤

恶性混合瘤（ malignant mixed tumor ）有两种主要类型[129-130]。第一种较常见，可以看做是先前存在的多形性腺瘤的恶性变［多形性腺瘤恶变成癌（ carcinoma ex pleomorphic adenoma ）］。这种并发症发生在 5%～10% 的多形性腺瘤[131]。提示发生恶变的临床特征是：长期的肿瘤突然生长加快、疼痛和面瘫[132-133]。可能难以证实恶性腺体成分是发生于先前存在的多形性腺瘤。临床病史虽然能够提示这一过程，但其本身没有诊断意义。必须有从前有良性肿瘤或同一肿瘤内有良性和恶性肿瘤共存的证据。这可能需要对肿瘤进行充分的取材。有时，先前存在的良性病变仅仅是一个玻璃样变的圆形结节，被癌围绕。提示很可能是多形性腺瘤恶变的特征是：颌下腺分布（与腮腺截然不同），病程长，年老，肿瘤大，以及至少在显微镜下有明显的玻璃样变带和中等程度的核分裂活性[134]。

这种肿瘤的恶性成分通常具有上皮表现，通常像腺腔细胞组成的上皮，有时像肌上皮细胞组成的上皮，或为两种细胞组成的上皮（图 6.13）。有报道称，这些恶性区域常常呈现一种公认的涎腺癌亚型（例如黏液表皮样癌或腺样囊性癌）的表现，但涎腺导管癌和非特异性腺癌好像最常见[135]。例如，在 Tortoledo[130] 等进行的病例研究中，恶性成分被分类为涎腺导管癌 13 例，未分化癌 10 例，末端导管癌 9 例，黏液表皮癌 3 例，以及不能分类的 2 例。其中大多数肿瘤呈低分化表现。实际上，每当见于涎腺内的高级别癌难以分类时，均应考虑它来源于多形性腺瘤的可能性[135]。大多数恶性变的早期病例是局限性导管内病灶，外面伴有一层完整的肌上皮细胞[136]。

在大多数病例，恶性细胞的免疫组织化学谱堪比良性成分的导管腺腔细胞[137]。在恶性区域，常常有 TP53（突变的结果）和 HER2 过表达[138-140]。然而，少数缺乏恶性变的多形性腺瘤也是这样[141]。介导恶性变的遗传学改变可能包括：位于 12q13-15 的基因（包括 CDK4、HMGA2、MDM2）扩增、TP53 突变或 HER2 扩增[142-144]。

LiVolsi 和 Perzin[129] 指出，如果细胞学上恶性的病灶完全见于多形性腺瘤内（即包膜内或原位），如果肿瘤可以完全切除，则临床上没有恶性行为。只有当侵犯到原来肿瘤包膜外时，这种肿瘤临床上才可能具有恶性行为。对于浸润性肿瘤，侵犯包膜外的范围具有重要意义：微小浸润（离开肿瘤包膜 ≤ 1.5 mm）与广泛或明显浸润（> 1.5 mm），如同 WHO 定义的[7]。在一项病例研究中，延伸到肿瘤包膜外 8 mm 以上的所有患者均死于肿瘤[130]。因此，不必过分强调充分取材的重要性。预后还取决于癌的组织学类型、显微镜下分级（与前者有关）和增生指数[130,145]。

最常见的转移部位是局部淋巴结、肺、骨（特别是脊柱）和腹部器官[146]。

第二种类型的恶性混合瘤具有双相性成分，类似于多形性腺瘤，但其上皮和间叶样两种成分都具有恶性表现，前者常常表现为导管癌，而后者表现为软骨肉瘤或未分化多形性肉瘤。因为没有先前存在的良性肿瘤，第一种恶性混合瘤被命名的多形性腺瘤恶变为癌的术语对这种恶性混合瘤是不适用的[133]。因此，对第二种类型的恶性混合瘤提出了诸如**真正的恶性混合瘤（true malignant mixed tumor）**和**癌肉瘤（carcinosarcoma）**的命名[147-149]。这是一种侵袭性的、常常迅速致死的肿瘤。

伴有嗜酸细胞改变的肿瘤

嗜酸细胞是大的导管上皮细胞，伴有颗粒状、深嗜酸性、充满线粒体的胞质[150]。在正常涎腺，嗜酸细胞的数量随着年龄长而增加，其分泌活性轻微，提示它们属于变性的本质[151]。有时可见多发性内衬嗜酸性上皮的涎腺囊肿，腔内伴有酪氨酸结晶[152]。在另外一些情况下，它们形成界限清楚的嗜酸细胞簇，散在分布于整个涎腺。尚不清楚这些细胞簇是超常的年龄相关性增生性病变还是肿瘤成分。命名这种病变的一些不确定的术语是：嗜酸细胞病（oncocytosis）[153]、多结节性嗜酸细胞瘤（multinodular oncocytoma）[154]、多结节性嗜酸细胞增生（multinodular oncocytic hyperplasia）和多灶性腺瘤性嗜酸细胞增生（multifocal adenomatous oncocytic hyperplasia）[155-156]。

由嗜酸细胞组成的两种主要类型的肿瘤是嗜酸细胞腺瘤和 Warthin 瘤[157-158]。这两种肿瘤之间没有移行，说明它们的发病机制不同。

嗜酸细胞腺瘤和嗜酸细胞癌

嗜酸细胞腺瘤（oncocytic adenoma）［又称为嗜

酸细胞瘤（oncocytoma）、嗜酸粒细胞腺瘤（oxyphilic adenoma）］是 Hamperl 应用的术语，定义为完全由嗜酸细胞组成的良性肿瘤[159]。大多数嗜酸细胞腺瘤发生在腮腺，但也可以发生在颌下腺[160]。在一项大型病例研究中，20% 的患者或者有这个部位的放疗史，或者有长期职业接触放射线史[161]。大体上，嗜酸细胞腺瘤表现为实性、界限清楚的肿块，肿块通常较小，呈褐色或棕色（图6.14）。显微镜下，嗜酸细胞腺瘤由大的细胞组成，伴有小的位于中心的圆形细胞核和丰富的嗜酸性颗粒状胞质（图6.15）。超微结构检查，嗜酸细胞腺瘤的嗜酸细胞

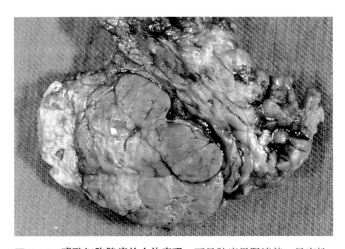

图 6.14　**嗜酸细胞腺瘤的大体表现**。可见肿瘤界限清楚，呈实性、淡棕色（Courtesy of Dr. F. Facchetti, Brescia, Italy.）

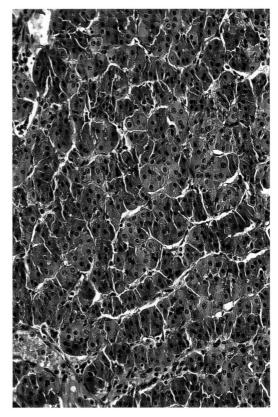

图 6.15　嗜酸细胞腺瘤低倍显微镜下观。其生长方式为实性的，伴有小梁形成。肿瘤细胞具有均匀一致的颗粒状嗜酸性染色

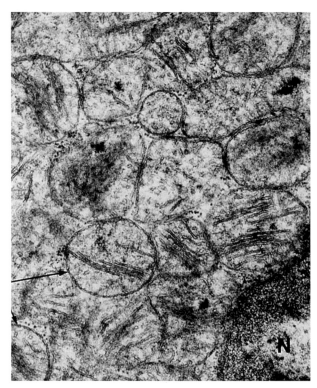

图 6.16　嗜酸细胞腺瘤的电子显微镜检查，显示胞质充满线粒体（箭头所示）。在细胞核右下部分（N）（×31 000）

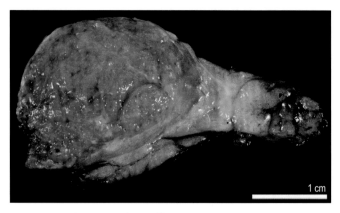

图 6.17　腮腺 Warthin 瘤的大体表现。出现多发性大的囊腔是这种病变的特征（Courtesy of Dr. J. Carvalho, Ann Arbor, MI.）

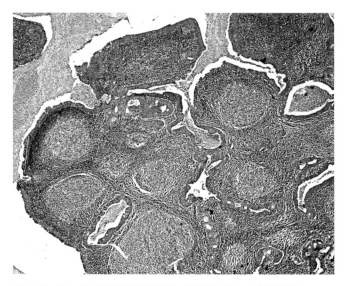

图 6.18　Warthin 瘤低倍镜下表现。可见生发中心非常突出

胞质充满线粒体（图 6.16）。核分裂象缺乏，可能可见从正常导管内衬细胞的细胞过渡。偶尔，可见嗜酸细胞发生透明细胞改变，这是胞质糖原化的结果。由这些肿瘤细胞形成的腺腔内可能含有砂粒体[162]或富于酪氨酸结晶[163]。附近正常的腺体内可见嗜酸细胞局灶集聚。局部切除嗜酸细胞腺瘤肿块通常可以治愈[164]。嗜酸细胞腺瘤肿瘤细胞弥漫表达角蛋白，而少数细胞表达 p63，其分布提示为基底型细胞[165]。后者有助于嗜酸细胞腺瘤与转移性肾细胞癌的鉴别诊断，肾细胞癌 p63 总是呈阴性。

出现胞质黏液或含有黏液的囊性间隙不是嗜酸细胞腺瘤的典型特征，但偶尔可见；这种所见应该怀疑肿瘤是黏液表皮样癌的嗜酸细胞亚型（见下文）。偶尔，可见多发性嗜酸细胞结节，常常伴有透明细胞改变。在这些病例，应用多结节性嗜酸细胞增生（multinodular oncocytic hyperplasia）这一术语比较恰当。

嗜酸细胞癌（oncocytic carcinoma）（又称为恶性嗜酸细胞腺瘤）是嗜酸细胞腺瘤的恶性对应病变，嗜酸细胞癌非常罕见，以至从病理学角度来看觉得奇怪[161]。它的特征是具有细胞非典型性、核分裂活性和浸润性生长。嗜酸细胞癌一般是高级别肿瘤，伴有侵袭性临床行为。

Warthin 瘤

Warthin 瘤（Warthin tumor）［又称为乳头状淋巴瘤性囊腺瘤（cystadenoma lymphomatosum papilliferum）］几乎完全见于腮腺和腮腺周围淋巴结[166]。Warthin 瘤较常见于男性，与吸烟具有一种近乎普遍的关系[167-168]。

Warthin 瘤常常是多中心性的，10% ~ 15% 的病例是双侧性的，在所有双侧性涎腺肿瘤中的占比为 70%[169]。大体上，Warthin 瘤表现为分叶状棕色肿块，并有典型的多囊性表现，伴有充满暗棕色液体（常常像车用机油）的间隙（图 6.17）。偶尔整个肿瘤发生坏死性改变，是由于出血性梗死。这些改变可能自发性发生，但较常见的是发生在细针穿刺活检之后[170]。

显微镜下，Warthin 瘤以淋巴组织为主，常常伴有生发中心；这就导致了这种病变是来源于腮腺内淋巴结的外分泌导管的久享盛名的建议（图 6.18）[171]。这种淋巴间质主要是由 B 淋巴细胞组成[172]，但它也含有 T 淋巴细胞、肥大细胞和 S-100 蛋白阳性的树突状细胞[173]。这些淋巴组织的表面覆盖大的伴有嗜酸细胞特征的上皮细胞，它们在许多方面类似于嗜酸细胞腺瘤（图 6.19）。这些细胞排列成两层，它们之间形态学和免疫组织化学上有一些差异[174]。腔面细胞成柱状，而外层细胞为多角形。两种细胞对角蛋白染色均呈阳性，外层细胞 p63 染色呈阳性，提示为基底细胞表型。这些嗜酸细胞对线粒体相关性标志物也呈阳性（图 6.20）[175-176]。典型的柱状分化的

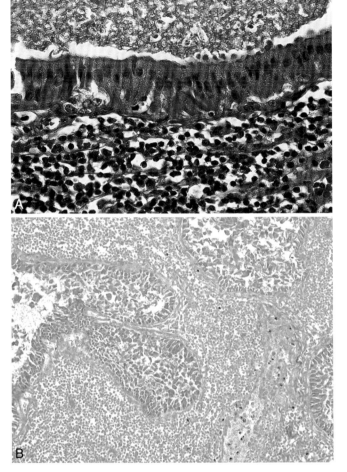

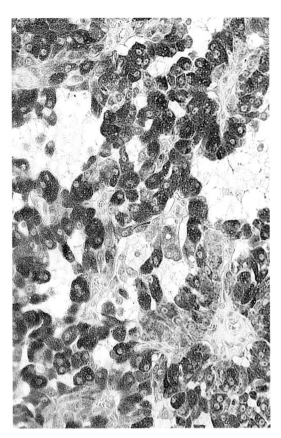

图 6.20　嗜酸细胞抗线粒体抗体免疫染色呈阳性（ Courtesy of Dr. F. Facchetti, Brescia, Italy. ）

图 6.19　**A**，Warthin 瘤的一个囊肿内衬的高倍镜观。可见上皮呈高柱状、嗜酸性，基底层伴有一层不连续的小细胞。其下间质有单一形态的淋巴细胞浸润。**B**，细针吸取活检后的梗死性 Warthin 瘤。邻近坏死的淋巴间质可见坏死上皮乳头的鬼影轮廓

细胞表达 CK7、CK8、CK18 和 CK19[177]。可能还存在分泌黏液的细胞和皮脂腺细胞[178-179]。没有肌上皮细胞的证据[180]。偶尔，淋巴组织稀少或缺乏[166]。电子显微镜检查，颗粒性上皮细胞的胞质内充满线粒体。

伴有梗死样坏死的病例可能显示局灶鳞状化生（见图 6.19B），有时伴有类似于口腔坏死性涎腺的同样特征[181]，同样有可能被误解为鳞状细胞癌[182]。

Warthin 瘤的治疗方式通常是手术切除；局部复发的发生率非常低。

Warthin 瘤恶变罕见，但已有报道，表现为淋巴成分进展为恶性淋巴瘤[183-185]和上皮成分进展为腺癌、黏液表皮样癌、鳞状细胞癌、嗜酸细胞癌、Warthin 腺癌[186]或 Merkel 细胞癌[187-190]。

Warthin 瘤一般被认为是真正的肿瘤，因此将它包括在这一节中。然而，有人提示，Warthin 瘤可能属于头颈部获得性多囊性反应性病变，也可以包括在良性淋巴上皮囊肿和其他鳃囊衍化而来的病变中[42]。事实上，这种

病变的上皮成分被发现是多克隆性的，而且在腮腺淋巴结内容易发现涎腺导管包涵体支持这种论点[191-192]。如果这种解释正确，应该将具有内衬嗜酸细胞成分的多囊性但缺乏淋巴组织间质的腮腺病变［嗜酸细胞性乳头状囊腺瘤（ oncocytic papillary cystadenoma ）］看成是不同类型的疾病[166]。

"单形性"腺瘤

单形性腺瘤（ monomorphic adenoma ）这一过时的术语最初提出是用于任何不是多形性腺瘤的良性上皮性涎腺肿瘤。因此，它包括诸如不相干的嗜酸细胞腺瘤、Warthin 瘤、皮质淋巴腺瘤、管状腺瘤和基底细胞腺瘤[193-194]。这样定义的单形性腺瘤包罗万象，事实上，一些人将其仅用作一组肿瘤（即基底细胞腺瘤）的同义词，这样反而容易造成混乱。因此，建议最好不要将单形性腺瘤作为特异的病理学诊断，而是作为一种分组的探索[195]。"单形性"腺瘤这一术语没有出现在新的 WHO 涎腺肿瘤分类中，不应用作一种特异性病理学诊断[79]。

基底细胞腺瘤和基底细胞腺癌

基底细胞腺瘤（ basal cell adenoma ）通常发生在成人，略好发于女性[196]。大多数基底细胞腺瘤病例发生

在腮腺，但有几例报告发生在腮腺周围淋巴结和小涎腺[197]。大体上，基底细胞腺瘤有包膜，常常为囊性，作为一组肿瘤，它们比多形性腺瘤小。显微镜下，基底细胞腺瘤由基底样上皮细胞组成——它们排列成各种各样的形态结构，缺乏软骨或软骨黏液样间质。多形性腺瘤和基底细胞腺瘤具有重叠的组织学改变。大多数基底细胞腺瘤具有散在的、充满嗜酸性分泌物的导管结构，且这些导管结构常常发生囊性变。导管周围是不同量的基底细胞样细胞，可能具有真正的基底细胞和真正的肌上皮细胞的免疫表型。因此，基底细胞腺瘤含有不同量的导管细胞、基底细胞和肌上皮细胞。见于大多数基底细胞腺瘤的一个重要的鉴别特征是其上皮巢周围呈栅栏状排列，赋予肿瘤以"基底细胞样"表现。其生长方式可能以管状、小梁状、筛状或实性为主[195,198-199]。在各种命名为**膜状或真皮类似的肿瘤（membranous or dermal analogue tumor）**中，上皮巢内及其周围有丰富的基底膜物质沉积。这种结构非常类似于被称为外分泌性皮肤圆柱瘤的皮肤汗腺肿瘤（图6.21）[200-201]。实际上，有多发性皮肤圆柱瘤与伴有同样显微镜下表现的多发性涎腺肿瘤共存的病例报告[202-204]。另外，已发现这两种肿瘤具有同样的染色体16q细胞遗传学异常[205]。参与这种综合征（Brooke-Spiegler syndrome）的突变基因是 *CYLD* 基因，它在散在性基底细胞腺瘤中可能也有突变。

基底细胞腺癌（basal cell adenocarcinoma）是基底细胞腺瘤对应的恶性肿瘤[206-208]。如同基底细胞腺瘤，基底细胞腺癌可以发生于大涎腺或小涎腺[209]。基底细胞腺癌具有类似的结构和免疫组织化学表达[210]，不同之处在于其浸润性生长方式、神经周围播散和血管浸润以及不同程度的细胞非典型性和核分裂活性。虽然大多数基底细胞腺癌在细胞学上属于低级别的，但也确实有高级别基底细胞腺癌发生。基底细胞腺癌还倾向于表达p53、

BCL2和表皮生长因子受体（EGFR），但这些不一定有助于诊断[211]。基底细胞腺癌主要见于腮腺，发病高峰年龄为51～60岁。其描述的生长方式有实性、膜状、小梁状和管状结构。基底细胞腺癌的侵袭性可能表现为局部复发，或转移到淋巴结和肺。如同良性基底细胞腺瘤，在Brooke-Spiegler综合中征它可能伴有皮肤圆柱瘤[206]。

小管腺瘤

小管腺瘤（canalicular adenoma）从前被认为是另外一种肿瘤——单形性腺瘤——的一个亚型，其特征是柱状上皮细胞呈双层条索或带状结构，被疏松的、形成血管的、细胞稀少的黏液样间质分开。小管腺瘤现在被认为是一种完全不同于基底细胞腺瘤的疾病[195,212]，因为它们具有独特的形态和免疫表型，并且多半发生在口腔内的小涎腺[213]。"小管"这一描述性术语来自两层上皮细胞彼此的相对排列（图6.22）。在一些小管腺瘤，基底细胞样细胞结节出现在柱状上皮细胞之间。小管腺瘤的独特特征是S-100蛋白染色呈弥漫阳性，细胞角蛋白染色呈强阳性，p63和肌上皮标志物染色至多呈弱阳性和局灶阳性。

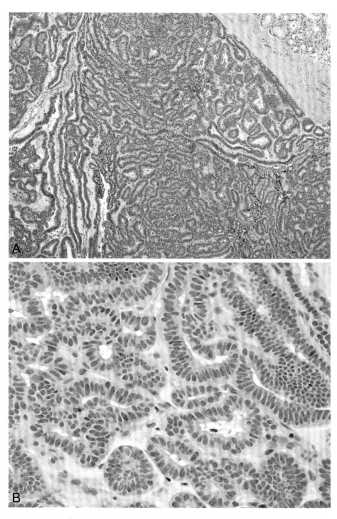

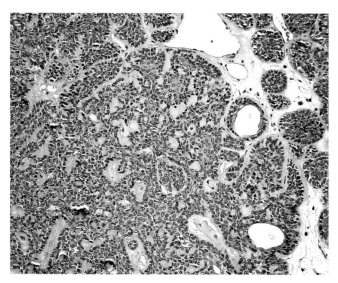

图6.21 **腮腺基底细胞腺瘤**。其表现类似于皮肤附件肿瘤（圆柱瘤）的表现

图6.22 **颊部小涎腺小管腺瘤**。**A**，可见平行成排排列的柱状上皮细胞，彼此相对呈串珠状或小管状结构。间质稀少，主要为黏液样。**B**，可见柱状细胞均匀一致，细胞学温和

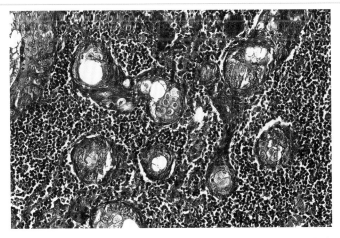

图 6.23　**所谓的皮脂腺淋巴腺瘤**。可见导管结构与高分化的皮脂腺混合，并被大量浸润的淋巴细胞包围

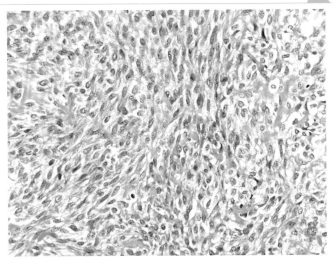

图 6.24　**腮腺梭形细胞型肌上皮瘤**。从纯粹的形态学角度它们与软组织肿瘤非常难以鉴别

绝大多数小管腺瘤发生在成人的上唇（80%）和颊黏膜（10%）。它们是良性肿瘤，完全切除后很少复发。

基底细胞腺瘤主要应与基底细胞腺癌（见下面的讨论）、多形性腺瘤和腺样囊性癌鉴别 [214]。基底细胞腺瘤缺乏多形性腺瘤的软骨黏液样间叶样成分。与腺样囊性癌不同，基底细胞腺瘤有包膜，没有间质和神经周围浸润。免疫组织化学检查，基底细胞腺瘤的内衬导管细胞表达角蛋白和 CEA，伴有不同程度的 S-100 蛋白反应；小梁和实性区域的基底细胞样细胞表达波形蛋白、肌动蛋白和 p63，说明是肌上皮细胞增生 [215-216]。基底细胞腺瘤的行为是良性的，与多形性腺瘤相同，切除治疗可以治愈。基底细胞腺瘤复发风险不像多形性腺瘤那么高，膜状型是个例外，膜状型基底细胞腺瘤多达 25% 的病例复发。

基底细胞腺瘤恶变罕见，但确有报道；据说，膜状型基底细胞腺瘤处于特别容易恶性变的风险中（多达 25%）[217]。在 Luna 等 [218] 报道的 6 例基底细胞癌恶性病例中，3 例恶性成分诊断为腺样囊性癌，另外 3 例为基底细胞腺癌。

伴有皮脂腺分化的肿瘤

皮脂腺型细胞常常可见于正常腮腺内。它们也可见于各种涎腺肿瘤内。它们在 Warthin 瘤相对常见，但也可能出现在多形性腺瘤、黏液表皮样癌、腺样囊性癌和上皮 - 肌上皮癌 [219-222]。

以皮脂腺成分为主的良性肿瘤称为**皮脂腺腺瘤（sebaceous adenoma）**，当它们伴有突出的淋巴细胞间质时称为**皮脂腺淋巴腺瘤（sebaceous lymphadenoma）**（图 6.23）[223-224]。皮脂腺淋巴腺瘤大体检查时可能表现为单房性囊性肿块 [225]。当这种肿瘤含有同样的混合性上皮性腺细胞和淋巴细胞而缺乏皮脂腺分化时，简单地命名为**淋巴腺瘤（lymphadenoma）**[226-227]。这些肿瘤存在罕见的对应恶性肿瘤，称为**皮脂腺癌（sebaceous carcinoma）**和**皮脂腺淋巴腺癌（sebaceous lymphadenocarcinoma）**[223]。

伴有肌上皮分化的肿瘤

肌上皮细胞是许多类型的良性和恶性涎腺肿瘤的一种成分，特别是多形性腺瘤、上皮 - 肌上皮癌、腺样囊性癌和基底细胞肿瘤 [228-231]。完全由肌上皮细胞组成的良性肿瘤称为**肌上皮瘤（myoepithelioma）**[232]。大体上，肌上皮瘤界限清楚，通常有包膜。各种形态学类型均有描述：梭形细胞、玻璃样变（浆细胞样）、上皮样和透明细胞。然而，应该注意，存在联合性中间性病变；而且有人怀疑玻璃样变细胞型肌上皮瘤的肌上皮性质 [233]。

梭形细胞型（spindle cell type）肌上皮瘤具有间质样表现，可能与成纤维细胞、神经鞘细胞或平滑肌细胞病变混淆（图 6.24）[234]。上皮样型（epithelioid type）肌上皮瘤是由均匀一致的伴有中等量间质的圆形细胞组成的。正如其他肌上皮瘤一样，其确定诊断需要免疫组织化学证实肌上皮分化。在被称为嗜酸细胞性肌上皮细胞瘤（oncocytic myoepithelioma）的变异型中，其胞质呈嗜酸性颗粒状。在所有的肌上皮瘤，胶原性间质均稀少或缺乏，可能出现微囊结构，并且可见不同程度的间质继发性黏液样改变或脂肪瘤性化生 [235-236]。一些肌上皮瘤可能出现胶原性结晶样物质 [237]。超微结构和免疫组织化学检查，可见肌动蛋白和角蛋白两种类型的微丝（图 6.25）[238]。大多数肌上皮瘤还表达 p63 和 p40，而对 S-100 蛋白染色可能呈阳性或呈阴性。玻璃样变（浆细胞样）细胞型［hyaline (plasmacytoid) cell-type］肌上皮瘤是由具有某种程度的多形性和深染的偏心核的细胞组成的，但几乎没有核分裂活性；其胞质丰富，呈弥漫性嗜酸性，完全不同于嗜酸细胞的细颗粒状胞质；其细胞呈多角形，轮廓清楚（图 6.26）。玻璃样变细胞的表现可能类似于肿瘤性浆细胞甚至骨骼肌细胞。超微结构检查，其主要特征是出现丰富的、均匀一致的、散在的微丝——直径为 50 ~ 100 Å [239]。虽然这种类型的肌上皮瘤具有肌上皮分化的超微结构证据，但其对传统的肌上皮标志物（肌动蛋白、p63）一般呈阴性，但对角蛋白和 S-100 蛋白呈阳性。透明细胞型（clear cell type）肌上皮瘤是由成片的或成巢的小立方细胞组成的，伴有中等量的透明胞质。这些透

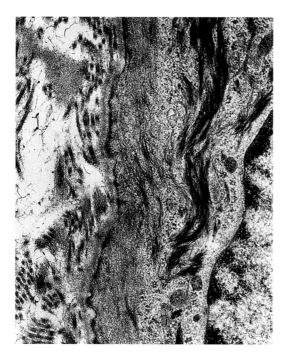

图 6.25 **腮腺肌上皮瘤的电子显微镜照片。**可见肿瘤性肌上皮细胞的一部分（左到右）细胞外间隙伴有胶原原纤维和基底膜，细胞膜上可见电子致密附着斑、线样排列的 6 nm 的肌动蛋白微丝、核周成束的张力丝（代表鳞状化生）和部分细胞核（×22 900）（ Courtesy of Dr. Robert A. Erlandson, Memorial Sloan-Kettering Cancer Center. ）

明细胞含有不同量的糖原，但不含脂肪或黏液。

免疫组织化学检查，肿瘤性肌上皮细胞一般显示角蛋白；两种形式的 S-100 蛋白、p63、p40、肌动蛋白呈阳性，一些病例波形蛋白、钙调理蛋白和肌球蛋白染色呈阳性[101,240-246]。就这一点而言，重要的是要指出，许多肌上皮瘤对平滑肌肌动蛋白（ smooth muscle actin, SMA ）没有反应[247]。重要的是记住，不同的肌上皮瘤亚型有其相关的免疫组织化学谱，而且每一种类型中均有明显的异源性[244,248]。

报道的大多数梭形细胞、上皮样细胞和透明细胞型肌上皮瘤病例发生在腮腺，而大多数单纯性玻璃样变型肌上皮瘤病例发生在小涎腺，特别是腭部小涎腺[249-250]。

这些肌上皮瘤中有一系列分化，伴有良性和恶性亚型。具有玻璃样变细胞形态学的大多数病例具有良性行为[251]，虽然存在显而易见的例外[249]。许多梭形细胞型恶性病例已有描述，特别是透明细胞型[252-256]。恶性肿瘤称为恶性肌上皮瘤和肌上皮癌。一般来说，其特征为浸润性生长，细胞构成和核分裂活性增加，有坏死和细胞非典型性[251]。其常见的生长方式是由大的浸润性小叶伴有中心坏死组成的。这些恶性肌上皮瘤可以为原位发生，也可以为肌上皮瘤、良性混合瘤或基底细胞腺瘤的恶性变[257-258]。它们少见，在涎腺恶性肿瘤中的占比大约为 2%。它们最常见于腮腺，但也可以见于所有的涎腺。虽然没有正式的分级方法，但伴有高核分裂活性、坏死和多形性的恶性肌上皮瘤倾向于具有高级别癌的行为。治

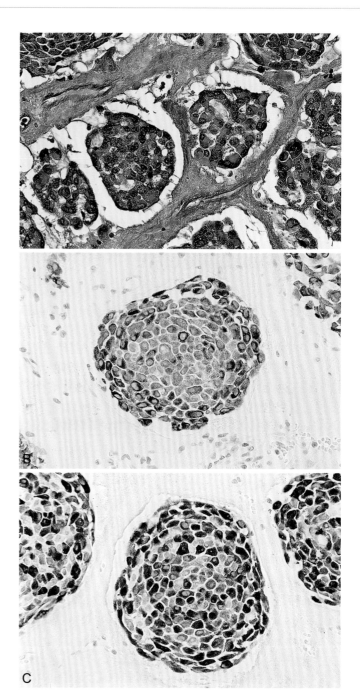

图 6.26 由所谓的玻璃样变细胞组成的肌上皮瘤（ **A**，HE 染色；**B**，角蛋白染色；**C**，S-100 蛋白染色）

疗之后，大约 1/3 的患者死于本病，1/3 带病生存，1/3 无病生存[256]。虽然报道的大多数肌上皮瘤 *EWSR1* 重排呈阴性[259]，但大约 40% 的透明细胞型肌上皮癌病例显示有 *EWSR1* 基因重排[260]。

伴有透明细胞改变的肿瘤

正如大多数其他器官一样，涎腺的含有透明细胞的肿瘤不构成一种同质性或特异性的类型[261-264]。在出现这种特征时，其鉴别诊断包括透明细胞肌上皮瘤和肌上皮癌（糖原呈阳性），皮脂腺肿瘤（脂肪呈阳性），黏

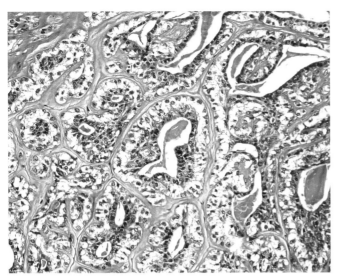

图 6.27 **上皮 - 肌上皮癌**。肌上皮成分是具有透明胞质的细胞。这个肿瘤的其他区域呈浸润性生长。良性混合瘤可能有类似的表现，但缺乏浸润性生长

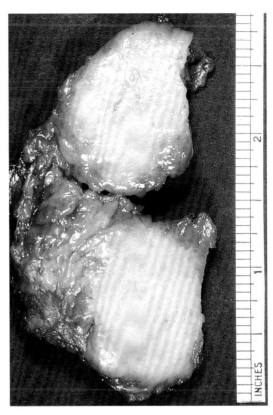

图 6.28 **黏液表皮样癌的大体表现**。这个特别的肿瘤完全是实性的，没有常见于低级别病变的囊肿形成

液表皮样癌（黏液呈阳性），腺泡细胞癌，嗜酸细胞肿瘤的透明细胞改变，以及转移性肾细胞癌[265-267]。有一些由透明细胞组成的恶性涎腺肿瘤不能归入其中任何一个范畴，而应用透明细胞癌（clear cell）这个描述性术语[268-269]。这些肿瘤大多数发生在口腔而不是大涎腺，并伴有突出的纤维玻璃样间质［因此提出了玻璃样变透明细胞癌（hyalinizing clear cell carcinoma）这一术语］[268]。

上皮 - 肌上皮癌（epithelial-myoepithelial carcinoma） 是一种少见的涎腺癌，最常发生在腮腺，但可以发生在其他大涎腺和小涎腺，特别是鼻窦部位[270]。正如其名称所指，它们是由嗜酸性导管细胞和围绕的具有透明胞质的肌上皮细胞两种细胞组成的（图 6.27）。上皮 - 肌上皮癌中导管和肌上皮细胞的比例不同，间质可能稀少，但常常含有不同量的黏液样和（或）基底膜型物质。因为大多数为低级别癌，做出这种诊断需要证实有浸润性生长。一些上皮 - 肌上皮癌可能具有明显的核分裂活性、多形性和坏死。侵袭性小叶一般呈实性，但乳头状和囊性生长方式并不少见。新近描述了几种"变异型"包括双重透明、嗜酸细胞 - 皮脂腺和顶浆分泌性[270-271]。另外，一些上皮 - 肌上皮癌可能发生在先前存在的多形性腺瘤中（多形性腺瘤恶变为癌）。导管细胞对低分子量细胞角蛋白有反应，而肌上皮细胞对高分子量细胞角蛋白、p63、p40、肌动蛋白以及钙调理蛋白、S-100 蛋白有反应，涎腺肿瘤的染色结果常常是出乎意料的。虽然大约 40% 的肿瘤复发，仅有 15% 的病例可见转移（主要是颈淋巴结），疾病相关性死亡率低于 10%，5 年生存率为 80%[270,272]。

黏液表皮样癌

黏液表皮样癌（mucoepidermoid carcinoma） 是最常

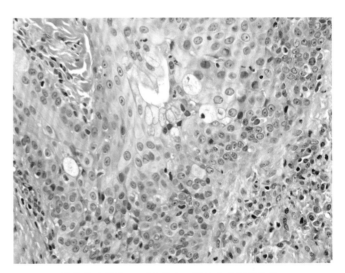

图 6.29 **黏液表皮样癌**。可见黏液、鳞状和中间性细胞

见的涎腺恶性肿瘤。大多数黏液表皮样癌病例位于腮腺，半数病例发生在大涎腺（图 6.28）[273]。它们也可发生于小涎腺，腭、颊黏膜和舌是相对常见的部位。黏液表皮样癌也是儿童最常见的恶性涎腺肿瘤[80,274]。显微镜下，可见三种主要细胞类型：产生黏液的细胞、鳞状细胞（表皮样）和中间性细胞（图 6.29）。大多数以中间性细胞为主，其特征为小的立方形细胞，伴有少量嗜酸性胞质，类似于基底细胞。黏液表皮样癌中这三种类型的细胞的

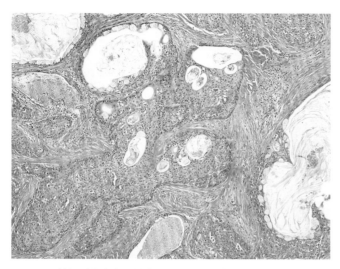

图 6.30 　低级别黏液表皮样癌，可见突出的囊性区域和浸润性生长

比例不同，可能形成片块和巢，伴有导管样结构或囊肿。大体上，分化较好的黏液表皮样癌表现为界限相对清楚的肿块，伴有含有黏液样物质的囊性区（图 6.30）。显微镜下，这些低级别病变以高分化的黏液性细胞为主。高级别病变更呈实性，具有浸润性生长方式。高级别病变以鳞状和中间性细胞为主，比产生黏液的细胞多。应该指出的是，明显的核非典型性、常见核分裂象、广泛的角化和广泛的坏死不是任何级别黏液表皮样癌的典型表现。当出现这些特征时，应该考虑低分化腺癌和腺鳞癌的可能性[275]。

黏液表皮样癌的形态学变异型包括：伴有皮脂腺细胞成分的类型[276]，伴有突出嗜酸细胞改变［嗜酸细胞性黏液表皮样癌（oncocytic mucoepiderioid carcinoma）］的病例[277-279]，伴有广泛透明细胞改变的肿瘤，伴有致密间质硬化的类型［硬化性黏液表皮样癌（sclerosing mucoepidermoid carcinoma）］，以及伴有硬化、局灶表皮样特征和嗜酸细胞浸润特征的非常罕见的变异型［硬化性黏液表皮样癌伴有嗜酸细胞增多（sclerosing mucoepidermoid carcinoma with eosinophilia）］，后者类似于甲状腺的同名肿瘤[7,280]。另外，伴有去分化成分的黏液表皮样癌病例也有报道，这种改变伴有加速的临床经过[281]。

当黏液表皮样癌形成的黏液和角质溢入间质组织时，可引起炎症性反应。虽然的确存在真正的外伤后涎腺囊肿和黏液囊肿[282]，但在腮腺部位出现充满黏液的囊性间隙时，总是应该另外取材以除外高分化黏液表皮样癌的可能性。有时，广泛的纤维化伴有溢出的黏液[283]。

免疫组织化学检查发现，黏液表皮样癌可检测出单纯性碳水化合物抗原（T、Tn 和 Syalosyl-Tn）[284]。黏液表皮样癌表达的黏液包括 MUC1、MUC2、MUC4、MUC5AC 和 MUC5B，但不表达 MUC3（腺样囊性癌表达 MUC3，见下文）。显然，高级别黏液表皮样癌以表达 MUC1 为主，而 MUC4 在低级别黏液表皮样癌中的表达较普遍[285-286]。

至于角蛋白表达，黏液表皮样癌常见的表达谱是 CK7+/CK14+/CK20-[287-288]。这些标志物的染色形态重现了正常分泌导管细胞[289]。黏液表皮样癌对肌上皮细胞标志物通常呈阴性，如果存在阳性，也是局灶呈弱阳性[289]。p63 染色是个例外，表皮样和中间性细胞均呈阳性。

在大多数黏液表皮样癌病例，可见独特的染色体易位 t(11;19)(q21;p13)，导致 CRTC1（从前称为 MECT1）基因和 MAML2 基因融合[290-292]。这种易位激活 Notch 信号通路[293]。有意思的是，发生在诸如皮肤、乳腺、肺和子宫颈等其他部位的黏液表皮样癌也有 CRTC1 易位[294-297]。在 6% 的病例，出现 CRTC3-MAML2 基因融合取代 CRTC1-MAML2[292]。具有 CRTC1-MAML2 或 CRTC3-MAML2 融合的黏液表皮样癌病例的预后比缺乏基因融合的病例的预后好[291-292,298-300]。肿瘤分级不同，预后有明显的差异，无论是应用传统的二级分级方法（低级别和高级别），还是应用近期常用的美军病理学研究所（Armed Forces Institute of Pathology, AFIP）作者提出的三级分级方法[301-303]。后者是根据加权积分进行分类的系统：囊性成分 < 20%，2 分；神经浸润，2 分；坏死，3 分；核分裂象 ≥ 4/10 HPF，3 分；间变，4 分。总的计分：0 ~ 4 分定义为低级别肿瘤，5 ~ 6 分为中级别肿瘤，≥ 7 分为高级别肿瘤[304]。

Jakobsson 等[305]进行的一项病例研究显示，确定为低级别肿瘤的 5 年生存率为 98%，而高级别肿瘤为 56%。大多数高级别肿瘤的恶性行为出现在手术之后最初 5 年之内；与腺样囊性癌和腺泡细胞癌的生存率在 20 年期内下降相反。在另外一项包含 69 例病例的病例研究中，除了 2 例以外，14 例死亡，所有 6 例发生远隔转移的均为高级别肿瘤，还与局部复发和局部淋巴结转移的发生率增加有关[275]。预后与下列参数有关：年龄（年轻人预后较好），性别（女性较好），部位（腮腺比颌下腺好），腺体外延伸，血管浸润，坏死，核分裂率，通过 MIB-1 抗体测量的细胞增生，DNA 倍体，以及 ERK-1/ERK-2 信号通路激活[301-302,306-308]。

腺泡细胞癌和类似于乳腺分泌癌的癌

腺泡细胞癌（acinic cell carcinoma）在所有涎腺肿瘤中的占比为 1% ~ 3%，以男性为主，发病高峰年龄为 41 ~ 50 岁，但有广泛的年龄分布[309]。实际上，它是继黏液表皮样癌之后第二个常见的儿童恶性涎腺肿瘤。它是最常见的双侧涎腺恶性肿瘤。已有少数家族性病例报道[310]。大多数（80%）腺泡细胞癌位于腮腺，但报道的许多病例发生在小涎腺[311-313]。

大体上，腺泡细胞癌表现为有包膜的圆形肿块，伴有实性、脆而易碎的灰白色切面，直径通常小于 3 cm[309]；偶尔发生明显的囊性退变。

显微镜下，腺泡细胞癌的表现差异很大，生长方式可能以实性、微囊性、乳头状-囊性或滤泡状为主[309]。其肿瘤细胞的表现也有明显的差异。最具特征性的细胞称为腺泡细胞，其胞质表现（颗粒状和嗜碱性）和超微结构形态类似于正常涎腺的腺泡细胞（图 6.31）[314-315]。PAS 染色其胞质颗粒呈阳性，是抗淀粉酶的。其他细胞

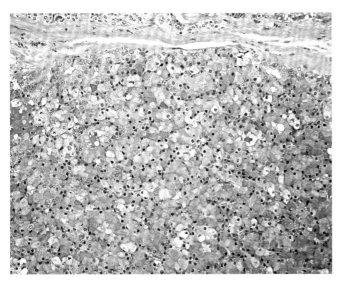

图 6.31 腺泡细胞癌。可见细胞具有丰富的充满嗜碱性酶原颗粒的胞质

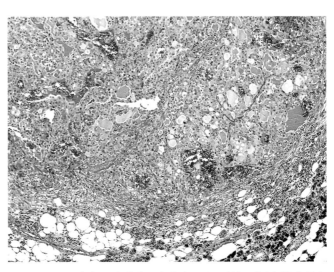

图 6.32 腮腺类似于乳腺分泌癌的癌。这些低级别浸润性癌是由伴有微囊表现的大的细胞巢组成的。腺腔充满嗜酸性到嗜碱性的分泌物

类型被称为闰管、透明、空泡和非特异性腺细胞[309]。当透明细胞成分为主时，腺泡细胞癌即获得"肾上腺样"表现，类似于肾细胞癌。这些透明细胞不含有脂肪或黏液，而可能含有不同量的糖原。然而，在乳头状-囊性或滤泡性区域可见局灶黏液阳性[316]。发生这些细胞学和结构差异说明这种肿瘤是向涎腺的末端导管-腺泡单位分化，包括分泌性腺（腺腔）细胞、闰管细胞、多潜能储备（基底）细胞和肌上皮细胞[317]。腺泡细胞癌周围可见明显的伴有生发中心的淋巴滤泡[318]，腔内可见伴有砂粒体表现的层状凝固物[309]。

免疫组织化学检查，角蛋白呈阳性，淀粉酶、α1-抗糜蛋白酶、转铁蛋白、乳铁蛋白、IgA、分泌成分和富于脯氨酸的蛋白呈局灶反应[319-320]。一些腺泡细胞癌可见S-100蛋白呈片块状反应。腺泡细胞癌可见顶端膜DOG-1反应，这有助于腺泡细胞癌与类似肿瘤的鉴别诊断[6]。

在 Eneroph 等[314]报道的有 37 例病例的经典研究中，11 例发生局部复发和 7 例发生转移；4 例的复发发生在局部淋巴结；确定的 5 年生存率为 89%，但在 20 年后下降到 56%。在 Ellis 和 Corio 报道的大型病例研究中，复发率为 12%，转移率为 7.8%，死亡率为 6.1%。局部淋巴结是最常见的转移部位[321]。

具有预后重要性的特征是：疼痛或固定，大体侵犯腺体外，纤维组织增生，细胞非典型性，核分裂活性增加，以及最初切除是否充分[322]。最后一个特征尤其重要[323-324]。在 Perzin 和 LiVolsi[324] 进行的病例研究中，在进行限制性局部切除治疗的 15 例患者中有 14 例发生肿瘤复发，而在进行局部广泛切除治疗的 28 例患者中仅有 3 例复发。局部复发与局部难以控制的疾病和转移性疾病有关。不一定进行颈部淋巴结清扫术，除非临床上发现淋巴结受累。对腺泡细胞癌进行放疗的作用仍有争议；

大多数病例研究没有发现放疗明确的有益影响[325]。

腺泡细胞癌特别不利但所幸罕见的事件是出现间变（去分化）成分——表现为高级别腺癌、低分化癌或未分化癌[7,326]。发生这种现象与流式细胞术检查的多倍体、超微结构水平出现的特殊螺旋包涵体和加速的临床经过有关[327-328]。没有发现在去分化腺泡细胞癌有 TP53 突变和 HER2 扩增[329]。

类似于乳腺分泌癌的癌（mammary analogue secretory carcinoma, MASC）是新近描述的一种涎腺癌，常常被诊断为腺泡细胞癌，但现在已经知道它是一种独特的疾病，因为形态学、免疫组织化学和遗传学证实它与乳腺分泌癌相同。MASC 是由 Skalova 等报道的，乳腺分泌癌伴有 t(12;15)(p13;q25) 易位导致 ETV6/NTRK3 基因融合。因为与腺泡细胞癌在组织学上类似，一个关键的问题是：涎腺腺泡细胞癌是否具有同样的易位。Reis-Filho 等[330]和 Skalova 等[331]研究了 14 例适合的病例，发现他们全部都有同样的细胞遗传学异常（但在普通的腺泡细胞癌和其他涎腺肿瘤没有这种异常）。根据这个重要发现，作者推测，涎腺肿瘤中存在独特的疾病并将其称为 MASC。大多数 MASC 发生在腮腺，但口内小涎腺也可以受累。形态学上，MASC 这种新疾病的特征是：出现微囊和腺体间隙，伴有丰富的嗜酸性分泌物，PAS、黏液卡红、MUC1、MUC4 和乳腺珠蛋白染色呈阳性（图6.32）。MASC 的肿瘤细胞具有顶浆分泌的表现，伴有空泡状嗜酸性胞质和均匀一致的空泡状细胞核，核仁小（图6.33）。MASC 的肿瘤细胞对细胞角蛋白、S-100 蛋白、BRST-2 和乳腺珠蛋白呈阳性，但对雄激素受体、p63 和DOG-1 呈阴性。MASC 是低级别癌，大约 30% 的病例发生复发，转移或导致死亡罕见。罕见的伴有高级别转化（去分化）的病例已有描述，其侵袭性较强。

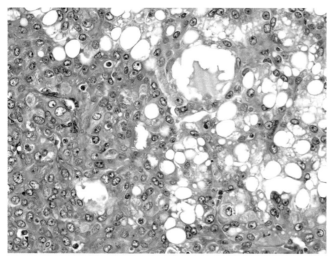

图 6.33 类似于乳腺分泌癌的癌，含有伴有顶浆分泌表现和空泡状胞质的单一形态的细胞

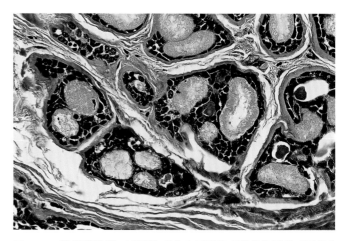

图 6.35 腺样囊性癌。可见许多含有同质性嗜酸性物质的"圆柱"

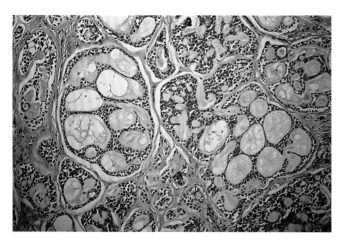

图 6.34 腺样囊性癌的典型的低倍镜下所见

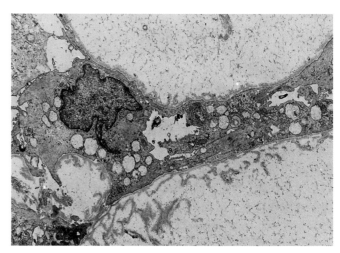

图 6.36 口腔小涎腺腺样囊性癌的超微结构表现。可见肿瘤是由被覆重复的基底膜的肌上皮细胞组成的。假腺腔因此形成（×7 450）

腺样囊性癌

腺样囊性癌（adenoid cystic carcinoma）一般是生长缓慢但高度恶性的肿瘤，复发可能性非常高。在腮腺，腺样囊性癌比黏液表皮样癌和腺泡细胞癌少见，但它是小涎腺最常见的恶性肿瘤。

大体上，腺样囊性癌通常具有实性表现和浸润性生长方式，虽然在一些病例界限可能清楚。显微镜下，典型的腺样囊性癌被描述为具有筛状（cribriform）结构：细胞巢和细胞柱具有相当温和的表现，同心圆围绕排列着充满同质性嗜酸性 PAS 阳性染色物质或颗粒状黏液样物质的腺样间隙（"假囊肿"）（图 6.34 和 6.35）。这些大多数不是真正的腺体间隙，而是含有重复基底膜物质和由肿瘤细胞产生的黏液的细胞外腔（图 6.36）[332]。也可形成小的真正的腺腔。的确，做出腺样囊性癌的诊断需要识别假囊肿和真正的腺腔两种结构。罕见的小腺腔内衬覆单层嗜酸性上皮细胞。这些细胞被不同量的小肌上皮细胞围绕，这些细胞胞质稀少，核深染，成角。这种

肿瘤具有显著的侵犯神经周围间隙的倾向，以至从肿瘤周围充分取材如果没有发现这一特征，应该怀疑是否能够诊断腺样囊性癌（图 6.37）[333]。

一些腺样囊性癌具有突出的腺管状（tubular）生长方式，而另外一些主要为实性（solid）[334-335]，还有一些（非常罕见）为硬化性（sclerosing）[336]。实性结构的特征是：上皮（腺体）成分过度生长，常常显示较多的核分裂活性，细胞非典型性增加，伴有或不伴有小灶状坏死。复合性生长方式常见，不管是原来的肿瘤还是复发性肿瘤（图 6.38）[337]。

免疫组织化学检查，位于可以辨认的导管结构的肿瘤细胞表达类似于闰管的表型［角蛋白、CEA、溶菌酶、乳铁蛋白、α1- 抗糜蛋白酶、S-100 蛋白和 CD117（c-KIT）呈阳性］，而围绕假囊肿的肿瘤细胞具有提示肌上皮细胞分化的表型（S-100 蛋白、p63 和肌动蛋白呈阳性，而角蛋白不同程度呈阳性）[338-343]。

细胞遗传学检查，染色体 6q23-35 杂合性缺失（LOH）发生率高[344-345]。TP53 改变不常见[346]，除了

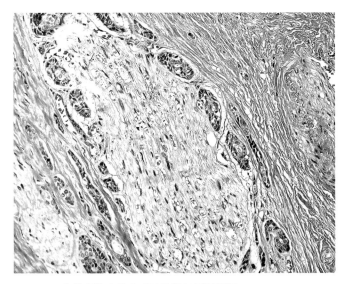

图 6.37　腺样囊性癌伴有明显的神经周围浸润

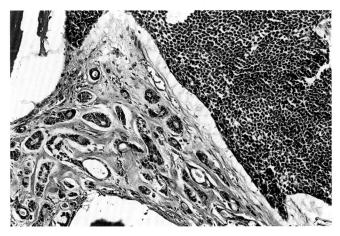

图 6.38　腺样囊性癌伴有腺管状（左）和实性（右）特征

去分化的病例（见下文）。微阵列分析显示，共同的基因表达是肌上皮分化、转录因子 50×4 和 AP-2y 以及 Wnt/β 连环蛋白成员信号通路[347]。部分腺样囊性癌病例（大约 30%）显示独特的染色体易位，导致 MYB-NKIB 融合[348]。

与良性混合瘤的鉴别可能困难。重要的是要记住，腺样囊性癌总是浸润性的，常常伴有神经周围浸润；总是缺乏软骨黏液样间质和鳞状化生灶。另外，乳头状生长和真正的囊肿结构不是腺样囊性癌的特征。

另外一个重要的鉴别诊断是多形性低级别腺癌。多形性低级别腺癌容易辨认，它几乎不存在于大（major）涎腺。在显微镜下水平，腺样囊性癌的细胞核倾向于深染和成角，而不是温和而均一的核。另外，正如已经提到的，腺样囊性癌 CD117（c-KIT）免疫反应通常呈强阳性，而多形性低级别腺癌或者呈阴性，或者显示呈弱阳性[343]。后一种所见使得这种染色作为鉴别的特征并不十分合适。相反，S-100 蛋白弥漫性染色支持多形性低级别

腺癌而不是腺样囊性癌的诊断，而 p63 强染色支持腺样囊性癌的诊断。

因为腺样囊性癌的预后在很大程度上受其生长方式的影响，这种特征已用于分级系统[334,349-351]。在一项病例研究中，腺管状病变的复发率为 59%，典型的筛状病变为 89%，而实性病变为 100%[334]。在另一项应用了比较类似的分级系统的病例研究中，三种病变的 15 年的累及生存率分别为 39%、26% 和 5%[351]。实性或间变性腺样囊性癌伴有最高的转移发生率和迅速的临床经过[349,352]。基于这些分析，腺样囊性癌被分为如下几级：1 级，管状或混合性筛状和腺管状；2 级，纯粹的筛状，或伴有 30% 以下的实性成分；3 级，伴有 30% 或 30% 以上的实性成分。罕见情况下，普通腺样囊性癌发生去分化或高级别转化[353-354]——一个伴有 TP53 基因突变的事件[355]——可以预见其具有侵袭性行为（如果不是更强的话）。影响腺样囊性癌预后的其他因素是分期（非常重要）、切缘出现肿瘤、解剖部位、原发性病变的大小、非典型性程度和淋巴结转移[334,351,356]。

腺样囊性癌常常转移到肺。这些转移通常是隐匿的，在完全无症状的患者，胸部 X 线片发现多发性结节并不少见。淋巴结转移罕见，至少在最初诊断时是这样；其中大多数好像是从淋巴结周围软组织直接延伸而来的，而不是真正的转移[357]。

腺样囊性癌的治疗采取根治性手术方法，不管其显微镜下肿瘤分化如何[358]。肿瘤复发后的治疗非常困难。放疗很少能够治愈，但当结合手术时可以改善结局[349]，而且对于不能手术的复发，可以产生极好的暂时消退的作用[350,359]。

涎腺导管肿瘤

涎腺导管乳头状瘤（salivary duct papilloma） 发生在小涎腺，但已有几例发生在腮腺的报道[360-363]。

涎腺导管癌（salivary duct carcinoma） 通常见于老年男性，最常见于腮腺，但也见于颌下腺[250,364-366]。一些病例发生在先前存在的多形性腺瘤的基础上，涎腺导管癌是见于多形性腺瘤恶变为癌的最常见的癌。显微镜下，涎腺导管癌类似于乳腺高级别原位和浸润性顶浆分泌导管癌，不管是粉刺状、实性、筛状、乳头状、浸润性微乳头状、黏液性（富于黏液）、普通浸润性还是肉瘤样癌（图 6.39）[7,367-375]。换句话说，涎腺导管癌的广泛的分化范围与较常见的乳腺肿瘤相同[376-378]。其免疫组织化学谱类似于导管型腺癌，就像其形态学表现多样化一样[379]。涎腺导管癌有角蛋白（包括低分子量和高分子量角蛋白）[380]、HER2/neu（大约 40% 的病例）[381-382]、CEA 和 EMA[383-384] 表达。涎腺导管癌还常常表达雄激素受体（大约 90%），但对雌激素受体呈阴性。一些涎腺导管癌表达 CD117（c-KIT）、GCDFP15（特别是导管内成分）和前列腺特异性抗原以及其他前列腺相关标志物[385-388]。涎腺导管癌对 S-100 蛋白和 p63 呈阴性（少数可能呈弱阳性）[389]。

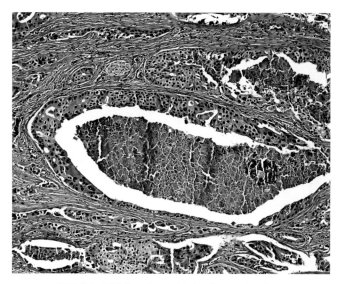

图 6.39　腮腺高级别导管型癌。有某种程度的胞质顶浆分泌性改变

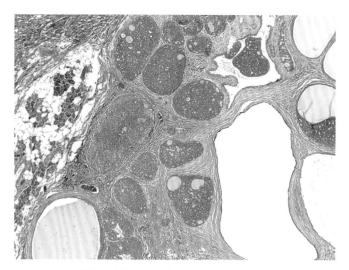

图 6.40　腮腺低级别筛状囊腺癌。典型的改变是实性和囊性混合性结节

涎腺导管癌常见 *TP53* 突变，而 *HER2* 扩增大约出现在 1/3 的病例[365,382]。基因表达谱研究显示，凋亡相关基因 *CASP10* 和 *MMP11* 过表达[390]。

这种高级别癌具有明显的侵袭性，常常转移到淋巴结和远隔器官，死亡率为 70%，大多数涎腺导管癌患者在诊断 3 年内死亡[250,391]。据说出现微乳头状和肉瘤样成分与侵袭性行为有关[392]。罕见的单纯性导管内肿瘤通过单纯切除治疗后常常复发，或具有同样的导管内结构或表现为浸润性肿瘤[393-394]。

应该强调的是，"涎腺导管癌"这一术语是指肿瘤的生长方式而不是它的解剖部位。报道的大多数腮腺导管（Stensen duct）癌不是涎腺导管癌，而是黏液表皮样、鳞状细胞或未分化癌[395]。

低级别筛状囊腺癌（low-grade cribriform cystadenocarcinoma）是新近描述的惰性涎腺癌，类似于乳腺低级别病变系列，从非典型性导管增生到原位微乳头状和筛状导管（图 6.40）。大多数低级别筛状囊腺癌发生在成人，位于腮腺[396]。它们原来被称为"低级别涎腺导管癌"[376]，但这一术语应该避免与侵袭性涎腺导管癌混淆。基于形态学和免疫组织化学特征，大多数低级别筛状囊腺癌病变完全是原位的。在罕见的病变可见小灶状浸润性生长。低级别筛状囊腺癌的特征是实性和囊性小叶，由温和的、伴有轻微核分裂活性的立方细胞组成。一些低级别筛状囊腺癌肿瘤细胞具有突出的顶浆分泌细胞学特征[375]。实性小叶含有许多微囊，赋予其一种筛状表现（图 6.41）。微囊充满淡嗜酸性或嗜碱性分泌物。囊性小叶可能含有乳头状和筛状结构。低级别筛状囊腺癌肿瘤细胞对角蛋白和 S-100 蛋白呈阳性，但对 p63 和肌上皮标志物呈阴性。后者可在大多数肿瘤小叶突显单层肌上皮细胞。低级别筛状囊腺癌对雄激素受体和 HER2/neu 呈阴性。由于其低级别细胞学和原位的性质，低级别筛状囊腺癌的预后非常好，复发率低，转移的病例罕见，基本没有疾病相关性死亡。

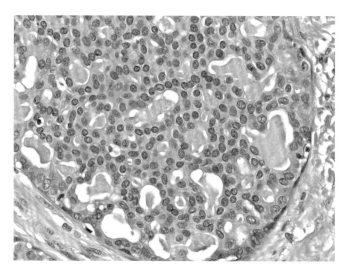

图 6.41　低级别筛状囊腺癌，类似于低级别乳腺上皮病变，例如非典型性导管增生和低级别导管原位癌

多形性低级别腺癌

多形性低级别腺癌（polymorphous low-grade adenocarcinoma）通常局限于口腔小涎腺，因此在第 4 章讨论[397-399]。大涎腺多形性低级别腺癌几乎总是发生在良性混合瘤的背景下，但确有罕见的原发性病例发生[400-401]。多形性低级别腺癌主要应与腺样囊性癌和良性混合瘤鉴别[402-403]。

囊腺癌（乳头状囊腺癌）

囊腺癌（cystadenocarcinoma）在所有腮腺肿瘤中的占比不到 3%，但也可能发生在舌下腺[363,404]。它可能长得很大，伴有出血和坏死。类似的病例在口腔也有报道[405-406]。显微镜下，囊腺癌出现浸润性囊性结节，伴有界限清楚的乳头状结构是其最重要的鉴别特征。囊腺癌通常出现黏液产物，但没有鳞状或中间成分（图 6.42）。

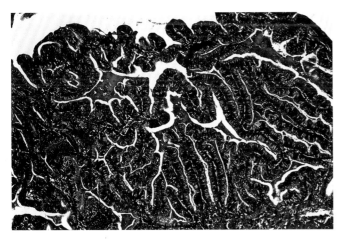

图 6.42　腮腺乳头状囊腺癌

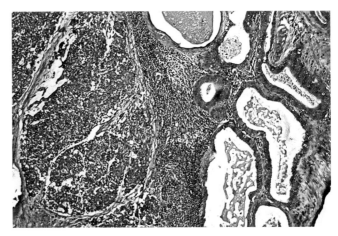

图 6.43　Worthin 瘤（右）和小细胞（Merkel cell）癌（左）之间的碰撞

如果有突出的乳头状成分，则这种肿瘤可以命名为**乳头状囊腺癌（papillary cystadenocarcinoma）** [407-408]。有时，在良性表现的黏液性囊腺瘤中出现局灶性恶性乳头状成分[409]。囊腺癌的鉴别诊断包括黏液表皮样癌、腺泡细胞癌、多形性低级别腺癌的乳头状亚型和转移癌，特别是来自甲状腺的转移癌。Blanck 等[404] 将他们的病例分为高级别和低级别亚型，根据是否出现间质浸润。前者预后不良，比得上腺样囊性癌，后者的预后与低级别黏液表皮样癌没有不同。

鳞状细胞癌

腮腺区的大多数**鳞状细胞癌（squamous cell carcinoma）**是口腔、上呼吸消化道的一些其他部位或皮肤的肿瘤的腮腺内淋巴结转移癌[410]。

涎腺的真正的单纯性鳞状细胞癌非常罕见。一些是混合瘤的恶性成分；另外一些是以鳞状细胞为主的高级别黏液表皮样癌，通过局部黏液染色呈阳性可以显示。偶尔会遇到原位恶性导管成分，可以支持原发性涎腺鳞状细胞癌这一概念，但这也可能是来自转移的继发性浸润[411]。这些肿瘤生长迅速，浸润周围结构。治疗选择根治性手术，但放疗也有作用。在 Mayo Clinic 进行的一项有 18 例病例的病例研究中，患者的总的 5 年生存率是 50%[412]。

小细胞癌和其他神经内分泌癌

涎腺有完全由实性小细胞巢组成的恶性肿瘤，其细胞核深染，核分裂活性高，胞质稀少[413-414]。其中一些与肺小细胞癌不能区分。它们可以为单纯性小细胞癌或伴有腺体或鳞状分化区域[415-418]。超微结构检查，大多数但不是所有病例可见符合内分泌分化的致密轴心颗粒[419]。免疫组织化学检查，两组作者[420-421] 研究的所有病例均表达一种或一种以上神经内分泌标志物，例如 Leu7、NSE、嗜铬素或突触素。角蛋白（常常呈点状结构）和 EMA 也呈规则表达。

在大约半数的涎腺小细胞癌（small cell carcinoma）病例可见具有类似于皮肤 Merkel 细胞癌的特征，包括对 CK20 和多瘤病毒的免疫反应[421-422]。少数情况下，小细胞癌可能是发生在 Warthin 瘤背景下的恶性成分（图6.43）[423]。基于上述所见，一些作者提出将涎腺小细胞癌分为 Merkel 细胞型和肺型，后者对 CK20 呈阴性。目前仍不清楚这种区分是否具有临床意义，但初步研究提示，Merkel 细胞型生存期较长[7,421]。总之，复发和转移发生在半数以上的患者，5 年生存率为 15%～50%。

涎腺**大细胞神经内分泌癌（large cell neuroendocrine carcinoma）**也有描述。其诊断标准与相应的肺肿瘤相同[424]。

淋巴上皮瘤样癌

淋巴上皮瘤样癌（lymphoepithelioma-like carcinoma）是选择用于一种类型的涎腺癌的术语，也有报道称为恶性淋巴上皮病变和淋巴上皮癌[425-428]。这种肿瘤特别容易发生在爱斯基摩人和中国人，它可以显示家族聚集的证据[427,429]。淋巴上皮瘤样癌表现为成人腮腺或颌下腺的单侧性肿块，没有任何干燥综合征的外周表现。因为有实性上皮岛和淋巴组织混合，其低倍镜下表现类似于 Mikulicz 病。然而，高倍镜下检查，淋巴上皮瘤样癌显示所有上皮岛均具有恶性细胞学特征。这是非角化性大细胞癌的表现，偶尔有梭形细胞区域，光镜和电镜检查类似于通常被称为淋巴上皮瘤的鼻咽肿瘤[426,430]。这些肿瘤患者许多有 EBV 感染的血清学证据，并且原位杂交技术和其他分子检查发现有 EBV DNA，这个事实显示这个推论可能比形态学推论更有力[431-434]。淋巴上皮瘤样癌可能出现神经周围浸润[427]。免疫组织化学检查，它们对角蛋白呈强阳性[427]。反应性淋巴组织形成生发中心，可能显示局灶星空现象。局部淋巴结转移非常常见，远隔转移（特别是转移到肺、肝和骨）也可发生[429]。报道的死亡率差异很大，但在记录完好的病例中，总的结局似乎相对较好，5 年生存率为 75%～85%[427,435]。

其他原发性癌

一些**涎腺腺癌**（adenocarcinoma）具有两种独特组织学类型的特征，它们被称为**混合癌**（hybrid carcinoma），并且其中一种成分常常是肌上皮性质的，但任何一种组织学亚型的结合均有可能[436-437]。不符合前面描述的任何结构的其他腺癌称为未另外加以说明的腺癌（adenocarcinoma, NOS）[438-439]。在描述涎腺导管癌、多形性低级别腺癌、类似于乳腺分泌癌的癌（MASC）、低级别筛状囊腺癌和上皮-肌上皮癌之后，大多数应该考虑为未另外加以说明的腺癌。

恶性淋巴瘤

腮腺区的**恶性淋巴瘤**（malignant lymphoma）可以起源于腮腺淋巴结内或腮腺本身。在前一种情况下，淋巴瘤的组织学特征和自然病史一般与淋巴结淋巴瘤相同。当涎腺组织受累时，可能是全身性受累的表现，或更常见的是涎腺的原发性病变。绝大多数涎腺原发性淋巴瘤累及腮腺，但颌下腺也可受累[440-443]。临床上，大多数涎腺淋巴瘤表现为单侧性肿块。绝大多数涎腺淋巴瘤是B细胞淋巴瘤，最常见的是MALT淋巴瘤，其次是滤泡性淋巴瘤和弥漫性大B细胞淋巴瘤[440,442-444]。

一些涎腺淋巴瘤为滤泡型的，其特征为具有滤泡性淋巴瘤的特征性的t(14;18)易位[444-445]。一些涎腺淋巴瘤有硬化性特征，类似于慢性硬化性涎腺炎（Kuttner瘤，见下文）[446]。其他大多数涎腺淋巴瘤是由小淋巴细胞组成的，这种细胞类似于单核细胞样B细胞。这些肿瘤现在认为属于MALT/边缘区淋巴瘤[447-448]。它们常常发生在Mikulicz病或其他免疫介导性疾病（见下文）的背景下[444]。它们的特征是进展非常缓慢，长期预后非常好[444,447-449]；在最初诊断10年或10年以后，对侧腮腺、皮肤或一些其他部位发生复发性疾病并不少见[450]。相反，由大细胞组成的淋巴瘤具有迅速进展的临床经过[451]。

还观察到恶性淋巴瘤病例与Warthin瘤[183,452]、移植受者[453]有关，并可发生在慢性硬化性涎腺炎（Kuttner瘤）之后[454]。

涎腺孤立性**浆细胞瘤**（plasmacytoma）病例也有报道，一些后来发生了多发性骨髓瘤的典型放射学骨改变[455-456]。

涎腺**T细胞淋巴瘤**（T-cell lymphoma）罕见，但确有报道[457]。其中包括T/自然杀伤细胞淋巴瘤。它们可能显示突出的淋巴上皮病变，因此，基于形态学不能可靠地与B细胞肿瘤鉴别[458]。

表现为原发性涎腺肿瘤的**霍奇金淋巴瘤**（Hodgkin lymphoma）非常罕见[459]。过去这样诊断的大多数病例今天可能应该重新分类。

其他原发性肿瘤

血管和淋巴管型（淋巴管瘤）**良性脉管肿瘤**（benign vascular tumor）可以发生在腮腺[460]。

婴儿（幼年性）血管瘤［infantile (juvenile) hemangioma］是婴儿和儿童最常见的涎腺肿瘤[461]。它

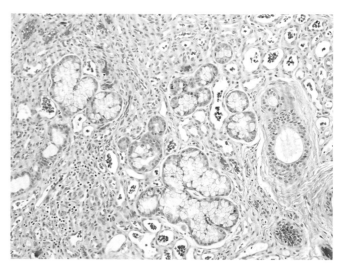

图6.44　婴儿血管瘤是由小的毛细血管大小的血管组成的，浸润腺体实质

们常常是先天性的，通常累及腮腺，形成弥漫性、质软的肿块，不固定于其上的皮肤。显微镜下，它们是由涎腺导管和腺泡之间相互吻合的薄壁毛细血管组成的（图6.44）。它们的内皮细胞实性增生和出现核分裂象可能将它们误诊为恶性肿瘤[462]。这些病变实际上从不变成恶性，而且可以自行恢复。一些病例伴有Kasabach-Merritt综合征[463]。GLUT1免疫反应可将这种病变与类似病变区分开来，特别是血管畸形，因为前者具有弥漫性胞质反应[464]。这种鉴别非常重要，因为婴儿血管瘤临床上可能无需手术干预。相反，血管畸形需要治疗，因为随着时间的推移，血管畸形往往缓慢长大。

脂肪瘤（lipoma）偶尔累及腮腺部位[465]。应与脂肪瘤病（lipomatosis）鉴别，后者是脂肪组织弥漫性非肿瘤性沉积于整个腮腺，伴有腺体肿大。脂肪瘤与糖尿病、肝硬化、慢性酒精中毒、营养不良和激素失衡有关[466]。在一些病例，这种病变发生在浆液性腺泡细胞增生、间质水肿和导管萎缩之前，即发生在涎腺肿大（sialosis）或涎腺病（sialadenosis）之前[467]。

神经鞘瘤（schwannoma）可以发生在面神经的一个细支，临床上表现为原发性涎腺肿瘤[468]。大体上，其有包膜。显微镜下，其表现类似于其他部位的神经鞘瘤。不将这种肿瘤视为良性肿瘤可能导致不必要的面神经损害。

成人横纹肌瘤（adult rhabdomyoma）常常出现在颌下腺区的软组织，而腺体本身很少受累[469]。

腮腺和颌下腺已有发生**孤立性纤维性肿瘤**（solitary fibrous tumor）的报道[470-471]。其组织学和临床经过类似于软组织孤立性纤维性肿瘤[472]。

涎腺脂肪瘤（sialolipoma）是一种由成熟脂肪组织和腺体成分组成的良性肿瘤，其中腺体可能为陷入的结果[473]。

已有腮腺内**颗粒细胞瘤**（granular cell tumor）的报道[474]。

涎腺母细胞瘤（sialoblastoma）［**胚胎瘤**（embryoma）］这一术语用于新生儿和婴儿的具有胚胎性

或"母细胞瘤性"表现的、高度富于细胞的上皮性涎腺肿瘤，这种肿瘤非常罕见[475-477]。涎腺母细胞瘤肿瘤细胞一般表达角蛋白、p63、S-100 和肌动蛋白。根据组织学表现难以预测其生物学行为。一些涎腺母细胞瘤发生局部复发，几例有局部淋巴结受累，1 例有肺转移[478]。

涎腺原基瘤（salivary gland anlage tumor）是另外一种小涎腺型先天性肿瘤，仅在鼻咽部有描述[479]。

涎腺肉瘤（sarcoma）非常罕见，需要与伴有梭形细胞结构的上皮性、肌上皮性和黑色素细胞肿瘤鉴别[480]。在成人，已描述的肉瘤类型包括恶性外周神经鞘肿瘤（malignant peripheral nerve sheath tumor）、纤维肉瘤（fibrosarcoma）、滑膜肉瘤（synovial sarcoma）、卡波西肉瘤（Kaposi sarcoma）、血管肉瘤（angiosarcoma）[481]、尤因肉瘤（Ewing sarcoma）/原始神经外胚层（primitive neuroectodermal tumor, PNET）、纤维组织增生性小圆细胞肿瘤[482]和未分化恶性纤维组织细胞瘤（undifferentiated malignant fibrous histiocytoma）[480,483-486]。在儿童，胚胎性横纹肌肉瘤（embryonal rhabdomyosarcoma）可以发生在腮腺，可能是继发性侵犯腮腺[487]。

转移性肿瘤

这个部位的大多数转移性肿瘤集中在腮腺或颌下腺淋巴结[488]。当肿瘤生长时，非常类似于涎腺原发性肿瘤。应该记住，颌下腺和腮腺部位的最常见的恶性肿瘤是颌下腺或腮腺淋巴结的转移癌而不是原发性涎腺癌。最常见的类型是鳞状细胞癌（来自上呼吸消化道或皮肤）和恶性黑色素（包括纤维组织增生性）[489-491]。在转移到大涎腺的远处肿瘤中，肺、肾和乳腺的肿瘤最常见[468,492-493]。报道的其他部位包括前列腺和大肠[491,494]。

涎腺肿瘤的一般特征
相对发生率与恶性

腮腺肿瘤的发生率是颌下腺肿瘤的 12 倍，这种差异仅仅根据腺体大小不能解释。它们大多数是良性的，主要是多形性腺瘤[495-496]。

在 Eneroth[497] 报道的 2 632 例涎腺肿瘤病例研究中，腮腺恶性肿瘤的发生率为 17%，颌下腺为 38%，而腭部涎腺为 44%。舌下腺肿瘤恶性的发生率最高，良性肿瘤非常少见[495]。

大涎腺的大多数肿瘤为单侧性单发性肿瘤。双侧性和多发性肿瘤仅常见于 Warthin 瘤，但也可见于多形性腺瘤和腺泡细胞癌[498]。腺泡细胞癌是最常见的双侧性涎腺恶性肿瘤。

小涎腺肿瘤可以见于口腔的任何部位，包括硬腭和软腭、颊部、牙龈、扁桃体区以及舌[499]。它们的发生率似乎与这个部位的正常腺体的量大致成正比。这可以解释小涎腺肿瘤为什么明显以硬腭为主。小涎腺肿瘤也可以发生在唇（特别是上唇）、鼻腔和鼻旁窦、耳、颌骨、咽、喉、气管以及和支气管。另外，涎腺型肿瘤可能是由各种腺体结构发生的，特别是乳腺和汗腺。

最后，发生于涎腺内或其周围淋巴结的各种类型的涎腺肿瘤已有描述。据推测是发生在异位涎腺组织的基础上。Warthin 瘤是迄今最常见的类型，但皮脂腺淋巴腺瘤、多形性腺瘤、基底细胞腺瘤、腺泡细胞癌和黏液表皮样癌的病例也有报道[197,500]。

对于涎腺肿瘤的病因知之甚少，高危人群也未发现，除了罕见的淋巴上皮瘤样癌外[501]。已经发现，儿童期放疗后良性混合瘤和其他肿瘤的发生率增加[502-503]，而且已经注意到，在原子弹爆炸的幸存者中癌（特别是黏液表皮样癌）的发生可能增加[504]。

在儿童，最常见的涎腺肿瘤是良性混合瘤，但部分恶性肿瘤高于成人。在恶性肿瘤中，黏液表皮样癌，腺样囊性癌和腺泡细胞癌最常见[80,505-507]。

临床诊断

根据临床和大体特征通常可以区分涎腺良性肿瘤和高级别恶性肿瘤。出现面神经麻痹几乎总是诊断为恶性。这些标准不适用于低级别腺泡细胞癌和黏液表皮样癌，因为它们的临床表现通常不能与良性肿瘤区别。反之亦然，虽然仅发生在罕见的病例，例如 Warthin 瘤，临床上可能被诊断为恶性肿瘤，因为与皮肤粘连。

分期

应用 TNM 分类系统对大涎腺肿瘤进行分期的临床分期系统已经确立。它是基于原发性肿瘤大小、局部延伸伴有邻近结构（骨，皮肤，耳道，面神经，颅底，翼板，颈动脉）受累、局部淋巴结受累（数目、大小和哪一侧）以及有无远隔转移进行分期的。重要的是，腺体外延伸是根据大体或临床证据而不单单依靠显微镜下证据。小涎腺涎腺癌是根据它们发生的部位进行分期的。

活检和细胞学

对颌下腺肿瘤通常不经先前活检而进行切除。对腮腺肿瘤可有几种选择，取决于肿瘤的大小和部位、临床特征以及病理医师的经验。对于缺乏临床恶性特征的累及腮腺浅叶的肿瘤，可以通过浅表叶切除加冰冻切片检查予以妥善处理，任何随后的治疗取决于冰冻切片诊断。对于伴有皮肤侵犯的明显的恶性肿瘤，通常可以应用小的切开活检并进行相应的治疗。其他选择是粗针穿刺活检和细针吸活检。虽然粗针穿刺活检通常能提供诊断材料，但存在沿着针道种植的可能性，而且有时难以发现需要鉴别诊断（特别是腺样囊性癌、单形性腺瘤和良性混合瘤）的疾病，这就导致临床医师和病理医师不大热心应用这种方法。取而代之的是，欧洲几家医院（特别是瑞典的 Karolinska 医院）成功地应用了细针吸取活检，现在在美国已广泛应用（图 6.45 和 6.46）。在一些报道的病例研究中，细针吸取活的总的准确率超过 90%[508-509]。细针吸取活检操作可能会引起肿瘤坏死和修复性改变，

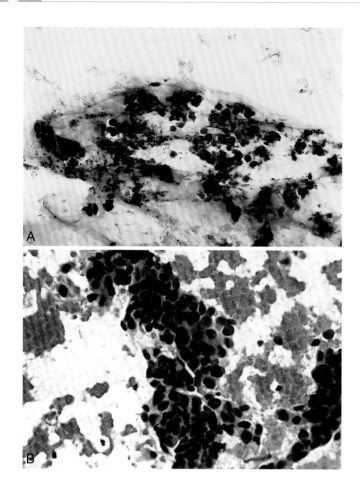

图 6.45　**A**，腮腺良性混合瘤的细针吸取活检标本。在蓝色黏液样基质中可见成簇的良性表现的上皮细胞。还可见富于酪氨酸的结晶。**B**，腮腺黏液表皮样癌的细针吸取活检。可见大多数细胞是所谓的第三种类型的细胞，一些显示局灶鳞状分化（A, Courtesy of Dr. Maureen Zakowski, Memorial Sloan-Kettering Cancer Center.）

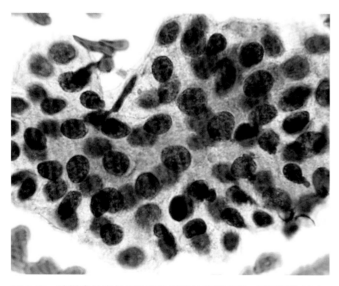

图 6.46　腺样囊性癌的细针吸取活检的典型表现。可见细胞核小、深染。有粉色双染性基底膜样物质，相当于组织学切片中见到的"圆柱"

特别是由嗜酸细胞组成的肿瘤[510]；然而，其对于随后显微镜下评估病例并没有明显的影响[511]。

冰冻切片

是术中检查涎腺肿瘤是一种准确的方法，可以确定需要手术的范围，特别是对腮腺肿瘤[512-513]。显然，应用这种方法取决于病理医师是否具有提供准确诊断的经验和手术医师是否具有应用这种信息的智慧[514]。

治疗

腮腺肿瘤手术治疗的范围由显微镜下类型、组织学分级和腮腺的解剖学特性所决定，特别是它与面神经有密切关系[515-516]。

所幸的是，大多数腮腺多形性腺瘤发生于浅叶，可以进行浅表或部分切除而保留面神经；事实上，在选择的病例，即使完全切除腺体也可以保留面神经[517]。

大多数黏液表皮样或腺泡细胞型低级别恶性肿瘤可用类似的方式治疗。如果癌进入晚期和（或）为高级别，通常需要腮腺全切除并破坏面神经。如果临床上有淋巴结受累的证据，手术还需要加上选择性或根治性颈部淋巴结清扫。在高级别和（或）大于 4 cm 的恶性肿瘤，需要考虑进行广泛切除[518]。

颌下腺的手术治疗都是完全切除颌下腺，不管是良性还是恶性。这个特殊腺体的癌的复发率相对高，因为颌下腺与下颌骨密切相关。

高级别恶性涎腺肿瘤术后复发患者的预后的确不好；大多数生存期相对短，4 个病例中只有 1 例随后的治疗有效。

放疗可用于不能治疗的原发性肿瘤和术后复发的选择性病例——根据显微镜下特征和手术状况[519-520]。有证据显示，放疗可能导致局部复发的概率降低[521-523]。

预后

涎腺肿瘤的预后取决于临床分期、部位和显微镜下特征（图 6.47）[524-527]。颌下腺恶性肿瘤比同样类型的腮腺肿瘤具有更高的复发率和转移率[528-529]。位于腭部的腺样囊性癌预后最好，位于腮腺的中等，而位于颌下腺的预后最差。腮腺恶性肿瘤出现面神经麻痹的是预后不好的征象。至于显微镜下类型、低级别黏液表皮样和腺泡细胞癌的预后最好，而高级别腺样囊性癌、恶性混合瘤、涎腺导管癌和鳞状细胞癌预后最差。其他预后参数分别在各种类型肿瘤中讨论。

HER2 癌基因扩增[530]和 p53 癌蛋白表达[531]与侵袭性行为有关，但不清楚这些是不是独立的预后参数[142,532-533]。

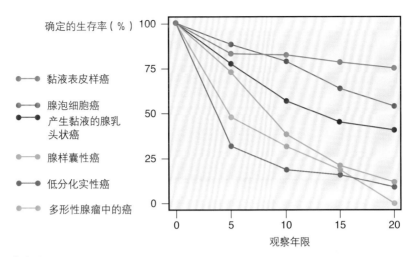

确定的生存率（%）

- 黏液表皮样癌
- 腺泡细胞癌
- 产生黏液的腺乳头状癌
- 腺样囊性癌
- 低分化实性癌
- 多形性腺瘤中的癌

观察年限

图 6.47　恶性涎腺肿瘤的生存率（From Eneroth CM, Hamberger CA. Principles of treatment of different types of parotid tumors. *Laryngoscope*. 1974; 84: 1732–1740.）

参考文献

1. Conley J. *Salivary Glands and the Facial Nerve*. New York: Grune & Stratton; 1975.
2. Martínez-Madrigal F, Bosq J, Casiraghi O. Major salivary glands. In: Mills SE, ed. *Histology for Pathologists*. 3rd ed. Philadelphia: Lippincott Williams & Wilkins; 2007: 445-469.
3. Dardick I, van Nostrand AW. Morphogenesis of salivary gland tumors. A prerequisite to improving classification. *Pathol Annu*. 1987; 22(Pt 1): 1-53.
4. Dardick I, Byard RW, Carnegie JA. A review of the proliferative capacity of major salivary glands and the relationship to current concepts of neoplasia in salivary glands. *Oral Surg Oral Med Oral Pathol*. 1990; 69(1): 53-67.
5. Weinreb I, Seethala RR, Hunt JL, et al. Intercalated duct lesions of salivary gland: a morphologic spectrum from hyperplasia to adenoma. *Am J Surg Pathol*. 2009; 33(9): 1322-1329.
6. Chenevert J, Duvvuri U, Chiosea S, et al. DOG1: a novel marker of salivary acinar and intercalated duct differentiation. *Mod Pathol*. 2012; 25(7): 919-929.
7. Cheuk W, Chan JK. Advances in salivary gland pathology. *Histopathology*. 2007; 51(1): 1-20.
8. Seifert G. The pathology of the salivary gland immune system. Diseases and correlations with other organ systems. *Surg Pathol*. 1993; 5: 161-180.
9. Shinohara M, Harada T, Nakamura S, et al. Heterotopic salivary gland tissue in lymph nodes of the cervical region. *Int J Oral Maxillofac Surg*. 1992; 21(3): 166-171.
10. Carney JA. Salivary heterotopia, cysts, and the parathyroid gland: branchial pouch derivatives and remnants. *Am J Surg Pathol*. 2000; 24(6): 837-845.
11. Singer MI, Applebaum EL, Loy KD. Heterotopic salivary tissue in the neck. *Laryngoscope*. 1979; 89(11): 1772-1778.
12. Luna M, Monheit J. Salivary gland neoplasms arising in lymph nodes. A clinicopathologic analysis of 13 cases [abstract]. *Lab Invest*. 1988; 58: 58A.
13. Raymond AK, Batsakis JG. Angiolithiasis and sialolithiasis in the head and neck. *Ann Otol Rhinol Laryngol*. 1992; 101(5): 455-457.
14. Husted E. Sialolithiasis. *Acta Chir Scand*. 1953; 105(1-4): 161-171.
15. Ho V, Currie WJ, Walker A. Sialolithiasis of minor salivary glands. *Br J Oral Maxillofac Surg*. 1992; 30(4): 273-275.
16. Blatt IM, Denning RM, Zumberge JH, Maxwell JH. Studies in sialolithiasis. I. The structure and mineralogical composition of salivary gland calculi. *Ann Otol Rhinol Laryngol*. 1958; 67(3): 595-617.
17. Bruneton JN, Mourou MY. Ultrasound in salivary gland disease. *ORL J Otorhinolaryngol Relat Spec*. 1993; 55(5): 284-289.
18. Shinohara M, Oka M, Yamada K, et al. Immunohistochemical and electronmicroscopic studies of obstructive lesions in submandibular glands. *J Oral Pathol Med*. 1992; 21(8): 370-375.
19. Konigsberger R, Feyh J, Goetz A, Kastenbauer E. Endoscopically-controlled electrohydraulic intracorporeal shock wave lithotripsy(EISL) of salivary stones. *J Otolaryngol*. 1993; 22(1): 12-13.
20. Iro H, Zenk J, Escudier MP, et al. Outcome of minimally invasive management of salivary calculi in 4,691 patients. *Laryngoscope*. 2009; 119(2): 263-268.
21. Brook I. Diagnosis and management of parotitis. *Arch Otolaryngol Head Neck Surg*. 1992; 118(5): 469-471.
22. Harrison JD, Epivatianos A, Bhatia SN. Role of microliths in the aetiology of chronic submandibular sialadenitis: a clinicopathological investigation of 154 cases. *Histopathology*. 1997; 31(3): 237-251.
23. Kurashima C, Hirokawa K. Age-related increase of focal lymphocytic infiltration in the human submandibular glands. *J Oral Pathol*. 1986; 15(3): 172-178.
24. Seifert G. Aetiological and histological classification of sialadenitis. *Pathologica*. 1997; 89(1): 7-17.
25. Astrom AK, Voz ML, Kas K, et al. Conserved mechanism of PLAG1 activation in salivary gland tumors with and without chromosome 8q12 abnormalities: identification of SII as a new fusion partner gene. *Cancer Res*. 1999; 59(4): 918-923.
26. Seifert G. Tumour-like lesions of the salivary glands. The new WHO classification. *Pathol Res Pract*. 1992; 188(7): 836-846.
27. Geyer JT, Ferry JA, Harris NL, et al. Chronic sclerosing sialadenitis(Kuttner tumor) is an IgG4-associated disease. *Am J Surg Pathol*. 2010; 34(2): 202-210.
28. Kitagawa S, Zen Y, Harada K, et al. Abundant IgG4-positive plasma cell infiltration characterizes chronic sclerosing sialadenitis (Kuttner's tumor). *Am J Surg Pathol*. 2005; 29(6): 783-791.
29. Kojima M, Nakamura S, Itoh H, et al. Kuttner's tumor of salivary glands resembling marginal zone B-cell lymphoma of the MALT type: a histopathologic and immunohistochemical study of 7 cases. *Int J Surg Pathol*. 2004; 12(4): 389-393.
30. O'Brien CJ, Murrant NJ. Surgical management of chronic parotitis. *Head Neck*. 1993; 15(5): 445-449.
31. Batsakis JG. Sclerosing polycystic adenosis: newly recognized salivary gland lesion—a form of chronic sialadenitis? *Adv Anat Pathol*. 1996; 3: 298-304.
32. Smith BC, Ellis GL, Slater LJ, Foss RD. Sclerosing polycystic adenosis of major salivary glands. A clinicopathologic analysis of nine cases. *Am J Surg Pathol*. 1996; 20(2): 161-170.
33. Gnepp DR, Wang LJ, Brandwein-Gensler M, et al. Sclerosing polycystic adenosis of the salivary gland: a report of 16 cases. *Am J Surg Pathol*. 2006; 30(2): 154-164.
34. Skalova A, Michal M, Simpson RH, et al. Sclerosing polycystic adenosis of parotid gland with dysplasia and ductal carcinoma in situ. Report of three cases with immunohistochemical and ultrastructural examination. *Virchows Arch*. 2002; 440(1): 29-35.
35. Skalova A, Gnepp DR, Simpson RH, et al. Clonal nature of sclerosing polycystic adenosis of salivary glands demonstrated by using the polymorphism of the human androgen receptor(HUMARA) locus as a marker. *Am J Surg Pathol*. 2006; 30(8): 939-944.
36. van der Walt JD, Leake J. Granulomatous sialadenitis of the major salivary glands. A clinicopathological study of 57 cases. *Histopathology*. 1987; 11(2): 131-144.

37. Padfield CJ, Choyce MQ, Eveson JW. Xanthogranulomatous sialadenitis. *Histopathology*. 1993; 23(5): 488-491.

38. Gao Y, Chen Y, Yu GY. Clinicopathologic study of parotid involvement in 21 cases of eosinophilic hyperplastic lymphogranuloma (Kimura's disease). *Oral Surg Oral Med Oral Pathol Oral Radiol Endod*. 2006; 102(5): 651-658.

39. Pieterse AS, Seymour AE. Parotid cysts. An analysis of 16 cases and suggested classification. *Pathology*. 1981; 13(2): 225-234.

40. Wu L, Cheng J, Maruyama S, et al. Lymphoepithelial cyst of the parotid gland: its possible histopathogenesis based on clinicopathologic analysis of 64 cases. *Hum Pathol*. 2009; 40(5): 683-692.

41. Elliott JN, Oertel YC. Lymphoepithelial cysts of the salivary glands. Histologic and cytologic features. *Am J Clin Pathol*. 1990; 93(1): 39-43.

42. Suster S, Rosai J. Multilocular thymic cyst: an acquired reactive process. Study of 18 cases. *Am J Surg Pathol*. 1991; 15(4): 388-398.

43. Finfer MD, Schinella RA, Chiriboga LA, et al. Cystic lesions of the parotid gland in patients at risk for AIDS. An immunohistochemical study. *Surg Pathol*. 1991; 4: 35-45.

44. Schiodt M. HIV-associated salivary gland disease: a review. *Oral Surg Oral Med Oral Pathol*. 1992; 73(2): 164-167.

45. Maiorano E, Favia G, Viale G. Lymphoepithelial cysts of salivary glands: an immunohistochemical study of HIV-related and HIV-unrelated lesions. *Hum Pathol*. 1998; 29(3): 260-265.

46. Ihrler S, Zietz C, Riederer A, et al. HIV-related parotid lymphoepithelial cysts. Immunohistochemistry and 3-D reconstruction of surgical and autopsy material with special reference to formal pathogenesis. *Virchows Arch*. 1996; 429: 139-148.

47. Labouyrie E, Merlio JP, Beylot-Barry M, et al. Human immunodeficiency virus type 1 replication within cystic lymphoepithelial lesion of the salivary gland. *Am J Clin Pathol*. 1993; 100(1): 41-46.

48. Seifert G, Thomsen S, Donath K. Bilateral dysgenetic polycystic parotid glands. Morphological analysis and differential diagnosis of a rare disease of the salivary glands. *Virchows Arch A Pathol Anat Histol*. 1981; 390(3): 273-288.

49. Smyth AG, Ward-Booth RP, High AS. Polycystic disease of the parotid glands: two familial cases. *Br J Oral Maxillofac Surg*. 1993; 31(1): 38-40.

50. Morgan WS, Castleman B. A clinicopathologic study of Mikulicz's disease. *Am J Pathol*. 1953; 29(3): 471-503.

51. Hsi ED, Siddiqui J, Schnitzer B, et al. Analysis of immunoglobulin heavy chain gene rearrangement in myoepithelial sialadenitis by polymerase chain reaction. *Am J Clin Pathol*. 1996; 106(4): 498-503.

52. Palmer RM, Eveson JW, Gusterson BA. Epimyoepithelial' islands in lymphoepithelial lesions. An immunocytochemical study. *Virchows Arch A Pathol Anat Histopathol*. 1986; 408(6): 603-609.

53. Caselitz J, Osborn M, Wustrow J, et al. Immunohistochemical investigations on the epimyoepithelial islands in lymphoepithelial lesions. Use of monoclonal keratin antibodies. *Lab Invest*. 1986; 55(4): 427-432.

54. Chaudhry AP, Cutler LS, Yamane GM, et al. Light and ultrastructural features of lymphoepithelial lesions of the salivary glands in Mikulicz's disease. *J Pathol*. 1986; 148(3): 239-250.

55. Ihrler S, Zietz C, Sendelhofert A, et al. Lymphoepithelial duct lesions in Sjogren-type sialadenitis. *Virchows Arch*. 1999; 434(4): 315-323.

56. Fox RI, Kang HI. Pathogenesis of Sjogren's syndrome. *Rheum Dis Clin North Am*. 1992; 18(3): 517-538.

57. Bodeutsch C, de Wilde PC, Kater L, et al. Quantitative immunohistologic criteria are superior to the lymphocytic focus score criterion for the diagnosis of Sjogren's syndrome. *Arthritis Rheum*. 1992; 35(9): 1075-1087.

58. Constantopoulos SH, Tsianos EV, Moutsopoulos HM. Pulmonary and gastrointestinal manifestations of Sjogren's syndrome. *Rheum Dis Clin North Am*. 1992; 18(3): 617-635.

59. Scott CA, Avellini C, Desinan L, et al. Chronic lymphocytic sialoadenitis in HCV-related chronic liver disease: comparison of Sjogren's syndrome. *Histopathology*. 1997; 30(1): 41-48.

60. Fishleder A, Tubbs R, Hesse B, Levine H. Uniform detection of immunoglobulin-gene rearrangement in benign lymphoepithelial lesions. *N Engl J Med*. 1987; 316(18): 1118-1121.

61. Lasota J, Miettinen MM. Coexistence of different B-cell clones in consecutive lesions of low-grade MALT lymphoma of the salivary gland in Sjogren's disease. *Mod Pathol*. 1997; 10(9): 872-878.

62. McCurley TL, Collins RD, Ball E, Collins RD. Nodal and extranodal lymphoproliferative disorders in Sjogren's syndrome: a clinical and immunopathologic study. *Hum Pathol*. 1990; 21(5): 482-492.

63. Anderson LG, Talal N. The spectrum of benign to malignant lymphoproliferation in Sjogren's syndrome. *Clin Exp Immunol*. 1972; 10(2): 199-221.

64. Chevalier X, Gaulard P, Voisin MC, et al. Peripheral T cell lymphoma with Sjogren's syndrome: a report with immunologic and genotypic studies. *J Rheumatol*. 1991; 18(11): 1744-1746.

65. Schmid U, Helbron D, Lennert K. Development of malignant lymphoma in myoepithelial sialadenitis(Sjogren's syndrome). *Virchows Arch A Pathol Anat Histol*. 1982; 395(1): 11-43.

66. Vivancos J, Bosch X, Grau JM, et al. Development of Hodgkin's disease in the course of primary Sjogren's syndrome. *Br J Rheumatol*. 1992; 31(8): 561-563.

67. Diss TC, Wotherspoon AC, Speight P, et al. B-cell monoclonality, Epstein Barr virus, and t(14;18) in myoepithelial sialadenitis and low-grade B-cell MALT lymphoma of the parotid gland. *Am J Surg Pathol*. 1995; 19(5): 531-536.

68. Falzon M, Isaacson PG. The natural history of benign lymphoepithelial lesion of the salivary gland in which there is a monoclonal population of B cells. A report of two cases. *Am J Surg Pathol*. 1991; 15(1): 59-65.

69. Zulman J, Jaffe R, Talal N. Evidence that the malignant lymphoma of Sjogren's syndrome is a monoclonal B-cell neoplasm. *N Engl J Med*. 1978; 299(22): 1215-1220.

70. Harris NL. Lymphoid proliferations of the salivary glands. *Am J Clin Pathol*. 1999; 111(1 suppl 1): S94-S103.

71. Quintana PG, Kapadia SB, Bahler DW, et al. Salivary gland lymphoid infiltrates associated with lymphoepithelial lesions: a clinicopathologic, immunophenotypic, and genotypic study. *Hum Pathol*. 1997; 28(7): 850-861.

72. Myssiorek D, Alvi A, Bhuiya T. Primary salivary gland amyloidosis causing sicca syndrome. *Ann Otol Rhinol Laryngol*. 1992; 101(6): 487-490.

73. Fischer JR, Abdul-Karim FW, Robinson RA. Intraparotid nodular fasciitis. *Arch Pathol Lab Med*. 1989; 113(11): 1276-1278.

74. Williams SB, Foss RD, Ellis GL. Inflammatory pseudotumors of the major salivary glands. Clinicopathologic and immunohistochemical analysis of six cases. *Am J Surg Pathol*. 1992; 16(9): 896-902.

75. Foucar E, Rosai J, Dorfman R. Sinus histiocytosis with massive lymphadenopathy (Rosai-Dorfman disease): review of the entity. *Semin Diagn Pathol*. 1990; 7(1): 19-73.

76. Arafat A, Brannon RB, Ellis GL. Adenomatoid hyperplasia of mucous salivary glands. *Oral Surg Oral Med Oral Pathol*. 1981; 52(1): 51-55.

77. Seifert G, Brocheriou C, Cardesa A, Eveson JW. WHO international histological classification of tumours. Tentative histological classification of salivary gland tumours. *Pathol Res Pract*. 1990; 186(5): 555-581.

78. Seifert G, Sobin LH. The World Health Organization's histological classification of salivary gland tumors. A commentary on the second edition. *Cancer*. 1992; 70(2): 379-385.

79. Simpson RH. Classification of tumours of the salivary glands. *Histopathology*. 1994; 24(2): 187-191.

80. Krolls SO, Trodahl JN, Boyers RC. Salivary gland lesions in children. A survey of 430 cases. *Cancer*. 1972; 30(2): 459-469.

81. Chu W, Strawitz JG. Parapharyngeal growth of parotid tumors: report of two cases. *Arch Surg*. 1977; 112(6): 709-711.

82. Dardick I, van Nostrand AW, Phillips MJ. Histogenesis of salivary gland pleomorphic adenoma(mixed tumor) with an evaluation of the role of the myoepithelial cell. *Hum Pathol*. 1982; 13(1): 62-75.

83. Lomax-Smith JD, Azzopardi JG. The hyaline cell: a distinctive feature of "mixed" salivary tumours. *Histopathology*. 1978; 2(2): 77-92.

84. David R, Buchner A. Elastosis in benign and malignant salivary gland tumors. A histochemical and ultrastructural study. *Cancer*. 1980; 45(9): 2301-2310.

85. Haskell HD, Butt KM, Woo SB. Pleomorphic adenoma with extensive lipometaplasia: report of three cases. *Am J Surg Pathol*. 2005; 29(10): 1389-1393.

86. Debiec-Rychter M, Van Valckenborgh I, Van den Broeck C, et al. Histologic localization of PLAG1(pleomorphic adenoma gene 1) in pleomorphic adenoma of the salivary gland: cytogenetic evidence of common origin of phenotypically diverse cells. *Lab Invest*. 2001; 81(9): 1289-1297.

87. Lee PS, Sabbath-Solitare M, Redondo TC, Ongcapin EH. Molecular evidence that the stromal and epithelial cells in pleomorphic adenomas of salivary gland arise from the same origin: clonal analysis using human androgen receptor gene(HUMARA) assay. *Hum Pathol*. 2000; 31(4): 498-503.

88. Noguchi S, Aihara T, Yoshino K, et al. Demonstration of monoclonal origin of human parotid gland pleomorphic adenoma. *Cancer*. 1996; 77(3): 431-435.

89. Erlandson RA, Cardon-Cardo C, Higgins PJ. Histogenesis of benign pleomorphic adenoma (mixed tumor) of the major salivary glands. An ultrastructural and immunohistochemical study. *Am J Surg Pathol*. 1984; 8(11): 803-820.

90. Dardick I, Van Nostrand AW, Jeans MT, et al. Pleomorphic adenoma, II: ultrastructural organization of "stromal" regions. *Hum Pathol*. 1983; 14(9): 798-809.

91. Lam RM. An electron microscopic histochemical study of the histogenesis of major salivary gland pleomorphic adenoma. *Ultrastruct*

Pathol. 1985; 8(2-3): 207-223.

92. Mills SE, Cooper PH. An ultrastructural study of cartilaginous zones and surrounding epithelium in mixed tumors of salivary glands and skin. *Lab Invest*. 1981; 44(1): 6-12.

93. Schmidt LA, Olsen SH, McHugh JB. Cutaneous adnexal differentiation and stromal metaplasia in palate pleomorphic adenomas: a potential diagnostic pitfall that may be mistaken for malignancy. *Am J Surg Pathol*. 2010; 34(8): 1205-1210.

94. Chaplin AJ, Darke P, Patel S. Tyrosine-rich crystals in pleomorphic adenomas of parotid glands. *J Oral Pathol*. 1983; 12(5): 342-346.

95. Harris BR, Shipkey F. Tyrosine-rich crystalloids in neoplasms and tissues of the head and neck. *Arch Pathol Lab Med*. 1986; 110(8): 709-712.

96. Skalova A, Leivo I, Michal M, Saksela E. Analysis of collagen isotypes in crystalloid structures of salivary gland tumors. *Hum Pathol*. 1992; 23(7): 748-754.

97. Humphrey PA, Ingram P, Tucker A, Shelburne JD. Crystalloids in salivary gland pleomorphic adenomas. *Arch Pathol Lab Med*. 1989; 113(4): 390-393.

98. Takeda Y, Satoh M, Nakamura S. Pigmented pleomorphic adenoma, a novel melanin-pigmented benign salivary gland tumor. *Virchows Arch*. 2004; 445(2): 199-202.

99. Thunnissen FB, Peterse JL, Buchholtz R, et al. Polyploidy in pleomorphic adenomas with cytological atypia. *Cytopathology*. 1992; 3(2): 101-109.

100. Ogawa Y, Toyosawa S, Ishida T, Ijuhin N. Keratin 14 immunoreactive cells in pleomorphic adenomas and adenoid cystic carcinomas of salivary glands. *Virchows Arch*. 2000; 437(1): 58-68.

101. Dardick I, Ostrynski VL, Ekem JK, et al. Immunohistochemical and ultrastructural correlates of muscle-actin expression in pleomorphic adenomas and myoepitheliomas based on comparison of formalin and methanol fixation. *Virchows Arch A Pathol Anat Histopathol*. 1992; 421(2): 95-104.

102. Luo M, Takagi H, Tsubone M, et al. Fibronectin expression in salivary gland pleomorphic adenoma. *Arch Anat Cytol Pathol*. 1993; 41(2): 68-74.

103. Palmer RM, Lucas RB, Knight J, Gusterson B. Immunocytochemical identification of cell types in pleomorphic adenoma, with particular reference to myoepithelial cells. *J Pathol*. 1985; 146(3): 213-220.

104. Savera AT, Gown AM, Zarbo RJ. Immunolocalization of three novel smooth muscle-specific proteins in salivary gland pleomorphic adenoma: assessment of the morphogenetic role of myoepithelium. *Mod Pathol*. 1997; 10(11): 1093-1100.

105. Takai Y, Mori M, Dardick I, et al. Myofilament localization and immunoelectron microscopic detection of muscle-specific actin in neoplastic myoepithelial cells in pleomorphic adenomas and myoepitheliomas. *Ultrastruct Pathol*. 1994; 18: 575-592.

106. Zarbo RJ, Bacchi CE, Gown AM. Muscle-specific protein expression in normal salivary glands and pleomorphic adenomas: an immunocytochemical study with biochemical confirmation. *Mod Pathol*. 1991; 4(5): 621-626.

107. Nakazato Y, Ishizeki J, Takahashi K, et al. Localization of S-100 protein and glial fibrillary acidic protein-related antigen in pleomorphic adenoma of the salivary glands. *Lab Invest*. 1982; 46(6): 621-626.

108. Stead RH, Qizilbash AH, Kontozoglou T, et al. An immunohistochemical study of pleomorphic adenomas of the salivary gland: glial fibrillary acidic protein-like immunoreactivity identifies a major myoepithelial component. *Hum Pathol*. 1988; 19(1): 32-40.

109. Anderson C, Knibbs DR, Abbott SJ, et al. Glial fibrillary acidic protein expression in pleomorphic adenoma of salivary gland: an immuno-electron microscopic study. *Ultrastruct Pathol*. 1990; 14(3): 263-271.

110. Nishimura T, Furukawa M, Kawahara E, Miwa A. Differential diagnosis of pleomorphic adenoma by immunohistochemical means. *J Laryngol Otol*. 1991; 105(12): 1057-1060.

111. Bullerdiek J, Wobst G, Meyer-Bolte K, et al. Cytogenetic subtyping of 220 salivary gland pleomorphic adenomas: correlation to occurrence, histological subtype, and in vitro cellular behavior. *Cancer Genet Cytogenet*. 1993; 65(1): 27-31.

112. Stenman G, Sahlin P, Mark J, Landys D. Structural alterations of the c-mos locus in benign pleomorphic adenomas with chromosome abnormalities of 8q12. *Oncogene*. 1991; 6(7): 1105-1108.

113. Asp J, Persson F, Kost-Alimova M, Stenman G. CHCHD7-PLAG1 and TCEA1-PLAG1 gene fusions resulting from cryptic, intrachromosomal 8q rearrangements in pleomorphic salivary gland adenomas. *Genes Chromosomes Cancer*. 2006; 45(9): 820-828.

114. Voz ML, Agten NS, Van de Ven WJ, Kas K. PLAG1, the main translocation target in pleomorphic adenoma of the salivary glands, is a positive regulator of IGF-II. *Cancer Res*. 2000; 60(1): 106-113.

115. Voz ML, Astrom AK, Kas K, et al. The recurrent translocation t(5;8)(p13;q12) in pleomorphic adenomas results in upregulation of PLAG1 gene expression under control of the LIFR promoter. *Oncogene*. 1998; 16(11): 1409-1416.

116. Geurts JM, Schoenmakers EF, Roijer E, et al. Identification of NFIB as recurrent translocation partner gene of HMGIC in pleomorphic adenomas. *Oncogene*. 1998; 16(7): 865-872.

117. Geurts JM, Schoenmakers EF, Roijer E, et al. Expression of reciprocal hybrid transcripts of HMGIC and FHIT in a pleomorphic adenoma of the parotid gland. *Cancer Res*. 1997; 57(1): 13-17.

118. Deguchi H, Hamano H, Hayashi Y. c-myc, ras p21 and p53 expression in pleomorphic adenoma and its malignant form of the human salivary glands. *Acta Pathol Jpn*. 1993; 43(7-8): 413-422.

119. Patey DH, Thackray AC. The treatment of parotid tumours in the light of a pathological study of parotidectomy material. *Br J Surg*. 1958; 45(193): 477-487.

120. Henriksson G, Westrin KM, Carlsoo B, Silfversward C. Recurrent primary pleomorphic adenomas of salivary gland origin: intrasurgical rupture, histopathologic features, and pseudopodia. *Cancer*. 1998; 82(4): 617-620.

121. Mallett KJ, Harrison MS. The recurrence of salivary gland tumours. *J Laryngol Otol*. 1971; 85(5): 439-448.

122. Barton J, Slevin NJ, Gleave EN. Radiotherapy for pleomorphic adenoma of the parotid gland. *Int J Radiat Oncol Biol Phys*. 1992; 22(5): 925-928.

123. Maran AG, Mackenzie IJ, Stanley RE. Recurrent pleomorphic adenomas of the parotid gland. *Arch Otolaryngol*. 1984; 110(3): 167-171.

124. Chen KT. Metastasizing pleomorphic adenoma of the salivary gland. *Cancer*. 1978; 42(5): 2407-2411.

125. Cresson DH, Goldsmith M, Askin FB, et al. Metastasizing pleomorphic adenoma with myoepithelial cell predominance. *Pathol Res Pract*. 1990; 186(6): 795-800, discussion 1–2.

126. Sampson BA, Jarcho JA, Winters GL. Metastasizing mixed tumor of the parotid gland: a rare tumor with unusually rapid progression in a cardiac transplant recipient. *Mod Pathol*. 1998; 11(11): 1142-1145.

127. Wenig BM, Hitchcock CL, Ellis GL, Gnepp DR. Metastasizing mixed tumor of salivary glands. A clinicopathologic and flow cytometric analysis. *Am J Surg Pathol*. 1992; 16(9): 845-858.

128. Czader M, Eberhart CG, Bhatti N, et al. Metastasizing mixed tumor of the parotid: initial presentation as a solitary kidney tumor and ultimate carcinomatous transformation at the primary site. *Am J Surg Pathol*. 2000; 24(8): 1159-1164.

129. LiVolsi VA, Perzin KH. Malignant mixed tumors arising in salivary glands. I. Carcinomas arising in benign mixed tumors: a clinicopathologic study. *Cancer*. 1977; 39(5): 2209-2230.

130. Tortoledo ME, Luna MA, Batsakis JG. Carcinomas ex pleomorphic adenoma and malignant mixed tumors. Histomorphologic indexes. *Arch Otolaryngol*. 1984; 110(3): 172-176.

131. Nagao K, Matsuzaki O, Saiga H, et al. Histopathologic studies on carcinoma in pleomorphic adenoma of the parotid gland. *Cancer*. 1981; 48(1): 113-121.

132. Gnepp DR. Malignant mixed tumors of the salivary glands: a review. *Pathol Annu*. 1993; 28(Pt 1): 279-328.

133. Spiro RH, Huvos AG, Strong EW. Malignant mixed tumor of salivary origin: a clinicopathologic study of 146 cases. *Cancer*. 1977; 39(2): 388-396.

134. Auclair PL, Ellis GL. Atypical features in salivary gland mixed tumors: their relationship to malignant transformation. *Mod Pathol*. 1996; 9(6): 652-657.

135. Lewis JE, Olsen KD, Sebo TJ. Carcinoma ex pleomorphic adenoma: pathologic analysis of 73 cases. *Hum Pathol*. 2001; 32(6): 596-604.

136. Ihrler S, Weiler C, Hirschmann A, et al. Intraductal carcinoma is the precursor of carcinoma ex pleomorphic adenoma and is often associated with dysfunctional p53. *Histopathology*. 2007; 51(3): 362-371.

137. Altemani A, Martins MT, Freitas L, et al. Carcinoma ex pleomorphic adenoma(CXPA): immunoprofile of the cells involved in carcinomatous progression. *Histopathology*. 2005; 46(6): 635-641.

138. Di Palma S, Skalova A, Vanieek T, et al. Non-invasive(intracapsular) carcinoma ex pleomorphic adenoma: recognition of focal carcinoma by HER-2/neu and MIB1 immunohistochemistry. *Histopathology*. 2005; 46(2): 144-152.

139. Rosa JC, Fonseca I, Felix A, Soares J. Immunohistochemical study of c-erbB-2 expression in carcinoma ex-pleomorphic adenoma. *Histopathology*. 1996; 28(3): 247-252.

140. Yamamoto Y, Kishimoto Y, Wistuba II, et al. DNA analysis at p53 locus in carcinomas arising from pleomorphic adenomas of salivary glands: comparison of molecular study and p53 immunostaining. *Pathol Int*. 1998; 48(4): 265-272.

141. DeRoche TC, Hoschar AP, Hunt JL. Immunohistochemical evaluation of androgen receptor, HER-2/neu, and p53 in benign pleomorphic adenomas. *Arch Pathol Lab Med*. 2008; 132(12): 1907-1911.

142. Muller S, Vigneswaran N, Gansler T, et al. c-erbB-2 oncoprotein expression and amplifica-

tion in pleomorphic adenoma and carcinoma ex pleomorphic adenoma: relationship to prognosis. *Mod Pathol*. 1994; 7(6): 628-632.

143. Nordkvist A, Roijer E, Bang G, et al. Expression and mutation patterns of p53 in benign and malignant salivary gland tumors. *Int J Oncol*. 2000; 16(3): 477-483.

144. Roijer E, Nordkvist A, Strom AK, et al. Translocation, deletion/amplification, and expression of HMGIC and MDM2 in a carcinoma ex pleomorphic adenoma. *Am J Pathol*. 2002; 160(2): 433-440.

145. Xin W, Paulino AF. Prognostic factors in malignant mixed tumors of the salivary gland: correlation of immunohistochemical markers with histologic classification. *Ann Diagn Pathol*. 2002; 6(4): 205-210.

146. Thomas WH, Coppola ED. Distant metastases from mixed tumors of the salivary glands. *Am J Surg*. 1965; 109: 724-730.

147. Bleiweiss IJ, Huvos AG, Lara J, Strong EW. Carcinosarcoma of the submandibular salivary gland. Immunohistochemical findings. *Cancer*. 1992; 69(8): 2031-2035.

148. Stephen J, Batsakis JG, Luna MA, et al. True malignant mixed tumors(carcinosarcoma) of salivary glands. *Oral Surg Oral Med Oral Pathol*. 1986; 61(6): 597-602.

149. Yamashita T, Kameda N, Katayama K, et al. True malignant mixed tumor of the submandibular gland. *Acta Pathol Jpn*. 1990; 40(2): 137-142.

150. Chang A, Harawi SJ. Oncocytes, oncocytosis, and oncocytic tumors. *Pathol Annu*. 1992; 27(Pt 1): 263-304.

151. Muller-Hocker J. Random cytochrome-Coxidase deficiency of oxyphil cell nodules in the parathyroid gland. A mitochondrial cytopathy related to cell ageing? *Pathol Res Pract*. 1992; 188(6): 701-706.

152. Chaushu G, Buchner A, David R. Multiple oncocytic cysts with tyrosine-crystalloids in the parotid gland. *Hum Pathol*. 1999; 30(2): 237-239.

153. Schwartz IS, Feldman M. Diffuse multinodular oncocytoma("oncocytosis") of the parotid gland. *Cancer*. 1969; 23(3): 636-640.

154. Ghandur-Mnaymneh L. Multinodular oncocytoma of the parotid gland: a benign lesion simulating malignancy. *Hum Pathol*. 1984; 15(5): 485-486.

155. Palmer TJ, Gleeson MJ, Eveson JW, Cawson RA. Oncocytic adenomas and oncocytic hyperplasia of salivary glands: a clinicopathological study of 26 cases.*Histopathology*. 1990; 16(5): 487-493.

156. Sorensen M, Baunsgaard P, Frederiksen P, Haahr PA. Multifocal adenomatous oncocytic hyperplasia of the parotid gland(unusual clear cell variant in two female siblings. *Pathol Res Pract*. 1986; 181(2): 254-259.

157. Paulino AF, Huvos AG. Oncocytic and oncocytoid tumors of the salivary glands. *Semin Diagn Pathol*. 1999; 16(2): 98-104.

158. Tallini G. Oncocytic tumours. *Virchows Arch*. 1998; 433(1): 5-12.

159. Hamperl H. Benign and malignant oncocytoma. *Cancer*. 1962; 15: 1019-1027.

160. Thompson LD, Wenig BM, Ellis GL. Oncocytomas of the submandibular gland. A series of 22 cases and a review of the literature. *Cancer*. 1996; 78(11): 2281-2287.

161. Brandwein MS, Huvos AG. Oncocytic tumors of major salivary glands. A study of 68 cases with follow-up of 44 patients. *Am J Surg Pathol*. 1991; 15(6): 514-528.

162. Feiner HD, Goldstein S, Ittman M, et al. Oncocytic adenoma of the parotid gland with psam-

moma bodies. *Arch Pathol Lab Med*. 1986; 110(7): 640-644.

163. Gilcrease MZ, Nelson FS, Guzman-Paz M. Tyrosine-rich crystals associated with oncocytic salivary gland neoplasms. *Arch Pathol Lab Med*. 1998; 122(7): 644-649.

164. Gray SR, Cornog JL Jr, Seo IS. Oncocytic neoplasms of salivary glands: a report of fifteen cases including two malignant oncocytomas. *Cancer*. 1976; 38(3): 1306-1317.

165. McHugh JB, Hoschar AP, Dvorakova M, et al. p63 immunohistochemistry differentiates salivary gland oncocytoma and oncocytic carcinoma from metastatic renal cell carcinoma. *Head Neck Pathol*. 2007; 1(2): 123-131.

166. Eveson JW, Cawson RA. Warthin's tumor (cystadenolymphoma) of salivary glands. A clinicopathologic investigation of 278 cases. *Oral Surg Oral Med Oral Pathol*. 1986; 61(3): 256-262.

167. Kotwall CA. Smoking as an etiologic factor in the development of Warthin's tumor of the parotid gland. *Am J Surg*. 1992; 164(6): 646-647.

168. Monk JS Jr, Church JS. Warthin's tumor. A high incidence and no sex predominance in central Pennsylvania. *Arch Otolaryngol Head Neck Surg*. 1992; 118(5): 477-478.

169. Turnbull AD, Frazell EL. Multiple tumors of the major salivary glands. *Am J Surg*. 1969; 118(5): 787-789.

170. Di Palma S, Simpson RH, Skalova A, Michal M. Metaplastic(infarcted) Warthin's tumour of the parotid gland: a possible consequence of fine needle aspiration biopsy. *Histopathology*. 1999; 35(5): 432-438.

171. Thompson AS, Bryant HC Jr. Histogenesis of papillary cystadenoma lymphomatosum (Warthin's tumor) of the parotid salivary gland. *Am J Pathol*. 1950; 26(5): 807-849.

172. Cossman J, Deegan MJ, Batsakis JG. Warthin tumor. B-lymphocytes within the lymphoid infiltrate. *Arch Pathol Lab Med*. 1977; 101(7): 354-356.

173. Yamamoto H, Caselitz J, Seifert G. Cystadenolymphoma: an immunohistochemical study with special reference to Ig E and mastcells. *Pathol Res Pract*. 1985; 180(4): 364-368.

174. Hsu S-M, Raine L. Warthin's tumor. Epithelial cell differences. *Am J Clin Pathol*. 1982; 77: 78-81.

175. Orito T, Shinohara H, Okada Y, Mori M. Heterogeneity of keratin expression in epithelial tumor cells of adenolymphoma in Paraffin sections. *Pathol Res Pract*. 1989; 184(6): 600-608.

176. Shintaku M, Honda T. Identification of oncocytic lesions of salivary glands by anti-mitochondrial immunohistochemistry. *Histopathology*. 1997; 31(5): 408-411.

177. Schwerer MJ, Kraft K, Baczako K, Maier H. Cytokeratin expression and epithelial differentiation in Warthin's tumour and its metaplastic(infarcted) variant. *Histopathology*. 2001; 39(4): 347-352.

178. Dreyer T, Battmann A, Silberzahn J, et al. Unusual differentiation of a combination tumor of the parotid gland. A case report. *Pathol Res Pract*. 1993; 189(5): 577-581, discussion 81-85.

179. Gnepp DR. Warthin tumor exhibiting sebaceous differentiation and necrotizing sialometaplasia. *Virchows Arch A Pathol Anat Histol*. 1981; 391(3): 267-273.

180. Gustafsson H, Kjorell U, Carlsoo B. Cytoskeletal proteins in oncocytic tumors of the parotid gland. *Arch Otolaryngol*. 1985; 111(2): 99-105.

181. Taxy JB. Necrotizing squamous/mucinous

metaplasia in oncocytic salivary gland tumors. A potential diagnostic problem. *Am J Clin Pathol*. 1992; 97(1): 40-45.

182. Donath K, Seifert G. Tumour-simulating squamous cell metaplasia(SCM) in necrotic areas of salivary gland tumours. *Pathol Res Pract*. 1997; 193(10): 689-693.

183. Banik S, Howell JS, Wright DH. Non-Hodgkin's lymphoma arising in adenolymphoma – a report of two cases. *J Pathol*. 1985; 146(3): 167-177.

184. Bunker ML, Locker J. Warthin's tumor with malignant lymphoma. DNA analysis of paraffin-embedded tissue. *Am J Clin Pathol*. 1989; 91(3): 341-344.

185. Shikhani AH, Shikhani LT, Kuhajda FP, Allam CK. Warthin's tumor-associated neoplasms: report of two cases and review of the literature. *Ear Nose Throat J*. 1993; 72(4): 264-269, 72-73.

186. Bell D, Luna MA. Warthin adenocarcinoma: analysis of 2 cases of a distinct salivary neoplasm. *Ann Diagn Pathol*. 2009; 13(3): 201-207.

187. Bengoechea O, Sanchez F, Larrinaga B, Martinez-Penuela JM. Oncocytic adenocarcinoma arising in Warthin's tumor. *Pathol Res Pract*. 1989; 185(6): 907-911, discussion 11–14.

188. Damjanov I, Sneff EM, Delerme AN. Squamous cell carcinoma arising in Warthin's tumor of the parotid gland. A light, electron microscopic, and immunohistochemical study. *Oral Surg Oral Med Oral Pathol*. 1983; 55(3): 286-290.

189. Nagao T, Sugano I, Ishida Y, et al. Mucoepidermoid carcinoma arising in Warthin's tumour of the parotid gland: report of two cases with histopathological, ultrastructural and immunohistochemical studies. *Histopathology*. 1998; 33(4): 379-386.

190. Williamson JD, Simmons BH, el-Naggar A, Medeiros LJ. Mucoepidermoid carcinoma involving Warthin tumor. A report of five cases and review of the literature. *Am J Clin Pathol*. 2000; 114(4): 564-570.

191. Cope W, Naugler CT, Vyas T, Bullock MJ. Prevalence of salivary ductal inclusions in parotid lymph nodes of patients with Warthin tumor. *Lab Invest*. 2009; 89(suppl 1): 247A.

192. Honda K, Kashima K, Daa T, et al. Clonal analysis of the epithelial component of Warthin's tumor. *Hum Pathol*. 2000; 31(11): 1377-1380.

193. Cho KJ, Kim YI. Monomorphic adenomas of the salivary glands. A clinico-pathologic study of 12 cases with immunohistochemical observation. *Pathol Res Pract*. 1989; 184(6): 614-620.

194. Mintz GA, Abrams AM, Melrose RJ. Monomorphic adenomas of the major and minor salivary glands. Report of twenty-one cases and review of the literature. *Oral Surg Oral Med Oral Pathol*. 1982; 53(4): 375-386.

195. Gardner DG, Daley TD. The use of the terms monomorphic adenoma, basal cell adenoma, and canalicular adenoma as applied to salivary gland tumors. *Oral Surg Oral Med Oral Pathol*. 1983; 56(6): 608-615.

196. Batsakis JG, Brannon RB, Sciubba JJ. Monomorphic adenomas of major salivary glands: a histologic study of 96 tumours. *Clin Otolaryngol Allied Sci*. 1981; 6(2): 129-143.

197. Luna MA, Tortoledo ME, Allen M. Salivary dermal analogue tumors arising in lymph nodes. *Cancer*. 1987; 59(6): 1165-1169.

198. Crumpler C, Scharfenberg JC, Reed RJ. Monomorphic adenomas of salivary glands. Trabecular-tubular, canalicular, and basaloid variants. *Cancer*. 1976; 38(1): 193-200.

199. Dardick I, Lytwyn A, Bourne AJ, Byard RW.

Trabecular and solid-cribriform types of basal cell adenoma. A morphologic study of two cases of an unusual variant of monomorphic adenoma. *Oral Surg Oral Med Oral Pathol*. 1992; 73(1): 75-83.

200. Batsakis JG. Basal cell adenoma of the parotid gland. *Cancer*. 1972; 29(1): 226-230.

201. Batsakis JG, Brannon RB. Dermal analogue tumours of major salivary glands. *J Laryngol Otol*. 1981; 95(2): 155-164.

202. Batsakis JG, Luna MA, el-Naggar AK. Basaloid monomorphic adenomas. *Ann Otol Rhinol Laryngol*. 1991; 100(8): 687-690.

203. Herbst EW, Utz W. Multifocal dermal-type basal cell adenomas of parotid glands with co-existing dermal cylindromas. *Virchows Arch A Pathol Anat Histopathol*. 1984; 403(1): 95-102.

204. Reingold IM, Keasbey LE, Graham JH. Multicentric dermal-type cylindromas of the parotid glands in a patient with florid turban tumor. *Cancer*. 1977; 40(4): 1702-1710.

205. Choi HR, Batsakis JG, Callender DL, et al. Molecular analysis of chromosome 16q regions in dermal analogue tumors of salivary glands: a genetic link to dermal cylindroma? *Am J Surg Pathol*. 2002; 26(6): 778-783.

206. Ellis GL, Wiscovitch JG. Basal cell adenocarcinomas of the major salivary glands. *Oral Surg Oral Med Oral Pathol*. 1990; 69(4): 461-469.

207. Gallimore AP, Spraggs PD, Allen JP, Hobsley M. Basaloid carcinomas of salivary glands. *Histopathology*. 1994; 24(2): 139-144.

208. Muller S, Barnes L. Basal cell adenocarcinoma of the salivary glands. Report of seven cases and review of the literature. *Cancer*. 1996; 78(12): 2471-2477.

209. Fonseca I, Soares J. Basal cell adenocarcinoma of minor salivary and seromucous glands of the head and neck region. *Semin Diagn Pathol*. 1996; 13(2): 128-137.

210. Williams SB, Ellis GL, Auclair PL. Immunohistochemical analysis of basal cell adenocarcinoma. *Oral Surg Oral Med Oral Pathol*. 1993; 75(1): 64-69.

211. Nagao T, Sugano I, Ishida Y, et al. Basal cell adenocarcinoma of the salivary glands: comparison with basal cell adenoma through assessment of cell proliferation, apoptosis, and expression of p53 and bcl-2. *Cancer*. 1998; 82(3): 439-447.

212. Daley TD, Gardner DG, Smout MS. Canalicular adenoma: not a basal cell adenoma. *Oral Surg Oral Med Oral Pathol*. 1984; 57(2): 181-188.

213. Suarez P, Hammond HL, Luna MA, Stimson PG. Palatal canalicular adenoma: report of 12 cases and review of the literature. *Ann Diagn Pathol*. 1998; 2(4): 224-228.

214. Nagao K, Matsuzaki O, Saiga H, et al. Histopathologic studies of basal cell adenoma of the parotid gland. *Cancer*. 1982; 50(4): 736-745.

215. Ferreiro JA. Immunohistochemistry of basal cell adenoma of the major salivary glands. *Histopathology*. 1994; 24(6): 539-542.

216. Takahashi H, Fujita S, Okabe H, et al. Immunohistochemical characterization of basal cell adenomas of the salivary gland. *Pathol Res Pract*. 1991; 187(2-3): 145-156.

217. Batsakis JG, Luna MA. Basaloid salivary carcinoma. *Ann Otol Rhinol Laryngol*. 1991; 100(9 Pt 1): 785-787.

218. Luna MA, Batsakis JG, Tortoledo ME, del Junco GW. Carcinomas ex monomorphic adenoma of salivary glands. *J Laryngol Otol*. 1989; 103(8): 756-759.

219. Cramer SF, Gnepp DR, Kiehn CL, Levitan J. Sebaceous differentiation in adenoid cystic carcinoma of the parotid gland. *Cancer*. 1980;

46(6): 1405-1410.

220. Gnepp DR. Sebaceous neoplasms of salivary gland origin: a review. *Pathol Annu*. 1983; 18(Pt 1): 71-102.

221. Rawson AJ, Horn RC Jr. Sebaceous glands and sebaceous gland-containing tumors of the parotid salivary gland; with a consideration of the histogenesis of papillary cystadenoma lymphomatosum. *Surgery*. 1950; 27(1): 93-101. [illust].

222. Shinozaki A, Nagao T, Endo H, et al. Sebaceous epithelial-myoepithelial carcinoma of the salivary gland: clinicopathologic and immunohistochemical analysis of 6 cases of a new histologic variant. *Am J Surg Pathol*. 2008; 32(6): 913-923.

223. Gnepp DR, Brannon R. Sebaceous neoplasms of salivary gland origin. Report of 21 cases. *Cancer*. 1984; 53(10): 2155-2170.

224. McGavran MH, Bauer WC, Ackerman LV. Sebaceous lymphadenoma of the parotid salivary gland. *Cancer*. 1960; 13: 1185-1187.

225. Merwin WH Jr, Barnes L, Myers EN. Unilocular cystic sebaceous lymphadenoma of the parotid gland. *Arch Otolaryngol*. 1985; 111(4): 273-275.

226. Dardick I, Thomas MJ. Lymphadenoma of parotid gland: two additional cases and a literature review. *Oral Surg Oral Med Oral Pathol Oral Radiol Endod*. 2008; 105(4): 491-494.

227. Ma J, Chan JK, Chow CW, Orell SR. Lymphadenoma: a report of three cases of an uncommon salivary gland neoplasm. *Histopathology*. 2002; 41(4): 342-350.

228. Batsakis JG, el-Naggar AK. Myoepithelium in salivary and mammary neoplasms is host-friendly. *Adv Anat Pathol*. 1999; 6(4): 218-226.

229. Dardick I, Thomas MJ, van Nostrand AW. Myoepithelioma—new concepts of histology and classification: a light and electron microscopic study. *Ultrastruct Pathol*. 1989; 13(2-3): 187-224.

230. Hubner G, Klein HJ, Kleinsasser O, Schiefer HG. Role of myoepithelial cells in the development of salivary gland tumors. *Cancer*. 1971; 27(5): 1255-1261.

231. Prasad AR, Savera AT, Gown AM, Zarbo RJ. The myoepithelial immunophenotype in 135 benign and malignant salivary gland tumors other than pleomorphic adenoma. *Arch Pathol Lab Med*. 1999; 123(9): 801-806.

232. Simpson RH, Jones H, Beasley P. Benign myoepithelioma of the salivary glands: a true entity? *Histopathology*. 1995; 27(1): 1-9.

233. Franquemont DW, Mills SE. Plasmacytoid monomorphic adenoma of salivary glands. Absence of myogenous differentiation and comparison to spindle cell myoepithelioma. *Am J Surg Pathol*. 1993; 17(2): 146-153.

234. Chaudhry AP, Satchidanand S, Peer R, Cutler LS. Myoepithelial cell adenoma of the parotid gland: a light and ultrastructural study. *Cancer*. 1982; 49(2): 288-293.

235. Sciubba JJ, Brannon RB. Myoepithelioma of salivary glands: report of 23 cases. *Cancer*. 1982; 49(3): 562-572.

236. Skálová A, Stárek I, Simpson RH, et al. Spindle cell myoepithelial tumours of the parotid gland with extensive lipomatous metaplasia. A report of four cases with immunohistochemical and ultrastructural findings. *Virchows Arch*. 2001; 439: 762-767.

237. Bellizzi AM, Mills SE. Collagenous crystalloids in myoepithelial carcinoma: report of a case and review of the literature. *Am J Clin Pathol*. 2008; 130(3): 355-362.

238. Takai Y, Mori M, Dardick I, et al. Myofilament

localization and immunoelectron microscopic detection of muscle-specific actin in neoplastic myoepithelial cells in pleomorphic adenomas and myoepitheliomas. *Ultrastruct Pathol*. 1994; 18(6): 575-591.

239. Stromeyer FW, Haggitt RC, Nelson JF, Hardman JM. Myoepithelioma of minor salivary gland origin. Light and electron microscopical study. *Arch Pathol*. 1975; 99(5): 242-245.

240. Hara K, Ito M, Takeuchi J, et al. Distribution of S-100b protein in normal salivary glands and salivary gland tumors. *Virchows Arch A Pathol Anat Histopathol*. 1983; 401(2): 237-249.

241. Hasegawa M, Hagiwara S, Sato T, et al. CD109, a new marker for myoepithelial cells of mammary, salivary, and lacrimal glands and prostate basal cells. *Pathol Int*. 2007; 57(5): 245-250.

242. Kahn HJ, Baumal R, Marks A, et al. Myoepithelial cells in salivary gland tumors. An immunohistochemical study. *Arch Pathol Lab Med*. 1985; 109(2): 190-195.

243. Luna MA, Ordonez NG, Mackay B, et al. Salivary epithelial-myoepithelial carcinomas of intercalated ducts: a clinical, electron microscopic, and immunocytochemical study. *Oral Surg Oral Med Oral Pathol*. 1985; 59(5): 482-490.

244. Mori M, Ninomiya T, Okada Y, Tsukitani K. Myoepitheliomas and myoepithelial adenomas of salivary gland origin. Immunohistochemical evaluation of filament proteins, S-100 alpha and beta, glial fibrillary acidic proteins, neuron-specific enolase, and lactoferrin. *Pathol Res Pract*. 1989; 184(2): 168-178.

245. Nilsen R, Donath K. Actin containing cells in normal human salivary glands. An immunohistochemical study. *Virchows Arch A Pathol Anat Histol*. 1981; 391(3): 315-322.

246. Palmer RM. The identification of myoepithelial cells in human salivary glands. A review and comparison of light microscopical methods. *J Oral Pathol*. 1986; 15(4): 221-229.

247. Jones H, Moshtael F, Simpson RH. Immunoreactivity of alpha smooth muscle actin in salivary gland tumours: a comparison with S100 protein. *J Clin Pathol*. 1992; 45(10): 938-940.

248. Morinaga S, Nakajima T, Shimosato Y. Normal and neoplastic myoepithelial cells in salivary glands: an immunohistochemical study. *Hum Pathol*. 1987; 18(12): 1218-1226.

249. Kuwabara H, Uda H, Miyabe K, et al. Malignant plasmacytoid myoepithelioma of the palate: histological observations compared to benign predominant plasmacytoid myoepithelial cells in pleomorphic adenoma of the palate. *Ultrastruct Pathol*. 1998; 22(2): 153-160.

250. Luna MA, Batsakis JG, Ordonez NG, et al. Salivary gland adenocarcinomas: a clinicopathologic analysis of three distinctive types. *Semin Diagn Pathol*. 1987; 4(2): 117-135.

251. Barnes L, Appel BN, Perez H, El-Attar AM. Myoepithelioma of the head and neck: case report and review. *J Surg Oncol*. 1985; 28(1): 21-28.

252. Brocheriou C, Auriol M, de Roquancourt A, et al. [Epithelial-myoepithelial carcinoma of the salivary glands. Study of 15 cases and review of the literature]. *Ann Pathol*. 1991; 11(5-6): 316-325.

253. Crissman JD, Wirman JA, Harris A. Malignant myoepithelioma of the parotid gland. *Cancer*. 1977; 40(6): 3042-3049.

254. Fonseca I, Soares J. Epithelial-myoepithelial carcinoma of the salivary glands. A study of 22 cases. *Virchows Arch A Pathol Anat Histopathol*. 1993; 422(5): 389-396.

255. Nagao T, Sugano I, Ishida Y, et al. Salivary gland malignant myoepithelioma: a clinicopathologic and immunohistochemical study of

ten cases. *Cancer*. 1998; 83(7): 1292-1299.

256. Savera AT, Sloman A, Huvos AG, Klimstra DS. Myoepithelial carcinoma of the salivary glands: a clinicopathologic study of 25 patients. *Am J Surg Pathol*. 2000; 24(6): 761-774.

257. Di Palma S, Guzzo M. Malignant myoepithelioma of salivary glands: clinicopathological features of ten cases. *Virchows Arch A Pathol Anat Histopathol*. 1993; 423(5): 389-396.

258. Suzuki H, Inoue K, Fujioka Y, et al. Myoepithelial carcinoma with predominance of plasmacytoid cells arising in a pleomorphic adenoma of the parotid gland. *Histopathology*. 1998; 32(1): 86-87.

259. Shah AA, LeGallo RD, van Zante A, et al. EWSR1 genetic rearrangements in salivary gland tumors a specific and very common feature of hyalinizing clear cell carcinoma. *Am J Surg Pathol*. 2013; 37(4): 571-578.

260. Skalova A, Weinreb I, Hyrcza M, et al. Clear cell myoepithelial carcinoma of salivary glands showing EWSR1 rearrangement: molecular analysis of 94 salivary gland carcinomas with prominent clear cell component. *Am J Surg Pathol*. 2015; 39(3): 338-348.

261. Batsakis JG. Clear cell tumors of salivary glands. *Ann Otol Rhinol Laryngol*. 1980; 89(2 Pt 1): 196-197.

262. Ellis GL. Clear cell neoplasms in salivary glands: clearly a diagnostic challenge. *Ann Diagn Pathol*. 1998; 2(1): 61-78.

263. Maiorano E, Altini M, Favia G. Clear cell tumors of the salivary glands, jaws, and oral mucosa. *Semin Diagn Pathol*. 1997; 14(3): 203-212.

264. Ogawa I, Nikai H, Takata T, et al. Clear cell tumors of minor salivary gland origin. An immunohistochemical and ultrastructural analysis. *Oral Surg Oral Med Oral Pathol*. 1991; 72(2): 200-207.

265. Rezende RB, Drachenberg CB, Kumar D, et al. Differential diagnosis between monomorphic clear cell adenocarcinoma of salivary glands and renal(clear) cell carcinoma. *Am J Surg Pathol*. 1999; 23(12): 1532-1538.

266. Seifert G. Classification and differential diagnosis of clear and basal cell tumors of the salivary glands. *Semin Diagn Pathol*. 1996; 13(2): 95-103.

267. Wang B, Brandwein M, Gordon R, et al. Primary salivary clear cell tumors—a diagnostic approach: a clinicopathologic and immunohistochemical study of 20 patients with clear cell carcinoma, clear cell myoepithelial carcinoma, and epithelial-myoepithelial carcinoma. *Arch Pathol Lab Med*. 2002; 126(6): 676-685.

268. Milchgrub S, Gnepp DR, Vuitch F, et al. Hyalinizing clear cell carcinoma of salivary gland. *Am J Surg Pathol*. 1994; 18(1): 74-82.

269. Simpson RH, Sarsfield PT, Clarke T, Babajews AV. Clear cell carcinoma of minor salivary glands. *Histopathology*. 1990; 17(5): 433-438.

270. Seethala RR, Barnes EL, Hunt JL. Epithelial-myoepithelial carcinoma: a review of the clinicopathologic spectrum and immunophenotypic characteristics in 61 tumors of the salivary glands and upper aerodigestive tract. *Am J Surg Pathol*. 2007; 31(1): 44-57.

271. Seethala RR, Richmond JA, Hoschar AP, Barnes EL. New variants of epithelial-myoepithelial carcinoma: oncocytic-sebaceous and apocrine. *Arch Pathol Lab Med*. 2009; 133(6): 950-959.

272. Fonseca I, Soares J. Proliferating cell nuclear antigen immunohistochemistry in epithelial-myoepithelial carcinoma of the salivary glands. *Arch Pathol Lab Med*. 1993; 117(10): 993-995.

273. Nascimento AG, Amaral LP, Prado LA, et al. Mucoepidermoid carcinoma of salivary glands: a clinicopathologic study of 46 cases. *Head Neck Surg*. 1986; 8(6): 409-417.

274. Luna MA, Batsakis JG, el-Naggar AK. Salivary gland tumors in children. *Ann Otol Rhinol Laryngol*. 1991; 100(10): 869-871.

275. Evans HL. Mucoepidermoid carcinoma of salivary glands: a study of 69 cases with special attention to histologic grading. *Am J Clin Pathol*. 1984; 81(6): 696-701.

276. Hayes MM, Cameron RD, Jones EA. Sebaceous variant of mucoepidermoid carcinoma of the salivary gland. A case report with cyto-histologic correlation. *Acta Cytol*. 1993; 37(2): 237-241.

277. Hamed G, Shmookler BM, Ellis GL, et al. Oncocytic mucoepidermoid carcinoma of the parotid gland. *Arch Pathol Lab Med*. 1994; 118(3): 313-314.

278. Jahan-Parwar B, Huberman RM, Donovan DT, et al. Oncocytic mucoepidermoid carcinoma of the salivary glands. *Am J Surg Pathol*. 1999; 23(5): 523-529.

279. Weinreb I, Seethala RR, Perez-Ordonez B, et al. Oncocytic mucoepidermoid carcinoma: clinicopathologic description in a series of 12 cases. *Am J Surg Pathol*. 2009; 33(3): 409-416.

280. Veras EF, Sturgis E, Luna MA. Sclerosing mucoepidermoid carcinoma of the salivary glands. *Ann Diagn Pathol*. 2007; 11(6): 407-412.

281. Nagao T, Gaffey TA, Kay PA, et al. Dedifferentiation in low-grade mucoepidermoid carcinoma of the parotid gland. *Hum Pathol*. 2003; 34(10): 1068-1072.

282. Cholankeril JV, Scioscia PA. Post-traumatic sialoceles and mucoceles of the salivary glands. *Clin Imaging*. 1993; 17(1): 41-45.

283. Chan JK, Saw D. Sclerosing mucoepidermoid tumour of the parotid gland: report of a case. *Histopathology*. 1987; 11(2): 203-207.

284. Fonseca I, Costa Rosa J, Felix A, et al. Simple mucin-type carbohydrate antigens(T, Tn and sialosyl-Tn) in mucoepidermoid carcinoma of the salivary glands. *Histopathology*. 1994; 25(6): 537-543.

285. Alos L, Lujan B, Castillo M, et al. Expression of membrane-bound mucins(MUC1 and MUC4) and secreted mucins(MUC1, MUC5AC, MUC5B, MUC6 and MUC7) in mucoepidermoid carcinomas of salivary glands. *Am J Surg Pathol*. 2005; 29(6): 806-813.

286. Handra-Luca A, Lamas G, Bertrand JC, Fouret P. MUC1, MUC2, MUC4, and MUC5AC expression in salivary gland mucoepidermoid carcinoma: diagnostic and prognostic implications. *Am J Surg Pathol*. 2005; 29(7): 881-889.

287. Meer S, Altini M. CK7+/CK20-immunoexpression profile is typical of salivary gland neoplasia. *Histopathology*. 2007; 51(1): 26-32.

288. Nikitakis NG, Tosios KI, Papanikolaou VS, et al. Immunohistochemical expression of cytokeratins 7 and 20 in malignant salivary gland tumors. *Mod Pathol*. 2004; 17(4): 407-415.

289. Foschini MP, Marucci G, Eusebi V. Low-grade mucoepidermoid carcinoma of salivary glands: characteristic immunohistochemical profile and evidence of striated duct differentiation. *Virchows Arch*. 2002; 440(5): 536-542.

290. Martins C, Cavaco B, Tonon G, et al. A study of MECT1-MAML2 in mucoepidermoid carcinoma and Warthin's tumor of salivary glands. *J Mol Diagn*. 2004; 6(3): 205-210.

291. Miyabe S, Okabe M, Nagatsuka H, et al. Prognostic significance of p27Kip1, Ki-67, and CRTC1-MAML2 fusion transcript in mucoepidermoid carcinoma: a molecular and clinicopathologic study of 101 cases. *J Oral Maxillofac Surg*. 2009; 67(7): 1432-1441.

292. Nakayama T, Miyabe S, Okabe M, et al. Clinicopathological significance of the CRTC3-MAML2 fusion transcript in mucoepidermoid carcinoma. *Mod Pathol*. 2009; 22(12): 1575-1581.

293. Tonon G, Modi S, Wu L, et al. t(11;19)(q21;p13) translocation in mucoepidermoid carcinoma creates a novel fusion product that disrupts a Notch signaling pathway. *Nat Genet*. 2003; 33(2): 208-213.

294. Achcar Rde O, Nikiforova MN, Dacic S, et al. Mammalian mastermind like 2 11q21 gene rearrangement in bronchopulmonary mucoepidermoid carcinoma. *Hum Pathol*. 2009; 40(6): 854-860.

295. Camelo-Piragua SI, Habib C, Kanumuri P, et al. Mucoepidermoid carcinoma of the breast shares cytogenetic abnormality with mucoepidermoid carcinoma of the salivary gland: a case report with molecular analysis and review of the literature. *Hum Pathol*. 2009; 40(6): 887-892.

296. Lennerz JK, Perry A, Dehner LP, et al. CRTC1 rearrangements in the absence of t(11;19) in primary cutaneous mucoepidermoid carcinoma. *Br J Dermatol*. 2009; 161(4): 925-929.

297. Lennerz JK, Perry A, Mills JC, et al. Mucoepidermoid carcinoma of the cervix: another tumor with the t(11;19)-associated CRTC1-MAML2 gene fusion. *Am J Surg Pathol*. 2009; 33(6): 835-843.

298. Behboudi A, Enlund F, Winnes M, et al. Molecular classification of mucoepidermoid carcinomas-prognostic significance of the MECT1-MAML2 fusion oncogene. *Genes Chromosomes Cancer*. 2006; 45(5): 470-481.

299. Fehr A, Meyer A, Heidorn K, et al. A link between the expression of the stem cell marker HMGA2, grading, and the fusion CRTC1-MAML2 in mucoepidermoid carcinoma. *Genes Chromosomes Cancer*. 2009; 48(9): 777-785.

300. Okabe M, Miyabe S, Nagatsuka H, et al. MECT1-MAML2 fusion transcript defines a favorable subset of mucoepidermoid carcinoma. *Clin Cancer Res*. 2006; 12(13): 3902-3907.

301. Brandwein MS, Ivanov K, Wallace DI, et al. Mucoepidermoid carcinoma: a clinicopathologic study of 80 patients with special reference to histological grading. *Am J Surg Pathol*. 2001; 25(7): 835-845.

302. Goode RK, Auclair PL, Ellis GL. Mucoepidermoid carcinoma of the major salivary glands: clinical and histopathologic analysis of 234 cases with evaluation of grading criteria. *Cancer*. 1998; 82(7): 1217-1224.

303. Guzzo M, Andreola S, Sirizzotti G, Cantu G. Mucoepidermoid carcinoma of the salivary glands: clinicopathologic review of 108 patients treated at the National Cancer Institute of Milan. *Ann Surg Oncol*. 2002; 9(7): 688-695.

304. Ellis GL, Auclair PL. Tumors of the salivary glands. In: Silverberg SG, Sobin LH, eds. *Atlas of Tumor Pathology, Series 4, Fascicle 9*. Washington, DC: American Registry of Pathology; 2008.

305. Jakobsson PA, Blanck C, Eneroth CM. Mucoepidermoid carcinoma of the parotid gland. *Cancer*. 1968; 22(1): 111-124.

306. Auclair PL, Goode RK, Ellis GL. Mucoepidermoid carcinoma of intraoral salivary glands. Evaluation and application of grading criteria in 143 cases. *Cancer*. 1992; 69(8): 2021-2030.

307. Fonseca I, Clode AL, Soares J. Mucoepidermoid carcinoma of major and minor salivary glands. A survey of 43 cases with study of prognostic indicators. *Int J Surg Pathol*. 1993; 1: 3-12.

308. Skalova A, Lehtonen H, von Boguslawsky K, Leivo I. Prognostic significance of cell proliferation in mucoepidermoid carcinomas of the

salivary gland: clinicopathological study using MIB 1 antibody in Paraffin sections. *Hum Pathol*. 1994; 25(9): 929-935.

309. Abrams AM, Cornyn J, Scofield HH, Hansen LS. Acinic cell adenocarcinoma of the major salivary glands. A clinicopathologic study of 77 cases. *Cancer*. 1965; 18: 1145-1162.

310. Depowski PL, Setzen G, Chui A, et al. Familial occurrence of acinic cell carcinoma of the parotid gland. *Arch Pathol Lab Med*. 1999; 123(11): 1118-1120.

311. Batsakis JG, Chinn EK, Weimert TA, et al. Acinic cell carcinoma: a clinicopathologic study of thirty-five cases. *J Laryngol Otol*. 1979; 93(4): 325-340.

312. Chen SY, Brannon RB, Miller AS, et al. Acinic cell adenocarcinoma of minor salivary glands. *Cancer*. 1978; 42(2): 678-685.

313. Zbaeren P, Lehmann W, Widgren S. Acinic cell carcinoma of minor salivary gland origin. *J Laryngol Otol*. 1991; 105(9): 782-785.

314. Eneroth CM, Jakobsson PA, Blanck C. Acinic cell carcinoma of the parotid gland. *Cancer*. 1966; 19(12): 1761-1772.

315. Gustafsson H, Carlsoo B, Henriksson R. Ultrastructural morphometry and secretory behavior of acinic cell carcinoma. *Cancer*. 1985; 55(8): 1706-1710.

316. Spiro RH, Huvos AG, Strong EW. Acinic cell carcinoma of salivary origin. A clinicopathologic study of 67 cases. *Cancer*. 1978; 41(3): 924-935.

317. Chaudhry AP, Cutler LS, Leifer C, et al. Histogenesis of acinic cell carcinoma of the major and minor salivary glands. An ultrastructural study. *J Pathol*. 1986; 148(4): 307-320.

318. Michal M, Skalova A, Simpson RH, et al. Well-differentiated acinic cell carcinoma of salivary glands associated with lymphoid stroma. *Hum Pathol*. 1997; 28(5): 595-600.

319. Takahashi H, Fujita S, Okabe H, et al. Distribution of tissue markers in acinic cell carcinomas of salivary gland. *Pathol Res Pract*. 1992; 188(6): 692-700.

320. Warner TF, Seo IS, Azen EA, et al. Immunocytochemistry of acinic cell carcinomas and mixed tumors of salivary glands. *Cancer*. 1985; 56(9): 2221-2227.

321. Ellis GL, Corio RL. Acinic cell adenocarcinoma. A clinicopathologic analysis of 294 cases. *Cancer*. 1983; 52(3): 542-549.

322. Lewis JE, Olsen KD, Weiland LH. Acinic cell carcinoma. Clinicopathologic review. *Cancer*. 1991; 67(1): 172-179.

323. Oliveira P, Fonseca I, Soares J. Acinic cell carcinoma of the salivary glands. A long term follow-up study of 15 cases. *Eur J Surg Oncol*. 1992; 18(1): 7-15.

324. Perzin KH, LiVolsi VA. Acinic cell carcinomas arising in salivary glands: a clinicopathologic study. *Cancer*. 1979; 44(4): 1434-1457.

325. Spafford PD, Mintz DR, Hay J. Acinic cell carcinoma of the parotid gland: review and management. *J Otolaryngol*. 1991; 20(4): 262-266.

326. Henley JD, Geary WA, Jackson CL, et al. Dedifferentiated acinic cell carcinoma of the parotid gland: a distinct rarely described entity. *Hum Pathol*. 1997; 28(7): 869-873.

327. Di Palma S, Corletto V, Lavarino C, et al. Unilateral aneuploid dedifferentiated acinic cell carcinoma associated with bilateral-low grade diploid acinic cell carcinoma of the parotid gland. *Virchows Arch*. 1999; 434(4): 361-365.

328. Nunes JF, Fonseca I, Soares J. Helioid inclusions in dedifferentiated acinic cell carcinoma of the parotid gland. *Ultrastruct Pathol*. 1996; 20(5): 443-449.

329. Skalova A, Sima R, Vanecek T, et al. Acinic cell carcinoma with high-grade transformation: a report of 9 cases with immunohistochemical study and analysis of TP53 and HER-2/neu genes. *Am J Surg Pathol*. 2009; 33(8): 1137-1145.

330. Reis-Filho JS, Natrajan R, Vatcheva R, et al. Is acinic cell carcinoma a variant of secretory carcinoma? A FISH study using ETV6 'split apart' probes. *Histopathology*. 2008; 52(7): 840-846.

331. Skalova A, Vanecek T, Sima R, et al. Mammary analogue secretory carcinoma of salivary glands, containing the ETV6-NTRK3 fusion gene: a hitherto undescribed salivary gland tumor entity. *Am J Surg Pathol*. 2010; 34(5): 599-608.

332. Tandler B. Ultrastructure of adenoid cystic carcinoma of salivary gland origin. *Lab Invest*. 1971; 24(6): 504-512.

333. Kowalski PJ, Paulino AF. Perineural invasion in adenoid cystic carcinoma: its causation/ promotion by brain-derived neurotrophic factor. *Hum Pathol*. 2002; 33(9): 933-936.

334. Perzin KH, Gullane P, Clairmont AC. Adenoid cystic carcinomas arising in salivary glands: a correlation of histologic features and clinical course. *Cancer*. 1978; 42(1): 265-282.

335. Spiro RH, Huvos AG, Strong EW. Adenoid cystic carcinoma of salivary origin. A clinicopathologic study of 242 cases. *Am J Surg*. 1974; 128(4): 512-520.

336. Albores-Saavedra J, Wu J, Uribe-Uribe N. The sclerosing variant of adenoid cystic carcinoma: a previously unrecognized neoplasm of major salivary glands. *Ann Diagn Pathol*. 2006; 10(1): 1-7.

337. Snyder ML, Paulino AF. Hybrid carcinoma of the salivary gland: salivary duct adenocarcinoma adenoid cystic carcinoma. *Histopathology*. 1999; 35(4): 380-383.

338. Azumi N, Battifora H. The cellular composition of adenoid cystic carcinoma. An immunohistochemical study. *Cancer*. 1987; 60(7): 1589-1598.

339. Caselitz J, Becker J, Seifert G, et al. Coexpression of keratin and vimentin filaments in adenoid cystic carcinomas of salivary glands. *Virchows Arch A Pathol Anat Histopathol*. 1984; 403(4): 337-344.

340. Caselitz J, Jaup T, Seifert G. Immunohistochemical detection of carcinoembryonic antigen(CEA) in parotid gland carcinomas. Analysis of 52 cases. *Virchows Arch A Pathol Anat Histol*. 1981; 394(1-2): 49-60.

341. Chomette G, Auriol M, Vaillant JM, et al. An immunohistochemical study of the distribution of lysozyme, lactoferrin, alpha 1-antitrypsin and alpha 1-antichymotrypsin in salivary adenoid cystic carcinoma. *Pathol Res Pract*. 1991; 187(8): 1001-1008.

342. Holst VA, Marshall CE, Moskaluk CA, Frierson HF Jr. KIT protein expression and analysis of c-kit gene mutation in adenoid cystic carcinoma. *Mod Pathol*. 1999; 12(10): 956-960.

343. Penner CR, Folpe AL, Budnick SD. C-kit expression distinguishes salivary gland adenoid cystic carcinoma from polymorphous low-grade adenocarcinoma. *Mod Pathol*. 2002; 15(7): 687-691.

344. Rutherford S, Yu Y, Rumpel CA, et al. Chromosome 6 deletion and candidate tumor suppressor genes in adenoid cystic carcinoma. *Cancer Lett*. 2006; 236(2): 309-317.

345. Stallmach I, Zenklusen P, Komminoth P, et al. Loss of heterozygosity at chromosome 6q23–25 correlates with clinical and histologic parameters in salivary gland adenoid cystic carcinoma. *Virchows Arch*. 2002; 440(1): 77-84.

346. Kiyoshima T, Shima K, Kobayashi I, et al. Expression of p53 tumor suppressor gene in adenoid cystic and mucoepidermoid carcinomas of the salivary glands. *Oral Oncol*. 2001; 37(3): 315-322.

347. Frierson HF Jr, El-Naggar AK, Welsh JB, et al. Large scale molecular analysis identifies genes with altered expression in salivary adenoid cystic carcinoma. *Am J Pathol*. 2002; 161(4): 1315-1323.

348. Mitani Y, Li J, Rao PH, et al. Comprehensive analysis of the MYB-NFIB gene fusion in salivary adenoid cystic carcinoma: incidence, variability, and clinicopathologic significance. *Clin Cancer Res*. 2010; 16(19): 4722-4731.

349. Matsuba HM, Spector GJ, Thawley SE, et al. Adenoid cystic salivary gland carcinoma. A histopathologic review of treatment failure patterns. *Cancer*. 1986; 57(3): 519-524.

350. Nascimento AG, Amaral AL, Prado LA, et al. Adenoid cystic carcinoma of salivary glands. A study of 61 cases with clinicopathologic correlation. *Cancer*. 1986; 57(2): 312-319.

351. Szanto PA, Luna MA, Tortoledo ME, White RA. Histologic grading of adenoid cystic carcinoma of the salivary glands. *Cancer*. 1984; 54(6): 1062-1069.

352. Eby LS, Johnson DS, Baker HW. Adenoid cystic carcinoma of the head and neck. *Cancer*. 1972; 29(5): 1160-1168.

353. Cheuk W, Chan JK, Ngan RK. Dedifferentiation in adenoid cystic carcinoma of salivary gland: an uncommon complication associated with an accelerated clinical course. *Am J Surg Pathol*. 1999; 23(4): 465-472.

354. Seethala RR, Hunt JL, Baloch ZW, et al. Adenoid cystic carcinoma with high-grade transformation: a report of 11 cases and a review of the literature. *Am J Surg Pathol*. 2007; 31(11): 1683-1694.

355. Chau Y, Hongyo T, Aozasa K, Chan JK. Dedifferentiation of adenoid cystic carcinoma: report of a case implicating p53 gene mutation. *Hum Pathol*. 2001; 32(12): 1403-1407.

356. Spiro RH, Huvos AG. Stage means more than grade in adenoid cystic carcinoma. *Am J Surg*. 1992; 164(6): 623-628.

357. Allen MS Jr, Marsh WL Jr. Lymph node involvement by direct extension in adenoid cystic carcinoma. Absence of classic embolic lymph node metastasis. *Cancer*. 1976; 38(5): 2017-2021.

358. Casler JD, Conley JJ. Surgical management of adenoid cystic carcinoma in the parotid gland. *Otolaryngol Head Neck Surg*. 1992; 106(4): 332-338.

359. Hosokawa Y, Ohmori K, Kaneko M, et al. Analysis of adenoid cystic carcinoma treated by radiotherapy. *Oral Surg Oral Med Oral Pathol*. 1992; 74(2): 251-255.

360. Franklin CD, Ong TK. Ductal papilloma of the minor salivary gland. *Histopathology*. 1991; 19(2): 180-182.

361. Ishikawa T, Imada S, Ijuhin N. Intraductal papilloma of the anterior lingual salivary gland. Case report and immunohistochemical study. *Int J Oral Maxillofac Surg*. 1993; 22(2): 116-117.

362. King PH, Hill J. Intraduct papilloma of parotid gland. *J Clin Pathol*. 1993; 46(2): 175-176.

363. Nagao T, Sugano I, Matsuzaki O, et al. Intraductal papillary tumors of the major salivary glands: case reports of benign and malignant variants. *Arch Pathol Lab Med*. 2000; 124(2): 291-295.

364. Grenko RT, Gemryd P, Tytor M, et al. Salivary duct carcinoma. *Histopathology*. 1995; 26(3): 261-266.

365. Jaehne M, Roeser K, Jaekel T, et al. Clinical

and immunohistologic typing of salivary duct carcinoma: a report of 50 cases. *Cancer.* 2005; 103(12): 2526-2533.

366. Kumar RV, Kini L, Bhargava AK, et al. Salivary duct carcinoma. *J Surg Oncol.* 1993; 54(3): 193-198.

367. Chen KT, Hafez GR. Infiltrating salivary duct carcinoma. A clinicopathologic study of five cases. *Arch Otolaryngol.* 1981; 107(1): 37-39.

368. Garland TA, Innes DJ Jr, Fechner RE. Salivary duct carcinoma: an analysis of four cases with review of literature. *Am J Clin Pathol.* 1984; 81(4): 436-441.

369. Henley JD, Seo IS, Dayan D, Gnepp DR. Sarcomatoid salivary duct carcinoma of the parotid gland. *Hum Pathol.* 2000; 31(2): 208-213.

370. Nagao T, Gaffey TA, Serizawa H, et al. Sarcomatoid variant of salivary duct carcinoma: clinicopathologic and immunohistochemical study of eight cases with review of the literature. *Am J Clin Pathol.* 2004; 122(2): 222-231.

371. Nagao T, Gaffey TA, Visscher DW, et al. Invasive micropapillary salivary duct carcinoma: a distinct histologic variant with biologic significance. *Am J Surg Pathol.* 2004; 28(3): 319-326.

372. Padberg BC, Sasse B, Huber A, Pfaltz M. Sarcomatoid salivary duct carcinoma. *Ann Diagn Pathol.* 2005; 9(2): 86-92.

373. Simpson RH, Clarke TJ, Sarsfield PT, Babajews AV. Salivary duct adenocarcinoma. *Histopathology.* 1991; 18(3): 229-235.

374. Simpson RH, Prasad AR, Lewis JE, et al. Mucin-rich variant of salivary duct carcinoma: a clinicopathologic and immunohistochemical study of four cases. *Am J Surg Pathol.* 2003; 27(8): 1070-1079.

375. Weinreb I, Tabanda-Lichauco R, Van der Kwast T, Perez-Ordonez B. Low-grade intraductal carcinoma of salivary gland: report of 3 cases with marked apocrine differentiation. *Am J Surg Pathol.* 2006; 30(8): 1014-1021.

376. Delgado R, Klimstra D, Albores-Saavedra J. Low grade salivary duct carcinoma. A distinctive variant with a low grade histology and a predominant intraductal growth pattern. *Cancer.* 1996; 78(5): 958-967.

377. Lewis JE, McKinney BC, Weiland LH, et al. Salivary duct carcinoma. Clinicopathologic and immunohistochemical review of 26 cases. *Cancer.* 1996; 77(2): 223-230.

378. Wick MR, Ockner DM, Mills SE, et al. Homologous carcinomas of the breasts, skin, and salivary glands. A histologic and immunohistochemical comparison of ductal mammary carcinoma, ductal sweat gland carcinoma, and salivary duct carcinoma. *Am J Clin Pathol.* 1998; 109(1): 75-84.

379. Hungermann D, Korsching E, Buerger H, et al. Salivary duct carcinomas comprise phenotypically and genotypically diverse high-grade neoplasms. *Histopathology.* 2007; 50(7): 956-958.

380. de Araujo VC, Kowalski LP, Soares F, et al. Salivary duct carcinoma: cytokeratin 14 as a marker of in-situ intraductal growth. *Histopathology.* 2002; 41(3): 244-249.

381. Johnson CJ, Barry MB, Vasef MA, Deyoung BR. Her-2/neu expression in salivary duct carcinoma: an immunohistochemical and chromogenic in situ hybridization study. *Appl Immunohistochem Mol Morphol.* 2008; 16(1): 54-58.

382. Skalova A, Starek I, Vanecek T, et al. Expression of HER-2/neu gene and protein in salivary duct carcinomas of parotid gland as revealed by fluorescence in-situ hybridization and immunohistochemistry. *Histopathology.* 2003; 42(4): 348-356.

383. Brandwein MS, Jagirdar J, Patil J, et al. Salivary duct carcinoma(cribriform salivary carcinoma of excretory ducts). A clinicopathologic and immunohistochemical study of 12 cases. *Cancer.* 1990; 65(10): 2307-2314.

384. Yoshihara T, Shino A, Ishii T, Kawakami M. Ultrastructural and immunohistochemical study of salivary duct carcinoma of the parotid gland. *Ultrastruct Pathol.* 1994; 18(6): 553-558.

385. Fan CY, Wang J, Barnes EL. Expression of androgen receptor and prostatic specific markers in salivary duct carcinoma: an immunohistochemical analysis of 13 cases and review of the literature. *Am J Surg Pathol.* 2000; 24(4): 579-586.

386. James GK, Pudek M, Berean KW, et al. Salivary duct carcinoma secreting prostate-specific antigen. *Am J Clin Pathol.* 1996; 106(2): 242-247.

387. Sato K, Shimode Y, Itoi A, et al. Salivary duct carcinoma of the parotid gland presenting KIT (CD117) overexpression. *Histopathology.* 2007; 51(1): 114-115.

388. Williams MD, Roberts D, Blumenschein GR Jr, et al. Differential expression of hormonal and growth factor receptors in salivary duct carcinomas: biologic significance and potential role in therapeutic Stratification of patients. *Am J Surg Pathol.* 2007; 31(11): 1645-1652.

389. Butler RT, Spector ME, Thomas D, et al. An immunohistochemical panel for reliable differentiation of salivary duct carcinoma and mucoepidermoid carcinoma. *Head Neck Pathol.* 2014; 8(2): 133-140.

390. Leivo I, Jee KJ, Heikinheimo K, et al. Characterization of gene expression in major types of salivary gland carcinomas with epithelial differentiation. *Cancer Genet Cytogenet.* 2005; 156(2): 104-113.

391. Colmenero Ruiz C, Patron Romero M, Martin Perez M. Salivary duct carcinoma: a report of nine cases. *J Oral Maxillofac Surg.* 1993; 51(6): 641-646.

392. Hong YO, Cho KJ, Ro JY. Salivary duct carcinoma with or without micropapillary components: clinicopathologic and immunohistochemical comparison. *Lab Invest.* 2009; 89(suppl 1): 248A.

393. Anderson C, Muller R, Piorkowski R, et al. Intraductal carcinoma of major salivary gland. *Cancer.* 1992; 69(3): 609-614.

394. Simpson RH, Desai S, Di Palma S. Salivary duct carcinoma in situ of the parotid gland. *Histopathology.* 2008; 53(4): 416-425.

395. Raymond AK, Batsakis JG. Stensen's duct carcinomas. *Ann Otol Rhinol Laryngol.* 1991; 100(12): 1035-1036.

396. Brandwein-Gensler M, Hille J, Wang BY, et al. Low-grade salivary duct carcinoma: description of 16 cases. *Am J Surg Pathol.* 2004; 28(8): 1040-1044.

397. Castle JT, Thompson LD, Frommelt RA, et al. Polymorphous low grade adenocarcinoma: a clinicopathologic study of 164 cases. *Cancer.* 1999; 86(2): 207-219.

398. Evans HL, Luna MA. Polymorphous low-grade adenocarcinoma: a study of 40 cases with long-term follow up and an evaluation of the importance of papillary areas. *Am J Surg Pathol.* 2000; 24(10): 1319-1328.

399. Norberg L, Dardick I. The need for clinical awareness of polymorphous low-grade adenocarcinoma: a review. *J Otolaryngol.* 1992; 21(2): 149-152.

400. George MK, Mansour P, Pahor AL. Terminal parotid duct carcinoma. *J Laryngol Otol.* 1991; 105(9): 780-781.

401. Miliauskas JR. Polymorphous low-grade (terminal duct) adenocarcinoma of the parotid gland. *Histopathology.* 1991; 19(6): 555-557.

402. Anderson C, Krutchkoff D, Pedersen C, et al. Polymorphous low grade adenocarcinoma of minor salivary gland: a clinicopathologic and comparative immunohistochemical study. *Mod Pathol.* 1990; 3(1): 76-82.

403. Simpson RH, Clarke TJ, Sarsfield PT, et al. Polymorphous low-grade adenocarcinoma of the salivary glands: a clinicopathological comparison with adenoid cystic carcinoma. *Histopathology.* 1991; 19(2): 121-129.

404. Blanck C, Eneroth CM, Jakobsson PA. Mucus-producing adenopapillary (non-epidermoid) carcinoma of the parotid gland. *Cancer.* 1971; 28(3): 676-685.

405. Kardos TB, Ferguson JW, McMillan MD. Mucus-producing adenopapillary carcinoma of the oral cavity. *Int J Oral Maxillofac Surg.* 1992; 21(3): 160-162.

406. Mostofi R, Wood RS, Christison W, Talerman A. Low-grade papillary adenocarcinoma of minor salivary glands. Case report and literature review. *Oral Surg Oral Med Oral Pathol.* 1992; 73(5): 591-595.

407. Batsakis JG. Cystadenocarcinoma: a specific diagnosis or just another adenocarcinoma NOS? *Adv Anat Pathol.* 1997; 4: 252-255.

408. Foss RD, Ellis GL, Auclair PL. Salivary gland cystadenocarcinomas. A clinicopathologic study of 57 cases. *Am J Surg Pathol.* 1996; 20(12): 1440-1447.

409. Michal M, Skalova A, Mukensnabl P. Micropapillary carcinoma of the parotid gland arising in mucinous cystadenoma. *Virchows Arch.* 2000; 437(4): 465-468.

410. Taxy JB. Squamous carcinoma in a major salivary gland: a review of the diagnostic considerations. *Arch Pathol Lab Med.* 2001; 125(6): 740-745.

411. Leader M, Jass JR. In-situ neoplasia in squamous cell carcinoma of the parotid. A case report. *Histopathology.* 1985; 9(3): 325-329.

412. Gaughan RK, Olsen KD, Lewis JE. Primary squamous cell carcinoma of the parotid gland. *Arch Otolaryngol Head Neck Surg.* 1992; 118(8): 798-801.

413. Koss LG, Spiro RH, Hajdu S. Small cell(oat cell) carcinoma of minor salivary gland origin. *Cancer.* 1972; 30(3): 737-741.

414. Wirman JA, Battifora HA. Small cell undifferentiated carcinoma of salivary gland origin: an ultrastructural study. *Cancer.* 1976; 37(4): 1840-1848.

415. Gnepp DR, Corio RL, Brannon RB. Small cell carcinoma of the major salivary glands. *Cancer.* 1986; 58(3): 705-714.

416. Hayashi Y, Nagamine S, Yanagawa T, et al. Small cell undifferentiated carcinoma of the minor salivary gland containing exocrine, neuroendocrine, and squamous cells. *Cancer.* 1987; 60(7): 1583-1588.

417. Leipzig B, Gonzales-Vitale JC. Small cell epidermoid carcinoma of salivary glands. 'Pseudo'-oat cell carcinoma. *Arch Otolaryngol.* 1982; 108(8): 511-514.

418. Rollins CE, Yost BA, Costa MJ, Vogt PJ. Squamous differentiation in small-cell carcinoma of the parotid gland. *Arch Pathol Lab Med.* 1995; 119(2): 183-185.

419. Huntrakoon M. Neuroendocrine carcinoma of the parotid gland: a report of two cases with ultrastructural and immunohistochemical studies. *Hum Pathol.* 1987; 18(12): 1212-1217.

420. Gnepp DR, Wick MR. Small cell carcinoma of the major salivary glands. An immunohistochemical study. *Cancer.* 1990; 66(1): 185-192.

421. Nagao T, Gaffey TA, Olsen KD, et al. Small cell carcinoma of the major salivary glands: clinicopathologic study with emphasis on cytokeratin 20 immunoreactivity and clinical outcome. *Am J Surg Pathol*. 2004; 28(6): 762-770.

422. Fisher CA, Harms PW, McHugh JB, et al. Small cell carcinoma in the parotid harboring Merkel cell polyomavirus. *Oral Surg Oral Med Oral Pathol Oral Radiol*. 2014; 118(6): 703-712.

423. Fornelli A, Eusebi V, Pasquinelli G, et al. Merkel cell carcinoma of the parotid gland associated with Warthin tumour: report of two cases. *Histopathology*. 2001; 39(4): 342-346.

424. Nagao T, Sugano I, Ishida Y, et al. Primary large-cell neuroendocrine carcinoma of the parotid gland: immunohistochemical and molecular analysis of two cases. *Mod Pathol*. 2000; 13(5): 554-561.

425. Kott ET, Goepfert H, Ayala AG, Ordonez NG. Lymphoepithelial carcinoma(malignant lymphoepithelial lesion) of the salivary glands. *Arch Otolaryngol*. 1984; 110(1): 50-53.

426. Nagao K, Matsuzaki O, Saiga H, et al. A histopathologic study of benign and malignant lymphoepithelial lesions of the parotid gland. *Cancer*. 1983; 52(6): 1044-1052.

427. Saw D, Lau WH, Ho JH, et al. Malignant lymphoepithelial lesion of the salivary gland. *Hum Pathol*. 1986; 17(9): 914-923.

428. Schneider M, Rizzardi C. Lymphoepithelial carcinoma of the parotid glands and its relationship with benign lymphoepithelial lesions. *Arch Pathol Lab Med*. 2008; 132(2): 278-282.

429. Hanji D, Gohao L. Malignant lymphoepithelial lesions of the salivary glands with anaplastic carcinomatous change. Report of nine cases and review of literature. *Cancer*. 1983; 52(12): 2245-2252.

430. Sehested M, Hainau B, Albeck H, et al. Ultrastructural investigation of anaplastic salivary gland carcinomas in Eskimos. *Cancer*. 1985; 55(11): 2732-2736.

431. Chan JK, Yip TT, Tsang WY, et al. Specific association of Epstein-Barr virus with lymphoepithelial carcinoma among tumors and tumorlike lesions of the salivary gland. *Arch Pathol Lab Med*. 1994; 118(10): 994-997.

432. Kuo T, Tsang NM. Salivary gland type nasopharyngeal carcinoma: a histologic, immunohistochemical, and Epstein-Barr virus study of 15 cases including a psammomatous mucoepidermoid carcinoma. *Am J Surg Pathol*. 2001; 25(1): 80-86.

433. Raab-Traub N, Rajadurai P, Flynn K, Lanier AP. Epstein-Barr virus infection in carcinoma of the salivary gland. *J Virol*. 1991; 65(12): 7032-7036.

434. Tsai CC, Chen CL, Hsu HC. Expression of Epstein-Barr virus in carcinomas of major salivary glands: a strong association with lymphoepithelioma-like carcinoma. *Hum Pathol*. 1996; 27(3): 258-262.

435. Wang CP, Chang YL, Ko JY, et al. Lymphoepithelial carcinoma versus large cell undifferentiated carcinoma of the major salivary glands. *Cancer*. 2004; 101(9): 2020-2027.

436. Croitoru CM, Suarez PA, Luna MA. Hybrid carcinomas of salivary glands. Report of 4 cases and review of the literature. *Arch Pathol Lab Med*. 1999; 123(8): 698-702.

437. Nagao T, Sugano I, Ishida Y, et al. Hybrid carcinomas of the salivary glands: report of nine cases with a clinicopathologic, immunohistochemical, and p53 gene alteration analysis. *Mod Pathol*. 2002; 15(7): 724-733.

438. Batsakis JG, el-Naggar AK, Luna MA. "Adenocarcinoma, not otherwise specified": a diminishing group of salivary carcinomas. *Ann Otol Rhinol Laryngol*. 1992; 101(1): 102-104.

439. Li J, Wang BY, Nelson M, et al. Salivary adenocarcinoma, not otherwise specified: a collection of orphans. *Arch Pathol Lab Med*. 2004; 128(12): 1385-1394.

440. Dunn P, Kuo TT, Shih LY, et al. Primary salivary gland lymphoma: a clinicopathologic study of 23 cases in Taiwan. *Acta Haematol*. 2004; 112(4): 203-208.

441. Gleeson MJ, Bennett MH, Cawson RA. Lymphomas of salivary glands. *Cancer*. 1986; 58(3): 699-704.

442. Kojima M, Shimizu K, Nishikawa M, et al. Primary salivary gland lymphoma among Japanese: a clinicopathological study of 30 cases. *Leuk Lymphoma*. 2007; 48(9): 1793-1798.

443. Mehle ME, Kraus DH, Wood BG, et al. Lymphoma of the parotid gland. *Laryngoscope*. 1993; 103(1 Pt 1): 17-21.

444. Nakamura S, Ichimura K, Sato Y, et al. Follicular lymphoma frequently originates in the salivary gland. *Pathol Int*. 2006; 56(10): 576-583.

445. Kojima M, Nakamura S, Ichimura K, et al. Follicular lymphoma of the salivary gland: a clinicopathological and molecular study of six cases. *Int J Surg Pathol*. 2001; 9(4): 287-293.

446. Kojima M, Nakamura S, Itoh H, et al. Sclerosing variant of follicular lymphoma arising from submandibular glands and resembling "Kuttner tumor": a report of 3 patients. *Int J Surg Pathol*. 2003; 11(4): 303-307.

447. Abbondanzo SL. Extranodal marginal-zone B-cell lymphoma of the salivary gland. *Ann Diagn Pathol*. 2001; 5(4): 246-254.

448. Takahashi H, Cheng J, Fujita S, et al. Primary malignant lymphoma of the salivary gland: a tumor of mucosa-associated lymphoid tissue. *J Oral Pathol Med*. 1992; 21(7): 318-325.

449. Schmid U, Helbron D, Lennert K. Primary malignant lymphomas localized in salivary glands. *Histopathology*. 1982; 6(6): 673-687.

450. Dunphy CH, Grosso LE, Rodriquez JJ, Dunphy FR. Bilateral mucosa-associated lymphoid tissue lymphomas of parotid glands: a 13-year interval. *Mod Pathol*. 1996; 9(5): 560-565.

451. Nime FA, Cooper HS, Eggleston JC. Primary malignant lymphomas of the salivary glands. *Cancer*. 1976; 37(2): 906-912.

452. Miller R, Yanagihara ET, Dubrow AA, Lukes RJ. Malignant lymphoma in the Warthin's tumor. Report of a case. *Cancer*. 1982; 50(12): 2948-2950.

453. Hsi ED, Singleton TP, Swinnen L, et al. Mucosa-associated lymphoid tissue-type lymphomas occurring in post-transplantation patients. *Am J Surg Pathol*. 2000; 24(1): 100-106.

454. Ochoa ER, Harris NL, Pilch BZ. Marginal zone B-cell lymphoma of the salivary gland arising in chronic sclerosing sialadenitis(Kuttner tumor). *Am J Surg Pathol*. 2001; 25(12): 1546-1550.

455. Kerr PD, Dort JC. Primary extramedullary plasmacytoma of the salivary glands. *J Laryngol Otol*. 1991; 105(8): 687-692.

456. Pascoe HR, Dorfman RF. Extramedullary plasmacytoma of the submaxillary gland. *Am J Clin Pathol*. 1969; 51(4): 501-507.

457. James M, Norton AJ, Akosa AB, Primary T. cell lymphoma of submandibular salivary gland. *Histopathology*. 1993; 22(1): 83-85.

458. Chan JK, Tsang WY, Hui PK, et al. T- and T/natural killer-cell lymphomas of the salivary gland: a clinicopathologic, immunohistochemical and molecular study of six cases. *Hum Pathol*. 1997; 28(2): 238-245.

459. Hyman GA, Wolff M. Malignant lymphomas of the salivary glands. Review of the literature and report of 33 new cases, including four cases associated with the lymphoepithelial lesion. *Am J Clin Pathol*. 1976; 65(4): 421-438.

460. Livesey JR, Soames JV. Cystic lymphangioma in the adult parotid. *J Laryngol Otol*. 1992; 106(6): 566-568.

461. Mantravadi J, Roth LM, Kafrawy AH. Vascular neoplasms of the parotid gland. Parotid vascular tumors. *Oral Surg Oral Med Oral Pathol*. 1993; 75(1): 70-75.

462. Childers EL, Furlong MA, Fanburg-Smith JC. Hemangioma of the salivary gland: a study of ten cases of a rarely biopsied/excised lesion. *Ann Diagn Pathol*. 2002; 6(6): 339-344.

463. Takato T, Komuro Y, Yonehara Y. Giant hemangioma of the parotid gland associated with Kasabach-Merritt syndrome: a case report. *J Oral Maxillofac Surg*. 1993; 51(4): 425-428.

464. North PE, Waner M, Mizeracki A, Mihm MC Jr. GLUT1: a newly discovered immunohistochemical marker for juvenile hemangiomas. *Hum Pathol*. 2000; 31(1): 11-22.

465. Baker SE, Jensen JL, Correll RW. Lipomas of the parotid gland. *Oral Surg Oral Med Oral Pathol*. 1981; 52(2): 167-171.

466. Davidson D, Leibel BS, Berris B. Asymptomatic parotid gland enlargement in diabetes mellitus. *Ann Intern Med*. 1969; 70(1): 31-38.

467. Ascoli V, Albedi FM, De Blasiis R, Nardi F. Sialadenosis of the parotid gland: report of four cases diagnosed by fine-needle aspiration cytology. *Diagn Cytopathol*. 1993; 9(2): 151-155.

468. Katz AD, Passy V, Kaplan L. Neurogenous neoplasms of major nerves of face and neck. *Arch Surg*. 1971; 103(1): 51-56.

469. Murrell GL, Barnes M, Langford FP, Kenan PD. Submandibular rhabdomyoma. *Ear Nose Throat J*. 1992; 71(12): 663-664.

470. Ferreiro JA, Nascimento AG. Solitary fibrous tumour of the major salivary glands. *Histopathology*. 1996; 28(3): 261-264.

471. Guarino M, Giordano F, Pallotti F, Ponzi S. Solitary fibrous tumour of the submandibular gland. *Histopathology*. 1998; 32(6): 571-573.

472. Carrillo R, Rodriquez-Peralto JL, Batsakis JG, el-Naggar AK. Primary haemangiopericytomas of the parotid gland. *J Laryngol Otol*. 1992; 106(7): 659-661.

473. Nagao T, Sugano I, Ishida Y, et al. Sialolipoma: a report of seven cases of a new variant of salivary gland lipoma. *Histopathology*. 2001; 38(1): 30-36.

474. Dimosthenous K, Righi A. Granular cell tumor of the parotid gland: an exceptionally rare occurrence. *Int J Surg Pathol*. 2008; 16(2): 213-214.

475. Batsakis JG, Frankenthaler R. Embryoma (sialoblastoma) of salivary glands. *Ann Otol Rhinol Laryngol*. 1992; 101(11): 958-960.

476. Brandwein M, Al-Naeif NS, Manwani D, et al. Sialoblastoma: clinicopathological/immunohistochemical study. *Am J Surg Pathol*. 1999; 23(3): 342-348.

477. Luna MA. Sialoblastoma and epithelial tumors in children: their morphologic spectrum and distribution by age. *Adv Anat Pathol*. 1999; 6(5): 287-292.

478. Williams SB, Ellis GL, Warnock GR. Sialoblastoma: a clinicopathologic and immunohistochemical study of 7 cases. *Ann Diagn Pathol*. 2006; 10(6): 320-326.

479. Dehner LP, Valbuena L, Perez-Atayde A, et al. Salivary gland anlage tumor("congenital pleomorphic adenoma"). A clinicopathologic, immunohistochemical and ultrastructural study of nine cases. *Am J Surg Pathol*. 1994; 18(1): 25-36.

480. Auclair PL, Langloss JM, Weiss SW, Corio RL. Sarcomas and sarcomatoid neoplasms of the

major salivary gland regions. A clinicopathologic and immunohistochemical study of 67 cases and review of the literature. *Cancer*. 1986; 58(6): 1305-1315.

481. Fanburg-Smith JC, Furlong MA, Childers EL. Oral and salivary gland angiosarcoma: a clinicopathologic study of 29 cases. *Mod Pathol*. 2003; 16(3): 263-271.

482. Yin WH, Guo SP, Yang HY, Chan JK. Desmoplastic small round cell tumor of the submandibular gland—a rare but distinctive primary salivary gland neoplasm. *Hum Pathol*. 2010; 41(3): 438-442.

483. Benjamin E, Wells S, Fox H, et al. Malignant fibrous histiocytomas of salivary glands. *J Clin Pathol*. 1982; 35(9): 946-953.

484. Castle JT, Thompson LD. Kaposi sarcoma of major salivary gland origin: a clinicopathologic series of six cases. *Cancer*. 2000; 88(1): 15-23.

485. Deb RA, Desai SB, Amonkar PP, et al. Primary primitive neuroectodermal tumour of the parotid gland. *Histopathology*. 1998; 33(4): 375-378.

486. Yu FH, Kobos JW, Brooks JSJ. Synovial sarcoma of the parotid gland region: a case report and review of the literature. *Int J Surg Pathol*. 1996–1997; 4: 239-244.

487. Walterhouse DO, Pappo AS, Baker KS, et al. Rhabdomyosarcoma of the parotid region occurring in childhood and adolescence. A report from the Intergroup Rhabdomyosarcoma Study Group. *Cancer*. 2001; 92(12): 3135-3146.

488. Seifert G, Hennings K, Caselitz J. Metastatic tumors to the parotid and submandibular glands—analysis and differential diagnosis of 108 cases. *Pathol Res Pract*. 1986; 181(6): 684-692.

489. Jennings TA, Okby NT, Schroer KR, et al. Parotid involvement by desmoplastic melanoma. *Histopathology*. 1996; 29(2): 165-170.

490. Shah JP, Kraus DH, Dubner S, Sarkar S. Patterns of regional lymph node metastases from cutaneous melanomas of the head and neck. *Am J Surg*. 1991; 162(4): 320-323.

491. Simpson RH, Skalova A. Metastatic carcinoma of the prostate presenting as parotid tumour. *Histopathology*. 1997; 30(1): 70-74.

492. Brodsky G, Rabson AB. Metastasis to the submandibular gland as the initial presentation of small cell("oat cell") lung carcinoma. *Oral Surg Oral Med Oral Pathol*. 1984; 58(1): 76-80.

493. Melnick SJ, Amazon K, Dembrow V. Metastatic renal cell carcinoma presenting as a parotid tumor: a case report with immunohistochemical findings and a review of the literature. *Hum Pathol*. 1989; 20(2): 195-197.

494. Hrebinko R, Taylor SR, Bahnson RR. Carcinoma of prostate metastatic to parotid gland. *Urology*. 1993; 41(3): 272-273.

495. Eveson JW, Cawson RA. Salivary gland tumours. A review of 2410 cases with particular reference to histological types, site, age and sex distribution. *J Pathol*. 1985; 146(1): 51-58.

496. Spiro RH. Salivary neoplasms: overview of a 35-year experience with 2,807 patients. *Head Neck Surg*. 1986; 8(3): 177-184.

497. Eneroth CM. Incidence and prognosis of salivary-gland tumours at different sites. A study of parotid, submandibular and palatal tumours in 2632 patients. *Acta Otolaryngol Suppl*. 1969; 263: 174-178.

498. Gnepp DR, Schroeder W, Heffner D. Synchronous tumors arising in a single major salivary gland. *Cancer*. 1989; 63(6): 1219-1224.

499. Fine G, Marshall RB, Horn RC Jr. Tumors of the minor salivary glands. *Cancer*. 1960; 13: 653-669.

500. Smith A, Winkler B, Perzin KH, et al. Mucoepidermoid carcinoma arising in an intraparotid lymph node. *Cancer*. 1985; 55(2): 400-403.

501. Albeck H, Nielsen NH, Hansen HE, et al. Epidemiology of nasopharyngeal and salivary gland carcinoma in Greenland. *Arctic Med Res*. 1992; 51(4): 189-195.

502. Shore-Freedman E, Abrahams C, Recant W, Schneider AB. Neurilemomas and salivary gland tumors of the head and neck following childhood irradiation. *Cancer*. 1983; 51(12): 2159-2163.

503. Spitz MR, Batsakis JG. Major salivary gland carcinoma. Descriptive epidemiology and survival of 498 patients. *Arch Otolaryngol*. 1984; 110(1): 45-49.

504. Saku T, Hayashi Y, Takahara O, et al. Salivary gland tumors among atomic bomb survivors, 1950–1987. *Cancer*. 1997; 79(8): 1465-1475.

505. Baker SR, Malone B. Salivary gland malignancies in children. *Cancer*. 1985; 55(8): 1730-1736.

506. Byers RM, Piorkowski R, Luna MA. Malignant parotid tumors in patients under 20 years of age. *Arch Otolaryngol*. 1984; 110(4): 232-235.

507. Callender DL, Frankenthaler RA, Luna MA, et al. Salivary gland neoplasms in children. *Arch Otolaryngol Head Neck Surg*. 1992; 118(5): 472-476.

508. Lussier C, Klijanienko J, Vielh P. Fine-needle aspiration of metastatic nonlymphomatous tumors to the major salivary glands: a clinicopathologic study of 40 cases cytologically diagnosed and histologically correlated. *Cancer*. 2000; 90: 350-356.

509. MacLeod CB, Frable WJ. Fine-needle aspiration biopsy of the salivary gland: problem cases. *Diagn Cytopathol*. 1993; 9(2): 216-224, discussion 24-25.

510. Li S, Baloch ZW, Tomaszewski JE, LiVolsi VA. Worrisome histologic alterations following fine-needle aspiration of benign parotid lesions. *Arch Pathol Lab Med*. 2000; 124(1): 87-91.

511. Mukunyadzi P, Bardales RH, Palmer HE, Stanley MW. Tissue effects of salivary gland fine-needle aspiration. Does this procedure preclude accurate histologic diagnosis? *Am J Clin Pathol*. 2000; 114(5): 741-745.

512. Granick MS, Erickson ER, Hanna DC. Accuracy of frozen-section diagnosis in salivary gland lesions. *Head Neck Surg*. 1985; 7(6): 465-467.

513. Heller KS, Attie JN, Dubner S. Accuracy of frozen section in the evaluation of salivary tumors. *Am J Surg*. 1993; 166(4): 424-427.

514. Rigual NR, Milley P, Lore JM Jr, Kaufman S. Accuracy of frozen-section diagnosis in salivary gland neoplasms. *Head Neck Surg*. 1986; 8(6): 442-446.

515. Eneroth CM, Hamberger CA. Principles of treatment of different types of parotid tumors. *Laryngoscope*. 1974; 84(10): 1732-1740.

516. Witten J, Hybert F, Hansen HS. Treatment of malignant tumors in the parotid glands. *Cancer*. 1990; 65(11): 2515-2520.

517. Yamashita T, Tomoda K, Kumazawa T. The usefulness of partial parotidectomy for benign parotid gland tumors. A retrospective study of 306 cases. *Acta Otolaryngol Suppl*. 1993; 500: 113-116.

518. Armstrong JG, Harrison LB, Thaler HT, et al. The indications for elective treatment of the neck in cancer of the major salivary glands. *Cancer*. 1992; 69(3): 615-619.

519. Garden AS, Weber RS, Ang KK, et al. Postoperative radiation therapy for malignant tumors of minor salivary glands. Outcome and patterns of failure. *Cancer*. 1994; 73(10): 2563-2569.

520. Spiro IJ, Wang CC, Montgomery WW. Carcinoma of the parotid gland. Analysis of treatment results and patterns of failure after combined surgery and radiation therapy. *Cancer*. 1993; 71(9): 2699-2705.

521. Elkon D, Colman M, Hendrickson FR. Radiation therapy in the treatment of malignant salivary gland tumors. *Cancer*. 1978; 41(2): 502-506.

522. Shingaki S, Ohtake K, Nomura T, Nakajima T. The role of radiotherapy in the management of salivary gland carcinomas. *J Craniomaxillofac Surg*. 1992; 20(5): 220-224.

523. Tu G, Hu Y, Jiang P, Qin D. The superiority of combined therapy(surgery and postoperative irradiation) in parotid cancer. *Arch Otolaryngol*. 1982; 108(11): 710-713.

524. Frankenthaler RA, Luna MA, Lee SS, et al. Prognostic variables in parotid gland cancer. *Arch Otolaryngol Head Neck Surg*. 1991; 117(11): 1251-1256.

525. Fu KK, Leibel SA, Levine ML, et al. Carcinoma of the major and minor salivary glands: analysis of treatment results and sites and causes of failures. *Cancer*. 1977; 40(6): 2882-2890.

526. Gallo O, Franchi A, Bottai GV, et al. Risk factors for distant metastases from carcinoma of the parotid gland. *Cancer*. 1997; 80(5): 844-851.

527. Hickman RE, Cawson RA, Duffy SW. The prognosis of specific types of salivary gland tumors. *Cancer*. 1984; 54(8): 1620-1624.

528. Andersen LJ, Therkildsen MH, Ockelmann HH, et al. Malignant epithelial tumors in the minor salivary glands, the submandibular gland, and the sublingual gland. Prognostic factors and treatment results. *Cancer*. 1991; 68(11): 2431-2437.

529. Eneroth CM, Hjertman L, Moberger G. Malignant tumours of the submandibular gland. *Acta Otolaryngol*. 1967; 64(5): 514-536.

530. Sugano S, Mukai K, Tsuda H, et al. Immunohistochemical study of c-erbB-2 oncoprotein overexpression in human major salivary gland carcinoma: an indicator of aggressiveness. *Laryngoscope*. 1992; 102(8): 923-927.

531. Gallo O, Franchi A, Bianchi S, et al. p53 oncoprotein expression in parotid gland carcinoma is associated with clinical outcome. *Cancer*. 1995; 75(8): 2037-2044.

532. el-Naggar AK, Hurr K, Kagan J, et al. Genotypic alterations in benign and malignant salivary gland tumors: histogenetic and clinical implications. *Am J Surg Pathol*. 1997; 21(6): 691-697.

533. Kamio N. Coexpression of p53 and c-erbB-2 proteins is associated with histological type, tumour stage, and cell proliferation in malignant salivary gland tumours. *Virchows Arch*. 1996; 428(2): 75-83.

耳

Jonathan B. McHugh 著　回允中 译

7

引言

几乎所有可能累及耳的疾病也可以发生在身体其他部位。然而，其中一些并不好发于耳，或者当发生于耳时也并不带来特殊问题。这里讨论的是累及耳的作为唯一特征的那些病变。不同疾病的一般特征则分别在不同的章节讨论。

读者可以参考有关这个结构的专业书籍中有关特定疾病的权威讨论[1-4]。

正常解剖结构

耳分为外耳、中耳和内耳。外耳由耳郭和外耳道组成，后者进一步分为外部（软骨）和内部（骨）两部分。显微镜下，耳郭和外耳道均有皮肤覆盖，此处的皮肤与其他部位的皮肤只略有不同，除了外耳道的内半部分——其表皮非常薄且缺乏表皮突。两个区域都有附件结构；耳郭有典型的毛囊、皮脂腺和小汗腺，外耳道有毛囊、皮脂腺和特殊类型的顶浆分泌腺［又称为**耵聍腺（ceruminous gland）**］，且大多数位于外1/3。

外耳道的靠内部分通过**鼓膜（tympanic membrane）**与中耳分开，鼓膜是薄的纤维结构，外面被覆薄层角化鳞状上皮，内面被覆单层立方细胞。

中耳（鼓室）含有三个听骨（锤骨、砧骨和镫骨）；它通过耳咽管与咽和乳突腔连接，并与气动空间连续。中耳本身和乳突内衬一层扁平上皮，耳咽管被覆高柱状纤毛上皮，这两种类型的上皮之间有平稳过渡[5-6]。

内耳位于颞骨内侧部分，含有**耳蜗（cochlea）**和**前庭迷路（vestibular labyrinth）**。这些结构由第Ⅷ颅神经支配，后者通过内耳道随着第Ⅶ颅神经进入这个部位。前庭迷路包括**内淋巴囊（endolymphatic sac）**盲端，它位于岩骨后内侧板的中部。它具有一个骨内皱纹（rugose）部分和一个位于硬脑膜内的远端（distal）部分。内淋巴囊内衬扁平到矮柱状上皮，依附在血供丰富的间质上[7]。内淋巴囊通过**内淋巴管（endolymphatic duct）**连接**椭圆囊（utricle）**和扁平膜囊（saccule）（前庭的两个主要膜性结构），内淋巴管穿过岩骨。

外耳疾病

非肿瘤性疾病

这个部位的**先天性畸形（congenital abnormality）**常见。**耳前窦（preauricular sinus）**、**囊肿（cyst）**和**瘘管（fistula）**是由第一或第二鳃裂演化而来[8-9]。它们被覆鳞状或呼吸上皮，囊壁常常含有淋巴组织。还可能见到软骨和皮肤附件。继发性炎症性改变常见[8-9]。治疗采取手术方法，复发常见[10]。**副耳屏（accessory tragi）**为出生时出现的单侧性或双侧性结节，位于耳郭前方的耳屏前区[11]。如同前面的病变，它们常常出现鳃裂异常。有时它们作为眼耳脊椎发育不良综合征（Goldenhar综合征）的一种成分出现[12]。显微镜下，副耳屏由被覆的皮肤、许多细小的成熟的毛囊和纤维脂肪组织轴心组成，其中可能含有软骨[13]。根据这些成分的相对含量，这些病变可能会被分别误诊为乳头状瘤、纤维瘤或软组织软骨瘤。中耳部位**异位涎腺组织（ectopic salivary gland tissue）**并

269

不少见；它们也可能出现在外耳道[14]。

角质囊肿（keratinous cyst）常见于耳及其周围。一些可能是与鳃裂有关的发育异常（见前面的讨论），另外一些相当于其他部位皮肤的角质囊肿，例如毛囊漏斗演化而来或表皮包涵囊肿。它们全都内衬角化鳞状上皮并充满表皮型角化物。毛型角质囊肿较常见于耳周围区域而不是耳本身。

外耳道胆脂瘤（cholesteatoma）是由角化鳞状上皮囊性肿块组成的，在耳道的内半部分覆盖死骨。不要将这种罕见的病变与中耳间隙的胆脂瘤或**阻塞性角化病（keratosis obturans）**混淆，后者的特征是耳道皮肤弥漫性棘层增厚和角化过度，伴有其下慢性炎症[15]。

恶性外耳道炎（malignant external otitis）也称为坏死性肉芽肿性耳炎，它通常是由绿脓假单胞菌（*Pseudomonas aeruginosa*）引起，主要累及患有糖尿病的老年患者。恶性外耳道炎也可能由真菌引起，特别是曲霉（*Aspergillus*）。显微镜下，恶性外耳道炎的特征是坏死性炎症性反应累及皮肤、软组织、软骨和骨，伴有颅底受侵[16]。

慢性结节性耳轮软骨皮炎（chondrodermatitis nodularis chronica helicis）也称为 Winkler 病，常常累及老年患者耳轮的上部，但也可能发生在对耳轮和年轻人。临床上，它表现为疼痛的小圆形结节，常常被覆痂皮[17]，常常被认为是鳞状细胞癌或日光性角化症。显微镜下，慢性结节性耳轮软骨皮炎有明显的角化过度和角化不全、棘层肥厚以及表皮增生，可能达到假上皮瘤的程度（图7.1）。中心通常有溃疡形成，覆盖肉芽组织。其下的炎症达到软骨膜，其特征为单核细胞浸润和血管增生。血管增生可能非常突出，以至类似于血管肿瘤，特别是血管球瘤[18]。

特发性伪囊性软骨软化（idiopathic pseudocystic chondromalacia）是耳软骨变性的结果，最常见的表现为年轻男性的无痛性局部耳肿大（有时为双侧性的）。大体上，可见外耳软骨囊肿形成，其内充满水样液体。显微

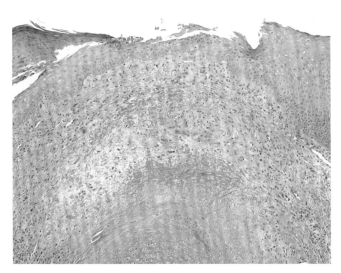

图7.1 **结节性耳轮软骨皮炎。**可见真皮纤维化和血管增生，伴有其上上皮假上皮瘤性增生。可见软骨膜纤维素样变性

镜下，其囊肿没有内衬上皮，也不伴有炎症[19]。

复发性多软骨炎（relapsing polychondritis）的特征是偶然发生的疼痛性软骨炎症，最常见于外耳和内耳、鼻、肋骨软骨连接以及各种关节，有时也可见于呼吸道软骨[20]。主动脉瓣闭锁不全是其致命的并发症。几乎90% 的患者有外耳受累，在 1/3 的病例中这是最初受累的部位[21]。

显微镜下，可见软骨有变性改变（嗜碱性染色减低，软骨陷窝丧失，最后被胶原替代），炎症浸润最初为中性粒细胞，晚期为单核细胞[21]。其病因不明，但发现这些患者有抗 II 型胶原抗体，提示为自身免疫机制[22-23]。

结节性筋膜炎（nodular fascitis）可能累及外耳；其形态学表现类似于其他软组织部位的结节性筋膜炎。

由细胞外物质聚集形成的外耳局限性疾病（localized disorder）包括**瘢痕疙瘩（keloid）**、局灶性**淀粉样变（amyloidosis）**、尿酸**痛风（gout）**石、**弹力纤维结节（elastotic nodule）**和胶原性丘疹（collagenous papule）。弹力纤维结节是小的丘疹和结节，最常见于对耳轮，是日光性损害的结果。显微镜下，它们是由真皮团块状弹力组织组成[24]。胶原性结节是光滑、质硬的小丘疹，位于耳道内侧的两面，少数病例位于外耳道。显微镜下，可见致密的胶原质块，其中可见扩张的血管和散在的成纤维细胞[25]。

肿瘤和肿瘤样疾病

角化性病变

外耳是**脂溢性角化病（seborrheic keratosis）**和**日光性角化病（actinic keratosis）**常见的发生部位。一些诊断为纤维上皮乳头状瘤或鳞状上皮乳头状瘤的病变可能是脂溢性角化病的变异型。其他鳞状上皮乳头状瘤（squamous papilloma）表现为外耳道的复杂的分支息肉样结构。可能发生在这个部位的其他角化性病变是角化棘皮瘤（keratoacanthoma）、内翻性毛囊角化症（inverted follicular keratosis）、寻常疣（verruca vulgaris）和接触传染性软疣（molluscum contagiosum）。累及皮肤的所有角化棘皮瘤中大约有 8.5% 发生在外耳[26]。

基底细胞癌

基底细胞癌（basal cell carcinoma）是耳郭和外耳道常见的肿瘤。这两个部位的发生比率是 5：1。在耳郭，基底细胞癌的发生多过鳞状细胞癌（虽然不如头颈其他部位多[27]），在外耳道则两者的发生比例是反转的。这种病变的显微镜下特征和行为在第 3 章描述。如果不进行治疗，外耳道的基底细胞癌可能延伸到中耳、乳突甚至颅腔[28]。这些肿瘤的治疗可以采取手术治疗或放疗，取决于肿瘤的大小和部位。

鳞状细胞癌

外耳**鳞状细胞癌（squamous cell carcinoma）**在头颈部所有皮肤鳞状细胞中的占比为 1/4[29]。大多数患者为老

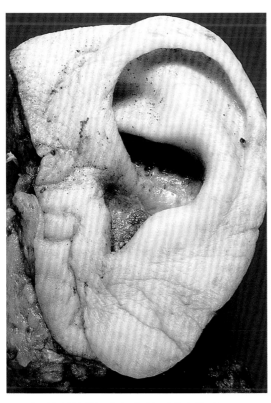

图 7.2 这个耳郭的鳞状细胞癌需要切除整个外耳

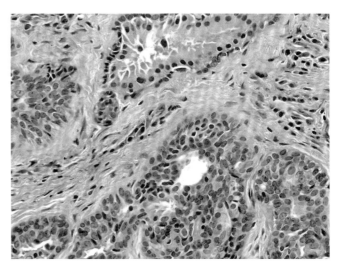

图 7.3 **耵聍腺腺瘤**。可见正常耵聍腺（顶部中心）附近的良性双相性上皮增生

年人。耳郭（特别是耳轮）发生的比外耳道发生的更常见，后者临床上大多数表现为耳炎的症状[30]。大体上和显微镜下，外耳鳞状细胞癌与接触阳光的其他部位发生的皮肤鳞状细胞癌没有明显不同（图 7.2）。一些为腺样（假腺体）[adenoid (pseudoglandular)] 变异型，另外一些属于疣状（verrucous）型，还有一些是梭形细胞（肉瘤样）[spindle cell (sarcomatoid)] 变异型[31-32]。它们局部播散的方式不同，取决于肿瘤最初的部位。耳轮鳞状细胞癌最初沿着耳轮播散，然后向前播散到耳轮前，向后播散到耳的后面；对耳轮的鳞状细胞癌呈同心圆形播散；耳后面的鳞状细胞癌播散到耳轮连同耳后结构[33]。处于局部淋巴结受累高风险的鳞状细胞癌是：浸润深度大于8 mm，或浸润深度在 2 ~ 8 mm 之间加上破坏性软骨浸润、淋巴管浸润或前面有"松散的"浸润[34]。外耳道鳞状细胞癌倾向于侵犯骨，并常常破坏鼓膜穿入中耳。如同基底细胞癌一样，鳞状细胞癌也可以采取手术治疗（主要是切除，加或不加颈部清扫）或放疗，取决于肿瘤大小、部位和病变浸润程度[35]。

耳郭鳞状细胞癌的预后比外耳道鳞状细胞癌好得多，至少部分原因是前一种能够较早诊断[33]。在一项病例研究中，17 例耳郭鳞状细胞癌相关性死亡仅发生在 1 例患者，而 21 例外耳道鳞状细胞癌相关性死亡发生在 11 例[36]。生存率与肿瘤分期直接相关。累及颞骨深部和颞骨外的外耳道较内部分的鳞状细胞癌的预后特别不好[37]。

附件肿瘤

几乎任何类型的**附件肿瘤（adnexal tumor）**均可累及外耳的皮肤。最常见的是**毛母质瘤（pilomatrixoma）**，常常见于儿童，显微镜下有时与基底细胞癌混淆。报道的这个部位的附件肿瘤包括其他类型的**毛囊肿瘤（hair-follicle neoplasm）**[38] 和**皮脂腺腺瘤（sebaceous adenoma）**[39]。

据推测，外耳道附件肿瘤一般是来源于耵聍腺，包括良性肿瘤和恶性肿瘤。它们的临床表现相似，虽然恶性肿瘤更常有疼痛和溃疡形成[40]。已识别四种主要类型。

耵聍腺腺瘤（ceruminous adenoma）界限清楚但无包膜。显微镜下，可见不同大小的增生腺体结构背靠背排列，内衬顶浆分泌细胞（图 7.3）[41]。基底可见肌上皮层。缺乏核分裂象、多形性、坏死和浸润。出现耵聍色素以及 CK7 和 p63 呈阳性有助于与这个部位的其他肿瘤的鉴别诊断[42]。

良性混合瘤（benign mixed tumor）（又称为多形性腺瘤、软骨样汗腺瘤）具有类似于皮肤或涎腺良性混合瘤的表现。在一些病例，其上皮成分显示类似于腺瘤的顶浆分泌特征[43]。

乳头状汗管囊腺瘤（syringocystadenoma papilliferum）在形态学上相当于发生在皮肤其他部位的相应肿瘤，特别是头皮的。与耳道表面连接是其特征。

耵聍腺腺癌（ceruminous adenocarcinoma）可能界限清楚，因此难以与腺瘤鉴别。除了偶尔出现核分裂活性，多形性、缺乏肌上皮层、坏死和浸润也是其主要的鉴别特征[44]。耵聍腺腺癌的主要问题是局部复发，淋巴结和远隔转移非常罕见。

一些耵聍腺来源的腺癌在临床上和形态学上与涎腺癌相同是不足为奇的。腺样囊性癌和黏液表皮样癌是其最常见的组织学亚型。重要的是在做出原发性耳涎腺癌诊断之前，要除外邻近的腮腺原发性肿瘤延伸到外耳道。

腺样囊性癌（adenoid cystic carcinoma）的表现类似于较常见的涎腺腺样囊性癌（图 7.4）。如同后者一

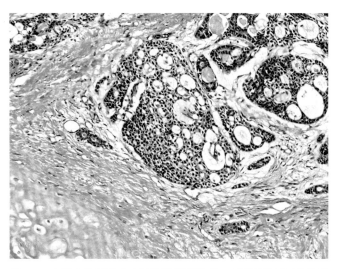

图 7.4　生长在外耳道表皮下的腺样囊性癌，已浸润靠近耳的软骨（左下）

样，腺样囊性癌有明显的局部（包括神经周围）浸润和远隔（而不是淋巴结）转移的倾向，特别是到肺，但也包括脑[45]。腺样囊性癌患者的死亡率大约为 50%。发生在耳的**黏液表皮样癌（mucoepidermoid carcinoma）**一般为低级别癌，但在其他方面类似于涎腺黏液表皮样癌。

这些肿瘤的鉴别诊断包括来自中耳的所谓的腺瘤和副神经节瘤以及耳郭附件肿瘤的直接侵犯。特别重要的是，要鉴别来自耳郭耳甲部分的良性外分泌腺真皮圆柱瘤和发生在外耳道的腺样囊性癌。

黑色素细胞肿瘤

任何已知组织学类型的**黑色素细胞痣（melanocytic nevi）**均可发生在耳郭，或在少数情况下发生在外耳道[46]。它们可能显示类似于常见于肢端、屈面和生殖区域黑色素细胞痣（所谓的特殊部位痣）的一些令人不安的形态学特征。

外耳道**恶性黑色素瘤（malignant melanoma）**在头颈部所有黑色素瘤中的占比大约为 10%[47]。几乎全部位于耳郭而不是外耳道[48]。最常见的类型是浅表播散型。淋巴结转移是到上颈部、腮腺内或枕部淋巴结，取决于肿瘤在耳郭的精确部位。

其他肿瘤

外耳道**骨瘤（osteoma）**表现为孤立性有蒂的骨肿块，通过一个细蒂附着在颞骨的鼓鳞缝或鼓室乳突缝线上。显微镜下，外耳道骨瘤是由成熟的含有骨髓组织的板层骨组成的，被覆角化鳞状上皮[49]。

外生骨疣（exostosis）无蒂，常常为多发性和双侧性肿块，似乎特别常见于游泳者。显微镜下，外生骨疣的表现类似于骨瘤，除了缺乏骨髓间隙外[49]。

外耳**皮肤黏液瘤（cutaneous myxoma）**即浅表血管黏液瘤，发生在 Carney 综合征患者，有时为双侧性的。显微镜下，外耳皮肤黏液瘤为没有包膜的局限性结节，由散在的星形细胞和梭形细胞组成，位于黏液样、富于毛细血管的间质中[50]。常见以中性粒细胞为主的混合性

炎症细胞浸润，这有助于其与其他浅表黏液性肿瘤的鉴别诊断。在大约 25% 的皮肤黏液瘤可见陷入的上皮芽、条索和囊肿。虽然为良性肿瘤，但容易复发。

血管肿瘤和肿瘤样疾病（vascular tumor and tumorlike condition）包括**血管平滑肌瘤（vascular leiomyoma, angioleiomyoma）**[51]、**上皮样（组织细胞样）血管瘤**［**epithelioid (histiocytoid) hemangioma**］（也称为血管淋巴组织增生伴有嗜酸性粒细胞增多，好发于耳、外耳道和耳郭周围的皮肤[52]）以及相关的上皮样血管瘤性结节（**epithelioid angiomatous nodule**）[53]。后两种疾病的本质是肿瘤性的还是炎症性的仍有疑问。

外耳的其他原发性肿瘤包括 **Merkel 细胞癌（Merkel cell carcinoma）**[54-55]和各种类型的软组织肿瘤，包括横纹肌肉瘤（**rhabdomyosarcoma**）、黏液样软骨肉瘤（**myxoid chondrosarcoma**）[56]和外周神经鞘肿瘤（**peripheral nerve sheath tumor**）[57]。如同前面提到的，外耳道可能是中耳或涎腺肿瘤继发累及的部位。

在例外的情况下，恶性淋巴瘤最初可表现为一种耳的病变[58]。

中耳和内耳疾病

非肿瘤性疾病

中耳**发育异常（developmental anomaly）**包括出现脑组织（表现为异位或脑膨出）[59]和异位涎腺组织（有时命名为迷芽瘤）[60]。

在慢性中耳炎基础上发生在中耳的**炎性息肉（inflammatory polyp）**（耳息肉）常常在鼓膜穿孔后出现在外耳道。显微镜下，中耳的炎性息肉显示慢性炎症性间质，一般伴有肉芽组织的特征。被覆的黏膜可能是呼吸型柱状上皮（符合其中耳来源）或鳞状上皮（为化生的结果）。间质有可能出现囊性扩张的腺体。

中耳炎（otitis media）在显微镜下通常为非特异性炎症[61]。虽然没有腺体出现在中耳表皮下结缔组织内，但慢性炎症引起的表面内陷横切时可能会类似于假腺体表现。这种结构可能也涉及特殊的病变，例如，结核病、曲菌病、软斑病和伴有多动脉炎的肉芽肿病（Wegener 肉芽肿病）[62-63]。**胆固醇性肉芽肿（cholesterol granuloma）**可见于任何导致微量出血的中耳炎症性病变。这是对由外渗的红细胞破坏演化而来的胆固醇结晶的异物巨细胞反应。显微镜下，胆固醇肉芽肿表现为空的针状间隙，被巨细胞反应和非特异性慢性炎症包绕，伴有纤维化、新鲜出血和充满含铁血黄素的巨噬细胞（图 7.5）。常常伴有其他病变，例如胆脂瘤。

鼓膜硬化症（tympanosclerosis）是鼓膜和（或）中耳黏膜的营养不良性钙化——继发于中耳炎反复发作——的结果。组织学上，有结缔组织的致密钙化，可能发生骨化。在严重的病例可能导致小骨固定和传导性耳聋。

胆脂瘤（cholesteatoma）通常出现在 21 ~ 40 岁，但可以发生在任何年龄，是慢性中耳炎的结果，可能累及中耳、鼓膜周围间隙、乳突腔和颞骨岩部。大体上，胆脂瘤表现为充满颗粒状蜡样物质的囊肿。显微镜下，胆

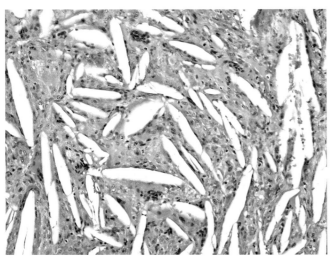

图 7.5 胆固醇肉芽肿，由伴有出血和胆固醇结晶的炎症组成，伴有异物巨细胞反应

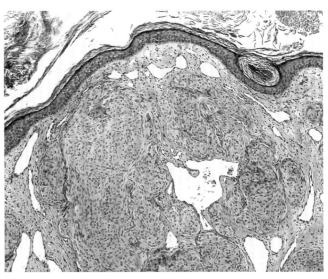

图 7.6 **耳脑膜瘤**。其表现与中枢神经系统的脑膜瘤相同。注意其上的胆脂瘤，中耳上皮被角化鳞状黏膜取代

脂瘤病变边界周围的鼓膜是由角化鳞状上皮组成的，其内容是由角蛋白鳞屑组成的。常见慢性炎症细胞、胆固醇裂隙和异物型巨细胞肉芽肿。应注意的是，虽然**胆固醇性肉芽肿**常见于中耳，作为胆脂瘤的结果，但其也可以单独发生，作为出血或中耳炎的结果。

胆脂瘤的发病机制尚有争议；由外耳道迁徙而来的中耳黏膜的鳞状上皮化生，鼓膜穿孔后由鼓膜外面迁徙而来，或鼓膜收缩到中耳内均在考虑之内[64]。在先天性胆脂瘤，胆脂瘤被认为是鳞状上皮包涵入颞骨的结果。胆脂瘤常见骨的侵蚀，基质降解半胱氨酸蛋白酶组织蛋白酶 K 可能参与其中[65]。

胆脂瘤的治疗是采取手术治疗，目的是去除整个病变，包括包膜[66]。

耳硬化症（otosclerosis）是一种原因不明的异常骨重塑疾病。与遗传因素明显有关，但麻疹病毒感染和自身免疫可能也起作用[67-68]。典型的和唯一明显受累的部位是颞骨。最初的特征是骨再吸收（耳海绵化），随后是骨形成（耳硬化）[69]。这种疾病导致 Paget 病样编织骨形成，伴有明显的黏合线[70]。耳硬化症可因镫骨底板固定在前庭窗而引起听觉丧失。通常病理实验室能够收到的唯一标本是部分镫骨头和镫骨腿，它们几乎总是未受本病的影响[70]。尸检显微镜下研究颞骨时，显示"组织学骨硬化症"是无症状的，但这种所见的发生率似乎比从前的报道低得多（大约 2.5%）[71]。

肿瘤和肿瘤样疾病

副神经节瘤

颈静脉球和鼓室球的**副神经节瘤（paraganglioma）**是中耳最常见的肿瘤[72]。这种肿瘤的一般特征在第 29 章讨论。它们可见于颈静脉球区域，在中耳内，在外耳道或咽鼓管周围[73]。与其他部位的副神经节瘤不同，中耳副神经节瘤特别好发于女性[74]。它们可为家族性、双侧性或伴有其他部位的副神经节瘤。它们的典型临床表现是一个红色肿块突出于鼓膜后或延伸到外耳道。活检时可见大量出血。这种肿瘤具有浸润邻近骨的倾向；少数病例伴有远隔转移。最初的治疗通常是局部切除，但局部复发的发生率大于 50%[74]。放疗也已用作手术辅助治疗或作为主要治疗[75]。

脑膜瘤

大约 6% 的所有的**脑膜瘤（meningioma）**发生在岩骨表面，由此它们可能侵犯岩骨并达到中耳。此外，似乎局限于中耳的脑膜瘤已有描述[76]。这种肿瘤可以累及外耳道、乳突腔或颈静脉窝[77]。其显微镜下表现在第 43 章讨论（图 7.6）。其治疗采取手术治疗。局限于中耳的脑膜瘤的预后明显好于浸润到达岩骨的脑膜瘤。

神经鞘瘤（听神经瘤）

这种肿瘤传统上称为**听神经瘤（acoustic neuroma）**的肿瘤简称为**神经鞘瘤（schwannoma）**，起源于第Ⅷ（或有时第Ⅶ）颅神经，它们在内耳道内生长并可到达中耳。这些肿瘤常常被当做小脑脑桥角肿瘤送到病理科。其特征在第 41 章描述。接近 90% 的听神经瘤是孤立性的肿瘤，与 2 型神经纤维瘤病（neurofibromatosis 2, NF2）无关，5% 为双侧性的，与 NF2 无关，而 4% 为 NF2 相关性听神经瘤[78]。治疗采取完全手术切除，复发率非常低。

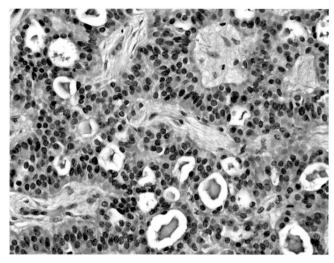

图 7.7　**所谓的中耳腺瘤**。这种肿瘤与耳的类癌密切相关，它们或许是同一种肿瘤

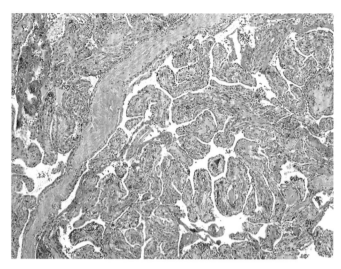

图 7.8　**内淋巴囊肿瘤**。可见肿瘤形成乳头状和腺体结构，内衬透明细胞。乳头状结构具有血管丰富的结缔组织轴心

中耳腺瘤（类癌，神经内分泌腺瘤）

中耳腺瘤（ middle ear adenoma ）这一术语传统上用于中耳的独特肿瘤，主要见于 20～40 岁之间的患者。大体上，中耳腺瘤病变呈灰白色，质硬，不如副神经节瘤那么富于血管；界限相对清楚。显微镜下，中耳腺瘤的生长方式可以为实性、腺体或小梁状（图 7.7 ）[79]。其肿瘤细胞均匀一致，为立方或圆柱状，伴有中等量丰富的嗜酸性胞质，有时具有浆细胞样特征[80]。核分裂象非常罕见。多形性轻微，缺乏坏死。

组织化学染色，中耳腺瘤可能有腔内黏液阳性物质和胞质内嗜银颗粒。超微结构检查，其肿瘤细胞显示桥粒和微绒毛；此外，在许多肿瘤细胞中可见有界膜的致密轴心颗粒[81]。免疫组织化学检查，已有其对角蛋白、神经内分泌标志物和溶酶体呈阳性的描述[82-83]。

对于中耳腺瘤的组织发生问题，主要要关注的是，它可能是神经内分泌本质及其与已报道的中耳**类癌**（ carcinoid tumor ）间的相互关系[84]。类癌与中耳腺瘤具有许多共同的细胞结构特征，但也显示了不可否认的神经内分泌分化的证据。一些作者喜欢将中耳腺瘤和类癌视为不同的疾病，认为中耳腺瘤是中耳黏膜的肿瘤[83,85]。然而，近年来进行的大多数研究已令人信服地显示，这两种肿瘤兼有极细微的不同程度的混合性外分泌和神经内分泌分化[86-90]。因此，就它们本身而言，它们可以被视为类似于其他部位的腺类癌或双分泌肿瘤，现在它们已被简单地统称为"中耳腺瘤"。前面提到的嗜银性、超微结构发现的致密轴心颗粒以及 NSE、嗜铬素、突触素、血清素和许多肽激素（例如胰多肽、胰高血糖素、缩胆囊素和脑啡肽）免疫组织化学反应，这些支持其存在神经内分泌成分[87]。少数伴有系统性表现的病例（类癌综合征）也有报道。

中耳腺瘤 / 类癌治疗选择手术切除。其预后良好，仅偶尔出现局部复发[87,89-90]。

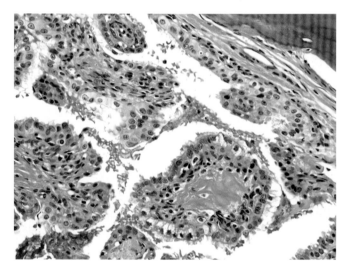

图 7.9　**内淋巴囊肿瘤**。可见腺体和乳头状结构内衬单层细胞学上温和的细胞，伴有透明胞质，类似于正常内淋巴囊器官

内淋巴囊肿瘤（侵袭性乳头状中耳肿瘤，Heffner 瘤）

中耳和内耳腺癌是有些混淆和争议的疾病[91-92]。腺癌这一术语有时用于发生在中耳的乳头状腺癌和发生在颞骨的乳头状腺癌和"腺瘤"（颞骨侵袭性肿瘤）。现在认为，这些病变大多数指的是**内淋巴囊肿瘤**（ endolymphatic sac tumor, ELST ）。ELST 是一种少见的、局部浸润性但非转移性肿瘤，发生在颞骨岩部的内淋巴囊。大多数患者为成人，表现为听力丧失，常常伴有耳鸣和眩晕。ELST 是一种低级别乳头状和腺体腺癌（图 7.8 ），由均匀一致的立方细胞组成，伴有透明和嗜酸性胞质，形成乳头状结构，依附在血管丰富的间质上（图 7.9 ）。ELST 常常出现囊性扩张的腺体，导致滤泡样表现，非常类似于甲状腺肿瘤[93-95]。伴有突出透明胞质的肿瘤酷似转移性肾细胞癌。ELST 对细胞角蛋白染色呈阳性，对 GFAP 和 S-100 蛋白染色则呈不同程度的阳

性。对甲状腺球蛋白和 TTF-1 染色呈阴性。Gaffey 等[96] 最初将这种肿瘤称为**侵袭性乳头状中耳肿瘤（aggressive papillary middle-ear tumor, APMET）**，认为其来源于中耳 / 乳突上皮。在随后的文章中，他们发现这种病变可能发生在 von Hipple-Lindau（VHL）病的背景上，显微镜下有时伴有类似于阔韧带的可能为 Wolff（中肾）管来源的肿瘤[97-98]。APMET 显示与 Heffner[99] 报道的**可能为内淋巴囊来源的低级别腺癌（low-grade adenocarcinoma of probable endolymphatic sac origin）**也是密切相关的肿瘤，如果不是同一种肿瘤，因此，一些作者将 APMET 称为 **Heffner 瘤（Heffner tumor）**[100-101]。现在认为，这些肿瘤大多数是内淋巴囊来源的，并与 VHL 病密切相关。对于 ELST 患者，应该筛查 VHL 病。发生在 VHL 病背景下的这种肿瘤病例通常为双侧性的，并且与伴有通过基因缺失引起的野生型等位功能缺失的 *VHL* 基因种系突变有关[102]。奇怪的是，同样的基因突变或等位缺失也见于一些散发性肿瘤[103-104]。

ELST 具有侵犯骨和中耳的倾向，由此它可能播散到颅腔，特别是后颅窝。ELST 的治疗采取手术治疗，但难以达到局部控制，容易复发[96]。

鳞状细胞癌

中耳**鳞状细胞癌（squamous cell carcinoma）**非常少见，患者通常为老年人，有长期耳排液的病史，可能为出血性的，通常有疼痛和听力丧失[105]。偶尔病变是双侧的[106]。长期以来怀疑慢性中耳炎具有病因作用[107]，大体上，肿瘤充满中耳间隙，由此可能浸润乳突骨壁，分开耳与颈动脉管的间隔、内耳道、咽鼓管和外耳道。最后，它可能达到颅腔内和颈部软组织[105]。显微镜下，中耳鳞状细胞癌是分化程度不同的普通的鳞状细胞癌；在罕见的病例，它可能为疣状（verrucous）型。中耳鳞状细胞癌的鉴别诊断包括外耳道和咽鼓管鳞状细胞癌继发侵犯中耳。其最好的治疗方法是手术和放疗的联合治疗。在 Michaels 和 Wells[105] 报道的病例中，中耳鳞状细胞癌的 5 年生存率为 39%。

横纹肌肉瘤

中耳**横纹肌肉瘤（rhabdomyosarcoma）**几乎都发生在儿童。诊断时，中耳横纹肌肉瘤常常侵犯外耳道、乳突和脑膜[108]。CT 扫描是描绘其肿瘤轮廓和发现颅内播散的最好方法。显微镜下，中耳横纹肌肉瘤最常见的是胚胎型，包括葡萄状肉瘤[109]。其显微镜下特征在第 41

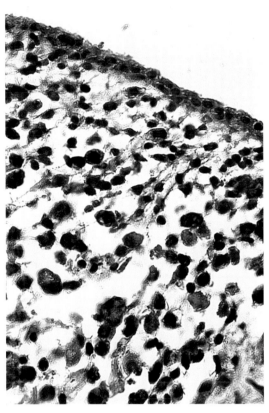

图 7.10　**中耳胚胎性横纹肌肉瘤**。可见肿瘤细胞在扁平上皮下生长。大多数细胞是小细胞，但有较大的细胞成分（横纹肌母细胞），伴有较丰富的纤丝状嗜酸性胞质

章讨论（图 7.10）。中耳横纹肌肉瘤的治疗是手术、放疗和多种药物化疗的联合治疗[109-110]。

少数明显位于外耳道的横纹肌肉瘤病例已有报道[109]。

其他原发性肿瘤

中耳部位罕见的良性原发性肿瘤包括脂肪瘤（lipoma）、血管瘤（hemangioma）、骨瘤（osteoma）、骨化性纤维瘤（ossifying fibroma）、皮样囊肿（dermoid cyst）（在咽鼓管）、畸胎瘤（teratoma）和神经胶质瘤（glioma）[111-116]。朗格汉斯细胞组织细胞增生症（Langerhans cell histiocytosis）病例也可累及中耳[117-118]。

转移性肿瘤

发生在其他部位的恶性肿瘤可能累及颞骨，表现为来自咽、涎腺或中枢神经系统的肿瘤的直接延伸或血行转移。在后一种情况下，最常见的原发部位是乳腺、肺和肾[119-120]。

参考文献

1. Friedmann I. *Pathology of the Ear*. Edinburgh: Churchill Livingstone; 1993.
2. Jackler RK, Driscoll CLW. *Tumors of the Ear and Temporal Bone*. Philadelphia, PA: Lippincott Williams & Wilkins; 2000.
3. Schuknecht HF, Merchant SN, Nadol JB. *Schuknecht's Pathology of the Ear*. Maidenhead, Berkshire: McGraw-Hill; 2010.
4. Nager GT, Hyams VJ. *Pathology of the Ear and Temporal Bone*. Baltimore, MD: Williams & Wilkins; 1993.
5. Lim DJ. Functional morphology of the mucosa of the middle ear and Eustachian tube. *Ann Otol Rhinol Laryngol*. 1976; 85(2 suppl 25 Pt 2): 36-43.
6. Wenig BHM, Michaels L. The ear and temporal bone. In: Mills SE, ed. *Histology for Pathologists*. 3rd ed. Baltimore, MD: Lippincott Wil-

liams & Wilkins; 2007: 371-401.

7. Schindler RA. The ultrastructure of the endolymphatic sac in man. *Laryngoscope*. 1980; 90(6 Pt 2): 1-39.

8. Olsen KD, Maragos NE, Weiland LH. First branchial cleft anomalies. *Laryngoscope*. 1980; 90(3): 423-436.

9. Work WP. Newer concepts of first branchial cleft defects. *Laryngoscope*. 1972; 82(9): 1581-1593.

10. Ellies M, Laskawi R, Arglebe C, Altrogge C. Clinical evaluation and surgical management of congenital preauricular fistulas. *J Oral Maxillofac Surg*. 1998; 56(7): 827-830, discussion 831.

11. Brownstein MH, Wanger N, Helwig EB. Accessory tragi. *Arch Dermatol*. 1971; 104(6): 625-631.

12. Jansen T, Romiti R, Altmeyer P. Accessory tragus: report of two cases and review of the literature. *Pediatr Dermatol*. 2000; 17(5): 391-394.

13. Satoh T, Tokura Y, Katsumata M, et al. Histological diagnostic criteria for accessory tragi. *J Cutan Pathol*. 1990; 17(4): 206-210.

14. Morimoto N, Ogawa K, Kanzaki J. Salivary gland choristoma in the middle ear: a case report. *Am J Otolaryngol*. 1999; 20(4): 232-235.

15. Naiberg J, Berger G, Hawke M. The pathologic features of keratosis obturans and cholesteatoma of the external auditory canal. *Arch Otolaryngol*. 1984; 110(10): 690-693.

16. Zaky DA, Bentley DW, Lowy K, et al. Malignant external otitis: a severe form of otitis in diabetic patients. *Am J Med*. 1976; 61(2): 298-302.

17. Metzger SA, Goodman ML. Chondrodermatitis helicis: a clinical re-evaluation and pathological review. *Laryngoscope*. 1976; 86(9): 1402-1412.

18. Calnan J, Rossatti B. On the histopathology of chondrodermatitis nodularis helicis chronica. *J Clin Pathol*. 1959; 12(2): 179-182.

19. Heffner DK, Hyams VJ. Cystic chondromalacia (endochondral pseudocyst) of the auricle. *Arch Pathol Lab Med*. 1986; 110(8): 740-743.

20. Yetiser S, Inal A, Taser M, Ozkaptan Y. Otolaryngological aspects of relapsing polychondritis: course and outcome. *Rev Laryngol Otol Rhinol(Bord)*. 2001; 122(3): 195-200.

21. Hughes RA, Berry CL, Seifert M, Lessof MH. Relapsing polychondritis. Three cases with a clinico-pathological study and literature review. *Q J Med*. 1972; 41(163): 363-380.

22. Herman JH, Dennis MV. Immunopathologic studies in relapsing polychondritis. *J Clin Invest*. 1973; 52(3): 549-558.

23. McCune WJ, Schiller AL, Dynesius-Trentham RA, Trentham DE. Type II collagen-induced auricular chondritis. *Arthritis Rheum*. 1982; 25(3): 266-273.

24. Weedon D. Elastotic nodules of the ear. *J Cutan Pathol*. 1981; 8(6): 429-433.

25. Sanchez JL. Collagenous papules on the aural conchae. *Am J Dermatopathol*. 1983; 5(3): 231-233.

26. Patterson HC. Facial keratoacanthoma. *Otolaryngology*. 1983; 91(3): 263-270.

27. Ahmad I, Das Gupta AR. Epidemiology of basal cell carcinoma and squamous cell carcinoma of the pinna. *J Laryngol Otol*. 2001; 115(2): 85-86.

28. Goodwin WJ, Jesse RH. Malignant neoplasms of the external auditory canal and temporal bone. *Arch Otolaryngol*. 1980; 106(11): 675-679.

29. Avila J, Bosch A, Aristizabal S, et al. Carcinoma of the pinna. *Cancer*. 1977; 40(6): 2891-2895.

30. Paaske PB, Witten J, Schwer S, Hansen HS. Results in treatment of carcinoma of the external auditory canal and middle ear. *Cancer*. 1987; 59(1): 156-160.

31. Koso-Thomas K, Thompson LDR. Spindle cell (sarcomatoid) carcinoma of the ear: a clinicopathological study of 57 cases [abstract]. *Mod Pathol*. 2003; 16.

32. Proops DW, Hawke WM, van Nostrand AW, et al. Verrucous carcinoma of the ear. Case report. *Ann Otol Rhinol Laryngol*. 1984; 93(4 Pt 1): 385-388.

33. Bailin PL, Levine HL, Wood BG, Tucker HM. Cutaneous carcinoma of the auricular and periauricular region. *Arch Otolaryngol*. 1980; 106(11): 692-696.

34. Clark RR, Soutar DS, Hunter KD. A retrospective analysis of histological prognostic factors for the development of lymph node metastases from auricular squamous cell carcinoma. *Histopathology*. 2010; 57(1): 138-146.

35. Kinney SE, Wood BG. Malignancies of the external ear canal and temporal bone: surgical techniques and results. *Laryngoscope*. 1987; 97(2): 158-164.

36. Chen KT, Dehner LP. Primary tumors of the external and middle ear. I. Introduction and clinicopathologic study of squamous cell carcinoma. *Arch Otolaryngol*. 1978; 104(5): 247-252.

37. Pfreundner L, Schwager K, Willner J, et al. Carcinoma of the external auditory canal and middle ear. *Int J Radiat Oncol Biol Phys*. 1999; 44(4): 777-788.

38. Cohen C, Davis TS. Multiple trichogenic adnexal tumors. *Am J Dermatopathol*. 1986; 8(3): 241-246.

39. Raizada RM, Khan NU. Aural sebaceous adenomas. *J Laryngol Otol*. 1986; 100(12): 1413-1416.

40. Lynde CW, McLean DI, Wood WS. Tumors of ceruminous glands. *J Am Acad Dermatol*. 1984; 11(5 Pt 1): 841-847.

41. Cankar V, Crowley H. Tumors of ceruminous glands: a clinicopathological study of 7 cases. *Cancer*. 1964; 17: 67-75.

42. Thompson LD, Nelson BL, Barnes EL. Ceruminous adenomas: a clinicopathologic study of 41 cases with a review of the literature. *Am J Surg Pathol*. 2004; 28(3): 308-318.

43. Tang X, Tamura Y, Tsutsumi Y. Mixed tumor of the external auditory canal. *Pathol Int*. 1994; 44(1): 80-83.

44. Nelson BL, Thompson LDR, Barnes L. Ceruminal gland carcinomas: a clinicopathologic study of 17 cases [abstract]. *Mod Pathol*. 2003; 16: 221A.

45. Conlin PA, Mira JL, Graham SC, et al. Ceruminous gland adenoid cystic carcinoma with contralateral metastasis to the brain. *Arch Pathol Lab Med*. 2002; 126(1): 87-89.

46. Saad AG, Patel S, Mutasim DF. Melanocytic nevi of the auricular region: histologic characteristics and diagnostic difficulties. *Am J Dermatopathol*. 2005; 27(2): 111-115.

47. Byers RM, Smith JL, Russell N, Rosenberg V. Malignant melanoma of the external ear. Review of 102 cases. *Am J Surg*. 1980; 140(4): 518-521.

48. Pack GT, Conley J, Oropeza R. Melanoma of the external ear. *Arch Otolaryngol*. 1970; 92(2): 106-113.

49. Graham MD. Osteomas and exostoses of the external auditory canal. A clinical, histopathologic and scanning electron microscopic study. *Ann Otol Rhinol Laryngol*. 1979; 88(4 Pt 1): 566-572.

50. Ferreiro JA, Carney JA. Myxomas of the external ear and their significance. *Am J Surg Pathol*. 1994; 18(3): 274-280.

51. Choe KS, Sclafani AP, McCormick SA. Angioleiomyoma of the auricle: a rare tumor. *Otolaryngology*. 2001; 125(1): 109-110.

52. Thompson JW, Colman M, Williamson C, Ward PH. Angiolymphoid hyperplasia with eosinophilia of the external ear canal. *Arch Otolaryngol*. 1981; 107(5): 316-319.

53. Fernandez-Flores A, Montero MG, Renedo G. Cutaneous epithelioid angiomatous nodule of the external ear. *Am J Dermatopathol*. 2005; 27(2): 175-176.

54. Petkovic M, Krstulja M, Radic J, et al. Merkel cell carcinoma arising in the ear canal. *Int J Surg Pathol*. 2008; 16(3): 337-340.

55. Virtaniemi J, Hirvikoski P, Pukkila M, et al. Merkel cell carcinoma of the auricle. *Eur Arch Otorhinolaryngol*. 2000; 257(10): 558-560.

56. Worley GA, Wareing MJ, Sergeant RJ. Myxoid chondrosarcoma of the external auditory meatus. *J Laryngol Otol*. 1999; 113(8): 742-743.

57. Tran Ba Huy P, Hassan JM, Wassef M, et al. Acoustic schwannoma presenting as a tumor of the external auditory canal. Case report. *Ann Otol Rhinol Laryngol*. 1987; 96(4): 415-418.

58. Darvay A, Russell-Jones R, Acland KM, et al. Systemic B-cell lymphoma presenting as an isolated lesion on the ear. *Clin Exp Dermatol*. 2001; 26(2): 166-169.

59. Heffner DK. Brain in the middle ear or nasal cavity: heterotopia or encephalocele? *Ann Diagn Pathol*. 2004; 8(4): 252-257.

60. Saeger KL, Gruskin P, Carberry JN. Salivary gland choristoma of the middle ear. *Arch Pathol Labor Med*. 1982; 106(1): 39-40.

61. Merchant SN, Nadol JB Jr. *Schuknecht's Pathology of the Ear*. 3rd ed. Maidenhead. Berkshire: McGraw-Hill; 2010.

62. Azadeh B, Dabiri S, Moshfegh I. Malakoplakia of the middle ear. *Histopathology*. 1991; 19(3): 276-278.

63. Ramages LJ, Gertler R. Aural tuberculosis: a series of 25 patients. *J Laryngol Otol*. 1985; 99(11): 1073-1080.

64. Soldati D, Mudry A. Knowledge about cholesteatoma, from the first description to the modern histopathology. *Otol Neurotol*. 2001; 22(6): 723-730.

65. Hansen T, Unger RE, Gaumann A, et al. Expression of matrix-degrading cysteine proteinase cathepsin K in cholesteatoma. *Mod Pathol*. 2001; 14(12): 1226-1231.

66. Palva T. Surgical treatment of cholesteatomatous ear disease. *J Laryngol Otol*. 1985; 99(6): 539-544.

67. Chole RA, McKenna M. Pathophysiology of otosclerosis. *Otol Neurotol*. 2001; 22(2): 249-257.

68. Van Den Bogaert K, Govaerts PJ, Schatteman I, et al. A second gene for otosclerosis, OTSC2, maps to chromosome 7q34–36. *Am J Hum Genet*. 2001; 68(2): 495-500.

69. Michaels L. The temporal bone: an organ in search of a histopathology. *Histopathology*. 1991; 18(5): 391-394.

70. Davis GL. Pathology of otosclerosis: a review. *Am J Otolaryngol*. 1987; 8(5): 273-281.

71. Declau F, Van Spaendonck M, Timmermans JP, et al. Prevalence of otosclerosis in an unselected series of temporal bones. *Otol Neurotol*. 2001; 22(5): 596-602.

72. Pensak ML. Alford and Guilford: a comprehensive study of tumors of the glomus jugulare. *Laryngoscope*. 1996; 106(9 Pt 1): 1063-1066.

73. Larson TC 3rd, Reese DF, Baker HL Jr, McDonald TJ. Glomus tympanicum chemodectomas: radiographic and clinical characteristics. *Radiology*. 1987; 163(3): 801-806.

74. Reddy EK, Mansfield CM, Hartman GV.

Chemodectoma of glomus jugulare. *Cancer.* 1983; 52(2): 337-340.

75. Konefal JB, Pilepich MV, Spector GJ, Perez CA. Radiation therapy in the treatment of chemodectomas. *Laryngoscope.* 1987; 97(11): 1331-1335.

76. Prayson RA. Middle ear meningiomas. *Ann Diagn Pathol.* 2000; 4(3): 149-153.

77. Thompson LD, Bouffard JP, Sandberg GD, Mena H. Primary ear and temporal bone meningiomas: a clinicopathologic study of 36 cases with a review of the literature. *Mod Pathol.* 2003; 16(3): 236-245.

78. Antinheimo J, Sankila R, Carpén O, et al. Population-based analysis of sporadic and type 2 neurofibromatosis-associated meningiomas and schwannomas. *Neurology.* 2000; 54(1): 71-76.

79. Hyams VJ, Michaels L. Benign adenomatous neoplasm(adenoma) of the middle ear. *Clin Otolaryngol Allied Sci.* 1976; 1(1): 17-26.

80. Friedmann I. Middle ear adenoma. *Histopathology.* 1998; 32(3): 279-280.

81. el Naggar AK, Pflatz M, Ordonez NG, Batsakis JG. Tumors of the middle ear and endolymphatic sac. *Pathol Annu.* 1994; 29(Pt 2): 199-231.

82. McNutt MA, Bolen JW. Adenomatous tumor of the middle ear. An ultrastructural and immunocytochemical study. *Am J Clin Pathol.* 1985; 84(4): 541-547.

83. Mills SE, Fechner RE. Middle ear adenoma. A cytologically uniform neoplasm displaying a variety of architectural patterns. *Am J Surg Pathol.* 1984; 8(9): 677-685.

84. Stanley MW, Horwitz CA, Levinson RM, Sibley RK. Carcinoid tumors of the middle ear. *Am J Clin Pathol.* 1987; 87(5): 592-600.

85. Murphy GF, Pilch BZ, Dickersin GR, et al. Carcinoid tumor of the middle ear. *Am J Clin Pathol.* 1980; 73(6): 816-823.

86. Davies JE, Semeraro D, Knight LC, Griffiths GJ. Middle ear neoplasms showing adenomatous and neuroendocrine components. *J Laryngol Otol.* 1989; 103(4): 404-407.

87. Hosoda S, Tateno H, Inoue HK, et al. Carcinoid tumor of the middle ear containing serotonin and multiple peptide hormones. A case report and review of the pathology literature. *Acta Pathol Jpn.* 1992; 42(8): 614-620.

88. Ruck P, Pfisterer EM, Kaiserling E. Carcinoid tumour of the middle ear. A morphological and immunohistochemical study with comments on histogenesis and differential diagnosis. *Pathol Res Pract.* 1989; 185(4): 496-503, discussion 504-505.

89. Sakurai M, Mori N, Horiuchi O, et al. Carcinoid tumor of the middle ear. An immunohistochemical and electron microscopic study. Report of a case. *Acta Pathol Jpn.* 1988; 38(11): 1453-1460.

90. Wassef M, Kanavaros P, Polivka M, et al. Middle ear adenoma. A tumor displaying mucinous and neuroendocrine differentiation. *Am J Surg Pathol.* 1989; 13(10): 838-847.

91. Glasscock ME 3rd, McKennan KX, Levine SC, Jackson CG. Primary adenocarcinoma of the middle ear and temporal bone. *Arch Otolaryngol.* 1987; 113(8): 822-824.

92. Schuller DE, Conley JJ, Goodman JH, et al. Primary adenocarcinoma of the middle ear. *Otolaryngol Head Neck Surg.* 1983; 91(3): 280-283.

93. Bisceglia M, D'Angelo VA, Wenig BM. Endolymphatic sac papillary tumor(Heffner tumor). *Adv Anat Pathol.* 2006; 13(3): 131-138.

94. Siedentop KH, Jeantet C. Primary adenocarcinoma of the middle ear. Report of three cases. *Ann Otol Rhinol Laryngol.* 1961; 70: 719-733.

95. Stone HE, Lipa M, Bell RD. Primary adenocarcinoma of the middle ear. *Arch Otolaryngol.* 1975; 101(11): 702-705.

96. Gaffey MJ, Mills SE, Fechner RE, et al. Aggressive papillary middle-ear tumor. A clinicopathologic entity distinct from middle-ear adenoma. *Am J Surg Pathol.* 1988; 12(10): 790-797.

97. Gaffey MJ, Mills SE, Boyd JC. Aggressive papillary tumor of middle ear/temporal bone and adnexal papillary cystadenoma. Manifestations of von Hippel-Lindau disease. *Am J Surg Pathol.* 1994; 18(12): 1254-1260.

98. Lonser RR, Kim HJ, Butman JA, et al. Tumors of the endolymphatic sac in von Hippel-Lindau disease. *N Engl J Med.* 2004; 350(24): 2481-2486.

99. Heffner DK. Low-grade adenocarcinoma of probable endolymphatic sac origin A clinicopathologic study of 20 cases. *Cancer.* 1989; 64(11): 2292-2302.

100. Kempermann G, Neumann HP, Volk B. Endolymphatic sac tumours. *Histopathology.* 1998; 33(1): 2-10.

101. Wenig BM, Heffner DK. Endolymphatic sac tumors: fact or fiction? *Adv Anat Pathol.* 1996; 3: 378-387.

102. Nevoux J, Nowak C, Vellin JF, et al. Management of endolymphatic sac tumors: sporadic cases and von Hippel-Lindau disease. *Otol Neurotol.* 2014; 35(5): 899-904.

103. Hamazaki S, Yoshida M, Yao M, et al. Mutation of von Hippel-Lindau tumor suppressor gene in a sporadic endolymphatic sac tumor. *Hum Pathol.* 2001; 32(11): 1272-1276.

104. Vortmeyer AO, Huang SC, Koch CA, et al. Somatic von Hippel-Lindau gene mutations detected in sporadic endolymphatic sac tumors. *Cancer Res.* 2000; 60(21): 5963-5965.

105. Michaels L, Wells M. Squamous cell carcinoma of the middle ear. *Clin Otolaryngol Allied Sci.* 1980; 5(4): 235-248.

106. Milford CA, Violaris N. Bilateral carcinoma of the middle ear. *J Laryngol Otol.* 1987; 101(7): 711-713.

107. Kenyon GS, Marks PV, Scholtz CL, Dhillon R. Squamous cell carcinoma of the middle ear. A 25-year retrospective study. *Ann Otol Rhinol Laryngol.* 1985; 94(3): 273-277.

108. Tefft M, Fernandez C, Donaldson M, et al. Incidence of meningeal involvement by rhabdomyosarcoma of the head and neck in children: a report of the Intergroup Rhabdomyosarcoma Study(IRS). *Cancer.* 1978; 42(1): 253-258.

109. Raney RB Jr, Lawrence W Jr, Maurer HM, et al. Rhabdomyosarcoma of the ear in childhood. A report from the Intergroup Rhabdomyosarcoma Study-I. *Cancer.* 1983; 51(12): 2356-2361.

110. Hawkins DS, Anderson JR, Paidas CN, et al. Improved outcome for patients with middle ear rhabdomyosarcoma: a children's oncology group study. *J Clin Oncol.* 2001; 19(12): 3073-3079.

111. Cremers CW. Osteoma of the middle ear. *J Laryngol Otol.* 1985; 99(4): 383-386.

112. Gourin CG, Sofferman RA. Dermoid of the eustachian tube. *Otolaryngol Head Neck Surg.* 1999; 120(5): 772-775.

113. Roncaroli F, Scheithauer BW, Pires MM, et al. Mature teratoma of the middle ear. *Otol Neurotol.* 2001; 22(1): 76-78.

114. Shaida AM, McFerran DJ, da Cruz M, et al. Cavernous haemangioma of the internal auditory canal. *J Laryngol Otol.* 2000; 114(6): 453-455.

115. Singh SP, Cottingham SL, Slone W, et al. Lipomas of the internal auditory canal. *Arch Pathol Labor Med.* 1996; 120(7): 681-683.

116. Stegehuis HR, Guy AM, Anderson KR. Middle-ear lipoma presenting as airways obstruction: case report and review of literature. *J Laryngol Otol.* 1985; 99(6): 589-591.

117. Stanley RJ, Scheithauer BW, Thompson EI, et al. Endodermal sinus tumor(yolk sac tumor) of the ear. *Arch Otolaryngol Head Neck Surg.* 1987; 113(2): 200-203.

118. Uchida M, Matsunami T. Malignant amelanotic melanoma of the middle ear. *Arch Otolaryngol Head Neck Surg.* 2001; 127(9): 1126-1128.

119. Hill BA, Kohut RI. Metastatic adenocarcinoma of the temporal bone. *Arch Otolaryngol.* 1976; 102(9): 568-571.

120. Schuknecht HF, Allam AF, Murakami Y. Pathology of secondary malignant tumors of the temporal bone. *Ann Otol Rhinol Laryngol.* 1968; 77(1): 5-22.

甲状腺

Giovanni Tallini 和 Thomas J. Giordano 著
龙孟平 吴江华 姚 倩 译 薛卫成 时云飞 校

章目录

正常解剖结构和甲状腺发育

　　胚胎时期出现的甲状腺原基作为一种中线结构，其部位相当于成人的舌盲孔。从此处开始，作为甲状舌管的一部分，甲状腺原基沿中线下降并最终达到颈中部[1]。随后，第二鳃弓形成舌骨。甲状舌管通常位于舌骨的前方，并被舌骨分为上、下两部分。在人体正常发育过程中，甲状舌管闭锁并消失，但在大约 40% 的正常人中可以残留，成为甲状腺锥体叶的残迹[2]。与此同时，甲状腺原基向两侧扩展，形成甲状腺叶。显微镜下，胚胎第 9 周时，滤泡细胞形成细胞索和细胞板，第 10 周出现小的滤泡腔，第 12 周可见明显的胶质分泌物。到胚胎第 14 周时，甲状腺由发育良好的滤泡构成，后者内衬滤泡细胞，滤泡腔内含有甲状腺球蛋白阳性的类胶质。

　　甲状腺的发育受特定的转录因子的协同作用调控，诸如甲状腺转录因子 1（TTF-1，Nkx2-1）、TTF-2（FoxE1）、PAX8、HHEX 和 NKX2-5。甲状腺功能上的成熟需要促甲状腺素（thyrotropin, TSH）、TSH 受体（TSH receptor, TSHr）和 TSHr 下游的效应蛋白 Gsα 的活性。与**甲状腺发育不全（thyroid dysgenesis）**相关的遗传改变（指甲状腺器官遗传缺陷谱）包括非综合征病例中的 TSH 受体基因（*TSHR*），而 Gsα 基因（*GNAS*）和甲状腺转录因子基因 *PAX8*、*TTF-1*（Nkx2-1）、*TTF-2*（*FoxE1*）、*NKX2-5* 的遗传变异通常与甲状腺发育不全为特征的综合征有关[3-4]。

　　正常成人的甲状腺是由两叶组成，由峡部连接，峡部横跨气管前方，位于环状软骨水平之下。甲状腺具有丰富的淋巴管网，后者在 HE 切片上并不总是很明显，但 D2-40 免疫染色可以清楚地将其勾勒出来[5]。淋巴管于被膜下方汇集，形成集合淋巴干，引流到如下淋巴结：①被膜周围淋巴结；②颈内静脉链；③气管前、气管旁和喉前淋巴结（靠近峡部的气管前淋巴结有时也称为 Delphian 淋巴结）；④喉返神经链；⑤咽后和食管后淋巴结。前上纵隔淋巴结是喉返神经链和气管前组淋巴结的次级淋巴结，但研究显示，注入甲状腺峡部的染料也可以直接引流到前上纵隔淋巴结[6]。

　　显微镜下，甲状腺腺体是由大小悬殊的圆形或卵圆形滤泡构成，滤泡的平均直径为 200 μm。滤泡内衬单层滤泡细胞，其形状从扁平到矮柱状不一，取决于其活性强度[5]。滤泡细胞胞质呈淡嗜酸性或嗜双色性。细胞活性越强，细胞质的量越多。具有丰富颗粒状嗜酸性胞质的滤泡细胞被称为 Hürthle 细胞（一种误称）、Askanazy 细胞、嗜酸性细胞（oxyphilic cell）或嗜酸瘤细胞（oncocyte）（本章译文通常使用"嗜酸性细胞"这个术语）。超微结构检查显示，这种颗粒感是由线粒体聚集而形成的，可应用免疫组织化学方法通过抗线粒体酶抗体检测证实[7]。

　　滤泡细胞的增生活性与年龄有关，在出生前最高，而在成人最低[8]。

滤泡细胞的主要超微结构特征是：含有丰富的颗粒状内质网、发育良好的高尔基器和溶酶体（在分泌活跃的细胞中数目尤其多，且主要分布于细胞顶端，不要与分泌颗粒混淆）以及腺腔边缘有许多微绒毛[9]。

在分泌功能活跃的滤泡腔内，类胶质是淡染的，边缘呈扇贝状；而在功能不活跃的滤泡，类胶质呈强嗜酸性。在老年人，类胶质容易破裂，形成球状物。类胶质PAS和阿辛蓝染色呈不同程度的阳性，取决于其所含碳水化合物的类型及相对含量[10]。还可见到双折光性**草酸钙结晶**（**calcium oxalate crystal**），它们总是位于滤泡腔内，其数目随着年龄增长而增多[11]。出现草酸钙结晶对于区分甲状腺和甲状旁腺组织具有实用价值（后者缺乏草酸钙结晶），尤其是在冰冻切片中[12]。草酸钙结晶可以见于正常腺体，也可以见于多种病理状态，特别是良性病变[11]。目前认为，出现草酸钙结晶是这些滤泡发生功能失活的一种征象[11]。

在分泌活跃的腺体，常常可以见到聚集的小滤泡突入到较大的滤泡腔中，这种情况被称为**Sanderson小膨出**（**Sanderson polster**），在增生状态下很明显[5]。

免疫组织化学染色，正常的滤泡上皮表达多种标志物，其中大多数在高分化滤泡源性肿瘤细胞也表达：

1. 类胶质和滤泡细胞胞质均表达甲状腺球蛋白、甲状腺过氧化物酶（thyroid peroxidase, TPO）、三碘甲状腺原氨酸（triiodothyronine, T3）和甲状腺素（thyroxine, T4）。其中，甲状腺球蛋白是应用最广的标志物[5]。Hürthle细胞阳性程度较弱。

2. 碘化钠转运体（sodium iodide symporter, NIS）是介导活性碘摄取的离子通道蛋白，NIS的免疫反应性定位在滤泡细胞的基底侧胞质胞膜。NIS在正常甲状腺和良性疾病中的表达水平高于在癌中的表达，在癌中NIS的定位被重新定位到胞质内[13]。Pendrin和Anoctamin-1（ANO1）（也称为跨膜成员16A-TMEM16A或Discovered on GIST1-DOG1）是介导碘离子被动向滤泡腔流出的离子通道蛋白，通过免疫组织化学方法发现其定位于滤泡细胞的胞膜胞质顶部[14]。

3. 甲状腺转录因子-1（thyroid transcription factor-1, TTF-1）在正常滤泡和滤泡旁细胞中均有表达。对于所有类型的原发性和转移性甲状腺肿瘤（包括髓样癌），除了间变性癌，TTF-1是一个非常有用的标志物。TTF-1在正常、增生或腺瘤性甲状旁腺组织中不表达，在正常肺（支气管细胞和肺细胞）和大多数肺癌（包括小细胞神经内分泌型）中表达。偶尔在其他部位发现TTF-1也有表达，包括正常和肿瘤性女性生殖道[15]、Wilms瘤[16]、Merkel细胞瘤[17]也有表达。与TTF-1一样，通过常规免疫组织化学方法也可以检测到PAX8、TTF-2（FoxE1）在甲状腺细胞及其肿瘤组织中表达。而PAX8可能是证明间变性癌是甲状腺起源的最佳标志物[18]。

4. 低分子量角蛋白：CK7、CK18以及（反应较弱的）CK8和CK19[19]。

5. 上皮膜抗原（epithelial membrane antigen, EMA）（MUC1）[20]。

6. 波形蛋白[21]。

7. 雌激素受体和孕激素受体[22]。

8. 血型抗原[23]。

9. 金属结合蛋白：血浆铜蓝蛋白、乳铁蛋白、转铁蛋白、金属硫蛋白[24]。

10. 滤泡细胞之间通过紧密连接相连，紧密连接中含有一些已知的结构成分，包括闭锁蛋白（occludin）和多种闭合蛋白（claudins）[25]。

11. 滤泡坐落于基底膜上，基底膜可以对层粘连蛋白和IV型胶原免疫反应呈阳性[26]。

上面列举的许多标志物都已在正常组织、良性肿瘤和恶性肿瘤中进行过评估，希望能找到用于鉴别这些不同病变的标志物，但总体看来结果令人失望。

甲状腺的其他主要上皮成分是以神经内分泌细胞为代表的C细胞或滤泡旁细胞。滤泡旁细胞是一种误称，因为免疫组织化学和超微结构研究均显示它们主要或完全位于滤泡内。一般认为，哺乳动物和鸟类的C细胞一样，都是由神经嵴产生的。现在谱系追踪实验已经提供了大量证据，证明它们是在特定转录因子（包括TTF-1）的影响下，从IV囊的咽内胚层和鳃后体（见下文实性细胞巢）发育而来的[27]。因此，C细胞很大程度上是沿着中轴局限于甲状腺侧叶的中上1/3。C细胞的数量随着年龄变化而变化。婴儿和老年人的C细胞数目多于成年人的C细胞数目。在大多数成年人，腺体中所含C细胞数目不超过10个/低倍视野。而在老年人，C细胞可呈结节状聚集[28]。

超微结构检查发现，C细胞含有许多神经内分泌型致密核心颗粒。它们与Grimelius反应显示它们具有嗜银性；甲苯胺蓝染色呈异染性；铅苏木素染色呈阳性；它们免疫组织化学阳性表达的有：降钙素、钙抑酞（katacalcin）、降钙素基因相关肽、神经元特异性烯醇化酶（neuron-specifiCenolase, NSE）、嗜铬素A和B、分泌素II（secretogranin II）以及突触素（synaptophysin）（图2.1）[5]。C细胞还可表达癌胚抗原（carcinoembryonic antigen, CEA），尽管其表达阳性程度要弱于它们对应的肿瘤髓样癌[5]。

实性细胞巢（残件）[**solid cell nest (rest)**]被认为是鳃后体的残件，鳃后体是由IV～V鳃裂囊复合体衍化而来[29]。实性细胞巢的大小平均为0.1 mm，可以见于几乎90%的新生儿甲状腺中（图8.2）[30]。少数情况下，实性

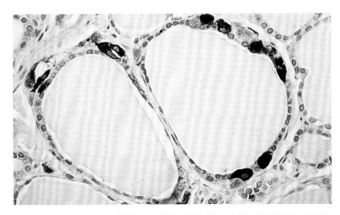

图8.1　一位有C细胞增生患者的甲状腺C细胞降钙素免疫染色呈阳性

279

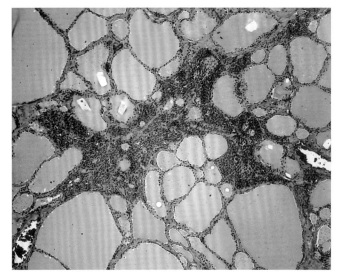

图 8.2　实性细胞巢。可见结节呈不规则分枝状

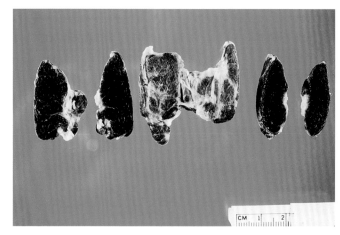

图 8.3　米诺环素治疗后的黑甲状腺（Courtesy of Dr. Maria Merino, Bethesda, Maryland）

细胞巢可以较大，甚至达到"巨型"（肿瘤样）大小[31]。它们主要由多角形或卵圆形细胞构成，偶尔混合有透明细胞。实性细胞巢常常出现含有黏液性分泌物的小腺腔[32]，因此，表现为实性和囊性混合存在。实性细胞巢周围可见许多 C 细胞，这与周知这些细胞与鳃后体有关一致。超微结构检查，除了淋巴细胞外，还可见微滤泡结构、细胞质内微泡和纤毛细胞[33]。免疫组织化学方面，实性细胞巢表达高分子量和低分子量角蛋白以及 CEA[32,34]。p63 和端粒酶的强表达以及增殖活性高提示实性细胞巢为干细胞起源[34]。实性细胞巢需要与化生性滤泡、C 细胞结节状增生和乳头状微小癌鉴别。具有胸腺样成分的甲状腺癌（CASTLE）可能起源于实性细胞巢[35]。

　　尸检时，在大约 1/2 的女性和 1/4 的男性可见甲状腺有局灶性淋巴细胞聚集；这种所见被认为是局灶性淋巴细胞性甲状腺炎的亚临床表现[36]。据报道，1/4 的尸检病例可见显微镜下结节状增生，但其发生率随着研究人群的地理位置不同而有明显不同[37]。

　　甲状腺解剖中的形态学变异（morphologic variation in the anatomy of the thyroid）有几个是鳃囊残件的表达，并不具有临床意义[38]。包括：

1. 滤泡间质的脂肪化生。唯一的例外是，如果形成临床可见的肿物（"局部脂肪冗余"），则需要与脂肪瘤鉴别（见 295 页）[39]。
2. 甲状腺内出现成熟软骨岛，推测是由鳃囊衍化而来。
3. 甲状腺内异位胸腺岛[40]。
4. 甲状腺内甲状旁腺[5]。
5. 甲状腺内骨骼肌束[5]。
6. 甲状腺内涎腺组织[41]。
7. 甲状腺旁胰腺组织，推测为前肠残件（见下文）[42]。
8. 老年人滤泡细胞胞质内黑色素样色素沉积，服用一些药物之后可以更为明显，例如米诺环素[43]。当色素肉眼明显可见时，被称为甲状腺黑变病，或更口语化

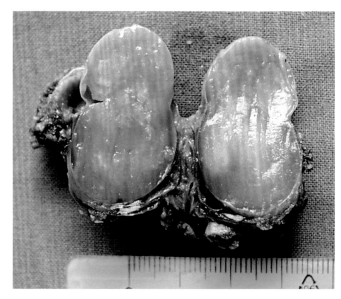

图 8.4　甲状舌管囊肿。可见囊肿内容物呈胶状

地称为黑色甲状腺（图 8.3）[43-44]。部分颗粒为经典的脂褐素型，但大多数还包含胶质，因此变为混合性溶酶体[44]。

先天性异常

　　甲状舌管异常（thyroglossal duct anomaly）是甲状舌管局限性持续存在的结果。甲状舌管异常可以以窦道的形式通往舌盲孔或通往胸骨上切迹的凹陷，也可以表现为一个盲管结构[45]。甲状舌管异常可以伴有囊性扩张，为被覆上皮分泌所致。当囊性改变突出时，这种异常被命名为甲状舌管囊肿。甲状舌管囊肿通常位于颈部中线舌骨的部位（图 8.4）[45]。显微镜下，甲状舌管囊肿内衬假复层纤毛或鳞状上皮，通常 TTF-1 染色呈阳性，而甲状腺球蛋白染色呈阴性[46]。邻近间质中常可见黏液腺体和甲状腺滤泡。继发性炎症很常见，尤其是在伴有窦道的病例[47]。其结果是：被覆上皮可能会部分脱失，间质可见炎症细胞浸润。大多数病例在儿童期就出现临床表

现，但也有一些病例临床表现出现的晚。治疗采取手术切除。为了减少复发，重要的是，手术应该包括切除舌骨的中 1/3 和可能存在的窦道的全长 [48]。

存在于这些先天异常中的甲状腺组织可以发生恶性变，通常表现为乳头状癌 [49-50]。手术切除之后预后很好，无需切除甲状腺。其他类型的肿瘤也有报道，包括嗜酸性细胞（Hürthle 细胞）癌 [51] 和未分化（间变性）癌 [52]。

异位甲状腺组织（heterotopic thyroid）不仅可以作为甲状舌管囊肿的一种成分被发现，也可以沿着甲状舌管走行的任何部位发生，有时表现为单独发生的异常（图 8.5）。异位甲状腺组织最常见的部位是在舌底，可导致吞咽困难和呼吸梗阻，在少数病例可致死。在显微镜（亚临床）水平，舌甲状腺可见于 10% 的正常个体 [53]。显微镜下，这种异位甲状腺所见与甲状腺主体没有不同。有时，异位甲状腺有包膜形成；有时，可见滤泡在舌的骨骼肌之间生长，这种特征可能与肿瘤浸润类似。具有意义的是，在有大体可见的舌甲状腺患者中，70% 没有正常的甲状腺。因此，切除异位甲状腺组织可能会导致甲状腺功能减退症，随后需要进行药物替代治疗。

其他部位的异位甲状腺组织可位于舌前、颌下区、喉、气管、纵隔（通常为上纵隔；但有时为后纵隔）和心脏 [54-56]。这些部位的共同特征是都位于或接近中线，大多数异位甲状腺组织在所谓的 Wölfler 区内被发现，Wölfler 区是解剖学家描述的以下颌骨缘为底边、以主动脉弓凹面为顶点的等腰三角形。颈淋巴结可能出现的异位甲状腺组织在下文讨论。

异位甲状腺组织发生在较远部位已有报道，包括十二指肠壁、胆囊、肝门区、肾上腺、输卵管、阴道以及最后但同等重要的部位——卵巢和其他部位，作为畸胎瘤的一种成分（卵巢甲状腺肿是最引人注意的例子，见第 35 章）[57-58]。任何部位的异位甲状腺组织均可发生见于甲状腺主体的同样的疾病，包括炎症、增生和肿瘤。已有几例发生于舌甲状腺的滤泡癌的报道 [59]，还有多例在卵巢甲状腺肿中发生的多种类型的癌（见第 35 章）[60-61]。

鳃囊异常（branchial pouch anomaly）与甲状腺并无直接关系，但因为其紧邻甲状腺，所以在此一并讨论。鳃囊异常可以表现为开放性瘘管、单纯性窦道、封闭性囊肿或形成软骨岛（图 8.6）[62]。它们位于颈前外侧部位，确切位置取决于病变累及的具体鳃裂。与第一鳃囊有关的异常发生于耳前区或下颌骨后半部分的下方，并且可与外耳道相连。与第二鳃囊有关的异常正好位于胸锁乳突肌颈中部的前方，可能在接近扁桃体上皱襞的部位与咽形成开放性通道。与第三和第四鳃囊有关的异常一般位于颈下部、胸骨上或锁骨上区。部分病例过去曾被误认为是支气管源性囊肿 [63-64]。

这些囊肿和瘘管通常被覆鳞状上皮，但纤毛柱状上皮也很常见。上皮下有丰富的淋巴组织，常伴有生发中心形成。位于下颈部的囊肿还可能含有黏液腺、浆液黏液腺

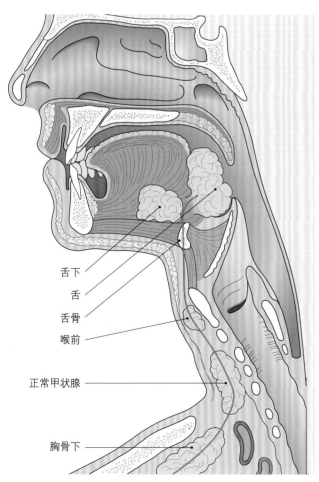

舌下
舌
舌骨
喉前

正常甲状腺

胸骨下

图 8.5　异位甲状腺组织的分布（From Lemmon WT, Paschal GW Jr. Lingual thyroid. *Am J Surg*. 1941; 52: 82–85.）

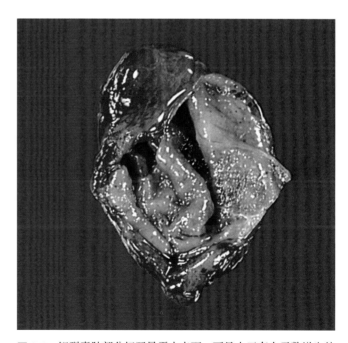

图 8.6　鳃裂囊肿部分切开暴露内表面，可见由于存在无数增生的淋巴滤泡而变得不规则

和皮脂腺[63-64]。继发性感染可使显微镜下所见复杂化。可能存在发生于鳃裂囊肿基础上的鳞状细胞癌，但非常罕见[65]。位于侧颈部的含有鳞状细胞癌的任何囊性肿物必须考虑淋巴结转移癌伴囊性退变，除非能够证实其为其他病变；同时要寻找原发性肿瘤，尤其是上呼吸道和上消化道的原发性肿瘤[66]。以发生小而隐匿的原发性肿瘤而著称的部位有扁桃体、扁桃体后柱、磨牙后三角、舌和鼻咽部。

类似的关系也出现在鳃裂囊肿和甲状腺型乳头状癌之间。或许的确有起源于鳃裂囊肿异位的甲状腺组织发生的乳头状癌病例[67]，但毫无疑问，大多数含有可识别的甲状腺乳头状癌的侧颈囊性病变代表甲状腺原发性肿瘤的淋巴结转移及继发囊性变。

出现于甲状腺内的鳃囊相关性结构表现为已经提到的实性细胞巢（鳃后体或鳃囊复合体Ⅳ～Ⅴ的残件）和不太常见的异位软骨（界限清楚，常常呈肾形）[68]、胸腺组织、甲状旁腺或伴有或不伴有淋巴成分的内衬上皮的囊肿[69]。后者有时被称为淋巴上皮囊肿，多数见于桥本甲状腺炎累及的腺体，但也可以见于没有桥本甲状腺炎的甲状腺[70]。一个例外情况是甲状旁腺上皮囊肿的囊壁含有胰腺组织时，是典型的前肠残件[42]。

值得一提的是，颈部出现正常的囊性或肿瘤性胸腺组织同样应视为鳃囊衍化而来的异常表现（见第12章）。

甲状腺炎
急性甲状腺炎

急性甲状腺炎（acute thyroiditis） 通常为感染性炎症[71-72]，可能与上呼吸道和上消化道的急性感染（例如咽炎、扁桃体炎）、全身性败血症或颈部大的开放性创伤有关[73]。急性甲状腺炎易发生在营养不良婴儿、身体虚弱老年人和免疫功能受损患者。最常见的致病菌有：溶血性链球菌、金黄色葡萄球菌和肺炎球菌[71-72]。其他病原体包括革兰氏阴性杆菌、真菌（尤其是念珠菌）和肺孢子菌[74]。病毒感染非常少见，但也有几例AIDS患者感染甲状腺巨细胞病毒的报道[75]。

急性甲状腺炎的组织学改变主要是中性粒细胞浸润和组织坏死。其可为非化脓性炎，也可为化脓性炎，后者有时可进展为脓肿[76]。一项有意思的观察研究显示，许多复发性急性化脓性甲状腺炎病例（尤其是左侧受累时）是继发于梨状隐窝瘘管[77]——一种推测来源于鳃后体的结构[78]。

确诊急性甲状腺炎的最好方法是细针穿刺活检结合涂片细胞学检查和病原体培养。梨状隐窝瘘管可以通过钡餐检查发现[77]。

药物治疗对于急性甲状腺炎通常有效，但脓肿需要手术切开引流。对于伴有梨状隐窝瘘管形成的病例，最好进行瘘管切除术[77]。

肉芽肿性（de Quervain）甲状腺炎

肉芽肿性甲状腺炎（granulomatous thyroiditis），也称为**亚急性甲状腺炎（de Quervain thyroiditis）**、巨细胞性甲状腺炎、亚急性甲状腺炎、亚急性肉芽肿性甲状腺炎或痛性亚急性甲状腺炎，常见于中年女性，有咽喉痛、吞咽痛和触痛以及触诊时甲状腺区明显压痛，常常伴有发热和不适[72]。一旦最初的症状消退，可能会发生压迫症状和（或）轻微的甲状腺功能减退症。然而，在大多数病例症状可完全缓解。有时由于腺体受累不对称，肉芽肿性甲状腺炎临床上可能与癌混淆。肉芽肿性甲状腺炎发病初期的典型表现是：血清T4和T3水平增高合并^{131}I摄取的完全抑制[72]，已发现这一表现与HLA-B35单倍体型有关[79]。

大体上，肉芽肿性甲状腺炎病变通常累及整个腺体，但常常呈不对称性增大。在典型病例，腺体大约为正常大小的2倍。在疾病进展期，受累的腺体质地坚硬。与木样甲状腺炎（Riedel甲状腺炎）不同，肉芽肿性甲状腺炎通常很少或不与周围组织发生粘连。

显微镜下，肉芽肿性甲状腺炎可见显著的炎症和含有异物巨细胞的肉芽肿区域。这些肉芽肿的特征是围绕滤泡，而多核巨细胞（大多数为组织细胞来源）的特征则为吞噬类胶质（图8.7）。其肉芽肿没有特殊之处，没有干酪样坏死[80]。还可以见到常呈片状分布的纤维化区域。在同一腺体中可以见到病变的不同阶段。在病变晚期，CA19-9免疫反应呈强阳性，而肉芽肿中心CEA呈阳性是急性期的一个特征[81]。

肉芽肿性甲状腺炎的病因尚不清楚。尽管其常常发生于上呼吸消化道感染之后，但甲状腺炎本身为无菌性炎症。临床上和流行病学上常常提示病毒感染可能是其发病原因，但目前尚无定论[72,82]。

其他肉芽肿性炎

触诊性甲状腺炎（palpation thyroiditis） 是指一种相对常见的、不具有临床意义而大体改变又不明显的甲状腺病变（又称为多灶性肉芽肿性滤泡炎）。显微镜下，触诊性甲状腺炎可见散在的甲状腺滤泡腔内聚集着组织细胞（有些为泡沫细胞）、淋巴细胞和少量多核巨细胞（图8.8）[83]。在一些滤泡中，炎症浸润已破坏了上皮并延伸

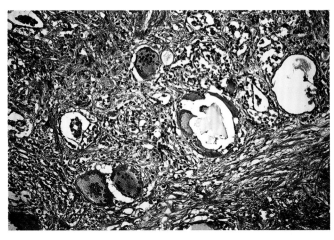

图8.7　肉芽肿性甲状腺炎，显示以甲状腺滤泡为中心的多发肉芽肿

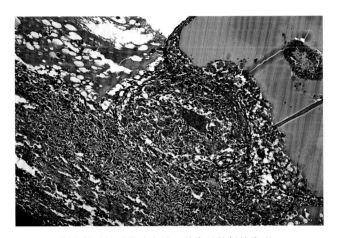

图 8.8 所谓的触诊性甲状腺炎是一种常见的偶然发现

到滤泡周围。这些改变与肉芽肿性（de Quervain）甲状腺炎无关。触诊性甲状腺炎似乎是由腺体的轻微创伤造成的，有时是自发性的，有时被认为是由于体格检查时触诊过重引起的——因而得名触诊性甲状腺炎。

甲状腺**结核（tuberculosis）**作为一种甲状腺内的主要临床表现是一种少有的病理现象[84]。在播散性粟粒性结核中，甲状腺内出现结核结节很常见。甲状腺结核也可能继发于颈部淋巴结结核或喉结核。过去诊断为甲状腺结核的许多病例实际上是亚急性甲状腺炎。

在系统性结节病患者，**结节病（sarcoidosis）**可以以间质性（而不是滤泡中心性）非干酪性肉芽肿的形式累及甲状腺。偶尔，结节病也可以首先表现为甲状腺包块[85]。结节病与自身免疫性甲状腺疾病（Graves 病和桥本甲状腺炎）有关[86]。

各种类型的**真菌病（mycosis）**均有报道，它们大多数发生在免疫功能受损患者[87-89]。其他许多病例的组织学特征为坏死和急性炎症，而不是形成肉芽肿。

术后坏死性肉芽肿（postoperative necrotizing granuloma）有些类似于类风湿结节，形态学上类似于更常见的发生于前列腺和膀胱的病变，也可在甲状腺内观察到[90]。

自身免疫性甲状腺炎（淋巴细胞性和桥本甲状腺炎）

现已广泛接受，传统上被称为淋巴细胞性甲状腺炎和桥本甲状腺炎的甲状腺疾病实际上代表了一种器官特异性、免疫介导的炎症性病变的不同时相或不同表现，通常被称为自身免疫性甲状腺疾病，其特征是能够产生改变甲状腺功能的自身抗体[72,91-92]。人们进一步认为，**自身免疫性甲状腺炎（autoimmune thyroiditis）**是甲状腺自身免疫性疾病可能表现的两种主要形式之一，另一种形式是 Graves 病[93]。支持这种解释的依据是：存在一些兼有两者特征[有时被形象地称为**桥本毒性甲状腺病（hashitoxicosis）**]的病例，提示一种疾病可以发展为另一种疾病[94]。按照这种解释，就存在一种免疫介导的损伤，最初导致甲状腺弥漫性或结节性功能亢进，最后甲状腺耗竭萎缩，表现为滤泡上皮弥漫性嗜酸性变。个别情况下，这种次序发生颠倒，Graves 病发生在伴有甲状

腺功能减退症的桥本甲状腺炎之后[95]。

导致自身免疫性甲状腺炎的机制具有体液性和细胞性双重性质。循环血液中存在抗甲状腺球蛋白和其他滤泡细胞抗原的自身抗体，尤其是针对促甲状腺素（TSH）受体的抗体。而主要的致病机制是由免疫、遗传和环境因素共同导致的免疫耐受的破坏。现有的证据表明，自身免疫是由相关的腺体中的炎症事件触发的，可能与感染（病毒或细菌）相关，或是由毒素对甲状腺细胞的损伤引起的。受损的甲状腺细胞可能会出现新的抗原表位（或暴露出隐藏的抗原表位），导致主要组织相容性复合体（major histocompatibility complex, MHC）Ⅱ类阳性抗原呈递细胞（树突状细胞和不同亚类的巨噬细胞）的到来。这些细胞向区域淋巴结内的幼稚淋巴细胞呈递甲状腺特异性抗原，导致具有自身反应性的 CD4⁺T 细胞、CD8⁺细胞毒性 T 细胞和产生免疫球蛋白（IgG）抗体的 B 细胞的克隆扩增。这些细胞积聚在甲状腺，导致甲状腺炎。甲状腺内的 T 和 B 细胞以及抗原呈递细胞可以产生许多细胞因子，导致滤泡细胞发生改变。它们开始表达 MHC Ⅱ，与维持并参与自身免疫炎症过程的抗原特异性 T 细胞相互作用[93,96-98]。全基因组相关研究（genome-wide association studies, GWAS）已经确定了几个自身免疫性甲状腺疾病的易感位点，其中一些与 Graves 病（*TSHR* 单核苷酸多态性 rs2268458）和桥本甲状腺炎（例如 *FoxE1* 单核苷酸多态性 rs965513）有明确联系[99]。

形态学上，一般自身免疫性甲状腺疾病的共同特征是：淋巴细胞广泛浸润腺体伴生发中心形成，尤其是在自身免疫性甲状腺炎。其间夹杂的滤泡的形态决定了病变的性质：当滤泡弥漫性增生时为 Graves 病，当滤泡相对正常时为**淋巴细胞性甲状腺炎（lymphocytic thyroiditis）**，而当滤泡内衬显示广泛嗜酸性变的滤泡细胞时为**桥本甲状腺炎（Hashimoto thyroiditis）**。目前术语的使用上存在着很大的混乱，取决于到底是强调组织炎症还是强调临床发现。一些作者使用桥本甲状腺炎一词来包括具有明显的淋巴细胞浸润特征的任何自身免疫性甲状腺疾病[100]。根据 1912 年 Hakaru Hashimoto 对疾病进行最初描述时的观点且为了便于实际操作，将自身免疫性甲状腺炎在组织学上分为实质损害的证据有限的"淋巴细胞性甲状腺炎"和有明显实质损害的"桥本甲状腺炎"[101]。有部分学者将淋巴细胞性甲状腺炎和桥本甲状腺炎视为同义语的做法是不推荐的，原因之一是：两者滤泡上皮的形态学表现和甲状腺功能之间存在良好的对应关系[102-103]。

淋巴细胞性甲状腺炎的特征是：淋巴浸润但实质损害的证据有限。由于这种类型的甲状腺炎很少需要进行甲状腺切除术，准确描述其针吸活检术后的组织学改变的研究很少[102]。在淋巴细胞性甲状腺炎中，生发中心很少，仅有局灶性的肿瘤性改变，不存在滤泡萎缩（实际上可能有滤泡增生的迹象），仅有轻微的或完全不存在的纤维化。有几种临床诊断属于这一类：散发的或产后发生的无痛（也称为无症状或亚急性淋巴细胞性）甲状腺炎、"青少年型"淋巴细胞性/自身免疫性甲状腺炎、无痛（无症状）甲状腺炎以及桥本甲状腺功能亢进症的最初阶段。在无

痛（无症状）甲状腺炎患者、散发者[104]或产后[105]发生者，在短暂的甲状腺功能亢进期之后是甲状腺功能减退，然后在大多数情况下，甲状腺状态又恢复正常[72]。"青少年型"自身免疫性甲状腺炎的病程变化多样[106]。胺碘酮和锂治疗后的药物性甲状腺炎与自身免疫有关。免疫调节药物、癌症免疫治疗和癌症疫苗具有免疫相关的副作用，可以引起内分泌疾病和甲状腺炎[72,107]。

甲状腺实质中的局灶性淋巴浸润被称为局灶性淋巴细胞性甲状腺炎（也称为非特异性甲状腺炎或局灶性自身免疫性甲状腺炎）。大多数患者的甲状腺功能正常，但少数患者有隐性/亚临床甲状腺功能减退症[102]。淋巴细胞聚集在因各种原因切除的甲状腺中很常见，可以在甲状腺肿瘤（特别是乳头状癌）周围、被照射的甲状腺（放射性碘消融或外照射疗法）中发现，在尸检中也可以被发现[36]。尸检研究表明，这一发现在女性中更为常见，且随着年龄的增长而增加，并且显示出种族差异（白人比黑人或日本人更为常见）。白人女性患病率最高，且随着年龄的增长最为明显：约55%的80岁及以上的白人女性存在局灶性淋巴细胞浸润[108]。

桥本甲状腺炎（Hashimoto thyroiditis）最初是由Hakaru Hashimoto 在 1912 年描述为淋巴细胞性甲状腺肿[101]，其特征是甲状腺实质的广泛损害。桥本甲状腺炎主要发生于 40 岁以上的女性，表现为甲状腺弥漫性增大，质地坚硬，有时伴有气管或食管压迫的征象。桥本甲状腺炎初期可能伴有轻度甲状腺功能亢进，后期则出现甲状腺功能减退[72]。手术时，病变甲状腺易与其他结构分离。甲状腺和气管壁之间附着的筋膜有时轻度增厚，但没有明显的粘连。由于病变质地坚硬，桥本甲状腺炎可能会与癌混淆，但病变弥漫且与周围结构没有粘连是支持桥本甲状腺炎诊断的有力证据。大体上，典型桥本甲状腺炎病例显示甲状腺弥漫性对称增大。然而，在一些情况下，甲状腺一叶增大较另一叶显著；而有些病例则呈明显的多结节状外观。质地坚硬但又不像木样甲状腺炎（Riedel 甲状腺炎）那样坚硬如石。病变不向甲状腺外延伸。切面质脆，呈不明显或明显的结节状改变，黄灰色，与增生的淋巴结非常相似（图 8.9）。类胶质并非清晰可辨。没有坏死和钙化。淋巴细胞浸润的实质结构在超声检查中形成了一种独特的模式，其特征是回声降低[100]。

显微镜下，桥本甲状腺炎的两种主要异常是间质的淋巴细胞浸润和滤泡上皮的嗜酸性变（图 8.10）。淋巴组织分布于小叶内以及小叶周边，总是可以见到具有明显生发中心的大的淋巴滤泡。以淋巴细胞为主，T 细胞多于 B 细胞[109]。也可见到浆细胞、组织细胞以及散在的滤泡内多核巨细胞。超微结构显示，有些巨细胞是上皮性来源的，但大多数本质上属于组织细胞[110]。免疫组织化学和基因重组技术证实，淋巴浆细胞具有多克隆性[109,111]。淋巴管扩张且数量增多，导致特征性的"开裂空隙"[112]（图 8.11）。

大多数甲状腺滤泡是萎缩的，但有的滤泡显示再生性增生特征[113]。大部分或全部滤泡被覆大小不等的嗜酸

性细胞（Hürthle cell），这些细胞的胞核可以增大并深染，或者与之相反，出现透明和重叠，与见于甲状腺乳头状癌的胞核类似。免疫组织化学染色显示，自身免疫性甲状腺炎的滤泡细胞对角蛋白（尤其是高分子量角蛋白）、S-100 蛋白、HLA-DR 以及 N- 乙酰 -α-D- 半乳糖胺的免疫反应明显高于相应的正常细胞，其免疫组织化学表达

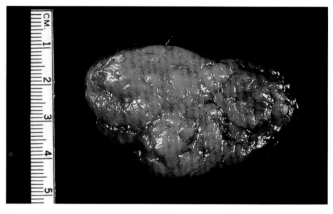

图 8.9　桥本甲状腺炎累及甲状腺的切面。此外观会让人想起增生的淋巴结

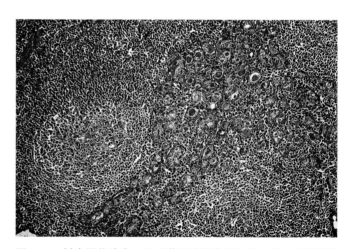

图 8.10　桥本甲状腺炎，显示淋巴滤泡有明显的生发中心和嗜酸性细胞滤泡上皮

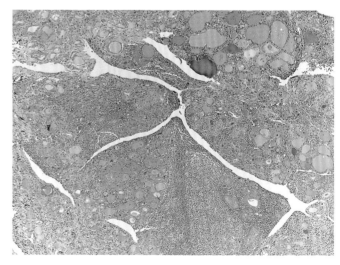

图 8.11　桥本甲状腺炎，可见淋巴管扩张导致的特征性"开裂空隙"

谱与乳头状癌的细胞相似。生物化学检查发现，桥本甲状腺炎的嗜酸性细胞有细胞色素 -C 氧化酶的缺陷和线粒体 DNA 的缺失[114]。

作为对慢性炎症性损伤的一种反应（也可能代表系统发生了一种退化），被认为是由滤泡细胞化生而来的鳞状细胞巢和导管样结构常常可见，并且能够达到相当大的比例（图 8.12）[115]。偶尔，可以见到被覆鳞状上皮的大的囊肿，囊肿周围分布着一排淋巴滤泡，其形态与鳃裂囊肿非常相似（图 8.13）[116]。有时在没有甲状腺炎的情况下也能见到类似的囊肿[70]。

在典型的桥本甲状腺炎病例，结缔组织稀少，小叶间隔轻度至中度增宽。桥本甲状腺炎的纤维性变异型——由卡茨和维克里在 1974 年描述[117]——大约占所有病例的 10%，其纤维化更广泛。与木样甲状腺炎不同，这种纤维化是致密的玻璃样变的纤维组织（而不是木样甲状腺炎中活跃增生的纤维化），并且不延伸至甲状腺被膜以外。在这方面应当记住，桥本甲状腺炎和木样甲状

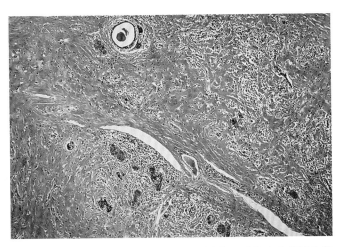

图 8.12　桥本甲状腺炎，伴有广泛的纤维化、滤泡上皮萎缩和鳞状化生

腺炎共存非常少见[118-119]。当纤维化伴有显示鳞状化生的上皮岛时，桥本甲状腺炎的纤维性变异型还可能与癌混淆[117]。这种情况通常在甲状腺功能减退症需要进行迅速的激素替代治疗的老年女性中出现，并可能演变成严重的甲状腺萎缩。在这些病例中，甲状腺无法触及，甲状腺功能减退的症状很难识别，因为它们与衰老的症状重叠[100]。

桥本甲状腺炎的一种显示与纤维变异型有部分重叠的类型是 IgG4 相关型。它被定义为 IgG4 阳性血浆细胞数增加［免疫组织化学显示 IgG4 阳性血浆细胞 / 高倍视野（×400）> 20 个，IgG4/IgG 比值 > 30%］。与传统桥本甲状腺炎相比，IgG4 相关性变异型与甲状腺自身抗体滴度高有关，病程进展更迅速，超声检查上改变更明显，回声明显降低，在较年轻时发病，男女患者比例较低。组织学上，淋巴浆细胞浸润广泛，主要呈细胞间纤维化。与纤维变异型相似（与木样甲状腺炎不同），炎症过程不延伸至甲状腺炎外组织，也没有与其他部位的炎症纤维病变相关的典型特征[100,120-121]。

典型的桥本甲状腺炎虽然大体上和显微镜下均呈弥漫性改变，但的确有表现为明显结节状生长的病例——结节的上皮成分呈增生性改变。这也许可以解释桥本甲状腺炎与结节性增生合并存在，但更可能是这两种疾病的发病机制是相关的。因此，将这种相对常见的病变命名为结节性桥本甲状腺炎更为恰当。桥本甲状腺炎的另一种变异是：有一个或多个完全由嗜酸性细胞组成的清楚的增生性（"优势"）结节，形成滤泡或实性结构。部分结节有厚的纤维性包膜包绕，因此满足滤泡性（包括嗜酸性细胞）腺瘤的标准，但其性质是否为真正的肿瘤仍有待考证。

桥本甲状腺炎（和一般的自身免疫性甲状腺疾病）可与其他器官的淋巴细胞炎症相关，也可在自身免疫基

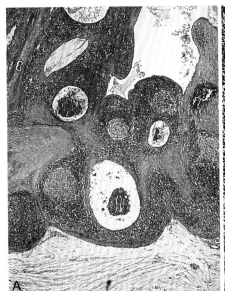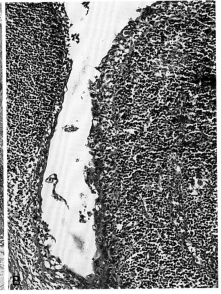

图 8.13　**A** 和 **B**，桥本甲状腺炎，伴有鳃裂样囊肿。在高倍显微镜下（**B**），可以观察到衬覆上皮的淋巴细胞浸润

础上作为自身免疫性多内分泌综合征的一部分，例如，Addison病（两者组合被称为Schmidt综合征）和糖尿病[122]。慢性自身免疫性甲状腺炎、Addison病和1A型糖尿病是Ⅱ型自身免疫性多内分泌综合征的显著特征（Ⅰ型以甲状旁腺功能减退为特征，Addison病通常与甲状腺疾病无关）。桥本甲状腺炎（和其他自身免疫性甲状腺疾病）也可能与非内分泌性自身免疫性疾病有关，例如，白癜风、恶性贫血、重症肌无力、自身免疫性胃炎、腹腔疾病和肝炎[122]。

桥本甲状腺炎的并发症包括甲状腺淋巴瘤[123]、嗜酸性细胞（Hürthle细胞）肿瘤和乳头状癌[98]。它们的早期识别可能非常困难。这可能是各家报道的并发症数显著不同的原因，尤其是乳头状癌和嗜酸性细胞肿瘤[124]。要注意的是，桥本甲状腺炎的滤泡细胞可以在肿瘤抑制基因位点出现杂合性缺失（loss of heterozygosis, LOH）[125]，并且在形成增生性结节时可以出现核型异常[126]。与此同时，有意思的是，桥本甲状腺炎的滤泡细胞有时出现显著的核透明和核重叠，人们想知道这种改变是否代表了乳头状癌的前驱（癌前）病变，因为两者有相似的表型谱[127]。此外，也有证据提示，RET/PTC重排与桥本甲状腺炎和乳头状癌均有关联。作为佐证，切尔诺贝利核电站泄漏事故的患者不仅发生RET/PTC驱动的乳头状癌，也发生慢性自身免疫性甲状腺炎；除了乳头状癌之外，表达RET/PTC的转基因鼠也可表现为慢性甲状腺炎；而更为重要的是，在桥本甲状腺炎的非肿瘤性甲状腺细胞中，常常可以检出低水平的RET/PTC重排[128-130]，包括炎症累及的结节性和非结节性区域[128]。基于已知的RET/PTC原癌基因作用，这一发现颇为引人注目。应当指出的是，这一重排只见于很少数的细胞[128]，对它的检测需要应用敏感性高的方法[128-130]（因此对于乳头状癌的分子检测，应当避免使用此种方法）；并且这一重排仅局限于个别滤泡细胞，对于发展成乳头状癌并无预测作用。这种原癌基因事件在非肿瘤性细胞中的发现并非独一无二，一个很好的例证是：在增生性滤泡的个别淋巴细胞中存在BCL2/JH（滤泡性淋巴瘤的分子标记）的重排[131]。与存在低水平的BCL2/JH重排不能建立滤泡性淋巴瘤的诊断一样，检测到低水平的RET/PTC并不能确定乳头状癌的诊断。通过显示这两者构成的生物学关联，基因重排其实是提供了流行病学的数据，表明桥本甲状腺炎有着较小但真实存在的发生乳头状癌的风险。顺带指出，BRAF p.V600E突变还未在桥本甲状腺炎中检测出来[128,132]。伴随桥本甲状腺炎发生的甲状腺髓样癌也有报道，但这可能是一种巧合[133]。

桥本甲状腺炎的治疗取决于病变的严重程度。轻度病例无需治疗。一些病例给予甲状腺激素可以解除甲状腺功能减退症。而在另一些病例，由于甲状腺太大和（或）出现压迫症状，可以采取甲状腺次全切除术进行治疗。对一些桥本甲状腺炎病例采取了手术切除治疗，仅仅是因为临床上将其与肿瘤性病变混淆了[100]。

木样甲状腺炎（Riedel甲状腺炎）

木样甲状腺炎［**Riedel甲状腺炎（Riedel thyroiditis）**］又称为Riedel甲状腺肿、纤维性甲状腺炎和侵袭性甲状腺炎，最初是由Bernhard Moritz Riedel于1896年报道的[134]。木样甲状腺炎是一种非常罕见的病变，累及成年和老年患者，略多见于女性。临床上表现为甲状腺肿大，界限不清，常常伴有重度呼吸困难。病变的甲状腺异常坚硬，像个铁领一样箍住患者的颈部软组织［在原文的描述里，Riedel用了"坚硬如铁（eisenharte）甲状腺肿"这个词］，并可将气管压迫成裂隙状。临床上，木样甲状腺炎常常被误认为是癌。与肉芽肿性甲状腺炎不同，木样甲状腺炎先前不存在急性炎症过程，也没有明显的压痛。没有局部淋巴结累及。大体上，木样甲状腺炎病变不对称，仅累及甲状腺的局灶区域。受累部分坚硬如石，难于切割。致密的纤维束从甲状腺包膜延伸到邻近的肌肉组织，以至于手术分离时组织边界不清。切面显示结构完全消失的区域和几乎正常的甲状腺组织交错存在。

显微镜下，木样甲状腺炎常常呈现广泛玻璃样变的纤维组织完全取代受累部位的腺体（图8.14）。纤维化是成纤维细胞和肌成纤维细胞活跃增生的结果，这些成纤维细胞在疾病的后期表现出旋涡状的生长区域和致密的透明质胶原化。在切除的甲状腺中，透明化常常是广泛的，邻近的骨骼肌细胞常常受到结缔组织的直接侵犯。巨细胞缺乏。炎症呈片状分布，主要为淋巴细胞和浆细胞一类的单个核细胞。浆细胞是多克隆的，可产生IgA和IgG4。还可能见到嗜酸性粒细胞聚集[121,135]。被纤维化包裹的中等大小的静脉管壁可见炎症，炎症性静脉硬化的过程被称为闭塞性静脉炎，是重要的诊断特征（图8.15）[136]。弹力染色对于识别静脉完全闭塞是必不可少的。动脉受影响的可能性较小[121]。

木样甲状腺炎是甲状腺IgG4相关性疾病的典型表现。IgG4相关性疾病是一组可影响许多器官和部位的肿胀性纤维炎症性疾病（一般称为炎症性纤维硬化症）[121,135]。该组疾病包括腹膜后或纵隔纤维化、硬化性胆管炎和——在头颈部——眼眶炎性假瘤、嗜酸性血管中心纤维化、IgG4相关性颌下腺疾病以及Mikulicz病[121]。IgG4是一种罕见的IgG独特型抗体，它作为抗体效率低下，具有模棱两可的抗炎特性。IgG4相关性疾病的诊断是基于独特的组织学特征（淋巴浆细胞浸润，纤维化——至少局灶呈螺旋状排列，以及闭塞性静脉炎）、免疫组织

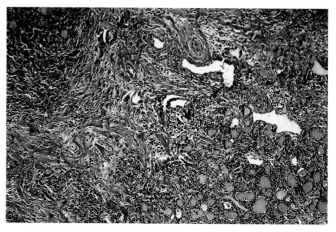

图8.14　木样甲状腺炎，显示硬化、慢性炎症和实质萎缩

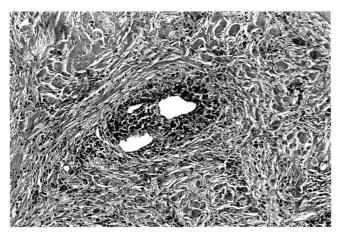

图 8.15　木样甲状腺炎，可见静脉炎

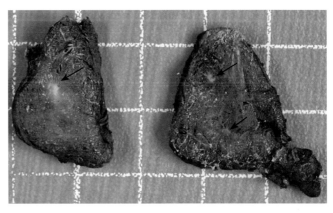

图 8.16　多发性硬化性甲状腺炎的大体表现。可见甲状腺切面上散布着多发性纤维化病灶（箭头所示）（From Fellegara G, Rosai J. Gross appearance of multifocal fibrosing thyroiditis. *Am J Surg Pathol*. 2015; 39(6): 870. ）

化学发现大量 IgG4 阳性血浆细胞伴 IgG4/IgG 比值大于 40%[121]。在 30%～40% 的木样甲状腺炎患者中，IgG4 相关性纤维炎症性病变在其他部位（例如腹膜后）发生（同步或不同步）[135]。

木样甲状腺炎不同于肉芽肿性或桥本甲状腺炎，尽管存在两种疾病并存的少数病例[118-119]。虽然许多纤维性和一些传统桥本甲状腺炎病例是 IgG4 相关的，但它们的组织学和临床特征是不同的，并且它们缺乏腺体外的浸润和木样甲状腺炎的典型发生其他部位的 IgG4 相关性疾病的全身浸润[135]。木样甲状腺炎还需要与恶性肿瘤鉴别，特别是间变性癌的少细胞变异型（在小活检中鉴别具有挑战性）和淋巴浆细胞性淋巴瘤[121]。

类固醇治疗对一些木样甲状腺炎病例有效，但多数病例需要进行手术治疗，以缓解压迫症状并除外癌的可能。由于组织层次不清，手术切除非常困难。由于有并发症的风险，不推荐广泛性切除手术[135]。

多灶性硬化性甲状腺炎

罗塞博士在长期和涉猎广泛的病理会诊医师生涯中发现并命名了一种罕见但非常独特的甲状腺炎——多灶性硬化性（或纤维化）甲状腺炎。顾名思义，**多灶性硬化性甲状腺炎（ multifocal fibrosing thyroiditis ）**的特征是：整个腺体有一个或多个纤维化病灶（典型的病灶是多个，有时非常多），呈星状、放射状结构，少数情况下呈带状外观（图 8.16）[137]。病灶大小相当不定，平均直径为 3 mm。在低倍镜下，病灶外观与微小乳头状癌不易区分，但在高倍镜下，可看出病灶缺乏肿瘤性腺体成分。虽然硬化灶是异质性的，但单个病灶的组成是相似的，其特征是一个纤维化的低细胞中心与一个外围细胞丰富区域。一些滤泡结构出现在硬化灶的周围（即在纤维核心和正常组织的交界处）；较少时，一些滤泡会被包裹进硬化灶，发生反应性/再生性改变（即所谓的反应性非典型性），类似于恶性肿瘤（图 8.17）。被中央硬化区包裹的甲状腺滤泡很小且类胶质少；而外围的甲状腺则呈增生改变，被结节性筋膜炎样的间质包绕；腺体中有密集的

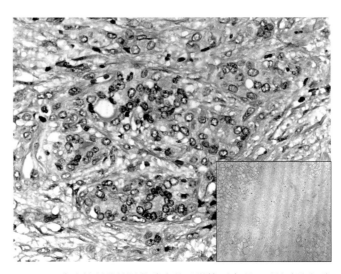

图 8.17　多发性硬化性甲状腺炎的显微镜下表现。可见滤泡细胞出现反应性异型和"结节性筋膜炎样"间质。插图显示低倍下不规则的星状纤维瘤病灶

甲状腺细胞，胞核重叠，有时核轻度透明且核膜轮廓不规则。无核假包涵体或砂粒体[137]。在多灶性硬化性甲状腺炎中还没有检测到 *BRAF* p.V600E 突变[138]。

多灶性硬化性甲状腺炎的发病机制尚不清楚。这种病变可能代表了一种特殊的宿主对损伤的应答反应，这种反应会刺激局部组织，继而发生一个类似于瘢痕愈合的过程。这种疾病主要发生在女性（女性患者/男性患者＝ 12.75 ），常伴有结节性增生、桥本甲状腺炎和 Graves 病。大约 30% 的病例与微小乳头状癌共存，有些病例可能代表肿瘤前状态。正如罗塞博士指出的，纤维化和恶性肿瘤之间的关联在其他器官中已被报道过（例如，放射状瘢痕继发乳腺导管癌）[137]。

增生

甲状腺增生性疾病根据其假定的发生机制、形态学特征和临床表现进行分类。在实际工作中，结合这些标

表8.1　甲状腺增生异常的主要类型			
名称	机制	病理	功能状态
激素失调性甲状腺肿	基因决定甲状腺激素合成错误	结节性或（较少见）弥漫性增生	甲状腺功能减退
Graves病	自身免疫	弥漫性增生	甲状腺功能亢进
结节状增生			
地方性甲状腺肿	缺碘	结节性增生（之前出现短暂的弥漫性增生）	通常甲状腺功能正常；有时甲状腺功能减退
偶发性甲状腺肿	未知	结节性增生	通常甲状腺功能正常；有时甲状腺功能亢进或甲状腺功能减退

准已确定了三种主要的甲状腺增生形式（表8.1）。

激素合成障碍性甲状腺肿

　　激素合成障碍性甲状腺肿（dyshormonogenetic goiter）是由于甲状腺激素合成缺陷导致甲状腺肿大的一种疾病。甲状腺原发性功能减退（由先天性甲状腺激素合成缺陷引起的甲状腺激素缺乏）约占原发性先天性甲状腺功能减退症的 20%，另外 80% 是由甲状腺发育不全导致的[139]。一些研究发现，甲状腺位置正常（原位）且甲状腺功能仅轻度障碍的原发性先天性甲状腺功能减退症的发病率增加了，可能是由于筛检阈值改变的缘故[140]。激素合成障碍性甲状腺肿的发生与编码参与甲状腺激素合成的蛋白质的基因突变有关。一些相关的基因已被研究清楚，例如，与碘化物转运缺陷相关的基因突变（编码钠/碘转运体的 *NIS/SCL5A5* 基因和编码 Pendrin 的 *SCL26A4/PDS* 基因），与碘化物有机化缺陷相关的基因突变（编码甲状腺过氧化物酶的 *TPO*，编码双氧化酶 2 的 *DUOX2*，编码双氧化酶成熟因子 2 的 *DUOXA2*），与甲状腺球蛋白合成缺陷相关的基因突变（编码甲状腺球蛋白的 *TG*），以及与脱卤化缺陷相关的基因突变（编码碘酪氨酸脱碘酶的 *IYD/DEHAL1*）。疾病表型以常染色体隐性方式遗传，一般不伴有其他缺陷，除了 Pendred 综合征中的耳聋（由 *SCL26A4/PDS* 突变引起）[139-141]。

　　大体上，甲状腺腺体增大并呈多结节状改变（图 8.18）。显微镜下，激素合成障碍性甲状腺肿的最常见改变是由形态结构多样的、富于细胞的结节组成，以实性和微滤泡结构为主（图 8.19）[142]。部分病例可见乳头和岛屿状结构形成。纤维化很常见，有时可以导致结节的边缘不规则，可能类似于包膜浸润。其他常见的特征包括：核非典型性明显，仅有少量的类胶质。一个重要诊断特征是：核非典型性（表现为奇异而深染的细胞核）主要出现在增生性结节之间的组织，而不是出现在结节本身[142]。核分裂象常见，据推测是由于促甲状腺素持续刺激的结果[142]。研究提示，特异性的分子缺陷和甲状腺的形态学表现之间存在某种关系[143]。

　　激素合成障碍性甲状腺肿的组织学特征非常典型，

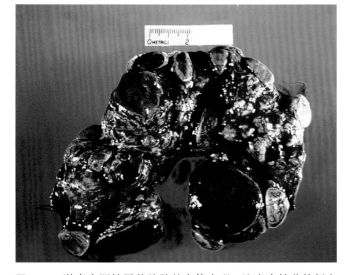

图 8.18　激素失调性甲状腺肿的大体表现。注意多结节特征和大结节的出血性改变（Courtesy of Dr. Michael Kashgarian, New Haven, Connecticut.)）

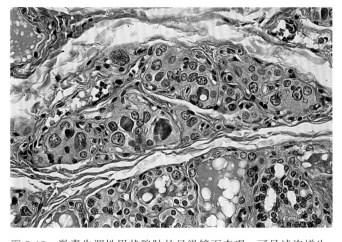

图 8.19　激素失调性甲状腺肿的显微镜下表现。可见滤泡增生，衬覆滤泡细胞，核多形性明显

足以让病理医师毫不犹豫地做出诊断[142]。这一点很重要，因为需要进行遗传咨询，以评估家族遗传和家族中

复发的风险[139]。在激素合成障碍性甲状腺肿患者中已有发生甲状腺癌的病例报道，但记录完好的病例数非常少[142]。大多数为滤泡性肿瘤，其他为偶然发现的微小乳头状癌[142]。报道的滤泡性肿瘤包括腺瘤（部分肿瘤发生在 T4 替代疗法之后）和癌[142-145]。

因为激素合成障碍性甲状腺肿常常伴有滤泡上皮的多形性、富于细胞和核分裂活性，病理医师应特别严格地掌握滤泡癌的诊断标准。尤其需要强调的是，除非有明确的包膜或血管浸润，否则不能诊断滤泡癌[142,146]。

Graves 病（弥漫性毒性甲状腺肿）

Graves 病（Graves disease）（也称为甲状腺肿病、弥漫性毒性甲状腺肿和突眼性甲状腺腺肿）通常发生在年轻的成年女性，表现为肌无力、体重减轻、兴奋、心动过速、甲状腺肿和食欲常常明显增加。Graves 病也可以发生在儿童，是儿童甲状腺功能亢进症的最常见病因。Graves病患者可能会发生心房颤动，特别是在老年患者[147-148]。Graves 病的甲状腺肿大通常是弥漫性的，但在碘缺乏情况下 Graves 病可与多结节性甲状腺肿共存。Graves 病的甲状腺肿在大多数 60 岁以下的甲状腺功能亢进症患者中是可触及的，而在老年患者中，这一比例不到 50%[147]。

Graves 眼病（Graves ophthalmopathy）（眼球突出）出现于 25%~30% 的 Graves 病患者中[149]。吸烟是 Graves 眼病发生的一个危险因素，并与更具侵略性的眼病有关。Graves 眼病是眼眶周围组织的自身免疫性疾病，是由于炎症、亲水性糖胺聚糖（通常是透明质酸）的积聚和水肿导致的脂肪组织和眼外肌的体积增加以及脂肪生成和纤维化的激活导致的组织重塑[149]。突眼症（或突眼，即眼球向外突出）在大约 60% 的眼病患者中会发生，但影像学检查在 Graves 病患者可以识别 70% 的细微眼眶结缔组织异常[147,149]。

Graves 病的晚期临床表现是：局限性皮肤病变[**胫前黏液水肿（pretibial myxedema）**]和所谓的**甲状腺杵状指（thyroid acropachy）**。后者的特征为指和趾的末端肿胀和杵状变，是由骨膜新骨形成引起的[147,150]。

Graves 病的实验室检查异常包括：结合性 T4、游离性 T4 或结合性 T3 水平升高，以及放射活化性碘的摄取在 TSH < 0.1 mU/L 的情况下增加[147-148]。一种变异型的特征是，在出现治疗诱导的 T4 水平降低的情况下，血清 T3 水平增高，这被描述为 T3 优势型 Graves 病。

大体上，Graves 病的甲状腺呈现轻度至中度的对称性弥漫性增大，润泽而带有红色，质地与胰腺组织相近（图 8.20）。切面均匀一致，呈灰色或红色，取决于血供程度（图 8.21）。在病程较长的病例，甲状腺腺体易碎，呈暗黄色。

显微镜下，Graves 病甲状腺可见滤泡显著增生，伴有明显的乳头状内折，可能会与乳头状癌混淆（图 8.22）[151-152]。

其内衬上皮细胞是柱状的，胞核位于基底，染色正常或深染；细胞质透明，有时呈微小空泡状嗜碱性或嗜双色性，可能含有脂肪或糖原。据说这些特征在 T3 优势

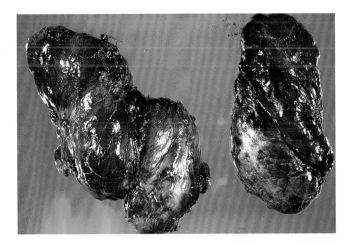

图 8.20　Graves 病患者的弥漫性甲状腺增生的外面观。可见腺体弥漫性肿胀和充血

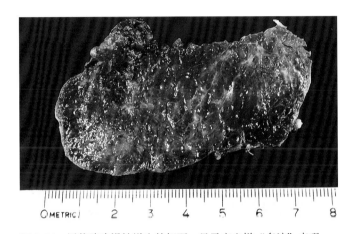

图 8.21　甲状腺弥漫性增生的切面，显示充血样"多汁"表现

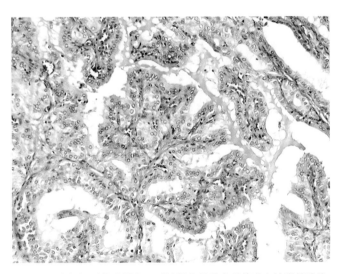

图 8.22　弥漫性甲状腺增生，可见增生的乳头延伸进入扩张的滤泡

型 Graves 病更为突出[153]。可以出现数量不等的嗜酸性细胞，提示 Graves 病进展为桥本甲状腺炎的可能。类胶质淡染，呈细空泡状，在毗邻上皮的部位形成扇贝样结构。间质有淋巴组织聚集，伴有生发中心形成（图 8.23）。免疫组织化学染色显示，这些淋巴细胞大多数是 T 细胞，滤泡内主要是细胞毒性抑制性 T 细胞，而间质内主要是辅助性诱导性 T 细胞[154]。在长期的病例可以出现轻度的纤维化。增生性滤泡可以出现在甲状腺外，有时可长入

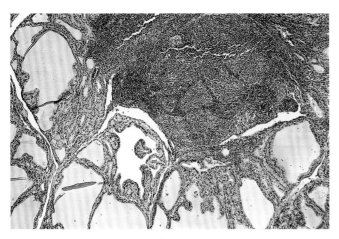

图 8.23 甲状腺弥漫性增生，伴有生发中心的淋巴滤泡和甲状腺滤泡弥漫性增生，注意胶体染色浅

颈部的骨骼肌内。这可能代表了增生性病变在甲状腺外的延伸，或者更可能是异位甲状腺滤泡的增生表现，后者在正常情况下太小且稀疏，不易发现[155]。无论其发生机制如何，均不应将它们作为恶性的证据。

对于 Graves 病患者发生甲状腺癌的概率是否增高仍有争议，对于大多数没有可触及的甲状腺结节的 Graves 病患者来说，治疗选择不受影响[156]。当对因甲状腺功能亢进症而切除的甲状腺进行病理检查时偶尔发现癌是不足为奇的，已报道的发生率为 1%～10%[156]。然而，这些数字并不高于由于其他原因而切除的正常甲状腺的甲状腺癌的发生率。几乎所有这类病例均为小的乳头状癌，没有临床意义，尽管一些研究表明 Graves 病患者的肿瘤可能更具侵袭性[156]。Graves 病的治疗包括：服用诸如丙硫氧嘧啶、甲巯咪唑（他巴唑）和卡比马唑（甲亢平）等抗甲状腺药物，应用放射性碘破坏腺体，或进行甲状腺次全切除术[147]。对于 Graves 病，病理医师最常见到的是次全切除术标本。值得注意的是，在送检标本中很少能见到前面描述的原始状态的显微镜下改变，因为术前常规给予的抗甲状腺药物以及碘或 β 受体阻滞剂可并发另外一些改变[147]。可见甲状腺腺体肿大和淋巴细胞浸润持续存在，但大多数滤泡的增生性改变已经退化[152,157-158]。然而，充分取材通常仍能发现残留的增生性病灶。手术之后残留的腺体可发生再生，因此，大多数患者可以维持正常的甲状腺功能状态，尤其是每侧保留的甲状腺的组织量大约为 5 g 时[159]。手术标本中淋巴细胞浸润越明显，嗜酸性细胞数目越多，术后发生黏液水肿的可能性就越大[160]。

应用放射性碘治疗的甲状腺最初显示细胞核异常、一些滤泡崩解和血管改变。在治疗后期，结节形成，细胞发生嗜酸性改变，滤泡发生萎缩和纤维化[158,161-162]。因此，应用这种疗法造成的长期甲状腺功能减退症的概率非常高。值得注意的是，这几种治疗方法均无助于改善伴随甲状腺功能亢进症出现的突眼征，相反在一些情况下，放射性碘治疗可能会引发或导致突眼征加重[147]。

Graves 病是自身免疫性甲状腺疾病的两种主要表现形式之一，另一种是桥本甲状腺炎。

在 Graves 病中，甲状腺刺激免疫球蛋白可激活

TSH 受体，导致甲状腺激素分泌过多和甲状腺功能亢进症[147-148]。T 和 B 细胞以及浸润甲状腺实质的抗原呈递细胞可产生多种细胞因子（包括白介素 -1β、-6 和 -12 以及干扰素 -γ）。这些细胞因子可激活并维持炎症，改变滤泡细胞的行为。滤泡细胞开始产生细胞因子并表达 MHC Ⅱ 类分子和 CD40，使甲状腺上皮细胞和抗原特异性 T 细胞之间产生相互作用，从而促进自身免疫炎症过程。其他抗甲状腺抗体（例如抗过氧化物酶）也存在，但与甲状腺功能亢进症的发展无关[147]。

在电镜检查时，免疫攻击甲状腺滤泡的现象也很明显，表现为滤泡基底膜有免疫复合物沉积[163]。

遗传和环境因素与 Graves 病的发生有关，但对具体的始发事件尚不清楚：患者常有感染和情绪紧张的病史[147-148,164]。因各种疾病诸如霍奇金淋巴瘤进行颈部放疗后[165]，可观察到 Graves 病的发病率增加，已有与真性胸腺增生有关的 Graves 病病例报道[166]。

多种疾病均可导致临床上明显的甲状腺功能亢进症，即 Graves 病只是甲状腺实质合成和分泌的功能增加导致甲状腺激素水平增高疾病中的一种，尽管迄今为止它是最常见的（在碘化物充足的地区其占比为 80%）[148]。甲状腺功能亢进症不是**甲状腺毒症（thyrotoxicosis）**的同义词，甲状腺毒症是指由游离甲状腺素 -T4 和（或）游离三碘甲状腺原氨酸 -T3 水平增高引起的临床高代谢综合征，其可能是也可能不是由甲状腺激素合成和分泌增加引起的。造成甲状腺功能亢进症的其他原因包括[148]：① "毒性" 散发性（结节性）甲状腺肿；② "毒性" 滤泡腺瘤和罕见的高功能甲状腺癌；在这些情况下，甲状腺功能亢进症是由于激活编码 TSH 受体的基因突变或其相关的 Gsα 亚单位蛋白的基因突变所致（有或没有相关的 EZH1 突变）；③ 分泌 TSH 的垂体腺瘤（由不适当的 TSH 分泌刺激引起的甲状腺功能亢进症）；④ 滋养叶肿瘤（葡萄胎、绒毛膜癌）和人绒毛膜促性腺激素（human chorionic gonadotropin, hCG）诱发的妊娠期甲状腺功能亢进症；在这些病例中，甲状腺功能亢进症是由于 hCG 对 TSH 受体的刺激增加所致；⑤ 卵巢甲状腺肿（甲状腺功能亢进症是由于卵巢畸胎瘤中甲状腺组织的自主功能）；⑥ 碘引起的甲状腺功能亢进症（即 Jod-Basedow 效应，Jod 在德语中是碘的意思；基础甲状腺疾病患者，特别是那些含有自主功能亢进区的多结节性甲状腺肿患者，因过量碘化物暴露后激素合成增加而出现甲状腺功能亢进症）；⑦ 由于 TSH 受体基因发生了功能获得的胚系突变而导致的家族性和散发性非自身免疫性甲状腺功能亢进症。

不伴有甲状腺功能亢进症的甲状腺毒症是由于预先形成的储存的碘甲状腺原激素释放到循环系统中所致（滤泡细胞损伤导致的激素泄漏），这种情况在各种类型的甲状腺炎（例如 de Quervain 或药物诱导的甲状腺肿）中都可以见到，另一种原因是由于过量摄入外源性甲状腺激素所致（医源性或人为的）[148]。**胺碘酮诱导的甲状腺疾病（amiodarone-induced thyroid disease）**包括甲状腺毒症和甲状腺功能亢进症。胺碘酮是一种抗心律失常

和心绞痛药物，含有大量的碘（37%的重量），部分释放在血液中。胺碘酮诱发的Ⅰ型甲状腺功能毒症是由高碘引起的碘原性甲状腺功能亢进症的一种形式；胺碘酮诱导的Ⅱ型甲状腺毒症是由药物引起的对甲状腺细胞的直接毒性作用，组织学上表现为退行性和破坏性滤泡病变，可导致碘甲状腺原氨酸的释放、退化性改变和纤维化[72,148,167]。胺碘酮诱导的甲状腺功能减退症（由于碘过量）主要发生在先前存在甲状腺自身免疫疾病的患者[72]。

Graves病和桥本甲状腺炎等自身免疫性甲状腺疾病可以是多发自身免疫性内分泌综合征的组成部分，也可以与非内分泌性自身免疫性疾病（例如白癜风、恶性贫血、重症肌无力、自身免疫性胃炎、腹腔疾病、肝炎）相关[122]。

结节性增生

结节性增生（nodular hyperplasia）（又称为结节性或多结节性甲状腺肿、腺瘤样甲状腺肿、腺瘤性增生）是最常见的甲状腺疾病。它的发生受环境因素和基因因素的影响，其中环境因素中最重要的是碘缺乏[168]。

传统上被称为**地方性甲状腺肿（endemic goiter）**的疾病形式是由于水和土壤中碘含量低造成的，在很大程度上可以通过在普通盐中加入碘预防其发生[169-170]。碘缺乏可造成甲状腺素生成不足，导致TSH分泌增多，其结果是：初期甲状腺功能亢进，滤泡上皮呈高柱状，类胶质含量减少［所谓的**实质性甲状腺肿（parenchymatous goiter）**］；后期滤泡萎缩，大量类胶质潴留，伴有或不伴有结节形成［所谓的**胶样甲状腺肿（colloid goiter）**］。在地方性甲状腺肿流行区域，尸检发现，其发生率实际上为100%。虽然地方性甲状腺肿通常发生在发展中国家，但碘缺乏是一个全球公共卫生问题，也可能在发达国家中导致甲状腺肿[169-170]。

被称为**散发性（结节性）甲状腺肿［sporadic (nodular) goiter]**的疾病形式是美国和世界其他发达地区最常见的甲状腺肿，其发病机制尚不清楚。饮食中轻度缺碘、激素合成轻微受损、天然致甲状腺肿物质、吸烟以及缺硒和缺铁可能均参与致病[168]。在大多数有结节性增生患者中，血TSH水平并没有升高。有些病例伴有淋巴细胞性或桥本甲状腺炎，可以视为这些免疫介导的炎症性疾病的结节型。结节性增生的遗传倾向是多基因的，同时也受环境因素的影响。全基因组相关研究（GWAS）定位了与甲状腺体积相关的特定染色体位点的单核苷酸多态性（1p36、15q21和16q23）[171]，而甲状腺特异基因（编码TPO、甲状腺球蛋白、钠碘转运体、pendrin和TSHr）和非甲状腺特异染色体位点（例如，MNG-1在14q31，MNG-2在Xp22，MNG-3在3q26.1-q26.3）的多态性被发现与结节性甲状腺肿有关[172]。DICER1综合征是一种罕见的常染色体显性遗传癌症综合征，由编码*DICER1*（一种参与miRNA成熟过程的核糖核酸酶）基因中的胚系突变失活引起，患者会发生胸膜肺母细胞瘤、卵巢支持性间质细胞瘤、肾囊

性肾瘤和多结节性甲状腺肿伴腺瘤性结节，有时还会发生甲状腺癌（常为滤泡性乳头状癌）[173]。

甲状腺碘缺乏症地区成人甲状腺肿的患病率女性为10%，男性为2%[174]，而尸检中结节性甲状腺的检出率为50%[175]。临床上，大多数患者甲状腺功能正常，初诊时即可发现其甲状腺呈多结节状，并且体积可以很大，引起气管阻塞，产生明显的变形。在有明显单个质硬结节的病例，临床上无法与真正的甲状腺肿瘤鉴别。结节内出血可能引起腺体体积突然增大和疼痛。少部分患者初期有甲状腺功能亢进症的临床征象，但不发生Graves病的突眼征[168]。

有些病例的甲状腺结节性增生位于胸骨下方，需要与上纵隔肿瘤鉴别。其形态学改变类似于结节性地方性甲状腺肿。与结节性地方性甲状腺肿相同，甲状腺结节形成的程度与病程的长短直接相关[168,176]。有时，一个或多个增生的结节可以出现在侧颈部，即解剖部位上与主腺体分离，有时看起来像转移性甲状腺癌[177]，这些被称为**寄生性结节（parasitic module）**。

大体上，甲状腺表现为增大，形态扭曲，一叶腺体通常大于另一叶（图8.24）。甲状腺被膜可以很紧张，但仍是完整的。在横切面上，可见多个结节；大多数没有包膜，但有些可能有部分或甚至完整的包膜（图8.25）。常可见出血、钙化和囊性退变等继发性改变。

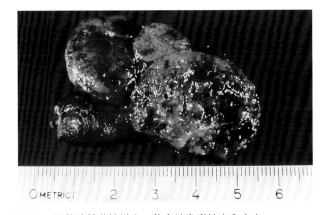

图8.24　甲状腺结节性增生，伴有继发囊性变和出血

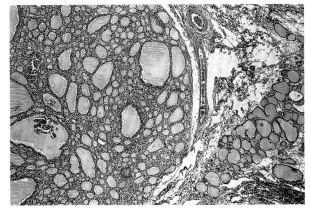

图8.25　甲状腺结节性增生的低倍镜下表现。可见增生性结节没有包膜

显微镜下，改变多种多样。一些结节由被覆扁平上皮的巨大滤泡构成，一些结节细胞特别丰富并有增生，还有一些结节主要或完全是由嗜酸性细胞（Hürthle 细胞）构成（图 8.25）。有些扩张滤泡有在一极聚集着成团增生活跃的小滤泡（所谓的 Sanderson 小膨出）（图 8.26）。另一些滤泡则形成乳头状突起突向囊性滤泡腔，这一特征可能会与乳头状癌混淆（图 8.27）[151]。

在主要由大而扩张的滤泡构成的结节内，经常可以见到界限清楚的、呈实性或微小滤泡团结构的滤泡细胞。有人提出，结节性甲状腺肿是通过这些滤泡细胞团的复制形成的，这些细胞团被称为继发性增生灶。这些增生灶的增殖活性与肿瘤结节（滤泡腺瘤、滤泡癌、乳头状癌）的增殖活性有重叠[178]。

滤泡的破裂可导致对类胶质的肉芽肿性反应，伴有组织细胞和异物巨细胞形成。可能可以见到明显增厚的血管，伴有中层钙化、新鲜和陈旧性出血区、粗大的纤维性小梁、钙化灶以及骨化生，这些可视为退行性变表现。例外的情况是，灶状的髓外造血可以在已知或隐匿性（原因不明）骨髓化生患者出现[179]。

结节内的血管形成通常很明显[180]，有时伴有反应性内皮增生，少数情况下在血管腔内甚至可以出现增生的

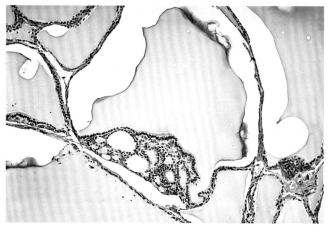

图 8.26　甲状腺结节增生，形成所谓的 Sanderson 小膨出

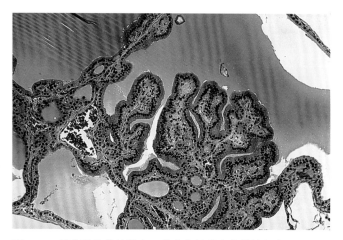

图 8.27　甲状腺结节性增生，伴有良性乳头状结构向囊性扩张的滤泡中心突出。注意细胞核位于基底

滤泡[181]。显然，后一特征会提出与血管浸润的滤泡癌的鉴别诊断问题。虽然这种区分非常困难，但如果病变的整体表现是典型的结节性增生（包括血管内成分），做出良性诊断是合理的。相反，一些广泛浸润性癌（尤其是 Hurthle 细胞癌）的多结节型浸润看起来像结节性增生[177]。在许多病例，间质内存在数量不等的慢性炎症细胞，提示合并存在慢性甲状腺炎。炎症细胞数目越多，术后甲状腺功能减退症的发生率越高[160]。在出现明显细胞核非典型性的结节性增生病例，如果核非典型性见于结节本身，应考虑从前接触过放射性物质的可能性；而如果非典型性核见于结节之间，则应考虑激素合成障碍性甲状腺肿。根据形态学表现无法预测患者是否有甲状腺功能亢进症的临床或实验室证据。

结节性增生的优势结节与真正的腺瘤的鉴别诊断是基于一组公认的人为标准。腺瘤通常是单发的，由包膜完全包绕，与其余的甲状腺实质不同，压迫邻近的组织，而且主要是由比正常甲状腺滤泡小的滤泡组成。结节性增生的结节几乎总是许多结节中的一个，包膜不完整，滤泡大小不同，部分或全部滤泡大于周围的甲状腺滤泡，而且不压迫邻近的甲状腺实质。在部分病例两者不能区分开，因为具有腺瘤形态学特征的病变可以是多发的，并且可以发生在结节性增生中。

为了解决这个问题，人们已应用 X 染色体失活方法对增生性结节的克隆性进行了研究：甲状腺结节可能是单克隆的，特别是在结节性增生背景下发生的"优势"腺瘤性结节，即使它们部分或完全没有纤维性包膜[182]。这些研究有一定局限性，因为甲状腺中出现 X 染色体失活片段克隆性分析的范围很大（0.5 ~ 1 cm²）[183]，但这些显示结果为单克隆性细胞群的结节与在许多滤泡腺瘤中发现的结果一致（在 X 染色体失活克隆性分析中，滤泡腺瘤通常是单克隆性的，但并不总是）[184]。

大多数增生性结节具有正常的核型。然而，通过经典的核型和倍体分析检测到的染色体 DNA 的异常可以发生在一小部分增生性结节中，尤其是具有腺瘤样特征的结节，常常有 7 号染色体的额外拷贝。TSH 受体的活化性突变[185]，通常与"毒性"腺瘤有关，已发现存在于多结节性甲状腺肿中的高功能的、彩色超声下的"热"区，以及大约 30% 的功能正常的甲状腺肿中的显微镜下[186]、放射自显影中的"热"区。活化性 RAS 突变发生在少数增生性结节中[184,187]。这些观察（至少部分增生性结节为单克隆性起源，有细胞遗传学异常：非整倍体或原癌基因突变）也已用于讨论是否增生性结节的性质是肿瘤性的[184]。当然，这些观察也反映出增生和肿瘤之间很难截然分开。在区分增生和肿瘤方面，至少从现阶段来说，病理遗传学并不比传统的组织学更有优势，这是一个对于所有内分泌增生性病变都存在的常见问题。

一个长期悬而未决的问题是：结节性增生与有临床表现的癌的发生率增高是否有关，特别是滤泡癌[168]。现在认为，即使这种关系确实存在，也不具有实用意义。

轻度无症状的结节性增生病例无需治疗。应用外源性甲状腺素进行抑制性内科治疗效果有限。如果甲状腺增大、发生变形或出现压迫症状，则均需进行双侧甲状腺次全切除术[168]。

肿瘤

临床上见到的甲状腺肿瘤大多数是原发性上皮性肿瘤。传统上它们被分为腺瘤和癌，后者包括髓样癌以及更为常见的由滤泡细胞组成的癌。从组织发生/分化的观点出发，人们往往根据受累细胞的种类将甲状腺肿瘤分为三个主要类别，然后再进一步分为良性和恶性：

1. 显示滤泡细胞分化的肿瘤
2. 显示 C 细胞分化的肿瘤
3. 既显示滤泡细胞分化又显示 C 细胞分化的肿瘤

属于第一类别的肿瘤占病例总数的 95% 以上，其余病例主要由第二类别的肿瘤组成[188]

上皮性肿瘤——具体类型

滤泡性腺瘤

滤泡性腺瘤（follicular adenoma）的定义是显示滤泡细胞分化证据的具有包膜的良性肿瘤，并且缺乏：①包膜、血管或其他类型的浸润的证据；②乳头状肿瘤的核特征。滤泡性腺瘤是最常见的甲状腺肿瘤。大多数滤泡性腺瘤患者是甲状腺功能正常的成年人，首先表现为甲状腺肿块，扫描时通常为"冷"结节，有时为"凉"或"温"结节，极少数情况下为"热"结节。大多数"热"结节是良性的，但也有例外的报道[189]。

在超声检查中，滤泡性腺瘤的边界清楚，通常为实性、等回声或低回声伴周围晕环特征，与滤泡癌相似[190]。

滤泡性腺瘤很少伴有临床甲状腺功能亢进症［所谓的**毒性腺瘤（toxic adenoma）**或 Plummer 腺瘤（**Plummer adenoma**）］[191-192]。在功能亢进结节外的甲状腺常常含有腔内草酸钙结晶，这被认为是甲状腺功能减退症的一个标志[189]。

腺瘤几乎总是单发的（除非发生在遗传性综合征）。其特征是周围有大体上和显微镜下均完整的、薄的包膜（图 8.28 和 8.29）。其组织学结构和细胞学特征不同于周围的甲状腺腺体，后者通常显示受压表现。腺瘤可以表现为各种形态——这些结构既可以单独发生，也可以合并存在，包括正常滤泡性（单纯性）、巨滤泡性（胶性）、微滤泡性（胎儿性）以及小梁状/实性（胚胎性）腺瘤（图 8.30）。不同类型之间的形态学差异可以非常显著。虽然没有明显的临床意义，但可以引发不同的鉴别诊断问题。因此，作为一个基本原则，滤泡越大，病变是滤泡性腺瘤或滤泡癌的可能性越小（与增生性结节或滤泡型乳头状癌相反）。另外一种情况是，如果有明显的实性/巢状/小梁状区域，应警惕有无低分化癌或髓样癌的可能（通常情况下有明显的浸润性，但不总是如此）[193]。

滤泡性腺瘤中核分裂象很少或没有，出现核分裂象

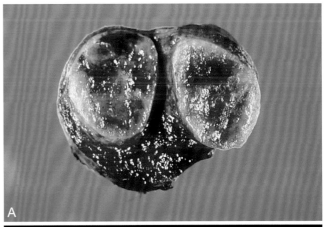
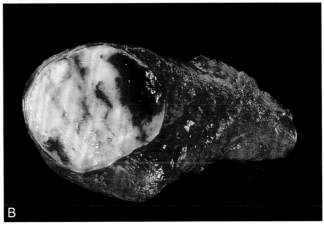

图 8.28 **A** 和 **B**，两个滤泡性腺瘤的大体表现。可见两个肿瘤均显示局灶出血

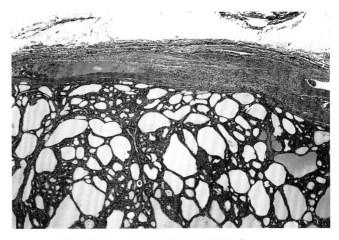

图 8.29 滤泡性腺瘤，周围可见完整的纤维包膜

并不一定代表恶性，但当核分裂象易于找到时，应该特别注意标本的取材和检查。继发性或退行性改变均很常见，例如出血、水肿、纤维化、钙化、成骨和囊性变等，尤其是在较大的肿瘤中。有时腺瘤（也见于增生性结节）包膜血管的管壁出现明显的局灶性增厚，后者被称为**肌性垫（muscular cushion）**[194]。腺瘤可以呈现乳头状或假乳头状结构，可能会与乳头状癌混淆。有些作者将这样的腺瘤称为乳头状腺瘤，这一术语应当被伴乳头状结构的滤泡性腺瘤所取代[195]。其与增生性结节和包膜内

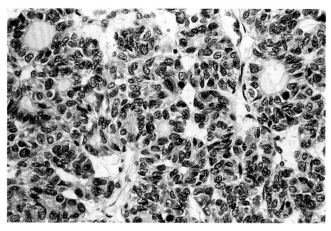

图8.30　滤泡性腺瘤，可见微滤泡生长方式

乳头状癌的鉴别见下文讨论。

　　显微镜下，滤泡性腺瘤的形态与扫描显示的活性之间存在一定的相关性[196-197]。总体上讲，高功能腺瘤（热结节）比无功能腺瘤（冷结节）更富于细胞，并且有更丰富的细胞质（导致核质比例下降）。然而，甲状腺热结节的形态学表现很宽泛，包括分化不是很好的肿瘤和嗜酸

性细胞类型。高功能的滤泡性腺瘤在同位素扫描图上表现为"热"结节（有时与明显的甲状腺功能亢进症相关，被称为毒性或 Plummer 腺瘤），它们通常具有 *TSHR* 或其下游基因 *GNAS* 的活化性突变。*TSHR* 突变（50%~80%）比 *GNAS* 突变（约5%）更为常见[198-199]。*EZH1* 突变在 20%~30% 的病例中被发现，几乎总是与 *TSHR* 或 *GNAS* 突变同时存在，或与 cAMP 通路基因的其他推测性改变同时存在[200]。应当记住，甲状腺热结节通常是（但不总是）良性病变[189]。

　　腺瘤的酶组织化学和免疫组织化学表达与正常滤泡的相同[201-202]。滤泡细胞质低分子量角蛋白和甲状腺球蛋白染色呈阳性，胞核 TTF-1 染色呈阳性。滤泡周围层粘连蛋白和其他基底膜成分染色呈阳性[26,202]。免疫组织化学标志物在鉴别诊断中的应用见下文讨论。迄今为止，还没有分子试验能够可靠地区分滤泡性腺瘤和滤泡癌，因为在后者中也发现了在前者中发现的遗传改变（例如染色体异常、*RAS* 突变激活和 *PAX8/PPAG* 重排），尽管后者有较高的患病率（表 8.2）。这表明所有滤泡性肿瘤（包括腺瘤和癌）存在共有的致瘤通路，与乳头状癌不同[203]。那么沿着这个思路推论，我们认为，具有 *PAX8/*

表8.2　甲状腺的滤泡细胞肿瘤的病理遗传学特征[a]

滤泡性腺瘤	滤泡癌	乳头状癌（传统类型）	乳头状癌包裹性滤泡亚型	低分化甲状腺癌	间变性甲状腺癌
RAS（20%~40%）[b]	*RAS*（30%~50%）[b]	*BRAF* p.V600E（40%~80%）	*RAS*（25%~45%）[b]	*RAS*（20%~50%）[b]	*TP53*（40%~80%）
PAX8/PPARG（5%~20%）	*PAX8/PPARG*（20%~50%）	*RET/PTC*（5%~25%）[e]	*PAX8/PPARG*（0%~30%）	*TERT*（20%~50%）	*TERT*（30%~75%）
TSHr, *GNAS*, *EZH1*[c]	*TERT*（10%~35%）	*TERT*（5%~15%）	*TERT*（5%~15%）	*TP53*（10%~35%）	*RAS*（10%~50%）[b]
染色体不稳定[d]（35%~65%的核型有简单异常）	*PIK3CA*（0%~10%）	*RAS*（0%~10%）[b]	*BRAF* p.V600E（0%~10%）	*BRAF* p.V600E（5%~35%）[h]	*BRAF* p.V600E（10%~50%）
	PTEN（0%~10%）	*NTRK*重排（0%~10%）[f]	*RET/PTC*（0%~10%）	*PTEN*（5%~20%）	*PIK3CA*（5%~25%）
	染色体不稳定[d]（约65%的异常核型）	染色体稳定[d]	*EIF1AX*（0%~5%）[g]	*PIK3CA*（0%~15%）	*PTEN*（10%~15%）
			染色体不稳定[d]（类似于滤泡性肿瘤）	*EIF1AX*（5%~15%）[g]	*EIF1AX*（5%~15%）[g]
				*ALK*重排（0~10）	*ALK*重排（0~10）
				CTNNB1（0%~5%）[i]	*CTNNB1*（0%~5%）[i]
				染色体不稳定[d]（核型存在复杂异常）	染色体不稳定和高度非整倍体[d]

[a] 主要的分子改变已报道；括号内是突变发生率的百分比范围，根据文中引用的文献估计

[b] N-、H、KRAS的突变；NRAS是最常突变的基因

[c] 功能亢进的滤泡性腺瘤和腺瘤性结节有：TSH基因受体（*TSHR*）的基因突变（50%~80%的病例）、*GNAS*突变（约5%的病例）、*EZH1*突变（20%~30%的病例，几乎总是与*TSHR*或*GNAS*突变或cAMP通路基因的其他假定改变结合在一起）

[d] 根据传统细胞遗传学、细胞DNA含量测定、比较基因组杂交、杂合性丢失和体细胞拷贝数改变等研究结果

[e] *RET/PTC*在儿童中的发生率较高，在放射相关性乳头状癌中的发生率更高（50%~80%）

[f] 在成人非放射相关性乳头状癌中，*NTRK*重排中*NTRK1*和*NTRK3*的发生率的大多数在0%到5%之间；在儿童和年轻患者以及放射相关性乳头状癌中的发生率较高（*NTRK3/ETV6*高达15%）

[g] *EIF1AX*突变常与*RAS*突变共存；它们在滤泡性腺瘤中已有报道，在增生结节中的报道很少

[h] *BRAF* p.V600E在侵袭性、耐碘（radioiodine-refractory）和FDG-PET阳性肿瘤中的发生率约为40%

[i] *CTNNB1*是编码β连环蛋白（wnt信号通路的靶点）的基因；以前的研究报道，在低分化和未分化癌中*CTNNB1*突变的发生率较高

PPARG 重排的滤泡性腺瘤实际上是非浸润性或浸润前滤泡癌，抑或是肿瘤没有被充分取材而漏掉了包膜或血管浸润的部分。基因重排在滤泡癌中更为常见，并且有些含有 PAX8/PPARG 基因重排的滤泡性腺瘤的细胞丰富和具有非典型性的特征都支持这一观点[204]。同样的争议也见于 RAS 突变，因为有 RAS 突变的滤泡性腺瘤可以进展为有 RAS 突变的滤泡癌并发生进一步的去分化[203]。

根据 X 染色体失活研究，滤泡性腺瘤通常（但并不总是）是克隆性的[182-183]。常规的核型分析已识别出 35%～65% 的滤泡性腺瘤病例存在染色体异常[185,204-205]。滤泡性腺瘤存在诸多染色体改变，最先出现的是 7 号染色体发生的额外拷贝，然后是其他染色体发生的额外拷贝，这些染色体变化与从增生性结节向腺瘤性结节的转变平行。结构性异常与滤泡癌的有重叠[185,205-206]。在大约 10% 的病例中已识别出了一种涉及 19q13 的染色体易位——断裂点位于 ZNF331 基因，以及 2p21 的染色体易位——断裂点位于甲状腺腺瘤相关（THADA）基因位点，而这些在滤泡癌罕见[207-208]。THADA 基因与虚拟基因 LOC389473（7p15.3）的融合，导致胰岛素样生长因子受体信号转导增加，这已在约 5% 的乳头状癌 [滤泡性乳头状癌或具有乳头状核特征的非浸润性滤泡性甲状腺肿瘤（NIFTP）] 中有报道[209]。由于在少数病例（约 5%）已经发现 PIK3CA 基因的活化性突变，PI3K/PTEN/AKT 通路在散发性滤泡性腺瘤中很少发生改变；PTEN 突变不常见[210]。这一点有些出乎意料，因为考虑到失去功能的胚系 PTEN 突变是 Cowden 综合征（PTEN 错构瘤肿瘤综合征之一）的病因，Cowden 综合征的特征是多中心的和双侧的甲状腺滤泡腺瘤以及增生性 / 腺瘤样结节[211]。滤泡性腺瘤和腺瘤样结节也可以发生在 Carney 复合体 I 型[212]（PRKARIA 胚系突变所致）和 McCune-Albright 综合征（由散发性、合子细胞后的 GNAS1 基因活化性突变所致），这些病变通常都是高功能性的[213]。

滤泡性腺瘤存在几种变异型。**嗜酸性细胞腺瘤（ Hürthle cell adenoma ）** 在下面讨论，玻璃样变梁状腺瘤在下一节讨论。**非典型性腺瘤（ atypical adenoma ）** 是指具有显著的细胞增生、细胞结构形态不规则但缺少被膜或血管侵犯证据的腺瘤[214-215]。

伴有奇异性细胞核的腺瘤的特征是：存在巨大而深染的细胞核，常成簇出现，而不伴有其他恶性特征（图 8.31 ）。这种现象与在甲状旁腺腺瘤和其他内分泌肿瘤中见到的类似。

其他少见的滤泡性腺瘤类型是：具有透明细胞改变的腺瘤（包括印戒细胞、产生黏液的细胞和富于脂质细胞型）[216]，伴有间质脂肪化生的腺瘤（所谓的腺脂肪瘤），伴有软骨化生的腺瘤（所谓的腺软骨瘤）[217]，梭形细胞腺瘤（有点类似于脑膜瘤）[218]，以及米诺环素治疗后发生的伴有大量细胞质黑色素沉积的腺瘤（所谓的黑色腺瘤）[219]。

滤泡性腺瘤的鉴别诊断包括：结节性增生的优势结节，具有乳头状核特征的非浸润性滤泡性甲状腺肿瘤（NIFTP），微小浸润性癌（滤泡癌或滤泡亚型乳头状癌），髓样癌，以及甲状腺内甲状旁腺腺瘤。有些滤泡性腺瘤由于有丰富的血管形成也可能与血管肿瘤混淆。

在滤泡性腺瘤中，galectin-3、HBME1 和 CITED1 表达阴性，CD56 原本的阳性表达保留，这有助于腺瘤与 NIFTP 和滤泡性乳头状癌鉴别（表 8.3）；甲状腺球蛋白阳性表达以及降钙素和 CEA 表达呈阴性有助于伴有实性或小梁状生长的腺瘤与髓样癌的鉴别；甲状腺球蛋白和 TTF-1 的表达以及色素颗粒蛋白和甲状旁腺激素的缺失有助于滤泡性腺瘤与甲状腺内甲状旁腺腺瘤的鉴别[202,220-224]。

滤泡性腺瘤的标准治疗是甲状腺腺叶切除术。不要试图摘出腺瘤。有人应用左旋甲状腺激素抑制结节，并应用放射性碘治疗毒性腺瘤，但它们总体上并不令人满意[197]。

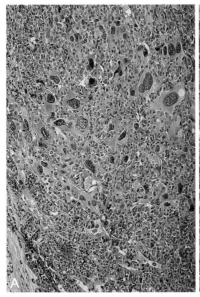
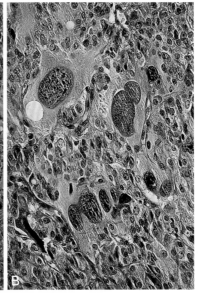

图 8.31 伴有奇异细胞核的滤泡性腺瘤的低倍镜观（**A**）和高倍镜观（**B**）。与其他内分泌肿瘤相似，这一特征不是肿瘤恶性的标志

表8.3 甲状腺乳头状癌的免疫组织化学标志物

	HBME-1	GALECTIN-3	CK19	CITED1	CD56	Ki-67增殖指数（%范围）
正常甲状腺	~0	~0	0~40	~0	~100	~0.2（0~0.5）
结节性增生	0~20	0~30	0~40	0~10	90~100	~0.7（0~3）
滤泡性腺瘤	5~30	10~50	10~50	5~10	90~100	~1.5（0~5）
滤泡癌	60~80	20~100	20~80	10~20	80~100	~5.0（1~10）
滤泡型乳头状癌	80~100	60~100	50~100	50~80	0~30	~2（0~5）
经典型乳头状癌	90~100	90~100	80~100	50~90	0~10	~3（0~5）
间变性癌	0~80	0~100	0~80	~0	~0	~35（20~70）

ᵃ根据文献和增殖活性（Ki-67标记指数）估计阳性病例的百分比范围
Data from references 202, 220–224.

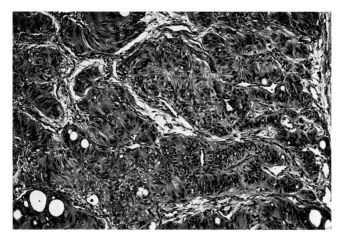

图 8.32 玻璃样变梁状腺瘤的低倍镜观

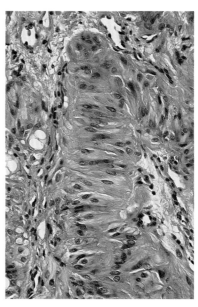

图 8.33 玻璃样变梁状腺瘤。图中央可见一个宽的小梁，肿瘤细胞与最长轴呈垂直排列

玻璃样变梁状腺瘤和相关病变

玻璃样变梁状腺瘤（hyalinizing trabecular adenoma, HTA）是 1987 年由 Carney[226] 命名的一种特殊类型的腺瘤（当然最早是由 Langhans 发现的）[227]。由于对其良恶性尚不清楚，并且由于罕见的病例可能出现（肿瘤包膜或血管间隙）浸润或转移（见下文），目前首选的术语是 **玻璃样变梁状肿瘤（hyalinizing trabecular tumor, HTT）**[225,228-229]。其病灶具有非常独特的组织学外观，呈明显的梁状排列，并且有突出的玻璃样变表现（图 8.32）。玻璃样变既可以出现于肿瘤细胞胞质内（中间丝堆积的结果），也可出现于细胞外间隙中（由玻璃样变的胶原纤维和基底膜物质大量沉积造成）。小梁或直或曲，形成奇特的"器官样"结构（图 8.33）。这种生长方式可以酷似副神经节瘤和髓样癌，而在出现核沟和砂粒体时可能提示为乳头状癌，尤其是在细针吸取标本中（图 8.34）[226]。在超声检查中，HTT 通常是低回声的，其模式与滤泡性腺瘤和滤泡型乳头状癌最相似[230]。HTT 的另一种独特（但并不特异）的形态学特征是所谓的细胞质黄色小体，它是圆形的、2~5 μm 的淡黄色细胞质包涵体，位

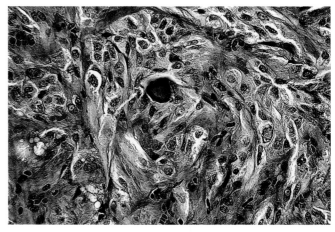

图 8.34 玻璃样变梁状腺瘤内可见砂粒体形成

于核旁，具有折光性，在组织切片和细针吸涂片中均可见到[231-232]。这些小体对应于巨大的次级溶酶体[231]，也可在其他甲状腺肿瘤（包括乳头状癌和滤泡状癌）中发现，但它们在这些肿瘤中较罕见[232]。免疫组织化学上，HTT 对甲状腺球蛋白和 TTF-1 呈阳性，但对降钙素不呈阳性[226]。HBME-1、galectin-3 和 CK19 的表达不恒定[225,233-234]。免疫组织化学发现存在局灶性和不恒定的神经内分泌分化（NSE 和嗜铬粒蛋白 A 呈阳性），电镜下可见神经分泌颗粒也证实了这一点[227,235]。

HTT 中 MIB-1 单克隆抗体以及增殖性标志物 Ki-67 免疫染色显示奇特的细胞膜和细胞质（而不是细胞核）阳性[236]。这种奇特的显色模式（可能是由与 MIB1 抗体有交叉反应性的抗原引起的）只有在室温染色时才会出现，当自动染色机在 37° C 环境下运行时不会出现[237]。IV 型胶原免疫染色显示，这种基底膜物质在肿瘤细胞周围有大量沉积（部分解释了肿瘤的"玻璃样"表现），而且还出人意外地出现于细胞核的假包涵体内[225,235,238]。

至于 HTT 是一种独特的疾病、还是可见于多种甲状腺病变的一种生长方式，有相当大的争议[239-240]。现在认为，"HTT 形态"可以被视为显微镜下结节性增生[241]中以及伴有包膜和（或）血管浸润的肿瘤中的偶然发现，因此，后者被命名为玻璃样变梁状癌[228-229,242]。更有意思的是，HTT 和乳头状癌有明显的关联，证据包括：传统上伴随乳头状癌出现的形态学特征常常见于 HTT，例如，核的改变（核沟和假包涵体）和砂粒体，乳头状癌与HTT 同时发生（图 8.35）[229,242]，两者均与桥本甲状腺炎有关联，并且可能与辐射暴露有关联[225,235]。

撇开这个关联不谈，在不存在包膜或血管侵犯的情况下，没有明确的 HTT 发生转移的例子。仅有的 1 例发生远处转移的病例（在肺中）还是发生在一项包含 119 例病例的研究中，且其肿瘤中同时含有 HTT 和乳头状癌两种成分[225,227]。

少数病例经流式细胞术 DNA 分析显示为非整倍体[226]或有简单的核型改变[240]。*RET/PTC* 重排的出现很可能是亚克隆事件[243]，无诊断相关性[128]。未检测到 *BRAF* p.V600E 或 *RAS* 突变，且其 miRNA 谱与乳头状癌不同[243-244]。

乳头状癌
一般特征

乳头状癌（papillary carcinoma） 是最常见的甲状腺癌，也是最常见的内分泌恶性肿瘤[245]。它的定义要求应具有 PTC 型核的一系列独特的核型改变特征（见下文）、尽管诊断通常还需要有乳头或周围甲状腺实质的浸润。

乳头状癌女性患者比男性患者多见。乳头状癌可以发生于任何年龄，首次诊断时的平均年龄为 40 ~ 50 岁。90% 以上的儿童甲状腺恶性肿瘤为乳头状癌。近 5% 的病例有颈部放射线接触史，非肿瘤性腺体可能因此显示核畸变。已有充分的证据表明，乳头状癌在桥本甲状腺炎患者中的发生率确有升高，但可引用的数据之间差异很大，提示诊断标准明显不同[246]。至于 Graves 病是否会增加乳头状癌的发生率仍有争议[156,247]。

甲状腺癌发病率在全球范围内呈上升趋势，主要是因为通过颈部超声检测出的小的乳头状癌增多[245]。超声检查中，乳头状癌通常为实性、低回声影，有边缘浸润或微分叶、微钙化和外形"高大于宽"[190]。在超声筛查广泛应用之前，绝大多数患者在首次就诊时其颈部已有明显的临床征象，67% 的病例的病变位于甲状腺，13% 位于甲状腺和淋巴结，而 20% 仅位于淋巴结[248]。

大体特征

原发性乳头状癌的大小可以从仅为显微镜下可见到非常大。在直径 <1 cm 的甲状腺癌中，乳头状癌所占比例相当高。大体上，大多数乳头状癌是实性的，略呈白色，质硬，有明显浸润；10% ~ 20% 的病例有完整的包膜[248-249]（图 8.36 和 8.37）。在大约 10% 的病例可见显著

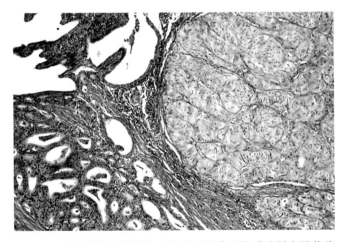

图 8.35 在颈部淋巴结转移中同时可见典型的玻璃样变梁状腺瘤（右）和以乳头状癌为特征的病变（左）(From Rosai J, DeLellis RA, Carcangiu ML, Frabel WJ, Tallini G. Tumors of the *Thyroid and Parathyroid Glands. AFIP Atlas of Tumor Pathology*. Fourth series, Fascicle 21. Silver Spring, MD: American Registry of Pathology; 2014.)

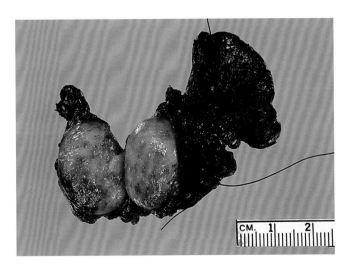

图 8.36 乳头状癌的大体表现

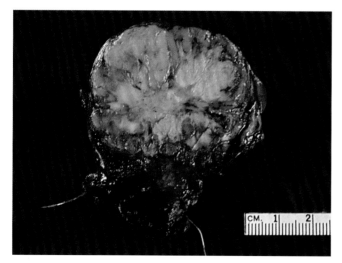

图 8.37　乳头状癌的大体表现。显示肿瘤有一个中心纤维化区

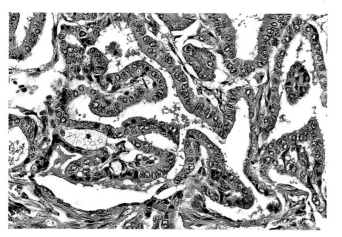

图 8.37　典型的乳头状癌的复杂的分枝状乳头结构

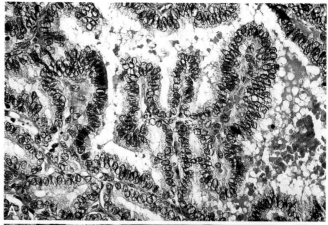

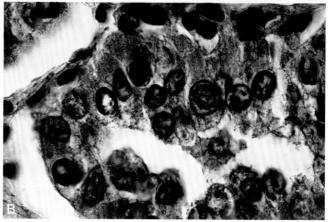

图 8.39　**A** 和 **B**，乳头状癌的核特征。**A**，细胞核透明；**B**，核内假包涵体

的囊性变。有时大体上可见明显的乳头状结构。

组织学特征

　　显微镜下，典型的乳头状癌含有许多真正的乳头——一种容易辨认的特征——大家可以推断这也是最初选择这个名称的原因[250]。这些乳头通常呈复杂分枝状，排列方向无序，具有纤维血管轴心，被覆单层或复层立方细胞，部分可有鞋钉样特征[251]（图 8.38）。乳头的间质可以是水肿性或玻璃样变，可以含有淋巴细胞、泡沫样巨噬细胞、含铁血黄素或在极少数情况下含有脂肪组织。这些乳头几乎总是伴有滤泡形成，但不同病例间这两种成分的比例差别很大。滤泡趋向于形状不规则，常常为管状和分枝状。乳头状/滤泡状结构混合存在的肿瘤具有乳头状癌的生物学行为，因此应被归入乳头状癌而不是混合性癌。

　　乳头状癌的细胞有特征性的细胞核特征，这些特征与癌的关系非常密切，而乳头状结构可能很不明显或完全缺如（见下文变异型），以至于当前乳头状癌的诊断主要依靠出现特征性的核而不是乳头状结构。

　　这些细胞核特征（PTC 型的核）包括：

1. 毛玻璃状（透明）细胞核，常常较大并有重叠[252]（图 8.39A）。核仁通常不明显，推挤核膜，表现为核膜增厚。这种变化不论应用何种固定剂均可出现在石蜡包埋的切片中，但在冰冻切片或细胞学涂片中则不明显或完全缺如。在应用高浓度甲醛溶液固定的组织中，这种变化特别显著[253]。毛玻璃状核的形成机制仍不清楚[254]。

2. 核内假包涵体，实际上是细胞质内陷，表现为轮廓清晰（核膜相关）的圆形嗜酸性囊泡[255]（图 8.39B）。与核的毛玻璃状特征不同，核内假包涵体在冰冻切片和针吸涂片标本中也很容易见到。这种核内假包涵体应与可以见于多种病变和器官的核"泡"区别开，后者很大程度上是一种人工假象。而这些"泡"状结构如果存在的话，会累及大多数细胞核，而且在一个核内可以出现多个[177]，它们与组织切片脱蜡前在 60℃烤箱中的烘烤过程有关（当切片常温过夜或风干时，则不存在此类现象）[256]。

3. 核沟，易见于卵圆形或梭形细胞核中，通常沿核的长轴走行。同核内假包涵体一样，核沟是冗赘的核膜内折的形态学表现[257]，这已通过共聚焦显微镜分析和立体三维重建分析得到证实[258]。这些核膜不规则性

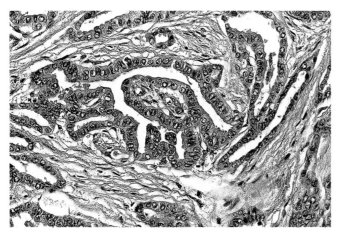

图 8.40　乳头状癌中的促纤维组织增生性间质

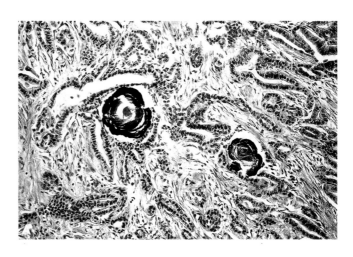

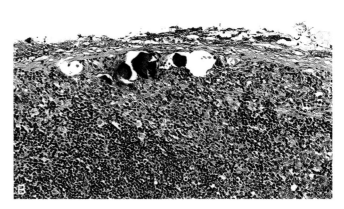

图 8.41　**A** 和 **B**，乳头状癌的砂粒体形成。**A**，可见位于乳头状肿瘤的间质内的砂粒体。**B**，位于颈淋巴结包膜内的砂粒体，没有可以辨认的肿瘤细胞

可以通过 emerin（一种核膜蛋白）的特异性标志物更好地显现[259]。

4. 核微丝，在少数病例，核的透明变是由纤细的线样原纤维堆积所致[260]。

在乳头状癌中，核分裂象非常稀少或缺如[261]。半数以上的病例具有广泛的纤维化，通常表现为界限分明的带状结构，贯穿于肿瘤之中；纤维化可以表现不同，从硬化性玻璃样变到高度富于细胞（图 8.40）。乳头状癌间质中常常含有丰富的弹力纤维[262]。

在大约半数的病例中可见到砂粒体。这些嗜碱性结构通过黏液、钙和铁染色可以显示同心圆样着色，它们似乎源于个别肿瘤细胞的坏死，在砂粒体中央偶尔可以见到坏死的肿瘤细胞，代表砂粒体的发源地，与河蚌中珍珠形成过程以一粒砂子作为珍珠胚基的过程非常类似[263]。它们可以位于乳头轴心纤维性间质中，也可以位于实性肿瘤细胞巢之间（图 8.41A）。出现砂粒体高度提示乳头状癌的诊断，因为砂粒体在其他甲状腺病变中极其罕见[264]；Klinck 和 Winship[265]审阅的 2 153 例良性甲状腺疾病病例，仅发现了 1 例有砂粒体。因此，在石蜡切片中和在冰冻切片中或细胞涂片中发现砂粒体均可作为诊断甲状腺乳头状癌的非常重要的线索。如果砂粒体的数目足够多，则超声检查时也可见到[190]。

如果砂粒体出现在其他表现正常的甲状腺组织或颈部淋巴结中，则附近存在乳头状癌的概率非常高[265]（图 8.41B）。砂粒体需要与其他形式的钙化以及常常见于嗜酸性细胞肿瘤腺腔内浓缩的分泌物鉴别开[177,250]。

20% 的乳头状癌病例可见实性/梁状生长方式的区域，鳞状化生灶出现的比例也大致相等；这两种形态经常合并存在，可能具有相关性[250]。这种局灶结构的出现并不意味着肿瘤就是低分化的，除非同时合并有其他改变。

有时，在乳头状癌中可见形态温和的梭形细胞成分；不要将这种没有临床意义的化生性改变（因为其与典型的上皮细胞混合存在，且甲状腺球蛋白和 TTF-1 免疫染色呈阳性可以识别）与间叶性肿瘤或乳头状癌的间变性转化混淆[266]。

乳头状癌的微血管丰富，密度很高。另一方面，乳头状癌内淋巴管很少，但它们的密度在与周围非肿瘤性甲状腺交界处很高[267]。乳头状癌发生血管侵犯的病例仅占 5%，比甲状腺滤泡癌低得多[248]。1/4 的乳头状癌病例间质内有淋巴细胞浸润，尚不清楚这是对肿瘤的反应还是先前合并的甲状腺炎的表现[268]。许多乳头状癌还显示多量 S-100 蛋白阳性的树突状 / 朗格汉斯细胞和巨噬细胞浸润[269]。可能出现散在的多核巨细胞，常常位于肿瘤性滤泡腔内，可能是对溢出的类胶质的反应[270]。

如果随机取材切取少数切片，则大约 20% 的病例可见多发性微小癌灶；如果将整个腺体连续切片检查，则超过 75% 的病例可见多发性微小癌灶[271]。这一现象是代表肿瘤是多中心起源的（多个原发灶相互独立）还是代表癌在甲状腺内的淋巴管播散（一个原发癌的多灶播散）尚不清楚。两种机制都可能起作用：突变分析表明，在 30% ~ 60% 的病例中，这些多发病灶是各自独立起源的[272]。

超微结构特征

电镜检查，乳头状癌的细胞的最突出的特征是具有显著的锯齿状核膜，伴有假包涵体和分叶状结构形成[255,273]。已经观察到染色质和核糖体蛋白分布的变化以及特殊类型的核小体[274]。其细胞质富含线粒体、溶酶体和中间丝。细胞顶端表面显示有微绒毛分化[255,273]。在超微结构水平，异常的细胞内和细胞外基底膜物质的沉积

（类似于玻璃样变梁状癌，但程度轻）非常明显[238]。

组织化学和免疫组织化学特征

乳头状癌保留了对广谱滤泡细胞标志物的免疫原性，尽管与正常滤泡细胞相比它们对这些标志物的反应性普遍下调[5]。因此，TTF-1 和其他两种维持滤泡细胞分化表型的转录因子 TTF-2 和 PAX8 在肿瘤性细胞核中显示一致的免疫反应性[18]。甲状腺球蛋白也始终呈阳性（尽管低于高分化滤泡性肿瘤），而 TPO 和 NIS 则表达减少（NIS 的定位由胞膜转到胞质）[13]。与正常滤泡细胞相似，乳头状癌对角蛋白（用广谱角蛋白、CAM 5.2、AE1/3 抗体检测）免疫反应呈阳性，其中 CK7 呈阳性/CK20 呈阴性[19,275-277]。与正常滤泡细胞不同的是，乳头状癌细胞低分子量 CK19 染色常常呈阳性[19,275,278]，并且与它们鳞状化生的程度一致，它们可表达高分子量角蛋白34βE12[277]。与正常滤泡细胞很少同时表达波形蛋白和角蛋白不同，乳头状癌细胞波形蛋白染色常常呈阳性，尽管这两种标志物的共同表达似乎没有诊断意义[279]。

诊断乳头状癌通常不需要免疫组织化学检查，后者通常是为了在转移部位确定肿瘤的甲状腺起源。甲状腺球蛋白和 TTF-1 是非常特异的标志物，PAX8 可用于鉴别乳头状癌（TTF-1 和 PAX8 均呈阳性）和肺腺癌以及其他 TTF-1 呈阳性但 PAX8 呈阴性的肿瘤[18]。

另一种情况较为复杂，是如何应用免疫组织化学检查鉴别乳头状癌和其他甲状腺良恶性病变。HBME-1（膜免疫反应性）、galectin-3（核和胞质免疫反应性）、细胞角蛋白19（胞质免疫反应性）和 CITED1（核和胞质免疫反应性）是乳头状癌中表达率较高的标志物（HBME-1 和 galectin-3 被认为是特异性最高的）[202,220-222]，同时 CD56 通常呈阴性（见表 8.3）[223-224]。虽然这些标志物的敏感性很高，但特异性相对较低，因此，它们的联合使用更有效（通常为 HBME-1、galectin-3、细胞角蛋白 19）[202,220-224]。因为不同中心的结果有所不同，各实验室需要确定诊断乳头状癌的合适套餐。不幸的是，即使使用同一套餐，免疫组织化学结果往往很难用于解读有问题的病例的诊断，尤其是当桥本甲状腺炎中出现异常滤泡上皮时[177,281]。

许多乳头状癌对传统的黏蛋白染色呈阳性，无论是在胶质、腺腔边缘还是在细胞质[282]。这与乳头状癌细胞（也包括滤泡癌细胞）中 EMA（MUC1）、黏蛋白、单一黏蛋白抗原和组织血型抗原的免疫组织化学染色结果相关[20]。EMA 和阿辛蓝（alcian blue）染色，乳头状排列的肿瘤细胞的腺腔顶部着色，而弥漫性或结节性增生的良性乳头不着色[283]。

乳头状癌的免疫组织化学检查可显示多种其他标志物表达，包括雌激素受体[22]、S-100 蛋白[280]、S-100C[284]、HER2/neu[285]、cMet/肝细胞生长因子受体[286] 和外皮蛋白（involucrin）[277]，同时免疫组织化学检查可显示层粘连蛋白和 IV 型胶原在肿瘤与基质交界处表达[238]。突变特异性抗体可用于检测 BRAF p.V600E[287]，虽然分子检测在那些结果不明确的病例中是必要的[288]。应用 D5F3ALK

抗体的免疫组织化学检查可以作为识别罕见的 ALK 重排乳头状癌的生物学标志物[289]。

分子遗传学特征

丝裂原活化蛋白激酶（mitogen-activated protein kinase，MAPK）通路的激活被视为是对乳头状癌起决定作用的分子基因学特征[203,290-292]。这一通路调节重要的细胞功能（例如细胞增殖、分化和存活），在多种不同类型的肿瘤中常常发生改变。

由于引起 MAPK 信号传导的致癌事件在同一通路中依次起作用，它们通常是互斥的[203,290-291]。在绝大多数乳头状癌中（约 90%）可以确定其中一种：3/4 的病例中 MAPK 通路被 BRAF（约 60%）或 RAS（约 15%）的点突变激活，在约 15% 的病例中被染色体重排激活，导致受体酪氨酸激酶（RET、NTRK 和 ALK）或 BRAF 的激酶结构域表达异常[292]。在约 10% 的剩余病例中，约 2/3 可能存在基因拷贝数变异导致的致瘤作用，遗传学异常未知的乳头状癌病例不到 5%[292]。

乳头状癌的主要分子改变的发生率见表 8.2。癌症基因组图谱（TCGA）研究网络于 2014 年发布了 496 例乳头状癌的完整的基因组特征。在证实了先前的观察结果的同时，这项工作还提供了一幅清晰的分子图景[292]。与来自其他器官的肿瘤相比，乳头状癌的基因组是稳定的，每兆碱基大约有 0.4 个非同义的体细胞突变[292]。乳头状癌通常具有二倍体染色体核型，杂合性丢失（LOH）比例低[292-293]，虽然在 7% 的病例，基因拷贝数变异可能起着重要的致瘤作用[292]。根据大小（微小乳头状癌）、生长方式（滤泡状、大滤泡状、筛状桑葚状、实性）或细胞特征（高细胞、鞋钉/微乳头状、柱状细胞、嗜酸性细胞），每种类型都有不同的分子改变（见下文），说明乳头状癌具有异质性。

可大致用一个示意图表示用于诊断分化型甲状腺癌的四个基本形态学特征，即乳头状生长方式、滤泡性生长方式、肿瘤包膜（有或无浸润，包膜本身或血管）和甲状腺癌型核，可确定以下诊断分类方法[294]：经典型甲状腺癌→滤泡型为主经典型甲状腺癌→浸润性滤泡型甲状腺癌→包裹性滤泡型乳头状癌[当有浸润时，甲状腺癌-EFV；当没有浸润时，具有乳头状核特征的非浸润性甲状腺滤泡性肿瘤（NIFTP）]→滤泡性肿瘤（当有浸润时，甲状腺滤泡癌；当没有浸润时，甲状腺滤泡性腺瘤）[294]（图 8.42）。在这个示意图中，随着乳头状生长方式和甲状腺癌型核特征的减少、滤泡状生长方式的增加，当出现明显的包膜时，分子标记从 BRAF p.V600E 突变转变为 RAS 突变[295-298]（见图 8.42）。对乳头状癌这两大分子家族的明确识别是 TCGA 研究的一个重要结果[292]。具有 BRAF p.V600E 突变的肿瘤具有高水平的 MAPK 信号通路、低的甲状腺分化评分（基于 16 个与滤泡细胞功能和代谢相关基因的表达）、异质性分子表达谱（由于不同的组织病理乳头状癌变异型具有特有的分子改变），代表经典型乳头状癌分组[292]。具有 RAS 突变分子标记的肿瘤具有低

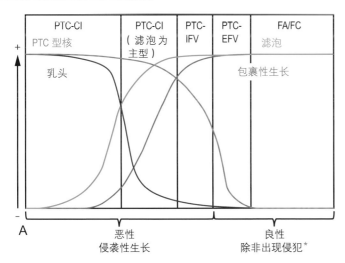

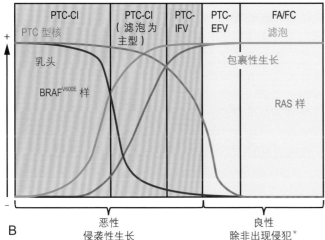

图 8.42　诊断类别（**A**）和分子改变（**B**）的相关性。用于诊断滤泡细胞起源的肿瘤的四个基本形态学特征关系：乳头状生长方式、滤泡状生长方式、存在肿瘤包膜（有或无浸润，包膜本身或血管）和乳头状癌的核形态改变。PTC-CI：经典型甲状腺乳头状癌；PTC-IFV：甲状腺乳头状癌浸润性滤泡亚型（无肿瘤包膜）；PTC-EFV：甲状腺乳头状癌包裹性滤泡亚型（有或无包膜和血管腔侵犯）；FA/FC：滤泡性腺瘤 / 滤泡癌（From Tallini G, Tuttle RM, Ghossein RA. The history of the follicular variant of papillary thyroid carcinoma. *J Clin Endocrinol Metab*. 2017; 102; 15–22.）

水平的 MAPK 信号通路、高的甲状腺分化评分、相对均一的分子表达谱，是滤泡型乳头状癌[292]，当为非浸润性时重新归类为非浸润性滤泡性甲状腺肿瘤（NIFTP）（见"具有乳头状核特征的非浸润性甲状腺滤泡性肿瘤"，见下文）[295]。

经典乳头状癌的特征性遗传改变是 *BRAF* p.V600E[288,290-292,299-301] 突变和 *RET/PTC*[128,292,302-312]（图 8.43）、*NTRK*[292,309,313-317] 或 *ALK* 重排（融合癌基因乳头状癌）[292,318-322]。

BRAF p.V600E 突变是乳头状癌最常见的分子改变，是以乳头状生长方式（经典 / 传统乳头状癌）为特征的肿瘤的一个非常有力的诊断标志，40% ~ 80% 的病例携带该突变[290-292,301,306,323]。该突变具有高度特异性，并已在卵巢甲状腺肿内的乳头状癌中得到确认[324]。高细胞变异型与 *BRAF* p.V600E 突变的关联性最强，可见于 90% 以

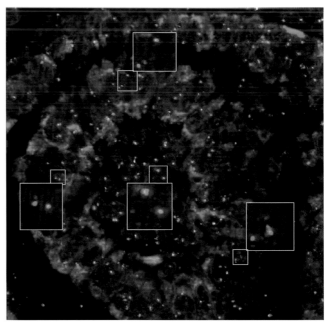

图 8.43　具有 *RET/PTC* 重排的甲状腺乳头状癌，应用覆盖 10q11.2 的 *RET* 位点的荧光探针显示。插图为高亮和放大的分离荧光原位杂交信号，表明存在 *RET* 重排

上的病例[306,323]。*BRAF* p.V600E 突变是一种早期分子改变，在大多数情况下，克隆性地存在于大多数肿瘤细胞中[288,292]。非 p.V600E 的点突变（例如 p.K601E）和其他少见的分子改变通常可在滤泡型中发现，并且其致瘤潜能低于 p.V600E 突变[292,325]。近 10% 的辐射相关性乳头状癌可见 *BRAF* 重排，为 *AKAP9/BRAF*[326] 和 *AGK/BRAF*[315]。*BRAF* p.V600E 具有特异性抗体[327]，但测序仍是分子诊断的金标准[288]。乳头状癌患者外周血中可检测到该突变，其识别与疾病状态有关[300]。*BRAF* p.V600E 与预后的相关性存在争议。一些研究表明，p.V600E 突变与预后不良相关[331-333]，而另一些研究则未能证实这一相关性[334-336]。*BRAF* p.V600E 与肿瘤的甲状腺外侵犯和复发风险的增加有关（在低风险肿瘤患者中同样如此）[333,337-338]，但当考虑其他因素（例如分期、乳头状癌变异型）时，该突变的总体预后相关性似乎有限[303-334,339]。靶向 *BRAF* p.V600E 突变的激酶抑制剂（例如 dabrafenib[340] 和 vemurafenib[341]）的临床疗效已在晚期乳头状癌患者中得到确认。

RET/PTC 是乳头状癌中发生的癌基因融合的经典类型。基因重排发生于近 30% 的乳头状癌中，其中大多数累及 *RET*——一种跨膜酪氨酸激酶受体[312]。因此，这种癌基因特异性与甲状腺肿瘤相关，包括髓样癌的活化性 *RET* 点突变和乳头状癌的体细胞性 *RET* 重排。后者被称为 *RET/PTC*［指甲状腺乳头状癌（papillary thyroid carcinoma）］，是由整个 RET 酪氨酸激酶结构域与其他基因发生框架内融合产生的嵌合基因，与不同基因融合而形成不同的亚型。外源基因驱动 RET 的表达（在正常滤泡细胞无显著水平）；通过引起这种嵌合性蛋白二聚体化，它们也诱导 RET 酪氨酸激酶发生配体非依赖性、组成性活化[302,304,312]。

迄今为止，已经确认了 16 种不同的 RET 癌基因重排：RET/PTC 融合蛋白包括 RET/PTC1 至 PTC9，RET/PCM1，RFP/RET，HOOK3/RET，ELKS/RET[312]，DLG5-RET[328]，AFAP1L2/RET，以及 PPFIBP2/RET（后两种在福岛地区年轻患者的肿瘤中发现）[329]。在 RET 重排肿瘤中，最常见的是 RET/PTC1（CCDC6/RET），约占 60%，RTE/PTC3（NCOA4/RET）约占 30%，RTE/PTC2（PRKAR1A/RET）约占 5%；其他 RET 重排已在一些乳头状癌中描述，其特征是在辐射暴露后出现[312]。RET 重排（以及其他酪氨酸激酶基因的重排，例如 NTRK3）通常发生在儿童和年轻患者以及与辐射暴露（医源性或环境性）相关的肿瘤[309,312,314]。在一项对 1986 年切尔诺贝利核事故后诊断的 191 例乳头状癌进行的大型研究中，在 62.3% 的患者发现了 RET/PTC[309]。在这项研究中，RET/PTC3 尤其常见于暴露在高剂量放射性水平下的肿瘤中，其潜伏期短，更具侵袭性，常被归入实性型乳头状癌[309]。RET 重排的癌组织学上具有经典的乳头状表现，伴有典型的核形态改变和砂粒体[306-308,313]。基因重排被认为是早期的分子改变，应用高敏感的技术在乳头状癌中能检测到低水平的 RET/PTC 重排[128]，由于基因的异质性，可以伴有或不伴有其他突变事件（例如 BRAF）[310]。RET/PTC 的克隆性表达是特异的，但也可在增生性甲状腺结节[311]和桥本甲状腺炎中发现低水平的 RET/PTC 重排[128]。虽然应用非常敏感的方法可以检测乳头状癌患者外周血中的 RET/PTC，但应避免将这些方法应用于常规分子诊断[305]。通过合适的方法，目前在 5%~25% 的乳头状癌中可检测到 RET/PTC，并且在非辐射相关性肿瘤中的发生率逐年下降[342]。多项研究[307-308,343-344]都未能将 RET/PTC 与发病率和死亡率的增加关联在一起，尽管具有 RET 重排的乳头状癌年轻患者中可能出现淋巴结转移和侵袭性临床病理特征[313,317]。基因重排，尤其是 RET/PTC1，主要发生在与无辐射暴露的乳头状癌中，常见于惰性肿瘤，几乎不发展为低分化和未分化癌[307-308,343-344]。

除了 RET，乳头状癌中一些其他酪氨酸激酶也可产生融合蛋白。这些包括 NTRK 和 ALK 激酶类。NTRK1 基因可与 TPM3、TPR 和 TFG 发生重排[309,313-314]，NTRK3 可与 ETV6 发生重排，与其他基因重排较不常见[317,329]。NTRK1 和 NTRK3 的一些融合配体仍然不明确[314,317]。据报道，约 10% 的未经选择的乳头状癌中发生 NTRK 重排[314]。有 NTRK 重排的乳头状癌的一般临床病理特征与 RTE/PTC 阳性病例相似[313]。如同在 RTE/PTC 病例，NTRK 重排在儿童和年轻成人[313,317,329]以及辐射暴露相关的病例中有较高的发生率[315-316,329]。ETV6/NTRK3 已在约 15% 的辐射诱发的乳头状癌中确认，是 RTE/PTC 之外辐射相关性肿瘤中最常见的致癌改变之一[315-316]。

ALK 重排约存在于 1%~5% 的乳头状癌中[319,322]。最常见的 ALK 重排是 STRN/ALK 重排[319]，发生于非小细胞肺癌中的 EML4/ALK 也在少数乳头状癌病例中被发现[319]，包括原子弹幸存者的辐射相关性肿瘤[345]。有 ALK 重排的癌以滤泡为主，为浸润性生长方式，常有实性生长区，或有弥漫硬化型乳头状癌的组织学特征[319,322]。ALK 重排同

样可以用检测非小细胞肺癌 ALK 重排的荧光原位杂交探针和抗体进行检测[319-322]。有 ALK 重排的肿瘤可能有甲状腺外累犯和淋巴结转移[319,322]，并且可能发生在去分化乳头状癌中[319,321]。然而，一项大型病例研究未能证实 ALK 重排与侵袭性临床病理特征具有统计学相关性[322]。

有 ALK 重排的肿瘤患者可能对 ALK 抑制剂的靶向治疗有反应[320-321]。

乳头状癌的包裹性滤泡型，无论肿瘤是否具有包膜或血管侵犯，或是非浸润性的，现在被重新归类为 NIFTP（见"具有乳头状核特征的非浸润性甲状腺滤泡性肿瘤"，见下文）[295]，具有类似于滤泡性腺瘤和滤泡癌的遗传改变的 Ras 分子标记[292,295-297]。与滤泡性腺瘤和滤泡癌的一样，其最常见的遗传改变是 NRAS 中的点突变，其次是 HRAS，最常见于密码子 61[187,298]。高达 30% 的滤泡型乳头状癌携带 PPARG 重排（PAX8/PPARG 或更少见的 CREB3L2/PARPG）[298,346]。在 TCGA 的小样本病例研究中，大多数 EIF1AX 突变发现于滤泡型的乳头状癌中[292]。THADA（2p21）与 LOC389473 假定基因（7p15.3）融合发生在 IGF2BP3 上游 12 kb 处，导致全长 IGF2BP3 mRNA 和蛋白质的过表达，并导致胰岛素样生长因子受体信号通路的活化，据报道，约 5% 的乳头状癌中存在这种融合。所有 THADA 重排病例均被分类为滤泡型乳头状癌或 NIFTP[209]。

TERT 启动子突变是分化型甲状腺癌预后不良的重要标志[328,347-351]。它在大多数乳头状癌病例研究中的发生率为 5%~15%[347-350]，当与 BRAF p.V600E 突变共存时，侵袭性生物学行为变得更强[328,347,349-351]。

已在致命性乳头状癌（和低分化甲状腺癌）中发现了与导致功能的获得或改变的 MED12-G44C 突变，与 RBM10 突变（框移和错义突变）一致[328]。

在乳头状癌中存在 MicroRNA 表达失调，miRs-146b、-221 和 -222 呈高水平表达[292,352]。一项大的 meta 分析发现，miRs-21、-34b、-130b、-135b、-146b、-151、-181b、-199b-5p、-221、-222、-451、-623、-1271、-2861 和 let-7e 的表达水平至少与一种侵袭性特征（肿瘤大小、甲状腺外累犯、多灶性、淋巴血管侵犯、淋巴结转移、远处转移、高分期、BRAF p.V600E）有显著相关性[353]。DICER1 综合征是一种罕见的常染色体显性遗传肿瘤综合征，是由 DICER1 的胚系突变失活引起的，DICER1 编码一种参与 miRNA 成熟过程的核糖核酸酶——是产生成熟类别的 miRNA 必需的，可导致胸膜肺母细胞瘤、卵巢支持间质细胞瘤、肾囊性肾瘤和多结节性甲状腺肿伴腺瘤性结节[173]。DICER1 综合征患者发生甲状腺癌（通常为滤泡型乳头状癌）的风险增加[173]。在非家族性乳头状癌，DICER1 表达的降低与侵袭性的临床病理特征相关[354]。

变异型

以下是已描述的乳头状癌形态学变异型[355]。

微小乳头状癌（papillary microcarcinoma）。微小乳头状癌被定义为直径 ≤1 cm 的乳头状癌（图 8.44 和 8.45）。大多数微小乳头状癌有一个星芝状外观，相当

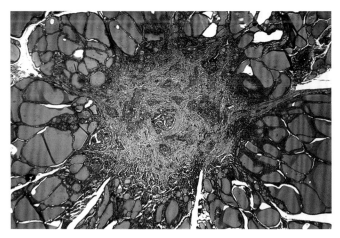

图 8.44 微小乳头状癌的典型星形表现

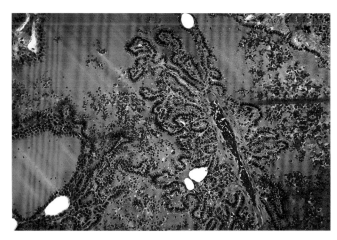

图 8.46 结节性增生的良性乳头状结构，指向囊性扩张滤泡的中心

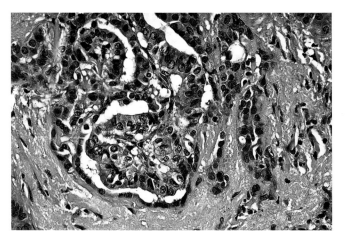

图 8.45 高倍镜下，微小乳头状癌的表现与较大的乳头状癌没有不同

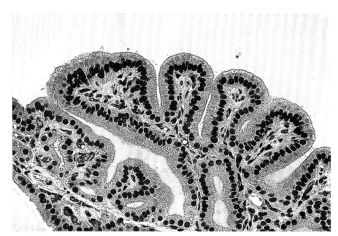

图 8.47 良性乳头状结构，衬覆柱状细胞，核呈圆形，位于基底，染色正常。细胞质呈弱嗜碱性

于从前被称为隐匿性硬化性癌或无包膜硬化性癌的病变[356-357]，而其余则具有部分或近乎完整的包膜。有时纤维囊非常厚，可能有钙化。其显微镜下特征和迄今发现的杂合性缺失突变谱与较大的乳头状癌没有不同，*BRAF* p.V600E 和 *RET/PTC* 均可检出[306,308,323]。

微小乳头状癌是一种极其常见的偶然性发现，取决于检查是否详尽[358]，在一项尸检研究中，其发生率高达 35.6%[359]。一项 meta 分析回顾了世界不同地区的 15 项尸检研究中的近 1 000 个微小癌，发现其总发生率为 11.5%[360]，这与因甲状腺肿大或其他原因进行手术切除的甲状腺中偶然诊断的微小癌的 12%～13% 的发生率相符[361]。与临床上明显的乳头状癌不同，微小乳头状癌在男性似乎比在女性更为常见[358]。尽管它的体积很小，但也可在细针吸取标本中检出，并且小的乳头状癌的检出率的增加在很大程度上是发达国家甲状腺癌大量增加的原因[362]。微小乳头状癌可以伴有颈部淋巴结转移。然而，其远处转移极其少见，且预后通常很好[361]。因此，有人建议成人的经典形式的微小乳头状癌用"乳头状微

小肿瘤（papillary microtumor）"来替代[363]。观察研究表明，对于低风险的微小癌（无高级别细胞学特征、无甲状腺外累犯或转移）进行积极的监测与立即手术相比同样有效，且同时可避免手术的副作用[364]。然而，少数微小癌可以表现出恶性行为，特别是当其携带 *BRAF* p.V600E 突变时。已证实颈部淋巴结转移罕有肿瘤进展，但也有确凿的致命病例报道[365]。

包裹性乳头状癌（encapsulated papillary carcinoma）。包裹性乳头状癌被定义为完全由包膜包裹的乳头状癌。这种病例仍可伴有淋巴结转移，但远处转移或肿瘤性死亡的发生率几乎为零[366-367]。其细胞结构（尤其是核）的特征与普通的浸润性癌的相同。这一病变应当与伴有中心囊性变以及囊壁有乳头状或假乳头状突起的增生性结节鉴别（图 8.46 和 8.47）。与乳头状癌不同，后者在甲状腺扫描时为"热"结节，显微镜下特征为浅染的空泡状类胶质。其乳头状区域主要局限于朝向囊腔的区域。其滤泡细胞趋向于呈矮柱状，胞核位于基底部，染色正常或深染（而在乳头状癌中细胞核居中、透明）。

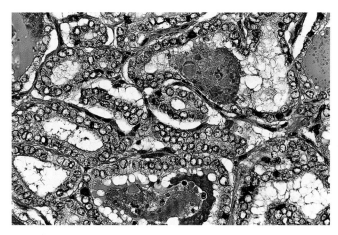

图 8.48　滤泡型乳头状癌。注意细胞核透明、重叠

滤泡型乳头状癌（follicular variant papillary carcinoma）。滤泡型乳头状癌是一类完全或几乎完全由滤泡组成的乳头状癌[368-369]（图 8.48），也被称为 Lindsay 瘤[370]。滤泡型乳头状癌的诊断是基于 PTC 型核的存在。这些肿瘤的生物学行为在具有浸润性和包膜缺如时类似于普通的乳头状癌[371]，尤其是考虑到其具有较高的淋巴结转移发生率[248,370]。有意思的是，这些转移灶有时表现为发育良好的乳头状结构[370]。

根据肿瘤与周围非肿瘤组织的轮廓，我们已识别了两组主要的滤泡型乳头状癌，它们具有不同的组织学、临床和分子特征。

浸润性滤泡型乳头状癌（infiltrative follicular variant papillary carcinoma）。这种肿瘤的特征是有浸润性生长边缘，肿瘤细胞浸润甲状腺实质，伴有肿瘤性滤泡组成不规则条索和巢。它们与 Lindsay 最初描述的许多病例以及 Chen 和 Rosai 于 1977 年回顾的病例是对应的[368]。它们通常没有包膜。只有部分残存的包膜有时能辨认出。它们与以滤泡为主的经典型乳头状癌非常相似，后者在少数主要由滤泡结构组成的肿瘤中可发现分化良好的乳头（见图 8.42）。如果采用严格的标准（即无乳头状生长）[371]，则浸润性滤泡型乳头状癌目前并不常见，在所有乳头状癌中的占比不到 5%[294]。一种罕见的弥漫型（或多结节）已被描述，其中大部分甲状腺叶或有时双叶都被肿瘤弥漫性浸润，很难识别，因为它非常弥漫[372]。浸润性滤泡型乳头状癌的分子特征是 *BRAF* p.V600E 突变[292,297,373]（见图 8.42）。

包裹性滤泡型和具有乳头状核特征的非浸润性甲状腺滤泡性肿瘤（encapsulated follicular variant and noninvasive follicular thyroid neoplasm with papillary-like nuclear feature）。这种肿瘤完全由包膜围绕（或边界清楚，具有一个与邻近的实质的平滑轮廓）[373]，呈滤泡生长方式（无乳头），但具有乳头状癌的细胞核改变。与滤泡性肿瘤一样，它们可以有或无包膜和（或）血管侵犯的证据。

包裹性滤泡型已引起了相当大的争议。要做出诊断，细胞核的改变应该是广泛的且分化良好，并应该有一些支持性特征（诸如肿瘤内清晰的纤维透明带、细长和分支的滤泡、流产型滤泡、强嗜酸性胶质）[374-375]；有时，具有典型细胞核改变的微小滤泡分散于正常表现的滤泡

背景中（滤泡型乳头状癌的 "sprinkling" 征）[376]。

然而，这些形态学改变的诊断权重在阅片者之间有较大差异，但随着乳头状癌诊断所强调的核改变的标准而逐年降低[377-380]。

在非浸润性病变中，局灶或 "不完全" 的细胞结构改变可能代表乳头状癌是在先前的良性结节中的早期进展。这样推测是因为它们在免疫组织化学水平上表达 galectin-3 和 HBME-1 以及显微切割中的分子改变可能仅限于这些病灶[311,381-382]。然而，"癌" 这个词不应该用于这些病变。2000 年提出了 "恶性潜能未定的高分化肿瘤"（well-differentiated tumor of uncertain malignant potential, WDT-UMP）这个诊断术语，用于诊断具有可疑 / 不完全核改变的非浸润性结节，而对于类似的但具有浸润性特征的病变则提出了 "高分化癌，非特指型"（well-differentiated carcinoma, not otherwise specified, WDC-NOS）这个诊断术语，但两者都没有得到广泛的应用[383]。

从那时起，两个事实变得愈来愈清楚：滤泡型结节，如果是非浸润性的并完全切除时，几乎每个病例均可通过保守手术治愈[380,384-385]；而包裹性滤泡型乳头状癌的特征是具有 *RAS* 型分子标记[292,297,373]。

为了避免过度诊断和过度治疗，内分泌病理学协会的一个工作组对包裹性滤泡型乳头状癌进行了严格的回顾：Nikiforov 等对非浸润性结节的诊断引入了替代先前滤泡型乳头状癌的诊断术语——"具有乳头状核特征的非浸润性甲状腺滤泡性肿瘤"（NIFTP）[295]。作为这项工作的结果，滤泡型乳头状癌的组织学特征已经被重新定义，并建立了一个将分子改变作为参考标准、基于常规形态学特征的 0～3 分评分系统。已证实这个标准可以合理且可重复地用于识别诊断滤泡型乳头状癌所需的核改变程度（图 8.49）。

NIFTP 的诊断标准为：
1. 具有包膜或与邻近的甲状腺组织界限清晰
2. 滤泡生长方式
  ● ＜1% 乳头
  ● 无砂粒体
  ● ＜30% 实性 / 小梁 / 岛状生长方式
3. 乳头状癌细胞核改变（2～3 分）
4. 无血管或包膜侵犯（彻底检查肿瘤与周围组织的交界后）
5. 无肿瘤坏死
6. 无高核分裂活性 [即核分裂象＜3/10 HPF（×400）]

如果符合这些标准（图 8.50），则肿瘤复发或转移的可能性小于 1%。相反，如果肿瘤具有包膜或血管侵犯，研究显示，12% 的患者在中位随访时间 3.5 年后出现不良事件（复发、转移、肿瘤相关死亡）[295]。在后一种情况下，使用 "癌" 这个词是完全合理的，这种浸润性肿瘤应该被诊断为 "包裹性和（或）血管浸润性包裹性滤泡型乳头状癌"。如果在仔细检查后，浸润性特征仍有疑问，则可用恶性潜能未定的高分化肿瘤（WDT-UMP）这个术语以避免对显示乳头状癌细胞核改变的病例的过度诊断，而恶性潜能未定的滤泡性肿瘤（FT-UMP）则适用于无核改变的病例（表 8.4）[375]。

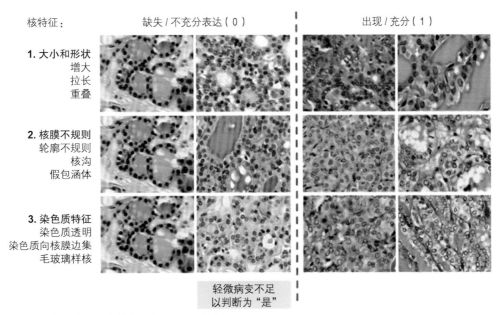

核特征：　　　　缺失/不充分表达（0）　　　　　　出现/充分（1）

1. 大小和形状
　　增大
　　拉长
　　重叠

2. 核膜不规则
　　轮廓不规则
　　核沟
　　假包涵体

3. 染色质特征
　　染色质透明
　　染色质向核膜边集
　　毛玻璃样核

轻微病变不足
以判断为"是"

图 8.49　使用三级评分系统对乳头状癌细胞核特征进行评分的图例（From Nikiforov YE, Seethala RR, Tallini G, et al. Nomenclature revision for encapsulated follicular variant of papillary thyroid carcinoma: a paradigm shift to reduce overtreatment of indolent tumors. *JAMA Oncol*. 2016; 2(8); 1023–1029.）

表8.4　具有滤泡状生长方式的分化型甲状腺肿瘤的命名

		包膜或血管侵犯		
		存在	不确定	缺失
甲状腺乳头状癌的核特征	存在	浸润性包裹性 FV-PTC	WDT-UMP	NIFTP
	不确定	WDC-NOS	WDT-UMP	NIFTP
	缺失	FC	FT-UMP	FA

FA：滤泡性腺瘤；FC：滤泡癌；FT-UMP：恶性潜能未定的滤泡性肿瘤；FV-PTC：滤泡型乳头状癌；NIFTP：具有乳头状核特征的非浸润性甲状腺滤泡性肿瘤；WDC-NOS：高分化癌，非特指；WDT-UMP：恶性潜能未定的高分化肿瘤

Modified from Rosai J, DeLellis RA, Carcangiu ML, Frable WJ, Tallini G. Tumors of the Thyroid and Parathyroid Glands. A*FIP Atlas of Tumor Pathology.* Fourth series, Fascicle 21. Silver Spring, MD: American Registry of Pathology; 2014.

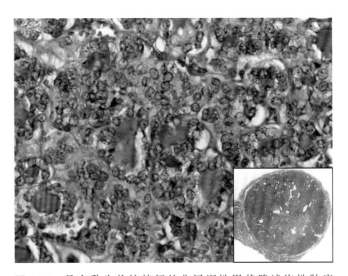

图 8.50　具有乳头状核特征的非浸润性甲状腺滤泡性肿瘤（NIFTP）。此肿瘤具有滤泡状生长方式，乳头状癌细胞核改变，界限清楚且无浸润（插图）

单纯从形态学上看，滤泡型乳头状癌可以被视为肿瘤细胞的两种对立的生物学特性之间的相互平衡的结果：分泌活性分化（因此滤泡充满类胶质）和增生。当一种生物学特性显著超过另外一种时，则出现另外两种变异型：

实性型。这种变异型特别常见于儿童，当增生明显超过分泌时发生。其特征为：一般呈圆形的实性细胞巢，可以被视为填满的滤泡（图 8.51）。它们与岛状癌和其他类型的低分化癌不同，因为它们的细胞核仍然有乳头状癌的特征。这种鉴别非常重要，因为这种肿瘤的行为基本上与乳头状癌相同（或许仅仅略微更差一点），而明显不同于真正的低分化肿瘤[386]。

巨滤泡型。这种变异型可以被视为与实性乳头状癌相反的病变，其分泌活性显著，以至形成大的扩张的滤泡。从这一方面来看，与其说它们与滤泡性肿瘤类似，不如说它们与增生性结节类似[387-389]（图 8.52）。

弥漫性硬化型乳头状癌（diffuse sclerosing variant papillary carcinoma）。这种不常见的变异型定义为弥漫性累及甲状腺一叶或两叶，致密硬化，大量砂粒体，广泛实性病灶，鳞状化生，大量淋巴细胞浸润，以及广泛

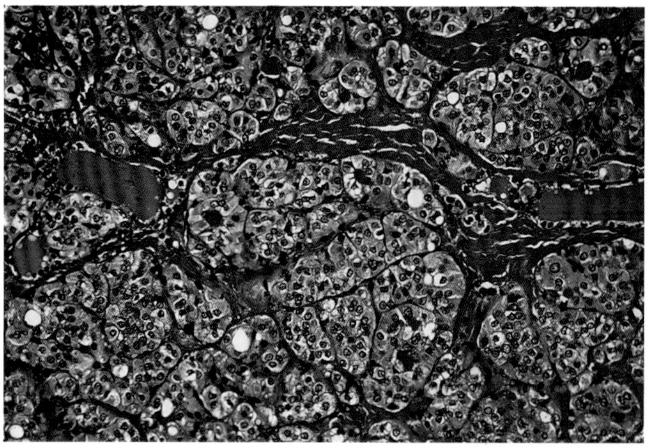

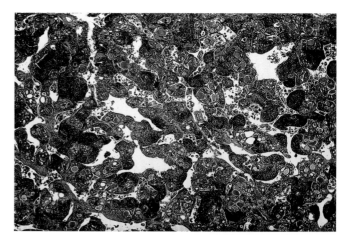

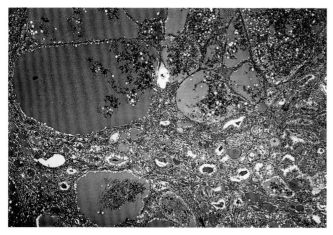

图 8.51 实性型乳头状癌。可见肿瘤细胞巢被纤维玻璃样变条索分开

图 8.52 所谓的"巨滤泡型"乳头状癌。可见这个病变类似于结节性增生。在这个放大倍数见不到可以做出诊断的核的特征

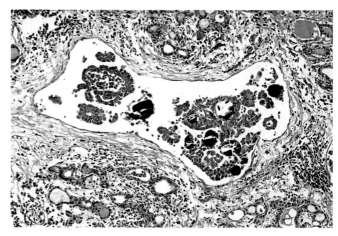

图 8.53 弥漫硬化性乳头状癌。注意弥漫性的生长方式，有大量的淋巴细胞浸润和硬化

图 8.54 弥漫硬化性乳头状癌，可见甲状腺内淋巴管的明显侵犯。砂粒体显著

淋巴管浸润 [390-391]（图 8.53 和 8.54）。临床上它们可能会被误诊为桥本甲状腺炎。淋巴结转移几乎总是存在，肺转移常见，可能会出现多发性脑转移，其无病生存率低于普通乳头状癌 [391-395]。然而，尽管无病生存期较低，通过适当的治疗，其死亡率与经典型乳头状癌的相同 [396]。*RET/PTC1* 和 *RET/PTC3* 均已发现，尽管 *BRAF* 突变似乎很少见 [397]。

嗜酸性细胞（嗜酸性，Warthin 样）乳头状癌 [oncocytic (oxyphilic, Warthin-Like) papillary carcinoma]。这种变异型仍然具有乳头状癌的细胞核的特征，但其细胞质丰富，呈嗜酸性颗粒状 [398]。其生长方式可以呈乳头状或滤泡状结构，肿瘤可以有包膜或呈浸润性。有关这种变异型的另外一些变化是：肿瘤具有乳头状结构，典型的细胞核特征，嗜酸性细胞胞质，以及乳头间质内有显著的淋巴细胞浸润，形成一种类似于涎腺 Warthin 瘤的表现 [399-400]。Warthin 瘤样乳头状癌可能具有 *BRAF* p.V600E 突变（虽然可能比例较低）[401]。Warthin 瘤样乳头状癌的预后通常非常好，类似于大小

和分期相似的普通的乳头状癌 [400,402]。包括 Warthin 瘤样乳头状癌在内的嗜酸性细胞乳头状癌必须与高细胞型乳头状癌鉴别开。这里应提醒读者的是，诊断任何一种乳头状癌亚型的必要条件是：出现上述定义的 PTC 型的细胞核。

高细胞型乳头状癌（ tall cell papillary variant carcinoma ）。这种相对常见的变异型最初是由 Hawk 和 Hazard 于 1976 年描述的 [403]，其特征是乳头内衬一层"高"细胞（高度是宽度的 2～3 倍）和丰富的嗜酸性（嗜酸性细胞样）细胞质（图 8.55)。其生长方式趋于高度乳头状，乳头过度拉长，呈索状，并以有序的"轨道"样方式并行。核内假包涵体尤为突出 [404]。间质中可能有广泛的淋巴细胞浸润 [405]。与普通的乳头状癌相比，这种变异型常常累及老年患者，甲状腺外累犯更为常见 [406-407]，且即使没有甲状腺外累犯，其临床经过也更具侵袭性 [408]。这种侵袭性行为与肿瘤中存在 30% 以上的高细胞的特征相关，一般认为 30% 可能是诊断高细胞型乳头状癌的合理阈值 [409]。相当比例的放射性碘难治性甲状腺癌和非间变性

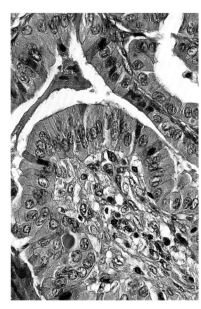

图 8.55 高细胞型乳头状癌。注意丰富的嗜酸性颗粒状细胞质，具有嗜酸性细胞样特征

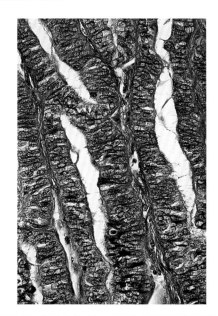

图 8.56 柱状细胞型乳头状癌。可见乳头被覆假复层梭形肿瘤细胞

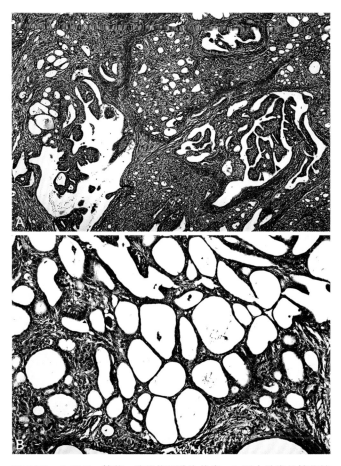

图 8.57 **A** 和 **B**，筛状 - 桑葚状型乳头状癌。B 图中肿瘤的筛状结构特别明显

甲状腺癌是乳头状癌的高细胞型[410]。高细胞型乳头状癌的间变性转化通常以梭形细胞鳞化的形式发生[411]。

高细胞型乳头状癌与 *BRAF* p.V600E 突变的相关性最强，该突变在绝大多数病例中都存在，包括小的乳头状癌[306,323]。像其他类型的侵袭性甲状腺癌一样，高细胞型乳头状癌常携带 *TERT* 启动子突变，在大约 30% 的病例中已发现[412]。

柱状细胞型乳头状癌（columnar cell variant papillary carcinoma）。这种罕见的变异型最初是由 J.H. Evans 博士于 1986 年描述的[413]。其特征是：纤细的乳头或腺样间隙——内衬上皮细胞，后者具有明显的核分层（图 8.56）；细胞质透明（有时伴有核下空泡，类似于分泌早期子宫内膜），而不是高细胞型的嗜酸性；可能存在鳞状旋涡细胞或桑葚状细胞[413-418]。它们的细胞核通常

缺乏乳头状癌和其他所有变异型中所见的透明、核沟和假包涵体表现；因此，有人质疑柱状细胞乳头状癌是否是真正的乳头状癌的一种变异型，尽管呈高度乳头状结构，它们是否是另一种肿瘤类型。然而，尽管它们对甲状腺球蛋白可能有不同的表达[416,419]，但对 TTF1 总是呈阳性[419-420]。可见核分裂象，Ki-67/MIB1 增殖指数可能非常高[417,420]。肠分化因子 CDX2 的免疫反应性很常见，它们必须与转移性结肠腺癌鉴别开[419-421]。它对 β 连环蛋白无核免疫反应，对 p53 弱表达或完全缺乏[417,420]。术前细针穿刺标本的细胞学特征为高细胞性、乳头状结构、核重叠，而核假包涵体和核沟少[419]。柱状细胞型乳头状癌的初期报道提示其预后不良[413-415]，但最近更大型的病例研究已再次表明，其预后在很大程度上是由肿瘤分期预测的；尤其是包裹性柱状细胞乳头状癌与预后良好相关[416-418]。约 30% 的病例中存在 *BRAF* p.V600E[417,420]。

筛状 - 桑葚状型乳头状癌（cribriform-morular variant papillary carcinoma）。正如其名，这种变异型的特征是出现筛状生长方式和桑葚状结构（图 8.57）。筛状 - 桑葚状型乳头状癌非常罕见，在一项日本的包含 4 194 例乳头状癌病例的大型病例研究中其占比仅为 0.16%[422]。筛状 - 桑葚状型乳头状癌病例可以是散发的[423]，也可以作为家族性腺瘤性息肉病综合征的肠外成分发生，后者可能是该综合征的最初临床表现；筛状 - 桑葚状型乳头状癌几乎只见于

女性[422-425]。也有一些儿童病例报道[426]。已有 1 例局灶性神经内分泌分化病例报道[427]。筛状 - 桑葚状型乳头状癌常呈相互混杂的筛状、滤泡状、乳头状、小梁状和实性生长方式；圆形鳞状的桑葚状结构是一个特征性发现；管腔内胶质很少或完全缺失；常见肿瘤包膜或血管侵犯；散发的病例通常是孤立的，而与家族性腺瘤性息肉病相关的病例通常是多灶性的[422-425]。筛状 - 桑葚状型乳头状癌的肿瘤细胞核不是特别清晰，但显示出不同数量的核沟和假包涵体。然而，在桑葚体内，肿瘤细胞有透明的细胞核。与经典的乳头状癌不同，由于生物素的积聚，它们与其他部位的含桑葚状的肿瘤细胞核相似[428]。筛状 - 桑葚状型乳头状癌对甲状腺球蛋白通常弱表达，TTF1 染色呈不同程度的阳性。β 连环蛋白核染色呈阳性——是 wnt 通路激活的标志——几乎总是可见[423-424]。在家族性肿瘤中，由于 APC 基因的胚系失活突变，Wnt 信号通路（例如 β 连环蛋白的核定位所提示）是激活的；而在散发性病例中，由于体细胞 APC 突变或稳定 β 连环蛋白的 β 连环蛋白基因（CTNNB1）的 3 号外显子的体细胞突变，β 连环蛋白在细胞质内的降解会被阻止而促使其在核内聚集[424,429]。

鞋 钉 状 型 乳 头 状 癌（ hobnail variant papillary carcinoma ）。顾名思义，这种罕见的变异型的特征为：乳头状、微乳头状和滤泡状结构——内衬有嗜酸性细胞胞质的肿瘤细胞，核 / 质比改变，细胞核位于顶端并隆起于表面，形成典型的鞋钉状表现（图 8.58 ）。核仁突出，细胞黏附性丢失，核分裂象常见，可出现坏死；常可见血管淋巴管浸润和甲状腺外累犯[251,430-434]。鞋钉状型乳头状癌侵袭性强，常转移到淋巴结和远处器官，并经常性复发[251,430-434]。这种侵袭性行为与其不少于 30% 的细胞存在鞋钉状特征相关，30% 被认为是其诊断的阈值，尽管即使在鞋钉状区域比例较低的情况下，预后可能也是不佳的[432-433]。这些区域可能与低分化甚至未分化的癌相关，表明鞋钉状细胞可能是肿瘤进展的形态学标志[434-435]。免疫组织化学上，鞋钉状型乳头状癌 TTF-1 呈阳性，并且通常可显示大部分细胞核中有 p53 聚集，

Ki-67/MIB1 增殖指数的平均值约为 10%[251]。大多数病例（ 70% ~ 80% ）存在 BRAF p.V600E，TP53 失活突变和 TERT 启动子突变也很常见[434,436]。

伴有丰富的纤维瘤病 / 筋膜炎样间质的乳头状癌（ papillary carcinoma with exuberant fibromatosis/fasciitis-like stroma ）。乳头状癌的这种变异型具有突出的间质反应，后者可能会掩盖其肿瘤性上皮成分[437-438]。因此，其活检结果可能被误诊为结节性筋膜炎、纤维瘤病或一些其他增生性间质病变[439-440]。在有些病灶中，这种间质成分与肿瘤混合出现，形成一种纤维腺瘤样外观[437]。值得注意的是，其中一些间充质（而不是上皮）成分中可发现纤维瘤病的特征，即其有 β 连环蛋白基因（ CTNNB1 p.S45P ）的 3 号外显子突变，免疫组织化学检查可显示 β 连环蛋白核浓聚。这表明其代表双向性肿瘤，伴有结节性筋膜炎样间质和 CTNNB1 突变的乳头状癌，应改名为伴有韧带样型纤维瘤病的乳头状癌[441]。

扩散和转移

大约 1/4 的乳头状癌病例伴有甲状腺外颈部软组织的扩散，偶尔可以扩散至甲状旁腺[248,442-443]。颈部淋巴结转移非常常见（尤其是年轻患者），这可能是乳头状癌的首发表现。淋巴结转移容易发生囊性变（图 8.59 ）。因为转移灶较小，并且其质地与正常淋巴结可能没有明显差别，所以这种转移在临床上可能并不明显。在一项包含 67 例临床上淋巴结阴性的乳头状癌病例研究中，显微镜检查发现 41 例（ 61% ）有转移性肿瘤[444]。在罕见但有记录完善的淋巴结转移病例中，尽管对甲状腺进行了广泛的显微镜下检查，但没有发现原发性肿瘤[445]。

乳头状癌的血行转移比其他类型的甲状腺癌的血行转移少见，但也可以发生；最常见的转移部位是肺，也可以发生在骨、软组织、中枢神经系统、胰腺、乳腺和许多其他器官[248,446-448]。肺转移可以呈粟粒状微结节表现，只能依靠[131]I 同位素扫描检查发现，肺转移也可呈圆形大结节状[449]。TERT 启动子突变与淋巴结和远处转移的发生有关[351]。

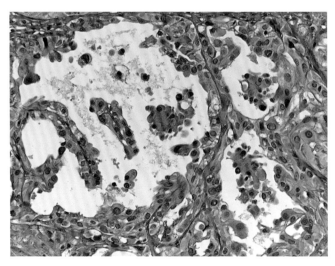

图 8.58 鞋钉状型乳头状癌。可见细胞核非典型性，伴有 "鞋钉状" 表面隆起、微乳头和缺乏黏附性的细胞（ Courtesy of Drs. Asioli and Lloyd ）

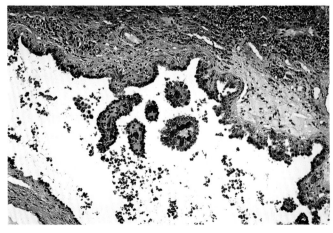

图 8.59 甲状腺乳头状癌转移到颈淋巴结。可见此肿瘤有明显的囊性退变，低倍镜下类似于鳃裂囊肿的表现。局部可见小的乳头状结构

治疗

有关治疗与甲状腺的其他上皮性肿瘤一起讨论。

预后

乳头状癌患者的总体预后极好，与普通人群没有显著差异[450-451]。预后相关因素如下所述：

1. 年龄。长期以来，患者在诊断时的年龄被认为具有重要的预后意义。几乎所有死于乳头状癌的病例均为40岁以后才发病的患者[248,452-453]。相反，发生在儿童和青少年的乳头状癌几乎总是与预后良好有关[454]。

2. 性别。女性的预后据说比男性的预后好，尽管有些研究显示这种差异并不显著[248]。

3. 甲状腺外累犯。这一特征对于预后具有极为不利的影响[248,455]。另外，这一特征和列在这里的其他几项特征合在一起已经被归入甲状腺癌的分期系统，正如在大多数其他部位一样，已经证实这是一种有力的预后指征[456-458]。

4. 显微镜下类型（见上文讨论）。

5. 既往辐射暴露史。尽管与以往的报道相反，先前有辐射暴露的肿瘤的预后似乎与其他肿瘤没有显著不同[459]。

6. 肿瘤大小。肿瘤大小与预后之间大致呈负相关关系。

7. 包膜和边缘。有包膜和（或）边缘呈推挤状的肿瘤的预后比其他肿瘤的预后好[248,460-461]。

8. 多中心性。具有这种显著特征的肿瘤容易发生转移，且无病生存率较低[248]。

9. 淋巴结转移。与其他器官的癌相比，乳头状癌淋巴结转移的预后意义有限。然而，这个指标可以根据转移淋巴结的大小和数量分层[462-463]；淋巴结外肿瘤的累犯可能是远处转移和预后不良的一个指标[462,464]，即使是微小乳头状癌患者[465]，尽管观察者之间对其识别的一致性低[466]。

10. 远处转移。转移到肺对于预后有不利的影响，转移到其他远隔部位对于预后的影响更大，例如骨骼系统。有远处转移的病例预后不良[248,467]。

11. 低分化、鳞状或间变性癌巢。这些特征对于预后具有明显不利的影响。所幸的是，这些特征只出现在不到5%的病例中[248,365,468]。

12. 分级。这个参数和上述指标共同起作用，与预后的关系确切，而且我们认为这种关系被低估了[469-470]。然而，分级标准需要明确界定（坏死、核分裂活性等），并且尽最大可能进行严格的标准化[471]。

13. *TERT* 启动子突变与不良预后相关，并且在与 *BRAF* p.V600E 突变共存的情况下，与侵袭行为的关联更强[328,347,349-350]。

14. *BRAF* p.V600E。该突变与预后的相关性存在争议。一些研究表明该突变与预后不良有关[331-333]，而另一些研究则没有证实这种相关性[334-336]。*BRAF* p.V600E 与肿瘤的甲状腺外累犯和复发风险的增加有关（在低风险肿瘤患者中也是如此）[333,337-338]，但考虑到其他因素（例如分期、乳头状癌变异型）时，该突变的总体预后相关性似乎有限[303,334,339]。

15. 一般认为与预后无关的因素有：乳头和滤泡的相对比例，纤维化的有无及其数量，鳞状上皮化生或砂粒体的有无及其数量，以及微血管的密度[472]。治疗方式对于预后的影响尚存争议，有时这两个参数之间几乎没有关系[248]。

滤泡癌

一般特征和分子遗传学特征

滤泡癌（ follicular carcinoma ）（一般意义上包含任何显示滤泡细胞分化证据的甲状腺恶性肿瘤）通常被定义为一种起源于滤泡细胞的甲状腺恶性肿瘤，不存在诊断性乳头状癌核特征。我们没有将 Hürthle 细胞（嗜酸性细胞）癌、低分化癌或非常罕见的混合性髓样 - 滤泡癌包括在这个范畴之内。

滤泡癌是一种相对少见的肿瘤，其诊断主要根据出现包膜、血管或邻近甲状腺组织侵犯做出[203,303,473]。与乳头状癌相同，滤泡癌也好发于女性，但平均发病年龄比乳头状癌大 10 岁[203]。碘缺乏被认为是发生结节性甲状腺肿和滤泡癌的重要因素[203]。在碘缺乏地区补充膳食碘与滤泡癌和乳头状癌之间的比率降低有关[203]。

显微镜下，滤泡癌表现变异很大，从形成良好的滤泡到显著的实性生长方式不等。可见形成欠佳的滤泡、筛状区域或小梁状结构，有时这些结合在一起。罕见的是，肿瘤完全由梭形细胞组成[474]，或显示明显的肾小球结构[475]。滤泡癌的肿瘤细胞胞质可以发生局灶性或广泛性透明变性。核分裂象和核非典型性通常可见，但也可以完全缺如。无砂粒体形成，鳞状化生非常罕见。根据 Turin 的建议，对于表现为显著的实性 / 小梁状 / 巢状生长方式的肿瘤，应仔细寻找核分裂象和坏死，以除外低分化癌的诊断。

免疫组织化学染色显示，滤泡癌甲状腺球蛋白、TPO、低分子量角蛋白、EMA 以及诸如层粘连蛋白和 Ⅳ 型胶原基底膜成分、甲状腺转录因子 TTF1、TTF2（ FOXE1 ）以及 PAX8 染色呈阳性[20]。对于上述标志物和其他标志物的反应性以及超微结构特征，滤泡癌与滤泡性腺瘤没有明显不同[476]。滤泡癌的增殖指数高于腺瘤（见表 8.3），尽管这对单个病例的诊断帮助有限。HBME-1、Galectin-3、CK19、CITED1 和 CD56 的免疫组织化学表达差异可用于区分滤泡癌（和腺瘤）和滤泡型乳头状癌（和 NIFTP ）（见表 8.3）。

在分子遗传学水平，滤泡癌和滤泡性腺瘤有一个共同的肿瘤发生通路，尽管目前尚无分子检测能够可靠地将两者区分开（见表 8.2）[203,303]。滤泡癌的这一通路与乳头状癌的不同，并且其特征为非整倍体和 *RAS* 突变频发[203,303]。部分滤泡癌具有 *PAX8/PPARG* 重排，并产生被称为 PPFP 的 PAX8/PPARG 融合蛋白[477]。经典的核型分析显示，在约 65% 的滤泡癌中有克隆性核型异常，伴有数量变化和结构异常[205,478]。其数量变化可以与滤泡性腺瘤类似，并且包括多倍体核型：7 号染色体有多拷贝；而在滤泡癌中染色体的缺失往往更多见，复杂的核型也很常见[185,205-206,478-479]。

在滤泡癌和腺瘤中，DNA 含量的细胞计数测量以及比较基因组杂交（CGH）也都发现了非整倍体[203]。在滤泡性肿瘤（腺瘤和癌）中，非整倍体的发生和染色体DNA改变的方式存在两种通路：一种是形成具有明显非整倍体、额外染色体和微滤泡/梁状/实性结构的肿瘤；另一种是肿瘤的特征是二倍体/近二倍体，具有常见的染色体缺失和正常滤泡样结构[480]。与染色体DNA不稳定性相符，滤泡癌通常具有高比例的杂合性缺失，每个染色体臂有大约20%；而与之相反，在滤泡性腺瘤和乳头状癌中，杂合性缺失则少见得多，仅分别为大约5%和大约2.5%[481]。

最常见的原癌基因突变是累及 RAS 的突变，例如，在滤泡性腺瘤病例中，K-、N- 和 HRAS 均可受累。一项 meta 分析显示，滤泡癌（和腺瘤）最多见的突变是在 NRAS 的 61 号密码子[187]。RAS 突变是滤泡状生长肿瘤（滤泡癌、滤泡型乳头状癌/NIFTP、滤泡性腺瘤）的标志物，可能通过失去分化促进肿瘤的进展，并与不利的临床特征有关[203,303,482-485]。

PAX8/PPARG 重排[477] 由 t(2;3)(q13;q25) 导致，使 3p25 上的 PPARG 和 PAX8 融合，最初被认为是滤泡癌特异性的改变，已在一些滤泡性腺瘤和滤泡型乳头状癌中发现[204,346,486]。PAX8/PPARG 还没有在增生性甲状腺结节或侵袭性肿瘤中被发现，例如，低分化或间变性甲状腺癌[204]。PAX8/PPARG 很少与 RAS 突变重叠，在嗜酸性细胞肿瘤中不常见[330]。在滤泡癌中，PAX8/PPARG 与女性、年龄较轻、富于细胞和浸润性特征有关[330]。然而，PAX8/PPARG 阳性病例的远处转移风险可能比 PAX8/PPARG 阴性病例的低[486]。因此，PAX8/PPARG 可能是一类独特肿瘤的标志物，其特征为滤泡状生长和浸润潜能，但并非明显侵袭性的特征。免疫组织化学检查，PPARG 抗体染色显示 PPARG 表达上调，可能可以用于推测 PAX8/PPARG 重排[204]。

PI3K/PTEN/AKT 通路是异常活化的，这是由 PTEN 胚系失去功能性基因突变导致的，发生在 Cowden 综合征患者中，滤泡癌是此综合征的一种表现[211]。滤泡癌发生在具有腺瘤性甲状腺结节的良性结节性疾病背景之中这个事实，是支持滤泡性腺瘤和滤泡癌具有共同的肿瘤发生通路的一个重要线索。除了 Cowden 综合征外，也有滤泡癌发生于 Carney 综合征 I 型和 Werner 综合征（成人早老症）的报道[487]。

在少数散发性滤泡癌中，失活性 PTEN 突变或 PIK3CA 基因的功能性突变的获得可激活 PI3K/PTEN/AKT 通路。然而，PIK3C 以及受体酪氨酸激酶（EGFR、VEGFR1）基因的复制数增加很常见[210,488]。PTEN 和 PIK3CA 突变以及原癌基因 RAS 活化，很少在滤泡癌中共存（尽管它们在侵袭性肿瘤中可能重叠，例如，在间变性癌），提示每一种基因改变都有其独立作用[210,488]。TSHR 突变非常罕见，但也有发生于高功能性滤泡癌的报道[489]。

TERT 启动子突变约占滤泡癌的 17%[350]，其百分比范围为 10%～35%[350-351,412,490-491]。在部分滤泡癌中，它们与 Ras 突变共存[348]。与乳头状癌情况相似，TERT 启动子突变与预后不良有关[347-348,350,491]。

滤泡癌亚型

根据其在大体、肉眼和显微镜下水平上的侵袭程度，传统上将滤泡癌分为"微小"浸润型和"广泛"浸润型。为改进这种传统的两分法方法，应建立一个对临床更有价值的分类方法，应考虑如下几点：

1. 有两个具有显著不同预后重要性的主要类别：对于有包膜的肿瘤，必须寻找浸润；而对于有广泛浸润的肿瘤，必须寻找包膜。

2. 在前者中，在仅显示包膜浸润的肿瘤（远处转移的可能性很低）和伴有或不伴有包膜浸润而显示血管浸润的肿瘤（远处转移的可能性更大）之间，预后有明显差异[492-498]。

3. 在伴有血管浸润的肿瘤中，预后随受累血管的数目不同而不同（以 4 个血管浸润灶为截断值）[497-501]。

如此建立的一个预后相关的分类方法如下所示：

滤泡癌	浸润
微小浸润	包裹性，仅有包膜侵犯（无血管侵犯）
包裹性血管浸润	有限的血管侵犯（1～3 个血管，有或无包膜侵犯）
	有广泛的血管侵犯（≥4 个血管，有或无包膜侵犯）
广泛浸润	广泛侵犯（大体和显微镜下明显），多结节生长，无明显肿瘤包膜

包裹性滤泡癌（encapsulated follicular carcinoma）（微小浸润型和包裹性血管浸润型）。目前发达国家中诊断的滤泡癌绝大多数是具有包膜的圆形-椭圆形甲状腺结节，与周围的正常组织分界明显，大体上与滤泡性腺瘤几乎没有区别。只有显微镜下发现肿瘤包膜或血管浸润才能区分两者。它们的切面通常呈实性鱼肉样。它们的生长方式通常类似于胚胎性或胎儿性腺瘤。的确，研究提示，有些病例代表了腺瘤的恶性转化。包裹性滤泡癌的平均直径为 3～4 cm，几乎是乳头状癌的 2 倍[502]。与乳头状癌不同，包裹性滤泡癌几乎总是孤立的，很少发现小于 1 cm 的肿瘤[503]。隐匿性滤泡癌（即由转移性扩散而出现的肿瘤）已充分的说明，其中一些肿瘤可能相对较小（1～2 cm）[496]。也已有小至 0.7 cm 的滤泡癌有远处转移的恶性行为的报道[494]。

恶性的诊断完全依靠有血管和（或）包膜浸润证据，因此，要严格掌握这些标准[504]（图 8.60）。大体上，血管浸润几乎从不明显。显微镜下，受累血管（常为静脉）应位于包膜或紧贴包膜外（而不是肿瘤内血管），并且包含一团或数团肿瘤细胞，后者黏附于管壁并突向管腔。血管内的肿瘤细胞团经常被覆内皮细胞，其表现与普通

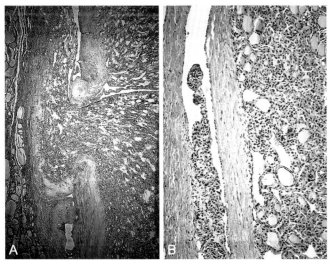

图 8.60　微小浸润性滤泡癌的包膜（**A**）和血管（**B**）浸润

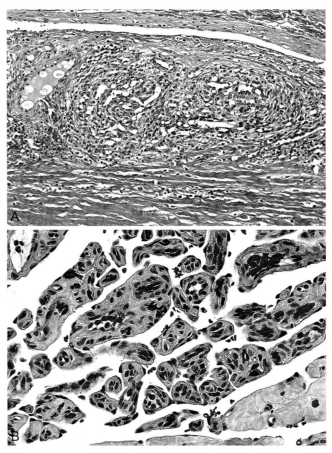

图 8.61　**A** 和 **B**，滤泡性肿瘤的包膜的反应性血管增生。在高倍镜下（**B**），病变具有乳头状结构

的血栓类似。由于制片原因，有时证据确凿的肿痛细胞巢伴血栓形成似乎在管腔中游离飘浮。弹力组织染色对于辨认血管浸润的作用有限。肌动蛋白免疫组织化学染色，包裹性滤泡癌多半呈阳性，但这些特有的包膜血管常常完全缺乏弹力肌层，尽管其管径相对较大。血管内皮标志物诸如 CD31、CD34 和 Fli-1 可能有用，尽管使用时有时会由于固定不当、技术原因或表达水平非常低而令人失望。包膜血管有时出现非常显著的内皮细胞和平滑肌细胞增生，与血管浸润类似，看上去可以像乳头状内皮增生（Masson 病变），甚至可能形成卡波西样表现；这种特殊改变也可以见于滤泡性腺瘤，但发生率要低得多 [177,505]（图 8.61）。

　　确认包膜侵犯的标准：必须是病变穿透包膜全层 [506]。当肿瘤侵犯一窄段包膜后，肿瘤常常呈蘑菇样向邻近部位扩展。因而，正切的肿瘤可能显示主瘤体之外有一个肿瘤结节，两者被完整的包膜分开，此时需要进行深切以证实包膜破裂部位。另外一种有意思的现象是，偶尔会在已经侵犯原有包膜的肿瘤边缘形成第二层（甚至第三层）包膜。Evans[366] 观察到，滤泡癌的包膜比腺瘤的包膜厚，并且更加不规则，这一有意思的现象也已被其他学者证实 [507]。包膜浸润灶应与细针吸取操作造成的包膜破裂鉴别开。当疑为包膜浸润的部位呈裂隙状、含有新鲜或陈旧出血灶以及有明显的间质修复性改变时，应考虑到后一种情况的可能性 [177]。另一种与包膜浸润类似的现象是肿瘤组织疝入包膜造成的假浸润，这是由外科医师或病理医师垂直切开新鲜标本的包膜进行取材造成的；为避免这种假象，最好忽略切片最边缘的区域，因为这个区域的肿瘤似乎包膜包绕不连续，这是由于包膜被骤然切断所致 [177]。

　　在包裹性滤泡癌中，有血管浸润的病例与浸润仅局限于肿瘤包膜的病例之间存在预后差异，前者扩散转移的可能性更大。因此，对结节与周围实质交界处的完全取材对于包裹性滤泡性病变至关重要。有时，即使进行

了精准的取材和彻底的检查，仍可能怀疑肿瘤包膜或血管间隙的是否存在真正的侵犯。当肿瘤细胞巢接近或与血管间隙紧密混合时，或当肿瘤细胞巢出现在血管内而没有内皮衬覆或血栓的迹象时，可能会质疑血管侵犯，并且不能确定这些发现是否仅仅是由于取材过程中肿瘤移位造成的假象。当肿瘤细胞不规则地进入包膜但不是完全通过包膜，或发现肿瘤巢局限于其外部时，包膜侵犯值得怀疑。在这些情况下，观察者之间可能存在相当大的差异 [508]，此时应用"恶性潜能未定的滤泡性肿瘤（FT-UMP）"这个术语可能是合适的。同样，"恶性潜能未定的高分化肿瘤（WDT-UMP）"也可用于伴乳头状癌细胞核改变的病例（见表 8.4）[375,383]。"恶性潜能未定的肿瘤"不是一个"废纸篓"的诊断范畴，应该非常谨慎地用作解决实际问题病例的方案。

　　广泛浸润性滤泡癌（widely invasive follicular carcinoma）。广泛浸润性滤泡癌过去很常见，特别是在缺碘地区，但由于诊断方法和医疗保健标准的改进，现在在发达国家已经非常罕见。广泛浸润性滤泡癌广泛浸润甲状腺组织，在标本切片上非常明显，有多个不规则的浸润前沿，并经常延伸到甲状腺外软组织。大体上（有时甚至是显微镜下的），可见原先存在的肿瘤包膜可能完全消失。伴有大量浸润性结节（作为血管内播散的结果）

的病例，可能会被误诊为多结节性甲状腺肿。显微镜下，广泛浸润性滤泡癌可见明显的血管浸润。许多病例表现为高级别的形态，至少在部分肿瘤区域，可见核分裂象、坏死灶和低分化的细胞结构特征。因此，许多病例更适于被诊断为低分化甲状腺癌。一些广泛浸润性滤泡癌具有混合的组织学表现，具有滤泡、实性、岛状甚至乳头状或嗜酸性细胞的特征。

扩散、转移和预后

与乳头状癌不同，任何一种亚型的滤泡癌几乎总是单发，并且罕见隐匿性病例。滤泡癌通常为血行转移而不是局部淋巴结转移[509]。对于滤泡癌患者的阳性淋巴结转移报告，应始终予以质疑，特别是如果肿瘤不是嗜酸性细胞性的，应认真考虑为滤泡型乳头状癌或低分化癌的可能性。

与滤泡癌通过血管扩散的趋势相符，即使是早期很小的滤泡癌也可能具有远处转移的潜能，且转移癌可能是滤泡癌的首发表现。这种情况发生在 5%~10% 的首次诊断的包裹性滤泡癌（与乳头状癌相比，比例更高）[496,499-510]，在广泛浸润性滤泡癌患者中这种情况发生的比例更高（20%~30%）[499,511]。在另外 5%~15% 的包裹性肿瘤患者中，远处转移是在最初诊断后 10 年多才发现的，这意味着患者需要长期随访[499,510]。重要的是要记住，即使是很小的肿瘤也可能转移。在一项包含 8 例有远处转移的微小浸润癌病例研究中，有 5 例的肿瘤直径 ≤ 2 cm[496]。

滤泡癌最常见的转移部位是肺和骨，但也可以转移到许多其他器官，包括肾和皮肤[512]。骨转移通常是多中心性的，好发于肩胛带、胸骨、颅骨和髂骨[513]。有时由于这些部位的血管丰富而有搏动感，这一特征与转移性肾细胞癌相似。这些转移灶对放射性碘具有很强的亲和性，而且令人好奇的是，它们可能表现为比原发性肿瘤更好的分化形态，达到看似终末分化阶段的正常的甲状腺的程度（所谓的"转移性腺瘤""恶性腺瘤"或"转移性甲状腺肿"）。但大多数仍具有低分化特征，至少是在结构水平上[509]。甲状腺球蛋白和（或）TTF-1 染色对于证实转移性肿瘤的甲状腺来源必不可少。

远处转移常见于广泛浸润性滤泡癌或具有广泛血管浸润的包裹性滤泡癌，伴有局限性血管浸润（1~3灶）的包裹性滤泡癌发生转移的比例不到 5%，而仅仅根据微小包膜浸润诊断为癌的肿瘤发生转移的比例不足 1%[492,494-495,499,501]。滤泡癌患者的预后与包膜和血管浸润程度直接相关[499,514]，但仅有局灶性包膜和血管浸润而无低分化特征、就诊时无远处转移的包裹性滤泡癌很少致命[384,410]。

伴有远处转移的滤泡癌患者的预后差[497-498,511,514-515]，在一项大型病例研究中，包裹性滤泡癌的 10 年疾病相关生存率为 55%，而无远处转移的患者为 97.8%[510]。

罕见的滤泡性肿瘤显示无包膜或血管浸润的证据但有充分的细胞结构异常（表现为实性/小梁状生长方式、核分裂活跃、坏死等）。这些肿瘤应考虑为具有高级别特征的**非浸润性滤泡癌（noninvasive follicular carcinoma）**[516]。

Hürthle 细胞（嗜酸性细胞性）肿瘤
嗜酸性细胞

由于出现嗜酸性细胞是包括在这一节中的所有肿瘤的共同特征，首先描述一下这些细胞似乎是恰当的，嗜酸性细胞通常被不准确地命名为 Hürthle 细胞（一个错误的名称，因为嗜酸性细胞最初是由 Askanazy 于 1898 年在甲状腺中识别的）[517]。嗜酸瘤细胞（oncocyte, oncocytic cell）["肿大的（swollen）"细胞，我们认为这是更准确的描述性术语]和嗜酸性细胞（oxyphilic cell）["嗜酸的（acidophilic）"或"嗜酸性的（eosinophili）"细胞]是欧洲文献中更常用的术语，与 Hürthle 细胞是可以互换的（本章译文通常使用"嗜酸性细胞"这个术语）[518]。嗜酸性细胞的胞质的颗粒性是由于线粒体贮积所致，在透射和扫描电镜检查中，后者显示有各种各样的形态异常[519-520]（图 8.62）。由于明显的线粒体堆积，嗜酸性细胞的极性完全丧失[518]。重要的是，为了避免在诊断术语上出现混淆，应将嗜酸性细胞与其他"富含线粒体"的细胞区分开来，后者在超微结构水平上没有完全失去细胞极性且线粒体较少（例如，高细胞型乳头状癌的高细胞具有嗜酸性"嗜酸性细胞样"胞质）[518]。最好还要记住，在 HE 切片上，这种肿瘤细胞胞质的颗粒性应呈强嗜酸性；否则，应考虑诸如（嗜酸细胞性）髓样癌等其他一些可能性。嗜酸性细胞中继发性胞质透明变并不少见，通常是由于线粒体肿胀引起的。免疫组织化学检查显示，嗜酸性细胞对许多线粒体抗原、葡萄糖转运蛋白 4（GLUT 4）和角蛋白呈阳性反应[7,521]。复合物 I 亚单位（例如 NDUFS4）和复合物 I 酶活性的表达显著减少或消失是甲状腺和肾中嗜酸性细胞的常见特征[522-523]。重要的是要记住，线粒体的内源性生物素可能会导致嗜酸性细胞免疫组织化学染色假阳性[524]。

长期以来，推测嗜酸性细胞明显细胞异常导致的线粒体的集聚是由于线粒体生物合成功能的异常所致。嗜酸性细胞肿瘤比非嗜酸性细胞肿瘤有更高的线粒体 DNA 突变发生率，从点替换到小的插入或缺失，这些插入或缺失可导致框架移位或过早终止密码子以及大范围的缺失，例如，"共同的"4 977 碱基对缺失[525-529]。我们现在已知道，生物化学、代谢和表型（即线粒体的集聚）是由编码线粒体内五个线粒体复合物中的一些亚基的基因突变引起的，这些复合物构成氧化磷酸化（OXPHOS）系统。如果这些亚单位由于基因突变而缺失或缺陷，则整个多聚体复合物不能正常合成，氧化磷酸化过程受损，线粒体代偿性集聚[530-531]。在嗜酸性细胞甲状腺肿瘤和其他器官肿瘤中，线粒体基因中的同源性突变率超过 50%，编码复合物 I（NADH 辅酶 Q 还原酶）亚单位的 MT-ND 基因的突变率超过 70%[522-523,527,532]。编码复合物 I 亚单位的 NDUFA13（GRIM-19）核基因突变是迄今为止报道的唯一的肿瘤特异性核内基因突变。它们已在一些肿瘤中发现，其中包括在一位患者中发现以胚系突变形式形成嗜酸性细胞型乳头状癌和多个良性嗜酸性甲状腺结节[533]。尽管氧化磷酸化缺陷是嗜酸性细胞线粒体代偿性增加的主要原因，但一般认为氧化磷酸化和肿瘤发生之间的关系非常复杂，还没有证据显示它们有直接的致瘤作用[530-531,534]。然而，缺

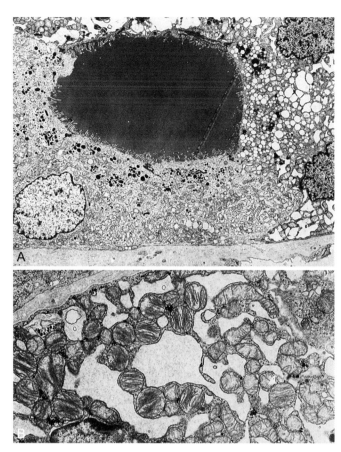

图 8.62　甲状腺 Hürthle 细胞（嗜酸性细胞）肿瘤的超微结构。**A**，胞质充满了线粒体。分泌产物朝向充满类胶质的腔缘。**B**，不同大小的线粒体伴有明显的嵴（**A**，×3 840；**B**，×11 230）

陷线粒体的积聚说明了嗜酸性细胞肿瘤的一个独特的病理特征，即其对缺氧高度敏感[530]。

临床病理学特征

　　Hürthle 细胞（嗜酸性细胞）肿瘤在所有甲状腺癌中的占比为 3%~4%[535]。包括在这个分类中的肿瘤是显示嗜酸性细胞特征的完全或主要（超过 75%）由滤泡细胞组成的肿瘤[518]。在传统的观点中，由滤泡细胞组成的 Hürthle 细胞肿瘤并没有被视为一种独特的类型，而是将它们根据生长方式归入现有的肿瘤分类中的一种（即滤泡性肿瘤或乳头状肿瘤）。然而，嗜酸性细胞肿瘤的生物学特征、形态学特征和自然病程均很独特，足以被视为是一组特殊的肿瘤。

　　大多数甲状腺 Hürthle 细胞肿瘤患者为成人，以女性为主[536-538]。大体上，其特征为实性、呈褐色和富于血管（图 8.63）。大多数甲状腺 Hürthle 细胞肿瘤具有完整的包膜；其浸润性肿瘤倾向于以多结节状方式生长于实质中，可能非常难以辨认，以至于被低估为结节性增生。显微镜下，其生长方式可以是滤泡状、小梁状／实性或乳头状。其中以滤泡状结构最为常见。滤泡较大时可被纤细的纤维血管间隔分开，标本正切时类似于乳头状结构。Hürthle 细胞肿瘤通常含有很少的基质，实体生长区的非黏附细胞可能也类似乳头状结构。诊断中的另一个陷阱

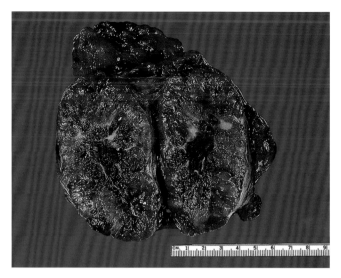

图 8.63　Hürthle 细胞（嗜酸性细胞）癌的大体表现。切面呈褐色，中心有坏死出血

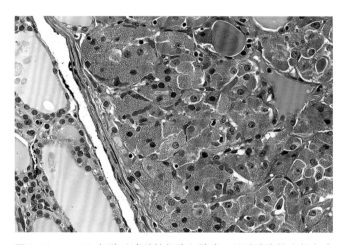

图 8.64　Hürthle 细胞（嗜酸性细胞）腺瘤，显示滤泡性生长方式和完整的薄包膜

是：腺腔内的类胶质浓缩，伴有同心圆性层状结构，类似于乳头状癌的砂粒体的表现，可以根据它们在管腔内部位进行区分。胞核可以显示多形性，核仁突出，并可以出现孤立的奇异型胞核，这些改变本身不是恶性特征。

　　免疫组织化学检查，甲状腺 Hürthle 细胞肿瘤对甲状腺球蛋白呈阳性，虽然阳性程度不如普通的滤泡性病变强。

　　大多数 Hürthle 细胞肿瘤伴有滤泡性或实性／小梁状结构，其评估和诊断应采用与非 Hürthle 细胞滤泡性肿瘤类似的标准进行，也就是说，包膜和（或）血管侵犯应作为诊断恶性的主要标准[536-538]。过去，所有的 Hürthle 细胞肿瘤都被认为是恶性的或潜在恶性的[539]。实际上，它们大多数表现为良性行为，将其诊断为 Hürthle 细胞（嗜酸性细胞）腺瘤比较恰当[536-537]（图 8.64）。具有明确包膜和（或）血管侵犯的肿瘤则应诊断为 Hürthle 细胞癌[536-537]。

　　作为一组肿瘤，Hürthle 细胞癌发生在较大年龄组，女性略占优势，瘤体较大（约 2/3 的肿瘤大小在 3.5 cm 或以上）[540]，并倾向于呈实性／小梁状生长而不是滤泡

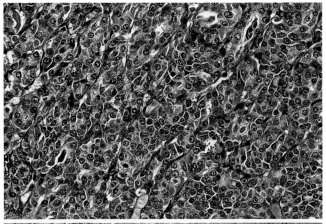

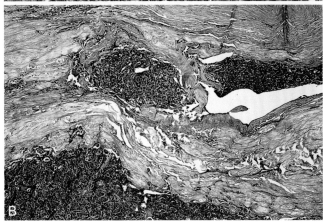

图 8.65　Hürthle 细胞（嗜酸性细胞）癌。**A**，可见明显的实性生长方式。**B**，可见明显的血管浸润

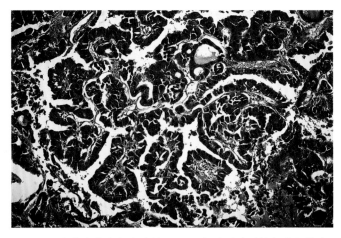

图 8.66　有乳头状生长方式的 Hürthle 细胞（嗜酸性细胞）肿瘤。缺乏乳头状肿瘤家族的细胞核特征，因此，这个肿瘤不应被归入乳头状癌

状生长 [536-538]（图 8.65）。癌细胞通常比腺瘤细胞小，核/质比例较高，这一特征在细胞学检查时也很突出。当出现任何一种这些特征时，要特别注意寻找是否有包膜和（或）血管侵犯表现 [536-538]（图 8.65）。然而，即使是很小的嗜酸性细胞结节也应仔细取材，因为它们可以显示侵袭性生长和恶性临床表现 [541]。如果在嗜酸性细胞肿瘤中未发现血管侵犯，仅发现可疑的包膜侵犯，则它们通常为良性表现 [538]。

　　这个谱系的另一端是高度侵袭性的 Hürthle 细胞癌，主要或完全呈实性/小梁状生长，核分裂活跃；这些肿瘤被纳入低分化肿瘤范畴，被认为是高风险肿瘤 [542-544]。

　　Hürthle 细胞肿瘤的另一个问题是：它们容易出现明显的梗死型坏死，常常发生于细针吸取活检之后 [545]。这种现象与在其他部位的嗜酸性细胞肿瘤的表现相同，并且最有可能是由于线粒体功能受损导致的嗜酸性细胞对缺血高度敏感的结果，可能会使其很难或无法辨认。然而，其肿瘤细胞的残影有时仍能仅仅通过降低显微镜的聚光辨认出，并且可能会出人意料地保留免疫组织化学标志物，特别是角蛋白 [546]。重要的是要认识到，在这种情况下，其包膜可能变得非常不规则，而且陷入甲状腺滤泡实质之内，伴有"再生性"或"反应性"非典型性，包括一些细胞核透明和重叠；对这些改变不应过诊

断为癌。

　　一个诊断难题是，少数 Hürthle 细胞肿瘤完全是由乳头组成的（不同于前面提到的更为常见的假乳头形成）[547]。正如已经指出的那样，具有乳头状癌细胞核特征的肿瘤应被归入乳头状癌范畴中；缺乏乳头状癌细胞核特征的肿瘤应作为滤泡性肿瘤处理 [548]（图 8.66）。换句话说，恶性的诊断主要应根据包膜和（或）血管侵犯做出。具有包膜的肿瘤的行为呈良性 [549]，而浸润性肿瘤的行为则呈侵袭性 [549]，或许比一般的乳头状癌的侵袭性更强 [550]。

　　Hürthle 细胞癌具有明显的血管侵犯倾向。真正的淋巴结转移可以发生，但（与过去的观点相反）是不常见的 [551]。在大多数情况下，颈部的局限性疾病以软组织内圆形癌结节的形式出现。这些都是血管内肿瘤扩散的结果，治疗上仅广泛切除结节而不用进行淋巴结清扫即足以达到局部控制的目的 [551]。约 10% 的病例可出现远处转移，尽管远处转移可能出现在最初诊断的几年后 [552]。骨转移常见，转移灶可能发生在不寻常的部位，并可被误认为是原发性肿瘤 [509,512]。

　　Hürthle 细胞腺瘤几乎总是可以通过切除治愈，而 Hürthle 细胞癌则是具有相当侵袭性的肿瘤。与滤泡细胞来源的普通非嗜酸性细胞癌相比，Hürthle 细胞（嗜酸性细胞）癌在男性和老年患者中相对更为常见，其瘤体大且具有较高的疾病分期 [553]。重要的是，它们的总体和疾病特异性生存率较低 [553]，它们对碘的摄取不足也反映这点（同时限制了放射性碘扫描识别转移性疾病的有效性）[552]。与普通的非嗜酸性细胞癌患者相比，嗜酸性细胞癌患者的继发性恶性肿瘤的发生率也明显更高。在一项大型病例研究中，患者的 5 年生存率为 85%，但在 Ⅲ ~ Ⅳ 期患者，5 年累计复发或死亡发生率女性患者为 74%，男性患者为 91% [552]。患者年龄较大、肿瘤体积较大、甲状腺外累犯、广泛的血管浸润以及转移是预后不良的因素。血管侵犯的程度（1 ~ 3 灶对比 4 灶或更多病灶）对有包裹性癌患者的预后有很大影响 [500,552]。

目前尚无 Hürthle 细胞（嗜酸性细胞）肿瘤特异性染色体异常的报道。然而，非整倍体是腺瘤和癌的一个共同特征，通常涉及全染色体或大染色体片段，似乎线粒体的增多阻碍了染色体的正确分离[554-558]。有一些异常与肿瘤的复发有关，例如 12q、19q 和 20p 的获得[557]，而22 号染色体的丢失与患者的死亡率有关[555]。细胞计数的DNA 倍体分析已将非整倍体与肿瘤的侵袭、转移和不良预后联系在一起[559-560]。

非嗜酸性细胞肿瘤的主要分子改变也可以在 Hürthle细胞（嗜酸性细胞）肿瘤中发现。因此，*RAS* 突变可发生在滤泡状生长的嗜酸性细胞肿瘤中（虽然检出率要低得多）[330,486,558]，而 *BRAF* 突变可发生在罕见的嗜酸性细胞乳头状癌中[291,334]。有意思的是，已有 10%～20% 的缺乏高级别/低分化特征的 Hürthle 细胞（嗜酸性细胞）肿瘤中有 *TP53* 突变的报道[561-562]，它们有时与 *PTEN* 突变相关[563]。

一项对 Hürthle 细胞（嗜酸性细胞）肿瘤的致瘤突变、DNA 拷贝数变化和表达谱的详细的高通量分子研究表明，它们具有不同于普通非嗜酸性细胞肿瘤的遗传谱。具有广泛血管侵犯（4 个或更多病灶）和侵袭性特征的癌也不同于没有或局限性侵犯的肿瘤，其分子特征与 wnt/β连环蛋白和 PI3K/PTEN/AKT 通路的激活一致[558]。

透明细胞肿瘤

透明细胞变可以发生于各种组织学类型的甲状腺肿瘤中，其发生机制不尽相同，包括细胞质内小泡（线粒体、内质网或高尔基体来源[564-565]）的出现以及糖原、脂质、甲状腺球蛋白或"黏液"的堆积（图 8.67）。这些肿瘤的自然病程是由肿瘤的性质决定的，而与细胞质透明变的出现、程度或机制无关，因此，不应将透明细胞癌视为一种特殊的肿瘤类型[564,566]。

最容易发生继发性透明细胞变的肿瘤是 Hürthle 细胞（嗜酸性细胞）肿瘤，这是线粒体空泡状肿胀的结果[564]（图 8.68）。嗜酸性细胞和透明细胞变可以见于彼此相邻

的细胞，甚至可以见于同一个细胞的不同区域[567]（图8.69）。透明细胞变也可发生于滤泡性腺瘤和滤泡癌（通常是由线粒体或粗面内质网来源的小泡造成的）[568]、乳头状癌（通常由糖原蓄积而成）[569]、未分化癌（也是糖原过多的结果）以及极少数情况下的髓样癌[570]。除了髓样癌外，这些肿瘤通常对甲状腺球蛋白染色呈阳性，尽管有时呈灶状或弱阳性[564,571]。虽然滤泡性肿瘤出现透明细胞变本身并不代表肿瘤是恶性的，但其在癌中出现的概率比在腺瘤多，因此当遇到透明细胞变时应怀疑癌的可能性。

具有透明细胞变的甲状腺肿瘤的一种特殊类型是印戒细胞型肿瘤，其中不同大小的胞质空泡的形成可导致其形态上类似于印戒细胞或脂肪母细胞（图 8.70）。大多数这种印戒细胞肿瘤是腺瘤，但具有这种形态的癌也有发生[572-574]。免疫组织化学染色显示，空泡含有细胞内甲状腺球蛋白[564,572-574]。间质通常有重度玻璃样变并有点状钙化，提示印戒细胞样改变的性质可能是一种变性和滤泡发育受阻的表现[572-573]。已经发现其中一些物质黏液染色呈阳性[574]。

透明细胞变的另一少见形式可见于富于脂质的细胞腺瘤，其胞质空泡是由中性脂肪堆积形成的[575-576]。

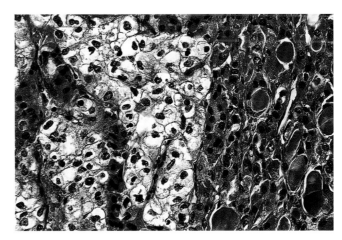

图 8.68　伴有局灶性胞质透明变的 Hürthle 细胞肿瘤

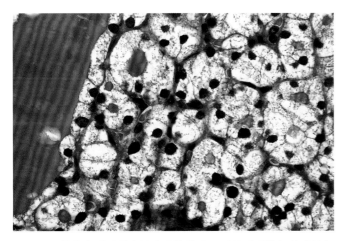

图 8.67　伴有胞质透明变的滤泡性肿瘤。可见透明的细胞质呈细颗粒状

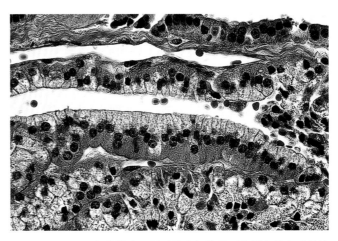

图 8.69　Hürthle 细胞肿瘤，显示肿瘤细胞的下半部分具有嗜酸性特征，而上半部分有胞质透明变

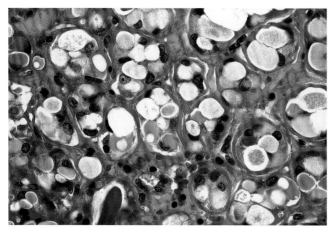

图 8.70 所谓的印戒细胞腺瘤，由胞质内甲状腺球蛋白积聚所致

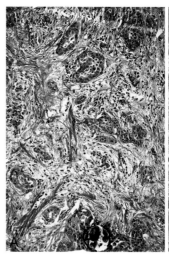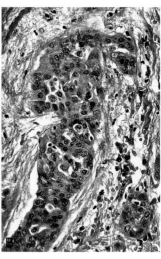

图 8.71 **A** 和 **B**，甲状腺黏液表皮样癌（Courtesy of Dr. K. Franssila, Helsinki.）

具有透明细胞的原发性甲状腺肿瘤主要应与甲状旁腺肿瘤和甲状腺转移性肾细胞癌进行鉴别 [564,566]。当遇到这个问题时，病理医师应当牢记，这两种病变可位于甲状腺内，而甲状腺透明细胞肿瘤也可以发生在异位甲状腺 [577]。免疫组织化学检查对鉴别诊断有很大帮助。

还要注意的是，胞质透明细胞变也可以发生在非肿瘤性甲状腺病变中，包括桥本甲状腺炎和激素合成障碍性甲状腺肿 [564]。

鳞状细胞、黏液性和相关的肿瘤

鳞状细胞可见于甲状腺内，既可源自残留的甲状舌管或来自鳃囊衍化结构（例如胸腺上皮），也可源自桥本甲状腺炎、乳头状癌或其他病变中的鳞状上皮化生。纯粹的**鳞状细胞癌（squamous cell carcinoma）**极其罕见 [578-579]。有些病例还伴有白细胞增多症和高钙血症 [580]（与间变性癌一样）[581-582]。大多数伴有鳞状细胞巢的高级别甲状腺肿瘤混有未分化（间变性）癌区域，一般归入未分化癌中，因为它们具有相似的自然病程 [583]。实际上，许多这样的情况也发生在乳头状癌中，其方式类似于未分化癌 [468,584]。高细胞型乳头状癌特别容易衍化成梭形细胞型鳞状细胞癌 [411]。当甲状腺中出现很明显的鳞状细胞癌时，还要考虑到喉或气管肿瘤继发的直接侵犯，或来自肺或其他部位的肿瘤转移的可能性。在甲状腺原发性鳞状细胞癌（和间变性鳞状细胞癌）中，甲状腺分化因子 TTF1 和 TTF2 通常呈阴性，但 PAX8 在这些原发性甲状腺肿瘤中经常保留免疫反应性；而在头颈部鳞状细胞癌和肺鳞状细胞癌中则始终为阴性 [18,585]。

黏液表皮样癌（mucoepidermoid carcinoma）（图 8.71）是一种罕见的甲状腺肿瘤，由鳞状上皮区域构成，有时形成角化珠，黏液（杯状）细胞排列成管状结构或腺样间隙；黏液细胞可能含有胞质内 PAS 阳性小滴——类似于胶质，并有明显纤毛。其鳞状上皮和黏液成分紧密混合，间质纤维化。可能出现细胞外黏蛋白积聚，形成含有黏蛋白和角蛋白物质的囊性结构，也可呈筛状结构。黏液物质对 Maye 黏液蛋白和阿辛蓝（alcian blue）染色呈阳性 [586-592]。

虽然有人认为黏液表皮样癌来源于鳃后体衍化而来的实性细胞巢 [593]，已报道病例的临床特征以及有些肿瘤出现毛玻璃样核和砂粒体提示，黏液表皮样癌实际上可能是具有极度鳞状上皮和黏液化生的乳头状癌 [590-592]。事实上，也曾有具有明显黏液表皮样特征的乳头状癌的报道 [594]，提示该肿瘤与甲状腺乳头状癌有关 [590-592]。黏液表皮样癌常常伴有桥本甲状腺炎的背景 [590-592]。

免疫组织化学检查，黏液表皮样癌通常对甲状腺球蛋白、癌胚抗原（多克隆）、TTF1 和 PAX8 呈阳性 [590-592]。

黏液表皮样癌的生物学行为表现为一种低级别恶性肿瘤，可能转移到颈部淋巴结，但很少扩散到远处。已报道的罕见的致命病例其肿瘤通常具有低分化或间变性癌成分 [590,592,595]。

涎腺和支气管腺的黏液表皮样癌的典型 t(11,19) 易位（CRTC1/MAML2 融合）已在一些病例中证实 [596]。BRAF 或 RAS 突变尚未被确认，但在混合性乳头状/黏液表皮样癌中可检出 RET/PTC 重排 [597]。

伴有嗜酸性粒细胞增多的硬化性黏液表皮样癌（sclerosing mucoepidermoid carcinoma with eosinophilia, SMECE）是黏液表皮样癌的一个独特变异型，发生在桥本甲状腺炎累及的甲状腺，通常是纤维性桥本甲状腺亚型 [598]（图 8.72）。SMECE 被认为起源于桥本甲状腺炎中发现的良性鳞状细胞巢 [598]。显微镜下，SMECE 可见轻度至中度多形性肿瘤性鳞状细胞条索或细胞巢在致密纤维玻璃样变的间质中浸润。常常可见明确的鳞状分化和黏液分泌灶，有时鳞状分化灶内混有黏液分泌。常常有恒定而又显著的嗜酸性粒细胞浸润，它们倾向于在异型性更明显的肿瘤细胞周围聚集，在低倍镜下这有助于对病变的定位（图 8.73）。在一些病例中可见明显的富含糖原的透明鳞状细胞 [590,598-600]。在细针吸取活检组织中可以见到上述一些特征 [601]。免疫组织化学染色，SMECE 肿瘤细胞角蛋白染色呈强阳性，但 TTF-1 染色仅呈局灶阳性，而甲状腺球蛋白染色通常呈阴性 [591,599]。SMECE 的临床经过一般是惰性的，但伴有远处转移和侵袭性行为的病例也有报道 [600]。显微镜下，SMECE 淋巴结转移的特征可能类似于 Hodgkin 淋巴瘤 [602]。

少数缺乏鳞状上皮成分并显示不同分化程度的黏液癌病例（包括低分化型）已有报道[603-605]。在这方面值得一提的是，甲状腺球蛋白分子中含有不等量的碳水化合物，可能造成一定程度的嗜阿辛蓝性（alcianophilia）[10]。

对发生在甲状腺内或甲状腺周围的另一种少见的可能显示鳞状上皮分化的恶性肿瘤，我们称其为甲状腺内胸腺癌或显示胸腺样分化的癌（CASTLE）[40]。这种肿瘤与其他可以发生于颈部、与甲状腺常有密切解剖关系并显示胸腺或相关鳃囊分化的肿瘤将在第12章进行较详细的描述[40,606-607]。

低分化癌

在传统的甲状腺肿瘤分类方法中，滤泡细胞来源的恶性肿瘤被归入由乳头状癌和滤泡癌组成的高分化癌以及未分化癌或间变性癌。然而，在这两类肿瘤之间还存在一组肿瘤，其形态学特征和临床表现都介于这两类肿瘤之间[608-614]。这一类肿瘤被称为"岛状癌"，这类肿瘤最初由Carcangiu、Zampi和Rosai于1984年报道[608]。2007年意大利都灵（Turin）国际共识会议概述了这类肿瘤的公认诊断标准（图8.74）[615]。

依据都灵共识标准，**低分化癌（poorly differentiated carcinoma）**很少见。它们仅占甲状腺癌的一小部分，在美国少于2%，在日本少于1%，而在都灵地区以及法国一些地区约为5%[616-617]。由于低分化癌与长期甲状腺肿存在相关性，碘缺乏可能是其危险因素[612]。

低分化癌患者的年龄大于高分化肿瘤的患者，平均年龄为55~65岁（尽管在儿童和青少年中也有报道）[619]，女性发病率较低[608,615,617,620]。

大体检查，低分化癌肿瘤体积大（在一项研究中其中位直径为5 cm）[617]，边缘呈推挤性，常有卫星结节。低分化癌可能会存在部分包膜，通常与广泛浸润性滤泡癌无法鉴别。低分化癌具有多结节性生长方式，与甲状腺肿相似。

显微镜下，其岛状癌的特征非常明显（快速识别要点）：呈巢状——"岛状"——生长方式（图8.75），实性至微滤泡排列，肿瘤细胞小而一致（图8.76），核分裂活性不一，出现新鲜肿瘤坏死，有时可造成血管外皮细胞瘤样形态（图8.77）。"岛状"巢被纤细的纤维血管间隔隔开，这些间隔通常是由于人工裂隙与肿瘤细胞巢分离。低分化癌肿瘤细胞的胞核呈圆形，浓染，核仁不显著，有轻度多形性。有时胞核可显示出不规则的扭曲的"葡萄干样"特征，类似于乳头状癌，但染色质浓，且没有假包涵体[608]。

一些低分化癌没有典型的"岛状"癌特征，而是以小梁型结构为主（图8.78），肿瘤细胞胞核的多形性更明显，且具有粉刺样坏死。大多数低分化癌病例可见血管侵犯。

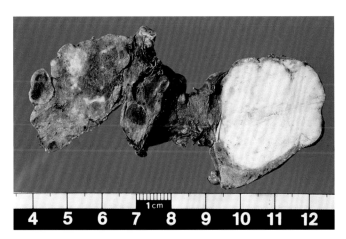

图 8.72　发生于桥本甲状腺炎累及的甲状腺的伴有嗜酸性粒细胞增多的硬化性黏液表皮样癌。可见这个肿瘤界限清楚，几乎完全取代了甲状腺的一叶（Courtesy of Dr. Josie Zaroway, Edmonton, Canada.）

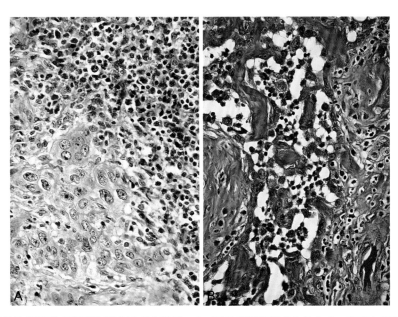

图 8.73　**A** 和 **B**，伴有嗜酸性粒细胞增多的硬化性黏液表皮样癌。**A**，可见实性和鳞状生长方式，伴有大量嗜酸性粒细胞浸润。**B**，可见组织间隙形成，导致假血管表现

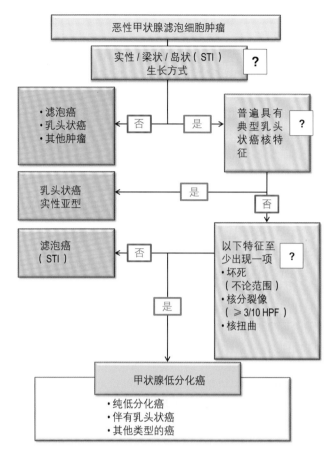

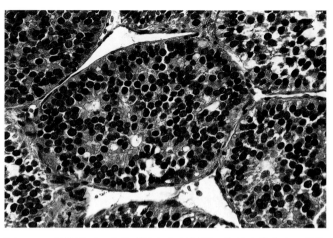

图 8.76 高倍镜下，岛状癌的细胞呈圆形，胞核中等大小，伴核膜光滑、深染

图 8.74 甲状腺低分化癌诊断标准。HPF：高倍视野；在实性、小梁状及岛状（STI）区域随机计数核分裂象（From Volante M, Collini P, Nikiforov YE, et al. Poorly differentiated thyroid carcinoma: the Turin proposal for the use of uniform diagnostic criteria and an algorithmic diagnostic approach. *Am J Surg Pathol*. 2007; 31(8): 1256–1264.）

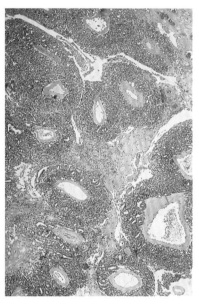

图 8.77 低分化（岛状）癌。血管外皮细胞瘤样生长方式是由于与接近营养血管的肿瘤细胞得以保留而其他肿瘤细胞坏死所致

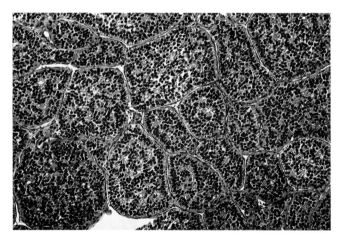

图 8.75 甲状腺低分化癌的低倍镜观，可见明显的岛状结构

    ○ 核分裂象（≥3/10 HPF）

    ○ 肿瘤性坏死

    ○ 核扭曲

  一些低分化癌是由 Hürthle 细胞（嗜酸性细胞）构成的[542-544]。

  透明细胞巢[542]、黏液分化[603]和印戒样[621]或横纹肌样[622]特征均已有报道。在很多病例中，低分化癌表现出复杂的结构，低分化区域可以与多种生长方式区域并存，包括分化良好的乳头状癌或滤泡癌。这种复杂性以及对预后不良的甲状腺癌均冠以"低分化"这个非标准化术语可能会造成诊断困惑[616]。有报道认为，在分化良好的乳头状癌或滤泡癌中出现局灶低分化区域（至少占10%）可能与不良预后相关，因此，应在病理报告中写

常见甲状腺外浸润，但不如间变性癌普遍[608,615,617-618]。目前都灵共识已经定义了低分化癌中岛状癌的诊断标准[615]；概括起来包含以下方面（见图 8.74）：

- 巢状（"岛状"）/实性/梁状生长方式
- 缺乏传统乳头状癌的核特征
- 以下特征至少出现一项：

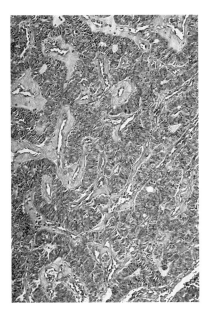

图 8.78　低分化癌显示小梁状生长方式而不是岛状结构

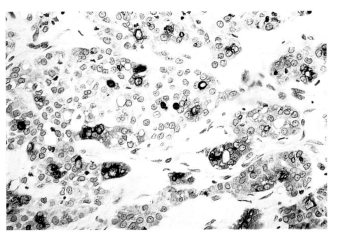

图 8.79　甲状腺低分化（岛状）癌甲状腺球蛋白免疫组织化学染色呈阳性

明[616]。低分化癌部分区域也出现在具有侵袭性生物学行为的组织学类型，例如鞋钉状型乳头状癌[435]。细胞间变和核多形性提示肿瘤向间变性癌转化[623]。文献报道了1例来源于卵巢甲状腺肿的致命性低分化癌[624]。

免疫组织化学检查显示，与其他分化型甲状腺肿瘤一样，低分化癌也显示 CK7$^+$/CK20$^-$ 表达模式[276]。其甲状腺球蛋白（TG）表达减弱，并特征性局限于微滤泡结构和一些肿瘤细胞的核旁区域（见图 8.79）[611]。其 TTF1 表达呈弱阳性[18]。其 p53 表达可能仅限于浸润性生长区域，不如间变性癌弥漫[625]。其 Ki-67/MIB1 标记指数通常为 10%～30%[626]。

低分化癌的鉴别诊断主要包括原发性甲状腺髓样癌、甲状旁腺腺癌和转移性癌，免疫组织化学染色可用于疑难病例的鉴别诊断。

低分化癌表现为甲状腺肿块，有时表现为长期存在

的甲状腺肿的近期增大。在术前进行的细针吸取活检标本中，提示低分化癌的细胞学特征是细胞明显拥挤，细胞簇具有岛状/实性/小梁形态，细胞单个分布以及高核/质比，但只有进行组织病理学检查后才能明确诊断[627]。

大约有 15% 的患者初诊时已发生远处转移，淋巴结转移常见[471,608]。

尽管一部分肿瘤可能有聚集放射性碘，但低分化癌通常对 FDG-PET 呈阳性[620]，且在 FDG-PET 阳性且对放射性碘治疗无效的甲状腺肿瘤中的占比约为 50%[628]。由于放射性碘吸收差，在多数研究中其 5 年生存率在 40% 到 70% 之间[608,615,617-618]。

据报道，肿瘤相关的巨噬细胞（常见于进展期甲状腺癌）密度增高是预后不良因素[629]。包膜完整是有利预后因素。一项研究指出，在一组符合都灵共识标准的低分化甲状腺癌可见核分裂象或坏死，但具有完整包膜（缺乏浸润），随访（中位随访时间 > 10 年）并未发生复发或转移[516]。

重要的是要记住，低分化癌并不是仅有的预后介于分化好和分化差（未分化）的甲状腺癌之间的肿瘤。伴有广泛血管侵犯的滤泡性肿瘤、侵袭性乳头状癌（高细胞型、鞋钉状型）和分化良好但出现远处转移的癌也会有一个中等的预后[616]。一种基于识别坏死或高核分裂活性（核分裂象 ≥ 5/10 HPF）的简单分级系统已成功区分出具有中等预后的甲状腺癌，无论其结构特征或肿瘤亚型如何，该分级系统与都灵共识标准的低分化癌诊断标准有很好的重叠[471]。其他基于 Ki-67/MIB1 标记指数的分级系统也可成功地用于预测预后[626]。仅根据核分裂活性和坏死来定义的低分化肿瘤[471]，可占致命性非间变性甲状腺癌的一半以上[328]。

低分化癌的分子改变总结在表 8.2 中。低分化癌的特征性的体细胞基因改变是 *TERT* 启动子突变、*TP53* 突变和 PI3K/PTEN/AKT 通路失调，虽然所有这些改变在间变性癌更多见。除了这些"晚期"分子事件外，诸如 *RAS*[630] 和 *BRAF* p.V600E[301] 突变之类的"早期"改变也很常见。高频的 *RAS* 激活突变（20%～50%）表明，许多低分化癌是从滤泡癌或乳头状癌的滤泡型发展而来的[482,485,618,630]。

与高分化癌相比，低分化肿瘤具有更高的突变负荷[344]，并经常携带多种分子改变（通常是一个早期改变和一个晚期改变）[344]。在合并高分化癌的肿瘤中，在分化良好区域和分化差区域可同时发现早期分子改变，而晚期分子改变似乎仅限于分化差区域[625,631-632]。已报道一些低分化癌（以及间变性癌）存在 *CTNNB1* 突变[633]、*ALK* 重排[319,321,344] 以及 *EIF1AX* 和 *RAS* 突变[344]。一项研究报道，SWI/SNF 染色质重塑复合体的破坏、组蛋白甲基转移酶（HMT）突变以及 DNA 错配修复系统失活在低分化癌中的发生率分别为 6%、7% 和 2%（在间变性癌中的发生率要远远更高）[344]。

这些肿瘤是非整部体的，常伴有拷贝数改变[344]，

且过去报道的很多具有复杂核型的滤泡癌就是低分化癌[478]。低分化癌的 microRNA 谱系与分化好的肿瘤及间变性癌是不同的[353]。

间变性（未分化）癌

间变性（未分化）癌［anaplastic (undifferentiated) carcinoma］通常发生于老年患者，表现为迅速生长的单发硬块，累及周围组织，伴有声嘶以及吞咽和呼吸困难[582,634]。大多数病例在初诊时就有甲状腺外侵犯[583,634]。大体检查，可见大部分甲状腺已被高度出血和坏死的实性肿瘤取代（图 8.80）。

显微镜下，甲状腺间变性（未分化）癌这个术语主要用于两种主要类型有关的甲状腺，两者有时共存。第一种类型，未分化的意义是不形成滤泡、乳头甚或小梁状或巢状结构，但这种肿瘤在形态学和免疫组织化学水平上仍然保留明显的上皮特征。这种结构被称为**鳞状细胞样（squamoid）**，可以混有明确的角化灶[583]。这类肿瘤的一个非常独特的亚型具有淋巴上皮瘤样表现，但似乎与 EB 病毒并不相关[635-636]。

第二种类型，实际上常是由同时存在的两种结构组成，可归类在**肉瘤样（sarcomatoid）**结构范畴下的两组：梭形细胞型和巨细胞型（后者显示比梭形和鳞化样型更明显的多形性）（图 8.81 和 8.82）。它们可以显示束状或席纹状生长方式，重度的中性粒细胞浸润，明显的血管形成，以及不同程度的骨、软骨和骨骼肌分化[637-638]。结果是它们的形态可以非常类似于多种软组织肉瘤，尤其是所谓的恶性纤维组织细胞瘤（包括炎症性和黏液性变异型）、血管肉瘤、恶性血管周细胞瘤、横纹肌肉瘤和纤维肉瘤[583,639]。可以出现破骨细胞样多核巨细胞，由此可使肿瘤形态类似于骨或软组织的巨细胞瘤[640]。与发生在其他器官的类似肿瘤一样，这些破骨细胞样巨细胞可能并不是肿瘤细胞，而是单核/组织细胞谱系分化的反应性细胞，由单核细胞通过细胞融合形成[641-642]。事实上，肿瘤相关的巨噬细胞（常见于进展期甲状腺癌）的密度增高几乎见于每一例间变性癌病例[629]。

梭形细胞型未分化癌的另一种变异型是寡细胞变异型（paucicellular variant），它们具有高度的纤维化和玻璃样变，类似于木样甲状腺炎，可以通过散在的非典型性细胞、坏死区域、血管侵犯、血管渗入以及上皮标志物表达来识别[643-644]。

横纹肌样变异型罕见，可考虑作为未分化癌的巨细胞型的一个变异型[645]。

需要牢记的是，大多数甲状腺的肉瘤样肿瘤从组织发生上来说是未分化癌。常见的具有诊断价值的特征是：肿瘤细胞在坏死边缘呈栅栏状排列，而且肿瘤细胞易于侵犯静脉壁并取代正常的管壁平滑肌。超微结构检查发现，大约半数的病例表达提示上皮分化的标志物[255,583,646]。

免疫组织化学上，用于证实肿瘤的上皮性质（尽管不是用于决定肿瘤的甲状腺起源）的最有用的标志物是角蛋白（keratin, CK），不同的研究发现，50%～100% 的病

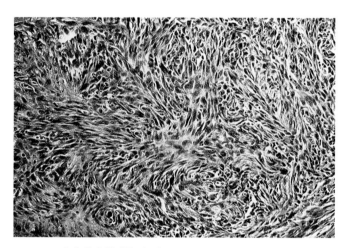

图 8.81　未分化癌梭形细胞型

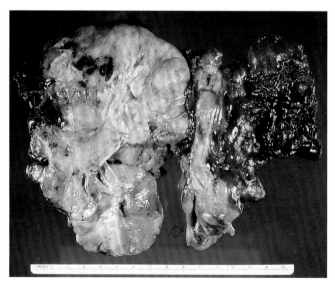

图 8.80　可见甲状腺未分化癌取代了整个甲状腺并延伸至周围的骨骼肌

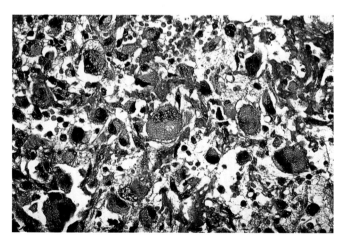

图 8.82　未分化癌巨细胞型

例 CK 呈阳性[583,647-648]。但是，由于 CK 并不总是呈阳性，CK 呈阴性并不能排除间变性癌的诊断。波形蛋白有稳定的阳性表达（尤其在梭形细胞型），层粘连蛋白有散在的间质表达（基底膜相关性）[26]，也可以有 EMA 和 CEA 灶状阳性，尤其是在鳞状细胞样区域[583,647-648]。在间变性癌中，甲状腺球蛋白几乎总是呈阴性，尤其在未分化区域[583,647-648]。假阳性结果可能是由于正常甲状腺的内陷和有分化较好的肿瘤残留（图 8.83），或由于正常滤泡破坏后分泌的甲状腺球蛋白弥散至肿瘤细胞。在甲状腺分化因子中，仅在少数间变性癌中有 TTF1 和 TTF-2（FoxE1）表达[18,648]；然而，PAX8 在 70%～80% 病例中保留阳性表达[18,585]。PAX8 在女性生殖道癌和肾癌（包括肉瘤样肾细胞癌）中表达，其在间变性癌中的阳性表达可能局限于少数肿瘤细胞中。即使这样，PAX8 还是很有用的：其在缺乏分化良好成分的间变性癌和鳞状细胞样变异型中通常呈阳性；而在头颈部和肺部鳞状细胞癌中总是呈阴性[18,585]。间变性癌（不同于甲状腺低分化癌）p53 染色呈弥漫阳性，部分与频繁的 TP53 失活突变有关[625,649]，此外，间变性癌具有很高的增殖活性（Ki-67/MIB1 标记指数约为 35%）（参见表 8.3）。免疫组织化学检查在间变性癌的鉴别诊断中必不可少，其鉴别诊断包含多种肿瘤，是基于肿瘤的生长方式各异而进行的。一般情况下，间变性癌的诊断应满足：存在似乎来源于甲状腺的任何多形性的恶性肿瘤，即使通过任何方法均未发现明确的上皮分化证据。这在患者年龄较大时以及甲状腺内存在分化较好的上皮性肿瘤残留的证据时尤其如此。

分子研究证实，大多数甲状腺未分化癌（即使不是全部）是由先前存在的高分化肿瘤间变（去分化）而来的[631-632,650]。好在这种去分化很少见，在所有病例中的占比可能低于 1%。在大多数情况下，间变转化发生在原发性肿瘤，但也可能发生于复发灶或转移灶[411,582,651]。可能需要充分取材才能发现残留的高分化成分。有时出现在未分化癌中的界限清楚的硬化玻璃样变结节可能代表残留的高分化肿瘤成分[583,652]。高分化肿瘤通常是乳头状癌（图 8.84）或其变异型之一（例如高细胞型）[411]，但也可能是滤泡癌、Hürthle 细胞（嗜酸性细胞）癌或低分化癌[484]。

高分化癌类型和继发的间变性癌的生长方式之间没有明确的对应关系。除了高细胞型乳头状癌和梭形细胞型鳞状细胞样间变性癌之间[411] 以及伴有鳞状化生的乳头状癌和鳞状细胞样间变性癌之间具有相关性[653]。

所有类型的甲状腺未分化癌的进展均异常迅速，在颈部形成巨大肿块并侵犯舌下肌群、食管、气管、皮肤，甚至侵犯相邻的骨组织。其对气管的侵犯可能类似于一个气管原发性肿瘤[411,654]。

术前细针吸取细胞学检查通常表现为富于细胞的涂片，主要是大而怪异的细胞，并伴有坏死和炎症背景[655]。淋巴结转移很常见，远处转移有报道发现出现在 40%～50% 的病例中[634,656]。间变性癌的预后很差，只有 10%～20% 的患者在初诊后存活 12 个月，死亡的直接原因通常是颈部的重要结构受累[582-583,634,656]。多因素分析显示，年轻、肿瘤局限于甲状腺内是有利预后因素，出现急性症状（出现突然的失声、吞咽困难、呼吸困难以及肿瘤快速生长）、白细胞增多（由于肿瘤释放了白细胞集

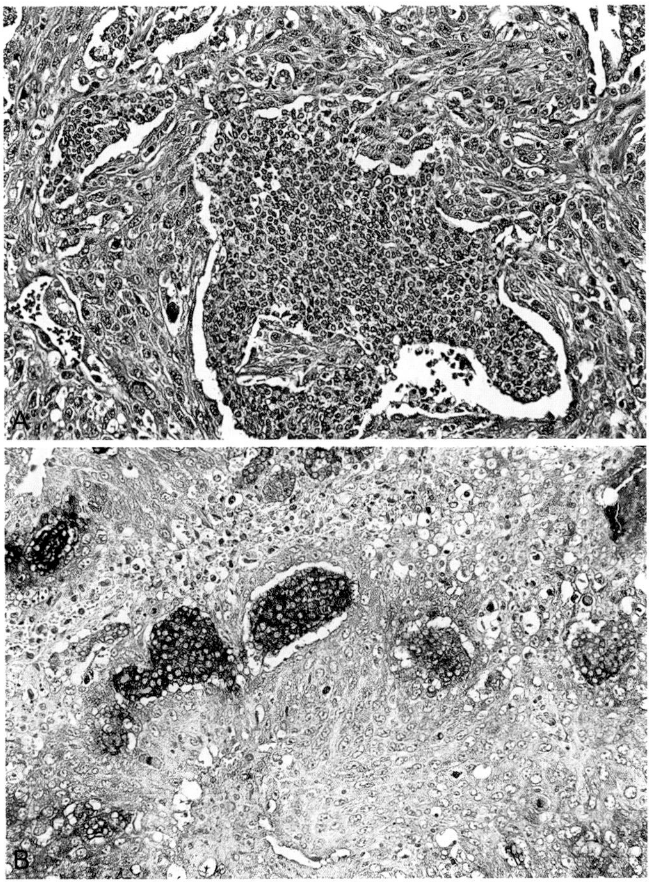

图 8.83　A 和 B，混合性低分化和未分化甲状腺癌。甲状腺球蛋白免疫反应局限于低分化癌区域（B）

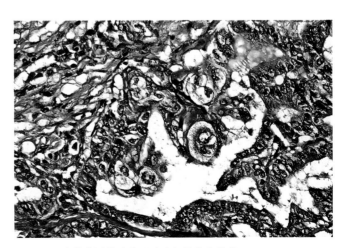

图 8.84　未分化甲状腺癌显示残留的乳头状癌

落刺激因子）[581]、肿瘤体积大和远处转移是不良预后因素 [581,656-657]。大多数间变性癌肿瘤无法切除，但根治性手术以及相应的辅助性化疗和体外放疗可能能使部分患者获益 [658-659]。实际上，唯一可以治愈的病例是那些在高分化肿瘤中偶然发现的甲状腺内的局灶间变性癌 [660]。

间变性癌的主要分子遗传学改变见表 8.2。与甲状腺肿瘤进展的最终阶段一致，间变性癌的特征是多条通路同时失调，具有多种分子改变 [344,661]。即使与低分化癌相比，间变性癌也具有很高的突变负荷，每例样本平均有 121 种体细胞性突变 [661]。一直以来，间变性癌被认为是非整倍体性的 [662]，通过传统的细胞遗传学方法可显示复杂的核型 [293]。

间变性癌最常见的分子改变是 *TP53* 失活 [344,485,632,661,663]。事实上，*TP53* 突变通常不出现在间变性癌之外的残留的分化肿瘤成分中，提示 *TP53* 突变发生在肿瘤形成之后，在肿瘤进展为间变性癌的过程中起着重要作用 [631-632]。

通常可检测出 *TERT* 启动子突变 [344] 和 PI3K/ PTEN/ AKT 通路的改变。PI3K/PTEN/AKT 信号是由于 *PTEN* 失活突变或 *PIK3CA* 基因的激活突变而改变的 [210,344,488,661,664]。有报道发现，*PIK3Ca* 和 *PIK3Cb*（以及受体酪氨酸激酶基因，例如 *EGFR*、*VEGFR1*、*PDGFR*-α 和 -β 以及 *KIT*）的高度扩增有高发生率 [210,488]。在高分化滤泡癌中很少同时发生 *PTEN* 和 *PIK3CA* 基因改变，但在间变性癌中两者可以重叠，或者与 *BRAF* 或 *RAS* 突变共存 [210,344,488,661,664]。

除了 *TP53* 突变、*TERT* 启动子突变和 PI3K/PTEN/AKT 通路效应基因突变外，SWI/SNF 亚单位和组蛋白甲基转移酶（HMT）的基因突变似乎是间变性癌的重要特征 [344]。

在传统的乳头状癌和滤泡癌中发现的基因突变也存在于间变性癌中，这是它们从已有的高分化肿瘤演变进展的线索。*RAS* 突变 [344,482,484,485,661] 和 *BRAF* 突变常见，尤其是在有乳头状癌成分的病例 [301,344,661]。通常无 *RET/PTC* 和 *PAX8/PPARG* 改变 [344]，提示与 *RAS* 和 *BRAF* 突变不同，这些突变并不促进肿瘤的去分化。

在 10%~20% 的病例中发现了 DNA 错配修复酶失活 [344,661]。*EIF1AX* 突变（通常伴随 *RAS* 突变）发生在 5%~15% 的间变性癌中 [344,661]。根据 *ALK* 重排或 *CTNNB1* 突变，间变性癌还可以细分成不同亚型 [661,665]。

与其他侵袭性低的甲状腺肿瘤的 miRNA 表达谱相比，已报道间变性癌的 miRNA 表达谱存在 miR-30d、-125b、-26a、-30a-5p 的表达下调 [666]，而且 miRNA 的表达失调可能影响间变性癌的上皮 - 间质转化过程 [667]。

髓样癌和相关的神经内分泌病变

髓样癌

形态学特征。髓样癌（**medullary carcinoma**）是由 C 细胞（滤泡旁细胞）构成的一种特殊类型的甲状腺恶性肿瘤，最早被冠以这一术语且迄今仍为大家所惯用；髓样癌还曾被描述为实性癌（具有淀粉样间质）、玻璃样变

癌和 C 细胞癌 [668]；尚未发现髓样癌对应的良性病变，但当其肿瘤的最大径＜1 cm 时，被称为微小髓样癌，后者的复发转移风险低 [669-670]。大体上，典型的髓样癌呈实性，质硬，无包膜，但界限相对清楚；切面呈灰色到淡黄色（图 8.85）。在个别病例，其肿瘤由连续的纤维性包膜包裹。大多数髓样癌位于 C 细胞更为集中的甲状腺中部或上半部。

显微镜下，髓样癌的典型细胞组织学形态是：细胞呈实性生长，呈圆形到多角形，胞质呈颗粒状、嗜双染性，胞核为中等大小；肿瘤细胞被富含血管性间质、玻璃样变的胶原以及淀粉样物质分隔（图 8.86）[671]。髓样癌形态差异非常大。其生长方式可以是类癌样、副神经

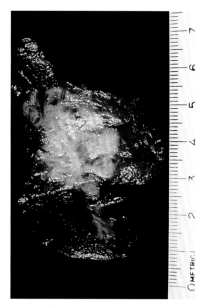

图 8.85 髓样癌的大体表现。注意此肿瘤没有包膜，外观呈实性、淡黄色

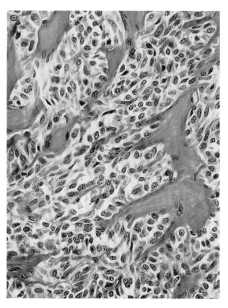

图 8.86 髓样癌。低倍镜显示其呈实性生长并有淀粉样物质沉积

节瘤样、小梁状和腺样（小管状和滤泡状）或假乳头状（图 8.87）[672-675]。因此，在甲状腺肿瘤中发现不寻常的形态时都应在鉴别诊断中考虑髓样癌。其间质可以稀少，有出血、骨化或水肿。淀粉样物质沉积可以广泛、局限于砂粒体样凝结物中或完全缺如。有时，其淀粉样物质还能引起明显的异物巨细胞反应。可以出现真正的砂粒体。偶尔可见大量的中性粒细胞浸润（所谓的"炎症性"髓样癌）。髓样癌的肿瘤细胞可以是浆细胞样细胞（由于核偏位）、梭形细胞、嗜酸性细胞、鳞化或鳞状或呈现奇异性特征（所谓的"间变性"或"巨细胞性"，并不等同于真正的未分化癌）[676-677]。嗜酸性细胞髓样癌的诊断尤其困难，因为它可以与滤泡细胞来源的 Hürthle 细胞（嗜酸性细胞）肿瘤非常相似到不可思议的地步（图 8.88）[678]。如果嗜酸性细胞具有嗜双染性而不呈明亮的嗜酸性和（或）肿瘤被轮廓清楚的纤维带分割成巢时，应怀疑到嗜酸细胞性髓样癌的诊断。其他不常见的髓样癌变异型包括：真正的乳头状髓样癌[679]、表现腔样分化和（或）黏液性特征的变异型（黏液性或嫌色性髓样癌）[680-681]、透

明细胞变异型[570]、类似于肺同名肿瘤的小细胞性髓样癌、具有类似于神经母细胞瘤特征的另一种小细胞性髓样癌[682]以及色素性（产生黑色素的）髓样癌[683-684]。

细胞特征。 在细针吸取标本切片中，髓样癌的特征是：肿瘤细胞胞核偏位，胡椒盐（神经内分泌型）染色质，核仁不明显，双核和多核细胞，细胞边界不清，以及背景干净[685-686]。有时可见淀粉样物质（图 8.89）。

超微结构、组织化学和免疫组织化学特征。 超微结构检查，髓样癌的肿瘤细胞胞质的致密核心分泌颗粒总是可见；颗粒大小不等，提示这种肿瘤存在多种类型的内分泌细胞[687]。Grimelius 染色通常显示这些颗粒呈嗜银性，尤其是 Bouin 液固定的组织[688]。黏液染色常常呈阳性[689]。

免疫组织化学检查，髓样癌的肿瘤细胞表达上皮性标志物（例如角蛋白）；甲状腺的通用标志物，例如 TTF-1（PAX8 表达差异很大，在髓样癌可能呈阴性[690]）；广谱内分泌标志物，例如，NSE，嗜铬素 A、B 和 C（嗜铬素 C 又被称为分泌粒蛋白 II）、突触素、CD56、鸦片肽；以及最重要的 C 细胞特异性产物，即降钙素（图 8.90）[691-694]。但是，偶尔，髓样癌显示降钙素灶状阳性或完全阴性，这是一个诊断的陷阱。髓样癌 CEA 染色总是呈阳性，而甲状球蛋白染色通常呈阴性[695-697]。有报道认为，与其他神经内分泌肿瘤相似，髓样癌也可以表达多种标志物，包括小肽类产物：生长抑素、促肾上腺皮质激素（ACTH）、降钙素基因相关肽、5-羟色胺、促黑激素（melanocyte-stimulatinghormone, MSH）、前列腺素、铃蟾肽、胃泌素释放肽、P 物质、L 多巴脱羧酶、组胺酶、胰高血糖素、胰岛素、人绒毛膜促性腺激素（hCG）、神经细胞黏附分子多涎酸、galectin-3、肝细胞生长因子及其受体、基质金属蛋白酶、激素原转化酶以及孕激素受体（但实际上不表达雌激素受体）[698-715]。由于分泌特定的激素，髓样癌可能与多种副肿瘤综合征相关，例如库欣综合征[716]。

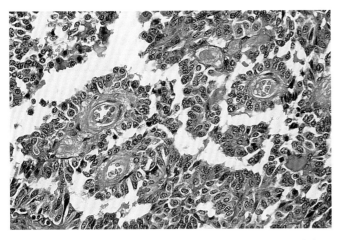

图 8.87 髓样癌。可见具有假乳头状生长方式，这是由于肿瘤细胞缺乏黏附性所致

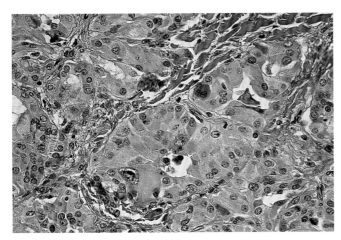

图 8.88 嗜酸性细胞髓样癌。其表现类似 Hürthle 细胞癌。诊断线索是其细胞质呈嗜双色性（而不是嗜酸性）染色，并有显著的纤维分隔。这种肿瘤降钙素染色呈强阳性

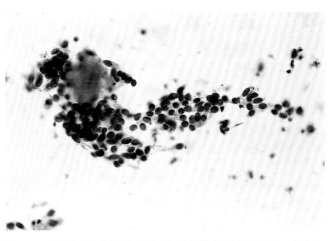

图 8.89 髓样癌的细胞学表现。细胞核染色质呈凝块状。存在一种与淀粉样物质一致的无定形物质

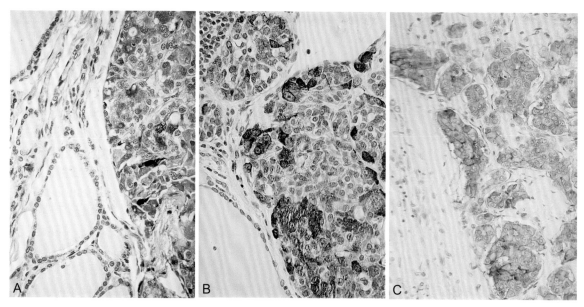

图 8.90　髓样癌，免疫细胞化学染色显示降钙素（**A**）、嗜铬素（**B**）和 CEA（**C**）呈阳性

　　髓样癌对常规的淀粉样物质染色呈阳性反应，超微结构检查显示有典型的微纤维结构（图 8.91）。淀粉样物质还可与降钙素反应，提示其产生可能与这种激素的分泌或降解有关[717]。髓样癌相关性淀粉样蛋白的质谱分析显示，所有病例中均存在降钙素，部分病例中存在分泌粒蛋白-1和降钙素基因相关性肽[718]。

　　遗传学、遗传性髓样癌和 C 细胞增生。髓样癌存在散发性和遗传性两种类型。散发性髓样癌约占病例的70%，累及 41～60 岁成年人（患者平均年龄为 45 岁），而且几乎总是单发的[719]；表现为甲状腺肿块，甲状腺扫描表现为冷结节。一些病例伴有顽固性腹泻或库欣综合征[720-721]。临床隐匿型髓样癌很罕见[722]。从基因学角度看，40%～60% 的非遗传性、散发性髓样癌具有特征性 *RET* 突变[723-725]，最常见的突变位点是 *M981T*[723-725]。除此之外，也在较多髓样癌中发现了 *RAS* 基因家族突变[726-727]。*RET* 和 *RAS* 家族的突变往往互斥，这表明这些突变成为髓样癌发生发展的交替驱动因素[726]。少见情况下，髓样癌中可发现 *RET*[728] 和 *ALK*[729] 基因融合。

　　遗传性髓样癌发生在 30% 的髓样癌患者中，呈常染色体显性遗传，有较高外显率，与胚系 *RET* 突变相关。家族性髓样癌临床发病时主要为年轻人（患者平均年龄为 35 岁），常为多发性的和双侧性的，总是伴有残留腺体的 C 细胞增生。越来越多的病例在肿瘤 ≤1 cm 时被诊断，也就是在微小髓样癌阶段被诊断[730-731]。几乎所有发生于儿童的甲状腺髓样癌病例均属于这种类型。家族性髓样癌的发生有三种形式：①多发性内分泌肿瘤2A 型（multiple endocrine neoplasia type 2a, MEN 2A）；②多发性内分泌肿瘤 2B 型（MEN 2B）；③家族性甲状腺髓样癌综合征（familial medullary thyroid carcinoma, FMTC）[732-734]。在 MEN 患者中，髓样癌通常是这个综合征最早的表现。

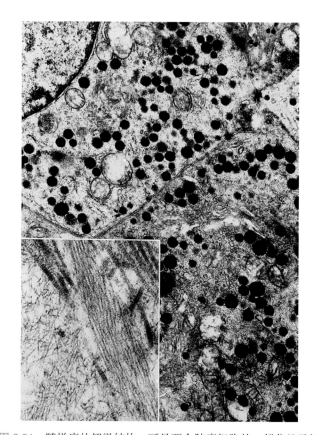

图 8.91　髓样癌的超微结构。可见两个肿瘤细胞的一部分显示细胞质内多个致密分泌颗粒。每个颗粒均有单层膜包绕，膜与致密核心部分由透明带分开。插图显示有序排列和杂乱排列的淀粉样细丝，与粗大的胶原纤维束形成对比（Courtesy of Dr. J.S. Meyer, St Louis.）

对髓样癌遗传学的认识已经有了重要进展[735]。参与各种形式的家族性髓样癌发生的基因是 *RET*，位于10q11.2 染色体，以多种不同的活化性胚系突变的形式影响其功能（表 8.5）[733,736-738]。在 MEN 2A 和 FMTC 病变中，突变影响 *RET* 胞外富于半胱氨酸的结构域，并几乎总是位于第 10 号或第 11 号外显子上（累及密码子 609、611、618、620、630、631 或 634），几乎总是累及被其他氨基酸取代的半胱氨酸残基[733,735]。正常情况下，这些半胱氨酸残基参与野生型 *RET* 分子内二硫键的形成。突变可使 *RET* 单体中未配对的半胱氨酸残基与另一个突变单体形成一个异常的分子内二硫键，引起 *RET* 配体非依赖性二聚体化和组成性激活[733,735]。在 MEN 2A 中，大多数（80% 或更多）突变位于密码子 634，通常为 C634R 替代形式，而这种突变在 FMTC 中见不到。个别 MEN 2A 患者可能具有胞内酪氨酸激酶结构域的突变[733,735]。在 FMTC 中，突变非常均匀地分布在胞外结构域的多个密码子上，少数病例的突变也可以位于胞内酪氨酸激酶结构域（第 13 号和第 14 号外显子）[733,735]。在 MEN 2B 中，突变发生在胞内的酪氨酸激酶结构域，事实上所有（＞90%）发生在密码子 918（第 16 号外显子）的突变都是 M918T 替代突变的形式，其余的突变位于密码子 883（第 15 号外显子）[733,735]。胞内酪氨酸激酶结构域的突变可诱导催化核心发生结构改变，引起 *RET* 单体形式的组成性活化[733,735]。考虑到已知的临床相关的突变位置，对于疑为家族性髓样癌的患者，应当应用其外周血标本提取的 DNA 进行第 10、11、13、14、15 和 16 号外显子的筛查[733,739-740]。

在携带胚系 *RET* 突变的家族性髓样癌患者，诊断后一个重要影响是：无症状亲属中，包括儿童在内，需要进行全甲状腺切除术[733]。髓样癌的发生与年龄显著相关，这一事实能够指导决定预防性甲状腺切除的时机。由于特定的 *RET* 突变不仅与综合征的类型有关，而且与髓样癌的侵袭性也有关，已对 *RET* 突变风险水平进行了分级以指导患者的治疗：HST 级，最高风险级别，以 MEN 2B 的 918 密码子突变为代表；H 级，高风险级别，以 MEN 2A 的 634 密码子突变为代表；MOD 级，中等风险级别，包括绝大多数突变[733,741]。

所有这些家族综合征的前期病变都是 C 细胞增生[742]。其典型的发生部位是在侧叶的中心部。C 细胞增生可以呈弥漫性或结节状，且 C 细胞可以见于滤泡间也可见于滤泡内。已做出的人为规定是：如果每个甲状腺滤泡中有 6 个以上的 C 细胞，或者至少在一个低倍视野内（100倍）滤泡内降钙素阳性细胞数大于 50 个，则提示为 C 细胞增生[732,743]。由于根据细胞计数很难给 C 细胞增生的下限下一个明确定义，可能更为明智是：将结节形成视为遗传性髓样癌的唯一明确的前期病变。免疫组织化学染色，增生的 C 细胞的 CEA 染色强度通常比正常的 C 细胞强，降钙素的染色强度比髓样癌的细胞强。这一癌前病变的鉴别诊断一方面包括早期髓样癌（微小癌），另一方面是可能见于多种病变的反应性或生理性 C 细胞增生。髓样癌由于巢状膨胀结构、纤维间隔形成、滤泡基底膜破坏以及降钙素免疫组织化学染色强度减弱[743]，可与 C 细胞增生鉴别开。反应性或生理性 C 细胞增生出现可在各种组织学类型的甲状腺肿瘤的周边[744]，与淋巴细胞性甲状腺炎[745-746]和继发性甲状旁腺功能亢进症[747]有关。所有这些病变均应与正常成簇的 C 细胞（见于与实性细胞巢）加以鉴别[748]。

有甲状腺 C 细胞增生的患者的血清降钙素和 CEA 水平会升高；此外，髓样癌患者的嗜铬粒蛋白 A 水平也升高[749]。

扩散和转移。髓样癌可局部浸润并可引起颈部和纵隔淋巴结转移，也能远处转移，特别是转移到肺、肝和骨骼系统[750]。与 MEN 2A 相关性肿瘤相比，扩散和转移似乎更常见于散发性和 MEN 2B 相关性肿瘤，并与 *M918T* 突变有关[733,739-740,751]。这些转移可以是髓样癌的首发表现而导致病理医师误诊[752]。显微镜下，转移病变一般类似于原发性肿瘤，通常含有淀粉样物质。两者的免疫组织化学染色结果也十分相似，虽然显著不一致的情况也有发生[753]。

表8.5　甲状腺髓样癌中的 *RET* 点病变[a]

PET结构域	*RET*外显子	密码子	分子机制	疾病	髓样癌风险水平[b]
胞外富于半胱氨酸结构域	10	609, 611, 618, 620	*RET*二聚体化	MEN 2A，FMTC	MOD
胞外富于半胱氨酸结构域	11	634	*RET*二聚体化	MEN 2A	H
胞内酪氨酸结构域1	13	768	改变底物特异性	FMTC	MOD
胞内酪氨酸结构域1	14	804	改变底物特异性	FMTC	MOD
胞内酪氨酸结构域2	15	883	改变底物特异性	MEN 2B	H
胞内酪氨酸结构域2	16	918	改变底物特异性	MEN 2B，散发性髓样癌	HST

[a] 已报道的最常见的 *RET* 密码子突变
[b] 髓样癌的侵袭风险。MOD：中风险；H：高风险；HST：最高风险

Modified from de Groot JW, Links TP, Plukker JT, Lips CJ, Hofstra RM. *RET* as a diagnostic and therapeutic target in sporadic and hereditary endocrine tumors. Endocr Rev. 2006; 27: 535-560.

治疗和预后。 髓样癌主要采取手术治疗，术式为甲状腺全切术（对于家族性髓样癌尤其重要，因为其具有多中心性和 C 细胞增生）和颈部淋巴结清扫术[74]。大约 35% 的患者有局部复发，5 年生存率为 70%～80%[671,754-755]。髓样癌对放射性碘治疗、体外放疗或化疗均无特别反应。近期有一些酪氨酸激酶抑制剂治疗可以取得成功的报道[756-758]。

髓样癌患者的最重要的预后因素是疾病分期和诊断时的年龄[719,741,759-760]。事实上，预防性甲状腺切除术中发现的小髓样癌患者的预后较好[761]。预后良好的因素有：年轻、女性、家族性发病、肿瘤较小以及肿瘤局限于甲状腺内[671,741,755,762-763]。显微镜下，侵袭度较高的肿瘤为：核分裂活性高，有坏死、鳞状结构，与促纤维增生性反应有关[764]，和（或）呈小细胞形态[765]。有人认为，降钙素免疫组织化学表达弱是一个预后不良的指征，尤其是伴有 CEA 强阳性时[741,765-768]。

其他神经内分泌肿瘤

有人建议将**髓样（C 细胞）腺瘤**［medullary (C-cell) adenoma］用于诊断少见的包膜完整的 C 细胞肿瘤，但将它们看做包膜内型髓样癌可能更准确[769]。其鉴别诊断包括玻璃样变小梁状癌[770]。

混合性髓样 - 滤泡癌（mixed medullary-follicular carcinoma）是一种既具有髓样癌的形态学特征（降钙素呈阳性）、又具有滤泡癌的形态学特征（具有甲状腺球蛋白阳性表达）的一类肿瘤[771-772]。报道的部分病例具有家族性特征[773]。尽管最初有疑问，但目前已有充分的证据证实髓样 - 滤泡癌可以混合存在[774-776]；然而，同时还有令人费解的观察结果，即这两种成分似乎不是来自于一个干细胞[777]。总之在任何情况下都必须记住，大多数会诊时混合性髓样 - 滤泡癌的病例是髓样癌伴有滤泡嵌入和（或）髓样癌细胞继发性掺入甲状腺球蛋白，或是髓样癌伴有腺样（小管状和滤泡状）生长方式。

混合性髓样 - 乳头状癌（mixed medullary-papillary carcinoma）更为少见，是降钙素阳性的髓样癌与甲状腺球蛋白阳性的乳头状癌的混合，乳头状癌区域具有典型的毛玻璃样核[778-780]。这种情况应与比较常见的、在同一个甲状腺内独立存在的髓样癌和乳头状癌彼此碰撞鉴别[781]，还要与混合性髓样 - 滤泡癌与乳头状癌碰撞这一更为罕见的现象鉴别[782]。

副神经节瘤（paraganglioma）可以发生于甲状腺附近或甲状腺内，有时伴有颈动脉体瘤[783-786]。它们与髓样癌和滤泡性腺瘤的鉴别诊断可能非常困难，与髓样癌的鉴别更加困难（图 8.92）。副神经节瘤免疫组织化学染色显示广谱内分泌标志物呈阳性，例如嗜铬素和鸦片样肽等，但对降钙素、甲状腺球蛋白、TTF-1 和角蛋白呈阴性。一个非常有用的（虽然既不恒定又非诊断性）特征是：在细胞球（Zellballen）的周围出现 S-100 蛋白阳性的支持细胞（图 8.93）[787]。实际上已报道的所有病例均可经手术切除治愈[788-789]。

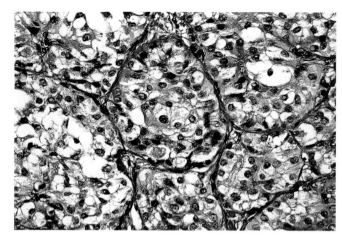

图 8.92　甲状腺副神经节瘤，显示结构完好的"细胞球"

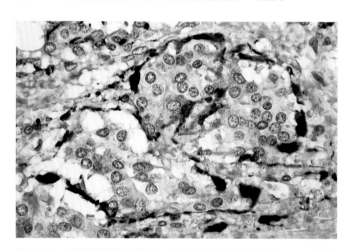

图 8.93　甲状腺副神经节瘤，细胞球周边的支持细胞 S-100 蛋白染色呈阳性

小细胞（神经内分泌）癌［small cell (neuroendocrine) carcinoma］在甲状腺已有描述，形态学上与肺小细胞癌一样。其中部分肿瘤降钙素呈阳性，因此应将其视为小细胞性髓样癌。那些降钙素阴性的肿瘤可能在这一谱系中分化最差[790]；其生物学行为极具侵袭性[791]。

不同类型的**神经内分泌肿瘤**（neuroendocrine tumor）（例如喉和肺的类癌）可以侵袭或转移到甲状腺并酷似髓样癌[792-793]。在这种情况下，免疫组织化学染色对鉴别诊断非常有帮助，TTF-1 在肺神经内分泌肿瘤（以及一部分肺外神经内分泌癌）呈阳性[792-793]。

上皮性肿瘤——一般特征
地理分布

大多数资料显示，碘缺乏与甲状腺滤泡癌和未分化癌发病率上升有统计相关性[794-800]。由于临床上很难发现相关的基础疾病，诊断时肿瘤进展往往比在非地方性流行区为晚[801-802]。在碘缺乏地区引入加碘盐会使一些类型的甲状腺癌的发病率降低，尤其是滤泡癌和间变性癌[803-804]。

在没有碘缺乏的地区，乳头状癌是主要的肿瘤类型[802,804]，而且据说其发病生率在高碘摄入区有所增加[804-805]。各种组织学类型的甲状腺癌的发病率在西方和东方之间似乎没有明显差异[806]。

儿童甲状腺肿瘤

发生在儿童的甲状腺肿瘤大多数是良性肿瘤，或者是滤泡性腺瘤，或者是结节性增生。然而，发生在儿童的甲状腺癌的比例明显高于发生在成人的，在一些病例研究中甚至超过良性肿瘤的比例。在恶性肿瘤中，乳头状癌占病例的绝大多数，其次是家族性髓样癌和 Hürthle 细胞肿瘤[454,807]。在早期病例研究中，滤泡癌也占相当比例，但现在看来，其中大多数病例可能是滤泡型乳头状癌[808-809]。在儿童和年轻人发生的乳头状癌中，*RET/PTC*、*NTRK1* 和 *NTRK3* 基因重排常见，而 *BRAF* 活化性突变很少见[306,317,810]。儿童时期的低分化癌非常罕见，未分化癌则几乎不存在。

发生于儿童的乳头状癌往往具有显著的实性和（或）鳞状区域，而且容易发生颈部淋巴结转移[317,454,811-812]。其总体预后良好，但具有侵袭性，偶尔有致死的病例报道[317,454,813]；其中一些儿童既往有颈部放射线暴露史（见下一节）[814]。

甲状腺肿瘤和放射性暴露史

低剂量治疗性放射线照射甲状腺（在 20 世纪初期，美国大约有 100 万人因胸腺增大、扁桃体肥大或痤疮接受了放射性治疗）有可能导致以后出现许多异常[815]。应当记住，其中最常见的异常是良性病变，包括结节性增生、淋巴细胞性甲状腺炎和纤维化[155,816-817]。然而，毋庸置疑，在这个人群中，癌的发病率也明显增高，且大多数是乳头状癌[818-819]。在这个人群中接受甲状腺手术的患者中，癌的发病率从 20% 到超过 50% 不等[820-821]。尽管早期的观点有所不同，但尚无令人信服的证据表明这些肿瘤的行为不同于其他肿瘤。文献中报道的多中心和淋巴结转移的发生率高，但长期预后非常好。

顺带提一句，颈部放射线照射后，其他器官也可以发生肿瘤，包括涎腺、甲状旁腺、骨和神经[822-823]。这些明显提示对于这个群体需要进行持续随访。

颈部高剂量放射线照射，例如，应用于霍奇金淋巴瘤的治疗，也可能导致甲状腺癌和甲状腺的其他异常[459,824-825]。有确切的证据表明，在意外受到高剂量辐射的人群中，甲状腺癌（尤其是乳头状癌[826]）的发病率明显增高，例如，1986 年切尔诺贝利核事故导致的结果[309,827-829]。在切尔诺贝利核事故中，暴露的居民受到了高剂量放射性碘的内辐射，这种辐射造成的相关的健康问题已得到广泛研究[309,830-831]。很显然，在切尔诺贝利核事故暴露人群中，甲状腺癌的发病风险显著增加，尤其是 15 岁以下的儿童易感性更高[832-834]。对这些病例进行的分析发现了一些规律[826,835]。与潜伏期较长的肿瘤相比，潜伏期较短的肿瘤具有明显较高比例的结构上分化较差的成分（实性和小梁状）和较强的侵袭性，提示在放射性接触人群中癌的发生有起伏波动。另一方面，分化的类型与接触放射线时的年龄有关，而与潜伏期无关；如果是儿童早期接触放射线，则常常引起滤泡癌；如果是儿童后期接触放射线，则较常发生乳头状癌[836]。幸运的是，白俄罗斯境内的儿童和青少年在切尔诺贝利核事

故之后发生的乳头状癌的预后很好[837]。

切尔诺贝利核事故为放射性甲状腺癌的发病机制提供了新的见解。与电离辐射导致双链 DNA 断裂进而导致染色体重排和易位的分子模型一致[838]，这类甲状腺癌含大量致癌基因融合，尤其是 *RET/PTC* 和 *ETV6/NTRK3* 基因重排[203,315]。已在多达 60% ~ 80% 的接触放射线的乳头状癌患者中检出 *RET/PTC* 基因重排[203,309,839]。其与 *RET* 融合伴侣分子（例如 CCDC6）在间期甲状腺细胞核内并列的概率可能会使 DNA 易于发生重排[840]。事实上，除了 *RET/PTC1*、*RET/PTC2* 或 *RET/PTC3* 外，放射线诱导的肿瘤中也富含其他基因重排，TCGA 研究在缺乏放射线暴露史的乳头状癌中也发现了多种融合基因[292]。在切尔诺贝利核事故放射线暴露后发生的乳头状癌中，在放射线污染最为严重的地区，*RET/PTC3* 与在短的潜伏期后发生的乳头状癌有关，且后者具侵袭性（肿瘤更大，高分期，实性结构）[309]。*BRAF 和 RAS* 基因的点突变在放射性相关的肿瘤中相对少见[203,315]。

2011 年日本福岛核事故不幸导致了另一个了解放射线诱发甲状腺癌的机会[320,841-842]。与切尔诺贝利核事故相关的肿瘤类似，已经确认涉及 *RET* 和 *NTRK3* 的新型基因融合[329]。目前还需要更多的时间和研究来全面评估这次事故对该地区放射线暴露居民的健康的影响，但人们希望由于其放射性碘的剂量比切尔诺贝利核事故的低，其不会带来甲状腺癌发生的过高风险[843-844]。

家族性发生和其他伴随情况

3% ~ 9% 的非髓样型甲状腺癌（尤其是乳头状癌）具有家族性遗传背景[845-848]。人们将家族性非髓样型甲状腺癌（familial nonmedullary thyroid cancer, FNMTC）分为两组。系统性 FNMTC 以非甲状腺肿瘤为主，具有明确的胚系驱动基因突变，包括家族性腺瘤性息肉病（包括 Gardner 综合征）、Cowden/PTEN 错构瘤肿瘤综合征、Carney 综合征 II 型、McCune-Albright 综合征、Werner 综合征（成人早衰症）和 MEN 1 和 DICER1 综合征[849-855]。正如已指出的那样，发生在结肠息肉病 /Gardner 综合征患者的甲状腺肿瘤具有独特的表现[425,856]。非综合征型 FNMTC 以甲状腺肿瘤为主，包括具有或不具有嗜酸性细胞特征的纯的家族性甲状腺乳头状癌（familial papillary carcinoma, fPTC）、伴有乳头状肾细胞癌的 fPTC 以及伴有结节状增生的 fPTC[487-848,857]。非系统性 FNMTC 的遗传学改变还不清楚。对 FNMTC 家族进行的研究已明确了多个相关的染色体位点以及 4 种独特的易感基因（*SRGAP1*、*TITF-1/NKX2.1*、*FOXE1* 和 *HABP2*）[487-848]，但这些易感基因标记尚未在常规临床工作中应用。也有共济失调 - 毛细血管扩张症[858]、肢端肥大症[859] 以及伴有甲状旁腺肿瘤[860] 和颈动脉体的副神经节瘤患者发生甲状腺乳头状癌的报道。

孤立性甲状腺结节的评估

外科医师和病理医师面对的最常见的甲状腺问题是：如何评估只有单个甲状腺肿块的患者[197,861-863]。这一问题的重要性是显而易见，因为大约 4% 的 30 ~ 60 岁之

间的美国人有一个或多个可触及的甲状腺结节。应用超声检查，在成人中这个数字接近 50%。女性多见，为男性的 4 倍。因为大多数结节为良性病变，绝大多数是增生性的，所以难点在于从中选择需要进行手术治疗的病例，其中要囊括大多数甲状腺癌。在进行这一艰难的选择时，需要考虑以下因素 [863]：

1. 年龄。在儿童和老年人，恶性的发生率高于在年轻人或中年人 [864-865]。
2. 性别。男性的恶性的发病率较高 [864]。
3. 家族性甲状腺癌病史（见上文）。
4. 桥本甲状腺炎。桥本甲状腺炎中出现的结节是恶性的可能性与正常腺体中出现的结节基本相同。
5. 放射线接触史。婴儿期有颈部放射线接触史 [865] 或骨髓移植术后有全身放射线接触史者 [866] 是恶性的可能性更高。
6. 出现声音嘶哑和（或）声带麻痹。
7. 数目。孤立性结节是恶性的可能性要高于多发性结节的。然而，必须记住的是，大约 1/3 的触诊时认为是单个结节的患者扫描时显示为多个结节，而病理学检查时发现的结节数目更多。
8. 生长速度。快速的结节状生长可能提示为癌。多数腺瘤生长速度非常缓慢，但大多数乳头状癌或微小浸润型滤泡癌也是如此。一个长期存在的结节迅速增大提示：可能发生了未分化性（间变性）转化，或仅仅是由于结节内出血所致。在良性结节的随访中评估结节的生长情况对于恶性转化的预测意义有限 [862,867]。
9. 颈部同侧淋巴结肿大。如果有，这是提示恶性的最有力的临床指征。
10. 甲状腺功能，包括血清促甲状腺激素的测定。与其他结节相比，临床水平的高功能（"毒性"）结节和（或）甲状腺同位素扫描的热结节发生恶性的可能性不大。
11. 超声检查。囊性和海绵状结节恶变的可能性比实性结节的小 [868-869]。
12. 穿刺活检。对于有经验的人而言，除了手术切除和病理检查外，对于判定甲状腺结节是否是恶性的，穿刺活检这一技术可能是最好的方法（见下文）[870-872]。
13. 分子检测（见下文）

为了正确评估这些不同的临床标准，需要提出的是，即使结节为孤立性、实性、同位素扫描为冷结节，证实为恶性的病例也不超过 10%～20%，而且多达 1/3 的甲状腺结节不经治疗也能自行消失 [862,873]。

粗针穿刺活检和细针吸取

在美国和国外的一些医院，粗针穿刺活检（core needle biopsy）已被广泛应用，但这项技术并未得到普遍接受 [874]。穿刺活检对于弥漫性疾病（例如桥本甲状腺炎）以及证实晚期恶性肿瘤很有帮助 [875]。大多数作者不愿意应用这项技术评估单发的甲状腺结节，不仅是因为确实存在出现并发症的风险（出血、神经损伤、气管穿孔、肿瘤种植），虽然很少见 [876]，而且因为事实上应用穿刺活检技术通常不可能做出滤泡性病变的良恶性的鉴别诊断。想要在穿刺活检标本中评估诊断恶性的两个主要组织学标准（即包膜和血管侵犯）通常是不可能的 [863]。

应用细针吸取（fine needle aspiration, FNA）技术评估孤立性甲状腺结节已经成为一项金标准。它的优势很明显：快速而经济，可在医师办公室进行，而且发生并发症的风险（包括肿瘤种植）很低 [863,877-880]。另外，FNA 标本适合进行免疫组织化学和分子学评估 [881-883]。已发表的结果表明，其敏感性和特异性超过了 90%，因此，有作者推荐将 FNA 作为评估所有甲状腺结节的初始检查方法 [863,884-887]。大多数乳头状癌和除了滤泡癌以外的其他类型的恶性肿瘤均可由此轻松辨认 [888-891]。各种类型的甲状腺炎也是如此 [892]。与粗针穿刺活检一样，其主要困难在于对高分化滤泡癌的识别 [863,893-894]。

为了规范甲状腺 FNA 的方法和术语，美国国立癌症研究所于 2007 年主持召开了甲状腺 FNA 的全国科学会议，启动了 Bethesda 甲状腺图谱项目，并形成了甲状腺细胞病理学报告的 Bethesda 系统框架 [895]。这份文件建议每份 FNA 报告均以六个诊断类别之一开始。这种分类方法意味着一个预估的恶性风险和一个推荐的临床处置方法。在过去的十年中，Bethesda 系统的诊断价值得到了明确的证实 [896-897]。

FNA 操作有可能导致肿瘤部分或完全梗死，使肿瘤周围仅仅保留一圈薄薄的组织 [898]；这种并发症在 Hürthle 细胞肿瘤特别常见，有可能导致血清甲状腺球蛋白水平短暂性升高 [899]。出血和血栓形成也可发生，伴继发性机化和再通，有时可导致假血管肉瘤性乳头状内皮细胞增生性改变 [898,900]。FNA 的另一个并发症是：对囊性病变进行 FNA 操作时有可能发生一过性的甲状腺毒症 [901]。

细针吸取标本的分子检测

在过去的十年中，应用 FNA 技术获取的细胞进行甲状腺结节诊断的各种分子检测技术不断发展。这种检测的主要目的是识别出不需要手术切除的良性结节，或者识别出那些确定为癌而需要手术切除的结节。根据美国甲状腺协会（American Thyroid Association, ATA）的目前指南，甲状腺结节的分子检测应在临床实验室改进修正案（CLIA）/美国病理医师协会（CLIA/CAP）认证的实验室进行，对于 FNA 结果不确定的结节，可考虑进行分子检测 [863]。目前各诊疗中心之间的分子检测情况有很大差异。

一种基于 167 个基因表达的基因表达分类系统（gene expression classifier, GEC）已经证实，可以在术前识别出良性甲状腺结节 [902]，并且已减少了良性疾病的手术 [903-904]，尽管不同诊疗中心 GEC 的临床应用和效果有所不同 [867,905-906]。

甲状腺结节分子检测的另一种方法是直接识别特定结节中存在的驱动性突变基因，随着分子诊断和二代 DNA 测序的进展，这一方法更加可靠和可行。匹兹堡大学开创了一套经典的 ThyroSeq 检测法 [562,907-908]，虽然也存在其他几种商品化检测方法。这种方法也适用于散发的儿童的结节，与常规的分子诊断检测相比，其敏感性更高 [909]。迄今为止，ThroSeq 检测法的评估结果是令人鼓舞的 [910]，虽然有一个影响所有这些分子检测效能的一个问题，即外科病理医师的诊断阈值，尤其是对乳头状癌滤泡变异型的诊断。这些肿瘤富含 *RAS* 家族基因突变，遇到具有诊断特征不明确的滤泡结构的肿瘤时，病理医师如果倾向于认为其为良性的，就会对分子检测的效果产生负向引导。

冰冻切片

在甲状腺肿物探查术中，常常要求病理医师进行冰冻切片检查[911-912]，虽然在各种因素综合作用下，冰冻切片检查的频率已经降低。送检标本可能来自癌组织浸润甲状腺外区域或来自颈部淋巴结转移癌。在这些情况下，诊断通常是显而易见的，尽管木样甲状腺炎、腺外甲状腺弥漫性增生以及孤立性甲状腺结节（见下一节）是重要的诊断陷阱[913]。最常收到的冰冻切片标本是由于一个结节而进行的甲状腺叶切除。这些标本中少数是肉芽肿性甲状腺炎、桥本甲状腺炎或恶性淋巴瘤——在查体时这些病例均可表现为明显的孤立性结节。然而，大多数病例需要在结节性增生的大结节、腺瘤和癌之间做出鉴别诊断[914]。对于辨认大多数未分化癌、低分化癌、广泛浸润性滤泡癌、普通的乳头状癌或髓样癌，有经验的病理医师应该没有问题。最困难的问题是鉴别结节性增生的大结节、滤泡性腺瘤、微小浸润性滤泡癌以及滤泡型乳头状癌和包裹型乳头状癌。这些诊断疑难情形也适用于包裹性 Hürthle 细胞肿瘤。包膜和（或）血管浸润在选择进行冰冻切片检查的标本中可能并不明显，但在进行充分取材的石蜡切片中却可能变得十分明显[915-917]。毛玻璃状核是乳头状癌的最突出的特征，但其在冰冻切片中可能根本不出现。由于上述原因，外科医师应该接受这样一个事实，即无论病理医师的经验和诊断能力如何，总有一定比例的高分化癌不能在冰冻切片中做出诊断。因此，很多冰冻切片会"延迟等待石蜡切片"。根据我们的经验，这类冰冻切片的短板对于治疗并不造成严重影响，因为这一节中列出的大多数病变（如果不是全部）均可经甲状腺单叶切除或最多甲状腺次全切除得到有效的治疗。

随着 FNA 技术的不断普及，依靠冰冻切片的结果决定手术方案的病例数已显著减少[246,918-921]。LiVolsi 和 Baloch 指出，冰冻切片在 FNA 检查判读为"可疑乳头癌"时最为有用，而不是在 FNA 诊断为"乳头状癌""滤泡性肿瘤"或"Hürthle 细胞肿瘤"时[922]。一些诊疗中心采用了快速常规病理检查以取代冰冻切片[923]。另外一些诊疗中心采用冰冻切片评估甲状腺外侵犯[924]。顺便指出，已经证实，冰冻切片检查时进行细胞学涂片是一种非常有用的辅助诊断方法[925]。

甲状腺外存在的甲状腺组织

在甲状腺范围以外的颈部组织可以见到正常的或异常的甲状腺组织，这有如下几种情况：

1. 源自胚胎期残留的异位甲状腺组织。最常见的是甲状舌管囊肿和舌甲状腺。

2. Graves 病时出现在甲状腺外的甲状腺组织增生。

3. 由于颈部手术或意外创伤导致的甲状腺组织机械性种植。手术造成的甲状腺种植周围可见缝线。

4. 所谓的游离性甲状腺结节（sequestered thyroid nodule）。这种现象又被称为寄生性结节或副结节，是指位于甲状腺周围的甲状腺结节，这种结节可能与甲状腺主体之间缺乏解剖学联系，也可能是外科医师未能找到这种联系[926]。这种病变与寄生性子宫平滑肌瘤有些相似[927-928]。游离性甲状腺结节通常表现为结节性增生或结节性桥本甲状腺炎，表现为弥漫性增生（Graves 病）的并不常见[929]。其诊断要求是：结节与甲状腺处于同一筋膜层面，与淋巴结无关，并且显示与主体甲状腺具有相同或类似的组织学表现，最后一个要求必须得满足。游离现象也可以发生于（实际上可能更常见）纵隔的甲状腺结节性增生。事实上，游离的结节与主体甲状腺具有相同的形态学改变，在解释桥本甲状腺炎时可能会出现严重的问题，因为作为嗜酸性细胞改变的一部分，同时存在桥本甲状腺炎的核非典型性和大量淋巴细胞浸润（作为甲状腺炎的一部分），形态上可能会与含有转移性肿瘤的淋巴结结构非常类似（图 8.94）。

5. 颈淋巴结内的甲状腺组织。在甲状腺明显正常的情况下，明确颈淋巴结内甲状腺组织的意义可能非常困难。过去出现这种现象的大多数病例被称为颈侧迷离甲状腺（lateral aberrant thyroid）[930]。现在普遍认为，这种现象是由两种不相关的病变造成的，在多数情况下通过显微镜下检查能够将它们区分开来[931]。

大多数临床上未发现的甲状腺癌导致的转移几乎都是乳头状癌。需要强调的是，可能需要包埋整个甲状腺并在多个平面切片以发现原发性肿瘤，进而进行非常仔细的显微镜下检查[932]。转移癌可以取代大部分淋巴结，周围通常可以发现一圈残留的淋巴组织。继发性囊性变可以非常明显，酷似鳃裂囊肿的表现（见图 8.58）。较小的转移灶常常位于淋巴窦内。其分化可能非常好，类似于正常的甲状腺组织。但仔细检查通常能够发现一个或数个乳头状癌细胞的结构特征，例如，小乳头、砂粒体、含有深染类胶质的滤泡以及乳头状癌的特征性细胞核改变。第二种情况是，淋巴结内出现正常的甲状腺滤泡，这一概念最先是由 Frantz 等人提出的[930]，但至今一些学者仍然难以接受。支持这一观点的最好证据是 Meyer 和 Steinberg 进行的研究[933]。他们对 106 例尸检病例的颈部淋巴结进行了连续切片检查，发现其中 5 例存在甲状腺组织。他们再对这些病例的整个甲状腺连续切片进行检查时，发现除了 1 例患者有对侧甲状腺的可能与之无关的显微镜下乳头状癌外，其余腺体均未发现甲状腺癌。在这些病例中，典型的异位甲状腺组织表现为密集的小滤泡，缺少乳头状癌的所有特征，并且局限于

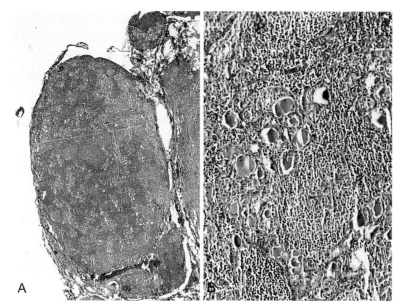

图 8.94　**A** 和 **B**，与桥本甲状腺炎相关的受累腺体出现所谓的游离性（寄生性）甲状腺结节。游离性结节的嗜酸性细胞改变和生发中心形成的特征可能会导致与甲状腺癌淋巴结转移混淆

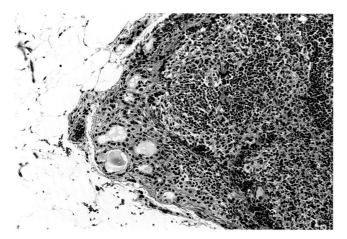

图 8.95　淋巴结内的异位甲状腺滤泡。可见滤泡稀少，集中在淋巴结包膜位置，没有结构和细胞学异常

1 个或 2 个淋巴结的外周（图 8.95）。任何取代淋巴结大部分区域和（或）累及数个淋巴结的甲状腺组织都很可能是转移癌。

尽管显而易见，但仍需指出，并非所有伴有砂粒体的颈淋巴结转移性乳头状癌均来源于甲状腺。我们和其他学者已经见到过这样的病例：在充分检查的甲状腺全切标本中未能发现其含有肿瘤 [934]。对于缺少甲状腺乳头状癌的核特征和甲状腺球蛋白阴性的颈淋巴结转移，应该考虑癌来自甲状腺外（例如涎腺、肺、卵巢甚或胸腺）的可能性。

6. 甲状腺作为畸胎瘤的一种成分。甲状腺组织可以作为畸胎瘤的诸多成分中的一种，尤其是位于卵巢的畸胎瘤。这种甲状腺组织的表现可以是正常的、增生性的或在极少数情况下呈肿瘤性改变。主要或完全由甲状腺组织构成的卵巢畸胎瘤被称为卵巢甲状腺肿（struma ovarii）。在将位于不寻常部位的任何组织看成是甲状腺组织之前，必须记住，甲状腺样表现也可能是由于其他某种类型的腺体囊性扩张所致，此时它们的上皮变扁，而且腺腔内的分泌物浓缩 [935]。卵巢甲状腺肿还要与极其少见的转移至卵巢的甲状腺癌鉴别 [936]。

治疗

甲状腺癌的治疗方法不断发展，因此可能是高度可变的和充满争议的 [937-938]。大多数甲状腺肿瘤的治疗方法是手术。对于结节局限于一叶的病例，通常首先进行甲状腺叶切除术（加或不加峡部切除），随后的治疗则取决于结节的性质。对于这些病变，进行结节切除术已不再为人们所接受。甲状腺叶切除或甲状腺全切术是标准术式，取决于具体病理分类、对肿瘤复发风险的全面评估以及是否期望采用放射性碘治疗 [863]。值得关注的是，有些著名的医疗中心采用密切随访来处理部分甲状腺癌较小的患者 [939]。放射性碘的应用在不同机构之间的差别非常大，其中的影响因素很多 [940]。患者的选择以及放射性碘的总体效果仍在讨论中 [941]。最近一些研究证实，可应用靶向疗法治疗分化型甲状腺癌 [942-943]。

预后

大多数与预后有关的临床和病理因素已在各种特定类型的肿瘤中讨论过。总的来说，最重要的因素是：患者的年龄（非常有意义）、患者的性别（其次）、肿瘤的组织学类型、肿瘤的组织学分级（在很大程度上已包括在组织学分类中）以及肿瘤的分期 [944-948]。这些因素有时与其他因素共同存在，形成相当复杂的预后指数 [492,949-950]。Cady

等人[492]将高分化（乳头状或滤泡）癌患者分为两组，其生存率显著不同：低风险组（由 40 岁以下男性和 50 岁以下女性组成）和高风险组（由其余病例组成），这些发现后来已被进一步证实。Carcangiu 等人对乳头状癌的研究发现，如果低风险组包括 60 岁和 60 岁以下的女性，则预后差别更加显著[248]。大多数甲状腺癌死亡病例是未分化癌、低分化癌、Hürthle 细胞癌和髓样癌。应当认识到，在许多研究报道中，以上几种肿瘤类型均被包括在滤泡癌中[951]。相反，包膜内高分化滤泡型甲状腺癌对甲状腺癌的致死率（或者说是发病率）并不起重要作用[384]。

AJCC/UICC TNM 分期和诊断模型（例如，AGES，包含患者年龄、是否存在远处转移、原发性肿瘤的范围和大小；MACIS，包含转移、患者年龄、切除完整性、局部浸润和肿瘤大小）充分预测了肿瘤相关性死亡的风险，但没有预测复发[863]。美国甲状腺协会（ATA）开发了一个三级风险系统，将患者分为低、中、高三个复发风险等级，该系统是基于一系列临床病理参数，包括侵袭性甲状腺癌的组织类型或亚型（例如高细胞型乳头状癌）、血管侵犯程度、甲状腺外侵犯以及颈部淋巴结转移[863]。根据 ATA 甲状腺癌指南，初始复发风险评估应在随访期间进行修改（动态风险分级），因为复发风险和疾病相关性死亡率可能随着时间的推移而改变，这是临床过程和治疗反应在起作用。已提出一套统一标准来评估治疗反应，其将患者分为：完全反应（无论临床、生化和组织学上均已无肿瘤证据）；生化指标上的不完全反应（未见肿瘤的情况下，甲状腺球蛋白数值异常或抗甲状腺球蛋白抗体升高）；组织学上的不完全反应（持续存在或新发现的局部或远处转移）；不确定的反应（非特异性生化或组织学发现，不能确定是良性的还是恶性的）[863]。

肿瘤突变信息可能增加有用的预后信息[303,339]。TERT 启动子突变与分化型甲状腺癌的侵袭性特征和不良预后相关，与其他临床病理参数无关[348,350-351,412]。TP53 失活突变长期以来被认为是甲状腺癌低分化和未分化的标志[339,632]。BRAF p.V600E 与乳头状癌碘摄取减少、复发风险增加和预后不良有关[331-332,338,952-953]，但考虑到其他因素（例如分期、乳头状癌亚型）时，BRAF p.V600E 的整体预后相关性相对有限[303,334,339]。当存在与甲状腺癌相关的多基因突变时，患者的侵袭性的概率更高：例如，BRAF p.V600E 与 TERT 启动子或 PIK3CA 或 TP53 突变同时出现可能是预后不良的重要标志[210,347,349,664,952]。

淋巴组织肿瘤和肿瘤样疾病

大多数甲状腺原发性**恶性淋巴瘤（malignant lymphoma）**发生于成年人或老年女性[954-955]。其甲状腺常常迅速增大，可能导致气管或喉的压迫症状[956-957]。大多数甲状腺原发性恶性淋巴瘤患者的甲状腺功能正常，甲状腺扫描时肿瘤表现为一个或多个冷结节[958]。大体上，甲状腺原发性恶性淋巴瘤肿瘤切面呈灰白、实性、鱼肉样外观。

显微镜下，大多数甲状腺原发性恶性淋巴瘤病例为弥漫性大 B 细胞淋巴瘤（图 8.96）[955-956,959]。可见明显的局灶性硬化。第二种最常见的类型是由小或"中等"大小的肿瘤性淋巴细胞组成的低级别恶性淋巴瘤，它们具有弥漫性或结节状（滤泡性）生长方式[960-961]。这些肿瘤许多显示局灶浆细胞样特征[962]，少数由印戒细胞组成[963]。有人提出，这两种主要的甲状腺淋巴瘤都属于黏膜相关性淋巴组织（mucosa-associated lymphoid tissue, MALT）型（"边缘区 B 细胞淋巴瘤"）的范畴，尽管大约 1/4 的病例呈现淋巴滤泡结构。这种结构被认为是肿瘤细胞植入淋巴滤泡的结果[955,960-961,964]。另外一些事实也支持这一点，大细胞淋巴瘤常常显示相关的低级别恶性的 MALT 型成分[955-965]，并且有些病例的肿瘤细胞呈边缘带样分布[966]。淋巴瘤的一

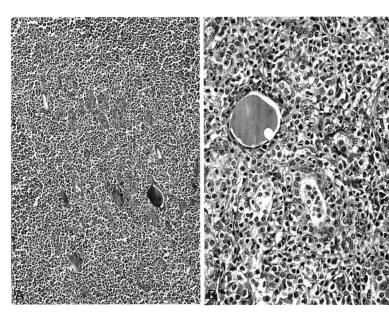

图 8.96　甲状腺恶性淋巴瘤。**A**，低倍镜下，显示弥漫性生长方式。**B**，中倍镜下，显示肿瘤细胞围绕甲状腺滤泡。可见一个滤泡腔内"充满"淋巴细胞，这是具有诊断意义的特征

个重要的诊断特征是：滤泡腔充满淋巴细胞（淋巴上皮病变），而这一特征通常在甲状腺炎中不出现[955,962]。

甲状腺的滤泡性淋巴瘤非常少见；有意思的是，大多数病例含有与 MALT 型淋巴瘤相似的淋巴上皮病变。已描述了两种独特类型，最常见者几乎总是伴有甲状腺外的病变[961,967]。

免疫组织化学检查显示，所有类型的甲状腺淋巴瘤均一致表达 CD45，几乎所有的病例均表达 B 细胞来源的标志物[955,968-969]，而甲状腺原发性 T 细胞淋巴瘤则极其罕见[970]。鉴别诊断包括小细胞性髓样癌和岛状癌，可能需要进行免疫组织化学检查[971]。

有很高比例的原发性甲状腺淋巴瘤发生在淋巴细胞性甲状腺炎或桥本甲状腺炎的背景之上，这种是免疫组织增生和自身免疫性疾病之间在发病机制方面具有相关性的最好例证之一[955,972-973]。相应地，大多数患者抗甲状腺抗体血清试验呈阳性[960]。EB 病毒在发病机制方面似乎并不起主要作用[974]。

甲状腺淋巴瘤可以局限于甲状腺，可以直接扩散到周围软组织中，也可以累及区域淋巴结。边缘带 B 细胞淋巴瘤的预后比弥漫性大 B 细胞淋巴瘤的预后好[961]。大多数治疗失败是由于远处复发引起的[975]。胃肠道部位发生肿瘤复发并不少见[976]。

甲状腺淋巴瘤的治疗通常包括甲状腺切除术以及术后给予不同形式的辅助治疗，后者取决于淋巴瘤的亚型[977]；对于累及甲状腺外的病例，在给予辅助治疗之前似乎并不需要进行减容手术[978]。

甲状腺原发性淋巴瘤应与系统性淋巴瘤累及甲状腺这一相当少见的情况鉴别。

甲状腺**浆细胞瘤（plasmacytoma）**可能是全身性骨髓瘤的一个组成部分，或者是其唯一表现[979-980]。可以出现血清免疫球蛋白异常[981]。浆细胞瘤这个术语应限定于完全由浆细胞成分构成的肿瘤，伴有不同成熟程度的分化；而肿瘤伴有淋巴细胞成分应被归入恶性淋巴瘤范畴[982]。浆细胞瘤还需要与浆细胞肉芽肿进行鉴别，后者是一种非肿瘤性病变，表现为在纤维性背景中有多克隆性成熟性浆细胞浸润，可见混合有其他炎症细胞[983]。

主要累及甲状腺的**霍奇金淋巴瘤（hodgkin lymphoma）**极其少见，但也曾有报道[955,984]。大多数病例是经典型（结节硬化型），有些病例还伴有颈部淋巴结受累（图 8.97）[985-986]。

朗格汉斯细胞组织细胞增生症（Langerhans cell histiocytosis）（又称为组织细胞增生症 X、嗜酸性肉芽肿）可以单独累及甲状腺（图 8.98）[987-988] 或与乳头状癌伴随[989]。几乎所有报道的病例均发生在淋巴细胞性 / 桥本甲状腺炎的背景上，有些病例还累及邻近的甲状旁腺[990]。

Rosai-Dorfman 病（Rosai-Dorfman disease）（又称为窦组织细胞增生伴巨大淋巴结病）也可累及甲状腺，或为一个孤立的病变，或为多系统疾病的一个组成部分[991-992]。

髓外造血（extramedullary hematopoiesis）可见于骨髓纤维化患者的甲状腺结节实质中（特发性髓样化生）[179,993-994]。

间叶性肿瘤

甲状腺**良性间叶性肿瘤（benign mesenchymal tumor）**非常少见。脂肪瘤、血管瘤[995-996]、血管脂肪瘤[997-998]、淋巴管瘤[999]、平滑肌瘤[1000-1001]、神经鞘瘤[1000,1002]、颗粒细胞瘤[1003-1004]、血管周细胞瘤[1005] 和孤立性纤维性肿瘤都曾有过个案报道，孤立性纤维性肿瘤的病例有所增加[1006-1009]。在此我们想提及一种关于血管瘤的奇怪现象，严重的甲状腺功能减退症可能伴有肝和其他部位的胎儿型血管瘤，这是由于肿瘤组织降解甲状腺激素过程中 3 型碘甲状腺原氨酸脱碘酶活性升高所致[1010]。

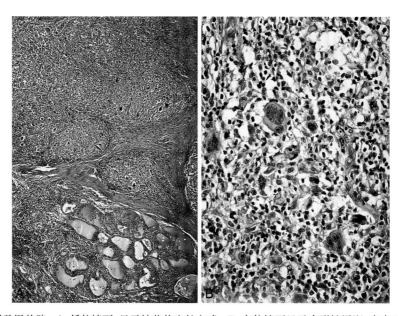

图 8.97 Hodgkin 淋巴瘤累及甲状腺。**A**，低倍镜下，显示结节状生长方式。**B**，高倍镜下显示多形性浸润，含有 Reed-Sternberg 细胞（Courtesy of Dr. Juan José Segura, San José, Costa Rica.）

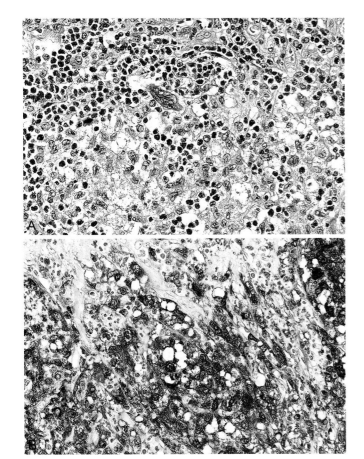

图 8.98　朗格汉斯细胞组织细胞增生症累及甲状腺。**A**，浸润的细胞为朗格汉斯细胞和嗜酸性细胞。**B**，朗格汉斯细胞 S-100 蛋白免疫反应呈阳性

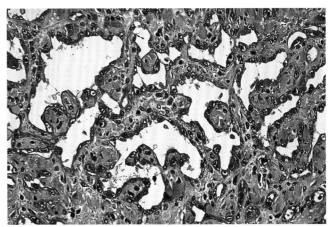

图 8.99　甲状腺血管肉瘤。可见肿瘤是高分化的，由相互吻合的血管腔组成，后者内衬上皮样内皮细胞

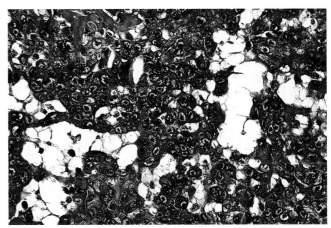

图 8.100　甲状腺上皮样血管肉瘤，注意核仁突出

　　各种组织学类型的**肉瘤（sarcoma）**在甲状腺均曾有过报道，通常为个案报道。这些肿瘤包括纤维肉瘤[1011]、脂肪肉瘤[1012]、平滑肌肉瘤[1001,1013-1014]、软骨肉瘤[1015]、骨肉瘤[1016]和恶性外周神经鞘瘤（包括蝾螈瘤）[1002,1017-1018]。在 EB 病毒相关性免疫缺陷患者发生了一些平滑肌肉瘤[1014]。需要牢记的是，多数病例的肉瘤样甲状腺肿瘤是梭形细胞或巨细胞性未分化癌[1011]。

　　关于甲状腺血管肉瘤是否真正存在及其发生率仍有争议，大多数早期的病例报道来自瑞士和其他高山地区。毫无争议，有些肿瘤表现出血管肉瘤的所有特征，例如相互吻合的血管腔，超微结构检查可见 Weibel-Palade 小体，内皮细胞标志物免疫反应呈阳性，而且容易发生出血性胸膜肺转移[1019-1022]（图 8.99）。我们所研究的一些肿瘤显示，其既具有典型的血管肉瘤结构、内皮标志物免疫反应呈阳性，又具有上皮样形态，伴有突出的核仁和角蛋白免疫反应呈阳性[1023-1024]（图 8.100 和 8.101）。这些病变（其中一些发生于非阿尔卑斯山脉地区）[1025]为角蛋白阳性的上皮样血管肉瘤，与在其他部位见到的病变相似，例如在皮肤、骨和子宫体[1026-1028]。也有作者喜欢将这些肿瘤以及相关的肿瘤看做间变性癌，这种看法上的明显分歧是由于假定的组织发生和表

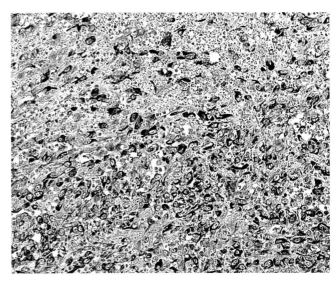

图 8.101　甲状腺血管肉瘤的角蛋白和内皮标志物免疫染色均呈阳性

型之间一直存在矛盾[1029-1031]。这种肿瘤大多数发生在结节性增生的甲状腺，具有血管分化，几乎都会出现致死性进展。

低级别的恶性血管内皮肿瘤也有病例报道，属于上皮样血管内皮细胞瘤范畴[1032]。

其他原发性肿瘤和肿瘤样疾病

甲状腺**畸胎瘤**（teratoma）通常发生于新生儿、婴儿或儿童[1033]。大多数病例为囊性和良性畸胎瘤。通常神经组织是其主要成分，事实上神经组织常不成熟，但并非是临床恶性标志[1034]。甲状腺畸胎瘤可导致气道阻塞，因为肿物位于颈中部且能够长得非常巨大，所以需要进行急诊手术[1035]。

少数发生在成人的甲状腺畸胎瘤是恶性的[1036]；报道的一些病例的病变中含有非常原始的神经上皮成分，伴有菊形团形成和分化良好的软骨岛[1033,1037]。另外一组报道的畸胎瘤病例[1038]被重新诊断为显示胸腺或相关的鳃囊演化源性肿瘤[40]（见下文和第12章）。

甲状腺的**神经母细胞瘤**（neuroblastoma）也曾有报道[1039]。它们应与更为常见的具有不成熟神经成分的畸胎瘤鉴别。

甲状旁腺肿瘤（parathyroid tumor）可以发生在甲状腺内，造成与甲状腺滤泡性肿瘤的鉴别诊断问题。与滤泡性肿瘤不同，甲状旁腺肿瘤嗜铬素、甲状旁腺激素呈阳性，TTF1呈阴性[5]。甲状旁腺肿瘤在第9章进一步讨论。

淀粉样变（amyloidosis）可以累及甲状腺，作为系统性淀粉样变的一部分，也可以是局限性原发性淀粉样肿瘤（又称为"淀粉样甲状腺肿"）[1040-1041]。这种病变可为单侧性的或双侧性的，常常伴有异物反应。淀粉样物质沉积常常伴有成熟脂肪组织。

软斑病（malakoplakia）和**Wegener肉芽肿病**（Wegener granulomatosis）累及甲状腺的病例已有过描述，它们临床上类似于原发部位的肿瘤[1042-1044]。

胸腺和鳃囊衍化的肿瘤（thymic and branchial pouch-derived tumor）可以累及甲状腺，并且类似于甲状腺原发性肿瘤。

转移性肿瘤

发生在咽、喉、气管或食管的癌以及相邻颈淋巴结的转移性病变均可直接蔓延到甲状腺[1045]。这些肿瘤大多数是鳞状细胞癌；因此，当在甲状腺标本中遇到鳞状细胞癌时，应该考虑到继发性侵犯的可能性，尤其是分化相对好的肿瘤。

0.2%的甲状腺恶性肿瘤是血行转移而来的[1046]。在死于恶性肿瘤的患者中，约10%的患者在尸检时可见甲状腺转移灶；其原发肿瘤的最常见部位是：皮肤（黑色素瘤）（39%）、乳腺（21%）、肾（12%）和肺（11%）[1047]（图8.102）。这些转移可能是孤立性的（最常见）、多发性的或弥漫性的[1048]。有些转移灶可见于已经存在的甲状腺病变中，例如滤泡性腺瘤（最常见）、滤泡癌或经典型或滤泡型乳头状癌[1049-1051]。

从临床表现上看，甲状腺转移性肿瘤类似于原发性

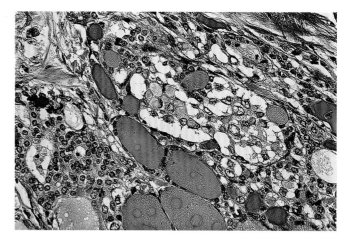

图8.102 甲状腺中可见伴印戒细胞特征的乳腺小叶癌转移

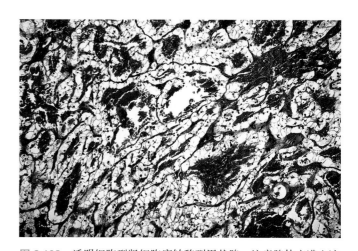

图8.103 透明细胞型肾细胞癌转移到甲状腺，注意腺体充满血液

甲状腺肿瘤的情况非常少见[1052-1053]。但肾细胞癌是个例外。肾原发性肿瘤切除之后数年或数十年可以表现为甲状腺包块而没有肾的症状[250,1054-1055]。它们主要应与具有透明细胞特征的甲状腺原发性肿瘤进行鉴别。支持转移性肾细胞癌诊断的特征有：多发性结节、细胞质透明（不同于细颗粒状）、窦样血管、腔内有新鲜出血（"血性腺体"）以及细胞质内有大量的糖原和脂肪[250,1056]（图8.103）。甲状腺球蛋白、TTF-1和PAX8免疫组织化学染色也有帮助，但应知道，陷入的甲状腺滤泡可以弥散出甲状腺球蛋白，随后被邻近的肿瘤细胞非特异性吸附[250]。如果能够获取原发性肾肿瘤组织，与甲状腺透明细胞肿瘤进行分子检测对比可能也会有所帮助[1057]。

对于其他类型的腺癌，黏液染色也具有一定鉴别价值。虽然例外情况确有发生，但位于甲状腺内的上皮性恶性肿瘤的细胞质内出现黏液时，一般表明为转移性肿瘤。同样，当来源不明的转移性肿瘤含有黏液时，甲状腺原发的可能性也很小。这种传统的方法很大程度上已经被免疫组织化学评估所取代，例如，甲状腺球蛋白、TTF-1、PAX8、CEA和各种角蛋白标志物染色。

少数神经内分泌癌可以转移到甲状腺，并且类似于甲状腺原发性肿瘤（尤其是髓样癌）[792-793]，这部分内容将在"其他神经内分泌肿瘤"中讨论。

参考文献

1. Hoyes AD, Kershaw DR. Anatomy and development of the thyroid gland. *Ear Nose Throat J*. 1985; 64(7): 318-333.

2. Sugiyama S. The embryology of the human thyroid gland including ultimobranchial body and others related. *Ergeb Anat Entwicklungsgesch*. 1971; 44(2): 3-111.

3. Fernández LP, López-Márquez A, Santisteban P. Thyroid transcription factors in development, differentiation and disease. *Nat Rev Endocrinol*. 2015; 11(1): 29-42.

4. Szinnai G. Clinical genetics of congenital hypothyroidism. *Endocr Dev*. 2014; 26: 60-78.

5. Carcangiu ML. Thyroid. In: Mills SE, ed. *Histology for Pathologists*. 4th ed. Philadelphia: Lippincott Williams & Wilkins; 2012: 1185-1207.

6. Crile G Jr. The fallacy of the conventional radical neck dissection for papillary carcinoma of the thyroid. *Ann Surg*. 1957; 145(3): 317-320.

7. Papotti M, Gugliotta P, Forte G, Bussolati G. Immunocytochemical identification of oxyphilic mitochondrion-rich cells. *Appl Immunohistochem*. 1994; 2: 261-267.

8. Saad AG, Kumar S, Ron E, et al. Proliferative activity of human thyroid cells in various age groups and its correlation with the risk of thyroid cancer after radiation exposure. *J Clin Endocrinol Metab*. 2006; 91(7): 2672-2677.

9. Klinck GH, Oertel JE, Winship T. Ultrastructure of normal human thyroid. *Lab Invest*. 1970; 22(1): 2-22.

10. Rigaud C, Bogomoletz WV. "Mucin secreting" and "mucinous" primary thyroid carcinomas: pitfalls in mucin histochemistry applied to thyroid tumours. *J Clin Pathol*. 1987; 40(8): 890-895.

11. Katoh R, Kawaoi A, Muramatsu A, et al. Birefringent(calcium oxalate) crystals in thyroid diseases. A clinicopathological study with possible implications for differential diagnosis. *Am J Surg Pathol*. 1993; 17(7): 698-705.

12. Isotalo PA, Lloyd RV. Presence of birefringent crystals is useful in distinguishing thyroid from parathyroid gland tissues. *Am J Surg Pathol*. 2002; 26(6): 813-814.

13. Dohán O, Baloch Z, Bánrévi Z, et al. Rapid communication: predominant intracellular overexpression of the Na(+)/I(−) symporter (NIS) in a large sampling of thyroid cancer cases. *J Clin Endocrinol Metab*. 2001; 86(6): 2697-2700.

14. Iosco C, Cosentino C, Sirna L, et al. Anoctamin 1 is apically expressed on thyroid follicular cells and contributes to ATP- and calcium-activated iodide efflux. *Cell Physiol Biochem*. 2014; 34(3): 966-980.

15. Kubba LA, McCluggage WG, Liu J, et al. Thyroid transcription factor-1 expression in ovarian epithelial neoplasms. *Mod Pathol*. 2008; 21(4): 485-490.

16. Bisceglia M, Ragazzi M, Galliani CA, et al. TTF-1 expression in nephroblastoma. *Am J Surg Pathol*. 2009; 33(3): 454-461.

17. Sierakowski A, Al-Janabi K, Dam H, Sood M. Metastatic Merkel cell carcinoma with positive expression of thyroid transcription factor-1—a case report. *Am J Dermatopathol*. 2009; 31(4): 384-386.

18. Nonaka D, Tang Y, Chiriboga L, et al. Diagnostic utility of thyroid transcription factors Pax8 and TTF-2(FoxE1) in thyroid epithelial neoplasms. *Mod Pathol*. 2008; 21(2): 192-200.

19. Fonseca E, Nesland JM, Hoie J, Sobrinho-Simoes M. Pattern of expression of intermediate cytokeratin filaments in the thyroid gland: an immunohistochemical study of simple and Stratified epithelial-type cytokeratins. *Virchows Arch*. 1997; 430(3): 239-245.

20. Alves P, Soares P, Fonseca E, Sobrinho-Simoes M. Papillary thyroid carcinoma overexpresses fully and underglycosylated mucins together with native and sialylated simple mucin antigens and histo-blood group antigens. *Endocr Pathol*. 1999; 10(4): 315-324.

21. Henzen-Logmans SC, Mullink H, Ramaekers FC, et al. Expression of cytokeratins and vimentin in epithelial cells of normal and pathologic thyroid tissue. *Virchows Arch A Pathol Anat Histopathol*. 1987; 410(4): 347-354.

22. Bur M, Shiraki W, Masood S. Estrogen and progesterone receptor detection in neoplastic and non-neoplastic thyroid tissues. *Mod Pathol*. 1993; 6(4): 469-472.

23. Gonzalez-Campora R, Garcia-Sanatana JA, Jorda i Heras MM, et al. Blood group antigens in differentiated thyroid neoplasms. *Arch Pathol Lab Med*. 1998; 122(11): 957-965.

24. Schmid KW, Greeff M, Hittmair A, et al. Metallothionein expression in normal, hyperplastic, and neoplastic thyroid follicular and parafollicular C cells using monoclonal antimetallothionein antibody E9. *Endocr Pathol*. 1994; 5: 114-122.

25. Tzelepi VN, Tsamandas AC, Vlotinou HD, et al. Tight junctions in thyroid carcinogenesis: diverse expression of claudin-1, claudin-4, claudin-7 and occludin in thyroid neoplasms. *Mod Pathol*. 2008; 21(1): 22-30.

26. Miettinen M, Virtanen I. Expression of laminin in thyroid gland and thyroid tumors: an immunohistologic study. *Int J Cancer*. 1984; 34(1): 27-30.

27. Kameda Y. Cellular and molecular events on the development of mammalian thyroid C cells. *Dev Dyn*. 2016; 245(3): 323-341. doi:10.1002/dvdy.24377.

28. O'Toole K, Fenoglio-Preiser C, Pushparaj N. Endocrine changes associated with the human aging process: III. Effect of age on the number of calcitonin immunoreactive cells in the thyroid gland. *Hum Pathol*. 1985; 16(10): 991-1000.

29. Cameselle-Teijeiro J, Varela-Duran J, Sambade C, et al. Solid cell nests of the thyroid: light microscopy and immunohistochemical profile. *Hum Pathol*. 1994; 25(7): 684-693.

30. Beckner ME, Shultz JJ, Richardson T. Solid and cystic ultimobranchial body remnants in the thyroid. *Arch Pathol Lab Med*. 1990; 114(10): 1049-1152.

31. Fellegara G, Dorji T, Bajineta MR, Rosai J. Images in pathology. "Giant" solid cell rest of the thyroid: a hyperplastic change? *Int J Surg Pathol*. 2009; 17(3): 268-269.

32. Mizukami Y, Nonomura A, Michigishi T, et al. Solid cell nests of the thyroid. A histologic and immunohistochemical study. *Am J Clin Pathol*. 1994; 101(2): 186-191.

33. Martin V, Martin L, Viennet G, et al. Ultrastructural features of "solid cell nest" of the human thyroid gland: a study of 8 cases. *Ultrastruct Pathol*. 2000; 24(1): 1-8.

34. Cameselle-Teijeiro J, Preto A, Soares P, Sobrinho-Simoes M. A stem cell role for thyroid solid cell nests. *Hum Pathol*. 2005; 36(5): 590-591.

35. Reimann JD, Dorfman DM, Nosé V. Carcinoma showing thymus-like differentiation of the thyroid(CASTLE): a comparative study: evidence of thymic differentiation and solid cell nest origin. *Am J Surg Pathol*. 2006; 30(8): 994-1001.

36. Mitchell JD, Kirkham N, Machin D. Focal lymphocytic thyroiditis in Southampton. *J Pathol*. 1984; 144(4): 269-273.

37. Scopa CD, Petrohilos J, Spiliotis J, Melachrinou M. Autopsy findings in clinically normal thyroids: a study in southwestern Greek population. *Int J Surg Pathol*. 1993; 1: 25-32.

38. LiVolsi VA. Branchial and thymic remnants in the thyroid and cervical region: an explanation for unusual tumors and microscopic curiosities. *Endocr Pathol*. 1993; 4: 115-119.

39. Morizumi H, Sano T, Tsuyuguchi M, et al. Localized adiposity of the thyroid, clinically mimicking an adenoma. *Endocr Pathol*. 1991; 2: 226-229.

40. Chan JK, Rosai J. Tumors of the neck showing thymic or related branchial pouch differentiation: a unifying concept. *Hum Pathol*. 1991; 22(4): 349-367.

41. Cameselle-Teijeiro J, Varela-Duran J. Intrathyroid salivary gland-type tissue in multinodular goiter. *Virchows Arch*. 1994; 425(3): 331-334.

42. Langlois NE, Krukowski ZH, Miller ID. Pancreatic tissue in a lateral cervical cyst attached to the thyroid gland–a presumed foregut remnant. *Histopathology*. 1997; 31(4): 378-380.

43. Bell CD, Kovacs K, Horvath E, Rotondo F. Histologic, immunohistochemical, and ultrastructural findings in a case of minocycline-associated "black thyroid. *Endocr Pathol*. 2001; 12(4): 443-451.

44. Veinot JP, Ghadially FN. Melanosis thyroidi. *Ultrastruct Pathol*. 1998; 22(5): 401-406.

45. Allard RH. The thyroglossal cyst. *Head Neck Surg*. 1982; 5(2): 134-146.

46. Kreft A, Hansen T, Kirkpatrick CJ. Thyroid transcription factor 1 expression in cystic lesions of the neck: an immunohistochemical investigation of thyroglossal duct cysts, branchial cleft cysts and metastatic papillary thyroid cancer. *Virchows Arch*. 2005; 447(1): 9-11.

47. Soucy P, Penning J. The clinical relevance of certain observations on the histology of the thyroglossal tract. *J Pediatr Surg*. 1984; 19(5): 506-509.

48. Ein SH, Shandling B, Stephens CA, Mancer K. The problem of recurrent thyroglossal duct remnants. *J Pediatr Surg*. 1984; 19(4): 437-439.

49. Falconieri G, Della Libera D, Zanella M. Papillary thyroid carcinoma of the thyroglossal duct cyst: comparative cytohistologic and immunochemical study of 2 new cases and review of the literature. *Int J Surg Pathol*. 2001; 9(1): 65-71.

50. LiVolsi VA, Perzin KH, Savetsky L. Carcinoma arising in median ectopic thyroid(including thyroglossal duct tissue). *Cancer*. 1974; 34(4): 1303-1315.

51. Adler M, Freeman JL. Hurthle cell carcinoma of the thyroglossal duct. *Head Neck*. 1991; 13(5): 446-449.

52. Nussbaum M, Buchwald RP, Ribner A, et al. Anaplastic carcinoma arising from median ectopic thyroid(thyroglossal duct remnant). *Cancer*. 1981; 48(12): 2724-2728.

53. Sauk JJ Jr. Ectopic lingual thyroid. *J Pathol*. 1970; 102(4): 239-243.

54. Aguirre A, de la Piedra M, Ruiz R, Portilla J. Ectopic thyroid tissue in the submandibular region. *Oral Surg Oral Med Oral Pathol*. 1991; 71(1): 73-76.

55. Kantelip B, Lusson JR, De Riberolles C, et al. Intracardiac ectopic thyroid. *Hum Pathol*. 1986; 17(12): 1293-1296.

56. Osammor JY, Bulman CH, Blewitt RW. Intralaryngotracheal thyroid. *J Laryngol Otol*. 1990; 104(9): 733-736.

57. Sekine S, Nagata M, Hamada H, Watanabe T. Heterotopic thyroid tissue at the porta hepatis in a fetus with trisomy 18. *Virchows Arch*. 2000; 436(5): 498-501.

58. Casadei GP, Bertarelli C, Giorgini E, et al. Ectopic thyroid tissue in the adrenal gland: report of a case. *Int J Surg Pathol*. 2015; 23(2): 170-175.

59. Diaz-Arias AA, Bickel JT, Loy TS, et al. Follicular carcinoma with clear cell change arising in lingual thyroid. *Oral Surg Oral Med Oral Pathol*. 1992; 74(2): 206-211.

60. Devaney K, Snyder R, Norris HJ, Tavassoli FA. Proliferative and histologically malignant struma ovarii: a clinicopathologic study of 54 cases. *Int J Gynecol Pathol*. 1993; 12(4): 333-343.

61. Garg K, Soslow RA, Rivera M, et al. Histologically bland "extremely well differentiated" thyroid carcinomas arising in struma ovarii can recur and metastasize. *Int J Gynecol Pathol*. 2009; 28(3): 222-230.

62. Bhaskar SN, Bernier JL. Histogenesis of branchial cysts; a report of 468 cases. *Am J Pathol*. 1959; 35(2): 407-443.

63. Coleman WR, Homer RS, Kaplan RP. Branchial cleft heterotopia of the lower neck. *J Cutan Pathol*. 1989; 16(6): 353-358.

64. Shareef DS, Salm R. Ectopic vestigial lesions of the neck and shoulders. *J Clin Pathol*. 1981; 34(10): 1155-1162.

65. Bernstein A, Scardino PT, Tomaszewki MM, Cohen MH. Carcinoma arising in a branchial cleft cyst. *Cancer*. 1976; 37(5): 2417-2422.

66. Micheau C, Cachin Y, Caillou B. Cystic metastases in the neck revealing occult carcinoma of the tonsil. A report of six cases. *Cancer*. 1974; 33(1): 228-233.

67. Matsumoto K, Watanabe Y, Asano G. Thyroid papillary carcinoma arising in ectopic thyroid tissue within a branchial cleft cyst. *Pathol Int*. 1999; 49(5): 444-446.

68. Finkle HI, Goldman RL. Heterotopic cartilage in the thyroid. *Arch Pathol*. 1973; 95(1): 48-49.

69. Streutker CJ, Murray D, Kovacs K, Higgins HP. Epithelial cyst of thyroid. *Endocr Pathol*. 1997; 8(1): 75-80.

70. Ryska A, Vokurka J, Michal M, Ludvikova M. Intrathyroidal lymphoepithelial cyst. A report of two cases not associated with Hashimoto's thyroiditis. *Pathol Res Pract*. 1997; 193(11-12): 777-781.

71. Hazard JB. Thyroiditis: a review. *Am J Clin Pathol*. 1955; 25(3): 289-298, contd.

72. Pearce EN, Farwell AP, Braverman LE. Thyroiditis. *N Engl J Med*. 2003; 348(26): 2646-2655.

73. Berger SA, Zonszein J, Villamena P, Mittman N. Infectious diseases of the thyroid gland. *Rev Infect Dis*. 1983; 5(1): 108-122.

74. Guttler R, Singer PA, Axline SG, et al. Pneumocystis carinii thyroiditis. Report of three cases and review of the literature. *Arch Intern Med*. 1993; 153(3): 393-396.

75. Frank TS, LiVolsi VA, Connor AM. Cytomegalovirus infection of the thyroid in immunocompromised adults. *Yale J Biol Med*. 1987; 60(1): 1-8.

76. Herndon MD, Christie DB, Ayoub MM, Duggan AD. Thyroid abscess: case report and review of the literature. *Am Surg*. 2007; 73(7): 725-728.

77. Skuza K, Rapaport R, Fieldman R, et al. Recurrent acute suppurative thyroiditis. *J Otolaryngol*. 1991; 20(2): 126-129.

78. Miyauchi A, Matsuzuka F, Kuma K, Katayama S. Piriform sinus fistula and the ultimobranchial body. *Histopathology*. 1992; 20(3): 221-227.

79. Kramer AB, Roozendaal C, Dullaart RP. Familial occurrence of subacute thyroiditis associated with human leukocyte antigen-B35. *Thyroid*. 2004; 14(7): 544-547.

80. Stein AA, Hernandez I, McClintock JC. Subacute granulomatous thyroiditis: a clinicopathologic review. *Ann Surg*. 1961; 153(1): 149-156.

81. Schmid KW, Ofner C, Ramsauer T, et al. CA 19-9 expression in subacute(de Quervain's) thyroiditis: an immunohistochemical study. *Mod Pathol*. 1992; 5(3): 268-272.

82. Desailloud R, Hober D. Viruses and thyroiditis: an update. *Virol J*. 2009; 6: 5.

83. Carney JA, Moore SB, Northcutt RC, et al. Palpation thyroiditis(multifocal granulomatour folliculitis). *Am J Clin Pathol*. 1975; 64(5): 639-647.

84. Sachs MK, Dickinson G, Amazon K. Tuberculous adenitis of the thyroid mimicking subacute thyroiditis. *Am J Med*. 1988; 85(4): 573-575.

85. Mizukami Y, Nonomura A, Michigishi T, et al. Sarcoidosis of the thyroid gland manifested initially as thyroid tumor. *Pathol Res Pract*. 1994; 190(12): 1201-1205, discussion 1206-1207.

86. Isern V, Lora-Tamayo J, Capdevila O, et al. Sarcoidosis and autoimmune thyroid disease. A case series of ten patients. *Sarcoidosis Vasc Diffuse Lung Dis*. 2007; 24(2): 148-152.

87. Kakudo K, Kanokogi M, Mitsunobu M, et al. Acute mycotic thyroiditis. *Acta Pathol Jpn*. 1983; 33(1): 147-151.

88. Lima MK, Freitas LL, Montandon C, et al. The thyroid in acquired immunodeficiency syndrome. *Endocr Pathol*. 1998; 9(3): 217-223.

89. Szporn AH, Tepper S, Watson CW. Disseminated cryptococcosis presenting as thyroiditis. Fine needle aspiration and autopsy findings. *Acta Cytol*. 1985; 29(3): 449-453.

90. Manson CM, Cross P, De Sousa B. Post-operative necrotizing granulomas of the thyroid. *Histopathology*. 1992; 21(4): 392-393.

91. Dayan CM, Daniels GH. Chronic autoimmune thyroiditis. *N Engl J Med*. 1996; 335(2): 99-107.

92. McGrogan A, Seaman HE, Wright JW, de Vries CS. The incidence of autoimmune thyroid disease: a systematic review of the literature. *Clin Endocrinol(Oxf)*. 2008; 69(5): 687-696. doi:10.1111/j.1365- 2265.2008.03338.x.

93. Dong YH, Fu DG. Autoimmune thyroid disease: mechanism, genetics and current knowledge. *Eur Rev Med Pharmacol Sci*. 2014; 18(23): 3611-3618.

94. Hirota Y, Tamai H, Hayashi Y, et al. Thyroid function and histology in forty-five patients with hyperthyroid Graves'disease in clinical remission more than ten years after thionamide drug treatment. *J Clin Endocrinol Metab*. 1986; 62(1): 165-169.

95. Takasu N, Yamada T, Sato A, et al. Graves'disease following hypothyroidism due to Hashimoto's disease: studies of eight cases. *Clin Endocrinol*. 1990; 33(6): 687-698.

96. Davies TF, Kendler DL. Mechanisms of human autoimmune thyroid disease–1992. *Monogr Pathol*. 1993; 35: 103-117.

97. Menconi F, Monti MC, Greenberg DA, et al. Molecular amino acid signatures in the MHC class II peptide-binding pocket predispose to autoimmune thyroiditis in humans and in mice. *Proc Natl Acad Sci USA*. 2008; 105(37): 14034-14039.

98. Ahmed R, Al-Shaikh S, Akhtar M. Hashimoto thyroiditis: a century later. *Adv Anat Pathol*. 2012; 19(3): 181-186.

99. Simmonds MJ. GWAS in autoimmune thyroid disease: redefining our understanding of pathogenesis. *Nat Rev Endocrinol*. 2013; 9(5): 277-287. doi:10.1038/nrendo.2013.56.

100. Caturegli P, De Remigis A, Rose NR. Hashimoto thyroiditis: clinical and diagnostic criteria. *Autoimmun Rev*. 2014; 13(4-5): 391-397.

101. Hashimoto H. Zur Kenntniss der lymphomatösen Veränderung der Schilddrüse(Struma lymphomatosa). *Arch Klin Chir*. 1912; 97: 219-248.

102. Mizukami Y, Michigishi T, Kawato M, et al. Chronic thyroiditis: thyroid function and histologic correlations in 601 cases. *Hum Pathol*. 1992; 23(9): 980-988.

103. Mizukami Y, Michigishi T, Nonomura A, et al. Pathology of chronic thyroiditis: a new clinically relevant classification. *Pathol Annu*. 1994; 29(Pt 1): 135-158.

104. Mizukami Y, Michigishi T, Hashimoto T, et al. Silent thyroiditis: a histologic and immunohistochemical study. *Hum Pathol*. 1988; 19(4): 423-431.

105. Mizukami Y, Michigishi T, Nonomura A, et al. Postpartum thyroiditis. A clinical, histologic, and immunopathologic study of 15 cases. *Am J Clin Pathol*. 1993; 100(3): 200-205.

106. Gopalakrishnan S, Marwaha RK. Juvenile autoimmune thyroiditis. *J Pediatr Endocrinol Metab*. 2007; 20(9): 961-970.

107. Corsello SM, Barnabei A, Marchetti P, et al. Endocrine side effects induced by immune checkpoint inhibitors. *J Clin Endocrinol Metab*. 2013; 98(4): 1361-1375.

108. Okayasu I, Hara Y, Nakamura K, Rose NR. Racial and age-related differences in incidence and severity of focal autoimmune thyroiditis. *Am J Clin Pathol*. 1994; 101(6): 698-702.

109. Hsi ED, Singleton TP, Svoboda SM, et al. Characterization of the lymphoid infiltrate in Hashimoto thyroiditis by immunohistochemistry and polymerase chain reaction for immunoglobulin heavy chain gene rearrangement. *Am J Clin Pathol*. 1998; 110(3): 327-333.

110. Knecht H, Hedinger CE. Ultrastructural findings in Hashimoto's thyroiditis and focal lymphocytic thyroiditis with reference to giant cell formation. *Histopathology*. 1982; 6(5): 511-538.

111. Ben-Ezra J, Wu A, Sheibani K. Hashimoto's thyroiditis lacks detectable clonal immunoglobulin and T cell receptor gene rearrangements. *Hum Pathol*. 1988; 19(12): 1444-1448.

112. Di Tommaso L, Battista S, Destro A, et al. Cracking spaces in Hashimoto Thyroiditis are lymphatic and prelymphatic vessels: a gift of immunohistochemistry for the centenary of Hashimoto's description. *Am J Surg Pathol*. 2010; 34(12): 1857-1861.

113. Doganay L, Puyan FO, Oz F, et al. Regenerative hyperplasia of follicular epithelium in chronic lymphocytic thyroiditis. *Appl Immunohistochem Mol Morphol*. 2005; 13(4): 353-357.

114. Muller-Hocker J, Jacob U, Seibel P. Hashimoto thyroiditis is associated with defects of cytochrome-c oxidase in oxyphil Askanazy cells and with the common deletion(4,977) of mitochondrial DNA. *Ultrastruct Pathol*. 1998; 22(1): 91-100.

115. Caillou B. Ductal metaplasia in chronic lymphocytic thyroiditis as a manifestation of phylogenic regression to an exocrine structure. *Am J Surg Pathol*. 2006; 30(6): 774-781.

116. Louis DN, Vickery AL Jr, Rosai J, Wang CA. Multiple branchial cleft-like cysts in Hashimoto's thyroiditis. *Am J Surg Pathol*. 1989; 13(1):

45-49.

117. Katz SM, Vickery AL Jr. The fibrous variant of Hashimoto's thyroiditis. *Hum Pathol*. 1974; 5(2): 161-170.

118. Baloch ZW, Feldman MD, LiVolsi VA. Combined riedel's disease and fibrosing hashimoto's thyroiditis: a report of three cases with two showing coexisting papillary carcinoma. *Endocr Pathol*. 2000; 11(2): 157-163.

119. Julie C, Vieillefond A, Desligneres S, et al. Hashimoto's thyroiditis associated with Riedel's thyroiditis and retroperitoneal fibrosis. *Pathol Res Pract*. 1997; 193(8): 573-577, discussion 578.

120. Li Y, Zhou G, Ozaki T, et al. Distinct histopathological features of Hashimoto's thyroiditis with respect to IgG4-related disease. *Mod Pathol*. 2012; 25(8): 1086-1097. doi:10.1038/modpathol.2012.68.

121. Deshpande V. IgG4 related disease of the head and neck. *Head Neck Pathol*. 2015; 9(1): 24-31.

122. Wémeau JL, Proust-Lemoine E, Ryndak A, Vanhove L. Thyroid autoimmunity and polyglandular endocrine syndromes. *Hormones(Athens)*. 2013; 12(1): 39-45.

123. Holm LE, Blomgren H, Lowhagen T. Cancer risks in patients with chronic lymphocytic thyroiditis. *N Engl J Med*. 1985; 312(10): 601-604.

124. Lee JH, Kim Y, Choi JW, Kim YS. The association between papillary thyroid carcinoma and histologically proven Hashimoto's thyroiditis: a meta-analysis. *Eur J Endocrinol*. 2013; 168(3): 343-349.

125. Hunt JL, Baloch ZW, Barnes L, et al. Loss of heterozygosity mutations of tumor suppressor genes in cytologically atypical areas in chronic lymphocytic thyroiditis. *Endocr Pathol*. 2002; 13(4): 321-330.

126. Vanni R, Marras-Virdis S, Gerosa C, et al. Cytogenetics of thyroid nodules in Hashimoto thyroiditis. *Cancer Genet Cytogenet*. 2000; 120(1): 87-88.

127. Prasad ML, Huang Y, Pellegata NS, et al. Hashimoto's thyroiditis with papillary thyroid carcinoma(PTC)-like nuclear alterations express molecular markers of PTC. *Histopathology*. 2004; 45(1): 39-46.

128. Rhoden KJ, Unger K, Salvatore G, et al. RET/papillary thyroid cancer rearrangement in nonneoplastic thyrocytes: follicular cells of Hashimoto's thyroiditis share low-level recombination events with a subset of papillary carcinoma. *J Clin Endocrinol Metab*. 2006; 91(6): 2414-2423.

129. Sheils OM, O'Eary JJ, Uhlmann V, et al. ret/PTC-1 activation in Hashimoto thyroiditis. *Int J Surg Pathol*. 2000; 8(3): 185-189.

130. Wirtschafter A, Schmidt R, Rosen D, et al. Expression of the RET/PTC fusion gene as a marker for papillary carcinoma in Hashimoto's thyroiditis. *Laryngoscope*. 1997; 107(1): 95-100.

131. Limpens J, de Jong D, van Krieken JH, et al. Bcl-2/JH rearrangements in benign lymphoid tissues with follicular hyperplasia. *Oncogene*. 1991; 6(12): 2271-2276.

132. Sargent R, LiVolsi V, Murphy J, et al. BRAF mutation is unusual in chronic lymphocytic thyroiditis-associated papillary thyroid carcinomas and absent in non-neoplastic nuclear atypia of thyroiditis. *Endocr Pathol*. 2006; 17(3): 235-241.

133. Weiss LM, Weinberg DS, Warhol MJ. Medullary carcinoma arising in a thyroid with Hashimoto's disease. *Am J Clin Pathol*. 1983; 80(4): 534-538.

134. Riedel BM. Die chronische zur Bildung eisenharter Tumoren fuehrende Entzuendung der Shilddruese. *Verh Ges Chir*. 1896; 25: 101-105.

135. Hennessey JV. Clinical review: Riedel's thyroiditis: a clinical review. *J Clin Endocrinol Metab*. 2011; 96(10): 3031-3041. doi:10.1210/jc.2011-0617.

136. Harach HR, Williams ED. Fibrous thyroiditis–an immunopathological study. *Histopathology*. 1983; 7(5): 739-751.

137. Fellegara G, Rosai J. Multifocal fibrosing thyroiditis: report of 55 cases of a poorly recognized entity. *Am J Surg Pathol*. 2015; 39(3): 416-424.

138. Frank R, Baloch ZW, Gentile C, et al. Multifocal fibrosing thyroiditis and its association with papillary thyroid carcinoma using BRAF pyrosequencing. *Endocr Pathol*. 2014; 25(3): 236-240.

139. Léger J, Olivieri A, Donaldson M, et al. European Society for Paediatric Endocrinology consensus guidelines on screening, diagnosis, and management of congenital hypothyroidism. *J Clin Endocrinol Metab*. 2014; 99(2): 363-384.

140. Nicholas AK, Serra EG, Cangul H, et al. Comprehensive screening of eight known causative genes in congenital hypothyroidism with gland-in-situ. *J Clin Endocrinol Metab*. 2016; 101(12): 4521-4531.

141. Szinnai G. Genetics of normal and abnormal thyroid development in humans. *Best Pract Res Clin Endocrinol Metab*. 2014; 28(2): 133-150.

142. Ghossein RA, Rosai J, Heffess C. Dyshormonogenetic goiter: a clinicopathologic study of 56 cases. *Endocr Pathol*. 1997; 8(4): 283-292.

143. Camargo RY, Gross JL, Silveiro SP, et al. Pathological findings in dyshormonogenetic goiter with defective iodide transport. *Endocr Pathol*. 1998; 9(3): 225-233.

144. Cooper DS, Axelrod L, DeGroot LJ, et al. Congenital goiter and the development of metastatic follicular carcinoma with evidence for a leak of nonhormonal iodide: clinical, pathological, kinetic, and biochemical studies and a review of the literature. *J Clin Endocrinol Metabol*. 1981; 52(2): 294-306.

145. Chertok Shacham E, Ishay A, Irit E, et al. Minimally invasive follicular thyroid carcinoma developed in dyshormonogenetic multinodular goiter due to thyroid peroxidase gene mutation. *Thyroid*. 2012; 22(5): 542-546.

146. Vickery AL Jr. The diagnosis of malignancy in dyshormonogenetic goitre. *Clin Endocrinol Metab*. 1981; 10(2): 317-335.

147. Smith TJ, Hegedüs L. Graves'disease. *N Engl J Med*. 2016; 375(16): 1552-1565.

148. De Leo S, Lee SY, Braverman LE. Hyperthyroidism. *Lancet*. 2016; 388(10047): 906-918.

149. Bahn RS. Graves'ophthalmopathy. *N Engl J Med*. 2010; 362(8): 726-738.

150. Nixon DW, Samols E. Acral changes associated with thyroid diseases. *JAMA*. 1970; 212(7): 1175-1181.

151. Perez-Montiel MD, Suster S. The spectrum of histologic changes in thyroid hyperplasia: a clinicopathologic study of 300 cases. *Hum Pathol*. 2008; 39(7): 1080-1087.

152. Spjut HJ, Warren WD, Ackerman LV. Clinical-pathologic study of 76 cases of recurrent Graves'disease, toxic (non-exophthalmic) goiter, and nontoxic goiter; does a relation exist between thyroid hyperplasia and struma lymphomatosa? *Am J Clin Pathol*. 1957; 27(4): 367-392.

153. Ito M, Toyoda N, Nomura E, et al. Type 1 and type 2 iodothyronine deiodinases in the thyroid gland of patients with 3,5,3'-triiodo thyronine-predominant Graves'disease. *Eur J Endocrinol*.

2011; 164(1): 95-100.

154. Margolick JB, Hsu SM, Volkman DJ, et al. Immunohistochemical characterization of intrathyroid lymphocytes in Graves'disease. Interstitial and intraepithelial populations. *Am J Med*. 1984; 76(5): 815-821.

155. Hanson GA, Komorowski RA, Cerletty JM, Wilson SD. Thyroid gland morphology in young adults: normal subjects versus those with prior low-dose neck irradiation in childhood. *Surgery*. 1983; 94(6): 984-988.

156. Pazaitou-Panayiotou K, Michalakis K, Paschke R. Thyroid cancer in patients with hyperthyroidism. *Horm Metab Res*. 2012; 44(4): 255-262.

157. Eggen PC, Seljelid R. The histological appearance of hyperfunctioning thyroids following various pre-operative treatments. *Acta Pathol Microbiol Scand [A]*. 1973; 81(1): 16-20.

158. Mizukami Y, Michigishi T, Nonomura A, et al. Histologic changes in Graves'thyroid gland after 131I therapy for hyperthyroidism. *Acta Pathol Jpn*. 1992; 42(6): 419-426.

159. Bradley EI 3rd, Liechty RD. Modified subtotal thyroidectomy for Graves'disease: a two-institution study. *Surgery*. 1983; 94(6): 955-958.

160. Hargreaves AW, Garner A. The significance of lymphocytic infiltration of the thyroid gland in thyrotoxicosis. *Br J Surg*. 1968; 55(7): 543-545.

161. Curran RC, Eckert H, Wilson GM. The thyroid gland after treatment of hyperthyroidism by partial thyroidectomy or iodine 131. *J Pathol Bacteriol*. 1958; 76(2): 541-560.

162. Friedman NB, Catz B. The reactions of euthyroid and hyperthyroid glands to radioactive iodine. *Arch Pathol Lab Med*. 1996; 120(7): 660-661.

163. Pfaltz M, Hedinger CE. Abnormal basement membrane structures in autoimmune thyroid disease. *Lab Invest*. 1986; 55(5): 531-539.

164. Winsa B, Adami HO, Bergstrom R, et al. Stressful life events and Graves'disease. *Lancet*. 1991; 338(8781): 1475-1479.

165. Hancock SL, Cox RS, McDougall IR. Thyroid diseases after treatment of Hodgkin's disease. *N Engl J Med*. 1991; 325(9): 599-605.

166. Judd R, Bueso-Ramos C. Combined true thymic hyperplasia and lymphoid hyperplasia in Graves'disease. *Pediatr Pathol*. 1990; 10(5): 829-836.

167. Smyrk TC, Goellner JR, Brennan MD, Carney JA. Pathology of the thyroid in amiodarone-associated thyrotoxicosis. *Am J Surg Pathol*. 1987; 11(3): 197-204.

168. Knobel M. Etiopathology, clinical features, and treatment of diffuse and multinodular nontoxic goiters. *J Endocrinol Invest*. 2016; 39(4): 357-373.

169. Gaitan E, Nelson NC, Poole GV. Endemic goiter and endemic thyroid disorders. *World J Surg*. 1991; 15(2): 205-215.

170. Li M, Eastman CJ. The changing epidemiology of iodine deficiency. *Nat Rev Endocrinol*. 2012; 8(7): 434-440.

171. Teumer A, Rawal R, Homuth G, et al. Genome-wide association study identifies four genetic loci associated with thyroid volume and goiter risk. *Am J Hum Genet*. 2011; 88(5): 664-673.

172. Knudsen N, Brix TH. Genetic and non-iodine-related factors in the aetiology of nodular goitre. *Best Pract Res Clin Endocrinol Metab*. 2014; 28(4): 495-506.

173. Khan NE, Bauer AJ, Schultz KAP, et al. Quantification of thyroid cancer and multinodular goiter risk in the dicer1 syndrome: a family-based cohort study. *J Clin Endocrinol Metab*. 2017; 102: 1614-1622.

174. Vanderpump MP, Tunbridge WM, French JM, et al. The incidence of thyroid disorders in the community: a twenty-year follow-up of the Whickham Survey. *Clin Endocrinol(Oxf)*. 1995; 43(1): 55-68.

175. Mortensen JD, Woolner LB, Bennett WA. Gross and microscopic findings in clinically normal thyroid glands. *J Clin Endocrinol Metab*. 1955; 15(10): 1270-1280.

176. Berghout A, Wiersinga WM, Smits NJ, Touber JL. Interrelationships between age, thyroid volume, thyroid nodularity, and thyroid function in patients with sporadic nontoxic goiter. *Am J Med*. 1990; 89(5): 602-608.

177. Rosai J, Kuhn E, Carcangiu ML. Pitfalls in thyroid tumour pathology. *Histopathology*. 2006; 49(2): 107-120.

178. Katoh R, Bray CE, Suzuki K, et al. Growth activity in hyperplastic and neoplastic human thyroid determined by an immunohistochemical staining procedure using monoclonal antibody MIB-1. *Hum Pathol*. 1995; 26(2): 139-146.

179. Lazzi S, Als C, Mazzucchelli L, et al. Extensive extramedullary hematopoiesis in a thyroid nodule. *Mod Pathol*. 1996; 9(11): 1062-1065.

180. Sapino A, Papotti M, Macri L, et al. Intranodular reactive endothelial hyperplasia in adenomatous goitre. *Histopathology*. 1995; 26(5): 457-462.

181. Papotti M, Fara E, Ardeleanu C, Bussolati G. Occurrence and significance of vascular invasion in multinodular adenomatous goiter. *Endocr Pathol*. 1994; 5: 35-39.

182. Chung DH, Kang GH, Kim WH, Ro JY. Clonal analysis of a solitary follicular nodule of the thyroid with the polymerase chain reaction method. *Mod Pathol*. 1999; 12(3): 265-271.

183. Jovanovic L, Delahunt B, McIver B, et al. Thyroid gland clonality revisited: the embryonal patch size of the normal human thyroid gland is very large, suggesting X-chromosome inactivation tumor clonality studies of thyroid tumors have to be interpreted with caution. *J Clin Endocrinol Metab*. 2003; 88(7): 3284-3291.

184. Paschke R. Molecular pathogenesis of nodular goiter. *Langenbecks Arch Surg*. 2011; 396(8): 1127-1136.

185. Belge G, Roque L, Soares J, et al. Cytogenetic investigations of 340 thyroid hyperplasias and adenomas revealing correlations between cytogenetic findings and histology. *Cancer Genet Cytogenet*. 1998; 101(1): 42-48.

186. Krohn K, Wohlgemuth S, Gerber H, Paschke R. Hot microscopic areas of iodine-deficient euthyroid goitres contain constitutively activating TSH receptor mutations. *J Pathol*. 2000; 192(1): 37-42.

187. Vasko V, Ferrand M, Di Cristofaro J, et al. Specific pattern of RAS oncogene mutations in follicular thyroid tumors. *J Clin Endocrinol Metab*. 2003; 88(6): 2745-2752.

188. Zampi G, Carcangiu ML, Rosai J, eds. *Thyroid Tumor Pathology. Proceedings of an International Workshop;* 1985. San Miniato, Italy: Semin Diagn Pathol; 1984.

189. Harach HR, Sanchez SS, Williams ED. Pathology of the autonomously functioning (hot) thyroid nodule. *Ann Diagn Pathol*. 2002; 6(1): 10-19.

190. Remonti LR, Kramer CK, Leitão CB, et al. Thyroid ultrasound features and risk of carcinoma: a systematic review and meta-analysis of observational studies. *Thyroid*. 2015; 25(5): 538-550. doi:10.1089/thy.2014.0353.

191. Mizukami Y, Michigishi T, Nonomura A, et al. Autonomously functioning(hot) nodule of the thyroid gland. A clinical and histopathologic study of 17 cases. *Am J Clin Pathol*. 1994;

101(1): 29-35.

192. Panke TW, Croxson MS, Parker JW, et al. Tri-iodothyronine-secreting(toxic) adenoma of the thyroid gland: light and electron microscopic characteristics. *Cancer*. 1978; 41(2): 528-537.

193. Volante M, Papotti M. A practical diagnostic approach to solid/trabecular nodules in the thyroid. *Endocr Pathol*. 2008; 19(2): 75-81.

194. A, Cassoni P, Papotti M, Bussolati G. Muscular cushions of the vessel wall at the periphery of thyroid nodules. *Mod Pathol*. 1999; 12(9): 879-884.

195. Mai KT, Landry DC, Thomas J, et al. Follicular adenoma with papillary architecture: a lesion mimicking papillary thyroid carcinoma. *Histopathology*. 2001; 39(1): 25-32.

196. Campbell WL, Santiago HE, Perzin KH, Johnson PM. The autonamous thyroid nodule: correlation of scan appearance and histopathology. *Radiology*. 1973; 107(1): 133-138.

197. Hegedus L. Clinical practice. The thyroid nodule. *N Engl J Med*. 2004; 351(17): 1764-1771.

198. Parma J, Duprez L, Van Sande J, et al. Diversity and prevalence of somatic mutations in the thyrotropin receptor and Gs alpha genes as a cause of toxic thyroid adenomas. *J Clin Endocrinol Metab*. 1997; 82(8): 2695-2701.

199. Trulzsch B, Krohn K, Wonerow P, et al. Detection of thyroid-stimulating hormone receptor and Gsalpha mutations: in 75 toxic thyroid nodules by denaturing gradient gel electrophoresis. *J Mol Med*. 2001; 78(12): 684-691.

200. Calebiro D, Grassi ES, Eszlinger M, et al. Recurrent ezh1 mutations are a second hit in autonomous thyroid adenomas. *J Clin Invest*. 2016; 126: 3383-3388.

201. Cohen MB, Miller TR, Beckstead JH. Enzyme histochemistry and thyroid neoplasia. *Am J Clin Pathol*. 1986; 85(6): 668-673.

202. Liu H, Lin F. Application of immunohistochemistry in thyroid pathology. *Arch Pathol Lab Med*. 2015; 139(1): 67-82.

203. Kondo T, Ezzat S, Asa SL. Pathogenetic mechanisms in thyroid follicular-cell neoplasia. *Nature Rev Cancer*. 2006; 6(4): 292-306.

204. Nikiforova MN, Biddinger PW, Caudill CM, et al. PAX8-PPARgamma rearrangement in thyroid tumors: RT-PCR and immunohistochemical analyses. *Am J Surg Pathol*. 2002; 26(8): 1016-1023.

205. Roque L, Rodrigues R, Pinto A, et al. Chromosome imbalances in thyroid follicular neoplasms: a comparison between follicular adenomas and carcinomas. *Genes Chromosomes Cancer*. 2003; 36(3): 292-302.

206. Herrmann M. Standard and molecular cytogenetics of endocrine tumors. *Am J Clin Pathol*. 2003; 119(suppl): S17-S38.

207. Belge G, Rippe V, Meiboom M, et al. Delineation of a 150-kb breakpoint cluster in benign thyroid tumors with 19q13.4 aberrations. *Cytogenet Cell Genet*. 2001; 93(1-2): 48-51.

208. Rippe V, Drieschner N, Meiboom M, et al. Identification of a gene rearranged by 2p21 aberrations in thyroid adenomas. *Oncogene*. 2003; 22(38): 6111-6114.

209. Panebianco F, Kelly LM, Liu P, et al. Thada fusion is a mechanism of igf2bp3 activation and igf1r signaling in thyroid cancer. *Proc Natl Acad Sci USA*. 2017; 114: 2307-2312.

210. Hou P, Liu D, Shan Y, et al. Genetic alterations and their relationship in the phosphatidylinositol 3-kinase/Akt pathway in thyroid cancer. *Clin Cancer Res*. 2007; 13(4): 1161-1170.

211. Harach HR, Soubeyran I, Brown A, et al. Thyroid pathologic findings in patients with Cowden disease. *Ann Diagn Pathol*. 1999; 3(6): 331-340.

212. Stratakis CA, Courcoutsakis NA, Abati A, et al. Thyroid gland abnormalities in patients with the syndrome of spotty skin pigmentation, myxomas, endocrine overactivity, and schwannomas(Carney complex). *J Clin Endocrinol Metab*. 1997; 82(7): 2037-2043.

213. Mastorakos G, Mitsiades NS, Doufas AG, Koutras DA. Hyperthyroidism in McCune-Albright syndrome with a review of thyroid abnormalities sixty years after the first report. *Thyroid*. 1997; 7(3): 433-439.

214. Hazard JB, Kenyon R. Atypical adenoma of the thyroid. *AMA Arch Pathol*. 1954; 58(6): 554-563.

215. Lang W, Georgii A, Stauch G, Kienzle E. The differentiation of atypical adenomas and encapsulated follicular carcinomas in the thyroid gland. *Virchows Arch A Pathol Anat Histol*. 1980; 385(2): 125-141.

216. Gnepp DR, Ogorzalek JM, Heffess CS. Fat-containing lesions of the thyroid gland. *Am J Surg Pathol*. 1989; 13(7): 605-612.

217. Visona A, Pea M, Bozzola L, et al. Follicular adenoma of the thyroid gland with extensive chondroid metaplasia. *Histopathology*. 1991; 18(3): 278-279.

218. Magro G, Benkova K, Michal M. Meningioma-like tumor of the thyroid: a previously undescribed variant of follicular adenoma. *Virchows Arch*. 2005; 446(6): 677-679.

219. Koren R, Bernheim J, Schachter P, et al. Black thyroid adenoma. Clinical, histochemical, and ultrastructural features. *Appl Immunohistochem Mol Morphol*. 2000; 8(1): 80-84.

220. Saggiorato E, De Pompa R, Volante M, et al. Characterization of thyroid 'follicular neoplasms' in fine-needle aspiration cytological specimens using a panel of immunohistochemical markers: a proposal for clinical application. *Endocr Relat Cancer*. 2005; 12(2): 305-317.

221. Nakamura N, Erickson LA, Jin L, et al. Immunohistochemical separation of follicular variant of papillary thyroid carcinoma from follicular adenoma. *Endocr Pathol*. 2006; 17(3): 213-223.

222. Scognamiglio T, Hyjek E, Kao J, Chen YT. Diagnostic usefulness of HBME1, galectin-3, CK19, and CITED1 and evaluation of their expression in encapsulated lesions with questionable features of papillary thyroid carcinoma. *Am J Clin Pathol*. 2006; 126(5): 700-708.

223. El Demellawy D, Nasr A, Alowami S. Application of CD56, P63 and CK19 immunohistochemistry in the diagnosis of papillary carcinoma of the thyroid. *Diagn Pathol*. 2008; 3: 5.

224. Park WY, Jeong SM, Lee JH, et al. Diagnostic value of decreased expression of CD56 protein in papillary carcinoma of the thyroid gland. *Basic Appl Pathol*. 2009; 2: 63-68. doi: 10.1111/j.1755-9294.2009.01045.x.

225. Carney JA, Hirokawa M, Lloyd RV, et al. Hyalinizing trabecular tumors of the thyroid gland are almost all benign. *Am J Surg Pathol*. 2008; 32(12): 1877-1889.

226. Carney JA, Ryan J, Goellner JR. Hyalinizing trabecular adenoma of the thyroid gland. *Am J Surg Pathol*. 1987; 11(8): 583-591.

227. Carney JA. Hyalinizing trabecular tumors of the thyroid gland: quadruply described but not by the discoverer. *Am J Surg Pathol*. 2008; 32(4): 622-634.

228. McCluggage WG, Sloan JM. Hyalinizing trabecular carcinoma of thyroid gland. *Histopathology*. 1996; 28(4): 357-362.

229. Molberg K, Albores-Saavedra J. Hyalinizing trabecular carcinoma of the thyroid gland. *Hum Pathol*. 1994; 25(2): 192-197.

230. Lee S, Han BK, Ko EY, et al. The ultrasonogra-

phy features of hyalinizing trabecular tumor of the thyroid are more consistent with its benign behavior than cytology or frozen section readings. *Thyroid*. 2011; 21(3): 253-259.

231. Rothenberg HJ, Goellner JR, Carney JA. Hyalinizing trabecular adenoma of the thyroid gland: recognition and characterization of its cytoplasmic yellow body. *Am J Surg Pathol*. 1999; 23(1): 118-125.

232. Rothenberg HJ, Goellner JR, Carney JA. Prevalence and incidence of cytoplasmic yellow bodies in thyroid neoplasms. *Arch Pathol Lab Med*. 2003; 127(6): 715-717.

233. Gaffney RL, Carney JA, Sebo TJ, et al. Galectin-3 expression in hyalinizing trabecular tumors of the thyroid gland. *Am J Surg Pathol*. 2003; 27(4): 494-498.

234. Hirokawa M, Carney JA, Ohtsuki Y. Hyalinizing trabecular adenoma and papillary carcinoma of the thyroid gland express different cytokeratin patterns. *Am J Surg Pathol*. 2000; 24(6): 877-881.

235. Katoh R, Jasani B, Williams ED. Hyalinizing trabecular adenoma of the thyroid. A report of three cases with immunohistochemical and ultrastructural studies. *Histopathology*. 1989; 15(3): 211-224.

236. Hirokawa M, Carney JA. Cell membrane and cytoplasmic staining for MIB-1 in hyalinizing trabecular adenoma of the thyroid gland. *Am J Surg Pathol*. 2000; 24(4): 575-578.

237. Leonardo E, Volante M, Barbareschi M, et al. Cell membrane reactivity of MIB-1 antibody to Ki67 in human tumors: fact or artifact? *Appl Immunohistochem Mol Morphol*. 2007; 15(2): 220-223.

238. Li M, Carcangiu ML, Rosai J. Abnormal intracellular and extracellular distribution of basement membrane material in papillary carcinoma and hyalinizing trabecular tumors of the thyroid: implication for deregulation of secretory pathways. *Hum Pathol*. 1997; 28(12): 1366-1372.

239. LiVolsi VA. Hyalinizing trabecular tumor of the thyroid: adenoma, carcinoma, or neoplasm of uncertain malignant potential? *Am J Surg Pathol*. 2000; 24(12): 1683-1684.

240. Sambade C, Franssila K, Cameselle-Teijeiro J, et al. Hyalinizing trabecular adenoma: a misnomer for a peculiar tumor of the thyroid gland. *Endocr Pathol*. 1991; 2: 83-91.

241. Chan JK, Tse CC, Chiu HS. Hyalinizing trabecular adenoma-like lesion in multinodular goitre. *Histopathology*. 1990; 16(6): 611-614.

242. González-Cámpora R, Fuentes-Vaamonde E, Hevia-Vázquez A, et al. Hyalinizing trabecular carcinoma of the thyroid gland: report of two cases of follicular cell thyroid carcinoma with hyalinizing trabecular pattern. *Ultrastruct Pathol*. 1998; 22: 39-46.

243. Salvatore G, Chiappetta G, Nikiforov YE, et al. Molecular profile of hyalinizing trabecular tumours of the thyroid: high prevalence of RET/PTC rearrangements and absence of B-raf and N-ras point mutations. *Eur J Cancer*. 2005; 41(5): 816-821.

244. Sheu SY, Vogel E, Worm K, et al. Hyalinizing trabecular tumour of the thyroid-differential expression of distinct miRNAs compared with papillary thyroid carcinoma. *Histopathology*. 2010; 56(5): 632-640.

245. La Vecchia C, Malvezzi M, Bosetti C, et al. Thyroid cancer mortality and incidence: a global overview. *Int J Cancer*. 2015; 136(9): 2187-2195. doi:10.1002/ ijc.29251.

246. Hundahl SA, Cady B, Cunningham MP, et al. Initial results from a prospective cohort study

of 5583 cases of thyroid carcinoma treated in the united states during 1996. U.S. and German Thyroid Cancer Study Group. An American College of Surgeons Commission on Cancer Patient Care Evaluation study. *Cancer*. 2000; 89(1): 202-217.

247. Karagulle E, Yildirim S, Karakayali F, et al. Malignancy rates in operated patients with hyperthyroidism in an area of endemic goiter. *Int Surg*. 2009; 94(4): 325-329.

248. Carcangiu ML, Zampi G, Pupi A, et al. Papillary carcinoma of the thyroid. A clinicopathologic study of 241 cases treated at the University of Florence, Italy. *Cancer*. 1985; 55(4): 805-828.

249. Xu B, Ghossein R. Encapsulated thyroid carcinoma of follicular cell origin. *Endocr Pathol*. 2015; 26(3): 191-199.

250. Carcangiu ML, Zampi G, Rosai J. Papillary thyroid carcinoma: a study of its many morphologic expressions and clinical correlates. *Pathol Annu*. 1985; 20(Pt 1): 1-44.

251. Asioli S, Erickson LA, Sebo TJ, et al. Papillary thyroid carcinoma with prominent hobnail features: a new aggressive variant of moderately differentiated papillary carcinoma. A clinicopathologic, immunohistochemical, and molecular study of eight cases. *Am J Surg Pathol*. 2010; 34(1): 44-52.

252. Gray A, Doniach I. Morphology of the nuclei of papillary carcinoma of the thyroid. *Br J Cancer*. 1969; 23(1): 49-51.

253. Naganuma H, Murayama H, Ohtani N, et al. Optically clear nuclei in papillary carcinoma of the thyroid: demonstration of one of the fixation artifacts and its practical usefulness. *Pathol Int*. 2000; 50(2): 113-118.

254. Baloch ZW, LiVolsi VA. Etiology and significance of the optically clear nucleus. *Endocr Pathol*. 2002; 13(4): 289-299.

255. Johannessen JV, Gould VE, Jao W. The fine structure of human thyroid cancer. *Hum Pathol*. 1978; 9(4): 385-400.

256. Petrilli G, Fisogni S, Rosai J, et al. Nuclear bubbles(nuclear pseudo-pseudoinclusions): a pitfall in the interpretation of microscopic sections from the thyroid and other human organs. *Am J Surg Pathol*. 2017; 41(1): 140-141.

257. Batistatou A, Scopa CD. Pathogenesis and diagnostic significance of nuclear grooves in thyroid and other sites. *Int J Surg Pathol*. 2009; 17(2): 107-110.

258. Papotti M, Manazza AD, Chiarle R, Bussolati G. Confocal microscope analysis and tridimensional reconstruction of papillary thyroid carcinoma nuclei. *Virchows Arch*. 2004; 444(4): 350-355.

259. Asioli S, Bussolati G. Emerin immunohistochemistry reveals diagnostic features of nuclear membrane arrangement in thyroid lesions. *Histopathology*. 2009; 54(5): 571-579.

260. Yamashita T, Hosoda Y, Kameyama K, et al. Peculiar nuclear clearing composed of microfilaments in papillary carcinoma of the thyroid. *Cancer*. 1992; 70(12): 2923-2928.

261. Lee TK, Myers RT, Marshall RB, et al. The significance of mitotic rate: a retrospective study of 127 thyroid carcinomas. *Hum Pathol*. 1985; 16(10): 1042-1046.

262. Kondo T, Nakazawa T, Murata S, Katoh R. Stromal elastosis in papillary thyroid carcinomas. *Hum Pathol*. 2005; 36(5): 474-479.

263. Johannessen JV, Sobrinho-Simoes M. The origin and significance of thyroid psammoma bodies. *Lab Invest*. 1980; 43(3): 287-296.

264. Patchefsky AS, Hoch WS. Psammoma bodies in diffuse toxic goiter. *Am J Clin Pathol*. 1972; 57(5): 551-556.

265. Klinck GH, Winship T. Psammoma bodies and

thyroid cancer. *Cancer*. 1959; 12(4): 656-662.

266. Vergilio J, Baloch ZW, LiVolsi VA. Spindle cell metaplasia of the thyroid arising in association with papillary carcinoma and follicular adenoma. *Am J Clin Pathol*. 2002; 117(2): 199-204.

267. Durante C, Tallini G, Puxeddu E, et al. BRAF(V600E) mutation and expression of proangiogenic molecular markers in papillary thyroid carcinomas. *Eur J Endocrinol*. 2011; 165(3): 455-463.doi:10.1530/EJE-11-0283.

268. Selzer G, Kahn LB, Albertyn L. Primary malignant tumors of the thyroid gland: a clinicopathologic study of 254 cases. *Cancer*. 1977; 40(4): 1501-1510.

269. Schroder S, Schwarz W, Rehpenning W, et al. Dendritic/Langerhans cells and prognosis in patients with papillary thyroid carcinomas. Immunocytochemical study of 106 thyroid neoplasms correlated to follow-up data. *Am J Clin Pathol*. 1988; 89(3): 295-300.

270. Guiter GE, DeLellis RA. Multinucleate giant cells in papillary thyroid carcinoma. A morphologic and immunohistochemical study. *Am J Clin Pathol*. 1996; 106(6): 765-768.

271. Katoh R, Sasaki J, Kurihara H, et al. Multiple thyroid involvement(intraglandular metastasis) in papillary thyroid carcinoma. A clinicopathologic study of 105 consecutive patients. *Cancer*. 1992; 70(6): 1585-1590.

272. Bansal M, Gandhi M, Ferris RL, et al. Molecular and histopathologic characteristics of multifocal papillary thyroid carcinoma. *Am J Surg Pathol*. 2013; 37(10): 1586-1591. doi:10.1097/PAS.0b013e318292b780.

273. Beaumont A, Ben Othman S, Fragu P. The fine structure of papillary carcinoma of the thyroid. *Histopathology*. 1981; 5(4): 377-388.

274. Echeverria OM, Hernandez-Pando R, Vazquez-Nin GH. Ultrastructural, cytochemical, and immunocytochemical study of nuclei and cytoskeleton of thyroid papillary carcinoma cells. *Ultrastruct Pathol*. 1998; 22(3): 185-197.

275. Schelfhout LJ, Van Muijen GN, Fleuren GJ. Expression of keratin 19 distinguishes papillary thyroid carcinoma from follicular carcinomas and follicular thyroid adenoma. *Am J Clin Pathol*. 1989; 92(5): 654-658.

276. Bejarano PA, Nikiforov YE, Swenson ES, Biddinger PW. Thyroid transcription factor-1, thyroglobulin, cytokeratin 7, and cytokeratin 20 in thyroid neoplasms. *Appl Immunohistochem Mol Morphol*. 2000; 8(3): 189-194.

277. Liberman E, Weidner N. Papillary and follicular neoplasms of the thyroid gland. Differential immunohistochemical staining with high-molecular-weight keratin and involucrin. *Appl Immunohistochem Mol Morphol*. 2000; 8(1): 42-48.

278. Miettinen M, Kovatich AJ, Karkkainen P. Keratin subsets in papillary and follicular thyroid lesions. A Paraffin section analysis with diagnostic implications. *Virchows Arch*. 1997; 431(6): 407-413.

279. Viale G, Dell'Orto P, Coggi G, Gambacorta M. Coexpression of cytokeratins and vimentin in normal and diseased thyroid glands. Lack of diagnostic utility of vimentin immunostaining. *Am J Surg Pathol*. 1989; 13: 1034-1040.

280. McLaren KM, Cossar DW. The immunohistochemical localization of S100 in the diagnosis of papillary carcinoma of the thyroid. *Hum Pathol*. 1996; 27(7): 633-636.

281. Arif S, Blanes A, Diaz-Cano SJ. Hashimoto's thyroiditis shares features with early papillary thyroid carcinoma. *Histopathology*. 2002; 41(3): 357-362.

282. Chan JK, Tse CC. Mucin production in metastatic papillary carcinoma of the thyroid. *Hum*

Pathol. 1988; 19(2): 195-200.

283. Damiani S, Fratamico F, Lapertosa G, et al. Alcian blue and epithelial membrane antigen are useful markers in differentiating benign from malignant papillae in thyroid lesions. *Virchows Arch A Pathol Anat Histopathol.* 1991; 419(2): 131-135.

284. Torres-Cabala C, Panizo-Santos A, Krutzsch HC, et al. Differential expression of S100C in thyroid lesions. *Int J Surg Pathol.* 2004; 12(2): 107-115.

285. Utrilla JC, Martin-Lacave I, San Martin MV, et al. Expression of c-erbB-2 oncoprotein in human thyroid tumours. *Histopathology.* 1999; 34(1): 60-65.

286. Oyama T, Ichimura E, Sano T, et al. c-Met expression of thyroid tissue with special reference to papillary carcinoma. *Pathol Int.* 1998; 48(10): 763-768.

287. Capper D, Preusser M, Habel A, et al. Assessment of BRAF V600E mutation status by immunohistochemistry with a mutation-specific monoclonal antibody. *Acta Neuropathol.* 2011; 122(1): 11-19. doi:10.1007/s00401-011-0841-z.

288. de Biase D, Cesari V, Visani M, et al. High-sensitivity BRAF mutation analysis: *BRAF* V600E is acquired early during tumor development but is heterogeneously distributed in a subset of papillary thyroid carcinomas. *J Clin Endocrinol Metab.* 2014; 99(8): E1530-E1538. doi:10.1210/jc.2013-4389.

289. Mino-Kenudson M, Chirieac LR, Law K, et al. A novel, highly sensitive antibody allows for the routine detection of ALK-rearranged lung adenocarcinomas by standard immunohistochemistry. *Clin Cancer Res.* 2010; 16(5): 1561-1571.

290. Kimura ET, Nikiforova MN, Zhu Z, et al. High prevalence of BRAF mutations in thyroid cancer: genetic evidence for constitutive activation of the RET/PTC-RAS-BRAF signaling pathway in papillary thyroid carcinoma. *Cancer Res.* 2003; 63(7): 1454-1457.

291. Soares P, Trovisco V, Rocha AS, et al. BRAF mutations and RET/PTC rearrangements are alternative events in the etiopathogenesis of PTC. *Oncogene.* 2003; 22(29): 4578-4580.

292. Cancer Genome Atlas Research Network. Integrated genomic characterization of papillary thyroid carcinoma. *Cell.* 2014; 159(3): 676-690. doi:10.1016/j. cell.2014.09.050.

293. Jenkins RB, Hay ID, Herath JF, et al. Frequent occurrence of cytogenetic abnormalities in sporadic nonmedullary thyroid carcinoma. *Cancer.* 1990; 66(6): 1213-1220.

294. Tallini G, Tuttle RM, Ghossein RA. The history of the follicular variant of papillary thyroid carcinoma. *J Clin Endocrinol Metab.* 2017; 102: 15-22.

295. Nikiforov YE, Seethala RR, Tallini G, et al. Nomenclature revision for encapsulated follicular variant of papillary thyroid carcinoma: a paradigm shift to reduce overtreatment of indolent tumors. *JAMA Oncol.* 2016; 2: 1023-1029.

296. Zhu Z, Gandhi M, Nikiforova MN, et al. Molecular profile and clinical-pathologic features of the follicular variant of papillary thyroid carcinoma. An unusually high prevalence of ras mutations. *Am J Clin Pathol.* 2003; 120: 71-77.

297. Rivera M, Ricarte-Filho J, Knauf J, et al. Molecular genotyping of papillary thyroid carcinoma follicular variant according to its histological subtypes(encapsulated vs infiltrative) reveals distinct braf and ras mutation patterns. *Mod Pathol.* 2010; 23: 1191-1200.

298. McFadden DG, Dias-Santagata D, Sadow PM, et al. Identification of oncogenic mutations and gene fusions in the follicular variant of papillary thyroid carcinoma. *J Clin Endocrinol Metab.* 2014; 99: E2457-E2462.

299. Davies H, Bignell GR, Cox C, et al. Mutations of the BRAF gene in human cancer. *Nature.* 2002; 417(6892): 949-954.

300. Cradic KW, Milosevic D, Rosenberg AM, et al. Mutant BRAF(T1799A) can be detected in the blood of papillary thyroid carcinoma patients and correlates with disease status. *J Clin Endocrinol Metab.* 2009; 94(12): 5001-5009.

301. Nikiforova MN, Kimura ET, Gandhi M, et al. BRAF mutations in thyroid tumors are restricted to papillary carcinomas and anaplastic or poorly differentiated carcinomas arising from papillary carcinomas. *J Clin Endocrinol Metab.* 2003; 88(11): 5399-5404.

302. Grieco M, Santoro M, Berlingieri MT, et al. PTC is a novel rearranged form of the ret proto-oncogene and is frequently detected in vivo in human thyroid papillary carcinomas. *Cell.* 1990; 60: 557-563.

303. Fagin JA, Wells SA Jr. Biologic and clinical perspectives on thyroid cancer. *N Engl J Med.* 2016; 375(11): 1054-1067. doi:10.1056/NEJMra1501993.

304. Santoro M, Dathan NA, Berlingieri MT, et al. Molecular characterization of RET/PTC3; a novel rearranged version of the RETproto-oncogene in a human thyroid papillary carcinoma. *Oncogene.* 1994; 9(2): 509-516.

305. Tallini G, Ghossein RA, Emanuel J, et al. Detection of thyroglobulin, thyroid peroxidase, and RET/PTC1 mRNA transcripts in the peripheral blood of patients with thyroid disease. *J Clin Oncol.* 1998; 16(3): 1158-1166.

306. Adeniran AJ, Zhu Z, Gandhi M, et al. Correlation between genetic alterations and microscopic features, clinical manifestations, and prognostic characteristics of thyroid papillary carcinomas. *Am J Surg Pathol.* 2006; 30(2): 216-222.

307. Soares P, Fonseca E, Wynford-Thomas D, Sobrinho-Simoes M. Sporadic ret-rearranged papillary carcinoma of the thyroid: a subset of slow growing, less aggressive thyroid neoplasms? *J Pathol.* 1998; 185(1): 71-78.

308. Tallini G, Santoro M, Helie M, et al. RET/PTC oncogene activation defines a subset of papillary thyroid carcinomas lacking evidence of progression to poorly differentiated or undifferentiated tumor phenotypes. *Clin Cancer Res.* 1998; 4(2): 287-294.

309. Rabes HM, Demidchik EP, Sidorow JD, et al. Pattern of radiation-induced RET and NTRK1 rearrangements in 191 post-chernobyl papillary thyroid carcinomas: biological, phenotypic, and clinical implications. *Clin Cancer Res.* 2000; 6(3): 1093-1103.

310. Zhu Z, Ciampi R, Nikiforova MN, et al. Prevalence of RET/PTC rearrangements in thyroid papillary carcinomas: effects of the detection methods and genetic heterogeneity. *J Clin Endocrinol Metab.* 2006; 91(9): 3603-3610.

311. Fusco A, Chiappetta G, Hui P, et al. Assessment of RET/PTC oncogene activation and clonality in thyroid nodules with incomplete morphological evidence of papillary carcinoma: a search for the early precursors of papillary cancer. *Am J Pathol.* 2002; 160(6): 2157-2167.

312. Prescott JD, Zeiger MA. The ret oncogene in papillary thyroid carcinoma. *Cancer.* 2015; 121: 2137-2146.

313. Bongarzone I, Vigneri P, Mariani L, et al. Ret/ntrk1 rearrangements in thyroid gland tumors of the papillary carcinoma family: correlation with clinicopathological features. *Clin Cancer Res.* 1998; 4: 223-228.

314. Musholt TJ, Musholt PB, Khaladj N, et al. Prognostic significance of ret and ntrk1 rearrangements in sporadic papillary thyroid carcinoma. *Surgery.* 2000; 128: 984-993.

315. Ricarte-Filho JC, Li S, Garcia-Rendueles ME, et al. Identification of kinase fusion oncogenes in post-chernobyl radiation-induced thyroid cancers. *J Clin Invest.* 2013; 123: 4935-4944.

316. Leeman-Neill RJ, Kelly LM, Liu P, et al. Etv6-ntrk3 is a common chromosomal rearrangement in radiation-associated thyroid cancer. *Cancer.* 2014; 120: 799-807.

317. Prasad ML, Vyas M, Horne MJ, et al. Ntrk fusion oncogenes in pediatric papillary thyroid carcinoma in northeast united states. *Cancer.* 2016; 122: 1097-1107.

318. Demeure MJ, Aziz M, Rosenberg R, et al. Whole-genome sequencing of an aggressive braf wild-type papillary thyroid cancer identified eml4-alk translocation as a therapeutic target. *World J Surg.* 2014; 38: 1296-1305.

319. Kelly LM, Barila G, Liu P, et al. Identification of the transforming strn-alk fusion as a potential therapeutic target in the aggressive forms of thyroid cancer. *Proc Natl Acad Sci USA.* 2014; 111: 4233-4238.

320. Perot G, Soubeyran I, Ribeiro A, et al. Identification of a recurrent STRN/ALK fusion in thyroid carcinomas. *PLoS ONE.* 2014; 9: e87170.

321. Godbert Y, Henriques de Figueiredo B, Bonichon F, et al. Remarkable response to crizotinib in woman with anaplastic lymphoma kinase-rearranged anaplastic thyroid carcinoma. *J Clin Oncol.* 2015; 33: e84-e87.

322. Chou A, Fraser S, Toon CW, et al. A detailed clinicopathologic study of alk-translocated papillary thyroid carcinoma. *Am J Surg Pathol.* 2015; 39: 652-659.

323. Tallini G, de Biase D, Durante C, et al. Braf v600e and risk Stratification of thyroid microcarcinoma: a multicenter pathological and clinical study. *Mod Pathol.* 2015; 28: 1343-1359.

324. Flavin R, Smyth P, Crotty P, et al. BRAF T1799A mutation occurring in a case of malignant struma ovarii. *Int J Surg Pathol.* 2007; 15(2): 116-120.

325. Torregrossa L, Viola D, Sensi E, et al. Papillary thyroid carcinoma with rare exon 15 braf mutation has indolent behavior: a single-institution experience. *J Clin Endocrinol Metab.* 2016; 101: 4413-4420.

326. Ciampi R, Knauf JA, Kerler R, et al. Oncogenic akap9-braf fusion is a novel mechanism of mapk pathway activation in thyroid cancer. *J Clin Invest.* 2005; 115: 94-101.

327. Koperek O, Kornauth C, Capper D, et al. Immunohistochemical detection of the braf v600e-mutated protein in papillary thyroid carcinoma. *Am J Surg Pathol.* 2012; 36: 844-850.

328. Ibrahimpasic T, Xu B, Landa I, et al. Genomic alterations in fatal forms of non-anaplastic thyroid cancer: Identification of med12 and rbm10 as novel thyroid cancer genes associated with tumor virulence. *Clin Cancer Res.* 2017; doi:10.1158/1078-0432. CCR-17-1183.

329. Iyama K, Matsuse M, Mitsutake N, et al. Identification of three novel fusion oncogenes, sqstm1/ntrk3, afap1l2/ret, and ppfibp2/ret, in thyroid cancers of young patients in fukushima. *Thyroid.* 2017; 27: 811-818.

330. Nikiforova MN, Lynch RA, Biddinger PW, et al. RAS point mutations and PAX8-PPAR gamma rearrangement in thyroid tumors: evidence for distinct molecular pathways in thyroid follicular carcinoma. *J Clin Endocrinol Metab.* 2003; 88(5): 2318-2326.

331. Elisei R, Ugolini C, Viola D, et al. BRAF(V600E) mutation and outcome of patients with papillary

thyroid carcinoma: a 15-year median follow-up study. *J Clin Endocrinol Metab*. 2008; 93(10): 3943-3949.

332. Xing M, Westra WH, Tufano RP, et al. BRAF mutation predicts a poorer clinical prognosis for papillary thyroid cancer. *J Clin Endocrinol Metab*. 2005; 90(12): 6373-6379.

333. Elisei R, Viola D, Torregrossa L, et al. The braf(v600e) mutation is an independent, poor prognostic factor for the outcome of patients with low-risk intrathyroid papillary thyroid carcinoma: single-institution results from a large cohort study. *J Clin Endocrinol Metab*. 2012; 97: 4390-4398.

334. Trovisco V, Soares P, Preto A, et al. Type and prevalence of braf mutations are closely associated with papillary thyroid carcinoma histotype and patients'age but not with tumour aggressiveness. *Virchows Arch*. 2005; 446: 589-595.

335. Ito Y, Yoshida H, Maruo R, et al. Braf mutation in papillary thyroid carcinoma in a japanese population: Its lack of correlation with high-risk clinicopathological features and disease-free survival of patients. *Endocr J*. 2009; 56: 89-97.

336. Sancisi V, Nicoli D, Ragazzi M, et al. Brafv600e mutation does not mean distant metastasis in thyroid papillary carcinomas. *J Clin Endocrinol Metab*. 2012; 97: E1745-E1749.

337. Basolo F, Torregrossa L, Giannini R, et al. Correlation between the BRAF V600E mutation and tumor invasiveness in papillary thyroid carcinomas smaller than 20 millimeters: analysis of 1060 cases. *J Clin Endocrinol Metab*. 2010; 95(9): 4197-4205.

338. Xing M, Alzahrani AS, Carson KA, et al. Association between braf v600e mutation and recurrence of papillary thyroid cancer. *J Clin Oncol*. 2015; 33: 42-50.

339. Tavares C, Melo M, Cameselle-Teijeiro JM, et al. Endocrine tumours. Genetic predictors of thyroid cancer outcome. *Eur J Endocrinol*. 2016; 174(4): R117-R126.

340. Falchook GS, Millward M, Hong D, et al. BRAF inhibitor dabrafenib in patients with metastatic BRAF-mutant thyroid cancer. *Thyroid*. 2015; 25: 71-77.

341. Brose MS, Cabanillas ME, Cohen EE, et al. Vemurafenib in patients with BRAF(V600E)-positive metastatic or unresectable papillary thyroid cancer refractory to radioactive iodine: a non-randomised, multicentre, open-label, phase 2 trial. *Lancet Oncol*. 2016; 17: 1272-1282.

342. Jung CK, Little MP, Lubin JH, et al. The increase in thyroid cancer incidence during the last four decades is accompanied by a high frequency of braf mutations and a sharp increase in ras mutations. *J Clin Endocrinol Metab*. 2014; 99: E276-E285.

343. Santoro M, Papotti M, Chiappetta G, et al. RET activation and clinicopathologic features in poorly differentiated thyroid tumors. *J Clin Endocrinol Metab*. 2002; 87(1): 370-379.

344. Landa I, Ibrahimpasic T, Boucai L, et al. Genomic and transcriptomic hallmarks of poorly differentiated and anaplastic thyroid cancers. *J Clin Invest*. 2016; 126: 1052-1066.

345. Hamatani K, Mukai M, Takahashi K, et al. Rearranged anaplastic lymphoma kinase (alk) gene in adult-onset papillary thyroid cancer amongst atomic bomb survivors. *Thyroid*. 2012; 22: 1153-1159.

346. Castro P, Rebocho AP, Soares RJ, et al. PAX8-PPARgamma rearrangement is frequently detected in the follicular variant of papillary thyroid carcinoma. *J Clin Endocrinol Metab*. 2006; 91(1): 213-220.

347. Liu X, Qu S, Liu R, et al. TERT promoter mutations and their association with BRAF V600E mutation and aggressive clinicopathological characteristics of thyroid cancer. *J Clin Endocrinol Metab*. 2014; 99: E1130-E1136.

348. Melo M, da Rocha AG, Vinagre J, et al. TERT promoter mutations are a major indicator of poor outcome in differentiated thyroid carcinomas. *J Clin Endocrinol Metab*. 2014; 99: E754-E765.

349. Xing M, Liu R, Liu X, et al. BRAF V600E and TERT promoter mutations cooperatively identify the most aggressive papillary thyroid cancer with highest recurrence. *J Clin Oncol*. 2014; 32: 2718-2726.

350. Liu R, Xing M. Tert promoter mutations in thyroid cancer. *Endocr Relat Cancer*. 2016; 23: R143-R155.

351. Melo M, Gaspar da Rocha A, Batista R, et al. Tert, braf, and nras in primary thyroid cancer and metastatic disease. *J Clin Endocrinol Metab*. 2017; 102: 1898-1907.

352. He H, Jazdzewski K, Li W, et al. The role of microrna genes in papillary thyroid carcinoma. *Proc Natl Acad Sci USA*. 2005; 102: 19075-19080.

353. Aragon Han P, Weng CH, Khawaja HT, et al. Microrna expression and association with clinicopathologic features in papillary thyroid cancer: a systematic review. *Thyroid*. 2015; 25: 1322-1329.

354. Erler P, Keutgen XM, Crowley MJ, et al. Dicer expression and microrna dysregulation associate with aggressive features in thyroid cancer. *Surgery*. 2014; 156: 1342-1350, discussion 1350.

355. Chan JK. Papillary carcinoma of thyroid: classical and variants. *Histol Histopathol*. 1990; 5(2): 241-257.

356. Hazard JB. Small papillary carcinoma of the thyroid. A study with special reference to so-called nonencapsulated sclerosing tumor. *Lab Invest*. 1960; 9: 86-97.

357. Klinck GH, Winship T. Occult sclerosing carcinoma of the thyroid. *Cancer*. 1955; 8(4): 701-706.

358. Fink A, Tomlinson G, Freeman JL, et al. Occult micropapillary carcinoma associated with benign follicular thyroid disease and unrelated thyroid neoplasms. *Mod Pathol*. 1996; 9(8): 816-820.

359. Harach HR, Franssila KO, Wasenius VM. Occult papillary carcinoma of the thyroid. A "normal" finding in Finland. A systematic autopsy study. *Cancer*. 1985; 56(3): 531-538.

360. Lee YS, Lim H, Chang HS, Park CS. Papillary thyroid microcarcinomas are different from latent papillary thyroid carcinomas at autopsy. *J Korean Med Sci*. 2014; 29: 676-679.

361. Hay ID, Hutchinson ME, Gonzalez-Losada T, et al. Papillary thyroid microcarcinoma: a study of 900 cases observed in a 60-year period. *Surgery*. 2008; 144: 980-987, discussion 987-988.

362. Vaccarella S, Franceschi S, Bray F, et al. Worldwide thyroid-cancer epidemic? the increasing impact of overdiagnosis. *N Engl J Med*. 2016; 375(7): 614-617. doi:10.1056/NEJMp1604412.

363. Rosai J, LiVolsi VA, Sobrinho-Simoes M, Williams ED. Renaming papillary microcarcinoma of the thyroid gland: the Porto proposal. *Int J Surg Pathol*. 2003; 11(4): 249-251.

364. Oda H, Miyauchi A, Ito Y, et al. Incidences of unfavorable events in the management of low-risk papillary microcarcinoma of the thyroid by active surveillance versus immediate surgery. *Thyroid*. 2016; 26(1): 150-155. doi:10.1089/thy.2015.0313.

365. Piana S, Ragazzi M, Tallini G, et al. Papillary thyroid microcarcinoma with fatal outcome: evidence of tumor progression in lymph node metastases: report of 3 cases, with morphological and molecular analysis. *Hum Pathol*. 2013; 44(4): 556-565. doi:10.1016/j. humpath.2012.06.019.

366. Evans HL. Encapsulated papillary neoplasms of the thyroid. A study of 14 cases followed for a minimum of 10 years. *Am J Surg Pathol*. 1987; 11(8): 592-597.

367. Schroder S, Bocker W, Dralle H, et al. The encapsulated papillary carcinoma of the thyroid. A morphologic subtype of the papillary thyroid carcinoma. *Cancer*. 1984; 54(1): 90-93.

368. Chen KT, Rosai J. Follicular variant of thyroid papillary carcinoma: a clinicopathologic study of six cases. *Am J Surg Pathol*. 1977; 1(2): 123-130.

369. Tielens ET, Sherman SI, Hruban RH, Ladenson PW. Follicular variant of papillary thyroid carcinoma. A clinicopathologic study. *Cancer*. 1994; 73(2): 424-431.

370. Lindsay S. *Carcinoma of the Thyroid Gland: A Clinical and Pathologic Study of 293 Patients at the University of California Hospital*. Springfield Ill: Charles C Thomas; 1960.

371. Liu J, Singh B, Tallini G, et al. Follicular variant of papillary thyroid carcinoma: a clinicopathologic study of a problematic entity. *Cancer*. 2006; 107(6): 1255-1264.

372. Ivanova R, Soares P, Castro P, Sobrinho-Simoes M. Diffuse(or multinodular) follicular variant of papillary thyroid carcinoma: a clinicopathologic and immunohistochemical analysis of ten cases of an aggressive form of differentiated thyroid carcinoma. *Virchows Arch*. 2002; 440(4): 418-424.

373. Howitt BE, Jia Y, Sholl LM, Barletta JA. Molecular alterations in partiallyencapsulated or well-circumscribed follicular variant of papillary thyroid carcinoma. *Thyroid*. 2013; 23(10): 1256-1262.

374. Baloch ZW, Livolsi VA. Follicular-patterned lesions of the thyroid: the bane of the pathologist. *Am J Clin Pathol*. 2002; 117(1): 143-150.

375. Chan J. Strict criteria should be applied in the diagnosis of encapsulated follicular variant of papillary thyroid carcinoma. *Am J Clin Pathol*. 2002; 117(1): 16-18.

376. Vanzati A, Mercalli F, Rosai J. The "sprinkling" sign in the follicular variant of papillary thyroid carcinoma: a clue to the recognition of this entity. *Arch Pathol Lab Med*. 2013; 137(12): 1707-1709. doi:10.5858/ arpa.2013-0255-LE.

377. Renshaw AA, Gould EW. Why there is the tendency to "overdiagnose" the follicular variant of papillary thyroid carcinoma. *Am J Clin Pathol*. 2002; 117(1): 19-21.

378. Elsheikh TM, Asa SL, Chan JK, et al. Interobserver and intraobserver variation among experts in the diagnosis of thyroid follicular lesions with borderline nuclear features of papillary carcinoma. *Am J Clin Pathol*. 2008; 130(5): 736-744.

379. Lloyd RV, Erickson LA, Casey MB, et al. Observer variation in the diagnosis of follicular variant of papillary thyroid carcinoma. *Am J Surg Pathol*. 2004; 28(10): 1336-1340.

380. Widder S, Guggisberg K, Khalil M, Pasieka JL. A pathologic re-review of follicular thyroid neoplasms: the impact of changing the threshold for the diagnosis of the follicular variant of papillary thyroid carcinoma. *Surgery*. 2008; 144(1): 80-85.

381. Min HS, Choe G, Cho NY, et al. Immunohistochemical and molecular characteristics of fol-

licular patterned thyroid nodules with incomplete papillary thyroid carcinoma-like nuclei. *Lab Invest*. 2009; 89(suppl 1): 118A.

382. Papotti M, Rodriguez J, De Pompa R, et al. Galectin-3 and HBME-1 expression in well-differentiated thyroid tumors with follicular architecture of uncertain malignant potential. *Mod Pathol*. 2005; 18(4): 541-546.

383. Williams ED. Guest editorial: two proposals regarding the terminology of thyroid tumors. *Int J Surg Pathol*. 2000; 8(3): 181-183.

384. Piana S, Frasoldati A, Di Felice E, et al. Encapsulated well-differentiated follicular-patterned thyroid carcinomas do not play a significant role in the fatality rates from thyroid carcinoma. *Am J Surg Pathol*. 2010; 34: 868-872.

385. Ganly I, Wang L, Tuttle RM, et al. Invasion rather than nuclear features correlates with outcome in encapsulated follicular tumors: further evidence for the reclassification of the encapsulated papillary thyroid carcinoma follicular variant. *Hum Pathol*. 2015; 46(5): 657-664. doi:10.1016/j. humpath.2015.01.010.

386. Nikiforov YE, Erickson LA, Nikiforova MN, et al. Solid variant of papillary thyroid carcinoma: incidence, clinical-pathologic characteristics, molecular analysis, and biologic behavior. *Am J Surg Pathol*. 2001; 25(12): 1478-1484.

387. Albores-Saavedra J, Gould E, Vardaman C, Vuitch F. The macrofollicular variant of papillary thyroid carcinoma: a study of 17 cases. *Hum Pathol*. 1991; 22(12): 1195-1205.

388. Lugli A, Terracciano LM, Oberholzer M, et al. Macrofollicular variant of papillary carcinoma of the thyroid: a histologic, cytologic, and immunohistochemical study of 3 cases and review of the literature. *Arch Pathol Lab Med*. 2004; 128(1): 54-58.

389. Nakamura T, Moriyama S, Nariya S, et al. Macrofollicular variant of papillary thyroid carcinoma. *Pathol Int*. 1998; 48(6): 467-470.

390. Thompson LD, Wieneke JA, Heffess CS. Diffuse sclerosing variant of papillary thyroid carcinoma: a clinicopathologic and immunophenotypic analysis of 22 cases. *Endocr Pathol*. 2005; 16(4): 331-348.

391. Carcangiu ML, Bianchi S. Diffuse sclerosing variant of papillary thyroid carcinoma. Clinicopathologic study of 15 cases. *Am J Surg Pathol*. 1989; 13(12): 1041-1049.

392. Chan JK, Tsui MS, Tse CH. Diffuse sclerosing variant of papillary carcinoma of the thyroid: a histological and immunohistochemical study of three cases. *Histopathology*. 1987; 11(2): 191-201.

393. Fujimoto Y, Obara T, Ito Y, et al. Diffuse sclerosing variant of papillary carcinoma of the thyroid. Clinical importance, surgical treatment, and follow-up study. *Cancer*. 1990; 66(11): 2306-2312.

394. Imamura Y, Kasahara Y, Fukuda M. Multiple brain metastases from a diffuse sclerosing variant of papillary carcinoma of the thyroid. *Endocr Pathol*. 2000; 11(1): 97-108.

395. Vickery AL Jr, Carcangiu ML, Johannessen JV, Sobrinho-Simoes M. Papillary carcinoma. *Semin Diagn Pathol*. 1985; 2(2): 90-100.

396. Akaishi J, Sugino K, Kameyama K, et al. Clinicopathologic features and outcomes in patients with diffuse sclerosing variant of papillary thyroid carcinoma. *World J Surg*. 2015; 39(7): 1728-1735. doi:10.1007/ s00268-015-3021-9.

397. Sheu SY, Schwertheim S, Worm K, et al. Diffuse sclerosing variant of papillary thyroid carcinoma: lack of BRAF mutation but occurrence of RET/PTC rearrangements. *Mod Pathol*. 2007; 20(7): 779-787.

398. Berho M, Suster S. The oncocytic variant of papillary carcinoma of the thyroid: a clinicopathologic study of 15 cases. *Hum Pathol*. 1997; 28(1): 47-53.

399. Apel RL, Asa SL, LiVolsi VA. Papillary Hurthle cell carcinoma with lymphocytic stroma. "Warthin-like tumor" of the thyroid. *Am J Surg Pathol*. 1995; 19(7): 810-814.

400. Baloch ZW, LiVolsi VA. Warthin-like papillary carcinoma of the thyroid. *Arch Pathol Lab Med*. 2000; 124(8): 1192-1195.

401. Yeo MK, Bae JS, Lee S, et al. The Warthin-like variant of papillary thyroid carcinoma: a comparison with classic type in the patients with coexisting Hashimoto's thyroiditis. *Int J Endocrinol*. 2015; 2015: 456027. doi:10.1155/2015/456027.

402. Jun HH, Kim SM, Hong SW, et al. Warthin-like variant of papillary thyroid carcinoma: single institution experience. *ANZ J Surg*. 2016; 86(6): 492-494. doi:10.1111/ans.12725.

403. Hawk WA, Hazard JB. The many appearances of papillary carcinoma of the thyroid. *Cleve Clin Q*. 1976; 43(4): 207-215.

404. LiVolsi VA. Papillary carcinoma tall cell variant(TCV): a review. *Endocr Pathol*. 2010; 21(1): 12-15.

405. Ozaki O, Ito K, Mimura T, et al. Papillary carcinoma of the thyroid. Tall-cell variant with extensive lymphocyte infiltration. *Am J Surg Pathol*. 1996; 20(6): 695-698.

406. Johnson TL, Lloyd RV, Thompson NW, et al. Prognostic implications of the tall cell variant of papillary thyroid carcinoma. *Am J Surg Pathol*. 1988; 12(1): 22-27.

407. Morris LG, Shaha AR, Tuttle RM, et al. Tall-cell variant of papillary thyroid carcinoma: a matched-pair analysis of survival. *Thyroid*. 2010; 20(2): 153-158. doi:10.1089/thy.2009.0352.

408. Ghossein RA, Leboeuf R, Patel KN, et al. Tall cell variant of papillary thyroid carcinoma without extrathyroid extension: biologic behavior and clinical implications. *Thyroid*. 2007; 17(7): 655-661. *Cancer Res*. 2004;64(11):3780-3789.

409. Ganly I, Ibrahimpasic T, Rivera M, et al. Prognostic implications of papillary thyroid carcinoma with tall-cell features. *Thyroid*. 2014; 24(4): 662-670. doi:10.1089/thy.2013.0503.

410. Xu B, Ibrahimpasic T, Wang L, et al. Clinicopathologic features of fatal non-anaplastic follicular cell-derived thyroid carcinomas. *Thyroid*. 2016; 26(11): 1588-1597.

411. Gopal PP, Montone KT, Baloch Z, et al. The variable presentations of anaplastic spindle cell squamous carcinoma associated with tall cell variant of papillary thyroid carcinoma. *Thyroid*. 2011; 21(5): 493-499. doi:10.1089/thy.2010.0338.

412. Liu X, Bishop J, Shan Y, et al. Highly prevalent TERT promoter mutations in aggressive thyroid cancers. *Endocr Relat Cancer*. 2013; 20(4): 603-610. doi:10.1530/ERC-13-0210.

413. Evans HL. Columnar-cell carcinoma of the thyroid. A report of two cases of an aggressive variant of thyroid carcinoma. *Am J Clin Pathol*. 1986; 85(1): 77-80.

414. Gaertner EM, Davidson M, Wenig BM. The columnar cell variant of thyroid papillary carcinoma. Case report and discussion of an unusually aggressive thyroid papillary carcinoma. *Am J Surg Pathol*. 1995; 19(8): 940-947.

415. Sobrinho-Simoes M, Nesland JM, Johannessen JV. Columnar-cell carcinoma. Another variant of poorly differentiated carcinoma of the thyroid. *Am J Clin Pathol*. 1988; 89(2): 264-267.

416. Wenig BM, Thompson LD, Adair CF, et al. Thyroid papillary carcinoma of columnar cell type: a clinicopathologic study of 16 cases. *Cancer*. 1998; 82(4): 740-753.

417. Chen JH, Faquin WC, Lloyd RV, Nose V. Columnar cell variant of papillary thyroid carcinoma: a clinicopathologic, molecular and immunophenotypic study of nine cases with a review of the literature. *Mod Pathol*. 2011; 24: 739-749.

418. Evans HL. Encapsulated columnar-cell neoplasms of the thyroid. A report of four cases suggesting a favorable prognosis. *Am J Surg Pathol*. 1996; 20(10): 1205-1211.

419. Bongiovanni M, Mermod M, Canberk S, et al. Columnar cell variant of papillary thyroid carcinoma. Cytomorphological characteristics of 11 cases with histological correlation and literature review. *Cancer*. 2017; 125(6): 389-397.

420. Sujoy V, Pinto A, Nosé V. Columnar cell variant of papillary thyroid carcinoma: a study of 10 cases with emphasis on CDX2 expression. *Thyroid*. 2013; 23(6): 714-719. doi:10.1089/thy.2012.0455.

421. Bongiovanni M, Piana S, Frattini M, et al. CDX2 expression in columnar variant of papillary thyroid carcinoma. *Thyroid*. 2013; 23(11): 1498-1499. doi:10.1089/thy.2013.0146.

422. Tomoda C, Miyauchi A, Uruno T, et al. Cribriform-morular variant of papillary thyroid carcinoma: clue to early detection of familial adenomatous polyposis-associated colon cancer. *World J Surg*. 2004; 28(9): 886-889.

423. Cameselle-Teijeiro J, Chan JK. Cribriform-morular variant of papillary carcinoma: a distinctive variant representing the sporadic counterpart of familial adenomatous polyposis-associated thyroid carcinoma? *Mod Pathol*. 1999; 12(4): 400-411.

424. Xu B, Yoshimoto K, Miyauchi A, et al. Cribriform-morular variant of papillary thyroid carcinoma: a pathological and molecular genetic study with evidence of frequent somatic mutations in exon 3 of the beta-catenin gene. *J Pathol*. 2003; 199(1): 58-67.

425. Harach HR, Williams GT, Williams ED. Familial adenomatous polyposis associated thyroid carcinoma: a distinct type of follicular cell neoplasm. *Histopathology*. 1994; 25(6): 549-561.

426. Rossi ED, Revelli L, Martini M, et al. Cribriformmorular variant of papillary thyroid carcinoma in an 8-year-old girl: a case report with immunohistochemical and molecular testing. *Int J Surg Pathol*. 2012; 20: 629-632.

427. Cameselle-Teijeiro J, Menasce LP, Yap BK, et al. Cribriform-morular variant of papillary thyroid carcinoma: molecular characterization of a case with neuroendocrine differentiation and aggressive behavior. *Am J Clin Pathol*. 2009; 131(1): 134-142. doi:10.1309/AJCP7ULS0VSISBEB.

428. Nakatani Y, Masudo K, Nozawa A, et al. Biotin-rich, optically clear nuclei express estrogen receptor-beta: tumors with morules may develop under the influence of estrogen and aberrant beta-catenin expression. *Hum Pathol*. 2004; 35(7): 869-874.

429. Cameselle-Teijeiro J, Ruiz-Ponte C, Loidi L, et al. Somatic but not germline mutation of the APC gene in a case of cribriform–morular variant of papillary thyroid carcinoma. *Am J Clin Pathol*. 2001; 115: 486-493.

430. Motosugi U, Murata S, Nagata K, et al. Thyroid papillary carcinoma with micropapillary and hobnail growth pattern: a histological variant with intermediate malignancy? *Thyroid*. 2009;

19(5): 535-537. doi:10.1089/thy.2008.0271.

431. Kakudo K, Bai Y, Liu Z, et al. Classification of thyroid follicular cell tumors: with special reference to borderline lesions. *Endocr J*. 2012; 59(1): 1-12.

432. Lino-Silva LS, Domínguez-Malagón HR, Caro-Sánchez CH, Salcedo-Hernández RA. Thyroid gland papillary carcinomas with "micropapillary pattern," a recently recognized poor prognostic finding: clinicopathologic and survival analysis of 7 cases. *Hum Pathol*. 2012; 43(10): 1596-1600. doi:10.1016/j.humpath.2011.10.027.

433. Asioli S, Erickson LA, Righi A, Lloyd RV. Papillary thyroid carcinoma with hobnail features: histopathologic criteria to predict aggressive behavior. *Hum Pathol*. 2013; 44(3): 320-328. doi:10.1016/j. humpath.2012.06.003.

434. Lubitz CC, Economopoulos KP, Pawlak AC, et al. Hobnail variant of papillary thyroid carcinoma: an institutional case series and molecular profile. *Thyroid*. 2014; 24(6): 958-965. doi:10.1089/thy.2013.0573.

435. Amacher AM, Goyal B, Lewis JS Jr, et al. Prevalence of a hobnail pattern in papillary, poorly differentiated, and anaplastic thyroid carcinoma: a possible manifestation of high-grade transformation. *Am J Surg Pathol*. 2015; 39(2): 260-265. doi:10.1097/PAS.0000000000000329.

436. Morandi L, Righi A, Maletta F, et al. Somatic mutation profiling of hobnail variant of papillary thyroid carcinoma. *Endocr Relat Cancer*. 2017; 24(2): 107-117. doi:10.1530/ERC-16-0546.

437. Chan JK, Carcangiu ML, Rosai J. Papillary carcinoma of thyroid with exuberant nodular fasciitis-like stroma. Report of three cases. *Am J Clin Pathol*. 1991; 95(3): 309-314.

438. Michal M, Chlumska A, Fakan F. Papillary carcinoma of thyroid with exuberant nodular fasciitis-like stroma. *Histopathology*. 1992; 21(6): 577-579.

439. Naganuma H, Iwama N, Nakamura Y, et al. Papillary carcinoma of the thyroid gland forming a myofibroblastic nodular tumor: report of two cases and review of the literature. *Pathol Int*. 2002; 52(1): 54-58.

440. Toti P, Tanganelli P, Schurfeld K, et al. Scarring in papillary carcinoma of the thyroid: report of two new cases with exuberant nodular fasciitis-like stroma. *Histopathology*. 1999; 35(5): 418-422.

441. Rebecchini C, Nobile A, Piana S, et al. Papillary thyroid carcinoma with nodular fasciitis-like stroma and β -catenin mutations should be renamed papillary thyroid carcinoma with desmoid-type fibromatosis. *Mod Pathol*. 2017; 30(2): 236-245. doi:10.1038/modpathol.2016.173.

442. Cody HS 3rd, Shah JP. Locally invasive, well-differentiated thyroid cancer. 22 years' experience at Memorial Sloan-Kettering Cancer Center. *Am J Surg*. 1981; 142(4): 480-483.

443. Tang W, Kakudo K, Nakamura MY, et al. Parathyroid gland involvement by papillary carcinoma of the thyroid gland. *Arch Pathol Lab Med*. 2002; 126(12): 1511-1514.

444. Frazell EL, Foote FW Jr. Papillary thyroid carcinoma: pathological findings in cases with and without clinical evidence of cervical node involvement. *Cancer*. 1955; 8(6): 1164-1166.

445. Xu B, Scognamiglio T, Cohen PR, et al. Metastatic thyroid carcinoma without identifiable primary tumor within the thyroid gland: a retrospective study of a rare phenomenon. *Hum Pathol*. 2017; 65: 133-139. doi:10.1016/j.humpath.2017.05.013.

446. Angeles-Angeles A, Chable-Montero F, Martinez-Benitez B, Albores-Saavedra J. Unusual metastases of papillary thyroid carcinoma: report of 2 cases. *Ann Diagn Pathol*. 2009; 13(3): 189-196.

447. McWilliams RR, Giannini C, Hay ID, et al. Management of brain metastases from thyroid carcinoma: a study of 16 pathologically confirmed cases over 25 years. *Cancer*. 2003; 98(2): 356-362.

448. Pucci A, Suppo M, Lucchesi G, et al. Papillary thyroid carcinoma presenting as a solitary soft tissue arm metastasis in an elderly hyperthyroid patient. Case report and review of the literature. *Virchows Arch*. 2006; 448(6): 857-861.

449. Hoie J, Stenwig AE, Kullmann G, Lindegaard M. Distant metastases in papillary thyroid cancer. A review of 91 patients. *Cancer*. 1988; 61(1): 1-6.

450. DeGroot LJ, Kaplan EL, McCormick M, Straus FH. Natural history, treatment, and course of papillary thyroid carcinoma. *J Clin Endocrinol Metabol*. 1990; 71(2): 414-424.

451. McConahey WM, Hay ID, Woolner LB, et al. Papillary thyroid cancer treated at the Mayo Clinic, 1946 through 1970: initial manifestations, pathologic findings, therapy, and outcome. *Mayo Clin Proc*. 1986; 61(12): 978-996.

452. Cady B. Papillary carcinoma of the thyroid. *Semin Surg Oncol*. 1991; 7(2): 81-86.

453. Vini L, Hyer SL, Marshall J, et al. Long-term results in elderly patients with differentiated thyroid carcinoma. *Cancer*. 2003; 97(11): 2736-2742.

454. Collini P, Mattavelli F, Pellegrinelli A, et al. Papillary carcinoma of the thyroid gland of childhood and adolescence: morphologic subtypes, biologic behavior and prognosis: a clinicopathologic study of forty two sporadic cases treated at a single institution during a 30-year period. *Am J Surg Pathol*. 2006; 30: 1420-1426.

455. Torres J, Volpato RD, Power EG, et al. Thyroid cancer. Survival in 148 cases followed for 10 years or more. *Cancer*. 1985; 56(9): 2298-2304.

456. Utiger RD. Follow-up of patients with thyroid carcinoma. *N Engl J Med*. 1997; 337(13): 928-930.

457. Cady B. Staging in thyroid carcinoma. *Cancer*. 1998; 83(5): 844-847.

458. Lerch H, Schober O, Kuwert T, Saur HB. Survival of differentiated thyroid carcinoma studied in 500 patients. *J Clin Oncol*. 1997; 15(5): 2067-2075.

459. Acharya S, Sarafoglou K, LaQuaglia M, et al. Thyroid neoplasms after therapeutic radiation for malignancies during childhood or adolescence. *Cancer*. 2003; 97(10): 2397-2403.

460. LiVolsi VA. Papillary neoplasms of the thyroid. Pathologic and prognostic features. *Am J Clin Pathol*. 1992; 97(3): 426-434.

461. Mai KT, Perkins DG, Yazdi HM, et al. Infiltrating papillary thyroid carcinoma: review of 134 cases of papillary carcinoma. *Arch Pathol Lab Med*. 1998; 122(2): 166-171.

462. Randolph GW, Duh QY, Heller KS, et al. The prognostic significance of nodal metastases from papillary thyroid carcinoma can be Stratified based on the size and number of metastatic lymph nodes, as well as the presence of extra-nodal extension. *Thyroid*. 2012; 22(11): 1144-1152.

463. Ricarte-Filho J, Ganly I, Rivera M, et al. Papillary thyroid carcinomas with cervical lymph node metastases can be Stratified into clinically relevant prognostic categories using oncogenic BRAF, the number of nodal metastases, and extra-nodal extension. *Thyroid*. 2012; 22(6): 575-584.

doi:10.1089/thy.2011.0431.

464. Yamashita H, Noguchi S, Murakami N, et al. Extracapsular invasion of lymph node metastasis is an indicator of distant metastasis and poor prognosis in patients with thyroid papillary carcinoma. *Cancer*. 1997; 80(12): 2268-2272.

465. Yamashita H, Noguchi S, Murakami N, et al. Extracapsular invasion of lymph node metastasis. A good indicator of disease recurrence and poor prognosis in patients with thyroid microcarcinoma. *Cancer*. 1999; 86(5): 842-849.

466. Du E, Wenig BM, Su HK, et al. Inter-observer variation in the pathologic identification of extranodal extension in nodal metastasis from papillary thyroid carcinoma. *Thyroid*. 2016; 26(6): 816-819. doi:10.1089/thy.2015.0551.

467. Schlumberger M, Tubiana M, De Vathaire F, et al. Long-term results of treatment of 283 patients with lung and bone metastases from differentiated thyroid carcinoma. *J Clin Endocrinol Metabol*. 1986; 63(4): 960-967.

468. Motoyama T, Watanabe H. Simultaneous squamous cell carcinoma and papillary adenocarcinoma of the thyroid gland. *Hum Pathol*. 1983; 14(11): 1009-1010.

469. Akslen LA, LiVolsi VA. Prognostic significance of histologic grading compared with subclassification of papillary thyroid carcinoma. *Cancer*. 2000; 88(8): 1902-1908.

470. Sobrinho-Simoes M. Hail to the histologic grading of papillary thyroid carcinoma? *Cancer*. 2000; 88(8): 1766-1768.

471. Hiltzik D, Carlson DL, Tuttle RM, et al. Poorly differentiated thyroid carcinomas defined on the basis of mitosis and necrosis: a clinicopathologic study of 58 patients. *Cancer*. 2006; 106(6): 1286-1295.

472. Akslen LA, Livolsi VA. Increased angiogenesis in papillary thyroid carcinoma but lack of prognostic importance. *Hum Pathol*. 2000; 31(4): 439-442.

473. Franssila KO, Ackerman LV, Brown CL, Hedinger CE. Follicular carcinoma. *Semin Diagn Pathol*. 1985; 2(2): 101-122.

474. Giusiano-Courcambeck S, Denizot A, Secq V, et al. Pure spindle cell follicular carcinoma of the thyroid. *Thyroid*. 2008; 18(9): 1023-1025. doi:10.1089/thy.2008.0058.

475. Cameselle-Teijeiro J, Pardal F, Eloy C, et al. Follicular thyroid carcinoma with an unusual glomeruloid pattern of growth. *Hum Pathol*. 2008; 39(10): 1540-1547.

476. Johannessen JV, Sobrinho-Simóes M, Finseth I, Pilström L. Ultrastructural morphometry of thyroid neoplasms. *Am J Clin Pathol*. 1983; 79(2): 166-171.

477. Kroll TG, Sarraf P, Pecciarini L, et al. PAX8-PPARgamma1 fusion oncogene in human thyroid carcinoma [corrected]. *Science(New York, NY)*. 2000; 289(5483): 1357-1360.

478. Roque L, Clode A, Belge G, et al. Follicular thyroid carcinoma: chromosome analysis of 19 cases. *Genes Chromosomes Cancer*. 1998; 21(3): 250-255.

479. Ribeiro FR, Meireles AM, Rocha AS, Teixeira MR. Conventional and molecular cytogenetics of human non-medullary thyroid carcinoma: characterization of eight cell line models and review of the literature on clinical samples. *BMC Cancer*. 2008; 8: 371. doi:10.1186/1471-2407-8-371.

480. Castro P, Eknaes M, Teixeira MR, et al. Adenomas and follicular carcinomas of the thyroid display two major patterns of chromosomal changes. *J Pathol*. 2005; 206(3): 305-311.

481. Ward LS, Brenta G, Medvedovic M, Fagin JA. Studies of allelic loss in thyroid tumors reveal

major differences in chromosomal instability between papillary and follicular carcinomas. *J Clin Endocrinol Metabol*. 1998; 83(2): 525-530.

482. Garcia-Rostan G, Zhao H, Camp RL, et al. ras mutations are associated with aggressive tumor phenotypes and poor prognosis in thyroid cancer. *J Clin Oncol*. 2003; 21(17): 3226-3235.

483. Jang EK, Song DE, Sim SY, et al. NRAS codon 61 mutation is associated with distant metastasis in patients with follicular thyroid carcinoma. *Thyroid*. 2014; 24(8): 1275-1281. doi:10.1089/thy.2014.0053.

484. Wang HM, Huang YW, Huang JS, et al. Anaplastic carcinoma of the thyroid arising more often from follicular carcinoma than papillary carcinoma. *Ann Surg Oncol*. 2007; 14(10): 3011-3018.

485. Pita JM, Figueiredo IF, Moura MM, et al. Cell cycle deregulation and tp53 and ras mutations are major events in poorly differentiated and undifferentiated thyroid carcinomas. *J Clin Endocrinol Metab*. 2014; 99: E497-E507.

486. Sahin M, Allard BL, Yates M, et al. PPARgamma staining as a surrogate for PAX8/PPAR-gamma fusion oncogene expression in follicular neoplasms: clinicopathological correlation and histopathological diagnostic value. *J Clin Endocrinol Metabol*. 2005; 90(1): 463-468.

487. Bonora E, Tallini G, Romeo G. Genetic predisposition to familial nonmedullary thyroid cancer: an update of molecular findings and state-of-the-art studies. *J Oncol*. 2010; 385206: 2010.doi:10.1155/2010/385206.

488. Liu Z, Hou P, Ji M, et al. Highly prevalent genetic alterations in receptor tyrosine kinases and phosphatidylinositol 3-kinase/akt and mitogen-activated protein kinase pathways in anaplastic and follicular thyroid cancers. *J Clin Endocrinol Metabol*. 2008; 93(8): 3106-3116.

489. Niepomniszcze H, Suarez H, Pitoia F, et al. Follicular carcinoma presenting as autonomous functioning thyroid nodule and containing an activating mutation of the TSH receptor(T620I) and a mutation of the Ki-RAS(G12C) genes. *Thyroid*. 2006; 16(5): 497-503.

490. Vinagre J, Almeida A, Populo H, et al. Frequency of tert promoter mutations in human cancers. *Nat Commun*. 2013; 4: 2185.

491. Liu T, Wang N, Cao J, et al. The age- and shorter telomere-dependent tert promoter mutation in follicular thyroid cell-derived carcinomas. *Oncogene*. 2014; 33: 4978-4984.

492. Cady B, Rossi R, Silverman M, Wool M. Further evidence of the validity of risk group definition in differentiated thyroid carcinoma. *Surgery*. 1985; 98(6): 1171-1178.

493. Goldstein NS, Czako P, Neill JS. Metastatic minimally invasive(encapsulated) follicular and Hurthle cell thyroid carcinoma: a study of 34 patients. *Mod Pathol*. 2000; 13(2): 123-130.

494. Thompson LD, Wieneke JA, Paal E, et al. A clinicopathologic study of minimally invasive follicular carcinoma of the thyroid gland with a review of the English literature. *Cancer*. 2001; 91(3): 505-524.

495. van Heerden JA, Hay ID, Goellner JR, et al. Follicular thyroid carcinoma with capsular invasion alone: a nonthreatening malignancy. *Surgery*. 1992; 112(6): 1130-1136, discussion 1136-1138.

496. O'Neill CJ, Vaughan L, Learoyd DL, et al. Management of follicular thyroid carcinoma should be individualised based on degree of capsular and vascular invasion. *Eur J Surg Oncol*. 2011; 37(2): 181-185.

497. Ito Y, Hirokawa M, Masuoka H, et al. Prognostic factors of minimally invasive follicular thyroid carcinoma: extensive vascular invasion significantly affects patient prognosis. *Endocr J*. 2013; 60(5): 637-642.

498. Xu B, Wang L, Tuttle RM, et al. Prognostic impact of extent of vascular invasion in low-grade encapsulated follicular cell-derived thyroid carcinomas: a clinicopathologic study of 276 cases. *Hum Pathol*. 2015; 46(12): 1789-1798. doi:10.1016/j. humpath.2015.08.015.

499. Lang W, Choritz H, Hundeshagen H. Risk factors in follicular thyroid carcinomas. A retrospective follow-up study covering a 14-year period with emphasis on morphological findings. *Am J Surg Pathol*. 1986; 10(4): 246-255.

500. Ghossein RA, Hiltzik DH, Carlson DL, et al. Prognostic factors of recurrence in encapsulated Hurthle cell carcinoma of the thyroid gland: a clinicopathologic study of 50 cases. *Cancer*. 2006; 106(8): 1669-1676.

501. Lee YM, Song DE, Kim TY, et al. Risk factors for distant metastasis in patients with minimally invasive follicular thyroid carcinoma. *PLoS ONE*. 2016; 11(5): e0155489.

502. Machens A, Holzhausen HJ, Dralle H. The prognostic value of primary tumor size in papillary and follicular thyroid carcinoma. *Cancer*. 2005; 103(11): 2269-2273.

503. Clerici T, Kolb W, Beutner U, et al. Diagnosis and treatment of small follicular thyroid carcinomas. *Br J Surg*. 2010; 97(6): 839-844.

504. Fonseca E, Soares P, Cardoso-Oliveira M, Sobrinho-Simoes M. Diagnostic criteria in well-differentiated thyroid carcinomas. *Endocr Pathol*. 2006; 17(2): 109-117.

505. Papotti M, Arrondini M, Tavaglione V, et al. Diagnostic controversies in vascular proliferations of the thyroid gland. *Endocr Pathol*. 2008; 19(3): 175-183.

506. Heffess CS, Thompson LD. Minimally invasive follicular thyroid carcinoma. *Endocr Pathol*. 2001; 12(4): 417-422.

507. Yamashina M. Follicular neoplasms of the thyroid. Total circumferential evaluation of the fibrous capsule. *Am J Surg Pathol*. 1992; 16(4): 392-400.

508. Hirokawa M, Carney JA, Goellner JR, et al. Observer variation of encapsulated follicular lesions of the thyroid gland. *Am J Surg Pathol*. 2002; 26(11): 1508-1514.

509. Tickoo SK, Pittas AG, Adler M, et al. Bone metastases from thyroid carcinoma: a histopathologic study with clinical correlates. *Arch Pathol Lab Med*. 2000; 124(10): 1440-1447.

510. Sugino K, Kameyama K, Ito K, et al. Outcomes and prognostic factors of 251 patients with minimally invasive follicular thyroid carcinoma. *Thyroid*. 2012; 22(8): 798-804.

511. Lo CY, Chan WF, Lam KY, Wan KY. Follicular thyroid carcinoma: the role of histology and staging systems in predicting survival. *Ann Surg*. 2005; 242(5): 708-715.

512. Farina E, Monari F, Tallini G, et al. Unusual thyroid carcinoma metastases: a case series and literature review. *Endocr Pathol*. 2016; 27(1): 55-64.

513. Pittas AG, Adler M, Fazzari M, et al. Bone metastases from thyroid carcinoma: clinical characteristics and prognostic variables in one hundred forty-six patients. *Thyroid*. 2000; 10(3): 261-268.

514. Brennan MD, Bergstralh EJ, van Heerden JA, McConahey WM. Follicular thyroid cancer treated at the Mayo Clinic, 1946 through 1970: initial manifestations, pathologic findings, therapy, and outcome. *Mayo Clin Proc*. 1991; 66(1): 11-22.

515. Nixon IJ, Whitcher MM, Palmer FL, et al. The impact of distant metastases at presentation on prognosis in patients with differentiated carcinoma of the thyroid gland. *Thyroid*. 2012; 22(9): 884-889.

516. Rivera M, Ricarte-Filho J, Patel S, et al. Encapsulated thyroid tumors of follicular cell origin with high grade features(high mitotic rate/tumor necrosis): a clinicopathologic and molecular study. *Hum Pathol*. 2010; 41(2): 172-180.

517. Askanazy M. Pathologish-anatomische Beiträge zur Kenntnis des Morbus Basedowii, insbesondere über die dabei auftretende Muskelerkrankung. *Dtsch Arch Klin Med*. 1898; 61: 118-186.

518. Tallini G. Oncocytic tumours. *Virchows Arch*. 1998; 433(1): 5-12. Review.

519. Ambu R, Riva A, Lai ML, et al. Scanning electron microscopy of the interior of cells in Hurthle cell tumors. *Ultrastruct Pathol*. 2000; 24(4): 211-219.

520. Nesland JM, Sobrinho-Simoes MA, Holm R, et al. Hurthle-cell lesions of the thyroid: a combined study using transmission electron microscopy, scanning electron microscopy, and immunocytochemistry. *Ultrastruct Pathol*. 1985; 8(4): 269-290.

521. Muller-Hocker J, Schafer A, Strowitzki T. Glucose transporter 4(GLUT 4) is highly expressed in mitochondria-rich oxyphil cells. *Appl Immunohistochem*. 1998; 6: 224-227.

522. Zimmermann FA, Mayr JA, Neureiter D, et al. Lack of complex I is associated with oncocytic thyroid tumours. *Br J Cancer*. 2009; 100(9): 1434-1437.

523. Mayr JA, Meierhofer D, Zimmermann F, et al. Loss of complex I due to mitochondrial DNA mutations in renal oncocytoma. *Clin Cancer Res*. 2008; 14(8): 2270-2275.

524. Bussolati G, Gugliotta P, Volante M, et al. Retrieved endogenous biotin: a novel marker and a potential pitfall in diagnostic immunohistochemistry. *Histopathology*. 1997; 31(5): 400-407.

525. Tallini G, Ladanyi M, Rosai J, Jhanwar SC. Analysis of nuclear and mitochondrial DNA alterations in thyroid and renal oncocytic tumors. *Cytogenet Cell Genet*. 1994; 66(4): 253-259.

526. Maximo V, Soares P, Lima J, et al. Mitochondrial DNA somatic mutations (point mutations and large deletions) and mitochondrial DNA variants in human thyroid pathology: a study with emphasis on Hurthle cell tumors. *Am J Pathol*. 2002; 160(5): 1857-1865.

527. Gasparre G, Porcelli AM, Bonora E, et al. Disruptive mitochondrial DNA mutations in complex I subunits are markers of oncocytic phenotype in thyroid tumors. *Proc Natl Acad Sci USA*. 2007; 104(21): 9001-9006.

528. Máximo V, Sobrinho-Simões M. Mitochondrial DNA 'common' deletion in Hürthle cell lesions of the thyroid. *J Pathol*. 2000; 192(4): 561-562.

529. Máximo V, Sores P, Rocha AS, Sobrinho-Simões M. The common deletion of mitochondrial DNA is found in goiters and thyroid tumors with and without oxyphil cell change. *Ultrastruct Pathol*. 1998; 22(3): 271-273.

530. Gasparre G, Bonora E, Tallini G, Romeo G. Molecular features of thyroid oncocytic tumors. *Mol Cell Endocrinol*. 2010; 321(1): 67-76.

531. Máximo V, Lima J, Prazeres H, et al. The biology and the genetics of Hurthle cell tumors of the thyroid. *Endocr Relat Cancer*. 2012; 19(4): R131-R147.

532. Bonora E, Porcelli AM, Gasparre G, et al. Defective oxidative phosphorylation in thyroid oncocytic carcinoma is associated with pathogenic mitochondrial DNA mutations affecting complexes I and III. *Cancer Res*. 2006; 66(12):

6087-6096.

533. Maximo V, Botelho T, Capela J, et al. Somatic and germline mutation in GRIM-19, a dual function gene involved in mitochondrial metabolism and cell death, is linked to mitochondrion-rich(Hurthle cell) tumours of the thyroid. *Br J Cancer*. 2005; 92(10): 1892-1898.

534. Gasparre G, Kurelac I, Capristo M. A mutation threshold distinguishes the antitumorigenic effects of the mitochondrial gene MTND1, an oncojanus function. *Cancer Res*. 2011; 71(19): 6220-6229.

535. Hundahl SA, Fleming ID, Fremgen AM, Menck HR. A National Cancer Data Base report on 53,856 cases of thyroid carcinoma treated in the U.S., 1985–1995 [see commetns]. *Cancer*. 1998; 83(12): 2638-2648.

536. Carcangiu ML, Bianchi S, Savino D, et al. Follicular Hurthle cell tumors of the thyroid gland. *Cancer*. 1991; 68(9): 1944-1953.

537. Bronner MP, LiVolsi VA. Oxyphilic (Askanazy/Hürthle cell) tumors of the thyroid. Microscopic features predict biologic behavior. *Surg Pathol*. 1988; 1: 137-150.

538. Erickson LA, Jin L, Goellner JR, et al. Pathologic features, proliferative activity, and cyclin D1 expression in Hurthle cell neoplasms of the thyroid. *Mod Pathol*. 2000; 13(2): 186-192.

539. McLeod MK, Thompson NW. Hurthle cell neoplasms of the thyroid. *Otolaryngol Clin North Am*. 1990; 23(3): 441-452.

540. Chen H, Nicol TL, Zeiger MA, et al. Hürthle cell neoplasms of the thyroid: are there factors predictive of malignancy? *Ann Surg*. 1998; 227(4): 542-546.

541. Samulski TD, Bai S, LiVolsi VA, et al. Malignant potential of small oncocytic follicular carcinoma/Hürthle cell carcinoma: an institutional experience. *Histopathology*. 2013; 63(4): 568-573. doi:10.1111/his.12206.

542. Papotti M, Torchio B, Grassi L, et al. Poorly differentiated oxyphilic(Hurthle cell) carcinomas of the thyroid. *Am J Surg Pathol*. 1996; 20(6): 686-694.

543. Dettmer M, Schmitt A, Steinert H, et al. Poorly differentiated oncocytic thyroid carcinoma–diagnostic implications and outcome. *Histopathology*. 2012; 60(7): 1045-1051. doi:10.1111/j.1365- 2559.2012.04188.x.

544. Bai S, Baloch ZW, Samulski TD, et al. Poorly differentiated oncocytic(hürthle cell) follicular carcinoma: an institutional experience. *Endocr Pathol*. 2015; 26(2): 164-169. doi:10.1007/s12022-015-9367-6.

545. Kini SR. Post-fine-needle biopsy infarction of thyroid neoplasms: a review of 28 cases. *Diagn Cytopathol*. 1996; 15(3): 211-220.

546. Judkins AR, Roberts SA, Livolsi VA. Utility of immunohistochemistry in the evaluation of necrotic thyroid tumors. *Hum Pathol*. 1999; 30(11): 1373-1376.

547. Sobrinho-Simoes MA, Nesland JM, Holm R, et al. Hurthle cell and mitochondrion-rich papillary carcinomas of the thyroid gland: an ultrastructural and immunocytochemical study. *Ultrastruct Pathol*. 1985; 8(2-3): 131-142.

548. Mai KT, Elmontaser G, Perkins DG, et al. Benign Hurthle cell adenoma with papillary architecture: a benign lesion mimicking oncocytic papillary carcinoma. *Int J Surg Pathol*. 2005; 13(1): 37-41.

549. Woodford RL, Nikiforov YE, Hunt JL, et al. Encapsulated papillary oncocytic neoplasms of the thyroid: morphologic, immunohistochemical, and molecular analysis of 18 cases. *Am J Surg Pathol*. 2010; 34(11): 1582-1590. doi:10.1097/PAS.0b013e3181f2d820.

550. Herrera MF, Hay ID, Wu PS, et al. Hurthle cell(oxyphilic) papillary thyroid carcinoma: a variant with more aggressive biologic behavior. *World J Surg*. 1992; 16(4): 669-674, discussion 774-775.

551. Bishop JA, Wu G, Tufano RP, Westra WH. Histological patterns of locoregional recurrence in Hürthle cell carcinoma of the thyroid gland. *Thyroid*. 2012; 22(7): 690-694.

552. Chindris AM, Casler JD, Bernet VJ, et al. Clinical and molecular features of Hürthle cell carcinoma of the thyroid. *J Clin Endocrinol Metab*. 2015; 100(1): 55-62.

553. Goffredo P, Roman SA, Sosa JA. Hurthle cell carcinoma: a population-level analysis of 3311 patients. *Cancer*. 2013; 119(3): 504-511. doi:10.1002/cncr.27770.

554. Tallini G, Hsueh A, Liu S, et al. Frequent chromosomal DNA unbalance in thyroid oncocytic(Hürthle cell) neoplasms detected by comparative genomic hybridization. *Lab Invest*. 1999; 79(5): 547-555.

555. Erickson LA, Jalal SM, Goellner JR, et al. Analysis of Hurthle cell neoplasms of the thyroid by interphase fluorescence in situ hybridization. *Am J Surg Pathol*. 2001; 25(7): 911-917.

556. Dettori T, Frau DV, Lai ML, et al. Aneuploidy in oncocytic lesions of the thyroid gland: diffuse accumulation of mitochondria within the cell is associated with trisomy 7 and progressive numerical chromosomal alterations. *Genes Chromosome Cancer*. 2003; 38(1): 22-31.

557. Wada N, Duh QY, Miura D, et al. Chromosomal aberrations by comparative genomic hybridization in hurthle cell thyroid carcinomas are associated with tumor recurrence. *J Clin Endocrinol Metabol*. 2002; 87(10): 4595-4601.

558. Ganly I, Ricarte Filho J, Eng S, et al. Genomic dissection of Hurthle cell carcinoma reveals a unique class of thyroid malignancy. *J Clin Endocrinol Metabol*. 2013; 98(5): E962-E972.

559. Flint A, Davenport RD, Lloyd RV, et al. Cytophotometric measurements of Hurthle cell tumors of the thyroid gland. Correlation with pathologic features and clinical behavior. *Cancer*. 1988; 61(1): 110-113.

560. Schark C, Fulton N, Yashiro T, et al. The value of measurement of ras oncogenes and nuclear DNA analysis in the diagnosis of Hurthle cell tumors of the thyroid. *World J Surg*. 1992; 16(4): 745-751, discussion 752.

561. Evangelisti C, de Biase D, Kurelac I, et al. A mutation screening of oncogenes, tumor suppressor gene TP53 and nuclear encoded mitochondrial complex I genes in oncocytic thyroid tumors. *BMC Cancer*. 2015; 15: 157.

562. Nikiforova MN, Wald AI, Roy S, et al. Targeted next-generation sequencing panel (ThyroSeq) for detection of mutations in thyroid cancer. *J Clin Endocrinol Metab*. 2013; 98(11): E1852-E1860.

563. Wei S, LiVolsi VA, Montone KT, et al. PTEN and TP53 Mutations in Oncocytic Follicular Carcinoma. *Endocr Pathol*. 2015; 26(4): 365-369.

564. Carcangiu ML, Sibley RK, Rosai J. Clear cell change in primary thyroid tumors. A study of 38 cases. *Am J Surg Pathol*. 1985; 9(10): 705-722.

565. Nishimura R, Noguchi M, Tsujimoto M, et al. Thyroid clear cell adenoma with marked dilatation of membranous structures: electron-microscopic study. *Ultrastruct Pathol*. 2001; 25(5): 361-366.

566. Schroder S, Bocker W. Clear-cell carcinomas of thyroid gland: a clinicopathological study of 13 cases. *Histopathology*. 1986; 10(1): 75-89.

567. Dickersin GR, Vickery AL Jr, Smith SB. Papillary carcinoma of the thyroid, oxyphil cell type, "clear cell" variant: a light- and electron-microscopic study. *Am J Surg Pathol*. 1980; 4(5): 501-509.

568. Mochizuki M, Saito K, Kanazawa K. Benign follicular thyroid nodule composed of signet-ring-like cells with PAS-negative thyroglobulin accumulation in dilated rough endoplasmic reticulum. *Acta Pathol Jpn*. 1992; 42: 111-114.

569. Variakojis D, Getz ML, Paloyan E, Straus FH. Papillary clear cell carcinoma of the thyroid gland. *Hum Pathol*. 1975; 6(3): 384-390.

570. Landon G, Ordonez NG. Clear cell variant of medullary carcinoma of the thyroid. *Hum Pathol*. 1985; 16(8): 844-847.

571. Civantos F, Albores-Saavedra J, Nadji M, Morales AR. Clear cell variant of thyroid carcinoma. *Am J Surg Pathol*. 1984; 8(3): 187-192.

572. Mendelsohn G. Signet-cell-simulating microfollicular adenoma of the thyroid. *Am J Surg Pathol*. 1984; 8(9): 705-708.

573. Schroder S, Bocker W. Signet-ring-cell thyroid tumors. Follicle cell tumors with arrest of folliculogenesis. *Am J Surg Pathol*. 1985; 9(9): 619-629.

574. Rigaud C, Peltier F, Bogomoletz WV. Mucin producing microfollicular adenoma of the thyroid. *J Clin Pathol*. 1985; 38(3): 277-280.

575. Schroder S, Husselmann H, Bocker W. Lipid-rich cell adenoma of the thyroid. Report of a peculiar thyroid tumour. *Virchow Archiv A Pathol Anat Histopathol*. 1984; 404(1): 105-108.

576. Toth K, Peter I, Kremmer T, Sugar J. Lipid-rich cell thyroid adenoma: histopathology with comparative lipid analysis. *Virchow Archiv A Pathol Anat Histopathol*. 1990; 417(3): 273-276.

577. Gin D, Gultekin SH, Ward RF, et al. Clear-cell follicular adenoma of ectopic thyroid in the submandibular region. *Endocr Pathol*. 1998; 9(1): 339-346.

578. Huang TY, Assor D. Primary squamous cell carcinoma of the thyroid gland: a report of four cases. *Am J Clin Pathol*. 1971; 55(1): 93-98.

579. Lam KY, Lo CY, Liu MC. Primary squamous cell carcinoma of the thyroid gland: an entity with aggressive clinical behaviour and distinctive cytokeratin expression profiles. *Histopathology*. 2001; 39(3): 279-286.

580. Riddle PE, Dincsoy HP. Primary squamous cell carcinoma of the thyroid associated with leukocytosis and hypercalcemia. *Arch Pathol Lab Med*. 1987; 111(4): 373-374.

581. Yazawa S, Toshimori H, Nakatsuru K, et al. Thyroid anaplastic carcinoma producing granulocyte-colony-stimulating factor and parathyroid hormone-related protein. *Intern Med*. 1995; 34(6): 584-588.

582. Sugitani I, Miyauchi A, Sugino K, et al. Prognostic factors and treatment outcomes for anaplastic thyroid carcinoma: ATC Research Consortium of Japan cohort study of 677 patients. *World J Surg*. 2012; 36(6): 1247-1254.

583. Carcangiu ML, Steeper T, Zampi G, Rosai J. Anaplastic thyroid carcinoma. A study of 70 cases. *Am J Clin Pathol*. 1985; 83(2): 135-158.

584. Eom TI, Koo BY, Kim BS, et al. Coexistence of primary squamous cell carcinoma of thyroid with classic papillary thyroid carcinoma. *Pathol Int*. 2008; 58(12): 797-800.

585. Bishop JA, Sharma R, Westra WH. PAX8 immunostaining of anaplastic thyroid carcinoma: a reliable means of discerning thyroid origin for undifferentiated tumors of the head and neck. *Hum Pathol*. 2011; 42(12): 1873-1877.

586. Franssila KO, Harach HR, Wasenius VM. Mucoepidermoid carcinoma of the thyroid. *Histopathology*. 1984; 8(5): 847-860.

587. Katoh R, Sugai T, Ono S, et al. Mucoepidermoid carcinoma of the thyroid gland. *Cancer*.

1990; 65(9): 2020-2027.

588. Mizukami Y, Matsubara F, Hashimoto T, et al. Primary mucoepidermoid carcinoma in the thyroid gland. A case report including an ultrastructural and biochemical study. *Cancer*. 1984; 53(8): 1741-1745.

589. Sambade C, Franssila K, Basilio-de-Oliveira CA, Sobrinho-Simões M. Mucoepidermoid carcinoma of the thyroid revisited. *Surg Pathol*. 1990; 3: 271-280.

590. Baloch ZW, Solomon AC, LiVolsi VA. Primary mucoepidermoid carcinoma and sclerosing mucoepidermoid carcinoma with eosinophilia of the thyroid gland: a report of nine cases. *Mod Pathol*. 2000; 13(7): 802-807.

591. Wenig BM, Adair CF, Heffess CS. Primary mucoepidermoid carcinoma of the thyroid gland: a report of six cases and a review of the literature of a follicular epithelial-derived tumor. *Hum Pathol*. 1995; 26(10): 1099-1108.

592. Farhat NA, Faquin WC, Sadow PM. Primary mucoepidermoid carcinoma of the thyroid gland: a report of three cases and review of the literature. *Endocr Pathol*. 2013; 24(4): 229-233.

593. Harach HR, Vujanic GM, Jasani B. Ultimobranchial body nests in human fetal thyroid: an autopsy, histological, and immunohistochemical study in relation to solid cell nests and mucoepidermoid carcinoma of the thyroid. *J Pathol*. 1993; 169(4): 465-469.

594. Bondeson L, Bondeson AG, Thompson NW. Papillary carcinoma of the thyroid with mucoepidermoid features. *Am J Clin Pathol*. 1991; 95(2): 175-179.

595. Cameselle-Teijeiro J, Febles-Pérez C, Sobrinho-Simões M. Papillary and mucoepidermoid carcinoma of the thyroid with anaplastic transformation: a case report with histologic and immunohistochemical findings that support a provocative histogenetic hypothesis. *Pathol Res Pract*. 1995; 191(12): 1214-1221.

596. Tirado Y, Williams MD, Hanna EY, et al. CRTC1/MAML2 fusion transcript in high grade mucoepidermoid carcinomas of salivary and thyroid glands and Warthin's tumors: implications for histogenesis and biologic behavior. *Genes Chromosome Cancer*. 2007; 46(7): 708-715.

597. Fulciniti F, Vuttariello E, Calise C, et al. Combined papillary and mucoepidermoid carcinoma of the thyroid gland: a possible collision tumor diagnosed on fine-needle cytology. Report of a case with immunocytochemical and molecular correlations. *Endocr Pathol*. 2015; 26(2): 140-144.

598. Chan JK, Albores-Saavedra J, Battifora H, et al. Sclerosing mucoepidermoid thyroid carcinoma with eosinophilia. A distinctive low-grade malignancy arising from the metaplastic follicles of Hashimoto's thyroiditis. *Am J Surg Pathol*. 1991; 15(5): 438-448.

599. Albores-Saavedra J, Gu X, Luna MA. Clear cells and thyroid transcription factor I reactivity in sclerosing mucoepidermoid carcinoma of the thyroid gland. *Ann Diagn Pathol*. 2003; 7(6): 348-353.

600. Quiroga-Garza G, Lee JH, El-Naggar A, et al. Sclerosing mucoepidermoid carcinoma with eosinophilia of the thyroid: more aggressive than previously reported. *Hum Pathol*. 2015; 46(5): 725-731.

601. Geisinger KR, Steffee CH, McGee RS, et al. The cytomorphologic features of sclerosing mucoepidermoid carcinoma of the thyroid gland with eosinophilia. *Am J Clin Pathol*. 1998; 109(3): 294-301.

602. Solomon AC, Baloch ZW, Salhany KE, et al. Thyroid sclerosing mucoepidermoid carcinoma with eosinophilia: mimic of Hodgkin disease in nodal metastases. *Arch Pathol Lab Med*. 2000; 124(3): 446-449.

603. Kondo T, Kato K, Nakazawa T, et al. Mucinous carcinoma(poorly differentiated carcinoma with extensive extracellular mucin deposition) of the thyroid: a case report with immunohistochemical studies. *Hum Pathol*. 2005; 36(6): 698-701.

604. Mizukami Y, Nakajima H, Annen Y, et al. Mucin-producing poorly differentiated adenocarcinoma of the thyroid. A case report. *Pathol Res Pract*. 1993; 189(5): 608-612, discussion 612-615.

605. Sobrinho-Simoes MA, Nesland JM, Johannessen JV. A mucin-producing tumor in the thyroid gland. *Ultrastruct Pathol*. 1985; 9(3-4): 277-281.

606. Morikawa Y, Ishihara Y, Kawano I, et al. Cystic squamous cell carcinoma of the thyroid a possible new subgroup of intrathyroidal epithelial thymoma. *Endocr Pathol*. 1995; 6(1): 77-81.

607. Miyauchi A, Kuma K, Matsuzuka F, et al. Intrathyroidal epithelial thymoma: an entity distinct from squamous cell carcinoma of the thyroid. *World J Surg*. 1985; 9(1): 128-135.

608. Carcangiu ML, Zampi G, Rosai J. Poorly differentiated("insular") thyroid carcinoma. A reinterpretation of Langhans'"wucherende Struma. *Am J Surg Pathol*. 1984; 8(9): 655-668.

609. Rosai J. Poorly differentiated thyroid carcinoma: introduction to the issue, its landmarks, and clinical impact. *Endocr Pathol*. 2004; 15(4): 293-296.

610. Rosai J, Saxen EA, Woolner L. Undifferentiated and poorly differentiated carcinoma. *Semin Diagn Pathol*. 1985; 2(2): 123-136.

611. Papotti M, Botto Micca F, Favero A, et al. Poorly differentiated thyroid carcinomas with primordial cell component. A group of aggressive lesions sharing insular, trabecular, and solid patterns. *Am J Surg Pathol*. 1993; 17(3): 291-301.

612. Volante M, et al. Poorly differentiated carcinomas of the thyroid with trabecular, insular, and solid patterns: a clinicopathologic study of 183 patients. *Cancer*. 2004; 100(5): 950-957.

613. Sakamoto A, Kasai N, Sugano H. Poorly differentiated carcinoma of the thyroid. A clinicopathologic entity for a high-risk group of papillary and follicular carcinomas. *Cancer*. 1983; 52(10): 1849-1855.

614. Cabanne F, Gérard-Marchant R, Heimann R, Williams ED. Tumeurs malignes du corps thyroïde. Problémes de diagnostic histopathologique. A propos de 692 lésions recueillies par le groupe coopérateur des cancers du corps thyroïde de l'OERTC. *Ann Anat Pathol(Paris)*. 1974; 19: 129-148.

615. Volante M, Collini P, Nikiforov YE, et al. Poorly differentiated thyroid carcinoma: the Turin proposal for the use of uniform diagnostic criteria and an algorithmic diagnostic approach. *Am J Surg Pathol*. 2007; 31(8): 1256-1264.

616. Tallini G. Poorly differentiated thyroid carcinoma. Are we there yet? *Endocr Pathol*. 2011; 22(4): 190-194. doi:10.1007/s12022-011-9176-5.

617. Gnemmi V, Renaud F, Do Cao C, et al. Poorly differentiated thyroid carcinomas: application of the Turin proposal provides prognostic results similar to those from the assessment of high-grade features. *Histopathology*. 2014; 64(2): 263-273. doi:10.1111/his.12246.

618. Asioli S, Erickson LA, Righi A, et al. Poorly differentiated carcinoma of the thyroid: validation of the Turin proposal and analysis of IMP3 expression. *Mod Pathol*. 2010; 23(9): 1269-1278.doi:10.1038/modpathol.2010.117.

619. Hassoun AA, Hay ID, Goellner JR, Zimmerman D. Insular thyroid carcinoma in adolescents: a potentially lethal endocrine malignancy. *Cancer*. 1997; 79(5): 1044-1048.

620. Ibrahimpasic T, Ghossein R, Carlson DL, et al. Outcomes in patients with poorly differentiated thyroid carcinoma. *J Clin Endocrinol Metab*. 2014; 99(4): 1245-1252. doi:10.1210/jc.2013-3842.

621. Fellegara G, Rosai J. Signet ring cells in a poorly differentiated Hurthle cell carcinoma of the thyroid combined with two papillary microcarcinomas. *Int J Surg Pathol*. 2007; 15(4): 388-390.

622. Albores-Saavedra J, Sharma S. Poorly differentiated follicular thyroid carcinoma with rhabdoid phenotype: a clinicopathologic, immunohistochemical and electron microscopic study of two cases. *Mod Pathol*. 2001; 14(2): 98-104.

623. Matias-Guiu X, Villanueva A, Cuatrecasas M, et al. p53 in a thyroid follicular carcinoma with foci of poorly differentiated andanaplastic carcinoma. *Pathol Res Pract*. 1996; 192(12): 1242-1249, discussion 1250-1251.

624. Khunamornpong S, Settakorn J, Sukpan K, et al. Poorly differentiated thyroid carcinoma arising in struma ovarii. *Case Rep Pathol*. 2015; 2015: 826978. doi:10.1155/2015/826978.

625. Pilotti S, Collini P, Del Bo R, et al. A novel panel of antibodies that segregates immunocytochemically poorlydifferentiated carcinoma from undifferentiated carcinoma of the thyroid gland. *Am J Surg Pathol*. 1994; 18(10): 1054-1064.

626. Kakudo K, Wakasa T, Ohta Y, et al. Prognostic classification of thyroid follicular cell tumors using Ki-67 labeling index: risk Stratification of thyroid follicular cell carcinomas. *Endocr J*. 2015; 62(1): 1-12. doi:10.1507/endocrj.EJ14-0293.

627. Bongiovanni M, Bloom L, Krane JF, et al. Cytomorphologic features of poorly differentiated thyroid carcinoma: a multi-institutional analysis of 40 cases. *Cancer*. 2009; 117(3): 185-194.

628. Rivera M, Ghossein RA, Schoder H, et al. Histopathologic characterization of radioactive iodine-refractory fluorodeoxyglucose-positron emission tomography-positive thyroid carcinoma. *Cancer*. 2008; 113(1): 48-56. doi:10.1002/cncr.23515.

629. Ryder M, Ghossein RA, Ricarte-Filho JC, et al. Increased density of tumor-associated macrophages is associated with decreased survival in advanced thyroid cancer. *Endocr Relat Cancer*. 2008; 15(4): 1069-1074. doi:10.1677/ERC-08-0036.

630. Volante M, Rapa I, Gandhi M, et al. RAS mutations are the predominant molecular alteration in poorly differentiated thyroid carcinomas and bear prognostic impact. *J Clin Endocrinol Metabol*. 2009; 94(12): 4735-4741.

631. Quiros RM, Ding HG, Gattuso P, et al. Evidence that one subset of anaplastic thyroid carcinomas are derived from papillary carcinomas due to braf and p53 mutations. *Cancer*. 2005; 103: 2261-2268.

632. Donghi R, Longoni A, Pilotti S, et al. Gene p53 mutations are restricted to poorly differentiated and undifferentiated carcinomas of the thyroid gland. *J Clin Invest*. 1993; 91(4): 1753-1760.

633. Garcia-Rostan G, Camp RL, Herrero A, et al. Beta-catenin dysregulation in thyroid neoplasms: down-regulation, aberrant nuclear expression, and CTNNB1 exon 3 mutations are markers for aggressive tumor phenotypes and poor prognosis. *Am J Pathol*. 2001; 158(3): 987-996.

634. McIver B, Hay ID, Giuffrida DF, et al. Anaplastic thyroid carcinoma: a 50-year experience at a single institution. *Surgery*. 2001; 130(6): 1028-1034.

635. Dominguez-Malagon H, Flores-Flores G, Vilchis JJ. Lymphoepithelioma-like anaplastic thyroid carcinoma: report of a case not related to Epstein-Barr virus. *Ann Diagn Pathol*. 2001; 5(1): 21-24.

636. Shek TW, Luk IS, Ng IO, Lo CY. Lymphoepithelioma-like carcinoma of the thyroid gland: lack of evidence of association with Epstein-Barr virus. *Hum Pathol*. 1996; 27(8): 851-853.

637. Blasius S, Edel G, Grunert J, et al. Anaplastic thyroid carcinoma with osteosarcomatous differentiation. *Pathol Res Pract*. 1994; 190(5): 507-510, discussion 511-512.

638. Olthof M, Persoon AC, Plukker JT, et al. Anaplastic thyroid carcinoma with rhabdomyoblastic differentiation: a case report with a good clinical outcome. *Endocr Pathol*. 2008; 19(1): 62-65.

639. Carda C, Ferrer J, Vilanova M, et al. Anaplastic carcinoma of the thyroid with rhabdomyosarcomatous differentiation: a report of two cases. *Virchows Arch*. 2005; 446(1): 46-51.

640. Hashimoto H, Koga S, Watanabe H, Enjoji M. Unidifferentiated carcinoma of the thyroid gland with osteoclast-like giant cells. *Acta Pathol Jpn*. 1980; 30(2): 323-334.

641. Gaffey MJ, Lack EE, Christ ML, Weiss LM. Anaplastic thyroid carcinoma with osteoclast-like giant cells. A clinicopathologic, immunohistochemical, and ultrastructural study. *Am J Surg Pathol*. 1991; 15(2): 160-168.

642. Deckard-Janatpour K, Kragel S, Teplitz RL, et al. Tumors of the pancreas with osteoclast-like and pleomorphic giant cells: an immunohistochemical and ploidy study. *Arch Pathol Lab Med*. 1998; 122(3): 266-272.

643. Canos JC, Serrano A, Matias-Guiu X. Paucicellular variant of anaplastic thyroid carcinoma: report of two cases. *Endocr Pathol*. 2001; 12(2): 157-161.

644. Wan SK, Chan JK, Tang SK. Paucicellular variant of anaplastic thyroid carcinoma. A mimic of Reidel's thyroiditis. *Am J Clin Pathol*. 1996; 105(4): 388-393.

645. Lai ML, Faa G, Serra S, et al. Rhabdoid tumor of the thyroid gland: a variant of anaplastic carcinoma. *Arch Pathol Lab Med*. 2005; 129(3): e55-e57.

646. Newland JR, Mackay B, Hill CS Jr, Hickey RC. Anaplastic thyroid carcinoma: an ultrastructural study of 10 cases. *Ultrastruct Pathol*. 1981; 2(2): 121-129.

647. Ordóñez NG, El-Naggar AK, Hickey RC, Samaan NA. Anaplastic thyroid carcinoma. Immunocytochemical study of 32 cases. *Am J Clin Pathol*. 1991; 96(1): 15-24.

648. Miettinen M, Franssila KO. Variable expression of keratins and nearly uniform lack of thyroid transcription factor 1 in thyroid anaplastic carcinoma. *Hum Pathol*. 2000; 31(9): 1139-1145.

649. Soares P, Cameselle-Teijeiro J, Sobrinho-Simoes M. Immunohistochemical detection of p53 in differentiated, poorly differentiated and undifferentiated carcinomas of the thyroid. *Histopathology*. 1994; 24(3): 205-210.

650. Hunt JL, Tometsko M, LiVolsi VA, et al. Molecular evidence of anaplastic transformation in coexisting well-differentiated and anaplastic carcinomas of the thyroid. *Am J Surg Pathol*. 2003; 27(12): 1559-1564.

651. Al-Qsous W, Miller ID. Anaplastic transformation in lung metastases of differentiated papillary thyroid carcinoma: an autopsy case report and review of the literature. *Ann Diagn Pathol*.

2010; 14: 41-43.

652. Chetty R, Mills A, LiVolsi V. Anaplastic carcinoma of the thyroid with sclerohyaline nodules. *Endocr Pathol*. 1993; 4: 110-114.

653. Katoh R, Sakamoto A, Kasai N, Yagawa K. Squamous differentiation in thyroid carcinoma. With special reference to histogenesis of squamous cell carcinoma of the thyroid. *Acta Pathol Jpn*. 1989; 39(5): 306-312.

654. Banville NM, Timon CI, Bermingham NJ, Toner ME. Anaplastic and squamous thyroid carcinoma masquerading as primary mucosal squamous cell carcinoma of the trachea: morphologic and immunohistochemical findings. *Lab Invest*. 2009; 89(suppl 1): 245A.

655. Us-Krasovec M, Golouh R, Auersperg M, et al. Anaplastic thyroid carcinoma in fine needle aspirates. *Acta Cytol*. 1996; 40: 953-958.

656. Kebebew E, Greenspan FS, Clark OH, et al. Anaplastic thyroid carcinoma. Treatment outcome and prognostic factors. *Cancer*. 2005; 103(7): 1330-1335.

657. Besic N, Hocevar M, Zgajnar J, et al. Prognostic factors in anaplastic carcinoma of the thyroid-a multivariate survival analysis of 188 patients. *Langenbecks Arch Surg*. 2005; 390(3): 203-208.

658. Sugitani I, Hasegawa Y, Sugasawa M, et al. Super-radical surgery for anaplastic thyroid carcinoma: a large cohort study using the Anaplastic Thyroid Carcinoma Research Consortium of Japan database. *Head Neck*. 2014; 36(3): 328-333. doi:10.1002/hed.23295.

659. Brignardello E, Gallo M, Baldi I, et al. Anaplastic thyroid carcinoma: clinical outcome of 30 consecutive patients referred to a single institution in the past 5 years. *Eur J Endocrinol*. 2007; 156(4): 425-430.

660. Yoshida A, Sugino K, Sugitani I, Miyauchi A. Anaplastic thyroid carcinomas incidentally found on postoperative pathological examination. *World J Surg*. 2014; 38(9): 2311-2316. doi:10.1007/s00268-014-2536-9.

661. Kunstman JW, Juhlin CC, Goh G, et al. Characterization of the mutational landscape of anaplastic thyroid cancer via whole-exome sequencing. *Hum Mol Genet*. 2015; 24: 2318-2329.

662. Klemi PJ, Joensuu H, Eerola E. DNA aneuploidy in anaplastic carcinoma of the thyroid gland. *Am J Clin Pathol*. 1988; 89(2): 154-159.

663. Dobashi Y, Sugimura H, Sakamoto A, et al. Stepwise participation of p53 gene mutation during dedifferentiation of human thyroid carcinomas. *Diag Mol Pathol*. 1994; 3(1): 9-14.

664. Garcia-Rostan G, Costa AM, Pereira-Castro I, et al. Mutation of the PIK3CA gene in anaplastic thyroid cancer. *Cancer Res*. 2005; 65(22): 10199-10207.

665. Garcia-Rostan G, Tallini G, Herrero A, et al. Frequent mutation and nuclear localization of beta-catenin in anaplastic thyroid carcinoma. *Cancer Res*. 1999; 59(8): 1811-1815.

666. Visone R, Pallante P, Vecchione A, et al. Specific microRNAs are downregulated in human thyroid anaplastic carcinomas. *Oncogene*. 2007; 26: 7590-7595.

667. Hebrant A, Floor S, Saiselet M, et al. miRNA expression in anaplastic thyroid carcinomas. *PLoS ONE*. 2014; 9: e103871.

668. Hazard JB, Hawk WA, Crile G Jr. Medullary (solid) carcinoma of the thyroid; a clinicopathologic entity. *J Clin Endocrinol Metabol*. 1959; 19(1): 152-161.

669. Guyetant S, Dupre F, Bigorgne JC, et al. Medullary thyroid microcarcinoma: a clinicopathologic retrospective study of 38 patients with no prior familial disease. *Hum Pathol*. 1999; 30(8):

957-963.

670. Pillarisetty VG, Katz SC, Ghossein RA, et al. Micromedullary thyroid cancer: how micro is truly micro? *Ann Surg Oncol*. 2009; 16(10): 2875-2881. doi:10.1245/s10434-009-0595-1.

671. Chong GC, Beahrs OH, Sizemore GW, Woolner LH. Medullary carcinoma of the thyroid gland. *Cancer*. 1975; 35(3): 695-704.

672. Harach HR, Bergholm U. Medullary carcinoma of the thyroid with carcinoid-like features. *J Clin Pathol*. 1993; 46(2): 113-117.

673. Harach HR, Williams ED. Glandular(tubular and follicular) variants of medullary carcinoma of the thyroid. *Histopathology*. 1983; 7(1): 83-97.

674. Horvath E, Kovacs K, Ross RC. Medullary cancer of the thyroid gland and its possible relations to carcinoids. An ultrastructural study. *Virchows Archiv A*. 1972; 356(4): 281-292.

675. Papotti M, Sambataro D, Pecchioni C, Bussolati G. The pathology of medullary carcinoma of the thyroid: review of the literature and personal experience on 62 cases. *Endocr Pathol*. 1996; 7(1): 1-20.

676. Kakudo K, Miyauchi A, Ogihara T, et al. Medullary carcinoma of the thyroid. Giant cell type. *Arch Pathol Lab Med*. 1978; 102(9): 445-447.

677. Mendelsohn G, Baylin SB, Bigner SH, et al. Anaplastic variants of medullary thyroid carcinoma: a light-microscopic and immunohistochemical study. *Am J Surg Pathol*. 1980; 4(4): 333-341.

678. Dominguez-Malagon H, Delgado-Chavez R, Torres-Najera M, et al. Oxyphil and squamous variants of medullary thyroid carcinoma. *Cancer*. 1989; 63(6): 1183-1188.

679. Kakudo K, Miyauchi A, Takai S, et al. C cell carcinoma of the thyroid—papillary type. *Acta Pathol Jpn*. 1979; 29(4): 653-659.

680. Dominguez-Malagon H, Macias-Martinez V, Molina-Cardenas H, Suster S. Amphicrine medullary carcinoma of the thyroid with luminal differentiation: report of an immunohistochemical and ultrastructural study. *Ultrastruct Pathol*. 1997; 21(6): 569-574.

681. Golouh R, Us-Krasovec M, Auersperg M, et al. Amphicrine—composite calcitonin and mucin-producing—carcinoma of the thyroid. *Ultrastruct Pathol*. 1985; 8(2-3): 197-206.

682. Harach HR, Bergholm U. Small cell variant of medullary carcinoma of the thyroid with neuroblastoma-like features. *Histopathology*. 1992; 21(4): 378-380.

683. Ikeda T, Satoh M, Azuma K, et al. Medullary thyroid carcinoma with a paraganglioma-like pattern and melanin production: a case report with ultrastructural and immunohistochemical studies. *Arch Pathol Lab Med*. 1998; 122(6): 555-558.

684. Marcus JN, Dise CA, LiVolsi VA. Melanin production in a medullary thyroid carcinoma. *Cancer*. 1982; 49(12): 2518-2526.

685. Forrest CH, Frost FA, de Boer WB, et al. Medullary carcinoma of the thyroid: accuracy of diagnosis of fine-needle aspiration cytology. *Cancer*. 1998; 84(5): 295-302.

686. Green I, Ali SZ, Allen EA, Zakowski MF. A spectrum of cytomorphologic variations in medullary thyroid carcinoma. Fine-needle aspiration findings in 19 cases. *Cancer Cytopathol*. 1997; 81: 40-44.

687. Capella C, Bordi C, Monga G, et al. Multiple endocrine cell types in thyroid medullary carcinoma. Evidence for calcitonin, somatostatin, ACTH, 5HT and small granule cells. *Virchows Arch A Pathol Anat Histol*. 1978; 377: 111-128.

688. Harach HR, Wilander E, Grimelius L, et al. Chromogranin A immunoreactivity compared with argyrophilia, calcitonin immunoreactivity, and amyloid as tumour markers in the histopathological diagnosis of medullary(C-cell) thyroid carcinoma. *Pathol Res Pract*. 1992; 188(1-2): 123-130.

689. Zaatari GS, Saigo PE, Huvos AG. Mucin production in medullary carcinoma of the thyroid. *Arch Pathol Lab Med*. 1983; 107(2): 70-74.

690. Puglisi F, Cesselli D, Damante G, et al. Expression of Pax-8, p53 and bcl-2 in human benign and malignant thyroid diseases. *Anticancer Res*. 2000; 20(1A): 311-316.

691. Katoh R, Miyagi E, Nakamura N, et al. Expression of thyroid transcription factor-1 (TTF-1) in human C cells and medullary thyroid carcinomas. *Hum Pathol*. 2000; 31(3): 386-393.

692. Kimura N, Nakazato Y, Nagura H, Sasano N. Expression of intermediate filaments in neuroendocrine tumors. *Arch Pathol Lab Med*. 1990; 114(5): 506-510.

693. Roth KA, Bensch KG, Hoffman AR. Characterization of opioid peptides in human thyroid medullary carcinoma. *Cancer*. 1987; 59(9): 1594-1598.

694. Schmid KW, Kirchmair R, Ladurner D, et al. Immunohistochemical comparison of chromogranins A and B and secretogranin II with calcitonin and calcitonin gene-related peptide expression in normal, hyperplastic and neoplastic C-cells of the human thyroid. *Histopathology*. 1992; 21(3): 225-232.

695. Dasovic-Knezevic M, Bormer O, Holm R, et al. Carcinoembryonic antigen in medullary thyroid carcinoma: an immunohistochemical study applying six novel monoclonal antibodies. *Mod Pathol*. 1989; 2(6): 610-617.

696. de Micco C, Chapel F, Dor AM, et al. Thyroglobulin in medullary thyroid carcinoma: immunohistochemical study with polyclonal and monoclonal antibodies. *Hum Pathol*. 1993; 24(3): 256-262.

697. Lloyd RV, Sisson JC, Marangos PJ. Calcitonin, carcinoembryonic antigen and neuron-specific enolase in medullary thyroid carcinoma. An immunohistochemical study. *Cancer*. 1983; 51: 2234-2239.

698. Schroder S, Kloppel G. Carcinoembryonic antigen and nonspecific cross-reacting antigen in thyroid cancer. An immunocytochemical study using polyclonal and monoclonal antibodies. *Am J Surg Pathol*. 1987; 11(2): 100-108.

699. Colomer A, Martinez-Mas JV, Matias-Guiu X, et al. Sex-steroid hormone receptors in human medullary thyroid carcinoma. *Mod Pathol*. 1996; 9(1): 68-72.

700. Cvejic D, Savin S, Golubovic S, et al. Galectin-3 and carcinoembryonic antigen expression in medullary thyroid carcinoma: possible relation to tumour progression. *Histopathology*. 2001; 37: 530-535.

701. Engbaek F. Serotonin(5-hydroxytryptamine) in medullary thyroid carcinoma with or without pheochromocytoma. *Eur J Cancer Clin Oncol*. 1985; 21(4): 469-473.

702. Ghatei MA, Springall DR, Nicholl CG, et al. Gastrin-releasing peptide-like immunoreactivity in medullary thyroid carcinoma. *Am J Clin Pathol*. 1985; 84(5): 581-586.

703. Holm R, Sobrinho-Simoes M, Nesland JM, et al. Medullary carcinoma of the thyroid gland: an immunocytochemical study. *Ultrastruct Pathol*. 1985; 8(1): 25-41.

704. Komminoth P, Roth J, Saremaslani P, et al. Polysialic acid of the neural cell adhesion molecule in the human thyroid: a marker for medullary thyroid carcinoma and primary C-cell hyperplasia. An immunohistochemical study on 79 thyroid lesions. *Am J Surg Pathol*. 1994; 18(4): 399-411.

705. Krisch K, Krisch I, Horvat G, et al. The value of immunohistochemistry in medullary thyroid carcinoma: a systematic study of 30 cases. *Histopathology*. 1985; 9(10): 1077-1089.

706. Lippman SM, Mendelsohn G, Trump DL, et al. The prognostic and biological significance of cellular heterogeneity in medullary thyroid carcinoma: a study of calcitonin, L-dopa decarboxylase, and histaminase. *J Clin Endocrinol Metabol*. 1982; 54(2): 233-240.

707. Matsubayashi S, Yanaihara C, Ohkubo M, et al. Gastrin-releasing peptide immunoreactivity in medullary thyroid carcinoma. *Cancer*. 1984; 53(11): 2472-2477.

708. Mendelsohn G, Eggleston JC, Weisburger WR, et al. Calcitonin and histaminase in C-cell hyperplasia and medullary thyroid carcinoma. A light microscopic and immunohistochemical study. *Am J Pathol*. 1978; 92(1): 35-52.

709. Papotti M, Olivero M, Volante M, et al. Expression of hepatocyte growth factor (HGF) and its receptor(MET) in medullary carcinoma of the thyroid. *Endocr Pathol*. 2000; 11(1): 19-30.

710. Reubi JC, Chayvialle JA, Franc B, et al. Somatostatin receptors and somatostatin content in medullary thyroid carcinomas. *Lab Invest*. 1991; 64(4): 567-573.

711. Sikri KL, Varndell IM, Hamid QA, et al. Medullary carcinoma of the thyroid. An immunocytochemical and histochemical study of 25 cases using eight separate markers. *Cancer*. 1985; 56(10): 2481-2491.

712. Tomita T. Matrix metalloproteinases and tissue inhibitors of metalloproteinases in thyroid C-cells and medullary thyroid carcinoma. *Histopathology*. 1997; 31(2): 150-156.

713. Tomita T. Immunocytochemical localization of prohormone convertase 1/3 and 2 in thyroid C-Cells and medullary carcinomas. *Endocr Pathol*. 2000; 11(2): 165-172.

714. Uribe M, Fenoglio-Preiser CM, Grimes M, Feind C. Medullary carcinoma of the thyroid gland. Clinical, pathological, and immunohistochemical features with review of the literature. *Am J Surg Pathol*. 1985; 9(8): 577-594.

715. Wurzel JM, Kourides IA, Brooks JS. Medullary carcinomas of the thyroid contain immunoreactive human chorionic gonadotropin alpha subunit. *Horm Metabol Res*. 1984; 16(12): 677.

716. Hammami MM, Duaiji N, Mutairi G, et al. Case report of severe Cushing's syndrome in medullary thyroid cancer complicated by functional diabetes insipidus, aortic dissection, jejunal intussusception, and paraneoplastic dysautonomia: remission with sorafenib without reduction in cortisol concentration. *BMC Cancer*. 2015; 15: 624. doi:10.1186/s12885-015-1620-3.

717. Butler M, Khan S. Immunoreactive calcitonin in amyloid fibrils of medullary carcinoma of the thyroid gland. An immunogold staining technique. *Arch Pathol Lab Med*. 1986; 110(7): 647-649.

718. Erickson LA, Vrana JA, Theis J, et al. Analysis of amyloid in medullary thyroid carcinoma by mass spectrometry-based proteomic analysis. *Endocr Pathol*. 2015; 26(4): 291-295. doi: 10.1007/s12022-015-9390-7.

719. Raue F, Kotzerke J, Reinwein D, et al. Prognostic factors in medullary thyroid carcinoma: evaluation of 741 patients from the German Medullary Thyroid Carcinoma Register. *Clin Investig*. 1993; 71(1): 7-12.

720. Hijazi YM, Nieman LK, Medeiros LJ. Medullary carcinoma of the thyroid as a cause of Cushing's syndrome: a case with ectopic adrenocorticotropin secretion characterized by double enzyme immunostaining. *Hum Pathol*. 1992; 23(5): 592-596.

721. Steinfeld CM, Moertel CG, Woolner LB. Diarrhea and medullary carcinoma of the thyroid. *Cancer*. 1973; 31(5): 1237-1239.

722. White IL, Vimadalal SD, Catz B, et al. Occult medullary carcinoma of thyroid: an unusual clinical and pathologic presentation. *Cancer*. 1981; 47(6): 1364-1368.

723. Dvorakova S, Vaclavikova E, Sykorova V, et al. Somatic mutations in the RET proto-oncogene in sporadic medullary thyroid carcinomas. *Mol Cell Endocrinol*. 2008; 284(1-2): 21-27. doi:10.1016/j. mce.2007.12.016.

724. Moura MM, Cavaco BM, Pinto AE, et al. Correlation of RET somatic mutations with clinicopathological features in sporadic medullary thyroid carcinomas. *Br J Cancer*. 2009; 100(11): 1777-1783. doi:10.1038/sj.bjc.6605056.

725. Romei C, Ugolini C, Cosci B, et al. Low prevalence of the somatic M918T RET mutation in micro-medullary thyroid cancer. *Thyroid*. 2012; 22(5): 476-481. doi:10.1089/thy.2011.0358.

726. Ciampi R, Mian C, Fugazzola L, et al. Evidence of a low prevalence of RAS mutations in a large medullary thyroid cancer series. *Thyroid*. 2013; 23(1): 50-57. doi:10.1089/thy.2012.0207.

727. Moura MM, Cavaco BM, Leite V. RAS proto-oncogene in medullary thyroid carcinoma. *Endocr Relat Cancer*. 2015; 22(5): R235-R252. doi:10.1530/ERC-15-0070.

728. Grubbs EG, Ng PK, Bui J, et al. RET fusion as a novel driver of medullary thyroid carcinoma. *J Clin Endocrinol Metab*. 2015; 100(3): 788-793. doi:10.1210/jc.2014-4153.

729. Ji JH, Oh YL, Hong M, et al. Identification of Driving ALK Fusion Genes and Genomic Landscape of Medullary Thyroid Cancer. *PLoS Genet*. 2015; 11(8): e1005467. doi:10.1371/journal.pgen.1005467.

730. Kaserer K, Scheuba C, Neuhold N, et al. Sporadic versus familial medullary thyroid microcarcinoma: a histopathologic study of 50 consecutive patients. *Am J Surg Pathol*. 2001; 25(10): 1245-1251.

731. Krueger JE, Maitra A, Albores-Saavedra J. Inherited medullary microcarcinoma of the thyroid: a study of 11 cases. *Am J Surg Pathol*. 2000; 24(6): 853-858.

732. Bigner SH, Cox EB, Mendelsohn G, et al. Medullary carcinoma of the thyroid in the multiple endocrine neoplasia IIA syndrome. *Am J Surg Pathol*. 1981; 5(5): 459-472.

733. de Groot JW, Links TP, Plukker JT, et al. RET as a diagnostic and therapeutic target in sporadic and hereditary endocrine tumors. *Endocr Rev*. 2006; 27(5): 535-560.

734. Eng C. Seminars in medicine of the Beth Israel Hospital, Boston. The RET proto-oncogene in multiple endocrine neoplasia type 2 and Hirschsprung's disease. *N Engl J Med*. 1996; 335(13): 943-951.

735. Castellone MD, Santoro M. Dysregulated RET signaling in thyroid cancer. *Endocrinol Metab Clin North Am*. 2008; 37(2): 363-374. doi:10.1016/j.ecl.2008.02.006.

736. Krampitz GW, Norton JA. RET gene mutations (genotype and phenotype) of multiple endocrine neoplasia type 2 and familial medullary thyroid carcinoma. *Cancer*. 2014; 120(13): 1920-1931. doi:10.1002/cncr.28661.

737. Matias-Guiu X. RET protooncogene analysis in the diagnosis of medullary thyroid carcinoma and multiple endocrine neoplasia type II. *Adv Anat Pathol*. 1998; 5(3): 196-201.

738. Wells SA Jr, Baylin SB, Leight GS, et al. The

importance of early diagnosis in patients with hereditary medullary thyroid carcinoma. *Ann Surg*. 1982; 195(5): 595-599.

739. Elisei R, Romei C, Cosci B, et al. RET genetic screening in patients with medullary thyroid cancer and their relatives: experience with 807 individuals at one center. *J Clin Endocrinol Metab*. 2007; 92(12): 4725-4729.

740. Elisei R, Cosci B, Romei C, et al. Prognostic significance of somatic RET oncogene mutations in sporadic medullary thyroid cancer: a 10-year follow-up study. *J Clin Endocrinol Metab*. 2008; 93(3): 682-687.

741. Wells SA Jr, Asa SL, Dralle H, et al. Revised American Thyroid Association guidelines for the management of medullary thyroid carcinoma. *Thyroid*. 2015; 25(6): 567-610. doi: 10.1089/thy.2014.0335.

742. Machens A, Niccoli-Sire P, Hoegel J, et al. Early malignant progression of hereditary medullary thyroid cancer. *N Engl J Med*. 2003; 349(16): 1517-1525.

743. Hinze R, Holzhausen HJ, Gimm O, et al. Primary hereditary medullary thyroid carcinoma—C-cell morphology and correlation with preoperative calcitonin levels. *Virchows Arch*. 1998; 433(3): 203-208.

744. Albores-Saavedra J, Monforte H, Nadji M, Morales AR. C-cell hyperplasia in thyroid tissue adjacent to follicular cell tumors. *Hum Pathol*. 1988; 19(7): 795-799.

745. Biddinger PW, Brennan MF, Rosen PP. Symptomatic C-cell hyperplasia associated with chronic lymphocytic thyroiditis. *Am J Surg Pathol*. 1991; 15(6): 599-604.

746. Guyetant S, Wion-Barbot N, Rousselet MC, et al. C-cell hyperplasia associated with chronic lymphocytic thyroiditis: a retrospective quantitative study of 112 cases. *Hum Pathol*. 1994; 25(5): 514-521.

747. Tomita T, Millard DM. C-cell hyperplasia in secondary hyperparathyroidism. *Histopathology*. 1992; 21(5): 469-474.

748. Janzer RC, Weber E, Hedinger C. The relation between solid cell nests and C cells of the thyroid gland: an immunohistochemical and morphometric investigation. *Cell Tissue Res*. 1979; 197(2): 295-312.

749. O'Connor DT, Deftos LJ. Secretion of chromogranin A by peptide-producing endocrine neoplasms. *N Engl J Med*. 1986; 314(18): 1145-1151.

750. Fletcher JR. Medullary(solid) carcinoma of the thyroid gland. A review of 249 cases. *Arch Surg*. 1970; 100(3): 257-262.

751. Kakudo K, Carney JA, Sizemore GW. Medullary carcinoma of thyroid. Biologic behavior of the sporadic and familial neoplasm. *Cancer*. 1985; 55(12): 2818-2821.

752. Sweeney EC, McDonnell L, O'Brien C. Medullary carcinoma of the thyroid presenting as tumours of the pharynx and larynx. *Histopathology*. 1981; 5(3): 263-275.

753. Ruppert JM, Eggleston JC, deBustros A, Baylin SB. Disseminated calcitonin-poor medullary thyroid carcinoma in a patient with calcitonin-rich primary tumor. *Am J Surg Pathol*. 1986; 10(7): 513-518.

754. Gharib H, McConahey WM, Tiegs RD, et al. Medullary thyroid carcinoma: clinicopathologic features and long-term follow-up of 65 patients treated during 1946 through 1970. *Mayo Clin Proc*. 1992; 67(10): 934-940.

755. Saad MF, Ordonez NG, Rashid RK, et al. Medullary carcinoma of the thyroid. A study of the clinical features and prognostic factors in 161 patients. *Medicine(Baltimore)*. 1984; 63(6): 319-342.

756. Durante C, Paciaroni A, Plasmati K, et al. Vandetanib: opening a new treatment practice in advanced medullary thyroid carcinoma. *Endocrine*. 2013; 44(2): 334-342. doi:10.1007/s12020-013-9943-9.

757. Nix NM, Braun K. Cabozantinib for the treatment of metastatic medullary thyroid carcinoma. *J Adv Pract Oncol*. 2014; 5(1): 47-50.

758. Dadu R, Hu MN, Grubbs EG, Gagel RF. Use of tyrosine kinase inhibitors for treatment of medullary thyroid carcinoma. *Recent Results Cancer Res*. 2015; 204: 227-249. doi:10.1007/978-3-319-22542-5_11.

759. Roman S, Lin R, Sosa JA. Prognosis of medullary thyroid carcinoma: demographic, clinical, and pathologic predictors of survival in 1252 cases. *Cancer*. 2006; 107(9): 2134-2142.

760. Scopsi L, Sampietro G, Boracchi P, et al. Multivariate analysis of prognostic factors in sporadic medullary carcinoma of the thyroid. A retrospective study of 109 consecutive patients. *Cancer*. 1996; 78(10): 2173-2183.

761. Etit D, Faquin WC, Gaz R, et al. Histopathologic and clinical features of medullary microcarcinoma and C-cell hyperplasia in prophylactic thyroidectomies for medullary carcinoma: a study of 42 cases. *Arch Pathol Lab Med*. 2008; 132(11): 1767-1773.

762. Bergholm U, Bergstrom R, Ekbom A. Long-term follow-up of patients with medullary carcinoma of the thyroid. *Cancer*. 1997; 79(1): 132-138.

763. Schroder S, Bocker W, Baisch H, et al. Prognostic factors in medullary thyroid carcinomas. Survival in relation to age, sex, stage, histology, immunocytochemistry, and DNA content. *Cancer*. 1988; 61(4): 806-816.

764. Koperek O, Scheuba C, Cherenko M, et al. Desmoplasia in medullary thyroid carcinoma: a reliable indicator of metastatic potential. *Histopathology*. 2008; 52(5): 623-630.

765. Franc B, Rosenberg-Bourgin M, Caillou B, et al. Medullary thyroid carcinoma: search for histological predictors of survival(109 proband cases analysis). *Hum Pathol*. 1998; 29(10): 1078-1084.

766. Mendelsohn G, Wells SA Jr, Baylin SB. Relationship of tissue carcinoembryonic antigen and calcitonin to tumor virulence in medullary thyroid carcinoma. An immunohistochemical study in early, localized, and virulent disseminated stages of disease. *Cancer*. 1984; 54(4): 657-662.

767. Saad MF, Fritsche HA Jr, Samaan NA. Diagnostic and prognostic values of carcinoembryonic antigen in medullary carcinoma of the thyroid. *J Clin Endocrinol Metab*. 1984; 58(5): 889-894.

768. Saad MF, Ordonez NG, Guido JJ, Samaan NA. The prognostic value of calcitonin immunostaining in medullary carcinoma of the thyroid. *J Clin Endocrinol Metab*. 1984; 59(5): 850-856.

769. Driman D, Murray D, Kovacs K, et al. Encapsulated medullary carcinoma of the thyroid. A morphologic study including immunocytochemistry, electron microscopy, flow cytometry, and in situ hybridization. *Am J Surg Pathol*. 1991; 15(11): 1089-1095.

770. Huss LJ, Mendelsohn G. Medullary carcinoma of the thyroid gland: an encapsulated variant resembling the hyalinizing trabecular(paraganglioma-like) adenoma of thyroid. *Mod Pathol*. 1990; 3(5): 581-585.

771. Holm R, Sobrinho-Simoes M, Nesland JM, et al. Medullary thyroid carcinoma with thyroglobulin immunoreactivity. A special entity? *Lab Invest*. 1987; 57(3): 258-268.

772. Pfaltz M, Hedinger CE, Muhlethaler JP. Mixed medullary and follicular carcinoma of the thyroid. *Virchows Arch A Pathol Anat Histopathol*. 1983; 400(1): 53-59.

773. Mizukami Y, Michigishi T, Nonomura A, et al. Mixed medullary-follicular carcinoma of the thyroid occurring in familial form. *Histopathology*. 1993; 22(3): 284-287.

774. Papotti M, Negro F, Carney JA, et al. Mixed medullary-follicular carcinoma of the thyroid. A morphological, immunohistochemical and in situ hybridization analysis of 11 cases. *Virchows Arch*. 1997; 430(5): 397-405.

775. Kostoglou-Athanassiou I, Athanassiou P, Vecchini G, et al. Mixed medullary-follicular thyroid carcinoma. Report of a case and review of the literature. *Horm Res*. 2004; 61(6): 300-304.

776. Zoroquiain P, Torres J, Goñi I, et al. True mixed medullary papillary carcinoma of the thyroid: a case report with low blood calcitonin levels. *Endocr Pathol*. 2012; 23(3): 168-171. doi:10.1007/s12022-012-9217-8.

777. Volante M, Papotti M, Roth J, et al. Mixed medullary-follicular thyroid carcinoma. Molecular evidence for a dual origin of tumor components. *Am J Pathol*. 1999; 155(5): 1499-1509.

778. Apel RL, Alpert LC, Rizzo A, et al. A metastasizing composite carcinoma of the thyroid with distinct medullary and papillary components. *Arch Pathol Lab Med*. 1994; 118(11): 1143-1147.

779. Lax SF, Beham A, Kronberger-Schonecker D, et al. Coexistence of papillary and medullary carcinoma of the thyroid gland-mixed or collision tumour? Clinicopathological analysis of three cases. *Virchows Arch*. 1994; 424(4): 441-447.

780. Matias-Guiu X, Caixas A, Costa I, et al. Compound medullary-papillary carcinoma of the thyroid: true mixed versus collision tumour [corrected]. *Histopathology*. 1994; 25(2): 183-185.

781. Pastolero GC, Coire CI, Asa SL. Concurrent medullary and papillary carcinomas of thyroid with lymph node metastases. A collision phenomenon. *Am J Surg Pathol*. 1996; 20(2): 245-250.

782. Shimizu M, Hirokawa M, LiVolsi VA, et al. Combined "Mixed Medullary-Follicular" and "Papillary" Carcinoma of the thyroid with lymph node metastasis. *Endocr Pathol*. 2000; 11(4): 353-358.

783. Gonzalez Poggioli N, Lopez Amado M, Pimentel MT. Paraganglioma of the thyroid gland: a rare entity. *Endocr Pathol*. 2009; 20(1): 62-65.

784. Hughes JH, El-Mofty S, Sessions D, Liapis H. Primary intrathyroidal paraganglioma with metachronous carotid body tumor: report of a case and review of the literature. *Pathol Res Pract*. 1997; 193(11-12): 791-796, discussion 797-799.

785. LaGuette J, Matias-Guiu X, Rosai J. Thyroid paraganglioma: a clinicopathologic and immunohistochemical study of three cases. *Am J Surg Pathol*. 1997; 21(7): 748-753.

786. Pelizzo MR, Conti C, Pennelli G, et al. Thyroid paraganglioma: our experience and systematic review of the literature on a rare tumor. *Am J Clin Oncol*. 2016.

787. Collina G, Maiorana A, Fano RA, et al. Medullary carcinoma of the thyroid gland with sustentacular cell-like cells in a patient with multiple endocrine neoplasia, type IIA. Report of a case with ultrastructural and immunohistochemical studies. *Arch Pathol Lab Med*. 1994; 118(10): 1041-1044.

788. Mitsudo SM, Grajower MM, Balbi H, Silver C. Malignant paraganglioma of the thyroid gland. *Arch Pathol Lab Med*. 1987; 111(4): 378-380.

789. Navaratne L, Mathew RG, Kousparos G, McCombe A. The management of locally invasive primary thyroid paraganglioma: a case report and review of the literature. *Head Neck Pathol.* 2017; 11(2): 139-145. doi:10.1007/s12105-016-0745-2.

790. Schmid KW, Kröll M, Hofstädter F, Ladurner D. Small cell carcinoma of the thyroid. A reclassification of cases originally diagnosed as small cell carcinomas of the thyroid. *Pathol Res Pract.* 1986; 181(5): 540-543.

791. Eusebi V, Damiani S, Riva C, et al. Calcitonin free oat-cell carcinoma of the thyroid gland. *Virchows Arch A Pathol Anat Histopathol.* 1990; 417(3): 267-271.

792. Matias-Guiu X, LaGuette J, Puras-Gil AM, Rosai J. Metastatic neuroendocrine tumors to the thyroid gland mimicking medullary carcinoma: a pathologic and immunohistochemical study of six cases. *Am J Surg Pathol.* 1997; 21(7): 754-762.

793. Sivrikoz E, Ozbey NC, Kaya B, et al. Neuroendocrine tumors presenting with thyroid gland metastasis: a case series. *J Med Case Rep.* 2012; 6: 73.

794. Cuello C, Correa P, Eisenberg H. Geographic pathology of thyroid carcinoma. *Cancer.* 1969; 23(1): 230-239.

795. Franssila K, Saxen E, Teppo L, et al. Incidence of different morphological types of thyroid cancer in the Nordic countries. *Acta Pathol Microbiol Scand [A].* 1981; 89(1): 49-55.

796. Hedinger C. Geographic pathology of thyroid diseases. *Pathol Res Pract.* 1981; 171(3-4): 285-292.

797. Hofstadter F. Frequency and morphology of malignant tumours of the thyroid before and after the introduction of iodine-prophylaxis. *Virchows Arch A Pathol Anat Histol.* 1980; 385(3): 263-270.

798. Pettersson B, Adami HO, Wilander E, Coleman MP. Trends in thyroid cancer incidence in Sweden, 1958-1981, by histopathologic type. *Int J Cancer.* 1991; 48(1): 28-33.

799. Gyory F, Balazs G, Nagy EV, et al. Differentiated thyroid cancer and outcome in iodine deficiency. *Eur J Surg Oncol.* 2004; 30(3): 325-331.

800. Dal Maso L, Bosetti C, La Vecchia C, Franceschi S. Risk factors for thyroid cancer: an epidemiological review focused on nutritional factors. *Cancer Causes Control.* 2009; 20(1): 75-86. doi:10.1007/s10552-008-9219-5.

801. Sarda AK, Kapur MM. Thyroid carcinoma. A report of 206 cases from an area with endemic goitre. *Acta Oncol.* 1990; 29(7): 863-867.

802. Sarda AK, Kapur MM. Thyroid surgery in an area of iodine deficiency. *Head Neck.* 2005; 27(5): 383-389.

803. Zimmermann MB. Thyroid gland: Iodine deficiency and thyroid nodules. *Nat Rev Endocrinol.* 2014; 10(12): 707-708. doi:10.1038/nrendo.2014.187.

804. Zimmermann MB, Galetti V. Iodine intake as a risk factor for thyroid cancer: a comprehensive review of animal and human studies. *Thyroid Res.* 2015; 8: 8. doi:10.1186/s13044-015-0020-8.

805. Williams ED, Doniach I, Bjarnason O, Michie W. Thyroid cancer in an iodide rich area: a histopathological study. *Cancer.* 1977; 39(1): 215-222.

806. Nakamura S, Nakamura H, Mizukami Y. Thyroid Carcinoma in Japan and the West: similarities and differences. *Endocr Pathol.* 1996; 7(4): 251-263.

807. Hayles AB, Kennedy RL, Beahrs OH, Woolner LB. Carcinoma of the thyroid gland in children.

808. Bongiovanni AM, Digeorge AM. Cancer of the Thyroid in Childhood and Adolescence. *Am J Med Sci.* 1963; 246: 734-749.

809. Winship T, Rosvoll RV. Childhood thyroid carcinoma. *Cancer.* 1961; 14: 734-743.

810. Bongarzone I, Fugazzola L, Vigneri P, et al. Age-related activation of the tyrosine kinase receptor protooncogenes RET and NTRK1 in papillary thyroid carcinoma. *J Clin Endocrinol Metab.* 1996; 81(5): 2006-2009.

811. Farahati J, Bucsky P, Parlowsky T, et al. Characteristics of differentiated thyroid carcinoma in children and adolescents with respect to age, gender, and histology. *Cancer.* 1997; 80(11): 2156-2162.

812. Samuel AM, Sharma SM. Differentiated thyroid carcinomas in children and adolescents. *Cancer.* 1991; 67(8): 2186-2190.

813. Mizukami Y, Michigishi T, Nonomura A, et al. Carcinoma of the thyroid at a young age—a review of 23 patients. *Histopathology.* 1992; 20(1): 63-66.

814. Harness JK, Thompson NW, McLeod MK, et al. Differentiated thyroid carcinoma in children and adolescents. *World J Surg.* 1992; 16(4): 547-553, discussion 553-554.

815. Demeter JG, De Jong SA, Lawrence AM, Paloyan E. Anaplastic thyroid carcinoma: risk factors and outcome. *Surgery.* 1991; 110(6): 956-961, discussion 961-963.

816. Komorowski RA, Hanson GA. Morphologic changes in the thyroid following low-dose childhood radiation. *Arch Pathol Lab Med.* 1977; 101(1): 36-39.

817. Spitalnik PF, Straus FH 2nd. Patterns of human thyroid parenchymal reaction following low-dose childhood irradiation. *Cancer.* 1978; 41(3): 1098-1105.

818. Hempelmann LH, Hall WJ, Phillips M, et al. Neoplasms in persons treated with x-rays in infancy: fourth survey in 20 years. *J Natl Cancer Inst.* 1975; 55(3): 519-530.

819. Schneider AB, Pinsky S, Bekerman C, Ryo UY. Characteristics of 108 thyroid cancers detected by screening in a population with a history of head and neck irradiation. *Cancer.* 1980; 46(5): 1218-1227.

820. Calandra DB, Shah KH, Lawrence AM, Paloyan E. Total thyroidectomy in irradiated patients. A twenty-year experience in 206 patients. *Ann Surg.* 1985; 202(3): 356-360.

821. Wilson SD, Komorowski R, Cerletty J, et al. Radiation-associated thyroid tumors: extent of operation and pathology technique influence the apparent incidence of carcinoma. *Surgery.* 1983; 94(4): 663-669.

822. Schneider AB, Shore-Freedman E, Ryo UY, et al. Radiation-induced tumors of the head and neck following childhood irradiation. Prospective studies. *Medicine(Baltimore).* 1985; 64(1): 1-15.

823. Schneider AB, Shore-Freedman E, Weinstein RA. Radiation-induced thyroid and other head and neck tumors: occurrence of multiple tumors and analysis of risk factors. *J Clin Endocrinol Metab.* 1986; 63(1): 107-112.

824. Carr RF, LiVolsi VA. Morphologic changes in the thyroid after irradiation for Hodgkin's and non-Hodgkin's lymphoma. *Cancer.* 1989; 64(4): 825-829.

825. Satran L, Sklar C, Dehner L, et al. Thyroid neoplasm after high-dose radiotherapy. *Am J Pediatr Hematol Oncol.* 1983; 5(3): 307-309.

826. LiVolsi VA, Abrosimov AA, Bogdanova T, et al. The Chernobyl thyroid cancer experience: pathology. *Clin Oncol(R Coll Radiol).* 2011; 23(4): 261-267.

AMA Am J Dis Child. 1955; 90(6): 705-715.

doi:10.1016/j.clon.2011.01.160.

827. Furmanchuk AW, Averkin JI, Egloff B, et al. Pathomorphological findings in thyroid cancers of children from the Republic of Belarus: a study of 86 cases occurring between 1986('post-Chernobyl') and 1991. *Histopathology.* 1992; 21(5): 401-408.

828. Nikiforov YE, Gnepp DR. Pathomorphology of thyroid gland lesions associated with radiation exposure: the Chernobyl experience and review of the literature. *Adv Anat Pathol.* 1999; 6(2): 78-91.

829. Tronko MD, Bogdanova TI, Komissarenko IV, et al. Thyroid carcinoma in children and adolescents in Ukraine after the Chernobyl nuclear accident: statistical data and clinicomorphologic characteristics. *Cancer.* 1999; 86(1): 149-156.

830. Balonov MI, Anspaugh LR, Bouville A, Likhtarev IA. Contribution of internal exposures to the radiological consequences of the Chernobyl accident. *Radiat Prot Dosimetry.* 2007; 127(1-4): 491-496.

831. Saenko V, Ivanov V, Tsyb A, et al. The Chernobyl accident and its consequences. *Clin Oncol(R Coll Radiol).* 2011; 4: 234-243. doi:10.1016/j.clon.2011.01.502.

832. Williams ED, Abrosimov A, Bogdanova T, et al. Morphologic characteristics of Chernobyl-related childhood papillary thyroid carcinomas are independent of radiation exposure but vary with iodine intake. *Thyroid.* 2008; 18(8): 847-852.

833. Cardis E, Hatch M. The Chernobyl accident—an epidemiological perspective. *Clin Oncol(R Coll Radiol).* 2011; 23(4): 251-260. doi:10.1016/j.clon.2011.01.510.

834. Tronko M, Brenner AV, Bogdanova T, et al. Thyroid neoplasia risk is increased nearly 30 years after the Chernobyl accident. *Int J Cancer.* 2017; 141(8): 1585-1588.

835. Zablotska LB, Nadyrov EA, Polyanskaya ON, et al. Risk of thyroid follicular adenoma among children and adolescents in Belarus exposed to iodine-131 after the Chornobyl accident. *Am J Epidemiol.* 2015; 182(9): 781-790. doi:10.1093/aje/ kwv127.

836. Williams D. Twenty years'experience with post-Chernobyl thyroid cancer. *Best Pract Res Clin Endocrinol Metab.* 2008; 22(6): 1061-1073.doi:10.1016/j.beem.2008.09.020.

837. Fridman M, Savva N, Krasko O, et al. Initial presentation and late results of treatment of post-Chernobyl papillary thyroid carcinoma in children and adolescents of Belarus. *J Clin Endocrinol Metab.* 2014; 99(8): 2932-2941. doi:10.1210/jc.2013-3131.

838. Cannan WJ, Pederson DS. Mechanisms and consequences of double-strand DNA break formation in chromatin. *J Cell Physiol.* 2016; 231(1): 3-14. doi:10.1002/jcp.25048.

839. Bounacer A, Wicker R, Caillou B, et al. High prevalence of activating ret proto-oncogene rearrangements, in thyroid tumors from patients who had received external radiation. *Oncogene.* 1997; 15(11): 1263-1273.

840. Nikiforova MN, Stringer JR, Blough R, et al. Proximity of chromosomal loci that participate in radiation-induced rearrangements in human cells. *Science.* 2000; 290(5489): 138-141.

841. Suzuki S, Suzuki S, Fukushima T, et al. Comprehensive survey results of childhood thyroid ultrasound examinations in Fukushima in the first four years after the Fukushima Daiichi nuclear power plant accident. *Thyroid.* 2016; 26(6): 843-851. doi:10.1089/thy.2015.0564.

842. Ohira T, Takahashi H, Yasumura S, et al. Fu-

kushima Health Management Survey Group. Comparison of childhood thyroid cancer prevalence among 3 areas based on external radiation dose after the Fukushima Daiichi nuclear power plant accident: The Fukushima health management survey. *Medicine(Baltimore)*. 2016; 95(35): e4472.

843. Yamashita S, Takamura N, Ohtsuru A, Suzuki S. Radiation exposure and thyroid cancer risk after the Fukushima nuclear power plant accident in comparison with the Chernobyl accident. *Radiat Prot Dosimetry*. 2016; 171(1): 41-46. doi:10.1093/rpd/ncw189.

844. Saenko VA, Thomas GA, Yamashita S. Meeting report: the 5th International expert symposium in Fukushima on radiation and health. *Environ Health*. 2017; 16(1): 3. doi:10.1186/s12940-017-0211-y.

845. Ruben Harach H. Familial nonmedullary thyroid neoplasia. *Endocr Pathol*. 2001; 12(2): 97-112.

846. Lote K, Andersen K, Nordal E, Brennhovd IO. Familial occurrence of papillary thyroid carcinoma. *Cancer*. 1980; 46(5): 1291-1297.

847. Prazeres H, Torres J, Soares P, Sobrinho-Simoes M. The familial counterparts of follicular cell—derived thyroid tumors. *Int J Surg Pathol*. 2010; 18(4): 233-242.

848. Peiling Yang S, Ngeow J. Familial non-medullary thyroid cancer: unraveling the genetic maze. *Endocr Relat Cancer*. 2016; 23(12): R577-R595.

849. Bell B, Mazzaferri EL. Familial adenomatous polyposis(Gardner's syndrome) and thyroid carcinoma. A case report and review of the literature. *Dig Dis Sci*. 1993; 38(1): 185-190.

850. Collins MT, Sarlis NJ, Merino MJ, et al. Thyroid carcinoma in the McCune-Albright syndrome: contributory role of activating Gs alpha mutations. *J Clin Endocrinol Metab*. 2003; 88(9): 4413-4417.

851. Harned RK, Buck JL, Olmsted WW, et al. Extracolonic manifestations of the familial adenomatous polyposis syndromes. *AJR Am J Roentgenol*. 1991; 156(3): 481-485.

852. Ishikawa Y, Sugano H, Matsumoto T, et al. Unusual features of thyroid carcinomas in Japanese patients with Werner syndrome and possible genotype-phenotype relations to cell type and race. *Cancer*. 1999; 85(6): 1345-1352.

853. Lever EG, Refetoff S, Straus FH 2nd, et al. Coexisting thyroid and parathyroid disease—are they related? *Surgery*. 1983; 94(6): 893-900.

854. Plail RO, Bussey HJ, Glazer G, Thomson JP. Adenomatous polyposis: an association with carcinoma of the thyroid. *Br J Surg*. 1987; 74(5): 377-380.

855. Rutter MM, Jha P, Schultz KA, et al. DICER1 mutations and differentiated thyroid carcinoma: evidence of a direct association. *J Clin Endocrinol Metab*. 2016; 101(1): 1-5. doi:10.1210/jc.2015-2169.

856. Lam AK, Saremi N. Cribriform-morular variant of papillary thyroid carcinoma: a distinctive type of thyroid cancer. *Endocr Relat Cancer*. 2017; 24(4): R109-R121. doi:10.1530/ERC-17-0014.

857. Nose V. Familial non-medullary thyroid carcinoma: an update. *Endocr Pathol*. 2008; 19(4): 226-240.

858. Narita T, Takagi K. Ataxia-telangiectasia with dysgerminoma of right ovary, papillary carcinoma of thyroid, and adenocarcinoma of pancreas. *Cancer*. 1984; 54(6): 1113-1116.

859. Barzilay J, Heatley GJ, Cushing GW. Benign and malignant tumors in patients with acromegaly. *Arch Intern Med*. 1991; 151(8): 1629-1632.

860. Hedman I, Tisell LE. Associated hyperparathyroidism and nonmedullary thyroid carcinoma: the etiologic role of radiation. *Surgery*. 1984; 95(4): 392-397.

861. Mazzaferri EL. Management of a solitary thyroid nodule. *N Engl J Med*. 1993; 328(8): 553-559.

862. Durante C, Costante G, Lucisano G, et al. The natural history of benign thyroid nodules. *JAMA*. 2015; 313(9): 926-935.

863. Haugen BR, Alexander EK, Bible KC, et al. 2015 American Thyroid Association Management Guidelines for Adult Patients with Thyroid Nodules and Differentiated Thyroid Cancer: The American Thyroid Association Guidelines Task Force on Thyroid Nodules and Differentiated Thyroid Cancer. *Thyroid*. 2016; 26(1): 1-133. doi:10.1089/thy.2015.0020.

864. Belfiore A, La Rosa GL, La Porta GA, et al. Cancer risk in patients with cold thyroid nodules: relevance of iodine intake, sex, age, and multinodularity. *Am J Med*. 1992; 93(4): 363-369.

865. Davis NL, Gordon M, Germann E, et al. Clinical parameters predictive of malignancy of thyroid follicular neoplasms. *Am J Surg*. 1991; 161(5): 567-569.

866. Curtis RE, Rowlings PA, Deeg HJ, et al. Solid cancers after bone marrow transplantation. *N Engl J Med*. 1997; 336(13): 897-904.

867. Singh Ospina N, Maraka S, Espinosa de Ycaza AE, et al. Prognosis of patients with benign thyroid nodules: a population-based study. *Endocrine*. 2016; 54(1): 148-155.

868. Brito JP, Singh-Ospina N, Gionfriddo MR, et al. Restricting ultrasound thyroid fine needle aspiration biopsy by nodule size: which tumors are we missing? A population-based study. *Endocrine*. 2016; 51(3): 499-505. doi:10.1007/s12020-015-0713-8.

869. Al Nofal A, Gionfriddo MR, Javed A, et al. Accuracy of thyroid nodule sonography for the detection of thyroid cancer in children: systematic review and meta-analysis. *Clin Endocrinol(Oxf)*. 2016; 84(3): 423-430. doi:10.1111/cen.12786.

870. Clark OH. Fine-needle aspiration biopsy and management of thyroid tumors. *Am J Clin Pathol*. 1997; 108(4 suppl 1): S22-S25.

871. Greenspan FS. The role of fine-needle aspiration biopsy in the management of palpable thyroid nodules. *Am J Clin Pathol*. 1997; 108(4 suppl 1): S26-S30.

872. Oertel YC. Fine-needle aspiration in the evaluation of thyroid neoplasms. *Endocr Pathol*. 1997; 8(3): 215-224.

873. Kuma K, Matsuzuka F, Kobayashi A, et al. Outcome of long standing solitary thyroid nodules. *World J Surg*. 1992; 16(4): 583-587, discussion 587-588.

874. Lo Gerfo P, Colacchio T, Caushaj F, et al. Comparison of fine-needle and coarse-needle biopsies in evaluating thyroid nodules. *Surgery*. 1982; 92(5): 835-838.

875. Vickery AL Jr. Needle biopsy pathology. *Clin Endocrinol Metab*. 1981; 10(2): 275-292.

876. Hawk WA, Crile G Jr, Hazard JB, Barrett DL. Needle biopsy of the thyroid gland. *Surg Gynecol Obstet*. 1966; 122(5): 1053-1065.

877. Frable WJ, Frable MA. Fine-needle aspiration biopsy of the thyroid. Histopathologic and clinical correlations. In: Fenoglio CM, Wolff M, eds. *Progress in Surgical Pathology*. Vol. 1. New York: Masson Publishing USA; 1980: 105-118.

878. Gharib H. Fine-needle aspiration biopsy of thyroid nodules: advantages, limitations, and effect. *Mayo Clin Proc*. 1994; 69(1): 44-49.

879. Piromalli D, Martelli G, Del Prato I, et al. The role of fine needle aspiration in the diagnosis of thyroid nodules: analysis of 795 consecutive cases. *J Surg Oncol*. 1992; 50(4): 247-250.

880. Polyzos SA, Anastasilakis AD. Clinical complications following thyroid fine-needle biopsy: a systematic review. *Clin Endocrinol (Oxf)*. 2009; 71(2): 157-165. doi:10.1111/j. 1365-2265.2009.03522.x.

881. Chhieng DC, Ross JS, McKenna BJ. CD44 immunostaining of thyroid fine-needle aspirates differentiates thyroid papillary carcinoma from other lesions with nuclear grooves and inclusions. *Cancer Cytopathol*. 1997; 81: 157-162.

882. Nasser SM, Pitman MB, Pilch BZ, Faquin WC. Fine-needle aspiration biopsy of papillary thyroid carcinoma: diagnostic utility of cytokeratin 19 immunostaining. *Cancer*. 2000; 90(5): 307-311.

883. Sack MJ, Astengo-Osuna C, Lin BT, et al. HBME-1 immunostaining in thyroid fine-needle aspirations: a useful marker in the diagnosis of carcinoma. *Mod Pathol*. 1997; 10(7): 668-674.

884. Amrikachi M, Ramzy I, Rubenfeld S, Wheeler TM. Accuracy of fine-needle aspiration of thyroid. *Arch Pathol Lab Med*. 2001; 125(4): 484-488.

885. Cramer H. Fine-needle aspiration cytology of the thyroid: an appraisal. *Cancer*. 2000; 90(6): 325-329.

886. Giard RW, Hermans J. Use and accuracy of fine-needle aspiration cytology in histologically proven thyroid carcinoma: an audit using a national nathology database. *Cancer*. 2000; 90: 330-334.

887. Ravetto C, Colombo L, Dottorini ME. Usefulness of fine-needle aspiration in the diagnosis of thyroid carcinoma: a retrospective study in 37,895 patients. *Cancer*. 2000; 90(6): 357-363.

888. Droese M. *Cytological Aspiration Biopsy of the Thyroid Gland*. Stuttgart: Schattauer-Verlag; 1980.

889. Geddie WR, Bedard YC, Strawbridge HT. Medullary carcinoma of the thyroid in fine-needle aspiration biopsies. *Am J Clin Pathol*. 1984; 82(5): 552-558.

890. Miller JM, Hamburger JI, Kini SR. The needle biopsy diagnosis of papillary thyroid carcinoma. *Cancer*. 1981; 48(4): 989-993.

891. Sironi M, Collini P, Cantaboni A. Fine needle aspiration cytology of insular thyroid carcinoma. A report of four cases. *Acta Cytol*. 1992; 36(3): 435-439.

892. Friedman M, Shimaoka K, Rao U, et al. Diagnosis of chronic lymphocytic thyroiditis (nodular presentation) by needle aspiration. *Acta Cytol*. 1981; 25(5): 513-522.

893. Damiani S, Dina R, Eusebi V. Cytologic grading of aggressive and nonaggressive variants of papillary thyroid carcinoma. *Am J Clin Pathol*. 1994; 101(5): 651-655.

894. Oertel YC, Oertel JE. Diagnosis of benign thyroid lesions: fine-needle aspiration and histopathologic correlation. *Ann Diagn Pathol*. 1998; 2(4): 250-263.

895. Cibas ES, Ali SZ. The Bethesda System For Reporting Thyroid Cytopathology. *Am J Clin Pathol*. 2009; 132(5): 658-665.

896. Naz S, Hashmi AA, Khurshid A, et al. Diagnostic accuracy of Bethesda system for reporting thyroid cytopathology: an institutional perspective. *Int Arch Med*. 2014; 7: 46. doi:10.1186/1755-7682-7-46.

897. Ozdemir D, Bestepe N, Faki S, et al. Comparison of thyroid fine needle aspiration biopsy results before and after implementation of Bethesda classification. *Cytopathology*. 2017; 28(5): 400-406.

898. Baloch ZW, LiVolsi VA. Post fine-needle aspiration histologic alterations of thyroid revisited. *Am J Clin Pathol*. 1999; 112(3): 311-316.

899. Lever EG, Refetoff S, Scherberg NH, Carr K. The influence of percutaneous fine needle aspiration on serum thyroglobulin. *J Clin Endocrinol Metab*. 1983; 56(1): 26-29.

900. Tsang K, Duggan MA. Vascular proliferation of the thyroid. A complication of fine-needle aspiration. *Arch Pathol Lab Med*. 1992; 116(10): 1040-1042.

901. Kobayashi A, Kuma K, Matsuzuka F, et al. Thyrotoxicosis after needle aspiration of thyroid cyst. *J Clin Endocrinol Metab*. 1992; 75(1): 21-24.

902. Alexander EK, Schorr M, Klopper J, et al. Multicenter clinical experience with the Afirma gene expression classifier. *J Clin Endocrinol Metab*. 2014; 99(1): 119-125. doi:10.1210/jc.2013-2482.

903. Duick DS, Klopper JP, Diggans JC, et al. The impact of benign gene expression classifier test results on the endocrinologist-patient decision to operate on patients with thyroid nodules with indeterminate fine-needle aspiration cytopathology. *Thyroid*. 2012; 22(10): 996-1001. doi:10.1089/thy.2012.0180.

904. Chaudhary S, Hou Y, Shen R, et al. Impact of the Afirma gene expression classifier result on the surgical management of thyroid nodules with category III/IV cytology and its correlation with surgical outcome. *Acta Cytol*. 2016; 60(3): 205-210. doi:10.1159/000446797.

905. Aragon Han P, Olson MT, Fazeli R, et al. The impact of molecular testing on the surgical management of patients with thyroid nodules. *Ann Surg Oncol*. 2014; 21(6): 1862-1869. doi:10.1245/s10434-014-3508-x.

906. Harrell RM, Bimston DN. Surgical utility of Afirma: effects of high cancer prevalence and oncocytic cell types in patients with indeterminate thyroid cytology. *Endocr Pract*. 2014; 20(4): 364-369. doi:10.4158/EP13330. OR.

907. Nikiforov YE, Carty SE, Chiosea SI, et al. Highly accurate diagnosis of cancer in thyroid nodules with follicular neoplasm/suspicious for a follicular neoplasm cytology by ThyroSeq v2 next-generation sequencing assay. *Cancer*. 2014; 120(23): 3627-3634. doi:10.1002/cncr.29038.

908. Nikiforov YE, Carty SE, Chiosea SI, et al. Impact of the multi-gene ThyroSeq next-generation sequencing assay on cancer diagnosis in thyroid nodules with atypia of undetermined significance/follicular lesion of undetermined significance cytology. *Thyroid*. 2015; 25(11): 1217-1223. doi:10.1089/thy.2015.0305.

909. Picarsic J, Reyes-Múgica M. Phenotype and immunophenotype of the most common pediatric tumors. *Appl Immunohistochem Mol Morphol*. 2015; 23(5): 313-326. doi:10.1097/PAI.0000000000000068.

910. Valderrabano P, Khazai L, Leon ME, et al. Evaluation of ThyroSeq v2 performance in thyroid nodules with indeterminate cytology. *Endocr Relat Cancer*. 2017; 24(3): 127-136. doi:10.1530/ERC-16-0512.

911. Anton RC, Wheeler TM. Frozen section of thyroid and parathyroid specimens. *Arch Pathol Lab Med*. 2005; 129(12): 1575-1584.

912. Kraemer BB. Frozen section diagnosis and the thyroid. *Semin Diagn Pathol*. 1987; 4(2): 169-189.

913. Rosai J, Carcangiu ML. Pitfalls in the diagnosis of thyroid neoplasms. *Pathol Res Pract*. 1987; 182(2): 169-179.

914. Bronner MP, Hamilton R, LiVolsi VA. Utility of frozen section analysis on follicular lesions of the thyroid. *Endocr Pathol*. 1994; 5: 154-161.

915. Leteurtre E, Leroy X, Pattou F, et al. Why do frozen sections have limited value in encapsulated or minimally invasive follicular carcinoma of the thyroid? *Am J Clin Pathol*. 2001; 115(3): 370-374.

916. Rosen Y, Rosenblatt P, Saltzman E. Intraoperative pathologic diagnosis of thyroid neoplasms. Report on experience with 504 specimens. *Cancer*. 1990; 66(9): 2001-2006.

917. Shaha AR, DiMaio T, Webber C, Jaffe BM. Intraoperative decision making during thyroid surgery based on the results of preoperative needle biopsy and frozen section. *Surgery*. 1990; 108(6): 964-967, discussion 970-971.

918. Hamburger JI, Hamburger SW. Declining role of frozen section in surgical planning for thyroid nodules. *Surgery*. 1985; 98(2): 307-312.

919. Moon HJ, Kwak JY, Kim EK, et al. The combined role of ultrasound and frozen section in surgical management of thyroid nodules read as suspicious for papillary thyroid carcinoma on fine needle aspiration biopsy: a retrospective study. *World J Surg*. 2009; 33(5): 950-957.

920. Osamura RY, Hunt JL. Current practices in performing frozen sections for thyroid and parathyroid pathology. *Virchows Arch*. 2008; 453(5): 433-440.

921. Tworek JA, Giordano TJ, Michael CW. Comparison of intraoperative cytology with frozen sections in the diagnosis of thyroid lesions. *Am J Clin Pathol*. 1998; 110(4): 456-461.

922. LiVolsi VA, Baloch ZW. Use and abuse of frozen section in the diagnosis of follicular thyroid lesions. *Endocr Pathol*. 2005; 16(4): 285-293.

923. Berg RW, Yen TW, Evans DB, et al. Analysis of an institutional protocol for thyroid lobectomy: Utility of routine intraoperative frozen section and expedited(overnight) pathology. *Surgery*. 2016; 159(2): 512-517. doi:10.1016/j.surg.2015.07.031.

924. Hong JC, Seo JW, Jang AL, et al. The utility of intra-operative frozen section for the evaluation of microscopic extrathyroidal extension in papillary thyroid carcinoma. *Clin Otolaryngol*. 2017; doi:10.1111/coa.12843.

925. Basolo F, Baloch ZW, Baldanzi A, et al. Usefulness of Ultrafast Papanicolaou-stained scrape preparations in intraoperative management of thyroid lesions. *Mod Pathol*. 1999; 12(6): 653-657.

926. Nasrallah MP, Pramick MR, Baloch ZW. Images in endocrine pathology: parasitic nodule of thyroid in neck of patient with family history of papillary thyroid carcinoma. *Endocr Pathol*. 2015; 26(3): 273-275. doi:10.1007/s12022-014-9329-4.

927. Hathaway BM. Innocuous Accessory Thyroid Nodules. *Arch Surg*. 1965; 90: 222-227.

928. Sisson JC, Giordano TJ, Jamadar DA, et al. 131-I treatment of micronodular pulmonary metastases from papillary thyroid carcinoma. *Cancer*. 1996; 78(10): 2184-2192.

929. Shimizu M, Hirokawa M, Manabe T. Parasitic nodule of the thyroid in a patient with Graves'disease. *Virchows Arch*. 1999; 434(3): 241-244.

930. Frantz VK, Forsythe R, Hanford JM, Rogers WM. LATERAL ABERRANT THYROIDS. *Ann Surg*. 1942; 115(2): 161-183.

931. Roth LM. Inclusions of non-neoplastic thyroid tissue within cervical lymph nodes. *Cancer*. 1965; 18: 105-111.

932. Wozencraft P, Foote FWJ, Frazell EL. Occult carcinomas of the thyroid. Their bearings on the concept of lateral aberrant thyroid cancer. *Cancer*. 1948; 1: 574-583.

933. Meyer JS, Steinberg LS. Microscopically benign thyroid follicles in cervical lymph nodes. Serial section study of lymph node inclusions and entire thyroid gland in 5 cases. *Cancer*. 1969; 24(2): 302-311.

934. Homan MR, Gharib H, Goellner JR. Metastatic papillary cancer of the neck: a diagnostic dilemma. *Head Neck*. 1992; 14(2): 113-118.

935. Heffner DK. Low-grade adenocarcinoma of probable endolymphatic sac origin A clinicopathologic study of 20 cases. *Cancer*. 1989; 64(11): 2292-2302.

936. Young RH, Jackson A, Wells M. Ovarian metastasis from thyroid carcinoma 12 years after partial thyroidectomy mimicking struma ovarii: report of a case. *Int J Gynecol Pathol*. 1994; 13(2): 181-185.

937. Haymart MR, Banerjee M, Yang D, et al. Variation in the management of thyroid cancer. *J Clin Endocrinol Metab*. 2013; 98(5): 2001-2008. doi:10.1210/jc.2012-3355.

938. Haymart MR, Esfandiari NH, Stang MT, Sosa JA. Controversies in the Management of Low-Risk Differentiated Thyroid Cancer. *Endocr Rev*. 2017; 38(4): 351-378.

939. Leboulleux S, Tuttle RM, Pacini F, Schlumberger M. Papillary thyroid microcarcinoma: time to shift from surgery to active surveillance? *Lancet Diabetes Endocrinol*. 2016; 4(11): 933-942. doi:10.1016/ S2213-8587(16)30180-2.

940. Papaleontiou M, Banerjee M, Yang D, et al. Factors that influence radioactive iodine use for thyroid cancer. *Thyroid*. 2013; 23(2): 219-224. doi:10.1089/thy.2012.0380.

941. Lee SL. Radioactive iodine therapy. *Curr Opin Endocrinol Diabetes Obes*. 2012; 19(5): 420-428. doi:10.1097/MED.0b013e328357fa0c.

942. Perri F, Pezzullo L, Chiofalo MG, et al. Targeted therapy: a new hope for thyroid carcinomas. *Crit Rev Oncol Hematol*. 2015; 94(1): 55-63. doi:10.1016/j. critrevonc.2014.10.012.

943. Valerio L, Pieruzzi L, Giani C, et al. Targeted Therapy in Thyroid Cancer: State of the Art. *Clin Oncol(R Coll Radiol)*. 2017; 29(5): 316-324. doi:10.1016/j. clon.2017.02.009.

944. Akslen LA, Haldorsen T, Thoresen SO, Glattre E. Survival and causes of death in thyroid cancer: a population-based study of 2479 cases from Norway. *Cancer Res*. 1991; 51(4): 1234-1241.

945. Cunningham MP, Duda RB, Recant W, et al. Survival discriminants for differentiated thyroid cancer. *Am J Surg*. 1990; 160(4): 344-347.

946. Ito J, Noguchi S, Murakami N, Noguchi A. Factors affecting the prognosis of patients with carcinoma of the thyroid. *Surg Gynecol Obstet*. 1980; 150(4): 539-544.

947. Lundgren CI, Hall P, Dickman PW, Zedenius J. Clinically significant prognostic factors for differentiated thyroid carcinoma: a population-based, nested case-control study. *Cancer*. 2006; 106(3): 524-531.

948. Shah JP, Loree TR, Dharker D, et al. Prognostic factors in differentiated carcinoma of the thyroid gland. *Am J Surg*. 1992; 164(6): 658-661.

949. Pasieka JL, Zedenius J, Auer G, et al. Addition of nuclear DNA content to the AMES risk-group classification for papillary thyroid cancer. *Surgery*. 1992; 112(6): 1154-1159, discussion 1159-1160.

950. Tennvall J, Biorklund A, Moller T, et al. Is the EORTC prognostic index of thyroid cancer valid in differentiated thyroid carcinoma? Retrospective multivariate analysis of differentiated thyroid carcinoma with long follow-up. *Cancer*. 1986; 57(7): 1405-1414.

951. Heitz P, Moser H, Staub JJ. Thyroid cancer: a study of 573 thyroid tumors and 161 autopsy cases observed over a thirty-year period. *Can-*

cer. 1976; 37(5): 2329-2337.

952. Ricarte-Filho JC, Ryder M, Chitale DA, et al. Mutational profile of advanced primary and metastatic radioactive iodine-refractory thyroid cancers reveals distinct pathogenetic roles for BRAF, PIK3CA, and AKT1. *Cancer Res*. 2009; 69(11): 4885-4893. doi:10.1158/0008-5472. CAN-09-0727.

953. Durante C, Puxeddu E, Ferretti E, et al. BRAF mutations in papillary thyroid carcinomas inhibit genes involved in iodine metabolism. *J Clin Endocrinol Metab*. 2007; 92(7): 2840-2843.

954. Pedersen RK, Pedersen NT. Primary non-Hodgkin's lymphoma of the thyroid gland: a population based study. *Histopathology*. 1996; 28(1): 25-32.

955. Campo E, Chott A, Kinney MC, et al. Update on extranodal lymphomas. Conclusions of the Workshop held by the EAHP and the SH in Thessaloniki, Greece. *Histopathology*. 2006; 48(5): 481-504.

956. Burke JS, Butler JJ, Fuller LM. Malignant lymphomas of the thyroid: a clinical pathologic study of 35 patients including ultrastructural observations. *Cancer*. 1977; 39(4): 1587-1602.

957. Rasbach DA, Mondschein MS, Harris NL, et al. Malignant lymphoma of the thyroid gland: a clinical and pathologic study of twenty cases. *Surgery*. 1985; 98(6): 1166-1170.

958. Devine RM, Edis AJ, Banks PM. Primary lymphoma of the thyroid: a review of the Mayo Clinic experience through 1978. *World J Surg*. 1981; 5(1): 33-38.

959. Aozasa K, Inoue A, Tajima K, et al. Malignant lymphomas of the thyroid gland. Analysis of 79 patients with emphasis on histologic prognostic factors. *Cancer*. 1986; 58(1): 100-104.

960. Aozasa K, Inoue A, Yoshimura H, et al. Intermediate lymphocytic lymphoma of the thyroid. An immunologic and immunohistologic study. *Cancer*. 1986; 57(9): 1762-1767.

961. Derringer GA, Thompson LD, Frommelt RA, et al. Malignant lymphoma of the thyroid gland: a clinicopathologic study of 108 cases. *Am J Surg Pathol*. 2000; 24(5): 623-639.

962. Compagno J, Oertel JE. Malignant lymphoma and other lymphoproliferative disorders of the thyroid gland. A clinicopathologic study of 245 cases. *Am J Clin Pathol*. 1980; 74(1): 1-11.

963. Allevato PA, Kini SR, Rebuck JW, et al. Signet ring cell lymphoma of the thyroid: a case report. *Hum Pathol*. 1985; 16(10): 1066-1068.

964. Anscombe AM, Wright DH. Primary malignant lymphoma of the thyroid—a tumour of mucosa-associated lymphoid tissue: review of seventy-six cases. *Histopathology*. 1985; 9(1): 81-97.

965. Skacel M, Ross CW, Hsi ED. A reassessment of primary thyroid lymphoma: high-grade MALT-type lymphoma as a distinct subtype of diffuse large B-cell lymphoma. *Histopathology*. 2000; 37(1): 10-18.

966. Higgins JP, Warnke RA. Large B-cell lymphoma of thyroid. Two cases with a marginal zone distribution of the neoplastic cells. *Am J Clin Pathol*. 2000; 114(2): 264-270.

967. Bacon CM, Diss TC, Ye H, et al. Follicular lymphoma of the thyroid gland. *Am J Surg Pathol*. 2009; 33(1): 22-34.

968. Faure P, Chittal S, Woodman-Memeteau F, et al. Diagnostic features of primary malignant lymphomas of the thyroid with monoclonal antibodies. *Cancer*. 1988; 61(9): 1852-1861.

969. Mizukami Y, Michigishi T, Nonomura A, et al. Primary lymphoma of the thyroid: a clinical, histological and immunohistochemical study of 20 cases. *Histopathology*. 1990; 17(3): 201-

209.

970. Abdul-Rahman ZH, Gogas HJ, Tooze JA, et al. T-cell lymphoma in Hashimoto's thyroiditis. *Histopathology*. 1996; 29(5): 455-459.

971. Wolf BC, Sheahan K, DeCoste D, et al. Immunohistochemical analysis of small cell tumors of the thyroid gland: an Eastern Cooperative Oncology Group study. *Hum Pathol*. 1992; 23(11): 1252-1261.

972. Aozasa K. Hashimoto's thyroiditis as a risk factor of thyroid lymphoma. *Acta Pathol Jpn*. 1990; 40(7): 459-468.

973. Santana V, Rose NR. Neoplastic lymphoproliferation in autoimmune disease: an updated review. *Clinical Immunol Immunopath*. 1992; 63(3): 205-213.

974. Lam KY, Lo CY, Kwong DL, et al. Malignant lymphoma of the thyroid. A 30-year clinicopathologic experience and an evaluation of the presence of Epstein-Barr virus. *Am J Clin Pathol*. 1999; 112(2): 263-270.

975. Ha CS, Shadle KM, Medeiros LJ, et al. Localized non-Hodgkin lymphoma involving the thyroid gland. *Cancer*. 2001; 91(4): 629-635.

976. Williams ED. Malignant lymphoma of the thyroid. *Clin Endocrinol Metab*. 1981; 10(2): 379-389.

977. Ansell SM, Grant CS, Habermann TM. Primary thyroid lymphoma. *Semin Oncol*. 1999; 26(3): 316-323.

978. Pyke CM, Grant CS, Habermann TM, et al. Non-Hodgkin's lymphoma of the thyroid: is more than biopsy necessary? *World J Surg*. 1992; 16(4): 604-609, discussion 609-610.

979. Avila A, Villalpando A, Montoya G, Luna MA. Clinical features and differential diagnoses of solitary extramedullary plasmacytoma of the thyroid: a case report. *Ann Diagn Pathol*. 2009; 13(2): 119-123.

980. Shimaoka K, Gailani S, Tsukada Y, Barcos M. Plasma cell neoplasm involving the thyroid. *Cancer*. 1978; 41(3): 1140-1146.

981. Otto S, Peter I, Vegh S, et al. Gamma-chain heavy-chain disease with primary thyroid plasmacytoma. *Arch Pathol Lab Med*. 1986; 110(10): 893-896.

982. Aozasa K, Inoue A, Yoshimura H, et al. Plasmacytoma of the thyroid gland. *Cancer*. 1986; 58(1): 105-110.

983. Holck S. Plasma cell granuloma of the thyroid. *Cancer*. 1981; 48(3): 830-832.

984. Szczepanek-Parulska E, Szkudlarek M, Majewski P, et al. Thyroid nodule as a first manifestation of Hodgkin lymphoma-report of two cases and literature review. *Diagn Pathol*. 2013; 8: 116. doi:10.1186/1746-1596-8-116.

985. Feigin GA, Buss DH, Paschal B, et al. Hodgkin's disease manifested as a thyroid nodule. *Hum Pathol*. 1982; 13(8): 774-776.

986. Wang SA, Rahemtullah A, Faquin WC, et al. Hodgkin's lymphoma of the thyroid: a clinicopathologic study of five cases and review of the literature. *Mod Pathol*. 2005; 18(12): 1577-1584.

987. Thompson LD, Wenig BM, Adair CF, et al. Langerhans cell histiocytosis of the thyroid: a series of seven cases and a review of the literature. *Mod Pathol*. 1996; 9(2): 145-149.

988. Tsang WY, Lau MF, Chan JK. Incidental Langerhans'cell histiocytosis of the thyroid. *Histopathology*. 1994; 24(4): 397-399.

989. Vergez S, Rouquette I, Ancey M, et al. Langerhans cell histiocytosis of the thyroid is a rare entity, but an association with a papillary thyroid carcinoma is often described. *Endocr Pathol*. 2010; 21(4): 274-276. doi:10.1007/s12022-010-9134-7.

990. Yap WM, Chuah KL, Tan PH. Langerhans cell histiocytosis involving the thyroid and parathyroid glands. *Mod Pathol*. 2001; 14(2): 111-115.

991. Larkin DF, Dervan PA, Munnelly J, Finucane J. Sinus histiocytosis with massive lymphadenopathy simulating subacute thyroiditis. *Hum Pathol*. 1986; 17(3): 321-324.

992. Lee FY, Jan YJ, Chou G, et al. Thyroid involvement in Rosai-Dorfman disease. *Thyroid*. 2007; 17(5): 471-476.

993. Leoni F, Fabbri R, Pascarella A, et al. Extramedullary haematopoiesis in thyroid multinodular goitre preceding clinical evidence of agnogenic myeloid metaplasia. *Histopathology*. 1996; 28(6): 559-561.

994. Schmid C, Beham A, Seewann HL. Extramedullary haematopoiesis in the thyroid gland. *Histopathology*. 1989; 15(4): 423-425.

995. Clarke MR, Boppana S. Hemangioma of the thyroid gland in an adolescent with chronic lymphocytic thyroiditis and adenomatous hyperplasia. *Endocr Pathol*. 1998; 9: 185-190.

996. Pickleman JR, Lee JF, Straus FH 2nd, Paloyan E. Thyroid hemangioma. *Am J Surg*. 1975; 129(3): 331-333.

997. Dimosthenous K, Righi A, Puccetti M, Lorenzini P. Angiolipoma of the thyroid gland. *Int J Surg Pathol*. 2009; 17(1): 65-67.

998. Palazzo JP, Cote SA. Primary angiolipoma of the thyroid gland: a case report. *Int J Surg Pathol*. 2005; 13(3): 305-307.

999. Gardner DF, Frable WJ. Primary lymphangioma of the thyroid gland. *Arch Pathol Lab Med*. 1989; 113(9): 1084-1085.

1000. Andrion A, Bellis D, Delsedime L, et al. Leiomyoma and neurilemoma: report of two unusual non-epithelial tumours of the thyroid gland. *Virchows Arch A Pathol Anat Histopathol*. 1988; 413(4): 367-372.

1001. Thompson LD, Wenig BM, Adair CF, et al. Primary smooth muscle tumors of the thyroid gland. *Cancer*. 1997; 79(3): 579-587.

1002. Thompson LD, Wenig BM, Adair CF, Heffess CS. Peripheral nerve sheath tumors of the thyroid gland: a series of four cases and a review of the literature. *Endocr Pathol*. 1996; 7(4): 309-318.

1003. Baloch ZW, Martin S, Livolsi VA. Granular cell tumor of the thyroid: a case report. *Int J Surg Pathol*. 2005; 13(3): 291-294.

1004. Espinosa-de-Los-Monteros-Franco VA, Martinez-Madrigal F, Ortiz-Hidalgo C. Granular cell tumor(Abrikossoff tumor) of the thyroid gland. *Ann Diagn Pathol*. 2009; 13(4): 269-271.

1005. Hansen T, Gaumann A, Ghalibafian M, et al. Haemangiopericytoma of the thyroid gland in combination with Hashimoto's disease. *Virchows Arch*. 2004; 445(3): 315-319.

1006. Cameselle-Teijeiro J, Varela-Duran J, Fonseca E, et al. Solitary fibrous tumor of the thyroid. *Am J Clin Pathol*. 1994; 101(4): 535-538.

1007. Kie JH, Kim JY, Park YN, et al. Solitary fibrous tumour of the thyroid. *Histopathology*. 1997; 30(4): 365-368.

1008. Rodriguez I, Ayala E, Caballero C, et al. Solitary fibrous tumor of the thyroid gland: report of seven cases. *Am J Surg Pathol*. 2001; 25(11): 1424-1428.

1009. Tanahashi J, Kashima K, Daa T, et al. Solitary fibrous tumor of the thyroid gland: report of two cases and review of the literature. *Pathol Int*. 2006; 56(8): 471-477.

1010. Huang SA, Tu HM, Harney JW, et al. Severe hypothyroidism caused by type 3 iodothyronine deiodinase in infantile hemangiomas. *N Engl J Med*. 2000; 343(3): 185-189.

1011. Shin WY, Aftalion B, Hotchkiss E, et al. Ultrastructure of a primary fibrosarcoma of the human thyroid gland. *Cancer*. 1979; 44(2): 584-

591.

1012. Andrion A, Gaglio A, Dogliani N, et al. Liposarcoma of the thyroid gland. Fine-needle aspiration cytology, immunohistology, and ultrastructure. *Am J Clin Pathol*. 1991; 95(5): 675-679.

1013. Iida Y, Katoh R, Yoshioka M, et al. Primary leiomyosarcoma of the thyroid gland. *Acta Pathol Jpn*. 1993; 43(1-2): 71-75.

1014. Tulbah A, Al-Dayel F, Fawaz I, Rosai J. Epstein-Barr virus-associated leiomyosarcoma of the thyroid in a child with congenital immunodeficiency: a case report. *Am J Surg Pathol*. 1999; 23(4): 473-476.

1015. Tseleni-Balafouta S, Arvanitis D, Kakaviatos N, Paraskevakou H. Primary myxoid chondrosarcoma of the thyroid gland. *Arch Pathol Lab Med*. 1988; 112(1): 94-96.

1016. Ohbu M, Kameya T, Wada C, et al. Primary osteogenic sarcoma of the thyroid gland. A case report. *Surg Pathol*. 1989; 2: 67-72.

1017 Naruse T, Koike A, Suzumura K, et al. Malignant "triton" tumor in the thyroid—a case report. *Jpn J Surg*. 1991; 21(4): 466-470.

1018. Pallares J, Perez-Ruiz L, Ros S, et al. Malignant peripheral nerve sheath tumor of the thyroid: a clinicopathological and ultrastructural study of one case. *Endocr Pathol*. 2004; 15(2): 167-174.

1019. Beer TW. Malignant thyroid haemangioendothelioma in a non-endemic goitrous region, with immunohistochemical evidence of a vascular origin. *Histopathology*. 1992; 20(6): 539-541.

1020. Pfaltz M, Hedinger C, Saremaslani P, Egloff B. Malignant hemangioendothelioma of the thyroid and factor VIII-related antigen. *Virchows Arch A Pathol Anat Histopathol*. 1983; 401(2): 177-184.

1021. Ruchti C, Gerber HA, Schaffner T. Factor VIII-related antigen in malignant hemangioendothelioma of the thyroid: additional evidence for the endothelial origin of this tumor. *Am J Clin Pathol*. 1984; 82(4): 474-480.

1022. Totsch M, Dobler G, Feichtinger H, et al. Malignant hemangioendothelioma of the thyroid. Its immunohistochemical discrimination from undifferentiated thyroid carcinoma. *Am J Surg Pathol*. 1990; 14(1): 69-74.

1023. Eusebi V, Carcangiu ML, Dina R, Rosai J. Keratin-positive epithelioid angiosarcoma of thyroid. A report of four cases. *Am J Surg Pathol*. 1990; 14(8): 737-747.

1024. Lamovec J, Zidar A, Zidanik B. Epithelioid angiosarcoma of the thyroid gland. Report of two cases. *Arch Pathol Lab Med*. 1994; 118(6): 642-646.

1025. Maiorana A, Collina G, Cesinaro AM, et al. Epithelioid angiosarcoma of the thyroid. Clinicopathological analysis of seven cases from non-Alpine areas. *Virchows Arch*. 1996; 429: 131-138.

1026. Gray MH, Rosenberg AE, Dickersin GR, Bhan AK. Cytokeratin expression in epithelioid vascular neoplasms. *Hum Pathol*. 1990; 21(2): 212-217.

1027. Ryska A, Ludvikova M, Szepe P, Boor A. Epithelioid haemangiosarcoma of the thyroid gland. Report of six cases from a non-Alpine region. *Histopathology*. 2004; 44(1): 40-46.

1028. van Haelst UJ, Pruszczynski M, ten Cate LN, Mravunac M. Ultrastructural and immunohistochemical study of epithelioid hemangioendothelioma of bone: coexpression of epithelial and endothelial markers. *Ultrastruct Pathol*. 1990; 14(2): 141-149.

1029. Krisch K, Holzner JH, Kokoschka R, et al. Hemangioendothelioma of the thyroid gland—true endothelioma or anaplastic carcinoma? *Pathol Res Pract*. 1980; 170(1-3): 230-242.

1030. Mills SE, Gaffey MJ, Watts JC, et al. Angiomatoid carcinoma and 'angiosarcoma' of the thyroid gland. A spectrum of endothelial differentiation. *Am J Clin Pathol*. 1994; 102(3): 322-330.

1031. Mills SE, Stallings RG, Austin MB. Angiomatoid carcinoma of the thyroid gland. Anaplastic carcinoma with follicular and medullary features mimicking angiosarcoma. *Am J Clin Pathol*. 1986; 86(5): 674-678.

1032. Siddiqui MT, Evans HL, Ro JY, Ayala AG. Epithelioid haemangioendothelioma of the thyroid gland: a case report and review of literature. *Histopathology*. 1998; 32(5): 473-476.

1033. Thompson LD, Rosai J, Heffess CS. Primary thyroid teratomas: a clinicopathologic study of 30 cases. *Cancer*. 2000; 88(5): 1149-1158.

1034. Riedlinger WF, Lack EE, Robson CD, et al. Primary thyroid teratomas in children: a report of 11 cases with a proposal of criteria for their diagnosis. *Am J Surg Pathol*. 2005; 29(5): 700-706.

1035. Zerella JT, Finberg FJ. Obstruction of the neonatal airway from teratomas. *Surg Gynecol Obstet*. 1990; 170(2): 126-131.

1036. Bowker CM, Whittaker RS. Malignant teratoma of the thyroid: case report and literature review of thyroid teratoma in adults. *Histopathology*. 1992; 21(1): 81-83.

1037. Craver RD, Lipscomb JT, Suskind D, Velez MC. Malignant teratoma of the thyroid with primitive neuroepithelial and mesenchymal sarcomatous components. *Ann Diagn Pathol*. 2001; 5(5): 285-292.

1038. Kingsley DP, Elton A, Bennett MH. Malignant teratoma of the thyroid. Case report and review of the literature. *Br J Cancer*. 1968; 22: 7-11.

1039. Kumar M, Gupta P, Chaubey A. The thyroid: an extremely rare primary site of neuroblastoma. *Hum Pathol*. 2006; 37(10): 1357-1360.

1040. Kanoh T, Shimada H, Uchino H, Matsumura K. Amyloid goiter with hypothyroidism. *Arch Pathol Lab Med*. 1989; 113(5): 542-544.

1041. Moriuchi A, Yokoyama S, Kashima K, et al. Localized primary amyloid tumor of the thyroid developing in the course of Hashimoto's thyroiditis. *Acta Pathol Jpn*. 1992; 42(3): 210-216.

1042. Katoh R, Ishizaki T, Tomichi N, et al. Malacoplakia of the thyroid gland. *Am J Clin Pathol*. 1989; 92(6): 813-820.

1043. Schmitz KJ, Baumgaertel MW, Schmidt C, et al. Wegener's granulomatosis in the thyroid mimicking a tumour. *Virchows Arch*. 2008; 452(5): 571-574.

1044. Vitkovski T, Costales C, Chen S, et al. Malakoplakia of the thyroid gland: a case report and review of literature. *Int J Surg Pathol*. 2015; 23(4): 308-312. doi:10.1177/1066896915569915.

1045. Zirkin HJ, Tovi F. Tracheal carcinoma presenting as a thyroid tumor. *J Surg Oncol*. 1984; 26(4): 268-271.

1046. Straccia P, Mosseri C, Brunelli C, et al. Diagnosis and treatment of metastases to the thyroid gland: a meta-analysis. *Endocr Pathol*. 2017; 28(2): 112-120. doi:10.1007/s12022-017-9475-6.

1047. Shimaoka K, Sokal JE, Pickren JW. Metastatic neoplasms in the thyroid gland. Pathological and clinical findings. *Cancer*. 1962; 15: 557-565.

1048. Lam KY, Lo CY. Metastatic tumors of the thyroid gland: a study of 79 cases in Chinese patients. *Arch Pathol Lab Med*. 1998; 122(1): 37-41.

1049. Baloch ZW, LiVolsi VA. Tumor-to-tumor metastasis to follicular variant of papillary carcinoma of thyroid. *Arch Pathol Lab Med*. 1999; 123(8): 703-706.

1050. Mizukami Y, Saito K, Nonomura A, et al. Lung carcinoma metastatic to microfollicular adenoma of the thyroid. A case report. *Acta Pathol Jpn*. 1990; 40(8): 602-608.

1051. Ro JY, Guerrieri C, el Naggar AK, et al. Carcinomas metastatic to follicular adenomas of the thyroid gland. Report of two cases. *Arch Pathol Lab Med*. 1994; 118(5): 551-556.

1052. Ivy HK. Cancer metastatic to the thyroid: a diagnostic problem. *Mayo Clin Proc*. 1984; 59(12): 856-859.

1053. Nakhjavani MK, Gharib H, Goellner JR, van Heerden JA. Metastasis to the thyroid gland. A report of 43 cases. *Cancer*. 1997; 79(3): 574-578.

1054. Green LK, Ro JY, Mackay B, et al. Renal cell carcinoma metastatic to the thyroid. *Cancer*. 1989; 63(9): 1810-1815.

1055. Cesaretti M, Trotta M, Varaldo E, et al. Metastases to the thyroid gland from renal cancer. *Tumori*. 2013; 99(3): e107-e110. doi:10.1700/1334.14816.

1056. Heffess CS, Wenig BM, Thompson LD. Metastatic renal cell carcinoma to the thyroid gland: a clinicopathologic study of 36 cases. *Cancer*. 2002; 95(9): 1869-1878.

1057. Matias-Guiu X, Garcia A, Curell R, Prat J. Renal cell carcinoma metastatic to the thyroid gland: a comparative molecular study between the primary and the metastatic tumor. *Endocr Pathol*. 1998; 9(3): 255-260.

甲状旁腺

9

Thomas J. Giordano 著　刘芳芳　回允中 译

正常大体解剖结构和胚胎学

甲状旁腺是最后一个被识别出的人类主要器官，1880 年由瑞典医学生 Ivar Sandstrom 发现，Aidan Carney 在有关这个主题的文章中正式予以叙述[1]。

正常情况下，甲状旁腺为 4 个卵圆形、柔韧的腺体，每个腺体平均 4 mm × 3 mm × 1.5 mm。在罕见情况下，甲状旁腺出现 4 个以上的腺体。在 Gilmour 和 Matin[2] 进行的一项有 527 例尸检病例的经典研究中，他们发现了两种情况，1 例有 6 个甲状旁腺腺体（0.2%），31 例有 5 个甲状旁腺腺体（5.2%）。同一研究还研究了正常甲状旁腺腺体的重量差异[2]；作者发现，所有 4 个甲状旁腺腺体的平均重量在男性是 117.6 mg ± 4 mg，在女性是 131.3 mg ± 5.8 mg。甲状旁腺体的颜色不同，从红棕色到浅褐色到黄色不一，取决于其脂肪含量；而脂肪含量取决于年龄、营养和个体的活动。

甲状旁腺腺体排列成上下两对。上部一对由第四鳃裂发生，在胚胎期伴随甲状腺腺体下降到颈部，下部一对由第三鳃裂发生，随着胸腺下降到颈部。在正常情况下，上部一对位于甲状腺后侧缘的中 1/3，而下部一对接近甲状腺下极，靠近甲状腺下动脉。甲状旁腺腺体通常呈对称性分布，当上部一个甲状旁腺位于一个部位时，对侧甲状旁腺通常位于对侧那个部位的镜像部位[3]。

下部甲状旁腺的血管供应来自甲状腺下动脉的分支。

这种供应通常是独立的；这可能有助于定位异常部位的甲状旁腺。如果结扎一支甲状腺下动脉，可能导致甲状旁腺梗死。

胚胎期甲状旁腺迁移错误可能导致其位置异常。上部甲状旁腺可能见于颈动脉鞘内部或食管颈段或胸段后部。下部甲状旁腺可能与下降到纵隔前部的胸腺连续[4]。甲状旁腺也可能位于甲状腺内（0.2%）[5]、咽部[6]或迷走神经内[7]。有意思的是，甲状旁腺还可能见于颈部自主神经节内[8]。Wang[9] 指出，尽管甲状旁腺可能显示广泛的分布，但这些分布都是有序的，有经验的外科医师在大多数病例可以发现甲状旁腺，虽然有些患者需要多次手术来辨认异常部位的病变腺体。

正常组织学

过去，正常甲状旁腺应用严格的细胞类型分类，然而，有证据支持这个器官是由一种基本的细胞类型组成的，即**主细胞（ chief cell ）**，而描述的所有其他细胞都是主细胞的形态变异，反映了其生理学活性的不同[10-11]。

主细胞的直径为 6 ~ 8 μm，胞核位于中心，有中等量淡染的颗粒状胞质。超微结构检查，有不定量的糖原颗粒和分泌小滴，这两种成分的量成反比[11]。甲状旁腺素（ parathormone, PTH ）和 PTH 相关性蛋白质分泌物可以通过免疫组织化学检查证实[12-13]。胞质还有对不同类型角蛋白和嗜铬素 A 的反应，但对波形蛋白、胶质细胞原纤维酸性蛋白质（glial fibrillary acidic protein, GFAP）、神经微丝或嗜铬素 B 呈阴性[14-15]。

嗜酸性细胞（oxyphil cell）具有较丰富的胞质，呈明显颗粒状和深嗜酸性。组织化学检查可以发现有丰富的氧化酶成分，虽然每一种线粒体酶成分所占比例似乎减少了[16]。这些嗜酸性细胞常常显示结节状聚集。移行性嗜酸性细胞（transitional oxyphil cell）的表现介于主细胞和嗜酸性细胞之间。水样-透明细胞（water-clear cell）（在正常的甲状旁腺很少见到）的特征是胞质丰富、透明和胞膜明显。移行性水样-透明细胞（transitional water-clear cell）的表现介于主细胞和水样-透明细胞之间。这两种类型的移行性细胞在高功能性甲状旁腺比在正常甲状旁腺常见。

不同细胞的分布随着患者的年龄不同而不同。青春期之前，甲状旁腺完全是由主细胞组成的，胞质含有糖原，但无脂肪。青春期过后不久，非常细小的脂肪滴即出现在这些细胞中，大约在同一时间出现嗜酸性细胞。后者最初为单个细胞出现，随后成对排列，40 岁以后可能表现为轮廓明显但没有包膜的较大的细胞岛。

青春期后，间质内出现成熟脂肪组织，且其含量不断增加直到 40 岁，之后保持相对恒定。成人甲状旁腺的间质脂肪细胞的平均百分比大约为 40%。由于脂肪含量存在差异（实质细胞成分保持相对恒定），仅仅根据间质脂肪含量很难区分正常和异常甲状旁腺[17-18]。在 1947 年的一项经典研究中，Gilmour[19]证实，成人甲状旁腺小是间质脂肪量减少的结果而不是实质细胞减少的结果。

青春期后，大约半数的甲状旁腺可见少数不同大小的滤泡和囊肿。其中可能充满颗粒状和细胞碎屑，或充满深蓝色的细颗粒状物质，形态学上与甲状腺胶质不能区分[20]。这种物质有时对淀粉样蛋白染色呈阳性，被认为是来自潴留的甲状旁腺激素多肽构象改变的结果[21]。当出现这些滤泡时，可能难以鉴别是甲状腺还是甲状旁腺，特别是在冰冻切片中。当胞质出现相当量的糖原时支持甲状旁腺的诊断。相反，当胞质出现双折射性草酸钙结晶（应用偏振光显微镜检查容易发现）时，支持甲状腺的诊断；在冰冻切片时要记住这一特征[22]。如果仍有怀疑，免疫组织化学染色［例如甲状腺球蛋白、TTF-1、PTH 和（或）嗜铬素］应该有助于鉴别。

正常生理学

甲状旁腺通过甲状旁腺激素产物调节其内分泌功能，甲状旁腺激素产物是一种 84 个氨基酸的多肽，来自甲状旁腺激素前体和甲状旁腺激素的一系列裂解[23]。有几种形式的循环 PTH，其相互关系尚不清楚，但已经知道，结构的生物学活性需要依赖于前 34 个氨基酸的残留物[24-25]。最重要的一点是，主细胞在体内和体外都对钙的浓度最敏感[26]。

PTH 和维生素 D 是矿物质代谢的主要因素[27]。PTH 活性主要的靶器官是肾、肠和骨。PTH 的最重要的生理学作用是增加肾的磷酸盐的排泄，增加肾小管对钙的重吸收，增加钙的肠吸收，并直接作用于骨。后者主要表现为破骨细胞数量增加和吞噬活性明显增加，导致骨组织再吸收。

腺瘤
一般特征和大体特征

甲状旁腺腺瘤在女性和男性发生的比例为 3:1。它们几乎可以发生在任何年龄，但最常发生在 31~40 岁的患者。少数病例发生在儿童[28]，一些发生在头颈部放疗后[29-30]。绝大多数甲状旁腺腺瘤为孤立性肿块。有 2 个或 3 个甲状旁腺腺体腺瘤的病例报道[31-34]，但区分多发性腺瘤和不对称性增生可能比较困难和武断。因此，过去报道的一些多发性腺病例现在应该重新解读为主细胞增生的病例。甲状旁腺腺瘤的大小和重量差别很大，多数太小，以至颈部触诊时不能发现。一些甲状旁腺腺瘤只有在显微镜下才能辨认（"微小腺瘤"）[35]。甲状旁腺腺瘤通常呈卵圆形，可能略呈分叶状，有薄的结缔组织包膜包绕。其切面常常呈灰棕色（图 9.1）。可能发生局灶出血、钙化和囊性变。至于部位，大约 75% 的甲状旁腺腺瘤累及下部的一个腺体（图 9.2），15% 为累及上部的一个腺体，而 10% 发生在异常的部位。在后 种情况下，70% 发生在纵隔[36-37]，20% 在发生甲状腺内[38-39]，其余的发生在食管后软组织内，或在罕见的病例位于食管壁本身[40-41]。

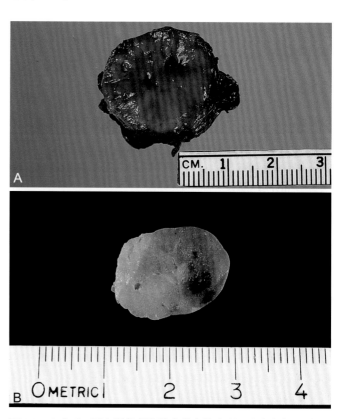

图 9.1 **A** 和 **B**，两个甲状旁腺腺瘤的大体表现。注意它们呈圆形，具有同质性表现，被少数新鲜的出血灶或囊性改变打断，呈棕色到微黄色

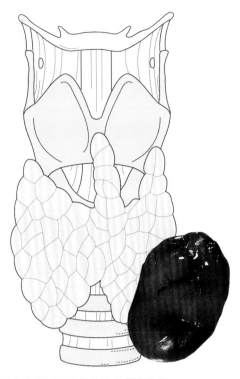

图 9.2　发生在左下部腺体的甲状旁腺腺瘤

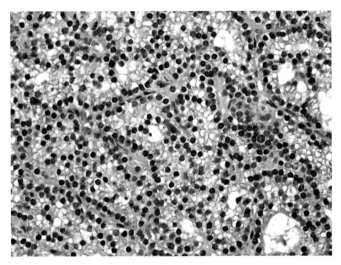

图 9.3　甲状旁腺腺瘤。可见肿瘤细胞丰富、同质性和血管丰富的

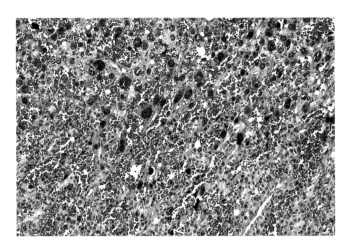

图 9.4　甲状旁腺腺瘤，伴有成簇的奇异细胞核。这种特征不代表是恶性

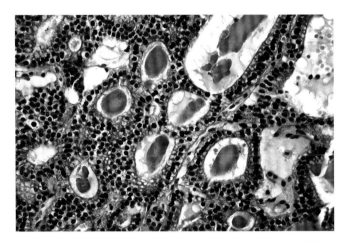

图 9.5　甲状旁腺腺瘤伴有滤泡结构，其内含有胶样物质，酷似甲状腺

显微镜下特征

　　显微镜下，甲状旁腺腺瘤有包膜，高度富于细胞（图9.3）。大约 60% 的病例周围可见一圈受压的非肿瘤性甲状旁腺组织。腺瘤本身可以由构成正常甲状旁腺组织的任何类型的细胞组成（图 9.3），但通常以主细胞为主[42]。常见主细胞、嗜酸性细胞、水样 - 透明细胞和移行性成分联合出现。细胞核的大小差异可能显著，伴有单个或成簇的染色质模糊的细胞核（图 9.4）。通常缺乏核分裂象，但偶尔可见核分裂象。甲状旁腺腺瘤的生长方式一般为弥漫性的，但也可以呈巢状、滤泡状或假乳头状（图9.5）[43]。其滤泡可能含有胶样物质。这种物质有时对淀

粉样蛋白染色呈阳性，如同正常甲状旁腺[44]。滤泡结构的出现可能非常类似于甲状腺的形态。出现双折射性结晶是辨认甲状腺的较好的线索。有时整个肿瘤内可见散在的、明显成簇的成熟 B 淋巴细胞和 T 淋巴细胞（有时混合有浆细胞）（图 9.6）[45]。这种表现可能伴有肿瘤细胞的退行性改变。重要的是，不要将这种不重要的显微镜下所见过诊断为淋巴瘤性浸润，它可能有或没有自身免疫发病机制[46-47]。

　　在典型的甲状旁腺腺瘤病例，其他甲状旁腺腺体具有正常乃至萎缩的表现。的确，第 2 个显微镜下正常的腺体出现被认为是一个给定的甲状腺病变是腺瘤而不是主细胞增生的最好的证据，但为了确立腺瘤的诊断，现在已经不再采取术中活检来证实第 2 个腺体是否正常，而部分地代之以进行其他腺体的显影检查和术中 PTH 监测[48]。

免疫组织化学特征

　　免疫组织化学检查，甲状旁腺腺瘤对 PTH 有免疫反应，对不同类型的角蛋白和神经内分泌标志物（例如嗜铬素 A 和突触素）呈阳性[14]。其 PTH 染色强度一般比

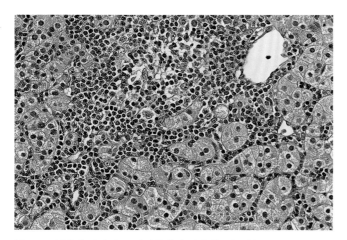

图 9.6 甲状旁腺腺瘤，可见其内有重度淋巴细胞浸润

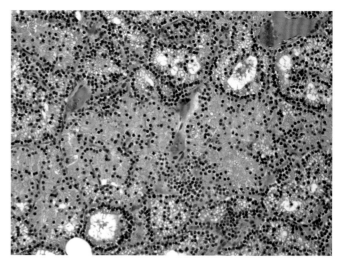

图 9.7 由主细胞和嗜酸性细胞混合组成的甲状旁腺腺瘤

周围一圈残留的正常腺体弱[49]。周期蛋白 D1 和 bcl-2 表达可在少部分腺瘤观察到[50-54]，而 p53 免疫反应罕见[55]。可见 Ki-67 表达，但阳性细胞的比率低于癌[56]。绝大多数腺瘤表达 CDC73 的基因产物 parafibromin，而大多数甲状旁腺癌 parafibromin 表达缺失[57-60]。

分子遗传学特征

有关甲状旁腺肿瘤的遗传学知识在不断显著增加。已发现甲状旁腺腺瘤有几种遗传学异常，其中大多数是散发性的，但也可能作为几种遗传性综合征的一部分发生。迄今为止，已知的主要基因驱动因素包括 MEN1 和 CCND1/PRAD[66-68] 的体细胞改变。MEN1 肿瘤抑制基因的功能缺失被认为是甲状旁腺腺瘤发生机制中的早期事件，类似于其他内分泌肿瘤[69]。MEN1 对等位基因失活发生在 25%～35% 的肿瘤。CCND1/PRAD 激活突变——导致周期蛋白 D1 过表达——据报道见于 20%～40% 的甲状旁腺腺瘤[70-71]。此外，下一代序列研究发现已识别出了发生率低的癌基因突变，包括 ZFX（5%）、CTNNB1（2%～5%）、EZH2（1%）和 POT1（小于 1%）[67-68]。

除了遗传学改变外，还发现了表观遗传学改变，例如，发现 DNA 甲基化在散发性甲状旁腺腺瘤的发病机制中具有非常重要的作用[72-75]。许多甲基化基因与钙的体内平衡、Wnt/β 连环蛋白信号通路、细胞周期进展和转录调节有关[74,76]。还有人提出，microRNA 的表达在甲状旁腺肿瘤的发生中也起作用，反映了癌基因调控的生物学复杂性[77-78]。有关甲状旁腺腺瘤的基因表达研究已经确定了甲状旁腺腺瘤的两个主要类型，这可能反映了潜在的基因型，特别是 11q13 的丢失[79-80]。

腺瘤变异型

嗜酸性腺瘤（oxyphil adenoma）这一术语应该用于完全或几乎完全由嗜酸性细胞组成的甲状旁腺腺瘤，因为嗜酸性细胞成分可以见于许多腺瘤（图 9.7）[81]。当这样定义时，多数嗜酸性腺瘤是非功能性腺瘤；然而，伴有甲状旁腺功能亢进症（hyperparathyroidism, HPT）的病

例已有报道，超微结构、免疫组织化学和生物化学检查可证实其分泌 PTH 和前甲状旁腺素[82-85]。

脂肪腺瘤（lipoadenoma）是甲状旁腺腺瘤一种少见的形态学变异型，其中腺体成分伴有丰富的成熟脂肪组织，后者有时呈黏液样改变[86-88]。如果不是完全相同也与之密切相关的病变有：甲状旁腺脂肪增生（parathyroid lipohyperplasia）、甲状旁腺错构瘤（parathyroid hamartoma）、甲状旁腺腺瘤伴有黏液样间质（parathyroid adenoma with myxoid stroma）和甲状旁腺黏液腺瘤（parathyroid myxoadenoma）。大多数脂肪腺瘤是功能性腺瘤[89-90]。

主细胞增生

主细胞增生（chief cell hyperplasia）是一种伴有 PTH 产物增加的病变，可为原发性或继发于肾功能损害或慢性吸收不良。

原发性主细胞增生（primary chief cell hyperplasia）可能见于几种遗传性癌易感综合征，包括 1 型、2A 型和 4 型多发性内分泌肿瘤（multiple endocrine neoplasia, MEN）（MEN 1、MEN 2A 和 MEN 4）和遗传性甲状旁腺功能亢进症 - 颌肿瘤（hyperparathyroidism-jaw tumor, HPT-JT）[91-92]。相反，儿童期显示正常甲状旁腺组织学的 MEN 2B 患者只有轻度的主细胞增生（与正常复旧缺失一致）[93]。MEN 1 是常染色体显性遗传疾病，由位于 11q13 的 MEN1N 肿瘤抑制基因突变失活引起的，其病理学表型特征是多腺体甲状旁腺疾病，在 90% 以上的病例或为增生或为多发性腺瘤，60% 的病例伴有胃肠神经内分泌肿瘤，30% 的病例伴有垂体肿瘤[94]。组织学区分甲状旁腺增生与多发性腺瘤可能是困难和主观的。MEN 2A 是由位于 10q11.2 的 RET 种系突变失活引起的，其病理学表型特征是在 30% 的病例存在甲状旁腺增生，以及 C 细胞增生引起的甲状腺髓样癌，和在髓质增生的背景下发生嗜铬细胞瘤[95]。MEN 4 是 MEN 1 样综合征，但没有 MEN1 的种系突变。这些患者含有位于 12p13.1 的

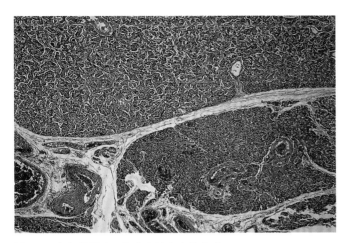

图 9.8　主细胞增生，伴有多结节生长方式

不同肿瘤抑制基因 *CDKN1B* 的种系突变失活。*CDKN1B* 在周期蛋白 D1 通路上起作用[94,96-97]。HPT-JT 综合征是另外一种常染色体显性遗传综合征，表型特征为多腺体甲状旁腺疾病，常常伴有囊性变。这些甲状旁腺病变处于进展为甲状旁腺癌的高度危险之中（高达 20%）。这些患者还可能发生下颌和上颌纤维 - 骨性病变，以及其他罕见的病变，例如 Wilms 瘤。分子学检查，HPT-JT 与位于 1q31.2 的编码 parafibromin 蛋白的 *CDC73*（以前称为 *HRPT2*）种系突变失活有关[98]，parafibromin 蛋白是甲状旁腺的一种至关重要的肿瘤抑制蛋白[99]。

在典型的（classic）原发性主细胞增生病例所有的腺体均增大（有时重 10 克或 10 克以上），呈棕色到淡红色[100-101]。上面的甲状旁腺多半大于下面的甲状旁腺，但差别不如水样 - 透明细胞增生那么显著。在其他一些情况下，仅见一个腺体增大并呈结节状，而另外一些腺体大小接近正常。这后一种变异大体上可能与腺瘤混淆，因此称为假腺瘤性（pseudoadenomatous）增生。还有一些病例［称为隐匿性（occult）增生］，在手术医师看来所有四个腺体大小均正常，但组织学检查呈增生性[102]。

显微镜下，主要的成分是主细胞，但在多数病例也可出现其他类型的细胞。生长方式可为弥漫性或结节状，前者较常见于年轻人，而后者较常见于老年人（图 9.8）。伴有结节状主细胞增生的甲状旁腺倾向于不对称，伴有不同的细胞排列和高比例的嗜酸性细胞[103]。纤维性间隔，腺泡状结构，并可能出现伴有巨大深染核的细胞[100]。

在特殊的情况下，在伴有四个腺体原发性主细胞增生而又缺乏既往手术的病例，颈部有无数显微镜下可见的甲状旁腺组织增生灶。这种现象称为甲状旁腺瘤病（parathyromatosis），可能是充分手术之后，一些复发性 HPT 的原因[104]。另外一种罕见的疾病是主细胞增生伴有慢性甲状旁腺炎（chronic parathyroiditis），一些作者解释为可能是相当于甲状旁腺的桥本甲状腺炎[105]。

作为手术治疗 HPT 的一部分，手术种植在前臂的增生的甲状旁腺组织需要切除，因为 HPT 复发可能显示出现在原位甲状旁腺的高度提示恶性的形态学特征，诸如

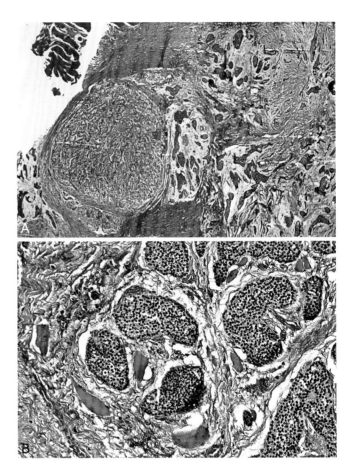

图 9.9　**A** 和 **B**，伴有主细胞增生的甲状旁腺，手术种植到前臂。成簇的增生性主细胞浸润骨骼肌，因此酷似癌

明显的核分裂活性，纤维条索和浸润骨骼肌（图 9.9）。

在**继发性主细胞增生（secondary chief cell hyperplasia）**，所有的病变均见过。在一端是正常大小的甲状旁腺，认为是增生只不过是因为腺体呈棕色到淡红色和显微镜下细胞过多；而在另外一端是甲状旁腺大至 2 cm，重达 6 g。一般来说，腺体大小和血清钙平均水平成负相关[106]。显微镜下以主细胞为主，但嗜酸性和移行性嗜酸性细胞也可能增加，形成结节状集聚。

根据形态学不能确定原发性和继发性主细胞增生[107]。通常，原发性病变结节状，纤维性间隔，腺泡状结构和巨大细胞核比较明显，而继发性病变嗜酸性细胞数目较多。然而，归根到底，鉴别诊断是根据临床和实验室所见做出的[100]。另一个困难和亟须解决的问题是形态学上鉴别主细胞增生和腺瘤。大小，形状，颜色，质地，细胞类型及其相对比例在这方面毫无帮助。据说核出现明显的多形性支持腺瘤的诊断，但与增生性病变的重叠过于明显，因此不是绝对的标准[108]。腺瘤和主细胞增生的增生活性的程度（如同 Ki-67 免疫染色测定的）也类似。两种病变最密集的增生病灶表现为结节状集聚[109]。肿块周围出现一圈正常甲状旁腺实质，其他腺体影像检查正常以及术中 PTH 测定正常是唯一明确的标准，通过这个标准可以做出腺瘤的诊断而不是主细胞增生，但是这些标准可能难以评估。

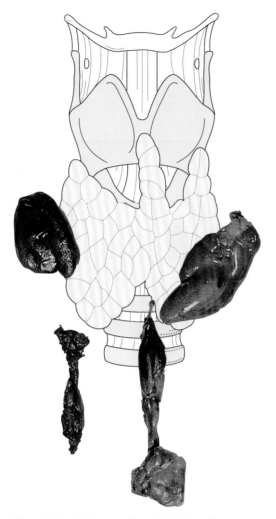

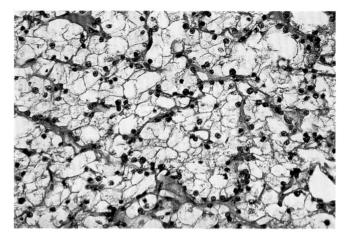

图 9.11　水样 - 透明细胞增生。细胞非常大，透明，细胞膜轮廓清楚

图 9.10　水样 - 透明细胞增生。注意巧克力棕色，伪足和上部腺体明显受累（Redrawn from Castleman B. *Tumors of the Parathyroid Glands. Atlas of Tumor Pathology*, series 1, fascicle 15. Washington, DC: Armed Forces Institute of Pathology; 1952.）

水样 - 透明细胞增生

与主细胞增生不同，水样 - 透明细胞增生（water-clear cell hyperplasia）无家族性病例报道，与多发性内分泌肿瘤或其他遗传性综合征无关。有意思的是，水样 - 透明细胞增生与血型 O 密切相关，血型 O 可能是其发生的先决条件[110]。它的特征是所有甲状旁腺组织极度增大，以至腺体的总重量可能超过 100 g。不可思议的是，这种疾病（在过去报道的系列中，占原发性 HPT 病例相当大的比例）现在几乎完全消失了，原因不明[101,103]。

大体，上部的腺体明显大于下部，此外，腺体可能融合，两个腺体就像一个。病变质软，呈典型的巧克力棕色表现（图 9.10）。可见囊肿和出血。另外一个常见的大体特征是伪足形成，从腺体的主体可能延伸到相当远的部位。甲状旁腺组织的重量与症状的严重程度密切相关。

显微镜下，最典型的特征是整个病变出现具有透明胞质的细胞。这些细胞大小明显不同，一些细胞不比正常甲状旁腺细胞大，而另外一些细胞可达到 40 μm（图 9.11）。因此，增生和肥大是结合在一起的。多数细胞

胞质水样 - 透明，但一些细胞出现小的嗜酸性颗粒。薄切片高倍镜下检查显示，透明的胞质是被薄层嗜酸性胞质物质包围的球状透明空泡聚集成团的结果。核平均 6 ~ 7 μm，排列在基底，这是一种独有的特征。虽然核的大小可能不同，但见不到巨核细胞。其生长方式可能是腺泡状（假腺体）的，也可能是密集的。大部分视野结缔组织纤细和稀疏，但在一些区域可能致密。偶尔出现主细胞成分。

癌

典型的甲状旁腺癌伴有 HPT；在一个过去的系列中，骨骼疾病出现在 73% 的患者，肾疾病出现在 26% 的患者[111]。少数令人信服的非功能性病例曾有记录，据说这些病例侵袭性较强[112]。缺乏功能可能是由于缺乏甲状旁腺激素转化为生物活性成分引起的[113]。甲状旁腺癌可能与主细胞增生[114-115] 和腺瘤[116] 共存。前者有时有家族性背景[117]。它们还可见于 MEN 1 的背景[118]。

在甲状旁腺功能亢进症的患者，提示甲状旁腺癌的临床特征包括血清钙或 PTH 值极高，可触及的颈部肿块，声带麻痹以及手术之后不久 HPT 复发[54,119-121]。一些患者表现为甲状旁腺危象[122]。手术时，如果发现甲状旁腺肿瘤质硬，周围有致密的纤维组织反应以及黏附到或浸润邻近的结构，应该怀疑为癌[123]。

显微镜下，癌不同于腺瘤主要是因为癌呈小梁状排列，有致密的纤维带（出现在 90% 的病例），肿瘤细胞呈梭形，出现核分裂象（81% 的病例），有包膜浸润（67% 的病例）和血管浸润（12% 的病例）（图 9.12 和 9.13）[124-125]。极少数甲状旁腺癌显示伴有许多核分裂象的高级别组织学表现（图 9.14）。一些警告是恰当的。某种程度的纤维带也可能发生在腺瘤和主细胞增生，特别是原发性主细胞增生。成巢的肿瘤细胞可以出现在良性肿瘤包膜内，是增生和退行性改变联合效应的结果[126]。甲状腺内甲状旁腺腺瘤倾向于伴有纤维化，有时是广泛的纤维化。甲状旁腺肿瘤包膜外面常常可见一圈一般为

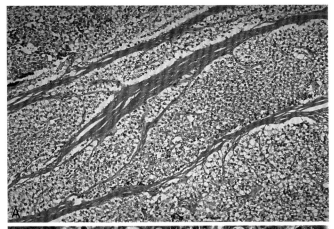

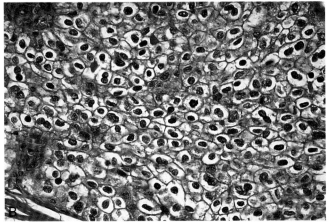

图 9.12 甲状旁腺癌。**A**，轮廓分明的纤维条带将肿瘤细胞分成不完全的小叶。**B**，核分裂象

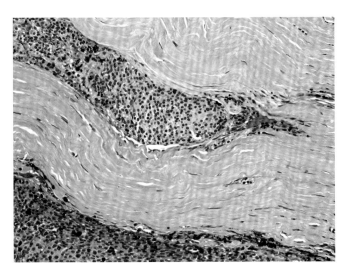

图 9.13 甲状旁腺癌伴有淋巴管浸润

半月形的残留的正常（或增生性）甲状旁腺组织，不要过度解释为包膜外浸润的证据。甲状旁腺病变偶尔出现核分裂象不一定代表这个病变是癌。Snover 和 Foucar[127] 发现，经过仔细寻找，71% 的腺瘤和 80% 的主细胞增生可见极少数核分裂象。确定这些核分裂象是在肿瘤细胞而不是在常常伴随肿瘤出现的显著增生的血管内皮细胞同样是非常重要的。总之，血管浸润，明显的延伸到软组织和丰富的核分裂象是最重要的恶性指征。如同在甲状

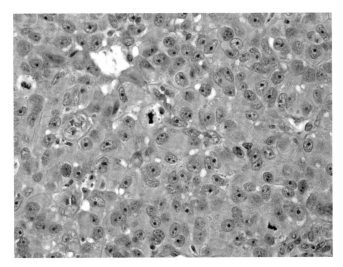

图 9.14 高级别甲状旁腺癌伴有丰富的核分裂象

腺一样，只有当肿瘤细胞贴附在血管壁上以及如果可疑的血管位于包膜或包膜外时，才能做出血管浸润的诊断。如果可疑，建议采用保守的方法。DeLellis[128] 提出，伴有癌的一些特征但缺乏明确浸润证据的肿瘤，应用非典型性腺瘤（atypical adenoma）这一术语，但这一术语可能造成临床医师的混淆。

在极少数的病例，甲状旁腺癌是由嗜酸性细胞组成的[129-130]。与甲状旁腺主细胞癌不同，这些肿瘤 CK14 通常阴性。与对应的良性肿瘤相比，它们还倾向于表达较高的 Ki-67 标记指数和较低的 p27 指数[129]。如果肿瘤的甲状旁腺起源可疑，特别是在缺乏功能时，应该进行免疫组织化学检查证实 PTH[131]。

遗传学检查，*CDC73* 体细胞突变失活见于多达 70% 的甲状旁腺癌[132-133]。这种突变引起 parafibroma 表达缺失或降低，可以通过免疫组织化学检查证实[59,133-135]。出乎意料的是，极少数散发性甲状旁腺癌显示 *CDC73* 种系突变，提示一种新的 HPT-HJ 综合征的先兆或表型变异[132]。常见于甲状旁腺腺瘤的等位基因缺失（例如位于 11q13 的 *MEN1* 等位缺失），在甲状旁腺癌不常见，提示多数甲状旁腺癌不是起源于先前存在的腺瘤[136]。其他等位失衡研究也支持甲状旁腺腺癌的原位起源[137]。

特殊技术鉴别甲状旁腺癌和腺瘤可能具有一些帮助。其中多数是细胞增生率的直接或间接指征。因此，当与良性腺体（正常，增生或腺瘤性）比较时，发现癌腺体的嗜银核仁组成区（argyrophilic nucleolar organizer region，AgNOR）数目显著增加[138-140]。另外，癌的 Ki-67 表达也明显高于腺瘤和增生[54,141-142]。周期蛋白 D1 过表达发生在 90% 以上的癌，而在腺瘤则低于 40%[51]。甲状旁腺癌通常表达而腺瘤不表达的免疫组织化学标志物是半乳糖凝集素 -3（galectin-3）[141]。可惜的是，有原发性和继发性甲状旁腺增生病例也常常阳性，严重的限制了它的应用[143]。DNA 倍体研究显示，癌和腺瘤之间存在明显的统计学差异。其中癌出现非整倍体与较明显的侵袭性临

床经过有关[144-148]。Kytola 等[136] 发现甲状旁腺癌与腺瘤之间比较基因组杂交（comparative genomic hybridization, CGH）具有"高度显著的差异性"，但均不是特异性改变。*RB* 基因等位缺失（遗传学检测或通过免疫组织化学检查缺乏 Rb 产物）发生在不同比例的癌或"侵袭性"甲状旁腺肿瘤，但极少发生在腺瘤[54,149-150]。最后，*CDC73* 基因突变（可以通过 parafibromin 蛋白免疫染色缺失或减少推测出来[151]）见于大部分的甲状旁腺癌病例，但在甲状旁腺腺瘤罕见[152]。

少数甲状旁腺癌已在基因组水平进行研究。Kasaian 等[152] 确定散在性和复发性甲状旁腺癌的基因组序列，发现几种新的突变，例如 *MTOR*、*MLL2*、*CDKN2C* 和 *PIK3CA* 以及几种结构改变。另外几个较大的组群研究拓展了我们对于甲状旁腺癌体细胞遗传景观的理解，并为其发病机制的研究提供了更多的帮助。

预后

在 Holmes 等[111] 随访的 43 例甲状旁腺癌患者中，发现 30 例（65%）死亡，5 例长期带瘤生存，8 例存活没有疾病复发的证据。在 Schantz 和 Castleman[125] 研究的 39 例患者中，41% 健在，13% 带瘤生存，46% 死于癌。术后前 2 年局部复发是预后不良的征象。在美国国家癌症数据库收集的 286 例甲状旁腺癌中，发现肿瘤大小和淋巴结状况都不是有意义的预后因素。总的 5 年和 10 年相对生存率分别为 85.5% 和 49.1%[153]。在 M.D. Anderson 的一个系列中，5 年生存率明显相似（85%）而 10 年生存率较高（77%）。辅助放疗似乎可以改善预后，而不受手术类型和疾病分期影响[154]。

Kameyama 等[155] 提出将甲状旁腺癌分为低级别（low grade）和高级别（high grade），前者仅有局部微小浸润，而后者浸润广泛，经过其他系列实验证实这种分类似乎是一种明智的做法。

其他病变

甲状旁腺囊肿（parathyroid cyst）通常发生在下部腺体，但也可以位于上颈部或纵隔[156-157]。除了压迫相关性症状以外，多数病例没有症状。平均直径 4 cm[156]。囊肿内衬立方或矮柱状上皮细胞，囊壁含有甲状旁腺组织。囊肿周围可见异位的涎腺组织[158]。

囊液可以检测到 PTH[159]。报道的少数伴有 HPT 的甲状旁腺囊肿病例，很可能是腺瘤伴有囊性退变[160]。

淀粉样变（amyloidosis）常常累及甲状旁腺，发生在原发性和"反应性"疾病[161]。

朗格汉斯细胞组织细胞增生症（Langerhans cell histiocytosis）同时累及甲状旁腺和甲状腺已有报道[162]。

在 2 例 HPT 患者中曾出现过甲状旁腺**血管瘤**（**hemangioma**），但这种血管瘤可能只是一种偶然的发现[163]。

甲状旁腺转移癌（metastatic carcinoma）非常罕见，

但甲状腺乳头状癌可以侵犯甲状旁腺并与肿瘤主体连续[164]。

甲状旁腺功能亢进症

甲状旁腺功能亢进症（hyperparathyroidism, HPT）这一术语用于伴有甲状旁腺激素持续形成的任何病变。根据推测的产生机制它被分为原发性（自发性），继发性（由于刺激产生 PTH 的慢性病变引起的）和三发性（由于继发性 HPT 形成自发性克隆引起的）。

原发性甲状旁腺功能亢进症

原发性甲状旁腺功能亢进症（primary hyperparathyroidism）没有既往甲状旁腺曾经被慢性肾疾病或肠疾病刺激的证据[165]。甲状旁腺的病理学改变可能是腺瘤，主细胞增生，癌或水样 - 透明细胞增生。多个腺体疾病大约占原发性 HPT 病例的 15%[48]。癌构成大约 1% 的病例，基本上见不到水样 - 透明细胞增生；因此，大多数病例是由腺瘤或主细胞增生引起的[166]。腺瘤占 80% 以上的病例。

据说每 1 000 人中出现 2.5 例原发性 HPT。通常见于成人，但也可以见于儿童[167]。家族性原发性 HPT 通常是由主细胞增生引起的，虽然也有例外的情况发生[168]。此外，家族性甲状旁腺功能亢进症还可以作为 MEN 或 HPT-JT 的一种成分[169-170]。在这些综合征中，甲状旁腺的改变实际上总是主细胞增生，可能是体液诱导的[171]。原发性 HPT 与结节病的关系已有报道[172]，颈部放疗之后，HPT 的发生率明确增加[173-174]。

典型的原发性 HPT 病例的生物化学特征是：高钙血症，低磷血症，肾磷盐阈值降低，尿钙过多，PTH 免疫反应水平升高，1,25- 二羟维生素 D 浓度升高，以及肾原性环腺苷酸分泌加速，尽管是易变的。伴随的其他化学所见是血清碱性磷酸酶水平升高。传统上认为高钙血症是甲状旁腺增生最恒定的生化标志物，但证据确凿的正常血钙性原发性 HPT 确实存在[175]。在一项伴有这种亚型的 84 例患者的系列研究中，甲状旁腺腺瘤 19 例，主细胞增生 39 例，正常甲状旁腺 26 例；这一组患者血钙正常，但与伴有高钙血症的普通原发性 HPT 患者之间没有形态学上的差异[176]。然而，在功能层面上，与常见的高钙血症性 HPT 的腺体相比，这些腺体更接近正常腺体的表现[177]。

根据临床表现，原发性 HPT 的患者传统上分为：①伴有骨病变的 HPT；②伴有肾表现的 HPT；③没有上述两种情况的 PTH。以后一组为主，即所谓的"隐匿性"或"无症状性"HPT[175,178]。

HPT 的骨骼改变（skeletal change）虽然临床上或放射学上可以表现为局灶性，但几乎总是全身性的。最初病变仅仅显示骨密度减少。迟早病变变得非常广泛并导致畸形和骨折。HPT 全面的骨表现传统上称为纤维囊性骨炎或 Recklinghausen 病（不要与神经纤维瘤病混淆，它

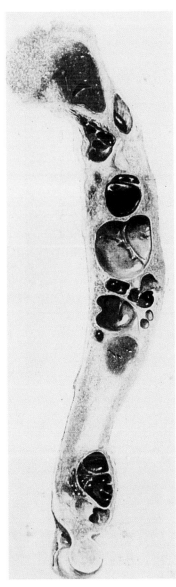

图 9.15　历史上纤维囊性骨炎的极端病例。注意骨畸形，伴有许多囊肿和棕色瘤（From Hunter D, Turnbull HN. Hyperparathyroidism. Generalized osteitis fibrosa, with observations upon bones, parathyroid tumors, and normal parathyroid glands. *Br J Surg.* 1931; 19: 203–284.）

也应用这个人名命名）（图 9.15 至 9.17 ）。看似为局灶性的病变更有可能被误诊。放射学上表现为膨胀性多灶性肿块。颌骨是好发的部位，而且可能是本病的第一个临床表现。大体实性和囊性交替；囊性区域常常呈棕色，因为有丰富的含铁血黄素沉积，因此有时应用棕色瘤（brown tumor）这一术语。显微镜下，成骨细胞和破骨细胞活性共同存在，常常伴有囊肿形成和成簇的充满含铁血黄素的巨噬细胞。这些混合性所见可以提示本病的诊断（图 9.18 ）。

根据形态学可能无法与中心性巨细胞修复性肉芽肿鉴别，因为这两种病变均好发于颌骨，其显微镜下表现基本相同；因此，鉴别是根据实验室所见。其他需要进行鉴别诊断的是巨细胞瘤，在过去棕色瘤常常与巨细胞瘤混淆。巨细胞瘤的破骨细胞分布较均匀，间质细胞较

肥胖，而成骨细胞活性不明显。

切除功能亢进的甲状旁腺后，骨的改变通常惊人的逆转，有时是在非常短的时间内；然而，一些囊性病变可能持续存在（图 9.16 和 9.17 ）。

原发性 HPT 的肾改变（renal change）包括肾结石，肾钙质沉着症，多尿症，烦渴和肾功能损害。肾结石是 HPT 最常见的临床表现[165]。这些肾的改变常常伴有高血压。与骨骼的改变不同，切除甲状旁腺病变之后，肾的异常仍然可能进展。

HPT 的其他表现（other manifestation）包括高血压，消化性溃疡，急性和慢性胰腺炎和精神障碍。消化性溃疡通常在十二指肠，较常见于男性[179]；在切除功能亢进的腺体之后，溃疡常常愈合。

在极少数情况下，因为血清钙水平非常高，可以发生急性胃肠，心血管或中枢神经系统症状。这种情况诊断为**甲状旁腺危象（parathyroid crisis）**。除非迅速切除病变的腺体，否则是致死性[180]。

继发性甲状旁腺功能亢进症

继发性甲状旁腺功能亢进症（secondary hyperparathyroidism, HPT）是由于慢性肾疾病或肠吸收不良造成的。通常是慢性肾疾病的结果。肾功能不全导致血清磷水平升高，相反血清钙浓度下降，伴随对于甲状旁腺的刺激[181]。维生素 D 抵抗是晚期肾疾病的典型特征，也可能对于血清钙浓度减少起作用[182]。测定循环血中 PTH 水平显示，它与肾衰竭的严重程度大致成比例。肾衰竭的 PTH 水平高于任何类型的原发性 HPT。

继发性 HPT 的骨骼病变在性质上类似于原发性 HPT。病变通常轻微，但有时病变广泛，伴有囊肿形成。皮肤血管钙化（cutaneous calciphylaxis）是一种少见的、可能致命的病变，特征是皮肤血管进行性钙化。它主要见于肾衰竭相关性 HPT 的背景下。显微镜下，血管壁钙化常常伴有皮肤溃疡和钙化性隔膜脂膜炎[183]。

继发性 HPT 的甲状旁腺异常是主细胞增生，一般呈弥漫性，但有时呈结节状生长方式。

"三发性"甲状旁腺功能亢进症

"三发性"甲状旁腺功能亢进症（"tertiary" hyperparathyroidism）这一术语用于继发于慢性肾疾病或肠吸收不良的（即继发性）HPT 病例，其中一个或一个以上受刺激的甲状旁腺成为自主性[184]。这种现象也被称为不可抑制的、自主性或难治性 HPT（nonsuppressible, autonomous or refractory HPT），它通常见于肾疾病血液透析或移植后[185]。随访研究似乎提示，如果能够获得足够的时间，绝大部分病例甲状旁腺将会恢复到正常状态[186-187]。

形态学上，甲状旁腺的改变是主细胞增生，与普通的可抑制的（suppressible）继发性 HPT 的主要不同是更倾向于形成结节和异质性，从结节成分的意义上讲，具

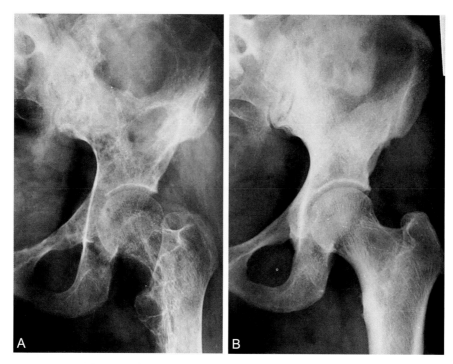

图 9.16　**A**，功能性甲状旁腺腺瘤引起的骨盆和股骨广泛的改变。**B**，切除腺瘤后 8 年，同一骨盆和股骨。注意完全恢复到正常（From Black BK, Ackerman LV. Tumors of the parathyroid. A review of twenty-three cases. *Cancer*. 1950; 3: 415–444.）

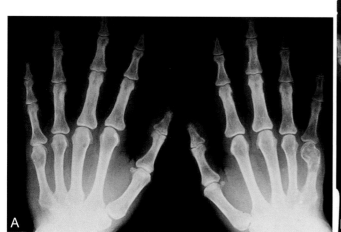
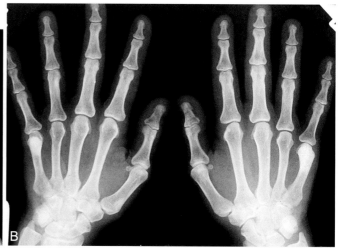

图 9.17　**A**，功能性甲状旁腺腺瘤患者手骨囊性改变和皮质改变。**B**，切除腺瘤 9 个月后显示明显的修复性改变

有较高比例的嗜酸性细胞和腺泡细胞排列，并显示 PTH 免疫反应明显的差异 [188-190]。有时，整个结节是由嗜酸性细胞组成的 [190]。即使增生性改变是弥漫性的，形态测量显示核的大小大于继发性增生，并接近腺瘤核的大小 [191]。已经证实，出现结节性生长方式（特别是同时伴有 Ki-67 指数增高）与 HPT 复发的危险性增高有关 [192]。免疫组织化学检查，这些结节 *TP53* 表达率高 [189]。在个别情况下，其中一个结节的表现可能无法与真正的腺瘤鉴别。然而，发现染色体 7p、18q 和 2 等位基因缺失提示它的分子通路不同于普通腺瘤 [193]。

鉴别诊断

原发性 HPT 在临床上必须与大量伴有高钙血症的相关疾病鉴别。其中包括：结节病，甲状腺功能亢进，多发性骨髓瘤，乳碱综合征（Milk-Alkali syndrome），维生素 D 和维生素 A 中毒，以及家族性低尿钙症性高钙血症和恶性体液性高钙血症。

在推断年轻患者患有 HPT，特别是如果有家族史时，应该怀疑**家族性低尿钙症性高钙血症（familial hypocalciuric hypercalcemia）**[194-195]。确定钙与肌酸酐清

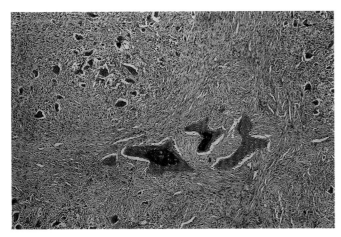

图 9.18　甲状旁腺功能亢进症骨的改变。骨小梁明显吸收，可见成簇的破骨细胞

除比例是诊断本病的传统实验。钙敏感性受体杂合性突变失活见于大约 2/3 的患者[196]。显微镜下，甲状旁腺腺体可能正常或显示轻度的主细胞增生，有时伴有突出的透明细胞成分[197]。在其他一些病例，显示脂肪组织增生的特征[196]。

恶性体液性高钙血症（ humoral hypercalcemia of malignancy ）。非甲状旁腺肿瘤可以通过广泛的骨骼系统转移而引起高钙血症。此外，提示 HPT 的症状和体征可能见于缺乏明显骨转移的非甲状旁腺来源的恶性肿瘤[198-199]。这种病变有时称为假甲状旁腺功能亢进症。肾细胞癌和肺鳞状细胞癌占 60% 的病例[200]。甲状旁腺的形态学表现正常或仅有轻度增生[201-202]，但血清生化参数显示甲状旁腺功能呈抑制状态。这种高钙血症的机制是肿瘤细胞分泌部分 PTH 同源性肽，称为 PTH- 相关性肽或 PTH 相关性蛋白[203-205]。

治疗

根据美国内分泌外科医师协会的最新指南[48]，治疗 HPT 首选甲状旁腺切除术，适用于所有有症状的患者。手术也适用于血清钙水平大于正常以上 1 mg/dL 的无症状的患者。甲状旁腺切除术还适用于伴有肾受累，骨质疏松和（或）压缩性骨折证据的患者，不管有无症状和临床所见的 50 岁以下的患者，以及在怀疑有甲状旁腺癌的患者。不选择手术治疗的患者，应该每年进行评估。当手术危险大于预期效益时不适合进行甲状旁腺切除术。

有经验的外科医师，也就是每年甲状旁腺切除术超过 10 例的外科医师，手术效果较好。对于 HPT 进行手术治疗的外科医师应该具有充分的甲状旁腺生理学，甲状旁腺表现和解剖学部位的变异[206-207]以及由其发生的肿瘤的知识。

决定进行手术后，术前应用几种技术定位异常的腺体，这样可以指导手术计划。颈部超声波检查是定位的主要技术，并可以结合 CT 扫描和甲状旁腺放射学扫描。MRI 和选择性静脉插管可以用于疑难的病例。不主张应用细针穿刺活检定位。

切除肿瘤对于腺瘤是充分的治疗[208]。经由双侧手术暴露并辨认所有四个（ all four ）甲状旁腺腺体仍然是广泛应用的方法[209-210]，虽然是微创甲状旁腺手术，亦即局限于颈部解剖，但对于伴有单个腺瘤的原发性 HPT 患者的应用在不断增加。异常甲状旁腺腺体术前定位的进展已经减少了送检腺体进行组织学检查的数目[211]。应用术中测量 PTH 可以减少手术的失败率和对于冰冻切片的需求。切除或活检至少另外一个甲状旁腺曾经用于除外同时存在主细胞增生的可能性，但这种方法已被影像显示双侧腺体和术中 PTH 检测所取代。

原发性主细胞增生和非常罕见的水样透明细胞增生通常应用次全甲状旁腺切除治疗，即完全切除三个腺体，部分切除第四个腺体，留下 30 ~ 50 mg 存活的组织[212]。

治疗原发性或继发性主细胞增生替代的方法是进行全部甲状旁腺切除伴有甲状旁腺组织自身移植到前臂肌肉或胸壁脂肪垫[213-214]。移植的组织可能迅速再生，导致 HPT 复发[215-216]。增生的腺体可能浸润骨骼肌，类似于恶性病变。在这些情况下，具有较大的过诊断的危险，因为这种组织内可能容易发现核分裂象，即使原来的病变缺乏核分裂象。

甲状旁腺癌最好通过切除肿瘤和周围软组织，并切除同侧的甲状腺叶治疗；同侧甲状腺叶切除的指征以及是否需要广泛手术[219]仍有争议[111,119,217-218]。手术切除孤立的转移是有道理的，因为它有明显的姑息效果[220]。

大部分继发性和"三发性"HPT 患者内科治疗反应良好[182,221]；然而，如果骨病变严重和如果高钙血症过于明显，可能需要次全甲状旁腺手术。

冰冻切片

除非和一个非常有天赋和经验的外科医师共同处理疾病[222]，病理医师在手术时的主要作用是通过冰冻切片确定从颈部切除的结节是不是甲状旁腺组织，因为甲状腺结节、小的淋巴结、异常的胸腺组织乃至脂肪大体上均可被误认为甲状旁腺[223-225]。这种方法的准确率可达 99% 以上[226-227]。随着经验的增加，印片应用多色亚甲蓝染色也可以确定甲状旁腺组织，这种技术节省了大量的手术时间[228-230]。

就病理医师而言，提供特异的诊断是被关注的问题，多数水样 - 透明细胞增生病例和一些癌应该通过冰冻切片诊断，特别是当癌浸润局部组织时；然而，这种情况仅见于一小部分病例。病理医师面临的两个最常见和最困难的情况是决定一个腺体正常还是异常，如果异常，这个腺体是主细胞增生还是腺瘤。幸好，随着术中 PTH 检测的出现，手术方法常常由正常腺体造影和切除增大腺体后 PTH 正常来指导，而不是应用冰冻切片。因此，病理医师很少面对这种鉴别诊断，实际上已经很少应用甲状旁腺冰冻切片来证实甲状旁腺组织的存在了。

参考文献

1. Carney JA. The glandulae parathyroideae of Ivar Sandstrom. Contributions from two continents. *Am J Surg Pathol*. 1996; 20(9): 1123-1144.

2. Gilmour JR, Martin WJ. The weight of the parathyroid glands. *J Pathol Bacteriol*. 1937; 44: 431-462.

3. Akerstrom G, Malmaeus J, Bergstrom R. Surgical anatomy of human parathyroid glands. *Surgery*. 1984; 95(1): 14-21.

4. Conn JM, Goncalves MA, Mansour KA, McGarity WC. The mediastinal parathyroid. *Am Surg*. 1991; 57(1): 62-66.

5. Harach HR, Vujanic GM. Intrathyroidal parathyroid. *Pediatr Pathol*. 1993; 13(1): 71-74.

6. Herrold KM, Rabson AS, Ketcham AS. Aberrant parathyroid gland in pharyngeal submucosa. *Arch Pathol*. 1961; 71: 60-62.

7. Lack EE, Delay S, Linnoila RI. Ectopic parathyroid tissue within the vagus nerve. Incidence and possible clinical significance. *Arch Pathol Lab Med*. 1988; 112(3): 304-306.

8. Michal M. Ectopic parathyroid within a neck paraganglion. *Histopathology*. 1993; 22(1): 85-87.

9. Wang C. The anatomic basis of parathyroid surgery. *Ann Surg*. 1976; 183(3): 271-275.

10. Roth SI, Belsley NA, Abu-Jawdeh GM. Parathyroid. In: Mills SE, ed. *Histology for Pathologists*. 3rd ed. Philadelphia: Lippincott Williams & Wilkins; 2007: 1149-1166.

11. Roth SI, Capen CC. Ultrastructural and functional correlations of the parathyroid gland. *Int Rev Exp Pathol*. 1974; 13(0): 161-221.

12. Hellman P, Bjerneroth G, Juhlin C, et al. Immunohistochemical evidence of parathyroid hormone-related protein in human parathyroid tissue. *Endocrinol Pathol*. 1990; 1: 172-176.

13. Pesce C, Tobia F, Carli F, Antoniotti GV. The sites of hormone storage in normal and diseased parathyroid glands: a silver impregnation and immunohistochemical study. *Histopathology*. 1989; 15(2): 157-166.

14. Miettinen M, Clark R, Lehto VP, et al. Intermediate-filament proteins in parathyroid glands and parathyroid adenomas. *Arch Pathol Lab Med*. 1985; 109(11): 986-989.

15. Schmid KW, Hittmair A, Ladurner D, et al. and B in parathyroid tissue of cases of primary hyperparathyroidism: an immunohistochemical study. *Virchows Arch A Pathol Anat Histopathol*. 1991; 418(4): 295-299.

16. Muller-Hocker J. Random cytochrome-Coxidase deficiency of oxyphil cell nodules in the parathyroid gland. A mitochondrial cytopathy related to cell ageing? *Pathol Res Pract*. 1992; 188(6): 701-706.

17. Grimelius L, Bondeson L. Histopathological diagnosis of parathyroid diseases. *Pathol Res Pract*. 1995; 191(4): 353-365.

18. Obara T, Fujimoto Y, Aiba M. Stromal fat content of the parathyroid gland. *Endocrinol Jpn*. 1990; 37(6): 901-905.

19. Gilmour JR. *The Parathyroid Glands and Skeleton in Renal Disease*. London: Oxford University Press; 1947.

20. Boquist L. Follicles in human parathyroid glands. *Lab Invest*. 1973; 28(3): 313-320.

21. Lieberman A, DeLellis RA. Intrafollicular amyloid in normal parathyroid glands. *Arch Pathol*. 1973; 95(6): 422-423.

22. Isotalo PA, Lloyd RV. Presence of birefringent crystals is useful in distinguishing thyroid from parathyroid gland tissues. *Am J Surg Pathol*. 2002; 26(6): 813-814.

23. Habener JF, Rosenblatt M, Potts JT Jr. Parathyroid hormone: biochemical aspects of biosynthesis, secretion, action, and metabolism. *Physiol Rev*. 1984; 64(3): 985-1053.

24. Martin KJ, Hruska KA, Freitag JJ, et al. The peripheral metabolism of parathyroid hormone. *N Engl J Med*. 1979; 301(20): 1092-1098.

25. Marx SJ. Hyperparathyroid and hypoparathyroid disorders. *N Engl J Med*. 2000; 343(25): 1863-1875.

26. Akerstrom G, Rastad J, Ljunghall S, et al. Cellular physiology and pathophysiology of the parathyroid glands. *World J Surg*. 1991; 15(6): 672-680.

27. Khundmiri SJ, Murray RD, Lederer E. PTH and Vitamin D. *Compr Physiol*. 2016; 6(2): 561-601.

28. Venail F, Nicollas R, Morin D, et al. Solitary parathyroid adenoma: a rare cause of primary hyperparathyroidism in children. *Laryngoscope*. 2007; 117(5): 946-949.

29. Schachner SH, Hall A. Parathyroid adenoma and previous head and neck irradiation. *Ann Intern Med*. 1978; 88(6): 804.

30. Rajatanavin R, Stock JL, Lutton CE, Emerson CH. Radiation-associated recurrent parathyroid adenoma. *Arch Intern Med*. 1985; 145(1): 154-155.

31. Abboud B, Sleilaty G, Helou E, et al. Existence and anatomic distribution of double parathyroid adenoma. *Laryngoscope*. 2005; 115(6): 1128-1131.

32. Attie JN, Bock G, Auguste LJ. Multiple parathyroid adenomas: report of thirty-three cases. *Surgery*. 1990; 108(6): 1014-1019, discussion 1019-1020.

33. Bergson EJ, Heller KS. The clinical significance and anatomic distribution of parathyroid double adenomas. *J Am Coll Surg*. 2004; 198(2): 185-189.

34. De Gregorio L, Lubitz CC, Hodin RA, et al. The truth about double adenomas: incidence, localization, and intraoperative parathyroid hormone. *J Am Coll Surg*. 2016; 222(6): 1044-1052.

35. Liechty RD, Teter A, Suba EJ. The tiny parathyroid adenoma. *Surgery*. 1986; 100(6): 1048-1052.

36. Moran CA, Suster S. Primary parathyroid tumors of the mediastinum: a clinicopathologic and immunohistochemical study of 17 cases. *Am J Clin Pathol*. 2005; 124(5): 749-754.

37. Callender GG, Grubbs EG, Vu T, et al. The fallen one: the inferior parathyroid gland that descends into the mediastinum. *J Am Coll Surg*. 2009; 208(5): 887-893, discussion 893-895.

38. Pitsilos SA, Weber R, Baloch Z, LiVolsi VA. Ectopic parathyroid adenoma initially suspected to be a thyroid lesion. *Arch Pathol Lab Med*. 2002; 126(12): 1541-1542.

39. Yusim A, Aspelund G, Ahrens W, et al. Intrathyroidal parathyroid adenoma. *Thyroid*. 2006; 16(6): 619-620.

40. Norris EH. The parathyroid adenoma; a study of 322 cases. *Surg Gynecol Obstet*. 1947; 84(1): 1-41.

41. Sloane JA, Moody HC. Parathyroid adenoma in submucosa of esophagus. *Arch Pathol Lab Med*. 1978; 102(5): 242-243.

42. Carney JA. Pathology of hyperparathyroidism: a practical approach. *Monogr Pathol*. 1993; 35: 34-62.

43. Ho KJ. Papillary parathyroid adenoma. A rare occurrence and its importance in differentiation from papillary carcinoma of the thyroid. *Arch Pathol Lab Med*. 1996; 120(9): 883-884.

44. Leedham PW, Pollock DJ. Intrafollicular amyloid in primary hyperparathyroidism. *J Clin Pathol*. 1970; 23(9): 811-817.

45. Lawton TJ, Feldman M, LiVolsi V. Lymphocytic infiltrates in solitary parathyroid adenomas. *Int J Surg Pathol*. 1998; 6: 5-10.

46. Lam KY, Chan AC, Lo CY. Parathyroid adenomas with pronounced lymphocytic infiltration: no evidence of autoimmune pathogenesis. *Endocr Pathol*. 2000; 11(1): 77-83.

47. Veress B, Nordenstrom J. Lymphocytic infiltration and destruction of parathyroid adenomas: a possible tumour-specific autoimmune reaction in two cases of primary hyperparathyroidism. *Histopathology*. 1994; 25(4): 373-377.

48. Wilhelm SM, Wang TS, Ruan DT, et al. The American Association of Endocrine Surgeons guidelines for definitive management of primary hyperparathyroidism. *JAMA Surg*. 2016; 151(10): 959-968.

49. Tomita T. Immunocytochemical staining patterns for parathyroid hormone and chromogranin in parathyroid hyperplasia, adenoma and carcinoma. *Endocr Pathol*. 1999; 10: 145-156.

50. Ikeda S, Ishizaki Y, Shimizu Y, et al. Immunohistochemistry of cyclin D1 and beta-catenin, and mutational analysis of exon 3 of beta-catenin gene in parathyroid adenomas. *Int J Oncol*. 2002; 20(3): 463-466.

51. Vasef MA, Brynes RK, Sturm M, et al. Expression of cyclin D1 in parathyroid carcinomas, adenomas, and hyperplasias: a Paraffin immunohistochemical study. *Mod Pathol*. 1999; 12(4): 412-416.

52. Hadar T, Shvero J, Yaniv E, et al. Expression of p53, Ki-67 and Bcl-2 in parathyroid adenoma and residual normal tissue. *Pathol Oncol Res*. 2005; 11(1): 45-49.

53. Naccarato AG, Marcocci C, Miccoli P, et al. Bcl-2, p53 and MIB-1 expression in normal and neoplastic parathyroid tissues. *J Endocrinol Invest*. 1998; 21(3): 136-141.

54. Vargas MP, Vargas HI, Kleiner DE, Merino MJ. The role of prognostic markers(MiB-1, RB, and bcl-2) in the diagnosis of parathyroid tumors. *Mod Pathol*. 1997; 10(1): 12-17.

55. Kishikawa S, Shan L, Ogihara K, et al. Overexpression and genetic abnormality of p53 in parathyroid adenomas. *Pathol Int*. 1999; 49(10): 853-857.

56. Kumari N, Chaudhary N, Pradhan R, et al. Role of histological criteria and immunohistochemical markers in predicting risk of malignancy in parathyroid neoplasms. *Endocr Pathol*. 2016; 27(2): 87-96.

57. Guarnieri V, Battista C, Muscarella LA, et al. CDC73 mutations and parafibromin immunohistochemistry in parathyroid tumors: clinical correlations in a single-centre patient cohort. *Cell Oncol(Dordr)*. 2012; 35(6): 411-422.

58. Juhlin C, Larsson C, Yakoleva T, et al. Loss of parafibromin expression in a subset of parathyroid adenomas. *Endocr Relat Cancer*. 2006; 13(2): 509-523.

59. Juhlin CC, Villablanca A, Sandelin K, et al. Parafibromin immunoreactivity: its use as an additional diagnostic marker for parathyroid tumor classification. *Endocr Relat Cancer*. 2007; 14(2): 501-512.

60. Hosny Mohammed K, Siddiqui MT, Willis BC, et al. Parafibromin, APC, and MIB-1 are useful markers for distinguishing parathyroid carcinomas from adenomas. *Appl Immunohistochem Mol Morphol*. 2016.

61. Bergman L, Boothroyd C, Palmer J, et al. Identification of somatic mutations of the MEN1 gene in sporadic endocrine tumours. *Br J Cancer*. 2000; 83(8): 1003-1008.

62. Dwight T, Twigg S, Delbridge L, et al. Loss of heterozygosity in sporadic parathyroid tumours: involvement of chromosome 1 and the MEN1 gene locus in 11q13. *Clin Endocrinol (Oxf)*. 2000; 53(1): 85-92.

63. Farnebo F, Teh BT, Kytola S, et al. Alterations of the MEN1 gene in sporadic parathyroid tumors. *J Clin Endocrinol Metab*. 1998; 83(8): 2627-2630.

64. Heppner C, Kester MB, Agarwal SK, et al. Somatic mutation of the MEN1 gene in parathyroid tumours. *Nat Genet*. 1997; 16(4): 375-378.

65. Miedlich S, Krohn K, Lamesch P, et al. Frequency of somatic MEN1 gene mutations in monoclonal parathyroid tumours of patients with primary hyperparathyroidism. *Eur J Endocrinol*. 2000; 143(1): 47-54.

66. Alvelos MI, Mendes M, Soares P. Molecular alterations in sporadic primary hyperparathyroidism. *Genet Res Int*. 2011; 2011: 275802.

67. Cromer MK, Starker LF, Choi M, et al. Identification of somatic mutations in parathyroid tumors using whole-exome sequencing. *J Clin Endocrinol Metab*. 2012; 97(9): E1774-E1781.

68. Newey PJ, Nesbit MA, Rimmer AJ, et al. Whole-exome sequencing studies of nonhereditary(sporadic) parathyroid adenomas. *J Clin Endocrinol Metab*. 2012; 97(10): E1995-E2005.

69. Wang EH, Ebrahimi SA, Wu AY, et al. Mutation of the MENIN gene in sporadic pancreatic endocrine tumors. *Cancer Res*. 1998; 58(19): 4417-4420.

70. Yi Y, Nowak NJ, Pacchia AL, Morrison C. Chromosome 11 genomic changes in parathyroid adenoma and hyperplasia: array CGH, FISH, and tissue microarrays. *Genes Chromosomes Cancer*. 2008; 47(8): 639-648.

71. Costa-Guda J, Arnold A. Genetic and epigenetic changes in sporadic endocrine tumors: parathyroid tumors. *Mol Cell Endocrinol*. 2014; 386(1-2): 46-54.

72. Sulaiman L, Juhlin CC, Nilsson IL, et al. Global and gene-specific promoter methylation analysis in primary hyperparathyroidism. *Epigenetics*. 2013; 8(6): 646-655.

73. Westin G. Molecular genetics and epigenetics of nonfamilial(sporadic) parathyroid tumours. *J Intern Med*. 2016; 280(6): 551-558.

74. Guarnieri V, Muscarella LA, Verdelli C, Corbetta S. Alterations of DNA methylation in parathyroid tumors. *Mol Cell Endocrinol*. 2017.

75. Arya AK, Bhadada SK, Singh P, et al. Promoter hypermethylation inactivates CDKN2A, CDKN2B and RASSF1A genes in sporadic parathyroid adenomas. *Sci Rep*. 2017; 7(1): 3123.

76. Verdelli C, Forno I, Vaira V, Corbetta S. Epigenetic alterations in human parathyroid tumors. *Endocrine*. 2015; 49(2): 324-332.

77. Verdelli C, Forno I, Vaira V, Corbetta S. MicroRNA deregulation in parathyroid tumours suggests an embryonic signature. *J Endocrinol Invest*. 2015; 38(4): 383-388.

78. Rahbari R, Holloway AK, He M, et al. Identification of differentially expressed microRNA in parathyroid tumors. *Ann Surg Oncol*. 2011; 18(4): 1158-1165.

79. Morrison C, Farrar W, Kneile J, et al. Molecular classification of parathyroid neoplasia by gene expression profiling. *Am J Pathol*. 2004; 165(2): 565-576.

80. Forsberg L, Bjorck E, Hashemi J, et al. Distinc-

tion in gene expression profiles demonstrated in parathyroid adenomas by high-density oligoarray technology. *Eur J Endocrinol*. 2005; 152(3): 459-470.

81. Baloch ZW, LiVolsi VA. Oncocytic lesions of the neuroendocrine system. *Semin Diagn Pathol*. 1999; 16(2): 190-199.

82. Bedetti CD, Dekker A, Watson CG. Functioning oxyphil cell adenoma of the parathyroid gland: a clinicopathologic study of ten patients with hyperparathyroidism. *Hum Pathol*. 1984; 15(12): 1121-1126.

83. Ordonez NG, Ibanez ML, Mackay B, et al. Functioning oxyphil cell adenomas of parathyroid gland: immunoperoxidase evidence of hormonal activity in oxyphil cells. *Am J Clin Pathol*. 1982; 78(5): 681-689.

84. Poole GV Jr, Albertson DA, Marshall RB, Myers RT. Oxyphil cell adenoma and hyperparathyroidism. *Surgery*. 1982; 92(5): 799-805.

85. Wolpert HR, Vickery AL Jr, Wang CA. Functioning oxyphil cell adenomas of the parathyroid gland. A study of 15 cases. *Am J Surg Pathol*. 1989; 13(6): 500-504.

86. Daboin KP, Ochoa-Perez V, Luna MA. Adenolipomas of the head and neck: analysis of 6 cases. *Ann Diagn Pathol*. 2006; 10(2): 72-76.

87. Chow LS, Erickson LA, Abu-Lebdeh HS, Wermers RA. Parathyroid lipoadenomas: a rare cause of primary hyperparathyroidism. *Endocr Pract*. 2006; 12(2): 131-136.

88. Hyrcza MD, Sargin P, Mete O. Parathyroid lipoadenoma: a clinicopathological diagnosis and possible trap for the unaware pathologist. *Endocr Pathol*. 2016; 27(1): 34-41.

89. Daroca PJ Jr, Landau RL, Reed RJ, Kappelman MD. Functioning lipoadenoma of the parathyroid gland. *Arch Pathol Lab Med*. 1977; 101(1): 28-29.

90. Ducatman BS, Wilkerson SY, Brown JA. Functioning parathyroid lipoadenoma. Report of a case diagnosed by intraoperative touch preparations. *Arch Pathol Lab Med*. 1986; 110(7): 645-647.

91. Harach HR, Jasani B. Parathyroid hyperplasia in multiple endocrine neoplasia type 1: a pathological and immunohistochemical reappraisal. *Histopathology*. 1992; 20(4): 305-313.

92. Giusti F, Cavalli L, Cavalli T, Brandi ML. Hereditary hyperparathyroidism syndromes. *J Clin Densitom*. 2013; 16(1): 69-74.

93. Carney JA, Roth SI, Heath H 3rd, et al. The parathyroid glands in multiple endocrine neoplasia type 2b. *Am J Pathol*. 1980; 99(2): 387-398.

94. Thakker RV. Multiple endocrine neoplasia type 1(MEN1) and type 4(MEN4). *Mol Cell Endocrinol*. 2014; 386(1-2): 2-15.

95. Lodish M. Multiple endocrine neoplasia type 2. *Front Horm Res*. 2013; 41: 16-29.

96. Lee M, Pellegata NS. Multiple endocrine neoplasia type 4. *Front Horm Res*. 2013; 41: 63-78.

97. Pardi E, Mariotti S, Pellegata NS, et al. Functional characterization of a CDKN1B mutation in a Sardinian kindred with multiple endocrine neoplasia type 4(MEN4). *Endocr Connect*. 2015; 4(1): 1-8.

98. Bradley KJ, Cavaco BM, Bowl MR, et al. Parafibromin mutations in hereditary hyperparathyroidism syndromes and parathyroid tumours. *Clin Endocrinol(Oxf)*. 2006; 64(3): 299-306.

99. Gill AJ. Understanding the genetic basis of parathyroid carcinoma. *Endocr Pathol*. 2014; 25(1): 30-34.

100. Adams PH, Chalmers T, Peters N, et al. Primary chief cell hyperplasia of the parathyroid glands. *Ann Intern Med*. 1965; 63: 454-467.

101. Castleman B, Schantz A, Roth S. Parathyroid hyperplasia in primary hyperparathyroidism: a review of 85 cases. *Cancer*. 1976; 38(4): 1668-1675.

102. Black WC, Haff RC. The surgical pathology of parathyroid chief cell hyperplasia. *Am J Clin Pathol*. 1970; 53(5): 565-579.

103. Tominaga Y, Grimelius L, Johansson H, et al. Histological and clinical features of non-familial primary parathyroid hyperplasia. *Pathol Res Pract*. 1992; 188(1-2): 115-122.

104. Fitko R, Roth SI, Hines JR, et al. Parathyromatosis in hyperparathyroidism. *Hum Pathol*. 1990; 21(2): 234-237.

105. Bondeson AG, Bondeson L, Ljungberg O. Chronic parathyroiditis associated with parathyroid hyperplasia and hyperparathyroidism. *Am J Surg Pathol*. 1984; 8(3): 211-215.

106. Roth SI, Marshall RB. Pathology and ultrastructure of the human parathyroid glands in chronic renal failure. *Arch Intern Med*. 1969; 124(4): 397-407.

107. Roth SI. Pathology of the parathyroids in hyperparathyroidism. Discussion of recent advances in the anatomy and pathology of the parathyroid glands. *Arch Pathol*. 1962; 73: 495-510.

108. Grimelius L, Johansson H. Parathyroid histopathology. *Endocr Pathol*. 1996; 7: 165-172.

109. Loda M, Lipman J, Cukor B, et al. Nodular foci in parathyroid adenomas and hyperplasias: an immunohistochemical analysis of proliferative activity. *Hum Pathol*. 1994; 25(10): 1050-1056.

110. Hedback G, Oden A. Parathyroid water clear cell hyperplasia, an O-allele associated condition. *Hum Genet*. 1994; 94(2): 195-197.

111. Holmes EC, Morton DL, Ketcham AS. Parathyroid carcinoma: a collective review. *Ann Surg*. 1969; 169(4): 631-640.

112. Aldinger KA, Hickey RC, Ibanez ML, Samaan NA. Parathyroid carcinoma: a clinical study of seven cases of functioning and two cases of nonfunctioning parathyroid cancer. *Cancer*. 1982; 49(2): 388-397.

113. Baba H, Kishihara M, Tohmon M, et al. Identification of parathyroid hormone messenger ribonucleic acid in an apparently nonfunctioning parathyroid carcinoma transformed from a parathyroid carcinoma with hyperparathyroidism. *J Clin Endocrinol Metab*. 1986; 62(2): 247-252.

114. Dinnen JS, Greenwood RH, Jones JH, et al. Parathyroid carcinoma in familial hyperparathyroidism. *J Clin Pathol*. 1977; 30(10): 966-975.

115. Haghighi P, Astarita RW, Wepsic HT, Wolf PL. Concurrent primary parathyroid hyperplasia and parathyroid carcinoma. *Arch Pathol Lab Med*. 1983; 107(7): 349-350.

116. Smith JF, Coombs RR. Histological diagnosis of carcinoma of the parathyroid gland. *J Clin Pathol*. 1984; 37(12): 1370-1378.

117. Streeten EA, Weinstein LS, Norton JA, et al. Studies in a kindred with parathyroid carcinoma. *J Clin Endocrinol Metab*. 1992; 75(2): 362-366.

118. Shih RY, Fackler S, Maturo S, et al. Parathyroid carcinoma in multiple endocrine neoplasia type 1 with a classic germline mutation. *Endocr Pract*. 2009; 15(6): 567-572.

119. Cohn K, Silverman M, Corrado J, Sedgewick C. Parathyroid carcinoma: the Lahey Clinic experience. *Surgery*. 1985; 98(6): 1095-1100.

120. Shane E, Bilezikian JP. Parathyroid carcinoma: a review of 62 patients. *Endocr Rev*. 1982; 3(2): 218-226.

121. Shortell CK, Andrus CH, Phillips CE Jr, Schwartz SI. Carcinoma of the parathyroid

gland: a 30-year experience. *Surgery*. 1991; 110(4): 704-708.

122. Palnaes Hansen C, Lau Pedersen M, Christensen L. Diagnosis, treatment and outcome of parathyroid cancer. A report of eight patients. *Eur J Surg*. 1991; 157(9): 517-520.

123. Sandelin K. Parathyroid carcinoma. *Cancer Treat Res*. 1997; 89: 183-192.

124. Evans HL. Criteria for diagnosis of parathyroid carcinoma. A critical study. *Surg Pathol*. 1991; 4: 244-265.

125. Schantz A, Castleman B. Parathyroid carcinoma. A study of 70 cases. *Cancer*. 1973; 31(3): 600-605.

126. Stephenson TJ. Prognostic and predictive factors in endocrine tumours. *Histopathology*. 2006; 48(6): 629-643.

127. Snover DC, Foucar K. Mitotic activity in benign parathyroid disease. *Am J Clin Pathol*. 1981; 75(3): 345-347.

128. DeLellis RA. Challenging lesions in the differential diagnosis of endocrine tumors: parathyroid carcinoma. *Endocr Pathol*. 2008; 19(4): 221-225.

129. Erickson LA, Jin L, Papotti M, Lloyd RV. Oxyphil parathyroid carcinomas: a clinicopathologic and immunohistochemical study of 10 cases. *Am J Surg Pathol*. 2002; 26(3): 344-349.

130. Obara T, Fujimoto Y, Yamaguchi K, et al. Parathyroid carcinoma of the oxyphil cell type. A report of two cases, light and electron microscopic study. *Cancer*. 1985; 55(7): 1482-1489.

131. Ordonez NG, Ibanez ML, Samaan NA, Hickey RC. Immunoperoxidase study of uncommon parathyroid tumors. Report of two cases of nonfunctioning parathyroid carcinoma and one intrathyroid parathyroid tumor-producing amyloid. *Am J Surg Pathol*. 1983; 7(6): 535-542.

132. Shattuck TM, Valimaki S, Obara T, et al. Somatic and germ-line mutations of the HRPT2 gene in sporadic parathyroid carcinoma. *N Engl J Med*. 2003; 349(18): 1722-1729.

133. Westin G, Bjorklund P, Akerstrom G. Molecular genetics of parathyroid disease. *World J Surg*. 2009; 33(11): 2224-2233.

134. Cetani F, Ambrogini E, Viacava P, et al. Should parafibromin staining replace HRTP2 gene analysis as an additional tool for histologic diagnosis of parathyroid carcinoma? *Eur J Endocrinol*. 2007; 156(5): 547-554.

135. Howell VM, Gill A, Clarkson A, et al. Accuracy of combined protein gene product 9.5 and parafibromin markers for immunohistochemical diagnosis of parathyroid carcinoma. *J Clin Endocrinol Metab*. 2009; 94(2): 434-441.

136. Kytola S, Farnebo F, Obara T, et al. Patterns of chromosomal imbalances in parathyroid carcinomas. *Am J Pathol*. 2000; 157(2): 579-586.

137. Costa-Guda J, Imanishi Y, Palanisamy N, et al. Allelic imbalance in sporadic parathyroid carcinoma and evidence for its de novo origins. *Endocrine*. 2013; 44(2): 489-495.

138. Boquist LL. Nucleolar organizer regions in normal, hyperplastic and neoplastic parathyroid glands. *Virchows Arch A Pathol Anat Histopathol*. 1990; 417(3): 237-241.

139. Kanematsu E, Matsui H, Deguchi T, et al. Significance of AgNOR counts for distinguishing carcinoma from adenoma and hyperplasia in parathyroid gland. *Hum Pathol*. 1997; 28(4): 421-427.

140. Tuccari G, Abbona GC, Guiffre G, et al. AgNOR quantity as a prognostic tool in hyperplastic and neoplastic parathyroid glands. *Virchows Arch*. 2000; 437(3): 298-303.

141. Bergero N, De Pompa R, Sacerdote C, et al. Galectin-3 expression in parathyroid carcinoma:

immunohistochemical study of 26 cases. *Hum Pathol*. 2005; 36(8): 908-914.

142. Erickson LA, Jin L, Wollan P, et al. Parathyroid hyperplasia, adenomas, and carcinomas: differential expression of p27Kip1 protein. *Am J Surg Pathol*. 1999; 23(3): 288-295.

143. Saggiorato E, Bergero N, Volante M, et al. Galectin-3 and Ki-67 expression in multiglandular parathyroid lesions. *Am J Clin Pathol*. 2006; 126(1): 59-66.

144. Bondeson L, Sandelin K, Grimelius L. Histopathological variables and DNA cytometry in parathyroid carcinoma. *Am J Surg Pathol*. 1993; 17(8): 820-829.

145. Harlow S, Roth SI, Bauer K, Marshall RB. Flow cytometric DNA analysis of normal and pathologic parathyroid glands. *Mod Pathol*. 1991; 4(3): 310-315.

146. Howard S, Anderson C, Diels W, et al. Nuclear DNA density of parathyroid lesions. *Pathol Res Pract*. 1992; 188(4-5): 497-499.

147. Mallette LE. DNA quantitation in the study of parathyroid lesions. A review. *Am J Clin Pathol*. 1992; 98(3): 305-311.

148. Obara T, Fujimoto Y, Hirayama A, et al. Flow cytometric DNA analysis of parathyroid tumors with special reference to its diagnostic and prognostic value in parathyroid carcinoma. *Cancer*. 1990; 65(8): 1789-1793.

149. Cryns VL, Thor A, Xu HJ, et al. Loss of the retinoblastoma tumor-suppressor gene in parathyroid carcinoma. *N Engl J Med*. 1994; 330(11): 757-761.

150. Szijan I, Orlow I, Dalamon V, et al. Alterations in the retinoblastoma pathway of cell cycle control in parathyroid tumors. *Oncol Rep*. 2000; 7(2): 421-425.

151. Andrici J, Gill AJ, Hornick JL. Next generation immunohistochemistry: emerging substitutes to genetic testing? *Semin Diagn Pathol*. 2017.

152. Kasaian K, Wiseman SM, Thiessen N, et al. Complete genomic landscape of a recurring sporadic parathyroid carcinoma. *J Pathol*. 2013; 230(3): 249-260.

153. Hundahl SA, Fleming ID, Fremgen AM, Menck HR. Two hundred eighty-six cases of parathyroid carcinoma treated in the U.S. between 1985-1995: a National Cancer Data Base Report. The American College of Surgeons Commission on Cancer and the American Cancer Society. *Cancer*. 1999; 86(3): 538-544.

154. Clayman GL, Gonzalez HE, El-Naggar A, Vassilopoulou-Sellin R. Parathyroid carcinoma: evaluation and interdisciplinary management. *Cancer*. 2004; 100(5): 900-905.

155. Kameyama K, Takami H. Proposal for the histological classification of parathyroid carcinoma. *Endocr Pathol*. 2005; 16(1): 49-52.

156. Calandra DB, Shah KH, Prinz RA, et al. Parathyroid cysts: a report of eleven cases including two associated with hyperparathyroid crisis. *Surgery* 1983; 94(6): 887-892.

157. Shields TW, Immerman SC. Mediastinal parathyroid cysts revisited. *Ann Thorac Surg*. 1999; 67(2): 581-590.

158. Carney JA. Salivary heterotopia, cysts, and the parathyroid gland: branchial pouch derivatives and remnants. *Am J Surg Pathol*. 2000; 24(6): 837-845.

159. Silverman JF, Khazanie PG, Norris HT, Fore WW. Parathyroid hormone(PTH) assay of parathyroid cysts examined by fine-needle aspiration biopsy. *Am J Clin Pathol*. 1986; 86(6): 776-780.

160. Rogers LA, Fetter BF, Peete WP. Parathyroid cyst and cystic degeneration of parathyroid adenoma. *Arch Pathol*. 1969; 88(5): 476-479.

161. Ellis HA, Mawhinney WH. Parathyroid amy-

loidosis. *Arch Pathol Lab Med*. 1984; 108(9): 689-690.

162. Yap WM, Chuah KL, Tan PH. Langerhans cell histiocytosis involving the thyroid and parathyroid glands. *Mod Pathol*. 2001; 14(2): 111-115.

163. Merino MJ, Chuaqui R, Fernandez P. Parathyroid hemangioma: a report of two cases. *Endocr Pathol*. 1996; 7(4): 319-322.

164. Tang W, Kakudo K, Nakamura MY, et al. Parathyroid gland involvement by papillary carcinoma of the thyroid gland. *Arch Pathol Lab Med*. 2002; 126(12): 1511-1514.

165. Pyrah LN, Hodgkinson A, Anderson CK. Primary hyperparathyroidism. *Br J Surg*. 1966; 53(4): 245-316.

166. Ghandur-Mnaymneh L, Kimura N. The parathyroid adenoma. A histopathologic definition with a study of 172 cases of primary hyperparathyroidism. *Am J Pathol*. 1984; 115(1): 70-83.

167. Rapaport D, Ziv Y, Rubin M, Huminer D. Dintsman M. Primary hyperparathyroidism in children. *J Pediatr Surg*. 1986; 21(5): 395-397.

168. Allo M, Thompson NW. Familial hyperparathyroidism caused by solitary adenomas. *Surgery*. 1982; 92(3): 486-490.

169. Ballard HS, Fame B, Hartsock RJ. Familial multiple endocrine adenoma-peptic ulcer complex. *Medicine(Baltimore)*. 1964; 43: 481-516.

170. Cutler RE, Reiss E, Ackerman LV. Familial hyperparathyroidism. A kindred involving eleven cases, with a discussion of primary chief-cell hyperplasia. *N Engl J Med*. 1964; 270: 859-865.

171. Brandi ML, Aurbach GD, Fitzpatrick LA, et al. Parathyroid mitogenic activity in plasma from patients with familial multiple endocrine neoplasia type 1. *N Engl J Med*. 1986; 314(20): 1287-1293.

172. Winnacker JL, Becker KL, Friedlander M, et al. Sarcoidosis and hyperparathyroidism. *Am J Med*. 1969; 46(2): 305-312.

173. Netelenbos C, Lips P, van der Meer C. Hyperparathyroidism following irradiation of benign diseases of the head and neck. *Cancer*. 1983; 52(3): 458-461.

174. Tisell LE, Carlsson S, Fjalling M, et al. Hyperparathyroidism subsequent to neck irradiation. Risk factors. *Cancer*. 1985; 56(7): 1529-1533.

175. Wills MR. Normocalcaemic primary hyperparathyroidism. *Lancet*. 1971; 1: 849-853.

176. Grimelius L, Ejerblad S, Johansson H, Werner I. Parathyroid adenomas and glands in normocalcemic hyperparathyroidism. A light microscopic study. *Am J Pathol*. 1976; 83(3): 475-484.

177. Yang AH, Hsu CW, Chen JY, et al. Normocalcemic primary hyperparathyroidism in patients with recurrent kidney stones: pathological analysis of parathyroid glands. *Virchows Arch*. 2006; 449(1): 62-68.

178. Silverberg SJ, Shane E, Jacobs TP, et al. A 10-year prospective study of primary hyperparathyroidism with or without parathyroid surgery. *N Engl J Med*. 1999; 341(17): 1249-1255.

179. Hellstrom J, Ivemark BI. Primary hyperparathyroidism. Clinical and structural findings in 138 cases. *Acta Chir Scand Suppl*. 1962; Suppl 294: 1-113.

180. MacLeod WA, Holloway CK. Hyperparathyroid crisis. A collective review. *Ann Surg*. 1967; 166(6): 1012-1015.

181. Breslau NA. Update on secondary forms of hyperparathyroidism. *Am J Med Sci*. 1987; 294(2): 120-131.

182. Bricker NS, Slatopolsky E, Reiss E, Avioli LV. Calcium, phosphorus, and bone in renal disease and transplantation. *Arch Intern Med*. 1969; 123(5): 543-553.

183. Essary LR, Wick MR. Cutaneous calciphylaxis. An underrecognized clinicopathologic entity. *Am J Clin Pathol*. 2000; 113(2): 280-287.

184. Davies DR, Dent CE, Watson L. Tertiary hyperparathyroidism. *Br Med J*. 1968; 3(5615): 395-399.

185. McIntosh DA, Peterson EW, McPhaul JJ Jr. Autonomy of parathyroid function after renal homotransplantation. *Ann Intern Med*. 1966; 65(5): 900-907.

186. Black WC, Slatopolsky E, Elkan I, Hoffsten P. Parathyroid morphology in suppressible and nonsuppressible renal hyperparathyroidism. *Lab Invest*. 1970; 23(5): 497-509.

187. Johnson JW, Hattner RS, Hampers CL, et al. Secondary hyperparathyroidism in chronic renal failure. Effects of renal homotransplantation. *JAMA*. 1971; 215(3): 478-480.

188. Harach HR, Jasani B. Parathyroid hyperplasia in tertiary hyperparathyroidism: a pathological and immunohistochemical reappraisal. *Histopathology*. 1992; 21(6): 513-519.

189. Martin LN, Kayath MJ, Vieira JG, Nose-Alberti V. Parathyroid glands in uraemic patients with refractory hyperparathyroidism: histopathology and p53 protein expression analysis. *Histopathology*. 1998; 33(1): 46-51.

190. Misonou J, Ishikura H, Aizawa M, Ohira S. Functioning oxyphil cell adenoma in a patient with secondary hyperparathyroidism. *Acta Pathol Jpn*. 1987; 37(8): 1357-1366.

191. Banerjee SS, Faragher B, Hasleton PS. Nuclear diameter in parathyroid disease. *J Clin Pathol*. 1983; 36(2): 143-148.

192. Abbona G, Papotti M, Gasparri G, Bussolati G. Recurrence in parathyroid hyperplasias owing to secondary hyperparathyroidism is predicted by morphological patterns and proliferative activity values. *Endocr Pathol*. 1996; 7(1): 55-61.

193. Nagy A, Chudek J, Kovacs G. Accumulation of allelic changes at chromosomes 7p, 18q, and 2 in parathyroid lesions of uremic patients. *Lab Invest*. 2001; 81(4): 527-533.

194. Falko JM, Maeder MC, Conway C, et al. Primary hyperparathyroidism: analysis of 220 patients with special emphasis on familial hypocalciuric hypercalcemia. *Heart Lung*. 1984; 13(2): 124-131.

195. Marx SJ, Spiegel AM, Levine MA, et al. Familial hypocalciuric hypercalcemia: the relation to primary parathyroid hyperplasia. *N Engl J Med*. 1982; 307(7): 416-426.

196. Fukumoto S, Chikatsu N, Okazaki R, et al. Inactivating mutations of calcium-sensing receptor results in parathyroid lipohyperplasia. *Diagn Mol Pathol*. 2001; 10(4): 242-247.

197. Thorgeirsson U, Costa J, Marx SJ. The parathyroid glands in familial hypocalciuric hypercalcemia. *Hum Pathol*. 1981; 12(3): 229-237.

198. Mundy GR. Pathophysiology of cancer-associated hypercalcemia. *Semin Oncol*. 1990; 17(2 suppl 5): 10-15.

199. Rosol TJ, Capen CC. Mechanisms of cancer-induced hypercalcemia. *Lab Invest*. 1992; 67(6): 680-702.

200. Lafferty FW. Pseudohyperparathyroidism. *Medicine (Baltimore)*. 1966; 45(3): 247-260.

201. Dufour DR, Marx SJ, Spiegel AM. Parathyroid gland morphology in nonparathyroid hormone-mediated hypercalcemia. *Am J Surg Pathol*. 1985; 9(1): 43-51.

202. Sharp CF Jr, Rude RK, Terry R, Singer FR. Abnormal bone and parathyroid histology in carcinoma patients with pseudohyperparathyroidism. *Cancer*. 1982; 49(7): 1449-1455.

203. Drucker DJ. Parathyroid hormone-like peptide. *Endocrinol Pathol*. 1991; 2: 4-11.

204. Singer FR. Pathogenesis of hypercalcemia of malignancy. *Semin Oncol*. 1991; 18(4 suppl 5): 4-10.

205. Strewler GJ. The physiology of parathyroid hormone-related protein. *N Engl J Med*. 2000; 342(3): 177-185.

206. Wang CA. Parathyroid re-exploration. A clinical and pathological study of 112 cases. *Ann Surg*. 1977; 186(2): 140-145.

207. Wang CA. Surgical management of primary hyperparathyroidism. *Curr Probl Surg*. 1985; 22(11): 1-50.

208. Rudberg C, Akerstrom G, Palmer M, et al. Late results of operation for primary hyperparathyroidism in 441 patients. *Surgery*. 1986; 99(6): 643-651.

209. Kaplan EL, Yashiro T, Salti G. Primary hyperparathyroidism in the 1990s. Choice of surgical procedures for this disease. *Ann Surg*. 1992; 215(3): 300-317.

210. Proye CA, Carnaille B, Bizard JP, et al. Multiglandular disease in seemingly sporadic primary hyperparathyroidism revisited: where are we in the early 1990s? A plea against unilateral parathyroid exploration. *Surgery*. 1992; 112(6): 1118-1122.

211. Johnson SJ. Changing clinicopathological practice in parathyroid disease. *Histopathology*. 2010; 56(7): 835-851.

212. Wang CA, Castleman B, Cope O. Surgical management of hyperparathyroidism due to primary hyperplasia. *Ann Surg*. 1982; 195(4): 384-392.

213. Herrera M, Grant C, van Heerden JA, Fitzpatrick LA. Parathyroid autotransplantation. *Arch Surg*. 1992; 127(7): 825-829, discussion 829-830.

214. Saxe A. Parathyroid transplantation: a review. *Surgery*. 1984; 95(5): 507-526.

215. Ellis HA. Fate of long-term parathyroid autografts in patients with chronic renal failure treated by parathyroidectomy: a histopathological study of autografts, parathyroid glands and bone. *Histopathology*. 1988; 13(3): 289-309.

216. Tanaka Y, Seo H, Tominaga Y, et al. Factors related to the recurrent hyperfunction of autografts after total parathyroidectomy in patients with severe secondary hyperparathyroidism. *Surg Today*. 1993; 23(3): 220-227.

217. Shaha AR, Shah JP. Parathyroid carcinoma: a diagnostic and therapeutic challenge. *Cancer*. 1999; 86(3): 378-380.

218. Wang CA, Gaz RD. Natural history of parathyroid carcinoma. Diagnosis, treatment, and results. *Am J Surg*. 1985; 149(4): 522-527.

219. Young S, Wu JX, Li N, et al. More extensive surgery may not improve survival over parathyroidectomy alone in parathyroid carcinoma. *Ann Surg Oncol*. 2016; 23(9): 2898-2904.

220. Flye MW, Brennan MF. Surgical resection of metastatic parathyroid carcinoma. *Ann Surg*. 1981; 193(4): 425-435.

221. Goldsmith RS, Furszyfer J, Johnson WJ, et al. Control of secondary hyperparathyroidism during long-term hemodialysis. *Am J Med*. 1971; 50(5): 692-699.

222. Faquin WC, Roth SI. Frozen section of thyroid and parathyroid specimens. *Arch Pathol Lab Med*. 2006; 130(9): 1260.

223. LiVolsi VA, Hamilton R. Intraoperative assessment of parathyroid gland pathology. A common view from the surgeon and the pathologist. *Am J Clin Pathol*. 1994; 102(3): 365-373.

224. Osamura RY, Hunt JL. Current practices in performing frozen sections for thyroid and parathyroid pathology. *Virchows Arch*. 2008; 453(5): 433-440.

225. Saxe AW, Baier R, Tesluk H, Toreson W. The role of the pathologist in the surgical treatment of hyperparathyroidism. *Surg Gynecol Obstet*. 1985; 161(2): 101-105.

226. Anton RC, Wheeler TM. Frozen section of thyroid and parathyroid specimens. *Arch Pathol Lab Med*. 2005; 129(12): 1575-1584.

227. Westra WH, Pritchett DD, Udelsman R. Intraoperative confirmation of parathyroid tissue during parathyroid exploration: a retrospective evaluation of the frozen section. *Am J Surg Pathol*. 1998; 22(5): 538-544.

228. Geelhoed GW, Silverberg SG. Intraoperative imprints for the identification of parathyroid tissue. *Surgery*. 1984; 96(6): 1124-1131.

229. Shidham VB, Asma Z, Rao RN, et al. Intraoperative cytology increases the diagnostic accuracy of frozen sections for the confirmation of various tissues in the parathyroid region. *Am J Clin Pathol*. 2002; 118(6): 895-902.

230. Silverberg SG. Imprints in the intraoperative evaluation of parathyroid disease. *Arch Pathol*. 1975; 99(7): 375-378.

第3篇

胸腔病理学

10

肺

Jeffrey L. Myers 著　朱　翔 译

章目录

正常解剖结构

　　大体上，肺呈分叶状，右边为三叶（上叶、中叶和下叶），左边为两叶（上叶和下叶）。每叶由专门的叶支气管以及相应的动脉和静脉进一步分成支气管肺段。对于胸外科医师而言，支气管肺段具有独特的重要性，因为在做亚肺叶切除的患者会选择支气管肺段切除。在正常肺组织的切面，可见结缔组织间隔将肺实质分隔成多角形的肺小叶（图10.1）。

　　肺间质的两种主要成分是肺泡壁和肺泡外结缔组织，

后者构成支气管肺束、小叶间隔和脏层胸膜[1]。正常情况下，肺泡内衬覆胞核小、胞质丰富的 I 型肺泡上皮以及立方形、鞋钉样的 II 型（颗粒状）肺泡上皮，后者可产生表面活性物质，虽然在正常肺组织的肺泡内衬覆的上皮中占比较少，但其是肺泡损伤后主要的增生细胞[2]。肺泡壁内含有毛细血管，其基底膜与肺泡上皮基底膜融合，形成单层的肺泡毛细血管基底膜[2]。

　　支气管和细支气管上皮细胞的主要类型包括基底细胞、神经内分泌细胞、纤毛细胞、浆液细胞、Clara 细胞和杯状细胞[1-2]。随着气道逐渐变细至终末细支气管，杯

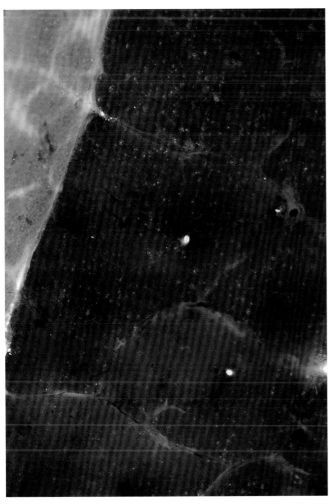

图 10.1　正常肺切面的大体表现，可见结缔组织分隔出肺小叶结构

状细胞和纤毛细胞数量逐渐减少，而 Clara 细胞的数量相应增加。Clara 细胞具有分泌功能，并且是细支气管损伤后主要的增生细胞前体。正常、反应性和肿瘤性 Clara 细胞均含有抗淀粉酶消化的过碘酸 - 希夫（PAS）染色阳性的顶部分泌颗粒，电镜下为致密颗粒。气道相关性神经内分泌细胞是弥漫性神经内分泌系统的一部分，在胎儿和新生儿中数目众多，在成人稀少，很难看到[3]。

支气管和细支气管的上皮内存在小团神经内分泌细胞（有时也位于肺泡），被称为神经内分泌小体，其功能尚不清楚[2]。

大支气管有黏膜下腺体，由浆液和黏液细胞共同组成，外覆有肌上皮层。在老年人，这些腺体可以发生嗜酸性变。

肺泡腔内有时含有一些本身并无诊断意义的结构，包括：新鲜的红细胞（常是外科创伤的结果），散在的肺泡巨噬细胞，常见于老年人的淀粉样小体，以及主要由碳酸钙构成的蓝色小体[4]。城市居民的肺间质含有黑色的炭末（碳）。散在的双折光性硅结晶也能出现在肺内，

而其本身并不能作为硅肺的诊断依据。

肺泡壁内散在的巨核细胞并不少见；富含染色质畸形的大核不应误认为是恶性或病毒感染。

有时可见支气管软骨的骨化生，这是一种年龄相关的变化，可伴有钙化和骨髓形成。

淋巴管伴随支气管血管结构分布，主要见于胸膜下和小叶间隔，但肺泡壁内无淋巴管。这些淋巴管引流至肺支气管周围和肺门淋巴结。它们主要向头侧引流，主要经过纵隔淋巴结组，但也可通过腹腔淋巴结引流。

肺内淋巴结可见于支气管周围区，但有时也可见于肺的外周或胸膜下的肺实质内[5]。肺的血管系统起源于肺血管和支气管血管，后者属体循环系统。肺动脉既有内弹力膜、也有外弹力膜，而肺静脉只有单层外弹力膜。

异位组织可见于正常肺组织内或形成局灶异常表现，包括骨骼肌[6]（有时在新生儿的肺中广泛分布，被称为横纹肌瘤病[7]）、神经胶质成分[8]、胰腺[9]和肾上腺皮质[10]。组织学上正常的甲状腺组织只是偶尔在肺内出现；这些究竟是甲状腺异位、还是由分化好的甲状腺癌转移而来仍有争议[11-12]。

非肿瘤性病变
活检

对于评估可疑为非肿瘤性肺疾病的患者，其肺活检的标本可呈现不同的形状和大小。为了减少术中风险和发病率，常常采取小的封闭式活检。不同术式的相对价值取决于患者的临床和影像学表现。病理医师在做出确定的诊断性结论时，尤其是所评估的标本是一个小标本时，了解患者的临床病史和影像学表现非常有帮助。患者的年龄，是否有免疫功能不全，起病和疾病的发展速度（例如急性还是慢性），影像学上病变是局灶的、还是弥漫的，是否存在功能缺陷及其程度如何，以及职业和旅行史，这些基本信息都极其重要。

获取肺活检组织的方式也很重要。对于几乎所有非肿瘤性肺疾病，楔形切除的活检组织都具有最高的敏感性、特异性和准确性；但是，对于某些疾病，例如感染、结节病、弥漫性肺泡损伤（DAD）、肺泡蛋白沉积症、嗜酸性肺炎和过敏性肺炎，通过支气管镜进行的活检钳（经支气管活检）或冷冻钳（冷冻活检）获得的体积较小的活检标本尤其有意义[13]。支气管活检标本在组织学上可能会出现一些现象，包括"洞"或"气泡"这种人工假象，与外源性脂性肺炎很相似[14]；此外，常见的因操作导致的出血、活检时误及胸膜组织而出现的间皮细胞等会使情况变得更复杂[15]。连续切片可大大拓展经支气管镜进行肺活检的诊断范围，尤其对于可疑结节病患者更是如此[16-17]。

对于可疑为普通型间质性肺炎、非特异性间质性肺炎（NSIP）等特发性间质性肺炎，外科肺活检非常有帮助[18]。舌叶和右中叶是否为合适的活检部位，还取决于病变的影像学分布[19]。重度瘢痕化和蜂窝状区常显示疾病的终末期

改变，意义不大。理想的取活检方式是应从 2～3 处不同的部位取活检[18]。用一个装满福尔马林的注射器用细针头（25 号）轻轻把固定液注入楔形切除标本直至其完全膨胀。更简单的途径是在切开肺组织之前去除订书钉切缘，然后用崭新的解剖刀片像切面包片一样从非胸膜面把标本切开[4]。对于普通患者，常规送检微生物检查的意义不大，但后者对于临床高度可疑感染患者非常有用[20]。

囊肿性疾病

囊肿性疾病可能是先天性的或获得性的。两种都可进一步分为局灶性或弥漫性。本章其他地方会回顾一些以囊性结构为主要影像学表现的弥漫性病变［例如淋巴管平滑肌瘤病和朗格汉斯细胞组织细胞增生症（LCH）］。

先天性囊肿性疾病

先天性囊肿性疾病是一个总称，出生时已存在的任何囊肿性疾病均包含在其中[21]。先天性囊肿性疾病一般见于儿童期，但有时也可能到成年才被发现[22]。外科病理科最常遇到的先天性囊肿性疾病包括：先天性大叶性肺过度膨胀（即先天性大叶性肺气肿）；**先天性囊性腺瘤样畸形（ congenital cystic adenomatoid malformation, CCAM ）**，也称为**先天性肺气道畸形（ congenital pulmonary airway malformation, CPAM ）**；支气管中心性囊肿，以及肺隔离症[23]。这些疾病有明显相似的地方，提示它们有共同的发病机制[24]。有些患者还有肺外异常。肺的先天性囊肿性疾病常常在子宫内得到诊断，在没有胎儿水肿或其他严重的先天性疾病情况下，其出生后的预后非常好[25-26]。

先天性大叶性肺过度膨胀（ congenital lobar overinflation ）（又称为先天性大叶性肺气肿）发生于幼儿。它只累及肺上叶或右肺中叶。理论上它的发生与黏膜皱褶、黏液栓和支气管软骨缺乏有关。先天性大叶性肺过度膨胀的病变包括肺泡腔过度扩张，没有组织破坏，因而不是真正的囊肿或肺气肿。先天性大叶性肺过度膨胀可导致其他肺叶的严重压缩。

CCAM（CPAM）的特征是出现大小不等、相互交通的囊，囊内衬（"腺瘤样"）立方状至假复层纤毛柱状上皮（图 10.2 至 10.4）[23,25-27]。那些产前没有检测到的病例常常因肺压缩和纵隔移位而在婴儿早期出现呼吸窘迫。CCAM 常常是孤立的，仅累及一个肺叶。有些一直没有被察觉，直到它们伴发以贴壁生长为主的（细支气管肺泡性）黏液腺癌时才在生命晚期时发现[12,28]。根据囊的大小和数量，CCAM 在形态学上分为三种亚型（Stocker 1、2 和 3 型）[27]。由于这些亚型在组织学上有明显的重叠，限制了这方法的应用价值。CCAM 病变可以更为简易地分为大囊型（＞2 cm）和小囊型（＜2 cm），它们大致相当于 Stocker 1 型和 Stocker 2 型[23]。大囊型 CCAM 可呈单房或多房，囊腔内衬纤毛呼吸上皮；在囊壁内衬和周围的肺组织中均可见黏液柱状上皮，形态上与胃黏膜相似。小囊型 CCAM 表

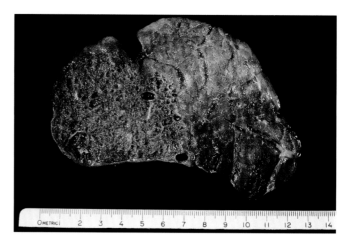

图 10.2　肺的先天性囊性腺瘤样畸形的大体表现

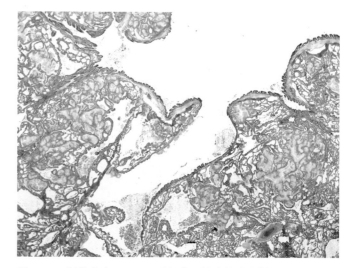

图 10.3　大囊型（Stocker 1 型）先天性囊性腺瘤样畸形的显微镜下表现。可见大的囊性气腔内衬纤毛呼吸上皮，周围的肺实质内有散在分布的黏液性胃型上皮

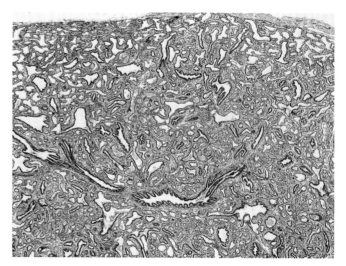

图 10.4　小囊型（Stocker 2 型）先天性囊性腺瘤样畸形的显微镜下表现。可见小的囊性气腔内衬立方上皮，伴有衬覆柱状呼吸上皮的管状细支气管样结构

现为密集排列的、不规则形微小囊腔以及数量不等、缺乏伴行动脉的管状细支气管样结构；与大囊型相比，其黏液上皮不常见。

肺的**获得性囊性疾病（acquired cystic disease）**是一组毫无关联的异质性疾病，它们共同的特征是胸部计算机断层扫描（CT）显示存在囊性结构。**肺气肿（emphysema）**是最常见的获得性囊性疾病，被定义为终末细支气管远端气腔的体积扩张，伴有气腔壁的破坏[29]。肺气肿是慢性阻塞性肺病的最重要的形态学基础，反过来，也是导致功能障碍和死亡的首要原因。肺气肿最常见于因其他疾病进行外科切除的标本，例如，因气胸进行的楔形切除手术的标本，因严重疾病而进行的减容手术的一部分标本，或见于进行移植的患者的移植肺中[30-32]。肺气肿性肺大泡是大的（直径达到或超过 1 cm）囊性空腔，表面衬覆薄层过度延展的胸膜。巨大的囊泡犹如胎盘绒毛，因而也被称为肺的胎盘样转形（placental transmogrification）（图 10.5）[33]。其症状可由出血、感染、附近肺组织压迫或气胸引起。胸膜下肺泡破裂可使空气溢出而进入胸膜下层，并进而形成间质性肺气肿小泡（bleb）。后者的直径一般小于 1 cm。肺气肿小泡可破裂而进入游离的胸膜腔，引起气胸和反应性嗜酸性胸膜炎，后者常见于各种原因导致的气胸。

Swyer-James（McLeod）综合征[Swyer-James (McLeod) syndrome]被认为是肺部感染反复发作的结果，其特征为不断进展的严重的肺气肿（偶尔伴有胎盘样变形）、支气管扩张和（或）闭塞性细支气管炎[34]。

Birt-Hogg-Dubè 综合征（Birt-Hogg-Dubé syndrome）是一种罕见的遗传性皮肤病，其发生肾和结肠肿瘤的风险增加，在肺部可表现为胸膜肺的气泡或囊肿（常在基底部）[35-36]。

软骨样囊性畸形（chondroid cystic malformation）是一种罕见的局灶性肺囊性畸形，与嵌合性 8 号染色体三体有关，其结缔组织间隔内含有软骨岛[37]。

支气管肺隔离症

支气管肺隔离症（bronchopulmonary sequestration）表现为肺大叶的一部分完全或部分与其他肺组织隔离，即与支气管树的功能部分无联系（支气管闭锁）[23]，其血供来源于体循环动脉。关于支气管肺隔离症的发病机制仍有分歧，但大多数专家已举出令人信服的理由，认为其是发育异常，而不是获得性疾病[23]。

支气管肺隔离症的叶外型是位于肺实质以外的一个异常的肺外肺组织岛，其表面被覆胸膜。其可位于从胸腔入口处至横膈的任何层面，甚至可位于腹腔内（图 10.6）[23]。大约 90% 的叶外型支气管肺隔离症发生于左侧，20% 的患者伴有其他先天性畸形，尤其是横膈疝。偶尔其与前肠交通。有时，其伴有胎儿水肿和羊水过多。其动脉起自主动脉或其分支，由一条或几条小动脉构成。其静脉回纳入奇静脉系统。

支气管肺隔离症的叶内型由一组不同的疾病组成，又称为**伴有体循环动脉供血的支气管闭锁（bronchial atresia with systemic vascular connection）**[23]。其更像是一个症状性命名。叶内型常见于下肺，尤其是后基底段，也常见于左肺（图 10.7）。大体上，其隔离部分可表现为单一囊性、多囊性区域或实性肿块。其隔离段是由一条起自主动脉或其分支的大动脉提供血供，其中 75% 的动脉起源于横膈上，其余起源于横膈下。无论起源于何处，这些动脉均为肺的弹力型动脉。显微镜下，叶内型支气管肺隔离症的表现相对而言是非特异性的，表现为近端支气管闭锁、慢性炎症及纤维化。诊断的关键在于外科医师在隔离部分找到与体循环动脉相连的大的弹性动脉。

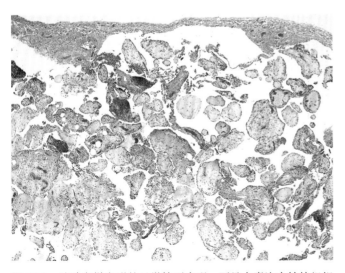

图 10.5 肺胎盘样变形的显微镜下表现。可见大囊泡中结缔组织形成的乳头，这种组织学表现很不寻常，让人想起胎盘绒毛

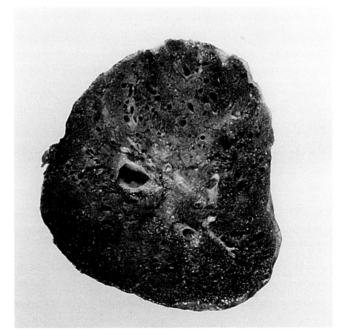

图 10.6 叶外型肺隔离症。可见肺呈海绵状，被覆正常胸膜

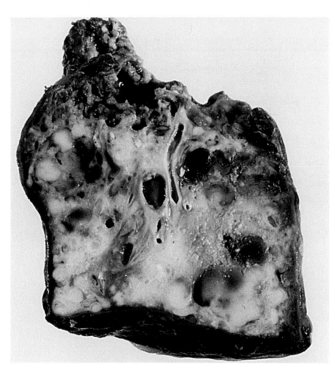

图 10.7 叶内型肺隔离症。此型病变多样，常伴有广泛的继发性炎症改变（Courtesy of Dr. J Costa, New Haven, CT.）

支气管扩张

支气管扩张（bronchiectasis）是指支气管管腔的持续性扩张，常伴有支气管管壁的一些结构的破坏以及周围和远端肺实质的炎症性改变。支气管扩张是由多种不相关疾病造成的终期改变，可分为局灶性和弥漫性两种[38]。

局灶性支气管扩张（localized bronchiectasis）源于支气管管腔的部分或全部阻塞，其原因包括肿瘤、异物、局灶性炎症、黏稠的黏液或外部压迫（例如由于钙化的淋巴结导致的支气管结石症）（图 10.8）。局灶性支气管扩张可发生于肺的任何区域，沿着阻塞的支气管呈分枝状分布。如果在早期消除了阻塞的原因，局灶性支气管扩张可以消退；否则，继发的炎症和纤维化等改变将使病变不可逆。局灶性支气管扩张是中叶综合征患者的常见表现，其特征为固定不变的、局限于右中叶和（或）舌叶的影像学异常[39]。

弥漫性支气管扩张（diffuse bronchiectasis）是炎症和炎症后支气管壁破坏的结果，常由反复发作的感染引起。此种类型的支气管扩张常见于囊性纤维化患者（图 10.9）。与慢性鼻窦感染和反复发生的支气管扩张相关的两种疾病一种是 Kartagener 综合征（Kartagener syndrome）或纤毛不能运动综合征（immotile cilia syndrome）[又称为原发性纤毛运动障碍（primary ciliary dyskinesia）]，常伴有完全性内脏转位和不育症；另一种是 Young 综合征（Young syndrome），表现为精子缺乏活力所引起的不育，但电镜下无纤毛异常[40]。弥漫性支气管扩张的分布取决于基础疾病。例如，伴有囊性纤维化的支气管扩张和过敏性支气管肺曲霉病患者通表现有肺上叶为主的疾病。

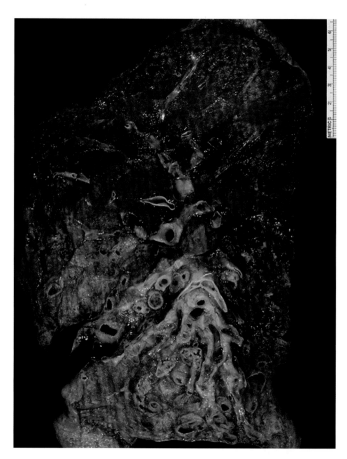

图 10.8 由于支气管内肿瘤导致的中央性阻塞而进行的肺切除标本，其中可见局灶性支气管扩张累及下叶

任何原因导致的支气管扩张其支气管壁在显微镜下均可见炎症，常为急性和慢性炎细胞的混合浸润。其中淋巴细胞最多见，特征性地形成伴有次级生发中心的淋巴样聚集（即淋巴样增生）。溃疡形成常见，但剩余的上皮要么为纤毛型上皮，要么为正常上皮；可发生鳞状上皮化生，但不常见。在较晚期的病例，固有膜内出现肉芽组织、软骨碎裂或破坏；可见肌肉消失或出现局灶性增生。黏液腺较其他成分保留得时间长。支气管动脉常常可见显著增大、扭曲，管壁增厚。包括小气道在内的远端肺组织常常表现为一定程度的非特异性梗阻后改变，包括机化性肺炎。远端肺实质内可见多发的微小瘤，不要与转移性疾病混淆[41]。

支气管扩张的许多并发症已不再常见，例如，伴有脓胸的支气管胸膜瘘、脑脓肿和淀粉样变。目前，对于大多数患者，治疗是进行针对性的预防和抑制感染的保守治疗，针对急性发作的早期治疗已足以控制疾病[38]。对于伴有出血和（或）反复肺部感染的患者，当采用更多保守治疗仍不能控制局灶性病变时，才进行外科切除治疗[42]。在高度选择性患者中，囊性纤维化患者出现呼吸衰竭是进行双肺移植的指征[43]。

脓肿

在抗生素问世以前，孤立性肺脓肿（lung abscess）常出现在扁桃体切除和耳鼻喉科手术后的患者。目前多

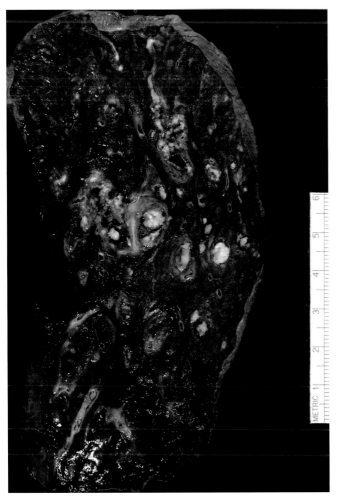

图 10.9　囊性纤维化患者的肺组织切除标本，可见弥漫性支气管扩张

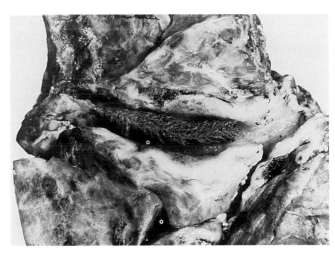

图 10.10　一位 2 岁男孩的继发于异物（梯牧草花序）吸入的支气管肺炎伴脓肿形成。本病的第 1 例病例记录可见于名为《1817 年 7 月 21 日 Lord Boringdon 意外事故及其后果报道》一书，其中有如下描述：1662 年，Armand de Boutree——Compte de Nogent 的儿子——高热惊厥，伴有严重的呼吸困难、干咳，之后出现出血点、不能入睡和右胸剧烈疼痛；最终同侧肺内出现了一个肿物；外科医师从其肺内取有一穗完整的大麦，仍然很绿，无明显变化（From Kissane JIM. *Pathology of Infancy and Childhood*. 2nd ed. St Louis, MO: 1975, Mosby; 1975.）

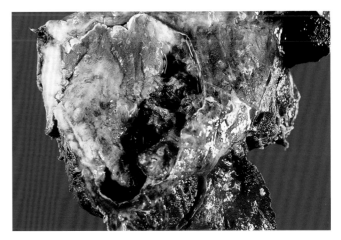

图 10.11　大的肺脓肿

数肺脓肿是由于异物吸入所致，成为坏死性肺炎的一个并发症（图 10.10）[44]。

在外科手术病例中，依发生率，肺脓肿最常见于右肺下叶、右肺上叶（特别是尖下段）和左肺下叶（图 10.11）[44]。对于必须仰卧的患者，下叶尖段特别易患肺脓肿。其致病菌常为厌氧菌。慢性肺脓肿具有厚的纤维组织壁，周围被机化性肺炎区域包绕。

导致儿童肺脓肿的最常见病原体为链球菌、金黄色葡萄球菌和肺炎克雷伯菌。

未经治疗的肺脓肿的并发症包括：脓肿腔内真菌过度生长（特别是毛霉菌和曲霉菌）、脓肿蔓延到肺的其他部位、大出血、支气管胸膜瘘、脓胸和脑脓肿[45]。

多年来，静脉内应用抗生素已成功治愈了肺脓肿，尤其是对于儿童。对于小的单灶性肺脓肿，吸出、引流或部分肺叶切除可治愈[41]。对于大病灶，推荐进行肺叶切除术，因为这样会减少支气管胸膜瘘和脓胸等术后并发症的风险。

肉芽肿性炎

许多**肉芽肿性炎（granulomatous inflammation）**可累及肺，其中一部分在 X 线片或大体上与肿瘤相似[46-47]。肉芽肿性炎显微镜下常不易得出特异性诊断，因此，标本应送一份进行组织培养，并对每个病例均进行分枝杆菌染色（Ziehl-Neelsen）和真菌染色［Gomori 六胺银（Gomori methenamine silver, GMS）］[48]。

结核

结核（tuberculosis）在发展中国家是仅次于 HIV 的致死性感染的主要原因，目前它仍然是全球公共卫生的一个重要挑战[49]。在美国，结核的流行从 20 世纪 90 年代初期就显著下降了，现在结核更常见于在美国以外出生的人群，而不是美国本土人群[50]。大多数美国以外出生人群所患结核为进入美国之前感染了多耐药菌株后复燃的结果；继发性传播则导致了少数新发病例[51]。大多数患者是通过皮试、培养和针对痰或血液的新生技术等综合进行诊断的。

病理科获得的结核样本包括纤维支气管镜活检、细针针吸细胞学、外科肺活检或肺叶切除标本。仍然有一些肺结核患者药物治疗失败后需要进行外科介入性治疗，但这种情况越来越少见[52]。Strieder 等总结的肺切除指征是[53]：

1. 开放性空洞（伴有或不伴有排菌），经过 4~6 个月的有效化疗后仍不闭合
2. 残留干酪性或纤维干酪性病变，不管痰液检查是否呈阳性
3. 不可逆性破坏性病变，例如支气管狭窄或支气管扩张
4. 有反复性或持续性咯血——常源于空洞或支气管扩张
5. 胸廓成形术失败
6. 肺叶或一侧肺不膨胀伴慢性包裹性结核性脓胸
7. 疑为肿瘤

诊断为结核的组织其大体特征与药物治疗失败而进行手术切除的组织不同，后者由炎症、纤维化等等无功能的肺实质组成（图 10.12）。支气管周围淋巴结结核可以通过直接蔓延或穿透支气管壁而感染支气管黏膜腺体并侵入管腔，尤其是当这些淋巴结钙化时（即支气管结石症）。

一些患者长期抗菌治疗后切除的**结核性空洞**（**tuberculous cavity**）可形成星状瘢痕；而在其他一些患者，病变稳定化成为一个慢性开放性空洞，其浓缩的干酪性物质中可能含有活的细菌。偶尔，经过治疗的结核成为无菌性空洞，结果是形成薄层纤维组织壁，其内表面光滑，除支气管进入部可见短距离的鳞状上皮覆盖外，其他部分无上皮衬覆。这种愈合空洞抗酸染色检查显示结核菌均为阴性。

结核瘤（tuberculoma）是指由于结核分枝杆菌感染导致的局灶坏死性肉芽肿融合聚集而形成孤立的肺结节，常见于成人，是结核再感染的一种表现。此种类型的结核是外科病理医师最常见到的。大体上，结核瘤为圆形、境界清楚的质硬结节（图 10.13）；它们常为孤立结节，位于白色或略呈黄色的胸膜之下。其切面可见病灶中央坏死，伴有钙化或空洞形成。显微镜下，病灶中央常为干酪样坏死，其特征为寡细胞性颗粒状嗜酸性碎片样物质，周围可见包括类上皮细胞和多核巨细胞在内的多种细胞浸润，并伴有纤维化（图 10.14）。非坏死性肉芽肿常邻近周围肺组织。不能依靠常规的组织学表现来准确预测坏死性肉芽肿性炎中特殊的病原体，常常需要进行特殊染色、培养或分子检测来确认[48]。病灶中央的坏死物内常常存在微生物，可进行 Ziehl-Neelsen 染色或用于检测抗酸菌的其他相似的染色方法检测出来（图 10.15）[54]。高度敏感的分子遗传学技术可应用于中央坏死很少的病例，这种技术对一些高度选择性的病例是有帮助的[55-56]。

非典型分枝杆菌病

肺的肉芽肿性炎大多是由"非典型"或"未分类的"抗酸杆菌引起的，例如鸟分枝杆菌复合群、堪萨斯分枝杆菌、蟾分枝杆菌和脓肿分枝杆菌[56]。其中许多病例发生在免疫妥协宿主和（或）之前有肺疾病患者，包括慢性阻塞性肺疾病、既往肺结核、尘肺、支气管扩张和肺癌患者。老年女性感染鸟分枝杆菌的表现可能类似于中叶综合征（Windermere 夫人综合征）。热浴肺病（hot tub lung）是指由于暴露于污染了非典型分枝杆菌的热浴缸而

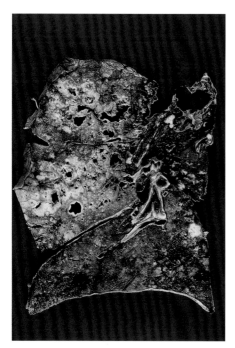

图 10.12　结核广泛破坏肺实质

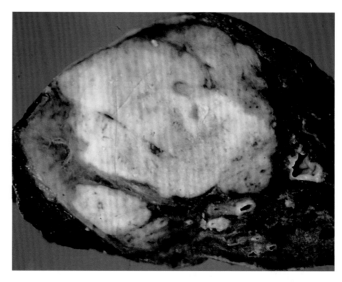

图 10.13　结核瘤。可见这个表现为无症状的、3 cm 孤立肺结节

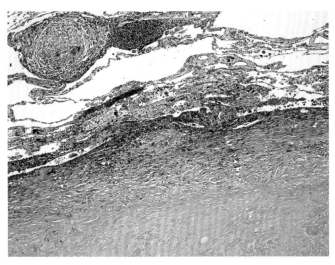

图 10.14　结核。可见干酪样坏死灶周围有混杂性炎细胞浸润，包括类上皮细胞和多核组织细胞。可见结节病样非坏死性肉芽肿旁边是坏死性肉芽肿

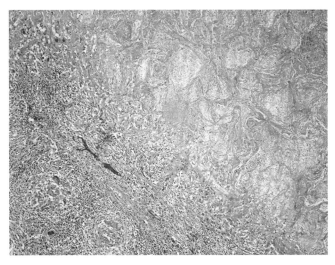

图 10.16　鸟分枝杆菌复合群所致非典型分枝杆菌病。可见坏死区呈"梗死样"，周围有类上皮细胞和多核组织细胞浸润。类上皮细胞和多核巨细胞松散聚集，也可在周边形成非坏死性肉芽肿。这些组织学特征与包括结核在内的其他感染性肉芽肿性疾病无法区分。这个病例的细菌培养显示为鸟分枝杆菌复合群

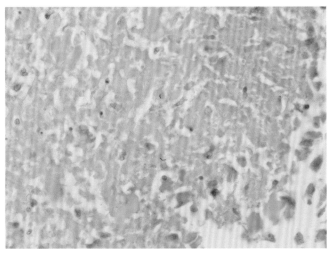

图 10.15　结核。Ziehl-Neelsen 染色显示的两个抗酸阳性的细菌

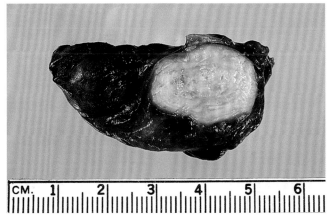

图 10.17　球孢子菌病性肉芽肿。可见纤维组织围绕病灶中心的坏死呈同心圆层状分布

发生的疾病，很像过敏性肺炎[46]。

　　非典型分枝杆菌感染根据大体和显微镜下表现不能与结核鉴别开（图 10.16）[48]。细菌的抗酸染色形态可提示**非典型分枝杆菌病（atypical mycobacteriosis）**，因为其细菌与结核杆菌相比较长（约 20 μm）、较粗，更像串球状，更弯曲。然而，精确的菌种分型需要细菌培养结果阳性和（或）聚合酶链反应（PCR）检测阳性[56]。

其他肉芽肿性感染

　　外科病理医师有可能遇到除结核分枝杆菌和非典型分枝杆菌以外的其他微生物引起的肉芽肿性感染，主要为真菌感染，可发生于免疫健全和免疫功能低下患者。不同病原体感染的发病率因其流行范围的地域差别而不同。在北美，外科标本中最有可能表现为坏死性肉芽肿性炎的病变包括组织胞浆菌病、芽生菌病、隐球菌病和

球孢子菌病[46]。而这些微生物同样可遍布全球，在中南美洲、亚洲的部分地区、非洲和欧洲致病。

　　肉芽肿性真菌感染在临床上可有各种各样的表现，常表现为无症状的孤立性肺结节（图 10.17）。在各种真菌引起的炎症中，坏死性和非坏死性肉芽肿均可见到，它们的组织学特征有交叉，很难仅靠组织学表现诊断出具体的病原体。诊断依赖于病原体的鉴别，特殊染色（例如 GMS 染色）非常有帮助（图 10.18）。皮炎芽生菌（图 10.19）、新型隐球菌（图 10.20 和 10.21）和粗球孢子菌（图 10.22）在常规染色切片中是可以看到的，它们独特的形态特征对于诊断大有好处。荚膜组织胞浆菌在常规染色切片中通常难以看到，除非在播散性组织胞浆菌病中，在组织细胞内可见大量病原体致密浸润，而无形成良好

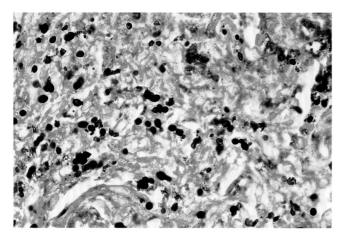

图 10.18　肺组织胞浆菌病。Grocott 染色可显示病原体，其体积相对较小（1～5 μm），呈典型的卵圆形或泪珠状

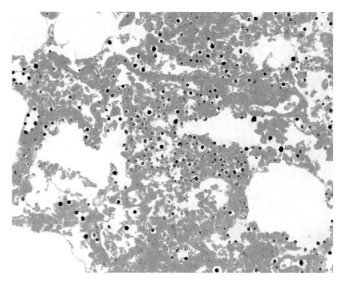

图 10.21　隐球菌病。显微镜下 Grocott 染色的形态。注意菌体周围的透明晕

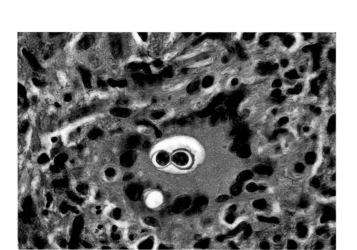

图 10.19　肺芽生菌病。可见显微镜下 HE 染色显示的皮炎芽生菌形态。病原体大（8～15 μm），具有双折光的菌壁和嗜碱性的核

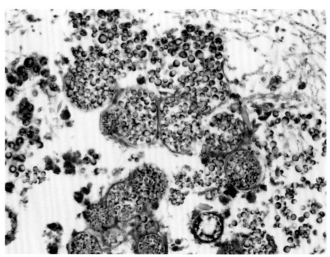

图 10.22　显微镜下 HE 染色显示的粗球孢子菌形态。可见大的（30～60 μm）完整或破裂的小球内含有更小的内生孢子（2～5 μm）。此病例可见菌丝（右上角），这种情况并不常见

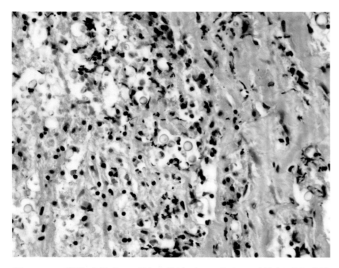

图 10.20　肺隐球菌病。可见显微镜下 HE 染色显示的新型隐球菌形态。其大小不一，呈圆形，偶尔破裂，大小中等（4～7 μm），染色淡，菌壁薄，周围可见空晕

的肉芽肿（图 10.23）。

　　肺的 **恶丝虫病**（**dirofilariasis**）在因其他原因进行胸部 X 线检查或 CT 扫描时通常表现为偶然发现的、无症状的、孤立结节（图 10.24）。显微镜下，可见其组织细胞环绕坏死形成结节，其内有明显的含有犬恶丝虫的嗜酸性片段（图 10.25）[57]。

结节病

　　胸腔内 **结节病**（**sarcoidosis**）表现为不同形式：有中重度肺门淋巴结病变而无肺内病变，弥漫性肺病变不伴有肺门淋巴结受累的影像学表现，淋巴结肿大和弥漫性肺病变合并存在，肺间质纤维化，局灶性支气管狭窄伴

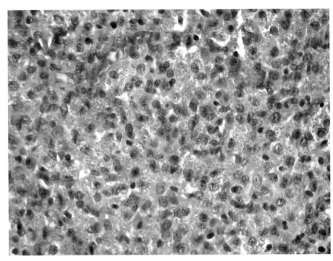

图 10.23　播散性组织胞浆菌病。成片的组织细胞胞质内可见组织胞浆菌

远部支气管扩张或肺不张[58-60]。大多数病例属于第一类和第三类情况。结节病的病因尚不清楚。

显微镜下，结节病的主要特征是：紧凑的非干酪性坏死性肉芽肿，由上皮样细胞构成；也含有朗汉斯巨细胞和淋巴细胞（图 10.26）。这种紧凑的形成良好的肉芽肿位于肺的间质，有沿着淋巴道分布的趋势，可以融合形成肉眼可见的结节（结节状结节病）（图 10.27）。

形态学上，结节病表现多种多样。其肉芽肿周围的纤维化、中央的玻璃样变性以及弥漫间质纤维化会给诊断带来困难[61]。在一些肉芽肿的中央可以看到亮的嗜酸性（"纤维素样"）表现的小灶状坏死。可见几种细胞内和细胞间包涵体，包括具有双折光性的钙盐，但这些都不是特异性的[62]。肉芽肿常围绕细支气管（但并不围绕大支气管），因此，进行支气管肺活检可以诊断 80% 以上的患者[63]。肉芽肿也可见于血管周围和血管壁内，主要

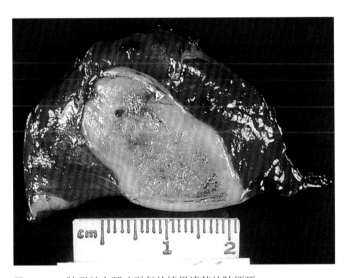

图 10.24　肺恶丝虫叮咬引起的境界清楚的肺梗死

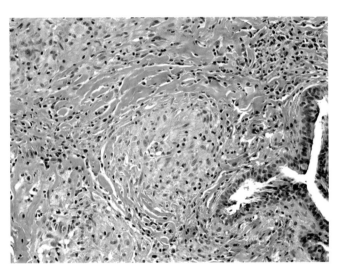

图 10.26　结节病。可见形成良好的肉芽肿结节病的典型表现，其周围围绕着特征性的粗大的胶原纤维束

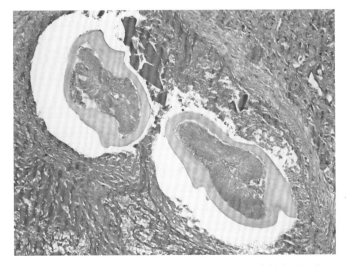

图 10.25　显微镜下，可见丝虫病结节中央坏死灶内的犬恶丝虫

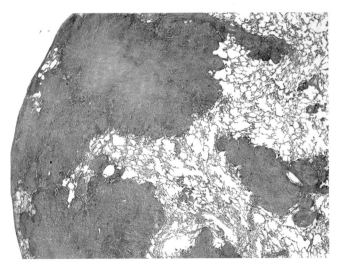

图 10.27　结节病。可见多量肉芽肿伴纤维化，形成球形结节，延伸至脏层胸膜、小叶间隔和支气管血管束，呈典型的"淋巴管炎"分布

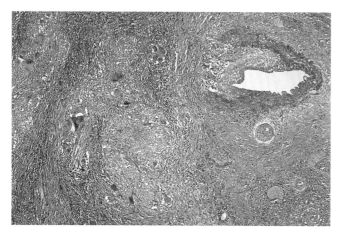

图 10.28　坏死性结节病样肉芽肿病。可见大血管弥漫性炎症浸润，伴有坏死。多数专家认为其为结节状结节病的一种变异型

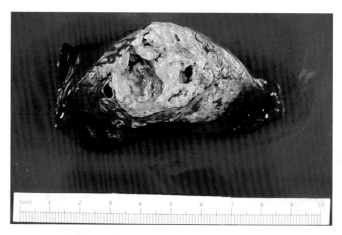

图 10.29　肉芽肿性多血管炎（Wegener）。可见病变境界清楚，表现为肉芽肿和部分坏死

见于肺静脉，可导致肺高压[64]。然而，血管坏死不是其特征。

坏死性结节病样肉芽肿病（necrotizing sarcoid granulomatosis）是由 Liebow 提出的、用于有广泛的血管肉芽肿形成、浸润并阻塞肺动脉和静脉以及伴有肺组织广泛坏死的肺疾病的术语（图 10.28）。大多数的证据强烈提示这是结节状结节病的一种变异型[65]。其对类固醇和免疫抑制剂治疗反应良好，局限性病变手术切除常可治愈[66]。

肉芽肿性多血管炎（Wegener）

肉芽肿性多血管炎（granulomatosis with polyangiitis, GPA）（Wegener）是一些权威医学协会对组织学上表现为 Wegener 肉芽肿病的综合征的命名[67]。GPA 是 Liebow 命名的肺血管炎和肉芽肿病这组异质性疾病中最著名的成员。现在越来越清楚的是，Liebow 的这个命名包括多种完全无关的疾病，这是一个具有历史意义的名称，以现在的疾病分类而言这个名称不应再保留了。也许将GPA 归类入其他抗中性粒细胞胞质抗体（antineutrophil cytoplasmic autoantibody, ANCA）相关性小血管血管炎更有意义，即显微镜下多血管炎和嗜酸性肉芽肿性多血管炎（EGPA）（Churg-Strauss）——与哮喘相关的血管炎，历史上称为 Churg-Strauss 综合征[68]。在免疫荧光检测中，胞质型 ANCA（cytoplasmic-ANCA, C-ANCA）表现为胞质染色，相应的 ELISA 法可以检测到相应的抗蛋白酶 3抗体，这些出现在 90% 的经典 GPA 病例和约 60% 的非经典病例中，在一些具有挑战性的病例中，这些检查具有辅助诊断的意义[67]。

GPA 是累及小至中等血管的坏死性肉芽肿性炎和坏死性血管炎[68]。典型的 GPA 是由坏死性血管炎、非化脓性坏死（累及上呼吸道和肺）以及局灶性肾小球肾炎组成的三联征[66]。其他血管也可受累，例如颞动脉和皮肤小血管，可形成肺外肿块[69]。如果不治疗，GPA 临床进展迅速；然而，现已证实，GPA 对细胞毒性药物反应良好，

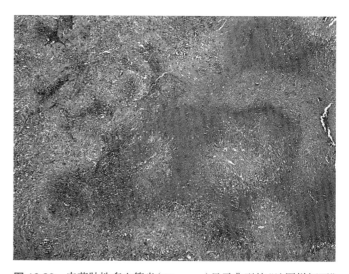

图 10.30　肉芽肿性多血管炎（Wegener）显示典型的"地图样坏死"

特别是一线用的环磷酰胺诱导治疗[69]。目前对难治性病例的治疗策略和维持治疗包括一系列不断增多的新药，例如，利妥昔单抗可以选择性地治疗血管炎相关的病变，但它对肉芽肿性炎则效果相对不佳[70]。

GPA 患者在诊断时往往已有肺受累。肺受累的最主要的形态学改变为坏死性肉芽肿性炎，与其他局灶性坏死性病变大致相似（图 10.29）。低倍镜下，可见坏死区域形状不规则（地图样）；偶尔会以气道为中心，如果这是病变的主要表现，则称为支气管中心型（图 10.30 和10.31）[71]。其坏死常常表现为特征性的"肮脏的"嗜碱性坏死，是由于中性粒细胞发生显著核碎导致的。小的肉芽肿性微脓肿伴有含有核尘的中央坏死区，周围围绕着栅栏样排列的组织细胞和多核巨细胞，这种肉芽肿性炎是 GPA 的另一个特征（图 10.32）。肉芽肿性感染和结节病中更常见的形成良好的非坏死性肉芽肿在 GPA 中往往不存在[72]。除了中性粒细胞和变形的组织细胞，其混合性浸润还总是包括嗜酸性粒细胞、淋巴细胞和浆细胞，比例多少不等[73]。嗜酸性粒细胞常见，如果量很多的话，

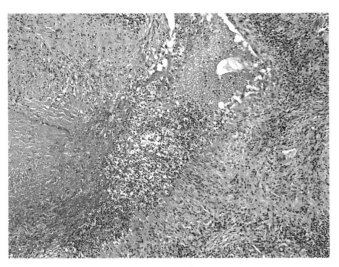

图 10.31　肉芽肿性多血管炎（Wegener）的支气管中心性变异型，坏死位于气道的中心，部分气道壁被浸润的肉芽肿和栅栏状排列的组织细胞所取代

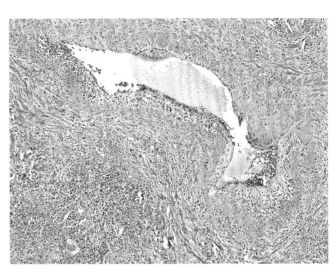

图 10.33　肉芽肿性多血管炎（Wegener），可见特征性的血管壁片状炎症和坏死

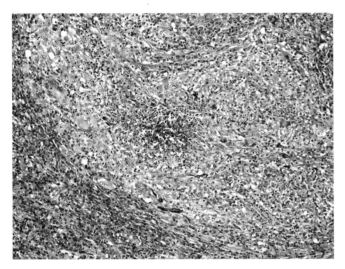

图 10.32　肉芽肿性多血管炎（Wegener），其病变特征是肉芽肿性微脓肿

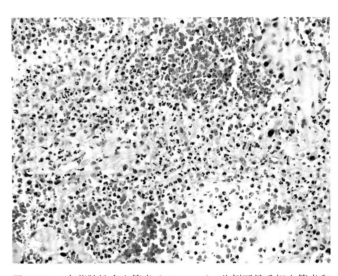

图 10.34　肉芽肿性多血管炎（Wegener），此例可见毛细血管炎和肺泡出血

应诊断嗜酸细胞变异型[73]。做出这个诊断需要看到累及动脉和静脉的破坏性白细胞溶解性血管炎（图 10.33）[73]。血管炎的分布呈斑片状，表现为突然发生的以中性粒细胞为主的透壁性炎症，伴有核碎和血管壁坏死。有时，坏死性血管炎可见多核巨细胞，呈现肉芽肿的特征。伴有坏死性毛细血管炎的弥漫性肺出血是少数病例的主要表现，这种现象也见于其他血管炎综合征，包括显微镜下多血管炎和系统性红斑狼疮（图 10.34）[74-75]。可借助支气管活检诊断或提示 GPA[76]。

局限性（局灶性）GPA 局限于肺部，其特征为不伴有肾受累，临床病程更长[73]。类固醇和细胞毒性药物治疗极为有效。大体上，局限性（局灶性）GPA 可见双肺多发结节，后者部分呈圆形，部分呈梗死状，常位于下叶。显微镜下，局限性（局灶性）GPA 病变与经典型 GPA 难以区分。坏死性血管炎是诊断的必要条件。然而，应清楚地认

识到，在普通感染性肉芽肿性疾病中，血管也可以有继发性炎症改变，与血管炎很像[54]。因此，为了确诊，应寻找远离坏死区的血管炎和大量炎症浸润。对于 X 线检查表现为孤立性病变的肉芽肿，诊断 GPA 要十分小心[77]。

嗜酸性肉芽肿性多血管炎（Churg-Strauss）

嗜酸性肉芽肿性多血管炎（eosinophilic granulomatosis with polyangiitis, EGPA）即历史上所谓的 Churg-Strauss 综合征[66]。EGPA 是坏死性肉芽肿性炎、嗜酸性粒细胞增多症和累及中小血管的坏死性血管炎的混合。在临床上，EGPA 呈现类似于结节性多动脉炎的系统性血管炎表现，但伴有哮喘、外周血嗜酸性粒细胞增高（高达 80%）以及更高比例的肺受累[78-80]。当从皮质类固醇治疗转为孟鲁司特等白三烯受体拮抗剂的激素节制疗法时，一些患者的哮喘相关性血管炎的症状会表现

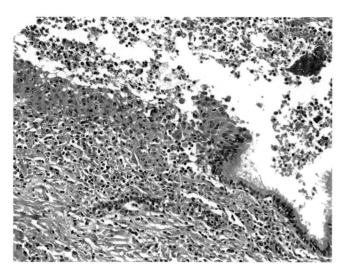

图 10.35　一位伴有过敏性支气管肺曲霉菌病患者的支气管中心性肉芽肿病。可见部分支气管壁被上皮样组织细胞所取代，并伴有嗜酸性粒细胞增多症

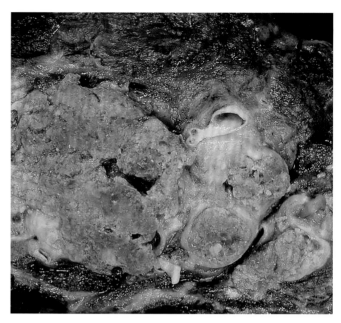

图 10.36　伴有过敏性支气管曲霉菌病患者的支气管黏液嵌塞。可见浓稠的分泌物使支气管扩张，形成肺门肿物，临床上需要与癌进行鉴别

出来甚至加重，这些药物在血管炎发病中的确切作用还不清楚[81]。

显微镜下，EGPA 的肺内外病变均为显著的嗜酸性粒细胞浸润，局灶性坏死（部分伴有嗜酸性粒细胞浸润，部分不伴有），围绕坏死灶可见肉芽肿反应，以及坏死性血管炎。在一个活检标本中常常难以找到上述所有表现，因此，依靠肺活检诊断 EGPA 常需要仔细联系临床和实验室检查结果。例如，在肺活检中，嗜酸性浸润常表现为嗜酸性肺炎，这在缺少坏死性肉芽肿性炎和（或）坏死性血管炎的病变中是相对非特异性的。ELISA 检测，约 70% 的患者抗髓过氧化物酶（MPO）自身抗体相应的 P-ANCA 呈阳性[78]。

支气管中心性肉芽肿病、支气管黏液嵌塞和过敏性支气管肺真菌病

支气管中心性肉芽肿病（bronchocentric granulomatosis） 是一种肺坏死性肉芽肿性疾病，其中全部或几乎全部的肉芽肿均围绕着支气管和细支气管——导致它们的破坏。支气管或细支气管中心性坏死性肉芽肿性炎不是任何一种疾病的特异性表现，可见于 GPA，也可见于肉芽肿性炎症。因此，支气管中心性肉芽肿病这个术语常常仅用于伴有**过敏性支气管肺曲霉菌病**（**allergic bronchopulmonary aspergillosis**）的患者——这种疾病几乎无一例外地发生于哮喘和囊性纤维化患者，其支气管中心性肉芽肿病（图 10.35）常伴有嗜酸性肺炎和支气管黏液嵌塞[82]。全球性过敏性支气管肺真菌病可由其他真菌引起，例如白色念珠菌、双极霉属和弯孢属的真菌[83]。

支气管黏液嵌塞（mucoid impaction of bronchi） 是指近端扩张的支气管内充满了稠厚的黏液（图 10.36）。

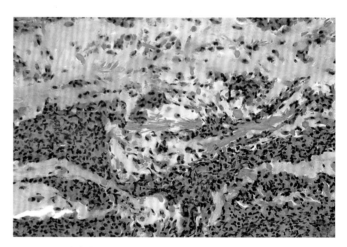

图 10.37　支气管的黏液嵌塞，可见过敏性支气管曲霉菌病的特征性的"过敏性黏液"特征，含有多量的 Charcot-Leyden 结晶

这种现象可导致局部影像学异常，有可能考虑肿瘤等诊断。有时患者咳出一些在组织学上有特征的栓子：黏稠的黏液、坏死的嗜酸性粒细胞和 Charcot-Leyden 结晶——像树木的年轮一样层状排列（图 10.37）。

其他肉芽肿性炎

在其他非感染性疾病中也可以见到肉芽肿，包括微粒物质的吸入以及毒品滥用，在后者，口服药物中常用的无机填充物被用于静脉内注射时可引起血管周围肉芽肿性反应（图 10.38）。偶尔，肉芽肿也可见于结节病以外的弥漫性肺疾病中，包括最常见的过敏性肺炎、淋巴细胞性间质性肺炎其他淋巴组织增生性病变和嗜酸性肺炎。

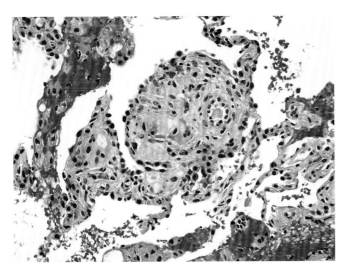

图 10.38　药物滥用者的肺，其血管周围肉芽肿内可见含有双折光性颗粒的异物巨细胞，此例还含有滑石粉和纤维素

表10.1　特发性间质性肺炎的分类[18]	
慢性纤维化性间质性肺炎	普通型间质性肺炎（UIP）
	非特异性间质性肺炎（NSIP）
吸烟相关性间质性肺炎	呼吸性细支气管炎-间质性肺疾病（RBILD）
	吸烟相关性间质性肺炎（SRIF）
急性/亚急性间质性肺炎	弥漫性肺泡损伤
	机化性肺炎
罕见间质性肺炎	淋巴性间质性肺炎（LIP）
	胸膜肺实质弹力纤维增生症（PPFE）
	不能分类的间质性肺炎

弥漫性间质性肺疾病

这是一组复杂的非肿瘤性肺疾病，常常需要结合形态学、临床表现和影像学才能做出诊断。高分辨计算机断层扫描（HRCT）代表了这一领域的一个重大进步，而多学科合作可提供当前最高水平的诊断准确性[84]。

特发性间质性肺炎（idiopathic interstitial pneumonia）是弥漫性肺疾病的重要组成部分，外科病理医师很有可能会遇到，它们可进一步分为慢性纤维化性间质性肺炎、吸烟相关性间质性肺炎和急性或亚急性间质性肺炎（表10.1）[18]。慢性纤维化性间质性肺炎是其中最大一个类型，在外科肺活检的特发性间质性肺炎患者中的占比为80%[85-88]。伴有基础性结缔组织病的患者也可发生同样程度的组织学改变，它们之间的区别在很大程度上与临床和实验室检查相关。

普通型间质性肺炎（usual interstitial pneumonia, UIP）是特发性间质性肺炎中最常见的类型，在原因不明的弥漫性肺疾病患者肺活检中将近占 2/3[85-88]。大多

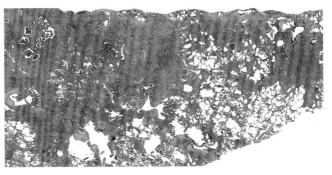

图 10.39　普通型间质性肺炎。其典型表现为斑片状分布的纤维化、瘢痕和蜂窝变

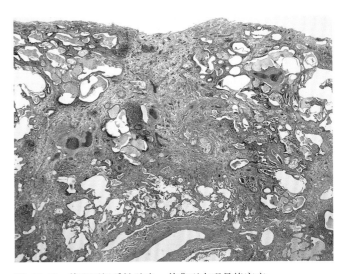

图 10.40　普通型间质性肺炎。其典型表现是蜂窝变

数 UIP 患者在临床上被归入特发性肺纤维化（idiopathic pulmonary fibrosis, IPF），其典型的表现包括：起病隐匿，呼吸困难，咳嗽，不断进展，一些患者在 3～4 年后死于呼吸衰竭[4]。人们已逐渐认识到急性加重是 UIP 患者的最终表现，其特征为症状突然恶化，加速进展的呼吸衰竭[89]。有一些 UIP 病例表现为家族性发病，提示其具有遗传倾向性[90]。其他患者可同时患有系统性结缔组织病，最常见的包括类风湿性关节炎、硬皮病和系统性红斑狼疮。

显微镜下，UIP 主要表现为间质纤维化。Katzenstein等人认为，UIP 与其他间质性肺炎 [包括所谓的非特异性间质性肺炎（NSIP）] 区分的唯一最重要的特征是：在不同区域其纤维化的性质和程度不同，呈现出明显的斑片状分布和结构的重塑（图 10.39）[91-93]。其结构的重塑表现为瘢痕和蜂窝肺，后者是指位于远端塌陷的纤维化的肺组织中出现的囊性空腔（图 10.40）。在 UIP，纤维化在肺的周边部更加严重，胸膜下肺组织常常伴有平滑肌增生。小的成纤维细胞灶常常像三明治一样夹在表面上皮和纤维瘢痕之间，梭形的成纤维细胞和肌成纤维细胞在淡染的基质中呈线状排列（图 10.41）[91]。在急性加重的患者，由于急性肺损伤，在上述组织学表现的基础上出现机化性弥漫性肺泡损伤（DAD），使病变更加复杂[94]。一

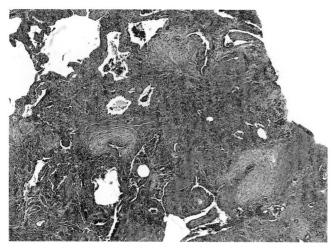

图 10.41 普通型间质性肺炎伴明显成纤维细胞灶。除了成纤维细胞灶位于间质外，其他方面与机化性肺炎很相似

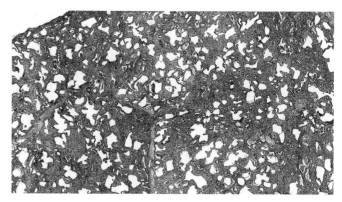

图 10.42 非特异性间质性肺炎，表现为弥漫一致的肺间质增宽，不伴有 UIP 的特征性斑片状纤维化

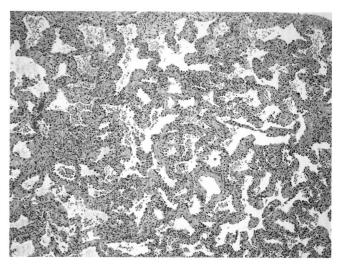

图 10.43 细胞性 NSIP。可见肺泡间隔均匀一致增宽伴细胞性浸润和轻度纤维化

些少见的急性加重患者表现为 UIP 与机化性肺炎合并存在。UIP 中也可以看到类似嗜酸性肺炎的斑片状改变，其临床意义有限[95]。

超微结构研究提示，成纤维细胞灶是灶状出现的异常的创伤愈合，其中活化的间质细胞在上皮细胞坏死后从间质通过损伤的基底膜迁移入气腔，然后通过无序的肺泡塌陷、再上皮化和重构进行修复[96-97]。成纤维细胞灶是 UIP 的特征性改变，但不特异，在其他弥漫性肺疾病中也可见到。它们是具有衰老表型的肺内上皮细胞和成纤维细胞异常激活的结果——导致细胞外基质的聚集和结构的紊乱[98]。

非特异性间质性肺炎（ nonspecific interstitial pneumonia, NSIP ）/ 纤维化（ fibrosis ）最初是被用来命名那些不能归入任何一类主要间质性肺炎的一个术语，但现在它有了自己的定义[18,99-100]。NSIP 可以分为几种类型，包括伴有基础性系统性结缔组织病的一类，在这些患者中，NSIP 是弥漫性纤维性肺疾病中最常见的类型[101]。在原因不明的间质性肺炎（"特发性 NSIP"）患者中，NSIP 是第二位最常见的发现[100]。无论哪种情况，NSIP 患者的预后都普遍好于 UIP 患者[102]。

NSIP 与 UIP 的最主要的形态学差异在于：NSIP 缺少后者在肺内呈异质性分布的特征（图 10.42 ）[18,85,91,99,102-104]。NSIP 的病变可能是斑片状的，也可能是弥漫的，但都保持一定程度的性质上的均一性，这点与 UIP 不同。其间质结构包括肺泡间隔在内的扩张，伴有炎细胞浸润，伴有（"纤维型 NSIP"）或不伴有（"细胞型 NSIP"）胶原纤维化（图 10.43 ）。即使伴有纤维化，NSIP 也缺乏 UIP 所具有的结构重塑的特征，而是肺结构相对保存，这是 NSIP 的一个特征。经典的 UIP 的局部区域可能与 NSIP 相似，这就是为什么在外科肺活检中做出 NSIP 为主要组织学表现诊断时需要认真结合临床和影像学信息的原因[91-92,104]。

呼吸性细支气管炎（ respiratory bronchiolitis ）在重度吸烟者常被偶然发现，但有时表现为具有临床症状的弥漫性肺疾病，称为**呼吸性细支气管炎 - 间质性肺疾病（ respiratory bronchiolitis-interstitial lung disease,**

RBILD ）[105-106]。组织学上，呼吸性细支气管炎表现为呼吸性细支气管内有大量含有淡染色素的肺泡巨噬细胞聚集，且肺泡巨噬细胞蔓延至周围肺泡（图 10.44 ）。在组织学上与脱屑性间质性肺炎（ desquamative interstitial pneumonia, DIP ）不同，呼吸性细支气管炎的巨噬细胞的聚集不是弥漫性的，而是呈腺泡中心性分布，缺乏相应的间质性炎症。偶尔，RBILD 伴有轻度的寡细胞性纤维化，表现为肺泡间隔内层状增厚的嗜酸性胶原沉积，呈斑片状分布，以胸膜下为主，这种疾病称为**吸烟相关性肺间质纤维化（ smoking-related interstitial fibrosis, SRIF ）**（图 10.45 ），不要与 UIP 和 NSIP 等慢性纤维化性间质性肺炎混淆[107]。SRIF 的存在与否对于鉴别 RBILD 与偶然发现的呼吸性细支气管炎并没有帮助，其鉴别主要靠临床表现和影像学信息。非 COPD 引起的具有临床症状的 SRIF 中可能包括过去诊断的 DIP。

DIP 在组织学上表现为肺泡腔内充满了大的单个核细胞，伴发的间质改变相对轻微（图 10.46 ）[108]。电镜下，这些原以为是脱落的肺泡上皮细胞反而表现出巨噬细胞的特征，可见 DIP 是个误称。Katzenstein 和其他人推测过去诊断为 DIP 的患者按照当前的分类更应该诊断为 RBILD、SRIF 或 NSIP，因此，DIP 这个名称应该摈

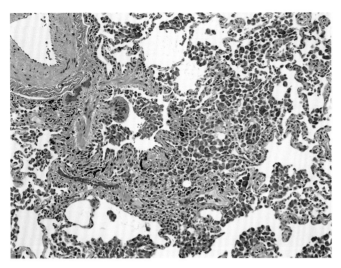

图 10.44　呼吸性细支气管炎。可见色素性（吸烟者）巨噬细胞在远端气道和细支气管周围气腔内聚集。普鲁士蓝铁染色显示吸烟相关色素呈阳性，不应与含铁血黄素混淆

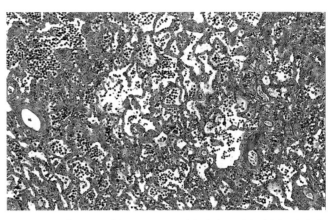

图 10.46　脱屑性间质性肺炎——一个越来越过时的术语，这个术语应当摒弃，应使用 NSIP、RBILD 或 SRIF 这些更为现代的替代术语，后两者存在明显的交叉重叠。与 RBILD 中的相同，色素性（吸烟者）巨噬细胞位于肺泡腔内，范围更广

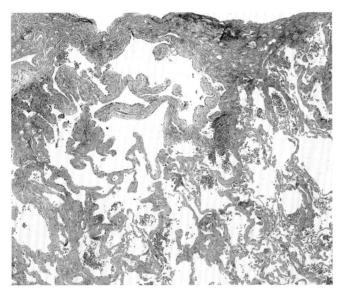

图 10.45　吸烟相关性肺间质纤维化。可见胸膜下间隔内深染的嗜酸性胶原，它们使间隔扩张，不出现 UIP 的特征性斑片状分布和蜂窝变。此例与肺气肿和呼吸性细支气管炎有关

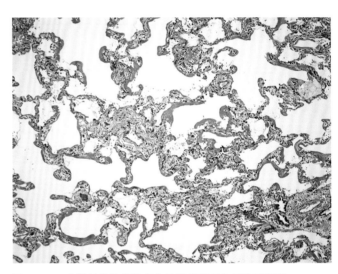

图 10.47　弥漫性肺泡损伤的急性期的形成良好的透明膜

弃（个人交流）。而反对摒弃，支持继续使用这个名称的人们提出，DIP 可能存在重要的预后差别[109]。无论人们倾向使用哪一种术语来命名这类不常见的、与其他疾病有重叠的病变，最重要的问题是避免其与 UIP 混淆，因为这类疾病具有较好的预后，而且戒烟联合类固醇治疗常常有效[110]。

　　弥漫性肺泡损伤（diffuse alveolar damage, DAD）通常是弥漫性和双侧的，伴有急性呼吸窘迫综合征（acute respiratory distress syndrome, ARDS）[111]。DAD 可能由感染性病原体（特别是病毒）、吸入物（诸如氧气）、药物（特别是化疗药物）、摄入物（诸如煤油和百草枯）、休克、败血症、放射线和 UIP 的急性加重引起[111-112]。DAD 的病因单从显微镜下的切片是无法确认的，除非一些病原体可以通过常规的组织学或特殊染色进行检测。DAD 的

最初阶段，表现为水肿、肺泡腔内出血和纤维素沉积。随后形成透明膜（损伤后 3 ~ 7 天最为显著），间质少量炎细胞浸润，纤维素性血栓形成（不恒定发生）和肺泡上皮增生（图 10.47）。这些细胞以修复性 Ⅱ 型（颗粒）肺泡上皮为主，可出现非典型性、核分裂象和细胞质内玻璃样变小体。细支气管上皮的鳞状上皮化生是一个比较特殊的表现，其伴有的细胞异型性可以非常显著，以至于酷似鳞状细胞癌[113]。可见泡沫样巨噬细胞，在胺碘酮引起者更常见[114]。在后面的（机化）阶段，肺间质和气腔内机化的成纤维细胞和肌成纤维细胞增生，伴内衬上皮持续增生，肺泡结构塌陷，肺结构明显改建（图 10.48）[97]。

　　急性间质性肺炎（acute interstitial pneumonia, AIP）是特发性间质性肺炎中快速进展的一种类型，又称为 Hamman-Rich 综合征[115-116]。根据定义，其始动因素不明，典型患者为年轻人，表现为流感样症状后出现呼吸困难。AIP 的预后很差，大多数患者在起病后 2 个月内死亡。显微镜下，AIP 的表现与 DAD 的机化期改变一致，最显

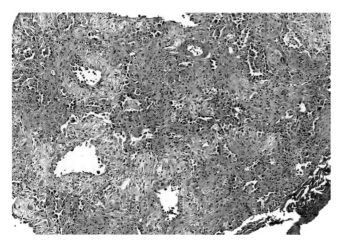

图 10.48　弥漫性肺泡损伤的机化期，伴有肺泡塌陷

著的特征是成纤维细胞和肌成纤维细胞机化导致的间质扩张和变形。

机化性肺炎（organizing pneumonia） 也称为闭塞性细支气管炎 - 支气管肺炎（bronchiolitis obliterans-organizing pneumonia，BOOP），是急性或亚急性肺损伤机化期的非特异性表现，机化性肺炎与多种因素有关，包括感染、吸入［包括青贮肺（silo-filler's lung）］、药物和胶原血管病。机化性肺炎有时表现为原因不明的（"特发性"）弥漫性肺疾病，称为**隐源性机化性肺炎（cryptogenic organizing pneumonia，COP）**，在组织学上表现为特发性 BOOP[18,117-118]。COP 常常被归类为特发性间质性肺炎，但其临床和影像上的表现更像感染性肺炎。COP 常常急性起病，表现为咳嗽、呼吸困难、发热和不适。COP 还有一些不太常见的表现，在影像学上可以表现为与肿瘤相似的无症状的孤立性结节，有人称之为局灶性机化性肺炎（图 10.49）[119]。机化性肺炎的预后一般非常好。患者需要持续服用皮质类固醇进行治疗，常改善病情；但是，如果类固醇减量的话，可能会复发[120]。所有的临床资料均表明，机化性肺炎的形态学特征为充填气腔的成纤维细胞栓（"Masson 小体"）（图 10.50）。成纤维细胞栓呈典型的长形或匍行形，有的呈分枝状，与远端细支气管和肺泡管的形状一致，由浸润在浅染的基质中的梭形或星形成纤维细胞组成。其他病变包括：泡沫细胞聚集，少量散在分布的中性粒细胞，以及发生腔内纤维化区域的肺泡间隔增厚。低倍镜下，机化性肺炎的病变特征为斑片状分布，这是其与 UIP 鉴别的重要鉴别点（见上文所述）。少数 COP 患者的预后不佳（激素治疗无反应型），其显微镜下表现为肺组织瘢痕化或重构，提示慢性纤维化性肺疾病[121]。

淋巴性（淋巴细胞性）间质性肺炎［lymphoid (lymphocytic) interstitial pneumonia，LIP］ 的特征为淋巴细胞浸润伴淋巴滤泡形成，常常混有组织细胞和浆细胞，使肺泡间隔和细支气管周围间质增宽[122-123]。尽管被归为特发性间质性肺炎的罕见类型，LIP 属于淋巴组织增生性疾病，相当于淋巴组织反应性增生，在临床、影

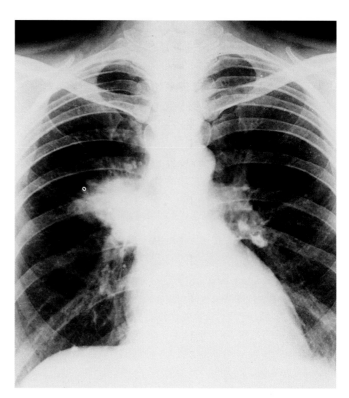

图 10.49　肺门肿物，影像学考虑为癌，但病理检查证实为机化性肺炎

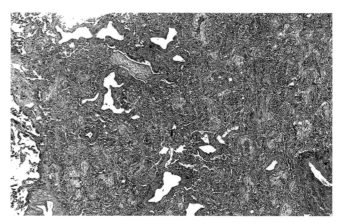

图 10.50　隐源性机化性肺炎，其特征性表现为成纤维细胞和肌成纤维细胞机化形成的气腔内栓子。一些栓子的中央部分可见慢性炎细胞浸润，此为非特异性表现，没有特殊意义

像学和组织学上与滤泡性细支气管炎有交叉重叠[122]。1/3 的 LIP 的病例与干燥综合征（Sjögren 综合征）有关，需要与黏膜相关性淋巴组织（mucosa-associated lymphoid tissue，MALT）边缘区淋巴瘤进行鉴别。另外一大部分病例与潜在的免疫缺陷有关，包括 HIV 感染和普通变异型免疫缺陷病。有些病例被归入了逐渐扩大的 IgG4 病疾病谱系中[124]。影像学上，LIP 表现为小叶间隔网格影伴磨玻璃影和囊性改变。囊性改变尤其常见于伴有干燥综合征的患者，还可见于伴有各种弥漫的 MALT 淋巴瘤的患者，有时与淀粉样或非淀粉样轻链沉积有关[125]。组织学上，LIP 表现为淋巴细胞和浆细胞等细胞成分的混杂浸

润，使肺泡间隔增宽，在细支气管周围形成显著的淋巴滤泡，部分具有次级生发中心（图 10.51）[123,126]。在有些病例，非坏死性肉芽肿与浸润伴随存在。在普通变异型免疫缺陷病中，肉芽肿尤为常见，故有时又称之为肉芽肿性淋巴细胞性间质性肺疾病[127]。

LIP 与**滤泡性支气管炎和细支气管炎（follicular bronchitis and bronchiolitis）**有重叠，滤泡性支气管炎和细支气管炎是一种非特异性炎症反应，表现为气道旁反应性生发中心形成，不伴有慢性阻塞性肺疾病。滤泡性支气管炎 / 细支气管炎是支气管扩张常见的继发改变，也可以是与 LIP 相同临床情况下发生的原发性淋巴增生性病变[123,128]。

胸膜实质弹力纤维增生症（pleuroparen-chymal fibroelastosis, PPFE）是弥漫性肺纤维化的罕见类型，组织学上与更为常见的肺尖帽有重叠，后者是一种局限性纤维弹力组织增生，只发生于肺尖和下叶的上段[129]。PPFE 好发于上叶，病变局限于胸膜下周边肺实质和支气管血管束（图 10.52）[130]。PPFE 不是一种特异性疾病，因为这种类型的纤维化可以发生于多种临床情形下，包括肺和干细胞移植、药物诱发的肺疾病以及结缔组织病[131-132]。重要的是，这种类型的肺周边纤维弹力组织增生可与其他类型弥漫性纤维性肺疾病并存，尤其是与 UIP 并存。

过敏性肺炎（外源性过敏性肺泡炎）

过敏性肺炎（hypersensitivity pneumonia）[又称为**外源性过敏性肺泡炎（extrinsic allergic alveolitis）**]是指机体对吸入性过敏原的组织反应，表现为急性、亚急性或慢性炎症反应[133]。患者对有机过敏原可产生细胞和体液两种免疫反应。最常见的致病抗原包括嗜热菌（例如农民肺、加湿器肺）、真菌（例如日本夏季型超敏反应）以及鸟类蛋白质（例如饲鸽者肺）。急性过敏性肺炎患者在接触相对大剂量的致病抗原后几小时出现发热和呼吸困难。随着对不为患者所知的、常常是相对小剂量的环境抗原反复接触，慢性纤维化性肺疾病可能发生，在某些方面很像特发性肺纤维化（IPF）。

显微镜下，典型的过敏性肺炎表现为气道周围为主的细胞性间质性肺炎（细支气管中心性）、细胞性慢性细支气管炎以及独特的肉芽肿性炎（图 10.53 和 10.54）。这三种病理表现的组合提示过敏性肺炎的诊断，甚至在肺活检前没有抗原接触史的患者也可以诊断[134-135]。一些过敏性肺炎患者可发生肺纤维化，并且当后者进展时，可能与 UIP 或 NSIP 的纤维化期非常相似；细支气管旁存在孤立的巨细胞、形成不良的肉芽肿和（或）Schaumann 小体对正确诊断具有提示作用[136]。纤维化常与预后差相关[137]。

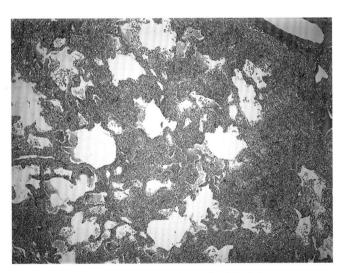

图 10.51　伴有干燥综合征患者的淋巴性间质性肺炎

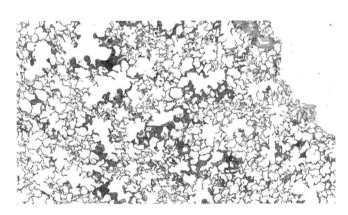

图 10.53　过敏性肺炎。可见以细支气管为中心的淋巴细胞斑片状间质浸润

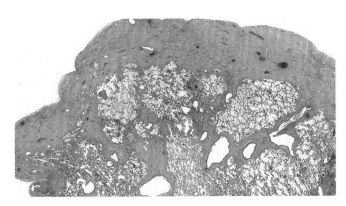

图 10.52　胸膜实质弹力纤维增生症

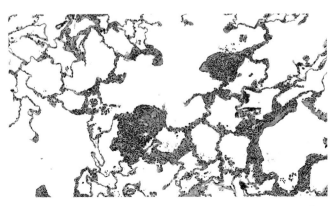

图 10.54　过敏性肺炎，可见细支气管周围间质内特征性的松散聚集的多核巨细胞

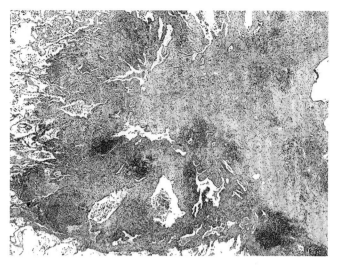

图 10.55　朗格汉斯细胞组织细胞增生症

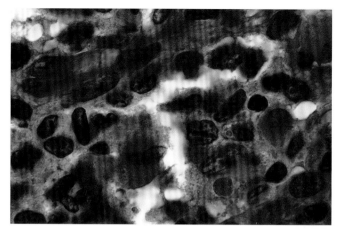

图 10.56　肺朗格汉斯细胞组织细胞增生症。朗格汉斯细胞核具有明显的纵行核沟

青贮者病（Silo-filler's disease）应与上述疾病明确区分，因为这是一种化学性肺炎，继发于二氧化氮的吸入，以弥漫性肺泡损伤（DAD）为特征，不出现肉芽肿表现[138]。

朗格汉斯细胞组织细胞增生症和其他组织细胞性疾病

肺朗格汉斯细胞组织细胞增生症（langerhans cell histiocytosis, LCH）是指组织学上表现为朗格汉斯细胞组织细胞增生症、组织细胞增生症 X 和肺的嗜酸性肉芽肿的疾病，在 21～40 岁人群中最常见[139-141]。肺 LCH 几乎毫无例外地发生在吸烟人群中，常表现为弥漫性病变，很少形成孤立性的结节[142]。肺 LCH 病变主要位于肺上叶，为结节状合并空洞性病变，或结节合并囊性病变。大约 20% 的 LCH 患者伴有肺外表现，常为骨或垂体区的孤立病变。自发性气胸是肺 LCH 的常见并发症。大多数肺 LCH 患者的病变会吸收或稳定。少数患者发生进展性肺疾病，最终死亡。

显微镜下，肺 LCH 病变由朗格汉斯细胞、数量不等的嗜酸性粒细胞和其他单个核炎症细胞组成，它们密集浸润间质，使细支气管旁间质明显扩张（图 10.55）。朗格汉斯细胞是诊断的必要元素；它们具有丰富的嗜酸性胞质，核呈空泡状，有典型的核沟和压痕（注意：反应性间皮细胞和肺泡巨噬细胞也可有类似核沟）（图 10.56）。诊断时进行 S-100 蛋白、CD1a 或 Langerin 免疫染色对找出朗格汉斯细胞很有帮助，而且这些免疫组织化学检查也可应用于支气管肺泡灌洗液的细胞学检查[143]。细支气管中心性结节是通过纤维化愈合，病变从中央开始，最终延伸到细支气管周围的肺泡间隔内，并伴发特征性的瘢痕肺气肿（瘢痕旁的气腔扩大）。在晚期纤维化时期，在显微镜下很难诊断 LCH，因为具有诊断性的朗格汉斯细胞可能已消失了（图 10.57）。结合 CT 扫描所显示的肺 LCH 的特征性囊性肺疾病的表现和分布对诊断可能有帮助。到愈合期，显微镜下已不再能诊断。

应用各种技术进行的分子研究提示，至少部分肺 LCH 病变患者中的朗格汉斯细胞是克隆性增生[144-147]。

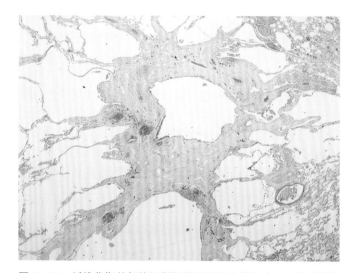

图 10.57　纤维化期的朗格汉斯细胞组织细胞增生症。可见特征性的星状瘢痕，伴有周围瘢痕肺气肿（瘢痕周围气腔扩张）

肺 LCH 的克隆演进的证据包括：20%～50% 的患者具有 *BRAF* V600E 突变[145,147,148]。这些患者中有些可从维莫非尼的靶向治疗中获益[149]。

反应性嗜酸性胸膜炎（reactive eosinophilic pleuritis）是一种对损伤的非特异性反应，可与 LCH 非常相似，因为其也是由嗜酸性粒细胞、间皮细胞和组织细胞（看上去很像朗格汉斯细胞）组成的；与真正的嗜酸性肉芽肿不同，反应性嗜酸性胸膜炎病变自身并不表现为间质性肺疾病[150]。然而，一些病例伴有肺血管的嗜酸性粒细胞浸润[151]。

Erdheim-Chester 病（Erdheim-Chester disease）是另一种可累及肺的组织细胞疾病，并伴有骨（后者常表现为对称性骨硬化）、软组织和中枢神经系统病变[139,152]。其肺的病变为典型的小叶间隔（淋巴管性）分布，其特征性表现为泡沫性组织细胞、淋巴细胞和 Touton 巨细胞浸润（图 10.58 和 10.59）。Erdheim-Chester 病的组织细胞对 CD68 恒定呈阳性，有时对 S-100 蛋白也呈阳性，对 CD1a 呈阴性。最近的研究表明，半数以上的 Erdheim-Chester 病患者有 *BRAF* V600E 突变以及 *RAS* 和 *PIK3CA* 的频发突变，提示其为骨髓源性肿瘤。大多数 Erdheim-Chester 病患者使用维莫非尼进行靶向治疗证实是有效的[153-155]。

图 10.58　Erdheim-Chester 病

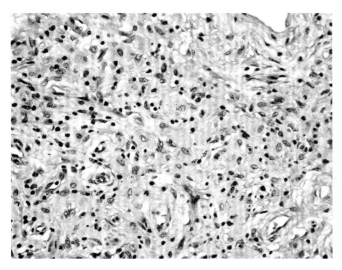

图 10.59　Erdheim-Chester 病肺累及。可见大量组织细胞浸润

　　Rosai-Dorfman 病（ Rosai-Dorfman disease ）（ 又称为窦组织增生伴巨大淋巴结病）常累及上呼吸道，肺实质罕见累及 [156-158]。其组织学表现与 IgG4 相关性疾病有重叠，这是一个诊断陷阱，需要仔细结合临床和影像学表现进行诊断 [159-160]。

肺尘埃沉着病（尘肺）

　　肺尘埃沉着病（尘肺）（ pneumoconiosis ）是肺对吸入的矿物性粉尘或有机粉尘发生的非肿瘤性反应，不包括哮喘、支气管炎和肺气肿。

　　煤肺病（ anthracosis ）这个术语常被用作一般性和相对非特异性术语，用于描述重度吸烟者和严重污染的城市居民肺内的黑色色素沉积伴轻度纤维化。在煤矿工人也可见色素性炭末斑；然而，对他们而言，煤肺病这个术语具有更为特异性和更狭义的解释，因此最好避免使用这个术语。煤矿工人的尘肺可表现为"煤结节"（对肺功能影响不大）或进行性广泛纤维化（可导致肺功能异常）[161-163]。

　　硅肺（ silicosis ）是肺内游离的二氧化硅结晶（石英

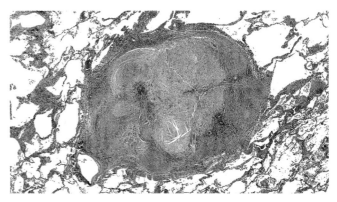

图 10.60　单纯硅肺，可见典型的、非融合的硅结节

和二氧化硅）沉积的结果。其病变特征是以细支气管为中心的层状纤维化形成的微结节性瘢痕，周边围绕以吞噬粉尘的巨噬细胞为主的细胞成分浸润（图 10.60）。其结节相互融合可形成肉眼可见的大结节（ ≥ 1 cm ）和团块，可形成复杂的硅肺和进行性显著纤维化。较大的结节由于缺血可发生坏死伴空洞形成，或者更为常见的是合并分枝杆菌的感染；当看到坏死时，应进行抗酸染色。类风湿性关节炎患者的硅肺结节（ Caplan 综合征）可能具有类风湿结节的特征，中央为坏死，周围是栅栏状排列的组织细胞 [164]。

　　偏振光下，硅颗粒很容易鉴定，为两端尖的针状体，长 5 μm 或以下，具有轻度双折光性，常常伴有双折光性更强的污染物。它们可以存在于细胞内或细胞外。应当指出，硅颗粒仅仅出现在肺内并不能做出硅肺的诊断，只有在看到硅颗粒的同时还有特征性的硅结节才能诊断 [165]。

　　混合性粉尘纤维化（ mixed dust fibrosis ）是用于接触混合性粉尘所致尘肺时的名称，包括硅和石英。混合性粉尘纤维化可殃及铸造工、电焊工、赤铁矿工和锅炉去垢工。大多数患者的病变表现为模糊的斑点与纤维性结节混合存在，或许还包括少量硅结节 [166]。

　　石棉肺（ asbestosis ）是指接触石棉导致的弥漫性肺纤维化。除了与致病密切相关的职业史和影像学上显示钙化的胸膜斑外，临床和影像学表现可能与其他弥漫性纤维化性肺疾病难以区分。组织学诊断需要在常规 5 μm 的切片中看到弥漫性间质纤维化伴石棉小体才能做出 [167-169]。石棉肺的组织学表现与 UIP 的非常相似，但其炎症较轻，成纤维细胞灶较少，脏层胸膜纤维化较明显（图 10.61）[169]。肺活检中，石棉肺的诊断有赖于证实石棉小体的存在，尽管有的时候需要特殊技术帮助寻找数量有限的石棉小体，但一般情况下它们可以通过普通光镜识别 [170]。典型的石棉小体细长、对称，呈串珠状，两端球形膨大（图 10.62）。它们通常是笔直的，但也可弯曲或呈分枝状。其核心透明，这是区分其他类型的非石棉含铁小体的重要特征 [171]。

　　其他尘肺包括铁尘肺（见于钢铁工人、赤铁矿工和翻砂工）、铍肺以及由滑石和其他硅酸盐、铝、硬金属和

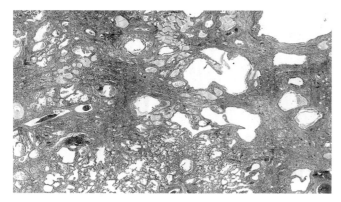

图 10.61 石棉肺。可见纤维化，类似 UIP

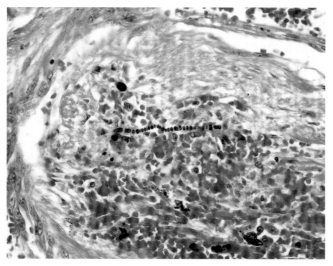

图 10.62 石棉肺患者的石棉小体，可见特征性核心透明的串珠状小体

碳化硅引起的尘肺。

脂质性肺炎

脂质性肺炎（lipoid pneumonia）常是在衰弱患者尸检时偶然发现的一种合并症。然而，脂质性肺炎这种局部表现可被误诊为恶性肿瘤并进行外科手术。

脂质性肺炎可分为两种类型：外源性和内源性。在外源性脂质性肺炎中——现已罕见，来自鼻腔喷雾剂、泻药和其他来源的矿物油通过气管支气管树抵达肺部（图10.63）[172]。大体上，外源性脂质性肺炎的病变质硬界清。显微镜下，可见位于气腔内和间质内的粗大的脂肪空泡因为体积大而非常显著，间质伴有炎症和不同程度的纤维化。炎性浸润包括多核巨细胞，其围绕并吞噬脂质。巨细胞反应在区分外源性脂质性肺炎与外科和经支气管镜肺活检中常见的"空洞"（假脂质）假象方面非常有帮助[14]。内源性脂质性肺炎更为常见，是由于癌或其他一些疾病导致支气管阻塞所致；显微镜下，可见远端气腔内聚集着含有吞噬细小空泡性脂质的巨噬细胞，很少累及细支气管周围的间质。大体上，病变的分布取决于阻塞的程度，常常按肺段或肺叶等解剖结构分布。

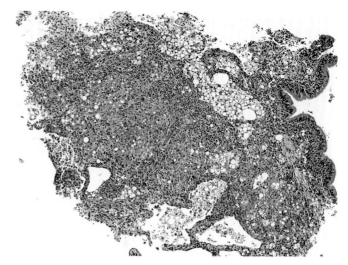

图 10.63 可疑恶性病变的患者经支气管活检显示为外源性脂质性肺炎

吸入性肺炎

吸入性肺炎（aspiration pneumonia）（而非前面列举的外源性脂质性肺炎）常常是由于吸入食物所致，在虚弱的患者是一个常见的并发症。吸入性肺炎逐渐被认为是一些有症状或无症状的肺疾病的病因，在 X 线胸片或胸部 CT 扫描中可能是多灶或局限性的，可为双侧或单侧病变[173-175]。如果病变是孤立性的，则与肿瘤性病变相似。显微镜下，吸入性肺炎的主要表现为闭塞性细支气管炎 - 支气管肺炎（BOOP），常伴有多核巨细胞、急性支气管肺炎和（或）细支气管炎以及化脓性肉芽肿。找到异物是最重要的，最常见的异物是食物残留或口腔治疗中应用的无机填充剂（例如微晶纤维素、交聚维酮）（图10.64 和 10.65）[174]。

嗜酸性肺炎

嗜酸性肺炎（eosinophilic pneumonia）在组织学上是组织嗜酸性粒细胞增多症的独特类型，可伴有或不伴有外周血嗜酸性粒细胞增多（图 10.66）。嗜酸性肺炎常常是由药物导致的肺疾病，也可以是伴有嗜酸性肉芽肿性多血管炎（EGPA）（Churg-Strauss）和过敏性支气管肺曲菌病患者的复杂的组织学表现的一部分。在球孢子菌病中已描述过与嗜酸性肺炎有重叠的病理学改变，在流行地区，球孢子菌病是一种重要的鉴别诊断[175]。嗜酸性肺炎可能病因不明，但有着相同的病理学表现，在临床上可以划分为不同的类型[176-177]。急性自限性**单纯性嗜酸性肺炎**（simple eosinophilic pneumonia）表现为一过性肺部嗜酸性粒细胞浸润，伴有嗜酸性粒细胞增多症，持续不超过 1 个月，常被称为 Löeffler 综合征。**热带嗜酸性肺炎**（tropical eosinophilic pneumonia），正如其名称所提示的，仅发生于生活在热带的居民，特征性地表现为肺部嗜酸性粒细胞浸润，可能与丝虫感染有关。单纯性嗜酸性肺炎或热带嗜酸性肺炎可能都不需要进行活检。

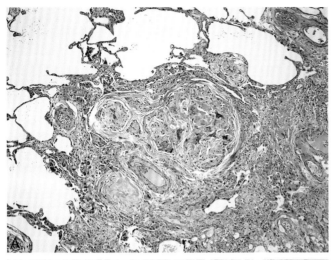

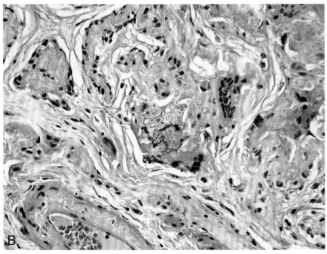

图 10.64　吸入性肺炎，显示伴有肉芽肿性炎的机化性肺炎（**A**）和以食物为代表的退变的有机物颗粒（**B**）

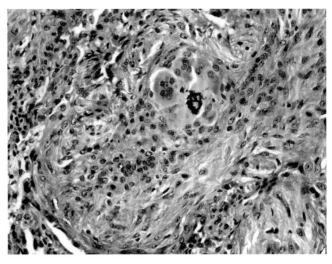

图 10.65　吸入性肺炎，伴有机化性肺炎和肉芽肿性炎，其中的多核巨细胞含有交聚维酮——一种用于口腔治疗的无机填充剂

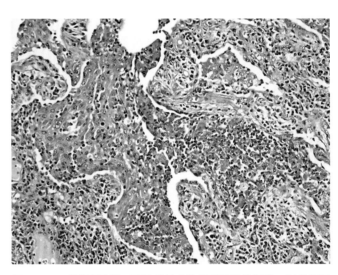

图 10.66　嗜酸性肺炎。可见多量成熟的嗜酸性粒细胞，混有组织细胞和颗粒性肺泡上皮细胞

大多数通过诊断性肺活检证实的嗜酸性肺炎患者都有呼吸道症状，表现为亚急性或慢性起病，称为**慢性嗜酸性肺炎（ chronic eosinophilic pneumonia ）**[178-179]。它们在女性更常见，患者发病年龄在 30～50 岁之间。大约一半的患者有哮喘病史，大多数伴有外周血嗜酸性粒细胞增多症。临床上，慢性嗜酸性肺炎起病时有发热、体重下降、咳嗽以及呼吸困难。大约一半的患者胸部 X 线和 CT 扫描表现为特征性的外周分布的浸润性病变。同其他所有类型的嗜酸性肺炎一样，显微镜下，慢性嗜酸性肺炎的最显著的改变是肺泡和间质内嗜酸性粒细胞和组织细胞浸润，并常常伴有纤维素渗出（见图 10.66）。可见 Charcot-Leyden 结晶。其他特征包括：轻度血管炎，可见巨细胞，偶尔可见坏死性肉芽肿，类似机化性肺炎中机化的成纤维细胞和肌成纤维细胞，灶状坏死，黏液栓，以及细支气管炎。

急性嗜酸性肺炎（ acute eosinophilic pneumonia ）表现为急性呼吸衰竭，常伴有严重的低氧血症，需要插管和机械通气[180]。然而，与其他类型的嗜酸性肺炎相比，急性嗜酸性肺炎患者对皮质类固醇治疗起效快，效果显著。组织学上，急性嗜酸性肺炎的特征为嗜酸性肺炎与弥漫性肺泡损伤（DAD）的重合。

肺泡蛋白沉积症（ pulmonary alveolar proteinosis ）（又称为肺泡脂蛋白沉积症）是一种罕见疾病，表现为由表面活性物质中的脂质和蛋白质组成的寡细胞性颗粒状气腔渗出物[181-183]。肺泡蛋白沉积症在男性比在女性多见，常发生于 31～50 岁。肺泡蛋白沉积症在新生儿罕见，与表面活性蛋白质或粒细胞-巨噬细胞集落刺激因子（GM-CSF）受体基因突变有关。常规 X 线胸片检查，肺泡蛋白沉积症显示双肺肺门周围浸润影，类似肺水肿表现。CT 扫描，肺泡蛋白沉积症显示特征性的磨玻璃影，伴有小叶间隔增厚，形成铺路石样（ crazy paving ），但这一表现并不特异。大多数（90%）肺泡蛋白沉积症成人患者有自身免疫异常，表现为有高浓度的抗 GM-CSF 自身抗体。小部分肺泡蛋白沉积症患者继发于吸入性损伤[**急性硅蛋白沉积症（ acute silicoproteinosis ）**]或潜在的血液系统肿瘤。全肺灌洗是其主要治疗方法。吸入或系统性使用 GM-CSF 以减少血液循环中的抗 GM-CSF 自身抗体对自身免疫性肺泡蛋白沉积症患者可能也有效[182-183]。

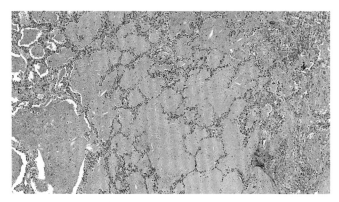

图 10.67　肺泡蛋白沉积症。可见肺泡腔内充满无定形颗粒性物质

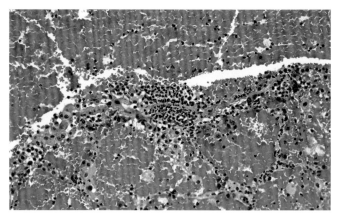

图 10.68　伴毛细血管炎的弥漫性肺泡出血，此例伴有肉芽肿性多血管炎（Wegener）

显微镜下，肺泡蛋白沉积症的主要特征是肺泡腔内无定形的嗜酸性（有时为嗜碱性）PAS 阳性物质沉积，这些物质主要为磷脂，伴有少量浸润的淋巴细胞、巨噬细胞和脱落的肺泡上皮细胞。气腔内的渗出常常伴有轻度间质异常，包括淋巴细胞浸润和轻度纤维化（图 10.67）。在有潜在血液系统异常或免疫功能不全的患者，肺泡蛋白沉积症与感染有关，例如，奴卡菌病、肺孢子虫病、组织胞浆菌病、隐球菌病、曲霉菌病以及结核、巨细胞病毒感染，可以应用合适的特殊染色或文中提到的其他微生物检测方法进行诊断。

肺出血

弥漫性肺（肺泡）出血［diffuse pulmonary (alveolar) hemorrhage］并不常见。大多数患者没有症状，或主诉呼吸困难、咳嗽、发热和胸痛，伴有或不伴有咯血。血管炎综合征、抗肾小球基底膜疾病［Goodpasture 综合征（Goodpasture syndrome）］以及系统性结缔组织病是弥漫性肺（肺泡）出血的最常见的原因；患者常伴发肾小球肾炎（肺 - 肾综合征）[184]。有潜在血管炎的患者循环血 ANCA 常常呈阳性（ANCA 相关性血管炎）。在 Goodpasture 综合征中，肾小球肾炎、抗肾小球基底膜循环抗体以及 IgG 在肾小球和肺泡基底膜的线状沉积合并存在。引起弥漫性肺泡出血的其他少见原因包括：充血性心力衰竭，偏苯三酸酐的职业性暴露，药物诱发性出血，吸入性肺损伤（如可卡因），以及各种凝血异常[185]。有些弥漫性肺泡出血患者没有明确的病因，或者没有能够诊断的免疫相关性疾病。X 线胸片和 CT 扫描，弥漫性肺泡出血常显示相对非特异的弥漫性磨玻璃影。外科肺活检，显示肺泡出血，常伴有含铁血黄素沉积和机化性肺炎，在伴有血管炎综合征［肉芽肿性多血管炎（Wegener）］、显微镜下多血管炎或系统性红斑狼疮最常见，常伴有小血管炎（坏死性毛细血管炎）（图 10.68）。

特发性肺含铁血黄素沉着症（idiopathic pulmonary hemosiderosis）罕见，通常发生于儿童和年轻人，表现为呼吸困难、咳嗽、咯血和顽固性贫血[186]。表现为弥漫性肺出血的儿童显示有同样范围的潜在的系统性疾病，包括 ANCA 相关性血管炎，而对成人患者，特发性肺含铁

血黄素沉着症是一个排除性诊断。唐氏综合征和腹部疾病在儿童特发性肺含铁血黄素沉着症是常见的潜在原因。显微镜下，可见大量吞噬含铁血黄素的巨噬细胞聚集于肺泡腔内，伴有肺泡上皮增生和肺泡间隔增厚。无坏死、血管炎、肉芽肿和淋巴滤泡，肺泡基底膜无 IgG 沉积——这是一个与 Goodpasture 综合征最重要的鉴别点。

局灶性肺出血（localized pulmonary hemorrhage）常为继发性改变，例如继发于原发性或转移性肿瘤的坏死、坏死性感染或支气管扩张[187]。在 X 线片上，肺的血肿可表现为境界清楚的圆形肿块，与肿瘤相似；常为胸部非穿通性钝器伤的结果[188]。

其他感染

随着适用于微生物检测的各种非创伤性获取标本方法的进步，组织活检标本在诊断肺非肉芽肿性感染上的作用减弱了。尽管存在这些趋势，偶尔仍然有一些肺部感染需要进行肺组织活检。

耶氏肺孢子菌性肺炎

耶氏肺孢子菌性肺炎（pneumocystis jirovecii pneumonia）是一种机会性真菌感染[189-190]。大多数病例见于慢性衰竭或免疫抑制患者，例如肿瘤患者或艾滋病患者。肺孢子菌仍然是艾滋病患者中最常见的机会性感染的原因。在严重的免疫缺陷患者，本病可蔓延至肺外而成为播散性的病变。

支气管肺泡灌洗液是最常用的诊断肺孢子菌性肺炎的方法。肺活检可用于支气管肺泡灌洗不成功或没有得出预期诊断的患者。显微镜下，典型的耶氏肺孢子菌性肺炎病例表现为有肺泡内渗出物，呈泡沫状或蜂窝状，伴有间质淋巴浆细胞浸润（图 10.69）。然而，在一些病例，这种表现不明显或不存在，代之以上皮样细胞肉芽肿、多核巨细胞局灶浸润、明显的间质纤维化、血管炎以及重度肺泡巨噬细胞浸润、钙化或弥漫性肺泡损伤（DAD）[191-192]。鉴于耶氏肺孢子菌性肺炎在组织学上有如此多样性，应当降低限制，对可能是免疫功能不全的患者进行特殊染色。

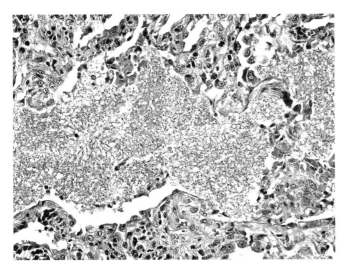

图 10.69　肺孢子菌性肺炎中的泡沫状肺泡渗出物

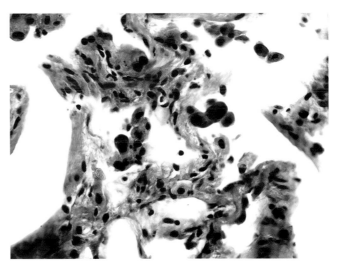

图 10.71　巨细胞病毒感染，可见感染的肺泡上皮细胞中的典型病毒性细胞学改变

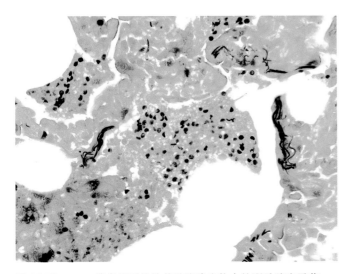

图 10.70　GMS 染色显示泡沫状肺泡渗出物中的耶氏肺孢子菌

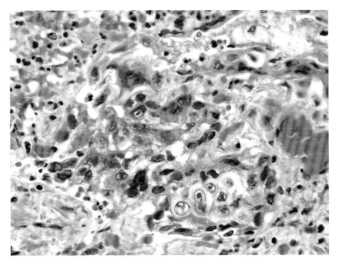

图 10.72　单纯疱疹病毒性肺炎的核内包涵体

肺孢子菌性肺炎的诊断依赖于检测到病原体[189]。应当对细胞学和活检标本进行培养（以除外其他感染的可能），同时应做印片，对其余组织应进行常规处理或进行冰冻切片检查。如果有耶氏肺孢子菌，则切片总是呈阳性。病原体检测的最可靠的染色方法是 GMS 染色（图10.70）。银染色显示病原体形成圆形囊性结构，直径最大为 5 μm，含有单个或成对的"囊内小体"，大小为1~2 μm。一些囊皱缩或内陷而呈新月形。GMS 染色可能会有假阴性，对常规染色切片的认真辨认并应用合适的阳性对照更加重要[193]。应用单克隆抗体的免疫过氧化物酶技术和 PCR 也是可行的方法。

巨细胞病毒性肺炎（cytomegalovirus pneumonia）常见于免疫抑制患者，例如艾滋病或淋巴组织恶性疾病患者、接受器官移植者和应用细胞毒药物者[194]。X 线检查中，巨细胞病毒性肺炎似急性粟粒样，表现为肺周边多发性小结节（2~4 cm），或为融合实变，或为弥漫性间质病变。显微镜下，巨细胞病毒性肺炎为斑片状分布的炎细胞混杂浸润，伴有气腔内渗出和肺泡上皮增生。弥漫性

病变可伴有局灶出血性坏死和弥漫性肺泡损伤（DAD）。在大多数但不是在所有病例中可见病毒包涵体——位于肺泡巨噬细胞、上皮细胞和内皮细胞的细胞核和细胞质内（图 10.71）。胞质内的病毒包涵体对 PAS 和 GMS 染色均呈阳性，可能会被误诊为耶氏肺孢子菌性肺炎[195]。

单纯疱疹病毒性肺炎（herpes simplex pneumonia）发生于免疫功能不全和需要长期机械通气的免疫健全的患者[196]。显微镜下，单纯疱疹病毒性肺炎导致坏死性气管支气管炎和支气管肺炎，并常合并弥漫性肺泡损伤（DAD）。在坏死区边缘的气道上皮内可见核内病毒包涵体（图 10.72）。

腺病毒性肺炎（adenovirus pneumonia）也可导致坏死性细支气管炎和支气管肺炎，常常合并弥漫性肺泡损伤（DAD），但是，与单纯疱疹病毒性肺炎不同，腺病毒肺炎可以发生于既往免疫健全的患者，也可以发生于免疫功能不全的患者。腺病毒肺炎的细胞学特征性表现为模糊不清的细胞核和砖块样上皮细胞核内包涵体（图10.73）。

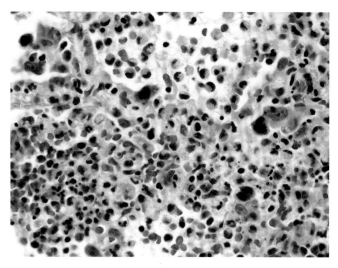

图 10.73 腺病毒显示经典的模糊不清的细胞

流感性肺炎（influenza pneumonia）的形态变化多种多样，坏死性肺炎合并弥漫性肺泡损伤（DAD）最常见[197]。也可发生轻度急性和机化性肺炎。与前面描述的病毒性肺炎不同，流感性肺炎没有特征性的病毒细胞学改变，其诊断需要确切的培养结果或血清学检查结果才能做出。H1N1 流感病毒 A 引起的肺炎也呈现相似的表现，常常伴有肺出血、血管内血栓形成以及肺和肺外病灶的嗜血现象[198]。

严重急性呼吸窘迫综合征（severe acute respiratory syndrome, SARS）是一种由冠状病毒引起的传染病。2002 年 11 月中国广东省出现了 SARS，随后在香港、越南和新加坡引起了暴发流行。显微镜下，其主要表现为弥漫性肺泡损伤（DAD），常伴有气腔内纤维素性渗出，形似急性纤维素性机化性肺炎[199]。

汉坦病毒肺综合征（hantavirus pulmonary syndrome）是由以往未识别的汉坦病毒感染导致的严重肺疾病[200]。曾在美国西南部暴发流行。其常见的形态学改变是肺水肿，伴有或不伴有局灶透明膜形成的弥漫性肺泡损伤（DAD）[201]。

军团菌病（Legionnaires' disease）在 1976 年曾引起媒体轰动，当时在费城一家旅馆参加会议的人中发生了小型流行[202]。后来发现这是一种新疾病，迄今已有数千例散发性病例报道。大约近半数解剖病例有肺门淋巴结受累，1/4 的病例发生肺外血行播散。偶尔，对这些患者会行进行开胸或经支气管肺活检。显微镜下，军团菌病的特征表现为肺泡腔内大量中性粒细胞、巨噬细胞和纤维素聚集，这与其他细菌性肺炎并无区别[203]。但许多军团菌病病例同时显示有细胞破碎性中性粒细胞浸润、小血管炎和坏死。Dieterle 镀银染色是证明这种疾病是由革兰氏阴性短杆菌引起的最可靠的染色方法。免疫染色仍然可行，但有假阴性的风险。

诺卡菌病（nocardiosis）是另一种机会性肺感染，有时可以在经支气管或外科肺活检中看到[204-205]。大约一半的报道病例发生于有器官移植、免疫抑制、使用类固醇或

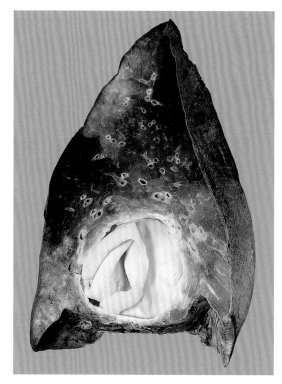

图 10.74　肺棘球蚴病的大体表现（Courtesy of Dr. RA Cooke, Brisbane, Australia. From Cooke RA, Stewart B. *Colour Atlas of Anatomical Pathology*. Edinburgh: Churchill Livingstone; 2004.）

化疗病史的患者。显微镜下，奴卡菌病表现为局灶坏死性支气管肺炎伴微脓肿和外周炎细胞浸润，常常含有栅栏状排列的组织细胞，形成境界不清的肉芽肿。革兰氏染色和GMS 染色可显示细长、略呈串珠状的分枝丝状杆菌。

肺炎支原体性肺炎（mycoplasma pneumoniae pneumonia），以前被称为非典型性肺炎，主要表现为上呼吸道症状以及细支气管炎和移动性肺浸润。肺炎支原体性肺炎常常表现较轻疾病且是自限性的，但在有些患者疾病可能很重甚至可能威胁生命，尤其是在肺部有基础病变的患者[206]。显微镜下，肺炎支原体性肺炎的主要表现是严重的急性和慢性细支气管炎伴小气道管腔内的急性炎性渗出[207]。细支气管炎可伴随包括机化性肺炎在内的其他病变，重症患者可伴有弥漫性肺泡损伤（DAD）。

肺棘球蚴病（hydatidosis）（又称为包虫病）是由棘球绦虫感染（常为囊性）所致，大鼠棘球绦虫感染很罕见（可导致肺泡包虫病）（图 10.74 和 10.75）[121]。

艾滋病的肺

艾滋病（acquired immune dificiency syndrome, AIDS）病程中常有肺部病变，常需要进行支气管肺泡灌洗、经支气管活检以及不太经常使用的外科肺活检才能确诊，以进行适当的治疗[208-209]。外科肺活检在艾滋病患者中并不常见，但在一些高度选择的患者中有价值，尤其是在那些患有非感染性肺疾病的患者[210-211]。艾滋病患者的机会性感染仍然最常见，包括肺孢子菌性肺炎、巨细胞病毒性肺炎、非典型分枝杆菌病、结核、念珠菌

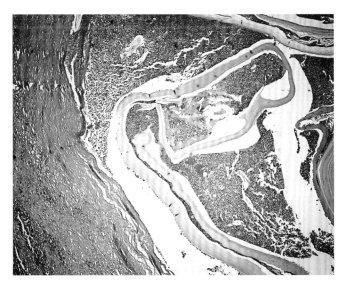

图 10.75　肺棘球蚴病的显微镜下表现

病、侵袭性曲霉病、弓形体病、隐球菌病、组织胞浆菌病、芽生菌病、马红球菌病和微孢子虫病[212]。艾滋病患者感染这些病原体时的组织学表现往往与非艾滋病患者感染这些病原体时相似。组织学上，马红球菌导致的疾病表现为特殊的富于组织细胞的炎症反应，与软斑病无法区分[213]。艾滋病患者非感染性肺部病变包括肿瘤，最常见的是卡波西肉瘤和包括淋巴瘤样肉芽肿病在内的淋巴瘤[214-215]。在经支气管活检的标本中诊断卡波西肉瘤尤其具有挑战性[216]。艾滋病患者可能患有其他非淋巴瘤性淋巴组织增生性疾病，它们常常归类在淋巴细胞性间质性肺炎的名下[217]。有时它们形态学上的改变是非特异的，可与特发性间质性肺炎重叠[218]。

肺与移植

骨髓移植后大多数晚期非白血病性死亡是由感染性和非感染性肺疾病引起的，包括巨细胞病毒性肺炎、弥漫性肺泡损伤（DAD）、缩窄性（闭塞性）细支气管炎、静脉闭塞性疾病和包括胸膜实质弹力纤维增生症（PPFE）在内的各种慢性间质性肺炎[219-222]。无论组织学表现如何，晚期发生的非感染性肺部并发症与移植物抗宿主病高度相关，是后者的肺部表现。

肺活检是评估肺**移植（transplantation）**后患者同种异体移植排斥反应的最常见的方法，主要的鉴别诊断是感染[223]。急性和慢性排斥反应的分级按照国际心肺移植协会的标准进行，但评估者之间的一致性仍很低[224-225]。急性细胞性排斥反应表现为血管周围和间质单个核炎细胞浸润，常伴有嗜酸性细胞浸润。急性排斥反应的分级是基于炎细胞浸润的程度和范围，从 A0（阴性）到 A4（重度）[224]。血管周围和间质的炎症反应常常伴有淋巴细胞性细支气管炎，其分级也是根据其炎性浸润的程度。血管周围炎症和细支气管炎常常发生于机会性感染，最重要的是肺孢子菌和巨细胞病毒感染，因此，在将这些表现归于急性排斥反应之前，应当仔细排除感染的可能[223]。

由抗体介导的急性排斥反应的病理表现还没有很好地界定[226]。慢性排斥反应主要表现为细支气管管腔（闭塞性细支气管炎）、动脉和静脉管腔的纤维性狭窄，根据气道改变的程度分级为无（C0）或有（C1）。

血管性疾病

肺动脉高压（pulmonary hypertension）这个术语包含有不同病因但有着相似临床表现、组织学表现有重叠和对药物治疗有着不同反应的各种各样的疾病[227-228]。其组织病理学在目前的分类体系中作用不大，肺动脉高压的表型分类主要依赖于其临床和生理学的表现以及由此衍生的各种生物标志物的结果[227]。

除了原因不明的肺动脉高压，很少进行外科肺活检评估。各种类型的原发性肺动脉高压更多见于肺移植患者的移植肺。在先天性心脏病患者的历史研究中，对肺动脉高压独有的组织学特征进行了广泛探讨，这些患者肺动脉高压的组织学分级在决定外科矫正手术的可能有效性上起到了重要作用[229-230]。在评估动脉、静脉和小血管的状态上，弹力组织染色非常有帮助。在先天性心脏病的患者，如果其动脉病变仅有中层肥大、内膜纵行平滑肌肥厚、血栓形成后内膜纤维化或细胞性内膜增生，则其血管病变可以逆转[229]。中度至重度的内膜同心圆样层状纤维化可能无法逆转。纤维素样坏死和（或）丛状病变是外科手术禁忌证，除非上述病变仅局限于一侧肺，而另一侧肺是正常的。在高血压性肺血管病中可见神经内分泌细胞数目增多[231]。许多用于评估患者肺动脉高压严重程度的组织病理学表现的相关原则也可应用于原发性肺动脉高压的患者[232-233]。

肺静脉闭塞性疾病（pulmonary veno-occlusive disease, PVOD）在特发性肺动脉高压患者中的占比约为10%，患者没有性别差异，年龄跨度比较大[234]。PVOD的影像学表现与其他类型的肺动脉高压不同，与弥漫性间质性疾病相似[235]。可见肺静脉中小分支的广泛闭塞，伴有再通和假血管瘤样增生，是肺动脉高压进展的原因。肺泡间隔内常可见毛细血管袢迂曲冗长（毛细血管的毛细血管瘤病样改变），与毛细血管瘤病相似，后者有些病变需要与PVOD进行鉴别[236]。PVOD中还可见到小动脉增厚和显著的含铁血黄素沉积。特发性PVOD的病因不明；有时在因原发性心脏病导致慢性静脉性高压的患者可以看到完全相同的表现，诊断时应当除外。PVOD也常常可见于药物毒性反应和患有移植物抗宿主病的骨髓移植患者。

动静脉畸形（arteriovenous malformation）（动脉瘤）可在影像学上辨识，常常表现为多发病变，下叶最常见（图 10.76 和 10.77）。大多数动静脉畸形是先天性的，常见于先天性出血性毛细血管扩张症（Rendu-Osler-Weber综合征）患者。由于血液分流，患者体格检查可发现杂音和发绀，并伴有红细胞增多症和低氧血症。切除治疗可治愈此病。放射线引导下的栓塞可以成功地控制本病。动静脉畸形病变是由大的血管管腔组成，伴有

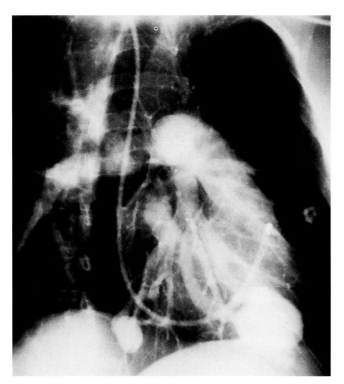

图 10.76　有多发性动静脉畸形的 28 岁男性的血管造影图。患者有 Rendu-Osler-Weber 综合征（先天性出血性毛细血管扩张症）。左下肺叶切除术后，其血氧饱和度由 86% 升至 95%

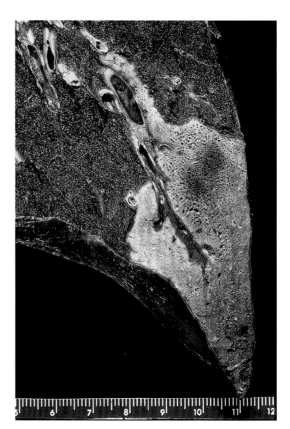

图 10.78　肺梗死。可见以胸膜为基底的典型楔形病灶。可见导致梗死的血管腔内明显的大血栓阻塞了血管

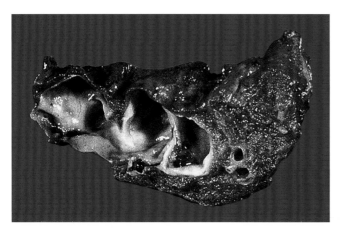

图 10.77　肺动静脉畸形的大体表现

动静脉交通。显微镜下，异常的血管常常表现为平滑肌的缺乏或增生，以至于难以辨别是动脉还是静脉。

由肺血栓栓塞性疾病导致的肺**梗死（infarct）**常常通过影像学识别，表现为血栓栓塞和基于胸膜的三角形实变影。然而，肺梗死有时很像恶性肿瘤，需要进行活检或手术切除（图 10.78）[237]。对于外科病理医师而言，那些引起重视的不是胸部影像学上典型的楔形病灶，而是表现为孤立结节或多发结节的病灶[237]。

其他非肿瘤性疾病

支气管结石病（broncholithiasis）定义为软骨性气道的管腔内存在钙化性物质，常常是感染性肉芽肿性疾病（尤其是结核和组织胞浆菌病）的并发症，其中钙化性肉芽肿侵犯了支气管[238]。其他少见原因包括：吸入的食物发生钙化，或支气管扩张产生的浓稠分泌物发生钙化。

肺玻璃样变肉芽肿（pulmonary hyalinizing granuloma）常表现为双肺多发结节，或类似转移的浸润性病变，但患者症状轻微或毫无症状[239-240]。显微镜下，可见病灶的中心部为蟹足状玻璃样变胶原纤维。混合性炎细胞在周围环绕浸润，包括大量淋巴细胞、浆细胞、少量巨噬细胞和少见的多核巨细胞，整体表现似结节型淀粉样变（图 10.79）。然而，其对淀粉样物质的特殊染色呈阴性。坏死区和非坏死性上皮样肉芽肿极罕见，这对于鉴别诊断非常重要。有些患者曾经或现在伴发肉芽肿性感染，但是，大多数情况病因不明。肺玻璃样变肉芽肿可能与硬化性纵隔炎和（或）腹膜后纤维化有关，近来证据表明，其与 IgG4 相关硬化性疾病有关[241]。

肺的**子宫内膜异位症（endometriosis）**可表现为反复经期咯血，或为无症状的肺内结节而在常规胸部 X 线检查中发现[242]。多数报道的病例病变位于右侧。病变常延伸到胸膜表面[243]。

肺泡微结石症（pulmonary alveolar microlithiasis）少见，其特征是其他方面均正常的肺泡内出现微结石或钙球[244]。病变是双侧弥漫性的，病程奇长，实际上胸部 X 检查即可诊断[245]。

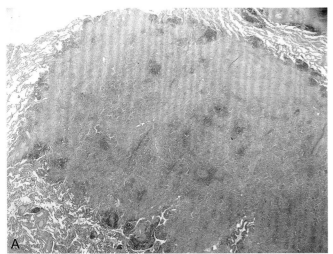

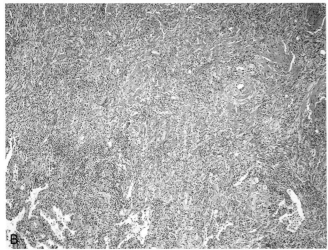

图 10.79 肺玻璃样变肉芽肿,可见境界清楚的结节(**A**)以及典型的胶原纤维化和炎症(**B**)

癌

一般特征和临床特征

自 20 世纪 30 年代以来,**肺癌(carcinoma of the lung)**已经变得非常普遍。美国癌症协会(American Cancer Society)报告称,2015 年,美国有 221 200 例新发病例和 158 040 例死亡病例。在这种可怕的情况下,唯一比较好的趋势是,美国的肺癌发病率总体上正在下降,男性发病率在 20 世纪 80 年代中期达到顶峰,而女性发病率在经历了 20 世纪 80 年代和 90 年代的稳步上升之后,在 21 世纪前 20 年逐渐稳定下来[245]。男性发病率的逐渐下降和女性发病率的稳步上升已使肺癌的发病率在性别上接近平等水平,即男女患者比例为 1∶1。这些趋势并不是美国独有的,世界多个地区都有报道[246]。在 2015 年确诊的患者中,98% 以上患者的年龄在 45 岁以上,但也有年轻人和青少年的病例报道。

与癌症相关的死亡中,肺癌是主要原因,关于肺癌的流行病学特征已经有很多报道。许多过去被认为与肺癌密切相关的重要因素现在被认为与癌症完全无关,或只与少数病例有关,例如,结核、铺路沥青、1918 年

流感流行、煤肺和煤硅肺。接触石棉、多环芳烃、含砷、镍和铬化合物、双氯甲基醚(BCME)、氯甲基醚(CMME)、氯乙烯、放射线(如铀矿工人和在室内高氡环境工作的人群)和其他职业性因素也与一些肺癌的发生有关[247]。尤其是石棉和氡,在所有肺癌死亡病例中,5% 被认为是由石棉引起的[248]。然而,以上所有这些因素与吸烟所起的作用相比就相形见绌了,这对男性和女性均不例外,对所有主要肺癌组织学类型也都是如此[245]。生活在城市的吸烟者和(或)接触石棉的吸烟者罹患肺癌的风险均高于其他人,这表明,空气污染和石棉接触对烟草的致癌效应具有潜在的促进作用,这一可能性已经得到了一些实验模型的证实[249]。值得注意的是,在几乎完全没有自发性的肺肿瘤的动物模型中,吸烟可以引起组织学上与人类吸烟者相似的肺肿瘤[250]。

吸烟与各级气管支气管树的恶性病变、异型增生和化生性病变的关系已由 Auerbach 等人[251]通过严谨的组织学观察予以全面的阐述,并已经通过其他研究所证实[252];前者在尸检中发现,这些支气管上皮变化的严重程度和烟草的消费量之间几乎呈线性相关。吸烟和肺癌前期病变之间也有类似的关系,可能与大麻和烟草使用的添加剂有关[253]。

10%~15% 的肺癌病例发生在从不吸烟的人群中,其中 3/4 为女性,且大部分病例的组织学类型为腺癌[254]。发生在非吸烟女性的腺癌似乎在亚裔人群中更为普遍。

另一个被认为与癌症发生有关的因素是肺纤维化,通过先前存在的终末细支气管上皮的非典型性增生逐渐进展为癌。虽然在大多数情况下,瘢痕和癌症之间的因果关系并不确定,但已有子弹、其他异物和陈旧性肉芽肿造成的瘢痕部位产生恶性肿瘤的病例报道。肺癌与弥漫性纤维化的关系更为复杂[255]。在一项对 153 例肺肿瘤连续切片进行的经典研究中[256],21% 的肿瘤可能与先前就存在的肺蜂窝变和非典型性上皮增生有关。这些肿瘤多数位于肺上叶,其中 1/3 为腺癌。其他研究已经证明普通型间质性肺炎(UIP)和肺癌风险增加之间有明确的关系,尽管纤维化本身的影响被这些患者的较高的吸烟率所混淆[257]。发生于 UIP 的癌表现为下叶不同比例的受累,反映出纤维化的分布规律。外周型鳞状细胞癌在 UIP 患者中的发病率过高,尤其常见于老年吸烟男性[258-259]。

2 型肺泡细胞的非典型性腺瘤样增生已成为部分腺癌患者的重要前期病变[260-261]。

已有一些罕见的肺鳞状细胞癌的病例是由人乳头状瘤病毒(HPV)所引起的报道,是在呼吸道乳头状瘤的基础上恶变而来的[262-263]。然而,就整体而言,HPV 似乎在肺癌的发生过程中并不起重要作用[264]。

在肺癌中,2%~6% 的患者是多发的(表现为同时性或异时性)[265-266],5%~15% 的患者伴有独立的吸烟相关性头颈部肿瘤[267]。分子遗传学研究表明,大多数多中心肺肿瘤(无论是同时性或异时性)都有共同克隆起源的

证据[268-269]。尽管有分子证据，但根据已确立的组织学分类标准，同时或异时发生的多灶性原发性肺癌患者的预后被认为明显好于肺内转移的患者[270]。

大多数肺癌在确诊时都已处于相对晚期，其中约60%由于广泛的局部扩散和（或）远处转移而不能手术。在病程中，症状和体征的出现相对较晚，常常与部分或完全支气管阻塞有关，并可能与原发性的肺部炎症混淆。肺癌的总体存活率仍然很低，一项来自美国国家癌症研究所（National Cancer Institute）的监测、流行病学和最终结果（Surveillance, Epidemiology, and End Results, SEER）（2005年至2011年）的大型队列研究报道[271]，患者的5年生存率为17%。

根据出现频率，肺癌最常见的症状依次递减为：咳嗽、体重减轻、疼痛、痰量增多、咯血、全身不适、发烧以及由副肿瘤综合征引起的多种症状。周围型肿瘤只有肿瘤体积达到足够大并累及支气管形成溃疡或累及胸膜腔才会有出现临床表现。肺癌的临床表现还与肿瘤所处的位置有关，当肺癌位于肺上沟时，可以引起特殊症状，被称为 Pancoast 综合征[272]，其特征是尺神经分布区域疼痛，常伴有因交感神经链受累而出现的 Horner 综合征。

有时，在 X 线胸片或 CT 上，无症状的肺癌患者表现为孤立性的肺结节（硬币样病变）。在应用现代成像技术评估的成人孤立性肺结节中，35%～50% 为肺癌[273]；在 60 岁以上的患者和非钙化性病变中，这一比例更高。出现明显钙化的"硬币样病变"时其恶性率小于1%。

有时，肺肿瘤会在远离原发灶或转移灶的地方出现肺外表现（副肿瘤综合征）[274]。虽然也有例外，但肿瘤的某些形态学表现参数和所产生的全身影响之间有密切的相关性，如表10.2所述。这些表现是由肿瘤分泌的生物活性物质引起的。在与小细胞癌相关的 Lambert-Eaton 综合征中，电压门控钙通道自身抗体（voltage-gated calcium channel autoantibody）起到了病理生理作用。在一些肺癌患者中还检测到其他物质，包括淀粉酶、降钙素、CEA、甲胎蛋白（alpha-fetoprotein, AFP）、β 妊娠特异性糖蛋白和表皮生长因子受体（epidermal growth factor receptor, EGFR）。这些患者以小细胞癌为主；但肿瘤标志物和肿瘤组织学类型之间的相关性并不明显。

由于肺癌的临床诊断常常是在晚期，多年来人们一直不惜成本对高危人群开展筛查工作，希望发现早期和潜在可治愈的病例[275]。但直到现在，这些努力总体而言是令人失望的。目前，广为人知的多机构研究和随机对照的全国肺癌筛查试验表明，通过对精心选择的高危人群实施周密的筛查方案，有可能降低肺癌死亡率。如何以符合成本效果的方式实施目前的筛查建议仍然存在争议[276-278]。需要附带说明的是，绝大多数筛查所发现的肿瘤，无论是孤立的还是多发的，都是腺癌，其中一些包括倍增时间远远长于以往偶然发现的肺癌，反映出该人群中存在过度诊断的风险[279-280]。

表10.2　肺癌的全身表现及其最常见的相关肿瘤类型[275]

全身反应和相应激素	肿瘤类型
库欣综合征（ACTH）	小细胞癌 类癌
类癌综合征	类癌 小细胞癌
低钠血症（ADH）	小细胞癌
高钙血症（甲状旁腺素相关性蛋白质）	鳞状细胞癌
男性乳腺发育（hCG）	所有类型的肺癌
杵状指和肥厚性肺性骨关节病	与肿瘤类型无关；主要取决于是否与胸膜接近
精神症状（即中毒性错乱性精神病）	小细胞癌
小脑皮质变性	所有类型的肺癌
脑脊髓炎	小细胞癌
感觉神经病	小细胞癌
肌病-肌无力综合征（Lambert-Eaton综合征）	小细胞癌

病理和免疫组织化学特征

肺癌有几种组织学分类体系。最广泛使用的一种是由世界卫生组织（WHO）和国际肺癌研究协会（International Association for the Study of Lung Cancer, IASLC）[281] 共同制定的肿瘤分类方法，包括下列主要类型：

1. 腺癌
2. 鳞状细胞癌
3. 神经内分泌肿瘤（包括小细胞癌、大细胞神经内分泌癌、典型和非典型类癌以及弥漫性神经内分泌细胞增生）
4. 大细胞癌
5. 腺鳞癌
6. 肉瘤样癌（包括多形性、梭形细胞和巨细胞癌、癌肉瘤和肺母细胞瘤）。

几项研究已经证明这种分类方法的可重复性，以及其在活检和手术标本之间运用的一致性[283]。目前 WHO 对肺肿瘤的分类方法不同于之前的分类方法，它不仅包括基于常规光学显微镜水平的标准，还包括基于有限数量的常用免疫染色的免疫表型的标准[281]。

较大的肺癌常表现为多种组织学类型的混合，这使得分类更加复杂化。一项包含 100 例肺癌的连续病例研究对患者的整个肿瘤或其 10 个肿瘤块进行了检查，结果发现，只有一半以上表现为单一的组织学类型[284]。肿瘤的主要组织学类型的免疫表型相对稳定且重复性高，尽管也有罕见例外的免疫染色模式报道[283,285-286]。

近年来，不同组织学类型的肺癌的相对发病率发生了变化。腺癌是目前最常见的肺癌，而鳞状细胞癌和小细胞癌的发病率都有所下降[246]。将免疫组织化学染色应用于组织学分类也影响了各种组织学类型的相对发生率，使归入大细胞癌这一分类的病例大大减少[287]。

肺癌的组织化学、免疫组织化学、超微结构和分子遗传学特征将在各类肿瘤中进行讨论，在此仅提及肺癌的最重要的通用免疫标志物，它们是：

- 角蛋白（keratin）。角蛋白在所有类型的肺癌中均表达，但具体表达哪种角蛋白则取决于肿瘤亚型[288]。
- 甲状腺转录因子1（thyroid transcription factor 1，TTF-1）。TTF-1在正常2型肺泡上皮细胞和Clara细胞中恒定表达，已成为肺上皮性肿瘤的最有价值的标志物之一[289-290]。TTF-1在80%以上的腺癌中表达，在小细胞癌中也有类似比例的表达，但在其他类型肺癌中的表达比例要小得多[285]。鉴于TTF-1（或napsin A）具有较高的敏感性和特异性，目前WHO的分类方法建议将TTF-1（或napsin A）阳性作为将分化差的非小细胞癌归类为腺癌的标准。有时会出现假阳性结果，特别是当非肿瘤性呼吸道上皮细胞染色时，后者会被误认为是肿瘤性鳞状细胞，这是一个诊断陷阱，这在小的活检标本判读时尤其重要[291]。对于确定肺是否是可能的原发灶，在脑或其他肺外转移灶中检测TTF-1也有帮助。这里有一个重要的提醒，顾名思义，另一个恒定表达TTF-1的组织是甲状腺上皮。在少量病例中，TTF-1可为少许局灶阳性，例如，在前列腺和膀胱等非肺原发的小细胞癌以及乳腺、结肠、卵巢和子宫内膜的腺癌[289]。
- Napsin A。Napsin A是一种天冬氨酸蛋白酶，参与肺表面活性蛋白B的成熟，存在于Ⅱ型肺泡上皮细胞和肺泡巨噬细胞的胞质中。Napsin A是肺腺癌的一种敏感性高的标志物（在约80%的病例呈阳性），因此，对TTF-1阴性的肿瘤而言，它是一种有用的辅助标志物[292]。Napsin A染色呈阳性也见于肾细胞癌和甲状腺乳头状癌的高细胞亚型[293]。与TTF-1类似，在非肿瘤性呼吸道上皮细胞napsin A染色呈阳性可能与肿瘤性鳞状细胞相混淆，这是一个潜在的诊断陷阱，会使判读更加复杂[294]。
- p63和p40（ΔNp63）。p63包括一系列变异型（异构体），包括转录活性抑癌基因和非转录活性原癌基因。最常用于组织诊断的p63抗体是一个"pan-p63"标志物，而p40是一种非转录活性的异构体（ΔNp63），对鳞状/基底型上皮有更强的特异性[295]。两者在来源于各个部位的几乎所有鳞状细胞癌中——包括肺的——都呈弥漫性阳性表达，但p63的特异性较低，在大约1/3或更多的肺腺癌中也可见局灶阳性表达[296]。目前WHO对肺肿瘤的分类建议，在TTF-1阴性的低分化非小细胞肺癌中，p63或p40的弥漫阳性表达应作为判定鳞状细胞癌的标准。

表10.3显示了肺癌的主要组织学类型的免疫组织化学抗体谱——摘自Pandit等人[297]的文献报道。对于分化差的非小细胞肺癌仅凭常规组织学难以分类，可以通

表10.3　主要类型的肺癌的免疫组织化学表型

	TTF-1（%）	CD56（%）	CK5/6（%）	34βE12（%）
腺癌	77	3	0	46
鳞状细胞癌	7[a]	6	100	97
小细胞癌	88	95	0	12

[a] Ordonez等人认为，在鳞状细胞癌中，TTF-1（和napsin A）的阳性信号仅限于非肿瘤性呼吸上皮[292,295]

过TTF-1和p63或p40的表达情况对肿瘤进行进一步分类。同时还可以保留小活检或细胞学标本用于分子检测。对于TTF-1和p63/p40的表达不足以明确诊断的病例，增加高分子量角蛋白（选用CK5/6更有特异性，而不是34βE12）和napsin A检测可能会有帮助[290,298]。少数情况下，会出现与最终肿瘤切除标本组织学分类不一致的情况，这主要是取样的局限性的影响，而不是选择免疫染色标志物的问题。

血管和（或）淋巴管的浸润在大约一半的非小细胞癌切除标本中可见，尤其是在较大的肿瘤中更为常见[299]。血管和（或）淋巴管浸润对预后的预测意义仍有争议，但两者都倾向于预测复发的可能性更大和生存期更短，所以应写入肺癌切除标本的病理报告中[300-301]。约20%的非小细胞癌切除标本中有肺脏层胸膜侵犯，提示在淋巴结阴性的早期肺癌中，总体生存期较短[302]。肺胸膜侵犯除了是一个预后因素外，对肿瘤体积小（3.0 cm）和淋巴结阴性的肺癌分期也很重要，有肺胸膜侵犯的肿瘤的分期应归为上升期（ⅠB期）癌，否则可能被认为是早期（ⅠA期）癌[303]。

腺癌

腺癌（adenocarcinoma）在女性肺癌约占一半以上，在男性肺癌占近45%[304]。腺癌的发病率比其他组织学类型的肺癌要高，以至于腺癌成为现在最常见的一种类型[246]。据美国的两个大型国家数据库收集的2004年至2009年的数据，腺癌的发病率是鳞状细胞癌的1.7倍多，是小细胞癌的2.5倍多[305]。

大体上，浸润性腺癌通常表现为界限不清的灰黄色的外周型病变（图10.80）。它们可以是单发的，也可以是多发的。如果它们分泌大量的黏蛋白，就会呈现出胶冻状样、蛋白状外观。空洞形成较少见。大约65%的肿瘤位于肺周边，通常在切除时可见其邻近脏层胸膜，导致胸膜纤维化或皱缩（图10.81）。偶尔，一个小的周围型腺癌会播散到胸膜间隙并广泛覆盖在脏层和壁层两层胸膜上，看起来类似于弥漫性间皮瘤（假间皮瘤样癌）的外观（图10.82）[305]。腺癌只偶尔表现为支气管内息肉样肿块（图10.83）[306]。

腺癌有时与周围的瘢痕有关，包括肺尖帽[307]。在Auerbach等人[308]回顾的82例经典的"瘢痕癌"中，72%为腺癌，18%为鳞状细胞癌，其余均为大细胞未分化癌，

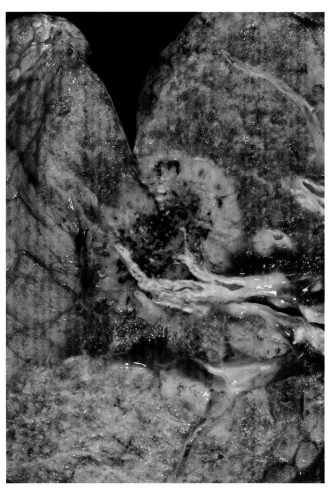

图 10.80 典型的外周型肺腺癌，该例可见肺的脏层胸膜皱缩
（Courtesy of Dr. J. Carvalho, Minneapolis, MN.）

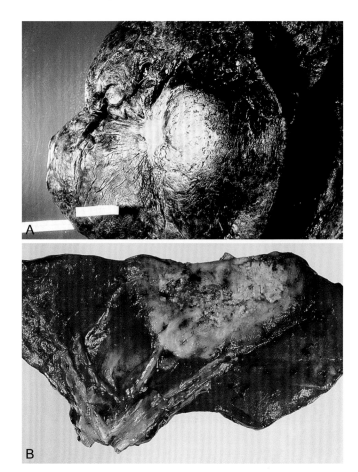

图 10.81 **A** 和 **B**，分别显示两个肺腺癌胸膜皱缩的外表面和切面的情况

当时还未对低分化的非小细胞肺癌进行免疫染色再分类。没有小细胞癌。大量研究表明，许多（大多数？）周围型肺癌并非发生于先前存在的瘢痕，而是肿瘤通过促结缔组织增生、梗死、肺泡塌陷和纤维弹力组织增生的共同作用形成了瘢痕[309-311]。

显微镜下，腺癌表现出了多种分化，从高分化原位腺癌（过去称为细支气管肺泡癌）到低分化实体型腺癌（过去被认为可能是大细胞癌）。腺癌的两种形态特征通常同时出现，即腺泡型或乳头型和（或）有黏液的分泌。有时，肺腺癌细胞胞质内出现明显的嗜酸性小球，与黏蛋白小球不同[312]。肺细胞的免疫标志物，最常用的是 TTF-1 和（或）napsin A，在缺乏腺样组织学结构或黏液分泌的低分化癌中也足以确立腺癌的诊断，假定没有其他令人信服的组织学特征（如角化）来提示另一种诊断[261,313]。

肺腺癌在组织学上具有异质性，许多腺癌表现为多种混合的生长模式。确定肿瘤的主要生长模式可能对预测此分期患者的无病生存的预后有意义。体积小（≤3.0 cm）且淋巴结阴性的肿瘤、非浸润性腺癌（原位腺癌）、微浸润性腺癌（浸润灶≤0.5 cm）和贴壁型为主的腺癌（一组高分化腺癌，在过去的肺肿瘤分类中被称为细支气管肺

泡癌）（图 10.84）都具有良好的预后[314]。大多数早期病变没有浸润的征象，是由非黏液性柱状细胞构成的，但也有少数原位癌和微浸润性腺癌是由温和的黏液柱状细胞构成。一般来讲，在 I 期浸润性腺癌，贴壁型生长模式（细支气管肺泡）至少占肿瘤的 50%，而且没有其他不好的组织学类型［即血管淋巴管和（或）胸膜侵犯，微乳头型的生长模式］，与原位腺癌和微浸润性腺癌一样有良好的预后[315]。实际上有些研究表明，与缺乏贴壁型这种独特的高分化生长模式的腺癌相比，只要存在少量贴壁型（细支气管肺泡）成分，也有较好的生存率[316]。微乳头型腺癌（图 10.85）和实体型腺癌（图 10.86）可能与病变分期晚更相关，预示着预后不良[314,316]。即使存在少量的微乳头型成分，也应在病理报告中指出，因为它提示肿瘤更具侵袭性，肿瘤复发和远处转移的可能性更大[317]。常见的腺泡型（图 10.87）、乳头型（图 10.88）和浸润性黏液腺癌（图 10.89）属于预后中等组[314]。一些少见的腺癌变异型包括：印戒细胞型腺癌（图 10.90）[318]，浸润性黏液癌（见图 10.89），其中包括以前归类为黏液性细支气管肺泡癌，形态上与胶样癌和囊腺癌有重叠的黏液癌[319]，伴有肠型（杯状细胞）分化[320]、肝样分化的

腺癌[321]，具有横纹肌样特征的腺癌[322]，微囊性腺癌[323]（形态上与筛状癌有重叠[324]）以及伴有大量淋巴细胞浸润的腺癌[325]。

需要注意的是，贴壁型生长模式（沿肺泡壁排列的肿瘤细胞）并不是肺原发性腺癌所特有的，也可以发生在转移性肿瘤中，包括来自乳腺和甲状腺的肿瘤，它们对TTF-1也可能呈阳性[326]。在肺和甲状腺以外部位（例如

乳腺、结肠、胰胆道、卵巢、子宫内膜）发生的腺癌中，TTF-1染色的阳性率严重依赖于所使用的抗体克隆号；在最常用的市售抗体中，8G7G3/1（Dako）的敏感性比SPT24（Leica/Novocastra）的敏感性低，但特异性更强，后者在来自其他部位的肿瘤中更有可能会出现意想不到

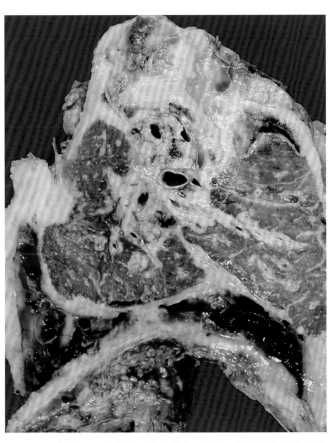

图10.82 外周型肺腺癌，沿着胸膜表面扩散，与恶性间皮瘤的大体形态非常相似。可见肺内支气管周围淋巴结转移

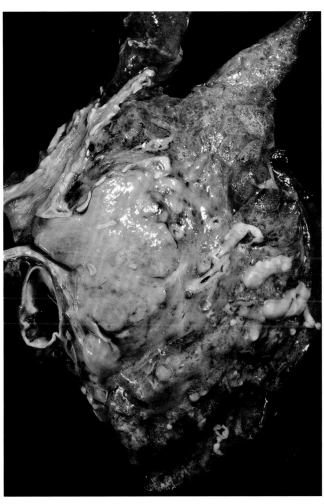

图10.83 支气管内息肉样腺癌，伴有支气管阻塞后导致的支气管扩张和阻塞性"金色"（内源性脂质）肺炎（Courtesy of Dr. J. Carvalho, Minneapolis, MN.）

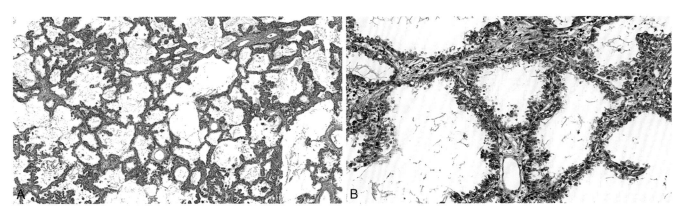

图10.84 贴壁型（旧称细支气管肺泡癌）生长模式在微浸润性腺癌中占主要成分。可见肺泡整体结构保留（**A**），肿瘤性非黏液柱状细胞沿肺泡间隔表面分布（**B**）

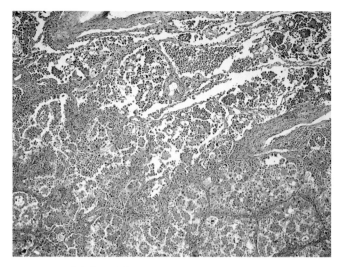

图 10.85　微乳头型腺癌

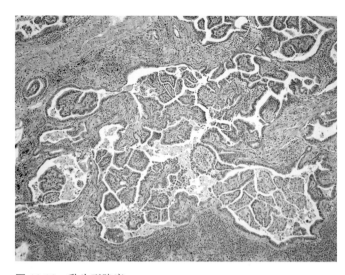

图 10.88　乳头型腺癌

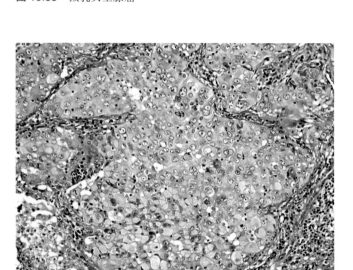

图 10.86　实体型腺癌与大细胞癌难以区分，除了黏蛋白染色呈局灶性阳性和 TTF-1 染色呈阳性

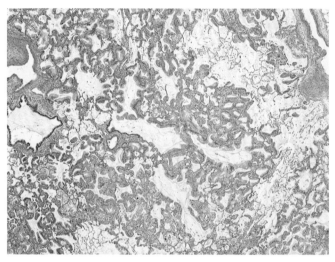

图 10.89　浸润性黏液腺癌

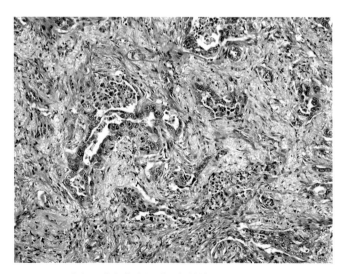

图 10.87　腺泡型腺癌伴有间质的促结缔组织增生反应

的 TTF-1 染色阳性 [327]。

在原发性肺腺癌中，已有少量大支气管黏膜内的 Paget 样播散的报道 [327]。

免疫组织化学上，肺腺癌通常表达低分子量角蛋白（有时共表达波形蛋白 [328]）、EMA、CEA、分泌成分、MOC-31、Ber-EP4、TAG-72、BG-8 和 MUC 家族的多个成员 [329]。表达角蛋白 7（CK7）被认为是肺癌腺样分化的证据，但这不是特异的，其在大部分鳞状细胞癌中也可以表达 [286]。如前所述，TTF-1 和 napsin A 在大多数腺癌中呈阳性。CDX2 在腺癌中通常呈阴性，这在与转移性结直肠腺癌的鉴别诊断中是有帮助的，但这并不适用于具有肠型分化的肺腺癌，包括一些黏液癌 [319,330]。同样，雌激素受体（estrogen receptor, ER）在腺癌中通常呈阴性，这对转移性乳腺癌的鉴别诊断有帮助，但这并不是一个绝对的评判标准，ER 在 10%～30% 的肺腺癌中可以呈局灶性阳性，其阳性率因抗体的类型不同而不同 [331]。大约一半的病例，表面活性剂脱辅基蛋白（PE-10）呈阳性，这

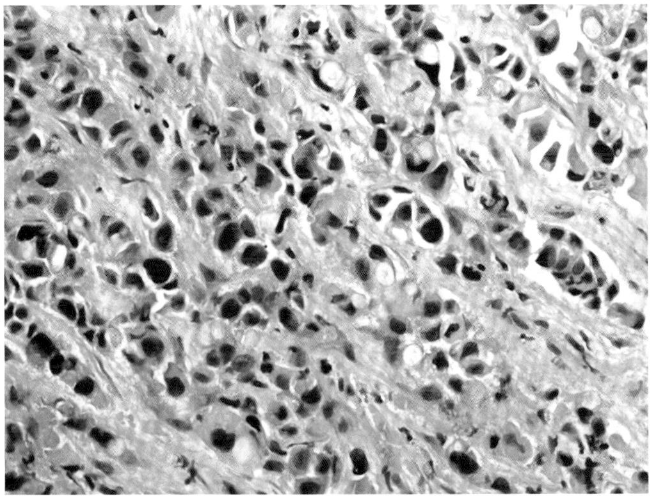

图 10.90 TTF-1 和黏蛋白阳性的原发性肺腺癌，伴有印戒细胞

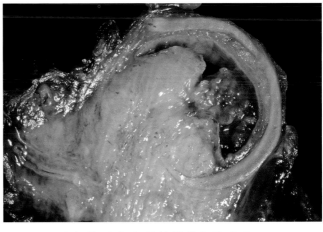

图 10.91 支气管腔内生长的鳞状细胞癌（Dr. J. Carvalho, Minneapolis, MN.）

对鉴别其他原发性肺癌和转移性腺癌具有潜在作用，虽然作为诊断工具其在很大程度上已被 TTF-1 所取代，因为 TTF-1 的特异性和敏感性更高[332]。肺腺癌还恒定表达血型抗原 Lewis X 和 Lewis Y，这可能对鉴别上皮增生的良性和恶性具有一定价值[333]。具有 Clara 细胞分化的腺癌对 DC-LAMP 具有免疫反应，正常情况下这种分子表达于成熟的树突状细胞，在子宫内膜腺癌中也有表达[334]。

同其他非小细胞癌的组织学类型一样，肺腺癌存在多种遗传学和表观遗传学改变[335-336]。在大约 50% 的病例中发现有 TP53 突变，最常见的形式是点突变，有些是纯合性缺失[337]。在癌症基因组图谱（Cancer Genome Atlas, TCGA）研究网络对肺腺癌进行的大型分子谱综合分析中，KRAS 突变的频率仅次于 TP53，排第二位，这与吸烟以及个体基因和全基因组中 C 的含量是否大于 A 核苷酸转位（高转位）有关[336]。在既往和现在吸烟的肺癌患者检测到 KRAS 原癌基因的激活提示，KRAS 突变在吸烟相关性腺癌的发展中是一个早期且不可逆的事件。TCGA 分析显示，肺腺癌的其他驱动突变包括：EGFR（14%）、BRAF（10%）、PIK3CA（7%）、MET（7%）、RIT1（2%）；抑癌基因 STK11（17%）、KEAP1（17%）、NF1（11%）、RB1（4%）、CDKN2A（4%）；核染色质修饰基因 SETD2（9%）、ARIDIA（7%）和 SMARCA4（6%）；RNA 剪接基因 RBM10（8%）和 U2AF1（3%）；以及 MGA（8%），这是一个编码 MYC 通路中一种重要蛋白质的基因[336]。KRAS 和 EGFR 突变也存在于非典型腺瘤样增生中，这是一种假定的腺癌的癌前病变，定义为轻度至中度非典型非黏液性柱状细胞的小范围（≤0.5 cm）局部增生，没有明显的炎症和（或）纤维化。EGFR 突变与 KRAS 突变相互排斥，并且 EGFR 的突变率在东亚腺癌患者中明显高于非亚裔腺癌患者，在女性患者高于男性患者，在不吸烟人群高于吸烟人群[338-339]。对一些特殊异常情况的分子检测的重要性和具体细节将在后续治疗章节中讨论。

在肺腺癌的发病机制中，除了单基因突变外，还有越来越多的异常分子事件发挥了重要作用。ALK（间变性淋巴瘤激酶）基因的特异性易位的最常见配体是同样位于 2p 染色体的 EML4（即转位），这种易位可以发生在小于 10% 的肺腺癌中，这取决于研究人群[340]。发生 ALK 易位的肺腺癌具有以下特征：发生于不吸烟者或轻度吸烟者，年轻，以及没有 EGFR、KRAS 和 TP53 基因突变[341-343]。这些肿瘤倾向于实体型生长，常伴有印戒细胞样形态[342-344]。由于 ALK 酪氨酸激酶的靶向抑制剂在近 3/4 的患者中产生作用，而且与标准化疗相比，其中位无进展生存期更长，人们对这一小部分腺癌亚型产生了极大的兴趣和热情[345]。考虑到这些靶向治疗方法的潜在影响，EGFR 突变和 ALK 重排的分子检测（在许多实验室，检测项目已经扩大到包括其他潜在的目标基因和表观遗传异常情况）已经被多个病理学组织和美国临床肿瘤学会推荐，成为被挑选的部分肺腺癌患者的标准检测[346-347]。

鳞状细胞癌

鳞状细胞癌（squamous cell carcinoma）是第二常见的肺癌，占男性肺癌发病率的 1/3，占女性肺癌发病率的 20%~25%[304]。大多数病例以段支气管为中心发生（图 10.91），因此，在 X 线胸片和 CT 中表现为肺门或肺门周围肿块。靠近肿瘤的支气管黏膜通常表现为鳞状上皮化生，有时为原位癌，偶尔可以从肿瘤主体向外延伸几厘米。少数情况下，鳞状细胞癌表现为支气管内息肉样肿块，仅伴有少量支气管壁外播散[348]。由于它们往往累及中央气道，脱落的恶性细胞在痰液或支气管刷片的细胞学标本中比其他类型的肺癌更容易被发现。大约一半中央型肿瘤患者出现支气管阻塞的表现，例如阻塞性肺炎或肺不张。鳞状细胞癌有一个特征，容易发生中央坏死，形成空洞（图 10.92）。钙化不常见。鳞状细胞癌也可发生在肺外周甚至胸膜下[349-350]。这时，肿瘤可能会以

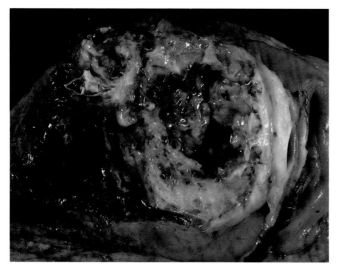

图 10.92　体积较大的鳞状细胞癌常伴中央空洞形成

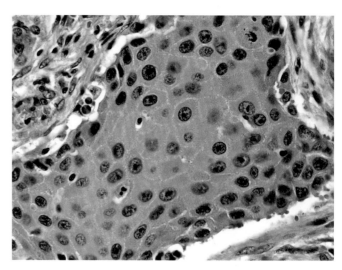

图 10.94　鳞状细胞癌显微镜下表现，可见细胞间桥

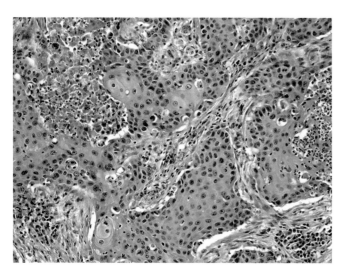

图 10.93　鳞状细胞癌的显微镜下表现，伴有角化和坏死

贴壁样的方式充满肺泡腔，模仿一种类似典型腺癌的生长模式 [351]。在小的、早期的、周围型鳞状细胞癌中，如果肺泡填充型生长模式占主要部分，则可能提示更好的预后，就像肺腺癌中的贴壁型生长模式一样 [352]。

显微镜下，恶性的诊断标准是基于细胞异型性和浸润，在 HE 切片上，诊断鳞状细胞癌是依据角化和（或）细胞间桥（图 10.93 和 10.94）[353]。可见单个细胞角化，更常见的是 "角化珠" 的形成。不要将单个坏死细胞误认为是角化细胞。鳞状细胞分化标志物，例如 CK5/6（高分子量细胞角蛋白）和（或）p63 或 p40，染色呈弥漫的强阳性，也足以将其他无法分类的低分化非小细胞癌归为鳞状细胞癌 [353]。

偶尔，在典型鳞状细胞癌中可发现胞质内黏液滴，不应将其重新分类。只有当肿瘤标本中含有大于 10% 的

明确的腺癌组织学成分时，才能将其诊断为腺鳞癌 [354]。

鳞状细胞癌的其他形态学特征包括：肿瘤细胞的嗜酸性变（由于线粒体含量增加），异物巨细胞对角蛋白的反应，栅栏状排列的肉芽肿，以及中性粒细胞和其他炎症细胞的广泛浸润。鳞状细胞癌可进一步细分为小细胞亚型、透明细胞亚型和乳头状亚型，除了描述组织学特征外，其诊断价值有限并可能使鉴别诊断复杂化。

唯一的例外是**基底细胞样鳞状细胞癌（basaloid squamous cell carcinoma）**，这是一种分化差的癌，类似于上呼吸消化道的同名肿瘤（见第 4 章），具有典型的分叶状生长方式，肿瘤巢外周细胞呈栅栏状排列（图 10.95A）[355]。这种类型的肿瘤可出现局灶或突然角化；更常见的是表现为非角化性癌，伴有 p63 和（或）p40 的弥漫阳性免疫反应，呈现鳞状细胞分化（参见图 10.95B）；对 CK5 或 CK5/6 等高分子角蛋白的抗体的免疫组织化学染色也呈阳性，但对 TTF-1 呈阴性。在少数基底细胞样鳞状细胞癌中可见神经内分泌标志物的局灶阳性染色。这是中央型肺癌的一个重要亚型，具有侵袭性的临床经过，类似于其他低分化鳞状细胞癌 [356-357]。

鳞状细胞癌根据其角化程度可分为高分化、中分化和低分化。电镜下，可见丰富的张力原纤维、复杂的桥粒和基底膜（图 10.96）。

免疫组织化学上，如前所述，鳞状细胞癌低分子量和高分子量角蛋白染色呈阳性，与上文所述 p63 和 p40 染色的表达一致。针对高分子量角蛋白最常用的抗体，CK5/6 的特异性比 34E12 的特异性更高，可以区分肺的鳞状细胞癌和腺癌 [284]。在肺鳞癌中，仅有约 10% 的鳞状细胞癌对 GATA3 呈阳性，这可能有助于区分肺原发性癌与皮肤和尿路的转移癌 [358]。市售抗体 Desmocollin-3 和 glypican-3 可以作为附加选择，相比腺癌，更常在鳞状细胞癌中表达 [359-360]。

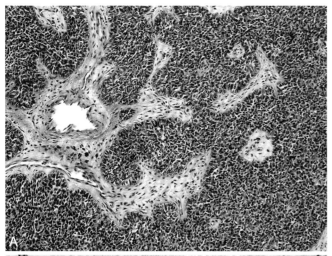

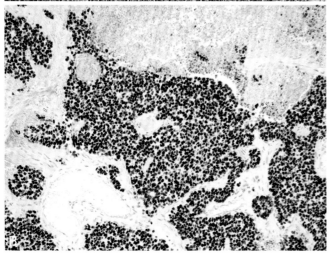

图 10.95　基底细胞样鳞状细胞癌伴有典型的分叶状生长方式（**A**），p63 染色呈弥漫阳性（**B**）

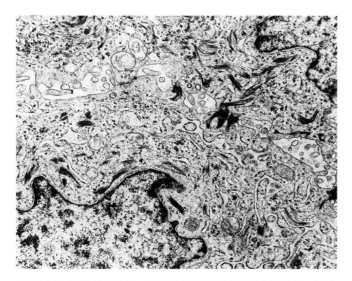

图 10.96　肺鳞状细胞癌。可见肿瘤细胞有大量张力原纤维，其中一些附着在桥粒上，这是鳞状细胞分化的特征（×16 850）

HPV 已在被证实在少数鳞状细胞癌和一些腺癌中有表达，其流行在很大程度上取决于地域 [361]。HPV 16 和18 型是最常检测到的高危型，但它们在癌的发生中的作用仍不明确 [264,362]。

在遗传水平上，最常见的异常是 *TP53* 的体细胞突变和由于表观遗传沉默、失活突变和纯合缺失所导致的 *CDKN2A* 失活 [363]。其他常见的基因改变包括一个参与鳞状细胞分化的亚群（*SOX2*、*TP63*、*NOTCH1*、*NOTCH2*、*ASCL4*、*FOXP1*）和一个调节氧化应激反应的亚群（*KEAP1*、*CUL3* 和 *NFE2L2*）[363]。

神经内分泌肿瘤

肺神经内分泌肿瘤（neuroendocrine tumor）包括：两种高级别变异型，小细胞癌和大细胞神经内分泌癌；一种中级别类型，被称为非典型类癌；以及低级别的典型类癌。微小瘤和弥漫性神经内分泌细胞增生这两种病变有重叠，与肺的其他类型的神经内分泌肿瘤相比，更有可能表现为弥漫性多灶性病变。小细胞癌和大细胞神经内分泌癌是高级别的神经内分泌癌，这两种肿瘤之间的鉴别在观察者间的一致性较低，即使是病理学专家也如此 [364]。鉴于它们在临床研究中具有重叠的自然病程、免疫表型，以及最新的分子谱研究显示这两种肿瘤可能可以归为一类，这两种肿瘤之间的鉴别诊断的意义可能有限，但它们与非典型类癌和典型类癌是有区别的 [365-366]。

小细胞癌（small cell carcinoma）在美国占肺癌发病率的 10%～20% [304]；自 20 世纪 80 年代到 90 年代初以来，男性和女性的发病率接近相同 [246]。同鳞状细胞癌一样，小细胞癌与吸烟量密切相关；几乎所有的小细胞癌患者都吸烟或有既往吸烟史 [367]。约 90% 的小细胞癌患者在确诊时有广泛播散（一般为 Ⅲ 期或 Ⅳ 期），10% 的患者的病变比较局限，手术切除成为治疗选择之一 [368-369]。

典型的小细胞癌发生于肺中心部位，但偶尔也可见于外周。大体上，小细胞癌呈白色到黄褐色，质地柔软，易碎，坏死广泛。当病变位于大支气管中心时（通常情况下），可能以环绕支气管的方式生长，或在正常黏膜下广泛播散（图 10.97）。在晚期，支气管可能完全阻塞，但单纯支气管内生长或以支气管内生长为主要方式者并不常见。

显微镜下，小细胞癌应被视为一种独立的肿瘤组织学类型，而不能认为是一种未分化型肺癌。组织学形态上，小细胞癌通常呈实体或片状生长，伴有其他常见的与神经内分泌分化相关的生长模式，包括巢状或器官样结构，常见肿瘤细胞巢外周的细胞呈栅栏状排列，也可呈缎带样、小梁状、菊形团或假菊形团 [370]。坏死常见，常常广泛。

"纯"的小细胞癌的特征为小的圆形或椭圆形的细胞，类似淋巴细胞（图 10.98）[371]；细胞核呈细颗粒状，深染，核仁不明显，核分裂象常见；胞质稀少，以至于在常规切片中几乎无法辨认。在有些病例其肿瘤细胞呈梭形。细胞核"塑型（molding）"，这种改变首先见于细胞学涂片中的描述，在常规切片也可以观察到，这是细胞质相对缺乏中间丝的结果。在少数病例，除了含有典型小细胞癌的形态外，还可能含有散在分布的巨细胞 [372]。

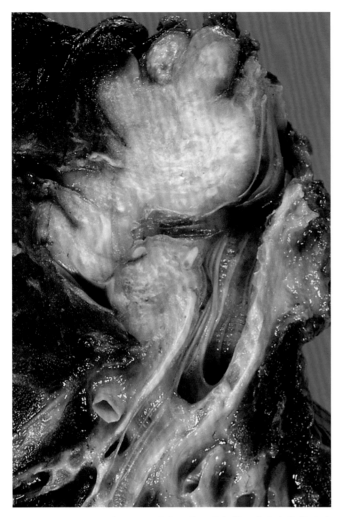

图 10.97　肺小细胞癌。可见肿瘤沿着叶支气管及其分支的管壁弥漫生长

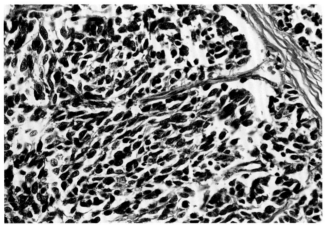

图 10.98　小细胞癌。可见肿瘤细胞核深染，呈卵圆形到梭形，胞质极为稀少

有一个非常常见的人工假象，尤其是在小活检标本中，表现为细胞核的拉长、变形、凝集以及染色质弥散（图10.99）。如果整个标本中都存在这种现象，即使对应的细胞学标本对诊断常常有一定的帮助，也可能使活检标本无法用于诊断（图10.100）[373]。另一种假象，通常被

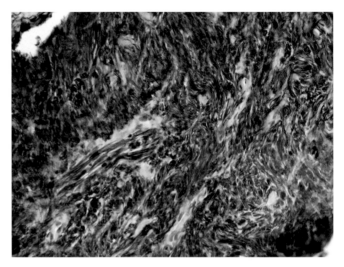

图 10.99　小细胞癌。在支气管活检标本中常伴有明显挤压的人工假象，以至几乎无法诊断

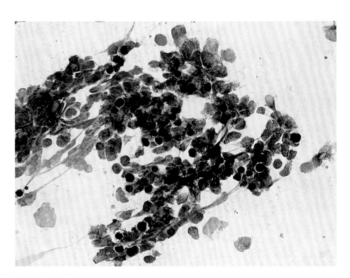

图 10.100　超声引导下经支气管隆突下淋巴结穿刺涂片显示的肺小细胞癌

称为"Azzopardi 效应"，有时在小细胞癌中可见到，表现为染色质弥散并包绕蔓延至血管壁，呈强嗜苏木素性（图 10.101 ）。

有意思的是，小细胞癌的这种典型表现几乎只出现在小活检标本中。而在从淋巴结、远处转移灶或少见的原发性肿瘤切除获取的标本中，肿瘤细胞通常更大，细胞质更丰富[370]。这表明小细胞癌在某种程度上是因为人为的收缩而导致的表型，而这种可能对于将小细胞表型从大细胞神经内分泌癌中鉴别出来有一定帮助。

小细胞癌以往的组织学亚型分类主要是依据细胞学标准进行的，将小细胞癌细分为燕麦细胞、中间细胞、混合性小细胞和大细胞三类。这些亚型的分类缺乏重复性，没有一致的临床或生物学意义，反映了这些高级别神经内分泌癌在细胞学上有一定程度的异质性，因而这样的定义太狭窄[374-375]。2004 年和 2015 年的 WHO 肿瘤分类将小细胞癌视为一个独立的病种，与其他类型的肺癌一样，小细胞癌可以单纯存在，或与其他组织学类型

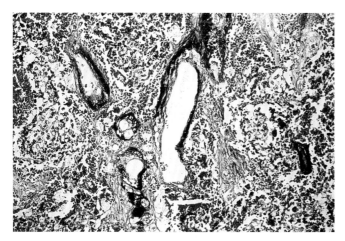

图 10.101 肺小细胞癌，伴有广泛坏死和血管壁的嗜苏木素染色（所谓的"Azzopardi 反应"）

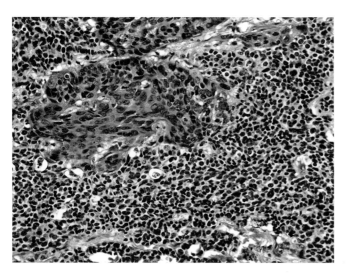

图 10.102 复合性小细胞 - 鳞状细胞癌

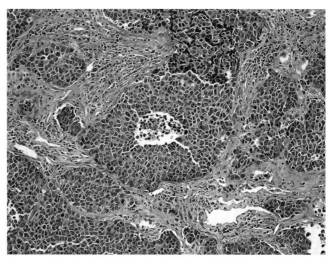

图 10.103 大细胞神经内分泌癌，可见巢状（器官样）生长模式、特征性的坏死和大量核分裂象

的癌混合（复合）出现[371]。复合型小细胞癌不常见，其定义为：小细胞癌合并有第二种组织学成分，包括鳞状细胞癌、腺癌或罕见的肉瘤样癌的变异型（图 10.102）。

决定一个肺肿瘤是否可归入小细胞癌的范畴，无论是单纯的，抑或是复合型的，其关键因素不在于是否检测到神经内分泌分化（参见下文）或核的大小，而是在光学显微镜下对常规染色切片中细胞染色质和核仁形态的观察[373]。细胞染色质应细腻均匀散在，无明显团块；更重要的是，核仁不明显或完全缺失。

免疫组织化学染色对小细胞癌的诊断价值有限，但通常有助于缩小鉴别诊断的范围，尤其是对于小活检标本[373]。几乎所有的小细胞癌角蛋白染色都呈阳性，尤其是低分子量角蛋白[373,376-377]。这对于鉴别小细胞癌和淋巴瘤很有用，淋巴瘤是一种在临床表现、影像学、组织学和细胞学上与小细胞癌类似的肿瘤。应用免疫组织化学检查可能有助于区分小细胞癌和基底细胞样变异型的鳞状细胞癌，高分子量细胞角蛋白（例如 34βe12 和 CK5/6）、p63 和 p40 在小细胞癌通常呈阴性或只显示局灶少量肿瘤细胞呈阳性[377]。TTF-1 在 80%~90% 的小细

胞癌呈阳性表达，这是另外一种可以用于小细胞癌和基底细胞样鳞状细胞癌鉴别的特征[378]。用 Ki-67（MIB-1）标记增殖指数几乎为 100%，这在小活检标本中鉴别类癌和非典型类癌中起关键作用[379]。神经内分泌标志物染色的价值有限，因为多达 40% 的小细胞癌 Syn 和 CgA 染色可能呈阴性。CD56 染色更加敏感，但其特异性较差。与此同时，近 1/3 或更多经典的非小细胞癌在使用一组三联抗体（Syn、CgA、CD56 或 CD57）进行检测时可显示神经内分泌分化[380]。

在分子遗传学水平上，几乎 100% 的小细胞癌存在 3 号染色体（p14-p23）的缺失，80% 以上有 TP53 突变，超过一半有 RB 基因失活，还有少数表现为 MYC、SOX2 和 FGFR1 扩增[381-382]。KRAS 和 EGFR 的突变很少见[382]。

大细胞神经内分泌癌（large cell neuroendocrine carcinoma）是另一种高级别的神经内分泌癌，在组织学、免疫表型、分子、临床等方面与小细胞癌均有重叠。同小细胞癌一样，大细胞神经内分泌癌与大量吸烟史关系密切。大细胞神经内分泌癌的定义为：显微镜下表现为神经内分泌结构（例如器官样结构、小梁状、外围细胞呈栅栏状排列和菊形团样结构），细胞相对较大，具有明显的核仁和丰富程度不等的胞质，核分裂象多见（为 > 10/2 mm²），坏死；免疫组织化学染色证实其具有神经内分泌分化（图 10.103）。大细胞神经内分泌癌的神经内分泌结构可以帮助其与其他正好伴有神经内分泌分化的高级别非小细胞癌鉴别；核分裂象可以用于其与非典型类癌鉴别；其显著的核仁和丰富的胞质可以与小细胞癌鉴别。其肿瘤细胞自身的大小在鉴别诊断中的价值有限，因为与小细胞癌有重叠[383]。

类癌

类癌（carcinoid tumor）在原发性肺癌中的占比不到 1%[384]。根据坏死和核分裂象比率，肺类癌被分为典型类癌和非典型类癌。

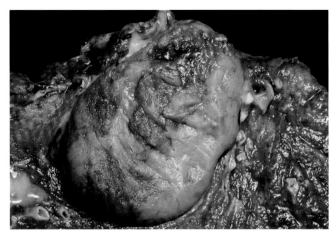

图 10.104　中央型类癌，表现为位于大支气管内的境界清楚的病变（Dr. J. Carvalho, Minneapolis, MN.）

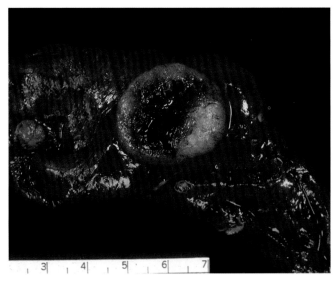

图 10.106　外周型类癌，显示其典型的胸膜下生长特征和边界清楚的形态特征

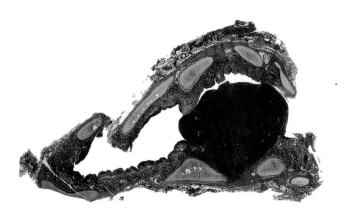

图 10.105　中央型类癌，肿瘤全貌标本切片，显示其在支气管内呈息肉状生长

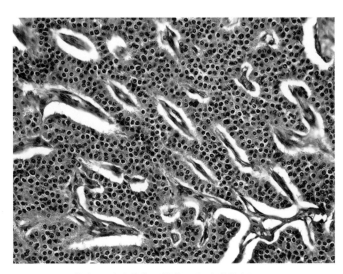

图 10.107　类癌，可见其典型结构和细胞学特征

典型类癌（ typical carcinoid tumor ）是最常见的肺神经内分泌肿瘤，在很早以前曾被称为支气管腺瘤[385]。它通常表现为主支气管内缓慢生长的、孤立性的息肉样肿块（图 10.104 和 10.105）；由于其位置和富含血管的间质，咯血和阻塞性肺部感染是其常见的症状。大约 1/4 的典型类癌发生在外周，更易表现为无症状的孤立性肺结节。大多数类癌发生在成人，但也可发生在儿童，是儿童最常见的原发性肺恶性肿瘤[386]。成人和儿童的性别发病率几乎相等。大多数典型类癌病例在临床水平上没有内分泌表现，但有些患者可伴有类癌综合征和尿 5-HIAA 升高。伴有 ACTH 分泌的典型和非典型类癌是库欣综合征罕见但重要的潜在原因[387]。

大体上，典型类癌的主要表现为支气管内肿瘤，可见支气管黏膜表面完整、无溃疡，局部可从支气管壁向周围实质浸润[388]。典型类癌对邻近肺实质的显著浸润并不常见，这种明显的浸润更提示非典型类癌。外周型肿瘤大体上无包膜，但境界清楚，切面颜色纷呈，从灰白色到棕褐色，局灶可见出血性结节，与支气管没有解剖关系（图 10.106）。

显微镜下，典型类癌境界清楚，邻近肺组织浸润不明显[388]。它们由中等大小、均匀一致的细胞组成，细胞核位于中央，核仁小，有中等量细颗粒状细胞质（图 10.107）。偶尔，在没有坏死或核分裂象的情况下，可见明显的核（内分泌型）多形性，包括染色深和异核细胞增多症；这一特征本身并不足以将其归入非典型类癌。典型类癌的肿瘤细胞形成紧密的巢、缎带和花环[385]；假乳头状或真正的乳头状生长方式罕见[389]。具有玫瑰花样外观的小腺体很少出现。因为典型类癌肿瘤血管丰富，支气管镜医师可以根据类癌的大体外观进行判断，而不用选择活检支气管内病变。典型类癌肿瘤内或肿瘤周围的淋巴管内可见肿瘤细胞，这一发现没有预后意义。

显微镜下，类癌的变异性相对少见，但可能会使鉴别诊断复杂化。梭形细胞类癌主要由梭形细胞组成，与非上皮性肿瘤非常相似，包括平滑肌肿瘤和单相性滑膜肉瘤（图 10.108）。其细胞排列不甚规则，细胞核更小、

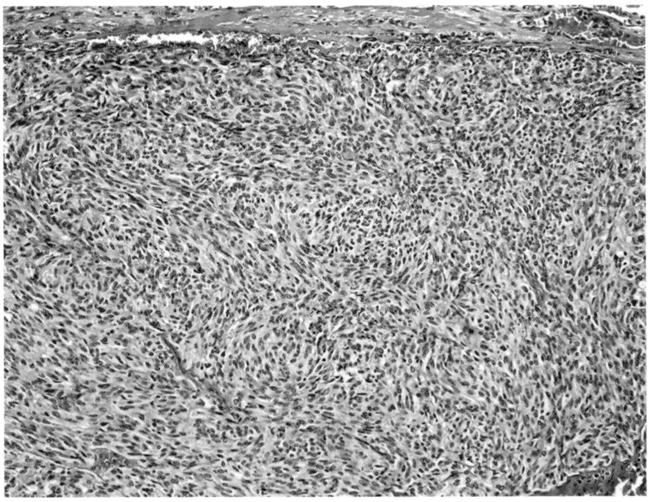

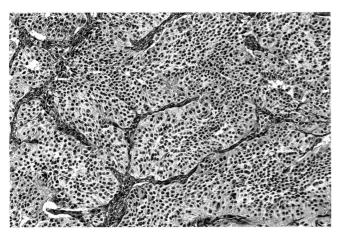

图 10.108 外周型类癌，表现为梭形细胞形态，类似间叶性肿瘤

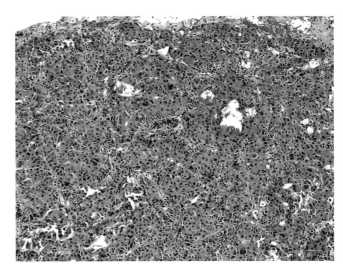

图 10.110 类癌的嗜酸细胞变异型

图 10.109 中央型类癌，伴有副神经节瘤样生长模式

更深染，染色质更细腻，N：C（核：质）比更高，有时很像小细胞癌[390]。梭形细胞类癌通常位于外周，通常表现为无症状的、孤立性结节，但也可发生在中心部位。在具有更典型的类癌特征的同时，梭形细胞类癌可能具有副神经节样特征，包括周围存在 S-100 蛋白阳性的支持细胞（图 10.109）[391]。嗜酸细胞类癌不太常见，因其具有的核的多形性和突出的核仁，其有可能与高级别病变混淆（图 10.110）[392]。在特殊情况下，类癌的肿瘤细胞中含有黑色素颗粒（黑变病样类癌）[393]。类癌的间质可显著硬化或玻璃样变，并可表现为局灶性钙化或骨化[394]。

虽然典型类癌的免疫组织化学染色结果不恒定，但角蛋白和广泛的神经内分泌标志物染色通常呈阳性，包括神经元特异性烯醇化酶 NSE、嗜铬素 A 和 B、突触素、CD56 和神经丝蛋白[384]。此外，还有许多肽激素在个别典型类癌肿瘤中被检测到，有时还会联合存在。除了许多神经内分泌标志物，超过一半的类癌对转录因子 TTF-1 显示免疫反应阳性（外周型病变的比例更高）[378,395-397]，而对 CDX2 和 PAX8 始终呈阴性，因此，

这三个标志物成为鉴别肺原发性类癌与胃肠道和胰腺类癌转移至肺的重要工具[398-399]。具有明显巢状生长模式的类癌可表现为副神经节样外观，在巢状周围存在 S-100 蛋白阳性的支持细胞使这种结构更加明显（见图 10.109）。

与其他高级别原性肺肿瘤相比，类癌突变负荷轻，并且通常缺乏在肺高级别神经内分泌肿瘤中常见的 TP53 和 RB1 的突变。全面分子谱分析显示，在影响组蛋白甲基化（MEN1/PSIP1）和 ATP 依赖的染色质重构（ARID2、SETD1B 和 STAG1）的基因中存在相互排斥的驱动突变[400]。

从诊断的角度来看，大多数中央型类癌在支气管镜下很容易识别。支气管镜活检通常呈阳性，尽管可能会因为肿瘤富含血管而导致严重的出血。显微镜下的诊断通常很容易，尽管小样本中有挤压假象，可能与小细胞癌混淆，就像我们在很多情况下看到的那样。在这种情况下，Ki-67（MIB-1）免疫染色非常有用，因为小细胞癌中几乎所有细胞都是阳性的，而在典型类癌中阳性率不足 10%[379,401]。

典型类癌的治疗方法是外科手术治疗[402]。由于肿瘤具有潜在浸润性，仅仅支气管镜切除是不够的。根据肿瘤位于支气管树的位置和远端肺组织的情况，手术方式可能是支气管节段切除术、肺叶切除术（常规术式）或全肺切除术。转移到区域淋巴结的病例约占 5%，通常局限于 N1 组淋巴结，这不会影响一般典型类癌所具有的良好预后[403]。

非典型类癌（ atypical carcinoid tumor ） 不仅显示类癌的整体结构、超微结构和免疫组织化学特征，也显示非典型性，包括有丝分裂活性增加（核分裂象为 $2 \sim 10/2 \ mm^2$）和（或）坏死灶形成（图 10.111）[404]。这些被称为非典型类癌。与典型类癌相似[405]，非典型类癌表达各种神经内分泌和神经标志物，它们的阳性率相似，可能偶尔伴有间质淀粉样物质沉积[406]。非典型类

图 10.111 非典型类癌

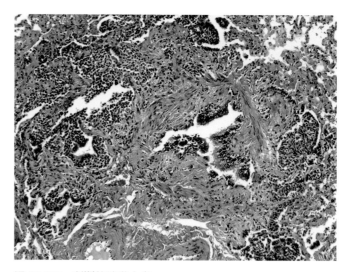

图 10.112 所谓的肺微小瘤

癌曾被认为是典型类癌和小细胞癌之间的某种联系。现在，强有力的分子证据否认了这一点[365-366,400]。但是，毫无疑问，为了预后和治疗，非典型类癌应与典型类癌区分开来，因为两者在自然史和生存率上有明显的差异[388,404,407]。在一项手术病例研究中，非典型类癌的淋巴结转移率超过 35%，而典型类癌的淋巴结转移率约为 9%[408]。作者的结论是，对于选择外科治疗的患者，应该更激进，包括常规切除和纵隔淋巴结根治性切除，与普通的非小细胞肺癌没有本质上的区别[408-409]。在这项大型病例研究中，非典型类癌的 5 年生存率为 78%，而淋巴结受累者的 5 年生存率降至 60%。具有预后不良意义的特征为：患者为女性、肿瘤体积大、淋巴结受累、核分裂象增加、明显侵犯邻近肺实质和淋巴管侵犯[388,407-408]。

Ki-67 染色在日常肺类癌鉴别中的作用尚不清楚。在几项研究中，进一步分类是以当前 WHO 核分裂象的比率为界限进行的，在预测疾病进展和生存方面优于 Ki-67 标记指数[410-411]。有人认为，在肺神经内分泌肿瘤的分级和预后意义分组方面，Ki-67 染色比目前的组织学标准可重复性更好[412-414]。

微小瘤（tumorlet）（又称为类癌微小瘤）是指小的梭形细胞结节性增生，与细支气管相关，通常与支气管扩张、瘢痕型病变和叶内型隔离肺等病变有关（图 10.112）。微小瘤通常是多发的，在罕见情况下，可见与气道相关的神经内分泌细胞弥漫增生，这种情况被称为弥漫性特发性肺神经内分泌增生（DIPNECH）（图 10.113）[415]。多灶性微小瘤可能与单个或多个类癌相关，在影像学上非常类似于因其他肿瘤而进行随访的患者出现的转移瘤[416]。此外，可能会在胸腔内淋巴结中发现微小瘤样神经内分泌细胞巢，呈微小瘤样的巢状结构，这一发现不应被误解为转移[417]。

肺微小瘤与梭形细胞类癌非常相似，其主要区别在于大小、分布和组织学表现。考虑到组织学和细胞学特征上的重叠，微小瘤和类癌的鉴别被人为界定在 0.5 cm。

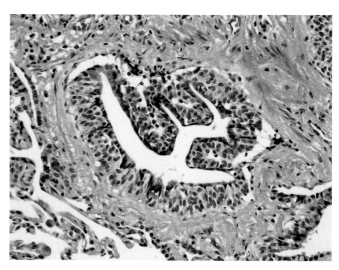

图 10.113 弥漫性特发性肺神经内分泌细胞增生，患者伴有多发性类癌微小瘤

实际上，在细胞遗传学水平上，微小瘤通常缺乏类癌特有的 11q13 等位基因失衡，表明这两种病变有不同的分子发病机制，这成为两者鉴别的潜在工具[418]。

微小瘤的生物学行为通常是良性的，尽管已经有个别转移的病例报道。实际上更重要的实际意义是，它们会在影像学和显微镜下被误诊为肺转移瘤，尤其是在有乳腺癌病史的患者[416,419]。

大细胞癌

大细胞癌（large cell carcinoma）是多形性恶性上皮性肿瘤，缺少腺癌、鳞状细胞癌、小细胞或大细胞神经内分泌癌的细胞学、组织学或免疫表型特征[420]。大细胞癌的肿瘤细胞较大，至少与小细胞癌相比如此，并表现出明显的核多形性和丰富度不等的胞质，类似于其他多形性分化的肿瘤，例如黑色素瘤和淋巴瘤（图 10.114）。根据免疫组织化学和分子研究结果，许多过去

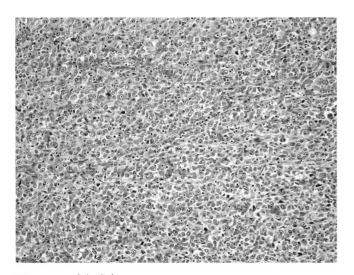

图 10.114　大细胞癌

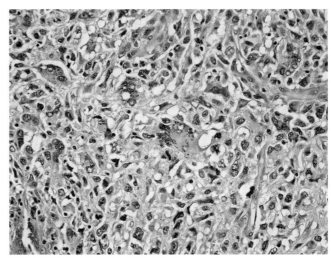

图 10.116　肉瘤样（"巨细胞"）癌，可见显著的瘤巨细胞

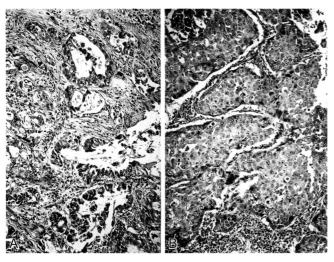

图 10.115　肺腺鳞癌，显示腺样（**A**）和鳞状（**B**）成分在同一肿瘤内混合

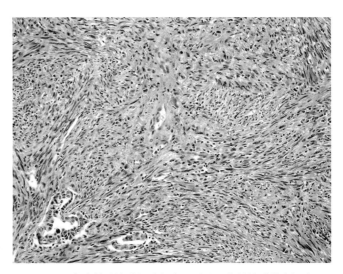

图 10.117　肉瘤样（梭形细胞）癌，可见显著的梭形肿瘤细胞

被归为高级别非小细胞癌的肿瘤现在被认为是分化差的腺癌和鳞状细胞癌。这适用于以前的像基底细胞样癌、淋巴上皮瘤样癌、透明细胞癌和伴有横纹肌样形态的大细胞癌这样的变异型[421-422]。大细胞神经内分泌癌已与其他肺神经内分泌肺肿瘤重新划分在一起。因此，大细胞癌在肺癌类型中所占比例越来越小。2004 年至 2009 年期间，对两大国家数据库的进行回顾中，大细胞癌仅占肺癌的 4%。而在另一项研究中，这一比例从 20 世纪 90 年代的每年 6 例 /10 万人下降到 2010 年的每年约 1 例 /10 万人[246]。

腺鳞癌

　　腺鳞癌（adenosquamous carcinoma）这个术语是用于在同一肺肿瘤中存在截然区分的鳞状和腺样分化区域的肺肿瘤，每种成分至少应占该肿瘤的 10%（图 10.115）[354]。

如果鳞状细胞癌偶尔可见黏液分泌细胞或在腺癌内出现微小的鳞状分化灶，则按其主要成分进行命名。按照这个定义，腺鳞癌占肺癌比例不到 5%。大多数腺鳞癌病例位于外周，常伴有瘢痕，提示这种肿瘤与腺癌的关系比与鳞状细胞癌更密切。

肉瘤样癌和癌肉瘤

　　同在其他器官一样，肺中也存在一类具有肉瘤样特征的癌，一般称为**肉瘤样癌**（sarcomatoid carcinoma）[423-425]。这些肿瘤的进一步分型的生物学或临床意义有限，依赖于其显微镜下的微小变化和观察者的组织遗传学偏差。当它们主要由肿瘤巨细胞组成时，它们被称为**巨细胞癌**（**giant cell carcinoma**）（图 10.116）。当它们主要由梭形细胞组成、但在形态学、超微结构或免疫组织化学基础上仍可识别出上皮细胞分化时，它们被称为**梭形细胞癌**

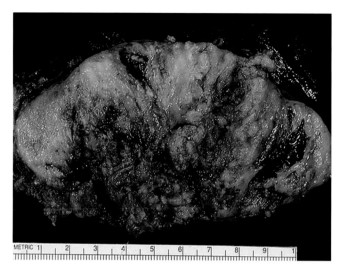

图 10.118 肉瘤样癌，伴有广泛坏死

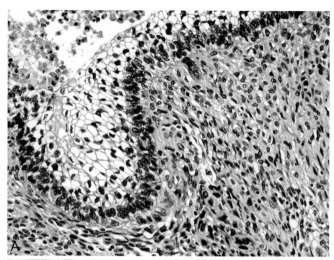

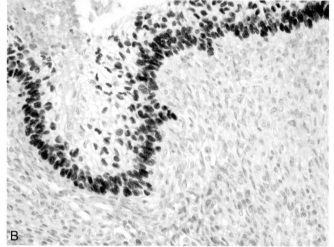

图 10.119 肉瘤样（"多形性"）鳞状细胞癌，显示有梭形细胞成分和伴有透明细胞变的鳞状分化的上皮成分（**A**）；p63 染色阳性仅限于鳞状分化成分（**B**）

（ **spindle cell carcinoma** ）（图 10.117）。一些作者将**多形性癌（ pleomorphic carcinoma ）**这个术语用于同时具有巨细胞和梭形细胞成分的肿瘤，而且它们通常同时混有腺癌、鳞状细胞癌或未分化的非小细胞（大细胞）癌的组织学上更经典的成分。当癌性和肉瘤样成分分离且肉瘤样成分显示异源性分化（例如软骨肉瘤、骨肉瘤、横纹肌肉瘤）时，就使用**癌肉瘤（ carcinosarcoma ）**这个术语。通过对大量大型病例研究的形态学、免疫组织化学、分子技术的研究，我们已经清楚地看到，这些代表了同一生物现象的多种表现，它们的肿瘤细胞来源于多能干细胞，部分或完全丧失了其上皮表型，获得了间叶细胞的特征，这种现象有时被称为上皮 - 间质转化 [426-427]。

　　大体上，这些肿瘤可以表现为肺实质内或支气管腔内息肉样肿块，这些肿块通常体积较大且有部分坏死（图 10.118） [425]。显微镜下，其可识别的上皮成分可能表现出鳞状分化、腺上皮分化或未分化，类似于大细胞癌（图 10.119）。肉瘤样成分可能不明显，或类似于软骨肉瘤、骨肉瘤、横纹肌肉瘤或血管肉瘤。可见破骨细胞样巨细胞，导致其组织学特征与骨巨细胞瘤相似。如上文所示，癌和肉瘤样成分之间的界限可以是模糊的，也可以是清晰的。经支气管镜或针吸活检可能显示一种或两种成分。

　　传统上，用于支持肉瘤样癌中上皮分化的免疫染色标志物是广谱角蛋白（panCK）、EMA 和 p63，虽然不是很特异 [428]。TTF-1 在大量的肺肉瘤样癌病例中也有出乎意料的表达 [423]。在少数病例中，免疫染色可能无法提供令人信服的支持肉瘤样成分中的上皮分化的证据。在这种情况下，了解疾病的影像学分布是有帮助的，因为肉瘤样癌通常表现为巨大的孤立性肺肿块，伴有或不伴有胸腔内淋巴结肿大。

　　该肿瘤预后差，与其他组织学亚型的同样分期的低分化非小细胞癌有重叠 [429]。

肺母细胞瘤

　　肺母细胞瘤（ pulmonary blastoma ）通常发生于成

人，与其他器官的母细胞瘤不同。肺母细胞瘤不应与胸膜肺母细胞瘤（ pleuropulmonary blastoma, PPB ）混淆，后者是一种临床表现和形态学与肺母细胞瘤完全不同的、发生在儿童的恶性肿瘤（见第 428 页）。肺母细胞瘤通常为外周的、孤立、界限清楚的大肿块，与其他肉瘤样癌极为相似（图 10.120） [430]。显微镜下，肺母细胞瘤的特征是：在由未分化的（母细胞瘤样）小梭形细胞组成的细胞基质中存在分化良好的腺癌成分（图 10.121） [431]。其总的表现类似于妊娠 10～16 周之间的胎儿的肺，也会让人想起肾母细胞瘤（ Wilms 肿瘤） [432]。肺母细胞瘤的腺细胞常有核下和核上胞质内空泡和胞质内丰富程度不等的糖原。含有丰富嗜酸性胞质的细胞组成实性小球（桑葚样小体）很常见，类似于子宫内膜样腺癌的形态；让人好奇的是，这些结构中的细胞核通常具有毛玻璃（光学上清晰）外观，可能是细胞内生物素的聚集 [433]。单独观察其上皮成分，与胎儿型腺癌（以往称为类似胎儿肺的肺内胚层肿瘤）无法区分（图 10.122），唯一的区别是：

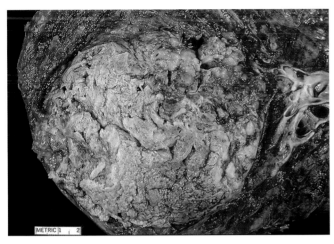

图 10.120　肺母细胞瘤，形成一个大的境界清楚的坏死性肿块

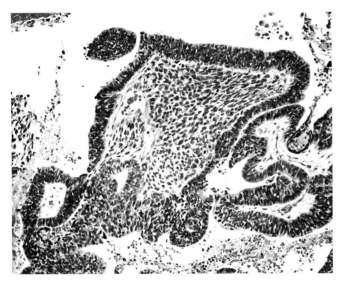

图 10.121　肺母细胞瘤，显示典型的双相性生长模式和"胎儿"形态的上皮成分

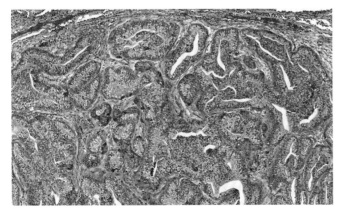

图 10.122　胎儿型腺癌（类似胎儿肺的肺内胚层肿瘤）。缺乏间质成分，不同于肺母细胞瘤

肺母细胞瘤中出现了原始间质成分[434]。其间质成分和上皮成分均可显示不同的或异源性分化，前者包括骨骼肌、软骨或骨，后者包括肠、卵黄囊和恶性黑色素瘤。与其

他类型的肉瘤样癌一样，经典肺母细胞瘤是一种侵袭性肿瘤，在一项小型回顾性队列研究中，其 2 年死亡率超过 50%，中位生存期小于 6 个月[430]。

偶尔，肺母细胞瘤与肉瘤样癌／癌肉瘤（尤其是后者）混合存在，或出现两者之间的过渡形式，它们具有相似的免疫组织化学和超微结构特征，提示它们在组织发生上是具有重叠性的实体，因此，在某个病例，它们可能难以鉴别[435]。最近在胎儿型腺癌和肺母细胞瘤的上皮和间质成分中均检测到 β 连环蛋白基因的突变，提示 Wnt 信号通路的激活可能是一个重要特征[436]。β 连环蛋白免疫染色显示 β 连环蛋白在肺母细胞瘤的胞核和胞质内有异常定位，这是一个肺母细胞瘤与其他肉瘤样癌鉴别诊断的潜在的有利工具。

癌前病变

异型增生（dysplasia）和**原位癌（carcinoma in situ）**是浸润性鳞状细胞癌的癌前病变。很久以前人们就认识到，肺浸润性鳞状细胞癌有很长的潜伏期，病变可从程度不等的异型增生（轻度、中度和重度）逐渐发展到原位癌、微浸润性癌和明显浸润癌[437]。这种进展既不是必然的，也不是线性发展的，因此，很难仅仅根据浸润前病变的组织学分级来评估以后发生浸润性癌的风险[438]。对一些非常早期的病例进行的详细形态学研究表明，最有可能进展为鳞状细胞的情况是位于段支气管的单发病灶（图 10.123）[439]。大体上，异型增生和原位癌的支气管黏膜可能表现为轻微的颗粒状、乳头状突起和黏膜皱襞消失，也可能看上去没有明显改变。显微镜下，肺原位癌的诊断标准与其他脏器的原位癌的诊断标准相似，包括基底膜完整和黏膜全层的改变。异型增生和原位癌病变通常会累及黏膜下腺体的导管，这种很难与广义的早期黏膜下浸润区分开来。间质促纤维结缔组织增生可能提示为浸润。应用 Ki-67（MIB-1）测定的增殖指数与形态学改变一致[440]。从遗传学上讲，早期事件包括鳞状上皮化生和异型增生中出现 3p 和 9p 杂合性缺失，接下来是原位癌中 TP53 突变，以及 p53 和 EGFR 的异常共表达[441-443]。

"早期浸润性癌"和"黏膜内"癌这两个术语在某种程度上是可以互换使用的（不是很准确），用来指只有表浅间质浸润的肿瘤，其浸润范围没有达到支气管软骨的水平；其中大多数为高 - 中分化的癌（图 10.124）[444]。在筛查时发现的早期鳞状细胞癌大多数表现为广泛的表层累及，只有表浅浸润（"匍匐"型）；少数则浸润更深，穿透支气管管壁，但缺乏黏膜表面的纵向延伸（称为"穿透型"）[445]。这种"穿透型"生长模式在隐匿性肺鳞状细胞癌中并不常见，提示它们可能生长更迅速，在临床表现和影像学上更有可能表现为明显的肿物。

非典型腺瘤样增生（atypical adenomatous hyperplasia）被认为是非黏液性细支气管肺泡癌（BAC）和一些外周型腺癌的浸润前病变[262]。非典型腺瘤样增

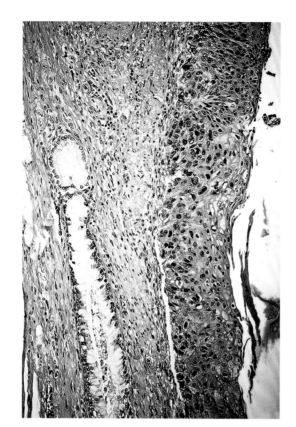

图 10.123　支气管黏膜的原位癌

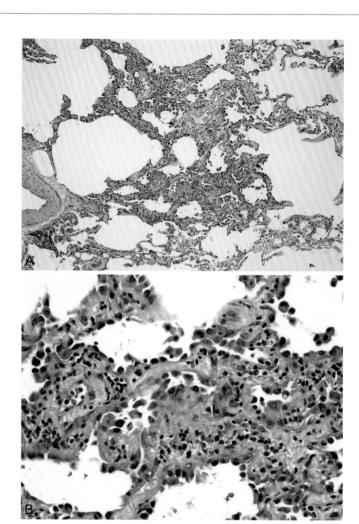

图 10.125　非典型腺瘤样增生的低倍镜观（**A**）和高倍镜观（**B**）

生表现为具有轻度非典型性的非黏液柱状细胞的局部增生，在肺的外周形成小的结节（病变范围一般不超过5 mm），并且缺少炎症背景或纤维化（图 10.125）。非典型腺瘤样增生的结节可单发或多发，更常见于腺癌的切除标本（占 15%~20%），相比而言，在鳞状细胞癌切除标本中较少见（小于 5%），而且女性患者比男性更常见[446-450]。重要的是，在肺癌的手术切除标本中检查到非典型腺瘤样增生对预后没有影响[447,451]。

在遗传学上，非典型腺瘤样增生与腺癌相似，表现为 KRAS 或 EGFR 突变，两者相互排斥，但不同之处在于，在这两种病变中，KRAS 和 EGFR 的突变率不相似，至少在亚裔中，KRAS 突变更常见于非典型腺瘤样增生，而 EGFR 突变更常见于腺癌[452]。这种差异与基因工程小鼠的实验结果一致，在这些实验小鼠中，影响呼吸道上皮细胞的 KRAS 突变通常与非典型腺瘤样增生有关（而非腺癌），而 EGFR 突变则与腺癌更相关[453-454]。

冰冻切片

冰冻切片在有争议的肺部病变中具有重要意义，尤其是在肺外周病变中价值最大。对于可手术切除的肺癌

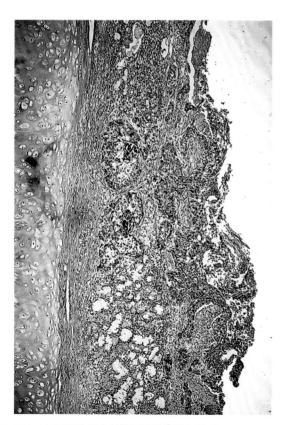

图 10.124　支气管黏膜的早期浸润性鳞状细胞癌

患者，大多数情况下，支气管镜和（或）细胞学检查结合影像学引导下的经皮穿刺活检可以确诊。但仍有一些患者因为怀疑是肿瘤而接受手术，但术前并没有明确的诊断。对于肺周围型的病变，最好将病灶完整切除，并带上正常肺组织边缘。手术通常采取肺楔形切除的术式。术中进行冰冻切片检查。有时，病变被诊断为良性病变，例如错构瘤、机化性肺炎或肉芽肿性炎，在这种情况下不需要进一步手术。如果是癌，外科医师将决定是否继续进行肺叶切除，这是一个特别重要的决定，因为对于早期筛查发现的肺癌患者来说，采用亚肺叶切除术的越来越多[455]。

冰冻切片检查是一种诊断肺小结节的准确方法，其主要的潜在的诊断陷阱是鉴别类癌与其他病变，以及鉴别早期非浸润肺腺癌或微浸润腺癌与非典型腺瘤样增生和非肿瘤性反应性病变[456]。间质玻璃样变性、器官样生长方式、细胞呈梭形都有助于在冰冻切片检查时诊断类癌，而促结缔组织增生性间质、核的多形性、核形不规则和核分裂象 > 5/10 HPF，则提示需要鉴别其他病变[457]。在冰冻切片中准确诊断小的原位病变或微浸润性腺癌具有挑战性，尤其是对于小病灶（< 1 cm）；而更广泛的取材，结合胸部 CT 扫描结果，以及用稀释的包埋剂膨胀肺标本，对于诊断都会有帮助[458-459]。多样的生长方式、细胞大小不一、广泛的细胞非典型性，病变至少累及 3/4 以上的观察区域，巨大的核仁，非典型型核分裂象，这些特征都支持分化良好的腺癌的诊断，而不是反应性的非典型性[460]。如果看到明显的炎症和纤维化，则诊断分化良好的腺癌要保持谨慎，这一点很重要。一些不常见的肿瘤，例如硬化性肺细胞瘤，在大多数情况下可以被准确诊断，尤其在冰冻切片检查时仔细观察了大体标本后[461]。

冰冻切片检查对于肺癌手术治疗有两个重要作用：一是肺门和纵隔淋巴结的定位，二是对支气管切缘的评估。尤其是后者对于中央型肿瘤特别有价值，尤其是唾液腺型的肿瘤，而对于外周型的肿瘤则价值较低[462-463]。

扩散和转移

位于中央的肺癌可沿原发部位的支气管直接向近端和远端蔓延，并可到达气管隆嵴水平。它们也可以长入肺实质，并由此达到纵隔或胸膜。当它们浸润胸膜时可能导致在两层胸膜广泛种植，并延伸到胸壁和横膈。在这种情况下，胸水很常见。偶尔，整个胸膜腔被广泛种植，类似间皮瘤的生长方式（参见图 10.82）。血管侵犯很常见（超过 80% 的病例）；有时，血管侵犯可能导致广泛的肿瘤栓子形成和肺心病，这是一种不常见的现象，不仅见于原发性肺腺癌，也见于转移性腺癌，其中乳腺和胃最常被报道[464]。据推测，肺癌的肿瘤细胞也可以通过气道播散，沿着气道种植，并在距离肿瘤主体一定距离的地方二次种植形成肿瘤。事实上，在其他低分期的

腺癌见到气道播散的现象提示局部和远处复发的可能性更大[465]。

肺癌的淋巴结转移首先发生在肺叶间和肺门区淋巴结，然后发生在纵隔和下颈部（锁骨上）组，发生在腋窝和膈下部位的较少见。大约 25% 的患者会发生跳跃性转移，这也许反映了临床和影像学上隐匿的微转移的发生率[466]。手术切除部位、纵隔淋巴结和锁骨上窝仍然是手术切除后局部复发的常见部位，与确诊时淋巴结的转移情况无关。

远处转移常见于肝、肺的其他区域、肾上腺、骨髓、肾和中枢神经系统[467]。不太常见的转移部位包括胃肠道、胰腺、甲状腺、脾、卵巢、垂体、皮肤和骨骼肌。脑转移在肺腺癌似乎更常见，并有可能是其首发症状[468]。小细胞癌在初次诊断时就发生远处转移的比例特别高，尽管小部分患者可能由于没有局部或远处转移的临床证据，仍可以从适当的分期手术中获益[368,469]。

治疗

对于可进行手术的非小细胞肺癌，标准的治疗方法是通过可视胸腔镜手术或开胸手术进行彻底的手术切除。根据肿瘤的位置和类型，术式的选择可以是全肺切除、肺叶切除、双叶切除或亚肺叶切除。1933 年，Evarts A. Graham 医师在密苏里州圣路易斯 Barnes 医院成功进行了第一例鳞状细胞癌肺切除术。患者是一名医师，30 年后死于与肺癌无关的疾病（图 10.126）。具有讽刺意味的是，这名患者比 Graham 医师活得还长，Graham 医师最终死于肺癌。如这位记载的患者所示，对于早期疾病，手术治疗是足够的；而对于肿瘤分期较晚的患者，通常采用联合治疗模式。

放疗可有效地控制肺癌的局部生长，有时可使患者长期生存[470]；然而，同外科手术一样，放疗也不能治愈大多数患者，主要是因为大约 50% 的患者在确诊时或初诊后不久就出现了远处转移。显微镜下，支气管切缘受累对复发率也有一定的影响。无论是单独给予还是作为术前治疗，放疗对于肺上沟瘤（Pancoast tumor），包括小细胞癌，以及作为辅助治疗联合化疗，都有更明显的治疗效果。

肺癌的治疗的一个重要进展是酪氨酸激酶抑制剂（例如吉非替尼、厄洛替尼、阿法替尼）的应用，这已经成为展示癌症靶向治疗的成功案例。对几项Ⅲ期临床试验的分析表明，酪氨酸激酶抑制剂在携带 EGFR 激活突变的晚期非小细胞肺癌患者中的作用优于标准的联合化疗[471]。在晚期非小细胞癌伴有 ALK 易位的患者中，使用克唑替尼，一种 ALK、MET 和 ROS1 激酶的小分子抑制剂，作为一线治疗，被证实具有同样的效果[345]。在Ⅰ期临床试验中，克唑替尼对传统治疗失败的有 ROS1 重排的患者也达到了预期的疗效[472]。这些结果是精准（"个体化"）医学领域飞速发展的典范，为目前关

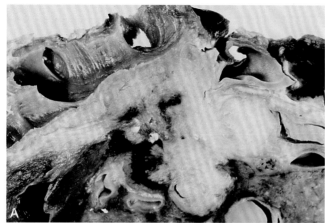

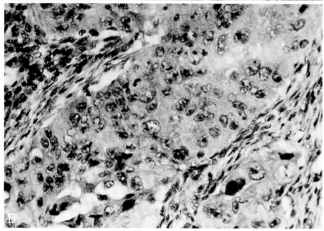

图 10.126 **A**，1933 年由 Dr. Evarts A. Graham 切除的肺鳞癌。可见肿瘤扩展入周围肺组织，累及两枚区域淋巴结。这名患者于 1962 年去世，其死因与肿瘤无关。**B**，**A** 图中的低分化鳞状细胞癌

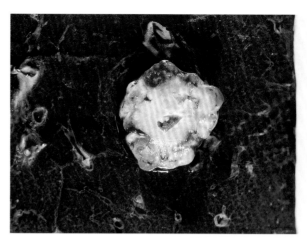

图 10.127 肺错构瘤，呈分叶状，切面有光泽（Courtesy of Dr. RA Cooke, Brisbane, Australia. From Cooke RA, Stewart B. *Colour Atlas of Anatomical Pathology*. Edinburgh: Churchill Livingstone; 2004.）

于在晚期或复发性非小细胞癌患者中常规应用分子检测的建议提供了基础[346]。由于小活检标本组织量不足仍然是这些患者进行分子检测的一个关键障碍，外科病理医师管理好患者的珍贵的标本就越来越重要，可以减少没有太大作用的免疫组织化学染色，把重点放在节约标本上，以便进行有可能影响有关治疗的各种重要检测。这是病理医师的一个重要模式转变，不仅要做诊断，而且要管理肺癌患者。这种转变将适用于在越来越多的肺癌患者中确定新的分子靶点，不仅是腺癌，鳞状细胞癌的免疫治疗（nivolumab）也已经被批准作为一个潜在的治疗方法，尽管与外科病理学相关的伴随诊断的意义还不十分明了[473]。

预后

令人失望的是，肺癌的长期预后仍然很差，近年来在长期生存率方面的改善有限。最近，对美国 SEER 项目收集的数据进行的回顾显示，1 年生存率从 1975—1977 年的 34.4% 上升到 2006—2009 年的 44.7%。但总体 5 年生存率仍然很低，非小细胞肺癌为 18.2%，小细胞癌为 6.3%[474]。

肺癌的预后与许多因素有关，对于病变局限、淋巴结阴性、为了治愈目的而进行切除的患者，肿瘤分期最重要，其次还包括肿瘤大小、有无脏层胸膜侵犯和淋巴管侵犯[475-476]。年龄大、男性、诊断时的身体状况差也会影响自然病程和预后[477]。非小细胞癌的亚型或分级可能有意义，特别是在早期腺癌中，实体型和微乳头型生长模式预示疾病特异性生存率较低[478]。

越来越多的生物标志物提示，各种因素之间有复杂的相互作用，可能影响预后。例如，*KRAS* 突变与较早期（Ⅰ~Ⅲa 期）腺癌患者总生存率较低有关[479]。使用酪氨酸激酶抑制剂治疗的有 *EGFR* 突变的患者的生存受到突变类型的影响，19 外显子缺失的患者的生存时间比 L858R 点突变的患者的生存时间长[480]。*ALK* 重排病例在晚期患者中比例过高，这表明 *ALK* 重排可能预示着一部分侵袭性更强的腺癌，而这些腺癌往往在年轻的非吸烟患者中更常见[342]。

其他原发性肿瘤

错构瘤

错构瘤（hamartoma）是外科病理中最常见的良性肿瘤，通常发生于成人，男性患者更常见[481]。肺错构瘤通常是孤立性的，但也可以是多发的。肺错构瘤最常见的位置是靠近胸膜下的外周肺实质内，在大多数情况下表现为无症状的孤立肺结节。支气管内的错构瘤占比仅10% 左右，更容易出现咳嗽或与梗阻相关的症状[482]。肺错构瘤通常较小，平均小于 2.0 cm。影像学上，2/3 的肺错构瘤病例可见典型的爆米花样钙化。大体上，肺错构瘤界限清楚，呈分叶状（图 10.127）。切面表现为半透明胶冻样的软骨结节，被界限不清的裂隙分隔开来。另一种不太常见的生长方式表现为大支气管内的息肉样肿块（图 10.128）[483]。

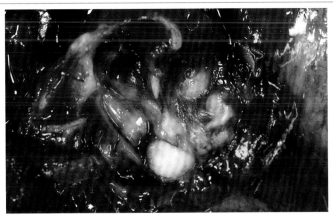

图 10.128　支气管内错构瘤

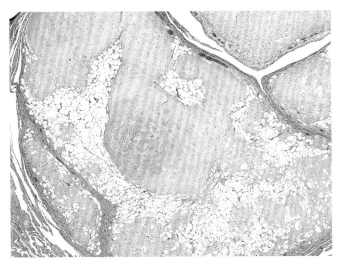

图 10.129　肺错构瘤，显示透明软骨、脂肪、黏液样间质和非肿瘤性呼吸上皮相混杂

显微镜下，肺错构瘤是由正常软骨形成的软骨岛、脂肪、平滑肌以及具有特征性的黏液样基质和衬覆纤毛或非纤毛的呼吸道上皮的裂隙组成（图 10.129）。这些成分中的任何一种都可以在任何特定的肿瘤中占主导地位，导致在组织学上具有与包括平滑肌瘤和脂肪瘤在内的肿瘤相似的一系列组织学形态。有时，过于内陷的非肿瘤性上皮形成一种特殊模式，类似于所谓的胎盘转型（placental transmogrification），其特征是形成胎盘绒毛样的乳头状结构[484]。

免疫组织化学检查，肺错构瘤显示部分梭形细胞具有肌上皮细胞的特征，例如，肌动蛋白和 S-100 蛋白染色呈阳性。在黏液样区的梭形细胞独一无二地表达胶质纤维酸性蛋白（GFAP），这与胎儿软骨相同[485]。肺错构瘤 ER、黄体酮受体（progesterone receptor, PR）和雄激素受体（仅见于男性）的表达也很常见，大多数在肌上皮样细胞[486]。我们已经看到 2 例涎腺型肿瘤，伴有起源于肺错构瘤的肌上皮成分和高分化的脂肪肉瘤[487-488]。

错构瘤是获得性非上皮性肿瘤，其特征是染色体 6p21（涉及 *HMGA1* 基因）或染色体 12q14-15（涉及 *HMGA2* 基因）的克隆性重排[489-490]。

对错构瘤通常采取保守手术切除治疗，这也是一个

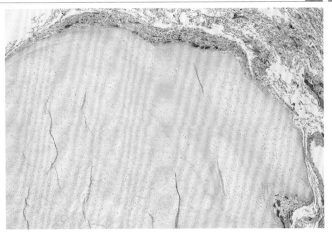

图 10.130　肺软骨瘤

诊断的过程：肺楔形切除或肿瘤剥出术适用于外周性病变；对于支气管内病变，进行袖状切除。

Carney 发现了一种非家族性综合征（"Carney 三联征"），包括肺软骨瘤（常为多发）、胃上皮样平滑肌肉瘤[其中大部分目前归类为胃肠道间质肿瘤（GISTS）]和肾上腺外副神经节瘤[491]。肺软骨瘤不同于通常的错构瘤，它完全由软骨组成，具有纤维性假包膜，形成更清晰的界限，缺少卷入的内陷的上皮（图 10.130）[492]。在肿瘤性软骨中，肺软骨瘤也显示了多少不等的细胞量和细胞非典型性。

副神经节瘤和其他神经性肿瘤

肺**副神经节瘤**（**paraganglioma**）在肺中很特别，表现为孤立肿块（常位于周边，但有时也在气管内）[493]。其组织学结构与其他器官的副神经节瘤相似。肺副神经节瘤与类癌的鉴别诊断可能非常困难，甚至电镜和免疫组织化学检查也如此，因此，一些作者怀疑肺副神经节瘤是否存在。出现缓带、花环、菊形团样结构，并且黏液、CEA 呈阳性，尤其是角蛋白呈阳性，倾向于类癌的诊断；相反，存在弥漫性 "Zellballen" 为主的结构，肿瘤细胞巢的边缘出现 S-100 蛋白阳性的支持细胞，则倾向于副神经节瘤的诊断[494]。肺副神经节瘤手术切除可以治愈，但也有发生转移的病例报道。

在肺内描述的其他神经性肿瘤包括**节细胞神经母细胞瘤**（**ganglioneuroblastoma**）[495]（1 例伴有类癌[496]）和**节细胞副神经节瘤**（**gangliocytic paraganglioma**）[497-498]（1 例与库欣综合征相关[499]）。这是一些组织起源密切相关的肿瘤，仅仅在理解和命名上略有区别，要让人们不产生怀疑是相当困难的。还有 1 例肺原发性室管膜瘤病例报道[500]。

微小脑膜上皮样结节和脑膜瘤

脑膜上皮样结节（**meningothelial-like nodule, MLN**）是近来用于命名一种奇特的、临床上常无关紧要的肺疾病的术语，其最初被误解为肺副神经节瘤（化感瘤）[501-502]。MLN 常为手术切除标本中的偶然发现，表现为一个或

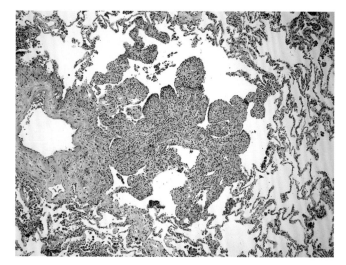

图 10.131　偶然发现的脑膜上皮样结节

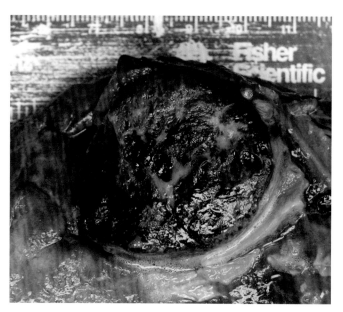

图 10.132　硬化性肺细胞瘤。可见黄色实性区，伴有灶状新鲜出血和纤维化交替出现

多个 1～3 mm 的黄褐色小结节，在间质内随机分布（图 10.131）[502]。偶尔，病变呈双肺散在分布，与限制性肺疾病的症状有关 [503]。电镜下，MLN 完全缺乏神经分泌颗粒或其他提示神经内分泌分化的表现。然而，其细胞与正常蛛网膜细胞和脑膜瘤细胞相似 [504]。免疫组织化学上，MLN 对角蛋白呈阴性，对波形蛋白、EMA、CEA、CD56 和 PR 呈阳性，这些表现也与脑膜上皮细胞相似 [502]。但 MLN 的基因型特征与中枢神经系统脑膜瘤不同 [505]，更支持其为反应性病变而非肿瘤性病变。

表现为孤立性肺结节的真正的肺原发性脑膜瘤也有报道 [506]，包括 1 例脊索样型病例 [507] 和 1 例恶性病例 [508]。这些病例应与 "良性转移性脑膜瘤" 进行鉴别，尽管后者少见，但确有发生 [509-510]。

硬化性肺细胞瘤

硬化性肺细胞瘤（sclerosing pneumocytoma），以往被称为硬化性血管瘤，是一种特殊的病变，主要发生在成年年轻女性，通常在 X 线胸片或 CT 扫描中被检测到，表现为无症状的小的孤立性结节 [511-516]。在连续 X 线片中，病变显示稳定不变，至多是缓慢生长。大体上，硬化性肺细胞瘤病变境界清楚，但无包膜，在胸膜下为外周性实性肿物，切面色彩斑驳，呈棕褐色、黄色，经常伴有出血（图 10.132）。显微镜下，硬化性肺细胞瘤显示结构和细胞学异质性的混杂，其生长模式可能为实性、乳头状、硬化性和出血性，导致其在低倍镜下的色彩斑斓外观（图 10.133）。在高倍镜下，其细胞学异质性表现为温和的肿瘤性间质圆细胞，与衬覆在乳头表面的非肿瘤性呼吸上皮混合，其生长方式类似于其他缓慢生长的病变，例如错构瘤（图 10.134）。

自硬化性肺细胞瘤成为一种疾病以来，有关其起源就有争议，人们推测的来源有内皮细胞、组织细胞、间皮细胞和上皮细胞 [514]。免疫组织化学研究表明，硬化性肺细胞瘤由两种完全不同的成分组成。第一种成分具有

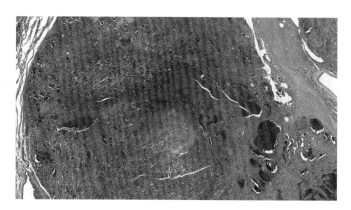

图 10.133　硬化性肺细胞瘤。低倍镜下，可观察到多种生长模式，呈现出典型的多彩样表现

明显的上皮特征（指的是表面细胞），对 EMA、角蛋白、CD15、Ber-EP4、顶浆分泌上皮抗原、表面活性蛋白、TTF-1 和 ERβ 呈阳性反应 [511-513,516-521]。这些免疫组织化学反应中的某些反应与 II 型肺泡上皮一致，电镜检查可见细胞膜微绒毛样皱褶和板层状包涵体也支持这一观点。在数量上更占优势的第二种成分（指的是圆形细胞或间质细胞）对上述很多标志物均呈阴性，除了 EMA、ERβ 和 TTF-1，这些特征提示其来源于原始呼吸上皮。硬化性肺细胞瘤与细支气管肺泡癌具有相似的等位基因缺失类型，也提示其来源于终末小叶单位 [522]。这些特征推动了最新版的 WHO 分类体系采用硬化性肺细胞瘤这个名称来命名这种肿瘤 [523]。

从临床的观点来看，硬化性肺细胞瘤一般情况下是良性病变，通过保守手术可以治愈。偶尔有局部淋巴结转移的报道，但这些患者生存良好，没有远处转移或肿瘤相关性死亡 [512,524]。

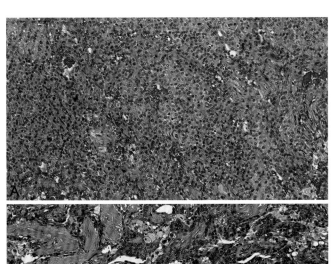

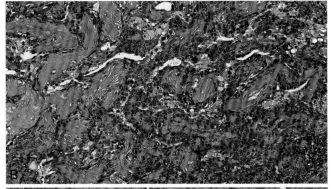

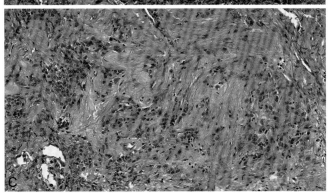

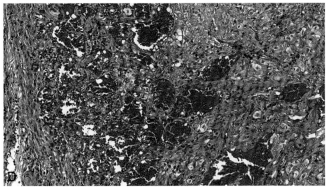

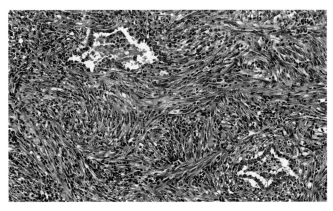

图 10.135　炎症性肌成纤维细胞瘤。可见拉长的肌样细胞周围有大量浆细胞浸润。与非肿瘤性呼吸道上皮混合存在导致"假双相性"的外观

核炎症细胞。这组肺病变可有很大范围的变化，病例和病例之间甚至在同一肿瘤内病变也有很大的差别，这是为什么本组肿瘤的名称众多，对其组织起源的认识也不相同。除了炎症细胞外，不同的组织学改变包括：血管增生，机化性肺炎类型的纤维化，玻璃样变性，黏液样变性，脂质聚集伴黄瘤细胞形成，含铁血黄素沉积，以及非肿瘤性呼吸上皮增生。

在诊断为炎性假瘤的这一组异质性病变中，似乎包含一个形态学表现特别的肿瘤亚类，称为**炎性肌成纤维细胞瘤（ inflammatory myofibroblastic tumor ）**[525]。其主要成分为梭形细胞，免疫组织化学和超微结构特征（肌动蛋白呈阳性，有细胞质内微丝）与肌成纤维细胞一致，或者可能为辅助性免疫系统细胞，称为（肌样）成纤维细胞（树突）网状细胞[526-527]。炎性肌成纤维细胞瘤伴有以浆细胞为主的重度单个核细胞浸润，与梭形细胞紧密混合在一起，这种表现与其他网状（树突）细胞肿瘤很相似（图10.135）。这类肿瘤恒定出现涉及 2p23 的染色体易位（涉及 *ALK* 基因），包括相似于腺癌中描述的 *EML4-ALK* 转位，见于约一半的患者——支持这类病变是肿瘤性的[528]。在小部分病例中可见看到涉及 *ROS1* 和 *RET* 的激酶融合，这使约占总数 2/3 的炎症性肌成纤维细胞瘤患者可以使用适当的靶向激酶抑制剂进行治疗[529]。有意思的是，这种治疗主要应用于儿童炎症性肌成纤维细胞瘤患者，因为这些敏感性激酶融合在儿童患者中远比在成人患者中常见。仅在个别病例中检测到 HHV 8[526,530]。

大多数诊断为肺炎性假瘤的病例为成人患者，但其中相当一部分富于浆细胞（"浆细胞肉芽肿"）的病例则多为儿童患者。实际上，16 岁以下的肺炎性假瘤患者最常见的是孤立性肺原发性病变；多数无症状，为孤立性外周性小结节，呈黄色，质硬，被覆完整的胸膜。少数情况下，肺炎性假瘤可累及胸膜或纵隔。有的肺炎性假瘤为支气管内息肉状病变，可导致远部炎症性改变。有意思的是，一些肺炎性假瘤病例显示有多量的 IgG4 阳性浆细胞，提示其发病机制是免疫介导的，或至少与 IgG4 相关性硬化性疾病有重叠。近来出现的证据表明，如果存

图 10.134　硬化性肺细胞瘤，是图 10.133 所示肿瘤在高倍镜观，显示出实性区（ **A** ）、乳头状结构区（ **B** ）、硬化性区（ **C** ）和出血区（ **D** ）。实性生长区（ **A** ）显示肿瘤细胞呈圆形，而乳头状区域（ **B** ）显示了非肿瘤性的细支气管上皮细胞衬覆在乳头表面

炎性假瘤和炎性肌成纤维细胞瘤

炎性假瘤（ inflammatory pseudotumor ）这组肺病变表现为境界较清楚的或不太清楚的结节，常出现大量单

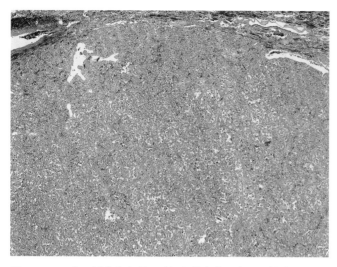

图 10.136　在 1 例儿童患者，毛细血管瘤表现为孤立性肿块

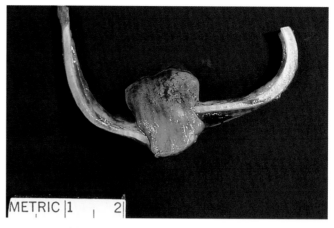

图 10.137　支气管内血管球瘤

在 IgG4 阳性浆细胞显著增加这一特征，则可将炎性假瘤这一非肿瘤性增生与炎症性肌成纤维细胞瘤区分开[531-533]。

肺炎性假瘤手术切除通常可治愈，但有些病例的生物学行为激进，特别是那些与炎症性肌成纤维细胞瘤相似者。

血管性肿瘤

肺的血管肿瘤极为少见。真正的**血管瘤**（ hemangioma ）更常见于儿童；其可位于支气管内或肺实质，不应与过去所谓的硬化性血管瘤（现在称为硬化性肺细胞瘤）——一种非血管病变——同等对待。显微镜下，肺的血管肿瘤的大部分病变是毛细血管型（图 10.136 ）[534]。

血管瘤病（ hemangiomatosis ）为多灶性或弥漫性病变，可表现肺动脉高压的症状和体征（肺毛细血管血管瘤病），并在影像学上表现出更为典型的弥漫性间质性疾病的特征[535]。其组织学表现不仅包括以前在肺静脉闭塞性疾病（ PVOD ）中描述的"毛细血管血管瘤病样改变"，还包括毛细血管大小的脉管结节状增生，以一种更具有肿瘤特征的方式浸润间质和血管壁[236]。

血管周细胞瘤（ hemangiopericytoma ）（包括脂肪瘤样亚型）可以原发于肺，但多数诊断为血管周细胞瘤的病例目前被划分为其他种类的肿瘤，特别是富于细胞的孤立性纤维性肿瘤。一个最著名的陷阱是：将子宫内膜间质肉瘤的孤立性肺转移病灶误诊为血管周细胞瘤[536]。

血管球瘤（ glomus tumor ）偶尔可累及肺，与常见于皮下和软组织的血管球瘤相似[537-538]。在少数报道的病例中，大多数血管球瘤病例为无症状的外周性结节，平均直径为 2 cm，但病变范围很大（ 1.1～6.5 cm ）。出现症状的支气管内肿瘤更为罕见，与支气管镜下的类癌相似（图 10.137 ）。血管球瘤在组织学上也可与类癌混淆。免疫组织化学对血管球瘤的诊断有帮助，血管球瘤对角蛋白和神经内分泌标志物呈阴性，而对平滑肌肌动蛋白和 desmin 呈阳性。据报道，在 3 例恶性血管球瘤（球血管肉瘤）病例中随访了 2 例，结果 1 例术后 1 年半死亡，另外 1 例术后 5 年仍然存活[537]。

肺原发性**卡波西肉瘤**（ Kaposi sarcoma ）通常是艾滋病的一个表现，但也可发生于免疫功能健全的人[217]。其典型病变沿淋巴管分布。

肺原发性**血管肉瘤**（ angiosarcoma ）可表现为孤立性肿块，也可表现为弥漫性肺浸润，作为肺原发性恶性病变的一个表现，但其更有可能是心脏、大血管等其他部位的血管肉瘤转移至肺[539]。部分转移性血管肉瘤患者的临床表现类似弥漫性肺出血综合征患者的[540]。

淋巴管瘤（ lymphangioma ）和弥漫性淋巴管瘤病（ diffuse lymphangiomatosis ）极为罕见；这两种肿瘤在儿童中更为常见，但在成人中偶尔出现[541-542]。

最早被描述为肺内肿瘤性病变的血管内细支气管肺泡肿瘤（ Ⅳ-BAT ）现在应被称为**上皮样血管内皮瘤**（ epithelioid hemangioendothelioma ），它们通常表现为多发性结节[543]。上皮样血管内皮瘤患者多为年轻人，女性患者多见，与男性患者的比例为 3∶1～4∶1[543-545]。显微镜下，上皮样血管内皮瘤的最常见生长方式是多个伴有或不伴有坏死的中心玻璃样变结节，围绕着各种明显嗜酸性的内皮细胞，这些细胞可与上皮细胞、组织细胞或蜕膜样间质细胞相似。令人惊奇的是，这些形态温和的肿瘤细胞单个散在分布，形成小的实性条索或模糊的分叶状结构，围绕玻璃样变间质中的嗜酸性或嗜碱性（"软骨样"）物质，形成一层薄薄的边缘带，有时，间质可发生钙化（图 10.138 和 10.139 ）。这些息肉状团块充满肺泡腔，偶尔也充满细支气管腔。动脉和静脉的管壁和管腔也可被肿瘤细胞占据，甚至在远离主要肿瘤团块的地方也是如此，如同肿瘤沿淋巴管扩散。基于核分裂象、坏死和细胞核的多形性被分为低级别和中等级别的上皮样血管内皮瘤的预后不同，但总体而言它们的预后要好于高级别上皮样血管肉瘤[546]。上皮样血管内皮瘤的罕见生长方式包括：形成孤立结节，以及表现为弥漫性胸膜疾病，类似间皮瘤[547]。虽然，起先被认为是细支气管肺泡癌的一个亚型，但超微结构和免疫组织化学研究显示，上皮样血管内皮瘤是由内皮细胞构成的，属于发生于肺的上皮样血管内皮瘤。其肿瘤细胞对 CD31、ERG 和 CD34 等血管标志物呈阳性表达，但对角蛋白也呈阳性表达（这是一种潜在的诊断陷阱）

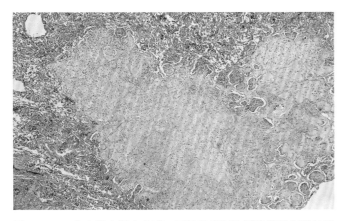

图 10.138　上皮样血管内皮瘤。可见肿瘤细胞围绕着无定形的嗜酸性物质，呈结节状聚集在肺泡内

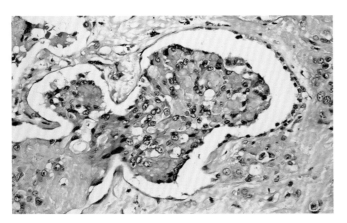

图 10.139　上皮样血管内皮瘤，可见明显的胞质内腔形成以及细胞核内假包涵体

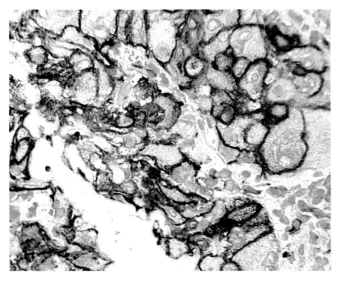

图 10.140　上皮样血管内皮瘤，CD31 免疫反应呈强阳性

（图 10.140）[546,548]。胸部上皮样血管内皮瘤与对应的软组织肿瘤一样，常常发生 WWTR1-CAMT1 和 YAP1-TFE3 基因易位。具有 WWTR1-CAMT1 融合的肿瘤其细胞核表达 CAMTA1（85%～90%），少数具有 YAP1-TFE3 融合的肿瘤其细胞核 TFE3 染色呈强阳性，这些相对而言是特异性的，提供了另一个有诊断价值的免疫染色检查[549]。

上皮样血管内皮瘤生长缓慢，但呈进行性，倾向于在胸腔内生长。一些患者因肺功能不全死亡。诊断时提示预后不良的因素包括：呼吸症状，和（或）胸腔积液，以及中等组织学分级[544-546]。多数上皮样血管内皮瘤原发于肺，但另一些因具有相同表现而可能是其他部位的上皮样血管内皮瘤的肺转移，特别是由肝转移而来。

上皮样血管瘤（epithelioid hemangioma）（伴嗜酸性粒细胞增多的血管淋巴样增生）发生于肺也有报道[550]。上皮样血管瘤在其他部位更常见。其性质是肿瘤性的还是炎症性的仍存在争议。

淋巴组织肿瘤和肿瘤样疾病

肺可发生各种淋巴组织增生性病变，可为继发性的，也可为疾病的唯一表现[551-552]。前者在肺的浸润可表现为支气管周围或血管周围、肺泡内结节、间质、胸膜或（更常见的）混合型。尸检发现，**白血病肺累及**在慢性淋巴细胞白血病为 30%～40%，在慢性粒细胞白血病为 15%～20%，在成人急性白血病为 60% 以上，但多数无临床表现[553-556]。然而，偶尔，慢性淋巴细胞白血病呈选择性细支气管中心性浸润，可导致严重肺损害[555]。个别急性粒细胞白血病累及肺可以表现为广泛的肺结节或浸润（粒细胞肉瘤）[557-558]。

为了便于讨论，我们将肺内淋巴增生性疾病分为四大类：黏膜相关性淋巴组织（MALT）淋巴瘤的结外边缘区淋巴瘤，以及基于组织学和免疫表型的常见淋巴瘤类型，包括血管内大 B 细胞淋巴瘤、淋巴瘤样肉芽肿病和霍奇金淋巴瘤。

小淋巴细胞增生（small lymphocytic proliferation）所致肺结节常给诊断带来困难。这种广泛的、历史上比较模糊的类别主要包括 **MALT 淋巴瘤（MALT lymphoma）**，这是最常见的肺原发性淋巴瘤[559]。大多数患者的年龄为 51～70 岁，诊断时无临床症状，在 X 线胸片或 CT 扫描上，病灶表现为孤立结节或浸润性病变，但无相关淋巴结肿大。在有潜在的自身免疫性疾病（特别是干燥综合征）和单克隆丙种球蛋白血症患者最常见[559]。MALT 淋巴瘤也可使普通变异型免疫缺陷患者的肺内淋巴细胞增生更复杂化[560]。

大体上，病变表现为一个境界相对清晰但没有包膜的肿块，切面呈白色至灰色，质地均匀（图 10.141）。显微镜下，它们的特征类似于其他结外边缘区淋巴瘤，包括小淋巴细胞的瘤块样浸润、单核细胞样 B 细胞和散在的与生发中心相关的浆细胞，还有各种分化良好的淋巴上皮复合体（图 10.142）。偶尔，它们与淀粉样物质有关；实际上，大多数肺内的结节性淀粉样变是 MALT 淋巴瘤，其中淀粉样物质的沉积远远超过了克隆性淋巴浆细胞的浸润[561]。由非淀粉样轻链构成的组织学上难以分辨的结节也可能使 MALT 淋巴瘤的诊断更复杂化[562]。结节性增生极少见，但却是 MALT 淋巴瘤的主要鉴别对象[552,563]。支持恶性的证据包括：浸润细胞的单形性；存在浆细胞样特征和相关的核内 Dutcher 小体；间质中淀粉样物质的沉

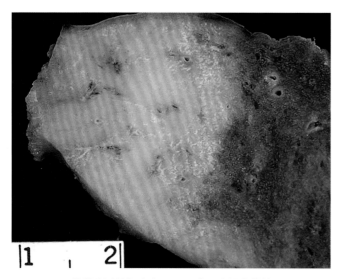

图 10.141　外科肺活检标本中 MALT 淋巴瘤的大体外观

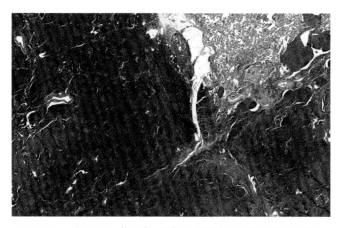

图 10.142　肺 MALT 淋巴瘤，左侧呈瘤样境界不清的结节样外观，沿着淋巴管延伸至右侧

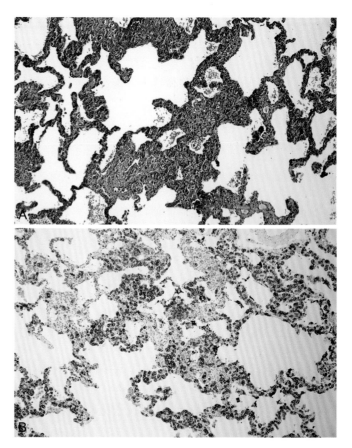

图 10.143　**A**，有不明原因呼吸困难患者的血管内淋巴瘤。**B**，CD20 免疫组织化学染色显示肿瘤性的大 B 细胞，精确定位于肺泡间隔毛细血管内

积；支气管软骨、大血管壁或脏层胸膜的侵犯；周围肺组织淋巴管炎样的浸润模式；以及限制性轻链和（或）免疫球蛋白重链基因的克隆性重排 [552,559]。

肺淀粉样变（amyloidosis） 按照病变分布可以分为四类：结节型（前文谈到的与 MALT 淋巴瘤有重叠的淋巴瘤）、气管支气管型、弥漫性肺泡间隔型（通常是在有系统性疾病的患者）和血管型（单独发生时绝不是一个严重的临床问题）[564]。影像学上，第一类和第二类肺淀粉样变病变可为单发或多发，与肉芽肿性炎或转移性肿瘤相似。弥漫性肺泡间隔型淀粉样变可导致严重的肺功能损害，影像学表现为弥漫性浸润，预后差。淀粉样物质主要由 AL 蛋白组成。偶尔有报道，在常规染色切片中发现了与淀粉样变难以区分的局部非淀粉样轻链沉积形成的结节 [562]。**晶体储存组织细胞增多症（crystal storing histiocytosis）** 是一种由于非肿瘤性组织细胞胞质内有大量免疫球蛋白晶体聚集而导致的疾病。这种疾病常常是 MALT 淋巴瘤或浆细胞肿瘤的一种表现，可位于肺或其他脏器，也可表现为系统性疾病 [565]。

浆细胞瘤（plasmacytoma） 这一诊断术语应仅用于诊断完全由肿瘤性的轻链限制性浆细胞组成的肿瘤。伴有淋巴成分的浆细胞性肿瘤应归为 MALT 淋巴瘤；很可能以往认为是肺原发性浆细胞瘤的一些肿瘤其实是 MALT 淋巴瘤 [566]。CD56 免疫染色对于区分 MALT 淋巴瘤和浆细胞瘤很有用，浆细胞瘤呈阳性，而 MALT 淋巴瘤呈阴性 [566]。肺的浆细胞瘤可位于肺实质或支气管内，可伴有肺门淋巴结或骨受累，常产生轻链蛋白质 [567]，在组织中表现为弥漫性或结节状沉积，似淀粉样物质，但刚果红染色呈阴性 [568]。

普通型**大细胞淋巴瘤（large cell lymphoma）** 呈大块状，有时占据肺大叶的大部，常伴灶状坏死 [569]；偶尔，可以以在支气管内生长为主。显微镜下，普通型大细胞淋巴瘤为单形性大淋巴细胞浸润。大多数病例属于弥漫大 B 细胞淋巴瘤，偶尔可见原发性纵隔大 B 细胞淋巴瘤 [570]。血管内淋巴瘤是结外大 B 细胞淋巴瘤的一种形式，有时可累及肺，有症状的患者常常只有很轻的影像学异常（图 10.143）[571-572]；中枢神经系统、皮肤和骨髓是其他常常受累的部位。肺也可发生间变性大细胞淋巴瘤 [573]。

淋巴瘤样肉芽肿病（lymphomatoid granulomatosis），Liebow 原先将其包括在他的肺血管炎和肉芽肿病组内 [574]，现在被纳入 B 细胞淋巴增殖性疾病内 [575]。淋巴瘤样肉芽肿病常见于中年人，病变为双侧、圆形肿块密度，在影像学上似转移瘤[576-577]。已有淋巴瘤样肉芽肿和类似的非典型性淋巴组织增殖性病变发生于免疫抑制的器官移植患者（表现为移植后淋巴增殖性疾病）以及 HIV 感染患者的病例报道[216]。显微镜下，淋巴瘤样肉芽肿病的特征为多形性细胞浸润，包含浆细胞、T 细胞为主的小淋巴细胞、免疫母细胞以及非典型性大淋巴样细胞，伴有形成中心坏死性结节并累及肺血管壁呈透壁性环周浸润的倾向（图 10.144）。淋巴瘤样肉芽肿病无多核巨细胞和肉芽肿性多血管炎（GPA）（Wegener）的坏死性血管炎。淋巴瘤样肉芽肿病根据非典型性大细胞的相对比例进行分级（1~3 级），但已提出的分级标准与预后的相关性并不一致[576,578-579]。

超过 1/3 的淋巴瘤样肉芽肿病病例有肺外受累[577]。最常见的部位是皮肤（尤其是下肢）和中枢神经系统。其他累及较少的部位包括肾、肝、脾、肾上腺、心和胃肠道。淋巴瘤样肉芽肿病在所有部位的组织学改变均相似。在少数病例，淋巴瘤样肉芽肿病的显微镜下表现可见于肺外，但未累及肺。

已有越来越多的证据表明，淋巴瘤样肉芽肿病的形态学特征和临床过程符合恶性病变而非反应性病变，而且肺的大细胞淋巴瘤常浸润血管。因此，现在的观点是，淋巴瘤样肉芽肿病是原发性 EBV 相关性淋巴组织增生性疾病，已经是恶性淋巴瘤，或者是有极大恶变成淋巴瘤

的倾向[575,577]。基于免疫组织化学和原位杂交的研究推测，大多数淋巴瘤样肉芽肿病病例是伴有明显 T 细胞反应和血管受累的 EBV 感染性 B 细胞增殖[580-583]。

淋巴瘤样肉芽肿病对类固醇治疗反应差，但多药化疗可使约半数的患者完全缓解[584]。联合免疫治疗与化疗在内的新疗法在一些病例中有效[585]。尽管治疗有所进展，淋巴瘤样肉芽肿病仍然是一种侵袭性疾病，具有较高的疾病相关死亡率[577]。

累及肺实质的**霍奇金淋巴瘤（Hodgkin lymphoma）**常伴有淋巴结受累，从纵隔（胸腺）直接蔓延而来者常为结节硬化型。但也有少数为肺的原发性霍奇金淋巴瘤的病例报道[586-588]。霍奇金淋巴瘤最常发生于女性，患者年龄跨度较大，在 X 线胸片和（或）CT 扫描上呈单发或多发结节状改变[586-588]。也可见支气管受累，呈斑块状浸润，或为息肉状肿块。

涎腺型肿瘤

肺内可发生多种与涎腺肿瘤相似的上皮性肿瘤，它们可能来源于黏膜下支气管腺体，多数位于气管或软骨性主支气管内[589]。

腺样囊性癌（adenoid cystic carcinoma）是最常见的类型。它们通常集中于大的支气管（图 10.145），常常累及气管，但也有位于肺周边部的报道[590]。少数肺腺样囊性癌可有区域淋巴结转移[589,591]。肺腺样囊性癌组织学、免疫组织化学和细胞遗传学上与胸腔外涎腺来源的腺样囊性癌都无法鉴别（参见第 6 章），包括导致约半数患者 MYB 原癌基因和 NFIB 转录因子融合的特征性 t(6:9);(q22-23;p23-24) 易位[591]。TTF-1 和 napsin A 在肺外原发性肿瘤转移至肺的病例呈阳性表达，但在肺原发性腺样囊性癌中表达罕见，这使这些免疫染色在鉴别原发性与转移方面几乎没有价值[592]。腺样囊性癌的主要治疗原则是外科切除，放疗可使肿瘤明显缩小，但不能治愈。腺样囊性癌的病程长，但最终预后不良[589]。

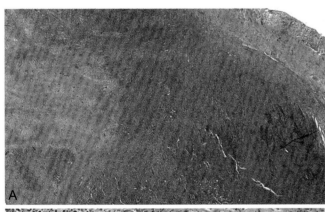
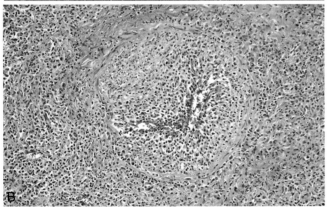

图 10.144　淋巴瘤样肉芽肿病，表现为多形性浸润，形成中央坏死的结节（**A**）和特征性的侵犯血管的生长模式（**B**）

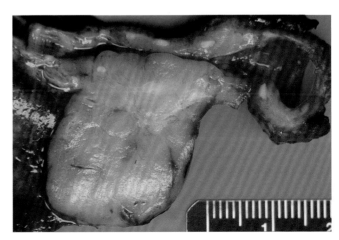

图 10.145　腺样囊性癌，表现为支气管内肿块，侵犯邻近肺实质

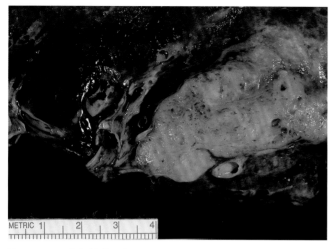

图 10.146　支气管内生长的黏液表皮样癌

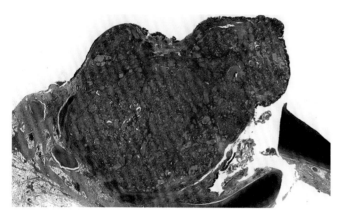

图 10.147　支气管内黏液表皮样癌，呈典型的低级别的组织学表现

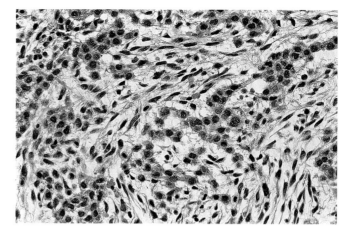

图 10.148　肺肌上皮瘤。这个特殊的肿瘤来源于经典的错构瘤

肺黏液表皮样癌（mucoepidermoid carcinoma）的发病率在男性和女性相同，其发病年龄跨度广，包括儿童，通常表现为气管内外生性生长的肿物（图 10.146）[589,593-594]。肺黏液表皮样癌可分为低级别和高级别，与其唾液腺的同类肿瘤相同[594]。高级别黏液表皮样癌罕见，与腺鳞癌很难鉴别。与更为常见的胸腔外涎腺部位的黏液表皮样癌相同，肺黏液表皮样癌也是由黏液分泌细胞、鳞状细胞和过渡型细胞构成（图 10.147）。偶尔，它们可伴有大量淋巴浆细胞性浸润[595]。肺黏液表皮样癌具有与其他部位黏液表皮样癌相似的免疫组织化学表型（参见第 6 章），包括 TTF-1 和 napsin A 染色呈阴性[593]。在肺黏液表皮样癌可以检测到与涎腺起源的所有黏液表皮样癌相同的特有的基因改变，即 *MECT1*（mucoepidermoid carcinoma translocated 1）基因和 *MAML2*（mammalian mastermind-like 2）基因所发生的 t(11;19)(q21;p13) 易位，导致 *MECT1-MAML2* 融合肿瘤蛋白形成[596]。

低级别黏液表皮样癌具有低度恶性潜能，主要表现为局灶浸润和相对较好的预后[589,593-594,597]。罕见的高级别黏液表皮样癌的预后与分期相关，类似于其他类型的高级别非小细胞癌[594]。这些肿瘤，例如腺样囊性癌，缺少发生在传统肺腺癌中的 *EGFR* 敏感突变[598]。

文献报道的少数肺癌病例有腺鳞癌特征，显示有肌上皮分化（S-100 蛋白呈阳性）并有由基底膜物质构成的淀粉样间质，这可能代表了一种独特的肺癌亚型，其特征类似于涎腺肿瘤[599]。

其他一些不太常见的属于一般类型的涎腺或涎腺样肿瘤包括：

- 多形性腺瘤（良性混合瘤）[600]
- 恶性混合瘤[600-601]
- 肌上皮性肿瘤
  上皮 - 肌上皮癌[602]
  肺细胞性腺肌上皮瘤[603]
  来源于错构瘤的肌上皮瘤（图 10.148）[487]
- 腺泡细胞癌[604]
  伴典型类癌[605]
- 嗜酸细胞瘤[606]。这种肿瘤可能是恶性的，类似于涎腺起源的嗜酸细胞瘤，应与嗜酸细胞性神经内分泌肿瘤和腺癌鉴别，可能需要借助免疫组织化学检查进行评估[392,607]

血管周上皮样细胞肿瘤（PEComa）

透明细胞瘤（clear cell tumor）［"**糖瘤（sugar tumor）**"］类似于肺外其他部位的**血管周上皮样细胞肿瘤（perivascular epithelioid cell tumor, PEComa）**。在肺部，这些罕见的肿瘤表现为圆形或卵圆形、孤立性周围型肺结节，通常最大直径不超过 2 cm[608]。透明细胞瘤多见于成人，但也有儿童发病的报道[609]。显微镜下，透明细胞瘤的肿瘤细胞体积大，胞质透明至嗜酸性颗粒样，挤满糖原颗粒（图 10.149）。一些细胞呈"蜘蛛样"。没有脂肪出现。不见核分裂象。有稀少网连的间质，但薄壁血管可能是明显的，并且有无定型嗜酸性细胞外基质（有时发生钙化）。

免疫组织化学上，透明细胞瘤表达与其他部位 PEComa 相同的黑素原生成相关的标志物，包括 HMB-45、S-100 蛋白和组织蛋白酶 B，伴有肌动蛋白、神经特异性烯醇化酶和突触素的不恒定灶状阳性[608,610]。电镜下，可见溶酶体样细胞器内大多数糖原颗粒是有膜包绕的[608]。胞质内纤维可能可以见到。少数细胞含有与前黑色素小体相似的致密核心颗粒；少数病例含有分化成熟的黑色素小体[608]。透明细胞瘤肿瘤细胞周围可见基板。

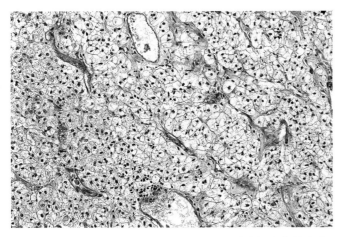

图 10.149 肺透明细胞瘤（PEComa）。可见肿瘤细胞中等大小，透明，实性生长，被明显的血管组织分隔开

对透明细胞瘤的起源有很大争议。人们曾提出它们可能起源于周细胞、平滑肌细胞、神经内分泌细胞、Clara 细胞和上皮细胞。透明细胞瘤 HMB-45 免疫反应呈阳性，偶尔可见黑色素小体以及其他与肾血管平滑肌脂肪瘤的相似点，提示透明细胞瘤属于血管周上皮样细胞肿瘤（所谓的 PEComa）家族，其中还包括淋巴管肌瘤病[611-613]。

淋巴管平滑肌瘤病（lymphangioleiomyomatosis）可累及双肺，通常表现为弥漫性囊性病变，多见于年轻女性，出现自发性气胸和（或）肺部症状，最常见的表现为劳力性呼吸困难[614-615]。淋巴管平滑肌瘤病男性罕见[616-617]。有些淋巴管平滑肌瘤病患者同时患有结节性硬化（包括几乎所有报道的罕见的男性病例）、肾血管平滑肌脂肪瘤、子宫或其他部位的 PEComa[614,618]。大体上，早期的病例可能仅仅提示呈肺气肿样改变，而较晚期的病例显示广泛的囊性区域被厚的、灰白色的间隔分隔（图 10.150）。显微镜下，淋巴管平滑肌瘤病表现为囊性扩张的空腔，以及具有其他典型 PEComa 病变细胞学特征的间质梭形细胞和上皮样细胞（图 10.151）。这些病例常伴有含铁血黄素沉积，在较严重的病例中更为显著[619]。免疫组织化学上，增生的肿瘤性平滑肌样（LAM）细胞对 HMB-45 和其他诸如 melan-A 和小眼转录因子（MiTF）的黑色素细胞标志物呈斑片状阳性，对平滑肌标志物（例如，平滑肌肌动蛋白，结蛋白）以及 ER、PR 呈更为广泛的阳性。LAM 细胞对 β 连环蛋白也呈阳性反应，β 连环蛋白可能比 HMB-45 更敏感[620]。LAM 细胞中可以检测到与其他 PEComa 相同的肿瘤抑制基因 *TSC1*［结节硬化综合征 1（tuberous sclerosis complex 1, TSC1）］或 *TSC2* 的突变，在多脏器受累患者的各个病灶中，包括肺移植后复发性肺病变中均呈一致的克隆性改变[621]。这些发现提示，淋巴管平滑肌瘤病是一种低级别的转移性肿瘤。肺移植和最新的西罗莫司是治疗淋巴管平滑肌瘤病的主要方法[622]。淋巴管平滑肌瘤病的预后多样，但 10 年以上的存活常见，通常没有例外[623]。发病时呼吸道症状和（或）胸膜病变（例如气胸或乳糜性胸水）提示较短的移植前生存期。

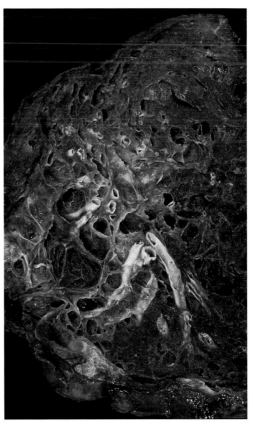

图 10.150 移植肺中的淋巴管平滑肌瘤病，移植前该女性患者的诊断为肺气肿

肌源性肿瘤

表现为原发性孤立性肺肿块的肺**平滑肌瘤（leiomyoma）**罕见[624]。肺平滑肌瘤病变更常位于外周，通常表现为无症状的结节；支气管内的病变更易引起阻塞后支气管扩张和阻塞性肺炎。已有 HIV 感染的儿童和 MEN 1 患者罹患多发性 EBV 相关性平滑肌瘤和平滑肌肉瘤累及肺和胃肠道的病例报道[625-626]。

偶尔，无症状或症状轻微的中年女性患者肺内可见多发性结节，由分化好的平滑肌构成，有时包裹着上皮细胞衬里的裂隙，这种情况通常称为良性转移性平滑肌瘤（图 10.152）[627]。患者常同时有或先前有子宫平滑肌瘤。大多数肺平滑肌瘤病例中的肺部结节很可能是由分化良好的子宫平滑肌肿瘤克隆性转移而来。

原发于肺的**平滑肌肉瘤（leiomyosarcoma）**确实可发生于成人和儿童[628]，但即使是孤立性病变，肺内出现的平滑肌肉瘤也有很大可能是转移而来的。多数平滑肌肉瘤位于肺实质内，有时部分可位于支气管内。发生于肺静脉的平滑肌肉瘤可继发侵袭肺实质[629]。

一些先天性平滑肌肉瘤病例已被重新诊断为肌成纤维细胞性肿瘤，其特征是具有惰性的临床经过[630]。

横纹肌肉瘤（rhabdomyosarcoma）在成人的肺可表现为多形性形式（十分罕见）[631]，或在小儿肺可表现为胚胎性形式。在儿童，横纹肌肉瘤倾向于发生在囊性变的背景中，其与胸膜肺母细胞瘤（PPB）的区别在于有明显的横纹肌母细胞成分（见下文）[632]。

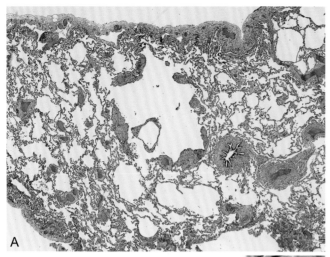

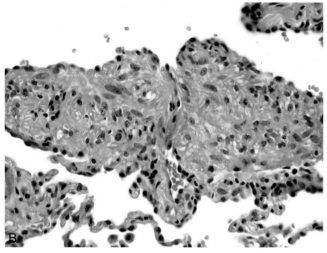

图 10.151　淋巴管平滑肌瘤病的囊性空腔（**A**），伴肿瘤性平滑肌样（LAM）细胞在间质中疏松聚集（**B**）

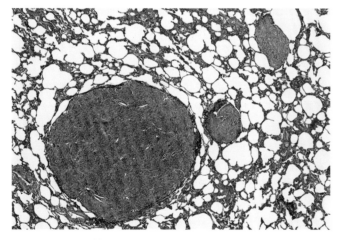

图 10.152　良性转移性平滑肌瘤

胸膜肺母细胞瘤

　　胸膜肺母细胞瘤（pleuropulmonary blastoma, PPB）是一种胚胎发育不良性（胚胎性，母细胞瘤性）恶性儿科肿瘤，位于肺和（或）胸膜[633]。PPB 与肺母细胞瘤无关，如本章其他部分所述，肺母细胞瘤是发生于成人的高级别肉瘤样癌的一种特殊组织学类型。PPB 的组织学特征为：原始母细胞瘤成分和肉瘤性成分混合[634-635]。肉瘤性

成分显示横纹肌和软骨分化。上皮成分或缺乏，或以良性表现出现，可能为包裹到肿瘤内的上皮。对 PPB 人们提出一个三型分类系统：Ⅰ 型主要为囊性，Ⅲ 型则几乎完全为实性。诊断时要多加小心，避免将 Ⅰ 型 PPB 过低诊断为发育过程中的囊性畸形[636]。在大约 2/3 的 PPB 病例可检测到 *DICER1* 的突变[634]。PPB 是具有潜在侵袭性的肿瘤，特别是那些实性成分较多的肿瘤（即 Ⅱ 型和 Ⅲ型）[634,637]。

　　最近报道的胎儿肺间质肿瘤与（Ⅰ 型）囊性 PPB 可能有关，也可能无关[638]。

其他原发性肿瘤

　　肺**鳞状上皮乳头状瘤（squamous papilloma）**70% 约为孤立性肺乳头状瘤，其余为腺样或混合上皮型[639]。鳞状上皮乳头状瘤在男性中更常见，可能与吸烟和 HPV 感染更相关。孤立性乳头状瘤的预后非常好，与上皮类型无关[639]。多发性鳞状上皮乳头状瘤可累及下呼吸道，形成复发性呼吸道乳头状瘤病，可能侵袭性更高，包括进展为鳞状细胞癌[640]。

　　肺**颗粒细胞瘤（granular cell tumor）**可表现为支气管内的息肉状肿块，可引起支气管阻塞症状，或表现为无症状的肺外周结节[641]。大多数为孤立性病变，多中心性病变也有报道。

　　除了那些已经提到的，其他少见的**肺良性肿瘤（benign lung tumor）**还包括肺内胸腺瘤[642]、神经鞘瘤[643]、节细胞神经母细胞瘤[644]、支气管内蓝痣[645]、微囊性纤维黏液瘤[646]、纤毛黏液结节性乳头状肿瘤（一种良性或低度恶性肿瘤，常伴有 *BRAF* V600E 或 *EGFR* 突变）[647-648]和脂肪瘤（支气管内性、周边性和非典型性）[649-651]，可能与本章描述的更为传统的错构瘤有关。我们曾看到过 1 例 von Hippel-Lindau 病患者并发肺内多灶性微囊状和乳头状囊腺瘤，伴有显著血管增生。相似的病例也有报道[652]。

　　孤立性纤维性肿瘤（solitary fibrous tumor）虽然通常见于胸膜（参见第 11 章），但也能完全发生于肺，因此，应与肺内的梭状细胞肿瘤鉴别[653]。

　　肺**滑膜肉瘤（synovial sarcoma）**是目前已认识到的肺原发性肉瘤中最常见的类型之一。大部分肺滑膜肉瘤病例为单相的梭形类型，相比而言，很高的比例（高于软组织）是低分化的，非常少的病例是双相的（图 10.153）[654]。有时它们表现为囊性病变，伴复发性气胸[655]。

　　除了已经提到的，肺**原发性肉瘤（primary sarcoma）**较少见。纤维肉瘤常累及儿童[656]，所谓的未分化多形性肉瘤（过去称为恶性纤维组织细胞瘤）[657]、低级别纤维黏液样肉瘤（包括相关的伴有巨菊形团的玻璃样变梭形细胞肿瘤）[658]、软骨肉瘤[659]（包括间叶型[660]）、骨肉瘤[661]、恶性外周神经鞘瘤（包括恶性蝾螈瘤）[662]、尤因肉瘤/PNET[663]、促纤维增生性小细胞肿瘤[664]以及滤泡树突状细胞肿瘤/肉瘤[665]在肺内均有报道。原发性肺黏液样肉瘤是近年来描述的一种肺肉瘤，年轻人多见，具有特征性的 *EWSR1-CREB1* 融合（图 10.154）[666]。原发性肺

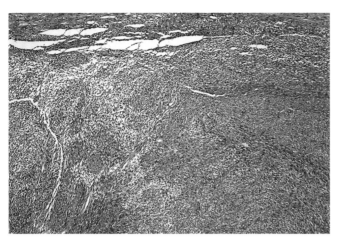

图 10.153　肺原发性单相性滑膜肉瘤。可见一些区域似成纤维细胞，而另一些区域的细胞稍胖，但缺乏明显的上皮性结构。局部角蛋白免疫反应呈阳性

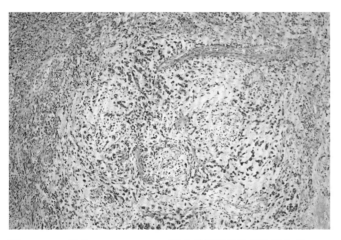

图 10.154　伴有 *EWSR1-CREB1* 融合的原发性肺黏液样肉瘤

黏液样肉瘤与血管瘤样纤维组织细胞瘤具有相同的形态学和分子特征，因此，有些学者认为它们可能是互有重叠的病种 [667]。当出现这些肿瘤时，应除外其他部位肉瘤的转移和（或）原发性肺癌的肉瘤样结构。这点对于那些报道为横纹肌样瘤或横纹肌样肉瘤者尤其应注意，因为实际上这类肿瘤多数是去分化性肺癌 [323]。

　　肺原发性**恶性黑色素瘤**（**malignant melanoma**）是另一种诊断上应十分谨慎的肿瘤。虽然存在令人信服的原发性恶性黑色素瘤发生于肺的病例（因为存在"交界活性"支气管成分）[668]，但大多数是已知的或隐匿的原发性黑色瘤发生了肺转移。

　　生殖细胞肿瘤（**germ cell tumor**）在肺原发者也有报道，包括绒毛膜癌、卵黄囊瘤和其他（非精原细胞瘤）型生殖细胞肿瘤 [669-671]。它们需要与性腺的生殖细胞肿瘤 [672] 发生肺转移和伴生殖细胞样表现的原发性肺癌鉴别，后两者更为常见。肺癌能分泌许多与生殖细胞肿瘤更相关的蛋白质，包括 hCG 的 α 亚单位 [673] 和 AFP [674-675]，尤其后者与罕见的类似肝细胞癌的腺癌（肝样腺癌 [676]）有关。

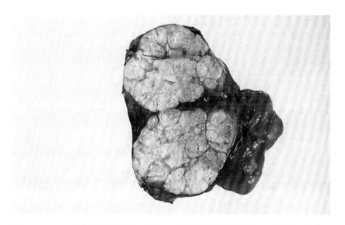

图 10.155　肾细胞癌转移至肺。可见病变境界清楚，呈多结节状、金黄色

转移性肿瘤

　　肺是**转移性肿瘤**（**metastatic tumor**）的常见部位，有时可为远处肿瘤的唯一传播灶。大多数转移灶是多发性的、双侧性的，它们边缘清楚，生长迅速，由某些癌（乳腺、胃肠道、肾）以及肉瘤和黑色素瘤转移而来者尤其如此。转移灶可表现为粟粒结节，甚或呈"炮弹形"，常见于肺下叶。另一些转移瘤（特别是来自胃、乳腺、胰和前列腺者）广泛累及肺血管周围和支气管周围淋巴管（所谓的淋巴管癌病），可导致严重的呼吸困难和肺动脉高压（肿瘤相关性血栓性肺微血管病）。有时 X 线胸片并无异常 [677]。

　　在另一些病例，转移性肿瘤呈孤立性结节，与肺原发性肿瘤相似（图 10.155 至 10.159）。转移瘤可形成中央空洞；这在上呼吸消化道的鳞状细胞癌和大肠腺癌中特别常见。

　　与肺原发性肿瘤可能混淆的另一型肺转移是由于肿瘤是从肺实质内或淋巴结内侵犯至大支气管壁，形成息肉状支气管内肿块，类似原发性肺癌 [678]。支气管内转移最常见的原发性癌部位是乳腺、大肠、肾、胃、前列腺和黑色素瘤，在一些病例，这些是恶性肿瘤的首发临床症状。

　　肺转移癌与原发性肺癌的鉴别很难，有时是不可能的。多发性病变和广泛淋巴管浸润倾向于是转移癌。在鳞状细胞癌附近的支气管附近黏膜出现非典型性增生或原位癌，在腺癌周围出现蜂窝肺，或肺实质内邻近细支气管黏膜上皮出现非典型增生，这些倾向于是原发性肺癌。但应当记住，许多转移到肺的转移癌（特别是来自大肠和胰腺者）可呈"贴壁样"生长，衬覆肺泡壁，与高分化的肺腺癌相似 [679]。胃肠道腺癌发生肺转移的罕见情况之一是伴发腹膜假黏液瘤，其肺内转移灶类似原发性胶样癌 [680]。

　　在一些情况下，免疫组织化学染色可为鉴别诊断提供很大帮助，在本章前文中已有总结。如果怀疑肿瘤原发部位在肺外，则 TTF-1 和 napsin A 免疫染色在支持肺

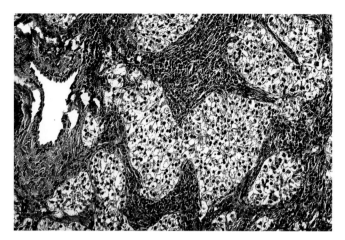

图 10.156 透明细胞型肾细胞癌转移到肺

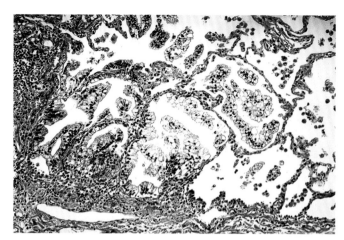

图 10.159 转移性前列腺腺癌，其表现类似于肿瘤细胞主要沿肺泡壁生长的高分化肺腺癌表现

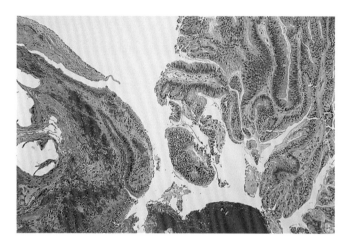

图 10.157 结肠高分化腺癌转移至肺，此例是经支气管活检诊断

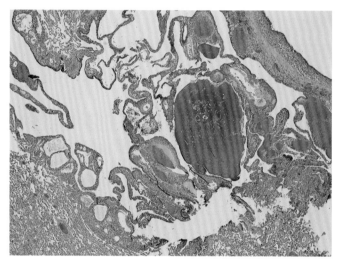

图 10.160 发生于年轻女性的皮肤来源的转移性富于细胞的纤维组织细胞瘤（囊性纤维组织细胞肿瘤），形成双肺多发囊性肿块，术前诊断为淋巴管平滑肌瘤病

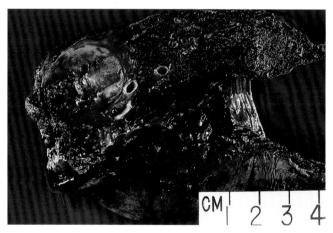

图 10.158 恶性黑色素瘤转移，其形态类似高分化贴壁生长为主型肺腺癌

原发性血管肿瘤或弥漫性肺出血[540,681]。在子宫肿瘤中，高分化平滑肌肉瘤也可与平滑肌瘤性错构瘤相似，子宫内膜间质肉瘤可与肺的原发性血管周细胞瘤、梭形细胞类癌和其他肺原发性肿瘤混淆。实际上，从原发性肿瘤切除到出现肺转移（常常是单发性）的时间间隔可以是几年到几十年，这自然会给诊断带来潜在的陷阱[536]。另一个潜在的诊断陷阱是低级别非上皮性肿瘤的囊性转移（图10.160），例如，皮肤纤维组织细胞瘤（囊性纤维组织细胞肿瘤[682]），隆突性皮肤纤维肉瘤，以及低级别平滑肌肿瘤，它们还可模仿其他肺囊性病变，例如淋巴管平滑肌瘤病或 LCH。

　　当转移灶很少（寡转移）且界限明显时，可以行手术切除（转移瘤切除术）[683-685]。提示预后不良的征象包括转移灶的多样性、转移灶的大小以及存在肺外病灶。对儿童的肺转移瘤采取特别激进的治疗方法，包括转移瘤切除术、放疗和化疗等联合治疗。肺转移癌患者的 5 年生存率已有了很大提升，已上升到 25% ~ 40%[686]。

原发方面特别有帮助，而 PAX8、GATA3 和其他可选择标志物免疫染色常常可以提示肿瘤的来源。

　　肉瘤中有些类型可与肺原发性癌相似。一些转移性梭形细胞肉瘤沿着支气管和血管广泛生长，Liebow 称此种生长方式为肺肉瘤病。一些转移性血管肉瘤可伪装成

参考文献

1. Albertine KH. Anatomy of the lungs. In: Mason RJ, Broaddus VC, Martin TR, et al, eds. *Murray and Nadel's Textbook of Respiratory Medicine*. Vol. 1. 5th ed. Philadelphia, PA: Saunders/Elsevier; 2010: 3-25.

2. Kuhn CI, Wright JL. The normal lung. In: Churg AM, ed. *Thurlbeck's Pathology of the Lung*. New York, NY: Thieme; 2005: 1-38.

3. Linnoila RI. Functional facets of the pulmonary neuroendocrine system. *Lab Invest*. 2006; 86(5): 425-444.

4. Katzenstein AL. *Katzenstein and Askin's Surgical Pathology of Non-neoplastic Lung Disease*. 4th ed. Philadelphia, PA: Saunders/Elsevier; 2006.

5. Wang CW, Teng YH, Huang CC, et al. Intrapulmonary lymph nodes: computed tomography findings with histopathologic correlations. *Clin Imaging*. 2013; 37(3): 487-492.

6. Fraggetta F, Davenport M, Magro G, et al. Striated muscle cells in non-neoplastic lung tissue: a clinicopathologic study. *Hum Pathol*. 2000; 31(12): 1477-1481.

7. Hardisson D, Garcia-Jimenez JA, Jimenez-Heffernan JA, Nistal M. Rhabdomyomatosis of the newborn lung unassociated with other malformations. *Histopathology*. 1997; 31(5): 474-479.

8. Kershisnik MM, Kaplan C, Craven CM, et al. Intrapulmonary neuroglial heterotopia. *Arch Pathol Lab Med*. 1992; 116(10): 1043-1046.

9. de Krijger RR, Albers MJ, Bogers AJ, Mooi WJ. Heterotopic pancreatic tissue presenting as a solid and cystic lung lesion: a very unusual bronchopulmonary foregut malformation. *Pediatr Dev Pathol*. 2004; 7(2): 204-209.

10. Armin A, Castelli M. Congenital adrenal tissue in the lung with adrenal cytomegaly. Case report and review of the literature. *Am J Clin Pathol*. 1984; 82(2): 225-228.

11. Ryu HS, Chung YJ, Chong S, Lee JI. Ectopic intrapulmonary thyroid tissue mimicking metastatic tissue. *Thyroid*. 2012; 22(7): 755-759.

12. Sato M, Shames DS, Girard L, et al. Molecular basis of lung cancer. In: Mendelsohn J, Howley PM, Israel MA, et al, eds. *The Molecular Basis of Cancer*. 3rd ed. Philadelphia, PA: Saunders; 2008: 397-407.

13. Leslie KO, Gruden JF, Parish JM, Scholand MB. Transbronchial biopsy interpretation in the patient with diffuse parenchymal lung disease. *Arch Pathol Lab Med*. 2007; 131(3): 407-423.

14. Colby TV, Yousem SA. Pulmonary histology for the surgical pathologist. *Am J Surg Pathol*. 1988; 12(3): 223-239.

15. Bejarano PA, Garcia MT, Ganjei-Azar P. Mesothelial cells in transbronchial biopsies: a rare complication with a potential for a diagnostic pitfall. *Am J Surg Pathol*. 2007; 31(6): 914-918.

16. Nagata N, Hirano H, Takayama K, et al. Step section preparation of transbronchial lung biopsy. Significance in the diagnosis of diffuse lung disease. *Chest*. 1991; 100(4): 959-962.

17. Takayama K, Nagata N, Miyagawa Y, et al. The usefulness of step sectioning of transbronchial lung biopsy specimen in diagnosing sarcoidosis. *Chest*. 1992; 102(5): 1441-1443.

18. Travis WD, Costabel U, Hansell DM, et al. An official American Thoracic Society/European Respiratory Society statement: update of the international multidisciplinary classification of the idiopathic interstitial pneumonias. *Am J Respir Crit Care Med*. 2013; 188(6): 733-748.

19. Miller RR, Nelems B, Muller NL, et al. Lingular and right middle lobe biopsy in the assessment of diffuse lung disease. *Ann Thorac Surg*. 1987; 44(3): 269-273.

20. Fibla JJ, Brunelli A, Allen MS, et al. Microbiology specimens obtained at the time of surgical lung biopsy for interstitial lung disease: clinical yield and cost analysis. *Eur J Cardiothorac Surg*. 2012; 41(1): 36-38.

21. Luck SR, Reynolds M, Raffensperger JG. Congenital bronchopulmonary malformations. *Curr Probl Surg*. 1986; 23(4): 245-314.

22. Zylak CJ, Eyler WR, Spizarny DL, Stone CH. Developmental lung anomalies in the adult: radiologic-pathologic correlation. *Radiographics*. 2002; 22(Spec No): S25-S43.

23. Langston C. New concepts in the pathology of congenital lung malformations. *Semin Pediatr Surg*. 2003; 12(1): 17-37.

24. Shanti CM, Klein MD. Cystic lung disease. *Semin Pediatr Surg*. 2008; 17(1): 2-8.

25. Davenport M, Warne SA, Cacciaguerra S, et al. Current outcome of antenatally diagnosed cystic lung disease. *J Pediatr Surg*. 2004; 39(4): 549-556.

26. Pumberger W, Hormann M, Deutinger J, et al. Longitudinal observation of antenatally detected congenital lung malformations (CLM): natural history, clinical outcome and long-term follow-up. *Eur J Cardiothorac Surg*. 2003; 24(5): 703-711.

27. Stocker JT, Madewell JE, Drake RM. Congenital cystic adenomatoid malformation of the lung. Classification and morphologic spectrum. *Hum Pathol*. 1977; 8(2): 155-171.

28. Feng A, Cai H, Sun Q, et al. Congenital cystic adenomatoid malformation of lung in adults: 2 rare cases report and review of the literature. *Diagn Pathol*. 2012; 7: 37.

29. Fletcher CM, Pride NB. Definitions of emphysema, chronic bronchitis, asthma, and airflow obstruction: 25 years on from the Ciba symposium. *Thorax*. 1984; 39(2): 81-85.

30. Trow TK. Lung-volume reduction surgery for severe emphysema: appraisal of its current status. *Curr Opin Pulm Med*. 2004; 10(2): 128-132.

31. Sauter JL, Butnor KJ. Pathological findings in spontaneous pneumothorax specimens: does the incidence of unexpected clinically significant findings justify routine histological examination? *Histopathology*. 2015; 66(5): 675-684.

32. Gunes A, Aboyoun CL, Morton JM, et al. Lung transplantation for chronic obstructive pulmonary disease at St Vincent's Hospital. *Intern Med J*. 2006; 36(1): 5-11.

33. Fidler ME, Koomen M, Sebek B, et al. Placental transmogrification of the lung, a histologic variant of giant bullous emphysema. Clinicopathological study of three further cases. *Am J Surg Pathol*. 1995; 19(5): 563-570.

34. Mukhopadhyay S, Wilcox BE, Myers JL, et al. Pulmonary necrotizing granulomas of unknown cause: clinical and pathologic analysis of 131 patients with completely resected nodules. *Chest*. 2013; 144(3): 813-824.

35. Butnor KJ, Guinee DG Jr. Pleuropulmonary pathology of Birt-Hogg-Dube syndrome. *Am J Surg Pathol*. 2006; 30(3): 395-399.

36. Koga S, Furuya M, Takahashi Y, et al. Lung cysts in Birt-Hogg-Dube syndrome: histopathological characteristics and aberrant sequence repeats. *Pathol Int*. 2009; 59(10): 720-728.

37. Bouron-Dal Soglio D, Rougemont AL, De Buys Roessingh AS, et al. Chondroid cystic malformation of the lung with trisomy 8 mosaicism: a new cystic lung malformation. *Am J Surg Pathol*. 2008; 32(7): 1095-1100.

38. Barker AF. Bronchiectasis. *N Engl J Med*. 2002; 346(18): 1383-1393.

39. Kwon KY, Myers JL, Swensen SJ, Colby TV. Middle lobe syndrome: a clinicopathological study of 21 patients. *Hum Pathol*. 1995; 26(3): 302-307.

40. Morillas HN, Zariwala M, Knowles MR. Genetic causes of bronchiectasis: primary ciliary dyskinesia. *Respiration*. 2007; 74(3): 252-263.

41. Canessa PA, Santini D, Zanelli M, Capecchi V. Pulmonary tumourlets and microcarcinoids in bronchiectasis. *Monaldi Arch Chest Dis*. 1997; 52(2): 138-139.

42. Mansharamani NG, Koziel H. Chronic lung sepsis: lung abscess, bronchiectasis, and empyema. *Curr Opin Pulm Med*. 2003; 9(3): 181-185.

43. Bech B, Pressler T, Iversen M, et al. Long-term outcome of lung transplantation for cystic fibrosis—Danish results. *Eur J Cardiothorac Surg*. 2004; 26(6): 1180-1186.

44. Hagan JL, Hardy JD. Lung abscess revisited. A survey of 184 cases. *Ann Surg*. 1983; 197(6): 755-762.

45. Patradoon-Ho P, Fitzgerald DA. Lung abscess in children. *Paediatr Respir Rev*. 2007; 8(1): 77-84.

46. El-Zammar OA, Katzenstein AL. Pathological diagnosis of granulomatous lung disease: a review. *Histopathology*. 2007; 50(3): 289-310.

47. Hutton Klein JR, Tazelaar HD, Leslie KO, Colby TV. One hundred consecutive granulomas in a pulmonary pathology consultation practice. *Am J Surg Pathol*. 2010; 34(10): 1456-1464.

48. Mukhopadhyay S, Gal AA. Granulomatous lung disease: an approach to the differential diagnosis. *Arch Pathol Lab Med*. 2010; 134(5): 667-690.

49. Nunn P, Williams B, Floyd K, et al. Tuberculosis control in the era of HIV. *Nat Rev Immunol*. 2005; 5(10): 819-826.

50. Olson NA, Davidow AL, Winston CA, et al. A national study of socioeconomic status and tuberculosis rates by country of birth, United States, 1996-2005. *BMC Public Health*. 2012; 12: 365.

51. Reves R, Schluger NW. Update in tuberculosis and nontuberculous mycobacterial infections 2013. *Am J Respir Crit Care Med*. 2014; 189(8): 894-898.

52. Raymond D. Surgical intervention for thoracic infections. *Surg Clin North Am*. 2014; 94(6): 1283-1303.

53. Strieder JW, Laforet EG, Lynch JP. The surgery of pulmonary tuberculosis. *N Engl J Med*. 1967; 276(17): 960-965.

54. Ulbright TM, Katzenstein AL. Solitary necrotizing granulomas of the lung: differentiating features and etiology. *Am J Surg Pathol*. 1980; 4(1): 13-28.

55. Schulz S, Cabras AD, Kremer M, et al. Species identification of mycobacteria in Paraffin-embedded tissues: frequent detection of nontuberculous mycobacteria. *Mod Pathol*. 2005; 18(2): 274-282.

56. McShane PJ, Glassroth J. Pulmonary disease due to nontuberculous mycobacteria: current state and new insights. *Chest*. 2015; 148(6): 1517-1527.

57. Tazelaar HD, Linz LJ, Colby TV, et al. Acute eosinophilic pneumonia: histopathologic findings in nine patients. *Am J Respir Crit Care Med*. 1997; 155(1): 296-302.

58. Iannuzzi MC, Rybicki BA, Teirstein AS. Sarcoidosis. *N Engl J Med*. 2007; 357(21): 2153-2165.

59. Judson MA. Sarcoidosis: clinical presentation, diagnosis, and approach to treatment. *Am J Med Sci*. 2008; 335(1): 26-33.

60. Ma Y, Gal A, Koss MN. The pathology of pulmonary sarcoidosis: update. *Semin Diagn Pathol*. 2007; 24(3): 150-161.

61. Zhang C, Chan KM, Schmidt LA, Myers JL.

Histopathology of explanted lungs from patients with a diagnosis of pulmonary sarcoidosis. *Chest.* 2016; 149(2): 499-507.

62. Visscher D, Churg A, Katzenstein AL. Significance of crystalline inclusions in lung granulomas. *Mod Pathol.* 1988; 1(6): 415-419.

63. Koerner SK, Sakowitz AJ, Appelman RI, et al. Transbronchinal lung biopsy for the diagnosis of sarcoidosis. *N Engl J Med.* 1975; 293(6): 268-270.

64. Rosen Y, Moon S, Huang CT, et al. Granulomatous pulmonary angiitis in sarcoidosis. *Arch Pathol Lab Med.* 1977; 101(4): 170-174.

65. Rosen Y. Four decades of necrotizing sarcoid granulomatosis: what do we know now? *Arch Pathol Lab Med.* 2015; 139(2): 252-262.

66. Koss MN, Hochholzer L, Feigin DS, ct al. Necrotizing sarcoid-like granulomatosis: clinical, pathologic, and immunopathologic findings. *Hum Pathol.* 1980; 11(5 suppl): 510-519.

67. Jennette JC, Falk RJ, Bacon PA, et al. 2012 revised International Chapel Hill Consensus Conference nomenclature of vasculitides. *Arthritis Rheum.* 2013; 65(1): 1-11.

68. Yi ES, Colby TV. Wegener's granulomatosis. *Semin Diagn Pathol.* 2001; 18(1): 34-46.

69. Goulart RA, Mark EJ, Rosen S. Tumefactions as an extravascular manifestation of Wegener's granulomatosis. *Am J Surg Pathol.* 1995; 19(2): 145-153.

70. Lynch JP 3rd, Tazelaar H. Wegener granulomatosis(granulomatosis with polyangiitis): evolving concepts in treatment. *Semin Respir Crit Care Med.* 2011; 32(3): 274-297.

71. Yousem SA. Bronchocentric injury in Wegener's granulomatosis: a report of five cases. *Hum Pathol.* 1991; 22(6): 535-540.

72. Heffner DK. Wegener's granulomatosis is not a granulomatous disease. *Ann Diagn Pathol.* 2002; 6(5): 329-333.

73. Yousem SA, Lombard CM. The eosinophilic variant of Wegener's granulomatosis. *Hum Pathol.* 1988; 19(6): 682-688.

74. Travis WD, Hoffman GS, Leavitt RY, et al. Surgical pathology of the lung in Wegener's granulomatosis. Review of 87 open lung biopsies from 67 patients. *Am J Surg Pathol.* 1991; 15(4): 315-333.

75. Myers JL, Katzenstein AL. Wegener's granulomatosis presenting with massive pulmonary hemorrhage and capillaritis. *Am J Surg Pathol.* 1987; 11(11): 895-898.

76. Green RJ, Ruoss SJ, Kraft SA, et al. Pulmonary capillaritis and alveolar hemorrhage. Update on diagnosis and management. *Chest.* 1996; 110(5): 1305-1316.

77. Lombard CM, Duncan SR, Rizk NW, Colby TV. The diagnosis of Wegener's granulomatosis from transbronchial biopsy specimens. *Hum Pathol.* 1990; 21(8): 838-842.

78. Katzenstein AL, Locke WK. Solitary lung lesions in Wegener's granulomatosis. Pathologic findings and clinical significance in 25 cases. *Am J Surg Pathol.* 1995; 19(5): 545-552.

79. Jennette JC, Falk RJ. Small-vessel vasculitis. *N Engl J Med.* 1997; 337(21): 1512-1523.

80. Katzenstein AL. Diagnostic features and differential diagnosis of Churg-Strauss syndrome in the lung. A review. *Am J Clin Pathol.* 2000; 114(5): 767-772.

81. Kaliterna DM, Perkovic D, Radic M. Churg-Strauss syndrome associated with montelukast therapy. *J Asthma.* 2009; 46(6): 604-605.

82. Bosken CH, Myers JL, Greenberger PA, Katzenstein AL. Pathologic features of allergic bronchopulmonary aspergillosis. *Am J Surg Pathol.* 1988; 12(3): 216-222.

83. Chowdhary A, Agarwal K, Kathuria S, et al. Allergic bronchopulmonary mycosis due to fungi other than *Aspergillus:* a global overview. *Crit Rev Microbiol.* 2014; 40(1): 30-48.

84. Quigley M, Hansell DM, Nicholson AG. Interstitial lung disease—the new synergy between radiology and pathology. *Histopathology.* 2006; 49(4): 334-342.

85. Bjoraker JA, Ryu JH, Edwin MK, et al. Prognostic significance of histopathologic subsets in idiopathic pulmonary fibrosis. *Am J Respir Crit Care Med.* 1998; 157(1): 199-203.

86. Nicholson AG, Colby TV, du Bois RM, et al. The prognostic significance of the histologic pattern of interstitial pneumonia in patients presenting with the clinical entity of cryptogenic fibrosing alveolitis. *Am J Respir Crit Care Med.* 2000; 162(6): 2213-2217.

87. Flaherty KR, Toews GB, Travis WD, et al. Clinical significance of histological classification of idiopathic interstitial pneumonia. *Eur Respir J.* 2002; 19(2): 275-283.

88. Riha RL, Duhig EE, Clarke BE, et al. Survival of patients with biopsy-proven usual interstitial pneumonia and nonspecific interstitial pneumonia. *Eur Respir J.* 2002; 19(6): 1114-1118.

89. Collard HR, Yow E, Richeldi L, et al. investigators IP. Suspected acute exacerbation of idiopathic pulmonary fibrosis as an outcome measure in clinical trials. *Respir Res.* 2013; 14: 73.

90. Lee HL, Ryu JH, Wittmer MH, et al. Familial idiopathic pulmonary fibrosis: clinical features and outcome. *Chest.* 2005; 127(6): 2034-2041.

91. Katzenstein AL, Mukhopadhyay S, Myers JL. Diagnosis of usual interstitial pneumonia and distinction from other fibrosing interstitial lung diseases. *Hum Pathol.* 2008; 39(9): 1275-1294.

92. Katzenstein AL, Zisman DA, Litzky LA, et al. Usual interstitial pneumonia: histologic study of biopsy and explant specimens. *Am J Surg Pathol.* 2002; 26(12): 1567-1577.

93. Katzenstein AL, Myers JL. Nonspecific interstitial pneumonia and the other idiopathic interstitial pneumonias: classification and diagnostic criteria. *Am J Surg Pathol.* 2000; 24(1): 1-3.

94. Parambil JG, Myers JL, Ryu JH. Histopathologic features and outcome of patients with acute exacerbation of idiopathic pulmonary fibrosis undergoing surgical lung biopsy. *Chest.* 2005; 128(5): 3310-3315.

95. Yousem SA. Eosinophilic pneumonia-like areas in idiopathic usual interstitial pneumonia. *Mod Pathol.* 2000; 13(12): 1280-1284.

96. Myers JL, Katzenstein AL. Epithelial necrosis and alveolar collapse in the pathogenesis of usual interstitial pneumonia. *Chest.* 1988; 94(6): 1309-1311.

97. Katzenstein AL. Pathogenesis of "fibrosis" in interstitial pneumonia: an electron microscopic study. *Hum Pathol.* 1985; 16(10): 1015-1024.

98. Selman M, Pardo A. Revealing the pathogenic and aging-related mechanisms of the enigmatic idiopathic pulmonary fibrosis. an integral model. *Am J Respir Crit Care Med.* 2014; 189(10): 1161-1172.

99. Katzenstein AL, Fiorelli RF. Nonspecific interstitial pneumonia/fibrosis. Histologic features and clinical significance. *Am J Surg Pathol.* 1994; 18(2): 136-147.

100. Travis WD, Hunninghake G, King TE Jr, et al. Idiopathic nonspecific interstitial pneumonia: report of an American Thoracic Society project. *Am J Respir Crit Care Med.* 2008; 177(12): 1338-1347.

101. Tansey D, Wells AU, Colby TV, et al. Variations in histological patterns of interstitial pneumonia between connective tissue disorders and their relationship to prognosis. *Histopathology.* 2004; 44(6): 585-596.

102. Myers JL. Nonspecific interstitial pneumonia: pathologic features and clinical implications. *Semin Diagn Pathol.* 2007; 24(3): 183-187.

103. Katzenstein AL, Myers JL. Idiopathic pulmonary fibrosis: clinical relevance of pathologic classification. *Am J Respir Crit Care Med.* 1998; 157(4 Pt 1): 1301-1315.

104. Myers JL, Katzenstein AL. Beyond a consensus classification for idiopathic interstitial pneumonias: progress and controversies. *Histopathology.* 2009; 54(1): 90-103.

105. Myers JL, Veal CF Jr, Shin MS, Katzenstein AL. Respiratory bronchiolitis causing interstitial lung disease. A clinicopathologic study of six cases. *Am Rev Respir Dis.* 1987; 135(4): 880-884.

106. Fraig M, Shreesha U, Savici D, Katzenstein AL. Respiratory bronchiolitis: a clinicopathologic study in current smokers, ex-smokers, and never-smokers. *Am J Surg Pathol.* 2002; 26(5): 647-653.

107. Katzenstein AL, Mukhopadhyay S, Zanardi C, Dexter E. Clinically occult interstitial fibrosis in smokers: classification and significance of a surprisingly common finding in lobectomy specimens. *Hum Pathol.* 2010; 41(3): 316-325.

108. Liebow AA, Steer A, Billingsley JG. Desquamative interstitial pneumonia. *Am J Med.* 1965; 39: 369-404.

109. Tazelaar HD, Wright JL, Churg A. Desquamative interstitial pneumonia. *Histopathology.* 2011; 58(4): 509-516.

110. Ryu JH, Myers JL, Capizzi SA, et al. Desquamative interstitial pneumonia and respiratory bronchiolitis-associated interstitial lung disease. *Chest.* 2005; 127(1): 178-184.

111. Parambil JG, Myers JL, Aubry MC, Ryu JH. Causes and prognosis of diffuse alveolar damage diagnosed on surgical lung biopsy. *Chest.* 2007; 132(1): 50-57.

112. Katzenstein AL, Bloor CM, Leibow AA. Diffuse alveolar damage—the role of oxygen, shock, and related factors. A review. *Am J Pathol.* 1976; 85(1): 209-228.

113. Ogino S, Franks TJ, Yong M, Koss MN. Extensive squamous metaplasia with cytologic atypia in diffuse alveolar damage mimicking squamous cell carcinoma: a report of 2 cases. *Hum Pathol.* 2002; 33(10): 1052-1054.

114. Myers JL, Kennedy JI, Plumb VJ. Amiodarone lung: pathologic findings in clinically toxic patients. *Hum Pathol.* 1987; 18(4): 349-354.

115. Katzenstein AL, Myers JL, Mazur MT. Acute interstitial pneumonia. A clinicopathologic, ultrastructural, and cell kinetic study. *Am J Surg Pathol.* 1986; 10(4): 256-267.

116. Olson J, Colby TV, Elliott CG. Hamman-Rich syndrome revisited. *Mayo Clin Proc.* 1990; 65(12): 1538-1548.

117. Katzenstein AL, Myers JL, Prophet WD, et al. Bronchiolitis obliterans and usual interstitial pneumonia. A comparative clinicopathologic study. *Am J Surg Pathol.* 1986; 10(6): 373-381.

118. Epler GR, Colby TV, McLoud TC, et al. Bronchiolitis obliterans organizing pneumonia. *N Engl J Med.* 1985; 312(3): 152-158.

119. Lohr RH, Boland BJ, Douglas WW, et al. Organizing pneumonia. Features and prognosis of cryptogenic, secondary, and focal variants. *Arch Intern Med.* 1997; 157(12): 1323-1329.

120. Lazor R, Vandevenne A, Pelletier A, et al. Cryptogenic organizing pneumonia. Characteristics of relapses in a series of 48 patients. The Groupe d'Etudes et de Recherche sur les Malades "Orphelines" Pulmonaires (GERM"O"P). *Am J Respir Crit Care Med.* 2000; 162(2 Pt 1): 571-577.

121. Morar R, Feldman C. Pulmonary echinococcosis. *Eur Respir J.* 2003; 21(6): 1069-1077.

122. Nicholson AG, Wotherspoon AC, Diss TC, et al.

Reactive pulmonary lymphoid disorders. *Histo-pathology*. 1995; 26(5): 405-412.

123. Liebow AA, Carrington CB. Diffuse pulmonary lymphoreticular infiltrations associated with dys-proteinemia. *Med Clin North Am*. 1973; 57(3): 809-843.

124. Zen Y, Inoue D, Kitao A, et al. IgG4-related lung and pleural disease: a clinicopathologic study of 21 cases. *Am J Surg Pathol*. 2009; 33(12): 1886-1893.

125. Watanabe M, Naniwa T, Hara M, et al. Pulmonary manifestations in Sjogren's syndrome: correlation analysis between chest computed tomographic findings and clinical subsets with poor prognosis in 80 patients. *J Rheumatol*. 2010; 37(2): 365-373.

126. Koss MN, Hochholzer L, Langloss JM, et al. Lymphoid interstitial pneumonia: clinicopathological and immunopathological findings in 18 cases. *Pathology*. 1987; 19(2): 178-185.

127. Rao N, Mackinnon AC, Routes JM. Granulomatous and lymphocytic interstitial lung disease: a spectrum of pulmonary histopathologic lesions in common variable immunodeficiency—histologic and immunohistochemical analyses of 16 cases. *Hum Pathol*. 2015; 46(9): 1306-1314.

128. Yousem SA, Colby TV, Carrington CB. Follicular bronchitis/bronchiolitis. *Hum Pathol*. 1985; 16(7): 700-706.

129. Yousem SA. Pulmonary apical cap: a distinctive but poorly recognized lesion in pulmonary surgical pathology. *Am J Surg Pathol*. 2001; 25(5): 679-683.

130. Rosenbaum JN, Butt YM, Johnson KA, et al. Pleuroparenchymal fibroelastosis: a pattern of chronic lung injury. *Hum Pathol*. 2015; 46(1): 137-146.

131. Camus P, von der Thusen J, Hansell DM, Colby TV. Pleuroparenchymal fibroelastosis: one more walk on the wild side of drugs? *Eur Respir J*. 2014; 44(2): 289-296.

132. Reddy TL, Tominaga M, Hansell DM, et al. Pleuroparenchymal fibroelastosis: a spectrum of histopathological and imaging phenotypes. *Eur Respir J*. 2012; 40(2): 377-385.

133. Myers JL. Hypersensitivity pneumonia: the role of lung biopsy in diagnosis and management. *Mod Pathol*. 2012; 25(suppl 1): S58-S67.

134. Trahan S, Hanak V, Ryu JH, Myers JL. Role of surgical lung biopsy in separating chronic hypersensitivity pneumonia from usual interstitial pneumonia/idiopathic pulmonary fibrosis: analysis of 31 biopsies from 15 patients. *Chest*. 2008; 134(1): 126-132.

135. Coleman A, Colby TV. Histologic diagnosis of extrinsic allergic alveolitis. *Am J Surg Pathol*. 1988; 12(7): 514-518.

136. Churg A, Muller NL, Flint J, Wright JL. Chronic hypersensitivity pneumonitis. *Am J Surg Pathol*. 2006; 30(2): 201-208.

137. Vourlekis JS, Schwarz MI, Cherniack RM, et al. The effect of pulmonary fibrosis on survival in patients with hypersensitivity pneumonitis. *Am J Med*. 2004; 116(10): 662-668.

138. Douglas WW, Hepper NG, Colby TV. Silo-filler's disease. *Mayo Clin Proc*. 1989; 64(3): 291-304.

139. Allen TC. Pulmonary Langerhans cell histiocytosis and other pulmonary histiocytic diseases: a review. *Arch Pathol Lab Med*. 2008; 132(7): 1171-1181.

140. Travis WD, Borok Z, Roum JH, et al. Pulmonary Langerhans cell granulomatosis (histiocytosis X). A clinicopathologic study of 48 cases. *Am J Surg Pathol*. 1993; 17(10): 971-986.

141. Vassallo R, Ryu JH, Colby TV, et al. Pulmonary Langerhans'-cell histiocytosis. *N Engl J Med*. 2000; 342(26): 1969-1978.

142. Khoor A, Myers JL, Tazelaar HD, Swensen SJ.

Pulmonary Langerhans cell histiocytosis presenting as a solitary nodule. *Mayo Clin Proc*. 2001; 76(2): 209-211.

143. Sholl LM, Hornick JL, Pinkus JL, et al. Immunohistochemical analysis of langerin in langerhans cell histiocytosis and pulmonary inflammatory and infectious diseases. *Am J Surg Pathol*. 2007; 31(6): 947-952.

144. Dacic S, Trusky C, Bakker A, et al. Genotypic analysis of pulmonary Langerhans cell histiocytosis. *Hum Pathol*. 2003; 34(12): 1345-1349.

145. Roden AC, Hu X, Kip S, et al. BRAF V600E expression in Langerhans cell histiocytosis: clinical and immunohistochemical study on 25 pulmonary and 54 extrapulmonary cases. *Am J Surg Pathol*. 2014; 38(4): 548-551.

146. Yousem SA, Colby TV, Chen YY, et al. Pulmonary Langerhans'cell histiocytosis: molecular analysis of clonality. *Am J Surg Pathol*. 2001; 25(5): 630-636.

147. Yousem SA, Dacic S, Nikiforov YE, Nikiforova M. Pulmonary Langerhans cell histiocytosis: profiling of multifocal tumors using next-generation sequencing identifies concordant occurrence of BRAF V600E mutations. *Chest*. 2013; 143(6): 1679-1684.

148. Chilosi M, Facchetti F, Calio A, et al. Oncogene-induced senescence distinguishes indolent from aggressive forms of pulmonary and non-pulmonary Langerhans cell histiocytosis. *Leuk Lymphoma*. 2014; 55(11): 2620-2626.

149. Hyman DM, Puzanov I, Subbiah V, et al. Vemurafenib in multiple nonmelanoma cancers with BRAF V600 mutations. *N Engl J Med*. 2015; 373(8): 726-736.

150. Askin FB, McCann BG, Kuhn C. Reactive eosinophilic pleuritis: a lesion to be distinguished from pulmonary eosinophilic granuloma. *Arch Pathol Lab Med*. 1977; 101(4): 187-191.

151. Luna E, Tomashefski JF Jr, Brown D, et al. Reactive eosinophilic pulmonary vascular infiltration in patients with spontaneous pneumothorax. *Am J Surg Pathol*. 1994; 18(2): 195-199.

152. Arnaud L, Pierre I, Beigelman-Aubry C, et al. Pulmonary involvement in Erdheim-Chester disease: a single-center study of thirty-four patients and a review of the literature. *Arthritis Rheum*. 2010; 62(11): 3504-3512.

153. Emile JF, Diamond EL, Helias-Rodzewicz Z, et al. Recurrent RAS and PIK3CA mutations in Erdheim-Chester disease. *Blood*. 2014; 124(19): 3016-3019.

154. Haroche J, Charlotte F, Arnaud L, et al. High prevalence of BRAF V600E mutations in Erdheim-Chester disease but not in other non-Langerhans cell histiocytoses. *Blood*. 2012; 120(13): 2700-2703.

155. Haroche J, Cohen-Aubart F, Charlotte F, et al. The histiocytosis Erdheim-Chester disease is an inflammatory myeloid neoplasm. *Expert Rev Clin Immunol*. 2015; 11(9): 1033-1042.

156. Ali A, Mackay D. Rosai-Dorfman disease of the lung. *Thorax*. 2009; 64(10): 908-909.

157. Cartin-Ceba R, Golbin JM, Yi ES, et al. Intrathoracic manifestations of Rosai-Dorfman disease. *Respir Med*. 2010; 104(9): 1344-1349.

158. Foucar E, Rosai J, Dorfman R. Sinus histiocytosis with massive lymphadenopathy (Rosai-Dorfman disease): review of the entity. *Semin Diagn Pathol*. 1990; 7(1): 19-73.

159. El-Kersh K, Perez RL, Guardiola J. Pulmonary IgG4 + Rosai-Dorfman disease. *BMJ Case Rep*. 2013; 2013: bcr2012008324.

160. Shrestha B, Sekiguchi H, Colby TV, et al. Distinctive pulmonary histopathology with increased IgG4-positive plasma cells in patients with autoimmune pancreatitis: report of 6 and 12 cases with similar histopathology. *Am J Surg Pathol*.

2009; 33(10): 1450-1462.

161. Pathology standards for coal workers' pneumoconiosis. Report of the Pneumoconiosis Committee of the College of American Pathologists to the National Institute for Occupational Safety and Health. *Arch Pathol Lab Med*. 1979; 103(8): 375-432.

162. Green FH, Vallyathan V. Coal workers' pneumoconiosis and pneumoconiosis due to other carbonaceous dusts. In: Churg A, Green FH, eds. *Pathology of Occupational Lung Disease*. 2nd ed. Baltimore, MD: Williams & Wilkins; 1988: 129-207.

163. Davis JM, Chapman J, Collings P, et al. Variations in the histological patterns of the lesions of coal workers'pneumoconiosis in Britain and their relationship to lung dust content. *Am Rev Respir Dis*. 1983; 128(1): 118-124.

164. Schreiber J, Koschel D, Kekow J, et al. Rheumatoid pneumoconiosis(Caplan's syndrome). *Eur J Intern Med*. 2010; 21(3): 168-172.

165. Gibbs AR, Wagner JC. Diseases due to silica. In: Churg A, Green FH, eds. *Pathology of Occupational Lung Disease*. Baltimore, MD: Williams & Wilkins; 1988: 209-233.

166. Honma K, Abraham JL, Chiyotani K, et al. Proposed criteria for mixed-dust pneumoconiosis: definition, descriptions, and guidelines for pathologic diagnosis and clinical correlation. *Hum Pathol*. 2004; 35(12): 1515-1523.

167. Craighead JE, Abraham JL, Churg A, et al. The pathology of asbestos-associated diseases of the lungs and pleural cavities: diagnostic criteria and proposed grading schema. Report of the Pneumoconiosis Committee of the College of American Pathologists and the National Institute for Occupational Safety and Health. *Arch Pathol Lab Med*. 1982; 106(11): 544-596.

168. Churg A. Noneoplastic disease caused by asbestos. In: Churg A, Green FH, eds. *Pathology of Occupational Lung Disease*. Baltimore, MD: Williams & Wilkins; 1988: 277-338.

169. Roggli VL, Gibbs AR, Attanoos R, et al. Pathology of asbestosis—an update of the diagnostic criteria: report of the asbestosis committee of the college of american pathologists and pulmonary pathology society. *Arch Pathol Lab Med*. 2010; 134(3): 462-480.

170. Schneider F, Sporn TA, Roggli VL. Asbestos fiber content of lungs with diffuse interstitial fibrosis: an analytical scanning electron microscopic analysis of 249 cases. *Arch Pathol Lab Med*. 2010; 134(3): 457-461.

171. Crouch E, Churg A. Ferruginous bodies and the histologic evaluation of dust exposure. *Am J Surg Pathol*. 1984; 8(2): 109-116.

172. Marchiori E, Zanetti G, Mano CM, Hochhegger B. Exogenous lipoid pneumonia. Clinical and radiological manifestations. *Respir Med*. 2011; 105(5): 659-666.

173. Barnes TW, Vassallo R, Tazelaar HD, et al. Diffuse bronchiolar disease due to chronic occult aspiration. *Mayo Clin Proc*. 2006; 81(2): 172-176.

174. Mukhopadhyay S, Katzenstein AL. Pulmonary disease due to aspiration of food and other particulate matter: a clinicopathologic study of 59 cases diagnosed on biopsy or resection specimens. *Am J Surg Pathol*. 2007; 31(5): 752-759.

175. Yousem SA, Faber C. Histopathology of aspiration pneumonia not associated with food or other particulate matter: a clinicopathologic study of 10 cases diagnosed on biopsy. *Am J Surg Pathol*. 2011; 35(3): 426-431.

176. Lombard CM, Tazelaar HD, Krasne DL. Pulmonary eosinophilia in coccidioidal infections. *Chest*. 1987; 91(5): 734-736.

177. Katzenstein AL, Liebow AA, Friedman PJ. Bronchocentric granulomatosis, mucoid impaction,

and hypersensitivity reactions to fungi. *Am Rev Respir Dis*. 1975; 111(4): 497-537.

178. Liebow AA, Carrington CB. The eosinophilic pneumonias. *Medicine(Baltimore)*. 1969; 48(4): 251-285.

179. Carrington CB, Addington WW, Goff AM, et al. Chronic eosinophilic pneumonia. *N Engl J Med*. 1969; 280(15): 787-798.

180. Jederlinic PJ, Sicilian L, Gaensler EA. Chronic eosinophilic pneumonia. A report of 19 cases and a review of the literature. *Medicine (Baltimore)*. 1988; 67(3): 154-162.

181. Rosen SH, Castleman B, Liebow AA. Pulmonary alveolar proteinosis. *N Engl J Med*. 1958; 258(23): 1123-1142.

182. Wang T, Lazar CA, Fishbein MC, Lynch JP 3rd. Pulmonary alveolar proteinosis. *Semin Respir Crit Care Med*. 2012; 33(5): 498-508.

183. Borie R, Danel C, Debray MP, et al. Pulmonary alveolar proteinosis. *Eur Respir Rev*. 2011; 20(120): 98-107.

184. Krause ML, Cartin-Ceba R, Specks U, Peikert T. Update on diffuse alveolar hemorrhage and pulmonary vasculitis. *Immunol Allergy Clin North Am*. 2012; 32(4): 587-600.

185. de Prost N, Parrot A, Cuquemelle E, et al. Diffuse alveolar hemorrhage in immunocompetent patients: etiologies and prognosis revisited. *Respir Med*. 2012; 106(7): 1021-1032.

186. Taytard J, Nathan N, de Blic J, et al. New insights into pediatric idiopathic pulmonary hemosiderosis: the French RespiRare(®) cohort. *Orphanet J Rare Dis*. 2013; 8: 161.

187. Larici AR, Franchi P, Occhipinti M, et al. Diagnosis and management of hemoptysis. *Diagn Interv Radiol*. 2014; 20(4): 299-309.

188. Errion AR, Houk VN, Kettering DL. Pulmonary hematoma due to blunt, nonpenetrating thoracic trauma. *Am Rev Respir Dis*. 1963; 88: 384-392.

189. Krajicek BJ, Thomas CF Jr, Limper AH. Pneumocystis pneumonia: current concepts in pathogenesis, diagnosis, and treatment. *Clin Chest Med*. 2009; 30(2): 265-278, vi.

190. Thomas CF Jr, Limper AH. Pneumocystis pneumonia. *N Engl J Med*. 2004; 350(24): 2487-2498.

191. Hartel PH, Shilo K, Klassen-Fischer M, et al. Granulomatous reaction to *Pneumocystis jirovecii*: clinicopathologic review of 20 cases. *Am J Surg Pathol*. 2010; 34(5): 730-734.

192. Travis WD, Pittaluga S, Lipschik GY, et al. Atypical pathologic manifestations of Pneumocystis carinii pneumonia in the acquired immune deficiency syndrome. Review of 123 lung biopsies from 76 patients with emphasis on cysts, vascular invasion, vasculitis, and granulomas. *Am J Surg Pathol*. 1990; 14(7): 615-625.

193. Nassar A, Zapata M, Little JV, Siddiqui MT. Utility of reflex Gomori methenamine silver staining for *Pneumocystis jirovecii* on bronchoalveolar lavage cytologic specimens: a review. *Diagn Cytopathol*. 2006; 34(11): 719-723.

194. Ison MG, Fishman JA. Cytomegalovirus pneumonia in transplant recipients. *Clin Chest Med*. 2005; 26(4): 691-705, viii.

195. Gorelkin L, Chandler FW, Ewing EP Jr. Staining qualities of cytomegalovirus inclusions in the lungs of patients with the acquired immunodeficiency syndrome: a potential source of diagnostic misinterpretation. *Hum Pathol*. 1986; 17(9): 926-929.

196. Schuller D. Lower respiratory tract reactivation of herpes simplex virus. Comparison of immunocompromised and immunocompetent hosts. *Chest*. 1994; 106(1 suppl): 3S-7S, discussion 34S-35S.

197. Yeldandi AV, Colby TV. Pathologic features of lung biopsy specimens from influenza pneumonia

cases. *Hum Pathol*. 1994; 25(1): 47-53.

198. Harms PW, Schmidt LA, Smith LB, et al. Autopsy findings in eight patients with fatal H1N1 influenza. *Am J Clin Pathol*. 2010; 134(1): 27-35.

199. Hwang DM, Chamberlain DW, Poutanen SM, et al. Pulmonary pathology of severe acute respiratory syndrome in Toronto. *Mod Pathol*. 2005; 18(1): 1-10.

200. Klein SL, Calisher CH. Emergence and persistence of hantaviruses. *Curr Top Microbiol Immunol*. 2007; 315: 217-252.

201. Zaki SR, Greer PW, Coffield LM, et al. Hantavirus pulmonary syndrome. Pathogenesis of an emerging infectious disease. *Am J Pathol*. 1995; 146(3): 552-579.

202. Blackmon JA, Hicklin MD, Chandler FW. Legionnaires'disease. Pathological and historical aspects of a 'new' disease. *Arch Pathol Lab Med*. 1978; 102(7): 337-343.

203. Winn WC Jr, Myerowitz RL. The pathology of the Legionella pneumonias. A review of 74 cases and the literature. *Hum Pathol*. 1981; 12(5): 401-422.

204. Frazier AR, Rosenow EC 3rd, Roberts GD. Nocardiosis. A review of 25 cases occurring during 24 months. *Mayo Clin Proc*. 1975; 50(11): 657-663.

205. Oddo D, Gonzalez S. Actinomycosis and nocardiosis. A morphologic study of 17 cases. *Pathol Res Pract*. 1986; 181(3): 320-326.

206. Murray HW, Masur H, Senterfit LB, Roberts RB. The protean manifestations of *Mycoplasma pneumoniae* infection in adults. *Am J Med*. 1975; 58(2): 229-242.

207. Rollins S, Colby T, Clayton F. Open lung biopsy in *Mycoplasma pneumoniae* pneumonia. *Arch Pathol Lab Med*. 1986; 110(1): 34-41.

208. Griffiths MH, Kocjan G, Miller RF, Godfrey-Faussett P. Diagnosis of pulmonary disease in human immunodeficiency virus infection: role of transbronchial biopsy and bronchoalveolar lavage. *Thorax*. 1989; 44(7): 554-558.

209. Blumenfeld W, Wagar E, Hadley WK. Use of the transbronchial biopsy for diagnosis of opportunistic pulmonary infections in acquired immunodeficiency syndrome(AIDS). *Am J Clin Pathol*. 1984; 81(1): 1-5.

210. Lee CH, Lee JM, Hung CC, et al. The impact of open lung biopsy on diffuse pulmonary infiltrates in patients with AIDS. *Am Surg*. 2009; 75(2): 157-162.

211. Miller RF, Pugsley WB, Griffiths MH. Open lung biopsy for investigation of acute respiratory episodes in patients with HIV infection and AIDS. *Genitourin Med*. 1995; 71(5): 280-285.

212. Marchevsky A, Rosen MJ, Chrystal G, Kleinerman J. Pulmonary complications of the acquired immunodeficiency syndrome: a clinicopathologic study of 70 cases. *Hum Pathol*. 1985; 16(7): 659-670.

213 Kwon KY, Colby TV. *Rhodococcus equi* pneumonia and pulmonary malakoplakia in acquired immunodeficiency syndrome. Pathologic features. *Arch Pathol Lab Med*. 1994; 118(7): 744-748.

214. Fouret PJ, Touboul JL, Mayaud CM, et al. Pulmonary Kaposi's sarcoma in patients with acquired immune deficiency syndrome: a clinicopathological study. *Thorax*. 1987; 42(4): 262-268.

215. Haque AK, Myers JL, Hudnall SD, et al. Pulmonary lymphomatoid granulomatosis in acquired immunodeficiency syndrome: lesions with Epstein-Barr virus infection. *Mod Pathol*. 1998; 11(4): 347-356.

216. Purdy LJ, Colby TV, Yousem SA, Battifora H. Pulmonary Kaposi's sarcoma. Premortem histologic diagnosis. *Am J Surg Pathol*. 1986; 10(5): 301-311.

217. Travis WD, Fox CH, Devaney KO, et al. Lymphoid pneumonitis in 50 adult patients infected with the human immunodeficiency virus: lymphocytic interstitial pneumonitis versus nonspecific interstitial pneumonitis. *Hum Pathol*. 1992; 23(5): 529-541.

218. Wang JY, Chang YL, Lee LN, et al. Diffuse pulmonary infiltrates after bone marrow transplantation: the role of open lung biopsy. *Ann Thorac Surg*. 2004; 78(1): 267-272.

219. Yousem SA. The histological spectrum of pulmonary graft-versus-host disease in bone marrow transplant recipients. *Hum Pathol*. 1995; 26(6): 668-675.

220. Palmas A, Tefferi A, Myers JL, et al. Late-onset noninfectious pulmonary complications after allogeneic bone marrow transplantation. *Br J Haematol*. 1998; 100(4): 680-687.

221. Takeuchi Y, Miyagawa-Hayashino A, Chen F, et al. Pleuroparenchymal fibroelastosis and non-specific interstitial pneumonia: frequent pulmonary sequelae of haematopoietic stem cell transplantation. *Histopathology*. 2015; 66(4): 536-544.

222. Marboe CC. Pathology of lung transplantation. *Semin Diagn Pathol*. 2007; 24: 188-198.

223. Stewart S, Fishbein MC, Snell GI, et al. Revision of the 1996 working formulation for the standardization of nomenclature in the diagnosis of lung rejection. *J Heart Lung Transplant*. 2007; 26(12): 1229-1242.

224. Bhorade SM, Husain AN, Liao C, et al. Interobserver variability in grading transbronchial lung biopsy specimens after lung transplantation. *Chest*. 2013; 143(6): 1717-1724.

225. Berry G, Burke M, Andersen C, et al. Pathology of pulmonary antibody-mediated rejection: 2012 update from the Pathology Council of the ISHLT. *J Heart Lung Transplant*. 2013; 32(1): 14-21.

226. Dweik RA, Rounds S, Erzurum SC, et al. An official American Thoracic Society Statement: pulmonary hypertension phenotypes. *Am J Respir Crit Care Med*. 2014; 189(3): 345-355.

227. Stewart S, Rassl D. Advances in the understanding and classification of pulmonary hypertension. *Histopathology*. 2009; 54(1): 104-116.

228. Wagenvoort CA. Open lung biopsies in congenital heart disease for evaluation of pulmonary vascular disease. Predictive value with regard to corrective operability. *Histopathology*. 1985; 9(4): 417-436.

229. Wagenvoort CA, Heath D, Edwards JE. *The Pathology of the Pulmonary Vasculature*. Springfield, IL: Charles C. Thomas; 1964.

230. Heath D, Yacoub M, Gosney JR, et al. Pulmonary endocrine cells in hypertensive pulmonary vascular disease. *Histopathology*. 1990; 16(1): 21-28.

231. Bjornsson J, Edwards WD. Primary pulmonary hypertension: a histopathologic study of 80 cases. *Mayo Clin Proc*. 1985; 60(1): 16-25.

232. Hughes JD, Rubin LJ. Primary pulmonary hypertension. An analysis of 28 cases and a review of the literature. *Medicine(Baltimore)*. 1986; 65(1): 56-72.

233. Dai Z, Matsui Y. Pulmonary veno-occlusive disease: an 80-year-old mystery. *Respiration*. 2014; 88(2): 148-157.

234. Swensen SJ, Tashjian JH, Myers JL, et al. Pulmonary venoocclusive disease: CT findings in eight patients. *AJR Am J Roentgenol*. 1996; 167(4): 937-940.

235. Lantuejoul S, Sheppard MN, Corrin B, et al. Pulmonary veno-occlusive disease and pulmonary capillary hemangiomatosis: a clinicopathologic study of 35 cases. *Am J Surg Pathol*. 2006; 30(7): 850-857.

236. Parambil JG, Savci CD, Tazelaar HD, Ryu JH. Causes and presenting features of pulmonary infarctions in 43 cases identified by surgical lung

biopsy. *Chest*. 2005; 127(4): 1178-1183.

237. Yousem SA. The surgical pathology of pulmonary infarcts: diagnostic confusion with granulomatous disease, vasculitis, and neoplasia. *Mod Pathol*. 2009; 22(5): 679-685.

238. Seo JB, Song KS, Lee JS, et al. Broncholithiasis: review of the causes with radiologic-pathologic correlation. *Radiographics*. 2002; 22(Spec No): S199-S213.

239. Engleman P, Liebow AA, Gmelich J, Friedman PJ. Pulmonary hyalinizing granuloma. *Am Rev Respir Dis*. 1977; 115(6): 997-1008.

240. Yousem SA, Hochholzer L. Pulmonary hyalinizing granuloma. *Am J Clin Pathol*. 1987; 87(1): 1-6.

241. Chapman EM, Gown A, Mazziotta R, Churg A. Pulmonary hyalinizing granuloma with associated elevation in serum and tissue IgG4 occurring in a patient with a history of sarcoidosis. *Am J Surg Pathol*. 2012; 36(5): 774-778.

242. Alifano M, Trisolini R, Cancellieri A, Regnard JF. Thoracic endometriosis: current knowledge. *Ann Thorac Surg*. 2006; 81(2): 761-769.

243. Flieder DB, Moran CA, Travis WD, et al. Pleuropulmonary endometriosis and pulmonary ectopic deciduosis: a clinicopathologic and immunohistochemical study of 10 cases with emphasis on diagnostic pitfalls. *Hum Pathol*. 1998; 29(12): 1495-1503.

244. Mariotta S, Ricci A, Papale M, et al. Pulmonary alveolar microlithiasis: report on 576 cases published in the literature. *Sarcoidosis Vasc Diffuse Lung Dis*. 2004; 21(3): 173-181.

245. Lewis DR, Check DP, Caporaso NE, et al. US lung cancer trends by histologic type. *Cancer*. 2014; 120(18): 2883-2892.

246. Lortet-Tieulent J, Soerjomataram I, Ferlay J, et al. International trends in lung cancer incidence by histological subtype: adenocarcinoma stabilizing in men but still increasing in women. *Lung Cancer*. 2014; 84(1): 13-22.

247. Sankila RJ, Karjalainen ES, Oksanen HM, et al. Relationship between occupation and lung cancer as analyzed by age and histologic type. *Cancer*. 1990; 65(7): 1651-1656.

248. Mollo F, Magnani C, Bo P, et al. The attribution of lung cancers to asbestos exposure: a pathologic study of 924 unselected cases. *Am J Clin Pathol*. 2002; 117(1): 90-95.

249. Humphrey EW, Ewing SL, Wrigley JV, et al. The production of malignant tumors of the lung and pleura in dogs from intratracheal asbestos instillation and cigarette smoking. *Cancer*. 1981; 47(8): 1994-1999.

250. Ilgren EB, Griner L, Benirschke K, Pang LS. A comparative study of pulmonary tumors from the San Diego Zoological Gardens and the Tumor Reference Collection, Imperial Cancer Research Fund, London. *Pathol Annu*. 1982; 17(Pt 2): 331-351.

251. Auerbach O, Forman JB, Gere JB, et al. Changes in the bronchial epithelium in relation to smoking and cancer of the lung; a report of progress. *N Engl J Med*. 1957; 256(3): 97-104.

252. Peters EJ, Morice R, Benner SE, et al. Squamous metaplasia of the bronchial mucosa and its relationship to smoking. *Chest*. 1993; 103(5): 1429-1432.

253. Fligiel SE, Roth MD, Kleerup EC, et al. Tracheobronchial histopathology in habitual smokers of cocaine, marijuana, and/or tobacco. *Chest*. 1997; 112(2): 319-326.

254. Toh CK, Wong EH, Lim WT, et al. The impact of smoking status on the behavior and survival outcome of patients with advanced non-small cell lung cancer: a retrospective analysis. *Chest*. 2004; 126(6): 1750-1756.

255. Yoneda K. Scar carcinomas of the lung in a his-

toplasmosis endemic area. *Cancer*. 1990; 65(1): 164-168.

256. Meyer EC, Liebow AA. Relationship of interstitial pneumonia honeycombing and atypical epithelial proliferation to cancer of the lung. *Cancer*. 1965; 18: 322-351.

257. Harris JM, Johnston ID, Rudd R, et al. Cryptogenic fibrosing alveolitis and lung cancer: the BTS study. *Thorax*. 2010; 65(1): 70-76.

258. Aubry MC, Myers JL, Douglas WW, et al. Primary pulmonary carcinoma in patients with idiopathic pulmonary fibrosis. *Mayo Clin Proc*. 2002; 77(8): 763-770.

259. Khan KA, Kennedy MP, Moore E, et al. Radiological characteristics, histological features and clinical outcomes of lung cancer patients with coexistent idiopathic pulmonary fibrosis. *Lung*. 2015; 193(1): 71-77.

260. Travis WD, Brambilla E, Noguchi M, et al. International association for the study of lung cancer/american thoracic society/european respiratory society international multidisciplinary classification of lung adenocarcinoma. *J Thorac Oncol*. 2011; 6(2): 244-285.

261. Noguchi M, Yatabe Y, Brambilla E, et al. Preinvasive lesions: atypical adenomatous hyperplasia, adenocarcinoma in situ. In: Travis WD, Brambilla E, Burke AP, et al, eds. *WHO Classification of Tumours of the Lung, Pleura, Thymus and Heart*. 4th ed. Lyon: IARC; 2015.

262. Cook JR, Hill DA, Humphrey PA, et al. Squamous cell carcinoma arising in recurrent respiratory papillomatosis with pulmonary involvement: emerging common pattern of clinical features and human papillomavirus serotype association. *Mod Pathol*. 2000; 13(8): 914-918.

263. Lele SM, Pou AM, Ventura K, et al. Molecular events in the progression of recurrent respiratory papillomatosis to carcinoma. *Arch Pathol Lab Med*. 2002; 126(10): 1184-1188.

264. Chang SY, Keeney M, Law M, et al. Detection of human papillomavirus in non-small cell carcinoma of the lung. *Hum Pathol*. 2015; 46(11): 1592-1597.

265. Carey FA, Donnelly SC, Walker WS, et al. Synchronous primary lung cancers: prevalence in surgical material and clinical implications. *Thorax*. 1993; 48(4): 344-346.

266. Loukeri AA, Kampolis CF, Ntokou A, et al. Metachronous and synchronous primary lung cancers: diagnostic aspects, surgical treatment, and prognosis. *Clin Lung Cancer*. 2015; 16(1): 15-23.

267. Douglas WG, Rigual NR, Loree TR, et al. Current concepts in the management of a second malignancy of the lung in patients with head and neck cancer. *Curr Opin Otolaryngol Head Neck Surg*. 2003; 11(2): 85-88.

268. Wang X, Wang M, MacLennan GT, et al. Evidence for common clonal origin of multifocal lung cancers. *J Natl Cancer Inst*. 2009; 101(8): 560-570.

269. Warth A, Macher-Goeppinger S, Muley T, et al. Clonality of multifocal nonsmall cell lung cancer: implications for staging and therapy. *Eur Respir J*. 2012; 39(6): 1437-1442.

270. Jiang L, He J, Shi X, et al. Prognosis of synchronous and metachronous multiple primary lung cancers: systematic review and meta-analysis. *Lung Cancer*. 2015; 87(3): 303-310.

271. *Institute NC*. SEER Stat Fact Sheets: Lung and Bronchus Cancer. < http://seer.cancer.gov/statfacts/html/lungb.html >; 2015 Accessed 22 December 2015.

272. Arcasoy SM, Jett JR. Superior pulmonary sulcus tumors and Pancoast's syndrome. *N Engl J Med*. 1997; 337(19): 1370-1376.

273. Perandini S, Soardi GA, Motton M, et al. Solid

pulmonary nodule risk assessment and decision analysis: comparison of four prediction models in 285 cases. *Eur Radiol*. 2015; 26(9): 3071-3076.

274. Pelosof LC, Gerber DE. Paraneoplastic syndromes: an approach to diagnosis and treatment. *Mayo Clin Proc*. 2010; 85(9): 838-854.

275. Midthun DE, Jett JR. Screening for lung cancer: the US studies. *J Surg Oncol*. 2013; 108(5): 275-279.

276. Black WC, Gareen IF, Soneji SS, et al. Cost-effectiveness of CT screening in the National Lung Screening Trial. *N Engl J Med*. 2014; 371(19): 1793-1802.

277. Goulart B. Lung cancer CT screening is cost-effective but implementation matters. *Evid Based Med*. 2015; 20(2): 78.

278. Wiener RS, Slatore CG. Framing discussions about CT scan screening for lung cancer so that patients see the whole picture. *Chest*. 2013; 144(6): 1749-1750.

279. Flieder DB, Vazquez M, Carter D, et al. Pathologic findings of lung tumors diagnosed on baseline CT screening. *Am J Surg Pathol*. 2006; 30(5): 606-613.

280. Lindell RM, Hartman TE, Swensen SJ, et al. Five-year lung cancer screening experience: CT appearance, growth rate, location, and histologic features of 61 lung cancers. *Radiology*. 2007; 242(2): 555-562.

281. Travis WD, Brambilla E, Burke AP, et al, eds. *WHO Classification of Tumours of the Lung, Pleura, Thymus and Heart*. 4th ed. Lyon: IARC; 2015.

282. Reference deleted in proofs.

283. Mukhopadhyay S, Katzenstein AL. Subclassification of non-small cell lung carcinomas lacking morphologic differentiation on biopsy specimens: utility of an immunohistochemical panel containing TTF-1, napsin A, p63, and CK5/6. *Am J Surg Pathol*. 2011; 35(1): 15-25.

284. Roggli VL, Vollmer RT, Greenberg SD, et al. Lung cancer heterogeneity: a blinded and randomized study of 100 consecutive cases. *Hum Pathol*. 1985; 16(6): 569-579.

285. Warth A, Muley T, Herpel E, et al. Large-scale comparative analyses of immunomarkers for diagnostic subtyping of non-small-cell lung cancer biopsies. *Histopathology*. 2012; 61(6): 1017-1025.

286. Pelosi G, Fabbri A, Tamborini E, et al. Challenging lung carcinoma with coexistent DeltaNp63/p40 and thyroid transcription factor-1 labeling within the same individual tumor cells. *J Thorac Oncol*. 2015; 10(10): 1500-1502.

287. Hwang DH, Szeto DP, Perry AS, et al. Pulmonary large cell carcinoma lacking squamous differentiation is clinicopathologically indistinguishable from solid-subtype adenocarcinoma. *Arch Pathol Lab Med*. 2014; 138(5): 626-635.

288. Johansson L. Histopathologic classification of lung cancer: relevance of cytokeratin and TTF-1 immunophenotyping. *Ann Diagn Pathol*. 2004; 8(5): 259-267.

289. Ordonez NG. Value of thyroid transcription factor-1 immunostaining in tumor diagnosis: a review and update. *Appl Immunohistochem Mol Morphol*. 2012; 20(5): 429-444.

290. Rekhtman N, Ang DC, Sima CS, et al. Immunohistochemical algorithm for differentiation of lung adenocarcinoma and squamous cell carcinoma based on large series of whole-tissue sections with validation in small specimens. *Mod Pathol*. 2011; 24(10): 1348-1359.

291. Ordonez NG. Thyroid transcription factor-1 is not expressed in squamous cell carcinomas of the lung: an immunohistochemical study with review of the literature. *Appl Immunohistochem Mol Morphol*. 2012; 20(6): 525-530.

292. Ordonez NG. Napsin A expression in lung and kidney neoplasia: a review and update. *Adv Anat Pathol*. 2012; 19(1): 66-73.

293. Bishop JA, Sharma R, Illei PB. Napsin A and thyroid transcription factor-1 expression in carcinomas of the lung, breast, pancreas, colon, kidney, thyroid, and malignant mesothelioma. *Hum Pathol*. 2010; 41(1): 20-25.

294. Ordonez NG. A word of caution regarding napsin A expression in squamous cell carcinomas of the lung. *Am J Surg Pathol*. 2012; 36(3): 396-401.

295. Bishop JA, Teruya-Feldstein J, Westra WH, et al. p40(DeltaNp63) is superior to p63 for the diagnosis of pulmonary squamous cell carcinoma. *Mod Pathol*. 2012; 25(3): 405-415.

296. Wang BY, Gil J, Kaufman D, et al. P63 in pulmonary epithelium, pulmonary squamous neoplasms, and other pulmonary tumors. *Hum Pathol*. 2002; 33(9): 921-926.

297. Pandit D, Griffiths D, Edwards J. Bronchial biopsies—in praise of an H&E section. *Histopathology*. 2006; 49(1): 96-97.

298. Zachara-Szczakowski S, Verdun T, Churg A. Accuracy of classifying poorly differentiated non-small cell lung carcinoma biopsies with commonly used lung carcinoma markers. *Hum Pathol*. 2015; 46(5): 776-782.

299. Hashizume S, Nagayasu T, Hayashi T, et al. Accuracy and prognostic impact of a vessel invasion grading system for stage IA non-small cell lung cancer. *Lung Cancer*. 2009; 65(3): 363-370.

300. Wang J, Chen J, Chen X, et al. Blood vessel invasion as a strong independent prognostic indicator in non-small cell lung cancer: a systematic review and meta-analysis. *PLoS ONE*. 2011; 6(12): e28844.

301. Wang J, Wang B, Zhao W, et al. Clinical significance and role of lymphatic vessel invasion as a major prognostic implication in non-small cell lung cancer: a meta-analysis. *PLoS ONE*. 2012; 7(12): e52704.

302. Jiang L, Liang W, Shen J, et al. The impact of visceral pleural invasion in node-negative non-small cell lung cancer: a systematic review and meta-analysis. *Chest*. 2015; 148(4): 903-911.

303. *AJCC Cancer Staging Manual*. 7th ed. New York, NY: Springer; 2010.

304. Houston KA, Henley SJ, Li J, et al. Patterns in lung cancer incidence rates and trends by histologic type in the United States, 2004-2009. *Lung Cancer*. 2014; 86(1): 22-28.

305. Koss MN, Fleming M, Przygodzki RM, et al. Adenocarcinoma simulating mesothelioma: a clinicopathologic and immunohistochemical study of 29 cases. *Ann Diagn Pathol*. 1998; 2(2): 93-102.

306. Hishida T, Ishii G, Kodama T, et al. Centrally located adenocarcinoma with endobronchial polypoid growth: clinicopathological analysis of five cases. *Pathol Int*. 2011; 61(2): 73-79.

307. Bakris GL, Mulopulos GP, Korchik R, et al. Pulmonary scar carcinoma. A clinicopathologic analysis. *Cancer*. 1983; 52(3): 493-497.

308. Auerbach O, Garfinkel L, Parks VR. Scar cancer of the lung: increase over a 21 year period. *Cancer*. 1979; 43(2): 636-642.

309. Barsky SH, Huang SJ, Bhuta S. The extracellular matrix of pulmonary scar carcinomas is suggestive of a desmoplastic origin. *Am J Pathol*. 1986; 124(3): 412-419.

310. Kolin A, Koutoulakis T. Role of arterial occlusion in pulmonary scar cancers. *Hum Pathol*. 1988; 19(10): 1161-1167.

311. Kung IT, Lui IO, Loke SL, et al. Pulmonary scar cancer. A pathologic reappraisal. *Am J Surg Pathol*. 1985; 9(6): 391-400.

312. Scroggs MW, Roggli VL, Fraire AE, Sanfilippo F. Eosinophilic intracytoplasmic globules in pulmonary adenocarcinomas: a histochemical, immunohistochemical, and ultrastructural study of six cases. *Hum Pathol*. 1989; 20(9): 845-849.

313. Travis WD, Noguchi M, Yatabe Y, et al. Adenocarcinoma. In: Travis WD, Brambilla E, Burke AP, et al, eds. *WHO Classification of Tumours of the Lung, Pleura, Thymus and Heart*. 4th ed. Lyon: IARC; 2015.

314. Yoshizawa A, Sumiyoshi S, Sonobe M, et al. Validation of the IASLC/ATS/ERS lung adenocarcinoma classification for prognosis and association with EGFR and KRAS gene mutations: analysis of 440 Japanese patients. *J Thorac Oncol*. 2013; 8(1): 52-61.

315. Kadota K, Villena-Vargas J, Yoshizawa A, et al. Prognostic significance of adenocarcinoma in situ, minimally invasive adenocarcinoma, and nonmucinous lepidic predominant invasive adenocarcinoma of the lung in patients with stage I disease. *Am J Surg Pathol*. 2014; 38(4): 448-460.

316. Makinen JM, Laitakari K, Johnson S, et al. Nonpredominant lepidic pattern correlates with better outcome in invasive lung adenocarcinoma. *Lung Cancer*. 2015; 90(3): 568-574.

317. Lee G, Lee HY, Jeong JY, et al. Clinical impact of minimal micropapillary pattern in invasive lung adenocarcinoma: prognostic significance and survival outcomes. *Am J Surg Pathol*. 2015; 39(5): 660-666.

318. Merchant SH, Amin MB, Tamboli P, et al. Primary signet-ring cell carcinoma of lung: immunohistochemical study and comparison with non-pulmonary signet-ring cell carcinomas. *Am J Surg Pathol*. 2001; 25(12): 1515-1519.

319. Rossi G, Murer B, Cavazza A, et al. Primary mucinous(so-called colloid) carcinomas of the lung: a clinicopathologic and immunohistochemical study with special reference to CDX-2 homeobox gene and MUC2 expression. *Am J Surg Pathol*. 2004; 28(4): 442-452.

320. Inamura K, Satoh Y, Okumura S, et al. Pulmonary adenocarcinomas with enteric differentiation: histologic and immunohistochemical characteristics compared with metastatic colorectal cancers and usual pulmonary adenocarcinomas. *Am J Surg Pathol*. 2005; 29(5): 660-665.

321. Hayashi Y, Takanashi Y, Ohsawa H, et al. Hepatoid adenocarcinoma in the lung. *Lung Cancer*. 2002; 38(2): 211-214.

322. Tamboli P, Toprani TH, Amin MB, et al. Carcinoma of lung with rhabdoid features. *Hum Pathol*. 2004; 35(1): 8-13.

323. Yeh YC, Chou TY. Pulmonary adenocarcinoma with microcystic histology and intratumoral heterogeneity of EGFR gene polymorphism. *Histopathology*. 2010; 57(1): 112-120.

324. Kadota K, Yeh YC, Sima CS, et al. The cribriform pattern identifies a subset of acinar predominant tumors with poor prognosis in patients with stage I lung adenocarcinoma: a conceptual proposal to classify cribriform predominant tumors as a distinct histologic subtype. *Mod Pathol*. 2014; 27(5): 690-700.

325. Tsuta K, Ishii G, Kim E, et al. Primary lung adenocarcinoma with massive lymphocyte infiltration. *Am J Clin Pathol*. 2005; 123(4): 547-552.

326. Rosenblatt MB, Lisa JR, Collier F. Primary and metastatic bronchiolo-alveolar carcinoma. *Dis Chest*. 1967; 52(2): 147-152.

327. Higashiyama M, Doi O, Kodama K, et al. Extramammary Paget's disease of the bronchial epithelium. *Arch Pathol Lab Med*. 1991; 115(2): 185-188.

328. Upton MP, Hirohashi S, Tome Y, et al. Expression of vimentin in surgically resected adenocarcinomas and large cell carcinomas of lung. *Am J Surg Pathol*. 1986; 10(8): 560-567.

329. Ordonez NG. Application of immunohistochemistry in the diagnosis of epithelioid mesothelioma: a review and update. *Hum Pathol*. 2013; 44(1): 1-19.

330. Mazziotta RM, Borczuk AC, Powell CA, Mansukhani M. CDX2 immunostaining as a gastrointestinal marker: expression in lung carcinomas is a potential pitfall. *Appl Immunohistochem Mol Morphol*. 2005; 13(1): 55-60.

331. Gomez-Fernandez C, Mejias A, Walker G, Nadji M. Immunohistochemical expression of estrogen receptor in adenocarcinomas of the lung: the antibody factor. *Appl Immunohistochem Mol Morphol*. 2010; 18(2): 137-141.

332. Bejarano PA, Baughman RP, Biddinger PW, et al. Surfactant proteins and thyroid transcription factor-1 in pulmonary and breast carcinomas. *Mod Pathol*. 1996; 9(4): 445-452.

333. Shimizu T, Yonezawa S, Tanaka S, Sato E. Expression of Lewis X-related antigens in adenocarcinomas of lung. *Histopathology*. 1993; 22(6): 549-555.

334. Zhu LC, Yim J, Chiriboga L, et al. DC-LAMP stains pulmonary adenocarcinoma with bronchiolar Clara cell differentiation. *Hum Pathol*. 2007; 38(2): 260-268.

335. Chang JT, Lee YM, Huang RS. The impact of the Cancer Genome Atlas on lung cancer. *Transl Res*. 2015; 166(6): 568-585.

336. Cancer Genome Atlas Research Network. Comprehensive molecular profiling of lung adenocarcinoma. *Nature*. 2014; 511(7511): 543-550.

337. Sartori G, Cavazza A, Bertolini F, et al. A subset of lung adenocarcinomas and atypical adenomatous hyperplasia-associated foci are genotypically related: an EGFR, HER2, and K-ras mutational analysis. *Am J Clin Pathol*. 2008; 129(2): 202-210.

338. Bell DW, Brannigan BW, Matsuo K, et al. Increased prevalence of EGFR-mutant lung cancer in women and in East Asian populations: analysis of estrogen-related polymorphisms. *Clin Cancer Res*. 2008; 14(13): 4079-4084.

339. Sholl LM, Aisner DL, Varella-Garcia M, et al. Multi-institutional oncogenic driver mutation analysis in lung adenocarcinoma: the Lung Cancer Mutation Consortium experience. *J Thorac Oncol*. 2015; 10(5): 768-777.

340. Soda M, Choi YL, Enomoto M, et al. Identification of the transforming EML4-ALK fusion gene in non-small-cell lung cancer. *Nature*. 2007; 448(7153): 561-566.

341. Kwak EL, Bang YJ, Camidge DR, et al. Anaplastic lymphoma kinase inhibition in non-small-cell lung cancer. *N Engl J Med*. 2010; 363(18): 1693-1703.

342. Rodig SJ, Mino-Kenudson M, Dacic S, et al. Unique clinicopathologic features characterize ALK-rearranged lung adenocarcinoma in the western population. *Clin Cancer Res*. 2009; 15(16): 5216-5223.

343. Shaw AT, Yeap BY, Mino-Kenudson M, et al. Clinical features and outcome of patients with non-small-cell lung cancer who harbor EML4-ALK. *J Clin Oncol*. 2009; 27(26): 4247-4253.

344. Yoshida A, Tsuta K, Watanabe S, et al. Frequent ALK rearrangement and TTF-1/p63 co-expression in lung adenocarcinoma with signet-ring cell component. *Lung Cancer*. 2011; 72(3): 309-315.

345. Solomon BJ, Mok T, Kim DW, et al. First-line crizotinib versus chemotherapy in ALK-positive lung cancer. *N Engl J Med*. 2014; 371(23): 2167-2177.

346. Leighl NB, Rekhtman N, Biermann WA, et al. Molecular testing for selection of patients with lung cancer for epidermal growth factor receptor and anaplastic lymphoma kinase tyrosine kinase inhibitors: American Society of Clinical Oncology endorsement of the College of American Pathologists/International Association for the study

of lung cancer/association for molecular pathology guideline. *J Clin Oncol*. 2014; 32(32): 3673-3679.

347. Lindeman NI, Cagle PT, Beasley MB, et al. Molecular testing guideline for selection of lung cancer patients for EGFR and ALK tyrosine kinase inhibitors: guideline from the College of American Pathologists, International Association for the Study of Lung Cancer, and Association for Molecular Pathology. *Arch Pathol Lab Med*. 2013; 137(6): 828-860.

348. Cooper L, Hagenschneider JK, Banky S, et al. Papillary endobronchial squamous cell carcinoma. *Ann Diagn Pathol*. 2005; 9(5): 284-288.

349. Funai K, Yokose T, Ishii G, et al. Clinicopathologic characteristics of peripheral squamous cell carcinoma of the lung. *Am J Surg Pathol*. 2003; 27(7): 978-984.

350. Tomashefski JF Jr, Connors AF Jr, Rosenthal ES, Hsiue IL. Peripheral vs central squamous cell carcinoma of the lung. A comparison of clinical features, histopathology, and survival. *Arch Pathol Lab Med*. 1990; 114(5): 468-474.

351. Yousem SA. Peripheral squamous cell carcinoma of lung: patterns of growth with particular focus on airspace filling. *Hum Pathol*. 2009; 40(6): 861-867.

352. Watanabe Y, Yokose T, Sakuma Y, et al. Alveolar space filling ratio as a favorable prognostic factor in small peripheral squamous cell carcinoma of the lung. *Lung Cancer*. 2011; 73(2): 217-221.

353. Tsao MS, Brambilla E, Nicholson AG, et al. Squamous cell carcinoma. In: Travis WD, Brambilla E, Burke AP, et al, eds. *WHO Classification of Tumours of the Lung, Pleura, Thymus and Heart*. 4th ed. Lyon: IARC; 2015: 51-62.

354. Yatabe Y, Brambilla E, Rekhtman N, et al. Adenosquamous carcinoma. In: Travis WD, Brambilla E, Burke AP, et al, eds. *WHO Classification of Tumours of the Lung, Pleura, Thymus and Heart*. 4th ed. Lyon: IARC; 2015: 86-87.

355. Brambilla E, Lantuejoul S, Nicholson AG, et al. Basaloid squamous cell carcinoma. In: Travis WD, Brambilla E, Burke AP, et al, eds. *WHO Classification of Tumours of the Lung, Pleura, Thymus and Heart*. Lyon: IARC; 2015: 56-58.

356. Moro D, Brichon PY, Brambilla E, et al. Basaloid bronchial carcinoma. A histologic group with a poor prognosis. *Cancer*. 1994; 73(11): 2734-2739.

357. Wang LC, Wang L, Kwauk S, et al. Analysis on the clinical features of 22 basaloid squamous cell carcinoma of the lung. *J Cardiothorac Surg*. 2011; 6: 10.

358. Miettinen M, McCue PA, Sarlomo-Rikala M, et al. GATA3: a multispecific but potentially useful marker in surgical pathology: a systematic analysis of 2500 epithelial and nonepithelial tumors. *Am J Surg Pathol*. 2014; 38(1): 13-22.

359. Monica V, Ceppi P, Righi L, et al. Desmocollin-3: a new marker of squamous differentiation in undifferentiated large-cell carcinoma of the lung. *Mod Pathol*. 2009; 22(5): 709-717.

360. Aviel-Ronen S, Lau SK, Pintilie M, et al. Glypican-3 is overexpressed in lung squamous cell carcinoma, but not in adenocarcinoma. *Mod Pathol*. 2008; 21: 817-825.

361. Syrjanen K. Detection of human papillomavirus in lung cancer: systematic review and meta-analysis. *Anticancer Res*. 2012; 32(8): 3235-3250.

362. Ragin C, Obikoya-Malomo M, Kim S, et al. HPV-associated lung cancers: an international pooled analysis. *Carcinogenesis*. 2014; 35(6): 1267-1275.

363. Cancer Genome Atlas Research Network. Comprehensive genomic characterization of squamous cell lung cancers. *Nature*. 2012; 489(7417): 519-525.

364. den Bakker MA, Willemsen S, Grunberg K, et al. Small cell carcinoma of the lung and large cell neuroendocrine carcinoma interobserver variability. *Histopathology*. 2010; 56(3): 356-363.

365. Project CLCG. A genomics-based classification of human lung tumors. *Sci Transl Med*. 2013; 5(209): 209ra153.

366. Jones MH, Virtanen C, Honjoh D, et al. Two prognostically significant subtypes of high-grade lung neuroendocrine tumours independent of small-cell and large-cell neuroendocrine carcinomas identified by gene expression profiles. *Lancet*. 2004; 363(9411): 775-781.

367. Khuder SA. Effect of cigarette smoking on major histological types of lung cancer: a meta-analysis. *Lung Cancer*. 2001; 31(2-3): 139-148.

368. Shepherd FA, Crowley J, Van Houtte P, et al. The International Association for the Study of Lung Cancer lung cancer staging project: proposals regarding the clinical staging of small cell lung cancer in the forthcoming (seventh) edition of the tumor, node, metastasis classification for lung cancer. *J Thorac Oncol*. 2007; 2(12): 1067-1077.

369. Rea F, Callegaro D, Favaretto A, et al. Long term results of surgery and chemotherapy in small cell lung cancer. *Eur J Cardiothoracic Surg*. 1998; 14(4): 398-402.

370. Nicholson SA, Beasley MB, Brambilla E, et al. Small cell lung carcinoma(SCLC): a clinicopathologic study of 100 cases with surgical specimens. *Am J Surg Pathol*. 2002; 26(9): 1184-1197.

371. Brambilla E, Beasley MB, Austin JH, et al. Small cell carcinoma. In: Travis WD, Brambilla E, Burke AP, et al, eds. *WHO Classification of Tumours of the Lung, Pleura, Thymus and Heart*. Lyon: IARC; 2015.

372. Begin P, Sahai S, Wang NS. Giant cell formation in small cell carcinoma of the lung. *Cancer*. 1983; 52(10): 1875-1879.

373. Travis WD. Update on small cell carcinoma and its differentiation from squamous cell carcinoma and other non-small cell carcinomas. *Mod Pathol*. 2012; 25(suppl 1): S18-S30.

374. Vollmer RT. The effect of cell size on the pathologic diagnosis of small and large cell carcinomas of the lung. *Cancer*. 1982; 50(7): 1380-1383.

375. Vollmer RT, Birch R, Ogden L, Crissman JD. Subclassification of small cell cancer of the lung: the Southeastern Cancer Study Group experience. *Hum Pathol*. 1985; 16(3): 247-252.

376 Guinee DG Jr, Fishback NF, Koss MN, et al. The spectrum of immunohistochemical staining of small-cell lung carcinoma in specimens from transbronchial and open-lung biopsies. *Am J Clin Pathol*. 1994; 102(4): 406-414.

377. Zhang C, Schmidt LA, Hatanaka K, et al. Evaluation of napsin A, TTF-1, p63, p40, and CK5/6 immunohistochemical stains in pulmonary neuroendocrine tumors. *Am J Clin Pathol*. 2014; 142(3): 320-324.

378. Sturm N, Rossi G, Lantuejoul S, et al. Expression of thyroid transcription factor-1 in the spectrum of neuroendocrine cell lung proliferations with special interest in carcinoids. *Hum Pathol*. 2002; 33(2): 175-182.

379. Pelosi G, Rodriguez J, Viale G, Rosai J. Typical and atypical pulmonary carcinoid tumor overdiagnosed as small-cell carcinoma on biopsy specimens: a major pitfall in the management of lung cancer patients. *Am J Surg Pathol*. 2005; 29(2): 179-187.

380. Schleusener JT, Tazelaar HD, Jung SH, et al. Neuroendocrine differentiation is an independent prognostic factor in chemotherapy-treated nonsmall cell lung carcinoma. *Cancer*. 1996; 77(7): 1284-1291.

381. Wistuba II, Gazdar AF, Minna JD. Molecular genetics of small cell lung carcinoma. *Semin Oncol*. 2001; 28(2 suppl 4): 3-13.

382. Umemura S, Tsuchihara K, Goto K. Genomic profiling of small-cell lung cancer: the era of targeted therapies. *Jpn J Clin Oncol*. 2015; 45(6): 513-519.

383. Marchevsky AM, Gal AA, Shah S, Koss MN. Morphometry confirms the presence of considerable nuclear size overlap between "small cells" and "large cells" in high-grade pulmonary neuroendocrine neoplasms. *Am J Clin Pathol*. 2001; 116(4): 466-472.

384. Beasley MB, Brambilla E, Chirieac LR, et al. Carcinoid tumour. In: Travis WD, Brambilla E, Burke AP, et al, eds. *WHO Classification of Tumours of the Lung, Pleura, Thymus and Heart*. 4th ed. Lyon, France: IARC; 2015: 73-77.

385. Carter D. The neuroendocrine tumors of the lung, 1926-1998: some historical observations. *Semin Diagn Pathol*. 2008; 25(3): 154-165.

386. Dishop MK, Kuruvilla S. Primary and metastatic lung tumors in the pediatric population: a review and 25-year experience at a large children's hospital. *Arch Pathol Lab Med*. 2008; 132(7): 1079-1103.

387. Limper AH, Carpenter PC, Scheithauer B, Staats BA. The Cushing syndrome induced by bronchial carcinoid tumors. *Ann Intern Med*. 1992; 117(3): 209-214.

388. Ha SY, Lee JJ, Cho J, et al. Lung parenchymal invasion in pulmonary carcinoid tumor: an important histologic feature suggesting the diagnosis of atypical carcinoid and poor prognosis. *Lung Cancer*. 2013; 80(2): 146-152.

389. Mark EJ, Quay SC, Dickersin GR. Papillary carcinoid tumor of the lung. *Cancer*. 1981; 48(2): 316-324.

390. Tsuta K, Kalhor N, Wistuba II, Moran CA. Clinicopathological and immunohistochemical analysis of spindle-cell carcinoid tumor of the lung. *Histopathology*. 2011; 59(3): 526-536.

391. Min KW. Spindle cell carcinoids of the lung with paraganglioid features: a reappraisal of their histogenetic origin from paraganglia using immunohistochemical and electronmicroscopic techniques. *Ultrastruct Pathol*. 2001; 25(3): 207-217.

392. Tsuta K, Kalhor N, Raso MG, et al. Oncocytic neuroendocrine tumors of the lung: clinicopathologic spectrum and immunohistochemical analysis of 15 cases. *Hum Pathol*. 2011; 42(4): 578-585.

393. Gal AA, Koss MN, Hochholzer L, et al. Pigmented pulmonary carcinoid tumor. An immunohistochemical and ultrastructural study. *Arch Pathol Lab Med*. 1993; 117(8): 832-836.

394. Kalhor N, Suster S, Moran CA. Primary sclerosing neuroendocrine carcinomas of the lung: a clinicopathologic and immunohistochemical study of 10 cases. *Am J Clin Pathol*. 2010; 133(4): 618-622.

395. Folpe AL, Gown AM, Lamps LW, et al. Thyroid transcription factor-1: immunohistochemical evaluation in pulmonary neuroendocrine tumors. *Mod Pathol*. 1999; 12(1): 5-8.

396. Du EZ, Goldstraw P, Zacharias J, et al. TTF-1 expression is specific for lung primary in typical and atypical carcinoids: TTF-1-positive carcinoids are predominantly in peripheral location. *Hum Pathol*. 2004; 35(7): 825-831.

397. Oliveira AM, Tazelaar HD, Myers JL, et al. Thyroid transcription factor-1 distinguishes metastatic pulmonary from well-differentiated neuroendocrine tumors of other sites. *Am J Surg Pathol*. 2001; 25(6): 815-819.

398. Saqi A, Alexis D, Remotti F, Bhagat G. Usefulness of CDX2 and TTF-1 in differentiating gastrointestinal from pulmonary carcinoids. *Am J Clin Pathol*. 2005; 123(3): 394-404.

399. Weissferdt A, Tang X, Wistuba II, Moran CA.

Comparative immunohistochemical analysis of pulmonary and thymic neuroendocrine carcinomas using PAX8 and TTF-1. *Mod Pathol*. 2013; 26(12): 1554-1560.

400. Fernandez-Cuesta L, Peifer M, Lu X, et al. Frequent mutations in chromatin-remodelling genes in pulmonary carcinoids. *Nat Commun*. 2014; 5: 3518.

401. Aslan DL, Gulbahce HE, Pambuccian SE, et al. Ki-67 immunoreactivity in the differential diagnosis of pulmonary neuroendocrine neoplasms in specimens with extensive crush artifact. *Am J Clin Pathol*. 2005; 123(6): 874-878.

402. Filosso PL, Rena O, Donati G, et al. Bronchial carcinoid tumors: surgical management and long-term outcome. *J Thorac Cardiovasc Surg*. 2002; 123(2): 303-309.

403. Cardillo G, Sera F, Di Martino M, et al. Bronchial carcinoid tumors: nodal status and long-term survival after resection. *Ann Thorac Surg*. 2004; 77(5): 1781-1785.

404. Travis WD, Rush W, Flieder DB, et al. Survival analysis of 200 pulmonary neuroendocrine tumors with clarification of criteria for atypical carcinoid and its separation from typical carcinoid. *Am J Surg Pathol*. 1998; 22(8): 934-944.

405. Yeh YC, Chou TY. Pulmonary neuroendocrine tumors: study of 90 cases focusing on clinicopathological characteristics, immunophenotype, preoperative biopsy, and frozen section diagnoses. *J Surg Oncol*. 2014; 109(3): 280-286.

406. Abe Y, Utsunomiya H, Tsutsumi Y. Atypical carcinoid tumor of the lung with amyloid stroma. *Acta Pathol Jpn*. 1992; 42(4): 286-292.

407. Beasley MB, Thunnissen FB, Brambilla E, et al. Pulmonary atypical carcinoid: predictors of survival in 106 cases. *Hum Pathol*. 2000; 31(10): 1255-1265.

408. Garcia-Yuste M, Matilla JM, Cueto A, et al. Typical and atypical carcinoid tumours: analysis of the experience of the Spanish Multi-centric Study of Neuroendocrine Tumours of the Lung. *Eur J Cardiothorac Surg*. 2007; 31(2): 192-197.

409. Pusceddu S, Lo Russo G, Macerelli M, et al. Diagnosis and management of typical and atypical lung carcinoids. *Crit Rev Oncol Hematol*. 2016; 100: 167-176.

410. Joseph MG, Shibani A, Panjwani N, et al. Usefulness of Ki-67, mitoses, and tumor size for predicting metastasis in carcinoid tumors of the lung: a study of 48 cases at a tertiary care centre in Canada. *Lung Cancer Int*. 2015; 2015: 545601.

411. Walts AE, Ines D, Marchevsky AM. Limited role of Ki-67 proliferative index in predicting overall short-term survival in patients with typical and atypical pulmonary carcinoid tumors. *Mod Pathol*. 2012; 25(9): 1258-1264.

412. Swarts DR, van Suylen RJ, den Bakker MA, et al. Interobserver variability for the WHO classification of pulmonary carcinoids. *Am J Surg Pathol*. 2014; 38(10): 1429-1436.

413. Warth A, Fink L, Fisseler-Eckhoff A, et al. Interobserver agreement of proliferation index (Ki-67) outperforms mitotic count in pulmonary carcinoids. *Virchows Arch*. 2013; 462(5): 507-513.

414. Pelosi G, Fabbri A, Cossa M, et al. What clinicians are asking pathologists when dealing with lung neuroendocrine neoplasms? *Semin Diagn Pathol*. 2015; 32(6): 469-479.

415. Marchevsky AM, Walts AE. Diffuse idiopathic pulmonary neuroendocrine cell hyperplasia (DIPNECH). *Semin Diagn Pathol*. 2015; 32(6): 438-444.

416. Aubry MC, Thomas CF Jr, Jett JR, et al. Significance of multiple carcinoid tumors and tumorlets in surgical lung specimens: analysis of 28 patients. *Chest*. 2007; 131(6): 1635-1643.

417. Li F, Wang X, Xu H, Roggli VL. Small neuroen-

docrine lesions in intrathoracic lymph nodes of patients with primary lung adenocarcinoma: real metastasis? *Am J Surg Pathol*. 2010; 34(11): 1701-1707.

418. Finkelstein SD, Hasegawa T, Colby T, Yousem SA. 11q13 allelic imbalance discriminates pulmonary carcinoids from tumorlets. A microdissection-based genotyping approach useful in clinical practice. *Am J Surg Pathol*. 1999; 155(2): 633-640.

419. Darvishian F, Ginsberg MS, Klimstra DS, Brogi E. Carcinoid tumorlets simulate pulmonary metastases in women with breast cancer. *Hum Pathol*. 2006; 37(7): 839-844.

420. Nicholson AG, Brambilla E, Beasley MB, et al. Large cell carcinoma. In: Travis WD, Brambilla E, Burke AP, et al, eds. *WHO Classification of Tumours of the Lung, Pleura, Thymus and Heart*. 4th ed. Lyon: IARC; 2015.

421. Yousem SA. Immunohistochemical and molecular characterization of clear cell carcinoma of the lung. *Hum Pathol*. 2013; 44(11): 2467-2474.

422. Rossi G, Mengoli MC, Cavazza A, et al. Large cell carcinoma of the lung: clinically oriented classification integrating immunohistochemistry and molecular biology. *Virchows Arch*. 2014; 464(1): 61-68.

423. Rossi G, Cavazza A, Sturm N, et al. Pulmonary carcinomas with pleomorphic, sarcomatoid, or sarcomatous elements: a clinicopathologic and immunohistochemical study of 75 cases. *Am J Surg Pathol*. 2003; 27(3): 311-324.

424. Travis WD. Sarcomatoid neoplasms of the lung and pleura. *Arch Pathol Lab Med*. 2010; 134(11): 1645-1658.

425. Koss MN, Hochholzer L, Frommelt RA. Carcinosarcomas of the lung: a clinicopathologic study of 66 patients. *Am J Surg Pathol*. 1999; 23(12): 1514-1526.

426. Dacic S, Finkelstein SD, Sasatomi E, et al. Molecular pathogenesis of pulmonary carcinosarcoma as determined by microdissection-based allelotyping. *Am J Surg Pathol*. 2002; 26(4): 510-516.

427. Holst VA, Finkelstein S, Colby TV, et al. p53 and K-ras mutational genotyping in pulmonary carcinosarcoma, spindle cell carcinoma, and pulmonary blastoma: implications for histogenesis. *Am J Surg Pathol*. 1997; 21(7): 801-811.

428. Lewis JS, Ritter JH, El-Mofty S. Alternative epithelial markers in sarcomatoid carcinomas of the head and neck, lung, and bladder-p63, MOC-31, and TTF-1. *Mod Pathol*. 2005; 18(11): 1471-1481.

429. Nakajima M, Kasai T, Hashimoto H, et al. Sarcomatoid carcinoma of the lung: a clinicopathologic study of 37 cases. *Cancer*. 1999; 86(4): 608-616.

430. Koss MN, Hochholzer L, O'Leary T. Pulmonary blastomas. *Cancer*. 1991; 67(9): 2368-2381.

431. Nakatani Y, Koss MN, Kerr KM, et al. Pulmonary blastoma. In: Travis WD, Brambilla E, Burke AP, et al, eds. *WHO Classification of Tumours of the Lung, Pleura, Thymus and Heart*. 4th ed. Lyon: IARC; 2015.

432. Yousem SA, Wick MR, Randhawa P, Manivel JC. Pulmonary blastoma. An immunohistochemical analysis with comparison with fetal lung in its pseudoglandular stage. *Am J Clin Pathol*. 1990; 93(2): 167-175.

433. Nakatani Y, Kitamura H, Inayama Y, Ogawa N. Pulmonary endodermal tumor resembling fetal lung. The optically clear nucleus is rich in biotin. *Am J Surg Pathol*. 1994; 18(6): 637-642.

434. Nakatani Y, Kitamura H, Inayama Y, et al. Pulmonary adenocarcinomas of the fetal lung type: a clinicopathologic study indicating differences in histology, epidemiology, and natural history of low-grade and high-grade forms. *Am J Surg*

Pathol. 1998; 22(4): 399-411.

435. Olenick SJ, Fan CC, Ryoo JW. Mixed pulmonary blastoma and carcinosarcoma. *Histopathology*. 1994; 25(2): 171-174.

436. Nakatani Y, Miyagi Y, Takemura T, et al. Aberrant nuclear/cytoplasmic localization and gene mutation of beta-catenin in classic pulmonary blastoma: beta-catenin immunostaining is useful for distinguishing between classic pulmonary blastoma and a blastomatoid variant of carcinosarcoma. *Am J Surg Pathol*. 2004; 28(7): 921-927.

437. Hirano T, Franzen B, Kato H, et al. Genesis of squamous cell lung carcinoma. Sequential changes of proliferation, DNA ploidy, and p53 expression. *Am J Surg Pathol*. 1994; 144(2): 296-302.

438. Breuer RH, Pasic A, Smit EF, et al. The natural course of preneoplastic lesions in bronchial epithelium. *Clin Cancer Res*. 2005; 11(2 Pt 1): 537-543.

439. Melamed MR, Zaman MB, Flehinger BJ, Martini N. Radiologically occult in situ and incipient invasive epidermoid lung cancer: detection by sputum cytology in a survey of asymptomatic cigarette smokers. *Am J Surg Pathol*. 1977; 1(1): 5-16.

440. Meert AP, Feoli F, Martin B, et al. Ki67 expression in bronchial preneoplastic lesions and carcinoma in situ defined according to the new 1999 WHO/IASLC criteria: a preliminary study. *Histopathology*. 2004; 44(1): 47-53.

441. Yousem S, Dacic S, eds. Molecular pulmonary pathology. In: Tubbs RR, Stoler MH, eds. *Cell and Tissue Based Molecular Pathology*. Philadelphia: Churchill Livingstone; 2009.

442. Reference deleted in proofs.

443. Rusch V, Klimstra D, Linkov I, Dmitrovsky E. Aberrant expression of p53 or the epidermal growth factor receptor is frequent in early bronchial neoplasia and coexpression precedes squamous cell carcinoma development. *Cancer Res*. 1995; 55(6): 1365-1372.

444. Woolner LB, Fontana RS, Cortese DA, et al. Roentgenographically occult lung cancer: pathologic findings and frequency of multicentricity during a 10-year period. *Mayo Clinic Proc*. 1984; 59(7): 453-466.

445. Nagamoto N, Saito Y, Suda H, et al. Relationship between length of longitudinal extension and maximal depth of transmural invasion in roentgenographically occult squamous cell carcinoma of the bronchus (nonpolypoid type). *Am J Surg Pathol*. 1989; 13(1): 11-20.

446. Miller RR. Bronchioalveolar cell adenomas. *Am J Surg Pathol*. 1990; 14: 904-912.

447. Chapman AD, Kerr KM. The association between atypical adenomatous hyperplasia and primary lung cancer. *Br J Cancer*. 2000; 83(5): 632-636.

448. Maeshima AM, Tochigi N, Yoshida A, et al. Clinicopathologic analysis of multiple(five or more) atypical adenomatous hyperplasias (AAHs) of the lung: evidence for the AAH-adenocarcinoma sequence. *J Thorac Oncol*. 2010; 5(4): 466-471.

449. Nakahara R, Yokose T, Nagai K, et al. Atypical adenomatous hyperplasia of the lung: a clinicopathological study of 118 cases including cases with multiple atypical adenomatous hyperplasia. *Thorax*. 2001; 56(4): 302-305.

450. Kohno T, Kunitoh H, Suzuki K, et al. Association of KRAS polymorphisms with risk for lung adenocarcinoma accompanied by atypical adenomatous hyperplasias. *Carcinogenesis*. 2008; 29(5): 957-963.

451. Suzuki K, Nagai K, Yoshida J, et al. The prognosis of resected lung carcinoma associated with atypical adenomatous hyperplasia: a comparison of the prognosis of well-differentiated adenocarcinoma associated with atypical adenomatous hyperplasia and intrapulmonary metastasis. *Cancer*.

1997; 79(8): 1521-1526.

452. Sakamoto H, Shimizu J, Horio Y, et al. Disproportionate representation of KRAS gene mutation in atypical adenomatous hyperplasia, but even distribution of EGFR gene mutation from preinvasive to invasive adenocarcinomas. *J Pathol*. 2007; 212(3): 287-294.

453. Collado M, Gil J, Efeyan A, et al. Tumour biology: senescence in premalignant tumours. *Nature*. 2005; 436(7051): 642.

454. Politi K, Zakowski MF, Fan PD, et al. Lung adenocarcinomas induced in mice by mutant EGF receptors found in human lung cancers respond to a tyrosine kinase inhibitor or to down-regulation of the receptors. *Genes Dev*. 2006; 20(11): 1496-1510.

455. Altorki NK, Yip R, Hanaoka T, et al. Sublobar resection is equivalent to lobectomy for clinical stage 1A lung cancer in solid nodules. *J Thorac Cardiovasc Surg*. 2014; 147(2): 754-762, discussion 762-754.

456. Marchevsky AM, Changsri C, Gupta I, et al. Frozen section diagnoses of small pulmonary nodules: accuracy and clinical implications. *Ann Thorac Surg*. 2004; 78(5): 1755-1759.

457. Gupta R, Dastane A, McKenna RJ Jr, Marchevsky AM. What can we learn from the errors in the frozen section diagnosis of pulmonary carcinoid tumors? An evidence-based approach. *Hum Pathol*. 2009; 40(1): 1-9.

458. Walts AE, Marchevsky AM. Root cause analysis of problems in the frozen section diagnosis of in situ, minimally invasive, and invasive adenocarcinoma of the lung. *Arch Pathol Lab Med*. 2012; 136(12): 1515-1521.

459. Xu X, Chung JH, Jheon S, et al. The accuracy of frozen section diagnosis of pulmonary nodules: evaluation of inflation method during intraoperative pathology consultation with cryosection. *J Thorac Oncol*. 2010; 5(1): 39-44.

460. Gupta R, McKenna R Jr, Marchevsky AM. Lessons learned from mistakes and deferrals in the frozen section diagnosis of bronchioloalveolar carcinoma and well-differentiated pulmonary adenocarcinoma: an evidence-based pathology approach. *Am J Clin Pathol*. 2008; 130(1): 11-20, quiz 146.

461. Chan AC, Chan JK. Can pulmonary sclerosing haemangioma be accurately diagnosed by intraoperative frozen section? *Histopathology*. 2002; 41(5): 392-403.

462. Maygarden SJ, Detterbeck FC, Funkhouser WK. Bronchial margins in lung cancer resection specimens: utility of frozen section and gross evaluation. *Mod Pathol*. 2004; 17(9): 1080-1086.

463. Owen RM, Force SD, Gal AA, et al. Routine intraoperative frozen section analysis of bronchial margins is of limited utility in lung cancer resection. *Ann Thorac Surg*. 2013; 95(6): 1859-1865, discussion 1865-1856.

464. Roberts KE, Hamele-Bena D, Saqi A, et al. Pulmonary tumor embolism: a review of the literature. *Am J Med*. 2003; 115(3): 228-232.

465. Morales-Oyarvide V, Mino-Kenudson M. Tumor islands and spread through air spaces: distinct patterns of invasion in lung adenocarcinoma. *Pathol Int*. 2016; 66(1): 1-7.

466. Kim AW. Lymph node drainage patterns and micrometastasis in lung cancer. *Semin Thorac Cardiovasc Surg*. 2009; 21(4): 298-308.

467. Onuigbo WIB. Patterns in metastasis in lung cancer. A review. *Cancer Res*. 1961; 21: 1077-1085.

468. Trillet V, Catajar JF, Croisile B, et al. Cerebral metastases as first symptom of bronchogenic carcinoma. A prospective study of 37 cases. *Cancer*. 1991; 67(11): 2935-2940.

469. Vallieres E, Shepherd FA, Crowley J, et al. The IASLC Lung Cancer Staging Project: proposals regarding the relevance of TNM in the pathologic staging of small cell lung cancer in the forthcoming(seventh) edition of the TNM classification for lung cancer. *J Thorac Oncol*. 2009; 4(9): 1049-1059.

470. Jassem J. The role of radiotherapy in lung cancer: where is the evidence? *Radiother Oncol*. 2007; 83(2): 203-213.

471. Haaland B, Tan PS, de Castro G Jr, Lopes G. Meta-analysis of first-line therapies in advanced non-small-cell lung cancer harboring EGFR-activating mutations. *J Thorac Oncol*. 2014; 9(6): 805-811.

472. Shaw AT, Ou SH, Bang YJ, et al. Crizotinib in ROS1-rearranged non-small-cell lung cancer. *N Engl J Med*. 2014; 371(21): 1963-1971.

473. Socinski MA. Incorporating immunotherapy into the treatment of non-small cell lung cancer: practical guidance for the clinic. *Semin Oncol*. 2015; 42(suppl 2): S19-S28.

474. DeSantis CE, Lin CC, Mariotto AB, et al. Cancer treatment and survivorship statistics, 2014. *C A Cancer J Clin*. 2014; 64(4): 252-271.

475. Wu CY, Fu JY, Wu CF, et al. Survival prediction model using clinico-pathologic characteristics for nonsmall cell lung cancer patients after curative resection. *Medicine(Baltimore)*. 2015; 94(45): e2013.

476. Maeda R, Yoshida J, Ishii G, et al. Risk factors for tumor recurrence in patients with early-stage(stage I and II) non-small cell lung cancer: patient selection criteria for adjuvant chemotherapy according to the seventh edition TNM classification. *Chest*. 2011; 140(6): 1494-1502.

477. Nakamura H, Ando K, Shinmyo T, et al. Female gender is an independent prognostic factor in non-small-cell lung cancer: a meta-analysis. *Ann Thorac Cardiovasc Surg*. 2011; 17(5): 469-480.

478. Yoshizawa A, Motoi N, Riely GJ, et al. Impact of proposed IASLC/ATS/ERS classification of lung adenocarcinoma: prognostic subgroups and implications for further revision of staging based on analysis of 514 stage I cases. *Mod Pathol*. 2011; 24(5): 653-664.

479. Meng D, Yuan M, Li X, et al. Prognostic value of K-RAS mutations in patients with non-small cell lung cancer: a systematic review with meta-analysis. *Lung Cancer*. 2013; 81(1): 1-10.

480. Jackman DM, Miller VA, Cioffredi LA, et al. Impact of epidermal growth factor receptor and KRAS mutations on clinical outcomes in previously untreated non-small cell lung cancer patients: results of an online tumor registry of clinical trials. *Clin Cancer Res*. 2009; 15(16): 5267-5273.

481. Gjevre JA, Myers JL, Prakash UBS. Pulmonary hamartomas. *Mayo Clin Proc*. 1996; 71(1): 14-20.

482. Tomashefski JF Jr. Benign endobronchial mesenchymal tumors: their relationship to parenchymal pulmonary hamartomas. *Am J Surg Pathol*. 1982; 6(6): 531-540.

483. Siegelman SS, Khouri NF, Scott WW, et al. Pulmonary hamartoma: CT findings. *Radiology*. 1986; 160(2): 313-317.

484. Xu R, Murray M, Jagirdar J, et al. Placental transmogrification of the lung is a histologic pattern frequently associated with pulmonary fibrochondromatous hamartoma. *Arch Pathol Lab Med*. 2002; 126(5): 562-566.

485. Viale G, Doglioni C, Dell'Orto P, et al. Glial fibrillary acidic protein immunoreactivity in human respiratory tract cartilages and pulmonary chondromatous hamartomas. *Am J Pathol*. 1988; 133(2): 363-373.

486. Pelosi G, Rosai J, Viale G. Immunoreactivity for sex steroid hormone receptors in pulmonary hamartomas. *Am J Surg Pathol*. 2006; 30(7): 819-827.

487. Pelosi G, Rodriguez J, Viale G, Rosai J. Salivary gland-type tumors with myoepithelial differentiation arising in pulmonary hamartoma: report of 2 cases of a hitherto unrecognized association. *Am J Surg Pathol*. 2006; 30(3): 375-387.

488. Trahan S, Erickson-Johnson MR, Rodriguez F, et al. Formation of the 12q14-q15 amplicon precedes the development of a well-differentiated liposarcoma arising from a nonchondroid pulmonary hamartoma. *Am J Surg Pathol*. 2006; 30(10): 1326-1329.

489. Kazmierczak B, Wanschura S, Rommel B, et al. Ten pulmonary chondroid hamartomas with chromosome 6p21 breakpoints within the HMG-I(Y) gene or its immediate surroundings. *J Natl Cancer Inst*. 1996; 88(17): 1234-1236.

490. von Ahsen I, Rogalla P, Bullerdiek J. Expression patterns of the LPP-HMGA2 fusion transcript in pulmonary chondroid hamartomas with t(3;12)(q27 approximately 28;q14 approximately(15). *Cancer Genet Cytogenet*. 2005; 163(1): 68-70.

491. Carney JA. Gastric stromal sarcoma, pulmonary chondroma, and extra-adrenal paraganglioma(Carney Triad): natural history, adrenocortical component, and possible familial occurrence. *Mayo Clin Proc*. 1999; 74(6): 543-552.

492. Rodriguez FJ, Aubry MC, Tazelaar HD, et al. Pulmonary chondroma: a tumor associated with Carney triad and different from pulmonary hamartoma. *Am J Surg Pathol*. 2007; 31(12): 1844-1853.

493. Aubertine CL, Flieder DB. Primary paraganglioma of the lung. *Ann Diagn Pathol*. 2004; 8(4): 237-241.

494. Shibahara J, Goto A, Niki T, et al. Primary pulmonary paraganglioma: report of a functioning case with immunohistochemical and ultrastructural study. *Am J Surg Pathol*. 2004; 28(6): 825-829.

495. Hochholzer L, Moran CA, Koss MN. Primary pulmonary ganglioneuroblastoma: a clinicopathologic and immunohistochemical study of two cases. *Ann Diagn Pathol*. 1998; 2(3): 154-158.

496. Freeman JK, Otis CN. Combined carcinoid tumor and ganglioneuroblastoma of the lung: a case report. *Int J Surg Pathol*. 2001; 9(2): 169-173.

497. Hironaka M, Fukayama M, Takayashiki N, et al. Pulmonary gangliocytic paraganglioma: case report and comparative immunohistochemical study of related neuroendocrine neoplasms. *Am J Surg Pathol*. 2001; 25(5): 688-693.

498. Kee AR, Forrest CH, Brennan BA, et al. Gangliocytic paraganglioma of the bronchus: a case report with follow-up and ultrastructural assessment. *Am J Surg Pathol*. 2003; 27(10): 1380-1385.

499. Palau MA, Merino MJ, Quezado M. Corticotropin-producing pulmonary gangliocytic paraganglioma associated with Cushing's syndrome. *Hum Pathol*. 2006; 37(5): 623-626.

500. Crotty TB, Hooker RP, Swensen SJ, et al. Primary malignant ependymoma of the lung. *Mayo Clin Proc*. 1992; 67(4): 373-378.

501. Mizutani E, Tsuta K, Maeshima AM, et al. Minute pulmonary meningothelial-like nodules: clinicopathologic analysis of 121 patients. *Hum Pathol*. 2009; 40(5): 678-682.

502. Mukhopadhyay S, El-Zammar OA, Katzenstein AL. Pulmonary meningothelial-like nodules: new insights into a common but poorly understood entity. *Am J Surg Pathol*. 2009; 33(4): 487-495.

503. Suster S, Moran CA. Diffuse pulmonary meningotheliomatosis. *Am J Surg Pathol*. 2007; 31(4): 624-631.

504. Kuhn C 3rd, Askin FB. The fine structure of so-called minute pulmonary chemodectomas. *Hum Pathol*. 1975; 6(6): 681-691.

505. Ionescu DN, Sasatomi E, Aldeeb D, et al. Pulmonary meningothelial-like nodules: a genotypic comparison with meningiomas. *Am J Surg Pathol*. 2004; 28(2): 207-214.

506. Moran CA, Hochholzer L, Rush W, Koss MN. Primary intrapulmonary meningiomas. A clinicopathologic and immunohistochemical study of ten cases. *Cancer*. 1996; 78(11): 2328-2333.

507. Rowsell C, Sirbovan J, Rosenblum MK, Perez-Ordonez B. Primary chordoid meningioma of lung. *Virchows Arch*. 2005; 446(3): 333-337.

508. Prayson RA, Farver CF. Primary pulmonary malignant meningioma. *Am J Surg Pathol*. 1999; 23(6): 722-726.

509. Asioli S, Senetta R, Maldi E, et al. Benign" metastatic meningioma: clinico-pathological analysis of one case metastasising to the lung and overview on the concepts of either primitive or metastatic meningiomas of the lung. *Virchows Arch*. 2007; 450(5): 591-594.

510. Psaras T, Pantazis G, Steger V, et al. Benign meningioma developing late lung metastases: case report and review of the literature. *Clin Neuropathol*. 2009; 28(6): 453-459.

511. Chan AC, Chan JK. Pulmonary sclerosing hemangioma consistently expresses thyroid transcription factor-1(TTF-1): a new clue to its histogenesis. *Am J Surg Pathol*. 2000; 24(11): 1531-1536.

512. Devouassoux-Shisheboran M, Hayashi T, Linnoila RI, et al. A clinicopathologic study of 100 cases of pulmonary sclerosing hemangioma with immunohistochemical studies: TTF-1 is expressed in both round and surface cells, suggesting an origin from primitive respiratory epithelium. *Am J Surg Pathol*. 2000; 24(7): 906-916.

513. Iyoda A, Hiroshima K, Shiba M, et al. Clinicopathological analysis of pulmonary sclerosing hemangioma. *Ann Thorac Surg*. 2004; 78(6): 1928-1931.

514. Katzenstein AL, Gmelich JT, Carrington CB. Sclerosing hemangioma of the lung: a clinicopathologic study of 51 cases. *Am J Surg Pathol*. 1980; 4(4): 343-356.

515. Nagata N, Dairaku M, Ishida T, et al. Sclerosing hemangioma of the lung. Immunohistochemical characterization of its origin as related to surfactant apoprotein. *Cancer*. 1985; 55(1): 116-123.

516. Wu CT, Chang YL, Lee YC. Expression of the estrogen receptor beta in 37 surgically treated pulmonary sclerosing hemangiomas in comparison with non-small cell lung carcinomas. *Hum Pathol*. 2005; 36(10): 1108-1112.

517. Illei PB, Rosai J, Klimstra DS. Expression of thyroid transcription factor-1 and other markers in sclerosing hemangioma of the lung. *Arch Pathol Lab Med*. 2001; 125(10): 1335-1339.

518. Ohori NP, Yousem SA, Sonmez-Alpan E, Colby TV. Estrogen and progesterone receptors in lymphangioleiomyomatosis, epithelioid hemangioendothelioma, and sclerosing hemangioma of the lung. *Am J Clin Pathol*. 1991; 96(4): 529-535.

519. Rodriguez-Soto J, Colby TV, Rouse RV. A critical examination of the immunophenotype of pulmonary sclerosing hemangioma. *Am J Surg Pathol*. 2000; 24(3): 442-450.

520. Schmidt LA, Myers JL, McHugh JB. Napsin A is differentially expressed in sclerosing hemangiomas of the lung. *Arch Pathol Lab Med*. 2012; 136(12): 1580-1584.

521. Yamazaki K. Type-II pneumocyte differentiation in pulmonary sclerosing hemangioma: ultrastructural differentiation and immunohistochemical distribution of lineage-specific transcription factors(TTF-1, HNF-3 alpha, and HNF-3 beta) and surfactant proteins. *Virchows Arch*. 2004; 445(1): 45-53.

522. Dacic S, Sasatomi E, Swalsky PA, et al. Loss of heterozygosity patterns of sclerosing hemangioma of the lung and bronchioloalveolar carcinoma indicate a similar molecular pathogenesis. *Arch Pathol Lab Med*. 2004; 128(8): 880-884.

523. Beasley MB, Travis WD. Sclerosing pneumocytoma. In: Travis WD, Brambilla E, Burke AP, et al, eds. *WHO Classification of Tumours of the Lung, Pleura, Thymus and Heart*. 4th ed. Lyon: IARC; 2015: 110-111.

524. Miyagawa-Hayashino A, Tazelaar HD, Langel DJ, Colby TV. Pulmonary sclerosing hemangioma with lymph node metastases: report of 4 cases. *Arch Pathol Lab Med*. 2003; 127(3): 321-325.

525. Pettinato G, Manivel JC, De Rosa N, Dehner LP. Inflammatory myofibroblastic tumor (plasma cell granuloma). Clinicopathologic study of 20 cases with immunohistochemical and ultrastructural observations. *Am J Clin Pathol*. 1990; 94(5): 538-546.

526. Farris AB 3rd, Mark EJ, Kradin RL. Pulmonary "inflammatory myofibroblastic" tumors: a critical examination of the diagnostic category based on quantitative immunohistochemical analysis. *Virchows Arch*. 2007; 450(5): 585-590.

527. Nonaka D, Birbe R, Rosai J. So-called inflammatory myofibroblastic tumour: a proliferative lesion of fibroblastic reticulum cells? *Histopathology*. 2005; 46(6): 604-613.

528. Cessna MH, Zhou H, Sanger WG, et al. Expression of ALK1 and p80 in inflammatory myofibroblastic tumor and its mesenchymal mimics: a study of 135 cases. *Mod Pathol*. 2002; 15(9): 931-938.

529. Antonescu CR, Suurmeijer AJ, Zhang L, et al. Molecular characterization of inflammatory myofibroblastic tumors with frequent ALK and ROS1 gene fusions and rare novel RET rearrangement. *Am J Surg Pathol*. 2015; 39(7): 957-967.

530. Tavora F, Shilo K, Ozbudak IH, et al. Absence of human herpesvirus-8 in pulmonary inflammatory myofibroblastic tumor: immunohistochemical and molecular analysis of 20 cases. *Mod Pathol*. 2007; 20(9): 995-999.

531. Yamamoto H, Yamaguchi H, Aishima S, et al. Inflammatory myofibroblastic tumor versus IgG4-related sclerosing disease and inflammatory pseudotumor: a comparative clinicopathologic study. *Am J Surg Pathol*. 2009; 33(9): 1330-1340.

532. Bhagat P, Bal A, Das A, et al. Pulmonary inflammatory myofibroblastic tumor and IgG4-related inflammatory pseudotumor: a diagnostic dilemma. *Virchows Arch*. 2013; 463(6): 743-747.

533. Chougule A, Bal A, Das A, et al. A Comparative study of inflammatory myofibroblastic tumors and tumefactive IgG4-related inflammatory lesions: the relevance of IgG4 plasma cells. *Appl Immunohistochem Mol Morphol*. 2016; 24(10): 721-728.

534. Fugo K, Matsuno Y, Okamoto K, et al. Solitary capillary hemangioma of the lung: report of 2 resected cases detected by high-resolution CT. *Am J Surg Pathol*. 2006; 30(6): 750-753.

535. Faber CN, Yousem SA, Dauber JH, et al. Pulmonary capillary hemangiomatosis. A report of three cases and a review of the literature. *Am Rev Respir Dis*. 1989; 140(3): 808-813.

536. Aubry MC, Myers JL, Colby TV, et al. Endometrial stromal sarcoma metastatic to the lung: a detailed analysis of 16 patients. *Am J Surg Pathol*. 2002; 26(4): 440-449.

537. Dalfior D, Parisi A, Cannizzaro C, et al. Pulmonary glomus tumor. *Int J Surg Pathol*. 2008; 16(1): 81-84.

538. Gaertner EM, Steinberg DM, Huber M, et al. Pulmonary and mediastinal glomus tumors—report of five cases including a pulmonary glomangiosarcoma: a clinicopathologic study with literature review. *Am J Surg Pathol*. 2000; 24(8): 1105-1114.

539. Yousem SA. Angiosarcoma presenting in the lung. *Arch Pathol Lab Med*. 1986; 110(2): 112-115.

540. Adem C, Aubry MC, Tazelaar HD, Myers JL. Metastatic angiosarcoma masquerading as diffuse pulmonary haemorrhage: clinicopathologic analysis of seven new patients. *Arch Pathol Lab Med*. 2001; 125: 1562-1565.

541. Boland JM, Tazelaar HD, Colby TV, et al. Diffuse pulmonary lymphatic disease presenting as interstitial lung disease in adulthood: report of 3 cases. *Am J Surg Pathol*. 2012; 36(10): 1548-1554.

542. Tazelaar HD, Kerr D, Yousem SA, et al. Diffuse pulmonary lymphangiomatosis. *Hum Pathol*. 1993; 24(12): 1313-1322.

543. Dail DH, Liebow AA, Gmelich JT, et al. Intravascular, bronchiolar, and alveolar tumor of the lung(IVBAT). An analysis of twenty cases of a peculiar sclerosing endothelial tumor. *Cancer*. 1983; 51(3): 452-464.

544. Amin RM, Hiroshima K, Kokubo T, et al. Risk factors and independent predictors of survival in patients with pulmonary epithelioid haemangioendothelioma. Review of the literature and a case report. *Respirology*. 2006; 11(6): 818-825.

545. Kitaichi M, Nagai S, Nishimura K, et al. Pulmonary epithelioid haemangioendothelioma in 21 patients, including three with partial spontaneous regression. *Eur Res J*. 1998; 12(1): 89-96.

546. Anderson T, Zhang L, Hameed M, et al. Thoracic epithelioid malignant vascular tumors: a clinicopathologic study of 52 cases with emphasis on pathologic grading and molecular studies of WWTR1-CAMTA1 fusions. *Am J Surg Pathol*. 2015; 39(1): 132-139.

547. Yousem SA, Hochholzer L. Unusual thoracic manifestations of epithelioid hemangioendothelioma. *Arch Pathol Lab Med*. 1987; 111(5): 459-463.

548. Flucke U, Vogels RJ, de Saint Aubain Somerhausen N, et al. Epithelioid Hemangioendothelioma: clinicopathologic, immunohistochemical, and molecular genetic analysis of 39 cases. *Diagn Pathol*. 2014; 9: 131.

549. Doyle LA, Fletcher CD, Hornick JL. Nuclear Expression of CAMTA1 Distinguishes Epithelioid Hemangioendothelioma From Histologic Mimics. *Am J Surg Pathol*. 2016; 40(1): 94-102.

550. Moran CA, Suster S. Angiolymphoid hyperplasia with eosinophilia(epithelioid hemangioma) of the lung: a clinicopathologic and immunohistochemical study of two cases. *Am J Clin Pathol*. 2005; 123(5): 762-765.

551. Costa MB, Siqueira SA, Saldiva PH, et al. Histologic patterns of lung infiltration of B-cell, T-cell, and Hodgkin lymphomas. *Am J Clin Pathol*. 2004; 121(5): 718-726.

552. Koss MN. Malignant and benign lymphoid lesions of the lung. *Ann Diagn Pathol*. 2004; 8(3): 167-187.

553. Doran HM, Sheppard MN, Collins PW, et al. Pathology of the lung in leukaemia and lymphoma: a study of 87 autopsies. *Histopathology*. 1991; 18(3): 211-219.

554. Hill BT, Weil AC, Kalaycio M, Cook JR. Pulmonary involvement by chronic lymphocytic leukemia/small lymphocytic lymphoma is a specific pathologic finding independent of inflammatory infiltration. *Leuk Lymphoma*. 2012; 53(4): 589-595.

555. Rollins SD, Colby TV. Lung biopsy in chronic lymphocytic leukemia. *Arch Pathol Lab Med*. 1988; 112(6): 607-611.

556. Koh TT, Colby TV, Muller NL. Myeloid leukemias and lung involvement. *Semin Res Crit Care Med*. 2005; 26(5): 514-519.

557. Callahan M, Wall S, Askin F, et al. Granulocytic

sarcoma presenting as pulmonary nodules and lymphadenopathy. *Cancer*. 1987; 60(8): 1902-1904.

558. Kottaridis PD, Ketley N, Peggs K, et al. An unusual case of intrapulmonary granulocytic sarcoma presenting as interstitial pneumonitis following allogeneic bone marrow transplantation for acute myeloid leukaemia and responding to donor lymphocyte infusion. *Bone Marrow Transplant*. 1999; 24(7): 807-809.

559. Kurtin PJ, Myers JL, Adlakha H, et al. Pathologic and clinical features of primary pulmonary extranodal marginal zone B-cell lymphoma of MALT type. *Am J Surg Pathol*. 2001; 25(8): 997-1008.

560. Aghamohammadi A, Parvaneh N, Tirgari F, et al. Lymphoma of mucosa-associated lymphoid tissue in common variable immunodeficiency. *Leuk Lymphoma*. 2006; 47(2): 343-346.

561. Grogg KL, Aubry MC, Vrana JA, et al. Nodular pulmonary amyloidosis is characterized by localized immunoglobulin deposition and is frequently associated with an indolent B-cell lymphoproliferative disorder. *Am J Surg Pathol*. 2013; 37(3): 406-412.

562. Khoor A, Myers JL, Tazelaar HD, Kurtin PJ. Amyloid-like pulmonary nodules, including localized light-chain deposition: clinicopathologic analysis of three cases. *Am J Clin Pathol*. 2004; 121(2): 200-204.

563. Abbondanzo SL, Rush W, Bijwaard KE, Koss MN. Nodular lymphoid hyperplasia of the lung: a clinicopathologic study of 14 cases. *Am J Surg Pathol*. 2000; 24(4): 587-597.

564. Utz JP, Swensen SJ, Gertz MA. Pulmonary amyloidosis. The Mayo Clinic experience from 1980 to 1993. *Ann Intern Med*. 1996; 124(4): 407-413.

565. Zhang C, Myers JL. Crystal-storing histiocytosis complicating primary pulmonary marginal zone lymphoma of mucosa-associated lymphoid tissue. *Arch Pathol Lab Med*. 2013; 137(9): 1199-1204.

566. Seegmiller AC, Xu Y, McKenna RW, Karandikar NJ. Immunophenotypic differentiation between neoplastic plasma cells in mature B-cell lymphoma vs plasma cell myeloma. *Am J Clin Pathol*. 2007; 127(2): 176-181.

567. Koss MN, Hochholzer L, Moran CA, Frizzera G. Pulmonary plasmacytomas: a clinicopathologic and immunohistochemical study of five cases. *Ann Diagn Pathol*. 1998; 2(1): 1-11.

568. Piard F, Yaziji N, Jarry O, et al. Solitary plasmacytoma of the lung with light chain extracellular deposits: a case report and review of the literature. *Histopathology*. 1998; 32(4): 356-361.

569. Cordier JF, Chailleux E, Lauque D, et al. Primary pulmonary lymphomas. A clinical study of 70 cases in nonimmunocompromised patients. *Chest*. 1993; 103(1): 201-208.

570. Chen G, Yim AP, Ma L, et al. Primary pulmonary large B-cell lymphoma—mediastinal type? *Histopathology*. 2011; 58(2): 324-326.

571. Kaku N, Seki M, Doi S, et al. A case of intravascular large B-cell lymphoma(IVLBCL) with no abnormal findings on chest computed tomography diagnosed by random transbronchial lung biopsy. *Intern Med*. 2010; 49(24): 2697-2701.

572. Yousem SA, Colby TV. Intravascular lymphomatosis presenting in the lung. *Cancer*. 1990; 65(2): 349-353.

573. Rush WL, Andriko JA, Taubenberger JK, et al. Primary anaplastic large cell lymphoma of the lung: a clinicopathologic study of five patients. *Mod Pathol*. 2000; 13(12): 1285-1292.

574. Liebow AA, Carrington CR, Friedman PJ. Lymphomatoid granulomatosis. *Hum Pathol*. 1972; 3(4): 457-558.

575. Pittaluga S, Wilson WH, Jaffe E. Lymphomatoid granulomatosis. In: Swerdlow SH, Campo E, Harris NL, et al, eds. *WHO Classification of Tumours of the Haematopoietic and Lymphoid Tissues*. 4th ed. Lyon: IARC; 2008: 247-249.

576. Katzenstein AL, Carrington CB, Liebow AA. Lymphomatoid granulomatosis: a clinicopathologic study of 152 cases. *Cancer*. 1979; 43(1): 360-373.

577. Katzenstein AL, Doxtader E, Narendra S. Lymphomatoid granulomatosis: insights gained over 4 decades. *Am J Surg Pathol*. 2010; 34(12): e35-e48.

578. Lipford EH Jr, Margolick JB, Longo DL, et al. Angiocentric immunoproliferative lesions: a clinicopathologic spectrum of post-thymic T-cell proliferations. *Blood*. 1988; 72(5): 1674-1681.

579. Guinee DG Jr, Perkins SL, Travis WD, et al. Proliferation and cellular phenotype in lymphomatoid granulomatosis: implications of a higher proliferation index in B cells. *Am J Surg Pathol*. 1998; 22(9): 1093-1100.

580. Morice WG, Kurtin PJ, Myers JL. Expression of cytolytic lymphocyte-associated antigens in pulmonary lymphomatoid granulomatosis. *Am J Clin Pathol*. 2002; 118(3): 391-398.

581. Myers JL, Kurtin PJ, Katzenstein AL, et al. Lymphomatoid granulomatosis. Evidence of immunophenotypic diversity and relationship to Epstein-Barr virus infection. *Am J Surg Pathol*. 1995; 19(11): 1300-1312.

582. Guinee D Jr, Jaffe E, Kingma D, et al. Pulmonary lymphomatoid granulomatosis. Evidence for a proliferation of Epstein-Barr virus infected B-lymphocytes with a prominent T-cell component and vasculitis. *Am J Surg Pathol*. 1994; 18(8): 753-764.

583. Katzenstein AL, Peiper SC. Detection of Epstein–Barr virus genomes in lymphomatoid granulomatosis. Analysis of 29 cases by the polymerase chain reaction technique. *Mod Pathol*. 1990; 3: 435-441.

584. Fauci AS, Haynes BF, Costa J, et al. Lymphomatoid Granulomatosis. Prospective clinical and therapeutic experience over 10 years. *N Engl J Med*. 1982; 306(2): 68-74.

585. Dunleavy K, Roschewski M, Wilson WH. Lymphomatoid granulomatosis and other Epstein-Barr virus associated lymphoproliferative processes. *Curr Hematol Malig Rep*. 2012; 7(3): 208-215.

586. Lluch-Garcia R, Briones-Gomez A, Castellano EM, et al. Primary pulmonary Hodgkin's lymphoma. *Can Respir J*. 2010; 17(6): e106-e108.

587. Rodriguez J, Tirabosco R, Pizzolitto S, et al. Hodgkin lymphoma presenting with exclusive or preponderant pulmonary involvement: a clinicopathologic study of 5 new cases. *Ann Diagn Pathol*. 2006; 10(2): 83-88.

588. Yousem SA, Weiss LM, Colby TV. Primary pulmonary Hodgkin's disease. A clinicopathologic study of 15 cases. *Cancer*. 1986; 57(6): 1217-1224.

589. Molina JR, Aubry MC, Lewis JE, et al. Primary salivary gland-type lung cancer: spectrum of clinical presentation, histopathologic and prognostic factors. *Cancer*. 2007; 110(10): 2253-2259.

590. Inoue H, Iwashita A, Kanegae H, et al. Peripheral pulmonary adenoid cystic carcinoma with substantial submucosal extension to the proximal bronchus. *Thorax*. 1991; 46(2): 147-148.

591. Roden AC, Greipp PT, Knutson DL, et al. Histopathologic and cytogenetic features of pulmonary adenoid cystic carcinoma. *J Thorac Oncol*. 2015; 10(11): 1570-1575.

592. An J, Park S, Sung SH, et al. Unusual expression of thyroid transcription factor 1 and napsin A in metastatic adenoid cystic carcinoma of extrapulmonary origin in the lung. *Am J Clin Pathol*. 2014; 141(5): 712-717.

593. Liu X, Adams AL. Mucoepidermoid carcinoma of the bronchus: a review. *Arch Pathol Lab Med*. 2007; 131(9): 1400-1404.

594. Yousem SA, Hochholzer L. Mucoepidermoid tumors of the lung. *Cancer*. 1987; 60(6): 1346-1352.

595. Shilo K, Foss RD, Franks TJ, et al. Pulmonary mucoepidermoid carcinoma with prominent tumor-associated lymphoid proliferation. *Am J Surg Pathol*. 2005; 29(3): 407-411.

596. Achcar Rde O, Nikiforova MN, Dacic S, et al. Mammalian mastermind like 2 11q21 gene rearrangement in bronchopulmonary mucoepidermoid carcinoma. *Hum Pathol*. 2009; 40(6): 854-860.

597. Ishikawa Y, Alvarez-Fernandez E, Aubry MC, et al. Mucoepidermoid carcinoma. In: Travis WD, Brambilla E, Burke AP, et al, eds. *WHO Classification of Tumours of the Lung, Pleura, Thymus and Heart*. 4th ed. Lyon: IARC; 2015: 99-100.

598. Macarenco RS, Uphoff TS, Gilmer HF, et al. Salivary gland-type lung carcinomas: an EGFR immunohistochemical, molecular genetic, and mutational analysis study. *Mod Pathol*. 2008; 21(9): 1168-1175.

599. Yousem SA. Pulmonary adenosquamous carcinomas with amyloid-like stroma. *Mod Pathol*. 1989; 2(5): 420-426.

600. Moran CA, Suster S, Askin FB, Koss MN. Benign and malignant salivary gland-type mixed tumors of the lung. Clinicopathologic and immunohistochemical study of eight cases. *Cancer*. 1994; 73(10): 2481-2490.

601. Hayes MM, van der Westhuizen NG, Forgie R. Malignant mixed tumor of bronchus: a biphasic neoplasm of epithelial and myoepithelial cells. *Mod Pathol*. 1993; 6(1): 85-88.

602. Nguyen CV, Suster S, Moran CA. Pulmonary epithelial-myoepithelial carcinoma: a clinicopathologic and immunohistochemical study of 5 cases. *Hum Pathol*. 2009; 40(3): 366-373.

603. Chang T, Husain AN, Colby T, et al. Pneumocytic adenomyoepithelioma: a distinctive lung tumor with epithelial, myoepithelial, and pneumocytic differentiation. *Am J Surg Pathol*. 2007; 31(4): 562-568.

604. Moran CA, Suster S, Koss MN. Acinic cell carcinoma of the lung("Fechner tumor"). A clinicopathologic, immunohistochemical, and ultrastructural study of five cases. *Am J Surg Pathol*. 1992; 16(11): 1039-1050.

605. Rodriguez J, Diment J, Lombardi L, et al. Combined typical carcinoid and acinic cell tumor of the lung: a heretofore unreported occurrence. *Hum Pathol*. 2003; 34(10): 1061-1065.

606. Santos-Briz A, Terron J, Sastre R, et al. Oncocytoma of the lung. *Cancer*. 1977; 40(3): 1330-1336.

607. Solis LM, Raso MG, Kalhor N, et al. Primary oncocytic adenocarcinomas of the lung: a clinicopathologic, immunohistochemical, and molecular biologic analysis of 16 cases. *Am J Clin Pathol*. 2010; 133(1): 133-140.

608. Gaffey MJ, Mills SE, Zarbo RJ, et al. Clear cell tumor of the lung. Immunohistochemical and ultrastructural evidence of melanogenesis. *Am J Surg Pathol*. 1991; 15(7): 644-653.

609. Fukuda T, Machinami R, Joshita T, Nagashima K. Benign clear cell tumor of the lung in an 8-year-old girl. *Arch Pathol Lab Med*. 1986; 110(7): 664-666.

610. Gal AA, Koss MN, Hochholzer L, Chejfec G. An immunohistochemical study of benign clear cell('sugar') tumor of the lung. *Arch Pathol Lab Med*. 1991; 115(10): 1034-1038.

611. Bonetti F, Pea M, Martignoni G, et al. Clear cell("sugar") tumor of the lung is a lesion strictly related to angiomyolipoma—the concept of a family of lesions characterized by the presence of

the perivascular epithelioid cells(PEC). *Pathology*. 1994; 26(3): 230-236.

612. Folpe AL, Kwiatkowski DJ. Perivascular epithelioid cell neoplasms: pathology and pathogenesis. *Hum Pathol*. 2010; 41(1): 1-15.

613. Fetsch PA, Fetsch JF, Marincola FM, et al. Comparison of melanoma antigen recognized by T cells(MART-1) to HMB-45: additional evidence to support a common lineage for angiomyolipoma, lymphangiomyomatosis, and clear cell sugar tumor. *Mod Pathol*. 1998; 11(8): 699-703.

614. Ryu JH, Moss J, Beck GJ, et al. The NHLBI lymphangioleiomyomatosis registry: characteristics of 230 patients at enrollment. *Am J Res Crit Care Med*. 2006; 173(1): 105-111.

615. Zhang X, Travis WD. Pulmonary lymphangioleiomyomatosis. *Arch Pathol Lab Med*. 2010; 134(12): 1823-1828.

616. Aubry MC, Myers JL, Ryu JH, et al. Pulmonary lymphangioleiomyomatosis in a man. *Am J Res Crit Care Med*. 2000; 162(2 Pt 1): 749-752.

617. Schiavina M, Di Scioscio V, Contini P, et al. Pulmonary lymphangioleiomyomatosis in a karyotypically normal man without tuberous sclerosis complex. *Am J Res Crit Care Med*. 2007; 176(1): 96-98.

618. Yavuz E, Cakr C, Tuzlal S, et al. Uterine perivascular epithelioid cell tumor coexisting with pulmonary lymphangioleiomyomatosis and renal angiomyolipoma: a case report. *Appl Immunohistochem Mol Morphol*. 2008; 16(4): 405-409.

619. Matsui K, Beasley MB, Nelson WK, et al. Prognostic significance of pulmonary lymphangioleiomyomatosis histologic score. *Am J Surg Pathol*. 2001; 25(4): 479-484.

620. Flavin RJ, Cook J, Fiorentino M, et al. β -Catenin is a useful adjunct immunohistochemical marker for the diagnosis of pulmonary lymphangioleiomyomatosis. *Am J Clin Pathol*. 2011; 135(5): 776-782.

621. McCormack FX, Travis WD, Colby TV, et al. Lymphangioleiomyomatosis: calling it what it is: a low-grade, destructive, metastasizing neoplasm. *Am J Res Crit Care Med*. 2012; 186(12): 1210-1212.

622. McCormack FX, Inoue Y, Moss J, et al. Efficacy and safety of sirolimus in lymphangioleiomyomatosis. *N Engl J Med*. 2011; 364(17): 1595-1606.

623. Oprescu N, McCormack FX, Byrnes S, Kinder BW. Clinical predictors of mortality and cause of death in lymphangioleiomyomatosis: a population-based registry. *Lung*. 2013; 191(1): 35-42.

624. White SH, Ibrahim NB, Forrester-Wood CP, Jeyasingham K. Leiomyomas of the lower respiratory tract. *Thorax*. 1985; 40(4): 306-311.

625. Chadwick EG, Connor EJ, Hanson IC, et al. Tumors of smooth-muscle origin in HIV-infected children. *JAMA*. 1990; 263(23): 3182-3184.

626. McKeeby JL, Li X, Zhuang Z, et al. Multiple leiomyomas of the esophagus, lung, and uterus in multiple endocrine neoplasia type 1. *Am J Pathol*. 2001; 159(3): 1121-1127.

627. Miller J, Shoni M, Siegert C, et al. Benign metastasizing leiomyomas to the lungs: an institutional case series and a review of the recent literature. *Ann Thorac Surg*. 2016; 101(1): 253-258.

628. Moran CA, Suster S, Abbondanzo SL, Koss MN. Primary leiomyosarcomas of the lung: a clinicopathologic and immunohistochemical study of 18 cases. *Mod Pathol*. 1997; 10(2): 121-128.

629. Oliai BR, Tazelaar HD, Lloyd RV, et al. Leiomyosarcoma of the pulmonary veins. *Am J Surg Pathol*. 1999; 23(9): 1082-1088.

630. Alobeid B, Beneck D, Sreekantaiah C, et al. Congenital pulmonary myofibroblastic tumor: a case report with cytogenetic analysis and review of the literature. *Am J Surg Pathol*. 1997; 21(5): 610-614.

631. Comin CE, Santucci M, Novelli L, Dini S. Primary pulmonary rhabdomyosarcoma: report of a case in an adult and review of the literature. *Ultrastruct Pathol*. 2001; 25(3): 269-273.

632. Allan BT, Day DL, Dehner LP. Primary pulmonary rhabdomyosarcoma of the lung in children. Report of two cases presenting with spontaneous pneumothorax. *Cancer*. 1987; 59(5): 1005-1011.

633. Dehner LP. Pleuropulmonary blastoma is THE pulmonary blastoma of childhood. *Semin Diagn Pathol*. 1994; 11(2): 144-151.

634. Messinger YH, Stewart DR, Priest JR, et al. Pleuropulmonary blastoma: a report on 350 central pathology-confirmed pleuropulmonary blastoma cases by the International Pleuropulmonary Blastoma Registry. *Cancer*. 2015; 121(2): 276-285.

635. Priest JR, McDermott MB, Bhatia S, et al. Pleuropulmonary blastoma: a clinicopathologic study of 50 cases. *Cancer*. 1997; 80(1): 147-161.

636. Hill DA, Jarzembowski JA, Priest JR, et al. Type I pleuropulmonary blastoma: pathology and biology study of 51 cases from the international pleuropulmonary blastoma registry. *Am J Surg Pathol*. 2008; 32(2): 282-295.

637. Priest JR, Hill DA, Williams GM, et al. Type I pleuropulmonary blastoma: a report from the International Pleuropulmonary Blastoma Registry. *J Clin Oncol*. 2006; 24(27): 4492-4498.

638. Dishop MK, McKay EM, Kreiger PA, et al. Fetal lung interstitial tumor(FLIT): a proposed newly recognized lung tumor of infancy to be differentiated from cystic pleuropulmonary blastoma and other developmental pulmonary lesions. *Am J Surg Pathol*. 2010; 34(12): 1762-1772.

639. Flieder DB, Koss MN, Nicholson A, et al. Solitary pulmonary papillomas in adults: a clinicopathologic and in situ hybridization study of 14 cases combined with 27 cases in the literature. *Am J Surg Pathol*. 1998; 22(11): 1328-1342.

640. Harada H, Miura K, Tsutsui Y, et al. Solitary squamous cell papilloma of the lung in a 40-year-old woman with recurrent laryngeal papillomatosis. *Pathol Int*. 2000; 50(5): 431-439.

641. Deavers M, Guinee D, Koss MN, Travis WD. Granular cell tumors of the lung. Clinicopathologic study of 20 cases. *Am J Surg Pathol*. 1995; 19(6): 627-635.

642. Moran CA, Suster S, Fishback NF, Koss MN. Primary intrapulmonary thymoma. A clinicopathologic and immunohistochemical study of eight cases. *Am J Surg Pathol*. 1995; 19(3): 304-312.

643. Bosch X, Ramirez J, Font J, et al. Primary intrapulmonary benign schwannoma. A case with ultrastructural and immunohistochemical confirmation. *Eur Res J*. 1990; 3(2): 234-237.

644. Cooney TP. Primary pulmonary ganglioneuroblastoma in an adult: maturation, involution and the immune response. *Histopathology*. 1981; 5(4): 451-463.

645. Ferrara G, Boscaino A, De Rosa G. Bronchial blue naevus. A previously unreported entity. *Histopathology*. 1995; 26(6): 581-583.

646. Shilo K, Miettinen M, Travis WD, et al. Pulmonary microcystic fibromyxoma: report of 3 cases. *Am J Surg Pathol*. 2006; 30(11): 1432-1435.

647. Kamata T, Sunami K, Yoshida A, et al. Frequent BRAF or EGFR mutations in ciliated muconodular papillary tumors of the lung. *J Thorac Oncol*. 2016; 11(2): 261-265.

648. Kamata T, Yoshida A, Kosuge T, et al. Ciliated muconodular papillary tumors of the lung: a clinicopathologic analysis of 10 cases. *Am J Surg Pathol*. 2015; 39(6): 753-760.

649. Hirata T, Reshad K, Itoi K, et al. Lipomas of the peripheral lung—a case report and review of the literature. *Thorac Cardiovasc Surg*. 1989; 37(6): 385-387.

650. Matsuba K, Saito T, Ando K, Shirakusa T. Atypi-

cal lipoma of the lung. *Thorax*. 1991; 46(9): 685.

651. Moran CA, Suster S, Koss MN. Endobronchial lipomas: a clinicopathologic study of four cases. *Mod Pathol*. 1994; 7(2): 212-214.

652. Klein J, Zhuang Z, Lubensky I, et al. Multifocal microcysts and papillary cystadenoma of the lung in von Hippel-Lindau disease. *Am J Surg Pathol*. 2007; 31(8): 1292-1296.

653. Rao N, Colby TV, Falconieri G, et al. Intrapulmonary solitary fibrous tumors: clinicopathologic and immunohistochemical study of 24 cases. *Am J Surg Pathol*. 2013; 37(2): 155-166.

654. Hartel PH, Fanburg-Smith JC, Frazier AA, et al. Primary pulmonary and mediastinal synovial sarcoma: a clinicopathologic study of 60 cases and comparison with five prior series. *Mod Pathol*. 2007; 20(7): 760-769.

655. Cummings NM, Desai S, Thway K, et al. Cystic primary pulmonary synovial sarcoma presenting as recurrent pneumothorax: report of 4 cases. *Am J Surg Pathol*. 2010; 34(8): 1176-1179.

656. Pettinato G, Manivel JC, Saldana MJ, et al. Primary bronchopulmonary fibrosarcoma of childhood and adolescence: reassessment of a low-grade malignancy. Clinicopathologic study of five cases and review of the literature. *Hum Pathol*. 1989; 20(5): 463-471.

657. Halyard MY, Camoriano JK, Culligan JA, et al. Malignant fibrous histiocytoma of the lung. Report of four cases and review of the literature. *Cancer*. 1996; 78(12): 2492-2497.

658. Kim L, Yoon YH, Choi SJ, et al. Hyalinizing spindle cell tumor with giant rosettes arising in the lung: report of a case with FUS-CREB3L2 fusion transcripts. *Pathol Int*. 2007; 57(3): 153-157.

659. Kalhor N, Suster S, Moran CA. Primary pulmonary chondrosarcomas: a clinicopathologic study of 4 cases. *Hum Pathol*. 2011; 42(11): 1629-1634.

660. Kurotaki H, Tateoka H, Takeuchi M, et al. Primary mesenchymal chondrosarcoma of the lung. A case report with immunohistochemical and ultrastructural studies. *Acta Pathol Jpn*. 1992; 42(5): 364-371.

661. Colby TV, Bilbao JE, Battifora H, Unni KK. Primary osteosarcoma of the lung. A reappraisal following immunohistologic study. *Arch Pathol Lab Med*. 1989; 113(10): 1147-1150.

662. Moran CA, Suster S, Koss MN. Primary malignant 'triton' tumour of the lung. *Histopathology*. 1997; 30(2): 140-144.

663. Tsuji S, Hisaoka M, Morimitsu Y, et al. Peripheral primitive neuroectodermal tumour of the lung: report of two cases. *Histopathology*. 1998; 33(4): 369-374.

664. Syed S, Haque AK, Hawkins HK, et al. Desmoplastic small round cell tumor of the lung. *Arch Pathol Lab Med*. 2002; 126(10): 1226-1228.

665. Denning KL, Olson PR, Maley RH Jr, et al. Primary pulmonary follicular dendritic cell neoplasm: a case report and review of the literature. *Arch Pathol Lab Med*. 2009; 133(4): 643-647.

666. Thway K, Nicholson AG, Lawson K, et al. Primary pulmonary myxoid sarcoma with EWSR1-CREB1 fusion: a new tumor entity. *Am J Surg Pathol*. 2011; 35(11): 1722-1732.

667. Smith SC, Palanisamy N, Betz BL, et al. At the intersection of primary pulmonary myxoid sarcoma and pulmonary angiomatoid fibrous histiocytoma: observations from three new cases. *Histopathology*. 2014; 65(1): 144-146.

668. Wilson RW, Moran CA. Primary melanoma of the lung: a clinicopathologic and immunohistochemical study of eight cases. *Am J Surg Pathol*. 1997; 21(10): 1196-1202.

669. Pelosi G, Petrella F, Sandri MT, et al. A primary pure yolk sac tumor of the lung exhibiting CDX-2

immunoreactivity and increased serum levels of alkaline phosphatase intestinal isoenzyme. *Int J Surg Pathol*. 2006; 14(3): 247-251.

670. Hunter S, Hewan-Lowe K, Costa MJ. Primary pulmonary alpha-fetoprotein-producing malignant germ cell tumor. *Hum Pathol*. 1990; 21(10): 1074-1076.

671. Pushchak MJ, Farhi DC. Primary choriocarcinoma of the lung. *Arch Pathol Lab Med*. 1987; 111(5): 477-479.

672. Mazur MT. Metastatic gestational choriocarcinoma. Unusual pathologic variant following therapy. *Cancer*. 1989; 63(7): 1370-1377.

673. Dirnhofer S, Freund M, Rogatsch H, et al. Selective expression of trophoblastic hormones by lung carcinoma: neuroendocrine tumors exclusively produce human chorionic gonadotropin alpha-subunit(hCGalpha). *Hum Pathol*. 2000; 31: 966-972.

674. Yoshino I, Hayashi I, Yano T, et al. Alpha-fetoprotein-producing adenocarcinoma of the lung. *Lung Cancer*. 1996; 15(1): 125-130.

675. Yoshimoto T, Higashino K, Hada T, et al. A primary lung carcinoma producing alpha-feto-protein, carcinoembryonic antigen, and human chorionic gonadotropin. Immunohistochemical and biochemical studies. *Cancer*. 1987; 60(11): 2744-2750.

676. Haninger DM, Kloecker GH, Bousamra Ii M, et al. Hepatoid adenocarcinoma of the lung: report of five cases and review of the literature. *Mod Pathol*. 2014; 27(4): 535-542.

677. Shields DJ, Edwards WD. Pulmonary hypertension attributable to neoplastic emboli. An autopsy study of 20 cases and a review of the literature. *Cardiovasc Pathol*. 1992; 1: 279-287.

678. Marchioni A, Lasagni A, Busca A, et al. Endobronchial metastasis: an epidemiologic and clinicopathologic study of 174 consecutive cases. *Lung Cancer*. 2014; 84(3): 222-228.

679. Bisceglia M, Galliani C, Rosai J. TTF-1 expression in breast carcinoma-the chosen clone matters. *Am J Surg Pathol*. 2011; 35(7): 1087-1088.

680. Geisinger KR, Levine EA, Shen P, Bradley RF. Pleuropulmonary involvement in pseudomyxoma peritonei: morphologic assessment and literature review. *Am J Clin Pathol*. 2007; 127(1): 135-143.

681. Bocklage T, Leslie K, Yousem S, Colby T. Extra-cutaneous angiosarcomas metastatic to the lungs: clinical and pathologic features of twenty-one cases. *Mod Pathol*. 2001; 14(12): 1216-1225.

682. Osborn M, Mandys V, Beddow E, et al. Cystic fibrohistiocytic tumours presenting in the lung: primary or metastatic disease? *Histopathology*. 2003; 43(6): 556-562.

683. Zheng Y, Fernando HC. Surgical and nonresectional therapies for pulmonary metastasis. *Surg Clin North Am*. 2010; 90(5): 1041-1051.

684. Hornbech K, Ravn J, Steinbruchel DA. Outcome after pulmonary metastasectomy: analysis of 5 years consecutive surgical resections 2002-2006. *J Thorac Oncol*. 2011; 6(10): 1733-1740.

685. Casson AG, Putnam JB, Natarajan G, et al. Five-year survival after pulmonary metastasectomy for adult soft tissue sarcoma. *Cancer*. 1992; 69(3): 662-668.

686. van Geel AN, Pastorino U, Jauch KW, et al. Surgical treatment of lung metastases: The European Organization for Research and Treatment of Cancer-Soft Tissue and Bone Sarcoma Group study of 255 patients. *Cancer*. 1996; 77(4): 675-682.

11 胸膜

Jeffrey L. Myers 著　回允中 译

章目录

胸膜的正常解剖结构

　　脏层和壁层胸膜层均内衬间皮细胞，具有连续的基底膜，依附在一层富于血管的纤维弹力结缔组织基质上[1-2]。间皮下结缔组织分为浅表和深层弹力膜[3]。所有这些成分都是中胚层来源的。正常间皮细胞为扁平或矮立方细胞。超微结构检查，正常间皮细胞的典型特征是：可见顶端紧密连接，桥粒，细而长的表面微绒毛，以及胞质成束的单纤维丝。免疫组织化学检查，正常间皮细胞对低分子量和高分子量角蛋白[4]以及其他许多标志物免疫染色呈阳性，这在间皮瘤一节中讨论。

　　正常的浆膜下细胞具有成纤维细胞的超微结构特征，表达中间丝波形蛋白但不表达角蛋白；然而，当这些"多潜能浆膜下细胞"或"间皮下成纤维细胞"在反应性病变增生时，它们表达角蛋白和波形蛋白，并发生表面分化，符合它们是由间皮细胞进展而来这一概念[4]。

　　胸膜腔由三个淋巴管通路引流，分别进入肺门、腹膜后和下纵隔淋巴结。在正常生理情况下，液体主要通过壁层胸膜表面的淋巴孔引流[1]。

胸膜炎和其他非肿瘤性病变

　　肺的感染性和非感染性炎症性疾病也可累及胸膜[2]。它们绝大多数是胸膜腔感染，包括导致可能危及生命的化脓性急性炎症性渗出（即脓胸），是由感染性肺疾病引起的。其肺病变可能完全消散，但遗留下**胸膜融合（pleural symphysis）**（两层胸膜之间的融合），继发

明显的胸膜纤维化，厚度可达几厘米。感染恢复之后其下方的肺实质可能完全正常，但肺的膨胀会受周围僵化的和收缩增厚的胸膜影响。如果剥去这个致密的纤维层，肺功能可以明显改善。这种病变可能是指**伴有肺不张的萎缩性胸膜炎（shrinking pleuritis with atelectasis）、折叠肺综合征（folded lung syndrome）**或**圆形肺不张（rounded atelectasis）**，是胸膜炎的一种变异型[5-6]。

　　结核（tuberculosis）可以以不同的方式累及胸膜：作为胸膜下原发性肺感染的并发症，通过再感染肺疾病直接播散；以及作为血源性播散的结果[2]。

　　系统性结缔组织病（systemic connective tissue disease），特别是类风湿性关节炎和系统性红斑狼疮常常引起非感染性胸膜炎。显微镜下，它们常常表现为非特异性炎症性浸润，通常由淋巴细胞和浆细胞混合组成。然而，在有些病例，在一层纤维素下出现栅栏状排列的梭形组织细胞，与胸膜表面垂直排列，此时，病理医师应该怀疑类风湿性关节炎[7]。类风湿结节也可能累及胸膜，通常表现为胸膜下肺结节，侵蚀到脏层胸膜，有时会穿过脏层胸膜（图11.1）[3]。

　　胸膜和横膈的**子宫内膜异位症（endometriosis）**已有报道，是月经期气胸罕见的原因，咯血少见[8-9]。多数病例发生在右侧胸腔，常常伴有盆腔子宫内膜异位症。月经性气胸的胸膜组织并不总是能够发现子宫内膜异位症的证据[10]。

　　淀粉样变（amyloidosis）可能累及胸膜；穿刺活检可以诊断。

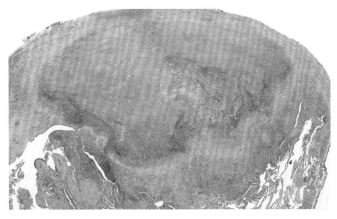

图 11.1　类风湿性关节炎患者的类风湿结节，延伸到脏层胸膜

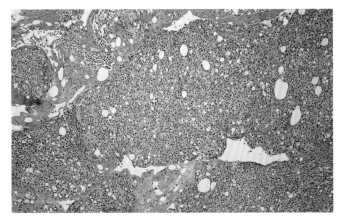

图 11.2　结节性组织细胞/间皮增生，形成疏松的细胞集聚，附着在患有气胸的淋巴管肌瘤病患者的脏层胸膜上

反应性嗜酸细胞性胸膜炎（reactive eosinophilic pleuritis）继发于任何原因的肺胸腔病变，在第 10 章详细讨论。

结节性组织细胞/间皮细胞增生（nodular histiocytic/mesothelial hyperplasia）是由组织细胞/单核细胞和间皮细胞组成的反应性病变。其较常见于疝囊和心脏 [称为 MICE，即间皮/单核细胞附带心脏赘生物（mesothelial/monocytic incidental cardiac excrescence）的英文首字母简称]，但也可能发生在肺和胸膜，可能与肿瘤性增生混淆（图 11.2）[11]。

石棉与胸膜

石棉（asbestos）是一个纤维水化硅酸盐家族，分为两组：蛇纹石和角闪石[12]。具有商品重要性的是第一组中的贵橄榄石和第二组中的长纤维石棉和青石棉。这些矿物质是各种各样的工业产品的一种成分，特别是在建筑工业中，直到 1972 年它们才被禁止用于绝缘制品的生产中[13]。因为直到那时才发现这种物质广泛应用的证据，在美国，在大约 40% 的尸检患者的肺组织涂片中（特别是在肺下叶）可见石棉小体[14]。吸入这些纤维可导致不同的病理学改变，取决于矿物质的类型、纤维的粗细和浓度以及接触时间的长短。接触石棉后的主要胸膜表现是胸膜斑块、胸膜纤维化和间皮瘤。

胸膜斑块（pleural plaque）由玻璃样变的纤维组织组成。它们通常但并不总是与接触石棉（主要是长纤维石棉和青石棉）有关[15]。这些斑块的发生与接触石棉的时间长短和密度密切相关。它们与所谓的胸膜黑色斑块（即吸入颗粒集聚灶）无关，提示这两种病变在发病机制方面没有相关性[16]。

胸膜斑块的特征是位于壁层胸膜，主要在横膈圆顶前后间隙的肋间隙，在这个部位，脏层和壁层胸膜呼吸移动期间是接近的。随着时间的推移，斑块出现钙化，因此在胸部 X 线片和 CT 扫描上能发现。

石棉和间皮瘤（mesothelioma）之间的关系最初是由 Wagner 等在南非发现的[17]，现在世界各地均有记载。长期大量接触石棉的人间皮瘤发病的平均发病率为 2%～3%，但在某些病例研究中高达 10%。间皮瘤发病的潜伏期通常为 20 年或更长。在美国，明显的发病高峰是在 20 世纪 90 年代，这是 1972 年起开始禁用石棉的结果[18]。然而，应指出的是，极少数胸膜间皮瘤没有石棉接触史，因此，有无石棉接触史并不影响间皮瘤的组织病理学诊断[19]。另外，接触石棉导致间皮瘤的风险可能不同，取决于个体的基因组成，或因为接触其他致癌物质，例如 SV40[20]。

在大多数石棉相关性间皮瘤病例见到的石棉纤维类型是长纤维石棉和青石棉[13]。可能有附加的草酸盐沉积[21]。间皮瘤下肺实质内的石棉小体比间皮瘤内常见。石棉小体也可见于肺门淋巴结中[22]。应用石棉小体作为没有包被的石棉纤维的替代品进行显微镜下检查，对于发现和确认石棉纤维是敏感性和特异性非常差的方法。对于严格地研究其真正的发病率和构成，增加产量的萃取法结合生物物理技术（例如电子微探针分析）是必需的。

肿瘤

良性间皮瘤

从历史的观点看，**良性（乳头状）间皮瘤[benign (papillary) mesothelioma]**这一术语用于腹膜和鞘膜组织学特征与高分化乳头状间皮瘤有重叠的孤立性病变，这在本章的其他部分讨论[23]。类似的局限性病变很少发生在胸膜。

分别常见于腹腔和生殖器部位的两种类型的良性间皮增生是所谓的**良性多囊性间皮瘤（benign multicystic mesothelioma）**和**腺瘤样瘤（adenomatoid tumor）**，但在胸膜非常少见。然而，这两种病变的少数令人信服的病例在这个部位均有报道[24-25]。

恶性间皮瘤

一般特征

恶性间皮瘤（malignant mesothelioma）通常见于老年人，虽然在年轻人记录完整的病例已有报道[26]。在某些情况下，家族群集性发病也有报道[27]。还有发生于霍奇金淋巴瘤放疗后的病例报道[28]。典型的恶性间皮瘤表现为胸痛和胸腔积液，可能为血性积液。在多数情况下，最初受累是在一侧胸腔的下半部分，但通常会播散到胸

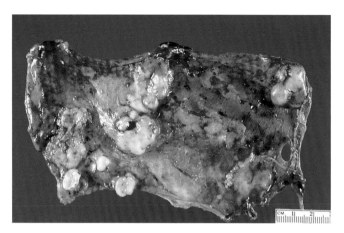

图 11.3 胸膜恶性间皮瘤，表现为壁层多发性结节

腔的其余部分。CT 扫描发现局限性胸膜增厚伴纵隔胸膜受累加胸膜结节，倾向于支持是恶性而不是良性间皮增生[29]。骨桥蛋白（osteopontin）和间皮素（mesothelin）的血清水平可能是有用的诊断标志物，但尚未被广泛应用[30]。

形态学特征

大体上。典型的恶性间皮瘤表现是在弥漫增厚的胸膜上出现多发性灰色或白色界限不清的结节（图 11.3 和 11.4）。表现为局灶性胸膜肿块的非常罕见[31-32]。显微镜下，弥漫性间皮瘤可以分为纯粹的上皮样肿瘤、纯粹的肉瘤样肿瘤和双相性混合性肿瘤。上皮样间皮瘤占大多数，多数典型病例的特征是肿瘤形成管状乳头状结构，有些病例伴有实性细胞巢（图 11.5）[33]。其肿瘤细胞胞质丰富，呈嗜酸性，有时可导致组织细胞样表现。这种典型的组织学差异是出现各种组织学变异型的原因，如同在本章其他部分总结的那样。

肉瘤样间皮瘤比上皮样间皮瘤少见得多，占所有病例的 10%～20%，是由肿瘤性梭形细胞组成的，没有可以辨认的上皮成分[34]。肉瘤样间皮瘤患者胸腔积液少见，在诊断时即有远隔转移者较常见。大体上，肉瘤样间皮瘤显示与上皮样间皮瘤同样的特征性弥漫生长方式，常常包裹肺[34]。显微镜下，肉瘤样间皮瘤高度富于细胞，由交织的梭形细胞束组成（图 11.6）。胞核有非典型性，核分裂象常见。在罕见情况下，肉瘤样间皮瘤伴有异源性成分，例如横纹肌、骨和（或）软骨肉瘤分化，这种所见较常见于肉瘤样变异型，但不是独一无二的[35]。双相性间皮瘤比纯粹性肉瘤性间皮瘤常见，其特征是上皮样和梭形细胞成分联合出现（图 11.7），导致其组织学表现可能类似于滑膜肉瘤。世界卫生组织（WHO）肿瘤分类建议，上皮样和肉瘤样成分至少占间皮瘤的 10% 才能命名为双相性间皮瘤[36]。

间皮瘤变异型

高分化乳头状间皮瘤（well-differentiated papillary

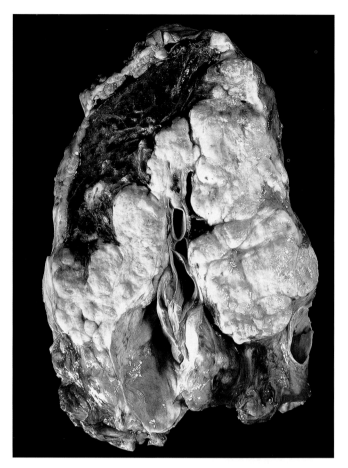

图 11.4 晚期胸膜间皮瘤的典型播散方式（Courtesy of Dr. R.A. Cooke, Brisbane, Australia. From Cooke RA, Stewert B. *Color Atlas of Anatomical Pathology*. Edinburgh: Churchill Livingstone; 2004.）

mesothelioma）是多中心性、广泛性和（或）伴有胸腔积液的肿瘤，应特别予以注意，因为这些特征可局灶见于其他方面典型的上皮样间皮瘤中。然而，在罕见的病例，其整个组织学特征与对较常见的腹膜高分化乳头状间皮瘤描述的特征相同：被覆温和间皮细胞的突出的乳头状结构，几乎没有浸润（图 11.8）。它们一般具有惰性的临床经过和长的生存期，但它们能够局部广泛播散，而且与腹膜高分化乳头状间皮瘤相比具有更侵袭的行为[37]。

蜕膜样间皮瘤（deciduoid mesothelioma）的特征是：出现大的具有丰富毛玻璃样胞质的肿瘤细胞，类似于蜕膜细胞的表现[38-39]。蜕膜样间皮瘤的最初描述是发生在年轻妇女的腹腔，现在也见于胸腔、老年人和两性患者。在一项包含 17 例胸膜肿瘤在内的 21 例少数病例的回顾性研究中，高级别细胞学预示了较短的生存期[38]。

伴有透明细胞特征的间皮瘤（mesothelioma with clear cell features）可能与肺癌和转移癌混淆，特别是来自肾的转移癌[40]。其肿瘤细胞胞质透明多半是由于糖原集聚，在这种情况下，应用**富于糖原的间皮瘤（glycogen-rich mesothelioma**）这一替代术语。

伴有横纹肌样特征的间皮瘤（mesothelioma with rhabdoid features）有典型的间皮瘤（通常是上皮样型）区域和富于横纹肌样细胞的区域。如同大多数其他部位

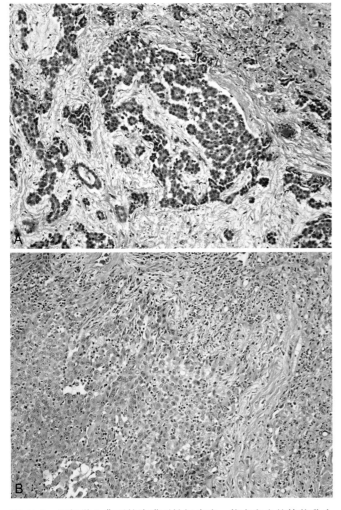

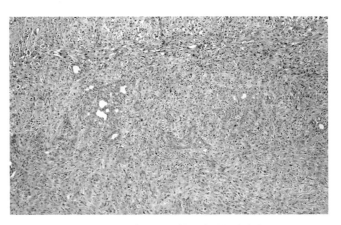

图 11.7　双相性间皮瘤，伴有上皮样和梭形细胞成分

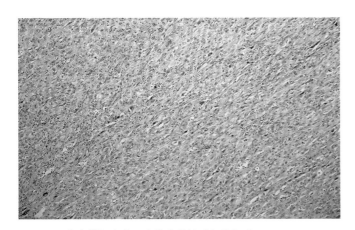

图 11.5　组织学上典型的胸膜恶性间皮瘤，伴有突出的管状乳头状（**A**）和局灶实性（**B**）生长方式

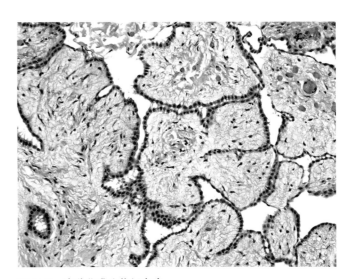

图 11.8　**高分化乳头状间皮瘤**

物免疫染色呈阳性，包括钙网膜蛋白、CK5/6、WT1 和平足蛋白（podoplanin）；有些病例 NSE 也呈阳性，leu7（CD57）偶尔呈阳性 [42-43]。

淋巴组织细胞样间皮瘤（**lymphohistiocytoid mesothelioma**）的特征是：显微镜下可见弥漫性增生的非典型性组织细胞样恶性间皮细胞，混合有许多淋巴细胞（几乎完全为 T 细胞）和少数浆细胞 [44]。组织细胞样成分的表型反映了其间皮本质。与几乎所有的弥漫性胸膜间皮瘤一样，这种肿瘤的生物学行为是侵袭性的，但与普通型上皮样肿瘤更匹配，提示其中某些是上皮样变异型而不是肉瘤样间皮瘤 [44-45]。

多形性间皮瘤（**pleomorphic mesothelioma**）是 WHO 分类方案新近提出的上皮样间皮瘤的一个变异型，其特征是：高度多形性的大细胞伴有丰富的嗜酸性胞质和一个或多个细胞核，细胞核的大小和形状差异明显，可见大的核仁 [46-47]。其对广谱角蛋白和 CK7 总是呈阳性，但对传统的间皮瘤标志物的染色结果不定，像钙网膜蛋白 CK5/6 和 WT1 [47]。许多作者根据较典型的肉瘤样肿瘤的侵袭性经过，主张这种变异型是肉瘤样或双相性间皮

图 11.6　肉瘤样间皮瘤，由肿瘤性梭形细胞组成

的含有横纹肌样细胞的肿瘤，这种变异型的间皮瘤具有明显的侵袭性经过 [41]。

恶性间皮瘤的**小细胞变异型**（**small cell variant**）已有描述 [42-43]。其小细胞成分在小的活检标本中可能突出，但在可以充分取样的手术标本中典型的组织学特征总是没有那么明显。报道的大多数病例对角蛋白和间皮标志

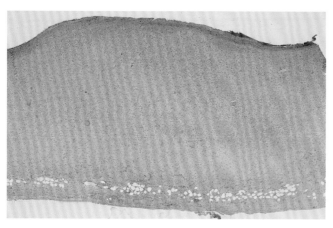

图 11.9　纤维组织增生性间皮瘤，显示特征性的随机变异的细胞构成，"无结构的实性生长方式"和胸壁脂肪浸润

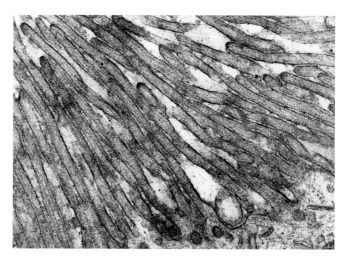

图 11.10　胸膜恶性间皮瘤的电子显微照片。可见细长的非肠型微绒毛的细节，没有多糖 - 蛋白质复合物和肌动蛋白细根（×37 800）（Courtesy of Dr. Robert E. Erlandson, Memorial Sloan-Kettring Cancer Center.）

瘤，而不是上皮样间皮瘤 [46,48]。

纤维组织增生性间皮瘤（desmoplastic mesothelioma） 是肉瘤样间皮瘤的一个亚型，伴有丰富的纤维组织沉积，其肿瘤性梭形细胞呈席纹状或"无结构的实性生长方式（patternless pattern of Stout）"（图 11.9）。纤维组织增生性间皮瘤主要应与胸膜良性纤维性病变和细胞比较丰富的孤立性纤维性肿瘤鉴别，其中有些本身可能是恶性的。免疫组织化学染色，角蛋白、钙网膜蛋白和 WT1 阳性支持是间皮瘤而不是孤立性纤维性肿瘤最好的证据，但不能确立恶性的诊断，因为反应性间皮下成纤维细胞常常会获得间皮免疫表型 [49]。有助于纤维组织增生性间皮瘤和良性纤维性增生之间鉴别的组织学特征是前者有：浸润胸壁软组织或肺实质，无菌性坏死，伴有细胞学非典型性的明显的肉瘤样区域，以及在细胞构成随机变异背景下特征性的席纹状生长方式 [50]。

鉴别诊断以及组织化学、免疫组织化学、电子显微镜和分子检测的作用

上皮样间皮瘤的早期病例必须与反应性间皮增生鉴别，后者可与炎症或肺肿瘤性疾病相关，或有时没有明显的原因。支持恶性的特征包括：间质浸润，全层受累，膨胀性结节，细胞构成的随机差异，结构的复杂性，以及血管分布不规则 [29]。其中，浸润被认为是最可靠的恶性标准。在缺乏可见的浸润时（"原位间皮瘤"），诊断恶性间皮瘤是成问题的，在其他部位没有浸润疾病的情况下要做出诊断应该非常小心。应用荧光原位杂交（FISH）检测 p16INK4a（CDKN2A）纯合子缺失和应用免疫组织化学检测 BAP1 表达缺失可能有助于鉴别良性和恶性间皮增生，包括纤维组织增生性间皮瘤 [51-52]。已有用于鉴别良性和恶性间皮增生的其他免疫染色方法，包括上皮膜抗原（EMA）、p53、GLUT1 和 IMP3，它们的应用价值被认为较小，因为它们的敏感性和特异性都难以用于任何单个病例 [53-54]。在有疑问时，应保守诊断，即应用诸

如非典型性间皮增生这样术语 [55]。如果病变确实是间皮瘤，则在几个月内将变得明显。

显然，恶性上皮样间皮瘤需要与转移癌鉴别，特别是与伴有假间皮瘤性生长方式的肺腺癌鉴别 [56-57]。在活检标本的 HE 染色切片上，有时甚至在手术标本的 HE 染色切片上，这可能都是非常困难甚或是不可能的事情。一般来说，间皮瘤的细胞比腺癌的细胞更均匀一致和规则，伴有恒定的核 / 质比例。它们通常是立方形的，出现相当数量的柱状细胞支持腺癌的诊断。细胞密集和核成形也支持腺癌。鉴于常规组织学的限制，免疫组织化学检查对于做出这种诊断可能非常有用，在多数但不是所有病例已取代了组织化学和电子显微镜检查。免疫组织化学检查在鉴别肉瘤样间皮瘤与肉瘤样癌和软组织肉瘤方面的作用相当有限。鉴别主要依赖了解疾病的分布，因为肉瘤样癌和软组织肉瘤几乎从不表现为弥漫性生长的胸膜病变。

间皮瘤通常会产生大量的透明质酸，可以通过阿辛蓝和胶样铁染色证实 [58]。这种物质黏液卡红染色几乎总是呈阴性，而应用透明质酸酶预处理后，阿辛蓝阳性几乎可以完全消除。肿瘤细胞胞质出现明显的黏液卡红阳性或 PAS 阳性物质不大可能是间皮瘤，虽然已有报道这不能完全除外罕见的黏液阳性的间皮瘤 [59]。

在间皮瘤和转移癌的鉴别诊断中，电子显微镜检查一度具有关键性作用，曾被认为是金标准 [60-61]。电子显微镜检查主要是根据肿瘤细胞尖端表面出现微绒毛、间皮瘤的微绒毛比腺癌的微绒毛细而长进行鉴别的（图 11.10）。这种观察的有效性是有道理的，但电子显微镜检查的实际应用已明显减少，因为免疫组织化学染色能够解决绝大多数病例的鉴别诊断问题 [62]。

免疫染色对于鉴别上皮样间皮瘤和转移癌最有用，特别是在小的活检标本中。考虑到常用于癌的标志物的敏

感性和特异性具有可变性以及器官特异性染色的潜在作用，染色策略取决于鉴别诊断的范围。表现为假间皮瘤性生长方式的大多数病例是肺腺癌，因此，在缺乏既往或同时胸腔外恶性肿瘤病史的情况下，最可能是原发部位。可能引起假间皮瘤性生长方式的其他转移癌包括乳腺癌、泌尿道癌、肾细胞癌、胰腺导管癌和前列腺以及来自不同部位的鳞状细胞癌[56]。下述免疫染色方法是一个不完全的总结，集中在最有效和最常应用的染色方法。

1. 通常表达于两种肿瘤的上皮标志物：广谱角蛋白、EMA、基底膜成分（超微结构检查也能证实）[63] 和 S-100 蛋白（不同程度表达）。容易与间皮瘤混淆的许多转移性腺癌 CK7 染色呈阳性，正如上皮样间皮瘤一样，除了在非常特殊的胃肠道来源的转移，CK7 和 CK20 的价值有限[64]。

2. 通常表达于癌而不表达于间皮瘤表达的标志物：MOC-31、Ber-EP4、CEA、B72.3、BG8、CD15、MUC4 和 claudin-4[65-66]。这些标志物的敏感性和特异性取决于癌的来源和组织学。

3. 常常表达于转移癌（最常见的部位突出显示在括号中）而不表达于间皮瘤的器官相关性和种系特异性标志物：TTF-1（肺和甲状腺）、napsin A（肺和肾）、PAX8（肾，Müller 管，胸腺）、CDX2（胃肠，胰胆管）、GCDFP（乳腺）、乳腺珠蛋白（乳腺）、ER（乳腺，müller 管）、p63/p40（鳞状细胞，尿道上皮）和 GATA3（乳腺，尿道上皮，鳞状细胞）[65,67-68]。重要的是，用于这种鉴别诊断的 TTF-1 抗体是 8G7G3/1 而不是 SP141 克隆，因为前者具有更大的肿瘤特异性。新近的报道描述，应用 SP141 单克隆抗体进行 TTF-1 染色，少数肉瘤样间皮瘤呈阳性[69]。

4. 通常表达于间皮瘤而不表达于癌的标志物（括号中指出的是主要的例外）：钙网膜蛋白（乳腺，Müller 管浆液性上皮）、WT1（乳腺，Müller 管浆液性上皮）、角蛋白 5/6（鳞状细胞，尿道上皮）、D2-40/ 平足蛋白（müller 管浆液性上皮，鳞状细胞）和血栓调节蛋白（thrombomodulin）（鳞状细胞）（图 11.11）[65,67]。

在了解这些标志物在疑难病例诊断中有用的同时，应该意识到，如果有的话，也很少有百分之百敏感和特异的标志物。还应该记住，作为一个实用的规则，阴性免疫反应从来不能除外诊断。

考虑到可以得到更多的标志物以及其性能特征具有差异，需要做出选择。几位作者已经提出了有限的免疫染色组合，这些对于大多数病例——根据基于病史提示的鉴别诊断、疾病的分布和组织学特征——应该足够了。例如，Ordonez 提出的一组免疫染色组合包括四种标志物，即钙网膜蛋白、CK5/6（或 WT1）、CEA 和 MOC-31（或 B72.3），如果是鉴别间皮瘤或肺腺癌，则几乎在任何的情况下都能做出正确的诊断[70]。Mohammad 等提出，联合应用钙网膜蛋白、CK5/6、CEA 和 CD15 对于区分间皮瘤和肺腺癌高度有效[71]。Yaziji 等喜欢应用一组由钙网膜蛋白、MOC-31 和 BG8（Lewis Y 血型）组成的抗体

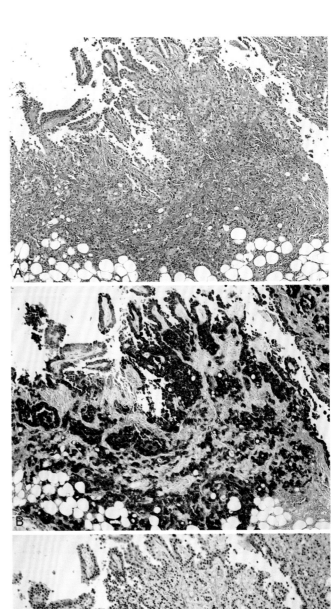

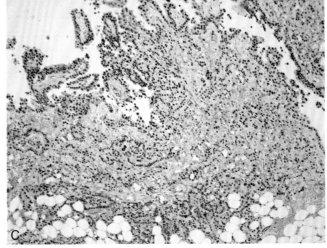

图 11.11　上皮样间皮瘤（**A**）显示钙网膜蛋白胞核和胞质强免疫反应（**B**）以及 WT1 胞核染色（**C**）

取而代之，对于鉴别上皮样间皮瘤和腺癌具有 96% 的敏感性和特异性[72]。

需要再次说明的是，免疫染色主要用于上皮样间皮瘤抑或转移性腺癌诊断有问题的病例。免疫染色很少用于肉瘤样间皮瘤和其他肉瘤样或明显肉瘤性肿瘤的鉴别诊断。对于肉瘤样间皮瘤，应用广谱角蛋白抗体或鸡尾酒抗体染色，角蛋白染色通常呈阳性，至少局灶呈阳性，但是，多达 5%～10% 的病例可能呈阴性，包括伴有异源性成分的肉瘤样间皮瘤[36]。对于肉瘤样间皮瘤，直接抗

平足蛋白的抗体（即 D2-40，抗平足蛋白）的敏感性比钙网膜蛋白高[73]。其他间皮瘤标志物敏感性相对较差，诸如 WT1 和 CK5/6。

分子遗传学特征

恶性间皮瘤最常发生的体细胞突变是具有肿瘤抑制功能的三种基因：细胞周期蛋白依赖性激酶抑制剂 2A（CDNK2A）、BRCA1 相关性蛋白 1（BAP1）和神经纤维瘤蛋白 2（neurofibromin 2）（Merlin）（NF2）[74-75]。TP53 基因突变不常见。$p16^{INK4a}$（CDKN2A）纯合子缺失发生在 60% ~ 80% 的间皮瘤，正如前面提出的，它是区分良性和恶性间皮增生的有用的诊断工具，但对于鉴别间皮瘤和癌的作用不大[52-54,76-79]。CDKN2A 缺失也是一种潜在的标志物，一些研究显示，它与侵袭性经过明显有关[80-81]。免疫组织化学检查，BAP1 表达缺失不敏感，发生在大约 70% 的上皮样间皮瘤，但较少发生在肉瘤样和双相性间皮瘤（20% ~ 30%）。

扩散和转移

恶性间皮瘤的典型播散方式是接触以及或许是种植。恶性间皮瘤通过这两种机制可能会播散到整个胸腔、胸膜、小叶间隔、心包、胸壁、横膈甚至腹膜[82]。延伸到浆膜下肺的部分也常见，可以发生肺实质内播散[83]，但肺实质内出现结节性肿块支持原发性肺癌伴有明显胸膜播散的诊断。在例外地情况下，间皮瘤的肿瘤细胞在肺内沿肺泡壁生长的方式可能类似于浸润性（"细支气管肺泡"）腺癌[84-85]。间皮瘤胸腔外远隔转移一般仅发生在疾病晚期[86]。因此，在最初就诊时出现明显的肺门和锁骨上淋巴结肿大支持是癌而不是间皮瘤。然而，我们和其他作者发现，胸膜间皮瘤最初可能出现颈部和腋窝淋巴结受累[87]。我们还发现了间皮瘤表现为少见的远隔部位转移的病例，例如舌转移[88]。

治疗和预后

恶性间皮瘤现在还没有统一的有效的治疗方法。常常尝试进行手术切除，有时进行扩大切除（肺切除，壁层和纵隔胸膜切除，横膈切除），但就整体而论，结果是令人失望的。另一方面，在非常少数精心选择的上皮样间皮瘤患者，进行肿瘤大块切除联合放疗和系统性化疗（"三联治疗"），即对早期且对放疗有反应的肿瘤进行大体完全切除，或通过胸膜外肺切除或通过胸膜切除 / 剥除肿瘤，有时可以达到长期缓解[89-95]。积极三联治疗后复发方式是不定的，可能包括粟粒状累及对侧肺[96]。放疗可能会引起奇异性多核瘤细胞和致密的多形性炎症表现，而应用化学性（滑石粉）胸膜粘连术可能导致明显的假肉瘤性成纤维细胞增生[97]。

需要提及的与恶性间皮瘤有关的预后因素如下所述：

1. 分期：肿瘤分期与预后有明确的相关关系，包括诊断时 N2 疾病，普遍认为所有患者的预后均很差。
2. 性别：男性患者的预后似乎比女性患者的预后更差。
3. 肿瘤亚型：肉瘤样间皮瘤（包括纤维组织增生性间皮

瘤）的生存期比普通的上皮样间皮瘤的生存期短[98]，相反，低级别蜕膜样[38]、高分化[37]和局限性亚型[31]的生存期较长。

孤立性纤维性肿瘤

胸膜**孤立性纤维性肿瘤**（**solitary fibrous tumor**）（以前称为孤立性纤维性间皮瘤）在大约半数患者是有症状的，最常见的症状包括咳嗽、胸痛、呼吸困难和肺性骨关节病[99-100]。低糖血症是孤立性纤维性肿瘤的一种少见表现 [Doege-Potter 综合征（Doege-Potter syndrome）]，是由肿瘤细胞分泌的胰岛素样生长因子 II 引起的，随着肿瘤完全切除，低糖血症可以消退[101]。孤立性纤维性肿瘤与接触石棉无关。在罕见的情况下，显微镜下可同时发现腹膜或腹膜后有类似的肿瘤[102]。

大体上，胸膜孤立性纤维性肿瘤的界限非常清楚，质硬，呈分叶状，灰白色到黄白色，常常伴有旋涡和束状结构。其平均直径为 6 cm，但某些非常大，完全占据半个胸腔。其大体表现类似于子宫平滑肌瘤（图 11.12）。囊性变非常少见，但孤立性纤维性肿瘤可能表现为大的内衬胸膜的囊肿中的附壁结节。大多数胸膜孤立性纤维性肿瘤附着在脏层（80%）或壁层胸膜[99]，在小叶间表面，或有时在肺实质内，不与胸膜腔相通（肺内孤立性纤维性肿瘤）[103]。现在已知伴有同样显微镜下表现的病变可发生在许多部位，包括腹膜、腹膜后（包括肾）、纵隔、鼻咽、口腔、眼眶、软组织、胰腺、前列腺和乳腺（分别见各个章节）[104]。

显微镜下，胸膜孤立性纤维性肿瘤有良性和恶性两种肿瘤，以良性为主[99-100,105]。良性和恶性之间的鉴别可能困难，因为缺乏明确的预示行为的标准；恶性肿瘤的特征是出现不同程度的细胞成分增加，包括核深染和多形性在内的细胞非典型性、核分裂象和坏死[99-100,105]。在典型的良性病例，有复杂的成纤维细胞样细胞网穿插在丰富的胶原纤维之间，其中多数有瘢痕疙瘩样表现，导致有人将其称为"无结构实性生长方式（patternless pattern of Stout）"（图 11.13）。细胞在不同区域多少程度的差异很大。血管外皮细胞瘤样改变常见于细胞较丰富

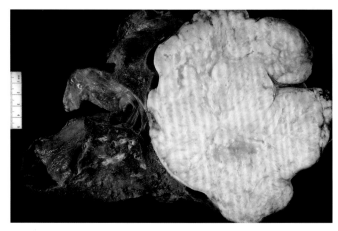

图 11.12 胸膜孤立性纤维性肿瘤的切面，最大直径为 17.5 cm（Courtesy of Dr. J. Cavalho, Minneapolis, MN.）

图 11.13　**胸膜孤立性纤维性肿瘤**。可见间叶性梭形细胞增生被宽带状瘢痕疙瘩型胶原分开，这是本病的特征

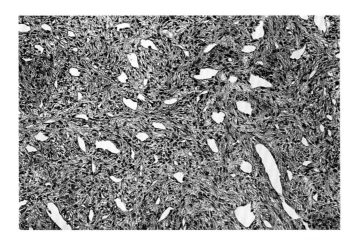

图 11.14　孤立性纤维性肿瘤，可见突出的血管外皮细胞样结构

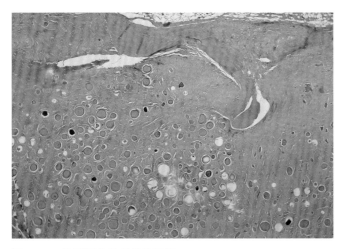

图 11.15　**胸膜钙化性纤维性假瘤**

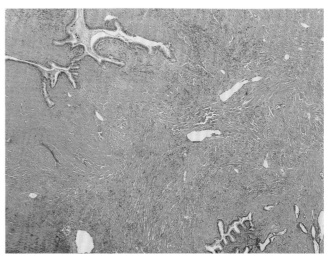

图 11.16　肺内孤立性纤维性肿瘤，伴有陷入的非肿瘤性呼吸上皮，导致一种双相性表现

如果予以适当关注，因为孤立性纤维性肿瘤缺乏畸变的胞核且几乎没有核分裂象，不容易发生混淆。在一些情况下，可见在明显的纤维性肿瘤的周围有陷入的非肿瘤性上皮细胞（图 11.16）；这些是陷入的间皮或呼吸上皮，不应误解为真正的双相性肿瘤的证据。恶性孤立性纤维性肿瘤的特征是细胞成分增加、非典型性、核分裂活性和坏死。

这种肿瘤在历史上曾被认为是间皮瘤的一种形式，主要是根据其肿瘤细胞在组织培养中显示的生长方式[109]；然而，超微结构检查显示，这些细胞具有成纤维细胞样而不是间皮样特征，而且免疫组织化学检查其细丝是波形蛋白，有时包括结蛋白而不是角蛋白[110-111]。因此，最可能的解释是：这种肿瘤是来自间皮内衬覆近的蜂窝组织内的未定型的间叶细胞。这就导致有人提出了一些替代的术语，诸如间皮下瘤或间皮下纤维瘤，然而，这些术语难以用于任何位于远离内衬间皮表面的肿瘤。

孤立性纤维性肿瘤的肿瘤细胞 CD34 和 BCL2 染色呈强而一致的阳性。这种所见可以用于与前面描述的一些疾病的鉴别诊断。

已经确认，反复的染色体内重排导致 12 号染色体长臂上 *NAB2* 和 *STAT6* 融合是孤立性纤维性肿瘤的唯一的驱动突变[112]。应用市售的直接抗 STAT6 抗体检测发现，几乎所有的病例均有融合产物的过表达，特征为弥漫性核染色（图 11.17）。在诊断困难的病例，除了 CD34 外，STAT6 是一种非常有用的相对敏感的标志物，但 STAT6 染色也可能见于其他可能类似的肿瘤，包括滑膜肉瘤，因此，诊断时应小心[104]。

对于绝大多数胸膜孤立性纤维性肿瘤，完全手术切除且边缘阴性即可治愈[113]。复发可能表现为胸腔内复发（图 11.18）或广泛转移性疾病。后者大部分局限于伴有恶性组织学特征的病例[100,113]。在一个预示复发风险性的记分系统中，Tapias 等提出，预后不良的因素（≥3 ＝"高风险"）是：壁层（而不是脏层）来源、无蒂（而不是有

的区域（图 11.14）。有些胸膜孤立性纤维性肿瘤具有突出的黏液样特征[106]。

硬化型孤立性纤维性肿瘤的鉴别诊断包括纤维性斑块、纤维瘤病（硬纤维瘤）[107]和钙化性纤维性假瘤（图 11.15）[108]。黏液样肿瘤需要与低级别黏液纤维肉瘤和低级别纤维黏液样肿瘤鉴别。细胞最丰富的孤立性纤维性肿瘤可能会被误诊为纤维肉瘤或恶性外周神经鞘肿瘤。

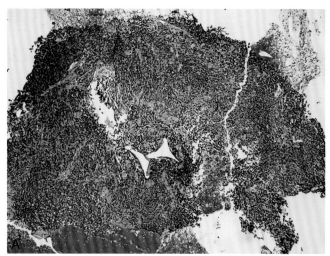

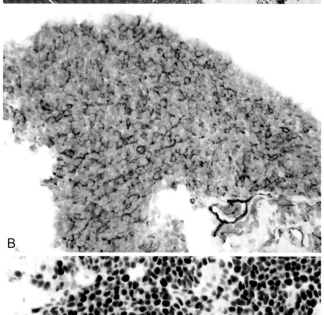

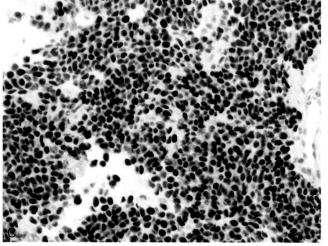

图 11.17　胸腔内孤立性纤维性肿瘤，粗针活检（**A**）显示 CD34（**B**）和 STAT6（**C**）染色呈阳性。角蛋白和 TLE-1 染色呈阴性，这有助于排除单相性滑膜肉瘤

蒂）的大体形态学，大小（≥ 10 cm），细胞丰富 [即肿瘤细胞密集，伴有背靠背和（或）重叠的细胞核，以及基质很少或缺乏]，坏死或出血，以及高核分裂率（≥ 4/10 HPF）；然而，在多参数分析中，高有丝分裂率是唯一与复发显著相关的因素 [114]。

其他原发性肿瘤

已有 2 例原发性**黏液表皮样癌**（**mucoepidermoid**

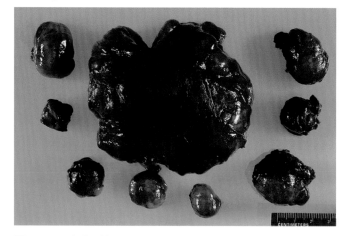

图 11.18　胸膜恶性孤立性纤维性肿瘤，导致多发性浆膜种植

carcinoma）病例报道，他们均表现为局灶性的基于胸膜的肿块 [115]。

不同类型的**软组织型肿瘤**（**soft tissue-type tumor**）可以发生在胸膜 [116]。这些需要与较常见的肉瘤样间皮瘤和恶性孤立性纤维性肿瘤鉴别，如同在本章其他部分描述的。

滑膜肉瘤（**synovial sarcoma**）现在认为有时是来源于胸膜，是胸膜最常见的软组织肉瘤，可能表现为原发性胸腔内肿瘤 [116-117]。在过去，这些病例大多数被诊断为恶性间皮瘤或恶性孤立性纤维性肿瘤。双相性和单项性滑膜肉瘤均可发生 [118-119]。*SYT-SSX* 基因融合分子检测是这种肿瘤的特征性检测，可能有助于证实一些病例的诊断。已报道的胸膜其他软组织肿瘤和瘤样病变有：纤维瘤病（fibromatosis）（硬纤维瘤）、钙化性纤维性假瘤（calcifying fibrous pseudotumor）、软骨肉瘤（chondrosarcoma）、所谓的多形性未分化肉瘤（pleomorphic undifferentiated sarcoma）[以前称为恶性纤维组织细胞瘤（malignant fibrous histiocytoma）]、胃肠道间质肿瘤（gastrointestinal stromal tumor, GIST）、纤维组织增生性小圆细胞肿瘤（desmoplastic small round cell tumor）、原始神经外胚层肿瘤（primitive neuroectodermal tumor）（Asking 瘤）和脂肪肉瘤（liposarcoma）[116]。

上皮样血管内皮瘤（**epithelioid hemangioendothelioma**）和**血管肉瘤**（**angiosarcoma**）可弥漫性累及胸膜，酷似间皮瘤（图 11.19）[120]。在少数情况下，血管肉瘤发生在慢性脓胸的背景下 [121]。

累及胸膜的**恶性淋巴瘤**（**malignant lymphoma**）通常伴有系统性疾病。最常见的类型是弥漫性大 B 细胞淋巴瘤，其次为滤泡性淋巴瘤 [122]。以胸腔为中心的淋巴瘤可能合并长期的脓胸，这种变异型称为**脓胸相关性淋巴瘤**（**pyothorax-associated lymphoma**）。这是一种 Epstein-Barr 病毒（EBV）相关性弥漫性大 B 细胞淋巴瘤，其鉴别不仅是通过其特别的表现做出，还常常通过出现浆细胞样特征和 T 细胞标志物异常表达做出 [123-124]。脓胸相关性淋巴瘤与人疱疹病毒 8（HHV8）无关，这一特征可与渗出性淋巴瘤鉴别。**原发性渗出性淋巴瘤**（**primary effusion lymphoma**）最常发生在免疫缺陷情况下，不像

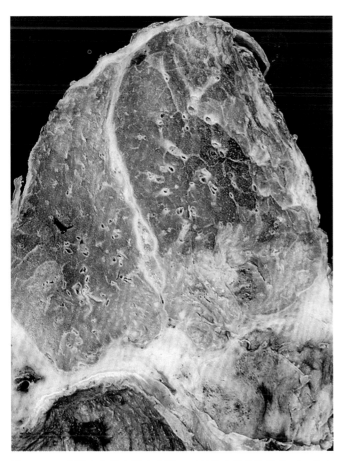

图 11.19　**胸膜上皮样血管内皮瘤**。可见肿瘤累及胸膜表面，其生长方式与弥漫性恶性间皮瘤不能区分

转移性肿瘤

　　累及胸膜的多数恶性肿瘤是转移性肿瘤；其中大约 75% 是转移癌。在 50 岁以上的患者，转移癌是仅次于充血性心力衰竭引起胸腔积液的原因[129]。呼吸困难、咳嗽和胸痛是其最常出现的症状。大多数恶性胸腔积液的量大于 500 ml。其液体最常为浆液性或浆液血性的，但也可以为明显的出血性的。其最常见的原发部位是肺（33%）、乳腺（20.9%）和胃（7.3%）[130]。大约 90% 的肺、乳腺和卵巢引起的恶性胸腔渗出与原发性病变是同侧的。恶性胸腔积液可能是存在癌的第一个证据。

活检和细胞学

　　对于炎症和肿瘤性病变的鉴别诊断，壁层胸膜粗针穿刺活检非常有用[131]。胸膜活检的组织病理学检查和培养在诊断胸膜结核方面具有重要作用[132]，然而，先进技术的出现，包括基于聚合酶链反应（PCR）分析，可以改善诊断的敏感性[133-134]。

　　如果出现胸腔积液，液体的细胞学检查对于检测恶性比胸膜活检更有效[134-136]。辅助技术的敏感性和特异性已有所改善，包括流式细胞仪、免疫组织化学和分子技术，包括在间皮瘤病例应用 FISH 检测 p16 缺失[51,81,137]。在 Johnston 进行的大型病例研究中，在最初的液体标本中，细胞病理学诊断为癌的病例占 90.5%，没有假阳性诊断[138]。因此，当出现胸腔积液考虑有恶性可能时，总是应该进行胸腔积液的细胞学检查，不管液体的大体表现如何。

　　在诊断细胞学方面，或许没有比浆膜腔渗出更难解释的领域了。这主要是因为：增生性反应性间皮细胞可能获得危险的类似于间皮瘤甚或转移癌的特征。间皮瘤细胞可以单个或成簇出现，伴有扇贝样边缘。其胞质致密，常常有小而规则的、位于中心的空泡[139]。其核有非典型性，核/质比改变，可能出现多核细胞。细胞学特征的潜在价值是在液基单层涂片中鉴别间皮瘤、良性间皮增生和腺癌[140]，例如 ThinPrep[140]。细胞学制片还可以用于组织化学、免疫组织化学、电子显微镜检查以及用于前面描述的诊断方法的分子检测。

脓胸相关性淋巴瘤那样导致肿块形成[125-126]。它是由多形性大淋巴细胞群组成的——常常被证实为无效或模糊不清的免疫表型，可能包括 T 细胞相关抗原的表达；尽管它的免疫表型模糊，分子研究显示，它有免疫球蛋白重链基因重排，在几乎所有的病例符合 B 细胞系淋巴瘤[125-127]。如同脓胸相关性淋巴瘤，原发性渗出性淋巴瘤是 EBV 相关性的，但其不同在于其总是与 HHV8 病毒有关，这是一个非常有助于诊断的特征[127]。

　　胸腺瘤（thymoma）也可能表现为原发性胸膜肿块，诊断上可能与间皮瘤混淆[128]。

参考文献

1.　Lee KF, Olak J. Anatomy and physiology of the pleural space. *Chest Surg Clin N Am*. 1994; 4(3): 391-403.

2.　Sahn SA. State of the art. The pleura. *Am Rev Respir Dis*. 1988; 138(1): 184-234.

3.　English JC, Leslie KO. Pathology of the pleura. *Clin Chest Med*. 2006; 27(2): 157-180.

4.　Bolen JW, Hammar SP, McNutt MA. Reactive and neoplastic serosal tissue. A light-microscopic, ultrastructural, and immunocytochemical study. *Am J Surg Pathol*. 1986; 10(1): 34-47.

5.　Chung-Park M, Tomashefski JF Jr, Cohen AM, et al. Shrinking pleuritis with lobar atelectasis, a morphologic variant of "round atelectasis. *Hum Pathol*. 1989; 20(4): 382-387.

6.　Menzies R, Fraser R. Round atelectasis. Pathologic and pathogenetic features. *Am J Surg Pathol*. 1987; 11(9): 674-681.

7.　Aru A, Engel U, Francis D. Characteristic and specific histological findings in rheumatoid pleurisy. *Acta Pathol Microbiol Immunol Scand [A]*. 1986; 94(1): 57-62.

8.　Hwang SM, Lee CW, Lee BS, Park JH. Clinical features of thoracic endometriosis: a single center analysis. *Obstet Gynecol Sci*. 2015; 58(3): 223-231.

9.　Channabasavaiah AD, Joseph JV. Thoracic endometriosis: revisiting the association between clinical presentation and thoracic pathology based on thoracoscopic findings in 110 patients. *Medicine(Baltimore)*. 2010; 89(3): 183-188.

10.　Visouli AN, Darwiche K, Mpakas A, et al. Catamenial pneumothorax: a rare entity? Report of 5 cases and review of the literature. *J Thorac Dis*. 2012; 4(suppl 1): 17-31.

11.　Chikkamuniyappa S, Herrick J, Jagirdar JS. Nodular histiocytic/mesothelial hyperplasia: a potential pitfall. *Ann Diagn Pathol*. 2004; 8(3): 115-120.

12.　Churg AM, Warnock ML. Asbestos and other ferruginous bodies: their formation and clinical significance. *Am J Pathol*. 1981; 102(3): 447-456.

13. Roggli VL, Vollmer RT. Twenty-five years of fiber analysis: what have we learned? *Hum Pathol*. 2008; 39(3): 307-315.

14. Cauna D, Totten RS, Gross P. Asbestos bodies in human lungs at autopsy. *JAMA*. 1965; 192: 371-373.

15. Churg A. Asbestos fibers and pleural plaques in a general autopsy population. *Am J Pathol*. 1982; 109(1): 88-96.

16. Mitchev K, Dumortier P, De Vuyst P. Black Spots'and hyaline pleural plaques on the parietal pleura of 150 urban necropsy cases. *Am J Surg Pathol*. 2002; 26(9): 1198-1206.

17. Wagner JC, Sleggs CA, Marchand P. Diffuse pleural mesothelioma and asbestos exposure in the North Western Cape Province. *Br J Ind Med*. 1960; 17: 260 271.

18. Teta MJ, Mink PJ, Lau E, et al. US mesothelioma patterns 1973-2002: indicators of change and insights into background rates. *Eur J Cancer Prev*. 2008; 17(6): 525-534.

19. Peterson JT Jr, Greenberg SD, Buffler PA. Non-asbestos-related malignant mesothelioma. A review. *Cancer*. 1984; 54(5): 951-960.

20. Carbone M, Bedrossian CW. The pathogenesis of mesothelioma. *Semin Diagn Pathol*. 2006; 23(1): 56-60.

21. Ghio AJ, Roggli VL, Richards JH, et al. Oxalate deposition on asbestos bodies. *Hum Pathol*. 2003; 34(8): 737-742.

22. Roggli VL, Benning TL. Asbestos bodies in pulmonary hilar lymph nodes. *Mod Pathol*. 1990; 3(4): 513-517.

23. Goepel JR. Benign papillary mesothelioma of peritoneum: a histological, histochemical and ultrastructural study of six cases. *Histopathology*. 1981; 5(1): 21-30.

24. Ball NJ, Urbanski SJ, Green FH, Kieser T. Pleural multicystic mesothelial proliferation. The so-called multicystic mesothelioma. *Am J Surg Pathol*. 1990; 14(4): 375-378.

25. Kaplan MA, Tazelaar HD, Hayashi T, et al. Adenomatoid tumors of the pleura. *Am J Surg Pathol*. 1996; 20(10): 1219-1223.

26. Kane MJ, Chahinian AP, Holland JF. Malignant mesothelioma in young adults. *Cancer*. 1990; 65(6): 1449-1455.

27. Dawson A, Gibbs A, Browne K, et al. Familial mesothelioma. Details of 17 cases with histopathologic findings and mineral analysis. *Cancer*. 1992; 70(5): 1183-1187.

28. Weissmann LB, Corson JM, Neugut AI, Antman KH. Malignant mesothelioma following treatment for Hodgkin's disease. *J Clin Oncol*. 1996; 14(7): 2098-2100.

29. Churg A, Galateau-Salle F. The separation of benign and malignant mesothelial proliferations. *Arch Pathol Lab Med*. 2012; 136(10): 1217-1226.

30. Cristaudo A, Bonotti A, Simonini S, et al. Combined serum mesothelin and plasma osteopontin measurements in malignant pleural mesothelioma. *J Thorac Oncol*. 2011; 6(9): 1587-1593.

31. Allen TC, Cagle PT, Churg AM, et al. Localized malignant mesothelioma. *Am J Surg Pathol*. 2005; 29(7): 866-873.

32. Crotty TB, Myers JL, Katzenstein AL, et al. Localized malignant mesothelioma. A clinico-pathologic and flow cytometric study. *Am J Surg Pathol*. 1994; 18(4): 357-363.

33. Attanoos RL, Gibbs AR. Pathology of malignant mesothelioma. *Histopathology*. 1997; 30(5): 403-418.

34. Klebe S, Brownlee NA, Mahar A, et al. Sarcomatoid mesothelioma: a clinical-pathologic correlation of 326 cases. *Mod Pathol*. 2010; 23(3): 470-479.

35. Klebe S, Mahar A, Henderson DW, Roggli VL.

36. Malignant mesothelioma with heterologous elements: clinicopathological correlation of 27 cases and literature review. *Mod Pathol*. 2008; 21(9): 1084-1094.

36. Roggli V, Churg A, Chirieac LR, et al. Sarcomatoid, desmoplastic, and biphasic mesothelioma. In: Travis WD, Brambilla E, Burke AP, et al, eds. *WHO Classification of Tumours of the Lung, Pleura, Thymus and Heart*. 4th ed. Lyon: IARC; 2015: 165-168.

37. Galateau-Salle F, Vignaud JM, Burke L, et al. Well-differentiated papillary mesothelioma of the pleura: a series of 24 cases. *Am J Surg Pathol*. 2004; 28(4): 534-540.

38. Ordonez NG. Deciduoid mesothelioma: report of 21 cases with review of the literature. *Mod Pathol*. 2012; 25(11): 1481-1495.

39. Shanks JH, Harris M, Banerjee SS, et al. Mesotheliomas with deciduoid morphology: a morphologic spectrum and a variant not confined to young females. *Am J Surg Pathol*. 2000; 24(2): 285-294.

40. Ordonez NG. Mesothelioma with clear cell features: an ultrastructural and immunohistochemical study of 20 cases. *Hum Pathol*. 2005; 36(5): 465-473.

41. Ordonez NG. Mesothelioma with rhabdoid features: an ultrastructural and immunohistochemical study of 10 cases. *Mod Pathol*. 2006; 19(3): 373-383.

42. Mayall FG, Gibbs AR. The histology and immunohistochemistry of small cell mesothelioma. *Histopathology*. 1992; 20(1): 47-51.

43. Ordonez NG. Mesotheliomas with small cell features: report of eight cases. *Mod Pathol*. 2012; 25(5): 689-698.

44. Galateau-Salle F, Attanoos R, Gibbs AR, et al. Lymphohistiocytoid variant of malignant mesothelioma of the pleura: a series of 22 cases. *Am J Surg Pathol*. 2007; 31(5): 711-716.

45. Kawai T, Hiroi S, Nakanishi K, et al. Lymphohistiocytoid mesothelioma of the pleura. *Pathol Int*. 2010; 60(8): 566-574.

46. Kadota K, Suzuki K, Sima CS, et al. Pleomorphic epithelioid diffuse malignant pleural mesothelioma: a clinicopathological review and conceptual proposal to reclassify as biphasic or sarcomatoid mesothelioma. *J Thorac Oncol*. 2011; 6(5): 896-904.

47. Ordonez NG. Pleomorphic mesothelioma: report of 10 cases. *Mod Pathol*. 2012; 25(7): 1011-1022.

48. Brcic L, Jakopovic M, Brcic I, et al. Reproducibility of histological subtyping of malignant pleural mesothelioma. *Virchows Arch*. 2014; 465(6): 679-685.

49. Epstein JI, Budin RE. Keratin and epithelial membrane antigen immunoreactivity in nonneoplastic fibrous pleural lesions: implications for the diagnosis of desmoplastic mesothelioma. *Hum Pathol*. 1986; 17(5): 514-519.

50. Mangano WE, Cagle PT, Churg A, et al. The diagnosis of desmoplastic malignant mesothelioma and its distinction from fibrous pleurisy: a histologic and immunohistochemical analysis of 31 cases including p53 immunostaining. *Am J Clin Pathol*. 1998; 110(2): 191-199.

51. Churg A, Sheffield BS, Galateau-Salle F. New markers for separating benign from malignant mesothelial proliferations: are we there yet? *Arch Pathol Lab Med*. 2016; 140(4): 318-321.

52. Hwang HC, Pyott S, Rodriguez S, et al. BAP1 Immunohistochemistry and p16 FISH in the diagnosis of sarcomatous and desmoplastic mesotheliomas. *Am J Surg Pathol*. 2016; 40(5): 714-718.

53. Sheffield BS, Hwang HC, Lee AF, et al. BAP1 immunohistochemistry and p16 FISH to separate benign from malignant mesothelial proliferations.

Am J Surg Pathol. 2015; 39(7): 977-982.

54. Monaco SE, Shuai Y, Bansal M, et al. The diagnostic utility of p16 FISH and GLUT-1 immunohistochemical analysis in mesothelial proliferations. *Am J Clin Pathol*. 2011; 135(4): 619-627.

55. Cagle PT, Churg A. Differential diagnosis of benign and malignant mesothelial proliferations on pleural biopsies. *Arch Pathol Lab Med*. 2005; 129(11): 1421-1427.

56. Attanoos RL, Gibbs AR. 'Pseudomesotheliomatous' carcinomas of the pleura: a 10-year analysis of cases from the environmental lung disease research group, Cardiff. *Histopathology*. 2003; 43(5): 444-452.

57. Koss M, Travis W, Moran C, Hochholzer L. Pseudomesotheliomatous adenocarcinoma: a reappraisal. *Semin Diagn Pathol*. 1992; 9(2): 117-123.

58. Kannerstein M, Churg J, Magner D. Histochemistry in the diagnosis of malignant mesothelioma. *Ann Clin Lab Sci*. 1973; 3(3): 207-211.

59. Hammar SP, Bockus DE, Remington FL, Rohrbach KA. Mucin-positive epithelial mesotheliomas: a histochemical, immunohistochemical, and ultrastructural comparison with mucin-producing pulmonary adenocarcinomas. *Ultrastruct Pathol*. 1996; 20(4): 293-325.

60. Oury TD, Hammar SP, Roggli VL. Ultrastructural features of diffuse malignant mesotheliomas. *Hum Pathol*. 1998; 29(12): 1382-1392.

61. Oczypok EA, Oury TD. Electron microscopy remains the gold standard for the diagnosis of epithelial malignant mesothelioma: a case study. *Ultrastruct Pathol*. 2015; 39(2): 153-158.

62. Hammar SP. Macroscopic, histologic, histochemical, immunohistochemical, and ultrastructural features of mesothelioma. *Ultrastruct Pathol*. 2006; 30(1): 3-17.

63. Di Muzio M, Spoletini L, Strizzi L, et al. Prognostic significance of presence and reduplication of basal lamina in malignant pleural mesothelioma. *Hum Pathol*. 2000; 31(11): 1341-1345.

64. Tot T. The value of cytokeratins 20 and 7 in discriminating metastatic adenocarcinomas from pleural mesotheliomas. *Cancer*. 2001; 92(10): 2727-2732.

65. Ordonez NG. Application of immunohistochemistry in the diagnosis of epithelioid mesothelioma: a review and update. *Hum Pathol*. 2013; 44(1): 1-19.

66. Ordonez NG. Value of claudin-4 immunostaining in the diagnosis of mesothelioma. *Am J Clin Pathol*. 2013; 139(5): 611-619.

67. Ordonez NG. What are the current best immunohistochemical markers for the diagnosis of epithelioid mesothelioma? A review and update. *Hum Pathol*. 2007; 38(1): 1-16.

68. Ordonez NG, Sahin AA. Diagnostic utility of immunohistochemistry in distinguishing between epithelioid pleural mesotheliomas and breast carcinomas: a comparative study. *Hum Pathol*. 2014; 45(7): 1529-1540.

69. Klebe S, Swalling A, Jonavicius L, Henderson DW. An immunohistochemical comparison of two TTF-1 monoclonal antibodies in atypical squamous lesions and sarcomatoid carcinoma of the lung, and pleural malignant mesothelioma. *J Clin Pathol*. 2016; 69(2): 136-141.

70. Ordonez NG. The immunohistochemical diagnosis of mesothelioma: a comparative study of epithelioid mesothelioma and lung adenocarcinoma. *Am J Surg Pathol*. 2003; 27(8): 1031-1051.

71. Mohammad T, Garratt J, Torlakovic E, et al. Utility of a CEA, CD15, calretinin, and CK5/6 panel for distinguishing between mesotheliomas and pulmonary adenocarcinomas in clinical practice. *Am J Surg Pathol*. 2012; 36(10): 1503-1508.

72. Yaziji H, Battifora H, Barry TS, et al. Evaluation

of 12 antibodies for distinguishing epithelioid mesothelioma from adenocarcinoma: identification of a three-antibody immunohistochemical panel with maximal sensitivity and specificity. *Mod Pathol*. 2006; 19(4): 514-523.

73. Padgett DM, Cathro HP, Wick MR, Mills SE. Podoplanin is a better immunohistochemical marker for sarcomatoid mesothelioma than calretinin. *Am J Surg Pathol*. 2008; 32(1): 123-127.

74. Guo G, Chmielecki J, Goparaju C, et al. Whole-exome sequencing reveals frequent genetic alterations in BAP1, NF2, CDKN2A, and CUL1 in malignant pleural mesothelioma. *Cancer Res*. 2015; 75(2): 264-269.

75. Hylebos M, Van Camp G, van Meerbeeck JP, Op de Beeck K. The genetic landscape of malignant pleural mesothelioma: results from massively parallel sequencing. *J Thorac Oncol*. 2016; 11: 1615-1626.

76. Illei PB, Ladanyi M, Rusch VW, Zakowski MF. The use of CDKN2A deletion as a diagnostic marker for malignant mesothelioma in body cavity effusions. *Cancer*. 2003; 99(1): 51-56.

77. Chiosea S, Krasinskas A, Cagle PT, et al. Diagnostic importance of 9p21 homozygous deletion in malignant mesotheliomas. *Mod Pathol*. 2008; 21(6): 742-747.

78. Chung CT, Santos Gda C, Hwang DM, et al. FISH assay development for the detection of p16/CDKN2A deletion in malignant pleural mesothelioma. *J Clin Pathol*. 2010; 63(7): 630-634.

79. Takeda M, Kasai T, Enomoto Y, et al. 9p21 deletion in the diagnosis of malignant mesothelioma, using fluorescence in situ hybridization analysis. *Pathol Int*. 2010; 60(5): 395-399.

80. Dacic S, Kothmaier H, Land S, et al. Prognostic significance of p16/cdkn2a loss in pleural malignant mesotheliomas. *Virchows Arch*. 2008; 453(6): 627-635.

81. Ladanyi M. Implications of P16/CDKN2A deletion in pleural mesotheliomas. *Lung Cancer*. 2005; 49(suppl 1): S95-S98.

82. Brenner J, Sordillo PP, Magill GB, Golbey RB. Malignant mesothelioma of the pleura: review of 123 patients. *Cancer*. 1982; 49(11): 2431-2435.

83. Nind NR, Attanoos RL, Gibbs AR. Unusual intra-parenchymal growth patterns of malignant pleural mesothelioma. *Histopathology*. 2003; 42(2): 150-155.

84. Felner KJ, Wieczorek R, Kline M, et al. Malignant mesothelioma masquerading as a multinodular bronchioloalveolar cell adenocarcinoma with widespread pulmonary nodules. *Int J Surg Pathol*. 2006; 14(3): 229-233.

85. Rossi G, Cavazza A, Turrini E, et al. Exclusive intrapulmonary lepidic growth of a malignant pleural mesothelioma presenting with pneumothorax and involving the peritoneum. *Int J Surg Pathol*. 2006; 14(3): 234-237.

86. Adams VI, Unni KK. Diffuse malignant mesothelioma of pleura: diagnostic criteria based on an autopsy study. *Am J Clin Pathol*. 1984; 82(1): 15-23.

87. Sussman J, Rosai J. Lymph node metastasis as the initial manifestation of malignant mesothelioma. Report of six cases. *Am J Surg Pathol*. 1990; 14(9): 819-828.

88. Zancanati F, DelConte A, Bonifacio-Gori D, Falconieri G. Metastatic pleural mesothelioma presenting with solitary involvement of the tongue: report of a new case and review of the literature. *Int J Surg Pathol*. 2003; 11(1): 51-55.

89. Cao C, Tian D, Manganas C, et al. Systematic review of trimodality therapy for patients with malignant pleural mesothelioma. *Ann Cardiothorac Surg*. 2012; 1(4): 428-437.

90. Cao C, Tian DH, Pataky KA, Yan TD. Systematic review of pleurectomy in the treatment of malig-

nant pleural mesothelioma. *Lung Cancer*. 2013; 81(3): 319-327.

91. de Perrot M, Feld R, Cho BC, et al. Trimodality therapy with induction chemotherapy followed by extrapleural pneumonectomy and adjuvant high-dose hemithoracic radiation for malignant pleural mesothelioma. *J Clin Oncol*. 2009; 27(9): 1413-1418.

92. Krug LM, Pass HI, Rusch VW, et al. Multicenter phase II trial of neoadjuvant pemetrexed plus cisplatin followed by extrapleural pneumonectomy and radiation for malignant pleural mesothelioma. *J Clin Oncol*. 2009; 27(18): 3007-3013.

93. Rea F, Marulli G, Bortolotti L, et al. Induction chemotherapy, extrapleural pneumonectomy (EPP) and adjuvant hemi-thoracic radiation in malignant pleural mesothelioma(MPM): feasibility and results. *Lung Cancer*. 2007; 57(1): 89-95.

94. Sugarbaker DJ, Flores RM, Jaklitsch MT, et al. Resection margins, extrapleural nodal status, and cell type determine postoperative long-term survival in trimodality therapy of malignant pleural mesothelioma: results in 183 patients. *J Thorac Cardiovasc Surg*. 1999; 117(1): 54-63, discussion 63-65.

95. Weder W, Stahel RA, Bernhard J, et al. Multicenter trial of neo-adjuvant chemotherapy followed by extrapleural pneumonectomy in malignant pleural mesothelioma. *Ann Oncol*. 2007; 18(7): 1196-1202.

96. Purek L, Laroumagne S, Dutau H, et al. Miliary mesothelioma: a new clinical and radiological presentation in mesothelioma patients with prolonged survival after trimodality therapy. *J Thorac Oncol*. 2011; 6(10): 1753-1756.

97. Attanoos RL, Gibbs AR. The pathology associated with therapeutic procedures in malignant mesothelioma. *Histopathology*. 2004; 45(4): 393-397.

98. Adams VI, Unni KK, Muhm JR, et al. Diffuse malignant mesothelioma of pleura. Diagnosis and survival in 92 cases. *Cancer*. 1986; 58(7): 1540-1551.

99. England DM, Hochholzer L, McCarthy MJ. Localized benign and malignant fibrous tumors of the pleura. A clinicopathologic review of 223 cases. *Am J Surg Pathol*. 1989; 13(8): 640-658.

100. Briselli M, Mark EJ, Dickersin GR. Solitary fibrous tumors of the pleura: eight new cases and review of 360 cases in the literature. *Cancer*. 1981; 47(11): 2678-2689.

101. Ahluwalia N, Attia R, Green A, et al. Doege-Potter syndrome. *Ann R Coll Surg Engl*. 2015; 97(7): e105-e107.

102. Ibrahim NB, Briggs JC, Corrin B. Double primary localized fibrous tumours of the pleura and retroperitoneum. *Histopathology*. 1993; 22(3): 282-284.

103. Rao N, Colby TV, Falconieri G, et al. Intrapulmonary solitary fibrous tumors: clinicopathologic and immunohistochemical study of 24 cases. *Am J Surg Pathol*. 2013; 37(2): 155-166.

104. Thway K, Ng W, Noujaim J, et al. The current status of solitary fibrous tumor: diagnostic features, variants, and genetics. *Int J Surg Pathol*. 2016; 24(4): 281-292.

105. Gold JS, Antonescu CR, Hajdu C, et al. Clinicopathologic correlates of solitary fibrous tumors. *Cancer*. 2002; 94(4): 1057-1068.

106. de Saint Aubain Somerhausen N, Rubin BP, Fletcher CD. Myxoid solitary fibrous tumor: a study of seven cases with emphasis on differential diagnosis. *Mod Pathol*. 1999; 12(5): 463-471.

107. Wilson RW, Gallateau-Salle F, Moran CA. Desmoid tumors of the pleura: a clinicopathologic mimic of localized fibrous tumor. *Mod Pathol*. 1999; 12(1): 9-14.

108. Pinkard NB, Wilson RW, Lawless N, et al. Calci-

fying fibrous pseudotumor of pleura. A report of three cases of a newly described entity involving the pleura. *Am J Clin Pathol*. 1996; 105(2): 189-194.

109. Stout AP, Murray MR. Localized pleural mesothelioma. Investigation of its characteristics and histogenesis by the method of tissue culture. *Arch Pathol*. 1951; 34: 50-64.

110. Flint A, Weiss SW. CD-34 and keratin expression distinguishes solitary fibrous tumor (fibrous mesothelioma) of pleura from desmoplastic mesothelioma. *Hum Pathol*. 1995; 26(4): 428-431.

111. Steinetz C, Clarke R, Jacobs GH, et al. Localized fibrous tumors of the pleura: correlation of histopathological, immunohistochemical and ultrastructural features. *Pathol Res Pract*. 1990; 186(3): 344-357.

112. Robinson DR, Wu YM, Kalyana-Sundaram S, et al. Identification of recurrent NAB2-STAT6 gene fusions in solitary fibrous tumor by integrative sequencing. *Nat Genet*. 2013; 45(2): 180-185.

113. Harrison-Phipps KM, Nichols FC, Schleck CD, et al. Solitary fibrous tumors of the pleura: results of surgical treatment and long-term prognosis. *J Thorac Cardiovasc Surg*. 2009; 138(1): 19-25.

114. Tapias LF, Mercier O, Ghigna MR, et al. Validation of a scoring system to predict recurrence of resected solitary fibrous tumors of the pleura. *Chest*. 2015; 147(1): 216-223.

115. Moran CA, Suster S. Primary mucoepidermoid carcinoma of the pleura. A clinicopathologic study of two cases. *Am J Clin Pathol*. 2003; 120(3): 381-385.

116. Guinee DG, Allen TC. Primary pleural neoplasia: entities other than diffuse malignant mesothelioma. *Arch Pathol Lab Med*. 2008; 132(7): 1149-1170.

117. Essary LR, Vargas SO, Fletcher CD. Primary pleuropulmonary synovial sarcoma: reappraisal of a recently described anatomic subset. *Cancer*. 2002; 94(2): 459-469.

118. Aubry MC, Bridge JA, Wickert R, Tazelaar HD. Primary monophasic synovial sarcoma of the pleura: five cases confirmed by the presence of SYT-SSX fusion transcript. *Am J Surg Pathol*. 2001; 25(6): 776-781.

119. Gaertner E, Zeren EH, Fleming MV, et al. Biphasic synovial sarcomas arising in the pleural cavity. A clinicopathologic study of five cases. *Am J Surg Pathol*. 1996; 20(1): 36-45.

120. Zhang PJ, Livolsi VA, Brooks JJ. Malignant epithelioid vascular tumors of the pleura: report of a series and literature review. *Hum Pathol*. 2000; 31(1): 29-34.

121. Aozasa K, Naka N, Tomita Y, et al. Angiosarcoma developing from chronic pyothorax. *Mod Pathol*. 1994; 7(9): 906-911.

122. Vega F, Padula A, Valbuena JR, et al. Lymphomas involving the pleura: a clinicopathologic study of 34 cases diagnosed by pleural biopsy. *Arch Pathol Lab Med*. 2006; 130(10): 1497-1502.

123. Petitjean B, Jardin F, Joly B, et al. Pyothorax-associated lymphoma: a peculiar clinicopathologic entity derived from B cells at late stage of differentiation and with occasional aberrant dual B- and T-cell phenotype. *Am J Surg Pathol*. 2002; 26(6): 724-732.

124. Ibuka T, Fukayama M, Hayashi Y, et al. Pyothorax-associated pleural lymphoma. A case evolving from T-cell-rich lymphoid infiltration to overt B-cell lymphoma in association with Epstein-Barr virus. *Cancer*. 1994; 73(3): 738-744.

125. Brimo F, Michel RP, Khetani K, Auger M. Primary effusion lymphoma: a series of 4 cases and review of the literature with emphasis on cytomorphologic and immunocytochemical differential diagnosis. *Cancer*. 2007; 111(4): 224-233.

126. Nador RG, Cesarman E, Chadburn A, et al. Primary effusion lymphoma: a distinct clinicopatho-

logic entity associated with the Kaposi's sarcoma-associated herpes virus. *Blood*. 1996; 88(2): 645-656.

127. Said J, Cesarman E. Primary effusion lymphoma. In: Swerdlow SH, Campo E, Harris NL, et al, eds. *WHO Classification of Tumours of Haematopoietic and Lymphoid Tissues*. 4th ed. Lyon: IARC; 2008: 260-261.

128. Attanoos RL, Galateau-Salle F, Gibbs AR, et al. Primary thymic epithelial tumours of the pleura mimicking malignant mesothelioma. *Histopathology*. 2002; 41(1): 42-49.

129. Matthay RA, Coppage L, Shaw C, Filderman AE. Malignancies metastatic to the pleura. *Invest Radiol*. 1990; 25(5): 601-619.

130. Chernow B, Sahn SA. Carcinomatous involvement of the pleura: an analysis of 96 patients. *Am J Med*. 1977; 63(5): 695-702.

131. Von Hoff DD, LiVolsi V. Diagnostic reliability of needle biopsy of the parietal pleura. A review of 272 biopsies. *Am J Clin Pathol*. 1975; 64(2): 200-203.

132. Kirsch CM, Kroe DM, Azzi RL, et al. The optimal number of pleural biopsy specimens for a diagnosis of tuberculous pleurisy. *Chest*. 1997; 112(3): 702-706.

133. Kumar P, Sen MK, Chauhan DS, et al. Assessment of the N-PCR assay in diagnosis of pleural tuberculosis: detection of M. tuberculosis in pleural fluid and sputum collected in tandem. *PLoS ONE*. 2010; 5(4): e10220.

134. Nance KV, Shermer RW, Askin FB. Diagnostic Efficacy of pleural biopsy as compared with that of pleural fluid examination. *Mod Pathol*. 1991; 4(3): 320-324.

135. Frist B, Kahan AV, Koss LG. Comparison of the diagnostic values of biopsies of the pleura and cytologic evaluation of pleural fluids. *Am J Clin Pathol*. 1979; 72(1): 48-51.

136. Irani DR, Underwood RD, Johnson EH, Greenberg SD. Malignant pleural effusions. A clinical cytopathologic study. *Arch Intern Med*. 1987; 147(6): 1133-1136.

137. Kundu R, Handa U, Mohan H. Role of DNA flow cytometry and immunocytochemical analysis in diagnosis of malignant effusions. *Diagn Cytopathol*. 2012; 40(10): 887-892.

138. Johnston WW. The malignant pleural effusion. A review of cytopathologic diagnoses of 584 specimens from 472 consecutive patients. *Cancer*. 1985; 56(4): 905-909.

139. Boon ME, Veldhuizen RW, Ruinaard C, et al. Qualitative distinctive differences between the vacuoles of mesothelioma cells and of cells from metastatic carcinoma exfoliated in pleural fluid. *Acta Cytol*. 1984; 28(4): 443-449.

140. Ylagan LR, Zhai J. The value of ThinPrep and cytospin preparation in pleural effusion cytological diagnosis of mesothelioma and adenocarcinoma. *Diagn Cytopathol*. 2005; 32(3): 137-144.

纵隔

Jeffrey L. Myers 著　谢志刚 译

章目录

概述

纵隔是胸腔的一部分，位于左右胸膜腔之间，前为胸骨，后为脊柱，上方为胸部入口，下方为横膈。纵隔所包含的诸多器官和结构使它成为一个真正的潘多拉盒子，在里面可以形成各种先天性囊肿、良性肿瘤以及原发性和转移性肿瘤。

将纵隔人为地分为上、前、中和后几个部分已被证明是有用的，因为大多数囊肿和肿瘤常好发于某一个分区而少见于其他部位。图 12.1 标注了常见成人纵隔病变及其好发部位 [1]。正如预期的那样，这些病变的相对发病率在儿童有很大的不同 [2]。

大约一半的纵隔囊肿和肿瘤患者是无症状的，这些病变是由于其他原因在胸部 X 线或 CT 扫描中偶然发现的。当出现症状时，通常是由于压迫和（或）侵入邻近组织而造成胸痛、咳嗽和呼吸困难。上腔静脉综合征的出现通常提示恶性肿瘤，成人最常见的两个原因是转移性肺癌和恶性淋巴瘤 [3]，儿童则是恶性淋巴瘤和急性白血

病 [4]。然而，上腔静脉综合征也可能发生在良性病变时，例如纤维性纵隔炎 [5]。纵隔肿瘤压迫肺动脉或右室流出道也可能会引起肺动脉狭窄。

尽管纵隔病变的位置和形态可以提供重要的诊断信息，但许多病变（良性和恶性）也可以呈现出相似的影像学和 CT 扫描表现。因此，在大多数情况下，活检和（或）探查是必需的。应尽量避免术前放疗，因为有可能导致病理学上难以解释的变化，甚至无法诊断。对纵隔肿块进行粗针和细针穿刺活检是重要的诊断策略，尤其对前上纵隔的病变。

炎症性疾病

急性纵隔炎（acute mediastinitis）通常是因为食管创伤性穿孔或感染经由颈部经椎前筋膜前的"危险间隙"下行所致；这两种情况下都主要累及后纵隔。最初的病变可能是由牙齿感染、Ludwig 咽峡炎、坏死性筋膜炎或梨状窦瘘引起的颈部脓肿 [6]。脓肿形成是比较常见的并发症，一般需要手术引流。急性纵隔炎并发上腔静脉综合

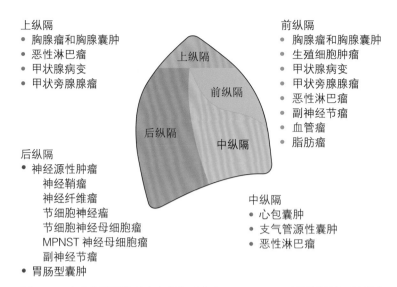

上纵隔
- 胸腺瘤和胸腺囊肿
- 恶性淋巴瘤
- 甲状腺病变
- 甲状旁腺腺瘤

前纵隔
- 胸腺瘤和胸腺囊肿
- 生殖细胞肿瘤
- 甲状腺病变
- 甲状旁腺腺瘤
- 恶性淋巴瘤
- 副神经节瘤
- 血管瘤
- 脂肪瘤

后纵隔
- 神经源性肿瘤
  神经鞘瘤
  神经纤维瘤
  节细胞神经瘤
  节细胞神经母细胞瘤
  MPNST 神经母细胞瘤
  副神经节瘤
- 胃肠型囊肿

中纵隔
- 心包囊肿
- 支气管源性囊肿
- 恶性淋巴瘤

图 12.1　大多数纵隔常见病变的位置分布。MPNST：恶性外周神经鞘膜瘤

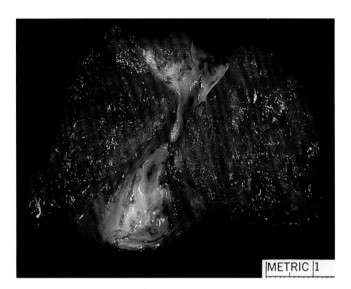

图 12.2　纤维性纵隔炎，压迫上腔静脉导致上腔静脉综合征

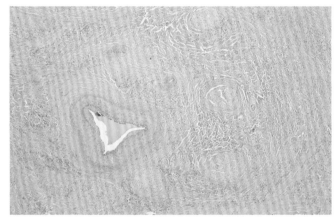

图 12.3　**纤维性纵隔炎**。可见致密的绳索状胶原束包绕神经和血管

征并不常见，但在诺卡菌（*Nocardia spp.*）和其他类型的细菌性肺部感染继发纵隔受累的病例中已有报道[7-9]。

其他类型的纵隔炎还可以由胸壁感染播散所致，或者由心脏手术引起[10]。

慢性纵隔炎（chronic mediastinitis）可造成纵隔结构受压，类似恶性病变[11-12]。慢性纵隔炎的典型部位位于气管分叉处前方的前纵隔。显微镜下，慢性纵隔炎表现为坏死性肉芽肿性炎（肉芽肿性纵隔炎）、纤维化（纤维性纵隔炎）或两者的混合[13]。在能够明确病因的纤维性纵隔炎病例中，最常见的病原体是组织胞浆菌包囊（组织胞质菌病）[14]。

纤维性纵隔炎（fibrosing mediastinitis）的特征是：粗大的瘢痕疙瘩样胶原沉积，可累及上腔静脉并导致上腔静脉综合征，也可侵犯肺门，造成肺门血管的完全闭塞（图 12.2 和 12.3）。后者可导致静脉流出道完全阻塞，形成显微镜下特殊的胸膜下和隔旁型梗死（"静脉性

梗死"）[15]。纤维化可伴有不同程度但通常较轻的淋巴细胞和浆细胞斑片状浸润。在一些病例中，在淋巴浆细胞浸润同时，还可见到具有 IgG4 相关性疾病特征的其他改变（例如，席纹状纤维化，闭塞性静脉炎 / 动脉炎，以及 IgG4 阳性浆细胞数量超过推荐的诊断阈值），目前对出现这种现象的机制并不完全清楚[16]。伴有肉芽肿性感染的相关病例可表现为坏死性肉芽肿，其中上皮样细胞或多核组织细胞相对较少。特殊染色可能有助于在坏死区内明确病原体。纤维性纵隔炎的鉴别诊断主要包括一些可表现为广泛纤维化和显著慢性炎症细胞浸润的原发性肿瘤，特别是霍奇金淋巴瘤。

在许多纤维性纵隔炎病例中，无法明确具体的感染病因（特发性纤维性纵隔炎）。其中部分病例属于纤维化性（硬化性）炎症性疾病，包括肺玻璃样变肉芽肿、腹膜后纤维化、硬化性胆管炎、木样甲状腺炎（Riedel 甲状腺炎）和眼眶的炎性假瘤。如前所述，纤维性纵隔炎与上述各种疾病的部分病例都有可能归属于 IgG4 相关性疾病。

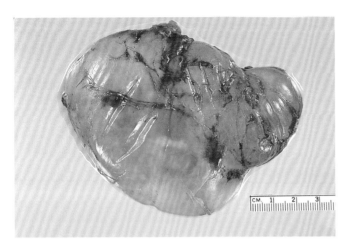

图 12.4　**心包囊肿的大体表现。**囊壁薄而半透明，部分区域被覆脂肪组织

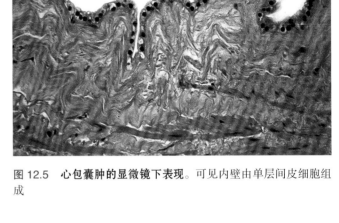

图 12.5　**心包囊肿的显微镜下表现。**可见内壁由单层间皮细胞组成

纤维性纵隔炎倾向于以侵袭性生长的方式演进，这是其曾经出现高发病率和高死亡率的原因。最新的一篇报道表明，纤维性纵隔炎的总体生存率与同年龄段的对照组大致相当[14]。纤维性纵隔炎的治疗包括手术切除和非手术治疗，前者主要针对伴有重要纵隔结构受压的病例[14]。抗炎和抗真菌治疗通常无效。少数病例利妥昔单抗治疗有效，这种治疗策略针对那些以 B 淋巴细胞为主的病例[17]。

囊肿（非胸腺囊肿）
心包（体腔）囊肿
　　心包腔是由多个独立的腔隙融合而成的。如果其中某个腔隙未能与其他腔隙融合可能就会形成**心包（体腔）囊肿**［ pericardial (coelomic) cyst ］。这种囊肿一般位于右侧心膈角[18]。它们表现为柔软的单房囊肿，通常疏松地附着于心包和膈肌；有时它们与心包腔连通（图 12.4）。少见情况下，这种囊肿可出现在心包上方。有时为多个囊肿。除非存在感染，它们一般含清亮液体。它们的血液供应来源于心包。其囊肿壁的内表面衬覆单层扁平或立方形间皮，对角蛋白和间皮标志物免疫反应呈强阳性（图 12.5）。

前肠囊肿
　　在胚胎发育过程中，形成气管食管隔的侧壁从尾部开始融合。如果在这个过程中，前肠芽孢或憩室发生离断并被向下生长的肺组织带入纵隔，由于其结构中含有内胚层和中胚层，则可发育为气管、支气管、食管、胃或肠的部分结构。
　　支气管囊肿（bronchial cyst）沿气管支气管树发生，最常见于隆突后方[19]。罕见情况下，可见其刚好位于横膈之上。支气管囊肿在胸部 X 线平片上易被忽略，但 CT 扫描比较容易发现。这些囊肿含有清亮或胶状液体，通常为单房薄壁的球形，平均直径为 3～4 cm（图 12.6）。

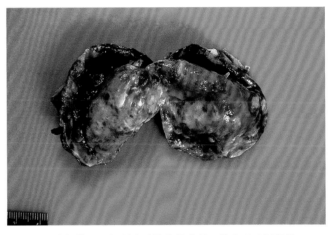

图 12.6　**支气管源性纵隔囊肿的大体表现。**其内壁呈颗粒状

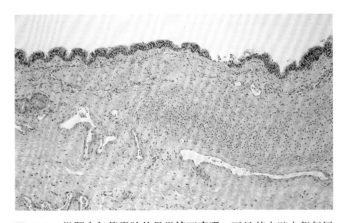

图 12.7　**纵隔支气管囊肿的显微镜下表现。**可见其内壁由假复层纤毛呼吸上皮构成，囊壁含有透明软骨和黏膜下腺体

　　显微镜下，它们通常内衬纤毛柱状上皮，可出现局灶性或广泛性鳞状化生和（或）内衬细胞极度变薄（图 12.7）。其囊壁可含有透明软骨、平滑肌、支气管腺体和神经束。
　　食管囊肿（esophageal cyst）可能来源于实性管发育阶段所形成的前肠囊泡残件。大多数食管囊肿见于食管下半段的管壁内。食管囊肿内衬上皮呈鳞状、纤毛、柱状或几种的混合。食管囊肿与支气管囊肿的严格区分比较困难，甚至是不可能的，主要是因为后者也可以完全位于食管壁内。食管囊肿最肯定的证据是其囊壁存在明确的双层平滑肌结构。

胃型囊肿（gastric cyst）和**肠型囊肿**（enteric cyst）通常位于后纵隔的椎旁部位，附着在食管壁上，甚至嵌入食管的肌层内。几乎所有的病例都与椎体畸形有关。胃型囊肿衬覆与胃黏膜相同的上皮，而肠型囊肿与正常肠壁相似。混合形式的囊肿被称为**胃肠型囊肿**（gastroenteric cyst）。其囊肿壁内常可见到神经纤维和神经节[18]。

胰腺囊肿和假性囊肿（pancreatic cysts and pseudocyst）可原发于纵隔[20]。鉴于纵隔生殖细胞肿瘤常含有胰腺组织（见本章其他部分），因此，可以合理地推论，一部分假性囊肿可能起源于畸胎瘤。

这些先天性囊肿与气管支气管树或食管相连通异常罕见。其恶变也非常少见，其恶变类型常为腺癌[21]。它们的临床症状取决于它们的大小和位置，常与压迫有关，包括咳嗽、吞咽困难、反复肺部感染、呼吸困难和疼痛，咯血罕见。大多数支气管囊肿、食管囊肿和肠型囊肿并无症状，常为偶然发现。相比之下，胃型囊肿和胃肠型囊肿往往有明显症状，甚至危及生命，因为可出现胃酸分泌、出血、消化性溃疡或穿孔并引发相关症状。

其他囊肿

胸腺囊肿（thymic cyst）在本章其他部分讨论，**甲状旁腺囊肿**（parathyroid cyst）将在下一节讨论。

已经报道的由胸导管（人类最大的淋巴管）起源的纵隔囊肿病例[22]，其中有些可能是囊性淋巴管瘤。

一种发生于成年女性的后纵隔囊肿内衬 ER+ PR+ 上皮，类似于输卵管黏膜，其囊壁为含有平滑肌的薄壁，这种囊肿可能为 müller 源性的[23]。

另一个奇怪的现象是，腺瘤样瘤也可表现为前纵隔的囊性肿块[24]。

甲状腺和甲状旁腺病变

多种**甲状腺肿瘤和肿瘤样疾病**（thyroid tumor and tumorlike condition）都可表现为上纵隔肿块。纵隔甲状腺最常见的病理改变是结节状增生，其体积可以非常大并引起压迫症状[25-26]。纵隔甲状腺结节状增生可表现为看似独立的结节（所谓的寄生性结节或副结节），这种现象可能会被误认为恶性病变。实际上，纵隔甲状腺很少发生恶变（除了临床上无足轻重的微小乳头状癌），一般无须切除。手术的主要目的是缓解压迫症状。

从发病机制来说，在大多数情况下，结节状增生可能并不是由异位甲状腺引起的，而是由颈部甲状腺肿大的结节向下进入血管前间隙或气管后间隙引起的（所谓

的后降性甲状腺肿）。支持这种解释的原因是：肿块常通过狭窄的蒂部保留着颈部的血液供应。放射性碘扫描在超过一半的病例中呈现阳性结果。

甲状旁腺肿瘤和肿瘤样疾病（parathyroid tumor and tumorlike condition）也可发生于纵隔，鉴于甲状旁腺与胸腺在胚胎起源上有密切关系，这一现象并不奇怪。约7% 的甲状旁腺腺瘤位于上纵隔，多数可通过胸骨上切口手术切除。大部分甲状旁腺腺瘤病例位于前纵隔，可通过术前定位与纵隔镜或胸腔镜相结合进行切除[27-28]。因为位置关系，纵隔甲状旁腺腺瘤比颈部的要大得多。而与颈部甲状旁腺腺瘤一样，纵隔甲状旁腺腺瘤也可伴有大量淋巴细胞浸润。

纵隔甲状旁腺癌也有报道，其中一些病例是无功能的[29]。

纵隔**甲状旁腺囊肿**（parathyroid cyst）通常位于前上纵隔，并且常常是有功能的[30]。

胸腺

正常解剖结构

胸腺（thymus）是一个有包膜被覆的分叶状器官，分为皮质和髓质两部分，皮质进一步分为包膜下（外层）和深部两个区域。因为皮质区的淋巴细胞比上皮细胞要多得多，而髓质区的淋巴细胞与包括 Hassall 小体在内的髓质上皮细胞之比要低于皮质区，因此，在常规染色切片的低倍镜观察中，皮质区嗜碱性染色更深而髓质部分更为苍白。胸腺的两种主要的细胞类型分别是来源于内胚层的上皮细胞（可能有少数来源于外胚层）和来源于骨髓的淋巴细胞。其上皮细胞根据位置、形态和表型特征进一步分为皮质（树突状）、包膜下、髓质和 Hassall 小体相关细胞[31]。这些上皮细胞角蛋白染色呈阳性，表达 HLA-DR 抗原。因解剖位置和胸腺功能状态（增生或退化）的不同，这些上皮细胞的角蛋白表达谱有所不同[32]。这些细胞中的一个或多个亚群负责 T 淋巴细胞的分化。很长一段时间以来，人们一直认为这一过程是通过胸腺激素的分泌在胸腺微环境中调节实现的。尽管几十年来有多个小组在研究这个问题，但这些激素的特异性、作用机制和确切用途仍然很难说清[33]。胸腺淋巴细胞（传统上称为胸腺细胞）具有 T 细胞表型，包括不同的分化阶段，分别被定义为包膜下胸腺细胞、皮质胸腺细胞、髓质胸腺细胞和成熟（外周型）T 淋巴细胞[34]。胸腺中通常存在的其他类型细胞包括 B 细胞（存在于胸腺髓质和血管周围）[35]、指状突网状细胞、朗格汉斯（Langerhans）细胞[36]、肥大细胞、嗜酸性粒细胞（尤其是在新生儿）和一般的非特异性间质细胞。胸腺实质中出现聚集的良性痣细胞也有报道[37]。在胸腺髓质中发现的一种值得关注的间质细胞亚型，是一种被称为肌样细胞的骨骼肌细胞，它们可能在重症肌无力发病中起作用，这些细胞的人源细胞系已经建立[38]。这种神秘细胞的胚胎起源和功能意义仍然存在争议。

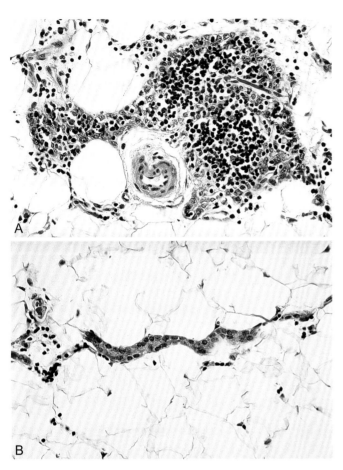

图 12.8　残余胸腺组织。**A**，这个岛主要由小淋巴细胞构成，周围可见一排上皮细胞。**B**，这个细长条主要由卵圆形到梭形的上皮细胞构成

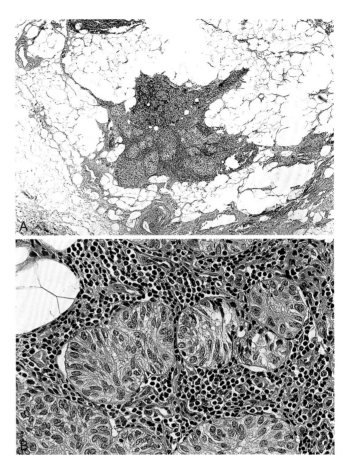

图 12.9　**A** 和 **B**，分别为胸腺上皮结节状增生的低倍镜观和高倍镜观

胸腺在青春期后会经历正常的退化过程，但它不会完全消失[39-40]。在心包前脂肪组织的显微镜检查中，总可以发现胸腺组织岛，有时在隆突后脂肪组织中也可发现[41]。主要由淋巴细胞构成的胸腺岛有时会与淋巴结混淆，而主要由上皮细胞构成的胸腺岛则因为呈现小梁或菊形团样结构，可能会被误诊为癌性组织或神经内分泌组织（图 12.8）[42]。偶尔，上皮成分会呈结节状改变，这种无关紧要的变化也可以在异位胸腺中看到。它们可能是结节性增生［或者可以说是胸腺微小瘤（thymic tumorlet）］，应该与真正的"小胸腺瘤（microthymoma）"区别开（图 12.9）[43]。

原发性免疫缺陷

胸腺发育不良（thymic dysplasia） 是先天性胸腺发育失败和（或）停滞的通称[44]。其最显著的特征是：体积非常小（不足 5 g），上皮呈原始外观，无皮质和髓质区分，出现小管和菊形团，没有 Hassall 小体，几乎完全没有淋巴细胞。Nezelof[44] 已经描述了四种形态变异型，这些变异型可能更多地反映了免疫缺陷过程的严重程度，而不是作为一个指标提示某种特定类型的免疫缺陷。伴随胸腺发育不良的疾病包括普通的 X 连锁或常染色体隐性的重症联合免疫缺陷、共济失调 - 毛细血管扩张症和相关的染色体不稳定综合征、Nezelof 综合征和不完全型 DiGeorge 综合征；在最后一种情况下，胸腺不仅发育不良，而且常出现异位胸腺。根据定义，在完全型 DiGeorge 综合征中，胸腺是不存在的［即胸腺未发育（thymic aplasia）］。

大多数其他类型的免疫缺陷并没有原发性胸腺异常，包括先天性无丙种球蛋白血症和腺苷脱氨酶（adenosine deaminase, ADA）缺乏症（也称为 ADA 阴性型重症联合免疫缺陷）[45]。

胸腺发育不良的主要鉴别诊断是由"应激"和叠加感染所引起的**急性胸腺退化（acute thymic involution）**，当然，这种改变常出现在免疫抑制人群，尤其多见于尸检病例[46]。急性胸腺退化的特征是：明显的淋巴细胞耗竭，而小叶结构和 Hassall 小体保存。胸腺活检中形态良好的 Hassall 小体是否定诊断原发性胸腺发育不良的最好证据。在一些情况下，这些结构可由于囊性扩张而变得突出，囊内含有角蛋白、钙盐和黏液性物质的混合物。

在急性胸腺退化中，相对于胸腺小叶的大小而言，血管的管径过大，这是与胸腺发育不良鉴别诊断的另一个重要特征。小叶间和小叶周围组织中有散在的炎症细胞，有时浆细胞明显占优势。急性退化过程可以迅速进展，导致皮质淋巴细胞在 1 周之内近乎完全耗竭[45]。

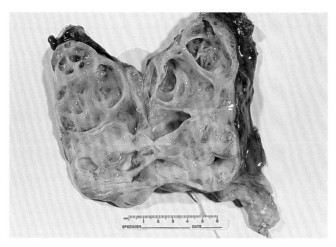

图 12.10　**多房型胸腺囊肿**。可见分隔每个囊腔的纤维间隔相当厚，囊内容物性状不一，从浑浊到血性

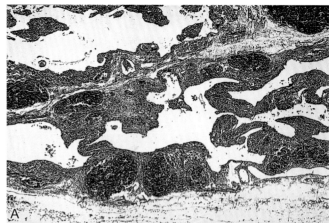

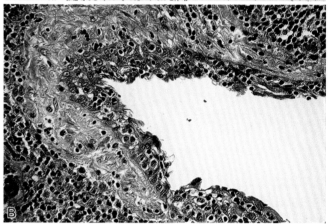

图 12.11　**A** 和 **B**，多房型胸腺囊肿的显微镜下表现。本例与图中没有显示的胸腺霍奇金淋巴瘤相关。高倍镜下，可见囊肿内壁的复层鳞状上皮和浸润的淋巴细胞

胸腺囊肿

　　胸腺囊肿（thymic cyst）可分为两种不同类型。**单房型胸腺囊肿**（unilocular thymic cyst）起源于发育过程，被认为是由第三鳃囊衍生的胸腺咽管的残件所发生。单房型胸腺囊肿通常很小，位于颈部的概率要高于位于纵隔的概率[47]。颈部囊肿倾向于呈细长形，可见于从下颌角到胸骨柄延长线的任何地方。单房型胸腺囊肿壁薄而半透明，通常缺乏炎症。其内衬上皮为扁平、立方形、柱状或（很少）鳞状；囊壁中可见胸腺组织，其中有些与内衬上皮相连。

　　多房型胸腺囊肿（multilocular thymic cyst）很可能是一种获得性反应性病变[48]。根据定义，多房型胸腺囊肿总是伴有炎症和纤维化（图 12.10）。它们可能是偶然的显微镜下所见，也可能形成一个大的肿瘤样包块，附着在纵隔其他结构上，与恶性病变类似，需要进行开胸手术。多房型胸腺囊肿的单个囊肿的内衬上皮细胞可以为扁平、立方、纤毛柱状，也可以为（通常）鳞状，或单层或复层（图 12.11）。在一些区域，上皮可能不存在，而在另一些区域又可能呈高度反应性外观，偶尔表现为假上皮瘤增生[49]。常可见胆固醇性肉芽肿。在一些情况下，炎细胞浸润非常明显，甚至形成许多淋巴滤泡[50]。

　　我们认为，多房型胸腺囊肿是由胸腺实质的炎症反应引起的、髓质导管上皮衍生结构获得性囊性扩张的结果[48]。这种炎症通常是特发性的，但有些病例存在特定的病因（例如 HIV 感染或自身免疫性疾病）[51]。既往报道的新生儿先天性梅毒的胸腺中的所谓 Dubois 脓肿可能也属于这一类[48]。

　　最重要的是，大约一半的结节硬化型霍奇金淋巴瘤[52]和精原细胞瘤（生殖细胞瘤）[53]患者的胸腺也有类似的形态学改变。类似的改变也可见于其他肿瘤，例如胸腺瘤[54]、大细胞淋巴瘤、卵黄囊瘤[55]和成熟性畸胎瘤[56]，但发生率较低。因此，一旦出现这些囊性改变，

重要的是确定这些改变是单纯炎症性的，还是肿瘤性的。关于这种病变的发病机制，有意思的是，与之相关的两种最常见的恶性肿瘤（霍奇金淋巴瘤和精原细胞瘤）均伴有非常明显的非肿瘤性淋巴细胞成分。

　　我们认为，淋巴细胞诱导的囊性导管扩张可导致多房型胸腺囊肿，这一机制也与下列头颈部病变的发生有关：鳃裂囊肿，伴发于桥本甲状腺炎的多发性鳃裂样囊肿[57-58]，良性淋巴上皮囊肿，伴 HIV 感染的腮腺淋巴上皮囊肿，甚至包括腮腺 Warthin 瘤[48]。

　　多房型胸腺囊肿必须与进行性囊性退行性变的胸腺瘤[59]和囊性淋巴管瘤鉴别开。罕见情况下，鳞状细胞癌[60]、基底细胞样癌[61]、高分化神经内分泌癌（类癌）[62]可与囊肿紧密相连，它们很可能是在囊肿基础上发生的。

其他非肿瘤性疾病

　　异位胸腺（ectopic thymus）可表现为位于颈部或胸膜表面的肿块，其显微镜下形态完全正常[63]。颈部的误位胸腺组织可为单侧或双侧，常位于甲状腺附近，通常与甲状旁腺相连。颈部皮肤的异位胸腺组织可能提示为鳃 - 眼 - 面综合征[64]。

在正常位置的胸腺中有时会发现其他**异位组织**（ectopic tissue），包括甲状旁腺（鉴于它们为共同的胚胎发生，这并不奇怪）和皮脂腺[65]。

急性胸腺退化（acute thymic involution）是慢性消耗性疾病的一个不可或缺的特征。如前所述，这种改变是继发的，不应误认为是原发性免疫缺陷的证据。在 HIV 感染患者中，胸腺退化特别明显，常伴随皮质和髓质分界不清，显著的淋巴细胞减少，不同程度的浆细胞浸润和纤维化，以及不明显的 Hassall 小体[66]。显然，在这些晚期改变出现之前可能存在胸腺滤泡增生。

弥漫性胸腺纤维化（diffuse thymic fibrosis）可以在没有其他原发性胸腺病变或 IgG4 相关性疾病特征的情况下偶尔发现[67]。尚不清楚弥漫性胸腺纤维化是代表某种非特异性损伤模式，还是代表某种具体疾病，似乎更可能是前者。

真性胸腺增生（true thymic hyperplasia）是指胸腺增大超过正常年龄的上限（根据重量用 Hammar 表来确定或通过测量体积确定），而其显微镜下表现为正常的腺体。真性胸腺增生最常见于婴儿和儿童，在成人中也有发现，有时则出现在恶性疾病化疗完成之后[68-69]。在一些情况下，真性胸腺增生可能仅仅代表退化的失败；但在另一些情况下，真性胸腺增生显然是一种继发于一些治疗手段的获得性改变。

胸腺滤泡增生（thymic follicular hyperplasia）（常被称为"胸腺增生"——一个误导性术语）定义为胸腺出现与胸腺大小无关的、多于偶发的淋巴滤泡。事实上，大多数伴有淋巴组织增生的胸腺的重量都在正常范围之内[70]。这些滤泡为次级滤泡，有生发中心形成（图 12.12），主要由 B 淋巴细胞组成。一些作者认为，它们的存在常伴随髓质上皮细胞的无序排列和肥大[71]。

大约 65% 的重症肌无力患者出现滤泡增生（见下文）。滤泡增生也常见于甲状腺功能亢进症、Addison 病、红斑狼疮和其他免疫介导性疾病中。也有滤泡增生病变出现在 HIV 感染的早期的报道，有时与多房囊性改变有关[51,72]。

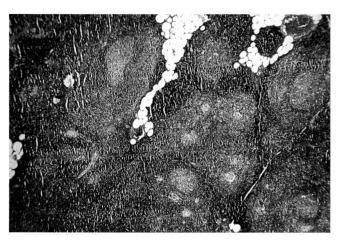

图 12.12　1 例重症肌无力患者的胸腺表现为明显的滤泡增生。可见活跃的生发中心布满整个胸腺

在明显正常的胸腺中可以发现少量生发中心，尤其是在婴儿和儿童时期。因此，只有当成年患者的胸腺中存在大量生发中心时才能被视为明显异常的表现。

朗格汉斯细胞组织细胞增生症（Langerhans cell histiocytosis）可表现为胸腺肿块，可单独出现，也可累及其他部位[73-74]。偶尔，朗格汉斯细胞组织细胞增生症伴发重症肌无力[75]。它也可能与多房型胸腺囊肿共存[76]。含有大量嗜酸性粒细胞且类似于朗格汉斯细胞组织细胞增生症的肉芽肿可见于胸腺包膜内，这是诊断性纵隔气肿（一种已基本废弃的操作）的结果，可能相当于气胸患者的反应性嗜酸性粒细胞性胸膜炎[77]。

其他偶尔累及胸腺的炎症性疾病包括**嗜酸性肉芽肿性多血管炎**（eosinophilic granulomatosis with polyangiitis）（又称为 Churg-Strauss 病）[78] 和 **Castleman 病**（Castleman disease）（又称为巨大淋巴结增生）[79-80]。

胸腺瘤和胸腺癌

一般特征

胸腺瘤（thymoma）这一术语应仅限于胸腺上皮细胞的肿瘤，与淋巴细胞的存在或数量无关[81]。精原细胞瘤、类癌、霍奇金淋巴瘤和非霍奇金淋巴瘤都可以原发于胸腺。因此，它们可以被视为胸腺的肿瘤，但不应被视为胸腺瘤的变异型。

几乎所有的胸腺瘤都发生于成人。在儿童，胸腺瘤非常罕见，过去诊断的大多数病例实际上是胸腺的淋巴母细胞性淋巴瘤。不过，也有一些证据确凿的病例，大多数发生在青春期前后，其形态和生物学行为与成年患者的相似，包括偶尔伴发重症肌无力[82]。一些幼儿被发现有高度恶性的胸腺肿瘤，其形态特征非同寻常，而其性质也尚未完全阐明[83]，其中部分病例可能是所谓的 NUT 中线癌（见第 4 章）[84-85]。胸腺瘤的家族性发病偶尔有报道。

胸腺瘤通常位于前上纵隔，也可见于纵隔的其他区域（虽然在后纵隔区域非常罕见）以及颈部、甲状腺（见下文）、心包腔内、心脏黏液瘤内、肺门、肺实质内或胸膜内，有时被覆间皮瘤样成分[86]。

影像学上，胸腺瘤通常表现为分叶状模糊影，可见钙化（图 12.13）。CT 扫描和 MRI 可用于胸腺瘤术前诊断和范围评估。细针穿刺已成功应用于胸腺瘤的诊断，其依据是见到符合诊断特征的上皮和淋巴两种细胞成分[87]。

重症肌无力

在**重症肌无力**（myasthenia gravis）患者中，大约 65% 的病例的唯一可见的异常是胸腺滤泡增生，10% 的病例是胸腺瘤（非肿瘤性胸腺组织中伴有或不伴有滤泡增生），其余 25% 的病例则没有肉眼或明显的显微镜下异常（见下文）[70]。从另一个角度来看，30%~45% 的胸腺瘤患者会发展为肌无力[88]。胸腺瘤可能可以在肌无力患者的检查中诊断出来，少数患者甚至可能在胸腺瘤切除后几个月或几年后才发展为肌无力。男性和（或）在 50 岁

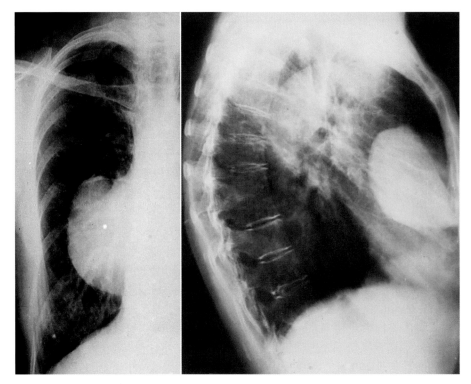

图 12.13　位于前纵隔的分叶状的巨大良性胸腺瘤

后才出现肌无力症状的患者患胸腺瘤的可能性更大[89]。胸腺瘤出现侵袭性行为的概率与是否伴有重症肌无力的关系似乎不大。与肌无力相关的胸腺瘤的上皮细胞几乎总是星形或立方形的，而不是梭形的，但具有这些形态学特征的肿瘤患者只有部分病例伴发肌无力。

上皮细胞和淋巴细胞的相对比例似乎与肌无力没有相关性。肌无力性胸腺瘤和非肌无力性胸腺瘤在超微结构和免疫组织化学方面也没有恒定的区别[90]。实际上，预测胸腺瘤患者出现肌无力可能性的最准确方法是在邻近的非肿瘤性胸腺组织中发现淋巴滤泡，在极少数情况下，甚至胸腺瘤本身也可以出现淋巴滤泡[91]。

过去，肌无力会明显影响胸腺瘤患者的生存。在Wilkins 等人 20 世纪 60 年代发表的一系列报道中，伴有和不伴有肌无力的胸腺瘤患者的 10 年累计生存率分别为 32% 和 67%[92]。前一组的死亡病例大多是由肌无力危象引起的。随着肌无力的医学治疗有了显著改善，情况出现了明显改观[93]。事实上，随后发表的一系列胸腺瘤病例研究表明，这种关联不再具有预后意义[88,94]。同样，胸腺瘤的存在与否也不再被视为重症肌无力患者的不良预后指标[95-96]。

在几乎所有的病例，重症肌无力都与位于神经肌肉接头（运动终板）突触前膜的烟碱乙酰胆碱受体（acetylcholine receptor, AChR）缺陷有关，这是由该受体分子与自身循环抗体结合所致[97-99]。

AChR 或相关蛋白质可见于正常胸腺组织。尽管有人认为这种复合物可由胸腺上皮细胞表达，但很明显，它主要局限于胸腺内的一些细胞亚群，这些细胞亚群显示骨骼肌细胞的表型特征（例如横纹以及与肌红蛋白和结蛋白的免疫反应性），通常被称为肌样细胞[97]。肌无力患者的非肿瘤性胸腺组织（无论表现为明显的滤泡增生还是显微镜下正常）通常都包含由肌样细胞、浸润性抗原呈递细胞和 CD3+/CD4+T 淋巴细胞组成的细胞簇群，其中一些 T 淋巴细胞是 AChR 特异性的；活化的 AChR 反应性 B 细胞也可以见到；并且白介素的产生增多[99]。因此，这一理论已经发展成：导致肌无力的自身致敏过程是通过肌样细胞与 AChR 特异的 T 淋巴细胞之间的异常相互作用是在胸腺中首先启动的，随后，这些活化的胸腺 T 细胞向外周免疫系统迁移，并诱导互补的 B 淋巴细胞产生肌无力性自身抗体。

胸腺瘤在这种发病机制中的作用尚不清楚。有人认为，这两个事件并不直接相关，肌无力的发病机制是独立的，与胸腺上皮性肿瘤存在与否无关。另一些人则推测，胸腺瘤直接导致一部分患者出现肌无力，胸腺瘤所特有的一种或多种蛋白质与烟碱型 AChR 或神经肌肉连接的其他结构具有相似的抗原决定簇，可触发自身免疫反应[100]。

重症肌无力应与 Lambert-Eaton 综合征鉴别开。Lambert-Eaton 综合征也表现为重症肌无力，常伴发于肺小细胞癌，其发病机制也与自身免疫有关[101]（见第 10 章）。

无论是否存在胸腺瘤，肌无力的治疗都是切除胸腺[93,102]。如果胸腺表现为滤泡增生，其症状改善的可能性比伴有正常胸腺或胸腺瘤累及病例的症状改善的可能性要大。切除胸腺手术的远期效果可能与肌无力症状的持续时间和严重程度以及患者的年龄相关。关于这方面，各种已发表的报道存在显著差异[103-105]。术后症状持续存在是由于残留有伴有淋巴组织增生的胸腺。

其他相关疾病

除了重症肌无力，胸腺瘤还被发现与多种系统性疾病有关，几乎所有这些疾病都是免疫介导的，包括：低丙种球蛋白血症（12%），红细胞发育不全/纯红细胞再生障碍（5%），以及较少见的白细胞再生障碍、肌炎、心肌炎、皮肌炎、系统性红斑狼疮、类风湿性关节炎、硬皮病、干燥综合征（Sjögren 综合征）、多发性骨髓瘤、卡波西肉瘤、亚急性运动神经元病、异常性抗利尿激素分泌、大疱性皮肤病、高球蛋白性紫癜、皮肤黏膜念珠菌病、移植物抗宿主样结肠炎、自身免疫性肠病、外周血 T 淋巴细胞增多症、T 细胞慢性淋巴细胞白血病和 T 淋巴母细胞性淋巴瘤/白血病。大多数与红细胞发育不全相关的胸腺瘤被认为主要是由梭形细胞组成（A 型胸腺瘤）的，但一篇关键性综述并没有显示与特定组织学类型有很强的相关性[106]。

病理特征；电镜、组织化学、免疫组织化学和分子遗传学特征

大体上，典型的胸腺瘤大部分或完全为实性的，呈黄灰色，由结缔组织间隔分隔成多个小叶（图 12.14 和 12.15）[88,107]。在大约 80% 的胸腺瘤病例，其肿瘤包膜完整，容易摘除。在其余病例，在手术中可以见到肿瘤浸润周围组织。在大多数临床症状明显的胸腺瘤病例，肿瘤体积都很大，但也有胸腺瘤很小的（"小胸腺瘤"），可能是在心脏手术过程中偶然发现的，或是在重症肌无力或红细胞再生障碍性贫血患者的胸腺切除标本中发现的[43]。在胸腺瘤中，坏死和囊性变很常见，尤其是在瘤体较大的患者。有时整个胸腺瘤会发生明显的囊性变、坏死和出血，这时，需要进行大量取材，在残留区域寻找诊断证据（图 12.16）[108]。对于包膜完整的胸腺瘤而言，出现这种梗死样的坏死和出血性改变本身并不意味预后不良。以囊性为主的胸腺瘤应与多房型胸腺囊肿鉴别，

但多房型胸腺囊肿可与胸腺瘤和其他易发生囊性变的胸腺肿瘤共存。

显微镜下，大多数胸腺瘤由肿瘤性上皮细胞和非肿瘤性淋巴细胞组成，两者的比例在不同的病例和同一肿瘤的不同小叶中可以有很大差异（图 12.17 至 12.23）[109-110]。上皮细胞可呈圆形 - 多边形（"肥胖形"）、星状或梭形/椭圆形（见图 12.17 和 12.20）；胞核呈泡状，轮廓光滑；核仁明显，尤其是当胞核呈圆形或多边形时。淋巴细胞较成熟（不活跃）或呈不同程度的"活化"状态，表现为胞核大、开放性染色质、核仁可见、细胞境界清楚以及出现核分裂象，但不会出现核扭曲或核沟。伴有大量上皮成分的胸腺瘤通常显示一个或多个提示器官样分化的特征，这些与不同亚型相关的特征包括：血管周围间隙，其中含有淋巴细胞、蛋白质性液体、红细胞、泡沫样巨噬细胞或纤维组织（见图 12.21）；缺乏中央管腔的菊形团（见图 12.18）；肿瘤内或肿瘤包膜内有更为常见的腺样结构；真性腺腔结构（罕见）；以及提示

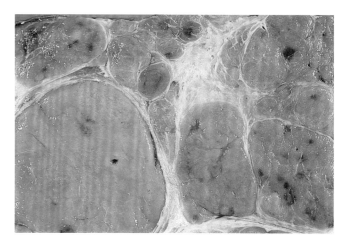

图 12.15 胸腺瘤切面的局部放大图像。注意，因纤维带分隔形成了境界清楚的分叶结构。一些尖头结节的形成是本病的特别典型的表现

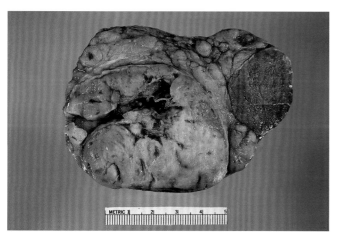

图 12.14 胸腺瘤的大体表现，可见明显的多结节状，在较大结节可见局灶囊性变

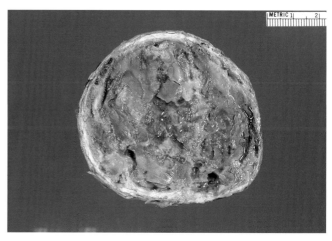

图 12.16 伴有广泛坏死和囊性变的胸腺瘤。在诸多切片中仅一张中可以见到残留的肿瘤组织。其病变容易被误诊为胸腺囊肿

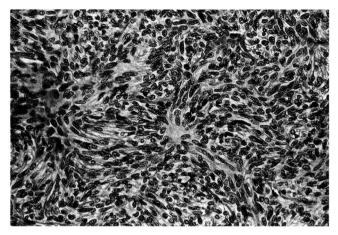

图 12.17 **A 型（梭形细胞型，髓质型）胸腺瘤**。可见肿瘤呈明显的假间叶性外观

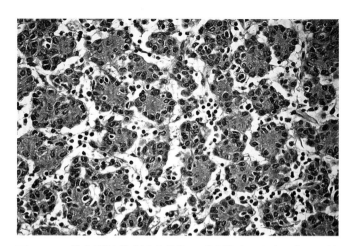

图 12.18 **伴有明显菊形团形成的 A 型胸腺瘤**。注意，菊形团结构没有中央管腔。不要将此肿瘤与类癌混淆

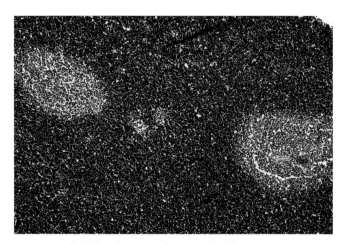

图 12.19 **伴有明显髓质分化灶的 B1 型胸腺瘤**

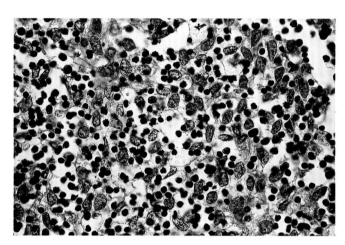

图 12.20 **B2 型胸腺瘤**。可见肿瘤性上皮细胞与非肿瘤性淋巴细胞比例相当

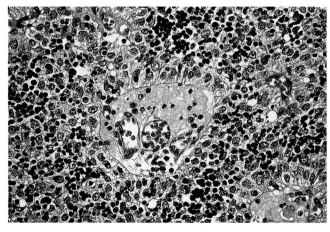

图 12.21 **B2 型胸腺瘤的血管周围间隙**。间隙内可见蛋白质性液体和淋巴细胞

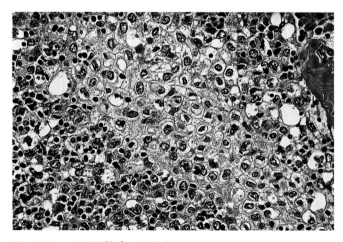

图 12.22 **B3 型胸腺瘤**。此肿瘤主要由轻度非典型性肿瘤性胸腺上皮细胞构成，也称为鳞状胸腺瘤、非典型性胸腺瘤和高分化（器官样）胸腺癌

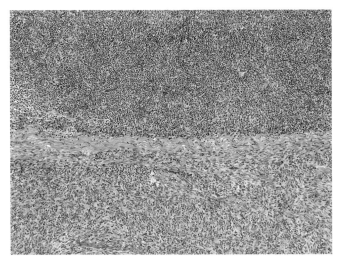

图 12.23　**AB 型胸腺瘤**。这是最常见的胸腺瘤亚型之一

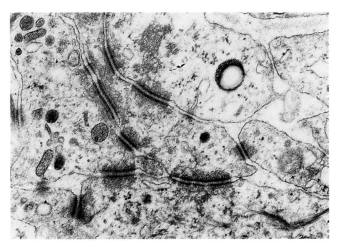

图 12.24　电镜下，可见肿瘤细胞内有大量桥粒和张力原纤维，表明其是由梭形细胞构成的上皮起源的胸腺瘤（醋酸铀和柠檬酸铅；×54 500）（From Levine GD, Bensch KG. Epithelial nature of spindle cell thymoma. An ultrastructural study. *Cancer*. 1972; 30: 500-511.）

Hassall 小体形成失败的旋涡结构。在胸腺瘤中可能可以偶尔见到形态良好的 Hassall 小体，但大量的 Hassall 小体一般提示为肿瘤周围的正常胸腺组织；实际上，在其他肿瘤（例如胸腺恶性淋巴瘤）比在胸腺瘤更易出现这种情形。管腔清晰的菊形团样结构提示胸腺类癌的诊断而非胸腺瘤。富于淋巴细胞的（B1 型，见下文）胸腺瘤通常可以见到圆形、淡染的髓质分化灶，这是重要的诊断线索（见图 12.19）。其他有价值的胸腺瘤的诊断性特征包括：厚的、常伴钙化的纤维性包膜；由纤维带间隔形成的分叶状排列；肿瘤小叶和纤维束之间分界清晰；以及一些肿瘤小叶似箭头，呈棱角状。大量的血管形成可导致误诊为血管周细胞瘤。局灶可出现微囊和假乳头状结构。硬化可以非常广泛，可能是肿瘤退行性变的一种表现，更可能会掩盖了肿瘤成分[111]。罕见情况下，可有大量浆细胞浸润[112]。

电镜下，肿瘤性上皮细胞可见分枝状张力原纤维、复杂桥粒、细长的细胞突起和基板（图 12.24）[113]。在胸腺瘤与其他前纵隔肿瘤鉴别时，例如与胸腺类癌、恶性淋巴瘤、精原细胞瘤和孤立性纤维性肿瘤鉴别时，这些特征曾经起过重要作用，但在现在的日常工作中已被免疫组织化学染色所取代（表 12.1）。

胸腺瘤的上皮细胞对角蛋白免疫反应呈阳性，包括角蛋白 7、高分子量角蛋白（例如 CK5/6、34βE12）、p63 和 p40（Δn-p63α）以及 PAX8（图 12.25）[114-117]。上皮膜抗原（EMA）染色阳性通常局限于梭形细胞胸腺瘤的腺样结构和主要由圆形或多角形细胞组成的肿瘤[118]。胸腺瘤也表达组织血型 O（H）和花生凝集素受体抗原[119]、主要组织相容性复合物（MHC）Ⅱ类分子[120]、表皮和神经生长因子受体[121]、生长激素[122]以及金属硫蛋白[123]。两种新的胸腺上皮标志物——CD205 和 Foxn1——在几乎所有的胸腺瘤和一部分胸腺癌中都呈阳性。遗憾的是，它们有时在其他部位的癌中也有表

达[124]。基底膜物质染色，例如层粘连蛋白或Ⅳ型胶原，在梭形细胞胸腺瘤的单个肿瘤细胞周围可见有大量沉积，而在由星状或圆形和多边形细胞组成的胸腺瘤中缺乏表达[125]。

胸腺癌（历史上称为 C 型胸腺瘤）中优先表达的标志物与传统的（A、AB 和 B 型）胸腺瘤不同。这些标志物会在其他地方讨论。

胸腺瘤的淋巴细胞除位于淋巴滤泡（无论是否伴有重症肌无力）者外，均为 T 细胞来源的[126]。大多数 T 淋巴细胞为未成熟胸腺细胞，而非成熟的（外周）T 细胞。因此，它们对末端脱氧核苷酸转移酶（TdT）、CD99 和 CD1a 免疫反应呈阳性[127-128]。器官样分化较明显的胸腺瘤的形态学特征和淋巴细胞表型之间存在密切的相关性。在淋巴细胞较多的区域，淋巴细胞具有皮质（非常不成熟）胸腺细胞的特征；而在髓质分化区域，淋巴细胞具有髓质（略微不成熟）胸腺细胞的特征。应当指出，胸腺瘤的淋巴细胞和淋巴母细胞性淋巴瘤的淋巴细胞通常都表现为不成熟的 T 细胞表型，因此，淋巴细胞标志物不能用来区分这两种疾病。但是，已经证明，胸腺瘤的淋巴细胞在分子水平上没有克隆性证据，尽管 T 细胞受体基因的多克隆性不完全重排与之非常相似[129-130]。这一发现不仅为区分这两种疾病提供了又一个标准，而且确切证明了胸腺瘤中的淋巴细胞是非肿瘤性的。顺便说一句，在术前接受皮质类固醇治疗的患者中，这些非肿瘤性的淋巴细胞的数量将大大减少[131]。

除了上皮细胞和淋巴细胞外，胸腺瘤通常还含有大量的 S-100 蛋白和 CD1a 阳性细胞，可能是非肿瘤性指状突网状细胞[132]。Kondo 等[132]发现，它们的数量和分布与胸腺瘤的组织学类型有关，而与侵袭性无关。有意思的是，还有一组指状突细胞（被称为"星状细胞"）位于器官样分化较明显的胸腺瘤的髓质部分，对 B 细胞标志物 CD20 免疫染色呈阳性[133]。更为特殊（从诊断角度来

表12.1 前纵隔肿瘤的鉴别特征[a]

特征	胸腺瘤[a]	大细胞淋巴瘤	淋巴母细胞性淋巴瘤	胸腺霍奇金淋巴瘤	胸腺精原细胞瘤	胸腺类癌
模式（低倍镜观察）	境界清楚，棱角状小叶 纤维条带和纤维包膜斑驳状或梁状（上皮-淋巴细胞混合所致）	弥漫生长 不同程度纤维化，偶尔呈分隔状硬化模式 残留囊性胸腺	弥漫性生长或假结节性生长（淋巴结和胸腺均可见）	广泛纤维化，肿瘤小叶圆钝低倍镜下可见明显的囊肿	被纤细的纤维性小梁分隔成不同大小的区块	缎带，彩带，伴散在点状钙化的坏死，形成互不相连的圆形肿瘤团块
细胞核	核膜清楚而染色质细一般核仁不明显；核差异大，可呈梭形上皮细胞核分裂象罕见	空泡状，核仁突出细胞核明显折叠（"三叶草"）染色质形态多样核分裂象多少不等（通常易见）	染色质均匀（低倍镜下呈"粉尘状"）核仁稀少而不明显大量核分裂象	细胞学特征——结节硬化型霍奇金淋巴瘤因混有胸腺上皮和囊肿形成而变得复杂	染色质粗，明显突出的核仁，核分裂象数量不等	圆形核伴点彩样染色质不同数量的核分裂象（注意梭形细胞亚型）
细胞质	从稀少到鳞样到鳞状，差异巨大胞质内囊泡（中性粒入胞）腺样间隙	差异大，偶尔量多且富含RNA（甲基绿-派若宁呈阳性）	稀少	陷窝细胞常明显	胞质显著收缩，常富含糖原	多边形细胞，细颗粒状嗜酸性胞质真性腺体形成
关联特征	周围胸腺组织有生发中心（见于重症肌无力病例）伴非肿瘤性胸腺组织（13%）	残留淋巴细胞常形成血管周围袖套状改变坏死常见明显浸润	胸腺小体残留	—	生发中心，上皮样细胞和巨细胞	—
电镜	分化良好的桥粒	核泡 无上皮特征	核泡 染色质细 无上皮特征	R-S细胞中无上皮特征	染色质均匀 核仁突出 富含糖原 无桥粒 张力原纤维罕见	致密核心颗粒桥粒不明显或形成不良张力原纤维极少数病例明显
免疫组织化学	角蛋白	B淋巴细胞标志物	T淋巴细胞标志物	CD15，CD30	PLAP，CD117	嗜铬素，突触素

[a]细胞核和胞质特征仅指上皮细胞

Modified from Levine GD, Rosai J. Thymic hyperplasia and neoplasia. A review of current concepts. *Hum Pathol*.1978 ;9: 495-515.

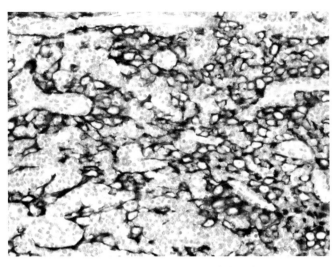

图 12.25　B1 型（富于淋巴细胞性）胸腺瘤角蛋白（AE1/AE3 和 CAM5.2）染色。可见肿瘤性上皮细胞的胞质和细胞突起呈强阳性

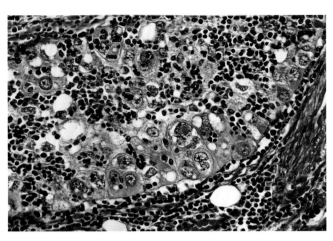

图 12.27　介于胸腺瘤和胸腺癌之间的胸腺肿瘤。可见肿瘤细胞中的异型性，足以诊断为胸腺癌，但此肿瘤的整体形态和淋巴细胞的表型符合传统的胸腺瘤

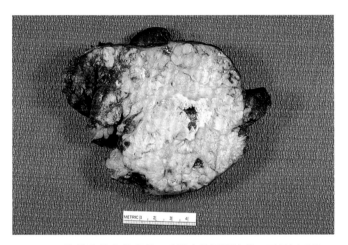

图 12.26　**胸腺癌的大体表现**。此肿瘤是浸润性的，可见坏死灶

看可能会引起误导）的是，事实上，胸腺瘤的一些肿瘤性上皮细胞可同时表达 CD20 和角蛋白 [134]。

部分胸腺瘤共表达 bcl-2 和 p53，其临床侵袭性似乎更强，组织学上也多为高级别肿瘤 [135]。这些肿瘤同时也表达另一种凋亡相关标志物——Fas 抗原 [136]。

细胞遗传学上，胸腺瘤中最常见的异常位于 6 号染色体，其中一半发生在 6q25.2 区域 [137]。不同亚型的胸腺瘤的突变类型和频率有所不同，表明胸腺瘤可以沿不同途径演进 [138]。A 型胸腺瘤除 6p 染色体缺失外，几乎没有其他遗传学改变 [139]。B3 型胸腺瘤通常表现为 1q 的获得和 6 和 13q 的缺失 [139]。

胸腺癌（thymic carcinoma） 被定义为一种具有明确恶性肿瘤细胞学特征的胸腺上皮性肿瘤（图 12.26）[140-143]。尽管罕见，却可呈现出如下文所述的多种组织学类型。作为一个整体，胸腺癌与其他常规类型的胸腺瘤有以下几方面不同 [1]：它们很少与重症肌无力或先前列出的其他任何类型的免疫介导性系统性疾病相关 [2]；它们通常

缺乏其他类型的胸腺瘤的一些附属特征，例如，血管周围间隙、髓质分化灶、发育失败的 Hassall 小体、菊形团或腺样腔隙 [3]，并缺乏未成熟 T 淋巴细胞。在胸腺癌中，淋巴细胞可能存在，甚至数量众多，但它们都表达成熟 T 细胞或（罕见的）B 细胞表型。换言之，如果不考虑中间型或混合型等罕见病例，胸腺癌实际上缺乏其他类型胸腺瘤的所有形态和功能特征（图 12.27）。相反，它们的形态特征与其他器官中相应类型的癌极其相似，有时难以区分。确切认定它们是胸腺肿瘤会很困难，甚至不可能。因此，诊断通常是排除性的，恶性上皮性肿瘤位于胸腺区域，而且肺部或其他任何器官都没有肿瘤。

有一些免疫染色可以帮助鉴别胸腺癌的两个主要亚型 [1]：CD5（一种传导 T 细胞生长信号的受体分子）在大多数胸腺癌表达，但在胸腺瘤和非胸腺原发癌中不表达 [2,144]。CD117（c-kit）在 80% 以上的胸腺癌中呈阳性，而在胸腺瘤几乎总是呈阴性，在非胸腺原发癌中偶尔呈阳性 [3,145-146]。CD70 是肿瘤坏死因子（TNF）家一个成员，大多数胸腺癌中的 B 淋巴细胞和 T 淋巴细胞之间的相互作用是由它介导的，但在普通胸腺瘤中不表达 [4,147]。CEA、MUC-1 和 GLUT-1（葡萄糖转运蛋白 1）在胸腺癌中通常呈阳性，而在 B3 型胸腺瘤中阳性并不常见，其中 MUC-1 和 GLUT-1 对于癌的敏感性最高，CEA 在癌与胸腺瘤的鉴别中具有更高的特异性 [5,148]。TTF-1 阳性在肺癌的比例很高，但在胸腺癌则否 [127]。此外，与胸腺瘤相比，在胸腺癌，p53 表达更高，bcl-2 免疫反应性更强，p16 核染色率更高 [149]。还应注意的是，与其他类型的胸腺瘤相比，大约一半的胸腺癌免疫组织化学染色有局灶性（有时是广泛性）神经内分泌分化（图 12.28）[150]。

在比较基因组杂交检测中，胸腺鳞状细胞癌的常见表现包括 16q、6、3p 和 17p 的丢失以及 1q、17q 和 18 的获得 [139]。值得注意的是，在 B3 型胸腺瘤中，6 号

染色体的丢失和 1q 的获得是常见现象，提示胸腺瘤有可能演进为鳞状细胞癌或在组织起源上这两种类型的肿瘤密切相关。全面测序显示，胸腺癌的突变负荷较低[151]。*TP53* 突变是其最常见的频发突变，约 30% 的病例可发生，与 p53 免疫组织化学的过度表达不完全相关[151-152]。*KIT* 突变罕见，且大多数病例 CD117 染色阳性与之无关[151,153]。

下文所述是世界卫生组织（WHO）胸腺肿瘤组织学分型委员会认可的胸腺癌组织学类型，以及其他已被报道过的罕见类型[141,154]。就相对频率而言，第一种类型占比超过 70%[143,155]。

鳞状细胞癌

就像在其他部位一样，**鳞状细胞癌（squamous cell carcinoma）**是由非典型性多角形上皮细胞组成，以典型的表皮样生长方式排列，常可见细胞间桥（图 12.29）[155]。与其他部位的鳞状细胞癌的表现形态相似，包括高、中和低分化形式，可以有角化，也可以没有角化[155]。然而，鳞状细胞癌通常保持着分叶状生长方式，被纤维带分隔的肿瘤小叶间距比普通类型的胸腺瘤的更为宽大（图 12.30）[156]。在做出原发性胸腺鳞状细胞癌的诊断之前，应首先考虑转移癌（特别是肺癌转移）的可能性。

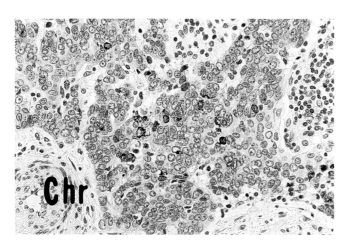

图 12.28　胸腺癌中一些肿瘤细胞的嗜铬素阳性反应。这在胸腺癌中比较常见，与一般胸腺瘤不同

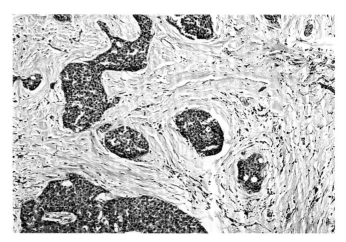

图 12.30　胸腺癌低倍镜观。胸腺癌的小叶被纤维组织更宽地分隔开，后者更似促纤维增生性间质反应。而一般胸腺瘤的纤维间隔的特征是体积更小，形态更规整

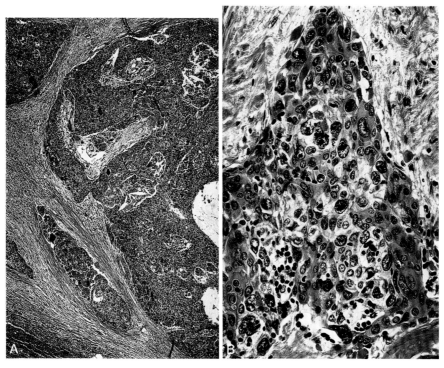

图 12.29　**A** 和 **B**，胸腺鳞状细胞癌的低倍镜观和高倍镜观。注意，本例可见明显的小叶形成

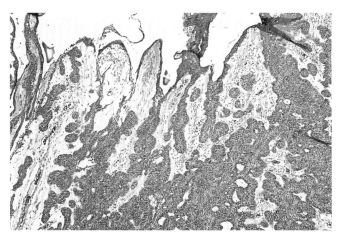

图 12.31　基底细胞样型胸腺癌。可见其肿瘤细胞岛与囊腔衬覆上皮相连

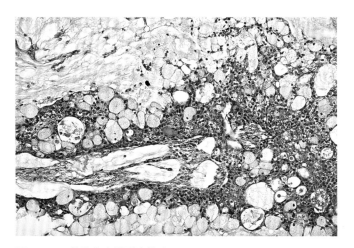

图 12.32　黏液表皮样型胸腺癌

基底细胞样癌

基底细胞样癌（basaloid carcinoma）形成轮廓清晰的上皮岛——周围细胞呈明显的栅栏状排列，其典型特征与包括肺组织在内的其他部位起源的基底细胞样癌的典型特征一致。在少数病例可见局灶性鳞状分化[157]。基底细胞样癌可以以附壁结节的形式出现，看似衬覆鳞状细胞的胸腺囊肿（图 12.31）[158]。基底细胞样癌的主要鉴别诊断是伴有腺样囊性癌样特征的胸腺癌。

黏液表皮样癌

在**黏液表皮样癌（mucoepidermoid carcinoma）**中，鳞状区域和产生黏液的腺体分化区交替出现。其组织学特征与发生于大涎腺和肺的黏液表皮样癌相同。与在其他部位一样，原发性胸腺黏液表皮样癌中也有特征性的 *MAML2* 基因重排[159]。大多数胸腺黏液表皮样癌病例为低级别肿瘤，并且预后良好（图 12.32）[160]。高级别和高分期病例并不常见，但其往往提示侵袭性更强，其病程常为致死性的。

淋巴上皮瘤样癌

胸腺**淋巴上皮瘤样癌（lymphoepithelioma-like carcinoma）**的形态与发生在扁桃体和鼻咽的淋巴上皮癌

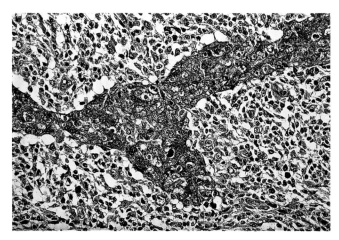

图 12.33　胸腺癌的淋巴上皮瘤样变异型

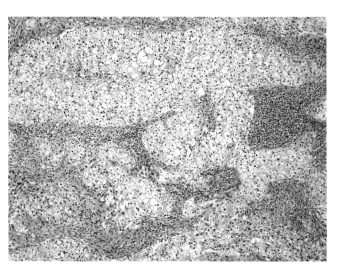

图 12.34　透明细胞型胸腺癌。此肿瘤需要与转移癌鉴别，尤其肾来源的

（即所谓的淋巴上皮瘤）非常接近，有时难以区分。该肿瘤的特征之一是具有轮廓清晰、圆整的强嗜酸性大核仁，其肿瘤细胞也呈特征性的"合体细胞"外观（图 12.33）。没有角化和细胞间桥，但其肿瘤细胞对角蛋白免疫染色始终呈阳性，包括高分子量角蛋白，例如 CK5/6，以及 p63 和 p40。这种肿瘤的淋巴细胞数量众多，具有成熟外周 T 细胞的表型，而非普通胸腺瘤中的未成熟胸腺细胞。在部分胸腺淋巴上皮瘤样癌病例中发现了 EB 病毒（EBV）基因组，表明本病与鼻咽癌的相似性可能超出了单纯的形态学范畴[161-162]。EBV 在其他类型的胸腺上皮性肿瘤中始终不存在，尽管最初有相反的文献报道。

胸腺**透明细胞癌（clear cell carcinoma）**是一种罕见的变异型，其特征是肿瘤细胞富含糖原，胞质透明，与肾细胞癌极为相似（图 12.34）[141,143,158,163]。

肉瘤样癌（癌肉瘤）

胸腺**肉瘤样癌（sarcomatoid carcinoma）**［又称为**癌肉瘤（carcinosarcoma）**］这种细胞学上异型性明显的肿瘤由于其弥漫性生长方式和显著呈梭形的肿瘤细胞而极其类似于间叶性肿瘤[164-165]。其诊断是建立在：在大片梭形肿瘤细胞的某个局部发现有灶状肿瘤细胞呈上皮形态，或显示

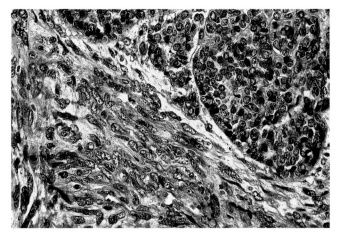

图 12.35　**胸腺肉瘤样癌**。可见癌性成分和肉瘤样成分明显隔离，伴有这种表现的肿瘤常被称为癌肉瘤

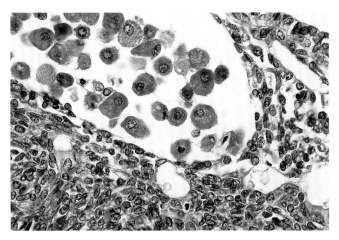

图 12.36　胸腺瘤伴有成团的、胞质丰富嗜酸性的肌样细胞。这些细胞肌红蛋白染色呈强阳性

上皮表型的证据（图 12.35）。有些作者将肉瘤样癌或梭形细胞癌（看做是本病的一极）和癌肉瘤（看做是本病的另一极）做了区分。但我们认为，这种区分同在其他器官一样都是徒劳的，因为这两种类型都意味着癌，只是其中一部分已经经历了"表型转换"。肉瘤样区域可以有灶状软骨和骨骼肌分化，后者被描述为横纹肌肉瘤样胸腺瘤。另外，在胸腺瘤中也描述了细胞学上良善的肌样细胞可出现骨骼肌分化，但不能单凭这点就诊断为癌（图 12.36）。

肉瘤样癌的鉴别诊断包括生殖细胞肿瘤和恶性神经鞘瘤（"蝾螈瘤"）。此外，肉瘤样癌的鉴别诊断还包括另外一种低级别胸腺肿瘤，在当前的 WHO 分类方案[166]中其被命名为化生性胸腺瘤，在过去的文献中其被称为胸腺瘤伴假肉瘤样间质[167]和低级别化生性胸腺癌[168]；其特征是呈上皮细胞和梭形细胞双相分化。形态上，这两种成分均无明显异型性且增殖率低[169]。几乎所有报道的病例都已通过手术切除治愈。我们同意 WHO 的命名，即将这类肿瘤归入胸腺瘤（"化生性胸腺瘤"）而不是胸腺癌，同时也承认其梭形细胞成分可能具有上皮性质。这两种成分的形态和相互关系很像异位错构瘤性胸腺瘤的表现，提示这种病变可能代表其"原位"对应病变。已有化生性胸

腺瘤发生肉瘤样癌的报道，进一步支持了这种解释[170-171]。

胸腺腺癌（adenocarcinoma）极不常见，与在大多数其他器官一样，其组织学形态多样。胸腺**乳头状腺癌（papillary adenocarcinoma）**由于其复杂的树枝状结构和砂粒体的存在而类似于甲状腺乳头状癌。然而，其缺乏泡状核，对 CD5 呈阳性，对甲状腺球蛋白或 TTF-1 无反应[172]。大多数报道病例来自 A 型（梭形细胞，髓质）胸腺瘤。**黏液和管状腺癌（mucinous and tubular adenocarcinoma）**属罕见变异型，包括以表达角蛋白 20 和 CDX2 为特征的肠型分化的黏液腺癌[173]。

NUT（中线）癌[NUT (midline) carcinoma]是一种高级别癌，常表现鳞状分化，易累及中线结构，最常累及的是纵隔[174-175]（见第 4 章）。这种经常致命的、高侵袭性癌往往多见于年轻人，在低分化胸腺癌和未分化胸腺肿瘤中所占比例不到 5%[84]。尽管缺乏特征性，其最常见的组织学表现是高度未分化的癌，伴有不同程度的鳞状分化灶[175]。其诊断的关键在于确定 15q14 号染色体上 *NUT* 基因出现了特征性的基因重排，并导致了与含溴区结构域（bromodomain, BRD）蛋白质家族分子发生融合，最常见的是位于第 19 号染色体的 BRD4[84,175]。可以通过对融合产物进行免疫组织化学、荧光原位杂交（FISH）或反转录聚合酶链反应（PCR）等技术确定疾病特异性基因型（disease-defining genotype）[176-177]。

未分化（间变性）癌

胸腺未分化（间变性）癌[undifferentiated (anaplastic) carcinoma]没有向任何特定方向发生分化的证据，形态上表现为明显的多形性。肿瘤越是未分化，就越应该认真考虑其他诊断的可能性，特别是大细胞或间变性淋巴瘤和生殖细胞肿瘤。关于后者，在几例发生于年轻人上纵隔肿瘤的病例，我们将其解释为未分化胸腺癌伴生殖细胞样特征，类似于肺和其他器官中所报道的肿瘤。我们还发现，胸腺未分化大细胞癌伴 Castleman 病样反应，表现出意想不到的惰性行为特征[178]。

胸腺癌的罕见变异型包括**伴腺样囊性癌样特征的癌（carcinoma with adenoid cystic carcinoma-like features）**，类似于唾液腺中的同名肿瘤。这是最罕见的胸腺癌类型之一，有少量病例报道，倾向于表现为多囊性病变[179]。**肝样癌（hepatoid carcinoma）**迄今为止仅见有 1 例病例报道，表现为巨大的实性肿块，除了同时表达细胞角蛋白 7 和 Hep Par-1 而甲胎蛋白染色呈阴性外[180]，其余各方面与肝细胞癌几乎完全相似。

分类

多年来，胸腺上皮肿瘤的分类方面呈现的是一个多姿多彩和时有争议的演变过程。过去，最有影响力的两次尝试包括最初由 Lattes 等人[181-182]提出并由 Bernatz 等人[183]采用的描述性方案，该方案将胸腺瘤分为梭形细胞型、淋巴细胞型、上皮细胞型和混合型。Marino 和

Müller-Hermelink 则提出了基于组织发生假说的第二种方案，将胸腺瘤分为髓质型、混合型、皮质为主型（器官样型）、皮质型和高分化胸腺癌[184]。

值得注意的是，这两种方案都未包括上文列出的胸腺癌类型，但 Müller-Hermelink 方案中的第五种肿瘤类型（即高分化胸腺癌）却采用了一个具有潜在误导性的名称[185]。

WHO 胸腺肿瘤组织学分型委员会采用了一种新的命名方式[186]，修订形成了最新版的 WHO 分类方案[110]。该方案认为，所有胸腺上皮肿瘤都具有恶性潜能，其整合了先前分类的要点并考虑了两个重要因素。首先，胸腺的独特之处在于它可以被看做是两个不同的器官：胎儿期和婴幼儿期的胸腺是活跃的、有功能的器官，而成人期的胸腺是不活跃的、"成熟后"结构。其次，由功能性胸腺组织构成的肿瘤中存在非肿瘤性淋巴细胞成分，体现了肿瘤的分化性。肿瘤病理学的一般规则也适用于胸腺瘤。从皮质和髓质区分的角度而言，分化较好的肿瘤（富于淋巴细胞或皮质为主型）可近乎完美地再现正常胸腺的结构。由功能性胸腺组织构成的肿瘤其进展表现为肿瘤性上皮细胞数量增加和异型性增高以及非肿瘤性淋巴细胞成分的相应减少。

WHO 方案按照以下通用标准进行命名，名称由字母和数字组成：

1. 根据肿瘤性上皮的细胞学特征以及正常胸腺皮质的典型非肿瘤性未成熟 T 淋巴细胞的相对数量，将胸腺瘤分为两大类：A 型胸腺瘤由细胞核呈梭形/椭圆形的肿瘤性上皮细胞构成，几乎没有非肿瘤性的 T 细胞；B 型胸腺瘤的肿瘤性上皮细胞呈树突状或圆胖形（"上皮样"）外观，伴有不同数量的非肿瘤性未成熟 T 细胞成分；同时具备这两种形态的肿瘤称为 AB 型胸腺瘤。

2. B 型胸腺瘤根据肿瘤性上皮细胞的比例增加（相对于淋巴细胞）和异型性进一步细分为三个亚型，分别命名为 B1、B2 和 B3。

尽管胸腺癌可以被视为另一种亚型的胸腺瘤（历史上称为 C 型胸腺瘤），杂合型和混合型肿瘤的存在也支持这种称谓，但还是被称为胸腺癌[187]。

除 AB 型胸腺瘤外，胸腺瘤还可以出现其他混合类型。对于这些病例，可以使用诸如"混合性胸腺瘤"之类的名称，随后列出具体成分及其相对数量，但这种方案的临床价值尚未得到评价[141]。读者可以将 WHO 方案中使用的各种字母与肿瘤的各种类型关联在一起，为方便记忆，假定"A"代表萎缩的（即衰弱的成人期梭形胸腺细胞），"B"代表生物活性的（即生物学活跃的胎儿和婴儿期胸腺）。

以下是 WHO 分类方案所列的各种胸腺瘤亚型、先前两种方案的相应名称以及它们的概念与说明。

A 型胸腺瘤（梭形细胞；髓质型）

一种由肿瘤性胸腺上皮细胞构成的肿瘤，细胞呈梭形/卵圆形，细胞核缺乏非典型性，非肿瘤性淋巴细胞很少或没有（见图 12.17 和 12.18）。

这种肿瘤的外观类似于间叶性肿瘤，但其免疫组织化学和超微结构特征显然属于上皮性的。A 型胸腺瘤的

肿瘤细胞有一个显著特征，即大约一半的肿瘤性上皮细胞表达 CD20[134,188]。形成菊形团样结构（没有中央管腔），局灶呈席纹状生长，可见腺样结构，后者常位于肿瘤包膜内或包膜正下方。其肿瘤细胞的诸多特征类似于成人期萎缩胸腺中的细胞，其中一些细胞恰好位于被膜下（而非髓质）区。

有一种罕见的梭形细胞胸腺瘤，表现为细胞丰富、细胞核深染、多形性明显、分裂活跃和（或）坏死。分裂活性（≥4/10 HPF）和坏死可以作为最有用的诊断性特征。这种极其罕见类型胸腺瘤被称为非典型性 A 型胸腺瘤[142]。在一项对大量 A 型和 AB 型胸腺瘤病例进行的回顾性研究中[189]，坏死是预测肿瘤较高分期的唯一指标。非典型性 A 型胸腺瘤和梭形细胞 B3 型胸腺之间的鉴别有一定的挑战性，因为两者都可能存在核的非典型性。A 型胸腺瘤中 CD20 染色并不必然呈阳性，但阳性结果有助于明确诊断；在 CD20 染色阴性的情况下，鉴别非典型性 A 型和梭形细胞 B3 型则主要靠其他组织学特征，包括 A 型胸腺瘤有菊形团样、腺样或席纹状生长方式，而 B 型胸腺瘤则可见到血管周围间隙[142]。

AB 型胸腺瘤（混合型）

这种肿瘤的特征为 A 型胸腺瘤病灶与富含淋巴细胞的病灶混合，后者包括一定比例的未成熟 T 细胞（见图 12.23）[190]。

这是一种特别常见的胸腺瘤。其两种病灶的分界可以清晰，也可以模糊，并且这两种成分的相对数量范围很大。在极端情况下，A 型区域可能极少，因此，需要完全取材以除外 B1 型胸腺瘤。Hassall 小体的存在强烈支持 B1 型胸腺瘤；淋巴细胞丰富区的上皮性肿瘤细胞呈梭形或椭圆形和（或）CD20 染色呈阳性强烈支持诊断 AB 型胸腺瘤而非 B 型胸腺瘤[142]。

B1 型胸腺瘤（富于淋巴细胞性；淋巴细胞性；皮质为主型；器官样）

这种肿瘤类似于正常的功能性胸腺，形成形态学上与正常胸腺皮质几乎不可区分的大片肿瘤区域，表现为细胞学上温和的胸腺上皮细胞均匀地分散在未成熟 T 细胞背景中，可以见到类似于胸腺髓质的区域（见图 12.19）[191]。

这种类型的肿瘤与正常活化状态的胸腺非常相似，高倍镜下，两者几乎无法区分。缺乏上皮细胞团和出现髓质岛有助于将 B1 型胸腺瘤与 B2 型区别开（见下文）[141]。

B2 型胸腺瘤（皮质型）

在这种肿瘤中，在大量未成熟 T 细胞的背景中，肿瘤性上皮成分表现为散在和小簇状（≥3 个邻接上皮细胞）分布的圆胖形细胞，常见泡状核和明显的核仁[192]。血管周围间隙比较常见，有时非常突出（见图 12.21）。可以看到在血管周围排列的肿瘤细胞形成栅栏状结构。可以出现髓质分化和极其罕见的 Hassall 小体，但远不如 B1 型胸腺瘤明显。

这种肿瘤的肿瘤细胞胞质丰富，呈圆形或多角形，因此，也被称为（大）多角形细胞胸腺瘤。像 B1 型胸腺瘤一样，B2 型胸腺瘤的淋巴细胞也比较丰富（尽管程度较轻），形成混合性淋巴-上皮方式（见图 12.20）。

B3 型胸腺瘤（上皮性；非典型性；鳞样；高分化胸腺癌）

这种胸腺瘤主要由轻度非典型性圆形或多角形上皮细胞组成，其中混杂有少量未成熟 T 细胞，导致肿瘤性上皮细胞成片生长（见图 12.22）[193]。

这种类型的胸腺瘤传统上被称为上皮性胸腺瘤，这是一个比较准确的名称，但可能有点误导作用，因为这个名称意味着其他类型的胸腺瘤不是上皮性的。另一个建议的名称是非典型性胸腺瘤，但这个名称也有点不准确，因为其肿瘤细胞的非典型程度可能并不比 B2 型胸腺瘤更明显。B3 型胸腺瘤和 B2 型胸腺瘤之间的鉴别主要是基于肿瘤性上皮细胞与非肿瘤性淋巴细胞的相对比例。还有一个先前提出的名称是高分化胸腺瘤，现在已经基本上被废弃了，因为这个名称会令人无所适从，在大多数相关文献和大多数分类方案中，这种肿瘤都被包括在胸腺瘤中而非胸腺癌中。因为其肿瘤细胞常呈鳞样或具有鳞状特征，便有人提出了另一个名称：鳞样胸腺瘤。然而，对于本型胸腺瘤而言，鳞状特征并不必然出现，也不具有排他性。

胸腺瘤的其他罕见亚型有些难以纳入 A-B 命名体系，其中包括微结节型胸腺瘤，其特征是微结节样生长方式，肿瘤性上皮细胞岛被淋巴细胞间质分隔，其中可见增生旺盛的淋巴滤泡（图 12.37）[194]。其淋巴细胞主要由 B 细胞和成熟 T 细胞组成，其上皮细胞对 CD20 染色通常呈阴性，这两点可能有助于微结节性胸腺瘤和 AB 型胸腺瘤之间的区分[188]。化生胸腺瘤是另一种罕见亚型，如先前所述（见上节肉瘤样癌），它是一种双相性肿瘤，由实性上皮细胞区和温和的、成纤维细胞样梭形细胞组成，两者之间的边界或清晰或模糊（图 12.38）。显微镜下胸腺瘤是指胸腺瘤的最大径小于 0.1 cm 的胸腺瘤，它们通常为多发性的，常偶然发现于重症肌无力患者的胸腺切除标本中[195]。这种胸腺瘤病变也被称为胸腺上皮结节性增生，这可能是一个更准确、也更吸引人的名称[43]。显微镜下胸腺瘤（结节性增生）在未经选择的尸检中发现的概率与在重症肌无力患者相同，这让人怀疑这一病变是否具有临床意义[196]。

胸腺癌

如前所述，胸腺癌表现出鲜明的细胞学非典型性和一系列与其他器官原发癌相类似的细胞结构特征，这些特征不具有胸腺特异性（相较 A 型、AB 型和 B 型胸腺瘤而言）（见图 12.29 至 12.35），上文已述及。

细胞学

胸腺瘤的细胞学诊断的最重要的标准是辨别出与淋巴细胞混合在一起的确切的上皮细胞，可通过角蛋白染色阳性来证实。细胞学的局限性包括：难以区分 B 型胸腺瘤的各种亚型（临床上并不重要）和无法判断是否有浸润（关键的预后指标）[197]。

分期

历史上，任何类型的胸腺瘤（除了胸腺癌）只要存在完整胞膜，都被认为是良性肿瘤。而那些具有相似组织学特征的肿瘤只要存在局部浸润、胸膜或心包转移或远处转移等侵袭性证据，就都被认为是恶性肿瘤（图 12.39）。目前的分类方案承认，所有胸腺瘤都具有严重依赖于疾病分期的恶性潜能[142]。胸腺瘤的生物学行为预测主要取决于其是否出现浸润，在某种程度上取决于浸润的严重程度。胸腺瘤分期系统由 Masaoka 等[198] 于 1981 年首先提出，1994 年 Koga 等[199] 进行了修改，2011 年 Detterbeck 等[200] 完成了最后修改（表 12.2）。该分期系统在作为独立预后因素方面已被反复证明要优于组织学分类系统[201]。经过一些关键性修改，这一分期体系的基本原则在最近出版的美国癌症联合委员会（the American Joint Committee on Cancer, AJCC）分期系统中得到了保留。AJCC 第 8 版癌症分期手册（表 12.3）[202] 提出了对所有原发性胸腺上皮性肿瘤（例如胸腺瘤、胸腺癌和胸腺神

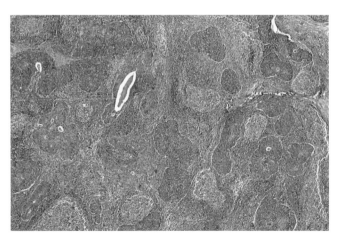

图 12.37 淋巴组织间质内微结节型胸腺瘤，可见上皮岛被不含上皮细胞的淋巴组织隔离

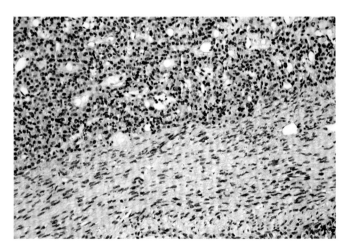

图 12.38 化生性胸腺瘤，过去称为低级别化生性癌，表现为温和的上皮成分紧邻成纤维细胞样梭形细胞

表12.2 胸腺上皮性肿瘤Masaoka-Koga分期系统修订版

分期	定义
I	大体上和显微镜下有完整包膜
II	包膜侵犯
a	有限度（≤3 mm）的显微镜下跨包膜侵犯
b	肉眼侵犯（显微镜下证实）胸腺或周围脂肪组织，没有胸膜或心包受累
III	肉眼侵犯（显微镜下证实）邻近器官（例如纵隔胸膜、心包、脏层胸膜±肺实质、膈神经或交感神经、大血管）；与肺或其他邻近器官发生黏附（例如纤维性粘连）并同时伴有（必须伴有）纵隔胸膜和（或）心包的显微镜下侵犯
IV	转移
a	胸膜或心包转移（脏层或壁层胸膜或脏层与壁层心包出现与肿瘤主体分离的结节）
b	淋巴道转移（胸腔内或胸外淋巴结）或血道转移（肺实质或胸外器官）

Modified from Detterbeck FC, Nicholson AG, Kondo K, et al. The Masaoka-Koga stage classification for thymic malignancies: clarification and definition of terms. *J Thorac Oncol.* 2011; 6(7 suppl 3): S1710–S1716.

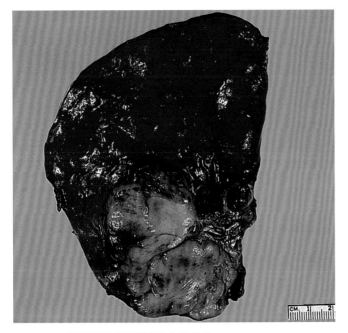

图 12.39 恶性胸腺瘤侵犯肺的大体表现

表12.3 American Joint Committee on Cancer staging of primary thymic epithelial neoplasms

Primary Tumor (T)[a,b]

T CATEGORY	T CRITERIA
TX	Primary tumor cannot be assessed
T0	No evidence of primary tumor
T1	Tumor encapsulated or extending into the mediastinal fat; may involve the mediastinal pleura
T1a	Tumor with no mediastinal pleura involvement
T1b	Tumor with direct invasion of mediastinal pleura
T2	Tumor with direct invasion of the pericardium (either partial or full thickness)
T3	Tumor with direct invasion into any of the following: lung, brachiocephalic vein, superior vena cava, phrenic nerve, chest wall, or extrapericardial pulmonary artery or veins
T4	Tumor with invasion into any of the following: aorta (ascending, arch, or descending), arch vessels, intrapericardial pulmonary artery, myocardium, trachea, esophagus

Regional Lymph Node (N)[c]

N CATEGORY	N CRITERIA
NX	Regional lymph nodes cannot be assessed
N0	No regional lymph node metastasis
N1	Metastasis in anterior (perithymic) lymph nodes
N2	Metastasis in deep intrathoracic or cervical lymph nodes

Distant Metastasis (M)

M CATEGORY	M CRITERIA
M0	No pleural, pericardial, or distant metastasis
M1	Pleural, pericardial, or distant metastasis
M1a	Separate pleural or pericardial nodule(s)
M1b	Pulmonary intraparenchymal nodule or distant organ metastasis

[a] Involvement must be microscopically confirmed in pathological staging, if possible.

[b] T categories are defined by "levels" of invasion; they reflect the highest degree of invasion regardless of how many other (lower-level) structures are invaded. T1, level 1 structures: thymus, anterior mediastinal fat, mediastinal pleura; T2, level 2 structures: pericardium; T3, level 3 structures: lung, brachiocephalic vein, superior vena cava, phrenic nerve, chest wall, hilar pulmonary vessels; T4, level 4 structures: aorta (ascending, arch, or descending), arch vessels, intrapericardial pulmonary artery, myocardium, trachea, esophagus.

[c] Involvement must be microscopically confirmed in pathological staging, if possible.

From Detterbeck FC, Marom EM. Thymus. In: Amin MB, Edge SB, Greene FL, et al., eds. *AJCC Cancer Staging Manual* . 8th ed. New York: Springer; 2017: 423–429.

注：因第三方版权问题，保留原文

经内分泌肿瘤）进行分期的方法。在该分期体系中，对肿瘤（T）相关的分类忽略了包膜完整与有限包膜外侵犯之间的区别，后者指侵犯非肿瘤性胸腺组织和胸腺脂肪，这种表现单独出现几乎没有任何预后意义[203]。AJCC 分期系统的关注重点是对相邻结构的连续性侵犯：

- T1 期肿瘤，可能（T1b）或尚未（T1a）直接侵犯纵隔胸膜
- T2 期肿瘤，侵犯心包
- T3 期肿瘤，侵犯肺、胸壁、膈神经和（或）一些血管
- T4 期肿瘤，侵犯主动脉、主动脉弓血管、心包内肺动脉、心肌、气管或食管

在没有转移的情况下，T 类别就是分期组别（即 T1a、T1b = Ⅰ 期，T2 = Ⅱ 期，T3 = Ⅲ A 期，T4 = Ⅲ B 期），而第 Ⅳ 期则是根据淋巴结转移（N1 和 N2）和（或）结外转移（M1a 和 M1b）情况来判断。在判断预后方面，该模型比改良的 Masaoka-Koga 分期系统究竟要精准多少并不一定[204-205]；但不管怎样，对于切除的胸腺上皮性肿瘤而言，它很可能成为首选的报告方法[206]。

总的来说，70% ~ 80% 的胸腺瘤在诊断时包膜完整，或者最多是微小侵犯。直接侵犯邻近器官（例如肺、或种植到胸膜和心包表面）要比出现胸外转移常见得多。对外科医师而言，局部广泛浸润的病例在开胸手术的同时就看得很清楚。因此，重要的是，病理医师要知道手术所见，同时也要记住，炎症、坏死和多房囊性变等继发引起的纤维性粘连也可以给人留下侵袭性肿瘤的错觉。肿瘤周围出现大的神经也是浸润的间接证据（有时是仅有的证据）。远处转移非常罕见，文献已报道的有纵隔和颈部淋巴结、肺、肝、骨（特别是脊柱）、卵巢（我们见过 3 例）等部位。这些远处转移通常出现在侵袭性胸腺瘤被发现和治疗后数月或数年时，但有时在刚出现时就被注意到。罕见情况下，它们甚至可能作为首发症状而就诊。

胸腺瘤的组织学亚型和发生侵袭的可能性和预后之间密切相关，如下所示[205,207]：

$$A < AB < B1 < B2 < B3$$

然而，需要着重指出的是，任何类型的胸腺瘤都可以出现直接蔓延、胸膜或心包种植或远处转移（图 12.40）。

治疗

胸腺瘤的主要治疗是瘤体切除术和完全胸腺切除术[208]。对于包膜完整的胸腺瘤（Masaoka Ⅰ 期）和微小浸润性胸腺瘤（Masaoka Ⅱ 期）而言，这些肿瘤如果能被完整切除，切缘无肿瘤残留，无论其组织学类型如何，均不需要进行额外的治疗。如果不能确定是否有肿瘤残留，除 A 型和 AB 型以外（除非它们具有广泛的侵袭性，这种情况很少发生），其他类型均应考虑进行术后放疗。

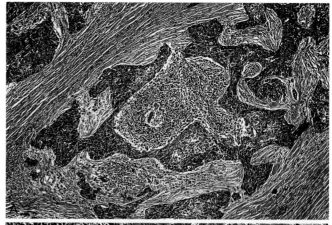
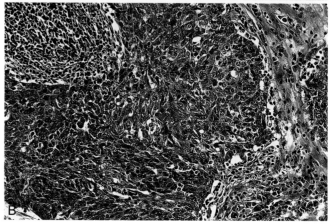

图 12.40　**A** 和 **B**，此肿瘤具有 A 型胸腺瘤的形态特征，但其出现广泛浸润

对于术前影像学存在明确或可疑浸润和（或）胸腔种植的胸腺瘤病例，进行多模式治疗，包括新辅助化疗和随后的辅助性放疗，这样可有效改善一些患者的生存[208-209]。

对胸腺癌采用手术和放疗，并且在一些病例中加化疗治疗[210]。

预后

无论使用何种系统，分期仍然是胸腺瘤和胸腺癌共同适用的、最重要的、单一预后决定因素[205]。手术完整切除后，包膜完整的和微小浸润性胸腺瘤的预后良好。不同的病例研究显示，2% ~ 10% 的病例会复发，但这些局部复发病例仍然适合进行外科切除手术[211]。

侵袭性胸腺瘤的预后与侵袭程度有关，侵袭程度可以用改良的 Masaoka-Koga 系统或 AJCC 最近提出的分期系统进行评估。如前所述，微小浸润性胸腺瘤（改良的 Masaoka-Koga Ⅱ 期）的预后与包膜完整的胸腺瘤（改良的 Masaoka-Koga Ⅰ 期）没有显著差异[203]，但当肿瘤出现肉眼浸润或种植时，甚至极少数病例出现远处转移时，预后明显变差[204]。

胸腺瘤的亚型（无论使用何种分类系统）与预后有明确的相关性。1987 年 Lewis 等对来自 Mayo 诊所的病例进行的大宗病例研究证明了这一论断[88]。Lewis 和其

肿瘤	性别	平均年龄（岁）	解剖学位置	主要组织学表现	行为
异位错构瘤性胸腺瘤	男＞女	49.9	锁骨上和胸骨上软组织	境界清楚；形态温和的梭形（上皮性）细胞、实性或囊性上皮细胞岛（常为鳞状和腺样）以及成熟脂肪细胞等组分随意混合	良性：切除后无复发或转移
异位（颈部）胸腺瘤	男＜女	42.7	颈部软组织，通常邻近甲状腺或位于甲状腺内部	与纵隔胸腺瘤类似；包膜完整或浸润性生长；拼图样小叶；淡染的上皮细胞（圆胖形或梭形）和淋巴细胞	大多数呈无复发的良性过程；偶见转移
SETTLE	男＝女（大致相当）	15	甲状腺	胞膜完整或浸润性；肿瘤细胞丰富；致密或网状的梭形（上皮）细胞与腺样成分融合；常见黏液腺；无淋巴细胞成分	迁延性临床经过，有形成迟发性远处转移的倾向
CASTLE	男＜女	48.5	甲状腺（常为下极）和周围软组织或颈部软组织	淋巴上皮瘤样癌伴灶状鳞化；分叶状；推挤式边缘，常见淋巴细胞浸润	常为惰性肿瘤，长期静止后可复发；大约一半病例出现区域淋巴结转移；偶尔可见高侵袭性病例

表12.4　颈部呈现胸腺或相关的鳃囊分化的肿瘤的突出特征

From Chan JK, Rosi J. Tumors of the neck showing thymic or related branchial pouch differentiation. A unifying concept. *Hum Pathol*. 1991; 22: 349-367.

他作者现在极少沿用依据组织学亚型进行预后评估的方法，其原因是分期系统已经取而代之成为更重要的、独立的预后指标。Rosai及其同事对三组胸腺瘤病例开展了三项独立的研究。一组病例是来自斯隆-凯特林癌症中心的治疗病例[212]，另一组病例是来自于个人咨询的病例[213]，第三组病例是来自意大利米兰国立癌症研究所的病例[214]。对三组病例进行的独立研究的结果极其相似，证实了先前提到的胸腺瘤组织学亚型与预后之间的关系。然而，当把肿瘤分期纳入评估时，组织学亚型的预后价值显著下降了。肿瘤切除的完整性与肿瘤分期直接相关，也是一个重要的预后参数[212]。

增殖指数（即Ki-67标记指数）和DNA倍体与分期和组织学类型相关，但均未恒定显示出作为独立预后指标的价值[215-216]。

胸腺或相关的鳃囊衍生性颈部肿瘤

如前所述，由于第三鳃囊或第四鳃囊的相关的畸形，异位胸腺组织和单房型胸腺囊肿可见于侧颈部。此外，下述肿瘤也可出现在相似的位置并可能具有相似的组织发生基础（表12.4）。

1. **异位（颈部）胸腺瘤**[ectopic (cervical) thymoma]。其显微镜下表现与纵隔原位的胸腺瘤没有显著差异[86,217]。其明显好发于女性，但原因不清。所有报道的病例都呈良性经过[218]。

2. **异位错构瘤性胸腺瘤**（ectopic hamartomatous thymoma）。其病变兼具错构瘤和肿瘤特征，位于锁骨上到胸骨上区[219]。患者几乎都是男性，这种肿瘤与异位（颈部）胸腺瘤形成了鲜明对比。其由极为梭形和间充质样的上皮细胞组成[220]，常被误诊为神经鞘瘤或成纤维细胞肿瘤。然而，超微结构检查或角蛋白染色可显示其上皮本质。异位错构瘤性胸腺瘤没有细胞异型性、坏死和核分裂象；有些区域（可能非常局限）可表现为实性鳞状细胞巢、纤细的细胞吻合网（有时由透明细胞构成）和有上皮内衬的囊肿（图12.41）。异位错构瘤性胸腺瘤也可以见到岛屿状成熟脂肪和簇状小淋巴细胞。异位错构瘤性胸腺瘤的体积可以很大，但似乎没有对应的纵隔病变。其生物学行为呈良性经过[220]，偶尔有局部复发病例[221]，也有个别合并癌变的病例报道[222]。最初推测异位错构瘤性胸腺瘤来自于第三鳃弓衍生物[219]，也有人认为其

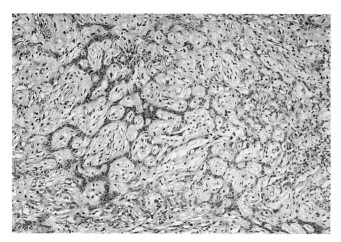

图 12.41　**异位错构瘤性胸腺瘤**。可见纤细的上皮细胞性吻合网与间充质样外观的梭形细胞灶相融合

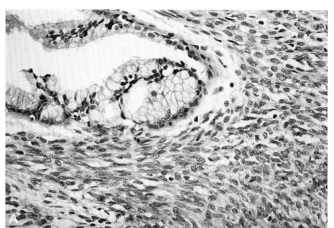

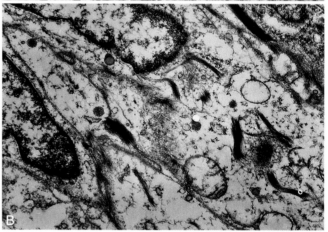

图 12.42　**A**，SETTLE。可见间充质样外观的梭形上皮细胞包绕分化良好的、黏液性上皮衬覆的腺体。**B**，SETTLE 的电镜表现。可见一簇由分化良好的桥粒连接的梭形上皮细胞局部。注意，胞质内束状张力原纤维（×26 000）（Courtesy of Dr Robert A Erlamdspm. Memorial Sloan Ketterion Cancer center.）

是起源于胚胎学上与胸腺无关的另外的鳃裂残余[221]。但无论其来源如何，异位错构瘤性胸腺瘤是一种罕见的、临床和组织病理学特征明确的病变，不应与其他可能更具侵袭性的病变混淆[220]。

3. **伴有胸腺样成分的梭形上皮肿瘤（spindle epithelial tumor with thymus-like elements, SETTLE）**。这种罕见肿瘤的大多数病例为青少年或年轻人，它们位于甲状腺内或甲状腺周围[218]。显微镜下，其肿瘤细胞呈双相分化，主要成分是梭形细胞（比异位错构瘤性胸腺瘤的细胞多且核分裂活性高），另一种成分是分泌黏液、偶尔呈囊性的腺体（图 12.42）[223]。免疫组织化学和超微结构方面，这两种肿瘤成分都具有上皮表型。在一组报道病例中，可见明显的核分裂活性和局灶性坏死[224]。在分子水平上，在 1 例患者检测到 *KRAS* 基因突变。SETTLE 缺乏滑膜肉瘤的特征性的融合基因改变，这对于疑难病例有一定的诊断提示意义[225-226]。SETTLE 的自然病程方面的特征是晚期（以年或数十年为单位）出现远处转移[227]。SETTLE 的主要鉴别诊断是滑膜肉瘤，尤其是那些以梭形细胞成分为主（"单相为主型"）、几乎看不到腺体成分的病例（图 12.43）[228]。当出现间质玻璃样变、肿瘤整体级别较低、肾小球样腺体结构、腺体内无坏死性碎片、高分子量角蛋白弥漫表达的情况下，应首先考虑 SETTLE 的诊断。如前所述，如果依然无法确诊，滑膜肉瘤融合基因的分子检测可能会有帮助。

4. **伴有胸腺样成分的癌（carcinoma with thymus-like elements, CASTLE）**。这种肿瘤也倾向于位于甲状腺内或甲状腺周围[218]，以至于大多数最早报道的病例被认为是发生于甲状腺的鳞状细胞癌或未分化癌[229]。CASTLE 的组织学表现与胸腺癌（图 12.44）无法区分，可以被看做是异位（颈部）的胸腺癌。支持 CASTLE 是胸腺起源而非甲状腺起源的证据包括：对 CD5、CD117、高分子量角蛋白、BCL2、p63 和 mcl-1 免疫染色呈阳性（所有这些标志物在胸腺癌中通常也呈

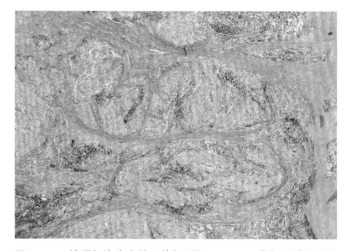

图 12.43　梭形细胞为主的"单相型"SETTLE，类似于单相型滑膜肉瘤。可见间质玻璃样变性和位置上邻近或位于甲状腺内，这些是有用的诊断线索

阳性），而对甲状腺球蛋白和 TTF-1 呈阴性表达[230]。CASTLE 晚期可有局部复发倾向，但其生物学行为相当惰性，肯定比甲状腺未分化癌更惰性[218]。

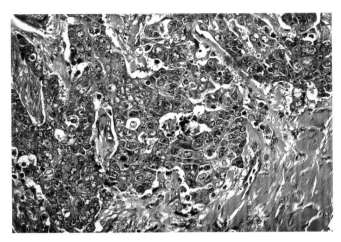

图 12.44　CASTLE。其形态表现类似于胸腺癌，可能代表其异位同名肿瘤

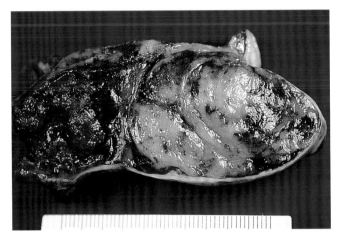

图 12.45　**胸腺类癌的大体表现。**注意肿瘤肉样外观和广泛出血

神经内分泌肿瘤

　　胸腺可以发生是多种类型的**神经内分泌肿瘤**（ neuroendocrine tumor ），其中部分类型过去曾被误认为是胸腺瘤的亚型[231]。发生于胸腺的神经内分泌肿瘤的种类与在肺组织的基本相同。在使用相同或相似组织学标准的情况下（见第 10 章），两者的主要区别是：各种类型的肿瘤的相对发生率不同[232-233]。大多数肺组织发生的神经内分泌肿瘤归属于两个极端类型（典型类癌和小细胞癌），但发生于胸腺者往往属于中间类型（非典型类癌），当然许多文献将典型类癌和非典型类癌合并在一起[234]。确诊时常见局部压迫症状和体征。多达一半的胸腺神经内分泌肿瘤病例会有相关的内分泌疾病，最常见的是库欣综合征（极少数病例伴有类癌）[235]；很显然，过去报道的所有与库欣综合征相关的胸腺癌病例都是胸腺类癌病例[236]。胸腺神经内分泌肿瘤也可作为 1 型或 2a 型多发性内分泌肿瘤（ MEN ）的一个组成部分，或作为这些综合征的删减版出现[235,237]。在这些胸腺神经内分泌肿瘤患者和那些伴有库欣综合征的患者中，其肿瘤倾向于有更加侵袭的临床经过。在 1 型神经纤维瘤病患者中也有胸腺神经内分泌肿瘤报道。

　　胸腺**典型类癌和非典型类癌（ typical and atypical carcinoid tumors ）**与肺内同名肿瘤一样都属于恶性肿瘤，常发生局部侵犯并可发生远处转移[232,235,238]。采用与在肺的相似的标准，对胸腺神经内分泌肿瘤进行组织学分级具有预后判断价值[232]，但更为重要的预后预测指标是肿瘤分期、可切除性以及是否伴有副肿瘤性内分泌疾病[233,238]。与在肺部的病变不同，胸腺发生的各种类型的神经内分泌肿瘤都更易出现进展期病变，因此，也更可能出现侵袭性病程，即使肿瘤级别较低（如典型的类癌样肿瘤）。

　　大体上，胸腺类癌呈实性，通常边界清楚，但没有包膜，并且缺乏胸腺瘤的明显分叶状结构（图 12.45 ）。与其他部位的类癌一样，胸腺类癌倾向于高度血管化，可能有明显出血，包括形成扩张的血腔[239]。

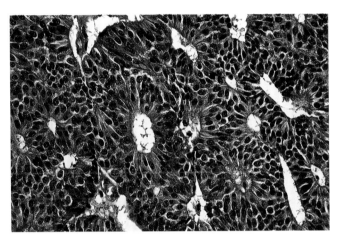

图 12.46　胸腺典型类癌的高分化结构和细胞学表现。可见缎带状和菊形团结构明显

　　显微镜下，胸腺类癌呈现缎带和彩带状结构，伴有中央管腔的菊形团样腺体，形成细胞"球"或细胞巢以及纤细的血管性间质（图 12.46 ）。没有淋巴细胞、血管周围间隙和其他胸腺瘤的特征。与胸腺瘤相比，其肿瘤细胞的胞质颗粒更多，核染色质稍粗，核分裂象常见。如前所述，套用 WHO 现行分类方案提出的目前用于支气管同名病变的标准[234]，其中大多数将归属于非典型类癌（图 12.47 ）[232-233,238,240]。其许多组织学表现有明显异质性，包括低、中和高不同组织学级别[241]。这可能解释了这样一个事实：作为一个整体，胸腺类癌是一种比支气管类癌更具侵袭性的肿瘤，而支气管类癌中非典型类癌占比较少[232,235,240]。

　　对于胸腺类癌的确诊，特殊技术非常有用。电镜下，胸腺类癌可见短的指突状细胞突起，局灶性基板，几乎没有细胞连接，尤其没有复杂的桥粒和张力原纤维。可见细胞质中含有许多致密核心颗粒，有时还含有核周旋涡状微丝[242-243]（图 12.48 ）。免疫组织化学方面，胸腺类癌对角蛋白、嗜铬素、突触素、神经元特异性烯醇化酶和其他通用的内分泌标志物都呈阳性。PAX8 染色在大约 1/3 的胸腺类癌病例呈阳性，而 TTF-1 染色罕见阳性，这有助于鉴别神经内分泌肿瘤是原发于胸腺还是肺部肿瘤转移[244]。此外，库欣综合征相关的肿瘤会显示促肾上腺皮质激素（ACTH）阳性[245-246]。胸腺类癌中还可检测到的其他标志物包括 5-羟色胺、生长抑素、胆囊收缩素、神经降压素、甲硫氨酸脑啡肽和生长激素释放激素（GHRH）[234,245]。

胸腺类癌的形态学变异型包括具有梭形细胞生长方式[247-248]（图 12.49）、显著的嗜酸细胞成分[249]和黑色素的胸腺类癌[246]。也有含有淀粉样蛋白和降钙素的肿瘤，因此与甲状腺髓样癌类似[250]。最后，还有伴有高级别肉瘤样成分的类癌[251]。

胸腺**小细胞神经内分泌癌（small cell neuroendocrine carcinoma）**在形态学上与更为常见的肺部对应的病变很难区分[241,250]（图 12.50）。因此，原发性胸腺小细胞癌的诊断必须首先排除肺肿瘤的纵隔转移。如同在肺组织中一样，胸腺肿瘤也可表现为小细胞癌和鳞状细胞癌的混合[158]，也可能与类癌混合[141]。

参照肺肿瘤的标准来定义，胸腺也存在**大细胞神经内分泌癌（large cell neuroendocrine carcinoma）**，但只有个别病例[252]。

重要的是必须指出，上面讨论的、通常归入神经内分泌肿瘤范畴的肿瘤与一般类型的胸腺癌不同，即使后者也可以通过免疫组织化学显示其神经内分泌分化的证据[150]，这种情况与肺中的同样使用这些术语的情况类似（见第 10 章）。

还应指出的是，并非所有显示神经分化的胸腺肿瘤

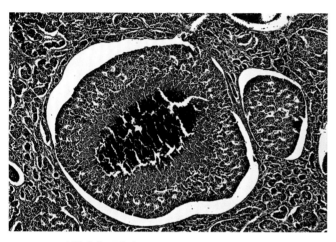

图 12.47　**胸腺非典型类癌。**可见肿瘤细胞巢显示特征性的中心坏死伴钙化

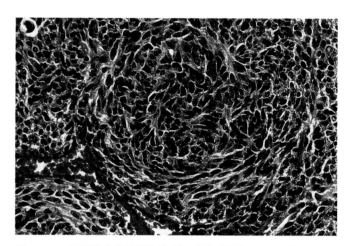

图 12.49　**胸腺类癌的梭形细胞型。**此肿瘤易与 A 型（梭形细胞）胸腺瘤混淆

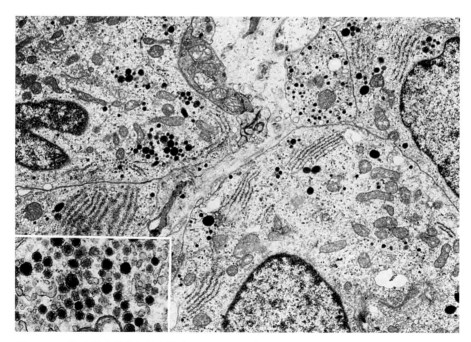

图 12.48　胸腺类癌的特征性电镜表现，可见区别于其他胸腺肿瘤的致密核心分泌颗粒。这些细胞还有明显的粗面内质网、高尔基器和散在的线粒体。插图显示了均一的、界膜包绕的、伴周围空晕的致密核心颗粒（×7 450；插图 ×25 270）

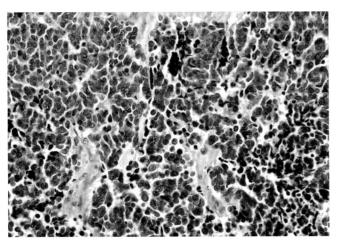

图 12.50 **胸腺小细胞癌**。可见这些肿瘤细胞染色质细腻、分散，核仁不明显，胞质稀少。可见坏死

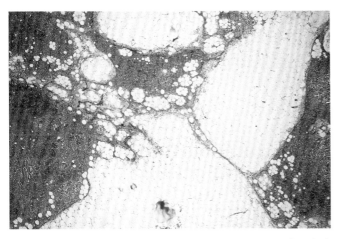

图 12.51 **胸腺脂肪瘤**。可见肿瘤由成熟脂肪和组织学正常的胸腺混合组成

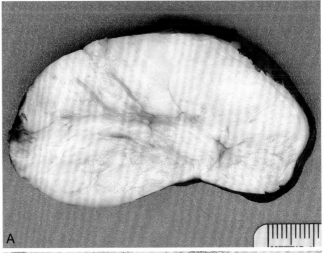

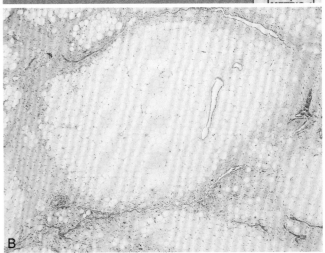

图 12.52 **A** 和 **B**，胸腺来源的高分化脂肪肉瘤 / 非典型性脂肪瘤样肿瘤。荧光原位杂交（FISH）检测显示 *MDM2* 扩增阳性

（例如神经母细胞瘤）都是神经内分泌癌，极个别的纵隔神经内分泌癌病例可起源于后纵隔而非胸腺[253]。

间质肿瘤和其他肿瘤

胸腺脂肪瘤（thymolipoma）是一种包膜完整的良性胸腺病变，体积可以很大，影像学上类似于心脏肿大或肺隔离症[254]。令人疑惑的是它是否属于真性肿瘤，已在1例病例中发现了脂肪瘤特异性染色体异常，表明它是胸腺脂肪组织的肿瘤[255]。大多数胸腺脂肪瘤病例无明显症状，但有显示个别病例与重症肌无力、再生障碍性贫血和 Graves 病相关的报道[256]。胸腺脂肪瘤的 CT 扫描和 MRI 表现有一定的特征性。大体上，胸腺脂肪瘤除了可见局部灰白色实性区域外，与脂肪瘤的外观一样。显微镜下，胸腺脂肪瘤可见成熟脂肪组织和不显著的胸腺组织以不同的比例混合存在（图 12.51）。后者的数量远远超过同龄人群的正常值。已有个别描述伴有肌样细胞[257]、纤维结缔组织（"胸腺纤维脂肪瘤"）[258]、血管（"胸腺血管脂肪瘤"）[259]、皮脂腺分化[260]甚至胸腺瘤和胸腺癌的病例报道[261]。

我们和其他学者见过一些低级别恶性间叶性肿瘤病例，它们似乎起源于胸腺间质，我们称之为**胸腺间质肉瘤**（thymic stromal sarcoma）。其显微镜下表现多样，但高分化脂肪肉瘤 / 非典型脂肪瘤样肿瘤是其主要成分（"胸腺脂肪肉瘤"）（图 12.52）[262]。

发生于胸腺的其他类型的间质肿瘤非常罕见，其中包括1例发生于婴儿的卡波西样血管内皮瘤[263]。

表现为明显的原发性胸腺肿块的**恶性黑色素瘤**（malignant melanoma）也有报道[264]。附带说明一下，肿瘤转移至胸腺极其罕见。

生殖细胞肿瘤

生殖细胞肿瘤（germ cell tumor）在纵隔肿瘤和囊肿中的比约为 20%。有关其肿瘤组织发生是有争议的，但大多数人支持其来自性腺外生殖细胞[265]。关于这一点必须指出，纵隔部位的生殖细胞肿瘤明确与胸腺有关，尽管胸腺中是否存在正常的生殖细胞尚未得到确凿证明，而且即使它们真的存在，其功能也仍然是个谜。生殖细胞肿瘤与胸腺有关联也有事实依据，当它们很小时，它们被完全包被于胸腺中。但是，它们在组织起源上与真正的胸腺瘤似乎没有关联，也不应该被打上胸腺瘤的烙印。尽管在没有后腹膜受累证据的情况下出现单一上纵隔转移瘤的可能性非常小，但任何一个纵隔生殖细胞肿瘤都有可能是睾丸或卵巢原发性肿瘤的转移，应评估这种可能性。

一些纵隔生殖细胞肿瘤病例与 Klinefelter 综合征有关。据估计，纵隔生殖细胞肿瘤患者发生这种综合征的概率是普通人群的 50 倍 [266]。

患者的性别与不同类型的纵隔生殖细胞肿瘤的发生率存在明确的关联。事实上，精原细胞瘤（生殖细胞瘤）只影响男性 [267]，我们还没有见过 1 例令人信服的女性病例。胚胎性癌、内胚窦瘤、畸胎瘤和绒毛膜癌都表现为男性多见，但毫无疑问，女性也可发生 [268-269]。

纵隔精原细胞瘤（seminoma）[生殖细胞瘤（germinoma）] 几乎总是发生在胸腺内，但如前所述，它们应被视为生殖细胞肿瘤，而不是真正的胸腺瘤（图12.53）。在光镜、免疫组织化学和超微结构等方面的形态学表现上，它们与发生于睾丸的对应肿瘤相似（图12.54 和 12.55）[267,270-271]。两者的共同组织学特征是出现特征性的肿瘤细胞，包括突出的核仁、透亮的胞质、清楚的胞膜、纤维性间隔以及明显的炎症浸润，包括淋巴细胞和肉芽肿性炎症混合存在，甚至有可能掩盖肿瘤的本质（图12.56）。纵隔的精原细胞瘤与睾丸的对应肿瘤相似，对各种细胞角蛋白经常呈阳性反应，但对低分子量细胞角蛋白（例如 CAM5.2）更为敏感 [272]。同时它们对 CD117（c-kit）染色呈阳性，这是一个危险的诊断陷阱，因为胸腺癌同样也呈阳性表达。它们对 OCT3/4 和

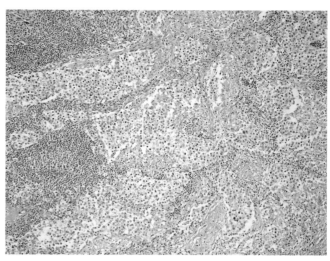

图 12.54　胸腺精原细胞瘤，表现为大细胞形成密集的巢状结构，周围被富含淋巴细胞的纤维间隔包绕

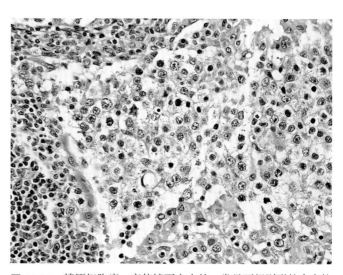

图 12.55　精原细胞瘤，高倍镜下突出的、常呈不规则形的多个核仁是其典型表现

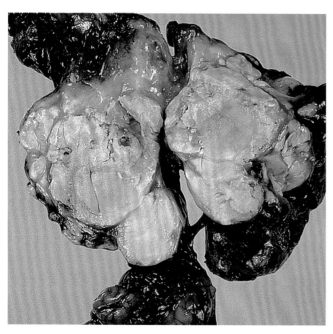

图 12.53　**胸腺精原细胞瘤**。可见肿瘤呈实性、均质状，伴有灶状坏死。周围可见残余胸腺组织

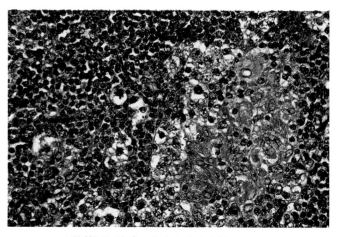

图 12.56　**胸腺精原细胞瘤**。伴发的肉芽肿样反应可以掩盖病变本质

SALL4 染色呈弥漫阳性有助于确诊[271-272]。纵隔精原细胞瘤在 p53 免疫染色谱以及 *KRAS* 和 *KIT* 的突变位点和类型方面与性腺相应的肿瘤稍有不同[273-274]。

纵隔精原细胞瘤的鉴别诊断包括胸腺瘤、胸腺癌和大细胞淋巴瘤。出现伴淋巴细胞和浆细胞浸润的纤维间隔、上皮样肉芽肿、大量生发中心、大量胞质糖原和不规则的丝球样核仁有助于精原细胞瘤的诊断。如前所述，免疫染色对鉴别诊断特别有帮助，精原细胞瘤不同于胸腺上皮性肿瘤和淋巴瘤之处是，精原细胞瘤会出现 OCT3/4 和 SALL4 特异性染色。精原细胞瘤有染色体 12p 异常，以 12p 扩增最为常见，进行 FISH 技术检测几乎总是呈阳性，有望成为又一个有用的诊断方法[271]。纵隔精原细胞瘤的最主要的治疗方式是联合化疗和放疗，通过这种方式治疗可让无病生存率接近 90%[275-276]。

纵隔**成熟性囊性畸胎瘤**（ mature cystic teratoma ）与精原细胞瘤一样，是成人最常见的纵隔生殖细胞肿瘤之一[269]，它在儿童纵隔生殖细胞肿瘤中占大多数[277]。成熟性囊性畸胎瘤通常在年轻时就出现临床症状，可以长得很大，形成一个明显的、轮廓清晰并常伴钙化的囊壁[278]。其切面主要呈囊性（图 12.57 ），常黏附于周围结构。如果有皮脂腺物质逸出，可随之形成明显的黄色肉芽肿性炎症反应。纵隔成熟性囊性畸胎瘤可累及气管支气管树并引发穿孔，导致患者咳出皮脂样物质和毛发。

显微镜下，纵隔成熟性囊性畸胎瘤表现与更为常见的卵巢成熟性囊性畸胎瘤表现相似。囊壁内衬复层鳞状上皮，含有皮脂腺和毛囊。其他常见的成分包括神经组织、胃肠道、软骨和呼吸道。胰腺组织在该部位特别常见[279]，可伴有胰岛细胞成分并导致低血糖。纵隔成熟性畸胎瘤完全切除后预后良好[280]。

纵隔**未成熟性畸胎瘤**（ immature teratoma ）的定义与其他部位的对应肿瘤一样，是一种与成熟性畸胎瘤相似、但也包含有未成熟的上皮、间质或神经成分而没有

胚胎癌成分的生殖细胞肿瘤。尽管少数报道表明其生物学行为在较大儿童和年轻人中更具有侵袭性，但由于报道的病例数太少，不足以评估其生物学行为[281]。纵隔未成熟性畸胎瘤应区别于畸胎癌（见下文）和成熟性囊性畸胎瘤（"体细胞"）恶性变，后者是一个非常罕见的事件，书中其他地方会有总结。

纵隔**胚胎性癌**（ embryonal carcinoma ）是一种侵袭性的、伴明显坏死的肿瘤。根据其概念，其显微镜下表现分化很差。其免疫组织化学上表达角蛋白、PLAP、OCT4、SALL4、CD30 和 CD57（ Leu7 ）。对于病理医师来说，非常重要的一点是，对于发生在纵隔的低分化恶性肿瘤，都要考虑到生殖细胞肿瘤的可能性，特别是在年轻男性患者，而不是自动将其归类为"未分化恶性肿瘤"的范畴；否则，患者可能会失去通过目前的化疗方案和外科手术治疗获得缓解或治愈的机会[282-283]。

纵隔**卵黄囊瘤**（ yolk sac tumor ）（又称为内胚窦瘤）可与其他生殖细胞成分混合存在，或作为一种（更罕见）单一成分肿瘤（图 12.58 ）[268,284]。卵黄囊瘤是发生于小于 15 岁患者的、第二常见的纵隔生殖细胞肿瘤。卵黄囊瘤发生在纵隔比发生在睾丸更为常见[285]。纵隔卵黄囊瘤可有显著的梭形细胞特征[286]，可包含肝样成分[287]，或在相邻的非肿瘤性胸腺组织中发生继发性多房性囊性变。免疫组织化学染色，OCT4⁻ 和 SALL4⁺ 有助于确诊纵隔卵黄囊瘤，尤其是同时伴有甲胎蛋白和 glypican-3 阳性的病例[288-289]。手术联合化疗可改善单纯性卵黄囊瘤的预后[283]。

纵隔**畸胎癌**（ teratocarcinoma ）是一个古老的术语，用于描述那些具有胚胎性癌和畸胎瘤［成熟和（或）未成熟］两种成分的混合性生殖细胞肿瘤，大约占所有纵隔生殖细胞肿瘤的 5%。大体上，纵隔畸胎癌可见出血和坏死区（图 12.59 ）。显微镜下，胚胎性癌的区域与主要为成熟性畸胎瘤的区域相间出现。

纵隔**绒毛膜癌**（ choriocarcinoma ）大多见于 21～30 岁的患者[290]。常伴发男性乳腺发育，伴有不同程度的血清

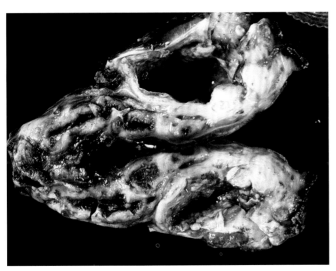

图 12.57 **伴有显著囊性成分的成熟性囊性畸胎瘤**。可见肿瘤内含有大量胰腺组织，其中一些呈重度炎症改变

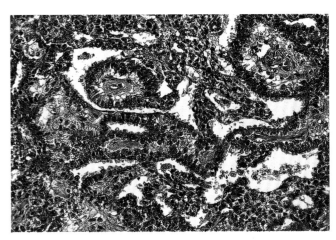

图 12.58 纵隔卵黄囊瘤，可见高分化的 Schiller-Duval 小体

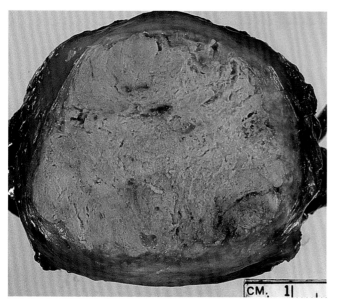

图 12.59　纵隔混合性生殖细胞肿瘤，由胚胎性癌和大范围坏死的畸胎瘤（畸胎癌）构成

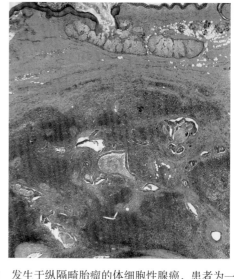

图 12.60　发生于纵隔畸胎瘤的体细胞性腺癌，患者为一位伴有胸痛和肩痛的 25 岁男性

绒毛膜促性腺激素（hCG）水平升高。纵隔绒毛膜癌的预后极差。多例尸体解剖证实，在双侧睾丸连续切片未发现异常的患者其纵隔发了原发性绒毛膜癌，这一事实已被普遍接受。但必须要强调的是，相对于其他类型的生殖细胞肿瘤，绒毛膜癌更可能存在隐匿性睾丸原发性病灶，因为绒毛膜癌容易在瘤体非常小时就发生转移，甚至在转移发生时出现原发瘤的消退（"燃尽"）。然而，这种区别的意义主要是学术上的，因为无论隐匿的睾丸肿瘤是否被发现，治疗（全身化疗）方式和预后都差不多。胎盘部位滋养细胞肿瘤是另一种显示滋养细胞分化的纵隔生殖细胞肿瘤，见于 1 例畸胎瘤切除术后 2 年的 14 岁男孩[291]。

与在其他性腺外部位和性腺部位一样，各种类型的生殖细胞肿瘤混合存在很常见[269]。这类肿瘤统称为混合性生殖细胞肿瘤，准确报告其各种组分非常重要[292]。

无论何种组织学类型，无论是原发或转移，在 80% 以上的生殖细胞肿瘤都可以见到的一种细胞遗传学畸变是出现 i(12p)，即 12p 获得，通常是以等臂染色体的形式存在[293]。这种确定形式的畸变有很大的诊断价值，可以通过 FISH 技术在福尔马林固定的石蜡包埋材料上进行检测[294]。

作为一个整体，纵隔非精原细胞瘤性生殖细胞肿瘤对化疗和手术的联合治疗反应相当好，长期存活率约为 50%[282-283]。肿瘤分期、治疗反应和术后血清肿瘤标志物的升高等是重要的预后指标[283]。

体细胞型恶性肿瘤是纵隔非精原细胞瘤性生殖细胞肿瘤偶尔会发生的、特别凶险的并发症。常见的有腺癌（图 12.60）、神经内分泌肿瘤、血管肉瘤、恶性外周神经鞘膜瘤（MPNST）和横纹肌肉瘤[295-296]。纵隔生殖细胞肿瘤似乎比性腺肿瘤更易出现这些并发症，这些情况常见

于成年男性，通常与化疗后肿瘤复发有关[297]。这种并发症的预后不良是因为体细胞型恶性肿瘤与一般的生殖细胞肿瘤不同，对生殖细胞型化疗方案无反应[298]。

尽管非常罕见，但有确切的文献记载，生殖细胞肿瘤还可以发生克隆相关性血液系统肿瘤，从发病机制上说这可以被视为上述现象的另一个实证[299-300]。它们可以表现为急性白血病或系统性肥大细胞疾病，可以在诊断生殖细胞肿瘤的同时或一年内出现，尤其常见于含有卵黄囊成分的肿瘤[301]。在这些肿瘤性造血成分中已检测到的 i(12p) 表明，这些细胞与生殖细胞肿瘤有克隆关联，而非治疗引起的原发于宿主骨髓的恶性肿瘤。

恶性淋巴瘤

恶性淋巴瘤（malignant lymphoma）可表现为前、上或中纵隔肿块，这也是其在不同部位发生率的顺序。恶性淋巴瘤是中纵隔最常见的原发性肿瘤。纵隔区域出现恶性淋巴瘤，既可以是其他部位播散而来的，也可以是纵隔原发的。根据临床和影像学学特征可以得出怀疑性诊断，有时可以通过针吸活检或粗针穿刺活检来证实诊断，包括超声引导下经支气管活检（EBUS）等方法[302]。然而，大量的病例必须通过外科手术切取活检才能明确诊断和分类[303]。以原发性纵隔肿瘤为表现的恶性淋巴瘤主要分为下述四大类。第 37 章将讨论这些淋巴瘤的一般特征，这里只涉及与纵隔位置有关的部分。

经典霍奇金淋巴瘤

纵隔霍奇金淋巴瘤（Hodgkin lymphoma）主要累及胸腺、纵隔淋巴结或两者均受累[304]。患者大多为年轻成人，女性多见。纵隔霍奇金淋巴瘤可能伴有局部压迫症状（呼吸困难、咳嗽、胸痛），或为胸部 X 线或 CT 检查

中的偶然发现。伴发重症肌无力[305]和红细胞增生低下[306]的胸腺霍奇金淋巴瘤病例非常罕见。纵隔原发性霍奇金淋巴瘤几乎总是结节硬化型的。如果纵隔淋巴结受累，其大体和显微镜下表现与其他部位的相似。如果胸腺受累，其通常表现为境界清楚的结节，有时被厚的包膜围绕，与胸腺瘤非常相似。其结节可以是多发的（真正的胸腺瘤非常罕见的形态），残留的胸腺组织易于识别。其质地较硬，切面呈模糊或清晰的结节状（图12.61）。瘤体中可发现大小不等的、含有透明或黏稠液体的囊肿，这种情况并不少见。偶尔，整个病灶的大体外观与良性胸腺囊肿无法区分[307]，前已述及，胸腺上皮的囊性和增生性反应可形成多房型胸腺囊肿[48]。

低倍镜下，纵隔霍奇金淋巴瘤的表现与真正的胸腺瘤的表现很相似，表现为由纤维带包绕的细胞性结节。然而，在胸腺瘤中，纤维带和肿瘤细胞结节之间的分界更加清晰，结节的轮廓往往形成一定的夹角而不是

呈圆形（图12.62）。霍奇金淋巴瘤的浸润细胞是多样性的，包括淋巴细胞、浆细胞、嗜酸性粒细胞、组织细胞和诊断性细胞，即Reed-Sternberg细胞及其单核变异体和陷窝细胞（图12.63）。这些细胞通常与内衬上皮的囊肿、Hassall小体和散在分布的胸腺上皮细胞关系密切（图12.64）。这种特征导致其在很久以前被误认为是"肉芽肿性"胸腺瘤[308]。胸腺是唯一经常发生霍奇金淋巴瘤的淋巴结外器官，并且Reed-Sternberg细胞和其他淋巴样细胞与胸腺上皮关系密切，这些事实可能提示了一种值得探讨的发病机制。CD15、CD30和角蛋白免疫组织化学染色可以分别清楚地显示出其肿瘤性淋巴细胞和反应性上皮成分。另一种可导致混淆的生长方式是，这些细胞密集排列成相当单一的细胞群，常围绕在坏死灶周围（"合体型"霍奇金淋巴瘤，见第37章）。这些病灶可以与非霍奇金淋巴瘤、生殖细胞肿瘤和癌相似。相反，有些病灶，尤其是在周边区，可能仅显示非特异性慢性炎和纤维化，易被误诊为硬化性纵隔炎。有时其病变伴有淋巴滤泡形成和显著的生发中心，导致其被误诊为Castleman病。在

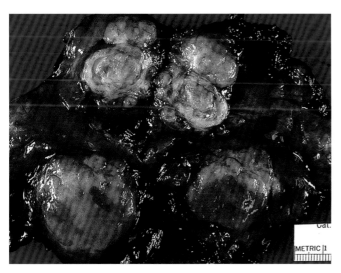

图12.61 胸腺结节硬化型霍奇金淋巴瘤的切面，可见受累胸腺呈特征性的多结节状

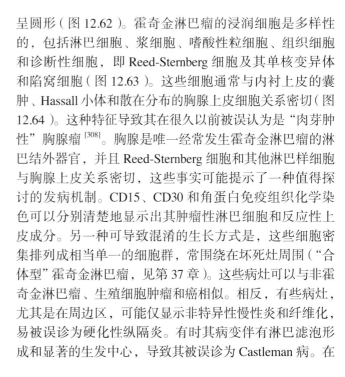

图12.63 胸腺霍奇金淋巴瘤高倍镜观，可见大量陷窝细胞

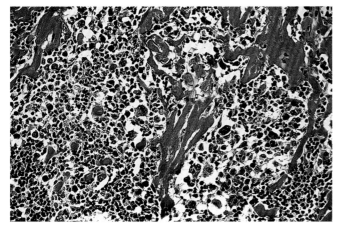

图12.62 胸腺结节硬化型霍奇金淋巴瘤。注意，病变的结节特征，显著的结节内和结节间纤维化以及浸润成分的多样性

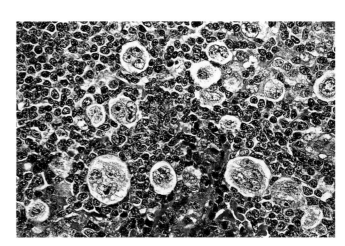
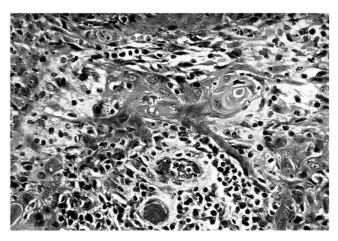

图12.64 胸腺霍奇金淋巴瘤，可见伴有陷入胸腺上皮的反应性增生，类似于鳞状亚型的胸腺癌

这些情况下，如果影像学上强烈提示为恶性肿瘤，应该从更中心的区域再进行一次活检。纵隔霍奇金淋巴瘤纤维化的鉴别诊断要点是，除了较宽的纤维束外，它还表现为精细的纤维网，包绕小团状甚至单个细胞，因而导致结节的边界比较模糊。这种特征也可见于大细胞淋巴瘤，但不是胸腺瘤的特征。

无论单独累及胸腺、纵隔淋巴结还是两者同时受累，纵隔霍奇金淋巴瘤的预后大致相仿。在没有锁骨上淋巴结受累的情况下，病变很少出现横膈下方播散。

纵隔霍奇金淋巴瘤的主要治疗方式通常是化疗和放疗联合进行，尽管偶尔有病例采取了单独放疗或单独化疗[309]。有时，治疗后可出现前面讨论过的多房型胸腺囊肿，很像肿瘤复发[310]。胸腺增生是治疗的另一个并发症，也可像病变复发[311]。

淋巴母细胞性淋巴瘤

胸腺**淋巴母细胞性淋巴瘤**（lymphoblastic lymphoma）主要发生在儿童和年轻成人，特别好发于胸腺区域[312]。它们通常是未成熟（前体）T 细胞型，也会出现其他类型，包括前体 B 细胞和自然杀伤细胞[313-314]。其典型表现包括青少年患者纵隔受压引起的各种症状，有时需要进行紧急放疗。男性患者比女性患者更常见。病变通常局限于横膈以上，大多累及颈部、锁骨上和腋窝淋巴结，但外周血和骨髓也可受累（见下文）。大体上，淋巴母细胞性淋巴瘤一般为实性肿瘤，质软，无包膜。病变早期常保留胸腺的外形。显微镜下，可见浸润性病变累及胸腺实质，可与富于淋巴细胞性（B1 型）胸腺瘤混淆。然而，其淋巴细胞具有非典型性，染色质非常细腻，核扭曲多见（因此，过去的用的术语为曲核细胞淋巴瘤），出现大量的核分裂象以及同样多的坏死细胞（图 12.65）。这种"急变性"表现与急性淋巴细胞白血病细胞无法区分，也就是说，这两种病变过程的区别比较主观，并且主要是依据病变部位做出诊断。胸腺淋巴母细胞性淋巴瘤病变

通常蔓延到胸腺周围脂肪组织，血管壁也经常受到侵犯（图 12.66）。当见到淋巴瘤细胞蔓延和浸润所残留胸腺小叶和 Hassall 小体时，不要误以为是胸腺瘤的证据（图12.67）。还应记住，真正的儿童胸腺瘤极其罕见。胸腺淋巴母细胞性淋巴瘤也可见纤维化和多房型胸腺囊肿形成，但明显不如霍奇金淋巴瘤常见。偶尔，可见散在的嗜酸性粒细胞，我们还见过 1 例伴有局灶性肉芽肿反应的病例。坏死可以非常广泛，可能是自发性的，也可能是由放疗或类固醇治疗引起的。大片坏死乃至于整个活检可能只见到坏死的淋巴瘤组织，在这种情况下，如果临床和影像学特征一致，依然可以怀疑为淋巴母细胞性淋巴瘤，应该再进行一次活检。

少数胸腺淋巴母细胞性淋巴瘤显然是由富于淋巴细胞性（B1 型）胸腺瘤的淋巴细胞成分发展而来的[315]。

原发性纵隔（胸腺）大 B 细胞淋巴瘤

原发性纵隔（胸腺）大 B 细胞淋巴瘤［primary mediastinal (thymic) large B-cell lymphoma］是一种具有独特临床和生物学特征的弥漫性大 B 细胞淋巴瘤。它起

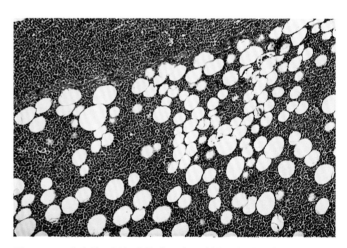

图 12.66　胸腺淋巴母细胞性淋巴瘤，弥漫浸润纵隔脂肪

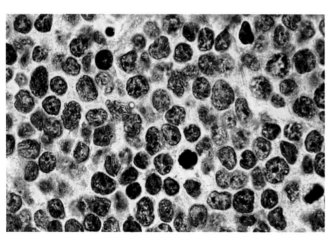

图 12.65　胸腺淋巴母细胞性淋巴瘤的高倍镜观，可见其肿瘤细胞的核膜卷曲状态

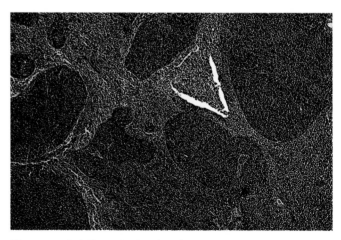

图 12.67　胸腺淋巴母细胞性淋巴瘤，浸润并蔓延至胸腺小叶

源于胸腺，表现为巨大的、局部侵袭性前纵隔疾病，无骨髓侵犯，淋巴结病变局限于邻近的颈部和胸部。大多数患者是年轻成年女性，常表现为上腔静脉综合征[316]。大体上，原发性纵隔（胸腺）大 B 细胞淋巴瘤可显示明显的侵袭性特征，常蔓延至心包、胸膜、肺、胸骨和胸壁[317]。它们大多质地较硬且比较一致，坏死灶常见（图 12.68）。显微镜下，其显著的特征是：宽广的带状纤维化区域分隔肿瘤细胞呈区块状（图 12.69），与上皮性、生殖细胞性或神经内分泌肿瘤的显微镜下表现相似。原发性纵隔（胸腺）大 B 细胞淋巴瘤常发生误诊的

其他原因包括：血管周围淋巴细胞聚集（可能被误以为是胸腺瘤的血管周围间隙）（图 12.70），福尔马林固定引起的胞质透明假象（使用 B5 或 Zenker 固定剂固定则不会出现）被误以为是精原细胞（图 12.71），大量存在的反应性 T 细胞；菊形团样结构被误以为是胸腺瘤和胸腺癌[318]，以及陷入的胸腺上皮细胞[319]。

支持诊断原发性纵隔（胸腺）大 B 细胞淋巴瘤的表现包括：肿瘤细胞有大的、空泡状、不规则形细胞核（锯齿状、肾形、多叶）；胸膜内和胸膜周围脂肪累及；侵犯血管壁、胸膜或肺组织；纤维化表现不仅有宽带状玻璃样变的形式，也表现为纤细的网状纤维化，其间网罗单个细胞[317,320]。在有些病例中，其细胞的多形性极其明显[321]。罕见情况下，其肿瘤细胞类似于生发中心细胞。根据细针吸取物可做出疑似诊断。CD45 和 B 细胞抗原（例如 CD20）的免疫组织化学染色总是呈阳性体现了其 B 细胞本质。接近 70% 的病例也表达 CD30，但其强度和分布方式常不一致[322]。CD23 也是一个有助于诊断的标志物，在 70% 的纵隔大 B 细胞淋巴瘤中表达，但在其他部位的

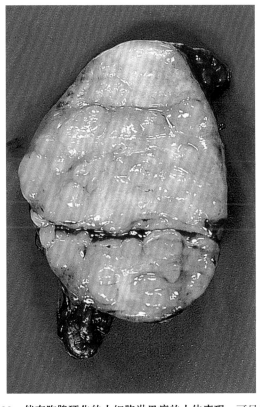

图 12.68　伴有胸腺硬化的大细胞淋巴瘤的大体表现。 可见纤维带将肿瘤分隔成结节状，其外观与霍奇金淋巴瘤的差别不明显

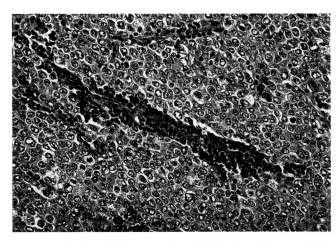

图 12.70　原发性纵隔（胸腺）大 B 细胞淋巴瘤， 其中可见非肿瘤性小淋巴细胞形成血管周围袖套状浸润，不要与胸腺瘤的血管周围间隙混淆

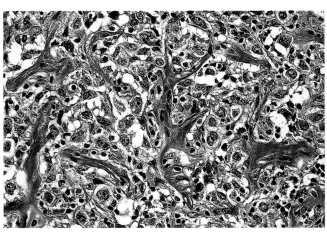

图 12.69　原发性纵隔（胸腺）大 B 细胞淋巴瘤，伴有显著纤维化和结节形成

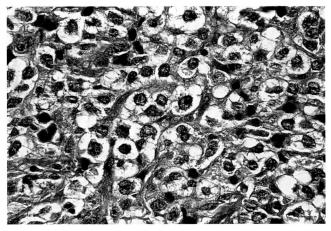

图 12.71　1 例福尔马林固定的原发性纵隔（胸腺）大 B 细胞淋巴瘤，可见胞质透明的人工假象

大 B 细胞淋巴瘤中阳性率不到 15%[323]。原发性纵隔（胸腺）大 B 细胞淋巴瘤也不同程度地表达 BCL6 和 CD10，表明其与起源于生发中心细胞的大 B 细胞淋巴瘤有表型重叠[324]。原发性纵隔（胸腺）大 B 细胞淋巴瘤的形态学、免疫组织化学和分子生物学特征与其他部位的大 B 细胞淋巴瘤有显著差异[325]。有人认为，它代表了一种不同类型的淋巴瘤，可能起源于一种胸腺内淋巴细胞亚型（"小行星 B 细胞"），MAL（位于富含糖脂的膜微域内的一种整合膜蛋白，称为脂筏）是其一种独特分子标志物[326]。不同于其他弥漫性大 B 细胞淋巴瘤，原发性纵隔（胸腺）大 B 细胞淋巴瘤很少表现为 BCL2 或 BCL6 基因重排[327]。其常见的遗传学改变是 9p24（包括 JAK2、PDL1 和 PDL2 位点）和 2P15（包括 REL 和 BCL11A 位点）扩增[328-330]。JAC/STAT 信号通路抑制剂 SOCS1 的失活突变见于约一半的病例，可导致 STAT 活化[331]。此外，核转录因子 κB（NFκB）通路也被激活，但其发病机制尚不清楚[332]。

应当记住，在年轻女性，如果临床和显微镜下考虑恶性纵隔肿瘤，当其鉴别诊断包括恶性胸腺瘤、精原细胞瘤（生殖细胞肿瘤）和原发性纵隔（胸腺）大 B 细胞淋巴瘤时，在大多数病例中正确的诊断为后者。

当原发性纵隔（胸腺）大 B 细胞淋巴瘤刚开始出现症状时，其病变通常局限于胸腔内区域。此时其一般对放疗和联合化疗（包括利妥昔单抗）的反应很好[316]，但在一些情况下，其可在胸腔内复发并扩散到其他部位，包括周围淋巴结和中枢神经系统[333]。令我们印象深刻的是，复发病例中肾受累的比例非常高[317]，可能有类似于黏膜相关性淋巴组织（mucosa-associated lymphoid tissue，MALT）淋巴瘤"归巢"假说的机制在发挥作用。

边缘区 B 细胞淋巴瘤

近年来，越来越多的文献报道了累及胸腺的**边缘区 B 细胞淋巴瘤（marginal zone B-cell lymphoma）**病例，尤其是在亚洲国家[334]。女性明显易发，许多患者有干燥综合征[335]或类风湿性关节炎[336]病史。在一些病例还可见到淋巴结[337]或胃受累[338]。

显微镜下，这种肿瘤主要由小淋巴细胞构成，伴有不同程度的单核细胞和浆细胞混合（图 12.72）。常有明显的淋巴上皮病变，可伴有囊性变[334]。事实上，在其他方面都典型的胸腺淋巴组织增生（胶原 - 血管病相关的类型）背景中，发现成片的生发中心 B 细胞破坏细胞角蛋白阳性的髓质上皮网，应提示淋巴瘤的可能性，即使可能需要进行分子检测来证实诊断[339]。

值得注意的是，大多数 MALT 型胸腺淋巴瘤表达 IgA 表型（与在其他部位观察到的 IgM 表型形成鲜明对比），缺乏其他部位 MALT 型淋巴瘤中所描述的 API2-MALT1 基因融合和 IgH 相关的异常[334]。相反，它们经常出现染色体异常，包括 3 号染色体三体，这是在唾液腺和甲状腺中发生的与自身免疫相关的 MALT 淋巴瘤的特征[340]。其临床经过通常呈惰性；然而，正如发生于其

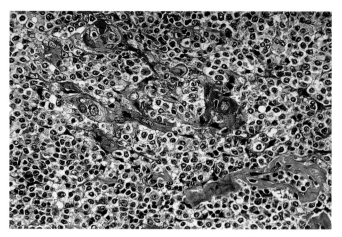

图 12.72　累及胸腺的边缘区恶性淋巴瘤。可见肿瘤细胞包绕 Hassall 小体并使其扭曲变形（Courtesy of Dr John Chan, Hong Kong.）

他部位的边缘区 B 细胞淋巴瘤一样，其也可能向大细胞淋巴瘤转化[341]。

其他淋巴造血系统疾病

纵隔可以见到各种类型的**复合型淋巴瘤（composite lymphoma）**。我们看到过的一种异常高发的类型是由大 B 细胞淋巴瘤与硬化性和结节硬化性霍奇金淋巴瘤混合构成的，其中每个组分均显示独特的表型。这两种类型的淋巴瘤可以同时出现，可以表现为同一肿块内的两个不同区域，也可表现为肿块内的所有肿瘤细胞均呈过渡性特征（即所谓的纵隔灰区淋巴瘤，现在称为无法分类的、具有弥漫大 B 细胞淋巴瘤和经典霍奇金淋巴瘤中间特征的 B 细胞淋巴瘤）；它们可以先后出现，即原发性肿瘤的类型与复发性肿瘤的类型不同[342-343]。这两种淋巴瘤相伴发生的频度、观察到的两种成分的融合以及它们所共有的一些临床病理特征（偏爱年轻女性，倾向于诱发硬化）表明，两者在组织发生和发病基础上有关联。支持这一假说的证据来自对 1 例这样的复合病例进行的分子研究，其结果提示这两种肿瘤来源于共同的前体，第二次分子事件形成了具有克隆相关性的两种不同淋巴瘤[344]。此外，与传统的大 B 细胞淋巴瘤相比，纵隔大 B 细胞淋巴瘤与经典霍奇金淋巴瘤在基因表达谱方面有更多的相似性，包括 B 细胞受体信号通路的下调以及细胞因子通路组分、TNF 家族成员和细胞外基质成分的高表达[325,345]。这些发现有助于解释这种复合型淋巴瘤的成因。

纵隔**间变性大细胞淋巴瘤（anaplastic large cell lymphoma）**可表现为原发性纵隔肿块[346-347]。其主要诊断标准与淋巴结和其他部位的对应肿瘤相同（见第 37 章）。

纵隔**髓系肉瘤（myeloid sarcoma）**（绿色瘤、粒细胞肉瘤、髓外髓系肿瘤）也可表现为纵隔肿块，显微镜下易被误诊为恶性淋巴瘤[348-349]。与其他部位的髓系肉瘤一样（见第 39 章），它们可单独发生或同时伴有白血病[350]。

纵隔**浆细胞瘤（plasmacytoma）**已有报道，可在多发性骨髓瘤发病之前表现为纵隔肿块[351]。

Castleman 病（Castleman disease）（巨大淋巴结增生）特别好发于纵隔，在第 37 章进行更详细讨论。在 Castleman 病被认为是独立疾病之前，常常与胸腺瘤混淆。部分原因是因为 Castleman 病透明血管亚型的特征性改变是玻璃样变的生发中心，后者常常被误认为是 Hassall 小体[352]。Castleman 病通常累及纵隔淋巴结，罕见情况下，可位于胸腺内[79]。手术切除 Castleman 病透明血管型（这是迄今为止最常见的）的孤立性肿块可以治愈[353]。

纵隔髓外造血（extramedullary hematopoiesis）可表现为一个大的、孤立性纵隔肿块，通常位于脊柱旁。大多数患者的原发疾病是遗传性球形红细胞增多症或地中海贫血，镰状细胞病也有报道[354-355]。髓脂肪瘤的病变是一种组织学上与其病变相似的疾病，但通常缺乏血液系统障碍的背景[356]。

纵隔滤泡树突状细胞肿瘤（follicular dendritic cell tumor）可表现为由淋巴结或胸腺发生的原发性纵隔肿块，并可发生在 Castleman 病的基础上[357]（图 12.73）。鉴于其肿瘤细胞与淋巴系统的功能关系，滤泡树突状细胞肿瘤被纳入本节，但其生物学行为和对治疗的反应更符合肉瘤。值得注意的是，有 1 例伴有重症肌无力的病例[358]。由于其位置的原因，滤泡树突状细胞肿瘤的主要鉴别诊断是 B 型胸腺瘤。这在 HE 水平上可能非常困难，

但它们的免疫组织化学特征是非常不同的[357]。

神经源性肿瘤

纵隔神经源性肿瘤在成人和儿童后纵隔肿瘤中的占比都很高，它们也可出现在其他纵隔分区中。神经源性肿瘤分为交感神经肿瘤和周围神经肿瘤两大类。年龄与肿瘤的相对发生率存在一定的相关性[359]。在一项有 160 例神经源性肿瘤患者的研究中，大多数 10 岁以下的患者的肿瘤属于交感神经肿瘤范畴，所有年龄小于 1 岁的患者的神经源性肿瘤均为神经母细胞瘤或节细胞神经母细胞瘤[360]。大多数节细胞神经瘤、副节瘤和神经鞘源性肿瘤都见于 20 岁以上患者。影像学上，大多数交感神经肿瘤呈细长的锥形，而神经鞘起源的良性肿瘤呈圆形且其界限清楚。

交感神经系统肿瘤

交感神经系统肿瘤的一般特征在书中其他地方讨论。这类肿瘤发生在纵隔和腹膜后（特别是肾上腺）的主要区别是：前者的分化较成熟。纵隔发生的**神经母细胞瘤（neuroblastoma）**非常罕见，可表现为浸润性肿块，可见坏死和钙化，通常发生在后纵隔中上部位，患者几乎都是儿童，偶尔有例外[361]。儿童纵隔肿瘤大多是**节细胞神经母细胞瘤（ganglioneuroblastoma）**，属于分化程度中等的肿瘤，与分化性神经母细胞瘤和未成熟节细胞神经瘤有关[362]。大体上，它的界限往往比神经母细胞瘤的界限更清楚，有时会被成形良好的包膜围绕。值得一提的是，有些神经母细胞瘤和节细胞神经母细胞瘤位于前上纵隔（与胸腺关系密切），而不是通常所见的后纵隔[363]。令人奇怪的是，其中一些病例伴有抗利尿激素异常分泌（图 12.74）[364]。还有一些病例起源于纵隔生殖细胞肿瘤[365]；胸腺瘤出现节细胞神经母细胞瘤样分化的病例也有报道[366]。

纵隔节细胞神经瘤（ganglioneuroma）发生在年龄较大的儿童和成人，是三种肿瘤中最常见的[359]。大体上，节细胞神经瘤形成光滑、包膜完整的肿块，通常位于后

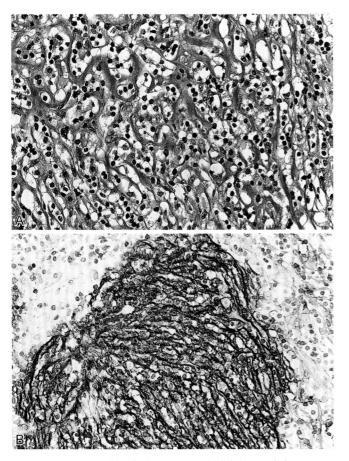

图 12.73 **A** 和 **B**，纵隔树突状滤泡细胞肿瘤的 HE 染色和 CD21 免疫染色表现。可见有大量导致双相模式的非肿瘤性淋巴细胞，易被误诊为胸腺瘤

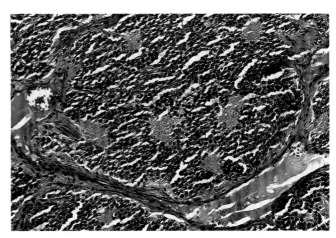

图 12.74 1 例伴明显菊形团结构的神经母细胞瘤成人病例。这些肿瘤可伴有 ADH 的异常分泌

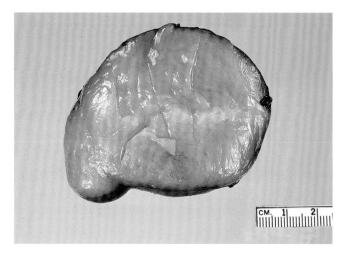

图 12.75　**纵隔节细胞神经瘤**。可见肿瘤呈实性、灰黄色和均质状

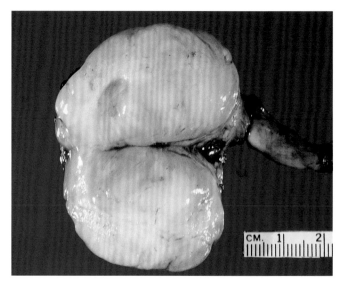

图 12.76　**纵隔神经纤维瘤**。可见此肿瘤与一个大的神经干相连

纵隔。其质地较软，切面呈淡黄色，可伴有囊性区域和脂肪变性，但一般不会有新鲜坏死（图 12.75）。显微镜下，节细胞神经瘤表现为成熟的神经节细胞和梭形细胞混合，梭形细胞既可以看做是施万细胞，也可以看做是星形细胞。神经节细胞可能有多个细胞核，通常排列成团。常可见灶状聚集的淋巴细胞，不应与节细胞神经母细胞瘤的未成熟细胞混淆。这些肿瘤可以多发，可以发生在不同的位置并具有不同的分化程度。

　　纵隔交感神经系统肿瘤患者的生存率与肿瘤的分化程度直接相关。如前所述，胸腔内的肿瘤往往比腹膜后（特别是肾上腺）的同类肿瘤分化好，这或许能解释为什么其总体预后较好[367-368]。胸内神经母细胞瘤可以发生中枢神经系统复发[369]。所有节细胞神经瘤可通过完整切除瘤体而治愈，但胸内肿瘤的疗效要差一些[368]。同时含有两种成分的节细胞神经母细胞瘤患者的预后有些不可预测，但大多数情况下可以治愈[362]。同预期的一致，神经母细胞瘤是预后最差的一组。

周围神经肿瘤

　　周围神经肿瘤这类肿瘤的三个主要成员是**神经鞘瘤**（**schwannoma**）、**神经纤维瘤**（**neurofibroma**）和**恶性外周神经鞘膜瘤**（**malignant peripheral nerve sheath tumor, MPNST**）（图 12.76）[360,370]。在第 41 章中会讨论这些肿瘤的一般特征。值得注意的是，尽管大多数其他部位的神经纤维瘤是一种无包膜肿瘤，纵隔的神经纤维瘤通常是被一个完整的纤维包膜所包绕，这可能是因为它在这个部位可以长得很大所致。因此，包膜不能作为鉴别这两种良性周围神经肿瘤的一个特征。这些肿瘤的另一个共同特征（可能也是它们有时体积过大的结果）是出现高频度的退行性变，例如脂肪变性、出血和囊性变。有些可能完全退变成囊性的而导致诊断困难。神经鞘瘤可显示明显的囊性变和其他退行性变，这些被描述为"老化"，即假定肿瘤已经存在很长一段时间了。事实上，大多数良

性周围神经鞘膜肿瘤是无症状的，是在影像学检查中偶然被发现。有些神经鞘瘤可以显示细胞非常丰富，有一定程度的细胞多形性和核分裂象，易与肉瘤混淆[371-372]。神经鞘瘤（包括富细胞变异型）和神经纤维瘤的预后良好，在所有病例进行手术切除几乎都可以治愈。

　　纵隔 MPNST 可以是原发性的，更常见的是起源于神经纤维瘤病 1 型[373]。显微镜下，在神经纤维瘤恶性转化的初始阶段，这种变化可能勉强可辨，唯一的提示是细胞数量轻微增加；到明显的恶变阶段时，其肿瘤细胞变得怪异，难以判断这个恶性肿瘤是否起源于先前存在的神经纤维瘤。在这种情况下，既往活检曾经诊断为神经纤维瘤病或出现其他部位神经纤维瘤都可提示诊断。

　　有些纵隔 MPNST 伴有腺体分化或横纹肌母细胞样特征的区域（所谓的"蝾螈瘤"）。这种肿瘤的预后较差，似乎与切除状况、肿瘤大小和肿瘤分级有关。

其他神经源性肿瘤

　　罕见情况下，两种中枢神经系统相关的肿瘤可以原发于纵隔（通常是后纵隔），分别是室管膜瘤[374]和脑膜瘤[375]。后者可能起源于星状神经节，与神经束膜瘤密切相关甚至有时无法区分。

副神经节肿瘤

　　大多数纵隔**副神经节瘤**（**paraganglioma**）与主-肺动脉旁神经节相关，因此发生在前上纵隔，靠近心脏的底部（图 12.77）。另一些纵隔副神经节瘤则起源于纵隔主动脉交感神经节，沿后方肋脊沟生长。形态学上，纵隔副神经节瘤与其他部位（例如颈动脉体）的副神经节瘤相似（见第 29 章）。在有些纵隔副神经节瘤病例可见色素（黑色素）[376]。大多数纵隔副神经节瘤是无功能的。有些纵隔副神经节瘤（特别是与交感神经系统有关的）可导致高血压，有时被称为肾上腺外嗜铬细胞瘤。然而，无论

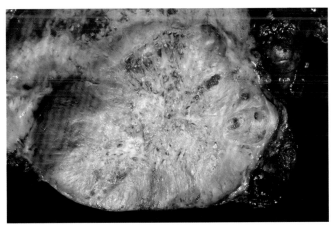

图 12.77 **纵隔副神经节瘤**。可见肿瘤境界清楚，质地坚实，切面呈黄褐色，可见模糊的分叶状结构，无典型胸腺瘤可见的结缔组织间隔（Courtesy of Dr. J. Carvalho, Minneapolis, MN.）

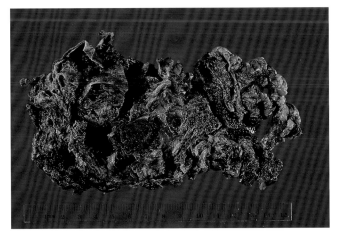

图 12.78 **纵隔血管瘤**。可见肿瘤由巨大而扭曲的血管形成

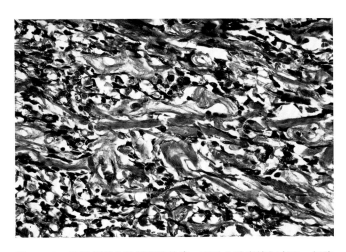

图 12.79 **纵隔的孤立性纤维性肿瘤**。可见此肿瘤特征表现，细胞丰富区与细胞稀少区交替出现

是否有功能，发生于肾上腺髓质的副神经节瘤都可以保留使用嗜铬细胞瘤这个名称，关于这一点已经达成共识。

有些纵隔副神经节瘤是 Carney 三联征的表现之一，还伴有肺错构瘤和恶性胃肠道间质肿瘤（GIST）[377]。

传统上，纵隔副神经节瘤被认为是良性肿瘤。然而，一项关键性的针对 35 例纵隔副神经节瘤病例进行的长期随访研究显示，其中有 16 例（46%）具有侵袭行为，导致病情加重，甚至死亡[378]。有关纵隔副神经节瘤的后续报道证实了这些发现[379]。

间叶性肿瘤

发生于胸腺外纵隔软组织的肿瘤病例尽管总数极少，却种类繁多[380]。

纵隔**脂肪瘤（lipoma）**是纵隔最常见的良性间叶性肿瘤之一。其通常体积很大，位于横膈上方，偶尔可延伸到双侧胸膜腔，使其完全切除有一定困难。缺乏胸腺组织是纵隔脂肪瘤不同于胸腺脂肪瘤之处。其鉴别诊断还包括脂肪瘤病，后者是成熟脂肪组织发生的弥漫性积聚，可能与肥胖、库欣病或类固醇治疗有关[381]，在影像学上可导致气管变形成"刀鞘"状。

纵隔的其他良性脂肪组织肿瘤包括脂肪母细胞瘤和婴儿脂肪母细胞瘤病[382]、冬眠瘤[383]、血管脂肪瘤[384]和血管平滑肌脂肪瘤[385]。

淋巴管瘤（lymphangioma）是另一种常见的纵隔肿瘤。大多数病例见于儿童的前上纵隔，常连续蔓延至颈部[386]。淋巴管肌瘤和淋巴管肌瘤病仅发生于女性，两者的区别取决于其局限性生长还是浸润性生长。本病属于 PEComa 家族，会在其他地方讨论（见第 10 章和第 41 章）。

纵隔**血管瘤（hemangioma）**在成人通常呈海绵状（图 12.78）[387]。显微镜下，纵隔血管瘤是由少量衬覆内皮细胞的、薄壁间隔的扩张血管组成。可见局灶血栓形成、钙化和胆固醇性肉芽肿。纵隔血管瘤切除治疗通常可治愈。在儿童，纵隔血管瘤可显示细胞非常丰富（良

性血管内皮瘤）[388]。纵隔还可见到血管球瘤，其中有些具有非典型性[389]。纵隔血管周细胞瘤也有报道，但大多数位于前上纵隔的、呈血管周细胞瘤样形态的肿瘤要么是富于血管的胸腺瘤，要么是富细胞性孤立性纤维性肿瘤（见下文）。还有一种可能发生在纵隔的血管源性肿瘤是上皮样血管内皮瘤[390]，奇怪的是，其中一些病例伴有破骨细胞样多核巨细胞，这一特征在其他部位的上皮样血管内皮瘤中几乎从未出现过。纵隔血管肉瘤也会见到[391]，在这种情况下，应通过全面取材排除在生殖细胞肿瘤基础上发生本病的可能性。

纵隔**平滑肌瘤（leiomyoma）**已有零星报道，有时起源于血管干[392]。

纵隔**横纹肌瘤（rhabdomyoma）**可以发生于胸腺，也可独立起源于纵隔软组织[393]。

纵隔的**孤立性纤维性肿瘤（solitary fibrous tumor of the mediastinum）**相当于胸膜的孤立性纤维性肿瘤[394]。部分病例有可能是从内侧胸膜向纵隔生长的，但我们认为大多数病例是原发于纵隔（包括胸腺）间质。其显微镜下表现和免疫组织化学特征与胸膜的同类肿瘤相似（图 12.79），但在报道病例中呈侵袭性临床经过的比例更高。

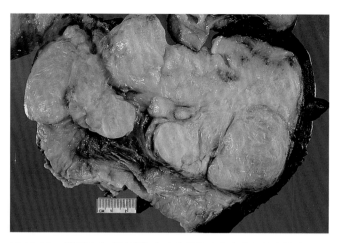

图 12.80 　纵隔非典型性脂肪瘤（高分化脂肪肉瘤）的大体表现

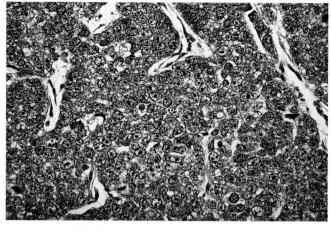

图 12.82 　**纵隔转移性前列腺癌**。此肿瘤开始曾被误诊为胸腺癌

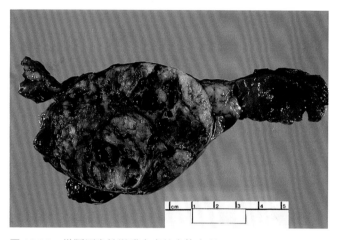

图 12.81 　纵隔原发性滑膜肉瘤的大体表现

纵隔**脂肪肉瘤**（liposarcoma）在恶性间叶性肿瘤中占大多数（图 12.80）[262]。有时它与大腿脂肪肉瘤或腹膜后脂肪肉瘤一起被视为多中心疾病的表现。如本章前面所述，一些含有胸腺组织的纵隔脂肪肉瘤可被视为具有脂肪肉瘤成分的胸腺间质肉瘤，也可以被视为胸腺脂肪瘤的对应病变（即胸腺脂肪肉瘤）。大多数纵隔脂肪肉瘤是高分化肿瘤，有时伴有去分化区域。

纵隔**滑膜肉瘤**（synovial sarcoma）可表现为原发性纵隔肿瘤，其形态学表现与四肢的相应肿瘤相同（图 12.81）[395]。纵隔滑膜肉瘤有双相性、单相性和低分化等不同类型。其最重要的鉴别诊断是伴有胸腺样成分的梭形上皮肿瘤（SETTLE）（见本章前面章节）[227]。

纵隔内发现的其他恶性间叶性肿瘤包括低级别纤维黏液样肉瘤[396]、平滑肌肉瘤[397]、横纹肌肉瘤（与生殖细胞、胸腺和周围神经无关）[398]、软骨肉瘤[399]（包括间叶性软骨肉瘤[400]）、腺泡状软组织肉瘤[401]、软组织巨细胞肿瘤[402]、恶性间叶瘤以及所谓的恶性纤维组织细胞瘤（未分化多形性肉瘤）[403]。

转移性肿瘤

一些转移到纵隔的肿瘤在临床和影像学上类似于原发性纵隔肿瘤。肺的小细胞未分化癌是最有名的例子，其常表现为一个巨大的纵隔肿块，而原发病变可能是一个小的、影像学上都无法察觉的支气管病变。其他类型的肺癌也可以通过直接蔓延或淋巴结转移而出现类似的情况。

食管、胸膜、胸壁、椎骨或气管的肿瘤都可以直接蔓延至纵隔。其他可转移至纵隔的肿瘤容易与纵隔原发性肿瘤混淆，有时甚至在显微镜下也不易区分，例如乳腺癌、甲状腺癌、鼻咽癌、喉癌、肾癌、前列腺癌、卵巢癌（可能类似于多房型胸腺囊肿[404]）、睾丸生殖细胞肿瘤以及恶性黑色素瘤[405-406]。我们看到过的、最初被误认为胸腺癌的两种肿瘤是转移性前列腺癌和转移性恶性黑色素瘤（图 12.82）。由于转移瘤大多数或至少最初位于纵隔淋巴结，病变常集中分布于中纵隔（大多数纵隔淋巴结所在部位），并且可能在肿瘤周边可见到残留的淋巴结成分。

参考文献

1. Cohen AJ, Thompson L, Edwards FH, Bellamy RF. Primary cysts and tumors of the mediastinum. *Ann Thorac Surg*. 1991; 51(3): 378-384, discussion 85-86.

2. Azarow KS, Pearl RH, Zurcher R, et al. Primary mediastinal masses. A comparison of adult and pediatric populations. *J Thorac Cardiovasc Surg*. 1993; 106(1): 67-72.

3. Wilson LD, Detterbeck FC, Yahalom J. Clinical practice. Superior vena cava syndrome with malignant causes. *N Engl J Med*. 2007; 356(18): 1862-1869.

4. Ingram L, Rivera GK, Shapiro DN. Superior vena cava syndrome associated with childhood malignancy: analysis of 24 cases. *Med Pediatr Oncol*. 1990; 18(6): 476-481.

5. Mahajan V, Strimlan V, Ordstrand HS, Loop FD. Benign superior vena cava syndrome. *Chest*. 1975; 68(1): 32-35.

6. Lalwani AK, Kaplan MJ. Mediastinal and thoracic complications of necrotizing fasciitis of the head and neck. *Head Neck*. 1991; 13(6): 531-539.

7. Abdelkafi S, Dubail D, Bosschaerts T, et al. Superior vena cava syndrome associated with Nocardia farcinica infection. *Thorax*. 1997; 52(5): 492-493.

8. Pitchenik AE, Zaunbrecher F. Superior vena cava syndrome caused by Nocardia asteroides. *Am Rev Respir Dis*. 1978; 117(4): 795-798.

9. Kim JY, Lim CM, Koh Y, et al. A case of superior vena cava syndrome caused by Klebsiella pneumoniae. *Eur Respir J*. 1997; 10(12): 2902-2903.

10. Combes A, Trouillet JL, Baudot J, et al. Is it possible to cure mediastinitis in patients with major postcardiac surgery complications? *Ann Thorac Surg*. 2001; 72(5): 1592-1597.

11. Devaraj A, Griffin N, Nicholson AG, Padley SP. Computed tomography findings in fibrosing mediastinitis. *Clin Radiol*. 2007; 62(8): 781-786.

12. Sherrick AD, Brown LR, Harms GF, Myers JL. The radiographic findings of fibrosing mediastinitis. *Chest*. 1994; 106(2): 484-489.

13. Dines DE, Payne WS, Bernatz PE, Pairolero PC. Mediastinal granuloma and fibrosing mediastinitis. *Chest*. 1979; 75(3): 320-324.

14. Peikert T, Colby TV, Midthun DE, et al. Fibrosing mediastinitis: clinical presentation, therapeutic outcomes, and adaptive immune response. *Medicine(Baltimore)*. 2011; 90(6): 412-423.

15. Katzenstein AL, Mazur MT. Pulmonary infarct: an unusual manifestation of fibrosing mediastinitis. *Chest*. 1980; 77(4): 521-524.

16. Peikert T, Shrestha B, Aubry MC, et al. Histopathologic Overlap between Fibrosing Mediastinitis and IgG4-Related Disease. *Int J Rheumatol*. 2012; 2012: 207056.

17. Westerly BD, Johnson GB, Maldonado F, et al. Targeting B lymphocytes in progressive fibrosing mediastinitis. *Am J Respir Crit Care Med*. 2014; 190(9): 1069-1071.

18. Wick MR. Cystic lesions of the mediastinum. *Semin Diagn Pathol*. 2005; 22(3): 241-253.

19. St-Georges R, Deslauriers J, Duranceau A, et al. Clinical spectrum of bronchogenic cysts of the mediastinum and lung in the adult. *Ann Thorac Surg*. 1991; 52(1): 6-13.

20. Rokach A, Izbicki G, Deeb M, et al. Ectopic pancreatic pseudocyst and cyst presenting as a cervical and mediastinal mass: case report and review of the literature. *Diagn Pathol*. 2013; 8: 176.

21. Suzuki K, Koyama S, Yamada S, Kawabata Y. Adenocarcinoma arising in a mediastinal enteric cyst. *Intern Med*. 2007; 46(11): 781-784.

22. Electra MM, Evangelia A, Mattheos B, et al. Thoracic duct cyst of posterior mediastinum: a "challenging" differential diagnosis. *Ann Transl Med*. 2016; 4(9): 166.

23. Simmons M, Duckworth LV, Scherer K, et al. Mullerian cysts of the posterior mediastinum: report of two cases and review of the literature. *J Thorac Dis*. 2013; 5(1): E8-E10.

24. Plaza JA, Dominguez F, Suster S. Cystic adenomatoid tumor of the mediastinum. *Am J Surg Pathol*. 2004; 28(1): 132-138.

25. Katlic MR, Wang CA, Grillo HC. Substernal goiter. *Ann Thorac Surg*. 1985; 39(4): 391-399.

26. Torre G, Borgonovo G, Amato A, et al. Surgical management of substernal goiter: analysis of 237 patients. *Am Surg*. 1995; 61(9): 826-831.

27. Sagan D, Gozdziuk K. Surgical treatment of mediastinal parathyroid adenoma: rationale for intraoperative parathyroid hormone monitoring. *Ann Thorac Surg*. 2010; 89(6): 1750-1755.

28. Wei B, Inabnet W, Lee JA, Sonett JR. Optimizing the minimally invasive approach to mediastinal parathyroid adenomas. *Ann Thorac Surg*. 2011; 92(3): 1012-1017.

29. Murphy MN, Glennon PG, Diocee MS, et al. Nonsecretory parathyroid carcinoma of the mediastinum. Light microscopic, immunocytochemical, and ultrastructural features of a case, and review of the literature. *Cancer*. 1986; 58(11): 2468-2476.

30. Shields TW, Immerman SC. Mediastinal parathyroid cysts revisited. *Ann Thorac Surg*. 1999; 67(2): 581-590.

31. von Gaudecker B. Functional histology of the human thymus. *Anat Embryol(Berl)*. 1991; 183(1): 1-15.

32. von Gaudecker B, Steinmann GG, Hansmann ML, et al. Immunohistochemical characterization of the thymic microenvironment. A light-microscopic and ultrastructural immunocytochemical study. *Cell Tissue Res*. 1986; 244(2): 403-412.

33. Anderson G, Jenkinson WE, Jones T, et al. Establishment and functioning of intrathymic microenvironments. *Immunol Rev*. 2006; 209: 10-27.

34. Janossy G, Bofill M, Trejdosiewicz LK, et al. Cellular differentiation of lymphoid subpopulations and their microenvironments in the human thymus. *Curr Top Pathol*. 1986; 75: 89-125.

35. Flores KG, Li J, Hale LP. B cells in epithelial and perivascular compartments of human adult thymus. *Hum Pathol*. 2001; 32(9): 926-934.

36. Landry D, Lafontaine M, Cossette M, et al. Human thymic dendritic cells. Characterization, isolation and functional assays. *Immunology*. 1988; 65(1): 135-142.

37. Parker JR, Ro JY, Ordonez NG. Benign nevus cell aggregates in the thymus: a case report. *Mod Pathol*. 1999; 12(3): 329-332.

38. Wakkach A, Poea S, Chastre E, et al. Establishment of a human thymic myoid cell line. Phenotypic and functional characteristics. *Am J Pathol*. 1999; 155(4): 1229-1240.

39. Smith SM, Ossa-Gomez LJ. A quantitative histologic comparison of the thymus in 100 healthy and diseased adults. *Am J Clin Pathol*. 1981; 76(5): 657-665.

40. Haynes BF, Sempowski GD, Wells AF, Hale LP. The human thymus during aging. *Immunol Res*. 2000; 22(2-3): 253-261.

41. Fukai I, Funato Y, Mizuno T, et al. Distribution of thymic tissue in the mediastinal adipose tissue. *J Thorac Cardiovasc Surg*. 1991; 101(6): 1099-1102.

42. Talmon GA, Lewis JE. Lymphocyte-depleted thymic remnants: a potential diagnostic pitfall in the evaluation of central neck dissections. *Am J Clin Pathol*. 2009; 132(5): 707-712.

43. Cheuk W, Tsang WY, Chan JK. Microthymoma: definition of the entity and distinction from nodular hyperplasia of the thymic epithelium (so-called microscopic thymoma). *Am J Surg Pathol*. 2005; 29(3): 415-419.

44. Nezelof C. Thymic pathology in primary and secondary immunodeficiencies. *Histopathology*. 1992; 21(6): 499-511.

45. Huber J, Zegers BJ, Schuurman HJ. Pathology of congenital immunodeficiencies. *Semin Diagn Pathol*. 1992; 9(1): 31-62.

46. van Baarlen J, Schuurman HJ, Huber J. Acute thymus involution in infancy and childhood: a reliable marker for duration of acute illness. *Hum Pathol*. 1988; 19(10): 1155-1160.

47. Strome M, Eraklis A. Thymic cysts in the neck. *Laryngoscope*. 1977; 87(10 Pt 1): 1645-1649.

48. Suster S, Rosai J. Multilocular thymic cyst: an acquired reactive process. Study of 18 cases. *Am J Surg Pathol*. 1991; 15(4): 388-398.

49. Suster S, Barbuto D, Carlson G, Rosai J. Multilocular thymic cysts with pseudoepitheliomatous hyperplasia. *Hum Pathol*. 1991; 22(5): 455-460.

50. Izumi H, Nobukawa B, Takahashi K, et al. Multilocular thymic cyst associated with follicular hyperplasia: clinicopathologic study of 4 resected cases. *Hum Pathol*. 2005; 36(7): 841-844.

51. Mishalani SH, Lones MA, Said JW. Multilocular thymic cyst. A novel thymic lesion associated with human immunodeficiency virus infection. *Arch Pathol Lab Med*. 1995; 119(5): 467-470.

52. Lewis CR, Manoharan A. Benign thymic cysts in Hodgkin's disease: report of a case and review of published cases. *Thorax*. 1987; 42(8): 633-634.

53. Moran CA, Suster S. Mediastinal seminomas with prominent cystic changes. A clinicopathologic study of 10 cases. *Am J Surg Pathol*. 1995; 19(9): 1047-1053.

54. Nakamura S, Tateyama H, Taniguchi T, et al. Multilocular thymic cyst associated with thymoma: a clinicopathologic study of 20 cases with an emphasis on the pathogenesis of cyst formation. *Am J Surg Pathol*. 2012; 36(12): 1857-1864.

55. Moran CA, Suster S. Mediastinal yolk sac tumors associated with prominent multilocular cystic changes of thymic epithelium: a clinicopathologic and immunohistochemical study of five cases. *Mod Pathol*. 1997; 10(8): 800-803.

56. Rakheja D, Weinberg AG. Multilocular thymic cyst associated with mature mediastinal teratoma: a report of 2 cases. *Arch Pathol Lab Med*. 2004; 128(2): 227-228.

57. Louis DN, Vickery AL Jr, Rosai J, Wang CA. Multiple branchial cleft-like cysts in Hashimoto's thyroiditis. *Am J Surg Pathol*. 1989; 13(1): 45-49.

58. Miyazaki M, Kiuchi S, Fujioka Y. Branchial cleft-like cysts in Hashimoto's thyroiditis: a case report and literature review. *Pathol Int*. 2016; 66(5): 297-301.

59. Suster S, Rosai J. Cystic thymomas. A clinicopathologic study of ten cases. *Cancer*. 1992; 69(1): 92-97.

60. Leong AS, Brown JH. Malignant transformation in a thymic cyst. *Am J Surg Pathol*. 1984; 8(6): 471-475.

61. Moran CA, Suster S, El-Naggar A, Luna MA. Carcinomas arising in multilocular thymic cysts of the neck: a clinicopathological study of three cases. *Histopathology*. 2004; 44(1): 64-68.

62. Moran CA, Suster S. Cystic well-differentiated neuroendocrine carcinoma(carcinoid tumor): a clinicopathologic and immunohistochemical study of two cases. *Am J Clin Pathol*. 2006; 126(3): 377-380.

63. Bale PM, Sotelo-Avila C. Maldescent of the thymus: 34 necropsy and 10 surgical cases, including 7 thymuses medial to the mandible. *Pediatr Pathol*. 1993; 13(2): 181-190.

64. Drut R, Galliani C. Thymic tissue in the skin: a clue to the diagnosis of the branchio-oculofacial syndrome: report of two cases. *Int J Surg Pathol*. 2003; 11(1): 25-28.

65. Wolff M, Rosai J, Wright DH. Sebaceous glands within the thymus: report of three cases. *Hum Pathol*. 1984; 15(4): 341-343.

66. Seemayer TA, Laroche AC, Russo P, et al. Precocious thymic involution manifest by epithelial injury in the acquired immune deficiency syndrome. *Hum Pathol*. 1984; 15(5): 469-474.

67. Shilo K, Mani H, Deshpande C, et al. Diffuse thymic fibrosis: histologic pattern of injury or distinct entity? *Am J Surg Pathol*. 2010; 34(2): 211-215.

68. Lack EE. Thymic hyperplasia with massive enlargement: report of two cases with review of diagnostic criteria. *J Thorac Cardiovasc Surg*. 1981; 81(5): 741-746.

69. Carmosino L, DiBenedetto A, Feffer S. Thymic hyperplasia following successful chemotherapy. A report of two cases and review of the literature. *Cancer*. 1985; 56(7): 1526-1528.

70. Wekerle H, Müller-Hermelink HK. The thymus in myasthenia gravis. *Curr Top Pathol*. 1986; 75: 179-206.

71. Loning T, Caselitz J, Otto HF. The epithelial framework of the thymus in normal and pathological conditions. Immunohistochemical demonstration of keratin in an autopsy series. *Virchows Arch A Pathol Anat Histol*. 1981; 392(1): 7-20.

72. Prevot S, Audouin J, Andre-Bougaran J, et al. Thymic pseudotumorous enlargement due to follicular hyperplasia in a human immunodeficiency

virus sero-positive patient. Immunohistochemical and molecular biological study of viral infected cells. *Am J Clin Pathol*. 1992; 97(3): 420-425.

73. Lee BH, George S, Kutok JL. Langerhans cell histiocytosis involving the thymus. A case report and review of the literature. *Arch Pathol Lab Med*. 2003; 127(7): e294-e297.

74. Siegal GP, Dehner LP, Rosai J, Histiocytosis X. (Langerhans'cell granulomatosis) of the thymus. A clinicopathologic study of four childhood cases. *Am J Surg Pathol*. 1985; 9(2): 117-124.

75. Gilcrease MZ, Rajan B, Ostrowski ML, et al. Localized thymic Langerhans'cell histiocytosis and its relationship with myasthenia gravis. Immunohistochemical, ultrastructural, and cytometric studies. *Arch Pathol Lab Med*. 1997; 121(2): 134-138.

76. Wakely P Jr, Suster S. Langerhans'cell histiocytosis of the thymus associated with multilocular thymic cyst. *Hum Pathol*. 2000; 31(12): 1532-1535.

77. Halicek F, Rosai J. Histioeosinophilic granulomas in the thymuses of 29 myasthenic patients: a complication of pneumomediastinum. *Hum Pathol*. 1984; 15(12): 1137-1144.

78. Jessurun J, Azevedo M, Saldana M. Allergic angiitis and granulomatosis(Churg-Strauss syndrome): report of a case with massive thymic involvement in a nonasthmatic patient. *Hum Pathol*. 1986; 17(6): 637-639.

79. Karcher DS, Pearson CE, Butler WM, et al. Giant lymph node hyperplasia involving the thymus with associated nephrotic syndrome and myelofibrosis. *Am J Clin Pathol*. 1982; 77(1): 100-104.

80. O'Reilly PE Jr, Joshi VV, Holbrook CT, Weisenburger DD. Multicentric Castleman's disease in a child with prominent thymic involvement: a case report and brief review of the literature. *Mod Pathol*. 1993; 6(6): 776-780.

81. Hasserjian RP, Strobel P, Marx A. Pathology of thymic tumors. *Semin Thorac Cardiovasc Surg*. 2005; 17(1): 2-11.

82. Fonseca AL, Ozgediz DE, Christison-Lagay ER, et al. Pediatric thymomas: report of two cases and comprehensive review of the literature. *Pediatr Surg Int*. 2014; 30(3): 275-286.

83. Ramon y Cajal S, Suster S. Primary thymic epithelial neoplasms in children. *Am J Surg Pathol*. 1991; 15(5): 466-474.

84. Evans AG, French CA, Cameron MJ, et al. Pathologic characteristics of NUT midline carcinoma arising in the mediastinum. *Am J Surg Pathol*. 2012; 36(8): 1222-1227.

85. Lee AC, Kwong YI, Fu KH, et al. Disseminated mediastinal carcinoma with chromosomal translocation(15;19). A distinctive clinicopathologic syndrome. *Cancer*. 1993; 72(7): 2273-2276.

86. Weissferdt A, Moran CA. The spectrum of ectopic thymomas. *Virchows Arch*. 2016; 469(3): 245-254.

87. Wakely PE Jr. Fine needle aspiration in the diagnosis of thymic epithelial neoplasms. *Hematol Oncol Clin North Am*. 2008; 22(3): 433-442.

88. Lewis JE, Wick MR, Scheithauer BW, et al. Thymoma. A clinicopathologic review. *Cancer*. 1987; 60(11): 2727-2743.

89. Monden Y, Nakahara K, Kagotani K, et al. Myasthenia gravis with thymoma: analysis of and postoperative prognosis for 65 patients with thymomatous myasthenia gravis. *Ann Thorac Surg*. 1984; 38(1): 46-52.

90. Willcox N, Schluep M, Ritter MA, et al. Myasthenic and nonmyasthenic thymoma. An expansion of a minor cortical epithelial cell subset? *Am J Pathol*. 1987; 127(3): 447-460.

91. Alpert LI, Papatestas A, Kark A, et al. A histologic reappraisal of the thymus in myasthenia

gravis. A correlative study of thymic pathology and response to thymectomy. *Arch Pathol*. 1971; 91(1): 55-61.

92. Wilkins EW Jr, Edmunds LH Jr, Castleman B. Cases of thymoma at the Massachusetts General Hospital. *J Thorac Cardiovasc Surg*. 1966; 52(3): 322-330.

93. Drachman DB, McIntosh KR, Reim J, Balcer L. Strategies for treatment of myasthenia gravis. *Ann N Y Acad Sci*. 1993; 681: 515-528.

94. Verley JM, Hollmann KH. Thymoma. A comparative study of clinical stages, histologic features, and survival in 200 cases. *Cancer*. 1985; 55(5): 1074-1086.

95. de Perrot M, Liu J, Bril V, et al. Prognostic significance of thymomas in patients with myasthenia gravis. *Ann Thorac Surg*. 2002; 74(5): 1658-1662.

96. Bril V, Kojic J, Dhanani A. The long-term clinical outcome of myasthenia gravis in patients with thymoma. *Neurology*. 1998; 51(4): 1198-1200.

97. Hohlfeld R, Wekerle H. Reflections on the "intrathymic pathogenesis" of myasthenia gravis. *J Neuroimmunol*. 2008; 201-202: 21-27.

98. Marx A, Wilisch A, Schultz A, et al. Pathogenesis of myasthenia gravis. *Virchows Arch*. 1997; 430(5): 355-364.

99. Vincent A. Unravelling the pathogenesis of myasthenia gravis. *Nat Rev Immunol*. 2002; 2(10): 797-804.

100. Wilisch A, Gutsche S, Hoffacker V, et al. Association of acetylcholine receptor alpha-subunit gene expression in mixed thymoma and myasthenia gravis. *Neurology*. 1999; 52(7): 1460-1466.

101. Lennon VA, Kryzer TJ, Griesmann GE, et al. Calcium-channel antibodies in the Lambert-Eaton syndrome and other paraneoplastic syndromes. *N Engl J Med*. 1995; 332(22): 1467-1474.

102. Wolfe GI, Kaminski HJ, Aban IB, et al. Randomized Trial of Thymectomy in Myasthenia Gravis. *N Engl J Med*. 2016; 375(6): 511-522.

103. Huang CS, Hsu HS, Huang BS, et al. Factors influencing the outcome of transsternal thymectomy for myasthenia gravis. *Acta Neurol Scand*. 2005; 112(2): 108-114.

104. Masaoka A, Yamakawa Y, Niwa H, et al. Extended thymectomy for myasthenia gravis patients: a 20-year review. *Ann Thorac Surg*. 1996; 62(3): 853-859.

105. Park IK, Choi SS, Lee JG, et al. Complete stable remission after extended transsternal thymectomy in myasthenia gravis. *Eur J Cardiothorac Surg*. 2006; 30(3): 525-528.

106. Kuo T, Shih LY. Histologic types of thymoma associated with pure red cell aplasia: a study of five cases including a composite tumor of organoid thymoma associated with an unusual lipofibroadenoma. *Int J Surg Pathol*. 2001; 9(1): 29-35.

107. Salyer WR, Eggleston JC. Thymoma: a clinical and pathological study of 65 cases. *Cancer*. 1976; 37(1): 229-249.

108. Moran CA, Suster S. Thymoma with prominent cystic and hemorrhagic changes and areas of necrosis and infarction: a clinicopathologic study of 25 cases. *Am J Surg Pathol*. 2001; 25(8): 1086-1090.

109. Shimosato Y, Mukai K, Matsuno Y. Thymoma. In: Silverberg S, ed. *Tumors of the Mediastinum. AFIP Atlast of Tumor Pathology*. Vol. 11. 4th ed. Washington, DC: American Registry of Pathology; 2010: 19-114.

110. Strobel P, Marx A, Badve S, et al. Thymomas. In: Travis WD, Brambilla E, Burke AP, et al, eds. *WHO Classification of Tumours of the Lung, Pleura, Thymus and Heart. World Health Organization Classification of Tumours*. 4th ed. Lyon: IARC; 2015: 187-211.

111. Moran CA, Suster S. "Ancient"(sclerosing) thy-

momas: a clinicopathologic study of 10 cases. *Am J Clin Pathol*. 2004; 121(6): 867-871.

112. Moran CA, Suster S, Koss MN. Plasma cell-rich thymoma. *Am J Clin Pathol*. 1994; 102(2): 199-201.

113. Levine GD, Rosai J, Bearman RM, Polliack A. The fine structure of thymoma, with emphasis on its differential diagnosis. A study of ten cases. *Am J Pathol*. 1975; 81(1): 49-86.

114. Kuo T. Cytokeratin profiles of the thymus and thymomas: histogenetic correlations and proposal for a histological classification of thymomas. *Histopathology*. 2000; 36(5): 403-414.

115. Weissferdt A, Hernandez JC, Kalhor N, Moran CA. Spindle cell thymomas: an immunohistochemical study of 30 cases. *Appl Immunohistochem Mol Morphol*. 2011; 19(4): 329-335.

116. Weissferdt A, Moran CA. Pax8 expression in thymic epithelial neoplasms: an immunohistochemical analysis. *Am J Surg Pathol*. 2011; 35(9): 1305-1310.

117. Walts AE, Hiroshima K, Marchevsky AM. Desmoglein 3 and p40 immunoreactivity in neoplastic and nonneoplastic thymus: a potential adjunct to help resolve selected diagnostic and staging problems. *Ann Diagn Pathol*. 2015; 19(4): 216-220.

118. Fukai I, Masaoka A, Hashimoto T, et al. The distribution of epithelial membrane antigen in thymic epithelial neoplasms. *Cancer*. 1992; 70(8): 2077-2081.

119. Wiley EL, Nosal JM, Freeman RG. Immunohistochemical demonstration of H antigen, peanut agglutinin receptor, and Saphora japonica receptor expression in infant thymuses and thymic neoplasias. *Am J Clin Pathol*. 1990; 93(1): 44-48.

120. Datta MW, Shahsafaei A, Nadler LM, et al. Expression of MHC class II-associated invariant chain(Ii;CD74) in thymic epithelial neoplasms. *Appl Immunohistochem Mol Morphol*. 2000; 8(3): 210-215.

121. Pescarmona E, Pisacane A, Pignatelli E, Baroni CD. Expression of epidermal and nerve growth factor receptors in human thymus and thymomas. *Histopathology*. 1993; 23(1): 39-44.

122. Lauriola L, Maggiano N, Serra FG, et al. Immunohistochemical and in situ hybridization detection of growth-hormoneproducing cells in human thymoma. *Am J Pathol*. 1997; 151(1): 55-61.

123. Kuo T, Lo SK. Immunohistochemical metallothionein expression in thymoma: correlation with histological types and cellular origin. *Histopathology*. 1997; 30(3): 243-248.

124. Nonaka D, Henley JD, Chiriboga L, Yee H. Diagnostic utility of thymic epithelial markers CD205(DEC205) and Foxn1 in thymic epithelial neoplasms. *Am J Surg Pathol*. 2007; 31(7): 1038-1044.

125. Mizuno T, Hashimoto T, Masaoka A. Distribution of fibronectin and laminin in human thymoma. *Cancer*. 1990; 65(6): 1367-1374.

126. Ichikawa Y, Shimizu H, Yoshida M, Arimori S. Two-color flow cytometric analysis of thymic lymphocytes from patients with myasthenia gravis and/or thymoma. *Clin Immunol Immunopathol*. 1992; 62(1 Pt 1): 91-96.

127. Pomplun S, Wotherspoon AC, Shah G, et al. Immunohistochemical markers in the differentiation of thymic and pulmonary neoplasms. *Histopathology*. 2002; 40(2): 152-158.

128. Fukayama M, Maeda Y, Funata N, et al. Pulmonary and pleural thymoma. Diagnostic application of lymphocyte markers to the thymoma of unusual site. *Am J Clin Pathol*. 1988; 89(5): 617-621.

129. Katzin WE, Fishleder AJ, Linden MD, Tubbs RR. Immunoglobulin and T-cell receptor genes in thymomas: genotypic evidence supporting the non-

neoplastic nature of the lymphocytic component. *Hum Pathol*. 1988; 19(3): 323-328.

130. Pizer ES, McGrath SD, Hruban RH, et al. cell receptor gene rearrangement. A source of pseudoclonal populations in thymomas and other thymic tissues. *Am J Clin Pathol*. 1996; 105(3): 262-267.

131. Tateyama H, Takahashi E, Saito Y, et al. Histopathologic changes of thymoma preoperatively treated with corticosteroids. *Virchows Arch*. 2001; 438(3): 238-247.

132. Kondo K, Mukai K, Sato Y, et al. An immunohistochemical study of thymic epithelial tumors. III. The distribution of interdigitating reticulum cells and S-100 beta-positive small lymphocytes. *Am J Surg Pathol*. 1990; 14(12): 1139-1147.

133. Taubenberger JK, Jaffe ES, Medeiros LJ. Thymoma with abundant L26-positive 'asteroid' cells. A case report with an analysis of normal thymus and thymoma specimens. *Arch Pathol Lab Med*. 1991; 115(12): 1254-1257.

134. Chilosi M, Castelli P, Martignoni G, et al. Neoplastic epithelial cells in a subset of human thymomas express the B cell-associated CD20 antigen. *Am J Surg Pathol*. 1992; 16(10): 988-997.

135. Pan CC, Chen PC, Wang LS, et al. Expression of apoptosis-related markers and HER-2/neu in thymic epithelial tumours. *Histopathology*. 2003; 43(2): 165-172.

136. Tateyama H, Eimoto T, Tada T, et al. Apoptosis, bcl-2 protein, and Fas antigen in thymic epithelial tumors. *Mod Pathol*. 1997; 10(10): 983-991.

137. Inoue M, Marx A, Zettl A, et al. Chromosome 6 suffers frequent and multiple aberrations in thymoma. *Am J Pathol*. 2002; 161(4): 1507-1513.

138. Inoue M, Starostik P, Zettl A, et al. Correlating genetic aberrations with World Health Organization-defined histology and stage across the spectrum of thymomas. *Cancer Res*. 2003; 63(13): 3708-3715.

139. Zettl A, Strobel P, Wagner K, et al. Recurrent genetic aberrations in thymoma and thymic carcinoma. *Am J Pathol*. 2000; 157(1): 257-266.

140. Suster S. Thymic carcinoma: update of current diagnostic criteria and histologic types. *Semin Diagn Pathol*. 2005; 22(3): 198-212.

141. Marx A, Chan JK, Coindre JM, et al. The 2015 World Health Organization classification of tumors of the thymus: continuity and changes. *J Thorac Oncol*. 2015; 10(10): 1383-1395.

142. Marx A, Strobel P, Badve SS, et al. ITMIG consensus statement on the use of the WHO histological classification of thymoma and thymic carcinoma: refined definitions, histological criteria, and reporting. *J Thorac Oncol*. 2014; 9(5): 596-611.

143. Weissferdt A, Moran CA. Thymic carcinoma, part 1: a clinicopathologic and immunohistochemical study of 65 cases. *Am J Clin Pathol*. 2012; 138(1): 103-114.

144. Kornstein MJ, Rosai J. CD5 labeling of thymic carcinomas and other nonlymphoid neoplasms. *Am J Clin Pathol*. 1998; 109(6): 722-726.

145. Petrini I, Zucali PA, Lee HS, et al. Expression and mutational status of c-kit in thymic epithelial tumors. *J Thorac Oncol*. 2010; 5(9): 1447-1453.

146. Nakagawa K, Matsuno Y, Kunitoh H, et al. Immunohistochemical KIT(CD117) expression in thymic epithelial tumors. *Chest*. 2005; 128(1): 140-144.

147. Hishima T, Fukayama M, Hayashi Y, et al. CD70 expression in thymic carcinoma. *Am J Surg Pathol*. 2000; 24(5): 742-746.

148. Su XY, Wang WY, Li JN, et al. Immunohistochemical differentiation between type B3 thymomas and thymic squamous cell carcinomas. *Int J Clin Exp Pathol*. 2015; 8(5): 5354-5362.

149. Omatsu M, Kunimura T, Mikogami T, et al. Cyclin-dependent kinase inhibitors, p16 and p27, demonstrate different expression patterns in thymoma and thymic carcinoma. *Gen Thorac Cardiovasc Surg*. 2014; 62(11): 678-684.

150. Lauriola L, Erlandson RA, Rosai J. Neuroendocrine differentiation is a common feature of thymic carcinoma. *Am J Surg Pathol*. 1998; 22(9): 1059-1066.

151. Moreira AL, Won HH, McMillan R, et al. Massively parallel sequencing identifies recurrent mutations in TP53 in thymic carcinoma associated with poor prognosis. *J Thorac Oncol*. 2015; 10(2): 373-380.

152. Weirich G, Schneider P, Fellbaum C, et al. p53 alterations in thymic epithelial tumours. *Virchows Arch*. 1997; 431(1): 17-23.

153. Tsuchida M, Umezu H, Hashimoto T, et al. Absence of gene mutations in KIT-positive thymic epithelial tumors. *Lung Cancer*. 2008; 62(3): 321-325.

154. *WHO Classification of Tumours of the Lung, Pleura, Thymus and Heart*. 4th ed. In: Travis W, Brambilla E, Burke A, Marx A, Nicholson A, eds. Lyon: IARC; 2015.

155. Chan JKC, Strobel P, Marx A, et al. Thymic carcinomas. Squamous cell carcinoma. In: Travis WD, Brambilla E, Burke AP, et al, eds. *WHO Classification of Tumours of the Lung, Pleura, Thymus and Heart. World Health Organization Classification of Tumours*. 4th ed. Lyon: IARC; 2015: 212-215.

156. Suster S, Rosai J. Thymic carcinoma. A clinicopathologic study of 60 cases. *Cancer*. 1991; 67(4): 1025-1032.

157. Brown JG, Familiari U, Papotti M, Rosai J. Thymic basaloid carcinoma: a clinicopathologic study of 12 cases, with a general discussion of basaloid carcinoma and its relationship with adenoid cystic carcinoma. *Am J Surg Pathol*. 2009; 33(8): 1113-1124.

158. Snover DC, Levine GD, Rosai J. Thymic carcinoma. Five distinctive histological variants. *Am J Surg Pathol*. 1982; 6(5): 451-470.

159. Roden AC, Erickson-Johnson MR, Yi ES, Garcia JJ. Analysis of MAML2 rearrangement in mucoepidermoid carcinoma of the thymus. *Hum Pathol*. 2013; 44(12): 2799-2805.

160. Nonaka D, Klimstra D, Rosai J. Thymic mucoepidermoid carcinomas: a clinicopathologic study of 10 cases and review of the literature. *Am J Surg Pathol*. 2004; 28(11): 1526-1531.

161. Mann RB, Wu TC, MacMahon EM, et al. In situ localization of Epstein-Barr virus in thymic carcinoma. *Mod Pathol*. 1992; 5(4): 363-366.

162. Chen PC, Pan CC, Yang AH, et al. Detection of Epstein-Barr virus genome within thymic epithelial tumours in Taiwanese patients by nested PCR, PCR in situ hybridization, and RNA in situ hybridization. *J Pathol*. 2002; 197(5): 684-688.

163. Hasserjian RP, Klimstra DS, Rosai J. Carcinoma of the thymus with clear-cell features. Report of eight cases and review of the literature. *Am J Surg Pathol*. 1995; 19(7): 835-841.

164. Suster S, Moran CA. Spindle cell thymic carcinoma: clinicopathologic and immunohistochemical study of a distinctive variant of primary thymic epithelial neoplasm. *Am J Surg Pathol*. 1999; 23(6): 691-700.

165. Mukai K, Chan JKC, Detterbeck F, et al. Sarcomatoid carcinoma. In: Travis W, Brambilla E, Burke AP, Nicholson AG, eds. *WHO Classification of Tumours of Lung, Pleura, Thymus and Heart. World Health Organization Classification of Tumours*. 4th ed. Lyon: IARC; 2015: 224-226.

166. Chen G, Chan JKC, Marchevsky AM, et al. Metaplastic thymoma. In: Travis W, Brambilla E, Burke AP, et al, eds. *WHO Classification of Tumours of the Lung, Pleura, Thymus and Heart. World Health Organization Classification of Tumours*. 4th ed. Lyon: IARC; 2015: 207-209.

167. Suster S, Moran CA, Chan JK. Thymoma with pseudosarcomatous stroma: report of an unusual histologic variant of thymic epithelial neoplasm that may simulate carcinosarcoma. *Am J Surg Pathol*. 1997; 21(11): 1316-1323.

168. Yoneda S, Marx A, Heimann S, et al. Low-grade metaplastic carcinoma of the thymus. *Histopathology*. 1999; 35(1): 19-30.

169. Liu B, Rao Q, Zhu Y, et al. Metaplastic thymoma of the mediastinum. A clinicopathologic, immunohistochemical, and genetic analysis. *Am J Clin Pathol*. 2012; 137(2): 261-269.

170. Lu HS, Gan MF, Zhou T, Wang SZ. Sarcomatoid thymic carcinoma arising in metaplastic thymoma: a case report. *Int J Surg Pathol*. 2011; 19(5): 677-680.

171. Moritani S, Ichihara S, Mukai K, et al. Sarcomatoid carcinoma of the thymus arising in metaplastic thymoma. *Histopathology*. 2008; 52(3): 409-411.

172. Matsuno Y, Morozumi N, Hirohashi S, et al. Papillary carcinoma of the thymus: report of four cases of a new microscopic type of thymic carcinoma. *Am J Surg Pathol*. 1998; 22(7): 873-880.

173. Moser B, Schiefer AI, Janik S, et al. Adenocarcinoma of the thymus, enteric type: report of 2 cases, and proposal for a novel subtype of thymic carcinoma. *Am J Surg Pathol*. 2015; 39(4): 541-548.

174. Bauer DE, Mitchell CM, Strait KM, et al. Clinicopathological features and long-term outcomes of NUT midline carcinoma. *Clin Cancer Res*. 2012; 18(20): 5773-5779.

175. French CA. Pathogenesis of NUT midline carcinoma. *Annu Rev Pathol*. 2012; 7: 247-265.

176. Stelow EB. A review of NUT midline carcinoma. *Head Neck Pathol*. 2011; 5(1): 31-35.

177. Haack H, Johnson L, Fry C, et al. Diagnosis of NUT midline carcinoma using a NUT-specific monoclonal antibody. *Am J Surg Pathol*. 2009; 33(7): 984-991.

178. Nonaka D, Rodriguez J, Rollo JL, Rosai J. Undifferentiated large cell carcinoma of the thymus associated with Castleman disease-like reaction: a distinctive type of thymic neoplasm characterized by an indolent behavior. *Am J Surg Pathol*. 2005; 29(4): 490-495.

179. Di Tommaso L, Kuhn E, Kurrer M, et al. Thymic tumor with adenoid cystic carcinomalike features: a clinicopathologic study of 4 cases. *Am J Surg Pathol*. 2007; 31(8): 1161-1167.

180. Franke A, Strobel P, Fackeldey V, et al. Hepatoid thymic carcinoma: report of a case. *Am J Surg Pathol*. 2004; 28(2): 250-256.

181. Lattes R. Thymoma and other tumors of the thymus. An analysis of 107 cases. *Cancer*. 1962; 15: 1224-1260.

182. Lattes R, Jonas S. The pathological and clinical features in eighty cases of thymoma. *Bull N Y Acad Med*. 1957; 33: 145-147.

183. Bernatz PE, Harrison EG, Clagett OT. Thymoma: a clinicopathologic study. *J Thorac Cardiovasc Surg*. 1961; 42: 424-444.

184. Marino M, Muller-Hermelink HK. Thymoma and thymic carcinoma. Relation of thymoma epithelial cells to the cortical and medullary differentiation of thymus. *Virchows Arch A Pathol Anat Histol*. 1985; 407(2): 119-149.

185. Kirchner T, Schalke B, Buchwald J, et al. Well-differentiated thymic carcinoma. An organotypical low-grade carcinoma with relationship to cortical thymoma. *Am J Surg Pathol*. 1992; 16(12): 1153-1169.

186. Rosai J. *Histological typing of tumours of the thymus. World Health Organization international histological classification of tumours*. Berlin:

Springer; 1999.

187. Suster S, Moran CA. Primary thymic epithelial neoplasms showing combined features of thymoma and thymic carcinoma. A clinicopathologic study of 22 cases. *Am J Surg Pathol*. 1996; 20(12): 1469-1480.

188. Pan CC, Chen WY, Chiang H. Spindle cell and mixed spindle/lymphocytic thymomas: an integrated clinicopathologic and immunohistochemical study of 81 cases. *Am J Surg Pathol*. 2001; 25(1): 111-120.

189. Green AC, Marx A, Strobel P, et al. Type A and AB thymomas: histological features associated with increased stage. *Histopathology*. 2015; 66(6): 884-891.

190. Strobel P, Marx A, Badve S, et al. Type AB thymoma. In: Travis W, Brambilla E, Burke AP, et al, eds. *WHO Classification of Tumours of the Lung, Pleura, Thymus and Heart. World Health Organization Classification of Tumours*. 4th ed. Lyon: IARC; 2015: 193-195.

191. den Bakker MA, Marx A, Strobel P, et al. Type B1 thymoma. In: Travis WD, Brambilla E, Burke AP, et al, eds. *WHO Classification of Tumours of the Lung, Pleura, Thymus and Heart. World Health Organization Classification of Tumours*. 4th ed. Lyon: IARC; 2015: 196-198.

192. Marchevsky AM, Marx A, Strobel P, et al. Type B2 thymoma. In: Travis WD, Brambilla E, Burke AP, et al, eds. *WHO Classification of Tumours of the Lung, Pleura, Thymus and Heart. World Health Organization Classification of Tumours*. 4th ed. Lyon: IARC; 2015: 199-201.

193. Marx A, Strobel P, Badve S, et al. Type B3 thymoma. In: Travis WD, Brambilla E, Burke AP, et al, eds. *WHO Classification of Tumours of the Lung, Pleura, Thymus and Heart. World Health Organization Classification of Tumours*. 4th ed. Lyon: IARC; 2015: 202-204.

194. Suster S, Moran CA. Micronodular thymoma with lymphoid B-cell hyperplasia: clinicopathologic and immunohistochemical study of eighteen cases of a distinctive morphologic variant of thymic epithelial neoplasm. *Am J Surg Pathol*. 1999; 23(8): 955-962.

195. Pescarmona E, Rosati S, Pisacane A, et al. Microscopic thymoma: histological evidence of multifocal cortical and medullary origin. *Histopathology*. 1992; 20(3): 263-266.

196. Puglisi F, Finato N, Mariuzzi L, et al. Microscopic thymoma and myasthenia gravis. *J Clin Pathol*. 1995; 48(7): 682-683.

197. Wakely PE Jr. Cytopathology of thymic epithelial neoplasms. *Semin Diagn Pathol*. 2005; 22(3): 213-222.

198. Masaoka A, Monden Y, Nakahara K, Tanioka T. Follow-up study of thymomas with special reference to their clinical stages. *Cancer*. 1981; 48(11): 2485-2492.

199. Koga K, Matsuno Y, Noguchi M, et al. A review of 79 thymomas: Modification of staging system and reappraisal of conventional division into invasive and non-invasive thymoma. *Pathol Int*. 1994; 44(5): 359-367.

200. Detterbeck FC, Nicholson AG, Kondo K, et al. The Masaoka-Koga stage classification for thymic malignancies: clarification and definition of terms. *J Thorac Oncol*. 2011; 6(7 suppl 3): S1710-S1716.

201. Roden AC, Yi ES, Jenkins SM, et al. Modified Masaoka stage and size are independent prognostic predictors in thymoma and modified Masaoka stage is superior to histopathologic classifications. *J Thorac Oncol*. 2015; 10(4): 691-700.

202. Detterbeck FC, Marom EM. Thymus. In: Amin MB, Edge SB, Greene FL, et al, eds. *AJCC Cancer Staging Manual*. 8th ed. Springer; 2017: 423-429.

203. Gupta R, Marchevsky AM, McKenna RJ, et al. Evidence-based pathology and the pathologic evaluation of thymomas: transcapsular invasion is not a significant prognostic feature. *Arch Pathol Lab Med*. 2008; 132(6): 926-930.

204. Detterbeck FC, Stratton K, Giroux D, et al. The IASLC/ITMIG Thymic Epithelial Tumors Staging Project: proposal for an evidence-based stage classification system for the forthcoming(8th) edition of the TNM classification of malignant tumors. *J Thorac Oncol*. 2014; 9(9 suppl 2): S65-S72.

205. Roden AC, Yi ES, Jenkins SM, et al. Reproducibility of 3 histologic classifications and 3 staging systems for thymic epithelial neoplasms and its effect on prognosis. *Am J Surg Pathol*. 2015; 39(4): 427-441.

206. Nicholson AG, Detterbeck F, Marx A, et al. Dataset for reporting of thymic epithelial tumours: recommendations from the International Collaboration on Cancer Reporting(ICCR). *Histopathology*. 2016; 70(4): 522-538.

207. Honglin Y, Jun D, Zhenfeng L, et al. The correlation of the World Health Organization histologic classification of thymic epithelial tumors and its prognosis: a clinicopathologic study of 108 patients from China. *Int J Surg Pathol*. 2009; 17(3): 255-261.

208. Wright CD. Management of thymomas. *Crit Rev Oncol Hematol*. 2008; 65(2): 109-120.

209. Wright CD, Choi NC, Wain JC, et al. Induction chemoradiotherapy followed by resection for locally advanced Masaoka stage III and IVA thymic tumors. *Ann Thorac Surg*. 2008; 85(2): 385-389.

210. Ahmad U, Yao X, Detterbeck F, et al. Thymic carcinoma outcomes and prognosis: results of an international analysis. *J Thorac Cardiovasc Surg*. 2015; 149(1): 95-100, 101.e1-e2.

211. Urgesi A, Monetti U, Rossi G, et al. Aggressive treatment of intrathoracic recurrences of thymoma. *Radiother Oncol*. 1992; 24(4): 221-225.

212. Blumberg D, Port JL, Weksler B, et al. Thymoma: a multivariate analysis of factors predicting survival. *Ann Thorac Surg*. 1995; 60(4): 908-913, discussion 914.

213. Begg CB, Cramer LD, Venkatraman ES, Rosai J. Comparing tumour staging and grading systems: a case study and a review of the issues, using thymoma as a model. *Stat Med*. 2000; 19(15): 1997-2014.

214. Bedini AV, Andreani SM, Tavecchio L, et al. Proposal of a novel system for the staging of thymic epithelial tumors. *Ann Thorac Surg*. 2005; 80(6): 1994-2000.

215. Pan CC, Ho DM, Chen WY, et al. Ki67 labelling index correlates with stage and histology but not significantly with prognosis in thymoma. *Histopathology*. 1998; 33(5): 453-458.

216. Gripp S, Hilgers K, Ploem-Zaaijer JJ, et al. Prognostic significance of DNA cytometry in thymoma. *J Cancer Res Clin Oncol*. 2000; 126(5): 280-284.

217. Weissferdt A, Moran CA. Ectopic primary intrathyroidal thymoma: a clinicopathological and immunohistochemical analysis of 3 cases. *Hum Pathol*. 2016; 49: 71-76.

218. Chan JK, Rosai J. Tumors of the neck showing thymic or related branchial pouch differentiation: a unifying concept. *Hum Pathol*. 1991; 22(4): 349-367.

219. Rosai J, Limas C, Husband EM. Ectopic hamartomatous thymoma. A distinctive benign lesion of lower neck. *Am J Surg Pathol*. 1984; 8(7): 501-513.

220. Weissferdt A, Kalhor N, Petersson F, Moran CA. Ectopic hamartomatous thymoma-new insights into a challenging entity: a clinicopathologic and immunohistochemical study of 9 cases. *Am J Surg Pathol*. 2016.

221. Fetsch JF, Laskin WB, Michal M, et al. Ectopic hamartomatous thymoma: a clinicopathologic and immunohistochemical analysis of 21 cases with data supporting reclassification as a branchial anlage mixed tumor. *Am J Surg Pathol*. 2004; 28(10): 1360-1370.

222. Michal M, Neubauer L, Fakan F. Carcinoma arising in ectopic hamartomatous thymoma. An ultrastructural study. *Pathol Res Pract*. 1996; 192(6): 610-618, discussion 619-621.

223. Su L, Beals T, Bernacki EG, Giordano TJ. Spindle epithelial tumor with thymus-like differentiation: a case report with cytologic, histologic, immunohistologic, and ultrastructural findings. *Mod Pathol*. 1997; 10(5): 510-514.

224. Kirby PA, Ellison WA, Thomas PA. Spindle epithelial tumor with thymus-like differentiation (SETTLE) of the thyroid with prominent mitotic activity and focal necrosis. *Am J Surg Pathol*. 1999; 23(6): 712-716.

225. Xu B, Hirokawa M, Yoshimoto K, et al. Spindle epithelial tumor with thymus-like differentiation of the thyroid: a case report with pathological and molecular genetics study. *Hum Pathol*. 2003; 34(2): 190-193.

226. Folpe AL, Lloyd RV, Bacchi CE, Rosai J. Spindle epithelial tumor with thymus-like differentiation: a morphologic, immunohistochemical, and molecular genetic study of 11 cases. *Am J Surg Pathol*. 2009; 33(8): 1179-1186.

227. Cheuk W, Jacobson AA, Chan JK. Spindle epithelial tumor with thymus-like differentiation (SETTLE): a distinctive malignant thyroid neoplasm with significant metastatic potential. *Mod Pathol*. 2000; 13(10): 1150-1155.

228. Chetty R, Goetsch S, Nayler S, Cooper K. Spindle epithelial tumour with thymus-like element(SETTLE): the predominantly monophasic variant. *Histopathology*. 1998; 33(1): 71-74.

229. Watanabe I, Tezuka F, Yamaguchi M, et al. Thymic carcinoma of the thyroid. *Pathol Int*. 1996; 46(6): 450-456.

230. Reimann JD, Dorfman DM, Nose V. Carcinoma showing thymus-like differentiation of the thyroid (CASTLE): a comparative study: evidence of thymic differentiation and solid cell nest origin. *Am J Surg Pathol*. 2006; 30(8): 994-1001.

231. Rosai J, Higa E. Mediastinal endocrine neoplasm, of probable thymic origin, related to carcinoid tumor. Clinicopathologic study of 8 cases. *Cancer*. 1972; 29(4): 1061-1074.

232. Moran CA, Suster S. Neuroendocrine carcinomas (carcinoid tumor) of the thymus. A clinicopathologic analysis of 80 cases. *Am J Clin Pathol*. 2000; 114(1): 100-110.

233. Cardillo G, Treggiari S, Paul MA, et al. Primary neuroendocrine tumours of the thymus: a clinicopathologic and prognostic study in 19 patients. *Eur J Cardiothorac Surg*. 2010; 37(4): 814-818.

234. Strobel P, Marx A, Chan JKC, et al. Thymic neuroendocrine tumors: typical and atypical carcinoid. In: Travis WD, Brambilla E, Burke AP, et al, eds. *WHO Classification of Tumours of the Lung, Pleura, Thymus and Heart. World Health Organization Classification of Tumours*. 4th ed. Lyon: IARC; 2015: 234-238.

235. Chaer R, Massad MG, Evans A, et al. Primary neuroendocrine tumors of the thymus. *Ann Thorac Surg*. 2002; 74(5): 1733-1740.

236. Salyer WR, Salyer DC, Eggleston JC. Carcinoid tumors of the thymus. *Cancer*. 1976; 37(2): 958-973.

237. Rosai J, Higa E, Davie J. Mediastinal endocrine neoplasm in patients with multiple endocrine adenomatosis. A previously unrecognized association. *Cancer*. 1972; 29(4): 1075-1083.

238. Gal AA, Kornstein MJ, Cohen C, et al. Neuroen-

docrine tumors of the thymus: a clinicopathological and prognostic study. *Ann Thorac Surg*. 2001; 72(4): 1179-1182.

239. Moran CA, Suster S. Angiomatoid neuroendocrine carcinoma of the thymus: report of a distinctive morphological variant of neuroendocrine tumor of the thymus resembling a vascular neoplasm. *Hum Pathol*. 1999; 30(6): 635-639.

240. Moran CA. Primary neuroendocrine carcinomas of the mediastinum: review of current criteria for histopathologic diagnosis and classification. *Semin Diagn Pathol*. 2005; 22(3): 223-229.

241. Moran CA, Suster S. Thymic neuroendocrine carcinomas with combined features ranging from well-differentiated(carcinoid) to small cell carcinoma. A clinicopathologic and immunohistochemical study of 11 cases. *Am J Clin Pathol*. 2000; 113(3): 345-350.

242. Tiffet O, Nicholson AG, Ladas G, et al. A clinicopathological study of 12 neuroendocrine tumors arising in the thymus. *Chest*. 2003; 124(1): 141-146.

243. Wick MR, Scheithauer BW. Thymic carcinoid. A histologic, immunohistochemical, and ultrastructural study of 12 cases. *Cancer*. 1984; 53(3): 475-484.

244. Weissferdt A, Tang X, Wistuba II, Moran CA. Comparative immunohistochemical analysis of pulmonary and thymic neuroendocrine carcinomas using PAX8 and TTF-1. *Mod Pathol*. 2013; 26(12): 1554-1560.

245. Dixon JL, Borgaonkar SP, Patel AK, et al. Thymic neuroendocrine carcinoma producing ectopic adrenocorticotropic hormone and Cushing's syndrome. *Ann Thorac Surg*. 2013; 96(4): e81-e83.

246. Kuo TT. Pigmented spindle cell carcinoid tumour of the thymus with ectopic adrenocorticotropic hormone secretion: report of a rare variant and differential diagnosis of mediastinal spindle cell neoplasms. *Histopathology*. 2002; 40(2): 159-165.

247. Moran CA, Suster S. Spindle-cell neuroendocrine carcinomas of the thymus (spindle-cell thymic carcinoid): a clinicopathologic and immunohistochemical study of seven cases. *Mod Pathol*. 1999; 12(6): 587-591.

248. Levine GD, Rosai J. A spindle cell varient of thymic carcinoid tumor. A clinical, histologic, and fine structural study with emphasis on its distinction from spindle cell thymoma. *Arch Pathol Lab Med*. 1976; 100(6): 293-300.

249. Moran CA, Suster S. Primary neuroendocrine carcinoma(thymic carcinoid) of the thymus with prominent oncocytic features: a clinicopathologic study of 22 cases. *Mod Pathol*. 2000; 13(5): 489-494.

250. Rosai J, Levine G, Weber WR, Higa E. Carcinoid tumors and oat cell carcinomas of the thymus. *Pathol Ann*. 1976; 11: 201-226.

251. Kuo TT. Carcinoid tumor of the thymus with divergent sarcomatoid differentiation: report of a case with histogenetic consideration. *Hum Pathol*. 1994; 25(3): 319-323.

252. Mega S, Oguri M, Kawasaki R, et al. Large-cell neuroendocrine carcinoma in the thymus. *Gen Thorac Cardiovasc Surg*. 2008; 56(11): 566-569.

253. Horie Y, Kato M. Neuroendocrine carcinoma of the posterior mediastinum: a possible primary lesion. *Arch Pathol Lab Med*. 1999; 123(10): 933-936.

254. Moran CA, Rosado-de-Christenson M, Suster S. Thymolipoma: clinicopathologic review of 33 cases. *Mod Pathol*. 1995; 8(7): 741-744.

255. Hudacko R, Aviv H, Langenfeld J, Fyfe B. Thymolipoma: clues to pathogenesis revealed by cytogenetics. *Ann Diagn Pathol*. 2009; 13(3): 185-188.

256. Huang CS, Li WY, Lee PC, et al. Analysis of outcomes following surgical treatment of thymolipomatous myasthenia gravis: comparison with thymomatous and non-thymomatous myasthenia gravis. *Interact Cardiovasc Thorac Surg*. 2014; 18(4): 475-481.

257. Iseki M, Tsuda N, Kishikawa M, et al. Thymolipoma with striated myoid cells. Histological, immunohistochemical, and ultrastructural study. *Am J Surg Pathol*. 1990; 14(4): 395-398.

258. Moran CA, Zeren H, Koss MN. Thymofibrolipoma. A histologic variant of thymolipoma. *Arch Pathol Lab Med*. 1994; 118(3): 281-282.

259. Ogino S, Franks TJ, Deubner H, Koss MN. Thymohemangiolipoma, a rare histologic variant of thymolipoma: a case report and review of the literature. *Ann Diagn Pathol*. 2000; 4(4): 236-239.

260. Ajaz B, Tran TA, Truong T, Manoucheri M. Thymolipoma with sebaceous differentiation: a hitherto unreported variant of thymolipoma. *Int J Surg Pathol*. 2013; 21(5): 526-530.

261. Haddad H, Joudeh A, El-Taani H, et al. Thymoma and thymic carcinoma arising in a thymolipoma: report of a unique case. *Int J Surg Pathol*. 2009; 17(1): 55-59.

262. Klimstra DS, Moran CA, Perino G, et al. Liposarcoma of the anterior mediastinum and thymus. A clinicopathologic study of 28 cases. *Am J Surg Pathol*. 1995; 19(7): 782-791.

263. Wilken JJ, Meier FA, Kornstein MJ. Kaposiform hemangioendothelioma of the thymus. *Arch Pathol Lab Med*. 2000; 124(10): 1542-1544.

264. Fushimi H, Kotoh K, Watanabe D, et al. Malignant melanoma in the thymus. *Am J Surg Pathol*. 2000; 24(9): 1305-1308.

265. Chaganti RS, Rodriguez E, Mathew S. Origin of adult male mediastinal germ-cell tumours. *Lancet*. 1994; 343(8906): 1130-1132.

266. Aguirre D, Nieto K, Lazos M, et al. Extragonadal germ cell tumors are often associated with Klinefelter syndrome. *Hum Pathol*. 2006; 37(4): 477-480.

267. Moran CA, Suster S, Przygodzki RM, Koss MN. Primary germ cell tumors of the mediastinum: II. Mediastinal seminomas—a clinicopathologic and immunohistochemical study of 120 cases. *Cancer*. 1997; 80(4): 691-698.

268. Moran CA, Suster S, Koss MN. Primary germ cell tumors of the mediastinum: III. Yolk sac tumor, embryonal carcinoma, choriocarcinoma, and combined nonteratomatous germ cell tumors of the mediastinum—a clinicopathologic and immunohistochemical study of 64 cases. *Cancer*. 1997; 80(4): 699-707.

269. Moran CA, Suster S. Primary germ cell tumors of the mediastinum: I. Analysis of 322 cases with special emphasis on teratomatous lesions and a proposal for histopathologic classification and clinical staging. *Cancer*. 1997; 80(4): 681-690.

270. Levine GD. Primary thymic seminoma—a neoplasm ultrastructurally similar to testicular seminoma and distinct from epithelial thymoma. *Cancer*. 1973; 31(3): 729-741.

271. Sung MT, Maclennan GT, Lopez-Beltran A, et al. Primary mediastinal seminoma: a comprehensive assessment integrated with histology, immunohistochemistry, and fluorescence in situ hybridization for chromosome 12p abnormalities in 23 cases. *Am J Surg Pathol*. 2008; 32(1): 146-155.

272. Weissferdt A, Rodriguez-Canales J, Liu H, et al. Primary mediastinal seminomas: a comprehensive immunohistochemical study with a focus on novel markers. *Hum Pathol*. 2015; 46(3): 376-383.

273. Przygodzki RM, Hubbs AE, Zhao FQ, O'Leary TJ. Primary mediastinal seminomas: evidence of single and multiple KIT mutations. *Lab Invest*. 2002; 82(10): 1369-1375.

274. Przygodzki RM, Moran CA, Suster S, et al. Primary mediastinal and testicular seminomas: a comparison of K-ras-2 gene sequence and p53 immunoperoxidase analysis of 26 cases. *Hum Pathol*. 1996; 27(9): 975-979.

275. Bokemeyer C, Droz JP, Horwich A, et al. Extragonadal seminoma: an international multicenter analysis of prognostic factors and long term treatment outcome. *Cancer*. 2001; 91(7): 1394-1401.

276. Fizazi K, Culine S, Droz JP, et al. Initial management of primary mediastinal seminoma: radiotherapy or cisplatin-based chemotherapy? *Eur J Cancer*. 1998; 34(3): 347-352.

277. Yalcin B, Demir HA, Tanyel FC, et al. Mediastinal germ cell tumors in childhood. *Pediatr Hematol Oncol*. 2012; 29(7): 633-642.

278. Drevelegas A, Palladas P, Scordalaki A. Mediastinal germ cell tumors: a radiologic-pathologic review. *Eur Radiol*. 2001; 11(10): 1925-1932.

279. Suda K, Mizuguchi K, Hebisawa A, et al. Pancreatic tissue in teratoma. *Arch Pathol Lab Med*. 1984; 108(10): 835-837.

280. Takeda S, Miyoshi S, Ohta M, et al. Primary germ cell tumors in the mediastinum: a 50-year experience at a single Japanese institution. *Cancer*. 2003; 97(2): 367-376.

281. Carter D, Bibro MC, Touloukian RJ. Benign clinical behavior of immature mediastinal teratoma in infancy and childhood: report of two cases and review of the literature. *Cancer*. 1982; 49(2): 398-402.

282. Nichols CR, Saxman S, Williams SD, et al. Primary mediastinal nonseminomatous germ cell tumors. A modern single institution experience. *Cancer*. 1990; 65(7): 1641-1646.

283. Kesler KA, Rieger KM, Hammoud ZT, et al. A 25-year single institution experience with surgery for primary mediastinal nonseminomatous germ cell tumors. *Ann Thorac Surg*. 2008; 85(2): 371-378.

284. Truong LD, Harris L, Mattioli C, et al. Endodermal sinus tumor of the mediastinum. A report of seven cases and review of the literature. *Cancer*. 1986; 58(3): 730-739.

285. Marx A, Moreira AL, Chan JKC, et al. Yok sac tumour. In: Travis WD, Brambilla E, Burke AP, et al, eds. *WHO Classification of Tumours of the Lung, Pleura, Thymus and Heart. World Health Organization Classification of Tumours*. 4th ed. Lyon: IARC; 2015: 251-254.

286. Moran CA, Suster S. Yolk sac tumors of the mediastinum with prominent spindle cell features: a clinicopathologic study of three cases. *Am J Surg Pathol*. 1997; 21(10): 1173-1177.

287. Moran CA, Suster S. Hepatoid yolk sac tumors of the mediastinum: a clinicopathologic and immunohistochemical study of four cases. *Am J Surg Pathol*. 1997; 21(10): 1210-1214.

288. Wang F, Liu A, Peng Y, et al. Diagnostic utility of SALL4 in extragonadal yolk sac tumors: an immunohistochemical study of 59 cases with comparison to placental-like alkaline phosphatase, alpha-fetoprotein, and glypican-3. *Am J Surg Pathol*. 2009; 33(10): 1529-1539.

289. Nogales FF, Quinonez E, Lopez-Marin L, et al. A diagnostic immunohistochemical panel for yolk sac(primitive endodermal) tumours based on an immunohistochemical comparison with the human yolk sac. *Histopathology*. 2014; 65(1): 51-59.

290. Moran CA, Suster S. Primary mediastinal choriocarcinomas: a clinicopathologic and immunohistochemical study of eight cases. *Am J Surg Pathol*. 1997; 21(9): 1007-1012.

291. Went PT, Dirnhofer S, Stallmach T, et al. Placental site trophoblastic tumor of the mediastinum. *Hum Pathol*. 2005; 36(5): 581-584.

292. Chan JKC, Looijenga LHJ, Marx A, et al. Mixed germ cell tumors. In: Travis WD, Brambilla E,

Burke AP, et al, eds. *WHO Classification of Tumours of the Lung, Pleura, Thymus and Heart. World Health Organization Classification of Tumours.* 4th ed. Lyon: IARC; 2015: 260-262.

293. Ilson DH, Bosl GJ, Motzer R, et al. Genetic analysis of germ cell tumors: current progress and future prospects. *Hematol Oncol Clin North Am.* 1991; 5(6): 1271-1283.

294. Kernek KM, Brunelli M, Ulbright TM, et al. Fluorescence in situ hybridization analysis of chromosome 12p in Paraffin-embedded tissue is useful for establishing germ cell origin of metastatic tumors. *Mod Pathol.* 2004; 17(11): 1309-1313.

295. Malagon HD, Valdez AM, Moran CA, Suster S. Germ cell tumors with sarcomatous components: a clinicopathologic and immunohistochemical study of 46 cases. *Am J Surg Pathol.* 2007; 31(9): 1356-1362.

296. Ulbright TM, Loehrer PJ, Roth LM, et al. The development of non-germ cell malignancies within germ cell tumors. A clinicopathologic study of 11 cases. *Cancer.* 1984; 54(9): 1824-1833.

297. Strobel P, Chan JKC, Looijenga LHJ, et al. Germ cell tumours with somatic-type solid malignancy. In: Travis WD, Brambilla E, Burke AP, et al, eds. *WHO Classification of Tumours of the Lung, Pleura, Thymus and Heart. World Health Organization Classification of Tumours.* 4th ed. Lyon: IARC; 2015: 263-264.

298. Gonzalez-Vela JL, Savage PD, Manivel JC, et al. Poor prognosis of mediastinal germ cell cancers containing sarcomatous components. *Cancer.* 1990; 66(6): 1114-1116.

299. Ikdahl T, Josefsen D, Jakobsen E, et al. Concurrent mediastinal germ-cell tumour and haematological malignancy: case report and short review of literature. *Acta Oncol.* 2008; 47(3): 466-469.

300. Ladanyi M, Samaniego F, Reuter VE, et al. Cytogenetic and immunohistochemical evidence for the germ cell origin of a subset of acute leukemias associated with mediastinal germ cell tumors. *J Natl Cancer Inst.* 1990; 82(3): 221-227.

301. Orazi A, Neiman RS, Ulbright TM, et al. Hematopoietic precursor cells within the yolk sac tumor component are the source of secondary hematopoietic malignancies in patients with mediastinal germ cell tumors. *Cancer.* 1993; 71(12): 3873-3881.

302. Ko HM, da Cunha Santos G, Darling G, et al. Diagnosis and subclassification of lymphomas and non-neoplastic lesions involving mediastinal lymph nodes using endobronchial ultrasound-guided transbronchial needle aspiration. *Diagn Cytopathol.* 2013; 41(12): 1023-1030.

303. Petersdorf SH, Wood DE. Lymphoproliferative disorders presenting as mediastinal neoplasms. *Semin Thorac Cardiovasc Surg.* 2000; 12(4): 290-300.

304. Keller AR, Castleman B. Hodgkin's disease of the thymus gland. *Cancer.* 1974; 33(6): 1615-1623.

305. Null JA, Livolsi VA, Glenn WW. Hodgkin's disease of the thymus(granulomatous thymoma) and myasthenia gravis: a unique association. *Am J Clin Pathol.* 1977; 67(6): 521-525.

306. Remigio PA. Granulomatous thymoma associated with erythroid hypoplasia. *Am J Clin Pathol.* 1971; 55(1): 68-72.

307. Kaesberg PR, Foley DB, Pellett J, et al. Concurrent development of a thymic cyst and mediastinal Hodgkin's disease. *Med Pediatr Oncol.* 1988; 16(4): 293-294.

308. Rosai J. Lowenhaupt's embryology-based classification of thymic tumors and the concept of granulomatous thymoma. *Cancer.* 1998; 82(7): 1209-1216.

309. Mauch PM, Girinsky T, Behringer K, et al. Treatment of favorable-prognosis, stage I–II Hodgkin lymphoma. In: Hoppe RT, Mauch PM, Armitage

JO, et al, eds. *Hodgkin Lymphoma.* Philadelphia: Lippincott Williams & Wilkins; 2007: 225-252.

310. Kim HC, Nosher J, Haas A, et al. Cystic degeneration of thymic Hodgkin's disease following radiation therapy. *Cancer.* 1985; 55(2): 354-356.

311. Scheinpflug K, Schmitt J, Jentsch-Ullrich K, et al. Thymic hyperplasia following successful treatment for nodular-sclerosing Hodgkin's disease. *Leuk Lymphoma.* 2003; 44(9): 1615-1617.

312. Cortelazzo S, Ponzoni M, Ferreri AJ, Hoelzer D. Lymphoblastic lymphoma. *Crit Rev Oncol Hematol.* 2011; 79(3): 330-343.

313. Soslow RA, Baergen RN, Warnke RA. B-lineage lymphoblastic lymphoma is a clinicopathologic entity distinct from other histologically similar aggressive lymphomas with blastic morphology. *Cancer.* 1999; 85(12): 2648-2654.

314. Koita H, Suzumiya J, Ohshima K, et al. Lymphoblastic lymphoma expressing natural killer cell phenotype with involvement of the mediastinum and nasal cavity. *Am J Surg Pathol.* 1997; 21(2): 242-248.

315. Macon WR, Rynalski TH, Swerdlow SH, Cousar JB. T-cell lymphoblastic leukemia/lymphoma presenting in a recurrent thymoma. *Mod Pathol.* 1991; 4(4): 524-548.

316. Bhatt VR, Mourya R, Shrestha R, Armitage JO. Primary mediastinal large B-cell lymphoma. *Cancer Treat Rev.* 2015; 41(6): 476-485.

317. Perrone T, Frizzera G, Rosai J. Mediastinal diffuse large-cell lymphoma with sclerosis. A clinicopathologic study of 60 cases. *Am J Surg Pathol.* 1986; 10(3): 176-191.

318. Tsai HW, Yen YS, Chang KC. Mediastinal large B-cell lymphoma with rosette formation mimicking thymoma and thymic carcinoid. *Histopathology.* 2006; 49(1): 93-95.

319. Davis RE, Dorfman RF, Warnke RA. Primary large-cell lymphoma of the thymus: a diffuse B-cell neoplasm presenting as primary mediastinal lymphoma. *Hum Pathol.* 1990; 21(12): 1262-1268.

320. Paulli M, Strater J, Gianelli U, et al. Mediastinal B-cell lymphoma: a study of its histomorphologic spectrum based on 109 cases. *Hum Pathol.* 1999; 30(2): 178-187.

321. Suster S, Moran CA. Pleomorphic large cell lymphomas of the mediastinum. *Am J Surg Pathol.* 1996; 20(2): 224-232.

322. Higgins JP, Warnke RA. CD30 expression is common in mediastinal large B-cell lymphoma. *Am J Clin Pathol.* 1999; 112(2): 241-247.

323. Calaminici M, Piper K, Lee AM, Norton AJ. CD23 expression in mediastinal large B-cell lymphomas. *Histopathology.* 2004; 45(6): 619-624.

324. de Leval L, Ferry JA, Falini B, et al. Expression of bcl-6 and CD10 in primary mediastinal large B-cell lymphoma: evidence for derivation from germinal center B cells? *Am J Surg Pathol.* 2001; 25(10): 1277-1282.

325. Rosenwald A, Wright G, Leroy K, et al. Molecular diagnosis of primary mediastinal B cell lymphoma identifies a clinically favorable subgroup of diffuse large B cell lymphoma related to Hodgkin lymphoma. *J Exp Med.* 2003; 198(6): 851-862.

326. Copie-Bergman C, Plonquet A, Alonso MA, et al. MAL expression in lymphoid cells: further evidence for MAL as a distinct molecular marker of primary mediastinal large B-cell lymphomas. *Mod Pathol.* 2002; 15(11): 1172-1180.

327. Tsang P, Cesarman E, Chadburn A, et al. Molecular characterization of primary mediastinal B cell lymphoma. *Am J Pathol.* 1996; 148(6): 2017-2025.

328. Bentz M, Barth TF, Bruderlein S, et al. Gain of chromosome arm 9p is characteristic of primary mediastinal B-cell lymphoma(MBL): compre-

hensive molecular cytogenetic analysis and presentation of a novel MBL cell line. *Genes Chromosomes Cancer.* 2001; 30(4): 393-401.

329. Joos S, Otano-Joos MI, Ziegler S, et al. Primary mediastinal(thymic) B-cell lymphoma is characterized by gains of chromosomal material including 9p and Amplification of the REL gene. *Blood.* 1996; 87(4): 1571-1578.

330. Wessendorf S, Barth TF, Viardot A, et al. Further delineation of chromosomal consensus regions in primary mediastinal B-cell lymphomas: an analysis of 37 tumor samples using high-resolution genomic profiling(array-CGH). *Leukemia.* 2007; 21(12): 2463-2469.

331. Mottok A, Renne C, Seifert M, et al. Inactivating SOCS1 mutations are caused by aberrant somatic hypermutation and restricted to a subset of B-cell lymphoma entities. *Blood.* 2009; 114(20): 4503-4506.

332. Feuerhake F, Kutok JL, Monti S, et al. NFkappaB activity, function, and target-gene signatures in primary mediastinal large B-cell lymphoma and diffuse large B-cell lymphoma subtypes. *Blood.* 2005; 106(4): 1392-1399.

333. Lazzarino M, Orlandi E, Paulli M, et al. Treatment outcome and prognostic factors for primary mediastinal(thymic) B-cell lymphoma: a multicenter study of 106 patients. *J Clin Oncol.* 1997; 15(4): 1646-1653.

334. Inagaki H, Chan JK, Ng JW, et al. Primary thymic extranodal marginal-zone B-cell lymphoma of mucosa-associated lymphoid tissue type exhibits distinctive clinicopathological and molecular features. *Am J Pathol.* 2002; 160(4): 1435-1443.

335. Kurabayashi A, Iguchi M, Matsumoto M, et al. Thymic mucosa-associated lymphoid tissue lymphoma with immunoglobulin-storing histiocytosis in Sjogren's syndrome. *Pathol Int.* 2010; 60(2): 125-130.

336. Yokose T, Kodama T, Matsuno Y, et al. Low-grade B cell lymphoma of mucosa-associated lymphoid tissue in the thymus of a patient with rheumatoid arthritis. *Pathol Int.* 1998; 48(1): 74-81.

337. Isaacson PG, Chan JK, Tang C, Addis BJ. Low-grade B-cell lymphoma of mucosa-associated lymphoid tissue arising in the thymus. A thymic lymphoma mimicking myoepithelial sialadenitis. *Am J Surg Pathol.* 1990; 14(4): 342-351.

338. Nagasaka T, Lai R, Harada T, et al. Coexisting thymic and gastric lymphomas of mucosa-associated lymphoid tissues in a patient with Sjogren syndrome. *Arch Pathol Lab Med.* 2000; 124(5): 770-773.

339. Parrens M, Dubus P, Danjoux M, et al. Mucosa-associated lymphoid tissue of the thymus hyperplasia vs lymphoma. *Am J Clin Pathol.* 2002; 117(1): 51-56.

340. Kominato S, Nakayama T, Sato F, et al. Characterization of chromosomal aberrations in thymic MALT lymphoma. *Pathol Int.* 2012; 62(2): 93-98.

341. Lorsbach RB, Pinkus GS, Shahsafaei A, Dorfman DM. Primary marginal zone lymphoma of the thymus. *Am J Clin Pathol.* 2000; 113(6): 784-791.

342. Gualco G, Natkunam Y, Bacchi CE. The spectrum of B-cell lymphoma, unclassifiable, with features intermediate between diffuse large B-cell lymphoma and classical Hodgkin lymphoma: a description of 10 cases. *Mod Pathol.* 2012; 25(5): 661-674.

343. Traverse-Glehen A, Pittaluga S, Gaulard P, et al. Mediastinal gray zone lymphoma: the missing link between classic Hodgkin's lymphoma and mediastinal large B-cell lymphoma. *Am J Surg Pathol.* 2005; 29(11): 1411-1421.

344. Bellan C, Lazzi S, Zazzi M, et al. Immunoglobulin gene rearrangement analysis in composite

Hodgkin disease and large B-cell lymphoma: evidence for receptor revision of immunoglobulin heavy chain variable region genes in Hodgkin–Reed–Sternberg cells? *Diagn Mod Pathol*. 2002; 11: 2-8.

345. Savage KJ, Monti S, Kutok JL, et al. The molecular signature of mediastinal large B-cell lymphoma differs from that of other diffuse large B-cell lymphomas and shares features with classical Hodgkin lymphoma. *Blood*. 2003; 102(12): 3871-3879.

346. Williams DM, Hobson R, Imeson J, et al. Anaplastic large cell lymphoma in childhood: analysis of 72 patients treated on The United Kingdom Children's Cancer Study Group chemotherapy regimens. *Br J Haematol*. 2002; 117(4): 812-820.

347. Clavio M, Rossi E, Truini M, et al. Anaplastic large cell lymphoma: a clinicopathologic study of 53 patients. *Leuk Lymphoma*. 1996; 22(3-4): 319-327.

348. Hishima T, Fukayama M, Hayashi Y, et al. Granulocytic sarcoma of the thymus in a nonleukaemic patient. *Virchows Arch*. 1999; 435(4): 447-451.

349. McCluggage WG, Boyd HK, Jones FG, et al. Mediastinal granulocytic sarcoma: a report of two cases. *Arch Pathol Lab Med*. 1998; 122(6): 545-547.

350. Ramasamy K, Lim Z, Pagliuca A, et al. Acute myeloid leukaemia presenting with mediastinal myeloid sarcoma: report of three cases and review of literature. *Leuk Lymphoma*. 2007; 48(2): 290-294.

351. Moran CA, Suster S, Fishback NF, Koss MN. Extramedullary plasmacytomas presenting as mediastinal masses: clinicopathologic study of two cases preceding the onset of multiple myeloma. *Mod Pathol*. 1995; 8(3): 257-259.

352. Keller AR, Hochholzer L, Castleman B. Hyaline-vascular and plasma-cell types of giant lymph node hyperplasia of the mediastinum and other locations. *Cancer*. 1972; 29(3): 670-683.

353. Bowne WB, Lewis JJ, Filippa DA, et al. The management of unicentric and multicentric Castleman's disease: a report of 16 cases and a review of the literature. *Cancer*. 1999; 85(3): 706-717.

354. Verani R, Olson J, Moake JL. Intrathoracic extramedullary hematopoiesis: report of a case in a patient with sickle-cell disease-betathalassemia. *Am J Clin Pathol*. 1980; 73(1): 133-137.

355. Kouraklis G, Dosios T. Intrathoracic extramedullary hematopoiesis simulating tumor, in a patient with sickle cell anemia. *Eur J Cardiothorac Surg*. 1994; 8(4): 220-221.

356. Vaziri M, Sadeghipour A, Pazooki A, Shoolami LZ. Primary mediastinal myelolipoma. *Ann Thorac Surg*. 2008; 85(5): 1805-1806.

357. Viola P, Vroobel KM, Devaraj A, et al. Follicular dendritic cell tumour/sarcoma: a commonly misdiagnosed tumour in the thorax. *Histopathology*. 2016; 69(5): 752-761.

358. Hartert M, Strobel P, Dahm M, et al. A follicular dendritic cell sarcoma of the mediastinum with immature T cells and association with myasthenia gravis. *Am J Surg Pathol*. 2010; 34(5): 742-745.

359. Simpson I, Campbell PE. Mediastinal masses in childhood: a review from a paediatric pathologist's point of view. *Prog Pediatr Surg*. 1991; 27: 92-126.

360. Reed JC, Hallet KK, Feigin DS. Neural tumors of the thorax: subject review from the AFIP. *Radiology*. 1978; 126(1): 9-17.

361. Salter JE Jr, Gibson D, Ordonez NG, Mackay B. Neuroblastoma of the anterior mediastinum in an 80-year-old woman. *Ultrastruct Pathol*. 1995; 19(4): 305-310.

362. Adam A, Hochholzer L. Ganglioneuroblastoma of the posterior mediastinum: a clinicopathologic review of 80 cases. *Cancer*. 1981; 47(2): 373-381.

363. Nagashima Y, Miyagi Y, Tanaka Y, et al. Adult ganglioneuroblastoma of the anterior mediastinum. *Pathol Res Pract*. 1997; 193(10): 727-732, discussion 733.

364. Argani P, Erlandson RA, Rosai J. Thymic neuroblastoma in adults: report of three cases with special emphasis on its association with the syndrome of inappropriate secretion of antidiuretic hormone. *Am J Clin Pathol*. 1997; 108(5): 537-543.

365. Pelosi G, Sonzogni A, Solli P, et al. Differentiating neuroblastoma arising in mediastinal germ cell tumour. *Histopathology*. 2008; 53(3): 350-352.

366. Kashiwabara K, Ikota H, Tanaka S, et al. Thymoma with ganglioneuroblastomatous component: case report. *Virchows Arch*. 2008; 452(3): 319-324.

367. Young DG. Thoracic neuroblastoma/ganglioneuroma. *J Pediatr Surg*. 1983; 18(1): 37-41.

368. Horiuchi A, Muraji T, Tsugawa C, et al. Thoracic neuroblastoma: outcome of incomplete resection. *Pediatr Surg Int*. 2004; 20(9): 714-748.

369. Kellie SJ, Hayes FA, Bowman L, et al. Primary extracranial neuroblastoma with central nervous system metastases characterization by clinicopathologic findings and neuroimaging. *Cancer*. 1991; 68(9): 1999-2006.

370. Marchevsky AM. Mediastinal tumors of peripheral nervous system origin. *Semin Diagn Pathol*. 1999; 16(1): 65-78.

371. Lodding P, Kindblom LG, Angervall L, Stenman G. Cellular schwannoma. A clinicopathologic study of 29 cases. *Virchows Arch A Pathol Anat Histol*. 1990; 416(3): 237-248.

372. White W, Shiu MH, Rosenblum MK, et al. Cellular schwannoma. A clinicopathologic study of 57 patients and 58 tumors. *Cancer*. 1990; 66(6): 1266-1275.

373. Kourea HP, Bilsky MH, Leung DH, et al. Subdiaphragmatic and intrathoracic paraspinal malignant peripheral nerve sheath tumors: a clinicopathologic study of 25 patients and 26 tumors. *Cancer*. 1998; 82(11): 2191-2203.

374. Wilson RW, Moran CA. Primary ependymoma of the mediastinum: a clinicopathologic study of three cases. *Ann Diagn Pathol*. 1998; 2(5): 293-300.

375. Falleni M, Roz E, Dessy E, et al. Primary intrathoracic meningioma: histopathological, immunohistochemical and ultrastructural study of two cases. *Virchows Arch*. 2001; 439(2): 196-200.

376. Moran CA, Albores-Saavedra J, Wenig BM, Mena H. Pigmented extraadrenal paragangliomas. A clinicopathologic and immunohistochemical study of five cases. *Cancer*. 1997; 79(2): 398-402.

377. Carney JA. Gastric stromal sarcoma, pulmonary chondroma, and extra-adrenal paraganglioma(Carney Triad): natural history, adrenocortical component, and possible familial occurrence. *Mayo Clin Proc*. 1999; 74(6): 543-552.

378. Olson JL, Salyer WR. Mediastinal paragangliomas (aortic body tumor): a report of four cases and a review of the literature. *Cancer*. 1978; 41(6): 2405-2412.

379. Odze R, Begin LR. Malignant paraganglioma of the posterior mediastinum. A case report and review of the literature. *Cancer*. 1990; 65(3): 564-569.

380. Swanson PE. Soft tissue neoplasma of the mediastinum. *Semin Diagn Pathol*. 1991; 8(1): 14-34.

381. Nguyen KQ, Hoeffel C, Le LH, Phan HT. Mediastinal lipomatosis. *South Med J*. 1998; 91(12): 1169-1172.

382. Dogan R, Kara M, Firat P, Gedikoglu G. An unusual tumor of the neck and mediastinum: lipoblastomatosis resulting in paraparesis. *Eur J Cardiothorac Surg*. 2007; 31(2): 325-327.

383. Baldi A, Santini M, Mellone P, et al. Mediastinal hibernoma: a case report. *J Clin Pathol*. 2004; 57(9): 993-994.

384. Kline ME, Patel BU, Agosti SJ. Noninfiltrating angiolipoma of the mediastinum. *Radiology*. 1990; 175(3): 737-738.

385. Knight CS, Cerfolio RJ, Winokur TS. Angiomyolipoma of the anterior mediastinum. *Ann Diagn Pathol*. 2008; 12(4): 293-295.

386. Brown LR, Reiman HM, Rosenow EC 3rd, et al. Intrathoracic lymphangioma. *Mayo Clin Proc*. 1986; 61(11): 882-892.

387. Moran CA, Suster S. Mediastinal hemangiomas: a study of 18 cases with emphasis on the spectrum of morphological features. *Hum Pathol*. 1995; 26(4): 416-421.

388. Rubinowitz AN, Moreira AL, Naidich DP. Mediastinal hemangioendothelioma: radiologic—pathologic correlation. *J Comput Assist Tomogr*. 2000; 24(5): 721-723.

389. Gaertner EM, Steinberg DM, Huber M, et al. Pulmonary and mediastinal glomus tumors—report of five cases including a pulmonary glomangiosarcoma: a clinicopathologic study with literature review. *Am J Surg Pathol*. 2000; 24(8): 1105-1114.

390. Suster S, Moran CA, Koss MN. Epithelioid hemangioendothelioma of the anterior mediastinum. Clinicopathologic, immunohistochemical, and ultrastructural analysis of 12 cases. *Am J Surg Pathol*. 1994; 18(9): 871-881.

391. Gibbs AR, Johnson NF, Giddings JC, et al. Primary angiosarcoma of the mediastinum: light and electron microscopic demonstration of Factor VIII-related antigen in neoplastic cells. *Hum Pathol*. 1984; 15(7): 687-691.

392. Shaffer K, Pugatch RD, Sugarbaker DJ. Primary mediastinal leiomyoma. *Ann Thorac Surg*. 1990; 50(2): 301-302.

393. Zolota V, Tzelepi V, Charoulis N, et al. Mediastinal rhabdomyoma: case report and review of the literature. *Virchows Arch*. 2006; 449(1): 124-128.

394. Witkin GB, Rosai J. Solitary fibrous tumor of the mediastinum. A report of 14 cases. *Am J Surg Pathol*. 1989; 13(7): 547-557.

395. Hartel PH, Fanburg-Smith JC, Frazier AA, et al. Primary pulmonary and mediastinal synovial sarcoma: a clinicopathologic study of 60 cases and comparison with five prior series. *Mod Pathol*. 2007; 20(7): 760-769.

396. Jakowski JD, Wakely PE Jr. Primary intrathoracic low-grade fibromyxoid sarcoma. *Hum Pathol*. 2008; 39(4): 623-628.

397. Moran CA, Suster S, Perino G, et al. Malignant smooth muscle tumors presenting as mediastinal soft tissue masses. A clinicopathologic study of 10 cases. *Cancer*. 1994; 74(8): 2251-2260.

398. Suster S, Moran CA, Koss MN. Rhabdomyosarcomas of the anterior mediastinum: report of four cases unassociated with germ cell, teratomatous, or thymic carcinomatous components. *Hum Pathol*. 1994; 25(4): 349-356.

399. Suster S, Moran CA. Malignant cartilaginous tumors of the mediastinum: clinicopathological study of six cases presenting as extraskeletal soft tissue masses. *Hum Pathol*. 1997; 28(5): 588-594.

400. Chetty R. Extraskeletal mesenchymal chondrosarcoma of the mediastinum. *Histopathology*. 1990; 17(3): 261-263.

401. Flieder DB, Moran CA, Suster S. Primary alveolar soft-part sarcoma of the mediastinum: a clinicopathological and immunohistochemical study of two cases. *Histopathology*. 1997; 31(5): 469-

473.

402. Fu K, Moran CA, Suster S. Primary mediastinal giant cell tumors: a clinicopathologic and immunohistochemical study of two cases. *Ann Diagn Pathol*. 2002; 6(2): 100-105.

403. Chen W, Chan CW, Mok C. Malignant fibrous histiocytoma of the mediastinum. *Cancer*. 1982; 50(4): 797-800.

404. Moran CA, Suster S, Silva EG. Low-grade serous carcinoma of the ovary metastatic to the anterior mediastinum simulating multilocular thymic cysts: a clinicopathologic and immunohistochemical study of 3 cases. *Am J Surg Pathol*. 2005; 29(4): 496-499.

405. McLoud TC, Kalisher L, Stark P, Greene R. Intrathoracic lymph node metastases from extrathoracic neoplasms. *AJR Am J Roentgenol*. 1978; 131(3): 403-407.

406. Mahon TG, Libshitz HI. Mediastinal metastases of infradiaphragmatic malignancies. *Eur J Radiol*. 1992; 15(2): 130-134.

第 4 篇

胃肠道和肝胆病理学

章目录

食管的正常解剖结构

食管是一个肌性管状结构，在成人长约 25 cm，上起环咽肌形成的食管上括约肌（在第 6 颈椎水平，距切牙 15～18 cm），下至胃食管交界（GEJ）处的食管下括约肌（在横膈下方几厘米）。从切牙到食管下括约肌的距离通常为 40 cm，但有相当大的个体差异[1]。

食管内衬黏膜为非角化型复层鳞状上皮。其基底层厚度为 1～4 个细胞，除最远端的食管外，基底层厚度不超过整个上皮厚度的 15%[2]。在基底层中可见黑色素细胞和神经内分泌细胞。其黏膜固有层由疏松结缔组织组成，在食管的远端部分，含有被称为（食管）贲门腺的黏液腺。与胃肠道的其他部位相比，食管的黏膜肌相对较厚，特别是在远端食管。

整个食管的黏膜下层均有黏液腺体，这些腺体导管开口于食管腔。有时这些腺体呈囊性扩张，周围有淋巴细胞聚集。食管上 1/4 的固有肌层由横纹肌和平滑肌混合组成，其余部分则全部为平滑肌[3]。除最远端的部分外，食管没有浆膜层。食管自主神经丛包括黏膜下层的 Meissner 神经丛（非常稀少）和两层固有肌间的 Auerbach（肌间）神经丛。

关于**胃食管交界（gastroesophageal junction, GEJ）**的位置和定义长期以来都是一个有争议的问题。GEJ 是指管状食管变为囊状胃的位置，在内镜下可以通过胃皱襞近端边缘来识别[4-5]。这意味着 GEJ 不一定与鳞柱交界（squamocolumnar junction, SCJ）或 "Z 线"——即鳞状上皮和腺上皮的不规则的相交点———一致。相反，在很多个体会发现 SCJ 位于 GEJ 近端上方（proximally displaced）。

食管淋巴引流为：上 1/3 引流到颈部淋巴结，中 1/3 引流到食管旁和气管旁纵隔淋巴结，而下 1/3 则引流到主动脉和腹腔动脉周围淋巴结[6]。

闭锁畸形和相关的异常

胚胎第 3 周，食管为咽和胃之间的环形狭窄。随着肺床的生长和颈部的延长，这一狭窄逐渐变为管状。起初，食管和气管的头侧部分形成一个单一的管腔；随后，间隔长入将两者分开。

已有报道描述了上述过程障碍导致的五种主要类型的气管食管异常（图 13.1）。C 型气管食管异常最为常见，表现为**食管闭锁（atresia）**伴食管下部和呼吸道之

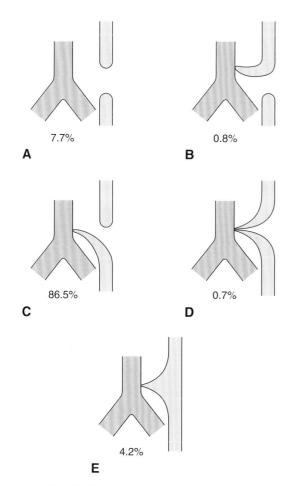

图 13.1　气管食管的异常类型及其相对发生率（Adapted from Holder TM, Ashcraft KW. Esophageal atresia and tracheoesophageal fistula. *Ann Thorac Sur*. 1970; 9: 445–467.）

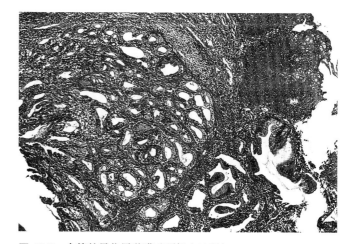

图 13.2　食管的异位胃黏膜（颈部入口斑）

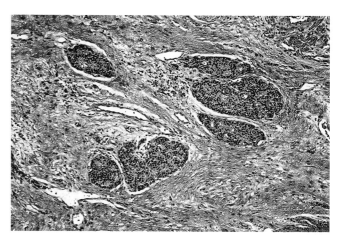

图 13.3　胃食管交界处的异位胰腺，主要成分为胰岛

间的瘘管形成[7]。在 C 型异常中，肥厚扩张的食管上部形成盲端，终止于喉以下的不同部位，而食管下部则与气管（通常在气管分叉上方大约 0.5 cm 处）或右主支气管相通。其食管上部可见横纹肌，下部无横纹肌，但在近瘘管侧可见软骨环。气管食管瘘可能伴有气管软化症、Auerbach 神经丛异常和心血管异常[8]。食管缺陷也可以单独发生，诸如先天性狭窄、闭塞或闭塞性黏膜横膈形成。这些异常多数可以通过手术予以修复[9]。气管/食管瘘患者的生存率可达 90% 以上[10]。不伴瘘管的食管闭锁畸形的治疗仍极具挑战性[11]。

异位

异位胃黏膜（**heterotopic gastric mucosa**）可以发生于食管的任何部位，但以环状软骨后方食管起始处几厘米内最为常见[12]。在做过食管镜检查的患者中，1%～4% 的患者可见异位胃黏膜，表现为圆形扁平的橘黄色至红色区，常被称为"（颈部）入口斑［(cervical) inlet patch］"[13]。异位胃黏膜通常没有症状，但也可能会引起

吞咽困难，临床上和影像学上类似于恶性肿瘤[14]。

大体上，异位胃黏膜表面类似于正常胃黏膜，其边缘清楚，周围有正常的复层上皮。显微镜下，异位胃黏膜通常由贲门胃底腺型腺体构成，即黏液腺与胃底腺成分混合（图 13.2）。异位胃黏膜可能存在杯状细胞，据报道，20% 以上的患者也伴有 Barrett 食管[13]。异位胃黏膜常有广泛的炎症反应，可能引起腺体反应性增生和结构变形而导致误诊为恶性。食管上段异位胃黏膜发生腺癌的病例已有报道，病变的远端和近端均有正常的鳞状上皮覆盖[15]。

异位胰腺组织（**heterotopic pancreatic tissue**）［又称为胰腺腺泡化生（**pancreatic acinar metaplasia**）］由腺泡结构和（或）胰岛组成，常见于 GEJ 附近（图 13.3）。近期的研究提示，异位胰腺是先天性的，而不是后天获得的[16]。但是，也有研究发现，异位胰腺与年龄增长、幽门螺杆菌感染、女性以及胃食管反流疾病（GERD）有关[17]。

异位皮脂腺（**heterotopic sebaceous glands**）偶尔可见于食管中部或远端[18]。

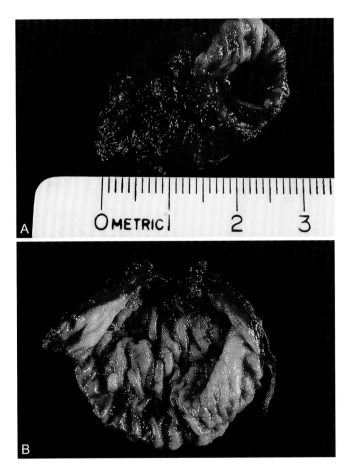

图 13.4　**A** 和 **B**，Zenker 憩室的外面观和内面观

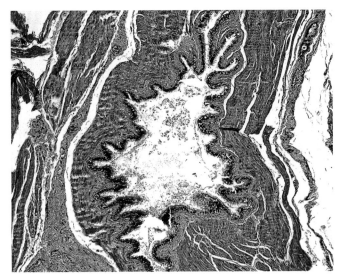

图 13.5　食管囊肿，内衬纤毛柱状上皮

憩室

位 于 食 管 上 段 的 憩 室 ［ **Zenker 憩 室 （ Zenker diverticula）**］ 是上呼吸消化道最常见的憩室类型[19]，是食管与咽交界处食管黏膜向食管壁外突所致（图 13.4），因此，将这种憩室称为咽食管憩室更合适，按其发病机制归为**内压性憩室（ pulsion diverticula）**。此处好发憩室的原因是：咽下括约肌与斜行穿过的环咽肌纤维较为薄弱，后者在此沿着食管后壁下降变为纵行肌。

在食管的下 1/3 和肺门部位，淋巴结炎症（通常为结核）可导致其与食管壁紧密粘连，引起**牵拉性憩室（ traction diverticula）**[20]。

偶尔，横膈上方可以发生所谓的**膈上憩室（ epiphrenic diverticula）**，这种憩室属于内压性憩室的变异。这些憩室含有黏膜和黏膜下层，憩室内衬伴有炎症的鳞状上皮。许多憩室与失弛缓症有关[21]。其并发症包括梗阻、吸入性肺炎和肺脓肿、感染伴穿孔和纵隔炎以及出血，甚至恶性肿瘤（癌）。虽然对食管憩室手术指征仍存在争议[22]，但对许多憩室进行微创手术即可将其切除[23]。

弥漫性食管壁内（假性）憩室病［ **diffuse intramural esophageal (pseudo) diverticulosis**］是一种完全不同类型的食管憩室性疾病[24]，可表现为吞咽困难。内镜检查，弥漫性食管壁内（假性）憩室病可显示有无数 1～3 mm 的烧瓶状憩室，开口针尖大，在食管的上 1/3 数量更多，主要内衬鳞状上皮。憩室部位常有短的狭窄。这些结构被认为是黏膜下腺体导管囊性扩张的结果，因此，不是真正的憩室性病变[25]。弥漫性食管壁内（假性）憩室病的发病机制尚未完全清楚，可能与潜在的食管运动异常有关[26]。

囊肿

食管囊肿（esophageal cyst）分为**包涵囊肿（ inclusion cyst）**（内衬鳞状或柱状上皮，有时为纤毛上皮）、**潴留囊肿（ retention cyst）**或黏液囊肿（来自囊性扩张的黏膜下腺体）和（食管、支气管或胃来源的）**发育性囊肿（ developmental cyst）**（图 13.5）[27-28]。显微镜下，这些囊肿的鉴别可能非常困难。已有这些囊肿发生鳞状细胞癌或腺癌的病例报道[29-30]。

食管环和食管蹼

放射科医师在检查主诉为吞咽困难的患者时，常常描述其食管具有类似于环状和蹼状形态的阴影。女性、位于食管上部以及伴有缺铁性贫血是 Plummer-Vinson 或 Paterson-Kelly 综合征的一部分，这些患者癌的发生率增高[31]。位于食管下部的食管环通常称为 Schatzki 环、食管胃环或食管下部环。有些食管环由横行的环状黏膜皱襞构成，它们通常位于 SCJ。其他则由局限性环状增厚的肌肉构成[32]。

食管颈段（咽食管）蹼也是正常黏膜和黏膜下层形成的横行皱襞[33]。食管蹼的治疗方式包括内镜下扩张术和外科肌切除术[34]。

失弛缓症和相关的运动障碍

失 弛 缓 症（ achalasia）［ 又 称 为 贲 门 痉 挛（ cardiospasm）和巨食管（ megaesophagus）］是下段食管括约肌由于传送食物的蠕动波经过食管下段时不能松弛引起的。它通常见于成人，但儿童也可能发生[35]。有

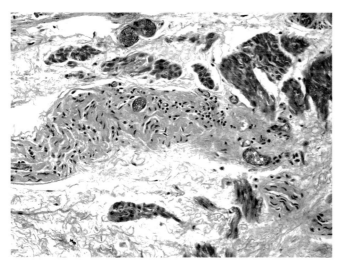

图 13.6　失弛缓症，其肌间神经丛内可见散在的淋巴细胞，无节细胞残存

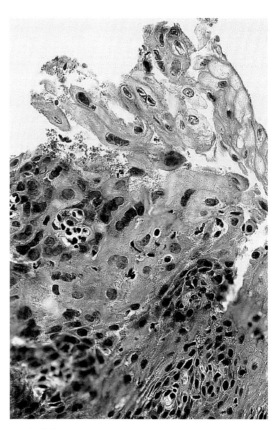

图 13.7　**单纯疱疹病毒性食管炎。**鳞状上皮内可见数个核内嗜酸性包涵体

些患者属于 Allgrove（三 A）综合征，即失弛缓症伴有肾上腺功能缺陷或 Addison 病（addisonianism）和无泪（alacrima）[36]。在几乎所有失弛缓症病例，食管下段 1/3 的肌间神经节细胞几乎完全消失；约 20% 的病例的肌间神经节细胞的缺失延长至食管中段 1/3[37]。其继发性改变包括固有肌层肥大以及显著的黏膜和黏膜下层炎症。失弛缓症的异常最早是以 CD3+T 细胞为主的炎症对肌间神经节细胞的破坏[38]，最终，神经节细胞丢失以及肠肌间神经广泛纤维化（图 13.6）。在长期慢性病例，其黏膜显示鳞状上皮增生明显，P53 免疫反应阳性率增加，提示这些黏膜可能是癌前病变[39]。

　　失弛缓症的发病机制仍然不明。目前倾向于认为失弛缓症是一种免疫介导的炎症性疾病，但其致病性抗原为何仍不清楚[40-41]。

　　在早期阶段，失弛缓症是可逆的。然而，随着时间的推移，失弛缓症可以并发慢性炎症和溃疡，并可以产生纤维性狭窄。食管肌切除术和气囊扩张术仍是失弛缓症的主要治疗方式[42-43]。少数情况下，长期失弛缓症患者可以发生癌[44]，估计其风险增加 16～33 倍[45]。弛缓症患者发生的癌几乎都是鳞状细胞癌，大多数发生于中段食管。

　　环咽吞咽困难（cricopharyngeal dysphagia）[又称为环咽失弛缓症（cricopharyngeal acalasia）和环咽痉挛（cricopharyngeal spasm）] 是一种公认的疾病，其临床症状明显，但其显微镜下改变轻微，表现为环咽肌纤维变性和再生，伴有间质纤维化[46]。

　　Chagas 病（Chagas disease）是一种南美洲的地方性寄生虫病，可以伴有 Auerbach 神经丛的改变和巨食管[47]。

　　假失弛缓症（pseudoachalasia）是一种食管运动障碍，通常伴有恶性肿瘤，其临床、影像学和测压检查的特征与失弛缓症非常相似[48-49]。显微镜下，其最常见的表现是肿瘤浸润肌间神经丛[48]，这与推测的发病机制一致，但有些病例为副肿瘤综合征。

　　巨大肌肉肥厚（giant muscular hypertrophy）[又称为弥漫性痉挛（diffuse spasm）、螺旋状食管（corkscrew esophagus）和弥漫性平滑肌瘤病（diffuse leiomyomatosis）]

是一种食管运动障碍，临床上以吞咽困难为特征，病理学上则以肌层的局灶性或弥漫性肥厚为特征[50]。有些巨大肌肉肥厚病例伴有 Alport 综合征——一种遗传性肾小球性肾病综合征[51]。巨大肌肉肥厚可能与 COL4A5 基因突变有关[52]。

碱液摄入性狭窄

　　食管碱液摄入性狭窄（lye stricture）最常见于气管分叉水平。摄入碱液时患者的平均年龄约为 6 岁。虽然近来已经有内镜治疗的尝试[53]，但病变一旦形成，大多数患者仍需手术切除。狭窄部位可以发生食管癌[54]，且多见于气管分叉的部位。平均潜伏时间大约为 40 年，摄入碱液时年龄越大，发生癌的间隔则越短。

食管炎（非反流相关性）

　　单纯疱疹病毒性食管炎（herpes simplex esophagitis）在免疫缺陷和免疫正常个体中均可以发生[55]。单纯疱疹病毒性食管炎可以无症状，也可以引起吞咽痛、胸骨后疼痛和发热[56]。内镜下发现"火山口样溃疡"以及食管 X 线双重对比造影检查发现弥漫性散在的浅溃疡时，应怀疑单纯疱疹病毒性食管炎[57]。显微镜下，单纯疱疹病毒性食管炎的特征是炎症、溃疡和 A 型 Cowdry 包涵体，但后者并不是总能见到（图 13.7）[58]。多核上皮细胞是单纯疱疹病毒性食管炎的另一个典型形态特征，但应该注意，类似的多核细胞可以见于其他原因引起的食管炎，是对损伤的非特异性再生性反应[59]。炎性上皮附近可见卷曲核的大单核细胞（CD68+）聚集，这是重要的诊断线索[60]。

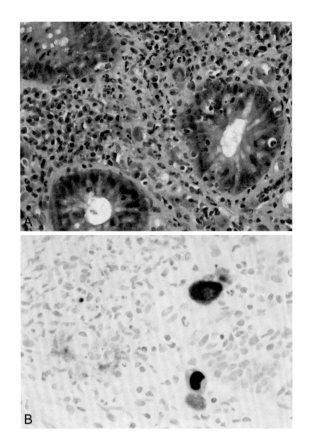

A，1 例 Barret 食管患者的 CMV 包涵体。**B**，CMV 免疫染色显示少数阳性细胞

巨细胞病毒性食管炎［cytomegalovirus (CMV) esophagitis］的发病率也在上升，其好发于免疫抑制患者[61]。内镜下，其表现类似于单纯疱疹病毒性食管炎。显微镜下，发现具有嗜碱性胞质和大的卵圆形嗜酸性核内包涵体的典型大细胞可做出巨细胞病毒性食管炎诊断[62]，通常这些细胞位于溃疡底部（图 13.8）。

念珠菌性食管炎（candida esophagitis） 可以并发于疱疹或 CMV 食管炎的溃疡中，也可以发生在没有病毒感染的患者，通常是免疫抑制个体[63]，但同样也可见于免疫正常个体。内镜下，念珠菌性食管炎的典型表现为易于擦除的白色斑块。在活动性食管炎的背景上可以看到假菌丝（图 13.9），有些病例可能需要进行特殊染色［过碘酸 - 希夫（periodic acid-Schiff, PAS）和银染色］。

AIDS 相关性慢性特发性食管溃疡（AIDS-related chronic idiopathic esophageal ulceration） 以出现伴有重度急性炎症的大的潜行性溃疡为特征[64-66]。没有单纯疱疹、CMV、真菌或肿瘤的证据，溃疡是 HIV 本身直接造成的[67]。

克罗恩病（Crohn disease） 可以累及食管，通常伴有胃和（或）肠道克罗恩病[68]。有些克罗恩病病例有明显的食管黏膜淋巴细胞浸润（淋巴细胞性食管炎），但有人发现，与对照组相比，克罗恩病患者出现这种形态学改变的可能性并不比对照组高[69]。

嗜酸细胞性（过敏性）食管炎［eosinophilic (allergic) esophagitis］是一种过敏性嗜酸细胞性疾病，其发病率似乎在升高[70]。嗜酸细胞性（过敏性）食管炎倾向于被认为是由食物或血源性过敏原引起的局部超敏反应，在其发病

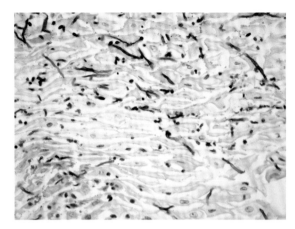

图 13.9　**念珠菌性食管炎**。鳞状上皮内可见假菌丝

机制中，抗原呈递细胞起重要作用[71]。嗜酸细胞性（过敏性）食管炎应与胃食管反流患者常常出现的食管黏膜嗜酸性粒细胞浸润鉴别（见下文）。虽然嗜酸细胞性微脓肿和固有层纤维化更支持嗜酸细胞性食管炎的诊断（图 13.10），但后者没有特异性的组织学改变，其诊断需要结合临床、内镜和病理学所见[70]。虽然内镜下嗜酸细胞性食管炎可以有多种表现，但最具特征性的表现是环状食管。

表浅剥脱性食管炎（esophagitis dissecans superficialis）［"蜕皮性食管炎（sloughing esophagitis）"］是一种内镜下诊断的疾病，其特征为食管鳞状上皮黏膜大片脱落。表浅剥脱性食管炎主要累及成人，女性多见[72]。其病因不清，通常可以完全恢复。显微镜下，表浅剥脱性食管炎可见表层鳞状上皮分离、脱落，偶尔伴有大疱性分离、角化不全和非特异性炎症（图 13.11）[72-73]。有些表浅剥脱性食管炎病例可能是由药物导致的，精神兴奋药、克林霉素和抑酸药可能与之相关[72,74]。

其他类型的食管炎包括：由结核病（tuberculosis）[75]、牙生菌病（blastomycosis）[76]、Behçet 病（Behçet disease）[77]、药物（包括铁剂）[78]、放射线（irradiation）[79]引起的食管炎，以及摄入腐蚀性化学品（ingestion of corrosive chemicals）[80]引起的食管炎。可以累及食管的皮肤病包括：硬皮病（scleroderma）[81]、寻常性天疱疮（pemphigus vulgaris）[82]、扁平苔藓（lichen planus）[83]和大疱性表皮松解症（epidermolysis bullosa）[84]。器械（instrumentation）、插管（intubation）或异物摄入（ingestion of foreign bodies）[85]可以引起食管炎症，有时甚至造成食管穿孔。近来，Salaria 等描述了一种类似于扁平苔藓［苔藓样食管炎（lichenoid esophagitis）］食管炎，其与病毒性肝炎和 HIV 感染有关[86]，其特征为上皮内和固有层内淋巴细胞增多和鳞状细胞凋亡（即所谓的 Civatte 小体）。

反流性食管炎

顾名思义，**反流性食管炎（reflux esophagitis）**［又称为胃食管反流性疾病（gastroesophageal reflux disease, GERD）］是由胃十二指肠内容物反流到食管所致（图 13.12）。反流性食管炎往往伴有滑动性裂孔疝。食管反流伴有反胃、胃灼热、疼痛和吞咽困难。

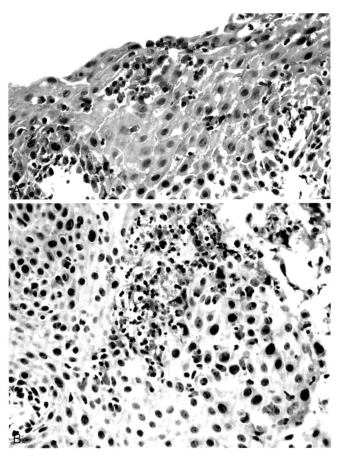

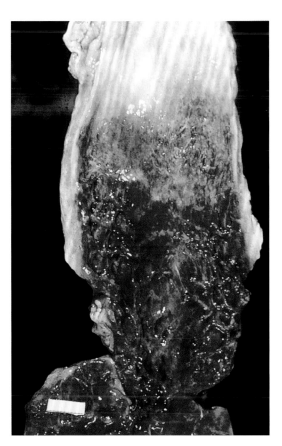

图 13.10　**嗜酸细胞性食管炎。A**，可见其上皮内嗜酸性粒细胞数量显著增多，表层浸润更重。**B**，嗜酸细胞性微脓肿是其特征性表现

图 13.12　**1 例严重反流性食管炎的大体表现。**可见反流部位出现明显的充血，伴有局灶性出血

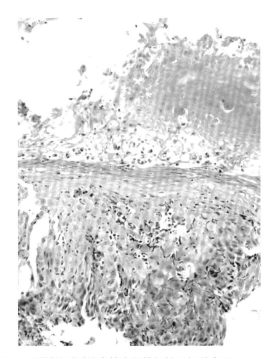

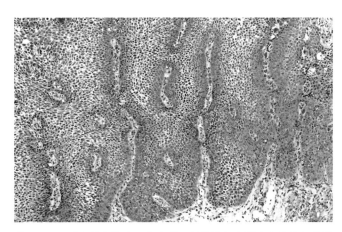

图 13.13　反流性食管炎，伴有明显的鳞状上皮增生和基底细胞增生。可见散在的上皮内炎细胞浸润

图 13.11　所谓的剥脱性食管炎的特征性组织学表现

上皮坏死（图 13.13）[87-89]。主观评估和形态学定量技术均已证实，反流性食管炎的黏膜固有层乳头的高度和基底细胞增生的程度均明显高于对照组[90-91]。在其上延至上皮层之间的乳头顶端可见扩张充血的小静脉[92-93]。上皮内嗜酸性粒细胞浸润是其最常见的特征之一，但缺乏敏感性（因为许多反流性食管炎患者并没有这种改变）和特异性（因为可以见于许多其他情况）。在反

显微镜下，反流性食管炎早期病变表现为上皮增生以及中性粒细胞和嗜酸性粒细胞浸润，有时伴有局灶性

流性食管炎的上皮成分中可以看见核轮廓不规则的细胞，这些细胞是反应性 T 淋巴细胞，是炎症反应的一种成分 [94-95]。虽然这一系列组织学形态具有特征性，但任何单一特征或组合对于 GERD 均不具诊断性；GERD 的诊断是临床病理和内镜下表现相结合的诊断，不能仅由病理医师单独做出。

反流性食管炎可以进一步发生浅表性溃疡和环状纤维化伴狭窄形成，并与周围结构粘连。有时食管炎的炎症反应可以相当严重，以至呈假性淋巴瘤样表现 [96]。

根据症状的严重程度，反流性食管炎可以进行内科治疗（使用促进蠕动的药物、H2- 受体拮抗剂或质子泵抑制剂）或手术治疗 [97]。为反流性食管炎设计的所有不同类型的手术方式 [例如胃底折叠术（fundoplication）] 都包括修补裂孔疝（常常存在）和构建瓣膜以重建胃食管功能。

Barrett 食管

Barrett 食管（Barrett esophagus） 的定义为一种食管鳞状上皮黏膜被含有杯状细胞的化生性柱状上皮取代的疾病（图 13.14）。根据美国胃肠病学会的指南，Barrett 食管的诊断要求有内镜下异常（被覆柱状上皮的食管），且该区域活检标本存在明确的杯状细胞 [98]。绝大多数 Barrett 食管患者是成年白人男性。然而，也有 Barrett 食管发生于儿童的报道，有时伴有囊性纤维化（已知的一种能够引起胃食管反流的病变）和发生于化疗后 [99]。已经发现，Barrett 食管的发生有遗传易感性 [100]。由于关于 GEJ 的本质和部位缺乏精确的定义，加上这种交界部位存在组织学变异，Barrett 食管是先天性的还是获得性的这一问题变得更加模糊。不过，大多数临床和实验室证据表明，Barrett 食管是获得性的改变，是由酸导致的溃疡被柱状细胞上皮重新覆盖的结果 [101]。其柱状细胞的来源仍不明确，理论上可能是由胃黏膜干细胞群中未分化成分发生表型转化迁移而来，也可能是来自黏膜下腺体 [102-104]。

有人提出，形态学和超微结构上，Barrett 黏膜的前体病变可能是既有鳞状上皮特征、又有柱状上皮特征的所谓多层上皮 [105]。

延伸的柱状上皮可以是环状或指状突起或岛状。虽然 Barrett 食管通常混有贲门腺或胃底腺型柱状黏膜，但目前只有出现肠上皮化生才可做出诊断 [103]。大多数 Barrett 食管病例显示不完全性肠上皮化生，但许多病例显示不完全性和完全性肠上皮化生混合存在。有意思的是，非杯状柱状细胞的免疫表型 [106] 和 DNA 流式细胞术异常 [107] 与肠上皮化生中的发现相似。有人提出，Barrett 食管的定义可能过于严格了，应该将这种"肠化前（preintestinalized）"非杯状柱状黏膜包括在内 [108]。

关于 GEJ 处的肠上皮化生存在争议。一些人认为，GEJ 处的所有肠上皮化生均提示 Barrett 食管 [109-110]，而另一些人认为，肠上皮化生可由多种因素导致 [111]，因此，这些病例应诊断为 GEJ 肠上皮化生，而不是 Barrett 食

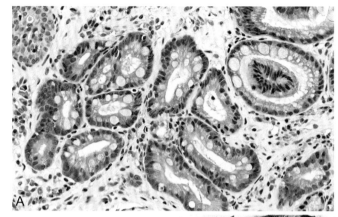

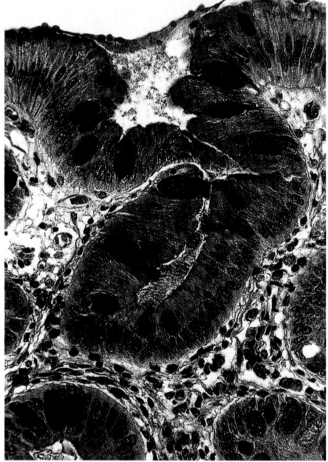

图 13.14　**A**，Barrett 食管中可见散在的杯状细胞。**B**，在 pH 2.5 下进行的阿辛蓝染色，突出显示了含有酸性黏液的杯状细胞

管。尽管文献报道的许多免疫组织化学标志物可用来鉴别病变为远端食管肠上皮化生还是近端胃来源（CDX2、Das1、CK7/20），但它们的敏感性和特异性均不足以应用于临床诊断 [111]。另一方面，活检标本中可能存在一些提示为食管来源的肠上皮化生的细微线索，包括肠上皮化生的腺体上方覆盖鳞状上皮、杂合性腺体（杯状细胞和非杯状柱状细胞混合）以及见到食管腺体 / 导管 [112]。

在 Barrett 食管中常能见到一个有意思的特征：表浅部位出现新生的黏膜肌 [再复层化（reduplication）]，导

致固有层被分为深和浅两部分[113-114]。这一点在临床工作中很重要，因为侵及原有（深部）黏膜肌的肿瘤容易被误判为侵犯固有肌而导致过高分期。

Barrett 食管可进一步细分为长节段 Barrett 食管（long-segment Barrett esophagus）（经典型，病变累及 3 cm 或 3 cm 以上食管）和短节段 Barrett 食管（short-segment Barrett esophagus）（病变累及食管小于 3 cm）两种类型。实际上，对这两种人为界定的类型的处理方式是相似的。在组织化学水平，特化的柱状上皮内出现的黏液大部分是中性黏液，但是，70% 以上的病例还有唾液酸黏蛋白和硫酸黏蛋白[115]。肠型分化的证据除了免疫组织化学上胃型黏蛋白（MUC5AC 和 MUC6）和 TFF 肽（TFF1 和 TFF2）[116-117]表达外，还常常出现肠型黏蛋白 MUC2 和 CDX2 蛋白表达[118]。

Barrett 食管的主要并发症与反流性食管炎相同（即消化性溃疡、狭窄、出血），外加发生异型增生和腺癌[119]；异型增生和腺癌将在下一节详细讨论。一旦 Barrett 食管的诊断成立，大部分患者需要进行内镜下规律监测。如果活检显示异型增生不确定（indefinite for dysplasia, IND）或低级别异型增生（low-grade dysplasia, LGD），应该最大限度地进行抗反流治疗，患者短期内应重做胃镜并取活检[101]。如果诊断为高级别异型增生（high-grade dysplasia, HGD），现在多对患者进行内镜下消融治疗（其中包括射频消融和冷冻消融）[120]。而在过去，许多这样的患者需要进行食管切除术，这种大手术的并发症和死亡率都不容忽视[121]。内镜下黏膜切除术通常适用于内镜下可见病变的患者，病变可以是黏膜内或表浅黏膜下腺癌[122]。

Barrett 食管的分类诊断

绝大多数 Barrett 食管的活检标本没有异型增生，而且大多数患者永远不会发展为异型增生或腺癌。下文列出的诊断分类是 1988 年共识会议制定的 Barrett 食管异型增生分级（图 13.15）[123]。2001 年 Montgomery 及其同事对这些标准进行了进一步完善[124]。遗憾的是，不同观察者之间仍存在着很大差异[125-126]。

- 无异型增生（negative for dysplasia）。其结构在正常范围之内。胞核的大小和形状无明显不同且位于基底。核/质比例未增加，胞核轮廓通常光滑。核仁无明显增大。可以出现胞核局灶复层化，可有少量"营养不良"的杯状细胞，即杯状细胞的顶端未达腔面。当伴有炎症、糜烂或溃疡时，胞核可以有比较明显的改变。胞质顶端通常有黏液，但在炎症时可能减少或缺如。

- 异型增生不确定（IND）。其结构可有中等程度的紊乱。胞核的异常不如异型增生明显。可能导致诊断 IND 的其他形态包括：较多的营养不良性杯状细胞、更广泛的胞核复层化、黏液形成减少或缺乏、胞质嗜碱性增加以及核分裂象增多。IND 的诊断应限定于那些病变无异型增生明显但又不足以诊断异型增生的病例。

- 低级别异型增生或高级别异型增生（positive for LGD or HGD）。LGD 或 HGD 的诊断是基于结构和细胞学异常的严重程度。尽管结构异常和细胞学异常可以都很明显，但只要一项足够明显即可诊断 HGD。结构异常可以包括：腺体出芽、分支、拥挤或为不规则形腺体，腺腔内形成乳头状结构，以及黏膜表面呈绒毛状。胞核的特征可能包括：大小和形状明显不同，胞核和（或）核仁增大，核/质比增大，胞核深染，以及异常核分裂象增多。如果胞核的改变累及黏膜表面，则特别值得注意。在低倍镜下容易辨认的诊断特征是：胞质嗜碱性伴黏液丢失，以及广泛的胞核复层化，常常从上皮基底膜延伸至腔面。伴有表面成熟（with surface maturation）的隐窝异型增生（也称为基底隐窝异型增生）的意义尚不明确，但新进的观点认为，隐窝异型增生代表还未累及表面的异型增生[127]。

- 黏膜内腺癌（intramucosal adenocarcinoma）。其定义是癌已经穿透腺体基底膜进入固有膜或黏膜肌，但尚未侵及黏膜下层。多数活检标本深度不够，因此，不能排除黏膜下浸润。有助诊断的形态包括：固有膜内很少或无间质的背靠背腺体、单个细胞、小细胞簇或不规则腺体，以及伴有腺腔内坏死的深部扩张腺体[128]。

有些异型增生病变的息肉样结构和拥挤、复层化、深染的细胞核与大肠腺瘤的相似[129]。

伴有 Barrett 相关异型增生的患者发生浸润癌的风险显著增加，但确切的风险度仍未明确[101,130]。当然，HGD 进展为癌的风险很明显，高达 50% 的患者 5 年内会进展为癌[131]。LGD 的进展风险还未确定，主要是由于 LGD 的诊断缺乏可重复性[132-133]。

有大量生物标志物被用于评估 Barrett 食管-异型增生-癌这一系列的病变，此处无法详述[134-136]。在预测何者可能进展为癌这一点上，形态学识别异型增生优于任何生物标志物。既然绝大多数患者均不会进展为癌，发现能够预测无异型增生的 Barrett 黏膜进展的生物标志物将非常有用。华盛顿大学的研究提示，CDKN2A 和 TP53 体细胞突变可能可以预测无异型增生的 Barrett 黏膜的进展[137]。

发生于 Barrett 食管的腺癌

发生于 Barrett 食管的浸润性癌绝大部分为腺癌，只有极少数病例显示鳞状分化[138-139]或神经内分泌分化[140]。大部分患者为老年男性白人，但并非所有患者都属于这一人群。已有发生于儿童的病例报道[141]。提示食管腺癌起源于 Barrett 黏膜的主要特征是：肿瘤周围可见杯状细胞以及肿瘤中心位于 GEJ 食管侧。无论标本中能否看到相关的 Barrett 化生，GEJ 部位的腺癌都有着基本相似的形态学、免疫组织化学和流行病学特征[142-143]。这种肿瘤可以是多中心的，诊断时常常处于极晚期，伴有食管壁内蔓延和淋巴结转移[144]。显微镜下，这种肿瘤可有广泛的腺体分化[144]。这种肿瘤结构和免疫组织化学上大多数与胃腺癌相似，其他则表现为肠型。与胃相比，印

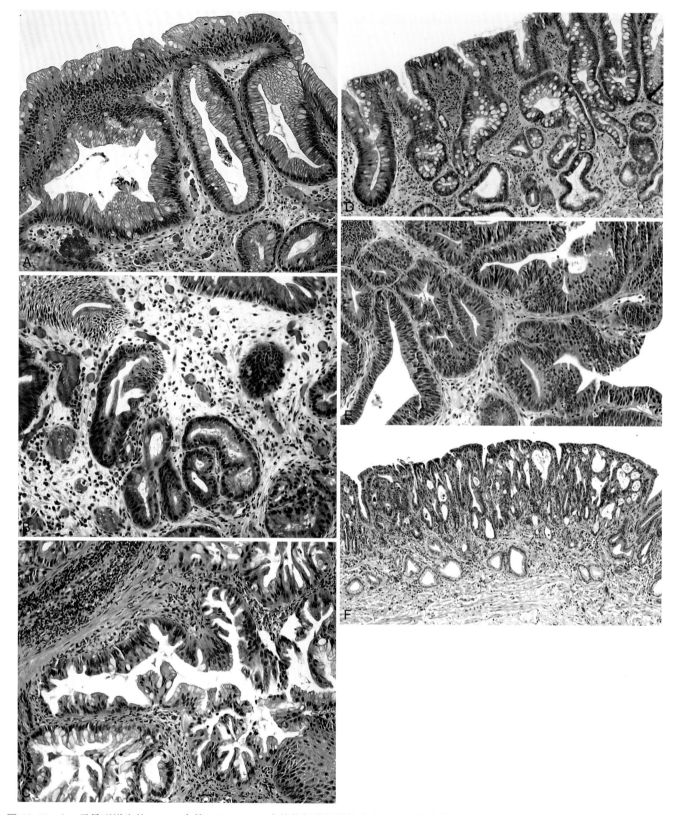

图 13.15 **A**，无异型增生的 Barrett 食管。**B**，Barrett 食管伴轻微的慢性炎症、反应性腺体非典型性，无异型增生。**C**，Barrett 食管伴异型增生不确定。**D**，Barrett 食管伴低级别异型增生，肠型。**E**，Barrett 食管伴高级别异型增生，肠型。**F**，黏膜内腺癌，伴腺体在固有膜内浸润

戒细胞癌很少见，但其临床行为更具侵袭性[145]。极少数 Barrett 相关的腺癌为肉瘤样癌[146]。

在含有异型增生 - 腺癌系列病变的 Barrett 食管标本中已经发现了多种分子改变[147-148]。其中包括：TP53 突变和过表达，各种凋亡相关蛋白质异常表达，MYC 扩增[149-150]，β 连环蛋白（β-catenin）突变和其他钙黏素 / 连环蛋白（cadherin/catenin）膜复合物异常[151]，多种抑癌基因（例如 APC、TERT、RUNX3、TIMP3）过甲基化[152]，杂合性缺失（包括 9p21 的 CDKN2A）[137]，以及微卫星不稳定性[147]、MUC 表达异常[153] 和 HER2 扩增[154]。CDKN2A（通过缺失或过甲基化）和 TP53（通过突变和缺失）的丢失似乎是最早期的分子改变[155]。

外科切除是发生于 Barrett 食管的腺癌的主要治疗方法，有时联合进行术前新辅助化疗[156-157]。一些病例在进行新辅助治疗后，食管壁可以见到明显的黏液池，不应将其误认为是腺癌残留的证据，除非存在活的肿瘤细胞[158]。

发生于 Barrett 食管的腺癌预后很差，5 年生存率低于 20%[159]。与在其他许多部位一样，最重要的预后影响因素是肿瘤分期（表 13.1 和 13.2），尤其与浸润深度和淋巴结状态相关[159-162]。新辅助放化疗后肿瘤消退的组织学证据似乎也是一个强的预后指标[163]。其他潜在的预后因素包括淋巴管血管密度[160]、淋巴结被膜外受累[164]、HER2 扩增[165] 以及 β 连环蛋白异常表达[166]。

鳞状细胞癌
一般和临床特征

食管鳞状细胞癌（esophageal squamous cell carcinoma）较常发生于 50 岁以上的男性，在中国和其他亚洲国家相对常见[167]，并且是非洲班图人最常见的消化道肿瘤[168]。在过去几十年中，美国食管鳞状细胞癌比 Barrett 相关腺癌少见得多[169]。众所周知，吸烟和饮酒是

表13.1 Definitions of AJCC TNM for squamous cell carcinoma and adenocarcinoma

Primary Tumor (T)		Distant Metastasis (M)	
T CATEGORY	T CRITERIA	M CATEGORY	M CRITERIA
Tx	Tumor cannot be assessed	M0	No distant metastasis
T0	No evidence of primary tumor	M1	Distant metastasis
Tis	High-grade dysplasia, defined as malignant cells confined to the epithelium by the basement membrane	**Histologic Grade (G)**	
T1	Tumor invades the lamina propria, muscularis mucosae, or submucosa	G CATEGORY	G CRITERIA
T1a	Tumor invades the lamina propria or muscularis mucosae	Gx	Grade cannot be assessed
T1b	Tumor invades the submucosa	G1	Well differentiated
T2	Tumor invades the muscularis propria	G2	Moderately differentiated
T3	Tumor invades adventitia	G3	Poorly differentiated, undifferentiated
T4	Tumor invades adjacent structures	**Location (L)** *	
T4a	Tumor invades the pleura, pericardium, azygos vein, diaphragm, or peritoneum	L CATEGORY	L CRITERIA
T4b	Tumor invades other adjacent structures, such as the aorta, vertebral body, or airway	X	Location unknown
Regional Lymph Nodes (N)		Upper	Cervical esophagus to lower border of azygos vein
N CATEGORY	N CRITERIA	Middle	Lower border of azygos vein to lower border of inferior pulmonary vein
Nx	Regional lymph nodes cannot be assessed	Lower	Lower border of inferior pulmonary vein to stomach, including gastroesophageal junction
N0	No regional lymph node metastasis		
N1	Metastasis in one or two regional lymph nodes		
N2	Metastasis in three to six regional lymph nodes		
N3	Metastasis in seven or more regional lymph nodes		

* Location plays a role in stage grouping of esophageal squamous cancers and is defined by the position of the epicenter of the tumor in the esophagus.
From Amin M, Edge S, Greene F, et al. (eds.). AJCC Cancer Staging Manual. vol 8. New York: Springer; 2017.
注：因第三方版权问题，保留原文

表13.2　**AJCC prognostic stage groups: adenocarcinoma**

Clinical (cTNM)

WHEN cT IS⋯	AND cN IS⋯	AND M IS⋯	THEN THE STAGE GROUP IS⋯
Tis	N0	M0	0
T1	N0	M0	I
T1	N1	M0	II A
T2	N0	M0	II B
T2	N1	M0	III
T3	N0 1	M0	III
T4a	N0-1	M0	III
T1-4a	N2	M0	IV A
T4b	N0-2	M0	IV A
Any T	N3	M0	IV A
Any T	Any N	M1	IV B

Pathological (pTNM)

WHEN cT IS⋯	AND cN IS⋯	AND M IS⋯	AND G IS⋯	THEN THE STAGE GROUP IS⋯
Tis	N0	M0	N/A	0
T1a	N0	M0	G1	I A
T1a	N0	M0	GX	I A
T1a	N0	M0	G2	I B
T1b	N0	M0	G1-2	I B
T1b	N0	M0	GX	I B
T1	N0	M0	G3	I C
T2	N0	M0	G1-2	I C
T2	N0	M0	G3	II A
T2	N0	M0	GX	II A
T1	N1	M0	Any	II B
T3	N0	M0	Any	II B
T1	N2	M0	Any	III A
T2	N1	M0	Any	III A
T2	N2	M0	Any	III B
T3	N1-2	M0	Any	III B
T4a	N0-1	M0	Any	III B
T4a	N2	M0	Any	IV A
T4b	N0-2	M0	Any	IV A
Any T	N3	M0	Any	IV A
Any T	Any N	M1	Any	IV B

表13.2　**AJCC prognostic stage groups: adenocarcinoma—cont'd**

Postneoadjuvant Therapy (ypTNM)

WHEN yP T IS···	AND yP N IS···	AND M IS···	THEN THE STAGE GROUP IS···
T0-2	N0	M0	I
T3	N0	M0	II
T0-2	N1	M0	III A
T3	N1	M0	III B
T0-3	N2	M0	III B
T4a	N0	M0	III B
T4a	N1-2	M0	IV A
T4a	NX	M0	IV A
T4b	N0-2	M0	IV A
Any T	N3	M0	IV A
Any T	Any N	M1	IV B

From Amin M, Edge S, Greene F, et al. (eds.). AJCC Cancer Staging Manual. vol 8. New York: Springer; 2017.
注：因第三方版权问题，保留原文

两个重要危险因素[170]。据报道，食管鳞状细胞癌也与碱液摄入性狭窄[54]、失弛缓症[171]、Plummer-Vinson综合征[177]、憩室[173]、胼胝症（tylosis，一种常染色体显性遗传疾病，其特征为掌跖角化过度）[174]以及先前的照射史[175]有关。

另外，已知食管鳞状细胞癌与其他部位（尤其是咽喉处）的鳞状细胞癌相关[176]，这些患者中有些人有明确的高危性人乳头状瘤病毒（HPV）感染证据[177]。寻找食管鳞状细胞癌中HPV DNA序列的研究结果差别明显，HPV在北美病例中感染率低[178-180]。多中心性肿瘤在食管罕见，但可以同时或异时发生[181]。大部分食管鳞状细胞癌患者有吞咽困难，这与肿瘤的局部扩散有关，而且通常提示疾病已处于晚期。

形态学特征和局部扩散

食管鳞状细胞癌可以发生于食管的任何部位，但最常见于食管中1/3和下1/3[182]。大体上，食管鳞状细胞癌通常累及全周，常有溃疡形成，边缘清楚，少数病例呈息肉样（图13.16）[183]。其切面呈灰白色，侵及部分或肌壁全层，并可蔓延至周围软组织和气管。食管鳞状细胞癌也可向腔内生长，最终可能导致完全梗阻。位于食管远端的鳞状细胞癌常常侵犯到胃。黏膜下扩散也很常见，但在大体检查中不一定能发现，有时超出大体肿瘤边缘5 cm或5 cm以上[184]。也可以见到沿着腺体/导管播散的上皮内播散[185]。大部分食管鳞状细胞癌病例有血管侵犯。食管或胃壁中可以见到孤立的瘤结节（即所谓的壁内转移）[186]。

显微镜下，食管鳞状细胞癌的分化程度不一，但大部分为高或中分化（图13.17）。其活检标本的主要鉴别诊断是伴有非典型性的反应性增生[187]。偶尔，其肿瘤细胞缺乏黏附性，形成棘皮样外观。高达20%的食管鳞状细胞癌病例局灶可见真正的腺体和（或）黏液分泌成分，如果广泛，则称为腺鳞癌（adenosquamous carcinoma）[188]。偶尔也有上皮内呈Paget病（Paget disease）样表现的肿瘤成分的病例报道[189]，但大部分食管Paget细胞与下方的腺体有关[190]。

免疫组织化学和分子遗传学特征

食管鳞状细胞癌角蛋白免疫反应总是呈阳性，特别是高分子量角蛋白（CK5/6）[191]。p63也是食管鳞状细胞癌的高度敏感的标志物，这两种分子在鉴别鳞状细胞癌和腺癌时有帮助[191-192]。一些低分化癌人绒毛膜促性腺激素（hCG）免疫反应呈阳性，即使缺乏滋养叶细胞分化的形态[193]。基底膜成分的产生，例如，层粘连蛋白和IV型胶原，与肿瘤的分化程度有关[194]。

DNA研究显示，2/3～3/4的食管鳞状细胞癌病例为非整倍体，这与其肿瘤分级以及淋巴结转移率高度相关[195]。无论是比较原发性肿瘤和其转移灶还是比较原发性肿瘤的不同区域，DNA倍体的异质性都很常见[196]。

食管鳞状细胞癌是通过原癌基因、抑癌基因以及细胞黏附分子的体细胞突变和表观遗传学改变积累发展而来[197]。已经发现，相当高比例的鳞状上皮异型增生和食管鳞状细胞癌存在TP53突变和（或）过表达，提示TP53突变和（或）过表达是这一系列病变中的早期基因异常[198]。

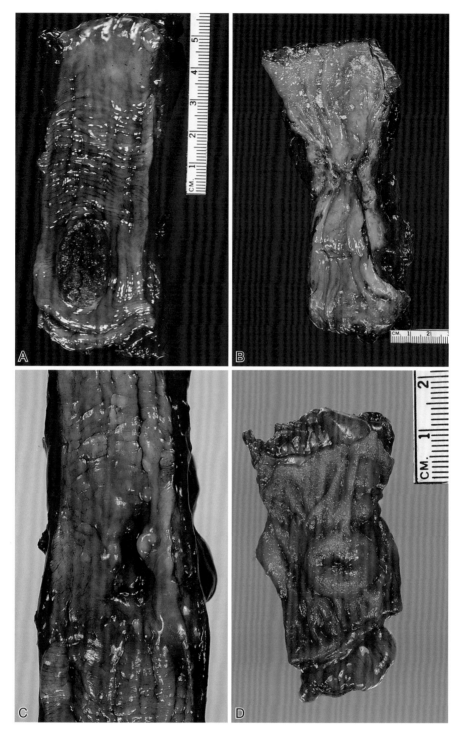

图 13.16　食管鳞状细胞癌的各种大体表现。**A**，饼状外生性肿物。**B**，环状狭窄性病变。**C**，广泛浸润性病变伴深溃疡形成。**D**，隆起性圆形结节，伴有中央溃疡形成

食管鳞状上皮异型增生

　　食管鳞状上皮异型增生（esophageal squamous dysplasia）的发生率在不断增加，特别是在世界上浸润性食管鳞状细胞癌的高发地区[199-200]。食管异型增生的危险因素与浸润性肿瘤相同[201]。同在其他部位一样，鳞状上皮异型增生可能是仅有的病变，也可能是浸润癌周围的成分，且后者更常见。在约 30% 的浸润癌周围可以发现鳞状上皮异型增生 / 原位癌，当未进行术前放疗以及当主体病变表浅时，其发生率更高[202]；有时可见异型增生病变的解剖位置与肿瘤主体不相连——支持存在场效应这一概念[203]。有时食管鳞状上皮异型增生可以延伸至食管黏膜

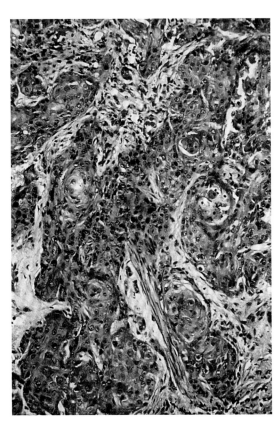

图 13.17　食管浸润性中分化鳞状细胞癌的低倍镜下表现

下腺体的导管，其生长方式与在宫颈原位癌累及子宫颈腺体相似[204]。异型增生或恶性肿瘤细胞偶尔可以呈 Paget 样生长方式，范围可以很广[189]。

黏膜内癌（intramucosal carcinoma） 这个术语用于浸润未超过黏膜肌的癌，**表浅（或微浸润性）癌** [**superficial（or microinvasive）carcinoma**] 用于指浸润没有超出黏膜下层的癌，**浅表播散性癌** [**superficial(ly) spreading carcinoma**] 则是指向旁边黏膜扩散超出浸润病变至少 2 cm 以上的癌[205-207]。大体上，表浅癌被人为地分为平坦、粗糙、疣状、息肉样和溃疡浸润型[208]。息肉样病变越明显，越有可能发现黏膜下浸润和伴有淋巴结转移[209-210]。黏膜内癌的淋巴结转移率基本为零；黏膜下浸润病例的淋巴结转移率不同报道的比率不同，从高于20% 到接近 50% 不等[211-213]。肿瘤浸润深度和任何淋巴管侵犯均是淋巴结转移的独立预测因子[212]。有人发现，肿瘤浸润至黏膜下的深度（分为内、中、外三等分）能够预测淋巴结的转移风险[213]。

转移

食管有丰富的淋巴供应，这是癌发生食管周围、横膈下方和上至颈部淋巴结转移的发生率高的原因[214]。这些淋巴结转移可以发生于疾病早期，也是治疗失败的主要原因。需要指出的是，几乎半数有局限于食管壁的小癌病例有单个淋巴结转移[215]。远处脏器转移也很常见，特别是肝、肺和肾上腺。这些肿瘤也可能通过黏膜下淋巴丛转移至胃黏膜下[216]。

细胞学

对于有经验的病理医师，脱落细胞学是评估食管病变非常精确的技术，特别是食管下 1/3 的病变[217]。然而，自从有了纤维内镜，直视下活检的诊断准确性已经超过细胞学[218]。当然，两种技术可以互补，两者联合使用的诊断准确性高于任何技术单独使用。在食管癌高发的国家，例如中国或南非，特别值得进行诊断细胞学检查[219-220]。

治疗

传统上，食管上 2/3 的癌最常采取放疗，而食管下 1/3 的癌则通常采取手术治疗（食管胃切除术）。现在倾向于采取联合治疗，包括术前放疗（腔内或体外照射）和随后手术，或联合放疗和化疗、后续手术或不手术[221-222]。遗憾的是，上述任何联合治疗的总体效果仍差到令人失望[223]。

预后

食管鳞状细胞癌的总体预后非常差（表 13.1 和表 13.3）。最近的一项研究报道的 3 年和 5 年生存率分别为 29.8% 和 15%[224]。影响生存率的因素包括：性别（女性 ＞男性）[225]、肿瘤分级[226]、手术切缘情况[227] 和脉管侵犯[212]。已报道的许多有预后提示意义的生物标志物尚待研究验证[228]。通过评估残存肿瘤细胞的百分比来评估新辅助放化疗后的组织学反应也是独立的预后因素[229]。

其他类型的癌

食管**肉瘤样癌（sarcomatoid carcinoma）**[也称为癌肉瘤（carcinosarcoma）、梭形细胞癌（spindle cell carcinoma）、息肉样癌（polypoid carcinoma）] 大约占所有食管癌的 2%，通常表现为大的息肉样肿瘤（图13.18）[230-231]。其中，上皮样成分可能很难发现，通常局限于少数原位癌或表浅浸润癌区域。其表现通常为鳞状细胞癌，可以是普通型，也可以是基底细胞样型。食管肉瘤样癌的肿瘤主体呈多形性肉瘤样（图 13.19 和图13.20），有时局灶可出现异源性分化的软骨、骨或骨骼肌[232-233]。有许多证据提示，这种成分也是上皮衍生而来的，而且形态学上各异的肿瘤成分都来自同一克隆[234]。超微结构上，有些病例的部分肉瘤样细胞保留了上皮性特征，诸如桥粒和张力原纤维，但大部分细胞具有肌成纤维细胞和其他间叶细胞形态[235]。免疫组织化学上，上皮形态成分角蛋白免疫反应总是呈阳性，但阳性比例不等；一些肉瘤样细胞角蛋白免疫反应也呈阳性。对于肉瘤样鳞状细胞癌，CK5/6、p63 和 p40 等标志物非常有用。上皮成分可能局灶具有神经内分泌特征，这是食管肉瘤样癌多方向分化的又一征象[236]。与形态上可辨的癌性成分相比，肉瘤样成分的增殖指数和非整倍体更高，这些特性使其具有生长优势，并且可以解释为什么大多数病

表13.3　**AJCC prognostic stage groups: squamous cell carcinoma**

Clinical (cTNM)

WHEN cT IS···	AND cN IS···	AND M IS···	THEN THE STAGE GROUP IS···
Tis	N0	M0	0
T1	N0-1	M0	I
T2	N0-1	M0	II
T3	N0	M0	II
T3	N1	M0	III
T1-3	N2	M0	III
T4	N0-2	M0	IVA
Any T	N3	M0	IVA
Any T	Any N	M1	IVB

Pathological (pTNM)

WHEN pT IS···	AND pN IS···	AND M IS···	AND G IS···	AND LOCATION IS···	THEN THE STAGE GROUP IS···
Tis	N0	M0	N/A	Any	0
T1a	N0	M0	G1	Any	IA
T1a	N0	M0	G2-3	Any	IB
T1a	N0	M0	GX	Any	IA
T1b	N0	M0	G1-3	Any	IB
T1b	N0	M0	GX	Any	IB
T2	N0	M0	G1	Any	IB
T2	N0	M0	G2-3	Any	IIA
T2	N0	M0	GX	Any	IIA
T3	N0	M0	Any	Loner	IIA
T3	N0	M0	G1	Upper/middle	IIA
T3	N0	M0	G2-3	Upper/middle	IIB
T3	N0	M0	GX	Any	IIB
T3	N0	M0	Any	Location X	IIB
T1	N1	M0	Any	Any	IIB
T1	N2	M0	Any	Any	IIIA
T2	N1	M0	Any	Any	IIIA
T2	N2	M0	Any	Any	IIIB
T3	N1-2	M0	Any	Any	IIIB
T4a	N0-1	M0	Any	Any	IIIB
T4a	N2	M0	Any	Any	IVA
T4b	N0-2	M0	Any	Any	IVA
Any T	N3	M0	Any	Any	IVA
Any T	Any N	M1	Any	Any	IVB

表13.3　AJCC prognostic stage groups: squamous cell carcinoma—cont'd

Postneoadjuvant Therapy (ypTNM)

WHEN yP T IS…	AND yP N IS…	AND M IS…	THEN THE STAGE GROUP IS…
T0-2	N0	M0	I
T3	N0	M0	II
T0-2	N1	M0	IIIA
T3	N1	M0	IIIB
T0-3	N2	M0	IIIB
T4a	N0	M0	IIIB
T4a	N1-2	M0	IVA
T4a	NX	M0	IVA
T4b	N0-2	M0	IVA
Any T	N3	M0	IVA
Any T	Any N	M1	IVB

From Amin M, Edge S, Greene F, et al. (eds.). AJCC Cancer Staging Manual. vol 8. New York: Springer; 2017.
注：因第三方版权问题，保留原文

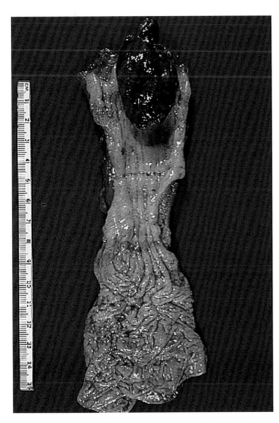

图 13.18　食管肉瘤样癌的大体表现。此肿瘤特征为体积大，呈息肉样

例是以肉瘤样成分主[237]。手术治疗后约 20% 的患者随后发生转移或复发，总生存率近 50%[238]。淋巴结转移通常仅含上皮成分，或者上皮和梭形成分混合；偶尔，整个转移灶均由梭形成分组成，进一步证明这种成分的确是肿瘤性的而不是肿瘤引起的间质反应[239]。

食管**疣状癌**（**verrucous carcinoma**）已有报道，其形态学上与更常见的口腔疣状癌相同[240-241]。大体上，食管疣状癌呈息肉样。显微镜下，食管疣状癌整个肿瘤显示高分化，这使表浅的内镜下活检标本的诊断十分困难[242]。尽管具有这些特征，而且不具有转移能力，但发生于这一特定部位的肿瘤相关死亡率高[243]。

食管**基底细胞样鳞状细胞癌**（**basaloid squamous cell carcinoma**）是指一种周围伴有显著栅栏样结构的鳞状细胞癌（图 13.21），大约占食管鳞状细胞癌的 3%[244]。当分期一致时，基底细胞样鳞状细胞癌临床上比普通的鳞状细胞癌更具侵袭性，因此，应努力鉴别这些肿瘤[244-245]。免疫组织化学上，基底细胞样细胞巢周围的细胞表达 CK5/6、CK14 和 CK19[246]。最近的研究未发现基底细胞样鳞状细胞癌与高危 HPV 有关[247]。这种肿瘤与**腺样囊性癌**（**adenoid cystic carcinoma**）难以鉴别，后者是一种更罕见的食管肿瘤[248-249]。可能来源于黏膜下腺体，形态上与发生于涎腺的同名肿瘤一致。

食管**腺癌**（**adenocarcinoma**）可以发生于 Barrett 食管化生的黏膜（前面已经讨论）、异位胃黏膜灶（本章开始也已经提到）或食管腺体[250]。很小一部分的原发性食管腺癌有印戒细胞（signet ring cell）特征，通常提示预后差，且对术前放化疗反应差[251-252]。这些病例的诊断应除外胃癌蔓延至食管。

食管**腺鳞癌**（**adenosquamous carcinoma**）可见鳞状和腺样两种分化的证据[188]。这种肿瘤通常具有侵袭性，应与食管**低级别黏液表皮样癌**（**mucoepidermoid carcinoma**）和同样罕见的食管**碰撞瘤**（**collision tumor**）鉴别，食管低级别黏液表皮样癌可能来源于涎腺型食管黏膜下腺体[253]，食管碰撞瘤是两种最初独立的肿瘤（即

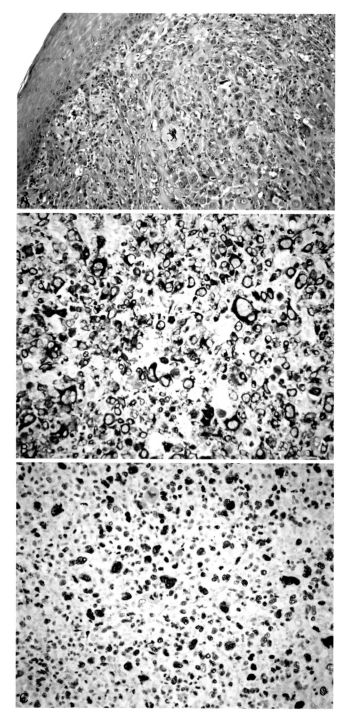

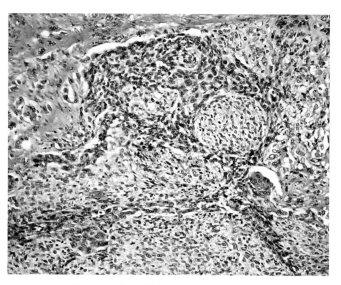

图 13.20 食管肉瘤样癌。此例中癌性成分呈基底样

图 13.19 **A**，食管多形性（肉瘤样）癌。**B**，CK5/6 呈强阳性为其特征。**C**，其胞核也有 p63 强表达

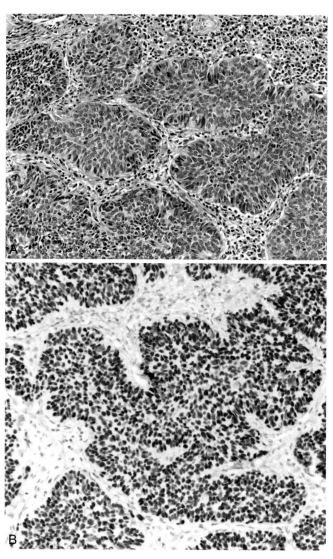

图 13.21 **A**，基底细胞样鳞状细胞癌，伴有周围胞核呈栅栏样排列。**B**，在这种鳞状细胞癌变异型中，胞核 p63 染色呈强阳性

鳞状细胞癌和腺癌）的相互融合[254]。分子研究提示，这些肿瘤大多数实际上来源于单一克隆[255]。

食管**淋巴上皮瘤样癌**（lymphoepithelioma-like carcinoma）已有报道；如同在其他部位一样，已发现食管淋巴上皮瘤样癌也含有 EB 病毒 DNA[256]。

食管**小细胞（神经内分泌）癌**[small cell (neuroendocrine) carcinoma]是一种高度恶性的食管肿瘤，其形态学特征与肺小细胞癌相似[257-258]。显微镜下，食管小细胞（神经内分泌）癌的小细胞具有深染的圆形或卵圆形细胞核，胞质稀少，主要为弥漫性生长方式，血管丰富。同肺小细胞癌一样，食管小细胞（神经内分泌）癌可能有菊形团形成和灶状黏液分泌。免疫组织化学上，通常可以检测到神经内分泌标志物，诸如嗜铬素和突触素。食管小细胞（神经内分泌）癌的预后很差，大部分患者 1 年内因广泛转移而死亡[258-259]。食管小细胞（神经内分泌）癌可能与普通的鳞状细胞癌一样，起源于多潜能上皮基底细胞。有意思的是，一些病例伴有鳞状上皮异型增生或浸润性鳞状细胞癌。

小细胞癌应与分化好得多的食管**类癌**（carcinoid tumor）[又称为高分化神经内分泌瘤（well-differentiated neuroendocrine tumor）]明确区分开[260]。后者在食管极其罕见，可能来源于正常食管黏膜中存在的神经内分泌细胞。大体上，食管类癌可能表现为息肉样。一些食管类癌病例为偶然发现，伴有起源于 Barrett 食管的腺癌[261]。**大细胞神经内分泌癌**（large cell neuroendocrine carcinoma）在食管中也有描述，其诊断标准与肺的大细胞神经内分泌癌相同[262-263]。

平滑肌肿瘤和胃肠道间质肿瘤

食管平滑肌瘤（leiomyoma）是食管最常见的良性肿瘤[264]。Abraham 进行的详细研究发现，47% 的胃食管交界处肿瘤的切除标本中竟然含有平滑肌瘤，并且几乎总是偶然发现[265]。半数手术切除病变的患者没有症状；其他患者的主诉为吞咽困难和胸部隐痛[264]。多数食管平滑肌瘤起源于内环肌，2/3 位于中段或远段 1/3 食管。可以发生多发性平滑肌瘤，需要与多发性胃肠道间质肿瘤（GIST，见下文）以及巨大肌层肥厚（giant muscular hypertrophy）鉴别。大体上，食管平滑肌瘤在食管壁内形成境界清楚的肿物，切面呈实性、灰白色（图 13.22）。当向腔内生长时，它们突向黏膜，表现为无蒂息肉或有蒂息肉。其被覆黏膜很少形成溃疡。

显微镜下，食管平滑肌瘤具有良性平滑肌肿瘤的一般特征，结蛋白（desmin）和 SMA 等肌源性标志物免疫反应呈阳性（图 13.23）。食管平滑肌瘤局部切除或剔除通常可以治愈。

食管平滑肌肉瘤（leiomyosarcoma）很罕见。在美军军事病理学研究所的一项研究中，在 68 例食管间叶性肿瘤中只有 3 例是食管平滑肌肉瘤[266]。大体上，食管平滑肌肉瘤可能与食管平滑肌瘤难以区别，虽然平滑肌肉瘤

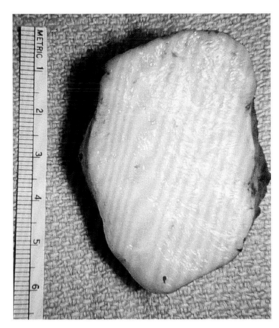

图 13.22　**食管平滑肌瘤的大体表现**。可见此肿瘤境界清楚，呈白色，富有弹性

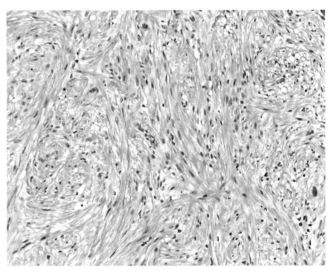

图 13.23　食管平滑肌瘤，可见肿瘤细胞温和，呈梭形、强嗜酸性

一般较大、质软，并且常常伴有出血和坏死。将食管平滑肌肉瘤与更常见的良性平滑肌瘤区分开的主要显微镜下标准包括：细胞非典型性、核分裂象和坏死（图 13.24）。

食管也可以发生**胃肠道间质肿瘤**（gastrointestinal stromal tumor, GIST），只是有临床意义的病例的相对发生率明显低于胃和小肠[266]。同在其他部位一样，其特征为 DOG1、CD117 和 CD34 免疫反应呈阳性，偶尔 SMA 呈阳性。与胃肠道其他部位的 GIST 相似，基因水平上通常显示 *KIT* 基因第 11 号外显子突变。显微镜下，食管 GIST 多数为梭形（图 13.25），但有些为上皮样型。临床发现的 GIST 的生物学行为整体上具有侵袭性，特别是体积大和（或）分裂活跃的肿瘤[266]。

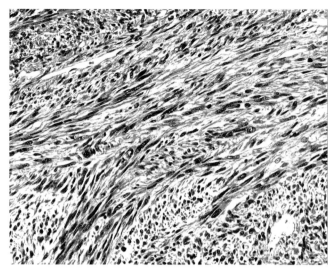

图 13.24　**食管平滑肌肉瘤**。肿瘤细胞显示核深染和多形性

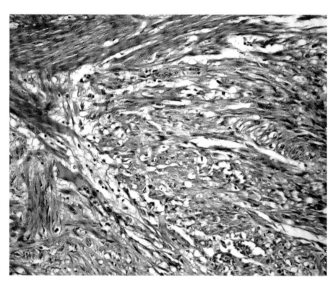

图 13.25　食管胃肠道间质肿瘤极罕见（Courtesy of Dr. Fabio Facchetti, Brescia, Italy.）

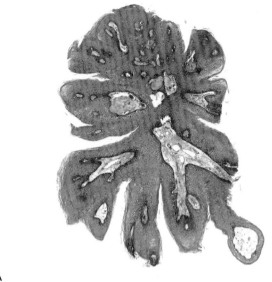

A

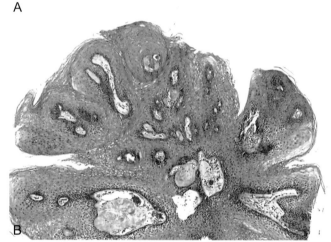

B

图 13.26　食管鳞状上皮乳头状瘤的低倍镜观（**A**）和高倍镜观（**B**）

其他肿瘤和肿瘤样疾病

食管**糖原棘皮症**（**glycogenic acanthosis**）大体上表现为多发性、大小一致的卵圆形或圆形白色隆起，通常小于 1 cm[267]。糖原棘皮症是由于胞质内糖原显著增加而造成的上皮局灶性增厚[268]。

食管**淀粉样变**（**amyloidosis**）病变局限 [所谓的淀粉瘤（so-called amyloid tumor）]，常表现为食管壁内肿块；少数情况下，可以导致穿孔和出血[269]。

食管**鳞状上皮乳头状瘤**（**squamous papilloma**）可见于食管[270]，已有人乳头状瘤病毒至少在有些病例的发生中发挥作用的证据（图 13.26）[271]。

食管**良性纤维血管性息肉**（**benign fibrovascular polyp**）通常为有蒂的孤立性息肉，可能直径很大（"巨大"）[272]。患者出现吞咽困难，有时一个肉样肿块间断地反流至口腔中。在 Jang 等回顾的 53 例病例中，多数患者为成人，约 85% 的食管良性纤维血管性息肉患者的病

变位于食管上 1/3[273]。显微镜下，食管良性纤维血管性息肉由纤维组织和大量的血管组成，伴有间质水肿和少量淋巴细胞浸润[274]。如果见到核深染的细胞，应考虑非典型性脂肪瘤性肿瘤的诊断（并通过分子检测确定）[275]。这些息肉很可能是反应性非肿瘤性病变，局部切除即可治愈[276]。

食管和胃食管交界处的**增生性息肉**（**hyperplastic polyp**）的特征为小凹上皮和（或）鳞状上皮增生伴间质炎症。食管和胃食管交界处的增生性息肉通常与近期的食管溃疡和糜烂性食管炎有关（可能是其结果）[277]。一些患者也有 Barrett 食管的证据，进一步提示了反流的作用[278]。

颗粒细胞瘤（**granular cell tumor**）可见于食管，可以是孤立的或多发的结节；有时伴有胃肠道其他部位的相似病变（图 13.27）[279]。同在其他部位一样，食管颗粒细胞瘤可以引起覆盖上皮的假上皮瘤样增生，导致类似鳞状细胞癌的表现。几乎所有的颗粒细胞瘤临床上都是良性的。

食管的其他良性肿瘤很少见，包括分叶状毛细血管瘤（lobular capillary hemangioma）[又称为化脓性肉芽肿（pyogenic granuloma）][280]、神经纤维瘤

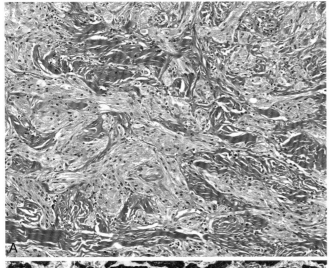

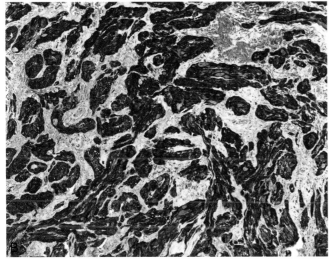

图 13.27　**A**,食管颗粒细胞瘤,细胞呈巢状、卵圆形,伴颗粒样胞质。
B，食管颗粒细胞瘤，S-100 染色呈强阳性

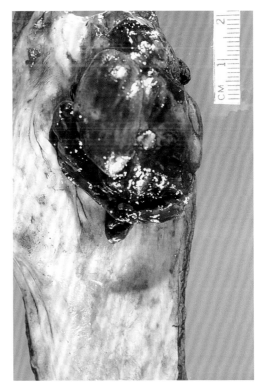

图 13.28　**食管恶性黑色素瘤**。此肿瘤呈典型的息肉样外观，部分区域有溃疡形成。肿瘤呈黑色是黑色素沉积和出血的结果

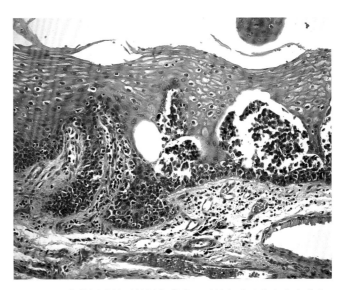

图 13.29　**食管原发性恶性黑色素瘤**。可见有明显的上皮内成分，伴有大的肿瘤细胞巢形成

（neurofibroma）[281]、神经鞘瘤（schwannoma）[282]、神经束膜瘤（perineurioma）[283] 和孤立性纤维性肿瘤（solitary fibrous tumor）[284]。

恶性黑色素瘤（malignant melanoma）是一种不常见的食管肿瘤，可以见于食管的任何部位，但好发于食管下 1/3 [285-286]。大体上，食管恶性黑色素瘤通常很大，具有明显的息肉样外观（图 13.28）。显微镜下，食管恶性黑色素瘤中可见上皮样、梭形和多形性区域单独或混合存在，伴有多少不等的黑色素产生（图 13.29）。免疫组织化学检查，S-100 蛋白和 HMB45 免疫反应呈阳性。应该寻找两侧的上皮内成分（"交界活性"），以便证实此肿瘤是原发性的 [285]。在分子水平，食管黑色素瘤与其他黏膜黑色素瘤不同，其 *NRAS* 基因突变频率高 [286]。食管恶性黑色素瘤的预后非常差。

非霍奇金恶性淋巴瘤（non-Hodgkin malignant lymphoma）[287] 和**浆细胞瘤（plasmacytoma）**[288] 偶尔因广泛累及食管而表现为吞咽困难。有些食管淋巴瘤发生于 HIV 感染者 [289]。白血病 [290] 或霍奇金淋巴瘤 [291] 可以浸润食管壁。

除平滑肌肿瘤 / 间质瘤以外的食管**恶性间叶性肿瘤**（**malignant mesenchymal neoplasm**）很少见，包括骨肉瘤（osteosarcoma）[292]、横纹肌肉瘤（rhabdomyosarcoma）[293]、滑膜肉瘤（synovial sarcoma）[294]、上皮样肉瘤（epithelioid sarcoma）[295]、尤因肉瘤 / 原始神经外胚层肿瘤（Ewing sarcoma/primitive neuroectodermal tumor）[296] 以及恶性外周神经鞘瘤（malignant peripheral nerve sheath tumor）[297]。

食管转移癌（metastatic carcinoma）通常是从肺、咽、胃或甲状腺扩散而来，或为直接蔓延而来，或为食管周围淋巴结转移而来。少数情况下，食管转移癌可有来自远隔脏器的血行转移，例如前列腺癌、子宫内膜癌或乳腺癌。

参考文献

1. Naini BV, Chak A, Ali MA, Odze RD. Barrett's oesophagus diagnostic criteria: endoscopy and histology. *Best Pract Res Clin Gastroenterol*. 2015; 29(1): 77-96.

2. Weinstein WM, Bogoch ER, Bowes KL. The normal human esophageal mucosa: a histological reappraisal. *Gastroenterology*. 1975; 68(1): 40-44.

3. Meyer GW, Austin RM, Brady CE, Castell DO. Muscle anatomy of the human esophagus. *J Clin Gastroenterol*. 1986; 8(2): 131-134.

4. Odze RD. Unraveling the mystery of the gastroesophageal junction: a pathologist's perspective. *Am J Gastroenterol*. 2005; 100(8): 1853-1867.

5. Odze RD. Pathology of the gastroesophageal junction. *Semin Diagn Pathol*. 2005; 22(4): 256-265.

6. Howard JM, Johnston C. Patterns of lymphatic drainage and lymph node involvement in esophageal cancer. *Abdom Imaging*. 2013; 38(2): 233-243.

7. Robie DK. Initial experience with thoracoscopic esophageal atresia and tracheoesophageal fistula repair: lessons learned and technical considerations to achieve success. *Am Surg*. 2015; 81(3): 268-272.

8. Ngerncham M, Lee EY, Zurakowski D, et al. Tracheobronchomalacia in pediatric patients with esophageal atresia: comparison of diagnostic laryngoscopy/bronchoscopy and dynamic airway multidetector computed tomography. *J Pediatr Surg*. 2015; 50(3): 402-407.

9. Gallo G, Zwaveling S, Van der Zee DC, et al. A two-center comparative study of gastric pull-up and jejunal interposition for long gap esophageal atresia. *J Pediatr Surg*. 2015; 50(4): 535-539.

10. Houben CH, Curry JI. Current status of prenatal diagnosis, operative management and outcome of esophageal atresia/tracheoesophageal fistula. *Prenat Diagn*. 2008; 28(7): 667-675.

11. Holland AJA, Ron O, Pierro A, et al. Surgical outcomes of esophageal atresia without fistula for 24 years at a single institution. *J Pediatr Surg*. 2009; 44(10): 1928-1932.

12. Cheng C-L, Lin C-H, Liu N-J, et al. Endoscopic diagnosis of cervical esophageal heterotopic gastric mucosa with conventional and narrow-band images. *World J Gastroenterol*. 2014; 20(1): 242-249.

13. Tang P, McKinley MJ, Sporrer M, Kahn E. Inlet patch: prevalence, histologic type, and association with esophagitis, Barrett esophagus, and antritis. *Arch Pathol Lab Med*. 2004; 128(4): 444-447.

14. von Rahden BHA, Stein HJ, Becker K, et al. Heterotopic gastric mucosa of the esophagus: literature-review and proposal of a clinicopathologic classification. *Am J Gastroenterol*. 2004; 99(3): 543-551.

15. Möschler O, Vieth M, Müller MK. Endoscopic resection of an adenocarcinoma occurring in ectopic gastric mucosa within the proximal esophagus. *Endoscopy*. 2014; 46(suppl 1 UCTN): E24-E25.

16. Schneider NI, Plieschnegger W, Geppert M, et al. Pancreatic acinar cells—a normal finding at the gastroesophageal junction? Data from a prospective Central European multicenter study. *Virchows Arch*. 2013; 463(5): 643-650.

17. Johansson J, Håkansson H-O, Mellblom L, et al. Pancreatic acinar metaplasia in the distal oesophagus and the gastric cardia: prevalence, predictors and relation to GORD. *J Gastroenterol*. 2010; 45(3): 291-299.

18. Nakanishi Y, Ochiai A, Shimoda T, et al. Heterotopic sebaceous glands in the esophagus: histopathological and immunohistochemical study of a resected esophagus. *Pathol Int*. 1999; 49(4): 364-368.

19. Ferreira LEVVC, Simmons DT, Baron TH. Zenker's diverticula: pathophysiology, clinical presentation, and flexible endoscopic management. *Dis Esophagus*. 2008; 21(1): 1-8.

20. Rastogi A, Sarda D, Kothari P, Kulkarni B. Mediastinal tuberculosis presenting as traction diverticulum of the esophagus. *Ann Thorac Med*. 2007; 2(3): 126-127.

21. Fisichella PM, Jalilvand A, Dobrowolsky A. Achalasia and epiphrenic diverticulum. *World J Surg*. 2015; 39(7): 1614-1619.

22. Altorki NK, Sunagawa M, Skinner DB. Thoracic esophageal diverticula. Why is operation necessary? *J Thorac Cardiovasc Surg*. 1993; 105(2): 260-264.

23. Rossetti G, Fei L, del Genio G, et al. Epiphrenic diverticula mini-invasive surgery: a challenge for expert surgeons—personal experience and review of the literature. *Scand J Surg*. 2013; 102(2): 129-135.

24. Graham DY, Goyal RK, Sparkman J, et al. Diffuse intramural esophageal diverticulosis. *Gastroenterology*. 1975; 68(4 Pt 1): 781-785.

25. Levine MS, Moolten DN, Herlinger H, Laufer I. Esophageal intramural pseudodiverticulosis: a reevaluation. *AJR Am J Roentgenol*. 1986; 147(6): 1165-1170.

26. Murney RG, Linne JH, Curtis J. High-amplitude peristaltic contractions in a patient with esophageal intramural pseudodiverticulosis. *Dig Dis Sci*. 1983; 28(9): 843-847.

27. Altieri MS, Zheng R, Pryor AD, et al. Esophageal bronchogenic cyst and review of the literature. *Surg Endosc*. 2015; 29(10): 3010-3015.

28. Liu R, Adler DG. Duplication cysts: diagnosis, management, and the role of endoscopic ultrasound. *Endosc Ultrasound*. 2014; 3(3): 152-160.

29. Jacob R, Hawkes ND, Dallimore N, et al. Case report: squamous carcinoma in an oesophageal foregut cyst. *Br J Radiol*. 2003; 76(905): 343-346.

30. Santacroce CM, Fléjou JF. Early adenocarcinoma of the oesophagus and oesophageal cyst. *Histopathology*. 1997; 31(1): 87-90.

31. Katsinelos P, Gkagkalis S, Chatzimavroudis G, et al. Recurrent esophageal web in Plummer-Vinson syndrome successfully treated with postdilation intralesional injection of mitomycin C. *Gastrointest Endosc*. 2012; 75(5): 1124.

32. Hirano I, Gilliam J, Goyal RK. Clinical and manometric features of the lower esophageal muscular ring. *Am J Gastroenterol*. 2000; 95(1): 43-49.

33. Clements JL, Cox GW, Torres WE, Weens HS. Cervical esophageal webs—a roentgenanatomic correlation. Observations on the pharyngoesophagus. *Am J Roentgenol Radium Ther Nucl Med*. 1974; 121(2): 221-231.

34. Enomoto M, Kohmoto M, Arafa UA, et al. Plummer-Vinson syndrome successfully treated by endoscopic dilatation. *J Gastroenterol Hepatol*. 2007; 22(12): 2348-2351.

35. Sharp NE, St Peter SD. Treatment of idiopathic achalasia in the pediatric population: a systematic review. *Eur J Pediatr Surg*. 2016; 26(2): 143-149.

36. Bustanji H, Sahar B, Huebner A, et al. Triple A syndrome with a novel indel mutation in the AAAS gene and delayed puberty. *J Pediatr Endocrinol Metab*. 2015; 28(7-8): 933-936.

37. Goldblum JR, Whyte RI, Orringer MB, Appelman HD. Achalasia. A morphologic study of 42 resected specimens. *Am J Surg Pathol*. 1994; 18(4): 327-337.

38. Clark SB, Rice TW, Tubbs RR, et al. The nature of the myenteric infiltrate in achalasia: an immunohistochemical analysis. *Am J Surg Pathol*. 2000; 24(8): 1153-1158.

39. Lehman MB, Clark SB, Ormsby AH, et al. Squamous mucosal alterations in esophagectomy specimens from patients with end-stage achalasia. *Am J Surg Pathol*. 2001; 25(11): 1413-1418.

40. Birgisson S, Galinski MS, Goldblum JR, et al. Achalasia is not associated with measles or known herpes and human papilloma viruses. *Dig Dis Sci*. 1997; 42(2): 300-306.

41. Yasawy MI. Diagnosis and treatment of achalasia patients: a ten-year review of the clinical features. *Hepatogastroenterology*. 2014; 61(134): 1611-1616.

42. Tolone S, Limongelli P, Del Genio G, et al. Recent trends in endoscopic management of achalasia. *World J Gastrointest Endosc*. 2014; 6(9): 407-414.

43. Richter JE, Boeckxstaens GE. Management of achalasia: surgery or pneumatic dilation. *Gut*. 2011; 60(6): 869-876.

44. Boeckxstaens GE, Zaninotto G, Richter JE. Achalasia. *Lancet*. 2014; 383(9911): 83-93.

45. Ríos-Galvez S, Meixueiro-Daza A, Remes-Troche JM. Achalasia: a risk factor that must not be forgotten for esophageal squamous cell carcinoma. *BMJ Case Rep*. 2015; 2015: bcr2014204418.

46. Watanabe T, Shimizu T, Takahashi M, et al. Cricopharyngeal achalasia treated with myectomy and post-operative high-resolution manometry. *Int J Pediatr Otorhinolaryngol*. 2014; 78(7): 1182-1185.

47. Vicentine FP, Herbella FA, Allaix ME, et al. Comparison of idiopathic achalasia and Chagas'disease esophagopathy at the light of high-resolution manometry. *Dis Esophagus*. 2014; 27(2): 128-133.

48. Liu W, Fackler W, Rice TW, et al. The pathogenesis of pseudoachalasia: a clinicopathologic study of 13 cases of a rare entity. *Am J Surg Pathol*. 2002; 26(6): 784-788.

49. Campo SMA, Zullo A, Scandavini CM, et al. Pseudoachalasia: a peculiar case report and review of the literature. *World J Gastrointest Endosc*. 2013; 5(9): 450-454.

50. Heald J, Moussalli H, Hasleton PS. Diffuse leiomyomatosis of the oesophagus. *Histopathology*. 1986; 10(7): 755-759.

51. Sousa RG, Figueiredo PC, Pinto-Marques P, et al. An unusual cause of pseudoachalasia: the Alport syndrome-diffuse leiomyomatosis association. *Eur J Gastroenterol Hepatol*. 2013; 25(11): 1352-1357.

52. Sá MJ, Fieremans N, de Brouwer AP, et al. Deletion of the 5'exons of COL4A6 is not needed for the development of diffuse leiomyomatosis in patients with Alport syndrome. *J Med Genet*. 2013; 50(11): 745-753.

53. Kachaamy T, Lott D, Crujido LR, et al. Esophageal luminal restoration for a patient with a long lye-induced stricture via tunnel endoscopic therapy during a rendezvous procedure followed by self-dilation(with video). *Gastrointest Endosc*. 2014; 80(1): 192-194.

54. Lopes AB, Fagundes RB. Esophageal squamous

cell carcinoma—precursor lesions and early diagnosis. *World J Gastroint Endosc*. 2012; 4(1): 9-16.

55. Rodrigues F, Brandão N, Duque V, et al. Herpes simplex virus esophagitis in immunocompetent children. *J Pediatr Gastroenterol Nutr*. 2004; 39(5): 560-563.

56. Galbraith JC, Shafran SD. Herpes simplex esophagitis in the immunocompetent patient: report of four cases and review. *Clin Infect Dis*. 1992; 14(4): 894-901.

57. Albuquerque A, Cardoso H, Ribeiro A, et al. Herpes and cytomegalovirus esophagitis. *Endoscopy*. 2012; 44(suppl 2 UCTN): E242-E243.

58. McBane RD, Gross JB. Herpes esophagitis: clinical syndrome, endoscopic appearance, and diagnosis in 23 patients. *Gastrointest Endosc*. 1991; 37(6): 600-603.

59. Singh SP, Odze RD. Multinucleated epithelial giant cell changes in esophagitis: a clinico-pathologic study of 14 cases. *Am J Surg Pathol*. 1998; 22(1): 93-99.

60. Greenson JK, Beschorner WE, Boitnott JK, Yardley JH. Prominent mononuclear cell infiltrate is characteristic of herpes esophagitis. *Hum Pathol*. 1991; 22(6): 541-549.

61. Lemonovich TL, Watkins RR. Update on cytomegalovirus infections of the gastrointestinal system in solid organ transplant recipients. *Curr Infect Dis Rep*. 2012; 14(1): 33-40.

62. Baroco AL, Oldfield EC. Gastrointestinal cytomegalovirus disease in the immunocompromised patient. *Curr Gastroenterol Rep*. 2008; 10(4): 409-416.

63. Rosołowski M, Kierzkiewicz M. Etiology, diagnosis and treatment of infectious esophagitis. *Prz Gastroenterol*. 2013; 8(6): 333-337.

64. Slavik T. Human immunodeficiency virus-related gastrointestinal pathology: a southern Africa perspective with review of the literature(part 2: neoplasms and noninfectious disorders). *Arch Pathol Lab Med*. 2012; 136(3): 316-323.

65. Wilcox CM, Schwartz DA, Clark WS. Esophageal ulceration in human immunodeficiency virus infection. Causes, response to therapy, and long-term outcome. *Ann Intern Med*. 1995; 123(2): 143-149.

66. Wilcox CM, Straub RF, Clark WS. Prospective evaluation of oropharyngeal findings in human immunodeficiency virus-infected patients with esophageal ulceration. *Am J Gastroenterol*. 1995; 90(11): 1938-1941.

67. Kotler DP, Reka S, Orenstein JM, Fox CH. Chronic idiopathic esophageal ulceration in the acquired immunodeficiency syndrome. Characterization and treatment with corticosteroids. *J Clin Gastroenterol*. 1992; 15(4): 284-290.

68. Patel KV, Irving PM, Sanderson JD. Oesophageal Crohn's disease: a novel approach to managing iatrogenic perforation of an oesophageal Crohn's stricture. *J Crohns Colitis*. 2014; 8(4): 332-333.

69. Purdy JK, Appelman HD, Golembeski CP, McKenna BJ. Lymphocytic esophagitis: a chronic or recurring pattern of esophagitis resembling allergic contact dermatitis. *Am J Clin Pathol*. 2008; 130(4): 508-513.

70. Dellon ES. Diagnostics of eosinophilic esophagitis: clinical, endoscopic, and histologic pitfalls. *Dig Dis*. 2014; 32(1-2): 48-53.

71. Aceves SS. Eosinophilic esophagitis. *Immunol Allergy Clin North Am*. 2015; 35(1): 145-159.

72. Hart PA, Romano RC, Moreira RK, et al. Esophagitis dissecans superficialis: clinical, endoscopic, and histologic features. *Dig Dis Sci*. 2015; 60(7): 2049-2057.

73. Carmack SW, Vemulapalli R, Spechler SJ,

74. Genta RM. Esophagitis dissecans superficialis ("sloughing esophagitis"): a clinicopathologic study of 12 cases. *Am J Surg Pathol*. 2009; 33(12): 1789-1794.

74. da Silva JR, Pinho R, Ponte A, et al. Esophagitis dissecans superficialis associated with severe clindamycin toxicity. *J Gastrointest Liver Dis*. 2014; 23(4): 363.

75. Welzel TM, Kawan T, Bohle W, et al. An unusual cause of dysphagia: esophageal tuberculosis. *J Gastrointest Liver Dis*. 2010; 19(3): 321-324.

76. Sutton FM, Graham DY, Goodgame RW. Infectious esophagitis. *Gastrointest Endosc Clin N Am*. 1994; 4(4): 713-729.

77. Houman MH, Ben Ghorbel I, Lamloum M, et al. Esophageal involvement in Behcet's disease. *Yonsei Med J*. 2002; 43(4): 457-460.

78. Seminerio J, McGrath K, Arnold CA, et al. Medication-associated lesions of the GI tract. *Gastrointest Endosc*. 2014; 79(1): 140-150.

79. Palma DA, Senan S, Oberije C, et al. Predicting esophagitis after chemoradiation therapy for non-small cell lung cancer: an individual patient data meta-analysis. *Int J Radiat Oncol Biol Phys*. 2013; 87(4): 690-696.

80. Seo JY, Kang KJ, Kang HS, et al. Corrosive esophagitis caused by ingestion of picosulfate. *Clin Endosc*. 2015; 48(1): 66-69.

81. Vischio J, Saeed F, Karimeddini M, et al. Progression of esophageal dysmotility in systemic sclerosis. *J Rheumatol*. 2012; 39(5): 986-991.

82. Mohan P, Srinivas CR, Leelakrishnan V. A rare initial presentation of esophageal involvement in pemphigus. *Dis Esophagus*. 2013; 26(3): 351.

83. Linton MS, Zhao L, Gui X, et al. Lichen planus is an uncommon cause of nonspecific proximal esophageal inflammation. *Gut Liver*. 2013; 7(4): 401-405.

84. Djuri ć Z, Nagorni A, Zivanovi ć D. Esophagitis and almost complete esophageal occlusion in a girl with epidermolysis bullosa. *Turk J Pediatr*. 2012; 54(3): 301-304.

85. Dray X, Cattan P. Foreign bodies and caustic lesions. *Best Pract Res Clin Gastroenterol*. 2013; 27(5): 679-689.

86. Salaria SN, Abu Alfa AK, Cruise MW, et al. Lichenoid esophagitis: clinicopathologic overlap with established esophageal lichen planus. *Am J Surg Pathol*. 2013; 37(12): 1889-1894.

87. Appelman HD, Streutker C, Vieth M, et al. The esophageal mucosa and submucosa: immunohistology in GERD and Barrett's esophagus. *Ann N Y Acad Sci*. 2013; 1300: 144-165.

88. Brown LF, Goldman H, Antonioli DA. Intraepithelial eosinophils in endoscopic biopsies of adults with reflux esophagitis. *Am J Surg Pathol*. 1984; 8(12): 899-905.

89. Frierson HF. Histological criteria for the diagnosis of reflux esophagitis. *Pathol Annu*. 1992; 27(Pt 1): 87-104.

90. Behan M, Gledhill A, Hayes S. Immunohistochemistry for CDX2 expression in non-goblet-cell Barrett's oesophagus. *Br J Biomed Sci*. 2014; 71(2): 86-92.

91. Collins BJ, Elliott H, Sloan JM, et al. Oesophageal histology in reflux oesophagitis. *J Clin Pathol*. 1985; 38(11): 1265-1272.

92. Collins JS, Watt PC, Hamilton PW, et al. Assessment of oesophagitis by histology and morphometry. *Histopathology*. 1989; 14(4): 381-389.

93. Behar J, Sheahan D. Histologic abnormalities in reflux esophagitis. *Arch Pathol*. 1975; 99(7): 387-391.

94. Esposito S, Valente G, Zavallone A, et al. Histological score for cells with irregular nuclear

contours for the diagnosis of reflux esophagitis in children. *Hum Pathol*. 2004; 35(1): 96-101.

95. Wang HH, Mangano MM, Antonioli DA. Evaluation of T-lymphocytes in esophageal mucosal biopsies. *Mod Pathol*. 1994; 7(1): 55-58.

96. Sheahan DG, West AB. Focal lymphoid hyperplasia(pseudolymphoma) of the esophagus. *Am J Surg Pathol*. 1985; 9(2): 141-147.

97. Witteman BPL, Conchillo JM, Rinsma NF, et al. Randomized controlled trial of transoral incisionless fundoplication vs. proton pump inhibitors for treatment of gastroesophageal reflux disease. *Am J Gastroenterol*. 2015; 110(4): 531-542.

98. Wang KK, Sampliner RE, Practice Parameters Committee of the American College of Gastroenterology. Updated guidelines 2008 for the diagnosis, surveillance and therapy of Barrett's esophagus. *Am J Gastroenterol*. 2008; 103(3): 788-797.

99. Jeurnink SM, van Herwaarden-Lindeboom MYA, Siersema PD, et al. Barrett's esophagus in children: does it need more attention? *Dig Liver Dis*. 2011; 43(9): 682-687.

100. Sun X, Chandar AK, Elston R, Chak A. What we know and what we need to know about familial gastroesophageal reflux disease and Barrett's esophagus. *Clin Gastroenterol Hepatol*. 2014; 12(10): 1664-1666.

101. Spechler SJ, Souza RF. Barrett's esophagus. *N Engl J Med*. 2014; 371(9): 836-845.

102. Dunbar KB, Spechler SJ. Controversies in Barrett's esophagus. *Mayo Clin Proc*. 2014; 89(7): 973-984.

103. Chandrasoma PT, Der R, Dalton P, et al. Distribution and significance of epithelial types in columnar-lined esophagus. *Am J Surg Pathol*. 2001; 25(9): 1188-1193.

104. Suo Z, Nesland JM. Barrett's esophagus: intestinal metaplasia or phenotypic shift of undifferentiated elements in the stem cells. *Ultrastruct Pathol*. 2002; 26(2): 53-54.

105. Glickman JN, Chen YY, Wang HH, et al. Phenotypic characteristics of a distinctive multilayered epithelium suggests that it is a precursor in the development of Barrett's esophagus. *Am J Surg Pathol*. 2001; 25(5): 569-578.

106. Hahn HP, Blount PL, Ayub K, et al. Intestinal differentiation in metaplastic, nongoblet columnar epithelium in the esophagus. *Am J Surg Pathol*. 2009; 33(7): 1006-1015.

107. Liu W, Hahn H, Odze RD, Goyal RK. Metaplastic esophageal columnar epithelium without goblet cells shows DNA content abnormalities similar to goblet cell-containing epithelium. *Am J Gastroenterol*. 2009; 104(4): 816-824.

108. Riddell RH, Odze RD. Definition of Barrett's esophagus: time for a rethink—is intestinal metaplasia dead? *Am J Gastroenterol*. 2009; 104(10): 2588-2594.

109. Chandrasoma P. Controversies of the cardiac mucosa and Barrett's oesophagus. *Histopathology*. 2005; 46(4): 361-373.

110. DeMeester SR, Wickramasinghe KS, Lord RVN, et al. Cytokeratin and DAS-1 immunostaining reveal similarities among cardiac mucosa, CIM, and Barrett's esophagus. *Am J Gastroenterol*. 2002; 97(10): 2514-2523.

111. Goldblum JR. The significance and etiology of intestinal metaplasia of the esophagogastric junction. *Ann Diagn Pathol*. 2002; 6(1): 67-73.

112. Srivastava A, Odze RD, Lauwers GY, et al. Morphologic features are useful in distinguishing Barrett esophagus from carditis with intestinal metaplasia. *Am J Surg Pathol*. 2007; 31(11): 1733-1741.

113. Hahn HP, Shahsafaei A, Odze RD. Vascular and lymphatic properties of the superficial and deep

lamina propria in Barrett esophagus. *Am J Surg Pathol.* 2008; 32(10): 1454-1461.

114. Lewis JT, Wang KK, Abraham SC. Muscularis mucosae duplication and the musculo-fibrous anomaly in endoscopic mucosal resections for barrett esophagus: implications for staging of adenocarcinoma. *Am J Surg Pathol.* 2008; 32(4): 566-571.

115. Lee RG. Mucins in Barrett's esophagus: a histochemical study. *Am J Clin Pathol.* 1984; 81(4): 500-503.

116. Chinyama CN, Marshall RE, Owen WJ, et al. Expression of MUC1 and MUC2 mucin gene products in Barrett's metaplasia, dysplasia and adenocarcinoma: an immunopathological study with clinical correlation. *Histopathology.* 1999; 35(6): 517-524.

117. Warson C, Van De Bovenkamp JHB, Korteland-Van Male AM, et al. Barrett's esophagus is characterized by expression of gastric-type mucins (MUC5AC, MUC6) and TFF peptides(TFF1 and TFF2), but the risk of carcinoma development may be indicated by the intestinal-type mucin, MUC2. *Hum Pathol.* 2002; 33(6): 660-668.

118. Phillips RW, Frierson HF, Moskaluk CA. Cdx2 as a marker of epithelial intestinal differentiation in the esophagus. *Am J Surg Pathol.* 2003; 27(11): 1442-1447.

119. Lagergren J, Bergström R, Lindgren A, Nyrén O. Symptomatic gastroesophageal reflux as a risk factor for esophageal adenocarcinoma. *N Engl J Med.* 1999; 340(11): 825-831.

120. Blevins CH, Iyer PG. Endoscopic therapy for Barrett's oesophagus. *Best Pract Res Clin Gastroenterol.* 2015; 29(1): 167-177.

121. Rice TW, Goldblum JR. Management of Barrett esophagus with high-grade dysplasia. *Thorac Surg Clin.* 2012; 22(1): 101-107, vii.

122. Chadwick G, Groene O, Markar SR, et al. Systematic review comparing radiofrequency ablation and complete endoscopic resection in treating dysplastic Barrett's esophagus: a critical assessment of histologic outcomes and adverse events. *Gastrointest Endosc.* 2014; 79(5): 718.e3-731.e3.

123. Reid BJ, Haggitt RC, Rubin CE, et al. Observer variation in the diagnosis of dysplasia in Barrett's esophagus. *Hum Pathol.* 1988; 19(2): 166-178.

124. Montgomery E, Bronner MP, Goldblum JR, et al. Reproducibility of the diagnosis of dysplasia in Barrett esophagus: a reaffirmation. *Hum Pathol.* 2001; 32(4): 368-378.

125. Kerkhof M, van Dekken H, Steyerberg EW, et al. Grading of dysplasia in Barrett's oesophagus: substantial interobserver variation between general and gastrointestinal pathologists. *Histopathology.* 2007; 50(7): 920-927.

126. Goldblum JR. Current issues in Barrett's esophagus and Barrett's-related dysplasia. *Mod Pathol.* 2015; 28(suppl 1): S1-S6.

127. Lomo LC, Blount PL, Sanchez CA, et al. Crypt dysplasia with surface maturation: a clinical, pathologic, and molecular study of a Barrett's esophagus cohort. *Am J Surg Pathol.* 2006; 30(4): 423-435.

128. Downs-Kelly E, Mendelin JE, Bennett AE, et al. Poor interobserver agreement in the distinction of high-grade dysplasia and adenocarcinoma in pretreatment Barrett's esophagus biopsies. *Am J Gastroenterol.* 2008; 103(9): 2333-2340, quiz 2341.

129. Goldblum JR. Barrett's esophagus and Barrett's-related dysplasia. *Mod Pathol.* 2003; 16(4): 316-324.

130. Spechler SJ, Robbins AH, Rubins HB, et al. Adenocarcinoma and Barrett's esophagus. An overrated risk? *Gastroenterology.* 1984; 87(4): 927-933.

131. Maley CC, Galipeau PC, Finley JC, et al. Genetic clonal diversity predicts progression to esophageal adenocarcinoma. *Nat Genet.* 2006; 38(4): 468-473.

132. Falk GW. Barrett's oesophagus: frequency and prediction of dysplasia and cancer. *Best Pract Res Clin Gastroenterol.* 2015; 29(1): 125-138.

133. Thota PN, Lee H-J, Goldblum JR, et al. Risk Stratification of patients with barrett's esophagus and low-grade dysplasia or indefinite for dysplasia. *Clin Gastroenterol Hepatol.* 2015; 13(3): 459.e1-465.e1.

134. Zeki S, Fitzgerald RC. The use of molecular markers in predicting dysplasia and guiding treatment. *Best Pract Res Clin Gastroenterol.* 2015; 29(1): 113-124.

135. Fouad YM, Mostafa I, Yehia R, El-Khayat H. Biomarkers of Barrett's esophagus. *World J Gastrointest Pathophysiol.* 2014; 5(4): 450-456.

136. Jankowski M, Wani S. Diagnostic and management implications of basic science advances in Barrett's esophagus. *Curr Treat Options Gastroenterol.* 2015; 13(1): 16-29.

137. Buas MF, Levine DM, Makar KW, et al. Integrative post-genome-wide association analysis of CDKN2A and TP53 SNPs and risk of esophageal adenocarcinoma. *Carcinogenesis.* 2014; 35(12): 2740-2747.

138. Noguchi T, Uchida Y, Fumoto S, et al. Adenosquamous carcinoma arising in Barrett's esophagus. *Jpn J Thorac Cardiovasc Surg.* 2002; 50(12): 537-540.

139. Streppel MM, Siersema PD, de Leng WW, et al. Squamous cell carcinoma in Barrett's esophagus: field effect versus metastasis. *Dis Esophagus.* 2012; 25(7): 630-637.

140. Bibeau F, Chateau M-C, Guiu M, et al. Small cell carcinoma with concomitant adenocarcinoma arising in a Barrett's oesophagus: report of a case with a favourable behaviour. *Virchows Arch.* 2008; 452(1): 103-107.

141. Issaivanan M, Redner A, Weinstein T, et al. Esophageal carcinoma in children and adolescents. *J Pediatr Hematol Oncol.* 2012; 34(1): 63-67.

142. Thompson JJ, Zinsser KR, Enterline HT. Barrett's metaplasia and adenocarcinoma of the esophagus and gastroesophageal junction. *Hum Pathol.* 1983; 14(1): 42-61.

143. Al-Haddad S, Chang AC, De Hertogh G, et al. Adenocarcinoma at the gastroesophageal junction. *Ann N Y Acad Sci.* 2014; 1325: 211-225.

144. Davies AR, Gossage JA, Zylstra J, et al. Tumor stage after neoadjuvant chemotherapy determines survival after surgery for adenocarcinoma of the esophagus and esophagogastric junction. *J Clin Oncol.* 2014; 32(27): 2983-2990.

145. Nafteux PR, Lerut TE, Villeneuve PJ, et al. Signet ring cells in esophageal and gastroesophageal junction carcinomas have a more aggressive biological behavior. *Ann Surg.* 2014; 260(6): 1023-1029.

146. Singhi AD, Seethala RR, Nason K, et al. Undifferentiated carcinoma of the esophagus: a clinicopathological study of 16 cases. *Hum Pathol.* 2015; 46(3): 366-375.

147. Yanagi M, Keller G, Mueller J, et al. Comparison of loss of heterozygosity and microsatellite instability in adenocarcinomas of the distal esophagus and proximal stomach. *Virchows Arch.* 2000; 437(6): 605-610.

148. Huang Q, Hardie LJ. Biomarkers in Barrett's oesophagus. *Biochem Soc Trans.* 2010; 38(2): 343-347.

149. Weaver JMJ, Ross-Innes CS, Shannon N, et al. Ordering of mutations in preinvasive disease stages of esophageal carcinogenesis. *Nat Genet.* 2014; 46(8): 837-843.

150. Davelaar AL, Calpe S, Lau L, et al. Aberrant TP53 detected by combining immunohistochemistry and DNA-FISH improves Barrett's esophagus progression prediction: a prospective follow-up study. *Genes Chromosomes Cancer.* 2015; 54(2): 82-90.

151. Washington K, Chiappori A, Hamilton K, et al. Expression of beta-catenin, alpha-catenin, and E-cadherin in Barrett's esophagus and esophageal adenocarcinomas. *Mod Pathol.* 1998; 11(9): 805-813.

152. Kailasam A, Mittal SK, Agrawal DK. Epigenetics in the pathogenesis of esophageal adenocarcinoma. *Clin Transl Sci.* 2015; 8(4): 394-402.

153. Davison JM, Ellis ST, Foxwell TJ, et al. MUC2 expression is an adverse prognostic factor in superficial gastroesophageal adenocarcinomas. *Hum Pathol.* 2014; 45(3): 540-548.

154. Mokrowiecka A, Wierzchniewska-Lawska A, Smolarz B, et al. Amplification of Her-2/neu oncogene in GERD—Barrett's metaplasia—dysplasia—adenocarcinoma sequence. *Hepatogastroenterology.* 2013; 60(125): 1063-1066.

155. Maley CC. Multistage carcinogenesis in Barrett's esophagus. *Cancer Lett.* 2007; 245(1-2): 22-32.

156. Walsh TN, Noonan N, Hollywood D, et al. A comparison of multimodal therapy and surgery for esophageal adenocarcinoma. *N Engl J Med.* 1996; 335(7): 462-467.

157. Gronnier C, Tréchot B, Duhamel A, et al. Impact of neoadjuvant chemoradiotherapy on postoperative outcomes after esophageal cancer resection: results of a European multicenter study. *Ann Surg.* 2014; 260(5): 764-770, discussion 770-771.

158. Hornick JL, Farraye FA, Odze RD. Prevalence and significance of prominent mucin pools in the esophagus post neoadjuvant chemoradiotherapy for Barrett's-associated adenocarcinoma. *Am J Surg Pathol.* 2006; 30(1): 28-35.

159. Hosokawa Y, Kinoshita T, Konishi M, et al. Clinicopathological features and prognostic factors of adenocarcinoma of the esophagogastric junction according to Siewert classification: experiences at a single institution in Japan. *Ann Surg Oncol.* 2012; 19(2): 677-683.

160. Torres C, Turner JR, Wang HH, et al. Pathologic prognostic factors in Barrett's associated adenocarcinoma: a follow-up study of 96 patients. *Cancer.* 1999; 85(3): 520-528.

161. Rice TW, Blackstone EH, Adelstein DJ, et al. Role of clinically determined depth of tumor invasion in the treatment of esophageal carcinoma. *J Thorac Cardiovasc Surg.* 2003; 125(5): 1091-1102.

162. Rice TW, Zuccaro G, Adelstein DJ, et al. Esophageal carcinoma: depth of tumor invasion is predictive of regional lymph node status. *Ann Thorac Surg.* 1998; 65(3): 787-792.

163. Hölscher AH, Drebber U, Schmidt H, Bollschweiler E. Prognostic classification of histopathologic response to neoadjuvant therapy in esophageal adenocarcinoma. *Ann Surg.* 2014; 260(5): 779-784, discussion 784-785.

164. Yoon HH, Khan M, Shi Q, et al. The prognostic value of clinical and pathologic factors in esophageal adenocarcinoma: a mayo cohort of 796 patients with extended follow-up after surgical resection. *Mayo Clin Proc.* 2010; 85(12): 1080-1089.

165. Gordon MA, Gundacker HM, Benedetti J, et al. Assessment of HER2 gene Amplification in adenocarcinomas of the stomach or gastroesophageal junction in the INT-0116/SWOG9008 clin-

ical trial. *Ann Oncol*. 2013; 24(7): 1754-1761.

166. Pozdnyakova O, Hoang MMP, Dresser KA, Mahalingam M. Prognostic value of E-cadherin, beta-catenin, CD44v6, and HER2/neu in metastatic cutaneous adenocarcinoma. *Arch Pathol Lab Med*. 2009; 133(8): 1285-1290.

167. Yang H-X, Hou X, Liu Q-W, et al. Tumor location does not impact long-term survival in patients with operable thoracic esophageal squamous cell carcinoma in China. *Ann Thorac Surg*. 2012; 93(6): 1861-1866.

168. Dandara C, Robertson B, Dzobo K, et al. Patient and tumour characteristics as prognostic markers for oesophageal cancer: a retrospective analysis of a cohort of patients at Groote Schuur Hospital. *Eur J Cardiothorac Surg*. 2016; 49(2): 629-634.

169. Vizcaino AP, Moreno V, Lambert R, Parkin DM. Time trends incidence of both major histologic types of esophageal carcinomas in selected countries, 1973-1995. *Int J Cancer*. 2002; 99(6): 860-868.

170. Rustgi AK, El-Serag HB. Esophageal carcinoma. *N Engl J Med*. 2014; 371(26): 2499-2509.

171. Zendehdel K, Nyrén O, Edberg A, Ye W. Risk of esophageal adenocarcinoma in achalasia patients, a retrospective cohort study in Sweden. *Am J Gastroenterol*. 2011; 106(1): 57-61.

172. Ribeiro U, Posner MC, Safatle-Ribeiro AV, Reynolds JC. Risk factors for squamous cell carcinoma of the oesophagus. *Br J Surg*. 1996; 83(9): 1174-1185.

173. Brücher BLDM, Sarbia M, Oestreicher E, et al. Squamous cell carcinoma and Zenker diverticulum. *Dis Esophagus*. 2007; 20(1): 75-78.

174. Varela AB, Blanco Rodríguez MM, Boullosa PE, Silva JG. Tylosis A with squamous cell carcinoma of the oesophagus in a Spanish family. *Eur J Gastroenterol Hepatol*. 2011; 23(3): 286-288.

175. Goffman TE, McKeen EA, Curtis RE, Schein PS. Esophageal carcinoma following irradiation for breast cancer. *Cancer*. 1983; 52(10): 1808-1809.

176. Su Y-Y, Chen W-C, Chuang H-C, et al. Effect of routine esophageal screening in patients with head and neck cancer. *JAMA Otolaryngol Head Neck Surg*. 2013; 139(4): 350-354.

177. Ludmir EB, Palta M, Zhang X, et al. Incidence and prognostic impact of high-risk HPV tumor infection in cervical esophageal carcinoma. *J Gastrointest Oncol*. 2014; 5(6): 401-407.

178. Chen B, Yin H, Dhurandhar N. Detection of human papillomavirus DNA in esophageal squamous cell carcinomas by the polymerase chain reaction using general consensus primers. *Hum Pathol*. 1994; 25(9): 920-923.

179. Lam KY, He D, Ma L, et al. Presence of human papillomavirus in esophageal squamous cell carcinomas of Hong Kong Chinese and its relationship with p53 gene mutation. *Hum Pathol*. 1997; 28(6): 657-663.

180. Turner JR, Shen LH, Crum CP, et al. Low prevalence of human papillomavirus infection in esophageal squamous cell carcinomas from North America: analysis by a highly sensitive and specific polymerase chain reaction-based approach. *Hum Pathol*. 1997; 28(2): 174-178.

181. Morita M, Araki K, Saeki H, et al. Risk factors for multicentric occurrence of carcinoma in the upper aerodigestive tract-analysis with a serial histologic evaluation of the whole resected-esophagus including carcinoma. *J Surg Oncol*. 2003; 83(4): 216-221.

182. Shimizu M, Zaninotto G, Nagata K, et al. Esophageal squamous cell carcinoma with special reference to its early stage. *Best Pract Res Clin Gastroenterol*. 2013; 27(2): 171-186.

183. Oda I, Abe S, Kusano C, et al. Correlation between endoscopic macroscopic type and invasion depth for early esophagogastric junction adenocarcinomas. *Gastric Cancer*. 2011; 14(1): 22-27.

184. Amano T, Matsumoto T, Hayashi T, et al. Subepithelial extension of squamous cell carcinoma in the esophagus: histopathological study using D2-40 immunostaining for 108 superficial carcinomas. *Pathol Int*. 2007; 57(12): 759-764.

185. Takubo K, Takai A, Takayama S, et al. Intraductal spread of esophageal squamous cell carcinoma. *Cancer*. 1987; 59(10): 1751-1757.

186. Takubo K, Sasajima K, Yamashita K, et al. Prognostic significance of intramural metastasis in patients with esophageal carcinoma. *Cancer*. 1990; 65(8): 1816-1819.

187. Arista-Nasr J, Rivera I, Martinez-Benitez B, et al. Atypical regenerative hyperplasia of the esophagus in endoscopic biopsy: a mimicker of squamous esophagic carcinoma. *Arch Pathol Lab Med*. 2005; 129(7): 899-904.

188. Zhang HD, Chen CG, Gao YY, et al. Primary esophageal adenosquamous carcinoma: a retrospective analysis of 24 cases. *Dis Esophagus*. 2014; 27(8): 783-789.

189. Chu P, Stagias J, West AB, Traube M. Diffuse pagetoid squamous cell carcinoma in situ of the esophagus: a case report. *Cancer*. 1997; 79(10): 1865-1870.

190. Abraham SC, Wang H, Wang KK, Wu T-T. Paget cells in the esophagus: assessment of their histopathologic features and near-universal association with underlying esophageal adenocarcinoma. *Am J Surg Pathol*. 2008; 32(7): 1068-1074.

191. DiMaio MA, Kwok S, Montgomery KD, et al. Immunohistochemical panel for distinguishing esophageal adenocarcinoma from squamous cell carcinoma: a combination of p63, cytokeratin 5/6, MUC5AC, and anterior gradient homolog 2 allows optimal subtyping. *Hum Pathol*. 2012; 43(11): 1799-1807.

192. Hara T, Kijima H, Yamamoto S, et al. Ubiquitous p63 expression in human esophageal squamous cell carcinoma. *Int J Mol Med*. 2004; 14(2): 169-173.

193. Li D-M, Li S-S, Zhang Y-H, et al. Expression of human chorionic gonadotropin, CD44v6 and CD44v4/5 in esophageal squamous cell carcinoma. *World J Gastroenterol*. 2005; 11(47): 7401-7404.

194. Baba Y, Iyama K-I, Ikeda K, et al. The expression of type IV collagen alpha6 chain is related to the prognosis in patients with esophageal squamous cell carcinoma. *Ann Surg Oncol*. 2008; 15(2): 555-565.

195. Segalin A, Ruol A, Panozzo M, et al. Flow cytometric DNA analysis does not predict the radiochemoresponsiveness of esophageal cancer. *J Surg Oncol*. 1993; 54(2): 87-90.

196. Tsutsui S, Kuwano H, Mori M, et al. A flow cytometric analysis of DNA content in primary and metastatic lesions of esophageal squamous cell carcinoma. *Cancer*. 1992; 70(11): 2586-2591.

197. Chen J, Kwong DL, Cao T, et al. Esophageal squamous cell carcinoma(ESCC): advance in genomics and molecular genetics. *Dis Esophagus*. 2015; 28(1): 84-89.

198. Kandioler D, Schoppmann SF, Zwrtek R, et al. The biomarker TP53 divides patients with neoadjuvantly treated esophageal cancer into 2 subgroups with markedly different outcomes. A p53 Research Group study. *J Thorac Cardiovasc Surg*. 2014; 148(5): 2280-2286.

199. Appelman HD, Matejcic M, Parker MI, et al. Progression of esophageal dysplasia to cancer. *Ann N Y Acad Sci*. 2014; 1325: 96-107.

200. Dry SM, Lewin KJ. Esophageal squamous dysplasia. *Semin Diagn Pathol*. 2002; 19(1): 2-11.

201. Takiyama W, Moriwaki S, Mandai K, Takashima S. Dysplasia in the human esophagus: clinicopathological study on 500 esophagi at autopsy. *Jpn J Clin Oncol*. 1992; 22(4): 250-255.

202. Taylor PR, Abnet CC, Dawsey SM. Squamous dysplasia—the precursor lesion for esophageal squamous cell carcinoma. *Cancer Epidemiol Biomarkers Prev*. 2013; 22(4): 540-552.

203. Kuwano H, Morita M, Matsuda H, et al. Histopathologic findings of minute foci of squamous cell carcinoma in the human esophagus. *Cancer*. 1991; 68(12): 2617-2620.

204. Tajima Y, Nakanishi Y, Tachimori Y, et al. Significance of involvement by squamous cell carcinoma of the ducts of esophageal submucosal glands. Analysis of 201 surgically resected superficial squamous cell carcinomas. *Cancer*. 2000; 89(2): 248-254.

205. Rubio CA, Liu FS, Zhao HZ. Histological classification of intraepithelial neoplasias and microinvasive squamous carcinoma of the esophagus. *Am J Surg Pathol*. 1989; 13(8): 685-690.

206. Nozoe T, Saeki H, Ohga T, Sugimachi K. Clinicopathologic characteristics of superficial spreading type squamous cell carcinoma of the esophagus. *Oncol Rep*. 2002; 9(2): 313-316.

207. Ebi M, Shimura T, Yamada T, et al. Multicenter, prospective trial of white-light imaging alone versus white-light imaging followed by magnifying endoscopy with narrow-band imaging for the real-time imaging and diagnosis of invasion depth in superficial esophageal squamous cell carcinoma. *Gastrointest Endosc*. 2015; 81(6): 1355.e2-1361.e2.

208. Bogomoletz WV, Molas G, Gayet B, Potet F. Superficial squamous cell carcinoma of the esophagus. A report of 76 cases and review of the literature. *Am J Surg Pathol*. 1989; 13(7): 535-546.

209. Araki K, Ohno S, Egashira A, et al. Pathologic features of superficial esophageal squamous cell carcinoma with lymph node and distal metastasis. *Cancer*. 2002; 94(2): 570-575.

210. Tajima Y, Nakanishi Y, Ochiai A, et al. Histopathologic findings predicting lymph node metastasis and prognosis of patients with superficial esophageal carcinoma: analysis of 240 surgically resected tumors. *Cancer*. 2000; 88(6): 1285-1293.

211. Hsu P-K, Huang C-S, Hsieh C-C, et al. Role of right upper mediastinal lymph node metastasis in patients with esophageal squamous cell carcinoma after tri-incisional esophagectomies. *Surgery*. 2014; 156(5): 1269-1277.

212. Moon JY, Kim GH, Kim JH, et al. Clinicopathologic factors predicting lymph node metastasis in superficial esophageal squamous cell carcinoma. *Scand J Gastroenterol*. 2014; 49(5): 589-594.

213. Li B, Chen H, Xiang J, et al. Prevalence of lymph node metastases in superficial esophageal squamous cell carcinoma. *J Thorac Cardiovasc Surg*. 2013; 146(5): 1198-1203.

214. Mitobe J, Ikegami M, Urashima M, et al. Clinicopathological investigation of lymph node metastasis predictors in superficial esophageal squamous cell carcinoma with a focus on evaluation of lympho-vascular invasion. *Scand J Gastroenterol*. 2013; 48(10): 1173-1182.

215. Matsubara T, Ueda M, Kaisaki S, et al. Localization of initial lymph node metastasis from carcinoma of the thoracic esophagus. *Cancer*. 2000; 89(9): 1869-1873.

216. Saito T, Iizuka T, Kato H, Watanabe H. Esophageal carcinoma metastatic to the stomach. A

clinicopathologic study of 35 cases. *Cancer*. 1985; 56(9): 2235-2241.

217. Clayton AC, Bentz JS, Wasserman PG, et al. Comparison of ThinPrep preparations to other preparation types in gastrointestinal cytology: observations from the College of American Pathologists Interlaboratory Comparison Program in Nongynecologic Cytology. *Arch Pathol Lab Med*. 2010; 134(8): 1116-1120.

218. Goldman H, Antonioli DA. Mucosal biopsy of the esophagus, stomach, and proximal duodenum. *Hum Pathol*. 1982; 13(5): 423-448.

219. Lazarus C, Jaskiewicz K, Sumeruk RA, Nainkin J. Brush cytology technique in the detection of oesophageal carcinoma in the asymptomatic, high risk subject; a pilot survey. *Cytopathology*. 1992; 3(5): 291-296.

220. Shen O, Liu SF, Dawsey SM, et al. Cytologic screening for esophageal cancer: results from 12,877 subjects from a high-risk population in China. *Int J Cancer*. 1993; 54(2): 185-188.

221. Jang R, Darling G, Wong RKS. Multimodality approaches for the curative treatment of esophageal cancer. *J Natl Compr Canc Netw*. 2015; 13(2): 229-238.

222. Little AG, Lerut AE, Harpole DH, et al. The Society of Thoracic Surgeons practice guidelines on the role of multimodality treatment for cancer of the esophagus and gastroesophageal junction. *Ann Thorac Surg*. 2014; 98(5): 1880-1885.

223. Paul S, Altorki N. Outcomes in the management of esophageal cancer. *J Surg Oncol*. 2014; 110(5): 599-610.

224. Watanabe M, Mine S, Nishida K, et al. Salvage esophagectomy after definitive chemoradiotherapy for patients with esophageal squamous cell carcinoma: who really benefits from this high-risk surgery? *Ann Surg Oncol*. 2015; 22(13): 4438-4444.

225. Utsumi Y, Nakamura T, Nagasue N, et al. Role of estrogen receptors in the growth of human esophageal carcinoma. *Cancer*. 1989; 64(1): 88-93.

226. Situ D, Wang J, Lin P, et al. Do tumor location and grade affect survival in pT2N0M0 esophageal squamous cell carcinoma? *J Thorac Cardiovasc Surg*. 2013; 146(1): 45-51.

227. Liu C-Y, Wang B-Y, Lee M-Y, et al. The prognostic value of circumferential resection margin in esophageal squamous cell carcinoma after concurrent chemoradiation therapy and surgery. *J Chin Med Assoc*. 2013; 76(10): 570-575.

228. Okumura H, Uchikado Y, Setoyama T, et al. Biomarkers for predicting the response of esophageal squamous cell carcinoma to neoadjuvant chemoradiation therapy. *Surg Today*. 2014; 44(3): 421-428.

229. Wu T-T, Chirieac LR, Abraham SC, et al. Excellent interobserver agreement on grading the extent of residual carcinoma after preoperative chemoradiation in esophageal and esophagogastric junction carcinoma: a reliable predictor for patient outcome. *Am J Surg Pathol*. 2007; 31(1): 58-64.

230. Raza MA, Mazzara PF. Sarcomatoid carcinoma of esophagus. *Arch Pathol Lab Med*. 2011; 135(7): 945-948.

231. Iezzoni JC, Mills SE. Sarcomatoid carcinomas (carcinosarcomas) of the gastrointestinal tract: a review. *Semin Diagn Pathol*. 1993; 10(2): 176-187.

232. Amatya VJ, Takeshima Y, Kaneko M, Inai K. Esophageal carcinosarcoma with basaloid squamous carcinoma and rhabdomyosarcoma components with TP53 mutation. *Pathol Int*. 2004; 54(10): 803-809.

233. Hung J-J, Li AF-Y, Liu J-S, et al. Esophageal carcinosarcoma with basaloid squamous cell carcinoma and osteosarcoma. *Ann Thorac Surg*. 2008; 85(3): 1102-1104.

234. Handra-Luca A, Terris B, Couvelard A, et al. Spindle cell squamous carcinoma of the oesophagus: an analysis of 17 cases, with new immunohistochemical evidence for a clonal origin. *Histopathology*. 2001; 39(2): 125-132.

235. Linder J, Stein RB, Roggli VL, et al. Polypoid tumor of the esophagus. *Hum Pathol*. 1987; 18(7): 692-700.

236. Kanamoto A, Nakanishi Y, Ochiai A, et al. A case of small polypoid esophageal carcinoma with multidirectional differentiation, including neuroendocrine, squamous, ciliated glandular, and sarcomatous components. *Arch Pathol Lab Med*. 2000; 124(11): 1685-1687.

237. Lauwers GY, Grant LD, Scott GV, et al. Spindle cell squamous carcinoma of the esophagus: analysis of ploidy and tumor proliferative activity in a series of 13 cases. *Hum Pathol*. 1998; 29(8): 863-868.

238. Osamura RY, Shimamura K, Hata J, et al. Polypoid carcinoma of the esophagus. A unifying term for "carcinosarcoma" and "pseudosarcoma.". *Am J Surg Pathol*. 1978; 2(2): 201-208.

239. Martin MR, Kahn LB. So-called pseudosarcoma of the esophagus: nodal metastases of the spindle cell element. *Arch Pathol Lab Med*. 1977; 101(11): 604-609.

240. Ramani C, Shah N, Nathan RS. Verrucous carcinoma of the esophagus: a case report and literature review. *World J Clin Cases*. 2014; 2(7): 284-288.

241. Osborn NK, Keate RF, Trastek VF, Nguyen CC. Verrucous carcinoma of the esophagus: clinicopathophysiologic features and treatment of a rare entity. *Dig Dis Sci*. 2003; 48(3): 465-474.

242. Devlin S, Falck V, Urbanski SJ, et al. Verrucous carcinoma of the esophagus eluding multiple sets of endoscopic biopsies and endoscopic ultrasound: a case report and review of the literature. *Can J Gastroenterol*. 2004; 18(7): 459-462.

243. Garrard CL, Sheih WJ, Cohn RA, Sawyers JL. Verrucous carcinoma of the esophagus: surgical treatment for an often fatal disease. *Am Surg*. 1994; 60(8): 613-616.

244. Imamhasan A, Mitomi H, Saito T, et al. Immunohistochemical and oncogenetic analyses of the esophageal basaloid squamous cell carcinoma in comparison with conventional squamous cell carcinomas. *Hum Pathol*. 2012; 43(11): 2012-2023.

245. Chen S-B, Weng H-R, Wang G, et al. Basaloid squamous cell carcinoma of the esophagus. *J Cancer Res Clin Oncol*. 2012; 138(7): 1165-1171.

246. Abe K, Sasano H, Itakura Y, et al. Basaloid-squamous carcinoma of the esophagus. A clinicopathologic, DNA ploidy, and immunohistochemical study of seven cases. *Am J Surg Pathol*. 1996; 20(4): 453-461.

247. Bellizzi AM, Woodford RL, Moskaluk CA, et al. Basaloid squamous cell carcinoma of the esophagus: assessment for high-risk human papillomavirus and related molecular markers. *Am J Surg Pathol*. 2009; 33(11): 1608-1614.

248. Guo X, Mao T, Gu Z, et al. Adenoid cystic carcinoma of the esophagus: report of two cases and review of the Chinese literature. *Diagn Pathol*. 2012; 7: 179.

249. Na YJ, Shim K-N, Kang M-J, et al. Primary esophageal adenoid cystic carcinoma. *Gut Liver*. 2007; 1(2): 178-181.

250. Garman KS, Kruger L, Thomas S, et al. Ductal metaplasia in esophageal submucosal glands is associated with inflammation and esophageal adenocarcinoma. *Histopathology*. 2015; 67(6): 771-782.

251. Patel VR, Hofstetter WL, Correa AM, et al. Signet ring cells in esophageal adenocarcinoma predict poor response to preoperative chemoradiation. *Ann Thorac Surg*. 2014; 98(3): 1064-1071.

252. Piessen G, Messager M, Lefevre JH, et al. Signet ring cell adenocarcinomas: different clinical-pathological characteristics of oesophageal and gastric locations. *Eur J Surg Oncol*. 2014; 40(12): 1746-1755.

253. Kiyozaki H, Obitsu T, Ishioka D, et al. A rare case of primary mucoepidermoid carcinoma of the esophagus. *Clin J Gastroenterol*. 2015; 8(1): 26-28.

254. Wang L, Zhan C, Ma J, et al. Collision tumor of esophagus: report of three cases. *Ann Thorac Surg*. 2014; 97(3): 1075-1077.

255. Milne ANA, Carvalho R, van Rees BP, et al. Do collision tumors of the gastroesophageal junction exist? A molecular analysis. *Am J Surg Pathol*. 2004; 28(11): 1492-1498.

256. Terada T. Epstein-Barr virus associated lymphoepithelial carcinoma of the esophagus. *Int J Clin Exp Med*. 2013; 6(3): 219-226.

257. Xie MR, Xu SB, Sun XH, et al. Role of surgery in the management and prognosis of limited-stage small cell carcinoma of the esophagus. *Dis Esophagus*. 2015; 28(5): 476-482.

258. Chen W-W, Wang F, Zhang D-S, et al. Primary small cell carcinoma of the esophagus: clinicopathological study of 44 cases. *BMC Cancer*. 2014; 14: 222.

259. Chen W-W, Wang F, Chen S, et al. Detailed analysis of prognostic factors in primary esophageal small cell carcinoma. *Ann Thorac Surg*. 2014; 97(6): 1975-1981.

260. Yagi M, Abe Y, Sasaki Y, et al. Esophageal carcinoid tumor treated by endoscopic resection. *Dig Endosc*. 2015; 27(4): 527-530.

261. Chuah S-K, Hu T-H, Kuo C-M, et al. Upper gastrointestinal carcinoid tumors incidentally found by endoscopic examinations. *World J Gastroenterol*. 2005; 11(44): 7028-7032.

262. Xiaogang Z, Xingtao J, Huasheng W, Mo W. Atypical carcinoid of the esophagus: report of a case. *Ann Thorac Cardiovasc Surg*. 2002; 8(5): 302-305.

263. Maru DM, Khurana H, Rashid A, et al. Retrospective study of clinicopathologic features and prognosis of high-grade neuroendocrine carcinoma of the esophagus. *Am J Surg Pathol*. 2008; 32(9): 1404-1411.

264. Jiang W, Rice TW, Goldblum JR. Esophageal leiomyoma: experience from a single institution. *Dis Esophagus*. 2013; 26(2): 167-174.

265. Abraham SC, Krasinskas AM, Hofstetter WL, et al. "Seedling" mesenchymal tumors (gastrointestinal stromal tumors and leiomyomas) are common incidental tumors of the esophagogastric junction. *Am J Surg Pathol*. 2007; 31(11): 1629-1635.

266. Miettinen M, Sarlomo-Rikala M, Sobin LH, Lasota J. Esophageal stromal tumors: a clinicopathologic, immunohistochemical, and molecular genetic study of 17 cases and comparison with esophageal leiomyomas and leiomyosarcomas. *Am J Surg Pathol*. 2000; 24(2): 211-222.

267. Nazligül Y, Aslan M, Esen R, et al. Benign glycogenic acanthosis lesions of the esophagus. *Turk J Gastroenterol*. 2012; 23(3): 199-202.

268. Tsai S-J, Lin C-C, Chang C-W, et al. Benign esophageal lesions: endoscopic and pathologic features. *World J Gastroenterol*. 2015; 21(4): 1091-1098.

269. Kahi CJ, Vakili S, Liepnieks JJ, Benson M.

Amyloidoma of the esophagus. *Am J Gastroenterol*. 2007; 102(4): 910-911.

270. Del Genio G, Del Genio F, Schettino P, et al. Esophageal papilloma: flexible endoscopic ablation by radiofrequency. *World J Gastrointest Endosc*. 2015; 7(3): 290-294.

271. Takeshita K, Murata S-I, Mitsufuji S, et al. Clinicopathological characteristics of esophageal squamous papillomas in Japanese patients—with comparison of findings from Western countries. *Acta Histochem Cytochem*. 2006; 39(1): 23-30.

272. Goenka AH, Sharma S, Ramachandran V, et al. Giant fibrovascular polyp of the esophagus: report of a case. *Surg Today*. 2011; 41(1): 120-124.

273. Jang GC, Clouse ME, Fleischner FG. Fibrovascular polyp—a benign intraluminal tumor of the esophagus. *Radiology*. 1969; 92(6): 1196-1200.

274. Lewis RB, Mehrotra AK, Rodriguez P, Levine MS. From the radiologic pathology archives: esophageal neoplasms: radiologic-pathologic correlation. *Radiographics*. 2013; 33(4): 1083-1108.

275. McQueen C, Montgomery E, Dufour B, et al. Giant hypopharyngeal atypical lipomatous tumor. *Adv Anat Pathol*. 2010; 17(1): 38-41.

276. Peltz M, Estrera AS. Resection of a giant esophageal fibrovascular polyp. *Ann Thorac Surg*. 2010; 90(3): 1017-1019.

277. Abraham SC, Singh VK, Yardley JH, Wu TT. Hyperplastic polyps of the esophagus and esophagogastric junction: histologic and clinicopathologic findings. *Am J Surg Pathol*. 2001; 25(9): 1180-1187.

278. Long KB, Odze RD. Gastroesophageal junction hyperplastic(inflammatory) polyps: a clinical and pathologic study of 46 cases. *Am J Surg Pathol*. 2011; 35(7): 1038-1044.

279. Goldblum JR, Rice TW, Zuccaro G, Richter JE. Granular cell tumors of the esophagus: a clinical and pathologic study of 13 cases. *Ann Thorac Surg*. 1996; 62(3): 860-865.

280. Seoung HG, Kim GH, Song GA, et al. Esophageal pyogenic granuloma: endosonographic findings and endoscopic treatments. *Clin Endosc*. 2013; 46(1): 81-84.

281. Tanaka M, Kataoka H, Joh T. Neurofibroma of the esophagus complicating Von Recklinghausen's neurofibromatosis. *Am J Gastroenterol*. 2013; 108(12): 1935-1936.

282. Tomono A, Nakamura T, Otowa Y, et al. A case of benign esophageal schwannoma causing life-threatening tracheal obstruction. *Ann Thorac Cardiovasc Surg*. 2015; 21(3): 289-292.

283. Kelesidis T, Tarbox A, Lopez M, Aish L. Perineurioma of esophagus: a first case report. *Am J Med Sci*. 2009; 338(3): 230-232.

284. Li H, Hu B, Li T, et al. A rare case of giant solitary fibrous tumor of the esophagus. *Ann Thorac Surg*. 2009; 88(6): 2019-2021.

285. Sanchez AA, Wu T-T, Prieto VG, et al. Comparison of primary and metastatic malignant melanoma of the esophagus: clinicopathologic review of 10 cases. *Arch Pathol Lab Med*. 2008; 132(10): 1623-1629.

286. Sekine S, Nakanishi Y, Ogawa R, et al. Esophageal melanomas harbor frequent NRAS mutations unlike melanomas of other mucosal sites. *Virchows Arch*. 2009; 454(5): 513-517.

287. Peng JC, Zhong L, Ran ZH. Primary lymphomas in the gastrointestinal tract. *J Dig Dis*. 2015; 16(4): 169-176.

288. Zhou Y, Xu X, Xu L, et al. Treatment of primary isolated extramedullary plasmacytoma of esophagus with endoscopic submucosal dissection. *Clin Gastroenterol Hepatol*. 2012; 10(3): e21-e22.

289. Radin DR. Primary esophageal lymphoma in AIDS. *Abdom Imaging*. 1993; 18(3): 223-224.

290. Fulp SR, Nestok BR, Powell BL, et al. Leukemic infiltration of the esophagus. *Cancer*. 1993; 71(1): 112-116.

291. Gelb AB, Medeiros LJ, Chen YY, et al. Hodgkin's disease of the esophagus. *Am J Clin Pathol*. 1997; 108(5): 593-598.

292. Erra S, Costamagna D, Durando R. A rare case of extraskeletal osteosarcoma of the esophagus: an example of difficult diagnosis. *G Chir*. 2010; 31(1-2): 24-27.

293. Gandhi JS, Pasricha S, Gupta G, et al. Synchronous embryonal rhabdomyosarcoma (NOS) of the mid-oesophagus and stomach. *J Gastrointest Cancer*. 2012; 43(suppl 1): S217-S220.

294. Butori C, Hofman V, Attias R, et al. Diagnosis of primary esophageal synovial sarcoma by demonstration of t(X;18) translocation: a case report. *Virchows Arch*. 2006; 449(2): 262-267.

295. Maggiani F, Debiec-Rychter M, Ectors N, et al. Primary epithelioid sarcoma of the oesophagus. *Virchows Arch*. 2007; 451(4): 835-838.

296. Johnson AD, Pambuccian SE, Andrade RS, et al. Ewing sarcoma and primitive neuroectodermal tumor of the esophagus: report of a case and review of literature. *Int J Surg Pathol*. 2010; 18(5): 388-393.

297. Wang S, Zheng J, Ruan Z, et al. Long-term survival in a rare case of malignant esophageal schwannoma cured by surgical excision. *Ann Thorac Surg*. 2011; 92(1): 357-358.

胃

14

John R. Goldblum 著　李 想　陈泓钵 译　石雪迎 校

章目录

正常解剖结构

胃分为如下区域：贲门、胃底、胃体、胃窦和幽门。其内上侧缘称胃小弯，外下侧缘称胃大弯。胃体和胃窦之间的连接处在胃小弯浆膜侧形成的标志性凹痕称角切迹。胃腔内黏膜形成的粗糙皱褶，称为皱襞。

这些解剖区域一定程度上可对应（但不应等同于）三种传统认知上的胃黏膜显微镜下类型：贲门型、胃底型和幽门（胃窦）型，并且在交界区域存在过渡。胃黏膜由两种主要成分构成——小凹和腺体。各种类型的胃黏膜之间的区别在于小凹和分泌部分之间的相对比例以及后者的显微镜下组成。贲门腺和幽门腺相类似：小凹占据上半部分，分支的黏液腺占据下半部分。与幽门腺相比，贲门腺腺体排列得更松散且偶尔会出现囊性扩张，这是两者仅有的两处细微的组织学差异。幽门腺细胞的胞质可以呈泡沫状、空泡状、颗粒状或透明状[1]。黏液细胞有时会有核下空泡，不应被误认为是化生表现[2]。同样，伴有透明胞质的幽门腺细胞成簇出现时不应被误认为是印戒细胞癌[3]。有时，在幽门区可发现纤毛细胞——这在日本更常见，被一些人视为化生表现[4]。

胃底（泌酸）腺的特征是：小凹——仅占黏膜厚度的1/4，以及直管状腺体——由主细胞（酶原细胞）、壁细胞（泌酸细胞）、内分泌细胞和颈黏液细胞混合组成。免疫组织化学和原位杂交检测显示，主细胞和颈黏液细胞均可产生胃蛋白酶原 I（但在幽门区不同，它们产生的是胃蛋白酶原 II）[5]。

对于胃食管交界处的正常上皮只能是食管鳞状上皮黏膜和胃底黏膜这一说法目前仍存在争议。按照这种说法，传统上认为的贲门黏膜实际上是化生的而非天然的[6]。然而，尸检研究表明，少量天然的且显微镜下可见的胃贲门黏膜是存在的。当然，不排除这种黏膜可以与更近端的化生性贲门型黏膜共存的情况[7]。

胃黏膜分泌的黏蛋白几乎都是中性的，因此，它们对过碘酸 - 希夫（periodic acid-Schiff, PAS）染色呈阳性而对阿辛蓝染色呈阴性。在免疫组织化学水平上，小凹上皮表达 MUC1 和 MUC5AC，而腺体表达 MUC6[8]。这些黏蛋白在来源于相应黏膜的癌中也可检测到[9]。

已经发现，胃肠道黏膜有多种类型的内分泌 - 旁分泌细胞，并且其中许多存在于胃部[10]。在幽门黏膜中，大约 50% 的内分泌细胞为 G 细胞（产生胃泌素），30% 为肠嗜铬（enterochromaffin, EC）细胞［EC 细胞，产生 5- 羟色胺（5-hydroxytryptamine），又称为血清素（serotonin）］，15% 为 D 细胞（产生生长抑素）。胃底黏膜占优势的内分泌细胞为肠嗜铬样（EC-like）细胞（ECL 细胞，储存组胺）。ECL 细胞被认为在受胃泌素刺激所控制的胃酸分泌机制中起关键作用[11]。

胃黏膜中的另外两个成分是固有层和黏膜肌层。其中，黏膜肌层由内环层和外纵层组成，与之相连的纤薄的平滑肌束向上伸入固有层到达表面上皮下方。在正常情况下，固有层不含有或含有少量淋巴滤泡[12]。

胃壁的其他层与胃肠道的其他部分相同，即黏膜下层、固有肌层和浆膜层。黏膜下层由疏松结缔组织和大量弹性纤维构成，含有动脉、静脉、淋巴管丛和 Meissner 神经丛。固有肌层由三层组成，即外纵层、内环层和最内斜层。内环层在胃十二指肠连接处形成幽门括约肌。Auerbach 丛（肠肌丛）位于固有肌层的内环层和外纵层之间。Cajal 间质细胞也与肌间神经丛联系密切，并且似乎在胃肠道间质肿瘤（GIST，见下文）的发展中起重要作用。

胃的血供来自腹腔干动脉、肝动脉和脾动脉。胃的淋巴引流至以下四个主要区域：

1. 贲门和胃小弯的大部分：胃左淋巴结
2. 幽门和胃小弯远端：胃右淋巴结和肝淋巴结
3. 胃大弯近端部分：脾门处的胰脾淋巴结
4. 胃大弯远端部分：大网膜处的胃网膜右淋巴结和胰头处的幽门淋巴结。

异位组织

异位胰腺（heterotopic pancreas）临床上可能表现为胃部肿块，或者为尸检或腹腔手术时的偶然发现[13]。大体上，异位胰腺可能会形成半球形肿块、对称的锥形或短柱状乳头样突起。在最后一种情形通常可以看到有一个或多个导管与胃腔连通，这个特征是影像学上重要的诊断标志（图 14.1）。大约 85% 的异位胰腺病变发生在

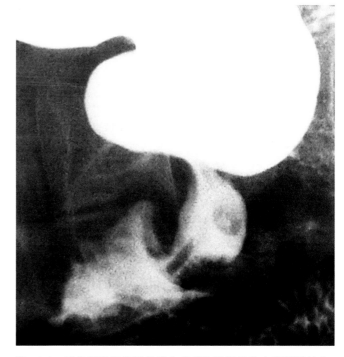

图 14.1　异位胰腺组织影像学上表现为胃窦处的小的圆形结节，中央可见脐凹

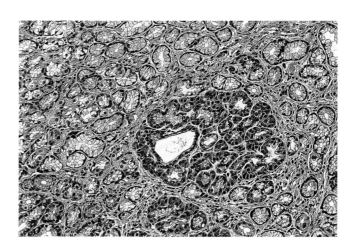

图 14.2　胃黏膜内由腺泡组成的胰腺外分泌组织小岛

黏膜下层，其余大部分发生于肌层。异位胰腺最常发生在胃窦（61%），其次是幽门（24%）。大体上，异位胰腺的切面类似正常胰腺，偶尔可见囊性结构。显微镜下，异位胰腺中胰腺腺泡和导管常见，而胰岛仅见于 1/3 的病例。异位胰腺可见黏液囊性改变和钙化[14]。已有异位胰腺发生腺癌的罕见病例报道[15]。

胃黏膜的**胰腺腺泡化生（pancreatic acinar metaplasia）**代表一种完全不同的现象，常见于慢性胃炎患者（图 14.2）[16]。这些细胞在成人和儿童均可见，它们对胰脂肪酶和胰蛋白酶原免疫组织化学反应呈阳性[17]。它们也含有淀粉酶，但不如异位腺体那样常见和丰富。

所谓的胃**腺肌瘤**（adenomyoma）与异位胰腺联系密切。它可能是一种错构瘤而非真正的肿瘤，其组成成分通常为大导管、Brunner 腺和显著的平滑肌束[18]。像通常的异位胰腺一样，它们偶尔可发生恶变[19]。

肥厚性幽门狭窄

肥厚性幽门狭窄（hypertrophic pyloric stenosis）是最常见的先天性异常之一，但它的发病率正在逐渐降低，表明环境因素在其中起重要作用，虽然其在双胞胎中的发病表明，遗传因素也有一定影响[20]。大多数肥厚性幽门狭窄患者为男性，其起病年龄为 3~12 周。大体上，肥厚性幽门狭窄表现为幽门肌层显著增厚，占据幽门管腔，并部分阻塞胃的流出道。其病因和发病机制尚不清楚，但越来越多的证据表明，肥厚性幽门狭窄患者的胃壁平滑肌细胞未能获得适当的神经支配，并且胃十二指肠交界处的时相性和紧张性收缩活动无法与胃窦的收缩相互协调[21-22]。数十年来，对肥厚性幽门狭窄一直采用的术式是 Fredet-Ramstedt 幽门肌切开术，主要是线性切开肥厚的肌层，黏膜仍保持完整，通常在内镜下进行[23]。此术式通常不切除组织。在这种情况下进行的少数组织学研究未发现其有病理性改变[24]。

先天肥厚性幽门狭窄的主要鉴别诊断是与**幽门闭锁**（pyloric atresia）。幽门闭锁是一种与大疱性表皮松解症有关的遗传性疾病[25]。其治疗方法包括手术切除闭锁段（Heineke-Mikulicz 术）。

成人幽门肥大是一种罕见的疾病，通常发生于男性，常因临床和影像学表现被怀疑为肿瘤而进行胃切除。大体和显微镜下，成人幽门肥大所见均为肥大的幽门环状肌纤维突然终止于十二指肠，有时伴有轻度的纤维化[26-27]。

仅有个别成人幽门肥大不伴有其他胃部病变。尽管有些成人幽门肥大病例可能是婴儿型持续至成年，但在大多数情况下，其可能继发于幽门管发生的胃窦炎或消化性溃疡，手术时已经愈合。也需牢记，弥漫型胃腺癌（传统上称为皮革胃）大体上也可以类似于幽门肥大。

慢性胃炎

通过系统的内镜引导下胃活检可使我们对**慢性胃炎**（chronic gastritis）的发病率和自然病史有了很好的了解。这种疾病的两个主要特征是固有层炎细胞浸润以及最终导致的腺上皮萎缩。其炎细胞主要是浆细胞和淋巴细胞（偶尔形成淋巴滤泡），但也可以有嗜酸性粒细胞和中性粒细胞。当炎细胞浸润局限于小凹区域并不伴有腺体萎缩时，称为**慢性浅表性胃炎**（chronic superficial gastritis）（图14.3）。可见轻微的上皮异常，包括胞质黏液减少，细胞核和核仁增大，以及小凹核分裂象有所增多。当炎症更广泛并伴有腺体萎缩时，称为**慢性萎缩性胃炎**（chronic atrophic gastritis）。其腺体萎缩也可表现为各个腺体之间的距离增加，并且实际上通常伴有肠上皮化生。在罕

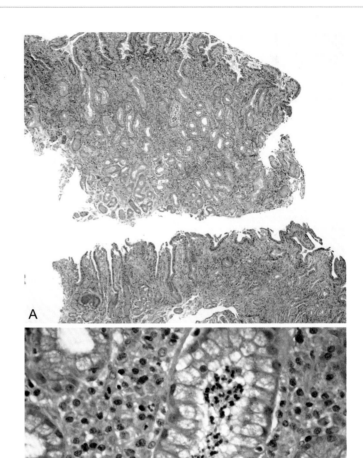

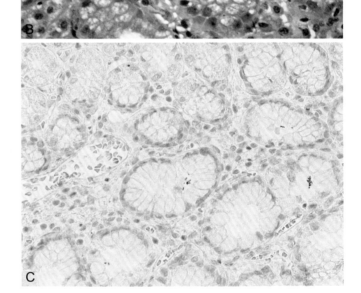

图 14.3　**幽门螺杆菌相关性胃炎的胃活检。A**，低倍镜下，可见淋巴细胞和浆细胞浸润使固有层增宽。**B**，高倍镜下，可见固有层浆细胞显著增多和中性粒细胞介导的上皮损伤（活动性炎）。**C**，幽门螺杆菌免疫组织化学染色，可见黏液层内有少量细菌

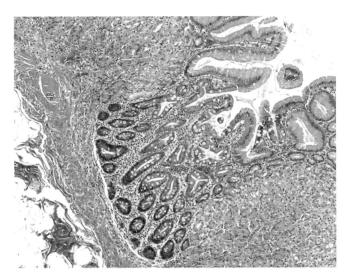

图 14.4　伴有萎缩性胃炎的胃体，包括肠上皮化生

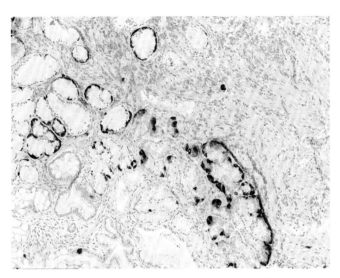

图 14.5　嗜铬素（chromogranin, CgA）免疫组织化学染色，呈线性着色，表明在萎缩性胃炎的背景下有神经内分泌细胞增生

见的（自身）免疫性胃炎（见下文）病例中，腺体萎缩可能表现为斑片状，导致泌酸黏膜呈假性息肉外观（图 14.4）[28]。在一些胃炎病例中，在一小簇腺体周围可见少量淋巴细胞和组织细胞（有时与中性粒细胞混合）聚集，这被称为**局灶性增强性胃炎（focally enhanced gastritis）**；一些人认为这是炎症性肠病（尤其是克罗恩病）的一个标志，但这尚未在其他研究中得到证实[29]。

慢性胃炎可发生两种常混合存在的**化生性改变（metaplastic change）**：胃底腺黏膜幽门腺化生和肠上皮化生。当发生**幽门腺化生（pyloric metaplasia）**时，黏液分泌腺体取代胃底腺。这个过程是渐进性的，表现为从胃体 - 幽门交界前缘向近端贲门处移动。**肠上皮化生（intestinal metaplasia）**是指光镜和电镜下可见小肠或大肠型肠上皮特征的上皮细胞逐渐替代胃黏膜，包括杯状细胞、吸收（刷状缘）细胞、潘氏细胞（Paneth 细胞）和各种内分泌细胞[30]。肠上皮化生可进一步分为完全性（Ⅰ型）和不完全性（Ⅱ型）。在完全性肠上皮化生中，胃黏膜变为与小肠上皮几乎相同的形态，在最严重的病例可见绒毛和隐窝。不完全性肠上皮化生中，吸收细胞缺乏，而具有胃小凹细胞形态的柱状细胞保留。组织化学上，完全性肠上皮化生中显示存在的优势型黏蛋白是唾液酸黏蛋白以及少量硫黏蛋白和（或）中性黏蛋白；而不完全性肠化生中以中性黏蛋白（ⅡA 型）或硫黏蛋白（ⅡB型）为主[31]。免疫组织化学上，Ⅰ型肠上皮化生的特征是：表达肠型黏蛋白 MUC2，并且 MUC1、MUC5AC 和 MUC6 的表达相应减少或缺乏。在 Ⅱ型肠上皮化生中，正如预期的那样，存在 MUC2 以及通常在胃中表达的黏蛋白的共表达[8,32]。

胃的肠上皮化生和幽门螺杆菌之间的关系很有意思。幽门螺杆菌通常不存在于 Ⅰ 型肠上皮化生的病灶中，但可能存在于 Ⅱ 型肠上皮化生的病灶中，即其中保留了一些胃的特征的病灶[33]。据说，Ⅱ B 型肠上皮化生与肠型胃癌的关系比其他类型与肠型胃癌的关系更密切[34]，但文献中的结果是相互矛盾的[35]。

慢性胃炎是一种非常常见的疾病。其在美国人中的流行情况尚不清楚，但随着年龄的增长，其发病率明显增加。大多数患有轻度慢性胃炎的患者无临床症状。内镜检查时，典型的萎缩性胃炎和胃萎缩黏膜的表现为黏膜薄而光滑，黏膜下血管过于明显。通过内镜活检估计的胃萎缩程度和胃酸分泌试验的结果之间存在很好的相关性。相反，组织学与症状、影像学和胃镜检查结果的相关性很差[36]。

慢性胃炎被分为具有相似组织学特征的两种类型（如前所述），但它们的发病机制不同。第一种类型，比较少见，被称为 A 型或免疫性（immune）[37]。A 型或免疫性慢性胃炎常弥漫累及胃体而胃窦不受影响，表现出特征性的神经内分泌细胞增生，并且与抗壁细胞抗体、胃酸过少或胃酸缺乏以及高血清胃泌素水平相关（图 14.5）。已发现，胃的质子泵的 α 和 β 亚基是这种推测是自身免疫性疾病的主要分子靶点，它们有可能造成恶性贫血[38-39]。这种类型的慢性胃炎一个变异型是萎缩性自身免疫性全胃炎，其中胃窦和胃体均受累，但缺乏神经内分泌细胞增生[40]。

第二种类型，迄今为止更常见，被称为 B 型或非免疫性胃炎（nonimmune gastritis）。B 型或非免疫性胃炎是从胃窦开始并向近端发展[36]。有的分类方案进一步将此型慢性胃炎细分为两种亚型，即局限于胃窦伴胃酸分泌过多、常有十二指肠消化性溃疡的高分泌性胃炎（hypersecretory gastritis），以及最初呈斑片状、最终弥漫累及胃窦和胃体的环境性胃炎（environmental gastritis）[41-42]。

胃癌病例中常见慢性萎缩性胃炎，且其严重程度通常与肿瘤的范围成比例。大多数消化性胃溃疡病例伴有胃窦和胃体的胃炎，而十二指肠溃疡时如果有胃炎也是局限于胃窦。肠化生的发生率和范围在因癌而切除胃的病例中最高、最广，在十二指肠溃疡的病例中最低、最少，胃溃疡的病例居中[43]。

幽门螺杆菌（H. Pylori）[以前称为幽门弯曲菌（Campylobacter pylori）]的发现使 B 型慢性胃炎发病的核心机制得以阐明。幽门螺杆菌是一种弯曲的螺旋体样细菌，以多种方式定植于胃黏膜（尤其是在胃窦和贲门）：游离于黏液中，黏附于细胞表面和细胞间[44]。有细胞内定植的病例显示对上皮的损伤程度最大，包括：形成上皮小凹的顶端黏液的丧失，以及较少见的糜烂和溃疡[45]。常规苏木素 - 伊红（hematoxylin and eosin, HE）染色切片中可以识别幽门螺杆菌，特别是在有中性粒细胞介导的上皮损伤（活动）病例中。但如果这种微生物的密度很低，则特殊染色方法可以极大地方便检测，包括Giemsa、Warthin-Starry 和 Steiner 银染色、阿辛黄 - 甲苯胺蓝法、Genta 染色或免疫组织化学染色[46]。随着这些技术的应用，幽门螺杆菌的检出可见于高达 90% 的慢性胃炎患者，95% 的十二指肠溃疡患者，70% 的胃溃疡患者，以及 50% 的胃癌患者[47]。

1991 年提出了一种胃炎的组织学综合报告系统，即"悉尼系统"[48]，并在 Baylor 进行了修订[49]。

其建议包括：

1. 对胃窦和胃体活检标本分别进行评估
2. 将胃炎分类为：
   急性
   慢性
   特殊性（例如淋巴细胞性、肉芽肿性）
3. 对以下情况进行分级：
   幽门螺杆菌
   慢性炎症
   中性粒细胞（作为活动的标志）
   萎缩
   肠化生
4. 提供汇总的结论，指出病因（如果已知）、分布（胃窦、胃体或全胃炎）和形态学改变（包括所有病变）。

其他类型的胃炎

急性胃炎（acute gastritis）可由摄入酒精、水杨酸盐和其他抗炎药物或胆汁反流导致，更常被称为**反应性或化学性胃病**（reactive or chemical gastropathy），因为典型的病例几乎没有炎症，也因此几乎称不上胃炎（图 14.6）[50]。内镜下活检，急性胃炎常表现为小凹增生，上皮反应性改变，上皮下毛细血管扩张，固有层平滑肌增多，有时还有糜烂。也可见小凹和腺腔的中性粒细胞浸润，但总体上炎性成分不明显。

出血性胃炎（hemorrhagic gastritis）是一种急性的、危及生命的疾病，通常有慢性胃炎的背景[51]。酗酒、抗炎药物和应激被认为是其促发因素[52]。一些出血性胃炎病例是由巨细胞病毒（cytomegalovirus, CMV）感染导致的[53]。手术时可见的胃的特征性表现为全胃黏膜的多灶性出血（图 14.7）。显微镜下，出血性胃炎并不像术中所见那么显著。有些出血性胃炎病例可见多处浅表糜烂［因此也被称为**糜烂性胃炎**（erosive gastritis）］，但在很多病例中活检的唯一可见的异常是慢性萎缩性胃炎，固有层中可能有一些血液外渗。弥漫性胃部病变，常作为

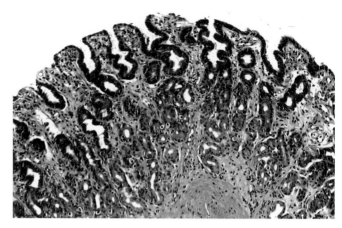

图 14.6　反应性胃病，伴有上皮内黏液缺失和核再生性改变

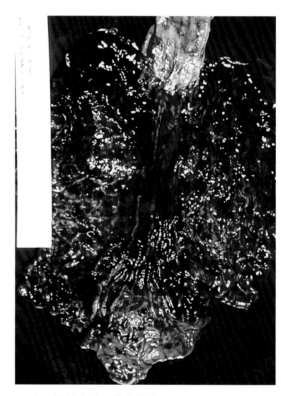

图 14.7　出血性胃炎的尸检大体表现。可见整个胃黏膜均有新鲜出血

门静脉高压的一个并发症出现，有时可导致严重出血，常被报告为出血性胃炎中的一种，但其显微镜下改变与反应性胃病更为一致，被称为**门脉高压性胃病**（portal hypertensive gastropathy）[54]。

胶原性胃炎（collagenous gastritis）是一种特别罕见的疾病，与更常见的结肠的相应病变一样，其特征是上皮下胶原带增厚伴黏膜炎细胞浸润，嗜酸性粒细胞通常较丰富（图 14.8）[55-56]。大多数儿童胶原性胃炎病例表现为贫血和腹痛，并且仅限于胃；而成人病例通常伴有回肠和结肠（但非十二指肠）受累[57]。

淋巴细胞性胃炎（lymphocytic gastritis）是一种相当罕见的慢性胃炎，与乳糜泻和淋巴细胞性结肠炎有相似之处[58]。实际上，大多数淋巴细胞性胃炎病例与乳糜泻有关，有些可能与幽门螺杆菌感染有关[59]。显微镜下，其特征

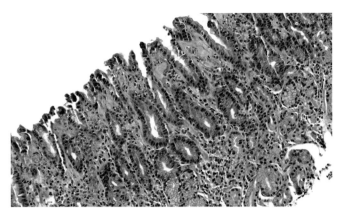

图 14.8　胶原性胃炎，可见上皮下胶原带增厚

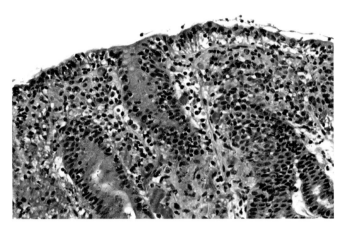

图 14.9　淋巴细胞性胃炎，可见明显的表面上皮淋巴细胞增多

是小凹和表面上皮内的淋巴细胞增多（上皮内淋巴细胞增多），以及浆细胞浸润导致的固有层增宽（图 14.9）[60]。

过敏性 / 嗜酸细胞性胃肠炎（allergic/eosinophilic gastroenteritis） 在胃活检中表现为固有层嗜酸性粒细胞浸润，在严重的情况下，嗜酸性粒细胞弥漫并伴有表面和小凹上皮的变性和再生性改变[61]。过敏性 / 嗜酸细胞性胃肠炎最常见于年轻男性患者，通常发生在食物过敏的患者中。这种黏膜疾病可导致吸收不良性腹泻、缺铁性贫血、蛋白质丢失性肠病或生长发育停滞。大多数患者有外周血嗜酸性粒细胞增多症。本病属排除性诊断[62]。

嗜酸细胞性胃肠炎的肌层和浆膜受累型似乎与其黏膜受累型无关。肌层型主要发生在胃窦部，可导致胃壁增厚，偶尔引起梗阻症状[62]。根除幽门螺杆菌治疗对部分患者有效。浆膜型少见，通常导致急性腹痛和嗜酸细胞性腹水。患者没有过敏史，确切原因尚不清楚。寄生虫感染可以与本病非常类似[63]。

肉芽肿性胃炎（granulomatous gastritis） 可由结核病[64]、真菌病[39]、结节病[65]或克罗恩病[58]导致，或可能是弥漫性血管炎综合征的一部分[66]。当炎症的病因不明时，可使用**特发性肉芽肿性胃炎（idiopathic granulomatous gastritis）** 这个术语，但应清楚这个术语不是专有的病名[67]。虽然两者之间关系尚不清楚，但一些肉芽肿性胃炎患者也有幽门螺杆菌感染。

胃梅毒（syphilis） 现在极为罕见，但仍然会遇到。胃梅毒开始时表现为幽门糜烂或溃疡性病变[68]；后期胃因收缩和纤维化而呈皮水袋样。大体和影像学上，胃梅毒类似于弥漫性胃癌的"皮革胃"样外观[69]。显微镜下，胃梅毒可见溃疡，以浆细胞为主的慢性炎症，以及固有层纤维化；也可见闭塞性动脉内膜炎。有的病例可能表现为重度的淋巴细胞浸润。通过聚合酶链反应已从部分病例中分离出了密螺旋体 DNA[70]。也可以通过免疫组织化学检测鉴定病原体[71]。

软斑病（malakoplakia） 可表现为胃局部病变[72]。显微镜下，与在其他部位一样，胃软斑病的特征为显著的以组织细胞为主的炎细胞浸润，可见 Michaelis-Gutmann 小体。

胃巨细胞病毒感染（CMV infection） 可见于骨髓移植受者和其他免疫功能受损患者的胃活检标本中；发现 CMV 提示存在全身性疾病[73]。罕见情况下可并发胃穿孔和胃瘘管形成[74]。胃巨细胞病毒感染的诊断可能需要免疫组织化学、原位杂交甚或 PCR[75]。

胃隐球菌病（cryptococcosis） 是另一种胃感染性疾病，可见于易感个体（包括 HIV 感染患者）的胃和消化道其他部位[76]。同样，**杆菌性血管瘤病（bacillary angiomatosis）** 可累及 HIV 感染者的胃，并可导致严重的呕血[77]。

同种异体骨髓移植后的**移植物抗宿主病（graft-versus-host disease）** 的胃部显微镜下改变细微，包括细胞凋亡和腺体破坏、稀疏的炎细胞浸润和扩张腺体中的颗粒状嗜酸性碎片[78]。后者是一种非常特异但相对不敏感的标志。在缺少后者的情况下，胃部的移植物抗宿主病可能无法与 CMV 感染区分开[79]。

消化性溃疡和其他良性溃疡

消化性溃疡（peptic ulcer） 可发生在黏膜受胃分泌物浸泡的任何地方，包括胃、十二指肠、食管下 1/3、胃空肠吻合口和具有异位胃黏膜的 Meckel 憩室。胃酸的消化作用是溃疡的最终原因，但使黏膜易受这种消化作用影响的机制对发病同样重要。

十二指肠溃疡（比胃溃疡更常见，尽管其相对发病率似乎在下降）通常与胃酸分泌过多有关，而大多数胃溃疡患者的胃酸分泌量处于正常下限或低于正常。因此，胃溃疡的初始事件似乎是黏膜损伤，即黏膜损伤使其更容易被胃酸消化。黏膜损伤在某些情况下可能是由胆汁和胰液反流导致的，并且在解剖形态上是以胃炎的形式表现出来，这在消化性溃疡患者中几乎总是可以看到。大量证据表明，幽门螺杆菌在十二指肠溃疡的发病机制中起着至关重要的作用[80-81]。非萎缩性幽门螺杆菌阳性胃炎患者发生消化性溃疡的风险比正常人大约高 10 倍，并且当胃窦萎缩时风险进一步增高（2 ~ 3 倍）。相反，胃体萎缩可降低溃疡的发病率（当其完全萎缩时，发病率几近于零）[82]。

尸检时常见**急性胃溃疡（acute gastritis ulcer）**，它们通常属于临终事件（图 14.10）。急性胃溃疡也可见于任何极度虚弱、脓毒败血症、手术或创伤后（应激性溃疡）、中枢神经系统损伤或疾病（Cushing 溃疡）、长期类固醇治疗的并发症（类固醇溃疡）、阿司匹林摄入、大面积烧伤（Curling 溃疡）、放疗或肝动脉化疗并发症以及胃

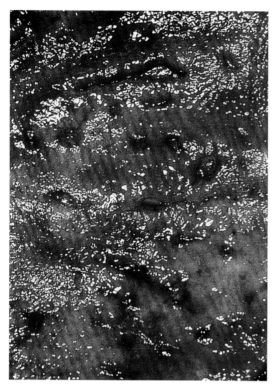

图 14.10 慢性病极度虚弱患者出现的多发性急性胃溃疡。显微镜下，溃疡底几乎没有纤维组织反应

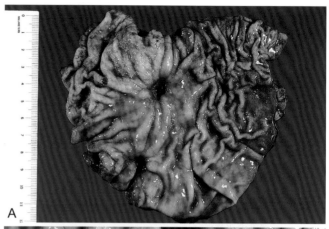

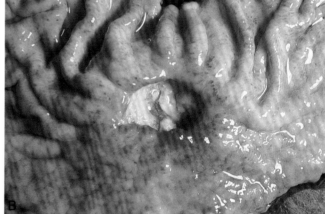

图 14.11 **A**，胃慢性消化性溃疡的典型外观。可见边界清楚的慢性消化性溃疡，伴上半部黏膜皱襞聚集。**B**，溃疡底被覆纤维素性脓性渗出物

插管后[83]。肝动脉灌注化疗引起的胃病变可能出现明显的上皮非典型性，易与癌混淆[84-85]。如果溃疡仅累及黏膜（糜烂），则可以完全愈合；如果肌层被部分破坏，则会被纤维组织取代，遗留下凹陷。任何溃疡如果足够深都可能穿孔，这种并发症在放射治疗引起的溃疡中特别常见[86]。

慢性消化性溃疡（**chronic peptic ulcer**）通常发生在黏膜的非胃酸分泌区（即胃内幽门型黏膜被覆的区域）。多达 95% 的慢性消化性溃疡位于角切迹附近的胃小弯处；但由于慢性胃炎伴有从幽门向近端推进的胃底黏膜的胃窦化生，在胃的任何地方都可以发现消化性溃疡，不过其周围总是幽门型黏膜。

慢性消化性溃疡的患者平均诊断年龄为 50 岁，但其可发生在任何年龄组，包括儿童。慢性消化性溃疡有男性好发的倾向，但这种倾向似乎正在减弱。大约 5% 的溃疡为多发性的。尽管仍有争议，但大多数作者认为，大于 3 cm 或位于胃大弯处的溃疡是恶性肿瘤的可能性并没有以前认为的那样高。纤维胃镜检查的应用极大地促进了消化性溃疡的诊断。在纤维胃镜检查中，能够直接观察溃疡并对其进行拍照，并可以从溃疡边缘取活检。

大体上，活动性溃疡病变的边界清晰，通常呈椭圆形或圆形，但有时呈线状，伴溃疡边缘黏膜皱襞聚集（图 14.11）。其近端边缘常呈悬垂状，而远端边缘通常形成斜坡。其切面可见边缘呈潜掘状（尤其在近端），肌层被白色的纤维组织完全取代。在浆膜侧，可有浆膜下纤维

化和炎性肿大的区域淋巴结。溃疡边缘明显呈结节状则提示可能存在癌；然而，应当记住，大体上可能无法区分消化性溃疡与溃疡性癌，因为大体上 10% ~ 15% 的胃癌表现为良性溃疡。

显微镜下，慢性消化性溃疡可见或多或少的四层不同结构：①覆盖在表面的脓性渗出物、细菌和坏死碎片；②纤维素样坏死；③肉芽组织；④纤维化，可以取代肌层甚至延伸到浆膜下（图 14.12）。在溃疡边缘处可见黏膜肌层与外侧肌层融合。溃疡底的其他常见特征包括血管壁增厚（由内皮下纤维增生引起）和神经束肥大。溃疡坏死表面可能叠加着白色念珠菌感染。如上所述，溃疡周围的黏膜为幽门型黏膜。在有幽门螺杆菌感染的病例中，溃疡边缘可见典型的一系列形态学改变（胞质缺失、上皮和小凹脱落）[87]。

在消化性溃疡的愈合过程中，再生上皮生长覆盖表面。这种上皮常出现肠上皮化生，如果溃疡位于胃底部，其中可能含有主细胞和壁细胞。如上所述，由于可能存在明显的上皮非典型性，动脉灌注化疗引起的溃疡被过度诊断的风险特别大。

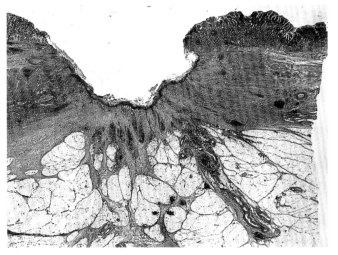

图 14.12 慢性消化性溃疡的包埋标本全貌。可见外侧的肌层已完全破坏。注意一侧的悬垂状黏膜和另一侧的斜坡状黏膜

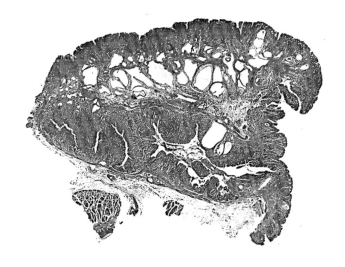

图 14.13 深在性囊性胃炎的包埋标本全貌

胃溃疡的内科治疗包括：中和胃酸［抗酸剂、质子泵抑制剂和（或）H₂阻断剂］，以及抗生素清除幽门螺杆菌[88]。出现并发症（出血、穿孔、梗阻）和复发性溃疡是手术的指征，手术治疗包括不含迷走神经切断术的胃次全切除术、迷走神经干切断和引流术（胃肠造口术或幽门成形术）以及迷走神经干切断加胃窦切除术。进行部分胃切除后，通过胃十二指肠造口术（Billroth Ⅰ）或胃空肠造口术（Billroth Ⅱ）进行吻合。80% 以上的患者的手术长期效果良好或非常好[89]。

其他非肿瘤性病变

胃重复（duplication）是一种非常罕见的异常，表现为由胃黏膜衬覆的单房或多房囊肿[90]。胃重复畸形可以与正常胃腔连通，但大多数与正常胃腔不连通，结果是液体潴留导致梗阻和可触及肿块。胃憩室（diverticula）最常出现在贲门旁的位置，可能是由该部位解剖结构薄弱所致[91]。

胃囊肿（cyst）可见于胃黏膜或黏膜下。胃黏膜内囊肿最常见，通常伴有肠化生[92]。胃黏膜下囊肿也被称为**深在性囊性胃炎**（gastritis cystica profunda）（图 14.13）[93]。虽然它们有些可能是异位的表现，但大多数似乎是后天形成的[94]。

胃石（bezoar）是胃中的异物，偶尔在手术标本中可以见到（图 14.14）[95]。绝大多数胃石可以分为两类：由毛发组成的**毛发性结石**（trichobezoar）和由植物性物质组成的**植物性结石**（phytobezoar）[96]。后者 85% 以上是由摄入未成熟的柿子引起的[97]。好发胃石的因素包括：牙齿缺如，曾行迷走神经切断术或胃手术，以及胃出口阻塞性疾病[98]。

胃血管（恒径动脉）的**动脉瘤**（aneurysm）（Dieulafoy 病）通常被认为是因畸形而不是退行性变所致[99-100]。本病多为单发，位于黏膜下层，小弯侧上部多见，其特征是可见一条大而弯曲的血管，血管上覆黏膜上有小块缺损[101]。当病变穿孔时，可能导致大出血，有时可致命。

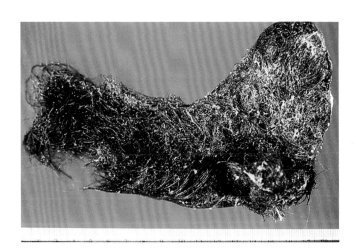

图 14.14 胃中取出的巨大的毛发性结石。缠结的毛发看上去像胃腔的模具

胃窦血管扩张症（gastric antral vascular ectasia, GAVE）（或称为"西瓜胃"）是胃的一种后天性血管疾病，可能导致失血和缺铁性贫血[102]。内镜下，胃窦黏膜皱襞的顶端可以看到平行的红色条纹，类似于西瓜的条纹。累及贲门的病例也有报道[103]。显微镜下，胃活检胃窦血管扩张症的改变很轻微，包括血管数量和管径的增加、纤维素性血栓和纤维肌组织增生[104-105]。这些变化与反应性胃病类似，但有特征性的纤维素性血栓，确诊需要结合内镜检查结果。

胃黄色瘤/黄斑瘤（xanthoma/xanthelasma）表现为小的黄色胃黏膜内病变，其特征是固有层中富含中性脂肪的泡沫样组织细胞聚集。显微镜下，这种临床意义不大的病变应注意不要与早期癌或印戒细胞癌混淆[106]。

下列罕见的非肿瘤性胃部病变临床上大多数无关紧要，与溃疡或炎症过程有关，并且可能在开始时表现为血管周围纤维化病变，包括**弹力纤维假黄瘤**（pseudoxanthoma elasticum）（可导致严重出血）[107]、**弹力纤维瘤**（elastofibroma）[108]、**黏膜钙质沉着症**（mucosal calcinosis）（继发于器官移植患者服用含铝抗酸剂或硫糖铝治疗之后）[109]、**铁质沉着**（siderosis）（胃窦和胃底上皮内弥漫性铁沉积）[110]、**淀粉样变**（amyloidosis）

（弥漫性或局限性，有时伴出血）[111]、**钡剂肉芽肿（barium granuloma）**（放射线检查后出现在胃壁）[112]、孤立的**朗格汉斯细胞组织细胞增生症（Langerhans cell histiocytosis）**[113]、**寄生虫感染（parasitic infection）**（例如免疫功能低下患者的类圆线虫病）[114]和**Rosai-Dorfman病**[115]。

息肉

胃息肉（polyp）的命名一直比较混乱，部分原因是人们常常以为它们与结直肠息肉的显微镜下表现和自然病程类似，而事实上大多数类型的胃息肉在大肠中没有确切的对应类型[116]。

胃增生性息肉（hyperplastic polyp）是一种相当常见的胃息肉。不鼓励使用错构瘤性息肉（hamartomatous polyp）这个术语来描述这些病变，以免引起与不同类型的Peutz-Jeghers综合征相关性息肉的混淆。"增生性息肉"这个术语是习惯称谓，但应强调的是，这种病变形态上与大肠中的同名病变非常不同。胃增生性息肉往往出现在胃酸过少、低水平的胃蛋白酶原Ⅰ、高胃泌素血症、慢性胃炎和胃萎缩的背景下[117]。有意思的是，已发现胃增生性息肉在移植后患者中也很常见[118]。

胃增生性息肉在胃中随机分布，通常较小，无蒂且

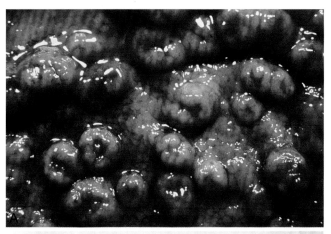

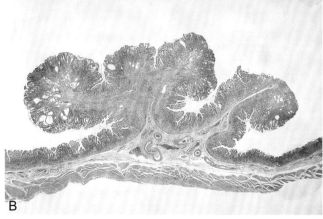

图14.15 **A**，胃增生性息肉的大体表现。可见许多病变有中央脐凹。**B**，胃增生性息肉的低倍镜下表现。可见左侧腺体的囊性扩张更明显

多发，外观光滑或略呈分叶状（图14.15）。显微镜下，可见胃小凹伸长、弯曲和扩张（常呈囊性），深部伴有幽门腺成分，胃底腺相对少见。间质通常较明显，其特征是水肿、斑片状纤维化、炎细胞浸润和散在的源自黏膜肌层的平滑肌束。偶尔，可见泡沫状巨噬细胞聚集（不要与印戒细胞混淆）。上皮可能存在非典型性，但其本质是再生性的，局限于小凹的尖端。有些作者根据腺体和间质相对量的多少区分增生性和炎性息肉，但连续谱系变化表明，它们是同一病变过程的不同阶段[119]。有时发生在胃肠造口术吻合口胃侧息肉样病变除了病变更弥漫外，其显微镜下形态也与增生性息肉相似；该部位也可发生异型增生[120]。

已发现，胃增生性息肉经常与胃的其他部位的癌共存[121]，但有关数据是有偏差的，因为研究的大多数标本都是因为癌而被切除的标本。内镜下切除胃增生性息肉后胃癌的发病率非常低，而且癌可能与息肉常伴有的萎缩性胃炎更相关，而非与息肉本身更相关[122]。在Orlowska等人进行的研究中，131例胃增生性息肉患者中只有2例（1.6%）在随访中发展为癌[123]。

顾名思义，增生性息肉传统上被认为是非肿瘤性的；然而，它们与下面提到的腺瘤有一些相同的分子改变。此外，它们可能会发展为异型增生或癌，尽管发生这种情况的可能性远低于对应的腺瘤[124]。恶性转化伴随着增殖活性的增加和p53的过度表达[125]。

胃腺瘤（adenoma）通常位于胃窦，通常为单发的，较大，无蒂或有蒂（图14.16）。显微镜下，胃腺瘤由异型增生的腺体组成，腺上皮假复层化，可见异常的胞核和突出的核分裂象[116]。根据腺上皮的性质，胃腺瘤被进一步分为小凹型和肠型[126-127]。最常见的肠型腺瘤外观上和自然病程上与结直肠腺瘤相似，被认为是发生在黏膜萎缩和肠化生的背景上（图14.17）[127]。大体上，胃腺瘤性息肉表现为表面平坦的隆起病变。部分息肉表现为浅的黏膜凹陷而不是隆起，这被称为凹陷型腺

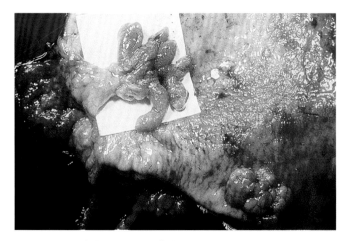

图14.16 胃腺瘤性息肉的大体表现。可见较大的病变是一个缠结的指状突起

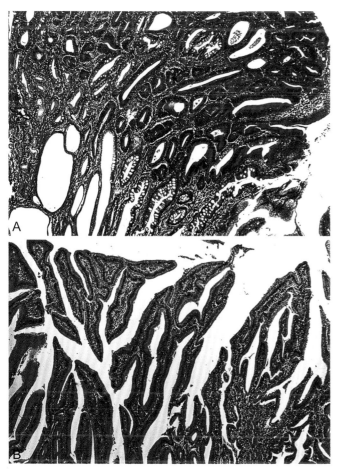

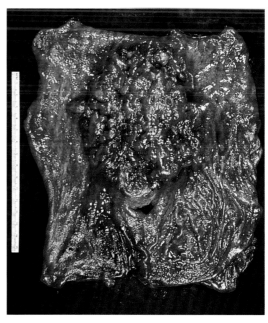

图 14.18　大的胃绒毛状腺瘤，其中有腺癌区域。此肿瘤位于贲门附近

图 14.17　**A**，腺瘤性息肉。**B**，绒毛状腺瘤（From Oota K, Sobin LH. *Histological Typing of Gastric and Oesophageal Tumours*. Geneva: World Health Organization; 1977.）

瘤[128]。其中许多息肉是在切除与之无关的癌的胃中发现的，这固然与样本选择偏差有关，但毫无疑问，这两个过程是相关的，并且息肉本身可以像结直肠的同类病变一样发生恶性转化（图 14.18）[129]。胃腺瘤发生恶性转化的确切发生率尚不清楚，但似乎相对较低。肠型腺瘤发生恶性转化的趋势高于小凹型的[127]，但在两种息肉类型中检测到的分子改变相似[126]。

　　幽门腺腺瘤（pyloric gland adenoma） 尽管相对少见，但却是一种已被广泛描述的胃息肉类型。它们也经常发生在慢性胃炎伴有肠化生和（或）萎缩背景上[130-131]，在老年患者中最常见，女性略好发[130-131]。它们最常发生在胃底和胃体部，通常小于 2 cm。组织学上，它们由伴有淡染或嗜酸性胞质的立方细胞或柱状细胞的紧密排列的小管组成（图 14.19）。它们缺乏顶端的黏液帽。这些病变 MUC5AC 和 MUC6 染色呈阳性，MUC6 在肠型和小凹型腺瘤通常不表达[132]。10%～40% 的幽门腺腺瘤中可见典型的异型增生，在此基础上也可发生浸润癌[130-131]。因此，幽门腺腺瘤的理想治疗方法是完全切除[133]。

　　泌酸腺腺瘤（oxyntic gland adenoma） 可能出现在慢性胃炎或家族性腺瘤性息肉病（familial adenomatous

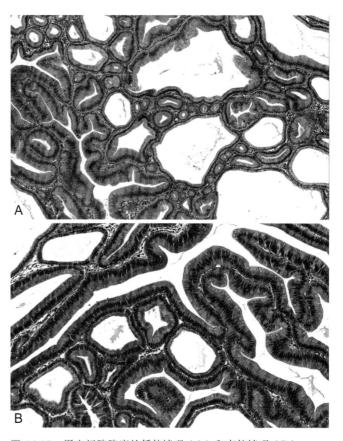

图 14.19　胃幽门腺腺瘤的低倍镜观（**A**）和高倍镜观（**B**）

polyposis，FAP）的背景上，由具有壁细胞和主细胞的泌酸腺组成[134]。泌酸腺腺瘤通常出现在胃底或胃体，尽管经常存在细胞非典型性，但它们的生物学行为通常是良性。这种病变在之前的研究报道中常被称为"伴有主细胞分化的胃腺癌"[135]。

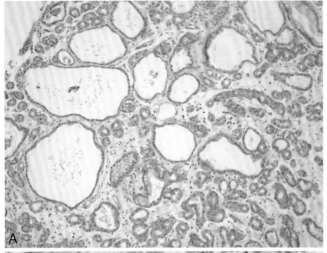

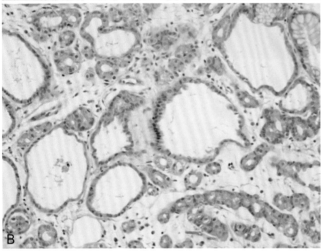

图 14.20 伴有胃底腺的囊性扩张的胃底腺息肉的低倍镜观（**A**）和高倍镜观（**B**）

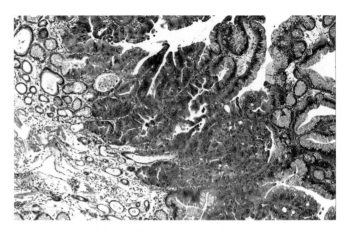

图 14.21 胃底腺息肉，伴有高级别异型增生

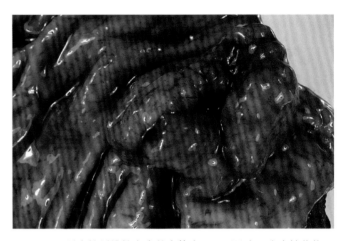

图 14.22 胃炎性纤维性息肉的大体表现。可见表面为多结节状

胃底腺息肉（ fundic gland polyp ）非常常见，表现为胃底或胃体的多个小息肉状突起（平均大小为 2.3 mm ）[136-137]。显微镜下，胃底腺息肉的特征是存在衬覆胃底腺上皮的微囊（图 14.20 ），表面的小凹通常缩短[138]。这些息肉可以以散发的形式发生，也可以见于 Zollinger-Ellison 综合征患者[139]、长期使用质子泵抑制剂治疗的患者[140]和 FAP 患者。后一种情况比其他情况更常出现局灶性异型增生（图 14.21 ）[141-142]。有人提出，散发性胃底腺息肉中的关键分子改变是 β 连环蛋白（ β-catenin ）基因的激活突变[143]，而与 FAP 相关者是 *APC* 基因在体细胞水平发生了二次打击导致的变异[144]。

其他类型的胃上皮息肉样病变包括**胃小凹增生（ foveolar hyperplasia ）**（发生在萎缩性胃炎的背景上，代表增生性息肉的早期阶段）[145]以及与 Peutz-Jeghers 综合征和幼年性息肉病相关的**错构瘤性息肉（ hamartomatous polyp ）**。

应该指出，不同类型的息肉可以在胃内共存，也有少数病变很难归入某个特定的类别，尤其是在小活检标本。

胃肠道的**息肉病综合征（ polyposis syndrome ）**常累及胃。在 FAP 和相关的 Gardner 综合征中，超过 50% 的病例累及胃；这些胃息肉可以是腺瘤性（包括幽门腺腺瘤）、增生性或胃底腺型[141-142,146]。如上所述，这些患者的胃底腺息肉中往往可见异型增生。在 Peutz-Jeghers 综合征患者中，大约 20% 的病例被发现有错构瘤性胃息肉（有时伴有腺瘤成分），偶尔他们也可发生胃腺癌[147-149]。在广泛性幼年性息肉病和 Cronkhite-Canada 综合征患者中，胃潴留性（幼年性）息肉的发病率非常高[150-151]，并且偶尔有病例发生胃腺癌[152]。Cowden 综合征（多发性错构瘤综合征）患者也可伴有小的无蒂胃息肉，其中大部分是增生性的[153]。

胃的**炎性纤维性息肉（ inflammatory fibroid polyp ）**并不少见，可能与胃酸过少或胃酸缺乏有关；它们通常位于胃窦部[154]。大体上以及影像学和内镜检查中，胃的炎性纤维性息肉表现为无蒂或有蒂肿块（图 14.22 ）。显微镜下，其病变中心位于黏膜下层，特征是血管和成纤维细胞增生（通常在血管周围呈旋涡状排列）以及混合性炎症反应，通常以嗜酸性粒细胞浸润为主（图 14.23 ）[155]。许多病例 CD34 染色也呈局灶阳性[156]，提示它们可能来源于树突状细胞[156]。胃的炎性纤维性息肉病变是良性的，其治疗方式为局部切除（最好是内镜下切除）。有意思的是，已有的研究显示，胃炎性纤维性息肉持续表达血小板源性生长因子受体α（ *PDGFRA* ），并且在 70% 的病例中发现了其编码

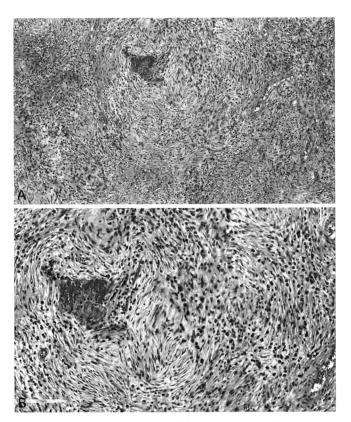

图 14.23　胃炎性纤维性息肉的低倍镜观（**A**）和高倍镜观（**B**）。细胞和纤维化同心圆状围绕血管以及散在的嗜酸性粒细胞是其突出的特征

基因的激活突变[157-158]，提示本病可能为肿瘤性病变。

Ménétrier 病和 Zollinger-Ellison 综合征

　　Ménétrier 病（Ménétrier disease），又称为肥厚性或增生性胃病、巨大肥厚性胃炎和胃皱襞巨大肥厚，伴有胃酸过少或胃酸缺乏，常伴有显著的低蛋白血症[159]。在成人，Ménétrier 病通常是慢性的且病情严重，但少数报道的儿童病例通常是自限性的[160]。影像学、内镜和大体上，Ménétrier 病可能会与恶性淋巴瘤和癌混淆，其病变主要位于胃大弯，其大体特征为皱襞明显肥厚似脑回样（图 14.24）。在 Ménétrier 病，胃正常黏膜和病变黏膜之间的转变截然。Ménétrier 病的经典型弥漫累及胃底体部，但不累及胃窦。局限型则在胃底或胃窦部形成界限清楚的脑回样肿块[161]。显微镜下，可见明显的小凹增生（foveolar hyperplasia），伴有黏液增多改变，迂曲，一定程度的囊性扩张，以及延伸至腺体基底部，有时甚至超出黏膜肌层（图 14.25）。其腺体成分减少，间质水肿并伴有炎症，含有嗜酸性粒细胞[162]。许多被放射科医师和内镜医师诊断为肥厚性胃炎的病例没有显示 Ménétrier 病的诊断性形态学特征，而是显示一种具有明显的淋巴细胞浸润和不同程度的腺体萎缩的慢性胃炎（"肥厚性淋巴细胞性胃炎"）[163]。后一种疾病［有时被内镜医师称为"**疣状胃炎（varioform gastritis）**"］与典型的 Ménétrier 病之

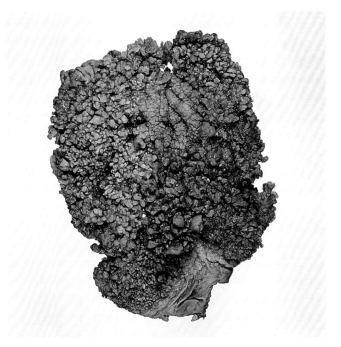

图 14.24　**Ménétrier 病的大体表现**。可见整个胃底黏膜呈旺盛的增生性改变。注意，病灶在胃体与胃窦交界处有清晰的边界

间的关系尚不清楚[164]。Ménétrier 病的鉴别诊断通常还包括幼年性息肉病累及胃。Ménétrier 病患者可以发生胃癌，但其发病率似乎并不比普通萎缩性胃炎患者发生胃癌的发病率高[165]。

　　Zollinger-Ellison 综合征（Zollinger-Ellison syndrome）的胃形态改变在影像学上和大体上可能与 Ménétrier 病相似；然而，显微镜下，Zollinger-Ellison 综合征显示增生的主要是胃底腺的分泌部而不是小凹部分，即便后者也可能有增生（图 14.26）。这种增生主要涉及壁细胞，但 ECL 细胞的数量也可能增加，两者都是由胃泌素刺激引起的[166]。有些患者的 Zollinger-Ellison 综合征是多发性内分泌肿瘤综合征的一部分。我们已经见到过几例这种综合征病例伴有多发的、由 ECL 细胞组成的类癌，主要位于胃底体部。在 Zollinger-Ellison 综合征患者中其他可见的胃黏膜异常包括胃底腺息肉和黏膜内囊肿[167]。

　　出现胃部病变形态特征与 Zollinger-Ellison 综合征相似但无高胃泌素血症（其中有些伴有蛋白质丢失，有些伴有胃腺癌）的病例提示，这些尚未了解的疾病之间存在临床病理变异型[161-162]。

再生性改变和异型增生

　　胃**再生性改变（regenerative change）**最常发生在胃黏膜损伤区域，导致上皮细胞不成熟，胞质嗜碱性，胞核略深染，以及黏液分泌减少或缺失。这些细胞的大小和形状一致，胞核位于基底部或中央并排成一列；假复层缺乏或轻微。存在表面分化成熟的趋势。通常伴有炎症反应，有时炎症很重，常见局部糜烂。食管癌放化疗后可发生一种特别的非典型性反应性改变[168]。

应明确地将胃**异型增生（dysplasia）**与胃再生性改变区分开，后者更为常见。大多数胃癌伴有异型增生且由其发展而来；因此，在活检标本中识别异型增生非常重要，既需高度警惕可能有癌共存，也提示患者随后发展为胃癌的风险可能更高。有意思的是，这种风险在亚洲和欧洲国家似乎要比在美国高很多。异型增生的细胞增殖加快，伴有细胞大小、轮廓和极向的异常（图14.27）。其黏液分泌减少或缺失，核/质比增高，核极性丧失，假复层化。核分裂象多见，包括非典型性核分裂象。这些细胞异常伴随着腺体的结构紊乱，导致细胞拥挤、管腔内折叠、腺体出芽和分支。胃异型增生存在两

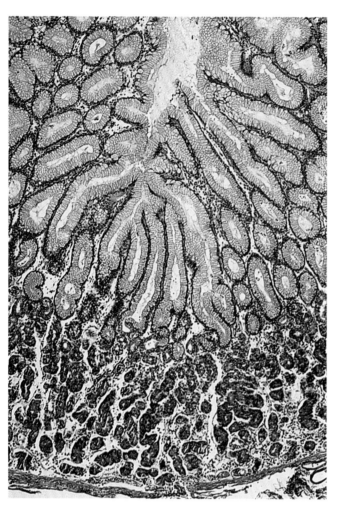

图 14.25 **Ménétrier 病的显微镜下表现**。可见小凹上皮明显增生伴下方分泌黏膜萎缩

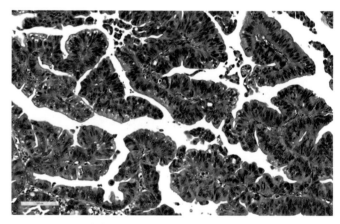

图 14.27 胃黏膜高级别异型增生，可见明显的绒毛状结构

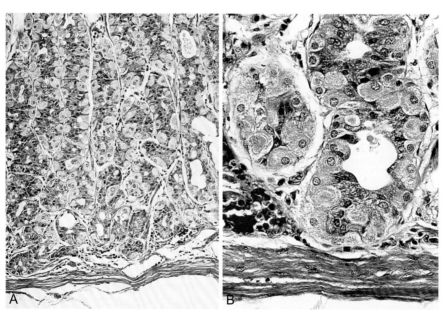

图 14.26 Zollinger-Ellison 综合征患者的胃黏膜的低倍镜观（**A**）和高倍镜观（**B**）。注意壁细胞数量的大幅增长

种形式——肠型（腺瘤性，1 型）和胃型（小凹型，2 型），以及混合（杂合）型——各型都有不同的黏蛋白表达模式[169-170]。胃的异型增生可分为两级：低级别和高级别。高级别异型增生被认为是原位癌（CIS）的同义词，必须与黏膜内癌区分开，后者已穿透基底膜。因此，病理报告中可以将胃活检分为以下类别：

1. 无异型增生
2. 不确定的异型增生
3. 低级别异型增生
4. 高级别异型增生（包括所谓的 CIS）
5. 黏膜内癌
6. 浸润癌。

　　低级别异型增生发生浸润癌的风险很小，而高级别异型增生发生浸润癌的风险则相当大。因此，当发现高级别异型增生时，应考虑进行手术切除（包括胃切除术）[171]。

癌
一般特征

　　胃癌的发病机制与环境因素密切相关。胃癌的发病率在美国和英国等国家已显著下降[172-173]，但在日本、智利和意大利等其他国家仍居高不下[174]。然而，越来越多的证据表明，大约 10% 的胃癌病例中存在家族聚集性，这一事实提示，遗传易感性至少在一部分胃癌患者中起着重要作用[175-176]。虽然大多数胃癌患者的年龄超过 50 岁，但有极少数病例发生于年轻人甚至儿童[177]。

　　几乎所有的胃癌均来自小凹的生发（干 / 基底）细胞，大多数情况下发生在伴有肠化生的慢性萎缩性胃炎和之前存在不同程度的异型增生的背景上[178]。

　　85% ~ 90% 的胃癌病例伴有低胃酸；低胃酸可能在胃癌发生之前已持续数年。据推测，胃内高 pH 可促进细菌的生长，细菌可减少膳食中的硝酸盐，使其转化为亚硝酸盐，在这种亚硝酸盐存在的情况下，膳食中的胺转变为致癌的 N- 亚硝基化合物[179]。慢性萎缩性胃炎和癌并存很常见，但两者之间的病因学关系以及前一种情况下发生恶性肿瘤的相对风险仍存在争议[180]。在恶性贫血也是如此；虽然统计学上胃癌的发病率有所上升，但这并不足以证明应当对无症状患者进行监测[181]。

　　在这个领域，最重要的进展是通过幽门螺杆菌（*H. pylori*）在慢性胃炎发展过程中的作用，确定其为胃癌的一个重要病因[182-183]。这对于 Lauren 分型中最常见的亚型——肠型腺癌（intestinal-type adenocarcinoma）而言尤其如此[184]。另一种被称为弥漫型的亚型显示与这些环境因素的关系并不密切。

　　其他被认为与胃癌的发病机制有关的因素（尽管是次要的）有胃息肉、Ménétrier 病、胃消化性溃疡和残胃（见本章相关部分）。已有年轻患者因其他恶性肿瘤接受放疗和化疗后出现胃癌的病例报道[185]。一些胃腺癌病例与 Epstein-Barr 病毒（EBV）有关，其发病率在日本和欧洲为 6% ~ 7%，在美国为 16%[186-187]。这类肿瘤常表现为淋巴上皮瘤样形态[187-188]。

形态学特征和分类

　　胃癌的大体表现差别很大（表 14.1）。在以管腔内蕈伞样肿瘤和以平坦、溃疡和深部浸润生长穿透胃壁的癌为代表的两种极端类型之间有许多中间类型（图 14.28 和 14.29）。在手术时，位于胃底体区的癌比位于幽门区的癌更容易被发现已侵入黏膜下层或更深[189]。根据分泌黏液和引起促结缔组织增生反应的比例，胃癌外观上可能呈肉样、纤维样或胶样。胃的任何部位都可以发生癌：前壁和后壁，胃小弯，以及胃大弯（按发病率排序）[190]。多发性肿瘤可见于大约 6% 的病例[191]。

表14.1　世界卫生组织（WHO）的胃肿瘤分类

类别	编码
上皮性肿瘤	
癌前病变	
腺瘤	8140/0
低级别上皮内肿瘤（异型增生）	8148/0
高级别上皮内肿瘤（异型增生）	8148/2
癌	
腺癌	8140/3
乳头状腺癌	8260/3
管状腺癌	8211/3
黏液腺癌	8480/3
低黏附性癌（包括印戒细胞癌和其他变异型）	8490/3
混合性腺癌	8255/3
腺鳞癌	8560/3
伴淋巴样间质的癌（髓样癌）	8512/3
肝样腺癌	8576/3
鳞状细胞癌	8070/3
未分化癌	8020/3
神经内分泌肿瘤	
神经内分泌瘤（NET）	
NET G1（类癌）	8240/3
NET G2	8249/3
神经内分泌癌（NEC）	8246/3
大细胞NEC	8013/3
小细胞NEC	8041/3
混合性腺神经内分泌癌	8244/3
EC细胞、产生5-羟色胺的NET	8241/3
产生胃泌素的NET（胃泌素瘤）	8153/3

/0：良性肿瘤；/1：未明确、交界或生物学行为不确定；/2：原位癌和Ⅲ级上皮内肿瘤；/3：恶性

From Bosman FT, Carniero F, Hruban RH, Theise ND (eds). World Health Organization Classification of Tumours of the Digestive System. Lyon: IARC; 2010.

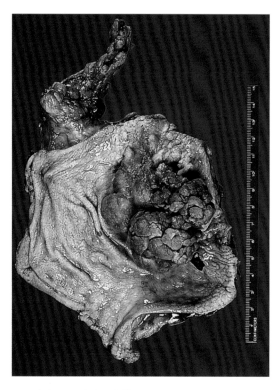

图 14.28　息肉型胃腺癌的大体表现

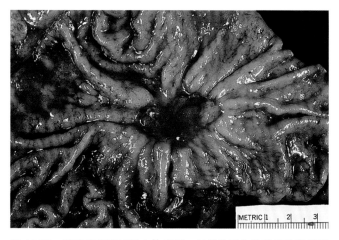

图 14.29　溃疡型胃腺癌的大体表现，与慢性消化性溃疡非常相似

邻近胃癌的非肿瘤性黏膜通常增厚，这个特征可能导致内镜活检呈假阴性，这是由肿瘤产生表皮生长因子所致[192]。显微镜下，几乎所有的胃癌都是腺癌。如上所述，Lauren 分型将胃癌划分为肠型（intestinal）（53%）和弥漫型（diffuse）（33%）两大类[184]，其余为混合型（mixed）或无法分类的（unclassified）[193]。

肠型腺癌（intestinal-type adenocarcinoma） 分化程度不一，与肿瘤大小呈负相关[194]。在分化较好的肿瘤中，大多数细胞呈柱状且分泌黏液（图 14.30）。有时肿瘤分化得很好，类似于完全型肠上皮化生[195]。分化差的变异型主要呈实性生长。罕见情况下，分化较好的肿瘤的细胞具有纤毛[196]。黏液产生量变化很大，黏液丰富时常伴

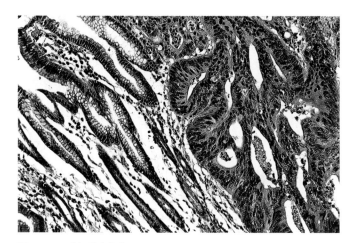

图 14.30　肠型胃腺癌

有钙化。有时在原发性肿瘤或转移灶中可见骨化。免疫组织化学染色，可见散在的内分泌细胞[197]。容易识别的潘氏细胞不太常见。有时肿瘤间质中可见大量的中性粒细胞或组织细胞浸润[198]。

弥漫型腺癌（diffuse-type adenocarcinoma） 的典型代表是通常被称为皮革胃（linitis plastica）的肿瘤，现在被称为胃印戒细胞（腺）癌［signet ring (adeno) carcinoma］。在发生在年轻人的胃癌中其占比异常高[199]，并且其相对发病率在美国似乎呈上升趋势[200]。大体上，其改变通常始于幽门前区。随着胃壁变厚和僵硬，常发生幽门梗阻（图 14.31）。可见肌层肥厚，其中间杂着细而平行的灰白色的纵向条纹，使其具有梳状外观。这些线与浆膜下增厚的病灶相连。

显微镜下，胃印戒细胞（腺）癌可见弥漫生长的恶性细胞，伴有广泛的纤维化和炎症。通常累及整个胃壁。尽管存在黏膜内型的印戒细胞癌，但在大多数病例，黏膜受损不如深部各层。大多数胃印戒细胞（腺）癌的肿瘤细胞为单个生长或呈线状排列生长，罕有腺体形成（图 14.32）。产生的黏液多位于细胞内，形成典型的印戒样外观（图 14.33）。也可出现细胞外黏液池，但只要有明显的印戒细胞，就应归类为印戒细胞癌而不是黏液腺癌。

在显微镜检查中，人体内很少有恶性肿瘤比这类胃癌更容易被遗漏。多年来，我们在取自胃壁、淋巴结、网膜、肠系膜、盆腔腹膜和卵巢的标本中发现，由于其肿瘤细胞不明显，且有显著的炎症和促结缔组织增生反应，这些标本最初被误诊为良性疾病。肿瘤的弥漫性生长方式，以及细胞和胞核呈圆形，也可使肿瘤非常类似于恶性淋巴瘤。

活检标本中胃癌的鉴别诊断包括重度异型增生和各种可能类似恶性肿瘤的反应性或非肿瘤性疾病，例如，与化疗或放疗相关的怪异的上皮非典型性[168]，选择性体内放射治疗时钇微球肝外定位引起的放射介导的非典型性[201]，与糜烂和再生相关的变性改变，与肉芽组织相关的反应性肥大的间质细胞，以及胃黄色瘤。

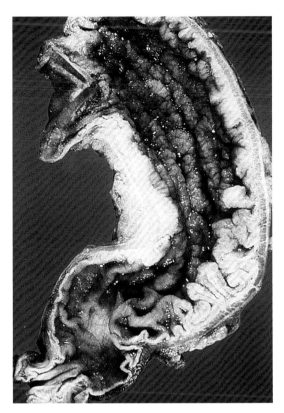

图 14.31　弥漫型胃癌（所谓的皮革胃）的典型表现。实际上整个胃壁都有肿瘤累及。注意粗大的皱褶

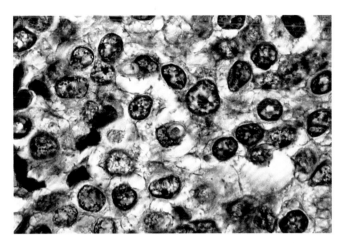

图 14.33　Mayer 黏液卡红染色，正中央的细胞内可见胞质内黏液滴

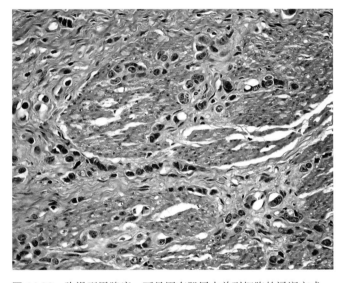

图 14.32　弥漫型胃腺癌，可见固有肌层内单列细胞的浸润方式

组织化学和免疫组织化学特征

大多数胃腺癌（特别是肠型）的分泌产物是一种酸性黏液，很容易通过 Mayer 黏液卡红、阿辛蓝或胶体铁染色检测出来，其特征与肠型黏液相同[202]。弥漫型癌分泌的位于印戒细胞质内的黏液呈酸性或中性，有些病例以后者为主[203]。

免疫组织化学水平表达的主要黏蛋白类型（可有多种变化和重叠）为：肠型，MUC1；弥漫型，MUC5AC；黏液型，MUC2；以及未分类型，MUC5B（见下文）[9,204-205]。黏蛋白类型和肿瘤部位之间也存在着有意思的关系，即 MUC5AC 普遍存在于胃窦肿瘤中，而 MUC2 倾向于在贲门肿瘤中表达。约 90% 的病例表达 CDX2，约 80% 的病例表达 HepPar-1[206]。CDX2 出现在肿瘤发生的早期，表明从胃向肠道表型的转变[207]。角蛋白的表达通常是单层上皮型（低分子量），但有时正常鳞状上皮的标志物（例如 CK13 和 16）也有表达[208]。胃癌的 CK7/CK20 表达模式差异较大；总体上，约 70% 的病例 CK7 呈阳性，约 20% 的病例 CK20 呈阳性[209]。α1- 抗胰蛋白酶、α1- 抗胰糜蛋白酶和 α2- 巨球蛋白的免疫组织化学表达也很常见，特别是进展性肿瘤[210]。在 10% ~ 50% 的病例中可见散在的肿瘤细胞表达人绒毛膜促性腺激素（human chorionic gonadotropin, hCG）[211]；这些肿瘤的显微镜下形态通常与其他肿瘤没有区别，不应将此视为罕见的单纯或伴有腺癌的胃绒毛膜癌。

分子遗传学特征

肠型和弥漫型胃癌是通过不同的分子途径演变而来的，涉及不同的癌基因和抑癌基因。肠型胃癌的发生经过一个多步骤的过程，从慢性胃炎到肠上皮化生、异型增生和癌。有人提出，印戒细胞癌的发生经过原位阶段[178]。基因表达谱研究表明，弥漫型胃癌存在细胞 - 间质相互作用和细胞外基质成分相关基因的表达异常，而肠型胃癌表现为细胞增殖加强[212]。

在遗传性弥漫性胃癌家族中发现了 E- 钙黏合素（CDH1）基因的胚系截短突变。该突变的外显率非常高，因此，建议对这些患者进行预防性胃切除术[213-214]。在这种胃切除的标本中，常可发现隐匿性的黏膜内印戒细胞癌[213]。携带 CDH1 突变的女性患乳腺小叶癌的风险也升高[215]。在多达 50% 的散发性弥漫性胃癌中发现有 CDH1 的体细胞失活突变或其启动子的高甲基化，而其在肠型胃癌中很少见[216-217]。这种分子改变导致粘着连接的组成部分 E-钙黏合素表达减少或丢失，这就清晰地解释了弥漫型胃癌的低黏附性生长方式。

15%～50% 的肠型胃癌中存在微卫星不稳定[218]，通常与 TGFβRII、IGFIIR、BAX、MSH6、MSH3 和 E2F4 中的移码突变有关[219-220]。它们也通常表现出 TP53 突变和更高的 hTERT 表达水平[125,221]。部分病例因 HER2 基因的扩增表现出胞膜 HER2 强着色（占所有胃癌的 5%～15%，几乎都是肠型）[222]。后一特征的存在是对曲妥珠单抗靶向治疗反应的预测指标[223]。

抑癌基因 RUNX3 与胃癌的发生有关，它是转录因子 Runt 结构域家族成员，该家族是主要发育途径中基因表达的主要调节因子[224]。RUNX3 基因启动子的甲基化发生在 60% 以上的胃癌中，且在肠型胃癌中比在弥漫型胃癌中更常见[225-226]。

APC 基因的体细胞突变存在于 4%～21% 的胃腺癌中，而在腺瘤或平坦型异型增生中的发生率为 76%[129]，这表明 APC 突变在从腺瘤到癌的发展过程中并不起主要作用。

其他组织学类型的肿瘤

神经内分泌分化（neuroendocrine differentiation）可见于各种各样的胃肿瘤中，它们从形态到临床特征都有很大的差异[227]。虽然会有混合和重叠，但大多数具有神经内分泌分化的胃肿瘤可分为以下几类：

1. 分化良好和生长缓慢的**高分化神经内分泌肿瘤**（well-differentiated neuroendocrine tumor, WDNET）（传统上称为类癌），任何类型的胃黏膜神经内分泌细胞均可发生。

2. 伴有明显神经内分泌分化的形态特征的肿瘤（小梁状、玫瑰花结、岛状；电镜下致密核心颗粒；免疫组织化学表达神经内分泌标志物），同时也有明显的非典型性形态特征（显著的侵袭性、坏死和核分裂象）。与肺部的相应肿瘤一样，这些肿瘤分别被称为非典型类癌和大细胞神经内分泌癌[228]。这是一组异质性的肿瘤（和肺一样），这一事实可能可以解释不同研究的预后差异。当肿瘤具有类似于肺大细胞神经内分泌癌的特征时，其预后较差[228]。

3. **小细胞癌**（small cell carcinoma），在形态上与更常见的肺的同名肿瘤一样，其特征是临床经过呈高度侵袭性[229-230]。

4. 其他方面均为典型的弥漫型或肠型**腺癌**（尤其是前者）具有显示神经内分泌分化的细胞。少数情况下，神经内分泌细胞可以在 HE 水平被识别，因为它们有明显的嗜酸性颗粒，类似于潘氏细胞。这些肿瘤的表现与普通腺癌并无区别。

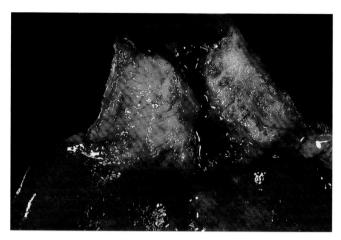

图 14.34 胃黏液腺癌的大体表现。可见其切面呈均匀的凝胶状

5. **腺鳞癌**（adenosquamous carcinoma）和**鳞状细胞癌**（squamous cell carcinoma）在所有胃癌中的占比不到 1%[231-232]。只有周围均有胃黏膜包绕的病例才能如此诊断，特别是对于纯的鳞状细胞癌。那些也累及食管下段的癌应诊断为原发性食管癌累及胃。胃腺鳞癌的生物学行为在很大程度上取决于腺成分的分化程度——它们的分化程度差异很大[233]。原本被认为是鳞状细胞癌的肿瘤经过仔细取材通常可找到少量腺体成分。

胃黏液腺癌（mucinous adenocarcinoma）的特征是有明显的腺样结构和丰富的黏液沉积，且几乎所有均为细胞外黏液（图 14.34 和 14.35）。胃黏液腺癌分泌的黏蛋白是唾液酸的一种独特的 O-酰化形式，对 MUC2 免疫染色呈阳性[8,234]。与印戒细胞癌相比，黏液腺癌的预后较好，但与普通腺癌无明显差异。

胃肝样腺癌（hepatoid adenocarcinoma）是一种既有腺样分化又有肝细胞分化的胃癌，两种成分之间常有混合[235]。另外还有一种具有透明细胞的管状乳头状结构，被认为是肠母细胞分化的表现[236]。这组肿瘤的特征是：呈结节状生长，具有丰富的细胞质糖原和透明小体，有广泛的静脉侵犯，预后不良。有时这种静脉侵犯会以类似于肝癌的方式蔓延到网膜和肠系膜血管。与肝细胞癌相似，胃肝样腺癌多克隆 CEA 染色呈"胆小管型"，HepPar1 免疫染色多为阳性[237]，而甲胎蛋白（AFP）在大约一半病例中表达[238]。此外，在胃肝样腺癌中，PLUNC 蛋白（腭、肺和鼻上皮癌相关的蛋白质）和生殖细胞标志物 SALL4 免疫染色呈阳性，但尚未发现它们在肝细胞癌中表达[239-240]。胃肝样腺癌应与 AFP 阳性但其他均为典型胃腺癌（无形态上可识别的肝样特征）的肿瘤区分开[238]。Glypican 3（GPC3）通常在产生 AFP 的胃癌中表达，无论其是否具有肝样特征[241]。

胃淋巴上皮瘤样癌（lymphoepithelioma-like carcinoma）（伴大量淋巴细胞浸润的未分化癌）在形态上类似于上呼吸道的同名肿瘤；现在已知，大多数胃淋巴

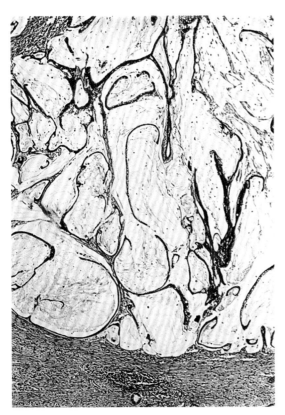

图 14.35　胃黏液腺癌的显微镜下表现。与弥漫型胃癌相比，其大多数黏液位于细胞外

上皮瘤样癌病例中存在 EBV 感染[186-188]。胃淋巴上皮瘤样癌可能与伴有淋巴细胞浸润的胃髓样癌相同，后者也与 EBV 有类似的强相关性[242]。值得注意的是，在一定比例的传统组织学类型的胃腺癌中也发现了 EBV[243]。富于淋巴细胞的胃癌也被发现与微卫星不稳定有关[244]。

胃肉瘤样癌（sarcomatoid carcinoma）（又称为癌肉瘤）是一种具有双重成分的肿瘤，其中的上皮成分（通常为腺体）与肉瘤样的梭形细胞成分交织在一起[245-246]。肉瘤样成分中可能含有异源性成分，例如骨骼肌和骨[247]，而上皮成分中可能含有神经内分泌细胞[248]。这种肿瘤在胃比在食管少见。更罕见的是上皮成分呈良性的肿瘤（所谓腺肉瘤），类似于女性生殖道的肿瘤[249]。

具有横纹肌样特征的（腺）癌[（adeno）carcinoma with rhabdoid features］是一种非常罕见的胃癌类型，呈实性生长，其特征是具有充满中间丝的核外包涵体的横纹肌样细胞[250]。这种肿瘤共表达细胞角蛋白和波形蛋白，并显示 SMARCB1（INI1）缺失。与其他具有横纹肌样分化的肿瘤一样，它们是临床上具有高度侵袭性的肿瘤[251]。

伴有破骨细胞样巨细胞的胃癌（gastric carcinoma with osteoclast-like giant cell）具有实性或筛状生长方式以及散在分布的表达组织细胞标志物的多核细胞[252]。

已有胰腺型**腺泡细胞癌（acinar cell carcinoma）**位于胃黏膜胰腺化生病灶下方的报道，它们可能来源于此[253]。

胃透明细胞（富于糖原的）腺癌[clear cell (glycogen-

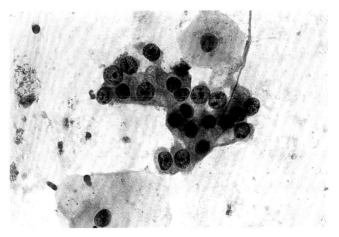

图 14.36　反应性（修复性）非典型性细胞学表现

rich) adenocarcinoma］极为罕见。报道的少量病例中的大多数已到癌症晚期[254]。应除外肾肿瘤转移至胃。

在形态上与乳腺、膀胱和其他部位的同名肿瘤相似的**微乳头状癌（micropapillary carcinoma）**偶尔可发生在胃[105]。其与显著的淋巴血管侵犯、常见淋巴结转移和预后不良有关[255-256]，但有一项研究认为其预后与传统腺癌相比没有显著差异[257]。

诊断——活检和细胞学

胃癌出现症状时通常已到癌症晚期。如果肿瘤位于贲门或幽门区，则可能比较早地出现梗阻症状；其他症状则很模糊，是非特异性的，通常包括消化不良、体重减轻和贫血。有时，胃癌的首发症状是淋巴结、肝或肺转移。左侧锁骨上区的孤立淋巴结转移有时被称为陶瑟征（Trousseau sign）或魏尔啸淋巴结（Virchow node）。

大多数情况下，胃癌影像学检查可见病变，但在大约 10% 的病例中，无法确定病变的良恶性。

在胃癌发病率高的国家，特别是在日本，通过大规模的筛查以及增加内镜检查、细胞学检查和活检，很高比例（高达 1/3）的胃癌病例可以得到早期确诊，相应的生存率也提高了[258-259]。

随着柔性纤维胃镜的使用，直视下胃活检和细胞学刷片有了显著的进步（图 14.36 至 14.38）[260]。活检标本假阴性诊断中最常见的是溃疡型病变，并且与所取标本的块数成反比[261]。与肠型胃癌相比，弥漫型胃癌的假阴性发生率更高，这一发现并不令人意外，因为弥漫型胃癌主要位于黏膜下。

所谓的早期癌

日本学者将"早期"胃癌定义为：一种局限于黏膜或黏膜和黏膜下层的癌（未蔓延至肌层），而不考虑区域淋巴结的状况（图 14.39）[262]。"早期"胃癌这个名称并不准确，因为这一概念与假定的病变阶段无关，而仅与浸润深度有关。其他用于这类病变的各种术语包括：

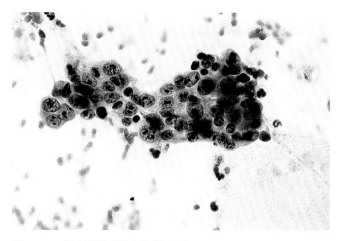

图 14.37　肠型胃腺癌的细胞学表现

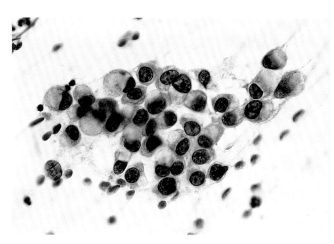

图 14.38　弥漫型胃腺癌的细胞学表现

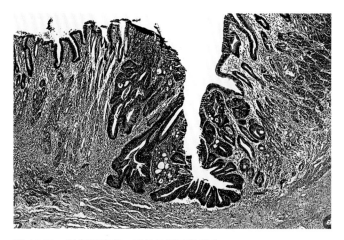

图 14.39　早期胃腺癌，可见局限于黏膜内

表面、表浅、表浅扩散和微浸润癌（surface, superficial, superficial spreading, and microinvasive cancer）。局限于黏膜的癌被称为黏膜内癌（intramucosal carcinoma），需要

与高级别异型增生区分开，因为前者有通过腺体基底膜侵入固有层或黏膜肌层的证据，不过确定这一点并非总是那么容易。

大多数早期癌病例是 Leuren 肠型病例，但早期弥漫型癌（几乎均由印戒细胞组成）和黏液癌也存在[263]。显微镜下，它们分化程度差别很大。与低分化的肿瘤相比，分化较好的肿瘤与幽门螺旋杆菌的关系更为密切。癌下方的深层黏膜常可见腺体的囊性扩张[264]。

早期癌的相对发病率显然与诊断工作量有关。在日本，早期胃癌病例的诊断比例已从 20 世纪 20 年代初的5.7% 上升到 20 世纪 90 年代末的 45%[265]。内镜下，早期胃癌的大体形态各异，相应为隆起型或 I 型（息肉样、结节状或绒毛状）、表浅型或 II 型（表浅隆起、平坦或表浅凹陷）以及凹陷型或Ⅲ型。各种大体类型组合出现也很常见[266]。在大多数病例，病变发生于胃的远端 1/3，但也可发生在胃贲门区；10% ~ 20% 的病例发生多中心性病变[267]。遗传学研究表明，这些病变确实是多中心性的，支持癌的场效应（field cancerization）理论[268]。

在平均约 6% 的黏膜内癌和 25% ~ 30% 的黏膜下癌可见淋巴结转移[269]。黏膜内癌的淋巴结转移与组织学类型为弥漫型和浸润深达黏膜肌层有关[270]。对于侵犯黏膜下层的肿瘤，在伴有血管淋巴管侵犯、浸润超过黏膜下层厚度的一半以及膨胀性黏膜下层侵犯伴黏膜肌层完全破坏的肿瘤中，淋巴结转移的发生率较高[271-272]。目前，大多数"早期"胃癌都是通过微创外科手术治疗，例如，内镜下黏膜或黏膜下切除术，或腹腔镜部分切除术[273-274]。"早期"胃癌手术切除后的 5 年生存率为 80% ~ 95%，即使有淋巴结转移，其生存率仍然很高[275]。除此之外，早期胃癌合并肌层局灶性侵犯的预后介于真正浅表肿瘤和明显的浸润性肿瘤之间[276]。

扩散和转移

远端胃癌侵犯十二指肠的比例很高。同样，近端胃癌常累及食管（因此与发生在 Barrett 食管基础上的肿瘤不一定都能区分开），并可导致邻近食管上皮的反应性变化。浆膜扩散很常见，浸润性生长的肿瘤的扩散程度比膨胀性生长的肿瘤的扩散程度更高[277]。局部扩散可扩散至网膜、结肠、胰和脾。胃部丰富的黏膜和黏膜下（Borrman）淋巴丛常受侵犯，肿瘤可从这里扩散到胃周、主动脉周和腹腔干相关淋巴结[278]。胃远端1/3 的肿瘤肝十二指肠淋巴结受累的发生率高[279]。已发现，黏膜淋巴管扩张与存在局部淋巴结转移有统计学相关性[280]。肿瘤也可侵犯血管壁［"癌性血管炎（vasculitis carcinomatosa）"］[281]。

淋巴结转移的检出率受寻找转移淋巴结的方法的影响，如果采用广泛的脂肪清除法[282-283]，或通过细胞角蛋白免疫组织化学染色对切片进行评估，则其检出率明显升高[284]。肿瘤细胞也可以广泛转移至肠淋巴丛，通常转移至十二指肠上部，但有时也会向下扩散到回肠末端甚至大肠，后一种情况几乎均为弥漫型癌[285]。远处转移最常见的部位是肝（通常是在手术中的意外发现）、腹膜、肺、肾上腺和卵巢。弥漫型胃癌的双侧卵巢转移占病例的绝大多数，被称为 Krukenberg 瘤，但肠型胃癌也可发生卵巢转移，并可与原发性卵巢子宫内膜样或黏液性肿瘤混淆[286]。弥漫型胃癌的播散方式比肠型胃癌的播散方式更广泛，更常累及腹膜、肺和卵巢[287]。另一方面，肝转移更常见于肠型胃癌；有时肝转移瘤呈弥漫性窦内生长，并可导致肝衰竭[288]。

治疗

胃癌（不包括"早期"癌症）的标准治疗方法是胃切除术，手术的范围在很大程度上取决于肿瘤的范围和其余黏膜的状况[289]。在美国，可切除率仍远低于日本[290]。最常见的手术方式是胃次全切除术、根治性胃次全切除术和全胃切除术。这些手术通常联合脾切除术进行，但没有证据表明这样就可以提高患者的生存率[199]。也没有令人信服的证据表明，广泛的淋巴结清扫术可以显著提高生存率，像一些日本外科医师所主张的那样[291]。全胃切除术的手术死亡率低，但并发症发生率仍然高。这种术式最常用于发生在贲门或小弯上部的癌。对其他大多数患者来说，尽管残胃偶尔可再发肿瘤，但由于并发症较少，通常会进行次全切除[292]。放化疗似乎获益不大[293]，但如前所述，HER2 已被证实是这种疾病的分子靶点[294]。

预后

令人失望的是，在美国，胃癌的预后仍然很差。所有患者的总生存率为 4%～13%。一项日本福冈进行的包含 10 000 例病例的病例研究中，晚期癌的 5 年生存率为 46%，"早期"癌的 5 年生存率为 89%[295]。与西方国家相比，如此引人注目的高生存率可能与更高比例的表浅癌、对标本的更一丝不苟的病理检查、采用更广泛的淋巴结清扫术以及肿瘤生长方式的内在差异有关。对于高级别异型增生和癌的鉴别诊断，日本和西方学者的标准不同，这可能也是导致差异的因素之一[296]。

解剖分期仍然是最强的预后指标，因此，仔细检查胃切除术标本，（理想情况下）至少获得 15 个淋巴结是评估的关键（表 14.2 和 14.3）[297]。事实上，淋巴结状态是唯一的预测预后的最佳指标[174,298]。胃切除术中可以采用几种类型的淋巴结清扫方式，但清扫范围越广，病理分期就越准确[299]。

其他预后参数也有报道。有报道，日本人和女性的预后较好[300]。有些研究发现，胃远端的肿瘤的预后比近端的肿瘤的预后更好[301]。诊断时年龄较小似乎是一个不利预后因素[302]，但这可能与这一年龄组中弥漫型胃癌的

表14.2　Definitions of AJCC TNM for squamous cell carcinoma and adenocarcinoma

Primary Tumor (T)

T CATEGORY	T CRITERIA
Tx	Tumor cannot be assessed
T0	No evidence of primary tumor
Tis	High-grade dysplasia, defined as malignant cells confined to the epithelium by the basement membrane
T1	Tumor invades the lamina propria, muscularis mucosae, or submucosa
T1a	Tumor invades the lamina propria or muscularis mucosae
T1b	Tumor invades the submucosa
T2	Tumor invades the muscularis propria [a]
T3	Tumor penetrates the subserosal connective tissue without invasion of the visceral peritoneum or adjacent structures[b,c]
T4	Tumor invades the serosa (visceral peritoneum) or adjacent structures[b,c]
T4a	Tumor invades the serosa (visceral peritoneum)
T4b	Tumor invades adjacent structures/organs

Regional Lymph Nodes (N)

N CATEGORY	N CRITERIA
Nx	Regional lymph nodes cannot be assessed
N0	No regional lymph node metastasis
N1	Metastasis in one or two regional lymph nodes
N2	Metastasis in three to six regional lymph nodes
N3	Metastasis in seven or more regional lymph nodes
N3a	7–15
N3b	16 or more

Distant Metastasis (M)

M CATEGORY	M CRITERIA
M0	No distant metastasis
M1	Distant metastasis

From Amin M, Edge S, Greene F, et al. (eds). AJCC Cancer Staging Manual. 8th ed. New York: Springer; 2017.

[a] A tumor may penetrate the muscularis propria with extension into the gastrocolic or gastrohepatic ligaments, or into the greater or lesser omentum, without perforation of the visceral peritoneum covering these structures. In this case, the tumor is classified as T3. If there is perforation of the visceral peritoneum covering the gastric ligaments or the omentum, the tumor should be classified as T4.

[b] The adjacent structures of the stomach include the spleen, transverse colon, liver, diaphragm, pancreas, abdominal wall, adrenal gland, kidney, small intestine, and retroperitoneum.

[c] Intramural extension to the duodenum or esophagus is not considered invasion of an adjacent structure, but is classified using depth of greatest invasion in any of these sites.

注：因第三方版权问题，保留原文

表14.3　**AJCC prognostic stage groups**

Clinical (cTNM)

WHEN cT IS⋯	AND cN IS⋯	AND M IS⋯	THEN THE STAGE GROUP IS⋯
Tis	N0	M0	0
T1	N0	M0	I
T2	N0	M0	I
T1	N1, N2, or N3	M0	ⅡA
T2	N1、N2 or N3	M0	ⅡA
T3	N0	M0	ⅡB
T4a	N0	M0	ⅡB
T3	N1、N2 or N3	M0	Ⅲ
T4a	N1、N2 or N3	M0	Ⅲ
T4b	Any N	M0	ⅣA
Any T	Any N	M1	ⅣB

Pathological (pTNM)

WHEN pT IS⋯	AND pN IS⋯	AND M IS⋯	THEN THE STAGE GROUP IS⋯
Tis	N0	M0	0
T1	N0	M0	ⅠA
T1	N1	M0	ⅠB
T2	N0	M0	ⅠB
T1	N2	M0	ⅡA
T2	N1	M0	ⅡA
T3	N0	M0	ⅡA
T1	N3a	M0	ⅡB
T2	N2	M0	ⅡB
T3	N1	M0	ⅡB
T4a	N0	M0	ⅡB
T2	N3a	M0	ⅢA
T3	N2	M0	ⅢA
T4a	N1	M0	ⅢA
T4a	N2	M0	ⅢA
T4b	N0	M0	ⅢA
T1	N3b	M0	ⅢB
T2	N3b	M0	ⅢB
T3	N3a	M0	ⅢB
T4a	N3a	M0	ⅢB
T4b	N1	M0	ⅢB
T4b	N2	M0	ⅢB

表14.3　AJCC prognostic stage groups—cont'd

Pathological (pTNM)

WHEN pT IS···	AND pN IS···	AND M IS···	THEN THE STAGE GROUP IS···
T3	N3b	M0	ⅢC
T4a	N3b	M0	ⅢC
T4b	N3a	M0	ⅢC
T4b	N3b	M0	ⅢC
Any T	Any N	M1	Ⅳ

Postneoadjuvant Therapy (ypTNM)

WHEN yP T IS···	AND yP N IS···	AND M IS···	THEN THE STAGE GROUP IS···
T1	N0	M0	Ⅰ
T2	N0	M0	Ⅰ
T1	N1	M0	Ⅰ
T3	N0	M0	Ⅱ
T2	N1	M0	Ⅱ
T1	N2	M0	Ⅱ
T4a	N0	M0	Ⅱ
T3	N1	M0	Ⅱ
T2	N2	M0	Ⅱ
T1	N3	M0	Ⅱ
T4a	N1	M0	Ⅲ
T3	N2	M0	Ⅲ
T2	N3	M0	Ⅲ
T4b	N0	M0	Ⅲ
T4b	N1	M0	Ⅲ
T4a	N2	M0	Ⅲ
T3	N3	M0	Ⅲ
T4b	N2	M0	Ⅲ
T4b	N3	M0	Ⅲ
T4a	N3	M0	Ⅲ
Any T	Any N	M1	Ⅳ

From Amin M, Edge S, Greene F, et al. (eds). AJCC Cancer Staging Manual. 8th ed. New York: Springer; 2017.
注：因第三方版权问题，保留原文

比例较高有关。肿瘤体积较小是预后良好的指标，但其实可能与浸润深度有关[295]。有推挤性边缘的肿瘤的预后比有浸润性边缘的肿瘤的预后更好[295]。

分子水平上已经明确，肠型和弥漫型胃癌发生的遗传学途径不同，这些途径涉及多种抑癌基因、DNA错配修复基因和原癌基因[303]。没有证据表明这些分子改变比前面提到的指标更具有预后意义[304]。

高分化神经内分泌肿瘤（"类癌"）

本节讨论的是由弥漫（神经）内分泌系统的任何细胞组成的分化良好的肿瘤，已知其中许多类型的细胞在人类的正常胃中存在。过去，这些高分化神经内分泌肿瘤（well-differentiated neuroendocrine tumor, WDNET）曾被称为类癌（carcinoid tumor），但现在已不再推荐使用这个术语（图14.40）。

大体上，胃 WDNET 体积小，边界清晰，表面被覆平坦的黏膜，也可形成息肉。显微镜下，胃 WDNET 的

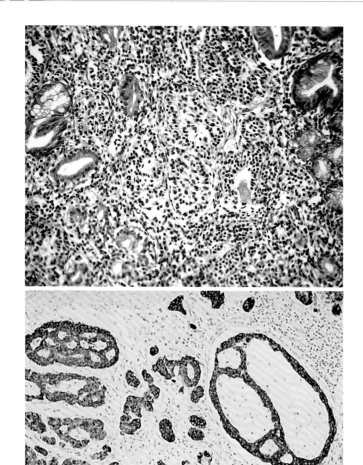

图 14.40 **A**，由肠嗜铬样细胞组成的分化良好的胃神经内分泌肿瘤。**B**，嗜铬素免疫组织化学染色

主要生长方式可以是微腺样、小梁状或少见的岛状。其肿瘤细胞核规则，染色正常，核分裂象少，通常没有坏死，血管丰富。偶尔，可见其肿瘤细胞胞质透明[305]。胃 WDNET 黏液染色可呈局灶阳性。免疫组织化学显示其对神经元特异性烯醇化酶、嗜铬素、突触素和细胞角蛋白均呈阳性。超微结构，其肿瘤细胞可见胞质中有致密核心分泌颗粒，通常含量丰富。胃 WDNET 的生长速度非常缓慢。

胃 WDNET 分泌的多种产物提示，这些肿瘤具有组织遗传多样性，例如，产生 5- 羟色胺（血清素）、肾上腺素、去甲肾上腺素、生长抑素、VIP、PP、YY 肽、分泌颗粒素、ACTH、β-MSH 和 α1- 抗胰蛋白酶[306]。

通过形态学、超微结构和免疫组织化学相结合的方法至少可以识别出两种明确的胃 WDNET 类型[307]。第一种类型的胃 WDNET，由 G 细胞组成（胃泌素瘤），与最常见于胰或十二指肠的同类肿瘤一样；它们通常单发，位于胃窦，无亲银性和嗜银性，胃泌素免疫组织化学染色呈阳性，有时伴有消化性溃疡。此外，胃 G 细胞瘤应与有争议的原发性 G 细胞增生（primary G-cell hyperplasia）明确区分开，原发性 G 细胞增生患者伴有高胃泌素血症和类似于 Zollinger-Ellison 综合征的溃疡综合征[308]。

第二种胃 WDNET 类型，由肠嗜铬样（ECL）细胞组成，是迄今为止最常见的胃 WDNET 类型[309]。这些肿瘤通常是多发性的，通常呈息肉样分布在整个胃底体部，无亲银性，但呈强嗜银性，对任何标准的胃十二指肠胰腺激素均无反应，并伴有周围黏膜中类似细胞的弥漫性增生。这些肿瘤和相关的增生通常发生在伴有肠化生的萎缩性胃炎背景上，伴有或不伴恶性贫血[11,310]。其胃炎通常为 A 型（免疫性），且幽门螺杆菌定植的发生率较低。这些肿瘤也被认为与 Zollinger-Ellison 综合征有关，可单独出现或作为多发性内分泌肿瘤 1 型（MEN 1）的一个组成部分[311-313]。由于这些疾病的共同特征是高胃泌素血症，众所周知，胃泌素对 ECL 细胞有营养作用，因此，人们推测，这些肿瘤是胃泌素直接持续刺激和遗传易感背景联合作用的结果[314]。根据这些观察，有人提出将胃 ECL 细胞肿瘤分为三型：Ⅰ 型，与慢性萎缩性胃炎相关；Ⅱ 型，与 MEN 1 相关；Ⅲ 型，为散发性。在几乎所有 Ⅱ 型 ECL 细胞瘤病例中均能检测到 11q13（MEN1 基因所在位置）的杂合性缺失；有意思的是，在 Ⅰ 型肿瘤中也发现了这种基因存在高频率改变，但在 Ⅲ 型肿瘤中则没有[315]。

Ⅰ 型和 Ⅱ 型胃 ECL 细胞瘤病变在进行胃窦切除术后和血清胃泌素水平正常后可发生退缩[316-317]，这表明其中一些病变可能是 ECL 细胞结节性增生而不是真正的肿瘤。事实上，在明显的增生和明显的肿瘤性增生之间存在着一个变化谱，因此，这两种病变之间的分界线相对随意。0.5 mm 被建议作为区分 WDNET 及其前驱病变的标准[318]。

大多数胃 WDNET 的自然病程是非常缓慢的。如果发生转移，通常局限于区域淋巴结和肝，而且即使存在，也不排除可以长期生存[319]。这种良好的预后对 Ⅰ 型和 Ⅱ 型 ECL 细胞瘤尤其适用。相反，罕见的 Ⅲ 型（散发性）ECL 细胞瘤的临床经过倾向于更具侵袭性[320]。就主要的形态学标准而言，与预后相关的特征是直接浸润、转移、血管侵犯、肿瘤大小、核分裂象和（或）Ki-67 指数[320-321]。

复合性肿瘤（composite tumor）是由 WDNET 与腺样（外分泌）成分混合构成的。复合性内分泌 - 外分泌肿瘤应与单纯 WDNET 定植占据正常胃腺的现象鉴别开[322]。

高级别神经内分泌肿瘤（high-grade neuroendocrine tumor）和局灶伴有内分泌特征的腺癌在胃癌部分进行讨论。

间质肿瘤（胃肠道间质肿瘤和相关的病变）
组织学发生：显微镜下、免疫组织化学和分子遗传学特征

间质瘤在胃原发性非上皮性肿瘤中占绝大部分[323]。它们是一个大家族，可以累及胃肠道、网膜、肠系膜、腹膜后和其他任何部位，统称为胃肠道间质肿瘤（gastrointestinal stromal tumor, GIST）[324]。此处讨论这一复杂群体的一般特征以及发生在胃的独特之处，而它们与其他部位相关的特征则在各自章节中讨论。

多年来，这些 GIST 被认为是平滑肌来源的肿瘤，由梭形细胞构成者被称为平滑肌瘤和平滑肌肉瘤，由上

皮样细胞构成者被称为良性或恶性平滑肌母细胞瘤（或分别称为上皮样平滑肌瘤和平滑肌肉瘤）[325]。近来的研究表明，这些肿瘤是（或分化为）Cajal 间质细胞起源的肿瘤，因为这些"起搏细胞"KIT 呈阳性，而且（如下所述）几乎所有的 GIST 也表达该抗原。不过这一论点存在缺陷，因为 GIST 表达 KIT（CD117）是由于一种完全不同的机制，即 KIT 基因发生功能获得性突变所致（如下文所述）。GIST 和 Cajal 间质细胞均可表达 CD34，但两者之间的联系除了发现胃壁正常的 CD34 阳性细胞不是 Cajal 间质细胞而是与它们邻近的成纤维细胞外，并未取得更多进展[326]。我们的印象是，无论是基于超微结构、免疫组织化学还是两者结合，所有试图按照组织遗传学谱系（即肌肉、神经、Cajal 细胞、施万细胞、纤维等）严格细分 GIST 的设想都是欠妥当的。我们更相信这些肿瘤中存在几个谱系的广泛分化。

该领域最重要的进展是发现，在成人中，约 90% 的 GIST 伴有 KIT 的体细胞突变，而其余的多具有 PDGFRA 突变，并且这些突变相互排斥。KIT 是一种酪氨酸激酶受体，正常表达于 Cajal 间质细胞、肥大细胞和生殖细胞[327-329]。这种突变（儿童 GIST 和一些综合征中通常缺乏，见下文）通常发生在第 11 号外显子，很少发生在 9 号和 13 号外显子，偶尔也发生在其他位点[330-331]。突变可导致非配体依赖性的受体激活，并可在免疫组织化学水平上被检测出来[332]。这为 GIST 的确诊提供了非常有用的工具，尽管如下所述确实存在 KIT 阴性的 GIST[333]。最可靠的 CD117（KIT）阳性模式是除了细胞质外，还有细胞膜阳性。GIST 以外的其他间叶性肿瘤可能也有 CD117 着色，但通常仅有胞质的粗颗粒状着色。

DOG1 是最近发现的 GIST 免疫组织化学标志物，它对于 GIST 具有高度的敏感性和特异性[334-339]。实际上，几乎所有的 GIST 对这些标志物中的一个或两个都呈阳性，虽然 KIT 阴性的肿瘤更有可能具有上皮样形态，发生在网膜，存在 PDGFRA 突变，以及具有黏液样基质和多量肥大细胞[333,340-342]。必须记住，GIST 中的 CD117 着色并不意味着存在 KIT 突变，相反，在缺乏 CD117 着色的情况下，也可能存在 KIT 突变。

胃肠道间质肿瘤的一般、临床和大体特征

临床上，大多数 GIST 发生于成人，但也有发生于儿童甚至新生儿的[343-344]。大约 60% 的 GIST 发生在胃中，其最常见的症状是腹痛和黑便。约 60% 的 GIST 位于黏膜下并向腔内生长，形成光滑的隆起。随着时间的推移，病变中央可能发生溃疡（临床生物学行为恶性的肿瘤更常见），并且溃疡可能深入肿块内导致呕血。GIST 的光滑轮廓和中央的壁龛形成了具有高度特征性的影像学表现。大约 30% 的 GIST 位于浆膜下，其余 10% 位于肌壁内。大体上，GIST 界限往往很清楚，切面光滑，呈分叶状或旋涡状。位于贲门或幽门处的 GIST 如果累及胃全周，则可能形成沙漏状缺损。

约 5% 的 GIST 病例发生于 von Reckling-hausen 病患者，其中大部分发生在小肠[345]。这种 GIST 通常为多发性肿瘤，除了丝团样纤维（胶原小球）更常见外，其显微镜下表现并不比其他 GIST 更像神经源性肿瘤[346-347]。这种 GIST 缺乏 KIT 或 PDGFRA 突变[345,348]。其他 GIST 病例可发生在 Carney 三联征背景下，同时伴有肺软骨瘤和肾上腺副神经节瘤[349]。还有一些 GIST 病例发生于 Carney-Stratakis 综合征中（与家族性副神经节瘤相关）[350]。这些 GIST 往往发生在年轻患者的胃部，尤其是女性患者，并表现为多结节性生长方式，上皮样形态，以及常有淋巴结转移。尽管有淋巴结转移，这些 GIST 的临床行为通常也是惰性的，并有琥珀酸脱氢酶复合物基因的突变（SDH 缺陷）[351-352]。与儿童 GIST 病例相似，所有这些 GIST 病例均显示 SDHB 染色丢失[352-353]。从总体上看，8%~10% 的"野生型 GIST"具有 SDH 突变。少数 GIST 显示 BRAF 突变[351,354-355]。极少见的家族性 GIST 患者显示 KIT 基因胚系突变[356-357]。

胃肠道间质肿瘤的显微镜下特征和鉴别诊断

胃 GIST 主要由梭形或上皮样细胞组成，有些表现为两种类型的细胞的混合。梭形细胞肿瘤可以是典型的低危形态，表现为温和的梭形细胞呈小团状或旋涡状排列，胞核染色不深，核周空泡，核分裂象少（<5/5 mm²）；有时胞核类似于神经鞘瘤呈栅栏状，间质可见胶原，偶尔伴有营养不良性钙化（图 14.41）。梭形细胞肿瘤也可以是由非典型梭形细胞组成的高危形态，细胞呈束状排列，伴有明显的核分裂象、坏死和黏膜浸润（图 14.42）。同样，上皮样肿瘤可以是低危形态，由具有丰富嗜酸性或透明胞质的上皮样细胞组成，多核，核分裂象罕见，基质丰富，且无坏死或黏膜浸润（图 14.43）；也可以是肿瘤细胞丰富，胞核呈高级别，胞质稀少，有大量核分裂象，并可见坏死和（或）黏膜浸润（图 14.44 和 14.45）。

了解了胃 GIST 的广泛形态谱系，就不会对其鉴别诊断谱之广而惊讶[358]。根据肿瘤位置和显微镜下特征，其鉴别包括孤立性纤维性肿瘤、纤维瘤病、炎症性纤维性息肉、血管球瘤、神经鞘瘤、平滑肌瘤／平滑肌肉瘤，甚至恶性淋巴瘤和癌。纤维瘤病（韧带样瘤）特别容易被误诊为 GIST，因为它可以广泛累及胃肠壁，并且至少在有些实验室被检出 CD117 免疫反应呈阳性（尽管倾向于只存在于胞质而不存在于胞膜上）[359]。孤立性纤维性肿瘤与 GIST 一样都表达 CD34，但 CD117 和 DOG1 呈阴性，且恒定表达 STAT6。由于 GIST 可出现平滑肌和（或）神经样特征，GIST 与平滑肌瘤／平滑肌肉瘤和神经鞘瘤的鉴别诊断会有些模糊。真正的平滑肌肿瘤有更致密的嗜酸性胞质，且对平滑肌标志物［平滑肌肌动蛋白、结蛋白（desmin）、h 钙介质素（h-caldesmon）］呈强阳性，而对 CD117 或 DOG1 不着色。胃神经鞘瘤具有特征性的周围淋巴浸润，S-100 蛋白染色呈强阳性，对 CD117 和 DOG1 缺乏表达。

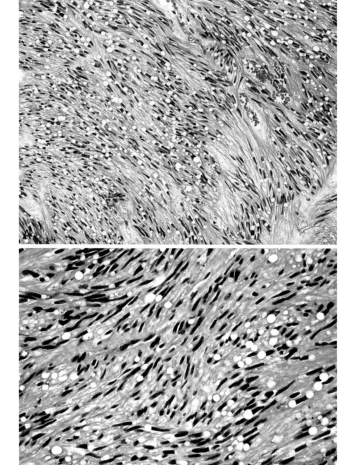

图 14.41　低危型梭形细胞胃肠道间质肿瘤的低倍镜观（**A**）和高倍镜观（**B**）。可见明显的核周空泡。细胞形态温和，且未见核分裂象

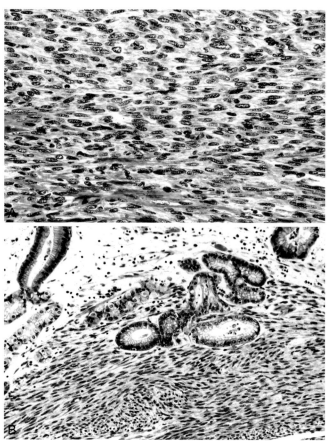

图 14.42　**胃高危型梭形细胞胃肠道间质肿瘤。A**，可见细胞紧密排列呈长束状。核周空泡不明显。**B**，在这些肿瘤中，黏膜侵犯常与侵袭性生物学行为有关

肿瘤多发性

如前所述，在下列情况下，GIST 可能表现为多发性形式[360]：

1. 1 型神经纤维瘤病（von Recklinghausen 病）
2. Carney 三联征
3. 与副神经节瘤有关，但不同于 Carney 三联征（Carney-Stratakis 综合征）
4. 作为家族性综合征的一种，与 *KIT* 的胚系突变和小肠神经元发育不良有关。

在缺乏上述任何一种情况时，GIST 也可以表现为多发性肿瘤。那些仅显微镜下可见的肿瘤 [有时称为微小 GIST、小 GIST 或 "种子（seedling）" GIST] 非常常见，好发于胃上部[361-362]。它们所具有的分子变异不同，已被证实为各自独立起源的肿瘤[363-364]。

扩散和转移

恶性 GIST 最常见的转移部位是肝（图 14.46）、腹膜和肺。它们可转移到其他部位，如卵巢[365]。转移可发生

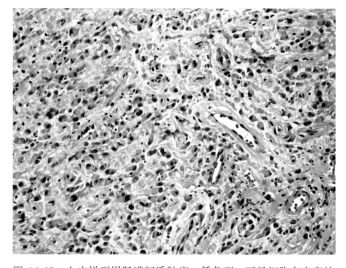

图 14.43　上皮样型胃肠道间质肿瘤，低危型。可见细胞有丰富的细胞质和或多或少的浆细胞样形态

在原发性肿瘤切除长达 30 年后。

治疗

GIST 的主要治疗方式是手术切除肿瘤，切缘应为正常组织。根据肿瘤的部位和大小，可能采取部分、次全或全胃切除术。不鼓励单纯剔除肿瘤。由于淋巴结转移

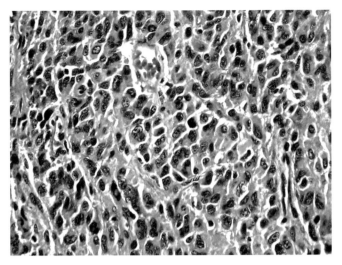

图 14.44　胃的富于细胞的高危型上皮样胃肠道间质肿瘤

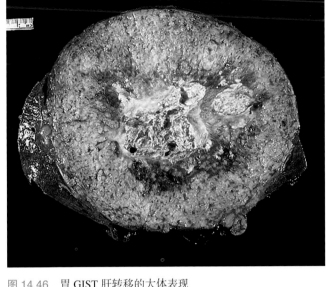

图 14.46　胃 GIST 肝转移的大体表现

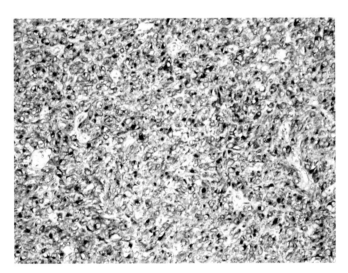

图 14.45　高危型上皮样胃肠道间质肿瘤 CD117（KIT）免疫反应呈弥漫阳性。可见核周小球也呈阳性

非常罕见，不需要进行淋巴结区域广泛清扫。手术的类型和范围更多取决于肿瘤的大小和位置。

GIST 治疗的显著进展是发现：大多数肿瘤对酪氨酸激酶抑制剂甲磺酸伊马替尼（STI571；Gleevac；Glivec）的作用非常敏感[366-367]，其反应取决于是否存在 KIT 突变及其类型（有外显子 11 突变者最为敏感，野生型反应最差）[334]。这是实体瘤治疗领域获得的最惊人的进展之一，即使初始治疗后完全消退的肿瘤也经常因发生新突变导致耐药而复发[368]。

伊马替尼的治疗反应表现为肿瘤细胞消失，形成无细胞的黏液玻璃样变背景[369]。复发性肿瘤可能显示表型改变，例如，CD117 免疫表达丢失[370]和异源性横纹肌母细胞分化[371]。

预后

尽管过去已经发表了无数评估组织学预后指标的文献，但目前建议的预后评估仅限于三个参数——肿瘤部位、肿瘤大小和核分裂指数（核分裂象个数 /5 mm²）[334]。虽然最初的风险分层方案没有考虑肿瘤部位[372]，但美军病理研究所的几项大型临床病理学研究结果在分类中加入了部位因素[344-345,373]。如表 14.4 所示，小于或等于 2 cm 且核分裂象 ≤5/5 mm² 的胃 GIST 基本上没有复发或转移风险。除了这些参数外，肿瘤破裂（手术前或手术中）也被发现是一个不良的预后指标[374]。当然，切除不完全的肿瘤的复发风险更高[375]。虽然有 PDGFRA 突变的肿瘤不像有 KIT 突变的肿瘤对伊马替尼的治疗反应那么好[376-378]，但是，有 PDGFRA 突变的患者的整体临床经过不那么激进[379]。

淋巴组织肿瘤和肿瘤样疾病

胃原发性恶性淋巴瘤（primary malignant lymphoma）在胃的所有恶性肿瘤中仅占一小部分（约 10%），但有证据表明其发病率正在上升。如果其主体位于胃内，则其被认为是胃原发性肿瘤，无论患者是否存在局部淋巴结受累。几乎所有的胃原发性恶性淋巴瘤病例都是非霍奇金淋巴瘤，且大部分起源于 B 细胞[380-382]。因此，其表现为免疫球蛋白的单克隆性表达和免疫球蛋白基因的重组[383]。为实用起见，可将其分为两大类：①由小淋巴细胞组成的低级别淋巴瘤；②由大细胞组成的高级别淋巴瘤。大细胞和小细胞混合性淋巴瘤也会发生，但属于独特的少见病例。

偶尔可见某种类型的胃淋巴瘤与腺癌相邻，即所谓的碰撞瘤[384]。在一些情况下，淋巴瘤比一般癌早几年发生。

表14.4　按照肿瘤部位、肿瘤大小和核分裂象分组的GIST转移率或肿瘤相关死亡率

肿瘤参数			长期随访期间疾病进展患者的百分比以及转移的风险（括号内）			
分组	肿瘤大小	核分裂象	胃GIST	空肠和回肠GIST	十二指肠GIST	直肠GIST
1	≤2 cm	≤5/50 HPF	0%（无）	0%（无）	0%（无）	0%（无）
2	>2 cm且≤5 cm	≤5/50 HPF	1.9%（极低）	4.3%（低）	8.3%（低）	8.5%（低）
3a	>5 cm且≤10 cm	≤5/50 HPF	3.6%（低）	24%（中）	34%（高）[b]	57%（高）[b]
3b	>10 cm	≤5/50 HPF	12%（中）	52%（高）		
4	≤2 cm	>5/50 HPF	0%[a]	50%[a]	—[c]	54%（高）
5	>2 cm且≤5 cm	>5/50 HPF	16%（中）	73%（高）	50%（高）	52%（高）
6a	>5 cm且≤10 cm	>5/50 HPF	55%（高）	85%（高）	86%（高）	71%（高）[b]
6b	>10 cm	>5/50 HPF	86%（高）	90%（高）		

Adapted from Miettinen M, Lasota J. Semin Diagn Pathol 2006; 23: 70-83.
[a]该组病例数很少
[b]因为病例较少，十二指肠和直肠GIST中3a组和3b组、6a组和6b组合并
[c]研究中该组无病例
注：很多小肠和其他肠道GIST的预后明显比核分裂象和大小相同的胃GIST差

黏膜相关性淋巴组织的概念

黏膜相关性淋巴组织（ mucosa-associated lymphoid tissue, MALT ）这个术语最初是由 Isaacson 等人提出的，专指保护直接暴露于外部环境的胃肠道和其他黏膜的具有可自由渗透表面的免疫系统成分[385-386]。这些免疫系统成分包括淋巴小结（在回肠形成 Peyer 斑）、固有层中的淋巴细胞和浆细胞以及上皮内淋巴细胞。这个概念的推论是：这种免疫系统成分具有独特的形态功能特征，由此产生的淋巴瘤（"MALT 型"淋巴瘤）也是如此[387]。其中一个特征就是它们在播散时倾向于累及其他黏膜部位，这一点可用正常 MALT 淋巴细胞的归巢模式来解释[388]；已经发现，胃肠道淋巴瘤，作为这个体系的一员，特别容易继发 Waldeyer 环淋巴瘤[389]。

最初，这一概念主要应用于小淋巴细胞低级别病变，但很大一部分的中/高级别（大细胞）淋巴瘤似乎是从 MALT 淋巴瘤演变而来的，依据是它们偶尔可共存、免疫组织化学和分子改变相似以及克隆性相关[390]。这一概念的另一个有意思的推论与胃淋巴瘤的发病机制有关，因为幽门螺杆菌感染为这种肿瘤的发生提供了必要的基础[391-392]；MALT 型淋巴瘤与炎症成分的独特基因型一致[393]，淋巴瘤细胞可能对抗原有反应[387]，且淋巴瘤可能在使用抗生素根除幽门螺杆菌感染后消退[394]。

值得讨论的一点是，一个分化良好的淋巴细胞群，在幽门螺杆菌感染的胃中，有一个非常缓慢的临床进程，甚至有可能在微生物被根除后消失，其是否因具有克隆性而应被视为淋巴瘤，即恶性肿瘤；不要忘了，单克隆性是胃炎淋巴滤泡中常见的现象[395-396]。Lo 等人发现，这些病变可能在多克隆性、寡克隆性和单克隆性之间波

动，并指出没有任何一种情况能够界定为 MALT 型淋巴瘤发展的不可逆阶段[397]。Genta 在他的一篇诙谐而富有思想的题为《淋巴瘤的想象（ Le lymphome imaginaire ）》文章中，非常尖锐地表达了类似的感受[398]。

低级别淋巴瘤

胃低级别淋巴瘤（ low-grade lymphoma ）在所有胃淋巴瘤中约占一半，患者年龄通常在 50 岁以上。有些低级别淋巴瘤发生在免疫抑制患者[399]。胃低级别淋巴瘤的临床症状常与胃炎或良性消化性溃疡相似。大体上，低级别淋巴瘤进展期病例可能表现为类似肥厚性胃炎或胃息肉的巨大皱襞[400]。显微镜下，可能有黏膜 - 黏膜下受累或全层受累。大多数低级别淋巴瘤病例的病变位于胃远端，但很少累及幽门。分子研究证实，低级别淋巴瘤病变常为多中心性病变；随着疾病进展，优势克隆出现并扩散至整个胃[401]。

显微镜下，胃低级别淋巴瘤中的大部分是所谓的"MALT 型"淋巴瘤（结外边缘区淋巴瘤）（图 14.47 和 14.48 ）。可见密集浸润的小淋巴细胞，通常伴有散在的反应性淋巴滤泡。其淋巴细胞是由不同比例的小淋巴细胞、中心细胞样细胞和单核细胞样细胞混合组成的。通常有局灶或广泛的浆细胞样分化。Dutcher 小体（由免疫球蛋白组成的真正的核内嗜酸性包涵体）存在时，具有重要的诊断意义。尽管浆细胞样特征出现的频率很高，但这些肿瘤很少伴有血清 M 蛋白。一个重要的诊断标志是肿瘤性淋巴细胞浸润腺上皮，导致所谓的淋巴上皮病变。反应性淋巴滤泡可能被肿瘤细胞浸润甚至取代（滤泡植入）。也可见散在的较大肿瘤细胞。非肿瘤黏膜的活检中可见幽门螺杆菌；在浅表病变和完全为低级的病变中发

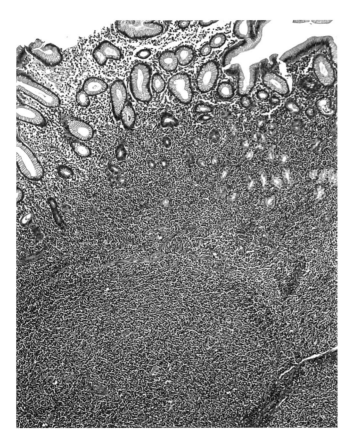

图 14.47 累及胃黏膜和黏膜下层的 MALT 型淋巴瘤

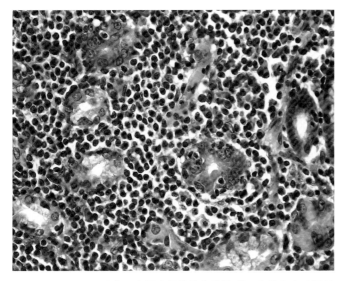

图 14.48 MALT 型淋巴瘤累及黏膜的高倍镜观。在腺上皮（淋巴上皮病变）内可见少量肿瘤性淋巴细胞

现病原体的可能性最大。

免疫组织化学上，胃低级别淋巴瘤肿瘤细胞 CD20 染色呈阳性，但 CD5、CD10、BCL6 和细胞周期蛋白 D1 染色呈阴性。BCL2 染色也呈阳性。细胞角蛋白染色有助于突出淋巴上皮病变。分子研究提示，胃低级别淋巴瘤存在免疫球蛋白重链和轻链基因的克隆性重排。

分子水平上，低级别 MALT 型淋巴瘤常显示微卫星

不稳定、等位基因失衡和三倍体，尤其是 3 号染色体；后者可以使用石蜡包埋组织通过荧光原位杂交（fluorescence in situ hybridization, FISH）检测出来[402]。大约 1/3 的低级别淋巴瘤病例是因 t(11;18) 易位导致的 *API2*（也被称为 *BIRC3*）*-MALT1* 融合所致——这种异常在所有其他类型的胃淋巴瘤中都不存在[403-405]。含有 *API2-MALT1* 融合的胃 MALT 型淋巴瘤的肿瘤细胞通常比无此改变的胃 MALT 型淋巴瘤的肿瘤细胞更为一致[406]。有这种遗传学异常提示其对抗幽门螺杆菌治疗反应差[407]，但显然可以防止其向大 B 细胞淋巴瘤转变[386]。有这种遗传学异常也与其疾病分期更高有关。少数胃低级别淋巴瘤含有涉及 *BCL10* 和 *IGH* 的 t(1;14)(t22;q32) 异位[408]。

胃低级别淋巴瘤的鉴别诊断主要考虑边缘区淋巴瘤与慢性胃炎和其他低级别淋巴瘤的区分。存在细胞异型性、Dutcher 小体和淋巴上皮病变是诊断淋巴瘤的最有帮助的线索，可以通过确认单克隆轻链表达以及弥漫浸润的 B 细胞共表达 CD43 来证实。套细胞淋巴瘤（mantle cell lymphoma）更为少见，是由表达 CD5 和细胞周期蛋白 D1 的一致性中小型 B 细胞组成的。滤泡性淋巴瘤（follicular lymphoma）有更明显的滤泡结构，其细胞核更不规则且表达 CD10 和 BCL6。

大细胞转化（large cell transformation） 可发生在边缘区淋巴瘤的背景上，出现大量片状或融合成簇的非典型性细胞（弥漫性大 B 细胞淋巴瘤）[409]。BCL6 可突出显示大细胞转化的区域，提示预后更差[410]。

可以用 PCR 方法检测内镜活检石蜡包埋标本的克隆性，但在解释结果时应特别小心，因为如前所述，存在单克隆性淋巴细胞群并不意味着一定是恶性肿瘤。需要认识到，在许多情况下不可能通过胃活检来确定病变到底是慢性胃炎还是淋巴瘤。

低级别淋巴瘤的特征是：临床进展缓慢，通常长期局限于局部，并且在扩散时易累及其他黏膜部位[411]。其局部淋巴结受累的发生率比大细胞淋巴瘤局部淋巴结受累的发生率要低得多[412]。其治疗取决于分期：Ⅰ期，采用抗生素治疗或扩大范围的放射治疗；Ⅱ期和Ⅲ期，采用综合放化疗。大约 70% 的 Ⅰ 期患者可治愈。

大细胞淋巴瘤

胃大细胞淋巴瘤（large cell lymphoma） 通常见于 50 岁以上的患者，但其年龄分布比胃低级别淋巴瘤要广泛。在胃大细胞淋巴瘤患者可触及一个很大的肿块，但患者的身体状况仍然很好。大体上，胃大细胞淋巴瘤通常表现为一个大的分叶状（有时是息肉状）肿块，表面或深层溃疡很常见（图 14.49）。大体上或影像学，胃大细胞淋巴瘤与胃癌的区别可能非常困难。与胃低级别淋巴瘤一样，胃大细胞淋巴瘤好发于胃的远端，并且通常不累及幽门。可见胃壁全层受累，直接蔓延至邻近器官，而且在疾病晚期累及区域和腹膜后淋巴结。有时会穿孔至腹腔。

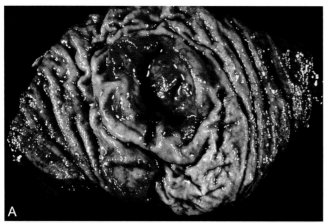

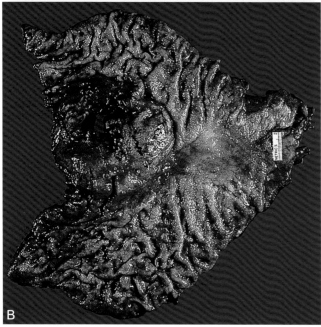

图 14.49 **A**，胃大细胞淋巴瘤，表现为大的溃疡型肿块。**B**，胃大细胞淋巴瘤的大体表现，表现为大息肉样肿块，伴有中央溃疡

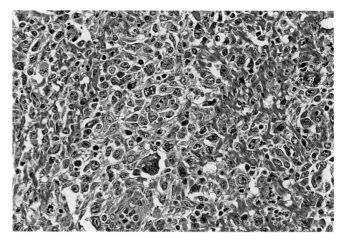

图 14.50 累及胃壁全层的胃大细胞淋巴瘤的高倍镜观。可见细胞多形性和存在多核巨细胞，可能与霍奇金淋巴瘤混淆

仍保留。如果仍不能确定，则可进行淋巴和上皮免疫组织化学标志物染色检测，基本都可明确。另一个需要考虑的鉴别诊断是伯基特淋巴瘤，后者少数情况下可以原发于胃 [419]。

胃大细胞淋巴瘤活检诊断之后，通常需要进行剖腹探查并进行胃切除和外科分期 [420]。对于明显局限性的疾病是否应进行术后放疗和（或）化疗，目前仍然存在争议。大多数作者建议，对各期患者均应进行联合放化疗 [421]。活检诊断后也可采取放射治疗，但如果肿瘤为透壁性的，则存在胃穿孔的危险。远处转移是治疗失败最常见的原因 [422]。

胃大 B 细胞淋巴瘤的预后明显优于胃癌。其总体 5 年无病生存率约为 65% [423]，并与肿瘤分期直接相关 [424]。预后良好的特征是：肿瘤体积小，累及浅肌层，有低级别 MALT 型淋巴瘤区域，以及无区域淋巴结受累 [424]。有些大细胞淋巴瘤的侵袭性非常强 [425]。

其他类型的淋巴瘤和相关的疾病

间变性大细胞（Ki-1）淋巴瘤 [anaplastic large cell (Ki-1) lymphoma]很少原发于胃 [426]。

真正的**组织细胞肉瘤（true histiocytic sarcoma）**同样非常罕见 [427]。

浆细胞瘤（plasmacytoma） 和**多发性骨髓瘤（multiple myeloma）**可累及胃 [428]，但在做出诊断前，应排除更有可能发生的具有浆细胞样特征的恶性淋巴瘤的可能性。

外周 T 细胞淋巴瘤（peripheral T-cell lymphoma）发生在胃已被报道，主要是由日本作者报道的，有时与 HTLV-1 有关 [429]。

结外 NK/T 细胞淋巴瘤（extranodal NK/T-cell lymphoma）可原发于胃或作为系统性疾病的一部分 [430]。

胃也可发生**霍奇金淋巴瘤（Hodgkin lymphoma）**，但非常罕见 [431]；过去大多数被归入此类的病例实际上是各种类型的非霍奇金淋巴瘤。

胃大 B 细胞淋巴瘤是一种异质性肿瘤 [413]。正如前面提到的，许多胃大 B 细胞淋巴瘤病例是由 MALT 型淋巴瘤转化而来的，其余则为几种不同类别的新发淋巴瘤 [414-416]。无论是否与 MALT 型淋巴瘤有关，胃的大细胞淋巴瘤均高比例地表达 BCL6（与低级别淋巴瘤相比）[417]。

有些见于免疫抑制（例如接受移植的患者）和炎症性肠病的胃大 B 细胞淋巴瘤病例显示 EBV 阳性 [418]。这些肿瘤似乎与传统的胃大 B 细胞淋巴瘤不同。

显微镜下，大多数胃大 B 细胞淋巴瘤病例是由类似于大无裂细胞（中心母细胞）的细胞组成的，但这些细胞的胞质稍丰富，有时形成浆母细胞或免疫母细胞表现（图 14.50）。可能可见类似于 Reed-Sternberg 细胞的多核细胞。其免疫表型为 B 细胞表型。

显微镜下，胃大 B 细胞淋巴瘤的主要鉴别诊断是未分化癌。倾向于淋巴瘤诊断的特征是：上皮细胞和肿瘤细胞之间缺乏连续性，缺乏腺泡结构，以及黏膜肌纤维

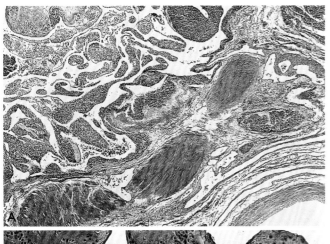

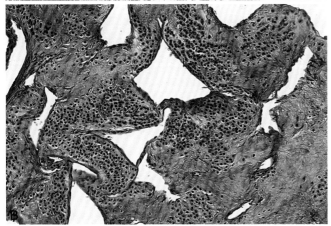

图 14.51　A 和 B，2 例胃血管球瘤。可见小圆形上皮样细胞与管腔明显扩张的血管相互穿插，这是其特征性表现

粒细胞肉瘤（granulocytic sarcoma）偶尔表现为胃部肿瘤且无骨髓受累，并可与恶性淋巴瘤或癌混淆[432]。

朗格汉斯细胞组织细胞增生症（Langerhans cell histiocytosis）可能发生在胃中，可以是孤立性病变，也可以伴有其他部位疾病[113,433]。罕见情况下，其浸润的细胞（特征为 S-100 蛋白、CD1a 和 langerin 的免疫反应呈阳性）具有非典型性细胞学特征[434]。

其他肿瘤

血管球和相关的肿瘤（glomus and related tumor）［诸如血管球肌瘤（glomangiomyoma）］可能出现在胃中[435-436]。事实上，由于一些特殊的原因，胃是这种肿瘤最常见的皮外部位之一，并且女性患者明显居多[437]。显微镜下，血管球和相关的肿瘤由清晰的上皮样细胞组成，这些细胞排列在扩张的血管周围（图 14.51）。免疫组织化学显示，血管球瘤对肌动蛋白和钙调蛋白呈阳性，并且其周围有丰富的基底膜物质，如Ⅳ型胶原和层粘连蛋白染色所示。它们对结蛋白、S-100 蛋白和 CD117 呈阴性[437]。这种肿瘤的行为几乎总是良性的，但一例报道的病例显示了多中心性和广泛的血管内扩散[438]，另一例病例显示肝转移导致了患者的死亡[437]。

脂肪瘤（lipoma）可出现在胃壁内，并可伸入腔内，在影像学检查中可出现典型的填充缺陷[439]。有时它们在临床表现上类似于消化性溃疡。

颗粒细胞瘤（granular cell tumor）可以发生在胃黏

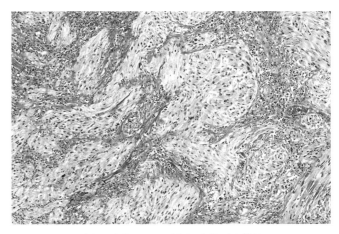

图 14.52　胃颗粒细胞瘤，可见颗粒细胞排列成巢状

膜下（图 14.52），可以是孤立性的，也可以是多发性的，并且可能伴有胃肠道其他部位的类似肿瘤[440-441]。

周围神经鞘瘤（peripheral nerve sheath tumor）可以发生在胃，需要与 GIST 和其他间叶性肿瘤鉴别。这类肿瘤包括神经鞘瘤（schwannoma）、神经纤维瘤（neurofibroma）和神经束膜瘤（perineurioma）[439]。其中有些肿瘤发生在 von Recklinghausen 病患者。如前所述，几乎所有的胃神经鞘瘤都有明显的淋巴细胞套围绕，这个奇怪的特征在更常见的软组织神经鞘瘤中几乎从未见到过（图 14.53）[442]。在分子水平上，胃神经鞘瘤不仅与 GIST 不同，而且与经典的软组织神经鞘瘤也不同。

胃的其他间叶性肿瘤（other mesenchymal tumor）非常罕见。已有报道的纤维瘤（fibroma）和黏液纤维瘤（myxofibroma）[443]大多数可能是其他类型的间叶性肿瘤继发退变的结果。炎症性肌成纤维细胞瘤（inflammatory myofibroblastic tumor）[444]和钙化性纤维瘤（calcifying fibrous tumor）[445]都可发生在胃，需要与炎症性纤维性息肉区别开，后者更为常见[446]。几乎所有其他类型的肉瘤（例如滑膜肉瘤、尤因家族肿瘤）都有过在胃的报道，本书其他部分有更详细的描述（见第 41 章）。

胃母细胞瘤（gastroblastoma）是一种特殊的胃双相型上皮间质肿瘤，类似于滑膜肉瘤，但缺乏后者的典型的染色体易位[447-450]。

丛状纤维黏液瘤（plexiform fibromyxoma）是另一种最近报道的肿瘤，通常位于胃窦部，显微镜下，其特征为丛状壁内生长的多发微结节，以及黏液样、胶原和纤维黏液样区域内含少量到中等量细胞[451]。与 GIST 相比，丛状纤维黏液瘤 CD117、DOG1 和 CD34 染色呈阴性，而平滑肌肌动蛋白染色呈阳性[451]。丛状纤维黏液瘤也被称为丛状血管黏液样肌成纤维细胞瘤（plexiform angiomyxoid myofibroblastic tumor）[452]。

生殖细胞肿瘤（germ cell tumor）可发生在胃，最常见的两种是绒毛膜癌（choriocarcinoma）和卵黄囊瘤（yolk sac tumor）。这两种类型的肿瘤可以单独存在，也可以相互混合，或伴有传统的腺癌（图 14.54 和 14.55）[452-453]。免疫组织化学上，绒毛膜癌可产生 hCG，并可能与血清中该标志物水平升高有关[454]。与腺癌（其中一些是残胃发生的）混合的肿瘤已被证明来自同一克隆[455]。原发性

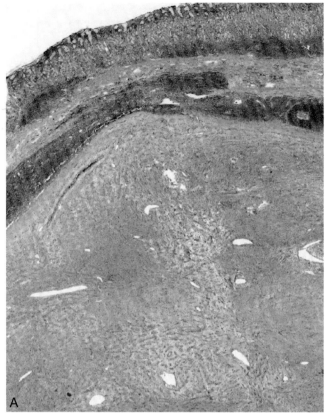

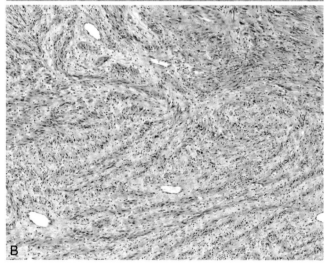

图 14.53 胃神经鞘瘤。**A**，低倍镜观，可见其特征性的明显的周围淋巴浸润。**B**，高倍镜观，可见胃神经鞘瘤的小梁状结构

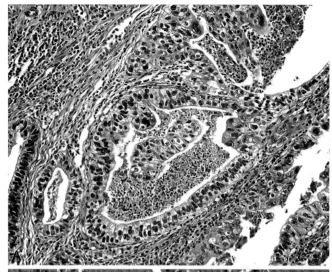

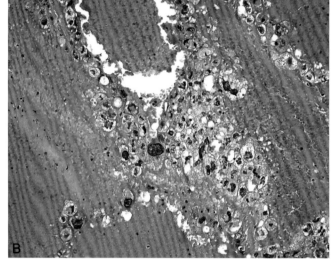

图 14.54 **A**，混合性胃腺癌和绒毛膜癌，腺癌部分。**B**，绒毛膜癌成分，周围有大量出血

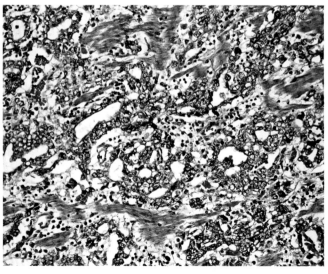

图 14.55 胃的卵黄囊瘤，伴有血清 AFP 水平升高

胃绒毛膜癌的分子遗传学研究显示，其分子异常通常与胃腺癌有关，并伴有其他常见于妊娠绒毛膜癌的异常，这表明原发性胃绒毛膜癌是腺癌的另一种分化方向[456]。

任何广泛播散的肿瘤都可能转移到胃形成转移癌（metastatic carcinoma），特别是乳腺和肺的肿瘤[457-458]。内镜下，这些病变中有一些被描述为具有典型的火山口样溃疡[457]。乳腺小叶癌转移至胃的情况与胃原发的弥漫性癌（"皮革胃"）很难区分（图 14.56）。有人说，在美

国（考虑到乳腺癌的高发病率和胃癌的低发病率），导致皮革胃样形态的更可能是转移性乳腺小叶癌而不是胃原发性肿瘤。具有牛眼样外观（提示有细胞内腔），肿瘤细胞激素受体、GCDFP-15 和 GATA3 免疫染色呈阳性和 E-钙黏合素丢失倾向为转移性乳腺癌，而 CK20、DAS-1、MUC2、MUC5AC、MUC6 和 CDX2 呈阳性倾向为胃原发性肿瘤[459-461]。

另一种全身扩散时可以转移到胃的恶性肿瘤是恶性黑色素瘤[462]。如其常见的形态一样，显微镜下，胃恶性黑色素瘤可以模拟其他各种癌症，包括癌、淋巴瘤和肉瘤。

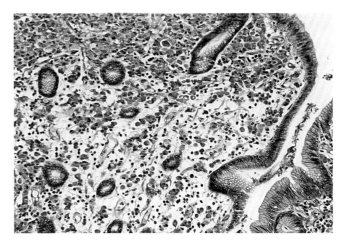

图 14.56 **乳腺小叶癌转移到胃**。可见肿瘤细胞在固有层内呈弥漫性生长，类似于胃原发性弥漫型腺癌的生长方式。有些细胞甚至有印戒的外观

参考文献

1. Rubio CA. Five types of pyloric cells in the antral mucosa of the stomach. *Pathol Res Pract*. 1992; 188(1-2): 157-161.

2. Thompson IW, Day DW, Wright NA. Subnuclear vacuolated mucous cells: a novel abnormality of simple mucin-secreting cells of non-specialized gastric mucosa and Brunner's glands. *Histopathology*. 1987; 11(10): 1067-1081.

3. Rubio C, Hirota T, Itabashi M, et al. A possible error in the interpretation of gastric carcinoma. *Jpn J Cancer Res*. 1991; 82(12): 1354-1355.

4. Rubio CA, Stemmermann GN, Hayashi T. Ciliated gastric cells among Japanese living in Hawaii. *Jpn J Cancer Res*. 1991; 82(1): 86-89.

5. Sano J, Miki K, Ichinose M, et al. In situ localization of pepsinogens I and II mRNA in human gastric mucosa. *Acta Pathol Jpn*. 1989; 39(12): 765-771.

6. Chandrasoma P. Controversies of the cardiac mucosa and Barrett's oesophagus. *Histopathology*. 2005; 46(4): 361-373.

7. Kilgore SP, Ormsby AH, Gramlich TL, et al. The gastric cardia: fact or fiction? *Am J Gastroenterol*. 2000; 95(4): 921-924.

8. Silva E, Teixeira A, David L, et al. Mucins as key molecules for the classification of intestinal metaplasia of the stomach. *Virchows Arch*. 2002; 440(3): 311-317.

9. Pinto-de-Sousa J, David L, Reis CA, et al. Mucins MUC1, MUC2, MUC5AC and MUC6 expression in the evaluation of differentiation and clinico-biological behaviour of gastric carcinoma. *Virchows Arch*. 2002; 440(3): 304-310.

10. Lewin KJ. The endocrine cells of the gastrointestinal tract. The normal endocrine cells and their hyperplasias. Part I. *Pathol Annu*. 1986; 21(Pt 1): 1-27.

11. Solcia E, Rindi G, Silini E, Villani L. Enterochromaffin-like(ECL) cells and their growths: relationships to gastrin, reduced acid secretion and gastritis. *Baillières Clin Gastroenterol*. 1993; 7(1): 149-165.

12. Carney JA. Gastric mucosal lymphoid follicles: histology, distribution, frequency, and etiologic features. *Am J Surg Pathol*. 2010; 34(7): 1019-1024.

13. Filip R, Walczak E, Huk J, et al. Heterotopic pancreatic tissue in the gastric cardia: a case report and literature review. *World J Gastroenterol*. 2014; 20(44): 16779-16781.

14. Oka R, Okai T, Kitakata H, Ohta T. Heterotopic pancreas with calcification: a lesion mimicking leiomyosarcoma of the stomach. *Gastrointest Endosc*. 2002; 56(6): 939-942.

15. Lemaire J, Delaunoit T, Molle G. Adenocarcinoma arising in gastric heterotopic pancreas. Case report and review of the literature. *Acta Chir Belg*. 2014; 114(1): 79-81.

16. Lee H, Tang LH, Veras EF, Klimstra DS. The prevalence of pancreatic acinar differentiation in gastric adenocarcinoma: report of a case and immunohistochemical study of 111 additional cases. *Am J Surg Pathol*. 2012; 36(3): 402-408.

17. Doglioni C, Laurino L, Dei Tos AP, et al. Pancreatic(acinar) metaplasia of the gastric mucosa. Histology, ultrastructure, immunocytochemistry, and clinicopathologic correlations of 101 cases. *Am J Surg Pathol*. 1993; 17(11): 1134-1143.

18. Min S-H, Kim H-Y, Kim S-H, et al. Gastric adenomyoma mimicking gastric duplication cyst in a 5-year-old girl. *J Pediatr Surg*. 2012; 47(5): 1019-1022.

19. Kneafsey PD, Demetrick DJ. Malignant transformation in a pyloric adenomyoma: a case report. *Histopathology*. 1992; 20(5): 433-435.

20. Gezer HÖ, Oguzkurt P, Temiz A, Hicsonmez A. Hypertrophic pyloric stenosis in twins; genetic or environmental factors. *Clin Genet*. 2015; 87(4): 388-391.

21. Peters B, Oomen MWN, Bakx R, Benninga MA. Advances in infantile hypertrophic pyloric stenosis. *Expert Rev Gastroenterol Hepatol*. 2014; 8(5): 533-541.

22. Panteli C. New insights into the pathogenesis of infantile pyloric stenosis. *Pediatr Surg Int*. 2009; 25(12): 1043-1052.

23. Acker SN, Garcia AJ, Ross JT, Somme S. Current trends in the diagnosis and treatment of pyloric stenosis. *Pediatr Surg Int*. 2015; 31(4): 363-366.

24. Batcup G, Spitz L. A histopathological study of gastric mucosal biopsies in infantile hypertrophic pyloric stenosis. *J Clin Pathol*. 1979; 32(6): 625-628.

25. Al-Salem AH, Abdulla MR, Kothari MR, Naga MI. Congenital pyloric atresia, presentation, management, and outcome: a report of 20 cases. *J Pediatr Surg*. 2014; 49(7): 1078-1082.

26. Gurvits GE, Tan A, Volkov D. Video capsule endoscopy and CT enterography in diagnosing adult hypertrophic pyloric stenosis. *World J Gastroenterol*. 2013; 19(37): 6292-6295.

27. Zarineh A, Leon ME, Saad RS, Silverman JF. Idiopathic hypertrophic pyloric stenosis in an adult, a potential mimic of gastric carcinoma. *Patholog Res Int*. 2010; 2010: 614280.

28. Krasinskas AM, Abraham SC, Metz DC, Furth EE. Oxyntic mucosa pseudopolyps: a presentation of atrophic autoimmune gastritis. *Am J Surg Pathol*. 2003; 27(2): 236-241.

29. Xin W, Greenson JK. The clinical significance of focally enhanced gastritis. *Am J Surg Pathol*. 2004; 28(10): 1347-1351.

30. Stemmermann GN. Intestinal metaplasia of the stomach. A status report. *Cancer*. 1994; 74(2): 556-564.

31. Jass JR, Filipe MI. The mucin profiles of normal gastric mucosa, intestinal metaplasia and its variants and gastric carcinoma. *Histochem J*. 1981; 13(6): 931-939.

32. Vernygorodskyi S. Immunohistochemical evaluation of mucin expression in precancerous tissue of stomach. *Exp Oncol*. 2013; 35(2): 114-117.

33. Ota H, Katsuyama T, Nakajima S, et al. Intestinal metaplasia with adherent *Helicobacter pylori*: a hybrid epithelium with both gastric and intestinal features. *Hum Pathol*. 1998; 29(8): 846-850.

34. Segura DI, Montero C. Histochemical characterization of different types of intestinal metaplasia in gastric mucosa. *Cancer*. 1983; 52(3): 498-503.

35. Matsukura N, Suzuki K, Kawachi T, et al. Distribution of marker enzymes and mucin in intestinal metaplasia in human stomach and relation to complete and incomplete types of intestinal metaplasia to minute gastric carcinomas. *J Natl Cancer Inst*. 1980; 65(2): 231-240.

36. Owen DA. Gastritis and carditis. *Mod Pathol*. 2003; 16(4): 325-341.

37. Eidt S, Oberhuber G, Schneider A, Stolte M. The histopathological spectrum of type A gas-

tritis. *Pathol Res Pract*. 1996; 192(2): 101-106.

38. Park YH, Kim N. Review of atrophic gastritis and intestinal metaplasia as a premalignant lesion of gastric cancer. *J Cancer Prev*. 2015; 20(1): 25-40.

39. Varbanova M, Frauenschläger K, Malfertheiner P. Chronic gastritis: an update. *Best Pract Res Clin Gastroenterol*. 2014; 28(6): 1031-1042.

40. Jevremovic D, Torbenson M, Murray JA, et al. Atrophic autoimmune pangastritis: a distinctive form of antral and fundic gastritis associated with systemic autoimmune disease. *Am J Surg Pathol*. 2006; 30(11): 1412-1419.

41. Nomura S, Terao S, Adachi K, et al. Endoscopic diagnosis of gastric mucosal activity and inflammation. *Dig Endosc*. 2013; 25(2): 136-146.

42. Sipponen P, Price AB. The Sydney System for classification of gastritis 20 years ago. *J Gastroenterol Hepatol*. 2011; 26(suppl 1): 31-34.

43. Quach DT, Le HM, Hiyama T, et al. Relationship between endoscopic and histologic gastric atrophy and intestinal metaplasia. *Helicobacter*. 2013; 18(2): 151-157.

44. Chan WY, Hui PK, Leung KM, Thomas TM. Modes of Helicobacter colonization and gastric epithelial damage. *Histopathology*. 1992; 21(6): 521-528.

45. Hui PK, Chan WY, Cheung PS, et al. Pathologic changes of gastric mucosa colonized by *Helicobacter pylori*. *Hum Pathol*. 1992; 23(5): 548-556.

46. Anim JT, Al-Sobkie N, Prasad A, et al. Assessment of different methods for staining *Helicobacter pylori* in endoscopic gastric biopsies. *Acta Histochem*. 2000; 102(2): 129-137.

47. Wyatt JI. Gastritis and its relation to gastric carcinogenesis. *Semin Diagn Pathol*. 1991; 8(3): 137-148.

48. Price AB. The Sydney System: histological division. *J Gastroenterol Hepatol*. 1991; 6(3): 209-222.

49. Dixon MF, Genta RM, Yardley JH, Correa P. Classification and grading of gastritis. The updated Sydney System. International Workshop on the Histopathology of Gastritis, Houston 1994. *Am J Surg Pathol*. 1996; 20(10): 1161-1181.

50. Genta RM. Differential diagnosis of reactive gastropathy. *Semin Diagn Pathol*. 2005; 22(4): 273-283.

51. Winawer SJ, Bejar J, McCray RS, Zamcheck N. Hemorrhagic gastritis. Importance of associated chronic gastritis. *Arch Intern Med*. 1971; 127(1): 129-131.

52. Ali T, Roberts DN, Tierney WM. Long-term safety concerns with proton pump inhibitors. *Am J Med*. 2009; 122(10): 896-903.

53. Ruiz AR, Borum ML. Cytomegalovirus hemorrhagic gastritis. *AIDS Patient Care STDS*. 2001; 15(1): 1-5.

54. Patwardhan VR, Cardenas A. Review article: the management of portal hypertensive gastropathy and gastric antral vascular ectasia in cirrhosis. *Aliment Pharmacol Ther*. 2014; 40(4): 354-362.

55. Kamimura K, Kobayashi M, Sato Y, et al. Collagenous gastritis: review. *World J Gastrointest Endosc*. 2015; 7(3): 265-273.

56. Jin X, Koike T, Chiba T, et al. Collagenous gastritis. *Dig Endosc*. 2013; 25(5): 547-549.

57. Lagorce-Pages C, Fabiani B, Bouvier R, et al. Collagenous gastritis: a report of six cases. *Am J Surg Pathol*. 2001; 25(9): 1174-1179.

58. Polydorides AD. Pathology and differential diagnosis of chronic, noninfectious gastritis. *Semin Diagn Pathol*. 2014; 31(2): 114-123.

59. Kim MJ, Eom DW, Park K. *Helicobacter pylori* associated lymphocytic gastritis in a child. *Pediatr Gastroenterol Hepatol Nutr*. 2014; 17(3): 186-190.

60. Wu TT, Hamilton SR. Lymphocytic gastritis: association with etiology and topology. *Am J Surg Pathol*. 1999; 23(2): 153-158.

61. Rothenberg ME. Eosinophilic gastrointestinal disorders(EGID). *J Allergy Clin Immunol*. 2004; 113(1): 11-28, quiz 29.

62. Yantiss RK. Eosinophils in the GI tract: how many is too many and what do they mean? *Mod Pathol*. 2015; 28(suppl 1): S7-S21.

63. Walker NI, Croese J, Clouston AD, et al. Eosinophilic enteritis in northeastern Australia. Pathology, association with *Ancylostoma caninum*, and implications. *Am J Surg Pathol*. 1995; 19(3): 328-337.

64. López Caleya JF, Martín Rodrigo L, Mohammed Mourad F, et al. Gastric tuberculosis. Review apropos of a case. *Gastroenterol Hepatol*. 2007; 30(6): 334-337.

65. Dulai PS, Rothstein RI. Disseminated sarcoidosis presenting as granulomatous gastritis: a clinical review of the gastrointestinal and hepatic manifestations of sarcoidosis. *J Clin Gastroenterol*. 2012; 46(5): 367-374.

66. O'Donovan C, Murray J, Staunton H, et al. Granulomatous gastritis: part of a vasculitic syndrome. *Hum Pathol*. 1991; 22(10): 1057-1059.

67. Shapiro JL, Goldblum JR, Petras RE. A clinicopathologic study of 42 patients with granulomatous gastritis. Is there really an "idiopathic" granulomatous gastritis? *Am J Surg Pathol*. 1996; 20(4): 462-470.

68. Kim K, Kim EJ, Kim M-J, et al. Clinicopathological features of syphilitic gastritis in Korean patients. *Pathol Int*. 2009; 59(12): 884-889.

69. Adachi K. Syphilitic gastritis mimicking gastric neoplasms. *Dig Liver Dis*. 2011; 43(9): 748.

70. Inagaki H, Kawai T, Miyata M, et al. Gastric syphilis: polymerase chain reaction detection of treponemal DNA in pseudolymphomatous lesions. *Hum Pathol*. 1996; 27(8): 761-765.

71. Cid PM, Cudós ES, Zamora Vargas FX, et al. Pathologically confirmed malignant syphilis using immunohistochemical staining: report of 3 cases and review of the literature. *Sex Transm Dis*. 2014; 41(2): 94-97.

72. Kim JB, Han DS, Lee HL, et al. Malacoplakia of the stomach: case report and review. *Gastrointest Endosc*. 2003; 58(3): 441-445.

73. Okubo H, Nagata N, Uemura N. Fulminant gastrointestinal graft-versus-host disease concomitant with cytomegalovirus infection: case report and literature review. *World J Gastroenterol*. 2013; 19(4): 597-603.

74. Howaizi M, Abboura M, Sbai-Idrissi MS, et al. Cytomegalovirus-associated perforated gastric ulcer healing under antiviral therapy. *Dig Dis Sci*. 2002; 47(10): 2380-2382.

75. Mills AM, Guo FP, Copland AP, et al. A comparison of CMV detection in gastrointestinal mucosal biopsies using immunohistochemistry and PCR performed on formalin-fixed, Paraffin-embedded tissue. *Am J Surg Pathol*. 2013; 37(7): 995-1000.

76. Sundar R, Rao L, Vasudevan G, et al. Gastric cryptococcal infection as an initial presentation of AIDS: a rare case report. *Asian Pac J Trop Med*. 2011; 4(1): 79-80.

77. Chetty R, Sabaratnam RM. Upper gastrointestinal bacillary angiomatosis causing hematemesis: a case report. *Int J Surg Pathol*. 2003; 11(3): 241-244.

78. Velasco-Guardado A, López-Corral L, Alvarez-Delgado A, et al. Endoscopic evaluation and histological findings in graft-versus-host disease. *Rev Esp Enferm Dig*. 2012; 104(6): 310-314.

79. Washington K, Bentley RC, Green A, et al. Gastric graft-versus-host disease: a blinded histologic study. *Am J Surg Pathol*. 1997; 21(9): 1037-1046.

80. Testerman TL, Morris J. Beyond the stomach: an updated view of *Helicobacter pylori* pathogenesis, diagnosis, and treatment. *World J Gastroenterol*. 2014; 20(36): 12781-12808.

81. Chan FKL, Leung WK. Peptic-ulcer disease. *Lancet*. 2002; 360(9337): 933-941.

82. Sipponen P, Hyvärinen H. Role of *Helicobacter pylori* in the pathogenesis of gastritis, peptic ulcer and gastric cancer. *Scand J Gastroenterol Suppl*. 1993; 196: 3-6.

83. Feinman M, Haut ER. Upper gastrointestinal bleeding. *Surg Clin North Am*. 2014; 94(1): 43-53.

84. Kwee WS, Wils JA, Schlangen J, et al. Gastric epithelial atypia complicating hepatic arterial infusion chemotherapy. *Histopathology*. 1994; 24(2): 151-154.

85. Petras RE, Hart WR, Bukowski RM. Gastric epithelial atypia associated with hepatic arterial infusion chemotherapy. Its distinction from early gastric carcinoma. *Cancer*. 1985; 56(4): 745-750.

86. Yang MH, Lee JH, Choi MS, et al. Gastrointestinal complications after radiation therapy in patients with hepatocellular carcinoma. *Hepatogastroenterology*. 2005; 52(66): 1759-1763.

87. Sipponen P, Maaroos H-I. Chronic gastritis. *Scand J Gastroenterol*. 2015; 1-11.

88. Hagymási K, Tulassay Z. *Helicobacter pylori* infection: new pathogenetic and clinical aspects. *World J Gastroenterol*. 2014; 20(21): 6386-6399.

89. Lundell L. Acid secretion and gastric surgery. *Dig Dis*. 2011; 29(5): 487-490.

90. Carachi R, Azmy A. Foregut duplications. *Pediatr Surg Int*. 2002; 18(5-6): 371-374.

91. Hajini FF, Husain M, Bhat A, Bukhari SI. Gastric diverticulum a rare endoscopic finding. *BMJ Case Rep*. 2014; 2014.

92. Rubio CA. Intramucosal gastric cysts simulating submucosal cysts. *Pathol Res Pract*. 1989; 184(4): 418-421.

93. Xu G, Peng C, Li X, et al. Endoscopic resection of gastritis cystica profunda: preliminary experience with 34 patients from a single center in China. *Gastrointest Endosc*. 2015; 81(6): 1493-1498.

94. Machicado J, Shroff J, Quesada A, et al. Gastritis cystica profunda: endoscopic ultrasound findings and review of the literature. *Endosc Ultrasound*. 2014; 3(2): 131-134.

95. Iwamuro M, Okada H, Matsueda K, et al. Review of the diagnosis and management of gastrointestinal bezoars. *World J Gastrointest Endosc*. 2015; 7(4): 336-345.

96. Kim JS, Nam CW. A case of rapunzel syndrome. *Pediatr Gastroenterol Hepatol Nutr*. 2013; 16(2): 127-130.

97. Ladas SD, Kamberoglou D, Karamanolis G, et al. Systematic review: Coca-Cola can effectively dissolve gastric phytobezoars as a first-line treatment. *Aliment Pharmacol Ther*. 2013; 37(2): 169-173.

98. Kement M, Ozlem N, Colak E, et al. Synergistic effect of multiple predisposing risk factors on the development of bezoars. *World J Gastroenterol*. 2012; 18(9): 960-964.

99. Batouli A, Kazemi A, Hartman MS, et al. Dieulafoy lesion: CT diagnosis of this lesser-known cause of gastrointestinal bleeding. *Clin Radiol*. 2015; 70(6): 661-666.

100. Senger J-L, Kanthan R. The evolution of

Dieulafoy's lesion since 1897: then and now-a journey through the lens of a pediatric lesion with literature review. *Gastroenterol Res Pract*. 2012; 2012: 432517.

101. Mower GA, Whitehead R. Gastric hemorrhage due to ruptured arteriovenous malformation (Dieulafoy's disease). *Pathology*. 1986; 18(1): 54-57.

102. Swanson E, Mahgoub A, MacDonald R, Shaukat A. Medical and endoscopic therapies for angiodysplasia and gastric antral vascular ectasia: a systematic review. *Clin Gastroenterol Hepatol*. 2014; 12(4): 571-582.

103. Stotzer P-O, Willén R, Kilander AF. Watermelon stomach: not only an antral disease. *Gastrointest Endosc*. 2002; 55(7): 897-900.

104. Suit PF, Petras RE, Bauer TW, Petrini JL. Gastric antral vascular ectasia. A histologic and morphometric study of "the watermelon stomach.". *Am J Surg Pathol*. 1987; 11(10): 750-757.

105. Tanaka H, Baba Y, Sase T, et al. Gastric intramucosal adenocarcinoma with an invasive micropapillary carcinoma component. *Clin J Gastroenterol*. 2015; 8(1): 14-17.

106. Ludvíková M, Michal M, Datková D. Gastric xanthelasma associated with diffuse signet ring carcinoma. A potential diagnostic problem. *Histopathology*. 1994; 25(6): 581-582.

107. Spinzi G, Strocchi E, Imperiali G, et al. Pseudoxanthoma elasticum: a rare cause of gastrointestinal bleeding. *Am J Gastroenterol*. 1996; 91(8): 1631-1634.

108. Hobbs CM, Burch DM, Sobin LH. Elastosis and elastofibromatous change in the gastrointestinal tract: a clinicopathologic study of 13 cases and a review of the literature. *Am J Clin Pathol*. 2004; 122(2): 232-237.

109. Greenson JK, Trinidad SB, Pfeil SA, et al. Gastric mucosal calcinosis. Calcified aluminum phosphate deposits secondary to aluminum-containing antacids or sucralfate therapy in organ transplant patients. *Am J Surg Pathol*. 1993; 17(1): 45-50.

110. Marginean EC, Bennick M, Cyczk J, et al. Gastric siderosis: patterns and significance. *Am J Surg Pathol*. 2006; 30(4): 514-520.

111. Jensen K, Raynor S, Rose SG, et al. Amyloid tumors of the gastrointestinal tract: a report of two cases and review of the literature. *Am J Gastroenterol*. 1985; 80(10): 784-786.

112. Marek J, Jurek K. Comparative light microscopical and X-ray microanalysis study of barium granuloma. *Pathol Res Pract*. 1981; 171(3-4): 293-302.

113. Lee CK, Lee SH, Cho HD. Localized Langerhans cell histiocytosis of the stomach treated by endoscopic submucosal dissection. *Endoscopy*. 2011; 43(suppl 2): E268-E269.

114. Rivasi F, Pampiglione S, Boldorini R, Cardinale L. Histopathology of gastric and duodenal *Strongyloides stercoralis* locations in fifteen immunocompromised subjects. *Arch Pathol Lab Med*. 2006; 130(12): 1792-1798.

115. Lauwers GY, Perez-Atayde A, Dorfman RF, Rosai J. The digestive system manifestations of Rosai-Dorfman disease(sinus histiocytosis with massive lymphadenopathy): review of 11 cases. *Hum Pathol*. 2000; 31(3): 380-385.

116. Oberhuber G, Stolte M. Gastric polyps: an update of their pathology and biological significance. *Virchows Arch*. 2000; 437(6): 581-590.

117. Abraham SC, Singh VK, Yardley JH, Wu TT. Hyperplastic polyps of the stomach: associations with histologic patterns of gastritis and gastric atrophy. *Am J Surg Pathol*. 2001; 25(4): 500-507.

118. Jewell KD, Toweill DL, Swanson PE, et al. Gastric hyperplastic polyps in post transplant patients: a clinicopathologic study. *Mod Pathol*. 2008; 21(9): 1108-1112.

119. Laxén F, Sipponen P, Ihamäki T, et al. Gastric polyps: their morphological and endoscopical characteristics and relation to gastric carcinoma. *Acta Pathol Microbiol Immunol Scand [A]*. 1982; 90(3): 221-228.

120. Stemmermann GN, Hayashi T. Hyperplastic polyps of the gastric mucosa adjacent to gastroenterostomy stomas. *Am J Clin Pathol*. 1979; 71(3): 341-345.

121. Mizuguchi Y, Takei K, Matsubayashi J, et al. Mucin phenotypes and macroscopic shape of multiple hyperplastic polyps together with two carcinomas in the stomach. *Hepatogastroenterology*. 2012; 59(114): 659-663.

122. Dirschmid K, Walser J, Hügel H. Pseudomalignant erosion in hyperplastic gastric polyps. *Cancer*. 1984; 54(10): 2290-2293.

123. Orlowska J, Jarosz D, Pachlewski J, Butruk E. Malignant transformation of benign epithelial gastric polyps. *Am J Gastroenterol*. 1995; 90(12): 2152-2159.

124. Murakami K, Mitomi H, Yamashita K, et al. p53, but not c-Ki-ras, mutation and downregulation of p21WAF1/CIP1 and cyclin D1 are associated with malignant transformation in gastric hyperplastic polyps. *Am J Clin Pathol*. 2001; 115(2): 224-234.

125. Yao T, Kajiwara M, Kuroiwa S, et al. Malignant transformation of gastric hyperplastic polyps: alteration of phenotypes, proliferative activity, and p53 expression. *Hum Pathol*. 2002; 33(10): 1016-1022.

126. Abraham SC, Park SJ, Lee J-H, et al. Genetic alterations in gastric adenomas of intestinal and foveolar phenotypes. *Mod Pathol*. 2003; 16(8): 786-795.

127. Abraham SC, Montgomery EA, Singh VK, et al. Gastric adenomas: intestinal-type and gastric-type adenomas differ in the risk of adenocarcinoma and presence of background mucosal pathology. *Am J Surg Pathol*. 2002; 26(10): 1276-1285.

128. Ito H, Yasui W, Yoshida K, et al. Depressed tubular adenoma of the stomach: pathological and immunohistochemical features. *Histopathology*. 1990; 17(5): 419-426.

129. Lee J-H, Abraham SC, Kim H-S, et al. Inverse relationship between APC gene mutation in gastric adenomas and development of adenocarcinoma. *Am J Pathol*. 2002; 161(2): 611-618.

130. Vieth M, Kushima R, Borchard F, Stolte M. Pyloric gland adenoma: a clinico-pathological analysis of 90 cases. *Virchows Arch*. 2003; 442(4): 317-321.

131. Chen Z-M, Scudiere JR, Abraham SC, Montgomery E. Pyloric gland adenoma: an entity distinct from gastric foveolar type adenoma. *Am J Surg Pathol*. 2009; 33(2): 186-193.

132. Vieth M, Kushima R, Mukaisho K, et al. Immunohistochemical analysis of pyloric gland adenomas using a series of Mucin 2, Mucin 5AC, Mucin 6, CD10, Ki67 and p53. *Virchows Arch*. 2010; 457(5): 529-536.

133. Dumoulin FL, Abel J, Zumfelde P, et al. Endoscopic resection of a rare gastric adenoma(pyloric gland adenoma) with transition into a well-differentiated adenocarcinoma. *Z Für Gastroenterol*. 2012; 50(4): 393-395.

134. Singhi AD, Lazenby AJ, Montgomery EA. Gastric adenocarcinoma with chief cell differentiation: a proposal for reclassification as oxyntic gland polyp/adenoma. *Am J Surg Pathol*. 2012; 36(7): 1030-1035.

135. Ueyama H, Yao T, Nakashima Y, et al. Gastric adenocarcinoma of fundic gland type(chief cell predominant type): proposal for a new entity of gastric adenocarcinoma. *Am J Surg Pathol*. 2010; 34(5): 609-619.

136. Kinoshita Y, Tojo M, Yano T, et al. Incidence of fundic gland polyps in patients without familial adenomatous polyposis. *Gastrointest Endosc*. 1993; 39(2): 161-163.

137. Torbenson M, Lee J-H, Cruz-Correa M, et al. Sporadic fundic gland polyposis: a clinical, histological, and molecular analysis. *Mod Pathol*. 2002; 15(7): 718-723.

138. Lee RG, Burt RW. The histopathology of fundic gland polyps of the stomach. *Am J Clin Pathol*. 1986; 86(4): 498-503.

139. Declich P, Bellone S, Ambrosiani L, et al. Fundic gland polyps: do they arise as a by-product of hypergastrinemia in patients with Zollinger-Ellison syndrome? *Hum Pathol*. 2000; 31(7): 889-890.

140. Choung RS, Talley NJ. Epidemiology and clinical presentation of stress-related peptic damage and chronic peptic ulcer. *Curr Mol Med*. 2008; 8(4): 253-257.

141. Arnason T, Liang W-Y, Alfaro E, et al. Morphology and natural history of familial adenomatous polyposis-associated dysplastic fundic gland polyps. *Histopathology*. 2014; 65(3): 353-362.

142. Bianchi LK, Burke CA, Bennett AE, et al. Fundic gland polyp dysplasia is common in familial adenomatous polyposis. *Clin Gastroenterol Hepatol*. 2008; 6(2): 180-185.

143. Abraham SC, Nobukawa B, Giardiello FM, et al. Sporadic fundic gland polyps: common gastric polyps arising through activating mutations in the beta-catenin gene. *Am J Pathol*. 2001; 158(3): 1005-1010.

144. Abraham SC, Nobukawa B, Giardiello FM, et al. Fundic gland polyps in familial adenomatous polyposis: neoplasms with frequent somatic adenomatous polyposis coli gene alterations. *Am J Pathol*. 2000; 157(3): 747-754.

145. Gonzalez-Obeso E, Fujita H, Deshpande V, et al. Gastric hyperplastic polyps: a heterogeneous clinicopathologic group including a distinct subset best categorized as mucosal prolapse polyp. *Am J Surg Pathol*. 2011; 35(5): 670-677.

146. Wood LD, Salaria SN, Cruise MW, et al. Upper GI tract lesions in familial adenomatous polyposis(FAP): enrichment of pyloric gland adenomas and other gastric and duodenal neoplasms. *Am J Surg Pathol*. 2014; 38(3): 389-393.

147. Song SH, Kim KW, Kim WH, et al. Gastrointestinal cancers in a peutz-jeghers syndrome family: a case report. *Clin Endosc*. 2013; 46(5): 572-575.

148. Lam-Himlin D, Park JY, Cornish TC, et al. Morphologic characterization of syndromic gastric polyps. *Am J Surg Pathol*. 2010; 34(11): 1656-1662.

149. Hizawa K, Iida M, Matsumoto T, et al. Cancer in Peutz-Jeghers syndrome. *Cancer*. 1993; 72(9): 2777-2781.

150. Ma C, Giardiello FM, Montgomery EA. Upper tract juvenile polyps in juvenile polyposis patients: dysplasia and malignancy are associated with foveolar, intestinal, and pyloric differentiation. *Am J Surg Pathol*. 2014; 38(12): 1618-1626.

151. Slavik T, Montgomery EA. Cronkhite–Canada syndrome six decades on: the many faces of an enigmatic disease. *J Clin Pathol*. 2014; 67(10): 891-897.

152. Aytac E, Sulu B, Heald B, et al. Genotype-defined cancer risk in juvenile polyposis syndrome. *Br J Surg*. 2015; 102(1): 114-118.

153. Ha M, Chung JW, Hahm KB, et al. A case of Cowden syndrome diagnosed from multiple gastric polyposis. *World J Gastroenterol*. 2012; 18(8): 861-864.

154. Albuquerque A, Rios E, Carneiro F, Macedo G. Evaluation of clinico-pathological features and *Helicobacter pylori* infection in gastric inflammatory fibroid polyps. *Virchows Arch*. 2014; 465(6): 643-647.

155. Hasegawa T, Yang P, Kagawa N, et al. CD34 expression by inflammatory fibroid polyps of the stomach. *Mod Pathol*. 1997; 10(5): 451-456.

156. Pantanowitz L, Antonioli DA, Pinkus GS, et al. Inflammatory fibroid polyps of the gastrointestinal tract: evidence for a dendritic cell origin. *Am J Surg Pathol*. 2004; 28(1): 107-114.

157. Schildhaus H-U, Cavlar T, Binot E, et al. Inflammatory fibroid polyps harbour mutations in the platelet-derived growth factor receptor alpha(PDGFRA) gene. *J Pathol*. 2008; 216(2): 176-182.

158. Huss S, Wardelmann E, Goltz D, et al. Activating PDGFRA mutations in inflammatory fibroid polyps occur in exons 12, 14 and 18 and are associated with tumour localization. *Histopathology*. 2012; 61(1): 59-68.

159. Lambrecht NWG. Ménétrier's disease of the stomach: a clinical challenge. *Curr Gastroenterol Rep*. 2011; 13(6): 513-517.

160. Williamson K, Park HK, Schacht R, Kaistha A. A case of Ménétrier disease in a child. *Pediatr Emerg Care*. 2012; 28(3): 277-279.

161. Stamm B. Localized hyperplastic gastropathy of the mucous cell- and mixed cell-type (localized Ménétrier's disease): a report of 11 patients. *Am J Surg Pathol*. 1997; 21(11): 1334-1342.

162. Komorowski RA, Caya JG. Hyperplastic gastropathy. Clinicopathologic correlation. *Am J Surg Pathol*. 1991; 15(6): 577-585.

163. Wolfsen HC, Carpenter HA, Talley NJ. Menetrier's disease: a form of hypertrophic gastropathy or gastritis? *Gastroenterology*. 1993; 104(5): 1310-1319.

164. Haot J, Bogomoletz WV, Jouret A, Mainguet P. Ménétrier's disease with lymphocytic gastritis: an unusual association with possible pathogenic implications. *Hum Pathol*. 1991; 22(4): 379-386.

165. Hsu CT, Ito M, Kawase Y, et al. Early gastric cancer arising from localized Ménétrier's disease. *Gastroenterol Jpn*. 1991; 26(2): 213-217.

166. Delle Fave G, Marignani M, Corleto VD, et al. Progression of gastric enterochromaffin-like cells growth in Zollinger-Ellison syndrome and atrophic body gastritis patients. *Dig Liver Dis*. 2002; 34(4): 270-278.

167. Aprile MR, Azzoni C, Gibril F, et al. Intramucosal cysts in the gastric body of patients with Zollinger-Ellison syndrome. *Hum Pathol*. 2000; 31(2): 140-148.

168. Brien TP, Farraye FA, Odze RD. Gastric dysplasia-like epithelial atypia associated with chemoradiotherapy for esophageal cancer: a clinicopathologic and immunohistochemical study of 15 cases. *Mod Pathol*. 2001; 14(5): 389-396.

169. Khor TS, Alfaro EE, Ooi EMM, et al. Divergent expression of MUC5AC, MUC6, MUC2, CD10, and CDX-2 in dysplasia and intramucosal adenocarcinomas with intestinal and foveolar morphology: is this evidence of distinct gastric and intestinal pathways to carcinogenesis in Barrett Esophagus? *Am J Surg Pathol*. 2012; 36(3): 331-342.

170. Park DY, Srivastava A, Kim GH, et al. Adenomatous and foveolar gastric dysplasia: distinct patterns of mucin expression and background intestinal metaplasia. *Am J Surg Pathol*. 2008; 32(4): 524-533.

171. Sakurai U, Lauwers GY, Vieth M, et al. Gastric high-grade dysplasia can be associated with submucosal invasion: evaluation of its prevalence in a series of 121 endoscopically resected specimens. *Am J Surg Pathol*. 2014; 38(11): 1545-1550.

172. Petrick JL, Steck SE, Bradshaw PT, et al. Dietary intake of flavonoids and oesophageal and gastric cancer: incidence and survival in the United States of America(USA). *Br J Cancer*. 2015; 112(suppl): 1291-1300.

173. Buckland G, Travier N, Huerta JM, et al. Healthy lifestyle index and risk of gastric adenocarcinoma in the EPIC cohort study. *Int J Cancer*. 2015; 137(3). 598-606.

174. Noguchi Y, Yoshikawa T, Tsuburaya A, et al. Is gastric carcinoma different between Japan and the United States? *Cancer*. 2000; 89(11): 2237-2246.

175. Oliveira C, Seruca R, Carneiro F. Genetics, pathology, and clinics of familial gastric cancer. *Int J Surg Pathol*. 2006; 14(1): 21-33.

176. Vogelaar IP, van der Post RS, Carneiro F, et al. Hereditary diffuse gastric cancer: updated clinical guidelines with an emphasis on germline CDH1 mutation carriers. *J Med Genet*. 2015; 52(6): 361-374.

177. Brooks-Wilson AR, Kaurah P, Suriano G, et al. Germline E-cadherin mutations in hereditary diffuse gastric cancer: assessment of 42 new families and review of genetic screening criteria. *J Med Genet*. 2004; 41(7): 508-517.

178. Alfaro EE, Lauwers GY. Early gastric neoplasia: diagnosis and implications. *Adv Anat Pathol*. 2011; 18(4): 268-280.

179. Hall CN, Darkin D, Brimblecombe R, et al. Evaluation of the nitrosamine hypothesis of gastric carcinogenesis in precancerous conditions. *Gut*. 1986; 27(5): 491-498.

180. Lahner E, Esposito G, Pilozzi E, et al. Occurrence of gastric cancer and carcinoids in atrophic gastritis during prospective long-term follow up. *Scand J Gastroenterol*. 2015; 50(7): 856-865.

181. Vannella L, Lahner E, Osborn J, Annibale B. Systematic review: gastric cancer incidence in pernicious anaemia. *Aliment Pharmacol Ther*. 2013; 37(4): 375-382.

182. Correa P. *Helicobacter pylori* and gastric carcinogenesis. *Am J Surg Pathol*. 1995; 19(suppl 1): S37-S43.

183. Graham DY. *Helicobacter pylori* update: gastric cancer, reliable therapy, and possible benefits. *Gastroenterology*. 2015; 148(4): 719-731, e3.

184. Lauren P. The two histological main types of gastric carcinoma: diffuse and so-called intestinal-type carcinoma. An attempt at a histo-clinical classification. *Acta Pathol Microbiol Scand*. 1965; 64: 31-49.

185. Brumback RA, Gerber JE, Hicks DG, Strauchen JA. Adenocarcinoma of the stomach following irradiation and chemotherapy for lymphoma in young patients. *Cancer*. 1984; 54(6): 994-998.

186. Chen X-Z, Chen H, Castro FA, et al. Epstein-Barr virus infection and gastric cancer: a systematic review. *Medicine(Baltimore)*. 2015; 94(20): e792.

187. Lim H, Park YS, Lee JH, et al. Features of gastric carcinoma with lymphoid stroma associate with Epstein-Barr virus. *Clin Gastroenterol Hepatol*. 2015; 13(10): 1738-1744. e2.

188. Park S, Choi M-G, Kim K-M, et al. Lymphoepithelioma-like carcinoma: a distinct type of gastric cancer. *J Surg Res*. 2015; 194(2): 458-463.

189. Yamada Y, Kato Y. Greater tendency for submucosal invasion in fundic area gastric carcinomas than those arising in the pyloric area. *Cancer*. 1989; 63(9): 1757-1760.

190. Yamagiwa H, Yoshimura H, Tomiyama H, et al. Clinico-pathological study of gastric cancers in the greater curvature. *Acta Pathol Jpn*. 1984; 34(3): 519-527.

191. Kosaka T, Miwa K, Yonemura Y, et al. A clinicopathologic study on multiple gastric cancers with special reference to distal gastrectomy. *Cancer*. 1990; 65(11): 2602-2605.

192. Lee EY, Wang TC, Clouse RE, DeSchryver-Kecskemeti K. Mucosal thickening adjacent to gastric malignancy: association with epidermal growth factor. *Mod Pathol*. 1989; 2(4): 397-402.

193. Zheng H, Li X, Hara T, et al. Mixed-type gastric carcinomas exhibit more aggressive features and indicate the histogenesis of carcinomas. *Virchows Arch*. 2008; 452(5): 525-534.

194. Ikeda H, Kukitsu T, Johmen W, et al. Gastric invasive micropapillary carcinoma with intestinal phenotypes harboring a TP53 R175H mutation. *Case Rep Oncol*. 2014; 7(3): 611-620.

195. Endoh Y, Tamura G, Motoyama T, et al. Well-differentiated adenocarcinoma mimicking complete-type intestinal metaplasia in the stomach. *Hum Pathol*. 1999; 30(7): 826-832.

196. Chan WY, Hui PK, Leung KM, et al. Gastric adenocarcinoma with ciliated tumor cells. *Hum Pathol*. 1993; 24(10): 1107-1113.

197. Fujiyoshi Y, Eimoto T. Chromogranin A expression correlates with tumour cell type and prognosis in signet ring cell carcinoma of the stomach. *Histopathology*. 2008; 52(3): 305-313.

198. Rice AJ, Griffiths AP, Martin IG, Dixon MF. Gastric carcinoma with prominent neutrophil infiltration. *Histopathology*. 2000; 37(3): 289-290.

199. Maehara Y, Moriguchi S, Yoshida M, et al. Splenectomy does not correlate with length of survival in patients undergoing curative total gastrectomy for gastric carcinoma. Univariate and multivariate analyses. *Cancer*. 1991; 67(12): 3006-3009.

200. Henson DE, Dittus C, Younes M, et al. Differential trends in the intestinal and diffuse types of gastric carcinoma in the United States, 1973-2000: increase in the signet ring cell type. *Arch Pathol Lab Med*. 2004; 128(7): 765-770.

201. Crowder CD, Grabowski C, Inampudi S, et al. Selective internal radiation therapy-induced extrahepatic injury: an emerging cause of iatrogenic organ damage. *Am J Surg Pathol*. 2009; 33(7): 963-975.

202. Ma J, De Boer WG, Nayman J. Intestinal mucinous substances in gastric intestinal metaplasia and carcinoma studied by immunofluorescence. *Cancer*. 1982; 49(8): 1664-1667.

203. Cook HC. Neutral mucin content of gastric carcinomas as a diagnostic aid in the identification of secondary deposits. *Histopathology*. 1982; 6(5): 591-599.

204. Gürbüz Y, Kahlke V, Klöppel G. How do gastric carcinoma classification systems relate to mucin expression patterns? An immunohistochemical analysis in a series of advanced gastric carcinomas. *Virchows Arch*. 2002; 440(5): 505-511.

205. Lee HS, Lee HK, Kim HS, et al. MUC1, MUC2, MUC5AC, and MUC6 expressions in gastric carcinomas: their roles as prognostic indicators. *Cancer*. 2001; 92(6): 1427-1434.

206. Chu PG, Weiss LM. Immunohistochemical characterization of signet-ring cell carcinomas of the stomach, breast, and colon. *Am J Clin Pathol*. 2004; 121(6): 884-892.

207. Kaimaktchiev V, Terracciano L, Tornillo L, et al. The homeobox intestinal differentiation fac-

tor CDX2 is selectively expressed in gastrointestinal adenocarcinomas. *Mod Pathol*. 2004; 17(11): 1392-1399.

208. Levy R, Czernobilsky B, Geiger B. Cytokeratin polypeptide in gastrointestinal adenocarcinomas displaying squamous differentiation. *Hum Pathol*. 1992; 23(6): 695-702.

209. Park SY, Kim HS, Hong EK, Kim WH. Expression of cytokeratins 7 and 20 in primary carcinomas of the stomach and colorectum and their value in the differential diagnosis of metastatic carcinomas to the ovary. *Hum Pathol*. 2002; 33(11): 1078-1085.

210. Tahara E, Ito H, Taniyama K, et al. Alpha 1-antitrypsin, alpha 1-antichymotrypsin, and alpha 2-macroglobulin in human gastric carcinomas: a retrospective immunohistochemical study. *Hum Pathol*. 1984; 15(10): 957-964.

211. Louhimo J, Nordling S, Alfthan H, et al. Specific staining of human chorionic gonadotropin beta in benign and malignant gastrointestinal tissues with monoclonal antibodies. *Histopathology*. 2001; 38(5): 418-424.

212. Jinawath N, Furukawa Y, Hasegawa S, et al. Comparison of gene-expression profiles between diffuse- and intestinal-type gastric cancers using a genome-wide cDNA microarray. *Oncogene*. 2004; 23(40): 6830-6844.

213. Huntsman D, Carneiro F, Lewis F, et al. Prophylactic gastrectomy in patients with deleterious E-cadherin gene mutation. *Gastroentérologie Clin Biol*. 2001; 25(10): 931-932.

214. Chun YS, Lindor NM, Smyrk TC, et al. Germline E-cadherin gene mutations: is prophylactic total gastrectomy indicated? *Cancer*. 2001; 92(1): 181-187.

215. Cisco RM, Ford JM, Norton JA. Hereditary diffuse gastric cancer: implications of genetic testing for screening and prophylactic surgery. *Cancer*. 2008; 113(7 suppl): 1850-1856.

216. Ascaño JJ, Frierson H, Moskaluk CA, et al. Inactivation of the E-cadherin gene in sporadic diffuse-type gastric cancer. *Mod Pathol*. 2001; 14(10): 942-949.

217. Tamura G, Yin J, Wang S, et al. E-Cadherin gene promoter hypermethylation in primary human gastric carcinomas. *J Natl Cancer Inst*. 2000; 92(7): 569-573.

218. Theuer CP, Campbell BS, Peel DJ, et al. Microsatellite instability in Japanese vs European American patients with gastric cancer. *Arch Surg*. 2002; 137(8): 960-965, discussion 965–966.

219. El-Rifai W, Powell SM. Molecular biology of gastric cancer. *Semin Radiat Oncol*. 2002; 12(2): 128-140.

220. El-Rifai W, Powell SM. Molecular and biologic basis of upper gastrointestinal malignancy. Gastric carcinoma. *Surg Oncol Clin N Am*. 2002; 11(2): 273-291, viii.

221. Luinetti O, Fiocca R, Villani L, et al. Genetic pattern, histological structure, and cellular phenotype in early and advanced gastric cancers: evidence for structure-related genetic subsets and for loss of glandular structure during progression of some tumors. *Hum Pathol*. 1998; 29(7): 702-709.

222. Grabsch H, Sivakumar S, Gray S, et al. HER2 expression in gastric cancer: rare, heterogeneous and of no prognostic value—conclusions from 924 cases of two independent series. *Cell Oncol*. 2010; 32(1-2): 57-65.

223. Jørgensen JT. Targeted HER2 treatment in advanced gastric cancer. *Oncology*. 2010; 78(1): 26-33.

224. Li QL, Ito K, Sakakura C, et al. Causal relationship between the loss of RUNX3 expression and gastric cancer. *Cell*. 2002; 109(1): 113-124.

225. Kim TY, Jong H-S, Jung Y, et al. DNA hypermethylation in gastric cancer. *Aliment Pharmacol Ther*. 2004; 20(suppl 1): 131-142.

226. Oshimo Y, Oue N, Mitani Y, et al. Frequent loss of RUNX3 expression by promoter hypermethylation in gastric carcinoma. *Pathobiology*. 2004; 71(3): 137-143.

227. Blumenfeld W, Chandhoke DK, Sagerman P, Turi GK. Neuroendocrine differentiation in gastric adenocarcinomas. An immunohistochemical study. *Arch Pathol Lab Med*. 1996; 120(5): 478-481.

228. Jiang S-X, Mikami T, Umezawa A, et al. Gastric large cell neuroendocrine carcinomas: a distinct clinicopathologic entity. *Am J Surg Pathol*. 2006; 30(8): 945-953.

229. Matsui K, Jin XM, Kitagawa M, Miwa A. Clinicopathologic features of neuroendocrine carcinomas of the stomach: appraisal of small cell and large cell variants. *Arch Pathol Lab Med*. 1998; 122(11): 1010-1017.

230. Frances N, Zeichner SB, Francavilla M, Cusnir M. Gastric small-cell carcinoma found on esophagogastroduodenoscopy: a case report and literature review. *Case Rep Oncol Med*. 2013; 2013: 475961.

231. Chen Y-Y, Li AF-Y, Huang K-H, et al. Adenosquamous carcinoma of the stomach and review of the literature. *Pathol Oncol Res*. 2015; 21(3): 547-551.

232. Hwang SH, Lee JH, Kim K, et al. Primary squamous cell carcinoma of the stomach: a case report. *Oncol Lett*. 2014; 8(5): 2122-2124.

233. Chen H, Shen C, Yin R, et al. Clinicopathological characteristics, diagnosis, treatment, and outcomes of primary gastric adenosquamous carcinoma. *World J Surg Oncol*. 2015; 13: 136.

234. Sáez C, Japón MA, Poveda MA, Segura DI. Mucinous(colloid) adenocarcinomas secrete distinct O-acylated forms of sialomucins: a histochemical study of gastric, colorectal and breast adenocarcinomas. *Histopathology*. 2001; 39(6): 554-560.

235. Roberts CC, Colby TV, Batts KP. Carcinoma of the stomach with hepatocyte differentiation (hepatoid adenocarcinoma). *Mayo Clin Proc*. 1997; 72(12): 1154-1160.

236. Matsunou H, Konishi F, Jalal RE, et al. Alpha-fetoprotein-producing gastric carcinoma with enteroblastic differentiation. *Cancer*. 1994; 73(3): 534-540.

237. Maitra A, Murakata LA, Albores-Saavedra J. Immunoreactivity for hepatocyte Paraffin 1 antibody in hepatoid adenocarcinomas of the gastrointestinal tract. *Am J Clin Pathol*. 2001; 115(5): 689-694.

238. Nagai E, Ueyama T, Yao T, Tsuneyoshi M. Hepatoid adenocarcinoma of the stomach. A clinicopathologic and immunohistochemical analysis. *Cancer*. 1993; 72(6): 1827-1835.

239. Sentani K, Oue N, Sakamoto N, et al. Gene expression profiling with microarray and SAGE identifies PLUNC as a marker for hepatoid adenocarcinoma of the stomach. *Mod Pathol*. 2008; 21(4): 464-475.

240. Ushiku T, Shinozaki A, Shibahara J, et al. SALL4 represents fetal gut differentiation of gastric cancer, and is diagnostically useful in distinguishing hepatoid gastric carcinoma from hepatocellular carcinoma. *Am J Surg Pathol*. 2010; 34(4): 533-540.

241. Hishinuma M, Ohashi K-I, Yamauchi N, et al. Hepatocellular oncofetal protein, glypican 3 is a sensitive marker for alpha-fetoproteinproducing gastric carcinoma. *Histopathology*. 2006; 49(5): 479-486.

242. Matsunou H, Konishi F, Hori H, et al. Characteristics of Epstein-Barr virus-associated gastric carcinoma with lymphoid stroma in Japan. *Cancer*. 1996; 77(10): 1998-2004.

243. Yuen ST, Chung LP, Leung SY, et al. In situ detection of Epstein-Barr virus in gastric and colorectal adenocarcinomas. *Am J Surg Pathol*. 1994; 18(11): 1158-1163.

244. Grogg KL, Lohse CM, Pankratz VS, et al. Lymphocyte-rich gastric cancer: associations with Epstein-Barr virus, microsatellite instability, histology, and survival. *Mod Pathol*. 2003; 16(7): 641-651.

245. Choi KW, Lee WY, Hong SW, et al. Carcinosarcoma of the stomach: a case report. *J Gastric Cancer*. 2013; 13(1): 69-72.

246. Cirocchi R, Trastulli S, Desiderio J, et al. Gastric carcinosarcoma: a case report and review of the literature. *Oncol Lett*. 2012; 4(1): 53-57.

247. Nakayama Y, Murayama H, Iwasaki H, et al. Gastric carcinosarcoma(sarcomatoid carcinoma) with rhabdomyoblastic and osteoblastic differentiation. *Pathol Int*. 1997; 47(8): 557-563.

248. Cruz JJ, Paz JI, Cordero M, et al. Carcinosarcoma of the stomach with endocrine differentiation. A case report. *Tumori*. 1991; 77(4): 355-357.

249. Kallakury BV, Bui HX, delRosario A, et al. Primary gastric adenosarcoma. *Arch Pathol Lab Med*. 1993; 117(3): 299-301.

250. Agaimy A, Rau TT, Hartmann A, Stoehr R. SMARCB1(INI1)-negative rhabdoid carcinomas of the gastrointestinal tract: clinicopathologic and molecular study of a highly aggressive variant with literature review. *Am J Surg Pathol*. 2014; 38(7): 910-920.

251. Geramizadeh B, Nikeghbalian S, Abolghasem-Hosseini S. Primary malignant rhabdoid tumor of the stomach, a rare case report and review of literature. *J Gastrointest Cancer*. 2010; 41(4): 269-271.

252. Stracca-Pansa V, Menegon A, Donisi PM, et al. Gastric carcinoma with osteoclast-like giant cells. Report of four cases. *Am J Clin Pathol*. 1995; 103(4): 453-459.

253. Ambrosini-Spaltro A, Potì O, De Palma M, Filotico M. Pancreatic-type acinar cell carcinoma of the stomach beneath a focus of pancreatic metaplasia of the gastric mucosa. *Hum Pathol*. 2009; 40(5): 746-749.

254. Govender D, Ramdial PK, Clarke B, Chetty R. Clear cell(glycogen-rich) gastric adenocarcinoma. *Ann Diagn Pathol*. 2004; 8(2): 69-73.

255. Tajima S, Kodama H, Kamiya T, Terasaki M. Gastric carcinoma with an invasive micropapillary carcinoma component showing HER2 gene Amplification and CD10 expression: a case report and review of the literature. *Pathol Int*. 2014; 64(8): 402-408.

256. Ushiku T, Matsusaka K, Iwasaki Y, et al. Gastric carcinoma with invasive micropapillary pattern and its association with lymph node metastasis. *Histopathology*. 2011; 59(6): 1081-1089.

257. Roh JH, Srivastava A, Lauwers GY, et al. Micropapillary carcinoma of stomach: a clinicopathologic and immunohistochemical study of 11 cases. *Am J Surg Pathol*. 2010; 34(8): 1139-1146.

258. Choi IJ. Endoscopic gastric cancer screening and surveillance in high-risk groups. *Clin Endosc*. 2014; 47(6): 497-503.

259. Leja M, You W, Camargo MC, Saito H. Implementation of gastric cancer screening— the global experience. *Best Pract Res Clin Gastroenterol*. 2014; 28(6): 1093-1106.

260. Tatsuta M, Iishi H, Okuda S, et al. Prospective evaluation of diagnostic accuracy of gastrofiberscopic biopsy in diagnosis of gastric cancer. *Cancer*. 1989; 63(7): 1415-1420.

261. Jorde R, Ostensen H, Bostad LH, et al. Cancer detection in biopsy specimens taken from different types of gastric lesions. *Cancer*. 1986; 58(2): 376-382.

262. Xuan ZX, Ueyama T, Yao T, Tsuneyoshi M. Time trends of early gastric carcinoma. A clinicopathologic analysis of 2846 cases. *Cancer*. 1993; 72(10): 2889-2894.

263. Lee SH, Jee SR, Kim JH, Seol SY. Intramucosal gastric cancer: the rate of lymph node metastasis in signet ring cell carcinoma is as low as that in well-differentiated adenocarcinoma. *Eur J Gastroenterol Hepatol*. 2015; 27(2): 170-174.

264. Rubio CA, Slezak P, Ohman U, Emås S. The histological classification of early gastric cancer(micro-invasive carcinoma of the stomach). *Acta Pathol Microbiol Immunol Scand [A]*. 1982; 90(5): 311-316.

265. Kitamura K, Yamaguchi T, Sawai K, et al. Chronologic changes in the clinicopathologic findings and survival of gastric cancer patients. *J Clin Oncol*. 1997; 15(12): 3471-3480.

266. Mori M, Adachi Y, Kakeji Y, et al. Superficial flat-type early carcinoma of the stomach. *Cancer*. 1992; 69(2): 306-313.

267. Huguier M, Ferro L, Barrier A. Early gastric carcinoma: spread and multicentricity. *Gastric Cancer*. 2002; 5(3): 125-128, discussion 128–129.

268. Kang GH, Kim CJ, Kim WH, et al. Genetic evidence for the multicentric origin of synchronous multiple gastric carcinoma. *Lab Invest*. 1997; 76(3): 407-417.

269. Barreto SG, Windsor JA. Redefining early gastric cancer. *Surg Endosc*. 2016; 30(1): 24-37.
270. Song SY, Park S, Kim S, et al. Characteristics of intramucosal gastric carcinoma with lymph node metastatic disease. *Histopathology*. 2004; 44(5): 437-444.

271. Son HJ, Son H, Myung W, et al. Prognostic indicators of gastric carcinoma confined to the muscularis propria. *Histopathology*. 2007; 51(1): 105-110.

272. Son HJ, Song SY, Kim S, et al. Characteristics of submucosal gastric carcinoma with lymph node metastatic disease. *Histopathology*. 2005; 46(2): 158-165.

273. Emura F, Mejía J, Donneys A, et al. Therapeutic outcomes of endoscopic submucosal dissection of differentiated early gastric cancer in a Western endoscopy setting (with video). *Gastrointest Endosc*. 2015; 82(5): 804-811.

274. Peng LJ, Tian SN, Lu L, et al. Outcome of endoscopic submucosal dissection for early gastric cancer of conventional and expanded indications: systematic review and meta-analysis. *J Dig Dis*. 2015; 16(2): 67-74.

275. Shin KY, Jeon SW, Cho KB, et al. Clinical outcomes of the endoscopic submucosal dissection of early gastric cancer are comparable between absolute and new expanded criteria. *Gut Liver*. 2015; 9(2): 181-187.

276. Osterheld MC, Laurini R, Saraga E. Early gastric carcinoma with focal advanced cancer: a particular subtype of gastric carcinoma. *Hum Pathol*. 1998; 29(8): 815-819.

277. Ludeman L, Shepherd NA. Serosal involvement in gastrointestinal cancer: its assessment and significance. *Histopathology*. 2005; 47(2): 123-131.

278. Lehnert T, Erlandson RA, Decosse JJ. Lymph and blood capillaries of the human gastric mucosa. A morphologic basis for metastasis in early gastric carcinoma. *Gastroenterology*. 1985; 89(5): 939-950.

279. Wu CW, Hsieh MJ, Lo SS, et al. Lymph node metastasis from carcinoma of the distal one-third of the stomach. *Cancer*. 1994; 73(12):

3109-3114.

280. Mak KL, Hui PK, Chan WY, Leung KM. Mucosal lymphangiectasia in gastric adenocarcinoma. *Arch Pathol Lab Med*. 1996; 120(1): 78-80.

281. Sweeney S, Utzschneider R, Fraire AE. Vasculitis carcinomatosa occurring in association with adenocarcinoma of the stomach. *Ann Diagn Pathol*. 1998; 2(4): 247-249.

282. Dias AR, Pereira MA, Mello ES, et al. Carnoy's solution increases the number of examined lymph nodes following gastrectomy for adenocarcinoma: a randomized trial. *Gastric Cancer*. 2016; 19(1): 136-142.

283. Lavy R, Hershkovitz Y, Kapiev A, et al. A comparative study on two different pathological methods to retrieve lymph nodes following gastrectomy. *Int J Surg*. 2014; 12(7): 725-728.

284. Fukagawa T, Sasako M, Mann GB, et al. Immunohistochemically detected micrometastases of the lymph nodes in patients with gastric carcinoma. *Cancer*. 2001; 92(4): 753-760.

285. Shin D, Park S-S. Clinical importance and surgical decision-making regarding proximal resection margin for gastric cancer. *World J Gastrointest Oncol*. 2013; 5(1): 4-11.

286. Lerwill MF, Young RH. Ovarian metastases of intestinal-type gastric carcinoma: a clinicopathologic study of 4 cases with contrasting features to those of the Krukenberg tumor. *Am J Surg Pathol*. 2006; 30(11): 1382-1388.

287. Esaki Y, Hirayama R, Hirokawa K. A comparison of patterns of metastasis in gastric cancer by histologic type and age. *Cancer*. 1990; 65(9): 2086-2090.

288. Sawabe M, Kato Y, Ohashi I, Kitagawa T. Diffuse intrasinusoidal metastasis of gastric carcinoma to the liver leading to fulminant hepatic failure. A case report. *Cancer*. 1990; 65(1): 169-173.

289. Yamamoto M, Rashid OM, Wong J. Surgical management of gastric cancer: the East vs. West perspective. *J Gastrointest Oncol*. 2015; 6(1): 79-88.

290. Brennan MF, Karpeh MS. Surgery for gastric cancer: the American view. *Semin Oncol*. 1996; 23(3): 352-359.

291. Bonenkamp JJ, Hermans J, Sasako M, et al. Extended lymph-node dissection for gastric cancer. *N Engl J Med*. 1999; 340(12): 908-914.

292. Santoro R, Mancini P, Carboni F, et al. Subtotal gastrectomy for gastric cancer: long term outcomes of Billroth I reconstruction at a single European institute. *Hepatogastroenterology*. 2014; 61(136): 2448-2454.

293. Cohen DJ, Leichman L. Controversies in the treatment of local and locally advanced gastric and esophageal cancers. *J Clin Oncol*. 2015; 33(16): 1754-1759.

294. Vakiani E. HER2 testing in gastric and gastroesophageal adenocarcinomas. *Adv Anat Pathol*. 2015; 22(3): 194-201.

295. Nakamura K, Ueyama T, Yao T, et al. Pathology and prognosis of gastric carcinoma. Findings in 10,000 patients who underwent primary gastrectomy. *Cancer*. 1992; 70(5): 1030-1037.

296. Srivastava A, Lauwers GY. Gastric epithelial dysplasia: the Western perspective. *Dig Liver Dis*. 2008; 40(8): 641-649.

297. Hermanek P. The superiority of the new International Union Against Cancer and American Joint Committee on Cancer TNM staging of gastric carcinoma. *Cancer*. 2000; 88(8): 1763-1765.

298. Roder JD, Böttcher K, Busch R, et al. Classification of regional lymph node metastasis from gastric carcinoma. German Gastric Cancer Study Group. *Cancer*. 1998; 82(4): 621-631.

299. Roukos DH, Kappas AM. Targeting the optimal extent of lymph node dissection for gastric cancer. *J Surg Oncol*. 2002; 81(2): 59-62, discussion 62.

300. Hundahl SA, Phillips JL, Menck HR. The National Cancer Data Base Report on poor survival of U.S. gastric carcinoma patients treated with gastrectomy: Fifth Edition American Joint Committee on Cancer staging, proximal disease, and the "different disease" hypothesis. *Cancer*. 2000; 88(4): 921-932.

301. Saito H, Fukumoto Y, Osaki T, et al. Distinct recurrence pattern and outcome of adenocarcinoma of the gastric cardia in comparison with carcinoma of other regions of the stomach. *World J Surg*. 2006; 30(10): 1864-1869.

302. Grablec J, Owen DA. Carcinoma of the stomach in young persons. *Cancer*. 1985; 56(2): 388-396.

303. Murphy A, Kelly RJ. From molecular classification to targeted therapeutics: the changing face of systemic therapy in metastatic gastroesophageal cancer. *Gastroenterol Res Pract*. 2015; 2015: 896560.

304. Durães C, Almeida GM, Seruca R, et al. Biomarkers for gastric cancer: prognostic, predictive or targets of therapy? *Virchows Arch*. 2014; 464(3): 367-378.

305. Luk IS, Bhuta S, Lewin KJ. Clear cell carcinoid tumor of stomach. A variant mimicking gastric xanthelasma. *Arch Pathol Lab Med*. 1997; 121(10): 1100-1103.

306. Modlin IM, Kidd M, Pfragner R, et al. The functional characterization of normal and neoplastic human enterochromaffin cells. *J Clin Endocrinol Metab*. 2006; 91(6): 2340-2348.

307. Basuroy R, Srirajaskanthan R, Prachalias A, et al. Review article: the investigation and management of gastric neuroendocrine tumours. *Aliment Pharmacol Ther*. 2014; 39(10): 1071-1084.

308. Lewin KJ, Yang K, Ulich T, et al. Primary gastrin cell hyperplasia. Report of five cases and a review of the literature. *Am J Surg Pathol*. 1984; 8(11): 821-832.

309. Rindi G. Clinicopathologic aspects of gastric neuroendocrine tumors. *Am J Surg Pathol*. 1995; 19(suppl 1): S20-S29.

310. Klöppel G, Anlauf M, Perren A. Endocrine precursor lesions of gastroenteropancreatic neuroendocrine tumors. *Endocr Pathol*. 2007; 18(3): 150-155.

311. Solcia E, Capella C, Fiocca R, et al. Gastric argyrophil carcinoidosis in patients with Zollinger-Ellison syndrome due to type 1 multiple endocrine neoplasia. A newly recognized association. *Am J Surg Pathol*. 1990; 14(6): 503-513.

312. Ito T, Igarashi H, Jensen RT. Zollinger- Ellison syndrome: recent advances and controversies. *Curr Opin Gastroenterol*. 2013; 29(6): 650-661.

313. von Rosenvinge EC, Wank SA, Lim RM. Gastric masses in multiple endocrine neoplasia type I-associated Zollinger-Ellison syndrome. *Gastroenterology*. 2009; 137(4): 1222-1537.

314. Bordi C, D'Adda T, Azzoni C, et al. Hypergastrinemia and gastric enterochromaffin-like cells. *Am J Surg Pathol*. 1995; 19(suppl 1): S8-S19.

315. D'Adda T, Keller G, Bordi C, Höfler H. Loss of heterozygosity in 11q13-14 regions in gastric neuroendocrine tumors not associated with multiple endocrine neoplasia type 1 syndrome. *Lab Invest*. 1999; 79(6): 671-677.

316. Kern SE, Yardley JH, Lazenby AJ, et al. Reversal by antrectomy of endocrine cell hyperplasia in the gastric body in pernicious anemia: a morphometric study. *Mod Pathol*. 1990; 3(5):

561-566.

317. Sato Y, Imamura H, Kaizaki Y, et al. Management and clinical outcomes of type I gastric carcinoid patients: retrospective, multicenter study in Japan. *Dig Endosc*. 2014; 26(3): 377-384.

318. Capella C, Heitz PU, Höfler H, et al. Revised classification of neuroendocrine tumours of the lung, pancreas and gut. *Virchows Arch*. 1995; 425(6): 547-560.

319. Kidd M, Gustafsson B, Modlin IM. Gastric carcinoids(neuroendocrine neoplasms). *Gastroenterol Clin North Am*. 2013; 42(2): 381-397.

320. Rindi G, D'Adda T, Froio E, et al. Prognostic factors in gastrointestinal endocrine tumors. *Endocr Pathol*. 2007; 18(3): 145-149.

321. Strosberg J, Nasir A, Coppola D, et al. Correlation between grade and prognosis in metastatic gastroenteropancreatic neuroendocrine tumors. *Hum Pathol*. 2009; 40(9): 1262-1268.

322. Luong TV, Pilozzi E, Bearzi I, Bordi C. Mucosal colonization of gastric endocrine tumors mimicking mixed neoplasms. *Virchows Arch*. 2008; 452(2): 169-174.

323. Patil DT, Rubin BP. Gastrointestinal stromal tumor: advances in diagnosis and management. *Arch Pathol Lab Med*. 2011; 135(10): 1298-1310.

324. Liegl-Atzwanger B, Fletcher JA, Fletcher CDM. Gastrointestinal stromal tumors. *Virchows Arch*. 2010; 456(2): 111-127.

325. Rosai J. GIST: an update. *Int J Surg Pathol*. 2003; 11(3): 177-186.

326. Vanderwinden JM, Rumessen JJ, De Laet MH, et al. CD34 + cells in human intestine are fibroblasts adjacent to, but distinct from, interstitial cells of Cajal. *Lab Invest*. 1999; 79(1): 59-65.

327. Heinrich MC, Rubin BP, Longley BJ, Fletcher JA. Biology and genetic aspects of gastrointestinal stromal tumors: KIT activation and cytogenetic alterations. *Hum Pathol*. 2002; 33(5): 484-495.

328. Hornick JL, Fletcher CDM. The significance of KIT(CD117) in gastrointestinal stromal tumors. *Int J Surg Pathol*. 2004; 12(2): 93-97.

329. Hirota S, Isozaki K, Moriyama Y, et al. Gain-of-function mutations of c-kit in human gastrointestinal stromal tumors. *Science*. 1998; 279(5350): 577-580.

330. Andersson J, Sjögren H, Meis-Kindblom JM, et al. The complexity of KIT gene mutations and chromosome rearrangements and their clinical correlation in gastrointestinal stromal (pacemaker cell) tumors. *Am J Pathol*. 2002; 160(1): 15-22.

331. Lux ML, Rubin BP, Biase TL, et al. KIT extracellular and kinase domain mutations in gastrointestinal stromal tumors. *Am J Pathol*. 2000; 156(3): 791-795.

332. Rubin BP, Fletcher JA, Fletcher CDM. Molecular insights into the histogenesis and pathogenesis of gastrointestinal stromal tumors. *Int J Surg Pathol*. 2000; 8(1): 5-10.

333. Medeiros F, Corless CL, Duensing A, et al. KIT-negative gastrointestinal stromal tumors: proof of concept and therapeutic implications. *Am J Surg Pathol*. 2004; 28(7): 889-894.

334. Corless CL. Gastrointestinal stromal tumors: what do we know now? *Mod Pathol*. 2014; 27(suppl 1): S1-S16.

335. Miettinen M. Immunohistochemistry of soft tissue tumours—review with emphasis on 10 markers. *Histopathology*. 2014; 64(1): 101-118.

336. Lee C-H, Liang C, Espinosa I. The utility of discovered on gastrointestinal stromal tumor 1(DOG1) antibody in surgical pathology-the GIST of it. *Adv Anat Pathol*. 2010; 17(3): 222-232.

337. Espinosa I, Lee C-H, Kim MK, et al. A novel monoclonal antibody against DOG1 is a sensitive and specific marker for gastrointestinal stromal tumors. *Am J Surg Pathol*. 2008; 32(2): 210-218.

338. West RB, Corless CL, Chen X, et al. The novel marker, DOG1, is expressed ubiquitously in gastrointestinal stromal tumors irrespective of KIT or PDGFRA mutation status. *Am J Pathol*. 2004; 165(1): 107-113.

339. Liegl B, Hornick JL, Corless CL, Fletcher CDM. Monoclonal antibody DOG1.1 shows higher sensitivity than KIT in the diagnosis of gastrointestinal stromal tumors, including unusual subtypes. *Am J Surg Pathol*. 2009; 33(3): 437-446.

340. Pauls K, Merkelbach-Bruse S, Thal D, et al. PDGFRalpha- and c-kit-mutated gastrointestinal stromal tumours(GISTs) are characterized by distinctive histological and immunohistochemical features. *Histopathology*. 2005; 46(2): 166-175.

341. Sakurai S, Hasegawa T, Sakuma Y, et al. Myxoid epithelioid gastrointestinal stromal tumor(GIST) with mast cell infiltrations: a subtype of GIST with mutations of platelet-derived growth factor receptor alpha gene. *Hum Pathol*. 2004; 35(10): 1223-1230.

342. Daum O, Grossmann P, Vanecek T, et al. Diagnostic morphological features of PDGFRA-mutated gastrointestinal stromal tumors: molecular genetic and histologic analysis of 60 cases of gastric gastrointestinal stromal tumors. *Ann Diagn Pathol*. 2007; 11(1): 27-33.

343. Bates AW, Feakins RM, Scheimberg I. Congenital gastrointestinal stromal tumour is morphologically indistinguishable from the adult form, but does not express CD117 and carries a favourable prognosis. *Histopathology*. 2000; 37(4): 316-322.

344. Miettinen M, Lasota J, Sobin LH. Gastrointestinal stromal tumors of the stomach in children and young adults: a clinicopathologic, immunohistochemical, and molecular genetic study of 44 cases with long-term follow-up and review of the literature. *Am J Surg Pathol*. 2005; 29(10): 1373-1381.

345. Miettinen M, Fetsch JF, Sobin LH, Lasota J. Gastrointestinal stromal tumors in patients with neurofibromatosis 1: a clinicopathologic and molecular genetic study of 45 cases. *Am J Surg Pathol*. 2006; 30(1): 90-96.

346. Takazawa Y, Sakurai S, Sakuma Y, et al. Gastrointestinal stromal tumors of neurofibromatosis type I(von Recklinghausen's disease). *Am J Surg Pathol*. 2005; 29(6): 755-763.

347. Yantiss RK, Rosenberg AE, Sarran L, et al. Multiple gastrointestinal stromal tumors in type I neurofibromatosis: a pathologic and molecular study. *Mod Pathol*. 2005; 18(4): 475-484.

348. Andersson J, Sihto H, Meis-Kindblom JM, et al. NF1-associated gastrointestinal stromal tumors have unique clinical, phenotypic, and genotypic characteristics. *Am J Surg Pathol*. 2005; 29(9): 1170-1176.

349. Carney JA. Gastric stromal sarcoma, pulmonary chondroma, and extra-adrenal paraganglioma(Carney Triad): natural history, adrenocortical component, and possible familial occurrence. *Mayo Clin Proc*. 1999; 74(6): 543-552.

350. Carney JA, Stratakis CA. Familial paraganglioma and gastric stromal sarcoma: a new syndrome distinct from the Carney triad. *Am J Med Genet*. 2002; 108(2): 132-139.

351. Doyle LA, Hornick JL. Gastrointestinal stromal tumours: from KIT to succinate dehydrogenase. *Histopathology*. 2014; 64(1): 53-67.

352. Doyle LA, Nelson D, Heinrich MC, et al. Loss of succinate dehydrogenase subunit B(SDHB) expression is limited to a distinctive subset of gastric wild-type gastrointestinal stromal tumours: a comprehensive genotype-phenotype correlation study. *Histopathology*. 2012; 61(5): 801-809.

353. Gill AJ, Chou A, Vilain R, et al. Immunohistochemistry for SDHB divides gastrointestinal stromal tumors(GISTs) into 2 distinct types. *Am J Surg Pathol*. 2010; 34(5): 636-644.

354. Nannini M, Biasco G, Astolfi A, Pantaleo MA. An overview on molecular biology of KIT/PDGFRA wild type(WT) gastrointestinal stromal tumours(GIST). *J Med Genet*. 2013; 50(10): 653-661.

355. Falchook GS, Trent JC, Heinrich MC, et al. BRAF mutant gastrointestinal stromal tumor: first report of regression with BRAF inhibitor dabrafenib(GSK2118436) and whole exomic sequencing for analysis of acquired resistance. *Oncotarget*. 2013; 4(2): 310-315.

356. Hirota S, Okazaki T, Kitamura Y, et al. Cause of familial and multiple gastrointestinal autonomic nerve tumors with hyperplasia of interstitial cells of Cajal is germline mutation of the c-kit gene. *Am J Surg Pathol*. 2000; 24(2): 326-327.

357. Nishida T, Hirota S, Taniguchi M, et al. Familial gastrointestinal stromal tumours with germline mutation of the KIT gene. *Nat Genet*. 1998; 19(4): 323-324.

358. Dow N, Giblen G, Sobin LH, Miettinen M. Gastrointestinal stromal tumors: differential diagnosis. *Semin Diagn Pathol*. 2006; 23(2): 111-119.

359. Yantiss RK, Spiro IJ, Compton CC, Rosenberg AE. Gastrointestinal stromal tumor versus intra-abdominal fibromatosis of the bowel wall: a clinically important differential diagnosis. *Am J Surg Pathol*. 2000; 24(7): 947-957.

360. Kang DY, Park CK, Choi JS, et al. Multiple gastrointestinal stromal tumors: clinicopathologic and genetic analysis of 12 patients. *Am J Surg Pathol*. 2007; 31(2): 224-232.

361. Abraham SC, Krasinskas AM, Hofstetter WL, et al. "Seedling" mesenchymal tumors (gastrointestinal stromal tumors and leiomyomas) are common incidental tumors of the esophagogastric junction. *Am J Surg Pathol*. 2007; 31(11): 1629-1635.

362. Agaimy A, Wünsch PH, Hofstaedter F, et al. Minute gastric sclerosing stromal tumors (GIST tumorlets) are common in adults and frequently show c-KIT mutations. *Am J Surg Pathol*. 2007; 31(1): 113-120.

363. Agaimy A, Dirnhofer S, Wünsch PH, et al. Multiple sporadic gastrointestinal stromal tumors(GISTs) of the proximal stomach are caused by different somatic KIT mutations suggesting a field effect. *Am J Surg Pathol*. 2008; 32(10): 1553-1559.

364. Haller F, Schulten H-J, Armbrust T, et al. Multicentric sporadic gastrointestinal stromal tumors(GISTs) of the stomach with distinct clonal origin: differential diagnosis to familial and syndromal GIST variants and peritoneal metastasis. *Am J Surg Pathol*. 2007; 31(6): 933-937.

365. Irving JA, Lerwill MF, Young RH. Gastrointestinal stromal tumors metastatic to the ovary: a report of five cases. *Am J Surg Pathol*. 2005; 29(7): 920-926.

366. Dematteo RP, Heinrich MC, El-Rifai WM, Demetri G. Clinical management of gastrointestinal stromal tumors: before and after STI-571. *Hum Pathol*. 2002; 33(5): 466-477.

367. Demetri GD, von Mehren M, Blanke CD, et al. Efficacy and safety of imatinib mesylate in ad-

vanced gastrointestinal stromal tumors. *N Engl J Med*. 2002; 347(7): 472-480.

368. Antonescu CR. Targeted therapies in gastrointestinal stromal tumors. *Semin Diagn Pathol*. 2008; 25(4): 295-303.

369. Abdulkader I, Cameselle-Teijeiro J, Forteza J. Pathological changes related to Imatinib treatment in a patient with a metastatic gastrointestinal stromal tumour. *Histopathology*. 2005; 46(4): 470-472.

370. Pauwels P, Debiec-Rychter M, Stul M, et al. Changing phenotype of gastrointestinal stromal tumours under imatinib mesylate treatment: a potential diagnostic pitfall. *Histopathology*. 2005; 47(1): 41-47.

371. Liegl B, Hornick JL, Antonescu CR, et al. Rhabdomyosarcomatous differentiation in gastrointestinal stromal tumors after tyrosine kinase inhibitor therapy: a novel form of tumor progression. *Am J Surg Pathol*. 2009; 33(2): 218-226.

372. Fletcher CDM, Berman JJ, Corless C, et al. Diagnosis of gastrointestinal stromal tumors: a consensus approach. *Hum Pathol*. 2002; 33(5): 459-465.

373. Miettinen M, Kopczynski J, Makhlouf HR, et al. Gastrointestinal stromal tumors, intramural leiomyomas, and leiomyosarcomas in the duodenum: a clinicopathologic, immunohistochemical, and molecular genetic study of 167 cases. *Am J Surg Pathol*. 2003; 27(5): 625-641.

374. Misawa S, Takeda M, Sakamoto H, et al. Spontaneous rupture of a giant gastrointestinal stromal tumor of the jejunum: a case report and literature review. *World J Surg Oncol*. 2014; 12: 153.

375. Agaimy A, Vassos N, Märkl B, et al. Anorectal gastrointestinal stromal tumors: a retrospective multicenter analysis of 15 cases emphasizing their high local recurrence rate and the need for standardized therapeutic approach. *Int J Colorectal Dis*. 2013; 28(8): 1057-1064.

376. Heinrich MC, Corless CL, Demetri GD, et al. Kinase mutations and imatinib response in patients with metastatic gastrointestinal stromal tumor. *J Clin Oncol*. 2003; 21(23): 4342-4349.

377. Heinrich MC, Corless CL, Duensing A, et al. PDGFRA activating mutations in gastrointestinal stromal tumors. *Science*. 2003; 299(5607): 708-710.

378. Cassier PA, Fumagalli E, Rutkowski P, et al. Outcome of patients with platelet-derived growth factor receptor alpha-mutated gastrointestinal stromal tumors in the tyrosine kinase inhibitor era. *Clin Cancer Res*. 2012; 18(16): 4458-4464.

379. Lasota J, Dansonka-Mieszkowska A, Sobin LH, Miettinen M. A great majority of GISTs with PDGFRA mutations represent gastric tumors of low or no malignant potential. *Lab Invest*. 2004; 84(7): 874-883.

380. Peng JC, Zhong L, Ran ZH. Primary lymphomas in the gastrointestinal tract. *J Dig Dis*. 2015; 16(4): 169-176.

381. Banks PM. Gastrointestinal lymphoproliferative disorders. *Histopathology*. 2007; 50(1): 42-54.

382. Fischbach W. Gastric MALT lymphoma— update on diagnosis and treatment. *Best Pract Res Clin Gastroenterol*. 2014; 28(6): 1069-1077.

383. Kossakowska AE, Eyton-Jones S, Urbanski SJ. Immunoglobulin and T-cell receptor gene rearrangements in lesions of mucosa-associated lymphoid tissue. *Diagn Mol Pathol*. 1993; 2(4): 233-240.

384. Ioachim HL, Hajdu C, Giancotti FR, Dorsett B. Lymphoid proliferations and lymphomas associated with gastric metaplasia, dysplasia, and

carcinoma. *Hum Pathol*. 1999; 30(7): 833-842.

385. Banks PM, Isaacson PG. MALT lymphomas in 1997. Where do we stand? *Am J Clin Pathol*. 1999; 111(1 suppl 1): S75-S83.

386. Isaacson PG, Du M-Q. MALT lymphoma: from morphology to molecules. *Nat Rev Cancer*. 2004; 4(8): 644-653.

387. Hussell T, Isaacson PG, Crabtree JE, Spencer J. The response of cells from low-grade B-cell gastric lymphomas of mucosa-associated lymphoid tissue to *Helicobacter pylori*. *Lancet*. 1993; 342(8871): 571-574.

388. Krol AD, Hermans J, Kramer MH, et al. Gastric lymphomas compared with lymph node lymphomas in a population-based registry differ in stage distribution and dissemination patterns but not in patient survival. *Cancer*. 1997; 79(2): 390-397.

389. Ree HJ, Rege VB, Knisley RE, et al. Malignant lymphoma of Waldeyer's ring following gastrointestinal lymphoma. *Cancer*. 1980; 46(7): 1528-1535.

390. Peng H, Du M, Diss TC, et al. Genetic evidence for a clonal link between low and high-grade components in gastric MALT B-cell lymphoma. *Histopathology*. 1997; 30(5): 425-429.

391. Parsonnet J, Hansen S, Rodriguez L, et al. *Helicobacter pylori* infection and gastric lymphoma. *N Engl J Med*. 1994; 330(18): 1267-1271.

392. Wotherspoon AC, Ortiz-Hidalgo C, Falzon MR, Isaacson PG. *Helicobacter pylori* -associated gastritis and primary B-cell gastric lymphoma. *Lancet*. 1991; 338(8776): 1175-1176.

393. Greiner A, Marx A, Heesemann J, et al. Idiotype identity in a MALT-type lymphoma and B cells in *Helicobacter pylori* associated chronic gastritis. *Lab Invest*. 1994; 70(4): 572-578.

394. Wotherspoon AC, Doglioni C, de Boni M, et al. Antibiotic treatment for low-grade gastric MALT lymphoma. *Lancet*. 1994; 343(8911): 1503.

395. Nakamura S, Aoyagi K, Furuse M, et al. B-cell monoclonality precedes the development of gastric MALT lymphoma in *Helicobacter pylori* -associated chronic gastritis. *Am J Pathol*. 1998; 152(5): 1271-1279.

396. Wündisch T, Neubauer A, Stolte M, et al. B-cell monoclonality is associated with lymphoid follicles in gastritis. *Am J Surg Pathol*. 2003; 27(7): 882-887.

397. Lo WYF, Li JYW, Chan YK, et al. Instability of clonality in gastric lymphoid infiltrates: a study with emphasis on serial biopsies. *Am J Surg Pathol*. 2005; 29(12): 1582-1592.

398. Genta RM. Le lymphome imaginaire. *Hum Pathol*. 1998; 29(8): 769-770.

399. Hsi ED, Singleton TP, Swinnen L, et al. Mucosa-associated lymphoid tissue-type lymphomas occurring in post-transplantation patients. *Am J Surg Pathol*. 2000; 24(1): 100-106.

400. Yokoi T, Nakamura T, Kasugai K, et al. Primary low-grade gastric mucosa-associated lymphoid tissue(MALT) lymphoma with polypoid appearance. Polypoid gastric MALT lymphoma: a clinicopathologic study of eight cases. *Pathol Int*. 1999; 49(8): 702-709.

401. Yamauchi A, Tomita Y, Miwa H, et al. Clonal evolution of gastric lymphoma of mucosa-associated lymphoid tissue type. *Mod Pathol*. 2001; 14(10): 957-962.

402. Blanco R, Lyda M, Davis B, et al. Trisomy 3 in gastric lymphomas of extranodal marginal zone B-cell(mucosa-associated lymphoid tissue) origin demonstrated by FISH in intact Paraffin tissue sections. *Hum Pathol*. 1999; 30(6): 706-711.

403. Baens M, Maes B, Steyls A, et al. The product of the t(11;18), an API2-MLT fusion, marks

nearly half of gastric MALT type lymphomas without large cell proliferation. *Am J Pathol*. 2000; 156(4): 1433-1439.

404. Dierlamm J, Baens M, Stefanova-Ouzounova M, et al. Detection of t(11;18)(q21;q21) by interphase fluorescence in situ hybridization using API2 and MLT specific probes. *Blood*. 2000; 96(6): 2215-2218.

405. Maes B, Baens M, Marynen P, De Wolf-Peeters C. The product of the t(11;18), an API2-MLT fusion, is an almost exclusive finding in marginal zone cell lymphoma of extranodal MALT-type. *Ann Oncol*. 2000; 11(5): 521-526.

406. Okabe M, Inagaki H, Ohshima K, et al. API2-MALT1 fusion defines a distinctive clinicopathologic subtype in pulmonary extranodal marginal zone B-cell lymphoma of mucosa-associated lymphoid tissue. *Am J Pathol*. 2003; 162(4): 1113-1122.

407. Liu H, Ruskon-Fourmestraux A, Lavergne-Slove A, et al. Resistance of t(11;18) positive gastric mucosa-associated lymphoid tissue lymphoma to *Helicobacter pylori* eradication therapy. *Lancet*. 2001; 357(9249): 39-40.

408. Cavalli F, Isaacson PG, Gascoyne RD, Zucca E. MALT lymphomas. *Hematology Am Soc Hematol Educ Program*. 2001; 241-258.

409. Burke JS. Lymphoproliferative disorders of the gastrointestinal tract: a review and pragmatic guide to diagnosis. *Arch Pathol Lab Med*. 2011; 135(10): 1283-1297.

410. Chen Y-W, Hu X-T, Liang AC, et al. High BCL6 expression predicts better prognosis, independent of BCL6 translocation status, translocation partner, or BCL6-deregulating mutations, in gastric lymphoma. *Blood*. 2006; 108(7): 2373-2383.

411. Fung CY, Grossbard ML, Linggood RM, et al. Mucosa-associated lymphoid tissue lymphoma of the stomach: long term outcome after local treatment. *Cancer*. 1999; 85(1): 9-17.

412. Ko YH, Han JJ, Noh JH, Ree HJ. Lymph nodes in gastric B-cell lymphoma: pattern of involvement and early histological changes. *Histopathology*. 2002; 40(6): 497-504.

413. De Wolf-Peeters C, Achten R. The histogenesis of large-cell gastric lymphomas. *Histopathology*. 1999; 34(1): 71-75.

414. Connor J, Ashton-Key M. Gastric and intestinal diffuse large B-cell lymphomas are clinically and immunophenotypically different. An immunohistochemical and clinical study. *Histopathology*. 2007; 51(5): 697-703.

415. Hatano B, Ohshima K, Tsuchiya T, et al. Clinicopathological features of gastric B-cell lymphoma: a series of 317 cases. *Pathol Int*. 2002; 52(11): 677-682.

416. Kwon MS, Go JH, Choi JS, et al. Critical evaluation of Bcl-6 protein expression in diffuse large B-cell lymphoma of the stomach and small intestine. *Am J Surg Pathol*. 2003; 27(6): 790-798.

417. Omonishi K, Yoshino T, Sakuma I, et al. bcl-6 protein is identified in high-grade but not low-grade mucosa-associated lymphoid tissue lymphomas of the stomach. *Mod Pathol*. 1998; 11(2): 181-185.

418. Kumar S, Fend F, Quintanilla-Martinez L, et al. Epstein-Barr virus-positive primary gastrointestinal Hodgkin's disease: association with inflammatory bowel disease and immunosuppression. *Am J Surg Pathol*. 2000; 24(1): 66-73.

419. Sey MSL, Czader M, DeWitt JM. Burkitt lymphoma presenting as multifocal doughnut-shaped masses in the stomach of a patient with AIDS. *Endoscopy*. 2014; 46(suppl 1 UCTN): E322-E323.

420. Paulus EM, Fleming MD, Hendrix AA, et al.

The evolving role of surgery for gastric lymphoma: from curative resection to surgical management of complications. *Am Surg.* 2014; 80(11): E322-E324.

421. Merchionne F, Iacopino P, Minoia C, et al. Targeted strategies in the treatment of primary gastric lymphomas: from rituximab to recent insights into potential new drugs. *Curr Med Chem.* 2014; 21(8): 1005-1016.

422. Koch P, Probst A, Berdel WE, et al. Treatment results in localized primary gastric lymphoma: data of patients registered within the German multicenter study(GIT NHL 02/96). *J Clin Oncol.* 2005; 23(28): 7050-7059.

423. Castro FA, Jansen L, Krilaviciute A, et al. Survival of patients with gastric lymphoma in Germany and the United States. *J Gastroenterol Hepatol.* 2015; 30(10): 1485-1491.

424. Zhang J, Hu X, Liu X, et al. Prognostic factors in primary gastric non-Hodgkin's lymphoma—a single-center retrospective analysis of 103 cases from China. *Hepatogastroenterology.* 2010; 57(101): 989-996.

425. Van Krieken JH, Medeiros LJ, Pals ST, et al. Diffuse aggressive B-cell lymphomas of the gastrointestinal tract. An immunophenotypic and gene rearrangement analysis of 22 cases. *Am J Clin Pathol.* 1992; 97(2): 170-178.

426. Paulli M, Rosso R, Kindl S, et al. Primary gastric CD30(Ki-1)-positive large cell non-Hodgkin's lymphomas. A clinicopathologic analysis of six cases. *Cancer.* 1994; 73(3): 541-549.

427. Hanaoka T, Jingu K, Tochigi T, et al. A case of G-CSF-producing histiocytic sarcoma of the stomach. *Int Surg.* 2015; 100(3): 568-573.

428. Zhao ZH, Yang JF, Wang JD, et al. Imaging findings of primary gastric plasmacytoma: a case report. *World J Gastroenterol.* 2014; 20(29): 10202-10207.

429. Kawamoto K, Nakamura S, Iwashita A, et al. Clinicopathological characteristics of primary gastric T-cell lymphoma. *Histopathology.* 2009; 55(6): 641-653.

430. Manley K, Dunning J, Nelson M, Bower M. HIV-associated gastric natural killer/T-cell lymphoma. *Int J STD AIDS.* 2012; 23(1): 66-67.

431. Mori N, Yatabe Y, Narita M, et al. Primary gastric Hodgkin's disease. Morphologic, immunohistochemical, and immunogenetic analyses. *Arch Pathol Lab Med.* 1995; 119(2): 163-166.

432. Huang X-L, Tao J, Li J-Z, et al. Gastric myeloid sarcoma without acute myeloblastic leukemia. *World J Gastroenterol.* 2015; 21(7): 2242-2248.

433. Sarbia M, Mauerer R, Bettstetter M, Funk A. Langerhans cell histiocytosis of the stomach with BRAF-V600E-mutation: case report and review of the literature. *Z Für Gastroenterol.* 2015; 53(4): 302-305.

434. Terracciano L, Kocher T, Cathomas G, et al. Langerhans cell histiocytosis of the stomach with atypical morphological features. *Pathol Int.* 1999; 49(6): 553-556.

435. Chen K-B, Chen L. Glomus tumor in the stomach: a case report and review of the literature. *Oncol Lett.* 2014; 7(6): 1790-1792.

436. Lo AWI, Chow LTC, To KF, Yu MY. Gastric glomangiomyoma: a pedunculated extramural mass with a florid angiomyomatous pattern. *Histopathology.* 2004; 44(3): 297-298.

437. Miettinen M, Paal E, Lasota J, Sobin LH. Gastrointestinal glomus tumors: a clinicopathologic, immunohistochemical, and molecular genetic study of 32 cases. *Am J Surg Pathol.* 2002; 26(3): 301-311.

438. Haque S, Modlin IM, West AB. Multiple glomus tumors of the stomach with intravascular spread. *Am J Surg Pathol.* 1992; 16(3): 291-299.

439. Kang HC, Menias CO, Gaballah AH, et al. Beyond the GIST: mesenchymal tumors of the stomach. *Radiographics.* 2013; 33(6): 1673-1690.

440. Johnston J, Helwig EB. Granular cell tumors of the gastrointestinal tract and perianal region: a study of 74 cases. *Dig Dis Sci.* 1981; 26(9): 807-816.

441. Goldblum JR, Rice TW, Zuccaro G, Richter JE. Granular cell tumors of the esophagus: a clinical and pathologic study of 13 cases. *Ann Thorac Surg.* 1996; 62(3): 860-865.

442. Hou YY, Tan YS, Xu JF, et al. Schwannoma of the gastrointestinal tract: a clinicopathological, immunohistochemical and ultrastructural study of 33 cases. *Histopathology.* 2006; 48(5): 536-545.

443. Lasota J, Wasag B, Dansonka-Mieszkowska A, et al. Evaluation of NF2 and NF1 tumor suppressor genes in distinctive gastrointestinal nerve sheath tumors traditionally diagnosed as benign schwannomas: s study of 20 cases. *Lab Invest.* 2003; 83(9): 1361-1371.

444. Bjelovic M, Micev M, Spica B, et al. Primary inflammatory myofibroblastic tumor of the stomach in an adult woman: a case report and review of the literature. *World J Surg Oncol.* 2013; 11: 35.

445. Liu Z, Guo J, Ren W, et al. A gastric calcifying fibrous pseudotumor detected by transabdominal ultrasound after oral administration of an echoic cellulose-based gastrointestinal ultrasound contrast agent. *Ultraschall Med.* 2014; 35(2): 181-183.

446. Han GJ, Kim JH, Lee SS, et al. Inflammatory fibroid polyps of the gastrointestinal tract: a 14-year CT study at a single institution. *Abdom Imaging.* 2015; 40(7): 2159-2166.

447. Fernandes T, Silva R, Devesa V, et al. AIRP best cases in radiologic-pathologic correlation: gastroblastoma: a rare biphasic gastric tumor. *Radiographics.* 2014; 34(7): 1929-1933.

448. Wey EA, Britton AJ, Sferra JJ, et al. Gastroblastoma in a 28-year-old man with nodal metastasis: proof of the malignant potential. *Arch Pathol Lab Med.* 2012; 136(8): 961-964.

449. Shin DH, Lee JH, Kang HJ, et al. Novel epitheliomesenchymal biphasic stomach tumour(gastroblastoma) in a 9-year-old: morphological, ultrastructural and immunohistochemical findings. *J Clin Pathol.* 2010; 63(3): 270-274.

450. Miettinen M, Dow N, Lasota J, Sobin LH. A distinctive novel epitheliomesenchymal biphasic tumor of the stomach in young adults("gastroblastoma"): a series of 3 cases. *Am J Surg Pathol.* 2009; 33(9): 1370-1377.

451. Miettinen M, Makhlouf HR, Sobin LH, Lasota J. Plexiform fibromyxoma: a distinctive benign gastric antral neoplasm not to be confused with a myxoid GIST. *Am J Surg Pathol.* 2009; 33(11): 1624-1632.

452. Takahashi K, Tsukamoto S, Saito K, et al. Complete response to multidisciplinary therapy in a patient with primary gastric choriocarcinoma. *World J Gastroenterol.* 2013; 19(31): 5187-5194.

453. Gunduz S, Elpek GO, Uysal M, et al. Coexistence of gastric adenocarcinoma and choriocarcinoma: complete response to trastuzumab and chemotherapy. *Case Rep Oncol.* 2012; 5(2): 394-399.

454. Jan YJ, Chen JT, Ho WL, et al. Primary coexistent adenocarcinoma and choriocarcinoma of the stomach. A case report and review of the literature. *J Clin Gastroenterol.* 1997; 25(3): 550-554.

455. Puglisi F, Damante G, Pizzolitto S, et al. Combined yolk sac tumor and adenocarcinoma in a gastric stump: molecular evidence of clonality. *Cancer.* 1999; 85(9): 1910-1916.

456. Liu AY, Chan WY, Ng EK, et al. Gastric choriocarcinoma shows characteristics of adenocarcinoma and gestational choriocarcinoma: a comparative genomic hybridization and fluorescence in situ hybridization study. *Diagn Mol Pathol.* 2001; 10(3): 161-165.

457. Green LK. Hematogenous metastases to the stomach. A review of 67 cases. *Cancer.* 1990; 65(7): 1596-1600.

458. Huang Q, Su X, Bella AE, et al. Clinicopathological features and outcome of gastric metastases from primary lung cancer: a case report and systematic review. *Oncol Lett.* 2015; 9(3): 1373-1379.

459. O'Connell FP, Wang HH, Odze RD. Utility of immunohistochemistry in distinguishing primary adenocarcinomas from metastatic breast carcinomas in the gastrointestinal tract. *Arch Pathol Lab Med.* 2005; 129(3): 338-347.

460. van Velthuysen M-LF, Taal BG, van der Hoeven JJM, Peterse JL. Expression of oestrogen receptor and loss of E-cadherin are diagnostic for gastric metastasis of breast carcinoma. *Histopathology.* 2005; 46(2): 153-157.

461. Liu H, Shi J, Prichard JW, et al. Immunohistochemical evaluation of GATA-3 expression in ER-negative breast carcinomas. *Am J Clin Pathol.* 2014; 141(5): 648-655.

462. Ozturk O, Basar O, Koklu S, et al. An unusual presentation of malignant melanoma: amelanotic gastric metastasis. *Am J Gastroenterol.* 2015; 110(3): 476.

小肠

Laura W. Lamps 著　赵晓萱　张庄宜 译　石雪迎 校

章目录

正常解剖结构

　　成人小肠从幽门延伸至回盲瓣，长度为 6～7 m，分为三个部分：**十二指肠（duodenum）、空肠（jejunum）和回肠（ileum）**。Treitz 韧带是十二指肠空肠交界处的解剖学标志，在该处，肠道开始游离并包裹在肠系膜中[1-2]。

　　小肠内侧的特征为具有横向的黏膜皱襞，称为环状瓣（valvulae conniventes——一种双重误称）或 Kerckring 皱襞。它们在空肠近端明显，在末端回肠变扁平或完全消失。末端回肠的另一个特征是具有 Peyer 斑（图 15.1），后者位于末端回肠的肠系膜对侧，呈椭圆形，长轴与肠道平行。它们的本质是淋巴滤泡，在年轻人中比较明显。

　　小肠终止于**回盲瓣（ileocecal value）**。回盲瓣为双唇结构，其中可见淋巴组织聚集和脂肪组织（图 15.2）。

　　显微镜下，小肠具有四层结构：黏膜层、黏膜下层、固有肌层和浆膜层。黏膜层被覆绒毛；绒毛在十二指肠短而粗（有时呈叶状），在空肠长且呈棒状，在回肠的高度介于两者之间。黏膜层由上皮细胞、固有层和黏膜肌层组成。绒毛上皮是由高柱状吸收细胞（肠上皮细胞）和杯状细胞（回肠内较多）混合而成[1-2]。免疫组织化学上，

正常小肠细胞通常为 CK20 呈阳性而 CK7 呈阴性[3]。

　　Lieberkuhn 隐窝（crypt of Lieberkuhn）构成上皮细胞层下部的 20%，并且是增殖带所在。Lieberkuhn 隐窝周围有成纤维细胞鞘包绕，由多潜能干细胞（常见核分裂象，每个隐窝有 1～2 个）、潘氏细胞（胞质内的嗜酸性粗颗粒含多种消化酶和溶菌酶）、散在的杯状细胞和神经内分泌细胞组成，后者中 Kulchitsky（亲银，嗜碱颗粒）细胞更广为人知（图 15.3）。干细胞是肠黏膜中的各种细胞的祖细胞，包括上文提及者。所有的神经内分泌细胞或肠内分泌细胞（也称为 APUD 细胞）构成了所谓的"弥散性内分泌系统"，这是 Feyrter 数十年前就明智地提出的一个概念。从功能上讲，这些细胞中的大多数是旁分泌细胞，而不是内分泌细胞，因为它们仅仅在局部发挥作用。内分泌细胞曾被认为是起源于神经嵴，但许多独立的研究（特别是 LeDouarin 应用鹌鹑 - 小鸡嵌合体模型进行的研究）表明，它们是内胚层起源的[4]，至少在哺乳动物中如此[5]。当然，除了历史的原因外，从功能 / 表型角度来说，保留"神经内分泌"这一称谓也是名副其实的[6]。

　　固有层由疏松结缔组织组成，含有淋巴细胞、浆细

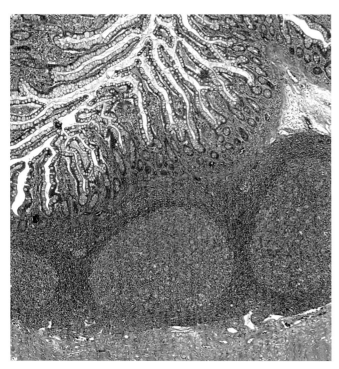

图 15.1　Peyer 斑是回肠的一个特征性形态，当比较大时，大体上可能类似于息肉，并使上覆的黏膜变形

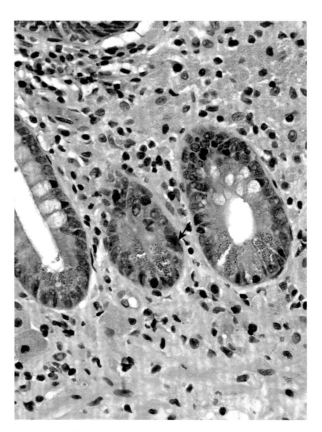

图 15.3　潘氏细胞具有大而红的核上颗粒。与此相反，Lieberkuhn 隐窝内神经内分泌细胞的核下颗粒较小，呈暗红色至洋红色（箭头所示）。此活检还有含色素的巨噬细胞，提示其为十二指肠黑变病

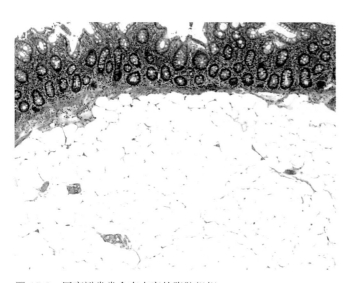

图 15.2　回盲瓣常常含有丰富的脂肪组织

胞，有时可见嗜酸性粒细胞、巨噬细胞、肥大细胞和中性粒细胞。固有层还有血管、淋巴（乳糜）管和丰富的神经。有意思的是，CD38（一种与信号传递和黏附相关的跨膜糖蛋白）可以着染人肠道的淋巴（乳糜）管，而不着染其他器官的淋巴管[7]。

　　黏膜下层含有结缔组织、血管、淋巴管和黏膜下（Meissner）神经丛。在十二指肠（尤其是前两部），黏膜下层还含有许多分泌黏液的腺体，称 Brunner 腺（图 15.4）。

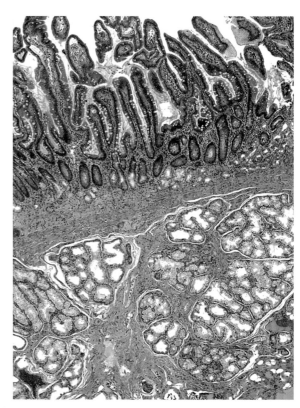

图 15.4　活检显示的结节状黏膜下 Brunner 腺。Brunner 腺明显时，它们上覆的绒毛结构可发生变形

固有肌层由内环肌层和外纵肌层组成，两层间有肌间（Auerbach）神经丛。肌间神经丛由神经节细胞、卫星细胞（与神经鞘细胞相似但不相同）和神经束膜成纤维细胞组成[2,8-9]。此外，还有一种"间质细胞"，由 Cajal 在 1893 年描述，Cajal 将其解释为原始神经细胞，具有几个相互吻合的长突起。这些细胞位于神经节细胞和效应器平滑肌细胞之间，发挥胃肠"起搏系统"的作用[10-11]。其生理发育依赖于 KIT 受体通路的信号传导[12]。Cajal 间质细胞通常 CD117 免疫反应呈阳性，表明它们与胃肠道间质肿瘤（gastrointestinal stromal tumor, GIST）的组织发生有关（也许不一定如此）。Cajal 间质细胞 CD34 免疫反应呈阴性，尽管早期的报道称其呈阳性[13]。Cajal 间质细胞的超微结构各不相同，从平滑肌样到成纤维细胞样均有；重要的是，它们缺乏神经分化的超微结构特征[14-15]。Cajal 间质细胞与平滑肌细胞一样，来源于中胚层的前体细胞而不是神经嵴[16-17]。因此，Cajal 间质细胞不应被视为神经源性细胞——这是一种普遍的误解。

浆膜层被覆单层扁平的间皮，由薄层疏松结缔组织将其与肌层分离，包含血管、淋巴管和神经。

十二指肠淋巴液引流到肝门、幽门淋巴结，空肠和近端回肠淋巴液引流到肠系膜和肠系膜上动脉周淋巴结，而末端回肠淋巴液引流到回结肠淋巴结。

先天性缺陷

异位

异位胰腺（heterotopic pancreas）主要由胰腺导管和腺泡组成，通常缺乏胰岛组织。异位胰腺最常发生在十二指肠（尤其是在 Vater 壶腹）[18]，但也可发生在空肠，发生在回肠者非常罕见。

有两种肿瘤样病变的发生可能与异位胰腺有关，即腺肌瘤（adenomyoma）[19]和肌上皮错构瘤（myoepithelial hamartoma）[20]。它们由外分泌型导管和平滑肌束组成，伴有或不伴有腺泡细胞成分（图 15.5）。异位胰腺导管的肠道开口处可发生堵塞，导致导管囊性扩张、感染和脂肪坏死[21]。异位胰腺可发生胰腺所能发生的任何病理性改变，包括急性胰腺炎、神经内分泌肿瘤和腺癌[22]。也有人认为，罕见的十二指肠壁囊肿（duodenal wall cyst）可能来源于异位胰腺的导管成分[23]。

异位胃黏膜（heterotopic gastric mucosa）通常发生在十二指肠，极少数情况下发生在空肠[24-26]。内镜下，异位胃黏膜表现为散在的小结节或无蒂息肉，偶尔会形成较大的息肉样病变[27]。显微镜下，异位胃黏膜为胃底腺型，由主细胞和壁细胞组成（图 15.6）。异位胃黏膜偶尔可发生幽门腺腺瘤（见下文）[28]。

重复、闭锁、狭窄和相关的缺陷

胃肠道（gastrointestinal, GI）的重复（duplication）和**闭锁**（atresia）在小肠（尤其是回肠）的发生率远远高于在胃或结肠的发生率。十二指肠重复（非常罕见）需要与

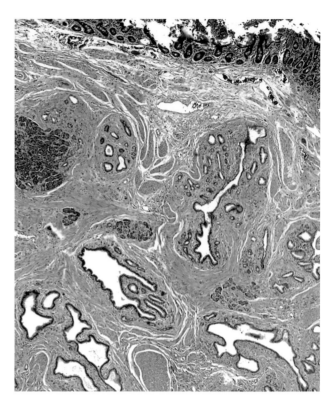

图 15.5 异位胰腺，含有灶状的腺泡。可见平滑肌包裹大量的导管上皮形成小叶状外观

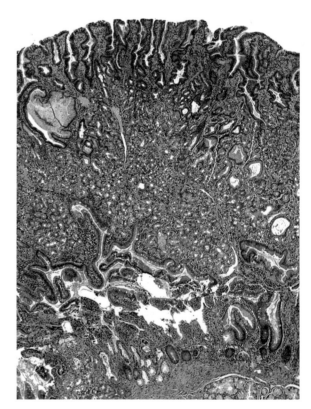

图 15.6 发生在十二指肠球部的息肉样胃黏膜异位。壁细胞和主细胞易见

比较常见的胆总管囊肿鉴别，影像学上它们可以类似于胆总管囊肿。

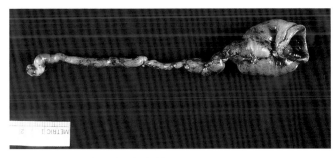

图 15.7　小肠的大段先天性闭锁

肠重复（intestinal duplication）可呈球形（较常见）或管状，通常不完整。正常节段和重复节段之间有共同的肌层。重复段管腔有时与肠腔相通，偶尔与主胰管相通 [29-30]。有时肠重复段完全独立，可以自由附于自身的肠系膜上。极少数情况下，肠重复位于肝实质中 [31]。肠重复可以继发炎症，并且常见异位黏膜。肠重复的治疗通常采用外科手术 [32]。因为肠重复段在大多数情况下难以与相邻的正常肠道分离，所以治疗通常包括切除整个重复段肠管和与其相连的正常肠段，或只切除不属于正常肠管的重复肠管管壁。偶尔有重复肠管内发生恶性肿瘤（包括鳞状细胞癌和腺癌）的报道 [33-34]。

肠闭锁（intestinal atresia）可累及小肠的任何部分，并与多种其他先天性异常有关 [35-37]。其特征是肠腔闭塞，远近肠段间由纤维索相连（图 15.7）。传统观点认为，肠闭锁是一种胚胎发育缺陷。许多人认为，肠闭锁是由于肠套叠、肠扭转或肠箝闭造成肠血管系统在子宫内发生机械性损伤所致 [37]。有观点认为，妊娠中期进行羊膜穿刺术中使用的染料（例如亚甲蓝）与空肠闭锁的发生有关 [38]。肠闭锁的并发症包括肠穿孔、胎粪性腹膜炎和棕色肠综合征（一种罕见的迟发性疾病）（也见第 17 章） [39]。

婴儿肥厚性幽门狭窄（infantile hypertrophic pyloric stenosis）是一种幽门异常增厚，可导致新生儿小肠梗阻，其病因尚不清楚。外科幽门切除术是其首选的治疗方法 [40]。**先天性肠平滑肌缺乏**（congenital absence of intestinal smooth muscle）也可导致梗阻、坏死性小肠结肠炎或自发性肠穿孔 [41-42]。

先天性憩室和相关的卵黄管异常

在胎儿早期，肠道与卵黄囊相通。至第 4 周，其开口逐渐缩窄，形成管状结构，称为卵黄管（vitelline）或脐肠系膜管（omphalomesenteric duct）。在胚胎 7 mm 阶段，正常情况下，卵黄管萎缩，形成一条纤维性条索，连接脐和肠管。该条索随后也被吸收。卵黄管全部或部分未能闭塞是导致各种类型的卵黄管异常的原因 [43]。**纤维性条索残存**（persistent fibrous cord）表现为纤维状的实心圆索，一端与脐带相连，另一端可附着于肠壁、Meckel 憩室的尖端或肠系膜上。整个卵黄管持续开放则形成**肠脐瘘管**（enteroumbilical fistula）。

Meckel 憩室（Meckel diverticulum）是卵黄管近端持续存在所致，可见于 2% 的人群，在男性中较常见 [44-45]。大约 30% 的患者有其他先天性畸形，包括气管食管瘘 [46]。成人的 Meckel 憩室通常位于回盲瓣近端大约 80 cm 处，总是位于肠系膜对侧缘，这是一个重要的诊断标志，长度从 1.0 cm 到 8.0 cm 不等。其主要内衬小肠黏膜，与相邻肠道相同，也能见到胃、十二指肠或结肠黏膜，通常在靠近尖端处（图 15.8） [47]。胰腺组织也可见。

Meckel 憩室的并发症包括穿孔、膀胱憩室瘘 [48]、溃疡、出血、肠套叠、附着带引起的肠梗阻以及肿瘤 [44]。溃疡为消化性溃疡，由异位胃黏膜分泌的胃酸引起，溃疡通常位于邻近的回肠而不是位于 Meckel 憩室本身；可能导致大出血，尤其是在儿童。幽门螺杆菌感染（Helicobacter pylori）似乎与溃疡的发生无关 [49]。Meckel 憩室发生的肿瘤以分化良好的神经内分泌瘤（well-differentiated neuroendocrine tumor, WNET）（类癌）为主（图 15.9） [50]，它们可以单独存在，或少数情况下伴有组织形态学相似的小肠类癌 [51]。其他肿瘤包括腺癌、GIST 和恶性黑色素瘤 [52-54]。由于存在这些潜在的并发症，对手术中偶然发现的 Meckel 憩室均应予以切除。

其他小肠憩室

十二指肠憩室（duodenal diverticula）发生率为 1%～2%。大多数十二指肠憩室是单发性的，位于十二指肠降部，可以长得很大，并引起梗阻性黄疸、胰腺炎、十二指肠梗阻、瘘管、出血和穿孔 [55]。有些十二指肠憩室突入管腔形似息肉 [56]，有些可沿胰腺胚胎发生过程的腹背融合线穿入胰腺 [57]。显微镜下，一半以上的十二指肠憩室病例显示黏膜下层有泡沫样巨噬细胞聚集 [57]。

空肠憩室（jejunal diverticula）在尸检病例中的发生率为 0.3%～1.4%。其中大部分累及空肠上部，其特征是分布于肠系膜缘（图 15.10） [58-59]。它们常为多发性的，壁薄，平滑肌纤维数量减少。空肠憩室常伴有胃肠道其他部位的憩室。有些空肠憩室是先天性的，其底部可能含有异位胰腺组织；大多数空肠憩室被认为是后天形成的，可能是由于肌壁或肌间神经丛的缺陷造成的 [60]。大多数空肠憩室病例无症状，但有些可能有出血、穿孔、脓肿形成、肠壁内气囊肿形成、肠结石形成引起的梗阻或代谢紊乱，例如，维生素 B_{12} 缺乏和吸收障碍 [59,61]。其中许多症状通常是间歇性发作的，被认为是由憩室内细菌过度生长所致。

其他先天性缺陷

扭转不良（malrotation）是一种先天性异常，由肠道发育过程中的错误所致，诸如盲肠在左侧，十二指肠空肠弯曲在右侧，肠系膜狭窄且位置不稳定 [35]。扭转不

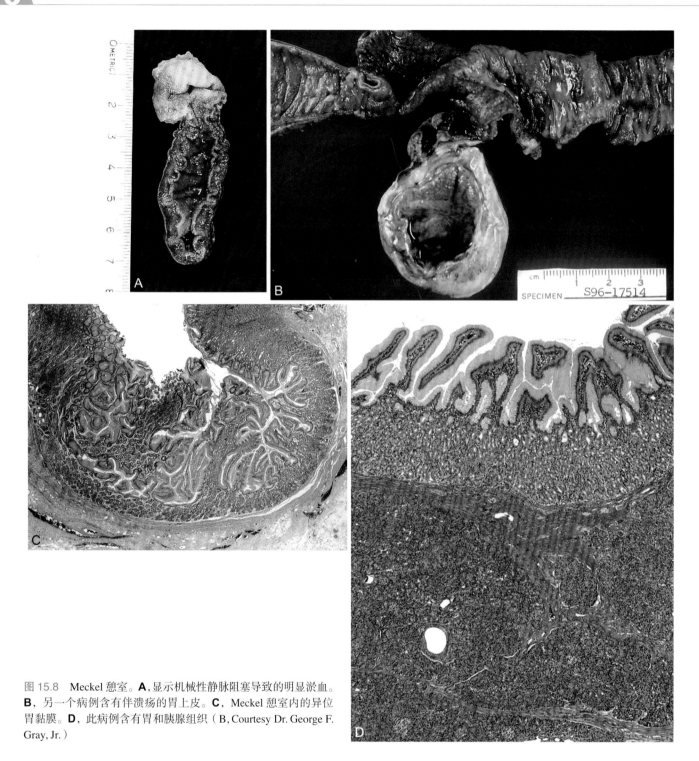

图 15.8　Meckel 憩室。**A**，显示机械性静脉阻塞导致的明显淤血。**B**，另一个病例含有伴溃疡的胃上皮。**C**，Meckel 憩室内的异位胃黏膜。**D**，此病例含有胃和胰腺组织（B，Courtesy Dr. George F. Gray, Jr.）

良可能导致肠扭转伴梗阻和疝气，患儿经常表现为呕吐胆汁。**先天性巨结肠（Hirschsprung disease）**，当病变累及整个结肠时，偶尔也可能延伸到小肠，称为**全肠神经节缺乏症（total intestinal aganglionosis）**（参见第 17 章）。这种类型的先天性巨结肠死亡率高，最常见的并发症是小肠结肠炎[62]。**Ehlers-Danlos 综合征（Ehlers-Danlos syndrome）**是一种累及全身胶原纤维的先天性缺陷，可导致严重的肠道并发症，例如自发性穿孔和大量出血[63]。

炎症性疾病
吸收不良性疾病

可弯曲式内镜的出现使小肠黏膜活检成为可能，出现不适感或严重并发症（例如出血或穿孔）的风险大大降低[64]。小肠活检在评估**吸收障碍（malabsorption）**（一组由多种疾病引起的体征和症状）方面至关重要，其中最常见的是乳糜泻（CD）。由于黏膜的形态特征有部位差

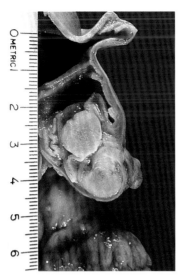

图 15.9　Meckel 憩室，并发类癌，切除标本福尔马林固定后，切面呈特征性的黄色

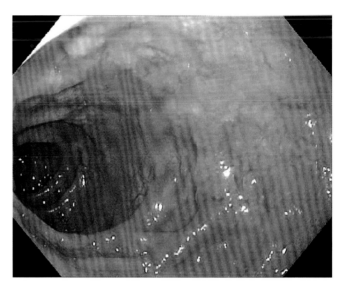

图 15.11　乳糜泻十二指肠内镜照片，显示"镶嵌"型黏膜和正常皱褶的丢失（Courtesy Dr. Rhonda Yantiss.）

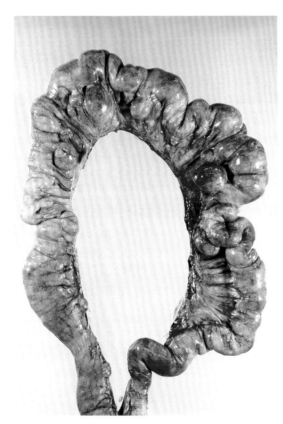

图 15.10　**多发空肠憩室**。它们通常沿肠系膜缘分布（Courtesy of Dr RA Cooke, Brisbane, Australia. From Cooke RA, Stewart B. *Colour Atlas of Anatomical Pathology*. Edinburgh: Churchill Livingstone; 2004.）

异，所有患者的活检应取自大致相同的部位。活检应从十二指肠近端 / 球部以及十二指肠第二和（或）第三部分分别取材 [65]。理想情况下，一旦获得活检标本，应迅速将其放在一个平面上（通常应用滤纸和凝胶海绵），黏膜

面朝上，最好在解剖镜下操作 [64]。可以将组织与所附着的滤纸或凝胶泡沫一起固定在福尔马林中，以防止卷曲。滤纸应在后续的步骤中去除，而凝胶泡沫可以与组织一起包埋在蜡块中。切片时刀片必须与黏膜表面垂直 [64,66]。遗憾的是，尽管在组织学评估时最好对小肠绒毛进行定位，但这种小肠活检定位、脱水和切片的传统方法已很少在日常工作中应用了。

乳糜泻（celiac disease）（又称为乳糜腹泻、非热带口炎性腹泻、谷蛋白敏感性肠病）是一种遗传易感人群因对谷蛋白及其相关蛋白质的异常反应导致的免疫介导性疾病 [65]。其特征是典型阶段的病变黏膜呈完全扁平状，在采取无谷蛋白饮食后，患者的临床和形态学表现可显著缓解，而当再次摄入谷蛋白饮食后疾病可复发 [65,67-68]。乳糜泻的临床表现可以非常多样 [69]。

乳糜泻的大体表现包括：十二指肠皱襞呈扇形或锯齿状，皱襞数量减少或缺失，黏膜下可见血管，以及"镶嵌"现象，即黏膜具有结节状外观（图 15.11）。还可见凹槽和裂缝 [70]。当然，这些表现并非乳糜泻所特有。受累部位可能呈斑片状，在近端小肠最为突出，远端受累较少 [67]。显微镜下，典型的乳糜泻绒毛明显萎缩或消失，但由于存在隐窝增生，黏膜总厚度基本正常（图 15.12A）。黏膜固有层伴有淋巴细胞和分泌免疫球蛋白的浆细胞增多，表面上皮中可见脂质部分吸收形成的脂滴 [71]。尽管并非特异性的病理改变，上皮内 T 淋巴细胞增多也是一个特征（图 15.12B）[72-74]。值得注意的是，有时绒毛的结构只有轻微萎缩或完全正常，上皮内淋巴细胞（intraepithelial lymphocyte, IEL）增多可能是疾病的唯一证据。有意思的是，在乳糜泻患者的胃和食管黏膜中也发现有 IEL [75-77]，而且与儿童和成人的淋巴性结肠炎有关 [78-79]。上皮细胞核分裂象增多（包括核分裂象上移）

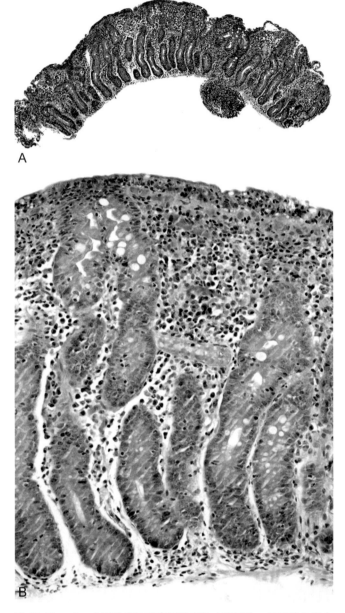

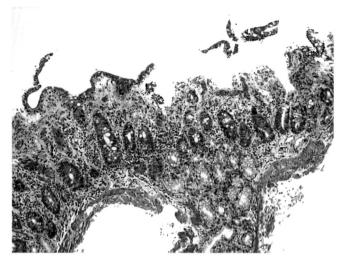

图 15.13　胶原性口炎性腹泻患者的活检，可见上皮下胶原沉积，上皮内淋巴细胞增多和绒毛萎缩（Masson 三色染色）

图 15.12　**A**，未经治疗的乳糜泻患者的小肠活检，显示绒毛完全萎缩，但同时存在隐窝增生使黏膜维持正常厚度。低倍镜下，固有层也可见淋巴浆细胞浸润，并且杯状细胞减少。**B**，表面和隐窝上皮内的上皮内淋巴细胞都很明显

很常见[80]，杯状细胞减少[67]，含有 5- 羟色胺的神经内分泌细胞增生也较为常见[81]。有研究显示，上皮细胞的寿命缩短[82]。

　　最常采用的小肠活检的乳糜泻分级系统是修订的 Marsh（Marsh-Oberhuber）标准（美国国立卫生研究院采用的）[67,74,83]。

　　0 级＝正常

　　1 级＝只有 IEL 增多

　　2 级＝ IEL 增多伴隐窝增生

　　3a、3b、3c 级＝分别为绒毛轻度、中度和重度萎缩。

　　值得强调的是，Marsh 标准仅适用于已确诊的乳糜泻患者，不宜过度强调绒毛萎缩，因为这并不是乳糜泻特有的病理表现。因此，在没有确诊乳糜泻的患者中，Marsh 1 级病变可能可以代表许多疾病，包括疱疹性皮炎、Kwashiorkor 病、热带口炎性腹泻、自身免疫性疾病、使用非甾体抗炎药（nonsteroidal anti-inflammatory drug, NSAID）和幽门螺杆菌感染等[67-74,84]。

　　乳糜泻的发病机制与 HLA-DQ2 或 HLA-DQ8 阳性个体肠道的 T 细胞异常活化有关，由小麦谷蛋白或大麦和黑麦的醇溶蛋白抗原肽所触发[83,85-86]。除了十二指肠活检和临床病史之外，血清学检查也有助于诊断[87]。在 2 岁以上的患者中，抗组织转谷氨酰胺酶（the anti-tissue transglutaminase, TTG）IgA 抗体是首选的血清学检查指标。抗肌内膜抗体更具特异性，但价格更高，技术难度更大。去酰胺醇溶蛋白肽（deamidated gliadin peptide, DGP）IgA 和 IgG 或抗 TTG IgG 检测可能适用于 2 岁以下的儿童或 IgA 缺乏的成人[87-88]。

　　Weinstein 等[89]报道的**胶原性口炎性腹泻**（**collagenous sprue**）（图 15.13）的特征是除了绒毛变钝和炎症改变之外，黏膜固有层内嗜酸性玻璃样物质沉积增多。这究竟是一种独立的疾病还是仅仅是乳糜泻的一个形态学变异型仍存在争议，但前者的可能性更大，尤其是许多患者缺乏特征性的血清学标志物，而且对无谷蛋白饮食没有反应[90]。

　　难治性乳糜泻（**refractory celiac disease, RCD**）是一个有点混乱的术语，其定义因上下文而异[91]。临床上，RCD 被定义为坚持无谷蛋白饮食和排除其他可能导致吸收不良的因素后，仍存在持续的或反复的乳糜泻症状和活检异常。从免疫表型上来看，RCD 可进一步细分为：Ⅰ型，淋巴细胞保持正常免疫表型；Ⅱ型，异常 T 细胞亚群克隆性增生。很多人认为后者是肠病相关性淋巴瘤的早期形式，因此将其称为"隐匿性上皮内淋巴瘤（cryptic intraepithelial lymphoma）"[92]。

如上所述，有乳糜泻病史的患者对无谷蛋白饮食无反应和（或）出现发热、体重减轻、腹痛、皮疹或淋巴结肿大时，必须怀疑淋巴瘤发生的可能性[93]。尽管乳糜泻和肠病相关性 T 细胞淋巴瘤（enteropathy-associated T-cell lymphoma，EATL）可能同时被诊断，但淋巴瘤通常在诊断为乳糜泻后 5 ~ 10 年后发生，初次诊断乳糜泻和发生淋巴瘤之间的时间间隔也可能长达几十年。肠病相关性 T 细胞淋巴瘤的临床表现是侵袭性的，预后差，部分与诊断延误以及患者营养状况差有关[94]。有两种类型的 EATL[95-96]：Ⅰ 型或称经典型，通常与乳糜泻相关，占大多数；Ⅱ 型或称单形性亲上皮型，通常与乳糜泻或乳糜泻相关的 HLA 单倍型无关（因此有人质疑其是否应被视为肠病相关性淋巴瘤）。

大体上，淋巴瘤全面爆发的病例往往多灶累及小肠（特别是空肠），引起小肠溃疡、狭窄和穿孔[96-97]。显微镜下，Ⅰ 型 EATL 非常多样[95]，由多形性大小不等的、有明显核仁的细胞混合组成，并有不同程度的坏死（图 15.14）。可有非典型性双核或多核巨细胞，易被误诊为霍奇金淋巴瘤。嗜酸性粒细胞和组织细胞常混合出现。乳糜泻的形态学特征，从局部 IEL 扩增到明显的绒毛萎缩，可见于淋巴瘤周围或小肠的其他部位。Ⅰ 型 EATL 通常表达 CD3、CD7、TIA-1 和 αβT 细胞受体，但不表达 CD4、CD8 和 CD56。CD8 的表达情况不定[95,98-99]。这些肿瘤细胞也可能表达 CD30，导致误诊[98]。而 Ⅱ 型 EATL 则是由单一的、小到中等大小、核仁不明显的细胞组成。它们大多数 CD8 和 CD56 染色呈阳性，CD3 和 CD7 染色也呈阳性；CD5 染色通常呈阴性，αβ 或 γδ 受体均可表达[95,98,100-101]。IEL 增多可见于邻近淋巴瘤区域，也可远离淋巴瘤区域，绒毛变钝的程度各异[96,100-101]。

在大多数 EATL 病例中可有 T 细胞受体基因重排[102-103]。其特征性遗传学改变为 9q31-q33 片段获得（70%）和 16q12 片段缺失（23%）[104-105]。此外，Ⅰ 型 EATL 具有 1q32-q41、5q34-q35 片段获得和乳糜泻相关性人类白细胞抗原表型 HLA-DQBL*02；而 Ⅱ 型 EATL 则有包含 *MYC* 基因位点的 8q24 片段获得[104]。EBV 通常呈阴性[106-107]。

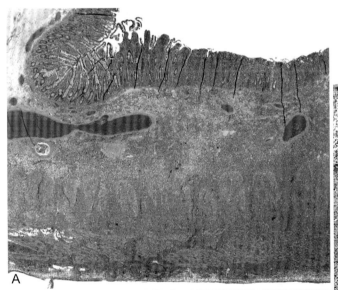

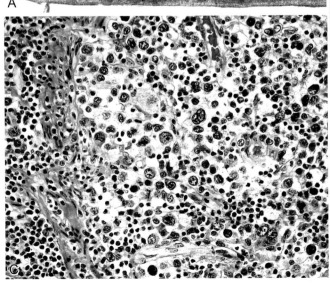

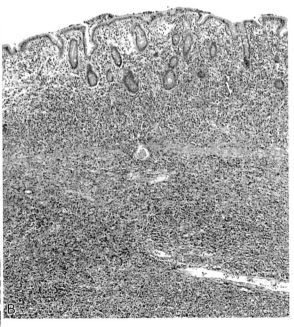

图 15.14　**A**，肠病相关性 T 细胞淋巴瘤，可见黏膜层、固有肌层和浆膜全层受累。**B**，另一个病例显示浸润性淋巴瘤伴衬覆的绒毛萎缩。**C**，高倍镜下，显示大小不等的细胞混合以及明显的多形性（**A**，Courtesy Dr. Scott Owens.）

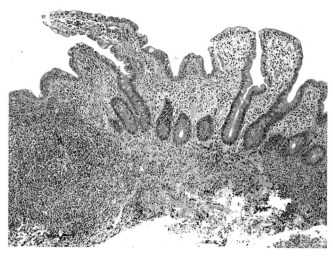

图 15.15　热带性口炎性腹泻患者的活检，可见轻微的绒毛变钝、固有层淋巴浆细胞浸润和上皮内淋巴细胞增多

溃疡性十二指肠空肠炎（ulcerative duodenojejunoileitis）是乳糜泻的一个并发症[102,108]，其特征是在营养吸收障碍综合征的背景下合并腹痛、发热、肠穿孔或肠梗阻。这些病例多数可能是恶性淋巴瘤的初始阶段，其淋巴细胞亚群为单克隆性支持这一观点，而且许多患者进一步发展为典型的淋巴瘤[102]。

成人乳糜泻的另一个罕见并发症是癌，通常发生在小肠，但也可能发生在食管[109-110]。在乳糜泻基础上发生的小肠癌通常为单发的腺癌。

热带口炎性腹泻（tropical sprue）是一种完全不同的慢性吸收不良疾病，不受谷蛋白摄入的影响[111-112]。其地理分布特征明显，发生在印度、东南亚部分地区、委内瑞拉、哥伦比亚、墨西哥和加勒比群岛部分地区，当地居民或访客均可发病。热带口炎性腹泻与叶酸和维生素 B_{12} 缺乏有关，补充维生素和四环素治疗有效[113]。其形态变化不具有特异性（图 15.15）。大多数病例显示部分绒毛萎缩，黏膜固有层炎细胞和 IEL 增多。与乳糜泻不同，热带口炎性腹泻的远端和近端小肠均可受累。其目前已被广泛接受（尽管未经证实）的病因是持续的细菌感染或定植[111-113]。支持这种解释的依据是：分离出了产肠毒素的大肠杆菌，疾病的流行病学特征（包括其可累及该病流行地区的访客），以及对抗生素治疗有效。

Whipple 病（Whipple disease）［又称为小肠脂肪代谢障碍（lipodystrophy）］是一种全身性疾病，可有包括关节炎、腹泻、体重下降和吸收障碍以及神经系统症状在内的多种表现[114]。内镜下，患者的小肠可因脂质沉积出现黏膜白色斑块（图 15.16A 和 B），但并非所有患者均可见。显微镜下，小肠所见具有特征性，即组织细胞浸润充满固有层并导致绒毛变形（见图 15.16C）[115]。可能存在数量不等的中性粒细胞，通常缺乏单核细胞浸润，固有层常含有少量脂肪。少数病例出现上皮样肉芽肿[116]。偶尔，病变仅限于黏膜下层，因此，黏膜活检可能无法诊断[117]。组织细胞的胞质内因为存在大量杆菌而对过碘酸-希夫（PAS）染色呈强阳性（图 15.16D）。这种病原体，被命名为 Tropheryma whippelli，可通过对细菌 16S 核糖体 DNA 的最大片段进行聚合酶链反应（PCR）扩增后测序来鉴定[118-119]。电子显微镜和免疫组织化学染色也证实了 Whipple 杆菌的存在[120-121]，并且在细菌培养方面也有一些成功的尝试[122]。虽然复发很常见，但 Whipple 病对抗生素治疗的反应很好[123]。值得注意的是，Whipple 病患者即使接受了长期的抗生素治疗，PAS 阳性巨噬细胞也可能在其小肠活检中持续存在数年。

在消化道的其余部分以及区域和外周淋巴结（见图 15.16E）、心、肺、肝、脾、肾上腺、神经系统和其他部位已发现有形态相同的巨噬细胞[124-125]。肠系膜淋巴结肿大常见，淋巴结活检可能有助于诊断[126]。受累的淋巴结可见 PAS 阳性的巨噬细胞聚集，可出现小灶脂肪，也可出现非干酪性肉芽肿。应记住的是，这些变化（但不伴有 PAS 阳性巨噬细胞）也经常出现在正常人中，可能是由于食用了矿物油所致[127]。

目前尚不清楚 Whipple 病究竟是由能够在细胞内存活和复制的特殊细菌引起的独特疾病，还是由寄居于免疫功能受损宿主中的普通微生物引起的疾病[123]。Whipple 病患者的巨噬细胞表现异常，也有其显示 T 细胞异常的报道[123]。少数患者可发生肠外恶性淋巴瘤[128]。

Whipple 病的鉴别诊断主要包括鸟胞内分枝杆菌（Mycobacterium avium-intracellulare）感染[129]（见下文）和马红球菌（Rhodococcus equi）感染[130]。还应注意的是，通过直肠活检诊断 Whipple 病要谨慎，因为许多正常人的黏膜固有层中存在吞噬黏液的巨噬细胞（"噬黏液细胞"），这种细胞至少在常规的 HE 切片中与 Whipple 病的组织细胞非常相似[131]。

其他可能表现为 IEL 增多和绒毛异常以及肠活检可能有诊断价值的与吸收障碍有关的疾病包括：细菌过度生长（bacterial overgrowth）；营养不良（nutritional deficiency）（例如锌或 B_{12} 缺乏）；谷蛋白以外的蛋白质过敏（allergies to proteins other than gluten），例如牛奶、鸡蛋或大豆[67]；普通可变型免疫缺陷病（common variable immunodeficiency, CVID）（见下文）；自身免疫性肠炎（AIE）（见下文）；无 β 脂蛋白血症（abetalipoproteinemia）[132]（图 15.17），由于不能合成 β 脂蛋白而使绒毛顶端细胞质出现显著的空泡变性；肠淋巴管扩张症（intestinal lymphangiectasia），可导致蛋白质丢失性肠病，可能是由于富于蛋白质的淋巴液从扩张的淋巴管进入黏膜固有层的细胞外间隙、随后流入肠腔引起的[133]；淀粉样变（amyloidosis）；硬皮病（scleroderma）；以及寄生虫感染（parasitic infection）[134]，例如贾第虫病[135-136]、钩虫病[137]、圆线虫病[138] 和毛细线虫病[139]。

消化性十二指肠炎／十二指肠溃疡

十二指肠消化性溃疡（duodenal peptic ulcer）是一种很常见的疾病，虽然其发病率似乎有所下降。幽门螺杆菌已被证明是其发病中的一个重要因素；此外，胃酸分泌过多（是这类患者的特征）和十二指肠黏膜抵抗力降低也具有重要作用[140-141]。因此，胃底黏膜正常是十二指肠消化性溃疡形成的先决条件。

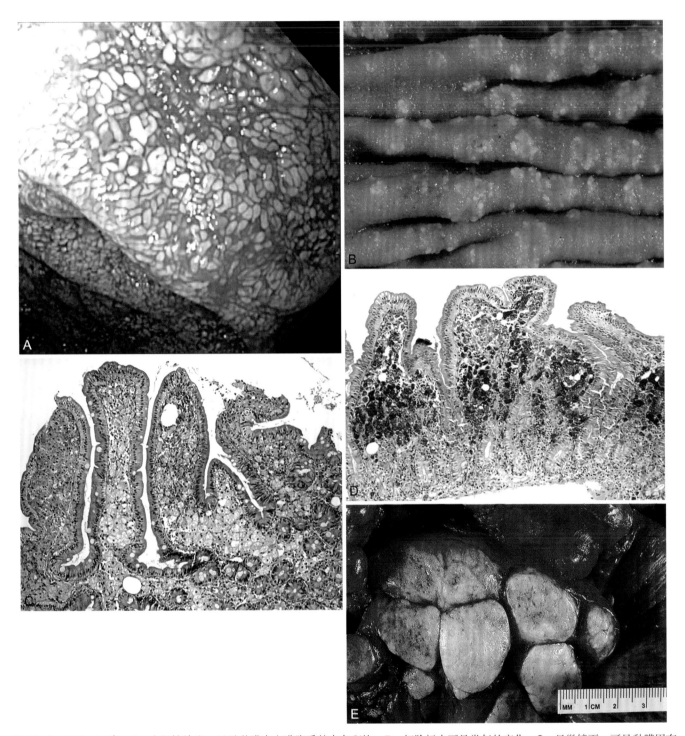

图 15.16 **Whipple 病**。**A**，小肠镜检查，显示黏膜内充满脂质的白色斑块。**B**，切除标本可见类似的变化。**C**，显微镜下，可见黏膜固有层充满组织细胞和圆形空泡；后者含有的脂类物质在组织处理过程中被抽提出去。**D**，PAS 染色，突显了巨噬细胞。**E**，肠系膜淋巴结切面，可见受累严重

大体上，十二指肠消化性溃疡通常为单发且在距幽门 2 cm 的范围内（图 15.18），但也可发生在十二指肠降部。十二指肠消化性溃疡发生在降部时可能会引起上腹痛和出血，但放射学检查难以发现。十二指肠消化性溃疡的边缘轮廓清晰，与周围黏膜界限分明。有时溃疡基底部可见管腔开放的大血管。十二指肠消化性溃疡愈合后的纤维化可引起继发性憩室和十二指肠明显变短。当十二指肠消化性溃疡为多发并随机分布在十二指肠近端和远端时，需要排除 Zollinger-Ellison 综合征的可能。非幽门螺杆菌相关性十二指肠溃疡的另一个重要原因是应用 NSAID[142]。

显微镜下，十二指肠消化性溃疡的形态与胃溃疡

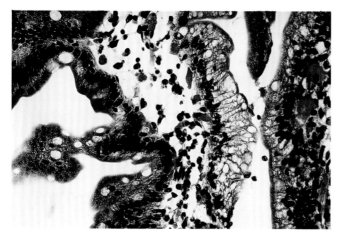

图 15.17　无 β 脂蛋白血症的小肠腺上皮细胞，可见明显的胞质内空泡

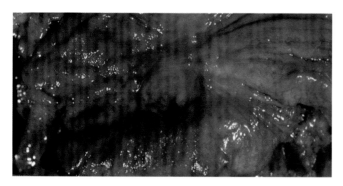

图 15.18　位于十二指肠球部的大、深、界限清楚的十二指肠消化性溃疡

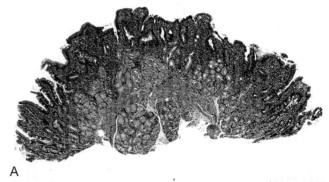

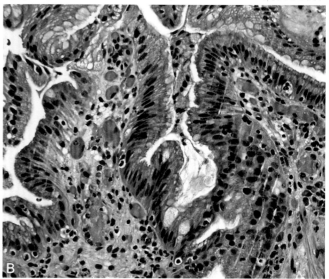

图 15.19　消化性十二指肠炎。**A**，低倍镜下，可见进入黏膜的 Brunner 腺，固有层浆细胞浸润，以及轻度绒毛变钝。**B**，高倍镜下，可见上皮和固有层内的中性粒细胞以及表面胃小凹化生（Courtesy Dr. Wendy Frankel.）

的相似（见第 14 章）。在慢性病例，胃化生常见，其他包括炎症、杯状细胞缺失、不同程度的绒毛变钝和纤维化[143]。恶性病变的发生率可忽略不计。

随着 H₂ 受体拮抗剂、质子泵抑制剂和幽门螺杆菌根除药物的广泛应用，需要手术治疗的十二指肠溃疡病例的数量显著减少。难治性溃疡往往发生在比较年轻、溃疡较大以及伴有重度十二指肠炎的患者[144]。手术治疗的指征是出现并发症，例如，出血、穿孔和梗阻，以及药物治疗无效[145]。以往采用的两种标准手术术式是：迷走神经切断术加胃窦切除术和胃肠吻合术，以及迷走神经切断术加幽门成形术。不过，单纯修补术已越来越普遍，腹腔镜手术也比开腹手术开展得更多[146]。

边缘性溃疡（marginal ulcer） 是一类出现在胃空肠吻合口处的消化性溃疡。虽然这种溃疡可能位于吻合口处，但在大多数情况下它们发生于与吻合口相距一定距离的空肠。这是进行胃肠吻合术治疗十二指肠消化性溃疡时未同时行胃切除术导致的常见并发症。少数情况下，它们也可发生在胃切除加胃肠吻合术（Billroth II 术）治疗十二指肠溃疡后，尤其是在整个胃窦未完全切除或空肠输入袢过长的情况下。偶尔，边缘性溃疡会出现在胃

溃疡或胃癌切除后。

小肠溃疡是一种与幽门螺杆菌感染或 NSAID 使用[147]无关的少见疾病。20 世纪 60 年代初出现的许多小肠溃疡病例是由于服用了氯化钾肠溶片所致[148]。随着氯化钾肠溶片的淘汰，如今看到的大多数"特发性"小肠溃疡常继发于缺血[149]、辐射、其他药物（例如铁剂、秋水仙碱）、隐匿性肿瘤、其他感染或 Zollinger-Ellison 综合征[150]。据报道，有一种由 SLC02AL 前列腺素转运体基因突变导致的罕见的常染色体隐性遗传肠病可引起慢性小肠溃疡[151]，个别病例是因广泛的胃化生所致[152]。

消化性十二指肠炎（peptic duodenitis） 常见于幽门螺杆菌感染和使用 NSAID 引起的消化不良患者[153-154]。显微镜下，其表现与内镜下十二指肠炎和（或）异常黏膜所见有很好的相关性[155]。消化性十二指肠炎病变显示固有层浆细胞数量增加，Brunner 腺向上扩展进入黏膜，胃化生和不同程度的中性粒细胞浸润（图 15.19）[153]；在较严重的病例，中性粒细胞更明显。也可能出现 IEL 增多和绒毛萎缩[156-157]。

血管疾病

肠系膜血管阻塞的后果将在其他地方讨论，这里只讨论有关小肠血管改变的一些要点。大体上，有关的病理改变从小肠完全性坏疽到局灶黏膜溃疡均可见，伴有广泛的黏膜下水肿[158-160]。有时可发生小肠穿孔，愈合后可能会导致小肠严重狭窄。黏膜损伤可能会导致黏膜内出现印戒样细胞，不要误诊为恶性病变[161]。

导致这些并发症的小肠血管病变通常是动脉粥样硬化，但小肠血管病变也可能继发于术后放疗引起的粘连；血管炎，包括类风湿性关节炎[162]、结节性动脉周围炎[163]、巨细胞性动脉炎[164]、血栓闭塞性脉管炎[165]；其他形式的系统性血管炎[166]；口服避孕药[167]；可卡因摄入[168]；淀粉样变[169]；以及感染，后者通常是由病毒[170]或亲血管性真菌[171]引起的。没有动脉炎时也可能会见到静脉炎，这种情况下通常不存在系统性病变[172]。根据主要的形态改变，曾经用过的术语有淋巴细胞性静脉炎、肉芽肿性静脉炎和坏死性静脉炎（图15.20）等，但它们在发病机制上可能都是相关的[173-174]。报道为小肠静脉肌内膜增生（myointimal venous hyperplasia）和静

脉闭塞性疾病（veno-occlusive disease）的病例可能也是相同病变的晚期表现[175]。所有这些疾病在组织学、临床和影像学上可能都类似于克罗恩病，也能产生类似恶性肿瘤的炎性包块。最近报道的一种非炎症性、非动脉粥样硬化性肠系膜动静脉发育不良/血管病（mesenteric arteriovenous dysplasia/vasculopathy）也可能类似于克罗恩病或瘤样病变[176]。虽然不属于血管炎，但抗凝治疗也可继发小肠和大肠壁的大量出血[177-178]。

其他可能影响小肠的血管疾病包括门脉高压性肠病（portal hypertensive enteropathy），门脉高压患者的黏膜微血管系统发生的一系列变化可能会导致下消化道出血（图15.21）[179-180]，少数情况下可导致Dieulafoy病（图15.22）[181]。

炎症性肠病

克罗恩病（Crohn disease）在男性和女性的发病率相同[182]。大多数患者的年龄为20～30岁，但首次发病可以在任何年龄[183]，包括儿童和老年人。盎格鲁撒克逊血统的白种人更易患克罗恩病，且其发病率似乎在上升[183]。克罗恩病的病因尚不明确，可能涉及遗传易感性、肠道菌群和免疫介导损伤之间的复杂相互作用[184]。早已发现克罗恩病具有家族聚集趋势[184-185]，并已发现了一些不同的遗传易感位点[184,186]。然而，家族一致性研究显示，克罗恩病的发生不止与遗传易感性有关，肠道菌群在发病中也起重要作用[186]。许多微生物均与其相关，包括几种类型的分枝杆菌［特别是副结核分枝杆菌（*Mycobacterium paratuberculosis*）］、大肠杆菌（*Escherichia coli*）、耶尔森菌（*Yersinia*）、链球菌

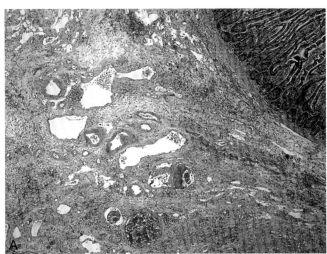

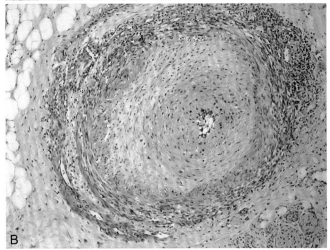

图15.20　**A**，小肠坏死性和淋巴细胞性静脉炎伴血栓。**B**，另一例显示肠系膜静脉出现明显的血管壁瘢痕、管腔狭窄和淋巴细胞浸润

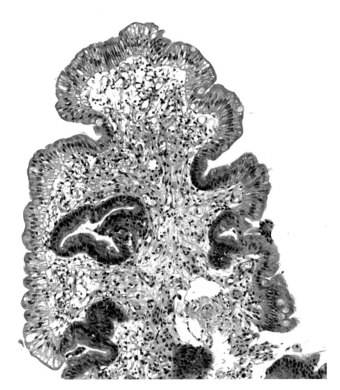

图15.21　门脉性肠病的息肉样病变，由小的肉芽组织样增生的毛细血管组成

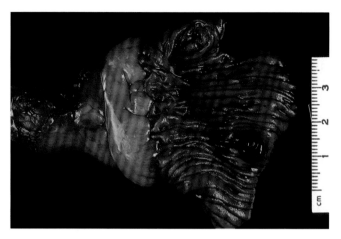

图 15.22　Dieulafoy 病，表现为孤立性溃疡侵蚀了大的黏膜下动脉，最常见于胃，但偶尔可见于小肠

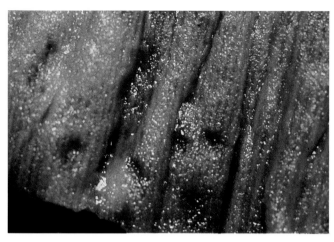

图 15.23　所谓阿弗他溃疡，克罗恩病的一个早期特征

（*Streptococcus*）和病毒（包括麻疹），但尚未确定具体的病原体[187-192]。目前的观点认为，克罗恩病是由宿主遗传多态性与肠道菌群（而不是传统的肠道病原体）之间的相互作用导致的免疫反应和慢性炎症损伤[193-195]。

大体上，克罗恩病常发生于回肠，但小肠的任何部分都可能受累，并且消化道的任何部分都可能被侵犯，包括口腔、小涎腺、食管、胃、十二指肠、大肠和肛门（另见第 14 章和第 17 章）[196-201]。Morson[197] 的一项有 297 例克罗恩病的病例研究显示，66% 的病例病变局限于小肠，17% 局限于大肠，17% 两部分均受累。新近的研究发现，病变局限于小肠的病例仅有 1/3[202]。

克罗恩病也可能累及消化系统以外的部位，例如，皮肤（尤其是回肠造瘘口或结肠造瘘口周围）[203]、外阴[204]、骨和关节[205]、骨骼肌[206]、喉和脾。克罗恩病肠外受累的总发病率约为 25%[207]。克罗恩病的非特异性并发症包括关节炎、肾积水、骨质疏松、淀粉样变、化脓性汗腺炎、坏疽性脓皮病和各种眼部疾病[208-210]。

大体上，克罗恩病的早期阶段，受累的小肠有浸湿感；黏膜呈红紫色，可能出现被称为"阿弗他样溃疡"的针头大糜烂（图 15.23）[211]。克罗恩病最显著的特征之一是病变呈节段性，界限清楚的病灶间有看似正常的肠管分隔（"跳跃区"）（图 15.24A）。克罗恩病的晚期，溃疡变得明显，这些溃疡呈线状或匐行，常纵向分布，平行排列，并由短的横行溃疡连接。线状溃疡穿过横向的肠皱襞时，溃疡和残余黏膜组合成典型的"鹅卵石"样外观（图 15.24B 和 C）。少数情况下，由于肉芽组织形成或结节性淋巴管扩张，可使黏膜外观呈息肉样（即所谓的炎性假息肉）[212-213]。大体上，肠壁本身的变化从水肿逐渐发展至纤维化，管腔明显狭窄，近端扩张肥大（图 15.24D 和 E）。在这个阶段，触诊的感觉似死后僵硬的鳗鱼。其浆膜可以局灶性或弥漫性增厚，少数情况下可见由淋巴组织聚集或肉芽肿构成的多发性（"粟粒性"）白色

结节[214]。肠系膜纤维化并缩短，导致肠管轮廓扭曲和肠系膜脂肪堆积。区域淋巴结中度增大。

克罗恩病的局部并发症包括肠壁内脓肿和瘘管形成，例如，小肠瘘管与其他小肠肠袢或大肠、腹壁或膀胱相通[215]。有时会发生穿孔[216]。

克罗恩病的早期病变往往是非特异性的黏膜活动性炎症灶[211]。可能伴有黏膜固有层和黏膜下层的淋巴组织增生和散在的慢性炎细胞浸润，包括浆细胞、淋巴细胞、嗜酸性粒细胞、组织细胞（一些含有明显的溶酶体包涵物）[217]和肥大细胞[218]。小的溃疡病灶通常出现在淋巴滤泡的最顶端（上述阿弗他溃疡对应的显微镜下表现）（图 15.25A）。

克罗恩病中最典型的溃疡被称为裂隙状溃疡（fissures），可见于约 30% 的病例，定义为边缘清晰、腔道狭窄的狭缝状结构，垂直于黏膜，并深入到黏膜下层甚至固有肌层。非溃疡黏膜可有：隐窝炎和隐窝脓肿，绒毛形状异常，结构变形，基底浆细胞增多和再生性改变。也可见局灶幽门腺化生（图 15.25B）[211,219]。显微镜下，典型的克罗恩病几乎总是存在透壁性损害（图 15.25C），虽然黏膜下层和浆膜下的病变往往比固有肌层严重得多。透壁性损害的特征包括：透壁炎症；常伴有显著的淋巴滤泡，通常呈线性或"串珠"排列；水肿；淋巴血管扩张；肌层黏膜增厚；神经增生；以及纤维化[211,220-221]。炎症可累及静脉和动脉壁[222]。黏膜下层的平滑肌纤维的数量增加（闭塞性肌化），这种变化可能会促进梗阻的发生[223]。与此一致的是，有研究发现，克罗恩病中肌腱蛋白（一种参与肌肉形态发生和伤口愈合的细胞外基质蛋白）强阳性表达，特别是在狭窄部位[224]。少数情况下，随着溃疡形成和上皮重新覆盖，在肠壁内形成囊性扩张的腺体，这种病变被称为深在性囊性肠炎（enteritis cystica profunda），易与浸润性腺癌混淆[225]。

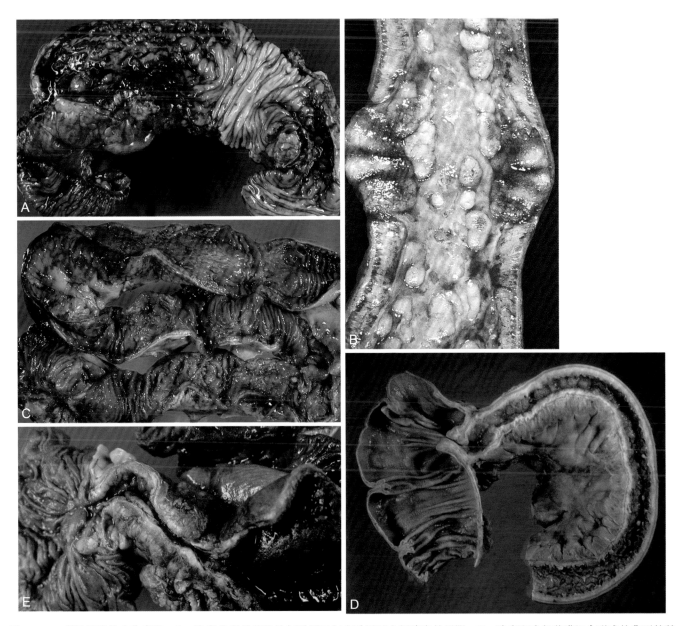

图 15.24　**克罗恩病的大体表现。A**，注意炎症的节段性与受累区与未受累区之间清晰的界限。**B**，溃疡和残留黏膜组合形成的典型的鹅卵石样外观。**C**，僵硬的肠壁和平坦的黏膜是特征性的表现，注意线状裂隙溃疡。**D** 和 **E**，可见常见的纤维化和狭窄（**A**、**C–E**, Courtesy Dr. George F. Gray, Jr.）

克罗恩病的另一个显微镜下重要改变是出现肉芽肿（granulomas）（图 15.25D），仅见于约 50% 的病例[226]。典型的肉芽肿呈上皮样，通常见于淋巴滤泡中心，主要由上皮样细胞和多核巨细胞组成，通常没有坏死或有仅限于中心区域的小坏死灶[226]。如果坏死广泛，则应排除结核和其他感染性疾病的可能性。克罗恩病的肉芽肿可出现在肠壁（包括浆膜）、区域淋巴结（也可同时出现淋巴窦扩张和淋巴组织增生）或任何其他受累的部位。在其他很多疾病也可以见到与克罗恩病无法区分的肉芽肿，尤其是在结核、耶尔森菌病和复杂性（大肠）憩室病[226]。少部分肉芽肿与血管壁有关，有人将其视为肉芽肿性血管炎的证据[227]。

在上述所有显微镜下特征中，最具诊断意义的特征包括透壁性损害、裂隙状溃疡和肉芽肿。然而，前两者在黏膜活检中通常不可见。还应注意的是，有一种浅表型克罗恩病，其病变只存在于黏膜和黏膜下层[211]。

克罗恩病的病程波动但持续进展，完全消退的病例罕见。偶尔，克罗恩病与小肠癌并发，通常发生在

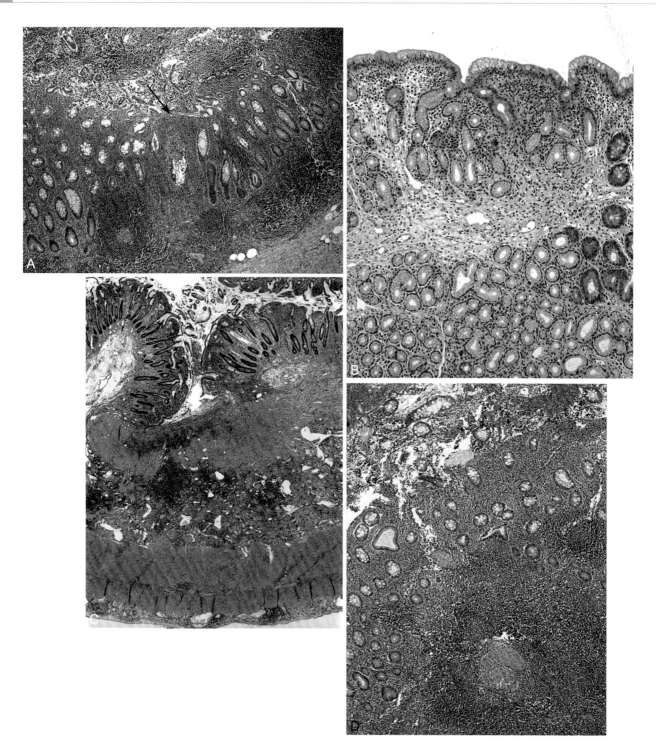

图 15.25　**克罗恩病的显微镜下表现。A**，与淋巴滤泡相关的浅表黏膜糜烂（箭头所示）和活动性炎症构成的早期病变。**B**，1 例十二指肠克罗恩病，可见广泛的幽门腺化生。**C**，回盲部克罗恩病，表现为透壁炎症和纤维化，伴有裂隙状溃疡和黏膜肌层明显增厚。**D**，克罗恩病中的小上皮样肉芽肿，伴有明显的淋巴聚集

回肠 [228-229]。有时肿瘤很小，仅在病理检查时才能发现 [230]。大多数病例伴有邻近部位的异型增生，有些异型增生出现在远离浸润癌的部位 [231]。小肠癌总是发生在有炎症的肠段，也可发生在手术旁路节段 [232]。也有混合型腺癌 / 神经内分泌肿瘤和高分化神经内分泌肿瘤

（类癌）的病例报道 [233-234]。这些患者也有患淋巴瘤的风险，特别是长期接受免疫抑制治疗的患者 [235]。

目前克罗恩病的治疗方法包括药物（激素、抗生素、免疫调节剂或新型生物制剂）和营养治疗 [236-238]。尽管药物治疗取得了进展，但绝大多数患者（约 80%）在诊断

后的十年内需要手术治疗[239]，尤其是那些因狭窄、瘘管、穿孔、脓肿、药物治疗难以控制或药物治疗依从性差而发生部分或完全肠梗阻的患者。目前手术治疗最常用的术式包括切除术和狭窄成形术，开放式手术和腹腔镜手术均可采用[239]。然而，手术缓解后复发十分常见，回结肠克罗恩病的复发风险高于单纯回肠或结肠克罗恩病的复发风险[240-241]。与复发相关的其他因素有吸烟、术前发生穿孔和术前病史短等[242]。

总的来说，克罗恩病的病理类型和范围与其预后几乎无关[243]；也有不同研究提出，存在肉芽肿提示预后更好[244]和更差[245]。此外，手术切缘受累与复发之间没有统计学相关性[246]。

溃疡性结肠炎（ulcerative colitis） 通常不累及小肠，但有些患者发生回肠炎、空肠炎，甚至弥漫性十二指肠炎[247]。与溃疡性结肠炎相关的回肠炎（见于约 17% 的病例）通常被称为"倒灌"性回肠炎，将在第 17 章进一步讨论。其主要病变是伴有隐窝再生的绒毛萎缩，表浅糜烂，固有层中性粒细胞和单核细胞浸润，斑片状隐窝炎和隐窝脓肿，可能存在幽门腺化生。尽管其通常与溃疡性结肠炎累及盲肠有关（故名"倒灌"），但罕见情况下，右半结肠未受累者也可能出现回肠炎[248]。

溃疡性结肠炎患者行全结直肠切除术和回肠储袋肛管吻合术后可能出现回肠黏膜炎症，包括储袋部位的炎症，称为储袋炎（pouchitis）（图 15.26），其原因仍不清楚[249]。其病理特征包括中性粒细胞性隐窝炎/隐窝脓肿、黏膜溃疡、固有层淋巴浆细胞性炎症和绒毛变钝[250]。也可能存在幽门腺化生[251]。溃疡性结肠炎的储袋炎累及直肠套黏膜与克罗恩病之间很难区分[252]。储袋炎患者有轻微但明确的发生异型增生和腺癌的风险[250]。

回肠受累也可见于淋巴细胞性和胶原性结肠炎[253-254]。

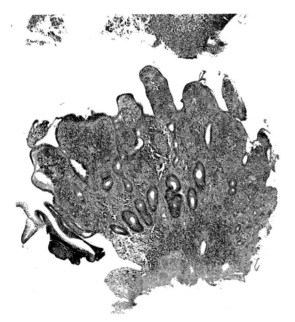

图 15.26　溃疡性结肠炎患者回肠储袋活检，可见绒毛变钝，混合性炎细胞浸润导致固有层增宽，以及表面溃疡碎片

感染

小肠内可能有各种各样的病原体，其中有些是胃肠道特有的，其中有些可引起传染性疾病。这里讨论的许多疾病都是免疫功能低下患者发生的，包括艾滋病患者和接受过移植的患者[255-257]，小肠活检可能非常有助于诊断评估[258]。然而，应当注意的是，偶尔有些感染见于没有免疫缺陷的患者。

巨细胞病毒（cytomegalovirus, CMV） 感染最常见于免疫功能低下患者，但偶尔也见于免疫功能正常者。CMV 感染患者可出现溃疡相关的症状和出血，或腹泻、发热和体重减轻[259-260]。CMV 感染也可导致血管炎和相应的缺血，尤其是在肾移植患者中（图 15.27）[261]。

有些人使用"**AIDS 肠病（AIDS enteropathy）**"这个术语来描述 AIDS 腹泻患者的非特异性组织学表现：绒毛变钝、隐窝增生和凋亡上皮细胞增多等，在这些患者中没有发现其他病原体。另一些人认为"AIDS 肠病"不是一种特定的疾病，因此不应使用这个术语[262-264]。

小肠结核（tuberculosis） 在世界上一些地区仍然高发[265-266]，其临床检查、大体检查和显微镜检查均易与克罗恩病混淆[267-268]。与克罗恩病相比，结核性溃疡为多发性溃疡，呈圆形而不是线状匐行[268-269]。克罗恩病常见外肌层破坏，结核通常不见鹅卵石样黏膜、口腔溃疡和跳跃性病变。结核也更容易形成肿块。显微镜下，结核性肉芽肿有融合趋势，常有中心干酪样坏死和外周淋巴细胞套。每当需要进行鉴别诊断时，均需借助抗酸染色和结核分枝杆菌（*Mycobacterium tuberculosis*）分子检测。

MAI 是从胃肠道分离出的最常见的分枝杆菌，常在小肠中发现。患者通常有免疫功能受损，小肠活检时的外观可能与 Whipple 病相似（见上文）。可见肠黏膜固有层和区域淋巴结内有含有大量抗酸染色阳性微生物的宽胞质、泡沫状巨噬细胞浸润（图 15.28）[270-271]。

耶尔森菌病（Yersiniosis） 是由革兰氏阴性杆菌肠耶尔森菌（*Yersinia enterocolitica*）和假结核耶尔森菌（*Yersinia pseudotuberculosis*）感染所致。耶尔森菌病通常累及回肠，可表现为溃疡性小肠炎或小肠结肠炎（以及阑尾炎），伴有不同程度的肠系膜淋巴结炎[272-273]。其回肠病变在大体上和显微镜下可能与克罗恩病都很相似（图 15.29）。分子检测、细菌培养和血清学检查可能有助于诊断[274-275]。**沙门氏菌（Salmonella）**（伤寒和非伤寒）也会感染小肠，尤其是回肠，并且可以类似于慢性特发性炎症性肠病[276]。肠黏附性大肠杆菌也可能以致泻性细菌性肠炎的形式感染免疫功能低下患者的回肠，引起该类患者腹泻[277-278]。

一些寄生虫也会感染小肠。**隐孢子虫病（cryptosporidiosis）** 是一种胞内原虫——微小隐孢子虫（*Cryptosporidium parvum*）感染所致。切片中，病原体附着在上皮腔侧的表面，呈 2～5 μm 的嗜碱性球形结构（图

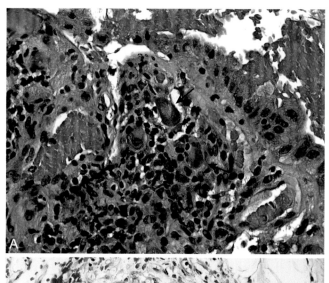

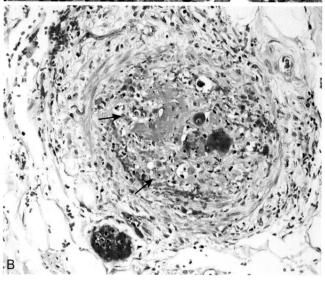

图 15.27 **A**，肝移植患者伴有腹泻的小肠活检，可见多个 CMV 包涵体（箭头所示）。**B**，1 例 CMV 血管炎患者内皮细胞内的 CMV 包涵体（箭头所示），伴有血栓形成和管腔阻塞

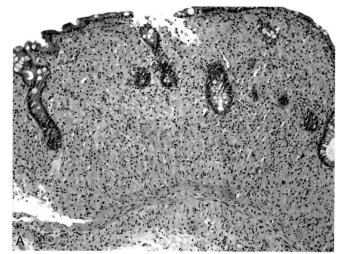

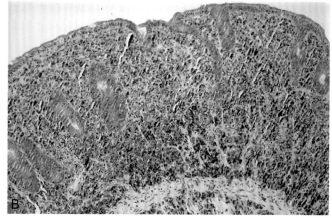

图 15.28　一名艾滋病患者 MAI 感染的十二指肠活检。**A**，可见泡沫状巨噬细胞浸润导致的绒毛扩张和变钝。**B**，Ziehl-Neelsen 染色，可见巨噬细胞内有大量病原体

15.30）。它们的形态可能类似于细胞碎片或黏液。这种微生物 Giemsa、六胺银和 PAS 染色呈阳性，但抗酸染色呈阴性。它们通常没有显著的显微镜下改变，但可能出现上皮内淋巴细胞（IEL）增多和表面胞核排列紊乱[279-281]；在大面积感染的情况下，改变可能更为显著[282]。**微孢子虫病（microsporidiosis）**是另一个可能引起免疫功能低下患者腹泻的原因。它最初被归类为专性胞内原虫感染，但现在认为它与真菌关系更密切[283]。这种病原体光镜下很难观察到，但可以应用组织革兰氏染色和其他特殊染色法检测到（图 15.31）[284-286]。个别情况下，微孢子虫病可发生全身性播散[287]。**圆孢子球虫（Cyclospora cayetanesis）**[288-289]和贝式囊孢子球虫（*Cystoisospora*）[289]（以前称为等孢子球虫）也可感染小肠，通常（但不总是）感染免疫功能低下者。

　　贾第鞭毛虫病（giardiasis）可能导致吸收障碍和慢性腹泻[290]，并可能与普通可变免疫缺陷病（CVID）相关（见下文）。其小肠黏膜通常完整，炎症变化很轻微，

但可出现绒毛变钝，炎细胞数量增多。其病原体呈泪滴状或梨状，有成对的核和中央纵向轴柱（图 15.32）[291]。粪类圆线虫（*Strongyloides stercoralis*）是一种世界各地均有分布的线虫，也可累及小肠（图 15.33）。许多患者无症状，但服用皮质激素可能导致危及生命的严重感染[292-293]。

　　许多真菌可以累及小肠，包括念珠菌（*Candida*）属、曲霉属（*Aspergillus*）、毛霉属（*Mucormycosis*）、隐球菌（*Cryptococcus*）和组织胞浆菌（*Histoplasma*）[294]；小肠受累通常是免疫缺陷患者播散性疾病的一部分。胃肠道真菌感染的症状和体征基本类似，不论感染何种真菌，均可发生腹泻、呕吐、黑便、胃肠道出血、腹痛和发烧。严重感染者的组织 HE 切片即可识别真菌，但特殊染色（GMS 和 PAS）也是非常有价值的辅助手段。通常根据组织切片中真菌的形态即可进行正确分类，但微生物培养和分子检测是确诊的依据。

药物、化疗和放疗相关的肠炎

　　霉酚酸酯（mycophenolate mofetil，MMF）是一种免疫抑制药物，主要用于实体器官移植受体，也用于骨髓

图 15.29　小肠结肠炎耶尔森菌感染，表现为黏膜溃疡，肠壁明显增厚，以及大量小的上皮样肉芽肿，伴有大量透壁性淋巴组织浸润

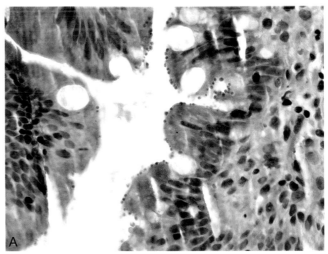

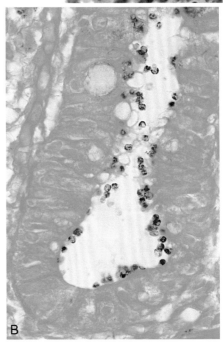

图 15.30　**A**，隐孢子虫病，其特征是小肠活检中上皮腔缘的嗜碱性小球。**B**，病原体六胺银染色呈阳性

移植受体。其最常见的不良反应是胃肠毒性，特别是腹泻[295]。结肠最常受累，但小肠也可受累。其组织学特征包括：上皮细胞凋亡增多，上皮内淋巴细胞（IEL）增多，绒毛萎缩，活动性和慢性炎症，以及结构紊乱（图15.34）[296-298]，可能类似于其他几种疾病，包括移植物抗宿主病（graft-versus-host disease，GVHD）、慢性特发性炎症性肠病和病毒感染。对于移植后腹泻患者，应怀疑MMF的毒性作用。应严格除外感染，尽管MMF的毒性损伤在该患者群体中很可能同时存在。

　　众所周知，化疗（chemotherapy）也会导致小肠损伤[299-300]。这种损伤是一过性的，一般在化疗停止后几周内恢复；但在经过多个化疗周期治疗的患者，化疗引起的继发性损伤在治疗结束后很长时间仍可以很明显。患者小肠活检常显示隐窝不规则和萎缩，随着损伤的进展，小肠黏膜剥脱更加严重。如果患者患有中性粒细胞减少症，则中性粒细胞会明显减少甚至消失。常可见上皮细胞凋亡，同时可有明显的核非典型性和再生变化（图15.35）[301-302]。这些变化可以类似于病毒感染（可与化疗相关损伤共存）、GVHD（也可与化疗相关损伤共存）和缺血（很少）。

　　使用NSAID在小肠引起的病变多种多样，包括局灶性活动性肠炎、糜烂/溃疡以及形成被称为横膈病（diaphragm disease）的独特的多重环形纤维膜结构。NSAID也是引起凋亡上皮细胞增多的众多药物之一[303-304]。

　　其他对小肠有显著影响的药物包括：血管紧张素Ⅱ受体阻滞剂奥美沙坦（olmesartan），它能引起腹泻样改变，伴有不同程度的上皮下胶原沉积（图15.36）[305]；伊匹利马（ipilimumab），这是用于治疗黑色素瘤的抗细胞毒性T淋巴细胞抗原-4（CTLA-4）的单克隆抗体，可能导致严重的自身免疫样小肠炎（图15.37）和结肠炎[306-307]。极少数情况下，Stevens-Johnson综合征，或称为药物相关性中毒性表皮坏死松解症（累及皮肤和黏膜），可以累及小肠[308]。

　　针对腹腔内恶性肿瘤进行的放疗可能会造成肠道损伤，损伤程度取决于许多因素[309]。这种损伤最常见于宫颈癌患者，但也已有因Wilms瘤、恶性淋巴瘤和其他恶性肿瘤而接受放疗治疗的儿童患者发生肠道损伤的大量病例报道[310]。其症状通常在放疗后几年内出现。大体上，可见小肠壁增厚，部分肠壁被纤维结缔组织取代，尤其是黏膜下层。通常伴有黏膜溃疡[311]。形态学改变与照射后间隔的时间密切相关[309]。放疗后肠道损伤的早期表现

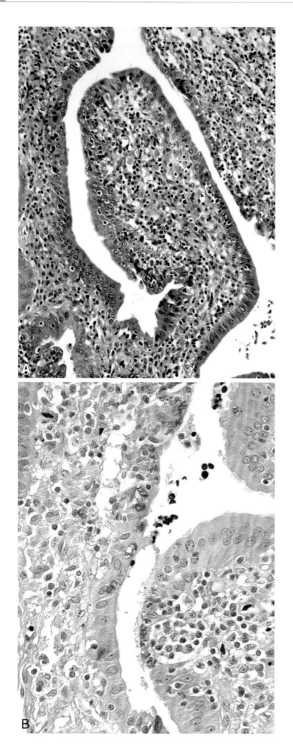

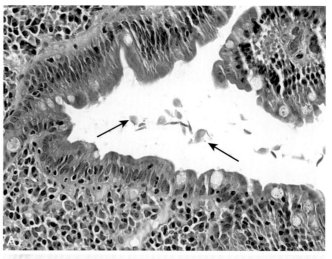

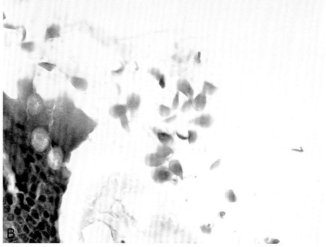

图 15.32 **A**，贾第鞭毛虫通常出现在十二指肠上皮表面（箭头所示）；有人将其比作"落叶"。注意炎症改变轻微。**B**，高倍镜下，贾第鞭毛虫呈独特的梨形

图 15.31 **A**，微孢子虫感染的艾滋病患者的十二指肠活检，显示上皮内淋巴细胞增多和表面上皮紊乱。表面上皮的细微空泡化是病原体存在的线索。**B**，改良三色染色将孢子染为鲜红色，有助于识别

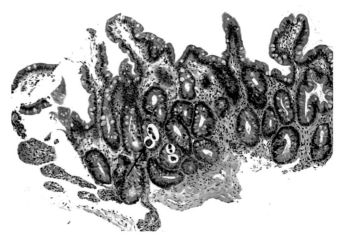

图 15.33 小肠活检可见 Lieberkuhn 隐窝内上皮细胞内的粪类圆线虫幼虫（箭头所示）

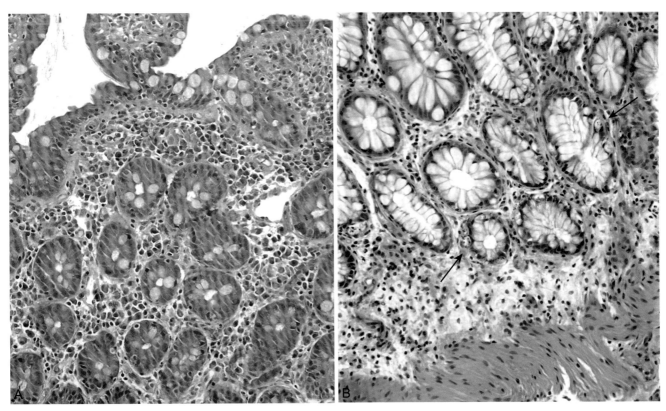

图 15.34　霉酚酸酯毒性损伤的十二指肠活检。**A**，在 1 例病例可见固有膜浆细胞和嗜酸性粒细胞增多，伴有上皮内淋巴细胞增多。**B**，另 1 病例可见黏膜基底部大量上皮细胞凋亡（箭头所示）

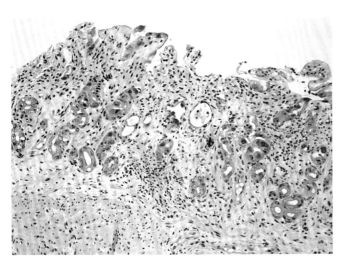

图 15.35　化疗相关肠道损伤，其特征是隐窝萎缩，明显的再生性核非典型性，以及中性粒细胞缺乏。胞核的改变不应被误认为是异型增生或病毒感染

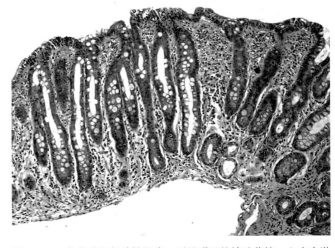

图 15.36　奥美沙坦相关性肠病，可见明显的绒毛萎缩，上皮内淋巴细胞增多，以及固有膜浆细胞和嗜酸性粒细胞增多

为黏液增多和胞核形态改变。后期黏膜下水肿可以完全消退。如果肠道损伤严重，则可发生肠壁纤维化和溃疡（图 15.38）。肠道血管改变明显，其特征是内皮下富含脂质的泡沫细胞聚集、钙化和血栓形成[312-313]。肠道损伤的治疗包括营养支持、止泻和抗感染治疗等多个方面。但大约 1/3 的病例会因肠梗阻、瘘管形成或穿孔而需要进行损伤肠道的手术切除[314]。

其他炎症性疾病

急性蜂窝织炎性肠炎（acute phlegmonous enteritis）是一种病因不明的疾病，可能与苏云金芽孢杆菌（*Bacillus thuringiensis*）和草绿色链球菌（*Streptococcus viridans*）有关[315-316]。大体上，受累的肠袢边界清晰。炎症主要位于黏膜层，但浆膜表面也可能有脓液。可见肠壁水肿，轻度扩张。显微镜下，常可见广泛的淋巴管炎和区域淋巴结炎，并伴有淋巴结肿大。肠系膜略呈透明状。肠系膜皱褶间可见脓肿。

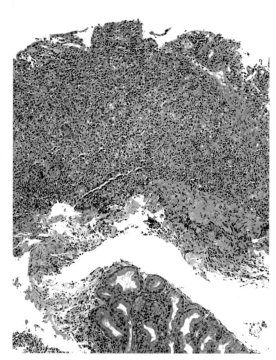

图 15.37 伊匹利马（ipilimumab）引起的肠炎，显示淋巴浆细胞浸润，黏膜几乎完全破坏

结节病（sarcoidosis）播散时可以累及小肠，但小肠是胃肠道中最少受累的器官[317]。可能与叶酸和（或）催生素 B_{12} 缺乏有关。

坏死性小肠结肠炎（necrotizingenterocolitis）是一种主要影响早产儿的疾病，在第 17 章讨论。

特发性嗜酸细胞性肠炎和胃肠炎（idiopathic eosinophilic enteritis and gastroenteritis, EG）是以嗜酸性粒细胞浸润消化道的一段或多段为特征的一组疾病[318]。虽然对它们的发病机制尚不清楚，但许多患者既往有外周血嗜酸性粒细胞增多和（或）过敏性疾病或哮喘史。EG 最常见于儿童和 50 岁以下的成人。EG 病变可以以黏膜层、肌层或浆膜受累为主，也可以三者兼而有之[319]。在浆膜受累的病例中，常伴有嗜酸细胞性腹膜炎和腹水。

EG 的胃肠道症状包括恶心、呕吐、腹泻、腹痛、脂肪泻和蛋白质丢失性肠病。形态学上，EG 的主要改变为：肠壁任意一层呈片状或弥漫性致密的嗜酸性粒细胞浸润（图 15.39），或多或少伴有其他炎症细胞浸润、嗜酸性细胞脱颗粒、嗜酸性粒细胞微脓肿、黏膜溃疡和黏膜下水肿。EG 诊断必须排除导致嗜酸性粒细胞增多的其他原因，包括药物不良反应、食物过敏、寄生虫感染、克罗恩病、特发性嗜酸性粒细胞增多综合征和血管炎[320]。

对自身免疫性肠炎（autoimmune enteritis, AIE）的认识主要来自婴幼儿患者，AIE 在成人中可能存在诊断不足的问题，常被误认为是乳糜泻、克罗恩病或溃疡性结肠炎[321-322]。AIE 患者的典型表现为严重的腹泻和体重减轻。与乳糜泻不同，在 AIE，小肠和大肠都可能受累。许多（但不是所有）患者血清中存在抗肠上皮细胞和（或）抗杯状细胞抗体，很多患者还伴有其他自身免疫性疾病。AIE 与胸腺瘤的关系也有报道[323-324]。小肠活检可见不同

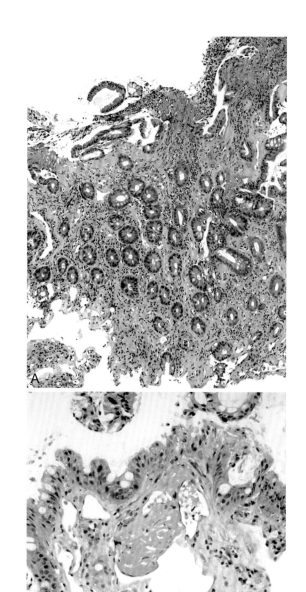

图 15.38 A，放射性肠炎，伴有黏膜溃疡、活动性炎症和固有层纤维化。B，可见血管扩张，可含有纤维素性血栓

程度的绒毛变钝，以及固有层浆细胞显著增多、上皮细胞凋亡增多和活动性炎症（图 15.40）。肠上皮内淋巴细胞通常无明显增多，但可以出现轻度增多。存在抗杯状细胞抗体的患者可能表现出显著的杯状细胞缺失[321]。

普通变异型免疫缺陷病（common variable immunodeficiency, CVID）是位列 IgA 缺乏症后第二常见的原发性系统性免疫缺陷病。CVID 可发生于任何年龄，通常伴有复发性细菌性上呼吸道感染、自身免疫表现，并经常有慢性胃肠道症状。CVID 的免疫缺陷表现包括低丙种球蛋白血症和 T 细胞异常。胃肠道的任何一段都可能受

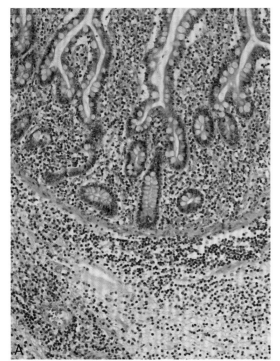

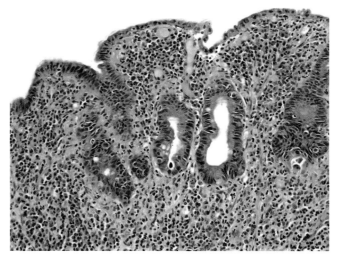

图 15.40　自身免疫性肠炎的十二指肠活检，显示绒毛变钝、浆细胞的密集浸润、杯状细胞缺失和散在的上皮细胞凋亡

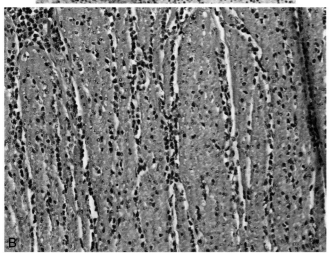

图 15.39　**A**，空肠黏膜和黏膜下层的密集的、几乎清一色的嗜酸性粒细胞浸润。**B**，本例肌壁严重受累

累。上皮细胞凋亡增加是其常见的特征之一。此外，浆细胞显著减少或缺失也较为常见，但并不是见于所有病例（图 15.41）。在小肠中，CVID 的典型特征包括与克罗恩病类似的绒毛变钝、肉芽肿或类似于慢性特发性炎症性肠病的结构改变。淋巴组织增生较为常见，患者罹患淋巴瘤和感染（尤其是贾第鞭毛虫病）的概率升高[325]。

骨髓移植后发生的**移植物抗宿主病（graft-versus-host disease, GVHD）**通常主要影响皮肤、胃肠道和肝。小肠受累的主要临床表现为腹泻，其显微镜下改变多样，其中单个上皮细胞的坏死最支持诊断[326-327]。

隐源性多灶性溃疡性狭窄性小肠炎（cryptogenic multifocal ulcerating stenosing enteritis）是一种罕见的疾病，可导致复发性小肠溃疡和狭窄，类似于长期应用

NSAID 所导致的"横膈病"。其病因不明，但一些病例被认为与胞质内磷脂酶 A2-α 的纯合子缺失突变有关[328]。

其他非肿瘤性疾病

肠套叠

肠套叠（intussusception）是指一段肠管［肠套叠鞘部（intussuscipiens）］嵌套吞没其近端部分肠管。被吞入的部分［肠套叠套入部（intussusceptum）］在肠套叠鞘内向下延伸，直到由于肠系膜的牵拉而不能再向前为止（图 15.42A）。大体上，肠套叠标本呈弯曲的香肠状，凹面朝向肠系膜根部。增大的牵引力和压力会阻碍肠套叠套入部的血液循环，导致其发生坏死，使对应的黏膜脱落。肠套叠鞘部的上端和套入部肠管可以牢固结合。在极少数例外的情况下，肠套叠可以自然发生与手术类似的端-端吻合而自愈。

大部分肠套叠病例发生于 5 岁之内的小儿，超过半数的患者发生于 1 岁之内。这可能与在此阶段回盲部淋巴组织的数量和回盲瓣突入盲肠的程度达到最大而 1 岁之后显著减少有关[329]。虽然肠套叠必然会发生继发性的炎症改变，但现在普遍认为，淋巴组织增生在先，而且这往往是肠套叠形成的原因而不是结果。许多肠套叠病例的淋巴组织增生与病毒感染（特别是腺病毒）有关，线索是可见核内包涵体[330]，并且常常能从这些患儿肠道中分离出病毒[331-333]。也有数例艾滋病患者的淋巴组织增生引起的肠套叠的病例报道[334]。

对于早期无并发症的肠套叠病例，可以采用钡剂灌肠或手法复位缓解肠套叠，否则需要进行手术治疗。肠套叠的死亡率与发病到手术之间的间隔时间直接相关。儿童发病第二天后的死亡率急剧上升。对于较大的儿童和成人患者，肠套叠常常是肠腔内带蒂肿物导致的，例如，脂肪瘤、癌、平滑肌瘤/胃肠道间质肿瘤（GIST）、炎性纤维性息肉（IFP）或恶性淋巴瘤（图 15.42B）[335]。

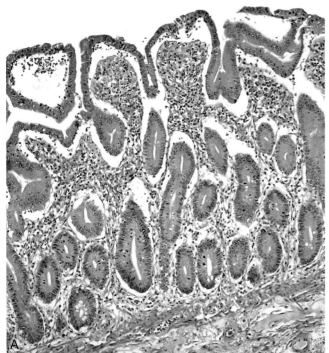

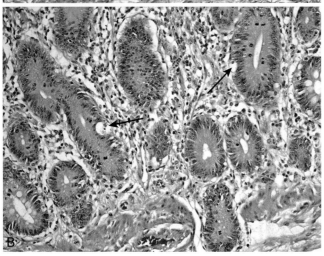

图 15.41 **A**，普通变异型免疫缺陷病的小肠切片，显示绒毛变钝，上皮内淋巴细胞轻度增加；其至在低倍镜下也可见凋亡的上皮细胞。**B**，高倍镜下，可见上皮细胞凋亡增多（箭头所示）和浆细胞缺乏

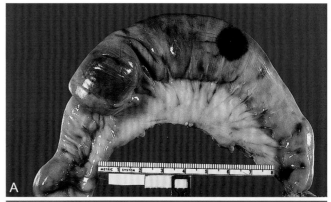

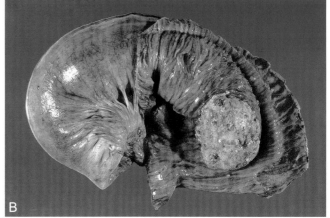

图 15.42 **A**，肠套叠小肠的外面观。**B**，腺瘤导致的小肠肠套叠。位于肠套叠套入部顶端的肿瘤可见溃疡和坏死

棕色肠综合征（brown bowel syndrome）的主要特征为肠壁明显呈棕色，大体上，浆膜面和切面均十分显著，常常伴有慢性吸收障碍。显微镜下，平滑肌细胞胞质内可见大量脂褐素颗粒。棕色肠综合征的发病机制仍不清楚，有人提出可能是维生素 E 缺乏导致的[336]。

小肠是胃肠道**淀粉样变（amyloidosis）**最常受累的部位，可累及血管、间质或固有层；通常为全身性淀粉样变的一部分，在罕见情况下也可能是局部病变（图15.43）[337]。后一种情况可能导致肠梗阻[338]。

硬皮病（scleroderma）也可累及小肠，表现为肠梗阻或吸收不良[339]。

微绒毛包涵体病（microvillous inclusion disease）（又称为家族性微绒毛萎缩）是肠刷状缘的一种疾病，可导致婴儿难治性分泌性腹泻。其诊断是基于超微结构检查发现微绒毛包涵体。CD10（一种膜相关的神经肽酶）免疫组织化学染色胞质着色（不同于正常的线性刷状缘着色）能够帮助诊断[340]。

另一种导致婴儿难治性腹泻和发育迟缓的先天性疾病是**簇绒肠病（tufting enteropathy）**。其与位于染色体 2p21 的 *EpCAM* 基因突变相关；其特征表现为肠黏膜上皮呈簇绒状伴有绒毛改变，但刷状缘一般正常[341]。

肠气囊肿（pneumatosis cystoides intestinalis）的特征是肠壁存在充满气体的囊肿。该病与多种状况相关，包括手术、结肠镜检查和慢性肺部疾病[342]。大体上，可见囊肿，可被误认为是息肉或肿瘤。组织学上，这些空腔周围常有异物巨细胞包围。

息肉和肿瘤
良性上皮性肿瘤

Brunner 腺 结 节（Brunner gland nodule）（又称为 Brunner 腺错构瘤、Brunner 腺腺瘤、Brunner 腺结节状增生或 Brunner 瘤）的特征为 Brunner 腺结节状增生，伴有

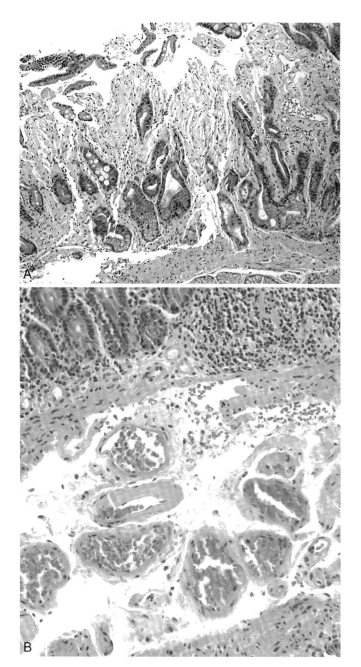

图 15.43　淀粉样变累及十二指肠的固有层（**A**）和小血管（**B**）

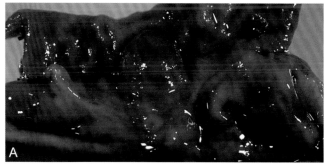

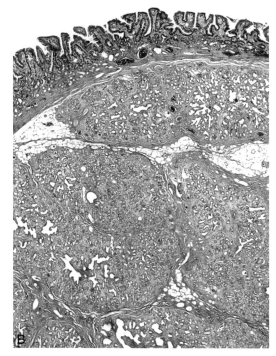

图 15.44　**A**，带蒂的 Brunner 腺结节。**B**，良性、看似正常的 Brunner 腺小叶被纤维间质分隔（A, Courtesy Dr. George F. Gray, Jr.）

导管和散在的间质成分，有时可伴有纤毛囊肿和脂肪组织（图 15.44）[343-344]。Brunner 腺结节可为局限性、多灶性或弥漫性。显微镜下，Brunner 腺呈小叶状排列，小叶间被纤维索分隔，大部分看似正常。Brunner 腺结节可能不是真正的肿瘤，更可能是结节状增生或错构瘤；因此，许多人避免使用"Brunner 腺腺瘤"一词。然而，Brunner 腺结节也可发生小凹化生和异型增生[345]。Brunner 腺结节最常见的发生部位是十二指肠球部和降部交界处的后壁，可伴有溃疡性十二指肠炎和糜烂，并且可出现胃肠道出血或十二指肠梗阻[343,346]。

小肠也可以发生类似于大肠的**腺瘤（adenoma）**，但很罕见[347]。十二指肠和空肠腺瘤比回肠腺瘤更常受累。近年来报道十二指肠腺瘤的发病率呈增长趋势，这无疑是内镜广泛使用的结果。小肠腺瘤可单发或多发，可有蒂或无蒂，显微镜下可呈管状腺瘤、管状绒毛状腺瘤或绒毛状腺瘤（图 15.45）[348-349]。与结直肠腺瘤类似，绒毛状、大的和（或）多发性腺瘤发生恶变的可能更高。绒毛状病变通常大而无蒂，具有复发倾向和更高的恶变概率[349]。内镜下充分取样对发现恶变至关重要[350]。许多十二指肠腺瘤位于 Vater 壶腹或壶腹周围区，相关内容在第 22 章进一步讨论。小肠腺瘤更易发生于有家族性腺瘤性息肉病的患者，尤其是在十二指肠部位[351-352]。回肠膀胱成形术的回肠补片发生小肠腺瘤的病例也有报道[353-354]。

幽门腺腺瘤（pyloric gland adenoma）也可发生在小肠，特别是十二指肠（图 15.46）。这种罕见的病变由管状或囊性扩张的幽门型腺体构成，它们一般表达 MUC6 和 MUC5AC。幽门腺腺瘤在家族性腺瘤性息肉病患者中

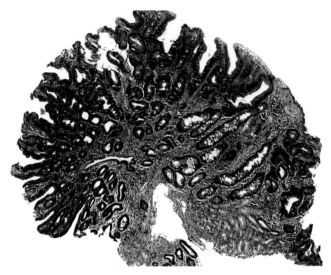

图 15.45 十二指肠腺瘤，类似于结肠管状腺瘤

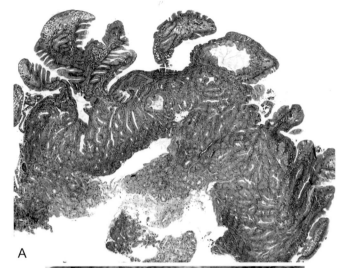

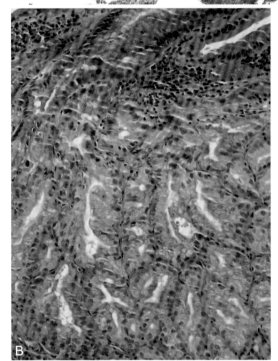

图 15.46 **A**，十二指肠幽门腺瘤，由紧密排列的类似幽门腺的小管组成。有轻度的炎症反应。**B**，细胞核位于基底部，有小核仁

的发病率更高，他们可能存在 *APC* 基因突变[355]。散发性和综合征相关性幽门腺瘤均可有 *GNAS* 和 *KRAS* 突变。

在小肠可能还会见到许多**错构瘤性息肉**（**hamartomatous polyp**）。Peutz-Jeghers 综合征是一种外显率不一的常染色体显性遗传病，由位于第 19 号染色体 19p13.3 上的 *LKB1* 基因发生胚系突变引起，*LKB1* 基因编码丝氨酸 / 苏氨酸激酶[356]。错构瘤性息肉可出现在胃、小肠和大肠中，患者的口唇、口腔黏膜、手指、手掌和脚底有典型的色素沉着。错构瘤性息肉是由无异型性的上皮和固有层组成的分叶状结构，腺体是由宽大的平滑肌纤维束支撑，病变中心的肌束较厚，而周围的肌束较薄（图 15.47）[357-358]。这种结构与发生在消化道其他部位的息肉相似，但其细胞成分取决于息肉所在的具体位置[359]。可以发生异型增生，但其在结直肠的 Peutz-Jeghers 息肉中更为常见[360]。腺体与平滑肌纤维紧密交织，可能看似侵犯，易被误诊为癌[361]。尽管已有孤立性的 Peutz-Jeghers 息肉的文献报道[362]，但许多人认为这些患者存在未被检测到的 *STK11* 突变或其他提示 Peutz-Jeghers 综合征的特征性表现[363]。

Peutz-Jeghers 综合征患者发生胃肠道和肠外恶性肿瘤的风险都显著增高，包括胃、小肠和结肠的腺癌[364]。Peutz-Jeghers 综合征患者也可能发生类型独特的卵巢肿瘤，例如，伴有环状小管的性索间质肿瘤，所谓的宫颈恶性腺瘤，卵巢黏液性肿瘤，乳腺癌（通常为双侧），以及其他类型的恶性肿瘤[365-367]。

小肠其他类型的错构瘤还包括幼年性息肉（juvenile polyp）（图 15.48），发生在小肠者通常是幼年性息肉病综合征的一部分。此外，还有由于 PTEN 错构瘤性肿瘤综合征导致的息肉（包括 Cowden 综合征）。

腺癌

小肠**腺癌**（**adenocarcinoma**）比大肠腺癌罕见，后者是前者的 40 ~ 60 倍。大多数患者为老年人，没有性别差异[368-370]。腺癌可发生于小肠的各段，但在大约半数病例位于十二指肠[370]。壶腹和壶腹周围的腺癌在第 22 章详细讨论。与小肠腺癌有关的有：散发性的小肠腺瘤[370]、家族性腺瘤性息肉病[371-372]、遗传性非息肉病性结直肠癌（Lynch）综合征[373]、Peutz-Jeghers 综合征（见上文）、神经纤维瘤病（von Recklinghausen 病）[374]、克罗恩病（见上文）、回肠造口[375-376]、手术旁路的十二指肠[377]、Roux-en-Y 食管空肠吻合术[378] 和回肠膀胱成形术[379]。

大体上，小肠腺癌可呈结节状、息肉状或浸润性生长，其中后者是最为常见的生长方式。伴有散发性腺瘤的患者更可能表现为息肉状腺癌（图 15.49）[370]。在个别情况下，这些癌表现为多发性肿瘤[380]，或伴有其他部位

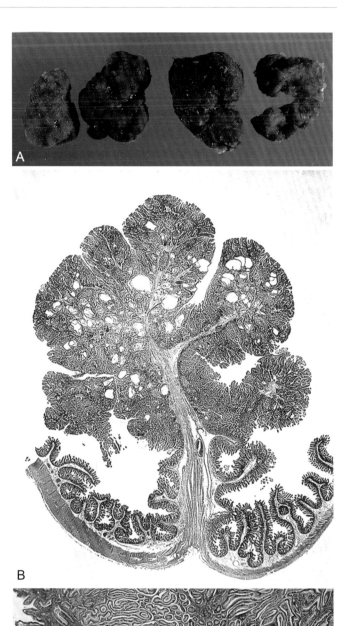

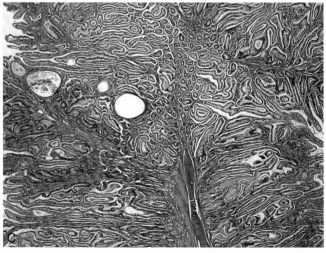

图 15.47 **A**，大的分叶状 Peutz-Jeghers 息肉。**B**，标本全貌切片，可见良性上皮组成的小叶，由分支的平滑肌束支撑。**C**，高倍镜下，可见良性、局灶扩张的腺体，无非典型性，由平滑肌束分隔（A，Courtesy Dr. George F. Gray, Jr. ）

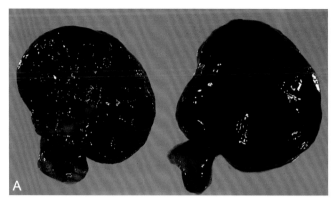

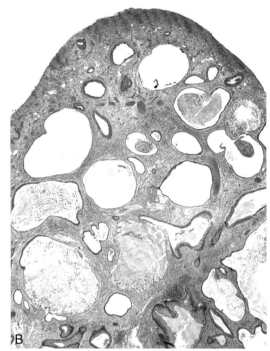

图 15.48 幼年性息肉。**A**，大体上可见扩张的囊腔。**B**，组织学上，息肉的特征为囊性扩张的腺体，内部充满凝固的黏液和炎性碎片，之间的间质成分中也有炎症反应（**A**，Courtesy Dr. George F. Gray, Jr. ）

的原发恶性肿瘤[381-382]。

显微镜下，小肠腺癌通常为中分化腺癌（图 15.50）。CK7 和 CK20 的表达情况各异，但 CDX-2 免疫组织化学染色呈阳性较为常见[383]。在小肠腺癌中，HepPap-1 染色也常为阳性[384]。

诊断时，大多数小肠腺癌已经蔓延至肠壁深层，可能已经转移到区域淋巴结，或种植转移到腹膜后[370]。强烈提示预后不良的因素包括：淋巴结受累、腹膜后种植转移、血管淋巴管侵犯和肿瘤浸润的范围[370]。

其他肿瘤组织学类型包括黏液腺癌和印戒细胞癌[370]。腺鳞癌也有少量报道，它们或以腺样成分为主，或以鳞状成分为主[385-386]。间变性（肉瘤样）癌由高度异型的肿瘤细胞组成，有些细胞为多核细胞，富含胞质，

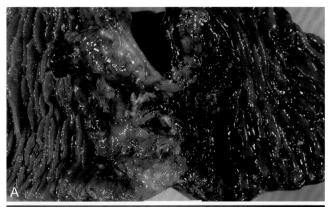

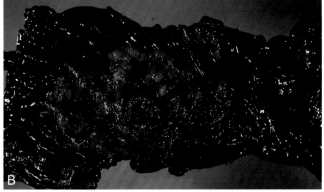

图 15.49　小肠腺癌。**A**，呈浸润性生长方式，形成"餐巾环"样病灶。**B**，呈结节状息肉样生长方式（Courtesy Dr. George F. Gray, Jr.）

缺乏腺样分化的特征，侵袭性极强[387-389]。小肠原发性绒毛膜癌也有罕见报道[390]。

神经内分泌肿瘤

一般特征和临床特征

高分化神经内分泌肿瘤（ well-differentiated neuroendocrine tumor, WNET ）指起源于胃肠道的弥散内分泌系统的低级别恶性肿瘤，已取代了类癌[391-392]。小肠 WNET 大部分发生在成人，但也有发生在儿童的文献报道[393]。大部分小肠 WNET 位于回肠（包括 Meckel 憩室），其次位于空肠和十二指肠远端[394-395]。小肠 WNET 也有发生于乳糜泻[396]和小肠克罗恩病[397]、肠重复[398]以及伴有神经纤维瘤病[399-400]和炎性息肉[401]的报道。在 15% ~ 35% 的病例，小肠 WNET 是多发性的[402]（图 15.51）。分子分析表明，表现为多发的小肠 WNET 来源于同一克隆[403]。

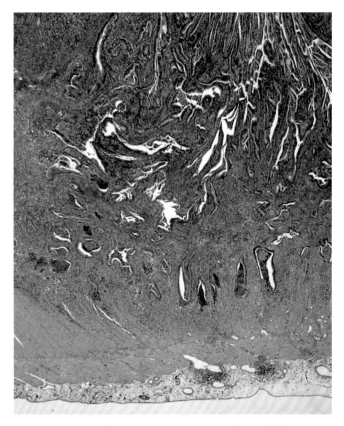

图 15.50　小肠腺癌，肠型，发生在一个大的绒毛状腺瘤背景上

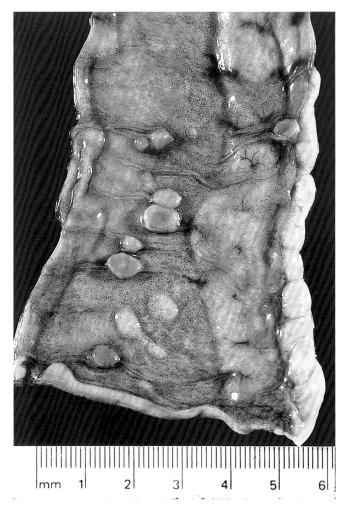

图 15.51　小肠多发性类癌，表现为小的无蒂息肉（Courtesy of Dr. RA Cooke, Brisbane, Australia. From Cooke RA, Stewart B. Colour atlas of anatomical pathology. Edinburgh, 2004, Churchill Livingstone.）

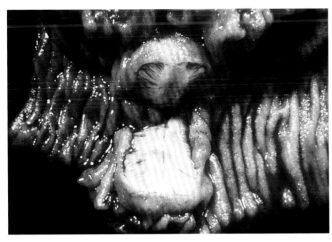

图 15.52　回肠类癌的切面。可见此肿瘤呈黄色、实性，伴有显著的固有肌层增厚

病理特征

小肠 WNET 表面的黏膜通常完整，以黏膜下层浸润为主，固有肌层侵犯也较常见（图 15.52）。小肠 WNET 的肿瘤浸润和伴随的纤维化可能会导致肠壁弯曲。福尔马林固定后，肿瘤呈亮黄色，而在新鲜标本并不明显。

显微镜下，小肠 WNET 最常见的特征是：由形态单一的实性细胞巢组成，细胞核小而圆，胞质中等、呈细颗粒状，核仁不清（图 15.53A 和 B）。实性细胞巢周围常见栅栏样排列的肿瘤细胞。其他组织学改变包括小梁样和腺体样结构，其中后者腔内可能含有黏液。同一肿瘤内常出现多种组织学形态。由于间质的人工收缩，肿瘤的巢状结构更加明显。如前所述，广泛纤维化很常见（图 15.53C）。常可见淋巴血管侵犯（图 15.53D），黏膜下神经丛内也常见肿瘤细胞。WNET 的分级是基于核分裂象数和（或）Ki-67 增殖指数：1 级，核分裂象 < 2/10 HPF 和（或）Ki-67 增殖指数 < 2%；2 级，核分裂象为 2 ~ 20/10 HPF 和（或）Ki-67 增殖指数介于 3% ~ 20% 之间 [391]。

在某些情况下，小肠 WNET 周围的黏膜可能有类似于克罗恩病的富含血管的息肉样结构 [404]。有人认为，这种变化是肿瘤细胞分泌的转化生长因子导致的 [405]，另一些人则将其解释为黏膜脱垂继发的非特异性反应 [406]。含有一个或更多个类癌的小肠其非肿瘤性黏膜部分可表现为内分泌细胞增生，但这种增生不像某些类型的胃类癌中那样常见或明显。

组织化学、免疫组织化学和超微结构特征

多种特殊技术能够显示 WNET 的独特的表型特征。在组织化学水平上，WNET 具有亲银性（因此也具有嗜银性），重氮反应呈阳性，黏液染色一般呈阴性（图 15.54）。超微结构上，WNET 肿瘤细胞胞质内分布着大量致密核心的多形性分泌颗粒 [407]。免疫组织化学染色提示 WNET 具有上皮、肠和神经内分泌分化的证据。WNET 对广谱

角蛋白通常为阳性，细胞顶端或腺腔内可见 CEA 阳性信号，特别是具有小梁状成分的肿瘤 [408-409]。在角蛋白中，大约 10% 的病例表达 CK7，约 25% 的病例表达 CK20 [410]。WNET 向肠道分化的证据是 CDX-2 免疫组织化学染色总是呈强阳性，而 CDX-2 是肠道发育和分化所必需的一种同源盒基因表达产物 [411-412]。TTF-1 在小肠 WNET 中几乎都呈阴性，而在胃的类癌通常呈弱阳性，在肺类癌通常呈阳性 [412]。PAX-6 和 islet-1 呈阴性有助于鉴别 WNET 是来自小肠还是来自胰腺 [413]。嗜铬素、突触素和蛋白质基因产物（PGP 9.5）可显示 WNET 的神经内分泌特征 [414-416]。

已发现这些肿瘤表达多种肽类激素，但由于免疫组织化学水平上检测到的激素表达与实际功能无关，其临床应用的价值有限。这些激素包括 5- 羟色胺 [417]、P 物质（最常见）、胃泌素、生长抑素（和生长抑素受体 [418]）、胰高血糖素、肠高血糖素、胰多肽（PP）、铃蟾肽、促分泌素 [419]、胃泌素释放肽（GRP）和生长激素释放因子（GRF）[420-427]。与直肠类癌总是出现 YY 肽有所不同，在小肠类癌中很少发现 YY 肽 [428-429]。神经丝通常为阴性 [430]。在胃肠道类癌中检测到的其他物质包括钙结合蛋白 -D28k（一种由某些神经细胞和神经内分泌细胞表达的钙结合蛋白）[431]、绒毛蛋白 [432] 和肌球蛋白 XVA（肌球蛋白超家族成员）[433]。S-100 蛋白染色在小肠 WNET 为阴性，而在阑尾类癌可能为阳性，这可能与这些肿瘤起源上的差异有关——小肠类癌的内分泌细胞来源于肠隐窝，而阑尾类癌的内分泌细胞来源于上皮下与神经相关的内分泌细胞 [434-436]。奇怪的是，前列腺酸性磷酸酶在小肠 WNET 中可能呈阳性，但不如在直肠 WNET 中常见 [437-438]。在小肠类癌中已发现了几种生长因子及其受体，这提示它们可能参与肿瘤生长的自分泌调控 [439-441]。

分子遗传学特征

小肠 WNET 的遗传学改变最常见的是第 18 号染色体全部或大部分丢失，其次是 9p 和 16q 的杂合性缺失 [442]。此外，编码抗凋亡蛋白质 DAD1 基因所在的 14q 获得也较为常见 [442]。超过半数的回肠 WNET 出现非整倍体 [443]。而空肠 WNET 往往缺乏位于 11q 的 MEN1 基因杂合性缺失，这提示 MEN1 不参与发病 [444]。在小肠类癌中，P53 阳性罕见 [445]，但有报道其在转移灶中更为常见 [446]。

扩散和转移

许多 WNET 属于低级别肿瘤，生长速度缓慢；但它们也有高度侵袭性和转移的可能 [447-448]。其转移最常见于区域淋巴结和肝，但也见于其他部位，例如骨、皮肤、甲状腺和乳房 [449-450]。肝转移灶通常是多发性和实性的，但偶尔可见明显的囊性成分 [451]。

治疗和预后

对于局限于黏膜下、小于 1.0 cm 的小肠 WNET，可进行内镜下切除 [452]。小肠 WNET 的主要治疗手段是手

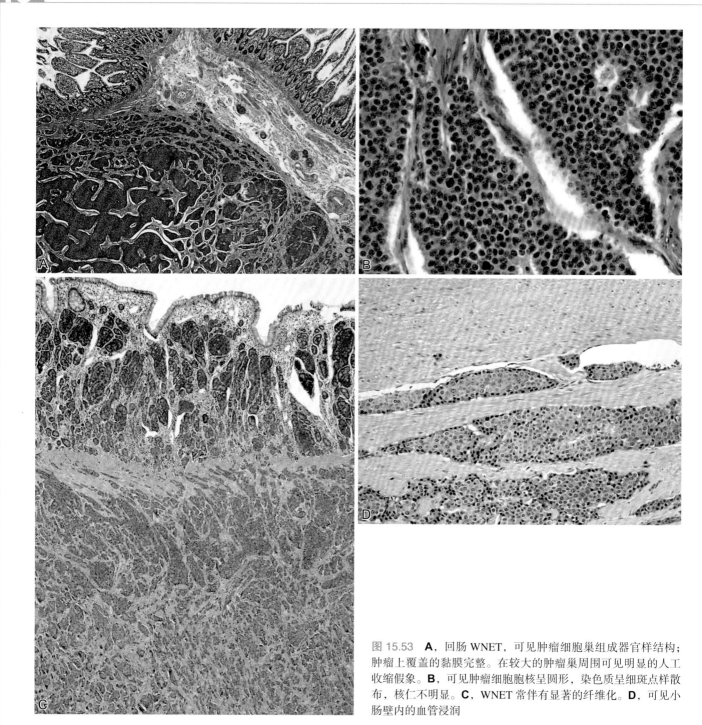

图 15.53 **A**，回肠 WNET，可见肿瘤细胞巢组成器官样结构；肿瘤上覆盖的黏膜完整。在较大的肿瘤巢周围可见明显的人工收缩假象。**B**，可见肿瘤细胞胞核呈圆形，染色质呈细斑点样散布，核仁不明显。**C**，WNET 常伴有显著的纤维化。**D**，可见小肠壁内的血管浸润

术广泛切除原发性肿瘤和淋巴结清扫[453]。孤立性肝转移灶也可进行手术切除，而对于伴有多发性肝转移灶的患者，进行瘤体减灭术治疗可使患者获益和生存期延长[454]。由于类癌具有多发性和合并其他胃肠道肿瘤的倾向，需要进行充分的腹腔探查。对于不适于进行手术治疗的患者，生长抑素类似物和其他类似药物可能有助于控制相关症状[455]。小肠类癌的 5 年总生存率约为76%[456]。其预后与肿瘤大小、侵犯深度和淋巴结受累状况有关[457]。TNM 分期也与预后相关[458]。

类癌综合征

WNET 可伴有**类癌综合征（ carcinoid syndrome ）**[459-460]。几乎所有报道的类癌综合征均发生在已出现肝转移的肿瘤中，据推测是由于肝能将原发性肿瘤释放进入门脉循环的生物活性物质灭活，但也有例外[461]。类癌综合征的主要特征包括：面部和前胸发绀，间断性高血压，心悸，以及频繁的水样便。类癌综合征传统上被认为是由5- 羟色胺引起的。5- 羟色胺是一种由肿瘤细胞规律分泌的吲哚胺，易在尿中检测到其分解代谢产物 5- 羟吲哚乙酸。然而，5- 羟色胺的血清水平与类癌综合征的发生基

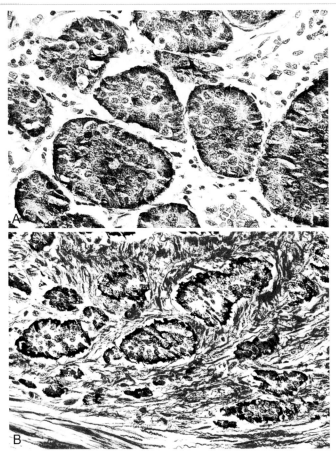

A

B

图 15.54　**A**，小肠 WNET。亲银反应（Fontana-Masson）。**B**，嗜银反应（Sevier-Munger）

本无关，尤其是其中与血管扩张有关的成分。其他已知的由 WNET 分泌的物质——例如速激肽、前列腺素和组胺——都被推测与类癌综合征有关[462-464]。显然，类癌细胞也一定分泌了某种物质，造成细胞外结缔组织沉积在肿瘤周围，有时沉积在距肿瘤一定距离处。这一现象的表现包括：纤维性硬化，常见于肿瘤自身（如前所述）；右心瓣膜纤维性硬化，导致所谓的"类癌性心脏病"[465]；肠系膜血管的闭塞性弹力纤维硬化症[466-467]，可导致小肠坏疽；以及皮肤硬化，导致硬皮病样病灶[468]。此外，一些 WNET 会导致自发性低血糖[469]，显然这是由于肿瘤细胞产生胰岛素所致[470]。

十二指肠高分化神经内分泌肿瘤

内镜下，十二指肠内分泌肿瘤表现为光滑的、圆形隆起，直径通常为 5～20 mm，个别情况下可能更大[471]。分泌胃泌素的肿瘤（胃泌素瘤）可能伴有 Zollinger-Ellison 综合征和 1 型多发性内分泌瘤（multiple endocrine neoplasia, MEN）综合征[472-474]。它们也被发现与幽门螺旋杆菌感染性胃炎以及长期使用质子泵抑制剂有关，非肿瘤性十二指肠黏膜通常存在 G 细胞增生的背景[475]。生长抑素瘤通常没有激素相关的临床表现[476]。很高比例的十二指肠生长抑素瘤发生在神经纤维瘤病患者，其中大部分患者为非洲裔美国人[477-479]。其具体细胞类型需要进行免疫组织化学染色确定，然而，这些肿

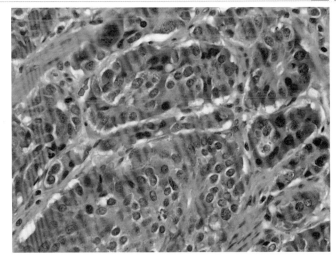

图 15.55　空肠 WNET 的特征通常为显著的胞质嗜酸性颗粒，含有 5- 羟色胺

瘤的本质在常规染色切片中就能发现端倪——上述两种肿瘤都倾向于具有发育良好的管状成分，此外，生长抑素瘤还具有大量通常位于腺腔内的砂粒体[480-482]。但要注意到，砂粒体对于分泌生长抑素的肿瘤并不具有特异性，它们也可以见于肠道和胰腺的其他类型的 WNET[483]。与回肠内分泌肿瘤不同，十二指肠内分泌肿瘤 PDX-1 染色呈阳性、CDX-2 染色呈阴性[484]。

空肠 WNET

空肠 WNET 远比回肠 WNET 罕见，但却是最具侵袭性的肿瘤之一。大约 1/4 空肠 WNET 病例为多发性肿瘤[394]。形态学上，空肠 WNET 通常具有位于胞质内的嗜酸性颗粒，颗粒内含有 5- 羟色胺（图 15.55）。

神经内分泌癌

神经内分泌癌（neuroendocrine carcinoma, NEC）包括以往所指的小细胞癌、大细胞神经内分泌癌（大细胞 NEC）和低分化神经内分泌肿瘤[391]。这种罕见的小肠恶性肿瘤由小圆形或卵圆形细胞组成，胞质稀少，胞核深染与肺小细胞癌十分类似。NEC 一般神经内分泌标志物和角蛋白免疫染色呈阳性。作为高级别（G3）肿瘤，NEC 的特征为核分裂象＞20/10 HPF 和（或）增殖指数＞20%[391]。它们常向深层侵犯，极易转移，预后极差。

混合性腺神经内分泌癌（mixed adenoneuroendocrine carcinoma, MANEC）根据定义应至少含有 30% 的神经内分泌成分，通常为 NEC，但有时也可见 WNET 伴有腺癌样结构，不论是原发性肿瘤还是转移性肿瘤[391,485]。

节细胞副神经节瘤

节细胞副神经节瘤（gangliocytic paraganglioma）（又称为非嗜铬性副神经节瘤，副神经节神经瘤）是一种形态学结构独特的肿瘤，几乎全部发生于十二指肠降部，一般在 Vater 壶腹的近端[486-487]。有少数形

态上相似的病例有发生在较远部位的报道，包括空回肠[488]和阑尾[489]。偶尔，节细胞副神经节瘤多发[490]或伴有神经纤维瘤病和WNET[491-492]。大多数节细胞副神经节瘤病灶较小，有蒂，位于黏膜下，被覆黏膜常有溃疡和出血。显微镜下，其形态独特，身体其他部位几乎没有与其对应的肿瘤。节细胞副神经节瘤存在三种细胞成分：①类癌样的内分泌细胞，紧密排列呈巢状和小梁状，超微结构检查可见含有致密核心的颗粒，多种免疫标志物染色呈阳性、尤其是胰多肽（PP）；②孤立的神经节细胞，神经元特异性烯醇化酶和其他神经标志物免疫染色呈阳性；③梭形的施万细胞和（或）支持细胞，S-100蛋白免疫组织染色呈阳性[493-498]（图15.56）。神经

节细胞和内分泌细胞中可出现生长抑素，也可能出现淀粉样物质[499]。节细胞副神经节瘤的独特位置、高度器官样的排列方式和非常突出的PP细胞（胰多肽细胞），提示其可能代表一种错构瘤样病变，来源于胰腺腹侧原基[497]。目前报道的几乎所有病例的临床经过均为良性，但也有淋巴结转移的个别病例报道[500-502]。

胃肠道间质肿瘤和其他间叶性肿瘤

有关**胃肠道间质肿瘤**（**gastrointestinal stromal tumor, GIST**）的一般问题和讨论在第14章详述。这里只对小肠胃肠道间质肿瘤的独特之处予以介绍。

大约35%的GIST发生于小肠（十二指肠占5%，空肠和回肠占30%），其中40%~50%的GIST临床上为恶性肿瘤[503]。大多数小肠GIST为梭形细胞型，含有所谓的"丝团状纤维小结"是小肠GIST的特征性表现（图15.57）。在小肠GIST中发现的其他结构还包括"神经纤维网样"区域和上皮样区域；后者在小肠中比在胃中罕见，与肿瘤的恶性行为有关[503-504]。存在丝团状纤维小结

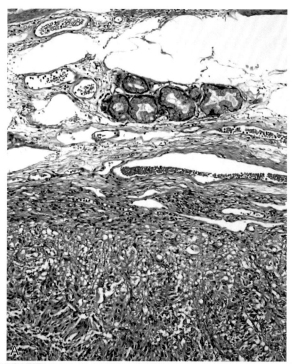

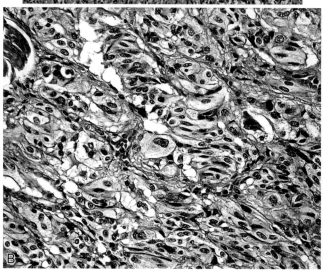

图15.56 **A**和**B**，十二指肠的节细胞副神经节瘤，可见含有梭形细胞、成巢的上皮样细胞和散在的神经节样细胞（**B**，高倍镜观）

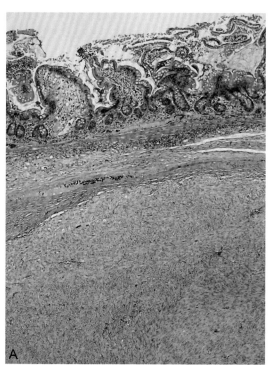

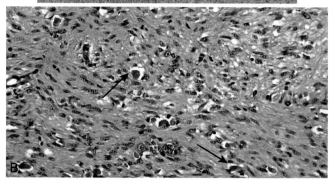

图15.57 **A**，回肠肠壁的梭形细胞胃肠道间质肿瘤。**B**，小肠胃肠道间质肿瘤，常可见丝团状纤维小结（箭头所示）

是预后良好的标志 [505]。

与在胃肠道其他部位一样，小肠 GIST 的风险分层是基于位置、核分裂象数和肿瘤的大小（表 15.1）。一般而言，小于 5 cm、核分裂象 ≤5/50 HPF（此处为译者改为 50 HPF，余同）的小肠 GIST 的侵袭风险较低 [506-507]。传统的 GIST 很少见淋巴结转移，肝转移或腹腔内转移更常见 [508]。已有小肠多发性 GIST 与神经纤维瘤病和肠神经元发育不良有关的病例报道 [509-511]。

表15.1　原发性小肠GIST的风险分层

肿瘤特征		转移和（或）因病死亡的风险	
核分裂数	大小	十二指肠	空肠/回肠
≤5/50 HPF	≤2 cm	极低	极低
	>2~≤5 cm	低（8.3%）	低（4.3%）
	>5~≤10 cm	数据不足、难以评估	中等（24%）
	>10 cm	高（34%）	高（52%）
>5/50 HPF	≤2 cm	数据不足、难以评估	高，但报道的病例数少
	>2~≤5 cm	高（50%）	高（73%）
	>5~≤10 cm	数据不足、难以评估	高（85%）
	>10 cm	高（86%）	高（90%）

Data from Downs-Kelly E, Rubin BP, Goldblum JR. Mesenchymal tumors of the gastrointestinal tract. In: Odze RD, Goldblum JR, eds. *Surgical Pathology of the GI Tract, Liver, Biliary Tract, and Pancreas*. Philadelphia: Elsevier; 2015; Miettinen M, Lasota J. Gastrointestinal stromal tumors: pathology and prognosis at different sites. *Sem Diag Pathol* 2006; 23: 70–83; Joensuu H. Risk stratification of patients diagnosed with gastrointestinal stromal tumor. *Hum Pathol*. 2008; 39: 1411-1419.

在有了 GIST 的诊断后，小肠**平滑肌瘤**（**leiomyoma**）和**平滑肌肉瘤**（**leiomyosarcoma**）已经变得罕见了，但是它们确实存在（比例为 1/36）。根据定义，小肠平滑肌瘤和平滑肌肉瘤表达平滑肌标志物，CD117 和 DOG1 通常为阴性，无 *KIT* 或 *PDGFR* 突变 [512-513]。艾滋病患者人群所发生的间叶性肿瘤大多数为平滑肌源性且伴有 EBV 感染 [514]。腹膜播散性平滑肌病（leiomyomatosis peritonealis disseminata）是一种罕见的疾病，其特征为整个腹腔内有多发的腹膜下平滑肌瘤；该病偶尔可以累及小肠 [515]。

炎性纤维性息肉（**inflammatory fibroid polyp, IFP**）大体上表现为局限性黏膜下的无蒂息肉样肿物，常发生于回肠（和胃窦，见第 14 章）（图 15.58）[516-517]。IFP 病变有时会累及整个肠壁，被覆的黏膜常伴有溃疡。IFP 病变包括轻度增生的梭形成肌纤维细胞，边界不清。IFP 病变中有混合性炎症细胞，特别是嗜酸性粒细胞，可能有明显的间质玻璃样变。血管明显，周围经常（但不总是）有"洋葱皮样"纤维化。回肠 IFP 病变与胃中发现的 IFP 相似，它们的不同之处在于后者中常见的神经样结构在前者中不太明显（图 15.59）。免疫组织化学方面，IFP 对 CD34 呈阳性，而平滑肌肌动蛋白染色结果各异 [517-518]。IFP 对 CD117、结蛋白和 S-100 染色通常呈阴性 [519]。最近的研究表明，半数以上的 IFP 病例中都存在类似于 GIST 中常见的 *PDGFRA* 基因功能获得性突变 [520]。完全良性的 IFP 应与炎性肌成纤维细胞瘤（IMFT）和炎性假瘤区分开 [521-522]。已有多发性和复发性 IFP 病例的家系报道 [523]。肠梗阻和肠套叠是 IFP 的两种常见的并发症 [524]。

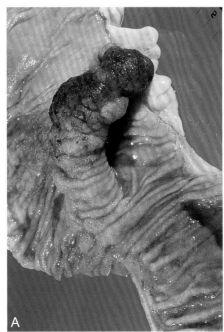
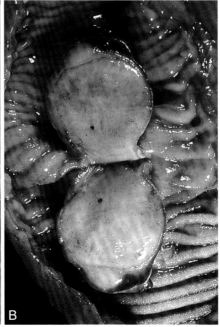

图 15.58　**A** 和 **B**，炎性纤维性息肉的大体表现

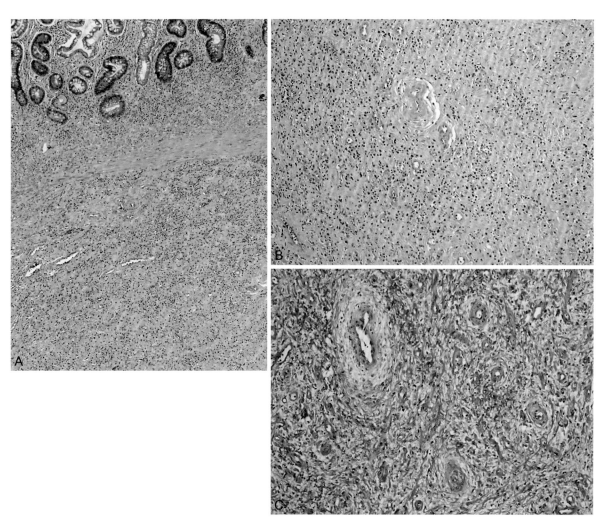

图 15.59 **A**，位于黏膜下层的炎性纤维性息肉，伴有梭形间质，明显的血管，混合性炎性细胞浸润。**B**，嗜酸性粒细胞通常明显。**C**，血管周围常有"洋葱皮样"纤维化；此例中也有明显的间质玻璃样变

小肠**脂肪瘤（lipoma）**中心通常位于黏膜下层[525-526]。大体上，小肠脂肪瘤呈亮黄色、圆形，有包膜，向上隆起突入黏膜表面（图 15.60）。影像学上，小肠脂肪瘤的表现非常典型[527]。大多数为单发的，大约5%为多发的；多发性小肠脂肪瘤应与少见的脂肪瘤病（lipomatosis）区分开。脂肪瘤病的特征是：成熟脂肪浸润一个肠段（有时是整个器官），有时伴有憩室病或肠套叠[528]。小肠脂肪瘤的并发症包括溃疡和肠套叠。

小肠可发生不同类型的良性血管肿瘤和肿瘤样疾病。小肠**血管瘤（hemangioma）**可单发或多发，可能伴有其他器官的类似病变[529-530]。小肠血管瘤可能有出血或穿孔。大体上，小肠血管瘤病变质软、隆起、颜色淡红且边界不清。空肠中部是最常见的受累部位，但也可发生在其他部位。显微镜下，小肠血管瘤最常见的类型是海绵状血管瘤。小肠**淋巴管瘤（lymphangioma）**常与其他部位的类似肿瘤同时发生，儿童多见（图 15.61）[531]。小肠淋巴管瘤应与淋巴管囊肿（lymphatic cyst）[又称为乳糜囊肿（lacteal cyst）]鉴别开，后者通常被认为是老年人的一种偶发性病变[532]。

遗传性毛细血管扩张（hereditary telangiectasia）主要表现为黏膜和皮肤的血管病变。其病变多发，可导致严重的胃肠道出血。Smith 等人报道了 159 例患者，其中

21 例都存在显著的出血[533]。这些病变在手术中很难处理，手术切除通常不成功。

已有散在的**血管内乳头状内皮增生（intravascular papillary endothelial hyperplasia）**（Masson 血管瘤）[534] 和**血管球瘤（glomus tumor）**的病例报道[535-536]。也有孤立性纤维性肿瘤（solitary fibrous tumor）的罕见报道[537]。

神经鞘瘤（schwannoma）、神经纤维瘤（neurofibroma）和**节细胞神经瘤（ganglioneuroma）**可以孤立发生，也可以是神经纤维瘤病或多发性内分泌瘤病的组成部分[538-540]。应注意，神经纤维瘤病累及胃肠道可以有多种表现：黏膜下神经丛和肌间神经丛增生，黏膜节细胞神经瘤病，伴有不同程度的神经和平滑肌分化的 GIST，富含生长抑素的十二指肠内分泌肿瘤，伴有（或不伴有）神经内分泌特征的腺癌，以及节细胞副神经节瘤[540]。

炎性肌成纤维细胞瘤（inflammatory myofibroblastic tumor, IMFT）可能发生在小肠的肠系膜，最常见于儿童和年轻人。历史上 IMFT 曾被称为消化道炎性假瘤（inflammatory pseudotumor of the GI tract）或浆细胞肉芽肿（plasma cell granuloma）[522,541-542]。因 IMFT 有复发趋势但很少发生转移，故被认为是交界恶性疾病。IMFT 可呈梭形、黏液样或硬化性，大约一半的病例病变内含神经节样细胞，常可见明显的淋巴浆细胞浸润。有些 IMFT

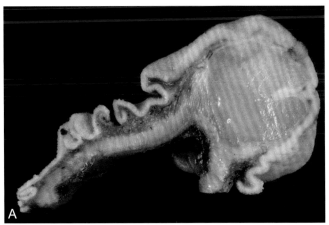

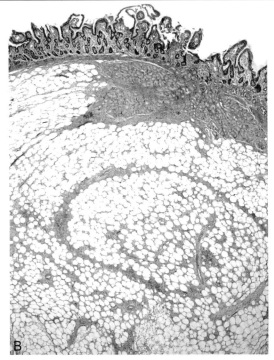

图 15.60 **A**，小肠脂肪瘤的切面。**B**，十二指肠脂肪瘤，上有 Brunner 腺结节（**A**，Courtesy Dr. George F. Gray, Jr. ）

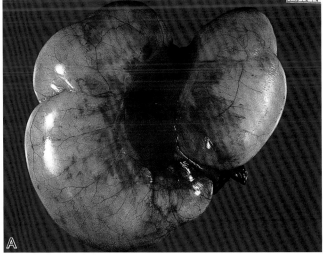

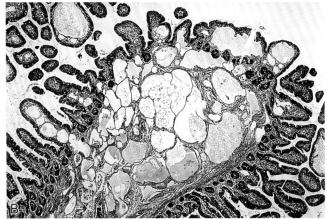

图 15.61 **A**，淋巴管瘤累及小肠和邻近的肠系膜。**B**，淋巴管瘤的低倍镜观，显示以黏膜下受累为主

具有明显的细胞非典型性。在 IMFT，SMA 染色呈阳性，结蛋白表达情况不一，约 30% 角蛋白染色呈阳性。与 GIST 不同，IMFT 的 KIT 和 DOG-1 染色呈阴性。大约有一半的 IMFT 具有 *ALK* 基因重排，但 *ALK* 重排与 ALK 免疫组织化学阳性之间并不完全一致 [543]。需要注意的是，ALK 染色对于 IMFT 并不特异 [544]。

　　先天性纤维瘤病（congenital fibromatosis）可导致孤立的肠道肿块，造成新生儿肠梗阻 [545]。而成人的**肠系膜纤维瘤病（mesenteric fibromatosis）**（韧带样瘤）可累及肠壁并被误诊为 GIST [546]。β 连环蛋白核阳性对于诊断韧带样瘤有很大帮助 [547]。

　　恶性胃肠道神经外胚层肿瘤（malignant GI neurectodermal tumor）[548] 是最近才出现的一个新名称，它包括极其罕见的、以前被描述为胃肠道富含破骨细胞的肿瘤 [549-550] 或胃肠道透明细胞肉瘤样肿瘤 [551]。其

超微结构特征和缺乏黑素细胞分化使其可与软组织透明细胞肉瘤累及胃肠道鉴别开。这些肿瘤一般表达 S-100 和 SOX2（应为 SOX10，译者注），但黑色素细胞标志物和 CD117 染色一般呈阴性。大多数病例都具有 *EWSR-CREB1* 或 *EWSR1-ATF1* 基因融合。

　　其他很少累及小肠的间质和血管肿瘤还包括：卡波西肉瘤（以多发病变为特征）[552]、血管肉瘤（也有多发的趋势，有时呈上皮样形态）[553-554]、滑膜肉瘤 [555-556]、脂肪肉瘤 [557]、多形性肉瘤 [558]、尤因肉瘤 / 原始神经外胚层肿瘤（PNET）[559]、横纹肌肉瘤 [560-561] 和肝血管周上皮样肿瘤（PEComa）[562]。

恶性淋巴瘤和相关的疾病

　　在评估累及小肠的恶性淋巴瘤时需要考虑的一些重要问题包括：①它们是真正的原发性淋巴瘤，还是全身性疾病的一部分；②它们的细胞谱系（B、T 或 NK 细胞）；③是否存在伴随病变或易感性病变及其类型 [563-564]。虽然胃肠道是最常见的原发性结外淋巴瘤的发病部位 [564-566]，但也要考虑其他部位存在肿瘤的可能性，因为多达 10% 的非霍奇金淋巴瘤患者在最初诊断时就已经有胃肠道受累 [567-568]。以下重点讨论可能原发于小肠的淋巴瘤。

T 细胞恶性淋巴瘤（T-cell malignant lymphoma）在大多数情况下是长期乳糜泻的并发症，或者与吸收障碍综合征有关，如前文所述 [95-96]。罕见的、被称为"结外 NK/T 细胞淋巴瘤，鼻型（extranodal NK/T cell lymphoma, ENKTL）"的淋巴瘤需要与肠病相关性 T 细胞淋巴瘤（EATL）鉴别开，前者最常见的结外累及部位恰恰就是胃肠道。其 CD56、TIA-1 和颗粒酶 B 染色呈阳性，但 CD4、CD8 和表面 CD3 染色一般呈阴性。它们具有以血管为中心和（或）破坏血管的特征，且几乎都与 EB 病毒有关 [569-572]。

B 细胞淋巴瘤（B-cell lymphoma）是小肠最常见的淋巴瘤类型。大多数 B 细胞淋巴瘤被认为起源于黏膜相关性淋巴组织（MALT）；MALT 是免疫系统的组成部分，被认为对胃肠道自由通透的表面有保护作用 [573-576]。

"MALT 型"低级别结外边缘区 B 细胞淋巴瘤（low-grade extraonodal marginal zone B-cell lymphoma of "MALT type"）[而非免疫增生性小肠疾病（IPSID），见下文] 在小肠远不如在胃常见，但其大体、显微镜和免疫组织化学特征与胃的相应肿瘤类似（见第 14 章）[563,577]。其最主要的特征是：以小淋巴细胞（中心细胞样或单核细胞样 B 细胞）为主，形成淋巴上皮病变和反应性滤泡（图 15.62）。其临床经过一般非常缓和 [578]。但低级别 MALT 淋巴瘤可转化为大 B 细胞淋巴瘤（见下文）。

免疫增生性小肠病（immunoproliferative small intestinal disease, IPSID）是一种独特的小肠 B 细胞淋巴瘤类型，被认为是一种特殊形式的 MALT 淋巴瘤，也被称为地中海淋巴瘤 [579-580] 和中东淋巴瘤 [570]。IPSID 在非欧洲犹太人、中东阿拉伯人和南非黑人中相对常见 [581]。IPSID 患者通常有短期腹泻和吸收不良史，但大多数患者的黏膜并非完全平坦。低级别型 IPSID（最常见）的肠道和区域淋巴结活检可见大量淋巴浆细胞浸润，浸润的细胞在光镜和电镜下均成熟或仅略不成熟 [582-583]，伴有胞质内 [584-586] 以及血清和尿液内出现免疫球蛋白单克隆性 α 重链，因此，它们又被称为"α 链病"。轻链也可检测到 [587]。据推测，这种淋巴浆细胞浸润最初是反应性的，是对可能的感染源的持续性抗原刺激的反应。增生初期的多克隆性以及一些病例对四环素治疗有反应支持这一观点，并且最近的研究数据显示，IPSID 与空肠弯曲菌（Campylobacter jejuni）感染有关 [588-589]。

高级别型 IPSID 通常先前存在或伴有低级别型 IPSID，显微镜下为具有免疫母细胞和浆细胞特征的高度多形性大细胞淋巴瘤 [589]。Pangalis 和 Rappaport[590] 发现，在 IPSID 的高级别型病例，大的肿瘤细胞与小的淋巴浆细胞成分在 α 链的免疫组织化学染色方面结果相似，提示高度恶性的成分与它们是同一克隆来源。可以出现显著的"星空"现象和显著的淋巴滤泡增生 [591]。

IPSID 通常可以通过内镜活检做出诊断，特别是当取得浸润性生长处的标本时 [592]。IPSID 病变主要位于十二指肠远端和上段空肠。大体上，可见黏膜皱襞弥漫性增厚，伴有小的结节或分离的肿瘤灶则提示肿瘤高度

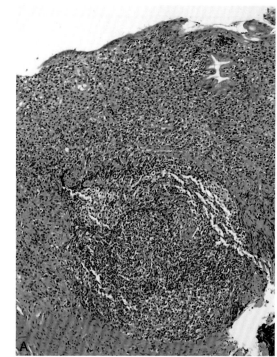

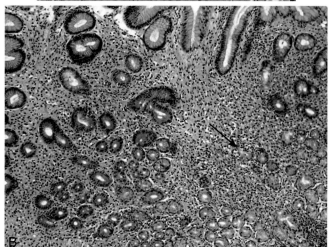

图 15.62 伴有浆细胞样分化的十二指肠结外边缘区淋巴瘤，可见正常黏膜结构被破坏（**A**）和淋巴上皮病变（**B**，箭头所示）

恶性转化，多数情况下会迅速致死。

小肠**滤泡性淋巴瘤（follicular lymphoma）**可累及胃肠道的任何部位，可以是原发性肿瘤或继发于系统性累及。但有一种特殊类型的原发性类型，常发生在女性的十二指肠，尽管形态上类似于其他滤泡性淋巴瘤，但其预后良好（图 15.63）[593-595]。这些病例中有些大体上表现为整个肠道散布着无数小的息肉样肿块，这种疾病曾被称为淋巴瘤样息肉病（lymphomatoid polyposis）；其病灶可局限于 Vater 壶腹周围 [596]。在这些病例中已检测到此种类型的淋巴瘤常有的 14;18 染色体易位 [593]。奇怪的是，十二指肠原发性滤泡性淋巴瘤常常是因其他原因进行内镜检查时意外发现，例如不明原因的腹痛等 [593,597]。组织学上，病变局限于黏膜和（或）黏膜下层，组织学级别低

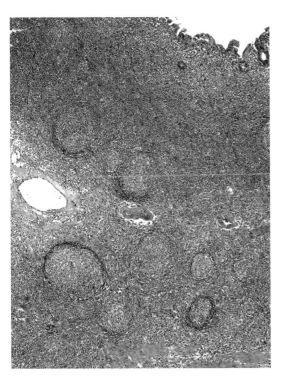

图 15.63　小肠原发性滤泡性淋巴瘤，表现为肿瘤性滤泡累及肠壁全层

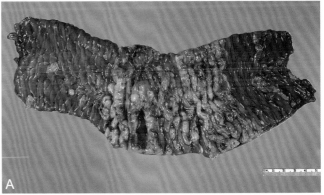

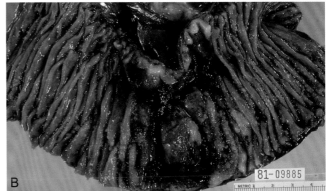

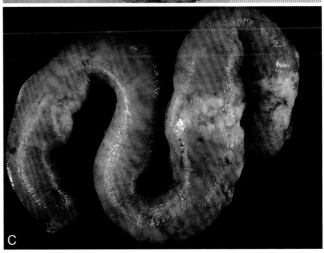

图 15.64　**A**，累及回肠的恶性淋巴瘤的大体表现。可见病变弥漫，导致环形的黏膜皱襞呈息肉样凸起。**B**，小肠恶性淋巴瘤，表现为环周溃疡并导致肠腔狭窄。**C**，淋巴瘤呈弥漫性生长，导致一段小肠形似像皮水管（**B and C**, Courtesy Dr. George F. Gray, Jr.）

（1 级或 2 级），表达 CD10、BCL6 和 BCL2。这些原发性小肠滤泡性淋巴瘤通常是早期即被发现，即使保守处理其预后也非常良好。

伯基特淋巴瘤（Burkitt lymphoma） 通常见于儿童，回肠和回盲瓣处最常受累[563,598]。伯基特淋巴瘤的地方型在中东和阿尔及利亚相对常见；其他两种临床类型包括散发型和免疫缺陷相关型。多数患者为儿童，相当一部分患者伴有 EB 病毒感染。

小肠弥漫性大 B 细胞淋巴瘤（diffuse large B-cell lymphoma） 通常为单发的。回肠更常受累，其次为空肠和十二指肠[599]。大体上，小肠弥漫性大 B 细胞淋巴瘤可为弥漫性浸润的肿块，呈橡皮水管样外观；或者为伴有广泛的溃疡的巨大肿块；抑或主要呈息肉样生长（图15.64）。约半数患者有区域淋巴结受累。大多数病例为生发中心表型，提示肿瘤来源于生发中心 B 细胞[600]。双重打击淋巴瘤（double-hit lymphoma）是一种新增的 B 细胞淋巴瘤亚类，具有 MYC 和 BCL2 或 BCL6 的异常。这些肿瘤的特征介于伯基特淋巴瘤和弥漫性大 B 细胞淋巴瘤之间[601]。

套细胞淋巴瘤（mantle cell lymphoma） 很少原发于小肠，但小肠常作为系统性病变的一部分而受累。其形态学上与上文描述的其他低级别 B 细胞淋巴瘤的鉴别可能较为困难，因此，免疫表型检测至关重要（CD20、CD5 和核细胞周期蛋白 D1 呈阳性）。大体上，小肠套细胞淋巴瘤可表现为多发性淋巴性息肉，类似于滤泡性淋巴瘤中所见（淋巴瘤样息肉病）[602-603]。

霍奇金淋巴瘤（Hodgkin lymphoma） 在小肠极其罕

见。仅在 Lewin 等人[568]对 117 例胃肠道淋巴瘤的回顾研究中发现了 2 例。

间变性大细胞淋巴瘤（anaplastic large cell lymphoma） 可原发于小肠。大部分报道的病例是 T 细胞来源的[604]。

多发性骨髓瘤（multiple myeloma） 可作为骨髓外全身性病变的表现而累及肠道[605-606]，如同 Waldenström 巨球蛋白血症（Waldenström's macroglobulinemia）[607]。

移植后淋巴组织增生性疾病（post-transplant lymphoproliferative disorder） 常累及小肠[608-609]。与在其他部位一样，其肿瘤细胞的形态可从多形性到单形性不等，其细胞群可为单克隆性或多克隆性[610-611]。大多数病例伴有 EB 病毒感染。

偶尔，真性**组织细胞肉瘤（histicytic sarcoma）**可发生于小肠，组织细胞标志物和溶菌酶染色通常呈阳性[612-615]。奇怪的是，它们的形态某种程度上可以类似于 Rosai-Dorfman 病。滤泡树突状细胞肿瘤（follicular dendritic cell tumor）（这个家族的另一成员）同样偶尔可以原发于小肠[613,616]。应当强调的是，以往基于形态学特征、溶菌酶和 α1- 抗胰蛋白酶免疫染色阳性而被视为组织细胞来源的大细胞肿瘤中的大多数已被证实是淋巴细胞肿瘤[617]。

粒细胞肉瘤（granulocytic sarcoma）可以在急性髓系白血病发病之前以小肠肿物为首发表现[618]。

系统性肥大细胞增生症（systemic mastocytosis）也可累及小肠，表现为腹泻、腹痛、恶心、呕吐和体重减轻[619]。其中，肥大细胞的浸润常导致固有层扩大，常伴有嗜酸性粒细胞（图 15.65）。

淋巴组织增生（lymphoid hyperplasia） 是一种局灶性反应性病变，曾经也被称为假性淋巴瘤（pseudolymphoma）（最好避免使用这个术语）[620-621]。回盲部是淋巴组织增生最常见的部位[622]。如前文已述，淋巴组织增生与病毒感染有关并可导致幼儿肠套叠。在另外一些病例（有时被称为结节性淋巴组织增生）中，整个小肠可布满界限清楚的淋巴组织结节，可能会被误认为是其他类型的息肉。淋巴组织增生与普通变异型免疫缺陷病（CVID）以及 IgA 缺乏相关[325,623]；儿童淋巴组织增生可伴有病毒感染[624]。淋巴组织增生与恶性淋巴瘤鉴别诊断的最重要特征是：存在高度反应性的生发中心，具有多种细胞类型，血管丰富，以及免疫组织化学检测呈多克隆性[625]。近年来已经证实，过去单纯依靠形态学检查诊断为淋巴组织增生的许多病例其实是低级别淋巴瘤[626]。

其他肿瘤和肿瘤样疾病

子宫内膜异位症（endometriosis）可形成肿块，引起肠梗阻[627]，或类似于克罗恩病[628]和恶性肿瘤（图 15.66）。显微镜下，可见子宫内膜腺体和间质，新鲜和陈旧性出血灶，肥厚的平滑肌束（平滑肌可能占病变

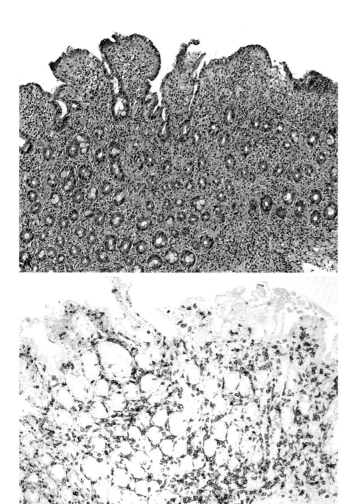

图 15.65 **A**，1 例系统性肥大细胞增生症，可见肥大细胞浸润导致十二指肠固有层扩张。此例肥大细胞呈"煎蛋样"外观，混有散在嗜酸性粒细胞。**B**，CD117 染色示肥大细胞

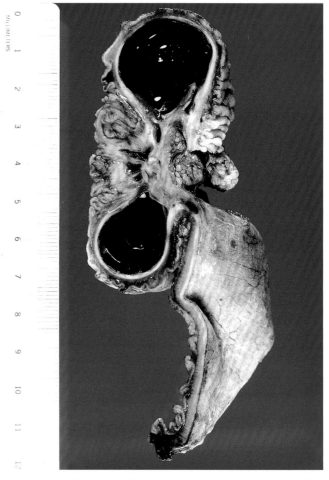

图 15.66 小肠肠壁上充满血液的巨大囊性病变，由子宫内膜异位症导致。也可见非常常见的平滑肌增生（Courtesy of Dr. RA Cooke, Brisbane, Australia. From Cooke RA, Stewart B. *Colour Atlas of Anatomical Pathology*. Edinburgh: Churchill Livingstone; 2004.）

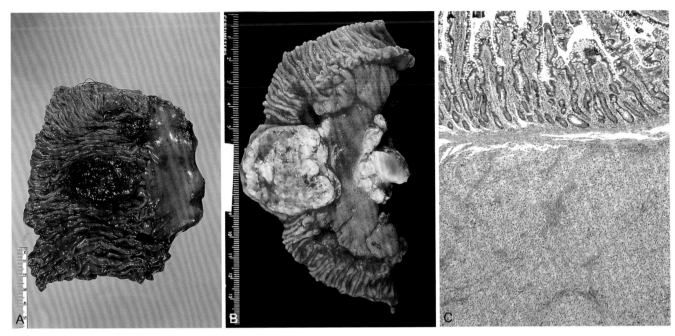

图 15.67　恶性黑色素瘤转移至小肠。大体上可见明显的黑色素沉着（**A**）或无色素（**B**）。**C**，转移性黑色素瘤已侵至十二指肠黏膜下

的大部分）。在极个别情况下，异位的子宫内膜灶可以发生恶变，形成子宫内膜样癌、müller 腺肉瘤或子宫内膜（子宫内膜样）间质肉瘤[627]。子宫颈内膜异位症（endocervicosis）是一种 müller 型相关病变，出现的化生黏膜形态上类似于子宫颈内膜而非子宫内膜[629]。

小肠的**神经肌肉和血管错构瘤（neuromuscular and vascular hamartoma）**是一种黏膜下层的成熟血管、神经和平滑肌纤维增生性病变，可以引起肠梗阻[630]。有研究提示，其病变可能与所谓的横膈病（diaphragm disease）有关，由使用非甾体类抗炎药导致（如上文所述）[631]。

在极罕见的情况下，**淀粉样变（amyloidosis）**可以在肠壁形成球状肿物，大体上表现为明显的息肉样病灶[632]。

转移性肿瘤

肿瘤转移常累及小肠，常表现为多发性息肉样肿块[633]，可导致肠梗阻或穿孔，需要进行姑息性切除[634-636]。最常见的转移到小肠的肿瘤类型包括恶性黑色素瘤（必须与罕见的小肠原发性黑色素瘤鉴别）[637]、肺癌、乳腺癌、卵巢癌和绒毛膜癌[634-639]（图 15.67）。黑色素瘤影像学上可以表现为管腔内肿物、溃疡性病变、肠壁弥漫浸润或隆起[637]。发生多发黑色素瘤转移的患者通常在姑息性手术后 1 年内死亡，但发生单发转移的患者中偶尔有长期存活的病例[640]。

参考文献

1. Gramlich TL, Petras RE. Small intestine. In: Mills SE, ed. *Histology for Pathologists*. 3rd ed. Philadelphia: Lippincott Williams & Wilkins; 2007: 603-626.

2. Lamps LW. Small Intestine. In: Lamps LW, ed. *Diagnostic Pathology: Normal Histology*. Salt Lake City: Amirsys; 2013: 10:14-10:17.

3. Chen ZM, Wang HL. Alteration of cytokeratin 7 and cytokeratin 20 expression profile is uniquely associated with tumorigenesis of primary adenocarcinoma of the small intestine. *Am J Surg Pathol*. 2004; 28(10): 1352-1359.

4. Andrew A, Kramer B, Rawdon BB. The origin of gut and pancreatic neuroendocrine(APUD) cells—the last word? *J Pathol*. 1998; 186(2): 117-118.

5. Rosai J. An evolutionary view of neuroendocrine cells and their tumors. *Int J Surg Pathol*. 2001; 9(2): 87-92.

6. Skipper M, Lewis J. Getting to the guts of enteroendocrine differentiation. *Nat Genet*. 2000; 24(1): 3-4.

7. Farstad IN, Malavasi F, Haraldsen G, et al. CD38 is a marker of human lacteals. *Virch Arch*. 2002; 441(6): 605-613.

8. Dulac C, Le Douarin NM. Phenotypic plasticity of Schwann cells and enteric glial cells in response to the microenvironment. *Proc Natl Acad Sci USA*. 1991; 88(14): 6358-6362.

9. Goyal RK, Hirano I. The enteric nervous system. *NEJM*. 1996; 334(17): 1106-1115.

10. Takayama I, Horiguchi K, Daigo Y, et al. The interstitial cells of Cajal and a gastroenteric pacemaker system. *Arch Histol Cytol*. 2002; 65(1): 1-26.

11. Rumessen JJ, Thuneberg L. Pacemaker cells in the gastrointestinal tract: interstitial cells of Cajal. *Scand J Gastroenterol Suppl*. 1996; 216: 82-94.

12. Ward SM, Sanders KM. Physiology and pathophysiology of the interstitial cell of Cajal: from bench to bedside. I. Functional development and plasticity of interstitial cells of Cajal networks. *Am J Physiol Gastrointest Liver Physiol*. 2001; 281(3): G602-G611.

13. Vanderwinden JM, Rumessen JJ, De Laet MH, et al. CD34 immunoreactivity and interstitial cells of Cajal in the human and mouse gastrointestinal tract. *Cell Tissue Res*. 2000; 302(2): 145-153.

14. Komuro T, Seki K, Horiguchi K. Ultrastructural characterization of the interstitial cells of Cajal. *Arch Histol Cytol*. 1999; 62(4): 295-316.

15. Min KW, Sook Seo I. Interstitial cells of Cajal in the human small intestine: immunochemical and ultrastructural study. *Ultrastruct Pathol*. 2003; 27(2): 67-78.

16. Lecoin L, Gabella G, Le Douarin N. Origin of the c-kit-positive interstitial cells in the avian bowel. *Development*. 1996; 122(3): 725-733.

17. Young HM. Embryological origin of interstitial cells of Cajal. *Micros Res Tech*. 1999; 47(5): 303-308.

18. Pang LC. Pancreatic heterotopia: a reappraisal and clinicopathologic analysis of 32 cases. *South Med J*. 1988; 81: 1264-1275.

19. Park HS, Lee LW, Lee JM, et al. Adenomyoma of the small intestine: report of two cases and review of the literature. *Histopathol*. 2003; 53: 111-114.

20. Ryan A, Lafnitzegger JR, Lin DH, et al. Myoepithelial hamartoma of the duodenal wall. *Virchows Arch*, 1998; 432(2): 191-194.

21. Flejou JF, Potet F, Molas G, et al. Cystic dystrophy of the gastric and duodenal wall developing in heterotopic pancreas: an unrecognised entity. *Gut*. 1993; 34(3): 343-347.

22. Makhlouf HR, Almeida JL, Sobin LH. Carcinoma in jejunal pancreatic heterotopia. *Arch Pathol Lab Med*. 1999; 123(8): 707-711.

23. Suda K, Takase M, Shiono S, et al. Duodenal wall cysts may be derived from a ductal component of ectopic pancreatic tissue. *Histopathol*. 2002; 41(4): 351-356.

24. Franzin G, Musola R, Negri A, et al. Heterotopic gastric(fundic) mucosa in the duodenum. *Endoscopy*. 1982; 14(5): 166-167.

25. Lessells AM, Martin DF. Heterotopic gastric mucosa in the duodenum. *J Clin Pathol*. 1982; 35(6): 591-595.

26. Spiller RC, Shousha S, Barrison IG. Heterotopic gastric tissue in the duodenum: a report of eight cases. *Dig Dis Sci*. 1982; 27(10): 880-883.

27. Nowak M, Deppisch L. Giant heterotopic gastric polyp in the jejunum. *Arch Pathol Lab Med*. 1999; 122: 90-93.

28. Kushima R, Ruthlein HJ, Stolte M, et al. 'Pyloric gland-type adenoma' arising in heterotopic gastric mucosa of the duodenum, with dysplastic progression of the gastric type. *Virchows Arch*. 1999; 435(4): 452-457.

29. Stern LE, Warner BW. Gastrointestinal duplications. *Sem Pediatr Surg*. 2000; 9(3): 135-140.

30. Iyer CP, Mahour GH. Duplications of the alimentary tract in infants and children. *J Pediatri Surg*. 1995; 30: 1267-1270.

31. Seidman JD, Yale-Loehr AJ, Beaver B, Sun CC. Alimentary duplication presenting as an hepatic cyst in a neonate. *Am J Surg Pathol*. 1991; 15(7): 695-698.

32. Stringer MD, Spitz L, Abel R, et al. Management of alimentary tract duplication in children. *Br J Surg*. 1995; 82(1): 74-78.

33. Adair HM, Trowell JE. Squamous cell carcinoma arising in a duplication of the small bowel. *J Pathol*. 1981; 133(1): 25-31.

34. Blank G, Konigsrainer A, Sipos B, Ladurner R. Adenocarcinoma arising in a cystic duplication of the small bowel: case report and review of the literature. *World J Surg Oncol*. 2012; 10: 55.

35. Adams SD, Stanton MP. Malrotation and intestinal atresias. *Early Hum Dev*. 2014; 90: 921-925.

36. Grosfeld JL, Rescorla FJ. Duodenal atresia and stenosis: reassessment of treatment and outcome based on antenatal diagnosis, pathologic variance, and long-term follow-up. *World J Surg*. 1993; 17(3): 301-309.

37. Dalla Vecchia LK, Grosfeld JL, West KW, et al. Intestinal atresia and stenosis: a 25 year experience with 277 cases. *Arch Surg*. 1998; 133: 490-496.

38. Gluer S. Intestinal atresia following intraamniotic use of dyes. *Eur J Pediatr Surg*. 1995; 5: 240-242.

39. Ward HC, Leake J, Milla PJ, Spitz L. Brown bowel syndrome: a late complication of intestinal atresia. *J Pediatr Surg*. 1992; 27(12): 1593-1595.

40. Taylor ND, Cass DT, Holland AJ. Infantile hypertrophic pyloric stenosis: has anything changed? *J Paediatr Child Health*. 2013; 49: 33-37.

41. Stephens D, Arensman R, Pillai S, Alagiozian-Angelova V. Congenital absence of intestinal smooth muscle: a case report and review of the literature. *J Pediatr Surg*. 2009; 44: 2211-2215.

42. Litwin A, Avidor I, Schujman E, et al. Neonatal intestinal perforation caused by congenital defects of the intestinal musculature. *Am J Clin Pathol*. 1984; 81(1): 77-80.

43. Steck WD, Helwig EB. Cutaneous remnants of the omphalomesenteric duct. *Arch Dermatol*. 1964; 90: 463-470.

44. Sagar J, Kumar V, Shah DK. Meckel's diverticulum: a systematic review. *J R Soc Med*. 2006; 99: 501-505.

45. Menezes M, Tareen F, Saeed A, et al. Symptomatic Meckel's diverticulum in children: a 16-year review. *Pediatr Surg Int*. 2008; 24: 575-577.

46. Ford EG, Woolley MM. Tracheoesophageal fistula associated with perforated Meckel's diverticulum. *J Pediatr Surg*. 1992; 27(9): 1223-1224.

47. Cserni G. Gastric pathology in Meckel's diverticulum. Review of cases resected between 1965 and 1995. *Am J Clin Pathol*. 1996; 106(6): 782-785.

48. Hudson HM 2nd, Millham FH, Dennis R. Vesico-diverticular fistula: a rare complication of Meckel's diverticulum. *Am Surg*. 1992; 58(12): 784-786.

49. Finn LS, Christie DL. *Helicobacter pylori* and Meckel's diverticula. *J Pediatr Gastroenterol Nutr*. 2001; 32: 150-155.

50. Nies C, Zielke A, Hasse C, et al. Carcinoid tumors of Meckel's diverticula. Report of two cases and review of the literature. *Dis Col Rectum*. 1992; 35(6): 589-596.

51. Ohmori T, Okada K, Arita N, Tabei R. Multiple ileal carcinoids and appendiceal endocrine carcinoma in association with Meckel's diverticulum. A histochemical and immunohistochemical study. *Arch Pathol Lab Med*. 1994; 118(3): 283-288.

52. Bloch T, Tejada E, Brodhecker C. Malignant melanoma in Meckel's diverticulum. *Am J Clin Pathol*. 1986; 86(2): 231-234.

53. Kusumoto H, Yoshitake H, Mochida K, et al. Adenocarcinoma in Meckel's diverticulum: report of a case and review of 30 cases in the English and Japanese literature. *Am J Gastroenterol*. 1992; 87(7): 910-913.

54. Van Loo S, Van Thielen J, Cools P. Gastrointestinal bleeding caused by a GIST of Meckel's diverticulum—a case report. *Acta Chir Belg*. 2010; 110: 365-366.

55. Juler GL, List JW, Stemmer EA, Connolly JE. Perforating duodenal diverticulitis. *Arch Surg*. 1969; 99(5): 572-578.

56. Economides NG, McBurney RP, Hamilton FH 3rd. Intraluminal duodenal diverticulum in the adult. *Ann Surg*. 1977; 185: 147-152.

57. Matsukuma S, Suda K. Foamy cell aggregation in duodenal diverticula. *Histopathol*. 1996; 29(3): 271-274.

58. Meagher AP, Porter AJ, Rowland R, et al. Jejunal diverticulosis. *Aust N Z J Surg*. 1993; 63(5): 360-366.

59. Palder SB, Frey CB. Jejunal diverticulosis. *Arch Surg*. 1988; 123(7): 889-894.

60. Krishnamurthy S, Kelly MM, Rohrmann CA, Schuffler MD. Jejunal diverticulosis. A heterogenous disorder caused by a variety of abnormalities of smooth muscle or myenteric plexus. *Gastroenterol*. 1983; 85(3): 538-547.

61. Zakhour HD, Clark RG. Intramural gas cysts in a case of diverticular disease of the jejunum. *Histopathology*. 1982; 6(3): 363-369.

62. Ieiri S, Suita S, Nakasuji T, et al. Total colonic aganglionosis with or without small bowel involvement: a 30-year retrospective nationwide survey in Japan. *J Pediatr Surg*. 2008; 43: 2226-2230.

63. Beighton PH, Murdoch JL, Votteler T. Gastrointestinal complications of the Ehlers-Danlos syndrome. *Gut*. 1969; 10(12): 1004-1008.

64. Perera DR, Weinstein WM, Rubin CE. Symposium on pathology of the gastrointestinal tract-Part II. Small intestinal biopsy. *Hum Pathol*. 1975; 6(2): 157-217.

65. Husby S, Koletzko S, Korponay-Szabo IR, et al. European Society for Pediatric Gastroenterology, Hepatology, and Nutrition guidelines for the diagnosis of coeliac disease. *J Pediatr Gastroenterol Nutr*. 2012; 54: 136-160.

66. Drut R, Rua EC. The histopathology of pediatric celiac disease: order must prevail out of chaos. *Int J Surg Pathol*. 2001; 9(4): 261-264.

67. Dickson BC, Streutker CJ, Chetty R. Coeliac disease: an update for pathologists. *J Clin Pathol*. 2006; 59(10): 1008-1016.

68. Owens SR, Greenson JK. The pathology of malabsorption: current concepts. *Histopathology*. 2007; 50(1): 64-82.

69. Fasano A. Celiac disease—how to handle a clinical chameleon. *N Engl J Med*. 2003; 348(25): 2568-2570.

70. Ianiro G, Gasbarrini A, Cammarota G, et al. Endoscopic tools for the diagnosis and evaluation of celiac disease. *World J Gastroenterol*. 2013; 19: 8562-8570.

71. Variend S, Placzek M, Raafat F, Walker-Smith JA. Small intestinal mucosal fat in childhood enteropathies. *J Clin Pathol*. 1984; 37(4): 373-377.

72. Antonioli DA. Celiac disease: a progress report. *Mod Pathol*. 2003; 16(4): 342-346.

73. Brown I, Mino-Kenudson M, Deshpande V, Lauwers GY. Intraepithelial lymphocytosis in architecturally preserved proximal small intestinal mucosa: an increasing diagnostic problem with a wide differential diagnosis. *Arch Pathol Lab Med*. 2006; 130(7): 1020-1025.

74. Robert ME. Gluten sensitive enteropathy and other causes of small intestinal lymphocytosis. *Semin Diagn Pathol*. 2005; 22(4): 284-294.

75. Alsaigh N, Odze R, Goldman H, et al. Gastric and esophageal intraepithelial lymphocytes in pediatric celiac disease. *Am J Surg Pathol*. 1996; 20(7): 865-870.

76. Bhatti TR, Jatla M, Verma R, et al. Lymphocytic gastritis in pediatric celiac disease. *Pediatr Dev Pathol*. 2011; 14: 280-283.

77. Lebwohl B, Green PH, Genta RM. The coeliac stomach: gastritis in patients with coeliac disease. *Aliment Pharmacol Ther*. 2015; 42: 180-187.

78. Matteoni CA, Goldblum JR, Wang N, et al. Celiac disease is highly prevalent in lymphocytic colitis. *J Clin Gastroenterol*. 2001; 32: 225-227.

79. Najarian RM, Hait EJ, Leichtner AM, et al. Clinical significance of colonic intraepithelial lymphocytosis in a pediatric population. *Mod Pathol*. 2009; 22: 13-20.

80. Rubio CA, Theorell M, Befrits R, Uribe A. The

characteristics of mitotic figures in jejunal mucosa of patients with celiac disease. *Am J Clin Pathol.* 1992; 98(6): 575-578.

81. Moyana TN, Shukoor S. Gastrointestinal endocrine cell hyperplasia in celiac disease: a selective proliferative process of serotonergic cells. *Mod Pathol.* 1991; 4(4): 419-423.

82. Trier JS, Browning TH. Epithelial-cell renewal in cultured duodenal biopsies in celiac sprue. *N Engl J Med.* 1970; 283(23): 1245-1250.

83. Marsh MN. Gluten, major histocompatibility complex, and the small intestine. A molecular and immunobiologic approach to the spectrum of gluten sensitivity('celiac sprue'). *Gastroenterol.* 1992; 102: 330-354.

84. Kakar S, Nehra V, Murray JA, et al. Significance of intraepithelial lymphocytosis in small bowel biopsy samples with normal mucosal architecture. *Am J Gastroenterol.* 2003; 98: 2027-2033.

85. McManus R, Kelleher D. Celiac disease—the villain unmasked? *N Engl J Med.* 2003; 348(25): 2573-2574.

86. Shan L, Molberg O, Parrot I, et al. Structural basis for gluten intolerance in celiac sprue. *Science.* 2002; 297(5590): 2275-2279.

87. Elli L, Branchi F, Tomba C, et al. Diagnosis of gluten-related disorders: celiac disease, wheat allergy and non-celiac gluten sensitivity. *World J Gastroenterol.* 2015; 21: 7110-7119.

88. Wang N, Truedsson L, Elvin K, et al. Serological assessment for celiac disease in IgA deficient adults. *PLoS ONE.* 2014; 9(4): e93180.

89. Weinstein WM, Saunders DR, Tytgat GN, Rubin CE. Collagenous sprue—an unrecognized type of malabsorption. *N Engl J Med.* 1970; 283(24): 1297-1301.

90. Vakiani E, Arguelles-Grande C, Mansukhani MM, et al. Collagenous sprue is not always associated with dismal outcomes: a clinicopathologic study of 19 patients. *Mod Pathol.* 2010; 23: 12-26.

91. Ludvigsson JF, Leffler DA, Bai JC, et al. The Oslo definitions for coeliac diseaes and related terms. *Gut.* 2013; 62: 43-52.

92. Cellier C, Delabesse E, Helmer C, et al. Refractory sprue, coeliac disease, and enteropathy-associated T-cell lymphoma. French Coeliac Disease Study Group. *Lancet.* 2000; 356(9225): 203-208.

93. Catassi C, Bearzi I, Holmes GKT. Association of celiac disease and intestinal lymphomas and other cancers. *Gastroenterol.* 2005; 128(4, suppl 1): S79-S86.

94. Nijeboer P, Malamut G, Mulder CJ, et al. Enteropathy-associated T-cell lymphoma: improving treatment strategies. *Dig Dis.* 2015; 33: 231-235.

95. Burke JS. Lymphoproliferative disorders of the gastrointestinal tract: a review and pragmatic guide to diagnosis. *Arch Pathol Lab Med.* 2011; 135: 1283-1297.

96. Ko YH, Karnan S, Kim KM, et al. Enteropathy-associated T-cell lymphoma-a clinicopathologic and array comparative genomic hybridzation study. *Hum Pathol.* 2010; 41: 1231-1237.

97. Zettl A, deLeeuw R, Haralambieva E, Mueller-Hermlink HK. Enteropathy-type T-cell lymphoma. *Am J Clin Pathol.* 2007; 127: 701-706.

98. O'Malley DP, Goldstein NS, Banks PM. The recognition and classification of lymphoproliferative disorders of the gut. *Hum Pathol.* 2014; 45: 899-916.

99. de Bruin PC, Connolly CE, Oudejans JJ, et al. Enteropathy-associated T-cell lymphomas have a cytotoxic T-cell phenotype. *Histopathology.* 1997; 31(4): 313-317.

100. Chan JKC, Chan ACL, Cheuk W, et al. Type II enteropathy-associated T-cell lymphoma: a distinct aggressive lymphoma with frequent γδ T-cell receptor expression. *Am J Surg Pathol.* 2011; 35: 1557-1569.

101. Isaacson PGCA, Ott G, Stein H. Enteropathy-associated T-cell lymphoma. In: Swerdlow SH, Campo E, Harris NL, et al, eds. *WHO Classification of Tumours of Haematopoietic and Lymphoid Tissues.* 4th ed. Lyon: IARC; 2008: 289-291.

102. Ashton-Key M, Diss TC, Pan L, et al. Molecular analysis of T-cell clonality in ulcerative jejunitis and enteropathy-associated T-cell lymphoma. *Am J Pathol.* 1997; 151(2): 493-498.

103. Bagdi E, Diss TC, Munson P, Isaacson PG. Mucosal intra-epithelial lymphocytes in enteropathy-associated T-cell lymphoma, ulcerative jejunitis, and refractory celiac disease constitute a neoplastic population. *Blood.* 1999; 94(1): 260-264.

104. Deleeuw RJ, Zettl A, Klinker E, et al. Whole-genome analysis and HLA genotyping of enteropathy-type T-cell lymphoma reveals 2 distinct lymphoma subtypes. *Gastroenterol.* 2007; 132(5): 1902-1911.

105. Zettl A, Ott G, Makulik A, et al. Chromosomal gains at 9q characterize enteropathy-type T-cell lymphoma. *Am J Pathol.* 2002; 161(5): 1635-1645.

106. Pan L, Diss TC, Peng H, et al. Epstein-Barr virus(EBV) in enteropathy-associated T-cell lymphoma(EATL). *J Pathol.* 1993; 170(2): 137-143.

107. Walsh SV, Egan LJ, Connolly CE, et al. Enteropathy-associated T-cell lymphoma in the West of Ireland: low-frequency of Epstein-Barr virus in these tumors. *Mod Pathol.* 1995; 8(7): 753-757.

108. Ho-Yen C, Chang F, van der Walt J, et al. Recent advances in refractory coeliac disease: a review. *Histopathol.* 2009; 54(7): 783-795.

109. Holmes GK, Dunn GI, Cockel R, Brookes VS. Adenocarcinoma of the small bowel complicating coeliac disease. *Gut.* 1980; 21: 1010-1015.

110. Han Y, Chen W, Li P, Ye J. Association between coeliac disease and risk of any malignancy and gastrointestinal malignancy: a meta-analysis. *Medicine(Baltimore).* 2015; 94: e1612.

111. Glynn J. Tropical sprue-its aetiology and pathogenesis. *J R Soc Med.* 1986; 79: 599-606.

112. Ramakrishna BS, Venkataraman S, Mukhopadhya A. Tropical malabsorption. *Postgrad Med J.* 2006; 82: 779-787.

113. Guerra R, Wheby MS, Bayless TM. Long-term antibiotic therapy in tropical sprue. *Ann Int Med.* 1965; 63(4): 619-634.

114. Afshar P, Redfield DC, Higginbottom PA. Whipple's disease: a rare disease revisited. *Curr Gastroenterol Rep.* 2010; 12: 263-269.

115. Marth T, Raoult D. Whipple's disease. *Lancet.* 2003; 361(9353): 239-246.

116. Babaryka I, Thorn L, Langer E. Epithelioid cell granulomata in the mucosa of the small intestine in Whipple's disease. *Virchows Arch A Pathol Anat Histol.* 1979; 382: 227-235.

117. Kuhajda FP, Belitsos NJ, Keren DF, Hutchins GM. A submucosal variant of Whipple's disease. *Gastroenterology.* 1982; 82(1): 46-50.

118. Relman DA, Schmidt TM, MAcDermott RP, Falkow S. Identification of the uncultured bacillus of Whipple's disease. *N Engl J Med.* 1992; 327: 293-301.

119. Dobbins WO 3rd. The diagnosis of Whipple's disease. *N Engl J Med.* 1995; 332(6): 390-392.

120. Baisden BL, Lepidi H, Raoult D, et al. Diagnosis of Wihipple disease by immunohistochemical analysis: a sensitive and specific method for the detection of Tropheryma whipplei(the Whipple bacillus) in Paraffin-embedded tissue. *Am J Clin Pathol.* 2002; 118(5): 742-748.

121. Lepidi H, Fenollar F, Gerolami R, et al. Whipple's disease: immunospecific and quantitative immunohistochemical study of intestinal biopsy specimens. *Human Pathol.* 2003; 34(6): 589-596.

122. Raoult D, Birg ML, La Scola B, et al. Cultivation of the bacillus of Whipple's disease. *N Engl J Med.* 2000; 342(9): 620-625.

123. Dutly F, Altwegg M. Whipple's disease and " *Tropheryma whippelii*.". *Clin Microbiol Rev.* 2001; 14: 561-583.

124. Enzinger FM, Helwig EB. Whipple's disease. A review of the literature and report of fifteen patients. *Virchows Arch A Pathol Anat Histol.* 1963; 336: 238-269.

125. Gerard A, Sarrot-Reynauld F, Liozon E, et al. Neurologic presentation of Whipple disease: report of 12 cases and review of the literature. *Medicine(Baltimore).* 2002; 81(6): 443-457.

126. Saleh H, Williams TM, Minda JM, Gupta PK. Whipple's disease involving the mesenteric lymph nodes diagnosed by fine-needle aspiration. *Diag Cytopathol.* 1992; 8(2): 177-180.

127. Boitnott JK, Margolis S. Mineral oil in human tissues. Part II. Oil droplets in lymph nodes of the porta hepatis. *Bull Hopkins Hosp.* 1966; 118: 414-422.

128. Gillen CD, Coddington R, Monteith PG, Taylor RH. Extraintestinal lymphoma in association with Whipple's disease. *Gut.* 1993; 34(11): 1627-1629.

129. Maliha GM, Hepps KS, Maia DM, et al. Whipple's disease can mimic chronic AIDS enteropathy. *Am J Gastroenterol.* 1991; 86(1): 79-81.

130. Hamrock D, Azmi F, O'Donnell E, et al. Infection by *Rhodococcus equi* in a patient with AIDS: histological appearance mimicking Whipple's disease and *MAI* infection. *J Clin Pathol.* 1999; 52: 68-71.

131. Ekuan JH, Hill RB Jr. Colonic histiocytosis: clinical and pathological evaluation. *Gastroenterology.* 1968; 55(5): 619-625.

132. Isselbacher KJ, Scheig R, Plotkin GR, Caulfield JB. Congenital beta-lipoprotein deficiency: an hereditary disorder involving a defect in the absorption and transport of lipids. *Medicine(Baltimore).* 1964; 43: 347-361.

133. Strober W, Wochner RD, Carbone PP, Waldmann TA. Intestinal lymphangiectasia: a protein-losing enteropathy with hypogammaglobulinemia, lymphocytopenia and impaired homograft rejection. *J Clin Invest.* 1967; 46: 1643-1656.

134. Levinson JD, Kirsner JB. Infiltrative diseases of the small bowel and malabsorption. *Am J Dig Dis.* 1970; 15(8): 741-766.

135. Rosekrans PC, Lindeman J, Meijer CJ. Quantitative histological and immunohistochemical findings in jejunal biopsy specimens in giardiasis. *Virchows Arch A Pathol Anat Histol.* 1981; 393(2): 145-151.

136. Yardleyjhtakano J, Hendrix TR. Epithelial and other mucosal lesions of the jejunum in giardiasis. jejunal biopsy studies. *Bull Johns Hopkins Hospital.* 1964; 115: 389-406.

137. Sheehy TW, Meroney WH, Cox RS Jr, Soler JE. Hookworm disease and malabsorption. *Gastroenterology.* 1962; 42: 148-156.

138. Toh CC, Chow KW. Malabsorption syndrome in a patient infected with Strongyloides stercoralis. *Ann Trop Med Parasitol.* 1969; 63: 493-497.

139. Whalen GE, Rosenberg EB, Strickland GT, et al. Intestinal capillariasis. A new disease in man. *Lancet.* 1969; 1(7584): 13-16.

140. Graham DY. History of *Helicobacter pylori*,

duodenal ulcer, gastric ulcer and gastric cancer. *World J Gastroenterol*. 2014; 20: 5191-5204.

141. Tovey FI, Hobsley M. Is *Helicobacter pylori* the primary cause of duodenal ulceration? *J Gastroenterol Hepatol*. 1999; 14: 1053-1056.

142. Quan C, Talley NJ. Management of peptic ulcer disease not related to *Helicobacter pylori* or NSAIDs. *Am J Gastroenterol*. 2002; 97(12): 2950-2961.

143. Pugh S, Jayaraj AP, Bardhan KD. Duodenal mucosal histology and histochemistry in active, treated and healed duodenal ulcer: correlation with mucosal prostaglandin E2 production. *J Gastroenterol Hepatol*. 1996; 11: 120-124.

144. Pounder RE. Duodenal ulcers that will not heal. *Gut*. 1984; 25(7): 697-702.

145. Rigopoulos A, Ramboiu S, Georgescu I. A critical evaluation of surgical treatment of perforated ulcer. *Curr Health Sci J*. 2011; 37: 75-78.

146. Agaba EA, Klair T, Ikedilo O, Vemulapalli P. A 10-year review of surgical management of complicated peptic ulcer disease from a single center: is laparoscopic approach the future? *Surg Laparosc Endosc Percutan Tech*. 2016; 26: 385-390.

147. Gisbert JP, Calvet X. Review article: *Helicobacter pylori* -negative duodenal ulcer disease. *Aliment Pharmacol Ther*. 2009; 30: 791-815.

148. Allen AC, Boley SJ, Schultz L, Schwartz S. Potassium-induced lesions of the small bowel. *JAMA*. 1965; 193: 85-90.

149. Gomez-Rubio M, Opio V, Acin F, et al. Chronic mesenteric ischemia: a cause of refractory duodenal ulcer. *Am J Med*. 1995; 98: 308-310.

150. McColl KE. *Helicobacter pylori* -negative nonsteroidal anti-inflammatory drug-negative ulcer. *Gastroenterol Clin North Am*. 2009; 38: 353-361.

151. Umeno J, Hisamatsu T, Esaki M, et al. A hereditary enteropathy caused by mutations in the SLCO2A1 gene, encoding a prostaglandin transporter. *PLoS Genet*. 2015; 11(11): e1005581.

152. Canavese G, Villanacci V, Zambelli C, et al. Gastric metaplasia and small bowel ulcerogenesis in a case of ulcerative jejunitis not related to celiac disease. *Int J Surg Pathol*. 2004; 12: 415-419.

153. Taha AS, Dahill S, Nakshabendi I, et al. Duodenal histology, ulceration, and *Helicobacter pylori* in the presence or absence of non-steroidal anti-inflammatory drugs. *Gut*. 1993; 34: 1162-1166.

154. Wyatt JI. Histopathology of gastroduodenal inflammation: the impact of *Helicobacter pylori*. *Histopathol*. 1995; 26(1): 1-15.

155. Shousha S, Spiller RC, Parkins RA. The endoscopically abnormal duodenum in patients with dyspepsia: biopsy findings in 60 cases. *Histopathology*. 1983; 7(1): 23-34.

156. Jenkins D, Goodall A, Gillet FR, Scott BB. Defining duodenitis: quantitative histological study of mucosal responses and their correlations. *J Clin Pathol*. 1985; 38(10): 1119-1126.

157. Chang F, Mahadeva U, Deere H. Pathological and clinical significance of increased intraepithelial lymphocytes(IELs) in small bowel mucosa. *APMIS*. 2005; 113: 385-399.

158. Feurle GE, Haag B. Acute small bowel ischemia without transmural infarction. *Z Gastroenterology*. 1991; 29(7): 349-352.

159. Whitehead R. The pathology of ischemia of the intestines. *Pathol Ann*. 1976; 11: 1-52.

160. Williams LF Jr. Vascular insufficiency of the intestines. *Gastroenterology*. 1971; 61(5): 757-777.

161. Biedrzycki OJ, Arnaout A, Coppen MJ, Shepherd NA. Isolated intramucosal goblet cells in subacute ischaemic enteritis: mimicry of signet ring cell carcinoma. *Histopathology*. 2005; 46(4): 460-462.

162. McCurley TL, Collins RD. Intestinal infarction in rheumatoid arthritis. Three cases due to unusual obliterative vascular lesions. *Arch Pathol Lab Med*. 1984; 108(2): 125-128.

163. Burke AP, Sobin LH, Virmani R. Localized vasculitis of the gastrointestinal tract. *Am J Surg Pathol*. 1995; 19(3): 338-349.

164. Phelan MJ, Kok K, Burrow C, Thompson RN. Small bowel infarction in association with giant cell arteritis. *Brit J Rheumatol*. 1993; 32(1): 63-65.

165. Kempczinski RF, Clark SM, Blebea J, et al. Intestinal ischemia secondary to thromboangiitis obliterans. *Ann Vasc Surg*. 1993; 7(4): 354-358.

166. Ahn E, Luk A, Chetty R, Butany J. Vasculitides of the gastrointestinal tract. *Semin Diagn Pathol*. 2009; 26(2): 77-88.

167. Ottinger LW. Mesenteric ischemia. *N Engl J Med*. 1982; 307(9): 535-537.

168. Endress C, Gray DG, Wollschlaeger G. Bowel ischemia and perforation after cocaine use. *Am J Roentgenol*. 1992; 159(1): 73-75.

169. Oweity T, West AB, Stokes MB. Necrotizing angiitis of the small intestine related to AA-amyloidosis: a novel association. *Int J Surg Pathol*. 2001; 9(2): 149-154.

170. Shintaku M, Inoue N, Sasaki M, et al. Cytomegalovirus vasculitis accompanied by an exuberant fibroblastic reaction in the intestine of an AIDS patient. *Acta Pathol Jpn*. 1991; 41(12): 900-904.

171. Cohen R, Heffner JE. Bowel infarction as the initial manifestation of disseminated aspergillosis. *Chest*. 1992; 101(3): 877-879.

172. Flaherty MJ, Lie JT, Haggitt RC. Mesenteric inflammatory veno-occlusive disease. A seldom recognized cause of intestinal ischemia. *Am J Surg Pathol*. 1994; 18(8): 779-784.

173. Medlicott SA, Guggisberg KA, DesCoteaux JG, Beck P. Enterocolic lymphocytic phlebitis: statistical analysis of histology features in viable and ischemic bowel. *Int J Surg Pathol*. 2006; 14(3): 200-205.

174. Ngo N, Chang F. Enterocolic lymphocytic phlebitis: clinicopathologic features and review of the literature. *Arch Pathol Lab Med*. 2007; 131: 1130-1134.

175. Saraga E, Bouzourenne H. Enterocolic (lymphocytic) phlebitis: a rare cause of intestinal ischemic necrosis: a series of six patients and review of the literature. *Am J Surg Pathol*. 2000; 24(6): 824-829.

176. Patil DT, Kissiedu J, Rodriguez ER, et al. Mesenteric arteriovenous dysplasia/vasculopathy is distinct from fibromuscular dysplasia. *Am J Surg Pathol*. 2016; 40: 1316-1325.

177. Gilbert AE, Jorgenson NC. Small bowel obstruction due to hemorrhage secondary to anticoagulant therapy. *Am J Surg*. 1960; 99: 945-948.

178. Levine S, Whelan TJ Jr. Small-bowel infarction due to intramural hematoma during anticoagulant therapy. *Arch Surg*. 1967; 95(2): 245-248.

179. Lamps LW, Hunt CM, Green A, et al. Alternations in colonic mucosal vessels in patients with cirrhosis and noncirrhotic portal hypertension. *Hum Pathol*. 1998; 29: 527-535.

180. Mekaroonkamol P, Cohen R, Chawla S. Portal hypertensive enteropathy. *World J Hepatol*. 2015; 7: 127-138.

181. Dulic-Lakovic E, Dulic M, Hubner D, et al. Bleeding Dieulafoy lesions of the small bowel: a systematic study on the epidemiology and Efficacy of enteroscopic treatment. *Gastrointest Endosc*. 2011; 74: 573-580.

182. Michelassi F, Balestracci T, Chappell R, Block GE. Primary and recurrent Crohn's disease. Experience with 1379 patients. *Ann Surg*. 1991; 214(3): 230-238, discussion 238-240.

183. Freeman HJ. Natural history and long-term clinical course of Crohn's disease. *World J Gastroenterol*. 2014; 20: 31-36.

184. Shanahan F. Crohn's disease. *Lancet*. 2002; 359: 62-69.

185. Monsen U, Bernell O, Johansson C, Hellers G. Prevalence of inflammatory bowel disease among relatives of patients with Crohn's disease. *Scand J Gastroenterol*. 1991; 26(3): 302-306.

186. Ponder A, Long MD. A clinical review of recent findings in the epidemiology of inflammatory bowel disease. *Clin Epidemiol*. 2013; 5: 237-247.

187. Cartun RW, Van Kruiningen HJ, Pedersen CA, Berman MM. An immunocytochemical search for infectious agents in Crohn's disease. *Mod Pathol*. 1993; 6(2): 212-219.

188. Frank TS, Cook SM. Analysis of Paraffin sections of Crohn's disease for Mycobacterium paratuberculosis using polymerase chain reaction. *Mod Pathol*. 1996; 9(1): 32-35.

189. Lamps LW, Madhusudhan KT, Havens JM, et al. Pathogenic Yersinia DNA is detected in bowel and mesenteric lymph nodes from patients with Crohn's disease. *Am J Surg Pathol*. 2003; 27(2): 220-227.

190. Mishina D, Katsel P, Brown ST, et al. On the etiology of Crohn disease. *Proc Natl Acad Sci USA*. 1996; 93(18): 9816-9820.

191. Stainsby KJ, Lowes JR, Allan RN, Ibbotson JP. Antibodies to Mycobacterium paratuberculosis and nine species of environmental mycobacteria in Crohn's disease and control subjects. *Gut*. 1993; 34(3): 371-374.

192. Wakefield AJ, Pittilo RM, Sim R, et al. Evidence of persistent measles virus infection in Crohn's disease. *J Med Virol*. 1993; 39(4): 345-353.

193. Sartor RB. Microbial influences in inflammatory bowel diseases. *Gastroenterol*. 2008; 134: 577-594.

194. Abraham C, Cho JH. Inflammatory bowel disease. *N Engl J Med*. 2009; 361(21): 2066-2078.

195. Xavier RJ, Podolsky DK. Unravelling the pathogenesis of inflammatory bowel disease. *Nature*. 2007; 448(7152): 427-434.

196. Fielding JF, Toye DK, Beton DC, Cooke WT. Crohn's disease of the stomach and duodenum. *Gut*. 1970; 11(12): 1001-1006.

197. Morson BC. Some peculiarities in the histology of intestinal polyps. *Dis Col Rectum*. 1962; 5: 337-344.

198. Oberhuber G, Hirsch M, Stolte M. High incidence of upper gastrointestinal tract involvement in Crohn's disease. *Virchows Arch*. 1998; 432(1): 49-52.

199. Plauth M, Jenss H, Meyle J. Oral manifestations of Crohn's disease. An analysis of 79 cases. *J Clin Gastroenterol*. 1991; 13(1): 29-37.

200. Schnitt SJ, Antonioli DA, Jaffe B, Peppercorn MA. Granulomatous inflammation of minor salivary gland ducts: a new oral manifestation of Crohn's disease. *Hum Pathol*. 1987; 18(4): 405-407.

201. Wright CL, Riddell RH. Histology of the stomach and duodenum in Crohn's disease. *Am J Surg Pathol*. 1998; 22(4): 383-390.

202. Triantafillidis JK, Emmanouilidis A, Manousos O, et al. Clinical patterns of Crohn's disease in Greece: a follow-up study of 155 cases. *Digestion*. 2000; 61: 121-128.

203. Sutphen JL, Cooper PH, Mackel SE, Nelson DL. Metastatic cutaneous Crohn's disease. *Gastroenterology*. 1984; 86(5 Pt 1): 941-944.

204. Devroede G, Schlaeder G, Sanchez G, Haddad H. Crohn's disease of the vulva. *Am J Clin Pathol*. 1975; 63(3): 348-358.

205. Nugent FW, Glaser D, Fernandez-Herlihy L. Crohn's colitis associated with granulomatous bone disease. *N Engl J Med*. 1976; 294(5): 262-263.

206. Menard DB, Haddad H, Blain JG, et al. Granulomatous myositis and myopathy associated with Crohn's colitis. *N Engl J Med*. 1976; 295(15): 818-819.

207. Rankin GB, Watts HD, Melnyk CS, Kelley ML Jr. National Cooperative Crohn's Disease Study: extraintestinal manifestations and perianal complications. *Gastroenterology*. 1979; 77(4 Pt 2): 914-920.

208. Attanoos RL, Appleton MA, Hughes LE, et al. Granulomatous hidradenitis suppurativa and cutaneous Crohn's disease. *Histopathol*. 1993; 23(2): 111-115.

209. Greenstein AJ, Janowitz HD, Sachar DB. The extra-intestinal complications of Crohn's disease and ulcerative colitis: a study of 700 patients. *Medicine(Baltimore)*. 1976; 55(5): 401-412.

210. Salmon JF, Wright JP, Murray AD. Ocular inflammation in Crohn's disease. *Ophthalmol*. 1991; 98(4): 480-484.

211. Kleer CG, Appelman HD. Surgical pathology of Crohn's disease. *Surg Clin North Am*. 2001; 81: 13-30, vii.

212. Kahn E, Daum F. Pseudopolyps of the small intestine in Crohn's disease. *Hum Pathol*. 1984; 15(1): 84-86.

213. Zalev AH, Gardiner GW. Crohn's disease of the small intestine with polypoid configuration. *Gastrointest Radiol*. 1991; 16(1): 18-20.

214. Heaton KW, McCarthy CF, Horton RE, et al. Miliary Crohn's disease. *Gut*. 1967; 8: 4-7.

215. Sokol H, Seksik P, Cosnes J. Complications and surgery in the inflammatory bowel diseases biological era. *Curr Opin Gastroenterol*. 2014; 30: 378-384.

216. Tonelli F, Ficari F. Pathological features of Crohn's disease determining perforation. *J Clin Gastroenterol*. 1991; 13(2): 226-230.

217. Thyberg J, Graf W, Klingenstrom P. Intestinal fine structure in Crohn's disease. Lysosomal inclusions in epithelial cells and macrophages. *Virchows Arch A Pathol Anat Histol*. 1981; 391(2): 141-152.

218. Bischoff SC. Mast cells in gastrointestinal disorders. *Eur J Pharmacol*. 2016; 778: 139-145.

219. Koukoulis GK, Ke Y, Henley JD, Cummings OW. Detection of pyloric metaplasia may improve the biopsy diagnosis of Crohn's ileitis. *J Clin Gastroenterol*. 2002; 34: 141-143.

220. Lee EY, Stenson WF, DeSchryver-Kecskemeti K. Thickening of muscularis mucosae in Crohn's disease. *Mod Pathol*. 1991; 4(1): 87-90.

221. Pedica F, Ligorio C, Tonelli P, et al. Lymphangiogenesis in Crohn's disease: an immunohistochemical study using monoclonal antibody D2-40. *Virchows Arch*. 2008; 452(1): 57-63.

222. Geller SA, Cohen A. Arterial inflammatory-cell infiltration in Crohn's disease. *Arch Pathol Lab Med*. 1983; 107(9): 473-475.

223. Koukoulis G, Ke Y, Henley JD, Cummings OW. Obliterative muscularization of the small bowel submucosa in Crohn disease: a possible mechanism of small bowel obstruction. *Arch Pathol Lab Med*. 2001; 125(10): 1331-1334.

224. Geboes K, El-Zine MY, Dalle I, et al. Tenascin and strictures in inflammatory bowel disease: an immunohistochemical study. *Int J Surg Pathol*. 2001; 9(4): 281-286.

225. Saul SH, Wong LK, Zinsser KR. Enteritis cystica profunda: association with Crohn's disease. *Hum Pathol*. 1986; 17(6): 600-603.

226. Shepherd NA. Granulomas in the diagnosis of intestinal Crohn's disease: a myth exploded? *Histopathol*. 2002; 41(2): 166-168.

227. Matson AP, Van Kruiningen HJ, West AB, et al. The relationship of granulomas to blood vessels in intestinal Crohn's disease. *Mod Pathol*. 1995; 8(6): 680-685.

228. Collier PE, Turowski P, Diamond DL. Small intestinal adenocarcinoma complicating regional enteritis. *Cancer*. 1985; 55(3): 516-521.

229. Solem CA, Harmsen WS, Zzinsmeister AR, Loftus EV Jr. Small intestinal adenocarcinoma in Crohn's disease: a case-control study. *Inflamm Bowel Dis*. 2004; 10: 32-35.

230. Thompson EM, Clayden G, Price AB. Cancer in Crohn's disease—an "occult" malignancy. *Histopathology*. 1983; 7(3): 365-376.

231. Sigel JE, Petras RE, Lashner BA, et al. Intestinal adenocarcinoma in Crohn's disease: a report of 30 cases with a focus on co-existing dysplasia. *Am J Surg Pathol*. 1999; 23: 651-655.

232. Fresko D, Lazarus SS, Dotan J, Reingold M. Early presentation of carcinoma of the small bowel in Crohn's disease("Crohn's carcinoma"). Case reports and review of the literature. *Gastroenterology*. 1982; 82(4): 783-789.

233. Hock YL, Scott KW, Grace RH. Mixed adenocarcinoma/carcinoid tumour of large bowel in a patient with Crohn's disease. *J Clin Pathol*. 1993; 46(2): 183-185.

234. Kortbeek J, Kelly JK, Preshaw RM. Carcinoid tumors and inflammatory bowel disease. *J Surg Oncol*. 1992; 49(2): 122-126.

235. Afif W, Sandborn WJ, Faubion WA, et al. Risk factors for lymphoma in patients with inflammatory bowel disease: a case-control study. *Inflamm Bowel Dis*. 2013; 19: 1384-1389.

236. Deepak P, Bruining DH. Update on the medical management of Crohn's disease. *Curr Gastroenterol Rep*. 2015; 17(11): 41.

237. Buchner AM, Blonski W, Lichtenstein GR. Update on the management of Crohn's disease. *Curr Gastroenterol Rep*. 2011; 13: 465-474.

238. Day AS, Whitten KE, Sidler M, Lemberg DA. Systematic review: nutritional therapy in paediatric Crohn's disease. *Aliment Pharmacol Ther*. 2008; 27: 293-307.

239. Schlussel AT, Steele SR, Alavi K. Current challenges in the surgical management of Crohn's disease: a systematic review. *Am J Surg*. 2016; 212: 345-351.

240. Lock MR, Farmer RG, Fazio VW, et al. Recurrence and reoperation for Crohn's disease: the role of disease location in prognosis. *N Engl J Med*. 1981; 304(26): 1586-1588.

241. Whelan G, Farmer RG, Fazio VW, Goormastic M. Recurrence after surgery in Crohn's disease. Relationship to location of disease(clinical pattern) and surgical indication. *Gastroenterol*. 1985; 88(6): 1826-1833.

242. Yamamoto T. Factors affecting recurrence after surgery for Crohn's disease. *World J Gastroenterol*. 2005; 11: 3971-3979.

243. Gump FE, Sakellariadis P, Wolff M, Broell JR. Clinical-pathological investigation of regional enteritis as a guide to prognosis. *Ann Surg*. 1972; 176(2): 233-242.

244. Glass RE, Baker WN. Role of the granuloma in recurrent Crohn's disease. *Gut*. 1976; 17(1): 75-77.

245. Simillis C, Jacovides M, Reese GE, et al. Meta-analysis of the role of granulomas in the recurrence of Crohn disease. *Dis Colon Rectum*. 2010; 53: 177-185.

246. Fazio VW, Marchetti F, Church M, et al. Effect of resection margins on the recurrence of Crohn's disease in the small bowel. A randomized controlled trial. *Ann Surg*. 1996; 224: 563-571.

247. Valdez R, Appelman HD, Bronner MP, Greenson JK. Diffuse duodenitis associated with ulcerative colitis. *Am J Surg Pathol*. 2000; 24(10): 1407-1413.

248. Haskell H, Andrews CW Jr, Reddy SI, et al. Pathologic features and clinical significance of "backwash" ileitis in ulcerative colitis. *Am J Surg Pathol*. 2005; 29(11): 1472-1481.

249. Yantiss RK, Sapp HL, Farraye FA, et al. Histologic predictors of pouchitis in patients with chronic ulcerative colitis. *Am J Surg Pathol*. 2004; 28: 999-1006.

250. Mahadevan U, Sandborn WJ. Diagnosis and management of pouchitis. *Gastroenterol*. 2003; 124: 1636-1650.

251. Agarwal S, Stucchi AF, Dendrinos K, et al. Is pyloric gland metaplasia in ileal pouch biopsies a marker for Crohn's disease? *Dig Dis Sci*. 2013; 58: 2918-2925.

252. Zezos P, Saibil F. Inflammatory pouch disease: the spectrum of pouchitis. *World J Gastroenterol*. 2015; 21: 8739-8752.

253. Padmanabhan V, Callas PW, Li SC, Trainer TD. Histopathological features of the terminal ileum in lymphocytic and collagenous colitis: a study of 32 cases and review of literature. *Mod Pathol*. 2003; 16(2): 115-119.

254. Sapp H, Ithamukkala S, Brien TP, et al. The terminal ileum is affected in patients with lymphocytic or collagenous colitis. *Am J Surg Pathol*. 2002; 26(11): 1484-1492.

255. Lamps LW. Infective disorders of the gastrointestinal tract. *Histopathology*. 2007; 50(1): 55-63.

256. Rotterdam H, Tsang P. Gastrointestinal disease in the immunocompromised patient. *Human Pathol*. 1994; 25(11): 1123-1140.

257. Lai KK, Lamps LW. Enterocolitis in the immunocompromised patient. *Semin Diagn Pathol*. 2014; 31: 176-191.

258. Cranston RD, Anton PA, McGowan IM. Gastrointestinal mucosal biopsy in HIV disease and AIDS. *Gastrointest Endosc Clin N Am*. 2000; 10(4): 637-667, vi.

259. Wilcox CM, Schwartz DA. Symptomatic CMV duodenitis. An important clinical problem in AIDS. *J Clin Gastroenterol*. 1992; 14(4): 293-297.

260. Chetty R, Roskell DE. Cytomegalovirus infection in the gastrointestinal tract. *J Clin Pathol*. 1994; 47: 968-972.

261. Muldoon O, O'Riordan K, Rao S, Abecassis M. Ischemic colitis secondary to venous thrombosis. A rare presentation of cytomegalovirus vasculitis following renal transplantation. *Transplantation*. 1996; 61: 1651-1653.

262. Greenson JK, Belitsos PC, Yardley JH, Bartlett JG. AIDS enteropathy: occult enteric infections and duodenal mucosal alterations in chronic diarrhea. *Annals Int Med*. 1991; 114(5): 366-372.

263. Bartlett JG, Belitsos PC, Sears CL. AIDS enteropathy. *Clin Infect Dis*. 1992; 15: 726-735.

264. Cello JP, Day LW. Idiopathic AIDS enteropathy and treatment of gastrointestinal opportunistic pathogens. *Gastroenterol*. 2009; 136: 1952-1965.

265. Ahmed FB. Tuberculous enteritis. *BMJ*. 1996; 313(7051): 215-217.

266. Marshall JB. Tuberculosis of the gastrointestinal tract and peritoneum. *Am J Gastroenterology*. 1993; 88(7): 989-999.

267. Schulze K, Warner HA, Murray D. Intestinal tuberculosis: experience at a Canadian teaching institution. *Am J Med*. 1977; 63(5): 735-745.

268. Pulimood AB, Amarapurkar DN, Ghoshal U, et al. Differentiation of Crohn's disease from intestinal tuberculosis in India in 2010. *World J Gastroenterol*. 2011; 17: 433-443.

269. Tandon HD, Prakash A. Pathology of intestinal tuberculosis and its distinction from Crohn's disease. *Gut*. 1972; 13(4): 260-269.

270. Gillin JS, Urmacher C, West R, Shike M. Disseminated Mycobacterium avium-intracellulare infection in acquired immunodeficiency syndrome mimicking Whipple's disease. *Gastroenterology*. 1983; 85(5): 1187-1191.

271. Roth RI, Owen RL, Keren DF, Volberding PA. Intestinal infection with *Mycobacterium avium-intracellulare* in acquired immune deficiency syndrome(AIDS): histological and clinical comparison with Whipple disease. *Dig Dis Sci*. 1985; 51: 497-504.

272. Gleason TH, Patterson SD. The pathology of Yersinia enterocolitica ileocolitis. *Am J Surg Pathol*. 1982; 6: 347-355.

273. El-Maraghi NRH, Mair N. The histopathology of enteric infection with Yersinia pseudotuberculosis. *Am J Clin Pathol*. 1979; 71: 631-639.

274. Bradford WD, Noce PS, Gutman LT. Pathologic features of enteric infection with Yersinia enterocolitica. *Arch Pathol*. 1974; 98(1): 17-22.

275. Lamps LW, Madhusudhan KT, Greenson JK, et al. The role of Y. enterocolitica and Y. pseudotuberculosis in granulomatous appendicitis: a histologic and molecular study. *Am J Surg Pathol*. 2001; 25: 508-515.

276. Lamps LW. Update on infectious enterocolitides and the diseases that they mimic. *Histopathology*. 2015; 66: 3-14.

277. Orenstein JM, Kotler DP. Diarrheogenic bacterial enteritis in acquired immune deficiency syndrome: a light and electron microscopy study of 52 cases. *Hum Pathol*. 1995; 26(5): 481-492.

278. Hii JH, Guccion JG, Gilbert CL. Enteroadherent eaeA-positive Escherichia coli associated with chronic AIDS-related diarrhea. *Ann Intern Med*. 1996; 125: 523.

279. Goodgame R. Understanding intestinal spore-forming protozoa: Cryptosporidia, Microsporidia, Isospora, and Cyclospora. *Ann Intern Med*. 1996; 124: 429-441.

280. Lefkowitch JH, Krumholz S, Feng-Chen KC, et al. Cryptosporidiosis of the human small intestine: a light and electron microscopic study. *Human Pathol*. 1984; 15(8): 746-752.

281. Guarda LA, Stein SA, Cleary KA, Ordonez NG. Human cryptosporidiosis in the acquired immune deficiency syndrome. *Arch Pathol Lab Med*. 1983; 107(11): 562-566.

282. Genta RM, Chappell CL, White AC Jr, et al. Duodenal morphology and intensity of infection in AIDS-related intestinal cryptosporidiosis. *Gastroenterology*. 1993; 105(6): 1769-1775.

283. Xiang H, Zhang R, De Koeyer D, et al. New evidence on the relationship between Microsporidia and Fungi: a genome-wide analysis by DarkHorse software. *Can J Microbiol*. 2014; 60: 557-568.

284. Shadduck JA, Orenstein JM. Comparative pathology of microsporidiosis. *Arch Pathol Lab Med*. 1993; 117(12): 1215-1219.

285. Lamps LW, Bronner MP, Vnencak-Jones CL, et al. Optimal screening and diagnosis of microsporida in tissue sections: a comparison of polarization, special stains, and molecular techniques. *Am J Clin Pathol*. 1998; 109: 404-410.

286. Peacock CS, Blanshard C, Tovey DG, et al. Histological diagnosis of intestinal microsporidiosis in patients with AIDS. *J Clin Pathol*. 1991; 44(7): 558-563.

287. Orenstein JM, Dieterich DT, Kotler DP. Systemic dissemination by a newly recognized intestinal microsporidia species in AIDS. *AIDS*. 1992; 6(10): 1143-1150.

288. Connor BA, Reidy J, Soave R. Cyclosporiasis: clinical and histopathologic correlates. *Clin Infect Dis*. 1999; 28: 1216-1221.

289. Legua P, Seas C. Cystoisospora and cyclospora. *Curr Opin Infect Dis*. 2013; 26: 479-483.

290. Sullivan PB, Marsh MN, Phillips MB, et al. Prevalence and treatment of giardiasis in chronic diarrhoea and malnutrition. *Arch Dis Child*. 1991; 66(3): 304-306.

291. Oberhuber G, Kastner N, Stolte M. Giardiasis: a histologic analysis of 567 cases. *Scand J Gastroenterol*. 1997; 32: 48-51.

292. Milder JE, Walzer PD, Kilgore GK, et al. Clinical features of Strongyloides stercoralis infection in an endemic area of the United States. *Gastroenterol*. 1981; 80: 1481-1488.

293. Concha R, Harrington W, Rogers AI. Intestinal strongyloidiasis: recognition, management, and determinants of outcome. *J Clin Gastroenterol*. 2005; 39: 203-211.

294. Lai KK, Milner DA, Lamps LW. Fungal infections of the gastrointestinal tract in the immunocompromised host-an update. *Adv Anat Pathol*. 2014; 21: 217-227.

295. Maes BD, Dalle I, Geboes K, et al. Erosive enterocolitis in mycophenolate mofetil-treated renal-transplant recipients with persistent afebrile diarrhea. *Transplantation*. 2003; 75: 665-672.

296. Ducloux D, Ottignon Y, Semhoun-Ducloux S, et al. Mycophenolate mofetil-induced villous atrophy. *Transplantation*. 1998; 66: 1115-1116.

297. Berribi C, Loirat C, Jazqz-Aigrain E. Mycophenolate mofetil may induce apoptotis in duodenal villi. *Pediatr Nephrol*. 2000; 14: 177-178.

298. Nguyen T, Park JY, Scudiere JR, Montgomery E. Mycophenolic acid(cellcept and myofortic) induced injury of the upper GI tract. *Am J Surg Pathol*. 2009; 33(9): 1355-1363.

299. Lubitz L, Ekert H. Reversible changes in duodenal mucosa associated with intense chemotherapy followed by autologous marrow rescue. *Lancet*. 1979; 8: 532-533.

300. Slavin RE, Dias MA, Saral R. Cytosine arabinoside induced gastrointestinal toxic alterations in sequential chemotherapeutic protocols: a clinical-pathologic study of 33 patients. *Cancer*. 1978; 42: 1747-1759.

301. Soldini D, Gaspert A, Montani M, et al. Apoptotic enteropathy caused by antimetabolites and TNF-alpha antagonists. *J Clin Pathol*. 2014; 67(7): 582-586.

302. Lee FD. Importance of apoptosis in the histopathology of drug related lesions in the large intestine. *J Clin Pathol*. 1993; 46(2): 118-122.

303. Parfitt JR, Driman DK. Pathological effects of drugs on the gastrointestinal tract: a review. *Hum Pathol*. 2007; 38: 527-536.

304. Misdraji J. Drug-induced pathology of the upper gastrointestinal tract. *Diagn Histopathol*. 2008; 14: 411-418.

305. Burbure N, Lebwohl B, Arguelles-Grande C, et al. Olmesartan-associated sprue-like enteropathy: a systematic review with emphasis on histopathology. *Hum Pathol*. 2016; 50: 127-134.

306. Messmer M, Upreti S, Tarabishy Y, et al. Ipilimumab-induced enteritis without colitis: a new challenge. *Case Rep Oncol*. 2016; 9: 705-713.

307. Oble DA, Mino-Kenudson M, Goldsmith J, et al. Alpha-CTLA-4 mAb-associated panenteritis: a histologic and immunohistochemical analysis. *Am J Surg Pathol*. 2008; 32(8): 1130-1137.

308. Fava P, Astrua C, Cavaliere G, et al. Intestinal involvement in toxic epidermal necrolysis. A case report and review of literature. *J Eur Acad Dermatol Venereol*. 2015; 29: 1843-1845.

309. Oya M, Yao T, Tsuneyoshi M. Chronic irradiation enteritis: its correlation with the elapsed time interval and morphological changes. *Human Pathol*. 1996; 27(8): 774-781.

310. Donaldson SS, Jundt S, Ricour C, et al. Radiation enteritis in children. A retrospective review, clinicopathologic correlation, and dietary management. *Cancer*. 1975; 35(4): 1167-1178.

311. Sugg WL, Lawler WH, Ackerman LV, Butcher HR Jr. Operative therapy for severe irradiational injury in the enteral and urinary tracts. *Ann Surg*. 1963; 157: 62-70.

312. Hasleton PS, Carr N, Schofield PF. Vascular changes in radiation bowel disease. *Histopathology*. 1985; 9(5): 517-534.

313. Schofield PF, Holden D, Carr ND. Bowel disease after radiotherapy. *J R Soc Med*. 1983; 76: 463-466.

314. Theis VS, Sripadam R, Ramani V, Lal S. Chronic radiation enteritis. *Clin Oncol*. 2010; 22: 70-83.

315. Matsumoto H, Ogura H, Seki M, et al. Fulminant phlegmonitis of the esophagus, stomach, and duodenum due to Bacillus thuringiensis. *World J Gastroenterol*. 2015; 21: 3741-3745.

316. Svane S. Acute phlegmonous jejunitis and viridans streptococcal peritonitis associated with bronchial carcinoma. *Scand J Infect Dis*. 2000; 32: 421-422.

317. Ebert EC, Kierson M, Hagspiel KD. Gastrointestinal and hepatic manifestations of sarcoidosis. *Am J Gastroenterol*. 2008; 103: 3184-3192.

318. Zhang M, Li Y. Eosinophilic gastroenteritis: a state-of-the-art review. *J Gastrenterol Hepatol*. 2017; 32: 64-72.

319. Talley NJ, Shorter RG, Phillips SF, Zinsmeister AR. Eosinophilic gastroenteritis: a clinicopathologic study of patients with disease of the mucosa, muscle layer, and subserosal tissues. *Gut*. 1990; 31: 54-58.

320. Rothenberg ME. Eosinophilic gastrointestinal disorders. *J Allergy Clin Immunol*. 2004; 113: 11-28.

321. Abram S, Murray JA, Pardi DS, et al. Adult autoimmune enteropathy: Mayo Clinic Rochester Experience. *Clin Gastroenterol Hepatol*. 2007; 5: 1282-1290.

322. Hori K, Fukuda Y, Tomita T, et al. Intestinal goblet cell autoantibody associated enteropathy. *J Clin Pathol*. 2003; 56: 629-630.

323. Kornacki S, Hansen CH III, Lazenby A. Graft-versus-host-like colitis associated with malignant thymoma. *Am J Surgical Pathol*. 1995; 19: 224-228.

324. Mais DD, Mulhall BP, Adolphson KR, Yamamoto K. Thymoma-associated autoimmune enteropathy: a report of two cases. *Am J Clin Pathol*. 1999; 112: 810-815.

325. Daniels JA, Lederman HM, Maitra A, Montgomery EA. Gastrointestinal tract pathology in patients with common variable immunodeficiency(CVID): a clinicopathologic study and review. *Am J Surg Pathol*. 2007; 31(12): 1800-1812.

326. Snover DC, Weisdorf SA, Vercellotti GM, et al. A histopathologic study of gastric and small intestinal graft-versus-host disease following allogeneic bone marrow transplantation. *Hum Pathol*. 1985; 16(4): 387-392.

327. Shulman HM, Cardona DM, Greenson JK, et al. NIH Consensus development project on criteria for clinical trials in chronic graft-versus-host disease: II. The 2014 Pathology Working Group

Report. *Biol Blood Marrow Transplant*. 2015; 21: 589-603.

328. Brooke MA, Longhurst HJ, Kirkby NS, et al. Cryptogenic multifocal ulcerating stenosing enteritis associated with homozygous deletion mutations in cytosolic phospholipase A2- α. *Gut*. 2014; 63: 96-104.

329. Sarason EL, Prior JT, Prowda RL. Recurrent intussusception associated with hypertrophy of Peyer's patches. *N Engl J Med*. 1955; 253(21): 905-908.

330. Yunis EJ, Atchison RW, Michaels RH, DeCicco FA. Adenovirus and ileocecal intussusception. *Lab Invest*. 1975; 33(4): 347-351.

331. Bell TM, Steyn JH. Viruses in lymph nodes of children with mesenteric adenitis and intussusception. *BMJ*. 1962; 2(5306): 700-702.

332. Guarner J, de Leon-Bojorge B, Lopez-Corella E, et al. Intestinal intussusception associated with adenovirus infection in Mexican children. *Am J Clin Pathol*. 2003; 120(6): 845-850.

333. Montgomery EA, Popek EJ. Intussusception, adenovirus, and children: a brief reaffirmation. *Human Pathol*. 1994; 25(2): 169-174.

334. Meyerson S, Desai TK, Polidori G, et al. A case of intussusception and lymphoid hyperplasia in a patient with AIDS. *Am J Gastroenterol*. 1993; 88(2): 303-306.

335. Honjo H, Mike M, Kusanaqi H, Kano N. Adult intussusception: a retrospective review. *World J Surg*. 2015; 39: 134-138.

336. Albrecht H, Hagel A, de Rossi T, et al. Brown bowel syndrome: a rare complication in diseases associated with longstanding malabsorption. *Digestion*. 2014; 89: 105-109.

337. Gould M, Zarrin-Khameh N, Sellin J. Small bowel amyloidosis. *Curr Gastroenterol Rep*. 2013; 15(10): 350.

338. Hamaya K, Kitamura M, Doi K. Primary amyloid tumors of the jejunum producing intestinal obstruction. *Acta Pathol Jn*. 1989; 39(3): 207-211.

339. Domsic R, Fasanella K, Bielefeldt K. Gastrointestinal manifestations of systemic sclerosis. *Dig Dis Sci*. 2008; 53: 1163-1174.

340. Groisman GM, Amar M, Livne E. CD10: a valuable tool for the light microscopic diagnosis of microvillous inclusion disease (familial microvillous atrophy). *Am J Surg Pathol*. 2002; 26(7): 902-907.

341. Ranganathan S, Schmitt LA, Sindhi R. Tufting enteropathy revisited: the utility of MOC31 (EpCAM) immunohistochemistry in diagnosis. *Am J Surg Pathol*. 2014; 38: 265-272.

342. Azzaroli F, turco L, Ceroni L, et al. Pneumatosis cystoides intestinalis. *World J Gastroenterol*. 2011; 17: 4932-4936.

343. Levine JA, Burgart LJ, Batts KP, Wang KK. Brunner's gland hamartomas: clinical presentation and pathological features of 27 cases. *Am J Gastroenterol*. 1995; 90: 290-294.

344. Chatelain D, Maillet E, Boyer L, et al. Brunner gland hamartoma with predominant adipose tissue and ciliated cysts. *Arch Pathol Lab Med*. 2002; 126(6): 734-735.

345. Sakurai T, Sakashita H, Honjo G, et al. Gastric foveolar metaplasia with dysplastic changes in Brunner gland hyperplasia: possible precursor lesions for Brunner gland adenocarcinoma. *Am J Surg Pathol*. 2005; 29(11): 1442-1448.

346. Kurella RR, Ancha HR, Hussain S, et al. Evolution of Brunner gland adenoma associated with *Helicobacter pylori* infection. *South Med J*. 2008; 101: 648-650.

347. Perzin KH, Bridge MF. Adenomas of the small intestine: a clinicopathologic review of 51 cases and a study of their relationship to carcinoma. *Cancer*. 1981; 48(3): 799-819.

348. Cooperman M, Clausen KP, Hecht C, et al. Villous adenomas of the duodenum. *Gastroenterology*. 1978; 74(6): 1295-1297.

349. Komorowski RA, Cohen EB. Villous tumors of the duodenum: a clinicopathologic study. *Cancer*. 1981; 47(6): 1377-1386.

350. Blackman E, Nash SV. Diagnosis of duodenal and ampullary epithelial neoplasms by endoscopic biopsy: a clinicopathologic and immunohistochemical study. *Hum Pathol*. 1985; 16(9): 901-910.

351. Koornstraa JJ. Small bowel endoscopy in familial adenomatous polyposis and Lynch syndrome. *Best Pract Res Clin Gastroenterol*. 2012; 26: 359-368.

352. Wagner PL, Chen YT, Yantiss RK. Immunohistochemical and molecular features of sporadic and FAP-associated duodenal adenomas of the ampullary and nonampullary mucosa. *Am J Surg Pathol*. 2008; 32(9): 1388-1395.

353. Iseki M, Tsuda N, Hayashi T, et al. Multifocal villous adenomas of the anastomotic area following ileocystoplasty: a case report and literature review. *J Urol Pathol*. 2000; 12: 29-38.

354. King PH, Osborn DE, Mackay EH. Tubulovillous adenoma arising 30 years after ileocystoplasty. *J Clin Pathol*. 1992; 45(10): 928-929.

355. Hashimoto T, Ogawa R, Matsubara A, et al. Familial adenomatous polyposis-associated and sporadic pyloric gland adenomas of the upper gastrointestinal tract share common genetic features. *Histopathology*. 2015; 67: 689-698.

356. Beggs AD, Latchford AR, Vasen HF, et al. Peutz-Jeghers syndrome: a systematic review and recommendations for management. *Gut*. 2010; 59: 975-986.

357. Haggitt RC, Reid BJ. Hereditary gastrointestinal polyposis syndromes. *Am J Surg Pathol*. 1986; 10(12): 871-887.

358. Shaco-Levy R, Jasperson KW, Martin K, et al. Morphologic characterization of hamartomatous gastrointestinal polyps in Cowden syndrome, Peutz-Jeghers syndrome, and juvenile polyposis syndrome. *Hum Pathol*. 2016; 49: 39-48.

359. Fulcheri E, Baracchini P, Pagani A, et al. Significance of the smooth muscle cell component in Peutz-Jeghers and juvenile polyps. *Hum Pathol*. 1991; 22(11): 1136-1140.

360. Tse JY, Wu S, Shinagare SA, et al. Peutz-Jeghers syndrome: a critical look at colonic Peutz-Jehgers polyps. *Mod Pathol*. 2013; 26: 1235-1240.

361. Petersen VC, Sheehan AL, Bryan RL, et al. Misplacement of dysplastic epithelium in Peutz-Jeghers Polyps: the ultimate diagnostic pitfall? *Am J Surg Pathol*. 2000; 24(1): 34-39.

362. Suzuki S, Hirasaki S, Ikeda F, et al. Three cases of solitary Peutz-Jeghers-type hamaromatous polyp in the duodenum. *World J Gastroenterol*. 2008; 14: 944-947.

363. Sweet K, Willis J, Zhou XP, et al. Molecular classification of patients with unexplained hamartomatous and hyperplastic polyposis syndromes. *JAMA*. 2005; 294: 2465-2473.

364. Arber N, Moshkowitz M. Small bowel polyposis syndromes. *Curr Gastroenterol Rep*. 2011; 13: 435-441.

365. Chen KT. Female genital tract tumors in Peutz-Jeghers syndrome. *Hum Pathol*. 1986; 17(8): 858-861.

366. Trau H, Schewach-Millet M, Fisher BK, Tsur H. Peutz-Jeghers syndrome and bilateral breast carcinoma. *Cancer*. 1982; 50(4): 788-792.

367. Clements A, Robison K, Granai C, et al. A case of Peutz-Jeghers syndrome with breast cancer, bilateral sex cord tumor with annular tubules, and adenoma malignum caused by STK11 gene mutation. *Int J Gynecol Cancer*. 2009; 19: 1591-1594.

368. Adler SN, Lyon DT, Sullivan PD. Adenocarcinoma of the small bowel. Clinical features, similarity to regional enteritis, and analysis of 338 documented cases. *Am J Gastroenterol*. 1982; 77(5): 326-330.

369. Arai T, Murata T, Sawabe M, et al. Primary adenocarcinoma of the duodenum in the elderly: clinicopathological and immunohistochemical study of 17 cases. *Path Int*. 1999; 49(1): 23-29.

370. Chang HK, Yu E, Kim J, et al. Adenocarcinoma of the small intestine: a multi-institutional study of 197 surgically resected cases. *Hum Pathol*. 2010; 41(8): 1087-1096.

371. Heiskanen I, Kellokumpu I, Jarvinen H. Management of duodenal adenomas in 98 patients with familial adenomatous polyposis. *Endoscopy*. 1999; 31(6): 412-416.

372. Ruys AT, Alderlieste YA, Gouma DJ, et al. Jejunal cancer in patients with familial adenomatous polyposis. *Clin Gastroenterol Hepatol*. 2010; 8(8): 731-733.

373. Rodriguez-Bigas MA, Vasen HF, Lynch HT, et al. Characteristics of small bowel carcinoma in hereditary nonpolyposis colorectal carcinoma. International Collaborative Group on HNPCC. *Cancer*. 1998; 83(2): 240-244.

374. Benharroch D, Sion-Vardi N, Goldstein J. Neurofibromatosis involving the small bowel associated with adenocarcinoma of the ileum with a neuroendocrine component. *Path Res Pract*. 1992; 188(8): 959-963.

375. Baciewicz F, Sparberg M, Lawrence JB, Poticha SM. Adenocarcinoma of an ileostomy site with skin invasion: a case report. *Gastroenterology*. 1983; 84(1): 168-170.

376. Cuesta MA, Donner R. Adenocarcinoma arising at an ileostomy site: report of a case. *Cancer*. 1976; 37(2): 949-952.

377. Lipper S, Graves GV Jr. Villous adenocarcinoma arising in the bypassed duodenum 18 years after a Billroth II subtotal gastrectomy: report of a case and review of the literature. *Am J Gastroenterol*. 1985; 80(3): 174-176.

378. Guadagni S, Catarci M, Ventura T, et al. Primary adenocarcinoma arising in the jejunal limb of a Roux-en-Y esophagojejunostomy: a case report. *Jpn J Clin Oncol*. 1993; 23(1): 59-63.

379. Takahashi A, Tsukamoto T, Kumamoto Y, et al. Adenocarcinoma arising in the ileal segment of a defunctionalized ileocystoplasty. *Hinyokika Kiyo*. 1993; 39(8): 753-755.

380. Wagner KM, Thompson J, Herlinger H, Caroline D. Thirteen primary adenocarcinomas of the ileum and appendix: a case report. *Cancer*. 1982; 49(4): 797-801.

381. Barclay TH, Schapira DV. Malignant tumors of the small intestine. *Cancer*. 1983; 51(5): 878-881.

382. Stemmermann GN, Goodman MT, Nomura AM. Adenocarcinoma of the proximal small intestine. A marker for familial and multicentric cancer? *Cancer*. 1992; 70(12): 2766-2771.

383. Overman MJ, Pozadzides J, Kopetz S, et al. Immunophenotype and molecular characterization of adenocarcinoma of the small intestine. *Br J Cancer*. 2010; 102: 144-150.

384. Lagana S, Hsiao S, Bao F, et al. HepPar-1 and Arginase-1 immunohistochemistry in adenocarcinoma of the small intestine and ampullary region. *Arch Pathol Lab Med*. 2015; 139: 791-795.

385. Griesser GH, Schumacher U, Elfeldt R, Horny HP. Adenosquamous carcinoma of the ileum. Report of a case and review of the literature. *Virch Archi A Pathol Anat Histopathol*. 1985; 406(4): 483-487.

386. Ngo N, Villamil C, Macauley W, Cole SR. Adenosquamous carcinoma of the small intestine. Report of a case and review of the literature. *Arch Pathol Lab Med*. 1999; 123(8): 739-742.

387. Bak M, Teglbjaerg PS. Pleomorphic(giant cell) carcinoma of the intestine. An immuno-histochemical and electron microscopic study. *Cancer*. 1989; 64(12): 2557-2564.

388. Fukuda T, Kamishima T, Ohnishi Y, Suzuki T. Sarcomatoid carcinoma of the small intestine: histologic, immunohistochemical and ultra-structural features of three cases and its differential diagnosis. *Pathol Int*. 1996; 46(9): 682-688.

389. Robey-Cafferty SS, Silva EG, Cleary KR. Anaplastic and sarcomatoid carcinoma of the small intestine: a clinicopathologic study. *Hum Pathol*. 1989; 20(9): 858-863.

390. Iyomasa S, Senda Y, Mizuno K, et al. Primary choriocarcinoma of the jejunum: report of a case. *Surg Today*. 2003; 33: 948-951.

391. Rindi G, Arnold R, Bosman FT, et al. Nomenclature and classification of neuroendocrine neoplams of the digestive system. In: Bosman FT, Carneiro F, Hruban RH, Theise ND, eds. *World Health Organization Classification of Tumours of the Digestive System*. 4th ed. Lyon: IARC; 2010: 13-14.

392. Kloppel G. Oberndorfer and his successors: from carcinoid to neuroendocrine carcinoma. *Endocr Pathol*. 2007; 18(3): 141-144.

393. Chow CW, Sane S, Campbell PE, Carter RF. Malignant carcinoid tumors in children. *Cancer*. 1982; 49(4): 802-811.

394. Burke AP, Thomas RM, Elsayed AM, Sobin LH. Carcinoids of the jejunum and ileum: an immunohistochemical and clinicopathologic study of 167 cases. *Cancer*. 1997; 79(6): 1086-1093.

395. Modlin IM, Lye KD, Kidd M. A 5-decade analysis of 13,715 carcinoid tumors. *Cancer*. 2003; 97(4): 934-959.

396. Gardiner GW, Van Patter T, Murray D. Atypical carcinoid tumor of the small bowel complicating celiac disease. *Cancer*. 1985; 56(11): 2716-2722.

397. Sigel JE, Goldblum JR. Neuroendocrine neoplasms arising in inflammatory bowel disease: a report of 14 cases. *Mod Pathol*. 1998; 11(6): 537-542.

398. Smith JH, Hope PG. Carcinoid tumor arising in a cystic duplication of the small bowel. *Arch Pathol Lab Med*. 1985; 109(1): 95-96.

399. Anlauf M, Garbrecht N, Bauersfeld J, et al. Hereditary neuroendocrine tumors of the gastro-enteropancreatic system. *Virchows Arch*. 2007; 451(suppl 1): S29-S38.

400. Hough DR, Chan A, Davidson H. Von Recklinghausen's disease associated with gastrointestinal carcinoid tumors. *Cancer*. 1983; 51(12): 2206-2208.

401. Allibone RO, Hoffman J, Gosney JR, Helliwell TR. Granulation tissue polyposis associated with carcinoid tumours of the small intestine. *Histopathology*. 1993; 22(5): 475-480.

402. Yantiss RK, Odze RD, Farraye FA, Rosenberg AE. Solitary versus multiple carcinoid tumors of the ileum: a clinical and pathologic review of 68 cases. *Am J Surg Pathol*. 2003; 27(6): 811-817.

403. Guo Z, Li Q, Wilander E, Ponten J. Clonality analysis of multifocal carcinoid tumours of the small intestine by X-chromosome inactivation analysis. *J Pathol*. 2000; 190(1): 76-79.

404. Vesoulis Z, Abrahams N, Becker J, Slezak F. Carcinoid-related angiomatous polyposis simulating Crohn disease. *Arch Pathol Lab Med*. 2000; 124: 450-454.

405. Cai YC, Barnard G, Hiestand L, et al. Florid angiogenesis in mucosa surrounding an ileal carcinoid tumor expressing transforming growth factor-alpha. *Am J Surg Pathol*. 1997; 21(11): 1373-1377.

406. Abrahams NA, Vesoulis Z, Petras RE. Angiogenic polypoid proliferation adjacent to ileal carcinoid tumors: a non-specific finding related to mucosal prolapse. *Mod Pathol*. 2001; 14: 821-827.

407. Hammond EH, Yowell RL, Flinner RL. Neuroendocrine carcinomas: role of immunocytochemistry and electron microscopy. *Hum Pathol*. 1998; 29(12): 1367-1371.

408. Miettinen M, Lehto VP, Dahl D, Virtanen I. Varying expression of cytokeratin and neurofilaments in neuroendocrine tumors of human gastrointestinal tract. *Lab Invest*. 1985; 52(4): 429-436.

409. Nash SV, Said JW. Gastroenteropancreatic neuroendocrine tumors. A histochemical and immunohistochemical study of epithelial (keratin proteins, carcinoembryonic antigen) and neuroendocrine(neuron-specific enolase, bombesin and chromogranin) markers in foregut, midgut and hindgut tumors. *Am J Clin Pathol*. 1986; 86(4): 415-422.

410. Cai YC, Banner B, Glickman J, Odze RD. Cytokeratin 7 and 20 and thyroid transcription factor 1 can help distinguish pulmonary from gastrointestinal carcinoid and pancreatic endocrine tumors. *Hum Pathol*. 2001; 32(10): 1087-1093.

411. Jaffee IM, Rahmani M, Singhal MG, Younes M. Expression of the intestinal transcription factor CDX2 in carcinoid tumors is a marker of midgut origin. *Arch Pathol Lab Med*. 2006; 130(10): 1522-1526.

412. Saqi A, Alexis D, Remotti F, Bhagat G. Usefulness of CDX2 and TTF-1 in differentiating gastrointestinal from pulmonary carcinoids. *Am J Clin Pathol*. 2005; 123(3): 394-404.

413. Maxwell JE, Sherman SK, Stashek KM, et al. A practical method to determine the site of unknown primary in metastatic neuroendocrine tumors. *Surgery*. 2014; 156: 1359-1365.

414. Portel-Gomes GM, Grimelius L, Johansson H, et al. Chromogranin A in human neuroendocrine tumors: an immunohistochemical study with region-specific antibodies. *Am J Surg Pathol*. 2001; 25(10): 1261-1267.

415. Rode J, Dhillon AP, Doran JF, et al. PGP 9.5, a new marker for human neuroendocrine tumours. *Histopathol*. 1985; 9(2): 147-158.

416. Modlin IM, Kidd M, Latich I, et al. Current status of gastrointestinal carcinoids. *Gastroenterology*. 2005; 128: 1717-1751.

417. Wilander E, Lundqvist M, el-Salhy M. Serotonin in fore-gut carcinoids. A survey of 60 cases with regard to silver stains, formalin-induced fluorescence and serotonin immunocytochemistry. *J Pathol*. 1985; 145(3): 251-258.

418. Volante M, Brizzi MP, Faggiano A, et al. Somatostatin receptor type 2A immunohistochemistry in neuroendocrine tumors: a proposal of scoring system correlated with somatostatin receptor scintigraphy. *Mod Pathol*. 2007; 20(11): 1172-1182.

419. Lai M, Lu B, Xing X, et al. Secretagogin, a novel neuroendocrine marker, has a distinct expression pattern from chromogranin A. *Virchows Arch*. 2006; 449(4): 402-409.

420. Bostwick DG, Roth KA, Barchas JD, Bensch KG. Gastrin-releasing peptide immunoreactivity in intestinal carcinoids. *Am J Clin Pathol*. 1984; 82(4): 428-431.

421. Capella C, Heitz PU, Hofler H, et al. Revised classification of neuroendocrine tumours of the lung, pancreas and gut. *Virchows Arch*. 1995;

425(6): 547-560.

422. Lundqvist M, Wilander E. Somatostatin-like immunoreactivity in mid-gut carcinoids. *Acta Pathol Microbiol Scand [A]*. 1981; 89(4): 335-337.

423. Mertz H, Vyberg M, Paulsen SM, Teglbjaerg PS. Immunohistochemical detection of neuroendocrine markers in tumors of the lungs and gastrointestinal tract. *Appl Immunohistochem Mol Morphol*. 1998; 6: 175-180.

424. Papotti M, Bongiovanni M, Volante M, et al. Expression of somatostatin receptor types 1–5 in 81 cases of gastrointestinal and pancreatic endocrine tumors. A correlative immunohistochemical and reverse-transcriptase polymerase chain reaction analysis. *Virchows Arch*. 2002; 440(5): 461-475.

425. Wick MR. Immunohistology of neuroendocrine and neuroectodermal tumors. *Semin Diagn Pathol*. 2000; 17(3): 194-203.

426. Wilander E, El-Salhy M. Immuno-cytochemical staining of mid-gut carcinoid tumours with sequence-specific gastrin antisera. *Acta Pathol Microbiol Scand [A]*. 1981; 89(4): 247-250.

427. Yang K, Ulich T, Cheng L, Lewin KJ. The neuroendocrine products of intestinal carcinoids. An immunoperoxidase study of 35 carcinoid tumors stained for serotonin and eight polypeptide hormones. *Cancer*. 1983; 51(10): 1918-1926.

428. Iwafuchi M, Watanabe H, Ishihara N, et al. Peptide YY immunoreactive cells in gastrointestinal carcinoids: immunohistochemical and ultrastructural studies of 60 tumors. *Hum Pathol*. 1986; 17(3): 291-296.

429. Takatoh H, Iwamoto H, Ikezu M, et al. Immunohistochemical demonstration of peptide YY in gastrointestinal endocrine tumors. *Acta Pathol Jpn*. 1987; 37(5): 737-746.

430. Mooney EE, Casey M, Dervan PA. Intermediate filament expression in carcinoid tumours. *Ir J Med Sci*. 1991; 160(11): 339-341.

431. Katsetos CD, Jami MM, Krishna L, et al. Novel immunohistochemical localization of 28,000 molecular-weight(Mr) calcium binding protein(calbindin-D28k) in enterochromaffin cells of the human appendix and neuroendocrine tumors(carcinoids and small-cell carcinomas) of the midgut and foregut. *Arch Pathol Lab Med*. 1994; 118(6): 633-639.

432. Zhang PJ, Harris KR, Alobeid B, Brooks JJ. Immunoexpression of villin in neuroendocrine tumors and its diagnostic implications. *Arch Pathol Lab Med*. 1999; 123(9): 812-816.

433. La Rosa S, Capella C, Lloyd RV. Localization of myosin XVA in endocrine tumors of gut and pancreas. *Endocr Pathol*. 2002; 13(1): 29-37.

434. Lundqvist M, Wilander E. Subepithelial neuroendocrine cells and carcinoid tumours of the human small intestine and appendix. A comparative immunohistochemical study with regard to serotonin, neuron-specific enolase and S-100 protein reactivity. *J Pathol*. 1986; 148(2): 141-147.

435. Lundqvist M, Wilander E. A study of the histopathogenesis of carcinoid tumors of the small intestine and appendix. *Cancer*. 1987; 60(2): 201-206.

436. Moyana TN, Satkunam N. A comparative immunohistochemical study of jejunoileal and appendiceal carcinoids. Implications for histogenesis and pathogenesis. *Cancer*. 1992; 70(5): 1081-1088.

437. Sobin LH, Hjermstad BM, Sesterhenn IA, Helwig EB. Prostatic acid phosphatase activity in carcinoid tumors. *Cancer*. 1986; 58(1): 136-138.

438. Azumi N, Traweek ST, Battifora H. Prostatic

acid phosphatase in carcinoid tumors. Immu-nohistochemical and immunoblot studies. *Am J Surg Pathol*. 1991; 15(8): 785-790.

439. Krishnamurthy S, Dayal Y. Immunohistochem-ical expression of transforming growth factor alpha and epidermal growth factor receptor in gastrointestinal carcinoids. *Am J Surg Pathol*. 1997; 21(3): 327-333.

440. La Rosa S, Uccella S, Erba S, et al. Immunohis-tochemical detection of fibroblast growth factor receptors in normal endocrine cells and related tumors of the digestive system. *Appl Immuno-histochem Mol Morphol*. 2001; 9(4): 319-328.

441. Nilsson O, Wangberg B, McRae A, et al. Growth factors and carcinoid tumours. *Acta Oncol*. 1993; 32(2): 115-124.

442. Kulke MH, Freed E, Chiang DY, et al. High-resolution analysis of genetic alterations in small bowel carcinoid tumors reveals areas of recurrent Amplification and loss. *Genes Chro-mosomes Cancer*. 2008; 47(7): 591-603.

443. Goolsby CL, Punyarit P, Mehl PJ, Rao MS. Flow cytometric DNA analysis of carcinoid tu-mors of the ileum and appendix. *Human Pathol*. 1992; 23(12): 1340-1343.

444. D'Adda T, Pizzi S, Azzoni C, et al. Different patterns of 11q allelic losses in digestive endo-crine tumors. *Hum Pathol*. 2002; 33(3): 322-329.

445. Weckstrom P, Hedrum A, Makridis C, et al. Midgut Carcinoids and Solid Carcinomas of the Intestine: Differences in Endocrine Markers and p53 Mutations. *Endocr Pathol*. 1996; 7(4): 273-279.

446. Moyana TN, Xiang J, Senthilselvan A, Kulaga A. The spectrum of neuroendocrine differentia-tion among gastrointestinal carcinoids: impor-tance of histologic grading, MIB-1, p53, and bcl-2 immunoreactivity. *Arch Pathol Lab Med*. 2000; 124(4): 570-576.

447. Lechago J. Gastrointestinal neuroendocrine cell proliferations. *Hum Pathol*. 1994; 25(11): 1114-1122.

448. Modlin IM, Sandor A. An analysis of 8305 cases of carcinoid tumors. *Cancer*. 1997; 79(4): 813-829.

449. Mosunjac MB, Kochhar R, Mosunjac MI, Lau SK. Primary small bowel carcinoid tumor with bilateral breast metastases: report of 2 cases with different clinical presentations. *Arch Pathol Lab Med*. 2004; 128(3): 292-297.

450. Rodriguez G, Villamizar R. Carcinoid tumor with skin metastasis. *Am J Dermatopathol*. 1992; 14(3): 263-269.

451. Dent GA, Feldman JM. Pseudocystic liver metastases in patients with carcinoid tumors: report of three cases. *Am J Clin Pathol*. 1984; 82(3): 275-279.

452. Kim GH, Kim JI, Jeon SW, et al. Endoscopic resection for duodenal carcinoid tumors: a mul-ticenter, retrospective study. *J Gastrenterol He-patol*. 2014; 29: 318-324.

453. Watzka FM, Fottner C, Miederer M, et al. Sur-gical treatment of NEN of small bowel: a retro-spective analysis. *World J Surg*. 2016; 40: 749-758.

454. Maxwell JE, Sherman SK, O'Dorisio TM, et al. Liver-directed surgery of neuroendocrine me-tastases: what is the optimal strategy? *Surgery*. 2016; 159: 320-333.

455. Wolin EM, Jarzab B, Eriksson B, et al. Phase III study of pasireotide long-acting release in patients with metastatic neuroendocrine tumors and carcinoid symptoms refractory to available somatostatin analogues. *Drug Des Devel Ther*. 2015; 9: 5075-5086.

456. Maggard MA, O'Connell JB, Ko CY. Updated population-based review of carcinoid tumors.

Ann Surg. 2004; 240: 117-122.

457. Soreide JA, van Heerden JA, Thompson GB, et al. Gastrointestinal carcinoid tumors: long term prognosis for surgically treated patients. *World J Surg*. 2000; 24: 1431-1436.

458. Landry CS, Brock G, Scoggins CR, et al. A pro-posed staging system for small bowel carcinoid tumors based on an analysis of 6380 patients. *Am J Surg*. 2008; 196: 896-903.

459. Feldman JM. Carcinoid tumors and syndrome. *Sem Oncol*. 1987; 14(3): 237-246.

460. Kuwada SK. Carcinoid tumors. *Sem Gastroin-testinal Dis*. 2000; 11(3): 157-161.

461. Feldman JM, Jones RS. Carcinoid syndrome from gastrointestinal carcinoids without liver metastasis. *Ann Surg*. 1982; 196(1): 33-37.

462. Ganim RB, Norton JA. Recent advances in carcinoid pathogenesis, diagnosis and manage-ment. *Surg Oncol*. 2000; 9(4): 173-179.

463. Oates JA. The carcinoid syndrome. *N Engl J Med*. 1986; 315(11): 702-704.

464. Sandler M, Williams ED, Karim SMM. The occurrence of prostaglandins in amine-peptide-secreting tumours. In: Mantegazza P, Horton EW, eds. *Prostaglandins, Peptides and Amines*. London: Academic Press; 1969: 3-7.

465. Quaedvlieg PF, Lamers CB, Taal BG. Carcinoid heart disease: an update. *Scand J Gastroenterol Suppl*. 2002; 236: 66-71.

466. Anthony PP. Gangrene of the small intestine—a complication of argentaffin carcinoma. *Br J Surg*. 1970; 57(2): 118-122.

467. Qizilbash AH. Carcinoid tumors, vascular elas-tosis, and ischemic disease of the small intes-tine. *Dis Colon Rectum*. 1977; 20(7): 554-560.

468. Fries JF, Lindgren JA, Bull JM. Scleroderma-like lesions and the carcinoid syndrome. *Arch Int Med*. 1973; 131(4): 550-553.

469. Modhi G, Nicolis G. Hypoglycemia associated with carcinoid tumors. A case report and review of the literature. *Cancer*. 1984; 53(8): 1804-1806.

470. Pelletier G, Cortot A, Launay JM, et al. Sero-tonin-secreting and insulin-secreting ileal car-cinoid tumor and the use of in vitro culture of tumoral cells. *Cancer*. 1984; 54(2): 319-322.

471. Hirakawa K, Iida M, Matsui T, et al. Endoscop-ic findings in carcinoid tumor of the duodenum. *Am J Gastroenterol*. 1991; 86(5): 603-605.

472. Kloppel G, Anlauf M, Perren A. Endocrine precursor lesions of gastroenteropancreatic neuroendocrine tumors. *Endocr Pathol*. 2007; 18(3): 150-155.

473. Pipeleers-Marichal M, Somers G, Willems G, et al. Gastrinomas in the duodenums of patients with multiple endocrine neoplasia type 1 and the Zollinger-Ellison syndrome. *N Engl J Med*. 1990; 322(11): 723-727.

474. Vesoulis Z, Petras RE. Duodenal microgastrino-ma producing the Zollinger-Ellison syndrome. *Arch Pathol Lab Med*. 1985; 109(1): 40-42.

475. Merchant SH, VanderJagt T, Lathrop S, Amin MB. Sporadic duodenal bulb gastrin-cell tu-mors: association with *Helicobacter pylori* gastritis and long-term use of proton pump in-hibitors. *Am J Surg Pathol*. 2006; 30(12): 1581-1587.

476. Tanaka S, Yamasaki S, Matsushita H, et al. Duodenal somatostatinoma: a case report and review of 31 cases with special reference to the relationship between tumor size and metastasis. *Pathol Int*. 2000; 50(2): 146-152.

477. Burke AP, Sobin LH, Shekitka KM, et al. Somatostatin-producing duodenal carcinoids in patients with von Recklinghausen's neuro-fibromatosis. A predilection for black patients. *Cancer*. 1990; 65(7): 1591-1595.

478. Dayal Y, Tallberg KA, Nunnemacher G, et al.

Duodenal carcinoids in patients with and with-out neurofibromatosis. A comparative study. *Am J Surg Pathol*. 1986; 10(5): 348-357.

479. Yoshida A, Hatanaka S, Ohi Y, et al. von Reck-linghausen's disease associated with somatosta-tin-rich duodenal carcinoid (somatostatinoma), medullary thyroid carcinoma and diffuse ad-renal medullary hyperplasia. *Acta Pathol Jpn*. 1991; 41(11): 847-856.

480. Dayal Y, Doos WG, O'Brien MJ, et al. Psam-momatous somatostatinomas of the duodenum. *Am J Surg Pathol*. 1983; 7(7): 653-665.

481. Griffiths DF, Jasani B, Newman GR, et al. Glandular duodenal carcinoid—a somatostatin rich tumour with neuroendocrine associations. *J Clin Pathol*. 1984; 37(2): 163-169.

482. Marcial MA, Pinkus GS, Skarin A, et al. Am-pullary somatostatinoma: psammomatous vari-ant of gastrointestinal carcinoid tumor—an im-munohistochemical and ultrastructural study. Report of a case and review of the literature. *Am J Clin Pathol*. 1983; 80(5): 755-761.

483. Greider MH, DeSchryver-Kecskemeti K, Kraus FT. Psammoma bodies in endocrine tumors of the gastroenteropancreatic axis: a rather com-mon occurrence. *Semin Diagn Pathol*. 1984; 1(1): 19-29.

484. Srivastava A, Hornick JL. Immunohistochemi-cal staining for CDX-2, PDX-1, NESP-55, and TTF-1 can help distinguish gastrointestinal car-cinoid tumors from pancreatic endocrine and pulmonary carcinoid tumors. *Am J Surg Pathol*. 2009; 33(4): 626-632.

485. Volante M, Rindi G, Papotti M. The grey zone between pure(neuro)endocrine and non-(neuro) endocrine tumours: a comment on concepts and classification of mixed exocrine-endocrine neo-plasms. *Virchows Arch*. 2006; 449(5): 499-506.

486. Kepes JJ, Zacharias DL. Gangliocytic paragan-gliomas of the duodenum. A report of two cases with light and electron microscopic examina-tion. *Cancer*. 1971; 27(1): 61-67.

487. Taylor HB, Helwig EB. Benign Nonchromaf-fin paragangliomas of the duodenum. *Virchows Arch Pathol Anat Physiol Klin Med*. 1962; 335: 356-366.

488. Reed RJ, Caroca PJ Jr, Harkin JC. Gangliocytic paraganglioma. *Am J Surg Pathol*. 1977; 1(3): 207-216.

489. van Eeden S, Offerhaus GJ, Peterse HL, et al. Gangliocytic paraganglioma of the appendix. *Histopathology*. 2000; 36(1): 47-49.

490. Kawaguchi K, Takizawa T, Koike M, et al. Multiple paraganglioneuromas. *Virchows Arch A Pathol Anat Histopathol*. 1985; 406(3): 373-380.

491. Kheir SM, Halpern NB. Paraganglioma of the duodenum in association with congenital neu-rofibromatosis. Possible relationship. *Cancer*. 1984; 53(11): 2491-2496.

492. Stephens M, Williams GT, Jasani B, Williams ED. Synchronous duodenal neuroendocrine tu-mours in von Recklinghausen's disease. A case report of coexisting gangliocytic paragangli-oma and somatostatin-rich glandular carcinoid. *Histopathol*. 1987; 11: 1331-1340.

493. Altavilla G, Chiarelli S, Fassina A. Duodenal periampullary gangliocytic paraganglioma: re-port of two cases with immunohistochemical and ultrastructural study. *Ultrastruct Pathol*. 2001; 25(2): 137-145.

494. Collina G, Maiorana A, Trentini GP. Duodenal gangliocytic paraganglioma. Case report with immunohistochemical study on the expression of keratin polypeptides. *Histopathology*. 1991; 19(5): 476-478.

495. Guarda LA, Ordonez NG, del Junco GW, Luna MA. Gangliocytic paraganglioma of the duo-

denum: an immunocytochemical study. *Am J Gastroenterol*. 1983; 78(12): 794-798.

496. Min KW. Gangliocytic paraganglioma of the duodenum: report of a case with immunocytochemical and ultrastructural investigation. *Ultrastruct Pathol*. 1997; 21(6): 587-595.

497. Perrone T, Sibley RK, Rosai J. Duodenal gangliocytic paraganglioma. An immunohistochemical and ultrastructural study and a hypothesis concerning its origin. *Am J Surg Pathol*. 1985; 9(1): 31-41.

498. Scheithauer BW, Nora FE, LeChago J, et al. Duodenal gangliocytic paraganglioma. Clinicopathologic and immunocytochemical study of 11 cases. *Am J Clin Pathol*. 1986; 86(5): 559-565.

499. Hamid QA, Bishop AE, Rode J, et al. Duodenal gangliocytic paragangliomas: a study of 10 cases with immunocytochemical neuroendocrine markers. *Hum Pathol*. 1986; 17(11): 1151-1157.

500. Dookhan DB, Miettinen M, Finkel G, Gibas Z. Recurrent duodenal gangliocytic paraganglioma with lymph node metastases. *Histopathology*. 1993; 22(4): 399-401.

501. Hashimoto S, Kawasaki S, Matsuzawa K, et al. Gangliocytic paraganglioma of the papilla of Vater with regional lymph node metastasis. *Am J Gastroenterol*. 1992; 87(9): 1216-1218.

502. Inai K, Kobuke T, Yonehara S, Tokuoka S. Duodenal gangliocytic paraganglioma with lymph node metastasis in a 17-year-old boy. *Cancer*. 1989; 63(12): 2540-2545.

503. Miettinen M, Lasota J. Gastrointestinal stromal tumors: review on morphology, molecular pathology, prognosis, and differential diagnosis. *Arch Pathol Lab Med*. 2006; 130: 1466-1478.

504. Weiss RA, Mackay B. Malignant smooth muscle tumors of the gastrointestinal tract: an ultrastructural study of 20 cases. *Ultrastruct Pathol*. 1981; 2(3): 231-240.

505. Miettinen M, Makhlouf H, Sobin LH, Lasota J. Gastrointestinal stromal tumors of the jejunum and ileum: a clinicopathologic, immunohistochemical, and molecular genetic study of 906 cases before imatinib with long-term follow-up. *Am J Surg Pathol*. 2006; 30(4): 477-489.

506. Jojensuu H. Risk Stratification of patients diagnosed with gastrointestinal stromal tumor. *Hum Pathol*. 2008; 39: 1411-1419.

507. Miettinen M, Lasota J. Gastrointestinal stromal tumors: pathology and prognosis at different sites. *Semin Diagn Pathol*. 2006; 23: 70-83.

508. Brainard JA, Goldblum JR. Stromal tumors of the jejunum and ileum: a clinicopathologic study of 39 cases. *Am J Surg Pathol*. 1997; 21(4): 407-416.

509. Handra-Luca A, Flejou JF, Molas G, et al. Familial multiple gastrointestinal stromal tumours with associated abnormalities of the myenteric plexus layer and skeinoid fibres. *Histopathology*. 2001; 39(4): 359-363.

510. Ishida T, Wada I, Horiuchi H, et al. Multiple small intestinal stromal tumors with skeinoid fibers in association with neurofibromatosis 1 (von Recklinghausen's disease). *Pathol Int*. 1996; 46(9): 689-695.

511. Jeng YM, Mao TL, Hsu WM, et al. Congenital interstitial cell of cajal hyperplasia with neuronal intestinal dysplasia. *Am J Surg Pathol*. 2000; 24(11): 1568-1572.

512. Miettinen M, Sobin LH, Lasota J. True smooth muscle tumors of the small intestine: a clinicopathologic, immunhistochemical, and molecular genetic study of 25 cases. *Am J Surg Pathol*. 2009; 33(3): 430-436.

513. Miettinen M, Kopczynski J, Makhlouf HR, et al. Gastrointestinal stromal tumors, intramu-

514. McClain KL, Leach CT, Jenson HB, et al. Association of Epstein-Barr virus with leiomyosarcomas in children with AIDS. *N Engl J Med*. 1995; 332(1): 12-18.

515. Vallaeys JH, Cuvelier CA, Bekaert L, Roels H. Combined leiomyomatosis of the small intestine and colon. *Arch Pathol Lab Med*. 1992; 116(3): 281-283.

516. Ozolek JA, Sasatomi E, Swalsky PA, et al. Inflammatory fibroid polyps of the gastrointestinal tract: clinical, pathologic, and molecular characteristics. *Appl Immunohistochem Mol Morphol*. 2004; 12(1): 59-66.

517. Liu TC, Lin MT, Montgomery EA, Singhi AD. Inflamamtory fibroid polyps of the gastrointestinal tract: spectrum of clinical, morphologic, and immunohistochemistry features. *Am J Surg Pathol*. 2013; 37: 586-592.

518. Wille P, Borchard F. Fibroid polyps of intestinal tract are inflammatory-reactive proliferations of CD34-positive perivascular cells. *Histopathology*. 1998; 32(6): 498-502.

519. Pantanowitz L, Antonioli DA, Pinkus GS, et al. Inflammatory fibroid polyps of the gastrointestinal tract: evidence for a dendritic cell origin. *Am J Surg Pathol*. 2004; 28: 107-114.

520. Lasota J, Wang ZF, Sobin LH, Miettinen M. Gain-of-function PDGFRA mutations, earlier reported in gastrointestinal stromal tumors, are common in small intestinal inflammatory fibroid polyps. A study of 60 cases. *Mod Pathol*. 2009; 22(8): 1049-1056.

521. Daum O, Vanecek T, Sima R, et al. Reactive nodular fibrous pseudotumors of the gastrointestinal tract: report of 8 cases. *Int J Surg Pathol*. 2004; 12(4): 365-374.

522. Makhlouf HR, Sobin LH. Inflammatory myofibroblastic tumors(inflammatory pseudotumors) of the gastrointestinal tract: how closely are they related to inflammatory fibroid polyps? *Hum Pathol*. 2002; 33(3): 307-315.

523. Allibone RO, Nanson JK, Anthony PP. Multiple and recurrent inflammatory fibroid polyps in a Devon family("Devon polyposis syndrome"): an update. *Gut*. 1992; 33(7): 1004-1005.

524. Nkanza NK, King M, Hutt MS. Intussusception due to inflammatory fibroid polyps of the ileum: a report of 12 cases from Africa. *Br J Surg*. 1980; 67(4): 271-274.

525. Mayo CW, Pagtalunan RJ, Brown DJ. Lipoma of the alimentary tract. *Surgery*. 1963; 53: 598-603.

526. Weinberg T, Feldman M Sr. Lipomas of the gastrointestinal tract. *Am J Clin Pathol*. 1955; 25(3): 272-281.

527. Hurwitz MM, Redleaf PD, Williams HJ, Edwards JE. Lipomas of the gastrointestinal tract. An analysis of seventy-two tumors. *Am J Roentgenol Radium Ther Nucl Med*. 1967; 99(1): 84-89.

528. Climie AR, Wylin RF. Small-intestinal lipomatosis. *Arch Pathol Lab Med*. 1981; 105(1): 40-42.

529. Boyle L, Lack EE. Solitary cavernous hemangioma of small intestine. Case report and literature review. *Arch Pathol Lab Med*. 1993; 117(9): 939-941.

530. Shepherd JA. Angiomatous conditions of the gastro-intestinal tract. *Br J Surg*. 1953; 40(163): 409-421.

531. Hanagiri T, Baba M, Shimabukuro T, et al. Lymphangioma in the small intestine: report of a case and review of the Japanese literature. *Surg Today*. 1992; 22(4): 363-367.

532. Aase S, Gundersen R. Submucous lymphatic cysts of the small intestine. An autopsy study. *Acta Pathol Microbiol Scand [A]*. 1983; 91(3): 191-194.

533. Smith CR Jr, Bartholomew LG, Cain JC. Hereditary hemorrhagic telangiectasia and gastrointestinal hemorrhage. *Gastroenterol*. 1963; 44: 1-6.

534. Mestiri S, Karoui M, Charachon A, et al. Intravascular papillary endothelial hyperplasia of the jejunum: an unusual cause of melena. *Int J Surg Pathol*. 2007; 15(2): 192-195.

535. Hamilton CW, Shelburne JD, Bossen EH, Lowe JE. A glomus tumor of the jejunum masquerading as a carcinoid tumor. *Human Pathol*. 1982; 13(9): 859-861.

536. Jundi M, Lack EE, Brun EA, et al. Glomus tumor of the duodenum: a case report. *Int J Surg Pathol*. 2004; 12(4): 411-414.

537. Liu YQ, Yue JQ. Intramural solitary fibrous tumor of the ileum: a case report and review of the literature. *J Cancer Res Ther*. 2013; 9: 724-726.

538. Hou YY, Tan YS, Xu JF, et al. Schwannoma of the gastrointestinal tract: a clinicopathological, immunohistochemical and ultrastructural study of 33 cases. *Histopathology*. 2006; 48(5): 536-545.

539. Shekitka KM, Sobin LH. Ganglioneuromas of the gastrointestinal tract. Relation to Von Recklinghausen disease and other multiple tumor syndromes. *Am J Surg Pathol*. 1994; 18(3): 250-257.

540. Fuller CE, Williams GT. Gastrointestinal manifestations of type 1 neurofibromatosis (von Recklinghausen's disease). *Histopathology*. 1991; 19(1): 1-11.

541. Coffin CM, Watterson J, Priest JR, Dehner LP. Extrapulmonary inflammatory myofibroblastic tumor(inflammatory pseudotumor). A clinicopathologic and immunohistochemical study of 84 cases. *Am J Surg Pathol*. 1995; 19: 859-872.

542. Sanders BM, West KW, Gingalewski C, et al. Inflammatory pseudotumor of the alimentary tract: clinical and surgical experience. *J Pediatr Surg*. 2001; 36: 169-173.

543. Cook JR, Dehner LP, Collins MH, et al. Anaplastic lymphoma kinase(ALK) expression in the inflammatory myofibroblastic tumor: a comparative immunohistochemical study. *Am J Surg Pathol*. 2001; 25: 1364-1371.

544. Cessna MH, Zhou H, Sanger WG, et al. Expression of ALK1 and p80 in inflammatory myofibroblastic tumor and its mesenchymal mimics: a study of 135 cases. *Mod Pathol*. 2002; 15: 931-938.

545. Gonzalez-Crussi F, Noronha R. Solitary intestinal fibromatosis in the newborn. Rare cause of neonatal intestinal obstruction. *Arch Pathol Lab Med*. 1985; 109(1): 97-99.

546. Rodriguez JA, Guarda LA, Rosai J. Mesenteric fibromatosis with involvement of the gastrointestinal tract. A GIST simulator: a study of 25 cases. *Am J Clin Pathol*. 2004; 121(1): 93-98.

547. Huss S, Nehles J, Binot E, et al. β -catenin (CTNNB1) mutations and clinicopathological features of mesenteric desmoid-type fibromatosis. *Histopathology*. 2013; 62: 294-304.

548. Stockman DL, Miettinen M, Suster S, et al. Malignant gastrointestinal neurectodermal tumor: clinicopathologic, immunohistochemical, ultrastructural, and molecular analysis of 16 cases with a reappraisal of clear cell sarcoma-like tumors of the gastrointestinal tract. *Am J Surg Pathol*. 2012; 36: 857-868.

549. Zambrano E, Reyes-Mugica M, Franchi A, Rosai J. An osteoclast-rich tumor of the gastroin-

testinal tract with features resembling clear cell sarcoma of soft parts: reports of 6 cases of a GIST simulator. *Int J Surg Pathol*. 2003; 11: 75-81.

550. Huang W, Zhang X, Li D, et al. Osteoclast-rich tumor of the gastrointestinal tract with features resembling those of clear cell sarcoma of soft parts. *Virchows Arch*. 2006; 448: 200-203.

551. Antonescu CR, Nafa K, SegL NH, et al. EWS-CREB1: a recurrent variant fusion in clear cell sarcoma-association with gastrointestinal location and absence of melanocytic differentiation. *Clin Cancer Res*. 2006; 12: 5356-5362.

552. Parfitt JR, Rodriguez-Justo M, Feakins R, Novelli MR. Gastrointestinal Kaposi's sarcoma: CD117 expression and the potential for misdiagnosis as gastrointestinal stromal tumour. *Histopathology*. 2008; 52(7): 816-823.

553. Allison KH, Yoder BJ, Bronner MP, et al. Angiosarcoma involving the gastrointestinal tract: a series of primary and metastatic cases. *Am J Surg Pathol*. 2004; 28(3): 298-307.

554. Delvaux V, Sciot R, Neuville B, et al. Multifocal epithelioid angiosarcoma of the small intestine. *Virchows Arch*. 2000; 437(1): 90-94.

555. Chan GS, Yuen ST, Chan KW. Synovial sarcoma presenting as a polypoid jejunal mass. *Histopathology*. 2004; 44(2): 191-193.

556. Schreiber-Facklam H, Bode-Lesniewska B, Frigerio S, Flury R. Primary monophasic synovial sarcoma of the duodenum with SYT/SSX2 type of translocation. *Hum Pathol*. 2007; 38(6): 946-949.

557. Papadopoulos T, Kirchner T, Bergmann M, Muller-Hermelink HK. Primary liposarcoma of the jejunum. *Pathol Res Pract*. 1990; 186(6): 803-806, discussion 7-8.

558. Agaimy A, Gaumann A, Schroeder J, et al. Primary and metastatic high-grade pleomorphic sarcoma/malignant fibrous histiocytoma of the gastrointestinal tract: an approach to the differential diagnosis in a series of five cases with emphasis on myofibroblastic differentiation. *Virchows Arch*. 2007; 451(5): 949-957.

559. Kie JH, Lee MK, Kim CJ, et al. Primary Ewing's sarcoma of the duodenum: a case report. *Int J Surg Pathol*. 2003; 11(4): 331-337.

560. Damiani S, Nappi O, Eusebi V. Primary rhabdomyosarcoma of the ileum in an adult. *Arch Pathol Lab Med*. 1991; 115(3): 235-238.

561. Lee JR, Chamberlain CR, Gerrity RG, et al. Malignant rhabdoid tumor of the duodenum. *Ann Diagn Pathol*. 1998; 2(1): 25-30.

562. Doyle LA, Hornick JL, Fletcher CD. PEComa of the gastrointestinal tract: clinicopathologic study of 35 cases with evaluation of prognostic parameters. *Am J Surg Pathol*. 2013; 37: 1769-1782.

563. Banks PM. Gastrointestinal lymphoproliferative disorders. *Histopathology*. 2007; 50(1): 42-54.

564. Crump M, Gospodarowicz M, Shepherd FA. Lymphoma of the gastrointestinal tract. *Sem Oncol*. 1999; 26(3): 324-337.

565. Appelman HD, Hirsch SD, Schnitzer B, Coon WW. Clinicopathologic overview of gastrointestinal lymphomas. *Am J Surg Pathol*. 1985; 9: 71-83.

566. Domizio P, Owen RA, Shepherd NA, et al. Primary lymphoma of the small intestine. A clinicopathological study of 119 cases. *Am J Surg Pathol*. 1993; 17(5): 429-442.

567. Hall PA, Levison DA. Malignant lymphoma in the gastrointestinal tract. *Semin Diagn Pathol*. 1991; 8(3): 163-177.

568. Lewin KJ, Ranchod M, Dorfman RF. Lymphomas of the gastrointestinal tract: a study of 117 cases presenting with gastrointestinal disease.

Cancer. 1978; 42(2): 693-707.

569. Swerdlow SH, Jaffe Es, Brousset P, et al. Cytotoxic T-cell and NK-cell lymphomas: current questions and controversies. *Am J Surg Pathol*. 2014; 38: e60-e71.

570. Chott A, Haedicke W, Mosberger I, et al. Most CD56 + intestinal lymphomas are CD8 + CD5- T-cell lymphomas of monomorphic small to medium size histology. *Am J Pathol*. 1998; 153(5): 1483-1490.

571. Lavergne A, Brocheriou I, Delfau MH, et al. Primary intestinal gamma-delta T-cell lymphoma with evidence of Epstein-Barr virus. *Histopathology*. 1998; 32(3): 271-276.

572. Weiss RL, Lazarus KH, Macon WR, et al. Natural killer-like T-cell lymphoma in the small intestine of a child without evidence of enteropathy. *Am J Surg Pathol*. 1997; 21(8): 964-969.

573. Kohno S, Ohshima K, Yoneda S, et al. Clinicopathological analysis of 143 primary malignant lymphomas in the small and large intestines based on the new WHO classification. *Histopathology*. 2003; 43(2): 135-143.

574. Chan JK. Gastrointestinal lymphomas: an overview with emphasis on new findings and diagnostic problems. *Semin Diagn Pathol*. 1996; 13(4): 260-296.

575. Isaacson PG. Gastrointestinal lymphoma. *Hum Pathol*. 1994; 25(10): 1020-1029.

576. Isaacson PG. Gastrointestinal lymphomas of T- and B-cell types. *Mod Pathol*. 1999; 12(2): 151-158.

577. Nakamura S, Matsumoto T, Takeshita M, et al. A clinicopathologic study of primary small intestine lymphoma: prognostic significance of mucosa-associated lymphoid tissue-derived lymphoma. *Cancer*. 2000; 88(2): 286-294.

578. Thieblemont C, Bastion Y, Berger F, et al. Mucosa-associated lymphoid tissue gastrointestinal and nongastrointestinal lymphoma behavior: analysis of 108 patients. *J Clin Oncol*. 1997; 15(4): 1624-1630.

579. Isaacson PG. Middle Eastern intestinal lymphoma. *Semin Diagn Pathol*. 1985; 2(3): 210-223.

580. Nassar VH, Salem PA, Shahid MJ, et al. "Mediterranean abdominal lymphoma" or immunoproliferative small intestinal disease. Part II: pathological aspects. *Cancer*. 1978; 41(4): 1340-1354.

581. Salem P, el-Hashimi L, Anaissie E, et al. Primary small intestinal lymphoma in adults. A comparative study of IPSID versus non-IPSID in the Middle East. *Cancer*. 1987; 59(9): 1670-1676.

582. Khojasteh A, Haghshenass M, Haghighi P. Current concepts immunoproliferative small intestinal disease. A "Third-World lesion." *N Engl J Med*. 1983; 308(23): 1401-1405.

583. Lewin KJ, Kahn LB, Novis BH. Primary intestinal lymphoma of "Western" and "Mediterranean" type, alpha chain disease and massive plasma cell infiltration: a comparative study of 37 cases. *Cancer*. 1976; 38(6): 2511-2528.

584. Rappaport H, Ramot B, Hulu N, Park JK. The pathology of so-called Mediterranean abdominal lymphoma with malabsorption. *Cancer*. 1972; 29(6): 1502-1511.

585. Isaacson P. Middle East lymphoma and alpha-chain disease. An immunohistochemical study. *Am J Surg Pathol*. 1979; 3(5): 431-441.

586. Price SK. Immunoproliferative small intestinal disease: a study of 13 cases with alpha heavy-chain disease. *Histopathology*. 1990; 17(1): 7-17.

587. Isaacson PG, Price SK. Light chains in Mediterranean lymphoma. *J Clin Pathol*. 1985; 38(6): 601-607.

588. Asselah F, Slavin G, Sowter G, Asselah H.

Immunoproliferative small intestinal disease in Algerians. I. Light microscopic and immunochemical studies. *Cancer*. 1983; 52(2): 227-237.

589. Al-Saleem T, Al-Mondhiry H. Immunoproliferative small intestinal disease (IPSID): a model for mature B-cell neoplasms. *Blood*. 2005; 105: 2274-2280.

590. Pangalis GA, Rappaport H. Common clonal origin of lymphoplasmacytic proliferation and immunoblastic lymphoma in intestinal alpha-chain disease. *Lancet*. 1977; 2(8043): 880.

591. Haghighi P, Kharazmi A, Gerami C, et al. Primary upper small-intestinal lymphoma and alpha-chain disease. Report of 10 cases emphasizing pathological aspects. *Am J Surg Pathol*. 1978; 2(2): 147-157.

592. Halphen M, Najjar T, Jaafoura H, et al. Diagnostic value of upper intestinal fiber endoscopy in primary small intestinal lymphoma. A prospective study by the Tunisian-French Intestinal Lymphoma Group. *Cancer*. 1986; 58(9): 2140-2145.

593. Damaj G, Verkarre V, Delmer A, et al. Primary follicular lymphoma of the gastrointestinal tract: a study of 25 cases and a literature review. *Ann Oncol*. 2003; 14: 623-629.

594. Yoshino T, Miyake K, Ichimura K, et al. Increased incidence of follicular lymphoma in the duodenum. *Am J Surg Pathol*. 2000; 24(5): 688-693.

595. Shia J, Teruya-Feldstein J, Pan D, et al. Primary follicular lymphoma of the gastrointestinal tract: a clinical and pathologic study of 26 cases. *Am J Surg Pathol*. 2002; 26(2): 216-224.

596. Sato Y, Ichimura K, Tanaka T, et al. Duodenal follicular lymphomas share common characteristics with mucosa-associated lymphoid tissue lymphomas. *J Clin Pathol*. 2008; 61(3): 377-381.

597. Sentani K, Maeshima AM, Nomoto J, et al. Follicular lymphoma of the duodenum: a clinicopathologic analysis of 26 cases. *Jpn J Clin Oncol*. 2008; 38(8): 547-552.

598. Van Krieken JH, Medeiros LJ, Pals ST, et al. Diffuse aggressive B-cell lymphomas of the gastrointestinal tract. An immunophenotypic and gene rearrangement analysis of 22 cases. *Am J Clin Pathol*. 1992; 97(2): 170-178.

599. Najem AZ, Porcaro JL, Rush BF Jr. Primary non-Hodgkin's lymphoma of the duodenum. Case report and literature review. *Cancer*. 1984; 54(5): 895-898.

600. Connor J, Ashton-Key M. Gastric and intestinal diffuse large B-cell lymphomas are clinically and immunophenotypically different. An immunohistochemical and clinical study. *Histopathology*. 2007; 51(5): 697-703.

601. Petrich AM, Nabhan C, Smith SM. MYC-associated and double-hit lymphomas: a review of pathobiology, prognosis, and therapeutic approaches. *Cancer*. 2014; 120: 3884-3895.

602. Hashimoto Y, Nakamura N, Kuze T, et al. Multiple lymphomatous polyposis of the gastrointestinal tract is a heterogenous group that includes mantle cell lymphoma and follicular lymphoma: analysis of somatic mutation of immunoglobulin heavy chain gene variable region. *Hum Pathol*. 1999; 30(5): 581-587.

603. Kodama T, Ohshima K, Nomura K, et al. Lymphomatous polyposis of the gastrointestinal tract, including mantle cell lymphoma, follicular lymphoma and mucosa-associated lymphoid tissue lymphoma. *Histopathology*. 2005; 47(5): 467-478.

604. Carey MJ, Medeiros LJ, Roepke JE, et al. Primary anaplastic large cell lymphoma of the small intestine. *Am J Clin Pathol*. 1999; 112(5):

696-701.

605. Griffiths AP, Shepherd NA, Beddall A, Williams JG. Gastrointestinal tumour masses due to multiple myeloma: a pathological mimic of malignant lymphoma. *Histopathology*. 1997; 31(4): 318-323.

606. Henry K, Farrer-Brown G. Primary lymphomas of the gastrointestinal tract. I. Plasma cell tumours. *Histopathol*. 1977; 1(1): 53-76.

607. Brandt LJ, Davidoff A, Bernstein LH, et al. Small-intestine involvement in Waldenstrom's macroglobulinemia. Case report and review of the literature. *Dig Dis Sci*. 1981; 26: 174-180.

608. Guettier C, Hamilton-Dutoit S, Guillemain R, et al. Primary gastrointestinal malignant lymphomas associated with Epstein-Barr virus after heart transplantation. *Histopathology*. 1992; 20(1): 21-28.

609. Lai YC, Ni YH, Jou ST, et al. Post-transplantation lymphoproliferative disorders localizing to the gastrointestinal tract after liver transplantation: report of five pediatric cases. *Pediatr Transplant*. 2006; 10: 390-394.

610. Nalesnik MA. Involvement of the gastrointestinal tract by Epstein-Barr virus—associated posttransplant lymphoproliferative disorders. *Am J Surg Pathol*. 1990; 14(suppl 1): 92-100.

611. Lo RC, Chan SC, Chan KL, et al. Post-transplant lymphoproliferative disorders in liver transplant recipients: a clinicopathologic study. *J Clin Pathol*. 2013; 66: 392-398.

612. Miettinen M, Fletcher CD, Lasota J. True histiocytic lymphoma of small intestine. Analysis of two S-100 protein-positive cases with features of interdigitating reticulum cell sarcoma. *Am J Clin Pathol*. 1993; 100(3): 285-292.

613. Pileri SA, Grogan TM, Harris NL, et al. Tumours of histiocytes and accessory dendritic cells: an immunohistochemical approach to classification from the International Lymphoma Study Group based on 61 cases. *Histopathology*. 2002; 41: 1-29.

614. Milchgrub S, Kamel OW, Wiley E, et al. Malignant histiocytic neoplasms of the small intestine. *Am J Surg Pathol*. 1992; 16(1): 11-20.

615. Hornick JL, Jaffe ES, Fletcher CD. Extranodal histiocytic sarcoma: clinicopathologic analysis of 14 cases of a rare epithelioid malignancy. *Am J Surg Pathol*. 2004; 28(9): 1133-1144.

616. Hollowood K, Stamp G, Zouvani I, Fletcher CD. Extranodal follicular dendritic cell sarcoma of the gastrointestinal tract. Morphologic, immunohistochemical and ultrastructural analysis of two cases. *Am J Clin Pathol*. 1995; 103(1): 90-97.

617. Grody WW, Magidson JG, Weiss LM, et al. Gastrointestinal lymphomas. Immunohistochemical studies on the cell of origin. *Am J Surg Pathol*. 1985; 9(5): 328-337.

618. Brugo EA, Larkin E, Molina-Escobar J, Contanzi J. Primary granulocytic sarcoma of the small bowel. *Cancer*. 1975; 35(5): 1333-1340.

619. Doyle LA, Sepehr GJ, Hamilton MJ, et al. A clinicopathologic study of 24 cases of systemic mastocytosis involving the gastrointestinal tract and assessment of mucosal mast cell density in irritable bowel syndrome and asymptomatic patients. *Am J Surg Pathol*. 2014; 38: 832-843.

620. Ranchod M, Lewin KJ, Dorfman RF. Lymphoid hyperplasia of the gastrointestinal tract. A study of 26 cases and review of the literature. *Am J Surg Pathol*. 1978; 2(4): 383-400.

621. Weaver DK, Batsakis JG. Pseudolymphomas of the small intestine. *Am J Gastroenterol*. 1965; 44(4): 374-381.

622. Rubin A, Isaacson PG. Florid reactive lymphoid hyperplasia of the terminal ileum in adults: a condition bearing a close resemblance to low-grade malignant lymphoma. *Histopathology*. 1990; 17(1): 19-26.

623. Joo M, Shim SH, Chang SH, et al. Nodular lymphoid hyperplasia and histologic changes mimicking celiac diasese, collagenous sprue, and lymphocytic colitis in a patient with selective IgA deficiency. *Pathol Res Pract*. 2009; 205: 876-880.

624. Atwell JD, Burge D, Wright D. Nodular lymphoid hyperplasia of the intestinal tract in infancy and childhood. *J Pediatr Surg*. 1985; 20(1): 25-29.

625. McDonald GB, Schuffler MD, Kadin ME, Tytgat GN. Intestinal pseudoobstruction caused by diffuse lymphoid infiltration of the small intestine. *Gastroenterol*. 1985; 89(4): 882-889.

626. Burke JS, Sheibani K, Nathwani BN, et al. Monoclonal small(well-differentiated) lymphocytic proliferations of the gastrointestinal tract resembling lymphoid hyperplasia: a neoplasm of uncertain malignant potential. *Hum Pathol*. 1987; 18(12): 1238-1245.

627. Yantiss RK, Clement PB, Young RH. Neoplastic and pre-neoplastic changes in gastrointestinal endometriosis: a study of 17 cases. *Am J Surg Pathol*. 2000; 24(4): 513-524.

628. Cappell MS, Friedman D, Mikhail N. Endometriosis of the terminal ileum simulating the clinical, roentgenographic, and surgical findings in Crohn's disease. *Am J Gastroenterol*. 1991; 86(8): 1057-1062.

629. Chen KT. Endocervicosis of the small intestine. *Int J Surg Pathol*. 2002; 10(1): 65-67.

630. Fernando SS, McGovern VJ. Neuromuscular and vascular hamartoma of small bowel. *Gut*. 1982; 23(11): 1008-1012.

631. Cortina G, Wren S, Armstrong B, et al. Clinical and pathologic overlap in nonsteroidal anti-inflammatory drug-related small bowel diaphragm disease and the neuromuscular and vascular hamartoma of the small bowel. *Am J Surg Pathol*. 1999; 23(11): 1414-1417.

632. Hemmer PR, Topazian MD, Gertz MA, Abraham SC. Globular amyloid deposits isolated to the small bowel: a rare association with AL amyloidosis. *Am J Surg Pathol*. 2007; 31(1): 141-145.

633. De Castro CA, Dockerty MB, Mayo CW. Metastatic tumors of the small intestines. *Surg Gyn Obst*. 1957; 105(2): 159-165.

634. Washington K, McDonagh D. Secondary tumors of the gastrointestinal tract: surgical pathologic findings and comparison with autopsy survey. *Mod Pathol*. 1995; 8(4): 427-433.

635. Winchester DP, Merrill JR, Victor TA, Scanlon EF. Small bowel perforation secondary to metastatic carcinoma of the lung. *Cancer*. 1977; 40(1): 410-415.

636. Adair C, Ro JY, Sahin AA, et al. Malignant melanoma metastatic to gastrointestinal tract. A clinicopathologic study. *Int J Surg Pathol*. 1994; 2: 3-10.

637. Lens M, Bataille V, Krivokapic Z. Melanoma of the small intestine. *Lancet Oncol*. 2009; 10: 516-521.

638. Jorge E, Harvey HA, Simmonds MA. Symptomatic malignant melanoma of the gastrointestinal tract. Operative treatment and survival. *Ann Surg*. 1984; 199(3): 328-331.

639. McNeill PM, Wagman LD, Neifeld JP. Small bowel metastases from primary carcinoma of the lung. *Cancer*. 1987; 59(8): 1486-1489.

640. Willbanks OL, Fogelmann MJ. Gastrointestinal melanosarcoma. *Am J Surg*. 1970; 120(5): 602-606.

阑尾

Laura W. Lamps 著　王林茹 译　石雪迎 校

16

章目录

阑尾的正常解剖结构

　　阑尾是起自盲肠中部管壁的管状结构；其长度平均为 9 cm，最大直径为 0.7 cm，虽然其管腔直径在不同部位可能有差别。尽管有关阑尾的猜测和争论不断，但人类的阑尾没有明确的功能，通常被认为是一个退化的器官。阑尾的直径 4 岁时达到最大值，随后因淋巴组织减少和纤维化增加而逐渐变窄（尤其是 40 岁以后）[1]。阑尾的位置变化很大，这归因于盲肠在胚胎发育和旋转过程中位置和形状的变化。阑尾通常位于盲肠或升结肠后方、回盲瓣下方[2]。阑尾的其他位置包括回肠后、回肠前、盆腔和肝肾隐窝[1-3]。了解阑尾的解剖位置变化的意义在于：其不寻常的位置可能导致急性阑尾炎的临床表现不典型[4]。

　　除了淋巴组织更明显（在儿童和青少年时期尤为突出）之外，阑尾管壁的层次与大肠管壁的相似（图16.1A）。阑尾的隐窝分布不规则，可能会令人怀疑是慢性特发性炎症性肠病，但其实这是正常的生理变化（图 16.1B）[1,5]。其较大的淋巴小结可有明显的生发中心并使黏膜肌层中断（图 16.1C）；衬覆的上皮也可变得

平坦[5-6]。值得注意的是，在儿童，淋巴组织增生（图16.2）可能与多种病毒感染有关，可引起肠套叠并表现为类似急性非特异性阑尾炎的症状[7]。显微镜下，阑尾的上皮呈柱状，类似于结肠，并含有吸收细胞、杯状细胞、神经内分泌细胞（主要为 Kulchitsky 型并位于基底）和偶尔可见的潘氏细胞（图 16.3）[6,8]。在其固有层内也可检出神经内分泌细胞（超微结构和嗜铬素或相关染色），这些细胞与隐窝腺体不相连，而与神经纤维密切相关[1,9]。这些复合物最早是由 Masson 发现的，被称为上皮下神经内分泌复合体（subepithelial neuroendocrine complexes）或内分泌细胞-神经纤维复合体（endocrine cell-nerve fiber complexes），一些学者认为，阑尾神经内分泌肿瘤（NET）起源于此。阑尾的黏膜下层、肌层和浆膜层与其他下消化道的相应部分类似。其神经和神经节细胞位于固有肌的内层和外层，很容易识别。大体上，阑尾的浆膜面光滑，具有光泽，透明，薄薄的一层腹膜覆盖着整个阑尾。阑尾系膜主要由脂肪组织构成，与肠系膜相连，内含供应阑尾的血管。非常少见的是，阑尾系膜内可有一至数个小淋巴结，引流至结肠周围和肠系膜上淋巴结。

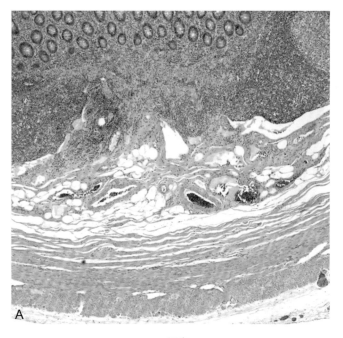

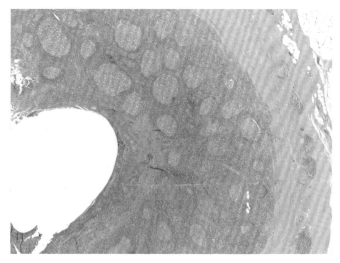

图 16.2 在儿童，淋巴组织增生可以非常显著，与病毒感染和肠套叠有关

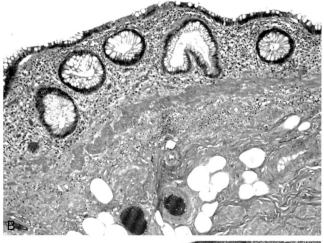

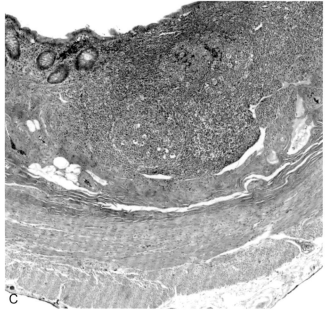

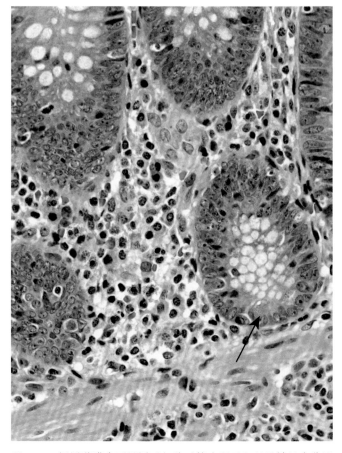

图 16.3 阑尾黏膜中可见潘氏细胞（箭头所示）以及神经内分泌细胞

图 16.1 **A**，阑尾管壁的层次与大肠的类似。**B**，阑尾的隐窝分布不规则，这是正常的生理变化，不应被误认为是慢性特发性炎症性肠病。**C**，较大的淋巴小结可使阑尾黏膜肌层中断，衬覆上皮可变平坦

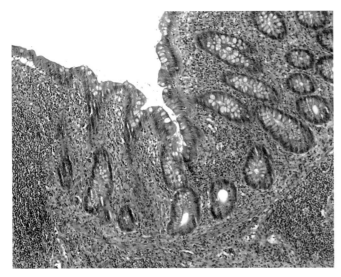

图 16.4　黑变病在成人和儿童中均很常见，与大肠黑变病类似

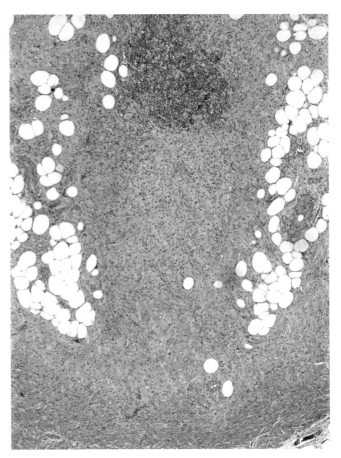

图 16.5　阑尾尖端纤维性闭塞是由神经纤维、纤维组织、施万细胞、神经内分泌细胞和肌肉多种成分混合而成

胃和食管组织异位（heterotopic gastric and esophageal tissue）在阑尾中少见[10]。阑尾黑变病（melanosis）与同名的大肠疾病类似，是指固有层巨噬细胞中存在黑色素样色素（图 16.4）。显微镜下，阑尾黑变病在儿童和成人中均较常见[11-12]。

阑尾尖端闭塞（obliteration of the tip of the appendix）很常见，其本质、意义和机制仍存在争议。阑尾尖端闭塞病变是由神经纤维、施万细胞、神经内分泌细胞、纤维组织和肌肉等多种成分混合而成；因此，它们有多种名称，包括纤维性闭塞、神经瘤、阑尾神经病和神经源性阑尾炎（图 16.5）[13-16]。有人认为，这种病变是正常衰老过程的一部分；另一些人则认为，这是急性阑尾炎消退后的结局[13,16]。无论如何，阑尾尖端闭塞在许多患者是因为其他原因切除阑尾时偶然发现的，而且其发病率随着年龄的增长而升高。在 1 型神经纤维瘤病患者中很少有阑尾神经增生的报道[17]。重要的是，阑尾神经增生不应被误认为是真正的阑尾胃肠道间质肿瘤（GIST）。与此相反的现象是，管腔轻度到中度扩张，这种情况无关紧要，可能发生在梗阻性病变（例如纤维性闭塞或粪石）的远端；在儿童中，这种现象与杯状细胞的数量增加有关[18]。这些病变有时被称为阑尾扩张（appendiceal ectasia）。不应将阑尾扩张认为是黏液囊肿，或更有甚者，将其认为是黏液性肿瘤（见下文详述）。

阑尾的先天性畸形

阑尾的先天性畸形（congenital abnormality of the appendix）相当罕见，包括阑尾发育不全、重复畸形和先天性憩室[14]。阑尾先天性缺如非常罕见，可能伴有盲肠发育异常[19-20]。很多情况都类似阑尾发育不全，包括先前未知的阑尾切除术、萎缩、自体离断和肠套叠[19,21]。阑尾重复较常见，发生率为 0.004%～0.009%[22]。阑尾重

复被细分为多种类型，有些类型与多种严重的胃肠道和泌尿生殖系统异常有关[14,23]。阑尾憩室（见下文）可看似阑尾重复；阑尾肌层的存在实际上可排除后天性憩室。阑尾间隔也有报道，通常见于儿童和年轻人，并与急性阑尾炎有关[24]。

急性阑尾炎

流行病学和发病机制

急性阑尾炎（acute appendicitis）是腹部外科最常见的急症，是西方国家最常见的疾病。急性阑尾炎在美国和英国尤其常见，在亚洲和非洲则相对少见。在美国，急性阑尾炎在白人比在非裔美国人和亚洲人更常见，而且男性多见[25]。急性阑尾炎的发病高峰年龄为 11～30 岁，但其从婴儿到老年任何年龄均可发生。

历史上，关于急性"非特异性"阑尾炎的发病机制的最流行的理论是阑尾管腔阻塞。这个理论的支持者认为，阑尾管腔阻塞（粪石、粘连、肿瘤、淋巴组织增生等）会使管腔内压力增加，压力状态下的分泌可降低阑尾黏膜对微生物侵犯的抵御能力[26]。然而，争议仍然存在，这个理论的反对者指出，只在少数因急性阑尾炎而切除的阑尾的病例中发现有阻塞的证据[27-28]。其他理论包括：壁外血管供血障碍，黏膜溃疡（可能继发于病毒感染）继

发细菌感染，以及低纤维饮食导致粪便潴留和对感染的易感性[28-30]。罕见情况下，急性阑尾炎可由异物引起，包括别针、骨头、猎枪霰弹和其他异物[29]。可以这么说，没有任何一种理论可以解释所有急性非特异性阑尾炎，多种因素都可能导致黏膜溃疡和肠壁细菌入侵[28,31]。

临床特征

急性阑尾炎通常表现为脐周绞痛，最终疼痛转移到腹部右下象限，伴有触痛、恶心和呕吐、发热、白细胞增多以及红细胞沉降率和C反应蛋白升高[32]。但只有不到50%的患者有这些症状。诊断性影像学的使用，特别是CT扫描，有助于确诊或排除急性阑尾炎[32]。如果发生阑尾穿孔，疼痛可能会暂时缓解，随后会出现急性腹膜炎的症状。由于其临床表现往往不典型，儿童急性阑尾炎[33]和老年人急性阑尾炎[34-35]更容易因漏诊而被误治。临床上最容易与阑尾炎混淆的情况包括妇科和泌尿系统疾病（例如附件肿物和尿路感染）、肠系膜淋巴结炎、Meckel憩室炎、大网膜梗死或扭转以及化疗引起的盲肠炎（尤其是在患有白血病和其他恶性肿瘤的儿童）[36-39]。被误诊的女性是被误诊的男性的两倍[36]。值得注意的是，艾滋病患者的急性阑尾炎除了较少出现白细胞计数升高外，与免疫健全的个体无显著差异[40-41]。

病理学特征

急性阑尾炎的大体改变差别很大，其外观可能与显微镜下的炎症程度无关[28,31]。此外，外科医师的大体所见与病理医师的显微镜下所见的相关性一般；在一项研究中，1/3的切除时看起来正常的阑尾在显微镜下可见炎症[42]。最早的大体表现通常是光泽的浆膜表面变得黯淡，伴有浆膜血管充血（图16.6A）。随着炎症的进展，水肿和充血加剧，浆膜表面有不同程度的纤维素或脓性渗出物（图16.6B）。黏膜表面也经常充血，伴有腔内脓液和管腔狭窄。最终，坏疽性阑尾可见阑尾壁变色，呈绿色、黑色或紫色，这是透壁性炎症和坏死的体现（图16.6C）。炎症可累及整个阑尾，或仅累及部分阑尾；如果只累及一部分，则通常是尖端[28]。

急性阑尾炎的组织学表现变化也很大，轻者仅有轻微的局灶性炎症，重者阑尾壁完全坏死。病变的严重程度部分取决于症状发作到进行手术的时间间隔。在病变早期，在隐窝基底部可见中性粒细胞浸润，近旁常有小块的上皮缺损（图16.7A）。当炎症到达黏膜下层时其可迅速扩散到阑尾的其他部分。阑尾壁的中性粒细胞浸润常伴有黏膜溃疡、中性粒细胞炎症和隐窝脓肿，被称为"急性化脓性阑尾炎"（图16.7B和C）[28,31,43-44]。渗出物中也可见嗜酸性粒细胞，其意义尚不明确[28]。在1/4的病例，血管内可见血栓[45]。坏疽性阑尾炎的特征是透壁性炎症

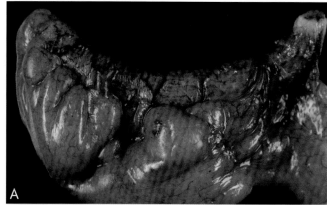

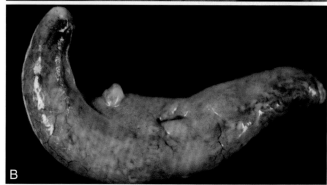

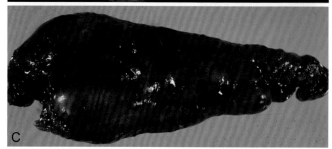

图16.6　**A**，急性阑尾炎的最早期的大体表现，包括浆膜色暗、浆膜血管充血。**B**，随着炎症的进展，浆膜表面有多少不等的纤维素或脓性渗出物，伴有充血和出血。**C**，阑尾壁呈异常的绿色、黑色或紫色提示坏疽（Photographs courtesy of Dr. George F. Gray, Jr.）

和坏死（图16.7D），常累及阑尾系膜，如果没有及时治疗则会穿孔。急性阑尾炎常见粪石，但后者也可见于偶然切除的阑尾中[46]。浆膜血管内可充满淋巴细胞，这一变化可能易与慢性淋巴细胞白血病混淆（图16.8）[47]。

对所谓的急性非特异性阑尾炎的"最低诊断标准"仍存在争议。一些专家认为，仅有局限于阑尾黏膜层和黏膜下层的炎症不足以解释患者的症状，急性阑尾炎的诊断需要在肠壁内找到中性粒细胞[28]。另一些专家认为，早期急性阑尾炎包括黏膜中性粒细胞性炎症和黏膜溃疡，如果对阑尾进行广泛取材，则经常可发现更严重的炎症。

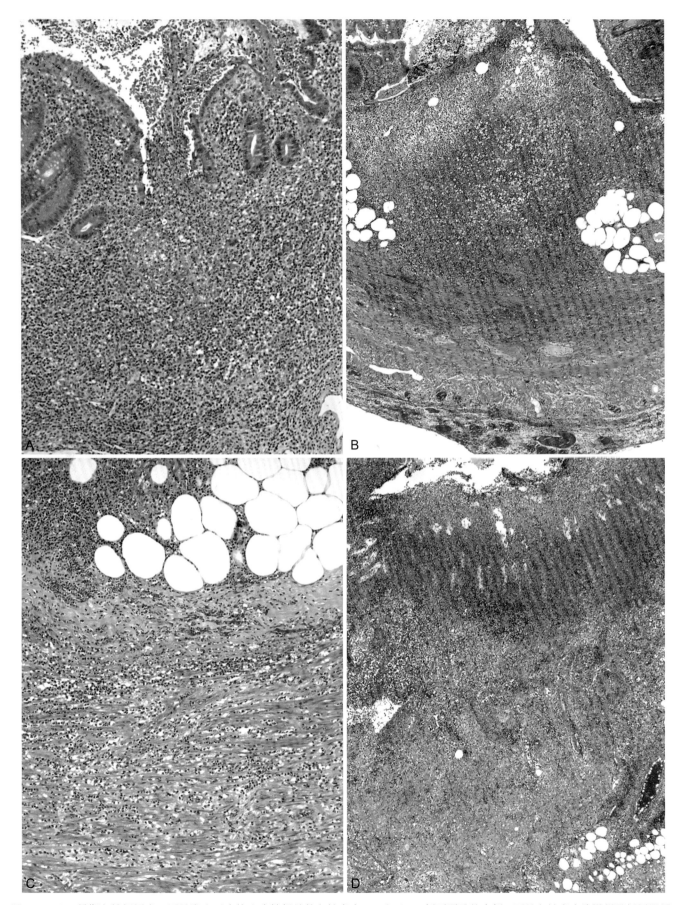

图 16.7　**A**，早期急性阑尾炎，可见发生于小块上皮缺损处的急性炎症。**B** 和 **C**，1 例更严重的病例，可见急性炎症弥漫累及阑尾肌层，伴有广泛溃疡；**B** 图的边缘可见残余黏膜。**D**，坏疽性阑尾炎，可见透壁性炎症和坏死

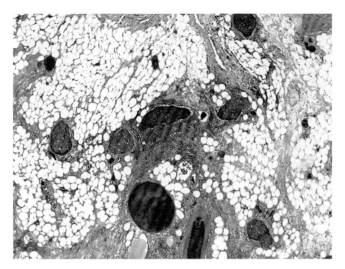

图 16.8 急性阑尾炎，可见浆膜血管常充满淋巴细胞，看似慢性淋巴细胞白血病

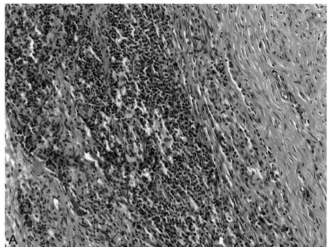

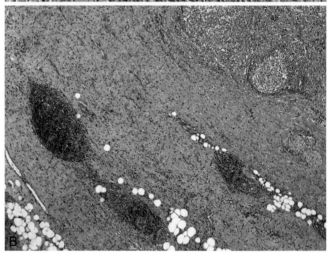

图 16.9 **A**，延期阑尾切除的标本，常见以淋巴细胞组织细胞为主的炎症和透壁性淋巴组织聚集，可类似克罗恩病（**B**）（Courtesy of Dr. Joel K. Greenson.）

急性阑尾炎患者的阑尾进行广泛取材后仍可能仅见黏膜层和黏膜下层的炎症，但粪石和部分肠道感染也可造成这种改变。阑尾管腔内出现成堆中性粒细胞时应寻找黏膜或阑尾壁炎症的证据，但不能据此诊断急性阑尾炎。

有些阑尾炎病例有显著的组织细胞成分并伴有成群的黄色瘤样细胞，可被称为黄色肉芽肿性阑尾炎（xanthogranulomatous appendicitis）[48]。这种形态被认为是一种少见的阑尾炎愈合阶段的表现，通常发生在病程迁延的患者，与推迟或延期切除阑尾有关（图 16.9A）。其中许多病例可能同时有肉芽肿性和黄色肉芽肿性炎，加上透壁性淋巴组织聚集和管壁纤维化，可能很像克罗恩病（图 16.9B）[49]。

并发症

急性阑尾炎的最常见的并发症是穿孔，后者可导致弥漫性腹膜炎或导致阑尾周围脓肿或纤维性硬结（"木样盲肠周围炎"）[50-51]。后者临床上可能类似肿瘤，通常位于盲肠外侧的右髂窝，但也可发生在其他部位，取决于阑尾原来的位置。阑尾周围脓肿可穿入盲肠、回肠、直肠，甚或开口于皮肤表面，形成瘘管。急性阑尾炎的另一种严重的并发症是炎症经由回结肠静脉、肠系膜上静脉和门静脉扩散到肝，形成肝脓肿，偶尔可并发化脓性栓塞性静脉炎[52]。以往的研究曾认为阑尾炎穿孔也可引起输卵管梗阻，导致女性不育[53]；但最近的研究并没有发现有足够的证据来证明这一点[54]。

肠道细菌在急性阑尾炎的发生和并发症中的潜在作用已得到广泛探讨[31,55-56]。细菌检查，最常用的是微生物培养，已发现了多种需氧和厌氧细菌，最常见的是拟杆菌属[55,57]，但其致病作用尚未证实。然而，重要的是，要了解发生炎症的阑尾内可能存在的各种细菌，并在发生伤口感染或其他后遗症时选择适当的广谱抗生素[43,55]。

治疗

1886 年，Reginald H. Fitz（可以说是美国第一位外科病理医师）证明了阑尾是神秘的、经常是致命的右髂窝炎症的源头，那时的急性阑尾炎还被称为盲肠周炎（perityphlitis）[58]。3 年后，McBurney 强调了早期正确诊断和及时手术治疗的重要性。到了 1900 年，急性阑尾炎的死亡率已经下降到 35%[59-60]。在随后的 30 年中，急性阑尾炎的死亡率进一步下降至 5%，其原因是：患者和医师更为了解急性阑尾炎的症状和体征，及早进行外科干预的必要性，以及原因不明的腹痛患者使用导泻剂和吗啡的危险。

后续由于手术技术的提高，术前和术后护理的完善，麻醉学的发展，以及有效抗菌药物的研发，急性阑尾炎的死亡率进一步下降到 1%。腹腔镜阑尾切除术现在已被认为是急性阑尾炎的首选治疗方法，即使是在复杂病例[61]。

阑尾周围炎

阑尾周围炎（periappendicitis）是指阑尾浆膜的急性和（或）慢性炎症[28,31,43-44,62]。阑尾周围炎总是出现在阑尾炎的后期，伴有透壁性炎症，但也可在没有阑尾原发性炎症时出现，是其他部位（例如女性附件）炎症继发播散的结果。阑尾周围炎可能伴有纤维素渗出粘连。在有阑尾周围炎的情况下，应彻底寻找阑尾本身其他部位急性炎症或阑尾憩室的证据，通常需将阑尾全部取材；如果没有任何发现，应诊断阑尾周围炎而不是阑尾炎，提示炎症位于阑尾壁外。不过，应该知道，手术操作可能会导致浆膜层中性粒细胞浸润，不要过度诊断。

无病变阑尾切除

在因有急性阑尾炎的症状和体征而切除的阑尾中，有一定比例的病例组织学检查结果正常。可能是由于诊断方法的改进，近年来**无病变阑尾切除**（negative appendectomy）标本的比例明显下降，目前为8%～9%[63]。当初次取材病变不明显时，建议将剩余的全部阑尾取材，以免忽略局灶性病变。在许多大体上和组织学上正常的阑尾进行阑尾切除后的患者，其症状也会消失[43]。有学者认为，这些病例可以通过分子水平表达炎症介质（例如环氧化酶1和2以及前列腺素E）[64]来解释，但这种观点仍有争议。

残端阑尾炎

残端阑尾炎（stump appendicitis）定义为切除后的阑尾残端有残留的或进行性的急性炎症；造成这一病变的因素至今仍不清楚[65]。这是阑尾切除术的少见并发症，常因其罕见而延误诊断[65-66]。残端阑尾炎患者的临床表现通常不特异，包括腹痛、恶心和呕吐以及发热，影像学检查可能显示阑尾残端肿大。残端阑尾炎的并发症包括残端坏死和穿孔。其组织学表现尚未得到很好的研究，但似乎与急性阑尾炎类似。残端阑尾炎很可能会漏报，对于阑尾切除术后腹痛的患者，应考虑残端阑尾炎的可能。

慢性阑尾炎

原发性慢性阑尾炎（chronic appendicitis）作为一种病理或临床病种是否存在争议仍很大，如同其病理学表现一样，其症状和体征也模糊不清。正常情况下，阑尾肌壁可有淋巴细胞聚集，黏膜内可见少量浆细胞或嗜酸性粒细胞，这些表现不应诊断为慢性阑尾炎。阑尾尖端纤维性闭塞，无论其发病机制如何，也不应视为慢性阑尾炎。有些患者在阑尾切除前可能会反复发作急性阑尾炎，导致慢性症状，病理医师偶尔会遇到阑尾中有破坏性的单核细胞或浆细胞浸润并伴有纤维化的病变。这些病变很可能是缓解中或进展中的急性阑尾炎，它们也可以见于推迟或延期切除的阑尾（见上文）。大多数专家认为，虽然阑尾有许多慢性炎症性疾病（例如感染、慢性炎症性肠病累及阑尾），但"原发性慢性阑尾炎"不应被视为一种临床或病理疾病[28,43]。

其他炎症性疾病

憩室病

阑尾**憩室**（diverticula）可以是先天性的，也可以是后天形成的。阑尾先天性憩室罕见，已报道的发生率为0.014%[14,67]。阑尾憩室通常为单发的，位于阑尾系膜的对侧[14]，可通过存在固有肌层来识别。

后天性阑尾憩室更为常见，发生率为0.2%～1.7%[14]。后天性阑尾憩室通常多发的（图16.10A），位于阑尾壁的薄弱区域，可能是由于管腔内压力升高所致（类似于结肠憩室）。后天性阑尾憩室可以发生憩室炎，其临床表现与急性阑尾炎难以区分，但患者发病年龄通常较大[68]。后天性阑尾憩室的发病机制可能与梗阻和管腔内压力增高有关，阑尾肿瘤和囊性纤维化常伴有阑尾憩室支持这一理论[69-72]。因此，有专家建议取材时将有憩室的阑尾全部取材，以便不会漏掉小的肿瘤。

阑尾憩室可发生在阑尾系膜或系膜对侧，常见于阑尾尖端[14,73]。组织学上，阑尾憩室表现为黏膜层和黏膜下层疝出、穿过固有肌层（图16.10B），有憩室炎时常伴有急性炎症。发生穿孔时，溢出的黏液可能类似于低级别阑尾黏液性肿瘤（low grade appendiceal mucinous neoplasm, LAMN）（图16.10C），但阑尾憩室伴有黏液溢出的病例缺乏肿瘤性上皮[74]。由于体积小且切除时常因炎症而闭塞，很多阑尾憩室可能会被漏报[68]。

慢性特发性炎症性肠病

溃疡性结肠炎（ulcerative colitis）在许多病例可累及阑尾，常常是在相连的盲肠受累的情况下（图16.11）[75]。在溃疡性结肠炎中，阑尾的"跳跃斑"的概念现在已得到认可，其定义为：患者有阑尾和阑尾口周围的斑片状受累和远端结肠病变，但之间的肠段不受累[48,76-77]。临床上，这些患者的表现与无阑尾跳跃斑的患者相似，因此，有跳跃斑但相连的盲肠不受累不应被视为是克罗恩病的依据（见第17章）。

约40%的因**克罗恩病**（Crohn disease）切除回盲部的患者都有阑尾受累[78]。其组织学特征与肠内其他部位的克罗恩病相似，包括透壁性炎症，伴有淋巴细胞聚集、隐窝结构扭曲、阑尾壁纤维化、神经纤维增生和肉芽肿（图16.12）。然而，仅有少数患有孤立性肉芽肿性阑尾炎的患者会发生其他部位的克罗恩病；这些病例的病因通常是细菌感染（例如耶尔森菌、分枝杆菌）、延期阑尾切除（见上文）或结节病[48-49,79-81]。仅从组织学的角度通常无法区分克罗恩病和其他原因引起的肉芽肿性阑尾炎，尤其是耶尔森菌和分枝杆菌感染，可能需要结合细菌培养、分子检测、影像学以及最终临床密切随访有无克罗恩病的其他表现[48,80-81]。

结节病（sarcoidosis）几乎可以累及体内任何器官，但在已报道的肉芽肿性阑尾炎中只占极少数。与在其他

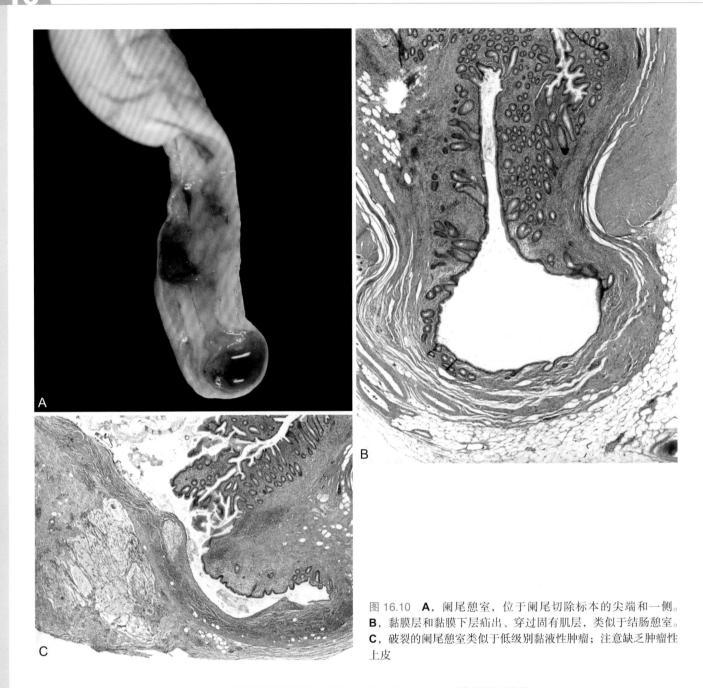

图 16.10 **A**，阑尾憩室，位于阑尾切除标本的尖端和一侧。**B**，黏膜层和黏膜下层疝出、穿过固有肌层，类似于结肠憩室。**C**，破裂的阑尾憩室类似于低级别黏液性肿瘤；注意缺乏肿瘤性上皮

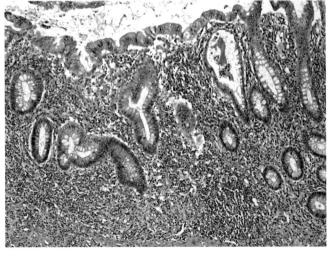

图 16.11 一位有溃疡性结肠炎患者的阑尾，有轻度的结构扭曲和局灶活动性炎症

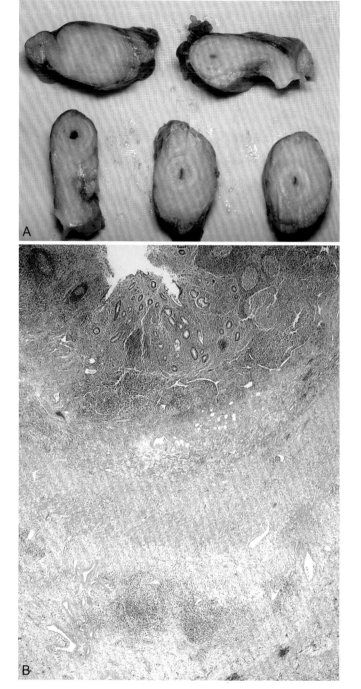

图 16.12　**显示克罗恩病累及阑尾的大体标本**。**A**，注意阑尾壁明显增厚，炎症向阑尾周围脂肪扩散。**B**，阑尾壁水肿和透壁性淋巴细胞聚集；被覆黏膜可见幽门腺化生（Photographs courtesy of Dr. Henry Appelman.）

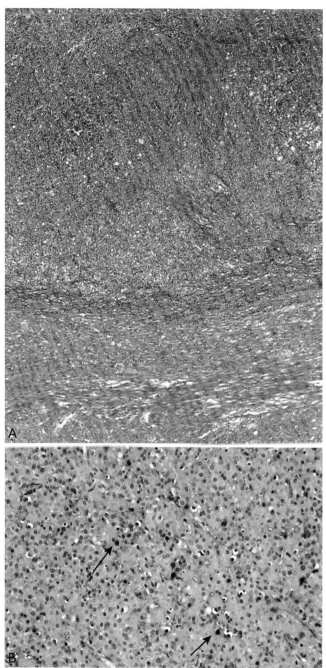

图 16.13　**A**，软斑病由浸润的巨噬细胞组成，在这个病例中，巨噬细胞浸润破坏了正常阑尾结构。**B**，Michael-Gutmann 小体是特征性的表现（箭头所示）

器官一样，结节病是一种排除性诊断，只有在排除其他原因引起的肉芽肿性阑尾炎之后才能诊断。存在阑尾外的病变最有助于确诊[48,82-83]。

有过几种**血管炎**（**vasculitis**）在阑尾中的报道；虽然在有些病例仅局限于阑尾，但许多病例与系统性疾病有关，例如，类风湿性关节炎、结节性多动脉炎、红斑狼疮、过敏性紫癜等[84-86]。结肠淋巴细胞性静脉炎也有阑尾累及的报道[87]。

尽管**软斑病**（**malakoplakia**）很少发生在阑尾，但也有不少文献报道[88-89]。胃肠道软斑病常与潜在的恶性肿瘤或其他形式的免疫损害相关。与在其他部位一样，病变由软的黄白色斑块组成，斑块内有具有颗粒状胞质的巨噬细胞浸润和具有诊断意义的 Michael-Gutman 小体。这些小体铁和钙染色呈阴性。通常伴有混合性炎症细胞浸润，针对病原体的特殊染色呈阴性。许多专家认为，这种少见的病变代表某种类型的隐匿

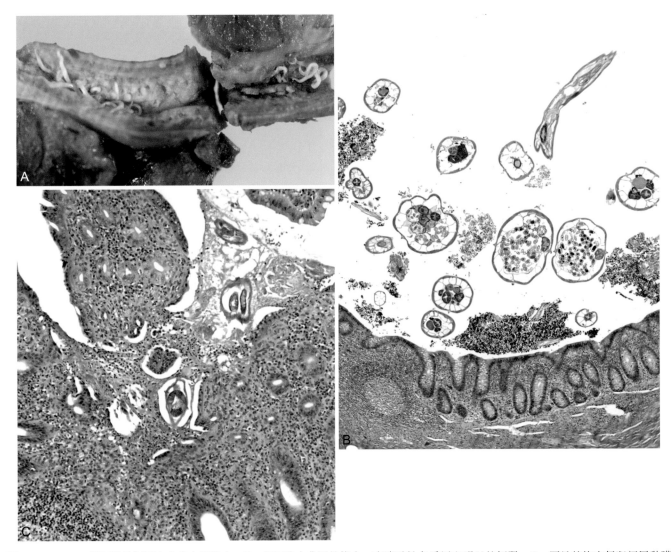

图 16.14　**A**，一段切除的阑尾中含有大量蛲虫。**B**，阑尾腔内典型的蛲虫，有嗜酸性角质层和明显的侧翼。**C**，罕见的蛲虫侵犯阑尾黏膜（A, Courtesy Dr. George F. Gray, Jr.）

性细菌感染，并推测 Michael-Gutmann 小体是矿化的细菌荚膜。在软斑病的病灶中，通过电镜、微生物技术和 PCR 方法检测到了多种细菌，包括大肠杆菌、耶尔森菌、克雷伯菌、气单胞菌和红球菌。

　　Rosai-Dorfman 病在非常罕见的情况下可以孤立地发生在阑尾，也可以伴有胃肠道其他部位受累[90]。

　　阑尾套叠（intussusception）进入盲肠管腔可自发发生；阑尾套叠可累及整个阑尾，但更常见的是仅累及阑尾根部[91]。阑尾套叠的潜在原因通常是淋巴组织增生，但也可与肿瘤、息肉、感染和子宫内膜异位症有关[91-92]。

寄生虫感染

　　在 0.6%～13% 的切除的阑尾标本中可见到蠕形住肠线虫（*Enterobius vermicularis*）（又称为蛲虫或蛲虫病）（图 16.14A 和 B）[43,93]。儿童和青少年感染率最高[93-94]。蛲虫更常见于相对正常的阑尾，虽然有关蛲虫侵犯黏膜

的文献报道很少（图 16.14C），蛲虫是否能引起黏膜损伤和阑尾炎症仍有争议[93,95]。虫体和虫卵也可能充满和阻塞管腔，导致类似于粪石引起的炎症[43,93-94]。阑尾粪类圆线虫病（*Strongyloidiasis stercoralis*）的特征是：弥漫的嗜酸性粒细胞和（或）混合性嗜酸性粒细胞和中性粒细胞浸润，或中央坏死性肉芽肿伴嗜酸性粒细胞浸润[31,96]。肉芽肿中只是偶尔可见寄生虫，但在阑尾隐窝内可见特征性的、具有尖锐尾部的幼虫和成虫（图 16.15），与发生在消化道其他部位的病变相似。血吸虫病（*Schistosomiasis*）可累及阑尾，但很少见，即使在血吸虫病流行的国家也如此。与关于蛲虫的争议类似，血吸虫病是否也会引起阑尾炎尚不明确，但确有个别血吸虫病引起阑尾炎的病例，可能是对虫卵的肉芽肿性反应或明显的纤维化造成管腔狭窄所致[31,97-98]。阑尾壁内可见钙化的虫卵和纤维化（图 16.16）。阑尾偶尔有透壁性炎症，富含嗜酸性粒细胞并伴有虫卵引起的反应性肉芽肿

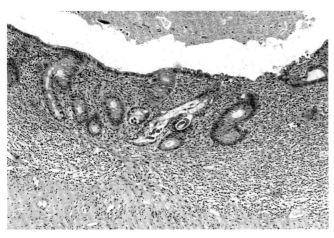

图 16.15　位于阑尾隐窝上皮细胞内的粪类圆线虫的幼虫（Courtesy Dr. Dennis Baroni-Cruz.）

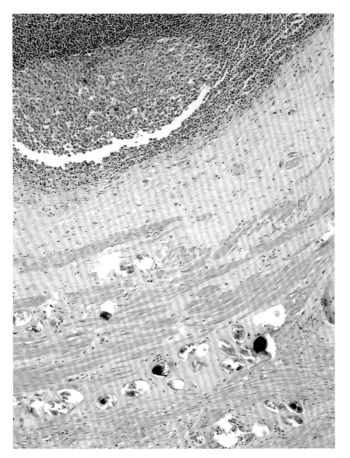

图 16.16　阑尾血吸虫病，可见阑尾壁内有大量钙化的虫卵并伴有纤维化（Courtesy Dr. Joseph Misdraji.）

性炎。很少累及阑尾的其他寄生虫感染包括：溶组织阿米巴（*Entamoeba histolytica*）感染，通常由右半结肠感染扩散而来，必须与非致病性的阿米巴鉴别[43,99]；隐孢子虫病（*Cryptosporidium*）常见于免疫缺陷患者[100]；还有蛔虫（*Ascaris lumbricoides*）（roundworms）等线虫[43,101]和鞭虫（*Trichuris*）（whipworms）感染[102]。

细菌感染

耶尔森菌（*Yersinia*）感染（由小肠结肠炎耶尔森

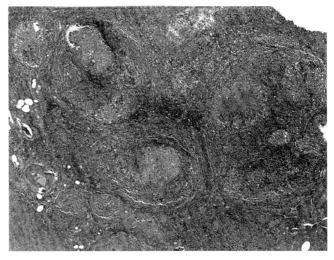

图 16.17　阑尾耶尔森菌感染的特征性表现为上皮样肉芽肿伴明显的淋巴组织

菌或假结核耶尔森菌引起）是肉芽肿性阑尾炎的常见病因。其组织学特征包括：伴有明显的淋巴组织上皮样肉芽肿（图 16.17），阑尾壁纤维化，以及透壁性淋巴细胞聚集，可与克罗恩病非常相似。确诊可能需要进行微生物培养或分子检测[81,103-104]。放线菌病（*Actinomycosis*）（以色列放线菌）可累及阑尾，引起混合性化脓性和肉芽肿性炎（图 16.18），伴有明显的纤维化，可类似于肿瘤[105·106]。放线菌是常见的肠道共生菌，可在阑尾腔内偶然发现，确诊需要在阑尾壁内识别病原体并伴有相关的炎症反应，以避免不适当的长期抗生素治疗[43]。尽管近半数腹腔内结核累及回盲部，但累及阑尾者仅占约 1%[107]。其特征性的表现包括干酪样肉芽肿伴黏膜溃疡[108]。阑尾结核病必须与其他感染性肉芽肿和克罗恩病鉴别。非典型分枝杆菌很少引起阑尾炎，并且几乎只发生在免疫功能不全的患者[31]。其他很少感染阑尾的细菌包括沙门菌（*Salmonella*）、志贺菌（*Shigella*）和弯曲菌（*Campylobacter*）等肠道微生物[31]。艰难梭菌（*Clostridium difficile*）累及阑尾罕见，其大体和组织学特征与艰难梭菌相关性结肠炎相同（图 16.19）[109]。

病毒感染

腺病毒（*Adenovirus*）是一种在阑尾常可见到的病毒之一，可引起淋巴组织增生和继发肠套叠（图 16.20；也见图 16.2）[110-111]。麻疹（*Measles*）在前驱阶段可伴有阑尾炎。显微镜下，其典型表现为明显的淋巴组织增生，可见 Warthin-Finkeldey 型多核巨细胞，与扁桃体中所见相似（图 16.21）[112]；随着感染的进展，可能出现化脓性成分。因此，一个经验丰富的病理医师可以告诉临床医师，患儿即将长出大量麻疹特有的皮疹。传染性单核细胞增多症（infectious mononucleosis）（Epstein-Barr 病毒感染）也可出现与淋巴结类似的改变，包括淋巴组织显著增生以及混合性小淋巴细胞和免疫母细胞增生造成的黏膜固有层增厚，有些免疫母细胞类似于 Reed-Sternberg

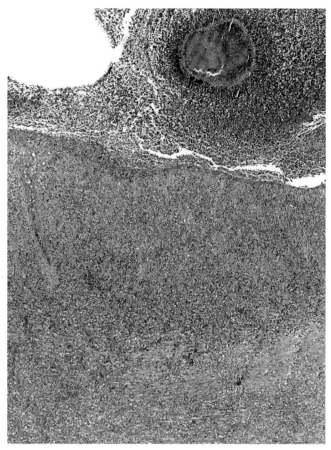

图 16.18　阑尾放线菌病，表现为黏膜溃疡和阑尾壁纤维化，表面的细菌菌落伴有急性炎症和 Splendore-Hoeppli 蛋白

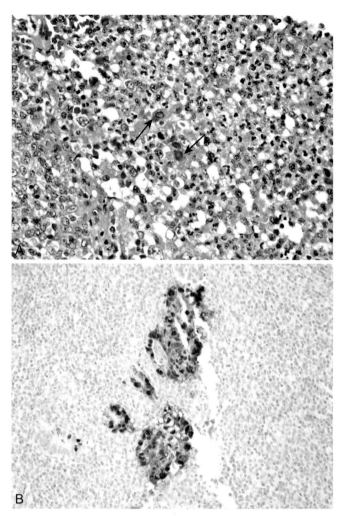

图 16.20　**A**, 炎性黏膜内的典型的"污秽细胞"包涵体（箭头所示）。**B**, 腺病毒免疫组织化学染色显示感染细胞

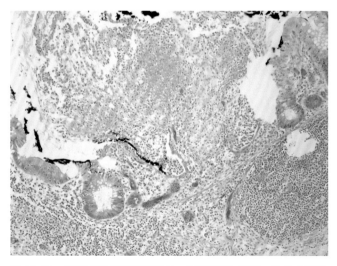

图 16.19　阑尾可见假膜和扩张的、"爆裂样"隐窝，这是典型的艰难梭菌感染

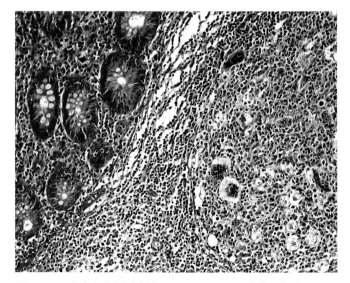

图 16.21　麻疹患儿阑尾中的 Warthin-Finkeldey 多核巨细胞

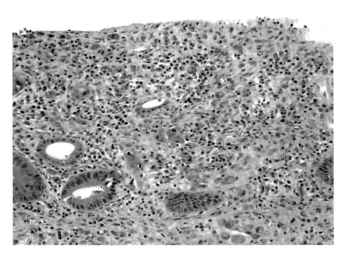

图 16.22　阑尾黏膜内的大量 CMV 包涵体（Courtesy of Dr. Joseph Misdraji, MD.）

细胞[113]。已有巨细胞病毒（cytomegalovirus, CMV）阑尾炎（图 16.22）出现在免疫功能低下的患者中的报道，包括 HIV 感染和器官移植患者[114-115]。

真菌感染

　　阑尾真菌感染非常罕见，通常为免疫缺陷患者的播散性病变在局部的表现。念珠菌（*Candida spp.*）、曲霉菌（*Aspergillus spp.*）、毛霉菌（*Mucor spp.*）和荚膜组织胞浆菌（*Histoplasma capsulatum*）感染均有报道（图 16.23）[116-118]。

肿瘤

非黏液性肿瘤

锯齿状病变

　　阑尾有多种锯齿状病变（ **serrated lesion** ），与见于结肠的相似。这些阑尾病变常常是因其他原因而行阑尾切除术的患者中的偶然发现。

　　阑尾**增生性息肉**（ **hyperplastic polyp** ）相对少见。其典型表现为局限性广基结节，未累及管腔全周。可见阑尾腺体拉长，呈锯齿状，朝向表面腔缘的一侧最明显，由杯状细胞和具有胞质内微黏液泡的非杯状柱状细胞组成，类似于结直肠中的微泡型增生性息肉（图 16.24）[119-121]。阑尾的弥漫性非息肉样**黏膜增生**（ **mucosal hyperplasia** ）也曾有描述，有时与阑尾炎症相关，可累及大部分表面黏膜。其组织学特征与增生性息肉相似，但其病变为弥漫性的而非局部性的[119,121]。由于对弥漫性黏膜增生的描述远早于现在被称为无蒂锯齿状息肉 / 腺瘤（ sessile serrated polyp/adenoma, SSP/A）一词，一些专家不认为弥漫性黏膜增生是一个病种，而认为它就是 SSP/A[120]。而弥漫性黏膜增生一词的支持者则认为，弥漫性黏膜增生缺乏 SSP/A（见下文）的特有结构，因此认为它是一种与 SSP/A 不同的完全良性的病变，类似于弥漫型增生性

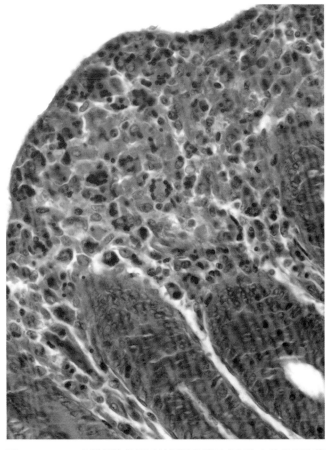

图 16.23　HE/ 六胺银染色显示的阑尾黏膜巨噬细胞内的组织胞浆菌。本例为免疫缺陷患者，死于播散性组织胞浆菌病

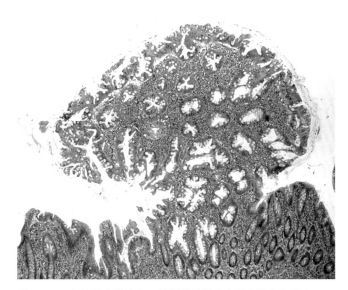

图 16.24　阑尾增生性息肉，类似于结肠和直肠的增生性息肉

息肉[119]。

　　阑尾 SSP/A 比增生性息肉大，可表现为无蒂息肉，但常累及黏膜全周（图 16.25A）。与结肠相似，阑尾

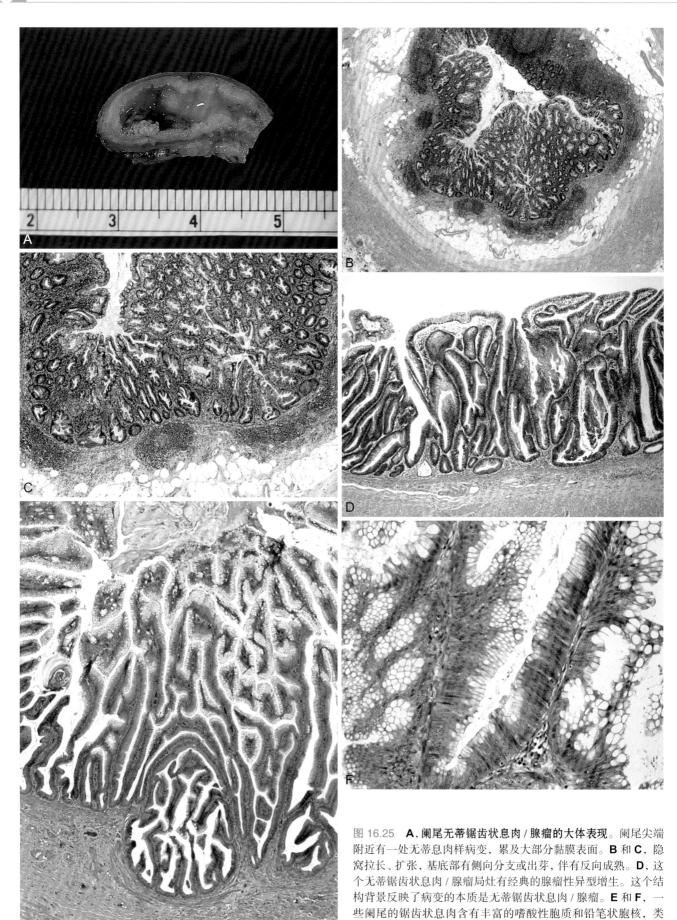

图 16.25　**A**，**阑尾无蒂锯齿状息肉 / 腺瘤的大体表现**。阑尾尖端附近有一处无蒂息肉样病变，累及大部分黏膜表面。**B** 和 **C**，隐窝拉长、扩张，基底部有侧向分支或出芽，伴有反向成熟。**D**，这个无蒂锯齿状息肉 / 腺瘤局灶有经典的腺瘤性异型增生。这个结构背景反映了病变的本质是无蒂锯齿状息肉 / 腺瘤。**E** 和 **F**，一些阑尾的锯齿状息肉含有丰富的嗜酸性胞质和铅笔状胞核，类似于左半结肠的传统型锯齿状腺瘤

SSP/A 也有拉长扩张的隐窝，外观呈锯齿状，病变基底部腺体有侧向分支或出芽，基底部有杯状细胞或小凹型细胞（"反向成熟"；图 16.25B 和 C）[120,122]；无蒂锯齿状息肉常伴有经典型（即腺瘤型或肠型；图 16.25D）或锯齿状异型增生（见第 17 章）[120,122-123]；以前，那些伴有腺瘤型异型增生的病例也被称为"混合性增生性 / 腺瘤性"息肉，但是现在多数倾向称之为"SSP/A 伴异型增生"，与用于结肠的病名一致。一些阑尾锯齿状息肉的隐窝衬覆上皮富含嗜酸性胞质，胞核呈铅笔状，类似于左半结肠的传统型锯齿状腺瘤（图 16.25E 和 F）[122-123]；这些也被简称为阑尾"锯齿状腺瘤"[122]。

MUC6 在几乎所有的 SSP/A 中均呈阳性，Ki-67 免疫染色在隐窝上皮细胞中呈不规则、不对称分布，与结肠同名病变类似[120,122]。也可出现 DNA 修复蛋白表达的部分缺失，通常是表面上皮，这反映了上皮细胞不具增殖活性，而与微卫星不稳定性无关[122]。隐窝基底部染色仍呈阳性，PCR 检测提示病变处错配修复基因完好。在相当多的阑尾锯齿状病变中发现了 *BRAF* 和 *KRAS* 突变具有互斥性，尽管突变比例在不同的研究中有所不同。在结肠息肉中 *BRAF* 突变更为常见，而 *KRAS* 突变不常见，这证明阑尾锯齿状病变的分子改变与结肠同名病变的分子改变不同[122-123]。

无蒂锯齿状息肉 / 腺瘤与增生性息肉的区别在于：其具有先前提到的隐窝扩张、锯齿遍布腺体全长、腺体基底部有侧向分支 / 出芽以及"反向成熟"等特征。然而，形态学上可能有显著的重叠。出于这个原因，以及命名上的质疑——使所有关于锯齿状肿瘤的探讨陷入混乱，还有不伴有异型增生的阑尾锯齿状病变甚至可能也存在 *BRAF* 或 *KRAS* 突变，一些作者建议，将阑尾锯齿状病变的分类简化为无异型增生的锯齿状息肉和有异型增生的锯齿状息肉[122-123]。

阑尾锯齿状病变与结直肠癌的关系尚不清楚。虽然早期文献提示阑尾锯齿状病变与结直肠癌有关，但最近的研究（之前也曾提到）表明，阑尾锯齿状病变实际上可能与结肠肿瘤的"锯齿状通路"无关[122-123]。阑尾浸润性腺癌的发生偶尔与锯齿状病变相关，这点在下文非黏液腺癌部分将进一步讨论。

肠型腺瘤

肠型腺瘤（intestinal-type adenoma）虽然在结肠很常见，但在阑尾少见，通常是因其他原因行阑尾切除术时发现。其在家族性腺瘤性息肉病患者中可能更常见[119,121-124]。肠型腺瘤形成息肉样突起，与邻近的正常黏膜界限明显；与 SSP/A 和低级别黏液性肿瘤相比，肠型腺瘤没有黏膜环周累及。肠型腺瘤有拥挤的管状隐窝，衬覆胞核拉长、深染的异型增生的上皮细胞，与结肠腺瘤类似（图 16.26A）。阑尾肠型腺瘤发生腺癌的风险明显较低。累及阑尾近端的腺瘤通常是由右半结肠的腺瘤延伸至阑尾开口的（图 16.26B）[125]。

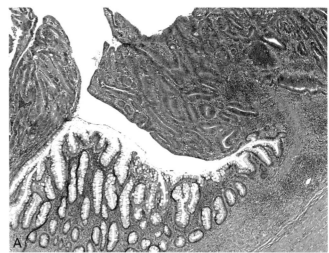

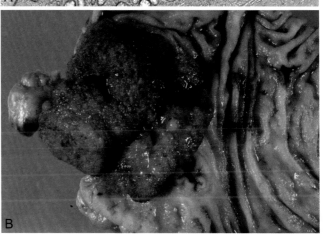

图 16.26 **A**，阑尾管状腺瘤与周围黏膜界限清楚，类似于结直肠管状腺瘤。**B**，该例是起自盲肠的大腺瘤性息肉，蔓延并累及阑尾口和阑尾近端

非黏液腺癌

阑尾原发性**非黏液腺癌**（nonmucinous adenocarcinoma）很少见[119,126]，大多数起源于锯齿状病变或杯状细胞类癌（见下文）。其症状常与急性阑尾炎相似，除了癌，还常伴有炎症[119,127]。大多数非黏液腺癌在穿透脏腹膜并引起腹痛之前并无症状，并且在确诊时往往已处于局部进展期[125]。

阑尾原发性非黏液腺癌可位于阑尾的任何位置，近端 1/3 比远端更常受累[119,128]。阑尾根部的腺癌应与蔓延到阑尾近端的盲肠腺癌区分开[119]。显微镜下，其形态与结直肠腺癌基本相同，而且也确实被称为结肠型腺癌（图 16.27）[128-129]。与锯齿状病变相关的阑尾腺癌显示破坏性生长方式，浸润性的腺体呈管状或锯齿状[125]。有些阑尾非黏液腺癌含有丰富的细胞外黏液，但通常更富于细胞，具有高级别细胞学特征并伴有促结缔组织增生反应，不属于阑尾黏液性肿瘤伴腹膜假黏液瘤病变谱系。非黏液腺癌的治疗方式为右半结肠切除术。阑尾非黏液腺癌的预后较差，5 年生存率约为 55%[130]。阑尾非黏液腺癌与

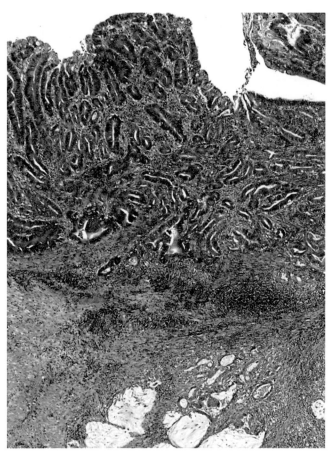

图 16.27 阑尾非黏液腺癌的组织学表现类似于肠型结直肠腺癌。其病变起源于腺瘤性息肉并蔓延到阑尾壁

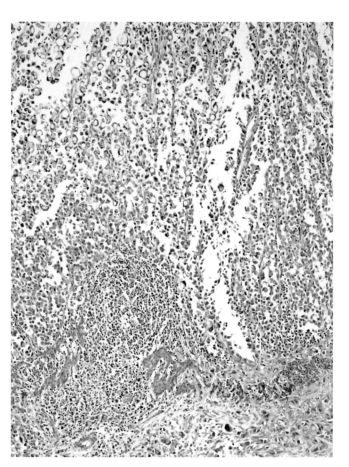

图 16.28 阑尾原发性印戒细胞癌

阑尾黏液腺癌的鉴别很重要，因为黏液腺癌的治疗方式对非黏液腺癌不太可能有效，而且黏液腺癌的患者的预后通常相对较好[131]。

印戒细胞癌（signet ring cell carcinoma） 是一种非常罕见的阑尾原发性肿瘤（图 16.28）[119,129]。这些肿瘤在形态学上与其他部位的印戒细胞癌相似，虽然印戒细胞癌可能起源于杯状细胞类癌，必须将它们与来自胃或乳腺的转移癌和杯状细胞类癌（见下文讨论）鉴别开[132]。印戒细胞癌可在腹腔内播散，故其预后不良；其淋巴结转移和卵巢转移也很常见[129,133]。

杯状细胞类癌（goblet cell carcinoid） 实际上是阑尾所特有的，以往也被称为杯状细胞型腺类癌（goblet cell-type adenocarcinoid）[134]、黏液性类癌瘤（mucinous carcinoid tumor）[135] 和隐窝细胞癌（crypt cell carcinoma）[136]。虽然传统上将其分类为神经内分泌肿瘤（NET），但许多学者质疑将这种神经内分泌成分仅是其所含数种成分之一的肿瘤归为类癌而不强调其中更为显著的成分是否明智。杯状细胞类癌现在被认为是一种独特的临床病理肿瘤，其行为比经典的阑尾类癌更具侵袭性[125,137]，更类似于腺癌。此外，杯状细胞类癌经常发生低分化腺癌，生物学行为与分期有关[132]。因此，对于发现杯状细胞类癌

的阑尾，应全部取材以排除伴有癌的可能性。

很多杯状细胞类癌是在有急性阑尾炎症状的患者中发现的[138]，而且其病变常伴有急性阑尾炎。手术时很少怀疑到杯状细胞类癌。大体上，杯状细胞类癌可以见于阑尾的任何位置[125,139]；与典型的类癌不同，杯状细胞类癌多发生在阑尾中部，表现为略带白色的区域，有时为黏液样硬结不伴有管腔扩张，伴有边界不清的阑尾壁增厚，大体检查时可能很难识别。

显微镜下，杯状细胞类癌表现为：肿瘤在黏膜深部和黏膜下层呈同心圆状生长，环绕阑尾管腔（图 16.29A），但与表面上皮异型增生无关。它们常蔓延至肌层和浆膜层。杯状细胞类癌由嵌在致密胶原间质中的小巢、簇状、条索状的杯状细胞组成（图 16.29B），常呈微腺样排列，有时伴有细胞外黏液；肿瘤细胞由于胞质内大的黏液空泡是膨胀的，并且空泡将胞核挤向细胞基底部。核分裂象通常不明显，Ki-67 免疫标记指数较低（＜2%）[140]。可见潘氏细胞和神经内分泌细胞（图 16.29C）[141]。杯状细胞类癌对黏液卡红和癌胚抗原（CEA）染色均呈阳性，对神经内分泌标志物仅有片状阳性[125,141]。杯状细胞类癌通常表达 CK20，偶尔表达 CK7，常为局灶性表达[125,141-143]。对 CK19 和 CD99 也常表达[144]。

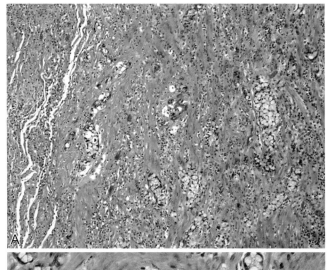

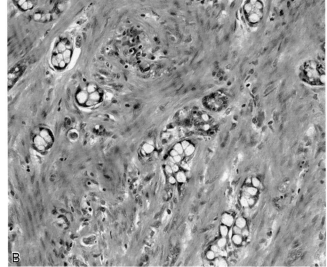

图 16.30　**A** 和 **B**，起源于杯状细胞类癌的低分化腺癌；注意非典型性胞核以及浸润性低分化腺体中混合着杯状细胞类癌成分

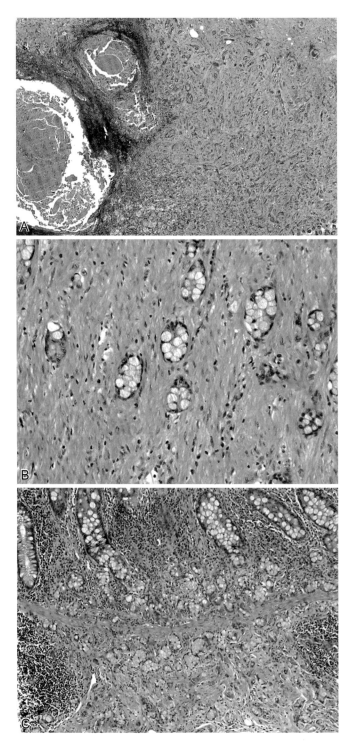

图 16.29　**A**，杯状细胞类癌，具有同心圆状生长方式，典型者蔓延到肌层深部和阑尾系膜。**B**，其肿瘤细胞呈小的巢状、簇状和条索状，有大的黏液空泡和小的位于基底的胞核。**C**，潘氏细胞可能非常明显

良。提示癌的特征包括：显著的核非典型性，单个浸润的细胞，黏液减少，以及 Ki-67 阳性细胞增多。与其他下消化道恶性肿瘤不同，由杯状细胞类癌发展而来的癌没有 β 连环蛋白、*KRAS*、*DPC4* 或 *TP53* 突变 [142]。

大多数杯状细胞类癌浸润阑尾壁深部，甚至穿透浆膜，并常累及区域淋巴结、腹膜和卵巢 [139,145]。卵巢转移特别常见，可表现出 Krukenberg 瘤的特征（图 16.31）[146]。对于杯状细胞类癌的分类，世界卫生组织和美国癌症联合委员会均将其按腺癌进行分类和分期 [125]。杯状细胞类癌的治疗尚无标准，因其有较高的转移潜能，单纯阑尾切除术显然不够充分，因此，其手术治疗一般包括右半结肠切除术和淋巴结清扫。

典型的类癌和杯状细胞类癌偶尔可以同时发生，这种混合肿瘤的生物学行为更像杯状细胞类癌而不像典型的类癌 [147]。

更复杂的情况是，至少有一半的杯状细胞类癌会发生腺癌，通常是印戒细胞癌或低分化癌（图 16.30），被称为"起源于杯状细胞类癌的腺癌" [132]。可以想象，在杯状细胞类癌的背景下发生明确的恶性肿瘤提示预后不

黏液性肿瘤

阑尾黏液性肿瘤（mucinous neoplasm）的特殊性在于：即使是低级别、表现极温和的肿瘤，也可累及腹腔，表现为腹膜假黏液瘤。由于这些具有低级别特征的肿瘤实际上可以有很高的致病性，甚至导致死亡，有关这些肿瘤的术语和分类一直是过去（和现在）争论的主题，而且争论还在不断持续[119,121,148-150]。而且阑尾侵犯的标准并没有明确的定义，目前存在的多种分类方案反映出其良恶性的难以界定。

腺瘤 / 囊腺瘤

根据定义，黏液性腺瘤局限于阑尾黏膜，而浆膜表面或阑尾系膜不应有黏液[121,148-149]。有些病例大体上无明显异常，有些病例则会引起阑尾的局部或整体扩张，伴有黏液潴留（故称为囊腺瘤；图16.32A）。许多专家认为，诊断腺瘤需要有完整的黏膜肌层[126,150-151]。黏液性上皮可呈扁平状或波浪状，但许多病例中有绒毛突起（图16.32B）[126,148,151]。阑尾隐窝深部通常腔缘平直，类似于非肿瘤性阑尾隐窝，但有些病变包含伴有近腔侧呈锯齿状表现的隐窝[151]。总的来说，腺瘤通常缺乏明显的结构复杂性。多数腺瘤表现为低级别细胞非典型性，胞核深染伴假复层化，核分裂象罕见（图16.32C）[148,151]。高级别异型增生不常见，其特征是出现结构异常，包括筛状和微乳头状生长，胞核多形性伴极向消失，核分裂象可见（图16.33A和B）[150-151]。现在称为伴有高级别异型增生的腺瘤的病变过去有多种分类方法，包括非浸润性腺癌[119,150]。但无论细胞异型程度如何，对阑尾黏液性腺瘤进行阑尾切除术且切缘阴性即可治愈[148,151]。有

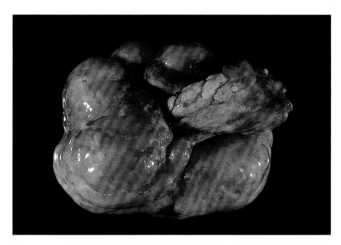

图16.31　阑尾杯状细胞腺类癌的卵巢转移。有时这是这种类型的肿瘤的首发症状

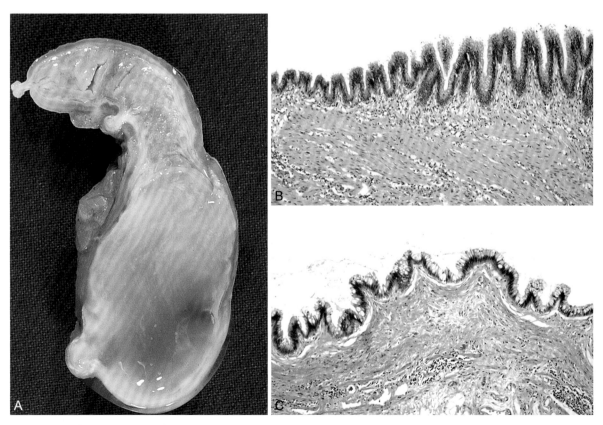

图16.32　**A**，黏液性囊腺瘤累及阑尾近侧1/2并伴有憩室形成。注意阑尾外没有黏液。**B**，可见阑尾上皮呈波浪状，黏膜肌层完整，缺乏复杂结构。**C**，可见低级别细胞非典型性

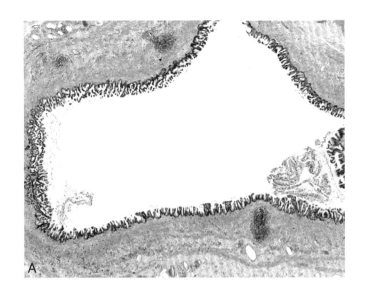

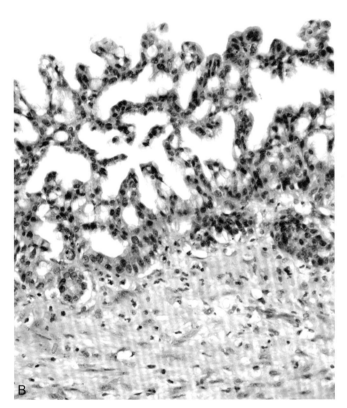

图 16.33　腺瘤局限于阑尾内（**A**），但有高级别异型增生（**B**），其特征是结构复杂、核非典型性和核分裂象

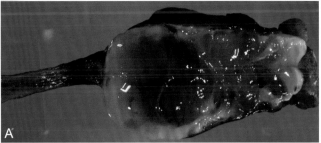

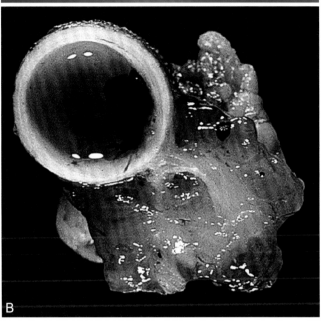

图 16.34　**A**，低级别阑尾黏液性肿瘤，可见特征性的阑尾腔显著扩张，管壁变薄。**B**，另一例可见阑尾腔显著扩张，黏液蔓延到阑尾系膜（**A**，Courtesy of Dr. George F. Gray, Jr.）

些作者提出，手术切缘存在腺瘤需要考虑复发或转移的可能性，并认为这种肿瘤的恶性潜能不确定或有低度复发风险[148-149,151]。因此，有人提出应将这类肿瘤称为"高级别阑尾黏液性肿瘤"（high-grade appendiceal mucinous neoplasm, HAMN）。当为黏液性腺瘤时，有必要将整个阑尾进行全部取材，以除外存在阑尾壁外肿瘤性上皮和（或）黏液的可能性，见下文。伴有阑尾壁改变的低级别黏液性肿瘤，例如，黏膜肌层破坏、阑尾壁萎缩伴黏膜和黏膜肌层纤维化和（或）阑尾壁外黏液，最好归类为低级别阑尾黏液性肿瘤（LAMN）而不是腺瘤[148-149,151]。

低级别阑尾黏液性肿瘤

　　历史上，为了避免命名混淆以及将组织学特征与生物学行为联系起来，一些专家将低级别黏液性肿瘤的整个谱系——从腺瘤到低级别黏液性肿瘤伴有阑尾壁外黏液——都归类为低级别阑尾黏液性肿瘤（low-grade appendiceal mucinous neoplasm, LAMN）[119,150]。如前所述，最近的分类方案恢复了腺瘤/囊腺瘤这一术语，因为认识到只要对整个阑尾进行评估且没有发现可能复发的组织学危险因素，这些病变就可以通过阑尾切除术而治愈。目前，大多数专家使用 LAMN 一词来表述这些腹膜播散风险至少有一些升高的阑尾黏液性肿瘤[148-149,151]。

　　与腺瘤类似，这些病变可能大体上无异常或表现为充满黏液的囊性扩张的阑尾（图 16.34A）。浆膜表面或阑尾系膜大体上可见黏液（图 16.34B）是非常重要的发现，如果发现黏液，应仔细记录并对阑尾进行全部取材，以确定阑尾壁外是否存在肿瘤性上皮[148-151]。

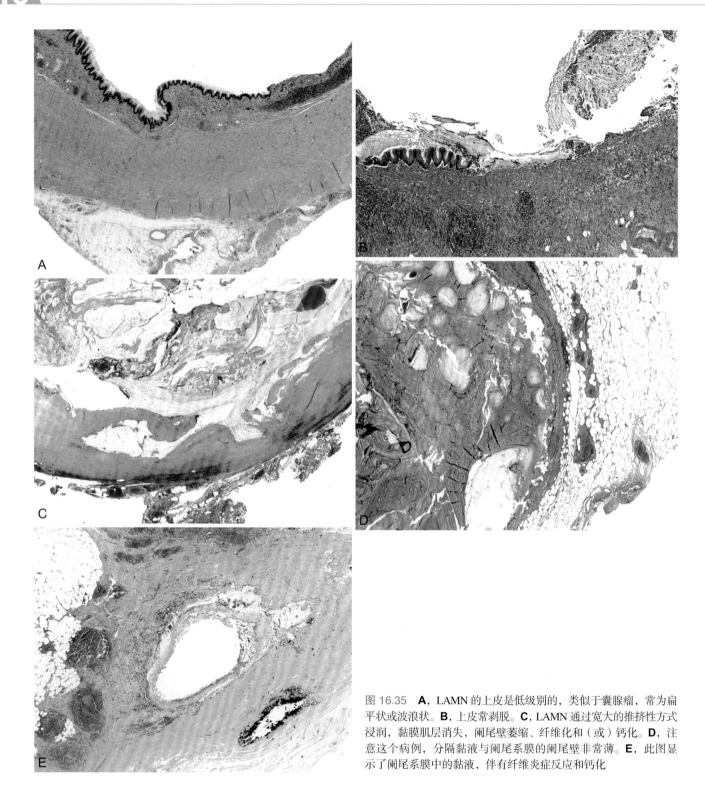

图 16.35　A，LAMN 的上皮是低级别的，类似于囊腺瘤，常为扁平状或波浪状。B，上皮常剥脱。C，LAMN 通过宽大的推挤性方式浸润，黏膜肌层消失，阑尾壁萎缩、纤维化和（或）钙化。D，注意这个病例，分隔黏液与阑尾系膜的阑尾壁非常薄。E，此图显示了阑尾系膜中的黏液，伴有纤维炎症反应和钙化

LAMN 的低级别上皮类似于囊腺瘤，其特征为绒毛状或平坦排列的高柱状黏液上皮细胞（图 16.35A）[148-151]。绒毛通常细长，边缘平直。在很多病例中，上皮几乎完全脱落，可能需要连续进行多切面切片才能发现肿瘤性上皮（图 16.35B）[121,151]。LAMN 浸润阑尾壁的方式独特，具有宽大的推挤性前缘（而不是浸润性肿瘤腺体伴有促结缔组织增生反应）伴有黏膜肌层消失以及阑尾壁萎缩、纤维化和（或）钙化（图 16.35C 和 D）[150]。这些肿瘤可能会穿过阑尾壁形成憩室样外翻，甚至造成阑尾的明显穿孔（其曾用名为"破裂的腺瘤"，并不能反映这些肿瘤的生物学潜能）（图 16.35E）。具有高级别细胞学特征的黏液性肿瘤不应归入 LAMN。如上所述，如果局限于黏膜层，

可以归入腺瘤，否则应归入黏液腺癌（见后续章节）。

对局限于阑尾的 LAMN 进行阑尾切除术均可治愈[148]，并且最近的研究表明，即使肿瘤性上皮或无细胞黏液累及切缘，也不意味着疾病会复发[152]。LAMN 伴有腹腔内无细胞黏液或阑尾壁外肿瘤性上皮局限于右下腹者进展为播散性腹膜假黏液瘤的风险低，特别是前一种情况，前提是对所有阑尾壁外黏液已进行组织学评估并排除了肿瘤性上皮的存在[148,153]。尽管如此，约 1/3 伴有局限于右下腹的阑尾壁外肿瘤性上皮的患者可能发生腹膜播散并导致死亡[148,153]，因此，之前有些作者将任何阑尾壁外含细胞性黏液的肿瘤均归入低级别黏液腺癌[126,151]。

对于阑尾壁外黏液仅局限于阑尾周围区域的患者，如何治疗仍有争议。应将患者所有大体上可见的腹膜黏液送检进行组织学评估，然后进行影像学监测以评估黏液性腹水的进展[151,153]。目前没有数据支持细胞减灭手术加腹腔内化疗作为预防措施有效，而右半结肠切除术与阑尾切除术相比并没有生存优势[154-155]。

许多良性病变都可拟似 LAMN。潴留性囊肿罕见，通常小于 2.0 cm。黏膜常脱落，有潴留时则萎缩或变薄，但缺乏 LAMN 的波浪状和（或）绒毛状特征以及低级别细胞学非典型性。虽然潴留性囊肿可能会发生破裂，但黏液中无细胞且阑尾切除后不会复发[119,126]。反应性或增生性阑尾黏膜不应被误认为是黏液性肿瘤，尤其是伴有潴留性囊肿或憩室时。阑尾憩室在前面也讨论过，可以发生在黏液腺瘤以及非肿瘤性阑尾疾病[156]。黏液腺瘤伴发憩室可能会与低级别阑尾肿瘤的"推挤性前缘"混淆，尤其是憩室被肿瘤上皮取代时，憩室破裂也可能与伴有阑尾壁外黏液的 LAMN 混淆（图 16.10C）[74]。有助于诊断憩室而非 LAMN 的特征包括：非肿瘤性上皮，壁内的上皮与病变处管腔衬覆上皮具有连续性，以及完整的正常固有肌层。另一种极其罕见的产生阑尾黏液的情况是阑尾黏液球囊肿（myxoglobulosis），也被称为"鱼子酱阑尾（caviar appendix）"[119,157]。在此病中，阑尾管腔内含有大量由黏液组成的卵圆形小球（图 16.36），偶尔可见钙化。组织学上，小球是由层状黏液围绕嗜酸性颗粒状核心构成。其发病机制尚不清楚，但这认为是由从管壁上分离下来的黏液聚集而成的。

黏液腺癌和腹膜假黏液瘤

腹膜假黏液瘤（pseudomyxoma peritonei）是一个描述性术语，指黏液性肿瘤的扩散导致黏液在腹腔内积聚[151,158]。大多数病例继发于低级别阑尾黏液性肿瘤（LAMN）的播散，极少数病例来自其他部位（例如卵巢）[158-159]。广泛播散的腹膜假黏液瘤可形成无数胶冻状结节，迟早会因感染、肠梗阻或侵犯周边组织（例如膀胱、腹壁和肠管）而导致患者死亡（图 16.37A）。腹膜假黏液瘤可以累及脾的表面[160]，并通过横膈扩散形成胸膜假黏液瘤（pseudomyxoma pleurii）[161]。最后，腹膜假黏

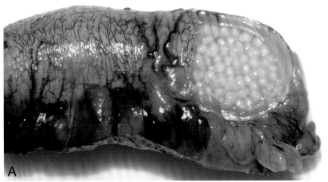

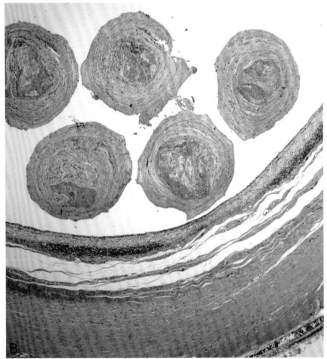

图 16.36　**A**，黏液球囊肿或"鱼子酱阑尾"，其特征是管腔内有许多由黏液组成的卵圆形小球。**B**，组织学上，这些小球是由层状黏液围绕嗜酸性颗粒状核心构成（Photographs courtesy of Dr. Ian Brown.）

液瘤可以蔓延到腹股沟和其他疝囊；事实上，组织学检查疝修补术标本时首次诊断本病者并不少见[162-163]。

腹膜肿瘤沉积物的形态与阑尾原发性肿瘤相似[150,164]。低级别病变（常与 LAMN 相关）由黏液池组成，黏液池有少量低级别黏液性上皮，罕有核分裂象，背景通常为玻璃样变的胶原带和黏液池周围的反应性纤维化（图 16.37B）[150,164]。伴有高级别特征的腹膜黏液性肿瘤，例如，伴有胞核增大深染的实性细胞簇、单个细胞坏死和核分裂象，更多与黏液腺癌相关（图 16.37C 和 D）[150,164]。其高级别上皮往往比低级别病变中的更丰富，可能伴有破坏性组织侵犯和（或）促结缔组织增生反应以及淋巴结转移。这些高级别肿瘤通常来自小肠、结肠或

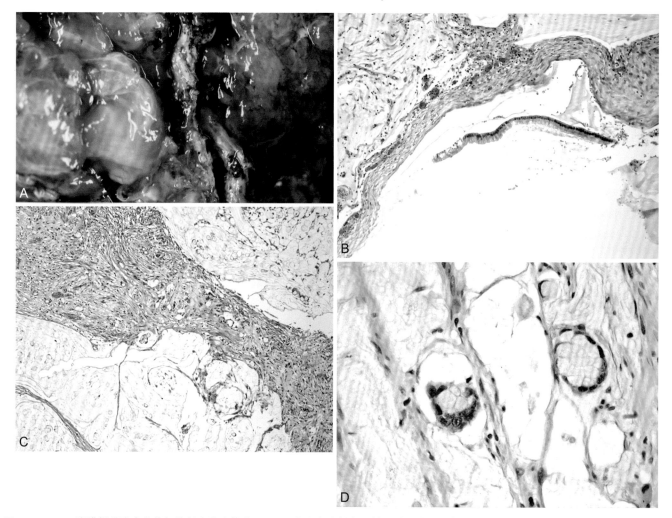

图 16.37　**A**，腹膜假黏液瘤整块切除标本的大体表现。**B**，在这个病例中，低级别肿瘤上皮条索在黏液池中漂浮。**C**，此例呈高级别特征的腹膜假黏液瘤表现为黏液池周围的纤维化条带浸润，以及印戒细胞和明显的胞核非典型性（**D**）（**A**, Courtesy Dr. George F. Gray, Jr.）

胰腺原发性肿瘤的播散，而非阑尾原发性肿瘤[150,164]。有些阑尾肿瘤在阑尾原发病变和腹膜肿瘤沉积物中确实表现出不一致的组织学特征[148,150]，在治疗失败和（或）多次肿瘤复发的患者中，可见病变由组织学低级别演进为高级别[165-166]。

　　播散性腹膜腺黏液病（disseminated peritoneal adenomucinosis）一词用于这种分化非常好的疾病类型，而腹膜黏液癌病（peritoneal mucinous carcinomatosis）一词用于细胞结构非典型性更高的病例[164,167]。这种差别虽然具有预后意义，但应该认识到，这些是指恶性病变的不同级别，而将病变称为腺黏液病（adenomucinosis）可能导致病变潜在的侵袭性生物学行为被低估[168]。

　　阑尾黏液性肿瘤和腹膜假黏液瘤通常表达 CK20、CDX-2 和 MUC2；CK7 的阳性率则不等[169-170]。阑尾腺瘤、LAMN 和黏液腺癌常有 *KRAS* 突变，但通常不存在 *BRAF*、*APC* 突变或微卫星不稳定性[151,171-173]。

　　大多数腹膜黏液腺癌患者都经历过需要长期干预的多次肿瘤复发，结果导致广泛的腹腔内粘连，最终会

妨碍进一步治疗[174]。激进的现代治疗方法结合了外科手术、直接彻底的细胞减灭术、术中腹腔热灌注化疗（hyperthermic intraoperative intraperitoneal chemotherapy, HIPEC）以及另外几个周期的术后早期腹腔内化疗。疾病的自然病程由肿瘤分级和病理分期决定[175]；按该方案治疗的低级别肿瘤的 5 年生存率为 86%，而高级别肿瘤的 5 年生存率为 50%[151,176-177]。尽管这些激进的治疗方式令人鼓舞，但发病率和死亡率也非常高。

　　如果不提黏液囊肿（mucocele）这个词，本节的话题就不算完整。在历史上诊断为黏液囊肿的阑尾疾病中，阑尾显示局限性或弥漫性球形增大，其管腔扩张并含有大量卵白样黏液。按照我们的观点，应避免应用黏液囊肿一词，因为它仅仅是一个描述性术语，并不能说明造成黏液积聚的根本原因（可以是良性病变，也可以是恶性和侵袭性病变）。重要的是病变的性质，而不是病变产生了大量黏液这个现象。诊断黏液囊肿相当于用"含血囊肿"一词形容任何一种含血病变，而不管其病变本质是血肿、海绵状血管瘤、血管瘤样恶性纤维组织细胞瘤或血管肉瘤。

神经内分泌肿瘤

高分化神经内分泌瘤（neuroendocrine tumor, NET）（以往称为类癌）是阑尾肿瘤中最常见的类型[178]。它们在阑尾切除标本中的发生率不到1%[141]，可以发生于任何年龄，但在成人比在儿童更常见[179]。与胃肠道其他部位的NET相比，阑尾的NET患者的发病年龄通常更年轻，女性患者略多，当然这些特征可能至少部分受年轻患者急性阑尾炎发生率高以及女性患者接受妇科手术多的影响[180]。在大多数情况下，高分化NET是在因其他原因切除阑尾时的偶然发现，但也有可能是因管腔阻塞引起急性阑尾炎而被发现。特殊情况下，高分化NET可以分泌促肾上腺皮质激素（ACTH）并引起库欣综合征样临床表现[181]。继发于阑尾类癌的类癌综合征非常少见[182]。

从病变在阑尾内的位置来看，绝大多数阑尾NET位于阑尾的尖端或远端1/3。大多数阑尾高分化NET的直径不足1 cm，很少有直径达2 cm或2 cm以上者[141,183]。大体上，阑尾高分化NET是实性的，呈灰白色，界限清楚，但无包膜（图16.38）。福尔马林固定后的阑尾高分化NET呈特征性的黄色。当病变足够大时，位于阑尾尖端的高分化NET常常形成典型的"鼓槌样"形态。

形态学上，绝大多数阑尾NET的由能产生5-羟色胺的肠嗜铬（enterochromaffin, EC）细胞构成，与空肠回肠相应的肿瘤类似。以前这些肿瘤被称为"典型"类癌。EC细胞肿瘤是由小而一致的细胞形成的无包膜、紧密排列的实性巢（"岛状"），偶尔伴有腺泡（图16.39）[141]，这些腺泡腔内含有过碘酸-希夫染色呈阳性的物质，但不含黏液。偶尔也会见到其他混合性的结构形式[141]。肿瘤细胞含有丰富的双嗜性、常呈颗粒状的胞质，具有亲银性和嗜银性[141,184]。其典型的胞核呈圆形，染色质粗，呈"椒盐状"，核仁小；核分裂象少见。偶尔出现退变的非典型胞核，伴有核染色加深和多核，但与生物学行为无关。阑尾NET边缘常见向内回缩与间质分离的现象，有时非常显著。阑尾NET侵犯阑尾肌壁和淋巴管常见，扩散到腹膜表面也不罕见。

大多数EC细胞（典型的类癌）肿瘤无疑具有与正常位于Lieberkühn腺基底的EC细胞类似的形态学、免疫组织化学和超微结构特征，但其是起源于这些EC细胞，还是起源于黏膜固有层和黏膜下层与神经关系密切的表型类似细胞，仍有争议。后者有时形成与腺体不连续的结构，由Masson最先发现，被称为上皮下神经内分泌复合体（subepithelial neuroendocrine complexes）。正因如此，有人推测，在阑尾壁神经内发现的肿瘤细胞可能与肿瘤组织发生的关系更密切，而不是肿瘤沿神经周围播散的表现[185-187]。

EC细胞对嗜铬素A、突触素和5-羟色胺免疫组织化学染色呈强阳性[141,184]。广谱角蛋白染色一般呈弱阳性，CK7和CK20染色通常呈阴性[143]。这些肿瘤特征性表达CDX2，提示其为中肠来源的[188]。这些肿瘤细胞与S-100蛋白阳性的神经鞘样细胞关系密切，后者可能属于

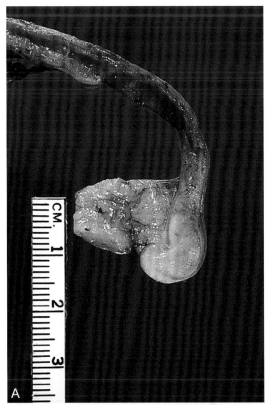

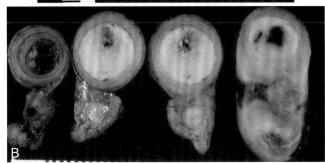

图 16.38　**阑尾高分化神经内分泌瘤（原名类癌）的大体表现。A**，这些肿瘤呈黄白色，典型者位于阑尾尖端。**B**，这些肿瘤界限清楚，但无包膜，可蔓延到阑尾周围软组织（Courtesy Dr. George F. Gray, Jr.）

前述的阑尾壁内神经[185]。多数EC细胞肿瘤Ki-67增殖指数极低（<1%）[189]。

10%～20%的阑尾NET由肠高血糖素（enteroglucagon）（L）细胞组成。这些肿瘤的特征是形成腺样结构而非实性巢团[190-191]，因此，它们过去曾被称为管状类癌（tubular carcinoid）。这些肿瘤通常很小（2～3 mm），由细胞学形态温和的肿瘤细胞排列成小梁和条索状结构（图16.40）。过去之所以将这些肿瘤归入管状类癌是因为它们中有些呈显著的腺泡状或管状生长方式[190]。虽然管腔内可见少量浓缩的黏液，但这些肿瘤细胞胞质内通常不含黏蛋白[141-191]。这些肿瘤细胞胞质内可见小的红色嗜碱性神经内分泌颗粒；偶尔，颗粒大而呈嗜酸性，类似于潘氏细胞，但真正的潘氏细胞并非管状类癌的特征[141]。这些肿瘤细胞有嗜银性，但无亲银性[184]；它们嗜铬素B、突触素、胰高血糖素、免疫球蛋

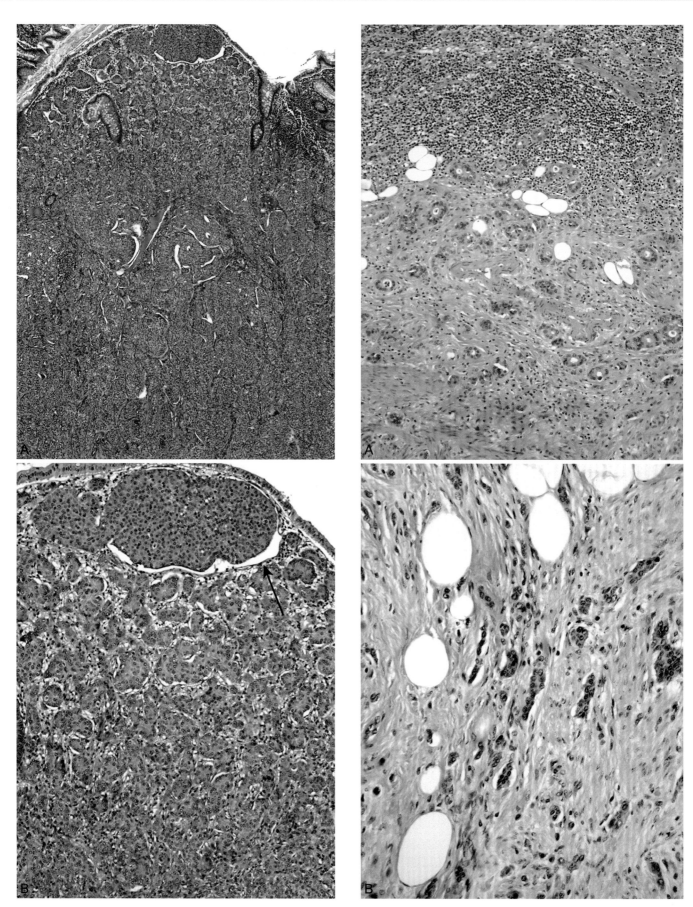

图 16.39　**A**，大多数阑尾 NET 无包膜，由小而单一的细胞紧密排列成实性巢团（岛状），胞质呈嗜酸性或双嗜性。**B**，胞核一致，小而圆，染色质呈斑点状或"椒盐状"。常见淋巴管血管侵犯（箭头所示）

图 16.40　**A**，L 细胞 NET，以前称为管状类癌，由排列成小梁状和条索状的肿瘤细胞构成，可能会被误认为癌。**B**，可见小的红色嗜酸性神经内分泌颗粒

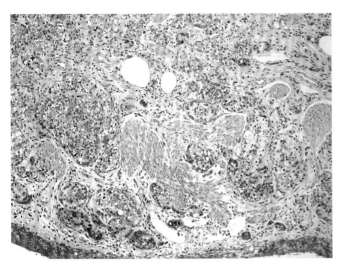

图 16.41　此例高分化 NET 的神经内分泌细胞具有明显的透明和嗜酸性胞质

白 A、胰多肽、YY 肽、CEA 等免疫组织化学染色阳性，但对嗜铬素 A 一般不着色 [184-185,190]。这些肿瘤的 Ki-67 增殖指数也很低。由于浸润性生长方式和缺乏嗜铬素 A 表达以及不同程度地表达 CK7 和 CK20 [192]，管状类癌有可能被误认为是转移性癌，但管状类癌缺乏核分裂象和核非典型性，细胞排列有序，且起源于其他方面均正常的黏膜腺体基底部，这些均有助正确诊断并避免与原发性或转移性腺癌混淆。

偶尔，阑尾 NET 中可见肿瘤细胞胞质透明和（或）胞质空泡化（图 16.41）。这些肿瘤被称为富含脂质的或透明细胞性 NET，可能代表了典型 EC 细胞肿瘤的退变现象。透明细胞性 NET 表达普通的神经内分泌标志物，但不表达黏蛋白标志物 [193-194]。

管状类癌通常较小，临床经过良好 [141]。大多数典型的阑尾类癌的生物学行为非常惰性，尤其是当肿瘤较小时，< 2.0 cm 的阑尾类癌的转移率低于 1% [141]。转移性扩散常常局限在区域淋巴结并通常发生于肿瘤直径 > 2 cm 的病例，偶尔也有例外 [195]。处理决策很大程度上取决于肿瘤的大小。多数作者认为，只要切缘为阴性，对 < 1 cm 的类癌阑尾进行单纯切除治疗足矣。考虑到直径 > 2 cm 的阑尾类癌的区域淋巴结转移和血管侵犯的可能性较大，一般对其进行右半结肠切除术和淋巴结清扫 [196-197]。对于 1 ~ 2 cm、伴有或不伴有阑尾系膜侵犯的类癌，治疗仍有争议。肿瘤完整切除者，阑尾切除加临床随访即可，但有人倾向对年轻患者进行根治术 [183,196]。存在提示侵袭性行为的特征（例如，切缘阳性、阑尾系膜侵犯、血管侵犯、核分裂活跃和 Ki-67 标记指数高）也更倾向行右半结肠切除术和淋巴结清扫 [197-198]，尽管大多数研究并未证实激进手术对生存有益。鉴于上述因素在治疗决策过程中的重要性，病理报告中应包含这些信息。约 18% 的阑尾

NET 伴有胃肠道其他部位的恶性肿瘤，因此，在评估这些患者时也应考虑影像学和（或）结肠镜检查 [197]。

在阑尾 NET 这部分的最后，应提及一些主要是作为个案报道记录下来的极为罕见的类型。真正的阑尾原发性小细胞神经内分泌癌极为罕见 [199]，混合性腺癌 / 神经内分泌癌（mixed adenocarcinoma/neuroendocrine carcinoma, MANEC）也是如此 [200]。如前所述，混合性典型类癌 / 杯状细胞类癌也有个案报道 [147]。阑尾原发性节细胞副神经节瘤也有报道 [201]。

其他肿瘤和肿瘤样病变
Müller 病变

在有胃肠道子宫内膜异位症（endometriosis）的女性患者中，阑尾也受累者（图 16.42A 和 B）相当少见。患者可表现为急性阑尾炎，也有很多患者并无症状 [14,202]。阑尾子宫内膜异位症可导致肠套叠 [92]，偶尔可引起阑尾破裂，尤其是在妊娠期间 [203-204]。阑尾子宫内膜异位症也可以造成阑尾管腔阻塞伴黏液囊肿样远端扩张 [14,205]。在阑尾子宫内膜异位症基础上发生的异型增生罕有报道，提示任何起源于子宫内膜异位的 müller 起源肿瘤均可能表现为阑尾肿瘤 [14,206]。输卵管内膜异位症（endosalpingiosis）（图 16.42C 和 D）通常也是一个偶然发现 [14]，在冰冻切片检查时偶尔看似分化良好的腺癌，也有导致直肠乙状结肠狭窄和囊性肿物的报道 [207-208]。良性 müller 腺体病变的黏液变异型、宫颈内膜异位症未见有发生在阑尾的报道，但可以想见 [14]。也已有异位蜕膜反应［"蜕膜病（deciduosis）"］在阑尾中发生的罕见报道（图 16.42E）[209]。

间叶性肿瘤

颗粒细胞瘤（granular cell tumor）[210-211]、PEComa [212]、炎性纤维性息肉（inflammatory fibroid polyp）[213] 和神经鞘瘤（schwannoma）[214] 很少累及阑尾，它们与消化道其他部位对应的肿瘤相似。在少数情况下，阑尾可以是胃肠道间质肿瘤（GIST）的原发部位（图 16.43）[214-215]；报道的病例多数具有特征性的丝团状纤维。阑尾平滑肌瘤（leiomyoma）和平滑肌肉瘤（leiomyosarcoma）也有个案报道 [14,214]。

恶性淋巴瘤（malignant lymphoma） 可原发于阑尾，但相当罕见。已有不同类型的淋巴瘤发生在阑尾的报道，主要是个案报告，包括伯基特淋巴瘤（Burkitt lymphoma）、骨髓肉瘤（myeloid sarcoma）和套细胞淋巴瘤（mantle cell lymphoma），其中部分临床上表现为急性阑尾炎 [14,215-218]。

在 HIV 感染个体中，有报道**卡波西肉瘤（Kaposi sarcoma）**可累及阑尾并导致急性阑尾炎 [219]。

阑尾的转移性肿瘤很少见，通常为来自胃肠道、乳腺或女性生殖道的癌（图 16.44）[220-222]。

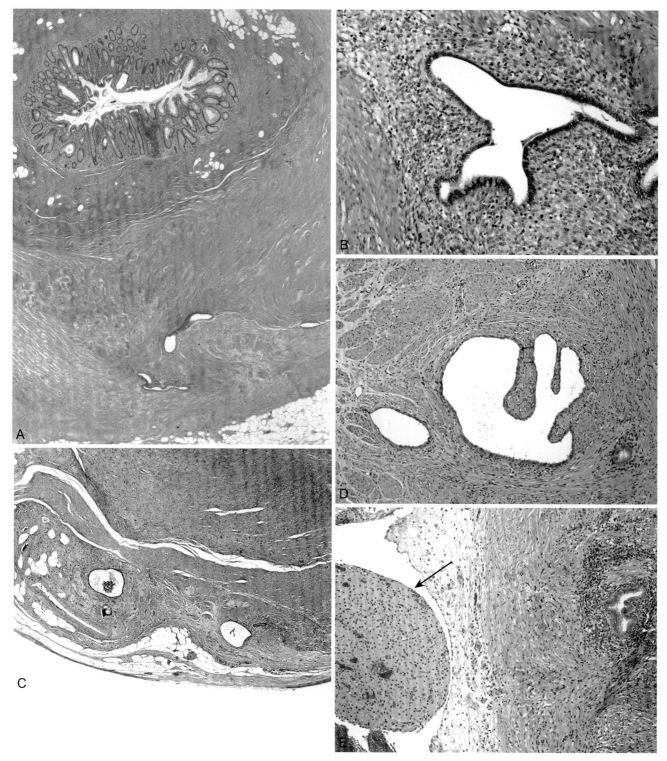

图 16.42 **A** 和 **B**，子宫内膜异位症，阑尾壁中可见子宫内膜腺体和间质。阑尾壁外的输卵管内膜异位（**C**）；高倍镜下可见纤毛（**D**）。**E**，左侧可见异位蜕膜病灶（箭头所示），右侧可见子宫内膜异位病灶

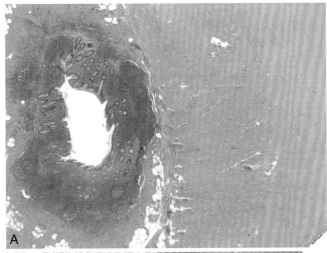

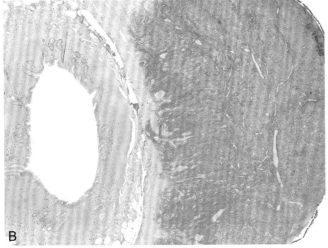

图 16.43 **A**，1 例阑尾壁原发的胃肠道间质肿瘤。**B**，CD117 免疫染色证实

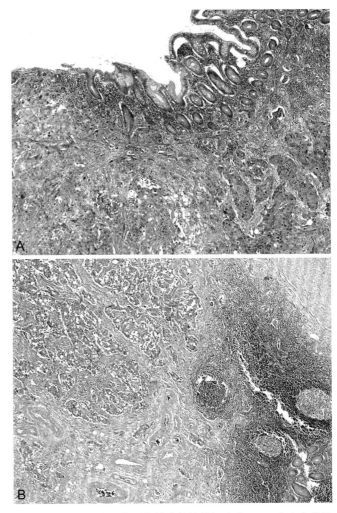

图 16.44 **A**，来自子宫颈的转移性鳞状细胞癌。**B**，来自卵巢的转移性高级别浆液性癌

参考文献

1. Williams R. Development, structure, and function of the appendix. In: Williams RA, Myers P, eds. *Pathology of the Appendix and Its Surgical Treatment*. London: Chapman and Hall Medical; 1994: 9-30.

2. Wakely CP. The position of the vermiform appendix as ascertained by an analysis of 10,000 cases. *J Anat*. 1933; 67: 277-283.

3. Deshmukh S, Verde F, Johnson PT, et al. Anatomical variants and pathologies of the vermix. *Emerg Radiol*. 2014; 21: 543-552.

4. Kim S, Lim HK, Lee JY, et al. Ascending retrocecal appendicitis: clinical and computed tomographic findings. *J Comput Assis Tomogr*. 2006; 30: 772-776.

5. Lamps LW. Appendix. In: Lamps LW, ed. *Diagnostic Pathology-Normal Histology*. Vol. 10. Park City, UT: Amirsys; 2013: 24-27.

6. Gramlich TL, Petras RE. Vermiform appendix. In: Mills SE, ed. *Histology for Pathologists*. 3rd ed. Philadelphia, PA: Lippincott Williams & Wilkins; 2007: 649-662.

7. Smith TA. Lymphoid hyperplasia of the appendix in children; its relation to recurrent appendicitis. *Ann Surg*. 1924; 79: 871-878.

8. Milliken PD. Eosinophilic argentaffin cells in the human appendix. *Arch Pathol*. 1974; 98(6): 393-395.

9. Aubock L, Hofler H. Extraepithelial intraneural endocrine cells as starting-points for gastrointestinal carcinoids. *Virchows Arch A Pathol Anat Histopathol*. 1983; 401: 17-33.

10. Droga BW, Levine S, Baber JJ. Heterotopic gastric and esophageal tissue in the vermiform appendix. *Am J Clin Pathol*. 1963; 40: 190-193.

11. Graf NS, Arbuckle S. Melanosis of the appendix: common in the paediatric age group. *Histopathology*. 2001; 39(3): 243-249.

12. Rutty GN, Shaw PA. Melanosis of the appendix: prevalence, distribution and review of the pathogenesis of 47 cases. *Histopathology*. 1997; 30(4): 319-323.

13. Williams R. Neuroma of the appendix. In: Williams RA, Myers P, eds. *Pathology of the Appendix and Its Surgical Treatment*. London: Chapman and Hall Medical; 1994: 126-136.

14. Misdraji J, Graeme-Cook FM. Miscellaneous conditions of the appendix. *Semin Diag Pathol*. 2004; 21: 151-163.

15. Olsen BS, Holck S. Neurogenous hyperplasia leading to appendiceal obliteration: an immunohistochemical study of 237 cases. *Histopathology*. 1987; 11: 843-849.

16. Stanley MW, Cherwitz D, Hagen K, Snover DC. Neuromas of the appendix. A light-microscopic, immunohistochemical, and electron-microscopic study of 20 cases. *Am J Surg Pathol*. 1986; 10: 801-815.

17. Guo L, He K, Xu X, et al. Giant appendiceal neurofibroma in von Recklinghausen's disease: a case report and literature review. *Oncol Lett*. 2014; 5: 1957-1960.

18. de Chadarévian JP, Guzman MA, Pascasio JM, Arthur LG 3rd. Appendiceal goblet cell metaplasia and benign obstructive mucus retention in children: report of eight cases and review of the literature. *Pediatr Dev Pathol*. 2012; 15(2): 96-100.

19. Rolff M, Jepsen LV, Hoffmann J. The "absent" appendix. *Arch Surg*. 1992; 127: 992.

20. Elias EG, Hults R. Congenital absence of the vermiform appendix. *Arch Surg*. 1967; 95: 257-258.

21. Iuchtman M. Autoamputation of the appendix and the "absent" appendix. *Arch Surg*. 1993; 128: 600.

22. Varshney M, Shadid M, Maheshwari V, et al. Duplication of appendix: an accidental finding. *BMJ Case Rep*. 2011; doi:10.1136/bcr.01.2011.3679.

23. Khanna AK. Appendix vermiformis duplex. *Postgrad Med J.* 1983; 59: 69-70.

24. de la Fuente AA. Septa in the appendix: a previously undescribed condition. *Histopathology.* 1985; 9: 1329-1337.

25. Luckmann R, Davis P. The epidemiology of acute appendicitis in California: racial, gender, and seasonal variation. *Epidemiology.* 1991; 2(5): 323-330.

26. Wangensteen OH, Dennis C. Experimental proof of the obstructive origin of appendicitis in man. *Ann Surg.* 1939; 110(4): 629-647.

27. Arnbjornsson E, Bengmark S. Role of obstruction in the pathogenesis of acute appendicitis. *Am J Surg.* 1884; 147: 390-392.

28. Carr NJ. The pathology of acute appendicitis. *Ann Diag Pathol.* 2000; 4(1): 46-58.

29. Williams R. Inflammatory disorders of the appendix. In: Williams RA, Myers P, eds. *Pathology of the Appendix and Its Surgical Treatment.* London: Chapman and Hall Medical; 1994: 53-89.

30. Arnbjornsson E. Acute appendicitis and dietary fiber. *Arch Surg.* 1983; 118: 868-870.

31. Lamps LW. Appendicitis and infections of the appendix. *Semin Diag Pathol.* 2004; 21(2): 86-97.

32. Flum DR. Acute appendicitis-appendectomy or the "antibiotics first" strategy. *N Engl J Med.* 2015; 372: 1937-1943.

33. Marzuillo P, Germani C, Krauss BS, Barbi E. Appendicitis in children less than five years old: a challenge for the general practitioner. *World J Clin Pediatr.* 2015; 8: 19-24.

34. Segev L, Keidar A, Schrier I, et al. Acute appendicitis in the elderly in the twenty-first century. *J Gastrointest Surg.* 2015; 19: 730-735.

35. Williams JS, Hale HW Jr. Acute appendicitis in the elderly: review of 83 cases. *Ann Surg.* 1965; 162: 208-212.

36. Gilmore OJ, Browett JP, Griffin PH, et al. Appendicitis and mimicking conditions. A prospective study. *Lancet.* 1975; 2(7932): 421-424.

37. Pooler BD, Lawrence EM, Pickhardt PJ. Alternative diagnoses to suspected appendicitis at CT. *Radiology.* 2012; 265: 733-742.

38. Sasmal PK, Tantia O, Patle N, Khanna S. Omental torsion and infarction: a diagnostic dilemma and its laparoscopic management. *J Laparoendosc Adv Surg Tech A.* 2010; 20: 225-229.

39. Angel CA, Rao BN, Wrenn E Jr, et al. Acute appendicitis in children with leukemia and other malignancies: still a diagnostic dilemma. *J Pediatr Surg.* 1992; 27: 476-479.

40. Binderow SR, Shaked AA. Acute appendicitis in patients with AIDS/HIV infection. *Am J Surg.* 1991; 162(1): 9-12.

41. Whitney TM, Macho JR, Russell TR, et al. Appendicitis in acquired immunodeficiency syndrome. *Am J Surg.* 1992; 164(5): 467-470.

42. Roberts JK, Behravesh M, Dmitrewski J. Macroscopic findings at appendicectomy are unreliable: implications for laparoscopy and malignant conditions of the appendix. *Int J Surg Pathol.* 2008; 16(4): 386-390.

43. Williams RA. Inflammatory disorders of the appendix. In: Williams RA, Myers P, eds. *Pathology of the Appendix and Its Surgical Treatment.* London: Chapman and Hall Medical; 1994: 53-89.

44. Gray GF Jr, Wackym PA. Surgical pathology of the vermiform appendix. *Pathol Ann.* 1986; 21(Pt 2): 111-144.

45. Remington JH, McDonald JR. Vascular thrombosis in acute appendicitis. *Surgery.* 1948; 24(5): 787-792.

46. Ramdass MJ, Young SQ, Milne D, et al. Association between the appendix and the fecalith in adults. *Can J Surg.* 2015; 58: 10-14.

47. Lee S, Ogilvie RT, Dupre M, Gao ZH. Intravascular lymphocytosis in acute appendicitis: potential mimicry of chronic lymphocytic leukaemia. *Histopathology.* 2009; 55(6): 660-664.

48. Bronner MP. Granulomatous appendicitis and the appendix in inflammatory bowel disease. *Semin Diag Pathol.* 2004; 21: 98-107.

49. Guo G, Greenson JK. Histopathology of interval (delayed) appendectomy specimens: strong association with granulomatous and xanthogranulomatous appendicitis. *Am J Surg Pathol.* 2003; 27: 1147-1151.

50. Rex JC, Harrison EG Jr, Priestley JT. Appendicitis and ligneous perityphlitis. *Arch Surg.* 1961; 82: 735-745.

51. Young RH. Howard Atwood Kelly, Elizabeth Hurdon, and their great work: "The vermiform appendix and its diseases." *Semin Diag Pathol.* 2004; 21(2): 77-85.

52. Nishimori H, Ezoe E, Ura H, et al. Septic thrombophlebitis of the portal and superior mesenteric veins as a complication of appendicitis: report of a case. *Surg Today.* 2004; 34: 173-176.

53. Mueller BA, Daling JR, Moore DE, et al. Appendectomy and the risk of tubal infertility. *N Engl J Med.* 1986; 315(24): 1506-1508.

54. Urbach DR, Marrett LD, Kung R, Cohen MM. Association of perforation of the appendix with female tubal infertility. *Am J Epidemiol.* 2001; 153: 566-571.

55. Jindal N, Kaur GD, Arora S, Rajiv. Bacteriology of acute appendicitis with special reference to anaerobes. *Indian J Pathol Microbiol.* 1994; 37: 299-305.

56. Roberts JP. Quantitative bacterial flora of acute appendicitis. *Arch Dis Child.* 1988; 63: 536-540.

57. Pieper R, Kager L, Weintraub A, et al. The role of *Bacteroides fragilis* in the pathogenesis of acute appendicitis. *Acta Chir Scand.* 1982; 148: 39-44.

58. Scully RE, Vickery AL. Surgical pathology at the hospitals of Harvard Medical School. In: Rosai J, ed. *Guiding the Surgeon's Hand: The History of American Surgical Pathology.* Washington, DC: American Registry of Pathology; 1997: 88-89.

59. Berry J Jr, Malt RA. Appendicitis near its centenary. *Ann Surg.* 1984; 200(5): 567-575.

60. Williams GR. Presidential Address: a history of appendicitis. *Ann Surg.* 1983; 197(5): 495-506.

61. Cash C, Frazee R. Improvements in laparoscopic treatment for complicated appendicitis. *J Laparoendosc Adv Surg Tech A.* 2012; 22: 581-583.

62. Mukherjee A, Schlenker E, LaMasters T, et al. Periappendicitis: is it a clinical entity? *Am Surg.* 2002; 68(10): 913-916.

63. Seetahal SA, Bolorunduro OB, Sookdeo TC, et al. Negative appendectomy: a 10-year review of a nationally representative sample. *Am J Surg.* 2011; 201: 433-437.

64. Nemeth L, Reen DJ, O'Briain DS, et al. Evidence of an inflammatory pathologic condition in "normal" appendices following emergency appendectomy. *Arch Pathol Lab Med.* 2001; 125(6): 759-764.

65. Roberts KE, Starker LF, Duffy AJ, et al. Stump appendicitis: a surgeon's dilemma. *JSLS.* 2011; 15: 373-378.

66. Leff DR, Sait MR, Hanief M, et al. Inflammation of the residual appendix stump: a systematic review. *Colorectal Dis.* 2012; 14: 282-293.

67. Collins DC. A study of 50,000 specimens of the human vermiform appendix. *Surg Gynecol Obstet.* 1955; 101: 437-445.

68. Payan HM. Diverticular disease of the appendix. *Dis Col Rectum.* 1977; 20: 473-476.

69. Rabinovitch J, Arlen M, Barnett T, et al. Diverticulosis and diverticulitis of the vermiform appendix. *Ann Surg.* 1962; 155(3): 434-440.

70. Dupre MP, Jadavji I, Matshes E, Urbanski SJ. Diverticular disease of the vermiform appendix: a diagnostic clue to underlying appendiceal neoplasm. *Hum Pathol.* 2008; 39(12): 1823-1826.

71. Kallenbach K, Hjorth SV, Engel U, et al. Significance of acquired diverticular disease of the vermiform appendix: a marker of regional neoplasms? *J Clin Pathol.* 2012; 65: 638-642.

72. George DH. Diverticulosis of the appendix in patients with cystic fibrosis. *Hum Pathol.* 1987; 18: 75-79.

73. Chong KC. Diverticula of the vermiform appendix: a report of nine cases. *Postgrad Med J.* 1976; 52: 504-510.

74. Hsu M, Young RH, Misdraji M. Ruptured appendiceal diverticula mimcking low-grade appendiceal mucinous neoplasms. *Am J Surg Pathol.* 2009; 33: 1515-1521.

75. Goldblum JR, Appelman HD. Appendiceal involvement in ulcerative colitis. *Mod Pathol.* 1992; 5(6): 607-610.

76. Groisman GM, George J, Harpaz N. Ulcerative appendicitis in universal and nonuniversal ulcerative colitis. *Mod Pathol.* 1994; 7: 322-325.

77. Perry WB, Opelka FG, Smith D, et al. Discontinuous appendiceal involvement in ulcerative colitis: pathology and clinical correlation. *J Gastrointest Surg.* 1999; 3: 141-144.

78. Stangl PC, Herbst F, Birner P, Oberhuber G. Crohn's disease of the appendix. *Virchows Arch.* 2002; 440(4): 397-403.

79. Dudley TH Jr, Dean PJ. Idiopathic granulomatous appendicitis, or Crohn's disease of the appendix revisited. *Hum Pathol.* 1993; 24(6): 595-601.

80. Huang JC, Appelman HD. Another look at chronic appendicitis resembling Crohn's disease. *Mod Pathol.* 1996; 9(10): 975-981.

81. Lamps LW, Madhusudhan KT, Greenson JK, et al. The role of Yersinia enterocolitica and Yersinia pseudotuberculosis in granulomatous appendicitis: a histologic and molecular study. *Am J Surg Pathol.* 2001; 25: 508-515.

82. Clarke H, Pollett W, Chittal S, Ra M. Sarcoidosis with involvement of the appendix. *Arch Intern Med.* 1983; 143: 1603-1604.

83. Cullinane DC, Schultz SC, Zellos L, Holt RW. Sarcoidosis manifesting as acute appendicitis: report of a case. *Dis Colon Rectum.* 1997; 40(1): 109-111.

84. Fayemi AO, Ali M, Braun EV. Necrotizing vasculitis of the gallbladder and appendix. Similarity in the morphology of rheumatoid arteritis and polyarteritis nodosa. *Am J Gastroenterol.* 1977; 67: 608-612.

85. Van Laar JM, Smit VT, de Beus WM, et al. Rheumatoid vasculitis presenting as appendicitis. *Clin Exp Rheumatol.* 1998; 16: 736-738.

86. De Castro SM, Joosse P, Ulu C, Steller EP. Henoch-Schonlein disease localized in the appendix. *Indian J Pediatr.* 2013; 80: 1047-1049.

87. Wright CL, Cacala S. Enterocolic lymphocytic phlebitis with lymphocytic colitis, lymphocytic appendicitis, and lymphocytic enteritis. *Am J Surg Pathol.* 2004; 28: 542-547.

88. McClure J. Malakoplakia of the gastrointestinal tract. *Postgrad Med J.* 1981; 57: 95-103.

89. Shaktawat SS, Sissons MC. Malakoplakia of the appendix, an uncommon entity at an unusual site: a case report. *J Med Case Rep.* 2008;

2: 181.

90. Lauwers GY, Perez-Atayde A, Dorfman RF, Rosai J. The digestive system manifestations of Rosai-Dorfman disease(sinus histiocytosis with massive lymphadenopathy): review of 11 cases. *Hum Pathol*. 2000; 31(3): 380-385.

91. Jevon GP, Daya D, Qizilbash AH. Intussusception of the appendix. A report of four cases and review of the literature. *Arch Pathol Lab Med*. 1992; 116(9): 960-964.

92. Liang HH, Huang MT, Wei PL, et al. Endometriosis-induced appendiceal intussusception. *Am J Surg*. 2009; 197: e66-e68.

93. Wiebe BM. Appendicitis and *Enterobius vermicularis*. *Scand J Gastroenterol*. 1991; 26(3): 336-338.

94. Sinniah B, Leopairut RC, Neafie RC, et al. Enterobiasis: a histopathological study of 259 patients. *Ann Trop Med Parasitol*. 1991; 85: 625-635.

95. Moggensen K, Pahle E, Kowalski K. *Enterobius vermicularis* and acute appendicitis. *Acta Chir Scand*. 1985; 151: 705-707.

96. Noodleman JS. Eosinophilic appendicitis. Demonstration of *Strongyloides stercoralis* as a causative agent. *Arch Pathol Lab Med*. 1981; 105(3): 148-149.

97. Adebamowo CA, Akang EEU, Ladipo JK, Ajao OG. Schistosomiasis of the appendix. *Br J Surg*. 1991; 78: 1219-1221.

98. Satti MB, Tamimi DM, Al Sohaibani MO, Al Quorain A. Appendicular schistosomiasis: a cause of clinical acute appendicitis? *J Clin Pathol*. 1987; 40(4): 424-428.

99. Ramdial PK, Madiba TE, Kharwa S, et al. Isolated amoebic appendicitis. *Virchows Arch*. 2002; 441: 63-68.

100. Oberhuber G, Lauer E, Stolte M, Borchard F. Cryptosporidiosis of the appendix vermiformis: a case report. *Z Gastroenterol*. 1991; 29: 606-608.

101. Sinha SN, Sinha B. Appendicular per foration due to *Ascaris lumbricoides*. *J Indian Med Assoc*. 1974; 63: 396-397.

102. Kenney M, Yermakov V. Infection of man with *Trichuris vulpis*, the whipworm of dogs. *Am J Trop Med Hyg*. 1980; 29: 1205-1208.

103. Gleason TH, Patterson SD. The pathology of Yersinia enterocolitica ileocolitis. *Am J Surg Pathol*. 1982; 6: 347-355.

104. El-Maraghi NRH, Mair N. The histopathology of enteric infection with *Yersinia pseudotuberculosis*. *Am J Clin Pathol*. 1979; 71: 631-639.

105. Ferrari TC, Couto CA, Murta-Oliveira C, et al. Actinomycosis of the colon: a rare form of presentation. *Scand J Gastroenterol*. 2000; 35: 108-109.

106. Schmidt P, Koltai JL, Weltzien A. Actinomycosis of the appendix in childhood. *Pediatr Surg Int*. 1999; 15: 63-65.

107. Horvath KD, Whelan RL. Intestinal tuberculosis: return of an old disease. *Am J Gastroenterol*. 1998; 93: 692-696.

108. Mittal VK, Khanna SK, Gupta M, Aikat M. Isolated tuberculosis of the appendix. *Am Surg*. 1975; 41: 172-174.

109. Coyne JK, Dervan PA, Haboubi NY. Involvement of the appendix in pseudomembranous colitis. *J Clin Pathol*. 1997; 50: 70-71.

110. Reif RM. Viral appendicitis. *Hum Pathol*. 1981; 12(2): 193-196.

111. Grynspan D, Rabah R. Adenoviral appendicitis presenting clinically as acute appendicitis. *Pediatr Dev Pathol*. 2008; 11: 138-141.

112. Stadlmann S, Lenggenhager DM, Alves VA, et al. Histopathologic characteristics of the transitional stage of measles-associated appendicitis: a case report and review of the literature. *Hum Pathol*. 2011; 42: 285-290.

113. O'Brien A, O'Briain DS. Infectious mononucleosis. Appendiceal lymphoid tissue involvement parallels characteristic lymph node changes. *Arch Pathol Lab Med*. 1985; 109(7): 680-682.

114. Neumayer LA, Makar R, Ampel NM, Zukoski CF. Cytomegalovirus appendicitis in a patient with human immunodeficiency virus infection. Case report and review of the literature. *Arch Surg*. 1993; 128(4): 467-468.

115. McCarty TP, Lee RA, Herfel BM, Pappas PG. Cytomegalovirus appendicitis in solid organ transplant recipients. Two cases and a review. *J Clin Virol*. 2015; 66: 48-50.

116. Larbcharoensub N, Boonsakan P, Kanoksil W, et al. Fungal appendicitis: a case series and review of the literature. *Southeast Asian J Trop Med Public Health*. 2013; 44(4): 681-689.

117. Agarwal K, Sharma M, Singh S, Jain M. Antemortem diagnosis of gastrointestinal mucormycosis in neonates: a report of two cases and review of literature. *Indian J Pathol Microbiol*. 2006; 49: 430-432.

118. Lamps LW, Molina CP, Haggitt RC, Scott MA. The pathologic spectrum of gastrointestinal and hepatic histoplasmosis. *Am J Clin Pathol*. 2000; 113: 64-72.

119. Misdraji J, Young RH. Primary epithelial neoplasms and other epithelial lesions of the appendix(excluding carcinoid tumors). *Semin Diag Pathol*. 2004; 21: 120-133.

120. Bellizzi AM, Rock J, Marsh WL, Frankel WL. Serrated lesions of the appendix: a morphologic and immunohistochemical appraisal. *Am J Clin Pathol*. 2010; 133(4): 623-632.

121. Carr NJ, Sobin LH. Unusual tumors of the appendix and pseudomyxoma peritonei. *Semin Diagn Pathol*. 1996; 13: 314-325.

122. Yantiss RK, Panczykowski A, Misdraji J, et al. A comprehensive study of nondysplastic and dysplastic serrated polyps of the vermiform appendix. *Am J Surg Pathol*. 2007; 31: 1742-1753.

123. Pai RK, Hartman DJ, Gonzalo DH, et al. Serrated lesions of the appendix frequently harbor KRAS mutations and not BRAF mutations, indicating a distinctly different serrated neoplastic pathway in the appendix. *Hum Pathol*. 2014; 45: 227-235.

124. Mibu R, Itoh H, Iwashita A, et al. Carcinoma in situ of the vermiform appendix associated with adenomatosis of the colon. *Dis Colon Rectum*. 1981; 24: 482-484.

125. Yantiss RK. Nonmucinous epithelial tumors of the appendix. In: Yantiss RK, ed. *Colorectal Carcinoma and Tumors of the Vermiform Appendix*. Philadelphia, PA: Lippincott Williams & Wilkins; 2014: 301-312.

126. Carr NJ, McCarthy WF, Sobin LH. Epithelial noncarcinoid tumors and tumor-like lesions of the appendix. A clinicopathologic study of 184 patients with a multivariate analysis of prognostic factors. *Cancer*. 1995; 75(3): 757-768.

127. Wolff M, Ahmed N. Epithelial neoplasms of the vermiform appendix(exclusive of carcinoid). I. Adenocarcinoma of the appendix. *Cancer*. 1976; 37(5): 2493-2510.

128. Andersson A, Bergdahl L, Boquist L. Primary carcinoma of the appendix. *Ann Surg*. 1976; 183(1): 53-57.

129. McCusker ME, Cote TR, Clegg LX, Sobin LH. Primary malignant neoplasms of the appendix: a population-based study from the surveillance, epidemiology and end-results program, 1973-1998. *Cancer*. 2002; 94(12): 3307-3312.

130. Turaga KK, Pappas SG, Gamblin T. Importance of histologic subtype in the staging of appendiceal tumors. *Ann Surg Oncol*. 2012; 19: 1379-1385.

131. Cortina R, McCormick J, Kolm P, Perry RR. Management and prognosis of adenocarcinoma of the appendix. *Dis Colon Rectum*. 1995; 38: 848-852.

132. Tang LH, Shia J, Soslow RA, et al. Morphologic classification and clinical behavior of the spectrum of goblet cell carcinoid tumors of the appendix. *Am J Surg Pathol*. 2008; 32: 1429-1443.

133. Ronnett BM, Kurman RJ, Shmookler BM, et al. The morphologic spectrum of ovarian metastases of appendiceal adenocarcinomas: a clinicopathologic and immunohistochemical analysis of tumors often misinterpreted as primary ovarian tumors or metastatic tumors from other gastrointestinal sites. *Am J Surg Pathol*. 1997; 21: 1144-1155.

134. Warkel RL, Cooper PH, Helwig EB. Adenocarcinoid, a mucin-producing carcinoid tumor of the appendix: a study of 39 cases. *Cancer*. 1978; 42(6): 2781-2793.

135. Klein HZ. Mucinous carcinoid tumor of the vermiform appendix. *Cancer*. 1974; 33(3): 770-777.

136. Isaacson P. Crypt cell carcinoma of the appendix(so-called adenocarcinoid tumor). *Am J Surg Pathol*. 1981; 5(3): 213-224.

137. Kanthan R, Saxena A, Kanthan SC. Goblet cell carcinoids of the appendix: immunophenotype and ultrastructural study. *Arch Pathol Lab Med*. 2001; 125(3): 386-390.

138. Lee KS, Tang LH, Shia J, et al. Goblet cell carcinoid neoplasm of the appendix: clinical and CT features. *Eur J Radiol*. 2013; 82: 85-89.

139. Burke AP, Sobin LH, Federspiel BH, et al. Goblet cell carcinoids and related tumors of the vermiform appendix. *Am J Clin Pathol*. 1990; 94: 27-35.

140. Li CC, Hirowaka M, Qian ZR, et al. Expression of E-cadherin, b-catenin, and Ki-67 in goblet cell carcinoids of the appendix: an immunohistochemical study with clinical correlation. *Endocr Pathol*. 2002; 13: 47-58.

141. Carr NJ, Sobin LH. Neuroendocrine tumors of the appendix. *Semin Diag Pathol*. 2004; 21: 108-119.

142. Stancu M, Wu TT, Wallace C, et al. Genetic alterations in goblet cell carcinoids of the vermiform appendix and comparison with gastrointestinal carcinoid tumors. *Mod Pathol*. 2003; 16: 1189-1198.

143. Alsaad KO, Serra S, Schmitt A, et al. Cytokeratins 7 and 20 immunoexpression profile in goblet cell and classical carcinoids of appendix. *Endocr Pathol*. 2007; 18(1): 16-22.

144. Alsaad KO, Serra S, Perren A, et al. CK19 and CD99 immunoexpression profile in goblet cell (mucin-producing neuroendocrine tumors) and classical carcinoids of the vermiform appendix. *Int J Surg Pathol*. 2007; 15(3): 252-257.

145. Edmonds P, Merino MJ, LiVolsi VA, Duray PH. Adenocarcinoid(mucinous carcinoid) of the appendix. *Gastroenterology*. 1984; 86(2): 302-309.

146. Hristov AC, Young RH, Vang R, et al. Ovarian metastases of appendiceal tumors with goblet cell carcinoidlike and signet ring cell patterns: a report of 30 cases. *Am J Surg Pathol*. 2007; 31(10): 1502-1511.

147. Chetty R, Klimstra DS, Henson DE, Albores-Saavedra J. Combined classical carcinoid and goblet cell carcinoid tumor: a new morphologic variant of carcinoid tumor of the appendix. *Am J Surg Pathol*. 2010; 34(8): 1163-1167.

148. Pai RK, Beck AH, Norton JA, Longacre TA. Appendiceal mucinous neoplasms: a clinicopathologic study of 116 cases with analysis of

factors predicting recurrence. *Am J Surg Pathol*. 2009; 33: 1425-1439.

149. Pai RK, Longacre TA. Appendiceal mucinous tumors and pseudomyxoma peritonei: histologic features, diagnostic problems, and proposed classification. *Adv Anat Pathol*. 2005; 12: 291-311.

150. Misdraji J, Yantiss RK, Graeme-Cook FM, et al. Appendiceal mucinous neoplasms: a clinicopathologic analysis of 107 cases. *Am J Surg Pathol*. 2003; 27: 1089-1103.

151. Misdraji J. Appendiceal mucinous neoplasms and pseudomyxoma peritonei. In: Yantiss RK, ed. *Colorectal Carcinoma and Tumors of the Vermiform Appendix*. Lippincott Williams & Wilkins; 2014: 289-300.

152. Arnason T, Kamionek M, Yang M, et al. Significance of proximal margin involvement in low-grade appendiceal mucinous neoplasms. *Arch Pathol Lab Med*. 2015; 139: 518-521.

153. Yantiss RK, Shia J, Klimstra DS, et al. Prognostic significance of localized extra-appendiceal mucin deposition in appendiceal mucinous neoplasms. *Am J Surg Pathol*. 2009; 33: 248-255.

154. McDonald JR, O'Dwyer ST, Rout S, et al. Classification of and cytoreductive surgery for low grade appendiceal mucinous neoplasms. *Br J Surg*. 2012; 99: 987-992.

155. Foster JM, Gupta PK, Carreau JH, et al. Right hemicolectomy is not routinely indicated in pseudomyxoma peritonei. *Am Surg*. 2012; 78(2): 171-177.

156. Lamps LW, Gray GF Jr, Dilday BR, Washington MK. The coexistence of low-grade mucinous neoplasms of the appendix and appendiceal diverticula: a possible role in the pathogenesis of pseudomyxoma peritonei. *Mod Pathol*. 2000; 13(5): 495-501.

157. Aroukatos P, Verras D, Vandoros GP, Repanti M. Myxoglobulosis of the appendix: a case associated with ruptured diverticulum. *Case Rep Med*. 2010; 2010. doi:10.1155/2010/745021.

158. Young RH. Pseudomyxoma peritonei and selected other aspects of the spread of appendiceal neoplasms. *Semin Diag Pathol*. 2004; 21: 134-150.

159. Smeenk RM, van Velthuysen ML, Verwaal VJ, Zoetmulder FA. Appendiceal neoplasms and pseudomyxoma peritonei: a population based study. *Eur J Surg Oncol*. 2008; 34: 196-201.

160. Du Plessis DG, Louw JA, Wranz PA. Mucinous epithelial cysts of the spleen associated with pseudomyxoma peritonei. *Histopathology*. 1999; 35(6): 551-557.

161. Mortman KD, Sugarbaker PA, Shmookler BM, et al. Pulmonary metastases in pseudomyxoma peritonei syndrome. *Ann Thorac Surg*. 1997; 64(5): 1434-1436.

162. Esquivel J, Sugarbaker PH. Pseudomyxoma peritonei in a hernia sac: analysis of 20 patients in whom mucoid fluid was found during a hernia repair. *Eur J Surg Oncol*. 2001; 27(1): 54-58.

163. Young RH, Rosenberg AE, Clement PB. Mucin deposits within inguinal hernia sacs: a presenting finding of low-grade mucinous cystic tumors of the appendix. A report of two cases and a review of the literature. *Mod Pathol*. 1997; 10(12): 1228-1232.

164. Ronnett BM, Zahn CM, Kurman RJ, et al. Disseminated peritoneal adenomucinoisis and peritoneal mucinous carcinomatosis. A clinicopathologic analysis of 109 cases with emphasis on distinguishing pathologic features, site of origin, prognosis, and relationship to "pseudomyxoma peritonei." *Am J Surg Pathol*. 1995; 19: 1390-1408.

165. Yan H, Pestieau SR, Shmookler BM, Sugarbaker PH. Histopathologic analysis in 46 patients with pseudomyxoma peritonei syndrome: failure versus success with a second-look operation. *Mod Pathol*. 2001; 14: 164-171.

166. Chua TC, Al-Zahrani A, Saxena A, et al. Secondary cytoreduction and perioperative intraperitoneal chemotherapy after initial debulking of pseudomyxoma peritonei: a study of timing and the impact of malignant dedifferentiation. *J Am Coll Surg*. 2010; 211: 526-535.

167. Ronnett BM, Yan H, Kurman RJ, et al. Patients with pseudomyxoma peritonei associated with disseminated peritoneal adenomucinosis have a significantly more favorable prognosis than patients with peritoneal mucinous carcinomatosis. *Cancer*. 2001; 92(1): 85-91.

168. Bradley RF, Stewart JH 4th, Russell GB, et al. Pseudomyxoma peritonei of appendiceal origin: a clinicopathologic analysis of 101 patients uniformly treated at a single institution, with literature review. *Am J Surg Pathol*. 2006; 30(5): 551-559.

169. Nonaka D, Kusamura S, Baratti D, et al. CDX-2 expression in pseudomyxoma peritonei: a clinicopathological study of 42 cases. *Histopathology*. 2006; 49(4): 381-387.

170. Yajima N, Wada R, Yamagishi S, et al. Immunohistochemical expressions of cytokeratins, mucin core proteins, p53, and neuroendocrine cell markers in epithelial neoplasm of appendix. *Hum Pathol*. 2005; 36: 1217-1225.

171. Singhi AD, Davison JM, Choudry HA, et al. GNAS is frequently mutated in both low-grade and high-grade disseminated appendiceal mucinous neoplasms but does not affect survival. *Hum Pathol*. 2014; 45(8): 1737-1743.

172. Zauber P, Berman E, Marotta S, et al. Ki-ras gene mutations are invariably present in low-grade mucinous tumors of the vermiform appendix. *Scand J Gastroenterol*. 2011; 46: 869-874.

173. Misdraji J, Burgart LJ, Lauwers GY. Defective mismatch repair in the pathogenesis of low-grade appendiceal mucinous neoplasms and adenocarcinomas. *Mod Pathol*. 2004; 17: 1447-1454.

174. Chua TC, Moran BJ, Sugarbaker PH, et al. Early- and long-term outcome data of patients with pseudomyxoma peritonei from appendiceal orgin treated by a strategy of cytoreductive surgery and hyperthermic intraperitoneal chemotherapy. *J Clin Oncol*. 2012; 30: 2449-2456.

175. Carr NJ, Finch J, Ilesley IC, et al. Pathology and prognosis in pseudomyxoma peritonei: a review of 274 cases. *J Clin Pathol*. 2012; 65: 919-923.

176. Sugarbaker PH, Chang D. Results of treatment of 385 patients with peritoneal surface spread of appendiceal malignancy. *Ann Surg Oncol*. 1999; 6: 727-731.

177. Elias D, Gilly F, Quenet F, et al. Pseudomyxoma peritonei: a French multicentric study of 301 patients treated with cytoreductive surgery and intraperitoneal chemotherapy. *Eur J Surg Oncol*. 2010; 36: 456-462.

178. Shapiro R, Eldar S, Sadot E, et al. Appendiceal carcinoid at a large tertiary center: pathologic findings and long term follow-up evaluation. *Am J Surg*. 2011; 201: 805-808.

179. Alemayehu H, Snyder CL, St Peter SD, Ostlie DJ. Incidence and outcomes of unexpected pathology findings after appendectomy. *J Pediatr Surg*. 2014; 49: 1390-1393.

180. Hemminki K, Li X. Incidence trends and risk factors of carcinoid tumors: a nationwide epidemiologic study from Sweden. *Cancer*. 2001; 92(8): 2204-2210.

181. Beddy D, Larson D. Cushing's syndrome cured by resection of an appendiceal carcinoid tumor. *Int J Colorectal Dis*. 2011; 26: 949-950.

182. Markgraf WH, Dunn TM. Appendiceal Carcinoid with Carcinoid Syndrome. *Am J Surg*. 1964; 107: 730-732.

183. Roggo AN, Wood WC, Ottinger LW. Carcinoid tumors of the appendix. *Ann Surg*. 1993; 217: 385-390.

184. Burke AP, Sobin LH, Federspiel BH, Shekitka KM. Appendiceal carcinoids: correlation of histology and immunohistochemistry. *Mod Pathol*. 1989; 2(6): 630-637.

185. Goddard MJ, Lonsdale RN. The histogenesis of appendiceal carcinoid tumours. *Histopathology*. 1992; 20(4): 345-349.

186. Lundqvist M, Wilander E. Subepithelial neuroendocrine cells and carcinoid tumours of the human small intestine and appendix. A comparative immunohistochemical study with regard to serotonin, neuron-specific enolase and S-100 protein reactivity. *J Pathol*. 1986; 148(2): 141-147.

187. Millikin PD. Extraepithelial enterochromaffin cells and Schwann cells in the human appendix. *Arch Pathol Lab Med*. 1983; 107: 189-194.

188. Jaffee IM, Rahmani M, Singhal MG, Younes M. Expression of the intestinal transcription factor CDX2 in carcinoid tumors is a marker of midgut origin. *Arch Pathol Lab Med*. 2006; 130(10): 1522-1526.

189. Alexandraki KI, Griniatsos J, Bramis KI, et al. Clinical value of right hemicolectomy for appendiceal carcinoids using pathologic data. *J Endocrinol Invest*. 2011; 34: 255-259.

190. Williams GT. Endocrine tumors of the gastrointestinal tract-selected topics. *Histopathology*. 2007; 50: 30-41.

191. Dische FE. Argentaffin and non-argentaffin carcinoid tumors of the appendix. *J Clin Pathol*. 1968; 21(1): 60-66.

192. Matsukuma KE, Montgomery EA. Tubular carcinoids of the appendix: the CK7/CK20 immunophenotype can be a diagnostic pitfall. *J Clin Pathol*. 2012; 65(7): 666-668.

193. Chetty R, Serra S. Lipid-rich and clear cell neuroendocrine tumors("carcinoids") of the appendix: potential confusion with goblet cell carcinoid. *Am J Surg Pathol*. 2010; 34(3): 401-404.

194. La Rosa S, Finzi G, Puppa G, Capella C. Lipid-rich variant of appendiceal well-differentiated endocrine tumor (carcinoid). *Am J Clin Pathol*. 2010; 133(5): 809-814.

195. MacGillivray DC, Heaton RB, Rushin JM, Cruess DF. Distant metastasis from a carcinoid tumor of the appendix less than one centimeter in size. *Surgery*. 1992; 111(4): 466-471.

196. Moertel CG, Weiland LH, Nagorney DM, Dockerty MB. Carcinoid tumor of the appendix: treatment and prognosis. *N Engl J Med*. 1987; 317(27): 1699-1701.

197. Boudreaux JP, Klimstra DS, Hassan MM, et al. The NANETS consensus guideline for the diagnosis and management of neuroendocrine tumors: well-differentiated neuroendocrine tumors of the jejunum, ileum, appendix, and cecum. *Pancreas*. 2010; 39(6): 753-766.

198. Deschamps L, Couvelard A. Endocrine tumors of the appendix: a pathologic review. *Arch Pathol Lab Med*. 2010; 134: 871-875.

199. O'Kane AM, O'Donnell ME, Shah R, et al. Small cell carcinoma of the appendix. *World J Surg Oncol*. 2008; 6: 4.

200. Rossi G, Bertolini F, Sartori G, et al. Primary mixed adenocarcinoma and small cell carcinoma of the appendix: a clinicopathologic, immunohistochemical, and molecular study of a

hitherto unreported tumor. *Am J Surg Pathol.* 2004; 28(9): 1233-1239.

201. van Eeden S, Offerhaus GJ, Peterse HL, et al. Gangliocytic paraganglioma of the appendix. *Histopathology.* 2000; 36(1): 47-49.

202. Yantiss RK, Clement PB, Young RH. Endometriosis of the intestinal tract: a study of 44 cases of a disease that may cause diverse challenges in clinical and pathological evaluation. *Am J Surg Pathol.* 2001; 25: 445-454.

203. Yelon JA, Green JM, Hashmi HF. Endometriosis of the appendix resulting in perforation: a case report. *J Clin Gastroenterol.* 1993; 16: 355-356.

204. Nakatani Y, Hara M, Misugi K, Korehisa H. Appendiceal endometrosis in pregnancy. Report of a case with perforation and review of the literature. *Acta Pathol Jpn.* 1987; 37: 1685-1690.

205. Driman DK, Melega DE, Vilos GA, Plewes EA. Mucocele of the appendix secondary to endometriosis. Report of two cases, one with localized pseudomyxoma peritonei. *Am J Clin Pathol.* 2000; 113: 860-864.

206. Mai KT, Burns BF. Development of dysplastic mucinous epithelium from endometriosis of the appendix. *Histopathology.* 1999; 35: 368-372.

207. McCluggage WG, Clements WD. Endoalpingiosis of the colon and appendix. *Histopathology.* 2001; 39: 645-646.

208. Pollheimer MJ, Leibl S, Pollheimer VS, et al. Cystic endosalpingiosis of the appendix. *Virchows Arch.* 2007; 450(2): 239-241.

209. Suster S, Moran CA. Deciduosis of the appendix. *Am J Gastroenterol.* 1990; 85(7): 841-845.

210. Roncati L, Manco G, Italia S, et al. Granular cell tumor of the appendix: a new case and review of the literature. *Springerplus.* 2013; 2: 649.

211. Johnston J, Helwig EB. Granular cell tumors of the gastrointestinal tract and perianal region: a study of 74 cases. *Dig Dis Sci.* 1981; 26(9): 807-816.

212. Matkowskyj KA, Rao MS, Raparia K. Transcription factor E3 protein-positive perivascular epithelioid cell tumor of the appendix presenting as acute appendicitis: a case report and review of the literature. *Arch Pathol Lab Med.* 2013; 137: 434-437.

213. Sánchez-Cifuentes Á, González-Valverde FM, Ruiz-Marín M, et al. Inflammatory fibroid polyp of the appendix or Vanek's tumor. *Rev Esp Enferm Dig.* 2015; 107(1): 37-38.

214. Miettinen M, Sobin LH. Gastrointestinal stromal tumors in the appendix: a clinicopathologic and immunohistochemical study of four cases. *Am J Surg Pathol.* 2001; 25(11): 1433-1437.

215. Agaimy A, Pelz AF, Wieacker P, et al. Gastrointestinal stromal tumors of the vermiform appendix: clinicopathologic, immunohistochemical, and molecular study of 2 cases with literature review. *Hum Pathol.* 2008; 39(8): 1252-1257.

216. Palomino-Portilla EA, Valbuena JR, Quinones-Avila Mdel P, Medeiros LJ. Myeloid sarcoma of appendix mimicking acute appendicitis. *Arch Pathol Lab Med.* 2005; 129(8): 1027-1031.

217. Sin IC, Ling ET, Prentice RS. Burkitt's lymphoma of the appendix: report of two cases. *Hum Pathol.* 1980; 11(5): 465-470.

218. Chae M, Kumar S, Cheema M. Mantle cell lymphoma presenting as acute appendicitis. *Int J Surg Case Rep.* 2015; 6C: 33-35.

219. Meyer-Rochow GY, Lee KM, Smeeton IW, Shaw JH. Primary Kaposi's sarcoma of the appendix: a rare cause of appendicitis. *ANZ J Surg.* 2007; 77: 402-403.

220. Maddox PR. Acute appendicitis secondary to metastatic carcinoma of the breast. *Br J Clin Pract.* 1990; 44: 376-378.

221. Lin CY, Huang JS, Jwo SC, Chen HY. Recurrent gastric adenocarcinoma presenting as acute appendicitis: a case report. *Int J Clin Pract Suppl.* 2005; 147: 89-91.

222. Yoon WJ, Yoon YB, Kim YJ, et al. Secondary appendiceal tumors: a review of 139 cases. *Gut Liver.* 2010; 4: 351-356.

John R. Goldblum 著　张　坤　李珂璇 译　石雪迎 校

章目录

大肠的正常解剖结构

　　大肠位于胃肠道末端，长 1~1.5 m，分为以下部分：盲肠、升（右半）结肠、横结肠、降（左半）结肠、乙状结肠和直肠。肝曲位于升结肠与横结肠衔接处，脾曲位于横结肠与降结肠衔接处。直肠形成腹膜外大肠的远端部分，长 8~15 cm，位于盆腔内，终止于肛管。

　　大肠壁包括四层结构：黏膜层、黏膜下层、肌层（固有肌层）和浆膜层（或在直肠称为肌周组织）。大肠壁黏膜层有三种成分：上皮、固有层和黏膜肌层。黏膜表面被覆单层矮柱状或立方上皮，Lieberkühn 隐窝开口于此。黏膜表面上皮是由吸收细胞（胞核位于基底面，胞质呈嗜酸性，黏液染色呈阴性，顶端有朝向腔面的纹状缘）和杯状细胞（合成、储存和分泌黏液颗粒）组成，表面上皮细胞位于连续的薄层基底膜之上，其间可见淋巴细胞，偶尔可见嗜酸性粒细胞[1]。Lieberkühn 隐窝呈管状、试管样，彼此平行排列。这些腺体很少出现分支现象；出现分支通常代表存在慢性疾病，应与几个隐窝开口于同一个无名沟所形成的叶状结构鉴别开[2]。

　　Lieberkühn 隐窝上皮类似于黏膜层表面上皮，含有成熟的吸收细胞和杯状细胞；但除此之外，Lieberkühn 隐窝上皮还含有未成熟的和未分化的前体细胞、内分泌细胞和潘氏细胞；前两者主要位于隐窝基底部[3]。与在

小肠一样，此前体细胞是所有其他类型的黏膜上皮细胞的祖细胞。识别潘氏细胞的依据是：胞质内有大量嗜酸性分泌颗粒（比内分泌细胞的颗粒大得多），含有溶酶体、表皮生长因子和其他物质。在正常情况下，潘氏细胞仅出现在盲肠和右半结肠近端，出现在结肠其他部位是化生的标志，通常继发于慢性黏膜损伤[4]。免疫组织化学检查，正常肠黏膜的上皮细胞 CK8、CK18、CK19 和 CK20 染色呈阳性，但 CK7 染色呈阴性[5]。

　　黏膜固有层含有少量的淋巴细胞（T 细胞和 B 细胞均有）、浆细胞、组织细胞以及散在于胶原纤维网、平滑肌束、血管和神经间的肥大细胞[6]。黏膜内神经节细胞也可以见到，它们单个或成簇分布，不具有病理意义[7]。另外，可以发现散在分布的多核间质巨细胞，推测其本质为肌成纤维细胞，与那些常见于鳞状上皮被覆黏膜下方的细胞相似[8]。淋巴腺复合体（lymphoglandular complexes）是由被淋巴滤泡包绕的深部隐窝上皮形成的正常结构，可从黏膜层穿过黏膜肌层进入黏膜下层[9]。其腺管周围成纤维细胞鞘（pericryptal fibroblast sheath）是由隐窝周围和黏膜固有层最表浅部分的成纤维细胞或肌成纤维细胞聚集而成的[10]。

　　黏膜固有层的巨噬细胞可以含有棕色色素，包括含铁血黄素（通常为先前黏膜出血所致）或"假黑色素"（摄入蒽类泻药的后果）[11]。后一种情况如果足够广泛，则

大体检查时就能发现，称为结肠黑变病（melanosis）[12]。含有黏液的"巨噬细胞"是一种正常所见，不要与Whipple病的细胞或印戒细胞癌的细胞混淆[13]。当这种细胞聚集成簇时，称为结肠组织细胞增生症（colonic histiocytosis），但这不是某种疾病的表现，而很可能是由于先前局部发生了轻微的损伤所致[14]。组织化学染色可见其内含有中性或酸性黏蛋白，主要为唾液酸黏蛋白类[15]。

黏膜固有层的脉管主要由毛细血管（规则分布）和淋巴管（局限在紧邻黏膜肌层的上方）组成。

大肠壁黏膜下层由疏松结缔组织构成，其细胞组成与黏膜固有层相似。黏膜下层还含有黏膜下 Meissner 神经丛。大肠壁肌层（固有肌层）包括内环和外纵两层，两者之间有 Auerbach 肠肌神经丛。大肠壁浆膜层由单层扁平至立方形间皮细胞及其下方的纤维弹力组织构成。

与在胃肠道其他部分相同，Cajal 间质细胞散布在肠壁全层。

大肠的血供来自肠系膜上动脉（从盲肠至脾曲）和肠系膜下动脉（脾曲以远）的分支。直肠下段的血供来自直肠中动脉和下动脉——属于髂内动脉的分支。

结肠的淋巴引流主要是通过肠系膜到达沿血管弓边缘排列的结肠周围淋巴结，然后流入中间淋巴结（更靠近近心端，在大动脉分支水平）、中央或主要淋巴结（邻近肠系膜上动脉和下动脉）以及整个主动脉旁淋巴结。直肠淋巴引流到肠系膜下动脉淋巴结、痔上淋巴链以及下腹和髂总淋巴结。

先天性巨结肠和相关异常

先天性巨结肠（Hirschsprung disease） 是一种常见的先天性异常（1 例 /5 000 个新生儿），是由内源性抑制性神经支配丧失、造成大肠远端缺乏协调性推进运动引起的[16]。导致先天性巨结肠的原因是肠壁内或黏膜下神经丛缺乏副交感神经节细胞，这可能是由神经嵴迁移障碍或免疫介导的神经元坏死所致[17]（图 17.1）。大多数先天性巨结肠患者是在出生后一年内诊断的，但也可能晚些甚至偶尔成年后才确诊[18]。大约 80% 的患者为男性，10% 的患者有 Down 综合征，另有 5% 的患者伴有其他严重的神经性异常[19]。先天性巨结肠患者还可能伴有肠闭锁[20]和肛门直肠畸形[21]。家族性先天性巨结肠病例也曾有描述[22]。现在认为，先天性巨结肠是一种具有复杂遗传模式的遗传病，有多达 8 个基因参与，其中 *RET* 和 *EDNRB* 基因起主要作用[22-23]。在全结肠神经节细胞缺乏症型先天性巨结肠中，发现超过 70% 的病例有 *RET* 基因胚系突变[23-24]。

先天性巨结肠症状通常在患者出生后不久开始出现，表现为腹部气鼓，胎粪排泄延迟，以及肛门紧闭。随着时间的推移，病变近端肠腔扩张，肌壁肥厚，而病变段肠管狭窄（图 17.2）。在有神经节和无神经节的肠管交界处可以看到黏膜脱垂，尤其是在年龄较大的患者[25]。

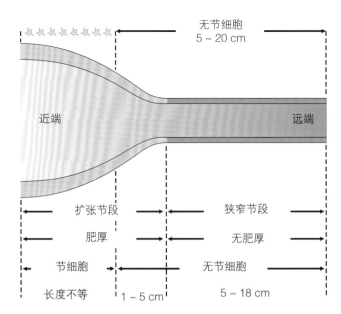

图 17.1　15 例先天性巨结肠病例的大体和显微镜下改变示意图

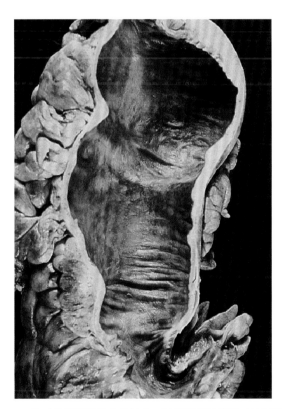

图 17.2　**先天性巨结肠的大体标本。** 近端肠管扩张段已被切除

先天性巨结肠最重要的并发症是急性肠梗阻和小肠结肠炎[26-27]。

显微镜下，先天性巨结肠的标志是一段肠管的两种神经丛内都有神经节细胞的缺失（神经节细胞缺乏症）[28]。在无神经节肠段中，肾上腺素能和非肾上腺素能无髓鞘神经纤维肥大而紊乱，失去了对肠肌层正常的神经支配[29-30]。先天性巨结肠可能还有 Cajal 间质细胞分布的改变[31]，位于无神经节肠管与扩张肠管之间移行区域的动脉的纤维肌性结构不良[32]，以及淋巴腺复合体增生（后者是继发性转向性结肠炎的一种表现）[33]。

根据无神经节细胞肠管的范围和位置，先天性巨结肠被分为以下几种类型：

1. 经典型（classic form）：无神经节细胞肠管起于结直肠远端并延伸到邻近扩张肠管内相当长的一段距离。

2. 短节段型（short-segment form）：无神经节细胞区域累及直肠和直肠乙状结肠交界，长度仅为几厘米。

3. 超短节段型（ultrashort-segment form）：无神经节细胞区域非常短，如果活检部位过高，可能造成漏诊[34]。

4. 长节段型（long-segment form）[全结肠神经节细胞缺乏症（total colonic aganlionosis）]：病变比较广泛，累及大肠大部或全长，偶尔可延伸到小肠[35]。这些患者表现为肠梗阻，不出现巨结肠。

5. 区域性结肠神经节细胞缺乏症：仅有一小段肠管受累，与其他类型不同，这种类型在病变区域两侧均存在神经节细胞[36-37]。

先天性巨结肠的传统形态学检查方法是 Swenson 等提出的活检方法，需要进行一段包括直肠肌壁的全层活检，以检查肠肌间神经丛内有无神经节细胞[16]。因为正常情况下靠近肛门内括约肌处的神经节细胞稀少，所以标准的活检部位在婴儿应该在肛瓣以上 2 cm，在较大儿童应该在肛瓣以上 3 cm[38]，尽管有些作者认为活检标本取自肛瓣以上 1~1.5 cm 已经足够[34]。标本中出现鳞状或移行上皮提示活检部位过低。这项技术非常准确，但对操作者的技术要求高且需要对患者进行全身麻醉，而且有可能产生并发症。因此，现在经常使用"抽吸"或直肠黏膜活检方法取代传统方法[39]。采用这些方法的前提是：在先天性巨结肠中，黏膜下和肌间神经丛神经节细胞缺乏的范围非常接近；Gherardi 所做的显微镜下详细复原绘图研究证实了这一点[40]。黏膜下神经丛的神经节细胞比位于肌间的神经节细胞小，分布不规则，确认它们需要经验、耐心，要对得到的活检标本进行连续切片。应寻找的另外一个异常是：存在大的（40 µm 或更大）黏膜下神经干，因为它们与缺乏神经节细胞密切相关[41]。Yunis 等发现，对于有经验的病理医师而言，黏膜活检是除外先天性巨结肠的简单而又有效的方法[42]。也可用乙酰胆碱酯酶组织化学染色方法来评估这些活检标本——可显示先天性巨结肠患者的整个黏膜固有层和黏膜肌层中显著增多的粗大神经纤维（图 17.3）[43]。对于诊断困难的病例，测定乙酰胆碱酯酶与丁酰胆碱酯酶的比值可能会有帮助[44]。多种免疫组织化学方法有助于诊断先天性巨结肠，包括神经元特异性烯醇化酶（NSE）、PGP9.5、神经丝蛋白、微管相关（"Tau"）蛋白和 MAP-2 蛋白、抗突触小泡 171B.5、Neu N、BMPRIA、ret 蛋白和组织蛋白酶 D（突出显示存在肥大的神经纤维以及缺乏神经节细胞）以及 S-100 蛋白（显示缺乏正常神经节细胞周围的卫星细胞，并突出显示增粗的神经束）[45-48]。还有一个很有前景的标志物——钙网素，缺乏钙网素阳性

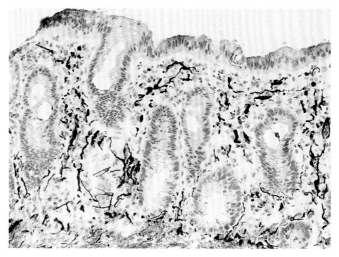

图 17.3 先天性巨结肠患者的结肠黏膜的乙酰胆碱酯酶染色。可见黏膜固有层内神经纤维的数量明显增加

的神经是先天性巨结肠的特征[49]，我们发现这种染色在临床实践中非常有用。

存在于近段肠管的神经节细胞，苏木素-伊红（hematoxylin and eosin，HE）染色和上面列举的通用神经元染色表现正常，但可能缺乏对结肠神经肽类的反应，诸如 VIP、GAL、SP、NPY、CGRP 和 Met-ENR。有人提出，这些肠神经支配异常可能是大约 20% 的病例术后结果不理想的原因[50]。

另外一个有意思的发现是，无神经节细胞区域的 II 型主要组织相容性抗原明显增高（这在因其他原因引起的慢性便秘患者中不存在），提示先天性巨结肠具有潜在的自身免疫发病机制[51]。

常规采用冰冻切片判定神经节细胞的缺乏，并且用于决定手术中切除肠管的范围。如果外科医师能够给病理医师提供一块包括整个肌壁在内的长方形组织，使组织可以正确定位，则有利于冰冻切片的诊断。为了确保冰冻切片诊断的可靠性，送检组织至少应有 4 mm 长，并且要做多个连续切片。但即使在这种理想的情况下也应该知道，冰冻切片诊断的不准确率相对较高，显著高于总体冰冻切片诊断的不准确率[52]。

治疗先天性巨结肠最常见的术式是直肠切除术加将含有神经节细胞的肠管牵拉至肛门吻合的 Swenson 手术，将含有神经节细胞的肠管与缺乏神经节细胞的直肠残端进行侧-侧吻合的 Duhamel 手术，以及剥除直肠黏膜加将含有神经节细胞的肠管从直肠内牵拉至肛门的 Soave 手术[53-54]。

手术成功的患者偶尔会再次出现梗阻症状，并可发现原先有神经节细胞的牵拉肠管出现神经节细胞缺乏[55]。

神经节细胞减少症（hypoganglionosis）是一种有争议的疾病，表现为神经节细胞不足而不是缺失[56-57]。需要牢记的是，在经典的先天性巨结肠中，扩张肠管和无神经节细胞肠管的交界处通常存在神经节细胞减少。

肠神经元发育不良（intestinal neuronal dysplasia）（又称为结肠神经元发育不良、神经节细胞增生症）是另外一种或一组有争议的疾病，包括一组不很明确的通常

称为假性先天性巨结肠的疾病[58]。其表现为肠肌间神经增生伴巨大的神经节，黏膜下孤立的神经节细胞，以及乙酰胆碱酯酶染色增强[59]。曾有本病伴有神经纤维瘤病和多发性内分泌肿瘤的报道[60-61]。不过这种疾病的定义还远未明确，其诊断应仅限于那些不伴有梗阻或其他已知疾病的少数增生旺盛的病例，并且只有在得到了包括充足的黏膜下层或肠壁全层（最好是后者）在内的多处活检标本时，才能做出诊断[62]。

慢性特发性假性肠梗阻（chronic idiopathic intestinal pseudo-obstruction）是一种综合征，其肠梗阻症状是在缺乏机械性梗阻的情况下出现，发生原因是由于肠动力系统的生理性异常。其中，部分病例缺乏 CD117 阳性细胞（推测为 Cajal 间质细胞）和 CD34 阳性细胞[63]。BCL2 染色被认为是评估不成熟肠神经节细胞的有效方法，据称可见于慢性特发性假性肠梗阻以及本节列出的其他一些模糊不清的疾病[64]。

慢传输型便秘（slow transit constipation）是另一种结肠运动障碍，其特征为粪便通过结肠时移动延迟。有研究发现，慢传输型便秘患者的 Cajal 间质细胞和肠神经微丝的平均数量显著减少，尤其是环形肌层内[65]。

巨结肠也可由巨细胞病毒（cytomegalovirus, CMV）感染和 Chagas 病（Chagas disease）引起，是继发性神经丛异常的结果[66]。在 Chagas 病中，肠神经丛中可见丰富的细胞毒性 T 细胞浸润，并伴有神经节细胞和胶质细胞的变性[67-68]。

憩室病

大多数憩室病（diverticulosis）是后天性的，发生在 40 岁以上的患者。在这个年龄组中，有憩室病临床表现的患者的占比略高于 10%，但发生需要手术的并发症的患者仅见于其中的 10%[69]。当然，尸体解剖时发现憩室病的概率更高；一项来自澳大利亚的研究表明，在 200 例尸体解剖病例中，45% 可见大肠憩室[70]。有报道表明，憩室可以发生在儿童、伴 Marfan 综合征、Williams-Beuren 综合征或 Ehlers-Danlos 综合征的年轻患者以及多囊肾患者[71-73]。

憩室病的发病率有明显的地域差异，在北美、欧洲和大洋洲常见，而在亚洲、非洲和南美部分地区则少见[74]。高残渣饮食似乎是憩室病的主要保护性因素，但证据尚不充分[75]。高残渣饮食被认为可以降低结肠节段运动的强度，后者是黏膜疝形成的机制。憩室病通常是多发性的，左半结肠好发。上面提到的来自澳大利亚的尸体解剖研究显示，99% 的病例乙状结肠受累[70]，其中 41% 仅累及乙状结肠，30% 的病例累及降结肠，4% 累及横结肠，16% 累及全结肠。只有直肠很少受累。来自远东的憩室病患者的憩室分布与众不同，主要累及右半结肠[76]。

放射影像学和大体检查显示，憩室位于结肠的肠系膜侧和肠侧壁（图 17.4 和 17.5）。它们具有烧瓶样外观，可以充满粪便和黏液。有些憩室延伸到肠脂垂并突出于

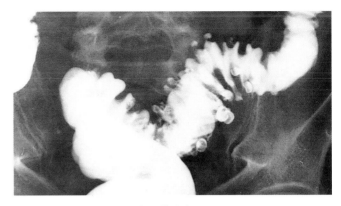

图 17.4　憩室病的典型放射影像学表现

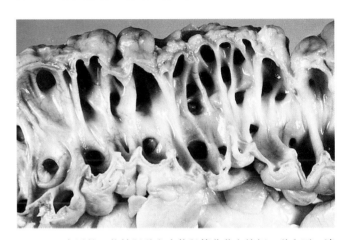

图 17.5　广泛的乙状结肠憩室病伴肠管分节和缩短。憩室开口清晰可见。可见环行肌增厚呈波纹状

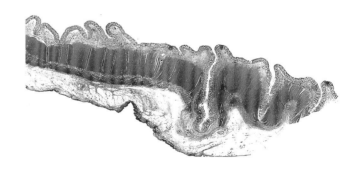

图 17.6　结肠憩室病的全貌切片

浆膜面，但在肥胖患者，即使手术中它们可能也仍然难以辨认。憩室病区域的肠管肌壁总是存在异常，结肠带很明显，外观几乎呈软骨样；环行肌层也增厚，由于肌束相互交错，肠管外观呈波纹状[77]。显微镜下，除了残留的黏膜肌束外，憩室缺乏肌层（图 17.6）。邻近的肠管没有明显的异常，包括肠肌间神经丛。可以出现息肉样脱垂的黏膜皱襞，可能是静脉充血和肌层痉挛性收缩导致黏膜冗余所致[78]。

盲肠憩室（cecal diverticula）有两种类型。一种通常是多发性的，各方面均与左半结肠憩室类似，并且两者常常合并发生。另一种被认为是先天性的，通常单发，

不伴有其他部位的憩室病，一般位于盲肠中部接近回盲瓣的位置，具有外肌层[79]。

　　憩室病的主要并发症是出血、穿孔和憩室炎。在约半数的病例，出血发生在右侧且出血量可以很大，是由走行于憩室旁的结肠血管破裂所致[80]。动脉造影和微血管造影技术可显示憩室顶或肠系膜对侧缘血管朝向管腔一侧的特征性的不对称破裂[81]。

　　憩室穿孔可导致结肠周围或盲肠周围脓肿形成，后期可形成质硬的肿块，临床和放射影像学上可能会与癌混淆。脓肿可能会引流到膀胱或邻近肠管，导致瘘管形成［"分离性憩室炎（dissecting diverticulitis）"］，X线检查可呈双轨征。少数情况下，瘘管可以延伸到会阴、阴囊、臀部、髋部甚至下肢[82]。急性穿孔至腹腔者很少见。有时憩室内的黏液释放出来，形成结肠周围黏液囊肿样结构。个别情况下，在憩室穿孔区域内可发现与常见于口腔的透明环［"波心肉芽肿（pulse granuloma）"］相似的病变[83]。

　　憩室炎（diverticulitis） 放射影像学上表现为锯齿状结构和管腔狭窄。它们可能与癌类似，但受累肠管通常较长且黏膜完整。显微镜下，受累肠管可见急性或慢性炎症，主要位于憩室基底部周围（图17.7）。有时憩室周围有肉芽肿性炎，与克罗恩病非常相似。在没有临床和内镜检查资料时，局限于乙状结肠憩室的慢性结肠炎与特发性炎性肠病（idiopathic inflammatory bowel disease，IBD）难以鉴别的情况并不少见[84-86]。憩室炎的炎症可以扩散到肠系膜，造成脂膜炎，不应与硬化性肠系膜炎混淆。

　　疼痛是憩室病的常见症状，可能继发于这些炎症性改变；但疼痛也可以出现在没有憩室炎的情况下，可能是由肌层异常引起的。需要指出的是，长期应用皮质类固醇治疗可能造成结肠穿孔，其表现与伴有憩室炎的憩室病非常类似[87]。罕见情况下，憩室内可见息肉或癌[88]。

　　急性无并发症的憩室炎通常仅用抗生素即可治愈[89]。手术切除常用于出现憩室炎并发症的患者，诸如出现出血、溃疡、穿孔、脓肿形成、瘘管、狭窄、梗阻和门静脉炎的患者[90]。对于有憩室穿孔和播散性腹膜炎的患者，需及时进行手术。毫不奇怪，这些患者的手术率和死亡率均高于没有并发症的急性憩室炎患者[91]。其他手术指征包括在规范治疗的前提下，憩室炎仍反复发作，以及发生泌尿系症状，后者可能是即将形成乙状结肠-膀胱瘘的表现。

结肠炎

　　炎性肠病（inflammatory bowel disease） 一词有时前面会冠以特发性（idiopathic）这一修饰语，用于一组炎症性疾病，目前认为其发病与一些导致上皮屏障功能缺陷的易感基因以及由正常肠腔内菌群（共生细菌及其产物）驱动的黏膜免疫系统的激活有关[92-93]。其中两个主要的代表性疾病是溃疡性结肠炎和克罗恩病。然而，如下所述，在有些病例中区分IBD的类型可能非常困难（表17.1）。

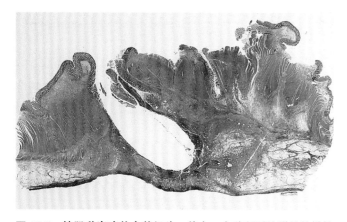

图17.7　**结肠憩室病的全貌切片。** 其中一个憩室可见明显的慢性憩室周围炎。注意肥厚的肌层

表17.1	溃疡性结肠炎和克罗恩病的临床病理特征比较	
特征	溃疡性结肠炎	克罗恩病
临床特征		
直肠出血	常见	不常见
腹部肿块	非常罕见	10%~15%
腹痛	通常左半	通常右半
乙状结肠镜检查	95%可见异常	<50%可见异常
穿孔	10%~15%	<5%
结肠癌	5%~10%	非常罕见
肛门并发症	非常罕见	75%（肛裂，肛瘘）
病理特征		
分布	弥漫，主要为左半结肠	斑片状，主要为右半结肠
	黏膜层，部分黏膜下层	透壁性
裂隙	缺乏	常见
瘘管	缺乏	常见
直肠受累	几乎总是	<50%
回肠受累	见于全结肠炎倒灌	>50%
幽门腺化生	不常见	常见
肉芽肿	隐窝破裂相关	>50%可见真正的肉芽肿

溃疡性结肠炎

溃疡性结肠炎（ulcerative colitis）男女发病相同，最常见于 20～30 岁的患者，但任何年龄均可发病，包括儿童[94-95]。溃疡性结肠炎的病因仍然不清。越来越多的证据表明其具有遗传易感性，尽管遗传的作用似乎不如克罗恩病明显。溃疡性结肠炎的病程一般是迁延性的，伴有多次缓解和加重，常有营养缺乏和贫血。

溃疡性结肠炎的特征是左半结肠受累，通常起始于直肠乙状结肠区域。有些病例局限在直肠［称为溃疡性直肠炎（ulcerative proctitis）］；但大多数病例向近端扩散，有时可累及整个结肠［称为全结肠炎（pancolitis）］。

大体上，溃疡性结肠炎的病变表现随着疾病病程而变化（图 17.8）。在急性期，肠管黏膜的表面因附着有血和黏液，可见外观湿润而有光泽，并且常见瘀点状出血。随后出现大小不等的不规则形溃疡。有些溃疡从底部破坏黏膜，导致表面形成黏膜桥，其下炎症浸润。广泛的纵行溃疡，特别是有横行溃疡相连者，是克罗恩病而非溃疡性结肠炎的特征。被称为假息肉（pseudopolyp）的广基隆起性红色结节常可见于基本平坦的区域（图

17.9），典型的结节小而多发。少数情况下，它们可能呈丝状结构；有时，结节体积很大，临床和放射影像学检查时会被怀疑为癌[96]。

随着疾病的进展，溃疡性结肠炎的整个肠管发生纤维化、缩窄和变短。伴有炎性包块的瘢痕性狭窄可能导致临床和放射影像学检查时被误诊为癌。在结肠切除前，如果由于回肠造口术或结肠造口术而使结肠的功能丧失，则结肠管腔可以极度狭窄，肠壁各层可以严重萎缩，结肠周围脂肪可以明显增多。静止期缺乏溃疡，表现为黏膜萎缩，黏膜下可有广泛的脂肪沉积。有些病例的黏膜大体上可以看似正常。

显微镜下，溃疡性结肠炎的病变主要位于黏膜层和黏膜下层[97-98]。在急性期，黏膜固有层炎性细胞的数量增多，包括基底浆细胞增多，出现隐窝脓肿（即腺腔内中性粒细胞聚集），在此之前，隐窝基底部可能有中性粒细胞聚集（图 17.10 至 17.12）。以上改变可导致隐窝进行性破坏，表现为细胞质内黏液明显减少，以及可能由于萎缩和再生性改变导致的腺体形状不规则。这些再生性改变还表现为胞核增大和核分裂象增多，而后者不再像正常黏膜一样局限在隐窝下部。在正常个体，右半结肠

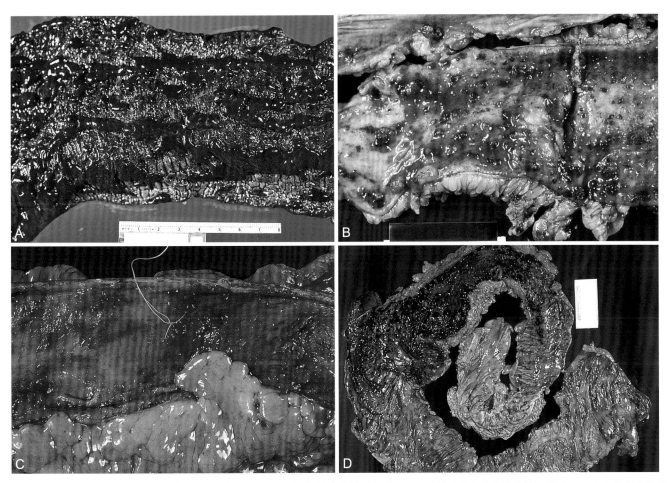

图 17.8　**溃疡性结肠炎的多种大体表现**。**A**，伴有明显充血的急性溃疡性结肠炎。**B**，可见黏膜溃疡的溃疡性结肠炎，局灶有隆起和充血的残余黏膜。**C**，显示黏膜完全萎缩的长期溃疡性结肠炎。**D**，合并中毒性巨结肠的暴发性溃疡性结肠炎

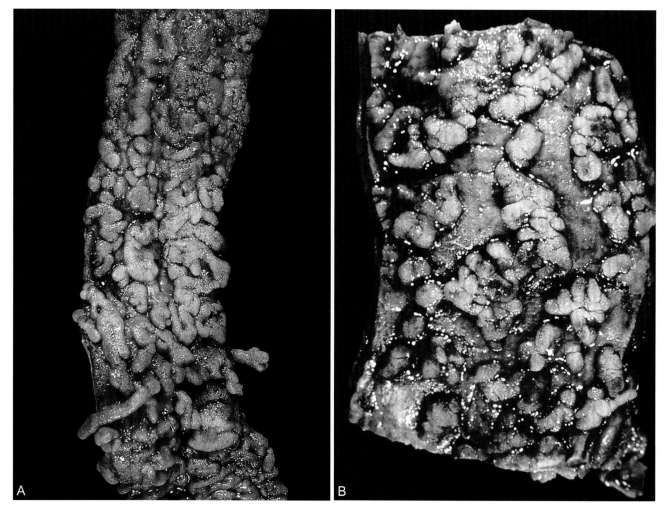

图 17.9　**A** 和 **B**，不同溃疡性结肠炎病例中的假息肉

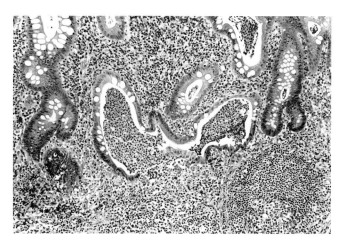

图 17.10　溃疡性结肠炎的低倍镜观，显示慢性活动性结肠炎损伤模式

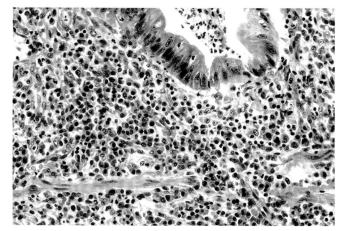

图 17.11　溃疡性结肠炎的慢性改变，伴有基底浆细胞增多，可见隐窝基底部与黏膜肌层被一层浆细胞分隔开

以远通常缺乏潘氏细胞，其出现是化生的表现，提示存在慢性结肠炎。

溃疡性结肠炎间质浸润的炎性细胞包括中性粒细胞、淋巴细胞、浆细胞、少数组织细胞和其他"辅助性免疫"细胞、散在的嗜酸性粒细胞和肥大细胞[99-100]。通常缺乏

含有上皮样细胞或多核巨细胞的肉芽肿，这是与克罗恩病鉴别诊断的要点。然而，溃疡性结肠炎可以发生隐窝破裂导致的隐窝相关黏膜内肉芽肿[101]。炎症浸润可能伴有多量淋巴滤泡，尤其是在直肠，并可能导致隐窝明显变形。可见血管扩张，可能可以见到黏膜毛细血管血

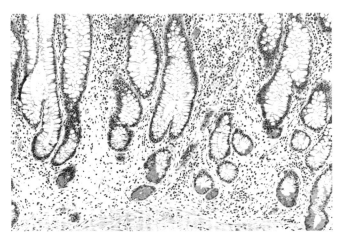

图 17.12　溃疡性结肠炎的慢性改变，其特征是腺体结构变形和潘氏细胞化生

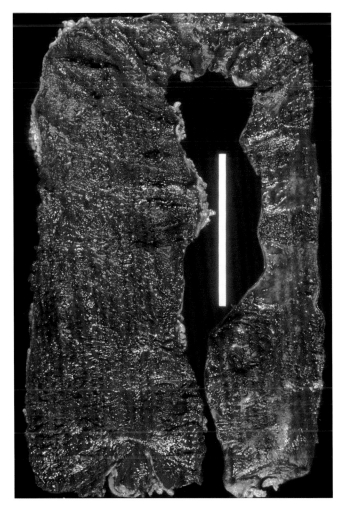

图 17.13　暴发性溃疡性结肠炎合并中毒性巨结肠

栓 [102]。炎症可局限在黏膜肌层以上，也可以延伸到黏膜下层。溃疡和肉芽组织可以非常显著，可能导致由充血、炎症黏膜与肉芽组织混合形成的假息肉。某些情况下，再生的黏膜形成与小肠黏膜类似的绒毛状外观 [103]。在疾病的不同阶段，黏膜下层可以表现为正常或炎症、充血、脂肪浸润或纤维化，有时可见通过黏膜肌层间隙疝出的增生肥大的腺体 [104]。在大约 10% 的病例，黏膜下动脉可见闭塞性动脉内膜炎的表现，伴有或不伴有血栓形成。黏膜肌层可出现复层化，但固有肌层通常正常或轻度肥厚 [105]。

　　如前所述，在溃疡性结肠炎的静止期或消退期，黏膜大体上可以表现正常，黏液含量几乎完全恢复。但显微镜下，黏膜可见轻微的异常，表现为腺体分支且不规则（不是平行均匀分布的），腺体基底与黏膜肌层之间存在空隙，出现潘氏细胞，神经内分泌细胞增生。然而，在经过药物治疗的病例，黏膜层组织学可以完全正常，缺乏先前黏膜损伤的证据 [106-107]。需要注意的是，儿童患者初次诊断时的直肠可以表现为接近正常甚至完全正常（非常罕见）[108-109]。

　　溃疡性结肠炎可以累及胃肠道的其他部分。1/5～1/3 的病例累及回肠。这种病变［有时称为倒灌性结肠炎（backwash ileitis）］表浅，临床意义不大，并且常与结肠病变相延续。偶尔，这种累及播散到距回盲瓣 10 cm 以上的回肠，并且可能伴有肠腔扩张 [110-111]。曾有少数溃疡性结肠炎患者发生弥漫性十二指肠炎（duodenitis）的报道 [112]。

　　有意思的是，结直肠切除患者的回肠造口部位可以发生结肠化生和溃疡性结肠炎样损害，包括炎性息肉 [113]。类似的改变可以发生在给溃疡性结肠炎患者构建的盆腔回肠储袋（又称为回肠贮袋）［结肠切除后贮袋炎（postcolectomy pouchitis）］ [114]。相反，丧失功能的直肠可能出现类似于克罗恩病的改变，这被认为是功能丧失合并活动性溃疡性结肠炎所致 [115]。

　　20%～60% 的溃疡性结肠炎病例累及阑尾，可以与邻近受累的盲肠病变相延续，也可以为跳跃性病变 [116-117]。在肛管，腺上皮常常受累，有时移行区黏膜呈增生性改变 [118]。肛门病变可见于 10% 的病例，可以形成中线背侧肛裂、表皮脱落、急性肛周和坐骨直肠脓肿或直肠阴道瘘。

　　有些溃疡性结肠炎患者伴有肝病，包括脂肪肝、肝脓肿、肝硬化、硬化性胆管炎、胆管周围炎以及少见的胆道癌症 [119-120]。后一并发症的发病年龄小于新生癌发病的年龄 [120]。

　　溃疡性结肠炎的其他远隔器官受累表现还有关节炎、葡萄膜炎、坏疽性脓皮病和局限性 Wegener 肉芽肿 [121]。这些表现通常仅限于结肠广泛受累的患者，而极少出现在仅有直肠受累的患者。

　　溃疡性结肠炎的局部并发症包括：穿孔伴腹膜炎和脓肿、中毒性巨结肠（图 17.13）、静脉血栓形成（最常发生在髂静脉）以及癌（详见下节）。

　　溃疡性结肠炎的治疗方式取决于其病变的范围、严重程度和病程，包括柳氮磺吡啶治疗、局部或全身性激素治疗以及全结肠切除术 [122-124]。

溃疡性结肠炎中的癌和异型增生

溃疡性结肠患者发生大肠癌的发生率明显增高[125-126]。这种并发症的总体发生率接近 2%，但在普通人群中所有结直肠癌病例的占比仅为 1%[127]。其危险因素包括：患者有广泛型结肠炎，病程超过 7~10 年，初发年龄小，以及有原发性硬化性胆管炎[128-131]。

既往研究发现，发生在溃疡性结肠炎基础上的癌的大体表现不典型，即在大肠中的分布较为均匀，常为多发（10%~20% 的病例），好发于年轻人，几乎总是发生在平坦黏膜而非息肉状黏膜[132-133]。癌也可以发生在回肠直肠储袋吻合术后的直肠残端或储袋[134-135]。

大体上，溃疡性结肠炎患者发生的大肠癌的最早改变常常是黏膜增厚，伴有细小结节状或天鹅绒样外观。显微镜下，大部分癌为不同分化程度的腺癌。然而，与在非炎症性黏膜发生的癌相比，发生的低分化癌和黏液癌所占比例较高，但也有少量低级别高分化管状腺癌[136]。发生在溃疡性结肠炎基础上的癌的预后通常被认为欠佳，但在与分期和组织学分级相互匹配的无结肠炎群体进行的对照研究中并未发现两者之间生存率存在差异[137-139]。

腺癌的发生总是伴有（而且可能总是在腺癌之前）结直肠黏膜的异型增生改变。这些异型增生病变好发于扁平萎缩的黏膜，需要与炎症性黏膜更常见的再生性改变鉴别[140]。一个基本原则是：在活动性炎症区域不诊断异型增生。这些改变的评估很难，而且带有一些主观性[141]，但如果诊断恰当，则可以成功地甄别出结直肠癌高危患者[142]。出现异型增生并不一定表明患者的其他肠管处存在浸润性癌。同样，缺少这些改变并不能保证附近没有癌。推荐使用以下术语对异型增生进行标准分类[143]（图 17.14 至 17.17）：

1. 无异型增生
2. 异型增生不确定

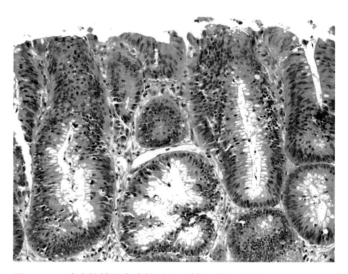

图 17.15 溃疡性结肠炎中的平坦型低级别异型增生灶

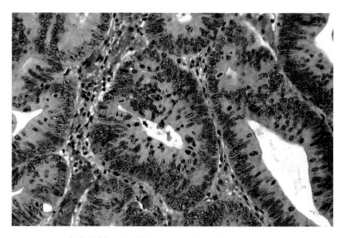

图 17.16 溃疡性结肠炎中的平坦型高级别异型增生灶，可见显著的细胞非典型性和复杂的结构

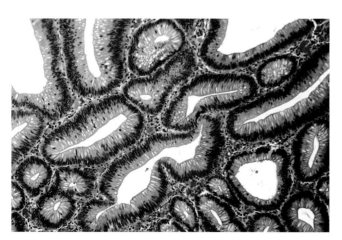

图 17.14 溃疡性结肠炎中的息肉状低级别异型增生灶。此病灶在组织学上难以与散发性管状腺瘤鉴别开

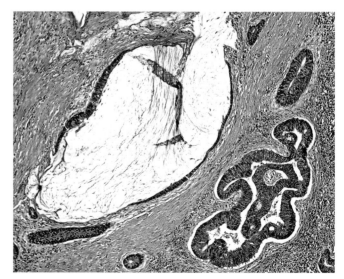

图 17.17 发生于溃疡性结肠炎受累结肠的浸润性腺癌，伴有丰富的细胞外黏液

3. 有异型增生，低级别

4. 有异型增生，高级别

病理诊断会直接影响对患者的处置方式。对于诊断为异型增生不确定的患者，应采用最强的药物治疗以减轻炎症，并且重复活检的间隔应短于无异型增生的患者。活检诊断低级别或高级别异型增生的意义在某种程度上取决于可疑区域的内镜下表现。对于息肉状病变，大部分病例可通过内镜下息肉切除治疗，即使是伴有高级别异型增生的病例[144-146]。然而，对于绝大多数伴有平坦型高级别异型增生的患者和许多伴有平坦型低级别异型增生（特别是多灶性）的患者，应选择进行结肠切除[145]。组织学上，准确地将发生于 IBD 区域内的散发性腺瘤和 IBD 相关的息肉状异型增生灶鉴别开是不可能的。免疫组织化学染色，IBD 相关性异型增生倾向于 p53 强阳性、β 连环蛋白阴性或弱阳性[147]，以及 Ki-67 阳性区域超过隐窝基底的 2/3[148]。然而，由于散发性腺瘤也可以出现上述着色模式，这些标志物的临床效用有限。

在分子水平，异型增生腺体的异常包含 *TP53* 突变[149-150]、*KRAS* 突变[151] 和微卫星不稳定（microsatellite instability, MSI）[151]。另外还发现，与缺乏异型增生 / 癌的形态特征的患者相比，伴有异型增生和（或）癌的溃疡性结肠炎患者其异型增生或无异型增生黏膜的基因组不稳定性程度都更高[152]。

一个有意思的话题是，溃疡性结肠炎的异型增生性病变的免疫组织化学和分子学改变（及其发生发展机制）是否与结直肠腺瘤（当然，腺瘤也能存在于溃疡性结肠炎累及的大肠中）的相同[153-155]。虽然不同研究小组的结果并不总是一致，但逐渐形成共识的是：溃疡性结肠炎患者的平坦型异型增生病变和原发性结直肠腺瘤有许多本质性差异，而同一患者的息肉状异型增生病变和原发性腺瘤非常相似甚至相同[155-157]。

出现这些免疫组织化学或分子生物学改变可能有助于证实异型增生的存在，并最终有助于其分级，但目前异型增生的诊断主要依靠常规染色切片中上皮的形态。对于溃疡性结肠炎患者，目前的监测建议是：广泛性结肠炎 8～10 年后、左侧结肠炎 15 年后开始进行密切监测，这取决于消化科医师和病理医师的内镜和显微镜检查技巧和经验[158-159]。这种密切监测是否有益且成本 - 效果是否够高仍然意见不一[160]。需要强调的是，结直肠活检缺乏异型增生并不能排除患者将来发生腺癌的可能性。

与溃疡性结肠炎相关的其他罕见结直肠恶性肿瘤包括多种类型的神经内分泌肿瘤[161] 和恶性淋巴瘤，特别是在免疫抑制治疗的背景下[162-163]。

克罗恩病

克罗恩病（Crohn disease）最初曾被认为是一种小肠疾病，现在已经认识到，在所有病例中累及大肠者占 40%，可伴有或不伴有回肠受累。克罗恩病的病因至今仍未明确。克罗恩病具有遗传易感性，提示遗传因素参

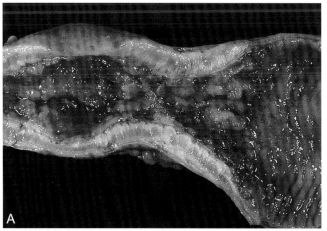

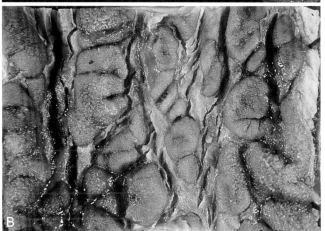

图 17.18　**大肠克罗恩病的大体表现**。**A**，节段性病变，伴有全层炎和一处狭窄。这种表现非常类似于小肠克罗恩病。**B**，典型的鹅卵石样外观

与了其发生[164]。据推测，细菌感染和胃肠道"微生物组"在克罗恩病的发病机制中也起重要作用[165]。

大体上，病变呈节段性分布（具有放射影像学可以证实的"跳跃"区域）和好发于右侧结肠是克罗恩病的两个重要诊断线索。其他重要的大体表现包括狭窄、裂隙、鹅卵石样外观、全层受累和脂肪包裹（图 17.18）。其溃疡（裂隙）呈线状、匐行性且不连续，其间可夹杂正常或水肿但无明显异常的黏膜。溃疡常常纵行较长距离且有短的横行溃疡相连（图 17.19）。这种病变愈合后会形成长的铁轨样瘢痕，有时可以形成假息肉（可为普通的丝状或巨大型）和黏膜桥样病变——类似于溃疡性结肠炎中的表现[96,166]。显微镜下，大肠克罗恩病的表现和小肠克罗恩病的表现没有本质的区别。裂隙、非干酪性结节病样肉芽肿（见于 40%～60% 的病例）以及病变累及肠壁全层是结肠克罗恩病的典型三联征。即使在紧邻溃疡的区域，黏膜的形态也相对正常并富于黏液。当见到界限清楚的炎性细胞灶被组织学正常的非炎性黏膜包绕时，应特别想到克罗恩病，当黏膜深层炎症明显并延伸到黏膜下层时也是如此。然而，克罗恩病有时是表浅的（即局限于黏膜层和黏膜下层），在这种情况下，与典型的克罗恩病相比，鹅卵石样外观更为弥漫，结节更为细小。

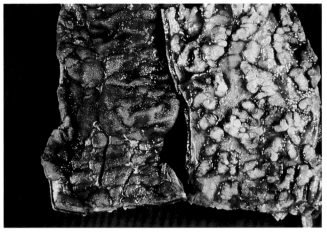

图 17.19　溃疡性结肠炎中的假息肉（右）与克罗恩病的鹅卵石样形态（左）的比较

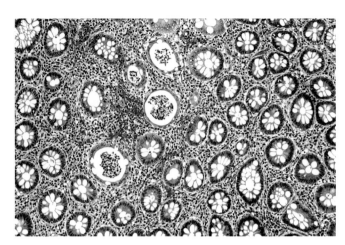

图 17.21　伴有隐窝脓肿的克罗恩病，可见黏膜斑片状活动性炎症

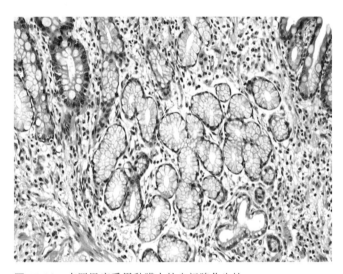

图 17.20　克罗恩病受累黏膜内的幽门腺化生灶

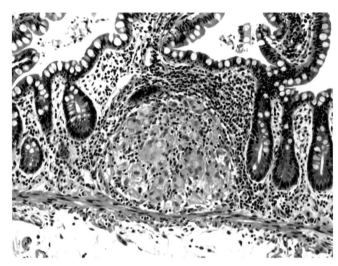

图 17.22　回肠克罗恩病，可见黏膜肉芽肿

内镜活检要寻找的主要特征是斑片状黏膜炎症、肉芽肿、杯状细胞保留、幽门腺化生和腺体结构的保存（图17.20 至 17.23）。为了发现肉芽肿，可能需要进行连续切片[167]。直肠活检结果可能正常或显示轻微的非特异性改变。在有明确的结肠炎而直肠活检正常的未治疗病例，更强烈支持克罗恩病而不是溃疡性结肠炎[168]。如果克罗恩病累及的结肠含有憩室，炎症也经常扩散到憩室中，与憩室炎的鉴别非常困难[169]。正如先前提到的，憩室相关的结肠炎可能会有克罗恩病样表现。因此，远离憩室的炎性改变更有助于鉴别这些炎症性病变。

大约 50% 的结肠克罗恩病累及回肠[168]。肛门病变见于 75% 的病例，可以表现为慢性肛裂、瘘管和溃疡，并且可能是克罗恩病的首发临床表现[170]。常有区域淋

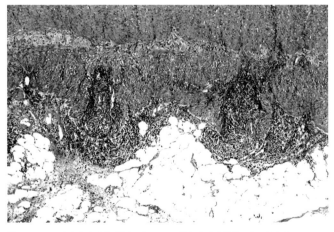

图 17.23　克罗恩病切除标本，显示肠壁全层淋巴细胞聚集

巴结肿大，显微镜下除了偶尔可见肉芽肿外，与溃疡性结肠炎没有明显区别。

克罗恩病最常见的并发症之一是在裂隙的基础上形成瘘管。尽管肛门周围瘘管在克罗恩病和溃疡性结肠炎中均可见到，但内瘘实际上是克罗恩病所特有的。

克罗恩病的其他并发症有皮肤溃疡（肛周皮肤、结肠造口和回肠造口周围以及其他部位）和中毒性巨结肠[171]。一项在 Cleveland 诊所（Cleveland Clinic）进行的有 615 例克罗恩病病例的研究中，中毒性巨结肠的总体发生率为 4%[172]。当克罗恩病局限于小肠时没有发现巨结肠病例，但当克罗恩病位于回肠结肠时，巨结肠的发生率为 2%，而当克罗恩病位于结肠时巨结肠的发生率高达 11%。需要指出的是，如果是在已经发生中毒性巨结肠的情况下才切除肠管，则可能无法明确基础性疾病的本质[173]。特别需要注意的是，全层炎这一标准在存在深溃疡的区域不具有鉴别诊断价值。

克罗恩病的另一个重要并发症是癌，最常见于结肠或直肠[174]。尽管其发生率明显低于溃疡性结肠炎，但毫无疑问，其发生风险确实高于正常人群[175]。与在溃疡性结肠炎一样，大体检查很难辨认病灶，其也可以伴有和（或）先前存在结肠黏膜异型增生[176-177]。其异型增生的诊断标准和命名也与在溃疡性结肠炎相同[143]。此外，在克罗恩病累及的大肠中，有时可见类似于结直肠增生性息肉的特殊黏膜改变，这可能是克罗恩病特有的另外一种异型增生类型[178]。

大多数大肠克罗恩病患者最终需要外科手术切除病变肠管。采用何种术式取决于病变范围和部位，是否存在肛周受累以及患者的年龄[179]。

未定型结肠炎

鉴别溃疡性结肠炎和结直肠克罗恩病可能非常困难。许多年来，人们将不能归因于特定病原体的大肠慢性炎症性疾病都等同于溃疡性结肠炎。现已明确，其中大多数病例事实上是累及结肠的克罗恩病。两种疾病的临床、放射影像学和形态学差异现已有明确阐述。令人沮丧的是，这样的经验澄清了一个事实，即没有哪个诊断标准是哪个疾病所特有的，大约 15% 的病例（特别是暴发性结肠炎）具有两者的特征，以至于无法鉴别[180]。对于这组混杂的疾病，建议使用**未定型结肠炎（indeterminate colitis）**这一名称[180-181]。长期随访显示，大多数病例的行为类似于溃疡性结肠炎，极少数出现克罗恩病的特征[182]。下述事实提示两者的区别可能没有那么严格：这些未定类型病例的存在，偶尔典型的小肠克罗恩病和大肠溃疡性结肠炎并存于同一患者，溃疡性结肠炎患者结直肠切除术和回肠隐窝-肛门吻合术后发生克罗恩病样并发症，以及这两种疾病发生在同一家族[183]。无论如何，大部分病例都有足够的临床和病理学差异将两者区分开来，这一点具有预后和治疗意义。依

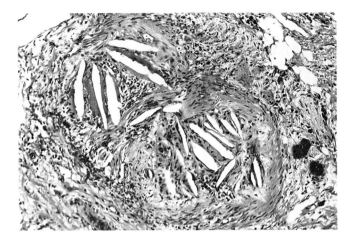

图 17.24　导致缺血性结肠炎的肠系膜血管内的胆固醇栓子

此类推，活检标本诊断时必须注意不要把未定型结肠炎这个名称当成垃圾筐使用。

缺血性结肠炎

缺血性结肠炎（ischemic colitis）多发生在 50 岁以上的患者，易感因素通常包括动脉硬化、糖尿病和血管手术[184]。缺血性结肠炎也可见于伴有血管结缔组织病（例如硬皮病和类风湿性关节炎）[185]、Wegener 肉芽肿[186]、特发性淋巴细胞性静脉炎[187-188]、淀粉样变[189]的年轻患者，缺血性结肠炎也可继发于使用口服避孕药[190]或可卡因[191]。动脉粥样硬化导致缺血性结肠炎的原因可以是结肠血管本身梗阻或粥样物质栓塞（图 17.24）[192]。这种缺血性结肠炎通常表现为突发性出血和腹痛。其病变具有节段性，脾曲因血液供应相对不足成为典型的受累部位，但其他部位也均可发生，包括直肠。其典型的影像学征象是肠壁内出现气体和"拇指征"[193]。缺血性结肠炎在放射影像学、内镜检查和手术中均可能与癌混淆。大体上，除了溃疡和纤维化以外，缺血性结肠炎还可出现假息肉。显微镜下，缺血性结肠炎可见表面覆盖肉芽组织的溃疡，肉芽组织可以延伸到黏膜下层并围绕黏膜肌层的单个平滑肌纤维，可见大量含铁血黄素。小血管腔内可见透明血栓。血管腔内出现胆固醇结晶支持粥样物质栓塞的诊断。缺血性结肠炎缺乏裂隙、淋巴滤泡和肉芽肿，但可见隐窝脓肿。提示缺血性坏死的显微镜下特征是：急性期出现黏膜全层坏死，而愈合期出现固有层玻璃样变、出血和萎缩的微小隐窝（图 17.25）[193]。缺血性结肠炎也可见到奇异型间质细胞[194]、酷似异型增生的上皮非典型性反应性改变[195]以及类似于肿瘤性印戒细胞的孤立性杯状细胞。也可在阻塞性病变（通常为肿瘤）的近端黏膜见到类似缺血样的形态[196]。

积极的处置对于减轻缺血性结肠损害极其重要。如果有腹膜炎、透壁性梗死或穿孔的证据，则是外科手术的指征[197]。

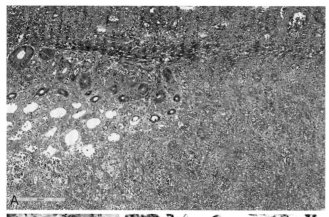

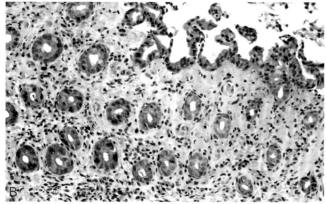

图 17.25　**缺血性结肠炎**。**A**，缺血性结肠炎的特征性表现为黏膜糜烂伴再生性上皮改变和固有膜的玻璃样变。**B**，固有膜玻璃样变的高倍镜下表现

其他类型的结肠炎

急性感染性结肠炎（acute infectious-type colitis）[又称为急性自限性结肠炎（acute self-limited colitis）] 被认为是一种由感染因子导致的自限性腹泻性疾病，尤其是弯曲菌、大肠杆菌（特别是 0157:H7）、沙门菌和志贺菌，但病因在半数以上的病例仍不清楚[198]。显微镜下，可见固有层炎性细胞浸润、水肿、充血和出血，伴有中性粒细胞介导的隐窝损伤（图 17.26）。这些改变与溃疡性结肠炎的早期病变难以鉴别开，可能需要随访活检以区分两者[199]。沙门菌和志贺菌引起的感染更是以能产生类似于溃疡性结肠炎的临床和影像学特征而著称[200]。急性炎症形态表现多于慢性形态表现时提示为感染性疾病。反之，腺体变形以及黏膜基底部浆细胞浸润支持溃疡性结肠炎的诊断[201-202]。如果症状出现后 4 天内进行活检，则更易鉴别上述两种疾病[198]。

过敏性结肠炎和直肠炎（allergic colitis and proctitis）与食物有关（尤其是牛奶），较常见于婴儿和儿童[203-204]。其表现为直肠出血，有时伴有腹泻。直肠活检的主要显微镜下异常是黏膜水肿和明显的嗜酸性粒细胞浸润。嗜酸性粒细胞倾向于聚集在淋巴小结周围，其余的则位于隐窝引起隐窝脓肿，也可以位于黏膜肌束间[205-206]。嗜酸性粒细胞的浸润可能是斑片状的，因此，推荐进行多点活检以便发现病变[204]。

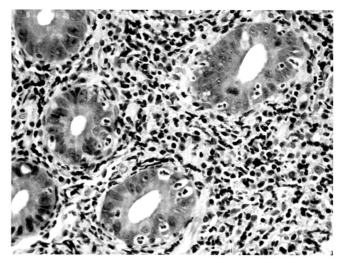

图 17.26　急性自限性结肠炎，伴有斑片状中性粒细胞介导的隐窝损伤

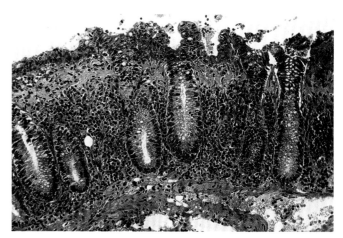

图 17.27　胶原性结肠炎，可见固有膜增宽、淋巴细胞介导的表面损伤和上皮下胶原层增厚

胶原性结肠炎（collagenous colitis）常见于中年女性，临床上通常表现为慢性水样腹泻[207]。胶原性结肠炎进行内镜和放射影像学检查时常常显示正常。显微镜下，胶原性结肠炎的固有层顶部可因浆细胞、淋巴细胞和嗜酸性粒细胞浸润而增宽，通常不伴有隐窝变形（图 17.27），偶尔可见少量隐窝排列不规则，类似于炎性肠病[208]。可见淋巴细胞介导的表面上皮损伤伴上皮下胶原带增厚——可达 10 μm 以上[209]。胶原带增厚以右半结肠更为显著，典型者表现为斑片状，因此，在内镜活检中可能漏检，以至被诊断为淋巴细胞性结肠炎（见下文）[210]。隐窝内可见淋巴细胞和中性粒细胞。最近还报道了一种伪膜型胶原性结肠炎[211]。

据推测，胶原性结肠炎的发病机制为免疫源性，且与乳糜泻相关[212-213]。有人进一步提出，非甾体类抗炎药可能是一些胶原性结肠炎的病因[214]，其他药物也可能与胶原性结肠炎相关，包括质子泵抑制剂[215]。胶原性结肠炎临床经过良好，显微镜下改变可以消退[216]，但其病程倾向于反复的复发和缓解[217-218]。偶尔有伴发结肠癌的病例报道[217]。

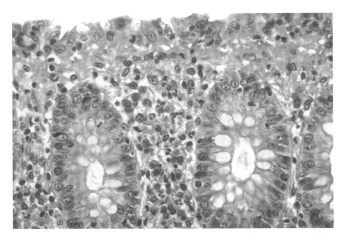

图 17.28　淋巴细胞性结肠炎的高倍镜观，可见淋巴细胞浸润引起的表面上皮损伤

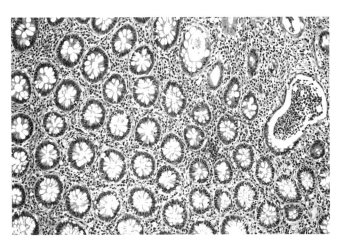

图 17.29　局灶性活动性结肠炎损伤模式

淋巴细胞性结肠炎（lymphocytic colitis） 与胶原性结肠炎密切相关[210,219-220]。这两种疾病之间偶尔有过渡，有人将它们统称为水样腹泻 - 结肠炎综合征（watery diarrhea-colitis syndrome）[221-222]。两者之间的主要组织学差异是淋巴细胞性结肠炎缺乏增厚的胶原带，并且具有更为突出的上皮内淋巴细胞（图 17.28）[223-224]。形态学上，乳糜泻患者的大肠活检总是与淋巴细胞性结肠炎无法区分，进一步提示两者在发病机制上具有相关性[225-226]。

胶原性或淋巴细胞性结肠炎可以累及末段回肠[227]。曾报道了一种淋巴细胞性结肠炎亚型，其上皮下区域含有较多散在的多核巨细胞[228-229]。

现已明确，淋巴细胞性结肠炎为一组异质性疾病，均可表现为上皮内淋巴细胞增多[230]。有些显微镜下具有淋巴细胞性结肠炎特征的患者后来被发现为克罗恩病[231]。应提及的是，显微镜下，取自 Brainerd 腹泻（一种由于感染引起的慢性水样腹泻，特征为急性发作和病程迁延）患者的结肠活检表现类似于淋巴细胞性结肠炎，但通常缺少表面的变性改变[232]。一些药物（例如抗癫痫药和非甾体类抗炎药）也能够引起这种模式的损伤[233-234]。

局灶活动性结肠炎（focal active colitis） 的特征为中性粒细胞介导的局灶隐窝和表面上皮损伤伴固有层炎症细胞增多，是大肠活检标本中一种常见的病变模式（图 17.29）。局灶活动性结肠炎是一种损伤形式，而非特异性诊断。临床上，大多数局灶活动性结肠炎病例与感染性结肠炎有关，其他病因包括肠道准备、药物引起的损伤、局部缺血，甚至是克罗恩病，尤其是在儿童[235-237]。

伪膜性结肠炎（pseudomembranous colitis） 在大多数情况下是由难辨梭状芽孢杆菌产生的毒素导致的[238-239]。相当多的病例与服用抗生素有关，特别是林可霉素和克林霉素[240]。然而，需要注意，不是所有的伪膜都继发于感染，伪膜也可见于胶原性结肠炎、炎性肠病和缺血，伪膜还可以继发于黏膜脱垂。严重的病例可能在临床和放射影像学方面与溃疡性结肠炎

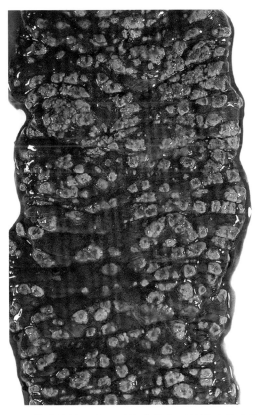

图 17.30　**伪膜性结肠炎**。可见黏膜表面的脓性渗出形成多发性散在的白色斑块。患者服用了氨苄西林（Courtesy of Dr. R.A. Cooke, Brisbane, Australia, from Cooke RA, Stuart B. *Colour Atlas of Anatomical Pathology*. Edinburgh: Churchill Livingstone; 2004.）

和克罗恩病难以区分。伪膜性肠炎可以表现为急腹症[241]。CT 和超声检查可见肠壁增厚[242]。大体上，伪膜性肠炎可见散在的黄白色黏膜斑块（图 17.30）。显微镜下，伪膜性肠炎的特有形态是"局灶性喷发样黏膜病变"，是由附着在黏膜腺体表面的黏液和中性粒细胞构成蘑菇样团块（图 17.31）[243]。紧邻这些病变的黏膜无明显异常。伪膜性肠炎的肠壁可呈重度水肿，这可能是血管损伤的结果[244]。黏膜内可出现印戒样细胞，由此有可能被过诊

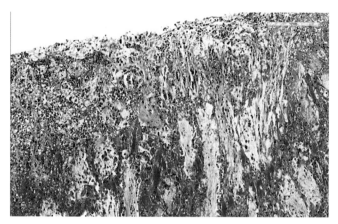

图 17.31　难辨梭状芽孢杆菌相关性伪膜性结肠炎的伪膜的高倍镜观

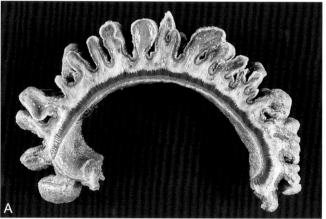

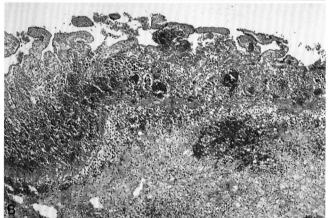

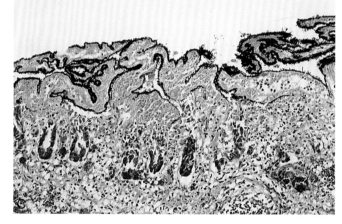

图 17.32　**坏死性小肠结肠炎。A**，大体表现为黏膜坏死，肠壁内存在大量小的含气囊肿。**B**，低倍镜下，可见广泛的溃疡、坏死和出血。**C**，革兰氏染色显示病原体覆盖在溃疡的表面

断为印戒细胞癌[245]。出现并发症者，包括结肠穿孔和中毒性结肠炎，需要进行急诊手术治疗[246]。

转向性结肠炎（diversion colitis）是由回肠造口术或结肠造口术造成粪流转向引起的炎症性肠道疾病。其发病机制尚不清楚，据推测，缺少粪流中存在的短链脂肪酸在发病中可能起着重要作用[247-248]。转向性结肠炎既可发生在成人，也可发生在儿童，可从轻微的黏膜质脆到大体上形成溃疡[249]。显微镜下，转向性结肠炎最常见的改变是黏膜固有层轻度至中度增宽，可见明显的浆细胞浸润、隐窝脓肿和淋巴滤泡增生[250]。最严重的病例可有阿弗他溃疡[251]。在所有这些改变中，淋巴滤泡增生最常见且最明显[252]。进行再吻合术后，这些异常可迅速消失。

新生儿坏死性小肠结肠炎（neonatal necrotizing enterocolitis）是一种主要发生在早产儿或进行过换血治疗的新生儿的疾病[253]。少数病例发生在腹主动脉血栓形成之后[254]，提示缺血是一个重要的危险因素。这种疾病也可以是先天性巨结肠的一种并发症[255]。大多数新生儿坏死性小肠结肠炎病例在出生后一周之内开始发病，表现为腹胀、肠鸣音消失和排出少量血染的粪便[256]。最常累及的部位是末段回肠和升结肠。其病变为黏膜坏死并可部分脱落。常常出现小的黏膜下含气囊肿——放射影像学检查可发现——是重要的诊断性征象（图 17.32）[257]。如果发生穿孔，则需进行急诊手术切除受累肠管[258]。

瘀斑性结肠炎（ecchymotic colitis）这一病名有时用于一种少见的引起新生儿孤立性直肠出血的疾病。内镜下，其特征为可见瘀斑性黏膜损害。显微镜下，表现为以中性粒细胞为主的炎症，局灶性出血，以及有时出现积气灶。瘀斑性结肠炎的病因不明[259]，但其发病机制可能与坏死性小肠结肠炎相关。

阿米巴结肠炎（amebic colitis）在临床上非常类似于溃疡性结肠炎或克罗恩病[260]。内镜下，其典型的表现是被覆渗出物的散在溃疡，溃疡之间的黏膜正常，但许多病例不典型。阿米巴病可以累及肠管的任何部分，但倾向于发生在盲肠和升结肠（图 17.33）。在有些病例，整个大肠受累，甚至可延伸到末端回肠[261]。5%～10%的病例

发生穿孔。显微镜下，直肠活检的表现没有特异性，但溃疡下方的炎症细胞相对稀少以及烧瓶状溃疡本身可以提醒病理医师考虑阿米巴结肠炎的诊断。确诊的依据是找到溶组织内阿米巴滋养体（*Entamoeba histolytica*）。在HE切片中可以见到滋养体，没有经验的观察者可能会将其与巨噬细胞混淆（反之亦然）。寄生虫周围通常有人工假象造成的透明间隙。滋养体呈圆形或卵圆形，直径为6～40 nm，含有丰富的胞质，呈独特的空泡状，胞核相对较小，呈圆形，边界清楚，并有位于中心的核仁。无论是切片还是涂片，均可用PAS和免疫过氧化物酶染色显

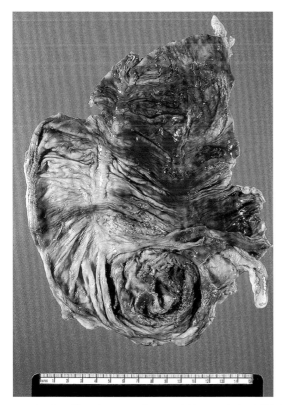

图 17.33　**阿米巴结肠炎**。可见盲肠和升结肠的多发性潜掘性溃疡（Courtesy of Dr. R.A. Cooke, Brisbane, Australia, from Cooke RA, Stuart B. *Colour Atlas of Anatomical Pathology*. Edinburgh: Churchill Livingstone; 2004.）

示病原体 [262]。滋养体吞噬红细胞现象常可见到。一些病例表现为暴发性结肠炎，与暴发性 IBD 很难进行鉴别 [263]。

结核（tuberculosis） 可在肺内疾病轻微时就累及胃肠道 [264]。结核变通常位于回盲部，在约半数病例可触及包块（"结核瘤"）[265]。大体上，可见溃疡形成，伴有贯穿肠壁全层的弥漫性纤维化，可引起狭窄和梗阻。仅有少数病例同时存在结核性腹膜炎。显微镜下，常可见典型的肉芽肿，肉芽肿可为干酪性、非干酪性、化脓性或纤维性（愈合后）[266]。可以出现血管炎 [267]。有时局部可见非特异性弥漫性慢性炎症，伴有纤维化而没有肉芽肿，或在极少数情况下，非特异性炎症是唯一的表现 [266]。确立诊断必须通过切片染色检查或培养证实抗酸杆菌。需要牢记的是，在美国和西欧，回盲部肉芽肿性病例绝大多数是克罗恩病 [268]。支持结核而不是克罗恩病的特征是肉芽肿具有干酪样坏死且相互融合，而纵行溃疡更支持克罗恩病 [269]。大多数继发性结肠溃疡型结核患者可用药物治疗，包括回结肠切除术在内的手术方式仅用于大的盲肠结核瘤。

巨细胞病毒性结肠炎（cytomegalovirus colitis） 在免疫抑制患者中发病率升高，例如，在器官移植受体以及 AIDS 感染个体 [270-271]。巨细胞病毒性结肠炎也与激素依赖性难治性溃疡性结肠炎高度相关 [272-273]。巨细胞病毒性结肠炎好发于回盲部，可以伴有广泛的溃疡，偶尔形成孤立的包块 [274]。包涵体主要见于肠壁内或黏膜下呈血管炎改变的血管内皮细胞内，但也可见于成纤维细胞和上皮细胞内。巨细胞病毒性结肠炎的诊断可通过免疫组织

化学染色证实（图 17.34），有些病例可应用 PCR 方法作为补充 [275]。导致大量出血的巨细胞病毒性结肠炎病例可能需要进行手术切除。

HIV 感染者也可发生由肺孢子菌（*Pneumocystis*）[276]、组织胞浆菌（*Histoplasma*）[277]、腺病毒 [278] 和弓形虫（*Toxoplasma*）引起的结肠炎 [279]。此外，有人认为，HIV 本身也可能是这个群体中一些慢性结肠炎的病因 [280]。

类圆线虫结肠炎（strongyloides colitis） 临床上可能与溃疡性结肠炎相似，如果不治疗，会导致患者死亡 [281]。这种结肠炎的特征包括：皮肤病变，远端病变轻，有大量嗜酸性粒细胞浸润，隐窝变形较轻，以及常累及黏膜下层 [281]。

Behçet 结肠炎（Behçet colitis） 的特征是可累及大肠任何部位的多发性溃疡，其溃疡的大小、形状和深度各异，伴有黏膜下静脉的淋巴细胞性血管炎 [282]。Behçet 结肠炎可能非常像克罗恩病 [283]。

移植物抗宿主病（graft-versus-host disease, GVHD） 可发生在进行同种异体骨髓移植的患者，其在胃肠道主要表现为结肠炎 [284]。显微镜下，GVHD 结肠炎表现为局灶性隐窝上皮细胞凋亡，这是细胞介导的细胞溶解的特征（图 17.35）[285]。隐窝脓肿也可出现。病变严重者可导致隐窝丧失、黏膜剥脱和炎性息肉形成 [286]。慢性期，可见与特发性炎症性肠病类似的结构变形（表面呈绒毛状，伴有腺体分支和萎缩）[287]。急性 GVHD 结肠炎的组织学表现可以类似于细胞毒药物作用和病毒感染的表现，尤其是 CMV 感染结肠炎。另外，使用霉酚酸酯的患者可以出现这些改变，霉酚酸酯是一种 T 细胞抑制剂，常用来治疗急性同种异体移植物排斥反应。支持是霉酚酸酯诱导的损伤而非 GVHD 的组织学特征是：缺乏固有层内分泌细胞的集聚，缺乏凋亡微脓肿，以及嗜酸性粒细胞 > 15/10 HPF [288]。类似的改变也可见于 AIDS 患者。

中性粒细胞减少性结肠炎（neutropenic enterocolitis, NEC） 是化疗后继发中性粒细胞减少时出现的少见并发症，常见于造血系统恶性肿瘤 [289]。NEC 也可见于因实体器官恶性肿瘤进行自体或骨髓移植者 [290]。大多数 NEC 病例通常发生在化疗 30 天内，大多数患者的中性粒细胞计数 < 1 500/mm^3 [291]。患者可能表现为胃肠道出血、发热、腹泻、右下腹痛，甚至出现肿块。NEC 病变最常累及末段回肠和右半结肠。盲肠炎（typhilitis）是指盲肠的出血性坏死 [292]。大体上，可见受累区域肠管扩张、淤血，有时伴有出血。黏膜可见出血和坏死，通常不伴有显著的急性炎症。细菌感染和缺血性损伤可能也参与 NEC 的发生。

其他非肿瘤性病变

结肠闭锁（colonic atresia） 远不如小肠闭锁常见 [293-294]。大多数结肠闭锁患者需要尽早进行手术治疗，但其长期预后良好。

极少数情况下，直肠可以出现**胃上皮异位（heterotopic gastric epithelium）**、**涎腺组织异位（heterotopic salivary gland tissue）** 和**呼吸道黏膜异位（heterotopic respiratory mucosa）** 在 [295-297]。其临床表现为无蒂的息肉样肿块。

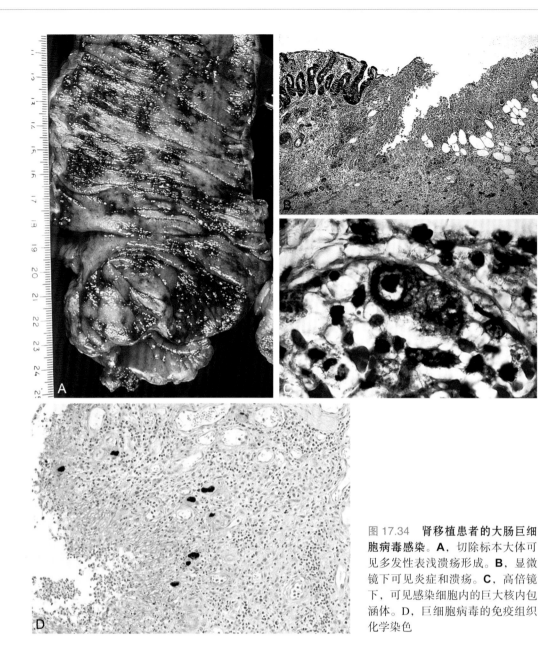

图 17.34　**肾移植患者的大肠巨细胞病毒感染**。**A**，切除标本大体可见多发性表浅溃疡形成。**B**，显微镜下可见炎症和溃疡。**C**，高倍镜下，可见感染细胞内的巨大核内包涵体。**D**，巨细胞病毒的免疫组织化学染色

各 种 类 型 的 **神 经 元 贮 积 病（ neuronal storage disease ）** 均可伴有黏膜下和肠肌间神经丛的神经节细胞改变，因此，本病有可能通过直肠活检诊断[298-299]。

结肠黑变病（ melanosis coli ） 一词用于黏膜固有层内出现充满脂褐素样色素（"假黑色素"）的巨噬细胞的疾病[11]。如果含有色素的巨噬细胞数量足够多，内镜下即可见黏膜呈棕色至黑色（图 17.36 和 17.37 ）。有意思的是，存在于这种黏膜中的腺瘤性息肉可能没有任何色素。结肠黑变病与摄入蒽类泻药有关，但其也可见于没有这种病史的患者[12]。凋亡增加似乎是造成这种改变的发病机制[300]。这里需要提及的是，其他色素有时也可见于来自这个部位的标本，包括用于内镜标记的印度墨汁和亚甲蓝[301]。

子宫内膜异位症（ endometriosis ） 可以累及大肠肠壁，引起继发性平滑肌肥大，导致几乎完全性的肠梗阻[302]。显微镜下，受累大肠肠壁可见子宫内膜腺体和间质，周围围绕增生的平滑肌和含有含铁血黄素的巨噬细胞簇（图 17.38 和 17.39 ）。其表面上皮可能有各种类型的炎症和溃疡性改变，活检标本表现可能类似于 IBD 或孤立性直肠溃疡综合征[303-304]。一些病例可以累及肠表面黏膜，与结直肠原发性腺瘤非常类似[305]。

子宫内膜异位症受累病灶可以发生肿瘤性转化，通常为子宫内膜样腺癌，也可以是 müller 腺肉瘤和子宫内膜间质肉瘤[306-307]。在一些病例中，CDX-2 和 PAX-8 免疫染色有助于区分上述肿瘤与结直肠原发性肿瘤。

淀粉样变（ amyloidosis ） 可以累及大肠，可通过直肠活检诊断[308]。检出率可以媲美肾活检，优于肝活检。重要的是，活检标本应包括黏膜下层，因为黏膜下层可能是淀粉样物沉积的唯一部位[309]。如果淀粉样物主要沉积在上皮下，则其形态可能类似于胶原性结肠炎[310]。偶尔，淀粉样物沉积可导致结肠缺血性改变。黏膜肌

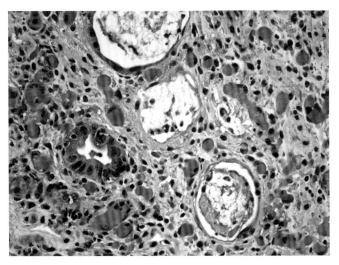

图 17.35　移植物抗宿主病的高倍镜观，可见特征性的散在的凋亡细胞

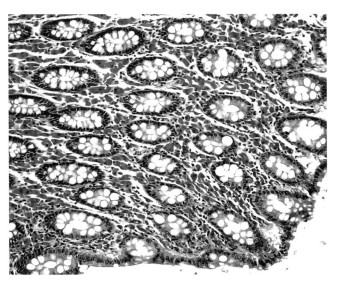

图 17.37　结肠黑变病，可见固有膜内含有色素的巨噬细胞

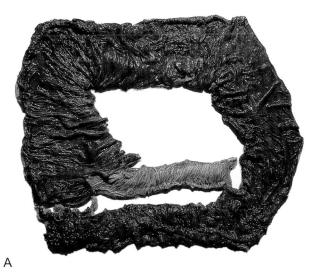

A

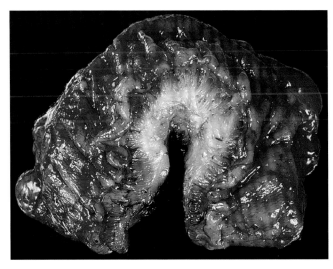

图 17.38　大肠的子宫内膜异位症，可见肠壁增厚伴平滑肌增生，导致不完全性肠梗阻

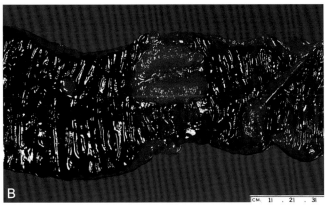

B

图 17.36　结肠黑变病。**A**，病变从回盲瓣处突然开始。**B**，黑变病弥漫累及大肠。也可见未被黑变病累及的癌灶

层和黏膜下层内的弹力纤维增生和弹力纤维瘤性沉积（elastotic and elastofibromatous deposition）可以类似于淀粉样变，没有临床意义[311]。

　　大肠**肠扭转（volvulus）**是急性肠梗阻的少见原因[312]。25% ~ 40% 的病例发生在盲肠[313]。及时的手术治疗绝对必要。探查时在大约 25% 的病例可发现有坏疽，这是进行手术切除的明确指征。

　　软斑病（malakoplakia）可以弥漫性累及结肠（图17.40）[314]。大多数患者为成年人，但婴儿病例也有报道[315]。软斑病可以继发于其他疾病，包括结肠腺癌[316]、免疫缺陷综合征[317]和溃疡性结肠炎[318]。

　　钡灌肠后可以发生**钡剂肉芽肿（barium granuloma）**。钡是通过由感染、肿瘤、异物或外伤引起的黏膜破口进入黏膜进而引起肉芽肿反应的。钡结晶在

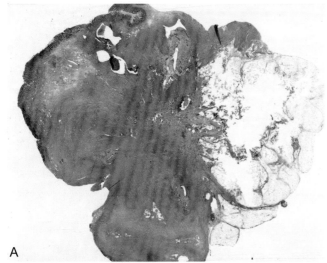

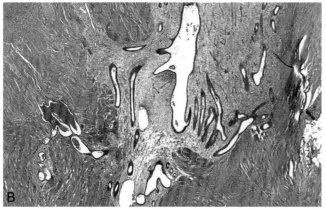

图 17.39　**子宫内膜异位症**。**A**，子宫内膜异位症的低倍镜观。**B**，高倍镜下，可见被子宫内膜间质围绕的子宫内膜腺体

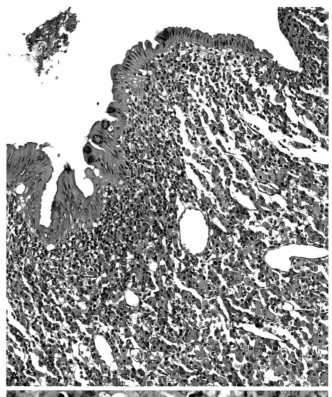

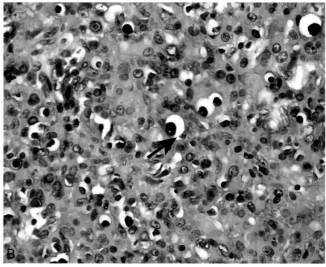

图 17.40　**软斑病**。**A**，低倍镜观，可见固有层内密集的富于组织细胞的炎症性浸润。**B**，高倍镜观，可见大量的组织细胞和偶尔可见的 Michaelis-Gutmann 小体（箭头所示）

偏振光下容易辨认 [319]。

结肠和直肠的**放射性改变（radiation change）**可以伴有隐窝上皮的奇异细胞改变。也可出现炎症，甚至伴有隐窝脓肿形成，嗜酸性粒细胞的数量可以很多 [320]。这种急性改变常在 1～2 个月内消退。晚期改变包括由于巨噬细胞在内皮下积聚导致的动脉狭窄（图 17.41）。结肠和直肠的严重的放射性改变包括溃疡、坏死、出血和穿孔（图 17.42）[321]。在一些病例，放射引起的非典型性的程度可以酷似腺癌。

孤立性盲肠溃疡（solitary cecal ulcers）的病因不明，其显微镜下表现不具有特异性 [322-323]。中老年患者多见，临床表现为便血和右侧腹痛。

发生在婴儿的**肠囊样积气症（pneumatosis cystoides intestinalis）**通常是坏死性小肠结肠炎的一部分，往往会引起死亡 [324]。极少数情况下，肠囊样积气症也可以发生在囊性纤维化患者 [325]。成人（平均年龄为 56 岁）的肠囊样积气症可以是特发性的，也可以继发于机械性肠梗阻、慢性肺疾病或硬皮病 [326]。当不伴有其他异常时，肠囊样积气症的临床经过呈慢性和惰性，有些情况下可以造成肠梗阻的征象，导致放射影像学检查时将其误诊为

癌。大体上，可见黏膜下含气的囊腔突向黏膜，形成葡萄状息肉样包块（图 17.43）。显微镜下，囊壁内衬异物型多核巨细胞（图 17.44）。其上方的黏膜可以出现隐窝炎、隐窝脓肿、慢性炎症和肉芽肿（即类似于炎性肠病，尤其是克罗恩病的改变）[327]。诊断的关键是巨细胞围绕完整、部分或塌陷的囊腔排列 [328]。气体被认为是来自肠腔或炎症性隐窝，并可由此穿过黏膜肌层集聚成黏膜下囊肿。有人提出，囊肿是淋巴管来源的，因为囊周围的组织平足蛋白（podoplanin）染色呈阳性 [329]。

黏膜假脂肪瘤病（mucosal pseudolipomatosis）是指局限于黏膜固有层的小型含气囊腔，其内镜下表现类似

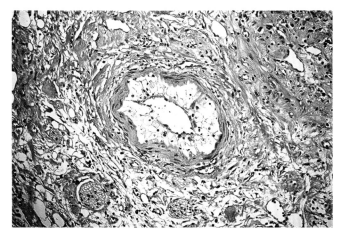

图 17.41　放射性结肠炎的血管，可见内皮下泡沫状巨噬细胞积聚

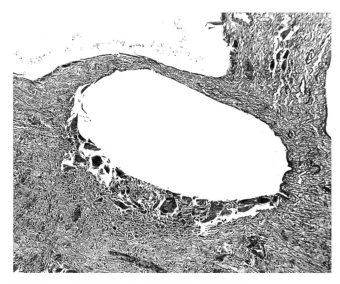

图 17.44　肠囊样积气症。囊壁部分内衬多核巨细胞

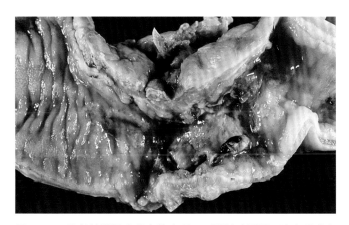

图 17.42　放射性结肠炎的大体表现，可见肠壁增厚、溃疡形成和穿孔

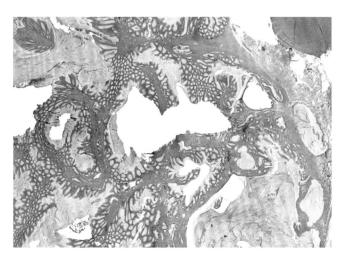

图 17.45　深在性囊性结肠炎的低倍镜观

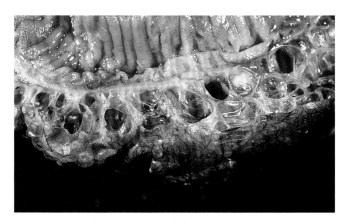

图 17.43　硬皮病患者发生的肠囊样积气症

于脂肪瘤病 [330]。黏膜假脂肪瘤病可能是由于内镜检查时气体进入黏膜层所致 [331]。

深在性囊性结肠炎（colitis cystica profunda）是一种非肿瘤性疾病，其特征是结肠和直肠壁内出现含有黏液的囊腔。它们可以表现为单个息肉样肿块，也可以广泛累及肠管 [332]。局限型深在性囊性结肠炎通常位于直肠，距肛缘 5～12 cm，表现为斑块、结节或息肉，并且伴有

慢性直肠炎 [333]。这种类型常常与黏膜脱垂有关（孤立性直肠溃疡综合征；见下文）。

　　弥漫型深在性囊性结肠炎大多数是由肠道炎症和溃疡所致，例如，溃疡性结肠炎、克罗恩病或放射性改变 [334]；溃疡可使黏膜沿肉芽组织通道蔓延，并在黏膜下层形成黏液湖。本病可能会被误认为是黏液癌，但在深在性囊性结肠炎中，黏液的产生不伴有上皮非典型性，与浸润的形态相反，其病变前缘圆整，只有在少数情况下超出黏膜下层（图 17.45）。

　　黏膜脱垂（mucosal prolapse），有时也称为"孤立性直肠溃疡综合征"，表现为距肛缘 4～18 cm 处的（通常为）孤立性的溃疡性或息肉样病变 [335-337]。黏膜脱垂的症状通常为经直肠便血和排黏液以及排便习惯改变和疼痛。显微镜下，黏膜脱垂可见隐窝间糜烂，隐窝增生（有些形成独特的菱形），倾向于形成绒毛状结构，黏膜固有层被成纤维细胞、弹力蛋白和来自黏膜肌层的平滑肌细胞占据，淋巴细胞和浆细胞的数量减少，黏膜肌层增厚

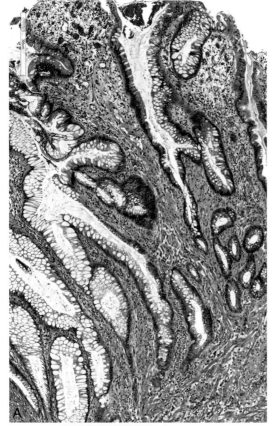

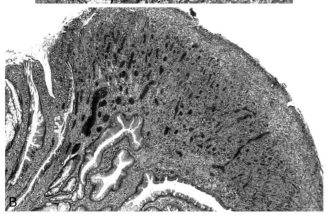

图 17.46 **黏膜脱垂**。**A**，直肠黏膜脱垂，可见黏膜内放射状生长的平行平滑肌束。**B**，黏膜脱垂，伴有溃疡和肉芽组织（所谓的孤立性直肠溃疡综合征）

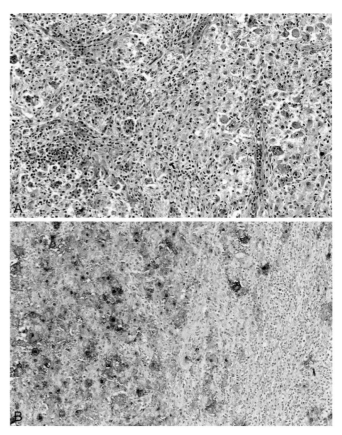

图 17.47 **结肠 Rosai-Dorfman 病**。**A**，Rosai-Dorfman 病，可见增大的组织细胞，混有淋巴细胞和浆细胞。**B**，Rosai-Dorfman 病的特征为 S-100 蛋白染色呈强阳性

伴肌纤维束散开（图 17.46）[337-338]。一些病例伴有深在性囊性结肠炎。所谓的"炎性泄殖腔源性息肉"也是黏膜脱垂的一种变型，有人将所有这类病变统称为黏膜脱垂综合征（mucosal prolapse syndrome）[339]。

重要的是要意识到，黏膜脱垂可以继发于邻近或深部的病变，例如，子宫内膜异位症，原发性或转移性肿瘤[340]。

小肠结肠淋巴细胞性静脉炎（enterocolic lymphocytic phlebitis）的特征是黏膜下和（或）浆膜下小静脉周围有显著的淋巴细胞浸润，动脉不受累。有人认为，这种病变可能属于 IgG4 相关性疾病家族[341-342]。本病也可见于 IBD 患者的转向性结肠炎背景上[343]。

Rosai-Dorfman 病（Rosai-Dorfman disease）可以累及大肠，这是一种特别少见的情况；通常伴有本病的其他淋巴结外表现[344-345]。组织学上，其形态与其他更典型部位的病变类似（图 17.47）。

纤维性结肠病（fibrosing colonopathy）是一种罕见的疾病，见于应用高强度酶替代治疗的囊性纤维化患者[346]。形态学上，受累结肠具有鹅卵石样外观、黏膜下纤维化、固有肌层增厚、黏膜慢性炎症和黏膜嗜酸性粒细胞增多[347]。

肿瘤

上皮性息肉

本节讨论的结直肠息肉是上皮来源的，在结直肠息肉中占大多数。它们可以被分为两大类——腺瘤性息肉和锯齿状息肉。锯齿状息肉包括最常见的增生性息肉、传统型锯齿状腺瘤（TSA）和无蒂锯齿状息肉（SSP）/无蒂锯齿状腺瘤。

腺瘤性息肉/管状腺瘤（adenomatous polyps/tubular adenoma）规律分布在在大肠各段[348]，40% 位于右半结肠，40% 位于左半结肠，20% 位于直肠，其发生率随着年龄的增长而上升[349]。黑人的发生率低于白人的发生率。大多数息肉是无症状的，但它们有可能因造成扭转或血

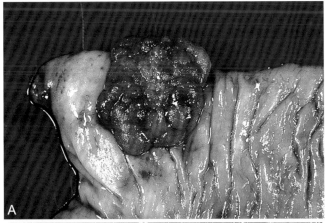

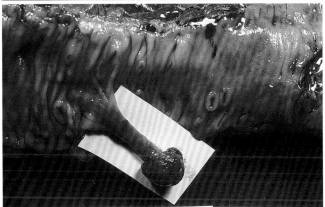

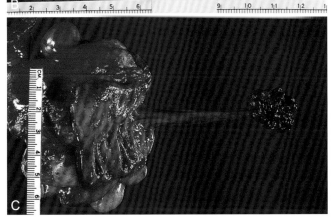

图 17.48　**结肠腺瘤性息肉的各种大体表现。A**，广基生长的息肉。**B** 和 **C**，带蒂息肉

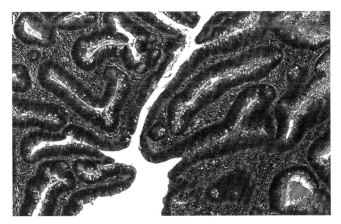

图 17.49　管状腺瘤，伴有特征性低级别异型增生

管阻塞而导致出血[350]。如果息肉足够大，则可能导致患者的排便习惯改变，甚至偶尔会发生肠套叠。大体上，大多数息肉的直径＜1 cm。息肉可以广基或带蒂，可以单发或多发（图 17.48）。息肉多发时，倾向于聚集成簇[351]。带蒂息肉会有一个或长或短的柄和窄基底。如果息肉为广基，则可以突出、扁平或凹陷（此时"息肉"一词实为误称）[352]。扁平型和凹陷型的病变在文献中报道的发生率有所上升，尤其是由使用了先进的内镜技术的日本学者报道的[353]。

显微镜下，腺瘤性息肉的单位面积中的腺体的数量和细胞的数量多于正常黏膜（图 17.49）。腺瘤性息肉的细胞拥挤，胞核深染，核分裂象增多，有些可能有非典

型核分裂象[354]。其黏液分泌情况不一，通常分泌减少。基底膜无增厚。

在腺瘤性息肉中，局灶的绒毛样结构并不少见（图 17.50）[355]。当息肉中绒毛状成分超过 25% 时称为**管状绒毛状腺瘤（tubulovillous adenoma）**，当息肉中绒毛状成分占 75% 以上时称为**绒毛状腺瘤（villous adenoma）**。息肉的体积越大，含有绒毛状成分的可能性就越高[356]。

腺瘤性息肉的异型程度与患者的年龄、息肉的数量、息肉的体积和绒毛状改变有关[348]。根据定义，所有腺瘤至少应有低级别异型增生，但有一些腺瘤具有更严重的细胞学改变，应当归入高级别异型增生。

不推荐使用原位癌（carcinoma in situ）一词，因为它不过是高级别异型增生中严重的部分（图 17.51）。虽然绒毛状成分和异型增生的程度在不同观察者之间有很大的差异[357]，但仍需对其进行评估和报告，因为胃肠病学会的指南要求报告此两项以识别有"高危腺瘤"患者——对这些患者需要进行更为密切的内镜随访监测[358]。

有时，在腺瘤性息肉中，成簇的异型腺体可以出现在黏膜肌层下方，可能会被误诊为恶变，这种病变通常被称为"假性浸润"（图 17.52）。这种病变并不罕见。事实上，"假性浸润"的发生率可能高于真正的恶变。可用于识别"假性浸润"的特征如下[359]：①异位腺体的细胞学改变与上层腺体的相似；②腺体由疏松的炎性间质成分（固有层）和散在的黏膜肌束环绕，而不是侵袭性肿瘤伴随的促结缔组织增生反应；③在异型增生的腺体周围有丰富的含铁血黄素沉积。有些腺体可能发生囊性扩张——破裂后可导致黏液池的形成（深在性囊性结肠炎）。这种情况倾向于发生在体积较大的息肉，在黏膜肌层因血管穿过而变薄弱的区域好发，可导致上皮成分脱垂至黏膜下层。

偶尔，腺瘤性息肉可以出现桑葚样结构[360]、局灶鳞状上皮化生[361]、胞质透明细胞变[362]、少量潘氏细胞成分[363]、多核上皮巨细胞[8,364]、神经内分泌细胞灶（图 17.53）[365]、息肉间质软斑病[366]、骨化生[367] 或其他部位肿瘤转移至息肉内[368]。

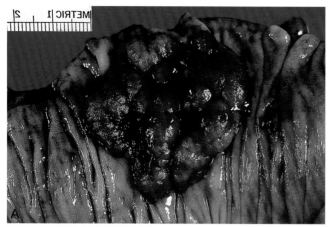

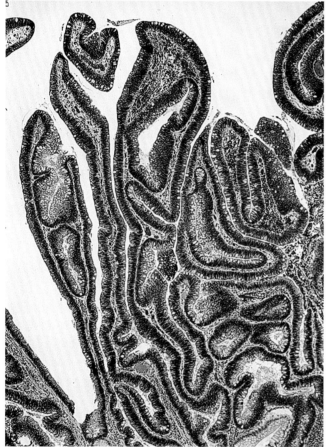

图17.50　**腺瘤性息肉**。**A**，伴有管状特征的绒毛状息肉的大体表现。**B**，管状绒毛状腺瘤的显微镜下表现

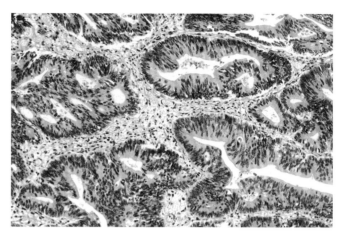

图17.51　伴有高级别异型增生的腺瘤，表现出复杂的生长模式，以前常被称为"原位癌"，目前已不推荐使用

"**异常隐窝（aberrant crypt）**"最初用于描述暴露于结肠致癌物的实验动物中出现的可能是最早可识别的"腺瘤样"改变，可以通过对整块标本处理后进行甲基蓝染色的方法加以识别[369-370]。与无癌者相比，其在已发生癌的结肠中更多见[371-372]。

腺瘤性息肉的标准治疗方法是息肉切除术，随后进行结肠镜复查[373]。

锯齿状（serrated/sawtoothed）结构是一组结肠息肉样病变的共同的形态特征，近年来已逐渐受到关注，其最终已形成的术语似乎已得到这个领域中的大多数专家

认可。这组病变中最典型、也最常见的是**增生性息肉（hyperplastic polyp）**。这种病变的特征是广基和体积小，直径很少 > 5 mm[374]。如果带蒂和（或）体积偏大（尤其是位于右侧结肠），则强烈提示应考虑其属于锯齿状息肉（SSP，见下文）组中的另一个成员。如果进行细致的结肠黏膜大体检查，增生性息肉可见于15% ~ 30%的成年人[375]。显微镜下，增生性息肉可见腺体延长、管腔内折，形成形态学上特征性的锯齿状形态，这种形态可能是凋亡受到抑制所致（图17.54）[376]。核分裂象仅在基底部增多，这与正常黏膜相似，而与腺瘤截然不同。上皮细胞的胞核靠近基底部，不易观察，胞质充满黏液。表层上皮下的基底膜通常会增厚，在常规染色切片下易见。表层上皮细胞具有微乳头样外观，常常可见"核尘"。

近年来，人们发现，很多以前被诊断为增生性息肉的病变实际上是**无蒂锯齿状息肉（sessile serrated polyp, SSP）**，也称为**无蒂锯齿状腺瘤（sessile serrated adenoma）**。何种术语更为恰当已经有诸多争论，世界卫生组织（WHO）将两种术语等同看待[377]。我们在实际临床应用中更倾向于使用 SSP 一词，因此，在下文的讨论中我们会使用 SSP 这个术语。

SSP 这种息肉最初引起学术界关注是由 Longacre 和 Fenoglio Preiser 于1990年以"锯齿状腺瘤"一词命名的[378]。随后 Torlakovic 和 Snover 于1996年通过细致的形态学研究对其进行了定义[379]。其后的研究将这种病变确认为癌前病变，并将其与结直肠癌的锯齿状通路联系起来[380-384]，与这一通路相关的结直肠癌在全部结直肠癌中约占15%，尤其多见于老年女性和右半结肠[385]。在分子水平上，这一通路与微卫星不稳定（MSI）、*BRAF* 突变和过度甲基化（CIMP）有关[386-387]。

与增生性息肉相比，SSP 的体积更大，更容易发生于右半结肠；也有极少数 SSP 的体积相对较小（直径 < 5 mm）和（或）位于左半结肠[388]，但基于形态学特征可以区分两者（见下文）。形如其名，SSP 病变在内镜下表现为广基，不同于典型息肉的带蒂生长方式。事

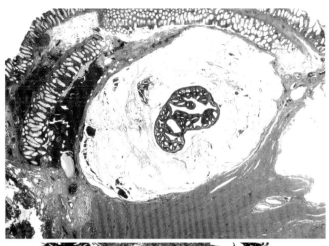

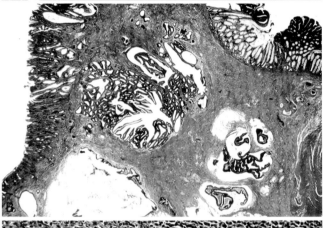

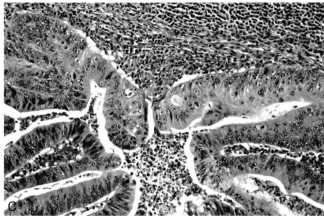

图 17.52　**腺瘤性息肉中的假性浸润**。**A**，可见完整的腺瘤片段漂浮在黏膜下层界限清晰的黏液池中。**B**，低倍镜下，可见误位的腺瘤性腺体呈典型的圆形或分叶状结构。**C**，高倍镜下，误位的腺瘤性腺体有固有层环绕，不同于间质促结缔组织增生反应

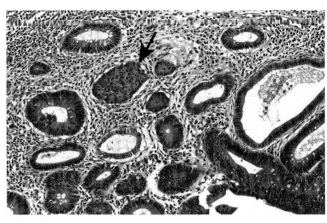

图 17.53　罕见的具有局灶神经内分泌分化的腺瘤（箭头所示）

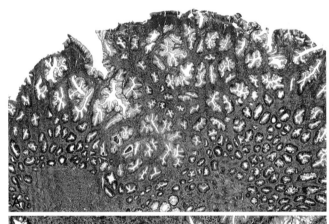

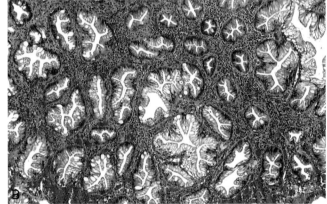

图 17.54　**增生性息肉**。**A**，增生性息肉的典型低倍镜下表现。**B**，增生性息肉中的锯齿状隐窝

实上。SSP 病变可以非常细微，甚至可能被内镜医师忽视[389]。

　　形态学上，可以通过组织结构和细胞学特征识别 SSP；对于诊断而言，组织结构通常更具有可重复性[390-391]。SSP 几乎总是可见基底部扩张的隐窝或在黏膜基底部横向排列的隐窝，或者两者兼有（图 17.55）。另外，许多 SSP 表现为极深的锯齿状突起，有时直达黏膜的基底部，并伴有明显的黏膜下脂肪。有些 SSP 表现为内翻生长（假

性浸润）模式，隐窝生长入黏膜下层，这种情况也可见于增生性息肉。对于区分 SSP 与增生性息肉，细胞学特征的可靠性不强。SSP 常常表现为增殖带上移至隐窝中部或上部 1/3；而在增生性息肉，增殖带局限于隐窝的下部 1/3[385]。

　　一小部分 SSP 会出现真正的细胞异型性，通常与传统的管状腺瘤相似（图 17.56）。这些病灶一般与背景的 SSP 分界清晰。在过去的几年中，这些病灶区域通常被

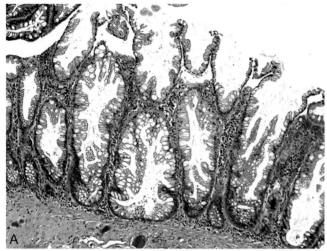

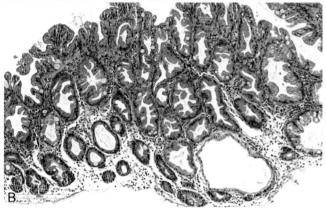

图 17.55　无蒂锯齿状息肉。A， 无蒂锯齿状息肉中黏膜基底部的典型的锚形隐窝。**B，** 无蒂锯齿状息肉中黏膜基底的扩张隐窝

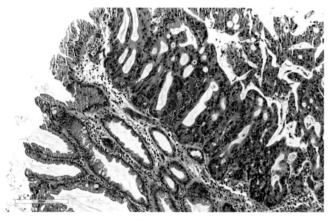

图 17.56　伴有细胞异型性的无蒂锯齿状息肉。 可见残余的无蒂锯齿状息肉位于左侧，与右侧的异型增生成分间的过渡很突兀

认为是混合性增生性息肉-管状腺瘤，但现在我们知道其代表了 WHO 所说的具有细胞异型性的 SSP[377]。SSP 中异型增生的区域有时可与传统型锯齿状腺瘤（TSA）类似，详见下文。大多数异型增生病灶是低级别的，有些可发生高级别异型增生，少数可进展为浸润性腺癌。有些学者认为，向浸润癌进展可在细胞出现异型性后迅速发生，因此，建议内镜医师确认彻底切除病变并尽早（1～3 年）进行内镜随访[385,392]。

免疫组织化学染色，异型增生病灶通常会有 MLH1 染色缺失，这个特征在散发性腺瘤并不常见[393]。另外，这些异型增生病灶具有 BRAF 突变，后者也可见于其邻近的 SSP 中[393]。**锯齿状息肉病综合征（serrated polyposis syndrome, SPS）** 是 WHO 认可的用于替代原有的"增生性息肉病"的名称[377]，因为目前人们已经认识到这些疾病中所指的息肉实际上主要是 SSP 而非增生性息肉。WHO 的 2010 版 SPS 诊断标准包括下列任意一条：① 乙状结肠近端至少有 5 个锯齿状息肉，其中至少 2 个的最大直径＞10 mm；② 一级亲属患有 SPS，且乙状结肠近端有任意数量的锯齿状息肉；③ 结肠中有多于 20 个任意大小的锯齿状息肉。

有意思的是，研究发现，高甲基化不仅见于锯齿状息肉，也可见于息肉之间非息肉性黏膜组织[394]。大多数 SPS 病例是散发的，且尚未发现胚系突变[385]。有锯齿状息肉病综合征的患者罹患结直肠癌的风险明显上升，且常为多灶性的[395]。因此，对这些患者一般应当进行密切的结肠镜监测，并且当息肉在内镜下难以处理或癌变时应当考虑进行结肠扩大根治术[392]。

传统型锯齿状腺瘤（traditional serrated adenoma, TSA） 也是一种具有争议的病变，但肯定是结直肠锯齿状息肉中最少见的。尽管与 SSP 在命名上有相似之处，TSA 在内镜下、病理学和分子遗传学层面都很独特[385]。TSA 与锯齿状结直肠癌的肿瘤通路的具体关联仍不确定，但到现在为止，它似乎不是锯齿状结直肠癌肿瘤发病的中心环节。

TSA 相对来说较为罕见，在所有结直肠息肉中的占比＜1%[396]。大多数 TSA 的体积较小，且分布于左半结肠，当然也有例外。与传统腺瘤患者相比，TSA 患者具有更高的患异时性多发息肉的风险[397]。

组织学上，TSA 的病变表现较为一致，通常具有绒毛状（或"丝状"）外观[391,398]。其细胞胞质通常呈明显的嗜酸性，稍浓染的铅笔杆状胞核均匀地分布于细胞中心或基底部，核分裂象少见（图 17.57）。其特征性的形态为"异位隐窝灶"，即在息肉较高部位出现新的流产隐窝[398]。但这一特征同样也可见于管状绒毛状/绒毛状腺瘤中而并非 TSA 特有[399]。

如前所述，TSA 样的区域可见于 SSP 背景中。另外，有些 TSA 有传统腺瘤样的异型增生[391]。分子水平上，TSA 具有异质性，有些具有 BRAF 突变，而另外一些具有 KRAS 突变[391]。有意思的是，澳大利亚的一项针对 TSA 的大型分子学研究发现，具有 BRAF 突变的 TSA 更常见于近端结肠，并且与具有 KRAS 突变的 TSA 相比，均伴有前驱息肉病变[391]。TSA 恶性进展罕见，与 TP53 突变和 Wnt 通路的激活有关[400]。

幼年性/潴留性息肉（juvenile/retention polyp） 是一种儿童中常见的结肠息肉，但大约 1/3 的病例为成年人[401]。传统观点认为，此种息肉为单发的，且分布在直肠和乙状结肠区域。然而，由于近年来内镜使用的增加，我们发现，在很多幼年性/潴留性病例中，息肉为多发

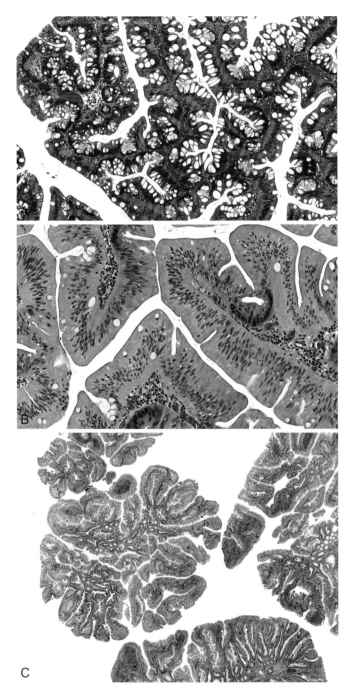

C

图 17.57　**传统型锯齿状腺瘤**。**A**，传统型锯齿状腺瘤中的侧方异位隐窝。**B**，顶部胞质呈嗜酸性是其特征。**C**，大多数传统型锯齿状腺瘤表现为绒毛状结构，有可能被误诊为管状绒毛状腺瘤

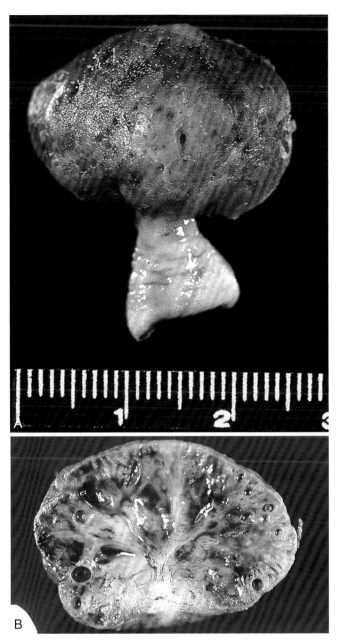

图 17.58　**幼年性息肉**。**A**，幼年性息肉的外观。**B**，切面显示水肿间质中囊状扩张的腺体（Courtesy of Dr. R.A. Cooke, Brisbane, Australia, from Cooke RA, Stuart. B. *Colour Atlas of Anatomical Pathology*. Edinburgh: Churchill Livingstone; 2004.）

性的，而且也有很高比例发生在乙状结肠近端[402]。幼年性 / 潴留性息肉病变的临床表现通常为直肠出血，息肉自行离断很常见，随后息肉脱落并经直肠排出。

　　大体上，幼年性 / 潴留性息肉表面呈红色颗粒状，切面呈囊状、网格样（图 17.58）。显微镜下，息肉表面常有溃疡和肉芽组织，伴有细胞再生性改变，可能与异型增生混淆。息肉下方可见囊状扩张的、充满黏液的腺体，无非典型性，腺体间为水肿的炎症性间质（图 17.59）。黏膜增生性改变可见于大约 20% 的病例。正如其名称所

示，幼年性 / 潴留性息肉传统上被认为是非肿瘤性的[403]。但其偶尔出现的低 / 高级别异型增生和基因改变（例如 *KRAS* 突变）使人们对其真正的性质产生了疑问[404]。如下文所述，有些病变发生在幼年性息肉病综合征背景下。

　　实际工作中，**Peutz-Jeghers 息肉（Peutz-Jeghers polyp）**总是作为综合征（见下文）的一部分见到[405]，其显微镜下结构与小肠中更常见的对应病变相似，缺乏细胞异型性，腺体排列异常，可见多种类型的细胞（包括潘氏细胞），存在来源于黏膜肌层的平滑肌纤维（使病变

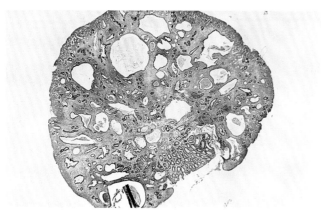

图 17.59　幼年性 / 潴留性息肉的全貌切片

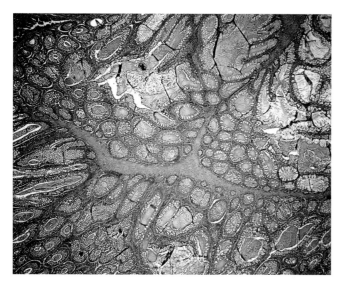

图 17.60　**Peutz-Jeghers 息肉**。可见分支的平滑肌束，缺乏细胞异型性

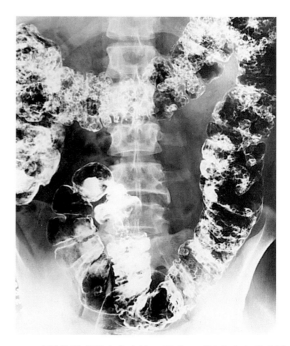

图 17.61　家族性腺瘤性息肉病的 X 线片，可见整个肠道受累

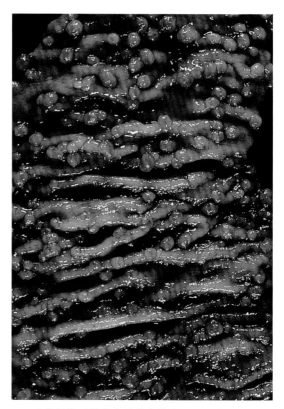

图 17.62　**家族性腺瘤性息肉病的大体表现**。整个大肠可见无数小息肉

呈 "错构瘤样" ）是其最重要的特征（图 17.60 ）[406]。注意不要将这种腺体的排列紊乱和类似于浸润的上皮误位与恶性病变混淆[407]。

息肉病综合征

　　家族性腺瘤性息肉病（ familial adenomatous polyposis, FAP ），也称为结肠息肉病（ polyposis coli ），特征为肠道内分布着成百上千个息肉。显微镜下，单个病变的表现与散发性腺瘤样息肉无明显区别，但有一些看上去类似 "结肠异常隐窝"、扁平腺瘤、凹陷型腺瘤或绒毛状腺瘤[408-409]。FAP 是一种外显率高的常染色体显性遗传病[410]。致病基因（ *APC* ）位于 5q21[411]。一小部分病例是由于碱基切割修复基因 *MYH* 的胚系突变导致的[412]。在 FAP，肿瘤的发生年龄比常见的腺瘤性息肉的发生年龄要早得多，通常在 10 余岁时就会出现[413]。通过分子技术检测相关基因胚系突变可以在本病症状出现前做出诊断[414-416]。

　　影像学和大体上，FAP 肠道被轻则黏膜隆起、重则形成相对较大团块的息肉占满（图 17.61 和 17.62 ）。一位患者肠道中出现几个腺瘤性息肉并不一定说明其患有 FAP。FAP 的诊断要求在形态学确认的基础上，腺瘤的数量要至少达到 100 个。

　　大约 1/4 的息肉具有 *KRAS* 突变，其发生率与在散发病例类似[417]。*KRAS* 突变在形态学正常的黏膜中也同

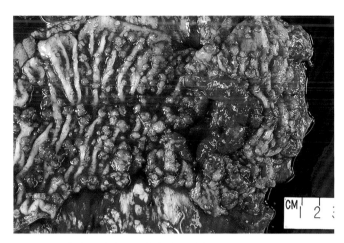

图 17.63　家族性腺瘤性息肉病并发腺癌

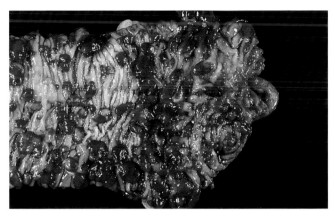

图 17.64　幼年性息肉病。一个特征性表现是有显著充血

样增多[418]。

FAP 可以累及消化道的其他部位，例如胃和小肠[419]。然而，需要记住的是，在大多数 FAP 患者中见到的回肠息肉状病变为淋巴组织增生灶，而在这些患者见到的胃部病变为胃底腺息肉[420]。

对 FAP 如果不进行治疗，则几乎所有患者都会出现单发的或多发的大肠癌（图 17.63）。在 FAP 背景中发生的癌的出现时间早于普通结肠癌约 20 年，大多数患者在 30 岁后即会出现临床症状。因此，推荐患者在 20～25 岁进行预防性结肠切除术[419]。如果手术术式为全结肠切除术加回肠贮袋肛管吻合术，则应当对直肠残端和回肠贮袋进行密切的监控，因为这些部位可能会出现息肉和癌[421]。

在 FAP 患者，其他器官也可发生癌，诸如膀胱、胰腺、甲状腺和肾上腺都已有报道[422-425]。FAP 患者出现的甲状腺癌具有独特的显微镜下特征，即具有筛状和桑葚状结构[426]。其他已报道的与 FAP 有关的肿瘤包括肝母细胞瘤[427]、多发性内分泌肿瘤[426]、鼻咽血管纤维瘤[428]和 Sertoli 细胞瘤[429]。

在被称为**遗传性扁平腺瘤综合征（hereditary flat adenoma syndrome）**的 FAP 的变异型中，息肉是平坦的而不是突起的，数量通常少于 100 个，并且主要分布在右半结肠[430]。与普通 FAP 一样[431]，其染色体异常同样发生在 APC 基因，并且患者的上消化道可能会发生相同种类的病变[432]。

Gardner 综合征（Gardner syndrome）是 FAP 的一个变异型，其特征性表现为多发结肠腺瘤、多发颅骨和下颌骨骨瘤、皮肤角质囊肿以及软组织肿瘤，特别是纤维瘤病[433]。大多数纤维瘤病位于腹腔内，需要进行后续的外科干预[434]。这些病变显示 APC 基因的体细胞和胚系突变共存，说明 APC 基因的两个等位基因的失活均与其发生有关[435]。由于外显率不同，患者可能只有一种肠外表现，例如纤维瘤病。小肠和胃也可发生腺瘤性息肉。这种变异型发生结肠癌的可能性与典型 FAP 相比无明显差异。另外，患者可能会发生小肠癌，尤其是在壶腹周围区[436]。

Turcot 综合征（Turcot syndrome）是遗传性非息肉病性结直肠癌（hereditary nonpolyposis colorectal cancer, HNPCC）（又称为 Lynch 综合征）的一个变异型，表现为结直肠腺瘤性息肉和脑肿瘤，通常为胶质母细胞瘤[437]。这是一种在遗传上与 FAP 截然不同的隐性遗传病[438]，因错配修复（mismatch repair, MMR）基因的胚系突变所致[439-440]。Muir-Torre 综合征也被认为是 HNPCC 的一种变异型，伴有皮脂腺肿瘤[440-441]。

锯齿状息肉病综合征（serrated polyposis syndrome, SPS）（详见本章前文）表现为多发锯齿状息肉，尤其是无蒂锯齿状息肉，其中部分体积较大，有时合并腺癌[442]。

幼年性息肉病（juvenile polyposis）的定义为多发幼年性息肉分布在整个肠道。本病可以致命，可以发生大肠、十二指肠、胃和胰腺的腺瘤性息肉和腺癌（图 17.64）[401]。在幼年性息肉病中，一些息肉可以为混合性幼年性和腺瘤性息肉[443]。有些幼年性息肉病病例可伴有节细胞神经瘤[444]。幼年性息肉病的遗传缺陷为 SMAD4 或 BMPR1A 基因的遗传性失活型突变，这种失活局限于间质细胞[445]。

Cronkhite-Canada 综合征（Cronkite-Canada syndrome）是一种表现为多发性幼年性息肉型结直肠息肉和外胚层改变（脱发、指/趾甲萎缩和色素沉着）的非遗传性疾病[446-447]。与其他幼年性息肉相比，其息肉较少带蒂（图 17.65）[448]。这些患者中也可能会出现腺瘤和结直肠癌变[449]。

Peutz-Jeghers 综合征（Peutz-Jeghers syndrome）患者除了有可定义此疾病的（详见前文）典型的 Peutz-Jeghers 息肉外，也可出现伴有显著异型性的腺瘤性息肉。有些患者会发生结直肠腺癌[450]。该综合征是由 LKB1 基因胚系突变所致[451]。

Cowden 综合征（Cowden syndrome）（也称为多发性错构瘤综合征）是一种常染色体显性遗传病，表现为皮肤黏膜病变（面部毛根鞘瘤、肢端角化病和口腔黏膜乳头状瘤）、结直肠息肉和多部位恶性肿瘤发生率升高（尤其是乳腺、甲状腺、肾和子宫）[452]。其息肉具有错构瘤的特征，有黏膜肌层结构紊乱和增生，但显微镜下与 Peutz-Jeghers 综合征息肉的表现不同[409,453]。该综合征是由 PTEN 基因胚系突变所致[454]。

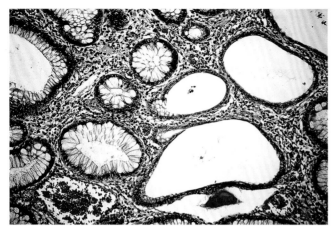

图 17.65 **Cronkhite-Canada** 综合征患者的结肠息肉。其表现与幼年性息肉类似

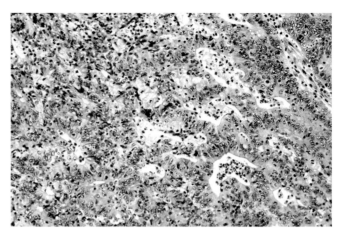

图 17.67 腺瘤性息肉,具有"无尽的"腺体生长方式(never-ending pattern)但无间质促结缔组织增生反应(黏膜内腺癌)

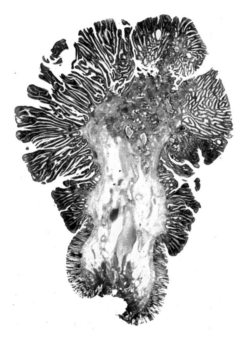

图 17.66 恶性结直肠息肉的低倍镜观

与癌的关系和治疗

进行结肠镜下息肉切除术已使该人群发生结直肠癌的风险低于预期,为目前的实际工作中采用这种手术方式寻找和切除腺瘤性息肉提供了依据[455]。在可能的情况下,应当切除整个腺瘤,最好是整块切除,这样有助于对样本进行恰当的定位,以便一旦发现癌灶,可以评估肿瘤的范围及其与息肉切缘的关系(图 17.66)。这对于决定后续应该进行外科手术抑或内镜下息肉切除术已经足够。

对于恶性结直肠息肉应当对以下特征进行评估:

1. 肿瘤的分化程度
2. 血管淋巴管侵犯(又称为淋巴血管侵犯)
3. 切除是否足够

内镜下息肉切除术适用于高分化或中分化(即非低

分化)的恶性结直肠息肉、无血管淋巴管侵犯(尽管这一评估可能非常困难且存在观察者间差异)[456]以及息肉切缘无侵犯的患者[457-459]。在如何确定息肉切除切缘干净与否这一问题上同样仍有不同意见。有些研究认为,切缘应为 2 mm[460];也有研究认为切缘仅为 1 mm 即已足够;还有研究认为,只要息肉的烧灼切缘无肿瘤细胞即属完全切除[461]。

在实践中,经由内镜切除术获得的样本通常为碎片且难以定位。当息肉局灶出现癌时,有时可能无法确定切除是否足够。在这种情况下,常推荐进行手术切除。

如果位于结肠近端的病变很大,一旦存在恶变区域,则内镜下小活检可能会漏诊;因此,对于这样的病变,最好采取经腹肠段切除术。

黏膜内腺癌(intramucosal adenocarcinoma)一词在结直肠肿瘤中的应用存在争议,它们是指穿过基底膜、进入固有层或黏膜肌层但无更深层次侵犯的肿瘤(图 17.67)。在这种肿瘤中,间质促结缔组织增生反应——提示黏膜下侵犯的最佳指标——是缺乏的。在含有黏膜内腺癌的息肉是完整的且已完全切除的情况下,行内镜下息肉切除术已经足够,因为结肠黏膜中无淋巴管,所以无淋巴道播散的风险[462]。但如果病变是碎片状的,或只是更大的未完全切除病变的一部分,我们使用"至少为黏膜内腺癌"这一诊断名词,并备注说明在患者未送检的残余病变中仍有存在浸润性病变的可能。在这种情况下,通常建议进行肠切除加区域淋巴结清扫[463-465]。

我们认为,遵循上述较为保守的建议,可以帮助结直肠息肉患者免于不必要的昂贵且具有潜在危险的根治性手术。当然,全面的病理学评估对于治疗决策的制定有极重要的意义[466]。

癌

一般特征

大肠癌在欧洲西北部、北美和其他盎格鲁-撒克逊地区常见,但在非洲、亚洲和南美的一些地区少见[467-468]。在美国，大肠癌是第二常见的癌症，在癌症死亡原因中排名第二。同时，大肠癌也是胃肠道癌症中最可能治愈的一种。大肠癌男女发病率相同，诊断时的平均年龄为 51～70 岁。早发大肠癌病例（＜40 岁）的肿瘤通常分布于远端结肠和直肠，并且其生物学行为倾向于为侵袭性的或与遗传性结直肠癌综合征有关[469]。

结直肠癌的原因和发病机制与环境因素和遗传因素有关。前者主要是饮食习惯，尤其是脂肪和动物蛋白质，其作用与影响肠道微生物并最终影响肠腔内容物的化学成分有关[470]。特别是牛肉消费和摄入大量动物脂肪与结直肠癌的发病关系密切。然而，这个问题很复杂，这种关系的确切性质尚不清楚[471]。

遗传因素在很多方面有所表现。最明显的是以下患者有结直肠癌高发倾向：FAP 患者（几乎 100% 的患者在50 岁时出现癌症，见前文），其他类型的息肉病患者（其倾向远低于 FAP，见前文），遗传性非息肉病性结直肠癌综合征（又称为 Lynch 综合征）患者，以及非息肉病相关的遗传性疾病患者。

如前所述，有关上皮性息肉和结直肠癌之间的关系以及已发现的分子改变已经讨论。有特发性炎性肠病（IBD）的患者有明确的结直肠癌易感性，但其只占结直肠癌患者中的一小部分[158]。有些结直肠癌是盆腔放疗（通常因宫颈癌）的晚期并发症[472]。已有起源于输尿管吻合口区结直肠癌的少数病例报道[473]。

遗传性非息肉病性结直肠癌综合征（Lynch 综合征）和其他家族性结直肠癌

遗传性非息肉病性结直肠癌（hereditary nonpolyposis colorectal cancer, HNPCC）（又称为 Lynch 综合征）是由 DNA 错配修复基因中的一个基因的胚系突变所致，最常见的是 *MLH1*、*MSH2*、*MSH6* 和 *PMS2*，结果导致高度微卫星不稳定[474]。HNPCC 患者的一级亲属发生结直肠癌的风险为 50%[475]。HNPCC 多发生在近端结肠。HNPCC 患者的其他器官发生恶性肿瘤的风险也会增加，例如，肝（胆管癌）、子宫体、膀胱、肾、输尿管、胰腺和其他器官[476]。

还有一种 HNPCC 变异型是结直肠癌好发家族有右半结肠扁平腺瘤。其息肉的数量在 FAP 和经典 HNPCC之间，多发生在右半结肠，发病年龄明显晚于上述两种疾病[477]。

在**家族性结直肠癌（familial colorectal carcinoma）**（定义为患者的一级亲属中结直肠癌患者多于 2 人），患者的一级亲属患结直肠癌的风险增高 3 倍[430]。*HRAS-1*小卫星的等位基因突变可能是本病的易感基因[478]。

HNPCC 患者的结直肠癌多具备以下几种特征，但诊断不足以凭借这些特征确定。这些特征包括：患者较年轻，癌位于右半结肠，具有黏液性特征，低分化（实性或髓样），有淋巴细胞浸润，缺乏"脏"坏死，以及存在克罗恩病样炎症反应[479-480]。有意思的是，HNPCC 患者的结肠中偶尔出现的腺瘤性息肉也倾向于有淋巴细胞浸润[481]。

HNPCC 的评估方法（分子生物学和免疫组织化学）是无数文献和争论的焦点。尽管分子生物学和免疫组织化学这两种技术对于错配修复缺陷的检测都具有敏感性和特异性，但它们都不完美，应互为补充[474]。免疫组织化学染色，MLH1、MSH2、MSH6 和 PMS2 染色在技术上和判读上都存在问题，但总体上通过识别良好的内对照染色可以发现技术问题。染色结果正常提示 HNPCC的可能性低。染色结果异常（除了 MLH1 和 PMS2 的缺失）则需要进行 HNPCC 的胚系突变评估。如果染色发现 MLH1 和 PMS2 同时缺失，则需要继续检验 *BRAF*V600E 突变和（或）MLH1 甲基化，如果结果异常，则HNPCC 的可能性低[482]。

需要检测哪些肿瘤也是争论的焦点。Bethesda 指南修订版（考虑性别、肿瘤组织学、家族史）估计大约会漏诊 30% 的 Lynch 综合征相关肿瘤[483-484]。耶路撒冷标准建议对所有 70 岁以下的患者进行结直肠癌检测，但估计大约会漏诊 10% 的肿瘤[474-485]。也有对全部患者进行筛查的，通常使用免疫组织化学染色方法对错配修复基因缺陷进行评估。

临床特征

大肠癌可表现为直肠出血，排便习惯改变（例如腹泻和便秘交替出现），以及慢性失血导致的贫血和腹部隐痛。左半结肠癌常引起肠梗阻，而盲肠癌或升结肠癌少见。偶尔可能发生穿孔，可发生在肿瘤处，也可因直肠乙状结肠癌梗阻导致近端扩张而发生盲肠穿孔。内镜下，大肠癌的特征一般较为典型，但一些炎症性病变可能会与癌症相似，有些未分化癌也可能具有良善的外观。

遗憾的是，前述症状通常意味着病变已至进展期；因此，近年在发现早期肿瘤方面进行了很多尝试。其中之一即为对 40 岁以上的男性和女性均进行及时的内镜检查[486]。便潜血检查也是一种检查早期无症状癌的物美价廉的方法[487]。

癌胚抗原（CEA）是一种糖蛋白相关抗原，在72%～97% 的结直肠癌患者血清中可以检出[488]。CEA 在肿瘤切除后即会消失，而在肿瘤复发或转移时会重新出现。当肿瘤侵犯突破肠壁时，或肿瘤为低分化、有血管淋巴管和神经束膜侵犯时，血清 CEA 的数值会更高[489]。血清 CEA 水平升高也可见于胃癌、胰腺癌、乳腺癌、肺癌、前列腺癌和甲状腺癌（髓样癌）。血清 CEA 在正常个体中几乎不会升高，但在慢性肝病或肾病患者中可能升高[489]。遗憾的是，血清 CEA 检查在结直肠癌的早期常常呈阴性，因此并不是一种很好的筛查手段。血清 CEA检查的实用性在于治疗监测、转移的早期监控和提示二次探查术[488-490]。近期，基于芯片的 DNA 杂交技术用于

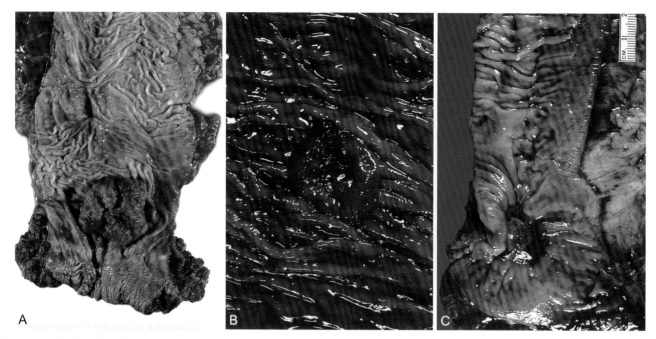

图 17.68　**结肠腺癌的多种大体表现**。**A**，直肠的息肉型病变。**B**，蛋糕样形态伴有中心性溃疡。**C**，有深部浸润的溃疡型肿瘤（Courtesy of Dr. R.A. Cooke, Brisbane, Australia, from Cooke RA, Stuart B. *Colour Atlas of Anatomical Pathology*. Edinburgh: Churchill Livingstone; 2004.）

KRAS 突变筛查显示出作为潜在诊断工具的前景[491]。

部位和大体特征

　　约 50% 的大肠癌发生在直肠和乙状结肠，虽然它们的相对发生率似乎有所降低[492]。近年来人们发现，大肠癌的发生部位正在向近端结肠转移[493]。右半结肠癌的发生与高龄相关[494]。多中心的大肠癌可见于 3% ~ 6% 的病例[495]。

　　大体上，大多数结直肠癌为息肉样或溃疡 / 浸润性的（图 17.68）。前者的表现是界限清楚，边缘翻卷，是与正常组织有清晰分界的大肿块；后者的表现是表面隆起的程度低于前者，且中心有溃疡。溃疡 / 浸润性结直肠癌的一种特殊变异型在日本文献中有详细记载，被称为"扁平型"或"凹陷型"癌，并且被认为是原生的而不是腺瘤恶变而来的[496]。与更常见的息肉样型癌相比，扁平型癌更易发生深部浸润和血管淋巴管侵犯[497]。

　　总体上，大体和显微镜下的肿瘤切缘具有较好的一致性。常见于胃部肿瘤的广泛侧向浅表蔓延的类型在结直肠癌中非常罕见，但也确有发生[498]。切面观，可见肠壁被灰白色组织取代，边界可清晰，也可从肿瘤主体伸出指状突起。黏液成分多的肿瘤有胶状、闪亮的外观，黏液可以层层分割肠壁各层。

　　大体检查需要评估的重要内容为：肿瘤是局限于肠壁还是已侵及结肠旁组织，大体上是否存在静脉侵犯，以及其余结肠有无其他癌或任何类型的息肉。

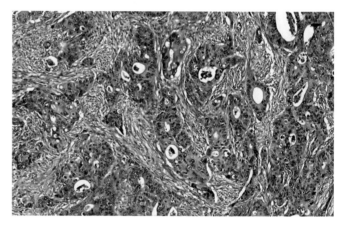

图 17.69　浸润性结肠癌，显微镜下，可见典型的促结缔组织增生反应

组织学特征

　　大肠的常见恶性肿瘤为高分化至中分化腺癌，它们分泌不等量的黏液。其肿瘤细胞为柱状细胞和杯状细胞的混合，偶尔可见神经内分泌细胞，潘氏细胞罕见[499]。大肠恶性肿瘤会持续引发炎症和促结缔组织增生反应，在肿瘤边缘尤其明显（图 17.69）。大多数炎症细胞为 T 淋巴细胞[500]，但也可见 B 淋巴细胞、浆细胞、组织细胞和 S-100 蛋白阳性的树状突细胞[501]。有时也可见大量嗜酸性粒细胞，可能是由白介素 -5 产生所致[502]。

　　大肠恶性肿瘤的表面可为乳头状或绒毛状，需与此前提到过的残余绒毛状腺瘤和后面将会描述的微乳头样病变区分。它们可侵犯肠壁全层并蔓延至结肠周围脂肪、渗入神经束膜间隙和侵入静脉。侵入静脉与预后有关，可通过弹性纤维染色更好地评估（Verhoeff-van Gieson 或 Movat 染色）[503]。

大肠恶性肿瘤的边缘可能会有残余的腺瘤灶，但腺体的反应性增生改变更为常见。与正常黏膜相比，其腺体更高、更弯曲，并具有更多的杯状细胞（所谓移行黏膜）[504]。

组织化学和免疫组织化学特征

组织化学染色，大多数结直肠癌黏液染色呈阳性。免疫组织化学染色，典型的结直肠腺癌主要表达的核心黏蛋白为 MUC1 和 MUC3（与黏液癌表达 MUC2 不同）[505]。它们也表达 MUC13，尤其是低分化肿瘤[506]。最近的研究发现，结肠癌的锯齿状通路与 MUC2、MUC5AC 和 MUC6 表达增强相关[507]。

结直肠腺癌恒定表达细胞角蛋白（CK），最常见的表达模式为 CK20 阳性和 CK7 阴性[508]。相反的表达模式极其罕见，这对于区分结直肠腺癌和其他部位的腺癌（例如肺和卵巢癌）有重要价值[509]。但异常的免疫染色反应（例如 CK7 呈阳性）也可见于一些结直肠癌，尤其是低分化癌[510-511]。对 CEA 的反应也有同样规律，如果腺癌不表达 CEA，则其来源于结直肠的可能性很低[512]。在大多数病例中，CEA 这种标志物的阳性信号是均匀分布在细胞表面，但在正常黏膜和更高分化的肿瘤中，阳性信号的分布有极性[513]。现在已有多种针对 CEA 分子不同抗原表位的单克隆抗体，其中识别 1 组或 2 组抗原表位的抗体的敏感性和特异性最高[508]。

CDX2 是一种尾型同源盒基因，编码在肠道上皮细胞增殖和分化中起重要作用的转录因子。免疫组织化学染色发现其在绝大多数结直肠癌中表达[514]，但也可在卵巢、膀胱和肺来源的黏液癌和胰胆管腺癌中表达[515]。

肿瘤相关糖蛋白 72（TAG-72）——可由单克隆抗体 B72.3 识别——可见于几乎所有浸润性结直肠癌中，也可见于大多数增生性和腺瘤性息肉中，甚至可见于正常黏膜中，但其表达率和表达模式因病变不同而不同[516]。

其他在结直肠癌中恒定表达不受分化程度影响的标志物包括绒毛蛋白（villin，一种与刷状缘微绒毛的中轴微丝束相关的细胞骨架蛋白）[517]、组织蛋白酶 B（cathepsin B，一种溶酶体半胱氨酸蛋白酶）[518]、神经毡蛋白（neuropilin-1，一种神经系统发育正常表达的分子）、SRCA2（一种对多种细胞功能起关键作用的 ATP 酶）[519] 和钙黏合素 -17（cadherin-17，又称为肝肠钙黏合素）[520]。少数结直肠腺癌（尤其是未分化型）可表达钙网膜蛋白（calretinin），与间皮瘤鉴别时需加以注意[521]。

相当高比例的结直肠癌显示人绒毛膜促性腺激素（hCG）免疫反应呈阳性[522]，尤其是黏液性和未分化肿瘤[523]。其肿瘤细胞通常不表达雌激素和黄体酮受体，或仅少数肿瘤细胞表达[524]。消旋酶，一种前列腺癌标志物，在一半以上的结直肠腺癌中表达，有可能导致误诊[525]。

分子遗传学特征

随着几种家族性结直肠癌的识别，研究者们又揭示出了与它们相关（且可能与发病机制有关）的基因改变[526]。随后又发现这些基因的体细胞突变也见于散发性结直肠癌，例如 APC 和 MMR 基因[527-528]。20 世纪 80 年代 Fearon 和 Vogelstein 建立的结肠癌模型仍具有代表性[529]，但人们已逐渐意识到，并非所有结直肠癌都经过同一遗传学途径发生，也存在着其他许多改变。例如，DNA 错配修复（MMR）缺陷导致的微卫星不稳定（MSI）是另一个重要途径，见于大约 15% 的病例，在 HNPCC 和散发性癌中发挥作用[530-531]，这些癌通常位于右半结肠，并且来自锯齿状息肉（锯齿状通路）[532-533]。

与微卫星不稳定（MSI）相关的肿瘤倾向于是黏液性或低分化的，伴有明显的宿主反应，生长方式为膨胀性生长，并位于右半结肠。存在肿瘤浸润淋巴细胞是预测微卫星不稳定（MSI）的最佳组织学标志[479,534]。进一步的研究发现，不同类型的错配修复（MMR）基因异常之间可能存在差异[535]。

结直肠癌中常见的癌基因体细胞突变包括 KRAS、BRAF、PIK3 和 CTNNB1[β 连环蛋白基因（β-catenin gene）][536]。例如，KRAS 癌基因的突变见于约 40% 的结直肠癌，尤其是转移性病变[537-538]。其存在与抗表皮生长因子（EGFR）治疗无效有关[539,540]。

β 连环蛋白，与 APC 蛋白相关，可因 APC 基因突变（> 70%）或 CTNNB1 突变（2% ~ 5%）而失调，结果导致其出现异常的胞核表达，免疫组织化学染色可在高比例的病例检测出这种表现来[541]。

与结直肠癌相关的抑癌基因包括 TP53、APC、DPC4/SMAD4、DCC、CDKN1B 和 MCC[528]。TP53 突变可通过分子技术在大多数结直肠癌中检出[542]，而且已与免疫组织化学过表达此异常基因编码的蛋白质关联起来，尽管不完全一致。CDKN1B（p27）表达减少与不良预后相关[543-544]。

其他组织学类型

黏液癌（mucinous carcinoma） 是结直肠癌的一种特殊类型，其细胞外可见大黏液池形成，并与肿瘤细胞群混合（图 17.70）[545]。根据 WHO 的定义，其黏液灶至少应占肿瘤的一半。黏液癌在所有结直肠癌中的占比高达 10%[546]。分子水平上，黏液癌显示高度微卫星不稳定[547]。这些肿瘤分泌含有 MUC2 蛋白的独特的 O- 酰化黏液[548-549]。它们通常呈外生性生长，不应等同于下文描述的单纯印戒细胞癌。与传统腺癌相比，黏液癌更常伴有结直肠其他部位的腺瘤[550] 且分期更高[551]。

黏液亚型和生存率之间的关系并不明确，有些研究认为，与传统结直肠腺癌相比，黏液亚型的预后较差，而其他研究则未发现有显著差异[552-554]。黏液亚型有侵犯其他器官的倾向[555]，也易发生腹膜种植[556]。其淋巴结

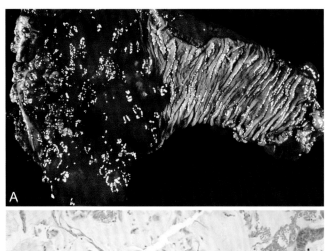

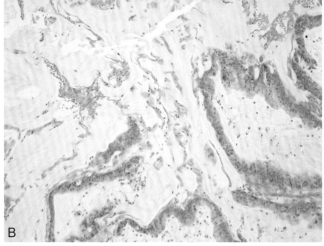

图 17.70 **黏液腺癌**。**A**，直肠黏液腺癌的大体表现。**B**，黏液腺癌的显微镜下表现

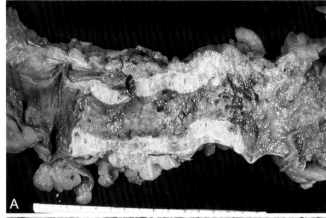

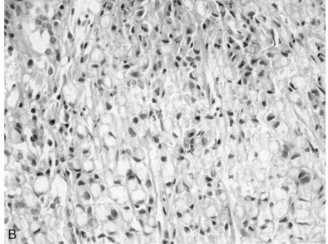

图 17.71 **印戒细胞癌**。**A**，印戒细胞癌的大体表现。此型肿瘤恶性度高，常常导致肠腔狭窄。**B**，印戒细胞癌的显微镜下表现

转移也更易发生在肠周区域以外[555]。Greenson 等发现，微卫星稳定或低度微卫星不稳定的黏液性肿瘤的侵袭性更强[479]。

印戒细胞癌（signet ring carcinoma）是结直肠癌的一种罕见亚型（在所有结直肠癌中的占比达 1%），通常见于年轻患者。与黏液癌相似，大约 1/3 的印戒细胞癌患者具高度微卫星不稳定[557]。与更常见的胃印戒细胞癌类似，其大体上通常表现为肠壁的弥漫浸润，尽管也是从腺瘤性息肉演变而来的（图 17.71）[558]。根据定义，50% 以上的肿瘤细胞应为印戒细胞，而不考虑细胞外的黏液量。显微镜下，印戒细胞癌呈弥漫生长，罕有腺体形成。与黏液癌相比，印戒细胞癌的黏液大多数甚至全部是位于细胞内的。细胞内黏液的积聚导致胞核移位，从而形成典型的印戒细胞样形态。转移易发生在淋巴结、腹膜表面和卵巢，而不是肝。其扩散方式主要为腹膜播散，预后极差[559]。在诊断原发性印戒细胞癌之前，必须排除结直肠病灶来源于胃或乳腺的可能性[560]。免疫组织化学检查，CK7/CK20+ 提示结直肠原发可能性大，而 CK7+/CK20- 则倾向于是转移的[561]。结

直肠印戒细胞癌同样表达 MUC2、MUC5AC 和 CDX2，总体上，其表达谱与胃的同类肿瘤相似，而不同于乳腺肿瘤[562]。

本章前文已经提到，应注意区分印戒细胞癌和可能伴随伪膜性结肠炎和其他炎症性病变出现的良性印戒细胞样改变[563]。

在一些分泌黏液的结直肠腺癌病例中，细胞外黏液和细胞内黏液可混合存在，结果导致混合性黏液 - 印戒细胞癌[553]。印戒细胞成分越多，预后越差。因此，确定黏液性肿瘤中印戒细胞的存在和占比很有意义[564]。

微乳头状模式（micropapillary pattern）可见于大约 20% 的结直肠腺癌，这种表现与人们更为熟知的乳腺、膀胱、肺和其他器官中的一些癌的表现类似[565-566]。这种表现与更高的血管淋巴管和神经束膜侵犯以及淋巴结转移发生率相关，因此生存率较低（图 17.72）[566-567]。

近来基于一些分子研究进展，已提议将**锯齿状腺癌（serrated adenocarcinoma）**作为一种独特的结直肠腺癌形态学类型。正如人们所预料的，锯齿状腺癌被认为与锯齿状通路和前驱锯齿状病变（SSP）相关[568]。其表现为呈锯

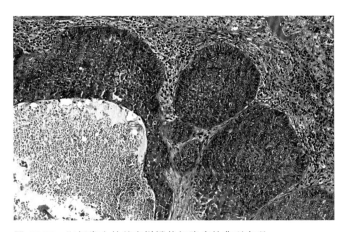

图 17.72　伴有微乳头形态和显著的血管淋巴管侵犯的低分化腺癌

图 17.73　肛门发生的基底样鳞状细胞癌的典型表现

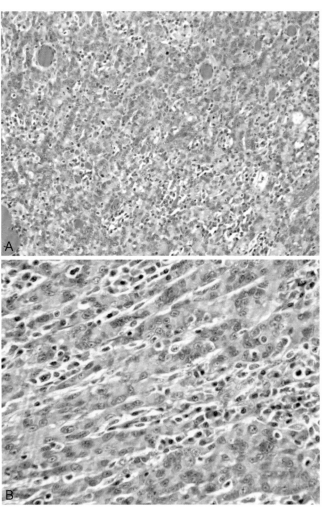

图 17.74　所谓的髓样腺癌的典型表现

齿状、黏液性或梁状生长方式，具有丰富的嗜酸性胞质，胞核深染，胞核极向保留且无坏死 [569]。锯齿状腺癌约占所有结直肠癌的 7.5% 和近端结肠癌的 10% ~ 15%[570-571]。

　　锯齿状腺癌有两种不同亚型。起源于近端结肠 SSP 的锯齿状腺癌更为常见，具有高度微卫星不稳定性。起源于远端结肠 TSA 的锯齿状腺癌不常见，具有低度微卫星不稳定或微卫星稳定 [570]。需要注意的是，虽然一般认为大多数近端高度微卫星不稳定癌来源于 SSP，但这些肿瘤中仅有少数显示恶性成分中有锯齿状特征 [569,571]。

　　基底细胞样（泄殖腔）癌［basaloid (cloacogenic) carcinoma］在结直肠中也有少量报道，最近者可发生在结肠脾曲，与发生在肛管的对应肿瘤类似（图 17.73 ）[572]。

　　透明细胞癌（clear cell carcinoma）并不是一种特殊的类型，实际上是腺癌由于糖原累积导致胞质变透明的一种形态变异型 [573]。

　　肝样腺癌（hepatoid adenocarcinoma）可发生于结肠，其形态与更常见的胃肝样腺癌类似 [574]。

　　髓样腺癌（medullary adenocarcinoma）通常见于女性的盲肠或右半结肠 [575]。其一些细胞结构特征提示有神经内分泌细胞分化，但它们对神经内分泌标志物染色呈阴性 [576]。髓样腺癌由多边形细胞排列呈片状、梁状或器官样。细胞含有空泡状胞核，核仁明显，胞质丰富，并

有大量肿瘤浸润淋巴细胞（图 17.74 ）[577]。髓样腺癌的鉴别诊断包括低分化腺癌，与后者相比，髓样腺癌总是存在 MLH1 和 CDX2 表达缺失 [578]，而 MUC1、MUC2 和 TF3 染色常呈阳性。与低分化腺癌相比，其对钙网膜蛋白（calretinin）染色呈阳性的比例也更高 [578]。其生物学行为并不像形态学提示的那样具有侵袭性 [577]。从遗传学方面看，这些肿瘤大多数具有微卫星不稳定 [579-580]。

　　肉瘤样（梭形细胞）癌［sarcomatoid (spindle cell) carcinoma］的形态与其他器官中的同名肿瘤类似，可以想见，其生物学行为极具侵袭性 [581-582]。此种类型的肿瘤更多见于老年患者。

　　结直肠癌中可以出现**鳞状分化（squamous differentiation）**。鳞状分化在盲肠肿瘤中更多见，但也可见于任何部位的大肠癌 [583]。大多数情况下，鳞状成分与腺样成分同时存在（鳞腺癌），但偶尔也有纯的鳞状细胞癌 [584]。研究发现，结直肠癌的鳞状分化与溃疡性结肠炎相关 [585]。有些与产生甲状旁腺激素相关蛋白质和副肿瘤性高钙血症相关 [586]。多项研究均未发现 HPV 与其发病有关 [584,587]。直肠下部出现的鳞状细胞癌应当考虑肛管癌向上扩展或黏膜下转移的可能性。需除外其他器官（尤

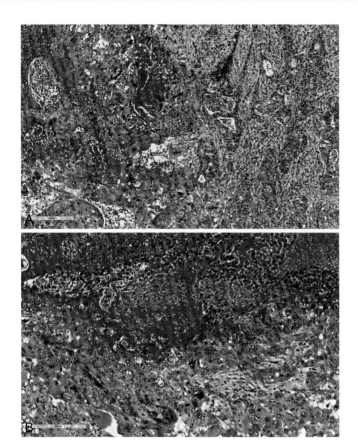

图 17.75　混合性腺癌 - 绒毛膜癌。**A**，低倍镜下，可见腺癌成分和绒毛膜癌成分混合存在。**B**，高倍镜下，可见混合性肿瘤中的绒毛膜癌灶

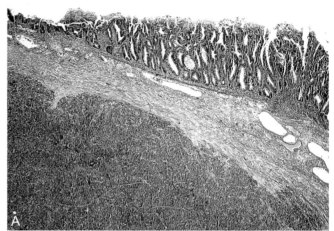

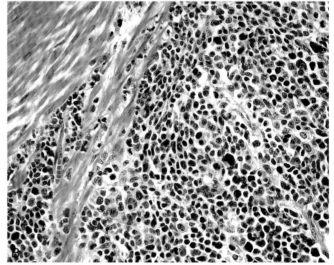

图 17.76　结肠小细胞神经内分泌癌。**A**，可见小细胞癌合并管状腺瘤。**B**，小细胞癌的高倍镜观

其是肺）的肿瘤转移以及发生于内衬鳞状上皮的瘘管。

结直肠腺癌局灶可发生**滋养层细胞分化**（**trophoblastic differentiation**），与发生在胃癌和胆囊癌中者类似（图 17.75）。其肿瘤细胞 hCG 免疫组织化学染色呈阳性[523]。有时整个肿瘤均呈绒毛膜癌形态[588]。这种情况应当与更常见的形态学上的传统腺癌伴有 hCG 表达加以鉴别。

毛玻璃样细胞癌（**glassy cell carcinoma**）与发生在子宫颈的同类肿瘤类似，已有发生在大肠的个案病例报道[589]。

同在胃肠道其他部位一样，**神经内分泌分化**（**neuroendocrine differentiation**）在结直肠癌中可有多种表现形式：

1. 表现为在其他方面均典型的腺癌（尤其是黏液癌）中出现散在的神经内分泌细胞，并不独立影响预后或肿瘤的自然病程[590-591]。这种情况发生在 15% ~ 50% 的腺癌，可通过神经内分泌标志物（例如嗜铬粒蛋白）的免疫组织化学染色或杂交技术发现[592]。这种现象在化疗或放疗后似乎更多见，提示可能是治疗所诱导的[593]。

2. 表现为伴有混合成分的肿瘤，指肿瘤由典型的腺癌和边界清晰的神经内分泌分化成分混合而成。根据定义，每种组分至少应占肿瘤的 30%[594]。据推测，这种肿瘤来自隐窝底部内胚层起源的多潜能干细胞——它们在肿瘤发生过程中沿不同的通路发生了不同的分化[595]。

3. 表现为整个肿瘤均显示神经内分泌癌形态，但器官样结构较明显，并且是大细胞癌而不是小细胞癌（大细胞神经内分泌癌）[596]。

4. 表现为小细胞神经内分泌癌，一种显微镜下形态与肺小细胞癌类似的肿瘤（图 17.76）[596-597]。大多数病例的肿瘤位于右半结肠[598]。电镜下，通常可在胞质中见到少量致密核心的分泌颗粒。免疫组织化学染色可见神经元特异性烯醇化酶和其他神经内分泌相关的标志物（如突触素）阳性表达。但是，由于神经分泌颗粒密度低，嗜铬素染色可能呈阴性[599]。这种肿瘤可以整体上均呈上述形态，也可有灶状腺样分化，伴有或不伴有黏液分泌[596]。它们也可能出现鳞状上皮分化[598]。有些小细胞癌发生在腺瘤的背景上[596]。它们

的预后较差，较早发生淋巴结和肝转移[596-598]。

5. 表现为典型的类癌［高分化神经内分泌肿瘤（WDNET）］，详见下文。

横纹肌样特征（rhabdoid feature） 可见于盲肠和大肠其他部分的腺癌[600-601]；与在其他部位一样，这种类型提示肿瘤具有侵袭性临床行为。

偶尔也有直肠**嗜酸细胞腺癌（oncocytic adenocarcinoma）** 的报道，它们有时发生在术前放化疗后，或由伴有嗜酸细胞变的绒毛状腺瘤发展而来[343]。此种类型的肿瘤应与伴有鳞状上皮化生的肿瘤细胞和纯的嗜酸细胞性肿瘤细胞鉴别开。

活检

在进行结直肠癌根治术前必须获得阳性的活检结果。对于体积较大的病变，建议从多个不同的区域进行活检取材，从病变中心取得的样本可能仅显示为肉芽组织，而从边缘取得的样本可能仅含有增生的（所谓的移行区）结肠上皮。有时识别癌肿后更加困难但同样关键的步骤是确定其位置和范围。很显然，含有腺癌的组织碎片是来自带蒂息肉的尖端还是来自一个溃疡型肿物的边缘其意义是截然不同的。活检评估的必要条件是：与外科医师和内镜医师的密切交流，大小和深度足够的完整取样，以及对样本的恰当定位。

分期、分级和预后因素

1937年，Dukes 提出了著名的直肠癌分期系统，这个分期系统同样适用于结肠癌[602]。该分期系统与预后有直接关系，目前仍以这样或那样的形式被广泛应用，很显然，肿瘤的解剖学范围（病理分期）是结直肠癌临床生物学行为的最重要的预测因子。

此后，又有多个分期系统相继提出，但至少在北美，TNM 分期系统应用最广泛（表17.2 和17.3）。浸润深度（T）在评估中至关重要。Tis 包括高级别异型增生和黏膜内癌（浸润但未超出固有层或黏膜肌层）。T1 和 T2 分别表示肿瘤侵犯黏膜下层和固有肌层。侵犯浆膜下脂肪组织或无腹膜覆盖的结肠或直肠周围软组织时为 T3。有研究发现，根据肿瘤超出固有肌层的距离将 T3 肿瘤进一步分类对于判断预后具有意义（pT3a 为 < 1mm；pT3b 为 1~5 mm；pT3c 为 5~15 mm；pT3d 为 >15mm）[603]。最后，侵犯脏腹膜和邻近组织分别为 T4a 和 T4b。多项研究发现，肿瘤穿透脏腹膜（浆膜受累）是一个重要的负性预后因子[604-605]。但某些病例确定腹膜是否受累有一定困难[606]。

区域淋巴结转移（N）也是一个重要的预后参数。未经新辅助治疗的标本至少需检查 10 个淋巴结（最好是 12个）[607]。有研究者发现，转移的淋巴结数量在淋巴结总数中的占比是一个重要的预后指标[608-609]。区分肠周肿瘤沉积（pericolonic tumor deposit, PTD）和淋巴结受累可能有困难，而有前者的预后更差[610-611]。PTD 可通过脂肪组织中肿瘤的外形不规则（远离肿瘤浸润前缘）且无残留淋巴结组织来识别。髂总淋巴结和髂外淋巴结的侵犯属于远处转移（M1）[612]。

孤立肿瘤细胞的定义是淋巴结内单个或小群的肿瘤细胞，直径 < 0.2 mm。微转移的定义是淋巴结内的肿瘤灶 > 0.2 mm 但 ≤ 2 mm。前者为 N0，后者根据累及的是否区域淋巴结分别为 N1（mic）或 M1（mic）。这两种类型对预后的影响的重要性并未完全明确[613-614]，但已有证据表明微转移是不良预后因素[615-617]。

本节还会强调很多其他影响预后的因素。如本章其他部分所述，肿瘤亚型（tumor subtype）对于判断预后很重要，因为黏液癌、印戒细胞癌和未分化癌在临床上更具侵袭性。肿瘤分级（tumor grading）同样也很重要，高级别肿瘤（腺体形成 < 50%）比低级别肿瘤（腺体形成 ≥ 50%）更具侵袭性。后者包括高分化和中分化肿瘤[618]。

血管侵犯，尤其是肠壁外静脉侵犯，是一个重要的独立预后不良因素[619-620]。由于这一特征很难识别，有人提议使用弹力纤维染色来提高敏感性和特异性[621]。约在25% 的结直肠癌切除标本中可见血管侵犯。淋巴道侵犯和预后的关系还远未清晰[622]。

肿瘤浸润前缘的特征也很重要。与具有浸润性前缘的肿瘤相比，具有光滑圆整的"推挤性"前缘的肿瘤的侵袭性较弱[623]。有意思的是，具有推挤性前缘的肿瘤与高度微卫星不稳定表型有关[624-625]。肿瘤出芽，定义为从肿瘤边缘分离出的 5 个或以下肿瘤细胞侵入促结缔组织增生间质，近来也被认为是不良预后因素[626-627]。肿瘤出芽似乎也与恶性结直肠息肉的淋巴结转移有关[628]。

充分的外科切除也是一个重要的预后因素。不仅应记录近端和远端切缘，结直肠癌的放射状（环周）切缘也具有重要的临床意义。在 1986 年进行的一项开创性研究中，Quirke 等发现，27% 的直肠切除标本的放射状切缘均为阳性，这些患者几乎全部都发生了肿瘤复发[629]。此后的研究也证实了放射状切缘在复发和总生存率中的重要性[630]。因此，对这些患者应采用全直肠系膜切除术，这种术式要切除直肠系膜[631]，并且可能可以将直肠周脂肪组织中未被发现的肠周肿瘤细胞沉积灶一并切除[632]。

其他影响预后的因素包括：患者年龄（年龄很小或很大提示预后不良）[633]；性别（女性预后较好）[633]；血清 CEA > 5.0 ng/ml（不良预后因素）[634]；肠壁穿孔（不良预后因素）[635]；肿瘤边缘有显著淋巴浆细胞浸润，包括克罗恩病样淋巴组织反应（提示预后良好）[636-637]；神经周围侵犯（不良预后因素）[638]；以及显著的肿瘤血管生成（不良预后因素）[639]。这里无法提及的大量免疫组织化学、流式细胞术和分子标志物（例如，肌成束蛋白、HLA-DR、p16、HCG、BCL2、DNA 多倍性、细胞增殖指数、Claudin1）都曾被提出用作预后标志物，但除去前述的一些分子标志物（例如 MMR 基因和蛋白质、*KRAS*）外，其余均未能成为临床常规检测项目。大多数研究发现，MMR 缺陷是独立于其他临床和病理学变

表17.2	Definitions of AJCC TNM

Primary Tumor (T)

T CATEGORY	T CRITERIA
Tx	Primary tumor cannot be assessed
T0	No evidence of primary tumor
Tis	Carcinoma in situ, intramucosal carcinoma (involvement of lamina propria with no extension through muscularis mucosae)
T1	Tumor invades the submucosa (through the muscularis mucosa but not into the muscularis propria)
T2	Tumor invades the muscularis propria
T3	Tumor invades through the muscularis propria into pericolorectal tissues
T4	Tumor invades the visceral peritoneum or invades or adheres to adjacent organ or structure
T4a	Tumor invades through the visceral peritoneum (including gross perforation of the bowel through tumor and continuous invasion of tumor through areas of inflammation to the surface of the visceral peritoneum)
T4b	Tumor directly invades or adheres to adjacent organs or structures

Regional Lymph Nodes (N)

N CATEGORY	N CRITERIA
Nx	Regional lymph nodes cannot be assessed
N0	No regional lymph node metastasis
N1	One to three regional lymph nodes are positive (tumor in lymph nodes measuring ≥ 0.2mm) or a number of tumor deposits are present and all identifiable lymph nodes are negative
N1a	One regional lymph node is positive
N1b	Two or three regional lymph nodes are positive
N1c	No regional lymph nodes are positive, but there are tumor deposits in the subserosa mesentery or nonperitonealized pericolic or perirectal/mesorectal tissues
N2	Four or more regional nodes are positive
N2a	Four to six regional nodes are positive
N2b	Seven or more regional nodes are positive

Distant Metastasis (M)

M CATEGORY	M CRITERIA
M0	No distant metastasis by imaging; no evidence of tumor in distant sites or organs (This category is not assigned by pathologists.)
M1	Metastasis to one or more distant sites or organs or peritoneal metastasis is identified
M1a	Metastasis to one site or organ is identified without peritoneal metastasis
M1b	Metastasis to two or more sites or organs is identified without peritoneal metastasis
M1c	Metastasis to the peritoneal surface is identified alone or with other site or organ metastasis

From Amin M, Edge S, Greene F, et al. (eds). AJCC Cancer Staging Manual. 8th ed. New York: Springer; 2017.
注：因第三方版权问题，保留原文

量的预后良好指标[640-643]，其对于 2 期和 3 期肿瘤尤其具有临床意义，因为这些患者似乎不能从使用 5- 氟尿嘧啶（5-FU）化疗中获益[644]。事实上，研究发现，5-FU 可能对有 MMR 缺陷的患者有害[645]。很多研究也发现，18qLOH 或 *DCC* 缺失是不良预后因素[646-647]。

扩散和转移

结直肠癌最常见的转移部位是区域淋巴结和肝。如果淋巴结中出现肿瘤细胞，则有必要检查淋巴结邻近区域的组织，因为肿瘤经常会扩展至淋巴结被膜外，侵犯周围的静脉。

因为淋巴结转移对预后的影响显著，对淋巴结进行彻底检查十分重要，淋巴结检查可以用新鲜标本或固定后标本，也可以清除或不清除淋巴结周围的脂肪。有时转移会出现在直径为 1 mm 或 2 mm 的淋巴结中[607]。

肝转移在出现血管侵犯的肿瘤中更为常见[648]。其他相对常见的转移部位包括腹膜、肺和卵巢。卵巢转移的发生率很高，因此，对于绝经后妇女，结直肠肿瘤切除时有必要进行预防性双侧卵巢切除术。罕见的转移部位包括中枢神经系统、骨、睾丸和口腔。有些来源于结直

表17.3 AJCC prognostic stage groups

WHEN cT IS...	AND cN IS...	AND M IS...	THEN THE STAGE GROUP IS...
Tis	N0	M0	0
T1、T2	N0	M0	I
T3	N0	M0	ⅡA
T4a	N0	M0	ⅡB
T4b	N0	M0	ⅡC
T1~T2	N1/N1c	M0	ⅢA
T1	N2a	M0	ⅢA
T3~T4a	N1/N1c	M0	ⅢB
T2~T3	N2a	M0	ⅢB
T1~T2	N2b	M0	ⅢB
T4a	N2a	M0	ⅢC
T3~T4a	N2b	M0	ⅢC
T4b	N1~N2	M0	ⅢC
Any T	Any N	M1a	ⅣA
Any T	Any N	M1b	ⅣB
Any T	Any N	M1c	ⅣC

From Amin M, Edge S, Greene F, et al. (eds). AJCC Cancer Staging Manual. 8th ed. New York: Springer; 2017.
注：因第三方版权问题，保留原文

肠的转移性腺癌可以类似于相应器官的原发性肿瘤。这一点在卵巢中尤其典型，当卵巢转移性肿瘤为首发症状时，可能会被误诊为原发性子宫内膜样癌（包括其分泌亚型）或透明细胞癌[649-650]。前文提到的免疫组织化学和分子检测有助于鉴别诊断。继发性侵犯膀胱时也可以类似于膀胱原发性肿瘤[651]，累及前列腺时可能会被误诊为原发性前列腺癌[652]，而沿肝内胆管生长的肿瘤可以类似于胆道原发性肿瘤[653]。

治疗

结直肠癌的标准治疗方法是手术切除，手术方式显然取决于肿瘤的位置。对于盲肠或升结肠的癌肿，应选择回肠结肠切除术。对于位于腹膜反折以下的肿瘤，传统上使用经腹会阴直肠切除术[654]。对于经过仔细选择的病例，保留括约肌的术式也十分有效[655]。对于位于大肠其他部位的肿瘤，使用经腹前切除术，手术切除的范围包括可能发生转移的淋巴结。有时手术时肿瘤细胞种植在吻合口处可出现肿瘤复发。术后第一年常规内镜检查对于发现潜在可治愈的复发肿瘤十分重要[656]。

新辅助治疗已经成为T3、T4或淋巴结转移直肠癌的治疗选择[657]。完全病理学应答（无残留肿瘤）见于30%的患者[658]。治疗后病理学分期下降与生存改善相关[659]，因此，对于肿瘤、肿瘤切缘和淋巴结进行彻底的病理学

评估十分必要。只有残余存活的肿瘤细胞才能被认为是残余肿瘤（而非坏死的肿瘤），在这种样本中经常可见明显的溃疡、纤维化、含铁血黄素沉积、泡沫样巨噬细胞和黏液池[660]。无细胞黏液池不应被视为肿瘤残余存在的证据，且与不良预后无关[661]。

许多结直肠癌患者会出现肝转移，提示预后不良[662]。对于经过选择的患者，切除肝转移灶可延长生存期，尤其是肿瘤距切缘>1 cm的患者[663]。

高分化神经内分泌肿瘤（类癌）

多年来，类癌一词一直被用于描述发生在胃肠道的高分化神经内分泌肿瘤。2010年，WHO采用了**高分化神经内分泌肿瘤**（**well-differentiated neuroendocrine tumor, WDNET**）一词来区分此类病变和更具侵袭性的低分化神经内分泌癌，后者包括小细胞和大细胞神经内分泌癌[664-665]。尽管高分化神经内分泌癌一词曾用于已发生转移的"类癌"，但WHO认可的WDNET一词与肿瘤的分期无关。根据Ki-67增殖指数和核分裂象数，WDNET被分级为1级（Ki-67指数<3%且核分裂象<2/10 HPF）或2级（Ki-67指数为3%~20%或核分裂象为2~20/10 HPF）。罕见情况下，根据Ki-67指数和核分裂象数可以出现3级WDNET，但因其数量较少，对这些罕见肿瘤的临床行为尚不清楚。

WDNET在结肠并不常见，在盲肠相对多见[666]。它们的直径多>2 cm，且具有侵袭性。罕见情况下，WDNET可分泌血清素（5-羟色胺），一些病例可出现典型的类癌综合征[667]。

直肠WDNET要常见得多（图17.77）。它们通常是因其他原因进行内镜检查时的意外发现[668]，且发现时它们的直径一般<0.5 cm[669]。直径<1 cm的肿瘤很少发生转移，但直径>2 cm的肿瘤转移风险高[668]。如果边界清楚，很多WDNET病例都可以使用内镜下息肉切除术进行治疗。然而，对于溃疡型肿瘤或出现固有肌层侵犯的肿瘤，一般需要手术切除，尤其是直径>1 cm的肿瘤。在罕见情况下，WDNET可发生在特发性炎性肠病（IBD）的背景上，病变可以是多中心性的[161]。

大体上，WDNET病变表现为扁平或略微凹陷的斑块，或表现为息肉样病变[670]。其最独有的特征之一就是福尔马林固定后变为黄色。显微镜下，可见排列成缎带状或彩结样的小而一致的细胞浸润间质。这可能与隐窝细胞的增殖微巢有关（可能是其前驱病变）[671]。也可出现小管和（或）分泌黏液的腺泡样成分[672]。免疫组织化学染色，WDNET对广谱内分泌标志物（例如神经元特异性烯醇化酶、嗜铬素、突触素）和多种多肽类激素染色呈阳性[673]。生长抑素、胰高血糖素、P物质、肽YY表达最常见，也有些病例表达胃泌素/胆囊收缩素、降钙素和胰多肽[674-675]。很多WDNET可以分泌多种激素[674]。CDX2和TTF-1染色通常呈阴性[676]。直肠WDNET对CEA[673]、hCG[677]和前列腺特异性酸性磷酸酶免疫染色也

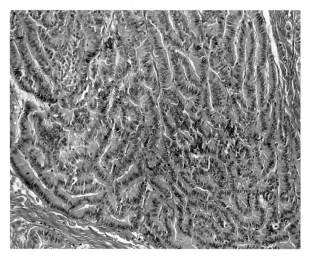

图 17.77　**直肠类癌**。这种小梁状结构是直肠高分化神经内分泌肿瘤的典型形态

呈阳性[678]。后者无论结果是真还是由交叉反应所致，在实际工作中都非常重要，因为可能需要鉴别转移性前列腺癌和 WDNET；对于 WDNET，前列腺特异性抗原检测结果恒定为阴性，因此可与其他结果一起作为鉴别诊断依据[678]。

恶性淋巴瘤和相关病变

大肠**恶性淋巴瘤**（**malignant lymphoma**）比小肠或胃恶性淋巴瘤少见[679]。有些大肠淋巴瘤见于免疫抑制患者（HIV 感染者或移植受者）或溃疡性结肠炎患者[680-681]。恶性淋巴瘤可发生在结直肠的任何部位。可能会表现为黏膜皱襞粗大、溃疡、大肿块或单个息肉，可以是分布于整个结直肠，甚至到达小肠的多发小息肉［“淋巴瘤性息肉病（lymphomatous polyposis）”］[682-683]。大约半数病例有区域淋巴结受累。

结直肠恶性淋巴瘤几乎均为非霍奇金型[679]。大多数低级别肿瘤为黏膜相关性淋巴组织（MALT）型。通常表现出向浆细胞分化的迹象。

其他类型的结直肠淋巴瘤包括套细胞淋巴瘤（图17.78）[684]、间变性大细胞淋巴瘤[685]、血管免疫母细胞性 T 细胞淋巴瘤[686]和霍奇金淋巴瘤[687]。

如前所述，有些结直肠淋巴瘤表现为无数的小息肉（“淋巴瘤性息肉病”）。最初人们认为这种形态多见于套细胞淋巴瘤[688]，但陆续的报道表明，滤泡性淋巴瘤[689]、黏膜相关性淋巴组织（MALT）淋巴瘤[690]和大细胞淋巴瘤[691]也可如此。

良性（反应性）**淋巴性息肉**（**lymphoid polyp**）有时可见于直肠，有时被命名为淋巴组织增生（lymphoid hyperplasia）、假性淋巴瘤（pseudolymphoma）和“直肠扁桃体（rectal tonsil）”[692]。其外观呈质软浅表的息肉样，通常有完整的灰白色光滑黏膜所覆盖。患者可能会主诉肿块、出血或脱垂。显微镜下，其病变位于固有层或黏膜下层，由分叶状、形成滤泡和生发中心的淋巴组织构

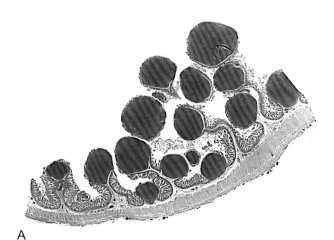

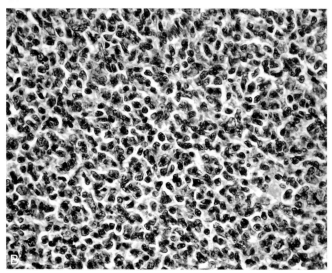

图 17.78　**大肠套细胞淋巴瘤**。**A**，全貌切片显示的典型的“淋巴瘤性息肉病”形态。**B**，高倍镜下，可见肿瘤细胞核的轮廓不规则

成。它们可破坏黏膜肌层，甚至蔓延至固有肌层。非破坏性的淋巴上皮病变也可见[692]。活检组织表浅或较小时可能会被误诊为恶性淋巴瘤。良性（反应性）淋巴性息肉（lymphoid polyp）局部切除即可治愈。

朗格汉斯细胞组织细胞增生症（**Langerhans cell histiocytosis, LCH**）可累及胃肠道，并可通过内镜活检确诊[693]。LCH 可发生在成人或儿童，多见于女性[694]。儿科病例常常为系统性疾病，提示预后不良。

其他发生在结直肠的淋巴造血系统疾病包括真性组织细胞肉瘤（true histocytic sarcoma）[695]、滤泡树突状细胞瘤（follicular dendritic cell tumor）[696]和肥大细胞肉瘤（mast cell sarcoma）[697]。

胃肠道间质肿瘤和平滑肌肿瘤

胃肠道间质肿瘤（gastrointestinal stromal tumor, GIST）的基本特征已在本书胃一章中探讨过，此处不再重复。GIST 在结肠中的发生率远低于在胃和小肠，而肛管直肠的 GIST 比结肠的 GIST 略常见[698-700]。然而，与消化道的其他部分相比，结直肠更常出现真性平滑肌肿

瘤（smooth muscle tumor）。

结肠 GIST 多发生于成人，很多具有显著的组织学恶性（高风险）特征，即出现明显的细胞异型性、坏死、核分裂象和黏膜侵犯[700]。大多数结肠 GIST 为梭形细胞型，CD117、DOG1 和 CD34 染色呈阳性。肛管直肠 GIST 也主要表现为梭形细胞型，但与结肠 GIST 相比，其细胞形态更为良善。尽管形态上看似低级别肿瘤，但实际上它们具有强侵袭性且容易复发，甚至多次复发，说明激进的外科手术十分必要[698]。

真性平滑肌肿瘤，包括平滑肌瘤和平滑肌肉瘤，可发生在结肠、直肠或肛管的任何区域。最常见的类型是来源于黏膜肌层的平滑肌瘤（平滑肌瘤性息肉），通常见于直肠或乙状结肠[701]。

这些表浅的平滑肌瘤体积小，边界清晰，缺乏核分裂象和坏死，通常也缺乏细胞异型性，尽管有些病例可以见到深染的奇异核（"合体细胞性平滑肌瘤"）[701]。位于高位结肠的平滑肌肿瘤更有可能为恶性肿瘤[700]。有些表现为息肉样的病变其侵袭性低于在肠壁内形成大肿块者[700]。

神经源性肿瘤和相关疾病

神经瘤（**neuroma**）、神经纤维瘤（**neurofibroma**）和（弥漫性）节细胞神经瘤［**(diffuse) ganglioneuroma**］可与神经纤维瘤病[702-703]或多发性内分泌肿瘤（MEN）2b 型相关，也可无关（图 17.79）。大多数此类疾病的病变来源于肠壁神经丛（透壁型），但也有病变主要分布于黏膜（黏膜型）的病例报道，有时此类疾病可合并幼年性息肉、腺瘤性息肉和（或）腺癌[704-705]。

神经鞘瘤（**schwannoma**）也可发生在结肠和直肠，其形态与胃肠道其他部位出现的神经鞘瘤类似，具有特征性的周围淋巴细胞鞘，S-100 染色呈强阳性（图 17.80）[706]。有些神经鞘瘤为丛状或上皮样亚型[707]，具有 EMA 阳性神经束膜成分的病例更为罕见［杂合性神经束膜-神经鞘瘤（hybrid perineuroma-schwannoma）][708]。还有一种亚型为"黏膜施万细胞错构瘤（mucosal Schwann cell hamartoma）"，表现为小而孤立的广基息肉样病变，S-100 蛋白染色呈强阳性（图 17.81）。与上文所述病变不同，神经鞘瘤与神经纤维瘤病无关[709]。

良性成纤维细胞性息肉（**benign fibroblastic polyp**）最初用于大肠固有层中由细胞形态良善的梭形细胞组成的小息肉样病变，其中，梭形细胞取代了正常的腺体并具有成纤维细胞表型[710-711]。后续研究发现，这种病变 EMA 和 claudin 1 染色普遍呈阳性，说明其由神经束膜细胞组成，因此，这种病变现在被称为黏膜神经束膜瘤（**mucosal perineurioma**）（图 17.82）[711]。类似的神经束膜细胞增生在无蒂锯齿状息肉（SSP）中常见，由于缺乏锯齿状增生中常见的 *BRAF* 突变而被认为是继发性的反应性增生[712]。

其他肿瘤和肿瘤样疾病

大肠的肿瘤样疾病包括炎性肌腺性息肉（inflammatory myoglandular polyp），一种位于左半结肠（尤其是乙状结肠）的带蒂息肉样病变（通常为单发的），

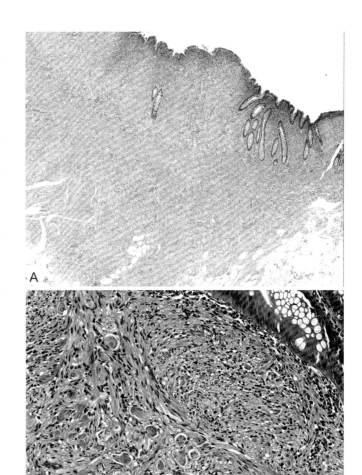

图 17.79　**结肠神经源性肿瘤。A**，弥漫型神经节瘤累及结肠壁。**B**，息肉样神经节瘤的高倍镜观

其特征性表现为黏膜下层肉芽组织和增生的平滑肌以及偶尔伴有囊性扩张的增生腺体[713-714]。

另一种肿瘤样疾病表现为有时在胃肠道息肉和溃疡中出现奇异型间质细胞（bizarre stromal cell）。这种奇异的细胞呈锥形，具有强嗜碱性胞质。它们可能是反应性肌成纤维细胞，应注意不要与恶性细胞混淆[715]。

三种假恶性血管疾病包括：可继发于肠套叠和肌肉脱垂的旺炽血管增生（florid vascular proliferation）（图 17.83）[716]，化脓性肉芽肿（pyogenic granuloma）［分叶状毛细血管瘤（lobular capillary hemangioma）][717]，以及尤其罕见的反应性血管内皮瘤病（reactive angioendotheliomatosis）[718]。这些良性疾病有可能被误诊为血管肉瘤。

另外两种涉及这一区域的肿瘤样疾病包括黄色肉芽肿（xanthogranuloma）[719]和反应性结节性纤维性假瘤（reactive nodular fibrous pseudotumor），后者是位于浆膜、角蛋白染色呈阳性的间皮下成纤维细胞增生[720-721]。

右半结肠的**血管扩张症（vascular ectasias）**是老年人下消化道出血的重要原因，这一点已得到越来越多的认可。它们也被称为血管瘤、血管发育不良和动静脉畸形，这些不同的命名反映了人们对其本质的认识仍然不

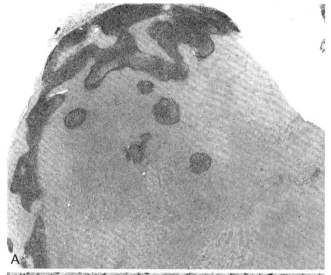

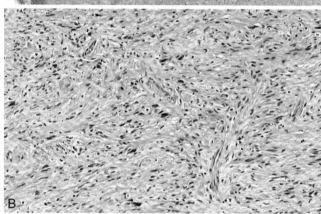

图 17.80 **结肠神经鞘瘤**。**A**，低倍镜下，可见肿瘤细胞周围的特征性的淋巴细胞鞘。**B**，高倍镜下，可见细胞呈施万细胞样形态。散在的、退变的非典型细胞是其特征性表现

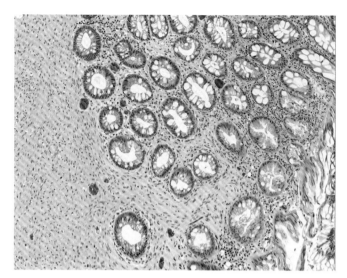

图 17.82 良性梭形细胞环绕隐窝的黏膜神经束膜瘤的高倍镜观。这一病变也被称为良性成纤维细胞性息肉

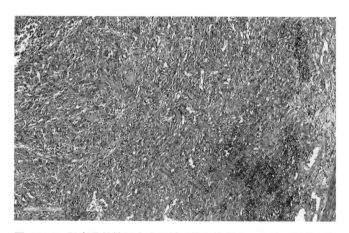

图 17.83 肠套叠的结肠中出现的旺炽血管增生。这种旺炽的血管增生可被误诊更为恶性的病变

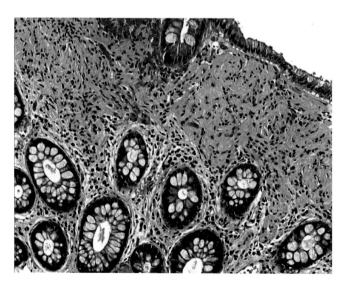

图 17.81 黏膜施万细胞错构瘤在乙状结肠形成小息肉

清楚 [722-723]。大多数病例可能是获得性（退行性）的。其病灶通常体积小、多发，动脉造影检查容易显现，但结肠活检或术后血管发生塌陷时，病变很难被发现 [724]，注射硅胶或其他化合物后清理标本可清晰地显现病变 [725]。如果伴有胆固醇栓子则可能导致梗死和肠穿孔。血管扩张症应与门静脉高压的并发症结肠静脉曲张（colonic varix）鉴别开 [726]。

皮样囊肿（dermoid cyst）已有发生于结肠的报道，其组织学形态与发生在其他部位的病变相同 [727]。

血管瘤（hemangioma）偶尔可见于大肠。它们大多数为海绵状血管瘤，有可能为多中心发生 [728-729]。其他类型有发生于婴儿的富于细胞型 [730]。

大肠脂肪瘤（lipoma）罕见，位于黏膜下层，因此可能会引起肠套叠或合并黏膜脱垂 [731]。脂肪瘤也可以表现为结肠多发息肉 [732]。在影像学检查中，回盲瓣或结肠其他部分的**脂肪瘤病（lipomatosis）**（很可能为非肿瘤性疾病）可能会被误诊为肿瘤 [733]。

淋巴管肌瘤病（lymphangioleiomyomatosis）可弥漫累及结肠，可与平滑肌瘤病混淆[734]，HMB-45 免疫反应阳性是其诊断的关键。**血管平滑肌脂肪瘤（angiomyolipoma）/血管周上皮样细胞肿瘤（perivascular epithelioid cell tumor, PEComa）**是一种可以发生在大肠的 HMB-45 染色阳性的平滑肌细胞肿瘤，包括传统型和上皮样型[735]。虽然大多数的临床表现为良性，也有部分表现为恶性，尤其是具有显著核异型性伴弥漫性多形性和核分裂象者[735]。

颗粒细胞瘤（granular cell tumor）可累及结肠或直肠，有时伴有胃肠道其他部位的同类肿瘤[736]。

肛管直肠区的**黑色素瘤（melanoma）**通常为起源于肛管的肿瘤向上蔓延或转移的结果[737]。

卡波西肉瘤（Kaposi sarcoma）可累及大肠，有时可最先表现为肠道症状，其形态类似于溃疡性结肠炎，尤其是在 AIDS 患者[738]。与在其他部位的病变类似，其HHV8 染色呈阳性，可据此确诊。

血管肉瘤（angiosarcoma）可作为单发或多发肿块出现，其细胞形态可为梭形或上皮样[739]。其病变细胞 ERG 染色呈胞核强阳性，CD31 染色呈胞膜阳性。

大肠的**转移性肿瘤（metastatic tumor）**可作为肿瘤播散的局部表现。这些肿瘤形成盘状区域，有中央溃疡区，正常黏膜延伸至溃疡处，间接说明了转移灶来自于黏膜下层。这一现象尤其常见于恶性黑色素瘤和原发性肺癌。前列腺癌可转移至直肠，可以在直肠活检中类似于原发性直肠肿瘤[740]。

转移性恶性间皮瘤可累及结肠，有时甚至表现为多发性结肠息肉[741]。肾细胞癌也可转移至大肠。原发性和转移性结肠癌可通过 CDX2 免疫染色辅助鉴别，在原发性结肠癌，CDX2 免疫染色呈强阳性，而在其他情况下 CDX2 免疫染色大多数呈阴性，但有时也有例外[742]。

参考文献

1. Shamsuddin AM, Phelps PC, Trump BF. Human large intestinal epithelium: light microscopy, histochemistry, and ultrastructure. *Hum Pathol*. 1982; 13(9): 790-803.
2. Levine DS, Haggitt RC. Normal histology of the colon. *Am J Surg Pathol*. 1989; 13(11): 966-984.
3. Lewin KJ. The endocrine cells of the gastrointestinal tract. The normal endocrine cells and their hyperplasias. Part I. *Pathol Annu*. 1986; 21(Pt 1): 1-27.
4. Symonds DA. Paneth cell metaplasia in diseases of the colon and rectum. *Arch Pathol*. 1974; 97(6): 343-347.
5. Osborn M, van Lessen G, Weber K, et al. Differential diagnosis of gastrointestinal carcinomas by using monoclonal antibodies specific for individual keratin polypeptides. *Lab Invest*. 1986; 55(4): 497-504.
6. Bartnik W, ReMine SG, Chiba M, et al. Isolation and characterization of colonic intraepithelial and lamina proprial lymphocytes. *Gastroenterology*. 1980; 78(5 Pt 1): 976-985.
7. Tunru-Dinh V, Wu ML. Intramucosal ganglion cells in normal adult colorectal mucosa. *Int J Surg Pathol*. 2007; 15(1): 31-37.
8. Wu ML, Zhao X. Multinucleated stromal giant cells in colonic lamina propria. *Histopathology*. 2007; 50(5): 584-590.
9. O'Leary AD, Sweeney EC. Lymphoglandular complexes of the colon: structure and distribution. *Histopathology*. 1986; 10(3): 267-283.
10. Kaye GI, Pascal RR, Lane N. The colonic pericryptal fibroblast sheath: replication, migration, and cytodifferentiation of a mesenchymal cell system in adult tissue. 3. Replication and differentiation in human hyperplastic and adenomatous polyps. *Gastroenterology*. 1971; 60(4): 515-536.
11. Ghadially FN, Walley VM. Pigments of the gastrointestinal tract: a comparison of light microscopic and electron microscopic findings. *Ultrastruct Pathol*. 1995; 19(4): 213-219.
12. Walker NI, Bennett RE, Axelsen RA. Melanosis coli. A consequence of anthraquinone-induced apoptosis of colonic epithelial cells. *Am J Pathol*. 1988; 131(3): 465-476.
13. Lou TY, Teplitz C, Thayer WR. Ultrastructural morphogenesis of colonic PAS-positive macrophages("colonic histiocytosis"). *Hum Pathol*. 1971; 2(3): 421-439.
14. Salto-Tellez M, Price AB. What is the significance of muciphages in colorectal biopsies? The significance of muciphages in otherwise normal colorectal biopsies. *Histopathology*. 2000; 36(6): 556-559.
15. Bejarano PA, Aranda-Michel J, Fenoglio-Preiser C. Histochemical and immunohistochemical characterization of foamy histiocytes (muciphages and xanthelasma) of the rectum. *Am J Surg Pathol*. 2000; 24(7): 1009-1015.
16. Swenson O. Hirschsprung's disease: a review. *Pediatrics*. 2002; 109(5): 914-918.
17. Kapur RP. Contemporary approaches toward understanding the pathogenesis of Hirschsprung disease. *Pediatr Pathol*. 1993; 13(1): 83-100.
18. Crocker NL, Messmer JM. Adult Hirschsprung's disease. *Clin Radiol*. 1991; 44(4): 257-259.
19. Ryan ET, Ecker JL, Christakis NA, Folkman J. Hirschsprung's disease: associated abnormalities and demography. *J Pediatr Surg*. 1992; 27(1): 76-81.
20. Lally KP, Chwals WJ, Weitzman JJ, et al. Hirschsprung's disease: a possible cause of anastomotic failure following repair of intestinal atresia. *J Pediatr Surg*. 1992; 27(4): 469-470.
21. Jiménez-Urueta PS, Alvarado-García R, Gallego-Grijalva JE. Colon aganglionosis in patients with anorectal malformation. Analysis of five cases. *Cir Cir*. 2005; 73(4): 283-285.
22. Moore SW, Zaahl M. Clinical and genetic correlations of familial Hirschsprung's disease. *J Pediatr Surg*. 2015; 50(2): 285-288.
23. Moore SW, Zaahl MG. Tissue specific somatic mutations and aganglionosis in Hirschsprung's disease. *J Pediatr Surg*. 2014; 49(2): 258-261, discussion 261.
24. Tam PKH, Garcia-Barceló M. Genetic basis of Hirschsprung's disease. *Pediatr Surg Int*. 2009; 25(7): 543-558.
25. Chetty R, Govender D. Mucosal prolapse changes in Hirschsprung's disease. *Histopathology*. 1997; 30(4): 324-327.
26. Klein MD, Philippart AI. Hirschsprung's disease: three decades' experience at a single institution. *J Pediatr Surg*. 1993; 28(10): 1291-1293, discussion 1293-1294.
27. Demehri FR, Halaweish IF, Coran AG, Teitelbaum DH. Hirschsprung-associated enterocolitis: pathogenesis, treatment and prevention. *Pediatr Surg Int*. 2013; 29(9): 873-881.
28. Blisard KS, Kleinman R. Hirschsprung's disease: a clinical and pathologic overview. *Hum Pathol*. 1986; 17(12): 1189-1191.
29. Yamataka A, Miyano T, Urao M, Nishiye H. Hirschsprung's disease: diagnosis using monoclonal antibody 171B5. *J Pediatr Surg*. 1992; 27(7): 820-822.
30. Larsson LT, Malmfors G, Ekblad E, et al. NPY hyperinnervation in Hirschsprung's disease: both adrenergic and nonadrenergic fibers contribute. *J Pediatr Surg*. 1991; 26(10): 1207-1214.
31. Rolle U, Piotrowska AP, Nemeth L, Puri P. Altered distribution of interstitial cells of Cajal in Hirschsprung disease. *Arch Pathol Lab Med*. 2002; 126(8): 928-933.
32. Taguchi T, Tanaka K, Ikeda K. Fibromuscular dysplasia of arteries in Hirschsprung's disease. *Gastroenterology*. 1985; 88(5 Pt 1): 1099-1103.
33. Drut R, Drut RM. Hyperplasia of lymphoglandular complexes in colon segments in Hirschsprung's disease: a form of diversion colitis. *Pediatr Pathol*. 1992; 12(4): 575-581.
34. Venugopal S, Mancer K, Shandling B. The validity of rectal biopsy in relation to morphology and distribution of ganglion cells. *J Pediatr Surg*. 1981; 16(4): 433-437.
35. Ikeda K, Goto S. Total colonic aganglionosis with or without small bowel involvement: an analysis of 137 patients. *J Pediatr Surg*. 1986; 21(4): 319-322.
36. MacMahon RA, Moore CC, Cussen LJ. Hirschsprung-like syndromes in patients with normal ganglion cells on suction rectal biopsy. *J Pediatr Surg*. 1981; 16(6): 835-839.
37. Skelly BL, Ervine E, Bisharat M, et al. Small bowel skip segment Hirschsprung's disease presenting with perforated Meckel's diverticulum. *Pediatr Surg Int*. 2012; 28(6): 645-648.
38. Aldridge RT, Campbell PE. Ganglion cell distribution in the normal rectum and anal canal. A basis for the diagnosis of Hirschsprung's disease by anorectal biopsy. *J Pediatr Surg*. 1968; 3(4): 475-490.

39. Hirose R, Hirata Y, Yamada T, et al. The simple technique of rectal mucosal biopsy for the diagnosis of Hirschsprung's disease. *J Pediatr Surg*. 1993; 28(7): 942-944.

40. Gherardi GJ. Pathology of the ganglionic-aganglionic junction in congenital megacolon. *Arch Pathol*. 1960; 69: 520-523.

41. Monforte-Muñoz H, Gonzalez-Gomez I, Rowland JM, Landing BH. Increased submucosal nerve trunk caliber in aganglionosis: a "positive" and objective finding in suction biopsies and segmental resections in Hirschsprung's disease. *Arch Pathol Lab Med*. 1998; 122(8): 721-725.

42. Yunis EJ, Dibbins AW, Sherman FE. Rectal suction biopsy in the diagnosis of Hirschsprung disease in infants. *Arch Pathol Lab Med*. 1976; 100(6): 329-333.

43. Patrick WJ, Besley GT, Smith II. Histochemical diagnosis of Hirschsprung's disease and a comparison of the histochemical and biochemical activity of acetylcholinesterase in rectal mucosal biopsies. *J Clin Pathol*. 1980; 33(4): 336-343.

44. Causse E, Vaysse P, Fabre J, et al. The diagnostic value of acetylcholinesterase/butyrylcholinesterase ratio in Hirschsprung's disease. *Am J Clin Pathol*. 1987; 88(4): 477-480.

45. Yang S, Donner LR. Detection of ganglion cells in the colonic plexuses by immunostaining for neuron-specific marker NeuN: an aid for the diagnosis of Hirschsprung disease. *Appl Immunohistochem Mol Morphol*. 2002; 10(3): 218-220.

46. Tam PK, Owen G. An immunohistochemical study of neuronal microtubule-associated proteins in Hirschsprung's disease. *Hum Pathol*. 1993; 24(4): 424-431.

47. Sams VR, Bobrow LG, Happerfield L, Keeling J. Evaluation of PGP9.5 in the diagnosis of Hirschsprung's disease. *J Pathol*. 1992; 168(1): 55-58.

48. Karim S, Hession C, Marconi S, et al. The identification of ganglion cells in Hirschsprung disease by the immunohistochemical detection of ret oncoprotein. *Am J Clin Pathol*. 2006; 126(1): 49-54.

49. Guinard-Samuel V, Bonnard A, De Lagausie P, et al. Calretinin immunohistochemistry: a simple and efficient tool to diagnose Hirschsprung disease. *Mod Pathol*. 2009; 22(10): 1379-1384.

50. Romanska HM, Bishop AE, Brereton RJ, et al. Immunocytochemistry for neuronal markers shows Deficiencies in conventional histology in the treatment of Hirschsprung's disease. *J Pediatr Surg*. 1993; 28(8): 1059-1062.

51. Hirobe S, Doody DP, Ryan DP, et al. Ectopic class II major histocompatibility antigens in Hirschsprung's disease and neuronal intestinal dysplasia. *J Pediatr Surg*. 1992; 27(3): 357-362, discussion 363.

52. Maia DM. The reliability of frozen-section diagnosis in the pathologic evaluation of Hirschsprung's disease. *Am J Surg Pathol*. 2000; 24(12): 1675-1677.

53. Sulkowski JP, Cooper JN, Congeni A, et al. Single-stage versus multi-stage pull-through for Hirschsprung's disease: practice trends and outcomes in infants. *J Pediatr Surg*. 2014; 49(11): 1619-1625.

54. Nasr A, Haricharan RN, Gamarnik J, Langer JC. Transanal pullthrough for Hirschsprung disease: matched case-control comparison of Soave and Swenson techniques. *J Pediatr Surg*. 2014; 49(5): 774-776.

55. Cohen MC, Moore SW, Neveling U, Kaschula RO. Acquired aganglionosis following surgery for Hirschsprung's disease: a report of five cases during a 33-year experience with pull-through

procedures. *Histopathology*. 1993; 22(2): 163-168.

56. Friedmacher F, Puri P. Classification and diagnostic criteria of variants of Hirschsprung's disease. *Pediatr Surg Int*. 2013; 29(9): 855-872.

57. Dingemann J, Puri P. Isolated hypoganglionosis: systematic review of a rare intestinal innervation defect. *Pediatr Surg Int*. 2010; 26(11): 1111-1115.

58. Qualman SJ, Murray R. Aganglionosis and related disorders. *Hum Pathol*. 1994; 25(11): 1141-1149.

59. Hirayama Y, Iinuma Y, Numano F, et al. Intestinal neuronal dysplasia-like histopathology in infancy. *Pediatr Int*. 2015; 57(3): 491-493.

60. Bahuau M, Laurendeau I, Pelet A, et al. Tandem duplication within the neurofibromatosis type 1 gene(NF1) and reciprocal t(15;16)(q26.3;q12.1) translocation in familial association of NF1 with intestinal neuronal dysplasia type B(IND B). *J Med Genet*. 2000; 37(2): 146-150.

61. Schofield DE, Yunis EJ. Intestinal neuronal dysplasia. *J Pediatr Gastroenterol Nutr*. 1991; 12(2): 182-189.

62. Schofield DE, Yunis EJ. What is intestinal neuronal dysplasia? *Pathol Annu*. 1992; 27(Pt 1): 249-262.

63. Streutker CJ, Huizinga JD, Campbell F, et al. Loss of CD117(c-kit)- and CD34-positive ICC and associated CD34-positive fibroblasts defines a subpopulation of chronic intestinal pseudo-obstruction. *Am J Surg Pathol*. 2003; 27(2): 228-235.

64. Park S-H, Min H, Chi JG, et al. Immunohistochemical studies of pediatric intestinal pseudo-obstruction: bcl2, a valuable biomarker to detect immature enteric ganglion cells. *Am J Surg Pathol*. 2005; 29(8): 1017-1024.

65. Wang LM, McNally M, Hyland J, Sheahan K. Assessing interstitial cells of Cajal in slow transit constipation using CD117 is a useful diagnostic test. *Am J Surg Pathol*. 2008; 32(7): 980-985.

66. Dimmick JE, Bove KE. Cytomegalovirus infection of the bowel in infancy: pathogenetic and diagnostic significance. *Pediatr Pathol*. 1984; 2(1): 95-102.

67. da Silveira ABM, Lemos EM, Adad SJ, et al. Megacolon in Chagas disease: a study of inflammatory cells, enteric nerves, and glial cells. *Hum Pathol*. 2007; 38(8): 1256-1264.

68. Iantorno G, Bassotti G, Kogan Z, et al. The enteric nervous system in chagasic and idiopathic megacolon. *Am J Surg Pathol*. 2007; 31(3): 460-468.

69. Martel J, Raskin JB, NDSG. History, incidence, and epidemiology of diverticulosis. *J Clin Gastroenterol*. 2008; 42(10): 1125-1127.

70. Hughes LE. Postmortem survey of diverticular disease of the colon. I. Diverticulosis and diverticulitis. *Gut*. 1969; 10(5): 336-344.

71. Almy TP, Howell DA. Medical progress. Diverticular disease of the colon. *N Engl J Med*. 1980; 302(6): 324-331.

72. Santin BJ, Prasad V, Caniano DA. Colonic diverticulitis in adolescents: an index case and associated syndromes. *Pediatr Surg Int*. 2009; 25(10): 901-905.

73. Luciano RL, Dahl NK. Extra-renal manifestations of autosomal dominant polycystic kidney disease(ADPKD): considerations for routine screening and management. *Nephrol Dial Transplant*. 2014; 29(2): 247-254.

74. Heise CP. Epidemiology and pathogenesis of diverticular disease. *J Gastrointest Surg Aliment Tract*. 2008; 12(8): 1309-1311.

75. Mosadeghi S, Bhuket T, Stollman N. Diverticular disease: evolving concepts in classification,

presentation, and management. *Curr Opin Gastroenterol*. 2015; 31(1): 50-55.

76. Markham NI, Li AK. Diverticulitis of the right colon—experience from Hong Kong. *Gut*. 1992; 33(4): 547-549.

77. Hellwig I, Böttner M, Barrenschee M, et al. Alterations of the enteric smooth musculature in diverticular disease. *J Gastroenterol*. 2014; 49(8): 1241-1252.

78. Kelly JK. Polypoid prolapsing mucosal folds in diverticular disease. *Am J Surg Pathol*. 1991; 15(9): 871-878.

79. Magness LJ, Sanfelippo PM, van Heerden JA, Judd ES. Diverticular disease of the right colon. *Surg Gynecol Obstet*. 1975; 140(1): 30-32.

80. Bateman AC, Beer TW, Bass PS, et al. Massive arterial haemorrhage from the lower gastrointestinal tract. *Histopathology*. 1996; 29(3): 225-231.

81. Lewis M, NDSG. Bleeding colonic diverticula. *J Clin Gastroenterol*. 2008; 42(10): 1156-1158.

82. Ravo B, Khan SA, Ger R, et al. Unusual extraperitoneal presentations of diverticulitis. *Am J Gastroenterol*. 1985; 80(5): 346-351.

83. Zhai J, Maluf HM. Peridiverticular colonic hyaline rings(pulse granulomas): report of two cases associated with perforated diverticula. *Ann Diagn Pathol*. 2004; 8(6): 375-379.

84. Goldstein NS, Sanford WW, Bodzin JH. Crohn's-like complications in patients with ulcerative colitis after total proctocolectomy and ileal pouch-anal anastomosis. *Am J Surg Pathol*. 1997; 21(11): 1343-1353.

85. Mulhall AM, Mahid SS, Petras RE, Galandiuk S. Diverticular disease associated with inflammatory bowel disease-like colitis: a systematic review. *Dis Colon Rectum*. 2009; 52(6): 1072-1079.

86. Makapugay LM, Dean PJ. Diverticular disease-associated chronic colitis. *Am J Surg Pathol*. 1996; 20(1): 94-102.

87. Scotti A, Santangelo M, Federico S, et al. Complicated diverticulitis in kidney transplanted patients: analysis of 717 cases. *Transplant Proc*. 2014; 46(7): 2247-2250.

88. Parsyan A, Cardin M-J, Hassoun H, et al. Challenging diagnosis of intra-diverticular colonic adenocarcinoma with submucosal localization. *Int J Colorectal Dis*. 2013; 28(12): 1735-1737.

89. Touzios JG, Dozois EJ. Diverticulosis and acute diverticulitis. *Gastroenterol Clin North Am*. 2009; 38(3): 513-525.

90. Collins D, Winter DC. Modern concepts in diverticular disease. *J Clin Gastroenterol*. 2015; 49(5): 358-369.

91. Wieghard N, Geltzeiler CB, Tsikitis VL. Trends in the surgical management of diverticulitis. *Ann Gastroenterol*. 2015; 28(1): 25-30.

92. Abraham C, Cho JH. Inflammatory bowel disease. *N Engl J Med*. 2009; 361(21): 2066-2078.

93. Xavier RJ, Podolsky DK. Unravelling the pathogenesis of inflammatory bowel disease. *Nature*. 2007; 448(7152): 427-434.

94. Farmer RG, Easley KA, Rankin GB. Clinical patterns, natural history, and progression of ulcerative colitis. A long-term follow-up of 1116 patients. *Dig Dis Sci*. 1993; 38(6): 1137-1146.

95. Ananthakrishnan AN. Epidemiology and risk factors for IBD. *Nat Rev Gastroenterol Hepatol*. 2015; 12(4): 205-217.

96. Kelly JK, Langevin JM, Price LM, et al. Giant and symptomatic inflammatory polyps of the colon in idiopathic inflammatory bowel disease. *Am J Surg Pathol*. 1986; 10(6): 420-428.

97. Yantiss RK, Farraye FA, O'Brien MJ, et al. Prognostic significance of superficial fissuring ulceration in patients with severe "indetermi-

nate" colitis. *Am J Surg Pathol*. 2006; 30(2): 165-170.

98. Yantiss RK, Odze RD. Pitfalls in the interpretation of nonneoplastic mucosal biopsies in inflammatory bowel disease. *Am J Gastroenterol*. 2007; 102(4): 890-904.

99. Bischoff SC, Wedemeyer J, Herrmann A, et al. Quantitative assessment of intestinal eosinophils and mast cells in inflammatory bowel disease. *Histopathology*. 1996; 28(1): 1-13.

100. Waraich T, Sarsfield P, Wright DH. The accessory cell populations in ulcerative colitis: a comparison between the colon and appendix in colitis and acute appendicitis. *Hum Pathol*. 1997; 28(3): 297-303.

101. Mahadeva U, Martin JP, Patel NK, Price AB. Granulomatous ulcerative colitis: a re-appraisal of the mucosal granuloma in the distinction of Crohn's disease from ulcerative colitis. *Histopathology*. 2002; 41(1): 50-55.

102. Dhillon AP, Anthony A, Sim R, et al. Mucosal capillary thrombi in rectal biopsies. *Histopathology*. 1992; 21(2): 127-133.

103. Lee RG. Villous regeneration in ulcerative colitis. *Arch Pathol Lab Med*. 1987; 111(3): 276-278.

104. Allen DC, Biggart JD. Misplaced epithelium in ulcerative colitis and Crohn's disease of the colon and its relationship to malignant mucosal changes. *Histopathology*. 1986; 10(1): 37-52.

105. Soundy VC, Davies SE, Warren BF. The double muscularis mucosa in ulcerative colitis: is it all new? *Histopathology*. 1998; 32(5): 484-485.

106. Odze R, Antonioli D, Peppercorn M, Goldman H. Effect of topical 5-aminosalicylic acid(5-ASA) therapy on rectal mucosal biopsy morphology in chronic ulcerative colitis. *Am J Surg Pathol*. 1993; 17(9): 869-875.

107. Kleer CG, Appelman HD. Ulcerative colitis: patterns of involvement in colorectal biopsies and changes with time. *Am J Surg Pathol*. 1998; 22(8): 983-989.

108. Robert ME, Skacel M, Ullman T, et al. Patterns of colonic involvement at initial presentation in ulcerative colitis: a retrospective study of 46 newly diagnosed cases. *Am J Clin Pathol*. 2004; 122(1): 94-99.

109. Glickman JN, Bousvaros A, Farraye FA, et al. Pediatric patients with untreated ulcerative colitis may present initially with unusual morphologic findings. *Am J Surg Pathol*. 2004; 28(2): 190-197.

110. Goldstein N, Dulai M. Contemporary morphologic definition of backwash ileitis in ulcerative colitis and features that distinguish it from Crohn disease. *Am J Clin Pathol*. 2006; 126(3): 365-376.

111. Arrossi AV, Kariv Y, Bronner MP, et al. Backwash ileitis does not affect pouch outcome in patients with ulcerative colitis with restorative proctocolectomy. *Clin Gastroenterol Hepatol*. 2011; 9(11): 981-988.

112. Valdez R, Appelman HD, Bronner MP, Greenson JK. Diffuse duodenitis associated with ulcerative colitis. *Am J Surg Pathol*. 2000; 24(10): 1407-1413.

113. Berman JJ, Ullah A. Colonic metaplasia of ileostomies. Biological significance for ulcerative colitis patients following total colectomy. *Am J Surg Pathol*. 1989; 13(11): 955-960.

114. Shepherd NA, Healey CJ, Warren BF, et al. Distribution of mucosal pathology and an assessment of colonic phenotypic change in the pelvic ileal reservoir. *Gut*. 1993; 34(1): 101-105.

115. Warren BF, Shepherd NA, Bartolo DC, Bradfield JW. Pathology of the defunctioned rectum in ulcerative colitis. *Gut*. 1993; 34(4): 514-516.

116. Goldblum JR, Appelman HD. Appendiceal

117. Scott IS, Sheaff M, Coumbe A, et al. Appendiceal inflammation in ulcerative colitis. *Histopathology*. 1998; 33(2): 168-173.

118. Ambroze WL, Pemberton JH, Dozois RR, et al. The histological pattern and pathological involvement of the anal transition zone in patients with ulcerative colitis. *Gastroenterology*. 1993; 104(2): 514-518.

119. Yarur AJ, Czul F, Levy C. Hepatobiliary manifestations of inflammatory bowel disease. *Inflamm Bowel Dis*. 2014; 20(9): 1655-1667.

120. Liu R, Cox K, Guthery SL, et al. Cholangiocarcinoma and high-grade dysplasia in young patients with primary sclerosing cholangitis. *Dig Dis Sci*. 2014; 59(9): 2320-2324.

121. Vavricka SR, Rogler G, Gantenbein C, et al. Chronological order of appearance of extraintestinal manifestations relative to the time of IBD diagnosis in the swiss inflammatory bowel disease cohort. *Inflamm Bowel Dis*. 2015; 21: 1794-1800.

122. Singh S, Al-Darmaki A, Frolkis AD, et al. Postoperative mortality among patients with inflammatory Bowel diseases: a systematic review and meta-analysis of population-based studies. *Gastroenterology*. 2015; 149(4): 928-937.

123. Cohen RD, Dalal SR. Systematic review: rectal therapies for the treatment of distal forms of ulcerative colitis. *Inflamm Bowel Dis*. 2015; 21(7): 1719-1736.

124. Amiot A, Peyrin-Biroulet L. Current, new and future biological agents on the horizon for the treatment of inflammatory bowel diseases. *Therap Adv Gastroenterol*. 2015; 8(2): 66-82.

125. Harpaz N, Talbot IC. Colorectal cancer in idiopathic inflammatory bowel disease. *Semin Diagn Pathol*. 1996; 13(4): 339-357.

126. Wong NA, Harrison DJ. Colorectal neoplasia in ulcerative colitis-recent advances. *Histopathology*. 2001; 39(3): 221-234.

127. Morson BC. Precancer and cancer in inflammatory bowel disease. *Pathology*. 1985; 17(2): 173-180.

128. Nieminen U, Jussila A, Nordling S, et al. Inflammation and disease duration have a cumulative effect on the risk of dysplasia and carcinoma in IBD: a case-control observational study based on registry data. *Int J Cancer*. 2014; 134(1): 189-196.

129. Navaneethan U, Kochhar G, Venkatesh PGK, et al. Duration and severity of primary sclerosing cholangitis is not associated with risk of neoplastic changes in the colon in patients with ulcerative colitis. *Gastrointest Endosc*. 2012; 75(5): 1045-1054.e1.

130. Ekbom A, Helmick C, Zack M, Adami HO. Ulcerative colitis and colorectal cancer. A population-based study. *N Engl J Med*. 1990; 323(18): 1228-1233.

131. Sugita A, Sachar DB, Bodian C, et al. Colorectal cancer in ulcerative colitis. Influence of anatomical extent and age at onset on colitis-cancer interval. *Gut*. 1991; 32(2): 167-169.

132. Sanduleanu S, Rutter MD. Interval colorectal cancers in inflammatory bowel disease: the grim statistics and true stories. *Gastrointest Endosc Clin N Am*. 2014; 24(3): 337-348.

133. DeRoche TC, Xiao S-Y, Liu X. Histological evaluation in ulcerative colitis. *Gastroenterol Rep*. 2014; 2(3): 178-192.

134. Morelli L, Luca M, Palmeri M, et al. Adenocarcinoma on j-pouch after proctocolectomy for ulcerative colitis-case report and review of literature. *Int J Colorectal Dis*. 2014; 29(9): 1171-1173.

135. Derikx LAAP, Hoentjen F. Cuff and pouch

cancer in patients with inflammatory bowel disease: what surveillance strategy should be recommended? *Inflamm Bowel Dis*. 2014; 20(8): E20.

136. Levi GS, Harpaz N. Intestinal low-grade tubuloglandular adenocarcinoma in inflammatory bowel disease. *Am J Surg Pathol*. 2006; 30(8): 1022-1029.

137. Gyde SN, Prior P, Allan RN, et al. Colorectal cancer in ulcerative colitis: a cohort study of primary referrals from three centres. *Gut*. 1988; 29(2): 206-217.

138. Lavery IC, Chiulli RA, Jagelman DG, et al. Survival with carcinoma arising in mucosal ulcerative colitis. *Ann Surg*. 1982; 195(4): 508-512.

139. Sugita A, Greenstein AJ, Ribeiro MB, et al. Survival with colorectal cancer in ulcerative colitis. A study of 102 cases. *Ann Surg*. 1993; 218(2): 189-195.

140. Greenson JK. Dysplasia in inflammatory bowel disease. *Semin Diagn Pathol*. 2002; 19(1): 31-37.

141. Melville DM, Jass JR, Morson BC, et al. Observer study of the grading of dysplasia in ulcerative colitis: comparison with clinical outcome. *Hum Pathol*. 1989; 20(10): 1008-1014.

142. Yardley JH, Keren DF. "Precancer" lesions in ulcerative colits. A retrospective study of rectal biopsy and colectomy specimens. *Cancer*. 1974; 34(3 suppl): 835-844.

143. Riddell RH, Goldman H, Ransohoff DF, et al. Dysplasia in inflammatory bowel disease: standardized classification with provisional clinical applications. *Hum Pathol*. 1983; 14(11): 931-968.

144. Friedman S, Odze RD, Farraye FA. Management of neoplastic polyps in inflammatory bowel disease. *Inflamm Bowel Dis*. 2003; 9(4): 260-266.

145. Farraye FA, Odze RD, Eaden J, Itzkowitz SH. AGA technical review on the diagnosis and management of colorectal neoplasia in inflammatory bowel disease. *Gastroenterology*. 2010; 138(2): 746-774.

146. Engelsgjerd M, Farraye FA, Odze RD. Polypectomy may be adequate treatment for adenomalike dysplastic lesions in chronic ulcerative colitis. *Gastroenterology*. 1999; 117(6): 1288-1294.

147. Walsh SV, Loda M, Torres CM, et al. P53 and beta catenin expression in chronic ulcerative colitis—associated polypoid dysplasia and sporadic adenomas: an immunohistochemical study. *Am J Surg Pathol*. 1999; 23(8): 963-969.

148. Wong NA, Mayer NJ, MacKell S, et al. Immunohistochemical assessment of Ki67 and p53 expression assists the diagnosis and grading of ulcerative colitis-related dysplasia. *Histopathology*. 2000; 37(2): 108-114.

149. Noffsinger AE, Belli JM, Miller MA, Fenoglio-Preiser CM. A unique basal pattern of p53 expression in ulcerative colitis is associated with mutation in the p53 gene. *Histopathology*. 2001; 39(5): 482-492.

150. Greenwald BD, Harpaz N, Yin J, et al. Loss of heterozygosity affecting the p53, Rb, and mcc/apc tumor suppressor gene loci in dysplastic and cancerous ulcerative colitis. *Cancer Res*. 1992; 52(3): 741-745.

151. Lyda MH, Noffsinger A, Belli J, Fenoglio-Preiser CM. Microsatellite instability and K-ras mutations in patients with ulcerative colitis. *Hum Pathol*. 2000; 31(6): 665-671.

152. Chen R, Rabinovitch PS, Crispin DA, et al. DNA fingerprinting abnormalities can distinguish ulcerative colitis patients with dysplasia and cancer from those who are dysplasia/can-

cer-free. *Am J Pathol*. 2003; 162(2): 665-672.

153. Mueller JD, Bethke B, Stolte M. Colorectal de novo carcinoma: a review of its diagnosis, histopathology, molecular biology, and clinical relevance. *Virchows Arch Int J Pathol*. 2002; 440(5): 453-460.

154. Urbanski SJ, Fogt F. Dysplasia in chronic ulcerative colitis: a molecular approach to its differential diagnosis. *Int J Surg Pathol*. 2000; 8(1): 11-16.

155. Fogt F, Urbanski SJ, Sanders ME, et al. Distinction between dysplasia-associated lesion or mass(DALM) and adenoma in patients with ulcerative colitis. *Hum Pathol*. 2000; 31(3): 288-291.

156. Aust DE, Willenbucher RF, Terdiman JP, et al. Chromosomal alterations in ulcerative colitis-related and sporadic colorectal cancers by comparative genomic hybridization. *Hum Pathol*. 2000; 31(1): 109-114.

157. Odze RD, Brown CA, Hartmann CJ, et al. Genetic alterations in chronic ulcerative colitis-associated adenoma-like DALMs are similar to non-colitic sporadic adenomas. *Am J Surg Pathol*. 2000; 24(9): 1209-1216.

158. Feuerstein JD, Cheifetz AS. Ulcerative colitis: epidemiology, diagnosis, and management. *Mayo Clin Proc*. 2014; 89(11): 1553-1563.

159. Murphy J, Kalkbrenner KA, Pemberton JH, et al. Dysplasia in ulcerative colitis as a predictor of unsuspected synchronous colorectal cancer. *Dis Colon Rectum*. 2014; 57(8): 993-998.

160. Sachar DB. Clinical and colonoscopic surveillance in ulcerative colitis: are we saving colons or saving lives? *Gastroenterology*. 1993; 105(2): 588-597.

161. Sigel JE, Goldblum JR. Neuroendocrine neoplasms arising in inflammatory bowel disease: a report of 14 cases. *Mod Pathol*. 1998; 11(6): 537-542.

162. Sandborn WJ. State-of-the-art: immunosuppression and biologic therapy. *Dig Dis Basel Switz*. 2010; 28(3): 536-542.

163. Cucchiara S, Escher JC, Hildebrand H, et al. Pediatric inflammatory bowel diseases and the risk of lymphoma: should we revise our treatment strategies? *J Pediatr Gastroenterol Nutr*. 2009; 48(3): 257-267.

164. Ellinghaus D, Bethune J, Petersen B-S, Franke A. The genetics of Crohn's disease and ulcerative colitis—status quo and beyond. *Scand J Gastroenterol*. 2015; 50(1): 13-23.

165. Wright EK, Kamm MA, Teo SM, et al. Recent advances in characterizing the gastrointestinal microbiome in Crohn's disease: a systematic review. *Inflamm Bowel Dis*. 2015; 21(6): 1219-1228.

166. Poller DN, Armitage NC. Mural bridging lesions in colonic Crohn's disease. *Arch Pathol Lab Med*. 1993; 117(5): 550-552.

167. Surawicz CM, Meisel JL, Ylvisaker T, et al. Rectal biopsy in the diagnosis of Crohn's disease: value of multiple biopsies and serial sectioning. *Gastroenterology*. 1981; 80(1): 66-71.

168. Price AB, Morson BC. Inflammatory bowel disease: the surgical pathology of Crohn's disease and ulcerative colitis. *Hum Pathol*. 1975; 6(1): 7-29.

169. Meyers MA, Alonso DR, Morson BC, Bartram C. Pathogenesis of diverticulitis complicating granulomatous colitis. *Gastroenterology*. 1978; 74(1): 24-31.

170. Lam TJ, van Bodegraven AA, Felt-Bersma RJF. Anorectal complications and function in patients suffering from inflammatory bowel disease: a series of patients with long-term follow-up. *Int J Colorectal Dis*. 2014; 29(8): 923-929.

171. Autenrieth DM, Baumgart DC. Toxic megacolon. *Inflamm Bowel Dis*. 2012; 18(3): 584-591.

172. Farmer RG, Hawk WA, Turnbull RB. Clinical patterns in Crohn's disease: a statistical study of 615 cases. *Gastroenterology*. 1975; 68(4 Pt 1): 627-635.

173. Odze RD. A contemporary and critical appraisal of "indeterminate colitis.". *Mod Pathol*. 2015; 28(suppl 1): S30-S46.

174. Svrcek M, Cosnes J, Beaugerie L, et al. Colorectal neoplasia in Crohn's colitis: a retrospective comparative study with ulcerative colitis. *Histopathology*. 2007; 50(5): 574-583.

175. Sebastian S, Hernández V, Myrelid P, et al. Colorectal cancer in inflammatory bowel disease: results of the 3rd ECCO pathogenesis Scientific workshop(I). *J Crohns Colitis*. 2014; 8(1): 5-18

176. Sigel JE, Petras RE, Lashner BA, et al. Intestinal adenocarcinoma in Crohn's disease: a report of 30 cases with a focus on coexisting dysplasia. *Am J Surg Pathol*. 1999; 23(6): 651-655.

177. Sonnenberg A, Genta RM. Epithelial dysplasia and cancer in IBD strictures. *J Crohns Colitis*. 2015; 9(9): 769-775.

178. Kilgore SP, Sigel JE, Goldblum JR. Hyperplastic-like mucosal change in Crohn's disease: an unusual form of dysplasia? *Mod Pathol*. 2000; 13(7): 797-801.

179. Hedrick TL, Friel CM. Colonic crohn disease. *Clin Colon Rectal Surg*. 2013; 26(2): 84-89.

180. Yantiss RK, Odze RD. Diagnostic difficulties in inflammatory bowel disease pathology. *Histopathology*. 2006; 48(2): 116-132.

181. Odze R. Diagnostic problems and advances in inflammatory bowel disease. *Mod Pathol*. 2003; 16(4): 347-358.

182. Martland GT, Shepherd NA. Indeterminate colitis: definition, diagnosis, implications and a plea for nosological sanity. *Histopathology*. 2007; 50(1): 83-96.

183. Moller FT, Andersen V, Wohlfahrt J, Jess T. Familial risk of inflammatory bowel disease: a population-based cohort study 1977–2011. *Am J Gastroenterol*. 2015; 110(4): 564-571.

184. FitzGerald JF, Hernandez Iii LO. Ischemic colitis. *Clin Colon Rectal Surg*. 2015; 28(2): 93-98.

185. Yamanishi Y, Yamana S, Ishioka S, Yamakido M. Development of ischemic colitis and scleroderma renal crisis following methylprednisolone pulse therapy for progressive systemic sclerosis. *Intern Med Tokyo Jpn*. 1996; 35(7): 583-586.

186. Storesund B, Gran JT, Koldingsnes W. Severe intestinal involvement in Wegener's granulomatosis: report of two cases and review of the literature. *Br J Rheumatol*. 1998; 37(4): 387-390.

187. Saraga EP, Costa J. Idiopathic entero-colic lymphocytic phlebitis. A cause of ischemic intestinal necrosis. *Am J Surg Pathol*. 1989; 13(4): 303-308.

188. Tuppy H, Haidenthaler A, Schandalik R, Oberhuber G. Idiopathic enterocolic lymphocytic phlebitis: a rare cause of ischemic colitis. *Mod Pathol*. 2000; 13(8): 897-899.

189. Borczuk A, Mannion C, Dickson D, Alt E. Intestinal pseudo-obstruction and ischemia secondary to both beta 2-microglobulin and serum A amyloid deposition. *Mod Pathol*. 1995; 8(5): 577-582.

190. Manickam P, Jaurigue M, Batke M, Cappell MS. Recurrent ischemic colitis associated with oral contraceptive therapy. *J Dig Dis*. 2014; 15(6): 331-333.

191. Elramah M, Einstein M, Mori N, Vakil N. High mortality of cocaine-related ischemic colitis: a hybrid cohort/case-control study. *Gastrointest Endosc*. 2012; 75(6): 1226-1232.

192. O'Briain DS, Jeffers M, Kay EW, Hourihane DO. Bleeding due to colorectal atheroembolism. Diagnosis by biopsy of adenomatous polyps or of ischemic ulcer. *Am J Surg Pathol*. 1991; 15(11): 1078-1082.

193. Dignan CR, Greenson JK. Can ischemic colitis be differentiated from *C. difficile* colitis in biopsy specimens? *Am J Surg Pathol*. 1997; 21(6): 706-710.

194. Serra S, Chetty R. Bizarre stromal cells in ischemic bowel disease. *Ann Diagn Pathol*. 2005; 9(4): 193-196.

195. Zhang S, Ashraf M, Schinella R. Ischemic colitis with atypical reactive changes that mimic dysplasia(pseudodysplasia). *Arch Pathol Lab Med*. 2001; 125(2): 224-227.

196. Toner M, Condell D, O'Briain DS. Obstructive colitis. Ulceroinflammatory lesions occurring proximal to colonic obstruction. *Am J Surg Pathol*. 1990; 14(8): 719-728.

197. Noh M, Yang SS, Jung SW, et al. Poor prognostic factors in patients who underwent surgery for acute non-occlusive ischemic colitis. *World J Emerg Surg*. 2015; 10: 12.

198. Nostrant TT, Kumar NB, Appelman HD. Histopathology differentiates acute self-limited colitis from ulcerative colitis. *Gastroenterology*. 1987; 92(2): 318-328.

199. Dundas SA, Dutton J, Skipworth P. Reliability of rectal biopsy in distinguishing between chronic inflammatory bowel disease and acute self-limiting colitis. *Histopathology*. 1997; 31(1): 60-66.

200. Anand BS, Malhotra V, Bhattacharya SK, et al. Rectal histology in acute bacillary dysentery. *Gastroenterology*. 1986; 90(3): 654-660.

201. Lamps LW. Infective disorders of the gastrointestinal tract. *Histopathology*. 2007; 50(1): 55-63.

202. Surawicz CM, Belic L. Rectal biopsy helps to distinguish acute self-limited colitis from idiopathic inflammatory bowel disease. *Gastroenterology*. 1984; 86(1): 104-113.

203. Lozinsky AC, Morais MB. Eosinophilic colitis in infants. *J Pediatr(Rio J)*. 2014; 90(1): 16-21.

204. Odze RD, Bines J, Leichtner AM, et al. Allergic proctocolitis in infants: a prospective clinicopathologic biopsy study. *Hum Pathol*. 1993; 24(6): 668-674.

205. Goldman H, Proujansky R. Allergic proctitis and gastroenteritis in children. Clinical and mucosal biopsy features in 53 cases. *Am J Surg Pathol*. 1986; 10(2): 75-86.

206. Winter HS, Antonioli DA, Fukagawa N, et al. Allergy-related proctocolitis in infants: diagnostic usefulness of rectal biopsy. *Mod Pathol*. 1990; 3(1): 5-10.

207. Wang KK, Perrault J, Carpenter HA, et al. Collagenous colitis: a clinicopathologic correlation. *Mayo Clin Proc*. 1987; 62(8): 665-671.

208. Ayata G, Ithamukkala S, Sapp H, et al. Prevalence and significance of inflammatory bowel disease-like morphologic features in collagenous and lymphocytic colitis. *Am J Surg Pathol*. 2002; 26(11): 1414-1423.

209. Tanaka M, Mazzoleni G, Riddell RH. Distribution of collagenous colitis: utility of flexible sigmoidoscopy. *Gut*. 1992; 33(1): 65-70.

210. Lazenby AJ, Yardley JH, Giardiello FM, Bayless TM. Pitfalls in the diagnosis of collagenous colitis: experience with 75 cases from a registry of collagenous colitis at the Johns Hopkins Hospital. *Hum Pathol*. 1990; 21(9): 905-910.

211. Khan-Kheil AM, Disney B, Ruban E, Wood G. Pseudomembranous collagenous colitis: an unusual cause of chronic diarrhoea. *BMJ Case*

Rep. 2014; 2014: pii: bcr2013203148.

212. Armes J, Gee DC, Macrae FA, et al. Collagenous colitis: jejunal and colorectal pathology. *J Clin Pathol*. 1992; 45(9): 784-787.

213. Jessurun J, Yardley JH, Giardiello FM, et al. Chronic colitis with thickening of the subepithelial collagen layer(collagenous colitis): histopathologic findings in 15 patients. *Hum Pathol*. 1987; 18(8): 839-848.

214. Riddell RH, Tanaka M, Mazzoleni G. Nonsteroidal anti-inflammatory drugs as a possible cause of collagenous colitis: a case-control study. *Gut*. 1992; 33(5): 683-686.

215. Bonderup OK, Fenger-Grøn M, Wigh T, et al. Drug exposure and risk of microscopic colitis: a nationwide Danish case-control study with 5751 cases. *Inflamm Bowel Dis*. 2014; 20(10): 1702-1707.

216. Carpenter HA, Tremaine WJ, Batts KP, Czaja AJ. Sequential histologic evaluations in collagenous colitis. Correlations with disease behavior and sampling strategy. *Dig Dis Sci*. 1992; 37(12): 1903-1909.

217. Freeman HJ. Long-term natural history and complications of collagenous colitis. *Can J Gastroenterol*. 2012; 26(9): 627-630.

218. Gardiner GW, Goldberg R, Currie D, Murray D. Colonic carcinoma associated with an abnormal collagen table. Collagenous colitis. *Cancer*. 1984; 54(12): 2973-2977.

219. Bogomoletz WV, Flejou JF. Microscopic colitis: a "transatlantic" unifying concept. *Gastroenterology*. 1994; 106(6): 1727.

220. Bogomoletz WV. Collagenous, microscopic and lymphocytic colitis. An evolving concept. *Virchows Arch Int J Pathol*. 1994; 424(6): 573-579.

221. Ingle SB, Adgaonkar BD, Ingle CRH. Microscopic colitis: common cause of unexplained nonbloody diarrhea. *World J Gastrointest Pathophysiol*. 2014; 5(1): 48-53.

222. Sylwestrowicz T, Kelly JK, Hwang WS, Shaffer EA. Collagenous colitis and microscopic colitis: the watery diarrhea-colitis syndrome. *Am J Gastroenterol*. 1989; 84(7): 763-768.

223. Goldman H. Interpretation of large intestinal mucosal biopsy specimens. *Hum Pathol*. 1994; 25(11): 1150-1159.

224. Lazenby AJ. Collagenous and lymphocytic colitis. *Semin Diagn Pathol*. 2005; 22(4): 295-300.

225. Wolber R, Owen D, DelBuono L, et al. Lymphocytic gastritis in patients with celiac sprue or spruelike intestinal disease. *Gastroenterology*. 1990; 98(2): 310-315.

226. Wolber R, Owen D, Freeman H. Colonic lymphocytosis in patients with celiac sprue. *Hum Pathol*. 1990; 21(11): 1092-1096.

227. Sapp H, Ithamukkala S, Brien TP, et al. The terminal ileum is affected in patients with lymphocytic or collagenous colitis. *Am J Surg Pathol*. 2002; 26(11): 1484-1492.

228. Saurine TJ, Brewer JM, Eckstein RP. Microscopic colitis with granulomatous inflammation. *Histopathology*. 2004; 45(1): 82-86.

229. Libbrecht L, Croes R, Ectors N, et al. Microscopic colitis with giant cells. *Histopathology*. 2002; 40(4): 335-338.

230. Wang N, Dumot JA, Achkar E, et al. Colonic epithelial lymphocytosis without a thickened subepithelial collagen table: a clinicopathologic study of 40 cases supporting a heterogeneous entity. *Am J Surg Pathol*. 1999; 23(9): 1068-1074.

231. Goldstein NS, Gyorfit. Focal lymphocytic colitis and collagenous colitis: patterns of Crohn's colitis? *Am J Surg Pathol*. 1999; 23(9): 1075-1081.

232. Bryant DA, Mintz ED, Puhr ND, et al. Colonic epithelial lymphocytosis associated with an epidemic of chronic diarrhea. *Am J Surg Pathol*. 1996; 20(9): 1102-1109.

233. Olesen M, Eriksson S, Bohr J, et al. Lymphocytic colitis: a retrospective clinical study of 199 Swedish patients. *Gut*. 2004; 53(4): 536-541.

234. Baert F, Wouters K, D'Haens G, et al. Lymphocytic colitis: a distinct clinical entity? A clinicopathological confrontation of lymphocytic and collagenous colitis. *Gut*. 1999; 45(3): 375-381.

235. Greenson JK, Stern RA, Carpenter SL, Barnett JL. The clinical significance of focal active colitis. *Hum Pathol*. 1997; 28(6): 729-733.

236. Volk EE, Shapiro BD, Easley KA, Goldblum JR. The clinical significance of a biopsy-based diagnosis of focal active colitis: a clinicopathologic study of 31 cases. *Mod Pathol*. 1998; 11(8): 789-794.

237. Xin W, Brown PI, Greenson JK. The clinical significance of focal active colitis in pediatric patients. *Am J Surg Pathol*. 2003; 27(8): 1134-1138.

238. Fekety R, Shah AB. Diagnosis and treatment of *Clostridium difficile* colitis. *JAMA*. 1993; 269(1): 71-75.

239. George RH, Symonds JM, Dimock F, et al. Identification of *Clostridium difficile* as a cause of pseudomembranous colitis. *Br Med J*. 1978; 1(6114): 695.

240. Medline A, Shin DH, Medline NM. Pseudomembranous colitis associated with antibiotics. *Hum Pathol*. 1976; 7(6): 693-703.

241. Triadafilopoulos G, Hallstone AE. Acute abdomen as the first presentation of pseudomembranous colitis. *Gastroenterology*. 1991; 101(3): 685-691.

242. Kawamoto S, Horton KM, Fishman EK. Pseudomembranous colitis: can CT predict which patients will need surgical intervention? *J Comput Assist Tomogr*. 1999; 23(1): 79-85.

243. Sumner HW, Tedesco FJ. Rectal biopsy in clindamycin-associated colitis. An analysis of 23 cases. *Arch Pathol*. 1975; 99(5): 237-241.

244. Schnitt SJ, Antonioli DA, Goldman H. Massive mural edema in severe pseudomembranous colitis. *Arch Pathol Lab Med*. 1983; 107(4): 211-213.

245. Damiani S, Campidelli C. Pseudomembranous colitis with signet-ring cells. *Histopathology*. 2002; 41(2): 176-177.

246. Luciano JA, Zuckerbraun BS. *Clostridium difficile* infection: prevention, treatment, and surgical management. *Surg Clin North Am*. 2014; 94(6): 1335-1349.

247. Edwards CM, George B, Warren B. Diversion colitis—new light through old windows. *Histopathology*. 1999; 34(1): 1-5.

248. Kabir SI, Kabir SA, Richards R, et al. Pathophysiology, clinical presentation and management of diversion colitis: a review of current literature. *Int J Surg*. 2014; 12(10): 1088-1092.

249. Feakins RM, British Society of Gastroenterology. Inflammatory bowel disease biopsies: updated British Society of Gastroenterology reporting guidelines. *J Clin Pathol*. 2013; 66(12): 1005-1026.

250. Geraghty JM, Talbot IC. Diversion colitis: histological features in the colon and rectum after defunctioning colostomy. *Gut*. 1991; 32(9): 1020-1023.

251. Haque S, Eisen RN, West AB. The morphologic features of diversion colitis: studies of a pediatric population with no other disease of the intestinal mucosa. *Hum Pathol*. 1993; 24(2): 211-219.

252. Yeong ML, Bethwaite PB, Prasad J, Isbister WII. Lymphoid follicular hyperplasia—a distinctive feature of diversion colitis. *Histopathology*. 1991; 19(1): 55-61.

253. Kliegman RM, Fanaroff AA. Necrotizing enterocolitis. *N Engl J Med*. 1984; 310(17): 1093-1103.

254. Miller TA, Minich LL, Lambert LM, et al. Abnormal abdominal aorta hemodynamics are associated with necrotizing enterocolitis in infants with hypoplastic left heart syndrome. *Pediatr Cardiol*. 2014; 35(4): 616-621.

255. Peres LC, Cohen MC. Sudden unexpected early neonatal death due to undiagnosed Hirschsprung disease enterocolitis: a report of two cases and literature review. *Forensic Sci Med Pathol*. 2013; 9(4): 558-563.

256. Lambert DK, Christensen RD, Henry E, et al. Necrotizing enterocolitis in term neonates: data from a multihospital health-care system. *J Perinatol*. 2007; 27(7): 437-443.

257. Rehan VK, Seshia MM, Johnston B, et al. Observer variability in interpretation of abdominal radiographs of infants with suspected necrotizing enterocolitis. *Clin Pediatr(Phila)*. 1999; 38(11): 637-643.

258. Munaco AJ, Veenstra MA, Brownie E, et al. Timing of optimal surgical intervention for neonates with necrotizing enterocolitis. *Am Surg*. 2015; 81(5): 438-443.

259. Canioni D, Pauliat S, Gaillard JL, et al. Histopathology and microbiology of isolated rectal bleeding in neonates: the so-called "ecchymotic colitis.". *Histopathology*. 1997; 30(5): 472-477.

260. Pittman FE, el Hashimi WK, Pittman JC. Studies of human amebiasis. I. Clinical and laboratory findings in eight cases of acute amebic colitis. *Gastroenterology*. 1973; 65(4): 581-587.

261. Haque R, Huston CD, Hughes M, et al. Amebiasis. *N Engl J Med*. 2003; 348(16): 1565-1573.

262. Kobayashi TK, Koretoh O, Kamachi M, et al. Cytologic demonstration of Entamoeba histolytica using immunoperoxidase techniques. Report of two cases. *Acta Cytol*. 1985; 29(3): 414-418.

263. Alvi AR, Jawad A, Fazal F, Sayyed R. Fulminant amoebic colitis: a rare fierce presentation of a common pathology. *Trop Doct*. 2013; 43(2): 80-82.

264. Palmer KR, Patil DH, Basran GS, et al. Abdominal tuberculosis in urban Britain—a common disease. *Gut*. 1985; 26(12): 1296-1305.

265. Zhao X-S, Wang Z-T, Wu Z-Y, et al. Differentiation of Crohn's disease from intestinal tuberculosis by clinical and CT enterographic models. *Inflamm Bowel Dis*. 2014; 20(5): 916-925.

266. Gaffney EF, Condell D, Majmudar B, et al. Modification of caecal lymphoid tissue and relationship to granuloma formation in sporadic ileocaecal tuberculosis. *Histopathology*. 1987; 11(7): 691-704.

267. Mapstone NP, Dixon MF. Vasculitis in ileocaecal tuberculosis: similarities to Crohn's disease. *Histopathology*. 1992; 21(5): 477-479.

268. Lee FD, Roy AD. Ileo-caecal granulomata. *Gut*. 1964; 5: 517-523.

269. Yu H, Liu Y, Wang Y, et al. Clinical, endoscopic and histological differentiations between Crohn's disease and intestinal tuberculosis. *Digestion*. 2012; 85(3): 202-209.

270. Lemonovich TL, Watkins RR. Update on cytomegalovirus infections of the gastrointestinal system in solid organ transplant recipients. *Curr Infect Dis Rep*. 2012; 14(1): 33-40.

271. Bini EJ, Gorelick SM, Weinshel EH. Outcome of AIDS-associated cytomegalovirus colitis in the era of potent antiretroviral therapy. *J Clin Gastroenterol*. 2000; 30(4): 414-419.

272. Kim YS, Kim Y-H, Kim JS, et al. Long-term outcomes of cytomegalovirus reactivation in patients with moderate to severe ulcerative colitis: a multicenter study. *Gut Liver*. 2014; 8(6): 643-647.

273. Kambham N, Vij R, Cartwright CA, Longacre T. Cytomegalovirus infection in steroid-refractory ulcerative colitis: a case-control study. *Am J Surg Pathol*. 2004; 28(3): 365-373.

274. Wisser J, Zingman B, Wasik M, et al. Cytomegalovirus pseudotumor presenting as bowel obstruction in a patient with acquired immunodeficiency syndrome. *Am J Gastroenterol*. 1992; 87(6): 771-774.

275. Mills AM, Guo FP, Copland AP, et al. A comparison of CMV detection in gastrointestinal mucosal biopsies using immunohistochemistry and PCR performed on formalin-fixed, paraffin-embedded tissue. *Am J Surg Pathol*. 2013; 37(7): 995-1000.

276. Bellomo AR, Perlman DC, Kaminsky DL, et al. Pneumocystis colitis in a patient with the acquired immunodeficiency syndrome. *Am J Gastroenterol*. 1992; 87(6): 759-761.

277. Fan X, Scott L, Qiu S, et al. Colonic coinfection of histoplasma and cytomegalovirus mimicking carcinoma in a patient with HIV/AIDS. *Gastrointest Endosc*. 2008; 67(6): 977-978, discussion 978.

278. Thomas PD, Pollok RC, Gazzard BG. Enteric viral infections as a cause of diarrhoea in the acquired immunodeficiency syndrome. *HIV Med*. 1999; 1(1): 19-24.

279. Lowe D, Hessler R, Lee J, et al. Toxoplasma colitis in a patient with acquired immune deficiency syndrome. *Gastrointest Endosc*. 2006; 63(2): 341-342.

280. Fernandes ER, Pagliari C, Tuon FF, et al. Chronic colitis associated with HIV infection can be related to intraepithelial infiltration of the colon by CD8 + T lymphocytes. *Int J STD AIDS*. 2008; 19(8): 524-528.

281. Qu Z, Kundu UR, Abadeer RA, Wanger A. Strongyloides colitis is a lethal mimic of ulcerative colitis: the key morphologic differential diagnosis. *Hum Pathol*. 2009; 40(4): 572-577.

282. Chin AB, Kumar AS. Behcet colitis. *Clin Colon Rectal Surg*. 2015; 28(2): 99-102.

283. Lee RG. The colitis of Behçet's syndrome. *Am J Surg Pathol*. 1986; 10(12): 888-893.

284. Snover DC. Graft-versus-host disease of the gastrointestinal tract. *Am J Surg Pathol*. 1990; 14(suppl 1): 101-108.

285. Bombí JA, Nadal A, Carreras E, et al. Assessment of histopathologic changes in the colonic biopsy in acute graft-versus-host disease. *Am J Clin Pathol*. 1995; 103(6): 690-695.

286. Galati JS, Wisecarver JL, Quigley EM. Inflammatory polyps as a manifestation of intestinal graft versus host disease. *Gastrointest Endosc*. 1993; 39(5): 719-722.

287. Asplund S, Gramlich TL. Chronic mucosal changes of the colon in graft-versus-host disease. *Mod Pathol*. 1998; 11(6): 513-515.

288. Star KV, Ho VT, Wang HH, Odze RD. Histologic features in colon biopsies can discriminate mycophenolate from GVHD-induced colitis. *Am J Surg Pathol*. 2013; 37(9): 1319-1328.

289. Andreyev HJN, Davidson SE, Gillespie C, et al. Practice guidance on the management of acute and chronic gastrointestinal problems arising as a result of treatment for cancer. *Gut*. 2012; 61(2): 179-192.

290. Gorschlüter M, Mey U, Strehl J, et al. Neutropenic enterocolitis in adults: systematic analysis of evidence quality. *Eur J Haematol*. 2005; 75(1): 1-13.

291. Katz JA, Wagner ML, Gresik MV, et al. Typhlitis. An 18-year experience and postmortem review. *Cancer*. 1990; 65(4): 1041-1047.

292. Shafey A, Ethier M-C, Traubici J, et al. Incidence, risk factors, and outcomes of enteritis, typhlitis, and colitis in children with acute leukemia. *J Pediatr Hematol Oncol*. 2013; 35(7): 514-517.

293. Baglaj M, Carachi R, MacCormack B. Colonic atresia: a clinicopathological insight into its etiology. *Eur J Pediatr*. 2010; 20(2): 102-105.

294. Cox SG, Numanoglu A, Millar AJW, Rode H. Colonic atresia: spectrum of presentation and pitfalls in management. A review of 14 cases. *Pediatr Surg Int*. 2005; 21(10): 813-818.

295. Downs-Kelly E, Hoschar AP, Prayson RA. Salivary gland heterotopia in the rectum. *Ann Diagn Pathol*. 2003; 7(?): 124-126.

296. Kawahara K, Mishima H, Nakamura S. Heterotopic respiratory mucosa in the rectum: a first case report. *Virchows Arch*. 2007; 451(5): 977-980.

297. Chrysanthos N, Anagnostopoulou E, Daskalaki A, Patsavela S. Image of the month: heterotopic gastric mucosa of the rectum presenting as rectal bleeding. *Am J Gastroenterol*. 2015; 110(4): 498.

298. Brett EM, Berry CL. Value of rectal biopsy in paediatric neurology: report of 165 biopsies. *Br Med J*. 1967; 3(5562): 400-403.

299. Rapola J, Santavuori P, Savilahti E. Suction biopsy of rectal mucosa in the diagnosis of infantile and juvenile types of neuronal ceroid lipofuscinoses. *Hum Pathol*. 1984; 15(4): 352-360.

300. Byers RJ, Marsh P, Parkinson D, Haboubi NY. Melanosis coli is associated with an increase in colonic epithelial apoptosis and not with laxative use. *Histopathology*. 1997; 30(2): 160-164.

301. Lane KL, Vallera R, Washington K, Gottfried MR. Endoscopic tattoo agents in the colon. Tissue responses and clinical implications. *Am J Surg Pathol*. 1996; 20(10): 1266-1270.

302. Yantiss RK, Clement PB, Young RH. Endometriosis of the intestinal tract: a study of 44 cases of a disease that may cause diverse challenges in clinical and pathologic evaluation. *Am J Surg Pathol*. 2001; 25(4): 445-454.

303. Daya D, O'Connell G, DeNardi F. Rectal endometriosis mimicking solitary rectal ulcer syndrome. *Mod Pathol*. 1995; 8(6): 599-602.

304. Langlois NE, Park KG, Keenan RA. Mucosal changes in the large bowel with endometriosis: a possible cause of misdiagnosis of colitis? *Hum Pathol*. 1994; 25(10): 1030-1034.

305. Aust DE, Rüschoff J. Polyps of the colorectum: non-neoplastic and non-hamartomatous. *Pathol*. 2011; 32(4): 297-302.

306. Petersen VC, Underwood JCE, Wells M, Shepherd NA. Primary endometrioid adenocarcinoma of the large intestine arising in colorectal endometriosis. *Histopathology*. 2002; 40(2): 171-176.

307. Slavin RE, Krum R, Van Dinh T. Endometriosis-associated intestinal tumors: a clinical and pathological study of 6 cases with a review of the literature. *Hum Pathol*. 2000; 31(4): 456-463.

308. Paccalin M, Hachulla E, Cazalet C, et al. Localized amyloidosis: a survey of 35 French cases. *Amyloid*. 2005; 12(4): 239-245.

309. Kyle RA, Spencer RJ, Dahlin DC. Value of rectal biopsy in the diagnosis of primary systemic amyloidosis. *Am J Med Sci*. 1966; 251(5): 501-506.

310. Groisman GM, Lachter J, Vlodavsky E. Amyloid colitis mimicking collagenous colitis. *Histopathology*. 1997; 31(2): 201-202.

311. Hobbs CM, Burch DM, Sobin LH. Elastosis and elastofibromatous change in the gastrointestinal tract: a clinicopathologic study of 13 cases and a review of the literature. *Am J Clin Pathol*. 2004; 122(2): 232-237.

312. Lodwick DL, Minneci PC, Deans KJ. Current surgical management of intestinal rotational abnormalities. *Curr Opin Pediatr*. 2015; 27(3): 383-388.

313. Balraj TA, Mohan MJ, P SR. Cecal volvulus—a diagnostic challenge. *J Clin Diagn Res*. 2015; 9(4): PJ01.

314. Sagaert X, Tousseyn T, De Hertogh G, Geboes K. Macrophage-related diseases of the gut: a pathologist's perspective. *Virchows Arch Int J Pathol*. 2012; 460(6): 555-567.

315. Divya P, Crasta JA. Pediatric malakoplakia of colon: a report of two cases. *Pediatr Surg Int*. 2010; 26(3): 323-325.

316. Karasavvidou F, Potamianos S-P, Barbanis S, et al. Malakoplakia of the colon associated with colonic adenocarcinoma diagnosed in colonic biopsies. *World J Gastroenterol*. 2007; 13(45): 6109-6111.

317. Boudny P, Kurrer MO, Stamm B, Laeng RH. Malakoplakia of the colon in an infant with severe combined immunodeficiency(SCID) and charge association. *Pathol Res Pract*. 2000; 196(8): 577-582.

318. Ng IO, Ng M. Colonic malacoplakia: unusual association with ulcerative colitis. *J Gastroenterol Hepatol*. 1993; 8(1): 110-115.

319. Mayorga M, Castro F, Fernández F, et al. Radiohistology and histochemistry of barium granuloma of the colon and rectum. *Histol Histopathol*. 1992; 7(4): 625-628.

320. Leupin N, Curschmann J, Kranzbühler H, et al. Acute radiation colitis in patients treated with short-term preoperative radiotherapy for rectal cancer. *Am J Surg Pathol*. 2002; 26(4): 498-504.

321. Sarin A, Safar B. Management of radiation proctitis. *Gastroenterol Clin North Am*. 2013; 42(4): 913-925.

322. Castillo Contreras O, Salazar Muente F, Young Tabusso F. Benign solitary cecal ulcer. *Indian J Gastroenterol*. 2014; 33(5): 495.

323. Ong J, Lim K-H, Lim J-F, Eu K-W. Solitary caecal ulcer syndrome: our experience with this benign condition. *Colorectal Dis*. 2011; 13(7): 786-790.

324. George S, Cook JV. Pneumatosis intestinalis. *J Pediatr*. 2014; 165(3): 637.

325. Hernanz-Schulman M, Kirkpatrick J, Shwachman H, et al. Pneumatosis intestinalis in cystic fibrosis. *Radiology*. 1986; 160(2): 497-499.

326. Wu L-L, Yang Y-S, Dou Y, Liu Q-S. A systematic analysis of pneumatosis cystoids intestinalis. *World J Gastroenterol*. 2013; 19(30): 4973-4978.

327. Suarez V, Chesner IM, Price AB, Newman J. Pneumatosis cystoides intestinalis. Histological mucosal changes mimicking inflammatory bowel disease. *Arch Pathol Lab Med*. 1989; 113(8): 898-901.

328. Koreishi A, Lauwers GY, Misdraji J. Pneumatosis intestinalis: a challenging biopsy diagnosis. *Am J Surg Pathol*. 2007; 31(10): 1469-1475.

329. Gui X, Zhou Y, Eidus L, et al. Is pneumatosis cystoides intestinalis gas-distended and ruptured lymphatics? Reappraisal by immunohistochemistry. *Arch Pathol Lab Med*. 2014; 138(8): 1059-1066.

330. Snover DC, Sandstad J, Hutton S. Mucosal pseudolipomatosis of the colon. *Am J Clin Pathol*. 1985; 84(5): 575-580.

331. Nakasono M, Hirokawa M, Muguruma N, et al. Colonic pseudolipomatosis, microscopically

classified into two groups. *J Gastroenterol Hepatol*. 2006; 21(1 Pt 1): 65-70.

332. Guest CB, Reznick RK. Colitis cystica profunda. Review of the literature. *Dis Colon Rectum*. 1989; 32(11): 983-988.

333. Sarzo G, Finco C, Parise P, et al. Colitis cystica profunda of the rectum: report of a case and review of the literature. *Chir Ital*. 2005; 57(6): 789-798.

334. Magidson JG, Lewin KJ. Diffuse colitis cystica profunda. Report of a case. *Am J Surg Pathol*. 1981; 5(4): 393-399.

335. Ford MJ, Anderson JR, Gilmour HM, et al. Clinical spectrum of "solitary ulcer" of the rectum. *Gastroenterology*. 1983; 84(6): 1533-1540.

336. Saul SH. Inflammatory cloacogenic polyp: relationship to solitary rectal ulcer syndrome/mucosal prolapse and other bowel disorders. *Hum Pathol*. 1987; 18(11): 1120-1125.

337. Singh B, Mortensen NJM, Warren BF. Histopathological mimicry in mucosal prolapse. *Histopathology*. 2007; 50(1): 97-102.

338. Warren BF, Dankwa EK, Davies JD. "Diamond-shaped" crypts and mucosal elastin: helpful diagnostic features in biopsies of rectal prolapse. *Histopathology*. 1990; 17(2): 129-134.

339. Tendler DA, Aboudola S, Zacks JF, et al. Prolapsing mucosal polyps: an underrecognized form of colonic polyp—a clinicopathological study of 15 cases. *Am J Gastroenterol*. 2002; 97(2): 370-376.

340. Li SC, Hamilton SR. Malignant tumors in the rectum simulating solitary rectal ulcer syndrome in endoscopic biopsy specimens. *Am J Surg Pathol*. 1998; 22(1): 106-112.

341. Laco J, Örhalmi J, Bártová J, Zimandlová D. Enterocolic lymphocytic phlebitis as a newly recognized manifestation of IgG4-related disease. *Int J Surg Pathol*. 2015; 23(2): 165-169.

342. Comtesse S, Friemel J, Fankhauser R, Weber A. Enterocolic lymphocytic phlebitis of the cecal pole and appendix vermiformis with increase of IgG4-positive plasma cells. *Virchows Arch Int J Pathol*. 2014; 464(1): 113-116.

343. Chetty R, Serra S, Kennedy E, Govender D. Oncocytic rectal adenocarcinomas. *Hum Pathol*. 2009; 40(4): 478-483.

344. Anders RA, Keith JN, Hart J. Rosai-Dorfman disease presenting in the gastrointestinal tract. *Arch Pathol Lab Med*. 2003; 127(2): E74-E75.

345. Lauwers GY, Perez-Atayde A, Dorfman RF, Rosai J. The digestive system manifestations of Rosai-Dorfman disease(sinus histiocytosis with massive lymphadenopathy): review of 11 cases. *Hum Pathol*. 2000; 31(3): 380-385.

346. Lloyd-Still JD, Beno DW, Kimura RM. Cystic fibrosis colonopathy. *Curr Gastroenterol Rep*. 1999; 1(3): 231-237.

347. Pawel BR, de Chadarévian JP, Franco ME. The pathology of fibrosing colonopathy of cystic fibrosis: a study of 12 cases and review of the literature. *Hum Pathol*. 1997; 28(4): 395-399.

348. Konishi F, Morson BC. Pathology of colorectal adenomas: a colonoscopic survey. *J Clin Pathol*. 1982; 35(8): 830-841.

349. Williams AR, Balasooriya BA, Day DW. Polyps and cancer of the large bowel: a necropsy study in Liverpool. *Gut*. 1982; 23(10): 835-842.

350. Sobin LH. The histopathology of bleeding from polyps and carcinomas of the large intestine. *Cancer*. 1985; 55(3): 577-581.

351. Eide TJ, Schweder T. Clustering of adenomas in the large intestine. *Gut*. 1984; 25(11): 1262-1267.

352. Kubota O, Kino I. Depressed adenomas of the colon in familial adenomatous polyposis. Histology, immunohistochemical detection of proliferating cell nuclear antigen(PCNA), and analysis of the background mucosa. *Am J Surg Pathol*. 1995; 19(3): 318-327.

353. Hurlstone DP, Brown S, Cross SS. The role of flat and depressed colorectal lesions in colorectal carcinogenesis: new insights from clinicopathological findings in high-magnification chromoscopic colonoscopy. *Histopathology*. 2003; 43(5): 413-426.

354. Rubio CA. Atypical mitoses in colorectal adenomas. *Pathol Res Pract*. 1991; 187(4): 508-513.

355. Fung CH, Goldman H. The incidence and significance of villous change in adenomatous polyps. *Am J Clin Pathol*. 1970; 53(1): 21-25.

356. Imperiale TF, Juluri R, Sherer EA, et al. A risk index for advanced neoplasia on the second surveillance colonoscopy in patients with previous adenomatous polyps. *Gastrointest Endosc*. 2014; 80(3): 471-478.

357. Mahajan D, Downs-Kelly E, Liu X, et al. Reproducibility of the villous component and high-grade dysplasia in colorectal adenomas < 1 cm: implications for endoscopic surveillance. *Am J Surg Pathol*. 2013; 37(3): 427-433.

358. Rex DK, Goldblum JR. Pro: Villous elements and high-grade dysplasia help guide post-polypectomy colonoscopic surveillance. *Am J Gastroenterol*. 2008; 103(6): 1327-1329.

359. Tanizawa T, Seki T, Nakano M, Kamiyama R. Pseudoinvasion of the colorectal polypoid tumors: serial section study of problematic cases. *Pathol Int*. 2003; 53(9): 584-590.

360. Sarlin JG, Mori K. Morules in epithelial tumors of the colon and rectum. *Am J Surg Pathol*. 1984; 8(4): 281-285.

361. Almagro UA, Pintar K, Zellmer RB. Squamous metaplasia in colorectal polyps. *Cancer*. 1984; 53(12): 2679-2682.

362. Domoto H, Terahata S, Senoh A, et al. Clear cell change in colorectal adenomas: its incidence and histological characteristics. *Histopathology*. 1999; 34(3): 250-256.

363. Pai RK, Rybicki LA, Goldblum JR, et al. Paneth cells in colonic adenomas: association with male sex and adenoma burden. *Am J Surg Pathol*. 2013; 37(1): 98-103.

364. Kambham N, Troxell M, Longacre TA. Multinucleated epithelial giant cells in colorectal polyps: a potential mimic of viropathic and/or dysplastic changes. *Am J Surg Pathol*. 2005; 29(7): 912-919.

365. Van den Ingh HF, Van den Broek LJ, Verhofstad AA, Bosman FT. Neuroendocrine cells in colorectal adenomas. *J Pathol*. 1986; 148(3): 231-237.

366. Rizzo E, Sandmeier D, Hack I, et al. Malakoplakia and colonic adenoma: a rare association. *Ann Diagn Pathol*. 2004; 8(6): 364-366.

367. Groisman GM, Benkov KJ, Adsay V, Dische MR. Osseous metaplasia in benign colorectal polyps. *Arch Pathol Lab Med*. 1994; 118(1): 64-65.

368. Wiltz O, O'Toole K, Fenoglio CM. Breast carcinoma metastatic to a solitary adenomatous polyp in the colon. *Arch Pathol Lab Med*. 1984; 108(4): 318-320.

369. Pretlow TP, Barrow BJ, Ashton WS, et al. Aberrant crypts: putative preneoplastic foci in human colonic mucosa. *Cancer Res*. 1991; 51(5): 1564-1567.

370. Roncucci L, Stamp D, Medline A, et al. Identification and quantification of aberrant crypt foci and microadenomas in the human colon. *Hum Pathol*. 1991; 22(3): 287-294.

371. Nascimbeni R, Villanacci V, Mariani PP, et al. Aberrant crypt foci in the human colon: frequency and histologic patterns in patients with colorectal cancer or diverticular disease. *Am J Surg Pathol*. 1999; 23(10): 1256-1263.

372. Nucci MR, Robinson CR, Longo P, et al. Phenotypic and genotypic characteristics of aberrant crypt foci in human colorectal mucosa. *Hum Pathol*. 1997; 28(12): 1396-1407.

373. Tanaka S, Saitoh Y, Matsuda T, et al. Evidence-based clinical practice guidelines for management of colorectal polyps. *J Gastroenterol*. 2015; 50(3): 252-260.

374. Estrada RG, Spjut HJ. Hyperplastic polyps of the large bowel. *Am J Surg Pathol*. 1980; 4(2): 127-133.

375. Qazi TM, O'Brien MJ, Farraye FA, et al. Epidemiology of goblet cell and microvesicular hyperplastic polyps. *Am J Gastroenterol*. 2014; 109(12): 1922-1932.

376. Tateyama H, Li W, Takahashi E, et al. Apoptosis index and apoptosis-related antigen expression in serrated adenoma of the colorectum: the saw-toothed structure may be related to inhibition of apoptosis. *Am J Surg Pathol*. 2002; 26(2): 249-256.

377. Snover D, Ahnen D, Burt R, et al. Serrated polyps of the colon and rectum and serrated polyposis. In: Bosman FT, ed. *WHO Classification of Tumors of the Digestive System*. 4th ed. Lyon: IARC Press; 2010: 160-165.

378. Longacre TA, Fenoglio-Preiser CM. Mixed hyperplastic adenomatous polyps/serrated adenomas. A distinct form of colorectal neoplasia. *Am J Surg Pathol*. 1990; 14(6): 524-537.

379. Torlakovic E, Snover DC. Serrated adenomatous polyposis in humans. *Gastroenterology*. 1996; 110(3): 748-755.

380. Goldstein NS, Bhanot P, Odish E, Hunter S. Hyperplastic-like colon polyps that preceded microsatellite-unstable adenocarcinomas. *Am J Clin Pathol*. 2003; 119(6): 778-796.

381. Iino H, Jass JR, Simms LA, et al. DNA microsatellite instability in hyperplastic polyps, serrated adenomas, and mixed polyps: a mild mutator pathway for colorectal cancer? *J Clin Pathol*. 1999; 52(1): 5-9.

382. Kambara T, Simms LA, Whitehall VLJ, et al. BRAF mutation is associated with DNA methylation in serrated polyps and cancers of the colorectum. *Gut*. 2004; 53(8): 1137-1144.

383. McGivern A, Wynter CVA, Whitehall VLJ, et al. Promoter hypermethylation frequency and BRAF mutations distinguish hereditary nonpolyposis colon cancer from sporadic MSI-H colon cancer. *Fam Cancer*. 2004; 3(2): 101-107.

384. O'Brien MJ, Yang S, Mack C, et al. Comparison of microsatellite instability, CpG island methylation phenotype, BRAF and KRAS status in serrated polyps and traditional adenomas indicates separate pathways to distinct colorectal carcinoma end points. *Am J Surg Pathol*. 2006; 30(12): 1491-1501.

385. Batts KP. The pathology of serrated colorectal neoplasia: practical answers for common questions. *Mod Pathol*. 2015; 28(suppl 1): S80-S87.

386. Szylberg Ł, Janiczek M, Popiel A, Marszałek A. Serrated polyps and their alternative pathway to the colorectal cancer: a systematic review. *Gastroenterol Res Pract*. 2015; 2015: 573814.

387. O'Brien MJ, Zhao Q, Yang S. Colorectal serrated pathway cancers and precursors. *Histopathology*. 2015; 66(1): 49-65.

388. Rosty C, Buchanan DD, Walsh MD, et al. Phenotype and polyp landscape in serrated polyposis syndrome: a series of 100 patients from genetics clinics. *Am J Surg Pathol*. 2012; 36(6): 876-882.

389. Tinmouth J, Henry P, Hsieh E, et al. Sessile

serrated polyps at screening colonoscopy: have they been under diagnosed? *Am J Gastroenterol*. 2014; 109(11): 1698-1704.

390. Rau TT, Agaimy A, Gehoff A, et al. Defined morphological criteria allow reliable diagnosis of colorectal serrated polyps and predict polyp genetics. *Virchows Arch Int J Pathol*. 2014; 464(6): 663-672.

391. Bettington M, Walker N, Rosty C, et al. Critical appraisal of the diagnosis of the sessile serrated adenoma. *Am J Surg Pathol*. 2014; 38(2): 158-166.

392. Rex DK, Ahnen DJ, Baron JA, et al. Serrated lesions of the colorectum: review and recommendations from an expert panel. *Am J Gastroenterol*. 2012; 107(9): 1315-1329, quiz 1314, 1330.

393. Sheridan TB, Fenton H, Lewin MR, et al. Sessile serrated adenomas with low- and high-grade dysplasia and early carcinomas: an immunohistochemical study of serrated lesions "caught in the act.". *Am J Clin Pathol*. 2006; 126(4): 564-571.

394. Minoo P, Baker K, Goswami R, et al. Extensive DNA methylation in normal colorectal mucosa in hyperplastic polyposis. *Gut*. 2006; 55(10): 1467-1474.

395. Rosty C, Walsh MD, Walters RJ, et al. Multiplicity and molecular heterogeneity of colorectal carcinomas in individuals with serrated polyposis. *Am J Surg Pathol*. 2013; 37(3): 434-442.

396. Bettington ML, Chetty R. Traditional serrated adenoma: an update. *Hum Pathol*. 2015; 46(7): 933-938.

397. Yoon JY, Kim HT, Hong SP, et al. High-risk metachronous polyps are more frequent in patients with traditional serrated adenomas than in patients with conventional adenomas: a multicenter prospective study. *Gastrointest Endosc*. 2015; 82(6): 1087-1093, e3.

398. Torlakovic EE, Gomez JD, Driman DK, et al. Sessile serrated adenoma(SSA) vs. traditional serrated adenoma(TSA). *Am J Surg Pathol*. 2008; 32(1): 21-29.

399. Hafezi-Bakhtiari S, Wang LM, Colling R, et al. Histological overlap between colorectal villous/tubulovillous and traditional serrated adenomas. *Histopathology*. 2015; 66(2): 308-313.

400. Fu X, Li L, Peng Y. Wnt signalling pathway in the serrated neoplastic pathway of the colorectum: possible roles and epigenetic regulatory mechanisms. *J Clin Pathol*. 2012; 65(8): 675-679.

401. Latchford AR, Neale K, Phillips RKS, Clark SK. Juvenile polyposis syndrome: a study of genotype, phenotype, and long-term outcome. *Dis Colon Rectum*. 2012; 55(10): 1038-1043.

402. Mestre JR. The changing pattern of juvenile polyps. *Am J Gastroenterol*. 1986; 81(5): 312-314.

403. Nugent KP, Talbot IC, Hodgson SV, Phillips RK. Solitary juvenile polyps: not a marker for subsequent malignancy. *Gastroenterology*. 1993; 105(3): 698-700.

404. Wu TT, Rezai B, Rashid A, et al. Genetic alterations and epithelial dysplasia in juvenile polyposis syndrome and sporadic juvenile polyps. *Am J Pathol*. 1997; 150(3): 939-947.

405. Burkart AL, Sheridan T, Lewin M, et al. Do sporadic Peutz-Jeghers polyps exist? Experience of a large teaching hospital. *Am J Surg Pathol*. 2007; 31(8): 1209-1214.

406. Fulcheri E, Baracchini P, Pagani A, et al. Significance of the smooth muscle cell component in Peutz-Jeghers and juvenile polyps. *Hum Pathol*. 1991; 22(11): 1136-1140.

407. Bolwell JS, James PD. Peutz—Jeghers syndrome with pseudoinvasion of hamartomatous polyps and multiple epithelial neoplasms. *Histopathology*. 1979; 3(1): 39-50.

408. Cohen M, Thomson M, Taylor C, et al. Colonic and duodenal flat adenomas in children with classical familial adenomatous polyposis. *Int J Surg Pathol*. 2006; 14(2): 133-140.

409. Haggitt RC, Reid BJ. Hereditary gastrointestinal polyposis syndromes. *Am J Surg Pathol*. 1986; 10(12): 871-887.

410. Rustgi AK. Hereditary gastrointestinal polyposis and nonpolyposis syndromes. *N Engl J Med*. 1994; 331(25): 1694-1702.

411. Bodmer WF, Bailey CJ, Bodmer J, et al. Localization of the gene for familial adenomatous polyposis on chromosome 5. *Nature*. 1987; 328(6131): 614-616.

412. Sieber OM, Lipton L, Crabtree M, et al. Multiple colorectal adenomas, classic adenomatous polyposis, and germ-line mutations in MYH. *N Engl J Med*. 2003; 348(9): 791-799.

413. Bronner MP. Gastrointestinal inherited polyposis syndromes. *Mod Pathol*. 2003; 16(4): 359-365.

414. Ando H, Miyoshi Y, Nagase H, et al. Detection of 12 germ-line mutations in the adenomatous polyposis coli gene by polymerase chain reaction. *Gastroenterology*. 1993; 104(4): 989-993.

415. Miyoshi Y, Ando H, Nagase H, et al. Germ-line mutations of the APC gene in 53 familial adenomatous polyposis patients. *Proc Natl Acad Sci USA*. 1992; 89(10): 4452-4456.

416. Powell SM, Petersen GM, Krush AJ, et al. Molecular diagnosis of familial adenomatous polyposis. *N Engl J Med*. 1993; 329(27): 1982-1987.

417. Boughdady IS, Kinsella AR, Haboubi NY, Schofield PF. K-ras gene mutation in colorectal adenomas and carcinomas from familial adenomatous polyposis patients. *Surg Oncol*. 1992; 1(4): 269-274.

418. Campbell F, Geraghty JM, Appleton MA, et al. Increased stem cell somatic mutation in the non-neoplastic colorectal mucosa of patients with familial adenomatous polyposis. *Hum Pathol*. 1998; 29(12): 1531-1535.

419. Syngal S, Brand RE, Church JM, et al. ACG clinical guideline: genetic testing and management of hereditary gastrointestinal cancer syndromes. *Am J Gastroenterol*. 2015; 110(2): 223-262, quiz 263.

420. Wu TT, Kornacki S, Rashid A, et al. Dysplasia and dysregulation of proliferation in foveolar and surface epithelia of fundic gland polyps from patients with familial adenomatous polyposis. *Am J Surg Pathol*. 1998; 22(3): 293-298.

421. Zahid A, Kumar S, Koorey D, Young CJ. Pouch adenomas in Familial Adenomatous Polyposis after restorative proctocolectomy. *Int J Surg*. 2015; 13: 133-136.

422. Steinhagen E, Guillem JG, Chang G, et al. The prevalence of thyroid cancer and benign thyroid disease in patients with familial adenomatous polyposis may be higher than previously recognized. *Clin Colorectal Cancer*. 2012; 11(4): 304-308.

423. Hirano H, Okimura A, Nakasho K, et al. Familial adenomatous polyposis associated with colon carcinoma, desmoid tumour, gallbladder carcinoma, and endometrioid carcinoma: a case report. *Histopathology*. 2004; 45(6): 642-643.

424. Moussata D, Senouci L, Berger F, et al. Familial adenomatous polyposis and pancreatic cancer. *Pancreas*. 2015; 44(3): 512-513.

425. Rauch LB, Erdman SH, Aldrink JH, et al. Fatal extraintestinal adrenal malignancy in a 12-year-old girl with familial adenomatous polyposis. *J Pediatr Gastroenterol Nutr*. 2014; 58(2): e19-e20.

426. Harach HR, Williams GT, Williams ED. Familial adenomatous polyposis associated thyroid carcinoma: a distinct type of follicular cell neoplasm. *Histopathology*. 1994; 25(6): 549-561.

427. Evers C, Gaspar H, Kloor M, et al. Hepatoblastoma in two siblings and familial adenomatous polyposis: causal nexus or coincidence? *Fam Cancer*. 2012; 11(3): 529-533.

428. Waterhouse D. Nasopharyngeal angiofibroma: a manifestation of familial adenomatous polyposis. *ANZ J Surg*. 2013; 83(5): 387-388.

429. Xiao G-Q, Granato RC, Unger PD. Bilateral Sertoli cell tumors of the testis—a likely new extracolonic manifestation of familial adenomatous polyposis. *Virchows Arch Int J Pathol*. 2012; 461(6): 713-715.

430. Lynch HT, Smyrk TC, Watson P, et al. Hereditary flat adenoma syndrome: a variant of familial adenomatous polyposis? *Dis Colon Rectum*. 1992; 35(5): 411-421.

431. Lynch HT, Watson P, Smyrk TC, et al. Colon cancer genetics. *Cancer*. 1992; 70(5 suppl): 1300-1312.

432. Lynch HT, Smyrk TC, Lanspa SJ, et al. Upper gastrointestinal manifestations in families with hereditary flat adenoma syndrome. *Cancer*. 1993; 71(9): 2709-2714.

433. Gardner EJ. Follow-up study of a family group exhibiting dominant inheritance for a syndrome including intestinal polyps, osteomas, fibromas and epidermal cysts. *Am J Hum Genet*. 1962; 14: 376-390.

434. Penna C, Tiret E, Parc R, et al. Operation and abdominal desmoid tumors in familial adenomatous polyposis. *Surg Gynecol Obstet*. 1993; 177(3): 263-268.

435. Miyaki M, Konishi M, Kikuchi-Yanoshita R, et al. Coexistence of somatic and germ-line mutations of APC gene in desmoid tumors from patients with familial adenomatous polyposis. *Cancer Res*. 1993; 53(21): 5079-5082.

436. van Stolk R, Sivak MV, Petrini JL, et al. Endoscopic management of upper gastrointestinal polyps and periampullary lesions in familial adenomatous polyposis and Gardner's syndrome. *Endoscopy*. 1987; 19(suppl 1): 19-22.

437. Cervoni L, Celli P, Tarantino R, Fortuna A. Turcot's syndrome: case report and review of the classification. *J Neurooncol*. 1995; 23(1): 63-66.

438. Tops CM, Vasen HF, van Berge Henegouwen G, et al. Genetic evidence that Turcot syndrome is not allelic to familial adenomatous polyposis. *Am J Med Genet*. 1992; 43(5): 888-893.

439. Hamilton SR, Liu B, Parsons RE, et al. The molecular basis of Turcot's syndrome. *N Engl J Med*. 1995; 332(13): 839-847.

440. Ponti G, Manfredini M, Tomasi A, Pellacani G. Muir-Torre Syndrome and founder mismatch repair gene mutations: a long gone historical genetic challenge. *Gene*. 2016; 589(2): 127-132.

441. Bhaijee F, Brown AS. Muir-Torre syndrome. *Arch Pathol Lab Med*. 2014; 138(12): 1685-1689.

442. Toyoshima N, Sakamoto T, Makazu M, et al. Prevalence of serrated polyposis syndrome and its association with synchronous advanced adenoma and lifestyle. *Mol Clin Oncol*. 2015; 3(1): 69-72.

443. Patel SG, Ahnen DJ. Familial colon cancer syndromes: an update of a rapidly evolving field. *Curr Gastroenterol Rep*. 2012; 14(5): 428-438.

444. Pham BN, Villanueva RP. Ganglioneuromatous proliferation associated with juvenile polyposis coli. *Arch Pathol Lab Med*. 1989; 113(1): 91-94.

445. Aytac E, Sulu B, Heald B, et al. Genotype-defined cancer risk in juvenile polyposis syndrome. *Br J Surg*. 2015; 102(1): 114-118.

446. Kronborg C, Mahar P, Howard A. Cronkhite-Canada syndrome: a rare disease presenting with dermatological and gastrointestinal manifestations. *Australas J Dermatol*. 2016; 57(2): e69-e71.

447. Daniel ES, Ludwig SL, Lewin KJ, et al. The Cronkhite-Canada Syndrome. An analysis of clinical and pathologic features and therapy in 55 patients. *Medicine(Baltimore)*. 1982; 61(5): 293-309.

448. Burke AP, Sobin LH. The pathology of Cronkhite-Canada polyps. A comparison to juvenile polyposis. *Am J Surg Pathol*. 1989; 13(11): 940-946.

449. Katayama Y, Kimura M, Konn M. Cronkhite-Canada syndrome associated with a rectal cancer and adenomatous changes in colonic polyps. *Am J Surg Pathol*. 1985; 9(1): 65-71.

450. Campos FG, Figueiredo MN, Martinez CAR. Colorectal cancer risk in hamartomatous polyposis syndromes. *World J Gastrointest Surg*. 2015; 7(3): 25-32.

451. Bardeesy N, Sinha M, Hezel AF, et al. Loss of the Lkb1 tumour suppressor provokes intestinal polyposis but resistance to transformation. *Nature*. 2002; 419(6903): 162-167.

452. Mester J, Eng C. Cowden syndrome: recognizing and managing a not-so-rare hereditary cancer syndrome. *J Surg Oncol*. 2015; 111(1): 125-130.

453. Carlson GJ, Nivatvongs S, Snover DC. Colorectal polyps in Cowden's disease (multiple hamartoma syndrome). *Am J Surg Pathol*. 1984; 8(10): 763-770.

454. Ngeow J, Eng C. PTEN hamartoma tumor syndrome: clinical risk assessment and management protocol. *Methods*. 2015; 77-78: 11-19.

455. Winawer SJ, Zauber AG, Ho MN, et al. Prevention of colorectal cancer by colonoscopic polypectomy. The National Polyp Study Workgroup. *N Engl J Med*. 1993; 329(27): 1977-1981.

456. Kojima M, Puppa G, Kirsch R, et al. Blood and lymphatic vessel invasion in pT1 colorectal cancer: an international concordance study. *J Clin Pathol*. 2015; 68(8): 628-632.

457. Gill MD, Rutter MD, Holtham SJ. Management and short-term outcome of malignant colorectal polyps in the north of England(1). *Colorectal Dis*. 2013; 15(2): 169-176.

458. Bujanda L, Cosme A, Gil I, Arenas-Mirave JI. Malignant colorectal polyps. *World J Gastroenterol*. 2010; 16(25): 3103-3111.

459. Cooper HS. Pathologic issues in the treatment of endoscopically removed malignant colorectal polyps. *J Natl Compr Cancer Netw*. 2007; 5(9): 991-996.

460. Volk EE, Goldblum JR, Petras RE, et al. Management and outcome of patients with invasive carcinoma arising in colorectal polyps. *Gastroenterology*. 1995; 109(6): 1801-1807.

461. Naqvi S, Burroughs S, Chave HS, Branagan G. Management of colorectal polyp cancers. *Ann R Coll Surg Engl*. 2012; 94(8): 574-578.

462. Fenoglio CM, Kaye GI, Lane N. Distribution of human colonic lymphatics in normal, hyperplastic, and adenomatous tissue. Its relationship to metastasis from small carcinomas in pedunculated adenomas, with two case reports. *Gastroenterology*. 1973; 64(1): 51-66.

463. Coverlizza S, Risio M, Ferrari A, et al. Colorectal adenomas containing invasive carcinoma. Pathologic assessment of lymph node metastatic potential. *Cancer*. 1989; 64(9): 1937-1947.

464. Haggitt RC, Glotzbach RE, Soffer EE, Wruble LD. Prognostic factors in colorectal carcinomas arising in adenomas: implications for lesions removed by endoscopic polypectomy. *Gastroenterology*. 1985; 89(2): 328-336.

465. Riddell RH. Hands off "cancerous" large bowel polyps. *Gastroenterology*. 1985; 89(2): 432-435.

466. Euscher ED, Niemann TH, Lucas JG, et al. Large colorectal adenomas. An approach to pathologic evaluation. *Am J Clin Pathol*. 2001; 116(3): 336-340.

467. Boyle P, Zaridze DG, Smans M. Descriptive epidemiology of colorectal cancer. *Int J Cancer*. 1985; 36(1): 9-18.

468. Center MM, Jemal A, Ward E. International trends in colorectal cancer incidence rates. *Cancer Epidemiol Biomark*. 2009; 18(6): 1688-1694.

469. Yantiss RK, Goodarzi M, Zhou XK, et al. Clinical, pathologic, and molecular features of early-onset colorectal carcinoma. *Am J Surg Pathol*. 2009; 33(4): 572-582.

470. Akin H, ToÅNzün N. Diet, microbiota, and colorectal cancer. *J Clin Gastroenterol*. 2014; 48(suppl 1): S67-S69.

471. Hullar MAJ, Fu BC. Diet, the gut microbiome, and epigenetics. *Cancer J*. 2014; 20(3): 170-175.

472. Daniel CL, Kohler CL, Stratton KL, et al. Predictors of colorectal cancer surveillance among survivors of childhood cancer treated with radiation: a report from the Childhood Cancer Survivor Study. *Cancer*. 2015; 121(11): 1856-1863.

473. Berg NO, Fredlund P, Månsson W, Olsson SA. Surveillance colonoscopy and biopsy in patients with ureterosigmoidostomy. *Endoscopy*. 1987; 19(2): 60-63.

474. Samowitz WS. Evaluation of colorectal cancers for Lynch syndrome: practical molecular diagnostics for surgical pathologists. *Mod Pathol*. 2015; 28 (suppl 1): S109-S113.

475. Lynch HT, de la Chapelle A. Hereditary colorectal cancer. *N Engl J Med*. 2003; 348(10): 919-932.

476. Watson P, Lynch HT. Extracolonic cancer in hereditary nonpolyposis colorectal cancer. *Cancer*. 1993; 71(3): 677-685.

477. Lynch HT, Smyrk TC, Lanspa SJ, et al. Phenotypic variation in colorectal adenoma/cancer expression in two families. Hereditary flat adenoma syndrome. *Cancer*. 1990; 66(5): 909-915.

478. Krontiris TG, Devlin B, Karp DD, et al. An association between the risk of cancer and mutations in the HRAS1 minisatellite locus. *N Engl J Med*. 1993; 329(8): 517-523.

479. Greenson JK, Huang S-C, Herron C, et al. Pathologic predictors of microsatellite instability in colorectal cancer. *Am J Surg Pathol*. 2009; 33(1): 126-133.

480. Jenkins MA, Hayashi S, O'Shea A-M, et al. Pathology features in Bethesda guidelines predict colorectal cancer microsatellite instability: a population-based study. *Gastroenterology*. 2007; 133(1): 48-56.

481. Polydorides AD, Mukherjee B, Gruber SB, et al. Adenoma-infiltrating lymphocytes(AILs) are a potential marker of hereditary nonpolyposis colorectal cancer. *Am J Surg Pathol*. 2008; 32(11): 1661-1666.

482. Geiersbach KB, Samowitz WS. Microsatellite instability and colorectal cancer. *Arch Pathol Lab Med*. 2011; 135(10): 1269-1277.

483. Umar A, Boland CR, Terdiman JP, et al. Revised Bethesda Guidelines for hereditary nonpolyposis colorectal cancer(Lynch syndrome) and microsatellite instability. *J Natl Cancer Inst*. 2004; 96(4): 261-268.

484. Hampel H, Frankel WL, Martin E, et al. Feasibility of screening for Lynch syndrome among patients with colorectal cancer. *J Clin Oncol*. 2008; 26(35): 5783-5788.

485. Boland CR, Shike M. Report from the Jerusalem workshop on Lynch syndrome-hereditary nonpolyposis colorectal cancer. *Gastroenterology*. 2010; 138(7): 2197.e1-2197.e7.

486. Levin B, Lieberman DA, McFarland B, et al. Screening and surveillance for the early detection of colorectal cancer and adenomatous polyps, 2008: a joint guideline from the American Cancer Society, the US Multi-Society Task Force on Colorectal Cancer, and the American College of Radiology. *CA Cancer J Clin*. 2008; 58(3): 130-160.

487. van Ballegooijen M, Habbema JDF, Boer R, et al. *A Comparison of the Cost-Effectiveness of Fecal Occult Blood Tests With Different Test Characteristics in the Context of Annual Screening in the Medicare Population [Internet]*. Rockville(MD): Agency for Healthcare Research and Quality(US); 2003. cited 2015 Jul 15.

488. Thirunavukarasu P, Talati C, Munjal S, et al. Effect of incorporation of pretreatment serum carcinoembryonic antigen levels into AJCC staging for colon cancer on 5-year survival. *JAMA Surg*. 2015; 150(8): 747-755.

489. Zamcheck N, Doos WG, Prudente R, et al. Prognostic factors in colon carcinoma: correlation of serum carcinoembryonic antigen level and tumor histopathology. *Hum Pathol*. 1975; 6(1): 31-45.

490. Peng Y, Zhai Z, Li Z, et al. Role of blood tumor markers in predicting metastasis and local recurrence after curative resection of colon cancer. *Int J Clin Exp Med*. 2015; 8(1): 982-990.

491. Steinbach C, Steinbrücker C, Pollok S, et al. KRAS mutation screening by chip-based DNA hybridization—a further step towards personalized oncology. *Analyst*. 2015; 140(8): 2747-2754.

492. Pugh SA, Shinkins B, Fuller A, et al. Site and stage of colorectal cancer influence the likelihood and distribution of disease recurrence and postrecurrence survival: data from the FACS randomized controlled trial. *Ann Surg*. 2016; 263(6): 1143-1147.

493. Cady B, Stone MD, Wayne J. Continuing trends in the prevalence of right-sided lesions among colorectal carcinomas. *Arch Surg*. 1993; 128(5): 505-509.

494. Powell AGMT, Wallace R, McKee RF, et al. The relationship between tumour site, clinico-pathological characteristics and cancer-specific survival in patients undergoing surgery for colorectal cancer. *Colorectal Dis*. 2012; 14(12): 1493-1499.

495. Greenstein AJ, Slater G, Heimann TM, et al. A comparison of multiple synchronous colorectal cancer in ulcerative colitis, familial polyposis coli, and de novo cancer. *Ann Surg*. 1986; 203(2): 123-128.

496. Iishi H, Tatsuta M, Tsutsui S, et al. Early depressed adenocarcinomas of the large intestine. *Cancer*. 1992; 69(10): 2406-2410.

497. Nasir A, Boulware D, Kaiser HE, et al. Flat and polypoid adenocarcinomas of the colorectum: a comparative histomorphologic analysis of 47 cases. *Hum Pathol*. 2004; 35(5): 604-611.

498. Yasuda K, Ajioka Y, Watanabe H, et al. Morphogenesis and development of superficial spreading tumor of the colon and rectum. *Pathol Int*. 1997; 47(11): 769-774.

499. Joo M, Shahsafaei A, Odze RD. Paneth cell differentiation in colonic epithelial neoplasms: ev-

idence for the role of the Apc/beta-catenin/Tcf pathway. *Hum Pathol*. 2009; 40(6): 872-880.

500. De Smedt L, Lemahieu J, Palmans S, et al. Microsatellite instable vs stable colon carcinomas: analysis of tumour heterogeneity, inflammation and angiogenesis. *Br J Cancer*. 2015; 113(3): 500-509.

501. Legitimo A, Consolini R, Failli A, et al. Dendritic cell defects in the colorectal cancer. *Hum Vaccines Immunother*. 2014; 10(11): 3224-3235.

502. Tajima K, Yamakawa M, Inaba Y, et al. Cellular localization of interleukin-5 expression in rectal carcinoma with eosinophilia. *Hum Pathol*. 1998; 29(9): 1024-1028.

503. Abdulkader M, Abdulla K, Rakha E, Kaye P. Routine elastic staining assists detection of vascular invasion in colorectal cancer. *Histopathology*. 2006; 49(5): 487-492.

504. Zhang H, Ahmadi A, Arbman G, et al. Glutathione S-transferase T1 and M1 genotypes in normal mucosa, transitional mucosa and colorectal adenocarcinoma. *Int J Cancer*. 1999; 84(2): 135-138.

505. Cao Y, Schlag PM, Karsten U. Immunodetection of epithelial mucin(MUC1, MUC3) and mucin-associated glycotopes(TF, Tn, and sialosyl-Tn) in benign and malignant lesions of colonic epithelium: apolar localization corresponds to malignant transformation. *Virchows Arch Int J Pathol*. 1997; 431(3): 159-166.

506. Walsh MD, Young JP, Leggett BA, et al. The MUC13 cell surface mucin is highly expressed by human colorectal carcinomas. *Hum Pathol*. 2007; 38(6): 883-892.

507. Walsh MD, Clendenning M, Williamson E, et al. Expression of MUC2, MUC5AC, MUC5B, and MUC6 mucins in colorectal cancers and their association with the CpG island methylator phenotype. *Mod Pathol*. 2013; 26(12): 1642-1656.

508. Berezowski K, Stastny JF, Kornstein MJ. Cytokeratins 7 and 20 and carcinoembryonic antigen in ovarian and colonic carcinoma. *Mod Pathol*. 1996; 9(4): 426-429.

509. Loy TS, Calaluce RD, Keeney GL. Cytokeratin immunostaining in differentiating primary ovarian carcinoma from metastatic colonic adenocarcinoma. *Mod Pathol*. 1996; 9(11): 1040-1044.

510. Kende AI, Carr NJ, Sobin LH. Expression of cytokeratins 7 and 20 in carcinomas of the gastrointestinal tract. *Histopathology*. 2003; 42(2): 137-140.

511. Saad RS, Silverman JF, Khalifa MA, Rowsell C. CDX2, cytokeratins 7 and 20 immunoreactivity in rectal adenocarcinoma. *Appl Immunohistochem Mol Morphol*. 2009; 17(3): 196-201.

512. O'Brien MJ, Zamcheck N, Burke B, et al. Immunocytochemical localization of carcinoembryonic antigen in benign and malignant colorectal tissues. Assessment of diagnostic value. *Am J Clin Pathol*. 1981; 75(3): 283-290.

513. Hamada Y, Yamamura M, Hioki K, et al. Immunohistochemical study of carcinoembryonic antigen in patients with colorectal cancer. Correlation with plasma carcinoembryonic antigen levels. *Cancer*. 1985; 55(1): 136-141.

514. Kaimaktchiev V, Terracciano L, Tornillo L, et al. The homeobox intestinal differentiation factor CDX2 is selectively expressed in gastrointestinal adenocarcinomas. *Mod Pathol*. 2004; 17(11): 1392-1399.

515. Werling RW, Yaziji H, Bacchi CE, Gown AM. CDX2, a highly sensitive and specific marker of adenocarcinomas of intestinal origin: an immunohistochemical survey of 476 primary and metastatic carcinomas. *Am J Surg Pathol*. 2003;

516. Listrom MB, Little JV, McKinley M, Fenoglio-Preiser CM. Immunoreactivity of tumor-associated glycoprotein(TAG-72) in normal, hyperplastic, and neoplastic colon. *Hum Pathol*. 1989; 20(10): 994-1000.

517. Bacchi CE, Gown AM. Distribution and pattern of expression of villin, a gastrointestinal-associated cytoskeletal protein, in human carcinomas: a study employing Paraffin-embedded tissue. *Lab Investig J Tech Methods Pathol*. 1991; 64(3): 418-424.

518. Campo E, Muñoz J, Miquel R, et al. Cathepsin B expression in colorectal carcinomas correlates with tumor progression and shortened patient survival. *Am J Pathol*. 1994; 145(2): 301-309.

519. Hansel DE, Wilentz RE, Yeo CJ, et al. Expression of neuropilin-1 in high-grade dysplasia, invasive cancer, and metastases of the human gastrointestinal tract. *Am J Surg Pathol*. 2004; 28(3): 347-356.

520. Su M-C, Yuan R-H, Lin C-Y, Jeng Y-M. Cadherin-17 is a useful diagnostic marker for adenocarcinomas of the digestive system. *Mod Pathol*. 2008; 21(11): 1379-1386.

521. Gotzos V, Wintergerst ES, Musy JP, et al. Selective distribution of calretinin in adenocarcinomas of the human colon and adjacent tissues. *Am J Surg Pathol*. 1999; 23(6): 701-711.

522. Yamaguchi A, Ishida T, Nishimura G, et al. Human chorionic gonadotropin in colorectal cancer and its relationship to prognosis. *Br J Cancer*. 1989; 60(3): 382-384.

523. Campo E, Palacin A, Benasco C, et al. Human chorionic gonadotropin in colorectal carcinoma. An immunohistochemical study. *Cancer*. 1987; 59(9): 1611-1616.

524. Slattery ML, Samowitz WS, Holden JA. Estrogen and progesterone receptors in colon tumors. *Am J Clin Pathol*. 2000; 113(3): 364-368.

525. Chen Z-ME, Ritter JH, Wang HL. Differential expression of alpha-methylacyl coenzyme A racemase in adenocarcinomas of the small and large intestines. *Am J Surg Pathol*. 2005; 29(7): 890-896.

526. Kinzler KW, Vogelstein B. Lessons from hereditary colorectal cancer. *Cell*. 1996; 87(2): 159-170.

527. Bosman FT. Molecular pathology of colorectal cancer. *Cytogenet Cell Genet*. 1999; 86(2): 112-117.

528. Markowitz SD, Bertagnolli MM. Molecular origins of cancer: molecular basis of colorectal cancer. *N Engl J Med*. 2009; 361(25): 2449-2460.

529. Fearon ER, Vogelstein B. A genetic model for colorectal tumorigenesis. *Cell*. 1990; 61(5): 759-767.

530. Edmonston TB, Cuesta KH, Burkholder S, et al. Colorectal carcinomas with high microsatellite instability: defining a distinct immunologic and molecular entity with respect to prognostic markers. *Hum Pathol*. 2000; 31(12): 1506-1514.

531. Loukola A, Salovaara R, Kristo P, et al. Microsatellite instability in adenomas as a marker for hereditary nonpolyposis colorectal cancer. *Am J Pathol*. 1999; 155(6): 1849-1853.

532. Hawkins NJ, Ward RL. Sporadic colorectal cancers with microsatellite instability and their possible origin in hyperplastic polyps and serrated adenomas. *J Natl Cancer Inst*. 2001; 93(17): 1307-1313.

533. Jass JR. Classification of colorectal cancer based on correlation of clinical, morphological and molecular features. *Histopathology*. 2007; 50(1): 113-130.

534. Shia J, Ellis NA, Paty PB, et al. Value of histopathology in predicting microsatellite instability in hereditary nonpolyposis colorectal cancer and sporadic colorectal cancer. *Am J Surg Pathol*. 2003; 27(11): 1407-1417.

535. Wright CL, Stewart ID. Histopathology and mismatch repair status of 458 consecutive colorectal carcinomas. *Am J Surg Pathol*. 2003; 27(11): 1393-1406.

536. Grady WM, Markowitz SD. The molecular pathogenesis of colorectal cancer and its potential application to colorectal cancer screening. *Dig Dis Sci*. 2015; 60(3): 762-772.

537. Finkelstein SD, Sayegh R, Christensen S, Swalsky PA. Genotypic classification of colorectal adenocarcinoma. Biologic behavior correlates with K-ras-2 mutation type. *Cancer*. 1993; 71(12): 3827-3838.

538. Ren J, Li G, Ge J, et al. Is K-ras gene mutation a progostic factor for colorectal cancer: a systematic review and meta-analysis. *Dis Colon Rectum*. 2012; 55(8): 913-923.

539. Khambata-Ford S, Garrett CR, Meropol NJ, et al. Expression of epiregulin and amphiregulin and K-ras mutation status predict disease control in metastatic colorectal cancer patients treated with cetuximab. *J Clin Oncol*. 2007; 25(22): 3230-3237.

540. Plesec TP, Hunt JL. KRAS mutation testing in colorectal cancer. *Adv Anat Pathol*. 2009; 16(4): 196-203.

541. Brabletz T, Jung A, Reu S, et al. Variable beta-catenin expression in colorectal cancers indicates tumor progression driven by the tumor environment. *Proc Natl Acad Sci USA*. 2001; 98(18): 10356-10361.

542. Rodrigues NR, Rowan A, Smith ME, et al. p53 mutations in colorectal cancer. *Proc Natl Acad Sci USA*. 1990; 87(19): 7555-7559.

543. Loda M, Cukor B, Tam SW, et al. Increased proteasome-dependent degradation of the cyclin-dependent kinase inhibitor p27 in aggressive colorectal carcinomas. *Nat Med*. 1997; 3(2): 231-234.

544. Bertagnolli MM, Warren RS, Niedzwiecki D, et al. p27Kip1 in stage III colon cancer: implications for outcome following adjuvant chemotherapy in cancer and leukemia group B protocol 89803. *Clin Cancer Res*. 2009; 15(6): 2116-2122.

545. Sasaki O, Atkin WS, Jass JR. Mucinous carcinoma of the rectum. *Histopathology*. 1987; 11(3): 259-272.

546. Symonds DA, Vickery AL. Mucinous carcinoma of the colon and rectum. *Cancer*. 1976; 37(4): 1891-1900.

547. Kazama Y, Watanabe T, Kanazawa T, et al. Mucinous carcinomas of the colon and rectum show higher rates of microsatellite instability and lower rates of chromosomal instability: a study matched for T classification and tumor location. *Cancer*. 2005; 103(10): 2023-2029.

548. Park ET, Oh HK, Gum JR, et al. HATH1 expression in mucinous cancers of the colorectum and related lesions. *Clin Cancer Res*. 2006; 12(18): 5403-5410.

549. Sáez C, Japón MA, Poveda MA, Segura DI. Mucinous(colloid) adenocarcinomas secrete distinct O-acylated forms of sialomucins: a histochemical study of gastric, colorectal and breast adenocarcinomas. *Histopathology*. 2001; 39(6): 554-560.

550. Sundblad AS, Paz RA. Mucinous carcinomas of the colon and rectum and their relation to polyps. *Cancer*. 1982; 50(11): 2504-2509.

551. Younes M, Katikaneni PR, Lechago J. The value of the preoperative mucosal biopsy in the diagnosis of colorectal mucinous adenocarci-

noma. *Cancer*. 1993; 72(12): 3588-3592.

552. Consorti F, Lorenzotti A, Midiri G, Di Paola M. Prognostic significance of mucinous carcinoma of colon and rectum: a prospective case-control study. *J Surg Oncol*. 2000; 73(2): 70-74.

553. Connelly JH, Robey-Cafferty SS, Cleary KR. Mucinous carcinomas of the colon and rectum. An analysis of 62 stage B and C lesions. *Arch Pathol Lab Med*. 1991; 115(10): 1022-1025.

554. Nascimbeni R, Burgart LJ, Nivatvongs S, Larson DR. Risk of lymph node metastasis in T1 carcinoma of the colon and rectum. *Dis Colon Rectum*. 2002; 45(2): 200-206.

555. Yamamoto S, Mochizuki H, Hase K, et al. Assessment of clinicopathologic features of colorectal mucinous adenocarcinoma. *Am J Surg*. 1993; 166(3): 257-261.

556. Umpleby HC, Ranson DL, Williamson RC. Peculiarities of mucinous colorectal carcinoma. *Br J Surg*. 1985; 72(9): 715-718.

557. Kakar S, Smyrk TC. Signet ring cell carcinoma of the colorectum: correlations between microsatellite instability, clinicopathologic features and survival. *Mod Pathol*. 2005; 18(2): 244-249.

558. Lewin MR, Fenton H, Burkart AL, et al. Poorly differentiated colorectal carcinoma with invasion restricted to lamina propria (intramucosal carcinoma): a follow-up study of 15 cases. *Am J Surg Pathol*. 2007; 31(12): 1882-1886.

559. Psathakis D, Schiedeck TH, Krug F, et al. Ordinary colorectal adenocarcinoma vs. primary colorectal signet-ring cell carcinoma: study matched for age, gender, grade, and stage. *Dis Colon Rectum*. 1999; 42(12): 1618-1625.

560. Stevens WR, Ruiz P. Primary linitis plastica carcinoma of the colon and rectum. *Mod Pathol*. 1989; 2(3): 265-269.

561. Goldstein NS, Long A, Kuan SF, Hart J. Colon signet ring cell adenocarcinoma: immunohistochemical characterization and comparison with gastric and typical colon adenocarcinomas. *Appl Immunohistochem Mol Morphol*. 2000; 8(3): 183-188.

562. Chu PG, Weiss LM. Immunohistochemical characterization of signet-ring cell carcinomas of the stomach, breast, and colon. *Am J Clin Pathol*. 2004; 121(6): 884-892.

563. Wang K, Weinrach D, Lal A, et al. Signet-ring cell change versus signet-ring cell carcinoma: a comparative analysis. *Am J Surg Pathol*. 2003; 27(11): 1429-1433.

564. Sung CO, Seo JW, Kim K-M, et al. Clinical significance of signet-ring cells in colorectal mucinous adenocarcinoma. *Mod Pathol*. 2008; 21(12): 1533-1541.

565. Kim M-J, Hong S-M, Jang SJ, et al. Invasive colorectal micropapillary carcinoma: an aggressive variant of adenocarcinoma. *Hum Pathol*. 2006; 37(7): 809-815.

566. Xu F, Xu J, Lou Z, et al. Micropapillary component in colorectal carcinoma is associated with lymph node metastasis in T1 and T2 Stages and decreased survival time in TNM stages I and II. *Am J Surg Pathol*. 2009; 33(9): 1287-1292.

567. Haupt B, Ro JY, Schwartz MR, Shen SS. Colorectal adenocarcinoma with micropapillary pattern and its association with lymph node metastasis. *Mod Pathol*. 2007; 20(7): 729-733.

568. Laiho P, Kokko A, Vanharanta S, et al. Serrated carcinomas form a subclass of colorectal cancer with distinct molecular basis. *Oncogene*. 2007; 26(2): 312-320.

569. Tuppurainen K, Mäkinen JM, Junttila O, et al. Morphology and microsatellite instability in sporadic serrated and non-serrated colorectal cancer. *J Pathol*. 2005; 207(3): 285-294.

570. Mäkinen MJ. Colorectal serrated adenocarcinoma. *Histopathology*. 2007; 50(1): 131-150.

571. García-Solano J, Pérez-Guillermo M, Conesa-Zamora P, et al. Clinicopathologic study of 85 colorectal serrated adenocarcinomas: further insights into the full recognition of a new subset of colorectal carcinoma. *Hum Pathol*. 2010; 41(10): 1359-1368.

572. Gurzu S, Szentirmay Z, Bara T, et al. Molecular and immunohistochemical profile of a basaloid(cloacogenic) carcinoma of the sigmoid colon: possible predictive value for clinical outcomes. *Eur J Gastroenterol Hepatol*. 2014; 26(5): 570-573.

573. Wang W, Li X, Qu G, et al. Primary clear cell adenocarcinoma of the colon presenting as a huge extracolic mass: a case report. *Oncol Lett*. 2014; 8(4): 1873-1875.

574. Armaghani A, Hernandez Gonzalo D, Daily K. Hepatoid adenocarcinoma of the colon. *BMJ Case Rep*. 2015; 2015: pii: bcr2014206222.

575. Thirunavukarasu P, Sathaiah M, Singla S, et al. Medullary carcinoma of the large intestine: a population based analysis. *Int J Oncol*. 2010; 37(4): 901-907.

576. Wick MR, Vitsky JL, Ritter JH, et al. Sporadic medullary carcinoma of the colon: a clinicopathologic comparison with nonhereditary poorly differentiated enteric-type adenocarcinoma and neuroendocrine colorectal carcinoma. *Am J Clin Pathol*. 2005; 123(1): 56-65.

577. Jessurun J, Romero-Guadarrama M, Manivel JC. Medullary carcinoma of the colon: clinicopathologic study of 11 cases. *Hum Pathol*. 1999; 30(7): 843-848.

578. Winn B, Tavares R, Fanion J, et al. Differentiating the undifferentiated: immunohistochemical profile of medullary carcinoma of the colon with an emphasis on intestinal differentiation. *Hum Pathol*. 2009; 40(3): 398-404.

579. Lanza G, Gafà R, Matteuzzi M, Santini A. Medullary-type poorly differentiated adenocarcinoma of the large bowel: a distinct clinicopathologic entity characterized by microsatellite instability and improved survival. *J Clin Oncol*. 1999; 17(8): 2429-2438.

580. Hinoi T, Tani M, Lucas PC, et al. Loss of CDX2 expression and microsatellite instability are prominent features of large cell minimally differentiated carcinomas of the colon. *Am J Pathol*. 2001; 159(6): 2239-2248.

581. Reyes CV, Siddiqui MT. Anaplastic carcinoma of the colon: clinicopathologic study of eight cases of a poorly recognized lesion. *Ann Diagn Pathol*. 1997; 1(1): 19-25.

582. Serio G, Aguzzi A. Spindle and giant cell carcinoma of the colon. *Histopathology*. 1997; 30(4): 383-385.

583. Nahas CSR, Shia J, Joseph R, et al. Squamous-cell carcinoma of the rectum: a rare but curable tumor. *Dis Colon Rectum*. 2007; 50(9): 1393-1400.

584. Frizelle FA, Hobday KS, Batts KP, Nelson H. Adenosquamous and squamous carcinoma of the colon and upper rectum: a clinical and histopathologic study. *Dis Colon Rectum*. 2001; 44(3): 341-346.

585. Petrelli NJ, Valle AA, Weber TK, Rodriguez-Bigas M. Adenosquamous carcinoma of the colon and rectum. *Dis Colon Rectum*. 1996; 39(11): 1265-1268.

586. Thompson JT, Paschold EH, Levine EA. Paraneoplastic hypercalcemia in a patient with adenosquamous cancer of the colon. *Am Surg*. 2001; 67(6): 585-588.

587. Audeau A, Han HW, Johnston MJ, et al. Does human papilloma virus have a role in squamous cell carcinoma of the colon and upper rectum? *Eur J Surg Oncol*. 2002; 28(6): 657-660.

588. Ordóñez NG, Luna MA. Choriocarcinoma of the colon. *Am J Gastroenterol*. 1984; 79(1): 39-42.

589. Aru A, Rasmussen LA, Federspiel B, Horn T. Glassy cell carcinoma of the colon with human chorionic gonadotropin-production. A case report with immunohistochemical and ultrastructural analysis. *Am J Surg Pathol*. 1996; 20(2): 187-192.

590. Bosman FT. Neuroendocrine cells in colonic tumors. *Mod Pathol*. 1992; 5(3): 312-314.

591. de Bruïne AP, Wiggers T, Beek C, et al. Endocrine cells in colorectal adenocarcinomas: incidence, hormone profile and prognostic relevance. *Int J Cancer*. 1993; 54(5): 765-771.

592. Pagani A, Papotti M, Abbona GC, Bussolati G. Chromogranin gene expressions in colorectal adenocarcinomas. *Mod Pathol*. 1995; 8(6): 626-632.

593. Shia J, Tickoo SK, Guillem JG, et al. Increased endocrine cells in treated rectal adenocarcinomas: a possible reflection of endocrine differentiation in tumor cells induced by chemotherapy and radiotherapy. *Am J Surg Pathol*. 2002; 26(7): 863-872.

594. La Rosa S, Marando A, Furlan D, et al. Colorectal poorly differentiated neuroendocrine carcinomas and mixed adenoneuroendocrine carcinomas: insights into the diagnostic immunophenotype, assessment of methylation profile, and search for prognostic markers. *Am J Surg Pathol*. 2012; 36(4): 601-611.

595. Cox WF, Pierce GB. The endodermal origin of the endocrine cells of an adenocarcinoma of the colon of the rat. *Cancer*. 1982; 50(8): 1530-1538.

596. Bernick PE, Klimstra DS, Shia J, et al. Neuroendocrine carcinomas of the colon and rectum. *Dis Colon Rectum*. 2004; 47(2): 163-169.

597. Schwartz AM, Orenstein JM. Small-cell undifferentiated carcinoma of the rectosigmoid colon. *Arch Pathol Lab Med*. 1985; 109(7): 629-632.

598. Burke AB, Shekitka KM, Sobin LH. Small cell carcinomas of the large intestine. *Am J Clin Pathol*. 1991; 95(3): 315-321.

599. Grabowski P, Schönfelder J, Ahnert-Hilger G, et al. Expression of neuroendocrine markers: a signature of human undifferentiated carcinoma of the colon and rectum. *Virchows Arch Int J Pathol*. 2002; 441(3): 256-263.

600. Cho I-J, Kim S-S, Min Y-D, et al. Poorly differentiated cecal adenocarcinoma showing prominent rhabdoid feature combined with appendiceal mucinous cystadenoma: A case report and review of the literature. *Oncol Lett*. 2015; 9(4): 1527-1530.

601. Kalyan A, Pasricha G, Monga D, et al. Case report of rhabdoid colon cancer and review of literature. *Clin Colorectal Cancer*. 2015; 14(1): e5-e8.

602. Dukes C. Histological grading of rectal cancer: (Section of Pathology). *Proc R Soc Med*. 1937; 30(4): 371-376.

603. Pollheimer MJ, Kornprat P, Pollheimer VS, et al. Clinical significance of pT sub-classification in surgical pathology of colorectal cancer. *Int J Colorectal Dis*. 2010; 25(2): 187-196.

604. Lennon AM, Mulcahy HE, Hyland JMP, et al. Peritoneal involvement in stage II colon cancer. *Am J Clin Pathol*. 2003; 119(1): 108-113.

605. Ludeman L, Shepherd NA. Serosal involvement in gastrointestinal cancer: its assessment and significance. *Histopathology*. 2005; 47(2): 123-131.

606. Stewart C, Hillery S, Havlat M. Serosal involvement in colorectal carcinoma. *Histopathology*. 2006; 49(4): 435-437.

607. Goldstein NS. Lymph node recoveries from 2427 pT3 colorectal resection specimens spanning 45 years: recommendations for a minimum number of recovered lymph nodes based on predictive probabilities. *Am J Surg Pathol*. 2002; 26(2): 179-189.

608. Schumacher P, Dineen S, Barnett C, et al. The metastatic lymph node ratio predicts survival in colon cancer. *Am J Surg*. 2007; 194(6): 827-831, discussion 831-832.

609. Derwinger K, Carlsson G, Gustavsson B. A study of lymph node ratio as a prognostic marker in colon cancer. *Eur J Surg Oncol*. 2008; 34(7): 771-775.

610. Lo DS, Pollett A, Siu LL, et al. Prognostic significance of mesenteric tumor nodules in patients with stage III colorectal cancer. *Cancer*. 2008; 112(1): 50-54.

611. Puppa G, Maisonneuve P, Sonzogni A, et al. Pathological assessment of pericolonic tumor deposits in advanced colonic carcinoma: relevance to prognosis and tumor staging. *Mod Pathol*. 2007; 20(8): 843-855.

612. Edge S, Byrd D, Compton C, et al. *AJCC Cancer Staging Manual*. 7th ed. New York: Springer; 2010.

613. Calaluce R, Miedema BW, Yesus YW. Micrometastasis in colorectal carcinoma: a review. *J Surg Oncol*. 1998; 67(3): 194-202.

614. Oberg A, Stenling R, Tavelin B, Lindmark G. Are lymph node micrometastases of any clinical significance in Dukes Stages A and B colorectal cancer? *Dis Colon Rectum*. 1998; 41(10): 1244-1249.

615. Bilchik A, Nissan A, Wainberg Z, et al. Surgical quality and nodal ultrastaging is associated with long-term disease-free survival in early colorectal cancer: an analysis of 2 international multicenter prospective trials. *Ann Surg*. 2010; 252(3): 467-474, discussion 474-476.

616. Faerden AE, Sjo OH, Bukholm IRK, et al. Lymph node micrometastases and isolated tumor cells influence survival in stage I and II colon cancer. *Dis Colon Rectum*. 2011; 54(2): 200-206.

617. Koebrugge B, Bosscha K, Liefers G-J, et al. Can micrometastases be used to predict colon cancer prognosis? Hopes for the EnRoute + study. *Expert Rev Gastroenterol Hepatol*. 2011; 5(5): 559-561.

618. Compton CC, Fielding LP, Burgart LJ, et al. Prognostic factors in colorectal cancer. College of American Pathologists Consensus Statement 1999. *Arch Pathol Lab Med*. 2000; 124(7): 979-994.

619. Morris M, Platell C, de Boer B, et al. Population-based study of prognostic factors in stage II colonic cancer. *Br J Surg*. 2006; 93(7): 866-871.

620. Sato T, Ueno H, Mochizuki H, et al. Objective criteria for the grading of venous invasion in colorectal cancer. *Am J Surg Pathol*. 2010; 34(4): 454-462.

621. Howlett CJ, Tweedie EJ, Driman DK. Use of an elastic stain to show venous invasion in colorectal carcinoma: a simple technique for detection of an important prognostic factor. *J Clin Pathol*. 2009; 62(11): 1021-1025.

622. Michelassi F, Block GE, Vannucci L, et al. A 5- to 21-year follow-up and analysis of 250 patients with rectal adenocarcinoma. *Ann Surg*. 1988; 208(3): 379-389.

623. Jass JR, Love SB, Northover JM. A new prognostic classification of rectal cancer. *Lancet*. 1987; 1(8545): 1303-1306.

624. Alexander J, Watanabe T, Wu TT, et al. Histopathological identification of colon cancer with microsatellite instability. *Am J Pathol*. 2001; 158(2): 527-535.

625. Kim H, Jen J, Vogelstein B, Hamilton SR. Clinical and pathological characteristics of sporadic colorectal carcinomas with DNA replication errors in microsatellite sequences. *Am J Pathol*. 1994; 145(1): 148-156.

626. Prall F. Tumour budding in colorectal carcinoma. *Histopathology*. 2007; 50(1): 151-162.

627. Wang LM, Kevans D, Mulcahy H, et al. Tumor budding is a strong and reproducible prognostic marker in T3N0 colorectal cancer. *Am J Surg Pathol*. 2009; 33(1): 134-141.

628. Beaton C, Twine CP, Williams GL, Radcliffe AG. Systematic review and meta-analysis of histopathological factors influencing the risk of lymph node metastasis in early colorectal cancer. *Colorectal Dis*. 2013; 15(7): 788-797.

629. Quirke P, Durdey P, Dixon MF, Williams NS. Local recurrence of rectal adenocarcinoma due to inadequate surgical resection. Histopathological study of lateral tumour spread and surgical excision. *Lancet*. 1986; 2(8514): 996-999.

630. Adam IJ, Mohamdee MO, Martin IG, et al. Role of circumferential margin involvement in the local recurrence of rectal cancer. *Lancet*. 1994; 344(8924): 707-711.

631. Kapiteijn E, Marijnen CA, Nagtegaal ID, et al. Preoperative radiotherapy combined with total mesorectal excision for resectable rectal cancer. *N Engl J Med*. 2001; 345(9): 638-646.

632. Reynolds JV, Joyce WP, Dolan J, et al. Pathological evidence in support of total mesorectal excision in the management of rectal cancer. *Br J Surg*. 1996; 83(8): 1112-1115.

633. Griffin MR, Bergstralh EJ, Coffey RJ, et al. Predictors of survival after curative resection of carcinoma of the colon and rectum. *Cancer*. 1987; 60(9): 2318-2324.

634. Harrison LE, Guillem JG, Paty P, Cohen AM. Preoperative carcinoembryonic antigen predicts outcomes in node-negative colon cancer patients: a multivariate analysis of 572 patients. *J Am Coll Surg*. 1997; 185(1): 55-59.

635. Steinberg SM, Barkin JS, Kaplan RS, Stablein DM. Prognostic indicators of colon tumors. The Gastrointestinal Tumor Study Group experience. *Cancer*. 1986 1; 57(9): 1866-1870.

636. Graham DM, Appelman HD. Crohn's-like lymphoid reaction and colorectal carcinoma: a potential histologic prognosticator. *Mod Pathol*. 1990; 3(3): 332-335.

637. Kim JH, Kim K-J, Bae JM, et al. Comparative validation of assessment criteria for Crohn-like lymphoid reaction in colorectal carcinoma. *J Clin Pathol*. 2015; 68(1): 22-28.

638. Yun J-A, Kim HC, Kim S-H, et al. Prognostic significance of perineural invasion in stage IIA colon cancer. *ANZ J Surg*. 2016; 86(12): 1007-1013.

639. Takebayashi Y, Aklyama S, Yamada K, et al. Angiogenesis as an unfavorable prognostic factor in human colorectal carcinoma. *Cancer*. 1996; 78(2): 226-231.

640. Gryfe R, Kim H, Hsieh ET, et al. Tumor microsatellite instability and clinical outcome in young patients with colorectal cancer. *N Engl J Med*. 2000; 342(2): 69-77.

641. Halling KC, French AJ, McDonnell SK, et al. Microsatellite instability and 8p allelic imbalance in stage B2 and C colorectal cancers. *J Natl Cancer Inst*. 1999; 91(15): 1295-1303.

642. Kelley RK, Wang G, Venook AP. Biomarker use in colorectal cancer therapy. *J Natl Compr Cancer Netw*. 2011; 9(11): 1293-1302.

643. Legolvan MP, Taliano RJ, Resnick MB. Application of molecular techniques in the diagnosis, prognosis and management of patients with colorectal cancer: a practical approach. *Hum Pathol*. 2012; 43(8): 1157-1168.

644. Sargent DJ, Marsoni S, Monges G, et al. Defective mismatch repair as a predictive marker for lack of Efficacy of fluorouracil-based adjuvant therapy in colon cancer. *J Clin Oncol*. 2010; 28(20): 3219-3226.

645. Ribic CM, Sargent DJ, Moore MJ, et al. Tumor microsatellite-instability status as a predictor of benefit from fluorouracil-based adjuvant chemotherapy for colon cancer. *N Engl J Med*. 2003; 349(3): 247-257.

646. Shibata D, Reale MA, Lavin P, et al. The DCC protein and prognosis in colorectal cancer. *N Engl J Med*. 1996; 335(23): 1727-1732.

647. Jen J, Kim H, Piantadosi S, et al. Allelic loss of chromosome 18q and prognosis in colorectal cancer. *N Engl J Med*. 1994; 331(4): 213-221.

648. Inada K, Shimokawa K, Ikeda T, et al. Development of liver metastasis in colorectal carcinoma. With special reference to venous invasion and basement membrane laminin. *Acta Pathol Jpn*. 1991; 41(3): 240-245.

649. Judson K, McCormick C, Vang R, et al. Women with undiagnosed colorectal adenocarcinomas presenting with ovarian metastases: clinicopathologic features and comparison with women having known colorectal adenocarcinomas and ovarian involvement. *Int J Gynecol Pathol*. 2008; 27(2): 182-190.

650. Young RH, Hart WR. Metastatic intestinal carcinomas simulating primary ovarian clear cell carcinoma and secretory endometrioid carcinoma: a clinicopathologic and immunohistochemical study of five cases. *Am J Surg Pathol*. 1998; 22(7): 805-815.

651. Silver SA, Epstein JI. Adenocarcinoma of the colon simulating primary urinary bladder neoplasia. A report of nine cases. *Am J Surg Pathol*. 1993; 17(2): 171-178.

652. Osunkoya AO, Netto GJ, Epstein JI. Colorectal adenocarcinoma involving the prostate: report of 9 cases. *Hum Pathol*. 2007; 38(12): 1836-1841.

653. Riopel MA, Klimstra DS, Godellas CV, et al. Intrabiliary growth of metastatic colonic adenocarcinoma: a pattern of intrahepatic spread easily confused with primary neoplasia of the biliary tract. *Am J Surg Pathol*. 1997; 21(9): 1030-1036.

654. Enker WE. Designing the optimal surgery for rectal carcinoma. *Cancer*. 1996; 78(9): 1847-1850.

655. Andreola S, Leo E, Belli F, et al. Adenocarcinoma of the lower third of the rectum surgically treated with a < 10-MM distal clearance: preliminary results in 35 N0 patients. *Ann Surg Oncol*. 2001; 8(7): 611-615.

656. Rose J, Augestad KM, Cooper GS. Colorectal cancer surveillance: what's new and what's next. *World J Gastroenterol*. 2014; 20(8): 1887-1897.

657. Fleming FJ, Påhlman L, Monson JRT. Neoadjuvant therapy in rectal cancer. *Dis Colon Rectum*. 2011; 54(7): 901-912.

658. Capirci C, Valentini V, Cionini L, et al. Prognostic value of pathologic complete response after neoadjuvant therapy in locally advanced rectal cancer: long-term analysis of 566 ypCR patients. *Int J Radiat Oncol Biol Phys*. 2008; 72(1): 99-107.

659. Rullier A, Laurent C, Vendrely V, et al. Impact of colloid response on survival after preoperative radiotherapy in locally advanced rectal carcinoma. *Am J Surg Pathol*. 2005; 29(5): 602-606.

660. Compton CC. Updated protocol for the examination of specimens from patients with carcinomas of the colon and rectum, excluding

carcinoid tumors, lymphomas, sarcomas, and tumors of the vermiform appendix: a basis for checklists. Cancer Committee. *Arch Pathol Lab Med*. 2000; 124(7): 1016-1025.

661. de Campos-Lobato LF, Dietz DW, Stocchi L, et al. Clinical implications of acellular mucin pools in resected rectal cancer with pathological complete response to neoadjuvant chemoradiation. *Colorectal Dis*. 2012; 14(1): 62-67.

662. Stangl R, Altendorf-Hofmann A, Charnley RM, Scheele J. Factors influencing the natural history of colorectal liver metastases. *Lancet*. 1994; 343(8910): 1405-1410.

663. Ruers T, Bleichrodt RP. Treatment of liver metastases, an update on the possibilities and results. *Eur J Cancer*. 2002; 38(7): 1023-1033.

664. Klimstra DS, Modlin IR, Adsay NV, et al. Pathology reporting of neuroendocrine tumors: application of the Delphic consensus process to the development of a minimum pathology data set. *Am J Surg Pathol*. 2010; 34(3): 300-313.

665. Rindi G, Arnold R, Bosman F, World Health Organization; International Agency for Research on Cancer, et al. Nomenclature and classification of neuroendocrine neoplasms of the digestive system. In: Bosman FT, ed. *WHO Classification of Tumours of the Digestive System*. 4th ed. Lyon: IARC Press; 2010.

666. Spread C, Berkel H, Jewell L, et al. Colon carcinoid tumors. A population-based study. *Dis Colon Rectum*. 1994; 37(5): 482-491.

667. Eggenberger JC. Carcinoid and other neuroendocrine tumors of the colon and rectum. *Clin Colon Rectal Surg*. 2011; 24(3): 129-134.

668. Jetmore AB, Ray JE, Gathright JB, et al. Rectal carcinoids: the most frequent carcinoid tumor. *Dis Colon Rectum*. 1992; 35(8): 717-725.

669. Koura AN, Giacco GG, Curley SA, et al. Carcinoid tumors of the rectum: effect of size, histopathology, and surgical treatment on metastasis free survival. *Cancer*. 1997; 79(7): 1294-1298.

670. Matsui K, Iwase T, Kitagawa M. Small, polypoid-appearing carcinoid tumors of the rectum: clinicopathologic study of 16 cases and effectiveness of endoscopic treatment. *Am J Gastroenterol*. 1993; 88(11): 1949-1953.

671. Moyana TN, Satkunam N. Crypt cell proliferative micronests in rectal carcinoids. An immunohistochemical study. *Am J Surg Pathol*. 1993; 17(4): 350-356.

672. Arai T, Kino I. Histochemical and ultrastructural analyses of glandular differentiation in typical carcinoid tumor of the hindgut. *Pathol Int*. 1994; 44(1): 49-56.

673. Federspiel BH, Burke AP, Sobin LH, Shekitka KM. Rectal and colonic carcinoids. A clinicopathologic study of 84 cases. *Cancer*. 1990; 65(1): 135-140.

674. O'Briain DS, Dayal Y, DeLellis RA, et al. Rectal carcinoids as tumors of the hindgut endocrine cells: a morphological and immunohistochemical analysis. *Am J Surg Pathol*. 1982; 6(2): 131-142.

675. Wilander E, El-Salhy M, Lundqvist M, et al. Polypeptide YY(PYY) and pancreatic polypeptide(PP) in rectal carcinoids. An immunocytochemical study. *Virchows Arch A Pathol Anat Histopathol*. 1983; 401(1): 67-72.

676. Srivastava A, Hornick JL. Immunohistochemical staining for CDX-2, PDX-1, NESP-55, and TTF-1 can help distinguish gastrointestinal carcinoid tumors from pancreatic endocrine and pulmonary carcinoid tumors. *Am J Surg Pathol*. 2009; 33(4): 626-632.

677. Fukayama M, Hayashi Y, Shiozawa Y, et al. Human chorionic gonadotropin alpha-subunit in rectal carcinoids. Its mode of presence and the change of granule morphology. *Am J Pathol*. 1989; 135(6): 1065-1072.

678. Sobin LH, Hjermstad BM, Sesterhenn IA, Helwig EB. Prostatic acid phosphatase activity in carcinoid tumors. *Cancer*. 1986; 58(1): 136-138.

679. Kohno S, Ohshima K, Yoneda S, et al. Clinicopathological analysis of 143 primary malignant lymphomas in the small and large intestines based on the new WHO classification. *Histopathology*. 2003; 43(2): 135-143.

680. Wong MTC, Eu KW. Primary colorectal lymphomas. *Colorectal Dis*. 2006; 8(7): 586-591.

681. Hemminki K, Li X, Sundquist J, Sundquist K. Cancer risks in ulcerative colitis patients. *Int J Cancer*. 2008; 123(6): 1417-1421.

682. Isaacson PG, MacLennan KA, Subbuswamy SG. Multiple lymphomatous polyposis of the gastrointestinal tract. *Histopathology*. 1984; 8(4): 641-656.

683. Xu XJ, Wu SM. Multiple lymphomatous polyposis of the gastrointestinal tract: report of three cases and literature review. *J Dig Dis*. 2012; 13(12): 649-653.

684. Vandermeulen L, Trullemans F, Urbain D. A case of mantle cell lymphoma in the colon. *Acta Gastro-Enterol Belg*. 2014; 77(4): 441-442.

685. Shukla T, Jin J, Marginean EC, Saloojee N. Anaplastic large cell lymphoma of the colon in a patient with colonic Crohn disease treated with infliximab and methotrexate. *Can J Gastroenterol Hepatol*. 2014; 28(1): 11-12.

686. Mezwa DG, Feczko PJ, Korensky T. Angioimmunoblastic lymphadenopathy of the colon with malignant transformation. *Gastrointest Radiol*. 1991; 16(4): 348-350.

687. Rasmussen SL, Thomsen C. Rectal Hodgkin lymphoma in a patient with ulcerative colitis: a case study. *Diagn Pathol*. 2015; 10: 25.

688. Kodama T, Ohshima K, Nomura K, et al. Lymphomatous polyposis of the gastrointestinal tract, including mantle cell lymphoma, follicular lymphoma and mucosa-associated lymphoid tissue lymphoma. *Histopathology*. 2005; 47(5): 467-478.

689. Moynihan MJ, Bast MA, Chan WC, et al. Lymphomatous polyposis. A neoplasm of either follicular mantle or germinal center cell origin. *Am J Surg Pathol*. 1996; 20(4): 442-452.

690. Yatabe Y, Nakamura S, Nakamura T, et al. Multiple polypoid lesions of primary mucosa-associated lymphoid-tissue lymphoma of colon. *Histopathology*. 1998; 32(2): 116-125.

691. Gloeckner K, Leithaeuser F, Lang W, et al. Colonic primary large cell lymphoma with marginal zone growth pattern presenting as multiple polyps. *Am J Surg Pathol*. 1999; 23(9): 1149-1153.

692. Farris AB, Lauwers GY, Ferry JA, Zukerberg LR. The rectal tonsil: a reactive lymphoid proliferation that may mimic lymphoma. *Am J Surg Pathol*. 2008; 32(7): 1075-1079.

693. Nanduri VR, Kelly K, Malone M, et al. Colon involvement in Langerhans' cell histiocytosis. *J Pediatr Gastroenterol Nutr*. 1999; 29(4): 462-466.

694. Singhi AD, Montgomery EA. Gastrointestinal tract langerhans cell histiocytosis: a clinicopathologic study of 12 patients. *Am J Surg Pathol*. 2011; 35(2): 305-310.

695. Vos JA, Abbondanzo SL, Barekman CL, et al. Histiocytic sarcoma: a study of five cases including the histiocyte marker CD163. *Mod Pathol*. 2005; 18(5): 693-704.

696. Chang KC, Jin YT, Chen FF, Su IJ. Follicular dendritic cell sarcoma of the colon mimicking stromal tumour. *Histopathology*. 2001; 38(1): 25-29.

697. Schwaab J, Horny HP, Jonescheit J, et al. Mast cell sarcoma mimicking metastatic colon carcinoma. *Ann Hematol*. 2014; 93(6): 1067-1069.

698. Agaimy A, Vassos N, Märkl B, et al. Anorectal gastrointestinal stromal tumors: a retrospective multicenter analysis of 15 cases emphasizing their high local recurrence rate and the need for standardized therapeutic approach. *Int J Colorectal Dis*. 2013; 28(8): 1057-1064.

699. Miettinen M, Furlong M, Sarlomo-Rikala M, et al. Gastrointestinal stromal tumors, intramural leiomyomas, and leiomyosarcomas in the rectum and anus: a clinicopathologic, immunohistochemical, and molecular genetic study of 144 cases. *Am J Surg Pathol*. 2001; 25(9): 1121-1133.

700. Miettinen M, Sarlomo-Rikala M, Sobin LH, Lasota J. Gastrointestinal stromal tumors and leiomyosarcomas in the colon: a clinicopathologic, immunohistochemical, and molecular genetic study of 44 cases. *Am J Surg Pathol*. 2000; 24(10): 1339-1352.

701. Miettinen M, Sarlomo-Rikala M, Sobin LH. Mesenchymal tumors of muscularis mucosae of colon and rectum are benign leiomyomas that should be separated from gastrointestinal stromal tumors—a clinicopathologic and immunohistochemical study of eighty-eight cases. *Mod Pathol*. 2001; 14(10): 950-956.

702. Fuller CE, Williams GT. Gastrointestinal manifestations of type 1 neurofibromatosis (von Recklinghausen's disease). *Histopathology*. 1991; 19(1): 1-11.

703. Shekitka KM, Sobin LH. Ganglioneuromas of the gastrointestinal tract. Relation to Von Recklinghausen disease and other multiple tumor syndromes. *Am J Surg Pathol*. 1994; 18(3): 250-257.

704. d'Amore ES, Manivel JC, Pettinato G, et al. Intestinal ganglioneuromatosis: mucosal and transmural types. A clinicopathologic and immunohistochemical study of six cases. *Hum Pathol*. 1991; 22(3): 276-286.

705. Weidner N, Flanders DJ, Mitros FA. Mucosal ganglioneuromatosis associated with multiple colonic polyps. *Am J Surg Pathol*. 1984; 8(10): 779-786.

706. Trivedi A, Ligato S. Microcystic/reticular schwannoma of the proximal sigmoid colon: case report with review of literature. *Arch Pathol Lab Med*. 2013; 137(2): 284-288.

707. Miettinen M, Shekitka KM, Sobin LH. Schwannomas in the colon and rectum: a clinicopathologic and immunohistochemical study of 20 cases. *Am J Surg Pathol*. 2001; 25(7): 846-855.

708. Emanuel P, Pertsemlidis DS, Gordon R, Xu R. Benign hybrid perineurioma-schwannoma in the colon. A case report. *Ann Diagn Pathol*. 2006; 10(6): 367-370.

709. Gibson JA, Hornick JL. Mucosal Schwann cell "hamartoma": clinicopathologic study of 26 neural colorectal polyps distinct from neurofibromas and mucosal neuromas. *Am J Surg Pathol*. 2009; 33(5): 781-787.

710. Eslami-Varzaneh F, Washington K, Robert ME, et al. Benign fibroblastic polyps of the colon: a histologic, immunohistochemical, and ultrastructural study. *Am J Surg Pathol*. 2004; 28(3): 374-378.

711. Groisman GM, Polak-Charcon S. Fibroblastic polyp of the colon and colonic perineurioma: 2 names for a single entity? *Am J Surg Pathol*. 2008; 32(7): 1088-1094.

712. Pai RK, Mojtahed A, Rouse RV, et al. Histologic and molecular analyses of colonic perineurial-like proliferations in serrated polyps: perineurial-like stromal proliferations are seen in sessile serrated adenomas. *Am J Surg Pathol*. 2011; 35(9): 1373-1380.

713. Nakamura S, Kino I, Akagi T. Inflammatory myoglandular polyps of the colon and rectum. A clinicopathological study of 32 pedunculated polyps, distinct from other types of polyps. *Am J Surg Pathol*. 1992; 16(8): 772-779.

714. Siow WH, Hawken G, Russell A, et al. Education and imaging. Gastrointestinal: multiple inflammatory myoglandular polyps in a single patient. *J Gastroenterol Hepatol*. 2015; 30(2): 231.

715. Shekitka KM, Helwig EB. Deceptive bizarre stromal cells in polyps and ulcers of the gastrointestinal tract. *Cancer*. 1991; 67(8): 2111-2117.

716. Bavikatty NR, Goldblum JR, Abdul-Karim FW, et al. Florid vascular proliferation of the colon related to intussusception and mucosal prolapse: potential diagnostic confusion with angiosarcoma. *Mod Pathol*. 2001; 14(11): 1114-1118.

717. Yao T, Nagai E, Utsunomiya T, Tsuneyoshi M. An intestinal counterpart of pyogenic granuloma of the skin. A newly proposed entity. *Am J Surg Pathol*. 1995; 19(9): 1054-1060.

718. Ogawa K, Tada T, Takeuchi Y, et al. Reactive angioendotheliomatosis of the intestine. *Am J Surg Pathol*. 2004; 28(2): 257-261.

719. Morimatsu M, Shirozu K, Nakashima T, et al. Xanthogranuloma of the rectum. *Acta Pathol Jpn*. 1985; 35(1): 165-171.

720. Daum O, Vanecek T, Sima R, et al. Reactive nodular fibrous pseudotumors of the gastrointestinal tract: report of 8 cases. *Int J Surg Pathol*. 2004; 12(4): 365-374.

721. Yantiss RK, Nielsen GP, Lauwers GY, Rosenberg AE. Reactive nodular fibrous pseudotumor of the gastrointestinal tract and mesentery: a clinicopathologic study of five cases. *Am J Surg Pathol*. 2003; 27(4): 532-540.

722. Boley SJ, Sammartano R, Adams A, et al. On the nature and etiology of vascular ectasias of the colon. Degenerative lesions of aging. *Gastroenterology*. 1977; 72(4 Pt 1): 650-660.

723. Sami SS, Al-Araji SA, Ragunath K. Review article: gastrointestinal angiodysplasia— pathogenesis, diagnosis and management. *Aliment Pharmacol Ther*. 2014; 39(1): 15-34.

724. Stamm B, Heer M, Bühler H, Ammann R. Mucosal biopsy of vascular ectasia (angiodysplasia) of the large bowel detected during routine colonoscopic examination. *Histopathology*. 1985; 9(6): 639-646.

725. Thelmo WL, Vetrano JA, Wibowo A, et al. Angiodysplasia of colon revisited: pathologic demonstration without the use of intravascular injection technique. *Hum Pathol*. 1992; 23(1): 37-40.

726. Vella-Camilleri FC, Friedrich R, Vento AO. Diffuse colonic varices: an uncommon cause of intestinal bleeding. *Am J Gastroenterol*. 1986; 81(6): 492-494.

727. Salame G, Sherer DM, Shah T, et al. Mature cystic teratoma of the sigmoid colon. *Ultrasound Obstet Gynecol*. 2011; 37(6): 739-740.

728. Yoo S. GI-associated hemangiomas and vascular malformations. *Clin Colon Rectal Surg*. 2011; 24(3): 193-200.

729. Fernandez-Pineda I. Vascular tumors and malformations of the colon. *World J Gastroenterol*. 2009; 15(41): 5242-5243.

730. Lanjewar DN, Jain P, Shiveshwarkar WS, Kirtane JM. Cellular haemangioma of caecum in a child. *Histopathology*. 1996; 29(6): 585-586.

731. Ghanem OM, Slater J, Singh P, et al. Pedunculated colonic lipoma prolapsing through the anus. *World J Clin Cases*. 2015; 3(5): 457-461.

732. Santos-Briz A, García JP, González C, Colina F. Lipomatous polyposis of the colon. *Histopathology*. 2001; 38(1): 81-83.

733. Iafrate F, Rengo M, Ferrari R, et al. Spectrum of normal findings, anatomic variants and pathology of ileocecal valve: CT colonography appearances and endoscopic correlation. *Abdom Imaging*. 2007; 32(5): 589-595.

734. Goh SG, Ho JM, Chuah KL, et al. Leiomyomatosis-like lymphangioleiomyomatosis of the colon in a female with tuberous sclerosis. *Mod Pathol*. 2001; 14(11): 1141-1146.

735. Doyle LA, Hornick JL, Fletcher CDM. PEComa of the gastrointestinal tract: clinicopathologic study of 35 cases with evaluation of prognostic parameters. *Am J Surg Pathol*. 2013; 37(12): 1769-1782.

736. Mitomi H, Matsumoto Y, Mori A, et al. Multifocal granular cell tumors of the gastrointestinal tract: immunohistochemical findings compared with those of solitary tumors. *Pathol Int*. 2004; 54(1): 47-51.

737. Nicholson AG, Cox PM, Marks CG, Cook MG. Primary malignant melanoma of the rectum. *Histopathology*. 1993; 22(3): 261-264.

738. Rodríguez-Peláez M, Fernández-García MS, Gutiérrez-Corral N, et al. Kaposi's sarcoma: an opportunistic infection by human herpesvirus-8 in ulcerative colitis. *J Crohns Colitis*. 2010; 4(5): 586-590.

739. Allison KH, Yoder BJ, Bronner MP, et al. Angiosarcoma involving the gastrointestinal tract: a series of primary and metastatic cases. *Am J Surg Pathol*. 2004; 28(3): 298-307.

740. Lane Z, Epstein JI, Ayub S, Netto GJ. Prostatic adenocarcinoma in colorectal biopsy: clinical and pathologic features. *Hum Pathol*. 2008; 39(4): 543-549.

741. Masangkay AV, Susin M, Baker R, et al. Metastatic malignant mesothelioma presenting as colonic polyps. *Hum Pathol*. 1997; 28(8): 993-995.

742. Groisman GM, Bernheim J, Halpern M, et al. Expression of the intestinal marker Cdx2 in secondary adenocarcinomas of the colorectum. *Arch Pathol Lab Med*. 2005; 129(7): 920-923.

肛门

Laura W. Lamps 著　李　惠 译　石雪迎 校

肛门的正常解剖结构

肛门和肛管组成的复杂解剖区域因每人各区带的变异较大以及大体和显微镜下区带的名称常互不对应，命名上一直存在争议。肛管为一管状结构，长 3～4 cm，包括鳞状带、移行带和结直肠带（图 18.1）[1-4]。肛管的近端是结直肠带；肛管的远端为鳞状带，从肛周皮肤一直延伸到直肠下端，以内括约肌的远近缘为界。肛管和肛周皮肤的交界处称为肛缘或 Hilton 白线。虽然 Hilton 线没有对应的特异性解剖结构，但其在显微镜下通过出现皮肤附属器和角化鳞状上皮可以识别[1-3]。肛周皮肤含有多种附属器结构，包括大汗腺、小汗腺和肛门生殖器汗腺[1-2,5]。肛门开口呈三角形或 Y 形，"Y" 形的主干位于后正中线。"Y" 形勾勒的三重皱襞称为肛垫[1-2]。

齿状（梳状）线位于肛管内，由肛瓣、肛窦和肛柱基底的轮廓线构成[1-4]。肛柱（Morgagni 柱）是纵行皱襞，位于其间的凹陷称为肛窦（Morgagni 窦）；直肠下端类似的结构称为 Morgagni 直肠柱和 Morgagni 直肠窦。肛柱与肛瓣和半月瓣（横行皱襞）在齿状线处相连。这些肛瓣构成被称为 Morgagni 肛隐窝的小袋状结构的内缘。需要注意的是，在齿状线 1 cm 以内通常缺乏神经节细胞或其数量稀少，在评估先天性巨结肠（Hirschsprung 病）时了解这一点非常重要[6]。

肛乳头是位于肛柱顶端的齿状突起并向上延伸到直肠，是鳞状上皮黏膜直接连接直肠黏膜形成的嵴[1-2]。肛隐窝和肛乳头均有明显的个体差异，偶尔可以缺如。肛门腺通过导管排入肛隐窝，肛门腺导管可以向上延伸，但更常见的是向下延伸。肛门腺导管穿入括约肌，有时延伸至肛周脂肪（图 18.2）[7-8]。肛门腺导管内衬与表面类似的移行上皮，可有散在的黏液，但 O- 酰化唾液酸黏液稀少或缺乏，可以出现杯状细胞化生[9]。

免疫组织化学染色，肛门腺 CK7 和 CK19 染色通常呈强阳性，但 CK20 染色呈阴性，其表达模式与表面黏膜相似[10-11]。

肛管在结直肠带被覆腺上皮，在鳞状带（又称为肛门梳）被覆非角化鳞状上皮[1-4]。移行带（也称为中间带或泄殖腔带）位于两者之间，大约相当于齿状线的位置。移行带这个环形区域宽 0.3～1.1 cm，带有光泽，具有皱襞，并因有肛乳头存在而不连续[1-4]。移行上皮由 4～9 层细胞组成，自基底的小的基底细胞移行为上部柱状、

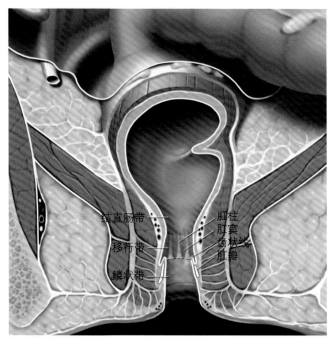

图 18.1　正常的肛门结构示意图（From Lamps LW, et al. *Diagnostic Pathology: Normal Histology*. Salt Lake City, UT: Amirsys; 2014）

结直肠带
移行带
鳞状带
肛柱
肛窦
齿状线
肛瓣

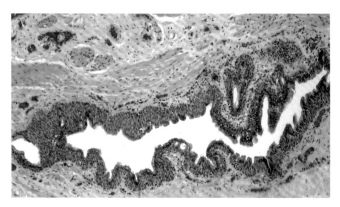

图 18.2　正常肛门腺导管被覆移行上皮，纵行穿过肌壁

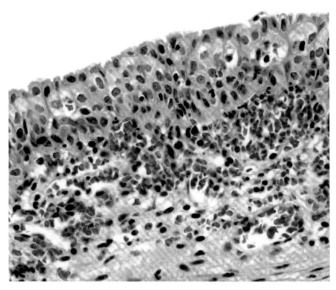

图 18.3　肛管正常移行带黏膜。组织学上，复层上皮有些类似于膀胱上皮或不成熟的鳞状上皮

孔和髂内淋巴结。

肛门的胚胎发育缺陷

　　肛门直肠畸形（**anorectal malformation**）的发生率为 1/3 000 ~ 1/5 000 新生儿，包括一组直肠和肛门的先天性异常[14-15]。它们常伴有其他异常，包括心血管、肌肉骨骼、脊柱和其他胃肠道缺陷[14]。肛门直肠畸形已有几种分类系统，但大多数还是根据它们与直肠袋和肛提肌中的耻骨直肠肌的关系进行分类，主要分为三种[14-16]。①**高位或肛提肌上畸形（ high or supralevator anomaly ）**（40%），包括直肠闭锁、肛门直肠发育不全和泄殖腔畸形；常常因为严重的梗阻、伴有其他先天性异常以及盆腔肌肉神经支配缺陷而预后不良，直肠膀胱瘘、直肠尿道瘘或直肠阴道瘘经常形成。②**低位或肛提肌间畸形（ low or translevator anomaly ）**（40%），包括（会阴、前庭或外阴）肛门异位、肛门狭窄和肛门不通（覆盖）；这些异常很少引起严重的梗阻；盆腔肌肉神经支配正常，很少伴有其他异常；可有瘘管，也可以没有。③**中间型畸形（ intermediate anomaly ）**比较少见（15%），包括肛门发育不全、肛门直肠狭窄和肛门直肠膜。其他各种类型的异常非常罕见（5%），包括**会阴沟（ perineal groove ）**和**肛门膜状闭锁（ persistent anal membrane ）**。

　　影像学检查，包括 X 线平片、超声、MRI 和排泄性膀胱尿道造影（ VCUG ）（如果怀疑尿道生殖道异常），对于正确诊断和恰当治疗肛门直肠异常非常重要。1980 年，引入后矢状入路手术后，大大改变了修复这些缺陷的外科手术方式，可以在直视下修复这些复杂的先天缺陷[5-16]。手术失败会导致失禁、性功能丧失、狭窄和肠梗阻，最后可能需要进行永久性的结肠造口术。

　　立方形或多角形的表面细胞，显微镜下类似于膀胱上皮或不成熟的鳞状上皮（图 18.3）[1-3]。移行带可以出现成熟的鳞状上皮、腺上皮和单纯柱状上皮。有些人缺乏移行上皮，由腺上皮突然转变为鳞状上皮黏膜。如前所述，移行带表达 CK7 和 CK19，但不表达 CK20[10-11]。上皮的基底层有时可见散在的神经内分泌细胞[12]。黑色素细胞在肛门的鳞状上皮带比在移行带更常见，这两个位置都可以发生痣[13]。

　　肛管的血液供应来自上、中和下直肠动脉。个别特殊的血管具有特征性的复杂卷曲结构，称为肛血管球，由这些结构形成的网状结构称为直肠海绵体[1]。肛门肌肉系统的两个最重要的成分是肛门内括约肌（直肠环状肌层的延续）和肛门外括约肌（复杂的三环结构）[1-2,4]。肛管下部（齿状线以下）和肛门皮肤淋巴引流至腹股沟浅表淋巴结；肛管上部淋巴引流范围较广，包括下腹、闭

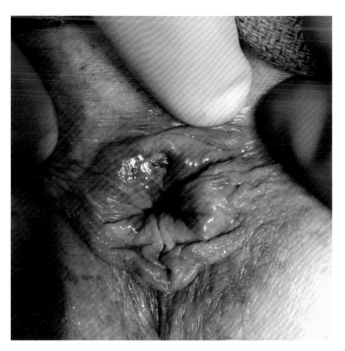

图 18.4　后正中线的肛裂（Courtesy of Dr. Jason Mizell.）

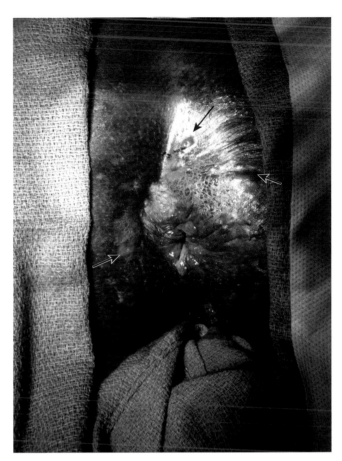

图 18.5　克罗恩病患者的多发肛瘘管（箭头所示）（Courtesy of Dr. Jason Mizell.）

炎症性和非肿瘤性疾病

肛裂

　　肛裂（anal fissure）是覆盖在肛门内括约肌上的肛管黏膜组织的线状撕裂（图 18.4）[17-18]。大约 90% 的肛裂见于括约肌分支处的后正中线上方，括约肌在此分支环绕直肠。多种原因可导致肛裂的形成，包括便秘、慢性腹泻、分娩或其他损伤以及压力相关性肛门括约肌紧张。这些原因通常呈慢性经过，或多年反复痊愈和加重。它们的治疗选择包括软化大便、局部用药和括约肌切开术[18]。显微镜下，它们的表现无特异性，表现为急性和慢性炎症伴溃疡、肉芽组织、纤维化和反应性上皮改变。

肛瘘

　　肛瘘（anal fistulae）为异常的炎症性管道，有两个或更多的内口通向肛管[19-20]。肛瘘管可以通向皮肤，也可以在肛周软组织和（或）肌肉组织中形成盲端（图 18.5）。根据解剖关系可以将肛瘘分为五种类型[21]。肛瘘管壁由急性和慢性炎症以及肉芽组织组成，但瘘管的两端可能有上皮长入（有时出现增生和反应性上皮变化）。也可以有纤维化、异物巨细胞反应和脓肿形成[19]。尽管有些小瘘管可能会自愈，但大部分肛瘘仍需要手术治疗，有几种手术方式既能治愈瘘管又能保留排便功能[20,22]。

　　大多数肛瘘是由于肛门隐窝受外伤或感染引起的继发肛门括约肌间感染／脓肿所致[19-20]，它们具有如前所述的非特异性显微镜下表现。肛瘘也可以与其他多种原因相关，包括创伤、放射、肿瘤和克罗恩病[23]。因此，对于取自肛瘘的组织进行显微镜检查非常重要。克罗恩病

引起的肛瘘常常复杂，无痛，边缘不规则，几乎没有硬结形成。非干酪性肉芽肿的存在可以提示克罗恩病的诊断，但重要的是不要将此与异物反应性病灶混淆，后者有时可见于非特异性瘘管。肛瘘也可以是感染的表现，例如结核病[24-25]和放线菌病[26]。在伦敦 St. Mark 医院，在过去 50 年间，由结核病导致的肛瘘的发生率已从 16% 下降到 1% 以下[24]。这些患者几乎均存在肺结核的放射影像学证据，这也很好地反映了工业化国家结核病的整体的下降趋势。

肛乳头肥大、纤维上皮性息肉和皮赘

　　肛乳头可因水肿、炎症和纤维化而增大并呈息肉样突入肛管。它们的外观类似于皮肤的纤维上皮性息肉、皮赘和软垂疣，很多人认为这些病变本质上是相同的。在临床检查时它们常被误认为是痔。

　　显微镜下，这些良性病变被覆鳞状上皮，并具有由水肿和炎症性、有时候玻璃样变的纤维血管间质组成的轴心（图 18.6）[27-29]。偶尔，这些病变内可见非典型性间质细胞，胞核大和（或）多核，胞质有星状突起[30-31]。免疫组织化学染色，这些细胞 CD34 染色呈阳性[29]。血管玻璃样变是一种常见的伴随改变，但缺乏痔的特征性的

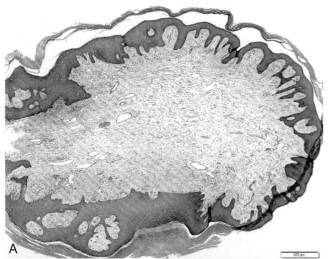

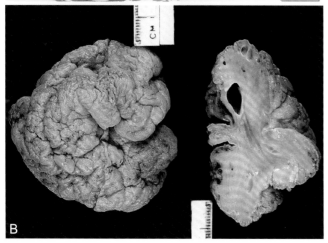

图 18.6　**A**，纤维上皮性息肉、皮赘和肛乳头肥大本质上基本相同，均由水肿的炎性纤维血管间质轴心和表面被覆鳞状上皮构成（Courtesy of Dr. Sara Shalin.）。**B**，这类病变可以非常巨大

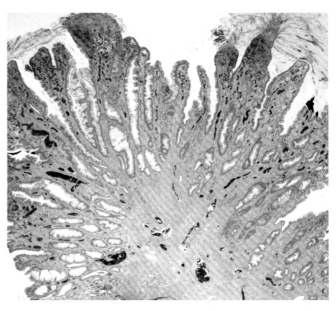

图 18.7　炎性泄殖腔源性息肉，具有垂直插入的纤维肌性增生、显著的固有层毛细血管和绒毛状外观，伴有表面黏膜糜烂和纤维脓性渗出物（Courtesy of Dr. Rhonda Yantiss.）

黏膜下血管扩张[29]。肛乳头肥大可伴有慢性肛门溃疡，后者通常呈卵圆形并延伸到肌层。溃疡上方为肥大的肛乳头，肛乳头的后方为感染的肛隐窝。肛门溃疡具有非特异性的显微镜下表现，周围有慢性水肿和纤维化。

炎性泄殖腔源性息肉

　　炎性泄殖腔源性息肉（inflammatory cloacogenic polyp）是发生于大肠的黏膜脱垂性息肉[32-34]。患者通常表现为肛门直肠出血，临床上易被误诊为痔[33-35]。虽然主要发生在成人，但它们也可以发生在儿童，注意不要与发生在儿童的错构瘤性息肉混淆[36]。

　　炎性泄殖腔源性息肉通常表现为肛门直肠前壁的单发性 1 ~ 2 cm 息肉样肿块。这些息肉组织学上依其发病部位可以被覆结直肠腺上皮、肛门复层鳞状上皮、移行带上皮或混合型上皮。炎性泄殖腔源性息肉的表面上皮通常呈明显的绒毛状形态（图 18.7），低倍镜下类似于绒毛状腺瘤[33,35]；但炎性泄殖腔源性息肉缺乏细胞异型性。

　　与其他脱垂性息肉相似，炎性泄殖腔源性息肉具有间质的玻璃样变和显著的毛细血管；可见增厚的、排列紊乱的黏膜肌垂直插入固有层；可见拉长的不规则隐窝，偶尔延伸至黏膜下层；可见表面糜烂[35]。

痔

　　痔（hemorrhoid）（图 18.8）是直肠静脉丛扩张的结果。痔分为外痔（源自齿状线下的直肠外 / 下静脉丛，被覆皮肤或鳞状上皮黏膜）和内痔（源自齿状线上的直肠上静脉丛，被覆直肠和移行带黏膜）[37-39]。患者表现为便血、瘙痒和肛门直肠疼痛。

　　单纯的体位因素即可引发直肠静脉丛中的血流淤滞，由于年龄和肛门垫脱垂导致的周围结缔组织的破坏则可加速痔的形成[38]。然而，一些可导致静脉内压力升高的状况和疾病也可以引起直肠静脉充血，因此，痔的出现可能是提示存在一些其他状况和疾病，例如慢性便秘、妊娠或肿瘤。区分门静脉高压引起的痔和真正的直肠静脉曲张非常重要，因为治疗可能完全不同[40]。事实上，门静脉高压和静脉曲张并不增加痔的发病率[39]。治疗选择包括保守治疗，例如，饮食调整，局部镇痛 / 抗炎药物。一些患者需要更激进的治疗，包括硬化注射治疗、橡皮筋结扎或手术切除[39]。

　　组织学上，痔的特征为：扩张的黏膜下血管，血管壁或薄或厚，可以伴有血栓形成、出血和再通（图18.9）。在外痔，血栓形成常见，这些血栓的机化和再通可导致明显的乳头状血管内皮增生，这种改变可能会被过诊断为血管肉瘤[41]。事实上，Pierre Masson 最初描述

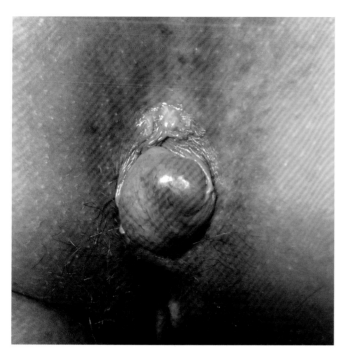

图 18.8　突出肛门外的大的外痔（Courtesy of Dr. Jason Mizell.）。充盈的血管清晰可见

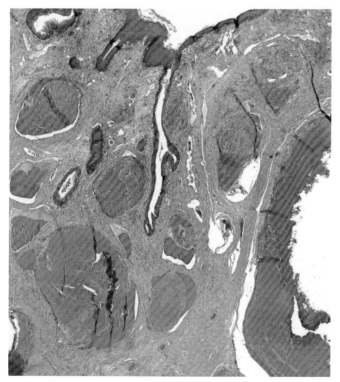

图 18.9　伴有明显扩张的黏膜下血管的痔，含有较多血栓。被覆鳞状上皮和移行上皮

的这种病变就是发生在痔的血管中。在痔中，炎症、表面溃疡和脱垂相关的改变也常见 [37,42]。

在临床上诊断为痔而送检的组织中，显微镜下检查偶尔可见到意想不到病变，例如，感染、鳞状上皮内

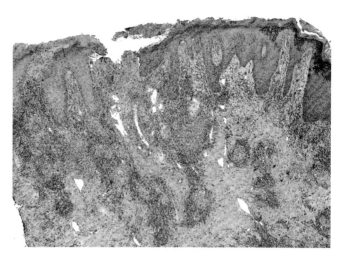

图 18.10　肛周克罗恩病，可见非干酪性上皮样肉芽肿，伴有散在分布的多核巨细胞，以及相关的慢性炎症、纤维化和鳞状上皮溃疡

病变（squamous intraepithelial lesion, SIL）和鳞状细胞癌（squamous cell carcinoma, SCC），甚至是痣和恶性黑色素瘤 [43-45]。恶性黑色素瘤有时因临床上呈息肉状并呈暗褐色而被误诊为血栓性痔。所有痔切除标本是否都需要进行组织学检查仍有争议（本文作者提倡这么做）。不过，大多数作者至少同意，对于有过肛门直肠感染或有恶性肿瘤病史的高危患者以及痔大体检查异常的患者，其痔切除标应当送组织学检查 [43-45]。

克罗恩病

据报道，10% ~ 80% 的克罗恩病（Crohn disease）患者有肛周受累；报道中肛周受累的差异被认为是由对"肛周疾病"的定义、随访时间以及患者的构成不同导致的 [23]。克罗恩病的肛门表现多种多样，包括狭窄、肛裂、肛瘘、溃疡、脓肿和皮赘。下消化道受累的患者比上消化道受累的患者更易有肛周表现 [46]。克罗恩病继发肛门癌的风险仍有争议，但病程长和（或）有严重肛周疾病的患者发生肛门癌的风险轻度增加 [47-48]。克罗恩病肛周受累的组织学表现没有特异性，包括非干酪性上皮样肉芽肿（图 18.10），伴有慢性炎症、纤维化和多核巨细胞反应 [49-50]。被覆的皮肤和黏膜常见溃疡。克罗恩病肛周受累的鉴别诊断很广泛，必须考虑肉芽肿性感染，例如结核以及化脓性汗腺炎和结节病等疾病。如果患者没有已知的克罗恩病病史，诊断则可能尤其具有挑战性。

累及肛门的感染性疾病

累及肛门的感染性疾病的种类很多，其中许多是性传播性疾病。**腹股沟肉芽肿**（granuloma inguinale）[又称为**杜诺凡病**（donovanosis）]是由肉芽肿荚膜杆菌（Calymmatobacterium granulomatis）导致的，主要发生在热带地区。许多病例通过性传播，但不限于性传播。生

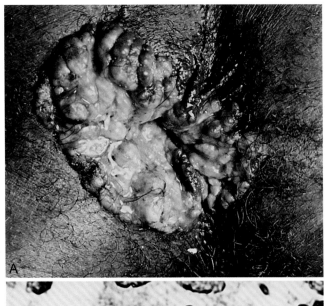

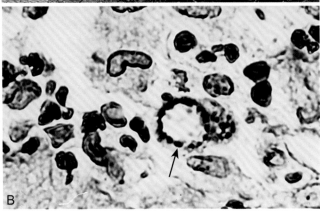

图 18.11　**A**，腹股沟肉芽肿，临床上类似于癌。**B**，腹股沟肉芽肿患者的巨噬细胞胞质内有 Donovan 小体（箭头所示）（Warthin-Starry 染色）

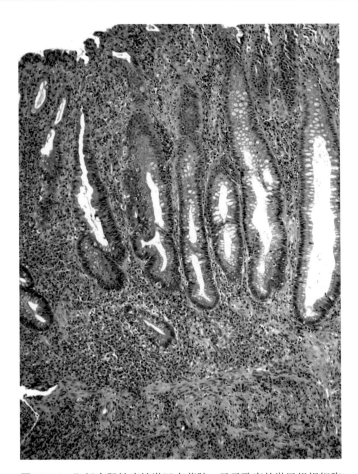

图 18.12　肛门直肠性病性淋巴肉芽肿，显示致密的淋巴组织细胞浸润伴显著的浆细胞，类似于慢性特发性炎症性肠病（Courtesy of Dr. Rhonda Yantiss.）

殖器和腹股沟区域是最常受累的部位，但大约 7% 的病例也有肛门受累（图 18.11）[51]。腹股沟肉芽肿患者表现为坏死性溃疡渐进性增大，临床上可能会被误诊为 SCC[51-52]。除此以外，偶尔，长期的腹股沟肉芽肿可以合并 SCC[53]。如果在活检标本 Warthin-Starry 或 Giemsa 染色切片中发现 Donovan 小体则可以明确诊断。否则，组织学没有特异性表现，包括主要有由巨噬细胞（含有 Donovan 小体）组成的混合性炎性细胞浸润，伴有不同数量的中性粒细胞和淋巴单核细胞[52]。陈旧性病变可能主要由肉芽组织组成。

　　性病性淋巴肉芽肿（lymphogranuloma venereum，**LGV**）是由沙眼衣原体引起的性传播性疾病，发病率有上升趋势，特别是在肛交人群中[54]。临床上，肛门直肠 LGV 表现为：溃疡伴有淋巴结肿大，发热，出血，以及肛门疼痛[55]。显微镜下，LGV 的主要改变是：致密的淋巴组织细胞浸润伴显著的浆细胞（图 18.12），有相关的淋巴细胞聚集，且可能伴有神经瘤样增生和广泛的透壁性纤维化，偶尔可见肉芽肿[55-56]。这些组织学改变很容易被误诊为慢性特发性炎症性肠病。与克罗恩病和溃疡

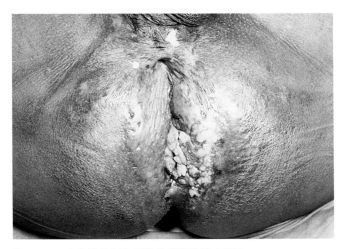

图 18.13　合并鳞状细胞癌的性病性淋巴肉芽肿

性结肠炎不同，LGV 只有轻中度急性炎症，而缺乏典型的慢性炎症改变（基底浆细胞增多、结构变形和潘氏细胞化生）（详见第 17 章）[55]。LGV 病程长者可以发生脓肿、狭窄和肛瘘。偶尔，这些病变可以伴发 SCC（图 18.13），但 LGV 是否是 SCC 的危险因素尚不清楚，特别是许多 LGV 患者通常混杂有其他的危险因素。培养、核苷酸探

针和血清学检查是重要的辅助诊断方法。

除了本节已讨论的内容，免疫抑制患者（特别是HIV感染患者）的肛门部位可以发生各种炎症性疾病。除了这一节中已经列出的一些疾病，还有淋病、梅毒以及单纯疱疹病毒和巨细胞病毒感染[57-59]。人乳头状瘤病毒（human papillomavirus，HPV）相关的病变在下文讨论。

肛门的肿瘤和前驱病变
鳞状上皮内肿瘤（包括尖锐湿疣）

与女性生殖道鳞状上皮内肿瘤相比，肛门鳞状上皮内肿瘤相对并不常见，但其发病率呈上升趋势，特别是在有肛交行为的男性同性恋者和（或）HIV阳性者中[60-61]。不过，由于有生殖道HPV相关性疾病的患者发生肛门肿瘤的风险高，总体上仍以女性肛门鳞状上皮内肿瘤患者稍多见[62]。许多机构已经应用高分辨率肛门镜结合巴氏涂片在高危人群中进行筛查[63]。有关HPV及其与鳞状上皮异型增生和恶性病变关系的内容见第32章子宫颈部分。

HPV相关性肛门鳞状上皮病变的命名过去比较混乱，没有标准，包括开始用于子宫颈细胞学（巴氏涂片）和随后用于子宫颈活检中的命名以及皮肤SCC的命名都曾用于肛门生殖道（anogenital）黏膜。2012年，美国病理医师协会（the College of American Pathologists，CAP）和美国阴道镜和子宫颈病理协会（the American Society for Colposcopy and Cervical Pathology，ASCCP）发起的一个项目推荐了肛门生殖道鳞状上皮病变标准化术语[64-65]。CAP-ASCCP肛门下生殖道鳞状上皮病变诊断术语（Lower Anogenital Squamous Terminology，LAST）项目推荐了将肛门鳞状上皮异型增生分为低级别和高级别的两级分法。

低级别鳞状上皮内病变（low-grade squamous intraepithelial lesion，LGSIL）通常（但不总是）与低危型HPV（例如HPV 6和11型）感染相关，与高危型HPV相比进展为恶性的风险较低。高级别鳞状上皮内病变（high-grade squamous intraepithelial lesion，HGSIL）和浸润性鳞状细胞癌通常与高危型HPV相关，例如HPV 16和18型[66-67]。尽管这些基因型间的关联通常存在，但也有些LGSIL也可以与高危型HPV相关，而有些HGSIL反而可能携带低危型HPV[68]。此外，许多HIV阳性患者可以感染多种基因型的HPV[67]。虽然复发常见，真正由HGSIL进展为肛门SCC的概率仍有争议，主要由于高级别病变通常已被切除或予以消融了。然而，免疫抑制患者伴有多发性病灶进展的风险最大[69]。同样，目前认为，LGSIL可以进展为HGSIL，特别是HIV阳性患者[70]。

尽管推荐使用新的命名，LAST项目命名系统仍保留了旧的术语"肛门上皮内肿瘤（anal intraepithelial neoplasia，AIN）"和"肛周上皮内肿瘤（perianal intraepithelial neoplasia，PAIN）"[64]。AIN用于肛管自身的鳞状上皮黏膜病变，而PAIN用于累及肛缘5cm以内肛周皮肤的病变。这些旧的术语反映了鳞状上皮异型增生被分为了三个级别（AIN 1、2和3）。按照现在的标准，LGSIL包括AIN 1级，而HGSIL包括AIN 2级和

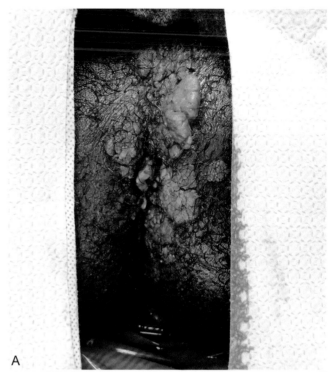

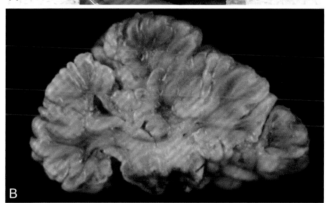

图18.14　**A**，这位HIV阳性患者患有多发性尖锐湿疣伴SCC。**B**，肛门尖锐湿疣的切面，可见典型的乳头状、菜花样外观（**A**，Courtesy of Dr. Rhonda Yantiss；**B**，Courtesy of Dr. George F. Gray, Jr.）

AIN 3级。病理报告中肛门鳞状上皮病变应采用LGSIL和HGSIL进行报告，但可以进一步在括号内标注P/AIN分级［例如"LGSIL（AIN 1）"］。HGSIL（AIN 3）包括"肛门Bowen病"这个术语，后者不宜继续使用。

过去，大体上可见的病变伴有显微镜下挖空细胞和鳞状上皮增生或棘皮病曾被称为"尖锐湿疣"，这大概是最常见和最熟悉的HPV相关性肛门直肠病变。这个术语临床上常用并被认为与肛门生殖道疣同义。根据LAST标准，这些病变通常具有低级别的异型增生，因此，被归入LGSIL。患者常因出血、疼痛和瘙痒就诊。尖锐湿疣通常表现为肉色、粉红色/白色乳头状或"菜花样"肿块（图18.14），可以单发或多发[71]。它们常成簇出现，覆盖皮肤或黏膜的大片区域。除了尖锐湿疣，肛门的鳞状上皮病变临床上也可以表现为白色、色素性或红斑区域，也可以表现为丘疹或鳞屑斑块；多中心性也很常见。虽然肛管是SIL的好发部位，病变也可以发生在肛周皮肤。类似于在子宫颈，醋酸染色可以突显病变。

HPV 感染和 AIN 的形态学改变可以发生在（局限于）尖锐湿疣，或发生在平坦的黏膜中 [71]。LGSIL/（P）AIN 1 级的特征是基底 1/3 层鳞状上皮异型增生和失成熟，而在 HGSIL，这些异常的非典型 / 异型增生累及下 2/3 层（P/AIN 2）或全层（P/AIN 3 或称"原位癌"）[64-65]。其组织学特征大多数与 HPV 感染相关，特别是在 LGSIL，表现为挖空细胞改变（图 18.15）。挖空细胞的特征包括：核皱缩或"葡萄干样"表现；核周透明区或空晕轮廓清

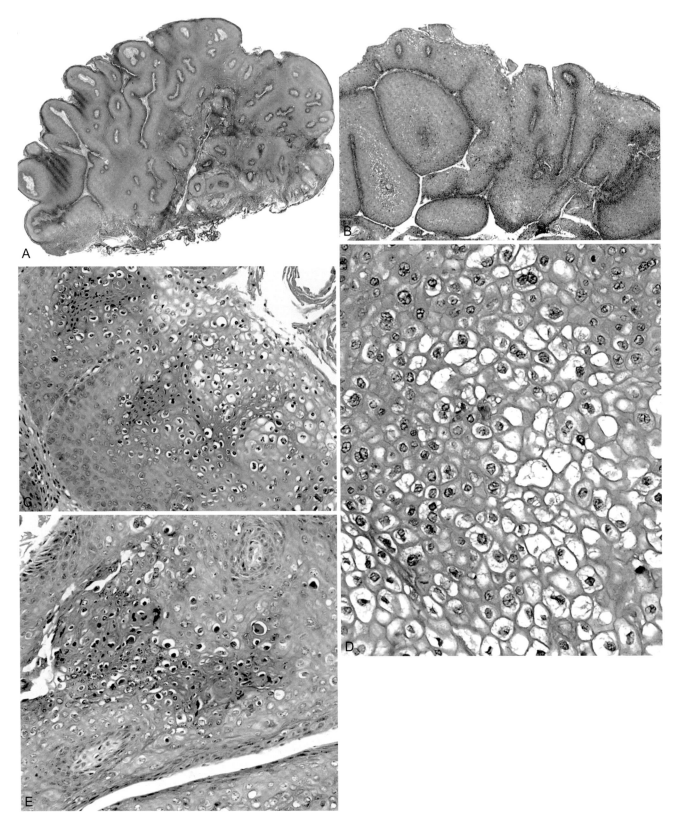

图 18.15　**A** 和 **B**，肛门尖锐湿疣的低倍镜观。**C** 和 **D**，挖空细胞的特征，包括皱缩的核轮廓、轮廓清楚的核周空晕和双核。**E**，常可见角化不良的角质化细胞

楚；以及部分有双核。角化不全的角化细胞也常见。但挖空细胞并不是总会出现在 HPV 相关病变中[71]。在 HGSIL 中，异型细胞的特征包括：核膜不规则，核染色深、增大和多形性（图 18.16）。在黏膜上 1/3 层常能看到非典型角化不全和核分裂象。

高危型 HPV 感染有 p16 表达（一种肿瘤抑制基因产物，HPV 感染的一个替代标志物）上调，并伴有细胞增殖加快。HGSIL 通常显示弥漫的、片块状的 p16 过表达（图 18.17），而 LGSIL 和反应性病变 p16 不表达或呈弱的、斑片状表达[72-74]。LGSIL 和 HGSIL 通常可见 Ki-67 染色异常，即在上皮的上 2/3 层出现核阳性。

一些研究者采用类似于外阴上皮内肿瘤的标准（显著的基底非典型，伴有嗜酸性胞质和保留鳞状上皮成熟分化），将 SIL 分为 bowen 样型（更常见，与之前讨论的传统型 SIL 同义）和分化型（或单纯型）（图 18.18）[75]。尽管这两种类型的 SIL 均表达 14-3-3σ（一种 p53 调节的 G2/M 期抑制剂），但传统型显示 p16 染色呈强而弥漫的阳性，p53 染色呈阴性；而分化型显示基底 p53 染色阳性增加，p16 染色呈阴性。不论是从诊断的角度还是从提示不同类型的 SIL 的发病机制不同的角度，这些数据都很有意思。

肛门的很多反应性病变可以类似 SIL。糖原化的鳞状上皮细胞可以类似挖空细胞，炎症性鳞状上皮黏膜和皮

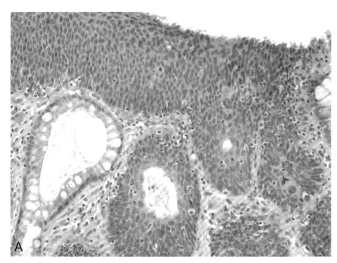

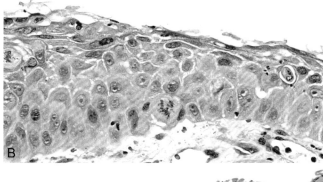

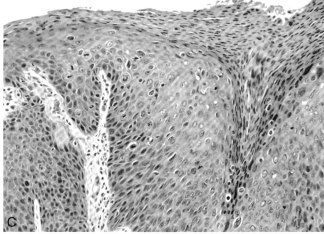

图 18.16　**具有全层核异型的高级别 SIL（AIN 2/3）。A**，此处可见移行带核密度明显增加，失去成熟分化。**B**，可见异型性细胞核膜不规则以及核深染、增大和多形性；核分裂象也明显增多，包括在基底层以上出现非典型核分裂象。**C**，表面的非典型角化不全常见（Courtesy of Dr. Keith Lai.）

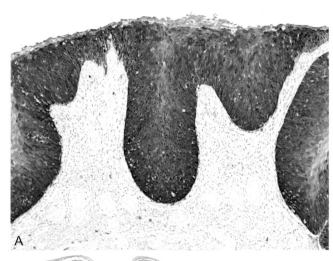

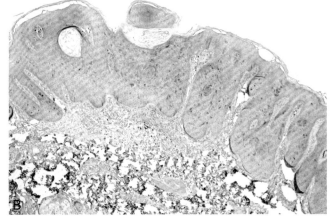

图 18.17　**A**，1 例肛门 HGSIL 病例的 p16 染色切片，呈弥漫的、"片块状"。**B**，相反，LGSIL 和反应性病变通常 p16 染色通常呈阴性或弱的、斑片状着色（**A**，Courtesy of Dr. Keith Lai.）

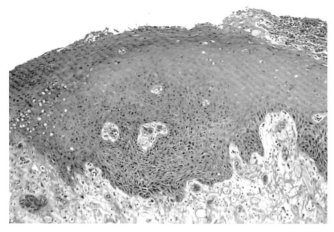

图 18.18 分化型（或单纯型）SIL，显示显著的基底异型性，伴有嗜酸性胞质和鳞状成熟分化保留，类似于外阴 SIL（Courtesy of Drs. Keith Lai and Brad Fogel.）

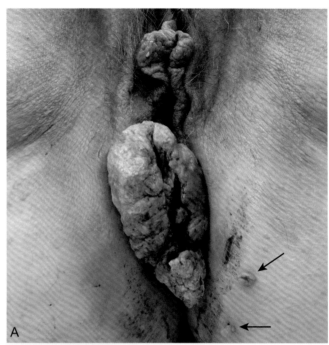

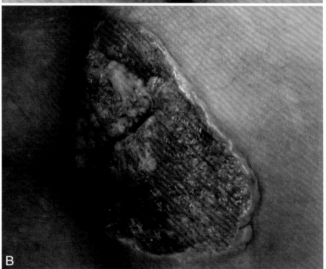

图 18.19 **A**，此例肛管的鳞状细胞癌（SCC）具有疣状外观，并通过肛门口外突。注意相邻的小尖锐湿疣（箭头所示）。**B**，此例溃疡型 SCC 边缘卷曲并延伸至肛周皮肤（**A**, Courtesy of Dr. Jason Mizell; **B**, Courtesy of Dr. Jason Mizell.）

肤可能也有类似异型增生的反应性非典型性。最后，如前所述，肛门移行区被覆复层移行上皮可以伴有鳞状上皮化生。这些变化可以非常类似 HGSIL，特别是存在反应性改变时。如前面讨论的，p16 和 Ki-67 免疫组织化学染色可以帮助鉴别真正的鳞状上皮异型增生和反应性非典型增生。同样，CK7 在移行区黏膜呈阳性而在 HGSIL 呈阴性可以帮助鉴别。

鳞状细胞癌

概述和临床特征

鳞状细胞癌（squamous cell carcinoma, SCC）是肛门最常见的原发性肿瘤，尽管其在大肠癌中的占比不到 5%。肛门癌的发病率在男女两性均在增加[76]。尽管过去女性患者的数量大于男性患者，但近几年两性的发病率开始接近，现在已基本相等[77]。临床上，肛门癌表现为出血、肛门疼痛（比直肠癌常见）、肿块和瘙痒。遗憾的是，肛门癌常因症状和体征而被误认为是良性疾病（例如痔）而延迟确诊。有相当一部分肛门癌患者没有症状。

有强有力的证据证明，性传播性 HPV 感染是肛门癌的一个重要病因（见前文），80%~90% 的肛门 SCC 与HPV 感染有关[78-79]。HPV 16 是大多数肛门 SCC 病例的主要 HPV 型，其次是 HPV 18 型[79]。特别是已经发现，SCC 和肛交、多个性伴侣之间强相关。肛门癌和吸烟之间也有统计学相关性[60]。

在几种主要的肛门 SCC 形态学类型之间，HPV 阳性率并没有统计学差异[78,80]。相反，肿瘤细胞中 HPV 的存在与细胞增殖率和非整倍体显著相关[81]。在一些情况下，肛门 SCC 的发生与诸如克罗恩病[82] 或其他免疫抑制疾病的其他疾病相关[83]。HPV 阴性的 SCC 患者的预后比HPV 阳性的 SCC 患者更差（更短的无病生存期）[84]。

病理特征

传统的肛管 SCC 大多数起源自齿状线远端。大体上，早期病变通常小、可活动，有时候呈疣状外观（图18.19）。它们可以向上生长进入直肠，在这种情况下，其大体表现与直肠原发性腺癌难以鉴别；它们也可以向外生长进入肛门组织[85-86]。肛周皮肤累及可以是表浅的，仅表现为表面的溃疡和边缘轻微隆起。这种病变可能被误认为是炎症性疾病。在另一些情况下，可以看到一个比较深的溃疡性肿物，伴有卷起的边缘，或一个巨大的蕈伞型肿物（偶尔可以突出肛门口）。向上局部延伸的肿瘤可能会潜伏于被顶起的表面上皮下方，在较高的部位形成溃疡。需要注意，齿状线上的肿瘤在外部查体时可能看不见，并且 SCC 的基底样变异型常源自齿状线近端。淋巴结肿大可能是患者初次就诊的原因，提示有区域淋巴结转移。

肛门 SCC 的组织学形态多样，而且近年来命名上的变化很大。传统上，这些肿瘤被归入鳞状细胞（表皮样）癌[87-88]。后续有人提出，肛管区的癌有两种不同类型：① SCC，与皮肤其他部位的鳞状细胞癌相同；②泄殖腔（又称为移行上皮或基底样）源性癌，推测来源于这个部位的移行上皮，在光镜和电镜水平上均能重现移行上皮的特征[89-90]。现在认为，这两种癌（以及后面讨论的其他类型的绝大部分）都是 SCC 的变异型，在实际工作中区别这两种肿瘤类型不仅困难，而且从治疗和预后角度看也没有必要[91]。

传统的角化型 SCC（图 18.20）的特征为浸润性恶性鳞状细胞巢团，与身体其他部位的 SCC 类似。可以出现角化涡或"角化珠"，伴有细胞间桥和不同程度的坏死。这种类型的 SCC 常在鳞状上皮异型增生背景中发现。与其他传统的 SCC 相同，其有高至低的不同分化程度。

非角化型 SCC（如前讨论，过去通常也称为基底样或泄殖腔源性癌）由不规则的、成角的或梁状巢团的嗜碱性细胞组成，胞质较少，周围呈栅栏状排列（图 18.21）。鳞状上皮巢可以存在但缺乏角化[86,91]。这种类型的癌可能类似于起源于肛周皮肤的基底细胞癌，以及较少发生在这个部位的神经内分泌癌（见下文）。与真正的皮肤基底细胞癌相比，非角化型（基底样）SCC 有更多的细胞多形性，常有更易识别的鳞状细胞分化成分。

有些肛门 SCC 含有黏液微囊肿；这些 SCC 也被称为黏液表皮样、腺样囊性型或微囊性 SCC（图 18.22）[91-92]。有人提出这种形态学变异型的预后更差，但他们得出这种结论的研究病例的数量有限[93]。这种变异型需要与真正的涎腺型腺样囊性癌鉴别，两者在免疫组织化学水平可以区分[92]。

肛门鳞状细胞癌的其他变异型

疣状 SCC（verrucous SCC）表现为息肉样肿瘤，大体上类似于尖锐湿疣，临床上容易辨认。事实上，这类病变过去被称为 Buschke-Löwenstein 巨大尖锐湿疣，这反映出巨大尖锐湿疣和疣状癌鉴别的困难程度。尽管它们都与 HPV 相关，但病毒感染和异型增生的形态特征组织学上通常都难以发现，增加了此型恶性病变的鉴别诊断难度[91]。疣状 SCC 的分化好，常有广泛的和良好的表面分化成熟。鉴于这些原因，表面活检可能仅取到呈良性表现的角化过度上皮，以至做出良性的诊断（特别是在表面活检组织），这与其临床巨大的、令人担忧的外观不符。这些肿瘤呈推挤性（图 18.23）而非浸润性的浸润模式，但疣状 SCC 是侵袭性肿瘤，可以侵犯局部组织、有时累及盆腔的深部软组织。有证据显示，与传统的 SCC 相比，这些具有欺骗性的高分化癌与低危型 HPV 更相关[91]。这些病变形态学上与女性下生殖道和其他部位的 SCC 相似（见第 32 章子宫颈）。大多数疣状 SCC 有局部侵袭性但并不转移。

梭形细胞（肉瘤样）癌[spindle cell (sarcomatoid) carcinoma]在肛门比在上消化道少见得多，但确有发生[94]。曾有 1 例呈神经内分泌和横纹肌母细胞特征的病例报道[95]。其他 SCC 是伴有大量嗜酸性粒细胞浸润的 SCC[96]，这种特征与见于其他黏膜部位的癌类似，特别是鳞状细胞癌。

免疫组织化学和分子遗传学特征

免疫组织化学方面，大多数肛门 SCC 表达角蛋白 4、5/6、13、17、18 和 19，少数表达角蛋白 1、7 和 10[97-98]。大多数肛门 SCC 也表达 p63 和 SOX2（一种 HMG 盒胚胎干细胞转录因子）[99-100]。

HPV 感染在大多数病例是起始事件，但单纯 HPV 感染并不足以使疾病进展为恶性。HPV DNA 整合入宿主的染色体（随后表达几种癌蛋白）似乎是 SIL 向恶性转化的关键步骤[100]。11q 的杂合性缺失在肛门癌常见，与宫颈癌的发病机制类似，尽管做过详尽研究的病例有限[100]。其他几种染色体的杂合性缺失已有报道[100]，其向浸润性癌进展可能需要其他分子改变，例如，5q（APC）、17p（TP53）和 18q（DCC）的等位基因缺失[100]。HIV 阳性患者从 AIN 向浸润性癌进展的速度更快，HPV 导致的基因组不稳定（例如微卫星不稳定）可能起着重要的作用。染色体不稳定（例如前面描述的杂合性缺失）在 HIV 阳性的肛门 SCC 患者中更少见[100]。DNA 甲基化异常在 HGSIL 和肛门癌中也经常发生（>70%），而甲基化在 LGSIL 和正常黏膜中未发现[101]。

扩散和转移

至于淋巴结转移，齿状线以上的癌转移至盆腔、直肠周和主动脉旁/椎旁淋巴结，而齿状线远端的癌通常转移至腹股沟淋巴结。转移至直肠旁淋巴结分期为 N1（AJCC 第 7 版），转移至单侧髂内淋巴结和（或）腹股沟淋巴结分期为 N2，转移至直肠旁和腹股沟淋巴结和（或）双侧髂内和（或）腹股沟淋巴结分期为 N3。就诊时 30%~40% 的病例已出现淋巴结转移，而全身转移比较少见（5%~8% 的患者）。

治疗

治疗的主要目标是：最好在保留肛门的功能的同时，通过局部切除治愈疾病。直到 20 世纪 80 年代中期，传统的肛门癌术式均为经腹会阴切除，有时加下腹部淋巴结清扫，在女性可以进行经阴道后切除。外科手术已不再是主要的治疗方法，但仍可以作为补救措施[102-103]。目

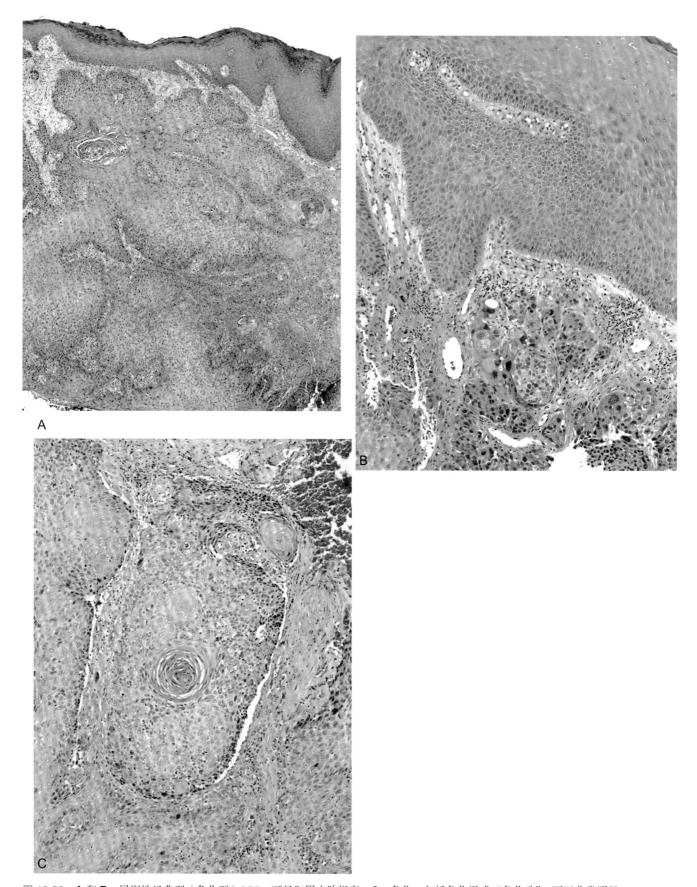

图 18.20　**A** 和 **B**，浸润性经典型（角化型）SCC，可见肛周皮肤损害。**C**，角化，包括角化涡或"角化珠"，可以非常明显

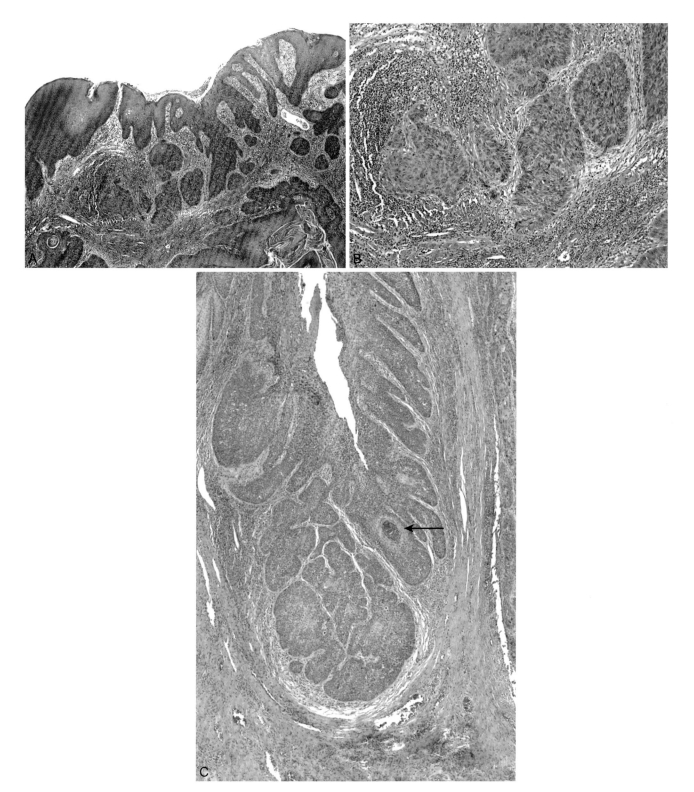

图 18.21 **A** 和 **B**，基底样（非角化型）SCC，特征为嗜碱性细胞组成的不规则实性细胞巢，周围细胞核呈栅栏状排列。**C**，有些病例局部有角化（箭头所示）

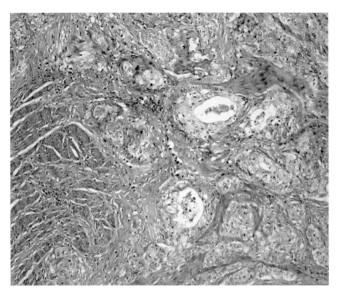

图 18.22　伴有黏液性微囊肿的 SCC 也被称为微囊性 SCC 或肛门黏液表皮样癌

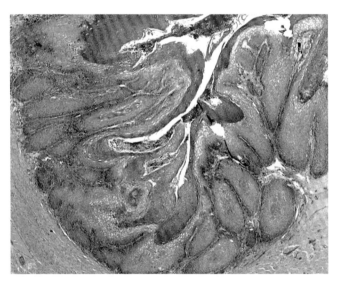

图 18.23　肛门的疣状癌具有推挤性而非浸润性的边界。注意，此肿瘤毗邻肛管壁肌肉

前，标准的治疗方法是放疗联合化疗，在 80% ~ 90% 的患者可以达到肿瘤完全消退，局部治疗失败率约为 15%[102-103]。总体上，联合放化疗后的 5 年无病生存率为 68%，总生存率为 58% ~ 67%，结肠造口术后的生存率为 85%[104]。有时对小的肛缘肿瘤（< 2.0 cm）采用局部切除治疗，如果切缘长度大于 0.5 cm，则这种治疗足矣[102]。

预后

肛管癌的预后与几个参数有关。

1. 患者的年龄、性别和种族。年龄大（≥ 65 岁）、男性和非裔美国人的预后较差[105]。

2. 肿瘤部位。虽然一直以来的文献结果尚有争议，目前的研究显示，齿状线以上的肿瘤的预后比齿状线以下的肿瘤更好[106]。

3. 肿瘤的大小和分期。预后很大程度取决于由浸润深度、淋巴结受累情况和有无远处转移决定的肿瘤分期[105]。

4. 组织学分级。如前所述，组织学亚型并不影响预后。分化差的肿瘤的生存期更短[105]。

5. HPV 出现情况。一些研究显示，HPV 阴性的 SCC 患者的预后比 HPV 阳性患者更差（无病生存期更短）[84]。

肛门腺 / 导管腺癌

腺癌累及肛管通常是直肠肿瘤向下生长所致，这是**原发性肛门腺癌（primary anal adenocarcinoma）**最主要的鉴别诊断。这类少见的肿瘤被认为是起源于肛门移行带的产黏液上皮细胞以及肛周腺体或导管的腺上皮细胞。其与 HPV 的关系尚有争议。这类肿瘤通常发生在老年人（60 ~ 70 岁），男性好发[107-109]。患者通常有臀部疼痛的肿块和（或）肛门黏液排出，许多患者还有便血[107,109]。这类肿瘤的侵袭性强，局部和远处复发风险均较高。其 5 年生存率为 30% 甚至更低[108]；预后与分期相关，其分期方法与肛门 SCC 的分期方法相似。

大体上，肛门腺癌来自肛门深部软组织（图 18.24A），肛管腔内生长少见。肛门腺癌可以突向肛门口或形成溃疡性肿物，可以累及鳞状上皮黏膜从而导致融合。原发性肛门腺 / 导管癌通常有两种生长模式[109-110]。一种是分化较好的浸润性病变，由小管或腺体组成，腔内容物很少；另一种呈黏液或 "胶状" 生长模式，恶性细胞呈簇状排列并有大量缺乏细胞的黏液池形成（图 18.24B 至 D）。后者可以表现为多发性瘘管，偶尔可以形成阴道囊肿[111]。肛门腺癌肿瘤细胞的 paget 样播散常见[109]。也有低分化的肛门腺癌伴有印戒细胞特征的报道，尽管其中部分可能是远端直肠的腺癌[112]。具有透明细胞的肛门腺癌罕见[113]，需要与转移到肛门的透明细胞肿瘤（例如肾细胞癌）鉴别[114]。肛门腺 / 导管腺癌通常 CK7 染色呈阳性，CK20 染色呈阴性，与通常直肠腺癌的 CK20 染色呈阳性、CK7 染色呈阴性相反。但也有罕见的肛门黏液腺癌病例 CK20 染色呈阳性的报道[109-110]。对肛门腺癌患者通常采取手术治疗，切除范围可能很广泛；也可以手术治疗联合化疗和放疗。

Paget 病

肛门区域的 **Paget 病（Paget disease）**是一种恶性腺上皮肿瘤，主要或全部位于上皮内，特征为含有黏液的恶性上皮细胞浸润。男性和女性都可受累，但女性更容易患病，通常中老年患者好发[115]。临床上，肛门区域的 Paget 病表现为位于齿状线和肛周皮肤之间的红斑、鳞屑或湿疹样外观的溃疡性病变（图 18.25A）。患者可因出血和（或）瘙痒就诊。

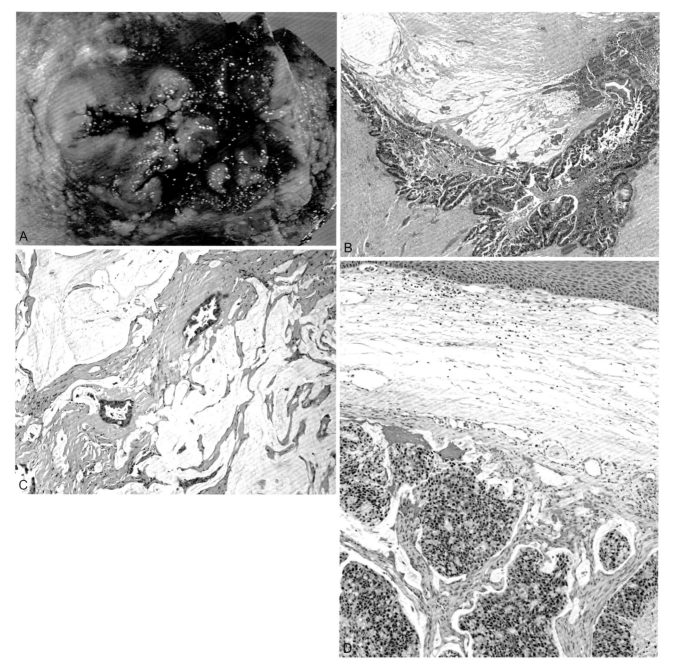

图 18.24　**A**，此例肛门导管腺癌有肛门周围软组织浸润，形成大肿块并逐渐破坏了表面被覆上皮。**B** 和 **C**，此例肛门导管腺癌的特征是深部的高分化腺体浸润，并伴有大量分割的黏液池。浸润腺体出现在深部肛门肌肉中。**D**，此例显示黏液池中成簇的低分化细胞（包括印戒细胞）。此肿瘤 CK7 染色呈阳性、CK20 染色呈阴性，符合肛门原发性癌

　　肛门区域的 Paget 病可以分为两种类型[116]。第一种，原发性肛门 / 肛周 Paget 病组织学上与外阴和会阴的 Paget 病相似，两性都可发生。原发性 Paget 病的肿瘤细胞被认为主要起源于大汗腺或小汗腺[117]。第二种，继发性肛门 / 肛周 Paget 病起源于中心位于直肠的 Paget 病，由许多单个浸润细胞蔓延至远端肛门黏膜。原发性 Paget 病远比继发性 Paget 病少见，这反映了总体上结直肠腺癌累及肛门更常见。

　　在任何一种类型的 Paget 病，Paget 细胞都主要沿表皮基底层分布，以"paget 样播散"的模式浸润鳞状上皮黏膜或肛周皮肤（图 18.25B）。Paget 细胞大多数是单个排列的，偶尔也形成巢和腺样结构；这些细胞可向下播散至毛囊皮脂腺单位和附属器结构。Paget 细胞大，胞质丰富、浅染，常含有可辨认的黏液空泡。偶尔，它们具有印戒细胞外观[116]。含黏液的 Paget 细胞可以应用细胞化学染色显示，例如，黏液卡红染色和（或）黏液产物的免疫组织化学标志物染色，这是它们与恶性黑色素瘤和 Bowen 病鉴别的一个重要特征（在过去尤为重要）[118-119]。

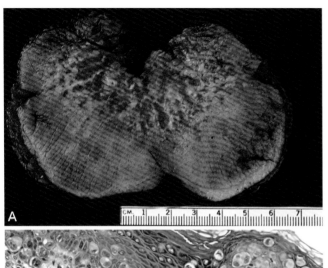

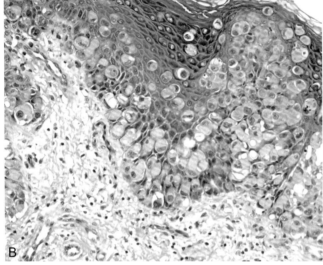

图 18.25 **肛门 Paget 病的大体表现**。**A**，其病变是糜烂性和充血的，边界不清。**B**，Paget 细胞主要沿基底层分布，单个或巢团状浸润上皮。这些细胞大，伴有非典型性核和丰富浅染的胞质，偶尔有黏液空泡

Paget 病的浸润性本质经常导致周围相邻鳞状上皮的反应性改变，包括角化过度、棘皮症和基底细胞非典型性。也有 Paget 病和鳞状上皮异型增生共存的病例报道[120]。

免疫组织化学检查有助于肛门直肠 Paget 病的诊断及其两种类型的区别[116,121]。Paget 病的两种类型的鉴别非常重要，因为继发性 Paget 病可能是直肠肿瘤存在的征象。Paget 细胞表达角蛋白、CEA 和 EMA[119]。正如预期的，继发性 Paget 病的免疫表型与结肠腺癌一致，表达CK20、CDX-2 和 MUC2；同其他结直肠腺癌一样，其CK7 染色可能会呈阳性。相反，肛门原发性 Paget 病的免疫表型与外阴 Paget 病一致，更类似于乳腺癌。它们CK7、MUC5AC 和 GCDFP-15 染色呈阳性，而 CK20 和CDX-2 染色呈阴性。GCDFP-15["巨大囊肿病液体蛋白质（gross cystic disease fluid protein）"]是一个大汗腺分化的标志物，在许多乳腺癌表达，提示原发性肛门 Paget病可能也起源于大汗腺[116]。有意思的是，乳腺外（包括肛门）Paget 病的细胞总是缺乏雌激素和孕激素受体表达，但常表达雄激素受体[122]。

肛门直肠 Paget 病的治疗和预后取决于其具体的类型。对于原发性病例，主要的治疗方式是广泛局部切除[123]，由于病变境界不清，局部复发非常常见，有时多发，大体上和手术中难以确定边界。有些病例局灶和（或）非侵入性治疗有效。继发性病例通常继发于直肠癌，需要进行相应治疗，后者的预后主要取决于腺癌的分期，通常较差。

肛门区域的 Paget 病因为可以 Paget 病样播散，必须与该区域的其他肿瘤区分开，包括原发性肛门腺／导管腺癌、黑色素瘤和 SCC。黑色素瘤的 paget 样细胞角蛋白（CK）染色呈阴性，表达黑色素瘤标志物，例如 S-100蛋白、HMB-45 和（或）melan-A。伴有 paget 样生长的SCC 表达鳞状上皮标志物，例如 p63 和 CK5/6，黏液呈阴性，常有 HPV 感染的证据。因为肛门腺／导管腺癌的免疫表型与原发性肛门直肠 Paget 病有重叠，所以两者的鉴别诊断需要结合临床。反应性空泡化鳞状上皮细胞可能类似 Paget 病，但这些细胞不应有显著的细胞异型且不应含有黏液。有意思的是，在肛门区域已经发现了与 Toker 描述的在乳头的同样细胞（V Eusebi，个人交流，2003），可能也需要鉴别诊断。

其他组织学类型的癌

肛门部位的**神经内分泌癌（neuroendocrine carcinoma）**非常罕见。其组织学和免疫表型与肺神经内分泌癌相似，呈小细胞癌或大细胞癌表型[124]。这些肿瘤至少表达一种神经内分泌标志物（Syn、CgA、CD56），并且 CK 染色呈不同程度阳性[124]。此类肿瘤具有高度侵袭性[93]。有些病例与 HPV 感染和上皮内肿瘤相关[125]，已有发生在 HIV 感染患者中的报道[126]。关于肛管 Merkel 细胞癌的报道罕见[127]，其特征是角蛋白染色呈核旁点状阳性。偶尔有肛门直肠的高分化神经内分泌瘤（类癌）的报道，但其中许多肿瘤是源自肛门还是来自低位直肠肿瘤的浸润蔓延仍然不清楚。

肛周皮肤偶尔会发生**基底细胞癌（basal cell carcinoma）**。在做出基底细胞癌的诊断前，必须考虑与更常见的基底样 SCC 鉴别，特别是当肿瘤侵入肛管时。有些患者发生的肛周基底细胞癌与遗传综合征相关，例如基底细胞痣（Gorlin）综合征；因此，对于这类患者需要仔细检查肛周[128]。

肛周基底细胞癌在肛缘或以下被覆毛发的皮肤部位发生，而基底样 SCC 主要累及肛管自身。与在其他部位一样，肛周基底细胞癌呈结节状、串珠样外观，并且可以出现不同程度的溃疡[129-130]。肛周基底细胞癌经常被误认为是皮赘或痔等良性疾病。组织学上，与其他部位的基底细胞癌相似，其基底细胞通常呈结节状增生，周围细胞呈栅栏状排列。有时能看到表皮的基底细胞"出芽"（图 18.26）。其肿瘤细胞巢周围有显著的人工收缩假象，微囊内充满黏液样间质或有时出现局灶的突然角化[129-130]。与基底样 SCC 不同，真正的皮肤肛周基底细

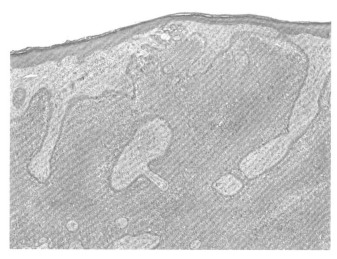

图 18.26 基底细胞癌，从上覆的肛周皮肤"出芽"，显示为由基底样细胞组成结节状肿瘤，周围有显著的栅栏状结构

胞癌的核多形性通常较低，核分裂象较少。免疫组织化学检查，EpCAM/Ber-EP4 染色可以帮助鉴别两者，肛周皮肤基底细胞癌呈阳性，而基底样 SCC 呈阴性[131]。相反，基底样 SCC 通常对鳞状上皮分化标志物呈阳性，例如 SOX2。需要注意的是，p63 和 CK5/6 在两者均可呈阳性[131]。两者的区分非常重要，因为它们的治疗和生物学行为差异显著[130]。皮肤肛周的基底细胞癌广泛局部切除治疗通常可以治愈[129-130]。如前所述，放化疗是肛管基底样 SCC 的标准治疗方式。这些肿瘤的侵袭性通常比肛周皮肤的基底细胞癌更强。

恶性黑色素瘤

肛门恶性黑色素瘤（ malignant melanoma of the anus ） 罕见，在所有皮肤黏膜恶性黑色素瘤中的占比不足 0.01%[132-133]。这类肿瘤被认为起源于肛门鳞状上皮黏膜和肛门移行带的正常黑色素细胞。大多数病例发生在成人，但也可以发生在儿童和青少年[134]。大体上，肛门恶性黑色素瘤的典型表现是表面光滑的、含有不等量色素的息肉状肿物，经常伴有溃疡（图 18.27A）。这些病变就诊时通常非常巨大（ 2~5 cm ）[132,135]。不幸的是，在早期阶段，肛门恶性黑色素瘤由于类似于痔或脱垂的息肉常导致诊断延误[136]。肛门恶性黑色素瘤通常接近肛门齿状线，但也可以位于肛缘。有时候它们可以沿着黏膜下向近端延伸，然后在高处穿过上面的黏膜，因而类似于直肠原发性肿瘤[132]。直肠出血、可以触及的肿块和疼痛是最常见的主诉[132]。

显微镜下，肛门黑色素瘤由大的、上皮样、多形性肿瘤细胞组成，含有多少不等的色素（图 18.27B 和 C）。2/3 的病例显示邻近黏膜有雀斑状"交界性"成分[137]。其形态和组织学变化类似于皮肤和其他黏膜发生的黑色素瘤，包括由含有大量胶原并常缺乏色素的梭形细胞组成的促纤维组织增生变异型（图 18.27D）[138-139]。其免疫组织化学表达谱类似皮肤的黑色素瘤[139]，需要注意的是，许多促纤维组织增生性黑色素瘤缺乏 HMB-45 表达（但

S-100 蛋白表达仍相当敏感），而且许多黑色素瘤 CD 117 染色呈阳性[140]。

肛门恶性黑色素瘤的预后与肿瘤分期直接相关，总体上非常不好[133]；局灶性病变的 5 年总体生存率为 27.3%，有区域淋巴结转移者为 14.5%。其主要治疗方法是外科手术，可以选择广泛局部切除和经腹会阴切除[133]。其他组织学和免疫组织化学特征似乎与预后无关[139]。

恶性黑色素瘤需要与其他肛门恶性上皮性肿瘤鉴别，特别是与这个部位少见的、肿瘤细胞内含大量色素颗粒的腺癌鉴别，后者也许与乳腺癌中的克隆形成机制相似[141]。

类似乳腺的肿瘤

组织学上，肛门生殖道的类似乳腺的腺体过去被认为是乳线异位的乳腺组织；但现在被认为就是这个部位的正常腺体。这些腺体可以产生多种多样的病变，类似于在乳腺的各种对应肿瘤（图 18.28），包括纤维腺瘤、乳头状汗腺瘤、叶状肿瘤和乳腺癌[142-143]。

其他肿瘤和肿瘤样疾病

肛管部位的**前列腺和胃组织异位（ ectopic prostatic and gastric tissue ）**已有报道[144-145]。

朗格汉斯细胞组织细胞增生症（ Langerhans cell histiocytosis ）可以累及肛周皮肤[146]。

子宫内膜异位症（ endometriosis ）可以累及肛门和会阴，通常继发于会阴切开术的瘢痕[147]。

肛管部位的表皮型**角质囊肿（ keratinous cyst ）**可能是所谓的表皮包涵囊肿[148]。

如果不将肥大性肛乳头诊断为"纤维瘤"，那么肛门的**良性间叶性肿瘤（ benign mesenchymal tumor ）**非常少见。这个部位偶尔发生真正的**平滑肌瘤（ leiomyoma ）**和胃肠道间质肿瘤（ GIST ）[149-150]。**颗粒细胞瘤（ granular cell tumor ）**可以相对较大并有溃疡形成，因此临床上类似恶性肿瘤[151]。这些良性病变通过切除治疗可以治愈，它们更好发于非裔美国人[152]。**肛周梭形细胞脂肪瘤（ perianal spindle cell lipoma ）**[153] 已有罕见的报道。**平滑肌肉瘤（ leiomyosarcoma ）**是肛门部位最常见的原发性恶性间叶源性肿瘤[150]。有时候很难区分这些肿瘤是来自肛门还是来自直肠。其鉴别诊断包括 GIST 和梭形细胞 / 促纤维组织增生性恶性黑色素瘤。

横纹肌肉瘤（ rhabdomyosarcoma ）可发生在婴儿和儿童的肛周区域，可表现为肛周脓肿。腺泡状横纹肌肉瘤和胚胎性横纹肌肉瘤都有报道（图 18.29）[154]。卡波西肉瘤也同样可以累及肛门[155]。

发生在肛门直肠部位的**恶性淋巴瘤（ malignant lymphoma ）**已有报道，大部分发生在 HIV 感染患者[156-157]。其中一些淋巴瘤与 EB 病毒有关[158]。

肛门部位的转移性肿瘤常常来自直肠癌（图 18.30）。有时候会发现它们的发生部位近期有痔切除病史[159]。也有来自远处转移的报道，例如肾、乳腺（图 18.31）和胰胆管系统，形态上可以类似原发性肛门腺癌或低位直肠腺癌蔓延至此[114-161]。

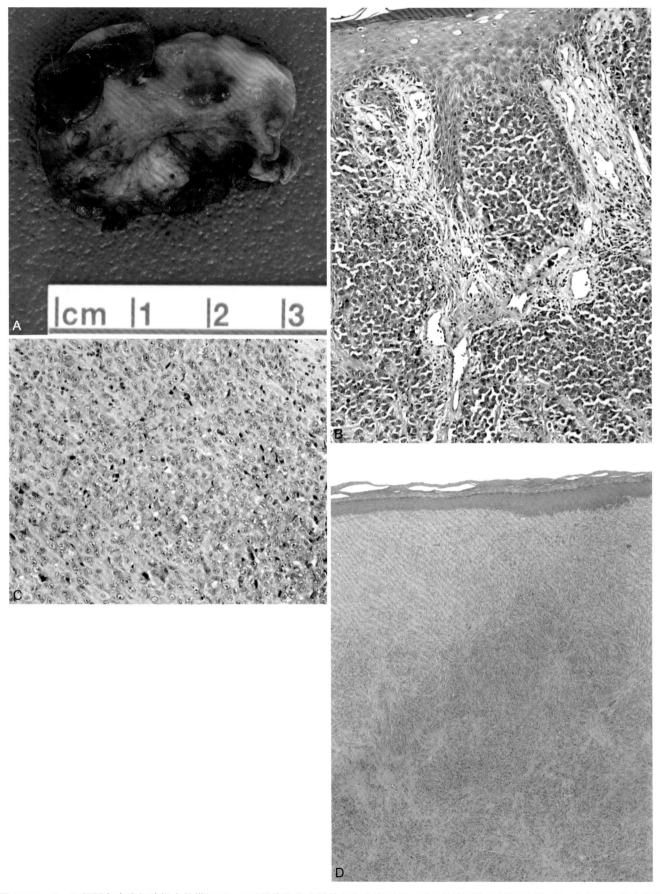

图 18.27　**A**，肛门黑色素瘤切除标本的横切面，显示肿瘤的息肉样外观和色素沉着。可见肿瘤延伸至周围黏膜。**B**，肛门恶性黑色素瘤的活检，显示真皮 / 表皮交界处受累。**C**，大的、含有大量色素的上皮样肿瘤细胞的高倍镜观。**D**，肛门促纤维组织增生性恶性黑色素瘤，可见增生的梭形细胞，含有大量基质胶原且无色素

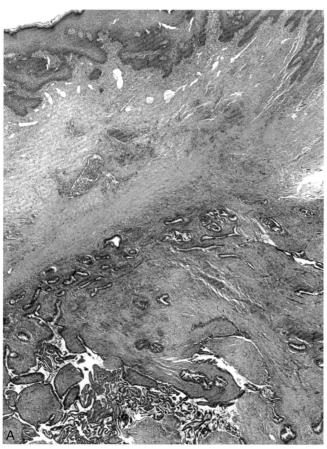

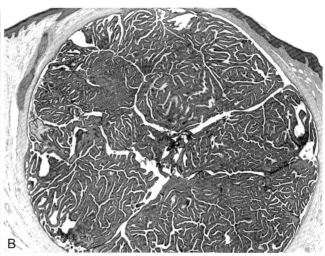

图 18.28　肛门生殖器类乳腺腺体可以产生类似于乳腺相应肿瘤的多种肿瘤，包括纤维腺瘤（**A**）和乳头状汗腺瘤（**B**）

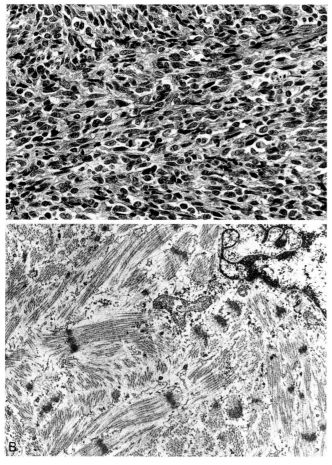

图 18.29　**A**，肛周胚胎性横纹肌肉瘤。**B**，肛周胚胎性横纹肌肉瘤的电镜表现。可见明显的骨骼肌分化的证据，包括 Z 线形成（Courtesy of Dr. J. Magidson, Brookhaven, NY.）

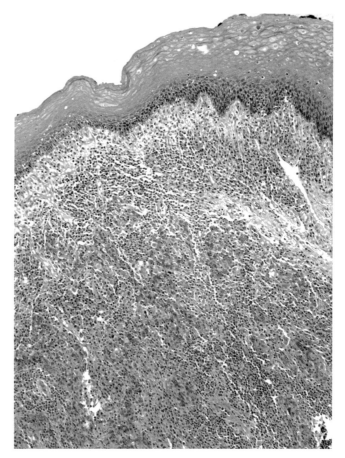

图 18.30　累及肛管的低位直肠髓样癌

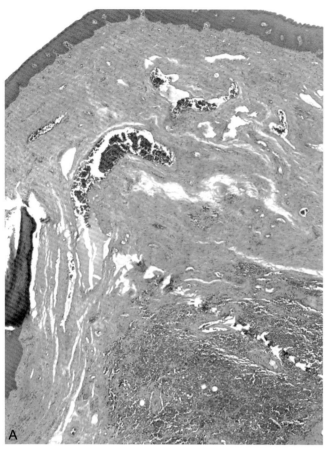
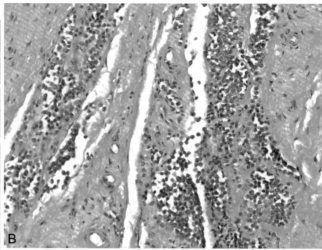

图 18.31　**A** 和 **B**，乳腺小叶癌转移至肛门

参考文献

1.　Fenger C. Anal canal. In: Mills SE, ed. *Histology for Pathologists*. 3rd ed. Philadelphia, PA: Lippincott Williams & Wilkins; 2007: 663-684.

2.　Lamps LW. Anus and anal canal. In: Lamps LW, ed. *Diagnostic Pathology: Normal Histology*. 1st ed. Salt Lake City, UT: Amirsys; 2013: 10: 28-31.

3.　Parks AG. Modern concepts of the anatomy of the ano-rectal region. *Postgrad Med J*. 1958; 34(393): 360-366.

4.　Fenger C, Nielsen K. Stereomicroscopic investigation of the anal canal epithelium. *Scand J Gastroenterol*. 1982; 17: 571-575.

5.　van der Putte SC. Anogenital "sweat" glands: histology and pathology of a gland that may mimic mammary glands. *Am J Dermatopathol*. 1991; 13(6): 557-567.

6.　Aldridge RT, Campbell PE. Ganglion cell distribution in the normal rectum and anal canal. A basis for the diagnosis of Hirschsprung's disease by anorectal biopsy. *J Pediatr Surg*. 1968; 3(4): 475-490.

7.　Grinvalsky HT, Helwig EB. Carcinoma of the anorectal junction. I. Histological considerations. *Cancer*. 1956; 9(3): 480-488.

8.　Klotz RG Jr, Pamukcoglu T, Souilliard DH. Transitional cloacogenic carcinoma of the anal canal. Clinicopathologic study of three hundred seventy-three cases. *Cancer*. 1967; 20(10): 1727-1745.

9.　Seow-Choen F, Ho JM. Histoanatomy of anal glands. *Dis Colon Rectum*. 1994; 37(12): 1215-1218.

10.　Ramalingam P, Hart WR, Goldblum JR. Cytokeratin subset immunostaining in rectal adenocarcinoma and normal anal glands. *Arch Pathol Lab Med*. 2001; 125(8): 1074-1077.

11.　Williams GR, Talbot IC, Northover JM, Leigh IM. Keratin expression in the normal anal canal. *Histopathology*. 1995; 26(1): 39-44.

12.　Fetissof F, Dubois MP, Assan R, et al. Endocrine cells in the anal canal. *Virchows Arch A Pathol Anat Histopathol*. 1984; 404(1): 39-47.

13.　Clemmensen OJ, Fenger C. Melanocytes in the anal canal epithelium. *Histopathology*. 1991; 18(3): 237-241.

14.　Cuschieri A. Anorectal anomalies associated with or as part of other anomalies. *Am J Med Genet*. 2002; 110(2): 122-130.

15.　Levitt MA, Pena A. Anorectal malformations. *Orphanet J Rare Dis*. 2007; 2: 33.

16.　Alamo L, Meyrat BJ, Meuwly JY, et al. Anorectal malformations: finding the pathway out of the labyrinth. *Radiographics*. 2013; 33: 491-512.

17.　Lubowski DZ. Anal fissures. *Aust Fam Physician*. 2000; 29: 839-844.

18.　Madoff RD, Fleshman JW. AGA technical review on the diagnosis and care of patients with anal fissure. *Gastroenterology*. 2003; 124(1): 235-245.

19.　Lamps LW. Anal fistulae. In: Yantiss RK, ed. *Diagnostic Pathology: GI Endoscopic Correlation*. 1st ed. Salt Lake City, UT: Amirsys; 2015: 5:8-5:9.

20.　Simpson JA, Banerjea A, Scholefield JH. Management of anal fistula. *Br Med J*. 2012; 345: e6705.

21.　Marks CG, Ritchie JK. Anal fistulas at St Mark's Hospital. *Br J Surg*. 1977; 64(2): 84-91.

22.　Tabry H, Farrands PA. Update on anal fistulae: surgical perspectives for the gastroenterologist. *Can J Gastroenterol*. 2011; 25(12): 675-680.

23.　Eglinton TW, Barclay ML, Gearry RB, Frizelle FA. The spectrum of perianal Crohn's disease in a population-based cohort. *Dis Colon Rectum*. 2012; 55(7): 773-777.

24.　Logan VS. Anorectal tuberculosis. *Proc R Soc Med*. 1969; 62(12): 1227-1230.

25.　Chourak M, Bentama K, Chamlal I, et al. Anal fistula with a tuberculous origin. *Int J Colorectal Dis*. 2010; 25: 1035-1036.

26.　Coremans G, Margaritis V, Van Poppel HP, et al. Actinomycosis, a rare and unsuspected cause of anal fistulous abscess: report of three cases and review of the literature. *Dis Colon Rectum*. 2005; 48: 575-581.

27.　Beer TW, Carr NJ. Fibroepithelial polyps of the anus with epithelial vacuolation. *Am J Surg Pathol*. 1999; 23: 488-489.

28.　Groisman GM, Polak-Charcon S. Fibroepithelial polyps of the anus: a histologic, immunohistochemical, and ultrastructural study, including comparison with the normal anal subepithelial layer. *Am J Surg Pathol*. 1998; 22(1): 70-76.

29.　Sakai Y, Matsukuma S. CD34 + stromal cells and hyalinized vascular changes in the anal fibroepithelial polyps. *Histopathology*. 2002;

41(3): 230-235.

30. Groisman GM, Amar M, Polak-Charcon S. Multinucleated stromal cells of the anal mucosa: a common finding. *Histopathology*. 2000; 36(3): 224-228.

31. Schinella RA. Stromal atypia in anal papillae. *Dis Colon Rectum*. 1976; 19(7): 611-613.

32. Abid S, Khawaja A, Bhimani SA, et al. The clinical, endoscopic, and histological spectrum of the solitary rectal ulcer syndrome: a single-center experience of 116 cases. *BMC Gastroenterol*. 2012; 12: 72.

33. Chetty R, Bhathal PS, Slavin JL. Prolapse-induced inflammatory polyps of the colorectum and anal transitional zone. *Histopathology*. 1993; 23: 63-67.

34. Saul SH. Inflammatory cloacogenic polyp: relationship to solitary rectal ulcer syndrome/mucosal prolapse and other bowel disorders. *Hum Pathol*. 1987; 18: 1220-1225.

35. Lobert PF, Appelman HD. Inflammatory cloacogenic polyp: a unique inflammatory lesion of the anal transition zone. *Am J Surg Pathol*. 1981; 5: 761-766.

36. Bass J, Soucy P, Walton M, Nizalik E. Inflammatory cloacogenic polyps in children. *J Pediatr Surg*. 1995; 30: 585-588.

37. Lamps LW. Hemorrhoids. In: Yantiss RK, ed. *Diagnostic Pathology: GI Endoscopic Correlation*. 1st ed. Salt Lake City, UT: Amirsys; 2015: 5:2-5:3.

38. Lohsiriwat V. Hemorrhoids: from basic pathophysiology to clinical management. *World J Gastroenterol*. 2012; 18(17): 2009-2017.

39. Madoff RD, Fleshman JW. American gastroenterological association technical review on the diagnosis and treatment of hemorrhoids. *Gastroenterology*. 2004; 126: 1463-1473.

40. Maslekar S, Toh EW, Adair R, et al. Systematic review of anorectal varices. *Colorectal Dis*. 2013; 15(12): e702-e710.

41. Kuo T, Sayers CP, Rosai J. Masson's "vegetant intravascular hemangioendothelioma:" a lesion often mistaken for angiosarcoma: study of seventeen cases located in the skin and soft tissues. *Cancer*. 1976; 38(3): 1227-1236.

42. Laurence AE, Murray AJ. Histopathology of prolapsed and thrombosed hemorrhoids. *Dis Colon Rectum*. 1962; 5: 56-61.

43. Lemarchand N, Tanne F, Aubert M, et al. Is routine pathologic evaluation of hemorrhoidectomy specimens necessary? *Gastroenterol Clin Biol*. 2004; 28(8-9): 659-661.

44. Lohsiriwat V, Akkarash V, Lohsiriwat D. Value of routine histopathologic examination of three common surgical specimens: appendix, gallbladder, and hemorrhoid. *World J Surg*. 2009; 33: 2189-2193.

45. Meguerditchian AN, Meterissian SH, Dunn KB. Anorectal melanoma: diagnosis and treatment. *Dis Colon Rectum*. 2011; 54(5): 638-644.

46. Kanaan Z, Ahmad S, Bilchuk N, et al. Perianal Crohn's disease: predictive factors and genotype-phenotype correlations. *Dig Surg*. 2012; 29(2): 107-114.

47. Sjödahl RI, Myrelid P, Söderholm JD. Anal and rectal cancer in Crohn's disease. *Colorectal Dis*. 2003; 5(5): 490-495.

48. Frisch M, Johansen C. Anal carcinoma in inflammatory bowel disease. *Br J Cancer*. 2000; 83: 89-90.

49. Taylor BA, Williams GT, Hughes LE, Rhodes J. The histology of anal skin tags in Crohn's disease: an aid to confirmation of the diagnosis. *Int J Colorectal Dis*. 1989; 4(3): 197-199.

50. Hernandez Z, Almeida P, Borrego L, Hernandez J. Infiltrated perianal plaques. *Int J Dermatol*. 2013; 52: 23-24.

51. Lal S, Nicholas C. Epidemiological and clinical features in 165 cases of granuloma inguinale. *Br J Vener Dis*. 1970; 46(6): 461-463.

52. Sehgal VN, Shyamprasad AL, Beohar PC. The histopathological diagnosis of donovanosis. *Br J Vener Dis*. 1984; 60: 45-47.

53. Sethi S, Sarkar R, Garg V, Agarwal S. Squamous cell carcinoma complicating donovanosis not a thing of the past! *Int J STD AIDS*. 2014; 25: 894-897.

54. Hesselina N, de Vrieze N, van Rooijen M, et al. Anorectal and inguinal lymphogranuloma venereum among men who have sex with men in Amsterdam, the Netherlands: trends over time, symptomatology and concurrent infections. *Sex Transm Infect*. 2013; 89: 548-552.

55. Arnold CA, Limketkai BN, Illei PB, et al. Syphilitic and lymphogranuloma venereum (LGV) proctocolitis: clues to a frequently missed diagnosis. *Am J Surg Pathol*. 2013; 37(1): 38-46.

56. de la Monte SM, Hutchins GM. Follicular proctocolitis and neuromatous hyperplasia with lymphogranuloma venereum. *Hum Pathol*. 1985; 16(10): 1025-1032.

57. De Vries HJC, Zingoni A, White JA, et al. 2013 European guideline on the management of proctitis, proctocolitis, and enteritis caused by sexually transmissible pathogens. *Int J STD AIDS*. 2014; 25: 465-474.

58. Puy-Montbrun T, Denis J, Ganansia R, et al. Anorectal lesions in human immunodeficiency virus-infected patients. *Int J Colorectal Dis*. 1992; 7(1): 26-30.

59. Francis ND, Boylston AW, Roberts AH, et al. Cytomegalovirus infection in gastrointestinal tracts of patients infected with HIV-1 or AIDS. *J Clin Pathol*. 1989; 42: 1055-1064.

60. Daling JR, Madeleine MM, Johnson LG, et al. Human papillomavirus, smoking, and sexual practices in the etiology of anal cancer. *Cancer*. 2004; 101: 270-280.

61. Nelson RA, Levine AM, Bernstein L, et al. Changing patterns of anal canal carcinoma in the United States. *J Clin Oncol*. 2013; 31: 1569-1575.

62. Stier EA, Sebring MC, Mendez AE, et al. Prevalence of anal human papillomavirus infection and anal HPV-related disorders in women: a systematic review. *Am J Obstet Gynecol*. 2015; 213(3): 278-309.

63. Smyczek P, Singh AE, Romanowski B. Anal intraepithelial neoplasia: a review and recommendations for screening and management. *Int J STD AIDS*. 2013; 24: 843-851.

64. Darragh TM, Colgan TJ, Cox JT, et al. The lower anogenital squamous terminology standardization project for HPV-associated lesions: background and consensus recommendations from the College of American Pathologists and the American Society for Colposcopy and Cervical Pathology. *Arch Pathol Lab Med*. 2012; 136(10): 1266-1297.

65. Maniar KP, Nayar R. HPV-related squamous neoplasia of the lower anogenital tract: an update and review of recent guidelines. *Adv Anat Pathol*. 2014; 21(5): 341-358.

66. Wong AK, Chan RC, Aggarwal N, et al. Human papillomavirus genotypes in anal intraepithelial neoplasia and anal carcinoma as detected in tissue biopsies. *Mod Pathol*. 2010; 23: 144-150.

67. Tamalet C, Obry-Roguet V, Ressiot E, et al. Distribution of human papillomavirus genotypes, assessment of HPV 16 and 18 viral load and anal related lesions in HIV positive patients: a cross sectional analysis. *J Med Virol*. 2014; 86: 419-425.

68. Pimenoff VN, Felez-sanchez M, Tous S, et al. Disagreement in high-grade/low-grade intra-epithelial neoplasia and high-risk/low-risk HPV infection: clinical implications for anal cancer precursors lesions in HIV-positive and HIV-negative MSM. *Clin Microbiol Infect*. 2015; 21(6): 605.e11-605.e19.

69. Scholefield JH, Castle MT, Watson NF. Malignant transformation of high-grade anal intraepithelial neoplasia. *Br J Surg*. 2005; 92: 1133-1136.

70. Palefsky JM, Holly EA, Hogeboom CJ, et al. Virologic, immunologic, and clinical parameters in the incidence and progression of anal squamous intraepithelial lesions in HIV-positive and HIV-negative homosexual men. *J Acquir Immune Defic Syndr Hum Retrovirol*. 1998; 17: 314-319.

71. Lamps LW. HPV, condyloma, and anal intraepithelial neoplasia. In: Yantiss RK, ed. *Diagnostic Pathology: GI Endoscopic Correlation*. 1st ed. Salt Lake City, UT: Amirsys; 2015: 5:10-5:15.

72. Pirog EC, Quint KD, Yantiss RY. p16.CDKN2A and Ki-67 enhance the detection of anal intraepithelial neoplasia and condyloma and correlate with human papillomavirus detection by polymerase chain reaction. *Am J Surg Pathol*. 2010; 34: 1449-1455.

73. Samama B, Lipsker D, Boehm N. p16 expression in relation to human papillomavirus in anogenital lesions. *Hum Pathol*. 2006; 37(5): 513-519.

74. Bean SM, Eltoum I, Horton DK, et al. Immunohistochemical expression of p16 and Ki-67 correlates with degree of anal intraepithelial neoplasia. *Am J Surg Pathol*. 2007; 31(4): 555-561.

75. Roma AA, Goldblum JR, Fazio V, Yang B. Expression of 14-3-3sigma, p16 and p53 proteins in anal squamous intraepithelial neoplasm and squamous cell carcinoma. *Int J Clin Exp Pathol*. 2008; 1(5): 419-425.

76. Wilkinson JR, Morris EJA, Downing A, et al. The rising incidence of anal cancer in England 1990–2010: a population based study. *Colorectal Dis*. 2014; 16: O234-O239.

77. Johnson LG, Madeleine NM, Newcomer LM, et al. Anal cancer incidence and survival: the surveillance, epidemiology, and end results experience, 1973-2000. *Cancer*. 2004; 101: 281-288.

78. Vincent-Salomon A, de la Rochefordière A, Salmon R, et al. Frequent association of human papillomavirus 16 and 18 DNA with anal squamous cell and basaloid carcinoma. *Mod Pathol*. 1996; 9(6): 614-620.

79. Alemany L, Saunier M, Alvarado-Cabrero I, et al. Human papillomavirus DNA prevalence and type distribution in anal carcinomas worldwide. *Int J Cancer*. 2015; 136: 98-107.

80. Shroyer KR, Brookes CG, Markham NE, Shroyer AL. Detection of human papillomavirus in anorectal squamous cell carcinoma. Correlation with basaloid pattern of differentiation. *Am J Clin Pathol*. 1995; 104(3): 299-305.

81. Noffsinger AE, Hui YZ, Suzuk L, et al. The relationship of human papillomavirus to proliferation and ploidy in carcinoma of the anus. *Cancer*. 1995; 75(4): 958-967.

82. Slesser AA, Bhangu A, Bower M, et al. A systematic review of anal squamous cell carcinoma in inflammatory bowel disease. *Surg Oncol*. 2013; 22: 230-237.

83. Sunesen KG, Nørgaard M, Thorlacius-Ussing O, Laurberg S. Immunosuppressive disorders and risk of anal squamous cell carcinoma: a nationwide cohort study in Denmark. *Int J Cancer*. 2010; 127: 675-684.

84. Ravenda PS, Magni E, Botteri E, et al. Prognostic value of human papillomavirus in anal

squamous cell carcinoma. *Cancer Chemother Pharmacol*. 2014; 74: 1033-1038.

85. Fenger C. Anal canal tumors and their precursors. *Pathol Annu*. 1988; 23(Pt 1): 45-66.

86. Lamps LW. Anal squamous cell carcinoma. In: Yantiss RK, ed. *Diagnostic Pathology: GI Endoscopic Correlation*. 1st ed. Salt Lake City, UT: Amirsys; 2015: 5:16-5:19.

87. Morson BC, Pang LS. Pathology of anal cancer. *Proc R Soc Med*. 1968; 61(6): 623-624.

88. Dougherty BG, Evans HL. Carcinoma of the anal canal: a study of 79 cases. *Am J Clin Pathol*. 1985; 83(2): 159-164.

89. Pang LS, Morson BC. Basaloid carcinoma of the anal canal. *J Clin Pathol*. 1967; 20(2): 128-135.

90. Gillespie JJ, MacKay B. Histogenesis of cloacogenic carcinoma. Fine structure of anal transitional epithelium and cloacogenic carcinoma. *Hum Pathol*. 1978; 9(5): 579-587.

91. Longacre TA, Kong CS, Welton ML. Diagnostic problems in anal pathology. *Adv Anat Pathol*. 2008; 15: 263-278.

92. Chetty R, Serra S, Hsieh E. Basaloid squamous carcinoma of the anal canal with an adenoid cystic pattern: histologic and immunohistochemical reappraisal of an unusual variant. *Am J Surg Pathol*. 2005; 29(12): 1668-1672.

93. Shepherd NA, Scholefield JH, Love SB, et al. Prognostic factors in anal squamous cell carcinoma: a multivariant analysis of clinical, pathological, and flow cytometric parameters in 235 cases. *Histopathology*. 1990; 16: 545-555.

94. Kalogeropoulos NK, Antonakopoulos GN, Agapitos MB, Papacharalampous NX. Spindle cell carcinoma(pseudosarcoma) of the anus: a light, electron microscopic and immunocytochemical study of a case. *Histopathology*. 1985; 9(9): 987-994.

95. Roncaroli F, Montironi R, Feliciotti F, et al. Sarcomatoid carcinoma of the anorectal junction with neuroendocrine and rhabdomyoblastic features. *Am J Surg Pathol*. 1995; 19(2): 217-223.

96. Lowe D, Fletcher CD. Eosinophilia in squamous cell carcinoma of the oral cavity, external genitalia and anus—clinical correlations. *Histopathology*. 1984; 8(4): 627-632.

97. Williams GR, Talbot IC, Leigh IM. Keratin expression in anal carcinoma: an immunohistochemical study. *Histopathology*. 1997; 30(5): 443-450.

98. Kaufmann O, Fietze E, Mengs J, Dietel M. Value of p63 and cytokeratin 5/6 as immunohistochemical markers for the differential diagnosis of poorly differentiated and undifferentiated carcinomas. *Am J Clin Pathol*. 2001; 116: 823-830.

99. Long KB, Hornick JL. SOX2 is highly expressed in squamous cell carcinomas of the gastrointestinal tract. *Hum Pathol*. 2009; 40: 1768-1773.

100. Gervaz P, Hirschel B, Morel P. Molecular biology of squamous cell carcinoma of the anus. *Br J Surg*. 2006; 93: 531-538.

101. Zhang J, Martins CR, Fansler ZB, et al. DNA methylation in anal intraepithelial lesions and anal squamous cell carcinoma. *Clin Cancer Res*. 2005; 11: 6544-6549.

102. Glynne-Jones R, Nilsson PJ, Aschele C, et al. Anal cancer: ESMO-ESSO-ESTRO clinical practice guidelines for diagnosis, treatment, and follow-up. *Eur J Surg Oncol*. 2014; 40: 1165-1176.

103. Osborne MC, Maykel J, Johnson EK, Steele SR. Anal squamous cell carcinoma: an evolution in disease and management. *World J Gastroenterol*. 2014; 20: 13052-13059.

104. Oblak I, Petric P, Anderluh F, et al. Long term outcome after combined modality treatment for anal cancer. *Radiol Oncol*. 2012; 46: 145-152.

105. Bilimoria KY, Bentrem DJ, Rock CE, et al. Outcomes and prognostic factors for squamous-cell carcinoma of the anal canal: analysis of patients from the National Cancer Data Base. *Dis Colon Rectum*. 2009; 52: 624-631.

106. Grabenbauer GG, Kessler H, Matzel KE, et al. Tumor site predicts outcome after radiochemotherapy in squamous cell carcinoma of the anal region: long term results of 101 patients. *Dis Colon Rectum*. 2005; 48: 1742-1751.

107. Abel ME, Chiu YS, Russell TR, Volpe PA. Adenocarcinoma of the anal glands. Results of a survey. *Dis Colon Rectum*. 1993; 36(4): 383-387.

108. Basik M, Rodriguez-Bigas MA, Penetrante R, Petrelli NJ. Prognosis and recurrence patterns of anal adenocarcinoma. *Am J Surg*. 1995; 169: 233-237.

109. Meriden Z, Montgomery EA. Anal duct carcinoma: a report of 5 cases. *Hum Pathol*. 2012; 43: 216-220.

110. Hobbs CM, Lowry MA, Owen D, Sobin LH. Anal gland carcinoma. *Cancer*. 2001; 92: 2045-2049.

111. Askin FB, Muhlendorf K, Walz BJ. Mucinous carcinoma of anal duct origin presenting clinically as a vaginal cyst. *Cancer*. 1978; 42(2): 566-569.

112. Ikeuchi H, Nakano H, Uchino M, et al. Intestinal cancer in Crohn's disease. *Hepatogastroenterology*. 2008; 55: 2121-2124.

113. Watson PH. Clear-cell carcinoma of the anal canal: a variant of anal transitional zone carcinoma. *Hum Pathol*. 1990; 21(3): 350-352.

114. Sawh RN, Borkowski J, Broaddus R. Metastatic renal cell carcinoma presenting as a hemorrhoid. *Arch Pathol Lab Med*. 2002; 126: 856-858.

115. Tulchinsky H, Zmora O, Brazowski E, et al. Extramammary Paget's disease of the perianal region. *Colorectal Dis*. 2004; 6: 206-209.

116. Goldblum JR, Hart WR. Perianal Paget's disease: a histologic and immunohistochemical study of 11 cases with and without associated rectal adenocarcinoma. *Am J Surg Pathol*. 1998; 22(2): 170-179.

117. Regauer S. Extramammary Paget's disease—a proliferation of adnexal origin? *Histopathology*. 2006; 48: 723-729.

118. Yoshii N, Kitajima S, Yonezawa S, et al. Expression of mucin core proteins in extramammary Paget's disease. *Pathol Int*. 2002; 52(5-6): 390-399.

119. Helm KF, Goellner JR, Peters MS. Immunohistochemical stains in extramammary Paget's disease. *Am J Dermatopathol*. 1992; 14(5): 402-407.

120. Brainard JA, Hart WR. Proliferative epidermal lesions associated with anogenital Paget's disease. *Am J Surg Pathol*. 2000; 24(4): 543-552.

121. De Nisi MC, D'Amuri A, Toscano M, et al. Usefulness of CDX2 in the diagnosis of extramammary Paget disease associated with malignancies of the intestinal type. *Br J Dermatol*. 2005; 153: 677-679.

122. Liegl B, Horn LC, Moinfar F. Androgen receptors are frequently expressed in mammary and extramammary Paget's disease. *Mod Pathol*. 2005; 18: 1283-1288.

123. Mengjun B, Zheng Qiang W, Tasleem MM. Extramammary Paget's disease of the perianal region: a review of the literature emphasizing management. *Dermatol Surg*. 2013; 39(1 Pt 1): 69-75.

124. Balachandra B, Marcus V, Jass JR. Poorly differentiated tumours of the anal canal: a diagnostic strategy for the surgical pathologist. *Histopathology*. 2007; 50(1): 163-174.

125. Ohtomo R, Sekine S, Taniguchi H, et al. Anal canal neuroendocrine carcinoma associated with squamous intraepithelial neoplasia: a human papillomavirus 18-related lesion. *Pathol Int*. 2012; 62: 356-359.

126. Nakahara H, Moriya Y, Shinkai T, Hirota T. Small cell carcinoma of the anus in a human HIV carrier: report of a case. *Surg Today*. 1993; 23(1): 85-88.

127. Paterson C, Musselman L, Chorneyko K, et al. Merkel cell(neuroendocrine) carcinoma of the anal canal: report of a case. *Dis Colon Rectum*. 2003; 46: 676-678.

128. Wang SQ, Goldberg LH. Multiple polypoid basal cell carcinomas on the perineum of a patient with basal cell nevus syndrome. *J Am Acad Dermatol*. 2007; 57(2 suppl): S36-S37.

129. Nagendra Naidu DV, Rajakumar V. Perianal basal cell carcinoma-an unusual site of occurrence. *Indian J Dermatol*. 2010; 55: 178-180.

130. Alvarez-Canas MC, Fernandez FA, Rodilla IG, Val-Bernal JF. Perianal basal cell carcinoma: a comparative histologic, immunohistochemical, and flow cytometric study with basaloid carcinoma of the anus. *Am J Dermatopathol*. 1996; 18: 371-379.

131. Patil DT, Goldblum JR, Billings SD. Clinicopathologic analysis of basal cell carcinoma of the anal region and its distinction from basaloid squamous cell carcinoma. *Mod Pathol*. 2013; 26: 1382-1389.

132. Morson BC, Volkstadt H. Malignant melanoma of the anal canal. *J Clin Pathol*. 1963; 16(2): 126-132.

133. Kiran RP, Rottoli M, Pokala N, Fazio VW. Long-term outcomes after local excision and radical surgery for anal melanoma: data from a population database. *Dis Colon Rectum*. 2010; 53: 402-408.

134. Ellis ZM, Jassim AD, Wick MR. Anorectal melanoma in childhood and adolescence. *Ann Diagn Pathol*. 2010; 14(2): 69-73.

135. Cooper PH, Mills SE, Allen MS Jr. Malignant melanoma of the anus: report of 12 patients and analysis of 255 additional cases. *Dis Colon Rectum*. 1982; 25: 693-703.

136. Felz MW, Winburn GB, Kallab AM, Lee JR. Anal melanoma: an aggressive malignancy masquerading as hemorrhoids. *South Med J*. 2001; 94(9): 880-885.

137. Wanebo HJ, Woodruff JM, Farr GH, Quan SH. Anorectal melanoma. *Cancer*. 1981; 47(7): 1891-1900.

138. Ackermann DM, Polk HC Jr, Schrodt GR. Desmoplastic melanoma of the anus. *Hum Pathol*. 1985; 16(12): 1277-1279.

139. Chute DJ, Cousar JB, Mills SE. Anorectal malignant melanoma: morphologic and immunohistochemical features. *Am J Clin Pathol*. 2006; 126: 93-100.

140. Santi R, Simi L, Fucci R, et al. KIT genetic alterations in anorectal melanomas. *J Clin Pathol*. 2015; 68: 130-134.

141. Chumas JC, Lorelle CA. Melanotic adenocarcinoma of the anorectum. *Am J Surg Pathol*. 1981; 5(7): 711-717.

142. Kazakov KV, Spagnolo DV, Kacerovska D, Michal M. Lesions of anogenital mammary-like glands: an update. *Adv Anat Pathol*. 2011; 18: 1-28.

143. Kazakov DV, Spagnolo DV, Stewart CJ, et al. Fibroadenoma and phyllodes tumors of anogenital mammary-like glands: a series of 13 neoplasms in 12 cases, including mammary-type juvenile fibroadenoma, fibroadenoma with lactation changes, and neurofibromatosis-asso-

ciated pseudoangiomatous stromal hyperplasia with multinucleated giant cells. *Am J Surg Pathol*. 2010; 34: 95-103.

144. Morgan MB. Ectopic prostatic tissue of the anal canal. *J Urol*. 1992; 147(1): 165-166.

145. Steele SR, Mullenix PS, Martin MJ, et al. Heterotopic gastric mucosa of the anus: a case report and review of the literature. *Am Surg*. 2004; 70: 715-719.

146. Foster A, Epanoimeritakis M, Moorehead J. Langerhans cell histiocytosis of the perianal region. *Ulster Med J*. 2003; 72: 50-51.

147. Chen N, Zhu L, Lang J, et al. The clinical features and management of perineal endometriosis with anal sphincter involvement: a clinical analysis of 31 cases. *Hum Reprod*. 2012; 27: 1624-1627.

148. Bonser GM, Raper FP, Shucksmith HS. Epidermoid cysts in the region of the rectum and anus; a report of four cases. *Br J Surg*. 1950; 37(147): 303-306.

149. Canda AE, Sarioglu S, Sokmen S. Anal leiomyoma. *Surgery*. 2010; 148: 160-161.

150. Miettinen M, Furlong M, Sarloma-Rikala M, et al. Gastrointestinal stromal tumors, intramural leiomyomas, and leiomyosarcomas in the rectum and anus: a clinicopathologic, immunohistochemical, and molecular genetic study of 144 cases. *Am J Surg Pathol*. 2001; 25: 1121-1133.

151. Johnston J, Helwig EB. Granular cell tumors of the gastrointestinal tract and perianal region: a study of 74 cases. *Dig Dis Sci*. 1981; 26(9): 807-816.

152. Lack EE, Worsham GF, Callihan MD, et al. Granular cell tumor: a clinicopathologic study of 110 patients. *J Surg Oncol*. 1980; 13: 301-316.

153. Robb JA, Jones RA. Spindle cell lipoma in a perianal location. *Hum Pathol*. 1982; 13(11): 1052.

154. Hill DA, Dehner LP, Gow KW, et al. Perianal rhabdomyosarcoma presenting as a perirectal abscess: a report of 11 cases. *J Pediatr Surg*. 2002; 37: 576-581.

155. Rivero Fernandez M, Garcia Martos M, Sanz Moya P, et al. Kaposi's sarcoma with colorectal and anal canal involvement. *Gastroenterol Hepatol*. 2010; 33: 508-511.

156. Peralta EA. Rare anorectal neoplasms: gastrointestinal stromal tumor, carcinoid, and lymphoma. *Clin Colon Rectal Surg*. 2009; 22: 107-114.

157. Ioachim HL, Weinstein MA, Robbins RD, et al. Primary anorectal lymphoma. A new manifestation of the acquired immune deficiency syndrome(AIDS). *Cancer*. 1987; 60(7): 1449-1453.

158. Ioachim HL, Antonescu C, Giancotti F, et al. EBV-associated anorectal lymphomas in patients with acquired immune deficiency syndrome. *Am J Surg Pathol*. 1997; 21(9): 997-1006.

159. Isbister WH. Unusual "recurrence" sites for colorectal cancer. *Dig Surg*. 2000; 17(1): 81-83.

160. Ejtehadi F, Chatzizacharias NA, Brais RJ, et al. Colonic and anal metastases from pancreatobiliary malignancies. *World J Gastroenterol*. 2014; 20(13): 3693-3697.

161. Bochicchio A, Tartarone A, Ignomirelli O, et al. Anal metastasis from breast cancer: a case report and review of the literature. *Future Oncol*. 2012; 8: 333-336.

肝：非肿瘤性疾病

Laura W. Lamps 著　伊　喆　汪毅仁　闫奥辉 译　郭丽梅 校

章目录

正常解剖结构

　　肝组织学中已经提出了几种结构和功能单位。其中，与组织病理医师诊断最相关的是肝小叶和肝腺泡。数年来，肝腺泡[1]的概念是病理学和肝病学教科书中偏爱的概念，因为它似乎可以更好地解释输入和输出血管的"桥接性"病变，即汇管区 - 中央（portal-central，P-C）桥接性坏死和纤维化。单个肝腺泡对应的是一小团肝实质，由

门静脉（门小静脉）和肝动脉的终末分支供血，血液回流通过相邻的终末肝小静脉完成。尽管肝腺泡的概念近年来很流行，但从血管结构、形态学和组织化学分析等方面来看，肝腺泡结构经不起仔细推敲，并且尽管有几种亚单位，但实际上所有后续的研究都支持肝小叶结构的概念。

　　经典的六边形肝小叶[2]是以肝静脉终末分支（小叶中央静脉或中央静脉）为中心，（平均）被六个汇管区包

围。门静脉在汇管区发出分支，并在相邻汇管区之间水平发出一系列分支；这些分支形成肝窦，使血液可以被引流至小叶中央。与腺泡区 1、2 和 3 区相对应的区域为汇管周围区、中间区和小叶中心区。

肝实质细胞或肝细胞呈多角形，具有特征性的位于中心的单个细胞核。肝细胞呈板状排列，厚度为一至两个肝细胞，两边为肝窦，因而每个肝细胞都有两个面接触门脉血。在肝细胞板内，每个肝细胞与相邻的肝细胞都在细胞之间的表面相连。两个相邻细胞之间的细胞膜形成一个环绕细胞的沟槽状结构（半微管）。相邻两个肝细胞的半微管形成细胞之间的胆小管，它们通过紧密连接与其余细胞间隙和血液腔隙分隔开。

肝窦内衬细胞和肝细胞之间的裂隙是窦周隙（Disse 隙）。窦周隙在活检材料中通常是不可见的，但在尸检标本中可见扩张。肝窦内衬不同种类的细胞。肝窦内皮细胞为有孔型细胞。Kupffer 细胞（肝巨噬细胞）属于单核吞噬细胞系统的常驻成员，可在多种刺激下发生增大和增生反应，向肝窦的腔侧突出。肝星状细胞（以前称为 Ito 细胞、脂肪贮积细胞或脂肪细胞）是可收缩的肝窦周围 "周细胞"，位于窦周隙内。它们的细胞质脂滴中储存维生素 A，并可在一定刺激下发生向肌成纤维细胞样细胞的表型转化。在正常肝和在病理性小叶内纤维化中，星状细胞都是基质生成细胞。肝星状细胞是唯一在常规切片中难以识别的细胞；突触素免疫染色既可显示静止的星状细胞，也可显示活化的星状细胞；α平滑肌肌动蛋白免疫染色显示活化的星状细胞[3]。肝窦内皮细胞的内侧有一些散在分布的 "陷窝细胞"，它们是驻留在肝内的淋巴细胞，呈自然杀伤细胞表型。

肝小叶周边的汇管区含有结缔组织以及插入的肝动脉、门静脉、胆管和淋巴管的分支。汇管区的大小及其组成结构自肝门部向外周呈递减表现；这就解释了为什么手术肝活检标本和尸检标本中常含有较大的汇管区，而在针吸活检标本中却看不到。在肝周边部分，组织结构的可变性也更大。一般情况下，每个汇管区可能都有两个小叶间胆管、两条肝动脉和一条门静脉，但在正常肝的周边部分，汇管区二联体（仅含有动脉、静脉和胆管三种结构中的两种）与汇管区三联体几乎一样常见[4]。

小叶间胆管通常位于汇管区的中央，通过胆小管和 Hering 管与小叶小胆管相连，Hering 管有短段延伸，衬覆肝细胞和胆管细胞[5]。这些细小结构在 HE 染色切片上几乎看不见，但在细胞角蛋白免疫染色切片上却清晰可见[6]。

肝细胞板和肝窦在肝小叶中心呈较规则的放射状排列，而在周边区域呈不很规则的、相互吻合的网状。

肝细胞呈多角形，细胞膜在 HE 切片上轮廓清晰；细胞质呈颗粒状、嗜酸性，核周有嗜碱性的粗面内质网聚集；细胞核位于细胞中央，含有 1~2 个易识别的核仁。核分裂象极为少见。肝细胞富含糖原，在数量和分布上有昼夜变化和与饮食相关的变化。核内糖原聚集表现为

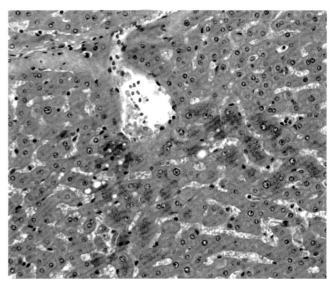

图 19.1　脂褐素在肝细胞内表现为细颗粒状棕色色素，在 3 区最为显著

透明空泡，主要见于汇管区周围的肝细胞。上述表现在儿童中较为常见，在一些成人疾病（例如糖尿病和肝豆状核变性）中也可较明显，但这些表现本身并没有诊断意义。脂褐素可以出现，表现为细小的、浅棕色、PAS 染色阳性的抗酸颗粒，位于小叶中心肝细胞的毛细胆管周围区域（图 19.1）；不应将其误认为胆汁。在成人肝中，铁染色呈阴性或仅显示有少量铁存在。在正常肝组织中，个别肝细胞内可含有脂滴。

随着年龄的增长，肝组织的显微镜下表现会有一定的变化。在新生儿，髓外造血可能在生命的最初几周持续存在。随着年龄的增长，肝细胞胞核的大小差异更大（细胞核大小不等），小叶中心的脂褐素沉积更为明显（"衰竭色素"），一些小叶中心的肝细胞萎缩，相应的静脉周围肝窦变宽，偶尔有肝动脉分支管壁玻璃样变性，以及肝被膜增厚——一些纤维成分向肝被膜下 1~2 mm 的肝实质内扩展。

出生后，肝组织的生理性改变包括三种结构成分：肝细胞增大以及肝小叶的扩张和增生。肝小叶的扩大主要是由于肝部分切除后的再生性生长所致；肝小叶的数量在后一种情况下并无改变，但其结构较为复杂和不规则[7]。

活检

通过光学显微镜检查肝组织仍然是大多数肝病的诊断和随访必不可少的组成部分。通过手术获得的活检标本可能会显示 "手术性肝炎"，表现为单个或小团肝细胞的凝固性坏死，伴有周围中性粒细胞浸润（图 19.2）。手术性肝炎病变一般位于小叶中心，但其范围取决于手术持续时间和手术操作情况[8]。因此，术中活检应在打开腹腔后立即进行。同样重要的是，要注意，肝被膜下区

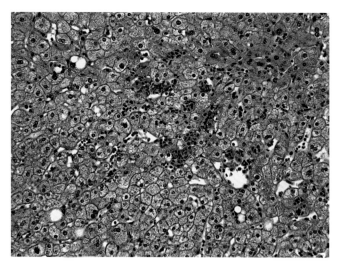

图 19.2 "手术性肝炎",表现为单个或小团肝细胞坏死,伴有中性粒细胞浸润

域不能代表整个肝;因为肝被膜下出现明显的纤维化时,其深部肝实质内的改变可以很轻,并且进行楔形活检后肝被膜的弹力纤维收缩可能很像肝硬化[9-10]。因此,外科医师不仅应进行切除活检,还应进行深部肝组织的针吸活检。

肝活检的适应证和诊断价值随着时间推移而改变。对于急性病毒性肝炎的病因诊断,随着血清学检查项目的应用,对肝活检的需求降低了;在一些情况下,对于慢性病毒性肝炎的纤维化程度的评估,瞬时弹性成像技术(纤维扫描)正在取代肝活检[11]。对于大胆管梗阻的诊断,肝成像技术的改进和内镜逆行胰胆管造影术(endoscopic retrograde cholangiopancreatography, ERCP)的应用也使肝活检在很大程度上已然过时。然而,肝组织病理学仍然是大多数肝病诊断的主要方法,并且多年来一些研究一直在强调其诊断的实用性和对治疗的重要性[12-15]。对于肝移植,肝活检仍然是诊断细胞排斥反应[16]以及诊断肝移植情况下的感染、血管并发症和疾病复发的金标准[17]。在相当多的病例中,病理医师可以发现临床假定的诊断之外的、未曾怀疑到的疾病,例如,在已知患有慢性乙型或丙型肝炎的患者发现其合并有 α1- 抗胰蛋白酶(α1-antitrypsin, α1-AT)缺乏或非酒精性脂肪性肝病(non-alcoholic fatty liver disease, NAFLD)。在近期加拿大的一项研究中,这种发现占肝炎活检的 20%[18]。

正如所有组织学诊断,HE 染色是肝病理学中的主要方法。特殊染色对于病变不明显或容易被忽视的特征是有用的,但常规使用的染色类型和数量属于个人偏好,在不同实验室之间也有所不同。严格的最低限度检查包括 HE 染色和结缔组织染色。许多病理医师也经常进行铁染色来评估铁沉积;PAS- 淀粉酶染色可用于蜡样质巨噬细胞、α1-AT 包涵体、真菌、小叶间胆管基底膜增厚的评估;罗丹宁染色可用于铜(肝豆状核变性、慢性胆汁淤积和铜中毒)染色;网织染色可用于评估网状结构和显示实质塌陷。"胆管型角蛋白"(CK7 和 CK19)的免疫组织化学染色在胆汁淤积性肝病中可能非常适用,可用于识别胆汁淤积的早期阶段、胆汁淤积性肝细胞花环、

小胆管反应和胆管缺失[15,19]。多年来,随着免疫组织化学检查方法的不断增加,肝组织病理学评估的准确性和诊断领域不断提高和扩展[20]。

肝组织病理学的诊断准确性取决于多种因素,并非在所有病例都能做出准确诊断,并且很难进行定量分析。有些因素与活检标本有关。标本大小很重要,但并非绝对;因为针吸活检标本平均仅占肝组织的 1/10 万 ~ 1/15万(0.00001~0.000006666),取样差异和差错的可能性明显存在。与有弥漫性病变(诸如典型的急性肝炎)相比,汇管区的非均一性改变[诸如慢性肝炎或原发性胆汁性肝硬化(PBC)]的确诊常常需要更大的组织样本。汇管区的诊断性活检标本的最小样本要求和最小数量要求仍然存在争议。一项有关慢性肝炎分级和分期的研究表明,较小的标本会导致低分级和低分期,并且活检样本的最小长度应为 15 mm,或圆柱形组织至少应包含 11个完整的汇管区[21]。另一项研究认为,组织长度至少应为 25 mm 才能通过半定量评分准确评估纤维化[22]。在NAFLD 中,诊断符合率被发现也与样本长度有显著关系[23]。另一方面,有研究表明,评估肝活检的经验水平比组织样本的长度更重要[24]。不管怎样,病理医师应仔细检查大小即使是不合适的标本,以确保通过无创性手术获得最大限度的信息。通过多切片检查也可以提高局灶病变[例如肉芽肿、巨细胞病毒(cytomegalovirus, CMV)包涵体]的诊断准确性。其他影响诊断符合率的因素包括病理医师的经验、掌握的临床资料及其临床意义方面的知识。然而,即使在最理想的情况下,足够的活检标本可能也不能提供完整的诊断,甚至可能不能提供有用的信息。

尽管要最终做出令人信服的诊断需要了解实验室信息和患者的临床状况,但为了保证病变分析和结论的客观性,在最初的检查过程中最好不带有任何临床资料也同样重要。几篇有关如何系统性检查肝活检的综述可供参考[25-28],包括美国肝病研究协会(the American Association for the Study of Liver Diseases, AASLD)的一份官方意见文件,强调了有关标本的大小和质量、组织分配、组织处理、标本评估和取样误差等病理学因素[29]。

病毒性肝炎

病毒性肝炎(viral hepatitis),或由病毒感染引起的肝的炎症,可能是由特异性亲肝病毒("肝炎病毒")和其他一些主要可引发系统性感染的病毒[例如 CMV、Epstein-Barr 病毒(Epstein-Barr virus, EBV)]引起。

亲肝病毒引起的病毒性肝炎

从历史上看,自从输血中心对供血者进行甲型肝炎病毒(hepatitis A virus, HAV)和乙型肝炎病毒(hepatitis B virus, HBV)的诊断性检测以来,显然有一部分输血后病毒性肝炎并不是由 HAV 或 HBV 引起的,因此,它们被称为非甲非乙型肝炎[30]。经过十多年的深入研究,丙型肝炎病毒(hepatitis C virus, HCV)被发现了,它是大多数非甲非乙型肝炎的病因[31-33]。

表19.1 主要的肝炎病毒			
病毒	种和属	感染途径	疾病
甲型肝炎病毒（HAV）	单链RNA病毒，小核糖核酸科	粪-口传播、食物传播	急性
乙型肝炎病毒（HBV）	部分双链DNA病毒，肝病毒科	非肠道传播、性传播、母婴传播	急性、慢性
丙型肝炎病毒（HCV）	RNA病毒，黄病毒科	非肠道传播、性传播、母婴传播	急性、慢性
丁型肝炎病毒（HDV）	缺陷性RNA病毒	非肠道传播、性传播，需要与HBV共同感染或叠加于HBV感染	急性、慢性
戊型肝炎病毒（HEV）	单链、无包膜RNA病毒，杯状病毒科	垂直传播、食物传播、非肠道传播	急性

现在至少有五种不同的亲肝病毒（hepatotropic virus），它们属于完全不同的科（表 19.1）。它们除了将肝作为感染的靶器官和在流行病学方面有一些类似以外，几乎没有共同之处[34]。它们五种都是在全球范围内流行的。其中两种［HAV 和戊型肝炎病毒（hepatitis E virus，HEV）］主要通过粪 - 口途径传播，另外三种病毒 [HBV、IICV 和丁型肝炎病毒（hepatitis D virus，HDV）] 主要通过血液接触传播，尽管 HBV 和 HCV 也可以通过无保护的性行为传播。在西方，HEV[35] 引起的是一种自限性肝炎且常常是无黄疸性肝炎[36]，很可能被低诊断。而在发展中国家，HEV 感染是一个重大的卫生问题，可导致高死亡率，在一些地理区域（例如印度），HEV 在孕妇中常常引起暴发性肝炎（fulminant hepatitis）（急性重型肝炎）[37]。

最近识别的肝炎病毒（非 A～E 病毒）包括：庚型肝炎病毒（hepatitis G virus，HGV 或 GBV-C）（黄病毒科）[38]；输血传播病毒（Torque teno virus，TTV），一种环病毒科的 DNA 病毒[39]；以及 SEN 病毒（SEN virus），一种输血传播的 DNA 病毒[40]。HGV 的临床意义仍存在争议，特别是在有 HBV 或 HCV 引起的慢性肝病背景下。有证据表明，虽然 HGV 在有慢性乙型或丙型肝炎的患者的共同感染不会影响疾病的严重程度，但它可能加速慢性肝病的进展和肝细胞癌的发生[41]。TTV 和 SEN 病毒似乎非常多样化，在全球范围内 90% 以上的成人中普遍存在，但其人类致病性尚未完全确定。

急性病毒性肝炎

肝炎病毒血清学和分子检测的推广已使急性肝炎肝活检的适应证有所减少。然而，肝活检仍然可以用来确认急性肝炎诊断、评估疾病的严重程度和进展情况，并排除伴随疾病（例如，叠加在病毒性肝炎上的酒精性肝病）。

病毒性肝炎的形态特征已有广泛描述[34,42-43]。不同肝炎病毒引起的急性肝炎的组织学改变可以非常相似，鉴别起来有困难。后面将描述肝炎的一般变化以及个别病毒特有的一些特征。

典型的**急性病毒性肝炎（acute viral hepatitis）**是一种全小叶性疾病，但在 HBV 和 HCV 肝炎中，病变主要分布在小叶中心区域，而在 HAV 肝炎中，病变主要位于

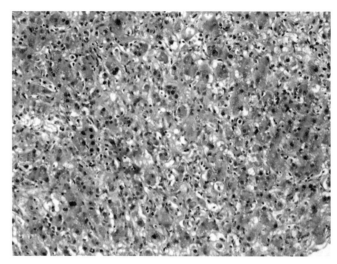

图 19.3　急性乙型肝炎，特征是肝细胞肿胀、小叶紊乱和单核细胞（主要是淋巴细胞）炎性浸润

周围区域。肝细胞的改变是多样的，包括显著的单核细胞浸润性小叶炎症和点状肝细胞坏死。一些实质细胞表现为肿胀，细胞体积增大，染色苍白，胞质呈颗粒状（即所谓的水样改变）。肝实质细胞的异质性表现（由于肝细胞肿胀和坏死），再加上细胞脱落，存活的肝细胞再生，导致正常规则的肝板结构消失；这种"小叶紊乱"也是一个非常有助于诊断的特征（图 19.3）。反应性肝细胞改变可能是显著的，包括正在分裂的肝细胞。合体样、多核巨肝细胞——是新生儿肝炎的特征——有时也见于成人，但这并不表示具体的病因。

可见单核细胞和淋巴细胞类型的细胞占优势。大多数淋巴细胞是活化的记忆性 T 细胞[44-45]。此外，病变早期也可出现浆细胞[46]。小团淋巴细胞，无论是否靠近凋亡小体，代表的是细胞毒性淋巴细胞介导的靶细胞攻击的病灶，也代表提示"局灶性炎症""局灶性坏死"和"点状坏死"的病变。

Kupffer 细胞（肝巨噬细胞）增大并变得更加突出；它们吞噬濒临死亡的肝细胞的细胞碎片，导致细胞内成块的棕黄色、富含脂质的"蜡样"色素的蓄积，这在 PAS- 淀粉酶染色中显色最好。早期，这些"蜡样巨噬细胞"体积较小，单个散在分布；随着时间推移，它们可能变大，呈成星团状分布，多位于小叶中心和中间区。

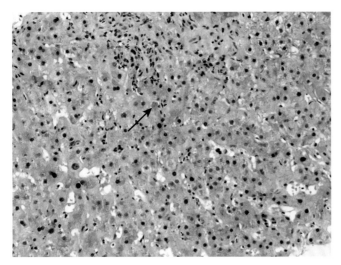

图 19.4　急性病毒性肝炎，可见散在凋亡肝细胞（箭头所示）和胆汁淤积

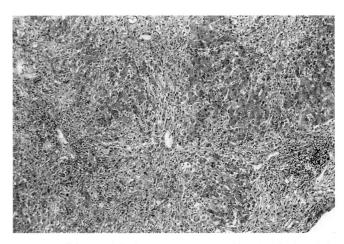

图 19.5　**重症坏死性急性乙型肝炎**。可见汇管区内有轻度至中度的单核细胞浸润，可见汇管区 - 中央桥接性融合性溶解性坏死，伴有肝实质丢失

晚期，这些细胞迁移到汇管区结缔组织内。在一些急性病毒性肝炎中，蜡样巨噬细胞铁染色呈阳性。一定程度的胆汁淤积也很常见（图 19.4）。

虽然急性病毒性肝炎以小叶实质病变为主，但汇管区也常受累——出现单核细胞浸润，有时混合有一些中性粒细胞、嗜酸性粒细胞以及——特别是在病变晚期——充满色素的巨噬细胞。这种浸润常常局限于汇管区结缔组织内，也可以浸润至相邻的肝实质中。在急性肝炎中，汇管区 - 肝实质交界也可出现胆小管数量增加（"小胆管反应"）；这在典型的急性小叶性肝炎中通常很轻，CK7 免疫染色能更好地显示。随着肝实质坏死病变的增加，小胆管反应的范围扩大。胆管衬覆上皮细胞之间和内部可出现淋巴细胞浸润，偶尔可发生一定程度的胆管上皮损伤，尤其是在丙型肝炎中[47]，尽管在肝活检中很少发现急性丙型肝炎。

在急性自限性肝炎晚期，大多数肝实质和汇管区改变逐渐消失。残留的改变，诸如汇管区轻度炎症、局灶性小叶炎症、色素性巨噬细胞和反应性肝细胞改变，可能持续数月。

在严重疾病中，大片肝细胞死亡和更广泛的实质损伤可导致"融合性坏死"。这些最初可能累及 3 区，但随着病情的加重，汇管区和中央静脉之间的实质组织可能消失（桥接性肝坏死[48]）（图 19.5）。更严重的是导致所有腺泡区的坏死，最后导致全小叶坏死。由于无法解释的原因，这种坏死在肝中的分布通常不规则，因此，穿刺活检在评估暴发性肝炎的坏死程度时不太可靠[49]。

桥接性坏死的表现随着时间的推移而改变。新鲜的桥接性坏死显示小叶区域的实质消失，不伴有网状结构塌陷或仅伴有极少的网状结构塌陷。坏死区域可见单核细胞和一些小的蜡样巨噬细胞浸润。后期表现为网状纤维塌陷，间质细胞增生，胶原沉积，残存的肝实质再生而可能出现凸起，以及大量蜡样巨噬细胞。陈旧性桥接性坏死是通过纤维瘢痕形成来愈合，可导致汇管区 - 中

央性（P-C）桥接性纤维化（"坏死后肝硬化"）。

肝显著的纤维化是慢性肝炎而不是急性肝炎的特征，因此，在慢性肝病的背景下，坏死后性肝硬化的区分至关重要。慢性肝炎背景下的桥接性纤维化可以通过逐渐出现弹力纤维沉积来识别。因此，慢性肝炎的桥接性纤维化弹力纤维染色呈阳性，而急性肝炎弹力纤维染色桥接处呈阴性[50]。严重坏死性肝炎的另一个特征是汇管区周围有明显的小胆管反应。尚存活的肝实质区可见急性肝炎改变，表现为典型的小叶性肝炎，但通常伴有更明显的局灶性坏死和胆汁淤积。

亚大块性肝坏死（submassive hepatic necrosis）。少数患者中发生的进行性严重坏死性肝炎，临床上可能与伴有急性肝衰竭和昏迷的暴发性肝炎相对应。在这类患者中，肝实质的溶解性融合性坏死通常累及整个肝小叶（全小叶性坏死），并常累及几个相邻的肝小叶（多小叶性坏死）。广泛融合性坏死一般以不均匀的方式分布于整个肝，因此，穿刺活检可能见不到[49]。在存活的患者中，多小叶性（或亚大块性）坏死可导致坏死区的塌陷和纤维瘢痕形成，与存活的结节性再生的肝实质区交替分布。

在多小叶性坏死中，小胆管反应更为明显，代表肝祖细胞的再生。上皮细胞增生不仅包括小胆管细胞，还包括表型介于胆管细胞和肝细胞之间的所谓的过渡细胞[51]。在一些伴有严重坏死或脓毒血症的病例中，有些胆小管可能含有浓缩的胆红素染色的结石[52]；这种病变不应被误认为是胆管梗阻表现。

除了肝炎病毒感染以外，严重的坏死性肝炎也可能有其他原因，诸如自身免疫性肝炎（autoimmune hepatitis, AIH）、药物不良反应、毒性损伤和肝豆状核变性。由于到进行组织学评估时，所有或大多数实质细胞都已因坏死而消失了，能够提示特定病因的特征表现极少，因此，通常仅从组织学的角度不能明确病因。

致病病毒（causative virus）。由于急性病毒性肝炎的主要组织病理学特征十分相似，通常无法通过组织学确定其病因；正确的诊断通常需要进行血清学和（或）分

子检测。然而，也有一些具有启发性的趋势和类型。但必须记住，当出现一种以上病毒共同感染或伴发肝病（例如脂肪性肝病）时，组织病理学表现可能是混乱的。

急性甲型肝炎（acute hepatitis A）[53-56] 可主要表现为小叶中央性胆汁淤积，极少伴有肝细胞损伤和炎症表现；由此可能会被误诊为其他原因引起的胆汁淤积（例如药物诱发性胆汁淤积）。尤其在成人，HAV 感染可引起胆汁淤积性肝炎，有时甚至伴有胆管损害 [57]。炎症改变常以汇管区周围为主，汇管区可见大量富于浆细胞的炎性浸润，可能很像 AIH[58]。汇管区周围肝实质坏死伴 Hering 管阻断可能是胆汁淤积的原因之一 [55]。在 HAV 感染中，暴发性肝衰竭很少见，但已有文献报道 [59]。也有纤维蛋白环状肉芽肿的报道 [60-61]。甲型肝炎偶尔可出现较长的多相临床病程，其特征为转氨酶两次或多次再度升高 [62]。

急性乙型肝炎（acute hepatitis B）组织病理学上大致与其他类型的急性病毒性肝炎相似 [58,63-65]，肝细胞损伤和炎症表现以小叶中心为主（见上文）。淋巴细胞与肝细胞可能是紧密接触（集合现象），甚至可位于肝细胞内（伸入运动）。在急性乙型肝炎显著期，HBV 表面抗原（HBsAg）和核心抗原（HBcAg）免疫组织化学染色常呈阴性；这在血清学上与 HBsAg 的丢失有关，可能预示着病毒抗原的早期高效清除 [66]。多年来，基于乙型肝炎急性期的肝活检结果能否预测慢性病程一直存在争议；初步结论是，感染早期没有任何一种病变具有判断预后的价值。在急性乙型肝炎中见不到毛玻璃样肝细胞，后者的出现提示为慢性乙型肝炎。同在其他非肠道传播的肝炎一样，诸如在丁型肝炎和丙型肝炎，静脉吸毒可通过汇管区出现双折光的滑石的针状体来识别 [67-68]。

乙型肝炎有一种特殊的临床病理变异型，即所谓的**纤维性胆汁淤积性肝炎（fibrosing cholestatic hepatitis）**，可发生在肝移植后和其他与免疫功能损害相关的疾病［移植后状态，人类免疫缺陷病毒（human immunodeficiency virus, HIV）感染］发生。这种情况的预后通常较差，病程进展迅速。这种变异型的组织病理学改变包括：相对轻微的汇管区炎性浸润，汇管区周围和肝细胞周围纤维化，肝细胞肿胀，小胆管反应显著，肝实质胆红素淤积明显，有时小胆管也可出现胆红素淤积，以及病毒载量极高（HBcAg 免疫染色呈强阳性）[69-70]。

急性丙型肝炎（acute hepatitis C）。由于急性丙型肝炎常常没有症状，通常很难发现和诊断，它们在活检中很少被发现。在平均 26% 的急性丙型肝炎患者，HCV 可自行清除，主要是在最初 3 个月内 [71]。急性丙型肝炎的病理特征与既往描述的非甲非乙型肝炎 [64,72-73] 的病理特征一致，包括肝细胞肿胀、细胞凋亡、胆汁淤积和小叶内淋巴细胞浸润。胆管损害、汇管区淋巴细胞聚集和淋巴滤泡形成等大多数慢性丙型肝炎的特征性表现在丙型肝炎急性期也可见到。

在没有明显肝实质损伤的情况下，肝窦内淋巴细胞浸润可能比较明显［"单行（Indian file）"表现］，类似 EBV 肝炎（"单核细胞增多症样"表现）。脂肪变性极为常见。可以发生暴发性肝炎，伴有多小叶性坏死，但这

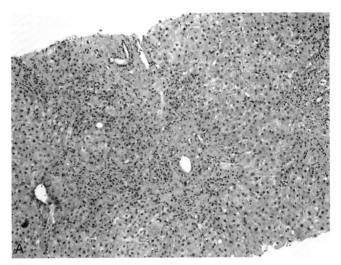

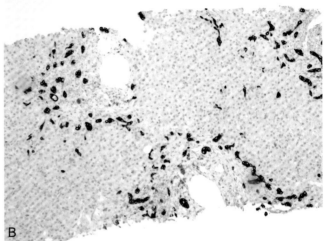

图 19.6　**纤维性胆汁淤积性丙型肝炎**。**A**, 可见汇管区纤维性扩大，伴有明显的小胆管反应。可见轻度肝细胞肿胀和肝细胞内胆汁淤积。**B**，CK7 免疫染色显示的小胆管反应

在西方国家极其少见。已有通过不同抗体的免疫组织化学染色来显示病毒抗原的反复报道，但整体结果似乎都缺乏特异性。针对 HCV RNA 的原位杂交（ISH）检查结果也是如此 [74-75]。与在乙型肝炎一样，患者在免疫缺陷状况下也可发生一种"纤维性胆汁淤积性肝炎"的严重的进展性变异型（图 19.6 A 和 B）[76-77]。

急性丁型肝炎（acute hepatitis D）可以发生在 HBV 急性共感染的情况下，也可以叠加在慢性乙型肝炎的基础上 [78]。丁型肝炎的组织学表现与其他类型的肝炎类似，但一般更为严重，组织学上与乙型肝炎或丙型肝炎的区分并不可靠 [79-81]。在南美和非洲的部分地区，急性 HDV 感染时，肝细胞出现小泡状改变 [82]；这种"海绵样改变"或"桑葚样细胞变性"是由受损肝细胞内的小脂滴聚集所致。

急性戊型肝炎（acute hepatitis E）。全世界发展中国家都有戊型肝炎暴发，主要通过受污染的水传播。在工业化国家，戊型肝炎的流行病学信息较少，尽管有些病例似乎是人畜共患的 [83-84]。戊型肝炎通常引起自限性急性感染。其组织学表现为胆汁淤积性肝炎，伴有汇管区混合性炎性浸润、小胆管反应、显著的胆红素淤积、胆汁淤积性花环以及显著的凋亡，与急性甲型肝炎有一定的相似性 [85]。

鉴别诊断。伴有显著的胆汁淤积的急性病毒性肝炎与梗阻性胆汁淤积的鉴别在于：急性病毒性肝炎可出现典型的小叶坏死性炎症。组织学上，药物性肝炎与病毒性肝炎不能区分；因此，当遇到病因不明的急性肝炎时，应始终牢记药物性肝炎。提示药物性肝炎的病变特征包括：明显的小叶中心性坏死、多量嗜酸性粒细胞和肉芽肿（尤其是小型肉芽肿）；然而，缺乏这些表现并不能除外药物性肝炎。AIH 可以急性发作，组织学上与病毒性肝炎类似，但与大多数急性病毒性肝炎相比，AIH 通常有更多的纤维化和浆细胞浸润。

急性病毒性肝炎与慢性病毒性肝炎的区别一般基于：慢性病毒性肝炎以汇管区、汇管区周围改变和肝纤维化为主，而急性病毒性肝炎以小叶病变为主，纤维化一般不增加。然而，鉴别起来可能比较困难，有时在缺乏临床和实验室数据的情况下不能区分。

慢性病毒性肝炎

历史和分类。肝穿刺活检[86]的引入对非肝硬化性慢性炎性肝病的认识有很大帮助。在 20 世纪 60 年代，慢性肝炎被认为是病毒性肝炎的一种继发疾病，尽管尚未发现病原体。当时，自身免疫性肝炎（AIH）被认为是慢性活动性肝炎的"典型"形式。由于语义上的明显混淆，1968 年，一个由肝病医师和病理医师组成的小组提出了一种基于组织学的慢性肝炎的简单分类方法[87-88]。因为免疫抑制治疗在那个时代属于规范化治疗，用于较为"活动性"的疾病形式，这种分类方法被用于区分坏死炎性活性度较低的轻型［慢性持续性肝炎（chronic persistent hepatitis, CPH）］和坏死炎性活性度更高的更严重的变异型［慢性进展性或活动性肝炎（chronic aggressive or active hepatitis, CAH）］。这种慢性肝炎分类方法已被广泛接受并在全世界范围内使用了近 40 年。虽然有人强调，CPH 和 CAH 并不是具体的疾病，只表示在疾病活动度上有所不同，但这种观点随着时间的推移越发被忽视了。

1968 年以来，在阐明慢性肝炎的多种病因方面已取得了显著进展，特别是发现了 HBV、HCV 和 HDV[89]。1971 年，药物性慢性肝炎也可到了公认[90]，目前已被视为慢性肝炎的一个典型病因[91]。现在，自身免疫性慢性肝炎仍然是一个诊断类型，其临床和血清学诊断已逐步明确[92]。肝豆状核变性的一些病例在临床和组织学上显示与慢性肝炎相似[93-94]；类似的表现也可见于另一种代谢性疾病——α1- 抗胰蛋白酶缺乏症[95]。此外，碎片状坏死——CAH 的一个非常重要的诊断标准，也可见于慢性胆管闭锁，例如，原发性胆汁性肝硬化（PBC）和原发性硬化性胆管炎（PSC）——却被有些人不恰当地视为慢性肝炎的特异性病变和同义词。

对 HBV 慢性感染的自然病程进行的研究发现，病毒复制、清除和整合的连续性过程与坏死性炎性疾病活动度的较低、较高和再次降低有关[96-97]。这意味着慢性乙型肝炎患者的病程中可连续出现 CPH 和 CAH，这使将CPH 和 CAH 视为不同疾病的人们产生了疑惑。这意味着人们对有关慢性病毒性肝炎（chronic viral hepatitis）的

看法发生了改变[98]。最重要的是，随着慢性病毒性肝炎的更为有效的治疗方法的发展（干扰素和抗病毒药物），慢性病毒性肝炎的分类方法急需进行修订[99-102]。1994年，提出了两个新的慢性肝炎分类方案（病毒和其他病因）[103-104]。这两个方案大致相似，但第二个方案的标题包含了慢性胆管和代谢性疾病（可以类似于慢性肝炎）。这两个方案的共识在于："慢性肝炎"这个术语应依照最初的定义严格使用，即由多种病因所致的临床和病理学综合征，特征是有不同程度的肝细胞坏死和炎症。由于目前缺乏更好的分类方法，慢性肝炎仍被定义为（同1968 年）存在至少连续 6 个月的没有改善的病变[104]。

为了全面和临床适用，新的分类方案考虑了：①病因学；②病变活动分级；③病变进展分期。在对慢性肝炎进行分类时，病理医师要问的第一个问题仍然是："这是慢性肝炎，还是另一种肝病？"如前所述，一些肝病可能具有与慢性肝炎相似的临床和组织学特征，需要进行鉴别，这些病变严格意义上与"慢性肝炎"不同。第二步需要明确其病因学，不能单靠组织学，还需要考虑临床和血清学信息。肝活检的组织病理学分析可能有助于确定、证实或明确病因诊断。下一步需要对病变活性进行分级，可以根据临床症状、转氨酶水平和肝活检的组织病理学进行评估。组织学上，病变活性的评估是通过组织病理学表现的主要成分来进行，包括汇管区炎症、界板性肝炎、小叶损伤和炎症以及融合性坏死。评估肝活检中病变的活性已有几种分级系统可用。在日常工作中，一个完整的病理报告应包括对各种病变的精确评估，可描述为微小、轻度、中度或重度。有特殊目的时，例如，对治疗前后的活检标本进行的比较和对治疗试验进行的评估，可以采用半定量计分系统（见下文的分级和分期）。

对疾病进行分期是一种将患者的疾病定位于一个设定的病程进程或时间中的一个特定时间点的尝试。疾病分期的组织学评估是基于纤维化的范围和肝硬化的形成，具有重要的预后和治疗意义。结缔组织染色对于分期是至关重要的。与组织学分级一样，在日常的活检报告中，分期也采用传统性的描述方法。同样，有特殊目的时，可以采用半定量评分系统（见下文）。

组织病理学。组成慢性肝炎（病毒性或其他类型）的组织病理学表现的基本病变包括："点状坏死"、汇管区炎症、界板性肝炎和纤维化。偶尔，可见融合性坏死，并且如果继续发展，则可出现肝实质再生和肝硬化[65]。"点状坏死"是一个旧术语，泛指单个肝细胞的凋亡和真性坏死；"点状坏死"也可以见于急性肝炎（见上文）。其更为恰当的形态学术语应为"局灶坏死性炎症"，表现为一小团单核细胞（淋巴细胞，可伴有一些组织细胞），邻近可有或无明显的凋亡小体。慢性肝炎中的点状坏死与急性肝炎中的点状坏死看似相同。在重型慢性肝炎中，可见肝实质溶解性融合性坏死或相邻肝细胞团消失伴网织纤维支架塌陷，且它们往往与临床疾病加重同时发生[105]。与在急性肝炎一样，慢性肝炎的融合性坏死的范围可从局灶、带状融合性到"桥接性"融合性（图 19.7）、再到更广泛的全小叶性和多小叶性坏死。在严重的实质坏死

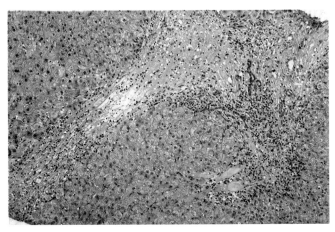

图 19.7　重症慢性乙型肝炎中的桥接性融合性溶解性坏死，可见炎性坏死区与小叶中心区相连（左下方）。右上部分为广泛溶解性坏死和坏死后网状纤维框架塌陷区

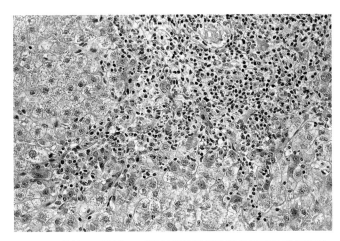

图 19.9　慢性乙型肝炎。可见显著的界板性肝炎（"碎片性坏死"）。注意炎性汇管区（右上）以及汇管周围区和邻近实质之间的不规则界面

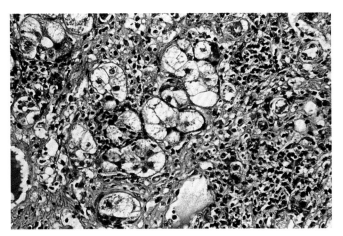

图 19.8　重症慢性乙型肝炎。在坏死后塌陷和早期纤维化阶段，可见数个存活的肝细胞小岛，显示肝细胞肿胀、淡染，有时呈小管状排列（"肝细胞型肝细胞环"）

时，在炎性组织内常常可见到呈腺样排列的存活的肝细胞（图 19.8）。在这些"肝细胞环"的周围常可见纤维组织，可能是存活肝细胞在不利环境中试图再生的表现。

慢性肝炎的汇管区炎症可为轻度、中度或重度。它们主要由单个核细胞组成，以淋巴细胞为主，浆细胞和组织细胞数目不等。可发生淋巴细胞聚集和淋巴滤泡形成。**界板性肝炎（interface hepatitis）**最初被称为"碎片状坏死"[106]。这一术语是指汇管区淋巴细胞浸润的范围超出了汇管区的界限，伴有肝细胞坏死和碎片状脱落。存活的肝细胞最终会被困在炎性浸润、新生血管和纤维化中，形成不规则的汇管区 / 汇管周区界板（图 19.9）。因此，界板性肝炎是一个很好的术语，尤其是当肝细胞死亡的方式是凋亡而非坏死时[107-109]，并且病变是位于间质组织（汇管区或间隔）和实质之间的界板。界板性肝炎可以是轻度的（汇管区周边有一个或几个病灶，但没有明显的纤维性扩大），也可以是重度的（坏死性炎性病灶呈楔形延伸，明显的纤维化伸入小叶深部）。

界板性肝炎是慢性肝炎汇管区扩大、边界不规则的主要原因。应将前述真正的"淋巴细胞性碎片状坏死"和发生于慢性胆道疾病中的"胆管性碎片状坏死"区分开。在后一种病变中，扩大的汇管区边界不规则并非是由淋巴细胞"浸润"所致，而是由小胆管反应伴中性粒细胞浸润和汇管区周围肝细胞胆汁淤积所致[110]（见下文）。

纤维化可能随着持续性炎症而进展[111]。间隔纤维化可表现为汇管周围、汇管 - 汇管和汇管 - 小叶中央纤维化。汇管周围和汇管 - 汇管间隔纤维化可能是由界板性肝炎所致，而汇管 - 小叶中央间隔纤维化可能是汇管 - 小叶中央（桥状）融合性坏死的结果。进行性坏死性炎症，伴有进展性纤维化和实质再生，最终将导致肝硬化。肝实质再生表现为成熟肝细胞增生和肝祖细胞不同程度的增生[112]。在肝硬化阶段，坏死性炎症改变可以出现消退（非活动性肝硬化），也可以持续存在（活动性肝硬化）。

分级和分期。已提出几种慢性肝炎肝活检评估的半定量评分系统（表 19.2 和 19.3）[113-120]。最初，应用最广泛的是 1981 年发表的组织学活性指数（the Histological Activity Index, HAI）（也称为 Knodell 指数）[120]。后来，Scheuer[102] 又提出了一个简单的评分系统并被认为使用方便且具有可重复性[117]。后来，又发表了"修订的 HAI"作为原来的 Knodell 系统的一个扩展，以解决其使用过程中出现的一些问题[118]。就观察者自身和不同观察者之间的差异性而言，修订后的 HAI 已被证实有效[121]。对于评估慢性丙型肝炎，法国 METAVIR 合作研究小组[115,122-123]提出的分析系统已被用于大量的活检分析，特别是用于分期目的的分析[124]。

有几篇论文评论了不同的评分系统，讨论了它们的优缺点[125-127]。一篇综述概括了慢性肝炎以及其他肝病的所有评分系统[128]。其结论是，目前使用的评分系统各有优缺点，均存在是否适用于任何形式的慢性肝炎肝活检的组织学评分的问题，包括缺乏科学验证、观察者间差异、样本差异和病因差异[126]。在当下这个循证医学的时

代[129]，肝活检的计数评分方法仍然占有一席之地，从事肝活检半定量评分的病理医师在文献中发表了大量的建议[123,125-126,130]。对于比较单个患者治疗前和治疗后的活检、作为研究疾病经过的一种研究方法以及用于临床治疗试验，计分分期和分级方法是非常有用的[103]。

对于慢性丙型肝炎，为了制订适当的治疗方案，需要评估其肝纤维化的程度[131]，由于细针吸取肝活检存在取材差异问题[29,132]，促发一些寻找肝纤维化的无创性标志物的研究[131]。肝瞬时弹力扫描是一种无创性成像技术，其使用率已越来越高[11,133-134]。已有用无创方法替代肝活检的建议；然而，肝活检和无创性方法之间并不互斥，需要清楚地了解每种方法的意义和局限性[135]。P. Bedossa 的论文讨论了肝活检和无创性标志物的各自优缺点以及它们在慢性丙型肝炎患者治疗中的作用[136]。

慢性乙型肝炎（chronic hepatitis B）。 在 HBV 慢性感染的一些阶段，一些伴有病毒抗原的细胞过载表现可能会多到显微镜下可以识别，成为有助于疾病诊断的标志物。两种这类标志物分别是"毛玻璃样肝细胞"和"沙粒样细胞核"。"毛玻璃样肝细胞（ground-glass hepatocyte）"[137]是指实质肝细胞的细胞质呈细颗粒样，细胞质部分或全部淡染；"毛玻璃"区域借助透明的光晕常常可与细胞膜分隔开，尽管有助于诊断，但这属于人工假象（图 19.10A 和 B）。毛玻璃样表现是由于滑面内质网显著增生、取代了细胞质周边的细胞器并含有过量丝状 HBsAg 结构所致[138-139]。然而，肝细胞的毛玻璃样表现并不完全是特异性的，也可见于其他肝病，包括：药物诱发性滑面内质网增生（主要发生在小叶中心的肝细胞）[140-141]；纤维蛋白原贮积性疾病，即血纤维蛋白原减少患者的肝细胞内的纤维蛋白原包涵体看起来类似于毛玻璃样肝细胞[142]；Lafora 病（肌阵挛性癫痫）[143]；Ⅳ型糖原贮积病（支链淀粉或 Anderson 病）[144]；以及多药剂治疗或肝移植后肝糖原代谢异常[145-146]。事实上，多种不同原因引发的毛玻璃样肝细胞在同一活检中可共存[147]。

表19.2　修订后的组织学活性指数——分级：结构改变、纤维化和肝硬化

表现	评分
无纤维化	0
一些汇管区有纤维性扩张，伴有或不伴有短的纤维性间隔	1
大多数汇管区有纤维性扩张，伴有或不伴有短的纤维性间隔	2
大多数汇管区有纤维性扩张，伴有个别汇管-汇管（P-P）桥接	3
汇管区纤维性扩张，伴有显著桥接（P-P和P-C）	4
有显著桥接［P-P和（或）P-C］，伴有个别结节（不完全性肝硬化）	5
肝硬化，可能或明确的	6
分期的最大可能计分	**6**

应当注明但不计分的其他特征：小叶内纤维化、静脉周围（"鸡丝样"纤维化）。终末肝小静脉（中央静脉）硬化
Data (adapted to new terminologies) from Ishak K, Baptista A, Bianchi L, et al. Histological grading and staging of chronic hepatitis. *J Hepatol.* 1995; 22(6): 696–699; Westin J, Lagging LM, Wejstal R, Norkrans G, Dhillon AP. Interobserver study of liver histopathology using the Ishak score in patients with chronic hepatitis C virus infection. *Liver.* 1999; 19(3): 183–187, with permission from authors and publisher.

表19.3　Batts-Ludwig慢性肝炎分级和分期方案

分级		分期	
0	无活动性炎 仅有汇管区炎 无界板活动性炎 无小叶活动性炎	0	无纤维化
1	轻微活动性炎 汇管区炎症 轻微界板活动性炎 偶尔可见小叶内肝细胞凋亡	1	汇管区纤维化（汇管区纤维性扩张）
2	轻度活动性炎 累及部分或全部汇管区的界板活动性炎 小叶轻度活动性炎，肝细胞损伤小	2	汇管周围纤维化（汇管区扩张加汇管周围不规则；偶尔汇管/汇管间隔）
3	中度活动性炎 累及全部汇管区的界板活动性炎 中等小叶活动性炎，肝细胞损伤明显	3	间隔纤维化（桥接性纤维间隔，结构扭曲；无明显结节）
4	重度活动性炎 有/无桥接性坏死 明显的弥漫性肝细胞损伤	4	肝硬化

Batts KP, Ludwig J. Chronic hepatitis. An update on terminology and reporting. *Am J Surg Pathol.* 1995; 19(12): 1409–1417.

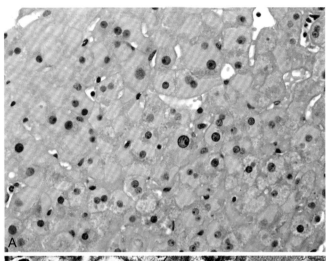

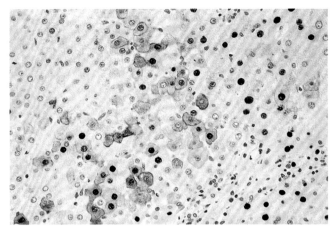

图 19.11 **慢性乙型肝炎，病毒复制期**。可见乙型肝炎核心抗原位于肝细胞核，并且在一些肝细胞也可见于的胞质和胞膜（HBcAg 免疫过氧化物酶染色）

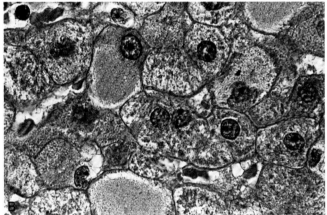

图 19.10 **A**，毛玻璃样肝细胞，与周围正常肝细胞相比，其特征为伴有嗜酸性、均匀和淡染的细胞质。**B**，注意"毛玻璃样"肝细胞的细胞质和肝细胞胞膜之间的人为裂缝

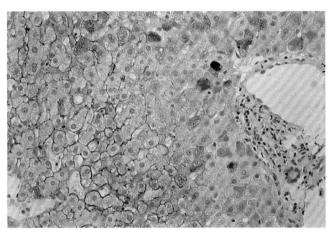

图 19.12 **慢性乙型肝炎，病毒复制期**。可见一些肝细胞的胞质和胞膜有不同程度的 HBV 表面抗原。注意汇管区和小叶内仅有轻度淋巴细胞浸润（HBsAg 免疫过氧化物酶染色）

诸如地衣红染色[148]、维多利亚蓝[149] 和醛复红[150] 的特殊染色可以证实毛玻璃样表现与 HBsAg 的相关性，更令人信服的是特异性抗 HBsAg 抗体的免疫组织化学染色。**沙粒样细胞核（sanded nuclei）**[151] 是伴有细颗粒的肝细胞细胞核，由于积聚了大量的 HBcAg，核仁的大的中心部呈轻度嗜酸性。它们不易识别，特异性的免疫组织化学染色对于识别 HBcAg 更为实用。

慢性乙型肝炎的临床、组织病理学和免疫组织化学表现已有多篇综述进行了总结[152-153]；在整个慢性乙型肝炎病程中，这些表现随着病毒载量、免疫反应特性以及可能伴发的疾病而有所变化[154]。在大多数情况下，HBV 并不引发细胞病变，决定感染结局的是宿主的免疫反应。最完全的免疫反应可伴发最严重的肝损伤和最大可能的病毒清除，而不完全的免疫反应则可导致慢性肝炎。一些作者将 HBV 慢性感染的自然史分为四个阶段[155-158]，而其他和早先的研究者将其分为三个阶段[157,159-160]。

第一阶段的特征是高病毒载量和免疫耐受。在急性感染期——相当于潜伏期，但在新生儿相当于慢性感染，此期常常持续数十年。在慢性肝炎的早期病毒复制和免疫耐受阶段，肝活检仅能见到轻微的肝细胞损伤和炎症。

免疫组织化学染色，此病毒复制阶段的特征是细胞核和细胞质的 HBcAg[161] 和 HBeAg 阳性定位[162-163]，肝细胞膜也可见阳性定位（图 19.11）。HBsAg 可见于散在的肝细胞胞质内和大多数实质细胞的细胞膜，呈蜂窝状（图 19.12）[164-165]。第二阶段或病毒消灭期的特征是肝细胞的免疫清除，组织学上与肝细胞坏死对应。肝活检显示坏死性炎性病变，严重时可见不同程度的溶解性坏死[166-167]。HBcAg 免疫染色可显示细胞核、细胞质和细胞膜着色；HBsAg 在有些肝细胞胞质呈弱阳性，在胞膜呈阳性。HBeAg 染色显示细胞核和细胞质着色[168]。慢性感染患者中，第二阶段可能持续 10～20 年并导致肝硬化及其并发症。

当免疫反应减少了受感染细胞的数量时，低病毒复制的第三个阶段就开始了，被称为"惰性携带"状态。在这一阶段，HBeAg 检测不到，但抗 HBeAg 抗体可以检测出来。可观察到 HBV 的病毒载量明显下降，虽然许多患者的 HBV DNA 仍呈阳性，但仅能通过 PCR 检测出

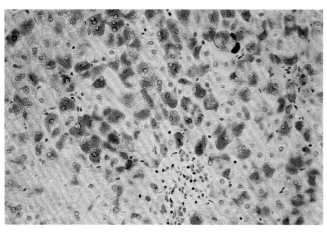

图 19.13　**慢性乙型肝炎，非病毒复制（整合）期。**可见大量乙型肝炎表面抗原位于成片（"克隆"）的肝细胞胞质中。注意汇管区和小叶内的淋巴细胞浸润相对较轻。着色较重的细胞在 HE 染色切片中表现为"毛玻璃样肝细胞"（HBsAg 免疫过氧化物酶染色）

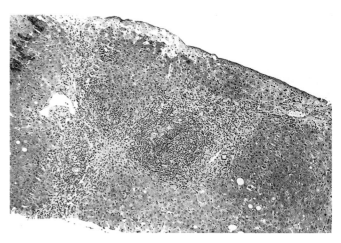

图 19.14　**慢性丙型肝炎。**低倍镜下，可见两个汇管区通过桥接性纤维化连接，伴有致密的单核细胞浸润和显著的淋巴细胞聚集。汇管 - 肝实质交界面因轻度肝炎而不规则。也可见轻度脂肪变性

来，并且患者的转氨酶水平恢复正常。活跃的 HBV 复制已停止，但含有整合的 HBV 基因组的肝细胞继续产生 HBsAg[169]，患者成为 HBsAg 携带者（病毒整合期）。HBsAg 在肝细胞内成团聚集，表现为毛玻璃样细胞或实质细胞周围染色着色（图 19.13）。一般没有 HBcAg。轻度炎症在血清中 HBsAg 消失后可能会持续一段时间[170]，但如果此时出现大量坏死性炎症，应考虑存在其他病毒附加感染的可能。每年 HBsAg 的转阴率（即自发性血清转阴率）约为 1%[171]。

有些患者持续有血清高水平的 HBV DNA 和转氨酶[172]（第 4 阶段，也被称为 HBeAg 阴性慢性肝炎），病原体是前 C 区突变的 HBV 变异型，其特征是免疫耐受 HBeAg 的合成缺乏[173-174]。免疫染色可显示细胞质内 HBcAg 呈阳性[175]。

如果患者的免疫系统成功清除了此病毒，则纤维化 / 纤溶平衡可能会向有利于后者的方向改变，其结果是纤维化在很大程度上减退，因为肝星状细胞和肝细胞产生的金属蛋白酶起到了作用[176]。在第四阶段，一些患者在接受化疗或免疫抑制治疗时可能出现 HBV 重新激活。与没有 HBV 复制活性的携带者相比，有 HBV 复制活性的患者发生肝硬化、肝功能失代偿和肝细胞癌的风险增高。有证据表明，应用抗病毒药物控制 HBV 复制可降低这些并发症的发生率。

在 HBV 病毒整合期阶段出现的肝硬化进展缓慢，其进展可长达 20 ~ 30 年，最终患者将出现肝功能失代偿和其他并发症。肝硬化起初是微小结节，慢慢变成大结节[96]，进一步可能发展为肝细胞癌（另见第 20 章）。即使是在没有肝硬化的患者，在整合期（所谓的健康 HBsAg 携带者）发生肝细胞癌的风险也高于非携带者。

慢性乙型肝炎合并丁型肝炎（chronic hepatitis B+D）。慢性丁型肝炎在意大利在减少，但在欧洲其他地区则并非如此[177]；在世界上许多 HBV 未得到控制的不发达地区，丁型肝炎仍然是一个重大健康问题[178]。慢

性丁型肝炎往往比单纯的慢性乙型肝炎更严重，具有更高的活性和进展风险[160,179]。少数患者的结局是快速进展为肝硬化；更常见的是，慢性丁型肝炎进展缓慢且呈隐匿性，多年后进展为肝硬化[180-181]。HDV 可选择性抑制 HBcAg 和 HBeAg，但 HBsAg 不受抑制[182]，HDV 依赖于低度 HBV 倍增和释放[183]。免疫组织化学染色，HDAg 主要见于肝细胞胞核[184]，过量的 HDAg 可能使其呈沙粒样表现[185]；HDAg 也可见于肝细胞胞质和胞膜[186]。HBV 和 HDV 抗原的双重免疫染色常常可分别显示 HDAg 与 HBsAg 或 HBcAg 表达，但也可出现共表达[187]。

慢性丙型肝炎（chronic hepatitis C）。HCV 感染的特征是大多数感染个体发病时无症状，病毒存留率高，有发展为慢性肝病的可能，从慢性肝炎到肝硬化，偶尔也可发展为肝细胞癌[188]。其规模庞大的感染人口将导致大量严重、危及生命的疾病，因此，达到 1.7 亿人的 HCV 慢性感染使慢性丙型肝炎成为一个惊人的世界性问题[189-190]。

组织学上，慢性丙型肝炎早期病变常常较轻，除了局灶性炎症和肝细胞凋亡外，几乎没有实质损害[190-192]。已有携带者肝活检正常的报道[193]，并且已有血清丙氨酸氨基转移酶正常的 HCV RNA 阳性患者有异常肝组织学表现的报道[194-195]。慢性丙型肝炎的组织病理学尽管并不特异，但比较特殊，已多篇综述描述过[192,196-198]。

在慢性丙型肝炎中，汇管区炎症中淋巴细胞较多，常常成团聚集（图 19.14），甚至出现伴有明显生发中心的淋巴滤泡[199-203]。然而，淋巴滤泡并不是慢性丙型肝炎的特异性表现，也可见于乙型肝炎[199,201]、自身免疫性肝炎（AIH）[199]和原发性胆汁性肝硬化（PBC）。不过，淋巴滤泡在丙型肝炎中尤为显著。小叶间胆管的病变并不少见（图 19.15），在 15% ~ 91% 的活检中可见[198-199]。如此大的差异提示，在确定"胆管病变"方面的一致性较低。最常见的胆管病变包括：胆管上皮细胞间淋巴细胞浸润，可见其不同程度的胞质空泡化、胞核层次增多以及胆管上皮细胞排列拥挤。在 HCV 被发现之前，最初描述的最

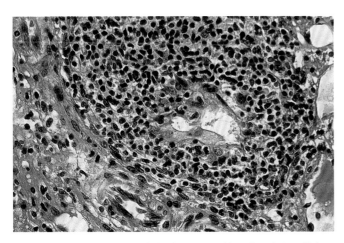

图 19.15　**慢性丙型肝炎**。高倍镜显示的汇管区淋巴滤泡，其中心附近有不规则和受损的胆管。注意胆管上皮不规则，胆管壁内淋巴细胞浸润

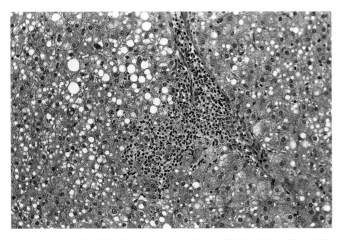

图 19.16　慢性丙型肝炎，表现为中度至显著脂肪变性，伴有汇管区炎症和轻度界板性肝炎

明显的胆管病变的特征是[204]：胆管内衬细胞肿胀和复层化以及淋巴细胞浸润，但胆管的基底膜仍保留[205]。这种类型的肝胆管病变必须与发生在原发性胆汁性肝硬化（PBC）的胆管病变区分开，后者往往更具破坏性，但有时很难区分。

慢性丙型肝炎的小叶中可见数量惊人的嗜酸性小体。嗜酸性颗粒状肝细胞（又称为嗜酸细胞，富于线粒体的细胞）据报道可见于 1/3 以上的活检组织[206]。可见典型的斑片状淋巴细胞浸润伴斑点状坏死；淋巴细胞浸润可沿肝窦分布形成单行（所谓的"印度列兵"），类似于肝单核细胞增多症。可见轻度到中度的脂肪变性，通常是大泡型的，根据对人群的饮酒、肥胖、糖尿病和其他脂肪肝危险因素的研究发现，其发生率为 40%～80%（图 19.16）。在具有基因型 3 的慢性丙型肝炎患者中，脂肪变性更为常见，也更严重[207]。HCV 至少可通过三种途径干扰脂质代谢：脂质分泌受损、降解受损和合成增加[208]。脂肪变性有利于病毒复制，因为脂滴可以作为不同病毒成分（HCV 核心、功能复制复合物、病毒 RNA、包膜蛋白）的组装平台[209-210]。在具有基因型 3 的慢性丙型肝炎患者中，脂肪变性可能是一种病毒效应；但在其他患者，脂肪变性

可能是由于酗酒或胰岛素抵抗代谢综合征所致[207,211-212]。慢性丙型肝炎中的脂肪变性和脂肪性肝炎也常伴发较多的炎症活动，可加快纤维化进展[211,213]。胰岛素抵抗似乎是慢性丙型肝炎的一个特殊表现（在慢性乙型肝炎中少得多），并且尤其与基因型 1 和 4 以及高 HCV RNA 水平有关[214]。因此，慢性丙型肝炎、非酒精性脂肪性肝炎（non-alcoholic steatohepatitis，NASH）和非酒精性脂肪性肝病（non-alcoholic fatty liver disease，NAFLD）可能具有相互强化作用：HCV 基因型 3 感染可能可以通过提供"第一次打击"（脂肪变性）[215]和诱发胰岛素抵抗而促成 NAFLD/NASH[216-218]，而另一方面，NAFLD/NASH 可能可以通过提供脂滴作为病毒装配的支架而促成 HCV 复制[209-210]。Bedossa 等发现，NASH 和基因型 3 的慢性丙型肝炎患者没有伴发的代谢综合征，这提示不论脂肪变性的病因如何，NASH 可能都可以使 HCV 慢性感染的脂肪变性复杂化[215]。

HCV 慢性感染的其他许多组织学改变也已有描述。可见汇管区周围的肝细胞胞质含有粗大块状的嗜酸性团块，类似 Mallory-Denk 小体（MDB）[201,219]。在急性细胞性肝移植排斥反应中观察到的类似内膜炎的静脉病变中也有报道，并且有可能进一步混淆这两种已经难以区分的情况[220]。已有慢性丙型肝炎患者即使没有输血史或酗酒史其肝内铁含量增加了的报道[221]，铁过载已被证明会削弱干扰素治疗的反应[180,222-223]。然而，慢性丙型肝炎中肝铁含量的增加也可能是由于相关的血色素沉着病、迟发性皮肤卟啉症（porphyria cutanea tarda，PCT）、酗酒、口服铁以及慢性丙型肝炎之前进行过利巴韦林治疗所致[224-225]。

另一个令人困惑的病变是：少数（5%）慢性丙型肝炎患者出现上皮样肉芽肿改变[226-227]，有时是短期表现[228]。肉芽肿的形成与 α 干扰素治疗有关[229]，治疗反应可好[230]可不好[231]。在肝移植后背景中，肉芽肿可见于聚乙二醇干扰素治疗复发的丙型肝炎[232]。当然，在将肉芽肿的病因归结为丙型肝炎之前，必须排除其他原因。上皮样肉芽肿的存在也可能会使慢性丙型肝炎与原发性胆汁性肝硬化（PBC）的鉴别更加困难，特别是如果存在淋巴细胞性胆管炎和轻度上皮损伤时（见上文）[233]。也有纤维蛋白环肉芽肿的罕见报道[234]。

合体巨细胞肝炎是一种罕见的组织病理学表现，发现于伴有慢性丙型肝炎的 HIV 感染患者；聚乙二醇干扰素和利巴韦林的特异性治疗可使其组织学表现消退[235]。

慢性丙型肝炎的自然史是纤维化进展史，即使是在病情较轻的情况下[236]。进展的不良危险因素包括：年轻时的感染，通过静脉注射吸毒感染，以及 HCV 基因型 3[237]。也有人指出，与首次治疗感染 HCV 的成人相比，在感染 HCV 的儿童中，炎症、纤维化和脂肪变性比较轻，但仍有少数病例伴有桥接性纤维化或肝硬化。炎症与感染持续时间和纤维化呈正相关，肥胖 / 代谢综合征与纤维化也呈正相关，提示随着年龄的增长，慢性丙型肝炎患儿有发生进展性肝病的风险，并可能获得其他共病危险因素[238-239]。

汇管区纤维化和汇管区周围胆管反应（肝祖细胞发展而来）之间强相关，汇管区周围胆管反应可因脂肪变性而加重并伴有肝细胞复制受损，提示有一个不同的再生途径可促使小胆管反应发生，并反过来引发汇管区的纤维化[240]。汇管区和胆管周围表达基质金属蛋白酶9的巨噬细胞也与胆管反应增加和纤维化进展相关[241]。更强的炎症活性也与疾病的进展有关[242]。

如前所述，已有许多通过免疫组织化学显示病毒抗原的研究报道，但石蜡包埋材料缺乏可重复的和有意义的临床上结果。同样的问题也存在于通过原位杂交检查来检测 HCV RNA 的特异性中[74-75]。

复合型慢性病毒性肝炎的病理学（combined pathology in chronic viral hepatitis）。HBV 和 HCV 的复合型感染可加重肝组织病变程度[243-244]。HBV、HCV 和 HDV 三重感染在急性复合感染阶段可导致严重的疾病；然而，整个病程是相对良性的，进展缓慢，通常以丙型肝炎为主[244-245]。HIV 感染可能会导致 HBV 的再活化，使 HBV 复制水平升高，使更多 HBcAg 和 HBeAg 免疫化学染色检测结果呈阳性，但通常不会加重坏死性炎症[246]。在 HIV 阳性的慢性丙型肝炎患者，坏死性炎症活性也更高，且肝硬化更为常见[247]。脂肪变性、脂肪性肝炎以及 HIV 和 HCV 的复合感染的结合也与更严重的纤维化有关[248]。感染多种肝炎病毒是很常见的，如果不了解相关的临床和实验室数据，则可能很难进行组织学诊断。

慢性丙型肝炎和慢性乙型肝炎均有肝细胞含铁血黄素沉着灶（富铁病灶）的报道，说明慢性病毒性肝炎可能有铁的不规则蓄积，有可能与遗传性血色素沉着病混淆[249]。杂合性遗传性血色素沉着病[250]和慢性病毒性肝炎背景下的肝铁过载对肝纤维化的进程可能有影响[251]。

一些慢性有 HCV 慢性感染的患者有自身免疫表现，包括：炎症活动程度较高（常伴有明显的浆细胞），血清自身免疫标志物呈阳性，免疫球蛋白水平较高，以及与 HLA-DR3 相关。这些患者肝硬化的发生率更高[252]。

HBV 和 HCV 慢性感染当然可以发生在伴有许多其他不相关的肝病的患者，例如，原发性胆汁性肝硬化（PBC）、原发性硬化性胆管炎（PSC）和酒精性肝损伤。

非亲肝病毒引起的肝炎

有几种病毒不属于上文讨论的特异性"肝炎"病毒，它们也可以诱发肝的炎症，可表现为原发性疾病，或更常见的作为系统性或其他器官感染的一部分。

CMV 感染（CMV infection）。在免疫缺陷患者，尤其是移植患者[253]和 HIV 阳性患者，CMV 是发生机会性肝炎的重要原因，也是导致新生儿肝炎的原因[254]。CMV 包涵体可见于肝组织内的所有细胞，包括肝细胞、胆管细胞、内皮细胞和汇管区的成纤维细胞[255]；胞核内 CMV 包涵体可能具有典型的"猫头鹰眼样"形态，而胞质内 CMV 包涵体常常是嗜碱性和颗粒状的（图 19.17 A 和 B）。CMV 免疫染色对于识别 CMV 包涵体可能非常有用，特别是当 CMV 包涵体尚未完全形成时。肝窦内中性粒细胞微脓肿或聚集是很有价值的诊断提示[256-257]，由此应尽力

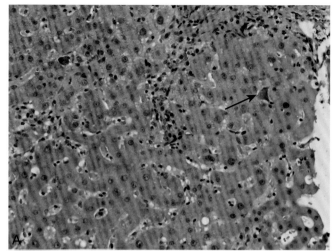

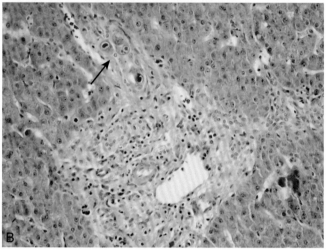

图 19.17　**A**，在肝窦内皮细胞内可见嗜碱性颗粒状 CMV 包涵体（箭头所示）。可见周围有斑片状炎症和散在的凋亡肝细胞。**B**，胆管上皮细胞内可见多个"猫头鹰眼样"包涵体（箭头所示）

寻找病毒包涵体或抗原成分[256]。免疫功能健全的患者可能会出现类似于 EBV 相关性肝炎的表现（见下文）[258-259]。

传染性单核细胞增多症（infectious mononucleosis）。在所有年龄组的鉴别诊断中，EBV 感染都需要考虑。超过 90% 的传染性单核细胞增多症患者的肝会受累，但后者的临床症状常常不明显。只有 5%～10% 的肝组织受累患者有症状。在模棱两可的情况下，原位杂交检查是确定 EBV 肝炎诊断的一个有用的辅助工具；然而，原位杂交（EBER）阳性细胞可能较为稀少，容易被忽略[260]。组织学上，可见汇管区和肝窦内有致密的单核细胞浸润，常常含有较大的非典型性淋巴细胞。这些细胞在肝窦内明显呈单排分布，即"串珠"或"印度列兵样"排列（图 19.18）。可见 Kupffer 细胞（肝巨噬细胞）肥大，偶尔可见上皮样细胞和纤维蛋白环状肉芽肿。肝细胞小灶性坏死和嗜酸小体也可见到，但实质损伤与致密的炎性浸润常常不成正比[261]。胆汁淤积性肝炎尽管很少见，但也可能发生[262]。有时，必须将 EBV 肝炎与白血病或淋巴瘤肝累及区分开。

获得性免疫缺陷综合征（acquired immunodeficiency syndrome, AIDS）。在艾滋病和 HIV 感染中可观察到广泛的肝异常变化[263-264]。虽然 Kupffer 细胞（肝巨噬细胞）可以作为 HIV 的宿主[265]，但肝并不是 HIV 感染的主要

图 19.18　EBV 肝炎，可见汇管区致密的淋巴细胞浸润，肝窦内增多的淋巴细胞呈"串珠状"排列

或最初靶器官，大多数肝表现为机会性感染、淋巴瘤和卡波西肉瘤[266]。在世界不同地区，机会性感染的类型有显著差异，这取决于当地感染的流行程度以及可及的治疗，因此，取决于 HIV 感染患者的生存情况。同样重要的是要认识到，由于旅行或移民，病理医师可能会在机会性感染通常所处的分布地区之外遇到。CMV 感染的肝受累极为常见（见上文）[266]；在艾滋病患者中，累及肝和胆管的其他机会性感染包括胞内鸟型分枝杆菌感染、结核分枝杆菌感染、隐球菌病、念珠菌病、组织胞浆菌病和疟疾[266-267]。常见于肝的病变是形成多个含有胞内鸟型分枝杆菌的肉芽肿，PAS- 淀粉酶、Ziehl-Neelsen 或 Gomori 六胺银染色能更好地显示[268]。分枝杆菌聚集在肉芽肿的泡沫样组织细胞中，常呈短条状（图 19.19 A 和 B）。散在的 Kupffer 细胞（肝巨噬细胞）中也可出现少量甚至单个分枝杆菌。卡氏肺孢菌可引起多灶性的嗜酸性泡沫样渗出，类似于见于肺部感染的病变[269]，也可见到汉赛巴尔通体相关性杆菌性血管瘤病[270]。

　　非特异性组织学变化也可见于 HIV 感染患者的肝中，包括：汇管区轻度单核细胞浸润，小叶内散在淋巴细胞和凋亡小体，一定程度的纤维化和小胆管反应，大泡性脂肪变性，以及 Kupffer 细胞（肝巨噬细胞）内铁过多。肝窦周围肝星状细胞内富含脂质在艾滋病中也有报道[271]。

　　艾滋病相关性胆管病变（AIDS-associated cholangiopathy） 是胆道上皮机会性感染引起的重要的胆管病变，类似于硬化性胆管炎[272]。微孢子虫[273]和隐孢子虫[274]就是两种这类胆道病原体。在 1 例出现梗阻性黄疸和胆汁淤积体征和症状的 AIDS 患者中，其胆管消失综合征中的胆管缺失被认为是继发于 CMV 感染，是由重度免疫抑制所致[275]。

　　一些非感染性病变也可发生在这个患者群体中。**肝门脉硬化（hepatoportal sclerosis, HPS）** 的特征是有不同程度的门脉纤维化、门静脉分支硬化和肝窦间隙扩张（也见下文），已被确认为 HIV 感染患者非肝硬化性门静脉高压的原因之一[276]。高活性抗反转录病毒治疗（highly active

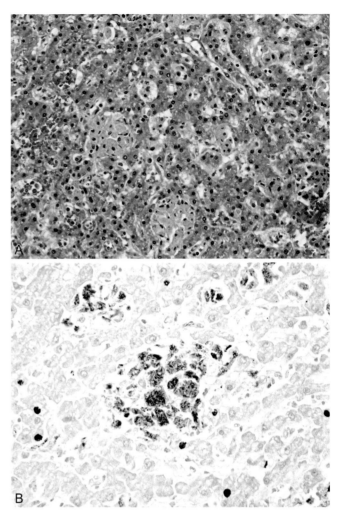

图 19.19　**肝中鸟型分枝杆菌 - 细胞内复合体。A**，可见泡沫状巨噬细胞浸润，几乎不伴有其他炎症。**B**，可见 Ziehl-Neelsen 染色显示的巨噬细胞内的微生物

antiretroviral therapy, HAART）也是肝毒性的一个原因，可能导致脂肪性肝病以及其他类型的肝损伤[277-278]。从肿瘤学的角度来看，非霍奇金淋巴瘤，尤其是伯基特淋巴瘤和免疫母细胞型淋巴瘤，可累及肝，表现为门脉浸润或结节状肿块[279]。卡波西肉瘤也可累及肝[280]。

药物诱发性和毒性肝损伤

　　肝的药物不良反应和毒性损伤频繁发生，这一点也不奇怪，因为肝是内源性和外源性生物转换的主要场所。肝的药物不良反应和毒性损伤发病率很高，据估计，法国的发病率为 14 例 /10 万居民[281]；在美国，**药物性肝损伤（drug-induced liver injury, DILI）** 也是急性肝衰竭的主要原因[282]。

　　由于多种原因，识别 DILI 具有挑战性。它几乎可以与任何其他类型的肝病类似，临床超敏反应表现并非在所有病例均发生。DILI 可以发生在不同类别的药物使用中[282-283]，并且同一种药物在不同患者导致的肝损伤的类型也可以不同[91]；例如，线粒体功能障碍——作为肝损伤的主要机制之一——可以导致重型肝炎、小泡性和大泡性脂肪变性或脂肪性肝炎[284]。在进行多种药物治疗的患者中，其中大多数为老年患者，病因往往不可能明确，

而且患者的用药史往往极不可靠。肝损伤也可能由于同时应用其他药物而增强。此外，有些有问题药物的肝毒性可能尚未报告过，即便是上市时间已经很长的药物。除了药物以外，还应考虑草本植物和膳食补充剂的肝毒性[285-286]。

病理医师应了解药物诱发性病变的最可能类型，并且知道如何鉴别药物诱发性病变与非药物诱发性病变。虽然从相关书籍[287-290]和综述[282,291-295]中了解特定信息非常有用，但由于药物的多样性日益增长，目前有关信息在 PubMed 和其他互联网资源上常常更容易获得。

一方面是识别可预测的（或内源性或药物依赖性）毒性作用，另一方面是识别不可预测的（或过敏性或特异体质或宿主依赖性）反应[282]，两者之间是有区别的。可预测的反应是由内源性分子的肝毒性所致，通常是剂量依赖性的，可发生在所有过量接触的个体中，发病的潜伏期（尽管有差异）相对较短，并可在实验动物中重现。对乙酰氨基酚过量就是一个例子。令人担忧的是更频繁出现的、不可预测的 DILI。后者在所有接触的人群中仅有一小部分人发病，没有明显的剂量相关性，潜伏期可能相当长（数周或数月），并且在实验动物中不可再现。极个别患者对某种药物的敏感性一般是基于基因决定的药物代谢方面的差异（"代谢性特异体质"），或由于药物代谢成分与一些组织或细胞膜成分相互作用形成的新生抗原而产生的免疫反应（"免疫 - 过敏性特异体质"）[282,296-297]，后一种机制可能是特异性体质性 DILI 的最常见类型[298]。

在个别情况下，通常不可能获得某一种药物或药物组合是导致 DILI 的结论性证据；再度给药是明显有效的试验，但显然是不道德的。无意中再次给药可能提供强有力的间接证据，即使是在首次发病多年之后[299]。

肝的药物不良反应可引起肝的所有细胞成分的结构和功能改变，这些结构和功能改变结合在一起可产生各种类型的肝损伤。接下来简要总结一下药物性肝损伤的组织学特征和类型。

组织学特征

肝细胞。鉴于肝小叶内实质细胞存在异质性，微粒体生物转化酶成分主要在小叶中央区细胞，药物诱发性反应呈区域性分布或呈区域为主性分布就不足为奇了。

小叶中央区肝细胞的毛玻璃样表现是由于滑面内质网肥大（类似于 HBV 慢性感染，见上文）伴有相关酶诱导，可由苯巴比妥、利福平、二噁英和氰胺等药物引起[141,300]。

小叶中心肝细胞脂褐素病或脂褐素（衰竭性色素）蓄积增加是由于长期服用诸如非那西丁、氨基比林（aminopyrine, aminophenazone）、氯丙嗪、鼠李卡拉[301]和抗惊厥药物治疗引起[140]。必须与 Dubin-Johnson 综合征的色素蓄积区分开。

脂肪变性（也见下文）常常是由于外源性物质作用所致。大泡性脂肪变性可见于他莫西芬、雌激素、甲氨蝶呤和乙醇等药物治疗[302]。小泡性脂肪变性在临床上可伴有严重肝损伤表现，即使没有明显的肝细胞坏死。显然这是由线粒体脂肪酸 β 氧化作用被抑制和线粒体功能障

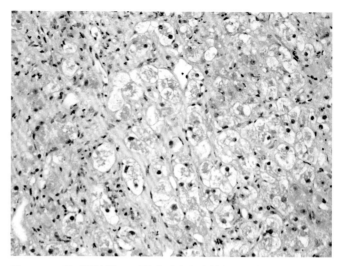

图 19.20 胺碘酮毒性，可见胞质内泡沫样小泡、气球样变和大量的 Mallory 小体（MDB）

碍所致[284,303]。小泡性脂肪变性与儿童静脉注射四环素、胺碘酮、丙戊酸钠和儿童（Reye 综合征）应用水杨酸乙酰酯有关[302]。已有小泡性脂肪变性见于几种抗病毒核苷类似物（例如非阿尿苷）的报道[304]。类似的改变也见于线粒体病[305]和妊娠期急性脂肪肝（AFLP）[306]。

磷脂中毒的特征是：胞质内可见泡沫样小泡，肝细胞和 Kupffer 细胞（肝巨噬细胞）因磷脂积聚而增大。电镜下，增大的溶酶体中显示有层状的髓样小体（指纹状）。相关的药物包括庆大霉素、马来酸哌克昔林（perhexiline maleate）、氟西汀和胺碘酮（图 19.20）[307]；后者的药物毒性甚至可能导致肝硬化[308]。

反应性肝细胞的变化。已有双核肝细胞的数量随着舒林达的增加而增多的报道；在急性和慢性药物性肝炎（例如氯美辛）病例中，也有多核肝细胞的报道[309]。

肝细胞死亡：细胞凋亡和坏死。肝细胞死亡的这两种类型也可由药物毒性代谢产物和免疫变态反应引起。肝细胞坏死可出现各种表现（凝固性或溶解性），形态学（小叶中心或汇管区周围）和程度（局灶、带状、桥接性、小叶性或多小叶性）方面可能存在差异。随着药物剂量的增大，许多肝毒性药物（例如氯仿、对乙酰氨基酚）和肝毒素（例如毒伞蘑菇、四氯化碳）可导致小叶中心性坏死，常伴有邻近非坏死性实质细胞出现气球样变和脂肪变性，不伴有或极少有炎性浸润[283]。其他化学物质（例如硫酸亚铁、无机黄磷）可引起汇管区周围坏死。这些成分中许多当达到足够大剂量时可引起致命的大块性坏死；药物使用剂量较小的病例可发生肝细胞凋亡，并且随着时间的推移，可导致肝纤维化和肝硬化[310]。

Kupffer 细胞（肝巨噬细胞）参与异物的储存和肉芽肿形成。Kupffer 细胞（肝巨噬细胞）中储存的物质包括：吸毒者体内的滑石粉和纤维素，煤矿工人体内的二氧化硅和无烟煤色素，血浆增容剂（plasma expander）输注的聚乙烯吡咯烷酮和羟乙基淀粉[311]，以及人造心脏瓣膜装置中的硅酮。

许多药物，包括磺胺类药物、甲基多巴和苯丁氮酮，都与肝肉芽肿的形成有关[312]。纤维蛋白环肉芽肿是一种

特殊变异型，见于别嘌呤醇过敏反应[313-314]。矿物油性肉芽肿由吞噬脂质的细胞组成，可见于汇管区和中央静脉附近。它们被认为是由矿物油成分被吸收和沉积——作为一种药物（泻药）使用或作为一种食品添加剂或食品包装过程中的污染物食用——所致[315]。在接受含金药物治疗的类风湿性关节炎患者，在其吞噬脂质的细胞和肉芽肿中可以见到金[316]。

血管的变化。汇管区周围的肝窦扩张与口服避孕药有关[317]。肝紫癜症（也见下文）与应用合成类雄激素类固醇、避孕类固醇和硫唑嘌呤有关[318]。**肝窦阻塞综合征**（sinusoidal obstruction syndrome, SOS）（以前称为静脉阻塞性疾病）[317]——其特征是由疏松的结缔组织导致的非血栓形成性中央静脉腔狭窄——可由吡咯里西啶类生物碱（pyrrolizidine alkaloid）、放射线、骨髓移植和化疗药物（例如伊立替康和奥沙利铂）有关[319-321]。肝静脉血栓形成［巴德-基亚里综合征（Budd-Chiari syndrome, BCS）］和门静脉分支血栓形成是少见的避孕类固醇的并发症。门静脉分支硬化［肝门脉硬化（HPS）］与长期使用无机砷（Fowler 溶液）、氧化钍胶体、氯乙烯、维生素 A 和甲氨蝶呤有关[317]。药物过敏引起的动脉炎可能会影响肝动脉的肝内分支，导致多灶性出血性坏死和肝异常破裂[317]。血管肉瘤与无机砷、胸曲司特、合成类雄激素类固醇、环磷酰胺、口服避孕药、氯乙烯和镭疗有关[317,322]。

肝星状细胞（Ito 细胞）增生。肝星状细胞数量的增加（图 19.21）与多种药物相关，包括维生素 A 过多症[323]、烟酸[324]以及进行甲氨蝶呤治疗的患者，尽管其程度比以前认为的要低[325]。肝星状细胞增生可导致肝纤维化加重[326]。

总的来说，胆汁淤积性反应是最常见的药物不良反应。单纯性药物诱发性胆汁淤积的组织学特征为：轻度胆红素淤积，无炎症反应（图 19.22）。这种"简单"或"纯粹"的胆汁淤积可见于许多药物的应用，例如合成类或避孕类固醇原型[327-328]。

胆管损害和胆管减少可能是许多药物作用的结果[295,329-330]。由于胆管减少，这种类型的胆汁淤积通常是迁延的，可能会持续数月甚至数年[331]。其机制可能是

药物对胆管细胞的直接毒性或免疫过敏性损伤[297]。据报道，胆管减少症与大量药物有关，包括氯丙嗪、氟哌啶醇、阿吗灵、甘草酸和几种抗生素[329]。

损伤的组织学类型

药物性急性肝炎（drug-induced acute hepatitis） 有典型的肝细胞损伤和凋亡/坏死（程度不同），伴有不同程度的汇管区和小叶炎症（图 19.23 A 和 B）。反应性肝细胞改变和显著的 Kupffer 细胞（肝巨噬细胞）增生也很常见，也可见胆汁淤积现象[295]。炎症性浸润中的嗜酸性粒细胞可以很明显，也可以很轻微[295]。没有纤维化。许多不同种类的药物都能引起这种反应；典型的例子包括异烟肼（一种结核病治疗药物）、布洛芬、氟烷（一种麻醉剂）、苯妥英和磺胺类药物[295]。它们的组织病理学表现与包括急性病毒性肝炎在内的其他类型的急性肝炎几乎没有区别。

药物性慢性肝炎（drug-induced chronic hepatitis） 发生在少数（5% ~ 10%）患者中[295,332]。其组织学特征可能类似于其他几种类型的慢性肝病，包括自身免疫性肝炎（autoimmune hepatitis, AIH）（例如米诺环素和呋喃妥因）和慢性病毒性肝炎（苯妥英）[295,333-334]。从血清学上讲，在药物诱发性 AIH 病例，自身抗体的存在可能会进一步导致与原有的 AIH 混淆[335]。在缺乏病毒标志物的情况下，诊断有赖于高度怀疑可能的药物病因以及与临床医师和患者的密切合作。这种药物性肝损伤的类型的识别是重要的，因为停药往往对治疗和预后至关重要。

药物性脂肪性肝炎（drug-induced steatohepatitis） 很少由药物直接引起；更常见的情况是，在脂肪性肝病的其他危险因素的背景下，药物可加重或引发脂肪性肝炎[295]。相关的药物包括胺碘酮[336]、抗反转录病毒治疗[337-338]、伊立替康和肠外营养［全肠外营养（total parenteral nutrition, TPN）］（图 19.24A 和 B）[339]。

药物性胆汁淤积性肝炎（drug-induced cholestatic hepatitis） 结合了急性药物性肝炎合并胆汁淤积的特征，表现为多样的小胆管反应[294-295]。其与大胆管梗阻的鉴别非常困难。汇管区水肿、中性粒细胞浸润和小胆管增生有

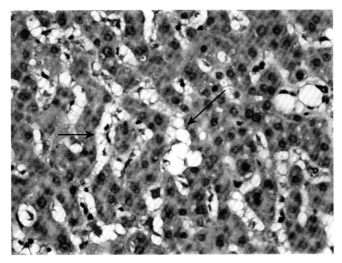

图 19.21　维生素 A 过多症。可见肝星状细胞数量增多，体积增大（箭头所示），伴有透明和有纤细突起的胞质

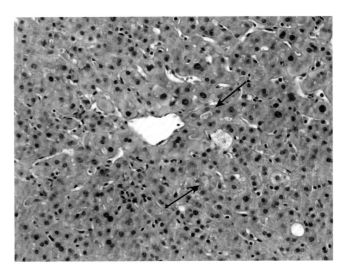

图 19.22　使用抗生素后继发的毛细胆管淤胆（箭头所示）和轻微的相关性炎症

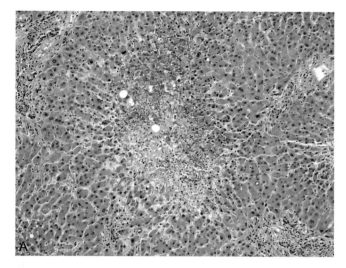

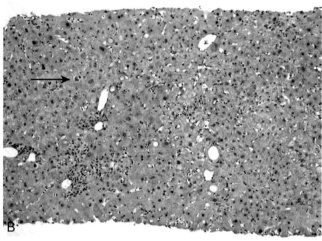

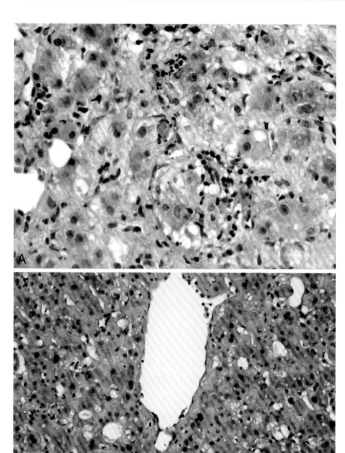

图 19.23 **A**，对乙酰氨基酚毒性。可见小叶中心坏死伴轻微炎症。也可见反应性双核肝细胞。**B**，急性药物性肝损伤，其特征表现为：小叶炎症，明显的小簇 Kupffer 细胞（肝巨噬细胞），肝细胞凋亡（箭头所示）。不存在纤维化

图 19.24 **A**，胺碘酮毒性。可见脂滴和大量 Mallory 小体（MDB）。**B**，脂肪变性，可见反应性肝细胞改变和继发于 HAART 治疗的肝星状细胞增生

利于大胆管梗阻的诊断，但这些表现并不总是存在，它们与用药史的相关性往往至关重要。虽然大多数胆汁淤积药物反应在肇事药物停药后就会消失，但也有一些病例是慢性的，伴有小叶间胆管损害，偶尔有小胆管减少（图 19.25 A 至 C）。许多抗生素以及抗真菌药物和乙酰胆碱抑制剂都与胆汁抑制药物反应有关[295,297,340]。

药物性肉芽肿性肝炎（drug-induced granulomatous hepatitis）的典型特征是非干酪样肉芽肿，可出现在汇管区、小叶或两者（图 19.26 A）。除了肉芽肿之外，提示 DILI 的有用线索包括胆汁淤积和嗜酸性粒细胞浸润（图 19.26 B）。如前所述，纤维蛋白环状肉芽肿也可出现于 DILI[295,312]。

考虑到其发生率，特别是在儿科人群中，**全肠外营养相关性肝脏疾病（TPN-associated liver disease）**值得进一步提及[341]。TPN 相关性肝脏疾病发生在 40%～60% 的需要长期 TPN 的婴儿和 15%～40% 的需要长期 TPN 成年人[342]。其损伤谱包括肝脂肪变性、胆汁淤积（儿童比成人更常见）、胆结石和肝纤维化。在少数人群中，TPN 相关性肝脏疾病可进展为胆汁性肝硬化以及门静脉高压

和肝衰竭，但在婴儿和新生儿中发生也比在成年人中发生更常见。在婴儿中，TPN 相关性肝脏疾病的组织学特征包括：毛细胆管胆汁淤积，胆汁淤积性肝细胞花环，以及胆小管内胆汁淤积（图 19.27）。也可发生巨肝细胞和小胆管反应。汇管区内有不同程度的混合性炎性浸润，并且随着 TPN 持续时间的延长，汇管区可形成纤维化[342-343]。在成人，TPN 可导致脂肪变性、胆汁淤积和汇管区周围纤维化；汇管区周围铜沉积（有时显著）与 TPN 的总持续时间无关[344]。在需要 TPN 的婴儿中，组织学上，肝病变可能类似于其他婴儿胆汁淤积性疾病，包括新生儿肝炎和胆管闭锁（BA）。

对病理医师的诊断提示。病理医师应时刻保持对药物性病因的警觉，尤其是在老年患者。对于类似病毒性肝炎的组织学图像，如果患者出现了与临床状况不相称的重度肝实质坏死，或伴有脂肪变性、肉芽肿、嗜酸性粒细胞浸润，或伴有胆管损害，应引起对药物诱发性疾病的怀疑。同样，当小叶中心性坏死与非坏死性实质分界明显时，特别是当伴有脂肪变性、仅伴有轻微炎性浸润、但可见大量蜡样巨噬细胞时，也应当考虑药物诱发

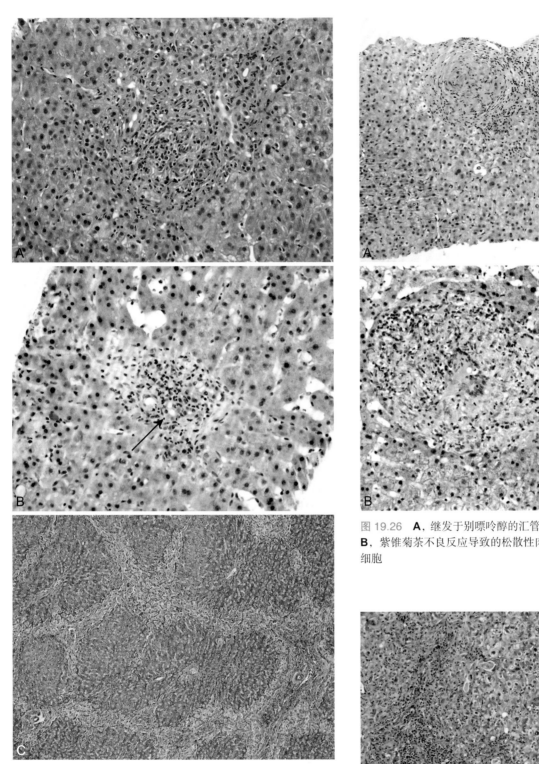

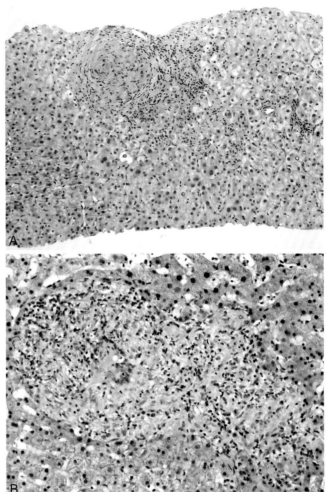

图 19.26　**A**，继发于别嘌呤醇的汇管区内非干酪样上皮样肉芽肿。**B**，紫锥菊茶不良反应导致的松散性肉芽肿，伴有大量的嗜酸性粒细胞

图 19.25　**A**，与磺胺甲唑使用有关的淋巴细胞性胆管炎和小叶间胆管损害。**B**，继发于降压药赖诺普利治疗的中性粒细胞性胆管炎和小叶间胆管损害（箭头所示）。这些与大胆管梗阻很难区分。**C**，继发于抗生素给药的胆管消失综合征，导致了胆汁性肝硬化和肝移植

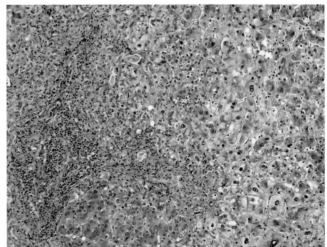

图 19.27　一名婴儿的全肠外营养相关性损伤，表现为胆小管和毛细胆管胆汁淤积，有明显的小胆管反应、汇管区炎症和反应性肝细胞改变

性疾病。当成人患者有肝实质巨细胞性肝炎时，以及肝细胞坏死伴有肝窦阻塞综合征（SOS）时，也应警惕药物性病因[297]。关于药物诱发性和毒性肝损伤诊断的最终结论是：它可以很像多种其他肝病，因此需要临床医师和病理医师始终保持高度警惕。一个令人印象深刻的例子是侦探故事中的 Epping 黄疸，是由被化学性污染的日常面包引起的[345]。

脂肪变性和脂肪性肝炎

脂肪变性

脂肪变性（steatosis）（又称为脂肪肝、脂肪变）对应于肝细胞胞质中甘油三酯的积累。脂肪变性比较常见，为可逆性细胞损伤的表现[346-347]。脂肪变性是一种由多种原因引起的非特异性病变。脂质积累的程度各异，从偶尔可见脂滴到大多数实质细胞的弥漫性沉积。组织学上，在常规固定的组织切片中，脂肪变性表现为脂质溶解过程中遗留的胞质内空泡。脂滴极小的脂肪变性可能很难识别，因此，组织化学染色可能有所帮助。在冰冻切片中，脂质可以通过油红 O 或苏丹黑染色确认，或可以在四氧化锇固定的组织中显示出来[348]。脂肪变性的临床表现包括：肝大以及血清转氨酶、碱性磷酸酶和（或）γ-谷氨酰转移酶（γ-GT）水平升高。

长期以来，胞质内的脂肪滴一直被认为是惰性沉积物。然而，现在认为，脂滴是以中性脂肪为核心的动态细胞器，其周围围绕着一层单层双歧性脂质（磷脂和胆固醇）和特异性蛋白质［脂滴包被蛋白 / 脂肪分化相关蛋白质（ADRP）/TIP47（PAT）蛋白以及参与脂质循环、脂质形成和脂滴运输的蛋白质］。脂滴的形成是先在微粒体膜上形成最初脂滴（直径为 0.1 ~ 0.4 μm），后者再融合增大形成[349]。在哺乳动物中，脂滴蛋白质的 PAT 家族包括：脂滴包被蛋白、脂肪分化相关蛋白质（ADRP）以及 47 kDa（TIP47）、S3-12 和 OXPAT 尾相互作用的蛋白质。PAT 蛋白位于脂滴表面，管理其他蛋白质（脂肪酶）进入脂滴核心的脂质，并与对脂滴合成重要的细胞结构相互作用。因此，脂滴是动态的细胞器，与惰性的胞质内包涵体不同，对管理细胞脂质储存至关重要[350-351]。脂肪变性的发病机制是复杂的，在复杂的脂质代谢途径的许多位点均可发生改变，可导致肝细胞内中性脂肪的积累。读者可以参考有关这一主题的综述[352-354]。

脂肪变性的类型和分布。脂肪变性存在两种形态学类型，即大泡性和小泡性脂肪变性。同一活检标本中可出现两种类型的脂肪变性的某种程度的混合。大泡性脂肪变性（大滴性脂肪变）（图 19.28）是最常见的类型，肝细胞被单个大滴脂质空泡充满而将细胞核挤至一侧。单纯的大泡性脂肪变性过去被认为是一种良性的和潜在的完全可逆的病变，但这一概念已受到了挑战[355]。它的分布是可变的，通常是小叶中心性的，但也可以延伸到中间区，脂肪变性最终可能成为全小叶性的。汇管区周围的脂肪变性多见于 TPN、磷中毒和类固醇治疗后的恶病质和蛋白

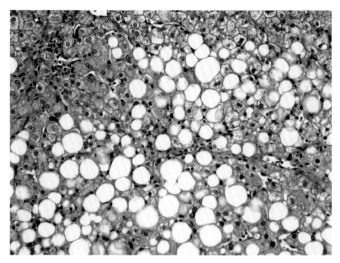

图 19.28 特征为大滴脂肪的大泡性脂肪变性

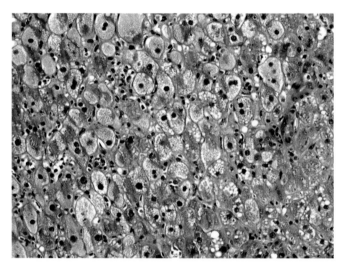

图 19.29 小泡性脂肪变性，可见微小脂滴聚集

质能量营养不良（蛋白质缺乏综合征）以及艾滋病。然而，也有例外，对于一个病例，不能单独依靠脂质分布来确定其病因；明确病因需要临床和病理密切联系。

病理医师应提供病情严重程度的信息，说明受累实质的大致数量（轻度：少于 1/3；中度：1/3 ~ 2/3；重度：超过 2/3）[356]。对临床医师更有帮助的信息是：发现大泡和小泡混合性脂肪变性；因为对于酒精性肝病来说，这种表现可能有重要的预后意义[355]。值得注意的是，脂肪变性灶在影像学上可能与转移性肝病相似[357]。

小泡性脂肪变性（图 19.29）常更难以识别，需要组织化学染色来显示。肝细胞含有许多微小的脂肪滴，甚至它们也同样难以识别[347]。严重性病变一般与脂质的 β-氧化受损有关，经常伴有肝功能受损和昏迷[306]。其原因是多方面的。半个多世纪前，第一个被识别的小泡性脂肪变性是妊娠期急性脂肪肝（AFLP）（见下文）。Reye 综合征（也见上文）主要发生在幼儿，但不绝对；临床上，最初表现为急性、轻度病毒性疾病，接着表现为呕吐、嗜睡和昏迷，可导致约 1/3 的患者死亡。小泡性脂肪变性通常

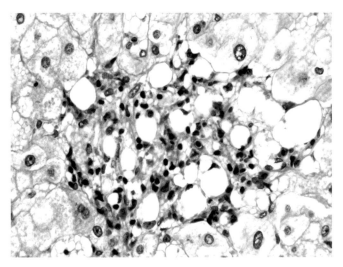

图 19.30　脂肪肉芽肿，特征为脂肪细胞以及混合性淋巴细胞和巨噬细胞浸润（Courtesy Dr. Joe Misdraji. ）

是小叶性的，小叶中心区的脂肪滴较小，汇管区周围的脂肪滴较大。汇管区周围肝细胞可能是坏死性的。许多 Reye 综合征病例可能是由于使用水杨酸盐所致[358]。许多曾经被认为是 Reye 综合征的患者后来被发现在脂肪酸氧化（一种原发性线粒体肝病）方面存在缺陷[359-361]。线粒体脂肪酸 β 氧化的先天性异常和遗传性尿素循环障碍已被发现可导致小泡性脂肪变性[305,346]。与小泡性脂肪变性相关的疾病可能危及生命，伴有肝功能受损，对其他组织也有影响。如果患者存活下来，则对肝没有长期影响。

许多治疗性药物也与小泡性脂肪变性的发生有关（见上文）。其他原因包括酒精、亚马逊河流域的暴发性急性丁型肝炎和多量大黄蜂毒刺蜇伤[362]。

脂肪肉芽肿（lipogranuloma）是由含有脂质的肝细胞破裂导致的局灶性反应。除了脂肪细胞之外，脂肪肉芽肿还含有巨噬细胞、偶尔可见淋巴细胞和嗜酸性粒细胞，有时可见巨细胞（图 19.30）。识别中心脂肪小体可能需要进行连续切片，并与其他肉芽肿性病变鉴别，尤其是在脂肪性肝病和丙型肝炎中[363]。脂肪肉芽肿可导致局灶性纤维化，临床意义不大[364]。

脂肪性肝炎的分级和分期

近年来，对肝脂肪变性的认识有了较大进展。一些研究挑战了先前关于大泡性脂肪变性完全是良性的断言[355]，并指出，无论是酒精性病因的脂肪肝还是非酒精性病因的脂肪肝，均可导致坏死性炎症和纤维化。在动物实验中，肝中仅存在氧化性脂肪就足以引发脂质过氧化[365]。然而，许多有脂肪变性的患者从未发展成坏死性炎症或纤维化[355]。这些观察导致的结果是提出了"双打击"假说，该假说认为，除了脂肪变性（第一次"打击"），**脂肪性肝炎（steatohepatitis）**的发展还需要一些其他因素的存在（第二次"打击"）[366]。脂肪在肝的积累很可能是由多种因素共同导致的，并由此引起组织损伤，这些因素包括胰岛素抵抗、氧化应激、线粒体功能障碍[367]、细菌内毒素、肿瘤坏死因子 α（TNF-α）、白介素（interleukin, IL）-β、IL-6、低脂联素水平、高瘦素、高抵抗素、遗传特质以及尚未明了的因素[368]。

迄今为止，世界上最常见的两种类型的脂肪性肝炎是酒精性脂肪性肝炎（alcoholic steatohepatitis, ASH）和非酒精性脂肪性肝炎（non-ASH, NASH）。这两种脂肪性肝炎的发病机制和进展类似，ASH 中叠加了酒精及其代谢产物乙醛的毒性作用，可以解释相当一部分 ASH 患者出现肝硬化和与肝有关的死亡[369]。

酒精性脂肪性肝炎

在早期，**酒精性脂肪性肝炎（alcoholic steatohepatitis, ASH）**主要影响小叶中心区域，并包括一系列改变——这些并非在单个病例中均可见到。ASH 的最基本的特征是：①肝细胞损伤，表现为气球样变性，伴有或不伴有 Mallory 小体［最近更名为"Mallory-Denk 小体（Mallory-Denk body, MDB）"］和肝细胞坏死或凋亡[370]；②炎性浸润，以中性粒细胞为主，但并不绝对；③肝细胞周围纤维化（即所谓的"鸡爪样纤维化"），有时伴有静脉周围纤维化和静脉硬化。病变的严重程度和小叶受累的范围可能有很大差异，与临床和生物化学指标并不相符。近年来已有大量有关 ASH 的组织病理学的综述，在这些综述中，ASH 也被称为急性酒精性肝炎、急性肝炎酒精型、酒精性脂肪坏死和脂肪肝肝炎[371-374]。

气球样变性（图 19.31 A 和 B）被认为是脂肪性肝炎的一种标志，但肝细胞肿大也可见于其他多种急慢性肝病。有报道称，在 ASH 和非酒精性脂肪性肝炎（NASH）、慢性胆汁淤积性疾病、缺血/再灌注损伤以及伴发脂肪性肝炎的慢性丙型肝炎的患者中，气球样变肝细胞胞质中的 CK8/18 免疫染色显著减少或丢失。相比之下，在急性肝炎、巨细胞性肝炎、慢性乙型肝炎或自身免疫性肝炎（AIH）患者中，没有发现 CK8/18 免疫染色显著减少或丢失，因此，CK8/18 免疫染色可以作为肝细胞气球样变性的一个特定类型的客观标志物[375]。膨胀的肝细胞可能含有所谓的 MDB[376]，即均一、嗜酸性、大小和形状各异的核周包涵体（图 19.31 C）。MDB 是蛋白质聚集体，其主要成分是泛素化的 CK8/18、蛋白伴侣分子（chaperones）和 p62（sequestosome 1/p62）。MDB 中持续出现 p62 提示：p62 与异常角蛋白的结合可能可以使肝细胞以一种生物惰性的方式处理潜在的有害蛋白质[377]。遗传因素有助于解释为什么有些蛋白质会发展成 MDB，而其他蛋白质则不太可能发展成 MDB[378]。这些有趣的细胞包涵体的病生理学已有定期回顾性研究[379-380]。在病变明显的病例中，MDB 在常规染色切片中很容易识别。病变较轻时，它们可能很小，很难识别。角蛋白或泛素免疫染色有助于识别 MDB。中性粒细胞常常围绕甚至侵入含有 MDB 的肝细胞（所谓的"卫星现象"）。也可发现巨噬细胞和淋巴细胞，胆汁淤积也有多种表现。

脂肪变性是一种常见特征，虽然并不是总能见到，并且通常是大泡性脂肪变性。如前所述，大泡性和小泡性混合型脂肪变性的预后较差（图 19.32）[355]。更糟糕的是全小叶几乎均以小泡性脂肪变性为主，并伴毛细胆管胆红素淤积（所谓的酒精性泡沫变性）[381]。线粒体表现

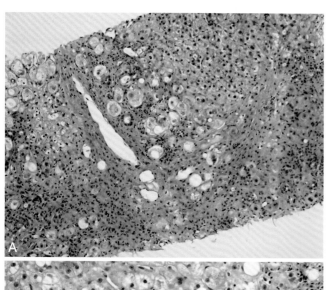

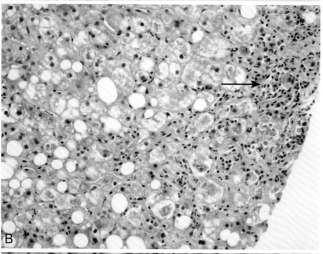

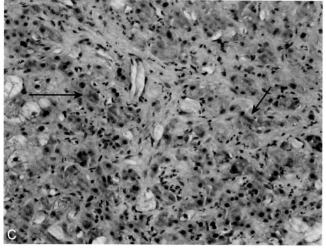

图 19.31 **A**，酒精性肝病，表现为肝细胞明显膨胀，中性粒细胞浸润和 Mallory-Denk 小体。在这个病例中，脂肪变性轻微。**B**，可见凋亡肝细胞周围的中性粒细胞浸润的"卫星现象"（箭头所示）。**C**，Mallory-Denk 小体的高倍镜观（箭头所示）

为嗜酸性、PAS- 淀粉酶阴性以及圆形、椭圆形或雪茄状、大小不等的包涵体。它们在嗜色苯胺蓝（chromotrope-aniline blue，CAB）染色或免疫组织化学染色下可以观察得更清楚[382]。虽然它们并非是酒精性诱发性肝病所特有的，但几位作者发现它们在酒精相关性肝硬化中更常见[383]。尽管不是特异性诊断特征，但嗜酸性颗粒状肝细

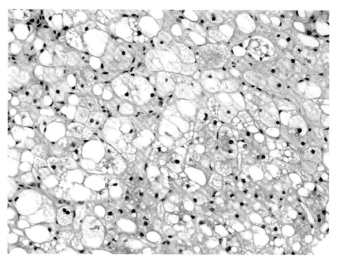

图 19.32 大泡性和小泡混合型脂肪变性

胞[384] 或嗜酸性细胞是急性和慢性酒精性肝病中另一种普遍存在的细胞成分。超微结构上，它们的本质是细胞中线粒体数量显著增多（线粒体增生）。

纤维化是 ASH 中一个持续存在的特征，虽然纤维化类型不同。最具特征性的纤维化是细胞周围（肝窦周围）的"网状（chicken-wire）"纤维化，在肝细胞周围形成纤维鞘（图 19.33A）[385]。对这种纤维化的确认通常需要进行胶原蛋白染色。纤维化也可能会累及中央静脉，导致静脉管壁增厚（静脉周围纤维化）。这种病变也被认为是将来发生肝硬化的一种标志，但还有其他对细胞周围纤维化的预示更为重要的标志[386]。当细胞周围纤维化严重并与静脉周围肝细胞坏死相关时，就称为硬化性透明样坏死（图 19.33B）[387]，而且即使在真正的结节性硬化未发生时，这种纤维化也可以导致门脉高压[371]。在慢性酒精性肝病中，也可能存在显著的汇管区 / 间隔纤维化，并且在晚期，桥接性坏死和纤维性间隔开始将中央静脉和汇管区连接起来，使小叶结构变得模糊难以辨认，再加上实质再生，导致肝硬化[388]。现在已经有一个半定量酒精性纤维化评分系统[389]。

酒精引起的肝硬化是典型的小结节性肝硬化（图19.34）。脂肪性肝炎病变的持续性叠加可使预后恶化[390]，并使病因难以判断。在其他病因不明的情况下，根据小结节性肝硬化、细胞周围纤维化、脂肪变性和中央静脉闭塞可以怀疑是酒精性病因（但不能以此证明）。当患者停止酒精摄入时，其实质再生会改善，结节大小会变大，并且酒精性疾病的所有特征可能都会消失。有已经发展完全的酒精性肝硬化的患者 5 年内发生肝细胞癌的风险将近 8%[391]。

一些作者在其文章中强调了酒精性肝病的其他组织学特征，包括静脉闭塞性损伤、汇管区炎症和纤维化、胆汁淤积、小胆管反应以及铁过载。一些酒精性肝病中可发生的肝细胞铁沉着病，并且可能与遗传性血色素沉着病混淆。通过定量的组织铁测定和肝铁指数（hepatic iron index，HII）的计算可能可以解决疑难病例[392]。酒精性肝病的形态学受禁酒影响很大；另外，酒精性肝病的

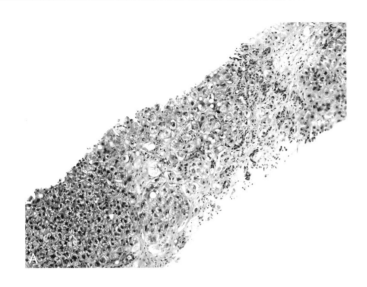

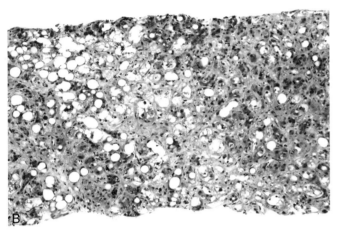

图 19.33 **A**，细胞周围或网状纤维化在单个肝细胞和灶状肝细胞团周围形成鞘，可见许多肝细胞表现为气球样变（三色染色）。**B**，在硬化性透明性坏死病例中可见严重的细胞周围纤维化

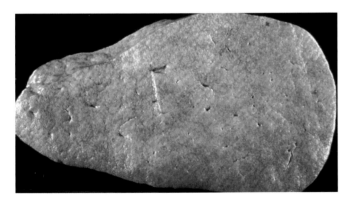

图 19.34 一位酒精性肝病患者尸检时标本，可见一个伴有结节性肝硬化的显著增大、呈淡黄色的肝（Courtesy Dr. George F. Gray, Jr.）

临床和组织学表型可能会受到诸如非酒精性脂肪性肝病（non-alcoholic fatty liver disease, NAFLD）、病毒性肝炎或血色素沉着病这些合并症的影响[371]。

ASH 的鉴别诊断。ASH 的主要鉴别诊断是与 NASH 的区分（见下文），并且这种区分不能仅靠组织学检查来判断，因为两者的组织病理学表现几乎完全一样[393]。一张仅有静脉周围和细胞周围小叶中央纤维化的 ASH 的不

完整图像，可能会与慢性静脉阻塞混淆。MDB、中性粒细胞和纤维化也可见于与酒精无关的疾病，例如，在胺碘酮中毒和肝豆状核变性中都可以见到；在酒精性肝病的鉴别诊断中应永远考虑肝豆状核变性，特别是在年轻患者中。偶尔，MDB 和肝细胞气球样变在慢性胆汁淤积中可以见到，但在后者它们通常主要发生在汇管区周围（而不是小叶中央）。病毒性肝炎临床上也经常被怀疑，但其肝组织病理学与 ASH 有很大区别。维生素 A 过多症（见上文）可以引起细胞周围纤维化并发展为肝硬化[323]，还要注意肝星状细胞的增生。

嗜酒患者的非酒精性肝病。饮酒过量的患者也可能发生各种非酒精性肝病，例如，其他类型的胆管炎、病毒性肝炎和被动性静脉淤血[394]。饮酒可能会加速迟发性皮肤卟啉症（PCT）的肝和皮肤症状的发生[395]。肝细胞质内含有双折射针状内含物[396]，并且通常有不同程度的铁沉着病。慢性酒精摄取也可能使发生急性药物性肝损伤（DILI）的风险增高，例如，对乙酰氨基酚诱发性小叶中央性坏死[397]。对嗜酒患者持续使用氰胺的厌恶治疗（见上文）可能会戏剧性地导致汇管区周围肝细胞的毛玻璃样变，有可能导致肝硬化[398]。嗜酒患者的严重铁沉着病可能是先天性血色素沉着病的结果，这可以通过组织铁测定和基因型分型测定来确认。慢性静脉淤血导致的小叶中心性纤维化可以在酒精性心肌病患者中见到[399]。

慢性酒精性胰腺炎可能导致胆总管狭窄并引发伴有或不伴有胆管炎的肝外胆管阻塞病变[400]，有一些患者还会发生胆管硬化[401]。嗜酒患者的主要纤维化是汇管区周围纤维化，诊断时需要考虑其他原因，特别是在没有其他酒精性肝病特征的情况下[402]。同样，还需要注意，酒精性肝炎常与 HBV 和（或）HCV 慢性感染同时存在。

非酒精性脂肪性肝炎和非酒精性脂肪性肝病

已知的非酒精性脂肪性肝炎（non-alcoholic steatohepatitis, NASH）的诱因有很多，包括：空肠回肠旁路手术、胃成形术和导致肥胖者快速减肥的其他原因；三磷酸吡啶核苷酸；一些药物（胺碘酮、哌克昔林马来酸盐、雌激素和雌激素受体、氨甲蝶呤、反转录病毒治疗药物）；职业性肝中毒——报道自巴西一家石油化工工厂[403]；氯乙烯的接触[404]；铜中毒；以及特征为胰岛素抵抗的紊乱。在大多数病例中，NASH 的病因发病机制似乎为多因素的（肥胖、2 型糖尿病和高血脂），并且可以称得上是代谢综合征（也被称为心血管代谢障碍综合征或 X 综合征）引起的肝病[405]。NASH 的肝病理表现最初是 1962 年由 H. Thaler 识别的[406-407]，之后 Ludwig 等人对其进行了研究，对其病理表现的描述进行了扩展（包括脂肪变性、小叶炎症和肝细胞周围纤维化）并将其命名为 NASH[408]。这项研究同时将 NASH 区分为原发性 NASH（与肥胖和胰岛素抵抗有关）和继发性 NASH（与旁路手术、药物和毒素有关）[408]。然而，NASH 这一术语很快就只用于与"代谢综合征"或"胰岛素抵抗综合

征"相关的疾病，这是一种与肥胖、胰岛素抵抗、2型糖尿病、高血压和高血症相关的疾病，在西方以及世界的其他地区与日渐严重的肥胖症流行有关[409-410]。据估计，在美国，非酒精性脂肪性肝病（NAFLD）影响了20%~30%的成年人和10%的儿童[411]。

在代谢综合征的发病机制中，内脏脂肪的蓄积比全身性的肥胖更为关键[412]。在人体的内脏脂肪中，白色脂肪组织中富含巨噬细胞。在肥胖患者中，网膜白色脂肪组织中的巨噬细胞参与促成肝纤维炎性病变的细胞学机制[413]。轻度发炎的脂肪组织有内分泌功能，可以分泌蛋白质信号分子，包括参与能量和糖代谢的脂肪细胞因子：瘦素、脂联素、抵抗素和内脂素[414]。内脏脂肪本身似乎直接与肝炎症和纤维化相关，是独立于胰岛素抵抗和肝脂肪变性之外的因素[415]。Pessayre和Fromenty认为，NASH在某种程度上可以被认为是一种线粒体疾病，因为线粒体代谢障碍参与了导致NASH的连续过程中的每一步[416]。趋化因子、细胞因子[417]和先天性肝内或肝外免疫过程都参与了胰岛素抵抗和NAFLD中的终末器官损伤[418]。

Ludwig等人[408]提出的组织学标准包括与ASH相似的损伤模式。然而，NASH诊断的最低标准最初颇具争议[419-421]。NAFLD这个术语在提出时更像是一个概括性术语，包含了不同程度的所有非酒精性脂肪变性性综合征[420]。Brunt在其一篇综述中讨论了这一话题，他观察到，不是酒精性肝病引起的所有病变在NASH中都出现，反过来，也不是所有NASH引起的损伤都能在酒精性肝病中见到[422]。在NASH中还未曾见到的、酒精性肝病中的病变包括：硬化性透明性坏死，静脉阻塞性病变，胆管反应和胆管炎，以及急性胆汁淤积[410]。通过对诊断标准和术语进行的更深入的讨论，已得出了对于轻度和重度NAFLD都适用的标准。只出现脂肪变性被认为是一种较轻的病变[单纯脂肪变性或非酒精性脂肪肝（non-alcoholic fatty liver, NAFL）]；仔细思考会发现这一概念可能是值得商榷的（见上文）[423]。当脂肪变性与汇管区和（或）肝小叶处的炎症和纤维化有关时，单纯脂肪变性被称为NAFLD就不那么乐观了（图19.35A和B）。如果还出现了气球样肝细胞和Mallory-Denk小体（MDB）[410,420,424]，则导致NASH；此时病情就变得非常严重且不断恶化，甚至可导致肝硬化和（或）肝癌（图19.36）。脂肪变性的区域分布和严重程度与NASH组织学特征之间似乎有种某种联系；也就是说，与小叶中央的脂肪变性相比，全小叶脂肪变性与气球样变、MDB和晚期纤维化的关系更大[425]。

同在酒精性肝病中一样，泛素和p62免疫染色可以更好地显示到MDB[426]。

更进一步的变化包括小泡性脂肪变性、核糖原、线粒体肥大和富于糖原的肝细胞[410]；后者与糖尿病相关的糖原性肝病中描述的肝细胞变化相似，必须与肝细胞气球样变区分开[427]。要明确的重要一点是，ASH和NASH之间并没有——仅基于形态学能将任何单个患者病因上区分为ASH或NASH的——组织学上的本质差异[422]。然而，当对大量病例进行分析比较时发现，与ASH相比，NASH通常与更多的脂肪和糖原化核但更少的肝细胞损伤、炎

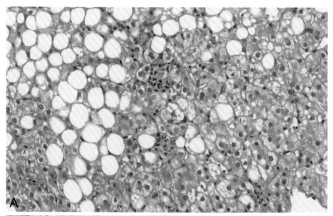

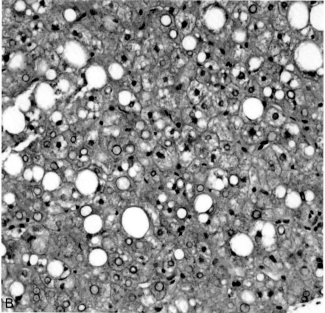

图19.35　**非酒精性脂肪性肝病**。**A**，可见小叶中央区有明显的大泡性脂肪变性和炎症。**B**，高倍镜下，可见很多核糖原，这是一种普遍存在的现象（**A**, Courtesy International Liver Pathology Study Group [Gnomes].）

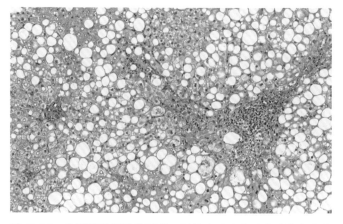

图19.36　**非酒精性脂肪性肝炎**。可见小叶中央区实质伴有脂肪变性、肝细胞气球样变性、Mallory-Denk小体和炎症（Courtesy International Liver Pathology Study Group [Gnomes].）

症、纤维化和MDB相关。然而，有NASH的患者非常有可能进一步发展为肝硬化[428-429]。在NAFLD中，种族差异也样会影响代谢紊乱和组织学结构[430]。一项研究发现，与白种人相比，非裔美国人的脂肪变性程度更低；但与白

种人和其他族裔总合相比，亚裔美国人和西班牙裔美国人分别显示有更多的气球样变性和 MDB；这些研究突显了对 NAFLD 的种族间差异进行进一步研究的需求[431]。

NASH 的诊断并不取决于单个病理表现，而包含多项指标评估。Brunt 等人提出了一个对 NASH 组织学病变进行分级和分期的半定量评分系统[422,432]。NASH 临床研究网络病理学委员会（The Pathology Committee of the NASH Clinical Research Network）设计并验证了一个组织学评分系统，后者包括 NAFLD 病变谱系的完整描述，并提出了一个供临床试验使用的 NAFLD 活性评分系统（NAFLD activity score, NAS）。该委员会提出的 NAS 是脂肪变性、小叶炎症和肝细胞气球样变评分的未加权总和。这是一个针对 NAFLD 和 NASH 的评分系统和活性指数，具有良好的评分者间可重复性，对有任何程度的 NAFLD 的成年人或儿童应该都适用。NAS 评分 ≥ 5 与 NASH 的诊断相关[356]。值得注意的是，这个系统是用于临床试验的，并不能在临床实践中用作诊断 NASH 的工具。需要提醒的是，实质损伤和纤维化在肝的不同部位有不同的表现，因此，穿刺活检标本可能存在抽样变异性[433]。

Brunt 等人提到，无论是在成年人还是在儿童，显著的汇管区单核细胞炎症与进行性 NAFLD 的许多临床表现和病理特征有关，而且在未治疗的 NAFLD 的肝活检中，这种单核细胞浸润可能会被认为是进展期疾病的一个标志[434]。然而，显著的汇管区炎症也可以是一些共存疾病的标志，例如，丙型肝炎或自身免疫性肝炎（AIH）。

只有汇管区纤维化而没有 NASH 的其他特征，被称为单纯汇管区纤维化（isolated portal fibrosis, IPF），未引起太多关注，也未被认为是 NAFLD 的一个特征。无论如何，有一大组肥胖症患者有汇管区纤维化而没有与血糖失调相关的 NASH 的其他症状。这与大多数 NAFLD 患病儿童的病变模式相似（见下文）。因此，在肥胖症中，IPF 可能可以被认为是 NAFLD 谱系的一部分且有可能先于 NASH 发生[435]。

汇管区周围和间隔纤维化是 NASH 持续性进展的关键特征。脂肪肝可损害肝细胞再生，这会触发一个储备的代偿通路，即动用多能干细胞、汇管区周围细胞和肝祖细胞。NASH 中细胞损伤引发的通路激活可减弱汇管区周围的胆管反应，后者在汇管区周围纤维化中起促进作用[436]。当肝硬化发生时，NASH 活动的其他组织学特征可以保留或消失。在后一种情况，NASH 的诊断常难以做出，这样的病例就会被归入隐源性肝硬化的类别。这种情况发生的频率尚不清楚，但已经知道，许多隐源性肝硬化都源于 NASH[437]。当使用适当标准时发现，在目前已经确定为隐源性肝硬化的病例中，NAFLD 的占比接近 2/3[438]；然而，并不是所有隐源性肝硬化都来源于 NASH，因为其他病因导致的肝硬化也可以发生[410]。复发性脂肪性肝病在 NASH 肝硬化患者肝移植后常见，但通常不会导致早期同种异体肝移植失败。

尽管肝的酶活性正常，复发性 NASH 仍有可能发生，并且代谢综合征的特征与疾病复发相关[439]。NASH 相关性肝硬化有一定的早期发生肝细胞癌的风险。考虑到肥胖症和糖尿病的流行，NASH 相关性肝细胞癌的发生率预计会增加（见第 20 章）[440-441]。

有关脂肪性肝病这个概念的引入和定义的最初研究，组织学评估是基础性评估；对于 NASH 和 NAFLD 的评估和诊断，肝活检仍然是至关重要的。目前，在 NAFLD 中，肝活检具有多重作用：确认（或否定）诊断；区分"单纯性脂肪变性"和脂肪性肝炎；对坏死性炎症、纤维化和结构变化的评估[442-443]；排除肝病的其他病因，例如病毒性肝炎[444]。肝损伤和炎症的组织学严重程度与心血管疾病发生风险增高和血脂上升导致动脉粥样硬化的脂质谱强相关[445]。尽早活检和早期干预对于防止晚期肝病发生的作用是明确的[446]，而且对于疑似 NAFLD 患者，即使丙氨酸转氨酶水平是正常的，活检也非常必要[447]。考虑到大多数患者的态度以及肝活检的风险、费用和局限性，我们仍需努力找到更为有效的无创性方法来诊断这些肝病[448]。

鉴于目前全世界儿童肥胖的流行，儿童中 NAFLD 的诊断呈增加趋势，并且 NAFLD 现在是儿童慢性肝病最普遍的病因[449]。儿童病例的增加并不仅限于西方国家；从流行病学的角度来看，男性发病率较高，亚裔和西班牙裔发病率更高[409]。儿童 NAFLD 和成人 NAFLD 不完全相同，可能部分原因是因为其代谢紊乱是发生在生长发育旺盛阶段（婴幼儿、中龄儿童和青春期）[450]。据报道，儿童 NAFLD 和 NASH 的组织病理学也表现出某种程度上与成人的不同。研究指出，少数是 1 型（与经典或成人 NAFLD 类似），而占优势的 2 型的特征是：脂肪变性更为严重，气球样变很少或没有，小叶炎症较少，多形核白细胞少或无，汇管区炎症更多，3 区网状纤维化更少，以及汇管区周围纤维化更多，因此，儿童 NASH 看起来有点更像是"慢性肝炎"[356,451-453]。然而，一项近期的多中心研究报道，在大多数研究的病例中，1 型成人 NASH 和 2 型小儿 NASH 的特征常常有重叠，并且虽然肝汇管区的损伤常见于儿童，但它普遍与成人中可识别的小叶中央型的一些成分相关[454]。肝活检对于准确评估小儿 NAFLD 和 NASH 的程度和类型是必要的[455]。

值得注意的是，正如上文讨论过的，对于纤维化进展和肝硬化的发展，NASH 和慢性丙型肝炎共存具有协同作用。这种协同作用可能对抗病毒治疗有影响；伴有 HCV 基因型 2 或 3 慢性感染和伴有胰岛素抵抗的患者，如果其胰岛素抵抗较轻[胰岛素抵抗稳态模型评估（Homeostasis Assessment Model of Insulin Resistance, HOMA-IR）＜ 2)]，则其出现持续性病毒应答的可能是胰岛素抵抗严重患者（HOMA-IR ＞ 2）的 6 倍[456]。

已有建议，鉴于 NASH 是一个负性术语（非酒精性的），其可由多种病因导致[病毒、代谢综合征和（或）肥胖、药物、快速减肥、遗传性代谢性疾病]，一个正性术语的信息会更为准确。一些人建议舍弃 NASH 中的首字母 N，而根据病因命名，例如，病毒相关性脂肪性肝炎（viral-associated steatopatitis, VASH）（例如在 HCV 基因型 3），药物相关性脂肪性肝炎（drug-associated steatohepatitis, DASH），酒精相关性脂肪性肝炎（alcohol-associated steatohepatitis, AASH），代谢相关性脂肪性肝

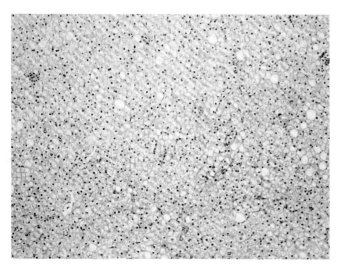

图 19.37　糖原性肝病。可见由于糖原蓄积导致的巨大、明显淡染、肿大的肝细胞

炎（metabolic-associated steatohepatitis, MASH），以及或许是——为什么不——隐源性脂肪性肝炎（cryptogenic-associated steatohepatitis, CASH）[457]。但是，术语命名的改变是极其艰难的！

脂肪性肝病与其他慢性肝病可能也有协同作用而使实质损伤恶化。有证据表明，脂肪变性及其代谢异常也会加重酒精性肝病、血色素沉着病，还有可能会加重药物性肝炎[458]。

糖原性肝病和肝中糖尿病导致的其他特征

正如上文讨论的，糖尿病患者肝大的一个主要原因是脂肪变性。在成人和儿童1型糖尿病患者中，肝大和肝酶异常也是肝细胞糖原蓄积的结果。肝细胞糖原蓄积被认为是机体的一种功能和胰岛素抵抗而非血糖调节的一种状态。受累患者的肝有明显的糖原贮积病的特征，糖原贮积病——一种病理性肝细胞糖原过载，被称为**糖原性肝病（glycogenic hepatopathy）**或**糖尿病性肝病（diabetic hepatopathy）**[427]。肝活检HE染色切片可显示肝细胞广泛浅染（图19.37），PAS染色可见大量的糖原蓄积。超微结构检查，显示细胞质和细胞核中有显著的糖原蓄积[427]。如果还伴有库欣样特征（Cushingoid feature）、生长迟缓以及青春期滞后，则可以做出Mauriac综合征的诊断[459]。区分脂肪变性和糖原蓄积非常重要：脂肪变性可能会进展为纤维化和肝硬化，糖原蓄积不会，但对于糖原蓄积需要进行更好的血糖控制。超声检查不能可靠地区分糖原蓄积和脂肪变性；然而，组织学诊断是决定性的[460]。因尿素代谢障碍而控制饮食中必需氨基酸摄入的患者，可能会有相似的灶性或弥漫的肝细胞糖原蓄积，除了灶性沉积物以外，这种状况类似于糖原蓄积病表现[461]。糖原贮积病在有神经性厌食症的患者中也被描述过，这种厌食症被解释为长期饥饿情况下的适应性反应[462]。

肝窦病变可能也是糖尿病中肝变化的一部分。在无NASH发生时，明显的肝窦纤维化据报道是继发于长期的糖尿病的。患者可有微血管并发症的迹象，包括视网膜病、肾病以及周围神经系统和自主神经系统疾病。肝活检可见广泛且密集的肝窦周围纤维化，免疫染色可显示基底膜成分分布在肝窦周围。糖尿病性肝硬化（diabetic hepatosclerosis, DHS）这一术语被建议用于这一疾病，表示影响到肝的一种糖尿病性微血管病[463]。肝窦和肝窦细胞的电镜检查，可见Disse腔内有大量增厚的胶原纤维束，肝窦细胞团下基底膜样物质增多。肝窦周围细胞十分活跃，有丰富的粗面内质网，细胞内翻译表达活跃[464]。尸检结果显示，DHS的患病率为12%，这表明DHS并不罕见，但在大多数患者都是无症状的[465]；另一项对糖尿病患者的限制条件更多的尸检研究发现，在57例样本中，只有1例有DHS，与结节状肾小球硬化症和肝透明性小动脉硬化症相关[466]。

胆汁淤积、胆道疾病和自身免疫性肝炎
胆汁淤积性肝病

胆汁淤积性肝病（cholestatic liver disease）的组织学变化可以从两方面来定义：①胆汁淤积的一般性表现；②某种胆汁淤积性肝病的特征性改变。前一种改变可以让病理医师做出胆汁淤积和非胆汁淤积之间的鉴别，后一种改变可以用于解决胆汁淤积性疾病之间的鉴别问题。

胆汁淤积（cholestasis）这个术语是指胆汁分泌和流出的终止或至少是明显减少。胆汁淤积可能是由肝实质细胞分泌功能障碍和（或）胆汁排出路径任一层面——从胆小管到Vater壶腹乳头——的阻塞所致[467]。**肝内胆汁淤积（intrahepatic cholestasis）**是指损伤原发在肝内疾病；因此，这个术语包含肝实质细胞疾病和肝内胆管疾病。有的时候两种疾病都出现；例如，3型进行性家族遗传性肝内胆汁淤积（PFIC）就既有胆小管磷脂转运障碍，又有小叶间胆管损害[468]。**肝外胆汁淤积（extrahepatic cholestasis）**是指胆汁排出障碍出现在更大的胆管处的疾病：肝外胆管（例如胆结石、胆管翻转、胆管狭窄）疾病，但也有可能是在更大的肝门处的胆管疾病。有些胆汁淤积性病变既累及肝外胆管又累及肝内胆管，称为肝内和肝外混合性胆汁淤积。例如，新生儿肝外胆管闭锁和原发性硬化性胆管炎（PSC）。

胆汁分泌阻塞可以是完全性的或不完全性的。完全性胆汁淤积表明胆汁分泌完全终止，无论是功能性的还是阻塞性的，都伴有胆盐和胆红素潴留。不完全性胆汁淤积一般是指肝内和（或）肝外胆管的不完全性或部分性阻塞，伴有胆盐潴留，但没有胆红素潴留。

不完全性肝内胆汁淤积大多数是由肝内胆管破坏性疾病（胆管消失性疾病）所致，例如原发性胆汁性肝硬化（primary biliary cirrhosis, PBC）和原发性硬化性胆管炎（primary sclerosing cholangitis, PSC）。不完全性肝外胆汁淤积是由较大胆管的不完全性阻塞（狭窄或缩窄）所致。

胆汁淤积可以是急性的或慢性的。急性胆汁淤积一般为完全性胆汁淤积，对应于所有肝细胞外分泌功能衰竭（例如药物诱发性胆汁淤积）或肝外胆管的完全性阻塞（例如嵌顿型结石）。慢性胆汁淤积为持续时间较长的（数周、数月、数年）胆汁淤积疾病，可为完全性胆汁淤积（例如由于胰腺癌引起的肝外胆管慢性完全性阻塞）或不

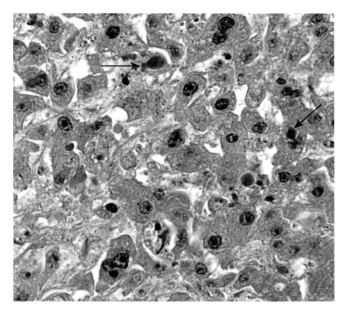

图19.38 肝细胞和毛细胆管中的显著胆红素淤积,导致毛细胆管胆汁栓形成(箭头所示)

完全性胆汁淤积(例如PBC和PSC)。

胆汁淤积与黄疸不是同一概念,黄疸性胆汁淤积和非黄疸性胆汁淤积必须区分开。有些伴有不完全性胆汁淤积的患者可长期无黄疸表现。同样,胆汁淤积组织学上并非必须在肝组织切片中在显微镜检查中见到胆色素蓄积。这说明了区分**胆红素淤积(bilirubinostasis)**(许多病理医师将这个术语与胆汁淤积互换使用)和**胆酸盐淤积(cholate stasis)**或伴有特征性组织学变化的胆盐蓄积的作用。这些特征在胆汁淤积性肝病中可单独或混合出现。Li和Crawford已发表了一篇有关胆汁淤积的病理学概述的文章[469]。

急性完全性胆汁淤积(acute complete cholestasis)。一种与完全性胆汁淤积相关的急性胆汁淤积性肝病,其特征是在显微镜下可见从小叶中央区开始的胆红素蓄积(图19.38);表现为肝实质细胞内色素颗粒(肝细胞胆红素淤积)和扩张的细胞间微管中有浓缩的胆红素胆栓(毛细胆管胆红素淤积)。胆酸的潴留冲刷可导致肝细胞损害甚至死亡(坏死或凋亡),进一步导致Kupffer细胞(肝巨噬细胞)活化。肥大性Kupffer细胞吞噬坏死的肝细胞碎片和游离出来的小胆栓,导致Kupffer细胞内胆红素淤积。后一种表现提示一种胆汁淤积性疾病已至少持续了数天[470]。急性完全性胆汁淤积,尤其是肝外胆管阻塞所致的胆汁淤积,更具特征性的汇管区结缔组织水肿表现,可导致部分汇管区呈圆形和早期小胆管反应(见下文)。

不要将不同部位的胆红素淤积与红细胞生成性原卟啉症患者肝活检中出现的脂褐素颗粒(见上文)或深棕色到黑色沉积物(在肝细胞、毛细胆管、Kupffer细胞和胆小管)混淆。后者的沉积物是深棕色到黑色的,通过偏振光显微镜很容易区分;原卟啉症沉积物有红色或黄色双折射光,在其粗大的沉积物中可见马耳他十字结构(图19.39A和B)[471]。

慢性完全性胆汁淤积(chronic complete cholestasis)。长期完全性胆汁淤积的实质改变包括在早期胆红素淤积基

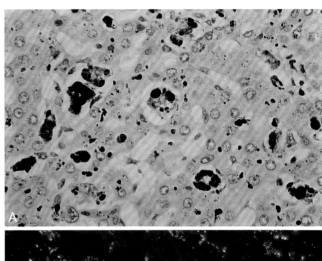

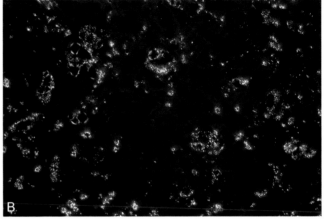

图19.39 红细胞性原卟啉症。**A**,可见肝细胞、毛细胆管、Kupffer细胞(肝巨噬细胞)和肝小管处的原卟啉症的深棕黑色沉积物。**B**,这种沉积物在偏振光下是双折射的,并且在较大沉积物处可见红色光双折射的马耳他十字结构

础上由于时间较长而附加的一系列改变。早期胆红素淤积最终将向汇管区周围的肝实质扩展。在大多数持续数周的慢性胆汁淤积中,胆汁淤积区域可见一些淋巴细胞浸润,很显然是胆汁淤积的继发表现。与急性肝炎的炎症不同,这种炎性浸润较轻,仅限于胆红素淤积区域。同样,在慢性完全性胆汁淤积中出现的实质、汇管区和汇管区周围的表现,也可发生于慢性不完全性胆汁淤积中(见下文)。慢性完全性胆汁淤积和慢性不完全性胆汁淤积之间的基本区别在于:不完全性胆汁淤积中无胆红素淤积,而完全性胆汁淤积中可出现另外一些显著表现。

慢性不完全性胆汁淤积(chronic incomplete cholestasis)。正如上文所述,胆红素淤积(也称为临床黄疸)并非是不完全性胆汁淤积相关性肝病的特征表现,除非处于病变末期失代偿阶段或有附加的病理表现[例如药物诱发性肝损害(drug-induced liver damage, DILD)]。这意味着病理医师可能需要在没有常被视为胆汁淤积(胆红素淤积)的最特征性表现的情况下,识别慢性胆汁淤积性疾病的表现。慢性胆汁淤积(完全和不完全性胆汁淤积)的组织病理学诊断是依据几个肝实质细胞、汇管区和汇管区周围的改变做出。肝实质改变包括胆汁淤积、胆汁淤积性肝细胞花环、羽毛状变性、黄瘤细胞和胆汁性梗死[110]。这些改变可激活肝实质细胞的一系列防御机制,包括抑制胆酸合成,并诱导基底外侧胆汁酸输出——通

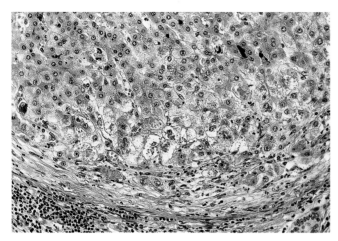

图 19.40 原发性硬化性胆管炎终末期患者的硬化肝。可见实质结节外周胆盐淤积。可见靠近纤维间隔的肝细胞（图片下部）肿胀、细胞质聚集和 Mallory 小体（MDB）

过改变胆酸外排泵 MRP4 作为适应机制来限制慢性胆汁淤积中胆酸的负载。然而，这些机制并不足以抵消胆汁淤积性肝损害[472]。

胆酸盐淤积（cholate stasis） 被认为是起因于潴留胆酸的膜损伤效应和主要影响汇管区周围肝细胞的一种疾病[110]。受累肝细胞表现为肿胀、浅染和呈粗颗粒状（图 19.40）；它们包含的颗粒是由铜结合蛋白（金属硫蛋白）组成的溶酶体铜颗粒，可被地衣红（金属硫蛋白）和罗丹宁（铜）染色（图 19.41A 和 B）。随着时间的推移，MDB 可出现在这些细胞中，在疾病最后阶段也可出现胆红素包涵体。胆酸盐淤积的最早阶段可能可以通过 CK7 免疫染色显示，可显示汇管区周围肝细胞向中间丝细胞骨架胆管型表型的转变（图 19.42）。随着时间的推移，CK7 的表达从界板向小叶中心呈递减性扩展，距离超过数个细胞[6]。

胆汁淤积性肝细胞花环（cholestatic liver cell rosette）[473] 在各种慢性胆汁淤积性疾病中都是极为有用的诊断特征。它们表现为肝细胞板呈小管状排列，而正常情况下肝细胞板为一个肝细胞厚度。显微镜下，它们表现为腺样或管状结构，由四个或更多个肝细胞围绕形成一个中央腔（图 19.43A 和 B）。后者的直径可能可以有很大变化；可为空腔，也可含有嗜酸性或不同程度浓缩的胆汁着色物质。围绕中央腔的肝细胞有些或全部可表现出羽毛状变性（见下文），表达胆管型角蛋白［CK7 和组织多肽抗原（tissue polypeptide antigen, TPA）］，提示向胆管细胞表型的部分转变[6,19,474]。不应将它们误认为是肝细胞再生。

羽毛状变性（feathery degeneration） 是可见于慢性（完全或不完全性）胆汁淤积的另一种病变。受累的可以是单个细胞或实质肝细胞团。在慢性完全性胆汁淤积病例中，可能见到一些被残留的胆红素着色的细胞质。黄瘤样细胞也是长期存在完全性或不完全胆汁淤积的一个特征。这些细胞是含有脂质的组织细胞，伴有泡沫状细

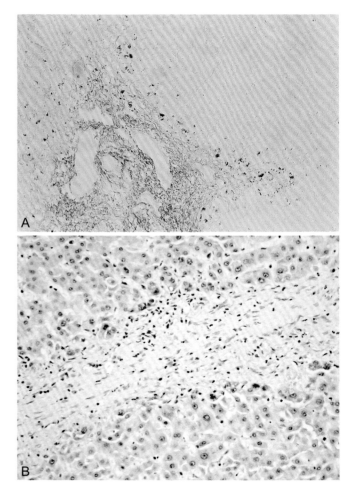

图 19.41 **A**，慢性胆汁淤积性肝病的胆酸盐淤积。可见汇管区周围肝细胞中的地衣红阳性颗粒，代表位于溶酶体内的铜结合蛋白（小分子金属结合蛋白）。**B**，溶酶体铜 - 金属蛋白复合物在铜特异性罗丹宁染色中表现为红色颗粒

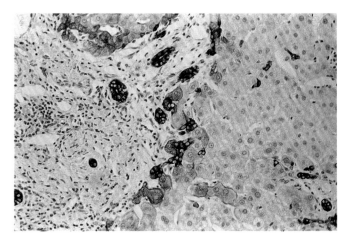

图 19.42 CK7 免疫染色显示汇管区周围小胆管数量增加；汇管区周围肝细胞表达 CK7 是早期胆酸盐阻滞的标志物。在远离汇管区的地方有少数散在的、小的 CK7 阳性细胞，可能是肝祖细胞

胞质，聚集在肝实质内，但它们也可见于汇管区，单个或成团分布。它们被认为是慢性胆汁淤积伴高脂蛋白血症的组织学表现。

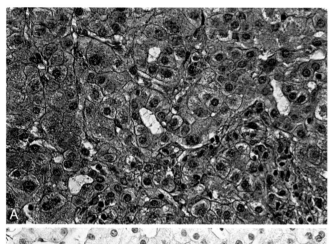

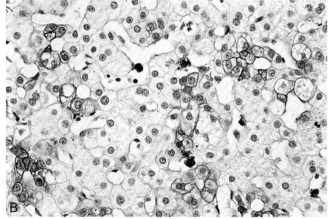

图 19.43 **胆汁淤积性肝细胞花环**。**A**，原发性硬化性胆管炎患者的肝活检。受累肝细胞形成小管或花环。**B**，CK7 免疫染色。正常肝细胞不表达 CK7，而在胆汁淤积花环中的肝细胞则有不同程度的 CK7 表达

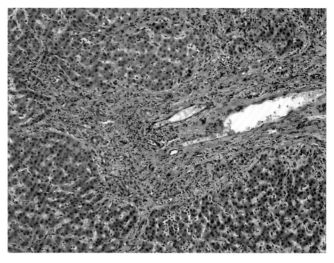

图 19.44 慢性胆汁淤积的小胆管反应。伴有原发性硬化性胆管炎的患者的肝活检。可见汇管区有轻度炎性浸润，并伴有由小胆管、水肿样间质和一些中性粒细胞组成的小胆管反应

所谓的 **Charcot-Gombault 梗死（Charcot-Gombault infarct）** 是一种长期严重胆汁淤积中的晚期实质病变，主要（但不绝对）见于较大的胆管阻塞。这种病变包括肝细胞坏死，大多数位于汇管区旁，坏死区中央可出现胆红素着色。胆管梗死会逐渐被机化性间叶组织取代，最终将形成纤维性瘢痕。

小胆管反应（ductular reaction） 表现为汇管区周围小胆管数量增加，逐渐扩展至汇管区周围的实质，并向相邻的汇管区（肝小叶外周）扩展，伴有水肿和中性粒细胞浸润（图 19.44）[475]。小胆管反应通过 CK7 或 CK19 免疫染色可以观察得更清楚[6]。对于小胆管数量增加的原因尚有争论，似乎是多因素的。肝外胆管阻塞性疾病种的小胆管反应主要是由胆管压力增加所致[476-477]，可引起先前存在的小胆管拉长而非出芽[477]。在其他胆汁淤积性疾病中，胆管阻塞并非小胆管反应发生的必要条件，促炎细胞因子可能是主要诱因[478]。在慢性胆汁淤积性疾病中，汇管区周围肝细胞的小胆管化生也有一定作用[474-475]，同样，肝祖细胞激活和增生也有作用[479]。小胆管内衬的胆管上皮细胞可能出现重吸收表现，表现为它们的胞质内空泡以及胆红素和脂褐素积聚。小胆管反应向汇管区周围的楔形扩展以及汇管区周围实质内炎症是胆酸盐淤积的特征，可导致汇管区与实质交界处不规

则——被称为"胆汁性碎片状坏死"[480]或胆汁性界板活性[481]。一些患者的慢性胆汁淤积明显缺乏小胆管反应，其原因尚未最终阐明；这种情况有可能出现于 Alagille 综合征（Alagille syndrome，AGS）、一些原发性硬化性胆管炎（PSC）和慢性肝移植排异病例中。

小胆管反应可以伴有胆管周围纤维化，纤维化的进展速度与小胆管反应显著相关。纤维化是由源自汇管区及其周围间叶性细胞分化出的肌成纤维细胞所致[482]。然而，近来一些研究还强调了胆管上皮细胞 - 间质转化的同等重要性[483-484]。解除胆管梗阻或终止胆汁淤积的病因可使胆管增生消失，后者表现为胆管细胞凋亡伴间质细胞迅速减少[485-486]。在一些活检病例中，小胆管反应可能是唯一的组织学变化（称为孤立性小胆管增生）。这种情况见于 10% 的有持续性肝功能检测轻度异常（与病毒性肝炎无关）的成人肝活检中。其表现为分化良好的增生性小胆管，没有明显炎症表现。这被认为是轻度肝损伤的非特异性反应模式[487]。

进行性小胆管反应伴小胆管周围纤维化最终可导致相邻汇管区的纤维性连接。这一阶段的 **胆汁性纤维化（biliary fibrosis）**（汇管区 - 汇管区间隔纤维化）是有可能复发的可逆病变[488]，因为保留了肝的基本血管结构[489]。胆汁性纤维化可以进展为真正的 **胆汁性肝硬化（biliary cirrhosis）**，后者为晚期病变，肝小叶结构破坏为其特征，与所有肝硬化相同，此外，还可出现汇管区 - 小叶中央的纤维性间隔和结节性实质再生。在胆汁性肝硬化阶段，胆汁淤积的特征是：小胆管持续性增生，伴有水肿以及小胆管周围炎症和纤维化。如果结节周围合并有胆酸盐淤积改变，则低倍镜下在硬化性结节和纤维性间隔之间可见透明空晕压迹。已有几种慢性胆道疾病的分期方案，它们都是基于组织学特征的，包括小叶间胆管损害、胆管反应和进行性胆汁性纤维化。历史上，慢性胆道疾病的分期包括汇管区（1 期）、汇管区周围（2 期）、间隔（3 期）和肝硬化（4 期）[490-491]。最近已提出了新的分期系统，

新的分期系统是将炎症以及纤维化和其他慢性胆汁淤积的特征都考虑在内的系统[492]。

除了之前讨论的胆汁淤积的一般特征外，还有两种常见于新生儿胆汁淤积性肝病的其他特征也值得注意。**多核巨细胞（multinucleated giant cell）**是多个单核肝细胞融合的结果。其位置和胞核的数量变化很大。巨细胞常常包含对应于胆红素、脂褐素、血铁质或三者中某种组合的色素颗粒。它们有可能出现坏死并被中性粒细胞包围。实质细胞的巨细胞转化可在很多情况下发生；它们被认为是婴儿的肝细胞对各种类型的损伤的非特异性反应，而且巨细胞转化似乎对年龄的特异性多于对疾病的特异性。它们有时也可在成人肝中发现[493]。**髓外造血（extramedullary hematopoiesis）**灶是由红细胞前体细胞团、骨髓前体细胞和巨核细胞组成或者是这些细胞的组合，在小婴儿儿的胆汁淤积肝标本中也常常可以见到[493]。它们并非是区分多种胆汁淤积疾病［例如胆管闭锁（biliary atresia, BA）和新生儿肝炎］的可靠标准。

特殊胆汁淤积性肝病。胆汁淤积性肝病依据不同方式可进一步细分为：肝内性和肝外性；内科性和外科性；新生儿和成人，等等。以下章节按照疾病原发灶并沿胆汁经过的途径（即胆汁经肝细胞产生最终到达胃肠道的途径）来对疾病进行分类。

这种分类方式并不理想：首先，几种主要胆汁淤积性肝病的病因和发病机制并不完全清楚；其次，有些疾病是由两处或更多处同时起病所致。

肝细胞（实质）疾病。对于此类疾病，需要考虑 γ-谷氨酰转肽酶（γ-glutamyl transferase, γ-GT）在肝细胞的表达和血清中的水平。在大多数胆汁淤积性疾病中，血清 γ-GT 水平都是升高的。其原因是：γ-GT 在正常情况下是嵌入肝细胞胞膜微管的酶，在到达微管的胆盐的洗涤作用下，γ-GT 会从细胞膜中洗脱出来，这就解释了为什么胆汁中会有 γ-GT。在胆汁淤积性疾病，胆汁（伴有 γ-GT）会反流透过微管的紧密连接——后者在这些疾病中出现了漏口。因此，在胆汁淤积性肝病中的血清 γ-GT 增加需要微管中 γ-GT 的表达、胆盐的冲刷洗涤以及通过有漏口的紧密连接。

然而，有一些胆汁淤积性疾病发生时其血清 γ-GT 水平正常，或其 γ-GT 血清活性相对于胆汁淤积程度显著低下（"低 γ-GT 胆汁淤积"）。胆汁淤积伴（近乎）正常血清 γ-G 可见于以下情况[494-496]：

1. γ-GT 不能嵌入细胞膜：因为 *ATP8B1*（以前 *FIC-1*）基因突变引起了细胞膜内磷脂的不对称性变化，所有 γ-GT 不能从细胞膜中洗脱出来［1 型进行性家族遗传肝内胆汁淤积（progressive familial intrahepatic cholestasis, PFIC）；1 型良性反复性肝内胆汁淤积（benign recurrent intrahepatic cholestasis, BRIC）］。

2. 胆盐输出泵（bile salt export pump, BSEP）从细胞膜消失：由于 *BSEP* 基因突变，导致没有胆盐分泌（2 型 PFIC；2 型 BRIC）。

3. 没有正常的胆盐合成：因此没有胆盐分泌透过微管膜膜（胆盐合成缺陷的代谢性疾病）。

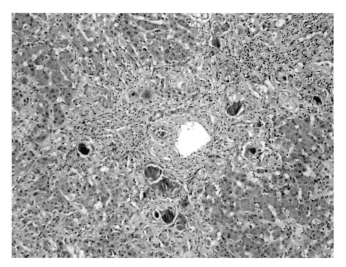

图 19.45 小胆管胆红素淤积，其特征为显著扩张且有胆结石的胆管

这些主要是儿科的疾病在下文会详细讨论。一些获得性胆汁淤积性疾病的特征也表现为以肝实质/肝细胞病变为主，包括妊娠期肝内胆汁淤积（ICP；见下文）和一些手术后胆汁淤积（见上文）[497]，以及急性病毒性肝炎、酒精性脂肪性肝炎（ASH）和药物性肝炎（见上文）。

小胆管病理学。在一些胆汁淤积性疾病，疾病似乎局灶发生于小胆管和 Hering 管。大多数这类疾病的病变特征为小胆管反应和小胆管胆红素淤积；后者表现为或多或少的扩张小胆管内可见或大或小的胆红素着色的沉积物或结石（图 19.45）。小胆管胆红素淤积可多处发生，被认为是小胆管细胞损伤的结果，伴有富于碳酸氢盐液体正常分泌的完全停止或部分受损。小胆管胆红素淤积可见于有大块肝细胞坏死[52]、败血症和内毒素休克（见下文）[498-499]患者，以及肝外胆管闭锁[500]、全胃肠外营养[343]和一些有纤维性囊肿病［囊性纤维化（cystic fibrosis, CF）］患者[501]。在肝外胆管闭锁中，小胆管胆红素沉积常常表现为一系列串珠样小胆管扩张。TPN 相关性肝损伤在上文已详细讨论过；CF 和肝外 BA 在下文和儿科肝病一起讨论。

胆管病理学和胆管消失性疾病。有些胆汁淤积性肝病可伴有一些特殊管径大小的肝内胆管的进行性炎症性破坏。这些疾病可以被归类为胆管消失性疾病，在肝病理学中占据了大量篇幅（框 19.1）。它们均可导致小叶内胆管的数量减少或胆管缺乏，也称为胆管缺失或胆管发育不良[502]。新生儿期间和儿童时期的胆管消失性疾病包括综合征型和非综合征型**小叶间胆管缺乏（paucity of interlobular bile duct, PILBD）**和（或）BA，后者在儿童肝病部分详细讨论。

从形态学上正确诊断胆管缺乏需要足够大的活检标本以及对小叶间胆管进行定量分析。尽管历史上推荐首选手术活检[503]，但针吸活检可能也足够，假定所提供的标本至少包含 5 个汇管区[4,504]。消失的胆管可以通过比较肝动脉的分支来识别；在正常情况下，70%~80% 的肝动脉分支有大小相似的胆管伴行，只见单个动脉标志着胆管缺失[504-505]。CK7（或 CK19）或组织多肽抗原（TPA）免疫染色有助于识别小叶间胆管[6]，特别是在幼童[506]。

PILBD（胆管发育不良）的诊断最初是依据小叶间胆

新生儿
肝外胆管闭锁或胆管闭锁（BA）
小叶间胆管缺乏
　综合征型（Alagille综合征）
　非综合征型
成人
原发性胆汁性肝硬化（PBC）
自身免疫性肝炎（AIH）-原发性胆汁性肝硬化（PBC）重叠综合征
原发性硬化性胆管炎（PSC）及其变异型
胆管闭锁伴肝内胆汁淤积
特发性成人胆管缺乏
慢性同种异体肝移植排斥反应
慢性移植物抗宿主病
药物诱发性胆管缺乏
组织细胞增生症X
霍奇金淋巴瘤
纤维性囊肿病

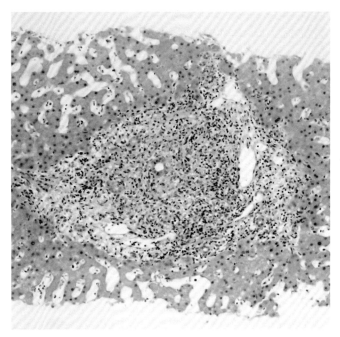

图 19.46　原发性胆汁性肝硬化，可见汇管区含有由淋巴细胞、浆细胞、大量嗜酸性粒细胞和中性粒细胞组成的炎性浸润结节。汇管区中心可见受损胆管

管数量与汇管区数量的比值＜0.5来做出的。在正常儿童和成人，这一比值在0.9~1.8之间[503]。在新生儿疾病中，依据0.5的比值来确定胆管缺乏是有据可查的，但自1975年以来累计的证据表明，胆管缺乏一般并非静止性病变，而是小叶间胆管的进行性破坏。其后是出现胆管与汇管区的比值降低，但仍＞0.5（即轻度胆管缺乏），可被认为是"胆管缺乏"，尤其是除了少数汇管区有胆管缺失以外，还有胆管变性表现时[507]。

　　胆管消失性疾病的组织病理学改变主要是慢性不完全胆汁淤积的表现，有时还可出现个体特异性改变。然而，要记住，这些表现并非在每个活检中均能见到，并且在整个病程中也并非持续存在；组织病理学表现的特异性随着病变的进展而降低。

原发性胆汁性肝硬化

原发性胆汁性肝硬化（primary biliary cirrhosis, PBC）
被认为是一种自身免疫性疾病，常伴有其他自身免疫性疾病[508-509]。其发病机制复杂，包括遗传易感性和环境因素，至今仍不完全清楚[510]。PBC的基本病变是慢性、非化脓性、破坏性胆管炎，最终发展成肝硬化[511]。PBC在女性的发病率几乎是男性的10倍，并且通常在不知不觉中开始发作，伴有瘙痒。PBC的特征是出现抗线粒体抗体（antimitochondrial antibody, AMA），最为特异的是抗丙酮酸脱氢酶中M2成分的抗体，在超过90%的患者中都可检测到[512]。肝活检对于PBC的诊断和分期非常重要[513-514]。

　　在PBC早期，胆管病变最初累及的胆管外径从不足40 μm到80 μm以上，首先破坏较小的胆管[515]。间隔胆管受累较轻[505]。与小胆管破坏一样，PBC中Hering管也有破坏；这种小胆管破坏似乎是早期事件[516]。胆管的实际大小偶尔可能很难估计，因为它们中一些是扩张的，显然也有基底膜损害，并可见内衬上皮反应性增生[517]。早期病变在肝内是灶性的，胆管系统是节段性受累。受累

胆管节段显示上皮细胞肿胀、胞质空泡化、胞核排列紊乱以及淋巴细胞和浆细胞浸润，炎症细胞可聚集在胆管旁或胆管周围。炎症细胞主要是淋巴细胞，有时可形成淋巴滤泡并伴有生发中心。浆细胞数量可以较多，有很显著嗜酸性粒细胞，也可出现中性粒细胞（图19.46）。汇管区内的浆细胞主要分泌IgM，而自身免疫性肝炎（autoimmune hepatitis, AIH）的浆细胞主要分泌IgG；因此，IgM和IgG免疫染色有助于区分PBC和AIH[518-519]。一项意大利的研究显示，汇管区IgM浆细胞的平均计数与以下因素明显相关：女性；血清碱性磷酸酶、γ-GT和IgM的值；AMA M2呈阳性，以及肝活检出现胆管病变、地衣红阳性颗粒和肉芽肿。比较而言，IgG浆细胞的平均计数与丙氨酸转氨酶水平更为相关。IgG/IgM比值＜1不仅见于PBC，也见于所有自身免疫性胆管炎病例。比较而言，所有有重叠综合征的患者显示IgG/IgM比值＞1[520]。

　　炎性渗出物中可以混有单个或小团上皮样细胞，有些病例中胆管附近或胆管周围可形成上皮样肉芽肿。因此，PBC的旺炽性胆管病变可被分类为淋巴细胞性、多形性和肉芽肿性胆管炎（图19.47），后者是最具诊断意义的[480]。较小的胆管周围水肿或纤维化可能是远端阻塞较重的结果，并且基底膜的损害（在PAS/淀粉酶染色下常常可以更清晰地看到）可能会导致胆管破裂。在早期阶段，实质没有慢性胆汁淤积性改变或很轻。

　　取材的差异性意味着：在这个阶段并非每一位PBC患者的肝活检都可以看到特征性的胆管病变，因而不一定有确切的组织学诊断。汇管区周围的铜沉积物可能就变得十分重要[521]。

　　大多数患者在2年内出现组织学进展；少数患者（20%）的组织学表现保持不变，而持续进展者极少

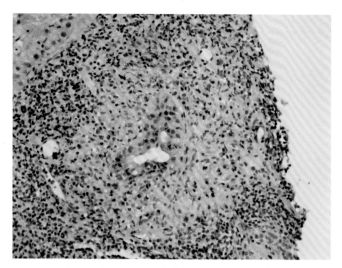

图 19.47　**原发性胆汁性肝硬化中的旺炽性胆管病变**。在受损胆管中间，可见一个松散的混有淋巴细胞和浆细胞的汇管区肉芽肿，该胆管有淋巴细胞浸润和明显的上皮紊乱

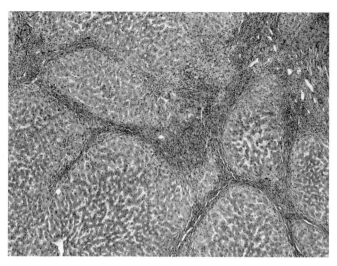

图 19.48　原发性胆汁性肝硬化中的胆汁型硬化，其特征为异常的硬化结节、淋巴细胞性肝炎和胆管缺失

（2%）[522]。基本上，似乎是两种过程在驱动组织学进展：与慢性胆汁淤积有关的汇管区周围和结构性改变（见上文），以及淋巴细胞界板性肝炎（碎片状坏死）[492,523]。正如在慢性肝炎中，界板性肝炎的小叶内"侵入"的淋巴细胞在间隔纤维化的形成过程中有重要作用[524]，并且可能出现不同程度的小叶内坏死性炎症[525]。然而，明显的界板性活动和小叶炎症也涉及重叠综合征的问题（见下文）。在应用熊去氧胆酸（ursodeoxycholic acid, UDCA）治疗的PBC患者，组织学分期和重度淋巴细胞界板性肝炎的分级是发生肝硬化的独立预后因素，提示有必要通过肝活检对可能需要额外治疗的应用熊去氧胆酸治疗的PBC患者进行筛查[526-527]。

最终可发生进行性胆管缺失，并且在晚期病例中，汇管区淋巴细胞在原来胆管消失的地方聚集。端粒缩短和DNA损害的累积与受损胆管的p16（INK4a）和p21（WAF1/Cip1）表达增加相符，反映了胆管细胞的不断衰老，在PBC的胆管缺失的随后进展中起作用[528]。

胆汁淤积和肝炎表现混合出现可导致纤维化进展伴汇管区-汇管区间隔形成，随后出现汇管区至中央间隔形成[524]。如果是胆汁淤积性改变明显，则最终导致胆汁型肝硬化（图19.48），而如果是肝炎改变明显，则导致大结节型肝硬化；可以预期，两种类型可以混合发生。肝炎型病变似乎对于纤维化的进展尤其重要[429,529]。一项研究表明，肝细胞中CK7的异常表达（见上文）可能是胆汁淤积程度和PBC进展的标志[530]，代表应对胆汁酸过载的适应机制衰竭[472]。

已有几种PBC的分期系统[490-491]。最为流行的分期系统是Ludwig等提出的、适用于各种胆管消失性疾病的PBC分期系统[490]。该系统将PBC分为四期：汇管区（1期），汇管区周围（2期），间隔纤维化（3期），以及肝硬化（4期）。应用小的针吸活检标本对PBC进行的分期只要小心解释，是很有价值的，要谨记，不同部分肝的

纤维化程度有相当大的差异[531]。正如上文提及的，最近又提出了一些目的在于提供更多反映临床实验室数据和预后信息的评分系统[532]，其中一些将炎症程度还有纤维化等慢性胆汁淤积特征也考虑在内[492,532]。

可出现大细胞型和小细胞型的肝细胞异型性[533]，并且PBC发生肝细胞癌的风险也增高，尤其是在4期肝硬化的患者[534-536]。结节状再生性增生据报道也与PBC有关[537]；还有门静脉分支狭窄[538]，这可能可以解释一些患者为什么甚至在纤维化和硬化之前就出现了门静脉高压。

PBC的鉴别诊断需要考虑两类疾病：①早期，应考虑以汇管区炎症和胆管损害为特征的疾病，例如，慢性丙型肝炎；②晚期，应考虑慢性胆管缺失性疾病。

在慢性丙型肝炎的胆管病变中，受累的胆管节段出现空泡变性和胆管细胞分层，明显的胆管损害较少，基底膜保留[204]。也没有胆汁淤积性改变。虽然淋巴细胞性胆管炎病灶和轻度胆管损害有时也可在AIH中见到，但显著的胆管损害和铜沉积物是不常见的，并且PBC的炎症活动程度通常比AIH低得多。正如上文提及的，IgM和IgG免疫染色方法也可能有用。药物诱发性胆管损害也需要鉴别，病史和抗线粒体抗体（AMA）阳性在这种情况下可能极其重要。其他特征为胆管损害和肉芽肿的疾病包括结节病和肉芽肿性感染。后者鉴别上可能困难，因为它也可导致胆管缺失和慢性胆汁淤积性肝病（见下文）；最终诊断需要考虑临床病史和实验室数据。

自身免疫性胆管炎（autoimmune cholangitis）[539] **或自身免疫性胆管病（autoimmune cholangiopathy）**[540] 在临床、生物化学和组织学上都与PBC极为相似，但其AMA染色呈阴性，因此，或可比较小众地将其称为AMA阴性PBC[541-542]。临床和组织学上没有可辨别的区别，虽然诊断阈值较高，但治疗手段和预后都可以参照典型的PBC。

原发性硬化性胆管炎

原发性硬化性胆管炎（primary sclerosing cholangitis, PSC）为少见但重要的可导致肝硬化的肝病，有很高比例的患者需要进行肝移植[543]。每年 PSC 的发病率大约为 1 例 /10 万人口，通常见于成人，但也确实可见于儿童——尽管极少；男性发病比女性发病多见。PSC 的自然病史有差异，患者平均存活时间为 12 ~ 17 年。PSC 的病因目前尚不清楚，尽管有许多相关的基因已被识别出来，其中很多与见于自身免疫性疾病的基因有重叠[543]。其他假说包括：由毒性胆汁脂质引起的缺血性损伤（"胆管动脉硬化"）[544]，以及胆囊微生物菌群改变[543]。许多（大约 70%）PSC 患者也患有炎症性肠病，常常有与溃疡性结肠炎十分类似的独特表型，但也有较高全结肠炎、反流性回肠炎和直肠豁免（rectal sparing）的发病率[545]。还有认为继发于结肠炎的内皮细胞黏附因子、细胞活素和趋化因子的异常表达可能导致了 PSC 发生的假说[543]。

PSC 的特征为胆管系统炎症、狭窄和囊状扩张；胆管分支的任何部分均可受累。大多数 PSC 患者可出现大胆管和小胆管混合的 PSC。"小胆管 PSC"定义为仅累及显微镜下可识别的（间隔或小叶间）肝内胆管，先前采用"胆管周围炎"一词，现已废弃[546]。在小胆管 PSC 患者中发现，大多数患者为 AIH-PSC 重叠综合征患者[547]。在 PSC 的诊断中，胆管造影检查和肝活检的显微镜下检查可以作为 PSC 的互补检查，以胆管造影检查更为重要。

PSC 患者的肝活检的组织病理学改变取决于疾病的分期以及活检部位与疾病所致胆管改变之间的关系。在靠近狭窄部位的汇管区中，仅可见阻塞和胆管炎表现。

PSC 累及的汇管区可显示多形性和纤维阻塞性胆管炎[480]，是 PSC 的特征性病变，有时有洋葱皮样胆管周围纤维化表现（图 19.49A 和 B），并伴有上皮细胞萎缩和变性。慢性汇管区炎症可能出现，其结果是导致胆管消失并最终被纤维瘢痕替代。然而，活检有时只显示有胆管反应导致的胆管萎缩（图 19.50）。胆管缺失更多见于较小的汇管区，而胆管周围纤维化更常见于中等大小的胆管[548]。胆管周围纤维化并非诊断性改变，因为其在其他类型的胆汁性病变中也可见到，但其具有高度提示性，有助于诊断。显然，这种表现并非在每个阶段都出现，只有不到 40% 的肝活检标本中可见[480]。PAS- 淀粉酶染色可能可以显示围绕受损胆管的基底膜增厚（图 19.51）或基底膜消失[549]。在一些患者中，胆管消失后形成的瘢痕可以非常明显，类似于瘢痕疙瘩[550-551]。PSC 的实质性改变不如汇管区改变显著，呈慢性胆汁淤积表现，包括汇管区周围的铜沉积。

在长期重症患者，汇管区纤维化更加明显，出现纤维性间隔，继而发生胆汁性肝硬化。进展较快的疾病的特征为中度至重度淋巴细胞性界板性肝炎[552]。

PSC 的最可怕的并发症是胆管癌[553]。伴有 PSC 和炎症性肠病的患者也有发生结直肠癌的长期高风险，且这个风险是发生胆管癌的风险的 3 倍[554]。在 PSC 中，胆管

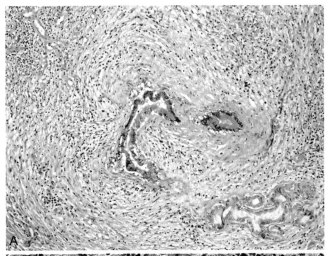

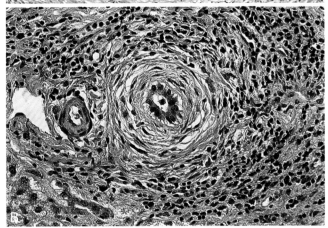

图 19.49 **A**，原发性硬化性胆管炎。可见受损的胆管，伴有周围的水肿、同心圆状纤维化和淋巴浆细胞炎症。**B**，高倍镜下，可见汇管区有中度密集的炎性浸润（主要为淋巴细胞，有一些嗜酸性粒细胞），还可见周围小叶间胆管的向心性、层状胆管周围纤维化（"洋葱皮样"纤维化）

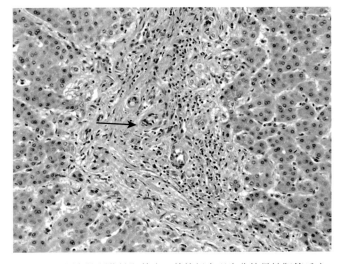

图 19.50 原发性硬化性胆管炎。其特征表现为非特异性胆管反应、慢性胆汁淤积改变以及显著的胆管萎缩（箭头所示）。炎症是轻度的

上皮异型增生和胆管癌之间有强相关性，提示胆管上皮异型增生可能可以用作现有的或正在形成的恶性肿瘤的标志（也见第 20 章和第 21 章）[555]。一项包含 100 例福尔马

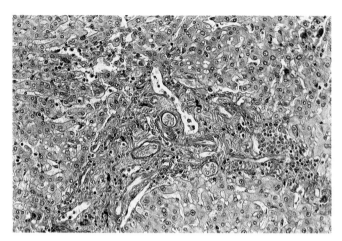

图 19.51　**原发性硬化性胆管炎**。可见汇管区与汇管区周围实质。这个汇管区显示仅有轻微炎症；可见两个小叶间胆管的基底膜明显增厚，这是一个很有帮助的诊断特征（PAS- 淀粉酶染色）

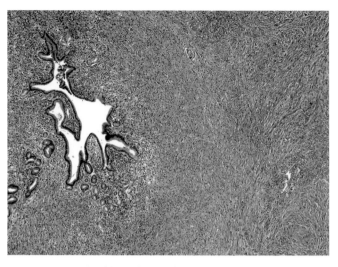

图 19.52　IgG4 相关性硬化性胆管炎。其特征为大的肝内胆管中可见显著的胆管周围淋巴浆细胞炎症和围绕胆管的席纹状纤维化

林固定的 PSC 肝移植组织（包含 30 例伴有胆管癌）的回顾性研究强烈支持：PSC 相关性胆管癌中化生 - 低级别异型增生 - 高级别异型增生 - 癌的序列关系，并且强调了在胆管癌的发生过程中，患者的年龄、PSC 患病时长和胆管癌发生之间没有关系。异型增生一般局限于较大的胆管和间隔内的胆管，并且异型增生的存在可能不会被发现，除非多个部分的这个直径的胆管都被检查到 [556]。

　　PSC 的主要鉴别诊断是慢性肝炎和其他胆管消失性疾病，特别是原发性胆汁性肝硬化（PBC）和 IgG4 相关的硬化性胆管炎（见下文）。慢性肝炎缺乏胆管周围纤维化、胆管缺失和其他胆汁淤积表现；此外，在疾病晚期，PBC 与 PSC 可能很难鉴别；但在疾病早期，PBC 的典型特征是有明显的炎症、旺炽性胆管病变和肉芽肿。然而，应注意，上皮样肉芽肿也可见于大约 4% 的 PSC 患者，但并不是作为肉芽肿性胆管炎的一部分 [557]。女性和 AMA 阳性的人更易患 PBC。已有 AIH 和 PSC 之间存在重叠的报道（见下文）。

IgG4 相关性硬化性胆管炎

　　虽然第一次描述是在 1961 年，但自身免疫性胰腺炎直到 1995 年才被广泛认为是一种自身免疫性疾病。现已明确，这种类型的胰腺炎是一种涉及多器官的临床综合征的一部分（见第 21 章和第 22 章）[558]。曾提出过许多描述这种疾病的术语，但 "IgG4 相关性系统性硬化性疾病" 这个术语似乎最为恰当。受累的胰腺外组织包括胆道、肝、肾和肺，但其他广泛部位也可受累 [559]。

　　大体上，**IgG4 相关性硬化性胆管炎（IgG4-related sclerosing cholangitis, IgG4-SC）** 可造成胆管树的肥厚性改变，并且影像学上可能类似 PSC 或胆管癌 [558]。其最常见的组织病理学特征之一是受累组织中出现大量 IgG4+ 浆细胞，还有伴有广泛的席纹状纤维化的胆管内淋巴细胞浸润以及闭塞性静脉炎，与 IgG4 相关性硬化性胰腺炎相似（图 19.52）。胆管周围腺体也可严重受累。与 PSC 相比，IgG4-SC 的胆管上皮受损相对较轻。在一些

IgG4-SC 病例中，多量 IgG4+ 浆细胞也可见于小的汇管区。区分 IgG4-SC 和 PSC 可能非常困难，但有些特征在 IgG4-SC 中更常出现，即高倍镜下 IgG4+ 浆细胞超过 10 个，而且 IgG4/IgG 的比值大于 40%，还有席纹状纤维化的存在，血清 IgG4 水平升高和其他器官的受累 [558,560-561]。然而，这些组织学变化在穿刺活检标本中常常观察不到 [558]。虽然 PSC 病例也可显示 IgG4+ 浆细胞数量增多，但通常不如 IgG4-SC 多，而且 IgG4-SC 通常不会有 "洋葱皮样" 纤维化或显著的累及小胆管的胆管缺失；然而，我们确实在极少数 IgG4 疾病病例见到过这些特征。有意思的是，肝的炎性假瘤（hepatic inflammatory pseudotumor, HIP）也可以伴发 IgG4-SC，被认为是 IgG4-SC 的一种局部放大 [562]。类固醇类治疗 IgG4-SC 的效果很好，因此，IgG4-SC 和 PSC 之间的区分具有非常重要的临床意义 [563-564]。

继发性硬化性胆管炎

　　感染性休克和创伤后的进行性硬化性胆管炎（progressive sclerosing cholangitis after septic shock and trauma） 是一种最近描述的胆管消失性疾病的变异型，在这种疾病中肝可能会迅速进展至肝硬化 [565-568]。这种疾病可能是由动脉低血压经胆管周围毛细血管丛导致的肝内胆管局部缺血所致 [569]。另一种 ICU 长期治疗后发生的 **继发性硬化性胆管炎（secondary sclerosing cholangitis）** 的相似变异型（ICU-SSC）也有报道 [570]。**缺血型胆管炎（ischemic cholangitis）**（或胆管病）是胆管树供血受损的结果，通常是由手术中的损失、肝动脉化疗药物注射或辐射引起的 [571]。

　　PSC 虽然常发生于小儿（见上文），但儿童时期发生的几种其他类型的硬化性胆管炎值得注意 [568]。硬化性胆管炎可发生在常见免疫缺陷和其他免疫系统疾病、囊性纤维化（CF）和朗格汉斯细胞组织细胞增生症的情况下 [572-573]。**新生儿硬化性胆管炎（neonatal sclerosing cholangitis）** 是一种还没有被很好阐明的疾病，该病出现

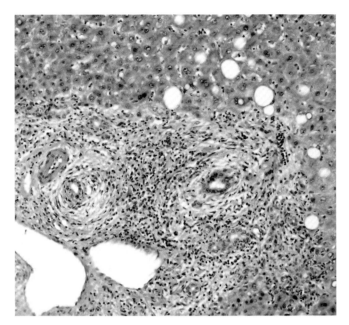

图 19.53　肝外大胆管阻塞。其特征为汇管区水肿、汇管区混合性炎性浸润和混有中性粒细胞的胆管反应

在出生后的最初 2 周，并且和父母亲代血缘以及肝外的表现有关系。其肝活检上表现与胆管闭锁（BA）相似[573]。

大胆管阻塞（肝门和肝外）

许多疾病，诸如胆结石、胆管狭窄和肿瘤，均可由大胆管的完全性或不完全性阻塞所致。急性完全性阻塞可导致临床上出现显著的阻塞性黄疸，组织病理学上出现一系列之前在急性完全性胆汁淤积中描述过的变化（图 19.53）。慢性完全性阻塞可显示慢性胆汁淤积的所有表现，如之前描述的，最终将导致继发性胆汁性肝硬化。另外一种与大胆管持续阻塞病理表现近似的病变——见于少数患者——是小叶间胆管破裂，伴有胆汁漏出胆管进入汇管区结缔组织，即导致**胆汁外渗（bile extravasate）**，反过来可引起异物巨细胞反应。慢性不完全性阻塞的临床表现为无黄疸性胆汁淤积，伴有血清碱性磷酸酶、5'-核苷酸酶和 γ-GT 水平升高，但血清结合胆红素水平并不升高。相应的是，在相当长的一段时间内，组织学上无胆红素淤积，肝活检出现实质和汇管区周围慢性胆汁淤积表现。慢性不完全性阻塞还可见于胆总管术后狭窄、大胆管硬化性胆管炎和环状胰腺[574]。

其他胆管缺失性疾病

上行性胆管炎（ascending cholangitis）。不完全性胆管阻塞容易引起细菌性感染。与无菌性胆管阻塞相比，在上行性细菌性胆管炎中，汇管区中性粒细胞的数量更高，而且通常在汇管区的胆管壁和腔内。小叶间胆管比大胆管更容易感染[575]。炎性浸润的胆管可能会破裂，导致汇管区脓肿形成。伴随的病变包括小叶脓肿、肝窦内中性粒细胞浸润、汇管区门静脉分支血栓形成和血栓性静脉炎，随后可出现实质坏死。胆红素淤积并非必需的特征[576-577]。上行性胆管炎可能由胆总管结石、胆囊炎、任何原因导致的胆管狭窄、胆道寄生虫、胆管癌和先天

性肝内胆管扩张（Caroli 病）所致。在免疫缺陷（例如 AIDS）患者中，胆管炎通常是由隐孢子虫病、CMV 或小孢子虫目所致[274,578]。胆管炎很容易引发败血症，其中小胆管胆红素淤积是一个重要的诊断特征（持续性胆管炎；见上文）。长期的胆管炎可能导致胆汁性肝硬化。

小叶间胆管缺乏（paucity of interlobular bile duct, PILBD）是按照上文提到的通过计算胆管与汇管区的比值来诊断。然而，在早产儿，由于其出生时胆管尚未完全发育，胆管与汇管区的比值＜0.9 可能是正常的[579]。早产儿出生后其肝内胆管系统的细小分支发育完全需要 4 周时间[580]。PILBD 依照相关的临床特征可分为综合征型和非综合征型两种。这两种类型的特征都是小叶间胆管的非特异性炎症性破坏，导致进行性胆管缺乏。两种 PILBD 通常都发生于儿科人群，除了胆管被破坏外，其组织病理学改变都是新生儿胆汁淤积（见上文）。这些疾病在下文详细描述。成人的胆管消失性疾病由一系列不同的疾病组成，如框 19.1 所示。

特发性成人胆管缺失（idiopathic adulthood ductopenia）是一个用于成人出现慢性胆汁淤积和胆管缺失表现的疾病术语，在排除其他所有可能病因之后方可诊断[581-582]。家族性病例和无症状性患者已有报道[583]。关于胆汁转运蛋白的研究已确认了一组伴有 **MDR3 相关性硬化性胆管炎（MDR3-related sclerosing cholangitis）**的患者，其中磷脂转移酶 MDR3 的错义基因突变是导致成人胆管缺失性慢性肝病的原因［在特兰西瓦尼亚（Transylvania）的一个隔离群体的一个家族］。等位基因状态与（儿童和成人）肝病的严重程度［妊娠期肝内胆汁淤积症（ICP）到纤维化、肝硬化和死亡］相关，由此建议，对于所有不明原因的胆汁淤积性肝病患者，都进行 ABCB4 基因突变分析[584]。另一项研究在 34% 的有不明原因的胆汁淤积的成人病例中检测出了 MDR3 杂合性基因突变，大多数没有胆道症状，但有可能导致了显著的肝纤维化[585]。这些发现与见于人类同源基因 MDR3（Mdr2）（abcb4）敲除小鼠［Mdr2（-/-）］（作为硬化性胆管炎的一个新模型）的胆管受损类似[586-587]。有意思的是，患有特发性成人胆管缺失的患者可能是完全没有临床症状的[588]。其中一些病例可能是药物诱发的，这已经在上文讨论过了。

慢性肝移植排异（chronic liver allograft rejection）的特征为胆管缺失，同**慢性移植物抗宿主病（chronic graft-versus-host disease）**一样（见下文）。最后，胆管缺失可能是由结节病、朗格汉斯细胞组织细胞增生症、霍奇金淋巴瘤、囊肿性纤维化和噬血细胞性淋巴组织细胞增生症所致[589]。

自身免疫性肝炎

自身免疫性肝炎（autoimmune hepatitis, AIH）是一种慢性疾病，多发于女性，根据其自身抗体特性分为两种主要类型：1 型，与 ANA 阳性和（或）抗平滑肌抗体有关；2 型，与 1 型或 3 型抗肝肾微粒体抗体或 1 型抗肝细胞胞质型抗体有关[590-591]。AIH 的正确诊断非常重要，因为免疫抑制治疗有效。

AIH 的组织病理学表现可能与其他原因的慢性肝炎的组织病理学表现重叠，但也可以有一些提示性改变[590,592-593]。在未治疗的患者，坏死性炎性活动一般较高，可能包括融合性桥接性坏死、显著的界板性肝炎和肝细胞花环（图 19.54A 至 C）[119]。多核巨肝细胞可能可以见到[594-595]，虽然它们在其他类型的肝炎中也可以见到[119]。AIH 中炎性浸润以淋巴细胞为主，但浆细胞成分也较为明显，常常呈团分布[199]。淋巴细胞聚集和淋巴滤泡形成也可出现，但通常少于丙型肝炎。

免疫抑制治疗可减轻坏死性炎症和纤维化的程度[596]。已有 AIH 的症状和胆管性病变的症状有重叠的报道（见下文）；这个问题很令人困扰，因为胆管病变甚至胆管破坏在 AIH 中都可能出现，特别是在严重的病例[597]。小叶中央坏死伴有相对轻微的汇管区炎性浸润见于一些类固醇敏感性 AIH 患者，很难与中毒性肝炎鉴别开[598]。AIH 可以发生在儿童，在这些病例中，多核肝细胞更常见。

AIH 被认为是一种慢性疾病，但也可以急性发病[599]。急性 AIH 和慢性 AIH 中的急性发作均可出现严重的急性肝炎表现，包括：界板性或小叶性肝炎伴淋巴和浆细胞浸润、肝细胞花环、小叶中央坏死伴浆细胞浸润和巨细胞性肝炎。CK19 阳性的胆管细胞增生可见于大块坏死病例的汇管区周围区域，其胆管损害比慢性病例更常见[600]。

AIH 的诊断主要为临床和血清学诊断，组织病理学可提供支持性或提示性证据，但肝活检发现主要是判断肝损害程度和阶段以及可能有重叠疾病的重要信息。临床诊断是基于数个参数的诊断计分[590,601-602]。

与 PBC 鉴别困难。AIH 通常没有 PBC 中常见的旺炽性胆管病变、胆管缺失、铜沉积和肉芽肿；另外，AIH 的特征常常是显著的转氨酶升高，而 PBC 患者的转氨酶水平常常是正常的或接近正常的，尽管其碱性磷酸酶是升高的。IgG 和 IgM 免疫染色可能有帮助，因为 PBC 的浸润浆细胞主要表达 IgM，而包括 AIH 在内的其他肝病的浆细胞主要表达 IgG[518-519]。然而，情况并不总是如此。一些研究报道，一些 AIH 患者表达 IgG4 的浆细胞数量增加，但这种现象的意义有待解释[603]。

重叠综合征（overlap syndrome） 是指一些患者既有 PBC 又有 AIH 或既有 AIH 又有 PSC 的临床表现、血清学指标和组织学特征，有时是同时存在，有时是相继发生。AIH-PBC 重叠综合征是最常见的形式，累及接近 10% 的 AIH 或 PBC 成人患者。与典型的 PBC 患者相比，这类患者的血清转氨酶水平更高，组织学上界板性和小叶性坏死性炎症更重，对他们除了进行熊去氧胆酸（UDCA）治疗外，还可能需要进行免疫抑制治疗[604]。

AIH-PSC 重叠综合征主要见于儿童[605-606]、青少年和伴有 AIH 或 PSC（高达 25% 的患者伴有 PSC）年轻患者，通常被称为**自身免疫性硬化性胆管炎（autoimmune sclerosing cholangitis）**[607]。PSC 的组织学改变在 1/4 的有异常胆管造影表现的小儿患者中可能都不存在，这些

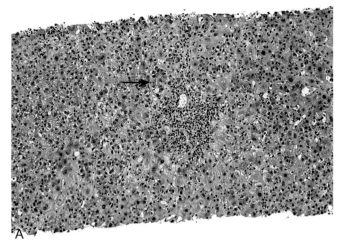

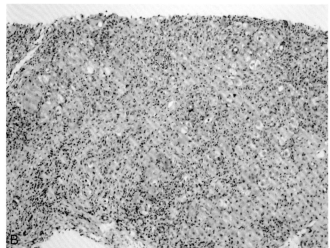

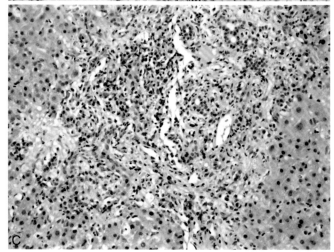

图 19.54　**自身免疫性肝炎。A，**穿刺活检显示肝小叶紊乱、羽毛状胞质变性和肝细胞花环（箭头所示）。**B，**可见大范围桥接性坏死，伴有实质塌陷。注意显著的浆细胞浸润。**C，**可见汇管区有淋巴浆细胞炎症和界板性活动。胆管出现反应性改变并有炎症细胞的局部浸润

病例只能通过胆管造影检查进行诊断[608]。法国的一项成人 AIH 患者的队列研究表明，硬化性胆管炎的发病率仅为 1.7%，而且 1/4 的患者在胆管造影检查中只显示有轻微的肝内胆管异常[609-610]。

据报道，PSC-AIH 重叠综合征患者的存活率比没有重叠综合征的患者的存活率明显更低。PSC-AIH 重叠综

合征患者的预后比AIH患者或PBC-AIH患者的预后更差。如果不治疗，PSC-AIH重叠综合征患者发展为肝硬化和肝衰竭的进程更快[611-612]。

肝硬化

肝硬化（cirrhosis）是许多慢性肝病的终末阶段。肝硬化这个术语是指肝弥漫性纤维化，正常的肝小叶结构被纤维组织分隔的肝实质结节所替代[613]。汇管区-中央纤维间隔是肝硬化的重要表现，它们连接起汇管区和中央静脉，可导致门-肝血管分流。临床、实验室和影像学检查可高度怀疑肝硬化，但最终确诊仍需要肝活检形态学结果证实。肝硬化的结构上的变化通过三色染色或网织染色评估最为清晰[614]。

生物学上，肝硬化是持续的炎症、实质损伤、纤维化和纤溶以及肝细胞再生相互作用的最终结果。慢性或反复的肝损害可激发炎症反应和肝内间质细胞的活化和增生，从而使细胞外基质结构改变，如同伤口愈合反应。瘢痕形成（纤维化）持续发生，最终改变器官的结构和功能，导致肝硬化和最后的肝衰竭。间质细胞（成纤维细胞）有肝内和肝外来源。在肝内，表达α平滑肌肌动蛋白的成纤维细胞源于静止的肝星状细胞发生肌成纤维细胞转化；其他成纤维细胞来自汇管区。在慢性肝病中，至少有一部分成纤维细胞来自骨髓。此外，成纤维细胞也可能通过肝上皮（肝细胞或胆管上皮细胞）-间质转化而来。无论来源于哪里，成纤维细胞对来自肝固有巨噬细胞和浸润炎症细胞产生的细胞因子和趋化因子都非常敏感。近年来，随着有关不同慢性肝病中上皮-间质转化参与其中的证据的不断增多，人们对肝纤维化的复杂性有了更深入的了解。有关这个问题已有几篇综述[483,615-619]。

肝内间叶组织不是静态存在的，结缔组织的正常状态是通过纤维化和纤维溶解之间的正确平衡来确保的。纤维化是这些过程的失衡即纤维化过度导致的结果。当引起失衡的触发因素消失时，纤维化和纤维溶解的正的平衡可能会自发恢复或在治疗后恢复，此时，纤维化可完全或部分消失，取决于一系列变量，包括过量结缔组织的数量、成分和结构。这意味着，在慢性肝病中，在肝纤维化促发的坏死性炎症过程被阻止以及在肝纤维化尚未引发过多并发症（包括血管血栓形成[620]、纤维化区域新生血管[621]、实质融合性坏死塌陷区域门静脉分流和异常结节状实质再生）的情况下，肝纤维化是可逆的（不同程度）。因此，出于预防的目的，区分初期的纤维化和已经形成的肝硬化是非常重要的[622-623]。

肝硬化的分类历史上是基于结节的大小进行的[613]。如果几乎所有结节的直径都小于3 mm，则称为小结节性肝硬化（图19.55）；如果结节直径大于3 mm（图19.56），则称为大结节性肝硬化。在大结节和小结节混合性肝硬化中，直径大于3 mm和小于3 mm的结节数量大致相等。结节大小对于确定病变的病因有帮助，但仅

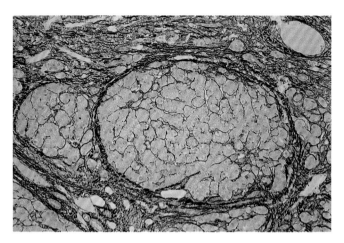

图19.55 小结节性肝硬化。高倍镜观，网织纤维染色

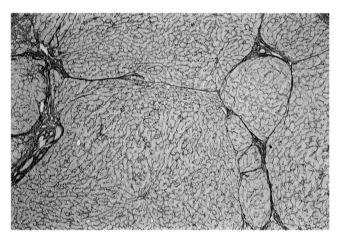

图19.56 **大结节性肝硬化。**高倍镜观，网织纤维染色。注意，结节较大，纤维性间隔较细，肝细胞板排列不规则

仅是比较而言，因为小结节性肝硬化在实质再生的适当条件下可以转化为大结节性肝硬化[624]。

对于通过针吸活检标本诊断肝硬化来说，结节的大小更为重要。在小结节性肝硬化标本中，结节和纤维间隔均可见到。对于大结节性肝硬化，组织学特征中有助于诊断的标准包括：活检标本碎片（特别是诸如应用Menghini针进行细针针吸活检的组织，呈细长圆柱形）；结节状的针吸组织碎片周围粘连一圈薄层纤维结缔组织；由于不同区域内的实质生长速度不同，网状纤维排列异常；汇管区和中央静脉的间隔异常，汇管区内静脉数量过多；出现细小的结构和不清晰的汇管区（"微小汇管区"）；肝细胞再生表现为大片区域中出现双层的肝细胞板结构，与相邻区域内的肝细胞表现不同；肝细胞异型性——大细胞型或小细胞型（见第20章）[625]。

最难识别的组织学类型是不完全性间隔性肝硬化（图19.57）。其特征为：结节结构不清；间隔细长，有些是盲端；微小汇管区；输出性静脉数量过多；以及肝窦扩张。实质增生的证据是周围区域网织纤维受压。炎症和坏死通常见不到或很轻[626]。许多人认为这是大结节性肝硬化的一种，此外，更有人认为这代表了肝硬化的实际消退（见

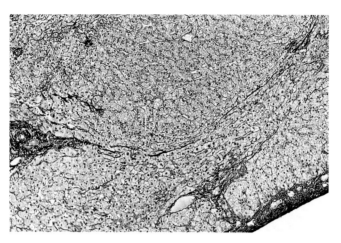

图 19.57 "不完全性间隔型"肝硬化。可以考虑为大结节性肝硬化，可见大的多分叶状结节、较细且不完全的间隔，炎症活动性极低（天狼星红染色）

下文）[627]。肝硬化的诊断难易程度进一步依赖于标本的类型（手术或针吸活检）、穿刺针的类型（细针、Tru-cut 针或经颈静脉）以及组织学制片质量。有时，特别是在穿刺活检，病理医师只能提示有肝硬化的可能，不能确诊。

除了确认有或无肝硬化以及结节的大小，肝活检还可以进一步评估肝病的病因。许多情况下需要进行其他染色以及临床表现和实验室数据。不幸的是，在许多发展完全的肝硬化病例中，肝病的原发性病因并不清楚。

结节和纤维化的模式可能也有助于诊断。胆汁性肝硬化的特征是花环状结节，其表现为结节周围有空晕，原因是水肿、胆盐淤积以及小胆管反应。胆管缺失可能是慢性胆道疾病的进一步的线索。慢性静脉流出道梗阻可导致中央至中央的纤维化间隔形成，在个别病例可出现"心脏型肝硬化"或心脏型硬化，结节中心可见外观正常的汇管区[628]。虽然脂肪变性的程度在已经治疗过的 NASH 患者以及停止饮酒的酒精性肝病患者可能都有明显的倒退，但细胞周围的纤维化可能是原来存在过疾病的残留证据。实际上，许多缺乏明显病因学标志的肝硬化患者（"隐源性肝硬化"）被认为是"退化的"NASH[629]。

毛玻璃样肝细胞可能有助辨别 HBV 感染，而淋巴细胞聚集以及淋巴滤泡提示 HCV。出现大量的浆细胞提示（但不能证明）自身免疫性肝炎（AIH）。遗传性血色素沉着病可由肝实质重度铁沉着提示[630]。结节周围铜沉着提示胆管病变；然而，铜沉着（罗丹宁染色）和小分子金属结合蛋白（地衣红染色）沉着可见于不同原因引发的肝硬化[631]，因此这样的发现并不具有特异性。全结节染色呈阳性可在肝豆状核变性中见到，虽然其他结节可能是完全阴性的。印度儿童肝硬化（ICC）中可以看到丰富的铜沉积[632]。α1-抗胰蛋白酶（α1-antitrypsin，α1-AT）缺乏可通过肝细胞内这种糖蛋白包涵体来识别；它们呈嗜酸性，PAS 染色呈阳性，并且是淀粉酶抵抗的，最好进行特异性免疫染色突显出来[633]。值得注意的是，肝硬化结节的一个特征是：单个结节内的肝细胞表现不一；也就是说，

诸如脂肪变性、肝细胞铁沉着以及毛玻璃样肝细胞等特征在一个结节中可能丰富，而在另一个结节中是缺少的，这也使穿刺活检评估变得更加困难。

应当注明硬化性肝组织的组织学活性表现，因为这可能反映了进行性病变，即使是在肝硬化阶段。组织学活性表现包括：出现硬化前就可以看到的各种形式的肝细胞损伤和炎症，例如，治疗后肝硬化中的界板性肝炎或进行性脂肪性肝炎的特征。非活动性肝硬化的特征是：几乎没有坏死性炎症病变，缺少细胞成分的纤维间隔与实质结节之间的分界清楚。对外科医师而言，硬化性肝组织活检中可以识别的更有用的信息是一些肝硬化的并发症。整个结节或结节中心部位的凝固性坏死（"结节梗死"）可见于血流灌注不足（例如由食管静脉曲张出血引起的低血压）[634]。肝硬化的失代偿期常显示非胆汁硬化性的重度胆红素淤积[614]。肝细胞癌也可发生于硬化性肝，其前驱病变（混合型病灶、大细胞或小细胞变）应该报告（见第 20 章）。

正如上文提到的，考虑到肝硬化的可逆性，应该进行持续观察。肝硬化的可逆性很少是完全性的，因为肝病终末期常存在晚期纤维化和血管并发症。肝硬化的可逆性似乎取决于多种因素；早期纤维化的可逆性比晚期、发展更好的纤维组织的可逆性强；细的间隔比宽大的纤维性瘢痕更容易吸收；无细胞性间隔比细胞性间隔更耐分解；以及肝窦周围纤维化比间隔纤维化更容易吸收。汇管区-汇管区和中央静脉-中央静脉间隔最终可能在很大程度上消失；而汇管区-中央间隔以及多小叶塌陷区因为门肝静脉分流的不断发展，几乎是不可逆的[622-623]。坏死性炎症的减退也与肝细胞再生的增加以及实质结节增大有关。正如上文强调的，不完全性间隔性肝硬化似乎与未完全形成的大结节性肝硬化或肝硬化的中间退行阶段相对应[627,635]。组织学上与硬化逆转有关的特征包括：间隔出现微小穿孔，孤立的粗大胶原纤维，汇管区周围纤细的纤维突起，汇管区残留，肝静脉残留伴肝细胞脱出，细小的增生结节，以及异常的实质静脉[627]。

肝硬化必须要与肝的其他结节和纤维化病变鉴别开。其鉴别诊断包括：结节状再生性增生、先天性肝纤维化（CHF）和局灶性结节性增生。如果肝内的病变是局灶性的而非弥散性的，则局灶性结节性增生产生的混淆是很容易避免的。

儿童疾病和代谢性疾病

在新生儿和儿童，肝病有其年龄段特定的病变和疾病特征，其诊断需要了解这方面的知识。儿科病理医师给了一些对于病理医师处理特定儿科肝活检标本的非常有用的建议[636]。

胆汁淤积性疾病

一些新生儿肝病与胆汁淤积有关，这使"新生儿胆汁淤积"成为一个对病理医师而言的特别挑战。其鉴别诊断包括胆管闭锁（BA）、小叶间胆管缺乏（PILBD）、胆

汁运载体不足、胆酸代谢紊乱、代谢异常以及病毒感染，并且临床表现和预后是非常重要的。

胆汁运载体不足（transporter deficiency）。这组疾病包括：上文简单提到过的 1、2 和 3 型进行性家族遗传肝内胆汁淤积（progressive familial intrahepatic cholestasis，PFIC），Greenland 家族遗传性胆汁淤积，良性反复性肝内胆汁淤积（benign recurrent intrahepatic cholestasis，BRIC），以及囊性纤维化（CF）[黏液浓稠病（mucoviscidosis）]。

1 型 PFIC 和 1 型 BRIC 是临床上不同的遗传性疾病。1 型 PFIC 患者出现慢性胆汁淤积并会发展为肝纤维化。1 型 BRIC 患者出现可自行缓解的间歇性胆汁淤积发作。*ATP8B1*[之前称为 *FIC-1*，编码 Ⅰ 类腺苷三磷酸酶（ATP酶），8B 型，组成 Ⅰ 类 C 型 1/ 磷脂转运 ATP 酶] 的基因突变可导致 1 型 PFIC 或 1 型 BRIC。*ATP8B1* 在正常肝细胞的微管膜和回肠细胞膜顶端有表达，提示其在胆酸盐的肠肝循环中发挥作用。作为一种氨磷脂转移酶，可以将磷脂酰丝氨酸和磷脂酰乙醇胺从细胞膜磷脂双分子层外层转移至内层而确保膜内外磷脂的不对称性，这对于保持整体细胞膜蛋白的正常结构和功能具有重要作用[637-641]。对 180 个患有 PFIC 或 BRIC 的家族进行的基因突变分析识别出了 54 个不同疾病基因突变，这些基因突变的类型或位点均与临床严重程度相关，即与发生 PFIC 或 BRIC 相关。在 1 型 PFIC，基因突变可导致微管相应蛋白质的表达完全丧失，继而导致 1 型 PFIC；而在 1 型 BRIC 和妊娠期肝内胆汁淤积（intrahepatic cholestasis of pregnancy，ICP）中，微管膜中有残余的蛋白质表达[642]。

1 型 PFIC 是一种常染色体隐性遗传胆汁淤积综合征，最初被称为 Byler 病。临床上，1 型 PFIC 的特征是新生儿和儿童的重度低 γ-GT 性胆汁淤积以及腹泻和胰腺炎等肝外症状。其肝组织学表现为：轻微的胆红素淤积，肝细胞气球样变，小胆管反应少或无，纤维化进展缓慢，最终会导致肝硬化。电镜下，可见微管胆汁淤积的粗颗粒表现（表 19.4 和 19.5）[495-496,640]。1 型 PFIC 的一个严重亚型是 Greenland 家族遗传性胆汁淤积[643]，是一种幼

表19.4　1型和2型进行性家族性肝内胆汁淤积（PFIC）之间的形态学鉴别诊断

1型PFIC	2型PFIC
轻度胆红素淤积持续存在	重度新生儿肝炎
BSEP免疫染色呈阳性	BSEP免疫染色呈阴性
电镜下，粗大颗粒状胆汁	电镜下，无定形胆汁
汇管区纤维化，最终发展成肝硬化	汇管区纤维化，最终发展成肝硬化
多种胆管损害和小胆管反应	多种胆管损害和小胆管反应
免疫组织化学染色显示毛细胆管GGT阴性或减少	免疫组织化学染色显示毛细胆管GGT完整

BSEP：胆盐输出泵；GGT：γ谷氨酰转肽酶

From Knisely AS. Progressive familial intrahepatic cholestasis: a personal perspective. *Pediatr Dev Pathol*. 2000; 3(2): 113–125; Knisely AS. Progressive familial intrahepatic cholestasis: an update. *Pediatr Dev Pathol*. 2004; 7(4): 309–314.

年致死的肝内胆汁淤积综合征，见于格陵兰岛土著因纽特人家庭（Nielsen 综合征）[644]。

2 型 PFIC 是一种低水平 γ-GT 的胆汁淤积疾病，由染色体 2q24 位点上 *ABCB11* 基因突变引起，*ABCB11* 编码微管胆盐输出泵（bile salt export pump，BSEP）[645]。人类 *BSEP* 的基因突变至少是三种临床肝病的分子基础：2 型 PFIC、2 型 BRIC 和 ICP。基因突变与蛋白质不稳定性以及泛素依赖性降解有关。2 型 PFIC、2 型 BRIC 和 ICP 的临床表型可能与微管细胞表面表达的成熟蛋白质的数量直接相关[646]。2 型 PFIC 的组织病理学表现为所谓的重度"新生儿巨细胞性肝炎"，特征为显著的小叶中央性胆红素淤积，成团的气球样变肝细胞，多核实质巨细胞转化，静脉周围、细胞周围和汇管区周围纤维化增加——可进展至肝硬化，以及轻度小胆管反应。电镜下，可见微管胆栓，表现为细的无定形物质，不同于 1 型 PFIC 中的粗颗粒。其严重程度似乎与 BSEP 免疫组织化学检测结果相关，在重度疾病中，BSEP 免疫组织化学检测通常不存在或大量减少（见表 19.4 和 19.5）[495-496,647]。在 2 型 PFIC 中，BSEP 不足在儿童也标志着之前未曾发现的患肝细胞癌的风险[648]。另外，已有称 2 型 PFIC 会发展为肝内胆管癌的报道[649]。这些发现表明，对其有进行肝恶性肿瘤监测以及提前考虑肝移植的需要。有意思的是，一些 2 型 PFIC 患者在接受肝移植后产生了移植后 BSEP 自身抗体，导致胆汁淤积复发[650]。

3 型 PFIC 是由 *MDR3* 基因突变导致的，*MDR3* 编码微管磷脂输出泵 MDR3[651]。这是一种磷脂转运酶，可以将卵磷脂从磷脂双分子层的内层转至外层而确保胆汁中卵磷脂 - 胆固醇 - 胆汁酸微泡的形成。*MDR3* 基因突变导致缺乏卵磷脂的胆汁形成，胆酸浓度正常。缺乏磷脂 - 胆固醇 - 胆汁酸微泡的高浓度胆汁酸可对肝细胞和胆管上皮细胞产生胆汁毒性，这是肝细胞和胆管细胞受损的原因。*MDR3* 的缺陷可导致卵磷脂胆汁分泌受损和多种胆汁淤积综合征，从新生儿 3 型 PFIC 到成人胆汁性肝硬化。此外，*MDR3* 基因突变可诱发 ICP 和药物诱发性胆汁淤积[652]。近来对成人的病因不明的慢性胆汁淤积进行的研究显示，*MDR3* 基因突变可能也参与病因不明的胆汁淤积性肝病[585]或难以解释的可以导致胆管缺失的硬化性胆管炎[584]。总之，有证据表明，*MDR3* 的双等位基因或单等位基因缺陷可引起或诱发六种肝病（3 型 PFIC、成人胆汁性肝硬化、低磷脂相关性胆石症综合征、暂时性新生儿胆汁淤积、ICP 和药物诱发性胆汁淤积）[653]。

3 型 PFIC 的特征是血清 γ-GT 水平升高。组织学上，与大多数 1 型和 2 型 PFIC 不同，3 型 PFIC 的特征是汇管区炎性浸润、小叶间胆管损害和小胆管增生（见表 19.5）[640]。3 型 PFIC 与先前确认的一组有单 Byler 综合征的患者相同，其特征为血清 γ-GT 水平升高，肝组织学上出现小胆管反应[654]。

正如上文所说，BRIC 是一种儿童和成人的复发性胆汁淤积性疾病，与 1 型 PFIC 和 2 型一样，是由 *ATP8B1* 基因突变[655-656]和 *ABCB11* 基因突变所致[646]。与 1 型 PFIC 相比，1 型 BRIC 的特征是反复发作的胆汁淤积，

表19.5 转运缺陷的组织病理学

	胆红素淤积	MGCT	细胞损伤	气球样变	炎症	小胆管反应	胆管损伤	纤维化	肝硬化
1型PFIC	+	−	−	−	−	±	−	+	+
BRIC	+	−	−	−	−	−	−	−	−
Greenland家族遗传性胆汁淤积	+	−	−	−	−	−	−	+	+
2型PFIC	+	+	+	+	+	±	±	+	+HCC
3型PFIC	+	+	+	+	+	+	−	+	+
MRP2缺乏	+	−	色素	−	−	−	−	−	−
CFTR缺乏5%~10%肝病	+		−		−	+结石	−	−	+局灶性

纵列：组织病理学病变；横行：由于转运缺陷导致的肝病
BRIC：良性复发性肝内胆汁淤积；CFTR：囊性纤维化跨膜传导调节；HCC：肝细胞癌；MGCT：多核实质巨细胞转化；MRP2：2型多药耐药型相关蛋白质

但不进展至肝硬化。然而，在临床表现上，1 型 PFIC 与 1 型 BRIC 之间有相当多的共同之处，两种疾病可能都是胆汁淤积综合征大谱系中的极端[656]。相似的是，2 型 PFIC 和 2 型 BRIC 都是由于 *ABCB11* 基因突变导致的，并且它们的表型差异与基因突变依赖性 BSEP 减少的程度相关[646,657]。组织学上，BRIC 的特征为单纯性或轻度胆红素淤积，在胆汁淤积临床发作期间，有肝细胞、胆小管和 Kupffer 细胞（肝巨噬细胞）内胆红素沉着。BRIC 之前也被称为 Summerskill-Tygstrup-De Groote 病。

胆汁酸合成缺陷（bile acid synthetic defect, BASD） 是少见的遗传性疾病，在新生儿持续性胆汁淤积中的占比大约为 2%[658]。这些缺陷表现为家族性和进行性新生儿或迟发性"低 γ-GT"性胆汁淤积。先天性缺陷表现在四个单酶——参与甾醇核的修饰并在五个步骤中参与去氧胆酸（初级胆汁酸）的侧链修饰以形成胆酸。其肝病程度从轻度到重度，取决于胆汁酸合成缺陷。尽管这些肝病可能危及生命，但它们是可以治疗的，通常是通过替代存有缺陷的初级胆汁酸进行治疗。它们的病理学表现包括：胆红素淤积并伴有多核巨细胞形成，大片肝细胞坏死，肝组织损害局限于汇管区界板，此处最小的胆管可能受损且常发生纤维化。小叶间胆管通常不受累。超微结构检查，可见肝的非特异性改变，有些缺陷中少见的小胆管形态表现例外。这样的组织病理学表现不具有诊断性，因此，它们被归入"新生儿巨细胞肝炎"或"隐源性新生儿胆汁淤积"，但它们可能有极为显著的多核巨细胞转变[659]。确诊有赖于通过质谱分析来筛查生物液体（胆汁、血液和尿液）中的异常胆汁酸[660]。

在 **综合征型小叶间胆管缺乏（syndromic PILBD）** [也称为 Alagille 综合征或 **肝动脉发育不良（arteriohepatic dysplasia）**]中，小叶间胆管的缺失可伴发一系列临床表现（面部、脊柱、心脏、眼和肾异常），根据是否有这些临床表现，综合征型 PILBD 分为完全性或不完全性[661]。大多数综合征型 PILBD 患者都有 *JAG1* 基因突变[662]。大多数患者出现瘙痒、血清胆汁酸水平升高和不同程度的高脂血症，重者可出现黄色瘤。

在新生儿综合征型 PILBD 患者，早期肝活检可见不同程度的胆红素淤积和多核巨细胞形成；随后可出现成团的黄瘤细胞和轻度汇管区周围纤维化。有关小叶间胆管的存在与消失存在争议，这有些始料未及，因为胆管缺乏实际上是本病的标志性特征。小叶间胆管增生和受损在新生儿中可能可以看到，但是胆管缺乏是进行性的，并且与新生儿相比，在稍大的幼儿以及年龄较小的儿童中可能更容易见到[662]。大约 15% 的发展成肝硬化的患者需要进行肝移植，但根据组织学特征和临床表现很难预测疾病的进程[662]。对于低龄儿童来说，肝细胞沿毛细胆管表达 CD10 的缺乏生理学上是正常的，在 Alagille 综合征（AGS）中也存在，这可能有助于区分 AGS 和胆管闭锁（BA）[663]。

AGS 中导致胆管缺乏的真正的机制尚不清楚，但其似乎并不是因为小叶间胆管的先天性发育不良。实际上，胆管异常可能是由于基因突变导致肝血管再生受损所致[662]。

无症状性小叶间胆管缺乏（nonsyndromic paucity of interlobular ducts） 是对出生后第一个月有结合性高胆红素血症患者的最常见的诊断。其可能是孤立性肝异常（特发性），也可能是多个系统性病变的一部分，其病因可已知或不清。其可伴有 α1- 抗胰蛋白酶（α1-antitrypsin, α1-AT）缺乏、风疹、21 三体、特纳综合征（Turner syndrome）和 Byler 病。小叶间胆管破坏开始较早（3 个月月龄以前），并且病变进展比综合征型胆管缺乏要快[664-665]。

肝外胆管闭锁（extrahepatic bile duct atresia）或胆管闭锁（biliary atresia, BA）。尽管被称为"肝外"，但 BA 并非仅局限于胆道系统的肝外胆管部分，还可累及到肝内胆管。这是一种全胆管受累疾病，表现为胆管进行性坏死性炎症破坏，最先累及大多数或全部肝外胆管（见第 21 章）。临床上，BA 有两种类型。围生期（或获得性）型约占受累婴儿的 80%，而胚胎型常伴有先天性异常，包括十二指肠前门静脉、中线对称性肝、肠旋转异常、全内脏反位、脾缺如和多脾症。围生期（或获得性）型 BA 患者出生时无症状、无黄疸，产后第 1 周至最初几周内出现黄疸；胚胎型 BA 患者没有无黄疸间期[666]。最初的治疗包括门肠切开术或 Kasai 手术，即切除闭锁的肝外胆管。这些纤维性残余物的组织病理学上表现为不同阶段的非特异性炎症、上皮脱失和坏死以及溃疡和纤维化[667-668]。

有关肝门肠切开术中肝门部开放胆管的数量和大小与手术成功与否之间的关系尚存争议。有些小儿外科医师坚持在 Kasai 手术中通过冰冻切片来对胆管近端边缘的口径大小进行评估。有些人认为，所有肝门前结构的整体直径是一个重要的预后参数，整体直径超过 400 μm 提示预后较好，胆汁引流充分[669]。一项后来的研究显示，患者的存活期与胆管切缘的大小无关[670]。

肝活检仍然是诊断 BA 的基础。与任何胆管阻塞一样，BA 的组织病理学改变随着时间的推移而进展。近来的研究显示，在围生期型 BA，不良的胆汁淤积性肝损害和随后的 BA 特征仅仅从出生时开始，虽然产前已经发现了闭塞性胆道病理学改变，可能是由于围生期胆汁开始分泌所致[671]。在出生后的前两周左右，活检大多数表现为非特异性胆红素淤积，有些实质内可见巨细胞转化和髓外造血（图 19.58）。汇管区水肿和小胆管反应逐步出现。小胆管反应被认为是最值得信赖的特征，但并非诊断 BA 的特征性标准[672-673]；最近的一项在发展中国家进行的研究又一次确认了产前穿刺活检对于 BA 诊断的准确性[674]。胆肠吻合时小胆管反应的程度与不良预后相关[675]。据报道，合并有高结合胆红素血症的患者的最初肝活检缺乏小胆管增生，尽管随后发展成 BA。一些病例在临床状况出现改善之前或鉴别诊断除外 BA 之前需要进行多次肝活检[676]。小胆管常常含有浓缩的胆汁凝聚物（胆管胆红素淤积；图 19.59）。

在晚期，汇管区周围纤维化进展，最终导致继发性胆汁性肝硬化。与其他原因所致胆管阻塞（主要为新生儿时期的胆总管囊肿）的鉴别要点在于：BA 的肝内胆管的变性改变，这是 BA 中基本的坏死性炎症、硬化性胆管炎和纤维化进展的表现。其胆管内衬的胆管细胞不规则，可见空泡形成、细胞核固缩、萎缩和炎症细胞浸润（图 19.60）。可见基底膜增厚，伴有进行性胆管萎缩和消

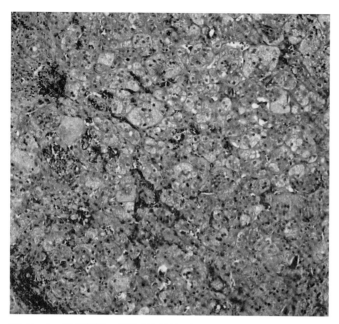

图 19.58　**胆管闭锁**。早期特征是胆汁淤积和新生儿巨细胞转化

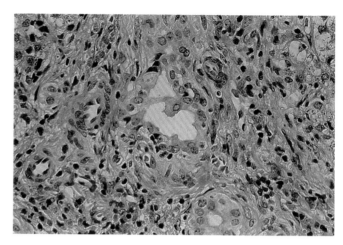

图 19.60　新生儿胆管闭锁肝活检中汇管区的高倍镜观，可见胆管外形不规则，胆管上皮细胞受损，部分有空泡形成，部分凋亡，基底膜内可见炎症细胞

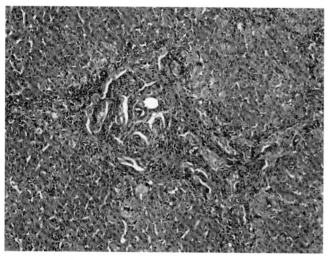

图 19.59　**胆管闭锁**。可见汇管区扩张并伴有明显的小胆管反应和胆管胆汁淤积

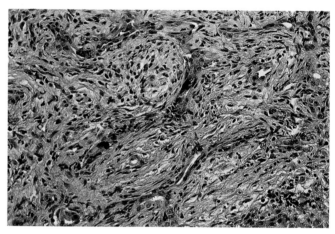

图 19.61　胆管闭锁，伴有晚期纤维化的"早期严重"型。可见较大的纤维化汇管区的一部分，胆管板结构中可见肝动脉分支和胆管结构（"胆管板畸形"），极少或没有门静脉分支。内衬的胆管细胞出现退化性改变：扁平、皱缩和细胞核固缩

失。随着时间的推移，出现进行性肝内胆管缺乏，为肝门肠吻合术预后不良的征象[669]。常见的胆管与汇管区比例为 0 或介于 0.1 ~ 0.5 之间[677]。

在大约 1/4[678] 或更多[679] 的患者中，小叶间胆管的表现仍为其早期胚胎时的形状［所谓的胆管板畸形（ductal plate malformation, DPM）］（图 19.61），提示病变始于产前，与胚胎胆管板重塑受阻有关[680]。在此类患者，甚至在非常幼小的 4 周周龄大患者，组织学显示重度纤维化，因而有理由称之为"早期、重度"型 BA。在一项独立的随访研究中，DPM 见于 38% 的病例，其出现预示着临床预后不良[681]。进一步的研究表明，肝内出现 DPM 预示着 BA 新生儿肝门肠吻合术后的胆汁引流不良[682]。另一项研究也表明，纤维化和 DPM 的程度是不良预后的标志[683]。鉴于少数报道所述的多样变化以及 BA 出现 DPM 的患者数量相对较少，对于少见的胆管结构判定，针吸

活检和手术肝活检（在新生儿，大多数取自肝周边且一般较小）的结果可能不一致。一项研究曾提及此问题，对 Kasai 手术失败的早期移植物中的 DPM 予以了关注，并对经典围生期 BA 患者和胚胎型 BA 患者的受累汇管区所占比例进行了比较，后者被定义为 BA 伴脾畸形综合征（BA associated with splenic malformation, BASM）（内脏移位）。DPM 样表现一般见于直径为 300 μm 或以上的较大汇管区，在 BA 和 BASM 患者的肝组织中均可发现。每一组的发生率大约为 10%，提示 DPM 并不能将经典胚胎型 BA 定为 BASM，并且 DPM 在 BA 和 BASM 患者中的发病率相同。而且，纤维化和汇管区炎症程度与 DPM 样表现之间似乎没有相关性[684]。然而，最近更多的研究表明，BA 患者中 DPM 的比例与不良预后有关[685]。

在许多 BA 病例中，肝门肠吻合术时已有明显的纤维化。纤维化电脑计分[686] 以及 α 平滑肌肌动蛋白表达强度可能可以预示术后结局[687]。

BA 的鉴别诊断包括：胆总管囊肿引起的胆管阻塞，

以及肝内胆汁淤积，包括所谓的"新生儿巨细胞性肝炎"（小胆管反应没有或更少，小叶内纤维化更多，肝细胞肿胀和多核化更多），胃肠外营养引起的慢性肝损伤，肝内胆管缺乏，以及几种先天性代谢异常。BA 与非梗阻性新生儿胆汁淤积的鉴别很重要，可以避免对非梗阻性疾病患者进行不必要的手术。组织学评分系统已经提出，可以提高诊断准确性[673,688]。

BA 的病因尚不清楚。一种假说是病毒感染（CMV、呼吸道肠道病毒和轮状病毒）和自身免疫介导的胆管损害[689]。偏侧基因（转录因子 *ZIC3* 和 *CFC*）可能与伴有多脾综合征的患者的 BA 表型相关[690]。更可能的是，BA 是一种异质性疾病，为多种潜在性疾病的共同表型[666,691]。

影响儿童群体的其他胆汁淤积性疾病（主要是肝内）包括代谢紊乱性疾病**半乳糖血症（galactosemia）**和**遗传性果糖不耐受（hereditary fructose intolerance）**，它们显示严重的胆红素淤积的组织学表现，即胆汁沉积于排列成假腺管样肝细胞内和脂肪变性；早期的特征是汇管区小胆管反应[500]。**酪氨酸血症（tyrosinemia）**显示类似的组织病理学，伴实质硬化、髓外造血和结节性实质再生的病灶[692]。α1-AT 缺乏症将在后面讨论。

隐源性新生儿胆汁淤积（cryptogenic neonatal cholestasis）［也称为**新生儿巨细胞肝炎（neonatal giant cell hepatitis）**］这一术语的组织学特征是：胆汁淤积，存在多核巨细胞转化和髓外造血，偶尔有实质内铁沉积和小叶间纤维化，原因不明。许多以前被称为隐源性的患者现在已知有进行性家族遗传性肝内胆汁淤积（PFIC）或另一种遗传性疾病。最近，其他一些以前被认为是特发性的疾病也已识别出来，包括：家族性高胆固醇血症[693]，新生儿鱼鳞病硬化性胆管炎（NISCH）综合征[694]，北美印度儿童肝硬化（ICC）[695]，关节挛缩、肾功能不全、胆汁淤积（arthrogryposis, renal dysfunction, cholestasis, ARC）综合征[696]，以及维生素 P 缺乏引起的新生儿肝内胆汁淤积（NICCD）[697]。一种罕见的疾病（高龄）是淋巴水肿-胆汁淤积综合征（Λagenaes 综合征）[698]。

囊性纤维化（cystic fibrosis, CF）或**黏液黏稠病（mucoviscidosis）**是白种人群体中最常见的遗传性疾病之一，由 CF 跨膜传导调节因子（*CFTR*）的基因突变引起。*CFTR* 是 cAMP 依赖性氯离子通道，也是其他膜蛋白和通道的"调节剂"[699]，因此控制着上皮细胞的流体平衡[700]。在有 1 400 例 CF 病例的相关报道中，*CFTR* 最常见的基因突变是ΔF508（66%），导致蛋白质错误折叠和蛋白酶体降解。临床上，异常的电解质运输可导致浓厚的分泌物和腺管的阻塞。在肝中，CFTR 位于胆管上皮细胞的顶膜中，有助于胆汁形成[701]。携带ΔF508 基因突变的患者的胆管上皮细胞显示 CFTR 的异常细胞质内免疫定位，如由共聚焦激光扫描显微镜所确定的，与在对照中观察到的腔表面的不同 CFTR 表达形成对照[702]。

4%～6% 的患者出现明显的肝病，但出现肝受累生物化学证据的患者为 20%～50%，主要发生出生后的 10 年中[703]。肝最常见的病理变化是脂肪变性；也可以看到伴有结石的小胆管反应。可见汇管区纤维化加重，最终可能

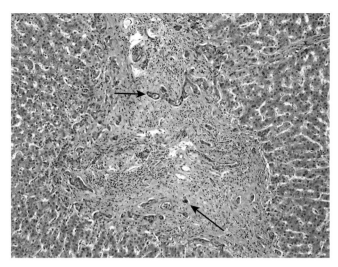

图 19.62　**囊性纤维化**。扩张的汇管区显示相关的小胆管反应和浓密的粉棕色结石（箭头所示）

导致肝硬化，通常是被称为"局灶性胆管纤维化"或"多小叶性胆管硬化"的局灶性类型[704]。可见胆管扩张，腔内有结石（图 19.62），这是 CF 的特征性病变，PAS 染色呈阳性，并且是淀粉酶抵抗的，具有不同程度的胆红素沉浸。对于身患不明原因肝病的儿童，应牢记 CF 的诊断，因为在一些情况下，CF 的诊断只有在进行肝标本组织学检查后才能做出[705]。

高胆红素血症（hyperbilirubinemia）。**Gilbert 综合征（Gilbert syndrome）**是家族性非结合性高胆红素血症的常见类型，是由与 *UGT1A1*（胆红素结合酶 UDP 葡糖醛酸基转移酶的基因）转录降低相关的胆红素结合率降低引起的。肝活检查可能显示 3 区脂褐素增加。1 型 **Crigler-Najjar 综合征（Crigler-Najjar syndrome, CNS）**是由编码 UDP- 葡萄糖醛酸基转移酶基因的 5 个外显子之一的基因突变引起的，可导致酶活性完全缺失伴高血液中游离胆红素水平。2 型 CNS 是由一个单碱基对基因突变引起，可导致酶活性降低，但酶活性并非完全缺失[706]。其肝组织学上除了可能出现轻度实质含铁量增多外，其余均表现正常。**Dubin-Johnson 综合征（Dubin-Johnson syndrome）**是一种胆小管多种特异性有机阴离子转运蛋白 2 型多药耐药相关蛋白（multidrug resistance associated protein 2, MRP2，由基因 *ABCC2* 编码）缺乏，MRP2 是多重耐药蛋白亚家族的一个成员，位于极性细胞（例如肝细胞、肾近曲小管上皮细胞和肠上皮细胞）顶端膜部结构域。这种分布支持 MRP2 在末端排泄以及内源性和外源性有机阴离子的解毒中的作用，特别是在与谷胱甘肽、葡萄糖醛酸或硫酸盐结合的单向流出物质，例如，胆红素、白三烯 C（4）、葡萄糖醛酸苷和一些硫酸盐类固醇[707]。Dubin-Johnson 综合征的特征主要是结合型高胆红素血症，无胆汁淤积表现。肝活检显示胆小管周围存在粗颗粒状棕黑色色素，主要位于小叶中心区（见表 19.5）[708]。这种色素组织学和组织化学上类似于脂褐素（PAS 呈不同程度阳性，且冰冻切片油红 O 染色呈阳性，Fontana 染色呈阳性）。电镜检查可用来进行鉴别诊断[709]。已有 1 例双

基因混合性高胆红素血症的报道，是一种特殊类型的由 *ABCC2/MRP2* 和 *UGT1A1* 双基因遗传性缺陷导致的黄疸，导致混合性 Gilbert 综合征和 Dubin-Johnson 综合征。尽管在 Dubin-Johnson 综合征中肝细胞内可见棕色颗粒状脂色素，但其他肝组织学正常[710]。Rotor 综合征是一种罕见的家族性结合性高胆红素血症，无肝细胞色素，肝组织学上正常。其病因尚不清楚。Rotor 综合征并不是 MRP2 缺陷的等位基因变异型[711]。

遗传性代谢性疾病

可导致肝组织异常的遗传性代谢性缺陷有很多，包括卟啉、碳水化合物、蛋白质和糖蛋白、氨基酸、脂蛋白、脂质和金属离子的代谢性疾病。有关形态学变化和鉴别诊断的全面描述可参考专业书。

内质网贮积性疾病（endoplasmic reticulum storage disease） 是一组累及蛋白质分泌的先天性代谢障碍，可导致蛋白质在内质网中的潴留和血浆中相应的蛋白质的缺乏[712]。其中，最重要的是 α1-AT 缺乏。其他还包括 α1- 抗糜蛋白酶（α1-antichymotrypsin, α1-ACT）缺乏和纤维蛋白原贮病。贮积是由蛋白质分子异常引起，可阻碍其通过内质网的转运。

α1-AT 缺乏（α1-antitrypsin deficiency）。α1-AT 是一种血清糖蛋白和蛋白酶抑制剂（protease inhibitor, Pi）。作为一种急性反应物，α1-AT 血清水平由于激素的影响、炎症刺激和大多数肝病而上升。现已发现，α1-AT 有超过 70 种不同的等位基因变体[713-714]。常见的蛋白酶抑制剂（Pi）系统的表型是 PiM，最常见的等位基因缺陷是 PiZ 和 PiS。肝组织异常主要见于携带 Z 等位基因的个体。一个氨基酸替代（342 位点上的谷氨酸被赖氨酸替代）可导致粗面内质网中 α1-AT 的异常折叠和潴留，导致分泌衰竭和血浆中该成分缺乏[715]。

α1-AT 缺乏在新生儿可伴有新生儿胆汁淤积，也可能在伴有肝病的成年人（包括老年人）出现[716-717]。可见汇管区周围肝细胞含有嗜酸性、PAS 阳性、淀粉酶抵抗的球状包涵体，直径为 1~10 μm（图 19.63A 和 B）。在 3 个月以下的婴儿和新生儿中难以检测到这种包涵体。多克隆抗 α1-AT 抗体免疫染色可能有用，但通常存在高背景染色。一种特殊的单克隆抗体显示可以识别 PIZ 基因表达产物[633]。免疫电镜检查显示，这种球状包涵体位于内质网内[718]。免疫反应性球蛋白在其他几种肝病中也可能被发现[719]，因此，需要通过免疫扩散或电泳进行血浆中的 α1-AT 表型分析以进行最终诊断。

在儿童中，α1-AT 缺乏最常见的表现是新生儿胆汁淤积，可见于 11% 的新生儿，无需治疗，通常在 6 个月月龄时即可缓解。其组织学变化包括实质巨细胞、小胆管反应和纤维化，有些病例也可出现小叶间胆管缺乏（PILBD）[720]。在这种情况下，本病可能类似于肝外胆管闭锁（BA），因此，在进行 Kasai 手术治疗前应进行 αl-AT 缺乏的筛查。持续存在超过 1 年的高胆红素血症提示预后不良[721-722]。

然而，本病病程变化很大，许多有转氨酶和黄疸异常的儿童会自发正常化[723]。

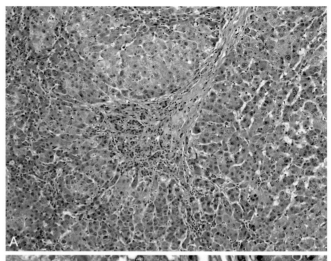

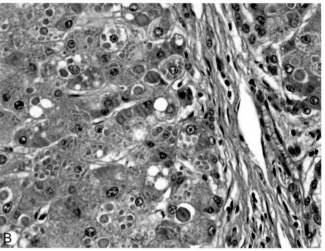

图 19.63　α1- 抗胰蛋白酶缺乏症。A，肝硬化，HE 染色切片上有众多球状体。B，在汇管区周围大多数肝细胞中可见大小不一的球状包涵体

在成人，α1-AT 缺乏通常表现为肺水肿[724]。这种肝病的发病率随着年龄的增长而增高[725]；大约 1/3 的携带最严重表型 PiZZ 遗传易感基因的成人患者临床上出现显著的肝损害。现已发现，在 α1-AT 缺乏患者中，HBV 和 HCV 感染率增高，这可能导致肝病的发展[726-727]。携带纯合性 PiZ 的成人患者不论是否伴有肝硬化，其肝细胞癌的发病率均升高[728]。α1-AT 的杂合性 Pi 型发生肝细胞癌或胆管癌的风险似乎并不增高[729]；然而，在中年人或老年人，杂合性 PiZ 型发生慢性肝病的风险增高[730]。

α1-ACT 缺乏（α1-ACT deficiency） 也有少数病例描述，组织学上在汇管区周围 / 间隔周围肝细胞内可见颗粒状 αl-ACT 包涵体[728]。嗜酸性、PAS 阳性、抗淀粉酶小体也可见于抗凝血酶缺乏中[712,731]。

纤维蛋白原贮积病（fibrinogen storage disease）[无纤维蛋白原血症和低纤维蛋白原血症（afibrinogenemia and hypofibrinogenemia）] 是肝细胞内出现小而不规则的包涵体或大的球形包涵体，PAS- 淀粉酶染色呈弱阳性，磷钨酸 - 苏木素（PTAH）染色呈阳性，抗纤维蛋白原抗体免疫染色呈阳性。有些患者可能会发生肝硬化[142]。需要将纤维蛋白原贮积病的毛玻璃细胞与其他病因引起的区分开（见上文）。纤维蛋白原贮积可不伴有低纤维蛋白

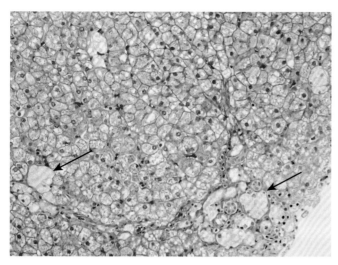

图 19.64　Niemann-Pick 细胞淡染、增大，具有双嗜性泡沫状胞质（箭头所示），在肝细胞中清晰可见。胞质内可见空泡状淡染包涵体

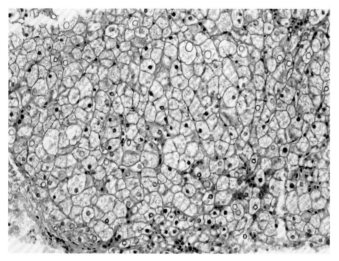

图 19.65　糖原贮积病 1 型，具有特征性的"马赛克"模式，肝细胞肿胀，细胞膜凸显，细胞压迫血窦。糖原化细胞核易见

原血症，表现为轻微的肝炎，没有凝血病[732]。在极少数情况下，纤维蛋白原贮积不伴有低纤维蛋白原血症，与急性感染有关[733]。

可能影响肝的其他贮积性疾病包括：戈谢病[734]，一种常染色体隐性鞘脂贮积病，导致葡糖神经酰胺的积累；尼曼 - 皮克病[735]，一种类似的常染色体隐性遗传疾病，导致鞘磷脂的积累（图 19.64）；糖原贮积病，由糖原代谢相关的基因的突变引起的碳水化合物代谢受累的先天性障碍（图 19.65）[736]。所有这些都可能会导致肝硬化，一些糖原贮积病的亚型与肝腺瘤的发生以及肝细胞癌的风险增高有关。

铜和铁代谢性疾病
印度儿童肝硬化

印度儿童肝硬化（Indian childhood cirrhosis, ICC）最初被认为是印度次大陆特有的疾病，现在也已有其他地方的病例报道，甚至白种人病例也有报道[737-739]。这种铜过载疾病的死亡率很高，有时似乎是家族性疾病。ICC的发病机制最初被认为包括遗传因素和外源性铜摄入量

增加（自来水，炊具），但在最近的研究中，外源性铜暴露的重要性受到了质疑[740]。

在早期，ICC 组织病理学上显示肝细胞肿胀和气球样变，可见 Mallory-Denk 小体（MDB）和坏死。可出现中性粒细胞聚集（卫星现象）和细胞周围纤维化，如同见于脂肪性肝炎的表现，但实际上 ICC 并无脂肪变性。通过罗丹宁和地衣红染色可以分别显示大多数铜和铜结合蛋白[741-742]。ICC 可进展为肝硬化，其特征为肝实质内有极小的结节。

地方性提洛尔人新生儿肝硬化（endemic Tyrolean infantile cirrhosis） 在临床和病理上与 ICC 和肝铜中毒无法区分，同样归因于铜代谢常染色体隐性遗传缺陷和过量摄入铜的协同作用，尽管像 ICC 一样，外源性铜的作用已受到质疑[740]。现代工业容器替代未加工的铜炊具可根除该病有力地证明了这点，然而，这强烈提示着，地方性提洛尔人新生儿肝硬化——类比其他地方发生的非Wilson 肝铜中毒——是一种需要遗传因素和环境因素参与的生态遗传疾病[743]。

肝豆状核变性（Wilson 病）

肝豆状核变性（hepatolenticular degeneration）[Wilson 病（Wilson disease）] 是由肝内或其他器官（脑、角膜和肾）中的铜过量导致的组织损害引起的。肝豆状核变性是一种少见的常染色体隐性遗传疾病，其基因突变位于染色体 13q14-21，涉及的基因为转运铜离子的 P 型ATP 酶[744]。肝细胞中的铜沉积是复杂的，除了 WilsonATP 酶外还涉及几个因素，包括铜转运蛋白、亲金属蛋白和金属结合蛋白[745]。

纯合子患者肝中的铜水平在很小的时候即出现升高，但其症状通常不会在 5 岁之前出现[746]。肝豆状核变性本身可能表现为急性肝炎或慢性肝炎。未经治疗的肝豆状核变性患者可进展为肝硬化。肝功能暴发性衰竭可能是肝豆状核变性的首发表现，即出现广泛的实质性坏死、网状纤维支架塌陷、结节状肝实质再生和坏死后性肝硬化[747]。

肝豆状核变性的肝组织学异常先于疾病的临床表现出现。在早期阶段，通常有脂肪变性，有时还有脂肪肉芽肿。在汇管区周围肝细胞中可能可见大量脂褐素，肝细胞胞核中也可能有糖原空泡[748]。由于肝豆状核变性常常合并急性溶血危象，Kupffer 细胞（肝巨噬细胞）可能可见充满铁，这常常使疾病复杂化。电镜检查有助于诊断，可见特征性的线粒体和溶酶体变化[749]。肝豆状核变性出现进行性纤维化，由汇管区向外延伸到纤细的间隔。在一些患者，汇管区可见单核炎症细胞浸润，这使其与其他原因所致的慢性肝炎难以区分[93-94,748]。有用的诊断线索包括：脂肪变性、肝细胞气球样变、糖原核、中度至显著的铜沉积、汇管区周围的肝细胞中 MDB、汇管区淋巴细胞浸润和界面性炎症，以及偶尔可见的静脉阻塞病变[748]（图 19.66A）。铜中毒相关性 MDB 与脂肪性肝病中存在的 MDB 类似。肝豆状核变性、ICC 和特发性铜中毒中的p62 蓄积以及 MDB 中的 p62 沉积表明，氧化应激诱导的蛋白质错误折叠在铜诱导的肝毒性中具有核心作用。p62

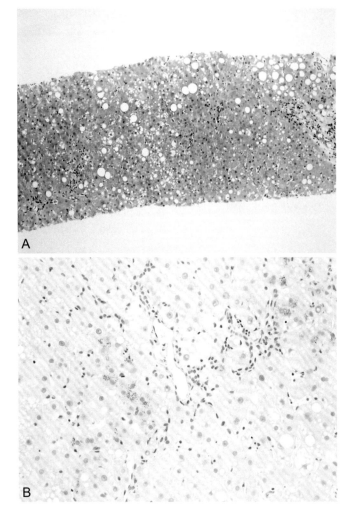

图 19.66　**A**，肝豆状核变性患者的肝活检，可见脂肪性肝炎的特征。**B**，点灶状铜染色是诊断的线索（罗丹宁染色）

可能是氧化性肝细胞损害中重要的细胞复苏机制的一个主要成员，即可以将潜在有害的错误折叠的泛素化蛋白质隔离至惰性细胞质包涵体（例如 MDB）中[750]。

铜和铜结合蛋白的细胞化学染色可用于确诊（图 19.66B）。然而，在疾病的一些阶段，这些染色可能呈阴性；因此，重要的是要记住，铜染色呈阴性并不能排除诊断。在无症状的肝豆状核变性年轻患者群体中，肝的铜水平通常很高，但由于其在肝细胞胞质中的弥散分布，组织化学染色不易显示；铜染色在大多数情况下可能只显示微弱的表达。在有症状的肝豆状核变性老年患者中，金属在溶酶体和其他细胞胞质中弥散分布，而在肝豆状核变性晚期患者中，所有的铜都局限于溶酶体中[751]，因此出现颗粒状结构而更易识别。在肝硬化阶段，实质结节的铜含量可能明显不同。另一方面，铜和小分子金属结合蛋白聚集也可见于其他疾病（例如慢性胆汁淤积性肝病、ICC）；此外，新生儿的肝中通常含有高水平的铜[752]。肝豆状核变性的最终诊断可能需要定量测定肝的铜含量；这可以在常规处理的石蜡包埋组织中进行[753]。Timm 银染色似乎是最敏感的技术[754]，但这种方法在显示肝细胞中铜沉积物时的敏感性似乎取决于标本在二甲苯中的脱蜡时间；标本在二甲苯中冲洗 24 小时结果最佳[755]。铜 - 金属结合蛋白复合物在快速冰冻标本切片中显示有自发荧光（石蜡包埋时消失）[756]。铜和铜结合蛋白的染色结果通常相同，但偶尔可能不一致[757]。

肝豆状核变性的病变表现有很大差异，这给病理医师带来了难题。在各年龄段患者的肝病的鉴别诊断中，都必须考虑肝豆状核变性，特别是在年轻人中，这可能会挽救生命。肝豆状核变性的治疗（青霉胺或醋酸锌）可以抑制疾病并防止患者同胞发病。

铁过量

铁质沉着（siderosis）和含铁血黄素沉着症（hemosiderosis） 这两个术语是指组织中存在可测量的铁。铁过量的原因有很多，包括但不限于遗传性血色素沉着病、继发于慢性贫血的铁质沉着、新生儿铁过量、输血、溶血、慢性肾衰竭以及迟发性皮肤卟啉症（PCT）。最好不要将含铁血黄素沉着症和血色素沉着病这两个术语用作铁过量的同义词，也不应将血色素沉着病这个术语专用于表示遗传性铁过量。面对肝组织铁质沉着，病理医师应综述考虑遗传性血色素沉着病的可能性。

铁质沉着通常采用 Perls 染色（使用亚铁氰酸）来显示，高铁化合物铁蛋白和含铁血黄素出现普鲁士蓝反应。由于铁蛋白分散在细胞质中，细胞质呈弥漫蓝色，而深蓝色颗粒为包裹在含铁小体（或含铁溶酶体）内的铁蛋白和含铁血黄素[758]。进行 Perls 染色评估需要注意可染色铁的程度（程度或数量）及其在汇管区和小叶不同类型细胞中的分布。鉴于铁染色的敏感性，以及许多情况下或多或少具有诊断重要性的铁沉积症状可被确定，许多人建议，在所有肝活组织检查中常规进行 Perls 染色。

铁的分布因铁质沉着的原因不同而不同。在血色素沉着病和新生儿铁过量中，铁质沉着主要位于实质。在地中海贫血症中，肝细胞和 Kupffer 细胞（肝巨噬细胞）均储存铁，而外源性铁质沉着首先蓄积于 Kupffer 细胞。在各种肝病中，内皮细胞内可见致密的 Perls 阳性颗粒，包括急性肝炎和酒精性肝病。

储存组织铁的半定量评估可以通过不同方法进行。最简单的系统的分级为：1 级（轻度）、2 级（中间量）、3 级（中间量）和 4 级（大量沉积）。Basset 及其同事[759]提出了肝铁指数（hepatic iron index, HII），HII 表示化学测量的肝的铁浓度（hepatic iron concentration, HIC；mol/g 干重）与患者年龄的比值。它能够区分遗传性血色素沉着病（HII ≥ 1.9）与杂合子个体和其他原因引起的铁质沉着症。其 HII 是基于以下原理：在遗传性血色素沉着病的纯合子中发现，HIC 逐渐增加，与在杂合子或酒精性铁质沉着不同。组织铁的化学测定可以在肝活检时获得的单独的肝组织上进行，或在组织病理学检查完成后在脱蜡组织中进行。后一种方法可确保样本的充分性[392]。

自从血色素沉着病的遗传诊断成为可能，先前提到的半定量和定量方法已经失去了相当一部分的重要性[760]。

随着无创性肝病诊断技术的发展，基因筛查已经改变了对肝活检的需要。现在已不再需要通过肝活检对血色素沉着病进行诊断，或对过量含铁血黄素沉积进行简单目测或半定量分析，并且现代 MRI 已不再需要获取组织来进行生物化学定量分析 [761]。然而，肝活检仍然是评估肝纤维化和确定可能并存的其他肝病的关键 [762]。此外，只有肝活检才能确定含铁血黄素的细胞及其区域性沉积状况 [763]。

遗传性血色素沉着病

遗传性血色素沉着病（ hereditary hemochromatosis ）是一种常染色体隐性遗传病，是白种人中最常见的遗传性疾病 [764]。典型的血色素沉着病是由位于 6 号染色体短臂上的 *HFE* 基因的错义突变引起的。在北欧，90% 以上的 *HFE* 相关性血色素沉着病患者是 C282Y 的纯合性突变 [760]。一个不太常见的基因错义突变是 63 氨基酸（ amino acid 63, H63D ）上的一个替代，其临床意义不大。然而，C282Y 和 H63D 的复合杂合性也可能导致疾病 [760]。

引起体内铁贮积的发病机制包括：患者的一生中膳食中铁的吸收持续小幅增加，超过了膳食调节的限度。铁过量的机制的确切细节仍需进一步阐明，但自 1996 年发现 *HFE* 基因以来，研究者们对影响铁过量的因素有了更好的认识。除了以前已知的分子 [转铁蛋白、转铁蛋白受体（ transferrin receptor, TfR ）1 和 2 以及铁蛋白] 外，还包括许多新的因素：十二指肠细胞二价金属转运蛋白（ divalent metal transporter, DMT1 ）、铁调节蛋白（ iron regulatory protein, IRP ）（ IRP Ⅰ 和 IRP Ⅱ ）、铁转运蛋白（由细胞内向细胞外运输铁的跨膜蛋白）、hephaestin （一种亚铁氧化酶和血浆铜蓝蛋白的同系物）、调节肽激素铁调素（ hepcidin ）（由进化保守的 *HAM* 基因编码）和铁调素调节蛋白（一种铁调素表达的调节因子，由 *HJV* 基因编码）[765-767]。

简而言之，遗传性血色素沉着病包括 *HFE* 相关性和非 *HFE* 相关性血色素沉着病。与铁过量相关的非 *HFE* 相关性疾病可由铁运输中涉及的各种分子的缺乏引起，并且被归类为：幼年型血色素沉着病（或血色素沉着病 2 型；这个类别又被细分为更常见的具有 *HJV* 基因突变的 2A 型青少年血色素沉着病，以及更少见的由 *HAMP* 基因突变引起的 2B 型青少年血色素沉着病），TfR2 相关性血色素沉着病（或稀的 3 型血色素沉着病，具有 TfR2 中的基因突变，主要在日本患者中），以及铁转运蛋白相关性铁过量（或 4 型血色素沉着病或转铁蛋白病，具有铁转运蛋白基因 *SLC40A1* 中突变）[765-767]。经典的 *HFE* 相关性变异型仍然是其他形式的铁过量比较的标准 [763]。

经典的 HFE 相关性血色素沉着病（ 血色素沉着病 1 型 ）。其标准的组织病理学对应于 Scheuer 等人进行的最初描述 [768]，包括肝细胞内含铁血黄素颗粒在溶酶体（管周）的累积（图 19.67），表现为汇管区到中央区的肝细胞内铁贮积逐步减少——甚至在铁过量重度期仍然存在。然而，有这种表现既不是 C282Y 纯合子基因型特异的也不是可以排外的，因为这种模式也可见于不同程度的 C282Y 和（或）

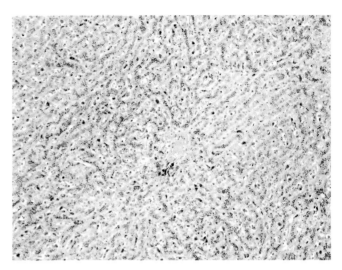

图 19.67　**遗传性血色素沉着症**。肝细胞和巨噬细胞内的铁质沉着。汇管区 - 中央区逐渐减少，即使在晚期疾病中也可观察到（ Perls 染色）

H63D 杂合性复合，以及伴有其他形式的慢性肝病 [736,769]。另一方面，已证实，并非所有发生 *HFE* 基因突变的患者都有遗传性血色素沉着病的典型临床病理表现 [770]。

在年轻的纯合子个体中，最初的异常是汇管区周围的肝细胞中出现可染色的铁，男性的阳性率普遍高于同龄女性。肝细胞中无法解释的少量铁可能是遗传性血色素沉着病的早期症状。这是非常重要的，因为可以通过对患者及其纯合子亲属进行适当的治疗来防止其发展成肝硬化，使其有治愈的希望 [771]。随着年龄的增长，含铁血黄素沉着逐渐向小叶中心区域发展，但通常保持汇管区至小叶中央的梯度变化。胆管细胞、Kupffer 细胞（肝巨噬细胞）、窦内皮细胞和血管内皮细胞以及汇管区和间隔的巨噬细胞铁染色可呈阳性。一些作者报道，出现嗜酸性粒细胞或含铁肝细胞溶解性坏死常常与成团的巨噬细胞密切相关 [所谓的铁坏死（ sideronecrosis ）]。这种表现提示了一个动态铁过量的观点，提示在人类遗传性血色素沉着病的纤维化发生发展上，铁坏死和进行性肝窦铁过量发挥着作用 [772]。后来的研究已证实，炎症细胞标志物、促炎和促纤维化细胞因子与血色素沉着病中的铁沉积具有相关性 [773]。随着铁质沉着的进展，汇管区发生纤维化且不断扩大，出现小的纤维性分支，外形呈凸起状（冬青叶样）。扩大的汇管区内有含铁的巨噬细胞，并且小胆管结构有所增加，常常只有轻微的炎症。小胆管和小叶间的胆管细胞开始积聚可染色的铁颗粒。与肝细胞内的铁相比，位于肝细胞外的铁的比例逐渐上升。

汇管区周围纤维化进展时表现为细长的汇管区周围间隔将汇管区相互连接，并逐渐包裹小叶，导致散在的实质结节与部分保留的小叶相结合，这是血色素沉着病的特征 [774]。疾病的进一步发展可导致弥漫性微小结节性肝硬化伴有汇管区间隔纤维化。

过量饮酒会导致含铁血黄素从肝实质向 Kupffer 细胞（肝巨噬细胞）和纤维间隔中的巨噬细胞转移 [774]。在重度铁过量的晚期，个别小块区域实质内可没有铁质沉着或有极少的铁质沉着，仅有一些 Kupffer 细胞有铁质沉积。这种实质无铁区域最常见于已确诊的肝硬化，代表肿瘤前病变[775]。肝细胞癌的发生率约为 15%，主要发生在男性。铁的去除并不能阻止肿瘤的发生[771]。

应用有效的静脉切开术治疗可以使可染色的铁稳定消失；铁去除的方式与其聚集的方式相反，汇管区周围的肝细胞在较长时间内可保持 Perls 染色呈阳性。不能去除的铁质大多数包裹在汇管区的胶原组织内。铁的去除可使肝细胞和汇管区间叶组织内出现棕色的类似于脂褐素的色素。

C282Y/H63D 复合的杂合子患者的肝病理学表现已有研究，不论是否伴有已知的潜在肝病，其结论是：潜在的肝病决定了这些患者的肝病理学表现。然而，没有潜在肝病的复合杂合性患者也可出现显著的组织学纤维化[776]。然而，杂合性血色素沉着病缺陷很少与仅由铁引起的肝损害有关[777]。一项研究比较了血色素沉着病表型和不同 HFE 基因型患者的肝组织病理学特征和肝的铁浓度（HIC）。C282Y/H63D 复合杂合性和其他表达肝血色素沉着病表型的非 C282Y 纯合子患者常有脂肪变性或慢性肝炎的迹象，并且患者体内的铁贮积低于 C282Y 纯合子患者的，这说明伴发的肝病也许能解释非 C282Y 纯合子患者中血色素沉着病表型的表达[778]。不同肝病患者中 HFE 基因的 C282Y 突变的发生率存在显著差异，在自身免疫性肝炎（AIH）和原发性胆汁性肝硬化（PBC）患者中发生率最高。单独的 C282Y 突变在大多数患者仅仅导致铁聚集轻度增加，H63D/C282Y 复合杂合子患者例外[779]。

非 HFE 相关性血色素沉着病。 在这组疾病中，组织病理学变化可能可以或不可以提示特定的基因突变[763,765-766]。存在 C282Y HFE、TfR2 和铁调素（HAM）相关性基因突变主要（尽管不是全部）引起小胆管周围的肝细胞的含铁血黄素沉积，伴有汇管区周围高铁负荷，因此不能通过组织病理学检查来区分。相反，由铁转运蛋白基因突变引起的疾病最初且主要的特征为 Kupffer 细胞（肝巨噬细胞）铁过量，后者也可见于汇管区周围。值得注意的是，在所有类型的血色素沉着病中，肝和要受损器官之一，但铁调素（hepcidin）（HAM）相关性血色素沉着病除外，其以内分泌和心脏表现为主[763,765-766]。

新生儿血色素沉着病

新生儿血色素沉着病（neonatal hemochromatosis, NH） 是一种罕见且神秘的疾病，临床上已被定义为伴有肝外铁质沉着的严重新生儿肝病[780]。其肝组织病理学的特征为：显著的肝细胞坏死，实质巨细胞转化，肝细胞和胆管细胞铁质沉着，纤维化，以及胎儿期和围生期形成实质结节（图 19.68）[781]。NH 的病因不明，但与遗传性血色素沉着病无关，目前推测可能是由环境因素与一种或多种胎儿肝发育过程中内源性因子相互作用所致[782]。同种异体的免疫机制也被认为是这种疾病的发病机制[780]。

不同病因的肝铁质沉着和继发性含铁血黄素沉着症

人类胎儿和新生儿的肝常出现明显的肝细胞铁质沉

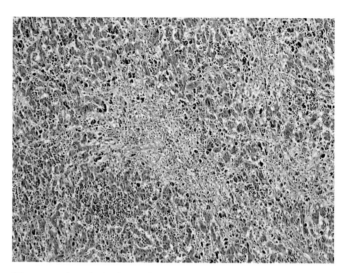

图 19.68　新生儿含铁血黄素沉着症，表现为肝细胞和 Kupffer 细胞（肝巨噬细胞）内铁质沉积、巨细胞转化以及纤维化加重。髓外造血在新生儿尸检中也很明显

着，主要发生在汇管区周围的肝细胞[782]；铁含量可显示明显的个体差异性以及肝内分布不均匀[783]。与纤维化和肝硬化相关的肝铁过量常见于地中海贫血和其他形式的慢性贫血（通常称为"继发性血色素沉着病"）患者中。在这些病例中，Kupffer 细胞（肝巨噬细胞）和巨噬细胞铁质沉着是在早期就出现了。与遗传性血色素沉着病相比，其常伴有汇管区和小叶内淋巴细胞浸润，这在过去常常是由输血相关的病毒性丙型肝炎造成的[784]。

非洲铁过量（African iron overload, AIO） 曾被称为 Bantu 铁质沉着，曾被认为是由于摄入过量铁（其中包括使用含铁化合物进行的自行用药以及南非本地人使用铁容器酿造传统啤酒）引起的。现在认为，AIO 可能同时受饮食和遗传因素影响[785]。其组织病理学显示网状内皮细胞和肝细胞均出现铁质沉着。

慢性肝病和肝硬化通常伴有一定程度的肝铁质沉着[786]，包括继发于 HCV 慢性感染、酒精性肝病、非酒精性脂肪性肝病（NAFLD）、肝细胞癌以及迟发性皮肤卟啉症（PCT）的不同程度的铁质沉积[787]。非酒精性脂肪性肝病（NAFLD）和肝铁过量［代谢障碍性肝铁过量（DHIO）］患者显示出对编码铁运输蛋白的 mRNA 的调节正常，但铁调素（hepcidin）的产生失调[788]。迟发性皮肤卟啉症（PCT）与这些肝病（包括 HCV 慢性感染、酗酒、铁过量和遗传性血色素沉着病）之间存在显著相关性。铁质沉着见于大多数这些患者中[789]。

纤维多囊性疾病（胆管板畸形）

肝胆管的**纤维多囊性疾病（fibropolycystic disease）**[790] 包括一系列累及肝内胆管的先天性异常，其中大多数与胚胎胆管板的重塑异常有关[791-794]。发育中的肝内胆管的原始胚胎为双层上皮柱，包围着将来的汇管区，被称为胆管板[791]。胆管板的持续性重塑的结果使位于汇管区间质中的成熟小胆管形成[794]。缺乏这种重塑则导致原始胚胎性结构持续存在，称为胆管板畸形（ductal plate malformation,

DPM）[795]。根据切片平面和重塑程度，DPM 在横断面上表现为中心含有纤维血管轴心的环状管腔结构，或大体上类似于含有息肉样凸起的扩张胆管[791,794]。

现代肝成像技术已可以显示肝内胆管大分支中大体上的 DPM 异常[796]。DPM 通常伴有发育中的门静脉分支异常，表现为分支过多、过小和过密（"截断的柳枝"）[791]。两类主要的先天性肝内胆管疾病的特征为DPM：一组为伴有肝外胆管闭锁的病例（所谓"早期重型"；见上文）；另一组的特征为肝内胆管有不同程度扩张，并伴有或多或少纤维化的"纤维多囊性"疾病[792,794]。

大多数先天性纤维囊性肝病都伴有肾囊肿病的多种变异型。在混合性肾 - 肝囊肿病中，肾囊肿、胆管囊肿的形成机制十分相似，肾小管和胆管上皮细胞顶端的原始纤毛起了显著作用。参与相应基因突变的基因产物（纤维囊性蛋白，多囊蛋白 1 和 2）是原始纤毛的组分，原始纤毛发挥感觉触角作用以维持小管上皮的正常极性[797-798]。孤立性多囊肝病（isolated polycystic liver disease, PCLD）的发病机制似乎不同于肾囊肿的。此外，PRKCSH 和SEC63 相关性 PCLD 的不同表现提示，这两种孤立性多囊肝病的遗传类型具有不同的囊肿形成机制[799]。

常染色体隐性遗传多囊肾病（婴儿型多囊性疾病）

常染色体隐性遗传多囊肾病（autosomal recessive polycystic kidney disease, ARPKD）的基因定位于染色体 6p21-p12。它被称为多囊性和肝病 1（*PKHD1*），编码一种名为纤维囊素 / 多管蛋白的受体样蛋白，这种蛋白质位于肾小管细胞和肝内胆管内衬细胞的原始纤毛[800]。*PKHD1* 基因突变导致 DPM 型胆管异常和肾集合管的梭形扩张。这些肝病变相当一致，很少出现大体可见的囊肿。显微镜下，汇管区可能可见扩大，并包含多处稍微扩张的胆管结构，代表不完全性胆管板重塑，后者有时形状不规则并延伸到汇管区周围的肝实质中。在汇管区成熟过程中，肌成纤维细胞在正常发育过程中消失，但在 DPM 随后的纤维化中持续存在[801]。在存活的儿童中，肝和肾的病变似乎持续发展，伴有上皮（肝和肾）小管结构减少，间质（肝和肾）纤维化增加[792,802]。

先天性肝纤维化

先天性肝纤维化（congenital hepatic fibrosis, CHF）被一些作者认为是"幼年"型 ARPKD[803]。这种隐性遗传性疾病儿童患者通常表现出门静脉高压体征，在成人中极为少见[804]。除经典的门脉高压性 CHF 外，还有胆管炎性CHF、门脉高压和胆管炎混合性 CHF 以及潜在性 CHF。

大体上，CHF 可见肝体积增大，非常坚硬，出现细网状纤维化。组织病理学表现多样；有些病例仅出现汇管区扩大，胆管呈胆管板结构；其他病例可见厚度不同的纤维结缔组织带连接相邻的汇管区且有胆管板残迹（图 19.69）。胆管腔内可能含有浓缩的胆汁。在胆管囊

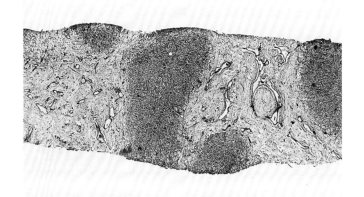

图 19.69　**先天性肝纤维化**。穿刺活检标本的低倍镜观。可见汇管区增大，汇管区之间可见纤维性连接。可见胆管发育不成熟，呈胚胎性表现（胆管板畸形）。注意成熟的纤维化组织，几乎没有炎症表现

性扩张中，胆管基底膜中的基质蛋白质降解发挥重要作用[805]。门静脉分支通常发育不良（断树枝）；相反，肝动脉分支可较多且清晰。在一些病例中，可发现轻微的胆汁淤积。通常没有或只有轻微的炎症，没有坏死，也没有实质再生。

纤维化较显著的 CHF 可能会与胆汁性纤维化和继发性胆汁性肝硬化混淆，它们的纤维化改变相似。但在后一种情况，间隔有炎症表现，在间隔与实质交界处可见小胆管反应，胆酸盐和胆红素淤积表现常更为显著，胆管板结构缺失，门静脉分支大小正常。

CHF 的肝病变存在于许多畸形综合征中，包括髓质囊性肾病 1（medullary cystic kidney disease, MCKD1）；MCKD2；UMOD2 和尿调节素的基因的基因突变；肾消耗病 -CHF（*NPHP1* 基因突变）；Meckel-Gruber 综合征（*MKS* 基因）；肾 - 肝 - 胰腺发育不良或 Ivemark 综合征；软骨发育不良或 Ellis-van Creveld 综合征；窒息性胸廓综合征或 Jeune 综合征；Sensenbrenner 综合征[806]，磷酸甘露糖异构酶缺乏或 1b 型先天性糖基化障碍[807-808]；Joubert 综合征；阴道闭锁综合征；以及结节性硬化症[792]。

先天性肝内胆管扩张（Caroli 病）

先天性肝内大胆管扩张（congenital dilation of the larger intrahepatic bile duct）[Caroli 病（Caroli disease）]。现已识别出两种亚型。一种为单一型，仅以肝内较大胆管的扩张为特征（Caroli 病）；另一种为混合型，Caroli 病伴有先天性肝纤维化（CHF）（Caroli 综合征）[794]。

Caroli 病由肝内呈念珠状或囊状扩张的较大胆管组成，主要是节段性胆管扩张。扩张的胆管容易出现胆管炎反复发作以及肝内结石、淀粉样变和胆管癌等并发症[809]。扩张的胆管腔内可见息肉样突起或横梁状结构，代表病变实质为胆管板畸形（DPM）[792,794]。Caroli 病肝影像学上表现为扩张胆管伴有中心性圆点，多与 DPM 并存[810-811]。Caroli 病中单小叶受累已有大约 35 例病例的病

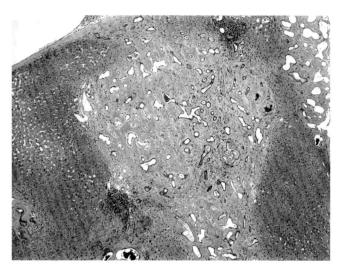

图 19.70 Von Meyenburg 复合体，其特征是扩张的胆管内含有浓缩的胆汁，包埋在致密的纤维间质中。病变位于被膜下

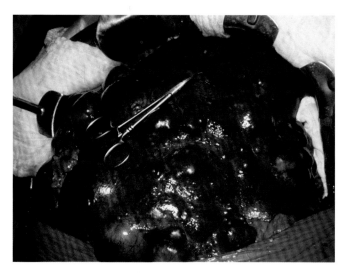

图 19.71 成人型纤维多囊肝病的腹腔照片。可见大量囊肿使肝明显增大和变形（Courtesy Dr. George F. Gray, Jr.）

例描述[812]。显微镜下，Caroli 病显示急性化脓性胆管炎的病变，通常叠加在慢性硬化改变上。伴有 Caroli 综合征的患者还出现先天性肝纤维化（CHF）表现。

Von Meyenburg 复合体（微小错构瘤）

Von Meyenburg 复合体（Von Meyenburg complex, VMC）是小的、多结节的复合体，常发生在肝组织内靠近汇管区的部位。它们在肝表面可表现为 1~2 mm 白色结节。它们可能发生在正常的肝，或与先天性肝纤维化（CHF）、Caroli 综合征或成人多囊性疾病有关[813]。

VMC 病变特征为纤维化区域（有时为透明样基质）内可见数量不等的扩张的胆管（图 19.70）。一些剖面可能包含浓缩胆汁，一些可能显示 DPM 结构。VMC 一般不引起症状，常常是偶然发现，有时在手术中被误认为是肝转移癌。VMC 病变显然代表了较小的、汇管区内更靠周边的小叶间胆管的 DPM，并伴有"断树枝"样的分支结构[794]。鉴于管腔扩张和液体充盈，VMC 在携带常染色体显性遗传多囊肾病（ADPKD）基因突变个体中可能是肝囊肿形成的根源[814]。VMC 可能引起胆管癌发生[815]，极少数甚至伴发肝细胞癌[816]。

常染色体显性遗传多囊肾病（成人型多囊性疾病）

常染色体显性遗传多囊肾病（autosomal dominant polycystic kidney disease, ADPKD）累及的患者为 1:400~1:1000，是最常见的遗传性肾异常。ADPKD 是由 PKD1 和 PKD2 基因突变引起的，它们分别编码多囊蛋白（polycystin）1 和 2[817]。在大多数 ADPKD 患者中可见肝囊肿，其发生率随着年龄的增长而增加。大体上，ADPKD 的肝包含多个直径不等的囊肿（图 19.71），弥漫分布于整个肝，或在极个别病例仅限于一个小叶。囊肿腔内衬胆管型上皮，周围围绕着纤维性包膜，位于汇管区内或靠近汇管区（图 19.72）。囊肿内含无色液体，

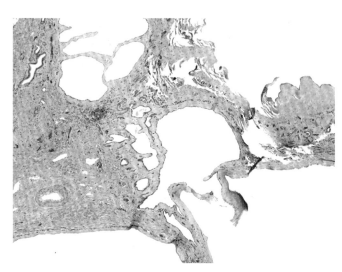

图 19.72 成人型多囊肝／肾病，其特征为有多个囊肿，囊肿内衬薄层胆管上皮，纤维壁厚。囊肿通常与 von Meyenburg 复合体或先天性肝纤维化相关

其成分接近于无胆盐的胆汁。囊肿可能是塌陷的，类似于卵巢的闭锁卵泡。囊肿通常伴有 Von Meyenburg 复合体（VMC）或先天性肝纤维化（CHF），其并发症包括感染或囊肿破裂。除了遗传因素外，囊肿的发生还受年龄、妊娠、女性和肾的病变的严重程度的影响[818]。

孤立性常染色体显性遗传多囊肝病（孤立性常染色体显性多囊肝病或孤立性多囊肝病）

孤立性多囊肝病（polycystic liver disease, PCLD）是一种最近发现的遗传性异质性疾病。PCLD 的基因之一 PRKCSH 位于染色体 19p13.2-13.1，编码"葡糖苷酶Ⅱ的 β 亚基"或"蛋白激酶底物 80K-H"（PRKCSH）或肝囊素。与 PCLD 相关的第二个基因是 SEC63，它编码内质网的一种整合膜蛋白，是多组分易位子的一部分，含有整合和分泌蛋白的转运装置[819]。

大体上，PCLD 的病理表现与常染色体显性遗传多囊肾病（ADPKD）的相似。与 ADPKD 类似，PCLD 的肝除了包含囊肿外，还包含数量不等的 Von Meyenburg 复合体（VMC）——其扩张导致囊肿形成以及大胆管周围腺体的扩张[820]。虽然与 ADPKD 相比，PCLD 的特征是肝囊肿较大和数量较多，但其临床病程与 ADPKD 相比更为良性的[821]。糖类抗原 19-9（carbohydrate antigen 19-9，CA 19-9）作为区分良性和恶性胃肠道疾病的生物标志物，由于囊肿上皮细胞可产生和分泌，在 PCLD 患者的囊液和血清中显示数值较高。在这些患者，这些结果不能反映疾病的恶性程度，作为评估干预效果的生物标志物可能有一定价值[822]。

血管疾病

已有几篇关于肝血管疾病的综述可供参考，包括临床指南[823-824]。总的来说，肝的血管病变从功能上可细分为：入肝血液受阻病变（门静脉血栓、肝门动脉血栓、窦前血管阻塞），肝血流受阻病变（血管内恶性肿瘤、淀粉样蛋白、镰状细胞病等），以及出肝血液受阻病变[肝静脉流出梗阻（HVOO）][824]。肝的血管病变解剖学上也可分为门静脉系统、肝静脉系统和肝血窦病变。

门静脉系统疾病

门静脉高压最常见的原因是肝硬化，但偶尔也有非肝硬化的病因，包括（但不限于）结节病、血吸虫病、门静脉疾病、静脉流出道梗阻以及由于恶性肿瘤或淀粉样变引起的大片肝组织受累[825]。了解非肝硬化性门静脉高压的病因很重要，因为在未知是否为肝硬化的患者中，常常通过肝活检来确定门静脉高压的病因。

肝门脉硬化（hepatoportal sclerosis, HPS）是指门静脉或门静脉分支的内膜纤维性增厚，导致非肝硬化性门静脉高压[826]。在大多数患者，HPS 的病因不明。在少数 HPS 病例中，病因被确定为毒素，例如，砷[827]、氯乙烯[828]或细胞毒性药物[829]。如前所述，最近在 HIV 感染患者中发现了 HPS，推测是由于肝内微血栓形成或与高活性抗反转录病毒治疗（HAART）相关的肝纤维化改变或由于 HIV 本身所致[276]。TGF-β1/Smad 活化介导的门静脉内皮到间叶细胞转化与特发性门静脉高压的门静脉狭窄相关，被认为是门静脉阻塞的机制[830]。病因不明的"肝内门静脉病变"在印度（称为非肝硬化性门脉纤维化）和在日本（称为特发性门脉高压）被认为是门静脉高压的主要原因[831]。

通过肝针刺活检并非都能诊断。肝内的病变分布并不均匀，在同一病例中并非总能发现异常。HPS 的特征是：门静脉分支血栓形成／硬化以及出现肝内血管异常[832]。在大血管性门静脉疾病中，门静脉内膜偏心性增厚提示血栓机化，静脉中层平滑肌增生提示血管动脉化[833]。HPS 的肝组织病变常呈片状分布。微血管性门静脉疾病可导致较小的汇管区的较均匀的静脉硬化[826]。新旧血栓栓子可相互叠加，无论是否再通，可导致印度作者提出的"阻塞性门脉静脉病"。其静脉可能已经完全消失，只留下纤维性

瘢痕，周围围绕着几个薄壁的血管腔隙，可能是再生或再通的小静脉（"海绵状转变"）[834]。血管改变可伴有不同程度的汇管区和汇管区周围纤维化。在没有静脉硬化性病变的区域，这种纤维化可能是唯一的组织学异常。汇管区周围区域出现的异常血管被称为巨型肝窦[834]、汇管区周围血管瘤病[626]或肝内血管异常[835]，为终末门静脉分支或输入小静脉扩张[832]。在小叶中，类似的薄壁血管可随机出现；输出静脉可能表现为硬化或扩张[834]。

在 HPS 患者中总能见到一定程度的结节性再生性增生，这并不奇怪，因为两者的发病机制相似[832]。轻度至中度的不完全性间隔和出现实质结节，可使肝门脉硬化的形态学表现近似于非肝硬化性门脉高压疾病分类中的不完全性间隔硬化，甚至偶尔也可见到从 HPS 进展至不完全性间隔硬化[836]。HPS、结节状再生性增生和不完全性间隔硬化的特征是门脉高压，仅伴有轻微的肝功能异常，支持这些疾病属于一个疾病谱系的疾病的推测，其中，实质的血运方面存在的差异在病变的发生上起作用。在少数病例，门脉高压的原因尚不清楚：肝组织学正常且没有门静脉或脾静脉阻塞（真正的特发性门脉高压）[837]。近来发表的一篇综述提供了有关非肝硬化性门脉高压患者肝活检组织病理学研究的实用指南[826]。

肝静脉阻塞

肝静脉阻塞（hepatic venous outflow obstruction, HVOO）可以由多种原因引起，应其以阻塞病变的位置、病因和性质为明确特征，以免误用巴德 - 基亚里综合征（BCS）这一术语[838]。

HVOO 的组织病理学根据其严重程度和持续时间（急性或慢性）而不同，与病因无关。急性 HVOO 的特征是窦周隙的扩张和充血，主要发生在小叶中心区域。在轻度病例，肝板可变薄；在重症病例，肝细胞可出现萎缩并可能消失，遗留内衬细胞和窦周纤维组织网架。重度疾病可导致出血和血湖样表现。红细胞可外渗进入窦周隙并渗入肝细胞板，取代消失的肝细胞（图 19.73）[839]，肝窦中红细胞流出至组织中时，这种表现最为明显。慢性 HVOO 可导致不同程度的小叶中心纤维化。纤维化区域最终相互融合，导致中央 - 中央的桥接性纤维化，包裹正常汇管区及其周围的实质（所谓的"小叶倒转"）。晚期病例可发生肝硬化（称为心源性肝硬化，图 19.74）。

巴德 - 基亚里综合征（Budd-Chiari syndrome, BCS）是肝静脉流出道梗阻的同义词，无论梗阻的层面或机制如何，它常等同于肝静脉血栓形成。一项旨在描述 BCS 病因和治疗的包含多个欧洲研究中心的合作研究发现，大多数 BCS 患者至少存在一个血栓形成危险因素，许多患者存在两个或以上，以骨髓增生性疾病最为常见[840]。由静脉疾病（血栓形成或静脉炎，图 19.75）引起的 BCS 是原发性的 BCS，由静脉外部病变（良性或恶性肿瘤、脓肿、囊肿等）压迫或浸润引起的 BCS 是继发性的 BCS[841]。血栓形成晚期可出现纤维性网架结构[842]。显微镜下，BCS 的表现为静脉流出道梗阻改变。可见小叶中

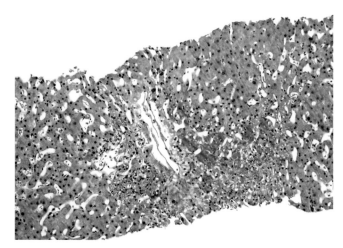

图 19.73　急性肝静脉流出道梗阻，可见 3 区肝窦扩张伴肝细胞板萎缩和红细胞外渗

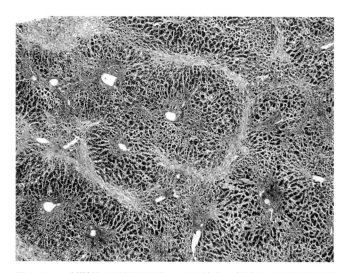

图 19.74　所谓的心源性肝硬化，可见其中央静脉至中央静脉纤维桥接是由包围汇管区的结节组成。患者有慢性充血性心力衰竭

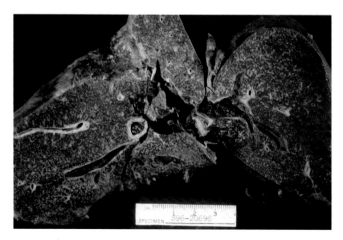

图 19.75　巴德 - 基亚里综合征。可见大量肝静脉血栓形成；可见明显的肝实质淤血（"槟榔肝"）（Courtesy Dr. George F. Gray, Jr.）

心静脉和小叶静脉含有新鲜或机化血栓，可能是由较大的静脉血栓扩展所致。随着时间的推移，可出现慢性静脉流出道梗阻的纤维化改变。存活的汇管区周围实质常常出现再生性表现；可出现结节状再生，甚至肝硬化[843]。肝受累常常不均。

肝窦阻塞综合征

　　静脉阻塞性疾病（veno-occlusive disease）这个术语是指直径小于 1 mm 的肝静脉分支的纤维性阻塞，不伴有大的肝静脉阻塞。最初的病变后紧跟着一连串事件，它们可导致小叶中心肝细胞的循环损害、纤维化、静脉狭窄伴肝血流受阻，因此，现在将这种类型肝损伤称为**肝窦阻塞综合征**（sinusoidal obstruction syndrome, SOS）[844]。这种病变在针刺活检中常可以发现。多项研究表明，SOS 是毒素介导的肝窦内皮细胞受损的结果。SOS 的一个有名的历史病因是服用吡咯嗪类生物碱[845]，后者现在仍是一个公害[846]。骨髓、肾或肝移植患者，或肝放疗或化疗患者，以及砷中毒和海洛因成瘾患者也有这种症状[847-848]。在酒精性肝病中可见静脉阻塞性病变[849]。SOS 的组织学病变包括肝小静脉阻塞、肝小静脉腔狭窄、静脉硬化以及小叶内窦周纤维化和坏死[850]。

　　肝窦扩张（sinusoidal dilation）是 HVOO 的一个重要特征，但也可见于一些药物诱发性病变（包括硫唑嘌呤、长期避孕药使用和维生素 A 毒性），也可见于类风湿性关节炎、恶性肿瘤或肉芽肿性疾病[851-852]，也可见于先兆子痫和子痫，伴有肝窦纤维素性血栓和汇管区周围缺血性肝细胞坏死[853]。肝窦扩张常常呈区域性分布，小叶中心性肝窦扩张最为常见，主要累及静脉周围区域，重症型可向中部区域扩展。不规则性或非区域性肝窦扩张可见于多种情况，原因往往不明；它也可能由活检针挤压组织产生。其诊断意义在于：其发生于肝内占位性病变（肉芽肿、肿瘤和脓肿）的周边，可伴有阻塞型汇管区周围小胆管反应。活检标本中出现这种表现可为被忽略的肿块提供证据，以及时采取补充检查[854]。

其他血管病变

　　肝紫癜症（peliosis hepatis）表现为肝实质内出现囊状含有血液成分的腔隙[855]。肝紫癜症可为大体所见，也可为显微镜下所见，直径从小于 1 mm 到几毫米不等。病变呈随机分布，无区域性表现。其内衬的内皮常常并不完整。根据有无内皮细胞来分类的理由并不充分[856]。肝紫癜症可伴发各种疾病，包括恶性肿瘤、肝或肾移植、类固醇激素治疗和化疗[857]。肝紫癜症可为偶然所见，但个别病例可出现破裂，导致致命的腹腔积血[858]。在免疫抑制患者（例如 AIDS），紫癜性病变，被称为"杆菌性紫癜"或"细菌性血管瘤病"，是由立克次体（巴尔通体属）所致，其特征为可见黏液样间质和成团的微生物，Warthin-S 的性结节性多动脉炎[859-860]。肝也可能与遗传性出血性毛细血管扩张症有关[861]。

妊娠期肝病

正常妊娠并非一定会出现特殊的显微镜下肝组织改变。妊娠时累及肝的疾病可以细分为妊娠特发性疾病和妊娠伴发性疾病[862-865]。

妊娠期急性脂肪肝

妊娠期急性脂肪肝（acute fatty liver of pregnancy, AFLP）是一种罕见但严重的并发症，主要累及初产妇，可在妊娠后 10 周内发生。AFLP 是最严重的妊娠相关性疾病，但在过去几十年中其预后有了显著改善[866]。AFLP 病变是由于胎儿的脂肪酸转运和线粒体氧化（fatty acid transport and mitochondrial oxidation, FATMO）障碍所致[360]。大体上，受累肝呈黄色，通常很小，反映出肝实质的大量缺失。显微镜下，AFLP 最具特征性的表现为：微泡性脂肪变性通常累及整个肝小叶，有时在汇管区周围可残留较窄的一圈肝细胞（图 19.76）。可见肝细胞含有直径小于 1 μm 的极细的脂滴，在常规染色切片中可能会被认为是气球样变肝细胞而不是脂肪变性。这种表现类似于急性病毒性肝炎中的肝细胞水肿，其中 10% ~ 20% 的病例由于出现淋巴浆细胞浸润和嗜酸性小体可能导致诊断困难[866-867]。采用冰冻切片进行组织化学脂肪染色可明确诊断。因此，对于妊娠晚期出现不明原因的黄疸，明智的做法是保留部分活检标本进行冰冻切片检查和油红 O 染色[865]。肝窦内偶尔可见纤维素性血栓，部分患者出现胆汁淤积、肝细胞坏死、髓外造血和巨型线粒体[866-867]。终止妊娠以及进行肝性脑病和肝外并发症的支持治疗有助于大多数患者的治疗和存活。AFLP 在以后的妊娠过程中很少复发；例外极其少见[868]。

妊娠毒血症（先兆子痫 / 子痫）

先兆子痫（preeclampsia）的特征是：妊娠诱发性

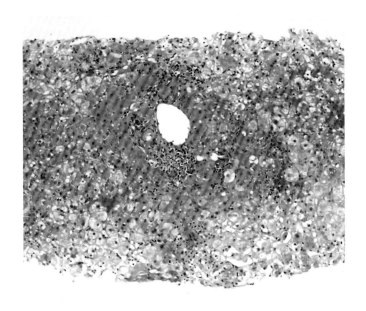

图 19.76　妊娠期急性脂肪肝。可见肝细胞气球样变，伴有小泡性脂肪变性，汇管区周围可见少量肝实质

高血压或使高血压进一步加重，伴有蛋白尿、外周性水肿以及个别病例出现凝血功能异常[869]。随之可发生惊厥和昏迷，对应的是**子痫（eclampsia）**[853,865]。先兆子痫可见于 5% 的孕妇，通常发生在妊娠晚期第 3 个 3 个月期间，尤其是初孕妇。先兆子痫在 AFLP 患者中的发生率增高[867]。重度先兆子痫和子痫可导致肝细胞功能异常，表现为血清转氨酶和（或）碱性磷酸酶升高。大体上，可见肝被膜和切面出现弥漫分布的细小斑状出血[853,865]。内皮损伤和破坏可导致血管内凝血。组织病理学上，在门脉血管和汇管区周围肝窦内可见纤维素性血栓，伴有不同程度的出血和肝细胞坏死。纤维素可通过磷钨酸 - 苏木素（PTAH）染色或免疫组织化学染色识别。广泛的汇管区周围性肝损伤可能导致肝衰竭，两种少见的并发症——被膜下血管瘤破裂和肝组织梗死——往往是致命性的[853]。

HELLP 综合征

HELLP 是溶血、肝酶水平升高和血小板计数降低（hemolysis, elevated levels of liver enzymes, and low platelet count）的缩写。HELLP 综合征极其少见，发生于有先兆子痫的孕妇[870]。其特征性病变为汇管区周围出血、肝细胞坏死和纤维素渗出。

妊娠期肝内胆汁淤积

妊娠期肝内胆汁淤积（intrahepatic cholestasis of pregnancy, ICP）为可逆性胆汁淤积，通常发生在妊娠晚期并一直持续到分娩[871]。在欧洲，ICP 的发生率为 1‰ ~ 15‰。孕妇的生活质量可由于瘙痒、黄疸和脂肪吸收不良而受到损害；孕妇患者的预后良好，但对于未出生的婴儿，ICP 可能是一种可以致命的疾病。肝胆转运蛋白（*MDR3* 和 *BSEP*）[646,651]的杂合性基因突变易诱发 ICP。然而，ICP 是一种综合征，具有多种发病机制，包括遗传性、激素性和环境性因素[872]。一般而言，确诊 ICP 不一定需要进行肝活检。组织病理学检查可显示胆小管和肝细胞胆红素淤积，尤其是在小叶中心区域[651,873]。

妊娠期间可能同时发生的肝病包括病毒性肝炎、胆石症和先前存在的肝病。

累及肝的系统性疾病

本节仅限于一些较常见的疾病。读者如果想要阅读涵盖这个主题的全面内容，可参阅肝病理学教科书。

肉芽肿性肝病

上皮样肉芽肿可见于 3% ~ 10% 的肝活检中[264]，其发生率随着地理位置和活检方法而不同。肝肉芽肿的正确诊断需要对肉芽肿本身及相关病变（例如肝炎、胆红素淤积、胆管损害）进行仔细的组织学评估，并且要与临床病史和实验室信息结合起来。当可疑肉芽肿性疾病但首张切片并未发现有肉芽肿结构时，进行连续切片非常重要，常常有助于诊断。特殊技术可能有助于诊断，例如，特殊组织化学染色（Ziehl-Neelsen 或六亚甲基四胺银染色显示微生物），免疫组织化学或分子检测显示病原体，偏振光显微镜检查包涵体，以及 X 射线微区分析（例如检测金、钡、硅）[264,874]。根据一项研究，将组织学、临床、血清学和分子生物学方法结合起来可明确高达 64% 的病例的病因[875]。

结节病

肝结节病（hepatic sarcoidosis）包涵一个很宽的谱系，从无症状的肝肉芽肿形成和肝功能检测轻微异常到明显的临床疾病，出现胆汁淤积或见于晚期病例的肝硬化和门脉高压[876]。在文献中，肝肉芽肿患者确诊为肝结节病的比例为 21%～79%。在美军病理研究所（the Armed Forces Institute of Pathology, AFIP）[877]进行的一项病例研究中，在结节病患者和临床有肝病表现（结节病的少见亚型）的患者的肝活检中，100% 的患者可见肉芽肿性炎症。在这项研究中，除了肉芽肿性炎症外，还发现有三大类异常：胆汁淤积（58%）、坏死性炎症（41%）和血管性炎症（20%）。组织学上类似的一些其他疾病包括原发性胆汁性肝硬化（PBC）、原发性硬化性胆管炎（PSC）、药物性肝炎、胆管梗阻和病毒性肝炎。在活检中，肝结节病中肝纤维化占比为 21%，包括 6% 有肝硬化。尽管这些数字可能并非很客观，但它们确实提示：一些肝结节病患者出现了进展性肝病。肝结节病的上皮样肉芽肿通常在汇管区和汇管区周围最多见，一般成团分布（图 19.77A）。这些肉芽肿"新旧"不一，通常随着纤维化而愈合，因此，在同一活检标本中经常可见不同数量和不同程度的上皮样细胞、炎症、巨细胞和瘢痕组织。少数肝结节病病例可出现大片的肉芽肿和纤维化，临床上怀疑为肿瘤[877]。

PBC 有时很难与肝结节病区分开，因为两者均可出现汇管区肉芽肿、淋巴细胞性胆管炎、胆管损害和破坏、胆管缺失和慢性胆汁淤积（图 19.77B）[878-879]。两种疾病也可并存[880]。有些肝结节病患者主要表现为门脉高压。后者是由汇管区肉芽肿和纤维化所致[881]。肝结节病的最终诊断并非单独依靠肝活检的组织病理学评估做出，因为还存在多种类似的肉芽肿性疾病。

纤维素 - 环状（或面包圈状）肉芽肿［fibrin-ring (or doughnut) granuloma］显示一种独特的环状结构，其中纤维素沉积于外周或位于肉芽肿的周边，肉芽肿由上皮样细胞、巨细胞和中性粒细胞组成，中心为脂肪空泡（图 19.78）。要检测典型的"纤维素环"结构可能需要进行连续切片[882]。这些肉芽肿最初是在见于 Q 热中描述的，也在别嘌呤醇过敏、CMV 和 EBV 感染、利什曼病、弓形虫病、HAV、霍奇金淋巴瘤、巨细胞动脉炎和系统性红斑狼疮中报道过。这种肉芽肿表现被认为可能代表了一种对肝组织损伤的非特异性反应[313]。

棘球绦虫囊肿（棘球囊肿）

在**棘球绦虫（棘球）囊肿**［echinococcus (hydatid) cyst］，由于含有抗原的囊肿液渗漏进入循环系统可导致

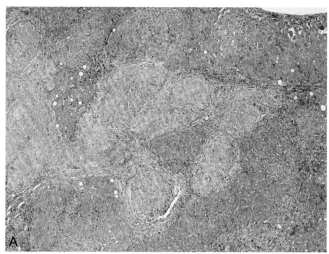
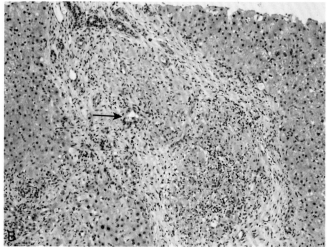

图 19.77　**结节病**。**A**，可见多个融合的、非干酪样、上皮样肉芽肿，伴有纤维化。**B**，可见类似于原发性胆汁性肝硬化的胆汁淤积性结节病。注意胆管损害（箭头所示）

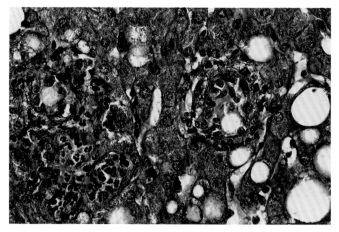

图 19.78　**Q 热**。高倍镜下，可见小叶实质，伴有一些脂肪变性和两个纤维素环状蛋白肉芽肿。肉芽肿由中央脂肪泡、一层组织细胞和淋巴细胞、一个纤维素环和炎性细胞浸润组成

过敏性休克（可能是致命的），不建议进行肝活检，但细针针吸活检是一种安全的诊断方法[883]。诊断依赖于肝影像学和阳性血清学发做出。

棘球病（hydatid disease）是由棘球绦虫的蚴虫期或

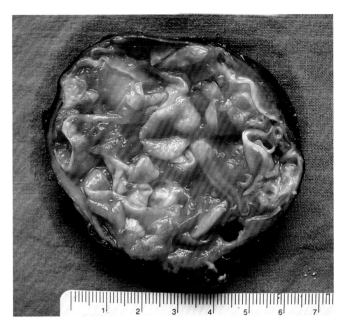

图 19.79　肝棘球蚴病，切除肝标本中可见多个囊肿

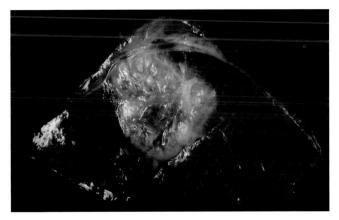

图 19.80　伴有中心性坏死和纤维化的肝脓肿（Courtesy Dr. George F. Gray, Jr.）

囊肿期所致，其中细粒棘球绦虫最常见；在所有五大洲的狗和豺体内都有这种寄生虫成虫[884]。在摄入细粒棘球绦虫的虫卵后，虫卵破壳而出，六钩蚴虫通过门静脉到达肝。3/4 的感染者出现一个或多个肝囊肿，它们生长缓慢。典型的肝棘球囊肿呈球形，直径可超过 30 cm。它们大多数发生于肝右叶，但它们也可能是多发的，累及所有肝叶（图 19.79）[885-886]。

棘球病肝囊肿壁的组织学检查显示，其外层为多糖层（或纤维层），内层为生发层。囊肿壁可被肉芽组织或纤维性包膜（所谓的囊周围层）包围。内层出现钙化表明绦虫已死亡。邻近的肝实质常常出现压迫性萎缩和汇管区炎性浸润，其中嗜酸性粒细胞可能明显。大体上，肝棘球囊肿内充以无色的液体，其中含有子囊和伴有头节的育囊。在有些患者，子囊位于囊肿的多糖层以外，被称为包囊外囊肿或卫星囊肿[887]。将部分生发层浸渍在生理盐水中可以很容易地识别出头节。它们有 20～40 μm 长的典型的小钩。

肝棘球绦虫常常与胆道交通并伴发感染[888]。肝棘球囊肿破裂进入腹腔可能会引起致命性的过敏性反应，或形成数不清的小肉芽肿，大体上酷似腹腔结核。如果能确认肉芽肿中心有生发层碎片或头节，则可以明确诊断。肝棘球囊肿也可破入胆囊或穿过横膈进入胸腔和肺。肝棘球囊肿偶尔会破裂进入胆管，导致严重的嗜酸细胞性胆管炎伴广泛实质破坏，这显然是由对寄生虫抗原的超敏反应所致[889]。

多房棘球绦虫较少见，但会引起更侵袭的临床疾病。其肝病变表现为多房的坏死性囊腔，含有稠糊状物质，周围没有纤维性囊壁。组织学上，囊肿不规则，包膜分层，但没有有核生发膜或原头节。PAS 染色能清晰地显示层状包膜，其通常是破碎的。病变周围可见肉芽肿反应，其中含有中性粒细胞和嗜酸性粒细胞，外缘可见坏

死、纤维化和局灶钙化[890]。

许多其他感染也可导致肉芽肿，它们大多数是系统性疾病的一部分，包括结核分枝杆菌、非典型分枝杆菌、猫抓病（*B.henselae*）以及真菌感染（组织囊状体，隐球菌）[264]。

疟疾

疟疾（malaria）的最显著的特征表现是出现细颗粒状深棕色或黑色色素（疟原虫色素），最初见于 Kupffer 细胞（肝巨噬细胞），晚些时候见于门脉巨噬细胞。这种色素呈双折光性，对 PAS 染色和铁染色呈阴性。它们类似于人工福尔马林色素，也可溶于饱和酒精苦味酸中。它们与血吸虫色素非常相似，尽管在生物化学上有所不同。炭末沉着性色素与疟色素类似，但并非双折光性的[891]。其他组织学变化包括局灶性坏死、脂肪变性和门脉轻度单核细胞浸润。

肝脓肿

肝脓肿（hepatic abscess）的发生率在过去五六十年中一直比较稳定。然而，在这段时间里，这种疾病的特征发生了巨大的变化。在过去，肝脓肿经常累及年轻人；大多数是阿米巴性（见下文）或继发于门静脉炎。如今在美国，肝脓肿通常是由内源性细菌引起的，常见于老年人（通常伴有憩室病）[892]或 HIV 感染者或其他免疫功能低下的年轻人。在后一群体中，已经检测到越来越多的肝结核性"脓肿"[893]。在最近的一些研究中，肝脓肿的死亡率已从过去的 30%～80% 降至 10%～20%[894]。其重要的诱发因素包括肝移植、糖尿病、酗酒以及恶性肿瘤病史[895]。既往，大肠埃希菌一直是主要的致病菌，但克雷伯菌引起的脓肿的发生率正在上升，在一些国家已超过大肠埃希菌引起的[896]。新生儿肝脓肿很少见，但对于有持续性败血症的新生儿，不应排除肝脓肿的可能[897]。它们可伴有错位的中央（脐）导管发生。

肝脓肿大小不一，大体上和影像学上类似于肿瘤（图 19.80）。多样性改变可见于大约一半的化脓性脓肿和 25% 的阿米巴脓肿[898]。在略少于一半的病例中，脓肿与

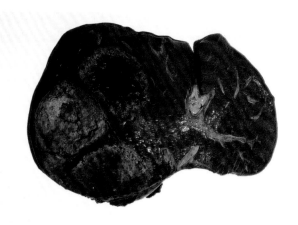

图 19.81　**阿米巴脓肿占据肝右叶大部**。可见三处清晰的脓肿病变（Courtesy Dr. RA Cooke Brisbane, Australia; from Cooke RA, Stewart B. *Colour Atlas of Anatomical Pathology*. Edinburgh: Churchill Livingstone; 2004.）

肝内胆管相通[899]。肝脓肿的治疗包括抗生素治疗、引流或切除[900]。

　　阿米巴肝脓肿通常单发，多累及肝右叶，靠近肝穹窿部（图 19.81）[901]。在免疫缺陷患者，阿米巴肝脓肿有明显的多中心性倾向。大多数阿米巴肝脓肿患者为成人，但在新生儿和儿童也可见[902]。阿米巴肝脓肿坏死中心通常含有无味、糊状、巧克力样棕色液体。显微镜下，阿米巴脓肿病变大多数由坏死物质组成，几乎没有中性粒细胞，周围围绕着纤维素、巨噬细胞、淋巴细胞和少量成纤维细胞。阿米巴肝脓肿的壁比细菌性肝脓肿的壁薄。常可见到成团的阿米巴，但要想发现它们，可能需要进行大范围的查找。阿米巴肝脓肿可并发细菌感染，并且病变可扩展和穿入胸膜肺组织结构、膈下间隙、腹腔，少数可进入心包囊、胆管、肾、纵隔、胸壁、腹壁和侧腹[903]。

淀粉样变和轻链沉积症

　　尽管系统性淀粉样变常累及肝，但临床上很少出现明显的肝病表现。淀粉样蛋白表现为均一的嗜酸性或双嗜性细胞外物质（图 19.82A 和 B），刚果红染色呈阳性，偏振光下显示苹果绿双折光。原发性骨髓瘤相关性（AL）淀粉样变和反应性（AA）淀粉样变不能通过沉积物的分布模式来区分。免疫组织化学和质谱分析通常用于淀粉样蛋白亚型分析[904]。

　　淀粉样蛋白通常沉积于肝动脉分支或沿肝窦分布于 Disse 间隙内，这两个部位都经常发生。肝窦周围沉积可导致肝细胞板萎缩和肝窦变窄，偶尔可导致肝内胆汁淤积和门脉高压[905-906]。更罕见的是，淀粉样蛋白呈球状沉积。细胞内淀粉样蛋白小球及其由球状到线状沉积的过渡形态表明，这是一种系统性淀粉样变累及肝的早期表现[907]。

　　与淀粉样蛋白非常相似的肝窦周围和门脉区均一性沉积也可见于**轻链沉积症（light chain deposition disease）**的肝累及，通常引起肾的症状，但很少影响肝。κ 和 λ

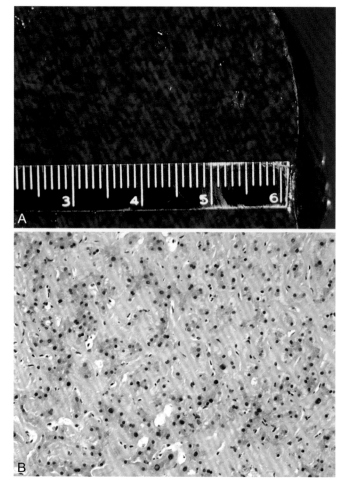

图 19.82　**淀粉样变**。**A**，大体标本显示肝窦内淀粉样蛋白沉积。**B**，可见小叶实质 Disse 间隙内大量淀粉样蛋白沉积，以及肝细胞板明显萎缩（**A**, Courtesy Dr. George F. Gray, Jr.）

轻链的免疫组织化学染色可以明确沉积物，一般显示为 κ 轻链沉积（图 19.83）。轻链沉积物刚果红染色呈阴性，在偏振光下无苹果绿色双折射。在个别的病例，同一患者既可出现轻链沉积，也可出现淀粉样蛋白，甚至可见更罕见的肝内胆汁淤积[908]。

非特异性反应性改变

　　有些原发于肝外的疾病可伴有肝的非特异性反应性改变，包括发热、炎症和肿瘤，尤其是在老年患者，可出现汇管区和小叶炎症、脂肪变性、Kupffer 细胞（肝巨噬细胞）肥大、反应性肝细胞变化，甚至肝细胞的局灶性坏死。对此需要了解临床信息以便与轻度慢性或残余性肝炎鉴别[9,909]。

　　在内毒素性休克和败血症中，可能出现明显的胆小管胆汁淤积；胆小管可能出现广泛扩张，并且胆红素结石可能显示是不同程度的 PAS 阳性物质的浓缩和混合。部分或全部的内衬胆管细胞可能表现为扁平、脱落或坏死并伴有中性粒细胞浸润。扩张的胆管可能出现在一些汇管区的周围（见上文，图 19.45）。这种病变高度提示败血症并构成预后不良的征兆（"慢性感染性胆管炎"）[499]。实验

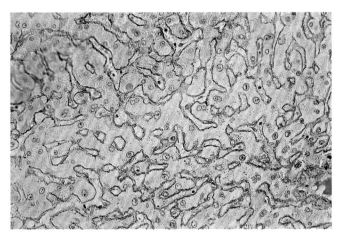

图 19.83　**轻链沉积症**。小叶实质的 Disse 腔内可见 κ 轻链沉积（κ 轻链免疫染色）

证据表明，促炎细胞因子和一氧化氮作为 Kupffer 细胞（肝巨噬细胞）衍生的胆汁淤积的介质具有重要作用。败血症相关性胆汁淤积（在最真实的意义上）是由肝细胞运输系统的表达减少和功能衰退引起的。胆管周围炎性浸润，如在慢性感染性胆管炎中所见，反映了胆管上皮（即胆管细胞）积极分泌细胞因子和募集炎症细胞的能力，可导致胆管胆汁分泌受损。鉴于其不良的预后，发现慢性感染性胆管炎时有必要向临床医师紧急报告[910]。

器官移植的肝病理学

肝异常可能与肝和其他器官的移植有关。

如果在现代医学中有必要进行密切的临床病理协作，那么在器官移植领域中，这是绝对必要的。在移植中心，作为临床团队的一员，病理医师移植前参与对患者的原发性疾病的评估，在获取同种移植器官时参与对供体的潜在肝病（例如脂肪变性、肝癌）的识别，移植后参与各种并发症的识别[911-913]。随着肝移植中心在世界各地的建立，病理医师可能要遇到器官移植受者移植后的医疗和随访等问题，因此，病理医师需要熟悉一些肝移植病理学。

当临床医师发现患者出现肝功能恶化症状或体征时，大多数肝移植中心都要进行经皮肝活检。然而，有些中心进行肝活检是基于一个拟定的时间表，而不论肝化学检测，这种肝活检被称为"协议的肝活检方案（protocol biopsy）"[914-915]。

供体先前存在的病变

病理医师可能会被要求通过冰冻切片来除外供体肝先前就存在的疾病，例如，明显的大泡性脂肪变性具有发生原发性移植肝功能异常的高风险[916]。对于肝实质是否受累，应进行半定量分析，肝实质受累可分类为无、轻度（<30%）、中度（30%~60%）或重度（>60%）[917]，最后一类被认为不适于使用，因为其有很高的发生同种移植物原发性功能异常的风险[917-918]。尽管伴有轻度脂肪变性（<30%）的肝的移植通常是安全的，但移植后早期可能发生一段时间的肝功能异常（转氨酶升高、凝血酶原时间延长），甚至可能导致移植肝存活率降低。一项

回顾性研究比较了 294 例候选供体肝活检的冰冻切片分析和常规组织学切片与移植物的结局，其结论是：对于评估移植肝是否适合，尸体供体肝活检的冰冻切片的组织学评估是一种准确、及时和有预见性的方法[919]。一项研究确实建议对供体肝的两个部位进行活检评估[920]。大多数脂肪似乎在移植后的第一周都被清除了[921]。

由于对肝移植的迫切需求，一些中心——注意到大多数欧洲中心目前反对使用有严重脂肪变性的供体肝进行移植——已实验性地使用了有重度脂肪变性的供体肝并得到了良好的结局，尽管强调了必须尽最大努力来处理这些有高风险的供体肝[922]。2002 年，一项在美国和英国移植中心进行的跨大西洋调查指出，目前的实践策略不仅在国家之间不一样，在同一个国家的不同移植中心之间也存在差异，因此，这个领域还需要进行更多的研究以获得科学证据，以便安全使用所有可用的供体肝[923]。供体肝有小泡性脂肪变性并非禁忌使用的[924-925]。供体肝出现原发性或转移性恶性肿瘤则是禁忌使用的。

近来，一项研究（最初目的是为了确定活检发现对于潜在活体供者评估的作用）发现，来自潜在活体供者群体的供体肝的活检只有少数是完全正常的（占活检 42%）；其余有脂肪变性（37%）、脂肪性肝炎（15%）或不明原因的低度/早期慢性肝炎、原发性胆汁性肝硬化（PBC）或结节性再生性增生（6%）。活检发现，56 例供者中有 29 例为不合格，其结论是：对于发现潜在活体供者供体肝中难以察觉的疾病，肝活检可提供有价值的信息[926]。

移植肝的疾病

可以累及自体肝的所有疾病均可累及移植的肝，此外，后者还可以有多种其他异常，包括保存/再灌注损伤（PRI）、同种异体移植物排斥反应、各种移植后并发症（例如手术事故、肝动脉和门静脉血栓形成、胆管问题，诸如裂开、渗漏、坏死、狭窄、结石形成、感染）、药物反应、机会性感染、原始疾病的再发和移植后淋巴组织增生性疾病。

保存/再灌注损伤

保存/再灌注损伤（preservation/reperfusion injury,PRI）是指由于供体肝的摘除、缺血性保存、运输和再灌注引起的非免疫性移植物损害[927-928]。PRI 出现在早期（移植后的前 2 周），可在数周内自行消退[929]。要评估可能的 PRI，标本取材应当在移植肝重新恢复血液循环后即刻进行（零时间活检）[930]。手术性肝炎极其常见，如在任何手术标本中[8]，可见成团的中性粒细胞和散在的嗜酸性小体（见上文，图 19.2）。另一种保存性损伤是所谓的功能性胆汁淤积，在肝细胞和胆小管内可见胆红素淤积[931-932]。这些应与急性排斥反应相关性胆汁淤积、药物毒性、肝炎、胆管阻塞或败血症鉴别开。

PRI 引起的另一种病变是不同程度的肝细胞肿胀，它们可呈小叶中心性或全小叶分布，常伴有胆红素淤积和一些肝细胞脱落；出现全部三个特征代表严重的 PRI

和移植肝结局不良[933]。然而，移植后早期肝活检中出现小叶中心肝细胞丢失也可能代表排斥反应相关性表现，即使典型的汇管区病变并不明显，应考虑增强免疫抑制治疗[934]。

同种异体移植物排斥反应（allograft rejection）。同种异体肝移植排斥反应的定义是宿主免疫反应对移植肝的损伤。排斥反应分为体液性、急性（细胞性）或慢性（胆管缺失性）[935]。它们的组织病理学病变特征在文献中已有很好的描述[936-939]。

体液性排斥反应（humoral rejection）[超急性或抗体介导的排斥反应（hyperacute or antibody-mediated rejection）] 极为少见，发生在先前有或随后形成抗 ABO 血型不相容供体抗体的患者[940]。这些抗体可与移植肝的血管发生反应并在移植后头几小时内引发内皮损伤和血栓形成，最终导致几天内出现凝血性和出血性坏死。免疫组织化学染色，血管内皮 CD34 呈阳性有助于诊断[941]。

急性（细胞性）排斥反应[acute (cellular) rejection] 最为常见。历史上，据报道，临床上显著的排斥反应见于 20% ~ 40% 的患者，而在移植后第一周左右的"协议的"活检中，组织学异常高达 80%。然而，临床显著的排斥反应的发生率似乎在下降，可能与免疫抑制治疗的改进有关[942]。急性排斥反应一般发生在移植后的前 3 周内，中位发病时间为 7 ~ 10 天（当然有个别例外）[943]。急性排斥反应是由细胞介导的免疫反应所致，后者作用于胆管上皮以及汇管区和小叶中央静脉的内皮细胞[944]。组织学上，细胞性排斥反应的特征是汇管区炎性浸润、胆管损害和内皮炎症（图 19.84）。这些特征都不是排斥反应特有的，至少出现其中两个特征才能确诊[935]。汇管区炎性浸润由混合性炎症细胞组成：以小淋巴细胞为主，混合有较大的淋巴细胞、免疫母细胞、巨噬细胞、浆细胞、中性粒细胞和嗜酸性粒细胞。在有些病例中，出现

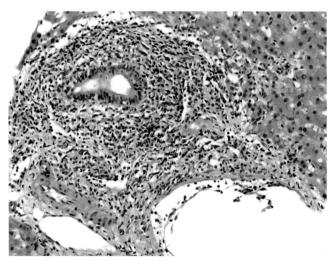

图 19.84　同种异体肝移植的急性细胞性排斥反应，可见汇管区致密的混合性炎性浸润（包括淋巴细胞、较多不成熟的淋巴样细胞和嗜酸性粒细胞）、轻度内皮炎和淋巴细胞性胆管炎

大量嗜酸性粒细胞有助于排斥反应的诊断[945]。炎症一般遍布汇管区，但也可能是局灶性分布或分布不均。建议对标本进行多层次切片检查，至少应当包含 5 个汇管区[946]。偶尔，炎性浸润扩展至汇管区界限以外，甚至导致汇管区-汇管区桥接[946]。

内皮炎可见于汇管区静脉或中央静脉，包括内皮上和内皮下淋巴细胞、内皮损伤以及内皮从底层分离。出现小叶中央静脉内皮炎伴小叶中心肝细胞坏死和汇管区周围炎性浸润，提示严重的细胞性排斥反应[946]。少数以内皮改变为主的细胞性排斥反应表现为：在成人和儿童同种异体肝移植中出现孤立的中央小静脉炎（无典型的汇管区改变）[947-948]，可导致小静脉周围纤维化和静脉阻塞综合征[949]。内皮炎并非总是存在，有可能缺失，尤其是在移植后早期阶段以外发生的急性排斥反应病例[950]。

胆管可见淋巴细胞和淋巴样细胞浸润（淋巴细胞性胆管炎）；胆管上皮损害表现为核仁着色不均、胞质空泡化、细胞分层或个别细胞消失以及胆管形状不规则。CK7 免疫染色有助于显示胆管及其病变[951]。

在鉴别细胞排斥反应与胆管炎病变时，汇管区嗜酸性粒细胞、内皮炎和坏死性炎症支持排斥反应，而胆红素淤积、中性粒细胞浸润、胆管增生和胆管周围纤维化/水肿支持胆管炎[952]。

现已提出了几种细胞性（急性）排斥反应的分级系统。Batts 也对评分系统进行了复审[936]。一个国际专门小组在加拿大班芙（Banff）召开研讨会后也发布了一个文件，提出了一个分级系统，如表 19.6 所示。

其他不太常见的特征包括：胆红素淤积，一些小叶单核细胞炎性浸润，以及在严重排斥反应病例中可见小叶中心融合性实质坏死。

慢性排斥反应（chronic rejection）。慢性同种异体肝移植排斥反应定义为：一种对同种异体肝移植的免疫性损伤，通常由严重的或持续性急性细胞性排斥反应进展而来，可导致胆管、动脉和终末肝静脉和周围实质的潜在的不可逆性损伤[953]。诸如"胆管消失综合征"和"胆

表19.6　急性细胞排斥反应的分级	
整体评估[a]	标准
不确定的	汇管区炎性浸润未达到诊断急性排斥反应的标准
轻度	排斥反应累及少数汇管区，一般较轻，且病变局限于汇管区以内
中度	排斥反应累及大多数或全部汇管区
重度	有上述中度排斥反应伴汇管区周围区扩展，并且中度至重度小静脉周围炎症扩展至肝实质，伴有小叶中心性肝细胞坏死

[a] 轻度、中度或重度急性排斥反应也可分别标记为 I 级、II 级或 III 级
Data from International Panel. Banff schema for grading liver allograft rejection: an international consensus document. *Hepatology*. 1997; 25(3): 658–663, with permission from authors and publisher.

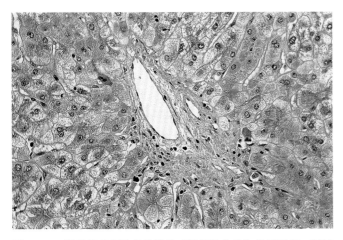

图 19.85　同种异体肝移植的慢性"胆管缺失性"排斥反应。汇管区内未见胆管结构，可见极为散在的淋巴细胞浸润

管缺失性排斥反应"这些术语不再推荐使用，因为胆管缺失只是慢性同种异体肝移植排斥反应的一个方面[935]。然而，"胆管缺失性排斥反应"仍然是慢性排斥反应的一个常用同义词。

当有急性细胞排斥反应病史的患者出现进行性胆汁淤积时，临床应怀疑慢性排斥反应，最终诊断应结合临床、影像学、实验室检查和组织病理学所见做出。组织病理学上，慢性排异反应的最低诊断标准是：①出现胆管萎缩／核固缩，累及大多数胆管，有／无胆管缺失；②出现明显的泡沫细胞阻塞性动脉病；或③胆管缺失累及50％以上的汇管区。由于伴有特征性改变的动脉主要分布于肝门部位，并且在针吸活检标本中极少能见到，小胆管的损害和缺失具有重要意义。显然，应除外由其他原因引起的胆管损害和缺失，包括胆管阻塞和肝动脉血栓引起的胆管缺血。

慢性排斥反应的肝的组织病理学改变主要累及汇管区和小叶中央区。在汇管区内，慢性排斥反应首先出现胆管损害，随后出现小胆管和肝动脉小分支的缺失（图 19.85）。早期胆管损害包括：细胞核排列不均匀、增大、着色较深和极性消失，胆管上皮不连续，给人以"异型性"或萎缩表现的印象。衰老相关性 p21（WAF1/Cip1）蛋白表达在早期慢性排斥反应中增加，在恢复过程中逐渐降低。用于诊断早期慢性排斥反应的特征性胆管细胞的细胞学改变是由复制性衰老所致[954]。随着病程的进展，较小的小叶间胆管开始出现胆管缺失，伴有汇管区细胞浸润减少，导致汇管区出现"熄灭"表现。胆管缺失见于至少 50％ 的汇管区才能确诊慢性排斥反应。缺失胆管的可靠计数需要有足够的活检标本，至少包含 20 个汇管区和（或）胆管缺失在几次连续活检组织中显示[955]。一个显著特征是缺少小胆管反应或汇管区周围纤维化，除非存在相关的远端胆管梗阻。可能的原因是移植肝内缺少对于肝祖细胞活化至关重要的迷走神经支配[956]以及胆管细胞凋亡增多[957]。

早期动脉病变包括内膜下、管壁中层和外膜泡沫样巨噬细胞聚集，但如前所述，这些改变在外周针刺活检标本中一般见不到。动脉病变中的巨噬细胞和间叶细胞来自受者[958]。在一些慢性排斥反应病例中，尤其是在

表现更急的病例中，炎症和（或）泡沫细胞改变也可见于汇管区和肝小静脉，提示与急性细胞性排斥反应有重叠[959]。在慢性排斥反应晚期，胆管和动脉损害的评估主要是通过这些结构的消失程度来进行的。当超过 23％ 的汇管区无肝动脉分支时，就认为存在动脉缺失[946]。

在小叶中心区，慢性排斥反应的早期改变特征为：胆红素淤积，肝窦泡沫样细胞（可能与慢性胆汁淤积有关），小叶中央静脉内皮下和静脉周围单核细胞性炎症，伴有小叶中心肝细胞水肿、含色素的巨噬细胞和小静脉周围轻度纤维化。"一过性肝炎"发生于向慢性排斥反应晚期进展阶段[960]，有时很难与病毒性肝炎区分开。在晚期，慢性排斥反应表现为重度桥接性静脉周围纤维化，至少伴有局灶中央静脉 - 中央静脉或中央静脉 - 汇管区桥接和个别终末肝小静脉阻塞。

并非所有病例都可确定慢性排斥反应的特征。胆管缺失可不伴有动脉病变，反之亦然。重度（桥接性）小叶中心纤维化可不伴有明显的胆管缺失或阻塞性动脉病变。个别患者可能出现晚期特征中的一种改变（例如胆管缺失）和另外一种早期特征性改变（例如小静脉周围坏死）[946,953]。除了两种慢性排斥反应的主要表现（胆管缺失和动脉病变）外，有人提出了"慢性肝炎样"慢性排斥反应模式的假设。稍后将在"同种异体肝移植的晚期变化"中讨论。

现已提出一个适用于慢性同种异体肝移植排斥反应的病理分期和报告的工作流程。如果出现晚期改变的目标结构不超过一个，就可以确诊为早期慢性排斥反应。晚期慢性排斥反应的全面诊断则要求至少有两个或更多个目标结构显示晚期变化[953]。

Banff 肝移植病理学工作组发布了一套有关肝移植后期功能异常的最常见病因和疑难原因的标准，包括迟发性急性和慢性排斥反应、复发和新发病毒性和自身免疫性肝炎（AIH）、胆管狭窄以及原发性胆汁性肝硬化（PBC）和原发性硬化性胆管炎（PSC）复发，包括有关鉴别诊断的讨论[962]。

其他并发症

脂肪性肝病（fatty liver disease）是肝移植术后常见的晚期并发症。移植后肥胖、基于他克莫司的治疗方案、糖尿病、高脂血症、动脉高压、作为首要肝移植指征的酒精性肝硬化以及移植前肝移植物的脂肪变性，这些都是移植后脂肪变性的危险因素[963]。垂死的肝细胞释放的脂肪球也可能导致囊性病变的形成（巨噬细胞包围的脂肪微囊），类似于肝紫癜症［所谓的脂质沉积症（lipopeliosis）］[964]。

位于吻合口部位或其他部位（由缺血性胆管炎所致）的**胆管狭窄（bile duct stricture）**可能是移植物功能异常的一个原因。累及自体肝的胆道梗阻的经典组织病理学表现也适用于同种移植肝的胆道并发症的诊断[965]。

肝动脉血栓（hepatic artery thrombosis）单独发生或与门静脉血栓形成联合发生，更常见于儿童。其结果为不同范围、不同分布和不同阶段的缺血性损伤（梗死），包括胆管系统的缺血。

感染（infection）是常见的并发症，移植肝受者同其他免疫功能低下个体一样，容易受到多种病原体的感染，包括 CMV、EBV、腺病毒和疱疹病毒感染，以及革兰氏阴性杆菌引起的败血症。

药物性损伤（drug-induced injury）。一些用于免疫抑制治疗的药物能引起肝损害，由于众多表现相互混杂，到底是由哪一种药物所致可能很难明确。值得注意的是，硫唑嘌呤可能会导致肝炎[966]，环孢素（环孢菌素）可能会导致胆小管胆红素淤积、肝细胞肿胀和胆管上皮细胞空泡化[967]。

复发性疾病

肝活检诊断复发性疾病可能存在争议，因为在移植前就已存在的疾病当中，有些疾病的组织病理学表现与见于排斥反应或移植后胆管狭窄的表现可以相互重叠。复发性疾病的风险随着时间的延长而增加，但与移植失败的发生率无关[968]。与原发性胆汁性肝硬化（PBC）相比，因丙型肝炎（HCV）、原发性硬化性胆管炎（PSC）、自身免疫性肝炎（AIH）而接受肝移植者由复发性疾病导致移植失败的风险较大，移植失败的总体风险也明显较高[969]。

复发性乙型肝炎可能会引起急性和慢性肝炎、肝硬化的典型表现和轻微的组织学改变（携带状态）。在少数病例，可出现非典型性表现，即所谓的纤维化性胆汁淤积性肝炎，如上文所述[69]。后者通常发生在早期（150天前）[970]，并很快进展为移植物功能异常，其组织学特征为：伴有纤维化的小胆管反应，显著的胆红素淤积，毛玻璃样肝细胞，肝细胞气球样变伴细胞消失，以及轻度混合性炎症反应[69]。纤维化性胆汁淤积性肝炎与高病毒载量有关，并发生在其他类型的免疫缺陷状态，诸如在 HIV 感染和肾移植患者中发生[70]。使用 HBV 免疫球蛋白和拉米夫定进行被动免疫预防后，移植物中复发性乙型肝炎的发病率已明显降低[971]。

复发性丙型肝炎的组织学损伤几乎一致[972-973]。HCV抗原可在移植后几天通过肝活检检测出来[974]。在少数患者中，移植肝损伤严重，可导致移植失败[974-975]。直接作用的抗病毒药物（例如索福布韦）的开发已极大地改变了肝移植后复发性丙型肝炎的治疗选择，因为这些药物能在绝大多数患者中产生持续的病毒学应答，而且通常耐受性良好[976-977]。

复发性丙型肝炎与急性细胞性排斥反应的鉴别是移植后肝活检评估中最常见和最棘手的问题之一[978]，因为其形态学特征与见于排斥反应的相似，例如，胆管损害，以及不太被普遍认可的内皮炎，汇管区嗜酸性粒细胞，以及中央静脉周围纤维化可能由丙型肝炎所致[979]。可能需要进行连续活检并对病变进行分级以明确丙型肝炎的进展表现[980]。在复发性丙型肝炎，汇管区浸润是以淋巴细胞为主，较少为混合细胞浸润，胆管淋巴细胞浸润程度较轻，无内皮炎，或内皮炎很轻，无胆管缺失，更易出现纤维化。此外，小叶实质可能显示轻度全小叶凋亡改变（不同于排斥反应中的静脉周围坏死）、大泡性脂肪变性（排斥反应中缺乏）以及——除非是纤维化性胆汁淤

积型——极少数胆汁淤积。复发性丙型肝炎常常与其他引起肝同种异体移植物功能障碍的原因共存，例如，残留保存/再灌注损伤（PRI）、胆汁淤积、急性细胞性和慢性排斥反应以及自身免疫性肝炎（AIH）。确定损伤的最重要的原因很重要，但可能极为困难[981]。一些移植后患者对 HCV 感染发生了肉芽肿反应，但这并没有带来更差的临床结局[982]。据报道，无论是否首先诱发急性细胞性排斥反应，聚乙二醇干扰素 α-2a 和利巴韦林的治疗可触发快速进展的慢性胆管缺失性排斥反应[983]，但这对于较新的直接作用的抗病毒药物而言不是问题（见上文）。

如前所述，一种严重的进行性胆汁淤积综合征的发生率为 2%～10%，使人想起复发性 HBV 感染中的纤维化性胆汁淤积性肝炎，这显然是由高病毒载量下的直接病毒细胞病变效应所致[984]。在研究这些病例的发展过程时，首先出现的异常是反复发作的丙型肝炎和胆汁淤积，很快会出现纤维化，病变持续恶化，直至移植失败或患者死亡[985]。

复发性 PBC。在大多数患者中，抗线粒体抗体（AMA）在移植后持续存在，与疾病复发无关。复发性 PBC 的诊断是通过组织学评估来做出，因此，肝活检仍然是金标准[968]。旺炽性胆管病变和上皮样肉芽肿是最有帮助的特征，但肉芽肿性胆管炎也可见于慢性丙型肝炎[982]。汇管区淋巴组织聚集和胆管缺失对诊断作用较小，因为它们也可发生于慢性丙型肝炎和同种异体肝移植排斥反应中。小胆管反应和进行性胆酸盐淤积（包括铜沉积）有助于复发性 PBC 的诊断。汇管区浸润的细胞中出现浆细胞是复发性 PBC 的早期标志[986]。复发性 PBC 的明确诊断依赖于所有临床、生物化学和组织学标准的结合；然而，最终，移植物中的复发似乎不会影响移植物的存活率和患者的预后[987-988]。

复发性 PSC。即使可能，仅使用针刺活检评估来确诊复发性 PSC 也是极其困难的，因为复发性 PSC 很难与其他原因引起的胆管狭窄或硬化性胆管炎区别开[989]。复发性 PSC 的确诊是通过胆道系统的组织学和（或）影像学做出的，并且要排除其他原因导致的非吻合性胆道狭窄[936,968]。

复发性脂肪性肝病常见于因非酒精性脂肪性肝炎（NASH）肝硬化而进行肝移植之后。在一项研究中，复发性脂肪性肝病见于 70% 的患者，其中 25% 出现复发性 NASH，在平均 18 个月时 18% 的患者出现 II 期/IV 期或更严重的纤维化。尽管肝酶正常，但仍可出现组织病理学表现[439]。即使在非 NAFLD 肝硬化肝移植后，NAFLD 的发生也有增加。移植前的危险因素包括：免疫抑制、移植时年龄较高、男性、吸烟史、移植前患者和供者的体重指数、移植前糖尿病、致使肝移植的基础肝病类型（丙型肝炎、隐源性肝硬化或酒精性肝炎）以及婚姻状况[990]。

复发性自身免疫性肝炎的诊断是基于临床、生物化学、血清学和组织学标准的结合[968]。汇管区和汇管区周围炎症（界面性肝炎）中含有浆细胞，虽然是非特异性的，但支持为复发性疾病[988]。

新的自身免疫性肝炎（de novo autoimmune hepatitis），也称为移植后浆细胞肝炎，是指患者并非因

AIH 而进行的移植发生了移植后 AIH 的临床和组织学表现[991]。这可能是丙型肝炎患者的一个特殊诊断问题，它们可能在 HCV RNA 存在的情况下发展成富于浆细胞的肝炎[992]。一些人认为这是排斥反应的一种组织学亚型[993]，尽管仍然存在争议，并且考虑到表位扩展伴随着所有的免疫反应，在移植后很长时间后将排斥反应与自身免疫区分开这种鉴别可能只能停留在语义上[993-994]。

同种异体肝移植的晚期改变

除了由于原有疾病的复发性改变外，在移植后数月的肝活检中还可出现其他异常改变，包括纤维化和炎症改变。重要的是，这些改变通常不能通过肝功能检查来识别，但可以通过"协议的"活检——作为肝移植状况的系统性随访的一部分（见上文）——而非临床症状来识别。据报道，在移植后 5 年和 10 年时，只有 20% 的移植肝组织学上表现正常[995]；移植后 5 年组织学上正常者只有 7.4%，移植后 10 年为 1.6%[996]。

肝移植后长期幸存的儿童患者常出现肝纤维化[995,997]，成人患者也是如此[914]。一项研究表明，在移植后 3 年，只有不到 5% 的肝移植没有出现纤维化；而在另一项研究中，在移植后的 1～5 年内，纤维化的发生率从 31% 增加到 65%，但此后保持稳定。然而，在移植后 10 年，"严重的"纤维化患者的百分比从 10%（5 年）增加到 29%。在移植后 1 年未发生纤维化的儿童患者中，64% 在移植后 10 年时出现了一定程度的纤维化。纤维化与移植相关的因素密切相关，例如，冷缺血时间延长，移植时年龄小，供体 / 受体年龄比高，以及使用部分移植物[998]。

长期肝移植的炎性病变包括：所谓的中央静脉周围炎，即小叶中央性坏死性炎症，有时不伴有汇管区炎症（"孤立性"中央静脉周围炎）[999-1000]，以及被称为特发性移植后慢性肝炎（idiopathic post-transplant chronic hepatitis, IPCH）的一种非特异性慢性肝炎[996,1001-1002]。

孤立性中央静脉周围炎需要与引发小叶中央坏死性炎症的所有其他原因鉴别，包括缺血、急性和慢性排斥反应、复发性或获得性乙型肝炎和丙型肝炎、复发性或获得性自身免疫性肝炎以及 IPCH。Hübscher 在一篇评论中讨论了这些原因[999]。似乎孤立性中央静脉周围炎最可能是迟发性急性排斥反应的一种形式，其预后比单纯的汇管区（经典的急性细胞性）排斥反应的预后要差[999]。

最好也将 IPCH 解释为迟发性细胞性排斥反应的一种形式[1002]。Birmingham 小组的研究认为，IPCH 与进行性纤维化有关，甚至在移植后 10 年内导致多达 50% 的患者发生桥接性纤维化和肝硬化，但其他研究尚未报道类似程度的重要临床问题[1003]。

最终，困难的诊断问题必须通过密切的临床病理合作来解决。需要注意的是，同种异体肝移植可能同时存在多种病理状况，包括药物毒性[1004]、病毒性肝炎、疾病复发和排斥反应。

肿瘤性疾病。肝移植后发生的恶性疾病主要包括肝细胞癌和移植后淋巴组织增生性疾病。移植后肝硬化的发生是发生新生肝细胞癌的主要危险因素[1005-1006]。移植后淋巴组织增生性疾病主要是淋巴结和结外 B 细胞淋巴瘤，为移植患者免疫抑制治疗的一个并发症。与年龄和性别匹配的对照组相比，一些其他类型的肿瘤（皮肤、肺、头颈、结直肠）在肝移植受者更多见[1006]。

骨髓移植：移植物抗宿主病

骨髓移植有可能引起多种肝并发症。损伤可能是由于移植前病变、免疫抑制相关性感染以及移植物抗宿主病（graft-versus-host disease, GVHD）所致[1007-1008]。肝 GVHD 的组织病理学改变取决于移植后的时间。急性肝 GVHD 发生在移植后 90 天内，其特征是胆汁淤积和胆管损害。受累胆管显示形状不规则，上皮异型性伴细胞核多形性、胞质空泡化、细胞坏死，并且可能出现胆管破坏。可见淋巴细胞浸润胆管上皮，但汇管区炎症通常较轻。早期活检（不超过 35 天）可显示少量胆管损害和显著的肝细胞凋亡[1009]，这些表现极易与丙型肝炎混淆。其他病变包括内皮炎、铁质沉着和静脉阻塞性疾病[1010]。

尽管慢性 GVHD 通常是由急性 GVHD 进展而来的，但约 25% 的慢性 GVHD 病例是新发的，发生在移植后 3 个月以上。肝受累表现与急性 GVHD 的类似，但病变程度较重，出现胆管缺失、胆汁淤积、进行性汇管区周围纤维化，个别病例甚至发展为肝硬化[1011-1013]。汇管区炎性浸润较为致密，有些病例伴有汇管区周围扩展和界面性肝炎。肝（以及胃肠道和皮肤受累组织）中的淋巴细胞浸润几乎完全源于 α/β 表达的 T 细胞亚群，并且是 T 细胞的记忆细胞亚群（CD45RO）[1014]。小叶改变包括胆红素淤积和凋亡小体。

参考文献

1. Rappaport AM, Borowy ZJ, Lougheed WM, et al. Subdivision of hexagonal liver lobules into a structural and functional unit; role in hepatic physiology and pathology. *Anat Rec*. 1954; 119(1): 11-33.
2. Matsumoto T, Kawakami M. The unit-concept of hepatic parenchyma—a re-examination based on angioarchitectural studies. *Acta Pathol Jpn*. 1982; 32(suppl 2): 285-314.
3. Cassiman D, Libbrecht L, Desmet V, et al. Hepatic stellate cell/myofibroblast subpopula-tion in fibrotic human and rat livers. *J Hepatol*. 2002; 36: 200-209.
4. Crawford AR, Lin XZ, Crawford JM. The nor-mal adult human liver biopsy: a quantitative reference standard. *Hepatology*. 1998; 28(2): 323-331.
5. Roskams TA, Theise ND, Balabaud C, et al. Nomenclature of the finer branches of the bil-iary tree: canals, ductules, and ductular reac-tions in human livers. *Hepatology*. 2004; 39(6): 1739-1745.
6. Van Eyken P, Desmet VJ. Cytokeratins and the liver. *Liver*. 1993; 13(3): 113-122.
7. Papp V, Dezso K, Laszlo V, et al. Architectural changes during regenerative and ontogenic liv-er growth in the rat. *Liver Transpl*. 2009; 15(2): 177-183.
8. Christoffersen P, Poulsen H, Skeie E. Focal liver cell necroses accompanied by infiltration of granulocytes arising during operation. *Acta Hepatosplenol*. 1970; 17(4): 240-245.
9. Gerber MA, Thung SN. Histology of the liver.

Am J Surg Pathol. 1987; 11(9): 709-722.

10. Petrelli M, Scheuer PJ. Variation in subcapsular liver structure and its significance in the interpretation of wedge biopsies. *J Clin Pathol*. 1967; 20(5): 743-748.

11. Kim JH, Kim MN, Han KH, Kim SU. Clinical application of transient elastography in patients with chronic viral hepatitis receiving antiviral treatment. *Liver Int*. 2015; 35: 1103-1115.

12. Hay JE, Czaja AJ, Rakela J, Ludwig J. The nature of unexplained chronic aminotransferase elevations of a mild to moderate degree in asymptomatic patients. *Hepatology*. 1989; 9(2): 193-197.

13. Van Ness MM, Diehl AM. Is liver biopsy useful in the evaluation of patients with chronically elevated liver enzymes? *Ann Intern Med*. 1989; 111(6): 473-478.

14. Ferrell L. Liver pathology: cirrhosis, hepatitis, and primary liver tumors. Update and diagnostic problems. *Mod Pathol*. 2000; 13(6): 679-704.

15. biopsy techniques-revisited. *Semin Liver Dis*. 2006; 26: 318-327.

16. Demetris AJ, Seaberg EC, Batts KP, et al. Reliability and predictive value of the National Institute of Diabetes and Digestive and Kidney Diseases Liver Transplantation Database nomenclature and grading system for cellular rejection of liver allografts. *Hepatology*. 1995; 21(2): 408-416.

17. Lucey MR. Serial liver biopsies: a gateway into understanding the long-term health of the liver allograft. *J Hepatol*. 2001; 34(5): 762-763.

18. Nair V, Fischer SE, Adeyi OA. Non-viralrelated pathologic findings in liver needle biopsy specimens from patients with chronic viral hepatitis. *Am J Clin Pathol*. 2010; 133(1): 127-132.

19. Van Eyken P. Cytokeratin immunohistochemistry in liver histopatology. *Adv Clin Path*. 2000; 4(4): 201-211.

20. Clark I, Torbenson MS. Immunohistochemistry and special stains in medical liver pathology. *Adv Anat Pathol*. 2017; 24: 99-109.

21. Colloredo G, Guido M, Sonzogni A, Leandro G. Impact of liver biopsy size on histological evaluation of chronic viral hepatitis: the smaller the *Hepatol*. 2003; 39(2): 239-244.

22. Bedossa P, Dargere D, Paradis V. Sampling variability of liver fibrosis in chronic hepatitis C. *Hepatology*. 2003; 38(6): 1449-1457.

23. Vuppalanchi R, Unalp A, Van Natta ML, et al. Effects of liver biopsy sample length and number of readings on sampling variability in non-alcoholic Fatty liver disease. *Clin Gastroenterol Hepatol*. 2009; 7(4): 481-486.

24. Rousselet MC, Michalak S, Dupre F, et al. Sources of variability in histological scoring of chronic viral hepatitis. *Hepatology*. 2005; 41(2): 257-264.

25. Bateman AC. Patterns of histological change in liver disease: my approach to 'medical' liver biopsy reporting. *Histopathology*. 2007; 51(5): 585-596.

26. Czaja AJ, Carpenter HA. Optimizing diagnosis from the medical liver biopsy. *Clin Gastroenterol Hepatol*. 2007; 5(8): 898-907.

27. Suriawinata AA, Thung SN. Acute and chronic hepatitis. *Semin Diagn Pathol*. 2006; 23(3-4): 132-148.

28. Theise ND. Liver biopsy assessment in chronic viral hepatitis: a personal, practical approach. *Mod Pathol*. 2007; 20(suppl 1): S3-S14.

29. Rockey DC, Caldwell SH, Goodman ZD, et al. Liver biopsy. *Hepatology*. 2009; 49(3): 1017-1044.

30. Feinstone SM, Kapikian AZ, Purcell RH, et al. Transfusion-associated hepatitis not due to viral hepatitis type A or B. *N Engl J Med*. 1975; 292(15): 767-770.

31. Choo Q-L, Kuo G, Weiner AJ, et al. Isolation of cDNA clone derived from blood-borne non-A, non-B viral hepatitis genome. *Science*. 1989; 244: 359-362.

32. Alter HJ, Seeff LB. Recovery, persistence, and sequelae in hepatitis C virus infection: a perspective on long-term outcome. *Semin Liver Dis*. 2000; 20(1): 17-35.

33. Purcell R. The hepatitis C virus: overview. *Hepatology*. 1997; 26(3 suppl 1): 11s-14s.

34. L. Acute viral hepatitis. In: Lamps LW, Kakar S, eds. *Diagnostic Pathology: Hepatobiliary and Pancreas*. 2nd ed. Philadelphia: Elsevier; 2017: 56-59.

35. Dalton HR, Stableforth W, Thurairajah P, et al. Autochthonous hepatitis E in Southwest England: natural history, complications and seasonal variation, and hepatitis E virus IgG seroprevalence in blood donors, the elderly and patients with chronic liver disease. *Eur J Gastroenterol Hepatol*. 2008; 20(8): 784-790.

36. Purcell RH, Emerson SU. Hepatitis E: an emerging awareness of an old disease. *J Hepatol*. 2008; 48(3): 494-503.

37. Kar P, Jilani N, Husain SA, et al. Does hepatitis E viral load and genotypes influence the final outcome of acute liver failure during pregnancy? *Am J Gastroenterol*. 2008; 103(10): 2495-2501.

38. Stapleton JT, Foung S, Muerhoff AS, et al. The GB viruses: a review and proposed classification of GBV-A, GBV-C(HGV), and GBV-D in genus Pegivirus within the family Flaviviridae. *J Gen Virol*. 2011; 92(Pt 2): 233-246.

39. Hino S, Miyata H. Torque teno virus(TTV): current status. *Rev Med Virol*. 2007; 17: 45-57.

40. Akiba J, Umemura T, Alter HJ, et al. SEN virus: epidemiology and characteristics of a transfusion-transmitted virus. *Transfusion*. 2005; 45(7): 1084-1088.

41. Yang JF, Dai CY, Chuang WL, et al. Prevalence and clinical significance of HGV/GBV-C infection in patients with chronic hepatitis B or C. *Jpn J Infect Dis*. 2006; 59: 25-30.

42. Bianchi L. Liver biopsy interpretation in hepatitis. Part II: Histopathology and classification of acute and chronic viral hepatitis/differential diagnosis. *Pathol Res Pract*. 1983; 178(2): 180-213.

43. Ishak KG. Light microscopic morphology of viral hepatitis. *Am J Clin Pathol*. 1976; 65(5 suppl): 787-827.

44. Hashimoti E, Kojimahara N, Noguchi S, et al. Immunohistochemical characterization of hepatic lymphocytes in acute hepatitis A, B, and C. *J Clin Gastroenterol*. 1996; 23(3): 199-202.

45. Volpes R, van den Oord JJ, Desmet VJ. Memory T cells represent the predominant lymphocyte subset in acute and chronic liver inflammation. *Hepatology*. 1991; 13(5): 826-829.

46. Mietkiewski JM, Scheuer PJ. Immunoglobulin-containing plasma cells in acute hepatitis. *Liver*. 1985; 5(2): 84-88.

47. Schmid M, Pirovino M, Altorfer J, et al. Acute hepatitis non-A, non-B; are there any specific light microscopic features? *Liver*. 1982; 2(1): 61-67.

48. Boyer JL, Klatskin G. Pattern of necrosis in acute viral hepatitis. Prognostic value of bridging(subacute hepatic necrosis). *N Engl J Med*. 1970; 283(20): 1063-1071.

49. Hanau C, Munoz SJ, Rubin R. Histopathological heterogeneity in fulminant hepatic failure. *Hepatology*. 1995; 21(2): 345-351.

50. Scheuer PJ, Maggi G. Hepatic fibrosis and collapse: histological distinction by orcein staining. *Histopathology*. 1980; 4(5): 487-490.

51. Desmet VJ. Ductal plates in hepatic ductular reactions. Hypothesis and implications. I. Types of ductular reaction reconsidered. *Virchows Arch*. 2011; 458: 251-259.

52. Schmid M, Cueni B. Portal lesions in viral hepatitis with submassive hepatic necrosis. *Hum Pathol*. 1972; 3(2): 209-216.

53. Abe H, Beninger PR, Ikejiri N, et al. Light microscopic findings of liver biopsy specimens from patients with hepatitis type A and comparison with type B. *Gastroenterology*. 1982; 82(5 Pt 1): 938-947.

54. Okuno T, Sano A, Deguchi T, et al. Pathology of acute hepatitis A in humans. Comparison with acute hepatitis B. *Am J Clin Pathol*. 1984; 81(2): 162-169.

55. Sciot R, Van Damme B, Desmet VJ. Cholestatic features in hepatitis A. *J Hepatol*. 1986; 3(2): 172-181.

56. Teixeira MR Jr, Weller IV, Murray A, et al. The pathology of hepatitis A in man. *Liver*. 1982; 2(1): 53-60.

57. Corpechot C, Cadranel JF, Hoang C, et al. [Cholestatic viral hepatitis A in adults. Clinical, biological and histopathological study of 9 cases]. *Gastroenterol Clin Biol*. 1994; 18(8-9): 743-750.

58. Scheuer PJ, Davies SE, Dhillon AP. Histopathologic aspects of viral hepatitis. *J Viral Hepat*. 1996; 3: 277-283.

59. Chi H, Haagsma EB, Riezebos-Brilman A, et al. Hepatitis A related acute liver failure by consumption of contaminated food. *J Clin Virol*. 2014; 61: 456-458.

60. Ruel M, Sevestre H, Henry-Biabaud E, et al. Fibrin ring granulomas in hepatitis A. *Dig Dis Sci*. 1992; 37(12): 1915-1917.

61. Yamamoto T, Ishii M, Nagura H, et al. Transient hepatic fibrin-ring granulomas in a patient with acute hepatitis A. *Liver*. 1995; 15(5): 276-279.

62. Villari D, Raimondo G, Attard L, et al. Polyphasic type A hepatitis: histological features. *Infection*. 1993; 21(1): 46-48.

63. Kryger P, Christoffersen P. Liver histopathology of the hepatitis A virus infection: a comparison with hepatitis type B and non-a, non-b. *J Clin Pathol*. 1983; 36(6): 650-654.

64. Rugge M, Vanstapel MJ, Ninfo V, et al. Comparative histology of acute hepatitis B and non-A, non-B in Leuven and Padova. *Virchows Arch A Pathol Anat Histopathol*. 1983; 401(3): 275-288.

65. Desmet VJ. Liver lesions in hepatitis B viral infection. *Yale J Biol Med*. 1988; 61(1): 61-83.

66. Delladetsima I, Papatheodoridis GV, Tiniakos DG, et al. Significance of liver histology in HBsAg-positive, IgM anti-GHc-negative acute hepatitis B virus-related hepatitis. *Histopathology*. 2012; 61: 881-888.

67. Min KW, Gyorkey F, Cain GD. Talc granulomata in liver disease in narcotic addicts. *Arch Pathol*. 1974; 98(5): 331-335.

68. Molos MA, Litton N, Schubert TT. Talc liver. *J Clin Gastroenterol*. 1987; 9(2): 198-203.

69. Davies SE, Portmann BC, O'Grady JG, et al. Hepatic histological findings after transplantation for chronic hepatitis B virus infection, including a unique pattern of fibrosing cholestatic hepatitis. *Hepatology*. 1991; 13(1): 150-157.

70. Xiao SY, Lu L, Wang HL. Fibrosing cholestatic hepatitis: clinicopathologic spectrum, diagnosis and pathogenesis. *Int J Clin Exp Pathol*. 2008; 1(5): 396-402.

71. Santantonio T, Wiegand J, Gerlach JT. Acute hepatitis C: current status and remaining challenges. *J Hepatol*. 2008; 49(4): 625-633.

72. Dienes HP, Popper H, Arnold W, Lobeck H. Histologic observations in human hepatitis non-A, non-B. *Hepatology*. 1982; 2(5): 562-571.

73. Lefkowitch JH, Apfelbaum TF. Non-A, non-B hepatitis: characterization of liver biopsy pathology. *J Clin Gastroenterol*. 1989; 11(2): 225-232.

74. Negro F. Detection of hepatitis C virus RNA in liver tissue: an overview. *Ital J Gastroenterol Hepatol*. 1998; 30(2): 205-210.

75. Komminoth P, Adams V, Long AA, et al. Evaluation of methods for hepatitis C virus detection in archival liver biopsies. Comparison of histology, immunohistochemistry, in-situ hybridization, reverse transcriptase polymerase chain reaction(RT-PCR) and in-situ RT-PCR. *Pathol Res Pract*. 1994; 190: 1017-1025.

76. Evans AT, Loeb KR, Shulman HM, et al. Fibrosing cholestatic hepatitis C after hematopoietic cell transplantation: report of 3 fatal cases. *Am J Surg Pathol*. 2015; 39: 212-220.

77. Rosenberg PM, Farrell JJ, Abraczinskas DR, et al. Rapidly progressive fibrosing cholestatic hepatitis—hepatitis C virus in HIV coinfection. *Am J Gastroenterol*. 2002; 97(2): 478-483.

78. Negro F. Hepatitis D virus co-infection and superinfection. *Cold Spring Harb Perspect Med*. 2014; 4(11): a021550.
doi:10.1101/cshperspect. a021550.

79. Craig JR, Govindarajan S, DeCock KM. Delta viral hepatitis. Histopathology and course. *Pathol Annu*. 1986; 21(pt 2): 1-21.

80. Lok AS, Lindsay I, Scheuer PJ, Thomas HC. Clinical and histological features of delta infection in chronic hepatitis B virus carriers. *J Clin Pathol*. 1985; 38(5): 530-533.

81. Verme G, Amoroso P, Lettieri G, et al. A histological study of hepatitis delta virus liver disease. *Hepatology*. 1986; 6(6): 1303-1307.

82. Popper H, Thung SN, Gerber MA, et al. Histologic studies of severe delta agent infection in Venezuelan Indians. *Hepatology*. 1983; 3(6): 906-912.

83. Khuroo MS, Khuroo MS. Hepatitis E virus. *Curr Opin Infect Dis*. 2008; 21(5): 539-543.

84. Kamar N, Bendall R, Legrand-Abravanel F, et al. Hepatitis E. *Lancet*. 2012; 379(9835): 2477-2488.

85. Malcolm P, Dalton H, Hussaini HS, Mathew J. The histology of acute autochthonous hepatitis E virus infection. *Histopathology*. 2007; 51(2): 190-194.

86. Iversen P, Roholm K. On aspiration biopsy of the liver, with remarks on its diagnostic significance. *Acta Med Scand*. 1939; 102: 1-16.

87. De Groote J, Desmet VJ, Gedigk P, et al. A classification of chronic hepatitis. *Lancet*. 1968; 2(7568): 626-628.

88. Desmet VJ. Histological classification of chronic hepatitis. *Acta Gastroenterol Belg*. 1997; 60(4): 259-267.

89. Purcell RH. Hepatitis viruses: changing patterns of human disease. *Proc Natl Acad Sci USA*. 1994; 91(7): 2401-2406.

90. Reynolds TB, Peters RL, Yamada S. Chronic active and lupoid hepatitis caused by a laxative, oxyphenisatin. *N Engl J Med*. 1971; 285(15): 813-820.

91. Pessayre D, Larrey D. Acute and chronic drug-induced hepatitis. *Baillieres Clin Gastroenterol*. 1988; 2(2): 385-422.

92. Johnson PJ, McFarlane IG. Meeting report: International Autoimmune Hepatitis Group. *Hepatology*. 1993; 18(4): 998-1005.

93. Scott J, Gollan JL, Samourian S, Sherlock S. Wilson's disease, presenting as chronic active hepatitis. *Gastroenterology*. 1978; 74(4): 645-651.

94. Sternlieb I, Scheinberg IH. Chronic hepatitis as a first manifestation of Wilson's disease. *Ann Intern Med*. 1972; 76(1): 59-64.

95. Hodges JR, Millward-Sadler GH, Wright R. Chronic active hepatitis: the spectrum of disease. *Lancet*. 1982; 1(8271): 550-552.

96. Chen DS. Natural history of chronic hepatitis B virus infection: new light on an old story. *J Gastroenterol Hepatol*. 1993; 8(5): 470-475.

97. Chu CM, Karayiannis P, Fowler MJ, et al. Natural history of chronic hepatitis B virus infection in Taiwan: studies of hepatitis B virus DNA in serum. *Hepatology*. 1985; 5(3): 431-434.

98. Scheuer PJ. Changing views on chronic hepatitis. *Histopathology*. 1986; 10(1): 1-4.

99. Gerber MA. Chronic hepatitis C: the beginning of the end of a time-honored nomenclature? *Hepatology*. 1992; 15(4): 733-734.

100. Ishak KG. Chronic hepatitis: morphology and nomenclature. *Mod Pathol*. 1994; 7(6): 690-713.

101. Ludwig J. The nomenclature of chronic active hepatitis: an obituary. *Gastroenterology*. 1993; 105(1): 274-278.

102. Scheuer PJ. Classification of chronic viral hepatitis: a need for reassessment. *J Hepatol*. 1991; 13(3): 372 374.

103. Desmet VJ, Gerber M, Hoofnagle JH, et al. Classification of chronic hepatitis: diagnosis, grading and staging. *Hepatology*. 1994; 19(6): 1513-1520.

104. Terminology of chronic hepatitis, hepatic allograft rejection, and nodular lesions of the liver: summary of recommendations developed by an international working party, supported by the World Congresses of Gastroenterology, Los Angeles, 1994. *Am J Gastroenterol*. 1994; 89(8 suppl): S177-S181.

105. Villari D, Raimondo G, Brancatelli S, et al. Histological features in liver biopsy specimens of patients with acute reactivation of chronic type B hepatitis. *Histopathology*. 1991; 18(1): 73-77.

106. Popper H, Paronetto F, Schaffner F. Immune processes in the pathogenesis of liver disease. *Ann N Y Acad Sci*. 1965; 124(2): 781-799.

107. Galle PR. Apoptosis in liver disease. *J Hepatol*. 1997; 27(2): 405-412.

108. Powell LW. The nature of cell death in piecemeal necrosis: is order emerging from chaos? *Hepatology*. 1987; 7: 794-796.

109. Searle J, Harmon BV, Bishop CJ, Kerr JFR. The significance of cell death by apoptosis in hepatobiliary disease. *J Gastroenterol Hepatol*. 1987; 2: 77-96.

110. Desmet VJ. Current problems in diagnosis of biliary disease and cholestasis. *Semin Liver Dis*. 1986; 6(3): 233-245.

111. Paradis V, Mathurin P, Laurent A, et al. Histological features predictive of liver fibrosis in chronic hepatitis C infection. *J Clin Pathol*. 1996; 49(12): 998-1004.

112. Roskams TA, Libbrecht L, Desmet VJ. Progenitor cells in diseased human liver. *Semin Liver Dis*. 2003; 23(4): 385-396.

113. Cross SS. Grading and scoring in histopathology. *Histopathology*. 1998; 33(2): 99-106.

114. Batts KP, Ludwig J. Chronic hepatitis. An update on terminology and reporting. *Am J Surg Pathol*. 1995; 19(12): 1409-1417.

115. Bedossa P, Poynard T. An algorithm for the grading of activity in chronic hepatitis C. The METAVIR Cooperative Study Group. *Hepatology*. 1996; 24(2): 289-293.

116. Duchatelle V, Marcellin P, Giostra E, et al. Changes in liver fibrosis at the end of alpha interferon therapy and 6 to 18 months later in patients with chronic hepatitis C: quantitative assessment by a morphometric method. *J Hepatol*. 1998; 29(1): 20-28.

117. Goldin RD, Goldin JG, Burt AD, et al. Intra-observer and inter-observer variation in the histopathological assessment of chronic viral hepatitis. *J Hepatol*. 1996; 25(5): 649-654.

118. Ishak K, Baptista A, Bianchi L, et al. Histological grading and staging of chronic hepatitis. *J Hepatol*. 1995; 22(6): 696-699.

119. Ishak KG. Pathologic features of chronic hepatitis. A review and update. *Am J Clin Pathol*. 2000; 113(1): 40-55.

120. Knodell RG, Ishak KG, Black WC, et al. Formulation and application of a numerical scoring system for assessing histological activity in asymptomatic chronic active hepatitis. *Hepatology*. 1981; 1(5): 431-435.

121. Westin J, Lagging LM, Wejstal R, et al. Inter-observer study of liver histopathology using the Ishak score in patients with chronic hepatitis C virus infection. *Liver*. 1999; 19(3): 183-187.

122. Bedossa P. [Presentation of a grid for computer analysis for compilation of histopathologic lesions in chronic viral hepatitis C. Cooperative study of the METAVIR group]. *Ann Pathol*. 1993; 13(4): 260-265.

123. Bedossa P, Bioulac Sage P, Callard P, et al. In traobserver and interobserver variations in liver biopsy interpretation in patients with chronic hepatitis C. The French METAVIR Cooperative Study Group. *Hepatology*. 1994; 20(1 Pt 1): 15-20.

124. Poynard T, Ratziu V, Charlotte F, et al. Rates and risk factors of liver fibrosis progression in patients with chronic hepatitis C. *J Hepatol*. 2001; 34(5): 730-739.

125. Brunt EM. Grading and staging the histopathological lesions of chronic hepatitis: the Knodell histology activity index and beyond. *Hepatology*. 2000; 31(1): 241-246.

126. Hubscher SG. Histological grading and staging in chronic hepatitis: clinical applications and problems. *J Hepatol*. 1998; 29(6): 1015-1022.

127. Kleiner DE. The liver biopsy in chronic hepatitis C: a view from the other side of the microscope. *Semin Liver Dis*. 2005; 25(1): 52-64.

128. Goodman ZD. Grading and staging systems for inflammation and fibrosis in chronic liver diseases. *J Hepatol*. 2007; 47(4): 598-607.

129. Fleming KA. Evidence-based pathology. *J Pathol*. 1996; 179(2): 127-128.

130. Scheuer PJ, Standish RA, Dhillon AP. Scoring of chronic hepatitis. *Clin Liver Dis*. 2002; 6(2): 335-347, v-vi.

131. Cross T, Antoniades C, Harrison P. Non-invasive markers for the prediction of fibrosis in chronic hepatitis C infection. *Hepatol Res*. 2008; 38(8): 762-769.

132. Ratziu V, Charlotte F, Heurtier A, et al. Sampling variability of liver biopsy in nonalcoholic fatty liver disease. *Gastroenterology*. 2005; 128(7): 1898-1906.

133. Castera L, Forns X, Alberti A. Non-invasive evaluation of liver fibrosis using transient elastography. *J Hepatol*. 2008; 48(5): 835-847.

134. Kettaneh A, Marcellin P, Douvin C, et al. Features associated with success rate and performance of FibroScan measurements for the diagnosis of cirrhosis in HCV patients: a prospective study of 935 patients. *J Hepatol*. 2007; 46(4): 628-634.

135. Van Leeuwen DJ, Balabaud C, Crawford JM, et al. A clinical and histopathologic perspective on evolving noninvasive and invasive alternatives for liver biopsy. *Clin Gastroenterol Hepatol*. 2008; 6(5): 491-496.

136. Bedossa P. Assessment of hepatitis C: non-inva-

sive fibrosis markers and/or liver biopsy. *Liver Int*. 2009; 29(suppl 1): 19-22.

137. Hadziyannis S, Gerber MA, Vissoulis C, Popper H. Cytoplasmic hepatitis B antigen in "ground-glass" hepatocytes of carriers. *Arch Pathol*. 1973; 96(5): 327-330.

138. Gerber MA, Hadziyannis S, Vissoulis C, et al. Electron microscopy and immunoelectronmicroscopy of cytoplasmic hepatitis B antigen in hepatocytes. *Am J Pathol*. 1974; 75(3): 489-502.

139. Yamada G, Nakane PK. Hepatitis B core and surface antigens in liver tissue. Light and electron microscopic localization by the peroxidase-labeled antibody method. *Lab Invest*. 1977; 36(6): 649-659.

140. Jezequel AM, Librari ML, Mosca P, et al. Changes induced in human liver by long-term anticonvulsant therapy. Functional and ultra-structural data. *Liver*. 1984; 4(5): 307-317.

141. Klinge O, Bannasch P. [The increase of smooth endoplasmatic reticulum in hepatocytes of human liver punctates]. *Verh Dtsch Ges Pathol*. 1968; 52: 568-573.

142. Callea F, de Vos R, Togni R, et al. Fibrinogen inclusions in liver cells: a new type of ground-glass hepatocyte. Immune light and electron microscopic characterization. *Histopathology*. 1986; 10(1): 65-73.

143. Nishimura RN, Ishak KG, Reddick R, et al. Lafora disease: diagnosis by liver biopsy. *Ann Neurol*. 1980; 8(4): 409-415.

144. Bannayan GA, Dean WJ, Howell RR. Type IV glycogen-storage disease. Light-microscopic, electron-microscopic, and enzymatic study. *Am J Clin Pathol*. 1976; 66(4): 702-709.

145. Lefkowitch JH, Lobritto SJ, Brown RS Jr, et al. Ground-glass, polyglucosan-like hepatocellular inclusions: A "new" diagnostic entity. *Gastroenterology*. 2006; 131(3): 713-718.

146. Bejarano PA, Garcia MT, Rodriguez MM, et al. Liver glycogen bodies: ground-glass hepatocytes in transplanted patients. *Virchows Arch*. 2006; 449: 539-545.

147. Alonso-Marti C, Moreno A, Barat A, et al. Co-existence of hepatocyte ground-glass inclusions from several causes. *Histopathology*. 1990; 16(3): 304-307.

148. Shikata T, Uzawa T, Yoshiwara N, et al. Staining methods of Australia antigen in Paraffin section—detection of cytoplasmic inclusion bodies. *Jpn J Exp Med*. 1974; 44(1): 25-36.

149. Tanaka K, Mori W, Suwa K. Victoria blue-nuclear fast red stain for HBs antigen detection in Paraffin section. *Acta Pathol Jpn*. 1981; 31(1): 93-98.

150. Senba M. Staining method for hepatitis B surface antigen(HBs Ag) and its mechanism. *Am J Clin Pathol*. 1982; 77(3): 312-315.

151. Bianchi L, Gudat F. Sanded nuclei in hepatitis B: eosinophilic inclusions in liver cell nuclei due to excess in hepatitis B core antigen formation. *Lab Invest*. 1976; 35(1): 1-5.

152. Lai CL, Ratziu V, Yuen MF, Poynard T. Viral hepatitis B. *Lancet*. 2003; 362(9401): 2089-2094.

153. Mani H, Kleiner DE. Liver biopsy findings in chronic hepatitis B. *Hepatology*. 2009; 49(5 suppl): S61-S71.

154. Liang TJ. Hepatitis B: the virus and disease. *Hepatology*. 2009; 49(5 suppl): S13-S21.

155. Hadziyannis SJ, Papatheodoridis GV. Hepatitis B e antigen-negative chronic hepatitis B: natural history and treatment. *Semin Liver Dis*. 2006; 26(2): 130-141.

156. Lee WM. Hepatitis B virus infection. *N Engl J Med*. 1997; 337(24): 1733-1745.

157. McMahon BJ. The natural history of chronic hepatitis B virus infection. *Hepatology*. 2009; 49(5 suppl): S45-S55.

158. Villeneuve JP. The natural history of chronic hepatitis B virus infection. *J Clin Virol*. 2005; 34(suppl 1): S139-S142.

159. Chu CM, Liaw YF. Chronic hepatitis B virus infection acquired in childhood: special emphasis on prognostic and therapeutic implication of delayed HBeAg seroconversion. *J Viral Hepat*. 2007; 14(3): 147-152.

160. Fattovich G. Natural history of hepatitis B. *J Hepatol*. 2003; 39(suppl 1): S50-S58.

161. Hsu HC, Su IJ, Lai MY, et al. Biologic and prognostic significance of hepatocyte hepatitis B core antigen expressions in the natural course of chronic hepatitis B virus infection. *J Hepatol*. 1987; 5(1): 45-50.

162. Chu CM, Liaw YF. Immunohistological study of intrahepatic expression of hepatitis B core and E antigens in chronic type B hepatitis. *J Clin Pathol*. 1992; 45(9): 791-795.

163. Yamada G, Takaguchi K, Matsueda K, et al. Immunoelectron microscopic observation of intrahepatic HBeAg in patients with chronic hepatitis B. *Hepatology*. 1990; 12(1): 133-140.

164. Chu CM, Liaw YF. Membrane staining for hepatitis B surface antigen on hepatocytes: a sensitive and specific marker of active viral replication in hepatitis B. *J Clin Pathol*. 1995; 48(5): 470-473.

165. Hsu HC, Lai MY, Su IJ, et al. Correlation of hepatocyte HBsAg expression with virus replication and liver pathology. *Hepatology*. 1988; 8(4): 749-754.

166. Davis GL, Hoofnagle JH. Reactivation of chronic type B hepatitis presenting as acute viral hepatitis. *Ann Intern Med*. 1985; 102(6): 762-765.

167. Liaw YF, Yang SS, Chen TJ, Chu CM. Acute exacerbation in hepatitis B e antigen positive chronic type B hepatitis. A clinicopathological study. *J Hepatol*. 1985; 1(3): 227-233.

168. Lindh M, Savage K, Rees J, et al. HBeAg immunostaining of liver tissue in various stages of chronic hepatitis B. *Liver*. 1999; 19(4): 294-298.

169. Chen DS, Sung JL. Hepatitis Be antigen and its antibody in chronic type B hepatitis. *J Gastroenterol Hepatol*. 1987; 2: 255-270.

170. Perrillo RP, Brunt EM. Hepatic histologic and immunohistochemical changes in chronic hepatitis B after prolonged clearance of hepatitis B e antigen and hepatitis B surface antigen. *Ann Intern Med*. 1991; 115(2): 113-115.

171. Villeneuve JP, Desrochers M, Infante-Rivard C, et al. A long-term follow-up study of asymptomatic hepatitis B surface antigen-positive carriers in Montreal. *Gastroenterology*. 1994; 106(4): 1000-1005.

172. Su IJ, Lai MY, Hsu HC, et al. Diverse virological, histopathological and prognostic implications of seroconversion from hepatitis B e antigen to anti-HBe in chronic hepatitis B virus infection. *J Hepatol*. 1986; 3(2): 182-189.

173. Brunetto MR, Stemler M, Schödel F, et al. Identification of HBV variants which cannot produce precore derived HBeAg and may be responsible for severe hepatitis. *Ital J Gastroenterol*. 1989; 21: 151-154.

174. Naoumov NV, Schneider R, Grotzinger T, et al. Precore mutant hepatitis B virus infection and liver disease. *Gastroenterology*. 1992; 102(2): 538-543.

175. Park YN, Han KH, Kim KS, et al. Cytoplasmic expression of hepatitis B core antigen in chronic hepatitis B virus infection: role of precore stop mutants. *Liver*. 1999; 19(3): 199-205.

176. Issa R, Zhou X, Constandinou CM, et al. Spon-taneous recovery from micronodular cirrhosis: evidence for incomplete resolution associated with matrix cross-linking. *Gastroenterology*. 2004; 126(7): 1795-1808.

177. Farci P. Treatment of chronic hepatitis D: New advances, old challenges. *Hepatology*. 2006; 44(3): 536-539.

178. Rizzetto M. Hepatitis D: thirty years after. *J Hepatol*. 2009; 50(5): 1043-1050.

179. Fattovich G, Boscaro S, Noventa F, et al. Influence of hepatitis delta virus infection on progression to cirrhosis in chronic hepatitis type B. *J Infect Dis*. 1987; 155(5): 931-935.

180. Bonino F, Negro F, Baldi M, et al. The natural history of chronic delta hepatitis. *Prog Clin Biol Res*. 1987; 234: 145-152.

181. Rizzetto M, Durazzo M. Hepatitis delta virus (HDV) infections. Epidemiological and clinical heterogeneity. *J Hepatol*. 1991; 13(suppl 4): S116-S118.

182. Lau JY, Portmann BC, Alexander GJ, Williams R. Differential effect of chronic hepatitis D virus infection on intrahepatic expression of hepatitis B viral antigen. *J Clin Pathol*. 1992; 45(4): 314-318.

183. Negro F, Rizzetto M. Pathobiology of hepatitis delta virus. *J Hepatol*. 1993; 17(suppl 3): S149-S153.

184. Negro F, Pacchioni D, Bussolati G, Bonino F. Hepatitis delta virus heterogeneity: a study by immunofluorescence. *J Hepatol*. 1991; 13(suppl 4): S125-S129.

185. Moreno A, Ramon y Cajal S, Marazuela M, et al. Sanded nuclei in delta patients. *Liver*. 1989; 9(6): 367-371.

186. Stocklin E, Gudat F, Spichtin HP, et al. [Delta superinfection of hepatitis B in Switzerland: histology and serology of 28 patients]. *Schweiz Med Wochenschr*. 1984; 114(30): 1047-1052.

187. Kojima T, Callea F, Desmyter J, et al. Immuno-light and electron microscopic features of chronic hepatitis D. *Liver*. 1990; 10(1): 17-27.

188. Thomas DL, Seeff LB. Natural history of hepatitis C. *Clin Liver Dis*. 2005; 9(3): 383-398, vi.

189. Boyer N, Marcellin P. Pathogenesis, diagnosis and management of hepatitis C. *J Heaptol*. 2000; 32(suppl 1): 98-112.

190. Wise M, Bialek S, Finelli L, et al. Changing trends in hepatitis C-related mortality in the United States, 1995-2004. *Hepatology*. 2008; 47(4): 1128-1135.

191. Reference deleted in proofs.

192. Dhingra S, Ward SC, Thung SN. Liver pathology of hepatitis C, beyond grading and staging of the disease. *World J Gastroenterol*. 2016; 22: 1357-1366.

193. Brillanti S, Foli M, Gaiani S, et al. Persistent hepatitis C viraemia without liver disease. *Lancet*. 1993; 341(8843): 464-465.

194. Kyrlagkitsis I, Portmann B, Smith H, et al. Liver histology and progression of fibrosis in individuals with chronic hepatitis C and persistently normal ALT. *Am J Gastroenterol*. 2003; 98(7): 1588-1593.

195. Persico M, Perrotta S, Persico E, et al. Hepatitis C virus carriers with persistently normal ALT levels: biological peculiarities and update of the natural history of liver disease at 10 years. *J Viral Hepat*. 2006; 13(5): 290-296.

196. Dhillon AP, Dusheiko GM. Pathology of hepatitis C virus infection. *Histopathology*. 1995; 26(4): 297-309.

197. Dienes HP, Drebber U, von Both I. Liver biopsy in hepatitis C. *J Hepatol*. 1999; 31(suppl 1): 43-46.

198. Goodman ZD, Ishak KG. Histopathology of hepatitis C virus infection. *Semin Liver Dis*. 1995; 15(1): 70-81.

199. Bach N, Thung SN, Schaffner F. The histological features of chronic hepatitis C and autoimmune chronic hepatitis: a comparative analysis. *Hepatology*. 1992; 15(4): 572-577.

200. Gerber MA, Krawczynski K, Alter MJ, et al. Histopathology of community acquired chronic hepatitis C. The Sentinel Counties Chronic Non-A, Non-B Hepatitis Study Team. *Mod Pathol*. 1992; 5(5): 483-486.

201. Lefkowitch JH, Schiff ER, Davis GL, et al. Pathological diagnosis of chronic hepatitis C: a multicenter comparative study with chronic hepatitis B. The Hepatitis Interventional Therapy Group. *Gastroenterology*. 1993; 104(2): 595-603.

202. Mosnier JF, Degott C, Marcellin P, et al. The intraportal lymphoid nodule and its environment in chronic active hepatitis C: an immunohistochemical study. *Hepatology*. 1993; 17(3): 366-371.

203. Scheuer PJ, Ashrafzadeh P, Sherlock S, et al. The pathology of hepatitis C. *Hepatology*. 1992; 15(4): 567-571.

204. Christoffersen P, Poulsen H, Scheuer PJ. Abnormal bile duct epithelium in chronic aggressive hepatitis and primary biliary cirrhosis. *Hum Pathol*. 1972; 3(2): 227-235.

205. Vyberg M. The hepatitis-associated bile duct lesion. *Liver*. 1993; 13(6): 289-301.

206. Tanikawa K, Kage M, Komuta M, et al. Pathological analysis of oxyphilic granular hepatocytes and hepatocellular mitochondria in chronic hepatitis C. *Hepatol Res*. 2007; 37(6): 425-432.

207. Abenavoli L, Masarone M, Peta V, et al. Insulin resistance and liver steatosis in chronic hepatitis C infection genotype 3. *World J Gastroenterol*. 2014; 20: 15233-15240.

208. Clement S, Negro F. Hepatitis C virus: the viral way to fatty liver. *J Hepatol*. 2007; 46(6): 985-987.

209. Miyanari Y, Atsuzawa K, Usuda N, et al. The lipid droplet is an important organelle for hepatitis C virus production. *Nat Cell Biol*. 2007; 9(9): 1089-1097.

210. Wolk B, Wedemeyer H. Hepatitis C virus living off the fat of the land. *Hepatology*. 2008; 47(1): 343-345.

211. Rubbia-Brandt L, Fabris P, Paganin S, et al. Steatosis affects chronic hepatitis C progression in a genotype specific way. *Gut*. 2004; 53: 406-412.

212. Negro F. Mechanisms and significance of liver steatosis in hepatitis C virus infection. *World J Gastroenterol*. 2006; 12(42): 6756-6765.

213. Jonsson JR, Barrie HD, O'Rourke P, et al. Obesity and steatosis influence serum and hepatic inflammatory markers in chronic hepatitis C. *Hepatology*. 2008; 48(1): 80-87.

214. Moucari R, Asselah T, Cazals-Hatem D, et al. Insulin resistance in chronic hepatitis C: association with genotypes 1 and 4, serum HCV RNA level, and liver fibrosis. *Gastroenterology*. 2008; 134(2): 416-423.

215. Bedossa P, Moucari R, Chelbi E, et al. Evidence for a role of nonalcoholic steatohepatitis in hepatitis C: a prospective study. *Hepatology*. 2007; 46(2): 380-387.

216. Delgado-Borrego A, Liu YS, Jordan SH, et al. Prospective study of liver transplant recipients with HCV infection: evidence for a causal relationship between HCV and insulin resistance. *Liver Transpl*. 2008; 14(2): 193-201.

217. Negro F. Insulin resistance and HCV: will new knowledge modify clinical management? *J Hepatol*. 2006; 45(4): 514-519.

218. Sheikh MY, Choi J, Qadri I, et al. Hepatitis C virus infection: molecular pathways to metabolic syndrome. *Hepatology*. 2008; 47(6): 2127-2133.

219. Hu B, French SW. Mallory body and empty cell in hepatitis C. *Hepatol Res*. 1997; 8: 13-20.

220. Lory J, Zimmermann A. Endotheliitis-like changes in chronic hepatitis C. *Histol Histopathol*. 1997; 12(2): 359-366.

221. Haque S, Chandra B, Gerber MA, Lok AS. Iron overload in patients with chronic hepatitis C: a clinicopathologic study. *Hum Pathol*. 1996; 27(12): 1277-1281.

222. Bonkovsky HL, Poh-Fitzpatrick M, Pimstone N, et al. Porphyria cutanea tarda, hepatitis C, and HFE gene mutations in North America. *Hepatology*. 1998; 27(6): 1661-1669.

223. Bonkovsky HL, Banner BF, Rothman AL. Iron and chronic viral hepatitis. *Hepatology*. 1997; 25(3): 759-768.

224. Chiaverini C, Halimi G, Ouzan D, et al. Porphyria cutanea tarda, C282Y, H63D and S65C HFE gene mutations and hepatitis C infection: a study from southern France. *Dermatology*. 2003; 206(3): 212-216.

225. Fiel MI, Schiano TD, Guido M, et al. Increased hepatic iron deposition resulting from treatment of chronic hepatitis C with ribavirin. *Am J Clin Pathol*. 2000; 113(1): 35-39.

226. Emile JF, Sebagh M, Feray C, et al. The presence of epithelioid granulomas in hepatitis C virus-related cirrhosis. *Hum Pathol*. 1993; 24(10): 1095-1097.

227. Goldin RD, Levine TS, Foster GR, Thomas HC. Granulomas and hepatitis C. *Histopathology*. 1996; 28(3): 265-267.

228. Okuno T, Arai K, Matsumoto M, Shindo M. Epithelioid granulomas in chronic hepatitis C: a transient pathological feature. *J Gastroenterol Hepatol*. 1995; 10: 532-537.

229. Hoffmann RM, Jung MC, Motz R, et al. Sarcoidosis associated with interferon-alpha therapy for chronic hepatitis C. *J Hepatol*. 1998; 28(6): 1058-1063.

230. Harada K, Minato H, Hiramatsu K, Nakanuma Y. Epithelioid cell granulomas in chronic hepatitis C: immunohistochemical character and histological marker of favourable response to interferon-alpha therapy. *Histopathology*. 1998; 33(3): 216-221.

231. Ryan BM, McDonald GS, Pilkington R, Kelleher D. The development of hepatic granulomas following interferon-alpha2b therapy for chronic hepatitis C infection. *Eur J Gastroenterol Hepatol*. 1998; 10(4): 349-351.

232. Fiel MI, Shukla D, Saraf N, et al. Development of hepatic granulomas in patients receiving pegylated interferon therapy for recurrent hepatitis C virus post liver transplantation. *Transpl Infect Dis*. 2008; 10(3): 184-189.

233. Goldin RD, Patel NK, Thomas HC. Hepatitis C and bile duct loss. *J Clin Pathol*. 1996; 49(10): 836-838.

234. Glazer E, Ejaz A, Coley CJ 2nd, et al. Fibrin ring granuloma in chronic hepatitis C: virus-related vasculitis and/or immune complex disease? *Semin Liver Dis*. 2007; 27(2): 227-230.

235. Moreno A, Moreno A, Perez-Elias MJ, et al. Syncytial giant cell hepatitis in human immunodeficiency virus-infected patients with chronic hepatitis C: 2 cases and review of the literature. *Hum Pathol*. 2006; 37(10): 1344-1349.

236. Ryder SD, Irving WL, Jones DA, et al. Progression of hepatic fibrosis in patients with hepatitis C: a prospective repeat liver biopsy study. *Gut*. 2004; 53(3): 451-455.

237. Rueger S, Bochud PY, Dufour JF, et al. Impact of common risk factors of fibrosis progression in chronic hepatitis C. *Gut*. 2015; 64: 1605-1615.

238. Goodman ZD, Makhlouf HR, Liu L, et al. Pathology of chronic hepatitis C in children: liver biopsy findings in the Peds-C Trial. *Hepatology*. 2008; 47(3): 836-843.

239. Iorio R, Giannattasio A, Sepe A, et al. Chronic hepatitis C in childhood: an 18-year experience. *Clin Infect Dis*. 2005; 41(10): 1431-1437.

240. Clouston AD, Powell EE, Walsh MJ, et al. Fibrosis correlates with a ductular reaction in hepatitis C: roles of impaired replication, progenitor cells and steatosis. *Hepatology*. 2005; 41(4): 809-818.

241. Gadd VL, Melino M, Roy S, et al. Portal, but not lobular, macropahges express matric metalloproteinase-9: association with the ductular reaction and fibrosis in chronic hepatitis C. *Liver Int*. 2013; 33: 569-579.

242. Fontaine H, Nalpas B, Poulet B, et al. Hepatitis activity index is a key fctor in determining the natural history of chronic hepatitis C. *Hum Pathol*. 2001; 32: 904-909.

243. Zarski JP, Bohn B, Bastie A, et al. Characteristics of patients with dual infection by hepatitis B and C viruses. *J Hepatol*. 1998; 28(1): 27-33.

244. Liaw YF. Role of hepatitis C virus in dual and triple hepatitis virus infection. *Hepatology*. 1995; 22(4 Pt 1): 1101-1108.

245. Liaw YF, Tsai SL, Sheen IS, et al. Clinical and virological course of chronic hepatitis B virus infection with hepatitis C and D virus markers. *Am J Gastroenterol*. 1998; 93(3): 354-359.

246. Colin JF, Cazals-Hatem D, Loriot MA, et al. Influence of human immunodeficiency virus infection on chronic hepatitis B in homosexual men. *Hepatology*. 1999; 29(4): 1306-1310.

247. Allory Y, Charlotte F, Benhamou Y, et al. Impact of human immunodeficiency virus infection on the histological features of chronic hepatitis C: a case-control study. The MULTIVIRC group. *Hum Pathol*. 2000; 31(1): 69-74.

248. Sterling RK, Contos MJ, Smith PG, et al. Steatohepatitis: Risk factors and impact on disease severity in human immunodeficiency virus/ hepatitis C virus coinfection. *Hepatology*. 2008; 47(4): 1118-1127.

249. Lefkowitch JH, Yee HT, Sweeting J, et al. Iron-rich foci in chronic viral hepatitis. *Hum Pathol*. 1998; 29(2): 116-118.

250. Smith BC, Gorve J, Guzail MA, et al. Heterozygosity for hereditary hemochromatosis is associated with more fibrosis in chronic hepatitis C. *Hepatology*. 1998; 27(6): 1695-1699.

251. Piperno A, Vergani A, Malosio I, et al. Hepatic iron overload in patients with chronic viral hepatitis: role of HFE gene mutations. *Hepatology*. 1998; 28(4): 1105-1109.

252. Czaja AJ, Carpenter HA. Histological findings in chronic hepatitis C with autoimmune features. *Hepatology*. 1997; 26: 459-466.

253. Lautenschlager I. CMV infection, diagnosis, and antivral strategies after liver transplantation. *Transpl Int*. 2009; 22: 1031-1040.

254. Chang MH, Huang HH, Huang ES, et al. Polymerase chain reaction to detect human cytomegalovirus in livers of infants with neonatal hepatitis. *Gastroenterology*. 1992; 103(3): 1022-1025.

255. Theise ND, Conn M, Thung SN. Localization of cytomegalovirus antigens in liver allografts over time. *Hum Pathol*. 1993; 24(1): 103-108.

256. Vanstapel MJ, Desmet VJ. Cytomegalovirus hepatitis: a histological and immunohistochemical study. *Appl Pathol*. 1983; 1(1): 41-49.

257. Strickler JG, Manivel JC, Copenhaver CM, Kubic VL. Comparison of in situ hybridization and immunohistochemistry for detection of cytomegalovirus and herpes simplex virus. *Hum*

Pathol. 1990; 21(4): 443-448.

258. Snover DC, Horwitz CA. Liver disease in cytomegalovirus mononucleosis: a light microscopical and immunoperoxidase study of six cases. *Hepatology*. 1984; 4(3): 408-412.

259. Clarke J, Craig RM, Saffro R, et al. Cytomegalovirus granulomatous hepatitis. *Am J Med*. 1979; 66(2): 264-269.

260. Suh N, Liapis H, Misdraji J, et al. Epstein-Barr virus hepatitis: diagnostic value of in situ hybridization, polymerase chain reaction, and immunohistochemistry on liver biopsy from immunocompetent patients. *Am J Surg Pathol*. 2007; 31(9): 1403-1409.

261. White NJ, Juel-Jensen BE. Infectious mononucleosis hepatitis. *Semin Liver Dis*. 1984; 4(4): 301-306.

262. Shaukat A, Tsai HT, Rutherford R, Anania FA. Epstein-Barr virus induced hepatitis: An important cause of cholestasis. *Hepatol Res*. 2005; 33(1): 24-26.

263. Bonacini M. Hepatobiliary complications in patients with human immunodeficiency virus infection. *Am J Med*. 1992; 92(4): 404-411.

264. Lamps LW. Hepatic granulomas, with an emphasis on infectious causes. *Adv Anat Pathol*. 2008; 15(6): 309-318.

265. Lafon ME, Kirn A. Human immunodeficiency virus infection of the liver. *Semin Liver Dis*. 1992; 12(2): 197-204.

266. Lefkowitch JH. The liver in AIDS. *Semin Liver Dis*. 1997; 17(4): 335-344.

267. Kennedy M, O'Reilly M, Bergin CJ, McDonald GS. Liver biopsy pathology in human immunodeficiency virus infection. *Eur J Gastroenterol Hepatol*. 1998; 10(3): 255-258.

268. Nakanuma Y, Liew CT, Peters RL, Govindarajan S. Pathologic features of the liver in acquired immune deficiency syndrome(AIDS). *Liver*. 1986; 6(3): 158-166.

269. Coker RJ, Clark D, Claydon EL, et al. Disseminated pneumocystis carinii infection in AIDS. *J Clin Pathol*. 1991; 44(10): 820-823.

270. Perkocha LA, Geaghan SM, Yen TS, et al. Clinical and pathological features of bacillary peliosis hepatis in association with human immunodeficiency virus infection. *N Engl J Med*. 1990; 323(23): 1581-1586.

271. Dupon M, Kosaifit, Le Bail B, et al. Lipid-laden perisinusoidal cells in patients with acquired immunodeficiency syndrome. *Liver*. 1991; 11(4): 211-219.

272. Cello JP. Human immunodeficiency virus-associated biliary tract disease. *Semin Liver Dis*. 1992; 12(2): 213-218.

273. Orenstein JM, Dieterich DT, Kotler DP. Systemic dissemination by a newly recognized intestinal microsporidia species in AIDS. *AIDS*. 1992; 6(10): 1143-1150.

274. Chen XM, LaRusso NF. Cryptosporidiosis and the pathogenesis of AIDS-cholangiopathy. *Semin Liver Dis*. 2002; 22(3): 277-289.

275. Aldeen T, Davies S. Vanishing bile duct syndrome in a patient with advanced AIDS. *HIV Med*. 2007; 8(8): 573-574.

276. Schiano TD, Kotler DP, Ferran E, Fiel MI. Hepatoportal sclerosis as a cause of noncirrhotic portal hypertension in patients with HIV. *Am J Gastroenterol*. 2007; 102(11): 2536-2540.

277. Vallet-Pichard A, Mallet V, Pol S. Nonalcoholic fatty liver disease and HIV infection. *Semin Liver Dis*. 2012; 32: 158-166.

278. Bruno R, Sacchi P, Maiocchi L, et al. Hepatoxicity and antiretroviral therapy with protease inhibitors: a review. *Dig Liver Dis*. 2006; 38: 363-373.

279. Beral V, Peterman T, Berkelman R, Jaffe H. AIDS-associated non-Hodgkin lymphoma.

Lancet. 1991; 337(8745): 805-809.

280. Hasan FA, Jeffers LJ, Welsh SW, et al. Hepatic involvement as the primary manifestation of Kaposi's sarcoma in the acquired immune deficiency syndrome. *Am J Gastroenterol*. 1989; 84(11): 1449-1451.

281. Sgro C, Clinard F, Ouazir K, et al. Incidence of drug-induced hepatic injuries: a French population-based study. *Hepatology*. 2002; 36(2): 451-455.

282. Fisher K, Vuppalanchi R, Saxena R. Drug-induced liver injury. *Arch Pathol Lab Med*. 2015; 139: 876-887.

283. Bianchi L, De Groote J, Desmet V, et al. Guidelines for diagnosis of therapeutic drug-induced liver injury in liver biopsies. *Lancet*. 1974; 1(7862): 854-857.

284. Pessayre D, Mansouri A, Berson A, Fromenty B. Mitochondrial involvement in drug-induced liver injury. *Handb Exp Pharmacol*. 2010; 196: 311-365.

285. Navarro VJ. Herbal and dietary supplement hepatotoxicity. *Semin Liver Dis*. 2009; 29(4): 373-382.

286. Suk KT, Kim DJ. Drug-induced liver injury: present and future. *Clin Mol Hepatol*. 2012; 18: 249-257.

287. Farrell GC. *Drug-induced liver disease*. Edinburgh; New York: Churchill Livingstone; 1994.

288. Kaplowitz N, DeLeve LD. *Drug-induced liver disease*. New York: Marcel Dekker; 2003.

289. Stricker BHC. *Drug-induced hepatic injury*. Amsterdam; New York: Elsevier; 1992.

290. Zimmerman HJ. *Hepatotoxicity: the adverse effects of drugs and other chemicals on the liver*. Philadelphia: Lippincott Williams & Wilkins; 1999.

291. Benichou C. Criteria of drug-induced liver disorders. Report of an international consensus meeting. *J Hepatol*. 1990; 11(2): 272-276.

292. Kleiner DE. The pathology of drug-induced liver injury. *Semin Liver Dis*. 2009; 29(4): 364-372.

293. Lewis JH. Drug-induced liver disease. *Med Clin North Am*. 2000; 84(5): 1275-1311, x.

294. Lewis JH, Zimmerman HJ. Drug- and chemical-induced cholestasis. *Clin Liver Dis*. 1999; 3(3): 433-464, vii.

295. Ramachandran R, Kakar S. Histological patterns in drug-induced liver disease. *J Clin Pathol*. 2009; 62(6): 481-492.

296. Bissell DM, Gores GJ, Laskin DL, Hoofnagle JH. Drug-induced liver injury: mechanisms and test systems. *Hepatology*. 2001; 33(4): 1009-1013.

297. Desmet VJ. Drug-induced liver disease: pathogenetic mechanisms and histopathological lesions. *Eur J Med*. 1993; 2: 36-47.

298. Uetrecht J. Immunoallergic drug-induced liver injury in humans. *Semin Liver Dis*. 2009; 29(4): 383-392.

299. Paiva LA, Wright PJ, Koff RS. Long-term hepatic memory for hypersensitivity to nitrofurantoin. *Am J Gastroenterol*. 1992; 87(7): 891-893.

300. Vazquez JJ, Guillen FJ, Zozaya J, Lahoz M. Cyanamide-induced liver injury. A predictable lesion. *Liver*. 1983; 3(4): 225-230.

301. Abrahams C, Wheatley A, Rubenstein AH, Stables D. Hepatocellular lipofuscin after excessive ingestion of analgesics. *Lancet*. 1964; 2(7360): 621-622.

302. Amacher DE, Chalasani N. Drug-induced hepatic steatosis. *Semin Liver Dis*. 2014; 34: 205-214.

303. Labbe G, Pessayre D, Fromenty B. Drug-induced liver injury through mitochondrial

dysfunction: mechanisms and detection during preclinical safety studies. *Fundam Clin Pharmacol*. 2008; 22(4): 335-353.

304. McKenzie R, Fried MW, Sallie R, et al. Hepatic failure and lactic acidosis due to fialuridine(FIAU), an investigational nucleoside analogue for chronic hepatitis B. *N Engl J Med*. 1995; 333(17): 1099-1105.

305. Lee WS, Sokol RJ. Liver disease in mitochondrial disorders. *Semin Liver Dis*. 2007; 27(3): 259-273.

306. Sherlock S. Acute fatty liver of pregnancy and the microvesicular fat diseases. *Gut*. 1983; 24(4): 265-269.

307. Anderson N, Borlak J. Drug-induced phospholipidosis. *FEBS Lett*. 2006; 580: 5533-5540.

308. Atiq M, Davis JC, Lamps LW, et al. Amiodarone induced liver cirrhosis. Report of two cases. *J Gastrointestin Liver Dis*. 2009; 18(2): 233-235.

309. Pessayre D, Degos F, Feldmann G, et al. Chronic active hepatitis and giant multinucleated hepatocytes in adults treated with clometacin. *Digestion*. 1981; 22(2): 66-72.

310. Bursch W, Oberhammer F, Schulte-Hermann R. Cell death by apoptosis and its protective role against disease. *Trends Pharmacol Sci*. 1992; 13(6): 245-251.

311. Christidis C, Mal F, Ramos J, et al. Worsening of hepatic dysfunction as a consequence of repeated hydroxyethylstarch infusions. *J Hepatol*. 2001; 35(6): 726-732.

312. Ishak KG, Zimmerman HJ. Drug-induced and toxic granulomatous hepatitis. *Baillieres Clin Gastroenterol*. 1988; 2(2): 463-480.

313. Murphy E, Griffiths MR, Hunter JA, Burt AD. Fibrin-ring granulomas: a non-specific reaction to liver injury? *Histopathology*. 1991; 19(1): 91-93.

314. Roberts IS, Armstrong GR. Hepatic fibrin-ring granulomas. *Histopathology*. 1992; 20(6): 549.

315. Cruickshank B, Thomas MJ. Mineral oil (follicular) lipidosis: II. Histologic studies of spleen, liver, lymph nodes, and bone marrow. *Hum Pathol*. 1984; 15(8): 731-737.

316. Mitros F, Landas S, Furst D, Labrecque D. Lipogranulomas and gold in liver in rheumatoid arthritis. *Lab Invest*. 1986; 54: 44A.

317. Valla D, Benhamou JP. Drug-induced vascular and sinusoidal lesions of the liver. *Baillieres Clin Gastroenterol*. 1988; 2(2): 481-500.

318. Zafrani ES, von Pinaudeau Y, Dhumeaux D. Drug-induced vascular lesions of the liver. *Arch Intern Med*. 1983; 143(3): 495-502.

319. Chojkier M. Hepatic sinusoidal-obstruction syndrome: toxicity of pyrrolizidine alkaloids. *J Hepatol*. 2003; 39(3): 437-446.

320. Morris-Stiff G, Tan YM, Vauthey JN. Hepatic complications following preoperative chemotherapy with oxaliplatin or irinotecan for hepatic colorectal metastases. *Eur J Surg Oncol*. 2008; 34: 609-614.

321. Beltinger J, Haschke M, Kaufmann P, et al. Hepatic veno-occlusive disease associated with immunosuppressive cyclophosphamide dosing and roxithromycin. *Ann Pharmacother*. 2006; 40(4): 767-770.

322. Rosenthal AK, Klausmeier M, Cronin ME, McLaughlin JK. Hepatic angiosarcoma occurring after cyclophosphamide therapy: case report and review of the literature. *Am J Clin Oncol*. 2000; 23: 581-583.

323. Jorens PG, Michielsen PP, Pelckmans PA, et al. Vitamin A abuse: development of cirrhosis despite cessation of vitamin A. A six-year clinical and histopathologic follow-up. *Liver*. 1992; 12(6): 381-386.

324. Mounajjed T, Graham RP, Sanderson SO,

Smyrk TC. Clinical associations of hepatic stellate cell hyperplasia. *Virchows Arch*. 2014; 465: 57-65.

325. Kaplan MM. Methotrexate hepatotoxicity and the premature reporting of Mark Twain's death: both greatly exaggerated. *Hepatology*. 1990; 12(4 Pt 1): 784-786.

326. Nollevaux MC, Guiot Y, Horsmans Y, et al. Hypervitaminosis A-induced liver fibrosis: stellate cell activation and daily dose consumption. *Liver Int*. 2006; 26: 182-186.

327. Pauli-Magnus C, Meier PJ. Hepatobiliary transporters and drug-induced cholestasis. *Hepatology*. 2006; 44(4): 778-787.

328. Mohi-ud-din R, Lewis JH. Drug- and chemical-induced cholestasis. *Clin Liver Dis*. 2004; 8: 95-132, vii.

329. Desmet VJ. Vanishing bile duct syndrome in drug-induced liver disease. *J Hepatol*. 1997; 26(suppl 1): 31-35.

330. Geubel AP, Sempoux CL. Drug and toxin-induced bile duct disorders. *J Gastroenterol Hepatol*. 2000; 15: 1232-1238.

331. Degott C, Feldmann G, Larrey D, et al. Drug-induced prolonged cholestasis in adults: a histological semiquantitative study demonstrating progressive ductopenia. *Hepatology*. 1992; 15(2): 244-251.

332. Benichou C. Criteria of drug-induced liver disorders. Report of an international consensus meeting. *J Hepatol*. 1990; 11: 272-276.

333. Roy AK, Mahoney HC, Levine RA. Phenytoin-induced chronic hepatitis. *Dig Dis Sci*. 1993; 38(4): 740-743.

334. Stricker BH, Blok AP, Claas FH, et al. Hepatic injury associated with the use of nitrofurans: a clinicopathological study of 52 reported cases. *Hepatology*. 1988; 8(3): 599-606.

335. Scully LJ, Clarke D, Barr RJ. Diclofenac induced hepatitis. 3 cases with features of autoimmune chronic active hepatitis. *Dig Dis Sci*. 1993; 38(4): 744-751.

336. Lewis JH, Mullick F, Ishak KG, et al. Histopathologic analysis of suspected amiodarone hepatotoxicity. *Hum Pathol*. 1990; 21(1): 59-67.

337. Akhtar MA, Mathieson K, Arey B, et al. Hepatic histopathology and clinical characteristics associated with antiretroviral therapy in HIV patients without viral hepatitis. *Eur J Gastroenterol Hepatol*. 2008; 20(12): 1194-1204.

338. Ingiliz P, Valantin MA, Duvivier C, et al. Liver damage underlying unexplained transaminase elevation in human immunodeficiency virus-1 mono-infected patients on antiretroviral therapy. *Hepatology*. 2009; 49(2): 436-442.

339. Briones ER, Iber FL. Liver and biliary tract changes and injury associated with total parenteral nutrition: pathogenesis and prevention. *J Am Coll Nutr*. 1995; 14: 219-228.

340. Rahier JF, Rahier J, Leclercq I, Geubel AP. Severe acute cholestatic hepatitis with prolonged cholestasis and bile-duct injury following atorvastatin therapy: a case report. *Acta Gastroenterol Belg*. 2008; 71(3): 318-320.

341. Mullick FG, Moran CA, Ishak KG. Total parenteral nutrition: a histopathologic analysis of the liver changes in 20 children. *Mod Pathol*. 1994; 7(2): 190-194.

342. Kelly DA. Intestinal failure-associated liver disease: what do we know today? *Gastroenterology*. 2006; 130(2 suppl 1): S70-S77.

343. Chung C, Buchman AL. Postoperative jaundice and total parenteral nutrition-associated hepatic dysfunction. *Clin Liver Dis*. 2002; 6(4): 1067-1084.

344. Blaszyk H, Wild PJ, Oliveira A, et al. Hepatic copper in patients receiving long-term total par-

enteral nutrition. *J Clin Gastroenterol*. 2005; 39(4): 318-320.

345. Kopelman H, Robertson MH, Sanders PG, Ash I. The Epping jaundice. *Br Med J*. 1966; 1(5486): 514-516.

346. Burt AD, Mutton A, Day CP. Diagnosis and interpretation of steatosis and steatohepatitis. *Semin Diagn Pathol*. 1998; 15(4): 246-258.

347. Yeh MM, Brunt EM. Pathological features of fatty liver disease. *Gastroenterology*. 2014; 147: 754-764.

348. Hall P, Gormley BM, Jarvis LR, Smith RD. A staining method for the detection and measurement of fat droplets in hepatic tissue. *Pathology*. 1980; 12(4): 605-608.

349. Olofsson SO, Bostrom P, Andersson L, et al. Lipid droplets as dynamic organelles connecting storage and efflux of lipids. *Biochim Biophys Acta*. 2009; 1791(6): 448-458.

350. Bickel PE, Tansey JT, Welte MA. PAT proteins, an ancient family of lipid droplet proteins that regulate cellular lipid stores. *Biochim Biophys Acta*. 2009; 1791(6): 419-440.

351. Ducharme NA, Bickel PE. Lipid droplets in lipogenesis and lipolysis. *Endocrinology*. 2008; 149(3): 942-949.

352. Eaton S, Record CO, Bartlett K. Multiple biochemical effects in the pathogenesis of alcoholic fatty liver. *Eur J Clin Invest*. 1997; 27(9): 719-722.

353. Purohit V, Gao B, Song BJ. Molecular mechanisms of alcoholic fatty liver. *Alcohol Clin Exp Res*. 2009; 33(2): 191-205.

354. Wilfred de Alwis NM, Day CP. Genetics of alcoholic liver disease and nonalcoholic fatty liver disease. *Semin Liver Dis*. 2007; 27(1): 44-54.

355. Teli MR, Day CP, Burt AD, et al. Determinants of progression to cirrhosis or fibrosis in pure alcoholic fatty liver. *Lancet*. 1995; 346(8981): 987-990.

356. Kleiner DE, Brunt EM, Van Natta M, et al. Design and validation of a histological scoring system for nonalcoholic fatty liver disease. *Hepatology*. 2005; 41(6): 1313-1321.

357. Layfield LJ. Focal fatty change of the liver: cytologic findings in a radiographic mimic of metastases. *Diagn Cytopathol*. 1994; 11: 385-387.

358. Hurwitz ES, Barrett MJ, Bregman D, et al. Public Health Service study of Reye's syndrome and medications. Report of the main study. *JAMA*. 1987; 257(14): 1905-1911.

359. Glasgow JF, Middleton B, Moore R, et al. The mechanism of inhibition of beta-oxidation by aspirin metabolites in skin fibroblasts from Reye's syndrome patients and controls. *Biochim Biophys Acta*. 1999; 1454(1): 115-125.

360. Rinaldo P. Fatty acid transport and mitochondrial oxidation disorders. *Semin Liver Dis*. 2001; 21(4): 489-500.

361. Schror K. Aspirin and Reye syndrome: a review of the evidence. *Paediatr Drugs*. 2007; 9(3): 195-204.

362. Weizman Z, Mussafi H, Ishay JS, et al. Multiple hornet stings with features of Reye's syndrome. *Gastroenterology*. 1985; 89(6): 1407-1410.

363. Christoffersen P, Braendstrup O, Juhl E, Poulsen H. Lipogranulomas in human liver biopsies with fatty change. A morphological, biochemical and clinical investigation. *Acta Pathol Microbiol Scand [A]*. 1971; 79(2): 150-158.

364. Zhu H, Bodenheimer HC Jr, Clain DJ, Theise ND. Hepatic lipogranulomas in patients with chronic liver disease: association with hepatitis C and fatty liver disease. *World J Gastroenterol*. 2010; 16: 5065-5069.

365. Letteron P, Fromenty B, Terris B, et al. Acute and chronic hepatic steatosis lead to in vivo lip-

id peroxidation in mice. *J Hepatol*. 1996; 24(2): 200-208.

366. Day CP, James OFW. Steatohepatitis: a tale of two 'hits'? *Gastroenterology*. 1998; 114: 842-845.

367. Pessayre D, Berson A, Fromenty B, Mansouri A. Mitochondria in steatohepatitis. *Semin Liver Dis*. 2001; 21(1): 57-69.

368. Farrell GC, Larter CZ. Nonalcoholic fatty liver disease: from steatosis to cirrhosis. *Hepatology*. 2006; 43(2 suppl 1): S99-S112.

369. Syn WK, Teaberry V, Choi SS, Diehl AM. Similarities and differences in the pathogenesis of alcoholic and nonalcoholic steatohepatitis. *Semin Liver Dis*. 2009; 29(2): 200-210.

370. Ziol M, Tepper M, Lohez M, et al. Clinical and biological relevance of hepatocyte apoptosis in alcoholic hepatitis. *J Hepatol*. 2001; 34(2): 254-260.

371. WW, Burt AD. Alcoholic liver disease. *Semin Diagn Pathol*. 2006; 23(3-4): 149-160.

372. Michalak S, Rousselet MC, Bedossa P, et al. Respective roles of porto-septal fibrosis and centrilobular fibrosis in alcoholic liver disease. *J Pathol*. 2003; 201(1): 55-62.

373. Baptista A, Bianchi L, De Groote J, et al. Alcoholic liver disease: morphological manifestations. Review by an international group. *Lancet*. 1981; 1(8222): 707-711.

374. MacSween RN, Burt AD. Histologic spectrum of alcoholic liver disease. *Semin Liver Dis*. 1986; 6(3): 221-232.

375. Lackner C, Gogg-Kamerer M, Zatloukal K, et al. Ballooned hepatocytes in steatohepatitis: the value of keratin immunohistochemistry for diagnosis. *J Hepatol*. 2008; 48(5): 821-828.

376. Zatloukal K, French SW, Stumptner C, et al. From Mallory to Mallory-Denk bodies: what, how and why? *Exp Cell Res*. 2007; 313(10): 2033-2049.

377. Stumptner C, Fuchsbichler A, Heid H, et al. Mallory body—a disease-associated type of sequestosome. *Hepatology*. 2002; 35(5): 1053-1062.

378. Hanada S, Strnad P, Brunt EM, Omary MB. The genetic background modulates susceptibility to mouse liver Mallory-Denk body formation and liver injury. *Hepatology*. 2008; 48(3): 943-952.

379. Aigelsreiter A, Janig E, Stumptner C, et al. How a cell deals with abnormal proteins. Pathogenetic mechanisms in protein aggregation diseases. *Pathobiology*. 2007; 74(3): 145-158.

380. Denk H, Stumptner C, Zatloukal K. Mallory bodies revisited. *J Hepatol*. 2000; 32(4): 689-702.

381. Uchida T, Kao H, Quispe-Sjogren M, Peters RL. Alcoholic foamy degeneration— a pattern of acute alcoholic injury of the liver. *Gastroenterology*. 1983; 84(4): 683-692.

382. Foschini MP, Macchia S, Losi L, et al. Identification of mitochondria in liver biopsies. A study by immunohistochemistry, immunogold and Western blot analysis. *Virchows Arch*. 1998; 433(3): 267-273.

383. Junge J, Horn T, Christoffersen P. Megamitochondria as a diagnostic marker for alcohol induced centrilobular and periportal fibrosis in the liver. *Virchows Arch*. 1987; 410(6): 553-558.

384. Lefkowitch JH, Arborgh BA, Scheuer PJ. Oxyphilic granular hepatocytes. Mitochondrion-rich liver cells in hepatic disease. *Am J Clin Pathol*. 1980; 74(4): 432-441.

385. Dinges HP, Zatloukal K, Denk H, et al. Alcoholic liver disease. Parenchyma to stroma relationship in fibrosis and cirrhosis as revealed by three-dimensional reconstruction and immuno-histochemistry. *Am J Pathol*. 1992; 141(1): 69-83.

386. Nasrallah SM, Nassar VH, Galambos JT. Importance of terminal hepatic venule thickening. *Arch Pathol Lab Med*. 1980; 104(2): 84-86.

387. Edmondson HA, Peters RL, Reynolds TB, Kuzma OT. Sclerosing hyaline necrosis of the liver in the chronic alcoholic. A recognizable clinical syndrome. *Ann Intern Med*. 1963; 59: 646-673.

388. Gerber MA, Popper H. Relation between central canals and portal tracts in alcoholic hepatitis. A contribution to the pathogenesis of cirrhosis in alcoholics. *Hum Pathol*. 1972; 3(2): 199-207.

389. Chevallier M, Guerret S, Chossegros P, et al. A histological semiquantitative scoring system for evaluation of hepatic fibrosis in needle liver biopsy specimens: comparison with morphometric studies. *Hepatology*. 1994; 20(2): 349-355.

390. Orrego H, Blake JE, Blendis LM, Medline A. Prognosis of alcoholic cirrhosis in the presence and absence of alcoholic hepatitis. *Gastroenterology*. 1987; 92(1): 208-214.

391. Fattovich G, Stroffolini T, Zagni I, Donato F. Hepatocellular carcinoma in cirrhosis: incidence and risk factors. *Gastroenterology*. 2004; 127(5 suppl 1): S35-S50.

392. Ludwig J, Batts KP, Moyer TP, et al. Liver biopsy diagnosis of homozygous hemochromatosis: a diagnostic algorithm. *Mayo Clin Proc*. 1993; 68(3): 263-267.

393. Tiniakos DG. Liver biopsy in alcoholic and non-alcoholic steatohepatitis patients. *Gastroenterol Clin Biol*. 2009; 33(10-11): 930-939.

394. Levin DM, Baker AL, Riddel RH, et al. Nonalcoholic liver disease: overlooked causes of liver injury in patients with heavy alcohol consumption. *Am J Med*. 1979; 66: 429-434.

395. Bloomer JR. The hepatic porphyrias: pathogenesis, manifestations, and management. *Gastroenterology*. 1976; 71(4): 689-701.

396. Cortes JM, Oliva H, Paradinas FJ, Hernandez-Guio C. The pathology of the liver in porphyria cutanea tarda. *Histopathology*. 1980; 4(5): 471-485.

397. Maddrey WC. Hepatic effects of acetaminophen. Enhanced toxicity in alcoholics. *J Clin Gastroenterol*. 1987; 9(2): 180-185.

398. Vazquez JJ. Ground-glass hepatocytes: light and electron microscopy. Characterization of the different types. *Histol Histopathol*. 1990; 5(3): 379-386.

399. Lefkowitch JH, Fenoglio JJ Jr. Liver disease in alcoholic cardiomyopathy: evidence against cirrhosis. *Hum Pathol*. 1983; 14(5): 457-463.

400. Lesur G, Levy P, Flejou JF, et al. Factors predictive of liver histopathological appearance in chronic alcoholic pancreatitis with common bile duct stenosis and increased serum alkaline phosphatase. *Hepatology*. 1993; 18(5): 1078-1081.

401. Afroudakis A, Kaplowitz N. Liver histopathology in chronic common bile duct stenosis due to chronic alcoholic pancreatitis. *Hepatology*. 1981; 1(1): 65-72.

402. Morgan MY, Sherlock S, Scheuer PJ. Portal fibrosis in the livers of alcoholic patients. *Gut*. 1978; 19(11): 1015-1021.

403. Cotrim HP, Andrade ZA, Parana R, et al. Nonalcoholic steatohepatitis: a toxic liver disease in industrial workers. *Liver*. 1999; 19(4): 299-304.

404. Cave M, Falkner KC, Ray M, et al. Toxicant-associated steatohepatitis in vinyl chloride workers. *Hepatology*. 2010; 51(2): 474-481.

405. Chitturi S, Farrell GC. Etiopathogenesis of nonalcoholic steatohepatitis. *Semin Liver Dis*. 2001; 21(1): 27-41.

406. Schaffner F, Thaler H. Non-alcoholic fatty liver disease. In: Popper H, Schaffner F, eds. *Progress in liver disease*. Orlando: Grune and Stratton; 1986: 283-298.

407. Thaler H. [The fatty liver and its pathogenetic relation to liver cirrhosis]. *Virchows Arch Pathol Anat Physiol Klin Med*. 1962; 335: 180-210.

408. Ludwig J, Viggiano TR, McGill DB, Oh BJ. Nonalcoholic steatohepatitis: Mayo Clinic experiences with a hitherto unnamed disease. *Mayo Clin Proc*. 1980; 55(7): 434-438.

409. Lazo M, Clark JM. The epidemiology of nonalcoholic fatty liver disease: a global perspective. *Semin Liver Dis*. 2008; 28(4): 339-350.

410. Yeh MM, Brunt EM. Pathology of nonalcoholic fatty liver disease. *Am J Clin Pathol*. 2007; 128(5): 837-847.

411. Schwimmer JB, Deutsch R, Kahen T, et al. Prevalence of fatty liver in children and adolescents. *Pediatrics*. 2006; 118(4): 1388-1393.

412. Koda M, Kawakami M, Murawaki Y, Senda M. The impact of visceral fat in nonalcoholic fatty liver disease: cross-sectional and longitudinal studies. *J Gastroenterol*. 2007; 42(11): 897-903.

413. Cancello R, Tordjman J, Poitou C, et al. Increased infiltration of macrophages in omental adipose tissue is associated with marked hepatic lesions in morbid human obesity. *Diabetes*. 2006; 55(6): 1554-1561.

414. Qureshi K, Abrams GA. Metabolic liver disease of obesity and role of adipose tissue in the pathogenesis of nonalcoholic fatty liver disease. *World J Gastroenterol*. 2007; 13(26): 3540-3553.

415. van der Poorten D, Milner KL, Hui J, et al. Visceral fat: a key mediator of steatohepatitis in metabolic liver disease. *Hepatology*. 2008; 48(2): 449-457.

416. Pessayre D, Fromenty B. NASH: a mitochondrial disease. *J Hepatol*. 2005; 42(6): 928-940.

417. Lalor PF, Faint J, Aarbodem Y, et al. The role of cytokines and chemokines in the development of steatohepatitis. *Semin Liver Dis*. 2007; 27(2): 173-193.

418. Maher JJ, Leon P, Ryan JC. Beyond insulin resistance: Innate immunity in nonalcoholic steatohepatitis. *Hepatology*. 2008; 48(2): 670-678.

419. James OF, Day CP. Non-alcoholic steatohepatitis (NASH): a disease of emerging identity and importance. *J Hepatol*. 1998; 29(3): 495-501.

420. Matteoni CA, Younossi ZM, Gramlich T, et al. Nonalcoholic fatty liver disease: a spectrum of clinical and pathological severity. *Gastroenterology*. 1999; 116(6): 1413-1419.

421. Younossi ZM, Gramlich T, Liu YC, et al. Nonalcoholic fatty liver disease: assessment of variability in pathologic interpretations. *Mod Pathol*. 1998; 11(6): 560-565.

422. Brunt EM. Nonalcoholic steatohepatitis: definition and pathology. *Semin Liver Dis*. 2001; 21(1): 3-16.

423. Brunt EM. What's in a NAme? *Hepatology*. 2009; 50(3): 663-667.

424. Brunt EM. Histopathology of non-alcoholic fatty liver disease. *Clin Liver Dis*. 2009; 13(4): 533-544.

425. Chalasani N, Wilson L, Kleiner DE, et al. Relationship of steatosis grade and zonal location to histological features of steatohepatitis in adult patients with non-alcoholic fatty liver disease. *J Hepatol*. 2008; 48(5): 829-834.

426. Banner BF, Savas L, Zivny J, et al. Ubiquitin as a marker of cell injury in nonalcoholic steatohepatitis. *Am J Clin Pathol*. 2000; 114(6): 860-866.

427. Torbenson M, Chen YY, Brunt E, et al. Glycogenic hepatopathy: an underrecognized hepatic complication of diabetes mellitus. *Am J Surg Pathol*. 2006; 30(4): 508-513.

428. Diehl AM, Goodman Z, Ishak KG. Alcohollike liver disease in nonalcoholics. A clinical and histologic comparison with alcohol-induced liver injury. *Gastroenterology*. 1988; 95(4): 1056-1062.

429. Pinto HC, Baptista A, Camilo ME, et al. Nonalcoholic steatohepatitis. Clinicopathological comparison with alcoholic hepatitis in ambulatory and hospitalized patients. *Dig Dis Sci*. 1996; 41(1): 172-179.

430. Bambha K, Belt P, Abraham M, et al. Ethnicity and nonalcoholic fatty liver disease. *Hepatology*. 2012; 55: 769-780.

431. Mohanty SR, Troy TN, Huo D, et al. Influence of ethnicity on histological differences in nonalcoholic fatty liver disease. *J Hepatol*. 2009; 50(4): 797-804.

432. Brunt EM, Janney CG, Di Bisceglie AM, et al. Nonalcoholic steatohepatitis: a proposal for grading and staging the histologic lesions. *Am J Gastroenterol*. 1999; 94(9): 2467-2474.

433. Goldstein NS, Hastah F, Galan MV, Gordon SC. Fibrosis heterogeneity in nonalcoholic steatohepatitis and hepatitis C virus needle core biopsy specimens. *Am J Clin Pathol*. 2005; 123(3): 382-387.

434. Brunt EM, Kleiner DE, Wilson LA, et al. Portal chronic inflammation in nonalcoholic fatty liver disease(NAFLD): a histologic marker of advanced NAFLD-Clinicopathologic correlations from the nonalcoholic steatohepatitis clinical research network. *Hepatology*. 2009; 49(3): 809-820.

435. Abrams GA, Kunde SS, Lazenby AJ, Clements RH. Portal fibrosis and hepatic steatosis in morbidly obese subjects: A spectrum of nonalcoholic fatty liver disease. *Hepatology*. 2004; 40(2): 475-483.

436. Richardson MM, Jonsson JR, Powell EE, et al. Progressive fibrosis in nonalcoholic steatohepatitis: association with altered regeneration and a ductular reaction. *Gastroenterology*. 2007; 133(1): 80-90.

437. Poonawala A, Nair SP, Thuluvath PJ. Prevalence of obesity and diabetes in patients with cryptogenic cirrhosis: a case-control study. *Hepatology*. 2000; 32(4 Pt 1): 689-692.

438. Nayak NC, Vasdev N, Saigal S, Soin AS. End-stage nonalcoholic fatty liver disease: evaluation of pathomorphologic features and relationship to cryptogenic cirrhosis from study of explant livers in a living donor liver transplant program. *Hum Pathol*. 2010; 41(3): 425-430.

439. Malik SM, Devera ME, Fontes P, et al. Recurrent disease following liver transplantation for nonalcoholic steatohepatitis cirrhosis. *Liver Transpl*. 2009; 15(12): 1843-1851.

440. Bugianesi E. Non-alcoholic steatohepatitis and cancer. *Clin Liver Dis*. 2007; 11(1): 191-207, x-xi.

441. Page JM, Harrison SA. NASH and HCC. *Clin Liver Dis*. 2009; 13(4): 631-647.

442. Brunt EM. Pathology of nonalcoholic steatohepatitis. *Hepatol Res*. 2005; 33(2): 68-71.

443. Brunt EM. Pathology of fatty liver disease. *Mod Pathol*. 2007; 20(suppl 1): S40-S48.

444. Pais R, Rusu E, Zilisteanu D, et al. Prevalence of steatosis and insulin resistance in patients with chronic hepatitis B compared with chronic hepatitis C and non-alcoholic fatty liver disease. *Eur J Intern Med*. 2015; 26: 30-36.

445. Alkhouri N, Tamimi TA, Yerian L, et al. The Inflamed liver and atherosclerosis: a link between histologic severity of nonalcoholic fatty liver disease and increased cardiovascular risk. *Dig Dis Sci*. 2010; 55(9): 2644-2650.

446. Gaidos JK, Hillner BE, Sanyal AJ. A decision analysis study of the value of a liver biopsy in nonalcoholic steatohepatitis. *Liver Int*. 2008; 28(5): 650-658.

447. Fracanzani AL, Valenti L, Bugianesi E, et al. Risk of severe liver disease in nonalcoholic fatty liver disease with normal aminotransferase levels: a role for insulin resistance and diabetes. *Hepatology*. 2008; 48(3): 792-798.

448. Wieckowska A, Feldstein AE. Diagnosis of nonalcoholic fatty liver disease: invasive versus noninvasive. *Semin Liver Dis*. 2008; 28(4): 386-395.

449. Loomba R, Sirlin CB, Schwimmer JB, Lavine JE. Advances in pediatric nonalcoholic fatty liver disease. *Hepatology*. 2009; 50(4): 1282-1293.

450. Roberts EA. Pediatric nonalcoholic fatty liver disease(NAFLD): a "growing" problem? *J Hepatol*. 2007; 46(6): 1133-1142.

451. Roberts EA. Non-alcoholic steatohepatitis in children. *Clin Liver Dis*. 2007; 11(1): 155-172, x.

452. Rubinstein E, Lavine JE, Schwimmer JB. Hepatic, cardiovascular, and endocrine outcomes of the histological subphenotypes of nonalcoholic fatty liver disease. *Semin Liver Dis*. 2008; 28(4): 380-385.

453. Xanthakos S, Miles L, Bucuvalas J, et al. Histologic spectrum of nonalcoholic fatty liver disease in morbidly obese adolescents. *Clin Gastroenterol Hepatol*. 2006; 4(2): 226-232.

454. Carter-Kent C, Yerian LM, Brunt EM, et al. Nonalcoholic steatohepatitis in children: a multicenter clinicopathological study. *Hepatology*. 2009; 50(4): 1113-1120.

455. Patton HM, Lavine JE, Van Natta ML, et al. Clinical correlates of histopathology in pediatric nonalcoholic steatohepatitis. *Gastroenterology*. 2008; 135(6): 1961-1971.e2.

456. Poustchi H, Negro F, Hui J, et al. Insulin resistance and response to therapy in patients infected with chronic hepatitis C virus genotypes 2 and 3. *J Hepatol*. 2008; 48(1): 28-34.

457. Chavez-Tapia NC, Tellez-Avila FI. Nonalcoholic steatohepatitis in chronic hepatitis C: A new classification? *Hepatology*. 2008; 47(2): 759, author reply -60.

458. Clouston AD, Jonsson JR, Powell EE. Steatosis as a cofactor in other liver diseases: hepatitis C virus, alcohol, hemochromatosis, and others. *Clin Liver Dis*. 2007; 11(1): 173-189, x.

459. Kim MS, Quintos JB. Mauriac syndrome: growth failure and type 1 diabetes mellitus. *Pediatr Endocrinol Rev*. 2008; 5(suppl 4): 989-993.

460. Chatila R, West AB. Hepatomegaly and abnormal liver tests due to glycogenosis in adults with diabetes. *Medicine(Baltimore)*. 1996; 75(6): 327-333.

461. Miles L, Heubi JE, Bove KE. Hepatocyte glycogen accumulation in patients undergoing dietary management of urea cycle defects mimics storage disease. *J Pediatr Gastroenterol Nutr*. 2005; 40(4): 471-476.

462. Komuta M, Harada M, Ueno T, et al. Unusual accumulation of glycogen in liver parenchymal cells in a patient with anorexia nervosa. *Intern Med*. 1998; 37(8): 678-682.

463. Harrison SA, Brunt EM, Goodman ZD, Di Bisceglie AM. Diabetic hepatosclerosis: diabetic microangiopathy of the liver. *Arch Pathol Lab Med*. 2006; 130(1): 27-32.

464. Latry P, Bioulac-Sage P, Echinard E, et al. Perisinusoidal fibrosis and basement membrane-like material in the livers of diabetic patients. *Hum Pathol*. 1987; 18(8): 775-780.

465. Chen G, Brunt EM. Diabetic hepatosclerosis: a 10-year autopsy series. *Liver Int*. 2009; 29(7): 1044-1050.

466. Hudacko RM, Sciancalepore JP, Fyfe BS. Diabetic microangiopathy in the liver: an autopsy study of incidence and association with other diabetic complications. *Am J Clin Pathol*. 2009; 132(4): 494-499.

467. Jungst C, Lammert F. Cholestatic liver disease. *Dig Dis*. 2013; 31: 152-154.

468. Jansen PL, Sturm E. Genetic cholestasis, causes and consequences for hepatobiliary transport. *Liv Int*. 2003; 23(5): 315-322.

469. Li MK, Crawford JM. The pathology of cholestasis. *Semin Liver Dis*. 2004; 24(1): 21-42.

470. Desmet VJ, Roskams T. Histological features. In: Bircher J, Benhamou JP, McIntyre N, et al, eds. *Oxford Textbook of Clinical Hepatology*. Vol. 1. 2nd ed. Oxford: Oxford University Press; 1999: 463-470.

471. Bloomer JR. The liver in protoporphyria. *Hepatology*. 1988; 8(2): 402-407.

472. Zollner G, Wagner M, Fickert P, et al. Expression of bile acid synthesis and detoxification enzymes and the alternative bile acid efflux pump MRP4 in patients with primary biliary cirrhosis. *Liv Int*. 2007; 27(7): 920-929.

473. Nagore N, Howe S, Boxer L, Scheuer PJ. Liver cell rosettes: structural differences in cholestasis and hepatitis. *Liver*. 1989; 9: 43-51.

474. Van Eyken P, Sciot R, Desmet VJ. A cytokeratin immunohistochemical study of cholestatic liver disease: evidence that hepatocytes can express 'bile duct-type' cytokeratins. *Histopathology*. 1989; 15(2): 125-135.

475. Desmet V, Roskams T, Van Eyken P. Ductular reaction in the liver. *Pathol Res Pract*. 1995; 191: 513-524.

476. James J, Lygidakis NJ, van Eyken P, et al. Application of keratin immunocytochemistry and sirius red staining in evaluating intrahepatic changes with acute extrahepatic cholestasis due to hepatic duct carcinoma. *Hepatogastroenterology*. 1989; 36(3): 151-155.

477. Slott PA, Liu MH, Tavoloni N. Origin, pattern, and mechanism of bile duct proliferation following biliary obstruction in the rat. *Gastroenterology*. 1990; 99(2): 466-477.

478. Matsumoto K, Fujii H, Michalopoulos G, et al. Human biliary epithelial cells secrete and respond to cytokines and hepatocyte growth factors in vitro: interleukin-6, hepatocyte growth factor and epidermal growth factor promote DNA synthesis in vitro. *Hepatology*. 1994; 20(2): 376-382.

479. Roskams T, Desmet V. Ductular reaction and its diagnostic significance. *Semin Diagn Pathol*. 1998; 15: 259-269.

480. Ludwig J. New concepts in biliary cirrhosis. *Semin Liver Dis*. 1987; 7(4): 293-301.

481. Portmann B, Popper H, Neuberger J, Williams R. Sequential and diagnostic features in primary biliary cirrhosis based on serial histologic study in 209 patients. *Gastroenterology*. 1985; 88(6): 1777-1790.

482. Kinnman N, Housset C. Peribiliary Myofibroblasts in biliary type liver fibrosis. *Front Biosci*. 2002; 7: d496-d503.

483. Rygiel KA, Robertson H, Marshall HL, et al. Epithelial-mesenchymal transition contributes to portal tract fibrogenesis during human chronic liver disease. *Lab Invest*. 2008; 88(2): 112-123.

484. Schulze F, Schardt K, Wedemeyer I, et al. [Epithelial-mesenchymal transition of biliary epithelial cells in advanced liver fibrosis]. *Verh Dtsch Ges Pathol*. 2007; 91: 250-256.

485. Costa AM, Tuchweber B, Lamireau T, et al. Role of apoptosis in the remodeling of cholestatic liver injury following release of the mechanical stress. *Virchows Arch*. 2003; 442(4): 372-380.

486. Ramm GA, Carr SC, Bridle KR, et al. Morphology of liver repair following cholestatic liver injury: resolution of ductal hyperplasia, matrix deposition and regression of Myofibroblasts. *Liver*. 2000; 20(5): 387-396.

487. Sonzogni A, Colloredo G, Fabris L, et al. Isolated idiopathic bile ductular hyperplasia in patients with persistently abnormal liver function tests. *J Hepatol*. 2004; 40(4): 592-598.

488. Hammel P, Couvelard A, O'Toole D, et al. Regression of liver fibrosis after biliary drainage in patients with chronic pancreatitis and stenosis of the common bile duct. *N Engl J Med*. 2001; 344(6): 418-423.

489. Desmet VJ. Cirrhosis: aetiology and pathogenesis: cholestasis. In: Boyer JL, Bianchi L, eds. *Liver cirrhosis Falk Symposium 44*. Lancaster: MTP Press; 1987: 101-118.

490. Ludwig J, Dickson ER, McDonald GS. Staging of chronic nonsuppurative destructive cholangitis(syndrome of primary biliary cirrhosis). *Virchows Arch*. 1978; 379: 103-112.

491. Scheuer PJ. Primary biliary cirrhosis. *Proc R Soc Med*. 1967; 60: 1257-1260.

492. Kakuda Y, Harada K, Sawada-Kitamura S, et al. Evaluation of a new histologic staging and grading system for primary biliary cirrhosis in comparison with classical systems. *Hum Pathol*. 2013; 44: 1107-1117.

493. Torbenson M, Hart J, Westerhoff M, et al. Neonatal giant cell hepatitis: histological and etiological findings. *Am J Surg Pathol*. 2010; 34: 1498-1503.

494. Harris MJ, Le Couteur DG, Arias IM. Progressive familial intrahepatic cholestasis: genetic disorders of biliary transporters. *J Gastroenterol Hepatol*. 2005; 20(6): 807-817.

495. Knisely AS. Progressive familial intrahepatic cholestasis: a personal perspective. *Pediatr Dev Pathol*. 2000; 3(2): 113-125.

496. Knisely AS. Progressive familial intrahepatic cholestasis: an update. *Pediatr Dev Pathol*. 2004; 7(4): 309-314.

497. Molina EG, Reddy KR. Postoperative jaundice. *Clin Liver Dis*. 1999; 3(3): 477-488.

498. Banks JG, Foulis AK, Ledingham IM, Macsween RN. Liver function in septic shock. *J Clin Pathol*. 1982; 35(11): 1249-1252.

499. Lefkowitch JH. Bile ductular cholestasis: an ominous histopathologic sign related to sepsis and "cholangitis lenta". *Hum Pathol*. 1982; 13(1): 19-24.

500. Desmet VJ, Callea F. Cholestatic syndromes of infancy and childhood. In: Zakim D, Boyer TD, eds. *Hepatology: a Textbook of Liver Disease*. Vol. 2. 3rd ed. Philadelphia: W.B. Saunders; 1996: 1649-1698.

501. Flora KD, Benner KG. Liver disease in cystic fibrosis. *Clin Liver Dis*. 1998; 2(1): 51-61.

502. West AB, Chatila R. Differential diagnosis of bile duct injury and ductopenia. *Semin Diagn Pathol*. 1998; 15(4): 270-284.

503. Alagille D, Odievre M, Gautier M, Dommergues JP. Hepatic ductular hypoplasia associated with characteristic facies, vertebral malformations, retarded physical, mental, and sexual development, and cardiac murmur. *J Pediatr*. 1975; 86(1): 63-71.

504. Moreira RK, Chopp W, Washington MK. The concept of hepatic artery-bile duct parallelism in the diagnosis of ductopenia in liver biopsy samples. *Am J Surg Pathol*. 2011; 35: 392-403.

505. Nakanuma Y, Ohta G. Histometric and serial section observations of the intrahepatic bile ducts in primary biliary cirrhosis. *Gastroenter-*

ology. 1979; 76(6): 1326-1332.

506. Treem WR, Krzymowski GA, Cartun RW, et al. Cytokeratin immunohistochemical examination of liver biopsies in infants with Alagille syndrome and biliary atresia. *J Pediatr Gastroenterol Nutr*. 1992; 15(1): 73-80.

507. Faa G, Van Eyken P, Demelia L, et al. Idiopathic adulthood ductopenia presenting with chronic recurrent cholestasis. A case report. *J Hepatol*. 1991; 12(1): 14-20.

508. Kaplan MM, Gershwin ME. Primary biliary cirrhosis. *N Engl J Med*. 2005; 353(12): 1261-1273.

509. Lindor KD, Gershwin ME, Poupon R, et al. Primary biliary cirrhosis. *Hepatology*. 2009; 50(1): 291-308.

510. Selmi C, Zuin M, Gershwin ME. The unfinished business of primary biliary cirrhosis. *J Hepatol*. 2008; 49(3): 451-460.

511. Rubin E, Schaffner F, Popper H. Primary biliary cirrhosis. Chronic non-suppurative destructive cholangitis. *Am J Pathol*. 1965; 46: 387-407.

512. Gershwin ME, Ansari AA, Mackay IR, et al. Primary biliary cirrhosis: an orchestrated immune response against epithelial cells. *Immunol Rev*. 2000; 174: 210-225.

513. Roll J, Boyer JL, Barry D, Klatskin G. The prognostic importance of clinical and histologic features in asymptomatic and symptomatic primary biliary cirrhosis. *N Engl J Med*. 1983; 308: 1-7.

514. Drebber U, Mueller JJ, Klein E, et al. Liver biopsy in primary biliary cirrhosis: clinicopathological data and stage. *Pathol Int*. 2009; 59(8): 546-554.

515. Yamada S, Howe S, Scheuer PJ. Three-dimensional reconstruction of biliary pathways in primary biliary cirrhosis: a computer-assisted study. *J Pathol*. 1987; 152(4): 317-323.

516. Saxena R, Hytiroglou P, Thung SN, Theise ND. Destruction of canals of Hering in primary biliary cirrhosis. *Hum Pathol*. 2002; 33(10): 983-988.

517. Nakanuma Y, Tsuneyama K, Gershwin ME, Yasoshima M. Pathology and immunopathology of primary biliary cirrhosis with emphasis on bile duct lesions: recent progress. *Semin Liver Dis*. 1995; 15(4): 313-328.

518. Moreira RK, Revetta F, Koehler E, Washington MK. Diagnostic utility of IgG and IgM immunohistochemistry in autoimmune liver disease. *World J Gastroenterol*. 2010; 16(4): 453-457.

519. Daniels JA, Torbenson M, Anders RA, Boitnott JK. Immunostaining of plasma cells in primary biliary cirrhosis. *Am J Clin Pathol*. 2009; 131(2): 243-249.

520. Cabibi D, Tarantino G, Barbaria F, et al. Intrahepatic IgG/IgM plasma cells ratio helps in classifying autoimmune liver diseases. *Dig Liver Dis*. 2010; 42(8): 585-592.

521. Guarascio P, Yentis F, Cevikbas U, et al. Value of copper-associated protein in diagnostic assessment of liver biopsy. *J Clin Pathol*. 1983; 36: 18-23.

522. Locke GR 3rd, Therneau TM, Ludwig J, et al. Time course of histological progression in primary biliary cirrhosis. *Hepatology*. 1996; 23(1): 52-56.

523. Nakanuma Y, Saito K, Unoura M. Semiquantitative assessment of cholestasis and lymphocytic piecemeal necrosis in primary biliary cirrhosis: a histologic and immunohistochemical study. *J Clin Gastroenterol*. 1990; 12(3): 357-362.

524. Nakanuma Y. Pathology of septum formation in primary biliary cirrhosis: a histological study in the non-cirrhotic stage. *Virchows Arch A Pathol Anat Histopathol*. 1991; 419(5): 381-387.

525. Nakanuma Y. Necroinflammatory changes in hepatic lobules in primary biliary cirrhosis with less well-defined cholestatic changes. *Hum Pathol*. 1993; 24(4): 378-383.

526. Corpechot C, Poujol-Robert A, Wendum D, et al. Biochemical markers of liver fibrosis and lymphocytic piecemeal necrosis in UDCA-treated patients with primary biliary cirrhosis. *Liver Int*. 2004; 24(3): 187-193.

527. Corpechot C, Abenavoli L, Rabahi N, et al. Biochemical response to ursodeoxycholic acid and long-term prognosis in primary biliary cirrhosis. *Hepatology*. 2008; 48(3): 871-877.

528. Sasaki M, Ikeda H, Yamaguchi J, et al. Telomere shortening in the damaged small bile ducts in primary biliary cirrhosis reflects ongoing cellular senescence. *Hepatology*. 2008; 48(1): 186-195.

529. Degott C, Zafrani ES, Callard P, et al. Histopathological study of primary biliary cirrhosis and the effect of ursodeoxycholic acid treatment on histology progression. *Hepatology*. 1999; 29(4): 1007-1012.

530. Yabushita K, Yamamoto K, Ibuki N, et al. Aberrant expression of cytokeratin 7 as a histological marker of progression in primary biliary cirrhosis. *Liver*. 2001; 21(1): 50-55.

531. Garrido MC, Hubscher SG. Accuracy of staging in primary biliary cirrhosis. *J Clin Pathol*. 1996; 49(7): 556-559.

532. Hiramatsu K, Aoyama H, Zen Y, et al. Proposal of a new staging and grading system of the liver for primary biliary cirrhosis. *Histopathology*. 2006; 49(5): 466-478.

533. Nakanuma Y, Hirata K. Unusual hepatocellular lesions in primary biliary cirrhosis resembling but unrelated to hepatocellular neoplasms. *Virchows Arch A Pathol Anat Histopathol*. 1993; 422(1): 17-23.

534. Deutsch M, Papatheodoridis GV, Tzakou A, Hadziyannis SJ. Risk of hepatocellular carcinoma and extrahepatic malignancies in primary biliary cirrhosis. *Eur J Gastroenterol Hepatol*. 2008; 20(1): 5-9.

535. Piscaglia F, Sagrini E. Malignancies in primary biliary cirrhosis. *Eur J Gastroenterol Hepatol*. 2008; 20(1): 1-4.

536. Silveira MG, Suzuki A, Lindor KD. Surveillance for hepatocellular carcinoma in patients with primary biliary cirrhosis. *Hepatology*. 2008; 48(4): 1149-1156.

537. Colina F, Pinedo F, Solis JA, et al. Nodular regenerative hyperplasia of the liver in early histological stages of primary biliary cirrhosis. *Gastroenterology*. 1992; 102(4 Pt 1): 1319-1324.

538. Nakanuma Y, Ohta G, Kobayashi K, Kato Y. Histological and histometric examination of the intrahepatic portal vein branches in primary biliary cirrhosis without regenerative nodules. *Am J Gastroenterol*. 1982; 77(6): 405-413.

539. Brunner G, Klinge O. [A chronic destructive non-suppurative cholangitis-like disease picture with antinuclear antibodies (immunocholangitis)]. *Dtsch Med Wochenschr*. 1987; 112(38): 1454-1458.

540. Ben-Ari Z, Dhillon AP, Sherlock S. Autoimmune cholangiopathy: part of the spectrum of autoimmune chronic active hepatitis. *Hepatology*. 1993; 18(1): 10-15.

541. Hirschfield GM, Heathcote EJ. Antimitochondrial antibody-negative primary biliary cirrhosis. *Clin Liver Dis*. 2008; 12(2): 323-331, viii-ix.

542. Mendes F, Lindor KD. Antimitochondrial antibody-negative primary biliary cirrhosis. *Gastroenterol Clin North Am*. 2008; 37(2): 479-484, viii.

543. Hirschfield GM, Karlsen TH, Lindor KD, et al. Primary sclerosing cholangitis. *Lancet*. 2013; 382(9904): 1587-1599.

544. Fickert P, Moustafa T, Trauner M. Primary sclerosing cholangitis—the arteriosclerosis of the bile duct? *Lipids Health Dis*. 2007; 6: 3.

545. Palmela C, Peerani F, Castaneda D, et al. Inflammatory bowel disease and primary sclerosing cholangitis: a review of the phenotype and associated specific features. *Gut Liver*. 2017. doi:10.5009/gnl16510.

546. Ludwig J. Small-duct primary sclerosing cholangitis. *Semin Liver Dis*. 1991; 11(1): 11-17.

547. Olsson R, Glaumann H, Almer S, et al. High prevalence of small duct primary sclerosing cholangitis among patients with overlapping autoimmune hepatitis and primary sclerosing cholangitis. *Eur J Intern Med*. 2009; 20(2): 190-196.

548. Harrison RF, Hubscher SG. The spectrum of bile duct lesions in end-stage primary sclerosing cholangitis. *Histopathology*. 1991; 19(4): 321-327.

549. Colling R, Verrill C, Fryer E, et al. Bile duct basement membrane thickening in primary sclerosing cholangitis. *Histopathology*. 2016; 68: 819-824.

550. MacSween RN, Burt AD, Haboubi NY. Unusual variant of primary sclerosing cholangitis. *J Clin Pathol*. 1987; 40(5): 541-545.

551. Harrison RJ, Hubscher SG. The spectrum of bile duct lesions in end-stage primary sclerosing cholangitis. *Histopathology*. 1991; 19: 321-327.

552. Aadland E, Schrumpf E, Fausa O, et al. Primary sclerosing cholangitis: a long-term follow-up study. *Scand J Gastroenterol*. 1987; 22(6): 655-664.

553. Ehlken H, Schramm C. Primary sclerosing cholangitis and cholangiocarcinoma: pathogenesis and modes of diagnostics. *Dig Dis*. 2013; 31: 118-125.

554. Claessen MM, Vleggaar FP, Tytgat KM, et al. High lifetime risk of cancer in primary sclerosing cholangitis. *J Hepatol*. 2009; 50(1): 158-164.

555. Fleming KA, Boberg KM, Glaumann H, et al. Biliary dysplasia as a marker of cholangiocarcinoma in primary sclerosing cholangitis. *J Hepatol*. 2001; 34(3): 360-365.

556. Lewis JT, Talwalkar JA, Rosen CB, et al. Precancerous bile duct pathology in end-stage primary sclerosing cholangitis, with and without cholangiocarcinoma. *Am J Surg Pathol*. 2010; 34(1): 27-34.

557. Ludwig J, Colina F, Poterucha JJ. Granulomas in primary sclerosing cholangitis. *Liver*. 1995; 15(6): 307-312.

558. Deshpande V. IgG4-related disease of the gastrointestinal tract: a 21 st century chameleon. *Arch Pathol Lab Med*. 2015; 139: 742-749.

559. Bateman AC, Deheragoda MG. IgG4-related systemic sclerosing disease-an emerging and under-diagnosed condition. *Histopathology*. 2009; 55(4): 373-383.

560. Deshpande V, Sainani NI, Chung RT, et al. IgG4-associated cholangitis: a comparative histological and immunophenotypic study with primary sclerosing cholangitis on liver biopsy material. *Mod Pathol*. 2009; 22(10): 1287-1295.

561. Koyabu M, Uchida K, Miyoshi H, et al. Analysis of regulatory T cells and IgG4-positive plasma cells among patients of IgG4-related sclerosing cholangitis and autoimmune liver diseases. *J Gastroenterol*. 2010; 45(7): 732-741.

562. Zen Y, Fujii T, Sato Y, et al. Pathological classification of hepatic inflammatory pseudotumor with respect to IgG4-related disease. *Mod*

Pathol. 2007; 20(8): 884-894.

563. Nakanuma Y, Zen Y. Pathology and immunopathology of immunoglobulin G4-related sclerosing cholangitis: The latest addition to the sclerosing cholangitis family. *Hepatol Res.* 2007; 37(suppl 3): S478-S486.

564. Nishino T, Oyama H, Hashimoto E, et al. Clinicopathological differentiation between sclerosing cholangitis with autoimmune pancreatitis and primary sclerosing cholangitis. *J Gastroenterol.* 2007; 42(7): 550-559.

565. Engler S, Elsing C, Flechtenmacher C, et al. Progressive sclerosing cholangitis after septic shock: a new variant of vanishing bile duct disorders. *Gut.* 2003; 52(5): 688-693.

566. Geier A, Fickert P, Trauner M. Mechanisms of disease: mechanisms and clinical implications of cholestasis in sepsis. *Nat Clin Pract Gastroenterol Hepatol.* 2006; 3(10): 574-585.

567. Ruemmele P, Hofstaedter F, Gelbmann CM. Secondary sclerosing cholangitis. *Nat Rev Gastroenterol Hepatol.* 2009; 6(5): 287-295.

568. Kulaksiz H, Heuberger D, Engler S, Stiehl A. Poor outcome in progressive sclerosing cholangitis after septic shock. *Endoscopy.* 2008; 40: 214-218.

569. Benninger J, Grobholz R, Oeztuerk Y, et al. Sclerosing cholangitis following severe trauma: description of a remarkable disease entity with emphasis on possible pathophysiologic mechanisms. *World J Gastroenterol.* 2005; 11(27): 4199-4205.

570. Esposito I, Kubisova A, Stiehl A, et al. Secondary sclerosing cholangitis after intensive care unit treatment: clues to the histopathological differential diagnosis. *Virchows Arch.* 2008; 453(4): 339-345.

571. Deltenre P, Valla DC. Ischemic cholangiopathy. *J Hepatol.* 2006; 44: 806-817.

572. Mieli-Vergani G, Vergani D. Sclerosing cholangitis in the paediatric patient. *Best Pract Res Clin Gastroenterol.* 2001; 15: 681-690.

573. Girard M, Franchi-Abella S, Lacaille F, Debray D. Specificities of sclerosing cholangitis in childhood. *Clin Res Hepatol Gastroenterol.* 2012; 36: 530-535.

574. Benger JR, Thompson MH. Annular pancreas and obstructive jaundice. *Am J Gastroenterol.* 1997; 92(4): 713-714.

575. Desmet VJ. Histopathology of the intrahepatic biliary tree. *Liver.* 1983; 3(3): 161-175.

576. Carpenter HA. Bacterial and parasitic cholangitis. *Mayo Clin Proc.* 1998; 73(5): 473-478.

577. Shimada H, Nihmoto S, Matsuba A, Nakagawara G. Acute cholangitis: a histopathologic study. *J Clin Gastroenterol.* 1988; 10(2): 197-200.

578. Abdalian R, Heathcote EJ. Sclerosing cholangitis: a focus on secondary causes. *Hepatology.* 2006; 44(5): 1063-1074.

579. Kahn E, Markowitz J, Aiges H, Daum F. Human ontogeny of the bile duct to portal space ratio. *Hepatology.* 1989; 10(1): 21-23.

580. Van Eyken P, Sciot R, Callea F, et al. The development of the intrahepatic bile ducts in man: a keratin-immunohistochemical study. *Hepatology.* 1988; 8(6): 1586-1595.

581. Ludwig J. Idiopathic adulthood ductopenia: an update. *Mayo Clin Proc.* 1998; 73(3): 285-291.

582. Ludwig J, Wiesner RH, LaRusso NF. Idiopathic adulthood ductopenia. A cause of chronic cholestatic liver disease and biliary cirrhosis. *J Hepatol.* 1988; 7(2): 193-199.

583. Burak KW, Pearson DC, Swain MG, et al. Familial idiopathic adulthood ductopenia: a report of five cases in three generations. *J Hepatol.* 2000; 32(1): 159-163.

584. Gotthardt D, Runz H, Keitel V, et al. A mutation in the canalicular phospholipid transporter gene, ABCB4, is associated with cholestasis, ductopenia, and cirrhosis in adults. *Hepatology.* 2008; 48(4): 1157-1166.

585. Ziol M, Barbu V, Rosmorduc O, et al. ABCB4 heterozygous gene mutations associated with fibrosing cholestatic liver disease in adults. *Gastroenterology.* 2008; 135(1): 131-141.

586. Fickert P, Fuchsbichler A, Wagner M, et al. Regurgitation of bile acids from leaky bile ducts causes sclerosing cholangitis in Mdr2 (Abcb4) knockout mice. *Gastroenterology.* 2004; 127(1): 261-274.

587. Nakken KE, Nygard S, Haaland TK, et al. Gene expression profiles reflect sclerosing cholangitis activity in abcb4(-/-) mice. *Scand J Gastroenterol.* 2009; 44(2): 211-218.

588. Moreno A, Carreno V, Cano A, Gonzalez C. Idiopathic biliary ductopenia in adults without symptoms of liver disease. *N Engl J Med.* 1997; 336(12): 835-838.

589. Kapelari K, Fruehwirth M, Heitger A, et al. Loss of intrahepatic bile ducts: an important feature of familial hemophagocytic lymphohistiocytosis. *Virchows Arch.* 2005; 446(6): 619-625.

590. Manns MP, Lohse AW, Vergani D. Autoimmune hepatitis-update 2015. *J Hepatol.* 2015; 62(1 suppl): S100-S111.

591. McFarlane IG. Definition and classification of autoimmune hepatitis. *Semin Liver Dis.* 2002; 22(4): 317-324.

592. Czaja AJ, Carpenter HA. Sensitivity, specificity, and predictability of biopsy interpretations in chronic hepatitis. *Gastroenterology.* 1993; 105(6): 1824-1832.

593. Meyer zum Buschenfelde KH, Dienes HP. Autoimmune hepatitis. Definition— classification—histopathology— immunopathogenesis. *Virchows Arch.* 1996; 429(1): 1-12.

594. Devaney K, Goodman ZD, Ishak KG. Postinfantile giant-cell transformation in hepatitis. *Hepatology.* 1992; 16(2): 327-333.

595. Lau JY, Koukoulis G, Mieli-Vergani G, et al. Syncytial giant-cell hepatitis—a specific disease entity? *J Hepatol.* 1992; 15(1-2): 216-219.

596. Schvarcz R, Glaumann H, Weiland O. Survival and histological resolution of fibrosis in patients with autoimmune chronic active hepatitis. *J Hepatol.* 1993; 18(1): 15-23.

597. Czaja AJ, Carpenter HA. Autoimmune hepatitis with incidental histologic features of bile duct injury. *Hepatology.* 2001; 34(4 Pt 1): 659-665.

598. Misdraji J, Thiim M, Graeme-Cook FM. Autoimmune hepatitis with centrilobular necrosis. *Am J Surg Pathol.* 2004; 28(4): 471-478.

599. Miyake Y, Iwasaki Y, Kobashi H, et al. Autoimmune hepatitis with acute presentation in Japan. *Dig Liver Dis.* 2010; 42(1): 51-54.

600. Iwai M, Jo M, Ishii M, et al. Comparison of clinical features and liver histology in acute and chronic autoimmune hepatitis. *Hepatol Res.* 2008; 38(8): 784-789.

601. Hennes EM, Zeniya M, Czaja AJ, et al. Simplified criteria for the diagnosis of autoimmune hepatitis. *Hepatology.* 2008; 48(1): 169-176.

602. Wiegard C, Schramm C, Lohse AW. Scoring systems for the diagnosis of autoimmune hepatitis: past, present, and future. *Semin Liver Dis.* 2009; 29(3): 254-261.

603. Yada N, Kudo M, Chung H, Watanabe T. Autoimmune hepatitis and immunoglobulin G4-associated autoimmune hepatitis. *Dig Dis.* 2013; 31: 415-420.

604. Chazouilleres O. Overlap Syndromes. *Dig Dis.* 2015; 33(suppl 2): 181-187.

605. Miloh T, Arnon R, Shneider B, et al. A retrospective single-center review of primary sclerosing cholangitis in children. *Clin Gastroenterol Hepatol.* 2009; 7(2): 239-245.

606. Vergani D, Mieli-Vergani G. Autoimmune Hepatitis and PSC Connection. *Clin Liver Dis.* 2008; 12(1): 187-202, x.

607. Deneau M, Jensen MK, Holmen J, et al. Primary sclerosing cholangitis, autoimmune hepatitis, and overlap in Utah children: epidemiology and natural history. *Hepatology.* 2013; 58: 1392-1400.

608. Mieli-Vergani G, Vergani D. Autoimmune hepatitis in children: what is different from adult AIH? *Semin Liver Dis.* 2009; 29(3): 297-306.

609. Lewin M, Vilgrain V, Ozenne V, et al. Prevalence of sclerosing cholangitis in adults with autoimmune hepatitis: a prospective magnetic resonance imaging and histological study. *Hepatology.* 2009; 50(2): 528-537.

610. Kaya M, Angulo P, Lindor KD. Overlap of autoimmune hepatitis and primary sclerosing cholangitis: an evaluation of a modified scoring system. *J Hepatol.* 2000; 33(4): 537-542.

611. Al-Chalabi T, Portmann BC, Bernal W, et al. Autoimmune hepatitis overlap syndromes: an evaluation of treatment response, long-term outcome and survival. *Aliment Pharmacol Ther.* 2008; 28(2): 209-220.

612. Rust C, Beuers U. Overlap syndromes among autoimmune liver diseases. *World J Gastroenterol.* 2008; 14(21): 3368-3373.

613. Anthony PP, Ishak KG, Nayak NC, et al. The morphology of cirrhosis. Recommendations on definition, nomenclature, and classification by a working group sponsored by the World Health Organization. *J Clin Pathol.* 1978; 31(5): 395-414.

614. Desmet VJ, Sciot R, Van Eyken P. Differential diagnosis and prognosis of cirrhosis: role of liver biopsy. *Acta Gastroenterol Belg.* 1990; 53(2): 198-208.

615. Friedman SL. Mechanisms of hepatic fibrogenesis. *Gastroenterology.* 2008; 134(6): 1655-1669.

616. Gorrell MD. Liver fibrosis: the hepatocyte revisited. *Hepatology.* 2007; 46(5): 1659-1661.

617. Guyot C, Lepreux S, Combe C, et al. Hepatic fibrosis and cirrhosis: the (myo) fibroblastic cell subpopulations involved. *Int J Biochem Cell Biol.* 2006; 38(2): 135-151.

618. Wallace K, Burt AD, Wright MC. Liver fibrosis. *Biochem J.* 2008; 411(1): 1-18.

619. Wynn TA. Cellular and molecular mechanisms of fibrosis. *J Pathol.* 2008; 214(2): 199-210.

620. Wanless IR, Wong F, Blendis LM, et al. Hepatic and portal vein thrombosis in cirrhosis: possible role in development of parenchymal extinction and portal hypertension. *Hepatology.* 1995; 21(5): 1238-1247.

621. Chaparro M, Sanz-Cameno P, Trapero-Marugan M, et al. Mechanisms of angiogenesis in chronic inflammatory liver disease. *Ann Hepatol.* 2007; 6(4): 208-213.

622. Desmet VJ. Comments on cirrhosis reversal. *Dig Liver Dis.* 2005; 37(12): 909-916.

623. Desmet VJ, Roskams T. Cirrhosis reversal: a duel between dogma and myth. *J Hepatol.* 2004; 40(5): 860-867.

624. Fauerholdt L, Schlichting P, Christensen E, et al. Conversion of micronodular cirrhosis into macronodular cirrhosis. *Hepatology.* 1983; 3(6): 928-931.

625. Scheuer PJ. Liver biopsy in the diagnosis of cirrhosis. *Gut.* 1970; 11(3): 275-278.

626. Sciot R, Staessen D, Van Damme B, et al. Incomplete septal cirrhosis: histopathological aspects. *Histopathology.* 1988; 13: 593-603.

627. Wanless IR, Nakashima E, Sherman M. Regression of human cirrhosis. Morphologic features

and the genesis of incomplete septal cirrhosis. *Arch Pathol Lab Med*. 2000; 124: 1599-1607.

628. Lefkowitch JH, Mendez L. Morphologic features of hepatic injury in cardiac disease and shock. *J Hepatol*. 1986; 2(3): 313-327.

629. Caldwell SH, Crespo DM. The spectrum expanded: cryptogenic cirrhosis and the natural history of non-alcoholic fatty liver disease. *J Hepatol*. 2004; 40(4): 578-584.

630. Deugnier Y, Turlin B, le Quilleuc D, et al. A reappraisal of hepatic siderosis in patients with end-stage cirrhosis: practical implications for the diagnosis of hemochromatosis. *Am J Surg Pathol*. 1997; 21(6): 669-675.

631. Guarascio P, Yentis F, Cevikbas U, et al. Value of copper-associated protein in diagnostic assessment of liver biopsy. *J Clin Pathol*. 1983; 36(1): 18-23.

632. Mehrotra R, Pandey RK, Nath P. Hepatic copper in Indian childhood cirrhosis. *Histopathology*. 1981; 5(6): 659-665.

633. Callea F, Brisigotti M, Faa G, et al. Identification of PiZ gene products in liver tissue by a monoclonal antibody specific for the Z mutant of alpha 1-antitrypsin. *J Hepatol*. 1991; 12(3): 372-376.

634. Henrion J, Colin L, Schmitz A, et al. Ischemic hepatitis in cirrhosis. Rare but lethal. *J Clin Gastroenterol*. 1993; 16(1): 35-39.

635. Schinoni MI, Andrade Z, de Freitas LA, et al. Incomplete septal cirrhosis: an enigmatic disease. *Liver Int*. 2004; 24(5): 452-456.

636. Finn LS, Knisely AS. Recommendations for handling of pediatric liver biopsy specimens. *Semin Diagn Pathol*. 1998; 15(4): 300-305.

637. Alissa FT, Jaffe R, Shneider BL. Update on progressive familial intrahepatic cholestasis. *J Pediatr Gastroenterol Nutr*. 2008; 46(3): 241-252.

638. Davit-Spraul A, Fabre M, Brancheraeu S, et al. ATP8B1 and ABCB11 analysis in 62 children with normal gamma-glutamyl transferase progressive familial intrahepatic cholestasis(PFIC): phenotypic differences between PFIC1 and PFIC2 and natural history. *Hepatology*. 2010; 51: 1645-1655.

639. Wagner M, Zollner G, Trauner M. New molecular insights into the mechanisms of cholestasis. *J Hepatol*. 2009; 51(3): 565-580.

640. Balistreri WF, Bezerra JA, Jansen P, et al. Intrahepatic cholestasis: summary of an American Association for the Study of Liver Diseases single-topic conference. *Hepatology*. 2005; 42(1): 222-235.

641. Klomp LW, Vargas JC, van Mil SW, et al. Characterization of mutations in ATP8B1 associated with hereditary cholestasis. *Hepatology*. 2004; 40(1): 27-38.

642. Folmer DE, van der Mark VA, Ho-Mok KS, et al. Differential effects of progressive familial intrahepatic cholestasis type 1 and benign recurrent intrahepatic cholestasis type 1 mutations on canalicular localization of ATP8B1. *Hepatology*. 2009; 50(5): 1597-1605.

643. Klomp LW, Bull LN, Knisely AS, et al. A missense mutation in FIC1 is associated with Greenland familial cholestasis. *Hepatology*. 2000; 32(6): 1337-1341.

644. Nielsen IM, Ornvold K, Jacobsen BB, Ranek L. Fatal familial cholestatic syndrome in Greenland Eskimo children. *Acta Paediatr Scand*. 1986; 75(6): 1010-1016.

645. Suchy FJ, Ananthanarayanan M. Bile salt excretory pump: biology and pathobiology. *J Pediatr Gastroenterol Nutr*. 2006; 43(suppl 1): S10-S16.

646. Lam P, Pearson CL, Soroka CJ, et al. Levels of plasma membrane expression in progressive

and benign mutations of the bile salt export pump(Bsep/Abcb11) correlate with severity of cholestatic diseases. *Am J Physiol Cell Physiol*. 2007; 293(5): C1709-C1716.

647. Strautnieks SS, Byrne JA, Pawlikowska L, et al. Severe bile salt export pump deficiency: 82 different ABCB11 mutations in 109 families. *Gastroenterology*. 2008; 134(4): 1203-1214.

648. Knisely AS, Strautnieks SS, Meier Y, et al. Hepatocellular carcinoma in ten children under five years of age with bile salt export pump deficiency. *Hepatology*. 2006; 44(2): 478-486.

649. Scheimann AO, Strautnieks SS, Knisely AS, et al. Mutations in bile salt export pump (ABCB11) in two children with progressive familial intrahepatic cholestasis and cholangiocarcinoma. *J Pediatr*. 2007; 150(5): 556-559.

650. Kubitz R, Droge C, Kluge S, et al. Autoimmune BSEP disease: disease recurrence after liver transplantation for progressive familial intrahepatic cholestasis. *Clin Rev Allergy Immunol*. 2015; 48: 273-284.

651. Jacquemin E. Role of multidrug resistance 3 deficiency in pediatric and adult liver disease: one gene for three diseases. *Semin Liver Dis*. 2001; 21(4): 551-562.

652. Trauner M, Fickert P, Wagner M. MDR3 (ABCB4) defects: a paradigm for the genetics of adult cholestatic syndromes. *Semin Liver Dis*. 2007; 27(1): 77-98.

653. Gonzales E, Davit-Spraul A, Baussan C. Liver diseases related to MDR3(ABCB4) gene deficiency. *Front Biosci(Landmark Ed)*. 2009; 14: 4242-4256.

654. de Vree JM, Jacquemin E, Sturm E, et al. Mutations in the MDR3 gene cause progressive familial intrahepatic cholestasis. *Proc Natl Acad Sci USA*. 1998; 95(1): 282-287.

655. Bull LN, van Eijk MJ, Pawlikowska L, et al. A gene encoding a P-type ATPase mutated in two forms of hereditary cholestasis. *Nat Genet*. 1998; 18(3): 219-224.

656. van Mil SW, Klomp LW, Bull LN, Houwen RH. FIC1 disease: a spectrum of intrahepatic cholestatic disorders. *Semin Liver Dis*. 2001; 21(4): 535-544.

657. Kagawa T, Watanabe N, Mochizuki K, et al. Phenotypic differences in PFIC2 and BRIC2 correlate with protein stability of mutant Bsep and impaired taurocholate secretion in MDCK II cells. *Am J Physiol Gastrointest Liver Physiol*. 2008; 294(1): G58-G67.

658. Heubi JE, Setchell KD, Bove KE. Inborn errors of bile acid metabolism. *Semin Liver Dis*. 2007; 27(3): 282-294.

659. Bove KE, Heubi JE, Balistreri WF, Setchell KD. Bile acid synthetic defects and liver disease: a comprehensive review. *Pediatr Dev Pathol*. 2004; 7(4): 315-334.

660. Clayton PT. Disorders of bile acid synthesis. *J Inherit Metab Dis*. 2011; 34: 593-604.

661. Piccoli DA, Spinner NB. Alagille syndrome and the Jagged1 gene. *Semin Liver Dis*. 2001; 21(4): 525-534.

662. Turnpenny PD, Ellard S. Alagille syndrome: pathogenesis, diagnosis, and management. *Eur J Hum Genet*. 2012; 20: 251-257.

663. Byrne JA, Meara NJ, Rayner AC, et al. Lack of hepatocellular CD10 along bile canaliculi is physiologic in early childhood and persistent in Alagille syndrome. *Lab Invest*. 2007; 87(11): 1138-1148.

664. Kahn E, Daum F, Markowitz J, et al. Nonsyndromic paucity of interlobular bile ducts: light and electron microscopic evaluation of sequential liver biopsies in early childhood. *Hepatology*. 1986; 6: 890-901.

665. Hashida Y, Yunis EJ. Syndromatic paucity of

interlobular bile ducts: hepatic histopathology of the early and endstage liver. *Pediatr Pathol*. 1988; 8(1): 1-15.

666. Sokol RJ, Mack C. Etiopathogenesis of biliary atresia. *Semin Liver Dis*. 2001; 21(4): 517-524.

667. Gautier M, Eliot N. Extrahepatic biliary atresia. Morphological study of 98 biliary remnants. *Arch Pathol Lab Med*. 1981; 105(8): 397-402.

668. Gautier M, Jehan P, Odievre M. Histologic study of biliary fibrous remnants in 48 cases of extrahepatic biliary atresia: correlation with postoperative bile flow restoration. *J Pediatr*. 1976; 89(5): 704-709.

669. Schweizer P. [Extrahepatic bile duct atresia—an analytic assessment of prognostic factors. Contribution to a rational therapeutic approach]. *Z Kinderchir*. 1990; 45(6): 365-370.

670. Tan CE, Davenport M, Driver M, Howard ER. Does the morphology of the extrahepatic biliary remnants in biliary atresia influence survival? A review of 205 cases. *J Pediatr Surg*. 1994; 29(11): 1459-1464.

671. Makin E, Quaglia A, Kvist N, et al. Congenital biliary atresia: liver injury begins at birth. *J Pediatr Surg*. 2009; 44(3): 630-633.

672. Lefkowitch JH. Biliary atresia. *Mayo Clin Proc*. 1998; 73(1): 90-95.

673. Zerbini MC, Gallucci SD, Maezono R, et al. Liver biopsy in neonatal cholestasis: a review on statistical grounds. *Mod Pathol*. 1997; 10(8): 793-799.

674. Rastogi A, Krishnani N, Yachha SK, et al. Histopathological features and accuracy for diagnosing biliary atresia by prelaparotomy liver biopsy in developing countries. *J Gastroenterol Hepatol*. 2009; 24(1): 97-102.

675. Santos JL, Kieling CO, Meurer L, et al. The extent of biliary proliferation in liver biopsies from patients with biliary atresia at portoenterostomy is associated with the postoperative prognosis. *J Pediatr Surg*. 2009; 44(4): 695-701.

676. Azar G, Beneck D, Lane B, et al. Atypical morphologic presentation of biliary atresia and value of serial liver biopsies. *J Pediatr Gastroenterol Nutr*. 2002; 34(2): 212-215.

677. Sergi C, Benstz J, Feist D, et al. Bile duct to portal space ratio and ductal plate remnants in liver disease of infants aged less than 1 year. *Pathology*. 2008; 40(3): 260-267.

678. Raweily EA, Gibson AA, Burt AD. Abnormalities of intrahepatic bile ducts in extrahepatic biliary atresia. *Histopathology*. 1990; 17(6): 521-527.

679. Terracciano LM, Cathomas G, Vecchione R, et al. Extrahepatic bile duct atresia associated with hyperplasia of the intrahepatic bile ducts('early severe form'): high incidence in a south-Italian population. *Pathol Res Pract*. 1995; 191.

680. Desmet VJ. Ludwig symposium on biliary disorders—part I. Pathogenesis of ductal plate abnormalities. *Mayo Clin Proc*. 1998; 73(1): 80-89.

681. Low Y, Vijayan V, Tan CE. The prognostic value of ductal plate malformation and other histologic parameters in biliary atresia: an immunohistochemical study. *J Pediatr*. 2001; 139(2): 320-322.

682. Shimadera S, Iwai N, Deguchi E, et al. Significance of ductal plate malformation in the postoperative clinical course of biliary atresia. *J Pediatr Surg*. 2008; 43(2): 304-307.

683. Roy P, Chatterjee U, Ganguli M, et al. A histopathological study of liver and biliary remnants with clinical outcome in cases of extrahepatic biliary atresia. *Indian J Pathol Microbiol*. 2010; 53(1): 101-105.

684. Pacheco MC, Campbell KM, Bove KE. Duc-

tal plate malformation-like arrays in early explants after a Kasai procedure are independent of splenic malformation complex(heterotaxy). *Pediatr Dev Pathol*. 2009; 12(5): 355-360.

685. Safwan M, Ramachandran P, Vij M, et al. Impact of ductal plate malformation on survival with native liver in children with biliary atresia. *Pediatr Surg Int*. 2015; 31: 837-843.

686. Pape L, Olsson K, Petersen C, et al. Prognostic value of computerized quantification of liver fibrosis in children with biliary atresia. *Liver Transpl*. 2009; 15(8): 876-882.

687. Shteyer E, Ramm GA, Xu C, et al. Outcome after portoenterostomy in biliary atresia: pivotal role of degree of liver fibrosis and intensity of stellate cell activation. *J Pediatr Gastroenterol Nutr*. 2006; 42(1): 93-99.

688. Lee WS, Looi LM. Usefulness of a scoring system in the interpretation of histology in neonatal cholestasis. *World J Gastroenterol*. 2009; 15(42): 5326-5333.

689. Mack CL. The pathogenesis of biliary atresia: evidence for a virus-induced autoimmune disease. *Semin Liver Dis*. 2007; 27(3): 233-242.

690. Davit-Spraul A, Baussan C, Hermeziu B, et al. CFC1 gene involvement in biliary atresia with polysplenia syndrome. *J Pediatr Gastroenterol Nutr*. 2008; 46(1): 111-112.

691. Sokol RJ, Shepherd RW, Superina R, et al. Screening and outcomes in biliary atresia: summary of a National Institutes of Health workshop. *Hepatology*. 2007; 46(2): 566-581.

692. Russo PA, Mitchell GA, Tanguay RM. Tyrosinemia: a review. *Pediatr Dev Pathol*. 2001; 4: 212-221.

693. Carlton VE, Harris BZ, Puffenberger EG, et al. Complex inheritance of familial hypercholanemia with associated mutations in TJP2 and BAAT. *Nat Genet*. 2003; 34(1): 91-96.

694. Hadj-Rabia S, Baala L, Vabres P, et al. Claudin-1 gene mutations in neonatal sclerosing cholangitis associated with ichthyosis: a tight junction disease. *Gastroenterology*. 2004; 127(5): 1386-1390.

695. Richter A, Mitchell GA, Rasquin A. [North American Indian childhood cirrhosis (NAIC)]. *Med Sci*. 2007; 23(11): 1002-1007.

696. Cullinane AR, Straatman-Iwanowska A, Seo JK, et al. Molecular investigations to improve diagnostic accuracy in patients with ARC syndrome. *Hum Mutat*. 2009; 30(2): E330-E337.

697. Hutchin T, Preece MA, Hendriksz C, et al. Neonatal intrahepatic cholestasis caused by citrin deficiency(NICCD) as a cause of liver disease in infants in the UK. *J Inherit Metab Dis*. 2009; 32(suppl 1): S151-S155.

698. Drivdal M, Trydal T, Hagve TA, et al. Prognosis, with evaluation of general biochemistry, of liver disease in lymphoedema cholestasis syndrome 1 (LCS1/Aagenaes syndrome). *Scand J Gastroenterol*. 2006; 41(4): 465-471.

699. Schwiebert EM, Benos DJ, Egan ME, et al. CFTR is a conductance regulator as well as a chloride channel. *Physiol Rev*. 1999; 79(1 suppl): S145-S166.

700. Feranchak AP, Sokol RJ. Cholangiocyte biology and cystic fibrosis liver disease. *Semin Liver Dis*. 2001; 21(4): 471-488.

701. Cohn JA, Strong TV, Picciotto MR, et al. Localization of the cystic fibrosis transmembrane conductance regulator in human bile duct epithelial cells. *Gastroenterology*. 1993; 105(6): 1857-1864.

702. Kinnman N, Lindblad A, Housset C, et al. Expression of cystic fibrosis transmembrane conductance regulator in liver tissue from patients with cystic fibrosis. *Hepatology*. 2000; 32(2): 334-340.

703. Lamireau T, Monnereau S, Martin S, et al. Epidemiology of liver disease in cystic fibrosis: a longitudinal study. *J Hepatol*. 2004; 41(6): 920-925.

704. Leeuwen L, Fitzgerald DA, Gaskin KJ. Liver disease in cystic fibrosis. *Paediatr Respir Rev*. 2014; 15: 69-74.

705. Collardeau-Frachon S, Bouvier R, Le Gall C, et al. Unexpected diagnosis of cystic fibrosis at liver biopsy: a report of four pediatric cases. *Virchows Arch*. 2007; 451(1): 57-64.

706. Fevery J. Bilirubin in clinical practice: a review. *Liver Int*. 2008; 28(5): 592-605.

707. Nies AT, Keppler D. The apical conjugate efflux pump ABCC2(MRP2). *Pflugers Arch*. 2007; 453(5): 643-659.

708. Dubin IN, Johnson FB. Chronic idiopathic jaundice with unidentified pigment in liver cells; a new clinicopathologic entity with a report of 12 cases. *Medicine(Baltimore)*. 1954; 33(3): 155-197.

709. Toker C, Trevino N. Hepatic ultrastructure in chronic idiopathic jaundice. *Arch Pathol*. 1965; 80(5): 453-460.

710. Cebecauerova D, Jirasek T, Budisova L, et al. Dual hereditary jaundice: simultaneous occurrence of mutations causing Gilbert's and Dubin-Johnson syndrome. *Gastroenterology*. 2005, 129(1): 315-320.

711. Hrebicek M, Jirasek T, Hartmannova H, et al. Rotor-type hyperbilirubinaemia has no defect in the canalicular bilirubin export pump. *Liver Int*. 2007; 27(4): 485-491.

712. Callea F, Brisigotti M, Fabbretti G, et al. Hepatic endoplasmic reticulum storage diseases. *Liver*. 1992; 12(6): 357-362.

713. Brantly M, Nukiwa T, Crystal RG. Molecular basis of alpha-1-antitrypsin deficiency. *Am J Med*. 1988; 84(6a): 13-31.

714. Fairbanks KD, Tavill AS. Liver disease in alpha 1-antitrypsin deficiency: a review. *Am J Gastroenterol*. 2008; 103(8): 2136-2141, quiz 42.

715. Perlmutter DH. Alpha-1-antitrypsin deficiency. *Semin Liver Dis*. 1998; 18(3): 217-225.

716. Jack CI, Evans CC. Three cases of alpha-1-antitrypsin deficiency in the elderly. *Postgrad Med J*. 1991; 67(791): 840-842.

717. Silverman EK, Sandhaus RA. Clinical practice. Alpha1-antitrypsin deficiency. *N Engl J Med*. 2009; 360(26): 2749-2757.

718. Feldmann G, Bignon J, Chahinian P, et al. Hepatocyte ultrastructural changes in alpha1-antitrypsin deficiency. *Gastroenterology*. 1974; 67(6): 1214-1224.

719. Brind AM, Bassendine MF, Bennett MK, James OF. Alpha 1-antitrypsin granules in the liver—always important? *Q J Med*. 1990; 76(279): 699-709.

720. Odievre M, Martin JP, Hadchouel M, Alagille D. Alpha1-antitrypsin deficiency and liver disease in children: phenotypes, manifestations, and prognosis. *Pediatrics*. 1976; 57: 226-231.

721. Ibarguen E, Gross CR, Savik SK, Sharp HL. Liver disease in alpha-1-antitrypsin deficiency: prognostic indicators. *J Pediatr*. 1990; 117(6): 864-870.

722. Odievre M, Martin JP, Hadchouel M, Alagille D. Alpha1-antitrypsin deficiency and liver disease in children: phenotypes, manifestations, and prognosis. *Pediatrics*. 1976; 57(2): 226-231.

723. Teckman JH, Rosenthal P, Abel R, et al. Baseline analysis of a young α-1-antitrypsin deficiency liver disease cohort reveals frequent portal hypertension. *J Pediatr Gastroenterol Nutr*. 2015; 61: 94-101.

724. Laurell CB, Eriksson S. The electrophoretic alpha-1-globulin pattern of serum alpha-1-antitrypsin deficiency. *Scand J Clin Lab Invest*. 1963; 15: 132-140.

725. Larsson C. Natural history and life expectancy in severe alpha1-antitrypsin deficiency, Pi Z. *Acta Med Scand*. 1978; 204(5): 345-351.

726. Propst T, Propst A, Dietze O, et al. High prevalence of viral infection in adults with homozygous and heterozygous alpha 1-antitrypsin deficiency and chronic liver disease. *Ann Intern Med*. 1992; 117(8): 641-645.

727. Vogel W, Propst T, Propst A, et al. Causes of liver disease in an adult population with heterozygous and homozygous alpha 1-antitrypsin deficiency. *Acta Paediatr Suppl*. 1994; 393: 24-26.

728. Eriksson S, Carlson J, Velez R. Risk of cirrhosis and primary liver cancer in alpha 1-antitrypsin deficiency. *N Engl J Med*. 1986; 314(12): 736-739.

729. Rabinovitz M, Gavaler JS, Kelly RH, et al. Lack of increase in heterozygous alpha 1-antitrypsin deficiency phenotypes among patients with hepatocellular and bile duct carcinoma. *Hepatology*. 1992; 15(3): 407-410.

730. Fischer HP, Ortiz-Pallardo ME, Ko Y, et al. Chronic liver disease in heterozygous alpha1-antitrypsin deficiency PiZ. *J Hepatol*. 2000; 33(6): 883-892.

731. Mendelsohn G, Gomperts ED, Gurwitz D. Severe antithrombin III deficiency in an infant associated with multiple arterial and venous thromboses. *Thromb Haemost*. 1976; 36(3): 495-502.

732. Abukawa D, Tazawa Y, Noro T, et al. Cytoplasmic inclusion bodies and minimal hepatitis: fibrinogen storage without hypofibrinogenemia. *Pediatr Dev Pathol*. 2001; 4(3): 304-309.

733. Marucci G, Morandi L, Macchia S, et al. Fibrinogen storage disease without hypofibrinogenaemia associated with acute infection. *Histopathology*. 2003; 42(1): 22-25.

734. Adar T, Ilan Y, Elstein D, Zimran A. Liver involvement in Gaucher disease-review and clinical approach. *Blood Cells Mol Dis*. 2016. pii:S1079-9796(16)30121-8. doi:10.1016/j.bcmd.2016.10.001.

735. Thurberg BL, Wasserstein MP, Schiano T, et al. Liver and skin histopathology in adults with acid sphingomyelinase deficiency (Niemann-Pick disease type B). *Am J Surg Pathol*. 2012; 36: 1234-1236.

736. Ozen H. Glycogen storage diseases: new perspectives. *World J Gastroenterol*. 2007; 13: 2541-2553.

737. Adamson M, Reiner B, Olson JL, et al. Indian childhood cirrhosis in an American child. *Gastroenterology*. 1992; 102(5): 1771-1777.

738. Lefkowitch JH, Honig CL, King ME, Hagstrom JW. Hepatic copper overload and features of Indian childhood cirrhosis in an American sibship. *N Engl J Med*. 1982; 307(5): 271-277.

739. Muller-Hocker J, Meyer U, Wiebecke B, et al. Copper storage disease of the liver and chronic dietary copper intoxication in two further German infants mimicking Indian childhood cirrhosis. *Pathol Res Pract*. 1988; 183(1): 39-45.

740. Nayak NC, Chitale AR. Indian childhood cirrhosis(ICC) and ICC-like diseases: the changing scenario of facts versus notions. *Indian J Med Res*. 2013; 137: 1029-1042.

741. Popper H, Goldfischer S, Sternlieb I, et al. Cytoplasmic copper and its toxic effects. Studies in Indian childhood cirrhosis. *Lancet*. 1979; 1(8128): 1205-1208.

742. Tanner MS, Portmann B, Mowat AP, et al. Increased hepatic copper concentration in Indian childhood cirrhosis. *Lancet*. 1979; 1(8128): 1203-1205.

743. Muller T, Feichtinger H, Berger H, Muller W.

Endemic Tyrolean infantile cirrhosis: an ecogenetic disorder. *Lancet*. 1996; 347(9005): 877-880.

744. Roberts EA, Cox DW. Wilson disease. *Baillieres Clin Gastroenterol*. 1998; 12(2): 237-256.

745. Pietrangelo A. Inherited metabolic disease of the liver. *Curr Opin Gastroenterol*. 2009; 25(3): 209-214.

746. Gollan JL, Gollan TJ. Wilson disease in 1998: genetic, diagnostic and therapeutic aspects. *J Hepatol*. 1998; 28(suppl 1): 28-36.

747. Davies SE, Williams R, Portmann B. Hepatic morphology and histochemistry of Wilson's disease presenting as fulminant hepatic failure: a study of 11 cases. *Histopathology*. 1989; 15(4): 385-394.

748. Stromeyer FW, Ishak KG. Histology of the liver in Wilson's disease: a study of 34 cases. *Am J Clin Pathol*. 1980; 73(1): 12-24.

749. Sternlieb I. Fraternal concordance of types of abnormal hepatocellular mitochondria in Wilson's disease. *Hepatology*. 1992; 16(3): 728-732.

750. Muller T, Langner C, Fuchsbichler A, et al. Immunohistochemical analysis of Mallory bodies in Wilsonian and non-Wilsonian hepatic copper toxicosis. *Hepatology*. 2004; 39(4): 963-969.

751. Goldfischer S, Sternlieb I. Changes in the distribution of hepatic copper in relation to the progression of Wilson's disease (hepatolenticular degeneration. *Am J Pathol*. 1968; 53(6): 883-901.

752. Faa G, Liguori C, Columbano A, Diaz G. Uneven copper distribution in the human newborn liver. *Hepatology*. 1987; 7(5): 838-842.

753. Ludwig J, Moyer TP, Rakela J. The liver biopsy diagnosis of Wilson's disease. Methods in pathology. *Am J Clin Pathol*. 1994; 102(4): 443-446.

754. Pilloni L, Lecca S, Van Eyken P, et al. Value of histochemical stains for copper in the diagnosis of Wilson's disease. *Histopathology*. 1998; 33(1): 28-33.

755. Nemolato S, Serra S, Saccani S, Faa G. DeParaffination time: a crucial point in histochemical detection of tissue copper. *Eur J Histochem*. 2008; 52(3): 175-178.

756. Quaglia A, Mustafa A, Mitry RR, Portmann B. Image of the month. Copper-metallothionein autofluorescence. *Hepatology*. 2009; 50(4): 1312-1313.

757. Mulder TP, Janssens AR, Verspaget HW, et al. Metallothionein concentration in the liver of patients with Wilson's disease, primary biliary cirrhosis, and liver metastasis of colorectal cancer. *J Hepatol*. 1992; 16(3): 346-350.

758. Richter GW. The iron-loaded cell—the cytopathology of iron storage. A review. *Am J Pathol*. 1978; 91(2): 362-404.

759. Bassett ML, Halliday JW, Powell LW. Value of hepatic iron measurements in early hemochromatosis and determination of the critical iron level associated with fibrosis. *Hepatology*. 1986; 6(1): 24-29.

760. Feder JN, Gnirke A, Thomas W, et al. A novel MHC class I-like gene is mutated in patients with hereditary haemochromatosis. *Nat Genet*. 1996; 13(4): 399-408.

761. Pietrangelo A. Non-invasive assessment of hepatic iron overload: are we finally there? *J Hepatol*. 2005; 42(1): 153-154.

762. Adams P, Brissot P, Powell LW. EASL International Consensus Conference on Haemochromatosis. *J Hepatol*. 2000; 33(3): 485-504.

763. Brunt EM. Pathology of hepatic iron overload. *Semin Liver Dis*. 2005; 25(4): 392-401.

764. Bacon BR, Powell LW, Adams PC, et al. Molecular medicine and hemochromatosis: at the crossroads. *Gastroenterology*. 1999; 116(1): 193-207.

765. Pietrangelo A. Non-HFE hemochromatosis. *Semin Liver Dis*. 2005; 25(4): 450-460.

766. Pietrangelo A. Hemochromatosis: an endocrine liver disease. *Hepatology*. 2007; 46(4): 1291-1301.

767. Liu J, Pu C, Lang L, et al. Molecular pathogenesis of hereditary hemochromatosis. *Histol Histopathol*. 2016; 31: 833-840.

768. Scheuer PJ, Williams R, Muir AR. Hepatic pathology in relatives of patients with haemochromatosis. *J Pathol Bacteriol*. 1962; 84: 53-64.

769. Brunt EM, Olynyk JK, Britton RS, et al. Histological evaluation of iron in liver biopsies: relationship to HFE mutations. *Am J Gastroenterol*. 2000; 95: 1788-1793.

770. Olynyk JK, Cullen DJ, Aquilia S, et al. A population-based study of the clinical expression of the hemochromatosis gene. *N Engl J Med*. 1999; 341(10): 718-724.

771. Niederau C, Fischer R, Sonnenberg A, et al. Survival and causes of death in cirrhotic and in noncirrhotic patients with primary hemochromatosis. *N Engl J Med*. 1985; 313(20): 1256-1262.

772. Deugnier YM, Loreal O, Turlin B, et al. Liver pathology in genetic hemochromatosis: a review of 135 cases and their bioclinical correlations. *Gastroenterology*. 1992; 102: 2050-2059.

773. Hubscher SG. Iron overload, inflammation and fibrosis in genetic haemochromatosis. *J Hepatol*. 2003; 38(4): 521-525.

774. Powell LW, Kerr JF. The pathology of the liver in hemochromatosis. *Pathobiol Annu*. 1975; 5: 317-337.

775. Deugnier YM, Turlin B, Powell LW, et al. Differentiation betewen heterozygotes and homozygotes in genetic hemochromatosis by means of a histological hepatic iron index: a study of 192 cases. *Hepatology*. 1993; 17: 30-34.

776. Schoniger-Hekele M, Muller C, Polli C, et al. Liver pathology in compound heterozygous patients for hemochromatosis mutations. *Liver*. 2002; 22(4): 295-301.

777. Bulaj ZJ, Griffen LM, Jorde LB, et al. Clinical and biochemical abnormalities in people heterozygous for hemochromatosis. *N Engl J Med*. 1996; 335(24): 1799-1805.

778. Cheng R, Barton JC, Morrison ED, et al. Differences in hepatic phenotype between hemochromatosis patients with HFE C282Y homozygosity and other HFE genotypes. *J Clin Gastroenterol*. 2009; 43(6): 569-573.

779. Hohler T, Leininger S, Kohler HH, et al. Heterozygosity for the hemochromatosis gene in liver diseases—prevalence and effects on liver histology. *Liver*. 2000; 20(6): 482-486.

780. Whitington PF. Neonatal hemochromatosis: a congenital alloimmune hepatitis. *Semin Liver Dis*. 2007; 27(3): 243-250.

781. Moerman P, Pauwels P, Vandenberghe K, et al. Neonatal haemochromatosis. *Histopathology*. 1990; 17(4): 345-351.

782. Silver MM, Valberg LS, Cutz E, et al. Hepatic morphology and iron quantitation in perinatal hemochromatosis. Comparison with a large perinatal control population, including cases with chronic liver disease. *Am J Pathol*. 1993; 143(5): 1312-1325.

783. Faa G, Sciot R, Farci AM, et al. Iron concentration and distribution in the newborn liver. *Liver*. 1994; 14(4): 193-199.

784. Wonke B, Hoffbrand AV, Brown D, Dusheiko G. Antibody to hepatitis C virus in multiply transfused patients with thalassaemia major. *J Clin Pathol*. 1990; 43(8): 638-640.

785. Moyo VM, Mandishona E, Hasstedt SJ, et al. Evidence of genetic transmission in African iron overload. *Blood*. 1998; 91(3): 1076-1082.

786. Ludwig J, Hashimoto E, Porayko MK, et al. Hemosiderosis in cirrhosis: a study of 447 native livers. *Gastroenterology*. 1997; 112(3): 882-888.

787. Wallace DF, Subramaniam VN. Co-factors in liver disease: the role of HFE-related hereditary hemochromatosis and iron. *Biochim Biophys Acta*. 2009; 1790(7): 663-670.

788. Barisani D, Pelucchi S, Mariani R, et al. Hepcidin and iron-related gene expression in subjects with dysmetabolic hepatic iron overload. *J Hepatol*. 2008; 49(1): 123-133.

789. Cassiman D, Vannoote J, Roelandts R, et al. Porphyria cutanea tarda and liver disease. A retrospective analysis of 17 cases from a single centre and review of the literature. *Acta Gastroenterol Belg*. 2008; 71(2): 237-242.

790. Summerfield JA, Nagafuchi Y, Sherlock S, et al. Hepatobiliary fibropolycystic disease: a clinical and histological review of 51 patients. *J Hepatol*. 1986; 2: 141-156.

791. Desmet VJ. Congenital diseases of intrahepatic bile ducts: variations on the theme "ductal plate malformation". *Hepatology*. 1992; 16(4): 1069-1083.

792. Desmet VJ, Roskams TAD. The cholangiopathies. In: Suchy FJ, Sokol RJ, Balistreri WF, eds. *Liver disease in children*. 3. Cambridge: Cambridge University Press; 2007: 35-70.

793. Veigel MC, Prescott-Focht J, Rodriguez MG, et al. Fibropolycystic liver disease in children. *Pediatr Radiol*. 2009; 39(4): 317-327.

794. Desmet VJ. Pathogenesis of ductal plate abnormalities. *Mayo Clin Proc*. 1998; 73: 80-89.

795. Jørgensen MJ. The ductal plate malformation. A study of the intrahepatic bile duct lesion in infantile polycystic disease and congenital hepatic fibrosis. *Acta Pathol Microbiol Scand [A]*. 1977; 257(suppl): 1-88.

796. Inui A, Fujisawa T, Suemitsu T, et al. A case of Caroli's disease with special reference to hepatic CT and US findings. *J Pediatr Gastroenterol Nutr*. 1992; 14(4): 463-466.

797. Gunay-Aygun M. Liver and kidney disease in ciliopathies. *Am J Med Genet C Semin Med Genet*. 2009; 151c(4): 296-306.

798. Ong AC, Wheatley DN. Polycystic kidney disease—the ciliary connection. *Lancet*. 2003; 361(9359): 774-776.

799. Waanders E, Van Krieken JH, Lameris AL, Drenth JP. Disrupted cell adhesion but not proliferation mediates cyst formation in polycystic liver disease. *Mod Pathol*. 2008; 21(11): 1293-1302.

800. Masyuk TV, Huang BQ, Ward CJ, et al. Defects in cholangiocyte fibrocystin expression and ciliary structure in the PCK rat. *Gastroenterology*. 2003; 125(5): 1303-1310.

801. Villeneuve J, Pelluard-Nehme F, Combe C, et al. Immunohistochemical study of the phenotypic change of the mesenchymal cells during portal tract maturation in normal and fibrous(ductal plate malformation) fetal liver. *Comp Hepatol*. 2009; 8: 5.

802. Premkumar A, Berdon WE, Levy J, et al. The emergence of hepatic fibrosis and portal hypertension in infants and children with autosomal recessive polycystic kidney disease. Initial and follow-up sonographic and radiographic findings. *Pediatr Radiol*. 1988; 18(2): 123-129.

803. Desmet VJ. What is congenital hepatic fibrosis? *Histopathology*. 1992; 20(6): 465-477.

804. Gioulceme O, Nikolaidis N, Tziomalos K, et al. Ductal plate malformation and congenital he-

patic fibrosis: Clinical and histological findings in four patients. *Hepatol Res*. 2006; 35(2): 147-150.

805. Yasoshima M, Sato Y, Furubo S, et al. Matrix proteins of basement membrane of intrahepatic bile ducts are degraded in congenital hepatic fibrosis and Caroli's disease. *J Pathol*. 2009; 217(3): 442-451.

806. Zaffanello M, Diomedi-Camassei F, Melzi ML, et al. Sensenbrenner syndrome: a new member of the hepatorenal fibrocystic family. *Am J Med Genet A*. 2006; 140(21): 2336-2340.

807. de Koning TJ, Dorland L, van Diggelen OP, et al. A novel disorder of N-glycosylation due to phosphomannose isomerase deficiency. *Biochem Biophys Res Commun*. 1998; 245(1): 38-42.

808. Freeze HH. Congenital disorders of glycosylation and the pediatric liver. *Semin Liver Dis*. 2001; 21(4): 501-515.

809. Want ZX, Li YG, Wang RL, et al. Clinical classification of Caroli's disease: an analysis of 30 patients. *HPB(Oxford)*. 2015; 17: 278-283.

810. Choi BI, Yeon KM, Kim SH, Han MC. Caroli disease: central dot sign in CT. *Radiology*. 1990; 174(1): 161-163.

811. Marchal GJ, Desmet VJ, Proesmans WC, et al. Caroli disease: high-frequency US and pathologic findings. *Radiology*. 1986; 158(2): 507-511.

812. MJ, Doyle GD, McNulty JG. Monolobar Caroli's disease. *Am J Gastroenterol*. 1989; 84(11): 1437-1444.

813. Chung EB. Multiple bile duct hamartomas. *Cancer Lett*. 1970; 26: 287-296.

814. Karhunen PJ. Adult polycystic liver disease and biliary microhamartomas(von Meyenburg's complexes). *Acta Pathol Microbiol Immunol Scand [A]*. 1986; 94(6): 397-400.

815. Song JS, Lee YJ, Kim KW, et al. Cholangiocarcinoma arising in von Meyenburg complexes: report of four cases. *Pathol Int*. 2008; 58(8): 503-512.

816. Heinke T, Pellacani LB, Costa Hde O, et al. Hepatocellular carcinoma in association with bile duct hamartomas: report on 2 cases and review of the literature. *Ann Diagn Pathol*. 2008; 12(3): 208-211.

817. Sutters M, Germino GG. Autosomal dominant polycystic kidney disease: molecular genetics and pathophysiology. *J Lab Clin Med*. 2003; 141(2): 91-101.

818. Gabow PA, Johnson AM, Kaehny WD, et al. Risk factors for the development of hepatic cysts in autosomal dominant polycystic kidney disease. *Hepatology*. 1990; 11(6): 1033-1037.

819. Davila S, Furu L, Gharavi AG, et al. Mutations in SEC63 cause autosomal dominant polycystic liver disease. *Nat Genet*. 2004; 36(6): 575-577.

820. Qian Q, Li A, King BF, et al. Clinical profile of autosomal dominant polycystic liver disease. *Hepatology*. 2003; 37(1): 164-171.

821. Hoevenaren IA, Wester R, Schrier RW, et al. Polycystic liver: clinical characteristics of patients with isolated polycystic liver disease compared with patients with polycystic liver and autosomal dominant polycystic kidney disease. *Liver Int*. 2008; 28(2): 264-270.

822. Waanders E, van Keimpema L, Brouwer JT, et al. Carbohydrate antigen 19-9 is extremely elevated in polycystic liver disease. *Liver Int*. 2009; 29(9): 1389-1395.

823. DeLeve LD, Valla DC, Garcia-Tsao G. Vascular disorders of the liver. *Hepatology*. 2009; 49(5): 1729-1764.

824. Crawford JM. Vascular disorders of the liver. *Clin Liver Dis*. 2010; 14: 635-650.

825. Wanless IR. Noncirrhotic portal hypertension: recent concepts. *Prog Liver Dis*. 1996; 14: 265-278.

826. Roskams T, Baptista A, Bianchi L, et al. Histopathology of portal hypertension. A practical guideline. *Histopathology*. 2002; 42: 2-13.

827. Nevens F, Fevery J, Van Steenbergen W, et al. Arsenic and non-cirrhotic portal hypertension. A report of eight cases. *J Hepatol*. 1990; 11(1): 80-85.

828. Thomas LB, Popper H, Berk PD, et al. Vinyl-chloride-induced liver disease. From idiopathic portal hypertension(Banti's syndrome) to Angiosarcomas. *N Engl J Med*. 1975; 292(1): 17-22.

829. Shepherd P, Harrison DJ. Idiopathic portal hypertension associated with cytotoxic drugs. *J Clin Pathol*. 1990; 43(3): 206-210.

830. Kitao A, Sato Y, Sawada-Kitamura S, et al. Endothelial to mesenchymal transition via transforming growth factor-beta1/Smad activation is associated with portal venous stenosis in idiopathic portal hypertension. *Am J Pathol*. 2009; 175(2): 616-626.

831. Chawla Y, Dhiman RK. Intrahepatic portal venopathy and related disorders of the liver. *Semin Liver Dis*. 2008; 28(3): 270-281.

832. Bioulac-Sage P, Le Bail B, Bernard PH, Balabaud C. Hepatoportal sclerosis. *Semin Liver Dis*. 1995; 15(4): 329-339.

833. Nakanuma Y, Hoso M, Sasaki M, et al. Histopathology of the liver in non-cirrhotic portal hypertension of unknown aetiology. *Histopathology*. 1996; 28(3): 195-204.

834. Ludwig J, Hashimoto E, Obata H, Baldus WP. Idiopathic portal hypertension; a histopathological study of 26 Japanese cases. *Histopathology*. 1993; 22(3): 227-234.

835. Ohbu M, Okudaira M, Watanabe K, et al. Histopathological study of intrahepatic aberrant vessels in cases of noncirrhotic portal hypertension. *Hepatology*. 1994; 20(2): 302-308.

836. Bernard PH, Le Bail B, Cransac M, et al. Progression from idiopathic portal hypertension to incomplete septal cirrhosis with liver failure requiring liver transplantation. *J Hepatol*. 1995; 22(4): 495-499.

837. Villeneuve JP, Huet PM, Joly JG, et al. Idiopathic portal hypertension. *Am J Med*. 1976; 61(4): 459-464.

838. Ludwig J, Hashimoto E, McGill DB, van Heerden JA. Classification of hepatic venous outflow obstruction: ambiguous terminology of the Budd-Chiari syndrome. *Mayo Clin Proc*. 1990; 65(1): 51-55.

839. Kanel GC, Ucci AA, Kaplan MM, Wolfe HJ. A distinctive perivenular hepatic lesion associated with heart failure. *Am J Clin Pathol*. 1980; 73(2): 235-239.

840. Darwish Murad S, Plessier A, Hernandez-Guerra M, et al. Etiology, management, and outcome of the Budd-Chiari syndrome. *Ann Intern Med*. 2009; 151(3): 167-175.

841. Plessier A, Valla DC. Budd-Chiari syndrome. *Semin Liver Dis*. 2008; 28(3): 259-269.

842. Vickers CR, West RJ, Hubscher SG, Elias E. Hepatic vein webs and resistant ascites. Diagnosis, management and implications. *J Hepatol*. 1989; 8(3): 287-293.

843. Tanaka M, Wanless IR. Pathology of the liver in Budd-Chiari syndrome: portal vein thrombosis and the histogenesis of veno-centric cirrhosis, veno-portal cirrhosis, and large regenerative nodules. *Hepatology*. 1998; 27(2): 488-496.

844. DeLeve LD, Shulman HM, McDonald GB. Toxic injury to hepatic sinusoids: sinusoidal obstruction syndrome(veno-occlusive disease). *Semin Liver Dis*. 2002; 22(1): 27-42.

845. Stuart KL, Bras G. Veno-occlusive disease of the liver. *Q J Med*. 1957; 26(103): 291-315.

846. Bach N, Thung SN, Schaffner F. Comfrey herb tea-induced hepatic veno-occlusive disease. *Am J Med*. 1989; 87(1): 97-99.

847. DeLeve LD. Hepatic microvasculature in liver injury. *Semin Liver Dis*. 2007; 27(4): 390-400.

848. McDonald GB, Hinds MS, Fisher LD, et al. Veno-occlusive disease of the liver and multiorgan failure after bone marrow transplantation: a cohort study of 355 patients. *Ann Intern Med*. 1993; 118(4): 255-267.

849. Burt AD, MacSween RN. Hepatic vein lesions in alcoholic liver disease: retrospective biopsy and necropsy study. *J Clin Pathol*. 1986; 39(1): 63-67.

850. Shulman HM, Fisher LB, Schoch HG, et al. Veno-occlusive disease of the liver after marrow transplantation: histological correlates of clinical signs and symptoms. *Hepatology*. 1994; 19: 1171-1181.

851. Bruguera M, Aranguibel F, Ros E, Rodes J. Incidence and clinical significance of sinusoidal dilatation in liver biopsies. *Gastroenterology*. 1978; 75(3): 474-478.

852. Winkler K, Christoffersen P. A reappraisal of Poulsen's disease(hepatic zone 1 sinusoidal dilatation). *APMIS Suppl*. 1991; 23: 86-90.

853. Rolfes DB, Ishak KG. Liver disease in toxemia of pregnancy. *Am J Gastroenterol*. 1986; 81(12): 1138-1144.

854. Gerber MA, Thung SN, Bodenheimer HC Jr, et al. Characteristic histologic triad in liver adjacent to metastatic neoplasm. *Liver*. 1986; 6(2): 85-88.

855. Tsokos M, Erbersdobler A. Pathology of peliosis. *Forensic Sci Int*. 2005; 149(1): 25-33.

856. Wold LE, Ludwig J. Peliosis hepatis: two morphologic variants? *Hum Pathol*. 1981; 12: 388-389.

857. Crocetti D, Palmieri A, Pedulla G, et al. Peliosis hepatis: personal experience and literature review. *World J Gastroenterol*. 2015; 21: 13188-13194.

858. Takiff H, Brems JJ, Pockros PJ, Elliott ML. Focal hemorrhagic necrosis of the liver. A rare cause of hemoperitoneum. *Dig Dis Sci*. 1992; 37(12): 1910-1914.

859. Ebert EC, Hagspiel KD, Nagar M, Schlesinger N. Gastrointestinal involvement in polyarteritis nodosa. *Clin Gastroenterol Hepatol*. 2008; 6: 960-966.

860. Harada M, Oe S, Shibata M, et al. Churg-Strauss syndrome manifesting as cholestsis and diagnosed by liver biopsy. *Hepatol Res*. 2012; 42: 940-944.

861. Singh S, Swanson KL, Hathcock MA, et al. Identifying the presence of clinically significant hepatic involvement in hereditary haemorrhagic telangiectasia using a simple clinical scoring index. *J Hepatol*. 2014; 61: 124-131.

862. Hay JE. Liver disease in pregnancy. *Hepatology*. 2008; 47(3): 1067-1076.

863. Joshi D, James A, Quaglia A, et al. Liver disease in pregnancy. *Lancet*. 2010; 375(9714): 594-605.

864. Lee NM, Brady CW. Liver disease in pregnancy. *World J Gastroenterol*. 2009; 15(8): 897-906.

865. Rolfes DB, Ishak KG. Liver disease in pregnancy. *Histopathology*. 1986; 10(6): 555-570.

866. Rolfes DB, Ishak KG. Acute fatty liver of pregnancy: a clinicopathologic study of 35 cases. *Hepatology*. 1985; 5(6): 1149-1158.

867. Riely CA. Acute fatty liver of pregnancy. *Semin Liver Dis*. 1987; 7(1): 47-54.

868. Schoeman MN, Batey RG, Wilcken B. Recurrent acute fatty liver of pregnancy associated with a fatty-acid oxidation defect in the off-

spring. *Gastroenterology*. 1991; 100(2): 544-548.

869. Chandiramani M, Shennan A. Hypertensive disorders of pregnancy: a UK-based perspective. *Curr Opin Obstet Gynecol*. 2008; 20(2): 96-101.

870. Vinnars MT, Wijnaendts LC, Westgren M, et al. Severe preeclampsia with and without HELLP differ with regard to placental pathology. *Hypertension*. 2008; 51(5): 1295-1299.

871. Geenes V, Williamson C. Intrahepatic cholestasis of pregnancy. *World J Gastroenterol*. 2009; 15(17): 2049-2066.

872. Beuers U, Pusl T. Intrahepatic cholestasis of pregnancy—a heterogeneous group of pregnancy-related disorders? *Hepatology*. 2006; 43(4): 647-649.

873. Lammert F, Marschall HU, Glantz A, Matern S. Intrahepatic cholestasis of pregnancy: molecular pathogenesis, diagnosis and management. *J Hepatol*. 2000; 33(6): 1012-1021.

874. Denk H, Scheuer PJ, Baptista A, et al. Guidelines for the diagnosis and interpretation of hepatic granulomas. *Histopathology*. 1994; 25: 209-218.

875. Drebber U, Kasper HU, Ratering J, et al. Hepatic granulomas: histological and molecular pathological approach to differential diagnosis—a study of 442 cases. *Liver Int*. 2008; 28(6): 828-834.

876. Karagiannidis A, Karavalaki M, Koulaouzidis A. Hepatic sarcoidosis. *Ann Hepatol*. 2006; 5(4): 251-256.

877. Devaney K, Goodman ZD, Epstein MS, et al. Hepatic sarcoidosis. Clinicopathologic features in 100 patients. *Am J Surg Pathol*. 1993; 17(12): 1272-1280.

878. Murphy JR, Sjogren MH, Kikendall JW, et al. Small bile duct abnormalities in sarcoidosis. *J Clin Gastroenterol*. 1990; 12(5): 555-561.

879. Rudzki C, Ishak KG, Zimmerman HJ. Chronic intrahepatic cholestasis of sarcoidosis. *Am J Med*. 1975; 59(3): 373-387.

880. Maddrey WC. Sarcoidosis and primary biliary cirrhosis. Associated disorders? *N Engl J Med*. 1983; 308(10): 588-590.

881. Valla D, Pessegueiro-Miranda H, Degott C, et al. Hepatic sarcoidosis with portal hypertension. A report of seven cases with a review of the literature. *Q J Med*. 1987; 63(242): 531-544.

882. Pellegrin M, Delsol G, Auvergnat JC, et al. Granulomatous hepatitis in Q fever. *Hum Pathol*. 1980; 11(1): 51-57.

883. Hira PR, Shweiki H, Lindberg LG, et al. Diagnosis of cystic hydatid disease: role of aspiration cytology. *Lancet*. 1988; 2(8612): 655-657.

884. Williams JF, Lopez Adaros H, Trejos A. Current prevalence and distribution of hydatidosis with special reference to the Americas. *Am J Trop Med Hyg*. 1971; 20(2): 224-236.

885. Magistrelli P, Masetti R, Coppola R, et al. Surgical treatment of hydatid disease of the liver. A 20-year experience. *Arch Surg*. 1991; 126(4): 518-522, discussion 523.

886. Munzer D. New perspectives in the diagnosis of Echinococcus disease. *J Clin Gastroenterol*. 1991; 13(4): 415-423.

887. Kalovidouris A, Voros D, Gouliamos A, et al. Extracapsular(satellite) hydatid cysts. *Gastrointest Radiol*. 1992; 17(4): 353-356.

888. Langer JC, Rose DB, Keystone JS, et al. Diagnosis and management of hydatid disease of the liver. A 15-year North American experience. *Ann Surg*. 1984; 199(4): 412-417.

889. Raptou G, Pliakos I, Hytiroglou P, et al. Severe eosinophilic cholangitis with parenchymal destruction of the left hepatic lobe due to hydatid

disease. *Pathol Int*. 2009; 59(6): 395-398.

890. Akinoglu A, Demiryurek H, Guzel C. Alveolar hydatid disease of the liver: a report on thirty-nine surgical cases in eastern Anatolia, Turkey. *Am J Trop Med Hyg*. 1991; 45(2): 182-189.

891. Pounder DJ. Malarial pigment and hepatic anthracosis. *Am J Surg Pathol*. 1983; 7(5): 501-502.

892. Tsai MS, Lee HM, Hsin MC, et al. Increased risk of pyogenic liver abscess among patients with colonic diverticular diseases: a nationwide cohort study. *Medicine (Baltimore)*. 2015; 94(49): e2210.

893. Lupatkin H, Brau N, Flomenberg P, Simberkoff MS. Tuberculous abscesses in patients with AIDS. *Clin Infect Dis*. 1992; 14(5): 1040-1044.

894. Kuo SH, Lee YT, Tseng CJ, et al. Mortality in emergency department sepsis score as a prognostic indicator in patients with pyogenic liver abscess. *Am J Emerg Med*. 2013; 31: 916-921.

895. Kaplan GG, Gregson DB, Laupland KB. Population-based study of the epidemiology and risk factors for pyogenic liver abscess. *Clin Gastroenterol Hepatol*. 2004; 2: 1032-1038.

896. Lederman ER, Crum NF. Pyogenic liver abscess with a focus on Klebsiella pneumoniae as a primary pathogen: an emerging disease with unique clinical characteristics. *Am J Gastroenterol*. 2005; 100: 322-331.

897. Simeunovic E, Arnold M, Sidler D, Moore SW. Liver abscess in neonates. *Pediatr Surg Int*. 2009; 25(2): 153-156.

898. Greenstein AJ, Barth J, Dicker A, et al. Amebic liver abscess: a study of 11 cases compared with a series of 38 patients with pyogenic liver abscess. *Am J Gastroenterol*. 1985; 80(6): 472-478.

899. Do H, Lambiase RE, Deyoe L, et al. Percutaneous drainage of hepatic abscesses: comparison of results in abscesses with and without intrahepatic biliary communication. *AJR Am J Roentgenol*. 1991; 157(6): 1209-1212.

900. Lo JZ, Leow JJ, Ng PL, et al. Predictors of therapy failure in a series of 741 adult pyogenic liver abscesses. *J Hepatobiliary Pancreat Sci*. 2015; 22: 156-165.

901. Stanley SL Jr. Amoebiasis. *Lancet*. 2003; 361(9362): 1025-1034.

902. Hughes MA, Petri WA Jr. Amebic liver abscess. *Infect Dis Clin North Am*. 2000; 14(3): 565-582, viii.

903. Meng XY, Wu JX. Perforated amebic liver abscess. Clinical analysis of 110 cases. *South Med*. 1994; 87: 985-990.

904. Payto D, Heideloff C, Wang S. Sensitive, simple, and robust nano-liquid chromatography-mass spectrometry for amyloid protein subtyping. *Methods Mol Biol*. 2016; 1378: 55-60.

905. Finkelstein SD, Fornasier VL, Pruzanski W. Intrahepatic cholestasis with predominant pericentral deposition in systemic amyloidosis. *Hum Pathol*. 1981; 12(5): 470-472.

906. Hoffman MS, Stein BE, Davidian MM, Rosenthal WS. Hepatic amyloidosis presenting as severe intrahepatic cholestasis: a case report and review of the literature. *Am J Gastroenterol*. 1988; 83(7): 783-785.

907. Makhlouf HR, Goodman ZD. Globular hepatic amyloid: an early stage in the pathway of amyloid formation: a study of 20 new cases. *Am J Surg Pathol*. 2007; 31(10): 1615-1621.

908. Faa G, Van Eyken P, De Vos R, et al. Light chain deposition disease of the liver associated with AL-type amyloidosis and severe cholestasis. *J Hepatol*. 1991; 12(1): 75-82.

909. Schaffner F, Popper H. Nonspecific reactive hepatitis in aged and infirm people. *Am J Dig

Dis*. 1959; 4(5): 389-399.

910. Lin CC, Sundaram SS, Hart J, Whitington PF. Subacute nonsuppurative cholangitis (cholangitis lenta) in pediatric liver transplant patients. *J Pediatr Gastroenterol Nutr*. 2007; 45(2): 228-233.

911. Adeyi O, Fischer SE, Guindi M. Liver allograft pathology: approach to interpretation of needle biopsies with clinicopathological correlation. *J Clin Pathol*. 2010; 63(1): 47-74.

912. Hubscher SG. Transplantation pathology. *Semin Diagn Pathol*. 2006; 23(3-4): 170-181.

913. Hubscher SG. Transplantation pathology. *Semin Liver Dis*. 2009; 29(1): 74-90.

914. Abraham SC, Poterucha JJ, Rosen CB. Histologic abnormalities are common in protocol liver allograft biopsies from patients with normal liver function tests. *Am J Surg Pathol*. 2008; 32(7): 965-973.

915. Firpi RJ, Abdelmalek MF, Soldevila-Pico C, et al. One-year protocol liver biopsy can stratify fibrosis progression in liver transplant recipients with recurrent hepatitis C infection. *Liver Transpl*. 2004; 10(10): 1240-1247.

916. Verran D, Kusyk T, Painter D, et al. Clinical experience gained from the use of 120 steatotic donor livers for orthotopic liver transplantation. *Liver Transpl*. 2003; 9(5): 500-505.

917. Trevisani F, Colantoni A, Caraceni P, Van Thiel DH. The use of donor fatty liver for liver transplantation: a challenge or a quagmire? *J Hepatol*. 1996; 24(1): 114-121.

918. Selzner M, Clavien PA. Fatty liver in liver transplantation and surgery. *Semin Liver Dis*. 2001; 21(1): 105-113.

919. Fiorentino M, Vasuri F, Ravaioli M, et al. Predictive value of frozen-section analysis in the histological assessment of steatosis before liver transplantation. *Liver Transpl*. 2009; 15(12): 1821-1825.

920. Frankel WL, Tranovich JG, Salter L, et al. The optimal number of donor biopsy sites to evaluate liver histology for transplantation. *Liver Transpl*. 2002; 8(11): 1044-1050.

921. Koneru B, Dikdan G. Hepatic steatosis and liver transplantation current clinical and experimental perspectives. *Transplantation*. 2002; 73(3): 325-330.

922. McCormack L, Petrowsky H, Jochum W, et al. Use of severely steatotic grafts in liver transplantation: a matched case-control study. *Ann Surg*. 2007; 246(6): 940-946, discussion 946-948.

923. Imber CJ, St Peter SD, Lopez I, et al. Current practice regarding the use of fatty livers: a trans-Atlantic survey. *Liver Transpl*. 2002; 8(6): 545-549.

924. Crowley H, Lewis WD, Gordon F, et al. Steatosis in donor and transplant liver biopsies. *Hum Pathol*. 2000; 31(10): 1209-1213.

925. Imber CJ, St Peter SD, Handa A, Friend PJ. Hepatic steatosis and its relationship to transplantation. *Liver Transpl*. 2002; 8(5): 415-423.

926. Minervini MI, Ruppert K, Fontes P, et al. Liver biopsy findings from healthy potential living liver donors: reasons for disqualification, silent diseases and correlation with liver injury tests. *J Hepatol*. 2009; 50(3): 501-510.

927. Abraham S, Furth EE. Quantitative evaluation of histological features in "time-zero" liver allograft biopsies as predictors of rejection or graft failure: receiver-operating characteristic analysis application. *Hum Pathol*. 1996; 27(10): 1077-1084.

928. Bilzer M, Gerbes AL. Preservation injury of the liver: mechanisms and novel therapeutic strategies. *J Hepatol*. 2000; 32(3): 508-515.

929. Tillery W, Demetris J, Watkins D, et al. Patho-

logic recognition of preservation injury in hepatic allografts with six months follow-up. *Transplant Proc*. 1989; 21(1 Pt 2): 1330-1331.

930. Gaffey MJ, Boyd JC, Traweek ST, et al. Predictive value of intraoperative biopsies and liver function tests for preservation injury in orthotopic liver transplantation. *Hepatology*. 1997; 25(1): 184-189.

931. Ben-Ari Z, Pappo O, Mor E. Intrahepatic cholestasis after liver transplantation. *Liver Transpl*. 2003; 9(10): 1005-1018.

932. Williams JW, Vera S, Peters TG, et al. Cholestatic jaundice after hepatic transplantation. A nonimmunologically mediated event. *Am J Surg*. 1986; 151(1): 65-70.

933. Khettry U, Backer A, Ayata G, et al. Centrilobular histopathologic changes in liver transplant biopsies. *Hum Pathol*. 2002; 33(3): 270-276.

934. Neil DA, Hubscher SG. Are parenchymal changes in early post-transplant biopsies related to preservation-reperfusion injury or rejection? *Transplantation*. 2001; 71(11): 1566-1572.

935. International Working Party. Terminology for hepatic allograft rejection. International Working Party. *Hepatology*. 1995; 22(2): 648-654.

936. Batts KP. Acute and chronic hepatic allograft rejection: pathology and classification. *Liver Transpl*. 1999; 5(4 suppl 1): S21-S29.

937. Demetris AJ, Lasky S, Van Thiel DH, et al. Pathology of hepatic transplantation: A review of 62 adult allograft recipients immunosuppressed with a cyclosporine/steroid regimen. *Am J Pathol*. 1985; 118(1): 151-161.

938. Hubscher SG. Histological findings in liver allograft rejection—new insights into the pathogenesis of hepatocellular damage in liver allografts. *Histopathology*. 1991; 18(4): 377-383.

939. Jones KD, Ferrell LD. Interpretation of biopsy findings in the transplant liver. *Semin Diagn Pathol*. 1998; 15(4): 306-317.

940. Demetris AJ, Jaffe R, Tzakis A, et al. Antibody-mediated rejection of human orthotopic liver allografts. A study of liver transplantation across ABO blood group barriers. *Am J Pathol*. 1988; 132(3): 489-502.

941. Kozlowski T, Andreoni K, Schmitz J, et al. Sinusoidal C4d deposits in liver allografts indicate an antibody-mediated response: diagnostic considerations in the evaluation of liver allografts. *Liver Transpl*. 2012; 18: 641-658.

942. Shetty S, Adams DH, Hubscher SG. Post-transplant liver biopsy and the immune response: lessons for the clinician. *Expert Rev Clin Immunol*. 2012; 8: 645-661.

943. Wiesner RH, Demetris AJ, Belle SH, et al. Acute hepatic allograft rejection: incidence, risk factors, and impact on outcome. *Hepatology*. 1998; 28(3): 638-645.

944. Martinez OM, Rosen HR. Basic concepts in transplant immunology. *Liver Transpl*. 2005; 11(4): 370-381.

945. Nagral A, Ben-Ari Z, Dhillon AP, Burroughs AK. Eosinophils in acute cellular rejection in liver allografts. *Liver Transpl*. 1998; 4(5): 355-362.

946. International Panel. Banff schema for grading liver allograft rejection: an international consensus document. *Hepatology*. 1997; 25(3): 658-663.

947. Demetris AJ. Central venulitis in liver allografts: considerations of differential diagnosis. *Hepatology*. 2001; 33(5): 1329-1330.

948. Krasinskas AM, Ruchelli ED, Rand EB, et al. Central venulitis in pediatric liver allografts. *Hepatology*. 2001; 33(5): 1141-1147.

949. Sebagh M, Debette M, Samuel D, et al. "Silent" presentation of veno-occlusive disease after liver transplantation as part of the process of

cellular rejection with endothelial predilection. *Hepatology*. 1999; 30(5): 1144-1150.

950. Pappo O, Ramos H, Starzl TE, et al. Structural integrity and identification of causes of liver allograft dysfunction occurring more than 5 years after transplantation. *Am J Surg Pathol*. 1995; 19(2): 192-206.

951. Harrison RF, Patsiaoura K, Hubscher SG. Cytokeratin immunostaining for detection of biliary epithelium: its use in counting bile ducts in cases of liver allograft rejection. *J Clin Pathol*. 1994; 47(4): 303-308.

952. Bilezikci B, Demirhan B, Kocbiyik A, et al. Relevant histopathologic findings that distinguish acute cellular rejection from cholangitis in hepatic allograft biopsy specimens. *Transplant Proc*. 2008; 40(1): 248-250.

953. Demetris A, Adams D, Bellamy C, et al. Update of the International Banff Schema for Liver Allograft Rejection: working recommendations for the histopathologic staging and reporting of chronic rejection. An International Panel. *Hepatology*. 2000; 31(3): 792-799.

954. Lunz JG 3rd, Contrucci S, Ruppert K, et al. Replicative senescence of biliary epithelial cells precedes bile duct loss in chronic liver allograft rejection: increased expression of p21(WAF1/Cip1) as a disease marker and the influence of immunosuppressive drugs. *Am J Pathol*. 2001; 158(4): 1379-1390.

955. Ludwig J, Wiesner RH, Batts KP, et al. The acute vanishing bile duct syndrome(acute irreversible rejection) after orthotopic liver transplantation. *Hepatology*. 1987; 7(3): 476-483.

956. Cassiman D, Libbrecht L, Sinelli N, et al. The vagal nerve stimulates activation of the hepatic progenitor cell compartment via muscarinic acetylcholine receptor type 3. *Am J Pathol*. 2002; 161(2): 521-530.

957. Koukoulis GK, Shen J, Karademir S, et al. Cholangiocytic apoptosis in chronic ductopenic rejection. *Hum Pathol*. 2001; 32(8): 823-827.

958. Miyagawa-Hayashino A, Tsuruyama T, Haga H, et al. Arteriopathy in chronic allograft rejection in liver transplantation. *Liver Transpl*. 2004; 10(4): 513-519.

959. Jain D, Robert ME, Navarro V, et al. Total fibrous obliteration of main portal vein and portal foam cell venopathy in chronic hepatic allograft rejection. *Arch Pathol Lab Med*. 2004; 128(1): 64-67.

960. Quaglia AF, Del Vecchio Blanco G, Greaves R, et al. Development of ductopaenic liver allograft rejection includes a "hepatitic" phase prior to duct loss. *J Hepatol*. 2000; 33(5): 773-780.

961. Reference deleted in proofs.

962. Demetris AJ, Adeyi O, Bellamy CO, et al. Liver biopsy interpretation for causes of late liver allograft dysfunction. *Hepatology*. 2006; 44(2): 489-501.

963. Dumortier J, Giostra E, Belbouab S, et al. Non-alcoholic fatty liver disease in liver transplant recipients: another story of "seed and soil". *Am J Gastroenterol*. 2010; 105(3): 613-620.

964. Ferrell L, Bass N, Roberts J, Ascher N. Lipopeliosis: fat induced sinusoidal dilatation in transplanted liver mimicking peliosis hepatis. *J Clin Pathol*. 1992; 45(12): 1109-1110.

965. Sebagh M, Yilmaz F, Karam V, et al. The histologic pattern of "biliary tract pathology" is accurate for the diagnosis of biliary complications. *Am J Surg Pathol*. 2005; 29(3): 318-323.

966. Pol S, Cavalcanti R, Carnot F, et al. Azathioprine hepatitis in kidney transplant recipients. A predisposing role of chronic viral hepatitis. *Transplantation*. 1996; 61: 1774-1776.

967. Wisecarver JL, Earl RA, Haven MC, et al.

Histologic changes in liver allograft biopsies associated with elevated whole blood and tissue cyclosporine concentrations. *Mod Pathol*. 1992; 5(6): 611-616.

968. Schreuder TC, Hubscher SG, Neuberger J. Autoimmune liver diseases and recurrence after orthotopic liver transplantation: what have we learned so far? *Transpl Int*. 2009; 22(2): 144-152.

969. Rowe IA, Webb K, Gunson BK, et al. The impact of disease recurrence on graft survival following liver transplantation: a single centre experience. *Transpl Int*. 2008; 21(5): 459-465.

970. Khettry U, Anand N, Gordon FD, et al. Recurrent hepatitis B, hepatitis C, and combined hepatitis B and C in liver allografts: a comparative pathological study. *Hum Pathol*. 2000; 31(1): 101-108.

971. Honaker MR, Shokouh-Amiri MH, Vera SR, et al. Evolving experience of hepatitis B virus prophylaxis in liver transplantation. *Transpl Infect Dis*. 2002; 4: 137-143.

972. Gane EJ. The natural history of recurrent hepatitis C and what influences this. *Liver Transpl*. 2008; 14(suppl 2): S36-S44.

973. Ramirez S, Perez-Del-Pulgar S, Forns X. Virology and pathogenesis of hepatitis C virus recurrence. *Liver Transpl*. 2008; 14(suppl 2): S27-S35.

974. Berenguer M, Lopez-Labrador FX, Wright TL. Hepatitis C and liver transplantation. *J Hepatol*. 2001; 35(5): 666-678.

975. Sheiner PA. Hepatitis C after liver transplantation. *Semin Liver Dis*. 2000; 20(2): 201-209.

976. Ueda Y, Uemoto S. Interferon-free therapy for hepatitis C in liver transplant recipients. *Transplantation*. 2016; 100: 54-60.

977. Noell BC, Besur SV, deLemos AS. Changing the face of hepatitis C management-the design and development of sofosbuvir. *Drug Des Devel Ther*. 2015; 9: 2367-2374.

978. Regev A, Molina E, Moura R, et al. Reliability of histopathologic assessment for the differentiation of recurrent hepatitis C from acute rejection after liver transplantation. *Liver Transpl*. 2004; 10(10): 1233-1239.

979. Souza P, Prihoda TJ, Hoyumpa AM, Sharkey FE. Morphologic features resembling transplant rejection in core biopsies of native livers from patients with Hepatitis C. *Hum Pathol*. 2009; 40(1): 92-97.

980. Petrovic LM, Villamil FG, Vierling JM, et al. Comparison of histopathology in acute allograft rejection and recurrent hepatitis C infection after liver transplantation. *Liver Transpl Surg*. 1997; 3(4): 398-406.

981. Demetris AJ. Evolution of hepatitis C virus in liver allografts. *Liver Transpl*. 2009; 15(suppl 2): S35-S41.

982. Vakiani E, Hunt KK, Mazziotta RM, et al. Hepatitis C-associated granulomas after liver transplantation: morphologic spectrum and clinical implications. *Am J Clin Pathol*. 2007; 127(1): 128-134.

983. Stanca CM, Fiel MI, Kontorinis N, et al. Chronic ductopenic rejection in patients with recurrent hepatitis C virus treated with pegylated interferon alfa-2a and ribavirin. *Transplantation*. 2007; 84(2): 180-186.

984. Bernard PH, Le Bail B, Rullier A, et al. Recurrence and accelerated progression of hepatitis C following liver transplantation. *Semin Liver Dis*. 2000; 20(4): 533-538.

985. Dixon LR, Crawford JM. Early histologic changes in fibrosing cholestatic hepatitis C. *Liver Transpl*. 2007; 13(2): 219-226.

986. Sebagh M, Farges O, Dubel L, et al. Histological features predictive of recurrence of primary

biliary cirrhosis after liver transplantation. *Transplantation*. 1998; 65(10): 1328-1333.

987. Duclos-Vallee JC, Sebagh M. Recurrence of autoimmune disease, primary sclerosing cholangitis, primary biliary cirrhosis, and autoimmune hepatitis after liver transplantation. *Liver Transpl*. 2009; 15(suppl 2): S25-S34.

988. Mendes F, Couto CA, Levy C. Recurrent and de novo autoimmune liver diseases. *Clin Liver Dis*. 2011; 15: 859-878.

989. Demetris AJ. Distinguishing between recurrent primary sclerosing cholangitis and chronic rejection. *Liver Transpl*. 2006; 12(11 suppl 2): S68-S72.

990. Pagadala M, Dasarathy S, Eghtesad B, McCullough AJ. Posttransplant metabolic syndrome: an epidemic waiting to happen. *Liver Transpl*. 2009; 15(12): 1662-1670.

991. Kerkar N, Yanni G. "De novo" and "recurrent" autoimmune hepatitis after liver transplantation: a comprehensive review. *J Autoimmun*. 2016; 66: 17-24.

992. Ward SC, Schiano TD, Thung SN, Fiel MI. Plasma cell hepatitis in hepatitis C virus patients post-liver transplantation: case-control study showing poor outcome and predictive features in the liver explant. *Liver Transpl*. 2009; 15(12): 1826-1833.

993. Fiel MI, Agarwal K, Stanca C, et al. Posttransplant plasma cell hepatitis(de novo autoimmune hepatitis) is a variant of rejection and may lead to a negative outcome in patients with hepatitis C virus. *Liver Transpl*. 2008; 14(6): 861-871.

994. Demetris AJ, Sebagh M. Plasma cell hepatitis in liver allografts: variant of rejection or autoimmune hepatitis? *Liver Transpl*. 2008; 14(6): 750-755.

995. Sebagh M, Rifai K, Feray C, et al. All liver recipients benefit from the protocol 10-year liver biopsies. *Hepatology*. 2003; 37(6): 1293-1301.

996. Evans HM, Kelly DA, McKiernan PJ, Hubscher S. Progressive histological damage in liver allografts following pediatric liver transplantation. *Hepatology*. 2006; 43(5): 1109-1117.

997. Ekong UD, Melin-Aldana H, Seshadri R, et al. Graft histology characteristics in long-term survivors of pediatric liver transplantation. *Liver Transpl*. 2008; 14(11): 1582-1587.

998. Scheenstra R, Peeters PM, Verkade HJ, Gouw AS. Graft fibrosis after pediatric liver transplantation: ten years of follow-up. *Hepatology*. 2009; 49(3): 880-886.

999. Hubscher SG. Central perivenulitis: a common and potentially important finding in late posttransplant liver biopsies. *Liver Transpl*. 2008; 14(5): 596-600.

1000. Krasinskas AM, Demetris AJ, Poterucha JJ, Abraham SC. The prevalence and natural history of untreated isolated central perivenulitis in adult allograft livers. *Liver Transpl*. 2008; 14(5): 625-632.

1001. Hubscher S. What does the long-term liver allograft look like for the pediatric recipient? *Liver Transpl*. 2009; 15(suppl 2): S19-S24.

1002. Syn WK, Nightingale P, Gunson B, et al. Natural history of unexplained chronic hepatitis after liver transplantation. *Liver Transpl*. 2007; 13(7): 984-989.

1003. Shaikh OS, Demetris AJ. Idiopathic posttransplantation hepatitis? *Liver Transpl*. 2007; 13(7): 943-946.

1004. McPeake JR, O'Grady JG, Zaman S, et al. Liver transplantation for primary hepatocellular carcinoma: tumor size and number determine outcome. *J Hepatol*. 1993; 18(2): 226-234.

1005. Trevisani F, Garuti F, Cucchetti A, et al. De novo hepatocellular carcinoma of liver allograft: a neglected issue. *Cancer Lett*. 2015; 357: 47-54.

1006. Herrero JI. De novo malignancies following liver transplantation: impact and recommendations. *Liver Transpl*. 2009; 15(suppl 2): S90-S94.

1007. McDonald GB, Shulman HM, Sullivan KM, Spencer GD. Intestinal and hepatic complications of human bone marrow transplantation. Part I. *Gastroenterology*. 1986; 90(2): 460-477.

1008. Sloane JP, Norton J. The pathology of bone marrow transplantation. *Histopathology*. 1993; 22(3): 201-209.

1009. Shulman HM, Sharma P, Amos D, et al. A coded histologic study of hepatic graft-versus-host disease after human bone marrow transplantation. *Hepatology*. 1988; 8(3): 463-470.

1010. Shulman HM, Fisher LB, Schoch HG, et al. Venoocclusive disease of the liver after marrow transplantation: histological correlates of clinical signs and symptoms. *Hepatology*. 1994; 19: 1171-1180.

1011. Snover DC. Biopsy interpretation in bone marrow transplantation. *Pathol Annu*. 1989; 24(pt 2): 63-101.

1012. Geubel AP, Cnudde A, Ferrant A, et al. Diffuse biliary tract involvement mimicking primary sclerosing cholangitis after bone marrow transplantation. *J Hepatol*. 1990; 10(1): 23-28.

1013. Stechschulte DJ Jr, Fishback JL, Emami A, Bhatia P. Secondary biliary cirrhosis as a consequence of graft-versus-host disease. *Gastroenterology*. 1990; 98(1): 223-225.

1014. Diamond DJ, Chang KL, Jenkins KA, Forman SJ. Immunohistochemical analysis of T cell phenotypes in patients with graft-versus-host disease following allogeneic bone marrow transplantation. *Transplantation*. 1995; 59(10): 1436-1444.

肝：肿瘤和肿瘤样疾病

20

Laura W. Lamps 著　李　欢 译　郭丽梅 校

章目录

肝肿瘤和肿瘤样疾病

　　外科病理医师会遇到各种各样的肝源性结节和肿瘤，包括肿瘤性和非肿瘤性病变。将它们区分开可能具有挑战性，但鉴于它们有不同的预后和治疗意义，这种区别至关重要。因此，病理医师必须了解这些疾病的诊断标准，以及在判读小样本时难以规避的诊断陷阱，例如粗针穿刺活检（core needle biopsy）或细针吸取（fine needle aspirate, FNA）活检标本。此外，有必要了解肝硬化与非肝硬化的鉴别诊断差异，以及背景肝的状态，最好是从组织中了解，至少要从影像学中了解。

结节性再生性增生

　　结节性再生性增生（nodular regenerative hyperplasia, NRH）是一种罕见的疾病，其特征是肝实质转化为不被纤维间隔分隔的再生性、非肿瘤性结节[1-2]。NRH 是非肝硬化性门静脉高压的重要原因（也见第 19 章），并且与多种疾病和状况相关，包括自身免疫性疾病[1-2]、普通变异型免疫缺陷病[3]、血液病[1,4] 和许多药物，包括硫唑嘌呤、去羟肌苷和奥沙利铂[1-2,5-6]。NRH 也可以发生在有转移性或原发性肿瘤的肝中[7-8]。Wanless 最初提出的一个假设认为，NRH 的发病机制似乎与肝的门静脉血流异常（特别是门静脉血栓形成）有关，后者可导致局部低灌注区域和高灌注区域[2]。NRH 患者可能有碱性磷酸酶、GGT 和（或）转氨酶升高[9]。

　　大体上，NRH 肝表面可能是结节性的，类似于小结节性肝硬化[1]。对于 NRH 的组织病理学诊断，楔形切除标本或手术标本比穿刺活检标本更容易，因为这些特征在小样本中很难发现。显微镜下，NRH 的特征是：增生性肝细胞结节排列成板状且超过一个肝细胞的厚度，而与结节相邻的实质细胞（通常是小叶中央区域，但并非总是如此）受到挤压并萎缩（图 20.1A）。纤维间隔一定是不存在的，这可以将 NRH 病变与肝硬化区分开来[10]；然而，在一些情况下，结节之间受压迫的实质可出现肝窦周围纤维化。一般来说，没有或只有轻微的炎症，也没有肝细胞损伤的证据，尽管有过与 NRH 有关的窦淋巴细胞增多症的报道[9]。网状纤维染色可以更好地发现结节（图 20.1B）[1-2,10]。穿刺活检标本中的血管改变可能不易觉察和不够明显，可能包括门静脉周围血管瘤病以及门静脉分支的闭塞；后者与临床上明显的门静脉高压密切相关[9]。

　　部分结节性转化（partial nodular transformation）是一种罕见的疾病，其结节可能比 NRH 的大，并且通常局限于肝门周围区域，类似于肿瘤。同样，这种病变的发生机制是由位于肝门附近的较大门静脉分支内的血栓形成所致[11-13]。

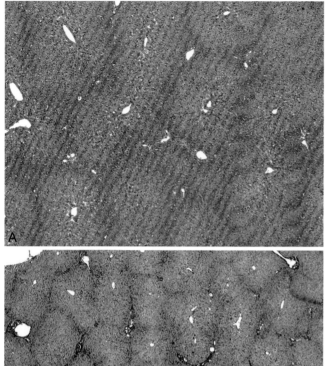

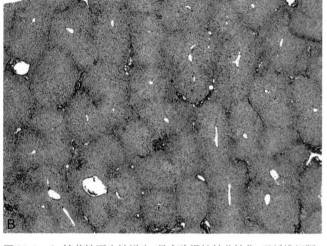

图 20.1　**A**，结节性再生性增生，具有弥漫性结节转化，无纤维间隔。**B**，网状纤维染色，突显出了结节，其间交织着萎缩的实质

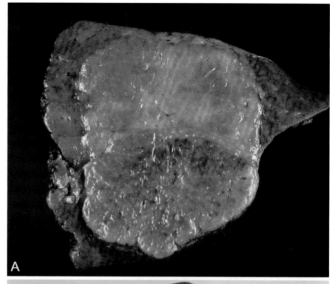

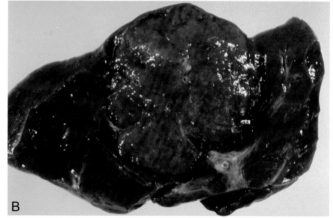

图 20.2　**A**，局灶性结节性增生，结节病变中心有典型的星状中央瘢痕。**B**，此例的切面明显呈结节状，但纤维瘢痕不太突出（**B**，Courtesy of Dr. George F. Gray Jr.）

局灶性结节性增生

局灶性结节性增生（focal nodular hyperplasia，FNH）可发生于任何年龄段，包括儿童；然而，大多数 FNH 病例见于 31 ~ 50 岁的成人。女性发病与男性发病的比例在不同的成人和儿童病例研究中为 2：1 ~ 8：1[14-15]。大约 80% 的 FNH 患者无症状[14]。与肝细胞腺瘤相比，腹腔积血是 FNH 的一种非常罕见的并发症，虽然已有描述[16]。FNH 一般为单发；在 20% 的成人患者和更多的儿童患者，FNH 是多中心性的[15]。病变呈多中心性的 FNH 可能与其他病变（特别是血管）相关，包括肝血管瘤、脑毛细血管扩张、颅内小动脉瘤、门静脉闭锁以及包括星形细胞瘤和脑膜瘤在内的脑肿瘤[17]。

总的来说，FNH 的发病机制尚有争议。有一种假设是，FNH 可能与口服避孕药有关[18]，但不像在肝细胞腺瘤那样明确[19]。毫无疑问，FNH 这种疾病在广泛应用口服避孕药之前就发生了，并且也可以发生于男性，尤其是与慢性酗酒有关[20]。FNH 也与有肝静脉流出道

梗阻（还伴有肝细胞腺瘤和大再生结节）患者有关[21]，并发生在原位肝移植后[22]，提示血管异常或对肝实质局部损伤的增生/再生反应在 FNH 的发病机制中也可能起作用。肝硬化肝中的病变与结节性增生难以区分这一事实也支持这一假说[23]。目前 FNH 的克隆性研究结果不尽相同[24-25]。

大体上，FNH 通常表现为一个被膜下、灰白色的、实性肿块，有时有蒂。在切面上，病变中心常可见白色受压的纤维化区域，纤维化宽带由此向外延伸呈星状、放射状（图 20.2A 和 B）。进行 MRI 检查可在超过一半的病例中见到这个现象[26-28]。显微镜下，FNH 有一个伴有中央星状瘢痕的结节状表现（图 20.3A），但重要的是要注意，瘢痕（至少有一个典型的）并不总是存在。纤维带中常可见大的厚壁血管（图 20.3B），缺乏伴行的胆管。在纤维间隔与肝细胞成分交界处，可见特征性的灶状小胆管反应（图 20.3C），这可能是重要的诊断线索，特别是在穿刺活检中[29]。FNH 中常见急性或慢性炎症，肝细胞含有的糖原和脂肪可增加。

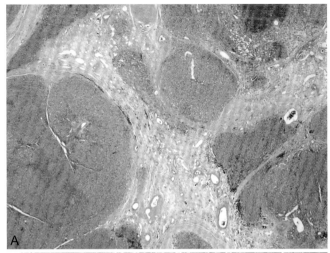

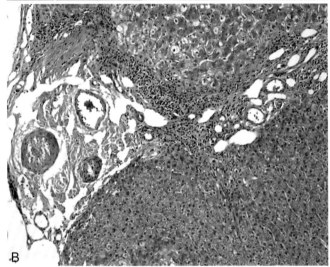

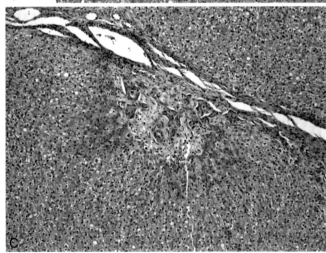

图 20.3 **A**，局灶性结节性增生的中央部分，可见纤维瘢痕与结节的交界部位。瘢痕内的血管常常很突出（**B**），并且可以是厚壁的。**C**，灶状的小胆管反应常见，特别是在纤维间隔和肝实质之间的交界处

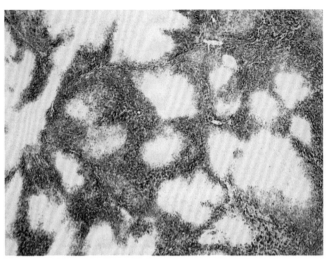

图 20.4 局灶性结节性增生，谷氨酰胺合成酶免疫反应的地图样模式（Courtesy of Dr. Sanjay Kakar.）

染色可用于突显 FNH 中的导管反应[30]。FNH 对雌激素受体免疫组织化学染色有不同的结果[31-32]。

在临床、影像学和组织学水平上，FNH 的鉴别诊断包括肝细胞腺瘤、高分化**肝细胞癌**（**hepatocellular carcinoma, HCC**）和肝硬化；后者是穿刺活检中的一个特殊问题，在这种情况下，了解背景肝的状态（肝硬化与非肝硬化）是非常有益的。FNH 常存在结节、胆管反应、变形血管和（或）结构不良的纤维性瘢痕，这可能有助于诊断，而缺乏纤维性瘢痕可能也会使诊断具有挑战性[33]。网状纤维染色有助于区分 FNH 和 HCC，FNH 没有网状纤维的丢失，并且免疫组织化学检查可能有助于区分 FNH 和肝细胞腺瘤。表 20.1 总结了 FNH 和肝细胞腺瘤之间的组织学和免疫组织化学差异。这种区别在临床上很重要，因为无症状的 FNH 可以随访，而肝细胞腺瘤（特别是那些有 β 连环蛋白突变的腺瘤，见下文）更有可能被切除或消融。

肝细胞腺瘤

肝的真正腺瘤极为少见；女性显著易感，其发病机制与使用口服避孕药有关[34-35]，不再继续应用这种激素后病变偶尔完全消退支持上述观点[36]。也有报道，这些肿瘤可发生于合成性雄性类固醇治疗后[37]、长期使用卡马西平治疗后[38]，可伴有糖原贮积性疾病和其他遗传性疾病[39-42]，以及可见于有性激素失衡的儿童[43]。与 FNH 相比，肝的腺瘤常出现症状，可导致严重的甚至是致死性的腹腔出血[44]。大多数肝腺瘤患者的年龄为 31~50 岁，但其也可发生于儿童[45-46]。

肝细胞腺瘤（hepatocellular adenoma, HA）发生于非硬化性肝中，大约 70% 的病变是单发的[47]。它们可发生在肝的任何部位，但常位于右叶。腺瘤在 ⁹⁹ᵐ 锝 - 硫胶体肝扫描中一般不显影，CT 和 MRI 可能有特征性的表现；

FNH 通常显示谷氨酰胺合成酶（glutamine synthetase, GS）的地图样染色模式（图 20.4），这可能有助于将它们与肝细胞腺瘤区分开。CK7、CK19 和神经细胞黏附分子

表20.1 局灶性结节性增生和肝细胞腺瘤的组织学和免疫组织化学特征总结

特征	局灶性结节性增生	肝细胞腺瘤
包膜	无包膜	分界清楚但无包膜
星状瘢痕	通常存在	缺乏
实质	结节状	均质
出血、坏死	罕见	常见
胆管反应	存在	缺乏
血管分布	人的厚壁血管	薄壁窦样毛细血管扩张，变形血管（炎性肝细胞腺瘤）
背景肝	非硬化	非硬化
细胞非典型性	罕见	可以存在
腺泡改变	通常缺乏	可能局灶存在
网状纤维骨架	完好	整体完好
谷氨酰胺合成酶	呈阳性，地图样模式	仅在β连环蛋白活化的肝细胞腺瘤中呈阳性
β连环蛋白	呈阴性	在β连环蛋白活化的肝细胞腺瘤中呈阳性
LFABP	呈阳性	在HNF1α失活的肝细胞腺瘤中呈阴性
Glypican-3	呈阴性	呈阴性
SAA/CRP	呈阴性	在炎性肝细胞腺瘤中呈阳性

LFABP：肝脂肪酸结合蛋白质

Adapted from Bioulac-Sage P, Cubel G, Balabaud C, Zucman-Rossi J. Revisiting the pathology of resected benign hepatocellular nodules using new immunohistochemical markers. *Sem Liv Dis.* 2011; 31(1): 91–103.

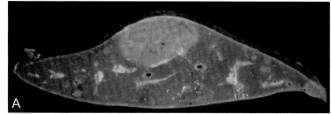

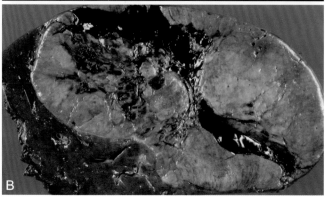

图20.5 **A**，肝细胞腺瘤的边界清楚，但无明确的包膜。其颜色较周围肝的颜色浅。**B**，此病例有肿瘤中心区域近期的大面积破裂和出血（*Courtesy of Dr. George F. Gray Jr.*）

然而，许多腺瘤确实可显示典型的影像学特征，因此，可能需要进行活检来做出诊断[47]。大体上，HA的分界清楚但无包膜，与周围肝组织相比是更苍白或更黄的。HA不存在FNH中那样典型的中央瘢痕（图20.5A和B）。

随着分子生物学的进展，肝腺瘤可以基于基因型和表型特征进行分类，分为四大类[48-49]。第一类，伴有肝细胞核因子1α（HNF1α）突变的腺瘤，占全部肝腺瘤病例30%~50%，其特征是HNF1α基因的等位基因失活突变（可以是双体细胞系的，也可以是一个胚系的、一个体细胞系的）[50]。这些肿瘤与脂肪变性、胰岛素抵抗、免疫组织化学上缺乏肝脂肪酸结合蛋白质（fatty acid-binding protein, LFABP）表达（在正常肝中染色呈阳性）有关；它们可以单发，也可以多发[47-48,51]。显微镜下，有HNF1α突变的肝腺瘤呈弥漫性脂肪变性，有大量薄壁血管（图20.6A）。其网状纤维结构完整，不存在炎症和核非典型性。

第二类，伴有CTNNB1突变的腺瘤，占全部肝腺瘤病例的10%~15%[49,52]。这种类型的肝腺瘤与恶性转化密切相关，并且与男性、雄激素的使用以及糖原生成有关。免疫组织化学上，它们过表达谷氨酰胺合成酶（GS），并且β连环蛋白染色呈核阳性（图20.6B），尽管可能呈小灶状。显微镜下，有CTNNB1突变的肝腺瘤的特征是非特异性的（图20.6C），但可以看到轻度细胞非典型性和局灶性玫瑰花结形成。它们通常没有脂肪变性[51]。

第三类，炎性或毛细血管扩张性腺瘤，以前它们被认为是FNH的变异型[53]。这种类型的肝腺瘤最常见，占全部肝腺瘤病例的40%~50%。这些肿瘤与患者体重指数（BMI）增加有关，临床上偶尔伴有发热和炎症表现；这种类型的肝腺瘤也是男性患者最常见的类型[51]。它们的组织学特征表现为炎症、肝窦扩张和营养不良性血管（图20.6D和E）；免疫组织化学上，它们表达血清淀粉样蛋白A和C反应蛋白。它们通常表达LFABP。从分子的角度来看，它们缺乏HNF1α突变，但10%的病例存在CTNNB1突变，因此，它们存在恶变风险。第四类（＜10%），未分类腺瘤，它们缺乏特定的分子和表型特征。

肝细胞腺瘤的少见特征包括：嗜酸细胞变[54]、出现Mallory透明小体[55]和色素沉着[56]。肝腺瘤也可见相关的肉芽肿反应，这种肉芽肿可以在肿瘤内，也可以在肿瘤外[57]。除了前面讨论的免疫组织化学特征外，大约75%的肝腺瘤病例表达雌激素受体和孕激素受体，而仅有20%的病例表达雄激素受体[58]。

肝腺瘤发生恶变的风险约为5%，其危险因素包括男性、大小和腺瘤亚型（见上文）[36]。对于这些肿瘤，应仔细进行多切片检查和网状纤维染色检查，以除外高分

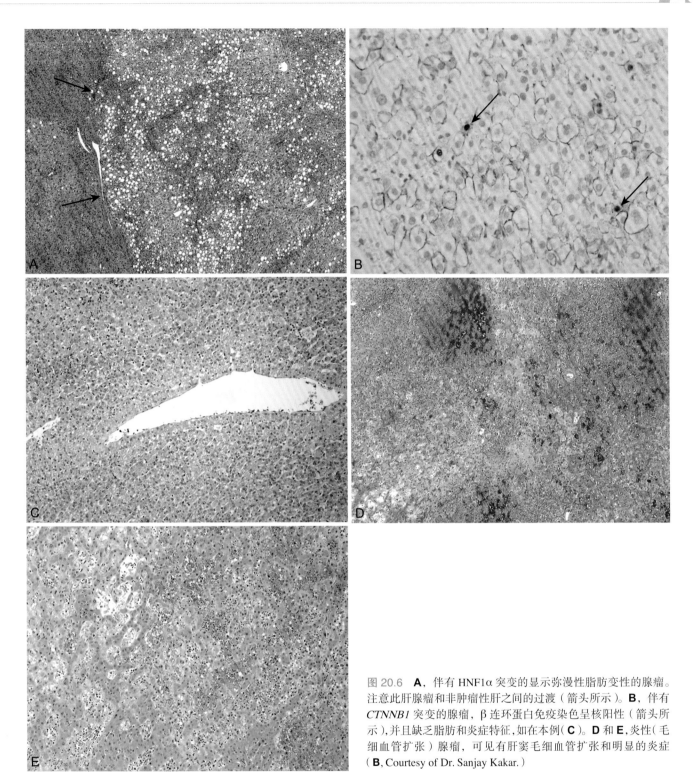

图 20.6　**A**，伴有 HNF1α 突变的显示弥漫性脂肪变性的腺瘤。注意此肝腺瘤和非肿瘤性肝之间的过渡（箭头所示）。**B**，伴有 *CTNNB1* 突变的腺瘤，β 连环蛋白免疫染色呈核阳性（箭头所示），并且缺乏脂肪和炎症特征，如在本例（**C**）。**D** 和 **E**, 炎性（毛细血管扩张）腺瘤，可见有肝窦毛细血管扩张和明显的炎症（**B**, Courtesy of Dr. Sanjay Kakar.）

化 HCC。然而，肝细胞腺瘤和高分化 HCC 之间的区别可能非常困难。最近的研究表明，谷氨酰胺合成酶（GS）和热休克蛋白 70（heat-shock protein, HSP70）在这种情况下可能是有用的，因为这些标志物在分化良好的恶性肿瘤中更可能是呈阳性的[59]，但仍存在争议[60]。偶尔，呈腺瘤表现的病变中可见明确的 HCC 病灶，提示这些肿瘤具有潜在恶性[61-62]。在极少数情况下，腺瘤和癌在同一肝组织内共存[63]。

据报道，1/3 的肝腺瘤患者有多个肿瘤，最常见的是 HNF1 α 亚型[36]。当有 10 个或更多个肿瘤时，称为**肝细胞腺瘤病（liver cell adenomatosis）**。由于 *TCF1/HNF1α* 基因胚系突变，一部分病例是家族性的，这也引起年轻型糖尿病 3 型成年发病（maturity-onset diabetes of the young type 3, MODY3）的原因[64-65]。

再生和异型增生结节

随着影像学技术的进步，在肝硬化患者中能发现的病变越来越小，它们常常需要进行活检以排除 HCC。历史上对这些病变使用的术语是不一致的和混乱的，包括诸如一般性和非典型性腺瘤性增生、微小偏差肝细胞瘤、发育异常、大的再生结节、Ⅰ型和Ⅱ型巨大再生结节、腺瘤性增生和低级别异型增生结节等术语。为了使这些病变的诊断标准和术语标准化，一个多国肝病专家小组提出了以下分类，目前这一分类已得到了经验丰富的肝病理医师的普遍接受[66]。

再生结节（regenerative nodule）（也称为大的再生结节、巨大再生结节、腺瘤性增生和低级别异型增生结节）大于 1.0 cm，具有正常的结构和完整的网状纤维结构（图 20.7）。大多数再生结节可能不是癌前病变，并且与其他肝硬化肝一样，可能含有铁、脂肪、胆汁、Mallory 透明小体或大细胞变，但它们不应有小细胞变（见下文）。目前还没有组织学标准来区分非克隆性再生结节和低级别异型增生结节，因为克隆性是通过分子方法评估的，并且其进展为恶性的可能性尚不清楚。由于这些原因，大多数病理医师都避免使用这个术语。

高级别异型增生结节（high-grade dysplastic nodule, HGDN）（也称为交界性结节或非典型性腺瘤性增生）具有结构和细胞学异型性，被认为是 HCC 的前驱病变。它们可能有许多异常，包括肝细胞板达到 3 个细胞厚，局灶性腺泡形成，以及偶尔不成对的小动脉（图 20.8）。小细胞变也常见（见下文）。与在再生结节一样，HGDN 可能含有脂肪、胆汁和 Mallory 透明小体，但通常不存在铁。网状纤维应该是完整的，或仅局部减少。肝再生结节和 HGDN 的颜色可能都与周围肝的颜色不同，并且可能突出于切面。

肝细胞异型增生有两种类型。第一类，**大细胞变（large cell change）**，其定义是：胞核和胞质增多（即核质比例维持正常）、核多形性、核深染和偶见多核肝细胞（图 20.9）[67]。肝硬化肝中可见大细胞变，包括在再生结节和 HGDN 内，其生物学意义仍不明确[68]。然而，在乙型肝炎引起的肝硬化中，大细胞变是发展为 HCC 的独立危险因素[69-70]。第二类，**小细胞变（small cell change）**，其特征是：肝细胞胞质体积减小，胞核中度增大，导致核质比增加和核密度增加（图 20.10）[67]。根据其增殖活性、分子特征以及在 HGDN 和 HCC 中均可出现，小细胞变被认为是一种癌前病变[71]。大细胞变和小细胞变在病理报告中均应注明。

肝细胞癌

概述和临床特征

肝细胞癌（hepatocellular carcinoma, HCC）（以前称为肝癌或肝瘤）是全球第 6 大常见恶性肿瘤，也是导致癌症相关死亡的第 2 大常见原因[72]。既往，HCC 在美国相对罕见，但在过去 20 年中，由于丙型肝炎的流行，HCC

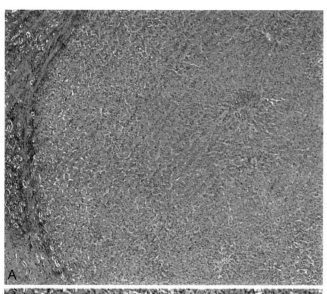

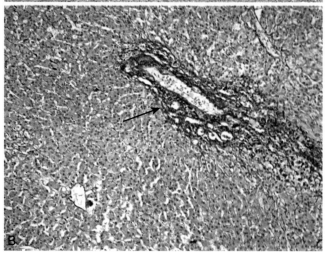

图 20.7 **A**，肝硬化肝内的再生结节。**B**，其网状纤维骨架完整，结节内有一个汇管区（箭头所示）

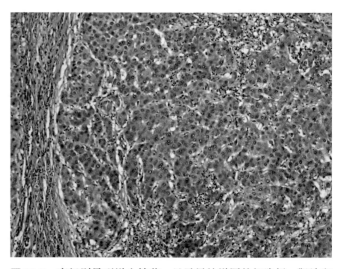

图 20.8 高级别异型增生结节，显示局灶增厚的细胞板、胆汁和局灶腺泡结构。网状纤维染色完整

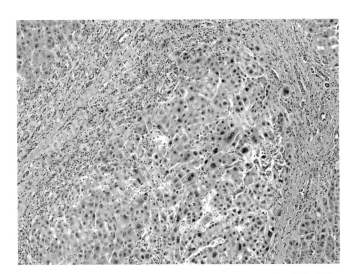

图 20.9　肝硬化内的大细胞变，表现为胞核和胞质增多、核多形性、核深染和多核肝细胞

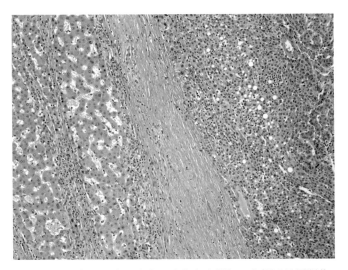

图 20.10　右侧可见小细胞变，胞核密度增加；左侧可见肝硬化，肝细胞大小正常

的发病率增加了 3 倍[73]。在地方性乙型肝炎感染的地区，HCC 的发病率仍然最高，例如东南亚和撒哈拉沙漠以南非洲国家[73]；仅中国就占世界 HCC 病例的一半以上[74]。大多数 HCC 病例见于 40 岁以上的患者，峰值为 70 岁[73]，但年轻人也可发生，甚至是儿童[75-78]。有些病例甚至是肾母细胞瘤成功治疗后的继发性恶性肿瘤[79]。目前，HCC 在 45～60 岁的白种人和西班牙裔人中增加最多[73]。

HCC 在男性中的发病率是女性的 2～4 倍[73]。临床上，HCC 通常表现为厌食、不适、腹痛、腹水和肝大[80]。梗阻性黄疸可能是由于肿瘤侵犯胆总管所致[81]。HCC 可伴发系统性表现，例如低血糖、高胆固醇血症、红细胞增多症、高钙血症、类癌综合征、异位产生绒毛膜促性腺激素和前列腺素、异常纤维蛋白原血症和其他表现[82-86]。

血清甲胎蛋白（alpha-fetoprotein，AFP）升高发生在大多数 HCC 患者中，但高达 40% 的 HCC 患者有正常的 AFP 水平，尤其是当肿瘤较小时[87]。血清 AFP 升高也可见于恶性生殖细胞肿瘤、肝转移癌、肝外伤、肝硬化、慢性肝炎和胆管细胞癌。由于这些原因，最近的研究认

为，AFP 不是 HCC 的有效筛查或监测工具[87]。

易感和相关因素

HCC 的主要危险因素包括：亲肝性病毒——乙型肝炎病毒（hepatitis B virus，HBV）和丙型肝炎病毒（hepatitis C virus，HCV），酒精性肝病，以及可能的非酒精性脂肪性肝病（NAFLD）[72-74,88]。

HCC 的大多数危险因素可导致肝硬化，超过 80% 的 HCC 患者存在肝硬化[73]。肝硬化患者发展为 HCC 的累积风险为 5%～30%，具体取决于潜在的危险因素、地区和患者的种族[73]。

亲肝性病毒

世界上大约一半的 HCC 病例和几乎所有儿童病例都与 HBV 感染有关[73]。虽然乙型肝炎和丙型肝炎都可以在没有肝硬化的情况下导致 HCC，但绝大多数亲肝性病毒相关的 HCC 都有肝硬化[73]。有慢性 HBV 感染的患者发生 HCC 的风险增加 5～15 倍，而有 HCV 感染的患者发生 HCC 的风险是普通人群的 15～20 倍[73-74]。在慢性 HBV 感染患者中，发生 HCC 的风险在男性、老年患者、亚洲人或非洲人、接触黄曲霉毒素、饮酒和吸烟者中会进一步增加；如果再有 HCV 或 δ 病毒混合感染、HBV DNA 水平高、乙型肝炎 e 抗原（hepatitis B e antigen，HBeAg）呈阳性或 HBV 基因型 C 型感染以及感染时间延长，则慢性 HBV 感染患者发生 HCC 的风险会进一步增加[73-74,89]。在有慢性 HCV 感染的患者中，HCC 发生的风险增加有类似的因素，包括老年人、男性、代谢综合征和饮酒[73-74]。

肝炎病毒 DNA 与宿主基因组 DNA 的整合被认为是 HBV 相关 HCC 发生的早期事件[90]。HBV DNA 整合可导致基因组不稳定和多个癌症相关基因的突变。HBV 相关蛋白质 HBx 也起着一个重要作用，HBx 可以刺激病毒基因的表达和复制，也可以激活许多对肝细胞生长和存活至关重要的细胞周期通路[90-91]。HBV DNA 可在 HBsAg 呈阴性的患者中检测到，但这些个体进展为 HCC 的风险尚不清楚[92]。HCV 在 HCC 发生中的作用尚不清楚，但动物研究表明，HCV 的核心蛋白似乎具有致癌性[93]。

酗酒

虽然酒精的直接致癌作用尚未得到证实，但饮酒过量是 HCC 发生的一个公认危险因素，并且还有证据表明，大量饮酒和 HBV 或 HCV 感染具有协同作用[74,88]。在酒精性肝硬化的背景下，发生 HCC 的总体风险估计为 15%[88]。

非酒精性脂肪性肝病

越来越多的证据表明，非酒精性脂肪性肝病（non-alcoholic fatty liver disease，NAFLD）与 HCC 的发生有关，即使在没有肝硬化的情况下[94]；在美国，与 NAFLD 相关的 HCC 的年发病率在 2004—2009 年间增加了近 10%[95]。随着肥胖症、糖尿病和血脂异常的增加，可以预期，全球范围内会有越来越多的成年人发生 NAFLD，

在这种情况下，预计 NAFLD 相关的 HCC 发病率也会增加。在这种情况下，HCC 的死亡率也会较高[95]。

许多药物和毒素与 HCC 的发生有关。二氧化钍悬浮液（Thorotrast）是一种放射造影剂，已导致了许多 HCC 病例，其平均潜伏期为 20 年[96]。HCC 的地理分布也提示：摄入黄曲霉毒素与 HCC 有关；黄曲霉毒素是无处不在的黄曲霉（*Aspergillus flavus*）的代谢产物[97]；在世界上 HCC 发病率最高的地区，黄曲霉毒素对食品的污染仍然是一个严重的问题。虽然确切的机制尚待阐明，但已经知道，黄曲霉毒素 B1 可诱导 p53 突变，并可能与 HBV 协同作用导致癌变[98]。据报道，已有男性与长期应用合成性雄性类固醇有关的罕见 HCC 病例报道[88,99-100]。有关口服避孕药与 HCC 之间的潜在关联的数据仍存在争议。尽管一些研究显示长期口服避孕药（＞5 年）的女性发生 HCC 的风险增加[101]，但这些研究的病例通常很少，而且最近的研究没有显示表明风险增加的明确证据[102]。关于服用新一代低剂量避孕药患者发生 HCC 的风险的信息也很少[74]。

许多代谢紊乱疾病也是 HCC 的危险因素[88]。1 型酪氨酸血症与 HCC 的高发病率相关，通常在肝硬化的背景中[103]。在一项病例研究中，在儿童期发生这种恶性肿瘤的患者中，有 37% 的患者的存活期超过 2 年[104-105]。也有 HCC 病例与 α1- 抗胰蛋白酶缺乏有关的报道[105-107]。PiZ 变异型抗胰蛋白酶缺乏患者似乎尤其容易发生 HCC，也可发生胆管细胞癌[108]。

其他与 HCC 相关的遗传性疾病包括：共济失调 - 毛细血管扩张症[109]；糖原贮积病，特别是 1a 型[105,110]；遗传性血色沉着病，其发生 HCC 的风险大约是普通人群的 20 倍[105,111]；以及卟啉症[105]。也有 HCC 继发于胆道闭锁患者进行 Kasai 手术后的病例报道[112]，HCC 与儿童家族性胆汁淤积性肝硬化有关的病例报道[113-114]，以及 HCC 与成人多囊肾相关的先天性肝纤维化有关的病例报道[115]。

大体特征

大体上，HCC 可表现为单发性或多发性结节，或弥漫性累及肝，类似肝硬化（图 20.11A 至 C）[116-117]。一些病变分界不清楚，而另一些病变周围有大体上较为明显的包膜[118-119]。在极少数病例中，HCC 有蒂，可能是由于其起源于副肝叶所致[120-121]。肿瘤大小差异较大。近年来，随着影像学技术的进步，越来越多的小（＜2.0 cm）HCC 已可以检测到；然而，影像学检查很难将这些小的 HCC 与再生或 HGDN 区分开。在大多数晚期 HCC 病例可见门静脉血栓形成（包括肿瘤血栓形成），这可能是未能检出的 HCC 的一个征象[122]。

组织学特征

显微镜下，HCC 的生长方式可为梁状、实性或假腺样[123]（图 20.12A 至 C），并且多种生长方式常常在同一肿瘤内存在。后一种也被称为腺泡状生长方式，可出现

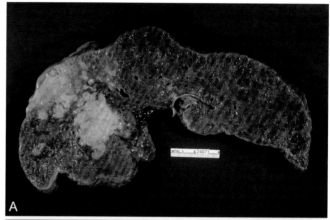
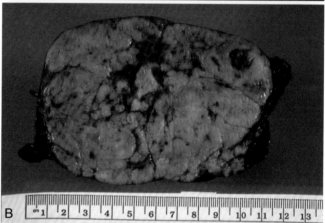
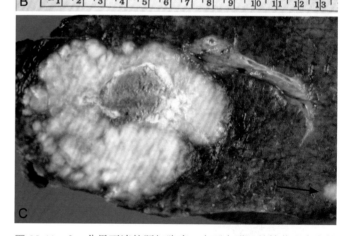

图 20.11 **A**，分界不清的肝细胞癌，由两个明显的结节和多个较小的卫星结节组成，发生在肝硬化的背景下。**B**，伴局灶出血坏死的界限清楚的、孤立性肿块。**C**，伴中心坏死和胆汁着色的肝细胞癌，发生自有遗传性血色沉着症的患者。在距离肿瘤肿块主体一段距离可见一个卫星结节（箭头所示）（**A** and **C**, Courtesy of Dr. George F. Gray Jr.）

腺体和乳头样结构，导致诊断上与胆管癌混淆[124]。不成对的动脉可以很明显，并且其内皮细胞可以在外周"包裹"肿瘤细胞巢[125]。最具诊断性的特征为小梁的厚度，可通过 HE 染色切片来评估，但最好通过网织染色来评估；HCC 中肝细胞板的厚度常超过 3 个细胞[123]。与胆管细胞癌相比，HCC 的间质通常很少，除了硬化或"硬癌"型（见下文）。门微静脉浸润常见。细胞学上，HCC 肿瘤细胞呈多样分化（图 20.13A 至 B）。分化差的肿瘤可能显

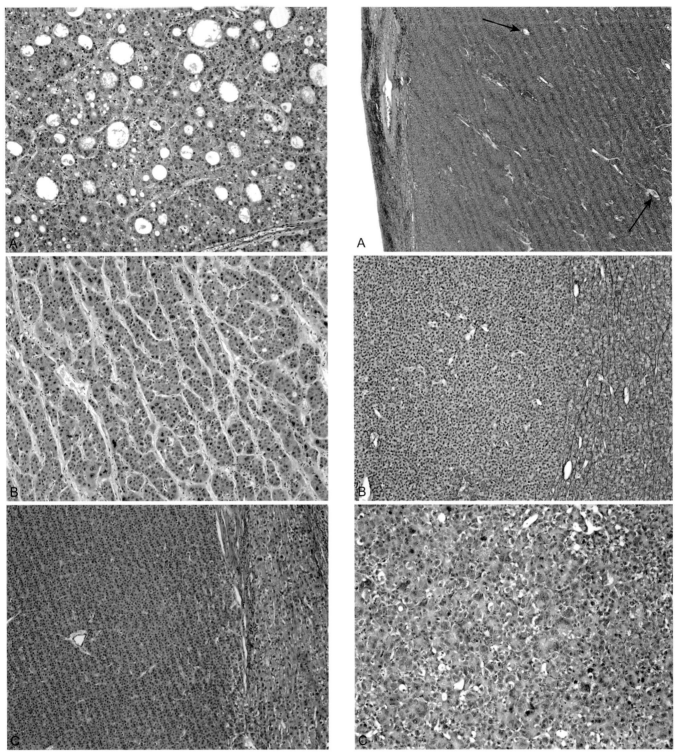

图 20.12　肝细胞癌的典型生长方式包括假腺样（**A**）、梁状（**B**）和实性（**C**）。注意与右侧肝硬化肝相比的弥漫性小细胞变（**C**）

图 20.13　**A**，极高分化的肝细胞癌伴有许多不成对的血管（箭头所示）。注意肿瘤内缺乏汇管区。**B**，正常网状纤维结构的缺乏可帮助肝细胞癌的诊断；右为有完整网状纤维结构的肝硬化肝。**C**，对于这样低分化肝细胞癌不进行免疫染色很难识别

示显著多形性、奇异核分裂象和瘤巨细胞；胞核和核仁较为显著（图 20.13C）[123]。如果不进行免疫染色，可能很难将这些肿瘤确定为 HCC。相反，分化较好的肿瘤由容易识别的肝细胞组成，但可能很难将它们归入恶性肿瘤。在这种情况下，网状纤维染色可能特别有用，因为正常网状纤维结构的丢失或结构明显异常的网状纤维可能有助于诊断高分化的 HCC（图 20.13B）[123,126]。HCC 的肿瘤细胞可能会出现胞核内假包涵体，这是由胞质内陷所致[127]。

HCC 肿瘤细胞胞质可能含有类似于酒精性肝病中所见的 Mallory 透明小体[123]、圆形透明小体（图 20.14A）[128]、铜[129]、"苍白小体"（超微结构表现为附膜的颗粒或原纤维样物质，纤维蛋白原免疫染色呈阳性）[130]、毛玻璃样细胞[131] 或胆色素（图 20.14B）[123]；后者为重要的诊断依据。圆形透明小体被认为含有甲胎蛋白（AFP）和 α1-抗胰蛋白酶，但近来值得注意的发现是其主要成分为 p62——一种非磷酸酪氨酸依赖的 p561ck 激酶的配子[132]。在 1 例明显的病例中，由于聚集了 Dubin-Johnson 样色素，肿瘤组织呈黑色[133]。脂肪变性一直被认为是 HCC 的特征之一，最近描述的一种 HCC 脂肪变性的变异型（图

20.15）与潜在的脂肪性肝病、代谢综合征和晚期肿瘤复发有关[134]。

在最近的文献中，"小"和"早期"HCC 的概念受到了极大的关注，因为这些病变很难与 HGDN 区分开，特别是在穿刺活检中。"小 HCC"定义为肿瘤 < 2.0 cm。小 HCC 可以进一步细分为早期 HCC（如下所述）和进展期 HCC；进展期 HCC 呈明显的结节状，通常有包膜，肝板增厚，因此通常更容易诊断[135-137]；"早期 HCC"（也称为模糊的结节性 HCC 或分化良好的 HCC）定义为有边界不清的结节，有多种组织学特征，包括：小细胞变，肿瘤内可见汇管区、假腺样结构、弥漫性脂肪变性和（或）不成对动脉[135-137]。在这种情况下，间质浸润（异常肝细胞侵入汇管区、纤维间隔或邻近的非肿瘤性实质）是最可靠的恶性诊断标准，但这在穿刺活检中可能难以判断（图 20.16）。结节周围缺乏 CK7 阳性的胆管反应也有助于恶性肿瘤的诊断[136,138]。GS、HSP70 和 glypican-3 在早

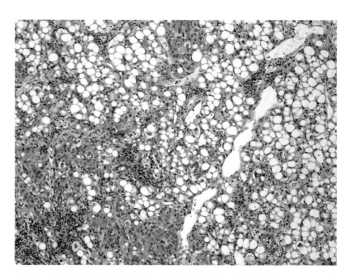

图 20.15 脂肪性肝细胞癌，伴有肝细胞气球样变性、Mallory 透明小体和丰富的脂肪

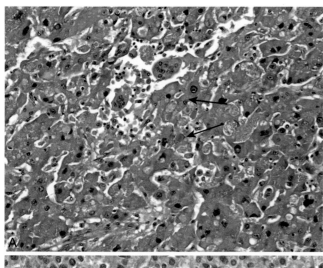

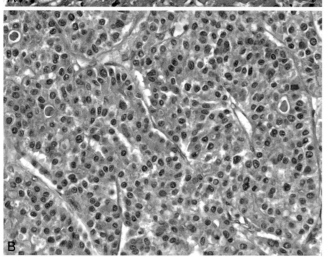

图 20.14 肝细胞癌的肿瘤细胞可以含有透明小体（**A**，箭头所示）或胆汁（**B**）

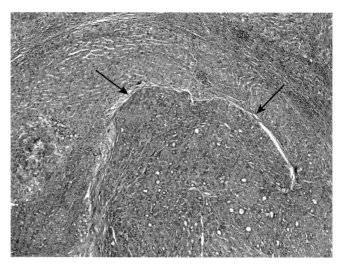

图 20.16 早期高分化肝细胞癌对邻近再生结节的局灶性实质浸润（箭头所示）

期 HCC 中更可能呈阳性，如果这三种标志物中有两个呈阳性则尤其有帮助[135-136,139]。

免疫组织化学特征

Hep Par-1［也称为肝细胞特异性抗体（hepatocyte-specific antibody, HSA）］是一种单克隆抗体，被认为可与尿素循环酶氨基甲酰磷酸合成酶 1（carbamoyl phosphate synthetase 1, CPS1）发生反应，CPS1 是尿素循环中的一种限速酶，存在于肝细胞线粒体中[140-141]。由于 CPS1 较为特异（但不绝对），它已成为最可靠的肝细胞分化的标志物之一（图 20.17A）[142-144]。不幸的是，在大多数低分化或硬化型 HCC，CPS1 染色不着色；此外，其肿瘤内的染色可能是片状的，因此，CPS1 染色在小的细针穿刺活检样本中可能见不到[145]。肺、胃和食管的腺癌 CPS1 染色可能也呈强阳性反应，正如预期的那样，胃肠道和胰胆管的肝样腺癌 CPS1 染色也呈阳性[146-147]。

另外一种新近应用的、对良性和恶性肝细胞均具有高度敏感性和特异性的标志物是精氨酸酶-1（arginase-1），它是一种金属蛋白，可催化精氨酸水解为鸟氨酸和尿素[148]。精氨酸酶-1 染色的总体敏感性为

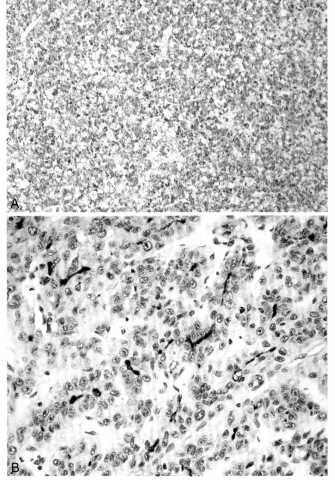

图 20.17　**A**，肝细胞癌 Hep Par-1 染色呈阳性，呈胞质内弥漫性颗粒状。这一特殊病例有透明细胞特征，Hep Par-1 染色有助于证实诊断。**B**，肝细胞癌中的多克隆抗体 CEA（pCEA）检查的毛细胆管型染色

96%（而 Hep Par-1 为 84%），在低分化 HCC 中尤为优越（86% 比 47%）。此外，精氨酸酶-1 染色的特异性极高，据报道只有罕见的非 HCC 病例显示有免疫反应[149]。

Glypican-3 是另一种最近添加到肝细胞表型名下的标志物。它是肝素硫酸蛋白多糖家族的一员，在细胞生长、分化和迁移中发挥作用[150-151]。Glypican-3 阳性反应呈胞质型、胞膜型和毛细胆管型。大多数（80%～90%）HCC 对 Glypican-3 染色呈阳性，尤其是起源于肝硬化的 HCC[152]。HGDN 对 Glypican-3 染色也呈阳性，偶尔肝硬化结节对 Glypican-3 染色也呈阳性，但正常肝、FNH 或肝腺瘤对 Glypican-3 染色均呈阴性[152-153]。此外，HCC 的纤维板层变异型对 Glypican-3 染色的敏感性较低。不幸的是，卵黄囊瘤、肾母细胞瘤、横纹肌肉瘤、未分化胚胎肉瘤、间叶性错构瘤和部分肝母细胞瘤以及一些可能发生在肝中的转移性肿瘤对 Glypican-3 染色也可呈阳性[154-156]，后者有黑色素瘤、肺鳞状细胞癌和肾上腺皮质癌等[157]。

谷氨酰胺合成酶（glutamine synthetase, GS）是一种在氮代谢中起关键作用的酶，在许多肝细胞病变和正常肝中均有表达（见前面关于 FNH 和肝腺瘤的章节）。如前所述，大量（13%～70%）早期 HCC 和部分（10%～15%）HGDN 对 GS 染色呈阳性，尽管后者的免疫反应常为局灶性的[136]。

HCC 的一个重要诊断特征是其肿瘤细胞之间出现毛细胆管样结构。这种表现可通过在正常和肿瘤性肝的细胞学或组织学切片中进行 CEA 的多克隆抗体（polyclonal antibody for CEA, pCEA）检查证实[158-159]，pCEA 与胆汁糖蛋白有交叉反应（图 20.17 B）。类似的染色模式可能可以见于 CD10 染色（尽管敏感性远低于 pCEA）和胆盐输出泵[145,160-161]。pCEA 检查在 HCC 和腺癌中也可能有胞质染色，而在低分化 HCC 中可能没有明确的毛细胆管样染色[145]。

与前面讨论的抗体不同，MOC-31 是近来提出的一种抗体，可直接与细胞表面的糖蛋白反应，在胆管癌和转移性腺癌中规律表达，但在 HCC 中极少表达[162-163]。MOC-31 和 Hep Par-1 或精氨酸酶-1 结合足以区分大多数 HCC 与胆管癌和转移性腺癌。

这里简要讨论一下 HCC 诊断时不那么有效的抗体。TTF-1 是一种转录因子，见于甲状腺和肺上皮细胞的胞核，常在 HCC 的肿瘤细胞胞质内表达（约 70%），此结果目前难以解释，依赖于克隆和抗原提取技术，需要进一步评估[145,164-165]。AFP 是一种相对特异但非常不敏感（30%～50%）的肝细胞分化标志物[145]。随着其他更多的敏感性和特异性更高的抗体的应用，以及由于 AFP 的低敏感性，HCC 的诊断已不大应用 AFP 了。对于 HCC 和肝外肝样腺癌来说，进行原位杂交检测白蛋白 mRNA 是有诊断意义的，但其应用不如 Hep Par-1 和精氨酸酶-1 的免疫组织化学应用广泛[166-167]。从理论上讲，白蛋白应当是肝细胞分化的最佳标志物，因为这种分子是由肝细胞选择性产生的。然而，问题在于，白蛋白大量存在于胞质内，可导致组织弥漫性重度着色。癌胚抗原（单克隆 CEA）染色通常呈阴性或仅为局灶阳性（与之前讨论的 pCEA 相反），是鉴别胆管癌和转移癌的一个重要标志物；然而，

在这种情况下，MOC31 是一种敏感性更高的抗体[168]。

CD34 可标记 HCC 中的窦状血管系统，但类似的染色可能会出现在 FNH 和肝腺瘤中，现在已有更好的染色方法可以区分 HCC 和腺癌[145]。

至于角蛋白（CK），正常和肿瘤性肝细胞通常都对 CK8 和 CK18 呈阳性，对 CK7、CK20 和 CK19 呈阴性。因此，大多数 HCC 对 CAM 5.2 和 35βH11（识别 CK8）免疫染色呈阳性，但对单克隆抗体 AE1（CK10、14、15、16 和 19）呈阴性[145,169]。然而，在低分化 HCC 中可以看到小的 AE1/AE3 阳性细胞病灶[145]。这种角蛋白模式与正常肝细胞相同，在大多数 HCC 中是保留的[170-171]。然而，正如反应性或化生性肝细胞可表达"胆管型"角蛋白（例如 CK7）那样[172]，HCC 也可能显示异常的角蛋白表达。CK7 在少数 HCC 病例中（约 20%）呈阳性，CK 20 可能在更少一部分 HCC 病例中（约 5%）呈阳性。CK19 也可能呈片状阳性[145,171,173]。我们和其他人都见过一些符合这种类型的肿瘤的诊断标准的肝原发性肿瘤病例，其细胞角蛋白[包括 CK7 和（或）CK19]免疫染色大范围呈阳性[174]。

已经发现 HCC 对其他一系列抗体具有免疫反应，其中许多抗体的临床效用可疑，包括上皮膜抗原（EMA）、α1- 抗胰蛋白酶[175]、转铁蛋白受体[176]、铁蛋白[177]、芳香化酶（一种将雄激素转化为雌激素的酶）[178]、整合素 VLA-α$_1$ 和 VLA-β$_1$（如在正常肝组织中）[179]、CD15（一种黏附分子）[180]、胰岛素样生长因子 Ⅱ（比在正常肝多）[181]、表皮生长因子受体[182] 和 C 反应蛋白[183]。由于内源性生物素的存在，HCC 中明显的抑制素的表达已被证明是假结果[184]。HCC 的细胞也可出现雌激素和雄激素受体[185-186]。

分子遗传学特征

HCC 的分子发病机制极其复杂，尚不完全清楚。已有越来越多的有关分子和表观遗传变化的发现不断涌现，特别是随着全基因组测序的最新进展和其他技术应用。无论其潜在的病因如何，殊途同归，最终 HCC 发生的共同途径似乎都与导致细胞死亡和再生的慢性肝细胞损伤有关，最终导致基因不稳定并引发癌变。

已报道了大量与 HCC 相关的基因突变，这些似乎会受到潜在的病因的进一步影响[72,187]。Wnt/β 连环蛋白通路的改变是 HCC 中最常见的，但特定的突变随 HBV 或 HCV 的感染状况而异。例如，*CTNNB1* 的激活突变在 HCV 相关 HCC 患者中更常见（30%，而在 HBV 感染患者为 10% ~ 15%）[72]。该通路的其他基因，包括 *APC* 和 *AXIN1*，也可能存在突变[187-188]。

TP53 突变在 HCC 中常见（高达 60% 的病例），并且与黄曲霉毒素暴露和 HBV 感染有关[72,187,189]。与 HCV 相关的 HCC 更有可能携带 *ARID1A* 和 *ARID2* 基因突变，这些突变会影响染色质重塑[72]。HCC 发病机制中的其他常见突变基因包括：组蛋白甲基化编码基因的 *MLL* 家族，其可能存在突变或 HBV DNA 插入；*NFE2L2* 氧化应激通路中的基因；参与激活 *P13K/AKT/mTOR* 和

RAS/RAF 丝裂原活化蛋白激酶通路的基因；*JAK1*；以及 *SALL-4*，其与有 HBV 感染的亚洲患者显著相关[72,187]。端粒酶（*TERT*）启动子突变是 HCC 中最常见的突变之一（50% ~ 60%），也存在于癌前期肝硬化结节中[187]。基因扩增、缺失和易位在 HCC 中也很常见[188]，包括对纤维板层癌高度特异的 *DNAJB 1* 和 *PRKACA* 的融合易位[190]。

许多表观遗传因素也与 HCC 的发生有关。在 HCC 中，DNA 甲基化异常是针对多个基因的，其靶基因似乎随慢性 HBV 和 HCV 感染而不同[191]。此外，*CDKN2A* 启动子高甲基化可导致 p16 的抑制，在 HCC 中很常见[192]。微小 RNA 的异常表达是基因表达调控的基础，也与 HCC 发生有关[193]。

基于基因谱分析，过去提出了多种 HCC 的分子分类方法[194-195]。最近又提出了一种将 HCC 分为两大类的分子分类方法，即"增殖亚类"和"非增殖亚类"[187,196]。

增殖亚类约占 HCC 的 50%，具有与细胞周期中细胞增殖和进展相关的异质性分子特征。临床上，增殖亚类与更高的侵袭性行为、更高的血清 AFP 水平、血管浸润以及组织学的中至低分化相关。非增殖亚类具有与正常肝相似的分子特征，主要是激活 Wnt/β 连环蛋白通路的基因改变。临床上，非增殖亚类肿瘤组织学上分化较好，血清 AFP 水平较低，以及侵袭性较低。HCV 相关和酒精性肝病相关的 HCC 在非增殖亚类中更常见[187]。遗憾的是，大多数基因信息尚未成为治疗 HCC 的靶向治疗策略。

其他组织学类型

目前已经描述了许多不同的 HCC 组织学变异型，其中大多数没有临床意义。**透明细胞性 HCC（clear cell HCC）** 在所有恶性肝细胞肿瘤中的占比约为 9%[197]。其肿瘤细胞质透明是由于有糖原和（或）脂肪聚集，导致这种变异型的表现与透明细胞性肾细胞癌或肾上腺皮质癌极其类似（图 20.18）[198-200]。其鉴别诊断可借助特殊技术来进行，例如，进行 Hep Par-1 或精氨酸酶 -1、PAX-8（用于肾细胞癌）以及抑制素、MART-1 或 SF-1（用于肾上腺皮质癌）免疫染色。值得注意的是，肝中的异位肾上腺组织或由它们产生的肿瘤也可以与透明细胞性 HCC 相似[201]。与在其他器官（例如肺、甲状腺和乳腺）一样，透明细胞癌并非一种独特的疾病，而是肿瘤主要分型中一种与临床关系不大的形态学变异型[202]。HCC 的透明细胞变异型不应与最近描述的脂肪变性混淆（如前所述），后者与脂肪性肝病和代谢综合征相关。

硬化性 HCC/ 硬癌 HCC（sclerosing HCC/scirrhous HCC） 在 HCC 中的占比不到 5%，其特征是：纤维间质明显，缺乏纤维包膜，肿瘤内有汇管区保存，以及有连续的多结节（图 20.19）[203-204]。它们较少表达 Hep Par-1，常表达腺癌标志物，例如 EpCAM、CK19 和 CK7，导致其诊断困难。然而，绝大多数硬化性 HCC 可由精氨酸酶 -1 和 glypican-3 标记。有 1 例伴有甲状旁腺激素（parathyroid hormone, PTH）样蛋白分泌的病例报道[205]。

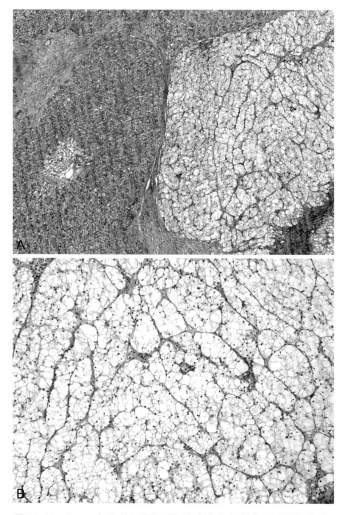

图 20.20 淋巴上皮瘤样肝细胞癌，可见肿瘤中有大量淋巴细胞浸润

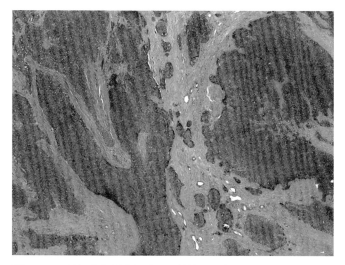

图 20.18 **A**，一个透明细胞性肝细胞癌病灶紧邻普通型肝细胞癌。**B**，另一个病例的高倍镜观，显示透明细胞性肝细胞癌可与透明细胞性肾细胞癌极其类似

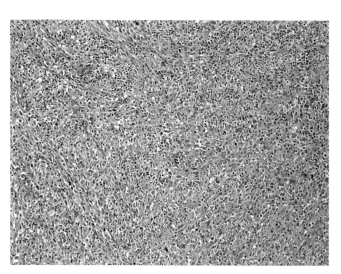

图 20.21 肉瘤样肝细胞癌，由肿瘤性间叶性梭形细胞组成，没有肝细胞的特征

图 20.19 肝细胞癌硬癌变异型，其特征是有丰富的纤维间质

淋巴上皮瘤样 HCC（lymphoepithelioma-like HCC） 与鼻咽部位的此类肿瘤类似，肿瘤内有大量淋巴细胞浸润（图 20.20）[206-207]。虽然有些病例与 EB 病毒（EBV）

有关 [208]，但许多并非如此。此类肿瘤可能与报道为 HCC 伴有淋巴组织样间质肿瘤相同 [209]。

肉瘤样（梭形）细胞性 HCC [sarcomatoid (spindle) cell HCC] 含有间叶性梭形细胞和（或）多核细胞（图 20.21）[210-212]。它们可能也存在传统的 HCC 区域。已经报道的它们与 Hep Par-1 和角蛋白的免疫反应是不同的 [210-214]。它们也可出现破骨细胞样巨细胞 [215-216]、骨和软骨以及骨骼肌 [217]。与在其他器官一样，癌肉瘤（carcinosarcoma）一词适用于癌区域与肉瘤样区域截然分开的肿瘤 [218-219]。虽然有些肉瘤样 HCC 病例与先前积极的非手术治疗有关，例如化疗栓塞、射频消融和经皮无水乙醇注射，但另一些病例则不相关 [214]。

纤维板层状癌（fibrolamellar carcinoma, FLC）（也称为伴有纤维间质的多角细胞型 HCC 和嗜酸性肝细胞肿瘤）是 HCC 的一种特殊变异型，主要见于不伴有肝硬化的年轻患者[220-221]。这种变异型的 HCC 的预后普遍良好，但最近的研究显示，更有利的结果与没有肝硬化有关，而不是与实际的肿瘤类型有关[222]。有 1 例伴发 Fanconi 贫血的病例报道[223]。

最具特征的显微镜下表现为：肿瘤细胞巢和索被致密的纤维化板层状条带包围（图 20.22）[224]。由于线粒体数量的增加，其肿瘤细胞呈多角形，具有丰富的深嗜酸性（嗜酸细胞性）胞质[225]；核仁通常很突出。肿瘤细胞周围沉积的胶原主要为 I 、Ⅲ 和 V 型胶原[226]。

免疫组织化学上，纤维板层状 HCC 表达 Hep Par-1，类似于传统 HCC，并表达 CK8 和 CK18[224,227]。许多病例也表达 glypican-3，但其表达程度低于传统 HCC[152,224]。FLC 也可表达 CK7 和（程度较轻的）CK19[224,227]。最近，已经证明，CD 68 在纤维板层状癌中呈点状强表达（敏感性为 96%，特异性为 80%）[228]；这个特征可用于区分 HCC 纤维板层状癌变异型与硬癌变异型。此外，如前所述，*DNAJB1* 和 *PRKACA* 的融合易位对于纤维板层状癌具有高度特异性[189]。纤维板层状癌这种变异型的特性在于其临床上具有重要意义，因为其预后较好，即使患者存在较大的肿瘤和淋巴结转移[229]。

HCC 的另一种罕见变异型是产生粒细胞集落刺激因子（granulocyte colony-stimulating factor, G-CSF）的 HCC，它可能与外周血粒细胞增多、血清 G-CSF 升高和白细胞介素 -6 升高有关[230]。

混合性 HCC-胆管细胞癌（mixed HCC-cholangiocarcinoma）是极为罕见的肿瘤，它们在形态学和免疫组织化学水平上均显示有肝细胞系和胆管细胞系的双向分化；这些肿瘤不太可能与慢性肝病和肝硬化有关[231-233]。这些肿瘤被归类为混合性 HCC/ 胆管细胞癌，它们应该有明确的 HCC 区域和胆管细胞癌区域，尽管存在介于两种表型之间的过渡区域（图 20.23A）。胆管分化区域常常伴有慢性炎症浸润和纤维组织增生性间质，其上皮成分对 MOC31、CK7、CK19 和（或）黏蛋白染色呈阳性；肝细胞生长的区域可通过进行前面讨论过的任何标志物来确认[233-235]。这种现象与在同一肝中甚至在同一个肿块中同时存在分离的 HCC 和胆管癌有点不同，这被称为"碰撞瘤（collision tumor）"（图 20.23B）[236-237]。最近的研究表明，混合性 HCC/ 胆管细胞癌来自肝细胞祖细胞（干细胞）[235,238-239]。混合性 HCC/ 神经内分泌癌也偶有报道[240-241]。

活检和细胞学

HCC 的诊断可通过粗针穿刺或细针吸取活检[242-244]或两种方法结合来做出[245-246]。肿瘤分化越好，越难以诊断为恶性。在细针吸取的组织中，最有用的诊断性标准是肿瘤细胞与肝细胞类似，核仁明显，呈小梁状结构，以及出现窦样间质（图 20.24 A 至 C）[246-247]。对于诊断恶性肿瘤，网状纤维染色在粗针穿刺活检或细胞块中是非常有价值的（图 20.24D）[248]。

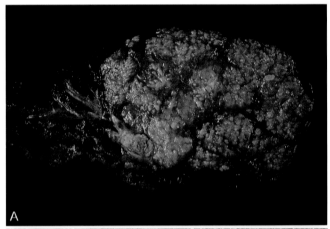

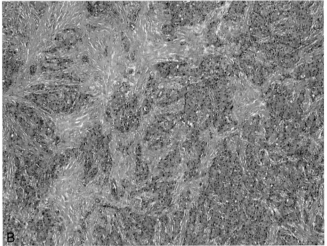

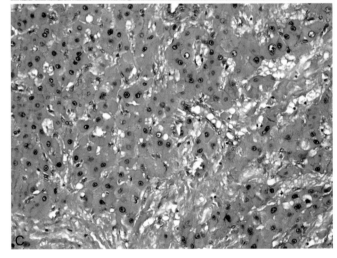

图 20.22　**A**, 纤维板层状癌的大体表现, 可见肿瘤较大, 界限清楚, 呈多结节状, 黄色。邻近的非肿瘤肝为非硬化性肝。**B**, 纤维板层状肝细胞癌的特征为嗜酸性肿瘤细胞巢, 周围有致密的板层状纤维化。**C**, 这种肿瘤细胞的胞质丰富, 核仁明显

细胞学上，支持 HCC 而非肝硬化的表现为：没有胆管上皮细胞和慢性炎症细胞，核质比增高，小梁状结构，肝细胞胞核呈具有非典型性的裸核[249]。支持 HCC 而非转移癌的表现包括：伴有胞核位于中央的多角形细胞，细胞被肝窦样间质分隔，胞核假包涵体，以及有嗜酸性胞质内小体和胆汁分泌[246,249]。与在组织学切片上一样，可以在细胞块上进行免疫染色来帮助诊断。穿刺活

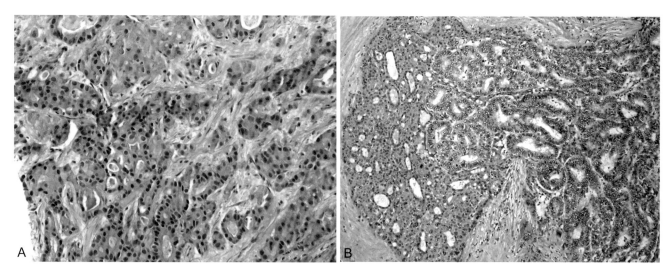

图 20.23　**A**，混合性肝细胞癌 / 胆管细胞癌有介于肝细胞癌和胆管细胞癌两种表型之间的过渡区域。**B**，这种"碰撞瘤"在同一肝内有分离的胆管细胞癌和肝细胞癌区域

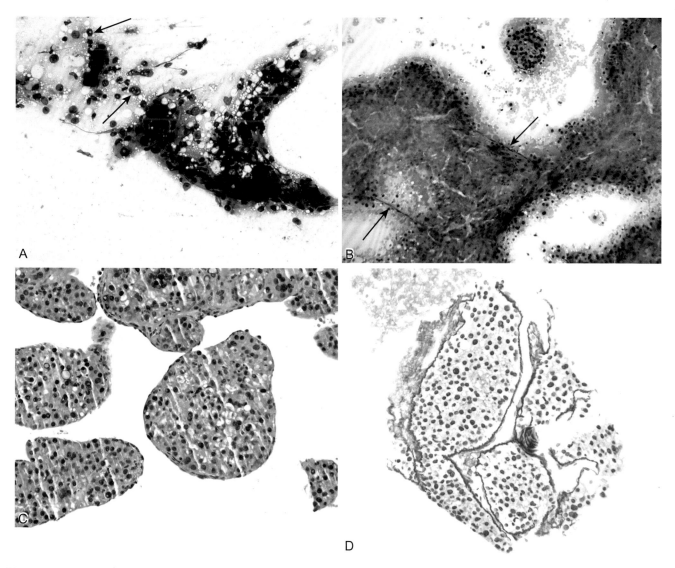

图 20.24　**A**，肝细胞癌的细针吸取活检标本的 Diff-Quik 涂片，显示伴有金棕色胆汁和核内假包涵体（箭头所示）的细胞病变。**B**，另一例病例显示肿瘤性肝细胞的小梁增厚，伴有内皮包裹和穿过细胞碎片的毛细血管。**C**，一个细胞块显示肿瘤性细胞簇的内皮包裹，以及核内假包涵体。**D**，即使在小的细胞块标本上，网状纤维染色也是有用的（**A**, Courtesy of Dr. Asangi Kumarapeli; **B**, Courtesy of Dr. Susi Jeffus. ）

检的两种罕见但已经证实的并发症为针道种植和腹腔内出血[250]。

分级、扩散和转移

过去曾广泛使用的分级系统是 Edmondson 和 Steiner 四层系统[251]，现在许多病理医师使用一个三层系统：高分化（G1）、中分化（G2）和低分化（G3）HCC，G1 肿瘤与正常肝非常相似，而 G3 肿瘤可能是与肝完全不同的多形性肿瘤。较高级别确实与较差的预后相关；然而，在穿刺活检标本或 FNA 标本中进行分级评估时要记住，同一肿瘤的分级可以是异质的，因此，单个小样本可能无法代表整体级别[252]。

大约 80% 的 HCC 累及门静脉系统[253]。肿瘤细胞也可侵入肝静脉并由此到达下腔静脉和右心房[254]。肿瘤浸润胆管树不常见，但确实发生[255]。肝外播散最常见的部位是肺、腹部淋巴结和骨[256]；在一些病例中，病理性骨折或骨转移的一些其他表现是疾病的首个体征[257]。不常见的转移部位包括脑、肾上腺和头颈部[258-259]。转移至卵巢时需要与卵巢原发的肝样肿瘤鉴别[260]。

治疗和预后

HCC 的一线治疗仍然是手术切除，但在手术前必须仔细评估肝储备和肿瘤扩散情况（前者在肝硬化患者中尤为重要）。不幸的是，复发很常见，术后 1 年生存率为 80%～90%，3 年生存率为 60%～85%，5 年生存率为 40%～75%[261-262]。

早期 HCC 患者的一种选择是原位肝移植，1 年生存率约为 85%，5 年生存率约为 70%[261]。Milan 标准被广泛用作考虑 HCC 患者进行肝移植的选择标准（单个肿瘤 ≤5 cm，2～3 个结节全部 <3 cm，无肉眼血管浸润或肝外扩散）[263]。

对于不适合手术治疗的单发小肿瘤患者，可采用射频消融、微波消融、化学消融或选择性灌注化疗药物栓塞等治疗方法[261]。在 HCC 治疗中唯一被证实疗效的一线系统治疗是索拉非尼，一种口服的酪氨酸激酶抑制剂，其可使晚期疾病患者的总生存期增加数月[264]。在个别情况下，HCC 可出现自行消退[265]。

未进行治疗的 HCC 患者的 1 年生存率约为 17.5%，2 年生存率约为 7%[266]。临床病理分期是最重要的预后决定因素，尽管 HCC 的分期与其他癌症有所不同，因为其必须考虑肝功能以及与肿瘤相关的数据。已经提出了许多 HCC 分期方案，但 Barcelona 诊所（Barcelona Clinic）肝癌分期系统是应用最广泛的；这个系统包含各种变量，包括肿瘤分期、肝功能状态、整体表现状态以及临床分期与治疗方式的关联[261]。TNM 分期系统是病理医师广泛应用的，但这个系统由于没有考虑重要的临床因素而使用受限[267]。

已经报道了许多独立的不良预后因素，包括出现肝

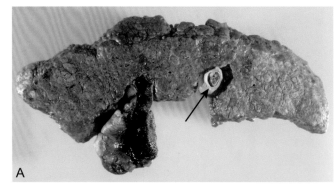

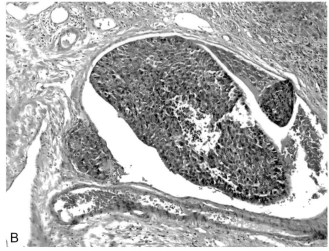

图 20.25　**A**，肝细胞癌中门静脉受累的大体证据（大体可见），伴有弥漫性生长方式（箭头所示）。**B**，显微镜下，可见小静脉受累

硬化、患者整体状态不佳、多发肿瘤、术前血清 AFP 显著升高（通常为 200 ng/ml 或更高）、血管浸润、低分化组织学分级和肿瘤大小[268-270]。在许多病例中，肿瘤 <2～3 cm 的患者有明显更好的预后[268-269]。然而，一些作者未发现肿瘤大小是预后的重要决定因素[271]。虽然一些研究没有显示慢性病毒感染对预后有影响，但其他研究显示 HBV 和 HCV 感染与预后较差有关[272-273]。大多数病例中，未发现年龄和性别与预后相关。

许多其他病理因素也具有显著的预后意义。血管浸润是 HCC 切除后复发的最佳预测指标之一，可分为宏观（大体或影像学）（图 20.25A）可见或微观（仅通过显微镜）（图 20.25B）可见，两者都是复发的预测因子[274]。微血管浸润也与无病生存率降低有关[275-276]。被完全包裹的 HCC 的侵袭性也比缺乏这种特征的 HCC 更小[277]。预后不良的独立预测因子的其他组织学特征为：核级别高和核分裂象增加[278]。

肝母细胞瘤

肝母细胞瘤（hepatoblastoma）是最常见的原发性儿童肝肿瘤，通常在 3 岁前被诊断出来，其发病率似乎在

缓慢增长[279]。也有个别大龄儿童和成人病例报道，其总体预后较幼儿的肝母细胞瘤差[280-281]。大多数肝母细胞瘤病例是散发的，但其可伴发多种先天性异常（尤其是泌尿生殖道）、Beckwith-Wiedemann 综合征、18 三体综合征和家族性结肠息肉病[279,282-283]。有些患者由于有异位性激素产生而出现男性化[284]。肝母细胞瘤患者的血清 AFP 水平通常显著升高[285]。对于术前评估肿瘤部位和范围大小，MRI 和 CT 扫描都极为有益[286]。

大体上，肝母细胞瘤是实性的，界限清楚，单发比多发更为常见（图 20.26A）[287]。显微镜下，大多数（67%）肝母细胞瘤完全由不成熟的肝细胞成分（胚胎性和胎儿性）组成，即为单一性或上皮性的[279,288]。胎儿性成分由不规则排列成 2 个细胞厚的肝板组成，类似于胎儿的肝（图 20.26B）。肿瘤是完全的高分化胎儿型和核分裂象低的患者的预后较好[279]。不幸的是，这种病例只是少数的。胚胎性成分有更不成熟的表现，以实性生长结构为主，但也可出现缎带样、花环状和乳头状结构（图 20.26C）[289]。髓外造血灶经常可见，可能存在多核巨细胞，尤其是在与激素分泌相关的肿瘤[289-290]。20%~30% 的肿瘤（称为混合性肿瘤）还含有间质成分，包括梭形细胞、骨样组织、骨骼肌或软骨（图 20.26D）；还可以看到畸胎瘤样特征（存在鳞状上皮、神经胶质组织等）[291]。

有些肿瘤含有或主要由未分化的小细胞组成；这种生长模式可能与低 AFP 水平和不良预后相关[279,291-292]。这些病例可能与恶性横纹肌样肿瘤非常相似，后者是一个有诊断和治疗重要意义的鉴别诊断[291]。肝母细胞瘤的另一个亚型是胆管母细胞型，其含有胆管特征的小管样结构[291,293]。类似于 HCC 的巨梁型肝母细胞瘤已有报道，其可以模拟 HCC（见图 20.26E）[291,294]。发生于大龄儿童和青春期的一些原发性恶性肝细胞肿瘤可以出现介于肝母细胞瘤和 HCC 之间的表现，过去曾将它们称为过渡型肝细胞肿瘤（transitional liver cell tumor），最近已将它们称为肝细胞恶性肿瘤，非特指型（hepatocellular malignant tumor, not otherwise specified）[291,295]。

免疫组织化学上，AFP 在胎儿性和胚胎性成分中通常表达，但在间质和未分化成分中呈阴性[291]。CPS1、Hep Par-1 和 pCEA 也主要在胎儿性成分中表达[291,296]。Glypican-3 几乎在所有肝母细胞瘤的上皮成分中表达（但在低分化小细胞区域或间质区域不表达），但在正常肝组织中不表达[291,297]。β 连环蛋白在上皮、间质、胆管母细胞以及偶尔在小细胞未分化区域中的异常胞核免疫染色是高度特征性表现，与编码基因突变有关[291,298]。胞核 INI1 染色也是肝母细胞瘤的特征，除了一些小细胞未分化型病例外[291,299]。广谱角蛋白（pankeratin）和低分子量角蛋白表达是可变的；偶尔胆管母细胞型表达 CK7 和 CK19[291]。据报道，δ 样蛋白（delta-like protein, DLK）可用于鉴别肝母细胞瘤和 HCC[300]，但其效用仍在研究中。

已有伴有局灶性神经内分泌染色的肝母细胞瘤报道[301-302]，虽然其在肝母细胞瘤中的意义仍不清楚。还发现有含有黑色素的罕见肿瘤，免疫组织化学上表达 HMB-45[303]。

大多数肝母细胞瘤病例（＞80%）显示有 Wnt 信号通路异常，包括 *CTNNB1*（β 连环蛋白）基因突变，这可以解释免疫组织化学检测出现的异常胞核蛋白易位[298,304-306]。*TERT* 和 *MYC* 的激活在 Wnt 信号的激活中起着重要作用，它们在更具侵袭性的肝母细胞瘤中也起着重要作用[279,304]。

肝母细胞瘤的治疗选择是手术切除。但是，60% 的患者在诊断时已无法切除，可能需要进行术前化疗[286,307-308]。肝移植已越来越多地应用于肿瘤无法切除的患者[286,309-310]。在过去的 40 年中，肝母细胞瘤的总体存活率已从约 30% 上升到 80% 以上，主要是由于化疗进展和完整切除的能力提高[286,308]。肝母细胞瘤的存活率明显好于 HCC 的存活率。

重要的是要认识到术前化疗导致的形态学表现，包括：肿瘤坏死，纤维组织细胞反应，骨样组织的出现和数量明显增加，类似非肿瘤性肝组织的细胞结构分化（可以通过胞核表达 β 连环蛋白与后者鉴别），以及类似 HCC 的表现（例如肿瘤细胞的核异型性和粗小梁）[311-312]。

胆管肿瘤和肿瘤样疾病

单纯性囊肿

单纯性胆管囊肿（simple biliary cyst）（也称为孤立性或单房性胆管囊肿）由纤维壁构成，表面衬覆单层胆管上皮（图 20.27）。单纯性胆管囊肿最常见于成年女性，通常无症状[313]。罕见的癌，特别是鳞状细胞癌，已报道可发生于单纯性囊肿[314]。它们可以通过单房结构和缺乏卵巢型间质与胆管囊腺瘤区分开。

胆管微小错构瘤

胆管微小错构瘤（biliary microhamartoma）（也称为胆管错构瘤、von Meyenburg 综合征或 Moschcowitz 综合征）表现为多发的、小的、白色的包膜下结节，散在分布于肝组织中，在手术或影像学评估中可能被误认为是转移癌[315-316]。显微镜下，这些结节界限清楚，但有不规则扩张，成角的胆管周围有多量纤维性间质，位于汇管区内或边缘（图 20.28）[317-318]。尽管单个腺体可呈不规则生长结构，但在低倍显微镜下，病变轮廓清晰，无细胞非典型性。

胆管微小错构瘤被认为是继发于先天性导管板畸形——影响最小的肝内胆管[319]。虽然可能是散发性的，但它们与肝/肾纤维多囊性疾病、先天性肝纤维化和 Caroli 病有关[317,319]。几乎 100% 的成人型肝/肾纤维多囊性疾病患者的肝都有胆管微小错构瘤，大约 17% 的胆管微小错构瘤患者有胆管囊肿[320]。已报道了以胆管癌形式恶性转化的个别病例[321-323]。有一种变异型其特征为胆管腔囊状扩张，被称为囊性或多囊性胆管错构瘤（cystic or multicystic biliary hamartoma）[324-325]。

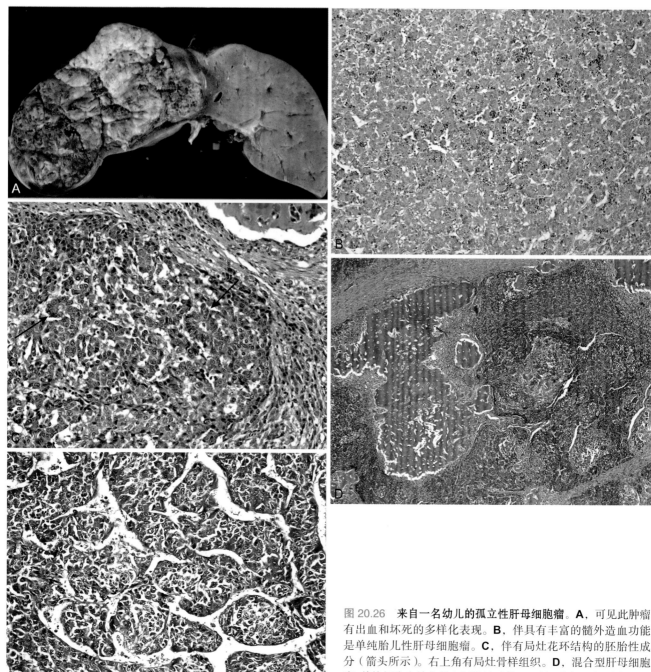

图 20.26　来自一名幼儿的孤立性肝母细胞瘤。**A**，可见此肿瘤有出血和坏死的多样化表现。**B**，伴具有丰富的髓外造血功能是单纯胎儿性肝母细胞瘤。**C**，伴有局灶花环结构的胚胎性成分（箭头所示）。右上角有局灶骨样组织。**D**，混合型肝母细胞瘤，其特征为有胎儿性和胚胎性成分，以及间质表现为骨样组织。**E**，所谓的肝母细胞瘤巨梁变异型（**A**，Courtesy of Dr. George F. Gray Jr.）

胆管周围腺体错构瘤（胆管腺瘤）

　　在超过 80% 的病例中，**胆管周围腺体错构瘤（ peribiliary gland hamartoma ）**［又称为胆管腺瘤（ bile duct adenoma ）］是单发的。大体上，胆管周围腺体错构瘤表现为界限清楚的、楔形的白色肿块，有时伴有中央凹陷，与转移癌非常相似。大多数病变的直径＜ 1 cm 并位于被膜下[326-327]。显微镜下，病变是由小管样结构组成，极少或没有管腔，常嵌入纤维化间质中（图 20.29）。通常存在炎症。有报道描述了一种由透明细胞组成的变异型，类似于肾细胞癌转移[328]。免疫组织化学上，这些病变对 CK7 和 CK19 染色呈阳性，并且具有类似于幽门腺化生的黏蛋白表型（表达 MUC6、MUC5AC、TFF2、D10 和 IF6 ）[329]。偶尔它们可出现类似于肺部肿瘤的神经内分泌成分[330]。有意思的是，这些病变中少数（约 7% ）出现 *KRAS* 突变[331]。这种病变的行为是良性的。这种病变是肿瘤性的还是错构瘤性的尚有争议，其与 von Meyenburg 综合征有所不同，但差异并不明显[332]，后者多为多发性的并与肝 / 肾纤维多囊性疾病相关。

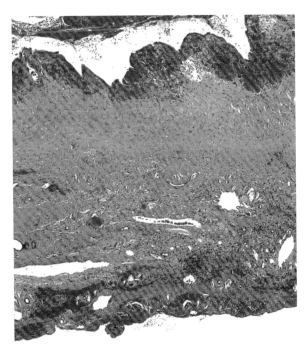

图 20.27　单纯性胆管囊肿，伴有纤维性囊壁和上方单层良性胆管上皮

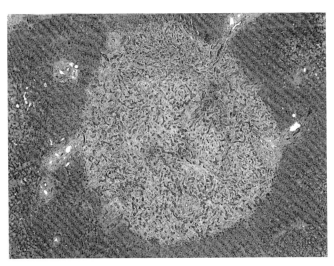

图 20.29　胆管周围腺体错构瘤（胆管腺瘤），由小管样结构组成，极少或没有管腔，周围有致密的纤维性间质

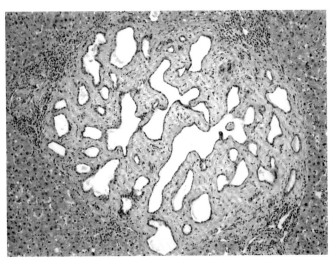

图 20.28　胆管微小错构瘤是由纤维间质和扩张、成角的胆管组成，胆管内衬扁平的立方状上皮

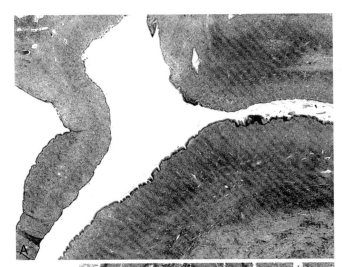

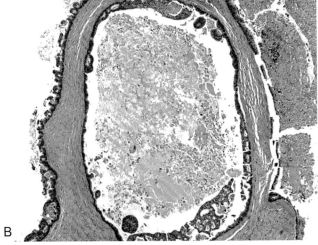

图 20.30　**A**，来自一位女性患者的胆管囊腺瘤，其特征是多房性囊肿内衬单层胆管型上皮，下有富于细胞的卵巢型间质。**B**，由多房囊肿组成的囊腺癌，内衬明显具有非典型性的肿瘤上皮。囊肿腔内有坏死碎片。注意卵巢型间质的缺失

胆管囊腺瘤和囊腺癌

　　胆管起源的良性和恶性囊性肿瘤可发生于肝，或少数可发生于肝外胆管系统（见第 21 章）。实际上所有患者均为成人，女性患者更为多见[333-334]。大体上，这些肿瘤呈多囊腔状，含有黏液样或透明液体。这些良性肿瘤内衬单层立方至高柱状产生黏液的上皮（类似于肝内胆管）（图 20.30A）。在恶性囊性肿瘤中，其内衬为肠型（包括杯状和 Paneth 细胞）或胆管型细胞；可能存在明显的间质浸润以及核异型性和核分裂象增加的区域（图 20.30B）[333,335]。在有些病例中（包括囊腺瘤和囊腺癌）——几乎均为女性患者，结缔组织细胞丰富，与卵

巢间质极为类似[333-334]。这些细胞对波形蛋白、平滑肌肌动蛋白、激素受体和抑制素具有免疫反应[336-337]。在良性和恶性类型中均可见到内分泌细胞成分[338]，嗜酸细胞分化也可出现[339]。也有类似于胰腺浆液性囊腺瘤的罕见病例报道[333]。良性和恶性区域可能共存，因此，需要强调全面取材，但这也表明至少在有些病例中，囊腺癌可能来自其良性区域。在极少数病例中，囊腺癌的恶性上皮细胞呈梭形假肉瘤样表现，与发生于胰腺的同类肿瘤相似[340]。免疫组织化学上，胆管型的胆管囊腺瘤和囊腺癌 CK7 和 CK19 染色呈阳性[341]。肠型的胆管囊腺癌表达 CDX2、MUC2 和 CK20。

鉴于囊腺癌的罕见性，很难对这些肿瘤的预后做出强有力的论述。然而，据报道，伴有卵巢样间质的囊腺癌女性患者的病程进展较慢，而缺少这一特性（常见于男性）的囊腺癌进展较快[333,342]。然而，尽管存在卵巢型间质，但鲜有预后很差的高级别囊腺癌的报道[342]。这些肿瘤的主要治疗方法为完全性手术切除[342]。

胆管囊腺癌可能可以与肝的胆管内乳头状肿瘤（见下文）区开，因为后者缺乏卵巢样间质，并与扩张的胆管和突起的乳头状结构相关。最近，报道了一种罕见的病变，伴有囊性扩张的胆管和显著的纤维间质，称为胆管腺纤维瘤（biliary adenofibroma），但这些也缺乏卵巢性间质，并显示出类似于 von Meyenburg 综合征的免疫表型[343]。

胆管内乳头状肿瘤

胆管内乳头状肿瘤（intraductal papillary neoplasm of the bile duct）（以前称为胆管内乳头状 - 黏液性肿瘤）被认为是熟知的胰腺导管内乳头状黏液性肿瘤在胆管的同类病变（图 20.31）[344-345]。与在胰腺一样，胆管内乳头状肿瘤存在一系列表型（包括胆管型、胃型、肠型和嗜酸细胞型）以及一系列增生，从低级别到高级别异型增生再到浸润性腺癌。这些肿瘤都缺乏卵巢性间质[345]。它

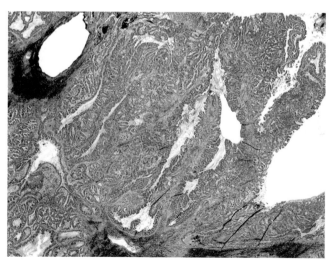

图 20.31　起源于肝内胆管扩张管腔的管状乳头状肿瘤

们可能与肝内胆石症有关，特别是肝硬化[346-347]。过去称为胆管乳头状瘤病的病例[348]现在也包括在这一类别中，类似于肝外胆管树（见第 21 章）。

胆管癌（胆管细胞癌）

肝内胆管癌（cholangiocarcinoma）在所有原发性恶性肝肿瘤中的占比为 10%～20%[349]。尽管见于西方和非洲国家的大多数病例不伴有肝硬化，但一些病例研究显示，HCV 相关性肝硬化是胆管癌的主要危险因素[350]。其他危险因素包括胆总管囊肿、Caroli 病[351]、先天性肝纤维化[352]、多发性胆管错构瘤[353]（von Meyenburg 综合征，见上文）、原发性硬化性胆管炎[349]、吸虫感染（华支睾吸虫或麝猫后睾吸虫）[354]、二氧化钍注射[355]和肝内结石症（肝内胆管结石症）[356]。胆管树的异型增生与其中一些疾病有关，包括原发性硬化性胆管炎、肝内胆管结石症和胆总管囊肿[357]。

在西方国家，大多数胆管癌发生于 60 岁以后[358]。胆管癌在亚洲人和西班牙裔人中的发病率最高；男性患者稍占优势，但女性的发病率在西班牙裔人口中较高[359]。临床上，肝内胆管癌通常无症状，因此当其最终被发现时很大；当出现症状时，患者常出现腹痛和体重减轻（相反，肝外胆管癌最常见的表现为阻塞性黄疸）[358]。大体上，肝内胆管癌倾向于比 HCC 更硬和更白，因为它们含有更多的纤维性间质（图 20.32A）。肝内胆管癌中多中心和神经周围浸润常见[360]。其血管浸润不如 HCC 中常见，但仍会发生[360]。

显微镜下，肝内胆管癌肿瘤细胞通常形成小管和腺体（图 20.32B）；也可出现筛状结构[349]。其间质通常很丰富。一个共同的特征是同一腺体内的肿瘤性上皮细胞呈异质性表现（图 20.32C）[361]。这种独特的表现具有重要的诊断意义，整个胰胆系统的腺癌均可出现。肝内胆管癌具有在肝细胞板之间、沿胆管壁和神经播散的趋势。在一项病例研究中，81% 的病例可见神经周围浸润（图 20.32D）[362]。肝内胆管癌没有 HCC 的显著血管分布。肝内胆管癌对黏蛋白染色几乎均呈阳性[361]，它们中一些表现为类似于胃小凹，另一些则类似于幽门腺[363]。胆管癌的形态学变异型包括：黏液型[349]、印戒细胞型[364]、腺鳞型（图 20.32E）[365-366]、透明细胞型[367]、梭形 / 肉瘤样型[368]、伴有破骨样巨细胞成分[369]、伴有淋巴上皮瘤样表现[370-371]（一些与 EBV 相关）以偶尔伴有甲状腺滤泡性肿瘤的表现[372]。

免疫组织化学上，肝内胆管癌没有特定的标志物，类似于胆管树的其他肿瘤。肝内胆管癌对 MOC31（见前文）[162-163]、EMA 和单克隆 CEA 具有一致的反应性，这些在与 HCC 的鉴别诊断中具有重要意义[373-374]。在肝内胆管癌中，多克隆抗体 CEA 呈弥漫性胞质阳性，而不是毛细胆管模式[374]。角蛋白免疫反应不仅见于单克隆抗体 CAM 5.2（与 HCC 相同，提示有 CK8 和 CK18 存在）检测，也见于 CK7 和 CK1 检测[374]。肝内和肝外胆管癌之

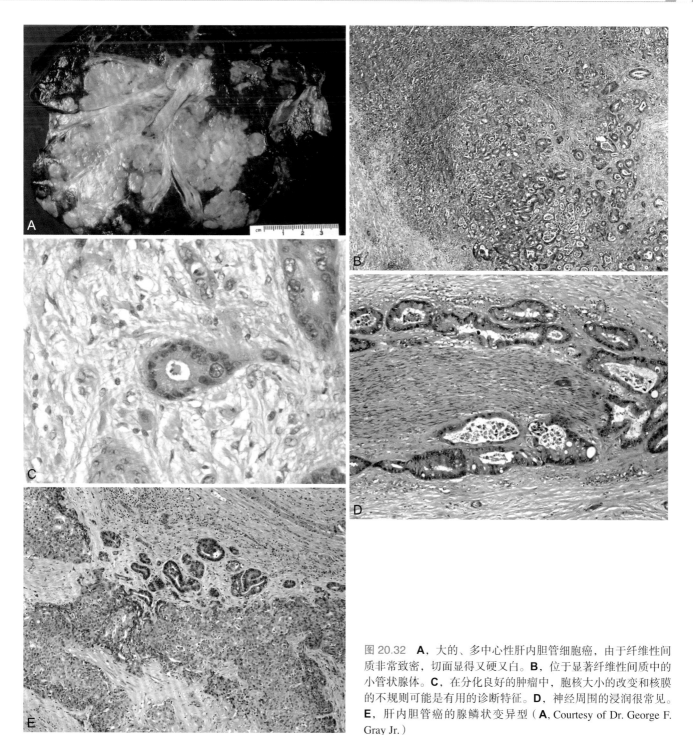

图 20.32　**A**，大的、多中心性肝内胆管细胞癌，由于纤维性间质非常致密，切面显得又硬又白。**B**，位于显著纤维性间质中的小管状腺体。**C**，在分化良好的肿瘤中，胞核大小的改变和核膜的不规则可能是有用的诊断特征。**D**，神经周围的浸润很常见。**E**，肝内胆管癌的腺鳞状变异型（**A**，Courtesy of Dr. George F. Gray Jr.）

间存在一种值得注意的具有鉴别意义的角蛋白免疫染色模式，肝内胆管癌常常为 CK7$^+$/CK20$^-$，而肝外胆管癌常常为 CK7$^+$/CK20$^{+[375-376]}$。Claudin-4（紧密连接的一种成分）在几乎所有的胆管癌中均有表达，但在正常肝细胞或 HCC 中没有表达[377]。与在 HCC 不同，在肝内胆管癌，Hep Par-1 和精氨酸酶通常呈阴性。

已经检测出高发生率的 *KRAS* 基因突变，其发生率和谱系类似于大肠癌的[378-379]。胆管癌中其他常见的分子改变包括：*EGFR* 和 *MET* 表达增加、mTOR 激活、细胞周期蛋白 D1 过表达、P21 过表达、*DPC4* 失活突变（13%～15% 的肝门／肝内胆管癌和 55% 的肝外胆管癌）和 *TP53* 突变（1/3 的病例）[380]。

根据 AJCC 分期指南第 7 版，肝内胆管癌、肝门部胆管癌和远端胆管癌的分期是不同的[381]。肝内胆管癌可在肝内广泛播散，累及门部区域、淋巴管和肝被膜[382]。如前所述，神经周围、淋巴管和血管受累也很常见，淋巴结转移（在诊断时多达 1/3 的患者）和远处器官转移也很常见。卵巢转移可与卵巢原发性黏液性肿瘤极为相

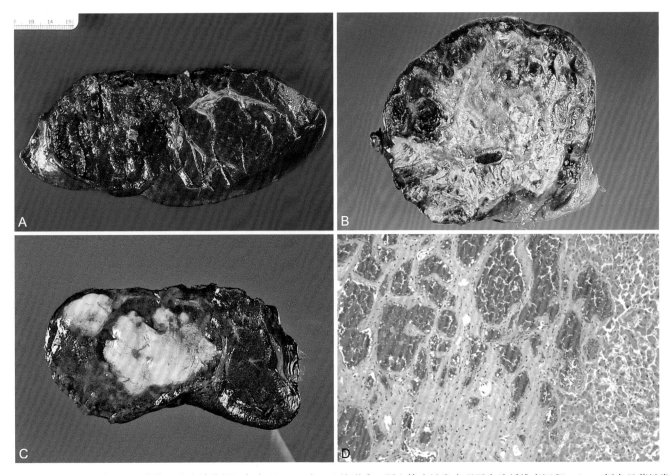

图 20.33　**A**，肝血管瘤切面中典型的海绵状深红色表现。**B**，由于血栓形成，肝血管瘤继发出现了大片纤维素沉积。**C**，1 例有显著继发性纤维化的病例。**D**，显微镜下，肝血管瘤可见致密的纤维性间质中有内衬扁平内皮细胞的扩张的血管腔

似 [383]。在极少数情况下，远处转移可能在初始诊断多年后发生 [384]。

　　胆管癌的治疗为手术切除，可选择切除部分或全部肝组织，尽管治愈性切除只在不到 1/3 的患者实现了。对于肝内胆管细胞癌，不建议进行肝移植（与肝门周围肿瘤不同），因为移植后复发的风险很高 [360]。肝内胆管癌的预后较差，5 年生存率为 22% ~ 36% [359]。

间叶性肿瘤和肿瘤样疾病

血管肿瘤

　　血管瘤（hemangioma）是肝最常见的良性肿瘤。大多数肝血管瘤病例为腹部探查或尸检时的偶然发现。偶尔，血管瘤可大到临床上出现明显的肿块。在这种情况下，诸如自发性破裂出血和血小板消耗导致的血小板减少性紫癜等并发症可发生 [385]。切面上，这种肿块一般仅显示轻度膨起，但偶尔可以有蒂。切面上，肝血管瘤可出现特征性的海绵样表现并呈黑红色；常常出现不同时期的血栓机化（图 20.33A 至 C）。显微镜下，大多数肝血管瘤由扩张的血管腔构成，血管腔内衬扁平的依托于纤维组

织的内皮细胞（图 20.33D）。持续时间较长的肝血管瘤病变可出现广泛的玻璃样变或钙化 [386]；事实上，一些作者认为的所谓的肝孤立性坏死结节（solitary necrotic nodule of the liver）在很多情况下只是一个血栓性和坏死的血管瘤 [387]。较大的和（或）有症状的血管瘤需要手术切除，尽管对可以切除的肝血管瘤的大小没有达成一致的标准。对于较小和（或）无症状的病变，应进行随访观察 [385]。

　　良性（新生儿）血管内皮细胞瘤 [benign (infantile) hemangioendothelioma] 是一种细胞成分较丰富的血管瘤，几乎均发生于儿童，有时也发生于新生儿中 [388-389]。在 Dehner 和 Ishak 报道的病例中 [390]，87% 的病例是在 6 个月月龄之前诊断。这种肿瘤可以是单发的或多发的。后者伴有其他部位的血管瘤并非少见，尤其是在皮肤 [391]。这种肿瘤也可以是 Beckwith-Wiedemann 综合征的一部分 [392]。良性（新生儿）血管内皮细胞瘤可以出现血清 AFP 升高 [393]。即使采用先进的手术和药物治疗，这种肿瘤仍有可能发生肝衰竭、充血性心力衰竭或过度消耗性凝血病（Kasabach-Merritt 综合征），但其死亡率远低于过去 [394]。一些良性（新生儿）血管内皮细胞瘤可以自发性

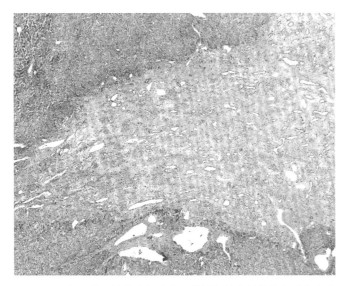

图 20.34 新生儿血管内皮细胞瘤，其特征是在纤维性间质中有小的薄壁血管通路

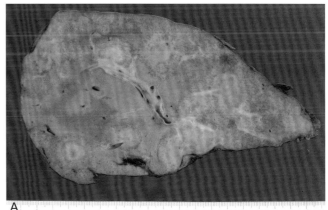

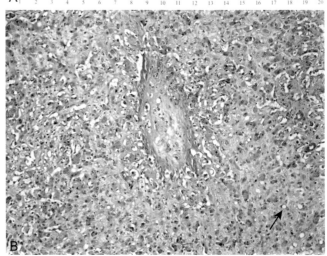

图 20.35 **A**，肝上皮样血管内皮瘤，可见由于肿瘤累及肝静脉系统导致的多灶性生长和肝实质充血。**B**，在丰富的间质内可见上皮样肿瘤细胞，偶尔可见胞质内空泡。注意图片正中的中央静脉受累

消退 [395]。显微镜下和超微结构上，血管内皮细胞瘤的血管内衬一层或多层肥胖的内皮细胞，周围围绕着同样明显的血管周细胞（图 20.34）[396]。其大多数血管的血管腔很小或是塌陷的，但有时可见到海绵状病灶。局部可出现明显的小叶状结构，相互吻合的血管通路并非其特征。免疫组织化学上，这种肿瘤 GLUT-1 染色呈阳性，与海绵状血管瘤一样，与先天性肝血管转化不同 [397]。

上皮样血管内皮瘤（epithelioid hemangioendothelioma） 为血管内皮肿瘤的一种罕见的、特殊的类型 [398-400]。大多数上皮样血管内皮瘤患者为成年女性，可能与口服避孕药有关 [401]。临床上，这种肿瘤可累及肝静脉，类似于 Budd-Chiari 综合征 [402]。大体上，上皮样血管内皮瘤常为多发性肿瘤，可累及左右肝叶（图 20.35A）。显微镜下，这种肿瘤由丰富纤维间质内的梭形和上皮样细胞组成，纤维间质可具有黏液样、硬化或钙化特征。其肿瘤细胞可浸润肝窦和静脉，均表现为丛状血管内增生和纤维血栓性阻塞 [403-404]。其肿瘤细胞常含有胞质内空泡（图 20.35B），其中可能含有红细胞。核分裂象通常很少或不存在。免疫组织化学上，它们对血管标志物（例如 CD31、CD34 和 ERG）呈阳性，对 D2-40 和 CD10 也呈阳性 [404-405]。它们对角蛋白可能呈阳性，包括广谱角蛋白（pankeratin）、CAM5.2 和 CK7，由此可导致诊断混淆，特别是在小活组织检查中 [404-405]。电镜下，可能可见 Weibel-Palade 小体 [406-407]。上皮样血管内皮瘤的预后明显好于血管肉瘤，但在 Makhlouf 等报道的 137 例患者中，有 27% 的患者出现了肝外转移 [400]。其肺部转移灶的表现与肺的原发性上皮样血管内皮瘤的表现——即以前称为血管内支气管肺泡肿瘤（intravascular bronchioloalveolar tumor, IV-BAT）的病变——极为相似。过去上皮样血管内皮瘤的治疗为手术或消融治疗，但由于许多患者的病灶是无法切除的多发性病灶，现在更常应用肝移植治疗 [408-409]。极少数情况下，上皮样血管内皮瘤可以在同种异体移植物中再发 [410]。

血管肉瘤（angiosarcoma） 的特征是恶性内皮细胞

浸润原有的血管结构。在肝中，这可导致肝窦进行性扩张，从而导致肝实质萎缩和消失（图 20.36）[411-412]。其病变的分化程度在不同病例之间和同一病例的不同区域之间差异极大，分化好的肿瘤类似于肝紫癜或其他良性疾病 [411]，分化差的肿瘤与原发性或转移性上皮性肿瘤很难区别。有些肝血管肉瘤出现上皮样表现；其与上皮样血管内皮瘤的区别在于其异型性、核分裂象和坏死均较为显著。除了未分化肿瘤之外，所有肝血管肉瘤都可以通过免疫组织化学检查检测出血管标志物（CD31、ERG）。值得注意的是，它们可出现角蛋白表达，特别是在上皮样变异型中 [413]。

大多数血管肉瘤病例见于成人，但经过证实的新生儿病例也有报道 [414-415]。

血管肉瘤的预后极差。下列情况下，成人发生肝血管肉瘤的风险增加：

1. 肝硬化。30%～40% 的成人肝血管肉瘤病例存在肝纤维化或肝硬化，尽管慢性肝病与肝血管肉瘤之间的关系尚未证实 [416]。

2. 接触乙烯基氯化物。生产聚氯乙烯（polyvinyl chloride, PVC）的化工厂工人发生肝血管肉瘤的发生率较高，PVC 是大多数塑料制品的成分，例如水管、包装材料和建筑材料 [417]。在 Makk 等报道的肝血管肉瘤病例

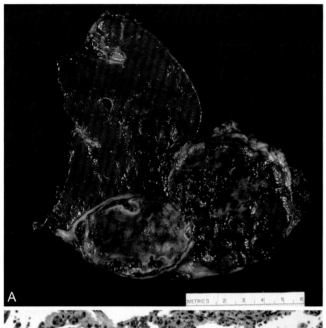

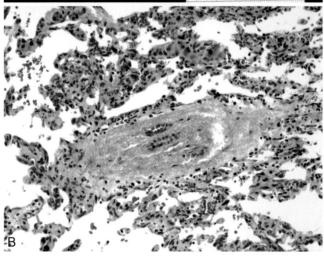

图 20.36 **A**，肝血管肉瘤，伴坏死和出血区域。**B**，可见肝窦扩张，肝实质被恶性内皮细胞所取代。视野中央有一个残存的汇管区

中[418]，患者的平均接触时间为 16.9 年。大体上，大多数肝血管肉瘤是多中心、出血性和坏死性的，伴有囊性变和纤维化区域。患者的非肿瘤性肝组织常常出现被膜下和汇管区纤维化、肝窦扩张和内皮增生[419]。肝血管肉瘤具有致死性；尸检中，大多数病例的病变局限于肝，或通过直接蔓延侵犯局部组织结构。与非 PVC 相关性肝血管肉瘤不同，肝血管肉瘤极少出现远处转移[418]。

3. 接触二氧化钍。应用二氧化钍悬浮液（Thorotrast）进行放射影像学检查与之后发生的肝血管肉瘤有关，其潜伏期为 20～40 年[420-421]。与上文所述相同，这些肿瘤的非肿瘤性区域常常伴有肝窦扩张和内皮细胞增生[420]。在一些患者中，肝血管肉瘤中可以混有 HCC 和（或）胆管癌[420]。

4. 接触砷剂。有些肝血管肉瘤病例发生于长期接受含砷的 Fowler 溶液治疗之后。

血管母细胞瘤（hemangioblastoma）很少发生于肝，von Hippel-Lindau 综合征患者发生肝血管母细胞瘤已有报道。其表现类似于小脑的同名肿瘤的表现[422]。

卡波西肉瘤（Kaposi's sarcoma）偶尔发生于肝移植患者，且通常出现于 HHV-8 病毒血症之前[423]。淋巴管瘤（lymphangioma）一般可见于新生儿或儿童；在大多数报道的病例中，肝组织受累是累及其他器官（尤其是脾）的多中心性病变的一部分（淋巴管瘤病）[424-426]。

其他间叶性肿瘤

肝间叶性错构瘤（mesenchymal hamartoma） 是一种极少见的良性病变，多发生于新生儿，表现为单发的球状红色结节，常位于肝右叶（图 20.37）[427]。大多数患者发生于 2 岁以内，伴有腹部肿胀和可触及的腹部肿块[428]。也有肝间叶性错构瘤发生于成人报道[429-430]，患者可能会出现腹痛[431]。一些肝间叶性错构瘤是实性的，一些可出现明显的囊性成分[432]（图 20.37A 至 B）；有时病变可长至很大。显微镜下，其主要成分为含有丰富血管的成熟结缔组织，混杂着拉长的分枝状胆管、肝细胞和囊腔。有些肝间叶性错构瘤病例的低倍镜下表现类似于乳腺纤维腺瘤（图 20.37C）[433]。有些人曾认为这种病变起源于汇管区的结缔组织[434]，而其他人则认为这种病变起源于肝星状细胞[435]。肝间叶性错构瘤的血管结构类似于发病机制与缺血有一定关系的肝副叶扭转的血管改变[436]。然而，已检测到涉及 19q13.4 染色体的特殊易位[437-438] 和偶尔出现非整倍体改变[439]，这些发现支持这种病变为肿瘤性病变。极个别情况下，肝间叶性错构瘤可恶变为未分化（胚胎性）肉瘤（见下文）。

肝血管平滑肌脂肪瘤（angiomyolipoma） 与更多见于肾的同类肿瘤类似，由扭曲的血管、平滑肌和脂肪构成[440]。与在其他部位一样，肝血管平滑肌脂肪瘤是血管周上皮样细胞肿瘤（PEComa）系列的一部分[440-442]。组织学上，这些肿瘤是由平滑肌细胞、脂肪和血管组成（图 20.38）；其平滑肌细胞呈梭形或上皮样，这可能会导致肝血管平滑肌脂肪瘤与其他肿瘤的诊断混淆。免疫组织化学上，肝血管平滑肌脂肪瘤对肌动蛋白、结蛋白、S-100 蛋白（在脂肪成分中）和最为重要的 HMB-45 染色呈阳性[443-445]。与肾肿瘤不同的是，报道的发生在肝的血管平滑肌脂肪瘤不伴有结节性硬化症。这种肿瘤的一种变异型可累及圆韧带，出现明显的透明细胞成分，类似于肺的透明细胞（"糖"）瘤[446-447]。肝血管平滑肌脂肪瘤的行为通常是良性的，尽管它有时浸润周围的肝实质[448]。然而，也有个别临床恶性病例报道[449-450]。

炎性肌成纤维细胞瘤（inflammatory myofibroblastic tumor） 最初被称为炎性假瘤（inflammatory pseudotumor），但目前大多数被认为是肿瘤性的，尽管仍有争议[451]。成人和儿童均可发生肝炎性肌成纤维细胞瘤，并出现发热和上腹部疼痛症状。大体上，肝炎性肌成纤维细胞瘤表现多样，可见坏死和出血区域。显微镜下，病变由富于成熟浆细胞的炎症性单核细胞成分和多量胖梭形细胞组成（图 20.39）[452-453]。后者一般被认为是肌成纤维细胞，但它们作为辅助免疫系统成分（即网状 / 树突细胞）的可能性尚有待探讨（参见下文关于肝的滤泡树突细胞瘤部分）[454]。在肝炎性肌成纤维细胞瘤中，胞核非典型性在一些情况下

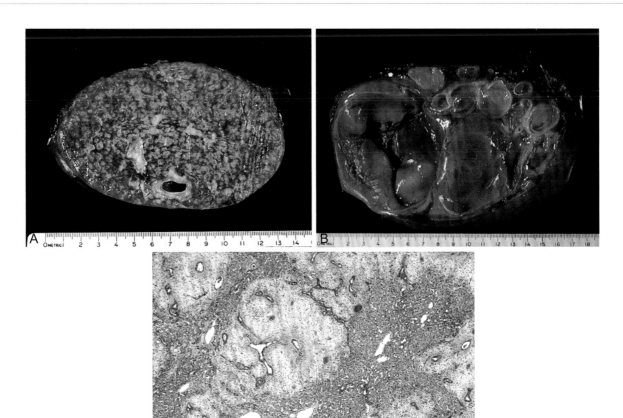

图 20.37　肝的间叶性错构瘤，大体上可表现为实性微结节状（**A**）或多囊状（**B**）。**C**，显微镜下，可见丰富的间质组织，其内有混杂的血管、胆管和肝细胞（**C**, Courtesy of Dr. Grace Kim.）

可能是显著的。与其他部位的炎性肌成纤维细胞瘤一样，ALK-1 免疫组织化学染色对肝炎性肌成纤维细胞瘤诊断也有帮助[455]。目前，有一些其他疾病可能也被包括在肝炎性肌成纤维细胞瘤和炎性假瘤中了。它们有些可能是反应性的，尤其是那些伴有阻塞性静脉炎和慢性胆管炎的病例[453,456]以及那些出现自行消退的病例[457]；其余大多数可能是真正的肿瘤性病变，或正在成为真正的肿瘤性病变。对于这些病变，应当采取手术切除治疗。

平滑肌瘤（leiomyoma） 偶尔表现为肝内孤立性结节，其主要鉴别诊断为来自子宫或胃肠道的转移性高分化平滑肌肉瘤或胃肠道间质肿瘤[458-459]。有些肝平滑肌瘤见于 HIV 感染患者或发生于器官移植术后，原位杂交检查存在 EBV[460-462]。这些肿瘤的病变是多中心性的[463]，显微镜下，它们常常出现大量肿瘤内 T 淋巴细胞[463]。

髓脂肪瘤（myelolipoma） 偶尔可见于肝内。其表现类似于更多见于肾的同类肿瘤，是由脂肪和来源于骨髓的造血细胞混合而成[464-465]。肝脂肪瘤（lipoma）表现为单发的实质内圆形肿块[466]；应当与所谓的肝假性脂肪瘤鉴别，后者为附着于 Glisson 囊的圆形脂肪结节，可能是由于分离的网膜组织陷入所致[467]。孤立性纤维性

肿瘤（solitary fibrous tumor）[以前称为局限纤维化性间皮瘤（localized fibrous mesothelioma）或血管外皮细胞瘤（hemangiopericytoma）]可发生于肝被膜下和肝实质中[468]（图 20.40）；与在其他部位一样，这种肿瘤对波形蛋白、CD34 和 BCL2 免疫染色呈阳性[469]。偶尔有发生于肝的施万细胞瘤（schwannoma）和恶性外周神经鞘瘤（malignant peripheral nerve sheath tumor）的报道，其中有些发生于伴有 von Recklinghausen 病的患者[470-472]。

肉瘤（sarcoma） 原发于肝极为少见。肝肉瘤的鉴别诊断包括源于其他部位的转移性肉瘤和肉瘤样 HCC。已报道的发生于成人的肝原发性肉瘤类型很多，包括：纤维肉瘤[473-474]、脂肪肉瘤[475]、平滑肌肉瘤[476-478]（有些发生于 HIV 感染患者，见上文[479]）、横纹肌肉瘤[480]（其中 1 例与长期应用口服避孕药有关[481]）、所谓的恶性纤维组织细胞瘤（多形性未分化肉瘤）[482]、成骨肉瘤[483-484]和破骨细胞样巨细胞瘤[485-486]。在新生儿和儿童，也有胚胎性横纹肌肉瘤和横纹肌样肿瘤的个别报道[487-490]。与在其他部位（或许除肾以外）一样，肝的横纹肌样肿瘤可能并不是一种独特疾病，而是一种可伴有各种类型的细胞的形态学和表型模式。

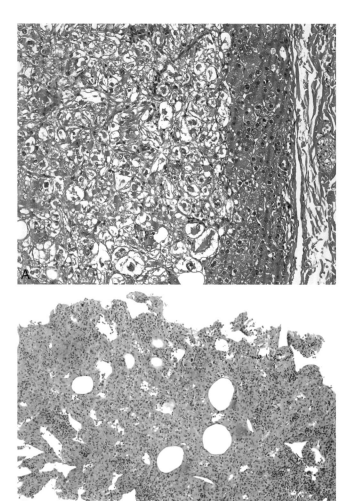

图 20.38　**A**，肝血管平滑肌脂肪瘤，可见实性生长结构，肿瘤细胞呈上皮样表现，伴有气球样变的胞质，可能会被误诊为肝细胞肿瘤。**B**，另 1 例的穿刺活检，可见上皮样平滑肌细胞、脂肪和薄壁血管。还存在髓外造血

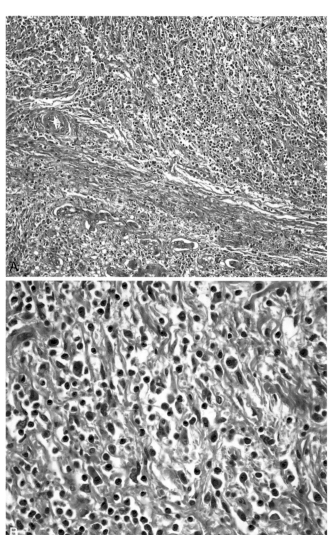

图 20.39　**A**，肝炎性肌成纤维细胞瘤，表现为界限清楚的结节，内含浆细胞、组织细胞和梭形成纤维细胞。**B**，高倍镜下，可见梭形细胞与淋巴细胞、浆细胞、组织细胞和成纤维细胞混杂

　　肝未分化（胚胎性）肉瘤［**undifferentiated (embryonal) sarcoma**］也称为恶性间叶瘤（malignant mesenchymoma），主要发生于儿童，但成人也可发生[491-492]。据报道，有些病例伴发间叶性错构瘤（见上文）[493-495]。

　　大体上，肝未分化（胚胎性）肉瘤一般较大，单发且界限清楚，伴有多处坏死、出血和囊性变区域（图20.41A）。显微镜下，肝未分化（胚胎性）肉瘤由间变性梭形细胞和巨细胞混合组成，大多数细胞呈肉瘤样表现（图 20.41B）。较大的细胞常常含有多量过碘酸 - 希夫（PAS）染色阳性的胞质内透明小体（图 20.41C）。在大多数肝未分化（胚胎性）肉瘤病例中，肿瘤细胞周围可见散在分布的增生的或变性的胆管样结构；由于这些结构成分没有明确的肿瘤性特征且多位于肿瘤周边，一般将其视为陷入肿瘤的成分。

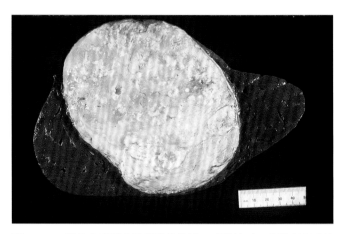

图 20.40　**肝的大的孤立性纤维性肿瘤**。显微镜下，此肿瘤有恶性特征

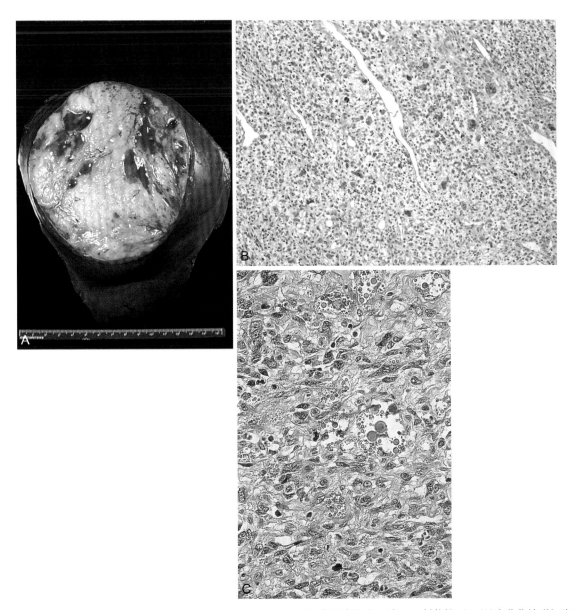

图 20.41　**A**，肝胚胎性肉瘤的大体表现，表现为界限清楚的、大的实性结节，伴有囊性变区域。**B**，低倍镜下，可见未分化梭形细胞和巨细胞，伴有明显的薄壁血管。**C**，其肿瘤细胞内和肿瘤细胞间可见较大的嗜酸性透明小体

超微结构和免疫组织化学上，大多数肝未分化（胚胎性）肉瘤细胞出现未分化间叶细胞、成纤维细胞和肌成纤维细胞表现，但其他也可出现平滑肌和骨骼肌分化，还有一些出现上皮细胞分化 [496]。因此，免疫组织化学上，其对 α1-抗胰蛋白酶、α1-抗糜蛋白酶、溶菌酶、CD10、glypican-3（与间叶性错构瘤共有的特征）[156]、平滑肌肌动蛋白、结蛋白和角蛋白染色呈阳性 [496-498]。其特殊的表型特征引致有些作者提出了一个假设，即其与肝原发性胚胎性横纹肌肉瘤在组织学发生上有关，还有一些人认为其为间变性（肉瘤样）HCC[499]。这些说法的可能性似乎不大，因为这些肿瘤对肌形成蛋白（myogenin）和 Hep Par-1 染色呈阴性 [497,500]。

肝未分化（胚胎性）肉瘤治疗包括手术切除结合多种药物化疗，或者在一些情况下，进行肝移植。过去，其

预后一般较差，总生存率在 20%～55% 之间。然而，最近的研究显示其总体存活率已超过 80%[491]。

恶性淋巴瘤和相关病变

原发于肝的**恶性淋巴瘤（malignant lymphoma）**非常罕见，常见的情况是晚期肝外淋巴瘤累及肝 [501-503]。从相对发生率的角度来说，累及肝的最常见的淋巴瘤类型为弥漫性大 B 细胞淋巴瘤、霍奇金淋巴瘤、外周 T 细胞淋巴瘤、滤泡性淋巴瘤、黏膜相关性淋巴组织（mucosa-associated lymphoid tissue，MALT）型边缘区 B 细胞淋巴瘤以及间变性大细胞淋巴瘤 [504-509]。肝受累模式包括肿瘤结节、汇管区浸润、胆管淋巴上皮病变和肝窦浸润（图 20.42）[504-505,510]。有些原发性肝淋巴瘤与 HCV 感染有关 [511-512]。大多数原发性肝淋巴瘤发生于成人，但也可发

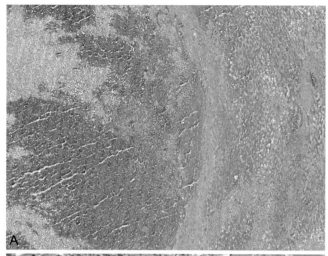

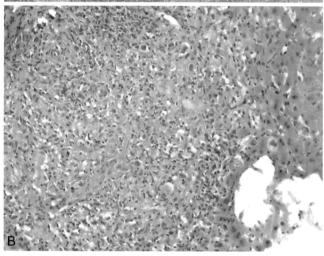

图 20.42　**A**，间变性大细胞淋巴瘤形成的一个大的脓肿样肿块，可见其损毁了正常的肝结构。霍奇金病累及汇管区。B，注意浸润的混合细胞性，其具有模糊的肉芽肿样表现和分散的大的肿瘤细胞

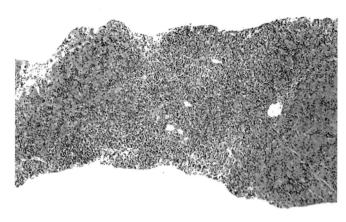

图 20.43　在这例慢性淋巴细胞白血病中，可见汇管区和肝窦受累

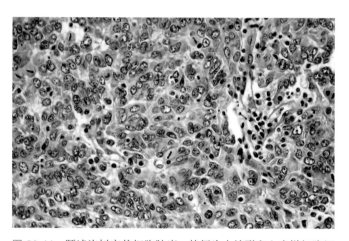

图 20.44　肝滤泡树突状细胞肿瘤，特征为由梭形和上皮样细胞组织，有卵圆形胞核和少量淋巴细胞

生于儿童 [513-515]。

肝脾（γ-δ）T细胞淋巴瘤 [hepatosplenic (gamma-delta) T-cell lymphoma] 是一种独特的疾病，其特征为发生于年轻男性，伴有肝大、B症候、外周血细胞减少、缺乏外周淋巴结病以及脾红髓、肝-窦和骨髓中可见淋巴细胞浸润，临床上呈侵袭性病程 [515,516]。这种肿瘤的α-β变异型显示女性多发，肝浸润一般位于汇管区周围。常可见到7q等臂染色体或8三体；在分子研究中，大多数这种肿瘤表达 γ-δ T细胞受体，少数表达 α-βT 细胞受体或没有受体表达 [517]。已有发生于免疫功能受损患者的病例报道 [518-519]。这种肿瘤的预后总体较差。有关这种肿瘤的进一步讨论见第 37 章。

急性和慢性白血病均可引起**白血病（leukemia）**肝累及，并且可能累及汇管区周围和肝窦 [504,520]。慢性淋巴细胞白血病中浸润主要在汇管区周围，而慢性髓细胞性白血病主要累及肝窦，但也有许多例外（图 20.43）。在特殊情况下，髓细胞性白血病可表现为肿物样病变（所谓的髓性或髓细胞肉瘤）[521]。

肝滤泡树突状细胞肿瘤（follicular dendritic cell tumor） 极为罕见，在形态学上与肝炎性肌成纤维细胞瘤（炎性假瘤）有一些相似特征，且其发病机制可能也与之有关（图 20.44）。其特征在于出现表达诸如 CD21 和 CD35 等树突状滤泡细胞标志物的肿瘤性细胞成分 [522]。与其他部位的滤泡树突状细胞肿瘤不同，有证据表明，许多肝滤泡树突状细胞肿瘤出现 EBV 克隆性增生 [523-525]。然而，并非总是如此 [526]。

反应性淋巴组织增生（reactive lymphoid hyperplasia） 和**结节性淋巴组织病变（nodular lymphoid lesion）** 是良性反应性淋巴组织病变，可能分别类似于滤泡性淋巴瘤和 MALT 淋巴瘤 [527-528]。其中有些病变为肝假性淋巴瘤 [529]。

移植后淋巴组织增生性疾病（post transplant lymphoproliferative disease） 一般为 B 细胞型并与 EBV 有关，可能会累及肝。移植后淋巴组织增生性疾病常常出现于移植后的 6~17 个月之间，表现为系统性疾病 [530]。**多发性骨髓瘤（multiple myeloma）** 在肝可表现为占位性肿块（浆细胞瘤）或伴有肝窦受累（图 20.45）[531-532]。朗格汉斯细胞组织细胞增生症（Langerhans cell histiocytosis）可累及肝，可为单发性病变，也可为多系统性疾病的表现 [533]。

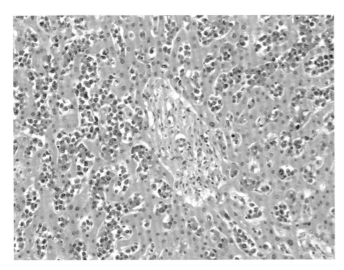

图 20.45 骨髓瘤累及肝，可见肿瘤性浆细胞弥漫累及肝窦

其他原发性肿瘤和肿瘤样疾病

据报道，肝的**鳞状细胞癌（squamous cell carcinoma）**可以起源于先天性囊肿，作为畸胎瘤的一部分，也可以与肝内结石有关[534-535]。在后一种情况下，大多数可能为胆管癌中出现鳞状化生。

肝的**高分化神经内分泌肿瘤（well-differentiated neuroendocrine tumor）**[**类癌（carcinoid tumor）**]，无论是单发的还是多发的，绝大多数是由于胃肠道原发性肿瘤转移所致。然而，在个别情况下，在长期临床或尸检没有其他部位肿瘤的情况下，肝内可见典型的类癌[536-537]。也就是说，小肠的原发性神经内分泌肿瘤（neuroendocrine tumor, NET）可能很小，在手术或病理解剖过程中被忽略也在所难免。在这种情况下，或许可以将 NET 视为起源于肝内。实际上，鉴于正常胆管存在神经内分泌细胞以及胆囊和肝外胆管系统可发生 NET，肝发生原发性 NET 也是可能的。事实上，在报道的肝 NET 中就有 1 例是位于肝内胆管的[538]。有些肝 NET 胃泌素免疫反应呈阳性，并伴有 Zollinger-Ellison 综合征[539-540]。其他 NET 有由血管活性肠肽（VIP）产生过多所致的症状[541]。原发性肝神经内分泌癌也偶尔由报道[542-543]。HCC 中偶尔出现神经内分泌分化，前文已讨论过。

促纤维组织增生性巢状梭形细胞肿瘤（desmoplastic nested spindle cell tumor）[又称为钙化性巢状间质 - 上皮肿瘤（calcifying nested stromal-epithelial tumor）]是近来提出的原发性肝肿瘤，发生于儿童和青少年[544-546]。大体上其为界限清楚、分叶状白色肿物，直径可达 30 cm。显微镜下，其病变特征为良性表现的梭形细胞和上皮样细胞呈巢状和束状结构，周围围绕着多量纤维组织增生性间质。钙化（伴砂粒体形成）和骨化常见。免疫组织化学上，其肿瘤细胞表达广谱角蛋白（pankeratin）、波形蛋白、CD57 和 WT1，但对神经内分泌标志物（除 NSE 外）呈阴性。报道的病例中有 2 例伴有异位促肾上腺皮质激素（ACTH）产生和库欣综合征。大多数促纤维组织增生性巢状梭形细胞肿瘤患者切除肿瘤后恢复良好，个别患者出现复发。

肝良性和恶性畸胎瘤（benign and malignant teratoma）极其少见，主要见于儿童，但成人也可出现[547]。恶性畸胎瘤应当与更为多见的混合型肝母细胞瘤鉴别（见前文）[548]。肝原发性卵黄囊瘤也有报道[549-551]，有时可以与肝母细胞瘤[552]或 HCC 混合存在[553]。原发性单纯性绒癌和恶性混合性生殖细胞肿瘤也有报道[554-557]。

其他极少数累及肝的肿瘤有副节瘤[558]、胰腺型腺泡细胞癌[559]、血管球瘤[560]、良性多囊性间皮瘤[561-562]和胰腺实性假乳头状（乳头状 - 囊性）肿瘤[563]。有发生于肝的上皮 - 肌上皮癌个例报道，它也可能与胆管系统有关[564]。

肝内肿瘤样肿块可由于脓肿、先天性肝纤维化[565]、纤毛前肠囊肿[566]和软斑病[567]所致。

转移性肿瘤

胆囊、肝外胆管、胰腺和胃的原发性恶性肿瘤常常通过直接蔓延而累及肝。来自胆囊的恶性肿瘤一般沿胆道播散[568]。来自大肠、肺、乳腺、胰腺、肾、胃和其他器官的癌常常转移至肝，具有惊人的规律性。软组织或内脏器官的肉瘤和恶性黑色素瘤也常常转移至肝。在接纳性极高的肝实质内，这些转移性病变常常长得很大（图 20.46A 至 D）。

在一项有 8 455 例成人恶性肿瘤的尸检病例研究中，39% 的病例有肝转移[569]。其中仅有 6% 是孤立性的。有 81 例（2.5%）的患者的转移灶局限于肝；此现象在经门静脉系统转移的肿瘤中更为多见，为其他肿瘤的 7 倍。

大体上，大多数肝内转移性肿瘤形成独立的肿块，可使被膜局灶性隆起。较大病变可见脐状的中央坏死。肝外表面未见结节并不能除外转移的可能。有时较大的转移灶可能完全藏匿于肝实质内[570]。有时（尤其是结直肠癌）的转移性结节周围围绕着纤维性假包膜[571]。

在原发性肿瘤的部位和转移癌的大体表现之间存在一定关联。来自大肠的转移癌常常出现一些中央呈脐状的较大的结节；产生的黏液较多时，这些肿瘤常常出现明显钙化，可呈明显的放射状。由于坏死和角化，高分化鳞状细胞癌结节的质地极软。来自肺癌或乳腺癌的结节一般中等大小，不伴有广泛坏死或出血，较早出现中央脐。来自胆囊癌的转移灶聚集于胆囊床周围，随着病变进一步深入肝实质，其结节大小逐渐变小。偶尔，极小的、几乎为粟粒样的转移性病变在肝内广为播散，甚至类似于肝硬化[572]，一般为乳腺、前列腺或胃部肿瘤转移所致[573]。

一般来说，来自右半结肠癌的肝转移位于肝右叶，来自左半结肠癌和直肠癌的肝转移位于肝左叶[574]，但在

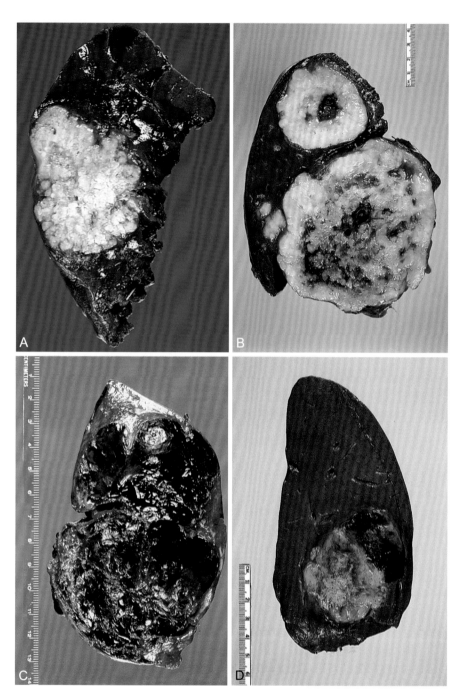

图 20.46　**A**，大肠癌转移至肝。**B**，平滑肌肉瘤转移至肝。原发性肿瘤在胃。**C**，绒癌转移至肝。此肿瘤出现特征性的显著出血性改变。
D，恶性黑色素瘤转移至肝。此肿瘤有一部分出现黑色素

有些病例中，两者之间无统计学差异^[575-576]。转移性乳腺癌经过化疗可导致肝组织出现粗大分叶样改变，称为分叶肝（hepar lobatum），传统上这种表现常常与梅毒有关^[577]。

　　一项对来自意大利 Trieste 和日本 Tokyo-Chiba 的超过 10 000 例尸检病例的回顾研究证实了常常被列举的无对照观察，即转移癌在肝硬化肝中极其少见；不论其原因如何（土壤不适于转移癌生长，或大多数肝硬化患者的存活时间不足以长到发生转移癌），结论是：发生于硬化性肝组织内的大多数恶性肿瘤是原发性的^[578]。

　　许多良性病变的大体表现类似于转移癌的大体表现，包括纤维瘢痕、愈合性肉芽肿、胆管错构瘤和腺瘤以及结节性增生。因此，对于任何术中怀疑肝转移癌的患者，不论病变的大体表现对于外科医师或病理医师来说多么

典型，都必须进行组织学检查予以证实。如前所述，显微镜下原发性肝肿瘤的鉴别诊断是困难的。一个极具潜在危险但好在极为少见的情况是胃或其他部位的肝样腺癌转移至肝[579]。

对于转移性类癌，进行肝转移癌切除尤其值得，因

为这样可以显著改善类癌综合征症状[580]。对于结直肠癌转移，也常常进行手术切除，因为这样可以提供长期改善；最近的研究表明，患者的5年生存率可高达58%[581-582]。

参考文献

1. Hartleb M, Gutkowski K, Milkiewicz P. Nodular regenerative hyperplasia: evolving concepts on underdiagnosed cause of portal hypertension. *World J Gastroenterol*. 2011; 17: 1400-1409.

2. Wanless IR. Micronodular transformation (nodular regenerative hyperplasia) of the liver: a report of 64 cases among 2500 autopsies and a new classification of bengin hepatocellular nodules. *Hepatology*. 1990; 11: 787-797.

3. Fuss IJ, Friend J, Yang Z, et al. Nodular regenerative hyperplasia in common variable immunodeficiency. *J Clin Immunol*. 2013; 33: 748-758.

4. Al Mukhaizeem KA, Rosenberg A, Sheiker AH. Nodular regenerative hyperplasia of the liver: an under-recognized cause of portal hypertension in hematological disorders. *Am J Hematol*. 2004; 75: 225-230.

5. Ghabril M, Vuppalanchi R. Drug-induced nodular regenerative hyperplasia. *Semin Liver Dis*. 2014; 34: 240-245.

6. Wicherts DA, de Haas RJ, Sebagh M, et al. Regenerative nodular hyperplasia of the liver related to chemotherapy: impact on outcome of liver surgery for colorectal metastatses. *Ann Surg Oncol*. 2011; 18: 659-669.

7. Al-Hamoudi WK, Pasieka JL, Urbanski SJ, Lee SS. Hepatic nodular regenerative hyperplasia in a patient with advanced carcinoid tumor. *Eur J Gastroenterol Hepatol*. 2009; 21: 1083-1085.

8. Kobayashi S, Saito K, Nakanuma Y. Nodular regenerative hyperplasia of the liver in hepatocellular carcinoma. An autopsy study. *J Clin Gastroenterol*. 1993; 16: 155-159.

9. Barge S, Grando V, Mault JC, et al. Prevalence and clinical significance of nodular regenerative hyperplasia in liver biopsies. *Liver Int*. 2016; 36: 1059-1066.

10. Jharap B, van Asseldonk DP, de Boer NKH, et al. Diagnosing nodular regenerative hyperplasia of the liver is thwarted by low interobserver agreement. *PLoS ONE*. 2015; 10: e0120299.

11. Wanless IR, Lentz JS, Roberts EA. Partial nodular transformation of liver in an adult with persistent ductus venosus. Review with hypothesis on pathogenesis. *Arch Pathol Lab Med*. 1985; 109: 427-432.

12. Ibarrola C, Colina F. Clinicopathologic features of nine cases of noncirrhotic portal hypertension: current definitions and criteria are inadequate. *Histopathology*. 2003; 42: 251-264.

13. Hoso M, Terada T, Nakanuma Y. Partial nodular transformation of liver developing around intrahepatic portal venous emboli of hepatocellular carcinoma. *Histopathology*. 1996; 29: 580-582.

14. Nguyen BN, Flejou JF, Terris B, et al. Focal nodular hyperplasia of the liver: a comprehensive pathologic study of 305 lesions and recognition of new histologic forms. *Am J Surg Pathol*. 1999; 23(12): 1441-1454.

15. Stocker JT, Ishak KG. Focal nodular hyperplasia of the liver: a study of 21 pediatric cases. *Cancer*. 1981; 48(2): 336-345.

16. Rahili A, Cai J, Trastour C, et al. Spontaneous rupture and hemorrhage of hepatic focal nodular hyperplasia in lobus caudatus. *J Hepatobiliary Pancreat Surg*. 2005; 12: 138-142.

17. Wanless IR, Albrecht S, Bilbao J, et al. Multiple focal nodular hyperplasia of the liver associated with vascular malformations of various organs and neoplasia of the brain: a new syndrome. *Mod Pathol*. 1989; 2(5): 456-462.

18. Scalori A, Tavani A, Gallus S, et al. Oral contraceptives and the risk of focal nodular hyperplasia of the liver: a case control study. *Am J Obstet Gynecol*. 2002; 186: 195-197.

19. Mathieu D, Kobeiter H, Maison P, et al. Oral contraceptive use and focal nodular hyperplasia of the liver. *Gastroenterology*. 2000; 118: 560-564.

20. Karhunen PJ, Penttila A, Liesto K, et al. Occurrence of benign hepatocellular tumors in alcoholic men. *Acta Pathol Microbiol Immunol Scand [A]*. 1986; 94(2): 141-147.

21. Ibarrola C, Castellano VM, Colina F. Focal hyperplastic hepatocellular nodules in hepatic venous outflow obstruction: a clinicopathological study of four patients and 24 nodules. *Histopathology*. 2004; 44(2): 172-179.

22. Ra SH, Kaplan JB, Lassman CR. Focal nodular hyperplasia after orthotopic liver transplantation. *Liver Transpl*. 2010; 16(1): 98-103.

23. Quaglia A, Tibballs J, Grasso A, et al. Focal nodular hyperplasia-like areas in cirrhosis. *Histopathology*. 2003; 42(1): 14-21.

24. Cai YR, Gong L, Teng XY, et al. Clonality and allelotype analyses of focal nodular hyperplasia compared with hepatocellular adenoma and carcinoma. *World J Gastroenterol*. 2009; 15: 4695-4708.

25. Zheng S, Cummings OW, Saxena R, et al. Clonality and TP53 mutation analysis of focal nodular hyperplasia of the liver. *Am J Clin Pathol*. 2010; 134: 65-70.

26. Khanna M, Ramanathan S, Fasih N, et al. Current updates on the molecular genetics and magnetic resonance imaging of focal nodular hyperplasia and hepatocellular adenoma. *Insights Imaging*. 2015; 6: 347-362.

27. Mahfouz AE, Hamm B, Taupitz M, Wolf KJ. Hypervascular liver lesions: differentiation of focal nodular hyperplasia from malignant tumors with dynamic gadolinium-enhanced MR imaging. *Radiology*. 1993; 186(1): 133-138.

28. Vilgrain V, Flejou JF, Arrive L, et al. Focal nodular hyperplasia of the liver: MR imaging and pathologic correlation in 37 patients. *Radiology*. 1992; 184(3): 699-703.

29. Makhlouf HR, Abdul-Al HM, Goodman ZD. Diagnosis of focal nodular hyperplasia of the liver by needle biopsy. *Hum Pathol*. 2005; 36(11): 1210-1216.

30. Ahmad I, Iyer A, Marginean CE, et al. Diagnostic use of cytokeratins, CD34, and neuronal cell adhesion molecule staining in focal nodular hyperplasia and hepatic adenoma. *Hum Pathol*. 2009; 40(5): 726-734.

31. Masood S, West AB, Barwick KW. Expression of steroid hormone receptors in benign hepatic tumors. An immunocytochemical study. *Arch Pathol Lab Med*. 1992; 116(12): 1355-1359.

32. Chandrasegaram MD, Shah A, Chen JW, et al. Oestrogen hormone receptors in focal nodular hyperplasia. *HPB(Oxford)*. 2015; 17: 502-507.

33. Bioulac-Sage P, Balabaud C, Wanless IR. Diagnosis of focal nodular hyperplasia: not so easy. *Am J Surg Pathol*. 2001; 25(10): 1322-1325.

34. Edmondson HA, Henderson B, Benton B. Liver-cell adenomas associated with use of oral contraceptives. *N Engl J Med*. 1976; 294(9): 470-472.

35. Barthelmes L, Tait IS. Liver cell adenoma and liver cell adenomatosis. *HPB(Oxford)*. 2005; 7: 186-196.

36. Agrawal S, Agarwal S, Arnason T, et al. Management of hepatocellular adenomas; recent advances. *Clin Gastroenterol Hepatol*. 2015; 13: 1221-1230.

37. Velazquez I, Alter BP. Androgens and liver tumors: Fanconi's anemia and non-Fanconi's conditions. *Am J Hematol*. 2004; 77: 257-267.

38. Tazawa K, Yasuda M, Ohtani Y, et al. Multiple hepatocellular adenomas associated with long-term carbamazepine. *Histopathology*. 1999; 35: 92-94.

39. Sakellariou S, Al-Hussaini H, Scalori A, et al. Hepatocellular adenoma in glycogen storage disorder type I: a clinicopathologic and molecular study. *Histopathology*. 2012; 60(6B): E58-E65.

40. Alshak NS, Cocjin J, Podesta L, et al. Hepatocellular adenoma in glycogen storage disease type IV. *Arch Pathol Lab Med*. 1994; 118(1): 88-91.

41. Coire CI, Qizilbash AH, Castelli MF. Hepatic adenomata in type Ia glycogen storage disease. *Arch Pathol Lab Med*. 1987; 111(2): 166-169.

42. Resnick MB, Kozakewich HP, Perez-Atayde AR. Hepatic adenoma in the pediatric age group. Clinicopathological observations and assessment of cell proliferative activity. *Am J Surg Pathol*. 1995; 19(10): 1181-1190.

43. Khoo US, Nicholls JM, Lee JS, et al. Cholestatic liver cell adenoma in a child with hirsutism and elevated serum levels of cortisol and ACTH. *Histopathology*. 1994; 25(6): 586-588.

44. Ameriks JA, Thompson NW, Frey CF, et al. Hepatic cell adenomas, spontaneous liver rupture, and oral contraceptives. *Arch Surg*. 1975; 110(5): 548-557.

45. Wheeler DA, Edmondson HA, Reynolds TB. Spontaneous liver cell adenoma in children. *Am J Clin Pathol*. 1986; 85(1): 6-12.

46. Chiorean L, Cui XW, Tannapfel A, et al. Benign liver tumors in pediatric patients-review with emphasis on imaging features. *World J Gastroenterol*. 2015; 21: 8541-8561.

47. Vijay A, Elaffandi A, Khalaf H. Hepatocellular adenoma: an update. *World J Hepatol*. 2015; 25: 2603-2609.

48. Bioulac-Sage P, Rebouissou S, Thomas C, et al. Hepatocellular adenoma subtype classification using molecular markers and immunohistochemistry. *Hepatology*. 2007; 46: 740-748.

49. Zucman-Rossi J, Jeannot E, Nhieu JT, et al. Genotype-phenotype correlation in hepatocellular adenoma: new classification and relationship with HCC. *Hepatology*. 2006; 43(3): 515-524.

50. Jeannot E, Mellottee L, Bioulac-Sage P, et al. Spectrum of HNF1A somatic mutations in hepatocellular adenoma differs from that in patients with MODY3 and suggests genotoxic damage. *Diabetes*. 2010; 59(7): 1836-1844.

51. Bioulac-Sage P, Cubel G, Balabaud C, Zucman-Rossi J. Revisiting the pathology of resected benign hepatocellular nodules using new immunohistochemical markers. *Semin Liver Dis*. 2011; 31: 91-103.

52. Chen YW, Jeng YM, Yeh SH, Chen PJ. P53 gene and Wnt signaling in benign neoplasms: beta-catenin mutations in hepatic adenoma but not in focal nodular hyperplasia. *Hepatology*. 2002; 36(4 Pt 1): 927-935.

53. Paradis V, Benzekri A, Dargere D, et al. Telangiectatic focal nodular hyperplasia: a variant of hepatocellular adenoma. *Gastroenterology*. 2004; 126(5): 1323-1329.

54. Salisbury JR, Portmann BC. Oncocytic liver cell adenoma. *Histopathology*. 1987; 11(5): 533-539.

55. Heffelfinger S, Irani DR, Finegold MJ. "Alcoholic hepatitis" in a hepatic adenoma. *Hum Pathol*. 1987; 18(7): 751-754.

56. Hasan N, Coutts M, Portmann B. Pigmented liver cell adenoma in two male patients. *Am J Surg Pathol*. 2000; 24(10): 1429-1432.

57. Bieze M, Bioulac-Sage P, Verheij J, et al. Hepatocellular adenomas associated with hepatic granulomas: experience in five cases. *Case Rep Gastroenterol*. 2012; 6: 677-683.

58. Torbenson M, Lee JH, Choti M, et al. Hepatic adenomas: analysis of sex steroid receptor status and the Wnt signaling pathway. *Mod Pathol*. 2002; 15(3): 189-196.

59. Nguyen TB, Roncalli M, Di Tommaso L, Kakar S. Combined use of heat-shock protein 70 and glutamine synthetase is useful in the distinction of typical hepatocellular adenoma from atypical hepatocellular neoplasms and well-differentiated hepatocellular carcinoma. *Mod Pathol*. 2016; 29: 283-292.

60. Liu L, Shah SS, Naini BV, et al. Immunostains used to subtype hepatic adenomas do not distinguish hepatic adenomas from hepatocellular carcinomas. *Am J Surg Pathol*. 2016; 40: 1062-1069.

61. Ferrell LD. Hepatocellular carcinoma arising in a focus of multilobular adenoma. A case report. *Am J Surg Pathol*. 1993; 17(5): 525-529.

62. Micchelli ST, Vivekanandan P, Boitnott JK, et al. Malignant transformation of hepatic adenomas. *Mod Pathol*. 2008; 21(4): 491-497.

63. Graham RP, Terraccianao LM, Meves A, et al. Hepatic adenomas with synchronous or metachronous fibrolamellar carcinomas: both are characterized by LFABP loss. *Mod Pathol*. 2016; 29: 607-615.

64. Reznik Y, Dao T, Coutant R, et al. Hepatocyte nuclear factor-1 alpha gene inactivation: cosegregation between liver adenomatosis and diabetes phenotypes in two maturity-onset diabetes of the young(MODY)3 families. *J Clin Endocrinol Metab*. 2004; 89: 1476-1480.

65. Bacq Y, Jacquemin E, Balabaud C, et al. Familial liver adenomatosis associated with hepatocyte nuclear factor 1alpha inactivation. *Gastroenterology*. 2003; 125(5): 1470-1475.

66. Ferrell LD, Crawford JM, Dhillon AP, et al. Proposal for standardized criteria for the diagnosis of benign, borderline, and malignant hepatocellular lesions arising in chronic advanced liver disease. *Am J Surg Pathol*. 1993; 17(11): 1113-1123.

67. Park YN. Update on precursor and early lesions of hepatocellular carcinoma. *Arch Pathol Lab Med*. 2011; 135: 704-715.

68. Park YN, Roncalli M. Large liver cell dysplasia: a controversial entity. *J Hepatol*. 2006; 45: 734-743.

69. Ganne-Carrie N, Chastang C, Chapel F, et al. Predictive score for the development of hepatocellular carcinoma and additional value of liver large cell dysplasia in western patients with cirrhosis. *Hepatology*. 1996; 23: 1112-1118.

70. Koo JS, Kim H, Park BK, et al. Predictive value of liver cell dysplasia for development of hepatocellular carcinoma in patients with chronic hepatitis B. *J Clin Gastroenterol*. 2008; 42: 738-743.

71. Niu ZS, Niu XJ, Wang WH, Zhao J. Latest developments in precancerous lesions of hepatocellular carcinoma. *World J Gastroenterol*. 2016; 22: 3305-3314.

72. Choo SP, Tan WL, Goh BK, et al. Comparison of hepatocellular carcinoma in eastern versus western populations. *Cancer*. 2016; 122: 3430-3446.doi:10.1002/cncr.30327.

73. El-Serag HB. Hepatocellular carcinoma. *N Engl J Med*. 2011; 365: 1118-1127.

74. El-Serag H, Rudolph KL. Hepatocellular carcinoma: epidemiology and molecular carcinogenesis. *Gastroenterology*. 2007; 132: 2557-2576.

75. Farhi DC, Shikes RH, Murari PJ, Silverberg SG. Hepatocellular carcinoma in young people. *Cancer*. 1983; 52(8): 1516-1525.

76. Klein WM, Molmenti EP, Colombani PM, et al. Primary liver carcinoma arising in people younger than 30 years. *Am J Clin Pathol*. 2005; 124(4): 512-518.

77. Lack EE, Neave C, Vawter GF. Hepatocellular carcinoma. Review of 32 cases in childhood and adolescence. *Cancer*. 1983; 52(8): 1510-1515.

78. Ni YH, Chang MH, Hsu HY, et al. Hepatocellular carcinoma in childhood. Clinical manifestations and prognosis. *Cancer*. 1991; 68(8): 1737-1741.

79. Kovalic JJ, Thomas PR, Beckwith JB, et al. Hepatocellular carcinoma as second malignant neoplasms in successfully treated Wilms ' tumor patients. A National Wilms'Tumor Study report. *Cancer*. 1991; 67(2): 342-344.

80. Lai CL, Lam KC, Wong KP, et al. Clinical features of hepatocellular carcinoma: review of 211 patients in Hong Kong. *Cancer*. 1981; 47: 2746-2755.

81. Chen MF, Jan YY, Jeng LB, et al. Obstructive jaundice secondary to ruptured hepatocellular carcinoma into the common bile duct. Surgical experiences of 20 cases. *Cancer*. 1994; 73(5): 1335-1340.

82. Chu CW, Hwang SJ, Luo JC, et al. Manifestations of hypercholesterolaemia, hypoglycaemia, erythrocytosis, and hypercalcaemia in patients with hepatocellular carcinoma: a report of two cases. *J Gastroenterol Hepatol*. 1999; 14: 807-810.

83. Ikeda T, Tozuka S, Hasumura Y, Takeuchi J. Prostaglandin-E-producing hepatocellular carcinoma with hypercalcemia. *Cancer*. 1988; 61(9): 1813-1814.

84. Dahan MH, Kastell P. Fibrolamellar hepatic carcinoma with a presentation similar to that of septic pregnancy. A case report. *J Reprod Med*. 2002; 47: 47-49.

85. Primack A, Wilson J, O'Connor GT, et al. Hepatocellular carcinoma with the carcinoid syndrome. *Cancer*. 1971; 27(5): 1182-1189.

86. Gralnick HR, Givelber H, Abrams E. Dysfibrinogenemia associated with hepatoma. Incresaed carbohydrate content of the fibrinogen molecule. *N Engl J Med*. 1978; 299: 221-226.

87. Song PP, Xia JF, Inagaki Y, et al. Controversies regarding and persepctives on clinical utility of biomarkers in hepatocellular carcinoma. *World J Gastroenterol*. 2016; 22: 262-274.

88. Anthony PP. Hepatocellular carcinoma: an overview. *Histopathology*. 2001; 39: 109-118.

89. Yang HI, Lu SN, Liaw YF, et al. Hepatitis B e antigen and the risk of hepatocellular carcinoma. *N Engl J Med*. 2002; 347(3): 168-174.

90. Levrero M, Zucman-Rossi J. Mechanisms of HBV-induced hepatocellular carcinoma. *J Hepatol*. 2016; 64(1 suppl): S84-S101.

91. Feitelson MA, Reis HM, Liu J, et al. Hepatitis B virus X antigen(HBxAg) and cell cycle control in chronic infection and hepatocarcinogenesis. *Front Biosci*. 2005; 10: 1559-1572.

92. Paterlini P, Gerken G, Nakajima E, et al. Polymerase chain reaction to detect hepatitis B virus DNA and RNA sequences in primary liver cancers from patients negative for hepatitis B surface antigen. *N Engl J Med*. 1990; 323(2): 80-85.

93. Koike K. Molecular bass of hepatitis C virus-associated hepatocarcinogenesis: lessons from animal model studies. *Clin Gastroenterol Hepatol*. 2005; 3(10 suppl 2): S132-S135.

94. Wong CR, Nguyen MH, Lim JK. Hepatocellular carcinoma in patients with non-alcoholic fatty liver disease. *World J Gastroenterol*. 2016; 22: 8294-8303.

95. Younossi ZM, Otgonsuren M, Henry L, et al. Association of nonalcoholic fatty liver disease (NAFLD) with hepatocellular carcinoma (HCC) in the United States from 2004 to 2009. *Hepatology*. 2015; 62: 1723-1730.

96. Smoron GL, Battifora HA. Thorotrastinduced hepatoma. *Cancer*. 1972; 30(5): 1252-1259.

97. Alpert ME, Davidson CS. Mycotoxins. A possible cause of primary carcinoma of the liver. *Am J Med*. 1969; 46(3): 325-329.

98. Kew MC. Aflatoxins as a cause of hepatocellular carcinoma. *J Gastrointestin Liver Dis*. 2013; 22: 305-310.

99. Kesler T, Sandhu RS, Krishnamoorthy S. Hepatology: hepatocellular carcinoma in a young man secondary to androgenic anabolic steroid abuse. *J Gastroenterol Hepatol*. 2014; 29: 1852.

100. Hardt A, Stippel D, Odenthal M, et al. Development of hepatocellular carcinoma associated with anabolic androgenic steroid abuse in a young bodybuilder: a case report. *Case Rep Pathol*. 2012; 2012: 195607. doi:10.1155/2012/195607.

101. Fiel MI, Min A, Gerber MA, et al. Hepatocellular carcinoma in long-term oral contraceptive use. *Liver*. 1996; 16: 372-376.

102. An J. Oral contraceptives use and liver cancer risk: a dose-response meta-analysis of observational studies.*Medicine(Baltimore)*.2015;94(43): e1619. doi:10.1097/MD. 000000000001619.

103. Seda Neto J, Leite KM, Porta A, et al. HCC prevalence and histopathological findings in liver explants of paitents with hereditary tyrosinemia type 1. *Pediatr Blood Cancer*. 2014; 61: 1584-1589.

104. Weinberg AG, Mize CE, Worthen HG. The occurrence of hepatoma in the chronic form of hereditary tyrosinemia. *J Pediatr*. 1976; 88(3): 434-438.

105. Dragani TA. Risk of HCC: genetic heterogeneity and complex genetics. *J Hepatol*. 2010; 52: 252-257.

106. Lieberman J, Silton RM, Agliozzo CM, McMahon J. Hepatocellular carcinoma and intermedi-

ate alpha1-antitrypsin deficiency (MZ phenotype). *Am J Clin Pathol*. 1975; 64(3): 304-310.

107. Eriksson S, Carlson J, Velez R. Risk of cirrhosis and primary liver cancer in alpha 1-antitrypsin deficiency. *N Engl J Med*. 1986; 314(12): 736-739.

108. Zhou H, Fischer HP. Liver carcinoma in PiZ alpha-1-antitrypsin deficiency. *Am J Surg Pathol*. 1998; 22(6): 742-748.

109. Weinstein S, Scottolini AG, Loo SY, et al. Ataxia telangiectasia with hepatocellular carcinoma in a 15-year-old girl and studies of her kindred. *Arch Pathol Lab Med*. 1985; 109(11): 1000-1004.

110. Franco LM, Krishnamurthy V, Bali D, et al. Hepatocellular carcinoma in glycogen storage disease type 1a: a case series. *J Inherit Metab Dis*. 2005; 28: 153-162.

111. Ye Q, Qian BX, Yin WL, et al. Association between the HFE C282Y, H63D polymorphisms and the risks of non-alcoholic fatty liver disease, liver cirrhosis and hepatocellular carcinoma: an updated systematic review and meta-analysis of 5758 cases and 14,741 controls. *PLoS ONE*. 2016; 11(9): e0163423.

112. Hirzel AC, Madrazo B, Rojas CP. Two rare cases of hepatocellular carcinoma after Kasai procedure for biliary atresia: a recommendation for close follow-up. *Case Rep Pathol*. 2015; 2015: 982679.

113. Dahms BB. Hepatoma in familial cholestatic cirrhosis of childhood: its occurrence in twin brothers. *Arch Pathol Lab Med*. 1979; 103(1): 30-33.

114. Ugarte N, Gonzalez-Crussi F. Hepatoma in siblings with progressive familial cholestatic cirrhosis of childhood. *Am J Clin Pathol*. 1981; 76(2): 172-177.

115. Kinugasa H, Nouso K, Kobayashi Y, et al. Hepatocellular carcinoma occurring in hepatobiliary fibropolycystic disease. *Hepatol Res*. 2011; 41: 277-281.

116. Nagasue N, Yukaya H, Hamada T, et al. The natural history of hepatocellular carcinoma. A study of 100 untreated cases. *Cancer*. 1984; 54(7): 1461-1465.

117. Jakate S, Yabes A, Giusto D, et al. Diffuse cirrhosis-like hepatocellular carcinoma: a clinically and radiographically undetected variant mimicking cirrhosis. *Am J Surg Pathol*. 2010; 34(7): 935-941.

118. Okuda K, Musha H, Nakajima Y, et al. Clinicopathologic features of encapsulated hepatocellular carcinoma: a study of 26 cases. *Cancer*. 1977; 40(3): 1240-1245.

119. Ishizake M, Ashida K, Higashi T, et al. The eformation of capsule and septum in human hepatocellular carcinoma. *Virchows Arch*. 2001; 438: 574-580.

120. Anthony PP, James K. Pedunculated hepatocellular carcinoma. Is it an entity? *Histopathology*. 1987; 11(4): 403-414.

121. Horie Y, Katoh S, Yoshida H, et al. Pedunculated hepatocellular carcinoma. Report of three cases and review of literature. *Cancer*. 1983; 51(4): 746-751.

122. Tarantino L, Francica G, Sordelli I, et al. Diagnosis of benign and malignant portal vein thrombosis in cirrhotic patients with hepatocellular carcinoma: color Doppler US, contrast-enhanced US, and fine-needle biopsy. *Abdom Imaging*. 2006; 31: 537-544.

123. Schlageter M, Terracciano LM, D'angelo S, Sorrentino P. Histopathology of hepatocellular carcinoma. *World J Gastroenterol*. 2014; 20: 15955-15964.

124. Kondo Y, Nakajima T. Pseudoglandular hepatocellular carcinoma. A morphogenetic study. *Cancer*. 1987; 60(5): 1032-1037.

125. Quaglia A, Etessami N, Sim R, et al. Vascular invasion and herniation by hepatocellular carcinoma in cirrhosis: a wolf in sheep's clothing? *Arch Pathol Lab Med*. 2005; 129(5): 639-644.

126. Swanson BJ, Yearsley MM, Marsh W, Frankel WL. A triple stain of reticulin, glypican-3, and glutamine synthetase: a useful aid in the diagnosis of liver lesions. *Arch Pathol Lab Med*. 2015; 139: 537-542.

127. Dekemezian R, Sneige N, Popok S, Ordonez NG. Fine needle aspiration cytology of pediatric patients with primary hepatic tumors: a comparative study of two hepatoblastomas and a liver cell carcinoma. *Diagn Cytopathol*. 1988; 4: 162-168.

128. Nayar R, Bourtsos E, DeFrias DV. Hyaline globules in renal cell carcinoma and hepatocellular carcinoma. A clue or a diagnostic pitfall on fine-needle aspiration? *Am J Clin Pathol*. 2000; 114: 576-582.

129. Haratake J, Horie A, Takeda S, et al. Tissue copper content in primary and metastatic liver cancers. *Acta Pathol Jpn*. 1987; 37(2): 231-238.

130. Moon WS, Yu HC, Chung MJ, et al. Pale bodies in hepatocellular carcinoma. *J Korean Med Sci*. 2000; 15: 516-520.

131. Stromeyer FW, Ishak KG, Gerber MA, Mathew T. Ground-glass cells in hepatocellular carcinoma. *Am J Clin Pathol*. 1980; 74(3): 254-258.

132. Stumptner C, Heid H, Fuchsbichler A, et al. Analysis of intracytoplasmic hyaline bodies in a hepatocellular carcinoma. Demonstration of p62 as major constituent. *Am J Pathol*. 1999; 154(6): 1701-1710.

133. Roth JA, Berman E, Befeler D, Johnson FB. A black hepatocellular carcinoma with Dubin-Johnson-like pigment and Mallory bodies: a histochemical and ultrastructural study. *Am J Surg Pathol*. 1982; 6(4): 375-382.

134. Chan AWH, Yu S, Yu YH, et al. Steatotic hepatocellular carcinoma: a variant associated with metabolic factors and late tumour relapse. *Histopathology*. 2016; 69(6): 971-984. doi:10.1111/his.13029.

135. The International Consensus Group for Hepatocellular Neoplasia. Pathologic diagnosis of early hepatocellular carcinoma: a report of the international consensus group for hepatocellular neoplsia. *Hepatology*. 2009; 49: 658-664.

136. Shafizadeh N, Kakar S. Diagnosis of well-differentiated hepatocellular lesions: role of immunohistochemistry and other ancillary techniques. *Adv Anat Pathol*. 2011; 18: 438-445.

137. Roskams T, Kojiro M. Pathology of early hepatocellular carcinoma: conventional and molecular diagnosis. *Semin Liver Dis*. 2010; 30: 17-25.

138. Park YN, Kojiro M, Di Tommaso L, et al. Ductular reaction is helpful in defining early stromal invasion, small hepatocellular carcinomas, and dysplastic nodules. *Cancer*. 2007; 109: 915-923.

139. Di Tommaso L, Franchi G, Park YN, et al. Diagnostic value of HSP70, glypican 3, and glutamine synthetase in hepatocellular nodules in cirrhosis. *Hepatology*. 2007; 45: 725-734.

140. Butler SL, Dong H, Cardona D, et al. The antigen for Hep par 1 antibody is the urea cycle enzyme carbamoyl phosphate synthetase 1. *Lab Invest*. 2008; 88: 78-88.

141. Wennerberg AE, Nalesnik MA, Coleman WB. Hepatocyte Paraffin 1: a monoclonal antibody that reacts with hepatocytes and can be used for differential diagnosis of hepatic tumors. *Am J Pathol*. 1993; 143(4): 1050-1054.

142. Fan Z, van de Rijn M, Montgomery K, Rouse RV. Hep par 1 antibody stain for the differen-

tial diagnosis of hepatocellular carcinoma: 676 tumors tested using tissue microarrays and conventional tissue sections. *Mod Pathol*. 2003; 16(2): 137-144.

143. Minervini MI, Demetris AJ, Lee RG, et al. Utilization of hepatocyte-specific antibody in the immunocytochemical evaluation of liver tumors. *Mod Pathol*. 1997; 10(7): 686-692.

144. Lugli A, Tornillo L, Mirlacher M, et al. Hepatocyte Paraffin 1 expression in human normal and neoplastic tissues: tissue microarray analysis on 3,940 tissue samples. *Am J Clin Pathol*. 2004; 122(5): 721-727.

145. Kakar S, Gown AM, Goodman ZD, Ferrell LD. Best practices in diagnostic immunohistochemistry: hepatocellular carcinoma versus metastatic neoplasms. *Arch Pathol Lab Med*. 2007; 131(11): 1648-1654.

146. Maitra A, Murakata LA, Albores-Saavedra J. Immunoreactivity for hepatocyte Paraffin 1 antibody in hepatoid adenocarcinomas of the gastrointestinal tract. *Am J Clin Pathol*. 2001; 115(5): 689-694.

147. Steen S, Wolin E, Geller SA, Colquhoun S. Primary hepatocellular carcinoma("hepatoid" carcinoma) of the pancreas: a case report and review of the literature. *Clin Case Rep*. 2013; 1: 66-71.

148. Yan BC, Gong C, Song J, et al. Arginase-1: a new immunohistochemical marker of hepatocytes and hepatocellular neoplasms. *Am J Surg Pathol*. 2010; 34(8): 1147-1154.

149. Geramizadeh B, Seirfar N. Diagnostic value of argainse-1 and glypican-3 in differential diagnosis of hepatocellular carcinoma, cholangiocarcinoma, and metastatic carcinoma of liver. *Hepat Mon*. 2015; 15(7): e30336.

150. Wang HL, Anatelli F, Zhai QJ, et al. Glypican-3 as a useful diagnostic marker that distinguishes hepatocellular carcinoma from benign hepatocellular mass lesions. *Arch Pathol Lab Med*. 2008; 132(11): 1723-1728.

151. Wang XY, Degos F, Dubois S, et al. Glypican-3 expression in hepatocellular tumors: diagnostic value for preneoplastic lesions and hepatocellular carcinomas. *Hum Pathol*. 2006; 37(11): 1435-1441.

152. Shafizadeh N, Ferrell LD, Kakar S. Utility and limitations of glypican-3 expression for the diagnosis of hepatpocellular carcinoma at both ends of the differentiation spectrum. *Mod Pathol*. 2008; 21: 1011-1018.

153. Coston WM, Loera S, Lau SK, et al. Distinction of hepatocellular carcinoma from benign hepatic mimickers using Glypican-3 and CD34 immunohistochemistry. *Am J Surg Pathol*. 2008; 32(3): 433-444.

154. Libbrecht L, Severi T, Cassiman D, et al. Glypican-3 expression distinguishes small hepatocellular carcinomas from cirrhosis, dysplastic nodules, and focal nodular hyperplasia-like nodules. *Am J Surg Pathol*. 2006; 30(11): 1405-1411.

155. Kinoshita Y, Tanaka S, Souzaki R, et al. Glypican 3 expression on pediatric malignant solid tumors. *Eur J Pediatr Surg*. 2015; 25: 138-144.

156. Levy M, Trivedi A, Zhang J, et al. Expression of glypican-3 in undifferentiated embryonal sarcoma and mesenchymal hamartoma of the liver. *Hum Pathol*. 2012; 43: 695-701.

157. Baumhoer D, Tornillo L, Stadlmann S, et al. Glypican 3 expression in human nonnoeplastic, preneoplastic, and neoplastic tissues. A tissue microarray analysis of 4387 tissue samples. *Am J Clin Pathol*. 2008; 129: 899-906.

158. Wee A. Diagnostic utility of immunohistochemistry in hepatocellular carcinoma, its variants and their mimics. *Appl Immunohistochem Mol*

Morpholol. 2006; 14(3): 266-272.

159. Ma CK, Zarbo RJ, Frierson HF Jr, Lee MW. Comparative immunohistochemical study of primary and metastatic carcinomas of the liver. *Am J Clin Pathol*. 1993; 99(5): 551-557.

160. Borscheri N, Roessner A, Rocken C. Canalicular immunostaining of neprilysin (CD10) as a diagnostic marker for hepatocellular carcinomas. *Am J Surg Pathol*. 2001; 25(10): 1297-1303.

161. Lagana SM, Salamao M, Remotti HE, et al. Bile salt export pump: a sensitive and specific immunohistochemical marker of hepatocellular carcinoma. *Histopathology*. 2015; 66: 598-602.

162. Morrison C, Marsh W Jr, Frankel WL. A comparison of CD10 to pCEA, MOC-31, and hepatocyte for the distinction of malignant tumors in the liver. *Mod Pathol*. 2002; 15(12): 1279-1298.

163. Porcell AI, De Young BR, Proca DM, Frankel WL. Immunohistochemical analysis of hepatocellular and adenocarcinoma in the liver: MOC31 compares favorably with other putative markers. *Mod Pathol*. 2000; 13(7): 773-778.

164. Pan CC, Chen PC, Tsay SH, Chiang H. Cytoplasmic immunoreactivity for thyroid transcription factor-1 in hepatocellular carcinoma: a comparative immunohistochemical analysis of four commercial antibodies using a tissue array technique. *Am J Clin Pathol*. 2004; 121(3): 343-349.

165. Wieczorek TJ, Pinkus JL, Glickman JN, Pinkus GS. Comparison of thyroid transcription factor-1 and hepatocyte antigen immunohistochemical analysis in the differential diagnosis of hepatocellular carcinoma, metastatic adenocarcinoma, renal cell carcinoma, and adrenal cortical carcinoma. *Am J Clin Pathol*. 2002; 118(6): 911-921.

166. Kakar S, Muir T, Murphy LM, et al. Immunoreactivity of Hep Par 1 in hepatic and extrahepatic tumors and its correlation with albumin in situ hybridization in hepatocellular carcinoma. *Am J Clin Pathol*. 2003; 119(3): 361-366.

167. Krishna M, Lloyd RV, Batts KP. Detection of albumin messenger RNA in hepatic and extrahepatic neoplasms. A marker of hepatocellular differentiation. *Am J Surg Pathol*. 1997; 21(2): 147-152.

168. Wang L, Vuolo M, Suhrland MJ, Schlesinger K. HepPar1, Moc-31, pCEA, mCEA, and CD10 for distinguishing hepatocellular carcinoma vs. metastatic adenocarcinoma in liver fine needle aspirates. *Acta Cytol*. 2006; 50: 257-262.

169. Johnson DE, Herndier BG, Medeiros LJ, et al. The diagnostic utility of the keratin profiles of hepatocellular carcinoma and cholangiocarcinoma. *Am J Surg Pathol*. 1988; 12(3): 187-197.

170. Vlasoff DM, Baschinsky DY, Frankel WL. Cytokeratin 5/6 immunostaining in hepatobiliary and pancreatic neoplasms. *Appl Immunohistochem Mol Morphol*. 2002; 10(2): 147-151.

171. Maeda T, Kajiyama K, Adachi E, et al. The expression of cytokeratins 7, 19, and 20 in primary and metastatic carcinomas of the liver. *Mod Pathol*. 1996; 9(9): 901-909.

172. Van Eyken P, Sciot R, Desmet VJ. A cytokeratin immunohistochemical study of cholestatic liver disease: evidence that hepatocytes can express 'bile duct-type' cytokeratins. *Histopathology*. 1989; 15(2): 125-135.

173. Lai YS, Thung SN, Gerber MA, et al. Expression of cytokeratins in normal and diseased livers and in primary liver carcinomas. *Arch Pathol Lab Med*. 1989; 113(2): 134-138.

174. Durnez A, Verslype C, Nevens F, et al. The clinicopathological and prognostic relevance of cytokeratin 7 and 19 expression in hepatocellular carcinoma. A possible progenitor cell origin. *Histopathology*. 2006; 49(2): 138-151.

175. Fucich LF, Cheles MK, Thung SN, et al. Primary vs metastatic hepatic carcinoma. An immunohistochemical study of 34 cases. *Arch Pathol Lab Med*. 1994; 118(9): 927-930.

176. Sciot R, Paterson AC, van Eyken P, et al. Transferrin receptor expression in human hepatocellular carcinoma: an immunohistochemical study of 34 cases. *Histopathology*. 1988; 12(1): 53-63.

177. Cohen C, Berson SD, Shulman G, Budgeon LR. Immunohistochemical ferritin in hepatocellular carcinoma. *Cancer*. 1984; 53(9): 1931-1935.

178. Yabuuchi I, Kawata S, Tamura S, et al. Aromatase activity in human hepatocellular carcinoma. Relationship with the degree of histologic differentiation. *Cancer*. 1993; 71(1): 56-61.

179. Volpes R, van den Oord JJ, Desmet VJ. Integrins as differential cell lineage markers of primary liver tumors. *Am J Pathol*. 1993; 142(5): 1483-1492.

180. Torii A, Nakayama A, Harada A, et al. Expression of the CD15 antigen in hepatocellular carcinoma. *Cancer*. 1993; 71(12): 3864-3867.

181. Lamas E, Le Bail B, Housset C, et al. Localization of insulin-like growth factor-II and hepatitis B virus mRNAs and proteins in human hepatocellular carcinomas. *Lab Invest*. 1991; 64(1): 98-104.

182. Fukusato T, Mori S, Kawamoto T, et al. Immunohistochemical and ultrastructural localization of epidermal growth factor receptor in human liver and hepatocellular carcinoma tissues. *Acta Pathol Jpn*. 1990; 40(1): 22-29.

183. Shin JH, Kim CJ, Jeon EJ, et al. Overexpression of C-reactive protein as a poor prognostic marker of resectable hepatocellular carcinoma. *J Pathol Transl Med*. 2015; 49: 105-111.

184. Iezzoni JC, Mills SE, Pelkey TJ, Stoler MH. Inhibin is not immunohistochemical marker for hepatocellular carcinoma, an example of the potential pitfall in diagnostic immunohistochemistry caused by endogenous biotin. *Am J Clin Pathol*. 1999; 111: 229-234.

185. Nagasue N, Kohno H, Yamanoi A, et al. Progesterone receptor in hepatocellular carcinoma. Correlation with androgen and estrogen receptors. *Cancer*. 1991; 67(10): 2501-2505.

186. Nagasue N, Yukaya H, Chang YC, et al. Active uptake of testosterone by androgen receptors of hepatocellular carcinoma in humans. *Cancer*. 1986; 57(11): 2162-2167.

187. Zucman-Rossi J, Villanueva A, Nault JC, Llovet JM. Genetic landscape and biomarkers of hepatocellular carcinoma. *Gastroenterology*. 2015; 149: 1226-1263.

188. Wong CM, Ng IO. Molecular pathogenesis of hepatocellular carcinoma. *Liver Int*. 2008; 28(2): 160-174.

189. Kirk GD, Lesi OA, Mendy M, et al. 249(ser) TP53 mutation in plasma DNA, hepatitis B viral infection, and risk of hepatocellular carcinoma. *Oncogene*. 2005; 24: 5858-5886.

190. Graham RP, Jin L, Knutson DL, et al. DNAJB1-PRKACA is specific for fibrolamellar carcinoma. *Mod Pathol*. 2015; 28: 822-829.

191. Song MA, Kwee SA, Tiirikainen M, et al. Comparison of genome-scale DNA methylation profiels in hepatocellular carcinoma by viral status. *Epigenetics*. 2016; 11: 464-474.

192. Csepregi A, Ebert MP, Rocken C, et al. Promoter methylation of CDKN2A and lack of p16 expression characterize patietns with heaptocellular carcionma. *BMC Cancer*. 2010; 10: 317.

193. Gramantieri L, Fornari F, Callegari E, et al. MicroRNA involvement in hepatocellular carcinoma. *J Cell Mol Med*. 2008; 12(6A): 2189-2204.

194. Zucman-Rossi J. Molecular classification of hepatocellular carcinoma. *Dig Liver Dis*. 2010; 42(suppl 3): S235-S241.

195. Hoshida Y, Toffanin S, Lachenmayer A, et al. Molecular classification and novel targets in hepatocellular carcinoma: recent advancements. *Semin Liver Dis*. 2010; 30(1): 35-51.

196. Hoshida Y, Nijman SM, Kobayashi M, et al. Integrative transcriptome analysis reveals common molecular subclasses of human hepatocellular carcinoma. *Cancer Res*. 2009; 69: 7385-7392.

197. Wu PC, Lai CL, Lam KC, et al. Clear cell carcinoma of liver. An ultrastructural study. *Cancer*. 1983; 52(3): 504-507

198. Yang SH, Watanabe J, Nakashima O, Kojiro M. Clinicopathologic study on clear cell hepatocellular carcinoma. *Pathol Int*. 1996; 46(7): 503-509.

199. Buchanan TF Jr, Huvos AG. Clear-cell carcinoma of the liver. A clinicopathologic study of 13 patients. *Am J Clin Pathol*. 1974; 61(4): 529-539.

200. Murakata LA, Ishak KG, Nzeako UC. Clear cell carcinoma of the liver: a comparative immunohistochemical study with renal clear cell carcinoma. *Mod Pathol*. 2000; 13(8): 874-881.

201. Sugiyama T, Tajiri T, Hiraiwa S, et al. Hepatic adrenal rest tumor: diagnostic pitfall and proposed algorithms to prevent misdiagnosis as lipid-rich hepatocellular carcinoma. *Pathol Int*. 2015; 65: 95-99.

202. Emile JF, Lemoine A, Azoulay D, et al. Histological, genomic and clinical heterogeneity of clear cell hepatocellular carcinoma. *Histopathology*. 2001; 38(3): 225-231.

203. Krings G, Ramachandran R, Jain D, et al. Immunohistochemical pitfalls and the importance of glypican 3 and arginase in the diagnosis of scirrhous hepatocellular carcinoma. *Mod Pathol*. 2013; 26: 782-791.

204. Matsuura S, Aishima S, Taguchi K, et al. 'Scirrhous' type hepatocellular carcinomas: a special reference to expression of cytokeratin 7 and hepatocyte Paraffin 1. *Histopathology*. 2005; 47(4): 382-390.

205. Albar JP, De Miguel F, Esbrit P, et al. Immunohistochemical detection of parathyroid hormone-related protein in a rare variant of hepatic neoplasm(sclerosing hepatic carcinoma). *Hum Pathol*. 1996; 27(7): 728-731.

206. Chan AW, Tong JH, Pan Y, et al. Lymphoepithelioma-like hepatocellular carcinoma: an uncommon variant of hepatocellular carcinoma with a favorable outcome. *Am J Surg Pathol*. 2015; 39: 304-312.

207. Patel KR, Liu TC, Vaccharajani N, et al. Characterization of inflammatory (lymphoepithelioma-like) hepatocellular carcinoma. *Arch Pathol Lab Med*. 2014; 138: 1193-1202.

208. Si MW, Thorson JA, Lauwers GY, et al. Hepatocellular lymphoepithelioma-like carcinoma associated with Epstein barr virus: a hitherto unrecognized entity. *Diagn Mol Pathol*. 2004; 13: 183-189.

209. Emile JF, Adam R, Sebagh M, et al. Hepatocellular carcinoma with lymphoid stroma: a tumour with good prognosis after liver transplantation. *Histopathology*. 2000; 37: 523-529.

210. Haratake J, Horie A. An immunohistochemical study of sarcomatoid liver carcinomas. *Cancer*. 1991; 68(1): 93-97.

211. Kakizoe S, Kojiro M, Nakashima T. Hepatocellular carcinoma with sarcomatous change. Clinicopathologic and immunohistochemical studies of 14 autopsy cases. *Cancer*. 1987; 59(2):

310-316.

212. Maeda T, Adachi E, Kajiyama K, et al. Spindle cell hepatocellular carcinoma. A clinicopathologic and immunohistochemical analysis of 15 cases. *Cancer*. 1996; 77(1): 51-57.

213. Dahm HH. Immunohistochemical evaluation of a sarcomatoid hepatocellular carcinoma with osteoclastllke giant cells. *Diagn Pathol*. 2015; 10: 40.

214. Yoshida N, Midorikawa Y, Kajiwara T, et al. Hepatocellular carcinoma with sarcomatoid change without anticancer therapies. *Case Rep Gastroenterol*. 2013; 7: 169-174.

215. Hood DL, Bauer TW, Leibel SA, McMahon JT. Hepatic giant cell carcinoma. An ultrastructural and immunohistochemical study. *Am J Clin Pathol*. 1990; 93(1): 111-116.

216. Kuwano H, Sonoda T, Hashimoto H, Enjoji M. Hepatocellular carcinoma with osteoclast-like giant cells. *Cancer*. 1984; 54(5): 837-842.

217. Akasofu M, Kawahara E, Kaji K, Nakanishi I. Sarcomatoid hepatocellular-carcinoma showing rhabdomyoblastic differentiation in the adult cirrhotic liver. *Virchows Arch*. 1999; 434(6): 511-515.

218. Fayyazi A, Nolte W, Oestmann JW, et al. Carcinosarcoma of the liver. *Histopathology*. 1998; 32(4): 385-387.

219. Lao XM, Chen DY, Zhang YQ, et al. Primary carcinosarcoma of the liver: clinicopathologic features of 5 cases and a review of the literature. *Am J Surg Pathol*. 2007; 31(6): 817-826.

220. Berman MM, Libbey NP, Foster JH. Hepatocellular carcinoma. Polygonal cell type with fibrous stroma—an atypical variant with a favorable prognosis. *Cancer*. 1980; 46(6): 1448-1455.

221. Craig JR, Peters RL, Edmondson HA, Omata M. Fibrolamellar carcinoma of the liver: a tumor of adolescents and young adults with distinctive clinico-pathologic features. *Cancer*. 1980; 46(2): 372-379.

222. Kakar S, Burgart LJ, Batts KP, et al. Clinicopathologic features and survival in fibrolamellar carcinoma: comparison with conventional hepatocellular carcinoma with and without cirrhosis. *Mod Pathol*. 2005; 18: 1417-1423.

223. LeBrun DP, Silver MM, Freedman MH, Phillips MJ. Fibrolamellar carcinoma of the liver in a patient with Fanconi anemia. *Hum Pathol*. 1991; 22(4): 396-398.

224. Ward SC, Huang J, Tickoo SK, et al. Fibrolamellar carcinoma of the liver exhibits immunohistochemical evidence of both hepatocyte and bile duct differentiation. *Mod Pathol*. 2010; 23: 1180-1190.

225. Farhi DC, Shikes RH, Silverberg SG. Ultrastructure of fibrolamellar oncocytic hepatoma. *Cancer*. 1982; 50: 702-709.

226. Nerlich AG, Majewski S, Hunzelmann N, et al. Excessive collagen formation in fibrolamellar carcinoma of the liver: a morphological and biochemical study. *Mod Pathol*. 1992; 5(5): 580-585.

227. Van Eyken P, Sciot R, Brock P, et al. Abundant expression of cytokeratin 7 in fibrolamellar carcinoma of the liver. *Histopathology*. 1990; 17(2): 101-107.

228. Ross HM, Daniel HDJ, Vivekanandan P, et al. Fibrolamellar carcinomas are positive for CD68. *Mod Pathol*. 2011; 24: 390-395.

229. Jernigan PL, Wima K, Hanseman DJ, et al. Natural history and treatment trends in hepatocellular carcinoma subtypes: insights from a national cancer registry. *J Surg Oncol*. 2015; 112: 872-876.

230. Araki K, Kishihara F, Takahashi K, et al. Hepatocellular carcinoma producing a granulocyte colony-stimulating factor: report of a resected case with a literature review. *Liver Int*. 2007; 27: 716-721.

231. Goodman ZD, Ishak KG, Langloss JM, et al. Combined hepatocellula r-cholangiocarcinoma. A histologic and immunohistochemical study. *Cancer*. 1985; 55(1): 124-135.

232. Jarnagin WR, Weber S, Tickoo SK, et al. Combined hepatocellular and cholangiocarcinoma: demographic, clinical, and prognostic factors. *Cancer*. 2002; 94(7): 2040-2046.

233. Tickoo SK, Zee SY, Obiekwe S, et al. Combined hepatocellula r-cholangiocarcinoma: a histopathologic, immunohistochemical, and in situ hybridization study. *Am J Surg Pathol*. 2002; 26(8): 989-997.

234. Akiba J, Nakashima O, Hattori S, et al. The expression of arginase-1, keratin(K) 8, and K18 in combined hepatocellula r-cholangiocarcinoma, subtypes with stem-cell features, intermediate-cell type. *J Clin Pathol*. 2016; 69: 846-851.

235. Akiba J, Nakashina O, Hattori S, et al. Clinicopathologic analysis of combined hepatocellular-cholangiocarcinoma according to the latest WHO classification. *Am J Surg Pathol*. 2013; 37: 496-505.

236. Kwon Y, Lee SK, Kim JS, et al. Synchronous hepatocellular carcinoma and cholangiocarcinoma arising in two different dysplastic nodules. *Mod Pathol*. 2002; 15(10): 1096-1101.

237. Al Hamoudi W, Khalaf H, Allam N, Al Sebayel M. Coincidental occurrence of hepatocellular carcinoma and cholangiocarcinoma(collision tumors) after liver transplantation: a case report. *Hepat Mon*. 2012; 12(10 HCC): e5871.

238. Theise ND, Yao JL, Harada K, et al. Hepatic "stem cell" malignancies in adults: four cases. *Histopathology*. 2003; 43: 263-271.

239. Kim H, Park C, Han KH, et al. Primary liver carcinoma of intermediate (hepatocyte-cholangiocyte) phenotype. *J Hepatol*. 2004; 40: 298-304.

240. Nishino H, Hatano E, Shibuya S, et al. Histological features of mied neuroendocrine carcinoma and hepatocellular carcinoma in the liver: a case report and literature review. *Clin J Gastroenterol*. 2016; 9: 272-279.

241. Nakanishi C, Sato K, Ito Y, et al. Combined hepatocellular carcinoma and neuroendocrine carcinoma with sarcomatous change of the liver after transarterial chemoembolization. *Hepatol Res*. 2012; 42: 1141-1145.

242. Glenthoj A, Sehested M, Torp-Pedersen S. Diagnostic reliability of histological and cytological fine needle biopsies from focal liver lesions. *Histopathology*. 1989; 15(4): 375-383.

243. Noguchi S, Yamamoto R, Tatsuta M, et al. Cell features and patterns in fine-needle aspirates of hepatocellular carcinoma. *Cancer*. 1986; 58(2): 321-328.

244. Tao LC, Ho CS, McLoughlin MJ, et al. Cytologic diagnosis of hepatocellular carcinoma by fine-needle aspiration biopsy. *Cancer*. 1984; 53(3): 547-552.

245. Kung IT, Chan SK, Fung KH. Fine-needle aspiration in hepatocellular carcinoma. Combined cytologic and histologic approach. *Cancer*. 1991; 67(3): 673-680.

246. Zainol H, Sumithran E. Combined cytological and histological diagnosis of hepatocellular carcinoma in ultrasonically guided fine needle biopsy specimens. *Histopathology*. 1993; 22(6): 581-586.

247. Greene CA, Suen KC. Some cytologic features of hepatocellular carcinoma as seen in fine needle aspirates. *Acta Cytol*. 1984; 28(6): 713-718.

248. Yang GC, Yang GY, Tao LC. Cytologic features and histologic correlations of microacinar and microtrabecular types of well-differentiated hepatocellular carcinoma in fine-needle aspiration biopsy. *Cancer*. 2004; 102: 27-33.

249. Bottles K, Cohen MB. An approach to fine-needle aspiration biopsy diagnosis of hepatic masses. *Diagn Cytopathol*. 1991; 7(2): 204-210.

250. Sakurai M, Okamura J, Seki K, Kuroda C. Needle tract implantation of hepatocellular carcinoma after percutaneous liver biopsy. *Am J Surg Pathol*. 1983; 7(2): 191-195.

251. Edmondson HA, Steiner PE. Primary carcinoma of the liver: a study of 100 cases among 48900 necropsies. *Cancer*. 1954; 7: 462-503.

252. Pawlik TM, Gleisner AL, Anders RA, et al. Preoperative assessment of hepatocellular carcionma tumor grade using needle biopsy. *Ann Surg*. 2007; 145: 435-442.

253. Sawabe M, Nakamura T, Kanno J, Kasuga T. Analysis of morphoogical factors of hepatocellular carcinoma in 98 autopsy cases with respect to pulmonary metastases. *Acta Pathol Jpn*. 1987; 37: 1389-1404.

254. Kojiro M, Nakahara H, Sugihara S, et al. Hepatocellular carcinoma with intra-atrial tumor growth. A clinicopathologic study of 18 autopsy cases. *Arch Pathol Lab Med*. 1984; 108(12): 989-992.

255. Kojiro M, Kawabata K, Kawano Y, et al. Hepatocellular carcinoma presenting as intrabile duct tumor growth: a clinicopathologic study of 24 cases. *Cancer*. 1982; 49(10): 2144-2147.

256. Duseja A. Staging of hepatocellular carcinoma. *J Clin Exp Hepatol*. 2014; 4(suppl 3): S74-S79.

257. Liaw CC, Ng KT, Chen TJ, Liaw YF. Hepatocellular carcinoma presenting as bone metastasis. *Cancer*. 1989; 64(8): 1753-1757.

258. Pan Z, Yang G, Yuan T, et al. Leptomeningeal metastasis from hepatocellular carcinoma with other unusual metastases: a case report. *BMC Cancer*. 2014; 14: 399.

259. Mohammed H, Sheikh R, Rahman W, et al. Undiagnosed hepatocellular carcinoma presenting as nasal metastases. *Case Rep Otolaryngol*. 2015; 2015: 856134.

260. Young RH, Gersell DJ, Clement PB, Scully RE. Hepatocellular carcinoma metastatic to the ovary: a report of three cases discovered during life with discussion of the differential diagnosis of hepatoid tumors of the ovary. *Hum Pathol*. 1992; 23(5): 574-580.

261. Tabrizian P, Roayaie S, Schwartz ME. Current management of hepatocellular carcinoma. *World J Gastroenterol*. 2014; 20: 10223-10237.

262. Duffy JP, Hiatt JR, Busuttil RW. Surgical resection of hepatocellular carcinoma. *Cancer J*. 2008; 14: 100-110.

263. Mazzaferro V, Regalia E, Doci R, et al. Liver transplantation for the treatment of small hepatocellular carcinomas in patients with cirrhosis. *N Engl J Med*. 1996; 334: 693-699.

264. Llovet JM, Ricci S, Mazzaferro V, et al. Sorafenib in advanced hepatocellular carcinoma. *N Engl J Med*. 2008; 359: 378-390.

265. Kaczynski J, Hansson G, Remotti H, Wallerstedt S. Spontaneous regression of hepatocellular carcinoma. *Histopathology*. 1998; 32(2): 147-150.

266. Tejeda-Maldonado J, Garcia-Juarez I, Aguirre-Valadez J, et al. Diagnosis and treatment of hepatocellular carcinoma: an update. *World J Hepatol*. 2015; 7: 362-376.

267. Befeler AS, Di Bisceglie AM. Hepatocellular carcinoma: diagnosis and treatment. *Gastroenterology*. 2002; 122: 1609-1619.

268. Han DH, Choi GH, Park JY, et al. Lesson from

610 liver resections of hepatocellular carcinoma in a single center over 10 years. *World J Surg Oncol.* 2014; 12: 192.

269. Haratake J, Takeda S, Kasai T, et al. Predictable factors for estimating prognosis of patients after resection of hepatocellular carcinoma. *Cancer.* 1993; 72(4): 1178-1183.

270. Liu PH, Hsu CY, Hsia CY, et al. Prognosis of hepatocellular carcinoma: assessment of eleven staging systems. *J Hepatol.* 2016; 64: 601-608.

271. Thng Y, Tan JK, Shridhar IG, et al. Outcomes of resection of giant hepatocellular carcinoma in a tertiary institution: does size matter? *HPB (Oxford).* 2015; 17: 988-993.

272. Li Z, Zhao X, Jiang P, et al. HBV is a risk factor for poor patient prognosis after curative resection of hepatocellular carcinoma: a retrospective case control study. *Medicine (Baltimore).* 2016; 95: e4224.

273. Utsunomiya T, Shimada M, Kudo M, et al. A comparison of the surgical outcomes among patients with HBV-positive, HCV-positive, and non-B non-C hepatocellular carcinoma: a nationwide study of 11,950 patients. *Ann Surg.* 2015; 261: 513-520.

274. Colecchia A, Schiumerini R, Cucchetti A, et al. Prognostic factors for hepatocellular carcinoma recurrence. *World J Gastroenterol.* 2014; 20: 5935-5950.

275. Rodriguez-Peralvarez M, Luong TV, Andreana L, et al. A systematic review of microvascular invasion in hepatocellular carcinoma: diagnostic and prognostic variability. *Ann Surg Oncol.* 2013; 20: 325-339.

276. Du M, Chen L, Zhao J, et al. Microvascular invasion(MVI) is a poorer prognostic predictor for small hepatocellular carcinoma. *BMC Cancer.* 2014; 14: 38.

277. Ng IO, Lai EC, Ng MM, Fan ST. Tumor encapsulation in hepatocellular carcinoma. A pathologic study of 189 cases. *Cancer.* 1992; 70(1): 45-49.

278. Lauwers GY, Terris B, Balis UJ, et al. Prognostic histologic indicators of curatively resected hepatocellular carcinomas: a multi-institutional analysis of 425 patients with definition of a histologic prognostic index. *Am J Surg Pathol.* 2002; 26(1): 25-34.

279. Czauderna P, Lopez-Terrada D, Hiyama E, et al. Hepatoblastoma state of the art: pathology, genetics, risk Stratification, and chemotherapy. *Curr Opin Pediatr.* 2014; 26: 19-28.

280. Green LK, Silva EG. Hepatoblastoma in an adult with metastasis to the ovaries. *Am J Clin Pathol.* 1989; 92(1): 110-115.

281. Rougemont AL, McLin VA, Toso C, Wildhaber BE. Adult hepatoblastoma: learning from children. *J Hepatol.* 2012; 56: 1392-1403.

282. Venkatramani R, Spector LG, Georgieff M, et al. Congenital Abnormalities and hepatoblastoma: a report from the Children's Oncology Group(COG) and the Utah Population Database(UPDB). *Am J Med Genet A.* 2014; 164: 2250-2255.

283. Giardiello FM, Offerhaus GJ, Krush AJ, et al. Risk of hepatoblastoma in familial adenomatous polyposis. *J Pediatr.* 1991; 119(5): 766-768.

284. Lack EE, Neave C, Vawter GF. Hepatoblastoma. A clinical and pathologic study of 54 cases. *Am J Surg Pathol.* 1982; 6: 693-705.

285. Rojas Y, Guillerman RP, Zhang W, et al. Relapse surveillance in AFP-positive hepatoblastoma: re-evaluating the role of imaging. *Pediatr Radiol.* 2014; 44: 1275-1280.

286. Meyers R, Tiao G, de Ville de Goyet J, et al. Hepatoblastoma state of the art: pretreatment extent of disease, surgical resection guidelines

287. Ishak KG, Glunz PR. Hepatoblastoma and hepatocarcinoma in infancy and childhood. Report of 47 cases. *Cancer.* 1967; 20(3): 396-422.

288. Stocker JT. Hepatoblastoma. *Semin Diagn Pathol.* 1994; 11(2): 136-143.

289. Morinaga S, Yamaguchi M, Watanabe I, et al. An immunohistochemical study of hepatoblastoma producing human chorionic gonadotropin. *Cancer.* 1983; 51(9): 1647-1652.

290. Nakagawara A, Ikeda K, Tsuneyoshi M, et al. Hepatoblastoma producing both alpha-fetoprotein and human chorionic gonadotropin. Clinicopathologic analysis of four cases and a review of the literature. *Cancer.* 1985; 56(7): 1636-1642.

291. Tanaka Y, Inoue T, Horie H. International pediatric liver cancer pathological classification: current trend. *Int J Clin Oncol.* 2013; 18: 946-954.

292. Gonzalez-Crussi F. Undifferentiated small cell ("anaplastic") hepatoblastoma. *Pediatr Pathol.* 1991; 11(1): 155-161.

293. Zimmermann A. Hepatoblastoma with cholangioblastic features('cholangioblastic hepatoblastoma') and other liver tumors with bimodal differentiation in young patients. *Med Pediatr Oncol.* 2002; 39(5): 487-491.

294. Gonzalez-Crussi F, Upton MP, Maurer HS. Hepatoblastoma. Attempt at characterization of histologic subtypes. *Am J Surg Pathol.* 1982; 6(7): 599-612.

295. Prokurat A, Kluge P, Kosciesza A, et al. Transitional liver cell tumors(TLCT) in older children and adolescents: a novel group of aggressive hepatic tumors expressing beta-catenin. *Med Pediatr Oncol.* 2002; 39(5): 510-518.

296. Fasano M, Theise ND, Nalesnik M, et al. Immunohistochemical evaluation of hepatoblastomas with use of the hepatocyte-specific marker, hepatocyte Paraffin 1, and the polyclonal anticarcinoembryonic antigen. *Mod Pathol.* 1998; 11(10): 934-938.

297. Zynger DL, Gupta A, Luan C, et al. Expression of glypican 3 in hepatoblastoma: an immunohistochemical study of 65 cases. *Hum Pathol.* 2008; 39(2): 224-230.

298. Blaker H, Hofmann WJ, Rieker RJ, et al. Beta-catenin accumulation and mutation of the CTNNB1 gene in hepatoblastoma. *Genes Chromosomes Cancer.* 1999; 25(4): 399-402.

299. Trobaugh-Lotrario AD, Tomlinson GE, Finegold MJ, et al. Small cell undifferentiated variant of hepatoblastoma: adverse clinical and molecular features similar to rhabdoid tumors. *Pediatr Blood Cancer.* 2009; 52: 328-334.

300. Dezso K, Halasz J, Bisgaard HC, et al. Delta-like protein(DLK) is a novel immunohistochemical marker for human hepatoblastomas. *Virchows Arch.* 2008; 452: 443-448.

301. Ruck P, Harms D, Kaiserling E. Neuroendocrine differentiation in hepatoblastoma. An immunohistochemical investigation. *Am J Surg Pathol.* 1990; 14(9): 847-855.

302. Warfel KA, Hull MT. Hepatoblastomas: an ultrastructural and immunohistochemical study. *Ultrastruct Pathol.* 1992; 16(4): 451-461.

303. Ruck P, Kaiserling E. Melanin-containing hepatoblastoma with endocrine differentiation. An immunohistochemical and ultrastructural study. *Cancer.* 1993; 72(2): 361-368.

304. Armengol C, Cairo S, Fabre M, Buendia MA. Wnt signaling and hepatocarcinogenesis: the hepatoblastoma model. *Int J Biochem Cell Biol.* 2011; 43(2): 265-270.

305. Jeng YM, Wu MZ, Mao TL, et al. Somatic mutations of beta-catenin play a crucial role in

the tumorigenesis of sporadic hepatoblastoma. *Cancer Lett.* 2000; 152(1): 45-51.

306. Lopez-Terrada D, Gunaratne PH, Adesina AM, et al. Histologic subtypes of hepatoblastoma are characterized by differential canonical Wnt and Notch pathway activation in DLK + precursors. *Hum Pathol.* 2009; 40(6): 783-794.

307. Fuchs J, Rydzynski J, Hecker H, et al. The influence of preoperative chemotherapy and surgical technique in the treatment of hepatoblastoma—a report from the German Cooperative Liver Tumour Studies HB 89 and HB 94. *Eur J Pediatr Surg.* 2002; 12(4): 255-261.

308. Kremer N, Walther AE, Tiao GM. Management of hepatoblastoma: an update. *Curr Opin Pediatr.* 2014; 26: 362-369.

309. Molmenti EP, Wilkinson K, Molmenti H, et al. Treatment of unresectable hepatoblastoma with liver transplantation in the pediatric population. *Am J Transplant.* 2002; 2(6): 535-538.

310. Srinivasan P, McCall J, Pritchard J, et al. Orthotopic liver transplantation for unresectable hepatoblastoma. *Transplantation.* 2002; 74(5): 652-655.

311. Saxena R, Leake JL, Shafford EA, et al. Chemotherapy effects on hepatoblastoma. A histological study. *Am J Surg Pathol.* 1993; 17(12): 1266-1271.

312. Wang LL, Filippi RZ, Zurakowski D, et al. Effects of neoadjuvant chemotherapy on hepatoblastoma: a morphologic and immunohistochemical study. *Am J Surg Pathol.* 2010; 34(3): 287-299.

313. Scheuerlein H, Rauchfuss F, Franke J, et al. Clinical symptoms and sonographic follow-up after surgical treatment of nonparasitic liver cysts. *BMC Surg.* 2013; 13: 42.

314. Nieweg O, Slooff MJ, Grond J. A case of primary squamous cell carcinoma of the liver arising in a solitary cyst. *HPB Surg.* 1992; 5: 203-208.

315. van Baardewijk LJ, Idenburg FJ, Clahsen PC, Mollers MJ. [Von Meyenburg complexes in the liver: not metastases]. *Ned Tijdschr Geneeskd.* 2010; 154: A1674.

316. Salo J, Bru C, Vilella A, et al. Bile-duct hamartomas presenting as multiple focal lesions on hepatic ultrasonography. *Am J Gastroenterol.* 1992; 87(2): 221-223.

317. Tsui WM. How many types of biliary hamartomas and adenomas are there? *Adv Anat Pathol.* 1998; 5(1): 16-20.

318. Chung EB. Multiple bile-duct hamartomas. *Cancer.* 1970; 26(2): 287-296.

319. Dhumeaux D. Congenital cystic diseases of the intra and extrahepatic bile ducts. *Gastroenterol Clin Biol.* 2005; 29: 878-882.

320. Redston MS, Wanless IR. The hepatic von Meyenburg complex: prevalence and association with hepatic and renal cysts among 2843 autopsies. *Mod Pathol.* 1996; 9(3): 233-237.

321. Honda N, Cobb C, Lechago J. Bile duct carcinoma associated with multiple von Meyenburg complexes in the liver. *Hum Pathol.* 1986; 17(12): 1287-1290.

322. Jain D, Sarode VR, Abdul-Karim FW, et al. Evidence for the neoplastic transformation of Von-Meyenburg complexes. *Am J Surg Pathol.* 2000; 24(8): 1131-1139.

323. Song JS, Lee YJ, Kim KW, et al. Cholangiocarcinoma arising in von Meyenburg complexes: report of four cases. *Pathol Int.* 2008; 58(8): 503-512.

324. Zen Y, Terahata S, Miyayama S, et al. Multicystic biliary hamartoma: a hitherto undescribed lesion. *Hum Pathol.* 2006; 37(3): 339-344.

325. Martin DR, Kalb B, Sarmiento JM, et al. Giant and complicated variants of cystic bile duct hamartomas of the liver: MRI findings and

pathological correlations. *J Magn Reson Imaging*. 2010; 31: 903-911.

326. Allaire GS, Rabin L, Ishak KG, Sesterhenn IA. Bile duct adenoma. A study of 152 cases. *Am J Surg Pathol*. 1988; 12: 708-715.

327. Govindarajan S, Peters RL. The bile duct adenoma. A lesion distinct from Meyenburg complex. *Arch Pathol Lab Med*. 1984; 108(11): 922-924.

328. Albores-Saavedra J, Hoang MP, Murakata LA, et al. Atypical bile duct adenoma, clear cell type: a previously undescribed tumor of the liver. *Am J Surg Pathol*. 2001; 25(7): 956-960.

329. Hughes NR, Goodman ZD, Bhathal PS. An immunohistochemical profile of the so-called bile duct adenoma: clues to pathogenesis. *Am J Surg Pathol*. 2010; 34(9): 1312-1318.

330. O'Hara BJ, McCue PA, Miettinen M. Bile duct adenomas with endocrine component. Immunohistochemical study and comparison with conventional bile duct adenomas. *Am J Surg Pathol*. 1992; 16(1): 21-25.

331. Hruban RH, Sturm PD, Slebos RJ, et al. Can K-ras codon 12 mutations be used to distinguish benign bile duct proliferations from metastases in the liver? A molecular analysis of 101 liver lesions from 93 patients. *Am J Pathol*. 1997; 151(4): 943-949.

332. Bhathal PS, Hughes NR, Goodman ZD. The so-called bile duct adenoma is a peribiliary gland hamartoma. *Am J Surg Pathol*. 1996; 20(7): 858-864.

333. Devaney K, Goodman ZD, Ishak KG. Hepatobiliary cystadenoma and cystadenocarcinoma. A light microscopic and immunohistochemical study of 70 patients. *Am J Surg Pathol*. 1994; 18(11): 1078-1091.

334. Wheeler DA, Edmondson HA. Cystadenoma with mesenchymal stroma(CMS) in the liver and bile ducts. A clinicopathologic study of 17 cases, 4 with malignant change. *Cancer*. 1985; 56: 1434-1445.

335. Gourley WK, Kumar D, Bouton MS, et al. Cystadenoma and cystadenocarcinoma with mesenchymal stroma of the liver. Immunohistochemical analysis. *Arch Pathol Lab Med*. 1992; 116(10): 1047-1050.

336. Grayson W, Teare J, Myburgh JA, Paterson AC. Immunohistochemical demonstration of progesterone receptor in hepatobiliary cystadenoma with mesenchymal stroma. *Histopathology*. 1996; 29(5): 461-463.

337. Subramony C, Herrera GA, Turbat-Herrera EA. Hepatobiliary cystadenoma. A study of five cases with reference to histogenesis. *Arch Pathol Lab Med*. 1993; 117(10): 1036-1042.

338. Terada T, Kitamura Y, Ohta T, Nakanuma Y. Endocrine cells in hepatobiliary cystadenomas and cystadenocarcinomas. *Virchows Arch*. 1997; 430(1): 37-40.

339. Wolf HK, Garcia JA, Bossen EH. Oncocytic differentiation in intrahepatic biliary cystadenocarcinoma. *Mod Pathol*. 1992; 5(6): 665-668.

340. Unger PD, Thung SN, Kaneko M. Pseudosarcomatous cystadenocarcinoma of the liver. *Hum Pathol*. 1987; 18(5): 521-523.

341. Albores-Saavedra J, Cordova-Ramon JC, Chable-Montero F, et al. Cystadenomas of the liver and extrahepatic bile ducts: morphologic and immunohistochemical characterization of the biliary and intestinal variants. *Ann Diagn Pathol*. 2015; 19: 124-129.

342. Vogt DP, Henderson JM, Chmielewski E. Cystadenoma and cystadenocarcinoma of the liver: a single center experience. *J Am Coll Surg*. 2005; 200: 727-733.

343. Varnholt H, Vauthey JN, Dal Cin P, et al. Biliary adenofibroma: a rare neoplasm of bile duct

344. Shibahara H, Tamada S, Goto M, et al. Pathologic features of mucin-producing bile duct tumors: two histopathologic categories as counterparts of pancreatic intraductal papillary-mucinous neoplasms. *Am J Surg Pathol*. 2004; 28(3): 327-338.

345. Zen Y, Pedica F, Patcha VR, et al. Mucinous cystic neoplasms of the liver: a clinicopathologic study and comparison with intraductal papillary neoplasms of the bile duct. *Mod Pathol*. 2011; 24: 1079-1089.

346. Aishima S, Nishihara Y, Tsujita E, et al. Biliary neoplasia with extensive intraductal spread associated with liver cirrhosis: a hitherto unreported variant of biliary intraepithelial neoplasia. *Hum Pathol*. 2008; 39(6): 939-947.

347. Ishikawa A, Sasaki M, Ohira S, et al. Aberrant expression of CDX2 is closely related to the intestinal metaplasia and MUC2 expression in intraductal papillary neoplasm of the liver in hepatolithiasis. *Lab Invest*. 2004; 84(5): 629-638.

348. Lee SS, Kim MH, Lee SK, et al. Clinicopathologic review of 58 patients with biliary papillomatosis. *Cancer*. 2004; 100(4): 783-793.

349. Goodman ZD. Neoplasms of the liver. *Mod Pathol*. 2007; 20(suppl 1): S49-S60.

350. Kobayashi M, Ikeda K, Saitoh S, et al. Incidence of primary cholangiocellular carcinoma of the liver in japanese patients with hepatitis C virus-related cirrhosis. *Cancer*. 2000; 88(11): 2471-2477.

351. Alvaro D, Cannizzaro R, Labiance R, et al. Cholangiocarcinoma: a position paper by the Italian Society of Gastroenterology(SIGE), the Italian Association of Hospital Gastroenterology(AIG), the Italian Association of Medical Oncology(AIOM), and the Italian Association of ONcological Radiotherapy(AIRO). *Dig Liver Dis*. 2010; 42: 831-838.

352. Srinath A, Shneider BL. Congenial hepatic fibrosis and autosomal recessive polycystic kidney disease. *J Pediatr Gastroenterol Nutr*. 2012; 54: 580-587.

353. Rocken C, Pross M, Brucks U, et al. Cholangiocarcinoma occurring in a liver with multiple bile duct hamartomas(von Meyenburg complexes). *Arch Pathol Lab Med*. 2000; 124(11): 1704-1706.

354. Sithithaworn P, Yongvanit P, Duenngai K, et al. Roles of liver fluke infection as risk factor for cholangiocarcinoma. *J Hepatobiliary Pancreat Sci*. 2014; 21: 301-308.

355. Rubel LR, Ishak KG. Thorotrast-associated cholangiocarcinoma: an epidemiologic and clinicopathologic study. *Cancer*. 1982; 50(7): 1408-1415.

356. Kim HJ, Kim JS, Joo MK, et al. Hepatolithiasis and intrahepatic cholangiocarcinoma: a review. *World J Gastroenterol*. 2015; 21: 13418-13431.

357. Sibulesky L, Nguyen J, Patel T. Preneoplastic conditions underlying bile duct cancer. *Langenbecks Arch Surg*. 2012; 397: 861-867.

358. Esnaola NF, Meyer JE, Karachristos A, et al. Evaluation and management of intrahepatic and extrahepatic cholangiocarcinoma. *Cancer*. 2016; 122: 1349-1369.

359. Razumilava N, Gores GJ. Cholangiocarcinoma. *Lancet*. 2014; 383(9935): 2168-2179.

360. Doussot A, Gonen M, Wiggers JK, et al. Recurrence patterns and disease-free survival after resection of intrahepatic cholangiocarcinoma: preoperative and postoperative prognostic models. *J Am Coll Surg*. 2016; 223: 493-505.

361. Weinbren K, Mutum SS. Pathological aspects

of cholangiocarcinoma. *J Pathol*. 1983; 139(2): 217-238.

362. Bhuiya MR, Nimura Y, Kamiya J, et al. Clinicopathologic studies on perineural invasion of bile duct carcinoma. *Ann Surg*. 1992; 215(4): 344-349.

363. Aishima S, Kuroda Y, Nishihara Y, et al. Gastric mucin phenotype defines tumour progression and prognosis of intrahepatic cholangiocarcinoma: gastric foveolar type is associated with aggressive tumour behaviour. *Histopathology*. 2006; 49(1): 35-44.

364. Sasaki M, Nakanuma Y, Shimizu K, Izumi R. Pathological and immunohistochemical findings in a case of mucinous cholangiocarcinoma. *Pathol Int*. 1995; 45: 781-786.

365. Maeda T, Takenaka K, Taguchi K, et al. Adenosquamous carcinoma of the liver: clinicopathologic characteristics and cytokeratin profile. *Cancer*. 1997; 80(3): 364-371.

366. Nakajima T, Kondo Y. A clinicopathologic study of intrahepatic cholangiocarcinoma containing a component of squamous cell carcinoma. *Cancer*. 1990; 65(6): 1401-1404.

367. Haas S, Gutgemann I, Wolff M, Fischer HP. Intrahepatic clear cell cholangiocarcinoma: immunohistochemical aspects in a very rare type of cholangiocarcinoma. *Am J Surg Pathol*. 2007; 31(6): 902-906.

368. Nakajima T, Tajima Y, Sugano I, et al. Intrahepatic cholangiocarcinoma with sarcomatous change. Clinicopathologic and immunohistochemical evaluation of seven cases. *Cancer*. 1993; 72(6): 1872-1877.

369. Haratake J, Yamada H, Horie A, Inokuma T. Giant cell tumor-like cholangiocarcinoma associated with systemic cholelithiasis. *Cancer*. 1992; 69(10): 2444-2448.

370. Chen TC, Ng KF, Kuo T. Intrahepatic cholangiocarcinoma with lymphoepithelioma-like component. *Mod Pathol*. 2001; 14(5): 527-532.

371. Ortiz MR, Garijo G, Adrados M, et al. Epstein-Barr virus-associated cholangiocarcinoma with lymphoepithelioma-like component. *Int J Surg Pathol*. 2000; 8(4): 347-351.

372. Fornelli A, Bondi A, Jovine E, Eusebi V. Intrahepatic cholangiocarcinoma resembling a thyroid follicular neoplasm. *Virchows Arch*. 2010; 456(3): 339-342.

373. Bonetti F, Chilosi M, Pisa R, et al. Epithelial membrane antigen expression in cholangiocarcinoma. An useful immunohistochemical tool for differential diagnosis with hepatocarcinoma. *Virchows Arch A Pathol Anat Histopathol*. 1983; 401(3): 307-313.

374. Sempoux C, Jibara G, Ward SC, et al. Intrahepatic cholangiocarcinoma: new insights in pathology. *Semin Liver Dis*. 2011; 31: 49-60.

375. Rullier A, Le Bail B, Fawaz R, et al. Cytokeratin 7 and 20 expression in cholangiocarcinomas varies along the biliary tract but still differs from that in colorectal carcinoma metastasis. *Am J Surg Pathol*. 2000; 24(6): 870-876.

376. Shimonishi T, Miyazaki K, Nakanuma Y. Cytokeratin profile relates to histological subtypes and intrahepatic location of intrahepatic cholangiocarcinoma and primary sites of metastatic adenocarcinoma of liver. *Histopathology*. 2000; 37(1): 55-63.

377. Lodi C, Szabo E, Holczbauer A, et al. Claudin-4 differentiates biliary tract cancers from hepatocellular carcinomas. *Mod Pathol*. 2006; 19(3): 460-469.

378. Tada M, Omata M, Ohto M. High incidence of ras gene mutation in intrahepatic cholangiocarcinoma. *Cancer*. 1992; 69(5): 1115-1118.

379. Marks EI, Yee NS. Molecular genetics and targeted therapeutics in biliary tract carcinoma.

World J Gastroenterol. 2016; 22: 1335-1347.

380. Bickenbach K, Galka E, Roggin KK. Molecular mechanisms of cholangiocarcinogenesis: are biliary intraepithelial neoplasia and intraductal papillary neoplasms of the bile duct precursors to cholangiocarcinoma? *Surg Oncol Clin N Am.* 2009; 18(2): 215-224.

381. Edge S, Byrd DR, Compton CC, et al. *AJCC Staging Manual.* 7th ed. New York: Springer-Verlag; 2010.

382. Yang J, Yan LN. Current status of intrahepatic cholangiocarcinoma. *World J Gastroenterol.* 2008; 14: 6289-6297.

383. Khunamornpong S, Siriaunkgul S, Suprasert P, et al. Intrahepatic cholangiocarcinoma metastatic to the ovary: a report of 16 cases of an underemphasized form of secondary tumor in the ovary that may mimic primary neoplasia. *Am J Surg Pathol.* 2007; 31(12): 1788-1799.

384. Kondo NI, Shirabe K, Mano Y, et al. Late recurrence after resection of mass-forming intrahepatic cholangiocarcinoma: report of a case. *Surg Today.* 2012; 42: 1210-1214.

385. Miura JT, Amini A, Schmocker R, et al. Surgical management of hepatic hemangiomas: a multi-institutional experience. *HPB(Oxford).* 2014; 16: 924-928.

386. Haratake J, Horie A, Nagafuchi Y. Hyalinized hemangioma of the liver. *Am J Gastroenterol.* 1992; 87(2): 234-236.

387. Sundaresan M, Lyons B, Akosa AB. "Solitary" necrotic nodules of the liver: an aetiology reaffirmed. *Gut.* 1991; 32: 1378-1380.

388. Cerar A, Dolenc-Strazar ZD, Bartenjev D. Infantile hemangioendothelioma of the liver in a neonate. Immunohistochemical observations. *Am J Surg Pathol.* 1996; 20(7): 871-876.

389. Luks FI, Yazbeck S, Brandt ML, et al. Benign liver tumors in children: a 25-year experience. *J Pediatr Surg.* 1991; 26(11): 1326-1363.

390. Dehner LP, Ishak KG. Vascular tumors of the liver in infants and children. A study of 30 cases and review of the literature. *Arch Pathol.* 1971; 92(2): 101-111.

391. McLean RH, Moller JH, Warwick WJ, et al. Multinodular hemangiomatosis of the liver in infancy. *Pediatrics.* 1972; 49(4): 563-573.

392. Drut R, Drut RM, Toulouse JC. Hepatic hemangioendotheliomas, placental chorioangiomas, and dysmorphic kidneys in Beckwith-Wiedemann syndrome. *Pediatr Pathol.* 1992; 12(2): 197-203.

393. Itinteang T, Chibnall AM, Marsh R, et al. Elevated serum levels of alpha-fetoprotein in patients with infantile hemangioma are not derived from within the tumor. *Front Surg.* 2016; 3: 5.

394. Sevinir B, Ozkan TB. Infantile hepatic hemangioendothelioma: clinical presentation and treatment. *Turk J Gastroenterol.* 2007; 18: 182-187.

395. Pardes JG, Bryan PJ, Gauderer MW. Spontaneous regression of infantile hemagioendotheliomatosis of the liver: demonstration by ultrasound. *J Ultrasound Med.* 1982; 1: 349-353.

396. Selby DM, STocker JT, Waclawiw MA, et al. Infantile hemangioendothelioma of the liver. *Hepatology.* 1994; 20(1 Pt 1): 39-45.

397. Mo JQ, Dimashkieh HH, Bove KE. GLUT1 endothelial reactivity distinguishes hepatic infantile hemangioma from congenital hepatic vascular malformation with associated capillary proliferation. *Hum Pathol.* 2004; 35(2): 200-209.

398. Ishak KG, Sesterhenn IA, Goodman ZD, et al. Epithelioid hemangioendothelioma of the liver: a clinicopathologic and follow-up study of 32 cases. *Hum Pathol.* 1984; 15(9): 839-852.

399. Lauffer JM, Zimmermann A, Krahenbuhl L, et al. Epithelioid hemangioendothelioma of the liver. A rare hepatic tumor. *Cancer.* 1996; 78(11): 2318-2327.

400. Makhlouf HR, Ishak KG, Goodman ZD. Epithelioid hemangioendothelioma of the liver: a clinicopathologic study of 137 cases. *Cancer.* 1999; 85: 562-582.

401. Dean PJ, Haggitt RC, O'Hara CJ. Malignant epithelioid hemangioendothelioma of the liver in young women. Relationship to oral contraceptive use. *Am J Surg Pathol.* 1985; 9(10): 695-704.

402. Walsh MM, Hytiroglou P, Thung SN, et al. Epithelioid hemangioendothelioma of the liver mimicking Budd-Chiari syndrome. *Arch Pathol Lab Med.* 1998; 122(9): 846-848.

403. Dietze O, Davies SE, Williams R, Portmann B. Malignant epithelioid haemangioendothelioma of the liver: a clinicopathological and histochemical study of 12 cases. *Histopathology.* 1989; 15(3): 225-237.

404. Jurczyk M, Zhu B, Laskin W, Lin X. Pitfalls in the diagnosis of hepatic epithelioid hemangioendothelioma by FNA and needle core biopsy. *Diagn Cytopathol.* 2014; 42: 516-520.

405. Flucke U, Vogels RJ, de Saint Aubain Somerhausen N, et al. Epithelioid hemangioendothelioma: clinicopathologic, immunohistochemical, and molecular genetic analysis of 39 cases. *Diagn Pathol.* 2014; 9: 131.

406. Ruebner BH, Eggleston JC. What is new in epithelioid hemangioendothelioma of the liver? *Pathol Res Pract.* 1987; 182(1): 110-112.

407. Scoazec JY, Degott C, Reynes M, et al. Epithelioid hemangioendothelioma of the liver: an ultrastructural study. *Hum Pathol.* 1989; 20(7): 673-681.

408. Nudo CG, Yoshida EM, Bain VG, et al. Liver transplantation for hepatic epithelioid hemangioendothelioma: the Canadian multicentre experience. *Can J Gastroenterol.* 2008; 22: 821-824.

409. Mehrabi A, Kashfi A, Fonouni H, et al. Primary malignant hepatic epithelioid hemangioendothelioma: a comprehensive review of the literature with emphasis on the surgical therapy. *Cancer.* 2006; 107: 2108-2121.

410. Demetris AJ, Minervini M, Raikow RB, Lee RG. Hepatic epithelioid hemangioendothelioma: biological questions based on pattern of recurrence in an allograft and tumor immunophenotype. *Am J Surg Pathol.* 1997; 21(3): 263-270.

411. Ludwig J, Hoffman HN. Hemangiosarcoma of the liver. Spectrum of morphologic changes and clinical findings. *Mayo Clin Proc.* 1975; 50(5): 255-263.

412. Popper H, Thomas LB, Telles NC, et al. Development of hepatic angiosarcoma in man induced by vinyl chloride, thorotrast, and arsenic. Comparison with cases of unknown etiology. *Am J Pathol.* 1978; 92: 349-376.

413. Rao P, Lahat G, Arnold C, et al. Angiosarcoma: a tissue microarray study with diagnostic implications. *Am J Dermatopathol.* 2013; 35: 432-437.

414. Falk H, Herbert JT, Edmonds L, et al. Review of four cases of childhood hepatic angiosarcoma—elevated environmental arsenic exposure in one case. *Cancer.* 1981; 47(2): 382-391.

415. Selby DM, Stocker JT, Ishak KG. Angiosarcoma of the liver in childhood: a clinicopathologic and follow-up study of 10 cases. *Pediatr Pathol.* 1992; 12(4): 485-498.

416. Locker GY, Doroshow JH, Swelling LA, Chabner BA. The clinical features of hepatic angiosarcoma: a report of four cases and review

of the literature. *Medicine(Baltimore).* 1979; 58: 48-64.

417. Dannaher CL, Tamburro CH, Yam LT. Occupational carcinogenesis: the Louisville experience with vinyl chloride-associated hepatic angiosarcoma. *Am J Med.* 1981; 70(2): 279-287.

418. Makk L, Delmore F, Creech JL Jr, et al. Clinical and morphologic features of hepatic angiosarcoma in vinyl chloride workers. *Cancer.* 1976; 37(1): 149-163.

419. Thomas LB, Popper H, Berk PD, et al. Vinyl-chloride-induced liver disease. From idiopathic portal hypertension(Banti's syndrome) to Angiosarcomas. *N Engl J Med.* 1975; 292(1): 17-22.

420. Ito Y, Kojiro M, Nakashima T, Mori T. Pathomorphologic characteristics of 102 cases of thorotrast-related hepatocellular carcinoma, cholangiocarcinoma, and hepatic angiosarcoma. *Cancer.* 1988; 62(6): 1153-1162.

421. Kojiro M, Nakashima T, Ito Y, et al. Thorium dioxide-related angiosarcoma of the liver. Pathomorphologic study of 29 autopsy cases. *Arch Pathol Lab Med.* 1985; 109(9): 853-857.

422. Rojiani AM, Owen DA, Berry K, et al. Hepatic hemangioblastoma. An unusual presentation in a patient with von Hippel-Lindau disease. *Am J Surg Pathol.* 1991; 15(1): 81-86.

423. Garcia-Astudillo LA, Leyva-Cobian F. Human herpesvirus-8 infection and Kaposi's sarcoma after liver and kidney transplantation in different geographical areas of Spain. *Transpl Immunol.* 2006; 17: 65-69.

424. Haratake J, Koide O, Takeshita H. Hepatic lymphangiomatosis: report of two cases, with an immunohistochemical study. *Am J Gastroenterol.* 1992; 87(7): 906-909.

425. Schmid C, Beham A, Uranus S, et al. Non-systemic diffuse lymphangiomatosis of spleen and liver. *Histopathology.* 1991; 18(5): 478-480.

426. Van Steenbergen W, Joosten E, Marchal G, et al. Hepatic lymphangiomatosis. Report of a case and review of the literature. *Gastroenterology.* 1985; 88(6): 1968-1972.

427. Lack EE. Mesenchymal hamartoma of the liver. A clinical and pathologic study of nine cases. *Am J Pediatr Hematol Oncol.* 1986; 8(2): 91-98.

428. Srouji MN, Chatten J, Schulman WM, et al. Mesenchymal hamartoma of the liver in infants. *Cancer.* 1978; 42(5): 2483-2489.

429. Drachenberg CB, Papadimitriou JC, Rivero MA, Wood C. Distinctive case. Adult mesenchymal hamartoma of the liver: report of a case with light microscopic, FNA cytology, immunohistochemistry, and ultrastructural studies and review of the literature. *Mod Pathol.* 1991; 4(3): 392-395.

430. Wada M, Ohashi E, Jin H, et al. Mesenchymal hamartoma of the liver: report of an adult case and review of the literature. *Intern Med.* 1992; 31(12): 1370-1375.

431. Cook JR, Pfeifer JD, Dehner LP. Mesenchymal hamartoma of the liver in the adult: association with distinct clinical features and histological changes. *Hum Pathol.* 2002; 33(9): 893-898.

432. Stringer MD, Alizai NK. Mesenchymal hamartoma of the liver: a systematic review. *J Pediatr Surg.* 2005; 40: 1681-1690.

433. Sutton CA, Eller JL. Mesenchymal hamartoma of the liver. *Cancer.* 1968; 22(1): 29-34.

434. Dehner LP, Ewing SL, Sumner HW. Infantile mesenchymal hamartoma of the liver. Histologic and ultrastructural observations. *Arch Pathol.* 1975; 99(7): 379-382.

435. Shintaku M, Watanabe K. Mesenchymal hamartoma of the liver: a proliferative lesion of possible heaptic stellate cell (Ito cell) origin. *Pathol*

Res Pract. 2010; 206: 532-536.

436. Lennington WJ, Gray GF Jr, Page DL. Mesenchymal hamartoma of liver. A regional ischemic lesion of a sequestered lobe. *Am J Dis Child*. 1993; 147(2): 193-196.

437. Rajaram V, Knezevich S, Bove KE, et al. DNA sequence of the translocation breakpoints in undifferentiated embryonal sarcoma arising in mesenchymal hamartoma of the liver harboring the t(11;19)(q11;q13.4) translocation. *Genes Chromosomes Cancer*. 2007; 46(5): 508-513.

438. Rakheja D, Margraf LR, Tomlinson GE, Schneider NR. Hepatic mesenchymal hamartoma with translocation involving chromosome band 19q13.4: a recurrent abnormality. *Cancer Genet Cytogenet*. 2004; 153(1): 60-63.

439. Otal TM, Hendricks JB, Pharis P, Donnelly WH. Mesenchymal hamartoma of the liver. DNA flow cytometric analysis of eight cases. *Cancer*. 1994; 74(4): 1237-1242.

440. Petrolla AA, Xin W. Hepatic angiomyolipoma. *Arch Pathol Lab Med*. 2008; 132: 1679-1682.

441. Yamasaki S, Tanaka S, Fujii H, et al. Monotypic epithelioid angiomyolipoma of the liver. *Histopathology*. 2000; 36(5): 451-456.

442. Tsui WM, Colombari R, Portmann BC, et al. Hepatic angiomyolipoma: a clinicopathologic study of 30 cases and delineation of unusual morphologic variants. *Am J Surg Pathol*. 1999; 23(1): 34-48.

443. Tsui WM, Yuen AK, Ma KF, Tse CC. Hepatic angiomyolipomas with a deceptive trabecular pattern and HMB-45 reactivity. *Histopathology*. 1992; 21(6): 569-573.

444. Weeks DA, Malott RL, Arnesen M, et al. Hepatic angiomyolipoma with striated granules and positivity with melanoma— specific antibody(HMB-45): a report of two cases. *Ultrastruct Pathol*. 1991; 15(4-5): 563-571.

445. Xu AM, Zhang SH, Zheng JM, et al. Pathological and molecular analysis of sporadic hepatic angiomyolipoma. *Hum Pathol*. 2006; 37(6): 735-741.

446. Folpe AL, Goodman ZD, Ishak KG, et al. Clear cell myomelanocytic tumor of the falciform ligament/ligamentum teres: a novel member of the perivascular epithelioid clear cell family of tumors with a predilection for children and young adults. *Am J Surg Pathol*. 2000; 24(9): 1239-1246.

447. Tanaka Y, Ijiri R, Kato K, et al. HMB-45/melan-A and smooth muscle actin-positive clear-cell epithelioid tumor arising in the ligamentum teres hepatis: additional example of clear cell 'sugar' tumors. *Am J Surg Pathol*. 2000; 24(9): 1295-1299.

448. Nonomura A, Enomoto Y, Takeda M, et al. Angiomyolipoma of the liver: a reappraisal of morphologic features and delineation of new characteristic histological features from the clinicopathologic findings of 55 tumours in 47 patients. *Histopathology*. 2012; 61: 863-880.

449. Dalle I, Sciot R, de Vos R, et al. Malignant angiomyolipoma of the liver: a hitherto unreported variant. *Histopathology*. 2000; 36(5): 443-450.

450. Parfitt JR, Bella AJ, Izawa JI, Wehrli BM. Malignant neoplasm of perivascular epithelioid cells of the liver. *Arch Pathol Lab Med*. 2006; 130(8): 1219-1222.

451. Yang X, Miao R, Yang H, et al. Retrospective and comparative study of inflammatory myofibroblastic tumor of the liver. *J Gastroenterol Hepatol*. 2015; 30: 885-890.

452. Shek TW, Ng IO, Chan KW. Inflammatory pseudotumor of the liver. Report of four cases and review of the literature. *Am J Surg Pathol*. 1993; 17(3): 231-238.

453. Horiuchi R, Uchida T, Kojima T, Shikata T. Inflammatory pseudotumor of the liver. Clinicopathologic study and review of the literature. *Cancer*. 1990; 65: 1583-1590.

454. Nonaka D, Birbe R, Rosai J. So-called inflammatory myofibroblastic tumour: a proliferative lesion of fibroblastic reticulum cells? *Histopathology*. 2005; 46(6): 604-613.

455. Elpek GO. Inflammatory myofibroblastic tumor of the liver: a diagnostic challenge. *J Clin Transl Hepatol*. 2014; 2: 53-57.

456. Nakanuma Y, Tsuneyama K, Masuda S, Tomioka T. Hepatic inflammatory pseudotumor associated with chronic cholangitis: report of three cases. *Hum Pathol*. 1994; 25(1): 86-91.

457. Gollapudi P, Chejfec G, Zarling EJ. Spontaneous regression of hepatic pseudotumor. *Am J Gastroenterol*. 1992; 87(2): 214-217.

458. Hawkins EP, Jordan GL, McGavran MH. Primary leiomyoma of the liver. Successful treatment by lobectomy and presentation of criteria for diagnosis. *Am J Surg Pathol*. 1980; 4(3): 301-304.

459. Reinertson TE, Fortune JB, Peters JC, et al. Primary leiomyoma of the liver. A case report and review of the literature. *Dig Dis Sci*. 1992; 37(4): 622-627.

460. Le Bail B, Morel D, Merel P, et al. Cystic smooth-muscle tumor of the liver and spleen associated with Epstein-Barr virus after renal transplantation. *Am J Surg Pathol*. 1996; 20(11): 1418-1425.

461. Lee ES, Locker J, Nalesnik M, et al. The association of Epstein-Barr virus with smooth-muscle tumors occurring after organ transplantation. *N Engl J Med*. 1995; 332(1): 19-25.

462. Prevot S, Neris J, de Saint Maur PP. Detection of Epstein Barr virus in an hepatic leiomyomatous neoplasm in an adult human immunodeficiency virus 1-infected patient. *Virchows Arch*. 1994; 425(3): 321-325.

463. Deyrup AT, Lee VK, Hill CE, et al. Epstein-Barr virus-associated smooth muscle tumors are distinctive mesenchymal tumors reflecting multiple infection events: a clinicopathologic and molecular analysis of 29 tumors from 19 patients. *Am J Surg Pathol*. 2006; 30(1): 75-82.

464. Nishizaki T, Kanematsu T, Matsumata T, et al. Myelolipoma of the liver. A case report. *Cancer*. 1989; 63(5): 930-934.

465. Rubin E, Russinovich NA, Luna RF, et al. Myelolipoma of the liver. *Cancer*. 1984; 54(9): 2043-2046.

466. Bornstein-Quevedo L, Aviles-Salas A, Laguna M, et al. [Primary lipoma of the liver]. *Rev Gastroenterol Mex*. 2000; 65: 175-178.

467. Karhunen PJ. Hepatic pseudolipoma. *J Clin Pathol*. 1985; 38(8): 877-879.

468. Moran CA, Ishak KG, Goodman ZD. Solitary fibrous tumor of the liver: a clinicopathologic and immunohistochemical study of nine cases. *Ann Diagn Pathol*. 1998; 2(1): 19-24.

469. Dey B, Gochhait D, Kaushal G, et al. Solitary fibrous tumor of the liver: a rare tumor in a rarer location. *Rare Tumors*. 2016; 8: 6403.

470. Fiel MI, Schwartz M, Min AD, et al. Malignant schwannoma of the liver in a patient without neurofibromatosis: a case report and review of the literature. *Arch Pathol Lab Med*. 1996; 120(12): 1145-1147.

471. Hytiroglou P, Linton P, Klion F, et al. Benign schwannoma of the liver. *Arch Pathol Lab Med*. 1993; 117(2): 216-218.

472. Wada Y, Jimi A, Nakashima O, et al. Schwannoma of the liver: report of two surgical cases. *Pathol Int*. 1998; 48(8): 611-617.

473. Alrenga DP. Primary fibrosarcoma of the liver. Case report and review of the literature. *Cancer*. 1975; 36(2): 446-449.

474. Nakahama M, Takanashi R, Yamazaki I, Machinami R. Primary fibrosarcoma of the liver. Immunohistochemical and electron microscopic studies. *Acta Pathol Jpn*. 1989; 39(12): 814-820.

475. Naik PR, Kumar P, Kumar PV. Primary pleomorphic liposarcoma of liver: a case report and review of the literature. *Case Reports Hepatol*. 2013; 2013: 398910.

476. Bloustein PA. Hepatic leiomyosarcoma: ultrastructural study and review of the differential diagnosis. *Hum Pathol*. 1978; 9(6): 713-715.

477. O'Leary MR, Hill RB, Levine RA. Peritoneoscopic diagnosis of primary leiomyosarcoma of liver. *Hum Pathol*. 1982; 13(1): 76-78.

478. Watanabe K, Saito A, Wakabayashi H, et al. Two autopsy cases of primary leiomyosarcoma of the liver. Superiority of muscle-specific actin immunoreactivity in diagnosis. *Acta Pathol Jpn*. 1991; 41(6): 461-465.

479. Ross JS, Del Rosario A, Bui HX, et al. Primary hepatic leiomyosarcoma in a child with the acquired immunodeficiency syndrome. *Hum Pathol*. 1992; 23(1): 69-72.

480. McArdle JP, Hawley I, Shevland J, Brain T. Primary rhabdomyosarcoma of the adult liver. *Am J Surg Pathol*. 1989; 13(11): 961-965.

481. Cote RJ, Urmacher C. Rhabdomyosarcoma of the liver associated with long-term oral contraceptive use. Possible role of estrogens in the genesis of embryologically distinct liver tumors. *Am J Surg Pathol*. 1990; 14(8): 784-790.

482. Li YR, Akbari E, Tretiakova MS, et al. Primary hepatic malignant fibrous histiocytoma: clinicopathologic characteristics and prognostic value of ezrin expression. *Am J Surg Pathol*. 2008; 32(8): 1144-1145.

483. Sumiyoshi A, Niho Y. Primary osteogenic sarcoma of the liver—report of an autopsy case. *Acta Pathol Jpn*. 1971; 21(2): 305-312.

484. von Hochstetter AR, Hattenschwiler J, Vogt M. Primary osteosarcoma of the liver. *Cancer*. 1987; 60(9): 2312-2317.

485. Horie Y, Hori T, Hirayama C, et al. Osteoclast-like giant cell tumor of the liver. *Acta Pathol Jpn*. 1987; 37(8): 1327-1335.

486. Munoz PA, Rao MS, Reddy JK. Osteoclastoma-like giant cell tumor of the liver. *Cancer*. 1980; 46(4): 771-779.

487. Foschini MP, Van Eyken P, Brock PR, et al. Malignant rhabdoid tumour of the liver. A case report. *Histopathology*. 1992; 20(2): 157-165.

488. Ohyama M, Ijiri R, Tanaka Y, et al. Congenital primitive epithelial tumor of the liver showing focal rhabdoid features, placental involvement, and clinical features mimicking multifocal hemangioma or stage 4S neuroblastoma. *Hum Pathol*. 2000; 31(2): 259-263.

489. Parham DM, Peiper SC, Robicheaux G, et al. Malignant rhabdoid tumor of the liver. Evidence for epithelial differentiation. *Arch Pathol Lab Med*. 1988; 112(1): 61-64.

490. Scheimberg I, Cullinane C, Kelsey A, Malone M. Primary hepatic malignant tumor with rhabdoid features. A histological, immunocytochemical, and electron microscopic study of four cases and a review of the literature. *Am J Surg Pathol*. 1996; 20(11): 1394-1400.

491. Techavichit P, Masand PM, Himes RW, et al. Undifferentiated embryonal sarcoma of the liver(UESL): a single-center experience and review of the literature. *J Pediatr Hematol Oncol*. 2016; 38: 261-268.

492. Nishio J, Iwasaki H, Sakashita N, et al. Undifferentiated(embryonal) sarcoma of the liver in middle-aged adults: smooth muscle differentiation determined by immunohistochemistry and electron microscopy. *Hum Pathol*.

2003; 34(3): 246-252.

493. de Chadarevian JP, Pawel BR, Faerber EN, Weintraub WH. Undifferentiated(embryonal) sarcoma arising in conjunction with mesenchymal hamartoma of the liver. *Mod Pathol*. 1994; 7(4): 490-493.

494. Lauwers GY, Grant LD, Donnelly WH, et al. Hepatic undifferentiated(embryonal) sarcoma arising in a mesenchymal hamartoma. *Am J Surg Pathol*. 1997; 21(10): 1248-1254.

495. O'Sullivan MJ, Swanson PE, Knoll J, et al. Undifferentiated embryonal sarcoma with unusual features arising within mesenchymal hamartoma of the liver: report of a case and review of the literature. *Pediatr Dev Pathol*. 2001; 4(5): 482-489.

496. Aoyama C, Hachitanda Y, Sato JK, et al. Undifferentiated(embryonal) sarcoma of the liver. A tumor of uncertain histogenesis showing divergent differentiation. *Am J Surg Pathol*. 1991; 15(7): 615-624.

497. Kiani B, Ferrell LD, Qualman S, Frankel WL. Immunohistochemical analysis of embryonal sarcoma of the liver. *Appl Immunohistochem Mol Morphol*. 2006; 14(2): 193-197.

498. Miettinen M, Kahlos T. Undifferentiated (embryonal) sarcoma of the liver. Epithelial features as shown by immunohistochemical analysis and electron microscopic examination. *Cancer*. 1989; 64(10): 2096-2103.

499. Parham DM, Kelly DR, Donnelly WH, Douglass EC. Immunohistochemical and ultrastructural spectrum of hepatic sarcomas of childhood: evidence for a common histogenesis. *Mod Pathol*. 1991; 4(5): 648-653.

500. Nicol K, Savell V, Moore J, et al. Distinguishing undifferentiated embryonal sarcoma of the liver from biliary tract rhabdomyosarcoma: a Children's Oncology Group study. *Pediatr Dev Pathol*. 2007; 10(2): 89-97.

501. Bagley CM Jr, Thomas LB, Johnson RE, et al. Diagnosis of liver involvement by lymphoma: results in 96 consecutive peritoneoscopies. *Cancer*. 1973; 31(4): 840-847.

502. Ryan J, Straus DJ, Lange C, et al. Primary lymphoma of the liver. *Cancer*. 1988; 61(2): 370-375.

503. Ugurluer G, Miller RC, Li Y, et al. Primary hepatic lymphoma: a retrospective, multicenter rare cancer network study. *Rare Tumors*. 2016; 8: 6502.

504. Baumhoer D, Tzankov A, Dirnhofer S, et al. Patterns of liver infiltration in lymphoproliferative disease. *Histopathology*. 2008; 53(1): 81-90.

505. Dargent JL, De Wolf-Peeters C. Liver involvement by lymphoma: identification of a distinctive pattern of infiltration related to T-cell/histiocyte-rich B-cell lymphoma. *Ann Diagn Pathol*. 1998; 2(6): 363-369.

506. DeMent SH, Mann RB, Staal SP, et al. Primary lymphomas of the liver. Report of six cases and review of the literature. *Am J Clin Pathol*. 1987; 88(3): 255-263.

507. Isaacson PG, Banks PM, Best PV, et al. Primary low-grade hepatic B-cell lymphoma of mucosa-associated lymphoid tissue (MALT)-type. *Am J Surg Pathol*. 1995; 19(5): 571-575.

508. Loddenkemper C, Longerich T, Hummel M, et al. Frequency and diagnostic patterns of lymphomas in liver biopsies with respect to the WHO classification. *Virchows Arch*. 2007; 450(5): 493-502.

509. Strayer DS, Reppun TS, Levin M, Deschryver-Kecskemeti K. Primary lymphoma of the liver. *Gastroenterology*. 1980; 78(6): 1571-1576.

510. Trudel M, Aramendi T, Caplan S. Large-cell lymphoma presenting with hepatic sinusoidal infiltration. *Arch Pathol Lab Med*. 1991; 115(8): 821-824.

511. Ascoli V, Lo Coco F, Artini M, et al. Extranodal lymphomas associated with hepatitis C virus infection. *Am J Clin Pathol*. 1998; 109(5): 600-609.

512. Rubbia-Brandt L, Brundler MA, Kerl K, et al. Primary hepatic diffuse large B-cell lymphoma in a patient with chronic hepatitis C. *Am J Surg Pathol*. 1999; 23(9): 1124-1130.

513. Miller ST, Wollner N, Meyers PA, et al. Primary hepatic or hepatosplenic non-Hodgkin's lymphoma in children. *Cancer*. 1983; 52(12): 2285-2288.

514. Mantadakis E, Raissaki M, Tzardi M, et al. Primary hepatic Burkitt lymphoma. *Pediatr Hematol Oncol*. 2008; 25: 331-338.

515. Chang KL, Arber DA. Hepatosplenic gamma delta T-cell lymphoma—not just alphabet soup. *Adv Anat Pathol*. 1998; 5(1): 21-29.

516. Macon WR, Levy NB, Kurtin PJ, et al. Hepatosplenic alphabeta T-cell lymphomas: a report of 14 cases and comparison with hepatosplenic gammadelta T-cell lymphomas. *Am J Surg Pathol*. 2001; 25(3): 285-296.

517. Yabe M, Medeiros LJ, Tang G, et al. Prognostic factors of hepatosplenic T-cell lymphoma: clinicopathologic study of 28 cases. *Am J Surg Pathol*. 2016; 40: 676-688.

518. Francois A, Lesesve JF, Stamatoullas A, et al. Hepatosplenic gamma/delta T-cell lymphoma: a report of two cases in immunocompromised patients, associated with isochromosome 7q. *Am J Surg Pathol*. 1997; 21(7): 781-790.

519. Wu H, Wasik MA, Przybylski G, et al. Hepatosplenic gamma-delta T-cell lymphoma as a late-onset posttransplant lymphoproliferative disorder in renal transplant recipients. *Am J Clin Pathol*. 2000; 113(4): 487-496.

520. Scheimberg IB, Pollock DJ, Collins PW, et al. Pathology of the liver in leukaemia and lymphoma. A study of 110 autopsies. *Histopathology*. 1995; 26(4): 311-321.

521. Piccaluga PP, Ascani S, Agostinelli C, et al. Myeloid sarcoma of liver: an unusual cause of jaundice. Report of three cases and review of literature. *Histopathology*. 2007; 50(6): 802-805.

522. Martins PN, Reddy S, Martins AB, Facciuto M. Follicular dendritic cell sarcomas of the liver: unusual presentation of a rare tumor and literature review. *HBPD INT*. 2011; 10: 443-445.

523. Chen TC, Kuo TT, Ng KF. Follicular dendritic cell tumor of the liver: a clinicopathologic and Epstein-Barr virus study of two cases. *Mod Pathol*. 2001; 14(4): 354-360.

524. Shek TW, Ho FC, Ng IO, et al. Follicular dendritic cell tumor of the liver. Evidence for an Epstein-Barr virus-related clonal proliferation of follicular dendritic cells. *Am J Surg Pathol*. 1996; 20(3): 313-324.

525. Cheuk W, Chan JK, Shek TW, et al. Inflammatory pseudotumor-like follicular dendritic cell tumor: a distinctive low-grade malignant intra-abdominal neoplasm with consistent Epstein-Barr virus association. *Am J Surg Pathol*. 2001; 25(6): 721-731.

526. Torres U, Hawkins WG, Antonescu CR, DeMatteo RP. Hepatic follicular dendritic cell sarcoma without Epstein-Barr virus expression. *Arch Pathol Lab Med*. 2005; 129(11): 1480-1483.

527. Nonomura A, Minato H, Shimizu K, et al. Pseudolymphoma(reactive lymphoid hyperplasia) of the liver containing epithelioid cell granulomas and Schaumann's bodies in giant cells: a case report. *Int J Surg Pathol*. 1998; 6: 101-108.

528. Sharifi S, Murphy M, Loda M, et al. Nodular lymphoid lesion of the liver: an immune-mediated disorder mimicking low-grade malignant lymphoma. *Am J Surg Pathol*. 1999; 23(3): 302-308.

529. Zen Y, Fujii T, Nakanuma Y. Hepatic pseudolymphoma: a clinicopathological study of five cases and review of the literature. *Mod Pathol*. 2010; 23(2): 244-250.

530. Nuckols JD, Baron PW, Stenzel TT, et al. The pathology of liver-localized post-transplant lymphoproliferative disease: a report of three cases and a review of the literature. *Am J Surg Pathol*. 2000; 24(5): 733-741.

531. Thiruvengadam R, Penetrante RB, Goolsby HJ, et al. Multiple myeloma presenting as space-occupying lesions of the liver. *Cancer*. 1990; 65(12): 2784-2786.

532. Weichhold W, Labouyrie E, Merlio JP, et al. Primary extramedullary plasmacytoma of the liver. A case report. *Am J Surg Pathol*. 1995; 19(10): 1197-1202.

533. Kaplan KJ, Goodman ZD, Ishak KG. Liver involvement in Langerhans'cell histiocytosis: a study of nine cases. *Mod Pathol*. 1999; 12(4): 370-378.

534. Gresham GA, Rue LW 3rd. Squamous cell carcinoma of the liver. *Hum Pathol*. 1985; 16(4): 413-416.

535. Song E, Kew MC, Grieve T, et al. Primary squamous cell carcinoma of the liver occurring in association with hepatolithiasis. *Cancer*. 1984; 53(3): 542-546.

536. Andreola S, Lombardi L, Audisio RA, et al. A clinicopathologic study of primary hepatic carcinoid tumors. *Cancer*. 1990; 65(5): 1211-1218.

537. Miura K, Shirasawa H. Primary carcinoid tumor of the liver. *Am J Clin Pathol*. 1988; 89(4): 561-564.

538. Gembala RB, Arsuaga JE, Friedman AC, et al. Carcinoid of the intrahepatic ducts. *Abdom Imaging*. 1993; 18(3): 242-244.

539. Larriva-Sahd J, Angeles-Angeles A, Hernandez-Pando R, et al. Ultrastructural and immunocytochemical study of a primary gastrinoma of the liver. *Ultrastruct Pathol*. 1992; 16(6): 667-672.

540. Moriura S, Ikeda S, Hirai M, et al. Hepatic gastrinoma. *Cancer*. 1993; 72(5): 1547-1550.

541. Ayub A, Zafar M, Abdulkareem A, et al. Primary hepatic vipoma. *Am J Gastroenterol*. 1993; 88(6): 958-961.

542. Hsueh C, Tan XD, Gonzalez-Crussi F. Primary hepatic neuroendocrine carcinoma in a child. Morphologic, immunocytochemical, and molecular biologic studies. *Cancer*. 1993; 71(8): 2660-2665.

543. Pilichowska M, Kimura N, Ouchi A, et al. Primary hepatic carcinoid and neuroendocrine carcinoma: clinicopathological and immunohistochemical study of five cases. *Pathol Int*. 1999; 49(4): 318-324.

544. Heerema-McKenney A, Leuschner I, Smith N, et al. Nested stromal epithelial tumor of the liver: six cases of a distinctive pediatric neoplasm with frequent calcifications and association with Cushing syndrome. *Am J Surg Pathol*. 2005; 29(1): 10-20.

545. Hill DA, Swanson PE, Anderson K, et al. Desmoplastic nested spindle cell tumor of liver: report of four cases of a proposed new entity. *Am J Surg Pathol*. 2005; 29(1): 1-9.

546. Makhlouf HR, Abdul-Al HM, Wang G, Goodman ZD. Calcifying nested stromal-epithelial tumors of the liver: a clinicopathologic, immunohistochemical, and molecular genetic study of 9 cases with a long-term follow-up. *Am J*

Surg Pathol. 2009; 33(7); 976-983

547. Robinson RA, Nelson L. Hepatic teratoma in an anencephalic fetus. *Arch Pathol Lab Med*. 1986; 110(7): 655-657.

548. Misugi K, Reiner CB. A malignant true teratoma of liver in childhood. *Arch Pathol*. 1965; 80(4): 409-412.

549. Hart WR. Primary endodermal sinus(yolk sac) tumor of the liver. First reported case. *Cancer*. 1975; 35(5): 1453-1458.

550. Villaschi S, Balistreri P. Endodermal sinus tumour of the liver. *Histopathology*. 1991; 18(1): 86-88.

551. Wakely PE Jr, Krummel TM, Johnson DE. Yolk sac tumor of the liver. *Mod Pathol*. 1991; 4(1): 121-125.

552. Cross SS, Variend S. Combined hepatoblastoma and yolk sac tumor of the liver. *Cancer*. 1992; 69(6): 1323-1326.

553. Morinaga S, Nishiya H, Inafuku T. Yolk sac tumor of the liver combined with hepatocellular carcinoma. *Arch Pathol Lab Med*. 1996; 120(7): 687-690.

554. Fernandez Alonso J, Saez C, Perez P, et al. Primary pure choriocarcinoma of the liver. *Pathol Res Pract*. 1992; 188(3): 375-377, discussion 378-379.

555. Heaton GE, Matthews TH, Christopherson WM. Malignant trophoblastic tumors with massive hemorrhage presenting as liver primary. A report of two cases. *Am J Surg Pathol*. 1986; 10(5): 342-347.

556. Shi H, Cao D, Wei L, et al. Primary choriocarcinoma of the liver: a clinicopathological study of five cases in males. *Virchows Arch*. 2010; 456(1): 65-70.

557. Theegarten D, Reinacher A, Graeven U, Philippou S. Mixed malignant germ cell tumour of the liver. *Virchows Arch*. 1998; 433(1): 93-96.

558. Corti B, D'Errico A, Pierangeli F, et al. Primary paraganglioma strictly confined to the liver and mimicking hepatocellular carcinoma: an immunohistochemical and in situ hybridization study. *Am J Surg Pathol*. 2002; 26: 945-949.

559. Hervieu V, Lombard-Bohas C, Dumortier J, et al. Primary acinar cell carcinoma of the liver. *Virchows Arch*. 2008; 452(3): 337-341.

560. Jaiswal VR, Champine JG, Sharma S, Molberg KH. Primary glomangioma of the liver: a case report and review of the literature. *Arch Pathol Lab Med*. 2004; 128(3): e46-e49.

561. Di Blasi A, Boscaino A, De Dominicis G, et al. Multicystic mesothelioma of the liver with secondary involvement of peritoneum and inguinal region. *Int J Surg Pathol*. 2004; 12(1): 87-91.

562. Flemming P, Becker T, Klempnauer J, et al. Benign cystic mesothelioma of the liver. *Am J Surg Pathol*. 2002; 26(11): 1523-1527.

563. Kim YI, Kim ST, Lee GK, Choi BI. Papillary cystic tumor of the liver. A case report with ultrastructural observation. *Cancer*. 1990; 65(12): 2740-2746.

564. Tsuneyama K, Hoso M, Kono N, et al. An unusual case of epithelial-myoepithelial carcinoma of the liver. *Am J Surg Pathol*. 1999; 23(3): 349-353.

565. Hausner RJ, Alexander RW. Localized congenital hepatic fibrosis presenting as an abdominal mass. *Hum Pathol*. 1978; 9(4): 473-476.

566. Bishop KC, Perrino CM, Ruzinova MB, Brunt EM. Ciliated hepatic foregut cyst: a report of 6 cases and a review of the English literature. *Diagn Pathol*. 2015; 10: 81.

567. Robertson SJ, Higgins RB, Powell C. Malacoplakia of liver: a case report. *Hum Pathol*. 1991; 22(12): 1294-1295.

568. Ohtsuka M, Miyazaki M, Itoh H, et al. Routes of hepatic metastasis of gallbladder carcinoma. *Am J Clin Pathol*. 1998; 109(1): 62-68.

569. Pikren JW, Tsukada Y, Lane WW. Liver metastases. Analysis of autopsy data. In: Weiss L, Gilber HA, eds. *Liver Metastases*. Boston: GK Hall.; 1982.

570. Schulz W, Hort W. The distribution of metastases in the liver. A quantitative postmortem study. *Virchows Arch A Pathol Anat Histol*. 1981; 394(1-2): 89-96.

571. Okano K, Yamamoto J, Kosuge T, et al. Fibrous pseudocapsule of metastatic liver tumors from colorectal carcinoma. Clinicopathologic study of 152 first resection cases. *Cancer*. 2000; 89(2): 267-275.

572. Borja ER, Hori JM, Pugh RP. Metastatic carcinomatosis of the liver mimicking cirrhosis: case report and review of the literature. *Cancer*. 1975; 35(2): 445-449.

573. Sawabe M, Kato Y, Ohashi I, Kitagawa T. Diffuse intrasinusoidal metastasis of gastric carcinoma to the liver leading to fulminant hepatic failure. A case report. *Cancer*. 1990; 65(1): 169-173.

574. Shirai Y, Wakai T, Ohtani T, et al. Colorectal carcinoma metastases to the liver. Does primary tumor location affect its lobar distribution? *Cancer*. 1996; 77(11): 2213-2216.

575. Schulz W, Hagen CH, Hort W. The distribution of liver metastases from colonic cancer. A quantitative postmortem study. *Virchows Arch*. 1985; 406: 279-284.

576. Wigmore SJ, Madhavan K, Redhead DN, et al. Distribution of colorectal liver metastases in patients referred for hepatic resection. *Cancer*. 2000; 89(2): 285-287.

577. Qizilbash A, Kontozoglou T, Sianos J, Scully K. Hepar lobatum associated with chemotherapy and metastatic breast cancer. *Arch Pathol Lab Med*. 1987; 111(1): 58-61.

578. Melato M, Laurino L, Mucli E, et al. Relationship between cirrhosis, liver cancer, and hepatic metastases. An autopsy study. *Cancer*. 1989; 64(2): 455-459.

579. Terracciano LM, Glatz K, Mhawech P, et al. Hepatoid adenocarcinoma with liver metastasis mimicking hepatocellular carcinoma: an immunohistochemical and molecular study of eight cases. *Am J Surg Pathol*. 2003; 27(10): 1302-1312.

580. Bendelow J, Apps E, Jones LE, Poston GJ. Carcinoid syndrome. *Eur J Surg Oncol*. 2008; 34: 289-296.

581. Frankel TL, D'Angelica MI. Hepatic resection for colorectal metastatses. *J Surg Oncol*. 2014; 109: 207.

582. McNally SJ, Parks RW. Surgery for colorectal liver metastases. *Dig Surg*. 2013; 30: 337-347.

胆囊和肝外胆管

Laura W. Lamps 著　侯清怡 译　郭丽梅 校

章目录

正常解剖结构

　　胆囊是位于肝右叶下表面浅凹的一个梨形袋状结构。成人的胆囊可长至 10 cm，宽为 3~4 cm，正常胆囊壁的厚度为 1~2 mm[1]。胆囊的游离面覆着与肝表面相连的浆膜，胆囊的在肝表面的浆膜下结缔组织和在肝叶之间的结缔组织是相互融合的。胆囊分为胆囊底、胆囊体和胆囊颈三个部分（图 21.1）。胆囊体和胆囊颈的连接部分称为胆囊漏斗，有时这个部位有小的膨出，称为 Hartmann 袋。

　　胆囊通常是由来自右肝动脉分支的胆囊动脉供血（见下文）。胆囊的淋巴引流到胆囊颈或胆囊管的淋巴结，再从这里引流至肝门部附近和肝十二指肠韧带下方的淋巴结，后者引流至腹腔动脉淋巴结。

　　胆囊壁由三层结构组成：黏膜层、固有肌层和浆膜层（后者仅存在于胆囊的游离面）（图 21.2）。胆囊没有黏膜肌层或黏膜下层，因此，胆囊的固有层与固有肌层直接相邻[1-2]。胆囊黏膜层由大小不同的分枝状皱襞组成，皱襞中心是固有层组织，其表面被覆单层柱状上皮。上皮细胞胞质呈嗜酸性，偶尔可见小的顶端空泡，胞核位于基底部[1-2]。小而深染的柱状细胞——称为"铅笔样"细胞——散在分布于上皮内（图 21.3），与基底细胞一样，常不明显。正常情况下有散在的淋巴细胞、浆细胞、肥大细胞和组织细胞，这些不应当被视为慢性胆囊炎的证据。胆囊肌层由松散排列的成束的纵行、环行和斜行的肌纤维组成，但缺乏像肠管那样界限清楚的层次[1]。胆囊壁各处可见神经节细胞。微小副神经节可出现在浆膜下，偶尔可见于胆囊的随机切片中[3]。

　　胆囊的真性黏液腺体仅见于胆囊颈部。它们是由立方或矮柱状上皮细胞组成，胞质透明到弱嗜碱性[1]，腺体内可见散在的神经内分泌细胞。Luschka 管（图 21.4）是位于胆囊肌肉周围结缔组织中的副胆管，通常位于胆囊的肝侧表面。Luschka 管的上皮与胆管上皮非常相似，其周围结缔组织形成独特的环形结构。这些管状结构在冰冻切片上易被误诊为癌[4]，特别在有炎症时，而小叶结构有助于鉴别这些正常副胆管。偶尔，副胆管会位于胆囊床，胆囊切除后会出现胆漏[5]。

　　胆囊颈与胆囊管相连，使胆囊与胆管树汇合；胆囊管的内面有皱褶，是含有平滑肌（Heister 螺旋瓣）的大的斜行皱褶，可防止胆囊管塌陷。肝外胆管系统的其他

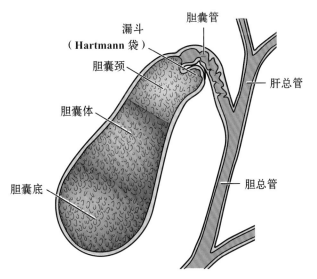

图 21.1　胆囊分为胆囊底、胆囊体和胆囊颈三个部分；胆囊体和胆囊颈的连接部分称为胆囊漏斗，这个部位有小的膨大，称为Hartmann 袋，后者可能会由于其中存在结石而变得明显

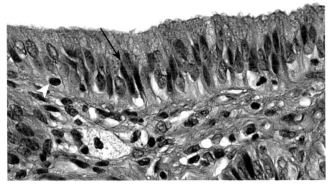

图 21.3　胆囊上皮细胞含有嗜酸性胞质，胞核位于基底部。小而深染的柱状细胞称为"铅笔样"细胞，分散于上皮内（箭头所示），与基底细胞（箭头所示）一样，常不明显

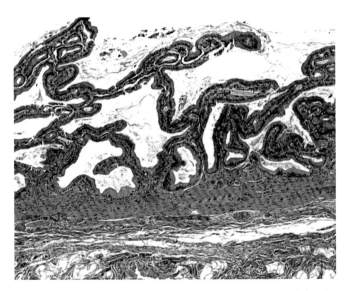

图 21.2　胆囊壁由三层结构组成：黏膜层、固有肌层和游离面的浆膜层。胆囊没有黏膜肌层或黏膜下层，因此，其固有层直接与固有肌层直接相邻。其黏膜由大小不同的分枝状皱襞组成，皱襞中心是固有层组织，表面衬覆单层柱状上皮

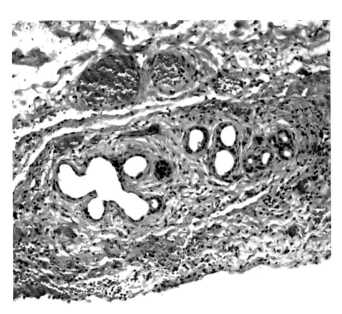

图 21.4　Luschka 管是正常的小副胆管，通常位于胆囊肝侧表面的肌肉周围的结缔组织内。周围被结缔组织包绕，形成独特的环形结构，这些结构有助于与癌鉴别，尤其在冰冻切片上

组成成分有肝管（左、右肝管和肝总管）和胆总管。解剖学上，这些导管及其血液供应有许多变异（图 21.5）[6]。胆总管淋巴引流到导管沿线的淋巴结、肝门附近淋巴结、胰腺周围淋巴结，最后进入腹腔动脉组淋巴结。

　　显微镜下，所有肝外胆管的上皮均由单层柱状上皮细胞覆盖，周围为致密结缔组织（图 21.6）。在肝外胆管系统的不同部位，平滑肌分布不一，可能会影响对该部位肿瘤浸润深度的评估。胆总管上部含有细线样的平滑肌，而下 1/3 部分含有厚的平滑肌。胆囊与胆囊管汇合处也存在平滑肌。在胆囊管的上 1/3 部分，肌层不明显

或缺乏 [1,7]。其上皮穿入间质形成被称为 Beale 囊的小囊，其中较大的小囊大体上可见。这些小囊的周围有小叶状黏液腺分布，其周围有致密间质包绕，称为胆管周围腺、胆管腺或导管周围腺；这些腺体可能会与高分化癌相似，低倍镜下看到其小叶结构是最重要的鉴别点 [1-2]。

先天性异常
胆囊

　　胆囊的先天性异常比较少见，包括胆囊重复（duplication）、胆囊憩室（diverticula）、胆囊缺如［发育不全（agenesis）］、胆囊分隔（septation）、弗里吉亚帽形胆囊（phrygian cap）、胆囊位置异常（anomalous

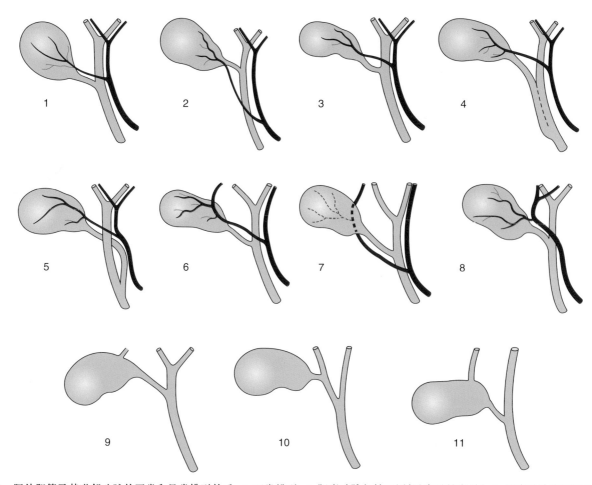

图 21.5 肝外胆管及其毗邻动脉的正常和异常排列关系。 1, 正常排列。2, 胆囊动脉起始于尾部（常见的变异）。3, 胆囊动脉位于肝总管后方。4, 胆囊管很长，与肝总管粘连并行一段距离后汇合形成胆总管。5, 胆囊管很长，从肝总管后方跨过，与其在中下部汇合。6, 胆管系统正常，异常的右肝动脉在抵达胆囊壁处分出胆囊动脉，然后进入肝。在这种并不少见的异常中，右肝动脉常常与胆囊动脉一并被结扎，或被误认为是胆囊动脉的分支结构而被结扎。7, 异常的右肝动脉位于胆囊的后方，与前面描述的 6 具有同样的危险。8, 整个肝动脉的极为危险的异常情况，它在进入肝之前与胆囊管伴行到达胆囊。意外结扎整个肝动脉后，在抗生素使用之前几乎总是致死性的，现在仍然非常危险。9, 通过肝胆囊床进入胆囊的异常胆管。这样的病例在胆囊切除后常常会出现胆汁渗漏，除非做了外引流，否则很可能导致致命性的腹膜炎。10, 胆囊管异常汇入右肝管，容易将右肝管尾侧与胆囊管汇合后的部分误认为是胆囊管而结扎，由此会阻断右肝向肠管的胆汁引流。11, 右肝管异常进入胆囊，造成右肝叶产生的胆汁必须通过胆囊管排出

position）和胆囊内异位组织（heterotopic tissue）[8-12]。双胆囊（图 21.7）或三胆囊均有报道，分为共用一个胆囊管和每个胆囊均有各自的胆囊管两类 [8]。胆囊发育不全可能为手术中偶然发现，或与胆管闭锁（见下文）、十二指肠闭锁和其他先天性异常有关 [9-11]。胆囊分隔可以是后天获得性（因慢性胆囊炎和胆石症）或先天性的。胆囊分隔可以是单隔膜或多隔膜，可以是纵行的或横行的 [12]。"沙漏"或"哑铃"胆囊是指胆囊横隔将胆囊分为中央部分狭窄的两个部分。弗里吉亚帽形胆囊或胆囊"底部折叠"畸形是指胆囊底向胆囊体的内翻畸形，形成一个突出的凹槽或底部的远端部分成角，外观像古代小亚细亚的弗里

吉亚人戴的帽子 [12-14]。它可能导致放射影像学检查时与结石或肿瘤混淆，但这种异常没有临床意义。异位胆囊十分罕见，位置异常包括位于肝内、后位胆囊、肝上胆囊和称为游走或漂浮胆囊的与肝不连接或仅有很少连接的易发生扭转的胆囊 [12]。最常见的可能在胆囊中发现的异位组织是胃和胰腺组织（图 21.8）[15-16]。文献报道的胆囊先天性憩室的发生率为 0.0008%~9%。它们包括在胆囊任何位置的囊壁的单个或多个外翻。胆囊壁所有层次的组织学表现均与 Rokitansky-Aschoff 窦不同。已有发生于先天性胆囊憩室上的胆石症、胆囊炎和胆囊癌的罕见病例报道 [12,17]。

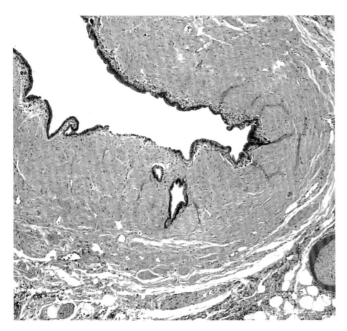

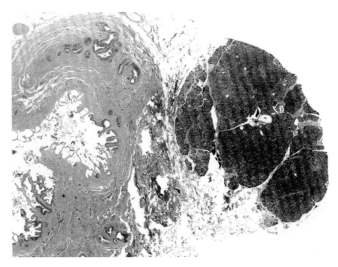

图 21.8　附着于胆囊的岛状异位胰腺组织

图 21.6　所有肝外胆管上皮均由单层柱状细胞组成，周围为致密结缔组织

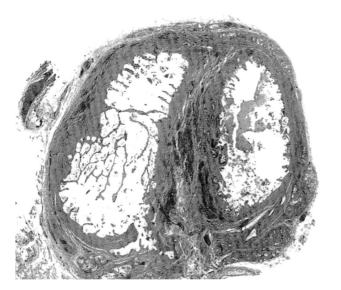

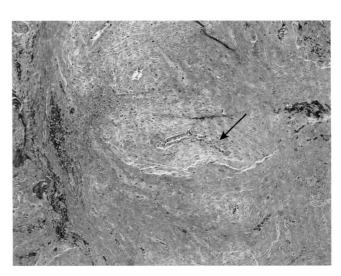

图 21.9　1 例伴有胆管闭锁的患儿的肝门部切片，显示广泛的纤维化和炎症，以及严重损伤、萎缩的胆管上皮，管腔几乎闭合（箭头所示）

图 21.7　先天性重复胆囊的横切面，显示胆囊壁的所有层次都是重复的

肝外胆管树

在**胆管闭锁（biliary atresia）**——一种同时影响肝外和肝内胆管的进行性纤维炎性疾病，胆囊和肝外胆管可能完全缺如或可能表现为没有管腔的纤维条索。这种疾病是导致新生儿病理性黄疸的最常见病因，是儿童肝移植的最常见指征。胆管闭锁的病因依旧未知，可能与多种因素有关[18-19]。大约 20% 的胆管闭锁患者伴有相关性异常[20]。其胆管树的组织学改变特征为进行性炎症和纤维化（图 21.9），最终导致管腔消失、肝内胆管损伤和胆汁淤积（见 19 章）[20-23]。在胆管闭锁，肝动脉及其分支的肥大和增生性改变常见[22]。

胆管闭锁分为两种：①胎儿型（先天性、综合征性或出生前性，占所有病例的 10%~20%），与其他先天性异常相关，症状出现早，有 Notch 信号通路异常；②获得性（围生期，占所有病例的 80%~90%），症状出现晚（出生后 1~2 周），与肝外胆管先天性异常不相关[23]。胆管闭锁如果不治疗，会在 2 年内危及生命。外科干预包括被称为"Kasai 手术"的肝门空肠吻合术，即将肝门纤维组织横断后的开放部分吻合到空肠袢上（或在有胆囊的情况下吻合到胆囊上）。这种手术属于姑息性治疗，但可能可以使患者获得肝移植前所必需的 2 年或 2 年以上的时间。肝移植具有根本的治愈性，移植后的长期生存率非常好[24]。

胆总管囊肿（choledochal cyst）是主要发生在肝外胆管的胆管树的囊状扩张，可能可以导致胰腺分泌物向胆总管反流。胆总管囊肿主要见于 10 岁以内的儿童，也

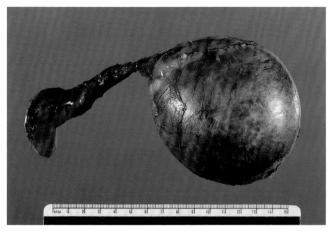

图 21.10　一位 5 岁女孩的胆总管囊肿。右侧结构为附着的胆囊（Courtesy of Dr. R.A. Cooke, Brisbane, Australia; from Cooke RA, Stewart B. Colour Atlas of Anatomical Pathology. Edinburgh: Churchill Livingstone; 2004.）

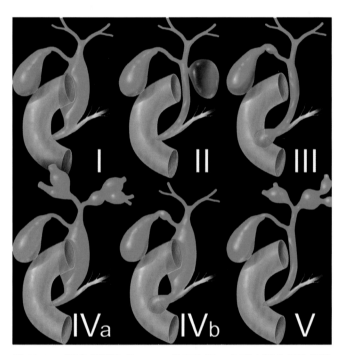

图 21.11　胆总管囊肿的 Todani 分型包括： I 型（胆总管的节段性或弥漫性扩张）， II 型（十二指肠上方的孤立性胆管憩室）， III 型（位于十二指肠壁内的胆总管末端囊肿）， IV a 型（肝外胆管囊肿合并 Caroli 病样的肝内胆管囊状扩张）， IV b 型（多发性肝外胆管囊肿）， V 型（多发性肝内胆管囊肿，等同于 Caroli 病）。 I 型是最常见的类型，占所有病例的 75% ~ 90%（From Lamps LW, Kakar S. Diagnostic Pathology: Hepatobiliary and Pancreas. Salt Lake City: Amirsys; 2011.）

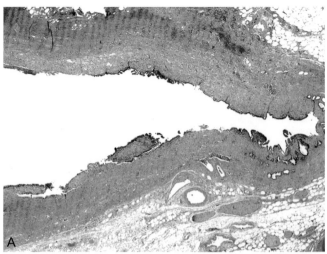

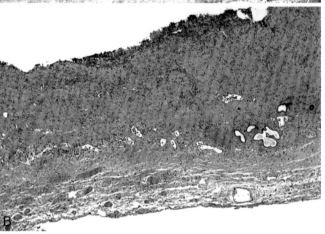

图 21.12　**A**，胆总管囊肿，显示衬覆上皮完整，慢性炎症较轻。**B**，相反，这张来自另一个病例的切片显示，完全剥落的上皮，下方有急慢性炎症

可以首次出现于成年期 [25]。胆总管囊肿较常见于女性，其临床特征为腹痛、黄疸和肿块 [25-26]。胆总管囊肿不是真正的囊肿，而是胆总管局部的梭形或球形扩张（图 21.10），可继发于其他肝外胆管甚或十二指肠的梗阻。胆总管囊肿的发病原因尚不清楚 [26]，可能与其他胆管和其他部位的先天性异常有关 [25]。

既往，胆总管囊肿是根据 Todani 分型方法进行解剖学分型的（图 21.11）[27]。大体上，胆总管囊肿的囊壁是纤维性的，有时有钙化，囊腔内的胆汁总量可为 30 ~ 5 000 ml。组织学上，胆总管囊肿的囊壁内常有慢性炎症，上皮细胞排列完好、损伤 / 变薄或完全消失（图 21.12A）。显微镜下，胆总管囊肿的表现取决于患者手术时的年龄 [28]；在婴儿，常可见到完整的柱状上皮，炎症轻；在稍大些的儿童，炎症较明显，上皮常不连续；在成人，常有非常重的炎症和上皮破坏（见图 21.12B）。常伴有慢性胆囊炎。胆总管囊肿有发生胆管癌的较小但明确的风险，因此，对于胆总管囊肿，建议完全切除以防止其发展为胆管癌以及胰腺炎和胆管炎 [25]。在胆总管囊肿，也有其他类型的肿瘤报道，包括高分化神经内分泌肿瘤（类癌）[29] 和胚胎性横纹肌肉瘤 [30]。胆总管囊肿的治疗为手术切除和 Roux-en-Y 肝管空肠吻合 [25]。

胆固醇沉积症

胆囊胆固醇沉积症（ **cholesterosis** ）[又称为胆固醇沉着症（ cholesterolosis ）] 是指固有层的巨噬细胞内脂类

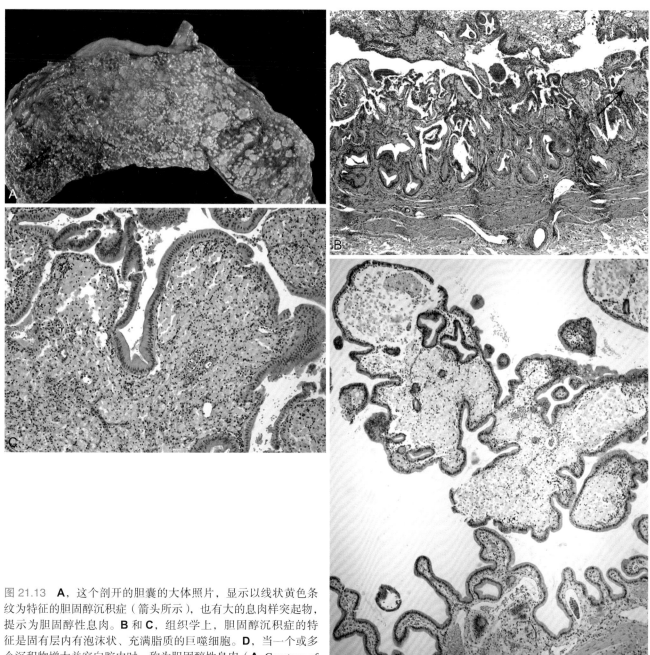

图 21.13 **A**，这个剖开的胆囊的大体照片，显示以线状黄色条纹为特征的胆固醇沉积症（箭头所示），也有大的息肉样突起物，提示为胆固醇性息肉。**B** 和 **C**，组织学上，胆固醇沉积症的特征是固有层内有泡沫状、充满脂质的巨噬细胞。**D**，当一个或多个沉积物增大并突向腔内时，称为胆固醇性息肉（**A**, Courtesy of Dr. George F. Gray Jr. ）

积聚[31]。这种病变非常常见，在手术和尸检报告中占 9%～26%[32]。其病因依旧不清，其临床特征也存在争议。胆固醇沉积症常与胆囊结石相关。大体上，其表现具有特征性，凸起的嵴上可见线状黄色条纹，周围黏膜充血（"草莓胆囊"）（图 21.13A ）。当一个或多个沉积物不断增大并突向腔内时，称为胆固醇性息肉。显微镜下，充满脂质的泡沫细胞出现在绒毛顶端（图 21.13B 至 D ）。除非伴有胆囊管结石，胆固醇沉积症一般不伴有明显的炎症。

胆石症

胆石症（cholelithiasis）是世界范围内最常见的胃肠道疾病之一，影响欧洲和美国 10%～20% 的人口，胆石症在斯堪的纳维亚国家、智利和美洲土著中的患病率很高[34-35]。女性的发生率比男性的高 2～4 倍，胆结石的风险与体重、分娩和雌激素相关[34]。然而，胆结石可以发生于任何年龄组，包括婴儿和新生儿，尽管胆石症在这个人群中与溶血、克罗恩病以及胆管树的先天性异常等有关[35]。

胆结石的分类是根据结石中胆固醇的含量进行，一般分为胆固醇结石（在发达国家中，在所有胆结石病例中的占比＞80%）和胆色素结石，后者与不同的疾病或状况有关（见下文）。胆固醇结石的发病机制是基于人类研究和实验动物模型提出的，即由于胆汁过饱和和不稳定以及胆囊动力减退[33-34]。结石出现之前，有形成胆固醇结晶，随着胆汁中黏蛋白的增加和聚集形成结石[34]。胆结石的化学成分变化很大，在含有胆固醇的基础上，还含有不同含量的胆红素钙、碳酸钙，两者可以单独存在，也可以混合存在。超声技术已经被证明可以非常有效地识别胆囊结石，能够发现近98%患者的胆石症，成为发现胆囊结石的首选方法[36]。

胆固醇结石（cholesterol gallstone），特别是混合性胆固醇结石，构成了西方国家大多数（80%）患者的结石。它们由胆固醇、胆盐和磷酸酯组成。胆固醇结石的发病率随着年龄增长而增长，其危险因素还包括女性、妊娠/多胎产、雌激素治疗、肥胖、快速减重和很多药物治疗。几乎所有患者都伴有慢性胆囊炎。混合性胆固醇结石通常是多发的、圆形的或多面体的，小于2.0 cm（图21.14）[37]。单纯性胆固醇结石在所有胆结石中的占比仅为10%。它们通常是单发的，呈球状或粗糙结节状，大小可以达到4 cm。它们呈透明蓝白色，在断面上可见大而扁平的结晶。如果胆囊管没有梗阻，含有单纯胆固醇结石的胆囊通常呈现很轻的炎症或没有炎症反应。血清脂质指标异常与胆固醇结石的形成之间并不相关[38]。连续胆囊造影检查和[14]碳-标记检查提示，胆囊结石生长的速率为每年1~2 mm，手术切除前它们通常已经存在了5~20年[39]。

在美国患者中，胆色素结石在所有胆结石中的占比为10%~25%，但在非洲和亚洲患者中有更高的占比。黑色结石包含胆红素钙、磷酸盐、碳酸盐和非常少的胆固醇[40-41]。它们通常是多发的、小的、棕色到黑色的多面体结石，直径为2~5 mm（图21.15）。它们与高胆红素血症有关，因此，包括肝硬化和溶血性疾病（镰刀细胞性贫血、地中海贫血、遗传性球形红细胞增多症和人工心脏瓣膜）以及其他相关因素［包括疟疾、全胃肠外营养（TPN）和克罗恩病］都可以引起胆色素结石[41-42]。棕色结石含有胆红素钙盐和棕榈酸盐，比黑色结石含有的胆固醇浓度更高。它们常常不含碳酸钙和磷酸盐。棕色结石是软的、棕绿色大结石。与感染（特别是大肠杆菌和胆管吸虫）有关[40-41]。

胆结石的其他类型包括碳酸钙结石、磷酸盐结石和不同类型的混合性结石。有些作者建议根据元素成分分析和微观结构对胆结石进行更详细的分类[43]。圆筒状结石是复合性结石的一种类型，数量通常是2个，其体积大，一面为平面，增厚的胆囊壁常紧紧包裹在其外面。复合性结石几乎总伴有慢性胆囊炎，偶尔伴有胆瘘形成。

胆总管结石不管是否伴有梗阻，几乎均继发于胆石症，大约20%的胆囊结石病例同时伴有胆总管结石[44]。胆结石通常在胆囊内形成，经胆囊它们可能掉入胆囊管和其他肝外胆管中，因此，在因胆结石而施行胆囊切除术后，有时会出现胆总管结石症状，这通常是外科手术时疏漏了胆总管结石所致。偶然发现的肝内胆管多发小结石表明，胆囊外肝胆管系统也可以形成结石，肝外胆管很少独立形成结石，然而，它们通常与棕色胆结石、持续性胆管扩张或胆管憩室相关[45]。

结石嵌入胆囊管可以导致胆囊积水[46-47]（增大、扩张的胆囊充满清亮的、黏液样或浑浊的分泌物）（图21.16）或急性胆囊炎。结石嵌入胆总管末端1/3或Vater

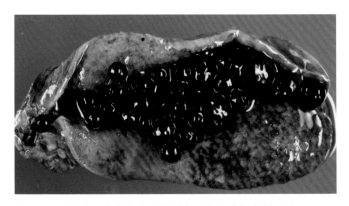

图21.15　扩张胆囊内的多发性黑色（胆红素钙）结石（Courtesy of Dr. George F. Gray Jr.）

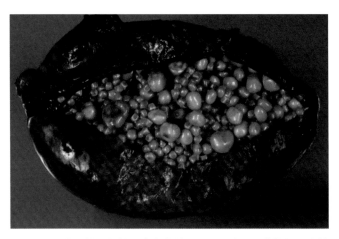

图21.14　在急性和慢性胆囊炎背景下，可见大量混合性胆固醇结石（Courtesy of Dr. George F. Gray Jr.）

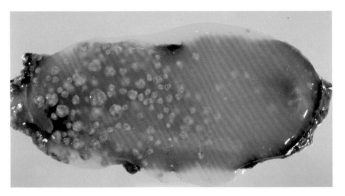

图21.16　这个被剖开的积水胆囊有很薄的囊壁，胆囊腔内有大量的水样分泌物和大量胆固醇结石（Courtesy of Dr. George F. Gray Jr.）

壶腹会导致严重的胆绞痛和梗阻性黄疸。有时嵌入胆囊管的结石可以导致水肿和邻近肝总管的受压与梗阻，这种情况被称为 Mirizzi 综合征 [48]。胆结石还可能导致胆道内部闭锁 [49]。超过 90% 的瘘管位于胆囊和十二指肠之间、胆囊和结肠之间或胆总管和十二指肠之间。这些瘘管的形成是由于胆管树和邻近器官之间形成的炎性粘连所致以及后来因结石通过胆囊或胆总管进入胃肠道引起的侵蚀所致。持续性胆管梗阻可导致瘘管持久存在。发生胆瘘的证据是：患者呕吐或经直肠排出大的胆结石，腹部 X 线平片发现胆管树内有气体，或在上消化道造影或钡灌肠检查时看到胆管树的轮廓。伴有胆囊结肠瘘时，感染往往很严重。

对于有症状胆囊结石的标准治疗方法是胆囊切除，现在常施行腹腔镜手术 [50]。术中，结石掉入腹腔并不少见，一般后果并不严重，然而，有时可导致腹腔脓肿、异物肉芽肿和（特殊的）结石种植在卵巢上 [51-52]。对于无症状胆囊结石的处理还存在争议，但胆囊切除手术对于无症状胆囊结石并不常规推荐 [50]。尽管经常争论所有含有结石的胆囊因存在癌症风险而应该进行切除，但这些争论尚缺乏有效性，因为有结石的胆囊其癌变风险低于 1% [53]。

内镜括约肌切开，有时联合内镜乳头球囊扩张正在越来越多地用于胆总管结石的治疗。碎石术也是一种具有吸引力的治疗胆管结石的方法，但由于这些治疗需要特殊的设备和专业人员，难以推广。不推荐应用碎石术治疗胆囊结石，因为有很高的复发率以及碎石有可能迁移进入胆管树 [44]。

急性胆囊炎

急性胆囊炎（**acute cholecystitis**）的主要症状是右上腹疼痛、恶心呕吐和发热 [54]。有三种类型的急性胆囊炎：结石性、非结石性和气肿性。

大体上，急性胆囊炎可见胆囊肿大扩张，伴有外表面的出血（图 21.17A）[47]。可能有坏疽灶或穿孔。囊壁通常增厚和水肿，伴有不同程度的出血和化脓表现。在急性结石性胆囊炎，胆囊内容物常呈黄色黏稠状，大体上可能表现为积脓，但实际其液体不是脓液，而是碳酸钙和（或）胆固醇形成的乳状液。如果急性炎症是在慢性胆囊炎基础上出现的，则常可见囊壁的纤维化。

组织学上，急性胆囊炎的特征是水肿和胆囊壁内的纤维蛋白，常伴有黏膜溃疡和覆盖在上面的纤维素性炎性渗出（图 21.17B）。胆囊壁内的小静脉内常见新鲜血栓。明显的中性粒细胞浸润表现变化较大，但如果出现，常在病程的早期更明显。在伴有胆总管梗阻的病例，可以看到黏膜上皮内中性粒细胞聚集，这被看做是一种反应性病变，就像在逆行性胆管炎时在胆总管壁和肝上看到的那样 [55]。成纤维细胞反应见于病程的后期（图 21.17C）。上皮可以出现明显的反应性变化，不要与上皮异型增生和原位癌混淆。可以见到坏死，如果坏死范围比较广，提示为坏疽性胆囊炎，这是一种与糖尿病、心血管疾病和其他共存疾病有关的急性胆囊炎的严重形式 [56]。

急性结石性胆囊炎（**acute calculous cholecystitis**）在急性胆囊炎病例中的占比在 90% 以上 [57]。大多数急性结石性胆囊炎的发病机制可能是化学性或缺血性的，而非感染性的，并且几乎总是与胆囊管内的结石嵌顿有关 [57-58]。胆石嵌顿被认为能引起胆汁浓度和成分的变化，以及能使胆囊管周围扭曲静脉的回流受阻。尽管原发性细菌感染在急性胆囊炎中并不起主要作用，但约 50% 的病例有继发性感染（通常是革兰氏阴性肠道杆菌和厌氧菌）。早期（3 天内）行腹腔镜胆囊切除手术是对大多数患者的治疗选择，这样总体住院时间会较短 [57,59]。胆管损伤是此手术的主要并发症，但发生率非常低（< 1%）[60]。

急性非结石性胆囊炎（**acute acalculous cholecystitis**）在急性胆囊炎病例中的占比为 5%～10% [47]。在成人，急性非结石性胆囊炎常发生在合并严重内科和外科疾病的患者，例如，心脏大手术、糖尿病、终末期肾病、全胃肠外营养（TPN）和脓毒血症，死亡率非常高（大约为 30%）[61-62]。在儿童，急性非结石性胆囊炎在急性胆囊炎病例中的占比为 50% 以上，同样可以在严重疾病的情况下发生。在其他健康儿童，急性非结石性胆囊炎常与溶血性链球菌败血症、伤寒热和致命的感染有关 [63]。也有急性非结石性胆囊炎发生于艾滋病患者继发巨细胞病毒感染和其他多种机会性感染时的报道 [64-65]。化学性非结石性胆囊炎病例见于肝动脉化疗之后 [66]。

显微镜下，与结石性胆囊炎相比，急性非结石性胆囊炎的胆囊壁内的胆汁浸润程度更重，囊壁坏死程度较轻，但两者有明显的重叠 [47,67]。

在急性结石性胆囊炎，细菌侵入常是继发性的，如果病原菌是产气型的，可以引起气肿性或急性产气性胆囊炎 [68]，这种并发症在糖尿病患者尤为常见。胆囊动脉及其分支的动脉硬化也被认为是其发病因素。许多患者血培养有梭菌属或革兰氏阴性肠杆菌，其总死亡率约为 15%。组织学上，胆囊呈急性炎症伴有坏死和胆囊壁内的气泡（图 21.17D）。

慢性胆囊炎

大多数**慢性胆囊炎**（**chronic cholecystitis**）与胆石症有关。然而，大多数胆囊结石患者没有疼痛病史。那些有症状的患者通常有上腹或右上腹疼痛、消化不良、嗳气、腹胀，而这些症状很可能与胆囊结石无关，因为这些症状在手术后还经常持续存在 [69]。

大体上，慢性胆囊炎可见胆囊增大、缩小或大小正常，可见粘连。近 95% 的慢性胆囊炎病例可见结石。其胆囊壁通常是增厚的，尽管这一表现可能并不显著（图 21.18A 和 B）[47]。显微镜下，慢性胆囊炎的黏膜显示不同程度的单核细胞浸润和纤维化（图 21.18C 和 D）。淋

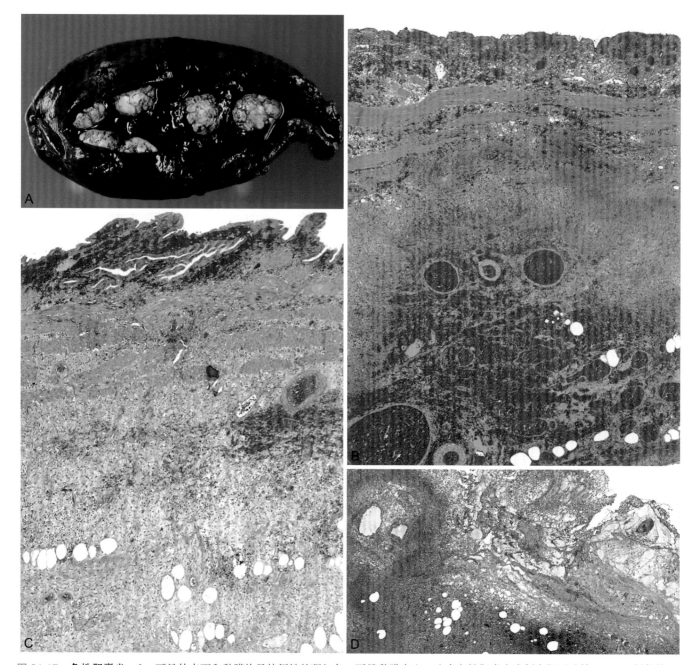

图 21.17　**急性胆囊炎**。**A**，可见外表面和黏膜均呈特征性的猩红色，可见黏膜出血。这个急性胆囊炎病例有胆固醇结石。**B**，低倍镜下，可见黏膜被纤维素性渗出物替代，囊壁伴有明显的出血和坏死。**C**，另一例处于疾病后期的急性胆囊炎，可见黏膜水肿、出血和成纤维细胞反应。注意，此时病变并不以中性粒细胞为主。**D**，此例是急性气肿性胆囊炎，可见坏死和胆囊壁内的气泡（**A**, Courtesy of Dr. George F. Gray Jr. **D**, Courtesy of Dr. Jose Jessurun.）

巴细胞是其最主要的炎症细胞，混合有浆细胞和组织细胞，也可以见到中性粒细胞和嗜酸性粒细胞。慢性胆囊炎炎症可以仅累及黏膜层，或累及更深的层次。需要强调的是，与在小肠和结肠类似，在正常情况下，胆囊黏膜可见单核细胞，根据这一点并不能诊断慢性胆囊炎。慢性胆囊炎的胆囊壁可见纤维化、肌层肥厚和（或）包

有外壳的结石。在半数以上的慢性胆囊炎病例，胆囊壁内出现形态不规则的腺管结构，这些腺管结构传统上被称为 Rokitansky-Aschoff 窦。这些腺体衬覆柱状或立方上皮，并可含有胆汁或胆石 [47,70]。这些腺管结构被认为是由于腔内压力增加而形成的疝或憩室 [71]。Rokitansky-Aschoff 窦内黏液可以进入间质，与黏液腺癌相似 [72-73]。

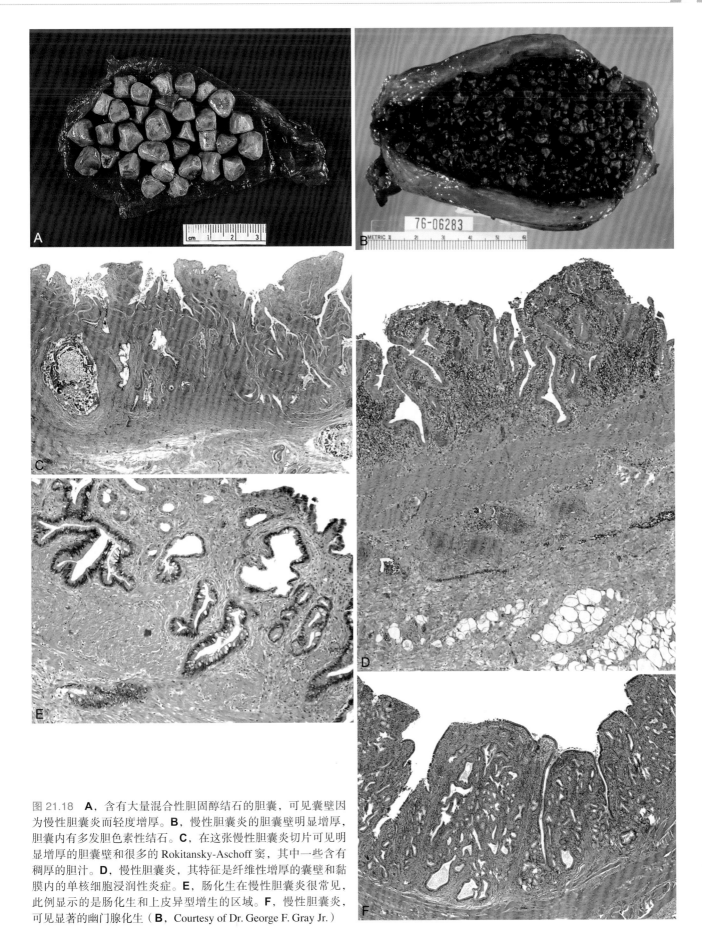

图 21.18　**A**，含有大量混合性胆固醇结石的胆囊，可见囊壁因为慢性胆囊炎而轻度增厚。**B**，慢性胆囊炎的胆囊壁明显增厚，胆囊内有多发胆色素性结石。**C**，在这张慢性胆囊炎切片可见明显增厚的胆囊壁和很多的 Rokitansky-Aschoff 窦，其中一些含有稠厚的胆汁。**D**，慢性胆囊炎，其特征是纤维性增厚的囊壁和黏膜内的单核细胞浸润性炎症。**E**，肠化生在慢性胆囊炎很常见，此例显示的是肠化生和上皮异型增生的区域。**F**，慢性胆囊炎，可见显著的幽门腺化生（**B**，Courtesy of Dr. George F. Gray Jr.）

慢性胆囊炎的上皮可以相对正常、萎缩或显示增生性或化生性改变。其化生性改变可以是杯状细胞（肠）型化生或幽门腺（窦）型化生。杯状细胞型化生伴有 Paneth 细胞和内分泌细胞（图 21.18E 和 F）[47,74-76]。肠型化生伴有 CDX2 表达[77]。幽门腺型化生可以很显著，并且可能浸润平滑肌纤维及其周围的神经，类似神经周围侵犯的表现[78]。其化生腺体的腺管呈小叶状排列，并且其胞核小而一致，这些有助于将其与腺癌鉴别开。这些化生性病变的出现随着年龄的增长而增多[79]，这些类型的化生也可以见于正常的、无炎症的胆囊。偶尔也有骨性化生的描述[80]。

已有几种慢性胆囊炎的形态变异型描述。滤泡性胆囊炎（follicular cholecystitis）的特征是：胆囊壁全层形成广泛的淋巴滤泡（图 21.19）[47,81]。既往，这种情况与伤寒症、其他革兰氏阴性肠道杆菌感染以及克罗恩病相关（见下文）[47,81]。黄色肉芽肿性胆囊炎（xanthogranulomatous cholecystitis）[82-83]，也被称为胆囊肉芽肿或蜡样质肉芽肿，是胆汁侵入胆囊壁导致的反应，常导致 Rokitansky-Aschoff 窦破裂（图 21.20A）。这种类型的胆囊炎的特征是：含有中性脂肪和脂褐素（蜡样质）的巨噬细胞弥漫或结节状聚集（见图 21.20B）。这些病变随着时间的延长会变成致密的纤维样，放射影像学和大体上与癌类似[83]。

伴有明显弥漫性钙化的胆囊被称为瓷片胆囊（porcelain gallbladder）（图 21.21）。玻璃样变性胆囊炎（hyalinizing cholecystitis）是最近根据一种以致密透明纤维替代胆囊壁为特征的慢性胆囊炎，常伴有钙化和上皮剥脱（图 21.22）。其炎症很轻，囊壁变薄。钙化很少或

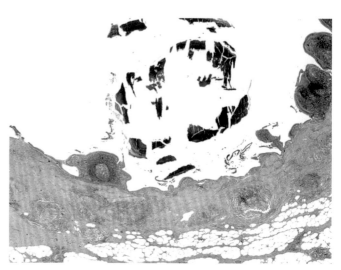

图 21.19 此例滤泡性胆囊炎可见胆囊壁内遍布淋巴滤泡，许多出现生发中心

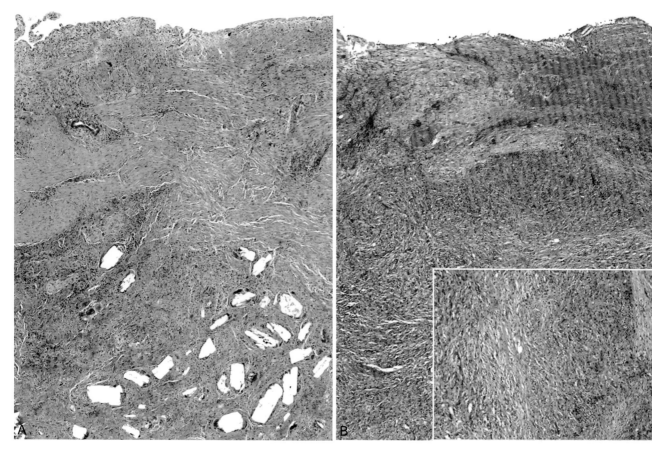

图 21.20 **A**，此例为黄色肉芽肿性胆囊炎，其特征是胆囊壁内可见含蜡样质的组织细胞和伴有异物巨细胞反应的胆固醇结晶的结节状聚集。**B**，另一例可见更多梭形的组织细胞结节，伴有蜡样色素和胆囊壁纤维化（**B** 插图）

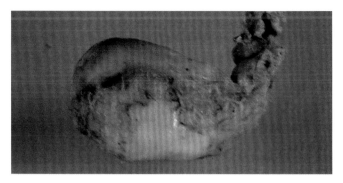

图 21.21 这个胆囊壁几乎完全被钙化替代，被称为"瓷片"胆囊

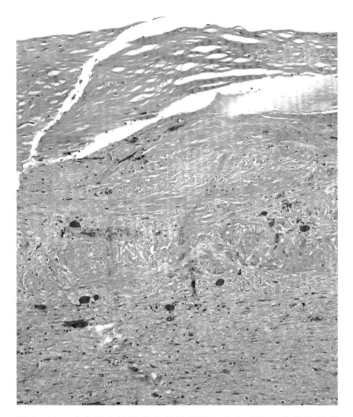

图 21.22 玻璃样变性胆囊炎的特征是：致密透明纤维替代胆囊壁，炎症很轻，上皮剥脱

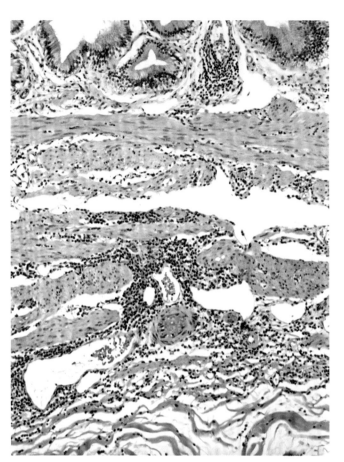

图 21.23 "纯"嗜酸细胞性胆囊炎，包含几乎完全由嗜酸性粒细胞形成的炎症浸润

明显的淋巴细胞成分，但其嗜酸性粒细胞浸润至少要占50%[85]。已有弥漫性淋巴浆细胞性胆囊炎与原发性硬化性胆管炎（PSC）和 IgG4 相关性自身免疫性胰腺炎伴发的描述（图 21.24）[86-87]，但它们都不具有特异性（见下文）。已有以大量上皮内淋巴细胞浸润为特征的少见的无结石性胆囊炎的描述，这种情况被称为淋巴细胞性胆囊炎，其发病机制目前不清[88]。

累及胆囊的其他炎症

胆囊缺血可以由动脉硬化、胆结石或肿瘤压迫血管或手术意外所致[89]。也有胆囊缺血发生于对肝细胞癌应用微球进行肝动脉化疗栓塞之后的描述[90]。"漂浮"胆囊或其他被腹膜包围但缺乏与肝结实固定的胆囊非常容易发生扭转和缺血[12]。与小肠相似，缺血胆囊的外观显示囊壁增厚水肿，伴有出血性坏死和上皮脱落（图 21.25）。

一些血管炎可以累及胆囊，包括（但并不局限于）结节性多发性动脉炎、Churg-Strauss 综合征和与类风湿性关节炎有关的血管炎[91-94]。一些结节性多动脉炎患者可以仅有胆囊受累，尽管他们在随访中可以发展为多系统失调。其他伴有结节性多动脉炎累及胆囊的患者在诊断时有系统性自身免疫性疾病，例如狼疮或硬皮病，尽管

没有钙化的病例也被称为"不完全性瓷片胆囊"，与较高的癌变发生率相关[84]。在近期文献中，弥漫性钙化或"完全性瓷片胆囊"并没有提示与癌变风险升高有关系。

12%～13% 的慢性胆囊炎患者没有结石[58]，在这种情况下，其炎症程度不一。在慢性无结石性胆囊炎疾病谱中，在此值得一提的是三种最近描述的情况。嗜酸细胞性胆囊炎经常是无结石的，并且与过敏反应和其他嗜酸细胞性疾病相关。"单纯"嗜酸细胞性胆囊炎，就像它的名字提示的一样，几乎完全由嗜酸性粒细胞浸润组成（图 21.23），而"淋巴细胞嗜酸细胞性胆囊炎"包含

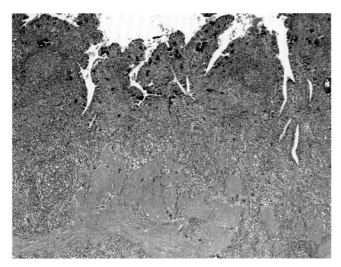

图 21.24 此例为弥漫性淋巴浆细胞性胆囊炎，免疫染色可见包含数量很多的 IgG4 阳性浆细胞（Courtesy of Dr. Rhonda K. Yantiss.）

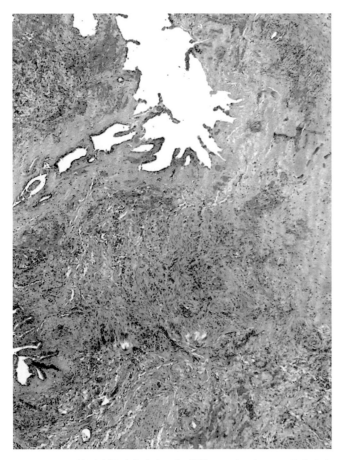

图 21.25 1 例肝移植手术中出现胆囊缺血、出血坏死和黏膜溃疡的病例

在胆囊切除标本中发现的血管炎可能先于系统性疾病（图 21.26）。

胆囊和肝外胆管的感染将在后面一起讨论。其他可能影响胆囊的炎性疾病尽管很罕见，但值得在此提及的

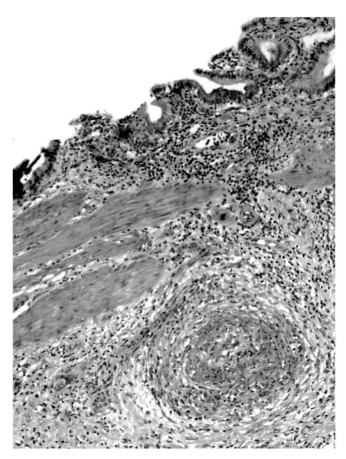

图 21.26 1 例结节性多动脉炎，可见中等大小动脉的纤维素样坏死。胆囊切除时，血管炎仅限于胆囊

包括软斑病，其特征是组织细胞胞质内出现钙和铁阳性的 Michaelis-Gutmann 小体[95-96]。胆囊的克罗恩病，可能以滤泡性胆囊炎[97]或罕见的肉芽肿性胆囊炎[98-99]为特征。尽管结节病常累及肝，但也仅有非常罕见的发生于胆囊的报道[100]。所谓的 Pulse 肉芽肿，与更常见的发生于口腔和胃肠道的对应病变相似，也有发生于胆囊的报道，这与累及消化道的瘘有关系，它们表现为透明的环状物，可能与炎症、异物巨细胞、钙化和植物样物质有关[101]。

肝外胆管的炎症性疾病

胆总管狭窄（stricture of the common duct）通常是由手术创伤对胆总管的意外损伤或结扎所致（~80%）[102-103]。胆总管和血管的解剖学变异常常是导致此并发症以及不明显纤维化和炎症的主要原因。

阻塞性胆管炎（obstructive cholangitis）可能连同结石性胆囊炎一同出现，继发于胆管的结石嵌顿，或作为胆管囊肿、瘘、肿瘤或医源性梗阻的结果。组织学上，阻塞性胆管炎的表现并不特异，包括急性炎症伴上皮反应性和再生改变。肝外胆管的慢性炎症在黏膜可能显示化生变化，类似于常见于胆囊的化生，包括幽门腺化生、肠化生和鳞状上皮化生[104]。

原发性硬化性胆管炎（primary sclerosing cholangitis, PSC）是一种相对少见的疾病，其病因不明，特征为肝内外胆管树的纤维化和炎症[105-107]，最终导致胆管狭窄和硬化（见第 19 章）。PSC 主要影响 20～50 岁的男性患者，有报道认为，PSC 与腹膜后和纵隔纤维化、眼眶假瘤和慢性特发性炎症性肠病（特别是溃疡性结肠炎，其中 70% 的患者合并硬化性胆管炎；此外，还有克罗恩病）相关[108-109]。已经识别了一些 HLA 易感等位基因，但它们对 PSC 并非是特异性的，这些基因和 PSC 之间关系的意义还没有完全阐明[110]。许多患者也有抗核抗体、核周抗中性粒细胞胞质抗体和抗平滑肌抗体，尽管这些也是非特异性的[111]。在大多数病例，肝内和肝外胆管均受累，局部狭窄与正常或扩张胆管交替出现，导致胆管造影呈特征的串珠状改变[111]。在 PSC 的疾病早期，最典型的组织学变化不在肝外胆管，而在肝活检。胆管内的组织学表现并不特异，其特征是致密的纤维化、淋巴浆细胞浸润（有时包含嗜酸性粒细胞）、上皮完整或有溃疡（图 21.27A）[111-112]。神经增生也有描述。最终，纤维化

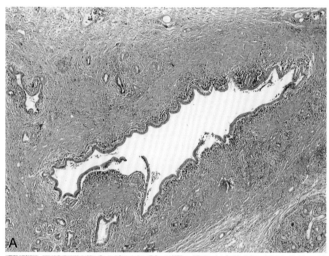

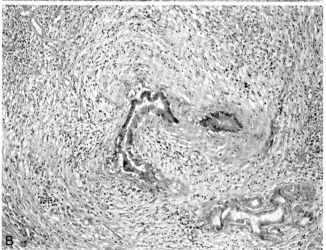

图 21.27　**A**，原发性硬化性胆管炎的肝总管，可见上皮完整无损，下方有淋巴浆细胞浸润。**B**，1 例更为进展的病例，可见致密的淋巴浆细胞炎症，伴有纤维化、上皮紊乱和管腔受压

和炎症导致管腔缩窄或消失（图 21.27B）。因为组织学改变是如此不特异，胆管造影检查被认为是诊断的金标准。PSC 患者发生肝内和肝外胆管癌的风险很高（见下文），放射影像学检查时很难将恶性狭窄与炎症性狭窄区分开。目前还没有建立起有效的筛查方法，但对于一些临床或影像学上有诊断疑虑表现的患者，ERCP 细胞刷片或荧光原位杂交（FISH）活检以及血清 CA19-9 检查可能有所帮助[113]。

IgG4 相关的硬化性胆管炎是一种最近描述的在临床和影像学上都酷似 PSC 的疾病，它是 IgG4 相关疾病谱的一部分，包括硬化性胰腺炎和炎性假瘤的亚型（也见第 19 和 22 章）[114-116]。这些患者中的大多数（约 90%）也有胰腺受累，这一点更支持其为 IgG4 相关疾病，而非 PSC。血清 IgG4 升高是其典型特征，但并不是所有患者都升高。其组织学表现包括纤维化、密集的淋巴浆细胞浸润、闭塞性静脉炎和 $IgG4^+$ 浆细胞的数量增加（图 21.28A 至 C）；不幸的是，这些发现并不出现在小的胆管黏膜活检中。值得强调的是，胆管癌也可以伴有 $IgG4^+$ 浆细胞的数量增加[114]。IgG4 相关的硬化性胆管炎对激素治疗的反应非常好，因此，准确诊断、将其与 PSC 鉴别开非常重要。

其他肝外胆管的非感染性炎症性疾病包括：原发性肝胆管结石病（也称为复发性化脓性胆管炎或东方肝胆管炎），是一种特发性疾病，多发生于亚洲人且有很高的发生胆管癌的风险[117-118]；特发性嗜酸细胞性胆管炎，可能与特发性嗜酸细胞性胃肠炎相关，并且可能会因为有胆管壁增厚而与胆管癌很相似[119-120]。

胆囊和肝外胆管感染

虽然很少见，但胆囊和肝外胆管可发生一些感染，主要见于伴有免疫功能缺陷的硬化性胆管炎患者。隐孢子虫，一种细胞内寄生虫，是艾滋病相关胆管病中非常常见的胆管病原体（图 21.29A）[121-123]。其他与艾滋病相关的胆管病和胆管炎的感染，包括微孢子虫（图 21.29B 和 C）[124]、囊孢虫（图 21.29D 和 E）[125]、结核、鸟型 - 胞内分枝杆菌和巨细胞病毒，是艾滋病相关胆管感染的第二常见的病原体[65,122-123]。也有囊孢虫出现于免疫功能正常患者的胆囊的报道，这种情况似乎缺乏临床意义[126]。

吸虫可以感染胆管，例如肝吸虫华支睾吸虫、后睾吸虫属和 Fasciola 吸虫属（图 21.30）。肝吸虫是亚洲很多地方特有的，俄罗斯、东欧和南美也有，患者因进食感染的鱼、小龙虾或水田芥（Fasciola 吸虫）而被感染。吸虫可以导致胆管梗阻和（或）感染，华支睾吸虫和后睾吸虫感染是胆管癌的危险因素[127-128]。血吸虫偶尔感染肝外胆管，可以导致纤维化（也见第 19 章）[129]。线虫属的人蛔虫偶尔可以从肠道迁入胆管[127]，阿米巴病偶尔也有发生于胆囊的报道[130]。

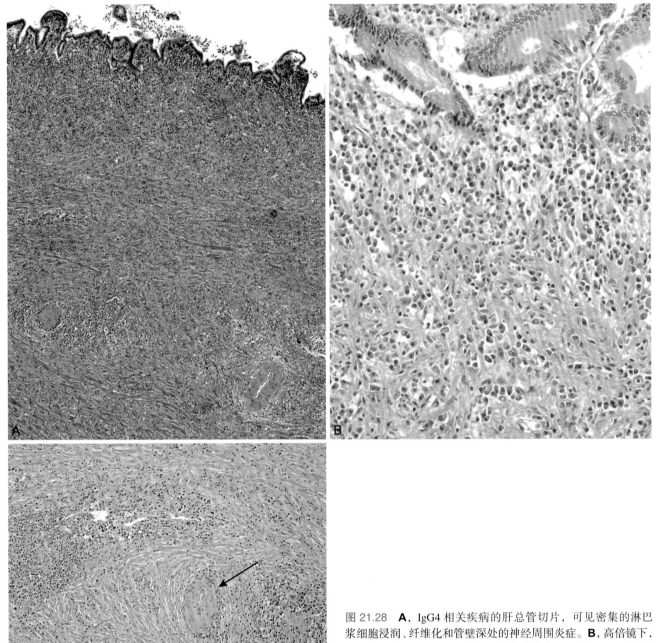

图 21.28　**A**，IgG4 相关疾病的肝总管切片，可见密集的淋巴浆细胞浸润、纤维化和管壁深处的神经周围炎症。**B**，高倍镜下，可见许多浆细胞，IgG4 免疫组织化学染色呈阳性。**C**，血管周围的淋巴浆细胞炎症和闭塞性纤维化（箭头所示）也是其特征（Case courtesy of Dr. Keith K. Lai.）

胆囊肿瘤和肿瘤样疾病

良性肿瘤和肿瘤样疾病

　　文献中对胆囊黏膜息肉的描述术语多样，缺乏明确标准，经常被交互使用，包括黏膜增生、增生性息肉、绒毛状增生和炎性息肉。黏膜增生 / 增生性息肉和炎性息肉几乎都可在慢性胆囊炎或其他炎症性损伤背景中见到。这些病变是良性的且通常缺乏临床症状，可为胆囊切除术中的意外发现。所谓的原发性乳头状增生是一种罕见的疾病，由高于正常黏膜的紧密排列的绒毛皱襞组成，但没有炎症或化生背景（因此命名为原发性增生）[131]。它的意义在于其与肿瘤在放射影像学检查上很相似。在患有易染性脑白质营养不良的婴儿和成人的胆囊中都有乳头状黏膜增生和散在性息肉的描述，并且可以引起大量出血[132-133]。胆固醇性息肉前文已述。

　　与肌层肥大有关的胆囊**憩室病（diverticulosis）**曾被冠予夸张但不太准确的腺肌瘤性增生、腺肌瘤

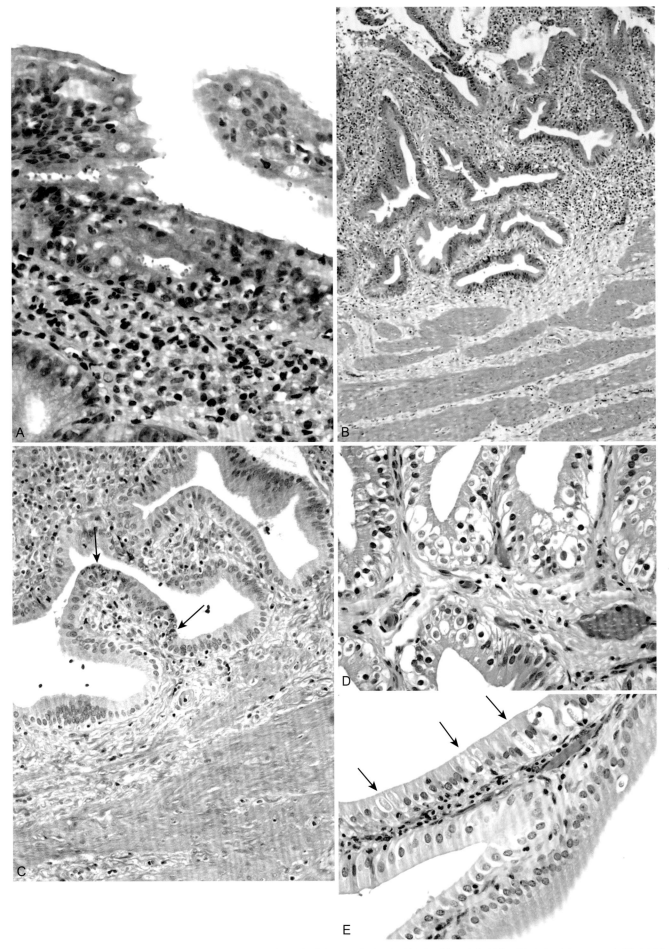

图 21.29　**A**，这张壶腹部活检切片显示，在上皮细胞顶部的胞质内可见圆形、嗜碱性病原体，它们是典型的隐孢子虫。**B**，1 例微孢子虫病患者的胆囊活检切片，可见固有层内单核细胞浸润的增加和上皮内淋巴细胞的增加。**C**，改良三色染色，在上皮内可见突出红染的微孢子虫（箭头所示）。**D** 和 **E**，胆囊纳虫空泡内含有大量囊孢虫，伴有轻微炎症反应（箭头所示）（Cases courtesy of Dr. Keith K. Lai.）

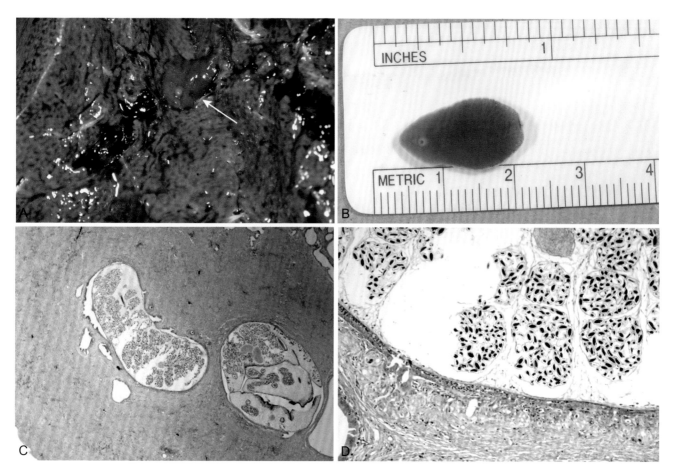

图 21.30　**A**，1 例尸检标本，可见较大肝内胆管内的吸虫（箭头所示）。**B**，肝吸虫是扁的、轻微透明的和锥形的，前部带有突出的口吸盘和腹吸盘。**C**，一个较大肝内胆管内的华支睾吸虫，同时伴有胆管癌（**D**）（**A** and **B**, Courtesy of Dr. Jason Doss. **C** and **D**, Courtesy of Dr. Dan Milner.）

（局灶或节段性）和腺肌瘤病（弥漫性）这些命名（图 21.31A）[134-135]。胆囊憩室病是一种常见的疾病，出现在大约 5% 的胆囊切除标本中。胆囊憩室病可见于胆囊的任何位置，但最多位于胆囊底部，它可以导致大体上和影像学上都与腺癌非常类似的局限性病变。胆囊憩室病病变包括存在于肥厚的平滑肌内的囊性扩张的腺体——代表扩张的 Rokitansky-Aschoff 窦（图 21.31B 和 C），上皮可见化生或反应性改变。其扩张的腺体可紧邻神经处，类似于神经内和神经周围侵犯，因此，胆囊憩室病被列入了在没有真正恶性疾病情况下可以发生这一现象的器官列表中，这一列表中的器官数目是在不断增加的[136]。

肿瘤性上皮内肿瘤

既往，由于术语和分类不同，肿瘤前和肿瘤性胆囊息肉的临床、病理和预后特征在很大程度上都没有很好地进行归纳。最近对能在胆囊中形成肿块的非浸润性肿瘤性病变的术语进行了重大修订，目的是使其术语及其临床意义更加清晰[137]。息肉状或乳头状肿瘤，包括以前称为腺瘤、非浸润性乳头状肿瘤（包括非浸润性癌）和乳头状瘤病的病变，目前被归为一组，称为胆囊内乳头状管状肿瘤（intracholecystic papillary-tubular neoplasm, ICPN）（图 21.32A 至 F）。这些病变中的异型增生被分为低级别异型增生或高级别异型增生 / 原位癌。尽管大多数浸润性胆囊癌源于扁平型异型增生，仍有近 5% 源于肿瘤性上皮内肿瘤（tumoral intraepithelial neoplasm）[137]，因此，需要广泛取材以除外浸润。大体上，ICPN 通常是绒毛状和（或）乳头状，可生长到 5 cm 以上。它们通常十分易碎，并且小的病变可能脱落而被误认为是坏死组织。显微镜下，它们呈乳头状、管状或管状乳头状，高级别异型增生和浸润癌更常见于乳头状和管状乳头状病变[137]。

ICPN 经常是混合性类型的，但在其中见到的最主要的细胞类型是胆管细胞。以胆管细胞型为主的 ICPN 最常见的是乳头状的，也最常与浸润性癌相关。它们表达 CK7 和 MUC1，也表达少数其他谱系的标志物。其他细胞类型包括胃、小凹（foveolar）、嗜酸性细胞、幽门和肠型。大多数既往有关"胆囊腺瘤"的文献都是基于幽门型病变的，实际上代表的可能是结节状化生，而非肿瘤前病变。一些作者认为，对于散在的、超过 1.0 m

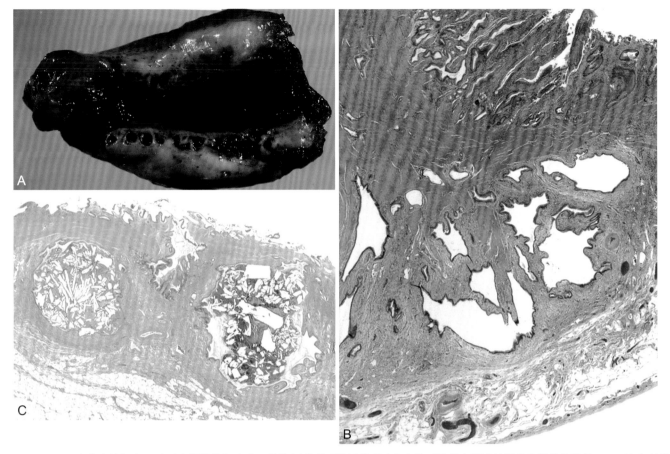

图 21.31　**A**，这个大体标本显示了弥漫性腺肌瘤病，其特征是明显增厚的囊壁和大体可见的充满浓缩胆汁的扩张的腺体。**B**，这个底部腺肌瘤显示了肥大的分枝状腺体，伴有突出的平滑肌——扩展至胆囊壁深处。**C**，浓缩的胆汁是一个常见表现（**A**, Courtesy of Dr. George F. Gray Jr.）

和（或）显示明显细胞异型性的幽门型 ICPN，可以保留定义其为肿瘤[137-138]。这些病变由紧密排列的、小的幽门型腺体组成，间质极少，没有胞质内黏液。鳞状细胞桑葚样小体可能可见[138]，这些病变通常 MUC6 呈阳性[137]。这些病变很少与高级别细胞异型增生或浸润性腺癌有关，特别在 < 1.0 cm 时。

少数 ICPN 与肠型腺瘤相像，并有相似的 CDX2+/CK20+ 免疫表型。与在结直肠一样，其病变越大，发现异型增生或癌灶的可能性越大。然而，总的来说，它们似乎并不代表胆囊癌的重要前驱病变（见下一部分）。这些病变常见 β 连环蛋白基因突变，但这种基因改变在胆囊癌却很罕见，这为上述观点提供了进一步证据[139]。再者，在胆囊癌发现的 *TP53*、*KRAS* 和 *P16* 突变在 ICPN 中少见[140]。

扁平 / 非肿瘤性浸润前病变（异型增生 / 原位癌）

不同于上述讨论的形成肿块的非浸润性肿瘤，扁平（非肿瘤性）异型增生在大体上很难发现，常是在胆囊切除标本上的意外发现。像在胃一样，相信大多数胆囊腺癌是由肠型化生、异型增生和原位癌一系列病变发展的结果[141-143]，因此，已经有将其命名为胆管上皮内肿瘤的建议（图 21.33A 至 C）[144]。扁平异型增生与胆囊内乳头状管状肿瘤（ICPN）相似，也分为低级别或高级别 / 原位癌。因为扁平异型增生和浸润性胆囊癌之间的关系，当在最初的切片中发现异型增生时，需要对胆囊做广泛取材检查。在邻近扁平异型增生和浸润性腺癌处的胆囊黏膜，肠型化生也很常见（图 21.33D）[141-142]。扁平异型增生可以有完全的扁平或乳头状的生长模式，由胆、肠或胃小凹细胞类型组成；一个病变中可见一个以上的细胞类型。有意思的是，异型增生扩展至 Rokitansky-Aschoff 窦是预后不良的因素，是复发的一个预测因子（图 21.33E）[145]。如果在胆囊最初的切片中发现了扁平异型增生，则需要对剩下的标本做广泛取材以除外附近的腺癌（图 21.33E）。

已经在胆囊异型增生发现 p53 过表达和染色体 5q 杂合性丢失，提示它们代表胆囊癌发生的早期事件[146-147]。*KRAS* 突变和微卫星不稳定（MSI）被证明在胆囊异型增生和癌症发生时起重要作用[148]。

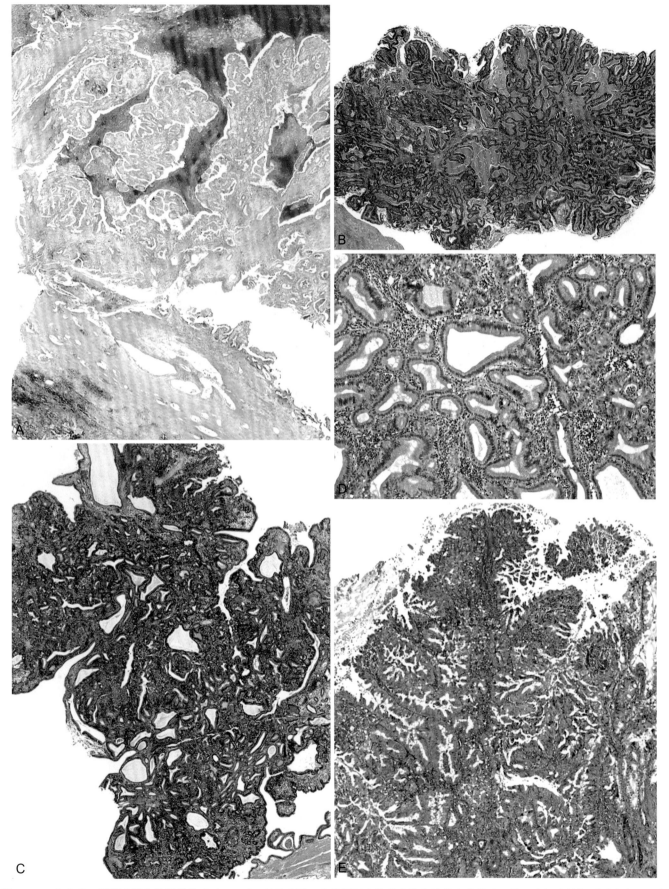

图 21.32 **A** 和 **B**，胆囊内乳头状管状肿瘤（ICPN），显示出了一个范围很宽的乳头状和管状生长模式，并且在标本被切开时常常已经与下方的胆囊黏膜分离。应用以前的命名系统，**B** 图显示的病例很可能被称为腺瘤。**C** 和 **D**，这个大的 ICPN 有胃和幽门细胞型。**E**，这个乳头状病变包含范围广泛的高级别异型增生 / 原位癌，由混合性细胞型组成（待续）

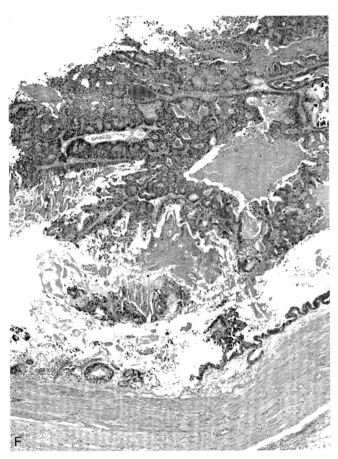

图 21.32 续　**F**，这个 ICPN 也包含范围广泛的高级别异型增生 / 原位癌；因为异型增生的范围广泛，其原发细胞类型很难辨认

胆囊癌

一般和临床特征

　　胆囊腺癌占胆管肿瘤的 80% ~ 95%[148-149]。胆囊的癌症在女性中比在男性中更常见（3 : 1 ~ 4 : 1），90% 以上的患者诊断时年龄超过 50 岁[148-149]。其在一些拉丁美洲国家和部分亚洲国家的发病比在美国更常见。在美国，病例集中在西南部、中北部和阿巴拉契亚山脉地区，并且美国原住民印第安人的发病率高，欧洲血统白种人的发病率相对较低，黑人中罕见[149-150]。在欧洲，德国及其周边国家的发病率很高，地中海国家的发病率低，不列颠和爱尔兰的发病率低且在逐渐下降[149,151]。

　　胆囊癌和胆石症之间在流行病学上有明显的平行关系，但它们之间在发病机制上的关系目前还有争论[149]。在美国非印第安和非西班牙人群中，胆囊癌伴有胆石症的比例＜ 1%[149,152]。

　　其他使胆囊癌发病风险增加的疾病包括：胆囊肠管瘘、瓷片胆囊、原发性硬化性胆管炎（PSC）、肥胖、节段性胆囊腺肌瘤病[153]、家族性腺瘤性息肉病 /Gardner 综合征[154] 和胆胰管汇合异常[155]。后者病例中许多患者的肿瘤处于疾病的进展期。尽管几乎一半的胆囊癌是在胆囊切除时意外发现的，但胆囊癌最常见的临床症状是右上腹痛和厌食，最常见的实验室检查异常是碱性磷酸酶水平升高[156-157]。

大体特征

　　大体上，胆囊癌可以表现为弥漫性生长（70%），也可以表现为结节、息肉或乳头状肿物（30%）（图 21.34A 至 D）[158-159]。呈弥漫性生长的胆囊癌在大体上很难与慢性胆囊炎区分（图 21.34E 和 F），少数（多达 30%）胆囊癌在大体上没有表现[159]，提示对每一个切除的胆囊均应进行显微镜检查。胆囊癌的发病部位大多数（70% ~ 80%）位于底部，约 1/3 位于体部，剩余的 10% 位于颈部[159]。发生癌的胆囊常伴有结石（80% ~ 90% 的病例），并且胆囊壁有明显的纤维化。后者可能是对肿瘤的反应或之前存在的慢性胆囊炎的表现。我们（罗塞博士）见过几位患者，他们的胆囊因外科医师在进行大体检查时仅有结石和炎症而被丢弃，他们在胆囊切除之后意外出现了肝转移癌。

组织学特征

　　显微镜下，超过 90% 的胆囊癌是腺癌，可显示不同程度的分化。它们大多数是胰胆型（图 21.35A 至 E），具有胆胰管区域腺癌常见的形态学表现：腺体形成良

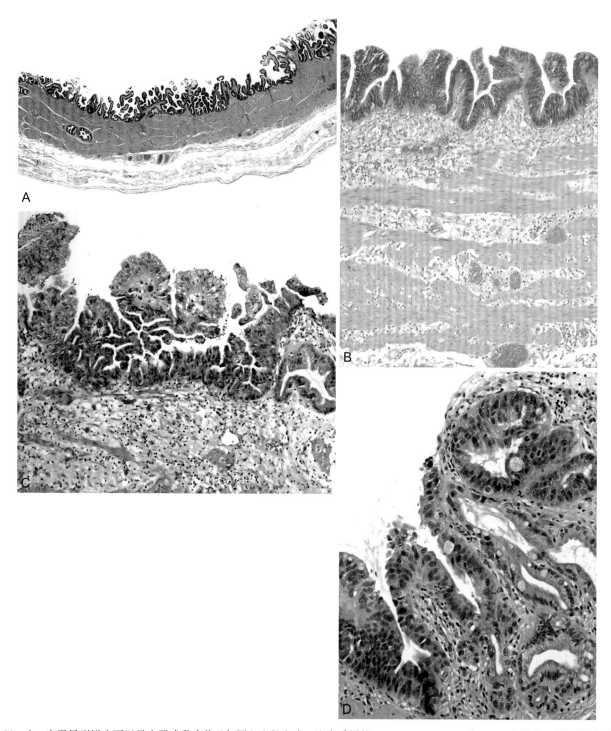

图 21.33　**A**，扁平异型增生可以呈扁平或乳头状（如图）生长方式。注意受累的 Rokitansky-Aschoff 窦。**B**，扁平的、低级别异型增生，伴有延长、深染、假复层的细胞，但没有结构上的复杂性或核极性的缺失。扁平异型增生中的高级别异型增生，伴有胆型（**C**）和肠型（**D**）（待续）

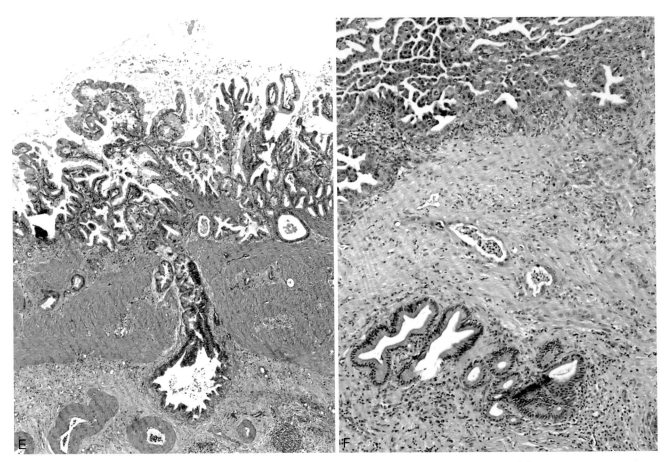

图 21.33 续 **E**，异型增生累及 Rokitansky-Aschoff 窦。**F**，发生于扁平异型增生区域下方的小灶状浸润性腺癌

好，腺腔宽大，腺腔被覆一层或几层高度非典型性立方形细胞，腺体周围围绕着致密的同心圆样排列的间质细胞 [158-160]。这些腺体的特征是分化好，甚或结构水平上为萎缩样表现，但在细胞水平上分化差。细胞质可以是嗜酸性的、淡染的和几乎透明的或泡沫样。有时腺癌可累及 Rokitansky-Aschoff 窦，类似于子宫内膜腺癌累及腺肌症病灶；重要的是不要错误地将此表现解释为肿瘤的深部浸润 [161]。腹膜侵犯病灶很常见；然而，如前文所提及的，Rokitansky-Aschoff 窦的扩张的腺体和腺肌瘤病可见于邻近神经处，与神经周围侵犯相似 [136]。

如前所述，玻璃样变性胆囊炎是最近推荐的术语，用于指胆囊壁致密玻璃样变性纤维化，通常伴有上皮脱落的慢性胆囊炎 [84]。在这些病例中，癌易被漏诊，因为薄且纤维化的囊壁缺乏可识别的肿块病变。恶性腺体通常表现为宽腺腔、高分化，并且与固有肌层平行方向排列（图 21.36A 和 B）。其肿瘤上皮可以明显变薄，留下坏死的碎片。

其他组织学类型

以前分类中的非浸润性乳头状癌目前已经被分类为胆囊内乳头状管状肿瘤（ICPN）（见上文）。当有浸润性成分时，它们通常是胰胆管型的，并且预后不良 [159,162]。胆囊腺癌的微乳头变异型最近也已经有描述，与在其他器官系统一样，与侵袭性行为相关（图 21.37）[163]。胆囊腺鳞癌（图 21.38）包含恶性腺样和鳞状成分（按照定义，鳞状成分必须占肿瘤的 25%～99%）[164]。纯粹的鳞状上皮癌是异乎寻常的。

黏液腺癌由 50% 以上的细胞外黏液构成（图 21.39A）[159,165]，可见印戒细胞和包括印戒细胞在内的簇状肿瘤细胞漂浮在黏液中。这些肿瘤发现时通常已是进展期，预后差。腺癌透明细胞变异型也已有描述 [159,166]，与从其他透明细胞癌转移而来的肿瘤相似。胆囊的印戒细胞癌（见图 21.39B）[159,167] 可能与从乳腺和胃转移而来的肿瘤相似，因此，也与溃疡性胆囊炎病例的黏膜杯状细胞的变性改变相似 [168]。

偶尔，胆囊腺癌在形态、组织化学和免疫组织化学背景上是肠型的（图 21.40A）[159,169]。灶状肠型分化在胰胆型胆囊癌中也很常见（图 21.40B），可见杯状细胞、内分泌细胞，甚至 Paneth 细胞 [170]；此外，也可出现胃小凹性上皮分化。有时胆囊腺癌以筛状生长方式为主，其表现与乳腺筛状导管癌极为相似 [171]。

淋巴上皮瘤样癌可见于胆囊或肝外胆管；其中一些

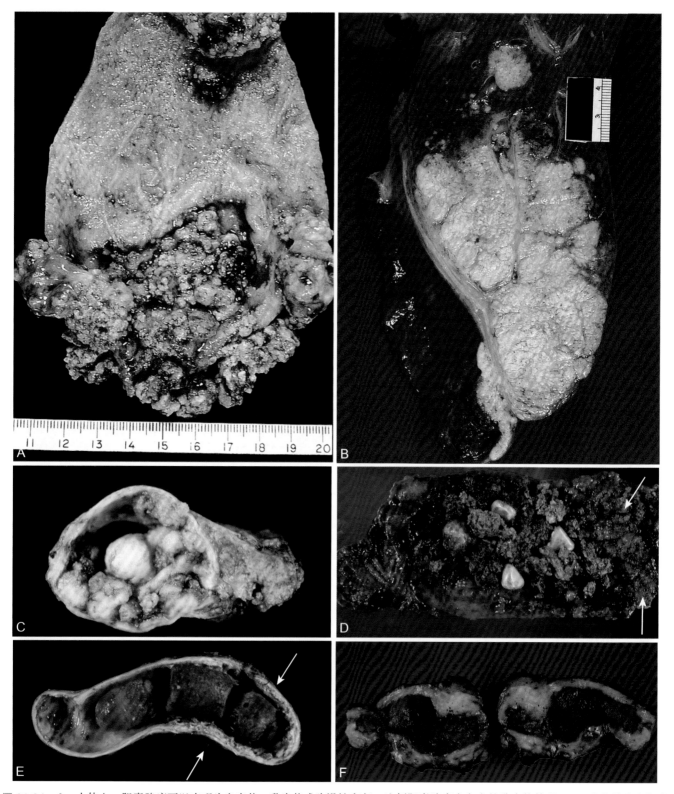

图 21.34　**A**，大体上，胆囊腺癌可以表现为息肉状、乳头状或弥漫性突起。这例胆囊腺癌有突出的乳头状外观。**B**，这个肿瘤在胆囊的远侧壁呈弥漫性生长，累及肝。**C**，这个肿瘤有息肉样和弥漫性两种生长模式；注意，大的息肉样肿瘤位于中心，但其周围可见近圆周形的肿瘤。**D**，这个肿瘤有乳头样成分，伴有混合性结石，但位于右侧的易碎、增厚的皱褶表明其有弥漫性成分（箭头所示）。**E**，在这个病例，腺癌表现为位于三个大结石下方的粗糙、增厚的黏膜（箭头所示）。弥漫性生长的肿瘤与慢性胆囊炎常难以鉴别。**F**，这个明显增厚的囊壁代表的是弥漫性生长的腺癌而不是慢性胆囊炎，并且并没有可以很容易发现的确切的肿块（**C–E**，Courtesy of Dr. George F. Gray Jr.）

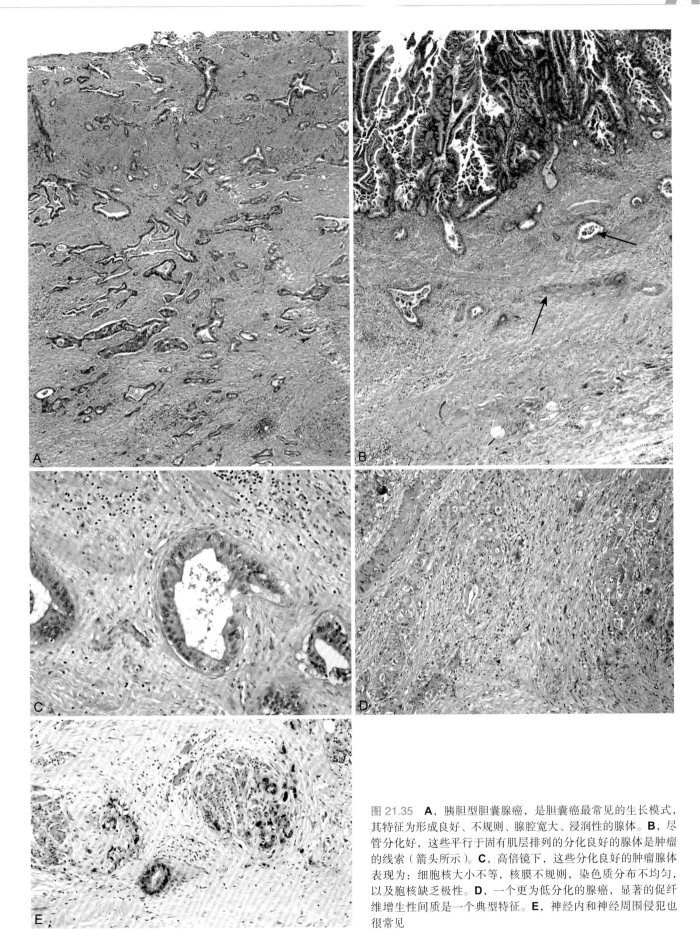

图 21.35 **A**，胰胆型胆囊腺癌，是胆囊癌最常见的生长模式，其特征为形成良好、不规则、腺腔宽大、浸润性的腺体。**B**，尽管分化好，这些平行于固有肌层排列的分化良好的腺体是肿瘤的线索（箭头所示）。**C**，高倍镜下，这些分化良好的肿瘤腺体表现为：细胞核大小不等，核膜不规则，染色质分布不均匀，以及胞核缺乏极性。**D**，一个更为低分化的腺癌，显著的促纤维增生性间质是一个典型特征。**E**，神经内和神经周围侵犯也很常见

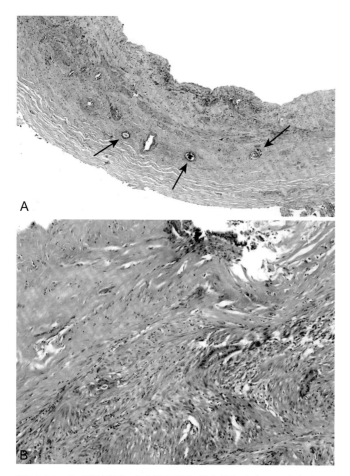

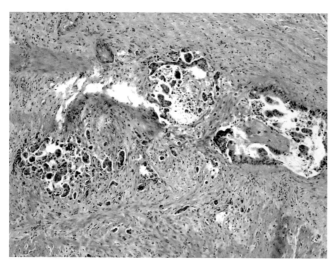

图 21.36 **A**,低倍镜下,玻璃样变性胆囊炎的切片中可见有宽腺腔、分化好的恶性腺体,伴有上皮变薄和突出的腔内碎片(箭头所示)。注意,衬覆的胆囊上皮是裸露的。**B**,高倍镜下,显示在致密玻璃样变性的胆囊壁内平行于固有肌层排列的恶性腺体

图 21.37 微乳头变异型,可见乳头状轮廓,细胞成簇,位于一处人工裂隙内

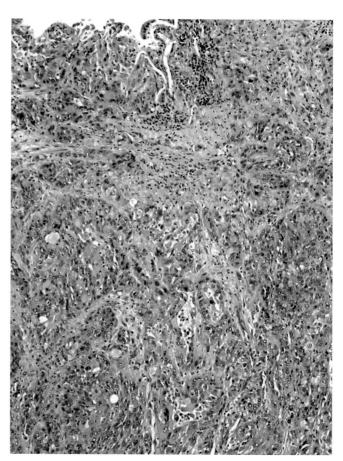

图 21.38 腺鳞癌,可见表面有溃疡

病例与 EB 病毒有关,而另一些与 EB 病毒无关 [172-173]。未分化(间变型、多形性、梭形、肉瘤样)癌(图 21.41)是有不同形态学表现(巨细胞、梭形细胞、假血管肉瘤样)的侵袭性肿瘤,其中大多数与肉瘤极为相似(因此,它们也被称为癌肉瘤,尽管大多数证据提示其肉瘤样成分是从上皮衍化而来的)[159,174-176]。在异乎寻常的病例中,未分化胆囊腺癌或腺鳞癌中可见破骨细胞样巨细胞,与胰腺腺癌中更常见的破骨细胞样巨细胞类似 [159,177-178]。类似于胰腺肿瘤,巨细胞表达组织细胞标志物,而未分化肿瘤细胞是上皮性的。其他少见类型的胆囊癌还包括肝样腺癌,这是一种与肝细胞癌在形态上非常相似且在免疫组织化学上能表达甲胎蛋白和肝细胞抗原的少见的变异型,患者可能有血清甲胎蛋白升高 [179-180]。有绒毛膜癌特征的腺癌也有报道,这些肿瘤可能与血和尿中的 β-hCG 有关 [181]。

　　神经内分泌癌(neuroendocrine carcinoma, NEC)在胆囊可以以小细胞和大细胞两种表型出现;前者形态上类似于肺或其他部位的同名肿瘤(图 21.42A 和 B)[182-186]。这些肿瘤的侵袭程度高,可以早期转移并在诊断后短期内导致患者死亡。混合性腺癌 /NEC 也已经有描述。与身体其他部位的腺癌一样,散在的神经内分泌细胞可见于传统的胰胆腺癌,但这并没有临床意义。胆囊高分化神经

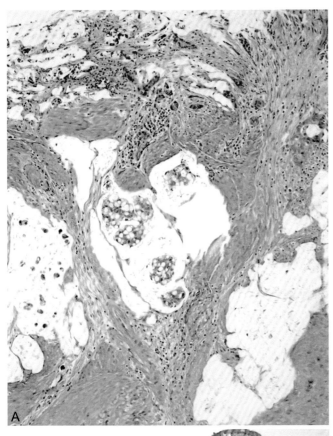

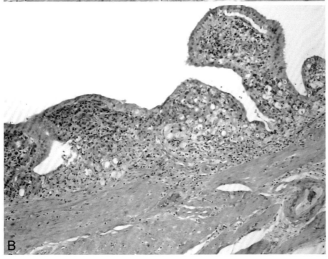

图 21.39 **A**，胆囊黏液腺癌，特征为有大量细胞外黏液。可见成簇的恶性细胞和单个印戒细胞漂浮在黏液中。**B**，胆囊原发性印戒细胞癌，癌细胞位于固有层

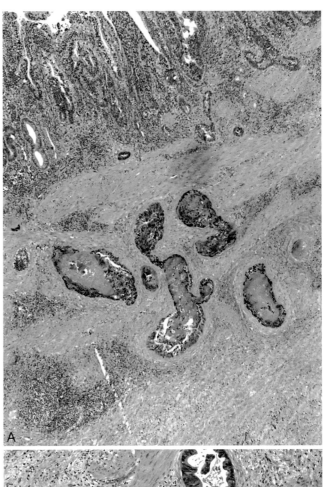

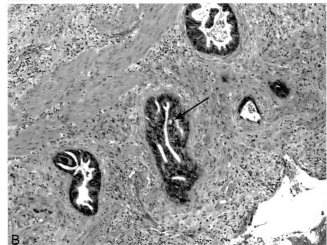

图 21.40 **A**，胆囊腺癌，具有肠型特征，包括"污秽的"管腔坏死。注意其表面的异型增生。**B**，这个胰胆型胆囊癌在很多区域同时有杯状细胞（箭头所示）和筛状生长模式

内分泌肿瘤（neuroendocrine tumor, NET）（类癌）也有报道（图 21.43A 至 C）[182,187]。透明细胞 NET 可能与 VHL 病（von Hippel-Lindau disease）相关，但也可见于不伴有此病的患者[159,188]。

免疫组织化学特征

胆囊癌和肝外胆管癌的典型角蛋白谱是 CK7+/CK20+，尽管 CK20 染色常呈局灶阳性。相比之下，周围胆管（肝内胆管）的胆管癌通常是 CK7+/CK20-[189-190]。胆囊腺癌的其他标志物包括 CK19、Claudin-4、MUC1、CA19-9 和癌胚抗原（CEA）[159,191-192]。部分病例有 CDX2 表达[193-194]，但通常不如在结直肠癌中表达得那么强和广泛，胆囊腺癌也可以表达肝细胞抗原[193]。值得注意的是，黏液型胆囊癌更倾向于 CK7-、MUC5AC+ 和 MUC1-[159]。

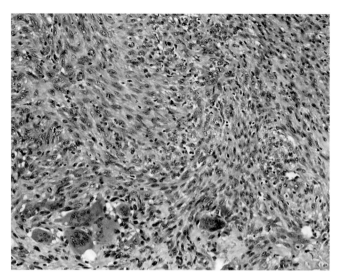

图 21.41 这例未分化腺癌显示了肉瘤样上皮成分，伴有散在的多核巨细胞（Courtesy of Dr. Volkan Adsay. ）

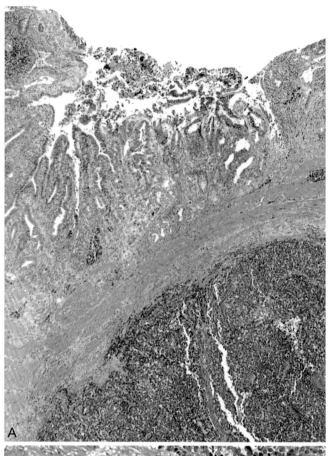

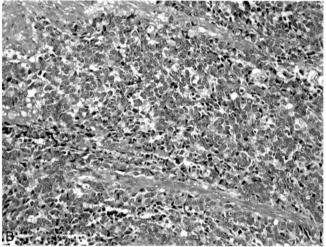

图 21.42 **A**，衬覆扁平异型增生的胆囊神经内分泌癌。**B**，高倍镜下，可见点彩状染色质，胞质稀少，有大量核分裂象。突触素和嗜铬素染色呈强阳性

分子遗传学特征

　　胆囊癌的发生由多基因变化累积而致，涉及癌基因、抑癌基因和 DNA 修复基因[149,158-159]。报道的 *KRAS* 突变的发生率变化很大，其范围为低于 10% 至高于 60%[158-159]，这种现象尤其容易出现于伴有胰胆管汇合异常的胆囊癌[149,195]。已经证明，*KRAS* 突变并没有预后意义[196]，HER-2/neu 过表达或基因扩增见于 10% ~ 70% 的胆囊癌，但它们也与预后无关[158-159,197]。

　　在抑癌基因中，*TP53* 失活和 *p53* 累积出现于 50% 以上的病例[158-159,198-199]。这更常见于高级别肿瘤[200]。脆性组氨酸三联体基因表达的缺失也很常见（70%），并可能是胆囊肿瘤的早期事件[159,201]。

　　其他常见的分子改变包括 *p16* 失活、端粒酶激活和细胞周期蛋白 D1 突变，以及其他基因的广泛变化[158-159,202]。微卫星不稳定见于大约 10% 的病例[158-159]。尽管有大量已被识别的分子异常，但仍没有清晰的病因学模型，至今也未发现有前景的分子治疗靶点。

扩散和转移

　　胆囊癌明显倾向于直接侵犯肝[203]，较少累及胃和十二指肠。胆囊癌也经常转移到肝（常通过门静脉系统）、位于小网膜内的胆囊颈和胆总管周围的淋巴结以及十二指肠球部后方的淋巴结[204-206]。淋巴结受累的发生率与原发性肿瘤的浸润深度高度相关[207]。几乎一半以上的患者在外科手术时就已经有转移[208]。胆囊癌发生卵巢转移时其形态学上可能与卵巢原发性肿瘤相似[209]。

治疗和预后

　　胆囊癌的主要治疗方法是外科手术[149,210-212]，手术范围取决于疾病分期。对于 T1a 期肿瘤（肿瘤仅限于固有层），目前推荐进行切缘阴性的单纯胆囊切除术。因提示预后不良，一些作者建议，对于累及 Rokitansky-Aschoff 窦的癌进行范围更大的根治性切除术[145]。尽管 T1b 期

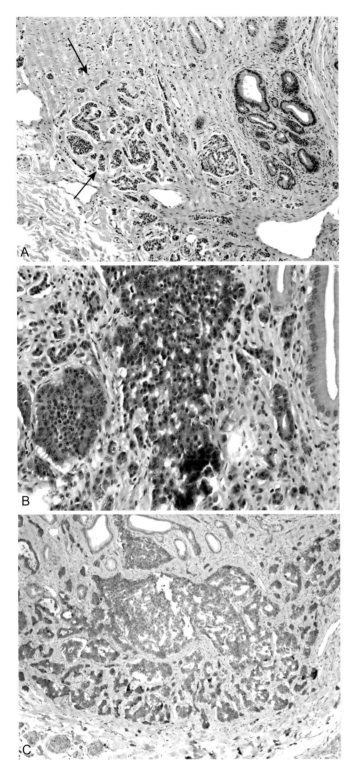

图 21.43　**A**，胆囊壁内意外发现的高分化神经内分泌肿瘤（类癌）。**B**，另一例病例，高倍镜下，可见细胞形态一致，细胞核染色质呈胡椒盐状。**C**，突触素染色突显了胆囊壁内的肿瘤细胞

肿瘤（侵犯肌层）有较高的淋巴结转移率和复发率，对于此期肿瘤的治疗仍有较大争议，一些作者建议进行包括淋巴结清扫术的根治性手术。对于 T2 期肿瘤（累及肌

层周围结缔组织），通常进行根治性胆囊切除术和淋巴结清扫术。对于 T3 期肿瘤（肿瘤穿透脏腹膜或侵犯一个邻近结构），可能需要根据可切除性和患者的手术耐受性进行个体化根治切除术。对于 T4 期肿瘤，进行姑息性治疗。已有报道强调了对不同的淋巴结组进行整体性切除的重要性[212]。既往，尽管已有越来越多的建议对胆管癌进行辅助性化疗，但化疗对胆囊癌的益处很有限。尽管无进展生存期通常以月数来评估[213]，在一些研究中根治性治疗已经显示 1 年以上的获益，但还达不到 5 年[149]。腹腔镜胆囊切除术后的穿刺孔部位复发已经受到广泛的关注，有报道其在 6～10 个月内有 14%～29% 的发生率。这些患者的预后很差（获得 1 年生存期者 <30%），然而，穿刺孔切除似乎并不能使生存期延长[214]。

已经有一些可能可以预测胆囊癌预后的影响因素。与在大多数其他器官一样，肿瘤分期是最重要的影响预后的因素。T1a 期胆囊癌的 5 年生存率几乎是 100%；然而，只有很少一部分病例可以在这样的早期被诊断。T1b 期肿瘤的 5 年生存率差异很大，从 37.5% 到 100%，取决于外科手术切除的范围是否足够（见上文）。T2 期肿瘤的 5 年生存率降至 58%～70%，T3 期和 T4 期肿瘤的 5 年生存率分别为 23% 和 0%～12%[214-216]。在胆囊癌可以得到临床诊断时，肿瘤已经是处于进展期且常常是不可手术切除的（Ⅴ 期）[216]。尽管近期有一些报道建议对进展期胆囊癌进行更大范围的根治性切除手术，但在这种情况下进行的这样的外科手术即使是成功的，患者获得治愈的机会也是非常小的[215]。最好的治愈可能是在病理科医师在大体或显微镜下意外发现肿瘤的情况[217-218]。在这种情况下，大多数病例是 Ⅰ 期和 Ⅱ 期肿瘤。切缘阳性、淋巴结转移和肿瘤分级为中到高是意料之中的与预后差有关的因素[219]。已经有一些分子靶点作为潜在的标志物被用于胆囊癌诊断和治疗，但目前其临床应用尚未得到广泛认可和接受[220]。

肝外胆管肿瘤

肝外胆管良性肿瘤

肝外胆管的良性肿瘤是异乎寻常的。颗粒细胞瘤可以发生于肝内和肝外胆管系统的任何位置（图 21.44）[221-222]。与在其他部位一样，它们可以伴有表面被覆上皮的假上皮瘤样增生改变。创伤性神经瘤最常发生于手术后的区域[223]，最常见的部位是胆囊切除术后胆囊管的残端。它们可以导致术后疼痛和梗阻性黄疸。也有神经纤维瘤和血管周上皮样细胞肿瘤（PEComa）累及胆总管的个例报道[224-225]。

肿瘤性上皮内肿瘤

胆管的浸润前、能形成肿块的肿瘤被称为**肿瘤性上皮内肿瘤（tumoral intraepithelial neoplasm）**，包括胆管的导管内乳头状、管状和管状乳头状瘤以及伴

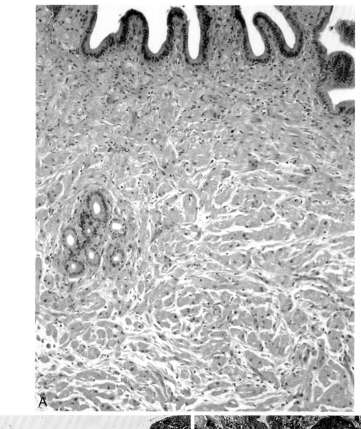

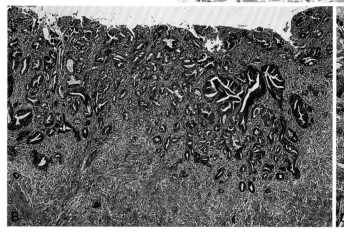

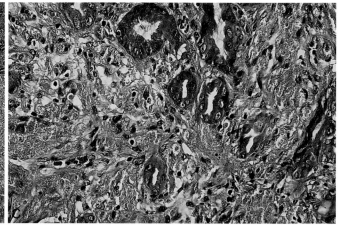

图 21.44　**A**，胆总管的颗粒细胞瘤，来自一位年轻的非洲裔美国女性。**B** 和 **C**，一些发生于胆管树的颗粒细胞瘤病例伴有衬覆上皮的增生，这一点与其他器官相似（**B** and **C**，Courtesy of Dr. Richard Eisen.）

有卵巢型间质的黏液性囊性肿瘤 [226-229]。所有这些肿瘤均可显示低级别到高级别异型增生 / 原位癌。胆管的导管内乳头状瘤（intraductal papillary neoplasm of the bile duct, IPNB）这个术语包括那些以前称为乳头状腺瘤、乳头状瘤、非浸润性乳头状腺癌和乳头状瘤病的肿瘤。其细胞类型与胆囊的同名病变相似（见上文）。高级别异型增生很常见，浸润性成分常见于这些肿瘤（图 21.45A 至 D）。管状或管状乳头状导管内病变常见于肝内。肝外胆管的囊腺瘤与常见于肝和胰腺的囊腺瘤相似。

非肿瘤性（扁平）异型增生

非 肿 瘤 性（ 扁 平 ）异 型 增 生［**nontumoral (flat) dysplasia**］这些病变是浸润前的、显微镜下才可见的扁平病变，据此可以与肿瘤性上皮内肿瘤区分。这类病变也被称为胆管上皮内肿瘤，根据一个三级分级系统进行分类 [144]。目前许多病理医师仍在继续应用一个二级分级系统（低级别和高级别 / 原位癌），然而，这些病变通常是意外所见，大体上很难被发现。与它们的胆囊的同名病变一样，在这些病变中可以见到很多细胞类型（图

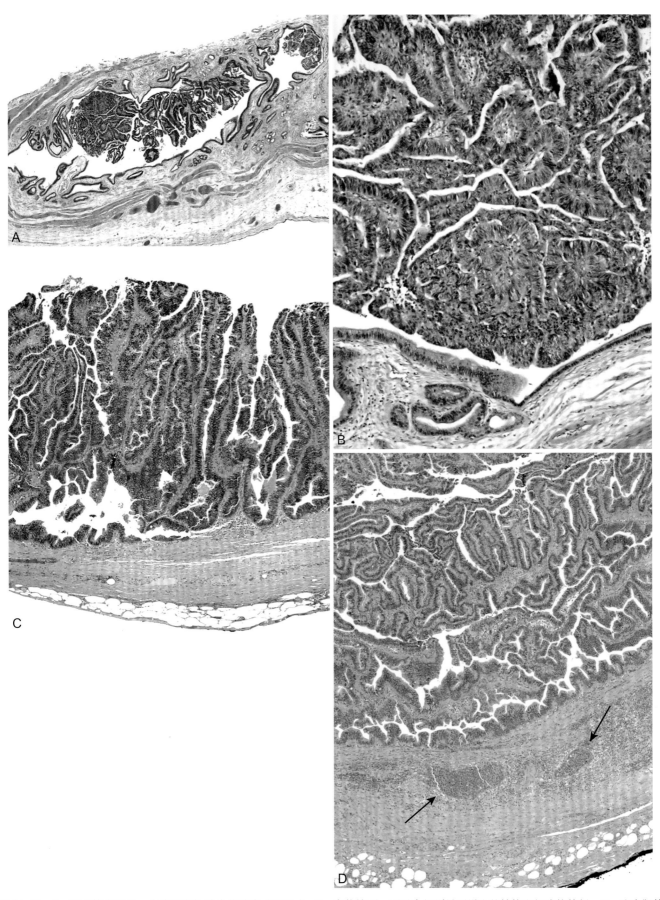

图 21.45　**A**，胆总管内可见一个非浸润性乳头状肿瘤（IPNB）。**B**，高倍镜下，可见高级别异型增生的结构和细胞核特征。**C**，这个胆管内乳头状瘤可见肠型和其他表型，呈高级别异型增生。**D**，局灶实性浸润癌见于底部（箭头所示）

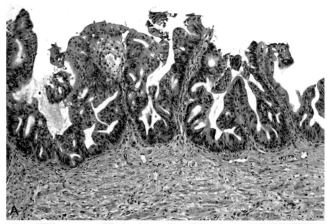

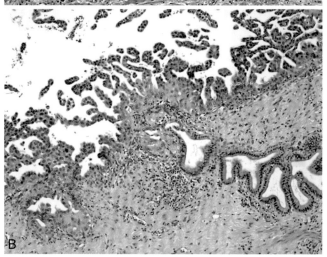

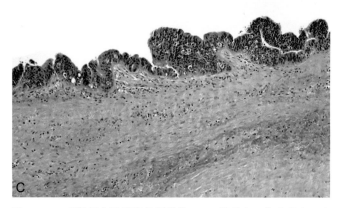

图 21.46 **高级别非肿瘤性异型增生。A**，尽管有一些小乳头，这个病变是意外发现的，还没有形成肿块。**B**，另一个病例，显示了纤细的上皮突起和融合以及嗜酸性细胞特征。**C**，这个病例实际上是扁平的，但可见伴有假复层的增大、深染的胞核

21.46A 至 C）。因为这些病变常常是浸润性腺癌，在手术切除后才发现，它们的自然病程和风险很难研究。在很多医学中心，当切缘有高级别异型增生时需要进行进一步的切除手术（如果可能），而当切缘有低级别异型增生时并不需要进行进一步的手术。然而，对有异型增生的

切缘的处理还存在争论[230-231]。

肝外胆管腺癌

胆管癌（胆管细胞癌）发生在男性和女性的比例相近[232]（与胆囊癌高发于女性不同），其平均发病年龄为 60 岁。大约 90% 的患者伴有黄疸。在伴有原发性硬化性胆管炎（PSC）[233]、肝吸虫感染（见上文）[127-128]、各种肝内和肝外胆管先天性异常[诸如先天性胆管扩张（包括胆总管囊肿）]、Caroli 病、先天性肝纤维化和胰胆管汇合异常[234-236] 的患者，胆管癌的发病率升高。

这些肿瘤可以发生在胆管树的任何位置，按其解剖部位分为：上 1/3，包括肝门（占 50% ~ 75%）；中 1/3（胆总管的上半部分，占 10% ~ 25%）；下 1/3（胆总管的下半部分，占 10% ~ 20%）[237-238]。对于胆管癌的诊断，细胞学刷片检查的敏感性是 45%，特异性是 99%；导管内活检的敏感性和特异性与此相似[239]。应用荧光原位杂交可以显著提高敏感性[240]。来自肝内胆管的肿瘤在本章讨论，来自壶腹部的肿瘤在第 22 章讨论。

大体上，胆管癌可以是息肉样的和表浅的，但大多数是结节状和硬化性的，伴有胆管壁的深部浸润（图 21.47A）[241-242]。以前分类称为肝外胆管的"乳头状"癌主要代表胆管内管状或乳头状瘤（见上文），或伴有明显的上皮内肿瘤的浸润性腺癌。偶尔，胆管癌是多中心的，伴有广泛的上皮内肿瘤[243]，或伴有胆囊癌[242]。上 1/3 的病变可以直接蔓延累及肝（图 21.47B）[241,244]，远端病变可以累及胰腺。局部和胰腺周围淋巴结转移很常见，最常见的受累淋巴结组是肝十二指肠韧带下部淋巴结和肠系膜上动脉周围淋巴结[245]。远处转移可以转移至卵巢，并且与卵巢的原发性肿瘤很相似[246]。

显微镜下，绝大多数胆管癌与胆囊和胰腺的相应肿瘤相似，是高分化胰胆型腺癌（图 21.48A）。胆管癌可以分化很好，以至于在其转移的部位都很难将其判别为恶性。同一腺体内异质性细胞、核质比升高、核仁突出、间质和神经周围侵犯以及肿瘤腺体周围富于细胞的间质呈同心圆排列，这些都是最重要的鉴别诊断特征（图 21.48B 至 E）。正如 Weinbren 和 Mutum 强调的那样[247]，外观正常的细胞与具有大胞核和明显核仁的细胞并存是特别重要的鉴别诊断线索。见于正常胆管壁的簇状小腺泡被称为 Beale 腔周小囊，不应误诊为浸润性癌。

除了这些形态特征外，胆管癌与胆囊癌的相似之处还在于：表达黏液物质和癌胚抗原[248]，常见肠上皮分化（表达 CDX2 和 MUC2）[249]，常见邻近上皮的化生和异型增生（胆管上皮内肿瘤）[144,250-251]，以及偶尔可见伴有鳞状化生[252]、透明细胞变[166] 或印戒细胞特征的变异型[253]。也有一种具有胃小凹型上皮且与腺瘤相似的分化非常好的腺癌类型描述[254]。神经内分泌癌偶尔可见于肝外胆管，这一点与胆囊癌一样[255-256]。

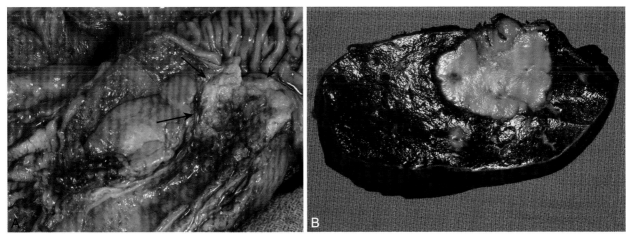

图 21.47　**A**，1 例 Whipple 手术切除标本，显示纵向切开的胆总管，可见一个浸润胆管壁深部的结节性肿瘤（箭头所示）。**B**，肝门部胆管癌，伴有胆管内蔓延

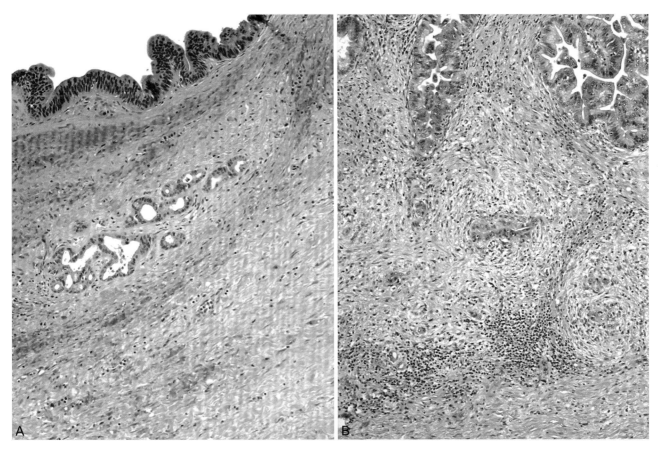

图 21.48　**A**，胆总管扁平异型增生，下方可见局灶高分化腺癌。**B**，在此病例，浸润性肿瘤性腺体分化良好，其周围围绕的同心圆状排列的促纤维增生性间质是诊断的线索（待续）

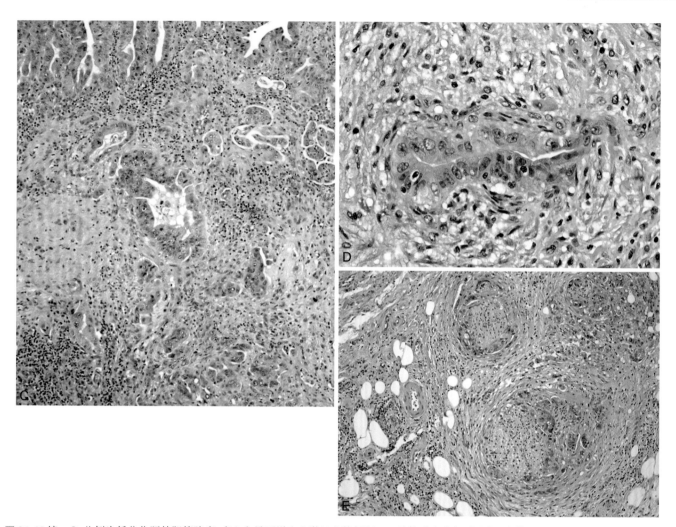

图 21.48 续 **C**,此例为低分化肝外胆管腺癌,有上方异型增生和淋巴血管侵犯。**D**,腺体形态尚好,但同一腺体内的细胞异质性、核质比增高、核仁突出和细胞核极性缺失是诊断恶性的细胞学线索。**E**,神经周围和神经内侵犯是胆管腺癌的常见表现

既往,出现在肝管汇合处的肿瘤被称为硬化性胆管癌、Altermeier-Klatskin 瘤或 Klatskin 瘤 [257-258]。这些病变可能沿着胆管树播散一长段,显微镜下通常组织分化好并伴有纤维化。放射影像学和病理诊断上主要需要与原发性硬化性胆管炎(PSC)鉴别 [259]。

分子特征

肝外胆管癌的免疫组织化学特征与胆囊的相应肿瘤相似,p53 过表达与不良临床特征和较差预后有关,尽管对此进行的研究还存在矛盾 [260]。其他研究发现了一个有意思的差别:免疫组织化学 p53 过表达出现于胆管癌,而未出现于原发性硬化性胆管炎(PSC)[261]。p53 过表达、缺乏 DPC4(与胰腺癌病因有关的一个抑癌基因)表达和 KRAS 突变在远端胆管癌明显高于在近端胆管癌 [262-263]。

治疗和预后

手术切除是唯一可能治愈胆管癌的方法,对一部分患者可以选择进行肝移植手术 [264]。对于近端病变,可以进行切除(可能包括肝叶切除)和 Roux-en-Y 肝管空肠吻合;对于远端病变,可以进行 Whipple 手术治疗 [265]。对于进展期病例,常常仅能进行姑息性治疗以保证胆管的引流,即进行化疗和(或)放疗 [264]。尽管研究数据上还存在矛盾,一些近期的研究显示,手术、放疗和化疗的联合治疗在一定程度上延长了胆管癌患者的生存期 [264,266]。

为了进行分期,胆管癌被分为五组:肝内、肝门周围、胆囊管、远段和壶腹部内的胆总管。一些作者建议调整当前的 AJCC/UICCTNM 分期方案以使其重复性更好,与临床更相关 [267-268]。胆管癌的总体 5 年生存率为 11% [267],虽然肿瘤被完全切除的患者可能获得更好的预后。近端癌的预后比远端癌的预后差,很可能是由于远

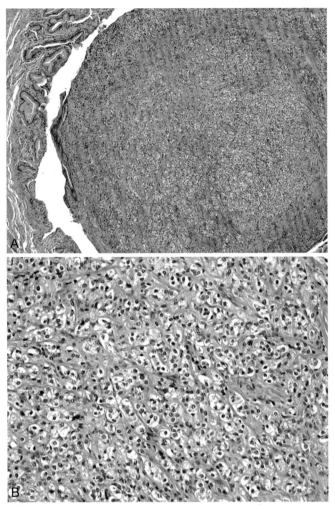

图 21.49 **A** 和 **B**,胆囊管的透明细胞型高分化神经内分泌肿瘤(类癌)

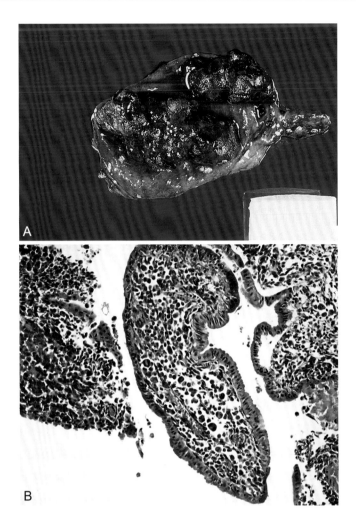

图 21.50 **胆囊的转移性恶性黑色素瘤。A**,可见肿瘤结节有明显的色素。**B**,显微镜下,可见恶性黑色素瘤转移至胆囊黏膜的表现

端癌更容易通过 Whipple 手术予以切除[265]。除了部位以外,肿瘤的分期(特别是出现淋巴结转移及其数量)、浸润深度和组织学分级是重要的预后指标[268-272]。

高分化神经内分泌肿瘤(类癌)可见于肝外胆管,也可见于胆囊(见上文)[273-276],可以伴有胆管梗阻出现。印戒细胞变异型也有报道[277],透明细胞变异型也有报道(图 21.49A 和 B),有时与 von Hippel-Lindau 病伴发[188,278]。

胆囊和肝外胆管的其他肿瘤

原发性恶性黑色素瘤(primary malignant melanoma) 可表现为胆囊内[279-280]或肝外胆管[281-283]内肿块。一些病例发生在发育不良性痣综合征的情况下[284]。大多数肿瘤在诊断时已经转移。做出这个器官的原发性恶性黑色素瘤诊断之前,必须先除外皮肤或眼的恶性黑色素瘤转移的可能(图 21.50A 和 B)。

恶性淋巴瘤(lymphoma) 和 **白血病(leukemia)** 可以作为系统性疾病的一部分累及胆囊和肝外胆管,它们原发在这个部位是罕见的,但已有报道(图 21.51)[285-287]。像在其他被覆黏膜的器官一样,已经有假说认为,一些

胆囊淋巴瘤是黏膜相关性淋巴组织(MALT)淋巴瘤,有报道此型淋巴瘤有 *AP12*-MALT1 基因融合特征[288-290]。

胚胎性横纹肌肉瘤葡萄状变异型(botryoid variant of embryonal rhabdomyosarcoma) 是一种儿童最常见的肝外胆管恶性肿瘤,成人少见[291-294]。它可以累及胆囊,已有发生于成人的少数病例报道。梗阻性黄疸是其最常见的临床征象。大体上,这种肿瘤有一个容易使人误判的软的息肉样外观。显微镜下,其小的未分化梭形细胞集中于完整的上皮下方("生发层")。其肿瘤细胞可以出现或不出现横纹(图 21.52A 和 B)。手术、放疗和化疗的联合治疗可使许多患者获得长期生存。

发生于成人胆囊的 **其他间叶性肿瘤(other mesenchymal neoplasm)** 常常是恶性的,例如黏液纤维肉瘤[295]、平滑肌肉瘤[295]、血管肉瘤[295-296](包括上皮细胞型)和胃肠道间质肿瘤[295,297-298]。然而,对于梭形细胞病变,在做出肉瘤诊断之前,需要考虑肉瘤样癌的可能。已有胆囊卡波西肉瘤见于 HIV 感染背景下的报道[299]。良性间叶性肿瘤(除颗粒细胞瘤外)很少见于胆囊和胆管树。源于小的副神经节的副神经节瘤可出现于胆囊浆膜

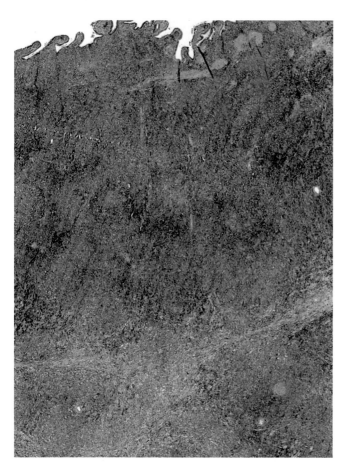

图 21.51　胆囊的弥漫性大 B 细胞淋巴瘤，可见囊壁的全层累及

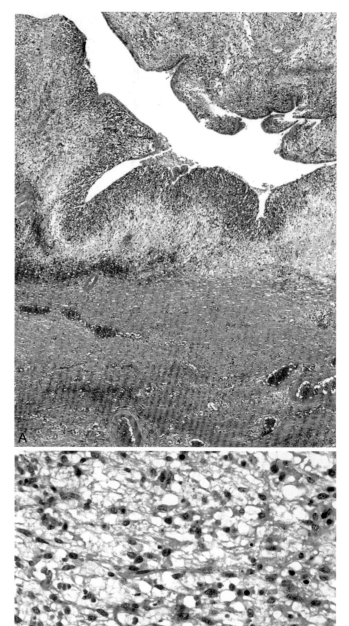

图 21.52　胚胎性横纹肌肉瘤葡萄状变异型。**A**，胆管上皮下有明显的生发层。**B**，高倍镜下，可见未分化梭形细胞

中，偶尔出现于肝外胆管中[300-302]。已有胆囊的孤立性纤维性肿瘤的罕见报道（图 21.53A 和 B）[303]。

　　胆囊转移性肿瘤（图 21.54）十分罕见，大多数已报道的病例是恶性黑色素瘤（见上文）。来自肾细胞癌[304-305]、乳腺癌[306] 和胃癌[307] 的转移癌也有报道。也有子宫内膜腺癌转移到胆囊的个例报道。结肠腺癌的胆管内转移类似于胆管原发性肿瘤，也有这样的病例报道[308]。

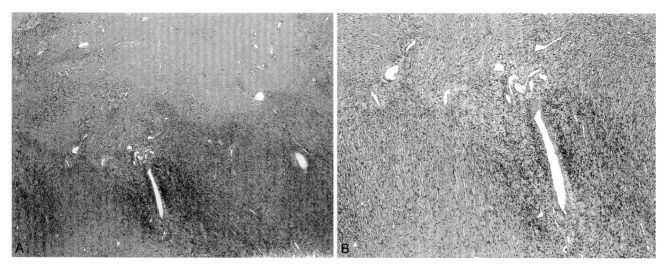

图 21.53　**A** 和 **B**，胆囊的孤立性纤维性肿瘤

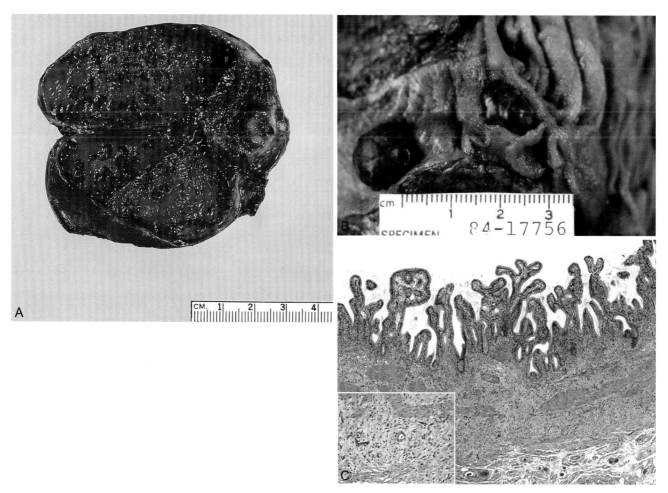

图 21.54　**A**,胆囊转移性乳腺癌,表现为黏膜上多个结节状隆起,伴有炎症变化。**B**,转移性肾细胞癌,表现为胆总管的多个息肉样红色结节。**C**,转移性乳腺小叶癌,很难鉴别,除非其被反应性间质围绕(低倍镜观,插图为高倍镜观)(待续)

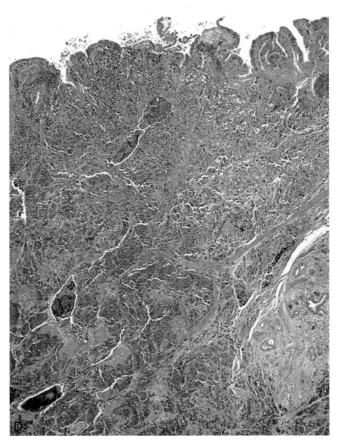

图 21.54 续　**D**，转移性子宫内膜癌，类似于胆囊的高级别癌（**B**，Courtesy of Dr. George F. Gray Jr.）

参考文献

1. Lamps LW. Gallbladder. In: Lamps LW, ed. *Diagnostic Pathology—Normal Histology*. Park City, Utah: Amirsys; 2013: 10-13.

2. Stelow EB, Hong SM, Frierson HF. Gallbladder and extrahepatic biliary system. In: Mills SE, ed. *Histology for Pathologists*. 3rd ed. Philadelphia, PA: Lippincott Williams & Wilkins; 2007: 705-722.

3. Fine G, Raju UB. Paraganglia in the human gallbladder. *Arch Pathol Lab Med*. 1980; 104(5): 265-268.

4. Singhi AD, Adsay NV, Swierczynski SL, et al. Hyperplastic Luschka ducts: a mimic of adenocarcinoma in the gallbladder fossa. *Am J Surg Pathol*. 2011; 35: 883-890.

5. Schnelldorfer T, Sarr MG, Adams DB. What is the duct of Luschka? A systematic review. *J Gastrointest Surg*. 2012; 16(3): 656-662.

6. Lamah M, Karanjia ND, Dickson GH. Anatomical variations of the extrahepatic biliary tree: review of the world literature. *Clin Anat*. 2001; 14(3): 167-172.

7. Hong SM, Kang GH, Lee HY, Ro JY. Smooth muscle distribution in the extrahepatic bile duct: histologic and immunohistochemical studies of 122 cases. *Am J Surg Pathol*. 2000; 24(5): 660-667.

8. Causey MW, Miller S, Fernelius CA, et al. Gallbladder duplication: evaluation, treatment, and classification. *J Pediatr Surg*. 2010; 45: 443-446.

9. Chowbey PK, Dey A, Khullar R, et al. Agenesis of gallbladder—our experience and a review of the literature. *Indian J Surg*. 2009; 71: 188-192.

10. Bennion RS, Thompson JE, Tompkins RK. Agenesis of the gallbladder without extrahepatic biliary atresia. *Arch Surg*. 1988; 123: 1257-1260.

11. Coughlin JP, Rector FE, Klein MD. Agenesis of the gallbladder in duodenal atresia: two case reports. *J Pediatr Surg*. 1992; 27(10): 1304.

12. Weedon D. Congenital anomalies. In: Weedon D, ed. *Pathology of the Gallbladder*. New York, NY: Masson Publishing; 1984: 6-22.

13. Ober WB, Wharton RN. On the Phrygian cap. *N Engl J Med*. 1956; 255(12): 571-572.

14. Van Kamp MJ, Bouman DE, Steenvoorde P, Klasse JM. A phrygian cap. *Case Rep Gastroenterol*. 2013; 17: 347-351.

15. Madrid C, Berrocal T, Gorospe L, et al. Heterotopic gastric mucosa involving the gallbladder and biliary tree. *Pediatr Radiol*. 2003; 33: 129-132.

16. Beltran MA, Barria C. Heterotopic pancreas in the gallbladder: the importance of an uncommon condition. *Pancreas*. 2007; 34: 488-491.

17. Rajguru J, Jain S, Khare S, et al. Embryological basis and clinical correlation of the rare congenital anomaly of the human gallbladder: "the diverticulum"-a morphologic study. *J Clin Diagn Res*. 2013; 7: 2107-2110.

18. Narkewicz MR. Biliary atresia: an update on our understanding of the disorder. *Curr Opin Pediatr*. 2001; 13(5): 435-440.

19. Goldman M, Pranikoff T. Biliary diseases in children. *Curr Gastroenterol Rep*. 2011; 13: 193-201.

20. Schwarz KB, Haber BH, Rosenthal P, et al. Extrahepatic anomalies in infants with biliary atresia: results of a large prospective North American multicenter study. *Hepatology*. 2013; 58: 1724-1731.

21. Roy P, Chatterjee U, Ganguli M, et al. A histopathological study of liver and biliary remnants with clinical outcome in cases of extrahepatic biliary atresia. *Indian J Pathol Microbiol*. 2010; 53: 101-105.

22. Ho CW, Shioda K, Shirasaki K, et al. The pathogenesis of biliary atresia: a morphological study of the hepatobiliary system and the hepatic artery. *J Pediatr Gastroenterol Nutr*. 1993; 16(1): 53-60.

23. Moreira RK, Cabral R, Cowles RA, Lobritto SJ. Biliary atresia: a multidisciplinary approach to diagnosis and management. *Arch Pathol Lab Med*. 2012; 136: 746-760.

24. Gallo A, Esquivel CO. Current options for management of biliary atresia. *Pediatr Transplant*. 2013; 17: 95-98.

25. Soares KC, Kim Y, Spolverato G, et al. Presentation and clinical outcomes of choledochal cysts in children and adults: a multi-institutional analysis. *JAMA Surg*. 2015; 150: 577-584.

26. Olbourne NA. Choledochal cysts. A review of the cystic anomalies of the biliary tree. *Ann R*

Coll Surg Engl. 1975; 56(1): 26-32.

27. Todani T, Watanabe Y, Toki A, Morotomi Y. Classification of congenital biliary cystic disease: special reference to type Ic and IVA cysts with primary ductal stricture. *J Hepatobiliary Pancreat Surg*. 2003; 10(5): 340-344.

28. Komi N, Tamura T, Tsuge S, et al. Relation of patient age to premalignant alterations in choledochal cyst epithelium: histochemical and immunohistochemical studies. *J Pediatr Surg*. 1986; 21(5): 430-433.

29. Ueyama T, Ding J, Hashimoto H, et al. Carcinoid tumor arising in the wall of a congenital bile duct cyst. *Arch Pathol Lab Med*. 1992; 116(3): 291-293.

30. Patil KK, Omojola MF, Khurana P, Iyengar JK. Embryonal rhabdomyosarcoma within a choledochal cyst. *Can Assoc Radiol J*. 1992; 43(2): 145-148.

31. Sandri L, Colecchia A, Larocca A, et al. Gallbladder cholesterol polyps and cholesterolosis. *Minerva Gastroenterol Dietol*. 2003; 49: 217-224.

32. Jacyna MR, Rouchier IA. Cholesterolosis: a physical cause of "functional" disorder. *Br Med J(Clin Res Ed)*. 1987; 295(6599): 619-620.

33. Grunhage F, Lammert F. Gallstone disease. Pathogenesis of gallstones: a genetic perspective. *Best Pract Res Clin Gastroenterol*. 2006; 20: 997-1015.

34. Johnston DE, Kaplan MM. Pathogenesis and treatment of gallstones. *N Engl J Med*. 1993; 328(6): 412-421.

35. St-Vil D, Yazbeck S, Luks FI, et al. Cholelithiasis in newborns and infants. *J Pediatr Surg*. 1992; 27(10): 1305-1307.

36. Strasberg SM. Acute calculous cholecystitis. *N Engl J Med*. 2008; 358: 2804-2811.

37. Weedon D. Cholelithiasis. In: Weedon D, ed. *Pathology of the Gallbladder*. New York, NY: Masson Publishing; 1984: 147-160.

38. Weerakoon HT, Ranasinghe S, Navaratne A, et al. Serum lipid concentrations in patients with cholesterol and pigment gallstones. *BMC Res Notes*. 2014; 7: 548.

39. Mok HY, Druffel ER, Rampone WM. Chronology of cholelithiasis. Dating gallstones from atmospheric radiocarbon produced by nuclear bomb explosions. *N Engl J Med*. 1986; 314(17): 1075-1077.

40. Vitek L, Carey MC. New pathophysiological concepts underling pathogenesis of pigment gallstones. *Clin Res Hepatol Gastroenterol*. 2012; 36: 122-129.

41. Trotman BW. Pigment gallstone disease. *Gastroenterol Clin North Am*. 1991; 20: 111-126.

42. Vitek L, Carey MC. Enterohepatic cycling of bilirubin as a cause of "black" pigment gallstones in adult life. *Eur J Clin Invest*. 2003; 33: 799-810.

43. Qiao T, Ma RH, Luo XB, et al. The systematic classification of gallbladder stones. *PLoS ONE*. 2013; 8: e74887.

44. Costi R, Gnocci A, Di Mario F, Sarli L. Diagnosis and management of choledocholithiasis in the golden age of imaging, endoscopy, and laparoscopy. *World J Gastroenterol*. 2014; 20: 13382-13401.

45. Kim DI, Kim MH, Lee SK, et al. Risk factors for recurrence of primary bile duct stones after endoscopic biliary sphincterotomy. *Gastrointest Endosc*. 2001; 54: 42-48.

46. Gambill EE, Hodgson JR, Priestley JT. Painless obstructive cholecystopathy. Hydrops or empyema of the gallbladder: clinical, roentgenologic, and surgical. Review of 10 cases. *Arch Intern Med*. 1962; 110: 442-448.

47. Weedon D. Cholecystitis and empyema. In:

48. Weedon D, ed. *Pathology of the Gallbladder*. New York, NY: Masson Publishing; 1984: 90-115.

48. Erben Y, Benavente-Chenhalls LA, Donohue JM, et al. Diagnosis and treatment of Mirizzi syndrome: 23 year Mayo Clinic experience. *J Am Coll Surg*. 2011; 213: 114-119.

49. Abou-Saif A, Al-Kawas FH. Complications of gallstone disease: Mirizzi syndrome, cholecystocholedochal fistula, and gallstone ileus. *Am J Gastroenterol*. 2002; 97(2): 249-254.

50. Gurusamy KS, Davidson BR. Surgical treatmenat of gallstones. *Gastroenterol Clin North Am*. 2010; 39: 229-244.

51. Lee W, Kwon J. Fate of lost gallstones during laparoscopic cholecystectomy. *Korean J Hepatobiliary Pancreat Surg*. 2013; 17: 66-69.

52. Vadlamudi G, Graebe R, Khoo M, Schinella R. Gallstones implanting in the ovary. A complication of laparoscopic cholecystectomy. *Arch Pathol Lab Med*. 1997; 121(2): 155-158.

53. de Groen PC, Gores GJ, LaRusso NF, et al. Biliary tract cancers. *N Engl J Med*. 1999; 341(18): 1368-1378.

54. Katabathina VS, Zafar AM, Suri R. Clinical presentation, imaging, and management of acute cholecystitis. *Tech Vasc Interv Radiol*. 2015; 18: 256-265.

55. Chitkara YK. Pathology of the gallbladder in common bile duct obstruction: the concept of ascending cholecystitis. *Hum Pathol*. 1993; 24(3): 279-283.

56. Bourikian S, Anand RJ, Aboutanos M, et al. Risk factors for acute gangrenous cholecystitis in emergency general surgery patients. *Am J Surg*. 2015; 210: 730-733.

57. Strasberg SM. Acute calculous cholecystitis. *N Engl J Med*. 2008; 358: 2804-2811.

58. Elwood DR. Cholecystitis. *Surg Clin N Am*. 2008; 88(6): 1241-1252, viii.

59. Polo M, Duclos A, Polazzi S, et al. Acute cholecystitis-optimal timing for early cholecystectomy: a French Nationwide Study. *J Gastrointest Surg*. 2015; 19: 2003-2010.

60. Halbert C, Pagkratis S, Yang J, et al. Beyond the learning curve: incidence of bile duct injuries following laparoscopic cholecystectomy normalize to open in the modern era. *Surg Endosc*. 2016; 30: 2239-2243.

61. Glenn F, Becker CG. Acute acalculous cholecystitis. An increasing entity. *Ann Surg*. 1982; 195(2): 131-136.

62. Barie PS, Eachempati SR. Acute acalculous cholecystitis. *Gastroenterol Clin North Am*. 2010; 39: 343-357.

63. Poddighe D, Tresoldi M, Licari A, Marseglia GL. Acalculous acute cholecystitis in previously healthy children: general overview and analysis of pediatric infectious causes. *Int J Hepatol*. 2015; 2015: 459608.

64. Adolph MD, Bass SN, Lee SK, et al. Cytomegaloviral acalculous cholecystitis in acquired immunodeficiency syndrome patients. *Am Surg*. 1993; 59(10): 679-684.

65. French AL, Beaudet LM, Benator DA, et al. Cholecystectomy in patients with AIDS: clinicopathologic correlations in 107 cases. *Clin Infect Dis*. 1995; 21: 852-858.

66. Marymont JV, Dakhil SR, Travers H, Housholder DF. Chemical cholecystitis associated with hepatic arterial chemotherapy delivered by a permanently implanted pump. *Hum Pathol*. 1985; 16(10): 986-990.

67. Laurila JJ, Ala-Kokko TI, Laurila PA, et al. Histopathology of acute acalculous cholecystitis in critically ill patients. *Histopathology*. 2005; 47(5): 485-492.

68. Abengowe CU, McManamon PJ. Acute emphy-

sematous cholecystitis. *Can Med Assoc J*. 1974; 111: 1112-1114.

69. Diehl AK. Symptoms of gallstone disease. *Baillieres Clin Gastroenterol*. 1992; 6: 635-657.

70. Terada T. Histopathologic features and frequency of gallbladder lesions in consecutive 540 cholecystectomies. *Int J Clin Exp Pathol*. 2013; 6: 91-96.

71. Elfving G. Crypts and ducts in the gallbladder wall. *Acta Pathol Microbiol Scand Suppl*. 1960; 49(suppl 135): 1-45.

72. Dorantes-Heredia R, Chable-Montero F, Henson DE, Albores-Saavedra J. Rokitansky-Aschoff sinuses mimicking adenocarcinoma of the gallbladder: a study of 8 cases. *Am J Surg Pathol*. 2013; 37: 1269-1274.

73. Albores-Saavedra J, Galliani C, Chable-Montero F, et al. Mucin-containing Rokitansky-Aschoff sinuses with extracellular mucin deposits simulating mucinous carcinoma of the gallbladder. *Am J Surg Pathol*. 2009; 33(11): 1633-1638.

74. Albores-Saavedra J, Nadji M, Henson DE, et al. Intestinal metaplasia of the gallbladder: a morphologic and immunocytochemical study. *Hum Pathol*. 1986; 17: 614-620.

75. Fernandes JE, Franco MI, Suzuki RK, et al. Intestinal metaplasia in gallbladders: prevalence study. *Sao Paulo Med J*. 2008; 126: 220-222.

76. Tsutsumi Y, Nagura H, Osamura Y, et al. Histochemical studies of metaplastic lesions in the human gallbladder. *Arch Pathol Lab Med*. 1984; 108(11): 917-921.

77. Sakamoto H, Mutoh M, Ido K, et al. A close relationship between intestinal metaplasia and CDX2 expression in human gallbladders with cholelithiasis. *Hum Pathol*. 2007; 38(1): 66-71.

78. Albores-Saavedra J, Henson DE. Pyloric gland metaplasia with perineural invasion of the gallbladder: a lesion that can be confused with adenocarcinoma. *Cancer*. 1999; 86(12): 2625-2631.

79. Kozuka S, Hachisuka K. Incidence by age and sex of intestinal metaplasia in the gallbladder. *Hum Pathol*. 1984; 15(8): 779-784.

80. Nelson JJ, Kahn AG. A case of bone metaplasia of the gallbladder epithelium. *South Med J*. 2009; 102: 322-324.

81. Estrada RL, Brown NM, James CE. Chronic follicular cholecystitis. Radiological, pathological, and surgical aspects. *Br J Surg*. 1960; 48: 205-209.

82. Goodman ZD, Ishak KG. Xanthogranulomatous cholecystitis. *Am J Surg Pathol*. 1981; 5(7): 653-659.

83. Deng YL, Cheng NS, Zhang SJ, et al. Xanthogranulomatous cholecystitis mimicking gallbladder carcinoma: an analysis of 42 cases. *World J Gastroenterol*. 2015; 21: 12653-12659.

84. Patel S, Roa JC, Tapia O, et al. Hyalinizing cholecystitis and associated carcinomas: clinicopatholgoic analysis of a distinctive variant of cholecystitis with porcelain-like features and accompanying diagnostically challenging carcinomas. *Am J Surg Pathol*. 2011; 35: 1104-1113.

85. Dabbs DJ. Eosinophilic and lymphoeosinophilic cholecystitis. *Am J Surg Pathol*. 1993; 17(5): 497-501.

86. Abraham SC, Cruz-Correa M, Argani P, et al. Diffuse lymphoplasmacytic chronic cholecystitis is highly specific for extrahepatic biliary tract disease but does not distinguish between primary and secondary sclerosing cholangiopathy. *Am J Surg Pathol*. 2003; 27(10): 1313-1320.

87. Wang WL, Farris AB, Lauwers GY, Deshpande

V. Autoimmune pancreatitis-related cholecystitis: a morphologically and immunologically distinctive form of lymphoplasmacytic sclerosing cholecystitis. *Histopathology*. 2009; 54(7): 829-836.

88. Jessurun J. Lymphocytic cholecystitis/cholangitis. *Am J Clin Pathol*. 2015; 143: 36-41.

89. Matz LR, Lawrence-Brown MM. Ischaemic cholecystitis and infarction of the gallbladder. *Aust N Z J Surg*. 1982; 52: 466-471.

90. Karaman B, Battal B, Oren NC, et al. Acute ischemic cholecystitis after transarterial chemoembolization with drug-eluting beads. *Clin Imaging*. 2012; 36: 861-864.

91. Hernandez-Rodriguez J, Tan CD, Rodriguez ER, Hoffman GS. Single organ gallbladder vasculitis: characterization and distinction from systemic vasculitis involving the gallbladder. An analysis of 61 patients. *Medicine(Baltimore)*. 2014; 93: 405-413.

92. Juliano J, Wilson KD, Gertner E. Vasculitis of the gallbladder: case report and spectrum of disease. *J Clin Rheumatol*. 2009; 15: 75-77.

93. De-Leon-Bojorge B, Zaltzman-Girsevich S, Ortega-Salgado A, et al. Thrombotic microangiopathy involving the gallbladder as an unusual manifestation of systemic lupus erythematosus and antiphospholipid syndrome: case report and review of the literature. *World J Gastroenterol*. 2006; 12: 7206-7209.

94. Burke AP, Sobin LH, Virmani R. Localized vasculitis of the gastrointestinal tract. *Am J Surg Pathol*. 1995; 19: 338-349.

95. Charpentier P, Prade M, Bognel C, et al. Malacoplakia of the gallbladder. *Hum Pathol*. 1983; 14(9): 827-828.

96. Di Tommaso L, Arizzi C, Roncalli M. Malacoplakia of the gallbladder. *Histopathology*. 2005; 46(4): 474-475.

97. Lin J, Shen B, Lee HJ, Goldblum JR. Histopathological characterization of cholecystectomy specimens in patients with inflammatory bowel disease. *J Crohns Colitis*. 2012; 6: 895-899.

98. Andoh A, Endo Y, Kushima R, et al. A case of Crohn's disease involving the gallbladder. *World J Gastroenterol*. 2006; 12: 977-978.

99. McClure J, Banerjee SS, Schofield PS. Crohn's disease of the gallbladder. *J Clin Pathol*. 1984; 37(5): 516-518.

100. Mert A, Avsar S, Ozaras R, et al. Gallbladder involvement in sarcoidosis. *J Clin Gastroenterol*. 2004; 38: 612-613.

101. Rhee DD, Wu ML. Pulse granulomas detected in gallbladder, fallopian tube, and skin. *Arch Pathol Lab Med*. 2006; 130(12): 1839-1842.

102. Maingot R. Post-operative strictures of the bile ducts. *Ann R Coll Surg Engl*. 1959; 24: 186-203.

103. Viste A, Horn A, Ovrebo K, et al. Bile duct injuries following laparoscopic cholecystectomy. *Scand J Surg*. 2015; 104: 233-237.

104. Hoang MP, Murakata LA, Padilla-Rodriguez AL, Albores-Saavedra J. Metaplastic lesions of the extrahepatic bile ducts: a morphologic and immunohistochemical study. *Mod Pathol*. 2001; 14: 1119-1125.

105. Cameron JL, Gayler BW, Sanfey H, et al. Sclerosing cholangitis. Anatomical distribution of obstructive lesions. *Ann Surg*. 1984; 200(1): 54-60.

106. Karlsen TH, Boberg KM. Update on primary sclerosing cholangitis. *J Hepatol*. 2013; 59: 571-582.

107. Wiesner RH, Ludwig J, LaRusso NF, MacCarty RL. Diagnosis and treatment of primary sclerosing cholangitis. *Semin Liver Dis*. 1985; 5: 241-253.

108. Lindor KD, Kowdley KV, Harrison ME, American College of Gastroenterology. ACG clinical guideline: primary sclerosing cholangitis. *Am J Gastroenterol*. 2015; 110: 646-659.

109. Lee YM, Kaplan MM. Primary sclerosing cholangitis. *N Engl J Med*. 1995; 332(14): 924-933.

110. Liaskou E, Hirschfield GM. Genetic distinctions in patients with primary sclerosing cholangitis: immunoglobulin G4 elevations and HLA risk. *Gastroenterology*. 2015; 148: 886-889.

111. Silveira MG, Lindor KD. Primary sclerosing cholangitis. *Can J Gastroenterol*. 2008; 22: 689-698.

112. Katabi N, Albores-Saavedra J. The extrahepatic bile duct lesions in end-stage primary sclerosing cholangitis. *Am J Surg Pathol*. 2003; 27: 349-355.

113. Fritcher EGB, Kipp BR, Halling KC, Clayton AC. Fishing for pancreatobiliary tract malignancy in endoscopic brushings enhances the sensitivity of routine cytology. *Cytopathology*. 2014; 25: 288-301.

114. Deshpande V. IgG4-related disease of the gastrointestinal tract: a 21st century chamelion. *Arch Pathol Lab Med*. 2015; 139: 742-749.

115. Zen Y, Harada K, Sasaki M, et al. IgG4-related sclerosing cholangitis with and without hepatic inflammatory pseudotumor, and sclerosing pancreatitis-associated sclerosing cholangitis: do they belong to a spectrum of sclerosing pancreatitis? *Am J Surg Pathol*. 2004; 28(9): 1193-1203.

116. Okazaki K, Uchida K, Koyabu M, et al. IgG4 cholangiopathy: current concept, diagnosis, and pathogenesis. *J Hepatol*. 2014; 61: 690-695.

117. Tsui WM, Lam PW, Lee WK, Chan YK. Primary hepatolithiasis, recurrent pyogenic cholangitis, and oriental cholangiohepatitis: a tale of 3 countries. *Adv Anat Pathol*. 2011; 18: 318-328.

118. Suzuki Y, Mori T, Yokoyama M, et al. Hepatolithiasis: analysis of Japanese nationwide surveys over a period of 40 years. *J Hepatobiliary Pancreat Sci*. 2014; 21: 617-622.

119. Jimenez-Saenz M, Villar-Rodriguez JL, Torres Y, et al. Biliary tract disease: a rare manifestation of eosinophilic gastroenteritis. *Dig Dis Sci*. 2003; 48: 624-627.

120. Chen WH, Yu CC, Wu CC, Jan YJ. Eosinophilic cholangitis with obstructive jaundice mimicking bile duct carcinoma. *J Hepatobiliary Pancreat Surg*. 2009; 16: 242-245.

121. Chen XM, LaRusso NF. Cryptosporidiosis and the pathogensis of AIDS-cholangiopathy. *Semin Liver Dis*. 2002; 22: 277-289.

122. Forbes A, Blanshard C, Gazzard B. Natural history of AIDS related sclerosing cholangitis: a study of 20 cases. *Gut*. 1993; 34(1): 116-121.

123. Cacciarelli AG, Naddaf SY, el Zeftawy HA, et al. Acute cholecystitis in AIDS patients: correlation of Tc-99m hepatobiliary scintigraphy with histopathologic laboratory findings and CD4 counts. *Clin Nucl Med*. 1998; 23: 226-228.

124. Bouche H, Housset C, Dumont JL, et al. AIDS-related cholangitis: diagnostic features and course in 15 patients. *J Hepatol*. 1993; 17: 34-39.

125. Walther Z, Topazian MD. Isospora cholangiopathy: case study with histologic characterization and molecular confirmation. *Hum Pathol*. 2009; 40: 1342-1346.

126. Lai KK, Miller KA, Procop GW, et al. Cystoisospora cholangiopathy in immunocompetent patients: a clinicopathologic review of 10 cases. *Mod Pathol*. 2014; 27(suppl 2): 391A.

127. Carpenter HA. Bacterial and parasitic cholangitis. *Mayo Clin Proc*. 1998; 73: 473-478.

128. Sithithaworn P, Yongvanit P, Duenngai K, et al. Roles of liver fluke infection as risk factor for cholangiocarcinoma. *J Hepatobiliary Pancreat Sci*. 2014; 21: 301-308.

129. Brant PE, Kopke-Agular L, Shigueoka DC, et al. Anicteric cholangioipathy in schistosomiasis patients. *Acta Trop*. 2008; 108: 218-221.

130. Herrera Fernandez FA, Sarmiento Robles C, Blasco Carratala F, et al. Acute, non-lithiasic, amebic cholecystitis. *Rev Esp Enferm Dig*. 1990; 78: 41-42.

131. Baba H, Wakabayashi M, Oba A, et al. Primary papillary hyperplasia of the gallbladder mimicking gallbladder cancer. *Int Surg*. 2014; 99: 247-251.

132. Agarwal A, Shipman PJ. Gallbladder polyposis in metachromatic leukodystrophy. *Pediatr Radiol*. 2013; 43: 631-633.

133. Cappell MS, Marks M, Kirschenbaum H. Massive hemobilia and acalculous cholecystitis due to benign gallbladder polyp. *Dig Dis Sci*. 1993; 38(6): 1156-1161.

134. Revzin MV, Scoutt L, Smitaman E, Israel GM. The gallbladder: uncommon gallbladder conditions and unusual presentations of the common gallbladder pathological processes. *Abdom Imaging*. 2015; 40: 385-399.

135. Beilby JO. Diverticulosis of the gallbladder. The fundal adenoma. *Br J Exp Pathol*. 1967; 48(4): 455-461.

136. Albores-Saavedra J, Keenportz B, Bejarano PA, et al. Adenomyomatous hyperplasia of the gallbladder with perineural invasion: revisited. *Am J Surg Pathol*. 2007; 31(10): 1598-1604.

137. Adsay V, Jang KT, Roa JC, et al. Intracholecystic papillary-tubular neoplasms(ICPN) of the gallbladder(neoplastic polyps, adenomas, and papillary neoplasms that are > 1.0 cm). *Am J Surg Pathol*. 2012; 36: 1279-1301.

138. Albores-Saavedra J, Chable-Montero F, Gonzalez-Romo MA, et al. Adenomas of the gallbladder. Morphologic features, expression of gastric and intestinal mucins, and incidence of high-grade dysplasia/carcinoma in situ and invasive carcinoma. *Hum Pathol*. 2012; 43: 1506-1513.

139. Chang HJ, Jee CD, Kim WH. Mutation and altered expression of beta-catenin during gallbladder carcinogenesis. *Am J Surg Pathol*. 2002; 26(6): 758-766.

140. Kim YT, Kim J, Jang YH, et al. Genetic alterations in gallbladder adenoma, dysplasia and carcinoma. *Cancer Lett*. 2001; 169(1): 59-68.

141. Albores-Saavedra J, Alcantra-Vazquez A, Cruz-Ortiz H, Herrera-Goepfert R. The precursor lesions of invasive gallbladder carcinoma. Hyperplasia, atypical hyperplasia and carcinoma in situ. *Cancer*. 1980; 45(5): 919-927.

142. Mukhopadhyay S, Landas SK. Putative precursors of gallbladder dysplasia: a review of 400 routinely resected specimens. *Arch Pathol Lab Med*. 2005; 129(3): 386-390.

143. Roa I, de Aretxabala X, Araya JC, Roa J. Preneoplastic lesions in gallbladder cancer. *J Surg Oncol*. 2006; 93: 615-623.

144. Zen Y, Adsay NV, Bardadin K, et al. Biliary intraepithelial neoplasia: an international interobserver agreement study and proposal for diagnostic criteria. *Mod Pathol*. 2007; 20: 701-709.

145. Roa JC, Tapia O, Manterola C, et al. Early gallbladder carcinoma has a favorable outcome but Rokitansky-Ashoff sinus involvement is an adverse prognostic factor. *Virchows Arch*. 2013; 463: 651-661.

146. Chang HJ, Kim SW, Kim YT, Kim WH. Loss of heterozygosity in dysplasia and carcinoma of the gallbladder. *Mod Pathol*. 1999; 12(8): 763-769.

147. Barreto SG, Dutt A, Chaudhary A. A genetic

model for gallbladder carcinogenesis and its dissemination. *Ann Oncol.* 2014; 25: 1086-1097.

148. Donohue JH, Stewart AK, Menck HR. The National Cancer Data Base report on carcinoma of the gallbladder, 1989-1995. *Cancer.* 1998; 83(12): 2618-2628.

149. Hundal R, Shaffer EA. Gallbladder cancer: epidemiology and outcome. *Clin Epidemiol.* 2014; 6: 99-109.

150. Fraumeni JF Jr. Cancers of the pancreas and biliary tract: epidemiological considerations. *Cancer Res.* 1975; 35(11 Pt 2): 3437-3446.

151. Zatonski W, La Vecchia C, Levi F, et al. Descriptive epidemiology of gall-bladder cancer in Europe. *J Cancer Res Clin Oncol.* 1993; 119(3): 165-171.

152. Lazcano-Ponce EC, Miquel JF, Munoz N, et al. Epidemiology and molecular pathology of gallbladder cancer. *CA Cancer J Clin.* 2001; 51(6): 349-364.

153. Ootani T, Shirai Y, Tsukada K, Muto T. Relationship between gallbladder carcinoma and the segmental type of adenomyomatosis of the gallbladder. *Cancer.* 1992; 69: 2647-2652.

154. Komorowski RA, Tresp MG, Wilson SD. Pancreaticobiliary involvement in familial polyposis coli/Gardner's syndrome. *Dis Colon Rectum.* 1886; 29: 55-58.

155. Tanaka K, Nishimura A, Yamada K, et al. Cancer of the gallbladder associated with anomalous junction of the pancreatobiliary duct system without bile duct dilatation. *Br J Surg.* 1993; 80(5): 622-624.

156. Duffy A, Capanu M, Abou-Alfa GK, et al. Gallbladder cancer(GBC): 10-year experience at Memorial Sloan-Kettering Cancer Centre (MSKCC). *J Surg Oncol.* 2008; 98: 485-489.

157. Lilic N, Addison B, Hammodat H. Gallbladder carcinoma: a New Zealand centre's 10-year experience with presentation, ethnic diversity, and survival rate. *ANZ J Surg.* 2015; 85: 260-263.

158. Goldin RD, Roa JC. Gallbladder cancer: a morphological and molecular update. *Histopathology.* 2009; 55(2): 218-229.

159. Bal MM, Ramadwar M, Deodhar K, Shrikhande S. Pathology of gallbladder carcinoma: current understanding and new perspectives. *Pathol Oncol Res.* 2015; 21: 509-525.

160. Katabi N. Neoplasia of gallbladder and biliary epithelium. *Arch Pathol Lab Med.* 2010; 134: 1621-1627.

161. Albores-Saavedra J, Shukla D, Carrick K, Henson DE. In situ and invasive adenocarcinomas of the gallbladder extending into or arising from Rokitansky-Aschoff sinuses: a clinicopathologic study of 49 cases. *Am J Surg Pathol.* 2004; 28(5): 621-628.

162. Albores-Saavedra J, Tuck M, McLaren BK, et al. Papillary carcinomas of the gallbladder: analysis of noninvasive and invasive types. *Arch Pathol Lab Med.* 2005; 129(7): 905-909.

163. Hara S, Kijima H, Okada K, Igarashi Y. Invasive micropapillary variant of the gallbladder adenocarcinoma and its aggressive potential for lymph node metastasis. *Biomed Res.* 2010; 31: 89-95.

164. Roa JC, Tapia O, Cakir A, et al. Squamous cell and adenosquamous carcinomas of the gallbladder: clinicopathological analysis of 34 cases. *Mod Pathol.* 2011; 24: 1069-1078.

165. Dursun N, Escalona OT, Roa JC, et al. Mucinous carcinomas of the gallbladder: clinicopathologic analysis of 15 cases. *Mod Pathol.* 2012; 136: 1347-1358.

166. Vardaman C, Albores-Saavedra J. Clear cell carcinomas of the gallbladder and extrahepatic bile ducts. *Am J Surg Pathol.* 1995; 19(1): 91-99.

167. Pavic I, Marusic Z, Mijic A, et al. A case of signet ring cell carcinoma of the gallbladder: immunohistochemistry and differential diagnosis. *Acta Clin Croat.* 2010; 49: 159-162.

168. Ragazzi M, Carbonara C, Rosai J. Nonneoplastic signet-ring cells in the gallbladder and uterine cervix. A potential source of overdiagnosis. *Hum Pathol.* 2009; 40(3): 326-331.

169. Albores-Saavedra J, Nadji M, Henson DE. Intestinal-type adenocarcinoma of the gallbladder. A clinicopathologic study of seven cases. *Am J Surg Pathol.* 1986; 10(1): 19-25.

170. Kushima R, Lohe B, Borchard F. Differentiation towards gastric foveolar, mucopeptic and intestinal goblet cells in gallbladder adenocarcinomas. *Histopathology.* 1996; 29(5): 443-448.

171. Albores-Saavedra J, Henson DE, Moran-Portela D, Lino-Silva S. Cribriform carcinoma of the gallbladder: a clinicopathologic study of 7 cases. *Am J Surg Pathol.* 2008; 32(11): 1694-1698.

172. Jeng YM, Chen CL, Hsu HC. Lymphoepithelioma-like cholangiocarcinoma: an Epstein-Barr virus-associated tumor. *Am J Surg Pathol.* 2001; 25(4): 516-520.

173. Kim YB, Park YN, Han JY, et al. Biliary lymphoepithelioma-like carcinoma not associated with Epstein-Barr virus. *Arch Pathol Lab Med.* 1999; 123(5): 441-443.

174. Appelman HD, Coopersmith N. Pleomorphic spindle-cell carcinoma of the gallbladder. Relation to sarcoma of the gallbladder. *Cancer.* 1970; 25(3): 535-541.

175. Guo KJ, Yamaguchi K, Enjoji M. Undifferentiated carcinoma of the gallbladder. A clinicopathologic, histochemical, and immunohistochemical study of 21 patients with a poor prognosis. *Cancer.* 1988; 61(9): 1872-1879.

176. Nishihara K, Tsuneyoshi M. Undifferentiated spindle cell carcinoma of the gallbladder: a clinicopathologic, immunohistochemical, and flow cytometric study of 11 cases. *Hum Pathol.* 1993; 24(12): 1298-1305.

177. Grosso LE, Gonzalez JG. Stromal osteoclast-like giant cells in an adenosquamous carcinoma of the gallbladder. *Hum Pathol.* 1992; 23(6): 703-706.

178. Albores-Saavedra J, Grider DJ, Wu J, et al. Giant cell tumor of the extrahepatic biliary tree: a clinicopathologic study of 4 cases and comparison with anaplastic spindle and giant cell carcinoma with osteoclast-like giant cells. *Am J Surg Pathol.* 2006; 30(4): 495-500.

179. Sakamoto K, Kimura N, Tokumura H, et al. Hepatoid adenocarcinoma of the gallbladder. *Histopathology.* 2005; 47(6): 649-651.

180. Gakiopoulou H, Givalos N, Liapis G, et al. Hepatoid adenocarcinoma of the gallbladder. *Dig Dis Sci.* 2007; 52: 3358-3362.

181. Abu-Farsakh H, Fraire AE. Adenocarcinoma and(extragonadal) choriocarcinoma of the gallbladder in a young woman. *Hum Pathol.* 1991; 22: 614-615.

182. Albores-Saavedra J, Batich K, Hossain S, et al. Carcinoid tumors and small-cell carcinomas of the gallbladder and extrahepatic bile ducts: a comparative study based on 221 cases from the surveillance, epidemiology, and end results program. *Ann Diagn Pathol.* 2009; 13(6): 378-383.

183. Lee JM, Hwang S, Lee SG, et al. Neuroendocrine tumors of the gallbladder: twelve cases in a single institution. *Hepatogastroenterology.* 2010; 57: 1064-1068.

184. Chen C, Wang L, Liu X, et al. Gallbladder neuroendocrine carcinoma: report of 10 cases and comparison of clinicopathologic features with gallbladder adenocarcinoma. *Int J Clin Exp Pathol.* 2015; 8: 8218-8226.

185. Maitra A, Tascilar M, Hruban RH, et al. Small cell carcinoma of the gallbladder: a clinicopathologic, immunohistochemical, and molecular pathology study of 12 cases. *Am J Surg Pathol.* 2001; 25(5): 595-601.

186. Papotti M, Cassoni P, Sapino A, et al. Large cell neuroendocrine carcinoma of the gallbladder: report of two cases. *Am J Surg Pathol.* 2000; 24(10): 1424-1428.

187. Koizumi M, Sata N, Kasahara N, et al. Carcinoid tumor of the gallbladder: report of two cases. *Clin J Gastroenterol.* 2011; 4: 323-330.

188. Sinkre PA, Murakata L, Rabin L, et al. Clear cell carcinoid tumor of the gallbladder: another distinctive manifestation of von Hippel-Lindau disease. *Am J Surg Pathol.* 2001; 25: 1334-1339.

189. Duval JV, Savas L, Banner BF. Expression of cytokeratins 7 and 20 in carcinomas of the extrahepatic biliary tract, pancreas, and gallbladder. *Arch Pathol Lab Med.* 2000; 124: 1196-2000.

190. Rullier A, Le Bail B, Fawaz R, et al. Cytokeratin 7 and 20 expression in cholangiocarcinomas varies along the biliary tract but still differs from that in colorectal carcinoma metastasis. *Am J Surg Pathol.* 2000; 24(6): 870-876.

191. Lodi C, Szabo E, Holczbauer A, et al. Claudin-4 differentiates biliary tract cancers from hepatocellular carcinomas. *Mod Pathol.* 2006; 19: 460-469.

192. Dowaki S, Kijima H, Kashiwagi H, et al. CEA immunohistochemical localization is correlated with growth and metastasis of human gallbladder carcinoma. *Int J Oncol.* 2000; 16: 49-52.

193. Li QL, Yang ZL, Liu JQ, Miao XY. Expression of CDX2 and hepatocyte antigen in benign and malignant lesions of gallbladder and its correlation with histopathologic type and clinical outcome. *Pathol Oncol Res.* 2011; 17: 561-568.

194. Chang YT, Hsu C, Jeng YM, et al. Expression of the caudal-type homeodomain transcription factor CDX2 is related to clinical outcome in biliary tract carcinoma. *J Gastroenterol Hepatol.* 2007; 22(3): 389-394.

195. Hanada K, Tsuchida A, Iwao T, et al. Gene mutations of K-ras in gallbladder mucosae and gallbladder carcinoma with an anomalous junction of the pancreaticobiliary duct. *Am J Gastroenterol.* 1999; 94(6): 1638-1642.

196. Chang YT, Chang MC, Huang KW, et al. Clinicopathological and prognostic significances of EGFR, KRAS, and BRAF mutations in biliary tract carcinomas. *J Gastroenterol Hepatol.* 2014; 29: 1119-1125.

197. Yoshida H, Shimada K, Kosuge T, Hiraoka N. A significant subgroup of resectable gallbladder cancer patients has an HER2 positive status. *Virchows Arch.* 2016; 468: 431-439.

198. Moreno M, Pimentel F, Gazdar AF, et al. TP53 abnormalities are frequent and early events in the sequential pathogenesis of gallbladder carcinoma. *Ann Hepatol.* 2005; 4(3): 192-199.

199. Wistuba II, Gazdar AF, Roa I, Albores-Saavedra J. p53 protein overexpression in gallbladder carcinoma and its precursor lesions: an immunohistochemical study. *Hum Pathol.* 1996; 27(4): 360-365.

200. Diamantis I, Karamitopoulou E, Perentes E, Zimmerman A. p53 protein immunoreactivity in extrahepatic bile duct and gallbladder cancer: correlation with tumor grade and survival. *Hepatology.* 1995; 22: 774-779.

201. Wistuba II, Ashfaq R, Maitra A, et al. Fragile histidine triad gene abnormalities in the pathogenesis of gallbladder carcinoma. *Am J Pathol.*

2002; 160(6): 2073-2079.

202. Maemura K, Natsugoe S, Takao S. Molecular mechanism of cholangiocarcinoma carcinogenesis. *J Hepatobiliary Pancreat Sci.* 2014; 21: 754-760.

203. Wakai T, Shirai Y, Sakata J, et al. Mode of hepatic spread from gallbladder carcinoma: an immunohistochemical analysis of 42 hepatectomized specimens. *Am J Surg Pathol.* 2010; 34(1): 65-74.

204. Fahim RB, McDonald JR, Richards JC, Ferris DO. Carcinoma of the gallbladder: a study of its modes of spread. *Ann Surg.* 1962; 156: 114-124.

205. Ohtsuka M, Miyazaki M, Itoh H, et al. Routes of hepatic metastasis of gallbladder carcinoma. *Am J Clin Pathol.* 1998; 109(1): 62-68.

206. Shirai Y, Tsukada K, Ohtani T, et al. Hepatic metastasis from carcinoma of the gallbladder. *Cancer.* 1995; 75(8): 2063-2068.

207. Tsukada K, Kurosaki I, Uchida K, et al. Lymph node spread from carcinoma of the gallbladder. *Cancer.* 1997; 80(4): 661-667.

208. Hamrick RE Jr, Liner FJ, Hastings PR, Cohn I Jr. Primary carcinoma of the gallbladder. *Ann Surg.* 1982; 195(3): 270-273.

209. Young RH, Scully RE. Ovarian metastases from carcinoma of the gallbladder and extrahepatic bile ducts simulating primary tumors of the ovary. A report of six cases. *Int J Gynecol Pathol.* 1990; 9(1): 60-72.

210. Pilgrim C, Usatoff V, Evans PM. A review of the surgical strategies for the management of gallbladder carcinoma based on T stage and growth type of the tumor. *Eur J Surg Oncol.* 2009; 35: 903-907.

211. Shirai Y, Yoshida K, Tsukada K, Muto T. Inapparent carcinoma of the gallbladder. An appraisal of a radical second operation after simple cholecystectomy. *Ann Surg.* 1992; 215(4): 326-331.

212. Shimada H, Endo I, Togo S, et al. The role of lymph node dissection in the treatment of gallbladder carcinoma. *Cancer.* 1997; 79(5): 892-899.

213. Aloia TA, Jarufe N, Javie M, et al. Gallbladder cancer: expert consensus statement. *HPB (Oxford).* 2015; 17: 681-690.

214. Kanthan R, Senger JL, Ahmed S, Kanthan SC. Gallbladder cancer in the 21st century. *J Oncol.* 2015; 2015: 967472. doi:10.1155/2015/967472.

215. Kai M, Chijiiwa K, Ohuchida J, et al. A curative resection improves the postoperative survival rate even in patients with advanced gallbladder carcinoma. *J Gastrointest Surg.* 2007; 11: 1025-1032.

216. Ouchi K, Mikuni J, Kakugawa Y, et al. Laparoscopic cholecystectomy for gallbladder carcinoma: results of a Japanese survey of 498 patients. *J Hepatobiliary Pancreat Surg.* 2002; 9: 256-260.

217. Kimura W, Nagai H, Kuroda A, Morioka Y. Clinicopathologic study of asymptomatic gallbladder carcinoma found at autopsy. *Cancer.* 1989; 64(1): 98-103.

218. Cavallaro A, Piccolo G, Panebianco V, et al. Incidental gallbladder cancer during laparoscopic cholecystectomy: managing an unexpected finding. *World J Gastroenterol.* 2012; 18: 4019-4027.

219. Groot Koerkamp B, Fong Y. Outcomes in biliary malignancy. *J Surg Oncol.* 2014; 110: 585-591.

220. Simbolo M, Fassan M, Ruzzenente A, et al. Multigene mutational profiling of cholangiocarcinomas identifies actionable molecular subgroups. *Oncotarget.* 2014; 5: 2839-2852.

221. Chandrasoma P, Fitzgibbons P. Granular cell tumor of the intrapancreatic common bile duct. *Cancer.* 1984; 53(10): 2178-2182.

222. Saito J, Kitagawa M, Kusanagi H, et al. Granular cell tumor of the common bile duct: a Japanese case. *World J Gastroenterol.* 2012; 18: 6324-6327.

223. Larson DM, Storsteen KA. Traumatic neuroma of the bile ducts with intrahepatic extension causing obstructive jaundice. *Hum Pathol.* 1984; 15(3): 287-289.

224. De Rosa A, Gomez D, Zaitoun AM, Cameron IC. Neurofibroma of the bile duct: a rare cause of obstructive jaundice. *Ann R Coll Surg Engl.* 2013; 95: e38-e40.

225. Sadeghi S, Krigman H, Maluf H. Perivascular epithelioid clear cell tumor of the common bile duct. *Am J Surg Pathol.* 2004; 28(8): 1107-1110.

226. Rocha FG, Lee H, Katabi N, et al. Intraductal papillary neoplasm of the bile ducts: a biliary equivalent to intraductal papillary mucinous neoplasm of the pancreas? *Hepatology.* 2012; 56: 1352-1360.

227. Katabi N, Torres J, Klimstra DS. Intraductal tubular neoplasms of the bile ducts. *Am J Surg Pathol.* 2012; 36: 1647-1655.

228. Schlitter AM, Jang KT, Kloppel G, et al. Intraductal tubulopapillary neoplasms of the bile ducts: clinicopathologic, immunohistochemical, and molecular analysis of 20 cases. *Mod Pathol.* 2015; 28: 1249-1264.

229. Albores-Saavedra J, Cordova-Ramon JC, Chable-Montero F, et al. Cystadenomas of the liver and extrahepatic bile ducts: morphologic and immunohistochemical characterization of the biliary and intestinal variants. *Ann Diagn Pathol.* 2015; 19: 124-129.

230. Han IW, Jang JY, Lee KB, et al. Clinicopathological analysis and prognosis of extrahepatic bile duct cancer with a microscopic positive ductal margin. *HPB (Oxford).* 2014; 16: 575-581.

231. Matthaei H, Lingohr P, Strasser A, et al. Biliary intraepithelial neoplasia(BilIN) is frequently found in surgical margins of biliary tract cancer resection specimens but has no clinical significance. *Virchows Arch.* 2015; 466: 133-141.

232. Strom BL, Hibberd PL, Soper KA. International variations in epidemiology of cancers of the extrahepatic biliary tract. *Cancer Res.* 1985; 45(10): 5165-5168.

233. Bonato G, Cristoferi L, Strazzabosco M, Fabris L. Malignancies in primary sclerosing cholangitis-a continuing threat. *Dig Dis.* 2015; 33(suppl 2): 140-148.

234. Gallagher PJ, Millis RR, Mitchinson MJ. Congenital dilatation of the intrahepatic bile ducts with cholangiocarcinoma. *J Clin Pathol.* 1972; 25(9): 804-808.

235. Sameshima Y, Uchimura M, Muto Y, et al. Coexistent carcinoma in congenital dilatation of the bile duct and anomalous arrangement of the pancreatico-bile duct. Carcinogenesis of coexistent gall bladder carcinoma. *Cancer.* 1987; 60(8): 1883-1890.

236. Plentz RR, Malek NP. Clinical presentation, risk factors and staging systems of cholangiocarcinoma. *Best Pract Res Clin Gastroenterol.* 2015; 29: 245-252.

237. Alexander F, Rossi RL, O'Bryan M, et al. Biliary carcinoma. A review of 109 cases. *Am J Surg.* 1984; 147(4): 503-509.

238. Okuda K, Kubo Y, Okazaki N, et al. Clinical aspects of intrahepatic bile duct carcinoma including hilar carcinoma: a study of 57 autopsy-proven cases. *Cancer.* 1977; 39(1): 232-246.

239. Navaneethan U, Njei B, Lourdusamy V, et al. Comparative effectiveness of biliary brush cytology and intraductal biopsy for detection of malignant biliary strictures: a systematic review and meta-analysis. *Gastrointest Endosc.* 2015; 81: 168-176.

240. Barr Fritcher EG, Voss JS, Brankley SM, et al. An optimized set of fluorescence in situ hybridization probes for detection of pancreaticobiliary tract cancer in cytology brush samples. *Gastroenterology.* 2015; 149: 1813-1824.

241. Beazley RM, Hadjis N, Benjamin IS, Blumgart LH. Clinicopathologic aspects of high bile duct cancer. Experience with resection and bypass surgical treatments. *Ann Surg.* 1984; 199: 623-636.

242. Kozuka S, Tsubone M, Hachisuka K. Evolution of carcinoma in the extrahepatic bile ducts. *Cancer.* 1984; 54(1): 65-72.

243. Nakanishi Y, Zen Y, Kawakami H, et al. Extrahepatic bile duct carcinoma with extensive intraepithelial spread: a clinicopathological study of 21 cases. *Mod Pathol.* 2008; 21(7): 807-816.

244. Hayashi S, Miyazaki M, Kondo Y, Nakajima N. Invasive growth patterns of hepatic hilar ductal carcinoma. A histologic analysis of 18 surgical cases. *Cancer.* 1994; 73(12): 2922-2929.

245. Kayahara M, Nagakawa T, Ueno K, et al. Lymphatic flow in carcinoma of the distal bile duct based on a clinicopathologic study. *Cancer.* 1993; 72(7): 2112-2117.

246. Khunamornpong S, Lerwill MF, Siriaunkgul S, et al. Carcinoma of extrahepatic bile ducts and gallbladder metastatic to the ovary: a report of 16 cases. *Int J Gynecol Pathol.* 2008; 27(3): 366-379.

247. Weinbren K, Mutum SS. Pathological aspects of cholangiocarcinoma. *J Pathol.* 1983; 139: 217-238.

248. Nagura H, Tsutsumi Y, Watanabe K, et al. Immunohistochemistry of carcinoembryonic antigen, secretory component and lysozyme in benign and malignant common bile duct tissues. *Virchows Arch A Pathol Anat Histopathol.* 1984; 403(3): 271-280.

249. Hong SM, Cho H, Moskaluk CA, et al. CDX2 and MUC2 protein expression in extrahepatic bile duct carcinoma. *Am J Clin Pathol.* 2005; 124(3): 361-370.

250. Laitio M. Carcinoma of extrahepatic bile ducts. A histopathologic study. *Pathol Res Pract.* 1983; 178(1): 67-72.

251. Kozuka S, Kurashina M, Tsubone M, et al. Significance of intestinal metaplasia for the evolution of cancer in the biliary tract. *Cancer.* 1984; 54: 2277-2285.

252. Hong SM, Kim MJ, Jang KT, et al. Adenosquamous carcinoma of extrahepatic bile duct: clinicopathologic study of 12 cases. *Int J Clin Exp Pathol.* 2008; 1: 147-156.

253. Kita E, Tsujimoto A, Nakamura K, et al. Signet ring cell carcinoma of the extrahepatic bile duct diagnosed by preoperative biopsy: a case report. *Case Rep Gastroenterol.* 2014; 8: 353-357.

254. Albores-Saavedra J, Delgado R, Henson DE. Well-differentiated adenocarcinoma, gastric foveolar type, of the extrahepatic bile ducts: a previously unrecognized and distinctive morphologic variant of bile duct carcinoma. *Ann Diagn Pathol.* 1999; 3(2): 75-80.

255. Sasatomi E, Nalesnik MA, Marsh JW. Neuroendocrine carcinoma of the extrahepatic bile duct: a case report and review of the literature. *World J Gastroenterol.* 2013; 19: 4616-4623.

256. van der Wal AC, Van Leeuwen DJ, Walford N. Small cell neuroendocrine(oat cell) tumour of the common bile duct. *Histopathology.* 1990;

16(4): 398-400.

257. Altemeier WA, Gall EA, Zinninger MM, Hoxworth PI. Sclerosing carcinoma of the major intrahepatic bile ducts. *AMA Arch Surg*. 1957; 75(3): 450-460, discussion 60-61.

258. Klatskin G. Adenocarcinoma of the hepatic duct at its bifurcation within the porta hepatis. An unusual tumor with distinctive clinical and pathological features. *Am J Med*. 1965; 38: 241-256.

259. Qualman SJ, Haupt HM, Bauer TW, Taxy JB. Adenocarcinoma of the hepatic duct junction. A reappraisal of the histologic criteria of malignancy. *Cancer*. 1984; 53(7): 1545-1551.

260. Wang J, Wang X, Xie S, et al. p53 status and its prognostic role in extrahepatic bile duct cancer: a meta-analysis of published studies. *Dig Dis Sci*. 2011; 56: 655-662.

261. Batheja N, Suriawinata A, Saxena R, et al. Expression of p53 and PCNA in cholangiocarcinoma and primary sclerosing cholangitis. *Mod Pathol*. 2000; 13(12): 1265-1268.

262. Argani P, Shaukat A, Kaushal M, et al. Differing rates of loss of DPC4 expression and of p53 overexpression among carcinomas of the proximal and distal bile ducts. *Cancer*. 2001; 91: 1332-1341.

263. Churi CR, Shroff R, Wang Y, et al. Mutation profiling in cholangiocarcinoma: prognostic and therapeutic implications. *PLoS ONE*. 2014; 9(12): e115383.

264. Marsh Rde W, Alonzo M, Bajaj S, et al. Comprehensive review of the diagnosis and treatment of biliary tract cancer 2012. Part II: multidisciplinary management. *J Surg Oncol*. 2012; 106: 339-345.

265. Ishihara S, Miyakawa S, Takada T, et al. Status of surgical treatment of biliary tract cancer. *Dig Surg*. 2007; 24: 131-136.

266. McNamara MG, Walter T, Horgan AM, et al. Outcome of adjuvant therapy in biliary tract cancers. *Am J Clin Oncol*. 2015; 38: 382-387.

267. Adsay NV, Bagci P, Tajiri T, et al. Pathologic staging of pancreatic, ampullary, biliary, and gallbladder cancers: pitfalls and practical limitations of the current AJCC/UICC TNM staging system and opportunities for improvement. *Semin Diagn Pathol*. 2012; 29: 127-141.

268. Hong SM, Cho H, Moskaluk CA, Yu E. Measurement of the invasion depth of extrahepatic bile duct carcinoma: An alternative method overcoming the current T classification problems of the AJCC staging system. *Am J Surg Pathol*. 2007; 31(2): 199-206.

269. Henson DE, Albores-Saavedra J, Corle D. Carcinoma of the extrahepatic bile ducts. Histologic types, stage of disease, grade, and survival rates. *Cancer*. 1992; 70(6): 1498-1501.

270. Tompkins RK, Thomas D, Wile A, Longmire WP Jr. Prognostic factors in bile duct carcinoma: analysis of 96 cases. *Ann Surg*. 1981; 194(4): 447-457.

271. Hong SM, Cho H, Lee OJ, Ro JY. The number of metastatic lymph nodes in extrahepatic bile duct carcinoma as a prognostic factor. *Am J Surg Pathol*. 2005; 29(9): 1177-1183.

272. Klempnauer J, Ridder GJ, von Wasielewski R, et al. Resectional surgery of hilar cholangiocarcinoma: a multivariate analysis of prognostic factors. *J Clin Oncol*. 1997; 15(3): 947-954.

273. Yasuda T, Imai G, Takemoto M, et al. Carcinoid tumor of the extrahepatic bile duct: report of a case. *Clin J Gastroenterol*. 2013; 6: 177-187.

274. Rugge M, Sonego F, Militello C, et al. Primary carcinoid tumor of the cystic and common bile ducts. *Am J Surg Pathol*. 1992; 16(8): 802-807.

275. Chittal SM, Ra PM. Carcinoid of the cystic duct. *Histopathology*. 1989; 15(6): 643-646.

276. Maitra A, Krueger JE, Tascilar M, et al. Carcinoid tumors of the extrahepatic bile ducts: a study of seven cases. *Am J Surg Pathol*. 2000; 24(11): 1501-1510.

277. Papotti M, Galliano D, Monga G. Signet-ring cell carcinoid of the gallbladder. *Histopathology*. 1990; 17(3): 255-259.

278. Konishi E, Nakashima Y, Smyrk TC, Masuda S. Clear cell carcinoid tumor of the gallbladder. A case without von Hippel-Lindau disease. *Arch Pathol Lab Med*. 2003; 127(6): 745-747.

279. Virgilio E, Scorsi A, Amodio PM, et al. Primary malignant melanoma of the gallbladder: an outstandingly rare tumor. *Clin Exp Med*. 2016; 16: 479-480.

280. Peison B, Rabin L. Malignant melanoma of the gallbladder: report of three cases and review of the literature. *Cancer*. 1976; 37(5): 2448-2454.

281. Carstens HB, Ghazi C, Carnighan RH, Brewer MS. Primary malignant melanoma of the common bile duct. *Hum Pathol*. 1986; 17(12): 1282-1285.

282. Smith NE, Taube JM, Warczynski TM, et al. Primary biliary tract melanoma: report of a case and review of the literature. *Int J Surg Case Rep*. 2012; 3: 441-444.

283. Wagner MS, Shoup M, Pickleman J, Yong S. Primary malignant melanoma of the common bile duct: a case report and review of the literature. *Arch Pathol Lab Med*. 2000; 124(3): 419-422.

284. Ricci R, Maggiano N, Martini M, et al. Primary malignant melanoma of the gallbladder in dysplastic naevus syndrome. *Virchows Arch*. 2001; 438(2): 159-165.

285. Fidias P, Carey RW, Grossbard ML. Non-Hodgkin's lymphoma presenting with biliary tract obstruction. A discussion of seven patients and a review of the literature. *Cancer*. 1995; 75(7): 1669-1677.

286. Hwang DW, Lim CS, Jang JY, et al. Primary hematolymphoid malignancies involving the extrahepatic bile duct or gallbladder. *Leuk Lymphoma*. 2010; 51: 1278-1287.

287. Mani H, Climent F, Colomo L, et al. Gall bladder and extrahepatic bile duct lymphomas: clinicopathological observations and biological implications. *Am J Surg Pathol*. 2010; 34(9): 1277-1286.

288. Bisig B, Copie-Bergman C, Baia M, et al. Primary mucosa-associated lymphoid tissue lymphoma of the gallbladder: report of a case harboring API2/MALT1 gene fusion. *Hum Pathol*. 2009; 40(10): 1504-1509.

289. McCluggage WG, Mackel E, McCusker G. Primary low grade malignant lymphoma of mucosa-associated lymphoid tissue of gallbladder. *Histopathology*. 1996; 29(3): 285-287.

290. Mosnier JF, Brousse N, Sevestre C, et al. Primary low-grade B-cell lymphoma of the mucosa-associated lymphoid tissue arising in the gallbladder. *Histopathology*. 1992; 20(3): 273-275.

291. Davis GL, Kissane JM, Ishak KG. Embryonal rhabdomyosarcoma(sarcoma botryoides) of the biliary tree. Report of five cases and a review of the literature. *Cancer*. 1969; 24(2): 333-342.

292. Mihara S, Matsumoto H, Tokunaga F, et al. Botryoid rhabdomyosarcoma of the gallbladder in a child. *Cancer*. 1982; 49(4): 812-818.

293. Aldabagh SM, Shibata CS, Taxy JB. Rhabdomyosarcoma of the common bile duct in an adult. *Arch Pathol Lab Med*. 1986; 110(6): 547-550.

294. Ruymann FB, Raney RB Jr, Crist WM, et al. Rhabdomyosarcoma of the biliary tree in childhood. A report from the Intergroup Rhabdomyosarcoma Study. *Cancer*. 1985; 56(3): 575-581.

295. Al-Daraji WI, Makhlouf HR, Miettinen M, et al. Primary gallbladder sarcoma: a clinicopathologic study of 15 cases, heterogeneous sarcomas with poor outcome, except pediatric botryoid rhabdomyosarcoma. *Am J Surg Pathol*. 2009; 33: 826-834.

296. White J, Chan YF. Epithelioid angiosarcoma of the gallbladder. *Histopathology*. 1994; 24(3): 269-271.

297. Park JK, Choi SH, Lee S, et al. Malignant gastrointestinal stromal tumor of the gallbladder. *J Korean Med Sci*. 2004; 19: 763-767.

298. Mendoza-Marin M, Hoang MP, Albores-Saavedra J. Malignant stromal tumor of the gallbladder with interstitial cells of Cajal phenotype. *Arch Pathol Lab Med*. 2002; 126(4): 481-483.

299. Enad JG, Lapa JC, Jaklic B, et al. Kaposi's sarcoma of the gallbladder. *Mil Med*. 1992; 157(10): 559-561.

300. Miller TA, Weber TR, Appelman HD. Paraganglioma of the gallbladder. *Arch Surg*. 1972; 105(4): 637-639.

301. Mehra S, Chung-Park M. Gallbladder paraganglioma: a case report with review of the literature. *Arch Pathol Lab Med*. 2005; 129: 523-526.

302. Caceres M, Mosquera LF, Shih JA, O'Leary JP. Paraganglioma of the bile duct. *South Med J*. 2001; 94: 515-518.

303. Lazure T, Dimet S, Ndiaye N, et al. Giant cell-rich solitary fibrous tumor of the gallbladder. First case report. *Histopathology*. 2007; 50: 805-807.

304. Fullarton GM, Burgoyne M. Gallbladder and pancreatic metastases from bilateral renal carcinoma presenting with hematobilia and anemia. *Urology*. 1991; 38(2): 184-186.

305. Ueda I, Aoki T, Oki H, et al. Gallbladder metastases from renal cell carcinoma: a case report with review of the literature. *Magn Reson Med Sci*. 2015; 14: 133-138.

306. Fleres F, Rossitto M, Foti A, et al. Metastasis of the gallbladder from the breast cancer. *Ann Ital Chir*. 2014; 85(ePub).

307. Bilici A, Seker M, Oven Ustaalioglu BB, et al. Gallbladder metastasis secondary to gastric cancer as a first site of recurrence presented with acute cholecystitis: case report and literature review. *Turk J Gastroenterol*. 2012; 23: 764-768.

308. Riopel MA, Klimstra DS, Godellas CV, et al. Intrabiliary growth of metastatic colonic adenocarcinoma: a pattern of intrahepatic spread easily confused with primary neoplasia of the biliary tract. *Am J Surg Pathol*. 1997; 21(9): 1030-1036.

胰腺和壶腹部

Laura W. Lamps 著　姚 瑶 译　郭丽梅 校

章目录

胰腺

正常解剖结构

胰腺（pancreas）由两个相互独立的胚芽或胚基经过旋转融合而构成。腹侧胚芽是发育过程中肝管的一部分，最终构成胰头的后下部和胰钩突部；较大的背侧胚芽是由前肠的另一部分发育而来并深入背侧的肠系膜，形成胰腺的体尾部和胰头的前部。这一发育过程的异常将导致环状胰腺和多种类型的异位胰腺（见下文）。胰腺位于胃和横结肠后面的腹膜后腔中，并位于主动脉和腔静脉前方。胰腺的重量平均为 40 ~ 180 g，长度为 15 ~ 20 cm。胰腺没有明显的被膜[1-2]。

正常成人的胰腺由两部分构成。外分泌部由以小叶为单位的腺泡构成，占腺体的 80% 或更多（图 22.1）[1]。腺泡分泌物排入逐级增大的导管，最终汇入主胰管（Wirsung 管）和副胰管（Santorini 管）。主胰管终止于 Vater 乳头，通常与胆总管汇合（另见第 21 章）。副胰管单独终止于十二指肠小乳头。正常情况下，主胰管和副胰管通过许多吻合支相互连接；如若不然，则副胰管也成为胰腺的主要分泌管，这种情况称为胰腺分离（见下文）。

腺泡细胞较大，呈锥体形，有明显的极向。腔缘有明显的微绒毛，顶端胞质充满明显嗜酸性且过碘酸 - 希夫（PAS）反应阳性的酶原颗粒，而底部胞质因富含粗面内质网而呈强嗜碱性。腺泡中心细胞的胞质淡染，胞核呈椭圆形；正如其名，它们位于腺泡的中央。它们与腺泡的引流管——闰管细胞相移行。有时能见到腺泡中心细胞的局灶聚集，不要将它们与胰岛混淆[3]。闰管汇合形成小叶内导管，后者被覆立方形小细胞，胞质淡染[1,4]。显微镜下，主胰管和副胰管除了有更多的杯状细胞外，与小叶间导管细胞成分相似。

胰腺的内分泌部主要由胰岛构成（图 22.2A 和 B）[1,4-5]。胰岛占成人胰腺的 1% ~ 2%，但在新生儿中的比例大得多（约为 20%）。胰岛的结构可以是紧凑的（90%）或弥散的；后者位于来自腹芽的胰头部分。胰岛不是封闭的，其含有丰富的毛细血管网络。它们的平均直径为 225 μm；虽然存在个体差异，但任何直径 > 400 μm 的胰岛都应视为异常。成人胰岛由以下主要细胞类型组成：

1. B 细胞。这种分泌胰岛素的细胞构成胰岛细胞总数的 2/3 ~ 3/4，它们位于胰岛的中央。B 细胞还分泌胰岛淀粉样多肽（islet amyloid polypeptide, IAPP），一种一般认为是与胰岛素同时释放的激素[6]。
2. A 细胞。这种分泌胰高血糖素的细胞占胰岛细胞总数的 1/5 ~ 1/4，主要位于胰岛外周。
3. D 细胞。这种分泌生长抑素的细胞分散在整个胰岛中，仅占胰岛细胞总数的 10% 以下。

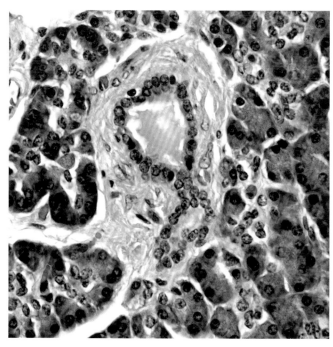

图 22.1　正常胰腺腺泡由管状腺体组成，腺泡细胞胞核呈圆形并位于细胞基底，胞质含丰富的颗粒。一个小导管位于图片中心

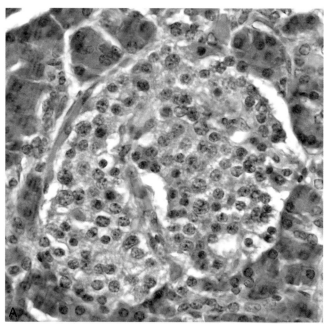

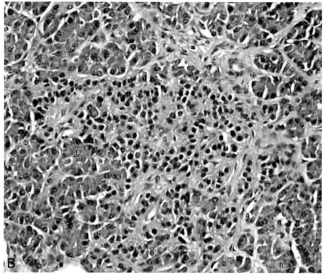

图 22.2　**A**，紧凑型胰岛，边界清晰；注意胰岛内的小毛细血管。典型的神经内分泌细胞细胞核具有点彩或"胡椒盐状"染色质。**B**，弥散型胰岛的边界不清晰，通常比紧凑型胰岛大；胞核通常更深染

4. PP 细胞。这种分泌胰腺多肽的细胞很少，通常存在于弥散性胰岛内 [7]。

　　应该指出，正如通常所认为的那样，胰腺中存在的所有内分泌细胞都是内胚层起源的，而非神经嵴起源的 [8-9]。胰岛细胞标志物有突触素、嗜铬蛋白和 CD56，它们对角蛋白常呈阴性。

　　除了胰岛以外，导管和腺泡内也可见内分泌细胞 [10]。这些细胞大多数是 Kulchitsky 型（分泌 5- 羟色胺）和 PP 型。需要注意的是，成人正常胰腺中虽然没有 G 细胞（分泌胃泌素），但明显的事实是，胰腺是 G 细胞肿瘤 / 胃泌素瘤最好发的部位。

　　胰岛母细胞增生症（nesidioblastosis）是临床上的不同称谓，是指高胰岛素血症、低血糖情况下的胰岛肥大 [11-12]。胰岛母细胞增生症在伴有新生儿持续性高胰岛素血症性低糖血症的婴儿、母亲患有糖尿病的婴儿以及有多种疾病（包括 Beckwith-Wiedemann 综合征和 Zellweger 综合征）的婴儿中可以发现 [11]。形态学上，可见胰岛与导管紧密相连，形成所谓的小管 - 胰岛复合体（图 22.3）；也可见胰岛细胞肥大和有多形核的 B 细胞 [12-13]。胰岛母细胞增生症有局灶性和弥漫性两种形式 [12]。因为胰腺的内分泌细胞成分在新生儿比在其以后的生命期中更为突出 [14]。所有胰岛母细胞增生症的形态学改变可以见于正常的婴儿 [11-12]。在有持续性高胰岛素血症性低糖血症的成年患者中偶尔会发现此类形态学改变，并且在接受过减肥手术的成年人中也见到过这种形态学改变 [15]。

先天性异常和发育性异常

胰腺完全性发育不全（complete pancreatic agenesis）

是极为罕见的致死性发育异常 [16]；部分发育不全也很少见，这种患者常常患有糖尿病 [17]。**环状胰腺（annular pancreas）**是一种罕见的胚胎发育异常，是由于胰腺的腹侧胚基没有恰当旋转引起的 [18-19]。环状胰腺可以单独存在或与胃肠道的其他先天性异常共存 [20]。这种异常在女性更常见，并且与唐氏综合征有关 [21]。大体上，在环状胰腺可见胰腺实质环绕十二指肠，并可导致十二指肠肠腔狭窄 [22]。环状胰腺中的导管从前面发出，在十二指肠后面绕向左侧，经过胆总管附近，最后汇入主胰管 [23]。手术时，必须牢记这些解剖变异。显微镜下，环形胰腺的外形极不规则，胰岛中富含 PP 细胞，因为其起源于腹侧胚芽（见上文）[23]。胰腺炎可能与这种异常有关。**胰**

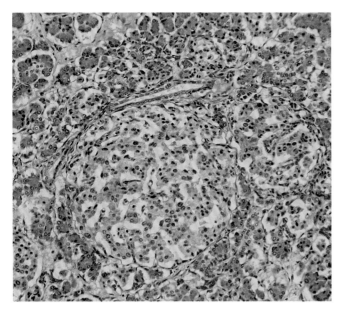

图 22.3 1 例高胰岛素血症性低血糖血症患者，显示肥大且不规则的胰岛，并与导管紧密靠近（小管 - 胰岛复合体）（Courtesy of Dr. Jessica Comstock.）

腺分离（pancreas divisum）或胰腺导管系统先天性分离，发生在大约 10% 的个体中。有报道胰腺分离易于发展为胰腺炎，但其证据并不确定[24-25]。

异位胰腺

胰腺组织异位是一种相对常见的先天性异常[26]。**异位胰腺（heterotopic pancreas）**最常见于十二指肠（特别是第二部分）、胃和空肠，但也可见于回肠、Meckel 憩室、胃和肠憩室、胆囊和胆管、大肠、脾（通常位于被膜内或被膜下方）、网膜、腹壁以及其他几个部位[26-29]。

大体上，胰腺异位组织与正常胰腺组织相似，为质硬的、黄色分叶状结节，直径可达 4 cm，周围组织界限清楚（图 22.4A）。发生于黏膜下的异位胰腺组织因有中央导管开口于消化道，常常形成中央脐凹（图 22.4B）；放射影像学检查可见脐凹和导管，这是重要的诊断特征[29]。显微镜下，腺泡和导管组织总能找到，而胰岛仅能在 1/3 的病例中找到（图 22.4C 和 D）。在部分病例中还能找到幽门型黏液腺成分。异位胰岛细胞包含所有主要类型的内分泌细胞，但它们的相对数量因病例而异。在大多数情况下，异位胰腺的胰岛富含 A 细胞，PP 细胞较少（背型），但有时相反（腹型）[30]。位于胃的异位胰腺组织应与胃黏膜或胃食管连接处的胰腺腺泡化生鉴别开。

实际上，胰腺本身发生的每一种病理变化都可能发生在其异位的胰腺组织中，包括急性胰腺炎和各种外分泌性或内分泌性肿瘤[31-34]。异位胰腺通常无症状，但在胃中的异位胰腺可导致出血、溃疡或幽门梗阻[35]。发生于 Vater 壶腹区域的异位胰腺可能会导致梗阻性黄疸。据推测，一些报道的脾内黏液性囊腺瘤和囊腺癌源自异位胰腺组织[36]。

囊性纤维化

囊性纤维化（cystic fibrosis）是白种人中最常见的遗传性疾病，是由于囊性纤维化跨膜传导调节因子（CFTR）蛋白的遗传性改变导致。胰腺是继肺后第二个最常受累的器官，事实上，囊性纤维化正是因在此病患者胰腺中发现囊肿和纤维化而命名的。其胰腺分泌物在胰腺导管中的沉淀可导致梗阻和胰腺炎[37]。囊性纤维化胰腺通常表现为脂肪化和囊肿形成，扩张的胰管中有大量嗜酸性分泌物沉积（图 22.5）[38]。

糖尿病

1 型和 2 型糖尿病（diabetes mellitus）均可引起胰腺的组织学变化。随着 1 型糖尿病的进展，胰腺的大小变小和重量减轻，胰岛也显示大小和形状变化，形状变得不规则，B 细胞减少，有灶状淋巴细胞浸润。2 型糖尿病患者也显示胰岛数量减少和密度下降，包括 A 细胞和 B 细胞减少，并伴有胰岛淀粉样变（图 22.6）[39-40]。

胰腺炎

急性胰腺炎

急性胰腺炎（acute pancreatitis）的主要危险因素是胆囊结石和过量饮酒。其他因素包括吸烟（特别是同时饮酒时）、2 型糖尿病、有创性胰胆管手术和多种药物[41]。胰腺炎实验研究的困难在于大多数实验动物缺乏此病的自然病程。

无论何种原因引起的导管阻塞，最终导致胰腺分泌物在上游阻塞时，都可造成自身消化性损伤和炎症[41]。1901 年，Opie[42] 在其发表的经典研究中提出了一个梗阻机制的假说，他通过在他的 1 例著名的急性胰腺炎病例的壶腹部找到一块小结石——这块结石把胆总管和主胰管变成了一个"共同通道"——提出梗阻可能是急性胰腺炎的病因。这一假说认为，由于胆汁是通过胆总管进入胰管并激活胰蛋白酶原，因此启动了一系列事件，包括导管壁、邻近薄壁组织和血管壁均被胰蛋白酶消化，同时在脂肪酶的作用下，脂肪崩解形成钙皂。Oddi 括约肌的纤维化或这个区域的肿瘤可导致同样的病变，也有继发于壶腹部的肿瘤的急性胰腺炎病例报道[43]。这个假说不能解释的地方是，在急性胰腺炎中，壶腹部有结石嵌顿或有明确阻塞性解剖学原因而形成共同通道的病例不到 5%。对于这种不符合可以做如下解释：活动性胆结石、胆管内泥沙样结石或 Oddi 括约肌的痉挛可引起壶腹暂时阻塞，所有这些都可以在没有明确的结石嵌顿的情况下产生共同的通道。Acosta 和 Ledesma[44] 进行的研究发现，在 36 例急性胰腺炎患者中，有 34 例在其粪便中可以找到胆结石；但在 36 例对照组（患者有胆石症但无胰腺炎）患者只有 3 例可在其粪便中找到胆结石。Lee 等[45] 进行的研究发现，在 31 例"特发性"急性胰腺炎患者中，发现 23 例有胆管内有泥沙样结石，并且在实验动物和人

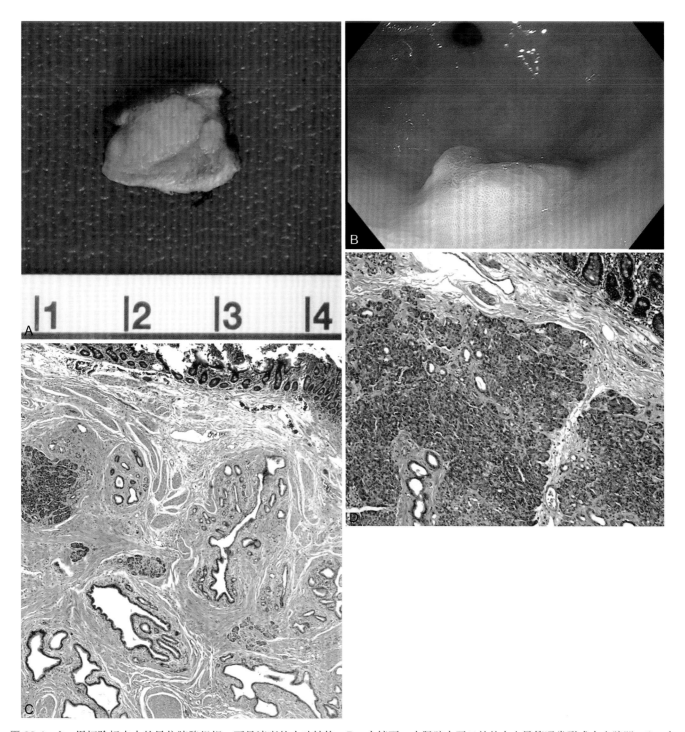

图 22.4 **A**，胃切除标本中的异位胰腺组织，可见清晰的小叶结构。**B**，内镜下，小肠腔中开口处的中央导管通常形成中央脐凹。**C**，小肠异位胰腺的低倍镜观，腺泡组织和导管易于识别。**D**，异位胰腺腺泡组织和小导管的高倍镜观；标本来自十二指肠（**A** and **B**, Courtesy of Dr. Rhonda Yantiss. ）

类证实，在各种条件下，括约肌痉挛可以引起急性胰腺炎。所有这些实验表明，在生理环境下，确实可能发生"共同通道"，并且异常或变异的胰胆管解剖结构也可能引起急性胰腺炎[46]。

酒精和急性胰腺炎之间的关系尚未弄清[41,47]，特别是仅有一小部分饮酒者患上胰腺炎。酒精及其代谢产物可以诱发腺泡细胞的变化，这可能可以促进消化酶的激活并引起损伤，但目前还没有确定特定的诱发或触发因

素。无论明确的致病机制如何，大多数急性胰腺炎病例都与胆管疾病、饮酒和创伤有关。

大体上，急性胰腺炎既可以表现为胰腺肿胀和水肿，也可以表现为胰腺的外形仍保持完整；还可以表现为胰腺组织的显微镜下出血和坏死性团块（图 22.7A）[48]。黄色斑块或脂肪坏死的结节可见于胰腺内，也可见于整个肠系膜和腹膜脂肪组织中（图 22.7B 和 C）。有时，邻近的结肠受累，也可导致回肠的部分性肠梗阻、狭窄、穿

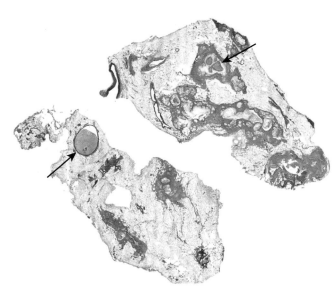

图 22.5 囊性纤维化病例,显示胰腺实质的脂肪化,囊肿形成,扩张的导管中有浓缩的嗜酸性分泌物(箭头所示)(Courtesy of Dr. Mari Mino-Kenudson.)

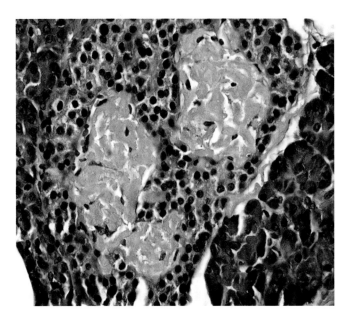

图 22.6 1 例 2 型糖尿病患者的胰岛细胞淀粉样变

孔、瘘管形成或缺血性坏死[49]。

显微镜下,急性胰腺炎的早期胰腺改变是:腺泡细胞均质化,导管扩张伴上皮变性,弥漫性间质水肿,白细胞浸润,以及成纤维细胞反应[50]。如果疾病进展,随之而来的是胰腺和胰周组织的广泛坏死和出血(图22.7D)。腹膜脂肪坏死灶几乎会立即被中性粒细胞包绕和渗透;然后这些细胞被泡沫状组织细胞和淋巴细胞取代。这些发生脂肪坏死的区域很早就有广泛的钙化。胰腺坏死灶可发生继发感染;这种感染性胰腺坏死目前被认为是急性胰腺炎的最常见、最严重和最致命的并发

症[51-52]。急性胰腺炎可转化为慢性胰腺炎[53],在一些临床情况下(例如酒精性胰腺炎),急性期和慢性期可能是一个连续进程[54]。

急性胰腺炎患者往往有腹痛和血清淀粉酶和(或)脂肪酶水平升高,超过正常值的 3 倍。然而,值得注意的是,重症胰腺炎患者可能只有轻微的血清淀粉酶升高[41],并且血清淀粉酶升高也可见于十二指肠溃疡、肠扭转、坏疽性胆囊炎、主动脉瘤破裂和肠系膜血栓形成[55]。血清 C 反应蛋白是提示胰腺坏死的可靠标志物,并可能与疾病严重程度相关[56]。

尽管已报道的急性胰腺炎的死亡率差异较大,但据信其死亡率为 10% ~ 20%[57-58]。预后随着胰腺坏死的增加愈加恶化[58]。目前用于胰腺炎严重程度和预后分层的分类方案有多种。胰腺炎的早期治疗包括支持治疗(特别是液体复苏)、疼痛管理和营养支持[41]。对于胆结石引起的急性胰腺炎患者,可能需要进行内镜或外科手术;对于有广泛性胰腺坏死的患者,特别是那些发生感染性胰腺坏死的患者,尽管许多患者对单独使用抗生素就有反应,可能还是需要对胰腺坏死部分进行外科切除术[41,59]。

慢性胰腺炎

慢性胰腺炎(chronic pancreatitis)这个术语是指胰腺的一个慢性纤维性炎症状态,最终会导致胰腺功能不全。除了酒精以外,还有多种致病原因,包括自身免疫、代谢、遗传和解剖学病因。与急性胰腺炎相似,尽管已经提出了许多假说,但慢性胰腺炎的发病机制仍不清楚[60]。有人提出,酒精会使患者的胰管易于形成胰管内蛋白质性栓塞和结石,导致上皮溃疡、瘢痕形成和狭窄。因为只有少数慢性胰腺炎患者的胰管内有明显的结石或蛋白质性栓塞,这一假说过去一直受到质疑,但随着慢性胰腺炎和 CFTR 基因之间的关系的发现,现在这个假说得到了新的关注(见下文)[61-63]。还有人提出,氧化应激、酒精的直接毒性作用以及急性胰腺炎的反复发作,这些可以解释慢性胰腺炎。"慢性胰腺炎"很可能就是由多种的原因通过不同途径导致了胰腺组织纤维性炎症状态。酒精仍然是最重要的危险因素[64-66],吸烟也是一个重要的危险因素。另一个影响因素是肿瘤或结石导致的导管阻塞狭窄(也称为慢性阻塞性胰腺炎)。

越来越多的证据表明,极大数目的有特发性急性和慢性胰腺炎的患者具有潜在的遗传改变。在胰腺损伤过程中,有几种已被证实的突变在胰蛋白酶原激活、胰腺分泌性功能或炎性反应中起作用;有影响的基因包括 PRSS1、SPINK1、CTRC 和 CFTR 以及其他几种基因[63]。虽然这些基因与胰腺炎的发病有关,它们的外显率是不完全的,并且突变的存在并不一定是疾病所必需的。

临床上,慢性胰腺炎的特征性表现为腹痛,有时腹痛非常严重且常辐射到背中部或肩胛骨。在慢性胰腺炎的后期,由于胰腺外分泌和内分泌功能均缺乏,患者可能出现糖尿病或吸收障碍[67]。

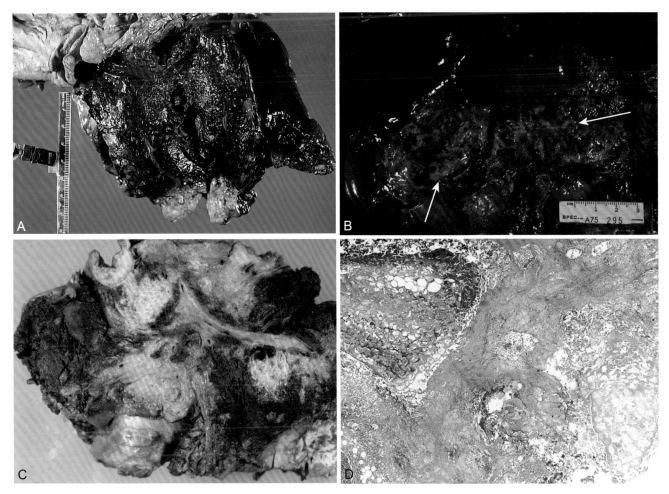

图 22.7 **A**,胰腺广泛性出血性坏死和周围肠系膜受累。**B**,来自另一个病例的更高倍的照片,显示出血性急性胰腺炎的大量脂肪坏死灶(箭头所示)。**C**,伴有大量脂肪坏死的出血性胰腺炎和肠系膜脂肪累及。**D**,急性坏死性胰腺炎伴广泛出血和脂肪坏死,已经辨认不出胰腺实质结构(**B** and **C**, Courtesy of Dr. George F. Gray Jr.)

酒精性胰腺炎

大约 80% 的慢性胰腺炎病例是由酒精引起的[68]。**酒精性胰腺炎(alcoholic pancreatitis)**的主要大体特征是:胰腺呈结节状、实性、纤维化和变形改变,胰腺既可以扩大,也可以萎缩。胰腺纤维化通常不均衡地影响腺体,在一些区域可见残存的腺体结构(图 22.8A 至 C)。胰腺纤维化病变中的导管可以不规则、狭窄和(或)扩张,并且可能有嵌顿结石。显微镜下,酒精性胰腺炎的主要特征是纤维化,最初是小叶间的,伴有慢性炎症(图 22.9A 和 B)。随着疾病的进展,纤维化加重,实质丧失,导管扩张和变形,管腔内有嗜酸性黏蛋白栓(常钙化)。当钙化非常广泛时,被称为**慢性钙化性胰腺炎(chronic calcifying pancreatitis)**[69]。胰导管上皮可发生增生或鳞状化生,最终可能发生萎缩或完全脱落[68]。残留的神经和血管可能是明显可见的。慢性胰腺炎中可能出现胰岛,因病例而异。周围纤维组织常存在萎缩和扭曲,B 细胞数量相对减少[70]。相反,其他病例可见胰岛细胞显著增生,可能呈索状和丛状(图 22.9C)[68,71]。有时,它们甚

至很像恶性肿瘤(图 22.9D)[71]。在慢性胰腺炎中,十二指肠中 Brunner 腺的伴随增生是一个常见发现[72]。

酒精性胰腺炎的组织学改变的严重程度与胰腺外分泌功能检测之间存在很好的相关性[73]。腺泡坏死和急性炎症更常见于有持续性疼痛的患者,而不是无疼痛的患者[74]。然而,有的病例虽有严重的胰源性腹痛,但其形态学改变却很轻微[75]。

慢性胰腺炎的并发症包括外分泌和内分泌功能不全、胆总管狭窄、假性囊肿和假性动脉瘤形成,这些都可导致急性出血[68,76-77]。急性和慢性胰腺炎的另一个少见并发症是广泛播散性脂肪坏死,可能是由受损胰腺释放脂肪酶所致。脂肪坏死可累及皮下组织(尤其是腿部的)、纵隔、胸膜、心包、骨髓、关节周围脂肪和肝[78-79]。胰腺炎还可导致另外一些病变发生,包括皮肤结节性红斑、多发性关节炎和无血管性骨坏死[78]。

内镜检查在慢性胰腺炎的治疗中发挥着较大作用,包括用于治疗狭窄和结石的内镜逆行胰胆管造影(ERCP)以及用于治疗胰腺液体积聚[80-81]的内镜超声。手术治疗可能涉及胰管引流、部分胰腺切除术和

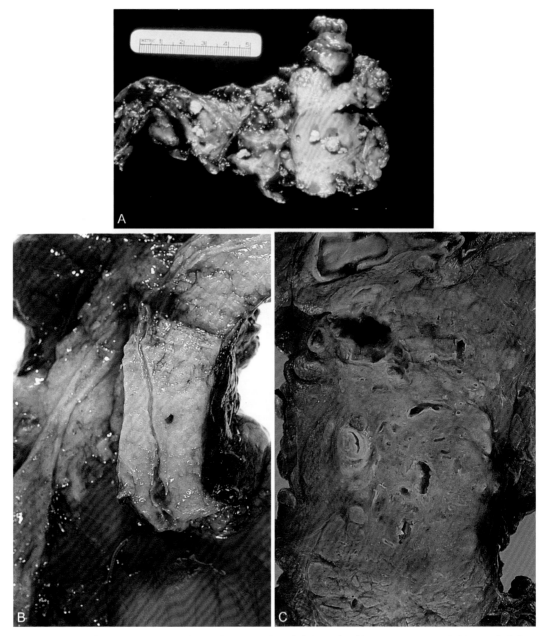

图 22.8 **A**,酒精性胰腺炎,其特征为扩张的导管内有大片不规则的纤维化区域和结石。**B**,另一个病例显示胰腺广泛纤维化,伴有主胰管的狭窄和扭曲。**C**,另一个慢性胰腺炎病例的大体特写照片,显示了导管的纤维化和囊性扩张,部分导管内充满黏液性分泌物(**A**, Courtesy of Dr. George F. Gray Jr.)

近全胰腺切除术加或不加自体胰岛移植[81]。

自身免疫性胰腺炎

最近已经对**自身免疫性胰腺炎(autoimmune pancreatitis)**这种疾病进行了大量研究,其发病机制为自身免疫或超敏反应,对类固醇治疗有良好的反应[69,82-84]。自身免疫性胰腺炎分为两种类型,它们可以表现为截然不同的表征[69]。极个别病例不能完全符合这两种类型中的任何一种,但可以表现出介于两种类型的中间组织学特征。

1型自身免疫性胰腺炎被认为是一种系统性炎症性纤维化疾病的胰腺表现,可能涉及的器官包括肝、胆囊、胆管、肺、唾液腺、泪腺管、淋巴结、肾和前列腺[82-83,85-86]。它们的共同特征是:分泌 IgG4+ 的浆细胞增加,通常 > 20/HPF,虽然这不是组织样本或血清 IgG4 检测中的敏感性或特异性表现[87-88]。1型自身免疫性胰腺炎主要发生在中老年患者,男性发病占优势。大体上,1型自身免疫性胰腺炎的胰腺质地非常硬,炎症过程可能形成一个肿块(最常见于胰头),临床上和术中类似于胰腺癌的肿块(图 22.10A)[82,89-90]。显微镜下,1型自身免疫性胰腺炎

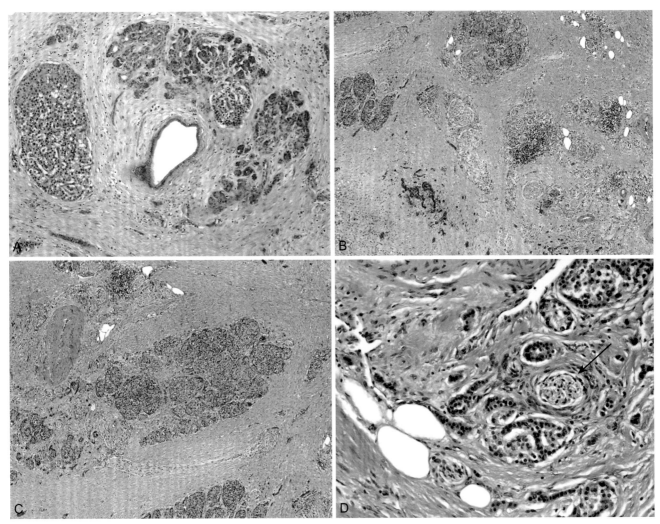

图 22.9　**A**，慢性胰腺炎。可见纤维化，轻度慢性炎症和腺泡成分缺失。**B**，更广泛的慢性胰腺炎表现为弥漫性纤维化，显著的神经、厚壁血管和胰岛细胞聚集。**C**，残留胰岛聚集，相似于神经内分泌肿瘤（假瘤样增生）。**D**，慢性胰腺炎中胰腺内分泌细胞沿着神经走行（箭头所示），相似于肿瘤在神经周围浸润

具有特征性的片状淋巴浆细胞浸润和纤维化，因此也被称为淋巴浆细胞性硬化性胰腺炎（图 22.10B 至 D）。其纤维化可以是席纹状排列，间质纤维之间伴有浆细胞浸润。其纤维炎症过程可能以导管、小叶或两者为中心，因此，一些病理医师又将 1 型自身免疫性胰腺炎细分为导管中心、小叶中心和混合性亚型[82,91]。静脉及其周围的非坏死性炎症（"静脉炎"和"静脉周围炎"）经常出现[82,84,89-90]。炎性浸润可能是散在分布的，因此活检诊断非常困难[91]。当成纤维细胞成分非常突出时，1 型自身免疫性胰腺炎可能与炎性肌成纤维细胞瘤混淆[89]。壶腹 / 壶腹周围活检组织中和在胰腺标本[88] 中可能可以发现产生 IgG4 的浆细胞数量增加，这可以提供一些诊断性辅助[92]。

2 型自身免疫性胰腺炎也称为特发性导管中心性慢性胰腺炎或伴有粒细胞上皮病变的自身免疫性胰腺炎，并且与血清 IgG4 升高或 IgG4+ 浆细胞增多无关，因此，有人认为，它不应被称为"自身免疫性胰腺炎"[93-95]。大约 1/3 的病例与慢性特发性炎症性肠病有关，但患者没有出现像 1 型自身免疫性胰腺炎中所见的多器官纤维炎症过程。2 型自身免疫性胰腺炎患者通常比 1 型患者年轻，并且没有男性发病优势倾向。2 型自身免疫性胰腺炎中，淋巴浆细胞浸润常见，但弥漫性炎症、闭塞性静脉炎和萎缩性纤维化不如 1 型常见[94]，其最突出的特征是导管上皮的中性粒细胞浸润（"粒细胞上皮病变"）（图 22.10E），这可能导致导管被破坏。如前所述，仅存在少量 IgG4 阳性浆细胞或不存在 IgG4 阳性浆细胞。

十二指肠旁胰腺炎

十二指肠旁胰腺炎（paraduodenal pancreatitis） 这种疾病曾有多种名称，包括异位胰腺的囊性营养不良、十二指肠的胰腺错构瘤、十二指肠肠壁囊肿或沟胰腺炎，后者可能是因为它涉及胆总管、胰腺和十二指肠之间的沟槽命名的。十二指肠旁胰腺炎的名称的多样化反映了这种疾病的不同方面[96-98]。这种类型的慢性胰腺炎通常发生在男性酗酒者身上，其临床上因为密集的纤维化和

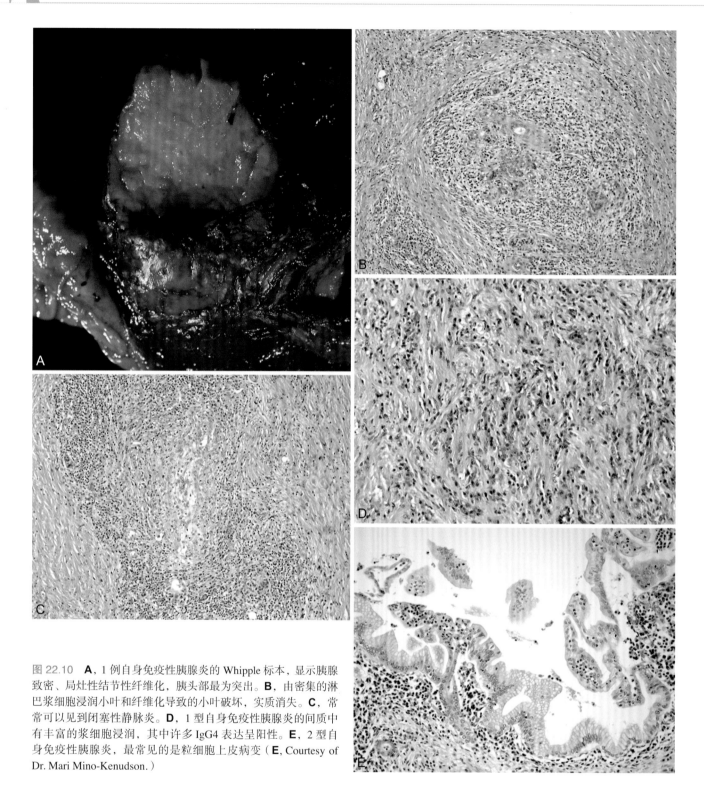

图 22.10　**A**，1 例自身免疫性胰腺炎的 Whipple 标本，显示胰腺致密、局灶性结节性纤维化，胰头部最为突出。**B**，由密集的淋巴浆细胞浸润小叶和纤维化导致的小叶破坏，实质消失。**C**，常常可以见到闭塞性静脉炎。**D**，1 型自身免疫性胰腺炎的间质中有丰富的浆细胞浸润，其中许多 IgG4 表达呈阳性。**E**，2 型自身免疫性胰腺炎，最常见的是粒细胞上皮病变（**E**, Courtesy of Dr. Mari Mino-Kenudson. ）

不规则的边界而类似于肿瘤。患者可以出现十二指肠梗阻的体征和症状[97]。

　　这种纤维炎症过程通常集中在十二指肠肠壁上，出现小乳头区域增厚、纤维化和小梁化（图 22.11）[96-97]。有时，在胰头和十二指肠之间可形成一个瘢痕[98]。十二指肠旁胰腺炎通常有许多囊肿，其内可能含有结石、液体或凝块样物质，它们可能大到足以像肠管一样，一起或单独压迫胆总管。显微镜下，在小壶腹区可见十二指肠肠壁肌样增生，伴有囊性扩张的导管，有时还伴有腺泡组织和胰岛（虽然胰腺组织可能难以定位）[96-97]。其导管内可含有浓稠的分泌物，导管可能破裂并诱发异物巨细胞反应。神经增生和慢性炎症也可能是明显的。虽然

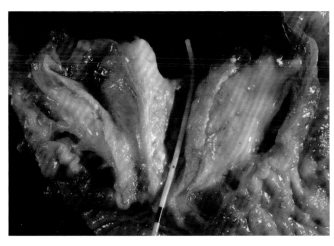

图 22.11　在这例十二指肠旁胰腺炎病例，胰管（带插管）和胆总管均由扩张，十二指肠旁胰腺有广泛的瘢痕形成（Courtesy of Dr. Mari Mino-Kenudson.）

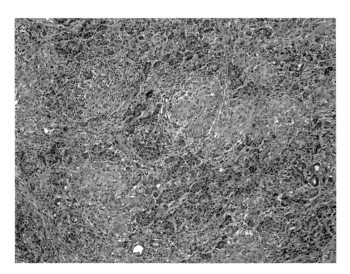

图 22.12　结节病累及胰腺，出现许多上皮样、非干酪性肉芽肿

酒精是一个显然的危险因素，我们同样可以假设，导管解剖结构的一些解剖学变异，如副胰管的阻塞，也会使该区域易于损伤[96-98]。

其他类型的慢性胰腺炎

真正的特发性**嗜酸性粒细胞性胰腺炎（eosinophilic pancreatitis）**极为罕见；胰腺中的大量嗜酸性粒细胞更可能继发于自身免疫性胰腺炎、同种异体移植排斥反应或组织细胞增多症 X[99]。**热带性胰腺炎（tropical pancreatitis）**，也称为热带结石性胰腺炎或胰腺纤维钙化性糖尿病（如果患者有糖尿病），仅限于巴西和中非和南亚的紧邻赤道的其他国家[68]。虽然最初在有儿童期营养不良的青少年中有报道，但最近的研究强调，这种疾病也能发生在老年患者身上，并且还报道了许多遗传性异常[100]。热带性胰腺的形态特征类似于酒精性慢性胰腺炎。**阻塞性慢性胰腺炎（obstructive chronic pancreatitis）**是胰管狭窄或闭塞的结果，最常见的原因是癌和结石。

大多数结石位于主胰管内，距离壶腹 2~4 cm，常仅限于腺体的一小部分[101]。**遗传性胰腺炎（hereditary pancreatitis）**是一种罕见的常染色体显性遗传纤维炎性和坏死性疾病，始于儿童时期或青春期[68,97]。这是 1%~2% 的慢性胰腺炎患者患病的原因。临床和病理学上，它与慢性酒精性胰腺炎很相似，尽管一些患者（特别是成人）显示出明显的胰腺脂肪化。遗传性胰腺炎的遗传性改变包括 *PRSSI*（最常见）、*SPINK1* 或 *CFFR* 基因突变[68,97,102]。

其他炎症性和感染性病变

胰腺脓肿（pancreatic abscess）被视为急性胰腺炎最常见的并发症。它们是确切的感染，其特征是存在脓液，微生物检查在多于 90% 的病例中可以发现细菌[103]。胰腺脓肿与感染的假性囊肿和坏死有不同的表现、临床经过和最终结局，因此能够从中区分开[104]。

虽然相对少见，但许多病毒、细菌、真菌和寄生虫都可引起胰腺炎，包括腮腺炎[105]、腺病毒[106]、CMV[107]、念珠菌[108]、肺结核（影像学上与胰腺癌相似）[109]、华支睾吸虫[110]、蛔虫[111]和弓形虫[112]。这些病例中有许多与免疫功能低下有关，特别是腺病毒、CMV 和弓形虫感染病例。

其他炎症性疾病包括结节病，一种特别少见的疾病，是系统性疾病的一种表现（图 22.12）[113-114]；软斑病[115]；血管炎，包括 Henoch-Schönlein 紫癜和结节性多动脉炎[116-117]；以及已在长期成年类风湿性关节炎患者的胰腺中报道过的类风湿结节[118]。

胰腺移植

过去十年间，尽管**胰腺移植（pancreatic transplantation）**在其他国家的数量持续增加，在美国减少了 20%~30%[119]。胰腺移植的两个主要适应证是慢性胰腺炎和胰岛素抵抗性糖尿病[120-122]。目前，胰腺移植物的存活率为 78%~86%，具体取决于移植的类型[121-122]。胰腺移植最常见的并发症是移植物血栓形成，过去认为其原因与多种因素有关，包括供体提供过程中的血管损伤、缺血/灌注变量、高凝状态和纤维蛋白溶解减少[123]。胰腺移植第二最常见的并发症是"移植性胰腺炎"，通常发生在移植后早期，也与再灌注损伤、供体因素和冷缺血时间有关；早期移植物胰腺炎与移植物丢失高发率有关[124-125]。其他两种重要的并发症，往往发生在晚期，是原疾病复发和排斥反应。同种异体胰腺的活检评估对于确定同种异体移植物功能障碍的判断至关重要[126]。排斥反应的特征性显微镜下变化是血管改变，例如"内皮炎"、血管炎和闭塞性动脉内膜炎[127-128]。另一种常见的异常是围绕导管的淋巴细胞或混合性炎细胞浸润。与预后不良密切相关的形态学特征包括：中度至重度腺泡炎，腺泡组织减少和纤维化，以及血管腔狭窄[129]。与内皮炎相比，血管炎是更重要和更有临床意义的损害，它提示存在严重的排斥反应[129]。

移植的胰腺中分泌胰高血糖素的细胞明显增加，而分泌胰岛素的细胞相对减少，特别是那些发生了排斥反应的胰腺[130]。

移植物中的复发性糖尿病发生在 6%～8% 的患者中，其特征在于：分泌胰岛素的细胞选择性丧失和存在"胰岛炎"；存在体循环自身抗体；以及血液、移植物或胰周淋巴结中存在自身反应性 T 细胞[131]。

非肿瘤性囊性病变

假性囊肿

胰腺 **假性囊肿**（pseudocyst）是最常见的胰腺囊肿类型，约占胰腺囊性病变的 75%，与急性或慢性胰腺炎和创伤有关，少数情况下与大导管的肿瘤性梗阻有关[132-133]。假性囊肿可以很大，可以超出胰腺、进入小网膜、腹膜后腔、肾周间隙或膈下间隙[133]。假性囊肿大小为 3～20 cm，在 10%～20% 的病例中是大小不一的[133]。大体上，胰腺假性囊肿的囊肿壁厚且不规则（图 22.13），内面粗糙不平，囊腔内容物混浊，或为血性。显微镜下，胰腺假性囊肿与真性囊肿和囊性肿瘤鉴别的最主要特征是其囊壁无衬覆上皮，并且如果看见上皮成分，可以作为不是假性囊肿的证据，因为囊性肿瘤伴有囊腔上皮脱落，很像假性囊肿[132]。胰腺假性囊肿中常常出现纤维蛋白、炎症、出血和纤维化。囊液中淀粉酶浓度很高[132-133]。胰腺假性囊肿可以与导管系统相通或不相通[134]。

胰腺假性囊肿的并发症包括穿孔、感染和出血。出血常源于脾动脉，出血量可以很大，并可导致猝死[133,135]。

传统上，内部引流是通过开腹或腹腔镜手术以经胃囊肿空肠吻合术或囊肿空肠吻合术吻合到空肠 Roux-en-Y 襻上[136]，但内镜（经壶腹支架或透壁）引流正在成为治疗胰腺假性囊肿的一种更好的方法，因为这些方法对胰腺假性囊肿的治愈率是相近的。对于感染或破裂的胰腺假性囊肿，优选方法是外部引流。对于胰腺尾部的假性囊肿（特别是如果有脾静脉受累）和解剖学上不适合引流

的病变，应进行手术切除。

先天性囊肿

胰腺 **先天性囊肿**（congenital cyst）这种胰腺内囊性病变与导管系统无关，并且衬覆单层扁平非黏液上皮（图 22.14）[133]。它们可能与 von Hippel-Lindau（VHL）病、成纤维细胞性肝/肾疾病或口-面部-指综合征 I 型伴发[133,137]，特别是多发时，其他内脏（例如肝或肾）的类似囊肿也可见到，这种情况当伴有畸形综合征时被称为囊性发育不良/发育不全[133,138]。

胰腺 **淋巴上皮性囊肿**（lymphoepithelial cyst）是胰腺囊肿的一种独特变异型，其形态学上类似于鳃裂起源的同名囊肿。它们常常是多房性囊肿，衬覆鳞状上皮，其特征是囊壁内有大量淋巴细胞，通常伴有生发中

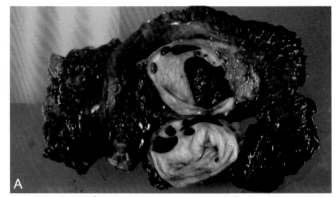

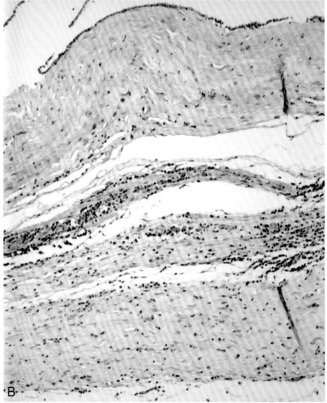

图 22.14　**A**，这个大的先天性囊肿有真正的上皮衬覆，与胰管系统不相通。**B**，先天性囊肿有单层扁平非黏液上皮衬覆

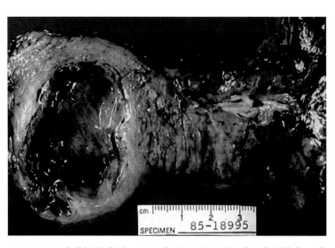

图 22.13　胰腺假性囊肿，可见囊肿壁厚、不规则且有纤维化，囊内容物为血性的（Courtesy of Dr. George F. Gray Jr.）

心形成（图 22.15）[139-141]。据推测，这些胰腺淋巴上皮性囊肿是由从胰腺导管突入淋巴结或胰腺内副脾发展而来[139,142]。类似的病变包括胰腺内副脾内的表皮样囊肿和皮样囊肿（单胚层畸胎瘤），它们可能包含皮脂附属物、毛发、柱状或呼吸道上皮以及鳞状上皮[139]。

胰腺的其他非肿瘤性囊肿包括：潴留囊肿，它们是梗阻导致的胰管囊性扩张段[133]（包括鳞状囊肿，内衬鳞状上皮但囊壁内缺乏淋巴细胞）[143]；壶腹周十二指肠壁囊肿（可能来源于异位胰腺的导管成分或与十二指肠旁胰腺炎有关；见上文）[133,144]；肠源性（肠道重复）囊肿[133,145]；黏液性非肿瘤性囊肿[146-147]；以及由包虫病引起的寄生虫性囊肿[148]。黏液性非肿瘤性囊肿可以是单房的，也可以是多房的，与胰管不相通[146-147]。黏液性非肿瘤性囊肿与导管内乳头状黏液性肿瘤（IPMN）具有相同的黏蛋白前体表型，因此，它们容易被混淆。囊性腺泡性转化将在后面腺泡肿瘤中讨论。

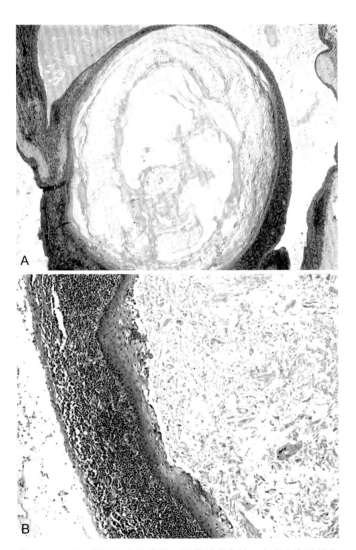

图 22.15　**A**，淋巴上皮性囊肿，通常是多房的，含有丰富的鳞状上皮碎片。**B**，囊壁包含淋巴细胞，并由鳞状上皮被覆

肿瘤

导管腺癌

概述和临床特征

胰腺外分泌部的**导管腺癌（ductal adenocarcinoma）**在所有胰腺恶性肿瘤病例中的占比约为 90%[149]，在美国位居癌症死亡最常见病因的第四位。在胚胎起源、分化途径、患者群体和形态特征上，胰腺癌与胆囊、肝外胆管和 Vater 壶腹部的肿瘤都具有相似性，提示存在致癌的场效应[150]。

大多数胰腺癌患者是老年人，男性患者略常见（男女患者比例为 1.6 : 1）[151-152]。然而，胰腺癌也可发生在小于 40 岁的年轻人[153]。除了吸烟以外，胰腺癌的危险因素仍未得到充分阐明[149,151-152]。据称，慢性胰腺炎与胰腺癌的发病风险增加正相关，但这两种疾病之间的因果关系往往难以确定[154-156]。也有人提出，胰胆管解剖学变异与胰腺癌发病率有关。这种观点的证据是，尸检发现，共同通道缺乏与显微镜下导管上皮异常有关[157]。胰腺癌患者中糖尿病的发病率有所增加，但这种情况通常在癌症诊断后的短时间内发生，提示大多数糖尿病是继发的[158]。这一并发症被认为是由于 B 细胞产生过多的胰岛淀粉样多肽（IAPP）所致[159]。

胰腺癌患者出现的症状和体征取决于胰腺内癌症的位置，以及诊断时疾病的进展程度[152]。在胰腺癌患者中，腹部疼痛很常见，常见于上腹部并向背部放射，可能伴有恶心和体重减轻。由于胰腺癌所处位置与肝外胆管关系密切，胰腺癌通常可引起进行性黄疸，并且会导致至少一半的患者伴有疼痛；大多数胰腺癌患者在诊断时肿瘤已经相当大（约 5 cm），并常超出胰（占所有病例的 85%）[160]。尸体解剖时，偶尔可见微小癌或罕见的显微镜下癌，常发现已有浸润和伴有神经周围播散[161]。胰腺体尾部的癌呈隐匿性生长，诊断时常常已经转移。大约 20% 的胰腺癌患者伴有外周深静脉血栓形成，随着化疗的进行，外周深静脉血栓形的风险开始增高[162-163]；这些症状可见于有明显肿瘤的癌症晚期患者，也可能存在于临床隐匿患者中[164-165]。这种综合征被认为是由于肿瘤间质的巨噬细胞释放的肿瘤坏死因子、白细胞介素 -1 和白细胞介素 -6 所致。另一种机制可能是通过肿瘤细胞本身产生的具有促凝血活性的物质所致[166]。

据估计，约 10% 的胰腺癌具有家族聚集倾向，显示具有一定的基因易感性[167-168]。至少已发现五种相关综合征：①伴有 *BRCA2* 种系突变相关的遗传性乳腺癌和卵巢癌综合征；②伴有 *p16* 基因胚系突变的家族性非典型性多发性痣黑色素瘤综合征；③伴有 *STK11/LKB1* 基因胚系突变的 Peutz-Jeghers 综合征；④伴有一种 DNA 错配修复基因胚系突变的遗传性非息肉病性结直肠癌；⑤伴有编码阳离子胰蛋白酶原的 *PRSS1* 基因胚系突变的遗传性胰腺炎 [167-169]。

位置和大体特征

2/3 的胰腺癌位于胰腺头部，其余 1/3 位于胰腺体部和尾部 [151]。在少数病例中胰腺癌表现为多灶性肿瘤。大多数胰腺癌的界限不清，质硬，切面呈灰黄色（图 22.16）[170]。通常很难将胰腺癌肿瘤组织与邻近的慢性胰腺炎组织分开。在极少数情况下，胰腺癌会发生大面积的囊性变，从而很像其他囊性胰腺肿瘤 [171]。1/4 的胰头癌可直接蔓延至十二指肠壁。受累的胰管通常高度扩张并被坏死的肿瘤堵塞，或因肿瘤生长而被挤压甚至破坏。胰腺癌的胰腺外播散很常见；一旦广泛受累，则很难确定肿瘤是否与壶腹、胆总管或十二指肠有关 [172]。

远离胰腺癌肿瘤组织的非肿瘤性胰腺组织可表现为广泛的萎缩、慢性炎症和纤维化以及前面提到的导管扩张。它们也可为癌前病变，例如，可能存在胰腺上皮内肿瘤（PanIN）（见下文），尤其是在家族性病例中 [173-174]。

形态学特征

显微镜下，典型的胰腺导管腺癌是由浸润性、杂乱的腺体和导管周围促纤维增生性间质构成（图 22.17A），可以分为高分化、中分化或低分化癌，但这种分类的预

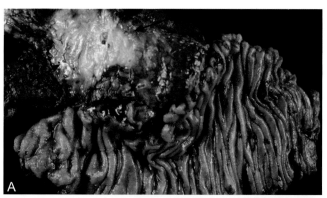

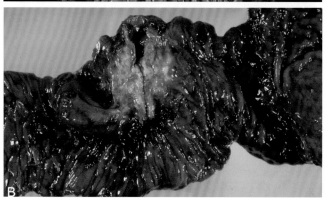

图 22.16 **浸润性胰腺导管腺癌的大体表现。A**，肿块使正常的胰腺结构（箭头所示）消失。**B**，实性、胶冻样的肿瘤围绕着胆总管，可见胆管明显扩张（**A**, Courtesy of Dr. George F. Gray Jr.）

后意义有限 [168,170]。低分化癌通常具有更显著的核多形性，腺体分化较差，并且伴有实性区肿瘤以及核分裂象易见。对于高分化肿瘤，显微镜下诊断可能非常困难，需要仔细观察细胞的细微特征。低倍镜下，其腺体分化良好，腺腔较大，被覆一层或数层圆柱状或立方形上皮。除了腺体的外形和分布的不规则性以及特有的环绕腺体的同心圆状排列的纤维间质等特征以外，其整个低倍镜下所见并不很像癌；然而，高倍镜检查内衬上皮会发现提示恶性肿瘤的一个或几个形态学特征：核多形性明显、核的大小变化、极性丧失、明显的核仁和较多的核分裂象。这种细胞形态高度异型性和组织结构低度异型性之间的不一致，是胰胆管部位肿瘤的典型特征（图 22.17B 和 C）。在小活检标本中诊断癌的有用特征包括：有存在于正常小叶结构外的腺体，存在紧邻肌性动脉的腺体（图 22.17D），以及肿瘤腔内的坏死碎片 [170,175]。90% 的病例中存在神经周围浸润（图 22.17E），这是诊断的另一个重要特征。然而，有两种情况应引起警惕：一种是在胰腺神经中可以见到良性上皮包含物 [176]，另一种是在慢性胰腺炎中可见到胰岛细胞向神经周围延伸的现象（见上文和图 22.9D）[71]。癌的神经周围浸润可从胰腺内神经丛蔓延到胰腺外神经丛，这也是外科手术困难重重的原因 [177]。在半数患者可见血管侵犯（图 22.17F），特别是静脉。导管周围有脂肪组织围绕而无腺泡（即"裸导管"）被认为是浸润和恶性征象 [178-179]，但这一发现很少存在于活检标本中。

胰腺导管腺癌周围的非肿瘤性小叶组织也可能出现显著改变。胰岛组织通常保存完好；但是，胰岛可以发生萎缩性和肥大性改变，并且胰岛的肥大很少会产生低糖血症。最常见的是，胰岛有不同程度的破坏，并导致亚临床性或显性糖尿病。由于浸润性癌和随后的胰腺炎导管阻塞，周围的实质可能被完全破坏。

显微镜下的前驱病变，以前称为非典型增生、乳头状增生、异型增生或原位癌，目前被归类为**胰腺上皮内肿瘤（pancreatic intraepithelial neoplasia, PanIN）**（图 22.18）[170]。这一概念已得到广泛支持，应为已经认识到，这些病变通常与浸润性导管腺癌相邻，在发生浸润性癌之前的几年中已经存在；存在于浸润性导管腺癌中的大多数分子改变存在于 PanIN 中；以及遗传性改变的普遍性随着形态异型的程度而增加 [180]。最近，已将先前用于 PanIN 分类的一个三级系统组合成一个二级系统，因此，原先归类为 PanIN-1 和 PanIN-2 的病变现在被归类为低级别病变（并且通常被认为是临床上无关紧要的），原先归类 PanIN-3 的病变现被归类为高级别病变 [181]。在约 40% 的病例中，在与癌相邻的导管上皮中可以同时发现低级别的和高级别的 PanIN，它们有时位于肿瘤主体周围，甚至有时在手术切缘 [182]。相反，这些病变的发生率，特别是在高级别 PanIN，在对照组的胰腺中非常低 [182]。然

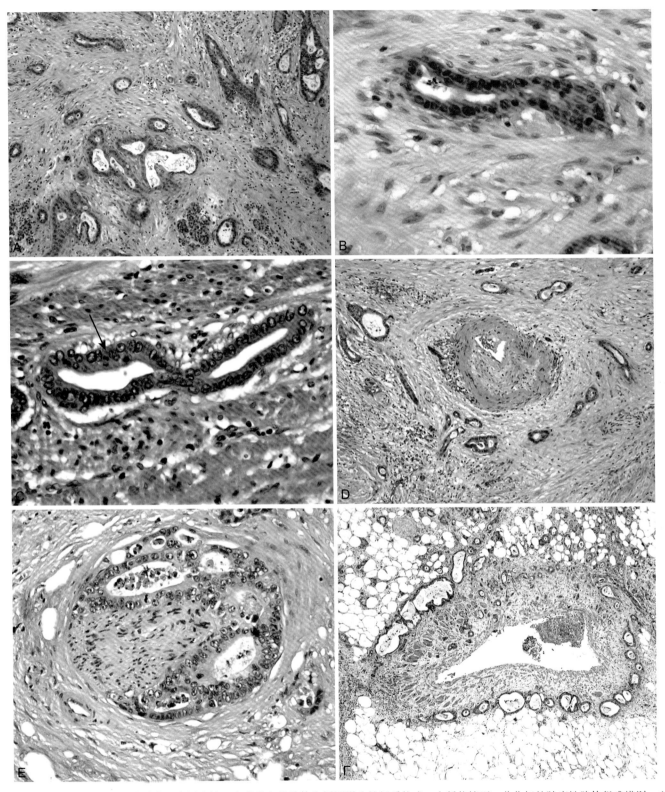

图 22.17　A，分化好的导管腺癌，由浸润性、杂乱分布的腺体和周围增生性间质构成。在低倍镜下，分化好的肿瘤性腺体很难辨别，必须注意其细胞学特征，例如，明显的核多形性，核的大小变化（B），核极性的丧失，突出的核仁和核分裂象（C，箭头所示）。D，紧邻肌性动脉的肿瘤性腺体是恶性肿瘤的有用诊断特征。导管腺癌常见神经周围侵犯（E）和血管侵犯（F）

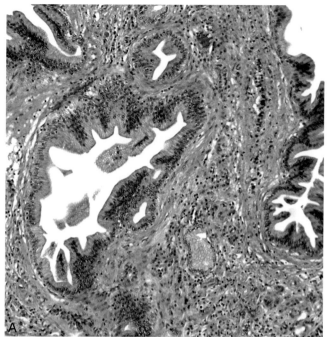

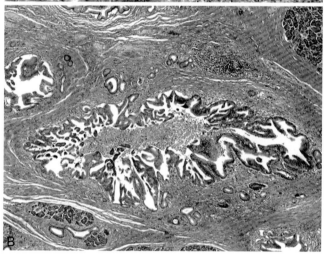

图 22.18 **A**，低级别 PanIN，其特征是高柱状黏液上皮，无胞核异型性。**B**，高级别 PanIN，具有结构复杂性，导管内腔中无支撑的上皮细胞簇，可见明显的胞核异型性

而，任何级别的 PanIN 出现在浸润性导管腺癌切除边缘似乎都不影响患者的生存率[181]。

其他组织学类型

有几种胰腺导管腺癌模式在临床或预后上与常规类型的导管腺癌没有显著差异，但它们确实具有独特的形态学特征。泡沫腺样型（foamy gland pattern）（图 22.19A）具有貌似良性的形态，可能会与非肿瘤性黏液性导管混淆[183]。大导管型（large duct pattern）有大的、扩张的或微小的恶性腺体，可能会被误认为良性扩张的腺体或低级别非浸润性囊性肿瘤，特别是如果其细胞学特征温和时（图 22.19B）[184]。空泡型（vacuolated pattern）由不规则的或纤维状的细胞巢组成，细胞具有突出的大的、空泡，可能含有碎片或黏蛋白（图 22.19 C）[185]。微乳头型（micropapillary pattern）与发生在其他解剖部位的

相应形态特征相似。还有一些模式可能具有印戒细胞成分或类似结直肠腺癌的特征[186]。

胰腺腺癌还有一些具有独特特征的少见变异型，包括腺鳞癌（adenosquamous and squamous carcinoma）（这个名称比黏液表皮样癌或腺棘瘤更准确）（图 22.19D）[187-188]。其鳞状细胞成分可以从良性表现到低分化或显示基底细胞样特征（图 22.19E）[189]。按 WHO 2010 分类方法，应至少有 30% 的鳞状成分的肿瘤才能命名为腺鳞癌；胰腺的纯鳞状细胞癌非常罕见，一些报道的病例可能是腺鳞癌，其中鳞状成分超出腺的成分，或腺的成分没有取材到。髓样癌（medullary carcinoma）类似于在乳腺和胃肠道中发现的肿瘤（图 22.19F），有时是多中心的，并且与野生型（非突变的）*KRAS* 相关。有些患者还存在微卫星不稳定性，与它们的结肠的对应肿瘤类似，并且无论微卫星不稳定状态如何，它们都与结肠癌家族史密切相关[190]。胶样癌（colloid carcinoma）（图 22.19G）通常与导管内乳头状黏液性肿瘤（IPMN）或黏液性囊性肿瘤有关（MCN）（见下文），并且有比普通型导管腺癌更长时间的临床演进过程[191-192]。它们表达肠型分化的特征性标志物（CDX2、CK20 和 MUC2）[191]。它们偶尔与腹膜假黏液瘤形成相关[193]。据推测，这些肿瘤中的黏蛋白是作为抑制屏障而起作用，由此可限制肿瘤细胞的扩散[191-192]。

分化差的导管腺癌也可能具有透明细胞（clear cell）表型（对肝细胞核因子 -1β 免疫反应呈阳性）或可能具有嗜酸性细胞性特征。这些类型可能很像肾细胞癌和其他嗜酸性细胞肿瘤[194-195]。胰腺的肝样腺癌（hepatoid carcinoma）是一种罕见的异质性肿瘤，可能具有纯的肝细胞分化或存在与其他组织学类型（导管性和神经内分泌性）相关。这些肿瘤对 Hep Par1、CD10、AFP 和多克隆 CEA 免疫反应呈阳性，必须与真正的肝细胞癌累及胰腺区分开[196-197]。

微腺癌（microadenocarcinoma）最初被描述为一种特殊类型的胰腺导管腺癌，特征为微腺样形态，但对最初报道的病例进行的重新评估和对新的病例进行的研究得出的结论是，它代表了一种与侵袭性临床过程相关的生长方式，而不是一种特定的形态类型[198]。

被称为胰腺未分化癌（undifferentiated carcinoma）的肿瘤包括先前被分类为间变性癌、肉瘤样癌、梭形细胞癌、多形性癌、癌肉瘤和伴有破骨细胞样巨细胞的未分化癌的肿瘤；后一术语还包括先前称为胰腺巨细胞瘤的肿瘤。在大多数病例，这些是导管腺癌的变异型；然而，它们的形态非常特殊，并且它们行为有更明显的侵袭性，因此，应将它们与普通导管腺癌加以区分[199-200]。诊断时，大多数患者的年龄高于 50 岁，且男性患者更多见。它们的预后总体来说极差。

主要为间变性、梭形或肉瘤样形态的未分化肿瘤（图 22.20A 和 B）常含有异质性成分。免疫组织化学上，在明显的上皮区域，或有时在肉瘤样区域，角蛋白、EMA 和 CEA 免疫染色通常呈阳性（图 22.20C）。未分化癌可以伴有普通导管腺癌区域或浸润前肿瘤，诸如黏液性囊性肿瘤或导管内乳头状黏液性肿瘤（IPMN）[201-202]；同

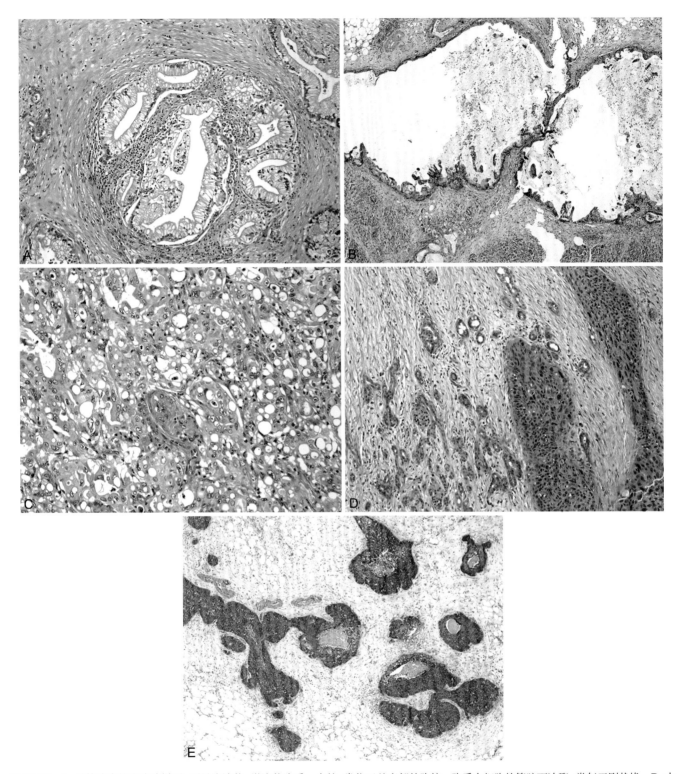

图 22.19　**A**，导管腺癌的泡沫腺样型，可见泡沫状、微泡状胞质；小的、常位于基底部的胞核；胞质在细胞的管腔面浓聚，类似于刷状缘。**B**，大导管型中的肿瘤性腺体较大且呈微囊性，可能被误认为是良性扩张的腺体或较低级别的非浸润性囊性肿瘤。**C**，空泡型，伴有明显大而空的空泡的筛状细胞巢。**D**，腺鳞癌由腺体和鳞状成分组成。**E**，一些腺鳞性变异型可能有明显的基底细胞样特征（待续）

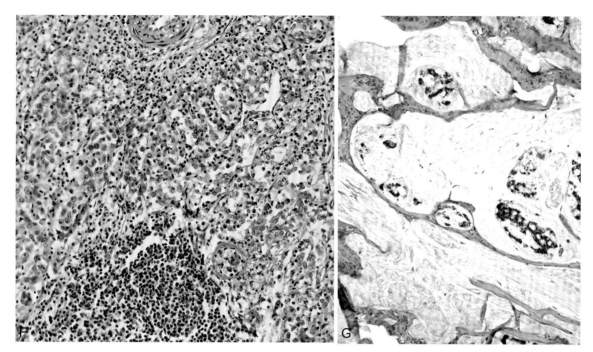

图 22.19 续 **F**，髓样癌与见于其他器官的形态相似，具有实性生长方式和许多肿瘤内淋巴细胞浸润。**G**，胶样癌由大量含有黏蛋白的肿瘤细胞聚集构成，其中一些具有印戒细胞特征（**F**, Courtesy of Dr. Volkan Adsay.）

时伴有肉瘤样成分和分离的腺体成分的双相肿瘤可以称为癌肉瘤。这两种成分均存在 *KRAS* 突变提示它们可能有一个共同起源[203-205]。

伴有破骨细胞样巨细胞的未分化癌通常是大的和出血性的，偶尔，它们也可以像假性囊肿[206]。显微镜下，这种肿瘤具有两种细胞成分：一种为相对一致的梭形细胞，这些细胞具有间叶表现和细胞学非典型性特征（例如胞核深染和高核分裂活性）；另一种为多核巨细胞，其形态和组织化学特征与正常的破骨细胞无法区分[200,207]。这些破骨细胞样细胞的胞核小且一致，无核分裂象。然而，也可以发现伴有核非典型性的奇异型瘤巨细胞（图 22.20D）。

胰腺导管腺癌的组织化学和免疫组织化学特征

大多数胰腺导管腺癌表达细胞表面相关的黏蛋白，包括 MUC1、MUC3、MUC4 和 MUC5AC[208-210]。免疫组织化学染色，高于 80% 的普通浸润性导管癌和相似比例的高级别 PanIN 表达黏蛋白 MUC1，支持两者之间在发病机制上相关；这与以下描述的导管内乳头状癌、黏液（胶样）癌、壶腹癌和结直肠癌不同，它们更常表达 MUC2[211]。约 1/3 的导管腺癌表达 MUC6[212]。

它们表达的角蛋白为单层上皮角蛋白，例如 CK7、8、18 和 19（与正常导管细胞一样）[208]，但也有表达 CK20、17，偶尔也表达 CK5/6[213-214]。CK20 在胰腺导管癌中的表达少于在壶腹腺癌中[213]，但这种差异对诊断帮助不大。在胰腺胶样癌中，CK20 可能有散在强表达，因为它们表达肠型分化的标志物[215]。导管腺癌也经常表达 EMA、CEA、CA125、间皮素、TAG72、DUPAN2 和 CA19-9[170,216-218]。可惜的是，慢性胰腺炎病例中的导管对许多这些标志物免疫反应也呈阳性，因此，它们的鉴别诊断价值大大降低了。然而，CEA、TAG72 和 CA125 在非肿瘤性导管中通常不表达[219-221]。大多数导管腺癌也含有少量与神经内分泌标志物（例如突触素或嗜铬蛋白）具有免疫反应性的肿瘤细胞[222-223]。它们也常常表达神经细胞黏附分子 N-CAM[224]。

分子遗传学特征

已经描述了大量胰腺导管腺癌中的分子改变[170,225-226]。最常见的突变基因包括 *KRAS*、*CDKN2A*（*p16*）、*TP53*、*SMAD4/DPC4* 和 *MKK4*。在高于 90% 的病例发现有 *KRAS* 癌基因突变——代表早期遗传性改变[225]。*p16/CDKN2A*、*TP53* 和 *SMAD4* 突变也发生在超过一半的病例中[227-228]。这些是胰腺导管腺癌的典型分子改变，可使它们在分子水平上与其他胰腺肿瘤区分开[229]。值得一提的是，在同一标本中寻找胰腺导管腺癌浸润性成分和前驱上皮内肿瘤的遗传性分子改变，为胰腺癌的分子遗传学进展模型提供了关键信息（图 22.21）[230-231]。需要指出的重要一点是，缺乏浸润癌或原位腺癌和导管异型增生的慢性胰腺炎患者通常有 *KRAS* 突变，表明这种遗传性改变并不是恶性甚至是癌前肿瘤所特异的[232]。显然，这种情况大大限制了这种标志物在组织学或细胞学材料中的诊断价值。由于 *DPC4* 抑癌基因在大约半数的胰腺导管癌中是失活的，且从不出现在良性疾病中，在

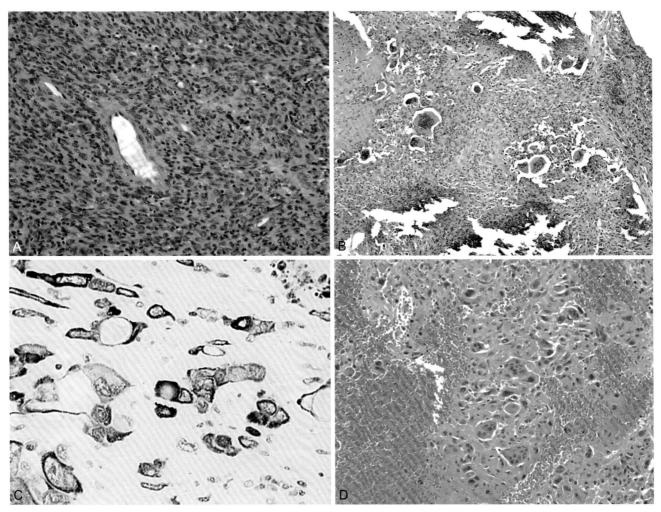

图 22.20　**A**，这种未分化癌完全由梭形细胞组成，不应被误诊为肉瘤。**B**，伴有破骨细胞样巨细胞的未分化癌，可见软骨骨化区域。**C**，胰腺间变性癌显示角蛋白呈阳性。**D**，一些病例包含大的间变性肿瘤细胞以及破骨细胞样巨细胞（**A**, Courtesy of Dr. Volkan Adsay. **D**, Courtesy of Dr. Becky Wheeler. ）

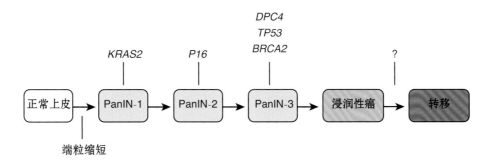

图 22.21　**胰腺癌发生的分子遗传学进展模型**。组织学上从正常上皮到低级别胰腺上皮内肿瘤（PanIN-1 和 PanIN-2）、到高级别 PanIN-3、到浸润性癌（从左到右）的进展与特定的基因改变的累积相关。根据进展模型中的顺序，分子遗传学异常可以分为早期（*KRAS* 突变，端粒缩短）、中期（*P16/CDKN2A* 缺失）以及晚期（*DPC4/SMAD4*、*TP53*、*BRCA2* 的突变）。然而，那些特异性促进肿瘤转移性演进的变化仍然不明（From Yachida S, Iacobuzio-Donahue CA. The pathology and genetics of metastatic pancreatic cancer. A*rch Pathol Lab Med*. 2009; 133: 413–422. ）

胰腺活检标本免疫组织化学染色检查，导管上皮 DPC4 蛋白产物的缺失高度提示癌，虽然呈阳性也不能排除这种可能性 [170]。虽然 Lynch 综合征患者胰腺导管腺癌的患病率增加 7~8 倍，微卫星不稳定在散发性导管腺癌中似乎不起重要作用；罕见的有高微卫星不稳定的胰腺癌病例往往具有髓样癌表型。这些肿瘤通常没有 KRAS 突变，但常表现出 KRAS 途径的下游成分 BRAF 基因的突变 [226,233]。

扩散和转移

胰腺导管腺癌常常广泛扩散至胰腺周围软组织中 [234]。胰头癌可侵犯至十二指肠（包括壶腹）和胆总管。它们也倾向于扩散至肠系膜上动脉和神经丛周围，使完全切除非常困难，并常导致大体或显微镜下切缘呈阳性 [235-236]。有意思的是，神经浸润与肿瘤中表达巢蛋白（一种神经上皮干细胞的中间微丝）相关 [237]。

胰腺导管腺癌也常转移至胰腺周围的多个淋巴结。胰头癌最常累及肝总动脉旁、肝十二指肠韧带、胰十二指肠后、肠系膜上动脉、主动脉旁和十二指肠前的淋巴结组 [238-240]。Cubilla 等 [241] 发现，在 33% 的胰腺导管癌患者中，标准的 Whipple 手术不能切除其发生转移的所有淋巴结。淋巴结转移可发生在疾病很早期，即使在 T1 和 T2 肿瘤中也是如此 [242-243]。远处转移的最常见的部位是肝、腹膜、肺、肾上腺、骨、远处淋巴结、皮肤和中枢神经系统 [244]。有时，远处淋巴结转移（特别是锁骨上区域）是胰腺癌的首发临床表现 [245]。

细胞学

内镜超声引导下细针抽吸活检（endoscopic ultrasound-guided fine-needle aspiration, EUS-FNA）已成为诊断实性和囊性胰腺肿瘤的首选方法，其敏感性约为 85%，特异性约为 98%，超过刷片细胞学检查 [246]。然而，病变的位置、大小、一致性和血管分布都可能影响诊断性样本的获得。细胞学标本也可用于各种对胰腺导管腺癌诊断有用的辅助研究，包括免疫组织化学染色中的 SMAD4 缺失，对 KRAS 和 p16 的突变分析，FISH（对于许多分子异常），以及 microRNA 分析 [247]。应当指出，EUS-FNA 还可以成功识别囊性病变，例如，导管内乳头状黏液性肿瘤（IPMN）和黏液性囊性肿瘤 [248]，以及先前提到的分子遗传学研究，可以用囊肿液进行 CEA 和 CA19-9 分析。

手术探查和冰冻切片

对于拟诊胰腺或壶腹区癌的患者，进行探查术时，外科医师需要在胰周淋巴结、肝和腹膜中寻找转移灶，并且如果在上述部位遇到任何病变，则需进行冰冻切片检查。在没有检测到转移灶的情况下，手术将继续进行。如果术前未确诊，并且胰腺中有肿块，则通常会采取粗针穿刺活检或术中细针吸取活检进行快速诊断。后一种方法的应用越来越普遍，其原因是可以最大限度地减少活检过程中导致的出血、胰腺炎和肿瘤种植转移的可能 [249]。对胰头进行活检需要有相当的经验，以避开胆总管、胃十二指肠动脉和肝门静脉。

尽管现有文献表明，尝试获取阴性切缘与提高患者存活率无关 [250-251]，但在胰腺癌切除术中报告冰冻切片的切缘性质仍然是许多机构的常规做法。胰腺病变的冰冻切片诊断有时是非常困难的：一方面因为许多癌具有分化良好的特征；另一方面因为慢性胰腺炎可导致组织结构的紊乱（见上文）[252-253]。应仔细寻找是否有神经周围浸润，也应评估腺体形成的细胞学特征 [253]。检查末端胆总管或壶腹部来源的切片时，一定要当心不要把副胰管或 Beale 管周囊误诊为为恶性肿瘤 [254]。如果注意到以上几点，术中冰冻切片诊断的准确性会非常高，需延迟诊断的病例将下降 [255]。

治疗

胰腺癌的治疗包括手术、化疗和放疗，具体取决于肿瘤分期 [152,256]。手术曾经被认为是唯一的治疗方法。没有远处转移的胰腺癌被分为可切除、边缘可切除或局部晚期癌，尽管这些术语的定义并未标准化且取决于手术技术和进行门静脉、肠系膜上静脉整块切除的能力。手术方法包括 Whipple 手术（胰十二指肠切除术）、全胰切除术和远端体 / 尾部肿瘤的远端胰腺切除术，建议切除 12 ~ 15 个淋巴结以进行最佳病理分期 [152]。过去，此类手术的死亡率为 10% ~ 20% [257-258]，但最近，在一些专科中心，手术死亡率降至低于 2% [149]。手术结果往往与外科医师和机构遇到的病例数量密切相关 [149,256]。临床 I 期或 II 期胰腺癌患者在根治性手术中常需进行腹膜后清扫术（包括切除神经丛和淋巴结），以减少腹膜后复发率，但许多机构建议不这样做，因为这样做缺乏生存优势的证据，并且可导致难治性腹泻而使患者的生活质量下降 [256]。

可切除的胰腺癌手术后可给予辅助化疗，这样可以提高患者的无病生存率和总体生存率；关于最佳药物治疗方案的研究仍在进行中 [152,256]。胰腺癌患者的中位总生存期仅为 20 ~ 22 个月。新辅助化疗在临界可切除或局部晚期腺癌中的作用仍存在争议 [149,256]。遗憾的是，在大多数存在转移性疾病的患者，化疗是主要治疗方法，通常采用基于吉西他滨的治疗方案 [152]。在化疗方案中加入放疗的优势仍存在争议 [149,152,256]。需要进行姑息治疗的患者可能可以从胃和小肠或胆管梗阻的手术中、放疗或内镜干预中获益 [256]。目前，经术前新辅助化放疗治疗的肿瘤通常有纤维化和广泛坏死 [259]。

存在一定数量的 Whipple 手术（在一些大型中心中几乎为 10%）患者临床上考虑为胰腺癌而切除的标本显微镜检查被诊断为非肿瘤性疾病；这些病例中的大多数最终被诊断为自身免疫性胰腺炎（见上文）[260]。这种情况应该降低到最低限度，但以目前的知识水平而言，我们必须接受这种不可避免的现实。

预后

与在大多数其他器官一样，分期是最重要的预后决定因素。胰腺癌分期是使用 TNM 分类方案（北美的 AJCC 分类方案）进行。胰腺癌通常采用对比增强型 CT 扫描进行临床分期，准确率约为 80%[149]。其中位总生存期约为 4 个月。当按分期分层时，1 年时的总生存率为 40%（Ⅰ期）至 8%（Ⅳ期），到第 5 年时为 12%（Ⅰ期）和 0.7%（Ⅳ期）[261]。肿瘤大小、淋巴结状况、远处转移是独立的生存预测因素[261]。其他不良预后因素包括：最高肿瘤分级，血清 CA19-9 明显升高，术后 CA19-9 持续升高，以及手术切缘呈阳性[152]。据报道，CK20 和 maspin 的表达与总生存率降低相关[262-263]，SMAD4 基因失活也与预后较差有关[264]。

囊性肿瘤

继发囊性变可见于大多数类型的胰腺肿瘤，无论是外分泌性的还是内分泌性的[265]。这些肿瘤与那些囊性结构遍布整个肿瘤且构成其命名一部分（即囊腺瘤和囊腺癌）的肿瘤不同。同样重要的是，这些肿瘤还要与上文提到的非肿瘤性囊肿明确区分开来，因此，建议避免使用容易混淆的命名，例如增生性胰腺囊肿[266]。绝大多数囊性胰腺肿瘤可分为两种基本类型，即浆液性和黏液性肿瘤；当然，有少数病例很难归类[267]。

浆液性囊性肿瘤

浆液性囊腺瘤（serous cystic neoplasm），也称为微囊性囊腺瘤或富于糖原的囊腺瘤，大体上通常表现为巨大的多房性肿物，但其每个囊腔很小，充满清亮（"浆液性"）的液体（图 22.22A 和 B）[268-269]。其切面呈海绵状，颇似婴儿的多囊肾。偶尔可见大体上表现为巨囊状或单房结构的病例[268-269]（图 22.22C）。大多数浆液性囊腺瘤为单发肿瘤，但文献中偶尔有多灶性浆液性囊腺瘤的报道[269]。几乎一半的浆液性囊腺瘤病例有中央瘢痕[269]。

显微镜下，浆液性囊腺瘤由多个小囊腔组成，纤维性间质的量不等。囊腔衬覆扁平或立方形小细胞，胞质充满糖原，但缺乏黏液（图 22.22D 和 E）[268-270]。胞核小而圆，胞质透亮。也可以看到突出至囊腔内的小乳头。间质的数量变化不一，从纤细的富于血管的间质，到致密的且玻璃样变的间质；特别是其肿瘤间质中可见淀粉样沉积物[271]。其间质可以有钙化、含铁血黄素或胆固醇结晶，偶尔也可有胰岛。在小梁中可以存在胰岛或腺泡组织[268]。免疫组织化学染色方面，浆液性囊腺瘤对 EMA、低分子量和广谱角蛋白、α抑制素、MUC6 和钙调理蛋白（calponin）呈阳性[272-273]。与黏液性肿瘤相比，其囊液中的 CEA 含量较低[274]。

浆液性囊腺瘤患者常为老年人，这些肿瘤更常发生在女性[269]。其病变可以是偶然发现的，也可以表现为腹

部肿块伴局部不适或疼痛。一些浆液性囊腺瘤病例可以是 VHL 病的一部分[275]，可见 VHL 抑癌基因的等位基因缺失和突变。已有浆液性囊性肿瘤见于胰腺导管腺癌、神经内分泌肿瘤（NET）或其他导管内乳头状黏液性肿瘤（IPMN）的报道[269]。如果浆液性囊腺瘤破坏了相当数量的胰岛细胞，则可导致糖尿病。浆液性囊腺瘤常位于胰头，因此，常引起胃肠道或胆管梗阻[276]。尽管对于大多数浆液性囊腺瘤病例，最近的研究主张进行保守治疗，但肿瘤手术切除可以根治[276]。

与浆液性囊腺瘤对应的恶性肿瘤被称为**浆液性囊腺癌**（serous cystadenocarcinoma）或**微囊性腺癌**（microcystic adenocarcinoma）[277-278]，但对浆液性囊腺瘤的真正的对应恶性肿瘤的存在仍然存在争议。最近的重新评估显示，大多数先前被称为"恶性"或"浸润性"浆液性肿瘤的病例是黏附或侵入性局部结构，有时与炎症和出血有关，其既不是细胞学上恶性的，也不具有真正的转移性[269]。据报道，有些病例显示出了核非典型性、神经周围浸润和 DNA 非整倍体[279]。有意思的是，DNA 非整倍体同样见于几例形态学上普通的浆液性囊腺瘤[280]。值得注意的是，真正的腺癌可能来自浆液性囊性肿瘤（"癌前微囊腺瘤"）[281]。

黏液性囊性肿瘤

与浆液性囊腺瘤这种类型的囊性肿瘤相比，**黏液性囊性肿瘤**（mucinous cystic neoplasm, MCN）见于较年轻的患者（诊断时患者的平均年龄为 40 岁），女性患者多见。大多数黏液性囊性肿瘤见于胰体和胰尾而非胰头。其临床表现类似于微囊腺瘤和胰腺假性囊肿。

MCN 的特征是形成较大的（＞10 cm）多房性囊腔，个别也可以表现为单房性，内表面光滑，可能包含乳头状突起或附壁结节（图 22.23A）[282-283]。囊壁衬覆分泌黏液的高柱状细胞（图 22.23B），其下的间质富于细胞，形态颇似卵巢的间质；此卵巢型间质的存在是这类肿瘤的诊断标准。免疫表型上，两者也具有相似特征，即其间质对雌激素受体和孕激素受体以及抑制素有免疫反应性（图 22.23C 和 D）[284-285]。有意思的是，这种间质也可见于男性患者的黏液性囊性肿瘤内[286]。其肿瘤退行性变化常见，例如出血、含铁血黄素、胆固醇结晶和钙化；其内衬上皮的脱落也常见；这些特征可能导致其与假性囊肿混淆。抽吸的囊液可用于鉴别诊断，因为与非黏液性囊肿相比，其液体中的 CEA 含量更高[287]。MCN 需要与导管内乳头状黏液性肿瘤（IPMN）（见下文）鉴别，因为其中一些可以表现为受累导管的梭形囊样扩张；值得注意的是，MCN 不与胰管相通[288]。

MCN 中存在一系列上皮非典型性，范围从简单的高柱状黏液上皮细胞——具有小的、位于基底部的胞核——到具有复杂的结构，伴有筛状形成、乳头形成、核分裂象增加和显著的核异型性。单个肿瘤中常见的是复杂结构和细胞学非典型性（图 22.23E 和 F）。以前的分

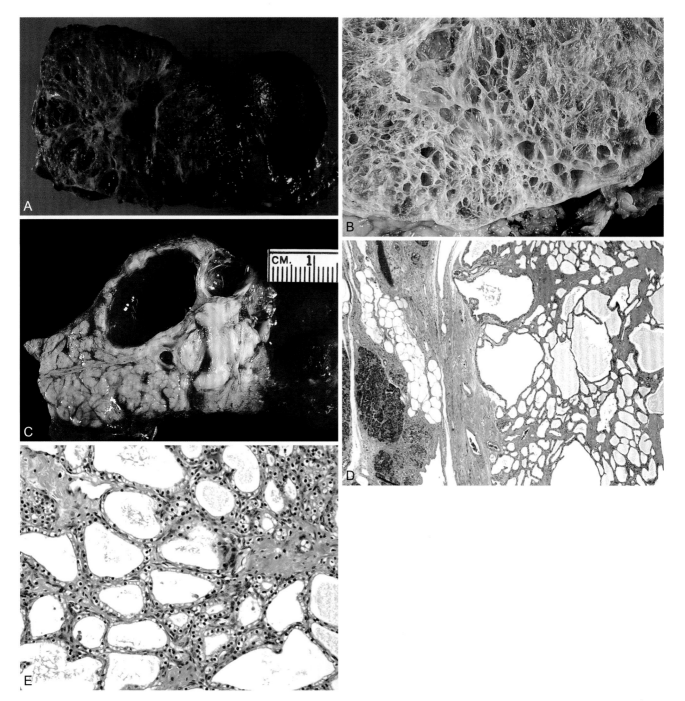

图 22.22　**A**，浆液性囊腺瘤，由许多小囊腔组成，可见中央纤维性瘢痕。**B**，另一个病例，可见由薄纤维壁分隔的无数囊腔。**C**，浆液性囊腺瘤的单房变异型，可见一个大的单一囊腔。**D**，由细胞数量不等的间质分开的多个小囊腔，并且衬覆单层扁平或立方细胞。**E**，单层扁平或立方细胞的胞核位于中心，胞质透亮（**A**, Courtesy of Dr. George F. Gray Jr. ）

类方法将 MCN 分类为黏液性囊腺瘤、交界性 MCN 和黏液性囊腺癌[282-283]；最近，作者主张采用两级方案（低级别 / 交界与高级别 / 原位癌），以便实现更高的诊断一致性和与斟酌处理方案的一致性[181]。

　　当存在浸润性腺癌时，可以看到多种亚型，包括导管腺癌、腺鳞癌、黏液腺癌和未分化癌[283]（图 22.24）。浸润性病灶可能非常小，因此，许多权威机构建议，完整切除后要将肿瘤进行全部取材观察[282,289]。胰腺 MCN 一个主要的形态变异（类似的报道在卵巢黏液性肿瘤中

更常见）体现在偶尔可见的附壁结节上，伴有巨细胞瘤、多形性肉瘤或间变癌的特征[290-291]。与在卵巢一样，有关这些不同类型的增生尚有争议，但我们认为，所以这些结节都是肿瘤性的和上皮性的，单克隆来源的分子学证据支持以上观点[292]。

　　不伴相关浸润性腺癌的 MCN 倾向于遵循良性病程[289]；因此，我们不赞同将所有 MCN 都视为具有低度恶性潜能的黏液性囊腺癌这种极端观点[293]。非浸润性 MCN 具有良好的预后，但是其一旦具有浸润成分，积极

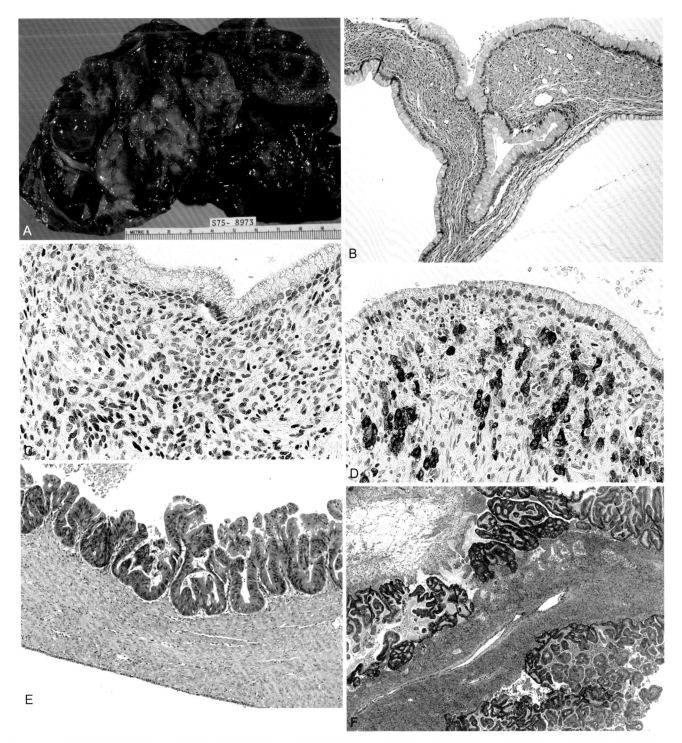

图 22.23　**胰腺黏液性囊腺瘤**。**A**,可见病变是多房性的,含有丰富的黏液;一些囊肿包含附壁结节。**B**,可见囊壁内衬单层高柱状黏液上皮,具有小的、位于基底部的胞核;注意卵巢型间质(**B**),卵巢型间质对孕激素受体(**C**)和抑制素(**D**)呈阳性。**E**,囊肿一侧的高级别异型增生(上部)和囊肿底部的减退的低级别异型增生。**F**,原位癌,具有复杂的筛状结构和高级别的核异型性。注意其下方的卵巢型间质(**A**, Courtesy of Dr. George F. Gray Jr.)

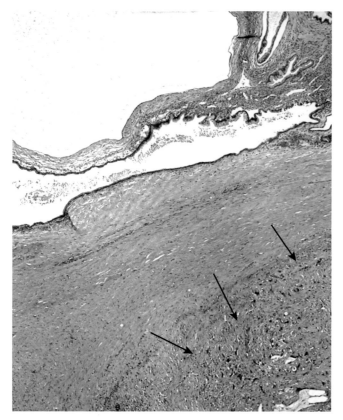

图 22.24　在黏液性囊性肿瘤壁内可见低分化腺癌病灶（箭头所示）。注意上覆的低级别黏液上皮和卵巢型间质

治疗后的 5 年生存率约为 26%[294]。这种肿瘤向卵巢的转移会很像卵巢的原发性黏液性肿瘤[295]。

在许多病例，MCN 的细胞表达 EMA，SOX9，CK7、8、18 和 19，以及 CK10 和 CK20[296-297]。MUC5AC 和 MUC6 的表达常见但不绝对；MUC1 和 MUC2 的表达通常局限于杯状细胞，MUC1 的表达有时也局限于 MCN 内的浸润性成分[296-297]。MCN 中 p53 表达的异常在文献中的报道结论不一，但它的表达似乎随着异型增生的程度而增加。大多数具有浸润性腺癌成分的 MCN 表达 EGFR 和 Her2/neu[296,298]，浸润性成分失去 DPC4 蛋白的表达，表明 DPC4 的丢失发生在肿瘤进展的晚期[299]。

导管内肿瘤

导管内乳头状黏液性肿瘤（intraductal papillary mucinous neoplasm, IPMN） 是最近提出的一种特殊类型的导管内胰腺肿瘤，与胰腺的其他肿瘤（特别是 MCN）不同，在欧洲、美国和日本，其病例报道迅速增加[132,300-302]。顾名思义，这些肿瘤主要通过其在导管内的位置和显微镜下的乳头状上皮突起的形成以及产生丰富的管腔内黏蛋白来定义，最终导致导管扩张[303]。当肿瘤长到相当大时，IPMN 可表现为一种囊性结构，颇似肺支气管扩张症，这一类型以前有多种名称，包括黏液高分泌性、产黏液性或导管扩张性肿瘤[304-308]。

IPMN 最常见于胰头部，尽管它可能发生于导管系统的任何位置。IPMN 可能会累及主胰管、分支胰管或两者（图 22.25A）[303]。有必要在大体评估时记录肿瘤与导管之间的关系。有些 IPMN 病例的病变是多灶的，显微镜下多灶性 IPMN 有时可见于有胰腺癌家族史的萎缩性胰腺[174]。

显微镜下，IPMN 含有扁平或乳头状高柱状黏液上皮，伴有小并位于基底的胞核（图 22.25B 和 C）到具有高级别核特征的复杂结构（图 22.25D）[303,309]。其上皮细胞有时伴有极少量的内分泌细胞[310]。其支持性间质是致密的和纤维化的，但缺乏 MCN 中看到的"卵巢型"间质细胞表现。与 MCN 相似，以前的分类方案对 IPMN 细分[181]。IPMN 可以由几种类型细胞中的任何一种组成，包括肠型（图 22.25E）、胰胆型、胃型和嗜酸细胞型（图 22.25F），由它们各自的免疫组织化学谱确认；还有一种混合细胞类型[132,309,311-313]。虽然一些作者对于嗜酸细胞亚型是否真的是 IPMN 有争议，但在这里讨论的原则无论如何都适用[132]。肠型 IPMN 通常肿物很大，位于主胰管中，并且经常含有高级别异型增生病灶。胰胆型 IPMN 通常也与高级别异型增生相关。胃型 IPMN 通常位于分支胰管中，有时周围有 PanIN 存在[132,312]。

IPMN 伴浸润癌的总发生率在分支胰管型病变约为 15%，在主胰管型为 30% ~ 35%[309,314]。浸润成分可能非常少，因此，建议对 IPMN 进行肿瘤全部取材，以免漏掉浸润性病灶。与肠型 IPMN 相关的浸润性腺癌通常是胶样型腺癌，而与胰胆型 IPMN 相关的那些通常是管状腺癌（图 22.25G）[132,309,315]。如前所述，囊液分析（特别是 CEA）可能有助于区分囊性黏液性病变是否是来自囊性非黏液性的病变，但无法区分非浸润性 IPMN。这些肿瘤的预后在很大程度上取决于浸润性成分的存在和程度。非浸润性 IPMN 完全切除后如果切缘呈阴性则具有良好的预后。伴有胶样癌的 IPMN 的预后比相关管状腺癌的预后更好，并且比没有相关 IPMN 的导管腺癌的预后更好[316]。然而，由 IPMN 引起的管状腺癌的存活率仍然比没有相关 IPMN 的普通型导管腺癌有更高的存活率。

在分子水平上，*KRAS* 基因突变在 IPMN 中很常见（除了嗜酸细胞型外）；它们在伴有低级别异型增生的 IMPN 中被发现，并且发生率似乎随着异型程度的增加而增加，表明它们是这种肿瘤进程中重要的早期事件[132,309]。*GNAS* 和 *RNF4* 基因突变在 IPMN 中也很常见（同样除嗜酸细胞型外），而 *TP53*、*STK11* 和 *P16/CDKN2A* 基因突变的发生率要低得多[309]。几乎所有 IPMN 病例表达 *DPC4* 基因的蛋白质产物，而普通导管癌不表达，表明这两种肿瘤在发病机制上根本不同[317]。

IPMN 与 MCN 的区别在于后者不与导管系统相通，并且在上皮下通常可见卵巢型间质[309,318]。

IPMN（特别是胃型）与胰腺上皮内肿瘤（PanIN）也有重叠（见上文）。研究者已根据它们的组织学、细胞

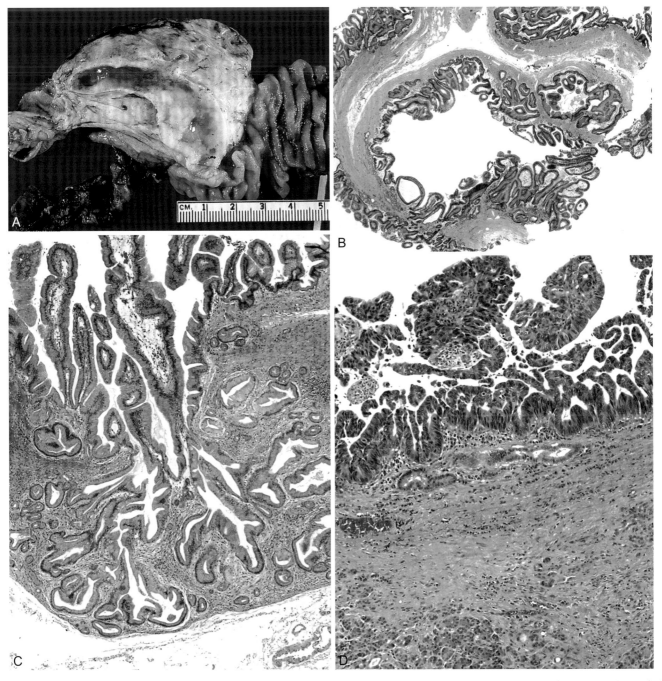

图 22.25 **A**，导管内乳头状黏液性肿瘤（IPMN），可见主胰管的明显扩张，乳头下可见明显的赘生物。管腔含有大量黏液。周围的胰腺显示纤维化和萎缩。**B**，低级别胃型 IPMN，平坦至乳头状黏液上皮；注意细胞相对密集的黏液性间质。**C**，在这种低级别 IPMN 中，上皮细胞是高柱状的，具有小的、位于基底部的胞核。**D**，伴有高级别异型增生的胰胆型 IPMN（待续）

结构、免疫组织化学和分子遗传学基础对它们的归类和区分进行了积极的尝试。出于实际应用目的，IPMN 被定义为产生临床可辨别的、大体可见的黏液，常出现1.0 cm 或更大的乳头状病变。相反，PanIN 是显微镜下病变，通常涉及直径小于 0.5 cm 的腺管[319]；然而，这两种病灶之间的重叠使这种努力很难实现。幸运的是，当在手术切缘遇到这个问题时，重要的问题是确认是否存在高级别异型增生或癌，因为低级别的病变没有重要性[309]。显而易见，仍需要进行大量研究来解决这种混乱状态，尤其是需要对胰腺癌的癌前病变有全面了解。

最近报道的**导管内管状乳头状肿瘤（ intraductal tubulopapillary neoplasm, ITPN ）**，一种极为少见的肿瘤，可发生于胰头或胰体；它们与胆管的同名肿瘤相似[320]。ITPN 是实性的，导管内含有赘生物，偶尔

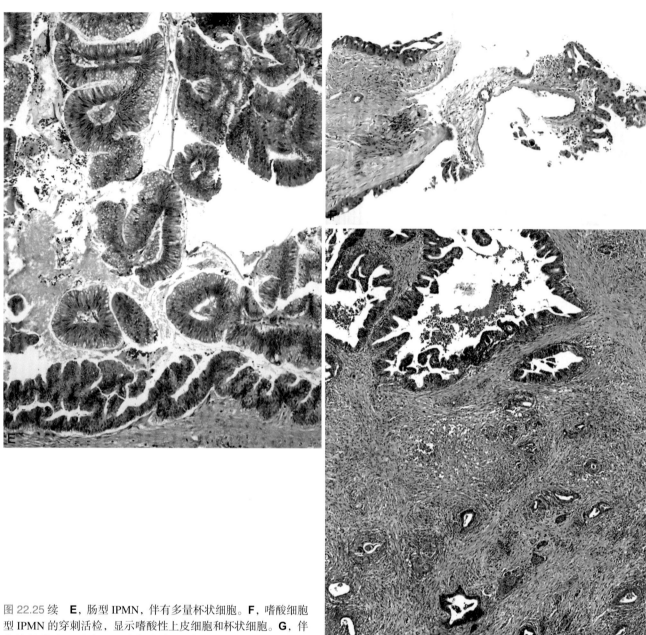

图 22.25 续 **E**，肠型 IPMN，伴有多量杯状细胞。**F**，嗜酸细胞型 IPMN 的穿刺活检，显示嗜酸性上皮细胞和杯状细胞。**G**，伴有管状模式的腺癌，源自伴有高级别异型增生的 IPMN（**A**，Courtesy of Dr. David S. Klimstra.）

有囊肿形成。这种肿瘤由密集的管状腺体组成，具有一定程度的核异型性（图 22.26）[309,321]。偶尔，ITPN 会形成乳头状结构，有些病例有粉刺型坏死。ITPN 很少有明显的黏液产生。大多数情况下，其肿瘤细胞对 MUC1 和 MUC6 染色呈阳性，但对 MUC5AC 和 MUC2 染色呈阴性。大约 40% 的 ITPN 病例存在浸润性成分，但其预后优于导管腺癌[309,322]。

导管内管状幽门腺腺瘤（intraductal tubular pyloric gland-type adenoma）是一种罕见的息肉样病变，发生在老年人的主胰管中[323-325]。大体上，它们可以无蒂或带蒂。显微镜下，它们由类似于幽门腺的管状腺体形成的小叶组成。免疫组织化学上，这些肿瘤的表型是 CK7⁺/CK2O⁻，并且表达 MUC5AC[309,323]。局部切除可治愈。

腺泡细胞肿瘤和相关肿瘤

腺泡细胞癌（acinar cell carcinoma）通常发生于成人，但也可发生于儿童[326-327]。在大多数病例，其体征是非特异性的，表现为恶心、呕吐和腹痛，伴有或不伴有黄疸[327]。由于腺泡细胞癌分泌脂肪酶，大约 15% 的患者表现出广泛播散的皮下脂肪坏死、嗜酸性粒细胞增多和关节痛[327-328]。这种特殊的临床综合征在转移性疾病患

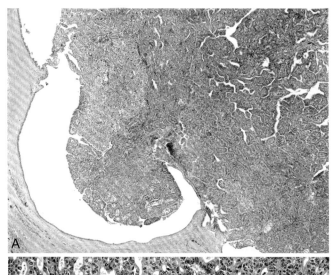

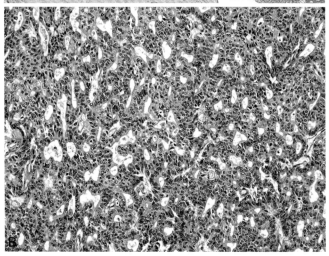

图 22.26　**A** 和 **B**，导管内管状乳头状肿瘤（ITPN），显示密集排列的管状腺体和伴有轻度核异型性的乳头。可见导管内生长。没有黏蛋白产生（**A** and **B**，Courtesy of Dr. Olca Basturk.）

者中更为常见。

大体上，腺泡细胞癌表现为界限相对清楚的、鱼肉样肿物，最大直径平均为 11 cm，有时伴有广泛出血、囊性变和坏死（图 22.27A）。有时其呈导管内生长方式，可能与低侵袭性生长过程有关[329-331]。显微镜下，腺泡细胞癌的生长方式可能是实性、小梁状、腺样或乳头状（图 22.27B），或者重现正常的腺泡结构，有时甚至极似正常胰腺[326-327]。其间质通常不明显。其细胞核呈圆形至椭圆形，只有轻度多形性，有单个明显的核仁，核分裂象多少不等（图 22.27C）。其细胞质丰富，呈嗜酸性和颗粒状。但在实性肿瘤中，胞质可以很少。腺泡细胞癌中常可见淀粉酶消化的 PAS 阳性的胞质内酶原颗粒（图 22.27D）。免疫组织化学染色，腺泡细胞癌对胰蛋白酶、糜蛋白酶、脂肪酶和淀粉酶以及 Bcl-10 染色通常呈阳性[326-327]；后者与羧基酯水解酶（由胰腺腺泡细胞产生的酶）具有同源性[332]。偶尔，可见伴有甲胎蛋白及其血清水平升高的腺泡细胞癌（和胰腺母细胞瘤，被认为是腺泡细胞癌婴儿型的对应肿瘤）[333]。在分子遗传学水平上，约 20% 的腺泡细胞癌显示 APC/β- 连环蛋白通路的突变。偶尔，可

见 KRAS、SMAD4 和 TP53 突变，与胰腺导管腺癌的改变截然不同[327,334]。腺泡细胞癌的总体预后较差，5 年生存率约为 25%[327]。诊断时约半数病例已存在一个转移灶[326]。转移常局限于局部淋巴结和肝，但也可转移到其他部位，例如卵巢[335]。

腺泡细胞囊腺瘤（acinar cell cystadenoma）是一种少见的、大体由分化良好的腺泡细胞上皮、单囊性或多囊性病变组成，通常与胰腺导管系统不相通[336-337]。它被认为是腺泡细胞囊腺癌的良性对应病变，大体上，较大的多房性囊性肿瘤颇似浆液性囊腺瘤。与腺泡细胞囊腺瘤相比，腺泡细胞囊腺癌具有更多的细胞异型性和明显的恶性行为，诸如局部结构复杂和转移[338-339]。

混合性腺泡肿瘤

1/3 ～ 1/2 的腺泡细胞癌中存在少量内分泌成分［可用嗜铬蛋白和（或）胰岛细胞激素识别］。但如果多于 25% 的细胞形态学和（或）免疫组织化学上显示有神经内分泌分化，则应使用混合性腺泡 - 神经内分泌癌（NEC）这个名称[327,340-341]。也曾有混合性腺泡 - 导管癌的报道，鉴于腺泡和导管细胞谱系的早期胚胎起源不同，这是一个令人惊讶的发现；导管成分在肿瘤中的占比应至少为 25%[327,342]。已有罕见的混合性腺泡 - 神经内分泌 - 导管癌病例报道[327,342]。这里应该指出的是，约 2/3 的存在一种或多种腺泡分化的标志物（例如脂肪酶、糜蛋白酶或胰蛋白酶）的胰腺肿瘤具有胰腺内分泌肿瘤的其他典型特征；这一特征没有预后意义，不应改变肿瘤的名称[343]。

有时腺泡结构变异可能相似于肿瘤，它们被称为腺泡细胞结节（它们也可以颇似胰岛）（图 22.28）、局灶性腺泡转化、腺泡细胞增生或嗜酸细胞变性。这些病变目前没有发现具有癌前病变的潜能[344-347]。

胰母细胞瘤

胰母细胞瘤（pancreatoblastoma）是胰腺肿瘤中在儿童期最常见的一种类型，占 10 岁以下胰腺肿瘤患者的 25%[327]，但它也可以发生于成人[348]；有报道，在Beckwith-Wiedemann 综合征和结肠家族性腺瘤性息肉病患者中，个别病例伴有胰母细胞瘤[349]。胰母细胞瘤的总生存率约为 50%[327]。

胰母细胞瘤的平均大小为 10 cm，常有部分包膜。显微镜下，胰母细胞瘤富含细胞，低倍镜下呈小叶状，由实性片状和均匀的腺泡细胞构成（图 22.29）。常见特征性的鳞状小体。这些小体内的肿瘤细胞常常是透明的，可能是由于生物素积聚所致[350]。胰母细胞瘤的间质可以很丰富，偶尔可富于细胞，并且可能存在异源性软骨或骨成分。可能存在神经内分泌成分、导管成分和（或）原始的小圆形蓝细胞成分[327]。免疫组织化学上，胰母细胞瘤显示有腺泡、内分泌和导管分化证据：表现为对胰酶、突触素和嗜铬蛋白、CK7 和 CK19 染色呈阳性[327,351]。与其原始属性一致，胰母细胞瘤可分泌甲胎蛋

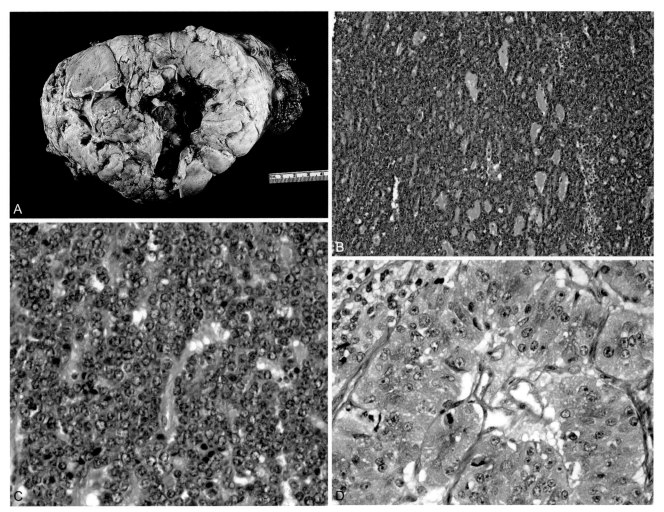

图 22.27　**A**，腺泡细胞癌，此例切面呈实性，有中心坏死。其缺乏导管腺癌常见的纤维成分。**B**，其特征是有明显的腺泡结构和较少的间质。**C**，胞核呈圆形，具有轻度多形性和明显的核仁。**D**，在一些病例可见 PAS 阳性的耐淀粉酶胞质颗粒（PAS 染色）

白 [333]。其鳞状小体具有特征性表型：CK8/CK18/CK19/EMA 染色呈阳性，CK7 染色呈阴性。胰母细胞瘤具有特征性的 β 连环蛋白核易位，是 β- 连环蛋白（*CTNNB1*）或 *APC* 基因突变的结果，并且大多数病例显示染色体 11p 的高度印迹区域杂合性丢失，与肾母细胞瘤和肝母细胞瘤相似（两者都可以作为 Beckwith-Wiedemann 综合征的一部分发生）[226,327]。确实，胰母细胞瘤可被认为是腺泡细胞癌的婴儿型，就像肝母细胞瘤是肝细胞癌的婴儿型一样 [352]。需要牢记的是，发生在儿童的胰腺肿瘤并非都是胰腺母细胞瘤；实性假乳头肿瘤、内分泌肿瘤、淋巴瘤和转移性肿瘤也可发生在儿童 [353-354]。

实性假乳头肿瘤

　　实性假乳头肿瘤（solid-pseudopapillary tumor, SPPT）是这一特殊类型的胰腺肿瘤更可取的名称，过去曾被称为乳头状和实性上皮性肿瘤、乳头状囊性肿瘤或囊 - 实性乳头状癌。大多数（90% 以上）SPPT 病例见于年轻女性，最常见的临床症状是腹痛。还有一个原因，

少数病例是影像学检查偶然发现的 [355]。大体上，SPPT 通常是大且孤立的肿瘤；多灶性病变极罕见 [356]。其切面表现从实性到几乎完全囊性都可见到，局灶可见出血和坏死（图 22.30A）。大多数 SPPT 病例有完整的包膜，但在一些病例，边缘可有肿瘤浸润；肿瘤浸润至邻近器官非常罕见 [355,357]。在少数病例，SPPT 虽邻近胰腺，但与胰腺在解剖关系上是分离的，源于卵巢、腹膜后或胃肠道原发性肿瘤；其中一些发生在异位胰腺的背景下 [358]。

　　显微镜下，SPPT 富于细胞，在一定程度与胰腺内分泌肿瘤相似。其最显著的特征是出现被覆数层上皮的假乳头，它们也可以有实性和囊性成分 [355,359]（图 22.30B）。假乳头周围的细胞是无黏液的，粗大的纤维血管轴心常出现明显的黏液变性；SPPT 通常还有囊性变、胆固醇结晶和泡沫细胞聚集。小血管可被黏液或黏液样物质包围。胞核呈卵圆形并有折叠，核仁不清；几乎无核分裂象（图 22.30C）。细胞质内可有透明小体（图 22.30D）。透明细胞可以很明显，并且已有多形性和嗜酸细胞变异型的报道 [355,360]。

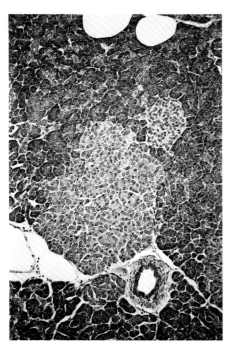

图 22.28　意外发现的胰腺腺泡细胞增生，形态上有时可能与胰岛混淆

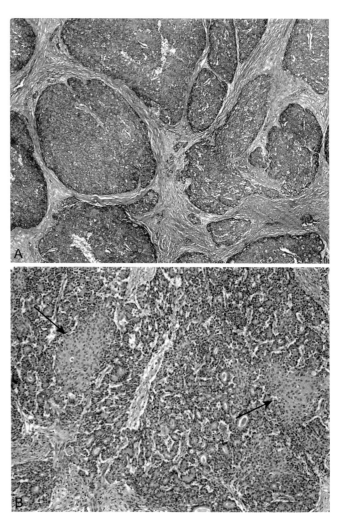

图 22.29　**A**，低倍镜下，胰母细胞瘤通常呈分叶状，有明显的基质。**B**，细胞以显著的腺泡模式排列，可见明显的鳞状小体（箭头所示）

免疫组织化学染色方面，SPPT 对 CK 染色通常仅呈局灶、弱阳性。SPPT 对突触素和 CD56 染色可以呈点状或弥漫性阳性，对嗜铬蛋白呈阴性。在 SPPT 肿瘤细胞中，claudin 5（胞膜）、claudin 2（胞质）、galectin 3、孕激素受体、雌激素受体 β、CD10、CD99（点样）和 α 抗胰蛋白酶可以呈阳性 [353, 361-366]。SPPT 胰酶免疫染色呈阴性 [355]。可见 E 钙黏合素细胞膜表达缺失和 β 连环蛋白核易位，后者是最具诊断意义的免疫组织化学标志物 [366-367]（图 22.30E）。CD117 免疫染色阳性表达可在约一半病例中发现 [368]，但这与 *KIT* 基因突变无关，因而这并不代表格列卫（Gleevec）疗法的适应证。还有对 DOG1 呈阳性的报道 [369]。也有对 FLI-1 呈阳性的报道，但 SPPT 不包含 *EWS/FLI-1* 易位 [370]。

尽管进行了广泛研究，SPPT 的组织发生依旧难以捉摸。已经通过免疫组织化学方法和常规生化方法检测到了孕激素受体 [371-372]。这些结果，再加上女性多发的性别倾向，提示这是一种激素依赖性肿瘤。这种染色也给了我们另一个提示，即 SPPT 可能起源于生殖嵴或卵巢始基细胞——这些细胞在胚胎发育早期与胰腺组织相连 [357,373]。这个假说因最近报道了 3 例原发于卵巢的同样类型的肿瘤而获得一些支持 [374]。遗传学上，胰腺 SPPT 与普通导管腺癌不同，几乎均显示出 β 连环蛋白（*CTNNB1*）基因突变 [375]。已有检测到 der(17)t(13;17)(q14;p11) 易位的病例报道 [376]，并且已在其 11q、13q、17q、1q 和 8q 染色体中发现了异常 [377]。

SPPT 的治疗采取外科手术治疗，总体预后良好 [378-379]。然而，有报道，10%～15% 的病例出现了局部复发和（或）肝或腹膜转移；然而，即使这样的患者也有较好

的预后 [380-381]。因此，SPPT 应被视为低度恶性潜能的肿瘤 [355]。与侵袭性行为相关的因素有：肿瘤体积较大，侵犯肌性血管或邻近组织，以及组织学上呈弥漫性生长，有广泛坏死和核分裂象指数高 [380,382]。偶尔也有具有未分化成分和非常具有侵袭性的临床病程的病例报道 [380]。

胰腺神经内分泌肿瘤

胰腺神经内分泌肿瘤（pancreatic neuroendocrine tumor, PanNET）既往被称为胰岛细胞瘤，但现在被分类为高分化 NET 或低分化神经内分泌癌（NEC）[383]。内分泌肿瘤在所有胰腺恶性肿瘤中的占比为 5% [383]。虽然确有少数发生于儿童甚至新生儿的病例，但大多数病例见于成人，相当数量的病例发生在综合征的背景下 [354,384]。有几种综合征与 PanNET 有关，包括多发性内分泌肿瘤（multiple endocrine neoplasia, MEN）综合征、VHL 病、神经纤维瘤病 1 型和结节性硬化（见下文）[383]。有一些病例与慢性胰腺炎相关的报道，虽然两者之间的关系尚有争议 [385]；需要警惕的是，不要将慢性胰腺炎中常见的胰岛细胞增生过度诊断为肿瘤（见上文）（见图 22.9C）。

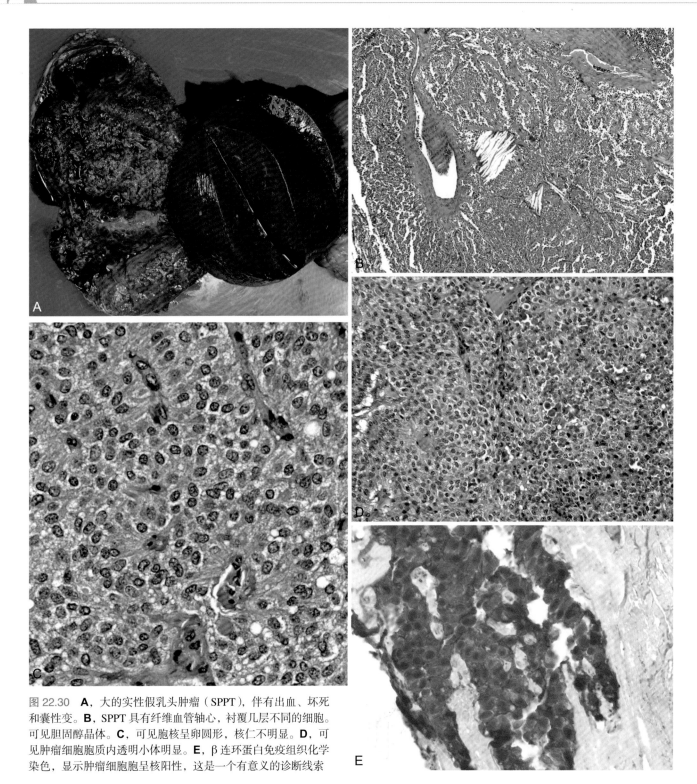

图 22.30　**A**，大的实性假乳头肿瘤（SPPT），伴有出血、坏死和囊性变。**B**，SPPT 具有纤维血管轴心，衬覆几层不同的细胞。可见胆固醇晶体。**C**，可见胞核呈卵圆形，核仁不明显。**D**，可见肿瘤细胞胞质内透明小体明显。**E**，β 连环蛋白免疫组织化学染色，显示肿瘤细胞呈核阳性，这是一个有意义的诊断线索

　　PanNET 可以位于胰腺的任何位置。大体上，它们通常是单发的、均质性肿块，缺乏完整的包膜（图 22.31A 至 D）[386]。其切面颜色与纤维组织和血管的数量有关，从棕黄色到红色，与脾或充血的淋巴结类似。有些肿瘤含有出血或坏死灶（图 22.31E），有些甚至可能含有钙化和骨化。少数病例的肿瘤有囊性外观，常见于伴有 MEN 综合征的患者[386-387]。这些继发改变很可能是退行性变，应与起源于胰腺黏液性囊性肿瘤的罕见的 PanNET 加以区分[388]。偶尔，它们呈导管内生长方式[389]。

　　显微镜下，这些肿瘤通常由小且相对一致的立方细胞构成，胞核居中，胞质嗜酸性或嗜双色性，呈细颗粒状（图 22.32A）。但是，胞核增大或其他异常特征也很常见，有时很明显，但这没有任何临床意义（图 22.32B）[386,390]。

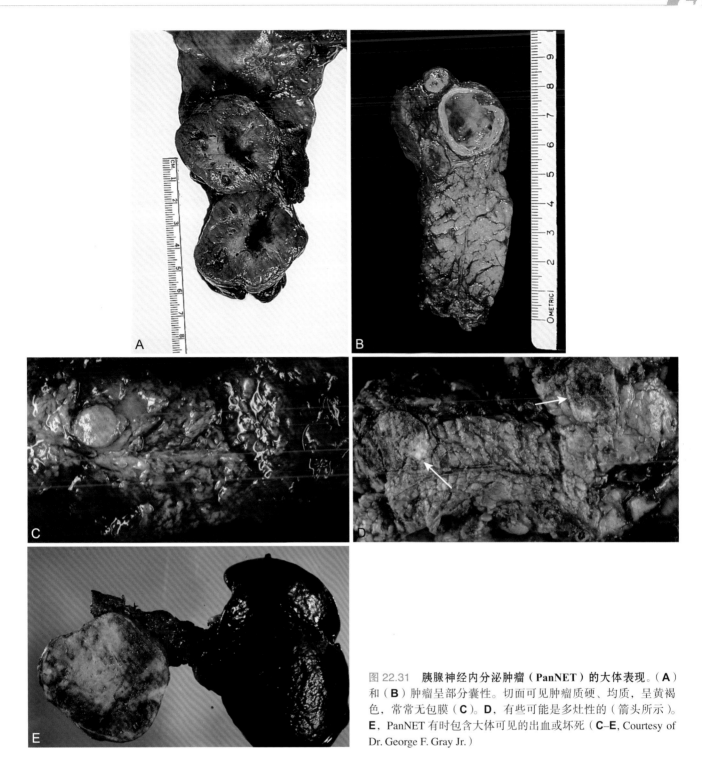

图 22.31　胰腺神经内分泌肿瘤（PanNET）的大体表现。（**A**）和（**B**）肿瘤呈部分囊性。切面可见肿瘤质硬、均质，呈黄褐色，常常无包膜（**C**）。**D**，有些可能是多灶性的（箭头所示）。**E**，PanNET 有时包含大体可见的出血或坏死（C–E, Courtesy of Dr. George F. Gray Jr.）

PanNET 的生长方式包括实性小巢、小梁型和菊形团，并且一个单个肿瘤中可能存在多种生长方式（图 22.32C 至 E）[383,386]。PanNET 有许多不一样的形态学变异型。透明细胞 PanNET（图 22.33A）与 VHL 综合征相关，但也可见于散发性肿瘤，组织学上可能很像肾细胞癌[386,391-392]。PanNET 胞质空泡化是由于胞质脂质积累所致[393-394]。嗜酸细胞 PanNET 非常罕见，但形态上可能很像肝细胞癌（图 22.33B）[366,395]。其他少见的形态学发现包括黏液生成[396]、黑色素沉着（由于存在脂褐素型颗粒）[397] 和梭形细胞肿瘤[398]（图 22.33C）、砂粒体形成（通常与生长抑素有关）（图 22.33D）、横纹肌样特征[399-400]，还有在典型 PanNET 中出现灶状肉瘤样转化的罕见病例报道[401-402]。

　　PanNET 中血管丰富，肿瘤细胞巢周围围绕着小血管（图 22.34A），但在一些病例，可见丰富的透明性间质，可能包含钙化。有些伴有致密的间质纤维化的肿瘤包含排列成巢状或管状的肿瘤细胞，并具有浸润性生长

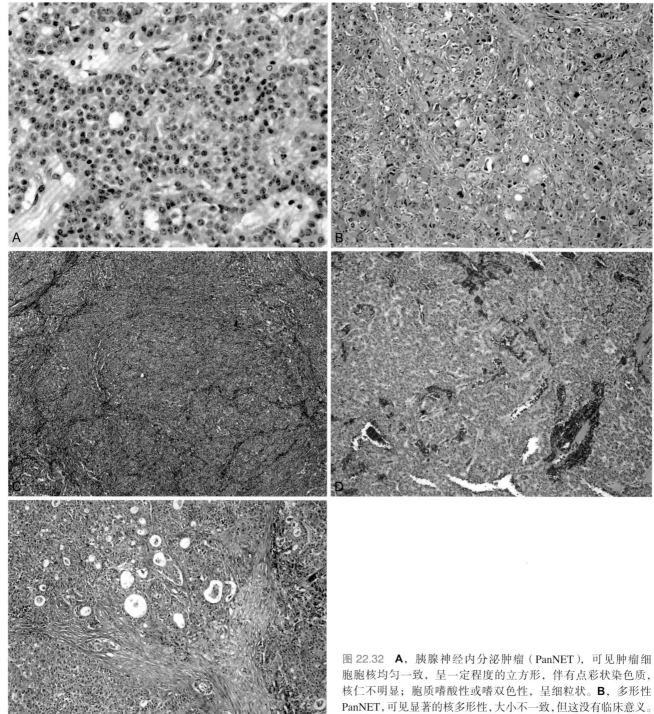

图 22.32 **A**，胰腺神经内分泌肿瘤（PanNET），可见肿瘤细胞胞核均匀一致，呈一定程度的立方形，伴有点彩状染色质，核仁不明显；胞质嗜酸性或嗜双色性，呈细粒状。**B**，多形性 PanNET，可见显著的核多形性，大小不一致，但这没有临床意义。PanNET 可以呈多种生长方式，包括实性（**C**）、梁状（**D**）和腺泡 / 假腺状（**E**）

模式（图 22.34 B）[383]。PanNET 中也可见淀粉样物质（图 22.34C），尤其是在分泌胰岛素的肿瘤中[403]，但在其他类型的肿瘤也可见。在这些病例中，淀粉样物质的外观可呈晶体样，被称为胰岛淀粉样多肽（IAPP），这类物质通过免疫组织化学染色可以检测到[405-406]。

　　大多数 PanNET 是无功能的，虽然它们在亚临床水平可能可以分泌一些物质[407]。但更常见的是，PanNET 因分泌一种或多种激素而导致患者内分泌功能异常。**胰**

岛素瘤（insulinoma）是其中最常见的，其次是胃泌素瘤、血管活性肠肽瘤（VIPoma）和胰高血糖素瘤[383,407]。胰岛素瘤（以前称为 β 细胞肿瘤）通常发生于成人，女性患者稍多一点[407]。只有少数患者（＜10%）受到 MEN 1 的影响。此经典综合征，被称为 Whipple 三联征，包括：①精神错乱、虚弱、疲劳和抽搐；②空腹血葡萄糖水平＜50 mg；③给予葡萄糖后症状可缓解。几乎所有胰岛素瘤都位于胰腺内；仅见到 2% 的病例位于邻近区域，

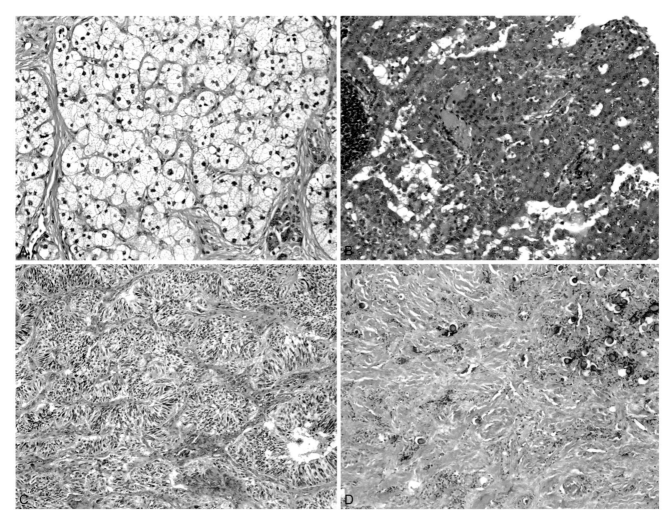

图 22.33　胰腺神经内分泌肿瘤（PanNET）的形态学变异型，包括透明细胞（**A**）和嗜酸细胞（**B**）肿瘤以及梭形细胞变异型（**C**）。砂粒体与生长抑素瘤有关（**D**）

例如十二指肠壁。约 70% 的胰岛素瘤的大小为 1.5 cm 或更小，有时小至 3 mm 或 4 mm[383,407]。建议术前定位胰岛素瘤，以便制订最佳的手术程度和手术范围的计划。CT 和 MRI 扫描是常用的无创性成像方式。尽管这些技术对胰腺肿瘤是灵敏度最高的技术，但内镜超声已成为许多中心的首选检测方法。血管造影结合动脉刺激静脉采血是另一种高灵敏度的精确定位技术，据报道其准确率为 94%～100%[408]。多于 90% 的胰岛素瘤是孤立肿瘤，但也存在罕见的多灶型（"胰岛素瘤病"）肿瘤[409]。胰岛素瘤通常具有惰性生长方式，只有 7%～10% 的胰岛素瘤表现出恶性浸润性生长方式[383,407,410]。传统的形态学检查和 DNA 倍体分析都不是其生长方式的有效预测因子[411]。胰岛素瘤的治疗方法是手术治疗，从剜除术到胰腺次全切除术，取决于肿瘤的大小和位置[408]。

需要认识到，胰腺外肿瘤也可能是低血糖的原因，低糖血症的症状通常会在肿瘤切除后消失[412]。大多数报道的病例是由肝细胞癌或间叶性肿瘤引起的，特别是孤立性纤维性肿瘤[413]，后者通常是在胸膜或腹膜后发现，并且肿瘤可以长到很大。低糖血症是由肿瘤细胞分泌胰岛素样生长因子 Ⅱ 型引起的[414]。

胰高血糖素瘤（glucagonoma）（以前称为 α 细胞肿瘤）可分为两种不同的类型。一种与胰高血糖素瘤综合征相关，常为单发腺瘤，体积巨大，具有较高的发病率[383,415]。胰高血糖素瘤综合征包括葡萄糖耐量试验异常、正细胞性色素性贫血、被称为坏死性松解性游走性红斑的皮疹、溃疡性红舌、口角炎、严重的体重减轻、抑郁和深静脉血栓形成[407]。在少见的报告病例中，胰高血糖素瘤与胰高血糖素瘤综合征无关；其病灶为多个小病灶，并且与综合征症状不同，几乎总是良性的[416]。大约 20% 的胰高血糖素瘤与 MEN 1 有关[383]。

由于胃泌素产生过量，**胃泌素瘤（gastrinoma）**（以前称为 G 细胞肿瘤）可引起 Zollinger-Ellison 综合征[417-420]。超过一半的这种肿瘤病例在十二指肠中发现；其次大多数位于胰腺；在少数病例，胃泌素瘤是在胃窦或胰腺附近的淋巴结中被发现[407,417]。在后者中，尚不清楚这种肿瘤是来源于淋巴结中的异位内分泌细胞，还是从尚未察觉的小的原发灶转移而来的[418-419]。已有 Zollinger-Ellison 综合征与卵巢、肠系膜、肝和腹腔（通常为胰周的）淋巴结等部

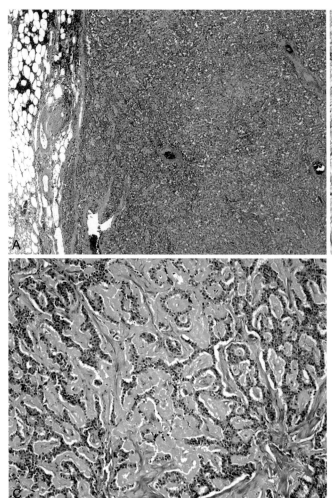

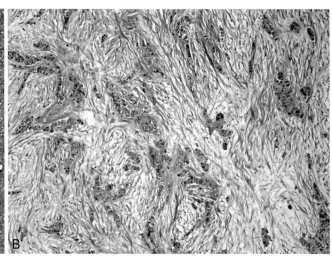

图 22.34　**A**，胰腺神经内分泌肿瘤（PanNET）中的间质通常不显著，如在这种相对实性的肿瘤中所见，仅有少量间质。**B**，偶尔，肿瘤间质丰富，且在致密纤维化周围可见紧密排列的、浸润性的肿瘤细胞巢或条索。**C**，淀粉样变可见于 PanNET，尤其是在胰岛素瘤中

位的肿瘤有关的罕见病例报道[420-423]。Zollinger-Ellison 综合征的特征是：胃酸过多，伴有胃、十二指肠或空肠的溃疡。1/3 的患者由于胃酸分泌过多而出现腹泻。虽然在最初的报道中非常强调溃疡发生的位置不典型，但在其后研究中这一点未得到证实。空腹胃泌素水平和促胰液素刺激试验是有效的诊断试验[417]。

与 Zollinger-Ellison 综合征相关的散发性胃泌素瘤都是单发的，位于胰腺（稍微更常见）或十二指肠壁，临床上常表现为恶性肿瘤；表现为 MEN 1 的一个组成部分（～20%）的胃泌素瘤往往是多发的，多见于十二指肠壁（很少见于胰腺），临床上较少表现为恶性肿瘤[424-425]。胃泌素瘤患者的非肿瘤性胰腺常表现出胰岛细胞增生[426]。

质子泵抑制剂已经成为高胃泌素血症患者的药物治疗方法的主流，因此，不再推荐进行胃切除术[417]。胃泌素瘤的外科手术方法在散发性肿瘤和 MEN 1 相关肿瘤之间存在差异。手术在散发性胃泌素瘤的治疗型中起着重要作用，即使是在那些已出现转移的患者，因为切除肿瘤可以降低转移的发生率和减少对持续药物治疗的需求。在选定的患者中也可考虑进行肝转移灶切除术[427]。在有 MEN 1 的患者，外科治疗更具争议性，因为其胃泌素瘤通常很小且多发，大约 50% 的患有胃腺瘤和 MEN 1 的患者存在

淋巴结、肝或远处转移[428]。无论如何，大多数患者都是遵循一个长期疗程并有良好的 10 年生存率[427]。

其他功能性 PanNET 包括肠血管活性多肽瘤（VIPoma）、生长抑素瘤（以前称为 δ 细胞肿瘤）和 PP 细胞肿瘤。肠血管活性多肽瘤（VIPoma）与由血管活性肠肽（vasoactive intestinal peptide, VIP）分泌引起的严重腹泻病（所谓的胰腺霍乱）有关。只有一小部分肠血管活性多肽瘤与 MEN 1 相关，并且在大约一半的病例中可见侵袭性临床经过[383,407]。大多数生长抑素瘤不会产生临床综合征，是偶然发现的或是在评估非特异性症状后发现的[429]。生长抑素瘤综合征仅见于少数患者，其特征为糖尿病、胆囊结石、脂肪泻、消化不良、胃酸，偶尔有贫血。一些生长抑素瘤位于十二指肠壁内而非胰腺内[430]。其肿瘤细胞间常见砂粒体。如果将 PP 细胞肿瘤这个术语的定义限制为完全由或绝大多数由 PP 细胞这种细胞类型构成的，则 PP 细胞肿瘤非常罕见[431]。然而，在大多数其他类型的胰腺内分泌肿瘤中，包括它们的转移灶中，可见继发的和少量的 PP 细胞成分[432]。一些作者过去曾将分泌 5- 羟色胺的 PanNET 定义为"胰腺类癌"，但大多数人目前不使用这个术语[433]，而将这些病变归入分化良好的胰腺 NET 中。PanNET（以及其他神经内分泌肿瘤）

也可以分泌 hCG 的 α 和（或）β 亚基。这种现象可以通过血清检测或肿瘤的免疫组织化学染色检测到，更常见于恶性肿瘤患者[434-435]。

如前所述，手术是治疗大多数 PanNET 的主要方法。对于有症状和（或）进展期的患者，可以进行化疗（特别是链佐星）、分子靶向治疗和放射性核素治疗[383]。

过去，人们对 PanNET 的免疫组织化学肽类激素染色很感兴趣。虽然对于特定的肿瘤有可能测定出其产生的特定激素并定义临床上的功能性肿瘤，但免疫组织化学染色测定的激素染色谱并不具有临床或预后意义[436]。由于这些原因，肽类激素染色现在主要是用于科研。

常规 HE 切片检查通常是诊断 PanNET 所需的。免疫组织化学方面，突触素和嗜铬蛋白常有助于确认诊断[383]，CD56 和 NSE 可能也呈阳性，但它们的特异性较低。PanNET 可能也表达 PDX-1、PAX8、Isl1 和 GNAS（NESP-55），并且 CK7、TTF-1、CK20 和 CDX2 可能可以用于区分胰腺来源的 NET 与肺来源的 NET（CK7 和 TTF-1 呈阳性）和胃（CDX2 和 CK20 呈阳性）来源的 NET[437-440]。

PanNET 的分子遗传学与胰腺导管腺癌的分子遗传学显著不同。PanNET 通常不具有 KRAS、CDKN2A 或 SMAD4 的突变，并且只有少数患者具有 TP53 突变。共有 45% 的散发性 PanNET 有 DAXX 或 ATRX 中相互排斥的突变，并且 MEN1 突变既可见于伴有综合征的患者中，也可见于约半数的散发性 PanNET 患者中。也发现了 mTOR 通路中的基因突变[383,441-442]。

分级和预后

根据核分裂象和 Ki-67 增殖指数，2010 年 WHO 胃肠道 NET 分类将胰腺 NET 分为三个等级。G1 肿瘤（核分裂象＜2/10 HPF 和 Ki67 指数＜3%）和 G2 肿瘤（核分裂象 2～20/10 HPF 或 Ki67 指数 3%～20%）被认为是高分化的。G3 肿瘤（核分裂象＞20/10 HPF 或 Ki67 指数＞20%）被认为是低分化的。关于具有高分化 PanNET 的形态学特征的肿瘤的分类尚存在争议，但与 G3 肿瘤相关的增殖指数不存在争议[383,443-444]。就临床恶性肿瘤的其他预测因素而言，核多形性是一个特别不可靠的标准（见上文）。与 PanNET 预后相关的临床因素是：患者的年龄和出现时的疾病程度。据报道，许多免疫组织化学标志物与侵袭行为有关，包括但不限于 CD117、CD10、CK19、PAX8、CD99（丢失）、PTEN（缺失）、成纤维细胞生长因子受体、palladin 和 p21。然而，这些标志物尚未在大型研究中进行验证，通常未应用于临床[383,445-451]。

低分化神经内分泌癌（也称为胰腺小细胞癌）形态上与更常见的其肺的对应肿瘤相似，尽管胰腺神经内分泌癌常有一个大的细胞表型（图 22.35）。诊断大细胞神经内分泌癌至少需要有一种神经内分泌标志物的表达，但小细胞神经内分泌癌的诊断则不是。必须始终考虑到肺原发性小细胞癌转移到胰腺的可能性[383]。小细胞癌有时与异位 ACTH 分泌[452]或高钙血症有关[453]。胰腺神经内分泌癌应与尤因肉瘤／原始神经外胚层肿瘤（PNET）区别开来[454]。

混合性神经内分泌癌是由神经内分泌成分和外分泌成分组成的，包括腺泡、导管或两者[340-341,455-458]。根据定义，这些肿瘤必须包含形态学和免疫组织化学染色可区分的神经内分泌和导管或腺泡分化成分[443]。PanNET 中的局灶性腺体分化或黏液变性不符合这些标准。区别开这些很重要，因为导管腺癌成分意味着更具侵袭性的行为，特别是如果神经内分泌成分是一个低分化的神经内分泌癌。同样重要的是，要注意正常导管可能被 PanNET 包裹，不要误诊为混合性内分泌 - 导管癌[459]。

多发性内分泌肿瘤

多发性内分泌肿瘤（multiple endocrine neoplasia, MEN）综合征是常染色体显性遗传疾病，其特征是出现一个以上内分泌腺的增生或肿瘤[460-461]。在这里讨论它们是因为：胰腺作为此综合征的临床上重要的内分泌病变的一个组成成分，在一些病例中经常出现。MEN 的经典类型包括 MEN 1 和 MEN 2，但 VHL 综合征、Cowden 综合征、Carney 综合征和其他几种家族性内分泌肿瘤综合征（遗传性基础已知和未知）也属于这一类别[462-463]。

MEN 1 ［又称为 Werner 综合征（Werner syndrome）］的特征是：垂体前叶腺受累（腺瘤）、胰腺（PanNET）和甲状旁腺（主细胞增生）[462,464-465]。MEN 1 是由于 MEN1 基因上的各种胚系突变所致，此基因位于染色体 11q13[462]。

MEN 1 患者的胃泌素瘤的发生率约为 40%，胰岛素瘤的发生率约为 10%，其他功能性 PanNET 的发生率低于 5%[462]。因此，MEN 1 的主要临床表现是原发性甲状旁腺功能亢进症、Zollinger-Ellison 综合征、肢端肥大症或垂体功能低下症。非功能性 PanNET 在 MEN 1 综合征中也很常见。其他少见异常包括：累及肾上腺皮质和甲状腺（结节状增生或腺瘤）、不同部位的类癌，主要见于前肠分化而来的器官（例如肺、胸腺和胃肠道）、多个软组织脂肪瘤、多个不同部位的平滑肌和胃的 Ménétrier 病[462,466]。我们见过 MEN 1 伴有胸腺类癌的病例[467]和伴有胃底多发类癌的病例[468]。

MEN 2 由三种亚型组成［MEN 2a、MEN 2b 和家族性甲状腺髓样癌（FMTC）］，它们都是由 RET 原癌基因中的胚系突变所致，RET 原癌基因位于染色体 10q11[462,469]，并且均同时发生甲状腺髓样癌。顺便提一下，RET 癌基因突变也常见于巨结肠病[470-471]，甲状腺乳头状癌中常可见其重排（见第 8 章）。

MEN 2a ［又称为 Sipple 综合征（Sipple syndrome）］的特征是：甲状腺 C 细胞增生和髓样癌［通常是多发的和（或）双侧的］，肾上腺的嗜铬细胞瘤（通常为双侧并伴有肾上腺髓质增生），以及原发性甲状旁腺功能亢进症[462,472]。因此，MEN 1 和 MEN 2a 之间的重叠就表现在甲状旁腺的受累上，受累甲状旁腺在形态学和功能上具有相似性。MEN 2b ［又称为 Corlin 综合征（Corlin syndrome）］的特征是：甲状腺髓样癌，肾上腺嗜铬细胞瘤（其特征与 MEN 2a 相似），所谓的黏膜神经瘤（导致角膜神经肥大、唇肥大、舌结节状增大），骨骼异常，

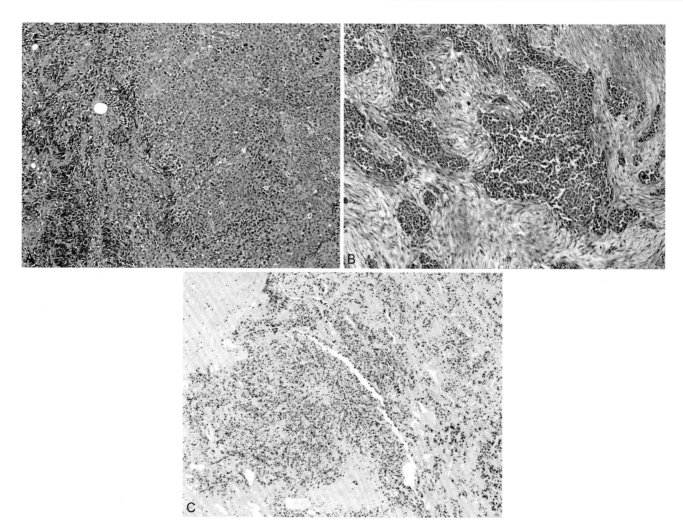

图 22.35　低分化神经内分泌癌（NEC）可能有大细胞（**A**）或小细胞（**B**）表型。如在肺部，坏死和核碎裂是常见的。根据定义，这些肿瘤是 G3 肿瘤（**C**），Ki67 增殖指数＞20%

以及马方综合征样体形 [462,473-474]。黏膜神经瘤（Carney 等 [475] 称之为黏膜神经节细胞瘤或神经节细胞瘤病）是这种综合征最常见的特征。在许多病例中，因为神经节细胞瘤广泛累及消化道，可导致便秘、腹泻甚至巨结肠 [476]。有时，胃肠道的表现是此病的首发症状，并且偶尔有 MEN 2b 患者患有结肠息肉病的报道 [477]。甲状旁腺疾病在 MEN 2b 中不常见。应注意，在过去的报道中，MEN 2b 也被称为 MEN 3[478]。**家族性甲状腺髓样癌（familial medullary thyroid carcinoma, FMTC）**的特征是：至少有 4 个家庭成员发生甲状腺髓样癌，但患者没有其他内分泌疾病 [462]。还存在其他组合，这提示 MEN 还有其他类型 [479-480]。

淋巴组织肿瘤和肿瘤样疾病

　　大多数累及胰腺的恶性淋巴瘤起源于胰周或腹膜后淋巴结 [481-482]，虽然少见，但已报道原发性胰腺淋巴瘤病例（图 22.36），包括弥漫性大 B 细胞淋巴瘤、淋巴母细胞性淋巴瘤和间变性大细胞淋巴瘤 [483-485]。移植后淋巴组

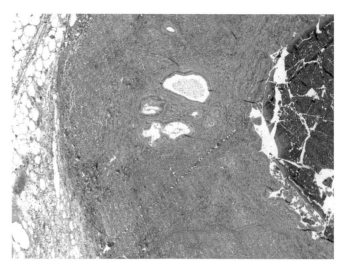

图 22.36　浸润累及胆总管的原发性弥漫性大 B 细胞淋巴瘤。患者出现黄疸，影像学检查提示胰腺导管腺癌

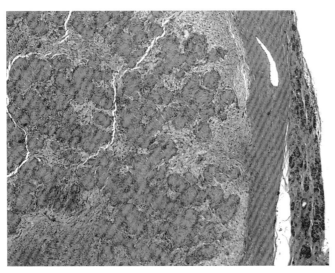

图 22.37　胰腺内神经鞘瘤，可见众多 Verocay 小体

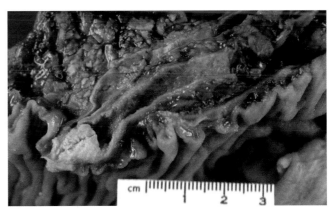

图 22.38　这种壶腹内乳头状管状肿瘤（IAPN）完全位于壶腹部通道内（Courtesy of Dr. George F. Gray Jr.）

织增生性疾病偶尔累及胰腺，颇似胰腺炎或胰腺移植排斥反应[486]。多发性骨髓瘤以及 B 细胞和 T 细胞白血病也偶尔累及胰腺，在胰腺中颇似胰腺炎或其他肿瘤[487-489]。胰腺中 Castleman 病和 Rosai-Dorfman 病也曾有报道[490-491]。

间叶性肿瘤和其他原发性肿瘤

所有的胰腺的良性间叶性肿瘤都很少见，包括淋巴管瘤（不要与常见的微囊性囊腺瘤混淆）[492-493]、腺瘤样瘤[494]、神经鞘瘤[495-496]（图 22.37）、孤立性纤维性肿瘤（可表现为恶性特征）[497-498] 和 PEComa[499-501]。

胰腺原发性肉瘤也很少见，绝大多数具有肉瘤样特征的胰腺恶性肿瘤要么是间变性癌，要么是腹膜后的肉瘤。已有胰腺的脂肪肉瘤[502]、平滑肌肉瘤[503]、透明细胞肉瘤[504]、血管肉瘤[505]、恶性外周神经鞘瘤[506]、滤泡树突细胞肉瘤[507] 和叶状肿瘤的报道[508]。还报道过胰腺胃肠道间质肿瘤（GIST）[509] 和胰腺炎症性肌成纤维细胞瘤[510-511]。

其他肿瘤和瘤样病变

其他罕见肿瘤和瘤样病变包括：胰腺内恶性间质细胞瘤[512]；胰腺内副脾[513]；脂肪性假性神经瘤，其影像学上颇似腺癌[514]；以及"实体性"或"细胞性"错构瘤，一种非常罕见的肿瘤，CD117 呈阳性，很像胃肠道间质肿瘤（GIST）[515]。

转移性肿瘤

大多数转移性肿瘤是通过直接扩散的方式转移到胰腺的，要么来自邻近的脏器，要么来自胰周淋巴结。肺、大肠、肾和乳腺是原发性肿瘤最常见的部位[516-517]。黑色素瘤、肉瘤和间皮瘤也同样可以继发累及胰腺[518]。在一些病例中，发现转移性肿瘤累及导管上皮，甚至表现出 Paget 样播散特征[519]。

壶腹部

腺瘤和扁平异型增生

壶腹腺瘤（ampullary adenoma）（壶腹十二指肠表面的腺瘤）可以以偶发的形式发生，也可以在家族性腺瘤性息肉病的情况下发生[520]。过去，在进行探查时，基底部几乎总是存在浸润性癌。其结果是整个病变被认为是恶性的。随着内镜手术越来越多地用于这些病变的早期检查，人们已经了解了这些病变的临床病理特征。壶腹腺瘤可呈管状或绒毛状，其形态特征类似于结直肠腺瘤[521]。潘氏细胞和神经内分泌细胞在这个部位尤其常见[522]。浸润性腺癌的发生随着腺瘤大小的增加而增加[523]。在这些病变的治疗中，内镜下切除术已基本上取代了胰十二指肠切除术，并且完全切除后预后良好[524]。这个区域的**扁平异型增生**（flat dysplasia）病变还未曾被很好地关注，可能是因为这些病变在切除前不会引起症状或被腺癌掩盖了[525]。

壶腹内乳头状管状肿瘤

从定义上讲，**壶腹内乳头状管状肿瘤**（intra-ampullary papillary-tubular neoplasm, IAPN）是指几乎完全位于壶腹内的、浸润前的、形成肿块的肿瘤；也就是说，75% 以上的病变必须位于壶腹部通道内（图 22.38）和（或）胰腺或胆总管的最远端节段内，只极少累及十二指肠黏膜或近端胰腺或胆总管[526]。类似于 IPMN 和胆囊中的对应肿物，其上皮可以是肠型或胃型/胰胆管型，并且显示出不同程度的乳头状或管状生长模式。大约 75% 的 IAPN 出现浸润性成分。

壶腹癌

壶腹癌（ampullary carcinoma）过去是指以 Vater 壶腹为中心的任何恶性上皮性肿瘤，但由于这个区域的固有解剖复杂性，区分是发生在远端胆总管、壶腹周围十二指肠、胰头的腺癌，还是真正的壶腹腺癌，具有相当大的挑战性。关于定义的争议一直存在，但目前的文献仍然根据解剖位置将壶腹癌分为四个不同的组[527-528]：①与 IAPN 相关的壶腹内癌；②导管壶腹部癌；③壶腹周围／十二指肠癌；④壶腹癌，非特指型（NOS）。与 IAPN 相关的腺癌的预后最好。导管型的癌的特征在于：壶腹部最远端的胆总管或胰管局限性狭窄，没有显著的非浸润性成分；此型的预后最差，但仍然比胰腺导管腺癌侵袭性小。壶腹周围／十二指肠癌隆起常常突入十二指肠肠腔，并且尽管常是偏心性侵犯壶腹口，但仅累及较小的壶腹内区域。壶腹癌，非特指型，位于 Vater 乳头区，但没有与其他二种类型可区别的特征。真正的壶腹癌的预后往往较好，所有应该将其与胰腺癌、胆总管癌和十二指肠癌累及壶腹加以区分[529-530]。然而，这种鉴别在晚期病例中是不可能的。此外，潜在的胰头腺癌和其他非壶腹原发性肿瘤可能在壶腹黏膜中定植而导致诊断混乱。

临床上，多数壶腹癌患者大于 60 岁，男性患者比例较高[528]。有几例发生在家族性腺瘤性息肉病患者和神经纤维瘤病 I 型患者[531-532]。

如前所述，壶腹癌的大体表现取决于壶腹癌亚型[528]。壶腹周围／十二指肠癌隆起通常突入十二指肠肠腔，而与 IAPN 相关的壶腹内癌往往会局限于壶腹腔内。导管壶腹部癌在壶腹部通常仅具有小的病变，但会引起远端导管狭窄。显微镜下，几乎所有的壶腹恶性肿瘤都是腺癌，常为低分化癌，呈肠型、胰胆型或混合表型。壶腹癌的主要形态学变异型包括：出现显著的潘氏细胞成分[522]，腺鳞癌[533]，微乳头型癌[534]，以及出现肝样分化[535]。

免疫组织化学上，其角蛋白表达谱与形态学趋于一致，即具有胰胆分化形态的肿瘤为 CK7+/CK20-，而具有肠型形态的肿瘤则为 CK7-/CK20+[536]。此外，MUC2 和 CDX2 双阳性为典型的肠型肿瘤，而非胰胆型肿瘤[537]。在大多数壶腹癌中检测到了 P53 的突变，且在免疫组织化学染色中可检测到相应异常产物的聚积[538-539]。DPC4 突变在壶腹腺癌中偶尔可见，只有少数（30%～40%）具有 KRAS 基因突变[540-541]。

壶腹癌可通过直接扩散的方式累及邻近的十二指肠黏膜、十二指肠壁、胰腺和胆总管。可见神经周围浸润。35%～50% 的壶腹癌病例出现区域淋巴结转移[542-543]。如前所述，壶腹癌的预后明显优于胰腺癌和胆管癌，因此，它们之间的区分很重要。在最近的研究中，壶腹癌的整体 5 年生存率，在以前的一些病例研究约为 25%，已升至 40%～50% 或更高[528-529,544]。正如预期的那样，在没有淋巴结转移的情况下，这一数字甚至更高。与在大多数其他部位一样，分期是最重要的预后指标[545-546]。其他不良预后因素包括胰胆管组织学亚型，肿瘤出芽也被认为强烈提示预后不良[545,547]。壶腹癌的治疗选择依然是 Whipple 手术；然而，对于小且浅表的癌或手术风险低的患者，可考虑进行壶腹切除术[548]。

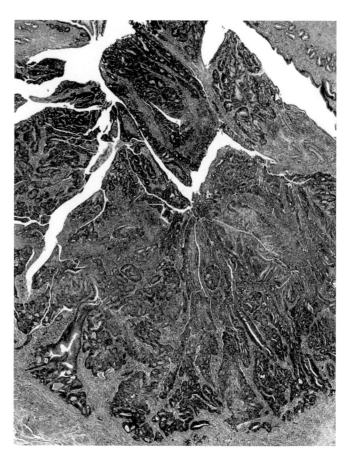

图 22.39　浸润性壶腹腺癌，可见来源于壶腹内肠型乳头状管状肿瘤

神经内分泌肿瘤

高分化神经内分泌肿瘤（well-differentiated neuroendocrine neoplasm）以及低分化神经内分泌肿瘤（poorly-differentiated neuroendocrine neoplasm）也可能发生在这个部位[549-552]。与其他十二指肠的对应肿瘤相比，壶腹类癌更可能与神经纤维瘤病 1 型相关[553]。已有混合性腺癌／NET 以及混合性腺泡／神经内分泌癌的罕见报道[554-556]。

其他肿瘤和肿瘤样疾病

壶腹部位的其他肿瘤和肿瘤样疾病包括腺肌瘤[557-558] 和腺肌瘤样增生[559-560]，后者被认为是慢性乳头炎和胃肠道间质肿瘤（GIST）的继发病变[561]。神经节细胞性副神经节瘤几乎全部是在壶腹部被发现，将在第 15 章详细讨论[562]。在这个部位偶尔也发现了原发性恶性淋巴瘤[563-564]。

一些表现为右上腹疼痛的患者有时被诊断为 Vater 乳头纤维化，外科手术中发现其壶腹部开口小如针尖[571]。在更多情况下，其切片显微镜下检查无明显异常。就我们的经验而言，Vater 乳头明确的炎症或纤维化总是与胆囊或胰腺的慢性疾病或先前的手术／内镜操作相关[565]。值得注意的是，患有硬化性 IgG4 疾病的患者可能有壶腹部受累[566]。

参考文献

1. Lamps LW. Pancreas. In: Lamps LW, ed. *Diagnostic Pathology—Normal Histology*. Park City, Utah: Amirsys; 2013 11: 18-23.
2. Innes JT, Carey LC. Normal pancreatic dimensions in the adult human. *Am J Surg*. 1994; 167: 261-263.
3. Oertel JE. The pancreas. Nonneoplastic alterations. *Am J Surg Pathol*. 1989; 13(suppl 1): 50-65.
4. Klimstra DS, Hruban RH, Pitman MB. Pancreas. In: Mills SE, ed. *Histology for Pathologists*. 3rd ed. Philadelphia: Lippincott Williams and Wilkins; 2007: 723-760.
5. Pelletier G. Identification of four cell types in the human endocrine pancreas by immunoelectron microscopy. *Diabetes*. 1977; 26: 749-756.
6. Westermark P, Andersson A, Westermark GT. Islet amyloid polypeptide, islet amyloid, and diabetes mellitus. *Physiol Rev*. 2011; 91: 795-826.
7. Stefan Y, Grasso S, Perrelet A, Orci L. The pancreatic polypeptide-rich lobe of the human pancreas: definitive identification of its derivation from the ventral pancreatic primordium. *Diabetologia*. 1982; 23(2): 141-142.
8. Peters J, Jurgensen A, Kloppel G. Ontogeny, differentiation and growth of the endocrine pancreas. *Virchows Arch*. 2000; 436(6): 527-538.
9. Mastracci TL, Sussel L. The endocrine pancreas: insights into development, differentiation, and diabetes. *Wiley Interdiscip Rev Membr Transp Signal*. 2012; 5: 609-628.
10. Bendayan M. Presence of endocrine cells in pancreatic ducts. *Pancreas*. 1987; 2(4): 393-397.
11. Comstock JM. Hypertrophy of pancreatic islets. In: Putnam AR, ed. *Diagnostic Pathology—Nonneoplastic Pediatrics*. Park City, Utah: Amirsys; 2014 5: 38-39.
12. Kaczirek K, Niederle B. Nesidioblastosis: an old term and a new understanding. *World J Surg*. 2004; 28: 1227-1230.
13. Goossens A, Gepts W, Saudubray JM, et al. Diffuse and focal nesidioblastosis: a clinicopathological study of 24 patients with persistent neonatal hyperinsulinemic hypoglycemia. *Am J Surg Pathol*. 1989; 13(9): 766-775.
14. Gould VE, Memoli VA, Dardi LE, Gould NS. Nesidiodysplasia and nesidioblastosis of infancy: structural and functional correlations with the syndrome of hyperinsulinemic hypoglycaemia. *Pediatr Pathol*. 1983; 1: 7-31.
15. Kloppel G, Anlauf M, Raffel A, et al. Adult diffuse nesidioblastosis: genetically or environmentally induced? *Hum Pathol*. 2008; 39: 3-8.
16. Voldsgaard P, Kryger-Baggesen N, Lisse I. Agenesis of the pancreas. *Acta Paediatr*. 1994; 83: 791-793.
17. Joo YE, Kang HC, Kim HS, et al. Agenesis of the dorsal pancreas: a case report and review of the literature. *Korean J Intern Med*. 2006; 21: 236-239.
18. Kiernan PD, ReMine SG, Kiernan PC, ReMine WH. Annular pancreas: Mayo Clinic experience from 1957 to 1976 with review of the literature. *Arch Surg*. 1980; 115(1): 46-50.
19. Etienne D, John A, Menias CO, et al. Annular pancreas: a review of its molecular embryology, genetic basis and clinical considerations. *Ann Anat*. 2012; 194: 422-428.
20. Grosfeld JL, Rescorla FJ. Duodenal atresia and stenosis: reassessment of treatment and outcome based on antenatal diagnosis, pathologic variance, and long-term follow-up. *World J Surg*. 1993; 17(3): 301-309.
21. Zyromski NJ, Sandoval JA, Pitt HA, et al. Annular pancreas: dramatic differences between children and adults. *J Am Coll Surg*. 2008; 206: 1019-1025.
22. Bailey PV, Tracy TF Jr, Connors RH, et al. Congenital duodenal obstruction: a 32-year review. *J Pediatr Surg*. 1993; 28(1): 92-95.
23. Suda K. Immunohistochemical and gross dissection studies of annular pancreas. *Acta Pathol Jpn*. 1990; 40(7): 505-508.
24. Delhaye M, Cremer M. Clinical significance of pancreas divisum. *Acta Gastroenterol Belg*. 1992; 55(3): 306-313.
25. DiMagno MJ, Wamsteker EJ. Pancreas divisum. *Curr Gastroenterol Rep*. 2011; 13: 150-156.
26. Eisenberger CF, Gocht A, Knoefel WT, et al. Heterotopic pancreas: clinical presentation and pathology with review of the literature. *Hepatogastroenterology*. 2004; 51(57): 854-858.
27. Trifan A, Tarcoveanu E, Danciu M, et al. Gastric heterotopic pancreas: an unusual case and a review of the literature. *J Gastrointest Liver Dis*. 2012; 21: 209-212.
28. Limaiem F, Haddad I, Marsaoui L, et al. Mzabi S. Pancreatic heterotopia of the small intestine: two case reports. *Pathologica*. 2013; 105: 18-20.
29. Dolan RV, ReMine WH, Dockerty MB. The fate of heterotopic pancreatic tissue. A study of 212 cases. *Arch Surg*. 1974; 109(6): 762-765.
30. Hara M, Tsutsumi Y. Immunohistochemical studies of endocrine cells in heterotopic pancreas. *Virchows Arch A Pathol Anat Histopathol*. 1986; 408(4): 385-394.
31. Fukino N, Oida T, Mimatsu K, et al. Adenocarcinoma arising from heterotopic pancreas at the third portion of the duodenum. *World J Gastroenterol*. 2015; 21: 4082-4088.
32. Okamoto H, Fujishima F, Ishida K, et al. Intraductal papillary mucinous neoplasm originating from a jejunal heterotopic pancreas: report of a case. *Surg Today*. 2014; 44: 349-353.
33. Sapino A, Pietribiasi F, Papotti M, Bussolati G. Ectopic endocrine pancreatic tumour simulating splenic angiosarcoma. *Path Res Pract*. 1989; 184(3): 292-296.
34. Ginsburg M, Ahmed O, Rana KA, et al. Ectopic pancreas presenting with pancreatitis and a mesenteric mass. *J Pediatr Surg*. 2013; 48: e29-e32. doi:10.1016/j.pedsurg.2012.10.062.
35. Rimal D, Thapa SR, Munasinghe N, Chitre VV. Symptomatic gastric heterotopic pancreas: clinical presentation and review of the literature. *Int J Surg*. 2008; 6: E52-E54. [Epub Feb 12, 2007].
36. Nisar PJ, Zaitoun AM, Lobo DN, Rowlands BJ. Heterotopic pancreas in the spleen: malignant degeneration to mucinous cystadenocarcinoma. *Eur J Gastroenterol Hepatol*. 2002; 14(7): 793-796.
37. Kelly T, Buxbaum J. Gastrointestinal manifestations of cystic fibrosis. *Dig Dis Sci*. 2015; 60: 1903-1913.
38. Mino-Kenudson M. Cystic fibrosis, pancreas. In: Lamps LW, ed. *Diagnostic Pathology— Hepatobiliary and Pancreatic*. Park City, Utah: Amirsys; 2011 II(1): 4-5.
39. Waguri M, Hanafusa T, Itoh N, et al. Histopathologic study of the pancreas shows a characteristic lymphocytic infiltration in Japanese patients with IDDM. *Endocr J*. 1997; 44: 23-33.
40. Maloy AL, Longnecker DS, Greenberg ER. The relation of islet amyloid to the clinical type of diabetes. *Hum Pathol*. 1981; 12: 917-922.
41. Lankisch PG, Apte M, Banks PA. Acute pancreatitis. *Lancet*. 2015; 386: 85-96.
42. Opie EL. The etiology of acute hemorrhagic pancreatitis. *Bull Hopkins Hosp*. 1901; 12: 182-188.
43. Petrou A, Bramis K, Williams T, et al. Acute recurrent pancreatitis: a possible clinical manifestation of ampullary cancer. *JOP*. 2011; 12: 593-597.
44. Acosta JM, Ledesma CL. Gallstone migration as a cause of acute pancreatitis. *N Engl J Med*. 1974; 290(9): 484-487.
45. Lee SP, Nicholls JF, Park HZ. Biliary sludge as a cause of acute pancreatitis. *N Engl J Med*. 1992; 326(9): 589-593.
46. Ishii H, Arai K, Fukushima M, et al. Fusion variations of pancreatic ducts in patients with anomalous arrangement of pancreaticobiliary ductal system. *J Hepatobiliary Pancreat Surg*. 1998; 5: 327-332.
47. Apte MV, Pirola RC, Wilson JS. Mechanisms of alcoholic pancreatitis. *J Gastroenterol Hepatol*. 2010; 25: 1816-1826.
48. Kloppel G. Acute pancreatitis. *Sem Diag Pathol*. 2004; 21(4): 221-226.
49. Kukora JS. Extensive colonic necrosis complicating acute pancreatitis. *Surgery*. 1985; 97(3): 290-293.
50. Phat VN, Guerrieri MT, Alexandre JH, Camilleri JP. Early histological changes in acute necrotizing hemorrhagic pancreatitis. A retrospective pathological study of 20 total pancreatectomy specimens. *Path Res Pract*. 1984; 178(3): 273-279.
51. Bradley EL 3rd. A fifteen year experience with open drainage for infected pancreatic necrosis. *Surg Gynecol Obstet*. 1993; 177(3): 215-222.
52. Wronski M, Cebulski W, Slodkowski M, Krasnodebski IW. Minimally invasive treatment of infected pancreatic necrosis. *Prz Gastroenterol*. 2014; 9: 317-324.
53. Kloppel G, Maillet B. Chronic pancreatitis: evolution of the disease. *Hepatogastroenterology*. 1991; 38(5): 408-412.
54. Standop J, Standop S, Itami A, et al. ErbB2 oncogene expression supports the acute pancreatitis-chronic pancreatitis sequence. *Virchows Arch*. 2002; 441(4): 385-391.
55. Yadav D, Agarwal N, Pitchumoni CS. A critical evaluation of laboratory tests in acute pancreatitis. *Am J Gastroenterol*. 2002; 97(6): 1309-1318.
56. Jia R, Tang M, Qiu L, et al. Increased interleukin-23/17 axis and C-reactive protein are associated with severity of acute pancreatitis in patients. *Pancreas*. 2015; 44: 321-325.
57. Maheshwari R, Subramanian RM. Severe acute pancreatitis and necrotizing pancreatitis. *Crit Care Clin*. 2016; 32: 279-290.
58. Al Mofleh IA. Severe acute pancreatitis: pathogenetic aspects and prognostic factors. *World J Gastroenterol*. 2008; 14: 675-684.
59. Tonsi AF, Bacchion M, Crippa S, et al. Acute pancreatitis at the beginning of the 21st century: the state of the art. *World J Gastroenterol*. 2009; 15: 2945-2959.
60. Stevens T, Conwell DL, Zuccaro G. Pathogenesis of chronic pancreatitis: an evidence-based review of past theories and recent developments. *Am J Gastroenterol*. 2004; 99: 2256-2270.
61. Cohn JA, Friedman KJ, Noone PG, et al. Relation between mutations of the cystic fibrosis gene and idiopathic pancreatitis. *N Engl J Med*. 1998; 339(10): 653-658.
62. Sharer N, Schwarz M, Malone G, et al. Mu-

tations of the cystic fibrosis gene in patients with chronic pancreatitis. *N Engl J Med*. 1998; 339(10): 645-652.

63. Kanth VVR, Reddy DN. Genetics of acute and chronic pancreatitis. *World J Gastrointest Pathophysiol*. 2014; 5: 427-437.

64. Yadav D, Lowenfels AB. The epidemiology of pancreatitis and pancreatic cancer. *Gastroenterology*. 2013; 144: 1252-1261.

65. Strum WB, Spiro HM. Chronic pancreatitis. *Ann Int Med*. 1971; 74(2): 264-277.

66. Strate T, Yekebas E, Knoefel WT, et al. Pathogenesis and the natural course of chronic pancreatitis. *Eur J Gastroenterol Hepatol*. 2002; 14(9): 929-934.

67. Steer ML, Waxman I, Freedman S. Chronic pancreatitis. *N Engl J Med*. 1995; 332(22): 1482-1490.

68. Kloppel G. Chronic pancreatitis of alcoholic and nonalcoholic origin. *Semin Diagn Pathol*. 2004; 21(4): 227-236.

69. Majumder S, Chari ST. Chronic pancreatitis. *Lancet*. 2016; 387(10031): 1957-1966.

70. Kloppel G, Bommer G, Commandeur G, Heitz P. The endocrine pancreas in chronic pancreatitis. Immunocytochemical and ultrastructural studies. *Virchows Arch A Path Anat Histol*. 1978; 377(2): 157-174.

71. Bartow SA, Mukai K, Rosai J. Pseudoneoplastic proliferation of endocrine cells in pancreatic fibrosis. *Cancer*. 1981; 47(11): 2627-2633.

72. Stolte M, Schwabe H, Prestele H. Relationship between diseases of the pancreas and hyperplasia of Brunner's glands. *Virchows Arch A Path Anat Histol*. 1981; 394(1-2): 75-87.

73. Hayakawa T, Kondo T, Shibata T, et al. Relationship between pancreatic exocrine function and histological changes in chronic pancreatitis. *Am J Gastroenterol*. 1992; 87(9): 1170-1174.

74. Proca DM, Ellison EC, Hibbert D, Frankel WL. Major pancreatic resections for chronic pancreatitis. *Arch Pathol Lab Med*. 2001; 125(8): 1051-1054.

75. Walsh TN, Rode J, Theis BA, Russell RC. Minimal change chronic pancreatitis. *Gut*. 1992; 33(11): 1566-1571.

76. Verde F, Fishman EK, Johnson PT. Arterial pseudoaneurysms complicating pancreatitis: literature review. *J Comput Assist Tomogr*. 2015; 39: 7-12.

77. El Hamel A, Parc R, Adda G, et al. Bleeding pseudocysts and pseudoaneurysms in chronic pancreatitis. *Br J Surg*. 1991; 78(9): 1059-1063.

78. Mullin GT, Caperton EM Jr, Crespin SR, Williams RC Jr. Arthritis and skin lesions resembling erythema nodosum in pancreatic disease. *Ann Int Med*. 1968; 68(1): 75-87.

79. Kusum D, Semlani S, Deshpande JR. Migration of steatonecrosis in pancreatitis. *Indian J Pathol Microbiol*. 2006; 49: 546-547.

80. Wamsteker EJ. Endoscopic approach to the diagnosis and treatment of chronic pancreatitis. *Curr Opin Gastroenterol*. 2014; 30: 524-530.

81. Issa Y, van Santvoort HC, van Goor H, et al. Surgical and endoscopic treatment of pain in chronic pancreatitis: a multidisciplinary update. *Dig Surg*. 2013; 30: 35-50.

82. Deshpande V, Chicano S, Finkelberg D, et al. Autoimmune pancreatitis: a systemic immune complex mediated disease. *Am J Surg Pathol*. 2006; 30(12): 1537-1545.

83. Cheuk W, Chan JK. IgG4-related sclerosing disease: a critical appraisal of an evolving clinicopathologic entity. *Adv Anat Pathol*. 2010; 17(5): 303-332.

84. Klimstra DS, Adsay NV. Lymphoplasmacytic sclerosing(autoimmune) pancreatitis. *Semin*

Diagn Pathol. 2004; 21(4): 237-246.

85. Cornell LD, Chicano SL, Deshpande V, et al. Pseudotumors due to IgG4 immune-complex tubulointerstitial nephritis associated with autoimmune pancreatocentric disease. *Am J Surg Pathol*. 2007; 31(10): 1586-1597.

86. Uehara T, Hamano H, Kawakami M, et al. Autoimmune pancreatitis-associated prostatitis: distinct clinicopathological entity. *Pathol Int*. 2008; 58(2): 118-125.

87. Kojima M, Sipos B, Klapper W, et al. Autoimmune pancreatitis: frequency, IgG4 expression, and clonality of T and B cells. *Am J Surg Pathol*. 2007; 31(4): 521-528.

88. Dhall D, Suriawinata AA, Tang LH, et al. Use of immunohistochemistry for IgG4 in the distinction of autoimmune pancreatitis from peritumoral pancreatitis. *Hum Pathol*. 2010; 41(5): 643-652.

89. Adsay NV, Basturk O, Thirabanjasak D. Diagnostic features and differential diagnosis of autoimmune pancreatitis. *Semin Diagn Pathol*. 2005; 22(4): 309-317.

90. Notohara K, Burgart LJ, Yadav D, et al. Idiopathic chronic pancreatitis with periductal lymphoplasmacytic infiltration: clinicopathologic features of 35 cases. *Am J Surg Pathol*. 2003; 27: 1119-1127.

91. Chandan VS, Iacobuzio-Donahue C, Abraham SC. Patchy distribution of pathologic abnormalities in autoimmune pancreatitis: implications for preoperative diagnosis. *Am J Surg Pathol*. 2008; 32(12): 1762-1769.

92. Sepehr A, Mino-Kenudson M, Ogawa F, et al. IgG4 to IgG + plasma cells ratio of ampulla can help differentiate autoimmune pancreatitis from other "mass forming" pancreatic lesions. *Am J Surg Pathol*. 2008; 32(12): 1770-1779.

93. Okazaki K, Uchida K. Autoimmune pancreatitis: the past, present, and future. *Pancreas*. 2015; 44: 1006-1016.

94. Chari ST, Kloeppel G, Zhang L, et al. Histopathologic and clinical subtypes of autoimmune pancreatitis: the Honolulu consensus document. *Pancreas*. 2010; 39: 549-554.

95. Kloppel G, Detlefsen S, Chari ST, et al. Autoimmune pancreatitis: the clinicopathological characteristics of the subtype with granulocytic epithelial lesions. *J Gastroenterol*. 2010; 45(8): 787-793.

96. Adsay NV, Zamboni G. Paraduodenal pancreatitis: a clinico-pathologically distinct entity unifying "cystic dystrophy of heterotopic pancreas," "para-duodenal wall cyst," and "groove pancreatitis". *Semin Diagn Pathol*. 2004; 21: 247-254.

97. Kloppel G. Chronic pancreatitis, pseudotumors and other tumor-like lesions. *Mod Pathol*. 2007; 20(suppl 1): S113-S131.

98. Becker V, Mischke U. Groove pancreatitis. *Int J Pancreatol*. 1991; 10(3-4): 173-182.

99. Abraham SC, Leach S, Yeo CJ, et al. Eosinophilic pancreatitis and increased eosinophils in the pancreas. *Am J Surg Pathol*. 2003; 27(3): 334-342.

100. Paliwal S, Bhaskar S, Chandak GR. Genetic and phenotypic heterogeneity in tropical calcific pancreatitis. *World J Gastroenterol*. 2014; 20: 17314-17323.

101. Edmondson HA, Bullock WK, Mehl JW. Chronic pancreatitis and lithiasis: pathology and pathogenesis of pancreatic lithiasis. *Am J Pathol*. 1950; 26(1): 37-55.

102. Singhi AD, Pai RK, Kant JA, et al. The histopathology of PRSS1 hereditary pancreatitis. *Am J Surg Pathol*. 2014; 38: 346-353.

103. Warshaw AL, Jin GL. Improved survival in 45 patients with pancreatic abscess. *Ann Surg*.

1985; 202: 408-417.

104. Fedorak IJ, Ko TC, Djuricin G, et al. Secondary pancreatic infections: are they distinct clinical entities? *Surgery*. 1992; 112(4): 824-830, discussion 830-831.

105. Hviid A, Rubin S, Muhlemann K. Mumps. *Lancet*. 2008; 371(9616): 932-944.

106. Niemann TH, Trigg ME, Winick N, Penick GD. Disseminated adenoviral infection presenting as acute pancreatitis. *Hum Pathol*. 1993; 24(10): 1145-1148.

107. Osiro S, Muhammad R, Ruiz J, et al. Acute necrotizing pancreatitis in the setting of CMV viremia and AIDS: a case report and review of literature from 1980 to 2012. *JOP*. 2012; 13: 705-711.

108. Kochhar R, Noor MT, Wig J. Fungal infections in severe acute pancreatitis. *J Gastroenterol Hepatol*. 2011; 26: 952-959.

109. Chaudhary P, Bhadana U, Arora MP. Pancreatic tuberculosis. *Indian J Surg*. 2015; 77: 517-524.

110. Sun T. Clonorchiasis: a report of four cases and discussion of unusual manifestations. *Am J Trop Med Hyg*. 1980; 29: 1223-1227.

111. Parenti DM, Steinberg W, Kang P. Infectious causes of acute pancreatitis. *Pancreas*. 1996; 13: 356-371.

112. Ahuja SK, Ahuja SS, Thelmo W, et al. Necrotizing pancreatitis and multisystem organ failure associated with toxoplasmosis in a patient with AIDS. *Clin Infect Dis*. 1993; 16(3): 432-434.

113. Harder H, Buchler MW, Frohlich B, et al. Extrapulmonary sarcoidosis of liver and pancreas: a case report and review of literature. *World J Gastroenterol*. 2007; 13(17): 2504-2509.

114. Brady MS, Garfein CF, Klimstra D, Brenann MF. Sarcoidosis of the pancreas. *J Surg Oncol*. 1993; 54(2): 132-137.

115. Guha S, Liu H. Malakoplakia of the pancreas with simultaneous colon involvement: case report and review of the literature. *Case Rep Pathol*. 2015; 2015: 649136. doi:10.1155/2015/649136. [Epub May 21, 2015].

116. Helbling R, Lava SA, Simonetti GD, et al. Gallbladder and panreas in Henoch-Schonlein purpura: review of the literature. *J Pediatr Gastroenterol Nutr*. 2016; 62: 457-461.

117. Yokoi Y, Nakamura I, Kaneko T, et al. Pancreatic mass as an initial manifestation of polyarteritis nodosa: a case report and review of the literature. *World J Gastroenterol*. 2015; 21: 1014-1019.

118. Riedlinger WF, Lairmore TC, Balfe DM, Dehner LP. Tumefactive necrobiotic granulomas(nodulosis) of the pancreas in an adult with long-standing rheumatoid arthritis. *Int J Surg Pathol*. 2005; 13(2): 207-210.

119. Stratta RJ, Fridell JA, Gruessner AC, et al. Pancreas transplantation: a decade of decline. *Curr Opin Organ Transplant*. 2016; 21(4): 386-392. [Epub ahead of print].

120. Barker CF, Naji A. Perspectives in pancreatic and islet transplantation. *N Engl J Med*. 1992; 327(4): 271-273.

121. Dholakia S, Mittal S, Quiroga I, et al. Pancreas transplantation: past, present, future. *Am J Med*. 2016; 129(7): 667-673. doi:10.1016/j.amjmed.2016.02.011.

122. White SA, Shaw JA, Sutherland DE. Pancreas transplantation. *Lancet*. 2009; 373(9677): 1808-1817.

123. Aboalsamh G, Anderson P, Al-Abbassi A, et al. Heparin infusion in simultaneous pancreas and kidney transplants reduces graft thrombosis and improves graft survival. *Clin Transplant*. 2016; 30(9): 1002-1009. doi:10.1111/ctr.12780.

124. van Dellen D, Summers A, Trvelyan S, et al. Incidence and histologic features of transplant

graft pancreatitis: a single center experience. *Exp Clin Transplant*. 2015; 13: 449-452.

125. Nadalin S, Girotti P, Konigsrainer A. Risk factors for and management of graft pancreatitis. *Curr Opin Organ Transplant*. 2013; 18: 89-96.

126. Gaber LW. Pancreas allograft biopsies in the management of pancreas transplant recipients: histopathologic review and clinical correlations. *Arch Pathol Lab Med*. 2007; 131(8): 1192-1199.

127. Drachenberg CB, Papadimitriou JC. The Inflamed pancreas transplant: histological differential diagnosis. *Semin Diagn Pathol*. 2004; 21(4): 255-259.

128. Nakhleh RE, Gruessner RW, Swanson PE, et al. Pancreas transplant pathology. A morphologic, immunohistochemical, and electron microscopic comparison of allogeneic grafts with rejection, syngeneic grafts, and chronic pancreatitis. *Am J Surg Pathol*. 1991; 15(3): 246-256.

129. Nakhleh RE, Sutherland DE. Pancreas rejection. Significance of histopathologic findings with implications for classification of rejection. *Am J Surg Pathol*. 1992; 16(11): 1098-1107.

130. Lloyd RV, Dafoe DC, Campbell DA Jr, et al. Pancreas transplantation: an immunohistochemical analysis of pancreatic hormones and HLA-DR expression. *Mod Pathol*. 1989; 2(4): 323-330.

131. Burke GW 3rd, Vendrame F, Virdi SK, et al. Lesson from pancreas transplantation in type 1 diabetes: recurrence of islet autoimmunity. *Curr Diab Rep*. 2015; 15(12): 121.

132. Basturk O, Coban I, Adsay NV. Pancreatic cysts: pathologic classification, differential diagnosis, and clinical implications. *Arch Pathol Lab Med*. 2009; 133(3): 423-438.

133. Kloppel G. Pseudocysts and other non-neoplastic cysts of the pancreas. *Semin Diagn Pathol*. 2000; 17(1): 7-15.

134. D'Egidio A, Schein M. Pancreatic pseudocysts: a proposed classification and its management implications. *Br J Surg*. 1991; 78(8): 981-984.

135. Stanley JC, Frey CF, Miller TA, et al. Major arterial hemorrhage: a complication of pancreatic pseudocysts and chronic pancreatitis. *Arch Surg*. 1976; 111: 435-440.

136. Karoumpalis I, Christodoulou DK. Cystic lesions of the pancreas. *Ann Gastroenterol*. 2016; 29: 155-161.

137. Kennedy SM, Hashida Y, Malatack JJ. Polycystic kidneys, pancreatic cysts, and cystadenomatous bile ducts in the oral-facialdigital syndrome type I. *Arch Pathol Lab Med*. 1991; 115(5): 519-523.

138. Drut R, Drut M. Pancreatic cystic dysplasia (dysgenesis) presenting as a surgical pathology specimen in a patient with multiple malformations and familial ear pits. *Int J Surg Pathol*. 2002; 10(4): 303-308.

139. Adsay NV, Hasteh F, Cheng JD, Klimstra DS. Squamous-lined cysts of the pancreas: lymphoepithelial cysts, dermoid cysts (teratomas), and accessory-splenic epidermoid cysts. *Semin Diagn Pathol*. 2000; 17(1): 56-65.

140. Ramsden KL, Newman J. Lymphoepithelial cyst of the pancreas. *Histopathology*. 1991; 18(3): 267-268.

141. Truong LD, Stewart MG, Hao H, et al. A comprehensive characterization of lymphoepithelial cyst associated with the pancreas. *Am J Surg*. 1995; 170: 27-32.

142. Tateyama H, Tada T, Murase T, et al. Lymphoepithelial cyst and epidermoid cyst of the accessory spleen in the pancreas. *Mod Pathol*. 1998; 11(12): 1171-1177.

143. Othman M, Basturk O, Groisman G, et al. Squamoid cyst of pancreatic ducts: a distinct type of cystic lesion in the pancreas. *Am J Surg Pathol*. 2007; 31(2): 291-297.

144. Suda K, Takase M, Shiono S, et al. Duodenal wall cysts may be derived from a ductal component of ectopic pancreatic tissue. *Histopathology*. 2002; 41(4): 351-356.

145. Hunter CJ, Connelly ME, Ghaffari N, et al. Enteric duplication cysts of the pancreas: a report of two cases and review of the literature. *Pediatr Surg Int*. 2008; 24: 227-233.

146. Kosmahl M, Egawa N, Schroder S, et al. Mucinous nonneoplastic cyst of the pancreas: a novel nonneoplastic cystic change? *Mod Pathol*. 2002; 15(2): 154-158.

147. Cao W, Adley BP, Liao J, et al. Mucinous nonneoplastic cyst of the pancreas: apomucin phenotype distinguishes this entity from intraductal papillary mucinous neoplasm. *Hum Pathol*. 2010; 41(4): 513-521.

148. Akbulut S, Yavuz R, Sogutcu N, et al. Hydatid cyst of the pancreas: report of an undiagnosed case of pancreatic hydatid cyst and brief literature review. *World J Gastrointest Surg*. 2014; 6: 190-200.

149. Ansari D, Gustafson A, Anderson R. Update on the management of pancreatic cancer: surgery is not enough. *World J Gastroenterol*. 2015; 21: 3157-3165.

150. Henson DE, Schwartz AM, Nosily H, Albores-Saavedra J. Carcinomas of the pancreas, gallbladder, extrahepatic bile ducts, and ampulla of vater share a field for carcinogenesis: a population-based study. *Arch Pathol Lab Med*. 2009; 133(1): 67-71.

151. Warshaw AL, Fernandez-del Castillo C. Pancreatic carcinoma. *N Engl J Med*. 1992; 326(7): 455-465.

152. Hidalgo M. Pancreatic cancer. *N Engl J Med*. 2010; 362: 1605-1607.

153. Luttges J, Stigge C, Pacena M, Kloppel G. Rare ductal adenocarcinoma of the pancreas in patients younger than age 40 years. *Cancer*. 2004; 100(1): 173-182.

154. Lowenfels AB, Maisonneuve P, Cavallini G, et al. Pancreatitis and the risk of pancreatic cancer. International Pancreatitis Study Group. *N Engl J Med*. 1993; 328(20): 1433-1437.

155. Raimondi S, Maisonneuve P, Lowenfels AB. Epidemiology of pancreatic cancer: an overview. *Nat Rev Gastroenterol Hepatol*. 2009; 6: 699-708.

156. Yamaguchi K. Pancreatic carcinoma associated with chronic calcifying pancreatitis. *Int J Pancreatol*. 1992; 12(3): 297-303.

157. DiMagno EP, Shorter RG, Taylor WF, Go VL. Relationships between pancreaticobiliary ductal anatomy and pancreatic ductal and parenchymal histology. *Cancer*. 1982; 49(2): 361-368.

158. Gullo L, Pezzilli R, Morselli-Labate AM. Diabetes and the risk of pancreatic cancer. *N Engl J Med*. 1994; 331(2): 81-84.

159. Permert J, Larsson J, Westermark GT, et al. Islet amyloid polypeptide in patients with pancreatic cancer and diabetes. *N Engl J Med*. 1994; 330(5): 313-318.

160. Wanebo HJ, Vezeridis MP. Pancreatic carcinoma in perspective. A continuing challenge. *Cancer*. 1996; 78(3 suppl): 580-591.

161. Furukawa H, Okada S, Saisho H, et al. Clinicopathologic features of small pancreatic adenocarcinoma. A collective study. *Cancer*. 1996; 78(5): 986-990.

162. Habib M, Saif MW. Thromboembolism and anticoagulation in pancreatic cancer. *JOP*. 2013; 14: 135-137.

163. Lafler CJ, Hinerman DL. A morphologic study of pancreatic carcinoma with reference to multiple thrombi. *Cancer*. 1961; 14: 944-952.

164. Naschitz JE, Yeshurun D, Eldar S, Lev LM. Diagnosis of cancer-associated vascular disorders. *Cancer*. 1996; 77(9): 1759-1767.

165. Prandoni P, Lensing AW, Buller HR, et al. Deep-vein thrombosis and the incidence of subsequent symptomatic cancer. *N Engl J Med*. 1992; 327(16): 1128-1133.

166. Bick RL. Cancer-associated thrombosis. *N Engl J Med*. 2003; 349(2): 109-111.

167. Shi C, Hruban RH, Klein AP. Familial pancreatic cancer. *Arch Pathol Lab Med*. 2009; 133(3): 365-374.

168. Hacking WM, Hruban RH, Offerhaus JA, Brosens LAA. Surgical and molecular pathology of pancreatic neoplasms. *Diagn Pathol*. 2016; 11: 47. doi:10.1186/s13000-016-0497-z.

169. Rebours V, Levy P, Ruszniewski P. An overview of hereditary pancreatitis. *Dig Liver Dis*. 2012; 44: 8-15.

170. Hruban RH, Fukushima N. Pancreatic adenocarcinoma: update on the surgical pathology of carcinomas of ductal origin and PanINs. *Mod Pathol*. 2007; 20(suppl 1): S61-S70.

171. Kosmahl M, Pauser U, Anlauf M, Kloppel G. Pancreatic ductal adenocarcinomas with cystic features: neither rare nor uniform. *Mod Pathol*. 2005; 18(9): 1157-1164.

172. Deshpande V, Konstantinidis IT, Castillo CF, et al. Intra-pancreatic distal bile duct carcinoma is morphologically, genetically, and clinically distinct from pancreatic ductal adenocarcinoma. *J Gastrointest Surg*. 2016; 20: 953-959.

173. Shi C, Klein AP, Goggins M, et al. Increased prevalence of precursor lesions in familial pancreatic cancer patients. *Clin Can Res*. 2009; 15(24): 7737-7743.

174. Brune K, Abe T, Canto M, et al. Multifocal neoplastic precursor lesions associated with lobular atrophy of the pancreas in patients having a strong family history of pancreatic cancer. *Am J Surg Pathol*. 2006; 30: 1067-1076.

175. Sharma S, Green KB. The pancreatic duct and its arteriovenous relationship: an underutilized aid in the diagnosis and distinction of pancreatic adenocarcinoma from pancreatic intraepithelial neoplasia. A study of 126 pancreatectomy specimens. *Am J Surg Pathol*. 2004; 28(5): 613-620.

176. Costa J. Benign epithelial inclusions in pancreatic nerves. *Am J Clin Pathol*. 1977; 67(3): 306-307.

177. Nagakawa T, Kayahara M, Ueno K, et al. A clinicopathologic study on neural invasion in cancer of the pancreatic head. *Cancer*. 1992; 69(4): 930-935.

178. Bandyopadhyay S, Basturk O, Coban I, et al. Isolated solitary ducts(naked ducts) in adipose tissue: a specific but underappreciated finding of pancreatic adenocarcinoma and one of the potential reasons of understaging and high recurrence rate. *Am J Surg Pathol*. 2009; 33(3): 425-429.

179. Kloppel G, Adsay NV. Chronic pancreatitis and the differential diagnosis versus pancreatic cancer. *Arch Pathol Lab Med*. 2009; 133(3): 382-387.

180. Hruban RH, Goggins M, Parsons J, Kern SE. Progression model for pancreatic cancer. *Clin Cancer Res*. 2000; 6: 2969-2972.

181. Basturk O, Hong SM, Wood LD, et al. A revised classification system and recommendations from the Baltimore consensus meeting for neoplastic precursor lesions of the pancreas. *Am J Surg Pathol*. 2015; 39: 1730-1741.

182. Andea A, Sarkar F, Adsay VN. Clinicopathological correlates of pancreatic intraepithelial neoplasia: a comparative analysis of 82 cases

with and 152 cases without pancreatic ductal adenocarcinoma. *Mod Pathol*. 2003; 16(10): 996-1006.

183. Adsay V, Logani S, Sarkar F, et al. Foamy gland pattern of pancreatic ductal adenocarcinoma: a deceptively benign-appearing variant. *Am J Surg Pathol*. 2000; 24(4): 493-504.

184. Pagci P, Andea AA, Basturk O, et al. Large duct type invasive adenocarcinoma of the pancreas with microcystic and papillary patterns: a potential mimic of non-invasive ductal neoplasia. *Mod Pathol*. 2012; 25: 439-448.

185. Dursun N, Feng J, Basturk O, et al. Vacuolated cell pattern of pancreatobiliary adenocarcinoma: a clinicopathologic analysis of 24 cases of a poorly recognized distinctive morphologic variant important in the differential diagnosis. *Virchows Arch*. 2010; 457: 643-649.

186. Albores-Saavedra J, Simpson K, Dancer YJ, Hruban R. Intestinal type adenocarcinoma: a previously unrecognized histologic variant of ductal carcinoma of the pancreas. *Ann Diagn Pathol*. 2007; 11(1): 3-9.

187. Kardon DE, Thompson LD, Przygodzki RM, Heffess CS. Adenosquamous carcinoma of the pancreas: a clinicopathologic series of 25 cases. *Mod Pathol*. 2001; 14(5): 443-451.

188. Voong KR, Davison J, Pawlik TM, et al. Resected pancreatic adenosquamous carcinoma: clinicopathologic review and evaluation of adjuvant chemotherapy and radiation in 38 patients. *Hum Pathol*. 2010; 41(1): 113-122.

189. Marucci G, Betts CM, Liguori L, Eusebi V. Basaloid carcinoma of the pancreas. *Virchows Arch*. 2005; 446(3): 322-324.

190. Wilentz RE, Goggins M, Redston M, et al. Genetic, immunohistochemical, and clinical features of medullary carcinoma of the pancreas: a newly described and characterized entity. *Am J Surg Pathol*. 2000; 156(5): 1641-1651.

191. Adsay NV, Merati K, Nassar H, et al. Pathogenesis of colloid(pure mucinous) carcinoma of exocrine organs: coupling of gel-forming mucin(MUC2) production with altered cell polarity and abnormal cell-stroma interaction may be the key factor in the morphogenesis and indolent behavior of colloid carcinoma in the breast and pancreas. *Am J Surg Pathol*. 2003; 27(5): 571-578.

192. Adsay NV, Pierson C, Sarkar F, et al. Colloid (mucinous noncystic) carcinoma of the pancreas. *Am J Surg Pathol*. 2001; 25(1): 26-42.

193. Chejfec G, Rieker WJ, Jablokow VR, Gould VE. Pseudomyxoma peritonei associated with colloid carcinoma of the pancreas. *Gastroenterology*. 1986; 90(1): 202-205.

194. Kim L, Liao J, Zhang M, et al. Clear cell carcinoma of the pancreas: histopathologic features and a unique biomarker: hepatocyte nuclear factor-1beta. *Mod Pathol*. 2008; 21(9): 1075-1083.

195. Luttges J, Vogel I, Menke M, et al. Clear cell carcinoma of the pancreas: an adenocarcinoma with ductal phenotype. *Histopathology*. 1998; 32(5): 444-448.

196. Kelly PJ, Spence R, Dasari BV, et al. Primary hepatocellular carcinoma of the pancreas: a case report and review of the heterogeneous group of pancreatic hepatoid carcinomas. *Histopathology*. 2012; 60: 1012-1015.

197. Hameed O, Xu H, Saddeghi S, Maluf H. Hepatoid carcinoma of the pancreas: a case report and literature review of a heterogeneous group of tumors. *Am J Surg Pathol*. 2007; 31(1): 146-152.

198. Lonardo F, Cubilla AL, Klimstra DS. Microadenocarcinoma of the pancreas— morphologic pattern or pathologic entity? A reevaluation of the original series. *Am J Surg Pathol*. 1996; 20(11): 1385-1393.

199. Paal E, Thompson LD, Frommelt RA, et al. A clinicopathologic and immunohistochemical study of 35 anaplastic carcinomas of the pancreas with a review of the literature. *Ann Diagn Pathol*. 2001; 5(3): 129-140.

200. Molberg KH, Heffess C, Delgado R, Albores-Saavedra J. Undifferentiated carcinoma with osteoclast-like giant cells of the pancreas and periampullary region. *Cancer*. 1998; 82(7): 1279-1287.

201. Fujii K, Nitta T, Kawasaki H, et al. Anaplastic carcinoma of the pancreas arising in an intraductal papillary mucinous neoplasm: a case report. *Mol Clin Oncol*. 2016; 4: 39-42.

202. Hirano H, Morita K, Tachibana S, et al. Undifferentiated carcinoma with osteoclast-like giant cells arising in a mucinous cystic neoplasm of the pancreas. *Pathol Int*. 2008; 58: 383-389.

203. Hoorens A, Prenzel K, Lemoine NR, Kloppel G. Undifferentiated carcinoma of the pancreas: analysis of intermediate filament profile and Ki-ras mutations provides evidence of a ductal origin. *J Pathol*. 1998; 185: 53-60.

204. Westra WH, Sturm P, Drillenburg P, et al. K-ras oncogene mutations in osteoclast-like giant cell tumors of the pancreas and liver: genetic evidence to support origin from the ductal epithelium. *Am J Surg Pathol*. 1998; 22: 1247-1254.

205. Gocke CD, Dabbs DJ, Benko FA, Silverman JF. KRAS oncogene mutations suggest a common histogenetic origin for pleomorphic giant cell tumor of the pancreas, osteoclastoma of the pancreas, and pancreatic duct adenocarcinoma. *Hum Pathol*. 1997; 28(1): 80-83.

206. Oehler U, Jurs M, Kloppel G, Helpap B. Osteoclast-like giant cell tumour of the pancreas presenting as a pseudocyst-like lesion. *Virchows Arch*. 1997; 431(3): 215-218.

207. Sakai Y, Kupelioglu AA, Yanagisawa A, et al. Origin of giant cells in osteoclast-like giant cell tumors of the pancreas. *Hum Pathol*. 2000; 31(10): 1223-1229.

208. Lee MJ, Lee HS, Kim WH, et al. Expression of mucins and cytokeratins in primary carcinomas of the digestive system. *Mod Pathol*. 2003; 16: 403-410.

209. Andrianifahanana M, Moniaux N, Schmied BM, et al. Mucin(MUC) gene expression in human pancreatic adenocarcinoma and chronic pancreatitis: a potential role of MUC4 as a tumor marker of diagnostic significance. *Clin Cancer Res*. 2001; 7: 4033-4040.

210. Luttges J, Zamboni G, Longnecker D, Kloppel G. The immunohistochemical mucin expression pattern distinguishes different types of intraductal papillary mucinous neoplasms of the pancreas and determines their relationship to mucinous noncystic carcinoma and ductal adenocarcinoma. *Am J Surg Pathol*. 2001; 25: 942-948.

211. Adsay NV, Merati K, Andea A, et al. The dichotomy in the preinvasive neoplasia to invasive carcinoma sequence in the pancreas: differential expression of MUC1 and MUC2 supports the existence of two separate pathways of carcinogenesis. *Mod Pathol*. 2002; 15(10): 1087-1095.

212. Basturk O, Khayyata S, Klimstra DS, et al. Preferential expression of MUC6 in oncocytic and pancreaticobiliary types of intraductal papillary neoplasms highlights a pyloropancreatic pathway, distinct from the intestinal pathway, in pancreatic carcinogenesis. *Am J Surg Pathol*. 2010; 34: 364-370.

213. Goldstein NS, Bassi D. Cytokeratins 7, 17, and 20 reactivity in pancreatic and ampulla of vater adenocarcinomas. Percentage of positivity and distribution is affected by the cut-point threshold. *Am J Clin Pathol*. 2001; 115(5): 695-702.

214. Vlasoff DM, Baschinsky DY, Frankel WL. Cytokeratin 5/6 immunostaining in hepatobiliary and pancreatic neoplasms. *Appl Immunohistochem Mol Morphol*. 2002; 10(2): 147-151.

215. Reid MD, Bagci P, Adsay NV. Histopathologic assessment of pancreatic cancer: does one size fit all? *J Surg Oncol*. 2013; 107: 67-77.

216. Geller SA, Dhall D, Alsabeh R. Application of immunohistochemistry to liver and gastrointestinal neoplasms: liver, stomach, colon, and pancreas. *Arch Pathol Lab Med*. 2008; 132(3): 490-499.

217. Hruban RH, Klimstra DS. Adenocarcinoma of the pancreas. *Semin Diagn Pathol*. 2014; 31: 443-451.

218. Toshkov I, Mogaki M, Kazakoff K, Pour PM. The patterns of co-expression of tumor-associated antigens CA19-9, Tag-72, and DU-PAN-2 in human pancreatic cancer. *Int J Pancreatol*. 1994; 15: 97-103.

219. Takasaki H, Tempero MA, Uchida E, et al. Comparative studies on the expression of tumor-associated glycoprotein(TAG-72, CA 19-9, and DU-PAN-2 in normal, benign, and malignant pancreatic tissues. *Int J Cancer*. 1988; 42: 681-686.

220. Batge B, Bosslet K, Sedlacek HH, et al. Monoclonal antibodies against CEA-related components discriminate between pancreatic duct type carcinomas and nonneoplastic duct lesions as well as nonduct type neoplasias. *Virchows Arch A Pathol Anat Histopathol*. 1986; 408(4): 361-374.

221. Loy TS, Springer D, Chapman RK, et al. Lack of specificity of monoclonal antibody B72.3 in distinguishing chronic pancreatitis from pancreatic adenocarcinoma. *Am J Clin Pathol*. 1991; 96(6): 684-688.

222. Kamisawa T, Fukayama M, Tabata I, et al. Neuroendocrine differentiation in pancreatic duct carcinoma special emphasis on duct-endocrine cell carcinoma of the pancreas. *Pathol Res Pract*. 1996; 192(9): 901-908.

223. Sakaki M, Sano T, Hirokawa M, et al. Immunohistochemical study of endocrine cells in ductal adenocarcinoma of the pancreas. *Virchows Arch*. 2002; 441(3): 249-255.

224. Dhodapkar KM, Friedlander D, Scholes J, Grumet M. Differential expression of the cell-adhesion molecule Nr-CAM in hyperplastic and neoplastic human pancreatic tissue. *Hum Pathol*. 2001; 32(4): 396-400.

225. Hruban RH, van Mansfeld AD, Offerhaus GJ, et al. K-ras oncogene activation in adenocarcinoma of the human pancreas. A study of 82 carcinomas using a combination of mutant-enriched polymerase chain reaction analysis and allele-specific oligonucleotide hybridization. *Am J Pathol*. 1993; 143(2): 545-554.

226. Shi C, Daniels JA, Hruban RH. Molecular characterization of pancreatic neoplasms. *Adv Anat Pathol*. 2008; 15(4): 185-195.

227. Caldas C, Hahn SA, da Costa LT, et al. Frequent somatic mutations and homozygous deletions of the p16(MTS1) gene in pancreatic adenocarcinoma. *Nat Genet*. 1994; 8(1): 27-32.

228. Waddell N, Pajic M, Patch AM, et al. Whole genomes redefine the mutational landscape of pancreatic cancer. *Nature*. 2015; 518(7540): 495-501.

229. Hruban RH, Wilentz RE, Kern SE. Genetic progression in the pancreatic ducts. *Am J Surg Pathol*. 2000; 156(6): 1821-1825.

230. Luttges J, Feyerabend B, Buchelt T, et al. The mucin profile of noninvasive and invasive mu-

cinous cystic neoplasms of the pancreas. *Am J Surg Pathol*. 2002; 26(4): 466-471.

231. Heinmoller E, Dietmaier W, Zirngibl H, et al. Molecular analysis of microdissected tumors and preneoplastic intraductal lesions in pancreatic carcinoma. *Am J Pathol*. 2000; 157(1): 83-92.

232. Luttges J, Diederichs A, Menke MA, et al. Ductal lesions in patients with chronic pancreatitis show K-ras mutations in a frequency similar to that in the normal pancreas and lack nuclear immunoreactivity for p53. *Cancer*. 2000; 88(11): 2495-2504.

233. Laghi L, Beghelli S, Spinelli A, et al. Irrelevance of microsatellite instability in the epidemiology of sporadic pancreatic ductal adenocarcinoma. *PLoS ONE*. 2012; 7(9): e46002. doi:10.1371/journal. pone.0046002.

234. Saka B, Balci S, Basturk O, et al. Pancreatic ductal adenocarcinoma is spread to the peripancreatic soft tissue in the majority of resected cases, rendering the AJCC T-stage protocol(7 th edition) inapplicable and insignificant: a size-based staging system(pT1: ≤ 2, pT2: > 2– ≤ 4, pT3: > 4 cm) is more valid and clinically relevant. *Ann Surg Oncol*. 2016; 23: 2010-2018.

235. Mitsunaga S, Hasebe T, Kinoshita T, et al. Detail histologic analysis of nerve plexus invasion in invasive ductal carcinoma of the pancreas and its prognostic impact. *Am J Surg Pathol*. 2007; 31(11): 1636-1644.

236. Noto M, Miwa K, Kitagawa H, et al. Pancreas head carcinoma: frequency of invasion to soft tissue adherent to the superior mesenteric artery. *Am J Surg Pathol*. 2005; 29(8): 1056-1061.

237. Kawamoto M, Ishiwata T, Cho K, et al. Nestin expression correlates with nerve and retroperitoneal tissue invasion in pancreatic cancer. *Hum Pathol*. 2009; 40(2): 189-198.

238. Kayahara M, Nagakawa T, Kobayashi H, et al. Lymphatic flow in carcinoma of the head of the pancreas. *Cancer*. 1992; 70(8): 2061-2066.

239. Kayahara M, Nagakawa T, Ohta T, et al. Analysis of paraaortic lymph node involvement in pancreatic carcinoma: a significant indication for surgery? *Cancer*. 1999; 85(3): 583-590.

240. Nagakawa T, Kobayashi H, Ueno K, et al. Clinical study of lymphatic flow to the paraaortic lymph nodes in carcinoma of the head of the pancreas. *Cancer*. 1994; 73(4): 1155-1162.

241. Cubilla AL, Fortner J, Fitzgerald PJ. Lymph node involvement in carcinoma of the head of the pancreas area. *Cancer*. 1978; 41(3): 880-887.

242. Nagai H, Kuroda A, Morioka Y. Lymphatic and local spread of T1 and T2 pancreatic cancer. A study of autopsy material. *Ann Surg*. 1986; 204(1): 65-71.

243. Tsuchiya R, Oribe T, Noda T. Size of the tumor and other factors influencing prognosis of carcinoma of the head of the pancreas. *Am J Gastroenterol*. 1985; 80(6): 459-462.

244. Peixoto RD, Speers C, McGahan CE, et al. Prognostic factors and sites of metastasis in unresectable locally advanced pancreatic cancer. *Cancer Med*. 2015; 4: 1171-1177.

245. Soman AD, Collins JM, DePetris G, et al. Isolated supraclavicular lymph node metastasis in pancreatic adenocarcinoma: a report of three cases and review of the literature. *JOP*. 2010; 11: 604-609.

246. Matsubayashi H, Matsui T, Yabuuchi Y, et al. Endoscopic ultrasonography guided-fine needle aspiration for the diagnosis of solid pancreaticobiliary lesions: clinical aspects to improve the diagnosis. *World J Gastroenterol*. 2016; 22: 628-640.

247. Layfield LJ, Ehya H, Filie AC, et al. Utilization of ancillary studies in the cytologic diagnosis of biliary and pancreatic lesions. *Diagn Cytopathol*. 2014; 42: 351-362.

248. Nelsen EM, Buehler D, Soni AV, Gopal DV. Endoscopic ultrasound in the evaluation of pancreatic neoplasms-solid and cystic: a review. *World J Gastrointest Endosc*. 2015; 7: 318-327.

249. Saez A, Catala I, Brossa R, et al. Intraoperative fine needle aspiration cytology of pancreatic lesions. A study of 90 cases. *Acta Cytol*. 1995; 39: 485-488.

250. Liu YJ, Smith-Chakmakova F, Rassaei N, et al. Frozen section interpretation of pancreatic margins: subspecialized gastrointestinal pathologists versus general pathologists. *Int J Surg Pathol*. 2016; 24: 108-115.

251. Kooby DA, Lad NL, Squires MH 3rd, et al. Value of intraoperative neck margin analysis during Whipple for pancreatic adenocarcinoma: a multicenter analysis of 1399 patients. *Ann Surg*. 2014; 260: 494-501.

252. Spjut HJ, Ramos AJ. An evaluation of biopsy-frozen section of the ampullary region and pancreas: a report of 68 consecutive patients. *Ann Surg*. 1957; 146(6): 923-930.

253. Hyland C, Kheir SM, Kashlan MB. Frozen section diagnosis of pancreatic carcinoma: a prospective study of 64 biopsies. *Am J Surg Pathol*. 1981; 5(2): 179-191.

254. Furukawa T, Higuchi R, Yamamoto M. Clinical relevance of frozen diagnosis of ductal margins in surgery of bile duct cancer. *J Hepatobiliary Pancreat Sci*. 2014; 21: 459-462.

255. Cioc AM, Ellison EC, Proca DM, et al. Frozen section diagnosis of pancreatic lesions. *Arch Pathol Lab Med*. 2002; 126(10): 1169-1173.

256. Kamisawa T, Wood LD, Takaori K. Pancreatic cancer. *Lancet*. 2016; 388: 73-85.

257. Newton WT. Mortality and morbidity associated with resection of pancreaticoduodenal cancers. *Am Surg*. 1961; 27: 74-79.

258. Tepper J, Nardi G, Sutt H. Carcinoma of the pancreas: review of MGH experience from 1963 to 1973. Analysis of surgical failure and implications for radiation therapy. *Cancer*. 1976; 37(3): 1519-1524.

259. Nolan NJ, Stokes JB, Bauer TW, et al. Histologic description of pancreatectomy specimens after current neoadjuvant therapies. *Lab Invest*. 2009; 89(suppl 1).

260. Abraham SC, Wilentz RE, Yeo CJ, et al. Pancreaticoduodenectomy(Whipple resections) in patients without malignancy: are they all 'chronic pancreatitis'? *Am J Surg Pathol*. 2003; 27(1): 110-120.

261. Bilimoria KY, Bentrem DJ, Ko CY, et al. Validation of the 6 th edition AJCC pancreatic cancer staging system: report from the National Cancer Database. *Cancer*. 2007; 110: 738-744.

262. Matros E, Bailey G, Clancy T, et al. Cytokeratin 20 expression identifies a subtype of pancreatic adenocarcinoma with decreased overall survival. *Cancer*. 2006; 106(3): 693-702.

263. Cao D, Zhang Q, Wu LS, et al. Prognostic significance of maspin in pancreatic ductal adenocarcinoma: tissue microarray analysis of 223 surgically resected cases. *Mod Pathol*. 2007; 20(5): 570-578.

264. Blackford A, Serrano OK, Wolfgang CL, et al. SMAD4 gene mutations are associated with poor prognosis in pancreatic cancer. *Clin Can Res*. 2009; 15(14): 4674-4679.

265. Adsay NV, Klimstra DS. Cystic forms of typically solid pancreatic tumors. *Semin Diag Pathol*. 2000; 17: 81-88.

266. Hoover E, Natesha R, Dao A, et al. Proliferative pancreatic cysts: pathogenesis and treatment options. *Am J Surg*. 1991; 162(3): 274-277.

267. Campbell F, Azadeh B. Cystic neoplasms of the exocrine pancreas. *Histopathology*. 2008; 52(5): 539-551.

268. Compton CC. Serous cystic tumors of the pancreas. *Semin Diagn Pathol*. 2000; 17(1): 43-55.

269. Reid MD, Choi HJ, Memis B, et al. Serous neoplasms of the pancreas: a clinicopathologic analysis of 193 cases and literature review with new insights on macrocystic and solid variants and critical reappraisal of so-called "serous cystadenocarcinoma. *Am J Surg Pathol*. 2015; 39: 1597-1610.

270. Compagno J, Oertel JE. Microcystic adenomas of the pancreas(glycogen-rich cystadenomas): a clinicopathologic study of 34 cases. *Am J Clin Pathol*. 1978; 69(3): 289-298.

271. Tripodi SA, Civitelli S, Schurfeld K, Cintorino M. Microcystic adenoma of the pancreas (glycogen-rich cystadenoma) with stromal amyloid deposits. *Histopathology*. 2000; 37(2): 147-149.

272. Marsh WL, Colonna J, Yearsley M, et al. Calponin is expressed in serous cystadenomas of the pancreas but not in adenocarcinomas or endocrine tumors. *Appl Immunohistochem Mol Morphol*. 2009; 17(3): 216-219.

273. Kosmahl M, Wagner J, Peters K, et al. Serous cystic neoplasms of the pancreas: an immunohistochemical analysis revealing alpha-inhibin, neuron-specific enolase, and MUC6 as new markers. *Am J Surg Pathol*. 2004; 28(3): 339-346.

274. Lewandrowski KB, Southern JF, Pins MR, et al. Cyst fluid analysis in the differential diagnosis of pancreatic cysts. A comparison of pseudocysts, serous cystadenomas, mucinous cystic neoplasms, and mucinous cystadenocarcinoma. *Ann Surg*. 1993; 217(1): 41-47.

275. Mohr VH, Vortmeyer AO, Zhuang Z, et al. Histopathology and molecular genetics of multiple cysts and microcystic(serous) adenomas of the pancreas in von Hippel-Lindau patients. *Am J Pathol*. 2000; 157: 1615-1621.

276. Jais B, Rebours V, Malleo G, et al. Serous cystic neoplasm of the pancreas: a multinational study of 2622 patients under the auspices of the International Association of Pancreatology and European Pancreatic Club(European Study Group on Cystic Tumors of the Pancreas). *Gut*. 2016; 65: 305-312.

277. Shintaku M, Arimoto A, Sakita N. Serous cystadenocarcinoma of the pancreas. *Pathol Int*. 2005; 55(7): 436-439.

278. Yoshimi N, Sugie S, Tanaka T, et al. A rare case of serous cystadenocarcinoma of the pancreas. *Cancer*. 1992; 69(10): 2449-2453.

279. Kamei K, Funabiki T, Ochiai M, et al. Some considerations on the biology of pancreatic serous cystadenoma. *Int J Pancreatol*. 1992; 11(2): 97-104.

280. Unger PD, Danque PO, Fuchs A, Kaneko M. DNA flow cytometric evaluation of serous and mucinous cystic neoplasms of the pancreas. *Arch Pathol Lab Med*. 1991; 115(6): 563-565.

281. Zhu H, Qin L, Zhong M, et al. Carcinoma ex microcystic adenoma of the pancreas: a report of a novel form of malignancy in serous neoplasms. *Am J Surg Pathol*. 2012; 36: 305-310.

282. Wilentz RE, Albores-Saavedra J, Hruban RH. Mucinous cystic neoplasms of the pancreas. *Semin Diagn Pathol*. 2000; 17(1): 31-42.

283. Zamboni G, Scarpa A, Bogina G, et al. Mucinous cystic tumors of the pancreas: clinicopathological features, prognosis, and relationship to other mucinous cystic tumors. *Am J Surg Pathol*. 1999; 23(4): 410-422.

284. Lam MM, Swanson PE, Upton MP, Yeh MM. Ovarian-type stroma in hepatobiliary cystade-

927

nomas and pancreatic mucinous cystic neoplasms: an immunohistochemical study. *Am J Clin Pathol*. 2008; 129(2): 211-218.

285. Yeh MM, Tang LH, Wang S, et al. Inhibin expression in ovarian-type stroma in mucinous cystic neoplasms of the pancreas. *Appl Immunohistochem Mol Morphol*. 2004; 12(2): 148-152.

286. Wouters K, Ectors N, Van Steenbergen W, et al. A pancreatic mucinous cystadenoma in a man with mesenchymal stroma, expressing oestrogen and progesterone receptors. *Virchows Arch*. 1998; 432(2): 187-189.

287. Cizginer S, Turner BG, Bilge AR, et al. Cyst fluid carcinoembryonic antigen is an accurate diagnostic marker of pancreatic mucinous cysts. *Pancreas*. 2011; 40: 1024-1028.

288. Klimstra DS. Cystic, mucin-producing neoplasms of the pancreas: the distinguishing features of mucinous cystic neoplasms and intraductal papillary mucinous neoplasms. *Semin Diagn Pathol*. 2005; 22(4): 318-329.

289. Wilentz RE, Albores-Saavedra J, Zahurak M, et al. Pathologic examination accurately predicts prognosis in mucinous cystic neoplasms of the pancreas. *Am J Surg Pathol*. 1999; 23(11): 1320-1327.

290. Garcia Rego JA, Valbuena Ruvira L, Alvarez Garcia A, et al. Pancreatic mucinous cystadenocarcinoma with pseudosarcomatous mural nodules. A report of a case with immunohistochemical study. *Cancer*. 1991; 67(2): 494-498.

291. Wenig BM, Albores-Saavedra J, Buetow PC, Heffess CS. Pancreatic mucinous cystic neoplasm with sarcomatous stroma: a report of three cases. *Am J Surg Pathol*. 1997; 21(1): 70-80.

292. van den Berg W, Tascilar M, Offerhaus GJ, et al. Pancreatic mucinous cystic neoplasms with sarcomatous stroma: molecular evidence for monoclonal origin with subsequent divergence of the epithelial and sarcomatous components. *Mod Pathol*. 2000; 13(1): 86-91.

293. Thompson LD, Becker RC, Przygodzki RM, et al. Mucinous cystic neoplasm(mucinous cystadenocarcinoma of low-grade malignant potential) of the pancreas: a clinicopathologic study of 130 cases. *Am J Surg Pathol*. 1999; 23(1): 1-16.

294. Jang KT, Park SM, Basturk O, et al. Clinicopathologic characterisitcs of 29 invasive carcinomas arising in 178 pancreatic mucinous cystic neoplasms with ovarian-type stroma: implications for management and prognosis. *Am J Surg Pathol*. 2015; 39: 179-187.

295. Young RH, Hart WR. Metastases from carcinomas of the pancreas simulating primary mucinous tumors of the ovary. A report of seven cases. *Am J Surg Pathol*. 1989; 13(9): 748-756.

296. Fukushima N, Zamboni G. Mucinous cystic neoplasms of the pancreas: update on the surgical pathology and molecular genetics. *Semin Diag Pathol*. 2014; 31: 467-474.

297. Handra-Luca A, Flejou JF, Rufat P, et al. Human pancreatic mucinous cystadenoma is characterized by distinct mucin, cytokeratin and CD10 expression compared with intraductal papillary-mucinous adenoma. *Histopathology*. 2006; 48(7): 813-821.

298. Zhao J, Liang SX, Savas L, Banner BF. An immunostaining panel for diagnosis of malignancy in mucinous tumors of the pancreas. *Arch Pathol Lab Med*. 2001; 125(6): 765-769.

299. Iacobuzio-Donahue CA, Wilentz RE, Argani P, et al. Dpc4 protein in mucinous cystic neoplasms of the pancreas: frequent loss of expression in invasive carcinomas suggests a role in genetic progression. *Am J Surg Pathol*. 2000;

300. Sessa F, Solcia E, Capella C, et al. Intraductal papillary-mucinous tumours represent a distinct group of pancreatic neoplasms: an investigation of tumour cell differentiation and K-ras, p53 and c-erbB-2 abnormalities in 26 patients. *Virchows Arch*. 1994; 425(4): 357-367.

301. Santini D, Campione O, Salerno A, et al. Intraductal papillary-mucinous neoplasm of the pancreas. A clinicopathologic entity. *Arch Pathol Lab Med*. 1995; 119(3): 209-213.

302. Paal E, Thompson LD, Przygodzki RM, et al. A clinicopathologic and immunohistochemical study of 22 intraductal papillary mucinous neoplasms of the pancreas, with a review of the literature. *Mod Pathol*. 1999; 12(5): 518-528.

303. Adsay NV, Longnecker DS, Klimstra DS. Pancreatic tumors with cystic dilatation of the ducts: intraductal papillary mucinous neoplasms and intraductal oncocytic papillary neoplasms. *Semin Diagn Pathol*. 2000; 17(1): 16-30.

304. Obara T, Maguchi H, Saitoh Y, et al. Mucin-producing tumor of the pancreas: natural history and serial pancreatogram changes. *Am J Gastroenterol*. 1993; 88(4): 564-569.

305. Ohta T, Nagakawa T, Akiyama T, et al. The "duct-ectatic" variant of mucinous cystic neoplasm of the pancreas: clinical and radiologic studies of seven cases. *Am J Gastroenterol*. 1992; 87(3): 300-304.

306. Rickaert F, Cremer M, Deviere J, et al. Intraductal mucin-hypersecreting neoplasms of the pancreas. A clinicopathologic study of eight patients. *Gastroenterology*. 1991; 101(2): 512-519.

307. Yamada M, Kozuka S, Yamao K, et al. Mucin-producing tumor of the pancreas. *Cancer*. 1991; 68(1): 159-168.

308. Furukawa T, Takahashi T, Kobari M, Matsuno S. The mucus-hypersecreting tumor of the pancreas. Development and extension visualized by three-dimensional computerized mapping. *Cancer*. 1992; 70(6): 1505-1513.

309. Kloppel G, Basturk O, Schlitter AM, et al. Intraductal neoplasms of the pancreas. *Semin Diagn Pathol*. 2014; 31: 452-466.

310. Terada T, Ohta T, Kitamura Y, et al. Endocrine cells in intraductal papillary-mucinous neoplasms of the pancreas: a histochemical and immunohistochemical study. *Virchows Arch*. 1997; 431(1): 31-36.

311. Adsay NV, Merati K, Basturk O, et al. Pathologically and biologically distinct types of epithelium in intraductal papillary mucinous neoplasms: delineation of an "intestinal" pathway of carcinogenesis in the pancreas. *Am J Surg Pathol*. 2004; 28(7): 839-848.

312. Ban S, Naitoh Y, Mino-Kenudson M, et al. Intraductal papillary mucinous neoplasm (IPMN) of the pancreas: its histopathologic difference between 2 major types. *Am J Surg Pathol*. 2006; 30(12): 1561-1569.

313. Adsay NV, Adair CF, Heffess CS, Klimstra DS. Intraductal oncocytic papillary neoplasms of the pancreas. *Am J Surg Pathol*. 1996; 20(8): 980-994.

314. Terris B, Ponsot P, Paye F, et al. Intraductal papillary mucinous tumors of the pancreas confined to secondary ducts show less aggressive pathologic features as compared with those involving the main pancreatic duct. *Am J Surg Pathol*. 2000; 24(10): 1372-1377.

315. Adsay NV, Conlon KC, Zee SY, et al. Intraductal papillary-mucinous neoplasms of the pancreas: an analysis of in situ and invasive carcinomas in 28 patients. *Cancer*. 2002; 94(1): 62-77.

316. Fukushima N, Sakamoto M, Mukai K, et al.

Intraductal papillary components in invasive ductal carcinoma of the pancreas are associated with long-term survival of patients. *Hum Pathol*. 2001; 32(8): 834-841.

317. Iacobuzio-Donahue CA, Klimstra DS, Adsay NV, et al. Dpc-4 protein is expressed in virtually all human intraductal papillary mucinous neoplasms of the pancreas: comparison with conventional ductal adenocarcinomas. *Am J Pathol*. 2000; 157(3): 755-761.

318. Fukushima N, Mukai K. Differential diagnosis between intraductal papillary-mucinous tumors and mucinous cystic tumors of the pancreas. *Int J Surg Pathol*. 2000; 8(4): 271-278.

319. Hruban RH, Takaori K, Klimstra DS, et al. An illustrated consensus on the classification of pancreatic intraepithelial neoplasia and intraductal papillary mucinous neoplasms. *Am J Surg Pathol*. 2004; 28(8): 977-987.

320. Schlitter AM, Jang KT, Kloppel G, et al. Intraductal tubulopapillary neoplasms of the bile ducts: clinicopathologic, immunohistochemical, and molecular analysis of 20 cases. *Mod Pathol*. 2015; 28: 1249-1264.

321. Konigsrainer I, Glatzle J, Kloppel G, et al. Intraductal and cystic tubulopapillary adenocarcinoma of the pancreas—a possible variant of intraductal tubular carcinoma. *Pancreas*. 2008; 36: 92-95.

322. Yamaguchi H, Shimizu M, Ban S, et al. Intraductal tubulopapillary neoplasms of the pancreas distinct from pancreatic intraepithelial neoplasia and intraductal papillary mucinous neoplasms. *Am J Surg Pathol*. 2009; 33(8): 1164-1172.

323. Albores-Saavedra J, Sheahan K, O'Riain C, Shukla D. Intraductal tubular adenoma, pyloric type, of the pancreas: additional observations on a new type of pancreatic neoplasm. *Am J Surg Pathol*. 2004; 28(2): 233-238.

324. Chetty R, Serra S. Intraductal tubular adenoma(pyloric gland-type) of the pancreas: a reappraisal and possible relationship with gastric-type intraductal papillary mucinous neoplasm. *Histopathology*. 2009; 55(3): 270-276.

325. Nakayama Y, Inoue H, Hamada Y, et al. Intraductal tubular adenoma of the pancreas, pyloric gland type: a clinicopathologic and immunohistochemical study of 6 cases. *Am J Surg Pathol*. 2005; 29(5): 607-616.

326. Klimstra DS, Heffess CS, Oertel JE, Rosai J. Acinar cell carcinoma of the pancreas. A clinicopathologic study of 28 cases. *Am J Surg Pathol*. 1992; 16(9): 815-837.

327. Wood LD, Klimstra DS. Pathology and genetics of pancreatic neoplasms with acinar differentiation. *Semin Diagn Pathol*. 2014; 31: 491-497.

328. Burns WA, Matthews MJ, Hamosh M, et al. Lipase-secreting acinar cell carcinoma of the pancreas with polyarthropathy. A light and electron microscopic, histochemical, and biochemical study. *Cancer*. 1974; 33(4): 1002-1009.

329. Ban D, Shimada K, Sekine S, et al. Pancreatic ducts as an important route of tumor extension for acinar cell carcinoma of the pancreas. *Am J Surg Pathol*. 2010; 34(7): 1025-1036.

330. Basturk O, Zamboni G, Klimstra DS, et al. Intraductal and papillary variants of acinar cell carcinomas: a new addition to the challenging differential diagnosis of intraductal neoplasms. *Am J Surg Pathol*. 2007; 31(3): 363-370.

331. Fabre A, Sauvanet A, Flejou JF, et al. Intraductal acinar cell carcinoma of the pancreas. *Virchows Arch*. 2001; 438(3): 312-315.

332. La Rosa S, Franzi F, Marchet S, et al. The monoclonal anti-BCL10 antibody(clone 331.1) is a sensitive and specific marker of pancreatic acinar cell carcinoma and pancreatic metapla-

sia. *Virchows Arch*. 2009; 454(2): 133-142.

333. Cingolani N, Shaco-Levy R, Farruggio A, et al. Alpha-fetoprotein production by pancreatic tumors exhibiting acinar cell differentiation: study of five cases, one arising in a mediastinal teratoma. *Hum Pathol*. 2000; 31(8): 938-944.

334. Abraham SC, Wu TT, Hruban RH, et al. Genetic and immunohistochemical analysis of pancreatic acinar cell carcinoma: frequent allelic loss on chromosome 11p and alterations in the APC/beta-catenin pathway. *Am J Pathol*. 2002; 160(3): 953-962.

335. Vakiani E, Young RH, Carcangiu ML, Klimstra DS. Acinar cell carcinoma of the pancreas metastatic to the ovary: a report of 4 cases. *Am J Surg Pathol*. 2008; 32(10): 1540-1545.

336. Chatelain D, Paye F, Mourra N, et al. Unilocular acinar cell cystadenoma of the pancreas: an unusual acinar cell tumor. *Am J Clin Pathol*. 2002; 118(2): 211-214.

337. Zamboni G, Terris B, Scarpa A, et al. Acinar cell cystadenoma of the pancreas: a new entity? *Am J Surg Pathol*. 2002; 26(6): 698-704.

338. Cantrell BB, Cubilla AL, Erlandson RA, et al. Acinar cell cystadenocarcinoma of human pancreas. *Cancer*. 1981; 47(2): 410-416.

339. Stamm B, Burger H, Hollinger A. Acinar cell cystadenocarcinoma of the pancreas. *Cancer*. 1987; 60(10): 2542-2547.

340. Klimstra DS, Rosai J, Heffess CS. Mixed acinar-endocrine carcinomas of the pancreas. *Am J Surg Pathol*. 1994; 18(8): 765-778.

341. Ohike N, Kosmahl M, Kloppel G. Mixed acinar-endocrine carcinoma of the pancreas. A clinicopathological study and comparison with acinar-cell carcinoma. *Virchows Arch*. 2004; 445(3): 231-235.

342. Stelow EB, Shaco-Levy R, Bao F, et al. Pancreatic acinar cell carcinomas with prominent ductal differentiation: mixed acinar ductal carcinoma and mixed acinar endocrine ductal carcinoma. *Am J Surg Pathol*. 2010; 34(4): 510-518.

343. Yantiss RK, Chang HK, Farraye FA, et al. Prevalence and prognostic significance of acinar cell differentiation in pancreatic endocrine tumors. *Am J Surg Pathol*. 2002; 26(7): 893-901.

344. Stamm BH. Incidence and diagnostic significance of minor pathologic changes in the pancreas at autopsy: a systematic study of 112 autopsies in patients without known pancreatic disease. *Hum Pathol*. 1984; 15: 677-683.

345. Tanaka T, Mori H, Williams GM. Atypical and neoplastic acinar cell lesions of the pancreas in an autopsy study of Japanese patients. *Cancer*. 1988; 61: 2278-2285.

346. Kodama T, Mori W. Atypical acinar cell nodules of the human pancreas. *Acta Pathol Jn*. 1983; 33: 701-714.

347. Shinozuka H, Lee RE, Dunn JL, Longnecker DS. Multiple atypical acinar nodules of the pancreas. *Hum Pathol*. 1980; 11: 389-391.

348. Dunn JL, Longnecker DS. Pancreatoblastoma in an older adult. *Arch Pathol Lab Med*. 1995; 119(6): 547-551.

349. Abraham SC, Wu TT, Klimstra DS, et al. Distinctive molecular genetic alterations in sporadic and familial adenomatous polyposis-associated pancreatoblastomas: frequent alterations in the APC/beta-catenin pathway and chromosome 11p. *Am J Pathol*. 2001; 159(5): 1619-1627.

350. Tanaka Y, Ijiri R, Yamanaka S, et al. Pancreatoblastoma: optically clear nuclei in squamoid corpuscles are rich in biotin. *Mod Pathol*. 1998; 11(10): 945-949.

351. Klimstra DS, Wenig BM, Adair CF, Heffess CS. Pancreatoblastoma. A clinicopathologic study and review of the literature. *Am J Surg Pathol*. 1995; 19(12): 1371-1389.

352. Nishimata S, Kato K, Tanaka M, et al. Expression pattern of keratin subclasses in pancreatoblastoma with special emphasis on squamoid corpuscles. *Pathol Int*. 2005; 55(6): 297-302.

353. Nasher O, Hall NJ, Sebire NJ, et al. Pancreatic tumours in children: diagnosis, treatment, and outcome. *Pediatr Surg Intl*. 2015; 31: 831-835.

354. Rojas Y, Warneke CL, Dhamne CA, et al. Primary malignant pancreatic neoplasms in children and adolescents: a 20 year experience. *J Pediatr Surg*. 2012; 47: 2199-2204.

355. Terris B, Cavard C. Diagnosis and molecular aspects of solid-pseudopapillary neoplasms of the pancreas. *Semin Diagn Pathol*. 2014; 31: 484-490.

356. Hu S, Lin X, Song Q, Chen K. Multidetector CT of multicentric solid pseudopapillary tumor of the pancreas: a case report and review of the literature. *Cancer Imaging*. 2011; 11: 175-178.

357. Matsunou H, Konishi F, Yamamichi N, et al. Solid, infiltrating variety of papillary cystic neoplasm of the pancreas. *Cancer*. 1990; 65(12): 2747-2757.

358. Zhu H, Xia D, Wang B, Meng H. Extrapancreatic solid pseudopapillary neoplasm: report of a case of primary retroperitoneal origin and review of the literature. *Oncol Lett*. 2013; 5: 1501-1504.

359. Lieber MR, Lack EE, Roberts JR Jr, et al. Solid and papillary epithelial neoplasm of the pancreas. An ultrastructural and immunocytochemical study of six cases. *Am J Surg Pathol*. 1987; 11(2): 85-93.

360. Albores-Saavedra J, Simpson KW, Bilello SJ. The clear cell variant of solid pseudopapillary tumor of the pancreas: a previously unrecognized pancreatic neoplasm. *Am J Surg Pathol*. 2006; 30(10): 1237-1242.

361. Notohara K, Hamazaki S, Tsukayama C, et al. Solid-pseudopapillary tumor of the pancreas: immunohistochemical localization of neuroendocrine markers and CD10. *Am J Surg Pathol*. 2000; 24(10): 1361-1371.

362. Comper F, Antonello D, Beghelli S, et al. Expression pattern of claudins 5 and 7 distinguishes solid-pseudopapillary from pancreatoblastoma, acinar cell and endocrine tumors of the pancreas. *Am J Surg Pathol*. 2009; 33(5): 768-774.

363. Geers C, Moulin P, Gigot JF, et al. Solid and pseudopapillary tumor of the pancreas— review and new insights into pathogenesis. *Am J Surg Pathol*. 2006; 30(10): 1243-1249.

364. Pettinato G, Manivel JC, Ravetto C, et al. Papillary cystic tumor of the pancreas. A clinicopathologic study of 20 cases with cytologic, immunohistochemical, ultrastructural, and flow cytometric observations, and a review of the literature. *Am J Clin Pathol*. 1992; 98(5): 478-488.

365. Bhatnagar R, Olson MT, Fishman EK, et al. Solid-pseudopapillary neoplasm of the pancreas: cytomorphologic findings and literature review. *Acta Cytol*. 2014; 58: 347-355.

366. Chetty R, Serra S. Membrane loss and aberrant nuclear localization of E-cadherin are consistent features of solid pseudopapillary tumour of the pancreas. An immunohistochemical study using two antibodies recognizing different domains of the E-cadherin molecule. *Histopathology*. 2008; 52(3): 325-330.

367. El-Bahrawy MA, Rowan A, Horncastle D, et al. E-cadherin/catenin complex status in solid pseudopapillary tumor of the pancreas. *Am J Surg Pathol*. 2008; 32(1): 1-7.

368. Cao D, Antonescu C, Wong G, et al. Positive immunohistochemical staining of KIT in solid-pseudopapillary neoplasms of the pancreas is not associated with KIT/PDGFRA mutations. *Mod Pathol*. 2006; 19(9): 1157-1163.

369. Bergmann F, Andrulis M, Hartwig W, et al. Discovered on gastrointestinal stromal tumor 1(DOG1) is expressed in pancreatic centroacinar cells and in solid-pseudopapillary neoplasms-novel evidence for a histogenetic relationship. *Hum Pathol*. 2011; 42: 817-823.

370. Tiemann K, Kosmahl M, Ohlendorf J, et al. Solid pseudopapillary neoplasms of the pancreas are associated with FLI-1 expression, but not with EWS/FLI-1 translocation. *Mod Pathol*. 2006; 19(11): 1409-1413.

371. Nishihara K, Tsuneyoshi M, Ohshima A, Yamaguchi K. Papillary cystic tumor of the pancreas. Is it a hormone-dependent neoplasm? *Pathol Res Pract*. 1993; 189(5): 521-526.

372. Zamboni G, Bonetti F, Scarpa A, et al. Expression of progesterone receptors in solid-cystic tumour of the pancreas: a clinicopathological and immunohistochemical study of ten cases. *Virchows Arch A Pathol Anat Histopathol*. 1993; 423(6): 425-431.

373. Kosmahl M, Seada LS, Janig U, et al. Solid-pseudopapillary tumor of the pancreas: its origin revisited. *Virchows Arch*. 2000; 436(5): 473-480.

374. Deshpande V, Oliva E, Young RH. Solid pseudopapillary neoplasm of the ovary: a report of 3 primary ovarian tumors resembling those of the pancreas. *Am J Surg Pathol*. 2010; 34(10): 1514-1520.

375. Abraham SC, Klimstra DS, Wilentz RE. Solid-pseudopapillary tumors of the pancreas are genetically distinct from pancreatic ductal adenocarcinomas and almost always harbor beta-catenin mutations. *Am J Pathol*. 2002; 160(4): 1361-1369.

376. Grant LD, Lauwers GY, Meloni AM, et al. Unbalanced chromosomal translocation, der(17) t(13;17)(q14;p11) in a solid and cystic papillary epithelial neoplasm of the pancreas. *Am J Surg Pathol*. 1996; 20(3): 339-345.

377. Rund CR, Moser AJ, Lee KK, et al. Array comparative genomic hybridization analysis of solid pseudopapillary neoplasms of the pancreas. *Mod Pathol*. 2008; 21: 559-564.

378. Irtan S, Galmiche-Rolland L, Elie C, et al. Recurrence of solid pseudopapillary neoplasms of the pancreas: results of a nationwide study of risk factors and treatment modalities. *Pediatr Blood Cancer*. 2016; 63: 1515-1521.

379. Li G, Baek NH, Yoo K, et al. Surgical outcomes for solid pseudopapillary neoplasm of the pancreas. *Hepatogastroenterology*. 2014; 61: 1780-1784.

380. Tang LH, Aydin H, Brennan MF, Klimstra DS. Clinically aggressive solid pseudopapillary tumors of the pancreas: a report of two cases with components of undifferentiated carcinoma and a comparative clinicopathologic analysis of 34 conventional cases. *Am J Surg Pathol*. 2005; 29(4): 512-519.

381. Klimstra DS, Wenig BM, Heffess CS. Solid-pseudopapillary tumor of the pancreas: a typically cystic carcinoma of low malignant potential. *Semin Diagn Pathol*. 2000; 17(1): 66-80.

382. Estrella JS, Li L, Rashid A, et al. Solid pseudopapillary neoplasm of the pancreas: clinicopathologic and survival analysis of 64 cases from a single institution. *Am J Surg Pathol*. 2014; 38: 147-157.

383. Shi C, Klimstra DS. Pancreatic neuroendocrine tumors: pathologic and molecular characteristics. *Semin Diagn Pathol*. 2014; 31: 498-511.

384. Goudet P, Dalac A, Le Bras M, et al. MEN1 disease occurring before 21 years old: a 160-

patient cohort study from the Groupe d'etude des Tumeurs Endocrines. *J Clin Endocrinol Metab*. 2015; 100: 1568-1577.

385. Shrikhande S, Kleeff J, Zimmermann A, Friess H, Büchler MW. Co-existent chronic pancreatitis and pancreatic neuroendocrine tumor. Case report and review of the literature. *Pancreatology*. 2001; 1: 117-122.

386. Capelli P, Martignoni G, Pedica F, et al. Endocrine neoplasms of the pancreas: pathologic and genetic features. *Arch Pathol Lab Med*. 2009; 133(3): 350-364.

387. Ligneau B, Lombard-Bohas C, Partensky C, et al. Cystic endocrine tumors of the pancreas: clinical, radiologic, and histopathologic features in 13 cases. *Am J Surg Pathol*. 2001; 25(6): 752-760.

388. Keel SB, Zukerberg L, Graeme-Cook F, Compton CC. A pancreatic endocrine tumor arising within a serous cystadenoma of the pancreas. *Am J Surg Pathol*. 1996; 20(4): 471-475.

389. Chetty R, El-Shinnawy I. Intraductal pancreatic neuroendocrine tumor. *Endocr Pathol*. 2009; 20(4): 262-266.

390. Zee SY, Hochwald SN, Conlon KC, et al. Pleomorphic pancreatic endocrine neoplasms: a variant commonly confused with adenocarcinoma. *Am J Surg Pathol*. 2005; 29(9): 1194-1200.

391. Guarda LA, Silva EG, Ordonez NG, et al. Clear cell islet cell tumor. *Am J Clin Pathol*. 1983; 79(4): 512-517.

392. Hoang MP, Hruban RH, Albores-Saavedra J. Clear cell endocrine pancreatic tumor mimicking renal cell carcinoma: a distinctive neoplasm of von Hippel-Lindau disease. *Am J Surg Pathol*. 2001; 25(5): 602-609.

393. Ordonez NG, Silva EG. Islet cell tumour with vacuolated lipid-rich cytoplasm: a new histological variant of islet cell tumour. *Histopathology*. 1997; 31(2): 157-160.

394. Singh R, Basturk O, Klimstra DS, et al. Lipid-rich variant of pancreatic endocrine neoplasms. *Am J Surg Pathol*. 2006; 30(2): 194-200.

395. Volante M, La Rosa S, Castellano I, et al. Clinico-pathological features of a series of 11 oncocytic endocrine tumours of the pancreas. *Virchows Arch*. 2006; 448(5): 545-551.

396. Tomita T, Bhatia P, Gourley W. Mucin producing islet cell adenoma. *Hum Pathol*. 1981; 12(9): 850-853.

397. Smith AE, Levi AW, Nadasdy T, et al. The pigmented "black" neuroendocrine tumor of the pancreas: a question of origin. *Cancer*. 2001; 92(7): 1984-1991.

398. Chetty R, Serra S. Spindle cell pancreatic endocrine tumor associated with Cushing's syndrome. *Endocr Pathol*. 2005; 16(2): 145-151.

399. Perez-Montiel MD, Frankel WL, Suster S. Neuroendocrine carcinomas of the pancreas with 'Rhabdoid' features. *Am J Surg Pathol*. 2003; 27(5): 642-649.

400. Serra S, Asa SL, Chetty R. Intracytoplasmic inclusions(including the so-called "rhabdoid" phenotype) in pancreatic endocrine tumors. *Endocr Pathol*. 2006; 17(1): 75-81.

401. Emerson L, Layfield LJ, Reiss R, et al. Malignant islet cell tumor with sarcomatous differentiation. *Mod Pathol*. 2001; 14(11): 1187-1191.

402. Ferreiro J, Lewin K, Herron RM, Bhuta S. Malignant islet cell tumor with rhabdomyosarcomatous differentiation. *Am J Surg Pathol*. 1989; 13(5): 422-427.

403. Westermark P, Grimelius L, Polak JM, et al. Amyloid in polypeptide hormone-producing tumors. *Lab Invest*. 1977; 37(2): 212-215.

404. Takahashi M, Hoshii Y, Kawano H, et al. Multihormone-producing islet cell tumor of the pancreas associated with somatostatin-immunoreactive amyloid: immunohistochemical and immunoelectron microscopic studies. *Am J Surg Pathol*. 1998; 22(3): 360-367.

405. Tischler AS, Compagno J. Crystal-like deposits of amyloid in pancreatic islet cell tumors. *Arch Pathol Lab Med*. 1979; 103(5): 247-251.

406. Williams AJ, Coates PJ, Lowe DG, et al. Immunochemical investigation of insulinomas for islet amyloid polypeptide and insulin: evidence for differential synthesis and storage. *Histopathology*. 1992; 21(3): 215-223.

407. Grozinsky-Glasberg S, Mazeh H, Gross DJ. Clinical features of pancreatic neuroendocrine tumors. *J Hepatobiliary Pancreat Sci*. 2015; 22: 578-585.

408. Okabayashi T, Shima Y, Sumiyoshi T, et al. Diagnosis and management of insulinoma. *World J Gastroenterol*. 2013; 19: 829-837.

409. Anlauf M, Bauersfeld J, Raffel A, et al. Insulinomatosis: a multicentric insulinoma disease that frequently causes early recurrent hyperinsulinemic hypoglycemia. *Am J Surg Pathol*. 2009; 33(3): 339-346.

410. Baudin E, Caron P, Lombard-Bohas C, et al. Malignant insulinoma: recommendations for characterisation and treatment. *Ann Endocrinol (Paris)*. 2013; 74: 523-533.

411. Graeme-Cook F, Bell DA, Flotte TJ, et al. Aneuploidy in pancreatic insulinomas does not predict malignancy. *Cancer*. 1990; 66(11): 2365-2368.

412. Lloyd RV, Erickson LA, Nascimento AG, Kloppel G. Neoplasms causing nonhyperinsulinemic hypoglycemia. *Endocr Pathol*. 1999; 10(4): 291-297.

413. Ahluwalia N, Attia R, Green A, et al. Doege-Potter syndrome. *Ann R Coll Surg Engl*. 2015; 97(7): e105-e107.

414. Daughaday WH, Emanuele MA, Brooks MH, et al. Synthesis and secretion of insulin-like growth factor II by a leiomyosarcoma with associated hypoglycemia. *N Engl J Med*. 1988; 319(22): 1434-1440.

415. Hamid QA, Bishop AE, Sikri KL, et al. Immunocytochemical characterization of 10 pancreatic tumours, associated with the glucagonoma syndrome, using antibodies to separate regions of the pro-glucagon molecule and other neuroendocrine markers. *Histopathology*. 1986; 10(2): 119-133.

416. Bordi C, Ravazzola M, Baetens D, et al. A study of glucagonomas by light and electron microscopy and immunofluorescence. *Diabetes*. 1979; 28: 925-936.

417. Epelboym I, Mazeh H. Zollinger-Ellison syndrome: classical considerations and current controversies. *Oncologist*. 2014; 19: 44-50.

418. Anlauf M, Enosawa T, Henopp T, et al. Primary lymph node gastrinoma or occult duodenal microgastrinoma with lymph node metastases in a MEN1 patient: the need for a systematic search for the primary tumor. *Am J Surg Pathol*. 2008; 32(7): 1101-1105.

419. Herrmann ME, Ciesla MC, Chejfec G, et al. Primary nodal gastrinomas. *Arch Pathol Lab Med*. 2000; 124(6): 832-835.

420. Bhagavan BS, Slavin RE, Goldberg J, Rao RN. Ectopic gastrinoma and Zollinger-Ellison syndrome. *Hum Pathol*. 1986; 17(6): 584-592.

421. Moriura S, Ikeda S, Hirai M, et al. Hepatic gastrinoma. *Cancer*. 1993; 72(5): 1547-1550.

422. Thompson NW, Vinik AI, Eckhauser FE, Strodel WE. Extrapancreatic gastrinomas. *Surgery*. 1985; 98(6): 1113-1120.

423. Wolfe MM, Alexander RW, McGuigan JE. Extrapancreatic, extraintestinal gastrinoma: effective treatment by surgery. *N Engl J Med*. 1982; 306(25): 1533-1536.

424. Donow C, Pipeleers-Marichal M, Schroder S, et al. Surgical pathology of gastrinoma. Site, size, multicentricity, association with multiple endocrine neoplasia type 1, and malignancy. *Cancer*. 1991; 68(6): 1329-1334.

425. Anlauf M, Garbrecht N, Henopp T, et al. Sporadic versus hereditary gastrinomas of the duodenum and pancreas: distinct clinico-pathological and epidemiological features. *World J Gastroenterol*. 2006; 12: 5440-5446.

426. Sawady J, Mendelsohn G. Extrapancreatic gastrinoma with pancreatic islet cell hyperplasia. *Arch Pathol Lab Med*. 1989; 113: 536-538.

427. Abood GJ, Go A, Malhotra D, Shoup M. The surgical and systemic management of neuroendocrine tumors of the pancreas. *Surg Clin North Am*. 2009; 89: 249-266.

428. Doi R. Determinants of surgical resection for pancreatic neuroendocrine tumors. *J Hepatobiliary Pancreat Sci*. 2015; 22: 610-617.

429. Ito T, Igarashi H, Jensen RT. Pancreatic neuroendocrine tumors: clinical features, diagnosis, and medical treatment: advances. *Best Pract Res Clin Gastroenterol*. 2012; 26: 737-753.

430. Tanaka S, Yamasaki S, Matsushita H, et al. Duodenal somatostatinoma: a case report and review of 31 cases with special reference to the relationship between tumor size and metastasis. *Pathol Int*. 2000; 50(2): 146-152.

431. Tomita T, Friesen SR, Kimmel JR, et al. Pancreatic polypeptide-secreting islet-cell tumors. A study of three cases. *Am J Pathol*. 1983; 113(2): 134-142.

432. Tomita T, Kimmel JR, Friesen SR, et al. Pancreatic polypeptide in islet cell tumors. Morphologic and functional correlations. *Cancer*. 1985; 56(7): 1649-1657.

433. Soga J. Carcinoids of the pancreas: an analysis of 156 cases. *Cancer*. 2005; 104: 1180-1187.

434. Graeme-Cook F, Nardi G, Compton CC. Immunocytochemical staining for human chorionic gonadotropin subunits does not predict malignancy in insulinomas. *Am J Clin Pathol*. 1990; 93(2): 273-276.

435. Kahn CR, Rosen SW, Weintraub BD, et al. Ectopic production of chorionic gonadotropin and its subunits by islet-cell tumors. A specific marker for malignancy. *N Engl J Med*. 1977; 297(11): 565-569.

436. Liu TH, Zhu Y, Cui QC, et al. Nonfunctioning pancreatic endocrine tumors. An immunohistochemical and electron microscopic analysis of 26 cases. *Pathol Res Pract*. 1992; 188: 191-198.

437. Chan ES, Alexander J, Swanson PE, et al. PDX-1, CDX-2, TTF-1, and CK7: a reliable immunohistochemical panel for pancreatic neuroendocrine neoplasms. *Am J Surg Pathol*. 2012; 36: 737-743.

438. Sangoi AR, Ohgami RS, Pai RK, et al. PAX8 expression reliably distinguishes pancreatic well-differentiated neuroendocrine tumors from ileal and pulmonary well-differentiated neuroendocrine tumors and pancreatic acinar cell carcinomas. *Mod Pathol*. 2011; 24: 412-424.

439. Srivastava A, Hornick JL. Immunohistochemical staining for CDX-2, NESp-55, and TTF-1 can help distinguish gastrointestinal carcinoid tumors from pancreatic endocrine and pulmonary carcinoid tumors. *Am J Surg Pathol*. 2009; 33: 626-632.

440. Schmitt AM, Riniker F, Anlauf M, et al. Islet 1 (Isl1) expression is a reliable marker for pancreatic endocrine tumors and their metastases. *Am J Surg Pathol*. 2008; 32(3): 420-425.

441. Jiao Y, Shi C, Edil BH, et al. DAXX/ATRX,

MEN1, and MTOR pathway genes are frequently altered in pancreatic neuroendocrine tumors. *Science*. 2011; 331: 1199-1203.

442. D'Adda T, Pizzi S, Azzoni C, et al. Different patterns of 11q allelic losses in digestive endocrine tumors. *Hum Pathol*. 2002; 33(3): 322-329.

443. Rindi G, Arnold R, Bosman FT, et al. Nomenclature and classification of neuroendocrine neoplasms of the digestive system. In: Bosman FT, Carneiro F, Hruban RH, Theise ND, eds. *WHO Classification of Tumors of the Digestive System*. 4th ed. Lyon: International Agency for Research on Cancer; 2010.

444. Tang LH, Basturk O, Sue JJ, Klimstra DS. A practical approach to the classification of WHO grade 3(G3) well-differentiated neuroendocrine tumor(WD-NET) and poorly differentiated neuroendocrine carcinoma (PD-NEC) of the pancreas. *Am J Surg Pathol*. 2016; 40: 1192-1202.

445. Deschamps L, Handra-Luca A, O'Toole D, et al. CD10 expression in pancreatic endocrine tumors: correlation with prognostic factors and survival. *Hum Pathol*. 2006; 37(7): 802-808.

446. Goto A, Niki T, Terado Y, et al. Prevalence of CD99 protein expression in pancreatic endocrine tumours(PETs). *Histopathology*. 2004; 45(4): 384-392.

447. Hafez NA, Turner L, Henderson-Jackson EB, et al. Overexpression of p21 is a marker of tumor metastasis in primary pancreatic neuroendocrine neoplasms. *Lab Invest*. 2009; 89(suppl 1): 116-117A.

448. Henderson-Jackson EB, Turner L, Hafez N, et al. Palladin is a novel marker of metastasis in primary pancreatic endocrine neoplasms. *Lab Invest*. 2009; 89(suppl 1).

449. Long KB, Srivastava A, Hirsch MS, Hornick JL. PAX8 Expression in well-differentiated pancreatic endocrine tumors: correlation with clinicopathologic features and comparison with gastrointestinal and pulmonary carcinoid tumors. *Am J Surg Pathol*. 2010; 34(5): 723-729.

450. Serra S, Ezzat S, Chetty R, Asa SL. The role FGFR4 in pancreatic endocrine tumors. *Lab Invest*. 2009; 89(suppl 1).

451. Zhang L, Smyrk TC, Oliveira AM, et al. KIT is an independent prognostic marker for pancreatic endocrine tumors: a finding derived from analysis of islet cell differentiation markers. *Am J Surg Pathol*. 2009; 33(10): 1562-1569.

452. Corrin B, Gilby ED, Jones NF, Patrick J. Oat cell carcinoma of the pancreas with ectopic ACTH secretion. *Cancer*. 1973; 31(6): 1523-1527.

453. Hobbs RD, Stewart AF, Ravin ND, Carter D. Hypercalcemia in small cell carcinoma of the pancreas. *Cancer*. 1984; 53(7): 1552-1554.

454. Nishizawa N, Kumamoto Y, Igarashi K, et al. A peripheral primitive neuroectodermal tumor originating from the pancreas: a case report and review of the literature. *Surg Case Rep*. 2015; 1: 80. doi:10.1186/s40792-015-0084-7.

455. Kloppel G. Mixed exocrine-endocrine tumors of the pancreas. *Semin Diagn Pathol*. 2000; 17: 104-108.

456. Terada T, Kawaguchi M, Furukawa K, et al. Minute mixed ductal-endocrine carcinoma of the pancreas with predominant intraductal growth. *Pathol Int*. 2002; 52: 740-746.

457. Regitnig P, Spuller E, Denk H. Insulinoma of the pancreas with insular-ductular differentiation in its liver metastasis— indication of a common stem-cell origin of the exocrine and endocrine components. *Virchows Arch*. 2001; 438(6): 624-628.

458. Chatelain D, Parc Y, Christin-Maitre S, et al.

459. Mixed ductal-pancreatic polypeptide-cell carcinoma of the pancreas. *Histopathology*. 2002; 41(2): 122-126.

460. van Eeden S, de Leng WW, Offerhaus GJ, et al. Ductuloinsular tumors of the pancreas: endocrine tumors with entrapped nonneoplastic ductules. *Am J Surg Pathol*. 2004; 28(6): 813-820.

460. Thakker RV, Newey PJ, Walls GV, et al. Clinical practice guidelines for multiple endocrine neoplasia type 1(MEN1). *J Clin Endocrinol Metab*. 2012; 97: 2990-3011.

461. Marini F, Falchetti A, Del Monte F, et al. Multiple endocrine neoplasia type 1. *Orphanet J Rare Dis*. 2006; 1: 38.

462. Callender GG, Rich TA, Perrier ND. Multiple endocrine neoplasia syndromes. *Surg Clin North Am*. 2008; 88(4): 863-895.

463. White ML, Doherty GM. Multiple endocrine neoplasia. *Surg Oncol Clin North Am*. 2008; 17(2): 439-459.

464. Brandi ML, Gagel RF, Angeli A, et al. Guidelines for diagnosis and therapy of MEN type 1 and type 2. *J Clin Endocrinol Metab*. 2001; 86(12): 5658-5671.

465. Tsukada T, Yamaguchi K, Kameya T. The MEN1 gene and associated diseases: an update. *Endocr Pathol*. 2001; 12(3): 259-273.

466. McKeeby JL, Li X, Zhuang Z, et al. Multiple leiomyomas of the esophagus, lung, and uterus in multiple endocrine neoplasia type 1. *Am J Pathol*. 2001; 159(3): 1121-1127.

467. Rosai J, Higa E, Davie J. Mediastinal endocrine neoplasm in patients with multiple endocrine adenomatosis. A previously unrecognized association. *Cancer*. 1972; 29(4): 1075-1083.

468. Solcia E, Capella C, Fiocca R, et al. Gastric argyrophil carcinoidosis in patients with Zollinger-Ellison syndrome due to type 1 multiple endocrine neoplasia. A newly recognized association. *Am J Surg Pathol*. 1990; 14(6): 503-513.

469. Pasini B, Ceccherini I, Romeo G. RET mutations in human disease. *Trends Genet*. 1996; 12(4): 138-144.

470. Pasini B, Rossi R, Ambrosio MR, et al. RET mutation profile and variable clinical manifestations in a family with multiple endocrine neoplasia type 2A and Hirschsprung's disease. *Surgery*. 2002; 131(4): 373-381.

471. van Heyningen V. Genetics. One gene—four syndromes. *Nature*. 1994; 367(6461): 319-320.

472. Rubinstein WS. Endocrine cancer predisposition syndromes: hereditary panraganglioma, multiple endocrine neoplasia type 1, multiple endocrine neoplasia type 2, and hereditary thyroid cancer. *Hematol Oncol Clin North Am*. 2010; 24: 907-937.

473. Gorlin RJ, Sedano HO, Vickers RA, Cervenka J. Multiple mucosal neuromas, pheochromocytoma and medullary carcinoma of the thyroid—a syndrome. *Cancer*. 1968; 22(2): 293-299 passim.

474. Lee NC, Norton JA. Multiple endocrine neoplasia type 2B—genetic basis and clinical expression. *Surg Oncol*. 2000; 9(3): 111-118.

475. Carney JA, Sizemore GW, Lovestedt SA. Mucosal ganglioneuromatosis, medullary thyroid carcinoma, and pheochromocytoma: multiple endocrine neoplasia, type 2b. *Oral Surg Oral Med Oral Pathol*. 1976; 41(6): 739-752.

476. Carney JA, Go VL, Sizemore GW, Hayles AB. Alimentary-tract ganglioneuromatosis. A major component of the syndrome of multiple endocrine neoplasia, type 2b. *N Engl J Med*. 1976; 295(23): 1287-1291.

477. Perkins JT, Blackstone MO, Riddell RH. Adenomatous polyposis coli and multiple endocrine

478. neoplasia type 2b. A pathogenetic relationship. *Cancer*. 1985; 55(2): 375-381.

478. Khairi MR, Dexter RN, Burzynski NJ, Johnston CC Jr. Mucosal neuroma, pheochromocytoma and medullary thyroid carcinoma: multiple endocrine neoplasia type 3. *Medicine (Baltimore)*. 1975; 54(2): 89-112.

479. Gould E, Albores-Saavedra J, Shuman J. Pituitary prolactinoma, pancreatic glucagonomas, and aldosterone-producing adrenal cortical adenoma: a suggested variant of multiple endocrine neoplasia type I. *Hum Pathol*. 1987; 18(12): 1290-1293.

480. Tateishi R, Wada A, Ishiguro S, et al. Coexistence of bilateral pheochromocytoma and pancreatic islet cell tumor: report of a case and review of the literature. *Cancer*. 1978; 42(6): 2928-2934.

481. Bernardeau M, Auroux J, Cavicchi M, et al. Delchier JC. Secondary pancreatic involvement by diffuse large B-cell lymphoma presenting as acute pancreatitis: treatment and outcome. *Pancreatology*. 2002; 2(4): 427-430.

482. Hirata S, Yamaguchi K, Bandai S, et al. Secondary extramedullary plasmacytoma involving the pancreas. *J Hepatobiliary Pancreat Surg*. 2002; 9(1): 111-115.

483. Fukuba N, Moriyama I, Ishihara S, et al. Primary pancreatic malignant lymphoma diagnosed from endoscopic ultrasound-guided fine-needle aspiration findings. *Intern Med*. 2016; 55: 31-35.

484. Nakaji S, Hirata N, Shiratori T, et al. A case of primary pancreatic lymphoblastic lymphoma diagnosed by endoscopic ultrasound-guided fine-needle aspiration. *Clin J Gastroenterol*. 2014; 7: 180-184.

485. Chim CS, Ho J, Ooi GC, et al. Primary anaplastic large cell lymphoma of the pancreas. *Leuk Lymphoma*. 2005; 46(3): 457-459.

486. Dyckmans K, Lerut E, Gillard P, et al. Post-transplant lymphoma of the pancreatic allograft in a kidney-pancreas transplant recipient: a misleading presentation. *Nephrol Dial Transplant*. 2006; 21: 3306-3310.

487. Akyuz F, Sahin D, Akyuz U, Vatansever S. Rare pancreas tumor mimicking adenocarcinoma: extramedullary plasmacytoma. *World J Gastrointest Endosc*. 2014; 6: 99-100.

488. Yadav YK, Mallya V, Ahluwalia C, Gupta O. Secondary pancreatic involvement by precursor T-cell acute lymphoblastic leukemia presenting as acute pancreatitis. *Indian J Cancer*. 2015; 52: 465-467.

489. Malbora B, Avci Z, Alioglu B, et al. A case with mature B-cell acute lymphoblastic leukemia and pancreatic involvement at the time of diagnosis. *J Pediatr Hematol Oncol*. 2008; 30: 87-89.

490. Wang H, Wieczorek RL, Zenilman ME, et al. Castleman's disease in the head of the pancreas: report of a rare clinical entity and current perspective on diagnosis, treatment, and outcome. *World J Surg Oncol*. 2007; 5: 133.

491. Podberezin M, Angeles R, Guzman G, et al. Primary pancreatic sinus histiocytosis with massive lymphadenopathy(Rosai-Dorfman disease): an unusual extranodal manifestation clinically simulating malignancy. *Arch Pathol Lab Med*. 2010; 134(2): 276-278.

492. Paal E, Thompson LD, Heffess CS. A clinico-pathologic and immunohistochemical study of ten pancreatic lymphangiomas and a review of the literature. *Cancer*. 1998; 82(11): 2150-2158.

493. Coe AW, Evans J, Conway J. Pancreas cystic lymphangioma diagnosed with EUS-FNA. *JOP*. 2012; 13: 282-284.

494. Overstreet K, Wixom C, Shabaik A, et al. Adenomatoid tumor of the pancreas: a case report with comparison of histology and aspiration cytology. *Mod Pathol*. 2003; 16(6): 613-617.

495. Brown SZ, Owen DA, O'Connell JX, Scudamore CH. Schwannoma of the pancreas: a report of two cases and a review of the literature. *Mod Pathol*. 1998; 11(12): 1178-1182.

496. Tafe LJ, Suriawinata AA. Cystic pancreatic schwannoma in a 46-year-old man. *Ann Diagn Pathol*. 2008; 12(4): 296-300.

497. Luttges J, Mentzel T, Hubner G, Kloppel G. Solitary fibrous tumour of the pancreas: a new member of the small group of mesenchymal pancreatic tumours. *Virchows Arch*. 1999; 435(1): 37-42.

498. Paramythiotis D, Kofina K, Bangeas P, et al. Solitary fibrous tumor of the pancreas: case report and review of the literature. *World J Gastrointest Surg*. 2016; 8: 461-466.

499. Jiang H, Ta N, Huang XY, et al. Pancreatic perivascular epithelioid tumor: a case report with clinicopathologic features and a literature review. *World J Gastroenterol*. 2016; 22: 3693-3700.

500. Hirabayashi K, Nakamura N, Kajiwara H, et al. Perivascular epithelioid cell tumor(PEComa) of the pancreas: immunoelectron microscopy and review of the literature. *Pathol Int*. 2009; 59(9): 650-655.

501. Zamboni G, Pea M, Martignoni G, et al. Clear cell "sugar" tumor of the pancreas. A novel member of the family of lesions characterized by the presence of perivascular epithelioid cells. *Am J Surg Pathol*. 1996; 20(6): 722-730.

502. Machado MC, Fonseca GM, de Meierelles LR, et al. Primary liposarcoma of the pancreas: a review illustrated by findings from a recent case. *Pancreatology*. 2016; 16(5): 715-718. doi:10.1016/j.pan.2016.07.003.

503. Zhang H, Hensen MH, Farnell MB, et al. Primary leiomyosarcoma of the pancreas: study of 9 cases and review of the literature. *Am J Surg Pathol*. 2010; 34: 1849-1856.

504. Huang J, Luo RK, Du M, et al. Clear cell sarcoma of the pancreas: a case report and review of literature. *Int J Clin Exp Pathol*. 2015; 8: 2171-2175.

505. Csiszko A, Laszlo I, Palatka K, et al. Primary angiosarcoma of the pancreas mimicking severe acute pancreatitis—case report. *Pancreatology*. 2015; 15: 84-87.

506. Titus AS, Pinckard NB, Cook WJ, Vickers SM. Solitary malignant peripheral nerve sheath tumor of the pancreas. *Hepatgastroenterology*. 1999; 46: 514-517.

507. Liang W, He W, Li Z. Extranodal follicular dendritic cell sarcoma originating in the pancreas: a case report. *Medicine(Baltimore)*. 2016; 95(15): e3377. doi:10.1097/MD.0000000000003377.

508. Hirabayashi K, Fujihira T, Oyamada H, et al. First case of primary phyllodes tumor of the pancreas: case report and findings of immunohistochemical and ultrastructural studies. *Virchows Arch*. 2010; 456(5): 587-593.

509. Phan M, Jones S, Jenkins J, et al. Pancreatic GIST in a patient with limited stage small cell lung cancer: a case report and review of published cases. *Case Rep Oncol Med*. 2016; 2016: 9604982. doi:10.1155/2016/9604982. [Epub Aug 8, 2016].

510. Walsh SV, Evangelista F, Khettry U. Inflammatory myofibroblastic tumor of the pancreaticobiliary region: morphologic and immunocytochemical study of three cases. *Am J Surg Pathol*. 1998; 22(4): 412-418.

511. Wreesmann V, van Eijck CH, Naus DC, et al. Inflammatory pseudotumour(inflammatory myofibroblastic tumour) of the pancreas: a report of six cases associated with obliterative phlebitis. *Histopathology*. 2001; 38(2): 105-110.

512. Espinal-Witter R, Servais EL, Klimstra DS, et al. Localized intrapancreatic malignant mesothelioma: a rare entity that may be confused with other pancreatic neoplasms. *Virchows Arch*. 2010; 456(4): 455-461.

513. Saunders TA, Miller TR, Khanafshar E. Intrapancreatic accessory spleen: utilization of fine needle aspiration for diagnosis of a potential mimic of a pancreatic neoplasm. *J Gastrointest Oncol*. 2016; 7(suppl 1): S62-S65.

514. Altinel D, Basturk O, Sarmiento JM, ct al. Lipomatous pseudohypertrophy of the pancreas: a clinicopathologically distinct entity. *Pancreas*. 2010; 39: 392-397.

515. Pauser U, da Silva MT, Placke J, et al. Cellular hamartoma resembling gastrointestinal stromal tumor: a solid tumor of the pancreas expressing c-kit(CD117). *Mod Pathol*. 2005; 18(9): 1211-1216.

516. Charnsangavej C, Whitley NO. Metastases to the pancreas and peripancreatic lymph nodes from carcinoma of the right side of the colon: CT findings in 12 patients. *AJR Am J Roentgenol*. 1993; 160(1): 49-52.

517. Thompson LD, Heffess CS. Renal cell carcinoma to the pancreas in surgical pathology material. *Cancer*. 2000; 89(5): 1076-1088.

518. Adsay NV, Andea A, Basturk O, et al. Secondary tumors of the pancreas: an analysis of a surgical and autopsy database and review of the literature. *Virchows Arch*. 2004; 444(6): 527-535.

519. Matsukuma S, Suda K, Abe H, et al. Metastatic cancer involving pancreatic duct epithelium and its mimicry of primary pancreatic cancer. *Histopathology*. 1997; 30(3): 208-213.

520. Bjork J, Akerbrant H, Iselius L, et al. Periampullary adenomas and adenocarcinomas in familial adenomatous polyposis: cumulative risks and AOC gene mutations. *Gastroenterology*. 2001; 121: 1127-1135.

521. Baczako K, Buchler M, Beger HG, et al. Morphogenesis and possible precursor lesions of invasive carcinoma of the papilla of Vater: epithelial dysplasia and adenoma. *Hum Pathol*. 1985; 16(3): 305-310.

522. Ferrell LD, Beckstead JH. Paneth-like cells in an adenoma and adenocarcinoma in the ampulla of Vater. *Arch Pathol Lab Med*. 1991; 115(9): 956-958.

523. Genta RM, Feagins LA. Advanced precancerous lesions in the small bowel mucosa. *Best Pract Res Clin Gastroenterol*. 2013; 27: 225-233.

524. Patel R, Varadarajulu S, Wilcox CM. Endoscopic ampullectomy: techniques and outcomes. *J Clin Gastroenterol*. 2012; 46: 8-15.

525. Jang KT, Ahn S. Tumoral versus flat intraepithelial neoplasia of the pancreatobiliary tract, gallbladder, and ampulla of Vater. *Arch Pathol Lab Med*. 2016; 140: 429-436.

526. Ohike N, Kim GE, Tajiri T, et al. Intra-ampullary papillary tubular neoplasm (IAPN): characterization of tumoral intraepithelial neoplasia occurring within the ampulla. *Am J Surg Pathol*. 2010; 34: 1731-1748.

527. Edge SE, Byrd DR, Compton CC, et al. Ampulla of Vater. In: Compton CC, Byrd DR, Garcia-Aguilar J, et al, eds. *AJCC Cancer Staging Manual and Handbook*. 7th ed. New York: Springer; 2010: 235-240.

528. Adsay V, Ohike N, Tajiri T, et al. Ampullary region carcinomas: definition and site specific classification with delineation of four clinicopathologically and prognostically distinct subsets in an analysis of 249 cases. *Am J Surg Pathol*. 2012; 36: 1592-1608.

529. Gonzalez RS, Bagci P, Basturk O, et al. Intrapancreatic distal common bile duct adenocarcinoma: analysis, staging considerations, and comparison with pancreatic ductal and ampullary adenocarcinomas. *Mod Pathol*. 2016; 29(11): 1358-1369. doi:10.1038/modpathol.2016.125.

530. Chandrasegaram MD, Chiam SC, Chen JW, et al. Distribution and pathological features of pancreatic, ampullary, biliary and duodenal cancers resected with pancreaticoduodenecenectomy. *World J Surg Oncol*. 2015; 13: 85.

531. Costi R, Caruana P, Sarli L, et al. Ampullary adenocarcinoma in neurofibromatosis type 1. Case report and literature review. *Mod Pathol*. 2001; 14(11): 1169-1174.

532. Wagner PL, Chen YT, Yantiss RK. Immunohistochemical and molecular features of sporadic and FAP-associated duodenal adenomas of the ampullary and nonampullary mucosa. *Am J Surg Pathol*. 2008; 32(9): 1388-1395.

533. Hoshimoto S, Aiura K, Shito M, et al. Adenosquamous carcinoma of the ampulla of Vater: a case report and literature review. *World J Surg Oncol*. 2015; 13: 287.

534. Khayyata S, Basturk O, Adsay NV. Invasive micropapillary carcinomas of the ampullo-pancreatobiliary region and their association with tumor-infiltrating neutrophils. *Mod Pathol*. 2005; 18(11): 1504-1511.

535. Gardiner GW, Lajoie G, Keith R. Hepatoid adenocarcinoma of the papilla of Vater. *Histopathology*. 1992; 20(6): 541-544.

536. Zhou H, Schaefer N, Wolff M, Fischer HP. Carcinoma of the ampulla of Vater: comparative histologic/immunohistochemical classification and follow-up. *Am J Surg Pathol*. 2004; 28(7): 875-882.

537. Chu PG, Schwarz RE, Lau SK, et al. Immunohistochemical staining in the diagnosis of pancreatobiliary and ampulla of Vater adenocarcinoma: application of CDX2, CK17, MUC1, and MUC2. *Am J Surg Pathol*. 2005; 29(3): 359-367.

538. Takashima M, Ueki T, Nagai E, et al. Carcinoma of the ampulla of Vater associated with or without adenoma: a clinicopathologic analysis of 198 cases with reference to p53 and Ki-67 immunohistochemical expressions. *Mod Pathol*. 2000; 13(12): 1300-1307.

539. Guo R, Overman M, Chatterjee D, et al. Aberrant expression of p53, p21, cyclin D1, and Bcl2 and their clinicopathologic correlation in ampullary adenocarcinoma. *Hum Pathol*. 2014; 45: 1015-1023.

540. McCarthy DM, Hruban RH, Argani P, et al. Role of the DPC4 tumor suppressor gene in adenocarcinoma of the ampulla of Vater: analysis of 140 cases. *Mod Pathol*. 2003; 16(3): 272-278.

541. Kwon MJ, Kim JW, Jung JP, et al. Low incidence of KRAS, BRAF, and PIK3CA mutations in adenocarcinomas of the ampulla of Vater and their prognostic value. *Hum Pathol*. 2016; 50: 90-100.

542. Balci S, Basturk O, Saka B, et al. Substaging nodal status in ampullary carcinomas has significant prognostic value: proposed revised staging based on an analysis of 313 well-characterized cases. *Ann Surg Oncol*. 2015; 22: 4392-4401.

543. Okano K, Asano E, Kushida Y, et al. Factors influencing lymph node metastasis in patients with ampullary adenocarcinoma. *Dig Surg*. 2014; 31: 459-467.

544. Beger HG, Treitschke F, Gansauge F, et al. Tu-

mor of the ampullar of Vater: experience with local or radical resection in 171 consecutively treated patients. *Arch Surg*. 1999; 134: 526-532.

545. Carter JT, Grenert JP, Rubenstein L, et al. Tumors of the ampulla of Vater: histopathologic classification and predictors of survival. *J Am Coll Surg*. 2008; 207: 210-218.

546. Sessa F, Furlan D, Zampatti C, et al. Prognostic factors for ampullary adenocarcinomas: tumor stage, tumor histology, tumor location, immunohistochemistry and microsatellite instability. *Virchows Arch*. 2007; 451(3): 649-657.

547. Ohike N, Coban I, Kim GE, et al. Tumor budding as a strong prognostic indicator in invasive ampullary adenocarcinomas. *Am J Surg Pathol*. 2010; 34(10): 1417-1424.

548. Song J, Liu H, Li Z, et al. Long-term prognosis of surgical treatment for early ampullary cancers and implications for local ampullectomy. *BMC Surg*. 2015; 15: 32. doi:10.1186/s12893-015-0019-z.

549. Bornstein-Quevedo L, Gamboa-Dominguez A. Carcinoid tumors of the duodenum and ampulla of vater: a clinicomorphologic, immunohistochemical, and cell kinetic comparison. *Hum Pathol*. 2001; 32(11): 1252-1256.

550. Hatzitheoklitos E, Buchler MW, Friess H, et al. Carcinoid of the ampulla of Vater. Clinical characteristics and morphologic features. *Cancer*. 1994; 73(6): 1580-1588.

551. Lee CS, Machet D, Rode J. Small cell carcinoma of the ampulla of vater. *Cancer*. 1992; 70(6): 1502-1504.

552. Zamboni G, Franzin G, Bonetti F, et al. Small-cell neuroendocrine carcinoma of the ampullary region. A clinicopathologic, immunohistochemical, and ultrastructural study of three cases. *Am J Surg Pathol*. 1990; 14(8): 703-713.

553. Makhlouf HR, Burke AP, Sobin LH. Carcinoid tumors of the ampulla of Vater: a comparison with duodenal carcinoid tumors. *Cancer*. 1999; 85(6): 1241-1249.

554. Max N, Rothe A, Langner C. Mixed adenoneuroendocrine carcinoma of the ampulla of Vater: a case report. *Mol Clin Oncol*. 2016; 5: 95-98.

555. Zhang L, DeMay RM. Cytological features of mixed adenoneuroendocrine carcinoma of the ampulla: two case reports with review of literature. *Diagn Cytopathol*. 2014; 42: 1075-1084.

556. Moncur JT, Lacy BE, Longnecker DS. Mixed acinar-endocrine carcinoma arising in the ampulla of Vater. *Hum Pathol*. 2002; 33(4): 449-451.

557. Handra-Luca A, Terris B, Couvelard A, et al. Adenomyoma and adenomyomatous hyperplasia of the Vaterian system: clinical, pathological, and new immunohistochemical features of 13 cases. *Mod Pathol*. 2003; 16(6): 530-536.

558. Ulich TR, Kollin M, Simmons GE, et al. Adenomyoma of the papilla of Vater. *Arch Pathol Lab Med*. 1987; 111(4): 388-390.

559. Narita T, Yokoyama M. Adenomyomatous hyperplasia of the papilla of Vater: a sequela of chronic papillitis? *Ann Diagn Pathol*. 1999; 3(3): 174-177.

560. Adsay NV, Basturk O, Klimstra DS, Kloppel G. Pancreatic pseudotumors: non-neoplastic solid lesions of the pancreas that clinically mimic pancreas cancer. *Semin Diagn Pathol*. 2004; 21(4): 260-267.

561. Kobayashi M, Hirata N, Nakaji S, et al. Gastrointestinal stromal tumor of the ampulla of Vater: a case report. *World J Gastroenterol*. 2014; 20: 4817-4821.

562. Lei L, Cobb C, Perez MN. Functioning gangliocytic paraganglioma of the ampulla: clinicopathologic correlations and cytologic features. *J Gastrointest Oncol*. 2016; 7(suppl 1): S107-S113.

563. Misdraji J, Fernandez del Castillo C, Ferry JA. Follicle center lymphoma of the ampulla of Vater presenting with jaundice: report of a case. *Am J Surg Pathol*. 1997; 21(4): 484-488.

564. Pawade J, Lee CS, Ellis DW, et al. Primary lymphoma of the ampulla of Vater. *Cancer*. 1994; 73(8): 2083-2086.

565. Shingleton WW, Gamburg D. Stenosis of the sphincter of Oddi. *Am J Surg*. 1970; 119(1): 35-37.

566. Kawakami H, Zen Y, Kuwatani M, et al. IgG4-related sclerosing cholangitis and autoimmune pancreatitis: histological assessment of biopsies from Vater's ampulla and the bile duct. *J Gastroenterol Hepatol*. 2010; 25: 1648-1655.

术语中英文对照索引

E

F

H

M

S

Page numbers followed by "*f*" indicate figures, "*t*" indicate tables, and "*b*" indicate boxes.

Necrotic pseudoxanthomatous nodules, in ovarian endometriosis, 1374, 1375f
Necrotizing enterocolitis, 588
Necrotizing fasciitis, 1811
of vulva, 1225
Necrotizing granulomatous otitis, 270
Necrotizing phlebitis, 579, 579f
Necrotizing sarcoid granulomatosis, of lung, 382, 382f
Necrotizing sialometaplasia, 149–150, 150f
of larynx, 186
of trachea, 196
Necrotizing vasculitis, of testis, 1139
Needle biopsy
of lymph nodes, 1531–1533
for tumorlike conditions, of prostate, 1102
Negative appendectomy, 623
Neisseria gonorrhoeae, pelvic inflammatory disease and, 1357
Neonatal giant cell hepatitis. see Cryptogenic neonatal cholestasis.
Neonatal hemochromatosis (NH), 772, 772f
Neonatal ichthyosis sclerosing cholangitis syndrome (NISCH), 767
Neonatal intrahepatic cholestasis caused by citrin deficiency (NICCD), 767
Neonatal necrotizing enterocolitis, 662, 662f
Neonatal sclerosing cholangitis, 758–759
Neoplastic angioendotheliomatosis, 2053
Neoplastic disease, 785
Neoplastic intracranial aneurysms, 1957
Nephrectomy, for renal cell carcinoma, 1026, 1039
Nephroblastomatosis, 1018–1019
Nephrocalcinosis, 993–994
Nephrocystins, 1000
Nephrogenic adenoma, 1070, 1071f
prostatic urethra and, 1121
Nephrogenic metaplasia, 1070
Nephrogenic rests, 1018–1019, 1019f, 2047
Nephrolithiasis, 993–994
Nephronophthisis, 1000
Nephrosclerosis, 995
Nephrotic syndrome
congenital, 957–958
Finnish type of, 957, 957f
glomerular disease associated with, 940–958, 941t
lupus nephritis and, 969
Nephrotoxicity, heavy metals, 993
Nerve sheath myxoma, 1845, 1846f
dermal, 97, 97f
Nerve sheath tumors, in central nervous system, 2049–2050
Nesidioblastosis, 887
Nested urothelial carcinoma, of bladder, 1077–1078, 1078f
NeuN, 2010–2011
Neural cell adhesion molecule (NCAM), 902, 2002–2003
Neural fibrolipoma, 1853
Neural tissue, tumors of, 1875–1876
Neural tumors, large bowel and, 687
Neurilemoma. see Schwannoma.
Neuroblastic medulloblastomas, 2027
Neuroblastic tumors, central nervous system, 2030–2031
Neuroblastoma, 2028–2029
adrenal, 1200–1204
classification of, 1202t
clinical features of, 1200

Neuroblastoma (Continued)
differentiating, 1200–1201
genetic features of, 1201–1203
immunohistochemical features of, 1201–1203
microscopic features of, 1201–1203
morphologic features of, 1200–1201, 1201f
poorly differentiated, 1200–1201
spread and metastases of, 1203
staging of, 1204, 1205t
therapy and prognosis of, 1203–1204
undifferentiated, 1200–1201, 1202f
of bone marrow, 1662f, 1718, 1718f
mediastinal, 489, 489f
in renal cell carcinoma, 1026
of thyroid, 334
Neuroborreliosis, 1972
Neurocutaneous melanosis/melanocytosis, 74, 2055–2056
Neurocutaneous syndromes, 1958–1959
Neurocysticercosis, 1971, 1971f–1972f
Neurocytes, 2010
Neurocytic rosettes, 2013
Neuroendocrine adenoma, 274
Neuroendocrine carcinoma, 1316
anal, 718
of gallbladder, 868–869, 870f
of salivary glands, 255, 255f
of small bowel, 597
small cell
of larynx, 192
of nasal cavity, 170
of trachea, 197
of thyroid, 326, 334
of uterine endocervix, 1280–1283, 1280f–1281f
of vagina, 1253
Neuroendocrine cells
bronchial-bronchiolar epithelium, 372–373
of small bowel, 568
tumors of, 87–89
Neuroendocrine differentiation
of colorectal carcinoma, 682–683, 682f
of gastric neoplasms, 544
Neuroendocrine features, of prostatic carcinoma, 1118
Neuroendocrine neoplasms, of bladder, 1081–1082
Neuroendocrine tumors, 639–641, 639f–641f, 1042
of large bowel, 685–686
of larynx, 194
of lung, 407–412
of skin, 89
of small bowel, 594–597
Neuroendocrine-type ductal carcinoma in situ, of breast, 1474–1475
Neuroepithelial bodies, 373
Neurofibrillary tangles, in meningioangiomatosis, 1952
Neurofibroma, 163, 1843–1844, 1843f
with atypia, 1843–1844, 1844f
of bladder, 1085–1086
of esophagus, 520–521
of extrahepatic bile ducts, 871
of eyelid, 2117
of large bowel, 687
mediastinal, 490f
of orbit, 2123
of penis, 1184

Neurofibroma (Continued)
pigmented, 1844
of sinonasal region, 177
of vagina, 1255
Neurofibromatosis, 1844, 1844f
of bladder, 1085–1086
of bone, 1780
of male breast, 1512
type 1, 1814, 1844
neurofibroma in, 1843–1844
type 2, 1844
acoustic neuroma and, 273
meningioangiomatosis and, 1952
schwannoma associated with, 1839, 1841
Neurofibromin, 1843
Neurofibrosarcoma, 1845–1848
Neurofilament
in carcinoid tumor, of lung, 411
in olfactory neuroblastoma, 176
in pituitary adenoma, 2090b
Neurogenic sarcoma, 1845
Neurogenic tumors
mediastinal, 489–490
of sinonasal region, 174–176
Neuroglial heterotopia, 1951
Neurohypophysis, 2087
granular cell tumor of, 2108–2110
Neurolymphomatosis, 2051–2052
Neuroma, 1838–1839, 1838f
of large bowel, 687
Neuromuscular hamartoma, 1844, 2048
of small bowel, 605
Neuron-specific enolase
in carcinoid tumor, of lung, 411
in small cell carcinoma, 255
endometrium, 1316
in Wilms tumor, 1015–1016
Neuronal choristoma, pituitary adenoma with, 2106
Neuronal tumors, in central nervous system, 2009–2023
Neuronevus, 73
Neuropathic arthropathy, 1791, 1792f
Neuropilin-1, 679
Neuroretinal angiomatosis, 1958–1959
Neurosarcoidosis, 1966
Neurosyphilis, 1972
Neurothekeomas, 2050
Neurotropic melanoma, 79–80
Neutral endopeptidase (NEP), 946
Neutropenic enterocolitis (NEC), 663
Nevi, 68–77
blue, 69–71
compound, 69
congenital, 73–74, 73f
of conjunctiva, 2129, 2129f–2130f
desmoplastic or sclerotic, 69
epidermal, 61
intradermal, 69
junctional, 69, 69f
linear epidermal, 61
nevocellular, 68
penile, 1184
pigmented, 68
treatment of, 76–77, 77f
Nevi incipientes, 69
Nevocyte, 68
Nevoid basal cell carcinoma, 2023
Nevus cell, 68
lymph nodes and, 1604, 1604f
Nevus flammeus, 1859, 2117
Nevus of Ota, in eyelids, 2116